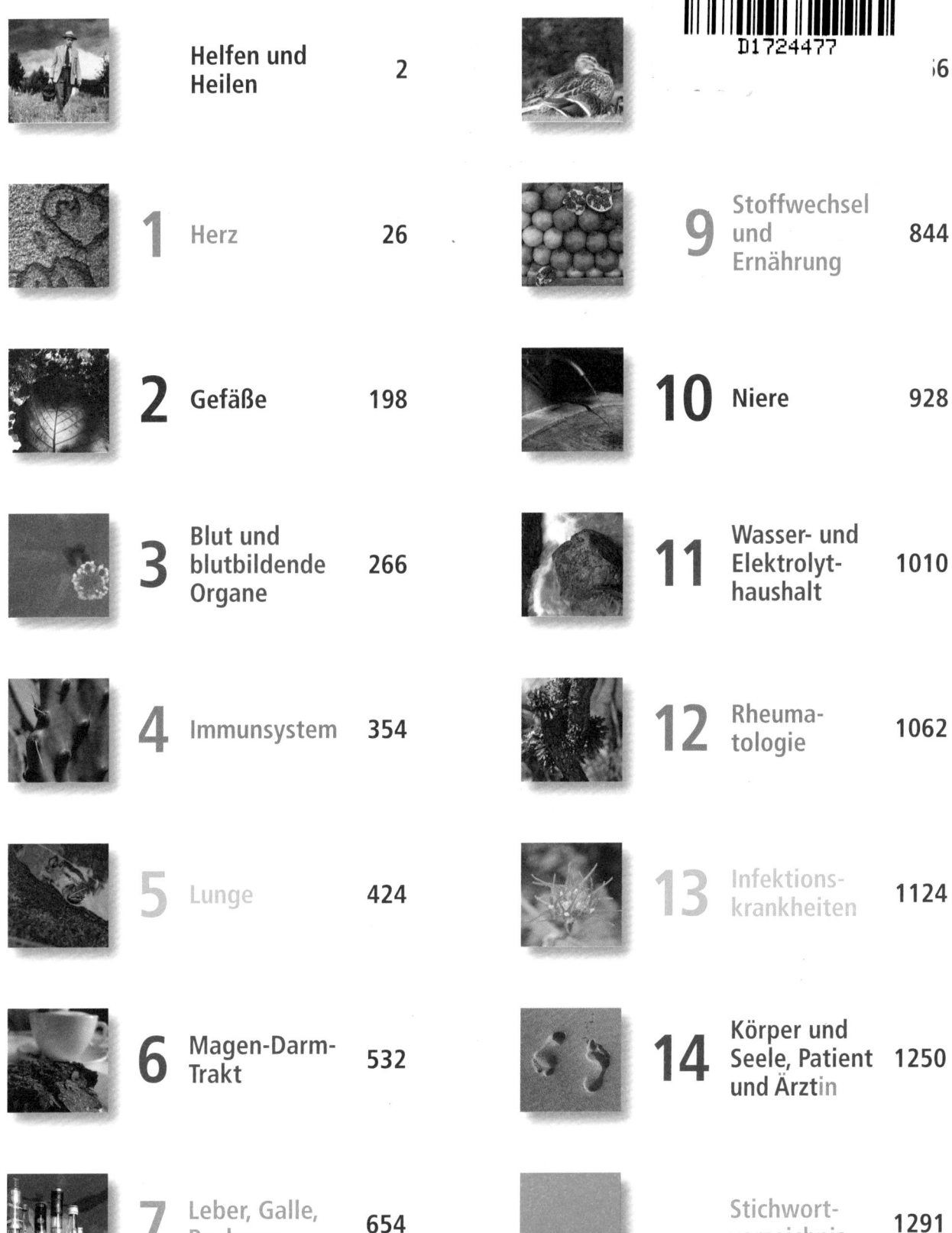

D1724477

- Es gibt so manchen Patienten, dem wir nicht helfen können. Aber es gibt keinen einzigen, dem wir nicht schaden können (Arthur L. Bloomfield).

- Die wichtigste Konsultation ist nicht die mit dem Spezialisten, sondern die mit dem Patienten.

- „Wenn's dir im Dienst mal schlecht geht, vergiss das nicht: die Person auf der kalten Seite des Stethoskops ist bestimmt schlechter dran ist als du." (Dave Sackett, einer der Erfinder der „Evidence based medicine", auf die Frage, was er Medizinstudenten in einem Satz sagen will).

„Gesundheit?"
„Was nützt einem die Gesundheit, wenn man sonst ein Idiot ist?" (Theodor W. Adorno).

- If there is no problem, don't fix it (angelsächsisches Sprichwort).

- A fool with a tool is still a fool (Robert Wood, anlässlich der Vorstellung eines neuen Bronchoskops).

- Wenn in Deutschland alle verschriebenen Medikamente auch genommen würden, gäbe es ein Massensterben (Norbert Blüm, ehemaliger Sozialminister der BRD).

- Wenn ein Tierarzt bei einer Kuh eine Verstimmung diagnostiziert, beeinflusst das ihr Verhalten normalerweise nicht. Wenn ein Arzt das Gleiche bei einem Menschen macht, tut es das aber sehr wohl (Ivan Illich, in: Medical Nemesis: The Expropriation of Health, Harmondsworth New York, 1977).

- Die beste Therapie besteht darin, möglichst wenig zu tun (Regel Nr. 13 aus „The House of God", von Samuel Shem).

- Move your butt and your mind will follow (beweg Deinen Hintern – Dein Geist wird folgen): Kurzform eines erprobten Psychotherapie-Verfahrens.

Renz-Polster/Krautzig

Basislehruch Innere Medizin

Mit Beiträgen von

Prof. Dr. med. Boris Bätge (Kap. 8), Klinik Innere Medizin, Neustadt in Holstein
Prof. Dr. med. Jörg Braun (Kap. 5), LBK Hamburg, Asklepios Klinik Wandsbek, Hamburg
Dr. med. Matthias Braun (Kap. 4, Kap. 12), HELIOS Seehospital Sahlenburg, Cuxhaven
Dr. med. Andreas Brüning (Kap. 6, Kap. 7), Lübeck
Dr. med. Roswitha Dickerhoff (Kap. 3), Asklepios Klinik Sankt Augustin GmbH
Prof. Dr. med. Christoph Dodt (Kap. 8), Klinikum Bogenhausen, München
Dr. med. Hans-Joachim Frercks (Kap. 9, Kap. 14), Rehaklinik Buchenholm, Bad Malente
PD Dr. med. Evangelos Giannitsis (Kap. 1), Universitätsklinikum Heidelberg
Prof. Dr. med. Viola Hach-Wunderle (Kap. 2), Krankenhaus Nordwest, Frankfurt/Main
Dr. med. Rüdiger Kurowski (Kap. 13), Facharztpraxis Innere Medizin, Bad Segeberg
Dr. med. Volkhard Kurowski (Kap. 1), Universitätsklinikum Lübeck
Dr. med. Roland Preuss (Kap. 7), DRK-Krankenhaus Mölln-Ratzeburg
PD Dr. med. Bernhard Schaaf (Kap. 13), Universitätsklinikum Schleswig Holstein, Campus Lübeck
Dr. med. Kurt Schwabe (Kap. 1), Segeberger Kliniken, Herzzentrum, Bad Segeberg
Prof. Dr. med. Ulrich Stierle (Kap. 1), Universitätsklinikum Lübeck
Prof. Dr. med. Matthias Stoll (Kap. 13), Medizinische Hochschule Hannover
Dr. med. Peter Wellhoener (Kap. 7), Universitätsklinikum Lübeck

In der Vorauflage unter Mitherausgeberschaft von Prof. Dr. med. Jörg Braun sowie unter Mitarbeit von

Dr. med. Sven-Philip Aries (Kap. 13)
Prof. Dr. med. Joachim E. Fischer (Kap. 14)

Grafiken von

Susanne Adler, Lübeck
Stefan Elsberger, München
Monika Haible, Ulm
Gerda Raichle, Ulm
Sabine Weinert-Spieß, Neu-Ulm

Basislehrbuch
Innere Medizin

kompakt – greifbar – verständlich

Herausgegeben von
Dr. med. Herbert Renz-Polster, Vogt
Dr. med. Steffen Krautzig, Hameln

Die Auflagen 1–3 entstanden unter Mitherausgeberschaft von
Prof. Dr. med. Jörg Braun, Hamburg

4., vollständig überarbeitete Auflage

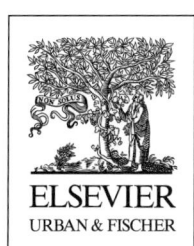

ELSEVIER
URBAN & FISCHER

URBAN & FISCHER

München · Jena

Zuschriften und Kritik an:
Elsevier GmbH, Urban & Fischer Verlag, Karlstraße 45, 80333 München, medizinstudium@elsevier.de

Wichtiger Hinweis für den Benutzer

Die Erkenntnisse in der Medizin unterliegen laufendem Wandel durch Forschung und klinische Erfahrungen. Herausgeber und Autoren dieses Werkes haben große Sorgfalt darauf verwendet, dass die in diesem Werk gemachten therapeutischen Angaben dem derzeitigen Wissensstand entsprechen. Das entbindet den Nutzer dieses Werkes aber nicht von der Verpflichtung, anhand weiterer schriftlicher Informationsquellen zu überprüfen, ob die dort gemachten Angaben von denen in diesem Buch abweichen und seine Verordnung in eigener Verantwortung zu treffen.

Wie allgemein üblich wurden Warenzeichen bzw. Namen (z. B. bei Pharmapräparaten) nicht besonders gekennzeichnet.

Der Verlag hat sich bemüht, sämtliche Rechteinhaber von Abbildungen zu ermitteln. Sollte dem Verlag gegenüber dennoch der Nachweis der Rechteinhaberschaft geführt werden, wird das branchenübliche Honorar gezahlt.

Bibliografische Information der Deutschen Nationalbibliothek

Die Deutsche Nationalbibliothek verzeichnet diese Publikation in der Deutschen Nationalbibliografie; detaillierte bibliografische Daten sind im Internet über http://dnb.d-nb.de abrufbar.

Um den Textfluss nicht zu stören, wurde bei Patienten und Berufsbezeichnungen die grammatikalisch maskuline Form gewählt. Selbstverständlich sind in diesen Fällen immer Frauen und Männer gemeint.

Programmleitung: Dr. med. Dorothea Hennessen
Lektorat: Dr. rer. nat. Katja Weimann, Verena Pilger
Redaktion: Dr. med. Anne Schulz, Landsberg
Herstellung: Christine Jehl
Satz: Kösel, Krugzell
Druck und Bindung: Firmengruppe Appl, aprinta druck, Wemding
Umschlaggestaltung: Spieszdesign, Neu-Ulm
Titelfotografie: siehe Abbildungsverzeichnis S. XIX
Gedruckt auf 80 g Eurobulk

ISBN 978-3-437-41053-6

Aktuelle Informationen finden Sie im Internet unter **www.elsevier.de** und **www.elsevier.com**.

An unsere Leser

Danksagungen sind immer problematisch: als Leser kann man sich die Leute nicht vorstellen, von denen da lobend die Rede ist. Das soll hier anders sein. An dieser Stelle sei nämlich Ihnen gedankt, den Lesern, die das Basislehrbuch seit vielen Jahren in Studium und Beruf verwenden – und vor allem denen, die es nicht lassen konnten, dann auch in die Tasten zu greifen, um uns per E-mail wissen zu lassen, was sie daran gut fanden, was sie anders gemacht hätten, ja, sogar, was für Höhen und Tiefen sie als angehende oder bereits „fertige" Ärzte im Krankenhaus durchlebt haben.

Was uns das gebracht hat? Zum Beispiel ganz konkrete Verbesserungsvorschläge. „Warum so lahm?", fragte etwa ein Leser bezogen auf die ersten Seiten von Kapitel 14. Tatsächlich. Beim Durchlesen fanden wir's auch lahm und sorgten dafür, dass es besser wurde. Ein Leser will gesehen haben, dass das Krümelomas monsteris aus Abbildung 13.9 unter dem Mikroskop nicht braun aussieht, sondern blau. Wir haben nachgeschaut – unseres war immer noch braun. Neben konkreten Anregungen hatten wir durch Ihre Zuschriften das gute Gefühl, dass uns da jemand über die Schultern schaut, und dass Sie, liebe Leserin, lieber Leser, genau mitlesen, Ideen investieren und das Buch „begleiten". Dafür herzlichen Dank!

Trotzdem können wir es uns nicht verkneifen, auch den Ihnen Unbekannten, uns aber in weiten Teilen sehr wohl Bekannten unseren Dank abzustatten – unseren Lebensgefährtinnen Dorothea und Andrea (die zusammen 7 Kinder seien namentlich nicht erwähnt), denn was man manchmal vergisst, ist, dass so ein Buch neben der sonstigen Arbeit her entsteht und damit auch unsere nächsten Mitmenschen in Mitleidenschaft zieht.

Und gedankt sei auch unseren Lehrern, die uns die Medizin beigebracht haben – in ihrer Breite und ihrer Tiefe: Ari Chacko, Daniel Shannon, Eric Gunnoe, Tory Rogers, Klaus Sack, Karl-Martin Koch, Jens Bahlmann und Reinhard Brunkhorst. Und natürlich den Profis beim Verlag, vor allem unserer Lektorin, Frau Dr. Katja Weimann sowie Frau Christine Jehl und Frau Dr. Dorothea Hennessen. Frau Dr. Isabel Böge und Frau Stephanie Engelhardt danken wir für die Ausarbeitung der klinisch-pathologischen Konferenz in Kapitel 14.

Was bringt sie Neues, die vierte Auflage?

Zuerst einmal eine Veränderung im Herausgeberteam: der Mitherausgeber der ersten Stunde, Jörg Braun, ist aus dem Herausgeberteam ausgeschieden. Wer sich als Chefarzt in einer deutschen Klinik abrackern muss, dem fehlt auf die Dauer einfach eine wichtige Zutat für das Bücher-Schreiben: Zeit. Wir Verbleibenden vermissen seinen Erfahrungsschatz und seinen augenzwinkernden Humor!

Und sonst? Viel mehr, als die Autoren sich das gewünscht hätten. Denn etwa ein Drittel des Textes wurde komplett neu geschrieben, die klinische Medizin hat sich einfach mächtig weiterentwickelt – insbesondere gab es eine ganze Welle neuer Leitlinien zu berücksichtigen. Und wieder haben wir versucht, auch dem „cutting edge" der Medizin Rechnung zu tragen, also den neu entstehenden und teilweise überaus spannenden Teilbereichen, die in den Abschnitten „im Umbruch" behandelt werden. Neu aufgenommen haben wir auch klinisch-pathologische Konferenzen, also Konferenzen, bei denen klinische Fälle aus der Sicht mehrerer beteiligter Disziplinen dargestellt werden.

Was ist geblieben?

Wie Sie sehen werden, ist die Grundausrichtung des Buches immer noch dieselbe: Wir wollen, dass Sie diagnostische und therapeutische Maßnahmen aus den physiologischen und pathophysiologischen Grundlagen herleiten lernen; dass Sie dabei den Patienten als ganzen Menschen im Blickfeld haben (dass Sie sich also bewusst sind, dass Ihr „Fall" Ihr eigener Vater oder Ihre Großmutter sein könnte); und dass Sie auch die Welt außerhalb des Krankenhauses, also die gesellschaftlichen Rahmenbedingungen Ihres Handelns, nicht aus den Augen verlieren – die Frage, ob Menschen krank oder gesund sind, entscheidet sich zu einem großen Teil auch heute noch außerhalb der Krankenhäuser und Arztpraxen.

Vogt, Hameln – im Frühjahr 2008

Über 99,9 % des medizinischen Wissens sind außerhalb des Gehirns eines durchschnittlichen Arztes angesiedelt, und der weitaus überwiegende Teil davon ist heute nicht mehr in Büchern zu finden. Dennoch wird der gesellschaftliche Ruf nach effizienterer Umsetzung des medizinischen Wissens, aber auch nach „Vermenschlichung" des ärztlichen Wirkens und Werkens immer lauter.

„Strategisches Denken" wird an Bedeutung gewinnen

In Zeiten sich immer schneller anhäufender Datenberge kann das Ziel der medizinischen Ausbildung nicht mehr sein, möglichst viel Detailwissen an den Studenten zu bringen. Ziel eines Lehrbuchs sollte vielmehr sein, dem Lernenden einen funktionierenden „Kompass" bereitzustellen, der ihm die rasche Orientierung in den unterschiedlichsten Fachgebieten und Situationen ermöglicht. Der Leser soll nicht Einzeldaten einpauken, sondern **Strategien** erlernen.

Neue Anforderungen an die ärztliche Kunst

Viele medizinische Spezialitäten haben einen Punkt erreicht, an dem sie Morbidität und Mortalität nur dann weiter beeinflussen können, wenn es ihnen gelingt, das menschliche **Gesundheitsverhalten** mit all seinen psychischen, sozialen, ökonomischen und ökologischen Determinanten zu verändern. Das Problem in vielen Bereichen ist heute nicht, dass wir und unsere Patienten nicht wissen, was „gut für die Gesundheit" ist. Von 100 Europäern wissen mindestens 90, wie sie sich ernähren sollten, welches Körpergewicht sie halten sollten, dass sie nicht rauchen sollten. In dieser Gemengelage wird das Verständnis dessen, „was die Menschen antreibt", und die Kenntnis der sozialen Randbedingungen unseres Tuns für Ärzte immer wichtiger.

… das Lehrbuch der Zukunft

Bei der Konzeption dieses Buches galt es also aus mehreren Gründen Abschied zu nehmen von dem alten Konzept, nach dem Lehrbücher wie Briefmarkensammlungen geführt werden, in welche jedes neu geschaffene Stückchen Wissen bei der jeweils passenden „Krankheit" eingefügt wird.

Wir haben durch das Basislehrbuch vielmehr eine Vielzahl „roter Fäden" gelegt, anhand derer sich der Leser in dem wuchernden Dschungel des medizinischen Wissens orientieren kann, ohne sich darin zu verlieren.

- Solide Kenntnisse der menschlichen **Physiologie und Pathophysiologie** gehören unserer Meinung nach in den Erste-Hilfe-Kasten des im Datenmeer Gestrandeten. Jedem Kapitel im BIM ist deshalb ein ausführlicher Abschnitt über die physiologischen Grundlagen des Faches vorangestellt. Ebenso sind die diagnostischen Strategien des jeweiligen Fachgebietes sowie die Leitsymptome im Zusammenhang vorgestellt.
- Wir haben versucht, die ungeheure Vielfalt der diagnostischen und therapeutischen Einzelschritte in **Strategien** zu bündeln. Wichtiges, jedoch für das prinzipielle Verständnis weniger entscheidendes „Datenwissen" wurde in Kästen ausgegliedert.

> **!** Besonders wichtige Inhalte und Hinweise werden dagegen durch das **!**-Zeichen hervorgehoben. **!**

- Am Ende eines jeden Kapitels finden sich **Fallbeispiele**. Sie sind mitten aus dem echten Leben der Klinik gegriffen und nehmen den Leser mit auf eine oft bunte Reise durch Differentialdiagnosen, Untersuchungsschritte, Versuch und Irrtum und regen damit zu kritischem Durchdenken des Erlernten an.
- In (fast) allen Kapiteln sind **Fallkonferenzen** beschrieben. Sie schildern spannende Fälle aus der Sicht der beteiligen Kliniker und der jeweils „zuarbeitenden" Radiologen, Labormediziner oder Pathologen geschildert.
- In einem kompakten Lehrbuch dürfen Hinweise auf die **Prüfungsschwerpunkte** für das Staatsexamen nicht fehlen. Jedem Kapitel sind deshalb kleine „Prüfungswegweiser" vorangestellt.
- Der Verflechtung von Gesundheit und Lebensstil haben wir in einem einführenden Kapitel **„Heilen und Helfen"** sowie durch die Rubriken **„Aus Patientensicht"** Rechnung getragen. Diese in gelbe Kästen gefasste Rubrik greift das Dilemma auf, dass uns Krankheit oft genug als Problem des Arztes begegnet, und wir dabei aus dem Blick verlieren, dass sie zuallererst ein Problem des **Patienten** ist, welches dessen Alltag, sein Selbstgefühl und sein Selbstbild auf oft einschneidende Weise verändert.

Im Mittelpunkt unserer Bemühungen steht der betroffene Patient. In Abweichung von der medizinischen Lehrbuchtradition haben wir deshalb die Rubrik „Klinik" **vor** die Abschnitte „Ätiologie" und „Pathogenese" gestellt – wir sind der Meinung, dass dies eher dem Ablauf der Begegnung zwischen Arzt und Patient entspricht: der „Leidende" konfrontiert uns zuerst mit seinen Beschwerden und Symptomen und erst darauf aufbauend machen wir uns Gedanken über die Hintergründe seiner Krankheit.

Es würde uns interessieren, was Sie von diesem Konzept halten. Lassen Sie uns wissen, ob wir Ihren Anforderungen an das Lehrbuch der Zukunft gerecht geworden sind (E-mail: renzpoh@pol.net oder skrautzig@t-online.de).

Das Herausgeberteam

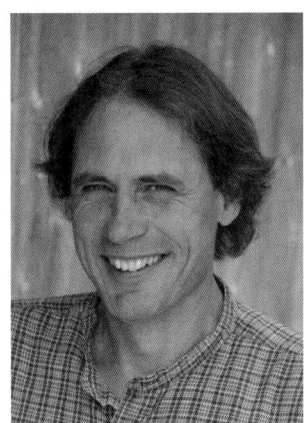

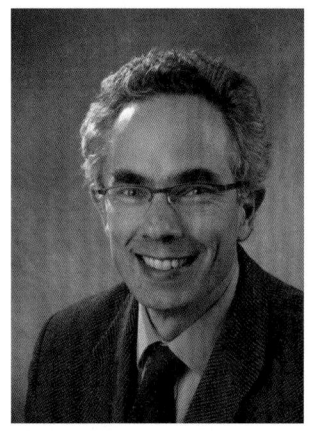

Dr. med. Herbert Renz-Polster, Jahrgang 1960

Medizinstudium in Gießen, München und Tübingen, Doktorarbeit in Pakistan und Indien. Nach dem AiP dreht Herr Renz-Polster für fast 5 Jahre der aktiven Medizin den Rücken. Er arbeitet als Lektor beim Jungjohann-Verlag, wo er das Büchermachen von Volontärs-Schuhen an erlernt und eine ganze Reihe studentischer Lehrbuchprojekte auf die Beine stellt.

1995 zieht es ihn wieder zurück in die Medizin, und zwar in die USA. Er macht seine Facharztausbildung im Fach Pädiatrie am Maine Medical Center in Portland/Maine, danach an derselben Klinik *chief resident*. Sein besonderes Interesse gilt dem Studentenunterricht. Danach bis 2002 klinische und wissenschaftliche Tätigkeit als *fellow* an der Health Sciences University in Portland/Oregon. Mehrere Forschungspreise für Arbeiten im Bereich der Epidemiologie allergischer Erkrankungen. Derzeit Forschungs- und Lehrtätigkeit am Mannheimer Institut für Public Health, Medizinische Fakultät Mannheim der Universität Heidelberg.

Dr. med. Steffen Krautzig, Jahrgang 1963

Medizinstudium in Lübeck, London und Melbourne, Australien. Die Doktorarbeit zu einem klinisch-wissenschaftlichen Thema bei Dialysepatienten verschlägt ihn in die Nephrologie. Facharztausbildung an der Medizinischen Hochschule Hannover. 1998 Facharztanerkennung für „Innere Medizin" und Teilgebietsbezeichnung „Nephrologie". Von 1999 bis 2003 leitender Oberarzt am Klinikum Hannover. Seit Herbst 2003 leitet er die nephrologische Abteilung der Deister-Süntel-Klinik und der Rehabilitationsklinik Bad Münder. Darüber hinaus seit 2007 klinisch-wissenschaftliche Mitarbeit als Oberarzt an einem integrierten Nachsorgeprojekt nach Nierentransplantation an der Medizinischen Hochschule Hannover.

Insbesondere die Studienaufenthalte in London und Melbourne mit ihrem hervorragenden klinischen Unterricht haben Herrn Krautzig anhaltend fasziniert. Die klinisch-praktischen Fertigkeiten zu kombinieren mit einem soliden, auf wissenschaftlicher Erkenntnis fußenden Wissensfundament machen für ihn einen guten Arzt und Lehrer aus und sind im Studentenunterricht zu seinem Steckenpferd geworden.

Er ist dem Basislehrbuch Innere Medizin von Anbeginn an verbunden, in den ersten zwei Auflagen als Autor, seit der dritten Auflage als Mitherausgeber.

Inhaltsverzeichnis

Abkürzungsverzeichnis

a.p.	anterior-posterior
a.-v.	arterio-venös
ACE	angiotensin converting enzyme
ACTH	adrenokortikotropes Hormon
ACVB	aortokoronarer Venenbypass
ADH	antidiuretisches Hormon
ADEM	akute demyelinisierende Enzephalomyelitis
AFP	α-Fetoprotein
AGS	adrenogenitales Syndrom
AIDS	Acquired-Immuno-Deficiency-Syndrome
AK	Antikörper
ALA	Aminolävulinsäure
ALL	akute lymphatische Leukämie
AMA	antimitochondriale Antikörper
AML	akute myeloische Leukämie
ANA	antinukleäre Antikörper
ANCA	antinukleäre zytoplasmatische Antikörper
ANV	akutes Nierenversagen
AP	alkalische Phosphatase
APS	autoimmunes polyglanduläres Syndrom
APUD	Amine-Precursor-Uptake and Decarboxylation
ARDS	Acute-Respiratory-Distress-Syndrome
ARVC	arrhythmogene rechtsventrikuläre Kardiomyopathie
ASD	Atrioseptaldefekt
ASS	Acetylsalicylsäure
AT	Antithrombin
AVK	arterielle Verschlusskrankheit
BAL	bronchoalveoläre Lavage
BB	Blutbild
BE	Broteinheit, Base excess
BGA	Blutgasanalyse
β-HCG	humanes Choriongonadotropin
BMI	Body-Mass-Index
BSG	Blutkörperchensenkungsgeschwindigkeit
BWK	Brustwirbelkörper
BWS	Brustwirbelsäule
BZ	Blutzucker
C1 bis C8	Zervikalsegment 1–8
Ca²⁺	Kalzium
CA	Karzinom
CAH	chronisch aggressive Hepatitis
cAMP	zyklisches Adenosinmonophosphat
CAPD	kontinuierliche ambulante Peritonealdialyse
CCK	Cholezystokinin
CCT	kraniales Computertomogramm
CD	cluster of differentiation
CDT	kohlenhydratdefizientes Transferrin
CEA	karzino-embryonales Antigen
CF	Cystic Fibrosis (Mukoviszidose)
cfu	Colony-Forming-Unit
CHE	Cholinesterase
Cl⁻	Chlorid
CLL	chronisch lymphatische Leukämie
CML	chronisch myeloische Leukämie
CMV	Cytomegalie-Virus
CNI	chronische Niereninsuffizienz
COLD	Chronic-Obstructive-Lung-Disease
COPD	Chronic-Obstructive-Pulmonary-Disease
CRH	Corticotropine-Releasing-Hormone
CRP	C-reaktives Protein
CT	Computertomogramm, konventionelle Insulintherapie
CVI	chronisch venöse Insuffizienz
CVSS	chronisch venöses Stauungssyndrom
D	Dalton
d	Tag
DCM	dilatative Kardiomyopathie
DD	Differentialdiagnose
DHEA	Dehydroepiandrosteron
DI	Diabetes insipidus, distaler Insuffizienzpunkt
DIC	disseminierte intravasale Koagulation
DIP	distales Interphalangealgelenk
dl	Deziliter
DMARD	disease modifying anti-rheumatic drugs
DNS	Desoxyribonukleinsäure
DRG	Diagnosis-Related-Groups (Diagnose-bezogene Fallgruppen)
DSA	digitale Subtraktionsangiographie
DSO	Deutsche Stiftung Organtransplantation
E	Einheit
EAA	exogen allergische Alveolitis
EBV	Epstein-Barr-Virus
E. coli	Escherichia coli
ECR	Extrazellularraum
EHEC	enterohämorrhagische E. coli
EIEC	enteroinvasive E. coli
EKG	Elektrokardiogramm
ELISA	Enzyme-Linked-Immuno-Sorbent-Assay
EM	Elektronenmikroskopie
EMDR	Eye Movement Desensitization and Reprocessing

EPH-Gestose	Edema, Proteinuria, Hypertension
ERC(P)	endoskopische retrograde Cholangio-Pankreatikographie
F	Frauen, Faktor
FDC	follikuläre dendritische Zellen
FEV_1	Einsekundenkapazität
FFP	Fresh-Frozen-Plasma
FRC	funktionelle Residualkapazität
FSH	Follikel stimulierendes Hormon
FSME	Frühsommermeningoenzephalitis
FSP	Fibrinogenspaltprodukte
fT_3	freies T_3
fT_4	freies T_4
G6PD	Glukose-6-Phosphat-Dehydrogenase
GALT	Gut-Associated-Lymphatic-Tissue
GAS	Gruppe-A-Streptokokken
GBM	glomeruläre Basalmembran
G-CSF	Granulocyte-Colony-Stimulating-Factor
GFP	gefrorenes Frischplasma
GFR	glomeruläre Filtrationsrate
γ-GT	γ-Glutamyl-Transferase
GH	Growth-Hormone
GHRH	Growth-Hormone-Releasing-Hormone
GI	glykämischer Index
GIP	gastric inhibitory protein (= Glucose-dependent-Insulin-Releasing-Peptide)
GIT	Gastrointestinaltrakt
GLDH	Glutamatdehydrogenase
GLP	Glucagon-Like-Peptide
GM-CSF	Granulocyte-Macrophage-Colony-Stimulating-Factor
GN	Glomerulonephritis
GnRH	Gonadotropin-Releasing-Hormone
GOT	Glutamat-Oxalazetat-Transaminase
GPT	Glutamat-Pyruvat-Transaminase
Gy	Gray (Einheit der Strahlentherapie)
h	Stunde
HAV	Hepatitis-A-Virus
Hb	Hämoglobin
HbA1	glykolysiertes Hämoglobin
HBc	Hepatitis B core
HBs	Hepatitis B surface
HBs-Ag	Hepatitis-B-Oberflächenantigen
HCC	hepatozelluläres Karzinom
HCM	hypertrophische Kardiomyopathie
HDL	High-Density-Lipoprotein
HE	Hämatoxilin-Eosin
HHL	Hypophysenhinterlappen
HHV-8	humanes Herpesvirus 8
HIT	Heparin-induzierte Thrombozytopenie
Hkt (Hk)	Hämatokrit
HLA	Human-Leukocyte-Antigen
HNCM	nicht-obstruktive hypertrophische Kardiomyopathie
HNPCC	hereditäres nicht-adenomatöses Polyposis-Syndrom
HOCM	obstruktive hypertrophe Kardiomyopathie
HP	Helicobacter pylori
HPT	Hyperparathyreoidismus
HR-CT	High-Resolution-Computer-Tomography, hochauflösende Computertomographie
HSV	Herpes-simplex-Virus
HT	Herzton
HUS	hämolytisch-urämisches Syndrom
HVL	Hypophysenvorderlappen
HWI	Harnwegsinfekt
HWK	Halswirbelkörper
HWS	Halswirbelsäule
HWZ	Halbwertszeit
HZV	Herzzeitvolumen
i. a.	intraarteriell
i. c.	intrakutan
ICR	Intrazellularraum
ICT	intensivierte Insulintherapie
i. m.	intramuskulär
i. S.	im Serum
ICD	Intracardial-Cardioverter-Defibrillator *oder* Internationale statistische Klassifikation der Krankheiten und verwandter Gesundheitsprobleme
ICR	Intercostalraum
IE	Internationale Einheit
IFN	Interferon
IgA	Immunglobulin A
IGF	Insulin-Like-Growth-Factor
IH	Immunhistochemie
IKZ	Inkubationszeit
IL	Interleukin
INR	International-Normalized-Ratio
IP	Interphalangealgelenk
IPD	intermittierende Peritonealdialyse
IPF	idiopathische Lungenfibrose
ISDN	Isosorbitdinitrat
ISMN	Isosorbitmononitrat
ITP	idiopathische thrombozytopenische Purpura
i.v.	intravenös

J	Jahre		Na	Natrium
JÜR	Jahresüberlebensrate		NH₃	Ammoniak
			NIPD	nächtliche intermittierende Peritonealdialyse
K⁺	Kalium		NK	Natural-Killer-Zellen
KBR	Komplementbindungsreaktion		NMR	Kernspintomographie
KH	Kohlenhydrate		Nn.	Nervi
KHK	koronare Herzkrankheit		NNR	Nebennierenrinde
KM	Kontrastmittel		NO	Nitric Oxide (Stickstoffmonoxid)
KMT	Knochenmarktransplantation		NSAID	Nonsteroidal-Antiinflammatory-Drugs
			NSAR	nichtsteroidale Antirheumatika
l	Liter		NSTEMI	„Non-ST-Segment-Elevation"-Infarkt
L1–L5	Lumbalsegment 1–5		NW	Nebenwirkungen
LADA	Latent Autoimmune Diabetes in Adults		NYHA	New York Heart Association
LAST	Lübecker Alkoholabhängigkeit und			
	-missbrauch Screening Test		oGTT	oraler Glucose-Toleranztest
LDH	Laktatdehydrogenase		OKT3	anti-CD3-Antikörper (Muromonab)
LDL	Low-Density-Lipoprotein		OP	Operation
LH	luteinisierendes Hormon			
Lig.	Ligamentum		p. a.	posterior-anterior
Lj.	Lebensjahr		PAN	Panarteriitis nodosa
LM	Lichtmikroskopie		PAP	Papanicolaou
LSB	Linksschenkelblock		PAS	Paraaminosalizylsäure
LWS	Lendenwirbelsäule		pAVK	periphere arterielle Verschlusskrankheit
LZ-EKG	Langzeit-EKG		PBC	primär biliäre Zirrhose
			pCO₂	Kohlendioxidpartialdruck
M	Männer		PCR	Polymerase-Chain-Reaction
M., Mm.	Musculus, Musculi		PDGF	Platelet-Derived-Growth-Factor
MALT	Mucosa-Associated-Lymphatic-Tissue		PEEP	Positive-Endexpiratory-Pressure
MALT	Münchner Alkoholismus-Test		PEG	perkutane endoskopische Gastrostomie
MAO	Monoaminooxidase		PET	Positronenemissionstomographie
MBP	Major Basic Protein		PGE	Prostaglandin
MCL	Medioklavikularlinie		PI	proximaler Insuffizienzpunkt
MCP	Metacarpophalangealgelenke		PIP	proximales Interphalangealgelenk
MCTD	Mixed-Connective-Tissue-Disease		P. m.	punctum maximum
MCV	mittleres korpuskuläres Volumen		p.o.	per os
MDT	Magen-Darm-Trakt		pO₂	Sauerstoffpartialdruck
MEN	multiple endokrine Neoplasie		PPAR	Peroxisome-Proliferator-Activated-Rezeptor
Mg²⁺	Magnesium		PRIND	prolonged reversible ischaemic neurological
MG	Molekulargewicht			deficit
MGUS	monoklonale Gammopathie unklarer Signifikanz		PTC	perkutane transhepatische Cholangiographie
MHC	Major-Histocompatibility-Complex		PTCA	perkutane transluminale koronare Angioplastie
Min.	Minute		PTH	Parathormon
Mio.	Millionen		PTS	postthrombotisches Syndrom
MMS	Monozyten-Makrophagen-System		PTT	partielle Thromboplastinzeit
MODY	Maturity Onset Diabetes of the Young		PW-	
MÖT	Mitralöffnungston		Doppler	gepulster Doppler (pulsed wave Doppler)
MRT	Magnetresonanztomographie			
ms	Millisekunden		r. A., RA	rheumatoide Arthritis
MSH	melanozytenstimulierendes Hormon		RAAS	Renin-Angiotensin-Aldosteron-System
MTP	Metatarsophalangealgelenk		RAST	Radioallergosorbent-Test
MTX	Methotrexat		RCM	restriktive Kardiomyopathie
MÜZ	mittlere Überlebenszeit		REM	Rapid-Eye-Movement

RES	retikulo-endotheliales System	T_3, T_4	Trijodthyronin, Thyroxin
RG	Rasselgeräusch	Tbc	Tuberkulose
RIA	Radioimmunoassay	TBG	thyroxinbindendes Globulin
RIST	Radioimmunosorbent-Test	TEBK	totale Eisenbindungskapazität
RNA	Ribonukleinsäure	TG	Triglyzeride
RÖ	Röntgen	TGF	transforming growth factor
ROS	Reactive-Oxygen-Species	TIA	transiente ischämische Attacke
RPGN	rasch progrediente Glomerulonephritis	TIPS	transjugulärer intrahepatischer porto-
RQ	respiratorischer Quotient		systemischer Shunt
RR	Blutdruck nach Riva-Rocci	TNF	Tumor-Nekrose-Faktor
RSB	Rechtsschenkelblock	tPA	Tissue-Plasminogen-Aktivator
rtPA	rekombinanter Tissue-Plasminogen-Aktivator	TPH-Test	Treponema pallidum-Hämagglutinations-Test
		TPO-Ak	Antikörper gegen thyreoidale Peroxidase
s. c.	subkutan	TRH	Thyreotropin-Releasing-Hormone
S1 – S5	Sakralsegment 1 – 5	TSH	Thyroidea-Stimulating-Hormone
s	Sekunde	TSS	Toxic-Shock-Syndrom
SA	sinu-atrial	TZ	Thrombinzeit
SARS	*Severe Acute Respiratory Syndrome,*	TZR	T-Zellrezeptor
	Schweres Akutes Respiratorisches Syndrom		
SaO₂	Sauerstoffsättigung im arteriellen Blut	V. a.	Verdacht auf
SIADH	Syndrom der inadäquaten ADH-Sekretion	VES	ventrikuläre Extrasystolen
SIRS	Systemic-Inflammatory-Response-Syndrome	VK (VC)	Vitalkapazität
SLE	systemischer Lupus erythematodes	VIP	vasoaktives Polypeptid
SMA	Smooth-Muscle-Antigen	Vit.	Vitamin
SPECT	Single-Photon-Emissionscomputertomo-	VLDL	Very-Low-Density-Lipoproteine
	graphie	vs	versus
Ssp	Subspezies	VSD	Ventrikelseptumdefekt
SSSS	Staphylococcal-scalded-Skin-Syndrom		
SSW	Schwangerschaftswoche	WHO	World Health Organization
STEMI	„ST-Segment-Elevation"-Myokardinfarkt	Wo	Woche
sTfR	soluble transferrin receptors		
	(lösliche Transferrin-Rezeptoren)	ZNS	zentrales Nervensystem
STH	somatotropes Hormon	ZVD	zentraler Venendruck

Abbildungsverzeichnis

S100: Classen et al., Differentialdiagnose Innere Medizin,
1. Aufl., Elsevier Urban & Fischer Verlag
S130-3: Deetjen, Speckmann: Physiologie, 3. Aufl., Elsevier
Urban & Fischer Verlag, 1999
T122: A. Lentner, Aachen
T125: U. Stierle, Timmendorf
T127: P.C. Scriba, München
T170: E. Walthers, Marburg
T173: U. Vogel, Tübingen
T178: H. Gelderblom, Robert Koch Institut, Berlin
T195: R. Bühler, Giengen/Brenz
T196: P. Kaiser, Müllheim
T197: B. Danz, Ulm
T209: G. Gruber/Hansch: Die interaktive Blickdiagnostik,
CD-ROM, G. Gruber, Universitätsklinikum Leipzig,
Zentrum für Innere Medizin, Leipzig

T358: Th. Eppinger, Pfaffenweiler
T363: U. Helmchen, Hamburg
U127: E. Tosse & Co. mbH, Hamburg
U136: Hoffmann-LaRoche AG, Basel
U138: Glaxo GmbH, Hamburg
U163: Boehringer Mannheim, Mannheim
V121: W. Meyra GmbH, Vlotho
V143: Thomashilfen GmbH, Bremervörde
V214: Cook Deutschland GmbH, Mönchengladbach
V224: V-Dia, Heidelberg, Walter Gradl
W208: Francis A. Courtway Library of Medicine,
Harvard University, USA
X141: W. Frank, Gauting
X211: U. Sulkowski, Münster

Cover

Arzt/Patientin: © GettyImages/Stone/David Hanover
Herz: Medical Pictures/Isabel Christensen
Der Bucheinband wurde von SpieszDesign gestaltet.

Kapitelanfangsfotos

Kap. 1 – 13: Andreas Weimann, München
Kap. 14: Marie-Christine Klös, Mainz

Weblinks

Leitlinien

http://www.awmf-online.de/

Arbeitsgemeinschaft der Wissenschaftlichen Medizinischen Fachgesellschaften: In der **AWMF** sind derzeit über 150 **wissenschaftliche Fachgesellschaften** aus allen Bereichen der Medizin zusammengeschlossen. Über die Seite können aktuelle Leitlinien und Publikationen abgefragt werden.

http://leitlinien.dgk.org/

Aktuelle Leitlinien der Deutschen Gesellschaft für Kardiologie – Herz und Kreislaufforschung e. V.

Abkürzungslexika

http://www.medilexicon.com/medicalabbreviations.php (englisch)
http://www.medizinische-abkuerzungen.de/ (deutsch)

Fallbasiertes Lernen

http://www.casus.eu/
http://link.caseport.de/caseport/indexjsp.htm
http://www.kardio.org/ – gute Kardiologie-Seite mit Video-Fallbeispielen
http://clinicalcases.blogspot.com/ – hochinteressante Sammlung von klinischen Fällen, klasse Links zu Videos über Untersuchungstechniken

Untersuchungstechniken

http://medicine.ucsd.edu/clinicalmed/
http://kindreddayton.blogspot.com/2007/03/physical-exam-web-sites.html
http://www.blaufuss.org/ – alles zur Herzuntersuchung inkl. interaktiver Herzanatomie, Herztöne, EKG-Interpretation
http://sprojects.mmi.mcgill.ca/mvs/mvsteth.htm – virtuelles Stethoskop: das Wichtigste zur Herzauskultation
http://e-learning.studmed.unibe.ch/ – E-Learning-Module und -Empfehlungen der Medizinischen Fakultät der Universität Bern

Klinische Befundphotos

http://medicine.ucsd.edu/Clinicalimg/browse.html
http://www.flickr.com/photos/clinicalcases/
Dermatologie-Datenbank:
http://www.dermis.net/

Interessante Linklisten

http://www.dkfz-heidelberg.de/mbi/projects/liver/liver_links.html – interessante Links zur Leber

Sonstiges

Visible human body:
http://www.nlm.nih.gov/research/visible/visible_human.html – Digitalisierung des gesamten menschlichen Körpers

http://www.rki.de/ – Website des Robert-Koch-Instituts
http://www.dgim.de/ – Website der Deutschen Gesellschaft für Innere Medizin
http://www.reutershealth.com/en/index.html: – Reuters Health (News zu Medizin und Gesundheit)

Patienteninformation

http://www.uihealthcare.com/vh/ – virtuelles Krankenhaus: „For two decades, faculty and staff from the University of Iowa's Roy J. and Lucille A. Carver College of Medicine and UI Hospitals and Clinics have written the health care information that millions of Internet users have sought on the pages of Virtual Hospital (www.vh.org) and Virtual Children's Hospital (www.virtualchildrenshospital.org)."
http://www.ganfyd.org/ – ein entstehendes Wiki-Projekt
http://medlineplus.gov/

Literatursuche

http://www.uptodate.com/
http://scholar.google.de/
http://www.emedicine.com
http://www.freemedicaljournals.com/
http://www.cochrane.org/reviews/index.htm
http://www.webmd.com/
PubMed/MEDLINE:
http://pubmed.gov/ – Veröffentlichungen aus BIOETHICS-LINE, HealthSTAR, HISTLINE, OLDMEDLINE, POPLINE und SPACELINE

risk calculators

http://www.chd-taskforce.de/
http://www.tkmed.de/tkrisk/tkrisk.html
http://www.diabetes-nrw.uni-duesseldorf.de/testedichselbst/

Online-Fachzeitschriften

(nur zum Teil kostenfrei)
Deutsches Ärzteblatt:
http://www.aerzteblatt.de/v4/home.asp
Der Internist:
http://www.springer.com/dal/home/medicine/medicine+journals/internist?SGWID=1-40071-0-0-0
Deutsche Medizinische Wochenschrift (DMW):
http://www.thieme.de/dmw/
British Medical Journal (auch sehr gut zur Literatursuche):
http://www.bmj.com/
The Lancet:
http://www.thelancet.com/
New England Journal of Medicine:
http://content.nejm.org/

Helfen und Heilen

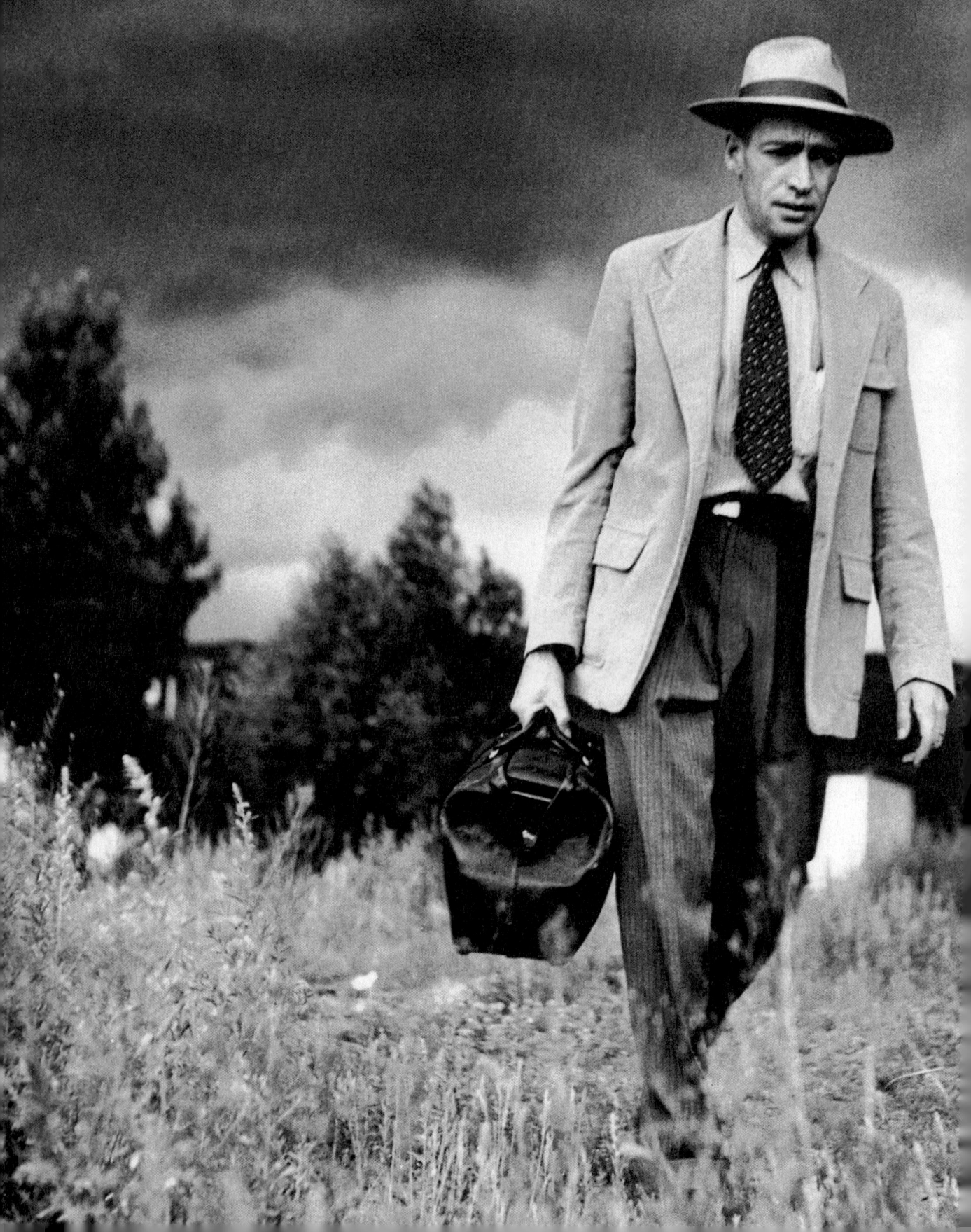

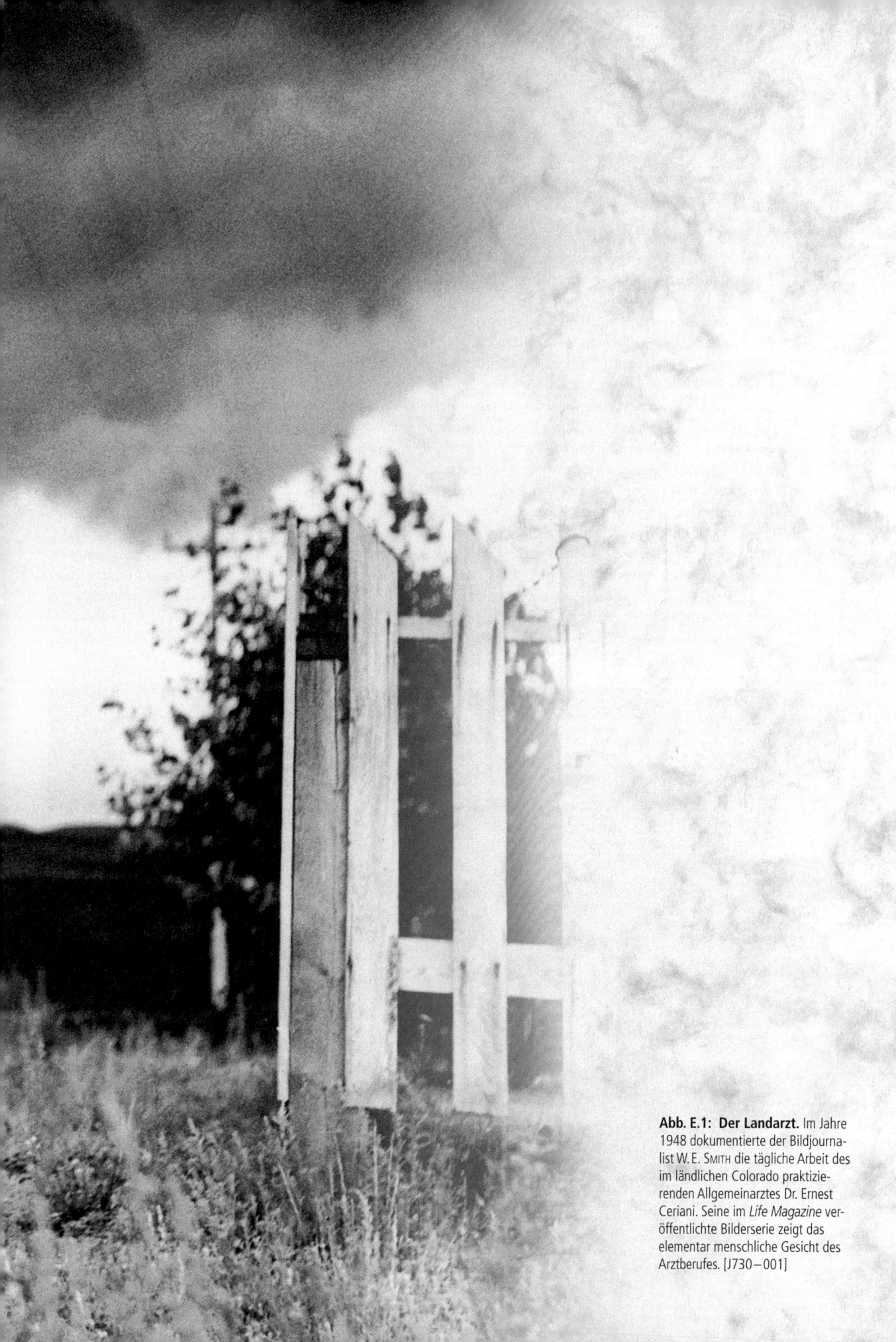

Abb. E.1: Der Landarzt. Im Jahre 1948 dokumentierte der Bildjournalist W. E. SMITH die tägliche Arbeit des im ländlichen Colorado praktizierenden Allgemeinarztes Dr. Ernest Ceriani. Seine im *Life Magazine* veröffentlichte Bilderserie zeigt das elementar menschliche Gesicht des Arztberufes. [J730–001]

Helfen, aber wie?

Die meisten Kollegen, die ich kenne, inklusive meiner selbst, haben die ärztliche Laufbahn gewählt, um anderen Menschen zu helfen. Welches Ziel könnte einen mehr motivieren?

Mein amerikanischer Kollege John D. LANTOS, ein Kinderarzt und Medizinethiker, schreibt in seinem Buch *Do We Still Need Doctors?* über einen Einsatz als Medizinstudent in Afrika: „*I saw how pityfully easy it would be to save lives. I realized that, if my goal as a doctor was simply to save as many lives as I could, I should leave the United States and go almost anywhere else. (…) With a backpack full of tetanus toxoid or oral rehydration solution, I could trek through most countries in the world and save more lives in a week than I would save in Pittsburgh or Chicago in my entire lifetime.*" [1]

LANTOS berührt ein Thema, das viele von uns umtreibt. Wir wollen Gutes tun, aber was ist das Gute? Wie messen wir den „Erfolg" unserer Arbeit? Wie vergleicht sich die Arbeit eines Herzchirurgen mit dem Einsatz Albert SCHWEITZERS? Wie der eines Hausarztes mit dem eines Forschers? Wie, um den Gedanken weiterzuspinnen, der eines durchschnittlichen Arztes mit dem einer Kindergärtnerin, eines Stadtplaners, eines Musikers?

Diese Fragen sind unmöglich zu beantworten, und doch spielen sie eine Rolle, wenn es um die Zuweisung gesellschaftlicher Ressourcen geht: Sollen wir mehr Geld in die Transplantationsmedizin pumpen? Oder in die Gesundheitsvorsorge? Oder mehr Geld für Sexualaufklärung bereitstellen? Mehr Geld für Lipidsenker? Oder mehr Geld zur Förderung von Fahrradwegen? Während wir uns nur schwer vorstellen können, uns zwischen diesen Zielen entscheiden zu müssen, wird täglich in Politik und Verwaltung über diese Fragen entschieden. Wir Ärzte sollten uns an diesem Prozess sachverständig beteiligen.

Helfen hat Grenzen

Wer länger im Krankenhaus oder in einer Praxis gearbeitet hat, weiß, dass Gesundheit zum größten Teil *außerhalb* der Kliniken, außerhalb der Praxen und damit unabhängig von ärztlichem Denken und Lenken „passiert". Denn obwohl es an Einsatz und gutem Willen nicht mangelt, liegt nur ein

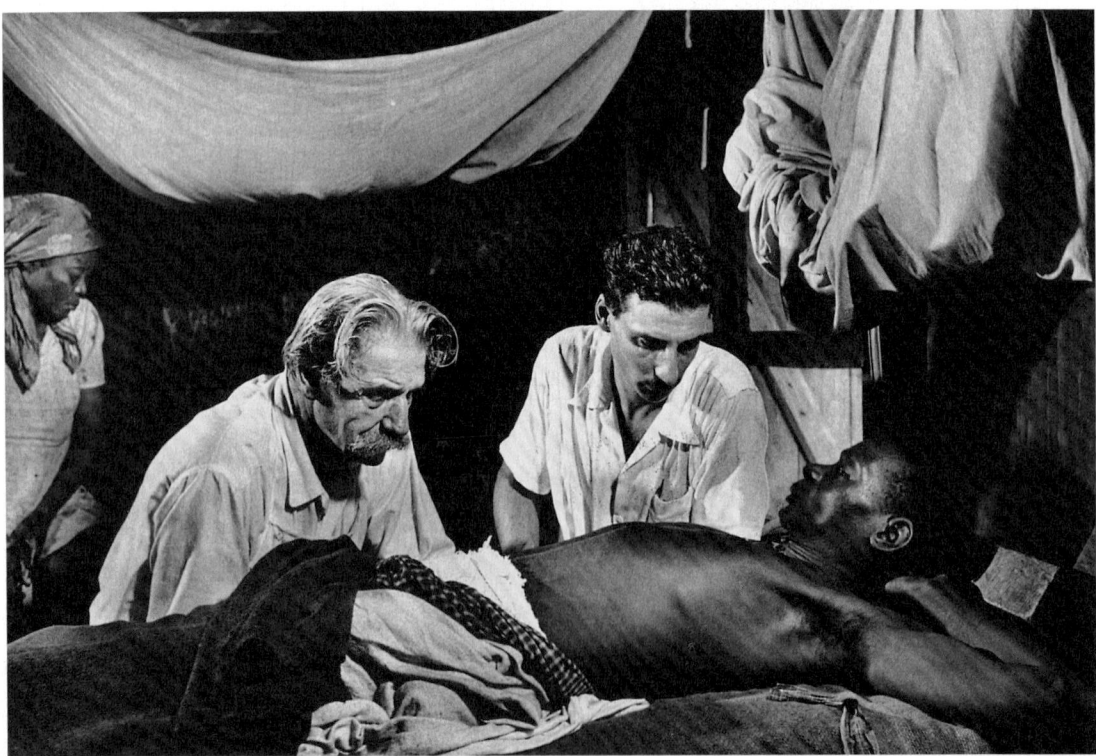

Abb. E.2: Albert SCHWEITZER. Die meisten im Gesundheitswesen arbeitenden Menschen wählen ihren Beruf, weil sie anderen Menschen „helfen" wollen. Woran kann diese Hilfe gemessen werden? An der Zahl der geheilten Patienten? An der möglichst „hilfreichen" Begleitung der unheilbaren Patienten? Dem Zugewinn an Erkenntnis? Der Entwicklung neuer Heilmethoden? Der Zufriedenheit der Patienten? Der Einbeziehung von vom Gesundheitssystem vernachlässigten Patienten? Der Zufriedenheit der eigenen Kinder oder Lebenspartner? Der eigenen Zufriedenheit? [J730–001]

kleiner Teil der Gesundheit unserer Patienten tatsächlich „in unserer Macht". Viele Aspekte von Gesundheit und Krankheit sind in Bereichen angesiedelt, in die wir allenfalls als Bürger, Eltern, Nachbarn, politisch Denkende, im Wirtschaftsleben Handelnde hineinreichen – jedoch nicht als Ärzte.

So sind die USA zwar in der medizinischen Sparte der Neonatologie eindeutiger Klassenprimus, was Forschung, medizinische Erfindungen sowie finanzielle Ausstattung der Neugeborenenintensivstationen angeht, rangieren im internationalen Vergleich der Säuglingssterblichkeit jedoch seit Jahren nur etwa an 20. Stelle – selbst innerhalb der USA unterscheidet sich die Säuglingssterblichkeit von Bundesstaat zu Bundesstaat um über 300%, trotz identischer Standards und Ausstattung der medizinischen Institutionen. Die von außerhalb des Krankenhauses in die Kliniken getragenen Risiken (in diesem Falle Armut, Drogenmissbrauch, Teenager-Schwangerschaften und Gewalt gegen schwangere Frauen) können auch vom besten medizinischen Reparatursystem nicht wettgemacht werden (s. u. „Der Einfluss der Medizin").

Eine andere Grenze unseres Helfens sind die abweichenden Wertesysteme unserer Patienten. Nicht alle Patienten teilen die Therapieziele, die wir für sie haben. Oder sie glauben, diese Ziele auf anderem Wege erreichen zu können. Da ist z. B. die somalische Patientin, die während der Geburt eine Zigarette rauchen will, weil es in ihrem Stamm so gehandhabt wird (*„You give me tobacco, I give you baby …"*, sagte z. B. einmal eine gebärende schwarzafrikanische Mutter zu einem meiner Kollegen aus der Geburtshilfe).[2]

Auch übersehen wir gerne, wie stark das Leben unserer Patienten (und auch unser eigenes Leben!) durch biographische, soziale und kulturelle Kriterien und Zwänge geprägt ist. Gerade chronisch kranke Patienten tun sich oft schwer, ein lange gewachsenes Lebensgefüge über den Haufen zu werfen, nur weil der Arzt eine neue Diät, mehr Bewegung oder bessere Medikamente „anordnet" (vgl. **14.8.3**).

Wie sehr wir unsere Grenzen durch die persönlichen Werte und Normen unserer Patienten erfahren, lässt sich allein schon aus den Zahlen ableiten, wie viele Patienten sich lieber durch alternative Medizinsysteme betreuen lassen – von

der kraniosakralen Therapie über die Bioresonanztherapie zur Bachblütentherapie. Das heißt nicht, dass wir uns in unserem Therapieangebot nach unseren Patienten richten sollen. Wir sollten jedoch lernen, die Fragen unserer Patienten ernst zu nehmen und *diese* zu beantworten, nicht unsere *eigenen* Fragen.[3]

═══════════ZUR VERTIEFUNG═══════════

Krankheit und Sinn

Früher wurde Krankheit als Entgleisung eines Gleichgewichts (*„dis-ease"*) angesehen, das den Menschen an seinem im göttlichen Plan vorgesehenen Platz hält. Die therapeutischen Bestrebungen gingen dahin, das verlorene Gleichgewicht wiederherzustellen. Dabei standen Fragen nach dem Sinn und der spirituellen Bedeutung einer Erkrankung im Vordergrund (und wurden nicht selten durch archaische Schuldzuweisungen beantwortet). Das Wirken des Mediziners hatte damit eine **magische** Dimension, die ihm eine wichtige Aufgabe bei der psychischen Bewältigung von Lebenskrisen, allen voran des Todes, zuwies.

In der modernen Medizin dagegen wird versucht, die spezifische pathologische Läsion zu identifizieren und zu lokalisieren. Die Frage nach einem eventuellen sozialen oder metaphysischen „Sinn" der Krankheit ist damit in den Hintergrund geraten. Der Mediziner ist vom Magier zum Techniker geworden, Tod und Leiden sind in die Domäne des Pfarrers oder Krankenhauspsychologen übergegangen.

Dennoch besteht das Bedürfnis nach dem „magischen" Aspekt des medizinischen Beistands bis heute fort. Wir bewundern das Wissen des Arztes, suchen jedoch seine Weisheit. Wir schätzen ihn als Berater, wünschen ihn aber auch als Begleiter. Selbst wenn die Verordnungen des modernen Arztes auch dann wirken, „wenn der Patient seinen Doktor nicht kennt, und auch dann, wenn er ihn nicht leiden kann"[1] – manche seiner Wirkungen beruhen noch immer auf einem persönlichen Verhältnis zu seinem Patienten, auf seiner Kenntnis von dessen Person, seiner familiären Umwelt, der Gemeinschaft, in der er lebt.

Auch heute noch stellen unsere Patienten Fragen wie: „Was kann ich an meinem Leben verändern, um wieder gesund zu werden?" Auch wenn wir als Ärzte diese Fragen vielleicht gar nicht beantworten können, sollten wir unseren Patienten die Suche nach dem subjektiv verlorenen Gleichgewicht zugestehen und ihnen bei unseren „modernen" Heilungsmethoden einen entsprechenden Raum lassen.

1   John D. LANTOS: *Do We Still Need Doctors*, Routledge, 1997.
2   Ein anderes Beispiel dafür, wie das Gesundheitsverhalten durch Moden und kulturelle Begrenzungen beeinflusst wird, ist das Stillen. Jahrzehntelang galt in den westlichen Industrienationen bei den meisten Eltern (und Ärzten!) die Flaschennahrung als die „modernere" Alternative. Erst mit dem Aufkommen des neuen Natur- und Umweltbewusstseins in den 1970er Jahren bekam das Stillen wieder Aufschwung und verdrängte zumindest in Zentral- und Nordeuropa die Kunstmilch – ein Produkt, von dem wir heute ohne jeden Zweifel wissen, dass es mit erheblichen gesundheitlichen Risiken verbunden ist.
3   Dieser Zusammenhang ist in der Medizinethik eminent wichtig geworden: Welche Kriterien sollen wir unseren Entscheidungen gegenüber nicht zustimmungsfähigen Patienten zugrunde legen? Sollen wir das tun, was die meisten kompetenten Fachkollegen als „im besten Interesse des Patienten" ansehen? Oder sollen wir tun, was die meisten Menschen, die das Wertesystem des Patienten kennen und teilen (ob sie nun Experten sind oder nicht), als die vernünftigste Entscheidung ansehen würden?

Magie und Wissenschaft

Die Medizin als Wissenschaft steht zwar auf über tausend Jahre alten Füßen (schon die Araber betrieben zielgerichtete anatomische Forschungen), das Verständnis von Krankheiten war jedoch bis in die jüngste Neuzeit hinein äußerst begrenzt (**Abb. E.3**; eine spektakuläre Ausnahme ist in der **Abbildung E.4** dargestellt). Bis in die jüngste Geschichte hinein war der Arzt gegenüber fast allen Krankheiten, zu deren Behandlung er gerufen wurde, machtlos.[4] Über viele Jahrhunderte war das, was wir heute als Kunstfehler anse-

hen, die medizinische Norm. Unzählige Menschen verloren durch Praktiken wie Aderlässe, gewaltsame Abführmaßnahmen oder toxische „Medizin" ihr Leben. Noch im Jahre 1887 berichtet ein im Süden der USA approbierter Arzt, Dr. D. R. Fox, dass er eine gebärende Frau „behandelt" habe, indem er ihr „2 ¼ Liter Blut gelassen habe, ihr Rizinusöl verabreicht und sie durch einen Einlauf abgeführt habe, wodurch sie alle zwei Stunden erbrochen habe". Erst um die Wende vom 19. ins 20. Jahrhundert ergaben sich durch neue Entdeckungen nennenswerte Interventionsmöglichkeiten. Damit begann das goldene Zeitalter der Medizin.[5]

Die ersten Erfolge der Medizin lagen dabei interessanterweise im präventiven Bereich: Durch die Entdeckung der mikrobiellen Übertragungskette wurden nicht nur im Krankenhaus antiseptische Maßnahmen eingeführt, sondern auch in der breiten Bevölkerung Infektionsquellen identifiziert und teilweise saniert. Das in dieser Zeit im Krankenhaus eingeführte **Händewaschen** hat bis heute wahrscheinlich mehr Menschenleben gerettet als alle Bypass-Operationen zusammen.[6]

Nach dem Zweiten Weltkrieg setzte sich diese Erfolgsstory im kurativen Bereich mit der Entdeckung von Penicillin, Sulfonamiden und Glukokortikoiden fort. Es begann eine Zeit atemberaubender Fortschritte, die uns Intensivstationen, kardiopulmonale Wiederbelebung, Transplantationen, Gentechnologie und die Methoden der *Evidence-Based Medicine* beschert haben, die aus der heutigen Medizin nicht mehr wegzudenken sind.

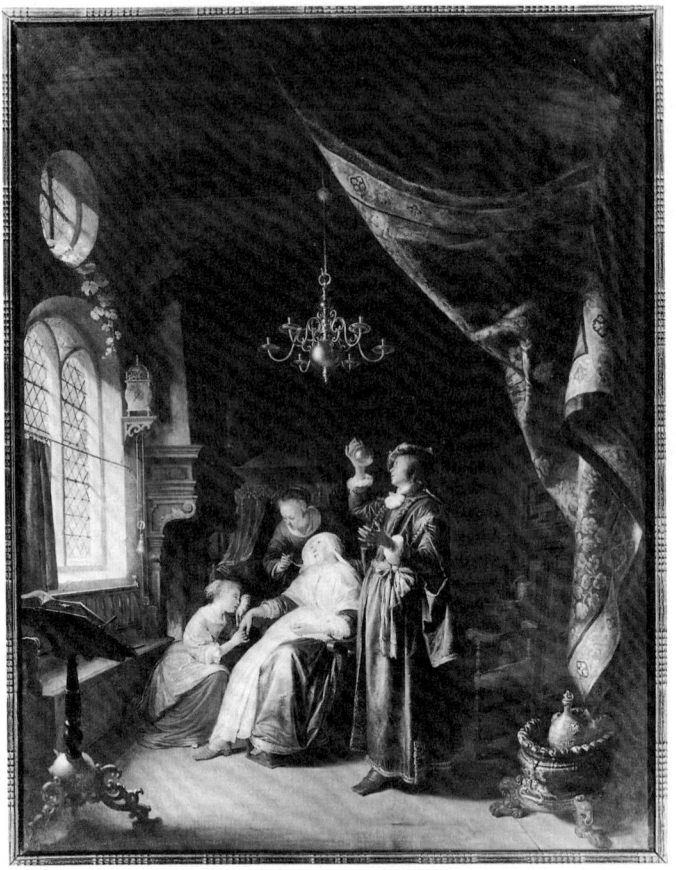

Abb. E.3: Die Wassersüchtige: Dieses im Louvre ausgestellte Gemälde einer „wassersüchtigen" Patientin von Gerard Dou zeigt nicht nur die bis weit in die Neuzeit hinein fest etablierte „Kunst" der Urinbeschau, sondern gewährt auch einen Einblick in das Umfeld des ärztlichen Wirkens der damaligen Zeit: Die schwerkranke Patientin leidet zu Hause, umgeben von an der Pflege beteiligten Familienmitgliedern. So „sanft" die ärztliche Intervention auf diesem Gemälde aussieht, so wenig darf vergessen werden, dass ärztliche Übertherapie durch Abführmaßnahmen, Aderlässe und induziertes Erbrechen in diesem Zeitalter die Regel waren. Neben solchen „vor-wissenschaftlichen" Verfahren standen bereits im 18. Jahrhundert einige wenige hochwirksame Medikamente zur Verfügung, wie etwa die in der Laienmedizin schon im Mittelalter in Kräutermischungen verwendete und 1785 von William Withering systematisch erforschte Digitalis-Pflanze. [J742]

---

4 Lewis Thomas, ein amerikanischer Arzt und Schriftsteller, erinnert sich in seinem Buch „*The Youngest Science*" [Viking, New York, 1983] an seinen Vater: „Er versuchte mir schon frühzeitig den Aspekt der Medizin zu erklären, der ihn in seiner professionellen Laufbahn am meisten quälte: Da waren so viele Menschen, die Hilfe brauchten, und so wenig, was er für sie tun konnte. Es war wichtig, dass er da war, verfügbar war und dass er all diese Hausbesuche machte, aber ich sollte bloß nicht der Vorstellung unterliegen, dass er viel machen konnte, um den Verlauf ihrer Erkrankungen zu ändern."

5 Interessanterweise hing das Image der Ärzteschaft wenig von ihren realen Erfolgen ab – das Ansehen der Ärzte war zu Zeiten sehr begrenzter Interventionsmöglichkeiten oft besser als heute.

6 Leider ist diese Errungenschaft noch immer nicht fest etabliert. Seit Jahren berichten Krankenhauskommissionen, dass das Händewaschen vor jedem Patientenkontakt nicht allgemein üblich sei, was eine Gruppe amerikanischer Infektiologen zu der Drohung veranlasste, mit der Empfehlung an die Öffentlichkeit zu treten, dass sich jeder Patient bei seinem Arzt persönlich vergewissern solle, ob dieser sich die Hände gewaschen habe, bevor er an das Krankenbett vorgelassen wird. Wem diese Drohung überzogen erscheint, möge bedenken, dass allein in den USA jährlich 80 000 Todesfälle aus nosokomialen Infektionen resultieren, von denen ein Großteil über „helfende Hände" übertragen wurde [Jarvis WR, *Infection Control and Hospital Epidemiology 17*: 552 – 557, 1996].

Zauberei und Realität

Diese epochalen Erfindungen sollen uns jedoch nicht darüber hinwegtäuschen, dass auch in der Ära der „wissenschaftlichen Medizin" viele Sackgassen beschritten wurden. Nur ungern erinnern wir uns heute an Therapien, die noch vor kurzer Zeit als „Standard" galten, wie z. B. Barbiturate als „Schlafmittel", Phenazetin, Weckamine, „Appetitzügler", Stilbene (für Fehlbildungen des Urogenitaltrakts bei 2 Millionen Menschen verantwortlich), Klasse-I-Antiarrhythmika beim Herzinfarkt, Bicarbonat zur „Pufferung" der metabolischen Azidose, Immobilisation bei tiefer Beinvenenthrombose, postmenopausale Östrogentherapie zur Prophylaxe kardiovaskulärer Erkrankungen oder Sulfonylharnstoffe beim Typ-2-Diabetes. Auch die zeitweilig massenhaft durchgeführten Hysterektomien und Tonsillektomien erscheinen uns heute nicht mehr als Ruhmesblatt des operativ Tätigen (die in den letzten zehn Jahren von 17% auf 27% angestiegene Rate an Kaiserschnittgeburten dagegen scheint bisher nur wenig thematisiert zu werden).

Schaut man sich Lehrbücher der 1980er Jahre an, so ist ein guter Teil der vorgeschlagenen Therapien heute obsolet. Wir müssen davon ausgehen, dass nicht wenige der heute angewandten Therapien – das gilt auch für die in diesem Werk empfohlenen – in zehn Jahren genauso überholt sein (und vielleicht als „Kunstfehler" gelten) werden, entweder weil sie sich als unwirksam erwiesen haben werden, oder weil sie durch bessere bzw. wirtschaftlichere Verfahren oder aber andere Moden ersetzt worden sind (s. **Kasten** „Langsame Erkenntnisdiffusion").[7]

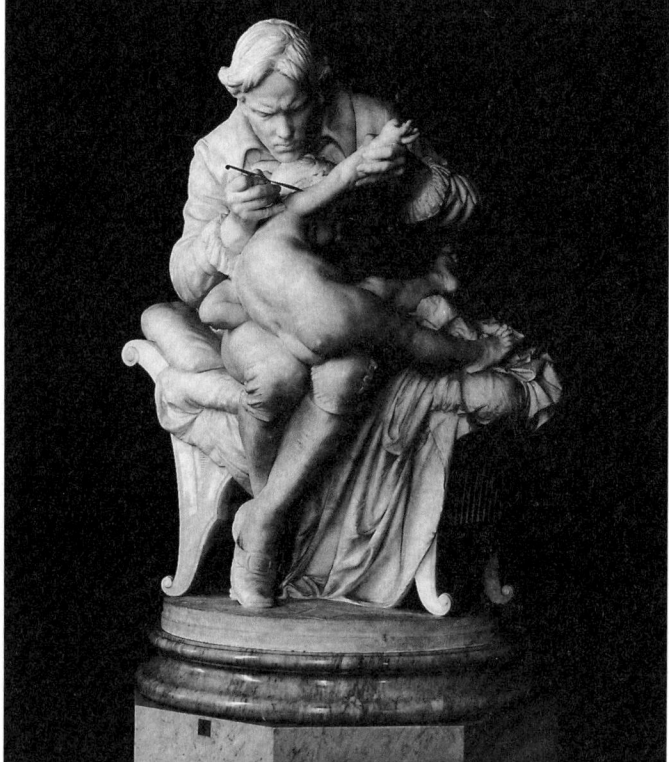

Abb. E.4: Bronzeskulptur: Edward JENNER, seinen Sohn impfend: Noch vor der Entdeckung von Viren und Bakterien wurde das Prinzip der Impfung entdeckt. Die abgebildete Bronzeskulptur zeigt EDWARD JENNER, wie er seinen kleinen Sohn mit einer kuhpockenhaltigen Flüssigkeit zum Schutz gegen Pocken impft (Bronzeskulptur von Giulio MONTEVERDE, 1873. Galleria Nazionale d'Arte Moderna, Rom). Obwohl JENNER das Verdienst der systematischen Erforschung des Impfprinzips zukommt, wurden „Impfungen" schon Jahrhunderte zuvor in der chinesischen Medizin eingesetzt, indem Hautkrusten von an milden Verlaufsformen von Pocken Erkrankten zermahlen und in die Haut bisher nicht Erkrankter eingeritzt wurden. [J743]

========== ZUR VERTIEFUNG ==========

Langsame Erkenntnisdiffusion

Wie schmerzhaft langsam neue wissenschaftliche Erkenntnisse zu den praktizierenden Ärzten diffundieren, zeigt das Beispiel der Hormonersatztherapie in den Wechseljahren: Obwohl im Jahr 2000 in einer großen Doppelblindstudie nachgewiesen wurde, dass diese Therapie das Risiko für Herzinfarkt, Schlaganfall und Brustkrebs erhöht, wurden in Deutschland im Jahr 2004 noch immer 459 Millionen Tagesdosen verordnet – trotz einschlägiger Warnungen aller Fachgesellschaften. 37% der niedergelassenen Gynäkologen in Deutschland glaubten nach einer Umfrage noch im Jahr 2005 daran, dass die Hormone vor Herzinfarkt und vor Altersdemenz schützen. Bei den über 60-jährigen Verordnern gingen sogar zwei Drittel von einem „Schutz gegen Alterung" aus – ein Anspruch, der noch nie in irgendeiner Weise wissenschaftlich substanziiert worden ist.[8]

---

7 Wir wollen unseren Blick jedoch keineswegs auf obsolete Therapieformen verengen. Wie wir wissen, sind Krankenhäusern, durch welche Mechanismen auch immer, einige nicht-therapeutische, ja sogar nicht-medizinische Aufgaben zugewiesen, die sie finanziell, personell und auch ethisch belasten. In diesem Zusammenhang sei vor allem an das Thema „Sterben im Krankenhaus" erinnert. Der ehemals als intim, weihevoll und familiär empfundene Akt des Sterbens findet heute zu einem großen Teil im Krankenhaus statt, nicht selten auf der Intensivstation, wo der Tod mehr oder weniger „als Betriebsunfall" eintritt [Stephan Heinrich NOLTE, *Deutsches Ärzteblatt 90*, Okt. 1993]. Es ist zu hoffen, dass die Ärzte späterer Generationen auch auf diesen Aspekt der „Medizin" einmal kopfschüttelnd zurückblicken werden.

8 Daten nach *Deutsches Ärzteblatt 102*, 18. Juli 2005.

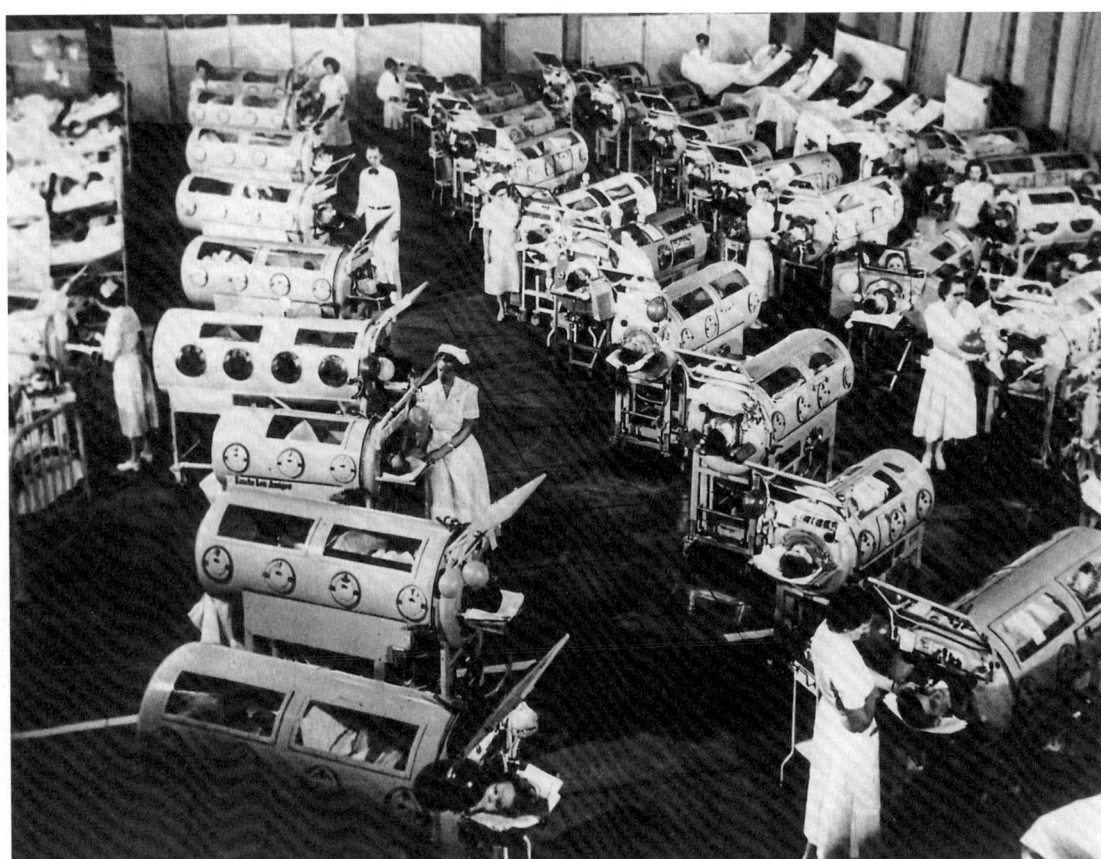

Abb. E.5: Eiserne Lungen: Ein Blick in das *Los Angeles County Hospital* auf dem Höhepunkt der Polio-Epidemie im Jahre 1952, drei Jahre bevor der erste Polioimpfstoff auf den Markt kam. Die „Eisernen Lungen" sind vor allem von Kindern bevölkert und die Ateminsuffizienz endete für viele von ihnen tödlich. Der Fotograf dieses Bildes ist unbekannt. Ein anderes Foto mit demselben Motiv entstand auf Drängen des berühmten Arztes, Philosophen und Dichters William CARLOS, der als alter Mann seinen Schüler Robert COLES aufforderte, den Saal mit den Eisernen Lungen am *Massachusetts General Hospital* zu fotografieren, denn *„It will all pass, it will all be gone the time you are my age"*. In der Tat scheint die heute vielfach zu beobachtende Impfmüdigkeit zu belegen, dass die Bilder dieser Zeit weitgehend aus dem öffentlichen Bewusstsein verschwunden sind. [W208]

Medizin als Prozess

Dabei scheint aber nicht nur historischer Irrtum ins System eingebaut. Fakt ist, dass auch die gegenwärtig „nach bestem Wissen" praktizierte Medizin ihren eigenen Standards häufig nicht genügt. Betrachtet man etwa die am häufigsten verordneten Medikamente der Inneren Medizin, so ist eine ganze Reihe davon, vielleicht sogar mehr als die Hälfte, ohne wissenschaftlich nachweisbaren Wert oder wird für die falschen Indikationen eingesetzt: In Deutschland werden pro Jahr über 40 Millionen Mal Antibiotika verordnet, die meisten davon für viral bedingte Syndrome wie Schnupfen, Bronchitis oder Pharyngitis. Noch immer finden jedes Jahr Millionen von Verordnungen an Sekretolytika ihren Weg in den Magen-Darm-Trakt der Deutschen – eine Medikamentengruppe ohne nachweisbare klinische Wirkung. Ähnliches gilt für Antitussiva, Antidiarrhoika und „Immunstimulanzien". Selbst die Verordnung von fiebersenkenden

Mitteln ist wissenschaftlich nicht abgesichert, denn nach wie vor ist die Rolle des Fiebers umstritten und klare Indikationen für eine fiebersenkende Therapie sind nicht etabliert (vgl. **13.5.1**).[9]

Eine ganze Reihe von Autoren[10] hat in diesem Zusammenhang darauf hingewiesen, dass die in den letzten Jahren gesetzlich erzwungene Reduktion der Medikamentenverordnungen keineswegs den von vielen Kollegen und ihren

---

9 Andererseits bleiben effektive Therapieformen häufig ungenutzt. Allein die durch eine unterlassene medikamentöse Sekundärprophylaxe des Herzinfarktes mit β-Blockern, Aspirin oder ACE-Hemmern verursachte Übersterblichkeit wird für die USA auf 18 000 Patienten pro Jahr geschätzt [CHASSIN MR: Assessing strategies for quality improvement. *Health Affairs 16:* 151–161, 1997].

10 z.B. SPRANGER J, *Monatsschrift Kinderheilkunde 142:* 84–89, 1994.

Standesvertretern beschworenen Abfall der Lebenserwartung zur Folge hatte, sondern nach allem, was wir wissen, ohne nachteilige Folgen für Leib und Leben der Patienten blieb.[11]

So „wissenschaftlich" die moderne Medizin also auf den ersten Blick scheint, so sehr ist sie in der täglichen Realität ein recht inhomogenes und stark regional geprägtes Gemenge aus gesicherter Erkenntnis, anekdotischen Erfahrungen, gesundem Menschenverstand, Suggestion, Erwartungen unserer Patienten und handfesten materiellen Interessen.[12] Die Medizin ist somit ein komplexes, einem beständigen Wandel und vielen unterschiedlichen Interessen unterworfenes Geschehen, in dem sich „ideale Zustände" genauso schwer erreichen lassen wie in anderen Bereichen des gesellschaftlichen Lebens. Und es sollte derjenige den ersten Stein werfen, der noch nie einem Patienten ein fraglich wirksames Medikament verordnet hat, bloß um des lieben Friedens willen.

Welche Faktoren bestimmen das ärztliche Tun?

Es liegt also auf der Hand, die Einflüsse näher zu untersuchen, denen der Arzt bei seinem Wirken ausgesetzt ist. Mit anderen Worten: Was bringt die Ärztin Dr. Musterfrau dazu, für eine Krankheit X die Therapie Y zu empfehlen?

Da ist zum einen die „**Datenlage**", also das, was die Ärztin Dr. Musterfrau über die Krankheit X und ihre Therapie weiß. Dieses Wissen unterliegt teilweise überraschenden Begrenzungen:

• Auch im Zeitalter der „*Evidence-Based Medicine*" sind vergleichsweise wenige klinische Strategien durch rigorose Experimente oder Ergebnisanalysen abgesichert, und seien die Fragen auch noch so banal (etwa, in welcher Position Babys am leichtesten geboren werden) – wir wissen es nicht.

• Vieles von dem, was wissenschaftlich gesichert ist, ist dem einzelnen Arzt nicht bekannt. Dies liegt zum einen an der Menge des in einem Fachgebiet Wissenswerten, hat unter anderem aber auch damit zu tun, dass viele Ärzte – obwohl sie in einem sich rasch wandelnden und anspruchsvollen Beruf arbeiten – keine oder nur minderwertige

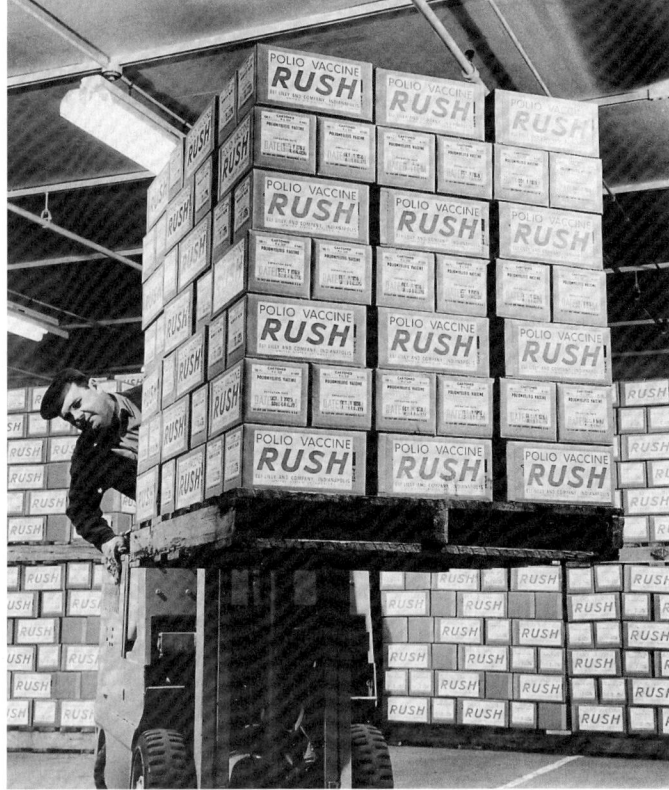

Abb. E.6: Polio-Impfstoff: Selten war ein Medikament so herbeigesehnt worden wie der im Jahre 1955 auf den Markt gebrachte Polio-Impfstoff. Salk, sein Erfinder, wurde in den Vereinigten Staaten über Nacht zu einem Nationalhelden. Schon für die im Jahre 1954 durchgeführten Feldstudien stellten mehrere Millionen Eltern ihre Kinder als Studienobjekte zur Verfügung, ein Zeichen des Vertrauens, das die Menschen der damaligen Jahre der noch jungen modernen Medizin entgegenbrachten. [J741]

bzw. von wirtschaftlichen Interessen geprägte Fortbildung betreiben.[13]

• Das zum verordnenden Arzt durchdringende Wissen ist kein Eins-zu-eins-Abbild der Realität. So sind ganze Abteilungen in Pharmaunternehmen damit beschäftigt, ihre (natürlicherweise interessensgebundene) Interpretation der wissenschaftlichen Erkenntnis an den Mann zu bringen.

• Dazu kommt, dass wir selbst die Effektivität unserer Maßnahmen nur sehr schlecht einschätzen können. Der Mainzer Kinderarzt Prof. J. Spranger hat es einmal so ausgedrückt: „Wenn der Ingenieur die richtige Formel anwendet, so arbeitet die Maschine. Wenn sich der Architekt ver-

---

11 Genauso überstehen es die Bewohner Englands offensichtlich unbeschadet, dass in ihrem Land weniger Geld ins Gesundheitswesen fließt als in Deutschland; jedenfalls liegt die Lebenserwartung der Briten über der der Deutschen, die immerhin etwa 80 % mehr Geld für Gesundheitsleistungen ausgeben.

12 Hier sei nur an die nicht selten von Belegzahlen bzw. den aktuellen Abrechnungsmodalitäten abhängige Liegedauer von Patienten im Krankenhaus erinnert.

13 Obwohl die interessensneutrale ärztliche Fortbildung ein erklärtes Ziel der deutschen Ärzteschaft ist, werden 90 % der Fortbildungsveranstaltungen in Deutschland von der pharmazeutischen Industrie organisiert [Weber W, *The Lancet 357:* 452, Feb 10, 2001].

rechnet, so bricht die Brücke zusammen. Wenn aber das Kind gesund wird, so kann es die Therapie gewesen sein oder die Kraft der Natur."[14] Dieser vage Rahmen leistet der Bildung unbegründeter Glaubenssätze Vorschub. Der Spruch: „Wer heilt, hat Recht", den man in der Klinik nicht selten hört, stimmt also nur bedingt: Manchmal hat selbst wer heilt ganz gewaltig Unrecht.

Neben der „Datenlage" (bzw. -schieflage) sind viele weitere, oft subjektive Faktoren bei der Therapieauswahl entscheidend:

- Da sind zum Beispiel die **Erwartungen des Patienten.** Während ein Teil der Patienten nach mehr „Magie" verlangt (s. o.), gibt sich ein anderer Teil nur mit einer raschen Korrektur der Beschwerden zufrieden. Einem Patienten, der mit der Haltung *„doc, fix it"* in die Sprechstunde kommt, ist nur schwer eine abwartende Haltung zu vermitteln – „Herr Doktor, heutzutage kann man zum Mars fliegen, und Sie sagen mir, Sie können nichts gegen meinen Schnupfen tun?"
- Die **Möglichkeiten des Patienten,** eine bestimmte Therapie durchzuführen, sind je nach psychischem, weltanschaulichem und sozialem Hintergrund verschieden. Nach allem, was wir aus einschlägigen Studien wissen, folgen weniger als die Hälfte der Patienten den Therapievorschlägen ihrer Ärzte, seien diese auch noch so fundiert (vgl. **14.8.3**).
- Dann ist da das **Selbstverständnis des Arztes.** Ärzte sind zum **Handeln** ausgebildet, zur Beeinflussung physiologischer und biochemischer Parameter. Der Verzicht auf eine Therapie oder die „abwartende Begleitung" des Patienten erscheinen da oft als persönliches Versagen. Im Vergleich zum Hantieren mit Endoskop und YAG-Laser hat für viele von uns „Machern" das Patientengespräch den Charme des Staubsaugers im Wartezimmer.
- Darüber hinaus unterliegt die „ärztliche Kunst" denselben – bewussten oder unbewussten – Motiven, Emotionen und Eigengesetzmäßigkeiten wie andere Formen von zwischenmenschlichen Beziehungen: Es gibt Patienten, die wir gerne (und deshalb vielleicht auch besser?) behandeln, und es gibt „Problempatienten", um die wir gerne einen großen Bogen machen (s. **Kasten** „Persönliche Prägung").
- Bestimmend sind aber auch andere Faktoren wie wirtschaftlicher Druck, das derzeitige Honorierungssystem,

juristische Bedenken (z. B. „Kunstfehler-Phobie"), ein bisweilen stark ausgeprägter Geschäftssinn, Stress, Überarbeitung und so weiter. Als Beispiel für die finanzielle Dimension einer Therapieempfehlung sei die einfache Bronchitis genannt: Es bedarf persönlicher Überzeugung, überdurchschnittlicher physiologischer Kenntnisse und viel Zeit, um etwa einem Patienten die Nutzlosigkeit eines „Hustenmittels" bei der Therapie des Hustens zu vermitteln. Unter den gegebenen Bedingungen ist eine solche Beratung für einen Arzt sicherlich nicht kostendeckend, so kosteneffektiv sie insgesamt gesehen auch sein mag. Wir leben in der paradoxen Situation, dass sich der Griff zum Rezeptblock für den Arzt „lohnt", ein Ratschlag zur Selbstbehandlung durch den Patienten jedoch nicht.

===ZUR VERTIEFUNG===

Persönliche Prägung versus Wissenschaft

Wie sehr die persönlichen oder „kulturellen" Einstellungen von uns Ärzten unsere Therapievorschläge beeinflussen, zeigt eine Umfrage unter amerikanischen Frauenärzten, nach der fast die Hälfte einen Kaiserschnitt für die Geburt ihres eigenen Kindes bevorzugen würden. Dagegen wünschen nur 2% der norwegischen Gynäkologen für ihr eigenes Kind einen Kaiserschnitt.[15] Tatsächlich werden in den USA mit über 25% doppelt so viele Kinder durch Kaiserschnitt entbunden wie in Norwegen. Was wir in der Medizin als „gut" oder „richtig" ansehen (und unseren Patienten als „gut" oder „richtig" schildern), hat somit oft eine persönliche Note.

Forschung – Chancen und Grenzen

As the radius of knowledge gets longer, the circumference of the unknown expands even more. (Bartha KNOPPERS)

Auch wenn es vielleicht etwas kurz gedacht ist, dass erst im naturwissenschaftlichen Zeitalter der „wahre" Kern der Dinge zutage gefördert wurde: Wissenschaftliche Forschung ist zu Recht ein wichtiger Teil der ärztlichen Anstrengung. Sie ermöglicht die rationale Begründung unseres Tuns und hält die Halbwertszeit bloßer Meinungen in einem erträglichen Rahmen. Und egal, ob sie um der „reinen Erkenntnis" willen, um der gesellschaftlichen Anerkennung, der Heilung von Kranken oder der wirtschaftlichen Verwertbarkeit willen betrieben wird – die für die Forschung aufgebrachten Anstrengungen sind tatsächlich oft heroisch: Salvarsan etwa, das erste wirksame Mittel gegen Syphilis, trug

---

14 In einem ähnlichen Sinn äußerte Voltaire einmal, das Geheimnis der Medizin bestehe darin, den Patienten abzulenken, während die Natur sich selber hilft. Diese Erkenntnis, dass die Zeit ein gnädiges Mäntelchen um unsere Bemühungen hängt, hat im angelsächsischen Sprachraum zur Wortbildung *„tincture of time"* geführt.

15 BACKE B, *The Lancet 359*, Feb 16, 2002.

lange Zeit den Namen „606" – die 606. Substanz, die PAUL EHRLICH in schier endlosen Versuchen ausprobierte.[16]

Wie unmittelbar die Forschung zu Heilung und Linderung beitragen kann, demonstrierte JOHN SNOW in den Anfangstagen der Epidemiologie – im Jahre 1854 bewies er durch eine Reihe statistischer Vergleiche die Übertragung von Cholera über kontaminiertes Brunnenwasser aus der Broad Street in Londons Golden Square. Eigenhändig beendete er die weitere Verbreitung der Erkrankung, indem er den Griff der Pumpe entfernte.

Auch wenn Wissenschaft heute als Leitidee der Moderne wieder unter Druck gerät (man denke an die weit verbreitete Ablehnung der Evolutionstheorie in den USA) – sie hat von ihrer Bedeutung nichts eingebüßt. Auch heute noch kann sie Scheiterhaufen auslöschen: Mütter wurden bis vor wenigen Jahren für den Autismus ihrer Kinder verantwortlich gemacht, bis Zwillingsstudien die genetische Bedingtheit dieser Erkrankung ins Blickfeld rückten. Eine fettreduzierte Ernährung war so lange *das* Allheilmittel gegen Übergewicht, bis die Wissenschaft ihre eigenen Empfehlungen durch große Studien auf den Prüfstand stellte (vgl. **9.10**).

❗ Es lohnt sich in der Tat, sich mit den Methoden, den Möglichkeiten und den Grenzen der Wissenschaft zu beschäftigen (und es darf weiter gehofft werden, dass die medizinische Forschung in der medizinischen Ausbildung hierzulande einmal mit mehr Pep und Sex-Appeal vermittelt werden wird, als das derzeit in den oft knochentrockenen Statistikkursen der Fall ist). ❗

Bewertung der Ergebnisse

Nach welchen Kriterien sollen Forschungsergebnisse bewertet werden? In der Regel wird angenommen, dass ein Verfahren „wirkt", wenn es einen Messwert signifikant verändert: Das Medikament Hurramax® verbessert die Lungenfunktion, die Verbesserung ist „signifikant" (d. h. nicht durch Zufall zustande gekommen) – ergo ist es „gut"! (s. Kasten „Fetisch Signifikanz"). Leider ist damit über die **klinische Relevanz**, d. h. die positive Wirkung eines Verfahrens auf den Krankheitsverlauf oder gar die Lebensqualität des Patienten, noch nicht viel ausgesagt. Oder mit anderen Worten: Auch ein wirksames Mittel kann nutzlos sein. So kann der Cholesterin-Spiegel zwar medikamentös bei den meisten Menschen effektiv gesenkt werden, nur wenige haben davon jedoch einen gesundheitlichen Vorteil (s. u.,

Kasten „Hypercholesterinämie – wann behandeln?"). Auch muss bei der Bewertung berücksichtigt werden, dass selbst aufwändige Studien oft nicht die „Realität des echten Lebens" wiedergeben: Während es der praktizierende Arzt vor allem mit alten, multimorbiden Patienten zu tun hat, werden medizinische Studien aus rechtlichen, ethischen und praktischen Gründen fast immer mit jüngeren (unter 60 Jahren) und relativ gesunden Patienten betrieben.

Diese Beispiele zeigen, dass in der komplexen Wirklichkeit selbst „harte" Daten hinterfragt werden müssen und dass nicht jedes Mittel für das Einbringen in den menschlichen Körper geeignet ist, nur weil es in Studien „gute Zahlen" produziert.

═══════ ZUR VERTIEFUNG ═══════

Fetisch Signifikanz

Unterhält man sich mit Pharmavertretern (und auch mit nicht wenigen Kollegen …), so wird der Begriff der Signifikanz oft wie ein Fetisch gebraucht. Eine Studie hat ein „signifikantes" (noch besser: „hochsignifikantes") Ergebnis – damit scheint alles gesagt. Übersehen wird dabei, dass eine Studie ohne ausreichende Signifikanz heute gar nicht mehr veröffentlicht wird: Wer will sich denn über Ergebnisse unterhalten, die genauso gut durch Zufall bedingt sein können? Nur wenige Ärzte scheinen akzeptieren zu wollen, dass mit einem signifikanten Ergebnis die Fragen erst *beginnen:* Wie groß ist die Effektstärke (ist die Wirkung groß oder klein?), wie übertragbar ist das Ergebnis auf das „echte Leben"? (Wirkt das Medikament auch bei *meinem* Patienten?). Wie groß sind die Nachteile? Wie groß ist der Nutzen „unter dem Strich"? Wie vergleicht sich dieser mit anderen Interventionen? Und *last but not least*: Können wir uns das leisten?

Die richtigen Fragen?

Die entscheidende Frage für die medizinische Forschung kann aber nicht nur die nach den möglichst sauberen Antworten sein. Mindestens genauso wichtig ist: Stellt die Forschung die *richtigen Fragen?* Ist es wirklich von Bedeutung, ob das 35. nicht-steroidale Antirheumatikum besser wirkt als ein Plazebo? Ist es für den Patienten nicht viel entscheidender zu wissen, ob es besser wirkt als etwa das altgediente Aspirin? Oder: Muss wirklich jede Erkrankung durch ein Medikament behandelt werden? Sollten nicht die Wege zu einem gesünderen Lebensstil besser erforscht werden? Oder: Welche Priorität will sie wirklich den Träumen vom Ausbremsen des Alterungsprozesses zumessen? So wie nicht alles Wünschenswerte machbar ist, so ist nicht alles Machbare wünschenswert.

---

16 Sein Kollege Louis PASTEUR stand diesen Anstrengungen keinesfalls nach – ihm wird nachgesagt, dass er praktisch seine gesamte Freizeit im Labor verbrachte, und sein Ausspruch „Nicht zu arbeiten, erscheint mir gestohlene Zeit", erlaubt uns einen Blick in die Frühgeschichte des Workaholismus.

Wer stellt die Fragen?

Fragen, die nur der Machbarkeit oder der wirtschaftlichen Verwertbarkeit gelten, liefern möglicherweise keine für die Gesundheit unserer Patienten relevanten Antworten – und mögen Letztere noch so signifikant und evidenzbasiert sein. Untrennbar damit verbunden ist ein weiterer Punkt: *Wer stellt die Fragen?* Denn auch wenn immer wieder vorgebracht wird, dass es allen Forschern doch irgendwie um das Wohl des Patienten gehe, so sind die Interessen der an der Forschung beteiligten Parteien zwangsläufig unterschiedlicher Natur. Während etwa die öffentliche Hand an kostengünstigen Therapieverfahren mit möglichst großem „Populationseffekt" interessiert ist, geht es der pharmazeutischen Industrie vor allem um den Absatz biotechnologischer Neuerungen und sie sieht ihre Aufgabe verständlicherweise nicht darin, medizinische Fragestellungen aufzuwerfen, die keinen wirtschaftlichen Ertrag versprechen, oder ihre Produkte gar auf das gesellschaftliche Kosten-Nutzen-Verhältnis hin zu überprüfen.[17] Es ist vor dem Hintergrund des in den letzten Jahren deutlich angestiegenen Anteils privatwirtschaftlich getragener Forschung zu befürchten, dass Fragen der Primärprävention, von denen sich meist keine Gewinnerwartungen ableiten lassen, gegenüber kurativen, privatwirtschaftlich profitablen Fragestellungen weiter benachteiligt werden.

Dies gilt auch für die Krankheiten armer Länder – für Tuberkulose etwa, die jedes Jahr drei Millionen Menschenleben fordert, wird derzeit nur ein Bruchteil der Forschungsgelder aufgebracht, die etwa für die Entwicklung neuer Medikamente gegen Heuschnupfen eingesetzt werden. Vor diesem Hintergrund ist der von BRIAN MCGLYNN, Vorstandssprecher der pharmazeutischen Firma Pfizer, geäußerte Satz: „[Unsere Kritiker sagen,] wir seien mehr daran interessiert, einem reichen Weißen eine Erektion zu geben, als einem Afrikaner mit AIDS zu helfen" gar nicht so weit hergeholt. Ohne das Rückgrat eines starken öffentlichen Gesundheits- und Forschungswesens ist in der Tat zu befürchten, dass wichtige Krankheiten nur deshalb unerforscht bleiben, weil sie Menschen mit geringer Kaufkraft betreffen.

---

17 Wie sehr sich etwa die pharmazeutische Industrie bemüht, das „Marktinteresse" für ihre Produkte zu fördern, wird z.B. daran sichtbar, dass sie mehr als 11 Milliarden Dollar für *Promotion and Marketing* ausgibt, davon allein 5 Milliarden Dollar für Vertreter. Pro Arzt werden in diesem Rahmen jedes Jahr etwa 10 000 Dollar ausgegeben [alles nach A. WAZANA: Physicians and the Pharmaceutical Industry – is a gift ever just a gift? *JAMA – Journal of the American Medical Association 283(3):* 373–380, 2000].

Helfen und Teamwork

In den Augen der Patienten stehen Ärzte in der vordersten Abwehrlinie gegen Krankheit und Leiden. Geht man jedoch mit wachen Augen durch einen durchschnittlichen Tag im Krankenhaus, so erkennt man, dass die wenigsten ärztlichen Leistungen ohne die Unterstützung durch andere Berufsgruppen möglich wären: da ist der Krankenpfleger, der die Vitalzeichen misst und dokumentiert, da sind Katheter und Medikamente, Monitoren und Operationssäle, Desinfektionsmittel und Lehrbücher. Da sind ein Belegungsplan und ein Transportsystem, Therapieempfehlungen und Therapieprotokolle, Datenbanken und wissenschaftliche Kongresse, Rechtsschutz und ein Hygieneplan, Gesundheitsamt und jemand, der das alles bezahlt.

Die Erkenntnis, dass auch Ärzte Teil eines großen **Teams** sind, dessen Aufgabe und Daseinszweck die **Versorgung des Patienten** ist, hat den Raum für Imagepflege à la „Götter in Weiß" schrumpfen lassen. Sie hat viel Selbstherrlichkeit aus Operationssälen und Krankenhausfluren verbannt. Wer heute als Arzt andere Teammitglieder verunglimpft, muss sich dafür genauso rechtfertigen wie jeder Angestellte in der freien Wirtschaft.

Helfen und Lehren

Die Medizin des Altertums war ein Lehrberuf mit starken persönlichen Beziehungen zwischen dem lehrenden Arzt und seinem Schüler. Dieses Verhältnis, das auch im „hippokratischen Eid" Ausdruck findet, ist heute nur noch schwer nachzuvollziehen.

Schaue ich auf meine eigene Studentenzeit zurück, so erscheint mir die Lehre als Stiefkind der Medizin, und diese Einstellung wird von den meisten meiner Kollegen geteilt.

In der überaus komplexen und emotional fordernden Welt der Medizin braucht der Lernende Vorbilder, persönliche Anleitung und auch Kritik. Was ihm jedoch nicht selten begegnet, ist eine Art abwertenden Lehrens, das darin besteht offenzulegen, wie wenig der Studierende eigentlich kann und weiß. Ich habe oft das Gefühl gehabt, dass hier das Ziel, Wissen weiterzugeben, hinter dem Motiv der Selbstglorifizierung zurücktrat.

Ich habe auch Lehrer gehabt, durch die ich wuchs, die meine Fähigkeiten fördern wollten und mir nach Kräften halfen, besser zu werden. Ich erinnere mich etwa an einen meiner Lehrer, der seine Ausführungen am Krankenbett mit den Worten kommentierte: „Das, was ich Ihnen da erklärt habe, habe ich erst gestern Abend von einem Kollegen gelernt."

Ein anderes Mal, als er einem Studenten einen relativ einfachen Zusammenhang erklärte, merkte er an, dass er dieses

Phänomen (den Unterschied zwischen peripherer und zentraler Zyanose) „erst in den letzten Monaten meiner Facharztausbildung begriffen" habe. Spätestens da wurde mir klar, dass er (ein hochintelligenter, von Wissen strotzender Intensivmediziner) mit diesen Kommentaren eigentlich nur das Selbstvertrauen seiner Schüler fördern wollte.

Medizin und Gesundheit

Was ist Gesundheit?

Begriffe wie „Gesundheitswesen" sind fest etabliert, und doch ist der Begriff der Gesundheit alles andere als klar definiert. Während etwa die Römer die Gesundheit größtenteils als eine auf das Wohlergehen von Körper und Geist gerichtete Privattugend betrachteten *(„mens sana in corpore sano")*, wurde in der Neuzeit zunehmend auch die soziale Komponente der Gesundheit angesprochen. Die 1986 veröffentliche Ottawa-Charta der WHO rückte die soziale Bedingtheit sogar ganz in den Vordergrund: *„The fundamental conditions and resources for health are peace, shelter, education, food, income, a stable eco-system, sustainable resources, social justice and equity".*[18] Diese Deklaration griff die quälende Erkenntnis auf, dass die meisten Menschen nicht etwa deswegen krank sind oder sterben, weil sie keine adäquate Krankenversorgung haben, sondern weil sie – grundsätzlich veränderbaren – wirtschaftlichen, sozialen und politischen Faktoren wie Armut, Arbeitslosigkeit, Fehlernährung, Vertreibung, Krieg und fehlenden Bildungsmöglichkeiten ausgesetzt sind.

Bleibt die Frage, *worin* nun Gesundheit besteht. Reicht die Abwesenheit von Krankheit oder körperlichen Beschwerden aus, um „gesund" zu sein? Dies wurde in einer weiteren Deklaration der WHO klar verneint, die Gesundheit als „körperliches, seelisches und soziales Wohlbefinden, nicht nur als Abwesenheit von Krankheit und Gebrechen" ansieht. Nach diesem Konzept können sich Menschen „beträcht-

licher Gesundheit erfreuen, auch wenn sie einige gesundheitliche Handicaps mit sich tragen".[19]

Ein ähnliches Konzept stellte der israelische Soziologe Aaron ANTONOVSKY vor. Bei der Auswertung der Biographien von Holocaust-Überlebenden erarbeitete er das Konzept der **Salutogenese**. Gesundheit macht sich für ihn allerdings weniger am subjektiven Befinden fest, sondern besteht darin, dass ein Mensch die im Leben unausweichlichen psychischen oder körperlichen Belastungen und Krisen bewältigen kann (s. **Kasten** „Gesundheit – Streit um Worte?").

==== ZUR VERTIEFUNG ====

Gesundheit – Streit um Worte?

Wie wir den Begriff „Gesundheit" sehen, hat durchaus Implikationen für das „Gesundheits"wesen: Wird die „Abwesenheit von Krankheit" in den Vordergrund gerückt, so stehen Fragen im Mittelpunkt wie etwa: Wie entstehen Krankheiten und Störungen, und wie können sie früh erkannt und vielleicht verhindert werden? Zentral ist dann das Verständnis von Pathogenese, von *Risikofaktoren* und Belastungen, die durch Früherkennung und **Prävention** verhindert werden können.

Wird dagegen das Wohlbefinden oder die Salutogenese in den Vordergrund gerückt, so rücken die Ressourcen – des Einzelnen und der Gesellschaft – in den Vordergrund: Wie kann ein „belastbares" Leben gefördert werden, welche *Schutzfaktoren* ermöglichen es Menschen, gesund zu bleiben? (Konzept der **Gesundheitsförderung**).

Schwer einlösbare Ansprüche

So gut Begriffe wie „Gesundheitsförderung" klingen, sie können auch einen schwer einlösbaren Anspruch in das Gesundheitswesen tragen. Denn die Gesundheit eines Menschen bleibt in Lebenskonzepte eingewoben, auf die der Arzt – und sei er noch so gut – und auch das Gesundheitssystem als Ganzes wenig Einfluss haben. Ob ein Mensch gesund bleibt oder nicht, hat viel damit zu tun, in welcher Schicht er aufgewachsen ist und ob er Arbeit hat oder nicht – und nur wenig damit, ob er einen guten Arzt hat oder nicht. Gesundheitsförderung ist Aufgabe der ganzen Gesellschaft, nicht nur des Gesundheitswesens.[20]

---

18 Ein Blick um die Welt bestätigt die Korrelation von Krankheit und Armut auf recht bedrückende Weise. Die WHO hat in ihre Definition jedoch zusätzlich die Begriffe *„justice"* und *„equity"* aufgenommen, und das zu Recht: Wie sich herausgestellt hat, ist die in einer Gesellschaft herrschende Ungleichheit ein noch besserer Prädiktor für Krankheit als das absolute Maß an Armut: je weiter die Schere zwischen Arm und Reich klafft, desto schlechter ist es um den Gesundheitszustand der Menschen am unteren Ende der Schere bestellt [LYNCH JW et al.: Income, inequality and mortality in metropolitan areas of the United States. *American Journal of Public Health 88:* 1074 – 1080, 1998].

19 Lester BRESLOW: From Disease Prevention to Health Promotion. *JAMA – Journal of the American Medical Association 281(11):* 1030 ff., 1999.

20 Das heißt nicht, dass das Gesundheitssystem hier keine wichtige Rolle spielen kann (etwa indem es einen gerechten Zugang zu den darin angebotenen Ressourcen gewährleistet), aber es erscheint mir wichtig, die Grenzen anzuerkennen: Ein belastbares Leben ist weder medizinisch herstellbar noch eignet es sich als Dienstleistungsprodukt.

Wie entsteht Gesundheit?

Ärzte stehen oft fassunglos vor der Tatsache, dass ihre Patienten ihren Lebensstil so wenig nach „Gesundheitskriterien" ausrichten: Selbst nach einem Herzinfarkt gelingt es langfristig weniger als 20%, die entscheidenden Risikofaktoren wie Zigarettenrauchen, Bewegungsmangel und Übergewicht zu vermeiden. Der eine oder andere wird vielleicht durch den Hinweis, dass auch Ärzte nicht gesünder leben als ihre Patienten, etwas sanfter in seinem Urteil gestimmt (s. **14.8.3**). Tatsache aber ist, dass die in den 1970er und 1980er Jahren stark propagierte, am individuellen Lebensstil ausgerichtete „Gesundheitsmedizin" nur einer kleinen Schicht – der gebildeten Mittelschicht – nennenswerte Vorteile gebracht hat. Nach einer neueren Studie richten sich nur 3% der Bevölkerung nach den ärztlichen Empfehlungen für einen gesunden Lebensstil.[21]

Man kann das philosophisch auf die „menschliche Schwäche" schieben – die wissenschaftlichere, vor allem von Evolutionspsychologen erarbeitete Erklärung ist die, dass Gesundheit **kein eigenständiges Primärbedürfnis** des Menschen ist. Oder, mit anderen Worten: Gesundheit ist kein eingebautes Programm auf der Festplatte des Men-

schen. Menschen gehen nicht hinaus ins Leben, um gesund zu sein, sondern um Partner zu finden, Status zu gewinnen, soziale Resonanz zu bekommen und um sich schlicht und einfach „gut" zu fühlen. Ob sie dabei gesund bleiben oder nicht, entscheidet sich daran, ob sie diese Ziele auf gesundem oder ungesundem Weg verfolgen und erreichen können. Die bei körperlicher Arbeit ausgeschütteten Endorphine sind in diesem Sinne „gesund", das injizierte Morphium des Drogenabhängigen ein ungesunder Weg zum selben Ziel. Gesundheit, so gesehen, ist die Fläche unter der Kurve des Lebens, ein Nebenprodukt. Und das bedeutet: Für ein „gutes" Leben (und das ist für jeden etwas anderes) nehmen wir einige gesundheitliche Risiken auf uns, und das oft mit einem Lächeln auf den Lippen – dem Snowboardfahrer nicht unähnlich, der im Vergleich zum Fernsehzuschauer definitiv höhere Risiken auf sich nimmt (s. **Kasten** „Heilung und Heil").

Gesundheit und Zufriedenheit

Vielleicht erklärt dies auch, warum körperliche Gesundheit so wenig mit der tatsächlichen Lebenssituation und der subjektiven Zufriedenheit zu tun hat: Die Menschen in den USA fühlen sich nicht mehr und nicht weniger gesund als die Bewohner des bettelarmen indischen Bundesstaates Bihar. Auch sind chronisch behinderte Menschen kaum unzufriedener als gesunde.[22]

Ein dicker, „ungesunder" Mensch lebt, verglichen mit einem schlanken Menschen in derselben sozialen Schicht und denselben Lebensumständen, genauso gut.[23] Dafür, dass er eine wandelnde Zeitbombe ist, hat er keinen gefühlsmäßigen Sensor. Wer meint, ein ungesund lebender Mensch müsse doch alles tun, um „aus diesem Elend" rauszukommen, irrt, denn ein ungesundes Leben ist für den Menschen im subjektiven Hier und Jetzt oft kein Elend.

Nicht jede Krankheit ist behandelbar

Wir haben weiter oben über die Begrenzungen des ärztlichen Handelns gesprochen, ein Zusammenhang, den ich mit dem folgenden Zitat noch einmal aufgreifen will: „Heilen' – die Beseitigung von Krankheit und ihrer Ursachen – macht nur einen Teil der Medizin aus. Sehr viel häufiger

================ ZUR VERTIEFUNG ================

Heilung und Heil

Wie der rasante Zuwachs alternativer Heilmethoden zeigt, tut sich die Schulmedizin in letzter Zeit im Umgang mit den Erwartungen der Patienten schwer. Der „Behandlungsvertrag", so scheint es, wird von jeder Seite anders gelesen. Die Medizin fokussiert auf die Verhinderung und Behandlung von **Krankheit**. Der Patient aber kommt oft nicht nur mit seiner Krankheit zum Arzt, sondern auch mit seinen anderen Leiden – er bringt seine Probleme mit, seine unerfüllten **Lebenswünsche**, ob ausgesprochen oder nicht. Natürlich äußert er dem Arzt gegenüber seinen Wunsch nach Gesundung, was er aber oft „wirklich" erwartet, ist ein vollständigeres Leben. Vom Verständnis dieser Spannungen kann auch die Beziehung von Arzt und Patient profitieren: Der Arzt braucht weder seinem Patienten Vorwürfe zu machen, wenn er hinter dem Ideal des „gesunden" Lebens zurückbleibt, noch sich selbst mit Schuldgefühlen zu begegnen, wenn er nicht alle Übel dieser Welt „in den Griff" bekommt oder seinen Patienten nicht mit einem „besseren Leben" versorgen kann. Er kann klar äußern, was er unterstützt und was nicht („Ja, ich schlage Ihnen vor, mit dem Rauchen aufzuhören, nein, an die Wirkung einer Kur, um Ihre Probleme in den Griff zu bekommen, glaube ich nicht"). Er kann Vorschläge machen, auf „Verordnungen" aber in seinem eigenen und dem Interesse des Patienten verzichten.

21 M. Reeves, *Archives of Internal Medicine 165:* 854–857, 2005.

22 Übersichtsartikel von Meyers AR in *American Journal of Mental Retardation 105(5):* 342–351, 2000. Am Beispiel der Hämodialyse: Riis J et al. in: *Journal of Experimental Psychology – General 134(1):* 3–9, 2005.

23 siehe etwa Dierk JM et al. in *Journal of Psychosomatic Research 60(3):* 219–227, 2006; und Lopez-Garcia E in *International Journal of Obesity and Related Metabolic Disorders 27(6):* 701–709, 2003.

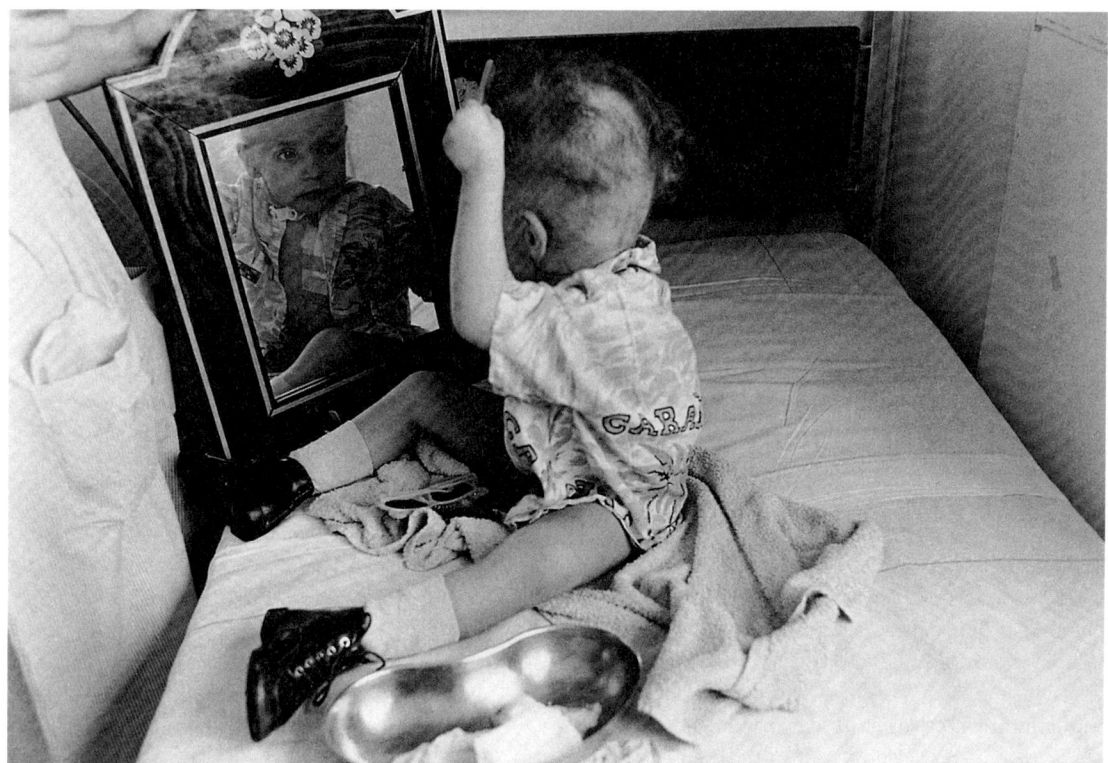

Abb. E.7: Krebskrankes Kind am Spiegel. Wer im Gesundheitswesen arbeitet, setzt sich dem täglichen Erleben von Leiden und Tod aus. „Man rückt dem Leiden näher", wie eine alte Krankenschwester dem Autor einmal erklärte, „es wird nicht mehr und nicht weniger dadurch, dass du es siehst. Das zu wissen kann dir an verzweifelten Tagen helfen." In der Tat: Leiden scheint grausam, wenn wir es mit unseren eigenen Augen sehen, weniger grausam, wenn im Fernsehen darüber berichtet wird, und noch weniger grausam, wenn wir davon lesen (überhaupt nicht grausam, wenn wir nichts davon wissen). [J740]

können wir nur lindern und trösten."[24] Schaut man sich näher an, welche Krankheiten einer „Heilung" zugänglich sind und welche nicht, so kann man drei Gruppen von Krankheiten unterscheiden:

- **Gruppe 1:** In diese Gruppe fallen Krankheiten, deren Ätiologie und Pathogenese klar definiert sind und die durch medizinische Interventionen erfolgreich zu behandeln sind. Hier wäre z. B. die ambulant erworbene Pneumonie zu nennen, welche noch vor 50 Jahren selbst gesunde Menschen innerhalb kurzer Zeit zu Tode brachte. In dieser Gruppe fühlen wir Mediziner uns besonders wohl, denn die Kausalkette von Krankheitsursache zu Krankheitsmanifestation ist geradlinig und kann durch relativ einfache medizinische Interventionen unterbrochen werden.
- **Gruppe 2:** Auch diese Krankheiten sind – zumindest von ihrer Ätiologie her – recht klar definiert und im individuellen Falle auch teilweise gut behandelbar; dennoch sind sie Manifestationsbedingungen unterworfen, die durch

medizinische Interventionen nur unzureichend „in den Griff" zu bekommen sind.

In dieser Gruppe ist z. B. das Übergewicht mit seinen metabolischen Folgen wie dem Typ-2-Diabetes zu nennen, über den wir (fast) „alles wissen" und der durch so simple Mittel wie Gewichtsreduktion und mehr Bewegung im individuellen Falle recht „einfach" zu heilen wäre. Trotzdem nimmt seine Häufigkeit im Zuge der stetigen Gewichtszunahme in den Industrienationen von Jahr zu Jahr zu. Die Medizin kann hier also zwar mit viel materiellem und menschlichem Einsatz einzelne Krankheitsauswüchse bekämpfen, scheint aber nicht an die (oft in den Alltag eingewobenen) Wurzeln der Krankheitsprozesse zu gelangen. Dasselbe gilt für die Suchterkrankungen, die bis zu einem Viertel der Erwachsenen in ihrer Gesundheit teilweise schwer beeinträchtigen.

Die Gruppe 2 hält für den Mediziner einiges an Frustration bereit, denn weder ist der Weg von Krankheitsursache zu Krankheitsmanifestation geradlinig (er ist von vielerlei genetischen, sozialen und psychologischen Faktoren beeinflusst), noch ist die Therapie einfach (und heroisch

24 SPRANGER J, *Monatsschrift Kinderheilkunde 142*: 84–89, 1994.

schon gar nicht), eben weil sie eine Änderung des Lebensstils und der ihn bedingenden Verhältnisse erfordert.[25]

• **Gruppe 3:** In dieser Gruppe will ich diejenigen Krankheiten zusammenfassen, für die uns derzeit das ätiologische oder pathogenetische Verständnis fehlt. Hierunter fallen viele Karzinome sowie so beunruhigende Erkrankungen wie die chronisch-entzündlichen Darmerkrankungen oder der Typ-1-Diabetes, die beide in den Industrienationen auf einem stetigen Vormarsch sind. Auch die in den meisten Ländern rasch zunehmenden Depressionen fallen in diese Gruppe. Es wird geschätzt, dass diese bis zum Jahr 2020 in den westlichen Ländern die führende Diagnose überhaupt sein werden.

Der Einfluss der Medizin

Krankheiten können im Laufe des medizinischen Fortschritts bzw. sozialer Veränderungen ihre „Gruppenzugehörigkeit" wechseln. Als Beispiel sei die gastroduodenale Ulkuskrankheit genannt: Als der Autor seine medizinische Ausbildung begann, war deren Ätiologie unklar, und sie wurde in den Lehrbüchern oft als psychosomatische Erkrankung geführt. Heute ist sie als prinzipiell gut behandelbare Infektionskrankheit bekannt (was nicht heißt, dass nicht weiterhin psychosomatische Komponenten eine pathogenetische Rolle spielen können). Asthma dagegen erschien im Zeitalter der Steroide und β-Mimetika zunächst als einfach heilbare „Gruppe-1-Erkrankung"; heute sehen wir jedoch, dass die Asthma-Inzidenz trotz relativ guter Therapiemöglichkeiten stetig ansteigt, und zwar wahrscheinlich aufgrund von lebensstilassoziierten Faktoren (vgl. **4.1.8**) – Faktoren also, die medizinisch schwer beeinflussbar sind: Asthma muss deshalb heute in Gruppe 2 geführt werden.

Was wird die Zukunft bringen? Es ist zu hoffen, dass sich die Gruppe 1 durch Forschungsanstrengungen und biotechnologische Neuerungen weiter ausdehnt. Trotzdem werden die Krankheiten der Gruppen 2 und 3 ein anhaltendes, wahrscheinlich sogar zunehmendes Problem darstellen (**Abb. E.8**).

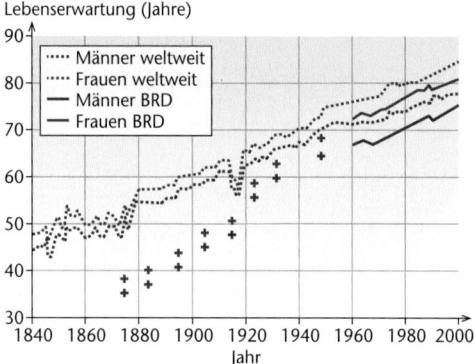

Lebenserwartung (Jahre)

Abb. E.8: Entwicklung der Lebenserwartung in den letzten 160 Jahren in den Ländern mit der zum jeweiligen Zeitpunkt höchsten Lebenserwartung weltweit und in Deutschland. Wie die fast lineare Kurve zeigt, begannen die Verbesserungen schon weit vor Beginn der modernen medizinischen Ära. Dass an der Steigerung der Lebenserwartung eher sozioökonomische als medizinische Verbesserungen beteiligt sind, zeigt auch die Tatsache, dass sich die großen medizinischen Entdeckungen des letzten Jahrhunderts im Kurvenverlauf praktisch nicht abbilden.
Nach: S. K. Weiland et al.: *Deutsches Ärzteblatt 103 (16),* April 2006. [L141]

Nicht nur Medizin macht gesund

Viele nicht-medizinische Gesundheitsmaßnahmen sind uns so vertraut, dass wir sie kaum mehr als Teil der gesellschaftlichen Gesundheitsanstrengung betrachten. Gehen wir einmal zusammen durch den Tag. Aufwachen, Nachttischlampe anmachen – der eingebaute Schutzkontakt ist heute gesetzlich vorgeschrieben und hat unzählige Stromverletzungen verhindert. Ab ins Bad, Zähneputzen – zur Vorbeugung gegen Karies. Das gegurgelte Wasser wird vom Wasserwerk ständig auf Bakterien und Schadstoffe überprüft. Das leckere Frühstücksei stammt garantiert aus einem von der Lebensmittelkontrolle geprüften Betrieb – diese Behörde soll uns Krankheitserreger und Giftstoffe vom Leib halten. Die Milch ist pasteurisiert – ebenfalls zu unserer Sicherheit. Ins Auto springen, anschnallen … Vor Nachbars Kindern abbremsen – dass die Bremse funktioniert, dafür sorgt unter anderem der TÜV – gut für die jungen Menschlein auf der Straße. Und der Arbeitsplatz? Wie er aussieht, das regeln inzwischen Tausende von Verordnungen des Arbeitsschutzes – von den zulässigen Lärmpegeln über die maximale Schadstoffbelastung bis hin zum Design des Büroplatzes. Um vier nach Hause – die von der Gewerkschaft erstrittene Regelung beugt in vielen Berufen Überlastungen vor.[26]

Auch wenn sie gegenüber der „echten Medizin" nicht ge-

---

25 Dass die Erkrankungen der Gruppe 2 so äußerst therapieresistent sind, liegt auch darin begründet, dass ihnen eine mangelnde Passung zwischen unseren evolutionsbiologischen „Voreinstellungen" und unserer modernen Umwelt zugrunde liegt: Die stets speicherwillige Fettzelle etwa war unter knappen Umweltbedingungen (in denen wir Menschen 99% unserer Geschichte verbrachten) ein tolles Erfolgsmodell – jetzt, wo wir in der Nähe gut gefüllter Kühlschränke leben, verkehrt sich der Erfolg in einen Fluch (s. auch Kasten „Warum?" in 14.8.1).

26 Leider kennen wir auch Einflüsse, die wir als gesundheitsschädlich identifiziert haben, aber dennoch weiterhin akzeptieren, wie etwa passives Rauchen, fehlende Geschwindigkeitsbegrenzungen auf Autobahnen und *last but not least:* Armut.

rade glanzvoll erscheinen, gewinnen Fragen der sozialen Prävention mit zunehmender Kostenexpansion im kurativen Medizinbetrieb an Bedeutung: Wie sollen unsere Verkehrswege und Arbeitsplätze in einer Zeit aussehen, in der über ein Drittel der Menschen von Adipositas, Diabetes und Hypertonie betroffen sind? Wie sollen unsere Nahrungsmittel erzeugt und vermarktet werden in einer Zeit, in der ernährungsbedingte Erkrankungen die Gesellschaft Milliarden kosten (vgl. **9.10**)?

Mehr Medizin – mehr Gesundheit?

Auch wenn das Medizinsystem bei Weitem nicht alle Krankheiten erreicht – der positive Einfluss der medizinischen Versorgung auf eine Vielzahl von Erkrankungen ist offensichtlich. Die meisten von uns gehen deshalb davon aus, dass eine Verbesserung der medizinischen Versorgung automatisch zu mehr Gesundheit führt.

In einem viel beachteten Beitrag im *Journal of the American Medical Association* (JAMA) vom 3. Februar 1999 kommen Elliott S. Fischer und H. Gilbert Welch zu einem anderen Schluss: Nach ihrer Analyse kann medizinisches Wachstum ab einem bestimmten Schwellenwert mehr Schaden als Nutzen anrichten (**Abb. E.9**).

So zeigen auch Vergleiche verschiedener US-amerikanischer Bundesstaaten, dass die Sterblichkeit und das Wohlbefinden von Patienten nach einem ersten Herzinfarkt regional sehr unterschiedlich ist; und paradoxerweise ist die Sterblichkeit dort niedriger, wo weniger Angiographien und weniger Angioplastien durchgeführt wurden.[27]

Auch andere, zunächst ganz selbstverständlich als Verbesserung des Therapiearsenals angesehene Interventionen stehen inzwischen unter dem Verdacht, im Endeffekt mehr zu schaden als zu nutzen. Hierzu gehören solch etablierte Verfahren wie die Gabe von Albumin bei Intensivpatienten, die Gabe von Glukokortikoiden beim Schädel-Hirn-Trauma, das Anpassen einer Halskrause nach Schleudertrauma, Bluttransfusionen bei schwer kranken anämischen Patienten, „Schlafmittel" zur Behandlung von Schlaflosigkeit, der breitflächige Einsatz von Swan-Ganz-Kathetern zum hämodynamischen Monitoring, der Gebrauch der fetalen Herzüberwachung zu „Screening-Zwecken" in der Geburtshilfe und selbst die profus verordnete Physiotherapie bei Rückenschmerzen.

Mit den Autoren des angesprochenen Artikels stellen wir uns deshalb die Frage: *„How might more be worse?"* Im Folgenden seien die von den Autoren gegebenen Antworten zusammengefasst und durch eigene Beobachtungen ergänzt.

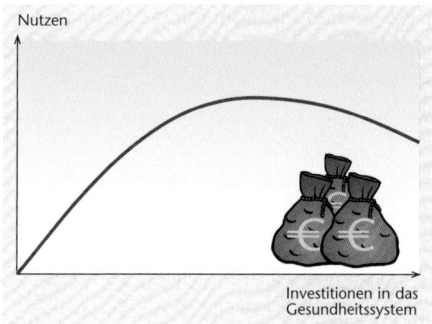

Abb. E.9: Das Gesetz des rückläufigen Ertrags nach E. S. Fischer und H. G. Welch. Mit ansteigenden Investitionen in das Gesundheitswesen geht der Nutzen zuerst relativ, dann auch absolut zurück.

Pseudo-Krankheiten

Je höher die diagnostische Ausbeute, desto wahrscheinlicher wird es, dass „Krankheiten" entdeckt werden, die während der Lebensspanne des Betroffenen keinerlei negative Auswirkungen gehabt hätten (s. **Kasten** „Pseudokrank?"). Aus großen Autopsieserien von Unfallopfern wissen wir beispielsweise, dass bei 40% der Frauen im fünften Lebensjahrzehnt ein duktales Mammakarzinom *in situ* nachzuweisen ist, dass sich bei einem Drittel der Erwachsenen ein papilläres Schilddrüsenkarzinom findet und dass die Hälfte der jungen Erwachsenen einen (nur selten mit Beschwerden assoziierten) Bandscheibenvorfall haben. Diese Liste lässt sich bis hinunter ins Säuglingsalter fortsetzen – so lässt sich z. B. bei einem von 5000 Säuglingen im Rahmen von experimentellen Screening-Untersuchungen ein Neuroblastom nachweisen, ein oft bösartiger Tumor des primitiven autonomen Nervengewebes, der sich jedoch offensichtlich in vielen Fällen spontan zurückbildet.

Nun macht die Entdeckung solcher „Pseudo-Krankheiten" einen Patienten nicht *per se* kränker, zieht jedoch häufig weitere Untersuchungen und „therapeutische" Interventionen nach sich, die jeweils mit einem messbaren, realen Gesundheitsrisiko verbunden sind (z. B. Operationsrisiken, Nebenwirkungen von Kontrastmitteln und Medikamenten, Risiko nosokomialer Infektionen).

Zudem schaffen Pseudo-Erkrankungen ganz echte Lebensprobleme, von schlaflosen Nächten bis hin zu Depressionen – von dem verloren gegangenen Gefühl der „Intaktheit" ganz zu schweigen. So „pseudo" diese Erkrankungen also sein können, so real und gesundheitsschädlich sind sie in ihren Auswirkungen.[28] Es ist zu erwarten, dass das

---

27 Guadognoli E et al.: Variation in the use of cardiac procedures after acute myocardial infarction. *New England Journal of Medicine 333*: 573–578, 1995.

28 Ivan Illich sagte dazu Folgendes: *„When a veterinarian diagnoses a cow's distemper it doesn't usually affect the patient's behavior. When a doctor diagnoses a human being it does";* in: *Medical Nemesis: The Expropriation of Health.* Harmondsworth, New York, 1977.

Problem der Pseudo-Erkrankungen mit der breiteren Einführung genetischer Untersuchungsmethoden zunehmen wird.

================ZUR VERTIEFUNG================

Pseudo-krank?

Das Problem der Pseudo-Krankheiten wird noch durch die – häufig subjektiven und vielfältigen Interessen unterworfene – Interpretation „objektiver" Befunde verschärft: Als sich im Jahre 2000 ein (subjektiv) gesunder 44-jähriger Test-„Manager" an zehn deutschen Diagnosekliniken einem „Check-up" unterzog, fand er sich am Ende mit einer langen Liste von teils schwerwiegenden – und von Klinik zu Klinik höchst unterschiedlichen – Diagnosen wieder, wobei kaum eine der Kliniken die in den anderen Kliniken erhobenen Befunde bestätigte. Nur eine Klinik entließ ihn als völlig gesund.[29] Wo mit immer komplexeren Geräten immer mehr Zahlen und Daten produziert werden, müssen wir berücksichtigen, dass weder jede Zahl korrekt ist noch jede korrekte Zahl korrekt interpretiert wird noch jede korrekte Interpretation eine klinische Bedeutung hat. In der Flut des Machbaren, inmitten einer stetig steigenden Zahl medizinischer Verfahren hat der Arzt auch die Rolle, seine Patienten vor unnötigen Maßnahmen zu schützen.

Angebot schafft Nachfrage

Die nicht nur von Gesundheitsministern gemachte Beobachtung, dass jede Niederlassung eines Arztes insgesamt zu mehr abgerechneten Leistungen führt, könnte zunächst als „Schließung von Versorgungslücken" positiv gewertet werden.

Es hat sich jedoch gezeigt, dass die Leistungsausweitung zu einem guten Teil auf eine zusätzliche Behandlung von Patienten im Endstadium von chronischen Erkrankungen sowie auf eine Intensivierung der Behandlung relativ harmloser Erkrankungen zurückzuführen ist. So zeigte z. B. ein Vergleich zwischen Ontario (Kanada) und dem mit Herzchirurgen weitaus besser ausgestatteten New York einen deutlichen Unterschied in der Zahl der Bypass-Operationen: Niedriggradige Koronarerkrankungen (Ein- bis Zweigefäßerkrankungen ohne Beteiligung des proximalen *Ramus interventricularis anterior*) wurden in New York neunmal häufiger durch einen Bypass versorgt als in Ontario.[30] Es gibt aber Hinweise, dass die Bypass-Chirurgie für

die infrage stehende Indikation der konservativen Behandlung unterlegen ist, sodass unter dem Strich möglicherweise mehr Re-Infarkte, mehr Leistungseinschränkungen und eine eingeschränkte Lebensqualität stehen.

Die Senkung der therapeutischen Schwelle ist also nicht automatisch im besten Interesse des Patienten. Dies hat auch damit zu tun, dass das diagnostische und therapeutische Risiko eines medizinischen Eingriffs *per se* unabhängig von der Schwere der Erkrankung ist, sodass sich das Nutzen-Risiko-Profil mit zunehmender Behandlung der leichteren Formen naturgemäß in einen immer ungünstigeren Bereich verschiebt.[31]

Medizinische Interventionen können aber auch dann, wenn sie „fehlerfrei" ablaufen, Gesundheitsprobleme schaffen: So sind angeborene Fehlbildungen bei *in vitro* empfangenen Säuglingen mehr als doppelt so häufig wie bei „natürlich" empfangenen Kindern[32]; erstere sind als Neugeborene aus unbekannten Gründen auch häufiger untergewichtig und damit auch in ihrem weiteren Leben gegenüber Gesundheitsproblemen anfälliger. Auch medizinischer „Fortschritt" kann also der Medizin eine neue Morbiditätslast bescheren.

Unschärfe der Erkrankungsdefinitionen

Ein immer brisanteres Problem stellt der Begriff der „Erkrankung" selbst dar. Denn was als Erkrankung, was als Normvariante und was als „gesund" angesehen wird, variiert nicht nur mit der Entwicklung neuer diagnostischer Methoden und damit dem Fortschritt von Medizin und Wissenschaft, sondern auch mit Mode, kulturellen Trends und wirtschaftlichen oder politischen Interessen.

Dieser scheinbaren Beliebigkeit wird dadurch Vorschub geleistet, dass praktisch alle körperlichen Parameter auf einer Normalverteilungskurve angeordnet sind und es im Einzelfall nicht voraussagbar ist, welcher Wert pathologisch, d. h. mit nachteiligen gesundheitlichen Konsequenzen verbunden, ist (für ein Beispiel s. **Kasten** „Hypercholesterinämie: Wann behandeln?").

Zumindest was pharmakologische Interventionen angeht, könnten wir also sehr wohl in der paradoxen Situation sein, dass wir zwar einen erheblichen Bevölkerungsanteil aufgrund epidemiologischer Analysen als behandlungsbedürf-

---

29 „Die Krankmacher", *manager-magazin* 3/01. Dieser Bericht deckt sich mit einer früheren Studie, in der sich im Laufe einer „Standardhospitalisierung" in 34% abnorme Untersuchungsergebnisse ergaben – selbst bei vorher subjektiv gesunden Menschen!

30 Tu JV et al.: Coronary artery bypass graft surgery in Ontario and New York State: which rate is right? *Annals of Internal Medicine* 126: 13–19, 1997.

31 Auch werden mit zunehmender Komplexität der Eingriffe (zunehmende Zahl der Behandlungsschritte) selbst bei geringen Fehlerquoten der Einzelschritte die Gesamtrisiken für den Patienten immer größer: Nimmt man eine Fehlerquote von 1% für einen einzelnen Schritt eines Verfahrens an, so liegt die Gesamtwahrscheinlichkeit für das Auftreten eines Fehlers bei 10 Schritten bei 10%, bei 100 Schritten bei 63 % und bei 1000 Schritten bei über 99,9%.

32 Hansen M et al., *New England Journal of Medicine* 346(10): 725–730, 2002.

Hypercholesterinämie: Wann behandeln?

Schaut man sich die Verteilungskurve der Cholesterin-Spiegel an, so kann man zwar statistisch voraussagen, welcher Cholesterin-Spiegel mit welchem kardiovaskulären Erkrankungsrisiko verbunden ist, dies beantwortet jedoch nicht die Frage, ab welchem Wert ein Cholesterin-Spiegel „behandelt" werden soll.

Will man z. B. die koronare Herzerkrankung durch eine medikamentöse Senkung des Cholesterin-Spiegels verhindern und wählte dabei 250 mg/dl als Interventionsschwelle für die Primärprävention, so müssten in Deutschland etwa 80 gesunde Menschen mindestens fünf Jahre lang mit dem Cholesterin-Senker Pravastatin behandelt werden, um einen einzigen Fall eines nicht-tödlichen Herzinfarkts oder koronarbedingten Todes zu verhindern oder hinauszuzögern. Über 98 % der Behandelten hätten keinen Nutzen von der Therapie, setzten sich jedoch den Kosten, der Unbequemlichkeit und den potentiellen Nebenwirkungen einer langfristigen pharmakologischen Therapie aus.[33] Es ist damit fraglich, ob die beschriebene, erwiesenermaßen *wirksame* Präventionsstrategie (Pravastatin senkte in der zitierten Studie den Cholesterin-Spiegel um etwa 20 %) unter Nutzen-Risiko-Gesichtspunkten empfehlenswert bleibt.

Die Entscheidung wird noch dadurch kompliziert, dass das individuelle Erkrankungsrisiko von vielen anderen physiologischen Parametern abhängt (in unserem Falle unter anderem vom HDL-Spiegel, der Höhe des Blutdrucks, einem begleitenden Diabetes mellitus, dem Ausmaß an körperlicher Bewegung und dem Weinkonsum), die durch die gewählte Präventivstrategie im besten Falle unberührt bleiben, im schlechteren Falle nachteilig beeinflusst werden. Auch muss berücksichtigt werden, dass die Senkung des Cholesterin-Spiegels evtl. auf andere physiologische Parameter außerhalb des kardiovaskulären Systems negative Auswirkungen haben könnte – so wird schon seit Jahren darüber spekuliert, ob niedrige Cholesterin-Spiegel nicht mit einer erhöhten Selbstmordrate verbunden sind.

durch ihr niedriges Risikoprofil und ihre meist breitere Wirkung in Fällen eines geringen Ausgangsrisikos die überlegene Präventionsstrategie darstellen (so senkt z. B. körperliche Bewegung nicht nur das individuelle Herzkrankheitsrisiko, sondern hat darüber hinaus auch positive Effekte auf Körpergewicht, Blutdruck, Stoffwechselparameter und den „allgemeinen Lebensgeist").

Neue Krankheitskriterien

Eng damit zusammen hängt folgendes Problem: Wo klare Krankheitsdefinitionen fehlen, entstehen nur allzu leicht neue „Krankheiten". So wurden z. B. zu Beginn der 1990er Jahre Patienten mit chronischer Müdigkeit und anderen weit verbreiteten Beschwerden in einer Krankheitskategorie *„Chronic Fatigue Syndrome"* zusammengefasst, in der sich prompt ein beträchtlicher Anteil der regulären Allgemeinarztpatienten wiederfand.

Auf diese Weise fanden ehemals als konstitutionell oder saisonal („Frühjahrsmüdigkeit") angesehene Befindlichkeitsstörungen Eingang in die Gruppe der am häufigsten diagnostizierten Krankheiten, die mit einer ganzen Batterie von Tests untersucht und dann nach Stufenplänen „therapiert" werden. Bis heute sind die diagnostischen Kriterien dieser „Erkrankung" allerdings umstritten, die Ätiologie ungeklärt und eine Therapie nicht definiert. Derselbe Weg wurde mit ominösen Neudefinitionen wie der „prämenstruellen Dysphorie" *(premenstrual dysphoria disorder)*, „Sozialangst" *(social anxiety disorder)* und neuerdings der schwer ins Deutsche zu übersetzenden *„hypoactive sexual desire disorder"* (an der angeblich 20 % der erwachsenen Frauen leiden) beschritten. Diese neuen Krankheiten eröffnen zwar neue Absatzmärkte für Antidepressiva und Testosteronpflaster, aber tragen auch dazu bei, dass die Gruppe von nicht-behandlungsbedürftigen Menschen in vielen Ländern unaufhaltsam gegen null geht und immer weniger Lebensäußerungen noch als „normal" angesehen werden.[35, 36]

tig klassifizieren[34], den betroffenen Menschen jedoch aus Kosten- und/oder Risikoerwägungen keine präventive Therapie anbieten können oder sollen. Hier zeigen sich einmal mehr die Vorteile von Lebensstilinterventionen, welche

---

33 nach MÜHLHAUSER I und BERGER M in *Deutsches Ärzteblatt 98*(6): A294, 2001. Daten abgeleitet aus: WOSCOP Studie, *New England Journal of Medicine 333*: 1301–1207, 1995.

34 Nach den neueren europäischen Richtlinien (nach denen der Blutdruck ab 140/90 mmHg sowie das Serumcholesterin ab 5 mmol/l zu behandeln sind) fallen in Norwegen die Hälfte der Bevölkerung über 24 Jahre in die „Risikogruppe", bei den über 49-Jährigen sind es gar 90 % – dabei hat die norwegische Bevölkerung mit derzeit 78,9 Jahren eine der höchsten Lebenserwartungen der Welt [L. Getz in *Scandinavian Journal of Primary Health Care 22*: 202–208, 2004].)

35 Die „Sozialphobie" *(social anxiety disorder)* wurde 1999 in den USA plötzlich zur heißen Diagnose, nachdem die FDA auf Antrag des Herstellers die Diagnose auf die Indikationsliste des Medikaments Paroxetin (in den USA als Paxil®) aufnehmen ließ. Damit wurde eine vorher zwar als lästig, aber „normal" empfundene Eigenschaft, nämlich die situative Schüchternheit, auf einmal zur Krankheit. SmithKlineBeecham zahlte 25 Millionen für den Entwurf einer Werbekampagne, die einen attraktiven, aber offensichtlich verzweifelten jungen Mann zeigt, der ein ebenso attraktives, sich locker zugewandtes junges Paar betrachtet, mit der Unterschrift: *„Over 10 million Americans suffer from social anxiety disorder. The good news is that this disorder is treatable".*

36 Sogar die Heiterkeit wurde inzwischen zu einem Leiden heraufgestuft und zur „generalisierten Heiterkeitsstörung" promoviert [*Forum der Psychoanalyse 16*: 116, u. 17: 94, 2000].

Am Bedarf vorbei

Einer der Hauptgründe, warum mehr Medizin nicht automatisch zu mehr Gesundheit führt, hat jedoch mit dem „Gesundheitsmarkt" zu tun. Krankheitsrisiken verteilen sich in einer Gesellschaft sehr ungleich, und die deutschsprachigen Länder sind dabei keine Ausnahme. Der Bereich Kinder- und Jugendmedizin sei beispielhaft durchleuchtet: Wer eine Aufführung des Schulorchesters an einem Gymnasium besucht, findet dort eher selten ein übergewichtiges Kind, in den städtischen Immigrantenvierteln oder an den Hauptschulen dagegen muss man nicht lange suchen (vier von fünf übergewichtigen Kindern und Jugendlichen sind in Deutschland entweder Immigranten oder kommen aus sozial schwachen Familien). Ähnliches gilt für die anderen „großen" Risikofaktoren wie Nikotinkonsum, Bewegungsarmut und Fehlernährung. Die tatsächliche Nutzung des Gesundheitswesens aber folgt einer umgekehrten Dynamik: Wer zu den ärztlichen Vorsorgen kommt, sind vor allem die besser situierten, aber weniger risikobehafteten Kinder. Das Resultat: Zumindest die vorbeugende Medizin erreicht in erster Linie die bildungsnahen, auf eigene Initiative nachfragenden Patienten. Dort, wo die Kinder in ihrer sozioökonomischen Breite vertreten sind – in den „Lebenswelten" Kindergarten und Schule –, sind Ärzte bisher nur in Ausnahmefällen tätig.

So entsteht eine deutliche Schieflage in der Effizienz des ärztlichen Angebots, und sie wird über Zusatz- und Privatversicherungen (die meist in der Hand von Patienten mit niedrigerem Risiko sind) noch verstärkt: Auf der einen Seite machen informierte, aber relativ gesunde Patienten stark vom „Gesundheitsmarkt" Gebrauch und drängen diesen dadurch auch zu einem immer breiter gefächerten Angebot für Bagatellerkrankungen. Diesem inzwischen mit allen möglichen Alternativ- und IGeL-Angeboten[37] angereicherten „empfangenden" Gesundheitssystem steht ein recht basal ausgestattetes „aufsuchendes" öffentliches Gesundheitswesen gegenüber, dessen Präsenz in den risikobehafteten Lebenswelten zu wünschen übrig lässt.

Die Ärzteschaft selber kann diese Fehlsteuerung nicht ausgleichen – wie Ärzte praktizieren und was sie ihren Patienten verordnen, ist immer auch durch den pekuniären Gradienten vorgegeben, und trotz viel Idealismus auf Seiten vieler Ärzte finden sich – das zeigt die Erfahrung – immer Ärzte, die keine Probleme damit haben, einen Orchideen-garten für weniger kranke, dafür aber umso besorgtere Patienten zu unterhalten. Noch für jeden Wunschkaiserschnitt und für jedes fragwürdige Nahrungsergänzungspräparat hat sich ein verordnender Arzt gefunden.

Die Frage nach den Grenzen

Aus den beschriebenen Zusammenhängen ergeben sich beunruhigende Fragen:

Was ist pathologisch?

Das genetische Roulette hat die Menschen verschieden gemacht, hat Dicke geschaffen und Dünne, Weiße und Schwarze, Pygmäen und Großwüchsige. In dieses Gewimmel von Normvarianten eingestreut sind echte Krankheiten, ob sie nun in der Auseinandersetzung mit der Umwelt erworben oder angeboren sind. Je besser unsere Möglichkeiten werden, körperliche und seelische Veränderungen zu diagnostizieren, desto dringlicher stellt sich damit die Frage: Anhand welcher Kriterien wollen wir entscheiden, was als Normvariante, was als Pseudokrankheit und was als „echte" Krankheit anzusehen ist? Mit anderen Worten: Was ist pathologisch? Welche Veränderungen rufen nach medizinischen Interventionen?[38] Und: Wer hat das Recht festzulegen, was Krankheit ist?

Wo sind die Grenzen der Medizin – wo sollen sie sein?

Egal, nach welchen Kriterien wir diese Frage beantworten: wir müssen die Grenzen der Medizin erkennen – und ihr womöglich auch Grenzen setzen:

- Die Medizin, auch wenn sie noch so gut ist, erlöst nicht vom Tod. Sie zögert ihn allenfalls hinaus, und ob die gewonnene Zeit ein Geschenk ist oder ein Fluch, hängt von vielen Faktoren ab, medizinischen wie persönlichen. Es besteht die Gefahr, dass der spätere Tod durch chronische Krankheit erkauft wird – die Gefahr also, dass wir, anstatt länger zu leben, lediglich „länger Patient" sind. Wir brauchen dringend eine ethische Diskussion über die Massierung medizinischer Interventionen in ausweglosen Situationen, vor allem am Lebensende.
- Die Medizin beschert uns zunächst lediglich die Abwesen-

---

37 IGeL = Individuelle **Ge**sundheits**l**eistungen: vom Gemeinsamen Bundesausschuss von Ärzten und Krankenkassen als nicht ausreichend effektiv oder wirtschaftlich bewertete und deshalb von den gesetzlichen Krankenkassen nicht erstattete medizinische Leistungen, die dem Patienten aber auf Privatrechnung angeboten werden können. Praxen, die mehr als 20% ihres Jahresgewinns über IGeL verdienen, sind heute nicht mehr selten.

38 Die wohl wichtigste Normvariante des menschlichen Lebens ist das Alter. Mit zunehmenden Interventionsmöglichkeiten auf dem Gebiet des Gewebe-Remodelings und einem besseren Verständnis der genetischen Steuerung des Alterns wird sich die Frage stellen, wie gesellschaftlich mit der „Normvariante Alter" umgegangen werden soll: Soll das Altern zum Zielpunkt medizinischer Interventionen werden? Soll versucht werden, die Alterungsvorgänge medizinisch zu verlangsamen? Wer soll diese Interventionen bezahlen?

heit von Krankheit. Gesundheit, die positive Gegenseite von Krankheit, unterliegt persönlichen wie auch sozialen Rahmenbedingungen, die weit über medizinische Faktoren hinausgehen. Es wäre deshalb verkehrt, von der Medizin die Schaffung „endlosen Wohlbefindens"[39] zu erwarten. Die Medizin kann zwar Heilung, aber nicht Heil bewirken, und auch in einer noch so rosigen Zukunft erhalten wir unsere Lebenskräfte sicher nicht aus Infusionen, Transfusionen oder Transplantationen und sollten unsere gesellschaftlichen Zielsetzungen entsprechend ausrichten.

- Bedingungen, die für die Bekämpfung von Krankheiten gut sind, müssen nicht unbedingt der Gesundheit dienen. „Die einzige Möglichkeit, die Lebenserwartung wilder Tiere sprunghaft zu steigern, ist der Zoo", schreibt der Literaturwissenschaftler Ulrich HORSTMANN in einem Essay über die moderne Medizin[39] und will damit zur Diskussion stellen, ob das Bestreben, unsere Lebensspanne quantitativ in die Länge zu ziehen, nicht mit einem Verlust an Lebensqualität – nämlich Tiefe und Intensität – erkauft wird. Ein Parcours, der keine Hindernisse und Risiken mehr enthält, kann eintönig werden.
- Ressourcen, die für die Behandlung von Krankheiten ausgegeben werden, können nicht für andere – ebenfalls „gesundheitswirksame" – Bereiche ausgegeben werden, wie etwa Familienförderung, Klimaschutz, sozialen Ausgleich oder neue Umwelttechnologien – alles Anstrengungen, von denen die Zukunftsfähigkeit einer modernen Gesellschaft mindestens genauso abhängt wie von der Qualität der medizinischen Versorgung. Auch muss ganz klar gesehen werden, dass die meisten neuen Therapiemöglichkeiten am größten Teil der Menschheit schlichtweg vorbeigehen. Auch innerhalb der reichen Welt stellt sich zunehmend die Frage, ob wirklich alle von den immer teureren Segnungen des biomedizinischen Fortschritts profitieren werden.

Verheißungen der Zukunft

Die industrialisierten Gesellschaften haben in den letzten Jahrzehnten geradezu phantastische Möglichkeiten zur Beeinflussung biologischer Systeme erlangt. Die Entschlüsselung der dem Leben zugrunde liegenden biochemischen Reaktionen, der intrazellulären und interzellulären Signalgebung, des körpereigenen Abwehr- und Toleranzgeschehens sowie die Beschreibung des genetischen Codes haben in vielen Bereichen der Medizin einen neuen Optimismus verbreitet: Der Sieg über die Alzheimer-Krankheit, Krebs,

Diabetes, Infertilität und selbst den Alterungsprozess sei vor allem eine Frage von Zeit und Investitionsvolumen.

So verständlich und willkommen und auch punktuell berechtigt die Hoffnung auf den „eskalierenden Erfindergeist" ist, so sehr müssen wir uns fragen, ob sie nicht realistische Proportionen übersteigt. Schon heute sind über zwei Drittel der Erkrankungen in der westlichen Hemisphäre (und über 95 % der Erkrankungen in der südlichen Hemisphäre) durch Präventionsmaßnahmen verhinderbar – eine Tatsache, die leider weniger euphorische Aufnahme, Forschungsanstrengung und materielle Unterstützung gefunden hat als die Verheißungen der Biotechnologie. Darüber hinaus hat der Mensch auf seinem Weg zu mehr Reichtum, Freiheit und Bequemlichkeit selbst neue Probleme geschaffen, neue Epidemien und Gefahren, die in medizinischen Kreisen meist wenig Aufmerksamkeit erhalten. Im Kontrast zu den teilweise irrationalen Hoffnungen auf „neue" Therapien steht vor uns eine komplexe Welt alter und neuer medizinischer Herausforderungen, denen nur durch vereinte Anstrengungen vieler Gesellschaftsgruppen einschließlich der Ärzteschaft zu begegnen ist.

Global Warming

Die Erdtemperatur verändert sich durch größtenteils anthropogene Einflüsse gegenwärtig zehn- bis hundertmal schneller als in irgendeiner vorhergehenden Periode der belebten Erdgeschichte, und die Geschwindigkeit der Veränderung hat in den letzten Jahren noch weiter zugenommen. Die dadurch ausgelösten geothermischen Veränderungen werden die Gesundheit eines großen Teils der Erdbevölkerung direkt oder indirekt betreffen, z. B. durch den erwarteten Anstieg des Meeresspiegels, die Ausbreitung von Dürreregionen, das häufigere Auftreten von Wetteranomalien oder die Zunahme von vektorübertragenen Krankheiten.

Waffen zur Massenvernichtung

Weiterhin verlassen sich die meisten Länder auf ein Waffenarsenal, das die Zukunft höher organisierter Lebewesen bedroht. Fünftausend atomare Sprengköpfe sind auch nach dem Ende des Kalten Krieges auf „Hair-Trigger"-Alarm (d. h. jederzeit einsatzbereit) und werden teilweise von desorganisierten und technisch inadäquat ausgestatteten Verwaltungseinheiten kontrolliert. Angesichts der realen Möglichkeit menschlichen Versagens und der einschlägigen geschichtlichen Erfahrungen von der nicht selten irrationalen Steuerung sozialer Systeme stellt die Massenvernichtung von Menschen durch Menschen eine kaum zu unterschätzende Gesundheitsgefahr dar.

Stoffwechselveränderungen

Im Laufe der sozialen Entwicklung in den letzten 150 Jahren hat der Mensch seine Lebensbedingungen weit von dem

---

[39] „Sisyphus im weißen Kittel", *Der Spiegel 16/1999*.

Leben des Jägers und Sammlers entfernt, an das er zumindest physiologisch und anatomisch adaptiert ist. Er hat sich in den industrialisierten Zonen entscheidenden Stoffwechselveränderungen ausgesetzt und seine immunologische Toleranz in vielfältiger Weise alteriert. Der Missbrauch von Nahrungsmitteln, gepaart mit Bewegungsmangel, hat die durchschnittliche Körpermasse des Erwachsenen in den Industrienationen in den letzten 50 Jahren rapide ansteigen lassen (s. **9.3**) und kardiovaskuläre Erkrankungen, Bluthochdruck und Typ-2-Diabetes zu führenden Mortalitätsfaktoren gemacht. Es ist zu befürchten, dass die durch die verbesserte medizinische Versorgung erzielten Fortschritte durch diese anhaltende Entwicklung zunichte gemacht werden.

Gleichzeitig hat sich das Kräftespiel von Toleranz und Abwehr durch teils bekannte, teils unbekannte Umwelt- und Lebensstilfaktoren in den letzten Jahrzehnten so weit verschoben, dass die Häufigkeit vieler allergischer und chronisch-entzündlicher Erkrankungen wie Asthma bronchiale und Colitis ulcerosa seit etwa 40 Jahren mit alarmierender Geschwindigkeit zunimmt (s. **4.1.8**).

Verlust emotionaler Sicherung

Der Mensch hat sich bei der Schaffung hochproduktiver Lebensbedingungen aber auch aus seinen traditionellen sozialen Halteapparaten gelöst und sich neuen Stressfaktoren unterworfen, die seine psychische Gesundheit und damit sein Lebensglück bedrohen: Soziale Bindungen haben an Verlässlichkeit eingebüßt; Mobilität und rascher Wandel haben emotionale, kulturelle und spirituelle Sicherungssysteme untergraben und die seelische Bewältigung der dem Leben inhärenten Krisen und Rollenwechsel erschwert. Das Problem der Arbeitslosigkeit mit ihren wohldokumentierten Auswirkungen auf die Gesundheit hat deutlich zugenommen und die Pflege Abhängiger wie Alternder, Kinder und Kranker ist zunehmend in die Hand von Institutionen gelegt worden – mit einem möglicherweise ungünstigen Netto-Effekt auf die seelische und körperliche Gesundheit der „Betreuten".

Ungleichheit

Mit steigender Produktivität haben die Unterschiede in der materiellen Verteilung des erzielten Reichtums zugenommen. Sosehr sich das Versprechen von Reichtum für viele bewahrheitet hat – das Versprechen von Reichtum für alle bleibt eine Illusion. Das reichste Fünftel der Erde genießt 80% der produzierten Güter, während das ärmste Fünftel mit 1% auskommen muss. Inmitten des unvorstellbaren globalen Reichtums stehen viele Entwicklungsländer vor einer krankheitsbedingten demographischen Implosion. Auch innerhalb vieler industrialisierter Länder hat die soziale Ungleichheit zugenommen und betrifft vor allem Kin-

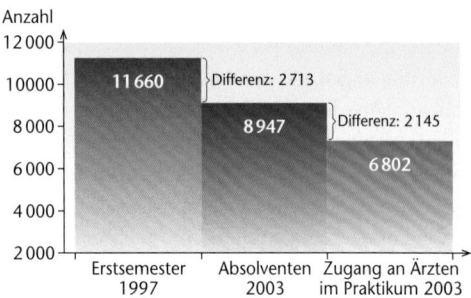

Abb. E.10: Verlust an Medizinstudierenden im Verlauf des Studiums (nach: Samir Rabbata in: *Deutsches Ärzteblatt 102*, 7. Okt. 2005). [L141]

der. Dass die Schieflage in der Verteilung des geschaffenen Reichtums die Gesundheit der Menschen negativ beeinflusst, steht außer Zweifel.

Beruf im Wandel

Nach den vorliegenden Daten (und den Erfahrungen vieler Studierender mit profus klagenden Ärzten auf Station oder in der Vorlesung) hält sich die Zufriedenheit der Ärzte mit ihrem Beruf in Grenzen: Nur etwa 58% der im Erstsemester Studierenden werden tatsächlich in der Patientenversorgung in Deutschland tätig (**Abb. E.10**). Derzeit arbeiten rund 12 000 deutsche Ärzte und Ärztinnen außer Landes – Tendenz steigend. Unter den „Aussteigern" sind überproportional viele Frauen, deren Karrierechancen in der Medizin nach wie vor gering sind (**Abb. E.11**). Aber auch die etablierten Ärzte haben ihre Probleme: Trotz ihres nach wie vor hohen Ansehens sind Ärzte mit ihrem Beruf heute weniger zufrieden. Nach einer Studie der Uni Erlangen-Nürnberg stehen 78% der niedergelassenen bayerischen Ärzte ihrer Arbeit „resignativ oder unzufrieden" gegenüber.

Immer wieder angegebene Gründe für die Unzufriedenheit sind die Arbeitsbelastung, unzureichende Bezahlung, mangelnde Flexibilität und steile Hierarchien. Noch immer ist die Aus- und Weiterbildung in Inhalt und Dauer im Einzelfall unvorhersehbar und ein verbindlicher und überprüfbarer Qualitätsstandard insbesondere der fachärztlichen Weiterbildung nicht in Sicht.

Neue Aufgaben

Gleichzeitig unterliegt der ärztliche Beruf einem raschen Wandel, auf den gerade die Berufsanfänger wenig vorbereitet sind: Immer mehr chronische Krankheiten bestimmen den Alltag – das Ziel der Heilung, das das ärztliche Selbstverständnis noch immer prägt, ist bei den meisten Patien-

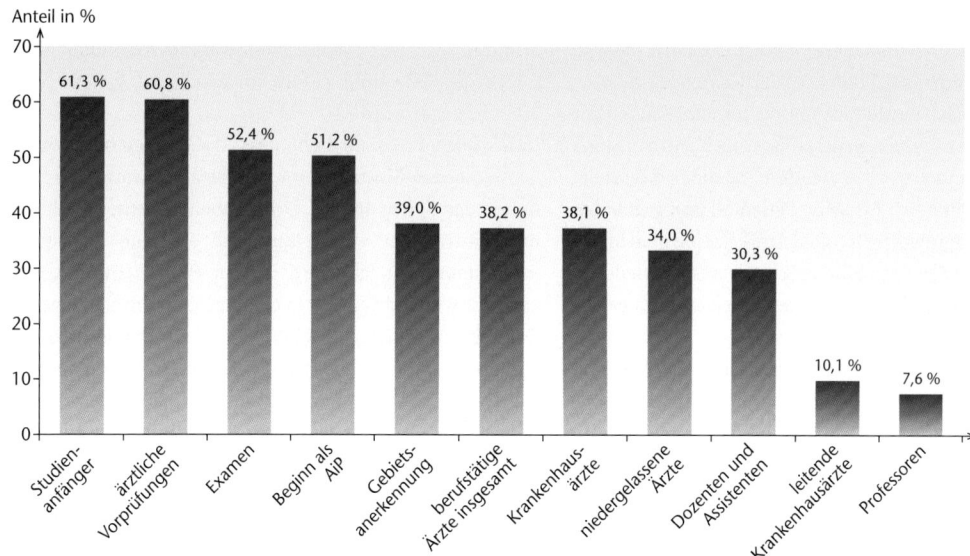

Abb. E.11: Anteil der Frauen auf den verschiedenen Stufen der Berufskarriere (nach: Samir RABBATA in: *Deutsches Ärzteblatt 102*, 7. Okt. 2005). [L141]

tenbegegnungen zur Illusion geworden. Und: eine immer größere Zahl von Patienten begibt sich in Behandlung, ohne organisch krank zu sein – sie leiden an funktionellen Störungen, auf die es in aller Regel keine befriedigende medizinische Antwort gibt: Probleme, die im Alltag entstehen, können nun einmal nur selten in der Arztpraxis gelöst werden (s. **14.4.1**). Diese Entwicklung bedeutet: Die in den „Heldenjahren" der Medizin entstandenen Hoffnungen, Ansprüche und Erwartungen greifen immer seltener – sowohl auf der Seite der Patienten als auch auf der der Ärzteschaft.

Neues Berufsbild

Dazu kommt der veränderte Alltag des Arztes: Der traditionell vor allem durch seine persönliche Beziehung zum Patienten wirkende Arzt arbeitet heute als Organisator, *Case Manager* und Koordinator – und trägt mangels professioneller Teamstrukturen den damit verbundenen Dokumentations- und Verwaltungsaufwand oft allein. Ausgebildet in Pathophysiologie, Diagnostik und Therapie, findet sich so mancher Stationsarzt in der Rolle des glorifizierten Stationssekretärs wieder.

Änderungen sind denkbar

Zum einen bewegt sich der Markt in eine Richtung, in der zufriedene Ärzte zu einem Wettbewerbsvorteil werden könnten: Die Konkurrenz der Krankenhäuser nimmt zu, die Nachfrage nach Ärzten insgesamt ist am Steigen. Zum anderen steht die seit Jahrzehnten teils nach Samariter-, teils nach Gutsherrenart organisierte Aus- und Weiterbildung unter zunehmendem Reform- und Effizienzdruck – und die Änderungen kommen umso schneller, je selbstbewusster die heute Studierenden und ärztlich Tätigen ihre Interessen und Erwartungen einbringen.

Was die persönlichen Chancen in der Medizin angeht, sei mir zum Schluss ein persönliches Wort erlaubt, mit dem ich meine eigene Erfahrung weitergeben will: In wenigen Berufen gibt es so viele Nischen und auch persönliche Entwicklungschancen wie in der Medizin, die nach wie vor eine Brücke zwischen den Biowissenschaften, den Geisteswissenschaften und den Gesellschaftswissenschaften bilden kann. Patientenversorgung, *Public Health*, Gesundheitsberatung und Gesundheitsplanung – alles ist „Medizin" und steht dem Interessierten zur Erkundung offen. Der Druck auf die gegenwärtigen Versorgungsstrukturen ist groß und manche Kruste wird sich unter dem Druck des demographischen Wandels und der veränderten Morbiditätslast in den nächsten Jahren lösen.

Auch wenn sich die Medizin mit vielen Fragen, Bedenken und kritischen Anmerkungen auseinandersetzen muss (die Seiten dieses Kapitels sind davon Zeugnis): Die Medizin – auch wenn sie oft nur lindert und nicht immer heilt – kann auch in der Zukunft ungeheuer Gutes und Wichtiges leisten. Ohne sie wäre ein humanes Gesicht für unsere Gesellschaft undenkbar.

❗ Und bei allen Schwierigkeiten und auch berechtigten Klagen sei an den Satz erinnert, den ein erfahrener Mediziner kürzlich im *British Medical Journal* „seinen" Medizinstudenten mit auf den Weg gegeben hat: „*Never forget that things are worse for the person on the cold end of the stethoscope*". ❗

Ärztliche Gesundheit

Betrachtet man den ärztlichen Berufsalltag, so ist dieser nicht selten von einem Paradox geprägt: Ärzte wollen Krankheit bekämpfen – tun dies aber oft auf Kosten der eigenen

Gesundheit. Ich habe Ärzte erlebt, die sich mit Brechdurchfällen durch das Krankenhaus schleppten und sich sogar in der Notaufnahme einen Liter Kochsalzlösung infundieren ließen – um danach wieder auf Station zurückzukehren.

Hinweise, dass gerade weder Krieg noch ein sonstiger Ausnahmezustand herrsche, wurden mit dem Argument abgetan, man fühle sich für seine Patienten und gegenüber den Kollegen verantwortlich (offensichtlich eine inadäquate Erklärung, da Patienten mehr durch die ausgeschiedenen Viren als die Abwesenheit eines auch noch so engagierten Arztes gefährdet sind).

Noch immer gilt in vielen Krankenhäusern eine Wochenarbeitszeit von 60 Stunden als Norm, und wer ärztlicherseits das Krankenhaus vor 5 Uhr verlässt, tut dies durch die Hintertür. Übermüdung und die damit verbundene Gefährdung von Patienten wird durch die langen Arbeitszeiten bewusst in Kauf genommen. Ein Verhalten, das einen Lastwagenfahrer hinter Schloss und Riegel bringen würde, gilt bei uns Ärzten als zwingend erforderlich. Die Frage, wie sich solche Arbeitszeitregelungen mit der oft beschworenen ärztlichen Ethik vereinbaren lassen, stellt sich mit neuer Dringlichkeit, nachdem Studien gezeigt haben, dass übernächtigte Ärzte nicht nur weitaus häufiger schwerwiegende Kunstfehler machen,[40] sondern auch am Fahrsimulator sowie bei Tests

der Aufmerksamkeit schlechter abschneiden als normal arbeitende Kollegen – selbst dann, wenn deren Blutalkoholspiegel durch die orale Zufuhr von Wodka auf 0,4 – 0,5 Promille gebracht wurde![41]

Es wundert deshalb nicht, dass Ärzte in den berufsgruppenbezogenen Morbiditäts- und Mortalitätsstatistiken häufig an der Spitze stehen. Drogenabhängigkeit, Alkoholismus, Suizidalität weisen für mich auf eine inadäquate Arbeitsmoral hin. Ich sehe diese Probleme als Hinweise darauf, dass wir Ärzte gut daran täten, uns mit unseren eigenen Defiziten zu befassen, mit unseren auf unseren Beruf projizierten Phantasien, unseren Begrenzungen und unserem Unbehagen.[42] Dass wir gut daran täten, die Rolle zu überdenken, die uns zugewiesen ist und die uns immer wieder überfordert. Dass wir gut daran täten, um Hilfe zu bitten, wenn wir Hilfe brauchen.

In diesem Sinne will ich dieses einleitende Kapitel beenden, und Ihnen, lieber Leser und liebe Leserin, einen guten Weg beim Heilen und Helfen wünschen; ich hoffe, dass das vorliegende Lehrbuch hierzu seinen Beitrag leisten wird.

---

40 *New England Journal of Medicine 351:* 1838 – 1848, 2004.

41 *JAMA – Journal of the American Medical Association 294:* 1025 – 1033, 2005.
42 Ein sehr guter Beitrag zu diesem Thema: Wandel um jeden Preis? Klinikärzte im Spannungsfeld zwischen Ökonomie, Technik und Menschlichkeit, von Konrad GÖRG, *Deutsches Ärzteblatt 98(18),* 2001 (Internet: www.aerzteblatt.de).

Fallbeispiel

14. November 2001 in Ansbach, Bayern. Dr. Schmidt, Dr. Henske und Dr. Pfefferbach erleben zum zweiten Mal in diesem Monat den Albtraum einer kleinstädtischen Allgemeinarztpraxis: Frau Fayud, Patientin von Dr. Schmidt, ruft völlig aufgelöst an und teilt mit, dass ihr fünfjähriger Sohn Ismir, Patient von Dr. Henske, von einem Auto angefahren worden sei und auf der Intensivstation der Unfallklinik mit dem Leben ringe. Als Dr. Schmidt und Dr. Henske am Abend den kleinen Ismir im Krankenhaus besuchen, werden gerade die Beatmungsmaschinen abgestellt: Ihr Patient ist an den Folgen eines ausgedehnten Schädel-Hirn-Traumas verstorben. Auf dem Nachhauseweg kommen Dr. Henske und Dr. Schmidt immer wieder auf den „Fall" zu sprechen: Der Unfall war auf dem

Fahrrad passiert, das Ismir zu seinem Geburtstag geschenkt bekommen hatte. Ein LKW hatte Ismir erfasst, als er aus der Einfahrt des Wohnhauses auf die Hauptstraße biegen wollte. Er trug zur Zeit des Unfalls keinen Fahrradhelm. Dr. Schmidt und Dr. Henske stellen sich immer wieder die folgenden Fragen: Wäre Ismir noch am Leben, hätte er einen Fahrradhelm getragen? Hätten sie nicht mit Frau Fayud über die Risiken des Fahrradfahrens, insbesondere des Fahrens ohne Helm, sprechen sollen? Wurde nicht schon seit einiger Zeit im Stadtrat über die Verkehrsberuhigung der Nürnberger Straße, auf der der Unfall passiert war, beraten? Dr. Schmidt und Dr. Henske reden auch über ein weiteres Opfer eines Verkehrsunfalls, über den drei Wochen zuvor verunglückten

achtjährigen Patienten Uwe Klug, der zur Zeit in einer Rehabilitationsklinik basale motorische Funktionen wiedererlernt. Auch er trug zur Zeit des Unfalls keinen Fahrradhelm. Dr. H. und Dr. S. beschließen in ihrer Erschütterung folgende Schritte:
• Zusammen mit der Leiterin der neurochirurgischen Abteilung der berufsgenossenschaftlichen Unfallklinik gründen sie eine „Arbeitsgruppe Fahrradunfälle".
• Nach ihrer ersten Sitzung analysieren sie sowohl die Entlassungsdaten der Unfallklinik als auch die in der Fachliteratur zugänglichen epidemiologischen Studien zum Thema „Fahrradunfälle". Als Risikofaktoren für ein durch einen Fahrradunfall bedingtes Schädel-Hirn-Trauma identifizieren sie: männliches Geschlecht, Alter

zwischen drei und acht Jahren, Nicht-Gebrauch von Fahrradhelm, Wohngebiet an einer stark befahrenen Straße und ausländische Staatsbürgerschaft.

- Die weitere Analyse der verfügbaren Daten durch einen befreundeten Statistiker ergibt, dass drei der Risikofaktoren stark miteinander korrelieren, nämlich Nicht-Gebrauch von Fahrradhelm, Wohngebiet an einer stark befahrenen Straße und ausländische Staatsbürgerschaft.
- Nachdem die Arbeitsgruppe die Ausländerkinder als am stärksten betroffene Risikogruppe identifiziert hat, wenden sie sich dem am einfachsten modifizierbaren Risikofaktor zu, nämlich dem Nicht-Gebrauch von Fahrradhelmen. Sie entwerfen folgende Kampagne: Jeden Mittwochmorgen besucht ein Mitglied der Gruppe eine Schulklasse in den vor allem von Ausländerkindern besuchten Grundschulen. Zusammen mit den Lehrern entwerfen sie entsprechendes Unterrichtsmaterial und Rollenspiele.
- Eine Herstellerfirma von Fahrradhelmen stellt auf Bitte der Gruppe 100 Fahrradhelme kostenlos zur Verfügung. Die AOK vor Ort erklärt sich bereit, weitere 100 Helme auf Rezept auszugeben.

Nach 18 Monaten analysiert die Unfallklinik ihre Entlassungsdaten und stellt fest, dass nur noch zwei Patienten mit fahrradbedingten Schädel-Hirn-Traumata zur Aufnahme kamen – im Vergleich zu acht Patienten im selben Zeitraum vor Beginn der „Helmkampagne".

Diskussion: Was haben Dr. S. und Dr. H. gelernt?

Die beiden Allgemeinärzte sind sich der Grenzen der kurativen Medizin bewusst geworden und haben sich **bevölkerungsbezogenen** Gesundheitsmaßnahmen zugewendet. Dabei haben sie erkannt,

- dass ihre „medizinische Wirksamkeit" zunahm und ihre Frustration über die engen Grenzen ihres Praxislebens abnahm. Die Ausweitung ihrer Tätigkeit auf die Gemeindeebene hat sie beflügelt und ihrem beruflichen „Burn-out" entgegengewirkt.
- dass es sich lohnt, über die Determinanten von Gesundheit und Krankheit nachzudenken: In ihrer „Feldstudie" hatte nicht jedes Kind das gleiche Risiko für ein fahrradbedingtes Schädel-Hirn-Trauma, und die Identifizierung der zugrunde liegenden Faktoren hat der Gruppe geholfen, erfolgreich und effektiv zu handeln.
- dass es auf dem Weg der Verbesserung von Gesundheitsbedingungen auch Hindernisse zu überwinden gibt, die nicht im medizinischen Bereich angesiedelt sind: Hindernisse **soziokultureller** Art (die Eltern von Ausländerkindern waren sich der Gefahren des Radfahrens ohne Helm oft nicht bewusst), **sozioökonomischer** Art (Ausländerfamilien leben oft an verkehrsreichen Straßen und haben zudem weniger Geld, ihren Kindern Fahrradhelme zu kaufen), **gesundheitspolitischer** Art (Dr. S. und Dr. H. bekommen ihre präventive Tätigkeit im Rahmen der derzeitigen „Abrechnungsziffern" nicht erstattet; die lokale Krankenkasse unterstützt die Bemühungen jedoch zumindest symbolisch), **juristischer** Art (Wäre es vielleicht effektiv, die Helmpflicht durch Strafgelder durchzusetzen? Was jedoch bedeutet Letzteres für das Gleichgewicht zwischen den Rechten des Individuums und den Rechten der Öffentlichkeit?) und nicht zuletzt **politischer** Art (Sollte der Güterverkehr auf Schienen mehr gefördert werden? Warum wurde die angestrebte Verkehrsberuhigung nicht durchgeführt?).

Der Fall ließ Dr. S. und Dr. H. auch darüber nachdenken, wie die Ressourcen des Gesundheitswesens, aber auch der Gesellschaft als Ganzes zwischen kurativen und präventiven Zielsetzungen aufgeteilt werden sollten: Welcher Anteil soll für Probleme ausgegeben werden, die Krankheiten verursachen, und welcher Anteil soll für die Behandlung der individuellen Patienten ausgegeben werden, an denen sich diese Krankheiten manifestieren?

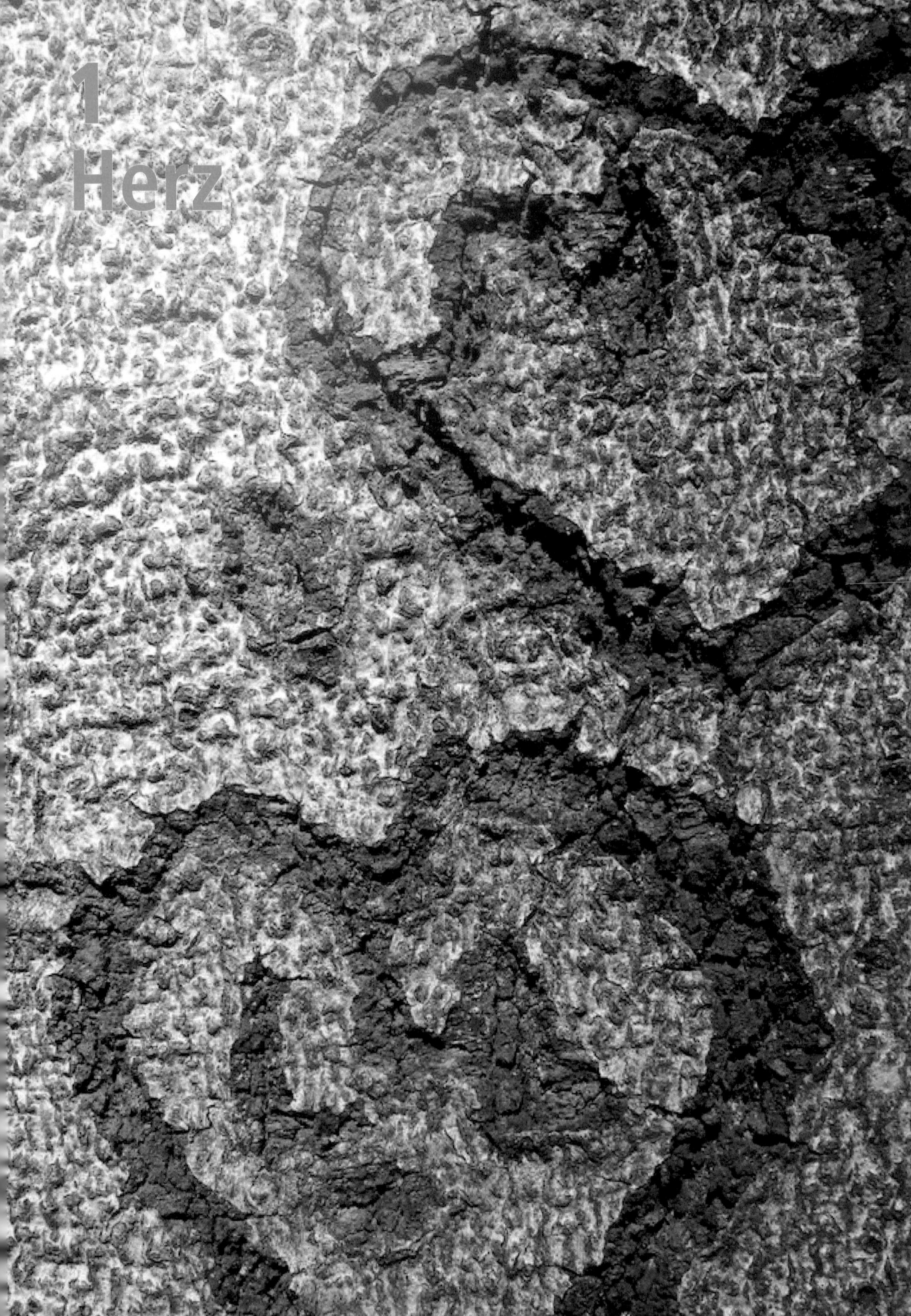

1
Herz

Das Herz ist ein recht einfach konstruiertes Organ, das sich im Laufe der Evolution nur wenig verändert hat. Sieht man von seiner untergeordneten endokrinen Funktion ab, ist es vor allem eine Pumpe, die den Transport von Sauerstoff, Nährstoffen und einer Vielzahl von Effektor- und Kommunikationsmolekülen mitsamt ihren zellulären Trägern ermöglicht und damit letzten Endes der Überbrückung räumlicher Distanzen im Körper dient.

Neben dieser eher prosaischen physiologischen Funktion wird ihm in vielen Völkern eine mystische Bedeutung beigemessen. Ein „gutes Herz" zu haben gilt als Auszeichnung moralischer Gesundheit; „beherzt" zu sein spricht aber auch für Mut und Vitalität, wohingegen ein „gebrochenes Herz" auf erlahmte Lebenskräfte hindeutet.

Medizinisch betrachtet ist es um die Gesundheit des Herzens in den zivilisierten Ländern nicht gerade gut bestellt: Obwohl Herz- und Gefäßkrankheiten heute weitaus effektiver therapiert werden und die Lebenserwartung nach Diagnosestellung durch eine bessere Sekundärprophylaxe viel höher ist als vor 20 Jahren, hat sich der herz- und kreislaufbedingte „Krankenstand" in den letzten Jahrzehnten nur wenig geändert: Die Herz- oder Gefäßmanifestationen der Atherogenese stehen in allen „fortschrittlichen" Ländern nach wie vor an oberster Stelle der Morbiditäts- und Mortalitätsstatistiken. Dies wirft ein ernüchterndes Schlaglicht auf die Bemühungen der kardiovaskulären Primärprophylaxe – nach wie vor sind zahlreiche Bewohner der nördlichen Halbkugel der Erde nicht von einem Lebensstil abzubringen, der die Gefäßgesundheit aufs Spiel setzt.

Die in armen Ländern noch immer bedeutsamen infektionsassoziierten Herzerkrankungen (rheumatisches Fieber, Endokarditis, infektiöse Myokarditis) sind hierzulande im Vergleich zu den ischämisch bedingten Herzerkrankungen weit zurückgedrängt. Auch Folgeschäden durch kongenitale Herzfehler sind durch die Möglichkeit der frühzeitigen Korrektur seltener geworden.

Vulnerabilität des Herzens

Warum das Herz im Vergleich zu anderen Organen überproportional häufig von ischämischen Prozessen betroffen ist, wird verständlich, wenn man sich die enorme Stoffwechselleistung vor Augen hält, die der Herzmuskel erbringen muss. Kein anderes Organ extrahiert in Ruhe so viel Sauerstoff aus dem Blut wie der Herzmuskel, sodass jede Steigerung der Herzarbeit nur durch eine Erhöhung des Blutflusses bzw. durch eine Ökonomisierung der Herzleistung erbracht werden kann. Eine Umschaltung auf die anaerobe Glykolyse zur Überbrückung von Mangelsituationen ist dem Herzmuskel im Gegensatz zum Skelettmuskel nicht möglich.

Zudem sind dem Blutfluss viele Hindernisse auferlegt: Im Prinzip ist das Herz ein auf engstem Raum zusammengedrängtes Blutversorgungssystem mit einer Vielzahl von Abzweigungen, Biegungen und Gabelungen und entsprechend turbulentem Fluss. Hierdurch ist der Koronarkreislauf äußerst anfällig für Obstruktionen. Zudem zweigt der Koronarkreislauf so dicht am Herzen aus der Aorta ab, dass die druckausgleichende Windkesselfunktion der Körperschlagader noch nicht greifen kann und die Koronarperfusion deshalb über weite Strecken des Herzzyklus auf dem relativ niedrigen diastolischen Druckniveau stattfindet.

So betrachtet ist es ein Wunder, dass das Herz die ihm abverlangte Leistung – immerhin muss es im Laufe eines Lebens etwa 250 Millionen Liter Blut bewegen! – in der Regel so zuverlässig erbringt.

PRÜFUNGSSCHWERPUNKTE

+++ KHK, Herzinsuffizienz, mit den entsprechenden path. Veränderungen in Auskultation, Rö-Thorax und EKG; arterielle Hypertonie (Therapie), AV-Block

++ Aorten-/Mitral-/-stenose/-insuffizienz (Auskultation, EKG-Befund), Herzrhythmusstörungen (Ursachen, pharmakol. Therapie), WPW-Syndrom, Vorhofflimmern; Indikationen für Herz-Echo, Herz-Szintigramm, Endo-/Myokarditis (Ursachen, Symptome, EKG-Befunde), Perikardtamponade

+ angeborene Herzfehler: ASD, VSD, Transposition der großen Arterien, HOCM, Zusammenhang Herz-/Lungenerkrankungen, arterielle Hypotonie, orthostatische Dysregulation

1.1 Anatomie

Lage, Gewicht

Das Herz sitzt im Mediastinum zwischen den Lungenflügeln dem Zwerchfell auf (**Abb. 1.1**). Die Längsachse verläuft von rechts dorsokranial (Herzbasis) nach links ventrokaudal (Herzspitze, Apex). Dorsal grenzen Ösophagus und Aorta, ventral das Sternum und die linksparasternale Thoraxwand an. Das **Herzgewicht** bei einem normalgewichtigen, herzgesunden Erwachsenen beträgt ca. 300 g.

Wandschichten

Das **Endokard** kleidet als seröse Haut die Herzbinnenräume aus. Ein an elastischen Fasern reiches Bindegewebe verbindet es mit dem Myokard. Das **Myokard** besteht aus quergestreiftem glykogenreichem Muskelgewebe, das sich vom Skelettmuskel funktionell durch seine erheblich langsamere Kontraktionsphase unterscheidet. Strukturell fällt die für den Herzmuskel typische netzartige Verbindung der Muskelzellen untereinander auf (synzytielle Struktur).

Die Muskulatur der Vorhöfe ist von der Kammermuskulatur durch eine Bindegewebsplatte (Herzskelett) vollständig getrennt, die sowohl Ursprung als auch Ansatz der Herzmuskulatur ist. Als **Epikard** wird das dem Myokard anliegende viszerale Blatt des Herzbeutels bezeichnet. Es bedeckt das Myokard, die Herzkranzgefäße und das Baufett der Herzoberfläche. Das parietale Blatt des Herzbeutels heißt **Perikard** und ist wie das Epikard innen von einer serösen Haut überzogen. Auf diese Weise entsteht zwischen Epi- und Perikard ein extrem gleitfähiger Spaltraum. Außen ist das Perikard durch eine Schicht von Kollagenfasern verstärkt und daher kaum dehnbar. Dies bedeutet, dass akut entstehende Perikardergüsse das Herz rasch komprimieren.

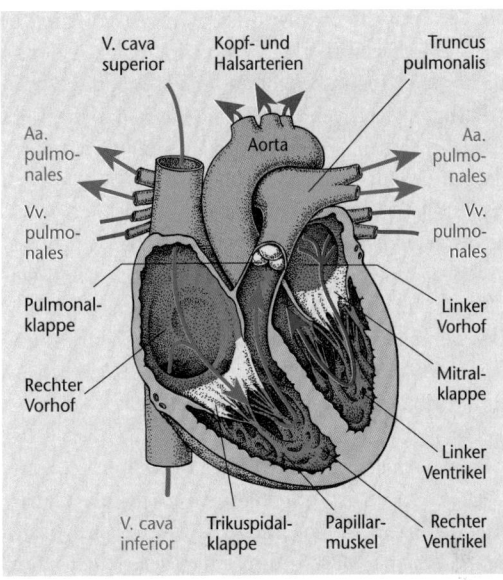

Abb. 1.2: Längsschnitt durch das Herz. Die Pfeile geben die Strömungsrichtung des Blutes an. Blaue Pfeile = venöses Blut, rote Pfeile = arterielles Blut. [A400–190]

Die Umschlagfalte von Epikard zu Perikard liegt über und hinter der Herzbasis auf der Wand von Aorta, Truncus pulmonalis, V. cava und den Vv. pulmonales (**Abb. 1.2**).

Herzklappen

Die vier Herzklappen sind Endokardduplikaturen, die an den bindegewebigen Ringen des Herzskeletts aufgehängt sind (**Abb. 1.3**).

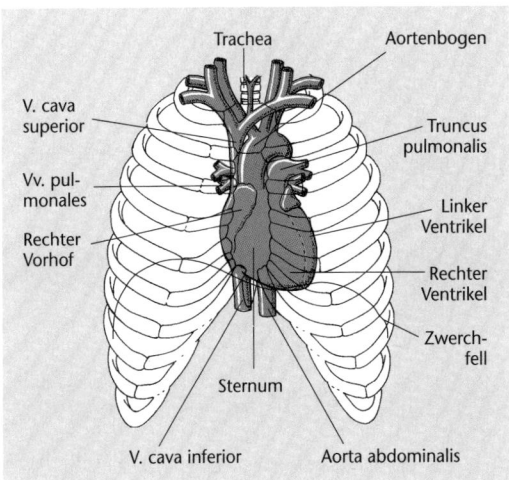

Abb. 1.1: Lage des Herzens im Thorax. Zwei Drittel befinden sich in der linken Thoraxhälfte. [A400–190]

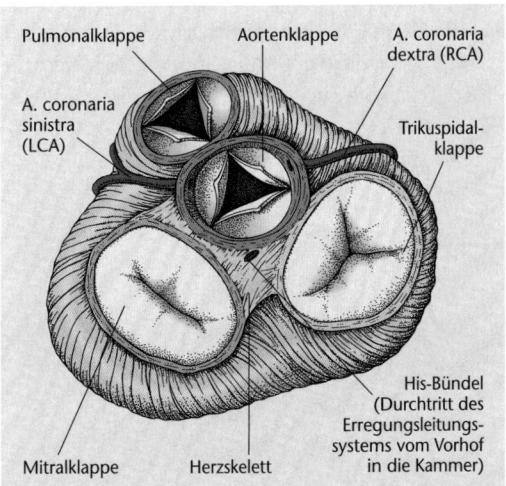

Abb. 1.3: Klappenapparat des Herzens in der Ansicht von oben nach Entfernung der Vorhöfe und Durchtrennung des Truncus pulmonalis und der Pars ascendens aortae. [A400–190]

01

- Die **Segelklappen** (atrioventrikuläre oder AV-Klappen) liegen zwischen Vorhof und Ventrikel: im linken Herzen die aus zwei Segeln bestehende **Mitralklappe (Bikuspidalklappe)**, im rechten Herzen die **Trikuspidalklappe** mit ihren drei Segeln. Von den freien Rändern beider Segelklappen ziehen Sehnenfäden (Chordae tendineae) zu den Papillarmuskeln in den Ventrikeln.
- Die **Taschenklappen** liegen jeweils am Abgang der arteriellen Ausflusstrakte aus den Herzkammern: die **Aortenklappe** zwischen linkem Ventrikel und Aorta ascendens, die **Pulmonalisklappe** zwischen rechtem Ventrikel und Truncus pulmonalis. Beide Taschenklappen bestehen aus je drei halbmondförmigen Endotheltaschen.

Der Klappenapparat verhindert einen Rückstrom des Blutes aus den Ventrikeln in die Vorhöfe bzw. aus Pulmonalarterie und Aorta in die Ventrikel. Die AV-Klappen schließen sich während der systolischen Anspannungsphase und öffnen sich in der diastolischen Füllungsphase. Die Taschenklappen sind in der Austreibungsphase der Systole geöffnet und schließen sich in der frühdiastolischen Entspannungsphase (s. **1.2**).

Reizleitungssystem (Erregungsleitungssystem)

In spezifischen, besonders glykogenreichen Herzmuskelfasern können autonome rhythmische Erregungen entstehen und fortgeleitet werden. Diese spezialisierten Muskelzellen werden als **Erregungsleitungssystem** zusammengefasst (**Abb. 1.4**). Hierzu gehören in der Reihenfolge der physiologischen Erregungsausbreitung:

- der **Sinusknoten** (sinuatrialer Knoten = SA-Knoten), eine spindelförmige, 1 – 2 cm lange Struktur am Übergang der oberen Hohlvene in den rechten Vorhof
- **schnelle Leitungsbahnen** im Bereich der Vorhöfe: Ihre Existenz ist allerdings umstritten, viele Autoren gehen von einer Erregungsausbreitung über die regulären Muskelzellen aus.

- der **Atrioventrikularknoten** (AV-Knoten): Als einzige physiologische reizleitende Struktur zwischen Vorhöfen und Kammern liegt er direkt vor dem Ostium des Koronarsinus.
- das im Ventrikelseptum gelegene **His-Bündel**, welches sich in die beiden **Tawara-Schenkel** unterteilt. Der auf der linken Seite gelegene Tawara-Schenkel verzweigt sich weiter in einen links-anterioren und links-posterioren Schenkel, der rechte Tawara-Schenkel teilt sich nicht.
- die von den Tawara-Schenkeln abgehenden **Purkinje-Fasern**, die sich über die gesamte subendokardiale Oberfläche des Herzens ausbreiten und die Herzmuskelfasern erregen.

Herzkranzgefäße (Koronararterien)

In Ruhe fließen etwa 5 % des Herzminutenvolumens durch die Koronargefäße. Der Blutfluss kann bei Hochleistung um etwa das Vierfache gesteigert werden. Das Herz mit seiner extrem schwankenden Arbeitslast ist aus diesem Grunde auf eine äußerst anpassungsfähige und belastbare Gefäßversorgung angewiesen (**Abb. 1.5**).

Die **linke Koronararterie** (LCA, **Tab. 1.1**) entspringt in der Tiefe der linken Aortenklappentasche aus dem Sinus aortae und teilt sich nach weniger als 2,5 cm in den Ramus circumflexus (RCX) und den Ramus interventricularis anterior (RIVA, Synonym: LAD). Von der LAD ziehen Diagonaläste (Ramus diagonales) zum linken Ventrikel. Aus dem RCX ziehen Marginaläste (Ramus marginales) zum lateralen und inferolateralen Bereich des linken Ventrikels.

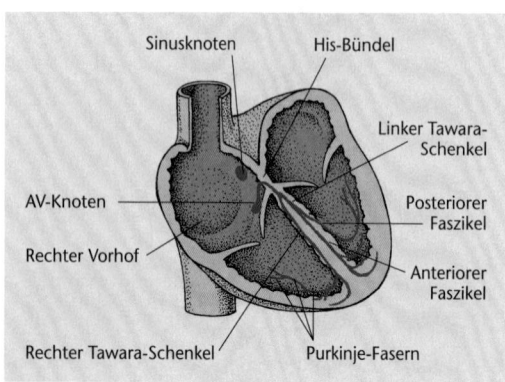

Abb. 1.4: Erregungsleitungssystem des Herzens.
[A400 – 190]

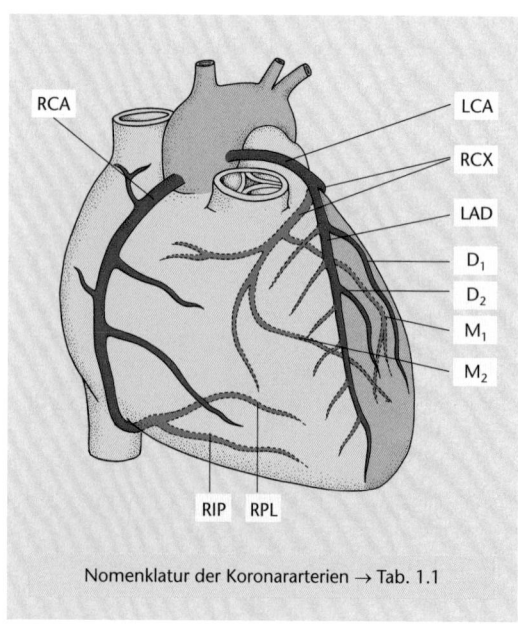

Nomenklatur der Koronararterien → Tab. 1.1

Abb. 1.5: Koronararterien. [L157]

Tab. 1.1 Nomenklatur der Koronararterien

LCA	*left coronary artery* (A. coronaria sinistra)
LAD (RIVA)	*left anterior descending* (Ramus interventricularis anterior)
D1, D2	Diagonaläste (Ramus diagonales)
RCX	Ramus circumflexus
M1, M2	Marginaläste (Ramus marginales)
RCA	*right coronary artery* (A. coronaria dextra)
RPD (RIP)	*right posterior descending* (Ramus interventricularis posterior)
RPL	Ramus posterolateralis

Die rechte **Koronararterie** (RCA) entspringt in der Tiefe der rechten Aortenklappentasche aus dem Sinus aortae und versorgt mit den Ramus anteriores die Vorderwand des rechten Ventrikels. Sie läuft in einen Ramus interventricularis posterior (RIP) und einen Ramus posterolateralis (RPL) aus.

Blutversorgung des Reizleitungssystems

Der Sinusknoten wird über die Sinusknotenarterie versorgt. Sie entspringt in 60–70% aus der proximalen rechten Kranzarterie (RCA), in 30–40% aus dem Ramus circumflexus der li. Kranzarterie. Der AV-Knoten wird über Seitenäste von Gefäßen versorgt, die entlang der AV-Grube zum Sulcus interventricularis posterior ziehen. Dies ist bei normalem Koronarversorgungstyp (s. u.) die rechte Kranzarterie (RCA, 90%). Lediglich beim sog. linksdominanten Versorgungstyp ist es der Ramus circumflexus (RCX) der linken Kranzarterie. Stenosen der RCA führen deshalb häufig zu Sinusarrhythmien bzw. AV-Block.

Das His-Bündel erhält arteriellen Zufluss sowohl über Koronargefäße, die die Herzhinterwand versorgen (RCA, ggf. RCX), als auch über Koronargefäße für die Herzvorderwand (Ramus interventricularis anterior). Der rechte Schenkel sowie der linksanteriore Schenkel werden in der Regel vom Ramus interventricularis anterior versorgt.

Koronare Versorgungstypen

Bei den meisten Menschen wird der größere Teil des linken Ventrikels, der viel Sauerstoff benötigt, von der LCA versorgt. Ein vollständiger Verschluss dieser Arterie wird deshalb meist nicht überlebt.

In Abhängigkeit vom Anteil der LCA und der RCA an der Blutversorgung des linken Ventrikels unterscheidet man unterschiedliche koronare Versorgungstypen (**Abb. 1.6**). Ihre Kenntnis ist vor allem bei der diagnostischen Aufarbeitung einer KHK bzw. eines Herzinfarktes wichtig (s. **1.5** bzw. **1.6**).

- **Ausgeglichener Versorgungstyp** (ca. 20%): Die diaphragmale (inferiore) Wand des linken Ventrikels wird von der RCA, die posteriore Wand von der RCX versorgt.
- **Linksversorgungstyp** (ca. 20%): Fast der gesamte linke Ventrikel wird von der LCA, die posteriore Hinterwand und das Septum durch den RCX, die inferiore Hinterwand durch den RCX oder die über die Herzspitze umgeschlagene LAD versorgt.
- **Rechtsversorgungstyp** (ca. 60%): Die gesamte inferiore und posteriore Hinterwand des linken Ventrikels und die hinteren Teile des Septums werden von der RCA versorgt.

1.2 Physiologie

Das Herz hält den Blutstrom im kleinen Kreislauf (Lungenkreislauf) und im großen Kreislauf (Organe und Körperperipherie) durch rhythmische Kontraktionen (**Systole**) mit dazwischenliegenden Phasen der Erschlaffung (**Diastole**) aufrecht.

Die Menge gepumpten Blutes pro Zeiteinheit wird als **Herzzeitvolumen** bezeichnet und ist die globale Einflussgröße der Gewebeperfusion (s. **Kasten** „Schlagvolumen, Herzzeitvolumen, Herzindex"). Die lokale Gewebeperfusion

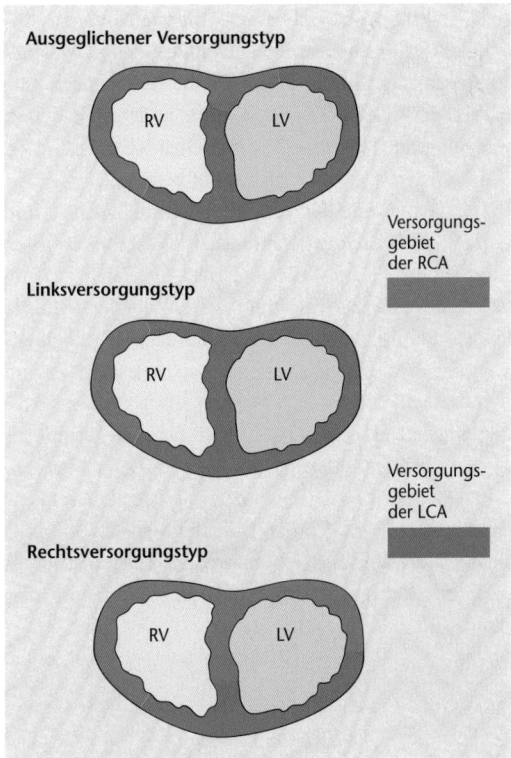

Abb. 1.6: Koronare Versorgungstypen. Die ventrale Seite des Herzens ist in der Abbildung unten. [L157]

01

wird zusätzlich durch Faktoren wie den lokalen Gefäßwiderstand und die Verteilung des Blutflusses auf die einzelnen Kapillargebiete beeinflusst. Die letztgenannten Faktoren sind vor allem im pathologischen Fall – z. B. bei Sepsis, Anaphylaxie, Verbrennung oder Ödem – perfusionsbestimmend.

===== AUF DEN PUNKT GEBRACHT =====

Schlagvolumen, Herzzeitvolumen, Herzindex
- Das **Schlagvolumen** bezeichnet die pro Herzaktion geförderte Blutmenge. Sie beträgt bei herzgesunden, normalgewichtigen Erwachsenen in Ruhe 70–80 ml.
- Das **Herzzeitvolumen** (HZV, *cardiac output*) ist die pro Zeiteinheit geförderte Blutmenge, z. B. ausgedrückt als Herzminutenvolumen (HMV = Schlagvolumen × Herzfrequenz; Normalwert 4,5–7,0 l/min)
- Der **Herzindex** *(cardiac index)* ist das Verhältnis des Herzminutenvolumens zur Körperoberfläche und berücksichtigt somit Größen- und Gewichtsunterschiede zwischen den Patienten (Normalwert 2,5–4 l/min/m²): Durch diesen Wert kann das Herzzeitvolumen verschiedener Patienten verglichen werden.

Herzzeitvolumen und Blutdruck

Ein häufig nicht korrekt verstandenes Prinzip ist der Zusammenhang von Blutdruck und **Herzzeitvolumen**. Wie bereits angeführt, bezeichnet das Herzzeitvolumen den durch das Gefäßsystem strömenden Blutfluss und ist damit die bestimmende Einflussgröße für die Gewebeperfusion. Der **Blutdruck** dagegen spiegelt nichts anderes als den in einem Blutgefäß bzw. Gefäßbett herrschenden Druck wider; dieser korreliert mit dem Blutfluss nur bedingt.

Die Korrelation von Herzzeitvolumen (d. h. Blutfluss) und Blutdruck kann nach dem **Ohm'schen Gesetz** beschrieben werden (**Abb. 1.7**). Dieses ist am besten zu verstehen, wenn man sich das Gefäßsystem als ein starres Rohr vorstellt. Der durch das Rohr strömende Fluss (Volumen pro Zeiteinheit) hängt von dem Druckgradienten zwischen dem Beginn des Rohres und dem Ende des Rohres sowie von dem Strömungswiderstand ab (letzterer korreliert wiederum vor allem mit dem Durchmesser des Rohres). Betrachtet man den in dem Rohr herrschenden Druck, so steigt dieser ganz offensichtlich mit steigendem Durchfluss an. Andererseits kann der Druck aber auch erhöht werden, indem der Durchmesser des Rohres bei unverändertem Durchfluss verkleinert wird.

❗ Es ist wichtig zu verstehen, dass die Versorgung der Gewebe mit Substrat und Sauerstoff primär mit dem pro Zeiteinheit durch das Transportsystem geförderten Volumen (d. h. Blutfluss) korreliert und nur sekundär mit dem im Transportsystem herrschenden Druck. Da der Körper bei intravaskulären

Volumenänderungen kompensatorisch oft auch den Gefäßwiderstand verändert, ist die Messung des Blutdrucks nur ein grobes Instrument zur Abschätzung der Gewebeperfusion. ❗

❗ Blutdruckänderungen sind ein spätes Zeichen der kardiovaskulären Dekompensation. Ein normaler Blutdruck kann zum Beispiel durch eine kompensatorische Veränderung des Gefäßwiderstandes aufrechterhalten werden, bis das zirkulierende Blutvolumen um mehr als 1/3 absinkt. ❗

Der **Strömungswiderstand** in biologischen Systemen hängt in erster Linie von der Gefäßweite ab. Darüber hinaus wird er von den Fließeigenschaften der transportierten Flüssigkeit und deren Strömungsprofil (laminare oder turbulente Strömung) beeinflusst. Nach dem **Poiseuille'schen Gesetz** ist der Gefäßwiderstand bei laminarem Fluss vom Gefäßdurchmesser in der vierten Potenz, von der Viskosität der zirkulierenden Flüssigkeit und von der Länge des Gefäßes abhängig (**Abb. 1.8**).

❗ Bei turbulentem Fluss wird der Gefäßwiderstand noch stärker vom Gefäßdurchmesser abhängig (die vierte Potenz erhöht sich in etwa auf die fünfte Potenz). ❗

Myokardiale Kontraktion

Die Myokardfasern bestehen wie der Skelettmuskel aus einzelnen Muskelfibrillen, welche wiederum Aktin- und Myosinfilamente enthalten, die durch ihre Verzahnung die Muskelkontraktion ermöglichen. Im Gegensatz zum Skelettmuskel sind die einzelnen Herzmuskelzellen jedoch nicht klar gegeneinander abgegrenzt, sie bilden vielmehr durch Aufzweigungen und Fusionen ein zusammenhängendes Netzwerk von Zellen, ein sog. Synzytium (je eines

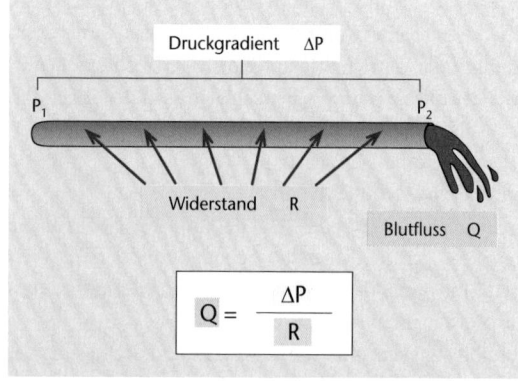

Abb. 1.7: Das Ohm'sche Gesetz erklärt das Verhältnis zwischen Blutfluss (Q), Blutdruck (P) und Gefäßwiderstand (R). Die am Beginn und am Ende des Rohres gemessenen Drücke P_1 und P_2 entsprechen *in vivo* dem mittleren systolischen Blutdruck und dem Zentralvenendruck, ΔP somit der Differenz dieser beiden Werte. [L157]

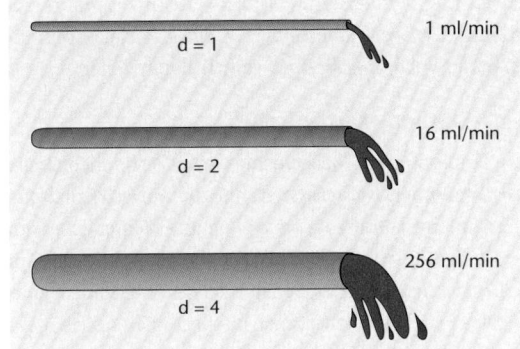

Abb. 1.8: Einfluss des Gefäßdurchmessers auf den Blutfluss. Eine Verdoppelung des Gefäßdurchmessers führt zur Erhöhung des Blutflusses um das Sechzehnfache, da der Gefäßwiderstand entsprechend absinkt (Abhängigkeit in der vierten Potenz, 2^4). [L157]

für die Vorhöfe und eines für die Kammern). Beide Systeme sind durch das bindegewebige Herzskelett (s. o.) voneinander getrennt. Durch diese Konstruktion können sich elektrische Impulse auch ohne zwischengeschaltete Nervenzellen rasch über den ganzen Herzmuskel ausbreiten.

Myokardialer Stoffwechsel

Der Stoffwechsel des Herzmuskels ist im Gegensatz zu dem des quergestreiften Muskels ausschließlich aerob und ist deshalb auf eine konstante Versorgung mit Sauerstoff angewiesen. Dies begründet die Vulnerabilität des Herzmuskels durch Hypoxie und Ischämie. Energiesubstrat ist ATP, das vorzugsweise aus dem Metabolismus von Fettsäuren (β-Oxidation), aber auch aus der Oxidierung von Kohlenhydraten gewonnen wird.

Die Sauerstoffextraktion des Herzmuskels liegt schon in Ruhe bei 70%. Soll die Herzarbeit erhöht werden, muss deshalb der Fluss im Koronarsystem erhöht werden. Tatsächlich erhöht sich der koronare Blutfluss bei Hochleistung auf das Vierfache des Ruhewertes.

❗ Das Herzminutenvolumen kann dabei bis zum Achtfachen des Ausgangswertes ansteigen. Dieser weit über die gesteigerte Anlieferung von Sauerstoff und Substrat hinausgehende Anstieg spiegelt die starke Ökonomisierung der Herzarbeit bei höherer Arbeitsbelastung wider. ❗

Volumenarbeit des Herzens

Die vom Herzen geleistete Volumenarbeit hängt vom **Herzschlagvolumen** und von der **Herzfrequenz** ab.

Herzschlagvolumen

Neben der anatomischen Herzgröße sind drei Faktoren für das Schlagvolumen bestimmend (**Abb. 1.9**):

- die **Kontraktilität**, d. h. Geschwindigkeit und Ausmaß der Muskelkontraktion. Diese ist zum Beispiel bei Hypoxie der Herzmuskulatur (etwa bei Schock oder als Folge einer ischämischen Herzerkrankung), Azidose oder bei Herzmuskelerkrankungen vermindert.
- die **Nachlast** (Afterload), d. h. die „Last", gegen welche sich der Muskel kontrahieren muss. Das Schlagvolumen fällt mit steigender Nachlast ab. Die Nachlast für den linken Ventrikel ist im Normalfall vor allem der systemische Gefäßwiderstand (der in etwa mit dem diastolischen arteriellen Blutdruck korreliert), die Nachlast für den rechten Ventrikel ist der pulmonale Gefäßwiderstand, der im Normalfall nur etwa ein Zehntel des systemischen Gefäßwiderstandes ausmacht. Im Krankheitsfall können auch verengte Taschenklappen nachlastbestimmend werden.

❗ Je höher die Nachlast, desto mehr Sauerstoff muss der Herzmuskel verbrauchen, um dasselbe Schlagvolumen zu erreichen. Gleichzeitig steigt die Wandspannung der Ventrikel während der Systole an, wodurch der koronare Blutfluss beeinträchtigt wird. Eine hohe Nachlast (z. B. bei arterieller Hypertonie) ist deshalb Gift für eine ischämische Herzerkrankung. ❗

- Die dritte Einflussgröße auf das Schlagvolumen ist die **Vorlast** (Preload), d. h. das Ausmaß der Muskelvorspannung am Ende der Diastole. Im gesunden Herzen verbessert eine Vordehnung der Herzmuskelfasern deren Wirkungsgrad, d. h. die relative Kraft der Muskelkontraktion (**Frank-Starling-Mechanismus**, s. u.). Die dehnungsbestimmende Größe ist dabei das enddiastolische Ventrikelvolumen. Dieses wiederum hängt vom venösen Rückstrom zum Herzen, vom Tonus und Speichervolumen der venösen präkardialen Gefäße sowie von der Fähigkeit des Herzens zur Aufnahme des Blutvolumens während der Diastole ab. Das enddiastolische Ventrikelvolumen kann also nicht nur durch eine Einschränkung des venösen

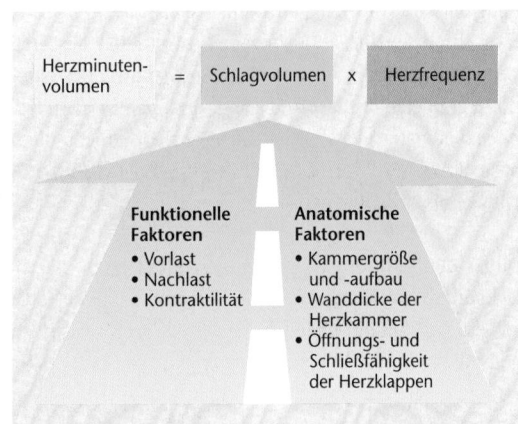

Abb. 1.9: Einflussgrößen auf das Schlagvolumen. [L157]

Rückstroms vermindert sein (z. B. bei Hypovolämie), sondern auch durch alle Prozesse, die die diastolische Füllung des Herzens behindern (z. B. eine Herzbeuteltamponade oder ventrikuläre Arrhythmien). Auch ein unzureichender Tonus des venösen Systems, wie er zum Beispiel in der durch Vasodilatation gekennzeichneten Frühphase des septischen Schocks beobachtet wird, kann die Vorlast vermindern.

❗ Da sich der myokardiale Sauerstoffverbrauch mit Erhöhung der Vorlast nur geringgradig ändert, stellt eine Erhöhung der Vorlast den effektivsten Weg zur Steigerung der Herzleistung dar. Auch bei eingeschränkter Kontraktilität kann die Effektivität des Herzmuskels durch Steigerung der Vorlast verbessert werden. Dies geschieht zum Beispiel im Rahmen der Anpassungsvorgänge bei kompensierter Herzinsuffizienz. Der Effektivitätsgewinn ist in diesem Fall jedoch gering. Auch sind dieser Form der Kompensation natürliche Grenzen gesetzt: Werden die Muskelzellen zu stark vorgedehnt, so büßen sie an Kontraktionskraft ein (Abb. 1.10A). ❗

Herzfrequenz

Die Herzleistung kann durch eine Steigerung bzw. Verminderung der Schlagfrequenz an die Erfordernisse des Körpers angepasst werden. Diese Änderungen sind jedoch nur innerhalb bestimmter Grenzen effektiv:

- Mit zunehmender **Tachykardie** verändert sich die Dauer der Systole kaum, wohingegen die Diastole immer kürzer wird. Ab etwa 160 Schlägen pro Minute ist die Diastole so kurz, dass eine ausreichende Füllung der Ventrikel nicht mehr stattfindet und das Schlagvolumen wegen der verminderten Vorlast absinkt. Auch wird mit kürzer werdender Diastole die für eine effektive Koronarperfusion zur Verfügung stehende Zeit kleiner (die Perfusion des Herzmuskels findet vor allem während der Diastole statt, s. u.). Hinzu kommt, dass eine Tachykardie mit einem starken Anstieg des myokardialen Sauerstoffverbrauchs einhergeht, was bei eingeschränkter koronarer Versorgung deletäre Folgen haben kann.
- Eine **Bradykardie** geht zunächst mit einer besseren ventrikulären Füllung in der Diastole einher, bei einer höhergradigen Bradykardie kann dies jedoch den frequenzbedingten Abfall des Herzminutenvolumens nicht ausgleichen. Die klinischen Folgen sind Bewusstseinsstörungen bis hin zur Synkope.

Einfluss der Vorhöfe auf die Volumenarbeit

Die koordinierte Kontraktion der Vorhöfe verbessert die ventrikuläre Füllung während der Diastole und führt zu einem um etwa 10 – 20% erhöhten Schlagvolumen im Vergleich zu einer rein ventrikulären Kontraktion. Das macht verständlich, warum mit fehlenden oder ineffektiven Vorhofkontraktionen einhergehende Vorhofarrhythmien die

Herzleistung vermindern, beispielsweise Vorhofflimmern, Vorhofflattern oder kompletter AV-Block (atriale Kontraktion ohne Synchronisation zur ventrikulären Füllung).

Frank-Starling-Mechanismus

Der Frank-Starling-Mechanismus reguliert unabhängig vom autonomen Nervensystem die zur Aufrechterhaltung der Strömungskontinuität im großen und kleinen Kreislauf notwendige Auswurfleistung. Wie oben ausgeführt, nimmt die Kontraktionskraft des Herzmuskels mit steigendem enddiastolischen Ventrikelvolumen proportional zur Vordehnung der Herzmuskelfasern zu. Nach Überschreiten einer kritischen Dehnung fällt die Auswurfleistung jedoch wieder ab (**Abb. 1.10**).

Der Frank-Starling-Mechanismus erklärt sich auf zellulärer Ebene dadurch, dass durch die verstärkte Muskelvordehnung eine bessere Verzahnung der Aktin-Myosin-Filamente erreicht wird, und folgt damit dem auch vom Skelettmuskel her bekannten Funktionsprinzip.

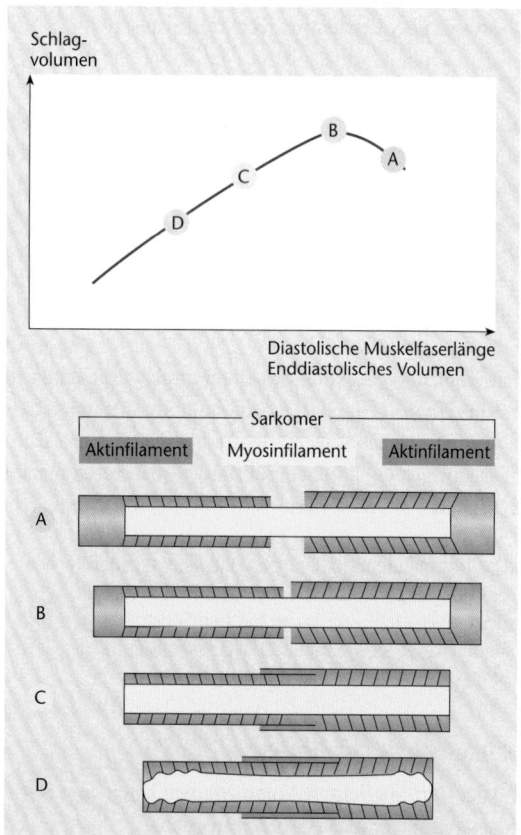

Abb. 1.10: Frank-Starling-Kurve (Arbeitsdiagramm des Herzens). Das Schlagvolumen wird von der diastolischen Muskelfaserlänge (Vordehnung) und somit vom Überlappungsgrad der Aktin- und Myosinfilamente bestimmt. [L157]

01

! Die Dehnung der Herzmuskelfasern beeinflusst neben der Kontraktilität auch die Herzfrequenz. Eine Dehnung der Wand des rechten Vorhofs lässt die Herzfrequenz um 10–20% ansteigen. Dieser auch als **Bainbridge-Reflex** bezeichnete Zusammenhang unterstützt die Anpassung des Herzminuten-volumens an eine gesteigerte Volumenlast, etwa bei erhöhtem venösen Rückstrom (wie er beispielsweise beim Lagewechsel von der aufrechten in eine liegende Position auftritt). !

Messung der Herzfunktion und ihrer Komponenten

Die klinische Beurteilung einer adäquaten Herzleistung folgt einfachen Prinzipien und ist unter **1.4.2** vorgestellt. Die Messung der Volumenleistung des Herzens und ihrer Deter-minanten ist dagegen aufwändig und nur mit einem Pul-monalarterienkatheter routinemäßig möglich.

Messung der Vorlast

Wie oben ausgeführt, korreliert die Vorlast mit dem ven-trikulären Volumen. Da die ventrikulären Volumina durch Routinemethoden praktisch nicht zu messen sind, werden in der Praxis anstelle der Volumina Drücke gemessen. Ven-trikuläre Drücke korrelieren jedoch nur dann mit den je-weiligen Volumina, wenn die Dehnbarkeit des jeweiligen Ventrikels im physiologischen Bereich liegt und wenn kein „Druckleck" besteht. Die Korrelation zwischen Drücken und Volumina ist daher zum Beispiel bei Myokardnarben, Myokarditis, Herztamponade oder Taschenklappeninsuffi-zienz nicht gegeben.

Auch die intraventrikulären Drücke sind in der Praxis nur schwer zu bestimmen, sodass sie gewöhnlich aus der Messung „vorgelagerter" Drücke erschlossen werden; so wird beispielsweise der linke Vorhofdruck über den **pul-monalkapillären Verschlussdruck** (Druck im pulmonalen Kapillargefäßbett) ermittelt. Letzterer wird mithilfe des Pulmonalarterienkatheters (s. **1.4.3**) bestimmt und ist in der Intensivmedizin die Methode der Wahl, um die links-ventrikuläre Vorlast zu messen. Er ist allerdings nur ver-wertbar, wenn sich die Drücke vom linken Ventrikel frei über den linken Vorhof und die pulmonalvenösen Gefäße in das pulmonalkapilläre Gefäßgebiet auf der pulmonalarte-riellen Seite des Lungenkreislaufes übertragen können (wo die Messung stattfindet), was zum Beispiel bei einer Mitral-stenose nicht der Fall ist.

Messung der venösen Gefäßdrücke

Katheter in den großen zentralen Venen können zur Druck-messung und damit zur groben Abschätzung der rechts-ventrikulären Vorlast verwendet werden (s.o.) und durch kontinuierliche Aufzeichnung des **Druckprofils** wichtige Hinweise auf spezifische Störungen in der „Druckpumpe Herz" geben.

Die normale Form der durch die Herzaktion generierten Druckwelle (**Abb. 1.11**) zeichnet sich durch drei „Gipfel" (a-, c- und v-Welle) sowie zwei „Drucktäler" aus (x- und y-Abfall):

- Die **a-Welle** entsteht durch die rechtsatriale Kontraktion.
- Die **c-Welle** gibt die Vorwölbung der Trikuspidalklappe in den rechten Vorhof während der isovolumetrischen Kon-traktion wieder.
- Der **x-Abfall** ist auf die ventrikelwärts gerichtete Trikus-pidalbewegung während der rechtsventrikulären Auswurf-phase zurückzuführen.
- Die **v-Welle** ist durch die weitergehende Füllung des Vor-hofs während der späten Systole bedingt.
- Der **y-Abfall** ist die Folge der Trikuspidalklappenöffnung mit raschem Blutabfluss aus dem Vorhof während der frü-hen Diastole.

Messung der Nachlast

Die Nachlast des linken Ventrikels korreliert mit dem sys-temischen Gefäßwiderstand, die des rechten Ventrikels mit dem Lungengefäßwiderstand. Die Gefäßwiderstände sind vor allem durch den Gesamtquerschnitt der Gefäße be-stimmt und können nicht direkt gemessen werden. Sie kön-nen jedoch nach dem Ohm'schen Gesetz (**Abb. 1.7**) berech-net werden; hierzu muss allerdings das Herzminutenvolumen bekannt sein, welches zum Beispiel im Thermodilutionsver-fahren mithilfe eines Pulmonaliskatheters gemessen wer-den kann (s. **1.4.3**).

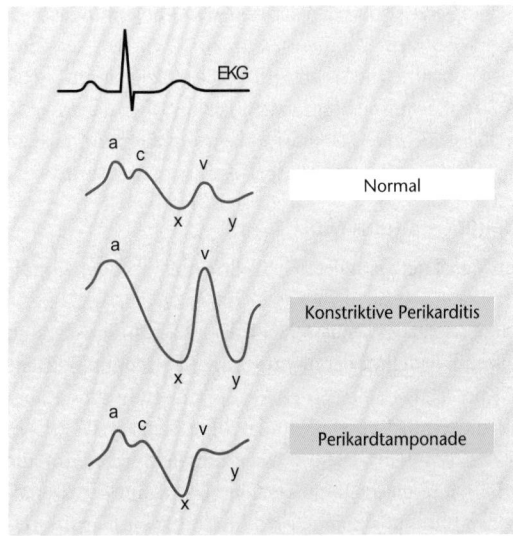

Abb. 1.11: Schematische Darstellung der normalen zen-tralvenösen Druckkurve sowie einiger pathologischer Wellenformen. [L157]

01

Messung der Kontraktilität

Die Kontraktilität spiegelt die intrinsische Kraft der Muskelfasern unabhängig von ihrer Länge wider. Sie kann für den linken Ventrikel echokardiographisch abgeschätzt werden (Verkürzungsfraktion, Ejektionsfraktion, s. **1.4.3**).

Erregungsbildung

Die normale Herzaktion entsteht im Sinusknoten. Die für die Herztätigkeit erforderlichen elektrischen Impulse entstehen in spezialisierten Zellen, die die Fähigkeit zur raschen periodischen **Spontandepolarisation** haben und damit kein stabiles Membranpotential besitzen. Dieses steigt sofort nach Erreichen eines Tiefstwertes von – 70 mV wieder an und löst mit dem Überschreiten des Schwellenpotentials eine erneute Depolarisation und damit die Herzaktion aus. Die durch diesen Prozess vorgegebene Herzfrequenz wird permanent den Erfordernissen des Kreislaufs angepasst. Diese Steuerung erfolgt im Wesentlichen über das vegetative Nervensystem.

Im Prinzip sind alle Zellen des Reizleitungssystems, also neben dem Sinusknoten auch der AV-Knoten und das ventrikuläre Reizleitungssystem, aber auch alle Herzmuskelzellen zur Spontandepolarisation befähigt. Physiologischerweise beginnt der Herzschlag jedoch im Sinusknoten, da dessen Zellen am raschesten depolarisieren. Die im Sinusknoten als dem **primären Schrittmacher** generierte Herzfrequenz beträgt 60 – 80/min.

Im AV-Knoten als **sekundärem Schrittmacher** entstehen etwa 30 – 40 Herzaktionen/Minute, im ventrikulären Reizleitungssystem als **tertiärem Schrittmacher** 20 – 30 Herzaktionen/Minute. Da die sekundären und tertiären Schrittmacherzellen passiv von jeder vom Sinusknoten ausgehenden Erregung erfasst und depolarisiert werden, kommt es normalerweise nicht zur Interferenz zwischen den verschiedenen Schrittmachern. Im Falle eines plötzlichen Ausfalles des Sinusknotens als führendem Impulsgeber dauert es in der Regel mehrere Sekunden, bis sekundäre bzw. tertiäre Schrittmacher aktiv werden (prä-automatische Pause).

Erregungsleitung (Abb. 1.12)

Vom Sinusknoten breitet sich die Erregung über die Vorhöfe aus, kommt jedoch zwischen Herzvorhöfen und Herzkammern an der Isolierschicht des Anulus fibrosus zum Stillstand. Lediglich der im unteren Vorhofseptum gelegene AV-Knoten lässt eine Fortleitung der Erregung zu, verlangsamt diese jedoch erheblich – die Überleitung im AV-Knoten dauert 70 – 110 ms. Diese Verzögerung stellt sicher, dass die Vorhöfe ihre mechanische Aktion vor Beginn der mechanischen Kammeraktion abgeschlossen haben. Für das Gesamtorgan entsteht dadurch ein optimales Zusammenspiel von Vorhof- und Kammerkontraktion (**AV-Synchronisation**).

Nach Überleitung der Erregung ist der AV-Knoten längere Zeit unerregbar (refraktär – effektive Refraktärzeit 250 bis 420 ms). Es können also maximal 2,4 bis 4 Vorhofaktionen

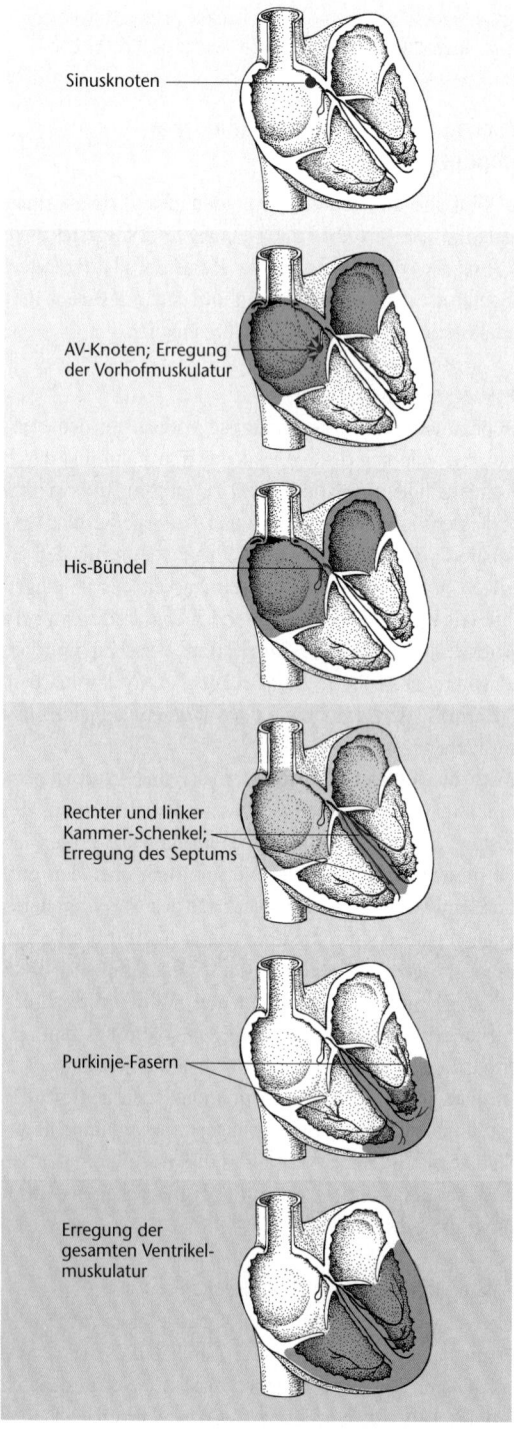

Abb. 1.12: Erregungsausbreitung im Herzen. Die violetten Flächen kennzeichnen die erregten Myokardanteile. [A400 – 190]

in der Sekunde (entsprechend einer Herzfrequenz von 140–240/min) übergeleitet werden. Der AV-Knoten schützt die Herzkammern dadurch vor extrem hohen Vorhoffrequenzen, wie sie etwa beim Vorhofflimmern auftreten.

Vom AV-Knoten wird die elektrische Erregung über His-Bündel, Tawara-Schenkel und das Purkinje-Fasernetz auf das Kammermyokard weitergeleitet. Das Zeitintervall von der Depolarisation des His-Bündels bis zum Beginn der Kammerdepolarisation beträgt 30–55 ms.

Elektromechanische Koppelung

Ähnlich wie beim Skelettmuskel wird auch die Kontraktion des Herzmuskels durch Veränderungen des Membranpotentials mit Überschreitung des Schwellenpotentials hervorgerufen, das über eine veränderte Membranpermeabilität für Ionen zum Ablauf eines Aktionspotentials (Erregung) führt (**Abb. 1.13**). Die im Zuge der elektrischen Erregung in der Herzmuskelzelle ansteigende Ca^{2+}-Konzentration bewirkt eine Verkürzung der kontraktilen Elemente (sog. elektromechanische Koppelung).

Der Herzzyklus

Zu Beginn des Herzzyklus (**Abb. 1.14** und **Abb. 1.15**) steht die vom Sinusknoten ausgehende **Vorhofdepolarisation**, durch welche sich zunächst der rechte und kurz darauf der linke Vorhof kontrahieren. Hierdurch strömt Blut durch die offen stehenden Segelklappen in die Ventrikel ein. Nach Überleitung der Erregung auf die Kammern kontrahieren

sich diese zeitlich minimal versetzt ebenfalls (der linke Ventrikel kontrahiert sich vor dem rechten Ventrikel). Der während der Kammerfüllung zunehmende intraventrikuläre Druck schließt die Segelklappen, sobald die im Vorhof herrschenden Druckwerte überschritten sind; die Mitralklappe schließt sich dabei kurz vor der Trikuspidalklappe.

In der darauffolgenden Phase der **isovolumetrischen Kontraktion** baut sich der intraventrikuläre Druck weiter auf, ohne dass es zu Blutbewegungen kommt. Zum Blutfluss aus den Ventrikeln und damit zur **Austreibungsphase** kommt es erst nach Überschreiten der in den ableitenden Schlagadern herrschenden Drücke und Öffnung der Taschenklappen. Die Pulmonalklappe öffnet sich dabei etwas eher als die Aortenklappe.

Im Zuge der nun folgenden ventrikulären Relaxation fallen die intraventrikulären Drücke rasch ab. Sobald sie das Druckniveau der Pulmonalarterie bzw. Aorta erreichen, schließen sich die Taschenklappen wieder (die Aortenklappe schließt sich dabei vor der Pulmonalklappe). Die Austreibungsphase ist damit beendet. Die nachfolgende Phase der **isovolumetrischen Relaxation** endet, sobald die intraventrikulären Drücke unter die in den Vorhöfen abfallen und sich die Segelklappen öffnen.

> ! Die Kenntnis des Herzzyklus ist für die Interpretation von Herzgeräuschen unerlässlich. !

Herznerven

Das Herz unterliegt der Kontrolle durch das autonome Nervensystem (s. **Kasten** „Wirkungen von Sympathikus und Parasympathikus").

Der Sympathikus wirkt sowohl auf die Muskelzellen als auch auf das Reizleitungssystem und beeinflusst Vorhöfe und Ventrikel, der Parasympathikus wirkt fast ausschließlich auf Sinusknoten und AV-Knoten. Über das autonome Nervensystem wird die Herzfunktion an die Bedürfnisse des Kreislaufs angepasst. Ein Abfall des Blutdrucks wird von Barorezeptoren in Aorta und A. carotis registriert, die diese Information an zentrale Steuerzentren weitergeben. Durch Dämpfung der Wirkung des Parasympathikus auf das Herz sowie Aktivierung der peripheren Wirkung des Sympathikus (Gefäßverengung) werden eine Zunahme der Herzfrequenz und eine Erhöhung der Nachlast erreicht. Umgekehrt wird bei erhöhtem Blutdruck der Vagus stimuliert (verminderte Herzfrequenz) und über eine Hemmung des peripheren Sympathikus eine Gefäßweitstellung erreicht, sodass die Nachlast abnimmt.

Neben dem autonomen Nervensystem beeinflussen eine Vielzahl weiterer Parameter die Erregungsbildung und -leitung (**Tab. 1.2**).

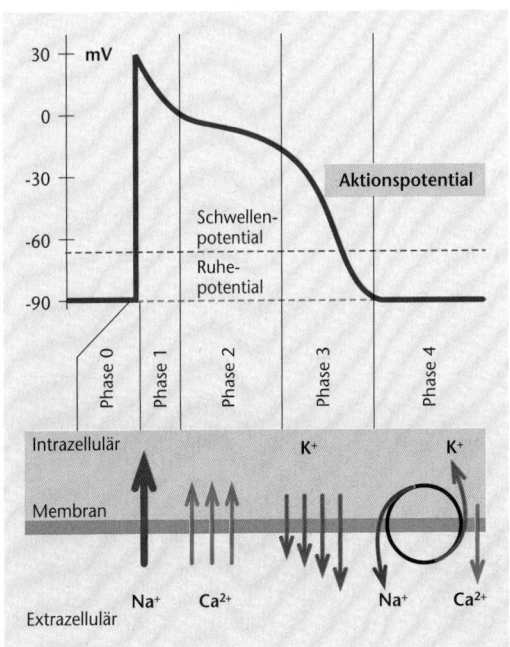

Abb. 1.13: Ablauf des Aktionspotentials einer Myokardzelle. [L157]

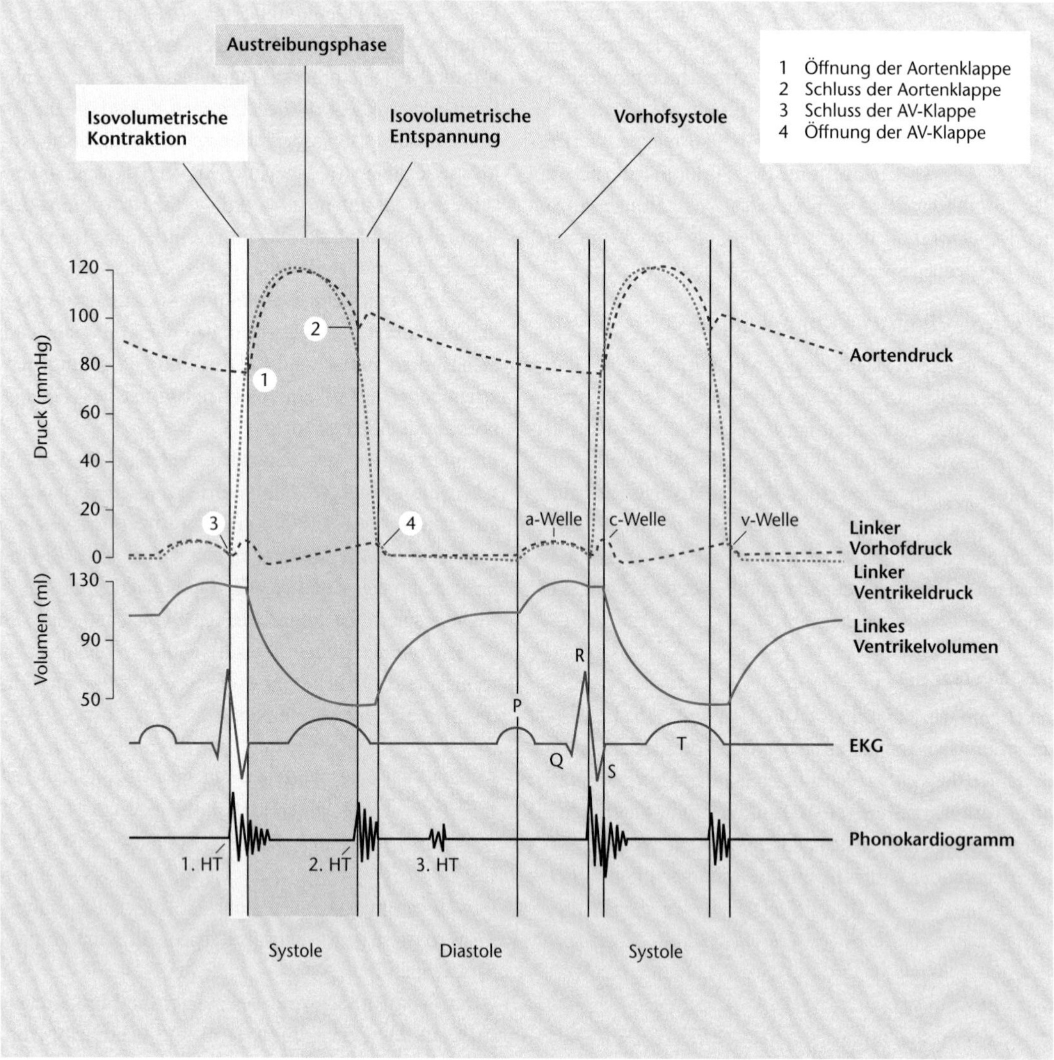

01

Austreibungsphase

Isovolumetrische
Kontraktion

Isovolumetrische
Entspannung

Vorhofsystole

1 Öffnung der Aortenklappe
2 Schluss der Aortenklappe
3 Schluss der AV-Klappe
4 Öffnung der AV-Klappe

120
100
80
60
40
20
0

Druck (mmHg)

1
2

3
4

a-Welle   c-Welle   v-Welle

Aortendruck

Linker
Vorhofdruck
Linker
Ventrikeldruck

Volumen (ml)

130
90
50

Linkes
Ventrikelvolumen

R
P
Q   S
T

EKG

1. HT   2. HT   3. HT

Phonokardiogramm

Systole   Diastole   Systole

**Abb. 1.14:
Herzzyklus mit
zeitlicher Zu-
ordnung der
Herztöne, der
Druckverhält-
nisse im rech-
ten und linken
Herzen, der
Volumen-
änderungen
im linken Ven-
trikel und des
EKGs.** [A300]

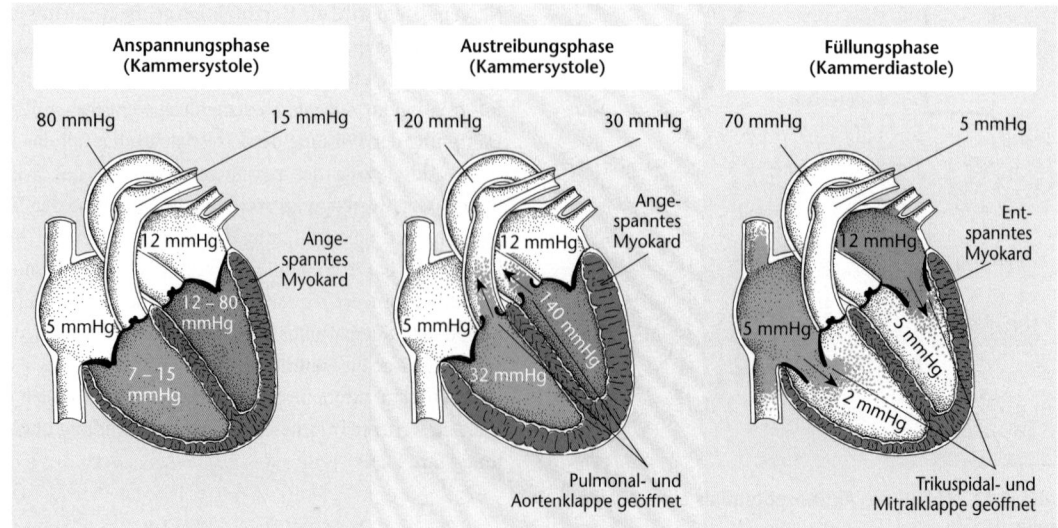

Anspannungsphase (Kammersystole)	Austreibungsphase (Kammersystole)	Füllungsphase (Kammerdiastole)

80 mmHg   15 mmHg

12 mmHg

Ange-
spanntes
Myokard

5 mmHg   12 – 80 mmHg

7 – 15 mmHg

120 mmHg   30 mmHg

12 mmHg

Ange-
spanntes
Myokard

5 mmHg   140 mmHg

32 mmHg

Pulmonal- und
Aortenklappe geöffnet

70 mmHg   5 mmHg

12 mmHg

Ent-
spanntes
Myokard

5 mmHg   5 mmHg

2 mmHg

Trikuspidal- und
Mitralklappe geöffnet

**Abb. 1.15:
Drücke in den
Herzhöhlen
(Normalwerte).**
[A400–190]

=======AUF DEN PUNKT GEBRACHT=======

Wirkungen von Sympathikus und Parasympathikus

Der Sympathikus steigert
• die Erregungsbildung und damit die Herzfrequenz: positiv-chronotrope Wirkung
• die Erregungsleitungsgeschwindigkeit: positiv-dromotrope Wirkung
• das Kontraktionsvermögen: positiv-inotrope Wirkung.
Dadurch kann das Herzminutenvolumen um den Faktor 5 auf ca. 25 l/min gesteigert werden. Die im gesamten Herzmuskel vorliegenden β_1-Rezeptoren werden zudem durch die zirkulierenden Katecholamine Adrenalin und Noradrenalin erregt.

Der Parasympathikus senkt
• die Herzfrequenz durch Hemmung der Erregungsbildung im Sinusknoten: negativ-chronotrope Wirkung
• die Erregungsleitungsgeschwindigkeit in den Vorhöfen und im AV-Knoten: negativ-dromotrope Wirkung.
Unter Ruhebedingungen überwiegen die hemmenden vagalen Einflüsse, sodass ein langsamer Herzschlag resultiert.

Die Herz-Kreislauf-Funktion bei Belastung

Muskelarbeit stimuliert über von den Muskeln ausgehende afferente Nerven das Kreislaufzentrum im Hirnstamm. Außerdem wird bei Aktivierung von Muskelgruppen über eine zentrale Mitinnervation ein entsprechender Impuls an das Kreislaufzentrum weitergegeben. Dieses beantwortet den gesteigerten Perfusionsbedarf vor allem mit einer adrenergen Stimulation, die die Herzfrequenz erhöht und die Kontraktilität verbessert, sowie durch Unterdrückung vagaler Einflüsse.

Darüber hinaus kommt es in den peripheren Gefäßgebieten durch lokale (metabolische) Einflüsse zu einer Umverteilung des Blutflusses, die mit einer Vasodilatation der Muskelgefäße und einer Vasokonstriktion anderer Gefäßgebiete, wie etwa der Haut, einhergeht. Insgesamt sinkt

Tab. 1.2 Einflüsse auf Erregungsbildung und -leitung

Beschleunigung	Verlangsamung
• Sympathikotonus	• Parasympathikotonus
• Hyperthyreose	• Hypothyreose
• Hypokaliämie	• Hyperkaliämie
• Hyperkalzämie	• Hypokalzämie, Calcium-Kanal-Blocker vom Verapamil-Typ
• Azidose	• Alkalose
• β-Sympathomimetika	• β-Rezeptoren-Blocker
• Digitalis (Erregungsbildung)	• Digitalis (Erregungsleitung)
• Tachykardie: Verbesserung der Erregungsleitung, besonders im AV-Knoten	
• Hypoxie	
• Hyperkapnie	

dadurch der systemische Gefäßwiderstand und damit die Nachlast (der Blutdruck steigt dabei jedoch an, da das Herzminutenvolumen, d. h. der Blutfluss, überproportional ansteigt). Gleichzeitig wird der venöse Rückfluss und damit die Vorlast des Herzens durch mehrere Mechanismen verbessert, u. a. durch eine über den Sympathikus vermittelte Venokonstriktion sowie die Wirkung der Muskelpumpe.

Die Koronarperfusion

Die intramyokardial verlaufenden Koronargefäße werden durch die ventrikuläre Kontraktion während der Systole komprimiert, sodass die Koronarperfusion fast ausschließlich in der Diastole stattfindet. Neben der Wandspannung hängt der koronare Blutfluss von der Gefäßweite und dem Druckgradienten zwischen dem arteriellen Gefäßostium an der Aorta und dem Sinus coronarius (der Mündungsstelle der Koronarvenen am Übergang der Vena cava superior in den rechten Herzvorhof) ab. Der koronare Perfusionsdruck berechnet sich somit wie folgt:

Koronarer Perfusionsdruck = diastolischer Blutdruck – Druck im rechten Vorhof [$\cong$ ZVD]

Da der Sauerstoff des Koronarblutes bereits unter Ruhebedingungen fast vollständig extrahiert wird, kann eine Steigerung der Sauerstoffversorgung nur über einen erhöhten koronaren Blutfluss stattfinden. Letzterer kann durch das autonome Nervensystem und lokale humorale Faktoren (s. u.) um das 4–5-fache gesteigert werden. Faktoren, die die Koronarperfusion vermindern, sind im nachfolgenden **Kasten** zusammengefasst.

=======AUF DEN PUNKT GEBRACHT=======

Die Koronarperfusion kann vermindert sein durch
• verminderten diastolischen Blutdruck (Schock, Vasodilatation)
• erhöhte Herzfrequenz: je höher die Herzfrequenz, desto kürzer ist die Diastole
• erhöhte intraventrikuläre Drücke mit entsprechend gesteigerter Wandspannung* (Herzinsuffizienz, Volumenüberladung)
• endoluminale Strömungshindernisse (z. B. Stenosen und intrakoronare Thromben bei KHK)

* Nach dem Gesetz von Laplace hängt die Wandspannung von der Herzgröße und den intraluminalen Drücken ab.

Das Koronarendothel

Das Koronarendothel verfügt über eine Vielzahl endokriner und parakriner Mechanismen, mit deren Hilfe es die lokale Koronarperfusion regelt sowie eine intravasale Gerinnung verhindert. Die Aufgaben des Koronarendothels sind:
• **Regulierung der Koronarperfusion** durch vasoaktive, teilweise im Endothel gebildete Substanzen, vor allem

01

Stickoxyd (NO), einen äußerst potenten Vasodilatator. Die Abgabe von NO wird durch einen erhöhten koronaren Blutfluss sowie durch die unmittelbaren Stoffwechselprodukte CO_2, Adenosin, Histamin, Serotonin, Noradrenalin und andere vasoaktive Botenstoffe getriggert.

- **Gerinnungshemmung:** Das Gefäßendothel insbesondere kleinlumiger Gefäße hemmt Blutplättchen (z. B. durch NO und Prostazykline) und Thrombin (z. B. durch Thrombomodulin) und fördert die Fibrinolyse. Hierdurch wird der Gerinnselbildung in dem verzweigten Koronarnetzwerk vorgebeugt.

Darüber hinaus reguliert das Gefäßendothel die Angioneogenese, welche zum Beispiel bei der Ausbildung von Kollateralen nach Herzinfarkt eine Rolle spielt. Das Verständnis der Endothelfunktionen der Koronargefäße stellt einen der wichtigsten Forschungsbereiche des letzten Jahrzehnts zum Thema KHK dar.

1.3 Leitsymptome

1.3.1 Thoraxschmerz

Die häufigste Ursache plötzlich auftretender Schmerzen im Brustkorb sind ischämische Herzerkrankungen (kardiale Ursachen s. **Tab. 1.3**). Bevor man Thoraxschmerzen jedoch voreilig auf Erkrankungen des Herzens zurückführt, sollte man sich vor Augen halten, dass in fast einem Fünftel der Fälle den Thoraxschmerzen nicht-kardiale Ursachen zugrunde liegen (**Tab. 1.4**).

1.3.2 Synkope

Eine „Synkope" bezeichnet ein plötzliches, kurzzeitiges Aussetzen des Bewusstseins mit Verlust des Körpertonus und kann zahlreiche, kardiale oder extrakardiale Ursachen haben (**Tab. 1.5**). Allen gemeinsam ist eine vorübergehende Minderperfusion der bewusstseinssteuernden Zentren des Gehirns (Ausfall entweder der Formatio reticularis oder beider Hemisphären).

Eine Hauptursache ist ein temporär verminderter venöser Rückstrom zum Herzen, zum Beispiel durch „Versacken" des Blutes in den venösen Kapazitätsgefäßen, zu dem es typischerweise durch längeres Stehen und Wärmeeinwirkung kommen kann. Der Versuch des linken Ventrikels, dieses Mangelangebot durch schnellere und kraftvollere Kontraktionen zu beheben, aktiviert Mechanorezeptoren in seiner Hinterwand, die via ZNS zu einer weiteren Vasodilatation und einer zusätzlichen Bradykardie führen. Diese, als **neurokardiogene**, **vasodepressorische** oder **vasovagale**

Tab. 1.3 Kardiale Ursachen des Thoraxschmerzes

Ursache	Schmerzlokalisation	Schmerzqualität	Schmerzdauer	Triggerfaktoren
Angina pectoris*	retrosternal; ausstrahlend (gelegentlich auch isoliert) in Nacken, Unterkiefer, Epigastrium, (li) Schulter oder (li) Arm	drückend, brennend, beengend, begleitende Verdauungsstörungen	< 2–10 min, bei instabiler Angina meist < 20 min	Verstärkung durch Belastung, kaltes Wetter oder emotionalen Stress. Linderung durch Ruhe oder Nitroglyzerin; eine vasospastische Angina (Prinzmetal) kann auch belastungsunabhängig und bevorzugt morgens auftreten
Myokardinfarkt	wie bei Angina pectoris	Brennen, Druck- und Engegefühl im Brustkorb, häufig sehr stark („Vernichtungsschmerz")	plötzlicher Beginn, unterschiedliche Dauer, aber meist 30 min oder länger	keine Besserung durch Ruhe oder Nitroglyzerin; vegetative Begleitsymptome (Übelkeit, Kaltschweißigkeit)
Perikarditis	beginnt meistens retrosternal oder nahe der Herzspitze, oft mit Ausstrahlung in Nacken oder linke Schulter; meist enger umschrieben als der Schmerz bei Myokardinfarkt	scharf, stechend, schneidend	hält über viele Stunden bis Tage an, kann an- und abschwellen	verstärkt durch tiefes Einatmen, Drehbewegungen im Brustkorb oder Rückenlage. Linderung durch Aufsetzen und Vorwärtslehnen
Aortendissektion	vorderer Brustkorb, kann in den Rücken ausstrahlen. „Wandern" des Schmerzes bei fortschreitender Dissektion	quälend, stechend, reißend	plötzlicher Beginn, anhaltende Intensität	Manifestation bei Hochdruckerkrankung oder Prädisposition, z. B. Marfan-Syndrom

* Obwohl diese in der Regel eine KHK anzeigt, kann sie auch bei hypertrophischer Kardiomyopathie oder bei einer hypertensiven Entgleisung auftreten.

Tab. 1.4 Nicht-kardiale Ursachen des Thoraxschmerzes

Erkrankung	Schmerz-lokalisation	Schmerzqualität	Schmerzdauer	Schmerz-beeinflussung	Begleitsymptome
Lungenembolie	substernal oder über dem betroffenen Lungenabschnitt	stechend, evtl. Angina-pectoris-ähnlicher Charakter	plötzlicher Beginn für Minuten bis > 1 h	atemabhängig verstärkt	Dyspnoe, Tachypnoe, Tachykardie, Zeichen der akuten Rechtsherzinsuffizienz und des pulmonalen Hochdrucks. Bei großen Embolien evtl. Pleurareiben und Hämoptysen
pulmonaler Hochdruck	substernal	beklemmendes Druckgefühl	anhaltend	Verstärkung durch Anstrengung	meist Dyspnoe
Pneumonie mit Pleuritis	über dem betroffenen Lungenabschnitt	stechend	oft tagelang anhaltend	atemabhängig, durch Husten	Dyspnoe, Husten, Fieber, Schalldämpfung, Rasselgeräusche, Pleurareiben
Asthma bronchiale	oberer Brustkorb/Sternum	konstantes Engegefühl, evtl. brennend	minuten- bis stundenlang	durch Anstrengung	Giemen, Husten, Dyspnoe
Spontanpneumothorax	betrifft eine Thoraxhälfte	scharf, klar umschrieben	plötzlicher Beginn, über Stunden anhaltend	atemabhängig	Dyspnoe, hypersonorer Klopfschall, vermindertes Atemgeräusch über der betroffenen Seite
Bewegungsapparat (Rippenbrüche, Kostochondritis*, Muskelprellungen/-verletzungen, Myalgien**)	unterschiedlich, jedoch lokalisiert	dumpf bis stechend	unterschiedlich, oft undulierend	atem- und bewegungsabhängig; verbessert in bestimmten Schonhaltungen	punktueller Druckschmerz, anamnestisch Muskelzerrung oder -verletzung
Herpes zoster	Verteilung über ein Dermatom	brennend bis stechend	lang anhaltend	keine	von Schmerzen begleitet und gefolgt von Bläscheneruption
gastroösophageale Refluxkrankheit	substernal, epigastrisch	brennend	Minuten bis Stunden	verstärkt durch große Mahlzeiten, liegende Position, Erleichterung durch Antazida	Sodbrennen, Übelkeit
peptisches Ulkus	epigastrisch, substernal	brennend	lang anhaltend	Erleichterung durch Nahrung, Antazida	Unwohlsein
Gallenblasenerkrankungen	epigastrisch, rechter Oberbauch	Druckgefühl, Unwohlsein	lang anhaltend	ohne Auslöser oder nach (fettreichen) Mahlzeiten	Druckempfindlichkeit im rechten Oberbauch
Angstzustände	oft präkordial oder wechselnd	unterschiedlich, meist „beklemmend"	unterschiedlich	situationsabhängig, oft mit Hyperventilation	seufzende Atmung, oft berührungsempfindliche Brustwand
weitere Ursachen	„Seitenstechen" *(splenic flexure syndrome):* harmlos und häufig, Pathogenese unklar. Ösophagus-Motilitätsstörungen (v.a. Nussknackerösophagus, s. 6.3.3) Gallenkolik (kontinuierlicher, zunehmender Schmerz, spontan oder nach Mahlzeiten, s. 7.2.2) Pankreatitis: Ausstrahlung der Schmerzen oft zwischen die Schulterblätter (s. 7.3.3) selten: subphrenischer oder hepatischer Abszess, Magen- oder Duodenalulkus, Mallory-Weiss-Läsion, Perforation eines abdominellen Hohlorgans mit freier subphrenischer Luft, Mediastinitis				

* Schmerzen an der Knorpelgrenze der Rippen, Ursache unklar. Eine Sonderform stellt das **Tietze-Syndrom** dar, bei dem die knorpeligen Gelenke der vorderen Brustwand geschwollen sind (oft an der 2. und 3. Rippe); gutartiger, meist selbstlimitierender Verlauf.
** oft viral bedingt, z.B. nach Coxsackie-Infektionen („Teufelsgriff")

01

Synkope bezeichnete Form wird klinisch von Müdigkeit, Übelkeit, Schwitzen, Ohrensausen und Schwindel begleitet. Eine vollständige und rasche Erholung ist die Regel.

Im Gegensatz dazu tritt der in der Regel mit einem plötzlichen Abfall des Herzminutenvolumens einhergehende **Adams-Stokes-Anfall** (Morgagni-Adams-Stokes-Anfall, MAS-Anfall) meist plötzlich und unerwartet auf. Die Betroffenen verlieren ohne Vorwarnung das Bewusstsein

Tab. 1.5 Differentialdiagnose der Synkope (modifiziert nach der Leitlinie „Synkopen", Deutsche Gesellschaft für Kardiologie, 2005)

Klassifikation	Ursache	Leitbefunde, charakteristische Symptomatik
Neurokardiogene Synkope (ca. 25%)		
	Karotissinus-Syndrom	Vagusreiz mit Bradykardie bei Reizung des Glomus caroticus
	vasovagale oder situationsbedingte Synkope („common faint")	Auslösung durch emotional belastende Situation (z.B. Blutentnahme), symptomatischer RR-Abfall bei Kipptisch-Untersuchung
	andere (postprandial, Gewichtsabnahme)	entsprechende Anamnese
Arrhythmogene Synkope (ca. 15%)		
	asystolische oder bradykarde Herzrhythmusstörung (z.B. Sick-Sinus-Syndrom, SA-Block, AV-Block)	oft bei KHK oder anderen kardialen Grunderkrankungen; meist als Adams-Stokes-Anfall (s. Text) mit raschem Erwachen und ohne Residualsymptomatik (Einsetzen des Ersatzrhythmus)
	tachykarde Herzrhythmusstörung (z.B. ventrikuläre oder supraventrikuläre Tachykardie)	dokumentierte Tachykardie während der Synkope, oft bei kardialer Vorschädigung, evtl. plötzlicher Herztod (s. 1.3.4)
	angeborene arrhythmogene Syndrome (z.B. Brugada-Syndrom, Long-QT-Syndrom)	dokumentierte Tachykardie, evtl. plötzlicher Herztod, positive Familienanamnese
	medikamentenassoziierte Arrhythmie	Medikamentenanamnese (z.B. Digitalis-Präparat)
Orthostatische Synkope (ca. 10%)		
	autonome Dysregulation • primär (z.B. bei M. Parkinson) • sekundär (z.B. bei diabetischer Neuropathie, Amyloidose)	Auslösung durch orthostatische Belastung (schnelles Aufstehen aus dem Liegen); pathologischer Schellong-Test
	Volumenmangel	Symptome der auslösenden Erkrankung (z.B. Diarrhö), Schwindel, Durst, trockene Schleimhäute
	medikamenteninduzierte orthostatische Synkope	Medikamentenanamnese, orthostatischer Schwindel unter blutdrucksenkender Therapie
Mechanische Ursachen bei strukturellen Herz-/Gefäßerkrankungen (ca. 5%)		
	Obstruktion des ventrikulären Ausflusstraktes, z.B. Aortenstenose, Pulmonalstenose, hypertrophe Kardiomyopathie, pulmonale Hypertension/Lungenembolie, Vorhofthrombus, Vorhoftumoren, defekte Klappenprothesen, Fallot-Tetralogie	oft assoziiert mit den Zeichen der Grunderkrankung
	myokardiale Dysfunktion, z.B. Herzinfarkt	typische Klinik der akuten Myokardschädigung (s. 1.6.1)
Synkope bei zerebrovaskulären Erkrankungen		
	neurovaskuläre Erkrankung (Hirnstamm-Durchblutungsstörungen, z.B. Schlaganfall, transitorisch ischämische Attacke, Subclavian-steal-Syndrom)	neurologischer Befund, Hinweise auf zerebrale Durchblutungsstörungen in der Dopplersonographie, im CT oder MRT
Neurologische oder psychiatrische Formen		
	Migräne	typische Kopfschmerzen, begleitende Sehstörungen
	psychogene Synkope (Hysterie)	normaler neurologischer Befund
	Epilepsie, Narkolepsie	neurologischer Befund, Begleitsymptomatik, bei Epilepsie Aura, postiktaler Dämmerzustand usw.
Bewusstseinsstörungen anderer Ursache		
	metabolische Ursachen (z.B. Hypoglykämie, Hypoxie, Hyperventilation)	Anamnese
	Intoxikationen	Anamnese, Begleitumstände

und stürzen zu Boden, gefolgt von Zyanose, Apnoe, evtl. auch einem zerebralen Krampfanfall. Zugrunde liegen arteriosklerotische, seltener auch entzündliche Schädigungen des Reizleitungssystems, die dann über einen Sinusknotenarrest, SA-Block oder AV-Block einen kurzfristigen Herzstillstand verursachen. Mit Einsetzen des Ersatzrhythmus ist der Anfall beendet. EKG oder Langzeit-EKG sind im Intervall oft normal, das His-Bündel-EKG kann pathologisch sein. Die Therapie besteht in der Implantation eines permanenten Schrittmachers, der im Falle eines Anfalls den Herzrhythmus übernimmt.

Andere zur Synkope führende Pathomechanismen sind die Verlegung einer Hirnstrombahn (Schlaganfall, transitorische ischämische Attacke), die Störung der Reizleitung im Gehirn (z.B. epileptischer Anfall) und die mangelnde Substratversorgung der Hirnzelle (z.B. Hypoglykämie).

1.3.3 Palpitationen

Herzschläge sind unter bestimmten Umständen auch bei normaler Herzaktion fühlbar, so zum Beispiel bei Erregung, Angst, körperlicher Betätigung oder in Linksseitenlage. Als **Palpitationen** werden Herzschläge bezeichnet, die auch außerhalb dieser „Normalsituationen" wahrgenommen werden. Hierbei kann es sich entweder um einen zu schnellen, zu langsamen oder einen irregulären Rhythmus handeln.

Die häufigsten **kardialen Ursachen** von Palpitationen sind Extrasystolen („Herzstolpern") und paroxysmale Tachykardien („Herzrasen"), seltener auch Bradykardien oder ein unregelmäßiger Herzschlag, beispielsweise bei absoluter Arrhythmie.

Extrakardiale Ursachen von Palpitationen können eine Hyperthyreose, bestimmte Genussmittel (z.B. Kaffee), Fieber, Anämie oder orthostatische Anpassung (z.B. nach Aufstehen aus der Hockstellung) sein.

Obwohl meist gutartig, sollten Palpitationen weiter abgeklärt werden, um keine schwerwiegenden Rhythmusstörungen zu übersehen.

1.3.4 Plötzlicher Herztod

Der plötzliche Herztod wird definiert als natürlicher, unerwarteter Tod kardialer Genese mit einem Zeitintervall von weniger als einer Stunde zwischen Beginn der Symptome und Eintritt des Todes.

Ätiologie

Die Hauptursachen des plötzlichen Herztodes sind Kammerflattern oder -flimmern (**Abb. 1.16**) mit oder ohne Myo-

kardinfarkt (zusammen 80–90%) sowie der bradykarde Herzstillstand (ca. 10%). Weitere Ursachen s. **Kasten** „Risikofaktoren für den plötzlichen Herztod".

Die Mehrzahl der plötzlichen Herztodesfälle trifft Patienten, bei denen eine kardiale Erkrankung bislang nicht bekannt war („Herzgesunde"). Autoptische Studien zeigen allerdings in der überwiegenden Mehrzahl dieser Fälle relevante Veränderungen an den Koronargefäßen. Der plötzliche Herztod kann also erstes Symptom der koronaren Herzkrankheit sein und trägt wesentlich zur erschreckend hohen Gesamtmortalität des akuten Myokardinfarkts von etwa 50% bei.

=== ZUR VERTIEFUNG ===

Risikofaktoren für den plötzlichen Herztod

- Vorausgegangene erfolgreiche Reanimation bei Kammerflimmern außerhalb der Akutphase (48 Stunden) eines Myokardinfarkts („überlebter plötzlicher Herztod")
- koronare Herzkrankheit mit akuter oder chronischer Myokardischämie
- koronare Herzkrankheit nach ausgedehntem Myokardinfarkt und konsekutiv reduzierter linksventrikulärer Funktion, komplexe ventrikuläre Arrhythmien
- hypertrophe oder dilatative Kardiomyopathie mit ventrikulären Arrhythmien
- angeborene oder erworbene Herzfehler (v.a. Aortenstenose)
- entzündliche Erkrankungen (Myokarditis, Vaskulitis bzw. Aneurysmen der Koronargefäße)
- Anomalien des Reizleitungssystems, z.B. Vorhofflimmern bei akzessorischer AV-Leitungsbahn
- angeborene oder medikamentös induzierte Repolarisationsstörungen (Long-QT-Syndrom, s. 1.8.5)
- andere: Koronarspasmen durch Crack oder Kokain.

Prävention

Da der plötzliche Herztod die Mehrzahl seiner Opfer quasi „aus heiterem Himmel" ereilt, sind der Prävention beim einzelnen Patienten Grenzen gesetzt. Die Häufigkeit des plötzlichen Herztodes bei Personen ohne bekannte Herzkrankheit kann allenfalls durch breite Gesundheitserziehung (Aufklärung über Risikofaktoren bezüglich der koronaren Herzkrankheit) sowie **Unterweisung der Bevölkerung in Wiederbelebungsmaßnahmen** verringert werden. Gezielte präventive Maßnahmen sind bei Risikopatienten (s. Kasten „Risikofaktoren"), d.h. Patienten mit einer erhöhten Wahrscheinlichkeit des plötzlichen Herztodes, erforderlich. Bei diesen Patienten muss die kardiale Grunderkrankung gründlich diagnostiziert und die Therapie optimiert werden. Häufig bleibt trotz dieser Maßnahmen ein erhöhtes Risiko bestehen, sodass die Implantation eines **Kardioverter-Defibrillators** (ICD, s. **1.8.3**) erfolgen sollte.

01

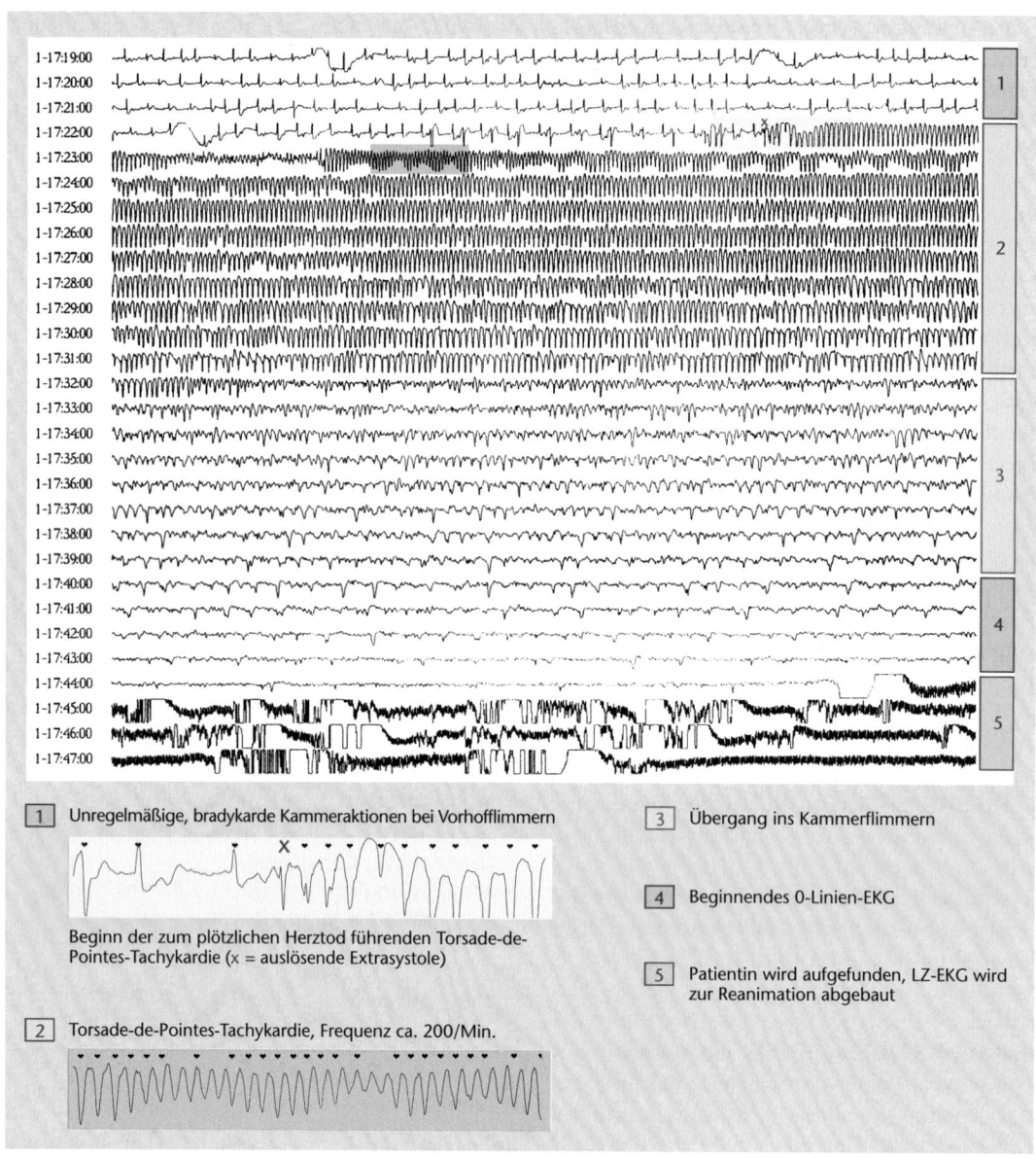

1. Unregelmäßige, bradykarde Kammeraktionen bei Vorhofflimmern

Beginn der zum plötzlichen Herztod führenden Torsade-de-Pointes-Tachykardie (x = auslösende Extrasystole)

2. Torsade-de-Pointes-Tachykardie, Frequenz ca. 200/Min.

3. Übergang ins Kammerflimmern

4. Beginnendes 0-Linien-EKG

5. Patientin wird aufgefunden, LZ-EKG wird zur Reanimation abgebaut

Abb. 1.16: Dokumentation eines plötzlichen Herztodes im Langzeit-EKG. [M185]

1.4 Diagnostik bei Herzerkrankungen

1.4.1 Anamnese

Vorerkrankungen und Risiken

Neben primär kardialen Erkrankungen haben viele extrakardiale Erkrankungen einen entscheidenden Einfluss auf die Herzfunktion und müssen entsprechend in die Anamnese einbezogen werden. Es empfiehlt sich ein systematisches Vorgehen mit Fragen nach:

- **bereits bekannten Herzerkrankungen:** Myokardinfarkt, Vitium, Rhythmusstörungen
- **kardiovaskulären Risikofaktoren:** Fettstoffwechselstörungen, Rauchen, Diabetes mellitus, arterieller Hypertonus und Herz-Kreislauf-Erkrankungen in der Familie (dabei auch nach Todesursache bei Eltern, Großeltern oder Geschwistern fragen), Bewegungsmangel, Stress
- **extrakardialen Erkrankungen mit kardiovaskulären Auswirkungen,** z. B.:
  - Nierenerkrankungen: z. B. als Ursache einer Hypertonie, Überwässerung, Hyperkaliämie

– Schilddrüsenerkrankungen: z. B. als Ursache von Vorhofflimmern
– Lungenerkrankungen als Ursache einer chronischen Rechtsherzbelastung, z. B. COPD, Emphysem, Lungenfibrose
– Systemerkrankungen mit möglicher kardialer Manifestation, z. B. systemischer Lupus erythematodes, rheumatoide Arthritis, Panarteriitis nodosa
• kardiovaskulär relevanten **Erkrankungen in der Kindheit**, z. B. Diphtherie, Scharlach, Kawasaki-Syndrom, Myokarditis, rezidivierende Tonsillitiden, rheumatisches Fieber.

Medikamente

Auf **kardiale Vorerkrankungen und Risikofaktoren** weisen hin:
• Antianginosa, z. B. Nitrate oder Molsidomin
• ACE-Hemmer, Digitalis-Glykoside, Antiarrhythmika
• Antihypertensiva, z. B. β-Rezeptoren-Blocker, Calcium-Kanal-Blocker, Diuretika
• Acetylsalicylsäure, Cumarin-Derivate, Antidiabetika, Lipidsenker.

Mit **kardialen Nebenwirkungen** ist zu rechnen bei Einnahme von Antiarrhythmika, trizyklischen Antidepressiva, Neuroleptika, Digitalis-Glykosiden, β-Rezeptoren-Blockern, Schilddrüsenhormonen, Antiepileptika.

Beschwerden

Nach folgenden Beschwerden muss gezielt gefragt werden; der Patient sollte dabei zu einer möglichst genauen Beschreibung angehalten werden:
• **thorakaler Schmerz:** anfallsartig oder dauerhaft? Belastungsabhängig oder -unabhängig? Häufigkeit? (zunehmend?, abnehmend?) Tageszeitliche Verteilung? Besserung in Ruhe oder nach Einnahme eines Nitro-Präparates? (Zur DD des thorakalen Schmerzes siehe **Tabellen 1.3** und **1.4**)
• **Rhythmusstörungen:** anfallsartiges fühlbares Herzstolpern? Herzklopfen oder Herzrasen (Palpitationen)? Regelmäßiger oder unregelmäßiger Pulsschlag? Schwindel und/oder Synkopen? (Zur DD von Synkopen siehe **Tabelle 1.5**)
• **Atemnot:** belastungsabhängig oder -unabhängig? Besserung bei aufrechter Körperhaltung? Flaches Schlafen möglich? Nächtliche Atemnot? (Zur DD der Atemnot s. **5.1.3**)
• **Ödemneigung:** abendliche oder dauerhafte Schwellung von Füßen oder Unterschenkeln? Nächtliches Wasserlassen (Nykturie)? Umfangszunahme des Abdomens? Gewichtszunahme? (Zur DD von Ödemen s. **11.4.2** bzw. Aszites s. **7.1.3**).

• **Körperliche Belastbarkeit:** Sie sollte bei jedem Patienten erfragt werden, da sie einen Hinweis auf die kardiale Funktionsreserve gibt und somit den Schweregrad einer Erkrankung widerspiegelt. Es existieren verschiedene Klassifikationssysteme; die häufig gebrauchte Klassifizierung der *New York Heart Association* ist unter **1.7.3** wiedergegeben (**Tab. 1.16**).

1.4.2 Körperliche Untersuchung

Auch bei der Untersuchung des fraglich Herzkranken gilt, dass der Gesamteindruck oft wesentlichere Informationen vermitteln kann als das frenetische Hantieren mit Stethoskop und Hammer oder die Befragung der Krankenschwester nach möglichst vielen Zahlen („Vitalzeichen", „Flüssigkeitsbilanz", Medikamentendosierungen). Es ist keine Form der Inaktivität, zunächst einmal den Patienten zu betrachten und sich im Stillen die Fragen zu beantworten: „Wie sieht der Patient aus?", „Was macht der Patient?" Schon durch die Beantwortung dieser einfachen Fragen können Bewusstseinszustand, Oxygenierung, Perfusion, Atemarbeit und das grobe Maß der vitalen Bedrohung eingeschätzt und darüber hinaus wichtige ätiologische Informationen gesammelt werden (z. B. gestaute Halsvenen bei Herzinsuffizienz; s. **Kasten** „Die Kunst der klinischen Diagnose").

=== **ZUR VERTIEFUNG** ===

Die Kunst der klinischen Diagnose: Beurteilung der Herzleistung

Eine verminderte Herzleistung kann häufig mit einfachen Mitteln erkannt werden. Man achte zum Beispiel auf:
• Bewusstseinsänderungen: Hinweis auf unzureichende Hirnperfusion
• Dyspnoe/Orthopnoe: Hinweis auf pulmonalvenöse Einflussstauung bei Linksherzversagen
• Hautveränderungen: Blässe als Zeichen von Azidose und sympathischer Gegenregulation bei Herzinsuffizienz; Marmorierung als Zeichen unzureichender Hautperfusion; Zyanose als Zeichen erhöhter Sauerstoffextraktion bei verlangsamtem Blutfluss oder inadäquater Sauerstoffaufnahme bei Lungenödem; Schweißneigung als Zeichen der sympathischen Stimulation
• Tachykardie, verminderte Pulsstärke, Galopprhythmus (s. unter „Herztöne"), holosystolisches Herzgeräusch durch relative Mitral- oder Trikuspidalinsuffizienz: alles als unmittelbare kardiale Zeichen der Herzinsuffizienz
• Jugularvenenstauung, Hautödeme und Lebervergrößerung als Hinweise auf Rechtsherzinsuffizienz
• verminderte körperliche Belastbarkeit
• steigendes Körpergewicht und verminderte Urinproduktion als Zeichen der eingeschränkten Nierenperfusion

01

Inspektion

Gesamteindruck, Bewusstseinslage

Neben den mit bestimmten Risikofaktoren assoziierten „Äußerlichkeiten" (z. B. Ernährungszustand des Adipösen, „Blutfülle" des Hypertonikers, typische Stigmata des Nikotinabhängigen) können Haltung, Gestik und Mimik Hinweise auf das mögliche Vorliegen von Angst, Anspannung oder Erregung geben, wie sie etwa bei einem Myokardinfarkt, einem beginnenden Lungenödem oder einer Lungenembolie auftreten. Ein Warnsymptom ist Schläfrigkeit (Somnolenz), zum Beispiel als Zeichen einer zerebralen Minderperfusion bei schwerer Herzinsuffizienz, bradykarden oder hämodynamisch relevanten tachykarden Rhythmusstörungen oder respiratorischer Insuffizienz bei Lungenödem.

Haut

Im kardiogenen Schock und beim Herzinfarkt ist die Haut typischerweise blass und kaltschweißig. Eine **periphere Zyanose** ist Zeichen einer gesteigerten peripheren Ausschöpfung des Blutsauerstoffs, beispielsweise bei Herzinsuffizienz mit unzureichender Auswurfleistung („Vorwärtsversagen"). Eine **zentrale Zyanose** kann Folge einer verminderten Oxygenierung durch die Lunge (z. B. bei Lungenstauung) oder aber eines Herzvitiums mit Rechts-links-Shunt sein. Sehr selten ist sie Ausdruck einer Methämoglobinämie.

Auch Folgen einer kardiologisch relevanten Stoffwechselstörung können sich an der Haut manifestieren, zum Beispiel Xanthome bei Fettstoffwechselstörungen, Gichttophi, trockene Haut bei diabetischer Neuropathie.

Atmung

Da Herz- und Lungenleistung physiologisch und pathogenetisch eng verknüpft sind, kann die Beurteilung der Atmung entscheidende Hinweise auf eine Herzerkrankung geben. Erkrankungen beider Organe können mit **Ruhe- oder Belastungsdyspnoe**, Orthopnoe (s. 5.1.3) oder **Tachypnoe** einhergehen. Ein **verlängertes Exspirium** kann auf chronisch-obstruktive Lungenerkrankungen, Asthma bronchiale oder auf eine Linksherzinsuffizienz („Asthma cardiale") hinweisen. **Husten** oder „Distanzrasseln" finden sich typischerweise bei einer Linksherzdekompensation mit Lungenödem.

Thorax

Die Herzaktion kann bei schlanken, athletischen Patienten physiologischerweise sichtbar sein. Bei anderen Individuen kann sie eine ausgeprägte Herzvergrößerung insbesondere des rechten Herzens oder eine schwere Mitralinsuffizienz anzeigen. **Deformitäten des Thorax**, z. B. Kyphoskoliose oder Fassthorax, können auf eine chronische Rechtsherzbe-lastung hinweisen. Die **Narbe** über dem Sternum weist den vormals Herzoperierten aus.

Hals

Die **Blutfüllung der Halsvenen** korreliert mit dem zentralen Venendruck. Eine Stauung zeigt somit eine Einflussstauung am rechten Herzen an, zum Beispiel bei Rechtsherzinsuffizienz, konstriktiver Perikarditis, Perikarderguss oder Perikardtamponade.

Sie ist relevant, wenn die Halsvenen bei > 45° Oberkörperhochlagerung gefüllt bleiben. Außerdem fällt der Jugularvenendruck normalerweise mit der Inspiration ab und steigt in der Exspiration an. Passiert das Gegenteil, so erhärtet sich der Verdacht auf eine konstriktive Perikarditis oder eine restriktive Kardiomyopathie (Kussmaul-Zeichen).

Die venösen Druckschwankungen in den peripheren Venen sind normalerweise so gering, dass sie nicht wahrgenommen werden. Ein sichtbarer („positiver") **Jugularvenenpuls** findet sich bei Trikuspidalinsuffizienz, Vorhofseptumdefekt, Pulmonalstenose oder AV-Dissoziation infolge einer Kontraktion des rechten Vorhofs bei geschlossener Trikuspidalklappe.

Karotis-Pulsationen sind bei gesunden Menschen vor allem bei körperlicher Belastung bisweilen sichtbar. Sie haben Krankheitswert, wenn sie auch in Ruhe sichtbar bzw. deutlich verstärkt sind, so zum Beispiel bei ausgeprägtem arteriellem Hypertonus, Aorteninsuffizienz oder Aortenisthmusstenose.

Extremitäten

Zu jeder Untersuchung des kardiovaskulären Systems gehört eine eingehende Inspektion der Extremitäten („Hände halten"). Geachtet wird auf **Ödeme** der Knöchel, der Fußrücken, der Prätibialregion bzw. der gesamten unteren Extremität; sie sind zum Beispiel bei chronischer Rechtsherzinsuffizienz nachweisbar, ebenso wie die persistierende **Füllung der Handrückenvenen** nach Anheben über das Herzniveau, die einen erhöhten zentralen Venendruck – z. B. bei Rechtsherzinsuffizienz oder Einflussstauung – anzeigt. Eine **Akrozyanose** (Zyanose der Finger und Zehen als Zeichen einer peripheren Zyanose) findet sich zum Beispiel bei Herzinsuffizienz. **Trommelschlägelfinger** und sog. **Uhrglasnägel** (Abb. 5.18 und 5.19) sind ein häufiger Befund bei chronischer Hypoxämie, wie sie bei angeborenen Herzfehlern mit Rechts-links-Shunt oder bei schwerwiegenden Lungenerkrankungen vorkommt.

Palpation

Pulsstatus

Zunächst wird die Tastbarkeit aller peripheren Pulsstationen überprüft. Fehlende Fußpulse weisen oft auf eine pAVK hin, unterschiedliche Pulsstärken zwischen Händen und Füßen finden sich beispielsweise bei der Aortenisthmusstenose. Unterschiedliche Pulsstärken zwischen linkem und rechtem Arm sind kennzeichnend für ein Aortenbogen-Syndrom (s. **2.3.2**) oder ein dissezierendes Aortenaneurysma.

Pulsqualitäten

Die außerordentlich genaue Beschreibung der Pulsqualitäten stammt aus einer Zeit, in der der Arzt einen Großteil seiner (nicht immer korrekten) Diagnosen aus der Beurteilung des Pulses gewann: schnell *(frequens)* oder langsam *(rarus)*, regelmäßig *(regularis)* oder unregelmäßig *(irregularis)*, hart *(durus)* oder weich *(mollis)*, mit hoher *(altus)* oder niedriger *(parvus)* Druckamplitude, schnellend *(celer)* oder träge *(tardus)*. Klassische Beispiele für pathologische Pulsqualitäten sind der **Pulsus celer et altus** bei Aorteninsuffizienz, **Pulsus parvus et tardus** bei Aortenstenose und **Pulsus celer et parvus** bei intravaskulärem Volumenmangel. Obwohl sie auch heute noch diagnostisch verwertbar ist, ist die Pulsbeurteilung vielfach durch sensitivere Messungen wie etwa die Echokardiographie ersetzt.

Betrachtet man die Pulsqualitäten im zeitlichen Verlauf, so können zwei pathologische Muster identifiziert werden:
- **Pulsus alternans:** eine von Pulsschlag zu Pulsschlag wechselnde Pulsstärke, bei schwerer Herzinsuffizienz
- **Pulsus paradoxus:** eine mit der Inspiration absinkende Pulsstärke, die in der Praxis durch die Messung des systolischen Blutdrucks diagnostiziert wird (Abfall des systolischen Blutdrucks um > 10 mmHg während der Inspirationsphase). Der Pulsus paradoxus kommt bei Herztamponade sowie bei erhöhtem intrathorakalem Druck wie etwa bei Asthma bronchiale vor.

Pulsdefizit

Hierunter versteht man die Diskrepanz zwischen der peripher palpierten Pulsfrequenz und der durch EKG, Herzpalpation oder -auskultation ermittelten Herzschlagfrequenz. Ein Pulsdefizit tritt beispielsweise bei hämodynamisch unwirksamen Extrasystolen oder bei Vorhofflimmern mit Tachyarrhythmia absoluta (s. **1.8.5**) auf.

Herzspitzenstoß

Der Herzspitzenstoß ist normalerweise im 5. ICR in der Medioklavikularlinie zu palpieren. Verbreiterung (Lateralisierung) und Verlagerung nach unten (z. B. in den 6. ICR) zeigen eine Herzvergrößerung, ein hebender Herzspitzenstoß eine linksventrikuläre Hypertrophie (z. B. bei arteriellem Hypertonus) an.

Palpation des Abdomens und der Extremitäten

Bei der Palpation des Abdomens ist bei kardialen Fragestellungen auf Pulsationen zu achten, wie sie beispielsweise bei Rechtsherzvergrößerung oder Aortenaneurysma entstehen können. Zusätzlich muss die **Lebergröße** bestimmt, ein Kapseldruckschmerz ausgeschlossen (Lebervergrößerung bzw. -spannung bei Rechtsherzinsuffizienz) und auf eine Umfangsvermehrung des Bauches geachtet werden (**Aszites** z. B. bei Rechtsherzinsuffizienz). Lageabhängige Hautödeme (**Anasarka** = „Wassersucht") sind ebenfalls typisch bei Rechtsherzdekompensation. Die Palpation der Haut über den Schienbeinen oder den Fußknöcheln kann durch bestehen bleibende Druckdellen auf eine Rechtsherzinsuffizienz hinweisen.

Perkussion und Auskultation

Die **Perkussion des Herzens** beruht auf der Bestimmung der absoluten und relativen Herzdämpfung, ist jedoch ein unsicheres Verfahren zur Größenbestimmung des Herzens, da die Untersuchung durch viele Faktoren – wie Adipositas oder Emphysem – beeinträchtigt wird. Bei der **Perkussion der Lunge** können die Lungengrenzen (z. B. tief stehend bei Emphysem als Hinweis auf eine chronische Rechtsherzbelastung) sowie die Klopfschalldämpfung (z. B. bei Pleuraerguss) bestimmt werden.

Die **Auskultation des Herzens** war lange Zeit *das* diagnostische Instrument zur Erkennung und Differenzierung kardialer Erkrankungen, insbesondere erworbener und kongenitaler Vitien. Vor allem die Echokardiographie hat die diagnostische Wertigkeit der Auskultation etwas in den Hintergrund gedrängt. Dennoch liefert sie dem geübten Untersucher auch heute noch wertvolle und bisweilen eindeutige diagnostische Hinweise.

Die Auskultation muss „praktisch" erlernt werden, idealerweise von einem versierten Kollegen. Lohnend ist auch immer das „akustische Nachvollziehen" apparativ (z. B. in der Echokardiographie) erhobener Befunde. Bei der Auskultation sind **Herztöne** (physiologische Herztöne, Zusatztöne) und **Herzgeräusche** zu unterscheiden.

Auskultationsareale

Abbildung 1.17 gibt die verschiedenen Auskultationspunkte und deren räumliche Beziehung zum Thoraxskelett wieder. Über den bezeichneten Interkostalräumen lassen sich die angegebenen Herzklappen üblicherweise am besten hören, bei erheblicher Herzvergrößerung oder Thoraxdeformierungen können allerdings deutliche Verschiebungen auftreten. Der **Erb-Punkt** (3. ICR links parasternal) liegt im Bereich der absoluten Herzdämpfung und ermöglicht am besten die „Gesamtbeurteilung" der kardialen Auskultationsphänomene. „Über Erb" sollte die Auskultation beginnen.

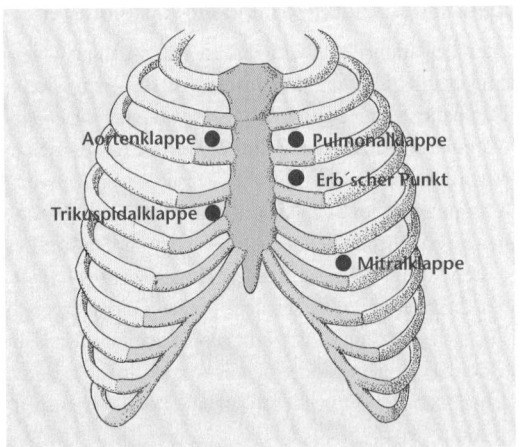

Abb. 1.17: Auskultationspunkte bei der Untersuchung des Herzens. [A300–190]

Die Untersuchung beinhaltet immer das Abhören der linkslateralen Thoraxwand und der dorsalen Thoraxwand, der Karotiden und des Epigastriums, um eine Fortleitung von Geräuschphänomenen beurteilen zu können. Alle Herztöne und -geräusche sind am besten **in Exspiration** zu beurteilen (eine Ausnahme ist die Pulmonalstenose).

Herztöne

1. Herzton

Er entsteht durch Klappenschluss bzw. Segelanspannung der Mitral- und Trikuspidalklappe; das *Punctum maximum* (p. m.) liegt über Erb und der Herzspitze. Die unterschiedlichen Qualitäten des Tones können Aufschluss über die zugrunde liegende Störung geben:

- **laut:** bei Anstrengung, Anämie, Fieber, Hyperthyreose oder Sepsis sowie bei dünner Brustwand
- **leise, abgeschwächt:** bei Herzinsuffizienz, Mitralinsuffizienz, dicker Brustwand oder Lungenemphysem
- **paukend:** bei Mitralstenose, betont auch bei Bradykardie
- **gespalten:** physiologisch bei Jugendlichen (die Mitralklappe schließt etwas früher als die Trikuspidalklappe, die Spaltung verschwindet bei Inspiration), pathologisch bei Reizentstehung in den Herzkammern (ventrikuläre Extrasystolen, Schrittmacheraktionen) und bei Schenkelblöcken.

2. Herzton

Dieser entsteht durch Klappenschluss der Semilunarklappen (Aortenklappe und Pulmonalklappe). Der 2. Herzton ist kürzer und heller als der 1. Herzton. Er hat zwei Anteile, die oft nur bei Inspiration unterschieden werden können: A2 (Aortenklappenschluss) und P2 (Pulmonalklappenschluss), wobei A2 P2 etwas vorausgeht. P. m. des 2. Herztons ist über

Erb und der Herzbasis. A2 wird über der Aortenklappe am besten gehört, d. h. im 2. ICR parasternal rechts, P2 ist am lautesten über der Pulmonalklappe, d. h. im 2. ICR parasternal links.

- **laut:** Aortensklerose (A2), arterielle Hypertonie (A2), pulmonale Hypertonie (P2)
- **leise, abgeschwächt bis fehlend:** Aortenstenose (A2), Aorteninsuffizienz (A2), arterielle Hypertonie (A2), Pulmonalstenose (P2)
- **gespalten:** physiologischerweise bei Inspiration verstärkt durch früheren Schluss der Aortenklappe (erst A2, dann P2).
  - **weite** Spaltung bei Rechtsschenkelblock und Mitralinsuffizienz.
  - **fixierte** (d. h. nicht atemabhängige) Spaltung bei Vorhofseptumdefekt.
  - **paradoxe** Spaltung (erst P2, dann A2) bei Linksschenkelblock, schwerer Aorten- oder Aortenisthmusstenose. Eine paradoxe Spaltung nimmt in der Inspiration ab.
- **einfach (keine Spaltung):** Aortenstenose, Pulmonalstenose, Hypertonie, KHK sowie alle Bedingungen, die zu einer paradoxen Spaltung führen (s. o.).

3. Herzton

Dieser entsteht durch Füllung des linken Ventrikels in der Diastole und damit zeitlich nach dem 2. Herzton (**protodiastolischer Galopp, Ventrikelgalopp**). Der 3. Herzton ist niederfrequenter („dumpfer") als der 2. Herzton, sein p. m. liegt über der Herzspitze. Bei Kindern und Jugendlichen ist ein 3. Herzton physiologisch. Bei Erwachsenen deutet er auf eine diastolische Ventrikelüberladung – z. B. bei Mitralinsuffizienz oder Herzinsuffizienz – hin.

4. Herzton

Er entsteht durch die Vorhofkontraktion am Ende der Ventrikeldiastole und liegt damit zeitlich direkt vor dem 1. Herzton (**Vorhofgalopp**). Der 4. Herzton ist leiser und niederfrequenter als der erste Anteil eines gespaltenen 1. Herztons, sein p. m. liegt über Erb und der Herzspitze. Bei Kindern und Jugendlichen kann er physiologisch sein. Bei Erwachsenen deutet er auf Aortenstenose, arteriellen Hypertonus, hypertrophe Kardiomyopathie, Herzinsuffizienz oder Myokardinfarkt hin. Treffen bei Tachykardie der 3. Herzton und der 4. Herzton zusammen, wird von einem **Summationsgalopp** gesprochen.

Klappenöffnungstöne

Normale Klappen öffnen sich lautlos. Klappenöffnungstöne entstehen durch den abrupten Stopp der ventrikelwärts gerichteten Öffnungsbewegung von AV-Klappen. Die Klappenöffnungstöne sind nach dem 2. HT zu hören. Dazu gehören der **Mitralöffnungston** bei Mitralstenose, der **Tri-**

kuspidalöffnungston bei Trikuspidalstenose (ausgesprochene Rarität) und die Öffnungstöne bei Mitralklappenprothesen.

Austreibungstöne

Austreibungstöne *(„ejection clicks")* bezeichnen Geräuschphänomene, die durch Wirbelbildung in einem erweiterten Ausflusstrakt oder durch den abrupten Stopp der Öffnungsbewegung der Taschenklappen entstehen. Ejection Clicks sind hochfrequent in der frühen Systole nach dem 1. Herzton zu hören und nehmen bei Inspiration ab. Sie kommen bei Dilatation der Aortenwurzel oder des Truncus pulmonalis, bei systemischer bzw. pulmonaler Hypertension sowie bei Aorten- oder Pulmonalstenose vor.

Mesosystolische oder spätsystolische Klicks

Diese entstehen durch Vorwölbung eines oder beider Mitralsegel in den linken Vorhof und kommen bei Mitralklappenprolaps vor. Sie sind oft von einem kurzen meso- oder spätsystolischen Geräusch begleitet (**Abb. 1.18**).

Herzgeräusche

Herzgeräusche entstehen durch Wirbelbildung in Richtung des physiologischen Blutflusses (Stenose), gegen die Richtung des physiologischen Blutflusses (Insuffizienzen) oder bei Shunt-Verbindungen zwischen dem Hoch- und Niederdrucksystem. Sie werden auskultatorisch charakterisiert hinsichtlich

- der **Lautstärke**: diese wird in 6 Grade eingeteilt, siehe **Tabelle 1.6**
- des **Punctum maximum** (p.m.)
- ihrer **Beziehung zum Herzzyklus**, z.B. präsystolisch, systolisch, spätsystolisch, diastolisch und systolisch-diastolisch (s. **Kasten „Herzgeräusche"**).
- der **Frequenz**: hochfrequent, mittelfrequent, niederfrequent.

Tab. 1.6 Lautstärke eines Herzgeräusches

Bezeichnung	Beschreibung
1/6	sehr leise, nur während Atempausen in geräuschloser Umgebung zu hören
2/6	leise, aber auch während des Atmens zu hören
3/6	mittellautes Geräusch, nie tastbares Schwirren
4/6	lautes Geräusch, meistens Schwirren
5/6	sehr lautes Geräusch, immer Schwirren
6/6	extrem lautes Geräusch, bis in 1 cm Abstand von der Thoraxwand zu hören.

Funktionelle und akzidentelle Herzgeräusche

Herzgeräusche, die ohne strukturelle Anomalien auftreten, werden in funktionelle und akzidentelle Herzgeräusche unterschieden. Beide sind ausschließlich in der Systole auskultierbar (s. u.). Diastolische Geräusche sind immer pathologisch.

Eine Übersicht über typische Auskultationsbefunde zeigt **Abbildung 1.19**.

- **Funktionelle Herzgeräusche** entstehen infolge eines erhöhten Herzzeitvolumens („Hyperzirkulation") zum Bei-

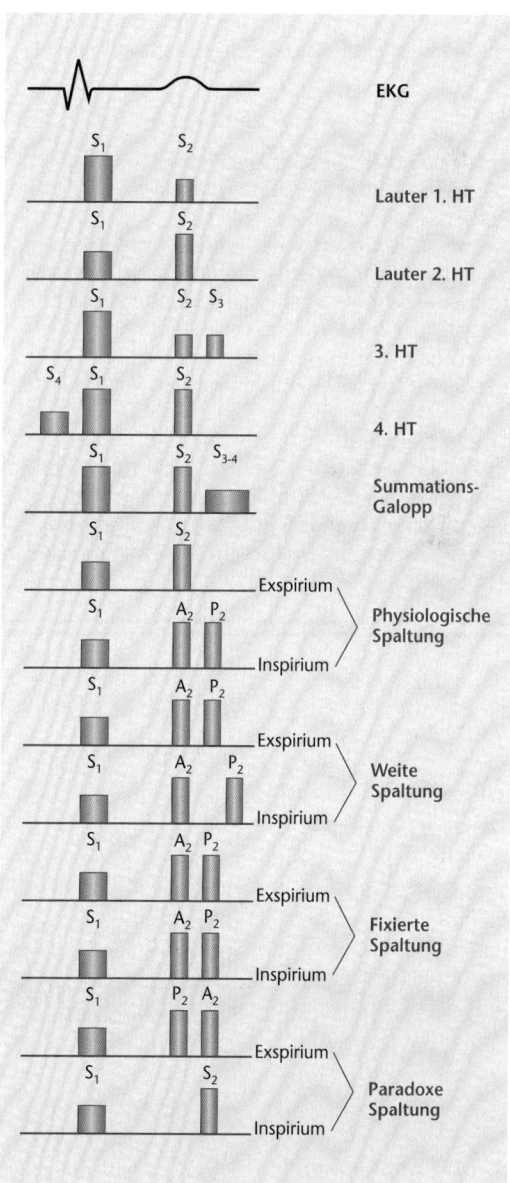

Abb. 1.18: Übersicht über physiologische und pathologische Herztöne. S_1 = 1. Herzton (HT); S_2 = 2. Herzton; A_2 = Aortenklappenschlusston; P_2 = Pulmonalklappenschlusston. [L157]

01

===========AUF DEN PUNKT GEBRACHT===========

Herzgeräusche und ihre Beziehung zum Herzzyklus

Systolisch
- **holosystolisch:** über die gesamte Systole andauernde und damit aus dem 1. HT hervorgehende bandförmige oder decrescendoartige Geräusche. Beispiele: Mitralinsuffizienz, Trikuspidalinsuffizienz, Ventrikelseptumdefekt
- **mesosystolisch:** nur während der systolischen Auswurfphase auftretende und damit vom 1. HT abgesetzte spindelförmige Geräusche. Beispiele: Aortenstenose, Pulmonalstenose, Vorhofseptumdefekt
- **spätsystolisch:** meist niederfrequente Geräusche mit Crescendocharakter, die in den 2. HT übergehen. Beispiele: Mitralklappenprolaps (Click-Syndrom), Aortenisthmusstenose.

Diastolisch
- **frühdiastolisch:** hochfrequente, aus dem 2. HT hervorgehende Geräusche mit Decrescendocharakter. Beispiel: Aorteninsuffizienz, Pulmonalinsuffizienz
- **mesodiastolisch:** meist niederfrequente, vom 2. HT abgesetzte bandförmig oder decrescendoartig verlaufende Geräusche. Beispiele: Mitralstenose, Trikuspidalstenose
- **präsystolisch:** meist niederfrequente Geräusche mit Crescendocharakter, die in den ersten Herzton übergehen. Beispiel: Mitralstenose bei noch vorhandenem Sinusrhythmus.

Systolisch-diastolisch
„Maschinengeräusche" mit Crescendo-Decrescendo-Charakter, die den 2. HT „einrahmen". Beispiele: offener Ductus Botalli, aortopulmonales Fenster. Differentialdiagnostisch abgegrenzt werden müssen sie gegen das ohrnahe, „raue" Reibegeräusch bei Perikarditis.

spiel bei Fieber, bei schwerer körperlicher Belastung, bei Hyperthyreose, in der Schwangerschaft oder bei Anämie als mesosystolische Geräusche ohne deutlich ausgeprägtes p. m.

- **Akzidentelle Herzgeräusche** entstehen ohne strukturelle oder funktionelle Herzveränderungen als leise, meist niederfrequente, umschriebene mesosystolische Geräusche, die bei Lagewechsel verschwinden oder sich in ihrer Intensität ändern. Sie kommen bei Jugendlichen und asthenischen Erwachsenen vor. Das häufigste akzidentelle Herzgeräusch ist das **Still-Geräusch**, ein musikalisches, vibratorisches Herzgeräusch am linken Sternalrand.

1.4.3 Apparative Diagnostik

Oberflächen-EKG

Prinzip

Beim EKG handelt es sich um die nicht-invasive Aufzeichnung der an die Körperoberfläche fortgeleiteten elektrischen Potentialänderungen des Herzens. Sie erfolgt entweder zwischen zwei Punkten (**bipolare Ableitungen**) oder an einem Punkt gegen eine indifferente Elektrode (**unipolare Ableitungen**).

Die myokardiale elektrische Aktivität kann als Vektor dargestellt werden, der sowohl eine bestimmte Stärke (Länge) sowie eine bestimmte Richtung hat, die sich beide während des Herzzyklus ändern. Ein Vektor, der auf die ableitende Elektrode hin gerichtet ist, löst einen **positiven Ausschlag** in der entsprechenden Ableitung aus (die Kurve steigt über das

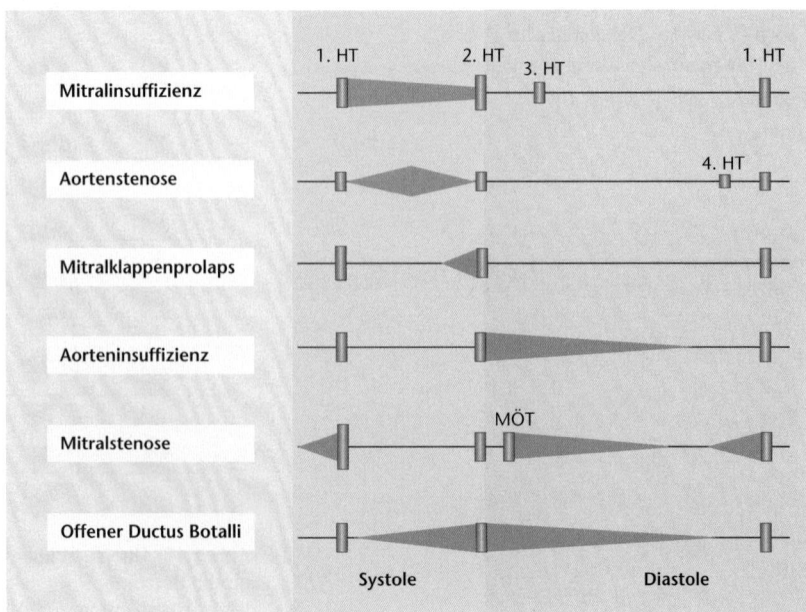

Abb. 1.19: Typische Auskultationsbefunde. Herzgeräusche und ihre zeitliche Zuordnung zu den Herztönen. MÖT = Mitralöffnungston. [A300–157]

Ausgangsniveau). Ein von der ableitenden Elektrode fortweisender Vektor löst dagegen einen **negativen Ausschlag** aus.

In Abhängigkeit von der Ableitung entsteht eine charakteristische Kurvenform aus **Wellen** (= positive oder negative Ausschläge) und **Strecken** (= Segmente, keine Ausschläge). Wellen und Strecken werden in **Intervalle** gruppiert, z. B. QT-Zeit (**Abb. 1.20**).

Die erste Ablenkung entsteht durch die Erregung der Vorhöfe. Es handelt sich um eine langsame Depolarisation niedriger Amplitude, die als **P-Welle** bezeichnet wird. Je nach Platzierung der Elektroden kann diese positiv oder negativ ausfallen. Die Repolarisation der Vorhöfe kann im EKG nicht dargestellt werden, da sie nur geringe Potentialschwankungen hervorruft, die durch die nachfolgende Q-Zacke überlagert werden.

Die drei auf das P folgenden Zacken werden als **QRS-Komplex** oder Kammerkomplex bezeichnet und entsprechen der Erregungsausbreitung über das Kammermyokard. Vereinbarungsgemäß wird jede initial negative Zacke mit Q, jede positive Zacke mit R und jede negative Zacke, die auf R folgt, mit S bezeichnet.

Die abschließende **T-Welle** entspricht der Repolarisation des Kammermyokards und zeigt normalerweise in die gleiche Richtung wie die R-Zacke.

Das **PQ-Intervall** (PQ-Zeit) markiert den zeitlichen Abstand vom Beginn der Erregung des Vorhofmyokards bis zum Beginn der Erregung des Kammermyokards. Es setzt sich also aus den Erregungsleitungszeiten über den rechten Vorhof (intraatriale Leitung), der eigentlichen AV-Knoten-Leitung sowie den Erregungsleitungszeiten durch das His-Bündel und das spezifische Reizleitungssystem des Kammermyokards zusammen. Eine verlängerte PQ-Zeit kann durch eine Erregungsleitungsverzögerung in jeder dieser Teilkomponenten hervorgerufen werden, ist jedoch meistens durch eine Leitungsverzögerung im AV-Knoten bedingt.

Die **ST-Strecke** stellt graphisch den Übergang zwischen dem Ende der Kammererregung und dem Beginn der T-Welle als Äquivalent der Kammerrepolarisation dar. Ein weiterer Messwert ist die **QT-Zeit**, also die Zeit, die die Kammern benötigen, um sich vollständig zu depolarisieren und anschließend zu repolarisieren. Die PQ-Strecke und die ST-Strecke liegen normalerweise in der isoelektrischen Linie, das bedeutet, es entsteht kein ableitbares Potential, wenn Vorhöfe oder Kammern vollständig erregt sind.

Cabrera-Kreis

Die anatomische Herzachse entspricht etwa der Hauptausbreitungsrichtung der elektrischen Depolarisationswelle, die während des Herzzyklus über das Kammermyokard läuft und die mechanische Kontraktion der Ventrikel einlei-

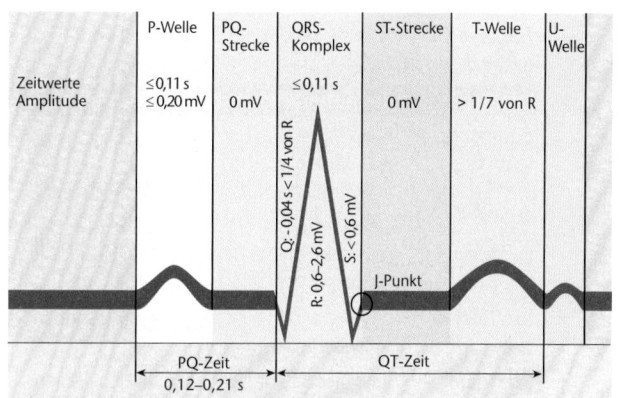

Abb. 1.20: Erregungsablauf im EKG mit physiologischen Zeitwerten. [L157]

tet (QRS-Komplex, s. o.). Die Hauptstromrichtung und damit die **elektrische Herzachse** lassen sich aus dem mittleren QRS-Vektor bestimmen. Als Hilfsmittel dient der Cabrera-Kreis (**Abb. 1.21**).

Normalerweise liegt die Herzachse in der Frontalebene zwischen − 30° und + 90°, entspricht also entweder dem **Steiltyp** (+ 60° bis + 90°), dem **Indifferenztyp** (+ 30° bis + 60°) oder dem **Linkstyp** (− 30° bis + 30°). Abweichungen < − 30° werden als **überdrehter Linkstyp** bezeichnet und werden bei einer Überlastung oder Hypertrophie des linken Ventrikels (z. B. bei Hypertonus oder Aortenklappenfehlern) sowie bei bestimmten Erregungsleitungsstörungen (z. B. beim linksanterioren Hemiblock) beobachtet. Bei Abweichungen > + 90° spricht man von einer **Rechtsdrehung** der Herzachse (**Rechtstyp, überdrehter Rechtstyp**), die einen Hinweis auf eine chronische Überlastung oder Hyper-

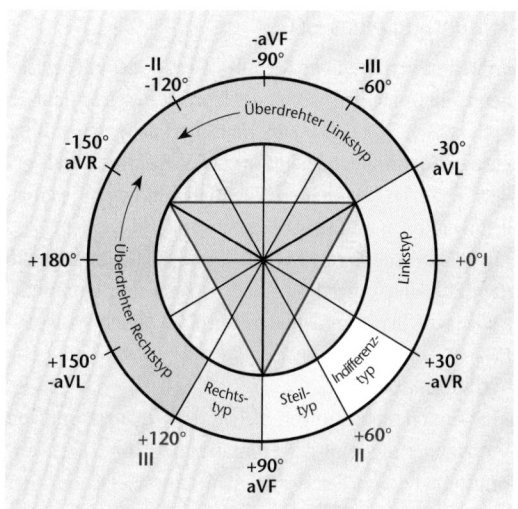

Abb. 1.21: Cabrera-Kreis. [A300]

Tab. 1.7 Diagnostische Bedeutung der Lagetyp-bestimmung im EKG

Lagetyp	Bedeutung/Vorkommen (Beispiele)
überdrehter Linkstyp	• linksanteriorer Hemiblock • Linksherzhypertrophie • Vorhofseptum-(Ostium-primum-)Defekt (s. 1.12)
Linkstyp	physiologisch bei Patienten < 40–45 Jahre, bei Adipositas, bei Linksherzbelastung
Indifferenz-typ	physiologisch bei Erwachsenen und älteren Jugendlichen
Steiltyp	physiologisch bei Jugendlichen und Astheni-kern, bei Erwachsenen Hinweis auf Rechts-herzbelastung
Rechtstyp	physiologisch bei Kindern, sonst Hinweis auf verstärkte Rechtsherzbelastung (z. B. Cor pulmonale s. 1.7.3)
überdrehter Rechtstyp	immer pathologisch, z. B. bei extremer Rechtsherzhypertrophie infolge angeborenen Herzfehlers und beim linksposterioren Hemi-block
Sagittaltyp	zuweilen physiologische Normvariante, häufig bei verstärkter Rechtsherzbelastung

trophie des rechten Ventrikels (z. B. bei pulmonalem Hoch-druck) geben kann.

Projiziert sich die Hauptachse der Erregungsausbreitung nicht in die Frontalebene, sondern in die Horizontalebene, wird von einem **Sagittaltyp** gesprochen. Er ist durch S-Zacken in den Ableitungen I, II und III (S_I S_{II} S_{III}-Typ) oder durch ein S in Ableitung I und ein Q in Ableitung III ($S_I Q_{III}$-Typ) gekennzeichnet. Die Bedeutung der Lagetypen ist in **Tabelle 1.7** erklärt.

Durchführung eines EKG

Die Ableitung erfolgt über Klemm-, Saug- oder Klebeelek-troden zumeist am liegenden oder halbsitzenden Patienten. Der elektrische Kontakt zur Hautoberfläche wird über feuchte Papierstreifen oder ein spezielles Elektrodengel ver-bessert. Die erfassten kleinen Potentialänderungen (wenige Millivolt) müssen im Registriergerät verstärkt werden.

Das übliche Standard-EKG (**12-Kanal-EKG**) umfasst die Extremitätenableitungen nach EINTHOVEN und GOLDBER-GER sowie die Brustwandableitungen V_1–V_6 nach WILSON.

Extremitätenableitungen

Die Extremitätenableitungen dienen der Registrierung von Potentialänderungen in der Frontalebene (**Abb. 1.22**). Ab-leitungspunkte sind der rechte Arm (rote Elektrode), der linke Arm (gelbe Elektrode), und das linke Bein (grüne Elektrode). Die **Ableitungen nach Einthoven (I, II, III)** er-folgen bipolar zwischen dem rechten und linken Arm (I) und zwischen dem rechten Arm (II) bzw. dem linken Arm (III) und jeweils dem linken Fuß. Als indifferente Elektrode dient der rechte Fuß (schwarze Elektrode). Die **Ableitungen nach Goldberger (aVR, aVL, aVF**; a = *augmented*, d. h. ver-stärkt) erfolgen unipolar vom entsprechenden Ableitungs-punkt (R = *right arm*, L = *left arm*, F = *foot*) gegen die beiden als indifferente Elektrode zusammengeschlossenen verblei-benden Extremitätenableitungspunkte.

Brustwandableitungen

Die Brustwandableitungen registrieren Potentialänderun-gen in der Horizontalebene. Die **Ableitungen nach Wilson** (V_1–V_6) erfolgen unipolar gegen die als indifferente Elektro-de zusammengeschlossenen Extremitätenableitungen zur Beurteilung der rechts- bzw. links-präkordialen Region (**Abb. 1.23**). Zur Beurteilung der links-lateralen und dorsa-len Region können weitere Ableitungen eingesetzt werden (V_7 = hintere Axillarlinie li, V_8 = mittlere Skapularlinie li, V_9 = Paravertebrallinie li). Zur Beurteilung des rechten Herzens können rechtsthorakale Elektroden spiegelbildlich zu den Ableitungen V_3–V_6 angebracht werden (V_{3R}–V_{6R}).

Beurteilung des Oberflächen-EKG

❗ Das 1901 von EINTHOVEN erfundene EKG ist auch heute noch das zentrale diagnostische Instrument zur Erkennung und Einordnung von Herzrhythmusstörungen und intraventrikulären Erregungsausbreitungsstörungen sowie zur Beurteilung eines Herzinfarktes. ❗

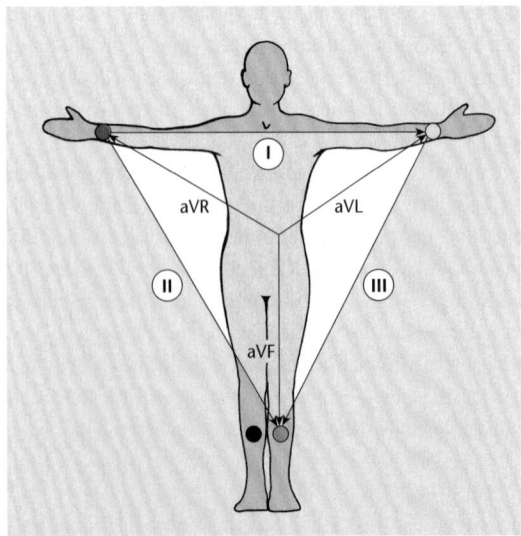

Abb. 1.22: Extremitätenableitungen im Oberflächen-EKG.
I, II, III = bipolare Ableitungen nach EINTHOVEN; aVR, aVL, aVF = unipolare Ableitungen nach GOLDBERGER. [L157]

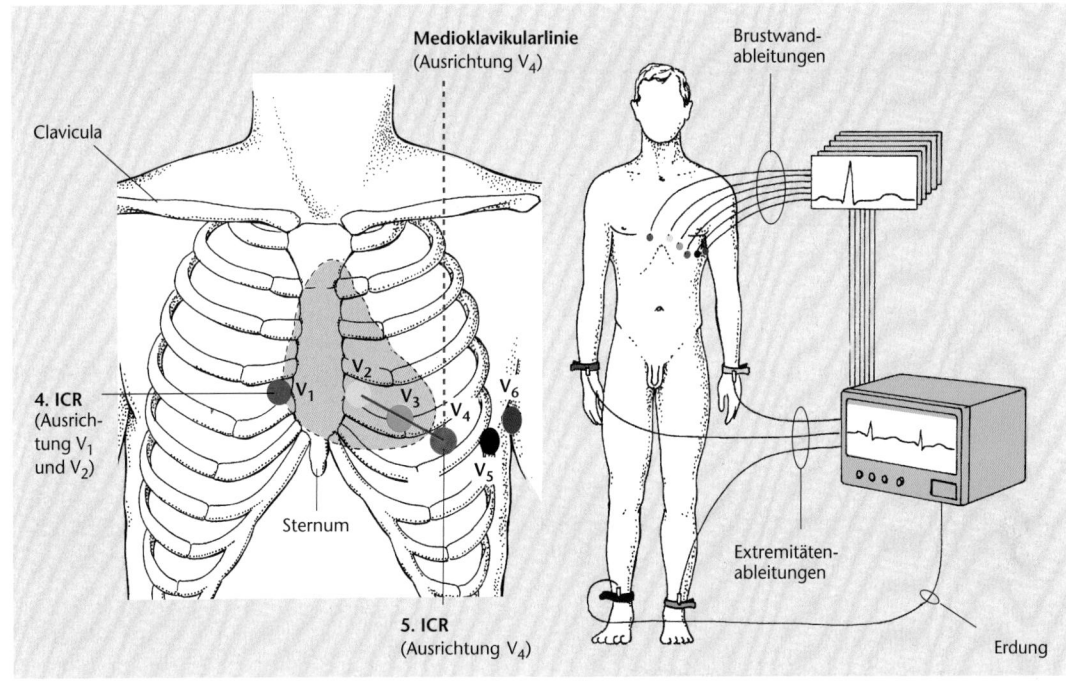

Abb. 1.23: Platzierung der EKG-Elektroden an Brustwand und Extremitäten.
[A400–190]

Es kann zusätzliche Hinweise auf eine Hypertrophie der Kammern und Vorhöfe sowie auf das Vorliegen einer koronaren Herzkrankheit, Perikarditis oder Elektrolytstörungen geben.

Auswertung, praktisches Vorgehen
Die Auswertung sollte stets nach einem standardisierten Vorgehen erfolgen (s. **Kasten „Systematische Auswertung eines EKG")** und beinhaltet die Bestimmung von **Frequenz, Rhythmus** und **elektrischer Herzachse** sowie die Beurteilung der **Morphologie** des Stromkurvenverlaufes (Normalbefund s. **Abb. 1.24**). Die Bestimmung der Herzfrequenz und das Ausmessen der einzelnen Zeiten erfolgen mit einem „EKG-Lineal".

Pathologische EKG-Befunde
Das EKG wird durch eine Vielzahl von Faktoren beeinflusst; einige Beispiele sind in **Abbildung 1.25** dargestellt. Pathologische Befunde werden am besten anhand der unterschiedlichen Abschnitte des EKG eingeteilt:

=== AUF DEN PUNKT GEBRACHT ===

Systematische Auswertung eines EKG

Bestimmung der elektrischen Herzachse (Lagetyp)
Näherungsweise zeigt die elektrische Herzachse in Richtung der Ableitung mit der höchsten R-Zacke. Deswegen wird am besten die höchste R-Zacke in der Frontalebene (also in den Ableitungen I, II, III, aVL, aVF oder aVR) aufgesucht und der genaue Lagetyp mithilfe des Cabrera-Kreises bestimmt (Abb. 1.21). Die Ableitung, in der die R-Zacke und die S-Zacke gleich groß sind, steht in etwa senkrecht zur elektrischen Herzachse.

Bestimmung des Rhythmus
- Sinusrhythmus (stets gleich aussehende, d.h. monomorphe P-Wellen mit überwiegend positivem Ausschlag in allen Extremitätenableitungen) oder **heterotoper**, d.h. von anderen Erregungsbildungszentren ausgehender Rhythmus (z.B. AV-Rhythmus, Kammerrhythmus)?
- **rhythmische** oder **arrhythmische** Herzaktionen?

Frequenzbestimmung durch Ausmessen des RR-Abstandes
Dabei sollten in Abhängigkeit von der Herzfrequenz und der Geschwindigkeit des Papiervorschubs 2 oder 3 Herzaktionen ausgemessen und das Ergebnis gemittelt werden.

Herzfrequenz [1/min] = 60 : RR-Abstand [sec]

Bei Standardpapiergeschwindigkeit (25 mm/s) ist ein kleines (1 mm) Quadrat 0,04 s, ein großes (5 mm) Quadrat 0,2 s.
Bei stark wechselnden RR-Abständen werden eine mittlere, eine maximale und eine minimale Frequenz angegeben.

Detaillierte Untersuchung des Erregungsablaufs
- Intervalle: PQ-, QRS-, QT-Zeit
- P-Welle: Amplitude, Form, Dauer
- QRS-Komplex: Amplitude, Form der Q-Welle, R/S-Verhältnis
- ST-Strecke und T-Welle, evtl. U-Welle: Form, Amplitude.

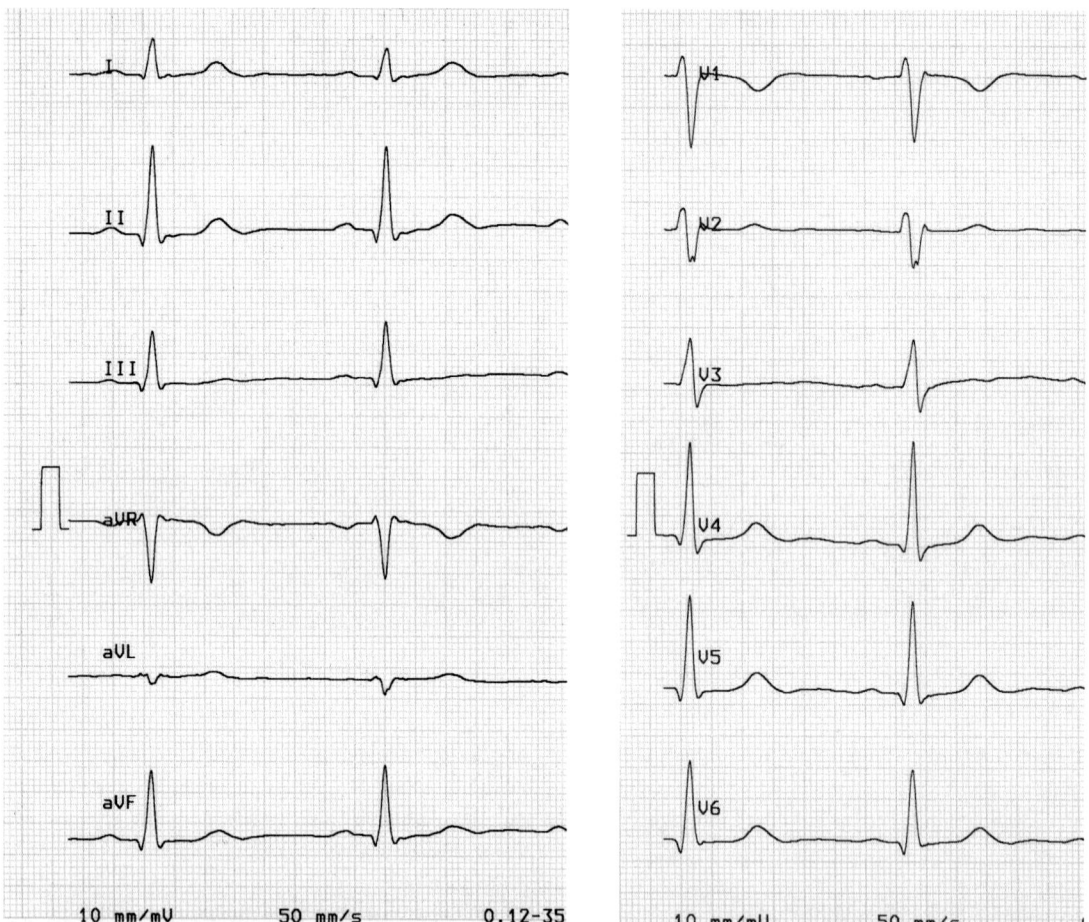

Abb. 1.24: Normalbefund eines 12-Kanal-EKG einer 24-jährigen Famulantin im 9. Semester, die an ihrem letzten Tag auf Station auch noch für dieses EKG herhalten musste … Eine beispielhafte Befundung dieses EKG könnte lauten (Grundlage für die Interpretation jeweils in Klammern): Steiltyp (größte positive R-Ausschläge in II und aVF), Sinusrhythmus (regelmäßige P-Wellen nachweisbar, am besten sichtbar in II), Frequenz 80/min (Abstand der R-Zacken ca. 4 cm), unauffällige Erregungsausbreitung und -rückbildung (unauffällige PQ-Zeit, QRS-Komplex von normaler Breite und Konfiguration, ST-Strecke unverändert, normal konfigurierte T-Welle). [M181]

Veränderungen der P-Welle

- **Verbreiterung** (> 0,11 s), doppelgipflig oder biphasisch in I, II, V_5 und V_6: sog. P mitrale bei Mitralstenose oder Mitralinsuffizienz
- **Überhöhung** (> 0,25 mV), spitz in II, III und aVF: sog P pulmonale bei Belastung des rechten Vorhofs, z. B. bei Trikuspidalinsuffizienz oder Cor pulmonale
- **Verbreiterung und Überhöhung:** sog. P cardiale bei Belastung beider Vorhöfe, z. B. bei Vorhofseptumdefekt
- **Negativierung:** ektoper Vorhofschrittmacher (in der Nähe des AV-Knotens) oder retrograde Vorhoferregung (z. B. vom AV-Knoten aus)
- **Polymorphie** (= unterschiedlich geformte P-Wellen): wandernder Vorhofschrittmacher, supraventrikuläre Extrasystolen

- **fehlendes oder nicht-abgrenzbares P:** Vorhofflimmern mit absoluter Arrhythmie, Sinusarrest mit AV-Ersatzrhythmus.

Veränderungen der PQ-Zeit

- **Verkürzung** (< 0,13 s): Präexzitations-Syndrome, z. B. WPW- oder LGL-Syndrom (s. **1.8.5**), hoher AV-Knoten-Ersatzrhythmus
- **Verlängerung** (> 0,21 s): AV-Block I°; bei zunehmender Verlängerung und Ausfall eines QRS-Komplexes liegt ein AV-Block II° vom Typ WENCKEBACH vor (s. **1.8.4**).

Veränderung des QRS-Komplexes

- **Linksherzhypertrophie:** Summe aus S in V_1 + R in V_5 beträgt > 3,5 mV (= positiver **Sokolow-Index**) oder R in aVL ist > 1,1 mV; zusätzlich liegen immer ein Links- oder überdrehter Linkstyp und Erregungsrückbildungsstörungen in V_5 und V_6 vor.

- **Rechtsherzhypertrophie:** R in V_1 > 0,7 mV und R in V_1 > S in V_1; zusätzlich liegen immer ein Rechtstyp, ein tiefes S in V_6 und Erregungsrückbildungsstörungen in V_1 und V_2 vor.
- **Verbreiterung** (> 0,11 s): Linksschenkelblock, Rechtsschenkelblock (s. **Kasten** „Schenkelblöcke"), ventrikuläre Extrasystolen, Kammer(ersatz)rhythmus, ausgeprägte Hypokaliämie, Intoxikation mit Klasse-Ia-Antiarrhythmika oder trizyklischen Antidepressiva, WPW-Syndrom.

Veränderungen der ST-Strecke

- **Hebung:** akuter Herzinfarkt, Koronarspasmus, Perikarditis, persistierend bei linksventrikulärem Aneurysma
- **Senkung** (unspezifisch und vieldeutig): z. B. bei Linksherzhypertrophie, Koronarinsuffizienz und nicht-transmuralem Infarkt, bei Digitalis-Therapie.

Veränderungen der T-Welle

- **Abflachung:** Hypokaliämie, auch bei Myokarditis, KHK, beginnender Linksherzhypertrophie
- **Überhöhung:** Hyperkaliämie, Vagotonie, sehr kurzfristig in der Frühphase des Myokardinfarktes („Erstickungs-T")
- **Negativierung** (häufig verbunden mit Veränderungen der ST-Strecke): z. B. bei Linksherzhypertrophie, KHK, Perikarditis, Digitalis-Therapie, Myokarditis, bei transmuralem und nicht-transmuralem Myokardinfarkt sowie bei Hirndruck (z. B. Subarachnoidalblutung).

Veränderungen der QT-Zeit

- **Verlängerung:** Hypokalzämie, Hypokaliämie, Therapie mit Klasse-Ia-Antiarrhythmika und trizyklischen Antidepressiva, Long-QT-Syndrom
- **Verkürzung:** Hyperkalzämie, Hyperkaliämie.

Langzeit-EKG (Holter-EKG)

Es handelt sich um ein Verfahren zur kontinuierlichen EKG-Registrierung über einen Zeitraum von 24–72 h. Die

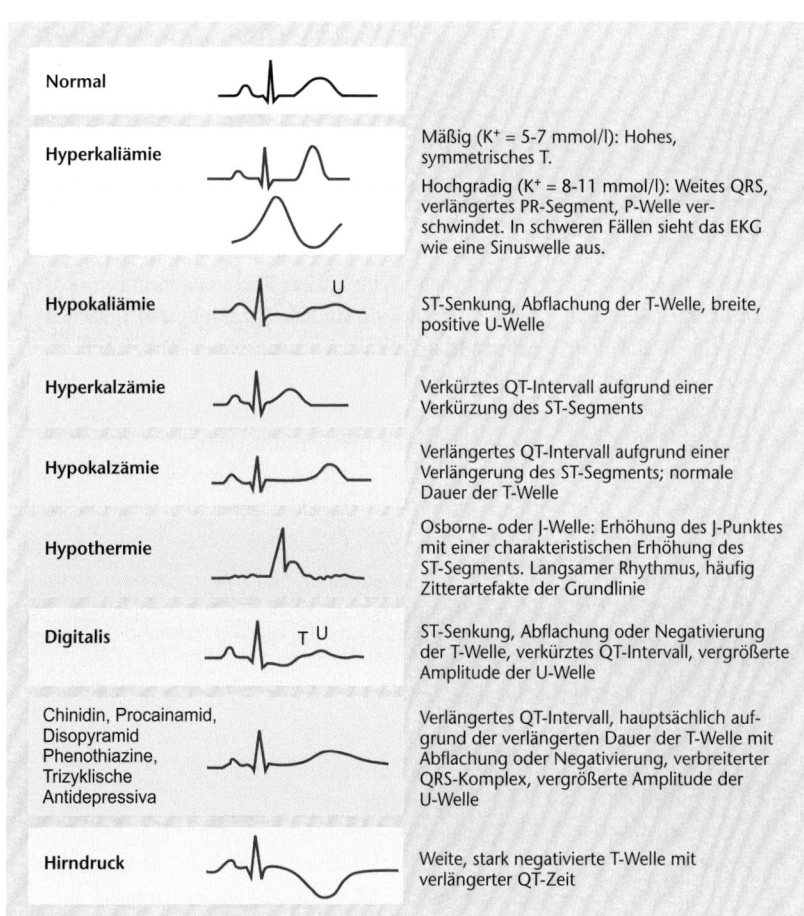

Normal	
Hyperkaliämie	Mäßig (K⁺ = 5-7 mmol/l): Hohes, symmetrisches T. Hochgradig (K⁺ = 8-11 mmol/l): Weites QRS, verlängertes PR-Segment, P-Welle verschwindet. In schweren Fällen sieht das EKG wie eine Sinuswelle aus.
Hypokaliämie	ST-Senkung, Abflachung der T-Welle, breite, positive U-Welle
Hyperkalzämie	Verkürztes QT-Intervall aufgrund einer Verkürzung des ST-Segments
Hypokalzämie	Verlängertes QT-Intervall aufgrund einer Verlängerung des ST-Segments; normale Dauer der T-Welle
Hypothermie	Osborne- oder J-Welle: Erhöhung des J-Punktes mit einer charakteristischen Erhöhung des ST-Segments. Langsamer Rhythmus, häufig Zitterartefakte der Grundlinie
Digitalis	ST-Senkung, Abflachung oder Negativierung der T-Welle, verkürztes QT-Intervall, vergrößerte Amplitude der U-Welle
Chinidin, Procainamid, Disopyramid Phenothiazine, Trizyklische Antidepressiva	Verlängertes QT-Intervall, hauptsächlich aufgrund der verlängerten Dauer der T-Welle mit Abflachung oder Negativierung, verbreiterter QRS-Komplex, vergrößerte Amplitude der U-Welle
Hirndruck	Weite, stark negativierte T-Welle mit verlängerter QT-Zeit

Abb. 1.25: Beeinflussung des EKG durch metabolische und medikamentöse Faktoren. [L157]

01

====================== AUF DEN PUNKT GEBRACHT ======================

Schenkelblöcke

Schenkelblöcke entstehen durch Leitungsstörungen im Bereich der Tawara-Schenkel. Meist ist nur ein Schenkel betroffen, der andere leitet zuverlässig weiter. Ungünstige hämodynamische Auswirkungen entstehen in der Regel nicht, meist ist der Schenkelblock eine harmlose Begleiterscheinung einer kardialen oder pulmonalen Erkrankung. Ein neu entdeckter Linksschenkelblock unbekannter Ätiologie sollte jedoch weiter abgeklärt werden.

Rechtsschenkelblock (RSB)

Der rechte Tawara-Schenkel ist nicht leitfähig (kompletter RSB) oder leitet nur verzögert (inkompletter RSB). Das rechtsventrikuläre Myokard wird dadurch verzögert erregt.

- **Vorkommen:** Erkrankungen mit Belastung des rechten Herzens wie Vorhofseptumdefekt, schwere pulmonale Erkrankungen, nicht selten allerdings auch ohne erkennbare Ursache
- **EKG-Bild:** Verbreiterung des QRS-Komplexes auf 0,10−0,12 s (inkompletter RSB) bzw. > 0,12 s (kompletter RSB). Typisch ist eine M-förmige Konfiguration des QRS-Komplexes in der zum rechten Ventrikel gerichteten Ableitung V_1 mit positivem terminalem Ausschlag (d. h., nach dem S folgt

ein weiterer positiver Ausschlag, z. B. rSr'-Konfiguration, Abb. 1.26). Die zum linken Ventrikel gerichteten Ableitungen V_5 und V_6 sind nur geringfügig verändert.

Zur **Nomenklatur** der QRS-Konfiguration bei RSB: Definitionsgemäß wird der erste positive Ausschlag mit dem Buchstaben R bezeichnet, der nachfolgende negative Ausschlag mit S und der zweite positive Ausschlag mit R'. Die relative Höhe der Ausschläge wird durch Groß- oder Kleinschreibung symbolisiert, der höchste Ausschlag wird großgeschrieben. Bei der rSr'-Konfiguration ist also der negative Ausschlag der S-Zacke stärker als die positiven Ausschläge sowohl der ihr vorausgehenden R-Zacke als auch der ihr folgenden R'-Zacke.

Linksschenkelblock (LSB)

Der linke Tawara-Schenkel ist nicht leitfähig (kompletter LSB) oder leitet nur verzögert (inkompletter LSB). Das linksventrikuläre Myokard wird dadurch verzögert erregt.

- **Vorkommen:** Erkrankungen mit Belastung bzw. Schädigung des linken Ventrikels.
- **EKG-Bild:** Verbreiterung des QRS-Komplexes auf 0,10−0,12 s (inkompletter LSB) bzw. > 0,12 s (kompletter LSB). Typisch ist eine zweigipflige Aufsplitterung des QRS in den zum linken Ventrikel gerichteten Ableitungen I und $V_{5/6}$. Die Herzachse ist in der Regel nach links gedreht. Als Folge der verzögerten Depolarisation ist auch die Repolarisation verändert: die ST-Strecke ist besonders in V_5 und V_6 abgesenkt, die T-Welle negativ (Abb. 1.26).

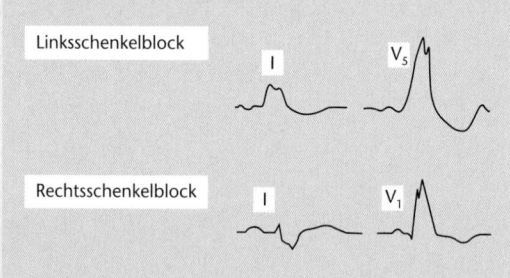

Abb. 1.26: EKG-Befund bei Links- und Rechtsschenkelblock. Der Kammerkomplex bei Rechtsschenkelblock hat in Ableitung V_1 die Konfiguration rsR'. [L157]

Ableitung erfolgt mithilfe von zwei Kanälen durch auf die Brustwand aufgeklebte Elektroden. Die abgeleiteten Impulse werden auf einem tragbaren Magnetband-Rekorder aufgezeichnet oder durch Telemetrie oder per Telefon zur sofortigen Auswertung weitergeleitet. Das Langzeit-EKG ist gut geeignet, um Ausmaß, Dauer und Häufigkeit ventrikulärer und supraventrikulärer Rhythmusstörungen zu klären oder um eventuelle kardiale (rhythmogene) Ursachen von Schwindel und Synkopen aufzuspüren (**Abb. 1.27**).

Das Langzeit-EKG kann auch zur Therapiekontrolle eingesetzt werden, etwa bei antiarrhythmischer Therapie oder zur Kontrolle von Herzschrittmachern.

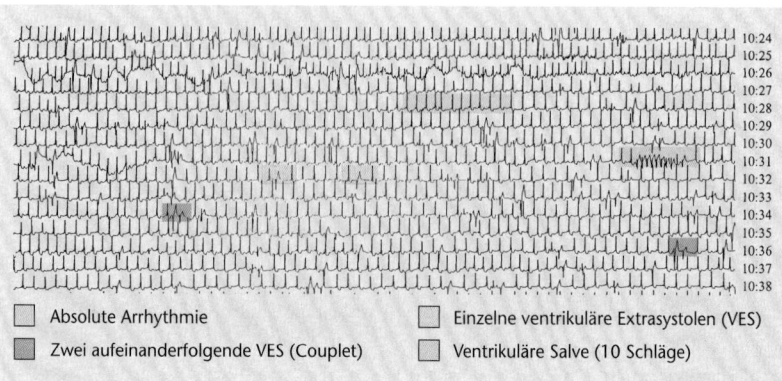

Abb. 1.27: Langzeit-EKG. [M183]

Belastungs-EKG (Ergometrie)

Prinzip

Kontinuierliche 12-Kanal-EKG-Registrierung, Herzfrequenz- und Blutdruckkontrolle unter körperlicher Belastung (Fahrrad-, Laufband-, Handkurbel-Ergometer). Durch den erhöhten kardialen Sauerstoffverbrauch können Myokardischämien aufgedeckt werden (ST-Strecken-Veränderungen, Rhythmusstörungen).

Indikationen

Die Ergometrie ermöglicht die Abklärung einer KHK, zum Beispiel bei atypischer Angina pectoris und koronaren Risikofaktoren, bei uncharakteristischen ST-Strecken-Veränderungen im Ruhe-EKG oder bei typischer Angina pectoris mit unauffälligem Ruhe-EKG. Außerdem dient sie der Beurteilung der Belastbarkeit (z. B. nach Herzinfarkt oder Herz-OP), der Beurteilung von Rhythmusstörungen im Vergleich zum Ruhe-EKG und kann helfen, das Blutdruckverhalten unter Belastung zu ermitteln. Außerdem wird das Belastungs-EKG zur Kontrolle einer medikamentösen Therapie mit Antianginosa, Antiarrhythmika oder Antihypertensiva eingesetzt.

Durchführung

Die Anfangsbelastung beträgt 25 – 50 Watt, sie wird alle 2 Minuten um 25 – 50 Watt gesteigert, bis 80 – 90% der altersabhängig maximalen Herzfrequenz (220 minus Lebensalter) erreicht sind. Abbruchkriterien sind typische Angina pectoris, atypische Angina pectoris und gleichzeitige EKG-Veränderungen, RR-Anstieg auf > 240/120 mmHg, fehlende RR-Erhöhung oder RR-Abfall, Dyspnoe, Zyanose, muskuläre Erschöpfung, Blässe, Schweißausbruch oder signifikante EKG-Veränderungen, die auf eine myokardiale Ischämie hinweisen.

Nach Belastungsende werden die Messungen im Abstand von je 2 Minuten fortgesetzt, bis die klinische und elektrokardiographische Ausgangssituation wieder erreicht ist.

Beurteilung

Pathologische Belastungsreaktionen im EKG sind horizontale oder deszendierende ST-Strecken-Senkungen > 0,1 mV in den Extremitätenableitungen bzw. > 0,2 mV in den Brustwandableitungen und ST-Hebungen > 0,1 – 0,2 mV (**Abb. 1.28**). Nicht beweisend, aber hinweisend sind aszendierende ST-Strecken-Veränderungen mit sehr tiefem Abgang, morphologische Veränderungen der T-Wellen, Leitungsblockierungen und das Auftreten von Arrhythmien (z. B. ventrikuläre Extrasystolen oder Vorhofflimmern). Die Sensitivität der Ergometrie bei koronarer Herzkrankheit beträgt ca. 80 – 90%, die Spezifität ca. 75 – 80%. Wird die altersabhängige maximale Herzfrequenz (Ausbelastung)

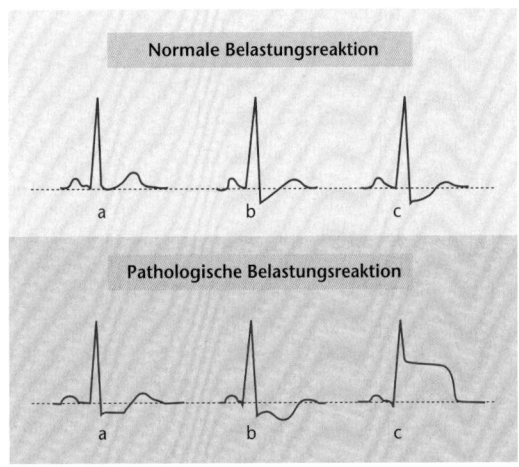

Abb. 1.28: Befunde im Belastungs-EKG. Oben: Nicht-pathologische Belastungsreaktion (a: keine ST-Strecken-Änderung, b und c: aszendierende ST-Strecken-Senkungen). **Unten:** Pathologische Belastungsreaktion (a: horizontale, b: deszendierende ST-Strecken-Senkung, c: ST-Strecken-Hebung). [L157]

nicht erreicht, etwa wegen muskulärer Schwäche oder unter Betablocker-Einnahme, sinkt die Sensitivität der Untersuchung deutlich ab.

Echokardiographie („Echo")

Prinzip

Bei der Ultraschalluntersuchung des Herzens kommen die folgenden Methoden zum Einsatz (**Abb. 1.29**):

B-Mode

Im **zweidimensionalen** Echo („B-Mode") werden die Ultraschallwellen wie bei der „normalen" Sonographie vom Schallkopf fächerförmig in der gewünschten Schnittebene ins Gewebe abgegeben und an Grenzflächen unterschiedlicher akustischer Durchlässigkeit (Dichte) unterschiedlich stark reflektiert. Die reflektierten Signale werden vom Schallkopf registriert und anschließend elektronisch in Pixel (Bildpunkte) unterschiedlicher Helligkeitsgrade (*brightness*, daher „B-Mode") umgewandelt, welche zu einem zweidimensionalen Bild angeordnet werden.

M-Mode

Im **eindimensionalen** Echo („M[*time motion*]-Mode") nimmt der Schallkopf lediglich Tiefeninformationen entlang einem „Schallstrahl" auf (eindimensionales Echo), die grundsätzlich nach dem B-Bild-Verfahren registriert werden (s. o.). Durch den Papiervorschub werden sie jedoch bildlich in Relation zur Zeit wiedergegeben. Nicht-bewegliche Strukturen erscheinen als Linie, bewegliche als Kurve bzw. Zickzacklinie.

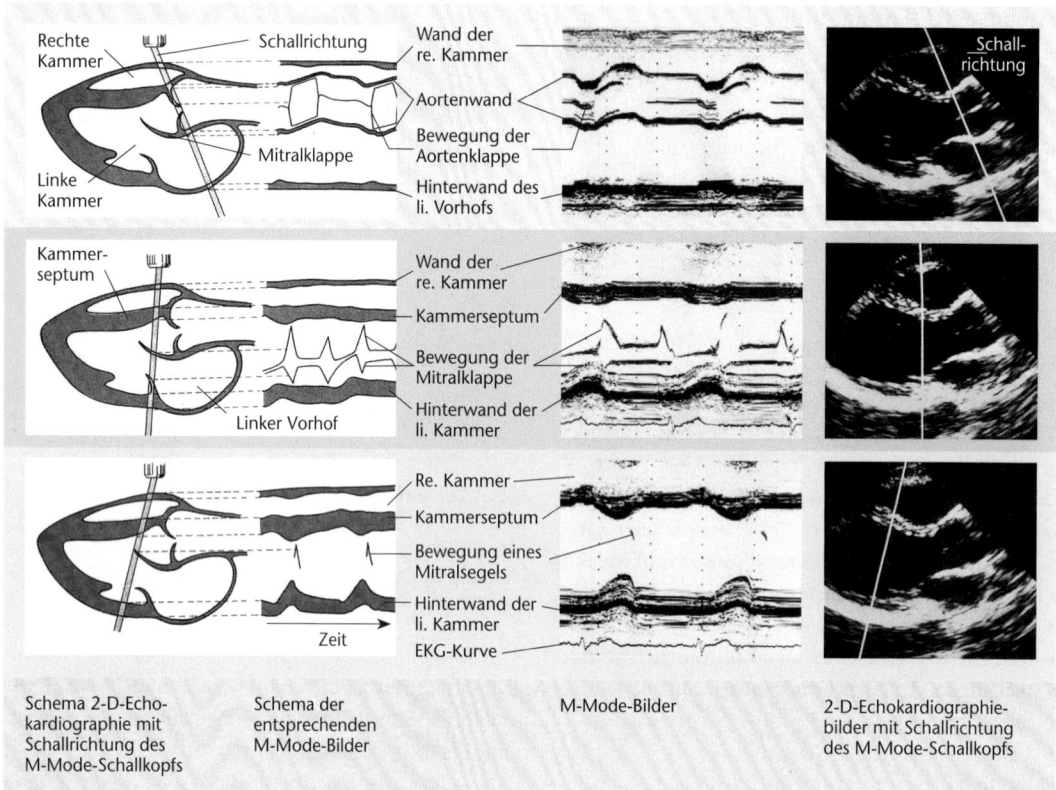

Schema 2-D-Echokardiographie mit Schallrichtung des M-Mode-Schallkopfs

Schema der entsprechenden M-Mode-Bilder

M-Mode-Bilder

2-D-Echokardiographiebilder mit Schallrichtung des M-Mode-Schallkopfs

Abb. 1.29: Ein- und zweidimensionale Echokardiographie am Beispiel von drei verschiedenen Schnittebenen (Aortenklappe, Mitralklappe, mittlere Ventrikelebene). Links schematische Darstellung, rechts die entsprechenden Befunde. [A400–157]

Farbdoppler-Echokardiographie

Bei der **Farb-Doppler- oder Duplex-Echokardiographie** kann zusätzlich zum B-Bild der Blutfluss mithilfe einer Farbkodierung dargestellt werden (rot = Fluss auf den Schallkopf zu; blau = Fluss vom Schallkopf weg). Technisch wird dabei die Änderung der Schallgeschwindigkeit beim Auftreffen auf die bewegten Erythrozyten (Doppler-Effekt) ausgenutzt. Die Farbkodierung wird insbesondere zur qualitativen Beurteilung der Klappenfunktion (z.B. sichtbarer Regurgitationsjet bei Klappeninsuffizienz) eingesetzt.

Zusätzlich zur qualitativen, farbkodierten Darstellung kann die Blutflussgeschwindigkeit in einem frei wählbaren Ausschnitt des eingestellten Schallfensters auch gemessen werden:

- PW *(pulsed wave):* abwechselndes Senden und Empfangen eines Schallsignals ermöglicht die lokalisierte Blutflussmessung, zum Beispiel in einer Klappenöffnungsebene.
- CW *(continuous wave):* ein kontinuierlicher Schallstrahl ermöglicht auch die Bestimmung größerer Blutflussänderungen entlang der gesamten Schallstrahlrichtung. Die Darstellung der CW- und PW-Doppler-Signale erfolgt in Abhängigkeit von der Zeit in einem M-Mode-ähnlichen Bild.

PW- und CW-Doppler werden insbesondere zur Quantifizierung von Klappenstenosen eingesetzt. Die gemessene Doppler-Flussgeschwindigkeit über einer Engstelle und der Stenosegrad korrelieren miteinander. Je ausgeprägter eine Stenose ist, desto größer ist Blutflussgeschwindigkeit in diesem Bereich.

Kontrastmittelechokardiographie

Bei der Kontrastmittelechokardiographie werden die Herzbinnenechos im 2-D-Bild durch **intravenöse Gabe von Mikropartikeln** (z.B. Galactose) verstärkt. Die Methode ermöglicht eine gute Darstellung des rechten Herzens und von Vitien mit Rechts-links-Shunt (z.B. ASD, VSD). Die Beurteilung des linken Herzens ist infolge einer Reduktion der Partikeldichte bei Lungenpassage begrenzt.

Transösophageale Echokardiographie

Bei der transösophagealen Echokardiographie (TEE) wird der endoskopartige Schallkopf im Ösophagus dorsal der Herzbasis platziert. Die Methode ermöglicht eine gute Darstellung der Vorhöfe, der Klappen und der Aorta, ist jedoch für den Patienten nicht gerade angenehm; zuweilen ist eine Sedierung erforderlich.

Stress-Echokardiographie

Ein noch relativ junges diagnostisches Verfahren ist die Stress-Echokardiographie. Unter **fahrradergometrischer oder medikamentöser Belastung** (z. B. kontinuierliche Dobutamin-Infusion in steigender Dosierung, evtl. mit zusätzlicher Gabe von Atropin zur weiteren Herzfrequenzsteigerung) werden dabei die Wandbewegung und systolische Wanddickenzunahme einzelner Myokardabschnitte beurteilt. Die myokardiale Kontraktilität ist in Bereichen mit unzureichender Blutzufuhr (z. B. infolge von Koronarstenosen bei KHK) gestört. Sensitivität und Spezifität liegen bei einem geübten Untersucher bei 85–95% und damit höher als bei der konventionellen Ergometrie.

Indikationen

Die konventionelle transthorakale Duplex-Echokardiographie (TTE) dient vor allem der nicht-invasiven Beurteilung von Größe und Funktion der Ventrikel, Morphologie und Funktion der Herzklappen sowie der Wandstärken (v. a. des linken Ventrikels und des Septums). Sie kann demnach alle pathologischen Veränderungen aufspüren, die eine dieser Komponenten betreffen: Perikardergüsse, intraatriale Tumoren oder Thromben, kongenitale oder erworbene Vitien, Shunt-Verbindungen, Papillarmuskel- oder Sehnenfädenabrisse und endokarditische Vegetationen.

Spezielle Indikationen für eine aufwändigere transösophageale Echokardiographie (TEE) sind die Diagnostik von Vorhofthromben oder -tumoren, Klappenvegetationen und Dissektionen der Aorta ascendens.

Die Stress-Echokardiographie ist wie die Ergometrie oder die Belastungsmyokardszintigraphie ein Verfahren zur Ischämiediagnostik. Sensitivität und Spezifität sind in der Regel etwas höher als die der Ergometrie.

Myokardszintigraphie

Der Gammastrahler ^{201}Thallium wird nur von der gesunden Myokardzelle aufgenommen. Somit können ischämische Bezirke bzw. Narbengewebe im Herzmuskel anhand der fehlenden Tracer-Belegung nachgewiesen werden.

Durchführung

Die ^{201}Tl-markierte Tracer-Substanz wird am Ende einer ergometrischen Belastung intravenös injiziert. Dabei wird die Aktivität über dem linken Ventrikel mit der Gammakamera aufgenommen. 4 Stunden nach Belastung wird eine zweite Aufnahme angefertigt (Ruhe- oder **Redistributionsszintigramm**). **Irreversible** (d. h. in beiden Aufnahmen nachgewiesene) Speicherdefekte deuten auf Infarktnarben hin, **reversible Speicherdefekte** auf eine passagere Myokardischämie (Redistribution des Nuklids nach Rückbildung der koronaren Minderperfusion). Die Aufnahmen werden heute überwiegend in der sog. **SPECT-Technik** (Single-Photon-Emissions-Computertomographie) erstellt, bei der der Messkopf der Kamera um den Patienten rotiert. Die dabei gewonnenen Daten werden – wie beim „konventionellen" CT – rechnerisch zu Schnittbildern zusammengesetzt **(Abb. 1.30)**. Die Sensitivität und die Spezifität des Verfahrens liegen für die KHK bei 85–90%.

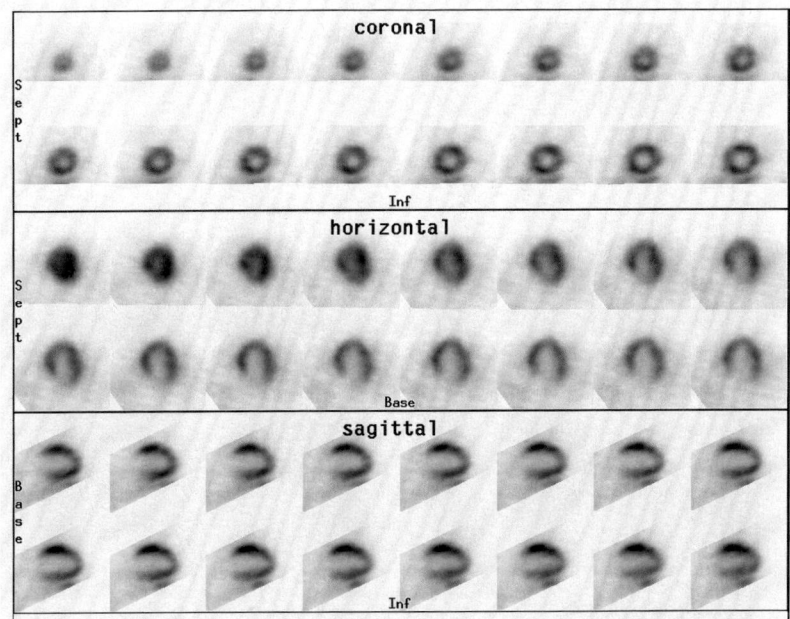

Abb. 1.30: Myokardszintigraphischer Normalbefund (SPECT-Technik). Vgl. auch Schemabefund in Abb. 1.37. [M183]

01

Indikation

Eine Myokardszintigraphie ist indiziert, um eine Koronarinsuffizienz bei negativem Ergometriebefund nachzuweisen, ein fraglich positives Belastungs-EKG ohne Angina pectoris zu bestätigen oder bei schlechter Beurteilbarkeit des EKG (z. B. bei Schrittmacher-EKG, komplettem Linksschenkelblock) eventuelle neu aufgetretene Ischämiezeichen zu verifizieren. Außerdem dient sie der Differenzierung von Infarktnarben gegenüber einer reversiblen Ischämie, z. B. vor einer Revaskularisierung (PTCA, Bypass-OP).

Röntgenthorax

Bei den meisten Fragestellungen wird eine Herzfernaufnahme (ca. 2 m Röhrenabstand) in zwei Ebenen im p. a. Strahlengang sowie ein links-anliegendes Seitbild angefertigt. Als Behelfstechnik beim bettlägerigen Patienten ist auch eine Sitzend- oder Liegendaufnahme im a. p. Strahlengang möglich.

Indikationen

Der Röntgenthorax stellt die Basisuntersuchung zur Akut- und Verlaufsdiagnostik kardialer und pulmonaler Erkrankungen dar, zum Beispiel bei akuter oder zunehmender Atemnot.

Beurteilung (vgl. 5.2.3)

- Bewertung der **Herzkontur und Herzgröße** (randbildende Strukturen s. Abb. 1.31):
  - Im p. a. Strahlengang wird zunächst der **transversale Herzdurchmesser** im Verhältnis zum Thoraxdurchmesser (Normalwert: < 0,5) bestimmt, dann der **rechte Herzrand** (Verlagerung nach rechts bei Belastung des rechten Vorhofes, des rechten Ventrikels und bei biventrikulärer Dilatation), das **Aortensegment** (betont bei Aortenektasie oder Aortenaneurysma), das **Pulmonalsegment** (betont bei erweitertem Truncus pulmonalis z. B. infolge pulmonalarterieller Hypertonie), die **Herztaille** (Übergang von linkem Vorhof zu linkem Ventrikel, betont bei Linksherzhypertrophie, verstrichen bei Vergrößerung des linken Vorhofs) und der **linke Herzrand** (Verbreiterung/Linksverlagerung bei linksventrikulärer oder biventrikulärer Dilatation) beurteilt.
  - Im Seitbild werden der **Retrokardialraum** (eingeengt bei Vergrößerung des linken Vorhofs) und der **Retrosternalraum** (eingeengt bei Vergrößerung des rechten Ventrikels) bewertet.
- Bewertung von **Lungenhili und Lungengefäßzeichnung:**
  - Verwaschene oder betonte Hili kommen beispielsweise infolge einer **zentralen vaskulären Stauung** bei (beginnender) Linksherzinsuffizienz vor.

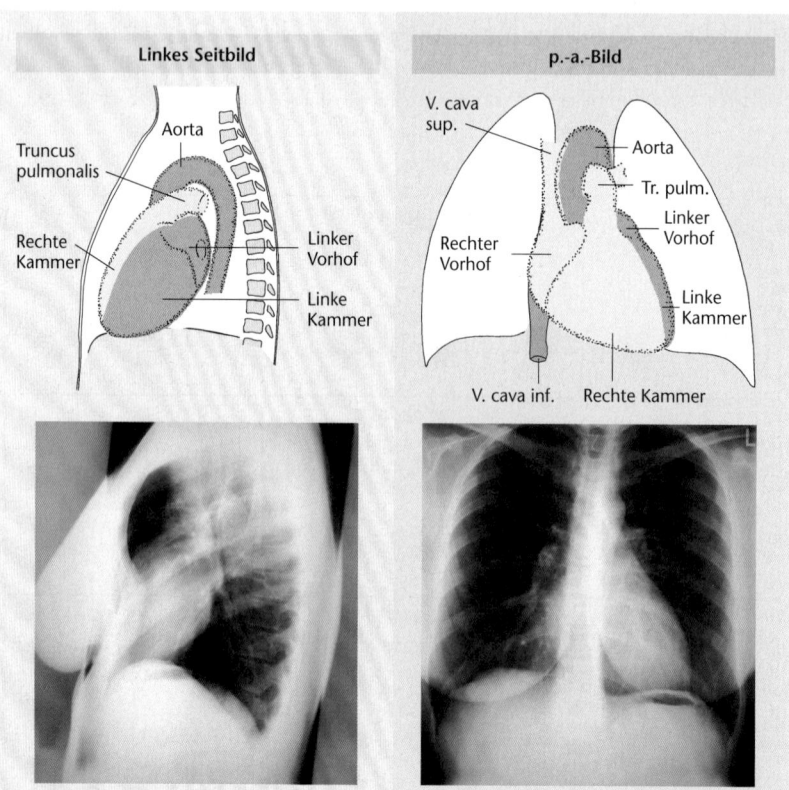

Abb. 1.31: Projektion des Herzens und seiner Kammern in der p. a. und Seitaufnahme.
[A400–190]

– Eine streifenförmige, bis in die Peripherie der Mittel- und Oberfelder reichende Zeichnungsvermehrung deutet auf eine **periphere Stauung** bei (fortgeschrittener) Linksherzinsuffizienz hin.

• Bewertung der **Lungenperipherie:** Eine diffuse, fleckförmig konfluierende Zeichnungsvermehrung findet sich beim alveolären Lungenödem, radiäre **Kerley-A-** oder horizontale **Kerley-B-Linien** sind typisch für ein interstitielles Ödem.

• Bewertung der **Pleura und der Zwerchfellwinkel:** Eine Verkürzung oder Aufhebung mit nach lateral ansteigender **Ellis-Damoiseau-Linie** deutet auf einen Pleuraerguss hin.

Rechtsherzkatheter (Pulmonalis-Katheter)

Prinzip

Ein dreilumiger Ballonkatheter (Methode nach SWAN und GANZ) oder ein einlumiger führbarer Katheter wird in eine periphere oder zentrale Vene eingebracht und mit aufgeblasenem Ballon mit dem Blutstrom in das rechte Herz und von dort aus unter kontinuierlicher Messung und Registrierung der jeweiligen Druckkurven in die Pulmonalarterie eingeschwemmt. Der Ballon „keilt" sich dann in einer zweit- oder drittgradigen Abzweigung der Pulmonalarterie ein (**Abb. 1.32**). Dort kann bei aufgeblasenem Ballon – d. h. unter Blockierung des Blutflusses – der distal des Ballons herrschende **pulmonalarterielle Verschlussdruck** (**PCWP** = *pulmonary capillary wedge pressure*, von engl. *wedge* = Keil) gemessen werden. Der PCWP entspricht näherungsweise

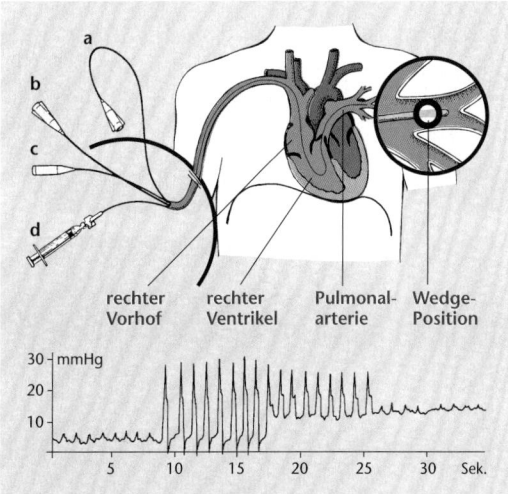

Abb. 1.32: Rechtsherzkatheter (Pulmonalis-Katheter) nach SWAN-GANZ. a = proximaler Schenkel; b = distaler Schenkel; c = Temperaturfühler; d = Spritze zur Insufflation des Ballons. [A300]

dem linksatrialen Druck und damit dem Venendruck im kleinen Kreislauf, welcher unter physiologischen Bedingungen mit der Vorlast des linken Ventrikels korreliert (Genaueres zur Interpretation s. **1.2**).

Mithilfe des Pulmonalis-Katheters nach SWAN und GANZ kann außerdem das **Herzzeitvolumen** mittels Thermodilutionsmethode bestimmt werden: Über das proximale Lumen des Katheters wird ein definiertes Volumen einer kalten isotonen Lösung in den rechten Herzvorhof injiziert und dann die Temperaturerniedrigung über den wenige Zentimeter vor der Katheterspitze lokalisierten Thermistor (Temperaturfühler) in der Pulmonalarterie gemessen. Aus dem Ausmaß und der Dynamik des Temperaturabfalls kann dann computergestützt das Herzminutenvolumen berechnet werden.

Auch kann an definierten Orten Blut zur Bestimmung der **Sauerstoffsättigung** entnommen werden. Damit kann zum einen die gemischt-venöse (d. h. die nach Zusammenfluss aller systemischen Stromgebiete herrschende) Sauerstoffsättigung ermittelt, zum anderen ein „Sättigungssprung" (z. B. bei Links-rechts-Shunt durch einen Vorhof- oder Ventrikelseptumdefekt) erkannt und lokalisiert werden. Durch einen Vergleich der arteriellen und der gemischt-venösen Sauerstoffsättigung kann die arteriovenöse Sauerstoffdifferenz und damit der Sauerstoffverbrauch des Körpers ermittelt werden; Letzterer wiederum erlaubt grobe Rückschlüsse auf das Herzminutenvolumen.

Indikationen

Der Rechtsherzkatheter wird zur Diagnostik und Verlaufsbeobachtung sowohl von linksventrikulären Funktionsstörungen (etwa Linksherzinsuffizienz) als auch von Störungen, die vor allem das rechte Herz betreffen (z. B. Lungenembolie, chronische pulmonale Hypertonie, Cor pulmonale sowie Fehler der Trikuspidal- und der Pulmonalklappe), eingesetzt. Außerdem kann er im intensivmedizinischen Bereich die Differentialdiagnose des kardiogenen und septischen Schocks sowie die hämodynamische Überwachung erleichtern. Die Bedeutung des Rechtsherzkatheters in der klinischen Diagnostik ist jedoch deutlich rückläufig. Er wird heute zumeist von der nicht-invasiven Echokardiographie verdrängt.

Linksherzkatheter

Prinzip

Für die jeweilige Untersuchung speziell geformte Katheter werden über einen Führungsdraht (sog. Seldinger-Technik) von einer peripheren Arterie (A. radialis oder A. femoralis) in die Aorta, das Ostium der rechten und linken Koronararterie und in den linken Ventrikel eingeführt. Ein Linksherzkatheter erlaubt folgende Untersuchungen:

- **Ventrikulographie (Abb. 1.33a – b):** Darstellung der linken Herzhöhle durch direkte Kontrastmittelinjektion und kinematographische Aufzeichnung in links-schräger (**LAO**, *left anterior oblique*, 60°) und rechts-schräger (**RAO**, *right anterior oblique*, 30°) Projektion. Hierdurch können Größe, Form und Kontraktionsamplitude des linken Ventrikels beurteilt und Kontraktionsstörungen (Hypokinesie, Akinesie, Dyskinesie) oder aneurysmatische Bezirke erkannt und lokalisiert werden.

  Mittels Rechnerunterstützung können die enddiastolischen und endsystolischen linksventrikulären Volumina bestimmt und die Auswurffraktion (**Ejektionsfraktion** = Volumenänderung des Ventrikels zwischen Systole und Diastole) berechnet werden. Auch kann durch die Ventrikulographie eine Mitralklappeninsuffizienz beurteilt und quantifiziert werden (Regurgitation von Kontrastmittel in den linken Vorhof).

- **Koronarangiographie (Abb. 1.33c – d):** Darstellung der Herzkranzgefäße durch Injektion von Kontrastmittel und kinematographische Aufzeichnung des Gefäßverlaufes in verschiedenen Projektionsebenen. Hierdurch ist eine Beurteilung des koronaren Versorgungstyps, des Ausmaßes und der Lokalisation von Stenosen bzw. Verschlüssen der Koronararterien sowie koronarer Spasmen und einer möglichen Kollateralenbildung möglich.

- **Bulbusangiographie:** Darstellung des Aortenbogens durch direkte Kontrastmittelinjektion oberhalb der Klappenebene (in den Bulbus aortae). Hierdurch gelingt zum Beispiel eine Beurteilung und Quantifizierung einer Aortenklappeninsuffizienz (Regurgitation von Kontrastmittel in den linken Ventrikel).

- Eine **invasive Duckmessung** wird immer parallel zu den anderen Untersuchungsabschnitten einer Linksherzkatheteruntersuchung durchgeführt. So sind beispielsweise die Bestimmung des Druckgradienten über der Aortenklappe und die Messung der linksventrikulären systolischen und diastolischen Drücke möglich. Zur vollständigen Erfassung der Hämodynamik, vor allem zur Diagnostik und Quantifizierung von Aorten- und Mitralklappenfehlern, von Shunt-Vitien und bei restriktiven oder obstruktiven ventrikulären Funktionstörungen, ist eine simultane invasive Druckmessung mittels Rechts- und Linksherzkatheter notwendig.

Indikationen

Der Linksherzkatheter wird vor allem in der Diagnostik von KHK, Vitien und Kardiomyopathien eingesetzt. Bei instabiler Angina pectoris und Myokardinfarkten ist er die diagnostische Voraussetzung für eine interventionelle Therapie und dient der präoperativen Diagnostik vor Bypass- oder

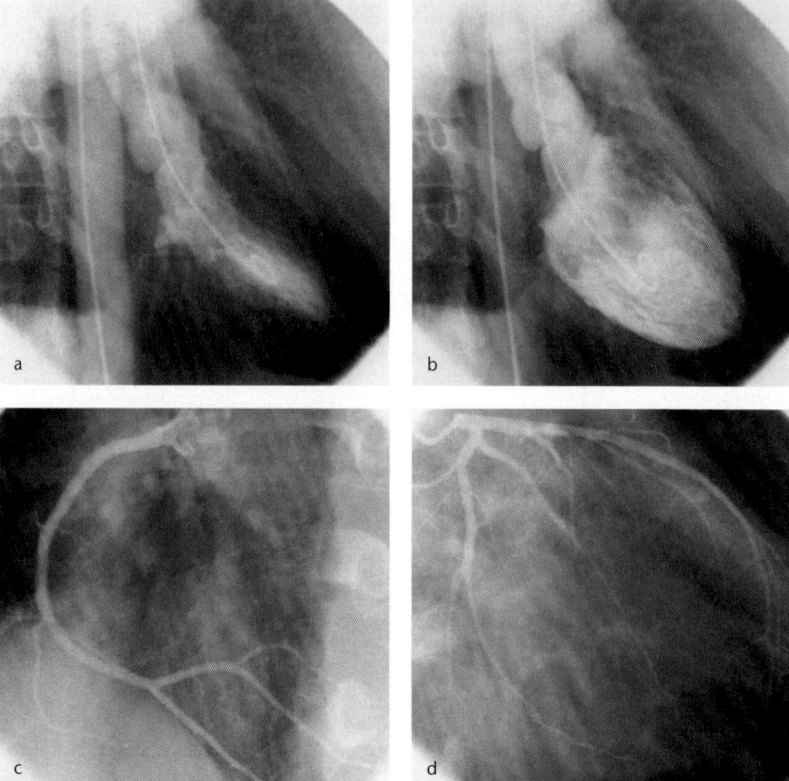

Abb. 1.33: Angiographischer Normalbefund bei Linksherzkatheteruntersuchung.
a) Ventrikulographie (RAO 30°), Systole; **b)** Ventrikulographie (RAO 30°), Diastole; **c)** rechte Herzkranzarterie (LAO 40°); **d)** linke Herzkranzarterie (RAO 30°). [M183]

Klappen-OP. Unter prognostischen Gesichtspunkten wird er in der Diagnostik nach Myokardinfarkt und bei symptomatischer koronarer Herzkrankheit eingesetzt.

Myokardbiopsie

Die endokavitäre Entnahme vitalen Herzmuskelgewebes mittels eines Bioptom-Katheters oder einer Biopsiezange aus dem linken oder rechten Ventrikel dient der Diagnose und ggf. Verlaufsbeurteilung bei primären und sekundären Kardiomyopathien, der Diagnose einer Abstoßungsreaktion bei Herztransplantaten und der Verlaufsbeurteilung einer Myokarditis.

Computertomographie (CT), Kernspintomographie (MRT)

Mit der technischen Fortentwicklung von CT und MRT und immer kürzeren Scan-Zeiten für ein Schichtbild ist auch das Herz als sich rhythmisch kontrahierender Muskel für die modernen Schichtbildverfahren erfassbar geworden. Das CT hat eine gewisse Bedeutung in der Quantifizierung von Kalk an den Koronarien (sog. **Agatson-Kalkscore**) erlangt. Das Risiko, an einem Herzinfarkt zu erkranken (s. **1.6**), steigt mit der Menge an detektiertem Kalk entlang den Koronarien. Die Untersuchung wird im Rahmen präventiver Strategien zur Risikoabschätzung einer KHK eingesetzt.

Hochleistungs-MRT-Geräte sind heute in der Lage, den Fluss von Kontrastmittel in den Koronarien und in den Ventrikeln direkt zu visualisieren (MRT-Angiographie). Damit ergibt sich für die KHK-Diagnostik möglicherweise in Zukunft die Perspektive einer nicht-invasiven Alternative zur diagnostischen Koronarangiographie. Nachteil bleibt aber die fehlende Interventionsmöglichkeit, wie sie die perkutane transluminale Koronarangioplastie (PTCA) im Rahmen eines Herzkatheters darstellt.

1.5 Koronare Herzkrankheit

Synonym: ischämische Herzerkrankung, **KHK** (engl. *coronary heart disease*, **CHD**).

Die KHK ist definiert durch die klinische Manifestation der Arteriosklerose der Herzkranzgefäße. Sie führt zu einer Abnahme der koronararteriellen Perfusion des Herzens. Folge ist ein Missverhältnis zwischen (zu geringem) Sauerstoffangebot und (zu großem) Sauerstoffbedarf des Herzmuskels.

! Kardinalsymptom der KHK ist die Angina pectoris. **!**

Die Folgekrankheiten der KHK wie Herzinfarkt, Herzinsuffizienz und Herzrhythmusstörungen sind die führenden Sterbeursachen in den reichen Ländern, sodass der Primär- und Sekundärprävention der KHK eine Schlüsselrolle im Gesundheitswesen zukommt.

1.5.1 Klinik

Leitsymptom Angina pectoris

Synonym: Stenokardie = „Herzenge"

Die Angina pectoris ist das führende Symptom der KHK. Man unterscheidet typische und atypische Angina-Beschwerden (s. **Kasten** „Typische und atypische Angina pectoris"). Der typische Angina-Schmerz wird als dumpf, drückend oder einschnürend beschrieben, seltener als brennend. Er ist retrosternal lokalisiert, selten ausschließlich links- oder rechtsthorakal oder abdominell. Häufig kommt begleitend eine Ausstrahlung in einen oder beide Arme (links > rechts, meist ulnarseitig), den Hals, den Unterkiefer, den Rücken oder den Oberbauch vor. Typischerweise sind die Beschwerden durch körperliche Belastung oder emotionalen Stress auslösbar. Körperliche Ruhe oder die Gabe von Nitro-Präparaten bessern die Beschwerden. Die Stärke der Beschwerden wird in vier Schweregrade eingeteilt (**Tab. 1.8**).

! Die typische Angina pectoris ist das Resultat einer Koronarinsuffizienz, d. h. einer inadäquaten Sauerstoffversorgung des Herzmuskels. Obwohl sie am häufigsten bei KHK auftritt, ist sie auch eine klinische Erscheinung bei anderen Erkrankungen wie zum Beispiel dem hypertensiven Notfall (s. 1.14.2), der Aortenklappenstenose oder der hypertrophen Kardiomyopathie (HCM, s. 1.10.1). **!**

Tab. 1.8 Klassifikation der belastungsabhängigen Angina pectoris (Einteilung der **Canadian Cardiovascular Society**, CCS)

Stabile Angina pectoris: durch körperliche oder psychische Belastung reproduzierbarer Thoraxschmerz, der in Ruhe oder nach Gabe von Nitroglyzerin verschwindet.

Schweregrad	Belastungstoleranz
CCS 1	keine Angina pectoris bei Alltagsbelastung (Laufen, Treppensteigen), jedoch bei plötzlicher oder längerer physischer Belastung
CCS 2	Angina pectoris bei stärkerer Anstrengung (schnelles Laufen, Bergaufgehen, Treppensteigen nach dem Essen, in Kälte, Wind oder bei psychischer Belastung)
CCS 3	Angina pectoris bei leichter körperlicher Belastung (normales Gehen, Ankleiden)
CCS 4	Ruhebeschwerden oder Beschwerden bei geringster körperlicher Belastung

01

Verlaufsformen der KHK

(s. gleichnamigen **Kasten**)

Stabile Angina pectoris

Die **stabile Angina pectoris** ist durch kurzzeitig (Minuten) anhaltende thorakale Beschwerden charakterisiert, die durch körperliche (Belastungsangina) oder emotionale Anstrengungen, Kälte oder ausgiebige Mahlzeiten ausgelöst werden. Die thorakalen Schmerzen bei stabiler Angina pectoris sind unangenehm, haben aber selten stärkste Ausprägung. Bei häufigem Auftreten mindern sie jedoch die Lebensqualität. Die Beschwerden manifestieren sich von Anfall zu Anfall relativ gleichartig (deshalb der Begriff „stabil"). Körperliche Ruhe und/oder die Gabe von Nitropräparaten führt regelmäßig innerhalb von Minuten zu einer Besserung der Symptome. Als besondere Formen der stabilen Angina pectoris können abgegrenzt werden:
• **„Walk-through"-Angina:** belastungsabhängige Angina pectoris, bei der die Beschwerden bei weiterer (gleich bleibender) Belastung verschwinden
• **Angina decubitus:** im Liegen (*decubitus* = liegend) und damit vor allem nachts auftretende Angina pectoris. Sie tritt bei vorbestehenden Koronarstenosen als Folge der

durch den vermehrten Rückstrom zum Herzen bedingten Vorlasterhöhung mit Anstieg der ventrikulären Wandspannung auf.
• **Angina-Äquivalent:** Manifestation einer durch Koronarischämie verursachten kardialen Dysfunktion an anderen Organen, z. B. anfallsweise auftretende Dyspnoe infolge einer ventrikulären Pumpfunktionsstörung bei Ischämie.

Akutes Koronarsyndrom

Das **akutes Koronarsyndrom** fasst die unmittelbar lebensbedrohlichen Phasen der KHK in einem Oberbegriff zusammen, nämlich die **instabile Angina pectoris**, den **akuten Myokardinfarkt** (s. 1.6) und den **plötzlichen Herztod** (s. 1.3.4).

Die instabile Angina bietet im Gegensatz zur stabilen Angina ein „instabiles", von den typischen anginösen Beschwerden abweichendes klinisches Bild und kann sich aus einer stabilen Angina oder auch aus völligem Wohlbefinden entwickeln. In ca. 20% der Fälle geht sie in einen akuten Herzinfarkt über. Sie kann folgende Verlaufsformen aufweisen:
• **De-novo-Angina:** pektanginöse Beschwerden bei zuvor asymptomatischen Patienten
• **Crescendo-Angina:** zunehmende Stärke, Dauer und/oder Frequenz der Angina-pectoris-Anfälle und/oder Auslösung der Beschwerden auf einem zunehmend geringeren Belastungsniveau
• **Ruhe-Angina:** belastungsunabhängige Angina pectoris. Sie zeigt eine schwere Koronarschädigung an und hat ein hohes Risiko, in einen Myokardinfarkt überzugehen.
• **Prinzmetal-Angina** (Variant-Angina): seltene Sonderform einer instabilen Angina pectoris mit vorübergehenden ST-Hebungen. Schmerzen treten typischerweise in Ruhe und in den frühen Morgenstunden auf. Ursache ist ein koronarer Gefäßspasmus, der typischerweise normale oder nur wenig veränderte Koronargefäße betrifft; ein Myokardinfarkt entsteht selten.

! Im Anfall ist die instabile Angina pectoris allein aufgrund der klinischen Symptomatik nicht von einem akuten Herzinfarkt abzugrenzen. Daraus erklärt sich der Sinn des Begriffs „akutes Koronarsyndrom": Alle Patienten mit instabilen Angina-pectoris-Beschwerden sind stationär bzw. intensivüberwachungspflichtig, bis ein akuter Herzinfarkt diagnostisch ausgeschlossen werden kann (s. 1.6.3). **!**

Ein akuter Myokardinfarkt kann allerdings auch ohne vorausgegangene Angina pectoris auftreten und ist bei ca. 30% der Patienten die klinische Erstmanifestation einer koronaren Herzkrankheit.

01

Plötzlicher Herztod (s. 1.3.4)

Die Mehrzahl aller Fälle des plötzlichen Herztodes (> 80%) betrifft Patienten mit einer koronaren Herzkrankheit. Bei ca. 30% der Patienten mit KHK ist der plötzliche Herztod die klinische Erstmanifestation. Hauptursache des KHK-bedingten plötzlichen Herztodes sind maligne tachykarde Herzrhythmusstörungen (ventrikuläre Tachykardien, Kammerflimmern). Seltener liegen primäre Asystolien oder ein akutes kardiales Pumpversagen (z. B. durch Myokardinfarkt) zugrunde.

Herzinsuffizienz (s. 1.7)

Eine chronische Myokardischämie und/oder eine umschriebene Myokardnekrose infolge eines Herzinfarktes führen zu einer Reduktion der ventrikulären Pumpfunktion bis hin zum Herzversagen. Eine Herzinsuffizienz durch eine koronare Herzkrankheit kann auch ohne eine vorausgegangene oder begleitende Angina pectoris und ohne ein anamnestisches Infarktereignis auftreten.

Herzrhythmusstörungen (s. 1.8)

Eine Vielzahl bradykarder und tachykarder Herzrhythmusstörungen kann durch eine koronare Herzkrankheit mit oder ohne vorausgegangene Angina pectoris und mit oder ohne vorausgegangenes oder akutes Infarktereignis verursacht werden.

Asymptomatische KHK, stumme Ischämie

Eine kleine Zahl von Patienten mit KHK (besonders Patienten mit Diabetes mellitus und Raucher) haben ausschließlich schmerzlose Ischämien. Bei ca. 30% der Patienten mit stabiler Angina und bei > 85% der Patienten mit instabiler Angina treten zusätzlich zu den symptomatischen Episoden auch Phasen einer Myokardischämie auf, bei denen die Patienten keine Schmerzen haben.

! Die klinisch stumme Ischämie kann genauso wie die mit Angina pectoris einhergehende Ischämie zu einer Herzinsuffizienz oder zu malignen Rhythmusstörungen bis hin zum plötzlichen Herztod führen. !

1.5.2 Ätiologie und Pathogenese

Koronarinsuffizienz

Das pathophysiologische Korrelat der KHK ist die **Koronarinsuffizienz**, d. h. das Missverhältnis zwischen myokardialem Sauerstoffangebot und -bedarf. Alle Einflüsse, die zu einer **Verringerung des Sauerstoffangebotes** oder zu einer **Erhöhung des Sauerstoffbedarfs** des Herzens führen, können eine Myokardischämie auslösen oder deren Ausmaß verstärken. Wenn auch die KHK durch die Atherosklerose

der Herzkranzgefäße definiert ist, so kann eine Koronarinsuffizienz pathophysiologisch auch durch eine Reihe weiterer Mechanismen entstehen:

Verminderung des Sauerstoffangebotes

Hier steht die **Verminderung des koronaren Blutflusses** im Vordergrund (zur Physiologie des koronaren Blutflusses s. 1.2). Zu einem verminderten koronaren Blutfluss kommt es durch:

- **intraluminale Verengung** der Koronarien bei
  - Atherosklerose (ganz überwiegende Ursache, s. u.)
  - Thrombosen (subtotal oder total), v. a. bei atherosklerotisch vorgeschädigten Gefäßen (s. 1.6.2)
  - Koronarspasmen: bei Atherosklerose oder medikamentös bedingt, z. B. durch Kokain oder Mutterkornalkaloide
  - Seltene weitere intraluminale Ursachen sind Embolien (z. B. durch Thromben atrialen oder ventrikulären Ursprungs oder durch abgelöste endokarditische Vegetationen), Entzündungen/Vaskulitiden (autoimmun bei z. B. Panarteriitis nodosa, Lupus erythematodes, Kawasaki-Syndrom, M. Takayasu oder infektiös bei z. B. Syphilis oder Salmonellose) oder eine Koronardissektion (z. B. postpartal, bei Aortendissektion oder Trauma)
- **extraluminale Verlegung** oder Kompression der Koronarien von außen, z. B. durch erhöhte Wandspannung des Ventrikels (etwa bei linksventrikulärer Hypertrophie im Rahmen eines arteriellen Hypertonus oder bei dilatativer Kardiomyopathie)
- **verminderten Perfusionsdruck** durch Verminderung des Druckgradienten zwischen dem Anfang und dem Ende der koronaren Gefäßstrombahn bei:
  - vermindertem diastolischem Blutdruck, z. B. bei Schock
  - erhöhtem zentralvenösem Druck, z. B. bei Rechtsherzinsuffizienz
  - Verkürzung der Diastolendauer, z. B. bei anhaltender Tachykardie
  - Zunahme der Blutviskosität, z. B. bei Plasmozytom, Leukämie oder Polyglobulie

Neben der Verringerung der Koronarperfusion kann die Erniedrigung des Sauerstoffgehaltes im Blut (**Hypoxämie**) häufig eine Rolle als auslösender oder verstärkender Faktor spielen, zum Beispiel als Folge von:

- respiratorischer Insuffizienz (verminderte Oxygenierung des Blutes)
- Anämie (Verminderung der Sauerstofftransportkapazität des Blutes)
- Kohlenmonoxidvergiftung (Verminderung der Sauerstoffbindungskapazität des Blutes).

01

Erhöhung des myokardialen Sauerstoffbedarfs

Der O$_2$-Bedarf des Herzmuskels steigt sowohl durch eine Erhöhung der Herzarbeit als auch durch die Erhöhung der ventrikulären Wandspannung (**Tab. 1.9**):

- **erhöhte Wandspannung** infolge chronischer Druck- und/oder Volumenbelastung, z. B. bei Herzklappenfehlern, dilatativer Kardiomyopathie, Herzinsuffizienz oder Z. n. Myokardinfarkt
- **Erhöhung der Herzarbeit durch:**
  - myokardiale Hypertrophie, z. B. bei hypertrophischer Kardiomyopathie, langjähriger arterieller Hypertonie oder bei chronischer Druckbelastung infolge von Klappenfehlern (z. B. bei Aortenstenose)
  - körperliche Belastung (bedarfsgerechte Erhöhung des Herzzeitvolumens)
  - hypertone Entgleisungen (Erhöhung der Nachlast)
  - Infektionen, Fieber, Hyperthyreose (durch Tachykardie erhöhtes Herzzeitvolumen).

Koronare Atherosklerose

Die Hauptursache der koronaren Herzkrankheit und anderer kardiovaskulärer Erkrankungen wie der peripheren arteriellen Verschlusserkrankung (s. **2.3.2**) ist die Abnahme der arteriellen Perfusion infolge einer Atherosklerose der Gefäße.

Pathogenese der Atherosklerose

Während der Begriff **Arteriosklerose** als Oberbegriff für die verschiedenen degenerativen Veränderungen arterieller Gefäße steht (s. **2.3.1**), wird mit **Atherosklerose** ein pathogenetisch spezifischer, über Jahrzehnte ablaufender stenosierender Prozess bezeichnet, der lokalisiert an großen und mittelgroßen arteriellen Gefäßen im gesamten Körper auftritt und zu Organischämie oder Infarkt im entsprechenden Versorgungsgebiet des arteriellen Stromgebietes führt. Die klinisch tragenden pathogenetischen Prinzipien bei der Atherosklerose sind die durch eine fibröse Plaque ausgelöste **Stenosierung** des Gefäßes und eine durch **Ruptur einer instabilen Plaque** bedingte Thrombosierung des betroffenen Gefäßabschnittes, die häufig mit einer Infarzierung im Stromgebiet einhergeht. Je nach betroffener Gefäßregion äußert sich die Atherosklerose klinisch als

- koronare Herzkrankheit (KHK)
- periphere arterielle Verschlusskrankheit (pAVK), s. **2.3.2**
- zerebrale Durchblutungsstörung, s. **2.3.4**, oder
- viszerale Durchblutungsstörung, s. **2.3.5**.

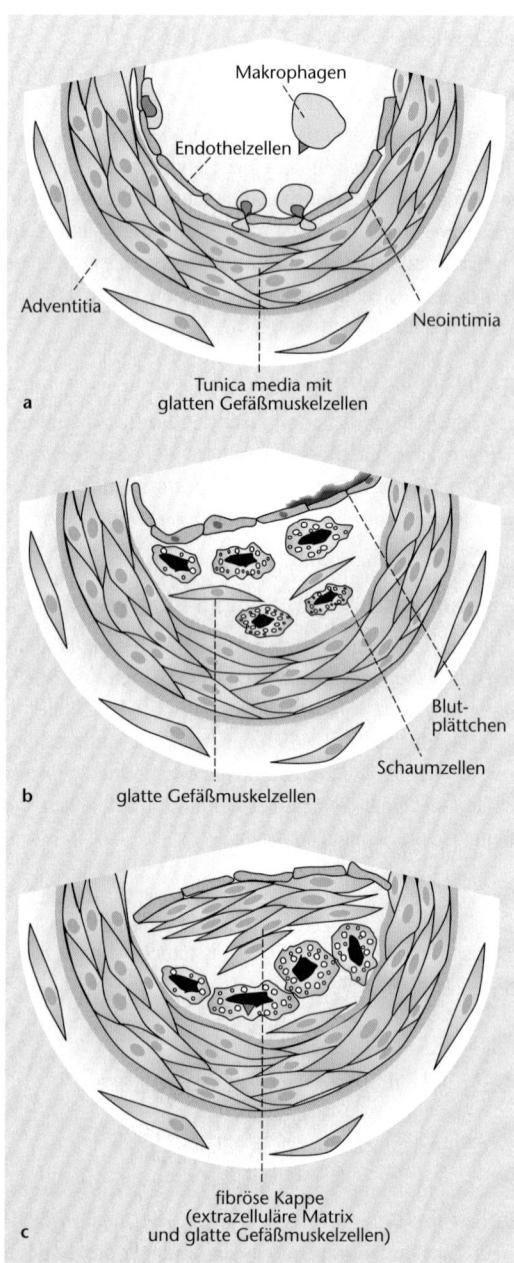

Abb. 1.34: Pathogenese der Atherosklerose. a) Endotheliale Dysfunktion als Ausgangspunkt der Atheroskleroseentstehung; **b)** Formation von *„fatty streaks"*, der frühesten atherosklerotischen Läsion; **c)** komplizierte Plaque mit stabiler fibröser Kappe. [R132]

Tab. 1.9 Bestimmende Faktoren für Sauerstoffangebot und Sauerstoffbedarf am Herzen

Sauerstoffangebot*	Sauerstoffbedarf*
• Koronarperfusion (Weite des Gefäßlumens, Perfusionsdruck, Diastolendauer, Fließeigenschaften des Blutes) • Sauerstoffgehalt des Blutes	• Wandspannung des Ventrikels (Herzgröße, enddiastolischer Füllungsdruck) • Herzarbeit (Herzfrequenz, Blutdruck, Herzgewicht)

* In Klammern sind die jeweiligen pathophysiologisch relevanten Faktoren angegeben.

Endotheliale Dysfunktion

Ausgangspunkt für atherosklerotische Läsionen ist eine lokale Funktionsstörung des Endothels (**endotheliale Dysfunktion, Abb. 1.34**) der innersten Schicht der Arterienwand. Ursachen der endothelialen Dysfunktion sind die in **Tabelle 1.10** dargestellten kardiovaskulären Risikofaktoren.

Kompensatorische Mechanismen des Endothels als Antwort auf den „Verletzungsstimulus" beinhalten:
- Veränderungen der Adhäsions- und Permeabilitätseigenschaften des Endothels für Plasmabestandteile
- Veränderungen der Leukozyten und Thrombozyten
- die lokale Produktion von Zytokinen, vasoaktiven Substanzen und Wachstumsfaktoren.

Das Endothel einer jeden Gefäßregion hat dabei seine spezifischen Eigenarten und erklärt, warum die benannten Risikofaktoren ein unterschiedliches Gewicht je nach kardiovaskulärer Erkrankung haben.

Frühe atherosklerotische Läsionen

Bleibt die endotheliale Dysfunktion bestehen, so führt der fortgesetzte Entzündungsprozess zu einer Proliferation im subintimalen Raum des Gefäßes, was makroskopisch als weißliche Fettablagerungen imponiert (*„fatty streaks"*, **Abb. 1.34**). Angeregt durch Wachstumsfaktoren wandern glatte Muskelzellen unter die Intima. Makrophagen wandeln sich in Schaumzellen *(foam cells)* um und speichern oxidiertes bzw. modifiziertes LDL-Cholesterin. Leukozyten und Thrombozyten lagern sich durch die veränderten Adhäsionseigenschaften an der Endotheloberfläche an, und T-Lymphozyten werden aktiviert. Diese frühe atherosklerotische Läsion ist zum Teil bereits im Kindesalter nachweisbar. Sie führt noch nicht zur relevanten Stenosierung des Gefäßes.

Spätläsionen

Im Laufe von Jahren bis Jahrzehnten schreiten die frühen Fatty-Streak-Läsionen fort in eine **komplizierte Plaque**, die zu einer zunehmenden Stenosierung des betroffenen Gefäßabschnittes führt. Unter Einfluss von Wachstumfaktoren (u. a. *platelet-derived growth factor*, PDGF) bildet sich eine fibröse Kappe, die das Innere der Läsion gegenüber dem Gefäßlumen abdichtet (**stabile, fibröse Plaque**). Sie bedeckt eine Mixtur aus angesammelten Makrophagen, Leukozyten, Lipiden und Zelldébris, die einen nekrotischen Kern bilden. Die Vasomotorik ist gestört. So ist die Stickoxid(NO)-ver-

Tab. 1.10 Risikofaktoren bei KHK

Risikofaktor	Bezug zur KHK
Hypercholesterinämie (s. 9.5)	deutlich gesteigertes Risiko bei erhöhtem Gesamt- und LDL-Cholesterin (z. B. vierfach erhöhtes Risiko bei einem Gesamtcholesterin von 260 mg/dl versus 200 mg/dl); ein erhöhtes HDL-Cholesterin wirkt dagegen koronarprotektiv
Rauchen (s. 14.6.3)	Ca. 1/5 aller KHK-Todesfälle sind mit inhalativem Zigarettenrauchen assoziiert. Morbidität und Mortalität steigen mit der Zahl der täglich gerauchten Zigaretten und der Anzahl der Jahre, in denen geraucht wurde. Das Infarktrisiko für Raucher ist 2- bis 5-mal so hoch wie für Nichtraucher.
arterieller Hypertonus (s. 1.14)	Das Risiko für eine KHK steigt bei systolischen Blutdruckwerten > 130 mmHg und bei diastolischen Blutdruckwerten > 85 mmHg linear an.
Diabetes mellitus (s. 9.2)	Ca. 60% aller Todesfälle bei Diabetes mellitus werden durch eine KHK verursacht (bei Nicht-Diabetikern ca. 20%).
genetische Prädisposition	Erhöhtes KHK-Risiko besteht bei positiver Familienanamnese für kardiovaskuläre Erkrankungen (z. B. Myokardinfarkt, plötzlicher Herztod, Schlaganfall).
Alter, Geschlecht	Für die KHK gilt eine lineare Altersabhängigkeit, bei Männern ab dem 30. Lebensjahr, bei Frauen ab der Menopause. Bei Männern ist das KHK-Risiko vor dem 60. Lj. doppelt so hoch wie bei Frauen, anschließend gleichen sich Morbidität und Mortalität an.
Adipositas, körperliche Inaktivität	Diabetes, Hypertonus und/oder Hypercholesterinämie sind unabhängige Risikofaktoren (wenn sie auch meistens miteinander auftreten). Ist die Adipositas der einzige Risikofaktor, besteht nur ein gering erhöhtes Risiko. Regelmäßige körperlich Aktivität (vornehmlich Ausdauersportarten) vermindern das Infarktrisiko.
Lipoprotein (a) (s. 9.5.1)	Ein erhöhter Lp(a)-Serumspiegel (> 300 mg/l) ist ein unabhängiger Risikofaktor für die KHK, im Gegensatz zu vielen anderen Lipoproteinen kann er medikamentös bisher nicht gesenkt werden.
andere	Hyperhomocysteinämie, „Pille", Hyperfibrinogenämie
psychosoziale Faktoren	Bei niedrigem sozialem Status treten Risikofaktoren wie Rauchen, Hypertonus, Adipositas und Diabetes gehäuft auf, sodass diese Patientengruppen ebenfalls ein deutlich erhöhtes KHK-Risiko tragen.

mittelte endothelabhängige Vasodilatation, zum Beispiel nach einem Ischämiereiz, unzureichend. Stattdessen überwiegen vasokonstriktorisch wirkende Mediatoren wie Endothelin, Thromboxan oder Angiotensin II.

Instabile Plaque, Plaqueruptur

Bei Ruptur oder Ulzeration der fibrösen Kappe der Plaque tritt thrombogener Plaqueinhalt ins Gefäßlumen über und führt dort akut zur Thrombosierung des Gefäßes. Metalloproteinasen und andere proteolytische Enzyme aus aktivierten Makrophagen sind verantwortlich dafür, dass die fibröse Kappe ausdünnt (instabile Plaque), was schließlich zur Ruptur führen kann (**Abb. 1.35**).

Risikofaktoren der koronaren Atherosklerose

Die Risikofaktoren für die KHK entsprechen im Wesentlichen denen der Atherosklerose in anderen Gefäßprovinzen, z. B. bei pAVK. Der spezifische Bezug dieser Risikofaktoren zur KHK ist in **Tabelle 1.10** aufgeführt. Erarbeitet wurde das Konzept der kardiovaskulären Risikofaktoren ursprünglich in der **Framingham-Studie**, die seither zu Recht als Meilenstein epidemiologischer Forschung gilt.

Wertigkeit von Koronarstenosen

Zunehmende Koronarstenosen gehen mit einer **Einschränkung der Koronarreserve** (= Differenz zwischen Koronardurchblutung in Ruhe und maximal möglicher Koronardurchblutung) einher.

Querschnittsverminderung des Koronargefäßes

Bei einer Lumeneinengung von mehr als 50% resultiert eine regionale Perfusionsstörung der distal der Stenose gelegenen Bezirke. Bei einem Stenosegrad > 70% kommt es kompensatorisch zu einer maximalen Dilatation der myokardialen Widerstandsgefäße, d. h., der myokardiale Blutfluss wird nur noch durch den Perfusionsdruck in den epikardial gelegenen Herzkranzgefäßen bestimmt. Bei einer Lumeneinengung > 80% ist auch der Ruheblutfluss eingeschränkt („**kritische Stenose**"). Eine Erhöhung des myokardialen Sauerstoffbedarfs oder eine weitere, auch nur geringfügige Verengung der Koronararterien durch kleine Thromben oder einen Vasospasmus führt in dieser Situation zu einer Erschöpfung der Koronarreserve und somit zu einer kritischen Sauerstoffunterversorgung des Herzmuskels.

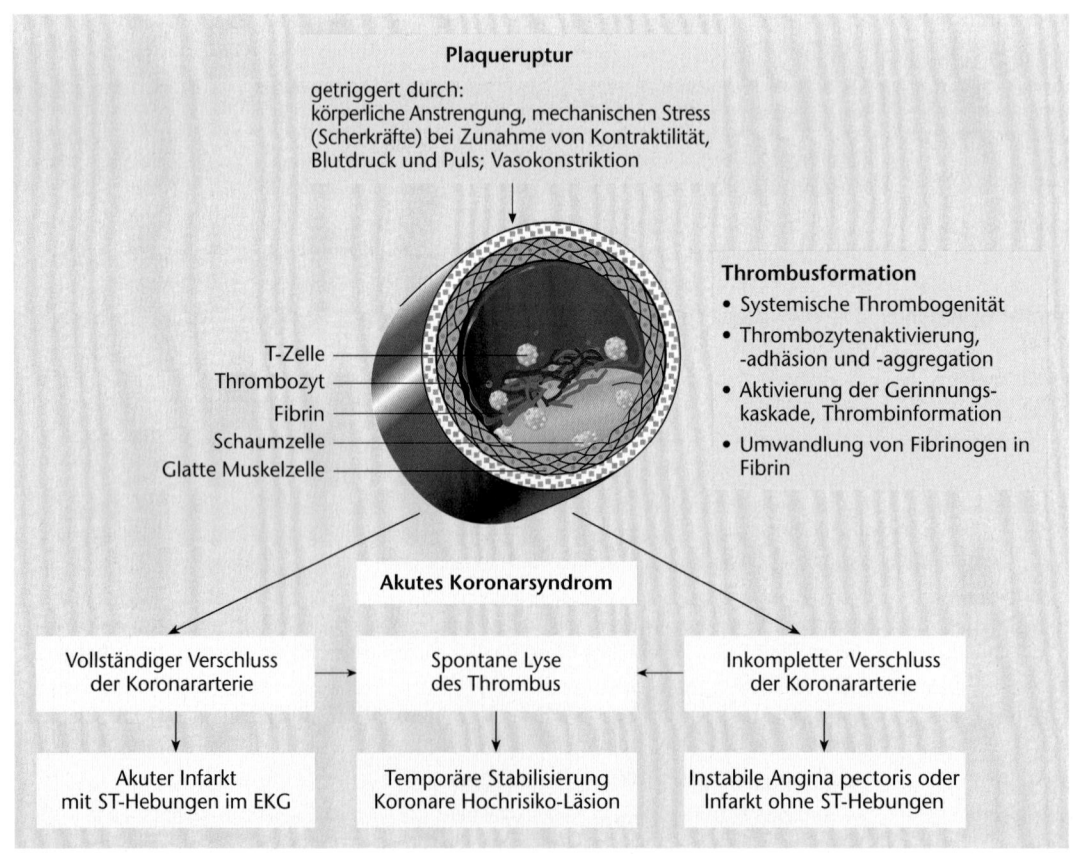

Abb. 1.35: Instabile atherosklerotische Plaque und Pathophysiologie der Plaqueruptur mit ihren klinischen Folgen.

01

Stenoselänge

Langstreckige Stenosen haben hämodynamisch eine größere Relevanz als kurzstreckige. Der Gefäßwiderstand steigt proportional zur Länge der Verengung an. Bei hintereinandergeschalteten Stenosen addiert sich der Widerstand der einzelnen Stenosen.

Lokalisation der Stenosen

In Abhängigkeit von der Anzahl der verengten großen Koronararterien (RCA, LAD und RCX, **Abb. 1.5**) wird eine koronare **Ein-, Zwei- oder Dreigefäßerkrankung** definiert. Das von einer Perfusionsminderung betroffene Myokardareal ist umso größer, je mehr Gefäße betroffen sind und je weiter proximal die Stenosen lokalisiert sind. Die höchsten Mortalitätsraten weisen die Hauptstammstenose der linken Koronararterie und die proximale LAD-Stenose auf.

Anordnung der Plaques

Bei einer die gesamte Gefäßzirkumferenz betreffenden **konzentrischen Plaquebildung** (ca. 30% der Koronarstenosen) führen Tonusschwankungen der glatten Gefäßmuskulatur zu keiner Änderung des Stenosedurchmessers. Die Koronarstenose ist fixiert, das klinische Korrelat ist eine stabile Angina pectoris, bei der die Beschwerden bei definierten körperlichen Belastungen auftreten. Liegt eine **exzentrische Plaquebildung** mit teilweiser Aussparung der Gefäßzirkumferenz vor (ca. 70% der Koronarstenosen), können vasoaktive Reize zu einer Zu- oder Abnahme des verbleibenden Gefäßdurchmessers führen. Es liegt eine dynamische Koronarstenose vor, deren klinisches Korrelat eine variable Belastungstoleranz ist („gute und schlechte Tage").

Thrombenbildung

Auslöser einer instabilen Angina pectoris bzw. eines Herzinfarktes (akutes Koronarsyndrom) ist häufig eine Plaqueruptur in einem atheromatösen Bett der Koronararterie mit nachfolgender transienter und partieller bzw. kompletter und persistierender Verlegung des Gefäßlumens durch einen aufgesetzten Thrombus (**Abb. 1.35**). Zusätzlich sind an der Lumeneinschränkung vorübergehende Erhöhungen des koronaren Gefäßtonus beteiligt, welche auf eine Imbalance zwischen aus aktivierten Thrombozyten freigesetzten vasokonstringierenden Substanzen und aus dem Endothel freigesetzten gefäßdilatierenden Stoffen zurückzuführen sind. Die Plaque, auf die sich ein Thrombus aufsetzt, muss nicht groß sein. Höhergradige Koronarstenosen stellen zwar eine Prädilektionsstelle für ein appositionelles Thrombuswachstum dar, grundsätzlich können jedoch auch primär nicht-stenosierende Plaques aufbrechen und eine thrombusbedingte Gefäßokklusion zur Folge haben. Aus diesem Grund geht zum Beispiel nicht jedem Herzinfarkt eine Angina pectoris voraus.

1.5.3 Diagnostik

Der Patient mit KHK präsentiert sich dem Allgemeinarzt in der Regel mit dem Leitsymptom der Angina pectoris. Eine maßvolle Diagnostik baut auf folgenden strategischen Überlegungen auf:

- **Ist dies wirklich eine KHK?** Je nach Alter, Geschlecht, typischer oder atypischer Symptomatik (s.o.) sowie begleitenden Risikofaktoren ist die Wahrscheinlichkeit für eine KHK niedrig, mittel oder hoch. Die Interpretation der diagnostischen Befunde muss in Abhängigkeit von der klinischen Wahrscheinlichkeit einer KHK erfolgen. Die Differentialdiagnose streift alle sonstigen mit Thoraxschmerz einhergehenden Erkrankungen (s. **1.3.1** mit den **Tabellen 1.3** und **1.4**), wobei kostovertebragene Beschwerden, eine akute Lungenembolie und der Magen als Ausgangspunkt der Schmerzen differentialdiagnostisch am häufigsten zu erwägen sein werden.
- **Handelt es sich um eine stabile Angina-pectoris-Symptomatik oder eine instabile Angina pectoris mit drohendem oder bereits eingetretenem Herzinfarkt (akutes Koronarsyndrom)?** Eine stabile Symptomatik kann ambulant diagnostiziert und behandelt werden. Bei instabiler Symptomatik ist dagegen umgehend eine Krankenhauseinweisung des Patienten vorzunehmen. Die weitere Diagnostik und Therapie verläuft dann in der Regel in der Klinik nach den Kriterien des akuten Koronarsyndroms, s. **1.6**.
- **Welche Therapie** ist für den Patienten geeignet? Welche Belastungsgrenzen soll er einhalten? Liegen relevante Begleiterkrankungen vor, die entweder das Gefäßrisiko erhöhen oder bei der Medikamentenauswahl zu berücksichtigen sind?

Anamnese

Bei Angina pectoris und V.a. KHK sollte besonderes Gewicht auf das **kardiovaskuläre Risikoprofil** und die **Familienanamnese** (Herz-Kreislauf-Erkrankungen bei Eltern, Großeltern, Geschwistern oder leiblichen Kindern) gelegt werden. Erfragt werden müssen der **Charakter der pektanginösen Beschwerden** (wodurch ausgelöst, bei welchen Tätigkeiten? Ruheschmerzen? Seit wann bestehend? Zunahme von Frequenz, Intensität und Dauer der Angina-pectoris-Anfälle? Besserung auf Nitro-Präparate?) und **Angina-Äquivalente**, z. B. anfallsweise auftretende Dyspnoe.

Gezielt erfragt werden sollten auch die anderen möglichen klinischen Manifestationen einer KHK, z. B. Herzinsuffizienz oder Herzrhythmusstörungen (z. B. „Herzrasen", Palpitationen oder Synkopen).

01

Körperliche Untersuchung

Für KHK typische Befunde lassen sich nicht erheben, wohl aber für die ihr zugrunde liegenden Risikoerkrankungen sowie die von ihr bedingten Manifestationen.

Die Erhöhung des Blutdruckes zeigt die **Hypertonie** an, der Nachweis von Xanthelasmen oder ein Arcus lipoides die **Hypercholesterinämie**. Hinweise auf eine **Herzinsuffizienz** ergeben sich u. a. aus einem lateralisierten Herzspitzenstoß, einer relativen Mitralinsuffizienz (holosystolisches Herzgeräusch), dem Nachweis eines 3. oder 4. Herztons (s. **1.4.2**) oder auch einer vergrößerten Leber (s. **1.7**). Hinweise für eine **Aortenklappenstenose** als mögliche weitere Ursache von Angina pectoris lassen sich ebenfalls auskultatorisch erheben. Manche **Herzrhythmusstörungen** fallen bei der Pulspalpation bzw. der Auskultation auf. Anhalt für **arterielle Durchblutungsstörungen** in anderen Gefäßregionen können zum Beispiel abgeschwächte oder fehlende periphere Pulse sein, eine brachiokrurale Blutdruckdifferenz, seitendifferente Blutdruckwerte, Strömungsgeräusche über den Karotiden, der Bauchaorta oder den Femoralarterien sowie Augenhintergrundveränderungen. Eine arterielle Verschlusskrankheit ist zwar nicht sicher mit einer KHK assoziiert, jedoch ist die Inzidenz einer KHK bei AVK erhöht.

Labor

Laborchemische Untersuchungen leisten zur Diagnose einer chronischen KHK nur einen geringen Beitrag. Die „Nationale Versorgungsleitlinie KHK" aus dem Jahr 2006 empfiehlt die Bestimmung der folgenden Parameter:
- **kleines Blutbild** (Anämie? Leukozytose? Thrombozytose?)
- **Lipide:** Gesamtcholesterin, HDL-Cholesterin, Triglyzeride mit Berechnung des LDL-Cholesterins anhand der Friedewald-Formel, s. **9.5.5** (Hyperlipoproteinämie als Risikofaktor?); evtl. Lipoprotein (a) (zusätzlicher unabhängiger Risikofaktor des Lipoproteinstoffwechsels, s. **9.5.1**)
- **Blutzucker** (Anhalt für Diabetes mellitus?)

Nur bei instabiler Angina-pectoris-Symptomatik notwendig:
- Troponin-T oder Troponin-I, CK, CK-MB (Zeichen einer akuten kardialen Ischämie?)

Apparative Untersuchungen

Ruhe-EKG

Bei mehr als der Hälfte der Patienten mit KHK finden sich im EKG Veränderungen, die hinweisenden (aber keinen *be*weisenden) Charakter haben (s. **Kasten** „EKG-Veränderungen bei KHK"). Bei klinischem Anhalt für Herzrhythmusstörungen sollte zusätzlich zum Ruhe-EKG ein Langzeit-EKG durchgeführt werden.

! Andererseits schließt ein unauffälliges Ruhe-EKG selbst eine instabile Angina pectoris oder einen Myokardinfarkt nicht aus. **!**

=== ZUR VERTIEFUNG ===

EKG-Veränderungen bei KHK

- Unspezifische Endstreckenveränderungen, z. B. präterminal negative oder biphasische T-Wellen oder Abflachung der T-Welle
- charakteristische Zeichen einer nicht-transmuralen Ischämie, z. B. horizontale oder deszendierende ST-Strecken-Senkungen (besonders, wenn sie im zeitlichen Zusammenhang mit Brustschmerzen auftreten)
- Blockbilder, z. B. ein neu aufgetretener Linksschenkelblock oder linksanteriorer Hemiblock
- ventrikuläre oder supraventrikuläre Rhythmusstörungen
- Zeichen eines abgelaufenen Myokardinfarktes mit R-Verlust und Ausbildung von Q-Zacken oder EKG-Veränderungen, die für ein Herzwandaneurysma sprechen (persistierende ST-Hebungen nach einem abgelaufenen Infarkt)
- ST-Hebungen als Ausdruck eines transmuralen akuten Myokardinfarktes oder einer Variant-(Prinzmetal-)Angina (s. **1.6.3**)

Echokardiographie

Die transthorakale Echokardiographie (s. **1.4.3**) hat in der KHK-Diagnostik sowohl bei der initialen Diagnostik als auch für die Verlaufsbeobachtung eine zentrale Bedeutung, insbesondere bei
- vitienverdächtigem Herzgeräusch
- Hinweisen für eine Herzinsuffizienz
- anamnestisch Myokardinfarkt oder Q-Zacken im EKG (Zeichen eines alten Infarktes)
- ventrikulären Arrhythmien.

Pathologische Veränderungen wie eine linksventrikuläre Hypertrophie, regionale Wandbewegungsstörungen nach bereits abgelaufenem Infarkt, Herzklappenerkrankungen, ein Ventrikelaneurysma oder intrakardiale Thromben können dargestellt werden.

Kardiale Belastungstests (s. 1.4.3)

Nicht-invasive Belastungstests sind indiziert zur primären Diagnostik einer KHK und zur Verlaufskontrolle unter Therapie (z. B. nach PTCA oder Bypass-Chirurgie) geeignet. Prinzip der Tests ist es, unter ergometrischer oder medikamentöser Belastung eine Koronarinsuffizienz zu provozieren, die sich – je nach Test – im EKG, echokardiographisch oder szintigraphisch nachweisen lässt.

! Bei **instabiler Angina pectoris** (akutem Koronarsyndrom) sind kardiale Belastungstests kontraindiziert. **!**

Im klinischen Alltag am meisten verbreitet ist das Belastungs-EKG mit Fahrradergometrie. Zunehmende Verbreitung hat die Stress-Echokardiographie unter fahrradergometrischer oder medikamentöser Belastung gefunden. Eine ähnlich gute Sensitivität und Spezifität zeigt auch die Thallium-Myokardszintigraphie.

Belastungs-EKG

Die Ergometrie dient dem Nachweis einer belastungsinduzierten Myokardischämie. Bei Auftreten von Angina pectoris unter der Belastung spricht man von einer **klinisch positiven Ergometrie**, bei belastungsinduzierten EKG-Veränderungen (s. **1.4.3**) von einer **elektrokardiographisch positiven Ergometrie (Abb. 1.36)**. Nicht aussagekräftig ist ein negatives Belastungs-EKG, bei dem die submaximale Herzfrequenz (ca. 200 minus Lebensalter) nicht erreicht wurde. Da die Ergometrie bei ca. 15% der Patienten falsch-positiv ausfällt (d. h. Ischämiezeichen im EKG ohne KHK) und bei ca. 15% der Patienten falsch-negativ ist (kein klinischer oder elektrokardiographischer Ischämienachweis trotz KHK), ist der diagnostische Wert der Untersuchung begrenzt.

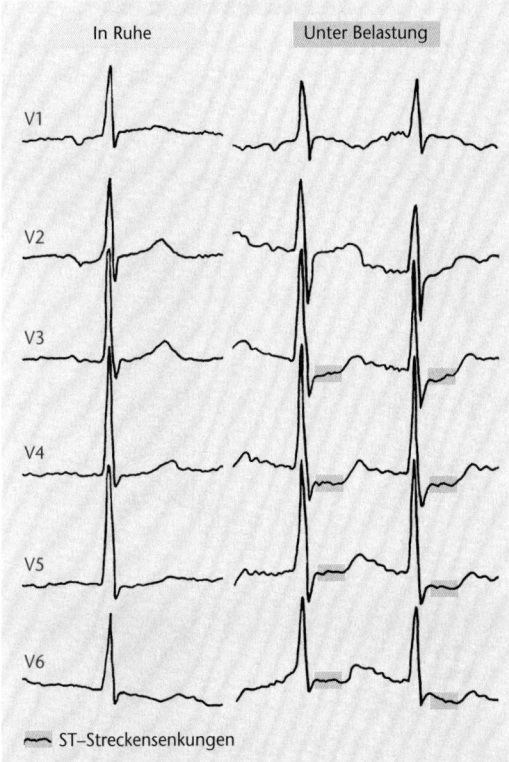

Abb. 1.36: Positive Ergometrie (pathologisches Belastungs-EKG). Links: Ruhe-EKG (Ausgangsbefund vor Belastung, keine Ischämiezeichen. **Rechts:** EKG nach 1 Minute Belastung bei 75 Watt: horizontale ST-Strecken-Senkungen in den Ableitungen V_3 bis V_6 (angiographischer Befund: proximale LAD-Stenose). [M183]

Stress-Echokardiographie

Alternativ zum Belastungs-EKG kann die Stress-Echokardiographie beim geübten Untersucher mit höherer Sensitivität und Spezifität als die klassische Ergometrie lokalisierte Wandbewegungsstörungen bei ischämiebedingter Kontraktilitätsstörung des Myokards im Herzen nachweisen. Wird sie unter einer medikamentösen Belastung (z. B. Dobutamin-Infusion) durchgeführt, kann auch ein immobiler Patient untersucht werden.

Neuere bildgebende Stress-Untersuchungen sind mittels Magnetresonanztomographie (MRT) möglich als **Dobutamin-Stress-Magnetresonanztomographie (DSMR)** oder auch als **Myokard-Perfusions-MRT** mit pharmakologischer Belastung (Dipyridamol oder Adenosin).

Myokardszintigraphie ([201]Thallium-Szintigraphie)

Unter Belastung zeigen sich Speicherdefekte infolge einer passageren Myokardischämie, die in Ruhe reversibel sind (**Abb. 1.37**). Irreversible Speicherdefekte sind Ausdruck abgestorbener Anteile der Ventrikelwand, sie entsprechen Narben nach einem Myokardinfarkt. Die Sensitivität der Methode (Nachweis relevanter Koronarstenosen) liegt mit ca. 90% höher als die der Ergometrie und ist vergleichbar mit der der Stress-Echokardiographie.

Die Szintigraphie ist bei bereits bekannter KHK auch indiziert zur Beurteilung der Relevanz einer koronarangiographisch nachgewiesenen Stenose (s. u.), zum Nachweis

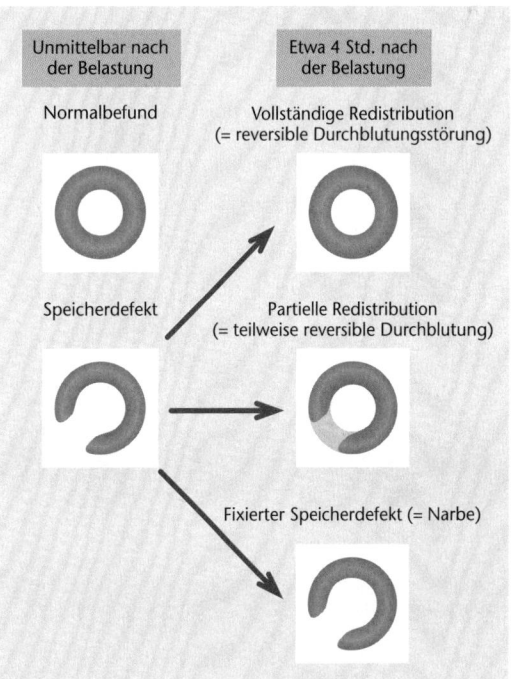

Abb. 1.37: Myokardszintigraphie bei KHK: typische Perfusionsdefekte unter Belastung. [L157]

01

einer erneuten Ischämie nach einer Bypass-OP bzw. einer Katheterintervention oder zum Nachweis einer belastungsabhängigen Ischämie nach stattgehabtem Myokardinfarkt. Außerdem ermöglicht die Myokardszintigraphie die Überprüfung der Vitalität des Myokards und erlaubt damit eine Aussage über den möglichen Nutzen einer Bypass-OP oder Katheterintervention.

Koronarangiographie

Die Koronarangiographie (s. **1.4.3**) ist der „Goldstandard" in der Diagnostik der KHK. Sie dient dem morphologischen Nachweis von Verschlüssen oder Stenosen der Koronararterien (**Abb. 1.38**), von Kollateralgefäßen und weiterer Besonderheiten wie etwa Koronaranomalien oder Koronaraneurysmen. Die Koronarangiographie kann jedoch keine Ischämie *per se* nachweisen. Auf diese kann ab einem Stenosegrad von 90% lediglich geschlossen werden. Indirekte

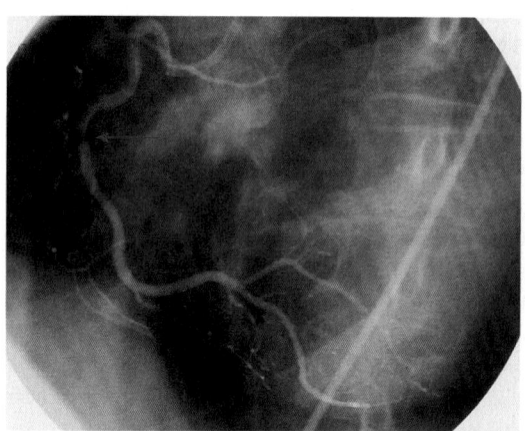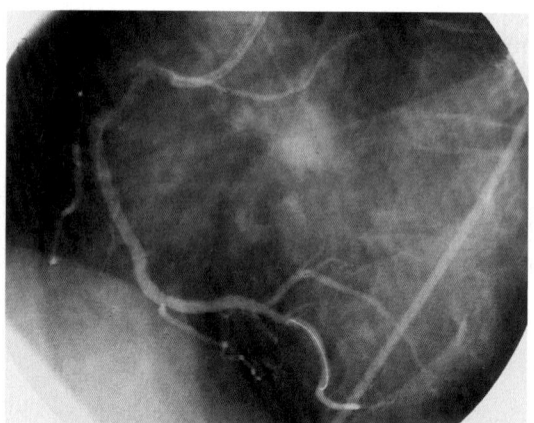

Abb. 1.38: Konzentrische Stenose der RCA (LAO 40 °). Links: vor Intervention. **Rechts:** nach PTCA und Implantation eines Stents. Zur Durchführung der PTCA siehe Abb. 1.39. Ein Stent wird als Gefäßstütze nach erfolgter PTCA eingesetzt und verhindert besser als die PTCA allein eine erneute Stenosierung des Gefäßes. [M183]

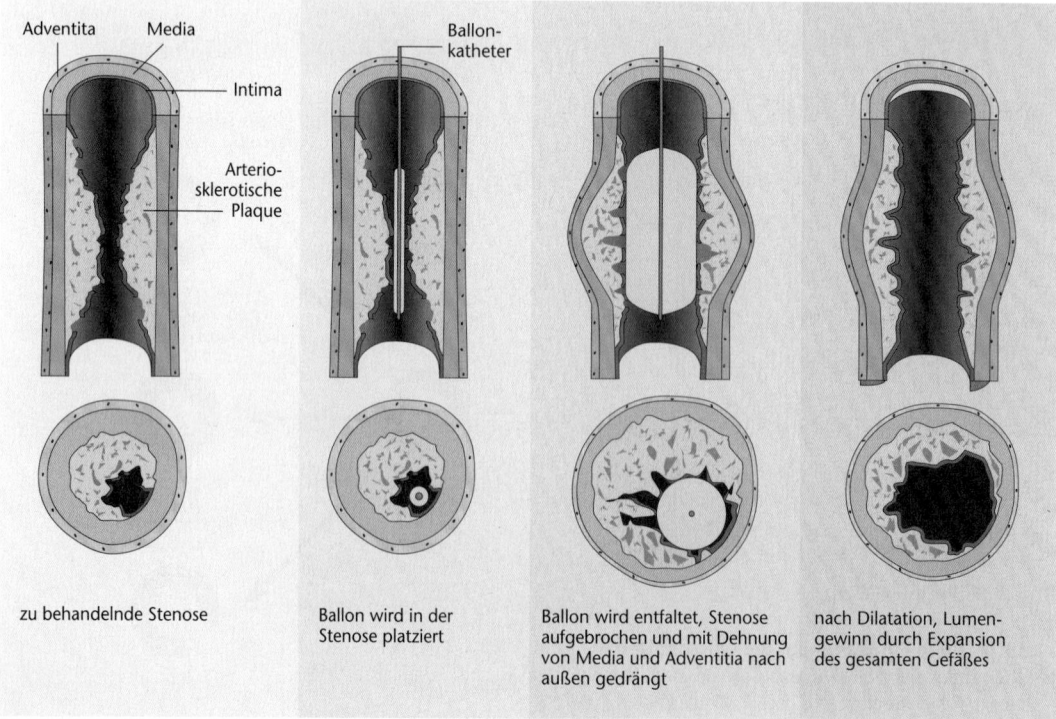

zu behandelnde Stenose

Ballon wird in der Stenose platziert

Ballon wird entfaltet, Stenose aufgebrochen und mit Dehnung von Media und Adventitia nach außen gedrängt

nach Dilatation, Lumengewinn durch Expansion des gesamten Gefäßes

Abb. 1.39: Schematische Darstellung der Durchführung einer PTCA. [A400–115]

Hinweise auf eine Ischämie können Wandbewegungsstörungen in Arealen sein, die von einem stenosierten Gefäß versorgt werden.

Indikationen zur Koronarangiographie sind die Bestätigung einer KHK bei positivem kardialem Belastungstest sowie der Nachweis bzw. Ausschluss einer KHK bei klinisch nicht eindeutiger Situation. Neben der Bestätigung der KHK dient sie auch zur Planung der Revaskularisierungsmöglichkeiten, z. B. im Rahmen der Katheterintervention (s. u.) oder durch Bypass-Chirurgie. Zur Indikation der Koronarangiographie bei akutem Koronarsyndrom siehe **1.6.3** sowie **Abb. 1.45**.

1.5.4 Therapie

Bei der Behandlung der KHK können folgende therapeutische Ziele unterschieden werden:
- die symptomatische Therapie des Akuten Angina-pectoris-Anfalls
- die medikamentöse Langzeittherapie einschließlich der Sekundärprophylaxe der KHK mit dem Ziel, ein Fortschreiten der Erkrankung zu verhindern
- die Wiedereröffnung eines stenosierten Gefäßabschnitts (Revaskularisierung).

Einen wichtigen Stellenwert für Prophylaxe und Behandlung der KHK hat die gesunde Lebensführung, s. u. Zusätzlich ist jedoch für praktisch jeden Patienten mit KHK eine medikamentöse und häufig auch eine revaskularisierende Therapie (Katheterintervention, Bypass-OP) angezeigt. Eine Übersicht gibt **Abbildung 1.40**.

Allgemeinmaßnahmen

Die Allgemeinmaßnahmen dienen sowohl der primären Prophylaxe, um eine KHK erst gar nicht entstehen zu lassen, sind aber erwiesenermaßen noch genauso sinnvoll, wenn bereits eine KHK eingetreten ist und ein Fortschreiten gebremst werden soll (sekundäre Prävention). Zum großen

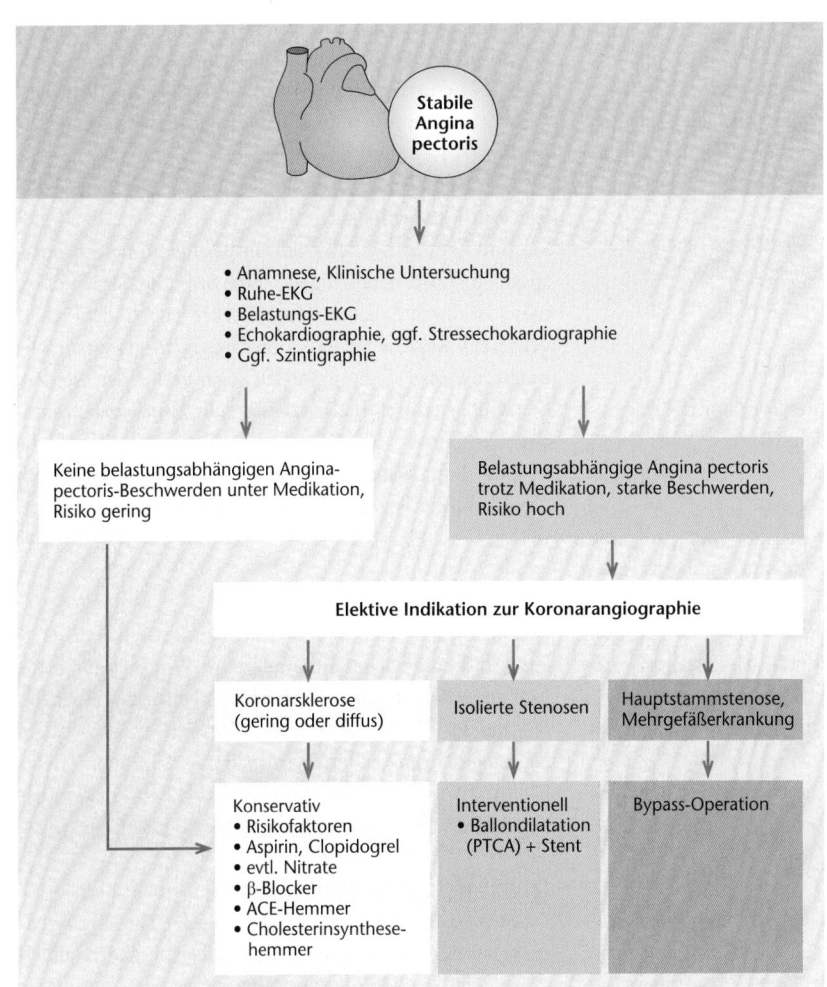

Abb. 1.40: Flussschema zur Diagnostik und Therapie bei stabiler Angina pectoris.
[L157]

01

Teil betreffen sie direkt den Lebensstil des Patienten, was z.B. Rauchen, Bewegungsmangel oder Übergewicht angeht.

- Reduktion von Risikofaktoren, z.B. Tabakentwöhnung, Gewichtsreduktion, Behandlung von Hypertonie, Diabetes mellitus und Hyperlipoproteinämie
- konsequente Behandlung von Begleiterkrankungen, die das Ausmaß einer KHK verstärken können (z.B. Anämie, respiratorische Insuffizienz, Hyperthyreose)
- Vermeidung großer körperlicher Anstrengungen und psychischer Belastungen
- regelmäßiges und vorsichtiges körperliches Training auf einem konstanten Niveau (Ausdauersportarten wie Jogging, Fahrradfahren oder Schwimmen, keine Tätigkeiten mit stark wechselnden Belastungen). Durch Ausbildung von Kollateralen im koronaren Gefäßbett führt dies zu einer besseren Belastbarkeit mit Abnahme der Häufigkeit pektanginöser Anfälle.
- Aufklärung über spezielle Risiken, mögliche auslösende Ursachen und Verhaltensmaßnahmen bei Beschwerden.

Akuter Angina-pectoris-Anfall

Gabe eines kurz wirksamen Nitro-Präparates, z.B. Glyceroltrinitrat als Spray (1–2 Hübe) oder als Zerbeißkapsel. Durch Senkung von Vor- und Nachlast wird der Sauerstoffverbrauch des Herzens gesenkt und die Symptomatik der Angina pectoris gelindert.

❗ In der Kombination mit 5-Phosphodiesterase-Hemmern, z.B. Sildenafil (Viagra®) kann es zu lebensbedrohlichen Blutdruckabfällen kommen. ❗

Medikamentöse Langzeittherapie

Die **Ziele** der medikamentösen Therapie der KHK sind
- die Verbesserung der myokardialen Sauerstoffversorgung durch Senkung des Gefäßtonus in den Herzkranzgefäßen (Koronardilatation, Utilisation von Kollateralen), durch Verlängerung der Diastolendauer (Frequenzsenkung) und durch Senkung des linksventrikulären enddiastolischen Druckes (Vorlast)
- die Verminderung des Sauerstoffbedarfs des Herzens durch Senkung von Kontraktilität, Herzfrequenz und Nachlast
- die Reduktion des Risikos eines thrombotischen Koronarverschlusses
- Senkung des LDL-Cholesterins als wichtigstem Risikofaktor für eine KHK.

Nitrate

Sie wirken über eine Vor- und Nachlastsenkung sowie eine Koronardilatation. Bei nur geringer Anfallshäufigkeit kann der Patient mit einem kurz wirksamen Nitro-Präparat als

Spray oder Zerbeißkapsel für den Bedarfsfall versorgt werden. Ansonsten werden lang wirksame Nitrate eingesetzt, z.B. Isosorbidmononitrat (ISMN) oder Isosorbiddinitrat (ISDN). Wegen der möglichen Toleranzentwicklung wird möglichst eine Nitratpause über Nacht eingehalten.

Alternativ oder als Ergänzung zu den Nitraten kann **Molsidomin** verordnet werden, in der Regel in retardierter Galenik. Anders als Nitrate verursacht es keine Kopfschmerzen und führt nicht zur Toleranzentwicklung.

❗ Nitrate wirken rein symptomatisch und haben keinen Einfluss auf die Prognose der KHK. ❗

Betablocker

Durch Senkung des Sauerstoffverbrauchs des Herzens lindern Betablocker die Symptome und reduzieren nachgewiesenermaßen die Letalität. Sie gehören damit zur Therapie der 1. Wahl bei KHK. Typische Präparate sind Metoprolol, Bisoprolol und Carvedilol. Vorsicht ist bei Patienten mit chronisch-obstruktiver Lungenerkrankung, Diabetes mellitus und pAVK geboten. Bei ihnen besteht eine relative Kontraindikation für Betablocker, da eine Neigung zur Bronchialobstruktion verstärkt werden kann. Außerdem können die Warnzeichen einer Hypoglykämie (Tachykardie, Schweißausbruch) vermindert und Claudicatio-Beschwerden verstärkt werden.

Calcium-Kanal-Blocker

Sie sind antianginös wirksam, insbesondere bei Koronarspasmen (Prinzmetal-Angina). Eine Senkung der KHK-Letalität ist durch Calcium-Kanal-Blocker jedoch nicht nachgewiesen. Kurz wirksame Dihydropyridin-Präparate wie unretardiertes Nifedipin müssen sogar vermieden werden, da sie über eine starke kurzfristige Blutdrucksenkung mit einer erhöhten Mortalität einhergehen. Lang wirksame Calcium-Kanal-Blocker (Verapamil SR, Amlodipin) senken die Morbidität und sind Medikamente der 2. Wahl bei KHK.

ACE-Hemmer

Die durch ACE-Hemmer erzielte nachlastsenkende Wirkung und zusätzliche antiproliferative Wirkung durch die Inhibition der Angiotensin-II-Bildung gehen mit einer Reduktion der KHK-Letalität einher. Der Effekt gilt vor allem bei eingeschränkter linksventrikulärer Funktion (Herzinsuffizienz, s. 1.7). Im Gegensatz zu den Betablockern haben ACE-Hemmer jedoch keinen antianginösen Effekt.

Thrombozytenaggregationshemmer

Die Standardmedikation zur Hemmung der Thrombozytenaggregation ist die niedrig dosierte Gabe von **Acetylsalicylsäure** (ASS 75–325 mg tgl.). Alternativ und insbesondere bei Magenunverträglichkeit wird **Clopidogrel** eingesetzt, das allerdings sehr viel teurer ist als ASS.

Cholesterinsynthesehemmer

Der Senkung des LDL-Cholesterins als wichtigstem Risikofaktor der KHK kommt bei manifester Erkrankung eine hervorgehobene Bedeutung zu. Zielwerte sind ein Gesamt-Cholesterin < 175 mg/dl und ein LDL-Cholesterin < 100 mg/dl. Diese Werte sind allein durch Diät und Lebensführung in der Regel nicht zu erreichen. Üblicherweise wird zusätzlich eine Therapie mit einem Cholesterinsynthesehemmer notwendig. **Statine** gehören daher heute zur Standardtherapie bei KHK. Beachtet werden müssen jedoch die potentiellen Nebenwirkungen, insbesondere Muskelkater-ähnliche Beschwerden bis hin zum Vollbild einer Rhabdomyolyse. Man erinnere sich an Cerivastatin (Lipobay®), das aufgrund dieser Nebenwirkung vom Markt genommen werden musste!

Revaskularisierungstherapie

Die Voraussetzungen für eine Revaskularisation müssen unter Berücksichtigung des Beschwerdebildes, eines objektiven Ischämienachweises (Belastungs-EKG, Myokardszintigraphie) und der Koronarangiographie einschließlich linksventrikulärer Funktionsdiagnostik geklärt werden.

Katheterintervention

Zur Wiedereröffnung eines stenosierten Koronargefäßes werden die Ballondilatation (*percutaneous transluminal coronary angioplasty* = PTCA) oder andere, neuere Verfahren (z. B. Rotations-, Laser- oder Hochfrequenzangioplastie, Atherektomie) eingesetzt. Bei diesen Interventionen wird meist ein sog. **Stent** in das Lumen der Koronararterie eingelegt, mit dessen Hilfe der wieder durchgängig gemachte Gefäßabschnitt offengehalten werden kann (**Abb. 1.39**).

• Eine Katheterintervention ist indiziert bei stabiler oder instabiler Angina pectoris, wenn eine Stenose > 75% in einem Gefäß nachweisbar ist, in dessen Versorgungsgebiet eine Ischämie nachgewiesen wurde (z. B. mittels Thallium-Szintigraphie). Die „ideale" Stenose für die Ballondilatation liegt eher proximal in größeren Gefäßen (≥ 3 mm Durchmesser), ist konzentrisch konfiguriert und kurzstreckig.

• Die primäre **Erfolgsquote** (erfolgreiche Dilatation mit anschließender Beschwerdefreiheit) liegt bei ca. 90 – 95%. Innerhalb von 6 Monaten kommt es allerdings bei ca. 20 – 40% der Patienten zu einer Re-Stenose des Gefäßes und zu pektanginösen Beschwerden, nach Stentimplantation „nur" bei ca. 15 – 25%. Abgesehen von dieser für die meisten Patienten erzielbaren Verbesserung der Lebensqualität, ist eine Senkung der Mortalitätsrate nur für bestimmte Untergruppen (v. a. Patienten mit proximaler

LAD-Stenose und Katheterintervention im frischen Stadium des Herzinfarktes, s. **1.6.4**) gesichert. Selbst bei instabiler Angina pectoris und akutem Myokardinfarkt ohne ST-Hebungen muss der bisher angenommene positive Einfluss der Katheterintervention auf das Überleben gegenüber rein medikamentöser Therapie zunehmend in Zweifel gezogen werden.

! Bei Patienten mit stabiler AP lässt sich durch Katheterintervention (PTCA) zusätzlich zur medikamentösen Langzeittherapie kein Überlebensvorteil im Vergleich zur alleinigen medikamentösen Therapie erzielen. **!**

• **Risiken** der Katheterintervention liegen in der Dissektion der Koronararterien, welche eine erneute Katheterintervention oder eine notfallmäßige Bypass-Versorgung notwendig machen. Die Letalität des Eingriffes liegt durchschnittlich unter 1%, die Wahrscheinlichkeit einer kardiochirurgischen Notoperation oder eines Herzinfarktes bei unter 3%.

Bypass-Chirurgie

Zur Umgehung eines stenosierten Gefäßabschnittes werden verschiedene operative Verfahren eingesetzt, z. B. der **aortokoronare Venen-Bypass** (ACVB; englisch: *coronary artery bypass graft*, CABG), der die V. saphena magna als autologes Bypass-Gefäß verwendet. Weiterhin kann die linke A. mammaria interna als hochwertiger Bypass zum Ramus interventricularis anterior (RIVA, LAD) genutzt werden.

• Die **Indikation** für ein chirurgisches Verfahren ist gegeben, wenn eine Angina pectoris durch konservative Therapie oder Katheterintervention nicht zu beherrschen ist, außerdem bei koronarer Mehrgefäßerkrankung mit eingeschränkter linksventrikulärer Funktion oder bei Hauptstammstenose der linken Koronararterie.

• **Effektivität:** Mehr als 80% der Patienten sind postoperativ beschwerdefrei. Allerdings verschließen sich 10 – 20% der Venenbypässe innerhalb des ersten Jahres und ca. 20 – 30% innerhalb von 5 Jahren wieder. Beim A.-mammaria-Bypass kommt es deutlich seltener zu Verschlüssen (< 10% nach 10 Jahren). Bei Bypass-Stenosen bleibt die Möglichkeit einer PTCA mit Implantation eines Stents. Obwohl die Inzidenz von Myokardinfarkten durch eine Bypass-Operation nicht wesentlich gesenkt werden kann, trägt die Bypass-Chirurgie insgesamt zu einer signifikanten Senkung der Mortalität bei KHK bei.

• **Risiken:** Die Mortalität elektiver Bypass-Operationen liegt bei ca. 1%. 5 – 10% der Patienten erleiden während der Operation einen Infarkt, der jedoch meist eine geringe Ausdehnung hat.

Primärprävention der KHK

Während die **Sekundärprävention** der KHK darauf abzielt, bereits Erkrankte vor einem Fortschreiten der Erkrankung zu schützen (siehe oben), sollen durch die **Primärprävention** bisher Gesunde erst gar nicht an einer KHK erkranken.

Vordergründig erscheint die Primärprävention als eine leichte Aufgabe: Die Bevölkerung muss nur die sattsam bekannten **Risikofaktoren** für das Auftreten einer KHK berücksichtigen (**Tab. 1.10**). Allein durch den Verzicht auf Zigarettenrauchen, eine gesunde, vor allem an Obst und Gemüse reiche Ernährung (s. **9.1**) und regelmäßige Bewegung ließen sich über drei Viertel der KHK-Fälle verhindern – und die durchschnittliche Lebenserwartung der deutschen Bevölkerung um schätzungsweise 10 Jahre steigern.

Im echten Leben allerdings hat der Lebensstil des Einzelnen nicht nur mit Gesundheitserwägungen zu tun, sondern wird stark von soziokulturellen Rahmenbedingungen bestimmt (s. Einleitungskapitel „Helfen und Heilen"). Regelmäßige Bewegung ist nun einmal nicht Teil des „Programms" in einer technologisch fortgeschrittenen Gesellschaft mit ihren Bürodrehstühlen und Bildschirmarbeitsplätzen, und Fast Food hat in unserer von Zeitknappheit bestimmten Kultur nicht ohne Grund Fuß gefasst. Auch wenn Unvernunft oft mit von der Partie ist: Nicht jedes Gesundheitsrisiko, das wir eingehen, ist Ausdruck menschlicher Ignoranz.

So wurde in den letzten Jahren klar, dass die immer wieder genannten Risikofaktoren für die KHK – wie Rauchen, Bluthochdruck oder Hyperlipidämie – Teil eines **mehrdimensionalen Raumes** sind, in dem sich die einzelnen Risikofaktoren nicht nur auf biologischer, sondern auch auf psychischer und sozialer Ebene beschreiben lassen. So erklären auf der **sozialen Ebene** etwa die Zugehörigkeit zur bildungsfernen Unterschicht, Arbeitslosigkeit und Immigrantenstatus einen großen Teil des KHK-Risikos. Auf der **psychischen Ebene** erwiesen sich die Marker soziale Isolation, Dauerstress (Dys-Stress) und Mangel an Autonomie am Arbeitsplatz als ähnlich wichtige Prädiktoren.

Immerhin sind in den letzten zehn Jahren Fortschritte zu verzeichnen: Die KHK-bedingte Sterblichkeitsrate ist um über 20% zurückgegangen und man schätzt, dass etwa 50% dieses Fortschritts der Primärprävention zu verdanken ist – wobei sich die Epidemiologen über die genauen Ursachen streiten. Diskutiert wird unter anderem, dass sich die Gefäßgesundheit durch die höhere Aufnahme **löslicher Faserstoffe** (s. **9.1**) mit der Nahrung verbessert hat: Lösliche Faserstoffe korrelieren in vielen Studien besser mit der KHK-Inzidenz als etwa der Fettgehalt der Nahrung.

Dennoch bleibt viel zu tun – gerade in Europa. Die Raucherquote bei Jugendlichen in Deutschland liegt mit etwa 40% weit über den vergleichbaren Werten in den USA. Gerade weibliche Teenager rauchen inzwischen mehr als die Jungen, und zwar an allen Schultypen – ein schlechtes Zeichen für die Zukunft. Mehr als die Hälfte der in Deutschland lebenden Kinder haben heute rauchende Eltern.

Und auch die bewegungsgestörte Umwelt, in der wir heute leben und arbeiten, wirft einen Schatten auf die Zukunft:

❗ Seit 1980 hat die Fettmasse der deutschen Schulanfänger um über zwei Drittel zugenommen, die Zahl der Übergewichtigen hat sich bei den 10-Jährigen vervierfacht. ❗

Nach einer Studie der Universität Frankfurt bewegt sich der deutsche Nachwuchs pro Tag heute nur noch 15 Minuten so stark, dass er aus der Puste kommt. Leistungstests zeigen, dass die durchschnittliche Fitness und Körperkontrolle in allen Altersgruppen abgenommen haben. Trotz unseres Wissens über die – zumeist vermeidbaren – Risikofaktoren: die KHK wird auch zukünftige Generationen von Medizinern beschäftigen.

1.6 Akutes Koronarsyndrom

Der Myokardinfarkt ist die „Spitze des Eisbergs KHK". Er ist die führende Todesursache in den Industrienationen. Trotz aller Interventionen fallen ihm bereits im Akutstadium immer noch ca. 35% der Betroffenen zum Opfer. Pro Jahr sterben in der Bundesrepublik etwa 170 000 Menschen an einem akuten koronaren Ereignis (Stand 2004), 30% weniger als noch 1987. Die meisten Todesfälle ereignen sich vor Erreichen des Krankenhauses.

❗ Die kontinuierlich steigende Lebenserwartung in unserer Bevölkerung ist wesentlich dem Umstand zu verdanken, dass die Therapie der KHK und insbesondere des akuten Koronarsyndroms verbessert wurde über die letzten Jahrzehnte. ❗

Die Beschwerden bei **instabiler Angina pectoris** sind nicht sicher von den Beschwerden eines **akuten Myokardinfarktes** zu unterscheiden, oder aber dem Infarkt geht eine instabile Angina-pectoris-Symptomatik direkt voraus. Daher ist es üblich, beide Krankheitsbilder zusammen mit dem **plötzlichen Herztod** unter dem Oberbegriff „**akutes Koronarsyndrom**" (s. Kasten) zusammenzufassen und eine gemeinsame diagnostische und therapeutische Strategie zu formulieren.

═══**AUF DEN PUNKT GEBRACHT**═══

Akutes Koronarsyndrom
- Instabile Angina pectoris
- akuter Myokardinfarkt
  - Infarkt mit ST-Hebungen im EKG (transmuraler Infarkt, „Q-wave"-Infarkt)
  - Infarkt ohne ST-Hebungen im EKG (nicht-transmuraler Infarkt, „non-Q-wave"-Infarkt)
- plötzlicher Herztod.

1.6.1 Klinik

Zur Definition der instabilen Angina pectoris siehe **1.5.1**.

Leitsymptom: Thoraxschmerz

Führendes Symptom des Herzinfarktes ist der stark ausgeprägte, retrosternal oder seltener epigastrisch lokalisierte Schmerz, der in der Regel intensiver („vernichtend") und anhaltender (> 20 min) als der bei einem Angina-pectoris-Anfall ist und durch körperliche Ruhe oder die Gabe von Nitro-Präparaten nicht zu beeinflussen („Nitro-refraktär") ist. Der Schmerz kann in die Arme, die Umbilikalregion, den Rücken, den Hals oder den Unterkiefer („Zahnschmerzen") ausstrahlen und geht oft mit Todesangst einher. Bei ca. 50% der Patienten geht dem Infarktereignis eine instabile Angina pectoris (s. **1.5.1**) voraus.

Begleitsymptome

Typische Begleitsymptome sind Schwächegefühl, Kaltschweißigkeit, Blässe, Übelkeit und Erbrechen sowie Benommenheit. Bei **Vorderwandinfarkten** weisen 25 – 30% der Patienten die klinischen Zeichen einer **sympathikoadrenergen Überstimulation** mit Tachykardie und Hypertension auf. Ein **Hinterwandinfarkt** wird bei 40 – 50% der Patienten von **vagalen Symptomen** wie Bradykardie und Hypotension begleitet.

„Stummer Infarkt"

Etwa 20 – 30% der Myokardinfarkte manifestieren sich **ohne begleitende Schmerzsymptomatik**. Diese „stummen" Infarkte treten gehäuft bei Patienten mit Diabetes mellitus oder bei sehr alten Patienten auf, deren Schmerzwahrnehmung aufgrund der autonomen Neuropathie vermindert sein kann. In diesen Fällen kann sich der Infarkt klinisch als plötzlich auftretende Luftnot infolge des kardiogenen Lungenödems oder aber in Form von Hypotonie, Schwäche, Verwirrtheit oder Bewusstseinsverlust als Folge der Minderperfusion der Körpergewebe manifestieren. Manchmal sind neu auftretende Arrhythmien (im Extremfall Kammerflimmern mit plötzlichem Herztod) oder selten periphere Embolien (abgelöste Thromben kardialen Ursprungs) die einzigen Symptome des Infarktes.

1.6.2 Ätiologie und Pathophysiologie

Ätiologie

Die häufigste Ursache des Myokardinfarktes ist eine koronare Herzkrankheit, bei der es im Bereich einer atherosklerotisch veränderten Koronararterie infolge Plaqueruptur zur umschriebenen Thrombenbildung mit Gefäßverschluss kommt (s. **1.5.2**). Für seltenere Ursachen s. **Kasten**.

═══════════════════ZUR VERTIEFUNG═══════════════════

Ursachen des Myokardinfarkts

- **Häufig (> 95%):** thrombotischer Gefäßverschluss bei koronarer Herzkrankheit infolge Atherosklerose (Abb. 1.35)
- **Selten (< 5%):**
  - Vaskulitis, z.B. bei der Kawasaki-Erkrankung des Kindesalters
  - Embolie in das Koronarsystem, z.B. bei infektiöser Endokarditis oder bei linksatrialen oder linksventrikulären Thromben
  - kongenitale Koronaranomalien (z.B. Fehlabgang der linken Koronararterie)
  - Aortendissektion mit Einbeziehung der Koronarabgänge
  - anhaltende Vasospasmen (z.B. medikamentöser Genese nach Einnahme hoher Dosen von Kokain, Mutterkornalkaloiden oder Prostaglandinen).

01

Auslöser

Körperliche Anstrengungen und emotionaler Stress können an der Auslösung eines akuten Koronarsyndroms beteiligt sein. Die Infarktrate ist in den frühen Morgenstunden am höchsten, was mit einer erhöhten Thrombogenität des Blutes zu erklären ist (relative Dehydratation).

Pathophysiologie des Infarktgeschehens

Das Infarktgeschehen läuft phasenhaft ab mit den Stadien der **frühen Ischämie**, der **Gewebenekrose**, einer möglichen **Reperfusion**, der **Vernarbung** und der **Postinfarktphase** mit ventrikulären Umbauvorgängen (**Remodeling**).

Die **frühe Ischämiephase** des Myokardinfarktes ist von einem intrazellulären Energiedefizit und der Anhäufung von Endprodukten des anaeroben Stoffwechsels geprägt. Daraus resultieren Störungen des Elektrolytmilieus der Kardiomyozyten (u. a. Kalium-Verarmung) und eine Änderung des Membranpotentials, die die infarkttypischen ST-Veränderungen im EKG bewirkt und schwerwiegende elektrophysiologische Konsequenzen wie ventrikuläre Ektopien oder Kammerflimmern haben kann. Darüber hinaus kommt es zur Einschränkung der myokardialen Kontraktionskraft.

Durch Ausfall der Na^+-K^+-ATPase entwickelt sich nach ca. 1 – 4 h ein intrazelluläres Ödem mit konsekutiver Ruptur des Sarkolemms. Durch freigesetzte Enzyme, freie Fettsäuren, calciumaktivierte Phospholipasen und freie Radikale werden zelluläre Strukturen geschädigt. Makroskopisch und lichtmikroskopisch ist die **Nekrose** erst ab einem Infarktalter von ca. 4 h sichtbar.

Die therapeutische Wiedereröffnung eines zuvor verschlossenen Herzkranzgefäßes ist an sich ein erwünschter Vorgang; sie kann jedoch weitere Schädigungsmechanismen aktivieren (**Reperfusionstrauma**). Die Zelle wird dabei vor allem durch den exzessiven Anstieg der zytosolischen

Calcium-Konzentration und die Bildung freier Radikale geschädigt, wodurch die Nekrotisierung von Muskel- und Endothelzellen beschleunigt wird. Klinisch können ventrikuläre Arrhythmien („Reperfusionsarrhythmien") sowie eine vorübergehende Einschränkung des Kontraktionsverhaltens („Lähmung" des Herzmuskels, **Stunning**) resultieren.

Die Reparation der irreversibel geschädigten Myokardanteile wird 12 – 24 h nach Infarktbeginn durch die Einwanderung von neutrophilen Granulozyten eingeleitet. Es folgen die Einwanderung von Makrophagen nach 5 – 7 Tagen und die Einsprossung von Granulationsgewebe an den Infarkträndern nach 11 – 14 Tagen. Eine **„reife" Narbe** mit dichtem Kollagen und fortschreitender Zellverarmung ist nach 30 – 50 Tagen zu erwarten.

Bereits in der Frühphase eines Infarktes und in den nachfolgenden Monaten beobachtet man Umbauvorgänge des gesamten linken Ventrikels, die als **Remodeling** bezeichnet werden. Neben der frühzeitigen Abnahme von Wandstärke und Ausdehnung des infarzierten Bezirkes kann es zu einer fortschreitenden Dilatation des linken Ventrikels unter Einbeziehung nicht-infarzierter Regionen kommen. Die infarktbedingte Zunahme des ventrikulären Umfanges und die Änderung der Ventrikelkontur führt zu einer Zunahme der systolischen und diastolischen Wandspannung. Mittel- bis langfristig entsteht kompensatorisch eine inadäquate Hypertrophie des nicht-infarzierten Myokards, die zu einer systolischen Funktionseinschränkung und einer weiteren Zunahme der Füllungsdrücke führt. Die Folgen davon sind ein weiteres Fortschreiten der linksventrikulären Dilatation sowie ein Anstieg des myokardialen Sauerstoffverbrauchs.

Infarktlokalisation und -ausdehnung

Die Mehrzahl der Infarkte betrifft den muskelstärkeren linken Ventrikel, bei ca. 30% der Patienten mit inferiorem Hinterwandinfarkt ist auch der rechte Ventrikel betroffen (Rechtsherzinfarkt). Der größere Teil manifestiert sich als **transmuraler Infarkt**, der üblicherweise subendokardial beginnt und im Verlauf mehr als 50% der myokardialen Wanddicke einbezieht. Wegen der initial auftretenden typischen ST-Hebungen hat sich der angelsächsische Begriff *„ST-segment elevation myocardial infarction"* (**STEMI**) durchgesetzt.

Etwa 25 – 30% der Infarkte sind nicht-transmural, sondern laufen als lediglich subendokardial gelegene **Innenschichtinfarkte** ab. Da bei ihnen keine ST-Hebungen im EKG auftreten, heißen sie analog *„non-ST-segment elevation myocardial infarction"* (**NSTEMI**; s. **Kasten** „Infarkttyp und -ausdehnung").

Die Infarktausdehnung wird wesentlich durch die Lokalisation des Gefäßverschlusses, den Umfang einer eventuellen Blutversorgung über Kollateralen und die Dauer des Gefäßverschlusses bestimmt. So erleiden zum Beispiel jüngere Patienten häufig bei hoch sitzenden Verschlüssen im Bereich der linken Koronararterie (z. B. bei proximalem LAD-Verschluss) durch die fehlende Kollateralisierung besonders ausgedehnte Infarkte.

================ **AUF DEN PUNKT GEBRACHT** ================

Infarkttyp und -ausdehnung
- **Transmuraler Infarkt** (Synonym: Infarkt mit ST-Hebungen, STEMI):
  - > 50% der Wanddicke des Myokards betroffen
  - ST-Hebungen im frischen Stadium
  - Auftreten von Q-Wellen („Q-Wave"-Infarkt)
- **Nicht-transmuraler Infarkt** (Synonym: Infarkt ohne ST-Hebungen, NSTEMI):
  - Infarkt auf die subendokardial gelegene Innenschicht des Myokards beschränkt
  - keine ST-Hebungen im frischen Stadium, lediglich Zeichen der Innenschichtischämie im EKG (s. 1.6.3)
  - kein Auftreten von Q-Wellen („Non-Q-Wave"-Infarkt).

1.6.3 Diagnostik

Die Diagnose eines Myokardinfarktes und die Abgrenzung zur instabilen Angina pectoris stützen sich auf drei diagnostische Säulen (**Abb. 1.41**), von denen wenigstens zwei vorhanden sein sollten:
- **Beschwerden** des Patienten (Thoraxschmerz, Kaltschweißigkeit, Todesangst, evtl. Arrhythmien)
- typische **EKG-Veränderungen** und
- der **serologische Nachweis** erhöhter Troponine im Serum und der Verlauf weiterer herzmuskelspezifischer Enzyme.

Eine Übersicht zum diagnostischen Ablauf und zur Terminologie beim akuten Koronarsyndrom gibt **Abbildung 1.41**.

Körperliche Untersuchung

In der akuten Phase des Herzinfarktes ist ein kaltschweißiger, ängstlicher und unruhiger Patient typisch. Die übrige körperliche Untersuchung ist häufig unauffällig. Auskultatorisch können evtl. Stauungsgeräusche über den Lungen, eine Tachykardie, ein Ventrikelgalopp (3. und/oder 4. Herzton, s. **1.4.2**), ein durch entzündliche Exsudation bedingtes Perikardreiben (**Pericarditis epistenocardica**) oder ein neu aufgetretenes Systolikum auffallen. Letzteres ist meist auf eine Mitralinsuffizienz infolge Papillarmuskeldysfunktion oder auf eine relative Mitralinsuffizienz bei Ventrikeldilatation zurückzuführen. Die Körpertemperatur kann erhöht sein, erreicht aber selten Werte über 38 °C.

Elektrokardiogramm

Anhand typischer EKG-Veränderungen lassen sich bei den meisten Patienten Aussagen zu Lokalisation, Ausdehnung und (mit Einschränkungen) Alter eines Myokardinfarktes machen. Bei ca. 20% der Patienten sind die EKG-Veränderungen nicht infarkttypisch, hier können der Vergleich mit Vor-EKGs und die Verlaufskontrolle Hinweise geben (s. **Kasten** „Probleme der elektrokardiographischen Infarktdiagnose"). Bei ca. 15% der Patienten ist der initial erhobene EKG-Befund unauffällig.

EKG-Veränderungen bei transmuralem Infarkt („Q-Wave-Infarkt", STEMI)

Der transmurale („klassische") Infarkt weist elektrokardiographisch einen charakteristischen phasenhaften Verlauf auf (**Abb. 1.42**). Betroffen von den Veränderungen sind:

- die **T-Wellen** mit dem sog. „Erstickungs-T" als Ausdruck der akuten Ischämie
- die **ST-Strecken** mit monophasischen ST-Hebungen ≥ 2 mV in ≥ 2 Ableitungen (d.h., die angehobene ST-Strecke geht aus dem absteigenden Teil der R-Zacke hervor); die ST-Hebungen stellen „Verletzungspotentiale" dar
- die **QRS-Komplexe** mit R-Verlust und der Ausbildung

Probleme der elektrokardiographischen Infarktdiagnose

Schwierigkeiten ergeben sich immer dann, wenn vorbestehende EKG-Veränderungen die für den Myokardinfarkt charakteristischen EKG-Merkmale maskieren, zum Beispiel:

- ein Schenkelblock, besonders ein kompletter Linksschenkelblock, bei dem die Diagnose eines Myokardinfarktes annähernd unmöglich ist
- ein Schrittmacher-EKG: bei künstlicher ventrikulärer Stimulation ergibt sich ein Linksschenkelblock-artiges Bild
- eine ventrikuläre Tachykardie
- eine supraventrikuläre Tachykardie bei WPW-Syndrom mit breitem Kammerkomplex
- ein ventrikulärer Ersatzrhythmus, z.B. bei komplettem AV-Block
- vorbestehende ST-Strecken-Hebungen, z.B. persistierend nach vorausgegangenem Infarkt infolge eines Herzwandaneurysmas.

eines tiefen Q (sog. „Pardée-Q"; Harold PARDÉE war 1920 Erstbeschreiber des Phänomens eines tiefen Q beim frischen Myokardinfarkt).

Anhand der Ableitungen, in denen die EKG-Veränderungen auftreten, kann man auf die Lokalisation des Infarktes und damit auf das infarktrelevante Gefäß schließen (**Tab. 1.11**).

Die infarkttypischen ST-Hebungen können von gegensinnigen EKG-Veränderungen, beispielsweise horizontalen oder deszendierenden ST-Strecken-Senkungen in den dem Infarkt gegenüberliegenden Wandabschnitten, begleitet sein. Analog weisen ca. 50% der Patienten mit akutem Vorderwandinfarkt infolge eines proximal gelegenen LAD-Ver-

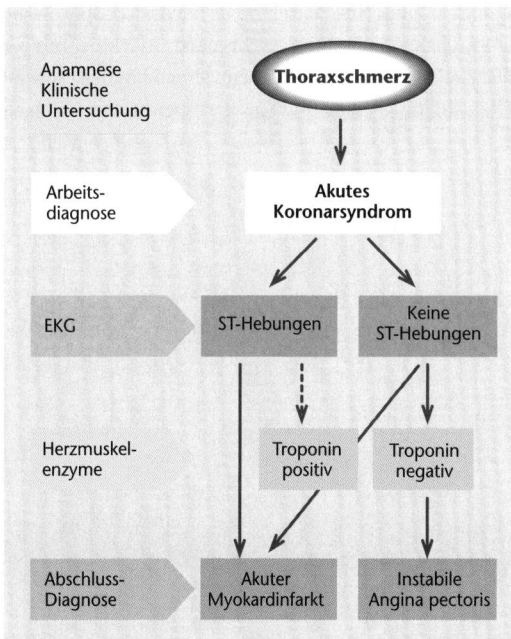

Abb. 1.41: Diagnostischer Ablauf und Terminologie beim akuten Koronarsyndrom. Eindeutige ST-Hebungen ≥ 2 mm in ≥ 2 Ableitungen im EKG zusammen mit einer typischen Klinik ergeben mit ausreichend großer Wahrscheinlichkeit die Diagnose eines transmuralen Infarktes, sodass das Ergebnis einer Troponin-Bestimmung nicht abgewartet werden muss für eine revaskularisierende Therapie.

Tab. 1.11 Infarktlokalisation im EKG

Lokalisation	Ableitung mit ST-Hebung oder Q	Infarktgefäß
anterolateral	V_5–V_6 (I, aVL)	LAD (Ramus diagonalis)
anteroapikal	V_3–V_4 (I)	LAD (distal)
anteroseptal	V_1–V_3	LAD (septale Äste)
anterior (groß)	I, aVL, V_1–V_5	LAD (proximal)
lateral	aVL, V_6–V_8	RCX (Ramus marginalis)
inferolateral	II, III, aVF, V_5–V_6	RCX (Ramus marginalis)
strikt posterior	ST-Senkungen in V_2–V_3, R/S > 1 in V_1	RCX (distal, Ramus posterolateralis)
inferior	II, III, aVF	meist RCA, seltener RCX oder LAD (distal)
rechtsventrikulär	V_1–V_2, V_{3R}–V_{5R}	RCA (proximal)

schlusses ST-Senkungen in ein oder mehreren inferioren Ableitungen (II, III, aVF) auf.

EKG-Veränderungen bei nicht-transmuralem Infarkt (NSTEMI, „Non-Q-Wave-Infarkt")

Im Gegensatz zum Q-Wave-Infarkt finden sich beim Innenschichtinfarkt im EKG nur Veränderungen des ST-Segmentes mit Ausbildung eines terminal negativen T und evtl. deszendierenden oder horizontalen ST-Strecken-Senkungen (**Abb. 1.43**). Es kommt im zeitlichen Verlauf weder zu einem R-Verlust noch zur Ausbildung eines pathologischen Q.

Prognostische Unterschiede von transmuralem und nicht-transmuralem Infarkt

Der Infarkt ohne ST-Hebungen ist im Vergleich zum Infarkt mit ST-Hebungen gekennzeichnet durch:

* eine kleinere Infarktgröße (oft subendokardial gelegene Nekrose)
* ein häufiger offenes Infarktgefäß. z. B. infolge einer frühen Reperfusion durch spontane oder medikamentös induzierte Thrombolyse
* eine bessere linksventrikuläre Funktion nach dem Infarktereignis

* eine bessere Prognose in der Frühphase nach dem Infarkt.

Trotzdem haben Patienten mit Infarkt ohne ST-Hebungen im Langzeitverlauf bei konservativer Therapie wegen häufigerer Infarktrezidive eine gleich schlechte oder gar schlechtere Prognose als Patienten mit initialen ST-Hebungen. Deshalb muss auch ein NSTEMI koronarangiographisch weiter abgeklärt werden, um bei Nachweis einer relevanten Koronararterienstenose mittels PTCA oder Bypass-Operation intervenieren zu können.

Labordiagnostik

Eine **Erhöhung infarkttypischer Enzyme** im Serum ist ab 2 h nach Beginn des Infarktes nachweisbar (**Abb. 1.44**). Unmittelbare diagnostische und therapeutische Relevanz hat der frühzeitige rasche Anstieg der herzspezifischen **Troponine**. Der frühestens nach 4 – 8 h beginnende Anstieg der CK-MB, der Gesamt-CK und der LDH bzw. HBDH dient vor allem der nachträglichen Diagnosesicherung. Bei klassischen Symptomen und typischem EKG gilt die Diagnose „Myokardinfarkt" bereits vor der Labordiagnostik als gesichert.

Troponine

Troponin T und Troponin I sind herzmuskelspezifische Marker, die serologisch ab ca. **2 h nach Infarktbeginn** für bis zu 2 – 3 Wochen nachgewiesen werden können. Sowohl die Sensitivität als auch die Spezifität bei Infarkt betragen

Initial-stadium	Beträchtliche T-Überhöhung *(Erstickungs-T)*; meist bei Klinikeinweisung nicht mehr nachweisbar	Erstickungs-T
Stadium I (frisches Stadium)	ST-Hebung mit Abgang aus dem absteigenden QRS-Schenkel, evtl. in den gegenüberliegenden Ableitungen spiegelbildliche Senkung	
Zwischenstadium	ST-Hebung, Auftreten pathologisch tiefer Q-Zacken, evtl. R-Verlust, terminal spitznegative T-Welle. ST-Hebung > 6 Wo.: an Aneurysma denken!	
Stadium II (Folgestadium)	Rückbildung der ST-Hebung, T-Welle wird tiefer, spitzer, evtl. Aufbau einer kleinen R-Zacke, pathologische Q-Zacke persistiert. *(Pardée-Q)*	
Stadium III (Endstadium)	Pathologische Q-Zacke, ST-Hebung nicht mehr nachweisbar, T-Welle positiv, R-Zacke nimmt wieder an Höhe zu.	

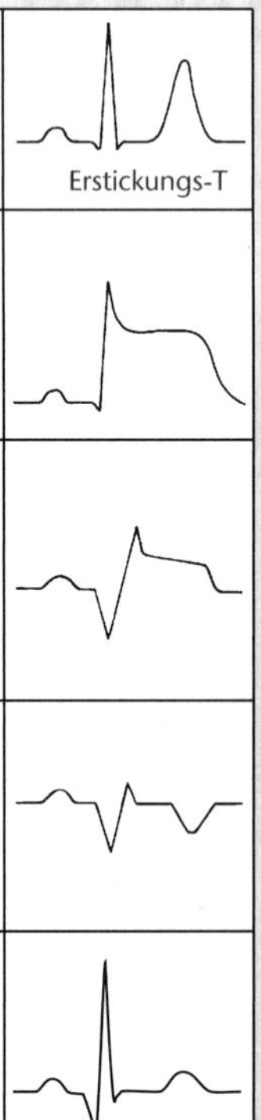

Abb. 1.42: EKG-Stadien des transmuralen Infarktes
(„Q-Wave"-Infarkt, *ST-elevation myocardial infarction = STEMI).*
[A300]

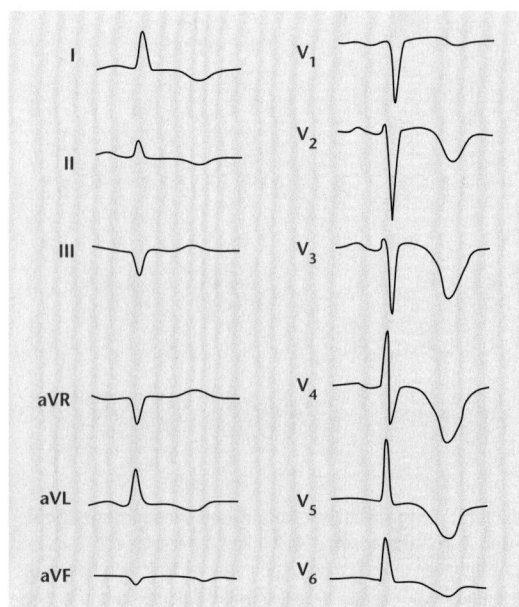

Abb. 1.43: EKG bei nicht-transmuralem Infarkt („Non-Q-Wave-Infarkt", *non-ST-elevation infarction* = NSTEMI). [A300]

> 95%. Sie können qualitativ mittels eines **Bedside-Test-streifens** (Ablesen nach 20 min) oder quantitativ mittels ELISA bestimmt werden.

Kreatin-Kinase

Die Kreatin-Kinase (CK) kommt in den drei Isoformen CK-MM (Skelettmuskel), CK-MB (Herzmuskel) und CK-BB (Gehirn) vor. Eine erhöhte **Gesamt-CK** ist somit ein unspezifischer Marker für Herz- und Skelettmuskelschäden oder für den Untergang von Hirngewebe und wird zum Beispiel bei Myositis, Rhabdomyolyse, nach Trauma, Operation, i. m. Injektion, körperlicher Anstrengung, epileptischem Anfall, arterieller Embolie oder nach ausgedehnten Schlaganfällen bzw. schwerem Schädel-Hirn-Trauma nachgewiesen.

Die **CK-MB** ist bei Herzmuskelschädigung, zum Beispiel bei Myokardinfarkt, Myokarditis, nach Kardiotomie oder nach Contusio cordis, erhöht. Ein erhöhter Nachweis der CK-MB ist ab 4–8 h nach Infarktbeginn möglich. Die CK-MB-Werte bei Myokardinfarkt betragen üblicherweise mehr als 6% der Gesamt-CK. Infarkttypisch ist ein CK-MB-Anstieg mit Erreichen des Maximums vor dem der Gesamt-CK. Die im Verlaufe eines Infarktes gemessene maximale Höhe der CK bzw. CK-MB („**CK-max**") korreliert mit dem Ausmaß des myokardialen Schadens und wird daher in der Regel in den Krankenunterlagen dokumentiert.

Myoglobin

Myoglobin ist ein nicht-herzmuskelspezifischer Marker für Muskelschäden, dessen serologischer Nachweis ca. 2 h nach Infarktbeginn für bis zu 24–48 h möglich ist. Seine Sensitivität bei Myokardinfarkt beträgt ca. 95%. Die Spezifität ist mit 80% jedoch geringer, d. h., einer Myoglobin-Erhöhung liegen bisweilen auch nicht-infarktbedingte Ereignisse, z. B. Muskelprellungen, zugrunde.

LDH

Die **LDH** und insbesondere ihr Isoenzym **HBDH** im Herzmuskelgewebe und in Erythrozyten sind bei Myokardinfarkt und Hämolyse erhöht und dienen dem Spätnachweis eines abgelaufenen Infarktes. Ihr Nachweis ist ab ca. 10 h nach Infarktbeginn möglich, das Maximum wird erst nach 2–6 Tagen erreicht. Die Normalisierung erfolgt bei größeren Infarkten erst nach 10–20 Tagen.

Echokardiographie (s. 1.4.3)

Im Rahmen der intensivmedizinischen Betreuung bei akutem Koronarsyndrom ist die Echokardiographie eine schnell durchzuführende, nicht-invasive Untersuchung mit hohem Aussagewert, die direkt am Bett des Patienten durchgeführt werden kann.

Sie ermöglicht die Beurteilung der linksventrikulären Funktion, den Nachweis von Lokalisation und Ausdehnung von Wandbewegungsstörungen (Hypokinesie, Akinesie), von aneurysmatischen Ausweitungen (Dyskinesie) oder eines Perikardergusses. Mithilfe der Farbdoppler-Echokardiographie können Klappeninsuffizienzen, zum Beispiel eine Mitralinsuffizienz oder eine Septumperforation, nachgewiesen werden.

Linksherzkatheter (s. 1.4.3)

In der Frühphase des akuten Koronarsyndroms ist eine Koronarangiographie dann indiziert, wenn in gleicher Sitzung ein interventioneller revaskularisierender Eingriff möglich ist. Dabei können kurzstreckige Stenosen mittels perkutaner transluminaler Koronar-Angioplastie (PTCA), meist mit anschließender Stenteinlage beseitigt werden. Besteht die Indikation zur akuten Intervention dagegen nicht (s. u.) oder geht es um eine rein diagnostische Fragestellung bezüglich des Ausmaßes von Stenosen im koronaren Gefäßbett, sollte die Koronarangiographie erst nach Stabilisierung des akuten Koronarsyndroms innerhalb der nächsten ca. 1–2 Wochen durchgeführt werden.

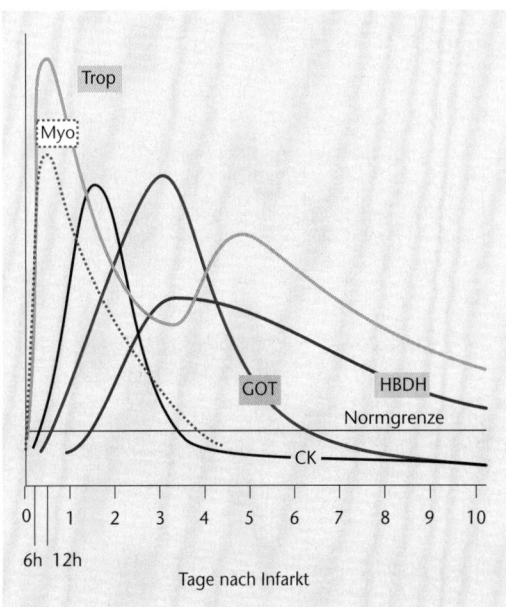

Abb. 1.44: Zeitlicher Verlauf von Serumenzymen bei Myokardinfarkt. Den höchsten diagnostischen Vorhersagewert in der Frühphase des Herzinfarktes haben die Troponine (Trop). Myo = Myoglobulin. [L157]

01

1.6.4 Therapie

Siehe **Abbildung 1.45**.

Eine frühzeitige Diagnosestellung und eine rasche Therapieeinleitung bereits in der Prä-Hospitalphase, d. h. vor Eintreffen des Patienten im Krankenhaus, können die hohe Infarktletalität deutlich senken. Sofortmaßnahmen und medikamentöse Basistherapie (s. u.) des akuten Koronar-

syndroms sollen den Sauerstoffbedarf des Herzens senken und einer weiteren Thrombusbildung vorbeugen. Die unverzügliche Klinikeinweisung sollte danach in ärztlicher Begleitung erfolgen.

Bestätigt sich nach Klinikeinweisung die Diagnose eines **akuten Myokardinfarktes mit ST-Hebungen** im EKG (STEMI), wird neben den Maßnahmen der medikamentösen Basistherapie eine rasche **Rekanalisation** des verschlos-

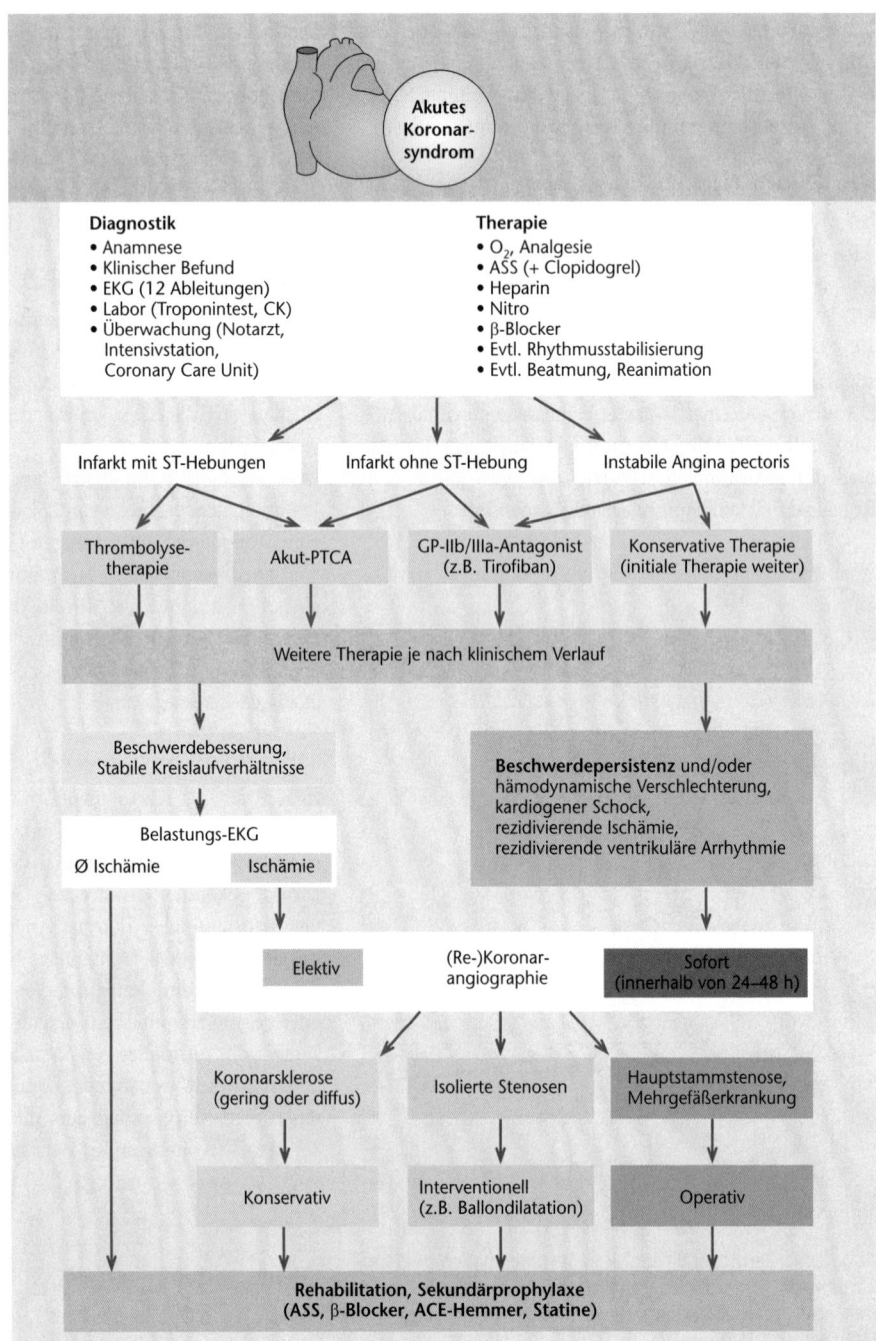

Abb. 1.45: Flussschema zur Diagnostik und Therapie bei akutem Koronarsyndrom. GP-IIb/IIIa-Antagonist = Glykoprotein-IIb/IIIa-Antagonist. [L157]

senen Infarktgefäßes angestrebt. Alternativ stehen dafür die medikamentöse Fibrinolyse oder die Katheterintervention mittels PTCA zur Verfügung. In bestimmten Situationen sind auch Kombinationen aus beiden Verfahren sinnvoll.

Beim **Infarkt ohne ST-Hebungen** im EKG (NSTEMI) und bei der **instabilen Angina pectoris** steht die **medikamentöse Basistherapie** im Vordergrund. Eine rasche Rekanalisation mittels PTCA ist jedoch dann notwendig, wenn sich durch die medikamentösen Maßnahmen allein keine Stabilisierung der Beschwerden erreichen lässt. Die Fibrinolyse-Therapie bringt hier keine Prognoseverbesserung und ist daher beim NSTEMI nicht indiziert.

Die Bypass-Chirurgie (ACVB) spielt in der frühen Phase des akuten Koronarsyndroms keine Rolle.

Sofortmaßnahmen, medikamentöse Basistherapie

Ziele der Behandlung sind die rasche Beseitigung der Schmerzen und eine Senkung des Sauerstoffbedarfs des Herzens:

* **Bettruhe** in halbsitzender Position
* **Sauerstoffgabe** über Nasensonde
* **Analgosedierung:** Die Gabe von Opiaten (z. B. Fentanyl oder Morphin) minimiert die den Patienten oft schwer beeinträchtigenden Schmerzen und senkt dadurch indirekt den Sauerstoffbedarf des Herzens. Ergänzend kann ein Benzodiazepinderivat (z. B. Midazolam oder Diazepam) mit dem Ziel einer weitergehenden Stressreduktion durch Sedierung und Anxiolyse gegeben werden.
* **Nitroglyzerin** verbessert wegen seiner nachlastsenkenden und gefäßerweiternden Wirkung die zentrale Hämodynamik und Koronarperfusion. Über den höheren Koronarfluss kann via Kollateralen die Durchblutung der Infarktrandzone verbessert werden, was die Letalität bei Patienten mit akutem Myokardinfarkt in moderatem Ausmaß senkt. Die Substanz kann durch ein Sublingualspray oder als i. v. Infusion appliziert werden.
* **Acetylsalicylsäure** und/oder **Clopidogrel** verhindern eine weitere Thrombusformation im Koronargefäß durch Thrombozytenaggregationshemmung. Die Gabe im akuten Infarkt führt sowohl allein als auch als Zusatz zu einer fibrinolytischen Therapie zu einer deutlichen Letalitätssenkung. Bei kombinierter Gabe von Acetylsalicylsäure mit Clopidogrel ist ein für die Prognose günstiger additiver Effekt nachgewiesen. Eine weitere Steigerung der thrombozytenaggregationshemmenden Wirkung ist durch Glykoprotein-IIb/IIIa-Antagonisten, z. B. **Tirofiban** (Aggrastat®), zu erreichen (**Abb. 1.45**). Eine Prognoseverbesserung konnte für diese Substanzgruppe beim instabilen Patienten mit nicht-transmuralem Infarkt gezeigt werden.
* **Heparin** verhindert das weitere Thrombuswachstum im Koronargefäß, indem es die Wirkung von Antithrombin III verstärkt. Die Heparingabe ist eine unverzichtbare Begleitmedikation im Rahmen der fibrinolytischen Therapie (s. u.), aber auch parallel zur Thrombozytenaggregationshemmung mit Acetylsalicylsäure. Es kann unfraktioniertes Heparin als Dauerinfusion i. v. gegeben werden, alternativ ist aber auch die Gabe eines niedermolekularen Heparins s. c. möglich.
* β-**Blocker** senken den Sauerstoffbedarf und stabilisieren gleichzeitig den Herzrhythmus. Die β-Blocker-Therapie im akuten Infarktstadium, zum Beispiel mit i. v. oder oral gegebenem Metoprolol oder Bisoprolol, führt zu einer nachweisbaren Senkung der Infarktletalität.
* begleitende Behandlung zusätzlicher, die Koronarinsuffizienz verstärkender Faktoren (z. B. hypertensive Entgleisung, Tachyarrhythmie, Anämie, Fieber).

Revaskularisierende Therapie

Die klassische revaskularisierende Therapie bei akutem transmuralem Myokardinfarkt (STEMI) war über Jahrzehnte die **Thrombolyse-Therapie.** Sie ist die am einfachsten und am raschesten durchzuführende Behandlung zur Wiedereröffnung eines verschlossenen Koronargefäßes bei einem Infarktpatienten.

Bei entsprechender Verfügbarkeit ist heute jedoch die Standardtherapie die Akut-Koronarintervention mittels perkutaner transluminaler Koronarangioplastie (**PTCA**). Die Studienergebnisse bezüglich Outcome und Überleben sind nach Akut-PTCA besser, als dies mit einer reinen Lysetherapie erreicht werden kann. Voraussetzung ist jedoch, dass ein kardiologisches Zentrum in der Nähe vorhanden ist. Die differentialtherapeutische Entscheidung zur Lyse oder zur Akutintervention mittels PTCA ist daher von den technischen und personellen Möglichkeiten vor Ort abhängig. Ist für die Durchführung einer Akut-PTCA erst eine Verlegung des Patienten in ein kardiologisches Zentrum mit > 90 min Zeitverlust bis zum Beginn der Therapie nötig, sollte der frühzeitigen Lysetherapie vor Ort der Vorzug gegeben werden.

Fibrinolyse

Sie reduziert die Mortalität und begrenzt die Infarktgröße. Komplikationen in der Infarkt- und Postinfarktphase werden vermindert und die Früh- und Langzeitmortalität nach akutem Myokardinfarkt gesenkt. Der größte Effekt wird erreicht, wenn die Lyse innerhalb der ersten 1 – 3 Stunden nach Infarktbeginn durchgeführt wird (> 50% Reduktion der Mortalität). Hier führt die Behandlung in 60 – 80% zu einer Öffnung des Infarktgefäßes. Das Risiko eines erneuten Verschlusses beträgt bei gleichzeitiger Gabe von ASS und einer konsequenten High-Dose-Heparintherapie 5 – 10%. Leider wird im Krankenhaus häufig durch eine zu lange

„door-to-needle time" wertvolle Zeit verschenkt. Mit Einleitung der Lyse erst 12 Stunden nach Schmerzbeginn ist nur noch eine Mortalitätsreduktion von 10% zu erreichen. In Gegenden mit langen Anfahrtswegen bis ins nächste Krankenhaus ist eine Lyse evtl. schon im Notarztwagen, noch vor Erreichen der Klinik (sog. Prä-Hospital-Lyse), sinnvoll.

Am meisten profitieren Patienten mit großem transmuralem Vorderwandinfarkt. Bei nicht-transmuralem Infarkt (keine ST-Hebungen im EKG) erbringt die Lysetherapie keinen eindeutigen Überlebensvorteil und ist daher in dieser Situation nicht indiziert.

Die derzeit gängigen Thrombolytika sind in **Tabelle 1.12** zusammengestellt.

Therapieerfolg

Indirekte Hinweise auf eine Reperfusion und damit einen Erfolg der Lysetherapie liefern die rasche Rückbildung der Schmerzen und der infarkttypischen EKG-Veränderungen, ein durch die Perfusionsverbesserung bedingter rascher Anstieg der infarktrelevanten Serumenzyme (verbessertes „Auswaschen" des Infarktgebiets) sowie das Auftreten von Reperfusionsarrhythmien (z. B. ventrikuläre Extrasystolen und Salven sowie idioventrikuläre – d. h. im Ventrikel selbst entstehende – Ersatzrhythmen). Der direkte Nachweis einer Rekanalisation kann nur mittels Koronarangiographie erfolgen, was in dieser Situation in der Regel nicht indiziert ist (**Abb. 1.45**).

Komplikationen, Kontraindikationen

Hauptkomplikation ist die erhöhte Blutungsneigung. Gefürchtet ist die intrazerebrale Blutung, die unabhängig vom verwendeten Fibrinolytikum bei ca. 0,3 – 1% der behandelten Patienten auftritt. Aufgrund ihrer Antigenität kann nach Applikation von Streptokinase (besonders bei vorausgegangener Therapie mit einer dieser beiden Substanzen) selten eine allergische (anaphylaktische) Reaktion auftreten. Zu den Kontraindikationen siehe **Tabelle 1.13**.

Tab. 1.12 Fibrinolytische Therapie des Myokardinfarktes

Substanz	Wirkmodus
Streptokinase (z. B. Streptase®)	bildet mit Plasminogen einen Komplex, der die Umwandlung weiterer Plasminogens zu Plasmin aktiviert
Alteplase = rt-PA (recombinant tissue-type plasminogen activator, Actilyse®)	aktiviert selektiv an Fibrin gebundenes Plasminogen („lokale Fibrinolyse")
Reteplase = r-PA (recombinant plasminogen activator, Rapilysin®)	aktiviert selektiv an Fibrin gebundenes Plasminogen („lokale Fibrinolyse")

Tab. 1.13 Kontraindikationen für eine fibrinolytische Therapie

Absolute Kontraindikationen	Relative Kontraindikationen
• floride Magen- oder Darmulzera • < 1 – 2 Wochen vorangegangene Operation oder Trauma • < 6 Monate vorangegangener zerebraler Apoplex • akute Kopfschmerzen, Sehstörungen • hämorrhagische Diathese • Augenhintergrundblutungen • arterielle Fehlpunktion an schlecht komprimierbaren Stellen (z. B. A. subclavia)	• Nierensteine • < 3 Tage vorangegangene i. m. Injektion • Zerebralsklerose • arterieller Hypertonus • Malignom • Z. n. Reanimation • Z. n. komplizierter Punktion zentralvenöser Gefäße

Akut-Revaskularisation durch PTCA

Die Alternative zur fibrinolytischen Therapie ist die sofortige **PTCA** (*percutaneous transluminal coronary angioplasty* = **Ballondilatation**), in der Regel mit begleitender Stent-Implantation (s. **1.5.4**). Die rund um die Uhr verfügbare PTCA ist allerdings an aufwändige personelle und apparative Voraussetzungen geknüpft und wird auch in Zukunft nicht überall realisierbar sein.

Eine klare Indikation zur Akutintervention mittels PTCA besteht für den transmuralen Infarkt mit typischen ST-Hebungen. Für Patienten ohne ST-Hebungen im EKG bringt die Akut-PTCA dagegen keinen signifikanten Vorteil im Vergleich zur medikamentösen Basistherapie. Entscheidend für den anhaltenden Erfolg der PTCA ist eine konsequente begleitende Thrombozytenaggregationshemmung und Antikoagulation.

Wenn eine primäre Thrombolysetherapie erfolglos bleibt (persistierende Angina pectoris), ist eine unmittelbar angeschlossene PTCA die einzige verbleibende Therapieoption (sog. **„Rescue-PTCA"**).

Nachbetreuung

Die Nachbetreuungsphase nach einem Myokardinfarkt umfasst die Mobilisation und die diagnostische Abklärung des fortbestehenden koronaren Risikos noch während des Krankenhausaufenthaltes, eine Anschlussheilbehandlung in einer Rehabilitationseinrichtung sowie die **Sekundärprophylaxe**.

Krankengymnastische Behandlung

Diese sollte früh beginnen, zunächst mit passiven Bewegungsübungen und Atemgymnastik zur Pneumonieprophylaxe. Nach Normalisierung des CK-Wertes kann die Belastung nach einem Stufenplan unter Kontrolle von Puls, Blutdruck und Atmung gesteigert werden. Nach ca. 5–10 Tagen kann der Patient bei unkompliziertem Verlauf und guter Belastbarkeit (Treppensteigen) entlassen werden.

Diagnostik nach abgelaufenem Myokardinfarkt

Diese ermöglicht die Abklärung des fortbestehenden koronaren Risikos und die Planung der weiteren Therapie. Sie umfasst die klinische Untersuchung (fortbestehende Beschwerden? Zeichen der Herzinsuffizienz?), die Ergometrie und/oder die Myokardszintigraphie mit der Frage nach belastungsinduzierbaren kardialen Ischämiezeichen. Die Indikation zum Linksherzkatheter (falls nicht schon im Rahmen einer Akut-PTCA erfolgt) sollte großzügig gestellt werden und besteht insbesondere bei Patienten mit Postinfarktangina, positiver Ergometrie, positiver Belastungsmyokardszintigraphie oder bei Herzinsuffizienz. Signifikante Koronarstenosen oder -verschlüsse können so sicher identifiziert werden und – vitales Myokard im jeweiligen Versorgungsbereich vorausgesetzt – einer PTCA oder einer Bypass-Operation (ACVB) zugeführt werden.

Anschlussheilbehandlung

Eine Anschlussheilbehandlung (AHB) wird in speziellen Rehabilitationskliniken durchgeführt. Sie dient besonders bei jüngeren Patienten der Wiedereingliederung in das Berufsleben durch körperliches Training (Bewegungstraining in „Koronarsportgruppen" unter Kontrolle der individuellen Belastbarkeit), psychische Betreuung zum Abbau von Ängsten, Bewusstmachen von Risikofaktoren und Erziehung zu einer „koronarprotektiven" Lebensweise.

Sekundärprophylaxe

Zur Prävention einer weiteren Progression der KHK wird eine **Sekundärprophylaxe** eingeleitet. Sie beinhaltet die „Einstellung" von Blutzucker und Blutdruck, die Normalisierung von Körpergewicht und Blutfettwerten, Nikotinverzicht und regelmäßige körperliche Bewegung. Excessive körperliche und psychische Belastungen müssen gemieden werden.

Die **medikamentöse Therapie** nach einem Myokardinfarkt entspricht der medikamentösen Basistherapie der KHK (s. **1.5.4**). Sie besteht im Wesentlichen in der dauerhaften Gabe von Acetylsalicylsäure zur Thrombozytenaggregationshemmung sowie einem β-Blocker zur Ökonomisierung der Herzarbeit (Letztere hat einen zusätzlichen antiarrhythmischen Effekt). Gesichert ist weiterhin der mortalitätssenkende Effekt der **Cholesterinsynthesehemmer** (Statine) mit dem Ziel, das LDL-Cholesterin auf Werte < 115 mg/dl einzustellen. Auch **ACE-Hemmer** konnten in Studien einen deutlichen mortalitätssenkenden Effekt in

der Sekundärprophylaxe der KHK zeigen, insbesondere bei eingeschränkter linksventrikulärer Funktion.

Bei hochgradigen Rhythmusstörungen wirken die **Klasse-III-Antiarrhythmika** Sotalol oder Amiodaron prognostisch günstig. Bei malignen ventrikulären Rhythmusstörungen ist ein Schrittmacher mit automatischer Defibrillatorfunktion indiziert (ICD, s. **1.8.3**).

1.6.5 Komplikationen nach Myokardinfarkt

Ventrikuläre Rhythmusstörungen

Ventrikuläre Extrasystolen (s. **1.8.5**) treten bei über 80% der Patienten mit Myokardinfarkt auf. Eine Therapieindikation besteht bei gehäuftem Auftreten (> 6/min), enger Koppelung (R-auf-T-Phänomen), polymorphen VES und salvenartigem Auftreten (> 3 VES in Folge). Die Therapie erfolgt meist durch Steigerung der β-Blocker-Dosis sowie die Gabe von Lidocain. Ein evtl. erniedrigter Serumkaliumwert muss auf hoch normale Werte um 4,5–5,0 mmol/l ausgeglichen werden.

Ventrikuläre Tachykardien (s. **1.8.5**) bei akutem Infarkt sollten möglichst rasch unterbrochen werden, da sie aufgrund der hämodynamischen Auswirkungen die Myokardischämie verstärken und in Kammerflimmern übergehen können. Kammerflattern und Kammerflimmern sind für die Mehrzahl der Fälle von plötzlichem Herztod bei Myokardinfarkt verantwortlich. Die Therapie ventrikulärer Tachykardien erfolgt durch Gabe von Lidocain, Amiodaron oder Ajmalin, bei Nicht-Ansprechen auf die medikamentöse Therapie durch elektrische Kardioversion (s. **1.8.3**).

Supraventrikuläre Rhythmusstörungen

Vorhofflimmern mit Tachyarrhythmia absoluta und **Vorhofflattern** mit schneller (z. B. 2:1-)Überleitung (s. **1.8.5**) können ein vorbestehendes Problem darstellen (mit meist höheren Frequenzen aufgrund des endogenen Katecholaminexzesses) oder durch die akute Vorhofüberdehnung bei Myokardinfarkt neu entstehen. In beiden Fällen sind sie hämodynamisch ungünstig. Die bei Infarktpatienten sowieso in der Regel verabreichte β-Blocker-Therapie wird gegebenenfalls weiter gesteigert, um ein Rezidiv nach Umspringen in den Sinusrhythmus zu verhindern. Eventuell helfen Digitalis-Glykoside – dies ist die einzige Indikation für Digitalis beim Myokardinfarkt! –, die Frequenz des Vorhofflimmerns zu kontrollieren (s. **1.8.5**). Bei Hypotension oder zunehmender Linksherzdekompensation ist meist eine elektrische Kardioversion unumgänglich.

Paroxysmale supraventrikuläre Tachykardien, z. B. AV-Reentry-Tachykardie oder Tachykardien bei Präexzitations-Syndrom, sind keine infarkttypischen Rhythmusstörungen,

01

können jedoch im Infarkt die Hämodynamik bei ohnehin eingeschränkter linksventrikulärer Funktion zusätzlich negativ beeinflussen (Behandlung s. 1.8.5).

Bradykarde Rhythmusstörungen

Eine **Sinusbradykardie** (s. 1.8.4) findet sich gehäuft bei Hinterwandinfarkten, oft in Kombination mit einer Hypotonie. Während die bloße Hypotonie in Abwesenheit einer ausgeprägten Linksherzinsuffizienz auf Volumengabe anspricht, muss bei gleichzeitiger Bradykardie frühzeitig zusätzlich Atropin gegeben werden.

Häufig besteht als Ausdruck einer Septumbeteiligung beim Hinterwandinfarkt ein **AV-Block** (s. 1.8.4). Er ist mehrheitlich Folge der lokalen Ödembildung und bildet sich meist von selbst zurück. Seltener entsteht ein AV-Block beim Vorderwandinfarkt infolge einer Septumnekrose, dieser ist nur selten reversibel. Bei AV-Block II° Typ Mobitz (gehäuft Übergang in AV-Block III°) und bei AV-Block III° erfolgt nach der evtl. erforderlichen kardiopulmonalen Reanimation die Anlage eines passageren (transvenösen) Schrittmachers. Andere primär bradykarde Rhythmusstörungen (z.B. SA-Block, Sinusarrest, Asystolie) sind bei akutem Myokardinfarkt selten. Wenn eine Asystolie auftritt, ist sie meist sekundär nach Kammerflimmern.

Intraventrikuläre Leitungsblockierungen werden bei neu aufgetretenem bifaszikulärem Block anterioren Typs (Rechtsschenkelblock plus linksanteriorer Hemiblock) oder bifaszikulärem Block posterioren Typs (Rechtsschenkelblock plus linksposteriorer Hemiblock) oder bei Rechtsschenkelblock plus AV-Block I° mit der Anlage eines passageren Schrittmachers therapiert, da diese Blockbilder in komplette AV-Blockierungen übergehen können.

Herzinsuffizienz bei Myokardinfarkt

Bei einer linksventrikulären Ausdehnung des Infarktareals von über 15–20% kann es zur Herzinsuffizienz mit Lungenstauung oder einem Lungenödem kommen, ab 30–40% zum Linksherzversagen bis hin zum kardiogenen Schock. Das Ausmaß der Herzinsuffizienz korreliert eng mit der Letalität des akuten Myokardinfarktes. Zur Therapie der Herzinsuffizienz siehe 1.7.5.

Weitere Komplikationen in der frühen Postinfarktphase

- Eine **Infarktperikarditis** *(Pericarditis epistenocardica)* tritt bei bis zu 10–15% der Infarktpatienten, vor allem nach ausgedehnten Vorderwandinfarkten, auf. Sie ist durch eine fibrinöse epikardiale Entzündung bedingt und zeigt sich klinisch durch am 2.–3. Tag nach Myokardinfarkt auftretende erneute thorakale Schmerzen, die für ca. 1–2 Tage anhalten. Bei der Auskultation kann evtl. ein Perikardreiben gehört werden.

- Durch eine **Dysfunktion** oder den **Abriss eines Papillarmuskels** als Folge einer Papillarmuskelnekrose bei Hinterwandinfarkt kann eine akute Mitralinsuffizienz entstehen. Hinweisend sind ein neu aufgetretenes Systolikum sowie die Entwicklung eines Lungenödems als Zeichen des rasch progredienten Rückwärtsversagens.
- Eine **Septumperforation** verläuft häufig asymptomatisch, bei ausgedehntem Defekt kann es zu einem Links-rechts-Shunt mit akuter Herzinsuffizienz kommen.
- Eine **Herzwandruptur** führt zur Perikardtamponade mit akuter Schocksymptomatik; sie ist mit einer hohen Letalität (> 95%) behaftet.
- **Arterielle und venöse Embolien** können sowohl als periphere arterielle Embolien kardialen Ursprungs bei großen transmuralen Infarkten als auch als Immobilisationsfolge in Form von Lungenembolien bei Becken- oder Beinvenenthrombose auftreten.

Spätkomplikationen

Post-Myokardinfarkt-Syndrom (Dressler-Syndrom)

Hierbei handelt es sich um eine Autoimmunperikarditis, die sich ca. 4–6 Wochen nach Myokardinfarkt entwickelt (sie wird auch nach Herzoperationen beobachtet und wird dann als **Post-Kardiomyotomie-Syndrom** bezeichnet). Sie ist exsudativ und kann von einer Pleuritis begleitet sein. Die Diagnose wird durch die typische Klinik mit Perikardreiben, Fieber, BSG-Erhöhung und Nachweis von Antikörpern gegen Herzmuskelzellen gestellt. Therapeutisch kommen Analgetika und Antiphlogistika, zum Beispiel Acetylsalicylsäure oder Diclofenac, sowie ggf. zusätzlich Glukokortikoide zum Einsatz.

Herzwandaneurysma

Bei ca. 10% der Infarktpatienten, vor allem nach Vorderwandinfarkten mit spitzennaher Lokalisation, tritt eine umschriebene sackartige Ausweitung der Herzwand im Infarktareal auf. Komplikationen sind Linksherzinsuffizienz, Rhythmusstörungen, Aneurysmaruptur sowie periphere Embolien (Letztere treten als Folge der durch den verlangsamten Blutstrom im Aneurysma begünstigten Thrombenbildung auf). Die Diagnose erfolgt durch den Nachweis einer mehr als 3 Wochen persistierenden ST-Strecken-Hebung im EKG. Echokardiographisch und ventrikulographisch zeigen sich eine paradoxe systolische Auswärtsbewegung (**Dyskinesie**) und ggf. intrakardiale Thromben. Die operative Aneurysmektomie ist bei fortschreitender Herzinsuffizienz, bei arteriellen Embolien trotz Antikoagulation und/oder bei gehäuft auftretenden ventrikulären Tachykardien indiziert.

Prognose

Die Letalität des Myokardinfarkts ist beträchtlich: Bis zu 35% der Patienten versterben in den ersten Stunden (meist vor einer stationären Aufnahme), die Letalität im Krankenhaus liegt bei 5–15%. Die Mehrzahl der Todesfälle ist auf maligne ventrikuläre Rhythmusstörungen (vorwiegend in den ersten 48 h) oder auf ein progredientes Linksherzversagen mit kardiogenem Schock zurückzuführen.

Die mittel- bis langfristige Prognose nach einem Myokardinfarkt wird vor allem durch das Ausmaß der linksventrikulären Dysfunktion bestimmt. Die Funktionseinschränkung ist abhängig von der Infarktlokalisation und -größe, der aus den Umbauvorgängen resultierenden Ventrikelgröße und der begleitenden Einschränkung der Ejektionsfraktion (s. **1.4.3**). So ist eine Reduktion der Ejektionsfraktion auf < 30% und konsekutive Linksherzinsuffizienz (s. **1.7**) mit einer jährlichen Letalität von > 10% assoziiert. Sie kann durch die Gabe von ACE-Hemmern und β-Blockern verbessert werden.

Weitere Risikofaktoren für eine erhöhte Letalität sind ventrikuläre Extrasystolen, der Nachweis von Spätpotentialen im hochverstärkten EKG sowie das Auftreten einer Postinfarktangina.

1.7 Herzinsuffizienz

1.7.1 Definition und Einteilung

Wie die koronare Herzerkrankung ist die chronische Herzinsuffizienz eine echte Volkserkrankung: etwa 1–2% der Bevölkerung sind betroffen. Die Zahl der Neuerkrankungen liegt bei etwa 5/1000 pro Jahr, wobei sich die Inzidenz nach dem 45. Lebensjahr mit jedem Jahrzehnt etwa verdoppelt. Jenseits eines Alters von 40 Jahren haben Frauen und Männer gleichermaßen ein Risiko von 20%, eine Herzinsuffizienz im Alter zu erleben. Medizinischer Fortschritt und gestiegene Lebenserwartung (Erstmanifestation in immer höheren Lebensaltern) tragen wesentlich zur hohen Inzidenz der Herzinsuffizienz bei. Die 5-Jahres-Überlebenswahrscheinlichkeit beträgt insgesamt nur etwa 50%. Bei schwerer Herzinsuffizienz (NYHA-Stadien III–IV; **Tab. 1.16**) stirbt etwa die Hälfte der Patienten innerhalb eines Jahres (**Abb. 1.48**). Insbesondere die in großen Studien gewonnenen Erkenntnisse zum Einsatz von ACE-Hemmern, AT1-Rezeptor-Antagonisten, Betablockern und Aldosteron-Antagonisten haben jedoch dazu geführt, dass sich die Prognose der Erkrankung verbessert hat.

Definition

Als Herzinsuffizienz bezeichnet man pathophysiologisch die Unfähigkeit des Herzens, bei normalen Füllungsdrücken die Körperperipherie ausreichend mit Blut – und damit Sauerstoff und Substraten – zu versorgen, um den Gewebestoffwechsel in Ruhe oder bei Belastung sicherzustellen. Klinisch handelt es sich bei der Herzinsuffizienz um ein Syndrom, das durch eine Vielzahl kardialer und extrakardialer Störungen verursacht oder begünstigt wird und deshalb nicht unabhängig von der zugrunde liegenden Erkrankung gesehen werden darf.

Klinische Einteilung

Die Herzinsuffizienz wird nach verschiedenen Kriterien eingeteilt, die bei einem Patienten auch nebeneinander bestehen können:

- nach dem zeitlichen Verlauf der Entstehung in eine **akute** (sich innerhalb von Minuten bis Stunden entwickelnde) oder eine **chronische** (sich über Tage bis Monate herausbildende) Herzinsuffizienz
- nach der Auswirkung auf die Leistungsfähigkeit des Patienten in eine **kompensierte** (keine oder nur geringe Leistungsminderung) oder eine **dekompensierte** (deutliche bis erhebliche Leistungsminderung) Herzinsuffizienz
- je nach den vorherrschenden Symptomen in **Linksherzinsuffizienz**, **Rechtsherzinsuffizienz** oder **biventrikuläre** (= globale) Herzinsuffizienz
- je nach Pathophysiologie der Pumpstörung (s. u.) in **systolische** (Verminderung der myokardialen Kontraktilität) oder **diastolische** (Behinderung der diastolischen Füllung) Herzinsuffizienz (s. u. **Kasten** „Diastolische Herzinsuffizienz")
- nach im Vordergrund stehender Pathogenese der Symptome ein **Vorwärtsversagen** (forward failure), bei dem die systemische Blutversorgung durch ein Pumpversagen des Herzens vermindert ist, und ein **Rückwärtsversagen** (backward failure), bei dem es zum Rückstau von Blut in das Niederdrucksystem (Lungenkreislauf, Körperperipherie) kommt.
- Beim Vorwärtsversagen des Herzens kann zusätzlich zwischen einem **Low-Output-Failure** und einem **High-Output-Failure** unterschieden werden. Beim Low-Output-Failure kann das Herz infolge einer Kontraktionsstörung das physiologische Herzzeitvolumen des Körpers nicht mehr decken. Bei dem seltenen High-Output-Failure kann das zunächst in der Regel gesunde Herz einen pathologisch gesteigerten zirkulatorischen Bedarf nicht mehr decken. Das zu fördernde Herzzeitvolumen ist in diesem Fall so groß, dass das Herz im Verlauf durch die zu leistende Mehrarbeit insuffizient wird (z. B. bei Sepsis, Hyperthyreose, ausgeprägter Anämie oder bei hämodynamisch bedeutsamen AV-Fisteln).
- Der **kardiogene Schock** ist die Maximalausprägung des kardialen Vorwärtsversagens mit deutlich vermindertem systemischem Blutdruck, reduziertem Herzzeitvolumen

=========================ZUR VERTIEFUNG=========================

Diastolische Herzinsuffizienz

Bei 30–50% der Patienten mit typischen Symptomen einer chronischen Herzinsuffizienz findet sich echokardiographisch eine normale oder nur leicht verminderte Ejektionsfraktion (EF > 50%). Bei diesen Patienten liegt primär eine diastolische Funktionsstörung des Herzens vor. Während die systolische Dysfunktion durch ein Unvermögen der kontraktilen Filamente, sich gegen eine Last zu verkürzen, charakterisiert ist, können die kontrahierten Myofibrillen bei der diastolischen Dysfunktion nicht ausreichend schnell oder nur unzureichend in ihre Ausgangslage zurückgelangen. Dadurch ist die Ventrikelfüllung bei gleichen linksatrialen Drücken unzureichend oder verlangsamt. Häufigste Ursachen für die vermehrte myokardiale Steifheit sind eine hypertensive Herzerkrankung mit Herzmuskelhypertrophie sowie die koronare Herzerkrankung. Aber auch ein Diabetes mellitus und eine (häufig unerkannte!) Schlafapnoe (s. 5.6) können zu einer diastolischen Dysfunktion führen.

Diagnostisch spricht ein erhöhter BNP/NT-pro-BNP-Spiegel (s. 1.7.4) für das Vorliegen einer Herzinsuffizienz als Ursache der Symptomatik. Gesichert wird die erschwerte Ventrikelfüllung echokardiographisch (PW-Doppler über der Mitralklappe, Gewebe-Doppler) oder im Herzkatheter.

Therapeutisch und prognostisch ist bei diastolischer Herzinsuffizienz insbesondere die strikte Rhythmus- und Frequenzkontrolle wichtig. Ein Vorhofflimmern oder bereits eine Sinustachykardie mit dadurch weiter verminderter Zeit für die Ventrikelfüllung während der Diastole kann zur Dekompensation der Herzinsuffizienz führen. Positiv-inotrope Substanzen wie Digitalis sollten vermieden werden, da sie die Ventrikelsteifheit weiter erhöhen. Ansonsten gelten die gleichen Therapieprinzipien wie für die systolische Herzinsuffizienz.

Tab. 1.14 Beeinträchtigung der Herzfunktion durch kardiale oder extrakardiale Erkrankungen

Parameter	Ätiologie (Beispiele)
vermindertes Kontraktionsvermögen	Myokardischämie (KHK), Myokardinfarkt, Herzrhythmusstörungen, hypertensive Herzerkrankung (Spätphase), dilatative Kardiomyopathien, Myokarditis
erhöhte Vorlast	Überwässerung, Niereninsuffizienz, Ventrikelseptumdefekt, Vorhofseptumdefekt, offener Ductus Botalli, Mitralinsuffizienz, Trikuspidalinsuffizienz, Aorteninsuffizienz
erhöhte Nachlast	arterieller Hypertonus, Aortenstenose, Pulmonalstenose, Lungenembolie, chron. Cor pulmonale
Behinderung der diastolischen Füllung des Herzens (diastolische Funktionsstörungen)	Myokardischämie, hypertensive Herzerkrankung, Mitralstenose, Trikuspidalstenose, konstriktive Perikarditis, hypertrophe Kardiomyopathie, restriktive Kardiomyopathie, Herzrhythmusstörungen, Diabetes mellitus, Schlafapnoe-Syndrom

sowie erheblich erhöhten Füllungsdrücken. Die Letalität ist sehr hoch (> 70–80%).

1.7.2 Pathogenese

Eine Herzinsuffizienz entsteht immer dann, wenn einzelne oder mehrere für die adäquate Pumpleistung notwendige Komponenten der Herzfunktion durch Krankheitsprozesse beeinträchtigt werden (**Tab. 1.14**). Mögliche Ursachen sind also Krankheiten mit

- direkter Verminderung der myokardialen Kontraktilität,
- unphysiologischer Erhöhung der Vorlast (= Volumenbelastung),
- unphysiologischer Erhöhung der Nachlast (= Druckbelastung) oder
- Behinderung der diastolischen Füllung des Herzens (diastolische Ventrikelfunktionsstörungen).

Kompensationsmechanismen

Die nachlassende Förderleistung des Herzens setzt im Gesamtorganismus eine Vielzahl **struktureller** und **neurohumoraler Kompensationsmechanismen** (Aktivierung des sympathischen Nervensystems, des Renin-Angiotensin-Aldosteron-Systems und vermehrte Freisetzung von Zytokinen bzw. Wachstumsfaktoren) in Gang, mit denen der Körper versucht, den Blutdruck und das zirkulierende Blutvolumen trotz verminderter Pumpleistung aufrechtzuerhalten. Dadurch ist zwar eine vorübergehende Steigerung der Herzleistung möglich, auf längere Sicht kommt es jedoch durch einen Circulus vitiosus zu einer weiteren Beeinträchtigung der myokardialen Pumpfunktion, die eine weitere Progression der Herzinsuffizienz begünstigt (**Tab. 1.15** und **Abb. 1.46**).

Als Folge der durch die Herzinsuffizienz in Gang gesetzten Kompensationsmechanismen steigen die ventrikulären Füllungsdrücke an. Diese Vorlasterhöhung trägt zwar vorübergehend über den Frank-Starling-Mechanismus (s. **1.2**) dazu bei, die kardiale Auswurfleistung aufrechtzuerhalten. Nach Überschreitung des Zenits der Frank-Starling-Kurve schlägt dieser positive Effekt jedoch in sein Gegenteil um: Die erhöhten Füllungsdrücke können vom insuffizienten Myokard nun nicht mehr bewältigt werden, sodass es zum **Rückstau** von Blut in die Lungen- und Körpervenen kommt. Hierdurch begründet sich die angelsächsische Bezeichnung der Herzinsuffizienz als *„congestive heart failure"*.

Strukturveränderungen

Die lang dauernde Belastung des Herzens führt zu nachteiligen **strukturellen Veränderungen**. Aus der mechanischen Beanspruchung und der Wirkung neurohumoraler Einflüsse resultiert eine Änderung der Myokardtextur mit Größen-

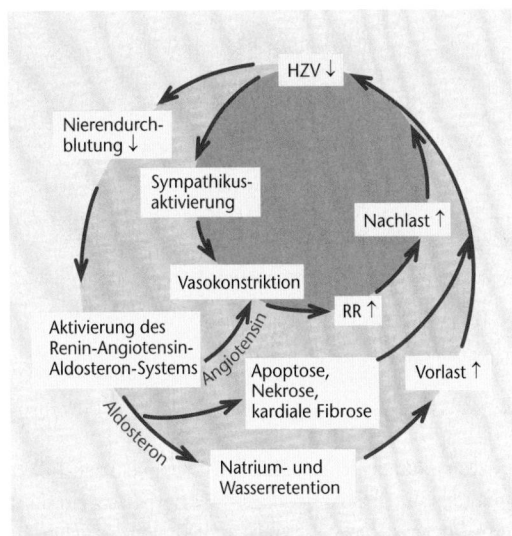

Abb. 1.46: Circulus vitiosus der Kompensationsmechanismen bei Herzinsuffizienz. HZV = Herzzeitvolumen. [L157]

und Massenzunahme der Kardiomyozyten, veränderter Proteinzusammensetzung der Zellmembran, der myofibrillären Proteine, des sarkoplasmatischen Retikulums und der interzellulären Matrix. Damit steigt das Risiko für eine myokardiale Ischämie und Herzrhythmusstörungen.

Angiotensin II und Aldosteron bewirken darüber hinaus eine Proliferation des kardialen Bindegewebes. Anhaltend hohe Noradrenalin-Konzentrationen führen zu einer Expression von Myosin-Isoenzymen mit langsamerem Kontraktionsverhalten. Zusätzlich fördert die Aktivierung des Renin-Angiotensin-Aldosteron-Systems sowie des sympatisch-katecholaminergen Systems den myokardialen Zelluntergang durch Steigerung der Apoptose (programmierter Zelltod).

Diese Veränderungen bewirken mittel- und langfristig eine funktionelle Verschlechterung der „Architektur des Herzens", in deren Folge es zur Abnahme der Kontraktilität, zum Anstieg der Wandspannung, zu einer zunehmenden Dilatation der Ventrikel (und später auch der Vorhöfe) und zur Erhöhung des myokardialen Sauerstoffbedarfs bei gleichzeitiger Verschlechterung der Mikroperfusion kommt. Die Umbauvorgänge und die Störung der Mikrozirkulation führen zu einer Versteifung der Ventrikel mit beeinträchtigter Ventrikelfüllung während der Diastole.

1.7.3 Klinik

Im Folgenden werden die für die verschiedenen Manifestationen der Herzinsuffizienz typischen Symptome und Befunde dargestellt (**Abb. 1.47**). Bei der Vielzahl von Erkrankungen, die zu einer Herzinsuffizienz führen, muss bedacht werden, dass das klinische Bild im Einzelfall nicht nur von den Symptomen der Herzinsuffizienz, sondern häufig auch von den Symptomen der jeweils auslösenden Grund-

Tab. 1.15 Kompensationsmechanismen bei chronischer Herzinsuffizienz

Kompensations-mechanismus	Positiver Effekt (meist Kurzzeit-effekt)	Nachteiliger Effekt (meist Langzeiteffekt)
Größenzunahme des Herzens	Sarkomerlänge ↑ → Vordehnung ↑ → Auswurfleistung ↑ (Frank-Starling-Mechanismus, s. 1.2)	größere Vordehnung und vergrößertes Herzvolumen → Wandspannung ↑ → diastolischer Koronarfluss ↓, myokardialer Sauerstoffbedarf ↑
Aktivierung des Renin-Angiotensin-Aldosteron-Systems	Aldosteron bewirkt eine Natrium- und Wasserretention und erhöht die Vorlast → Schlagvolumen ↑. Angiotensin II wirkt vasokonstriktorisch → Aufrechterhaltung eines ausreichenden arteriellen Mitteldrucks und damit eines adäquaten Perfusionsdrucks für die lebenswichtigen Gewebe.	Vasokonstriktion durch Angiotensin II → Auswurfwiderstand ↑ (↑ Nachlast) gleichzeitige Vorlasterhöhung → Schlagvolumen ↓ (Übermaximierung des Frank-Starling-Mechanismus) Angiotensin und Aldosteron bewirken zusätzlich: • Myokardhypertrophie (erhöhter Sauerstoffbedarf) • Proliferation von Fibroblasten (interstitielle Fibrose, diastolische Compliancestörung) • myokardialen Zelluntergang (Verlust kontraktilen Gewebes)
Stimulation des sympathisch-katecholaminergen Systems	Herzfrequenz ↑ (Tachykardie) und myokardiale Kontraktion ↑ (positive Inotropie), ↑ Vorlast durch Tonussteigerung in den venösen Kapazitätsgefäßen, Blutumverteilung zur Aufrechterhaltung der Perfusion lebenswichtiger Organe	Gefahr der myokardialen Ischämie und von Herzrhythmusstörungen durch: • arterielle Vasokonstriktion → Nachlast ↑ • erschwerte diastolische Füllung wegen ↓ Diastolendauer • Sauerstoffverbrauch ↑ bei gleichzeitig ↓ Koronarperfusion Noradrenalin fördert die Myokardhypertrophie (erhöhter Sauerstoffbedarf) und den myokardialen Zelluntergang (Verlust kontraktilen Gewebes).
erhöhte Freisetzung atrialer natriuretischer Peptide (ANP, BNP)	natriuretisch-diuretische Wirkung, Vasodilatation durch Hemmung des peripheren Sympathikus → Senkung der Nachlast sowie Senkung einer exzessiven Vorlast	Bei zunehmender Herzinsuffizienz lässt die ANP- und BNP-Wirkung durch Down-Regulation der spezifischen Rezeptoren an der Niere nach; die gesteigerte, vorlasterhöhende Aktivität des RAAS kann dann nicht mehr neutralisiert werden.

01

Klinik bei Linksherzinsuffizienz	Klinik bei Rechtsherzinsuffizienz
• Belastungs-, Ruhedyspnoe, Orthopnoe • Rasselgeräusche über Lunge, Husten • Lungenödem • Zyanose • Einsatz der Atemhilfsmuskulatur	• Gestaute, erweiterte Halsvenen • Ödeme (Bauch, Unterschenkel, Füße) • Gewichtszunahme • Leber- und Milzvergrößerung • Aszites • „Magenbeschwerden"
Befunde, die sowohl bei Links- als auch bei Rechtsherzinsuffizienz vorkommen	
• Eingeschränkte Leistungsfähigkeit, Schwäche und Ermüdbarkeit • Nykturie • Tachykardie bei Belastung, Herzrhythmusstörungen • Herzvergrößerung, Pleura- und Perikarderguss • Im Spätstadium niedriger Blutdruck	

Abb. 1.47: Übersicht der Symptome und Befunde bei Links- und bei Rechtsherzinsuffizienz. [A400]

erkrankung (z. B. Angina pectoris bei KHK) bestimmt wird.

Chronische Linksherzinsuffizienz

Der chronischen Linksherzinsuffizienz liegen in ca. 60% der Fälle eine KHK, in ca. 20% eine primäre dilatative Kardiomyopathie (s. **1.10.1**) und in jeweils bis zu 10% eine hypertensive Herzerkrankung (langjähriger arterieller Hypertonus) oder ein Klappenfehler (z. B. Aortenstenose oder Mitralinsuffizienz) zugrunde.

Klinik

Die Symptome der chronischen Linksherzinsuffizienz entwickeln sich über einen Zeitraum von Tagen bis Monaten und sind durch die systolische Funktionsstörung (inadäquate Förderleistung) und/oder die diastolische Funktionsstörung (Behinderung der Ventrikelfüllung, zumeist infolge eingeschränkter Dehnbarkeit) des Herzens bedingt.

Das **Rückwärtsversagen** (s. **1.7.1**) äußert sich durch die Symptome der pulmonalvenösen Stauung. Zunächst findet sich eine Belastungsdyspnoe, welche sich im weiteren Ver-

lauf zu paroxysmaler nächtlicher Dyspnoe und Ruhedyspnoe bis zur Orthopnoe steigert. Häufig besteht ein stauungsbedingter trockener Reizhusten („Stauungsbronchitis"), evtl. mit geringer Blutbeimengung. Auch können Zeichen der Atemwegsobstruktion mit Giemen und verlängertem Exspirium auftreten („Asthma cardiale").

Beim **Vorwärtsversagen** (s. **1.7.1**) treten Zeichen der Minderperfusion der Organe und der Körperperipherie auf. Typische Symptome bei Vorwärtsversagen sind die rasche muskuläre Ermüdung, Verwirrtheit, Abgeschlagenheit und Schlafstörungen sowie eine meist milde Flüssigkeitsretention infolge der verminderten Nierendurchblutung sowie Nykturie durch die nächtliche Mobilisation retinierter Flüssigkeit.

Der **klinische Schweregrad** einer chronischen Linksherzinsuffizienz kann anhand des Hauptsymptoms Dyspnoe nach der Klassifikation der New York Heart Association (NYHA, **Tab. 1.16**) abgeschätzt werden. Die subjektiven Beschwerden korrelieren dabei häufig nur gering mit der echokardiographisch oder angiographisch gemessenen linksventrikulären Funktionseinschränkung.

Die Einteilung der chronischen Linksherzinsuffizienz nach klinischen Kriterien hat neben der daraus ableitbaren therapeutischen Dringlichkeit auch eine prognostische Bedeutung (**Abb. 1.48**).

Mit dem Ziel, Risikokonstellationen auch im Hinblick auf primär- und sekundärpräventive Maßnahmen hin besser charakterisieren zu können, hat sich in den letzten Jahren parallel zur NYHA-Klassifikation die Einteilung der Herzinsuffizienz nach dem Schema der American Heart Association eingebürgert (**Tab. 1.17**). Damit lässt sich das NYHA-Stadium I besser differenzieren (AHA-Stadium A und B). NYHA IV und Stadium D sind identisch.

Chronische Rechtsherzinsuffizienz

Die Rechtsherzinsuffizienz ist Folge einer eingeschränkten rechtsventrikulären Funktion mit Rückstau des Blutes in den venösen Kreislauf. Eine **isolierte Rechtsherzinsuffizi-**

Tab. 1.16 Schweregrade der Herzinsuffizienz: Klassifikation der New York Heart Association (NYHA)

NYHA-Klasse	Beschwerden
I	Völlige Beschwerdefreiheit bei normaler körperlicher Belastung – alltägliche körperliche Belastung verursacht keine Erschöpfung, Luftnot, Rhythmusstörungen und/oder Angina pectoris.
II	Geringe Einschränkung der körperlichen Leistungsfähigkeit bei normaler Belastung – alltägliche körperliche Belastung verursacht Erschöpfung, Luftnot, Rhythmusstörungen und/oder Angina pectoris.
III	Starke Einschränkung der körperlichen Leistungsfähigkeit bei normaler Belastung – geringe körperliche Belastung verursacht Erschöpfung, Luftnot, Rhythmusstörungen und/oder Angina pectoris.
IV	Einschränkung der körperlichen Leistungsfähigkeit selbst bei geringer Belastung oder bereits in Ruhe, Bettlägerigkeit.

enz ist selten – sie ist meist eine Folgeerkrankung nach vorausgegangenen Lungenembolien, bei Cor pulmonale oder bei Klappenfehlern im Bereich des rechten Herzens, z. B. Pulmonalstenose oder Trikuspidalinsuffizienz. Häufiger tritt eine Rechtsherzinsuffizienz als Folge einer Linksherzinsuffizienz auf, da sich aus dem bei der Linksherzinsuffizienz auftretenden Rückstau in den kleinen Kreislauf eine erhöhte rechtsventrikuläre Nachlast (pulmonale Hypertonie) und damit eine Druckbelastung des rechten Ventrikels ergibt. Treten Symptome der Rechts- und Linksherzinsuffizienz gemeinsam auf, spricht man von einer **biventrikulären** oder **globalen Herzinsuffizienz**, die häufig das „Endstadium" der chronischen Linksherzinsuffizienz darstellt.

Klinik

Führender Befund der Rechtsherzinsuffizienz ist die Ausbildung **peripherer Ödeme (Abb. 1.49)**, die sich zunächst in den abhängigen („tief liegenden") Körperpartien (Fußrücken, Knöchel, Unterschenkel, bei bettlägerigen Patienten auch am Os sacrum), später auch in den Oberschenkeln und am Stamm (sog. Anasarka) manifestieren. In der Anfangsphase treten die Ödeme vorwiegend nach längerer Belas-

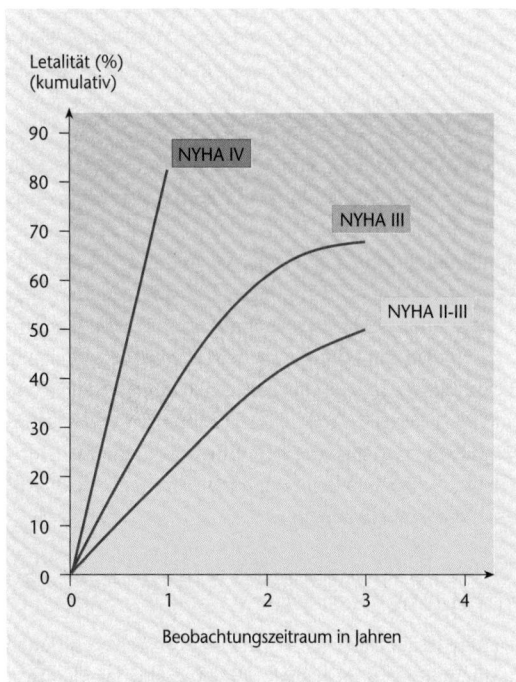

Abb. 1.48: Mortalität bei Herzinsuffizienz in Abhängigkeit vom NYHA-Stadium. [L157]

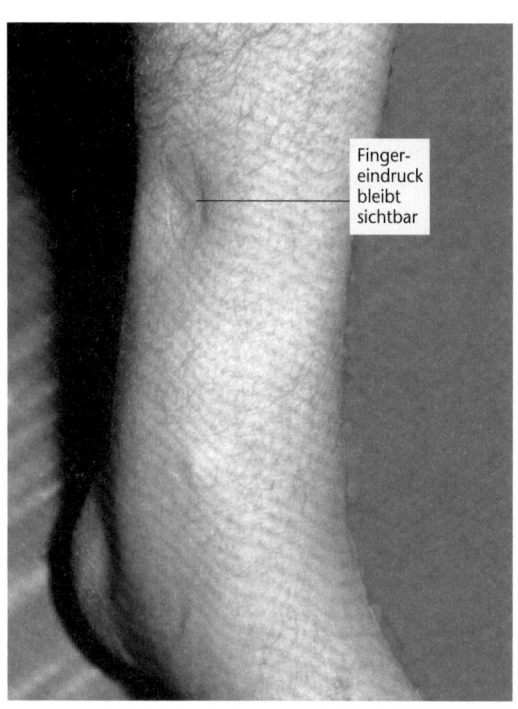

Abb. 1.49: Ödem des Unterschenkels bei chronischer Rechtsherzinsuffizienz. [T127]

Tab. 1.17 Stadieneinteilung der Herzinsuffizienz nach ACC/AHA (2001)

Stadium	Definition	Beispiele
A	• Patienten mit Risikokonstellation für spätere Herzinsuffizienz • keine erkennbaren strukturellen oder funktionellen Abnormalitäten • keine Herzinsuffizienzzeichen	koronare Herzerkrankung, arterieller Hypertonus, Diabetes mellitus, Alkoholabusus, Einnahme kardiotoxischer Medikamente, rheumatisches Fieber, positive Familienanamnese
B	• Patienten mit struktureller Herzerkrankung, aber ohne Herzinsuffizienzsymptomatik	linksventrikuläre Hypertrophie, Dilatation oder Fibrose, linksventrikuläre Hypokontraktilität, asymptomatischer Herzklappenfehler, Z. n. Infarkt
C	• Patienten mit aktueller oder früherer Herzinsuffizienzsymptomatik bei struktureller Herzerkrankung	Kurzatmigkeit, körperliche Leistungsminderung bei nachgewiesener systolischer Dysfunktion, asymptomatischer Patient unter Herzinsuffizienztherapie
D	• Patienten mit fortgeschrittener struktureller Herzerkrankung und mit deutlicher Herzinsuffizienzsymptomatik in Ruhe trotz maximaler medikamentöser Therapie	häufige Krankenhausaufenthalte, Indikation zur Herztransplantation gegeben, Notwendigkeit von „Bridging" bzw. „Assist-Devices", präfinale Konstellation

tung und deshalb meist abends auf, im weiteren Verlauf können sie dauerhaft persistieren. Durch die nächtliche Rückresorption von Ödemen leidet der Patient unter einer **Nykturie.**

Häufig finden sich auch **Pleuraergüsse,** welche typischerweise rechts ausgeprägter als links sind (Folge des rechtsseitig geringer ausgeprägten intrapleuralen Druckes) und im fortgeschrittenen Stadium zur Atemnot beitragen können sowie eine obere Einflussstauung mit erhöhtem, evtl. sichtbarem **jugularvenösem Puls** und hervortretenden Halsvenen. Im fortgeschrittenen Stadium leiden viele Patienten unter einer sog. **Stauungsgastritis,** welche sich durch abdominelles Völlegefühl, Aufstoßen, Obstipation und Resorptionsstörungen (auch von Medikamenten) äußern kann. Im Extremfall kann die Malabsorption eine „**kardiale Kachexie**" verursachen.

Weitere klinische Befunde im fortgeschrittenen Stadium können eine **Stauungsleber,** ein **Aszites** und ein stauungsbedingter **Perikarderguss** sein. Die Stauungsleber äußert sich durch Spannungsgefühl im rechten Oberbauch mit mäßiger Bilirubin- und Transaminasenerhöhung; im Extremfall tritt eine **Stauungsinduration** (*„cirrhose cardiaque"*) auf.

Bei der biventrikulären („globalen") Herzinsuffizienz treten Symptome der Links- und der Rechtsherzinsuffizienz in Kombination auf, wobei die rechts- oder die linksseitige Herzinsuffizienz führen kann. Patienten mit globaler Herzinsuffizienz leiden unter einer stark eingeschränkten Belastbarkeit mit ausgeprägter Atemnot und ausgeprägter Ödemneigung (**Abb. 1.47**).

Komplikationen der chronischen Herzinsuffizienz

Dekompensation

Jede chronische Herzinsuffizienz neigt durch Progredienz der zugrunde liegenden kardialen Störung und Ausschöpfung der physiologischen Kompensationsmechanismen zur Verschlechterung. Häufig wird diese durch zusätzliche Faktoren wie Rhythmusstörungen (z. B. neu auftretende absolute Arrhythmie bei Vorhofflimmern, s. **1.8.5**), hypertensive Entgleisung, Anämie, Hyperthyreose, Infektionen, Fieber, negativ-inotrop wirksame Medikamente oder das Fortlassen einer bereits begonnenen Herzinsuffizienztherapie begünstigt. Eine vorher kompensierte – d. h. unter den normalen Belastungen des täglichen Lebens noch nicht auffällige – Herzinsuffizienz kann dann **dekompensieren.**

Die Dekompensation einer chronischen Linksherzinsuffizienz manifestiert sich am häufigsten als progredientes Rückwärtsversagen mit zunächst interstitiellem, später auch alveolärem Lungenödem. Hierdurch treten Dyspnoe, Tachy- und Orthopnoe, schaumiger, fleischwasserfarbener Auswurf

und evtl. Zyanose auf. Letztere ist sowohl durch die verminderte Sauerstoffaufnahme als auch die vermehrte periphere Sauerstoffausschöpfung bedingt und stellt somit eine Kombination aus peripherer und zentraler Zyanose dar.

Weitere Komplikationen

Als Folge der eingeschränkten Sauerstoff- und Substratversorgung des Herzmuskels sowie der Dilatation von Vorhöfen und Kammern treten gehäuft supraventrikuläre und ventrikuläre **Rhythmusstörungen** auf. Eine neu aufgetretene absolute Arrhythmie bei Vorhofflimmern (s. **1.8.5**) ist häufig Ausgangspunkt einer kardialen Dekompensation, da der Vorhofbeitrag zur Füllung der Ventrikel entfällt und bei Vorhofflimmern mit häufig bestehender tachykarder Überleitung die Zeit der Ventrikelfüllung in der Diastole verkürzt ist. Fatale ventrikuläre Arrhythmien, zum Beispiel ventrikuläre Tachykardien oder Kammerflimmern, sind eine häufige Todesursache schwer herzinsuffizienter Patienten. Fast die Hälfte der Todesfälle bei fortgeschrittener Herzinsuffizienz (NYHA-Stadien III und IV) sind auf einen rhythmusbedingten **plötzlichen Herztod** zurückzuführen (s. **1.3.4**).

Der durch das erniedrigte Herzzeitvolumen und eine Immobilisation verlangsamte Blutfluss, die Hämokonzentration infolge einer diuretischen Therapie und eine häufig gleichzeitig bestehende absolute Arrhythmie erhöhen das Risiko für arterielle und venöse **Thrombosen und Thromboembolien** mit der daraus resultierenden erhöhten Inzidenz von Schlaganfällen, peripheren Arterienverschlüssen und Lungenembolien.

Akute Linksherzinsuffizienz, kardiogener Schock

Die **akute Herzinsuffizienz** ist eine innerhalb von Minuten bis Stunden auftretende Pumpfunktionsstörung des Herzens, die durch den abrupten Abfall des HZV oder eine akute Lungenstauung gekennzeichnet ist. Die maximale Ausprägung einer akuten Linksherzinsuffizienz ist der **kardiogene Schock,** der auch bei maximaler Therapie mehrheitlich letal verläuft.

❗ Meistens stellt eine sich akut präsentierende Herzinsuffizienz die Dekompensation einer zuvor noch kompensierten oder medikamentös ausreichend behandelten chronischen Herzinsuffizienz dar, die durch zusätzliche Störungen aus dem Gleichgewicht geraten ist. ❗

Mögliche weitere **Ursachen** sind ein myokardiales Pumpversagen bei großem Myokardinfarkt oder fulminanter Lungenembolie, eine rasch progrediente Myokarditis, eine Perikardtamponade, hämodynamisch relevante ventrikuläre oder supraventrikuläre Arrhythmien sowie akute Klappeninsuffizienzen, zum Beispiel bei infektiöser Endokarditis oder bei Papillarmuskelabriss infolge eines Herzinfarktes.

Pathogenese und Klinik

Im Gegensatz zur chronischen Linksherzinsuffizienz, deren Symptome vorwiegend durch das Rückwärtsversagen mit pulmonaler Stauung bedingt sind, tritt bei der akuten Linksherzinsuffizienz neben einem Lungenödem häufig ein ausgeprägtes **Vorwärtsversagen** auf. Das Herzzeitvolumen sinkt unter eine kritische Grenze ab (Cardiac Index < 2 l/min/m², s. **1.4.3**), woraus eine arterielle Hypotonie mit Tachykardie und in der Maximalausprägung der kardiogene Schock mit Minderperfusion der Körperorgane einschließlich des Herzens selbst resultieren (**Abb. 1.50**). Die mangelnde Lungenperfusion sowie die Diffusionsstörung infolge des Lungenödems bewirken eine Hypoxämie und somit progrediente Organdysfunktionen wie akutes Nierenversagen, Enzephalopathie (mit Bewusstseinsstörungen bis hin zum Bewusstseinsverlust), Leberfunktionsstörungen oder eine Darmischämie ohne zugrunde liegende Stenose der darmversorgenden Arterien (*„non-occlusive disease"*).

Akute Rechtsherzinsuffizienz bei Lungenembolie

Die akute Rechtsherzinsuffizienz bei Lungenembolie tritt infolge einer akuten Druckbelastung des muskelschwächeren rechten Herzens durch die pulmonalarterielle Gefäßobliteration auf. Steigt der pulmonalarterielle Mitteldruck auf über 25 mmHg an, kann ein nicht an diese Druckwerte adaptierter rechter Ventrikel die plötzliche Nachlasterhöhung nicht kompensieren, sodass es neben der für die Lungenembolie typischen Befunde Thoraxschmerz, Dyspnoe und Zyanose zum Vorwärtsversagen des rechten (und konsekutiv auch des linken) Ventrikels kommen kann (s. **5.7.1**). Das sekundäre Versagen des linken Ventrikels resultiert aus dem verminderten Blutstrom aus dem Lungenkreislauf (Abfall des linksventrikulären Schlagvolumens) sowie aus der Hypoxämie mit nachfolgendem Abfall der Kontraktilität des Myokards.

1.7.4 Basisdiagnostik bei Herzinsuffizienz

Anamnese

Die entscheidenden Fragen müssen zu den Symptomen der Links- und der Rechtsherzinsuffizienz (s. **1.7.3**) gestellt werden. Dabei dürfen Fragen nach kardialen und allgemein-internistischen Vorerkrankungen und die Medikamentenanamnese nicht fehlen.

Körperliche Untersuchung

Je nach Ausprägung und vorwiegend beteiligter Herzhälfte (**Abb. 1.47**) liegen klinische Befunde des Vorwärtsversagens, des Rückwärtsversagens sowie der begleitenden Kompensationsvorgänge vor: **Tachykardie** infolge der erhöhten sympathikoadrenergen Stimulation, **kühle Extremitäten** und **verminderte Pulsamplitude** infolge des reduzierten Herzminutenvolumens und des durch die sympathikotone Stimulation gesteigerten Gefäßwiderstandes. Bei ausgeprägterer Herzinsuffizienz besteht oft eine durch die vermehrte Sauerstoffausschöpfung in der Peripherie bedingte **periphere Zyanose**, bei erheblicher Lungenstauung auch eine durch die mangelnde Sauerstoffaufnahme bedingte **zentrale Zyanose**.

Inspektorisch liegen bei Rechtsherzinsuffizienz die Befunde einer **Halsvenenstauung** und von **Ödemen an den abhängigen Körperpartien** vor. Bei linksventrikulärer Dilatation ist ein nach lateral **verlagerter, verbreiterter Herzspitzenstoß** zu palpieren, eine rechtsventrikuläre Dilatation kann verstärkte epigastrische Pulsationen zur Folge haben.

In der **Auskultation** lassen sich bei Linksherzinsuffizienz häufig ein **leiser 1. Herzton** als Folge der verminderten ventrikulären Druckanstiegsgeschwindigkeit sowie ein **ventrikulärer „Galopprhythmus"** (s. **1.4.2**) mit Nachweis eines 3., evtl. auch 4. Herztones hören. Bei einer fortgeschrittenen linksventrikulären Dilatation lässt sich häufig ein **Systolikum** als Ausdruck einer (relativen) Mitralinsuffizienz, bei rechtsventrikulärer Dilatation (z. B. bei langdauernder pulmonaler Erkrankung) eine Trikuspidalinsuffizienz auskultieren.

Typisch für die pulmonale Stauung bei Linksherzinsuffizienz sind **feuchte Rasselgeräusche** über den basalen Lungenpartien, im fortgeschrittenen Stadium auch über der ganzen Lunge sowie gelegentlich ein **exspiratorisches Giemen** oder Brummen infolge einer durch die Lungenstauung ausgelös-

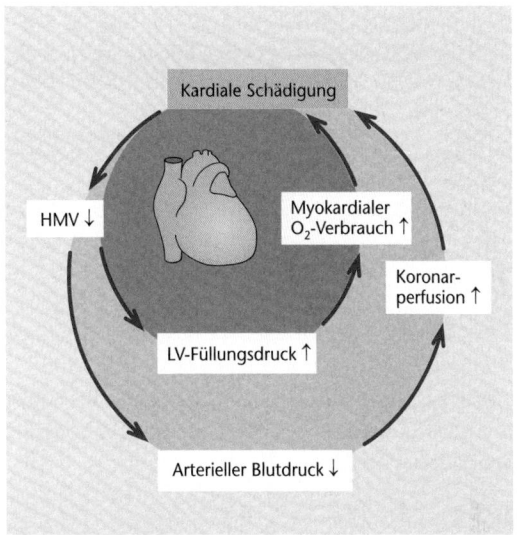

Abb. 1.50: Pathogenese des kardiogenen Schocks. HMV = Herzminutenvolumen. [L157]

Tab. 1.18 Durchschnittliche BNP-Spiegel in Abhängigkeit vom NYHA-Schweregrad der Herzinsuffizienz (nach: Maisel, *J. Cardiac Failure* 7: 183-193, 2001; n zwischen 108 und 205 pro NYHA-Gruppe).

NYHA-Stadium	BNP [pg/ml]
Kontrolle	20
NYHA I	140
NYHA II	330
NYHA III	590
NYHA IV	950

ten Atemwegsobstruktion („Asthma cardiale"). Bei ausgeprägteren Pleuraergüssen findet sich ein ein- oder beidseitig abgeschwächtes Atemgeräusch.

Labor

Laborchemische Parameter spielten bei der Diagnostik der Herzinsuffizienz traditionell kaum eine Rolle. Dies hat sich geändert, seit die natriuretischen Peptide (ANP) und vor allem BNP und sein Prohormon NT-proBNP bestimmt werden können. Ihr Plasmaspiegel ändert sich rasch mit der Volumenbelastung des Herzens und korreliert mit dem Schweregrad der Herzinsuffizienz (**Tab. 1.18**). Sie sind damit gute Marker zur Diagnose und Therapiekontrolle einer Herzinsuffizienz sowie zur Differentialdiagnostik bei Patienten mit Dyspnoe (ein niedriger BNP-Plasmaspiegel schließt eine kardiale Ursache der Atemnot mit hoher Wahrscheinlichkeit aus).

Charakteristische, aber keinesfalls spezifische Befunde sind eine erniedrigte Natrium-Serum-Konzentration infolge einer intravasalen Volumenerhöhung (Verdünnungs-

hyponatriämie, s. 11.3.2), eine stauungsbedingte Erhöhung des Bilirubins und der Transaminasen („Stauungshepatitis") und eine Kreatinin- und Harnstofferhöhung infolge der verminderten Nierenperfusion. Im Sputum können bei schwerer Herzinsuffizienz mit pulmonaler Stauung sog. „Herzfehlerzellen" (hämosiderinhaltige Alveolarmakrophagen) nachgewiesen werden.

Ruhe-EKG

Spezifische elektrokardiographische Zeichen der Herzinsuffizienz gibt es nicht. Das Ruhe-EKG kann jedoch auf die zugrunde liegende Herzerkrankung hindeuten (z. B. einen Hinweis auf einen abgelaufenen Myokardinfarkt geben) und durch die kardiale Schädigung (z. B. ventrikuläre und atriale Dilatation) bedingte Arrhythmien nachweisen (z. B. höhergradige ventrikuläre Extrasystolien oder eine Tachyarrhythmia absoluta bei Vorhofflimmern).

Röntgenthorax

Charakteristische radiologische Befunde bei Herzinsuffizienz sind (**Abb. 1.51**):

* eine **Kardiomegalie** mit Verbreiterung des transversalen Herzdurchmessers auf über 50% des Thoraxdurchmessers und/oder Einengung des Retrokardialraumes im seitlichen Strahlengang
* **Stauungszeichen** (nach Schweregrad): beidseitige interstitielle und/oder alveoläre Infiltrate, unscharfe und verbreiterte Hili, erweiterte und unscharf konturierte Lungengefäße, Verdichtung der interlobären Septen (radiär und hiluswärts verlaufende Kerley-A-Linien, im Unterfeld horizontal verlaufende Kerley-B-Linien, s. 5.2.3), fleckige, besonders hilusnah lokalisierte und konfluie-

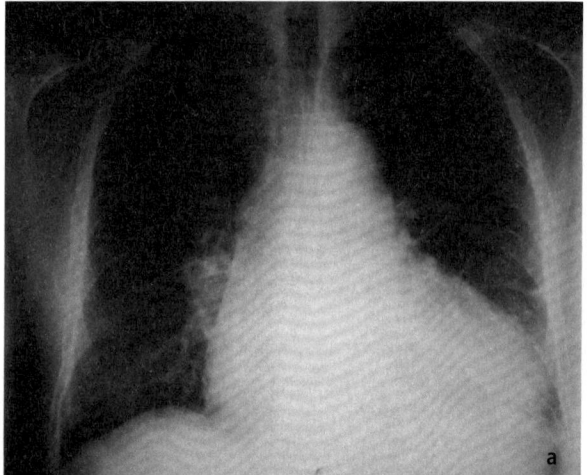 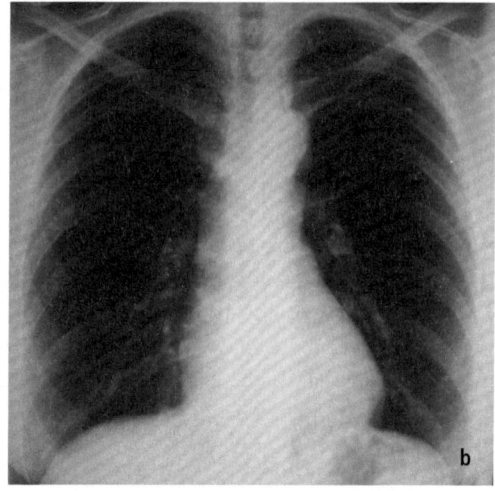

Abb. 1.51: Röntgenthorax-Befund bei Herzinsuffizienz NYHA III. a) Es zeigt sich eine deutliche Kardiomegalie mit links thoraxwandrandständigem Herzwandschatten. **b)** Im Vergleich dazu ein Normalbefund mit mittelständigem Herz, dessen Querdurchmesser 40% des Thoraxdurchmessers nicht übersteigt. [M181]

rende Verschattungen (typischerweise symmetrisch, evtl. „schmetterlingsförmig") sowie Pleuraergüsse (einseitig rechts oder beidseitig, dann meist rechtsbetont).

Echokardiographie

Die Echokardiographie ist unverzichtbarer Bestandteil der nichtinvasiven Basisdiagnostik und dient der Evaluation des Herzens bei Diagnosestellung und zur Verlaufskontrolle. Echokardiographische „Standardgrößen" sind u. a. die **Ejektionsfraktion (EF)** als Maß der linksventrikulären Funktion und der **enddiastolische linksventrikuläre Durchmesser (EDD)** als Maß der Volumenbelastung.

Mittels Echokardiographie (PW-Doppler des Flussprofils in der Mitralklappenöffnung/Gewebe-Doppler der linksventrikulären Wand und des Septums) lässt sich auch eine **diastolische Funktionsstörung** mit verzögerter und verminderter linksventrikulärer Füllung in der Diastole diagnostizieren.

Ursächlich einer Herzinsuffizienz zugrunde liegende Erkrankungen wie zum Beispiel Klappenvitien oder pulmonale Hypertonie können ebenfalls aufgedeckt werden.

Herzkatheteruntersuchung

Mittels Links- bzw. Rechtsherzkatheteruntersuchung kann insbesondere das Vorliegen und das Ausmaß einer koronaren Herzerkrankung als bedeutsamster ätiologischer Faktor der Herzinsuffizienz untersucht werden. Weitere Informationen können zur linksventrikulären Pumpfunktion (Lävokardiographie), zum Ausmaß von Klappenvitien, zu den intrakardialen Füllungsdrücken und zum pulmonalarteriellen Druck gewonnen werden. Die Untersuchung ist jedoch aufwendig und invasiv und bis auf die Darstellung der Koronarien weitgehend von der nicht-invasiven Echokardiographie abgelöst.

1.7.5 Therapie bei Herzinsuffizienz

Chronische Herzinsuffizienz

Der Idealfall einer kausalen Therapie besteht in der Beseitigung der zugrunde liegenden Ursache (z. B. operativer Aortenklappenersatz bei hochgradiger Aortenstenose, Myokardrevaskularisation bei Myokardischämie, Perikardektomie bei konstriktiver Perikarditis), die nur bei einem kleineren Teil der herzinsuffizienten Patienten möglich ist. Die symptomatische Therapie bei Herzinsuffizienz beinhaltet allgemeine und medikamentöse, in geeigneten Fällen auch chirurgische Maßnahmen. Alle Patienten profitieren von einer konsequenten Behandlung oder Vermeidung zusätzlicher belastender Faktoren (z. B. Bluthochdruck, Adipositas, Anämie, Hyperthyreose).

Allgemeinmaßnahmen

Empfohlen werden die Vermeidung kardiotoxischer Substanzen (z. B. Alkohol, Nikotin), eine Gewichtsnormalisierung und die Vermeidung von Reisen in große Höhe und Gegenden mit heißem oder feuchtem Klima. Die tägliche Kochsalzzufuhr sollte 3 – 6 g nicht überschreiten, um das durch den sekundären Hyperaldosteronismus bereits gesteigerte Extrazellulärvolumen nicht noch weiter zu erhöhen. Bei schwerer Herzinsuffizienz kann eine Trinkmengenbeschränkung auf ca. 1,5 Liter pro Tag notwendig werden.

Körperliche Schonung ist nur bei Patienten mit dekompensierter Herzinsuffizienz gerechtfertigt – entgegen früheren Befürchtungen verbessert **körperliche Bewegung** die Belastbarkeit, Symptomatik und Lebensqualität. Patienten mit kompensierter Herzinsuffizienz sollte deshalb ein medizinisches Trainingsprogramm verordnet werden, zum Beispiel 3- bis 5-mal pro Woche für jeweils 20 – 45 Minuten Radfahren mit einer Belastung von 40 – 75 Prozent der maximalen Herzfrequenz.

Medikamentöse Therapie

Ziele der medikamentösen Behandlung sind die Entlastung des Herzens durch Senkung der Vor- und Nachlast, die Steigerung der Kontraktilität, eine Ökonomisierung der Herzarbeit durch Frequenzbegrenzung und Senkung des Sauerstoffverbrauchs sowie eine Hemmung der neurohumoralen Aktivierung mit ihren negativen Auswirkungen auf die Progression der kardialen Dysfunktion (**Abb. 1.52**). Dadurch können die langfristig nachteiligen Kompensationsmechanismen des Organismus bei Herzinsuffizienz antagonisiert oder zumindest abgemildert werden.

Die wichtigsten Substanzen für die medikamentöse Langzeittherapie bei chronischer Herzinsuffizienz sind:

- **ACE-Hemmer** (z. B. Enalapril oder Ramipril 2 × 1,25 mg, steigern bis 2 × 10 mg): Senkung der Mortalität bei oligosymptomatischer linksventrikulärer Funktionseinschränkung (Ejektionsfraktion < 40%), bei manifester Herzinsuffizienz und bei Patienten, die im Rahmen eines Herzinfarktes eine Herzinsuffizienz entwickelt haben. Wirkung durch Abschwächung der durch Angiotensin II vermittelten Effekte mit daraus resultierender Senkung der Nachlast und Hemmung der aldosteronvermittelten Na-Rückresorption, der Noradrenalin-Freisetzung, der Proliferation von Fibroblasten und glatten Muskelzellen, des Myozytenwachstums und der myozytären Apoptose.
- **Angiotensin-Rezeptor-Antagonisten** (AT1-Antagonisten, z. B. Losartan 1 × 12,5 mg, steigern bis 1 × 50 mg, oder Valsartan 2 × 40 mg, steigern bis 2 × 160 mg): Wirkmechanismus wie bei den ACE-Hemmern durch direkte Blockade des Angiotensin-Rezeptor-Subtyps 1. Kein bewiesener prognostischer Vorteil gegenüber ACE-Hem-

01

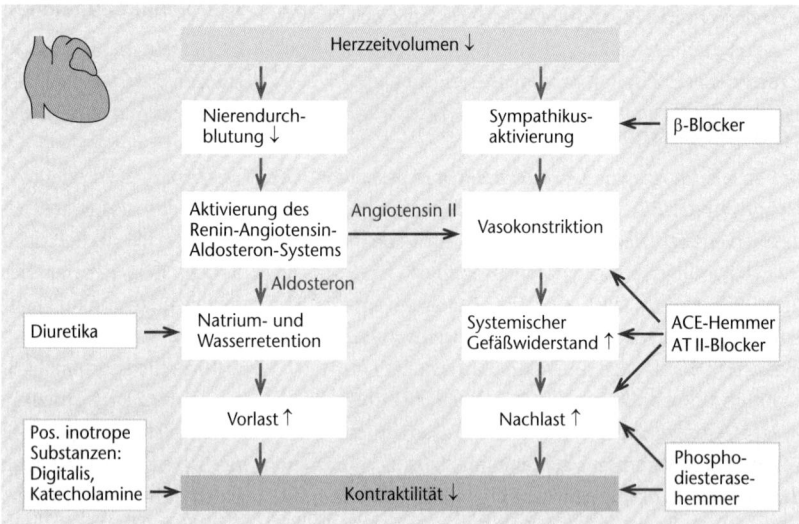

Abb. 1.52: Wirkungsmechanismen der verschiedenen Medikamentengruppen bei Herzinsuffizienz. [L157]

mern, Therapiealternative bei ACE-Hemmer-Unverträglichkeit. Auch der kombinierte Einsatz von AT1-Antagonisten mit ACE-Hemmern kommt bei fortgeschrittener Herzinsuffizienz zum Einsatz. Dabei zeigt sich zwar in Studien keine verbesserte Sterblichkeit, aber eine Senkung der Häufigkeit von Krankenhausaufenthalten.

- **β-Rezeptoren-Blocker** (**Betablocker**; z. B. Carvedilol, einschleichend dosieren 2 × 3,125 mg, langsam steigern bis 2 × 25 mg; Metoprololsuccinat, initial 1 × 23,75 mg, langsam steigern auf 1 × 190 mg tgl.): Senkung der Mortalität bei oligosymptomatischer linksventrikulärer Funktionseinschränkung und manifester Herzinsuffizienz unabhängig von ischämischer (Herzinsuffizienz bei KHK) oder nicht-ischämischer Genese (z. B. dilatative Kardiomyopathie oder fortgeschrittene hypertensive Herzerkrankung mit Ventrikeldilatation). Wirkung über Antagonisierung der überschießenden Sympathikusaktivität (Senkung von Herzfrequenz und Sauerstoffverbrauch) und Hemmung der Noradrenalin-assoziierten Kardiotoxizität (geringer ausgeprägtes Myozytenwachstum, Verminderung der myozytären Apoptose). Bei fortgeschrittener Herzinsuffizienz (NYHA-Stadien III und IV) ist wegen der negativinotropen Wirkung eine einschleichende Dosierung mit sehr langsamer Dosissteigerung über mehrere Wochen erforderlich (Möglichkeit der passageren Verschlechterung der klinischen Beschwerden, Notwendigkeit der engmaschigen Überwachung, Therapieeinleitung evtl. im Krankenhaus).
- **Aldosteron-Antagonisten** (Spironolacton oder Eplerenon 1 × 25 mg tgl.): Senkung der Mortalität bei fortgeschrittener Herzinsuffizienz (NYHA-Stadien III und IV) in Kombination mit ACE-Hemmern, Betablockern und Diuretika (additiver Effekt). Wirkung durch Hemmung der aldo-

steronvermittelten Na-Rückresorption (Senkung der Vorlast, Aldosteron-Antagonisten können im Rahmen einer sequentiellen Nephronblockade die Diurese erhöhen) und des kaliumsparenden Effektes (geringere Inzidenz eines plötzlichen Herztodes).

! Vorsicht jedoch bei eingeschränkter Nierenfunktion: drohende Hyperkaliämie ! !

- **Diuretika** (s. Pharma-Info in **10.5.1**): Indiziert bei jeder Herzinsuffizienz, die mit einer Flüssigkeitsretention (*„congestion"*) einhergeht. Vorlastsenkung durch vermehrte Elektrolyt- und Wasserausscheidung (Verminderung des effektiven Blutvolumens) sowie Nachlastsenkung (verminderter arterieller Mitteldruck infolge Natrium-Exkretion). Bei fortgeschrittener Herzinsuffizienz ist häufig die Gabe von Schleifendiuretika (z. B. Torasemid, Furosemid) erforderlich, ansonsten ist die mit einer geringeren Inzidenz von Hypokaliämien assoziierte Therapie mit Thiazid-Diuretika in Kombination mit einem kaliumsparenden Diuretikum (z. B. Hydrochlorothiazid plus Triamteren) vorzuziehen. Diuretika sollten bei Herzinsuffizienz mit ACE-Hemmern und Betablockern kombiniert werden.
- **Vasodilatatoren:** Nitrate, Molsidomin, Hydralazin oder Calcium-Kanal-Blocker haben bei Herzinsuffizienz keinen erwiesenen prognostischen Vorteil. Sie können zusätzlich zur Standardmedikation bei schwer einstellbarer arterieller Hypertonie und Angina pectoris gegeben werden (diese Empfehlung gilt bei den Calcium-Kanal-Blocker nur für Amlodipin und Felodipin).
- **Herzglykoside:** indiziert zur Frequenzkontrolle bei absoluter Arrhythmie bei Vorhofflimmern in Kombination mit Betablockern. Keine bewiesene Senkung der Mortalität bei Herzinsuffizienz.

Eine Indikation zur Behandlung besteht bei jeder symptomatischen Herzinsuffizienz (NYHA II–IV), aber auch bereits bei einem symptomlosen Stadium NYHA I, wenn echokardiographisch eine Ejektionsfraktion < 40% gemessen
wird. Bewährt hat sich eine vom Ausmaß der klinischen
Beschwerden abhängige **Stufentherapie (Tab. 1.19):**
* **asymptomatische** oder oligosymptomatische linksventrikuläre Funktionseinschränkungen (NYHA-Stadium I):
Nachlastsenkung durch ACE-Hemmer, bei vorangegangenem Myokardinfarkt zusätzlich antiadrenerge Therapie
durch Betablocker und Aldosteron-antagonisierende
Therapie durch Eplerenon oder Spironolacton.
* **leichte bis mäßiggradige chronische Herzinsuffizienz**
(NYHA-Stadium II): Nachlastsenkung durch ACE-Hemmer plus Vorlastsenkung durch Diuretika plus antiadrenerge Therapie durch Betablocker plus Aldosteron-antagonisierende Therapie durch Eplerenon oder Spironolacton.
* **höhergradige und schwere chronische Herzinsuffizienz**
(NYHA-Stadien III–IV): Nachlastsenkung durch ACE-
Hemmer plus Vorlastsenkung durch Diuretika plus antiadrenerge Therapie durch Betablocker plus Aldosteron-
antagonisierende Therapie durch Spironolacton, ggf. plus
positiv-inotrope Behandlung durch ein Digitalis-Glyko-
sid.
* **medikamentöse Therapie bei spezifischen Begleiterkrankungen:** Bei Vorhofflimmern mit tachykarder
Überleitung ist die Gabe eines Digitalis-Glykosids indiziert. Bei ventrikulärer Extrasystolie kann auch bei asymptomatischen Patienten eine Dauertherapie mit Amiodaron vorteilhaft sein. Bei absoluter Arrhythmie bei
Vorhofflimmern erfolgt eine dauerhafte Antikoagulation
mit Phenprocoumon. Auch ohne Vorhofflimmern sollte
bei erheblicher linksventrikulärer Funktionseinschrän-

kung, bei Vorderwandaneurysma und/oder bei Nachweis
intra-atrialer oder intraventrikulärer Thromben eine dauerhafte Antikoagulation mit Phenprocoumon durchgeführt werden.

! Katecholoamine und Phosphodiesterase-Hemmer sind nur
für den kurzfristigen Einsatz bei der Therapie des kardiogenen Schocks auf der Intensivstation geeignet. **!**

Chirurgische Therapie, Schrittmachertherapie

Bei Herzinsuffizienz infolge einer KHK kann eine Myokardrevaskularisation **(Bypass-Operation [ACVB], PTCA)** zu
einer Besserung der Symptome führen. In Einzelfällen kann
eine **Ventrikelreduktionsplastik** (z. B. Resektion eines Vor-
derwandaneurysmas) eine Verbesserung der linksventrikulären Funktion bewirken. Eine **Herztransplantation** ist als
Ultima Ratio bei irreversibler Myokardschädigung mit progredienter Herzinsuffizienz zu diskutieren.

Bei deutlich eingeschränkter linksventrikulärer Funktion
(Ejektionsfraktion < 35%), erhaltenem Sinusrhythmus und
Linksschenkelblock (intraventrikulärer Leitungsverzögerung mit verspäteter Kontraktion des linken Ventrikels)
kann eine Synchronisation mittels **biventrikulärer Schrittmacherstimulation** (Platzierung der linksventrikulären
Sonde *via* Koronarsinus in eine Herzvene) die Beschwerden
und Prognose der Patienten verbessern (sog. kardiale Re-
synchronisationstherapie, CRT). Die Implantation eines au-
tomatischen, implantierbaren Defibrillatorsystems **(AICD)**
zur Therapie maligner Rhythmusstörungen (auch in Kombination mit einem biventrikulären Schrittmacher möglich)
verbessert die Überlebensrate bei Patienten mit eingeschränkter linksventrikulärer Funktion (Ejektionsfraktion
< 35%) infolge eines Herzinfarktes.

Tab. 1.19 Medikamentöse Stufentherapie bei Herzinsuffizienz

Medikament	NYHA I	NYHA II	NYHA III	NYHA IV
ACE-Hemmer	indiziert	indiziert	indiziert	indiziert
Betablocker	nach Myokardinfarkt bei arterieller Hypertonie	indiziert	indiziert	indiziert
Diuretika Thiazide	bei arterieller Hypertonie	bei Hypervolämie	indiziert*	indiziert*
Schleifendiure-tika	–	bei Hypervolämie	indiziert	indiziert
Spironolacton	–	bei Hypokaliämie	indiziert	indiziert
Herzglykoside	bei tachyarrhythmischem Vorhofflimmern	bei tachyarrhythmischem Vorhofflimmern	indiziert	indiziert
AT1-Blocker	unklar**	bei ACE-Hemmer-Unverträglichkeit	bei ACE-Hemmer-Unverträglichkeit	bei ACE-Hemmer-Unverträglichkeit

* grundsätzlich indiziert, zusätzliche Verstärkung der Wirkung von Schleifendiuretika – *cave* Elektrolytverlust bei kombinierter Gabe
** derzeit noch keine Empfehlung der Fachgesellschaften

01

Therapie bei akuter Linksherzdekompensation

Diese folgt zunächst dem bei lebensbedrohlichen Erkrankungen gebräuchlichen ABC-Schema und zielt dann durch spezifische Maßnahmen auf eine Optimierung von Vorlast, Nachlast und Kontraktilität. Die Behandlung erfolgt in der Regel auf einer Intensivstation.

Stabilisierungsphase

- Bei mäßiggradiger Dyspnoe Sauerstoffgabe, z. B. über Nasensonde oder Gesichtsmaske
- bei schwerer Dyspnoe und Hypoxämie (Zyanose, Ergebnis der Blutgasanalyse), aber erhaltenem Bewusstsein alternativ nicht-invasive maschinelle Beatmung über Mund-Nasen-Gesichtsmaske
- bei Bewusstseinseinschränkung oder -verlust Intubation und Beatmung
- bei Kreislaufinsuffizienz mit Pulslosigkeit (Asystolie, symptomatische Bradykardie, Kammerflimmern): externe Herzdruckmassage sowie bedarfsweise in Abhängigkeit vom Befund Defibrillation, medikamentöse Therapie mit Adrenalin (bei Asystolie oder ausgeprägter Bradykardie), Amiodaron (bei rezidivierendem Kammerflimmern), Atropin (bei ausgeprägter Bradykardie) oder Anlage eines passageren (transvenösen) Schrittmachers (bei Asystolie oder ausgeprägter Bradykardie)
- Legen eines intravenösen Zugangs und Monitorüberwachung sowie bei ansprechbaren Patienten verbale und/oder medikamentöse (z. B. niedrig dosiert Morphin s. c.) Beruhigung zur Reduktion des Sauerstoffverbrauchs.

Spezifische Therapie

- Wenn möglich **nicht-medikamentöse Vorlastsenkung** durch „Lungenödem-Lagerung" (aufgerichteter Oberkörper, tiefgelagerte Beine) sowie evtl. durch unblutigen Aderlass (Aufpumpen von Blutdruckmanschetten zwischen diastolischem und systolischem Blutdruck, üblicherweise an drei Extremitäten mit turnusmäßigem Wechsel einer Manschette auf die bis dahin freie Extremität ca. alle 5 Minuten)
- **medikamentöse Vorlastsenkung** durch niedrig dosiertes Nitroglyzerin (→ „pooling" des Blutes in den venösen Kapazitätsgefäßen), Schleifendiuretika, evtl. Morphin (→ geringgradige pulmonalarterielle Dilatation)
- **Nachlastsenkung** durch hoch dosiertes Nitroglyzerin oder Nitroprussid (→ periphere Vasodilatation mit Senkung der Nachlast); Letzteres erlaubt wegen seiner kurzen Halbwertszeit eine „Titration" des Blutdrucks
- **Unterstützung der Kontraktilität** durch Gabe von Sympathomimetika oder Phosphodiesterase-Hemmern. Unter den Sympathomimetika sollte Dobutamin wegen seiner vorwiegend inotropen und nur gering ausgeprägten vasokonstriktorischen (d. h. nachlaststeigernden) Wirkung bevorzugt werden. Bei unzureichendem Effekt kann zusätzlich Noradrenalin, bei kardiogenem Schock auch Adrenalin gegeben werden. Phosphodiesterase-Hemmer (z. B. Amrinon, Milrinon oder Enoximon) haben neben ihrer positiv-inotropen auch eine vasodilatierende und damit nachlastsenkende Wirkung.

Der „Calcium-Sensitizer" Levosimendan wirkt positiv-inotrop durch eine Sensibilisierung kardialer Myofilamente gegenüber Calcium. Levosimendan besitzt eine zusätzliche nachlastsenkende Wirkung infolge einer Vasodilatation und zeigt weniger Nebenwirkungen als Dubotamin.

- Nach Stabilisierung wird eine rasche **Klärung der Ursachen** der Linksherzdekompensation angestrebt, um eine evtl. mögliche kausale Behandlung einleiten zu können (z. B. Rekanalisation des Infarktgefäßes bei Myokardinfarkt oder prothetischer Klappenersatz bei hochgradiger Aorten- oder Mitralklappeninsuffizienz).
- **Ventrikuläre Assist-Systeme** (Unterstützungssysteme) oder ein **Kunstherz** können in speziellen Zentren zur Überbrückung bis zu einer **Herztransplantation** und gelegentlich bei reversibler Ursache der Pumpfunktionsstörung (z. B. Myokarditis) auch ohne nachfolgende Herztransplantation zur hämodynamischen Unterstützung eingesetzt werden.

1.8 Herzrhythmusstörungen

Der Herzrhythmus ist ein wesentlicher Steuerungsmechanismus für die bedarfsgerechte Funktion des muskulären Pumporgans „Herz". Zur Erregungsbildung und -leitung siehe entsprechende Abschnitte in **1.2**.

Die normale Herzaktion hat folgende Charakteristika:
- Die elektrische Aktion entsteht im **Sinusknoten** (Erregungsbildung) und wird über die Zellen des spezifischen Reizleitungssystems fortgeleitet (Erregungsleitung).
- Die **Frequenz** der Herzaktion beträgt bei körperlicher Ruhe 60 – 80/(–90)/min.
- Die Vorhöfe und Kammern werden sequenziell erregt mit einem Intervall von 120 – 200 ms.
- Elektrische und mechanische Herzaktion sind aneinander gekoppelt (**elektromechanische Koppelung**).

Nicht bedarfsgerecht auftretende (arrhythmische, d. h. zu schnelle, zu langsame oder unregelmäßige) Herzaktionen können die Herzleistung beeinträchtigen. Während der Ausfall oder die zeitliche Versetzung einzelner Herzaktionen zu keiner wesentlichen Kreislaufdepression führt, bergen anhaltende Herzrhythmusstörungen das Risiko einer deutlichen Minderung des Herzzeitvolumens bis hin zum Kreislaufstillstand. Die klinische Bedeutung von Herzrhythmusstörungen reicht somit von der harmlosen Normabweichung bis zum lebensbedrohlichen Ereignis oder gar plötzlichen Herztod, dem in Deutschland jährlich etwa 90 000 Personen erliegen (s. 1.3.4).

1.8.1 Ätiologie und Pathogenese

Bei Patienten mit einzelnen ventrikulären oder supraventrikulären Extrasystolen sind oft keine pathologischen Veränderungen am Herzen erkennbar. Häufig auftretende und anhaltende Arrhythmien können dagegen auf eine **metabolische Schädigung** (Hypoxie, Substratmangel, Kälte, Azidose, Elektrolytstörungen, Medikamentenwirkungen), eine **strukturelle Schädigung** (Vernarbung, Hypertrophie, Entzündung) oder aber **angeborene Strukturanomalien** des Herzens und seines Reizleitungssystems hinweisen.

Bradykarde Rhythmusstörungen

Bradykarde Herzrhythmusstörungen entstehen bei unzureichender Erregungsbildung im Sinusknoten (**Sinusknotenerkrankung**) oder bei Störung der Erregungsüberleitung auf die Kammern (**AV-Block**). Häufige Ursachen bradykarder Herzrhythmusstörungen sind:
- degenerativ-ischämische Prozesse des Erregungsbildungs- und -leitungssystems infolge einer chronischen Ischämie oder Narbenbildung bei koronarer Herzkrankheit
- nicht-ischämische Schädigung des Erregungsbildungs- und -leitungssystems wie etwa bei chronischen Herzklappenfehlern oder Kardiomyopathien
- angeborene, entzündlich bedingte sowie perioperativ bei herzchirurgischen Eingriffen entstandene Störungen
- idiopathische Formen.

Tachykarde Rhythmusstörungen

Pathogenese

Tachykarde Herzrhythmusstörungen gehen in der Regel von **singulären Extrasystolen** (vorzeitigen Depolarisationen) aus, die in jeder elektrisch aktiven Zelle des Herzens entstehen können.

Singuläre Extrasystolen

Einzelne Extrasystolen können durch Potentialschwankungen nach Ende eines Aktionspotentials (sog. Nachdepolarisationen) hervorgerufen werden. Überschreitet die Nachdepolarisation das Schwellenpotential, so entsteht ein neues, „getriggertes" Aktionspotential (Abb. 1.53). Charakteristisch ist die fixe zeitliche Koppelung an die vorausgegangene normale Herzaktion. Nicht selten folgt einer so entstandenen Extrasystole über den gleichen Mechanismus eine weitere Extrasystole, gelegentlich auch mehrere weitere Extrasystolen.

Folgende Faktoren begünstigen die Entstehung von Extrasystolen (ES):
- **Elektrolytstörungen**, v. a. Hypokaliämie: ventrikuläre und supraventrikuläre ES
- **Sauerstoffmangel:** ventrikuläre und supraventrikuläre ES
- **endogen freigesetztes Adrenalin, Sympathomimetika:** generell arrhythmiefördernd, vorzugsweise im Vorhofbereich, ebenso β_1-Rezeptoren stimulierende Substanzen wie **Koffein, Amphetamine und Kokain**
- **Hyperthyreose:** typisch sind supraventrikuläre Arrhythmien (Sinustachykardie, Vorhofflimmern)
- **Digitalis-Überdosierung:** meist ventrikuläre ES, zusätzlich AV-Block, Sinusbradykardie
- **Antiarrhythmika der Klasse III:** Salven aufeinanderfolgender ventrikulärer ES (Torsade-de-Pointes-Tachykardie).

Anhaltende Tachykardien

Bei abnormen elektrischen Eigenschaften des Herzens kann eine singuläre Extrasystole oder eine Serie von Extrasystolen eine sog. kreisende Erregung initiieren (**Reentry-Kreislauf, „re-entry-circuit"**): Die Erregungsfront kehrt in diesem Fall an den Ort ihrer Entstehung zurück, wo sie wieder erregbare Strukturen vorfindet, sodass der gleiche Weg nochmals und immer wieder beschritten wird. Die Frequenz der Tachykardie ist ausschließlich von den elektrischen Eigenschaften der beteiligten Strukturen abhängig. Ein Erregungskreislauf auf ventrikulärer Ebene kann zum Beispiel in der Randzone einer großen Myokardinfarktnarbe entstehen (**Abb. 1.56**), während Erregungskreisläufe zwischen Vorhöfen und Kammern durch angeborene akzessorische atrioventrikuläre Leitungsbahnen wie z. B. ein **Kent-Bündel** entstehen können (s. **1.8.5**).

Über den gleichen Mechanismus kann auch eine völlig chaotische Rhythmusstörung, das **Flimmern**, entstehen. Hierbei führt die Rückkehr der Erregungsfront zu ihrem

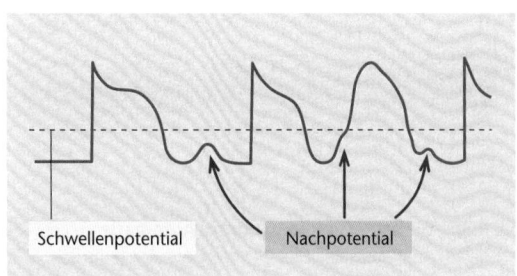

Abb. 1.53: Entstehung einer getriggerten Extrasystole.
Das Nachpotential der zweiten Aktion erreicht das Schwellenpotential und löst dadurch ein neues Aktionspotential aus. [L157]

01

Ausgangspunkt nicht zu *einem* umschriebenen, stabilen Reentry-Kreislauf, sondern zu einer Vielzahl ineinanderfließender, instabiler Kreisläufe. Es resultiert ein völliger Ausfall der Pumpfunktion der betroffenen Kammern. Der Ausfall der Vorhöfe beim Vorhofflimmern (s. **1.8.5**) führt in der Regel nicht zu einer lebensbedrohlichen Störung der Hämodynamik, das Kammerflimmern (s. **1.8.5**) führt dagegen zum sofortigen Kreislaufstillstand und ist ein lebensbedrohlicher Notfall (plötzlicher Herztod, s. **1.3.4**).

Seltenere Mechanismen für die Entstehung anhaltender Tachykardien sind:

- **gesteigerte Automatie:** Beschleunigung der Impulsbildung in Zellen mit physiologisch vorhandener Fähigkeit zur Impulsbildung (**Abb. 1.54**). Beispiel: Sinustachykardie (s. **1.8.5**)
- **abnorme Automatie:** Verringerung des Ruhepotentials von impulsbildenden Zellen. Hierdurch wird das Schwellenpotential zur Auslösung eines Aktionspotentials unphysiologisch schnell erreicht (**Abb. 1.54**). Beispiel: sog. idioventrikuläre – d.h. im Ventrikel selbst entstehende – Tachykardie in der Frühphase eines Myokardinfarktes.

Therapiebedürftigkeit von Rhythmusstörungen

Ein entscheidendes Kriterium zur Beurteilung von Therapiebedürftigkeit und prognostischer Relevanz einer Herzrhythmusstörung ist deren hämodynamische Auswirkung. Besonders gefährlich sind Rhythmusstörungen, die das Herzzeitvolumen so stark beeinträchtigen, dass eine zere-

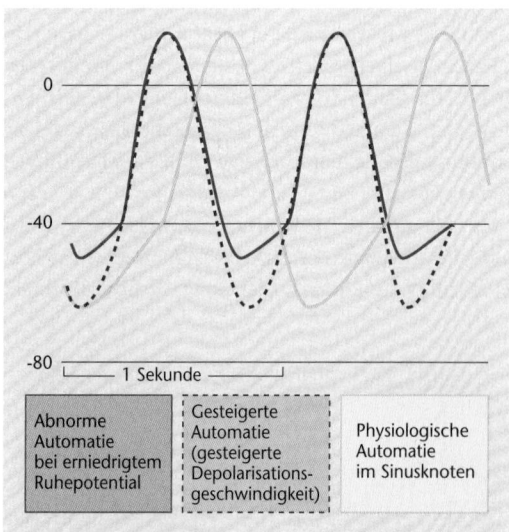

Abb. 1.54: Gesteigerte und abnorme Automatie. Bei der gesteigerten Automatie steigt die Herzfrequenz durch die Beschleunigung der diastolischen Depolarisationsgeschwindigkeit, bei der abnormen Automatie bedingt der geringe Abstand von Ruhe- und Schwellenpotential die Beschleunigung der Herzfrequenz. [L157]

brale Minderperfusion, die sich z.B. in Synkopen äußern kann, auftritt.

Das subjektive Gefühl des Herzstolperns (Palpitationen, s. **1.3.3**) ohne weitere klinische Auffälligkeiten ist dagegen oft eine Begleiterscheinung von harmlosen, die Lebenserwartung nicht beeinträchtigenden Rhythmusstörungen.

1.8.2 Diagnostik

Eine Herzrhythmusstörung muss stets im Kontext der sonstigen kardialen und/oder extrakardialen Befunde betrachtet werden. Herzgesunde Patienten sind durch die hämodynamischen Auswirkungen von Herzrhythmusstörungen nur in geringem Maße bedroht. Für Herzkranke hingegen kann die zusätzliche hämodynamische Belastung durch eine Arrhythmie eine vitale Gefährdung darstellen. Außerdem kann eine Herzrhythmusstörung das erste Symptom einer kardialen Erkrankung sein.

Anamnese

Im Vordergrund stehen folgende **Fragestellungen**:
- Art der bemerkten Rhythmusstörung: langsam, schnell, regelmäßig, unregelmäßig
- Dauer der Rhythmusstörung
- Symptome bei der Rhythmusstörung: Synkope, Kollaps oder Schwindel, Schwächegefühl, Angina pectoris, Dyspnoe
- Schilderung der Situation, in der die Rhythmusstörung eingesetzt hat
- Medikation zum Zeitpunkt der Rhythmusstörung, Suchtmittelgebrauch.

Die weitere Anamnese berücksichtigt kardiale Vorerkrankungen (KHK, Herzinfarkt, Klappenfehler, Kardiomyopathie, Myokarditis) und extrakardiale Erkrankungen wie Hyperthyreose, Hypoxie (z.B. im Rahmen einer pulmonalen Erkrankung oder eines Schlafapnoe-Syndroms), Elektrolytstörungen (z.B. infolge Diarrhö oder diuretischer Therapie), hypertone Krisen oder Anämie.

Körperliche Untersuchung

Zur Abklärung jeder Form der Herzrhythmusstörung gehört die Erhebung eines kompletten internistischen Status. Besonderes Augenmerk ist auf Zeichen der Herzinsuffizienz, Hinweise auf angeborene oder erworbene Herzfehler, einen arteriellen Hypertonus sowie auf Erkrankungen der Lunge oder Schilddrüse zu richten.

Besteht die Herzrhythmusstörung auch zum Untersuchungszeitpunkt, so lassen sich durch die Auskultation Herzfrequenz und Regelmäßigkeit/Unregelmäßigkeit der Rhythmusstörung feststellen. Ein Pulsdefizit (s. **1.4.2**) sowie eine arterielle Hypotonie weisen auf eine hämodynamische Bedeutsamkeit einer tachykarden Rhythmusstörung hin. Bei einer bradykarden Herzrhythmusstörung zeigt sich sowohl in der Pulspalpation wie auch in der Auskultation eine niedrige Herzfrequenz.

Apparative Basisdiagnostik

Ausgangspunkt der Diagnostik ist das **Ruhe-EKG**. Es dient sowohl der Identifikation der vorliegenden Rhythmusstörung (s. u.) als auch der Diagnostik begleitender kardialer Erkrankungen (z. B. abgelaufene Myokardinfarkte, Vorhof- oder Kammerhypertrophie). Zum Basisprogramm gehören auch eine **Echokardiographie** (Frage nach Einschränkung der Kammerfunktion, Infarktnarben und Herzklappen- funktion) und eine **Ergometrie** (Frage nach kardiopulmo- naler Belastbarkeit, belastungsinduzierter Myokardisch- ämie und Herzrhythmusstörungen).

Darüber hinaus sollten eine **Elektrolytentgleisung** und eine **Hyperthyreose** laborchemisch ausgeschlossen wer- den. Bei Vorliegen einer pulmonalen Erkrankung muss deren Schweregrad durch **Lungenfunktionsprüfung** und **Blutgasanalyse** quantifiziert werden. Weiterführende kar- diologische Untersuchungen, zum Beispiel Myokardszinti- graphie, Stress-Echokardiographie oder Linksherzkatheter- untersuchung, sind nur zur Klärung spezieller Fragestellun- gen indiziert.

Spezifische Rhythmusdiagnostik

Das zentrale Element der speziellen Rhythmusdiagnostik ist eine EKG-Aufzeichnung der Herzrhythmusstörung, vor- zugsweise als **12-Kanal-EKG**. Bei permanent vorhandener oder zum Untersuchungszeitpunkt bestehender Herzrhyth- musstörung reicht die Aufzeichnung eines Ruhe-EKG in der Regel zur Analyse von Art und Mechanismus der Arrhyth- mie aus.

Bei nicht permanent vorhandener Herzrhythmusstörung kann eine Aufzeichnung mit dem **Langzeit-EKG**, meist über 24 – 48 Stunden, gelingen (syn. Bandspeicher-EKG, Holter- EKG, s. 1.4.3). Selten auftretende Rhythmusstörungen kön- nen über EKG-Aufzeichnungsgeräte, die vom Patienten selbst angelegt werden (sog. **externe Event-Recorder**) oder sub- kutan implantierte EKG-Aufzeichnungsgeräte (sog. **implan- tierbare Event- Recorder**) erfasst werden.

Eine weitere Möglichkeit zur Dokumentation einer Rhyth- musstörung ist das artifizielle Auslösen der Arrhythmie durch **Provokationsmanöver**. Die wichtigsten Verfahren sind der Karotisdruck-Versuch sowie die Kipptisch-Un- tersuchung. Bleibt die nicht-invasive Diagnostik ergebnis- los, so kann im Rahmen einer elektrophysiologischen Un- tersuchung (s. u.) eine Auslösung und Analyse sowohl bradykarder als auch tachykarder Rhythmusstörungen er- folgen.

Karotisdruck-Versuch

Prinzip: Reizung der Barorezeptoren des Karotissinus durch manuellen Druck oder Kopfwendung.

Hierdurch werden Einflüsse des Sympathikus auf das Herz vermindert, sodass der Einfluss des Parasympathikus (Vagus) überwiegt. Die Folge kann ein pathologischer Abfall der Herzfrequenz und/oder des Blutdrucks bis hin zum Eintritt einer Synkope sein. Ein pathologischer Ausfall des Karotisdruck-Versuchs ist der Leitbefund für die Diagnose eines Karotissinus-Syndroms (s. 1.8.4). Vor Durchführung des Karotisdruck-Versuchs ist eine Auskultation der Karo- tiden unerlässlich, da bei Karotis-Stenosen die Gefahr einer kritischen zerebralen Ischämie bis hin zur zerebralen Apo- plexie besteht.

> **!** Kein Karotisdruck-Versuch bei Karotis- Stenosen. **!**

Kipptisch-Versuch

Prinzip: passives Aufrichten des auf einem kippbaren Tisch liegenden Patienten auf etwa 70 °.

Durch die Blutumverteilung kommt es initial zu einem leichten Blutdruckabfall mit gegenregulatorischer Erhö- hung der Herzfrequenz. Nach mehreren Minuten kann – im Sinne einer erneuten, übersteigerten Gegenregulation – ein Herzfrequenz-Abfall und/oder ein weiterer Abfall des Blut- drucks, z. T. mit Synkope (s. 1.3.2), eintreten. Ein patholo- gischer Ausfall des Kipptisch-Versuchs ist der Leitbefund für die Diagnose der **neurokardiogenen Synkope (Tab. 1.5)**.

Elektrophysiologische Untersuchung

Prinzip: Durch transvenöse Einführung von Elektroden- kathetern in die rechtsseitigen Herzhöhlen werden intrakar- diale Potentiale aus dem Vorhof, vom His-Bündel sowie aus der Kammer abgeleitet. Vorhof und Ventrikel werden durch elektrische Impulse seriell („programmiert") stimuliert.

- Mit dem **His-Bündel-EKG** wird das elektrische Potential des His-Bündels, das His-Potential, abgeleitet und werden die Überleitungszeit vom Vorhof zum His-Bündel (AH- Zeit) und die Überleitungszeit vom His-Bündel zur Kam- mer (HV-Zeit) bestimmt (**Abb. 1.55**). Bei einem AV-Block kann mit dem His-Bündel-EKG die Lokalisation des Blocks festgestellt werden: Liegt der Überleitungs-Block zwischen Vorhof-Potential und His-Potential, so liegt ein proximaler, prognostisch günstiger AV-Block vor. Zeigt sich eine Überleitungsstörung zwischen His-Potential und Kammer-Potential, so handelt es sich um eine distale, prognostisch ungünstige AV-Blockierung. Das His-Bün- del-EKG hilft auch beim Nachweis einer akzessorischen AV-Leitungsbahn und bei der differentialdiagnostischen Abgrenzung von supraventrikulären Tachykardien mit aberranter Leitung (jeder Kammeraktion geht ein Vorhof-

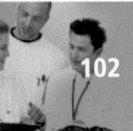
Synkope

Vorstellung des Patienten und Zusammenfassung des bisherigen Verlaufs

Assistenzärztin: Ich möchte Frau M. vorstellen, eine rüstige 76-jährige Dame und leidenschaftliche Gärtnerin. Sie wurde nach einem Sturz auf das Gesicht mit Brillenhämatom und Kopfplatzwunde über der Augenbraue in die Notfallaufnahme eingeliefert. Die Patientin berichtete, dass sie bei der Gartenarbeit wohl kurzzeitig das Bewusstsein verloren habe. Sie erinnere sich nur noch, dass ihr plötzlich schwarz vor Augen geworden sei, und als sie wieder zu sich kam, habe sie in ihren geliebten Bougainvilleen gelegen. Eine Nachbarin habe ihre Hilferufe gehört und den Notarzt alarmiert.

Bei dessen Eintreffen war Frau M. ansprechbar und kreislaufstabil. Sie hatte nicht eingenässt; ein Zungenbiss war nicht erkennbar. Nach Ausschluss knöcherner Schädelverletzungen und Versorgung der Kopfplatzwunde wurde die Patientin von den Kollegen der Chirurgie zur Abklärung der Sturzursache zu uns verlegt.

Bei Aufnahme sahen wir sie in leicht reduziertem Allgemeinzustand, mit einem Blutdruck von 150/90 mmHg im Liegen, der direkt nach dem Aufstehen auf 135/85 mmHg abfiel. Der Puls war seitengleich fühlbar, 76/min, rhythmisch. Die Auskultation des Herzens und der Karotiden ergab keine Auffälligkeiten. Die neurologische Untersuchung war ebenfall ohne pathologischen Befund. Das 12-Kanal-EKG zeigte einen unauffälligen Sinusrhythmus.

Diskussion und Differentialdiagnose des Hauptbefundes

Internistischer Oberarzt: Ganz offenbar hat bei Frau M. eine Synkope zum Sturz geführt. Die Bewusstlosigkeit ist anamnestisch ohne Vorwarnung eingetreten. Der Sturz auf das Gesicht spricht für einen vorübergehenden völligen Tonusverlust der Muskulatur, der eine reflektorische Schutzhaltung der Arme verhindert hat. Gibt es weitere Anhaltspunkte aus der Vorgeschichte der Patientin?

Assistenzärztin: Während der vergangenen 5 Monate sind wohl mehrfach ähnliche Ereignisse aufgetreten; die Patientin hat sich dabei aber bisher nie verletzt. Der Hausarzt habe einmal einen unregelmäßigen Herzschlag festgestellt; es wurde aber nichts weiter unternommen, da sie keine Beschwerden hatte.

Anamnestisch ergibt sich kein Anhalt für eine organische Herzerkrankung: Angina pectoris, Belastungsdyspnoe, periphere Ödeme oder Nykturie verneint die Patientin. Wegen eines erhöhten Blutdrucks nimmt sie seit Jahren den ACE-Hemmer Enalapril ein. Sie raucht seit vielen Jahren 5 – 10 Zigaretten pro Tag.

Das Langzeit-EKG am Tag nach der Aufnahme war unauffällig – keine Bradykardie unter 40/min, keine Pausen über 2 Sekunden und auch keine wesentlichen tachykarden Phasen. Auffällig sind lediglich einzelne supraventrikuläre Extrasystolen, z. T. auch als kurze Salven.

Kardiologe: Gehen wir's systematisch an. Anamnese und Befunderhebung sind bei der Abklärung von Synkopen-Ereignissen ganz entscheidend und ersparen dem Patienten und Ihnen unter Umständen unnötige weitere Diagnostik. Erinnern wir uns: die Synkope ist ein Symptom, keine Erkran-

kung per se, und kann ganz verschiedene Ursachen haben! Sie ist definiert als ein plötzlich einsetzender, spontan reversibler Bewusstseins- und Tonusverlust infolge einer vorübergehenden globalen zerebralen Minderperfusion. Gehen wir doch einmal gemeinsam die verschiedenen Ursachen von Synkopen durch (s. auch **Tab. 1.5**).

Neurologin: Ich drängele mich mal vor, weil mich mein Pieper in die Notaufnahme ruft. Eine primär neurologisch bedingte Synkope ist eher selten und scheidet auch in unserem Fall aus. Nichts spricht für eine TIA oder ein anderes zerebrovaskuläres Ereignis. Auch einen epileptischen Anfall als Ursache des Sturzes sehe ich nicht. Da ist die Bewusstlosigkeit ja doch in der Regel von längerer Dauer, und auch die Wiederkehr von Bewusstsein und Orientiertheit dauert länger.

Kardiologe: Die Synkopenabklärung ist ein internistisch-kardiologisch geprägtes Feld, da hat die Kollegin ganz Recht. Am häufigsten sehen wir neurokardiogene Synkopen. Das sind vasovagale Reaktionen, situationsbedingt durch Angst oder Schreck oder auch durch einen empfindlichen Karotissinus ausgelöste neurovegetative Reflexbögen, die zu kurzzeitiger Bradykardie und/ oder Blutdruckabfall führen. Sie haben allerdings meist eine lange bestehende Anamnese und sind mit Schwindel, Übelkeit oder anderen Prodromi behaftet. Davon abzugrenzen sind orthostatische Synkopen. Die treten beim Aufstehen, nach längerem Stehen oder auch nach größerer Anstrengung auf. Nicht selten besteht ein Zusammenhang mit einer neu angesetzten oder geänderten Medikation, die mit Hypotension einhergeht. Aber auch dies halte ich bei unserer Patientin für unwahrscheinlich, da der Blutdruck im Liegen und im Stehen wenig unterschiedlich war. Bleibt am wahrscheinlichsten ein primär kardiales Ereignis als Synkopenursache, wie der Kollege schon anmerkte. Eine vorbestehende organische Herzerkrankung, z. B. eine Aortenstenose, scheint sich nach der Schilderung der jungen Kollegin ja nicht zu finden, aber ich denke: auch bei einem primär unauffälligen Langzeit-EKG erscheint ein primär arrhythmogenes kardiales Ereignis als Ursache der zunehmend häufigen Synkopenereignisse am wahrscheinlichsten.

Assistenzärztin: Der initiale unauffällige Langzeit-EKG-Befund führte trotz anderweitiger klinischer Überzeugung dazu, dass wir eine weitergehende internistisch-kardiologische Diagnostik angeschlossen haben. Der Karotis-Druckversuch – natürlich erst nach Ausschluss von Gefäßgeräuschen – blieb aber unauffällig. Und auch ein Kipptischversuch blieb ohne Ergebnis, selbst nachdem wir die Patientin zusätzlich durch Gabe von 3 Hub Nitroglyzerin „aktiv" kardiovaskulär provoziert hatten. Sie war von der „Karussellfahrt" völlig unbeeindruckt und schwärmte uns von ihrem Garten vor.

Kardiologe: Ich denke, Sie hatten vielleicht nicht lange genug Geduld bei der Aufzeichnung des Langzeit-EKGs. Sie suchen hier ja doch nach einem Ereignis, das nicht jeden Tag eintritt. Haben Sie überlegt, einen implantierbaren Event-Rekorder zu benutzen?

Assistenzärztin: Nein, sowas Schickes haben wir dann letztendlich nicht gebraucht. Über das Wochenende hatten wir einen Langzeit-EKG-Rekorder für 72 Stunden am Stück frei. Und siehe da: Es fand sich am Samstagnachmittag eine knapp einstündige Phase mit Vorhofflimmern. Vor dem spontanen Wiedereinsetzen des Sinusrhythmus kam es zu einem mehrere Sekunden andauernden Sinusknotenstillstand, einer sog. präautomatischen Pause. Die Patientin berichtete bei der Visite am Montagmorgen zunächst von keinen besonderen Vorkommnissen, auf Nachfrage fiel ihr dann aber

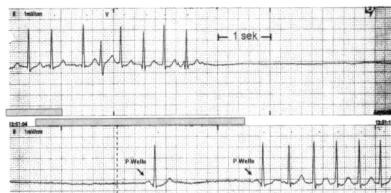

Abb. K1.1: Ausschnitt aus einem Langzeit-EKG bei Bradykardie-Tachykardie-Syndrom. Grundrhythmus ist eine absolute Arrhythmie infolge von Vorhofflimmern mit tachykarder Überleitung. Nach spontaner Terminierung des Vorhofflimmerns entsteht eine präautomatische Pause von ca. 7 Sekunden bis zum Einsetzen der ersten Sinusknotenaktion (P-Welle erkennbar). Es folgt eine erneute Pause von 2 Sekunden bis zur nächsten Sinusknotenaktion. Danach setzt, wahrscheinlich getriggert durch eine früh einfallende SVES, erneut tachykard übergeleitetes Vorhofflimmern ein.

doch ein, dass ihr in den Nachmittagsstunden „kurz schwummerig" gewesen war (**Abb. K1.1**).

Herleitung der Krankheitsdiagnose und Auflösung des Falles

Kardiologe: Ja, sehen Sie, man muss an seine klinische Überzeugung glauben! Was Sie dort zeigen, ist klar einem Sinusknotensyndrom mit asymptomatischem paroxysmalen Vorhofflimmern, also dem Bradykardie-Tachykardie-Syndrom zuzuordnen. Das kommt bei älteren Menschen recht häufig vor, auch wenn die hier geschilderte Schwere der Klinik mit Synkope und Sturz nicht die Regel ist. Die meisten Patienten beklagen eher Schwindel und präsynkopale Zustände genau zu dem Zeitpunkt, wenn der unregelmäßige Herzschlag aufhört. Was haben Sie der Patientin therapeutisch angeboten?

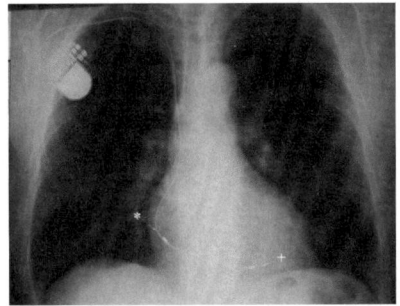

Abb. K1.2: Röntgenthorax-Aufnahme p. a. mit 2-Kammer-Schrittmachersystem rechtsseitig. Gut erkennbar sind die 2 Elektroden, die im rechten Vorhof (*) und im rechten Ventrikel (+) verankert sind.

Internistischer Oberarzt: Wir haben der rüstigen alten Dame die Implantation eines Zweikammer-Schrittmachersystems empfohlen. Unter dem Schutz des Schrittmachers kann dann auch versucht werden, weitere Rezidive des Vorhofflimmerns durch die Gabe eines β-Blockers zu verhindern.

Kardiologe: Ich stimme Ihnen zu, dass bei dem durch Langzeit-EKG nachgewiesenen zeitlichen und ursächlichen Zusammenhang von Bewusstseinsstörung und Bradykardie eine klare Indikation zur Herzschrittmacherversorgung besteht. Das Sinusknotensyndrom ist zwar keine lebensbedrohliche Erkrankung, es besteht jedoch durch die Bewusstseinsstörungen und Synkopen ein Verletzungsrisiko. Darüber hinaus ist bei den betroffenen Patienten auch die Fahrtauglichkeit ohne Herzschrittmacher nicht gegeben. Parallel zur Herzschrittmacherimplantation empfehle ich bei unserer Gartenfreundin aufgrund ihres Risikoprofils allerdings auch noch eine Belastungsergometrie oder eine Stressechokardiographie, damit nicht doch eine signifikante KHK übersehen wird.

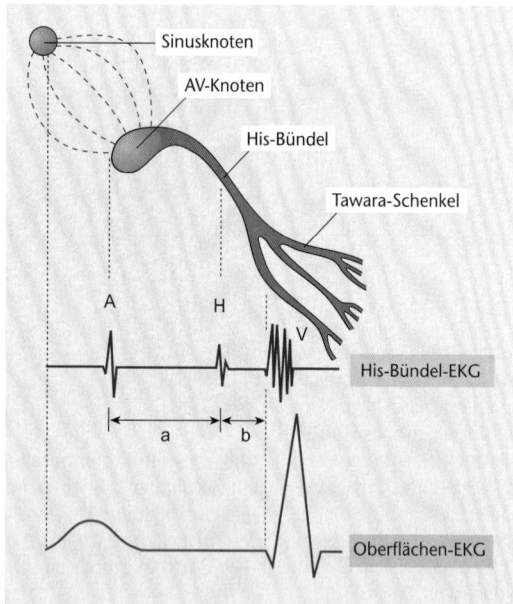

Abb. 1.55: His-Bündel-EKG. A = Vorhof; H = His-Bündel; V = Ventrikel; a = AH-Zeit; b = HV-Zeit. [A300–157]

und ein His-Potential voraus) gegenüber Kammertachykardien (retrograde Vorhof-Erregung, AV-Dissoziation).

- Die Bestimmung der **Sinusknotenerholungszeit** (SKEZ) erfolgt durch eine Stimulation des Vorhofs über 30–60 s mit Frequenzen bis etwa 160/min, welche dann abrupt abgebrochen wird. Die SKEZ entspricht dem Intervall zwischen der letzten stimulierten und der ersten spontanen Vorhofaktion. Ein Intervall > 2000 ms gilt als sicher pathologisch.
- Bei der **programmierten Vorhofstimulation** werden im Bereich des rechten Vorhofs Stimulationssequenzen mit zunehmender Verkürzung der Intervalle zwischen den einzelnen Stimuli abgegeben. Hierdurch können AV-Knoten-Reentry-Tachykardien, Reentry-Tachykardien beim WPW-Syndrom, aber auch Vorhoftachykardien sowie Vorhofflattern oder Vorhofflimmern ausgelöst werden.
- Bei der **seriellen Kammerstimulation** werden Stimulationssequenzen im Bereich der rechten Herzkammer abgegeben. Bei Patienten mit abnormen Erregungsleitungsverhältnissen im Bereich der Herzkammern können dadurch anhaltende Kammertachykardien oder Kammerflimmern ausgelöst werden.

1.8.3 Therapie

Unverzichtbare Begleitmaßnahme jeder antiarrhythmischen Therapie ist eine Optimierung der Behandlung der oft vorhandenen kardialen Grunderkrankung. Gelegentlich macht diese Maßnahme eine spezifische antiarrhythmische Therapie entbehrlich.

❗ So kann etwa bei einem Patienten mit koronarer Herzkrankheit eine unter Belastung auftretende Neigung zu Extrasystolien allein durch eine antiischämische Therapie beseitigt werden. ❗

Als Folge einer diuretischen Therapie findet sich bei vielen kardial kranken Patienten ein Mangel an Kalium und Magnesium, welcher arrhythmogen wirkt. Bei allen Patienten mit Herzrhythmusstörungen sollte der Plasma-Kalium-Spiegel durch Substitution auf Werte im oberen Normbereich (> 4,5 mmol/l) angehoben werden, gleichzeitig empfiehlt sich auch die Substitution von Magnesium, die in der Regel ohne Kontrolle des Plasma-Spiegels durchgeführt werden kann, da praktisch keine Gefahr der Überdosierung besteht.

Medikamentöse Therapie

Antiarrhythmisch wirksame Medikamente verändern direkt oder indirekt den Ablauf des Aktionspotentials in den Zellen, die an der Entstehung von Herzrhythmusstörungen beteiligt sind. Sie haben dabei alle auch **proarrhythmische**, d. h. arrhythmiefördernde Effekte (s. Kasten „Risikofaktoren für eine proarrhythmische Wirkung").

❗ Bei der Auswahl eines Antiarrhythmikums ist die Therapiesicherheit, d. h. die Vermeidung proarrhythmischer Effekte, von entscheidender Bedeutung. ❗

═══════**AUF DEN PUNKT GEBRACHT**═══════

Risikofaktoren für eine proarrhythmische Wirkung der Antiarrhythmika
- eingeschränkte Kammerfunktion
- anamnestisch proarrhythmische Wirkung
- Bradykardie, Schenkelblock
- vorbestehende QT-Verlängerung, exzessive QT-Verlängerung als Therapiefolge
- Elektrolytentgleisung
- hohe Dosis des Antiarrhythmikums.

Die Klassen der Antiarrhythmika

Antiarrhythmisch wirksame Medikamente werden nach ihren elektrophysiologischen Eigenschaften in vier Gruppen eingeteilt (**Vaughan-Williams-Klassifikation**):
- **Klasse I: Natrium-Kanal-Blocker** = Hemmstoffe des schnellen Natrium-Einstroms in Phase I des Aktionspotentials. Sie stabilisieren das Ruhepotential und verschlechtern die Erregungsleitung.
  - Antiarrhythmisches Wirkprinzip: 1. Unterdrückung von Extrasystolen. 2. Verschlechterung der Erregungs-

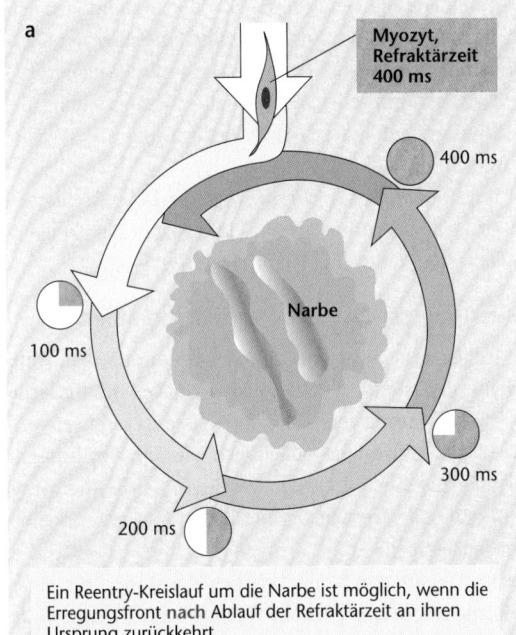

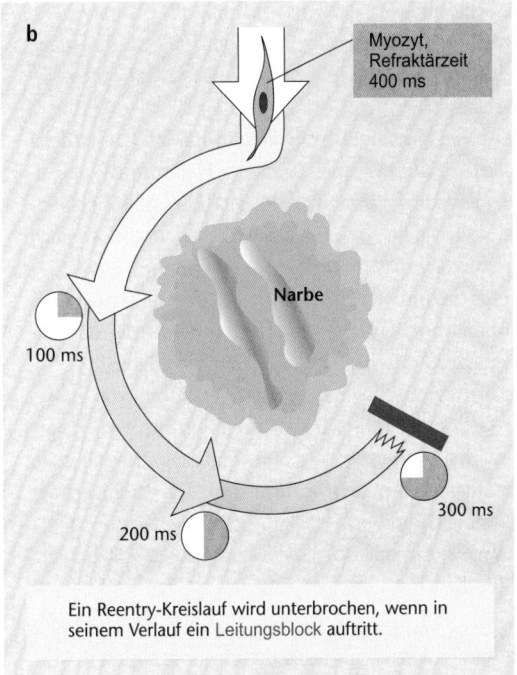

a

Ein Reentry-Kreislauf um die Narbe ist möglich, wenn die Erregungsfront nach Ablauf der Refraktärzeit an ihren Ursprung zurückkehrt.

b

Ein Reentry-Kreislauf wird unterbrochen, wenn in seinem Verlauf ein Leitungsblock auftritt.

Abb. 1.56: Antiarrhythmische Wirkung von Klasse-I-Antiarrhythmika. [L157]

leitung: hierdurch können Erregungskreisläufe unterbrochen werden (**Abb. 1.56**).

– Proarrhythmisches Wirkprinzip: Durch Verlangsamung der Erregungsleitung können Reentry-Kreisläufe erst möglich werden (**Abb. 1.57**) oder kritische AV-Überleitungsstörungen entstehen. Kritische Zeichen sind eine Verbreiterung des QRS-Komplexes, das Entstehen eines Schenkelblocks sowie das Auftreten regelmäßiger ventrikulärer oder supraventrikulärer Tachykardien.

– Beispiele: Chinidin, Lidocain, Propafenon, Flecainid.

• **Klasse II: β-Rezeptoren-Blocker:** Sie wirken nicht direkt auf den Ablauf des Aktionspotentials, sondern verringern den Einfluss des Sympathikus.

– Antiarrhythmisches Wirkprinzip: Senkung der Sinusknotenfrequenz und Verzögerung der Überleitung im AV-Knoten. Die arrhythmogene Wirkung eines erhöhten Sympathikotonus auf das Vorhof- und Kammermyokard wird gedämpft.

– Proarrhythmisches Wirkprinzip: Verstärkung einer ggf. vorhandenen Neigung zu Bradykardien. Kritische

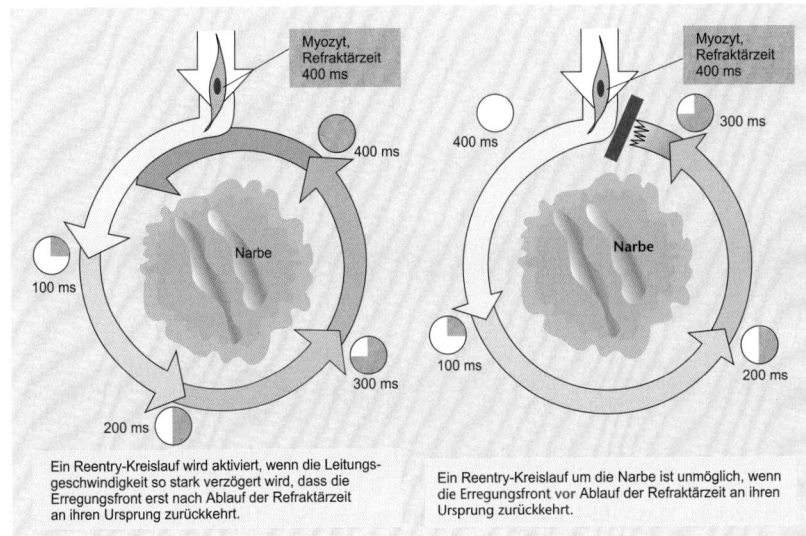

Ein Reentry-Kreislauf wird aktiviert, wenn die Leitungsgeschwindigkeit so stark verzögert wird, dass die Erregungsfront erst nach Ablauf der Refraktärzeit an ihren Ursprung zurückkehrt.

Ein Reentry-Kreislauf um die Narbe ist unmöglich, wenn die Erregungsfront vor Ablauf der Refraktärzeit an ihren Ursprung zurückkehrt.

Abb. 1.57: Proarrhythmische Wirkung eines Klasse-I-Antiarrhythmikums. Der Medikamenteneinfluss ermöglicht einen Reentry-Kreislauf um eine Myokardnarbe. Der rote Balken symbolisiert die medikamentöse Blockade. [L157]

Verschlechterung der Kreislauffunktion bei herzinsuffizienten Patienten als Folge der negativ-inotropen Wirkung (bei einschleichender Dosierung vermeidbar).

– Beispiele: Metoprolol, Atenolol, Bisoprolol, Carvedilol.

• **Klasse III: Kalium-Kanal-Blocker** = Hemmstoffe des Kalium-Ausstroms während der Phase III des Aktionspotentials. Sie verlängern sowohl das Aktionspotential als auch die Refraktärzeit (**Abb. 1.58**).

– Antiarrhythmisches Wirkprinzip: Verringerung der Anzahl von Extrasystolen. Die Verlängerung der Refraktärzeit kann Reentry-Kreisläufe blockieren.

– Proarrhythmisches Wirkprinzip: Auslösung von Torsade-de-Pointes-Tachykardien durch exzessive Verlängerung des QT-Intervalls (> 500–550 ms), dies gilt auch für Klasse-I-Antiarrhythmika mit QT-verlängernder Wirkung (Chinidin)

– Beispiele: Amiodaron, Sotalol (Sotalol ist zusätzlich ein β-Blocker).

❗ Amiodaron enthält große Mengen an Jod. Es kann eine Hyper-, seltener auch eine Hypothyreose auslösen. Gefürchtete, wenn auch seltene Nebenwirkung ist die Amiodaron-induzierte Lungenfibrose, die irreversibel sein kann. Im Rahmen einer Dauertherapie entwickeln sich Ablagerungen in der Kornea, die in der Regel das Sehvermögen nicht beeinträchtigen und nach Absetzen reversibel sind. ❗

• **Klasse IV: Calcium-Kanal-Blocker vom Verapamil-Typ:** Sie wirken in erster Linie im Bereich von Zellen mit der Fähigkeit zur autonomen Reizbildung, d. h. an Sinus- und AV-Knoten. Die Geschwindigkeit der diastolischen Depolarisation und die Anstiegssteilheit der über den Ca^{2+}-Einstrom vermittelten Depolarisation werden gebremst.

– Antiarrhythmisches Wirkprinzip: Verlangsamung der Sinusknotenfrequenz sowie Verzögerung der AV-Knotenleitung

– Proarrhythmisches Wirkprinzip: Verstärkung einer gegebenenfalls vorhandenen Neigung zu Bradykardien

– Beispiele: Verapamil, Diltiazem.

Bewertung der Antiarrhythmika-Therapie

Die früher weit verbreitete Anwendung von Klasse-I-Antiarrhythmika ist heute weitgehend zugunsten des Einsatzes der Klasse III sowie der β-Blocker (Klasse II) verlassen worden. Insgesamt wird die medikamentöse antiarrhythmische Therapie zunehmend kritisch gesehen und die Indikation zurückhaltender gestellt. Hierzu haben folgende Erkenntnisse beigetragen:

• Klasse-I-Antiarrhythmika können das Risiko für einen plötzlichen Herztod erhöhen. In der CAST-Studie *(Cardiac Arrhythmia Supression Trial)* wurde gezeigt, dass sie bei Patienten nach Myokardinfarkt zwar die Häufigkeit von ventrikulären Extrasystolen wirksam reduzieren, jedoch gleichzeitig vermehrt zu rhythmusbedingten Todesfällen führen (proarrhythmische Wirkung). Diese Medikamente dürfen deshalb nur bei Patienten ohne strukturelle Herzkrankheit (z. B. KHK) eingesetzt werden.

• Lediglich für β-Blocker konnte durch andere Studien eine

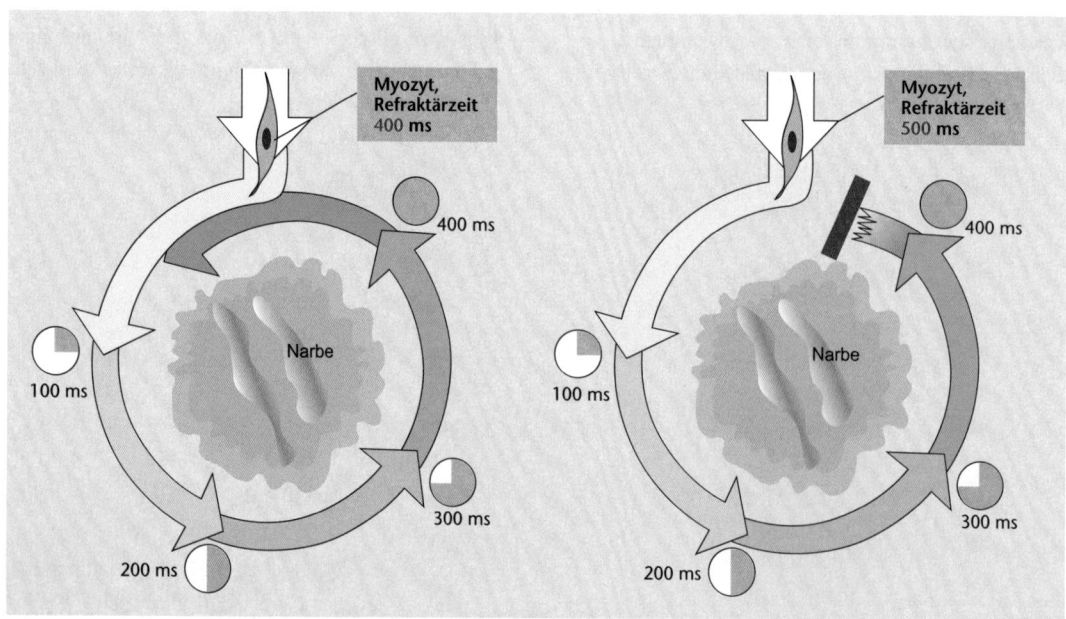

Abb. 1.58: Antiarrhythmisches Wirkprinzip der Klasse-III-Antiarrhythmika. Der Reentry-Kreislauf wird durch Verlängerung der Refraktärzeit der Myozyten unterbrochen. [L157]

Verminderung des Risikos für den plötzlichen Herztod nachgewiesen werden.

- Amiodaron beeinflusst die Häufigkeit des plötzlichen Herztodes nicht und kann zur Behandlung symptomatischer Arrhythmien auch bei Patienten mit struktureller Herzkrankheit verordnet werden.
- Mit dem implantierbaren Kardioverter-Defibrillator (s. u.) besteht heute die Möglichkeit, lebensbedrohliche Kammerarrhythmien deutlich wirksamer als durch Antiarrhythmika zu verhüten. Als weiteres nicht-medikamentöses Verfahren gewinnt die Katheterablation (s. u.) vor allem bei Vorhofrhythmusstörungen zunehmend an Bedeutung.

Apparative Therapie

Katheterablation

Bei der Katheterablation wird über einen transvenös oder transarteriell in das Herz vorgeschobenen Katheter ein hochfrequenter (HF) Strom abgegeben, der zu einer lokalen Gewebserwärmung und -nekrose führt (HF-Ablation). Alternativ kann die umschriebene Gewebsnekrose auch durch Kälteapplikation bewirkt werden (Kryoablation). Auf diese Weise können Strukturen des Erregungsleitungs- oder Erregungsbildungsgewebes, die am Zustandekommen von Reentry-Kreisläufen beteiligt sind oder abnorme Depolarisationseigenschaften aufweisen, aufgesucht und gezielt ausgeschaltet werden. Die Methode ist für die Behandlung von regelmäßigen Vorhofrhythmusstörungen wie AV-Knoten-Tachykardien, Tachykardien bei akzessorischer AV-Leitungsbahn, Vorhofflattern und ektoper atrialer Tachykardien etabliert. Zunehmende Erfolge zeigen neu entwickelte Ablationsverfahren auch in der Behandlung des Vorhofflimmerns sowie von Kammertachykardien.

Da die Katheterablation die anatomisch-funktionellen Voraussetzungen für bestimmte Tachykardieformen zerstört, besitzt sie kurativen Charakter. Lebensbedrohliche Komplikationen sind selten, gelegentlich macht die beabsichtigte oder unbeabsichtigte Schädigung des AV-Knotens eine Herzschrittmacherimplantation erforderlich.

Externe Elektrokardioversion und Defibrillation

Akute Herzrhythmusstörungen können durch transthorakale Applikation eines Gleichstromimpulses beendet werden.

! Von einer **Defibrillation** wird gesprochen, wenn Kammerflimmern beendet wird. Für die Beendigung aller anderen Rhythmusstörungen ist der Begriff **Elektrokardioversion** gebräuchlich. !

Das Wirkprinzip des Gleichstromschocks beruht darauf, dass alle erregbaren Herzmuskelzellen simultan erregt und

in der Folge auch simultan refraktär werden. Hierdurch hat der Sinusknoten die Möglichkeit, wieder die Führung des Herzrhythmus zu übernehmen. Während beim Kammerflimmern der Abgabezeitpunkt des Stromimpulses unerheblich ist, ist bei allen anderen Tachykardieformen eine EKG-getriggerte, mit den R-Zacken synchronisierte Stromabgabe angezeigt, um zu verhindern, dass ein in die Repolarisationsphase einer Herzaktion fallender Impuls Kammerflimmern auslöst.

Die externe Elektrokardioversion bzw. Defibrillation ist äußerst schmerzhaft und darf deshalb nur am bewusstlosen oder narkotisierten Patienten durchgeführt werden!

Defibrillatortherapie (ICD)

Der **Kardioverter-Defibrillator** oder **ICD** *(implantable cardioverter defibrillator)* ist ein implantierbares Gerät, das durch permanente EKG-Ableitung Herzrhythmusstörungen erkennen kann. Tachykarde Rhythmusstörungen können durch antitachykarde Stimulation (**ATP: a**ntitachykardes **P**acing, syn. **Überstimulation**) oder durch Abgabe eines Elektroschocks (interne Kardioversion oder Defibrillation) behandelt werden. Darüber hinaus ist auch eine antibradykarde Stimulation möglich.

Die Wirksamkeit des ICD für die Prophylaxe des plötzlichen Herztodes bei Hochrisikopatienten ist erwiesen. Der Patient ist allerdings der Gefahr ausgesetzt, dass das Gerät (z. B. bei tachykarden Vorhofrhythmusstörungen) nicht-indizierte Schocks abgibt, die schmerzhaft und traumatisierend sind. Hiermit muss bei 5 – 10 % der Patienten gerechnet werden.

Passagere Elektrostimulation, Überstimulation

Durch Elektrostimulation über eine passager in den rechten Vorhof oder die rechte Herzkammer eingebrachte Elektrode kann das Herz stimuliert werden, wodurch bei akuten Bradykardien eine ausreichende Herzfrequenz gesichert werden kann.

Tachykarde Herzrhythmusstörungen, die durch einen Reentry-Kreislauf verursacht werden, können durch Abgabe einzelner oder serieller Elektroimpulse, deren Frequenz über der Tachykardiefrequenz liegt, beendet werden (Überstimulation, *„overdrive"*). Im Vergleich zu anderen Methoden zur Terminierung tachykarder Herzrhythmusstörungen (z. B. externe Kardioversion) ist die Überstimulation aufwändig. Durch die Stimulation ist aber auch eine Beschleunigung der Tachykardie möglich, die eine externe Kardioversion bzw. Defibrillation erforderlich machen kann.

Herzschrittmacher-Therapie

Herzschrittmacher sind subkutan implantierbare Aggregate, deren Elektroden im rechten Herzen endokardial platziert werden und hierüber die Vorhöfe und/oder Kammern

01

elektrisch stimulieren können. Unterschieden werden **Ein-kammer-** (eine Elektrode, die entweder im Vorhof oder in der Kammer liegt) und **Zweikammer-Herzschrittmacher** (zwei Elektroden, eine im Vorhof, eine in der Kammer [**Abb. 1.59**]) sowie **biventrikulär stimulierende Schrittmacher** (zusätzliche Elektrode im Koronarsinus zur Stimulation des linken Ventrikels).

Die Implantation kann in Lokalanästhesie durchgeführt werden. Seltene Komplikationen sind Pneumothorax, Armvenenthrombose, Elektrodendislokation und -infektion.

Alle Herzschrittmacher erkennen den Eigenrhythmus des Herzens. Eine Stimulation erfolgt nur, wenn dieser Eigenrhythmus ausfällt oder inadäquat langsam ist. Moderne Herzschrittmachersysteme können die Daten über wahrgenommene oder stimulierte Herzaktionen speichern und dadurch wichtige Zusatzinformationen über Auffälligkeiten des Herzrhythmus liefern.

Die Schrittmacherimplantation ist indiziert bei bradykarden Herzrhythmusstörungen, wenn die Bradykardie zu Symptomen und/oder zu einer Einschränkung der Lebenserwartung führt.

Biventrikulär stimulierende Herzschrittmacher kompensieren den ungünstigen hämodynamischen Effekt einer asynchronen Kammerkontraktion durch einen Linksschen-

kelblock. Durch simultane Stimulation des rechten Ventrikels über die rechtsventrikuläre endokardiale Elektrode sowie des linken Ventrikels über die Koronarsinuselektrode wird die Kammerkontraktion resynchronisiert. Durch die Resynchronisation (*cardiac resynchronisation therapy*, CRT) können bei herzinsuffizienten Patienten mit eingeschränkter Pumpfunktion und Linksschenkelblock die Herzinsuffizienz-Symptomatik und auch die Prognose gebessert werden (s. **1.7.5**).

========= **ZUR VERTIEFUNG** =========

Betreuung von Herzschrittmacherträgern

Jeder mit einem Herzschrittmacher versorgte Patient sollte sich alle 6–12 Monate bei einem spezialisierten Arzt zur Kontrolluntersuchung vorstellen. Diese sollte beinhalten:
- Anamnese und ggf. körperliche Untersuchung
- Abfrage des Batterieladungszustands
- Bestimmung der Reizschwelle(n)
- Bestimmung der Wahrnehmungsfunktion
- Abfrage des EKG-Speichers.

Bezeichnung des Funktionsmodus

Für die Bezeichnung des Funktionsmodus eines Schrittmachers ist ein 3- bzw. 4-stelliger Code international gebräuchlich (**Tab. 1.20**).

- **Einkammer-Herzschrittmacher** sind auf den durch Eigenrhythmus inhibierten Modus (AAI bzw. VVI) programmiert, d. h., die Impulsabgabe erfolgt nur dann, wenn eine Spontanerregung ausbleibt oder zu spät kommt. Andernfalls wird die Impulsabgabe unterdrückt (inhibiert).
- **Zweikammer-Herzschrittmacher** sind meist auf den DDD-Modus programmiert, d. h., sie können beide Kammern (**D**) stimulieren und in beiden Kammern den Eigenrhythmus (**D**) wahrnehmen. Die Impulsabgabe kann sowohl durch Eigenrhythmus inhibiert (**I**) als auch getriggert werden (**T**): nach jeder wahrgenommenen Vorhofaktion wird geprüft, ob innerhalb des AV-Erwartungsintervalls eine Kammeraktion wahrgenommen wird. Ist dies der Fall, wird die Impulsabgabe in der Kammer inhibiert. Andernfalls löst die Vorhofaktion eine Kammererregung aus (atrial getriggerte Kammerstimulation).
- **Biventrikuläre Herzschrittmacher** sind meist im DDD-Modus mit kurzem AV-Erwartungsintervall programmiert, da nur so die erwünschte permanente Kammerstimulation erfolgt.

Schrittmacher-EKG

Die Schrittmacherimpulse sind als schmale, strichartige Ausschläge mit folgender P-Welle (Vorhofstimulation) oder folgendem QRS-Komplex (Kammerstimulation) erkennbar. Die Schrittmacher-Stimulation im rechten Ventrikel führt

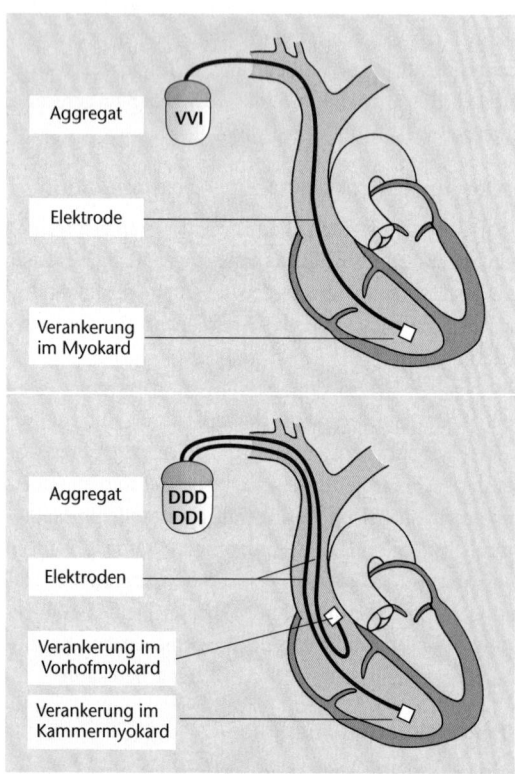

Abb. 1.59: Schemazeichnung Ein- und Zweikammer-Schrittmacher. [L157]

Tab. 1.20 Nomenklatur von Schrittmachern

1. Stelle: Stimulationsort (Pacing)	2. Stelle: Wahrnehmungsort (Sensing)	3. Stelle: Funktionsart	4. Stelle: Frequenzadaptation unter Belastung
A = Atrium	A = Atrium	I = Inhibierung durch Eigenrhythmus	R = Frequenzadaptation ist aktiviert
V = Ventrikel	V = Ventrikel	T = Triggerung durch Eigenrhythmus	
D = Dual (Atrium und Ventrikel)	D = Dual (Atrium und Ventrikel)	D = Dual (Inhibierung und Triggerung durch Eigenrhythmus)	
0 = keine Stimulation	0 = keine Wahrnehmung	0 = weder Inhibierung noch Triggerung	

zu einer deutlichen Deformierung des EKG (**Abb. 1.60**). Die Kammerkomplexe sind verbreitert und der Lagetyp verändert, da sich die Erregung von der Elektrodenspitze im rechtsventrikulären Myokard ausbreitet und nicht über das Reizleitungssystem läuft. Eine Beurteilung der Kammerkomplexe auf Hypertrophiekriterien sowie Veränderungen der Erregungsrückbildung (ST-Strecke) ist nicht möglich. Unter biventrikulärer Stimulation ist der Kammerkomplex weniger verbreitert.

1.8.4 Bradykarde Rhythmusstörungen

Klinik

Als Zeichen der *akuten* kardialen Förderinsuffizienz und der konsekutiven zerebralen Minderperfusion können bei bradykarden Herzrhythmusstörungen Synkopen (Morgagni-Adams-Stokes-Anfälle, s. **1.3.2**), Präsynkopen (Gefühl der beginnenden, dann jedoch nicht vollständig eintretenden Bewusstlosigkeit) und akute Schwindelzustände auftreten. Diese Symptome setzen meist in Ruhe ein, dagegen besteht bei körperlicher Belastung oft Beschwerdefreiheit, da sich die Sinusknotenfunktion, meist auch die

AV-Knoten-Leitfähigkeit unter Sympathikus-Einfluss verbessert.

Als Zeichen der *chronischen* kardialen Förderinsuffizienz können Herzinsuffizienz, mangelnde Belastbarkeit, aber auch uncharakteristische (und mehrdeutige) Symptome wie Verwirrtheitszustände und Konzentrationsschwäche auftreten.

Sinusknotenerkrankung

Synonyme: Sinusknoten-Syndrom, Sick-Sinus-Syndrom

Der Sinusknoten ist nicht in der Lage, Erregungen in einer ausreichenden Frequenz hervorzurufen und auf den Vorhof überzuleiten. Das gleichzeitige Auftreten einer Funktionsstörung des Sinus- und AV-Knotens wird als **Zweiknotenerkrankung** oder binodale Erkrankung bezeichnet.

Ätiologie und Pathogenese

Ursache der unzureichenden Erregungsbildung im Sinusknoten sind Funktionsstörungen der Schrittmacherzellen oder eine Blockierung der Erregungsleitung vom Sinusknoten zum Vorhofmyokard (sinuatrialer Block, SA-Block). Betroffen sind in der Mehrzahl Patienten im höheren Lebensalter, nur bei einem Teil dieser Patienten liegt eine organische

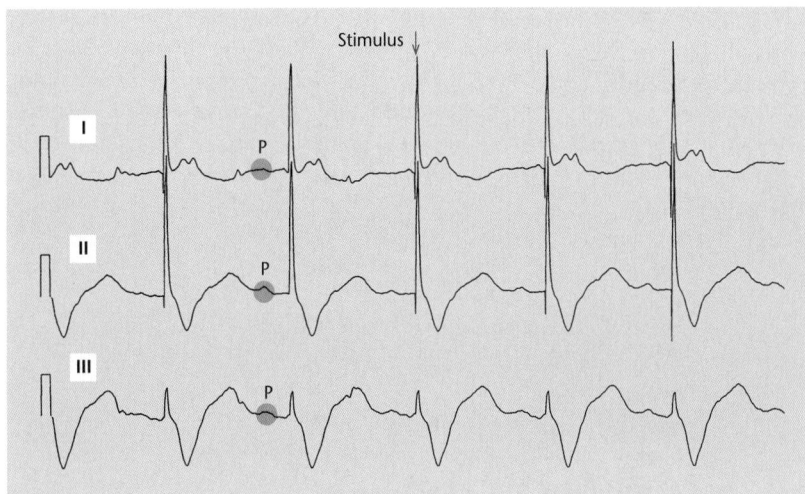

Abb. 1.60: EKG bei AV-Block III° unter Stimulation mit einem Zweikammer-Herzschrittmacher (DDD-Modus). Jeder wahrgenommenen Vorhofaktion (P-Welle) folgt nach Ablauf des AV-Erwartungsintervalls ein elektrischer Stimulus im Bereich der Herzkammer. Der Kammerkomplex ist verbreitert und deformiert. [L157]

Herzkrankheit vor. Ein Schlafapnoe-Syndrom sowie bradykardisierend wirkende Medikamente wie β-Blocker, Digitalis und alle Antiarrhythmika sind potentiell reversible Ursachen einer Sinusknotenfunktionsstörung.

Das Sinusknoten-Syndrom geht häufig mit intermittierenden supraventrikulären Rhythmusstörungen wie Vorhofflimmern oder regelmäßigen Vorhoftachykardien einher (**Bradykardie-Tachykardie-Syndrom**). Bei Absinken der Sinus-Frequenz auf unter 30 – 50/min wird der Herzrhythmus in der Regel durch ein sekundäres Erregungsbildungszentrum aus dem AV-Knoten-Bereich unterhalten.

Diagnostisches Vorgehen

Die Sinusknotenerkrankung wird anhand eines 12-Kanal-EKG (bei permanenter Bradykardie) oder durch Langzeit-EKG (bei nicht-permanenter Bradykardie) nachgewiesen. Ein unzureichender Frequenzanstieg bei körperlicher Belastung (chronotrope Inkompetenz) kann in der Ergometrie deutlich werden. Falls die Dokumentation einer Bradykardie nicht gelingt, kann bei entsprechendem klinischem Verdacht die **Sinusknotenerholungszeit** (SKEZ, s. **1.8.2**) bestimmt werden.

Wichtig ist eine genaue Medikamentenanamnese, vor allem im Hinblick auf bradykardisierende Medikamente (β-Blocker, Digitalis, Antiarrhythmika). Für die Indikationsstellung für die Herzschrittmacherimplantation muss ein zeitlicher Zusammenhang zwischen Symptomen und Bradykardie nachgewiesen werden.

EKG-Befund (Abb. 1.61)

- Anhaltende oder vorübergehende Sinusbradykardie, häufig mit ausgesprochener Sinusarrhythmie
- Sinusknotenstillstand oder kompletter SA-Block mit Auftreten von Ersatzrhythmen, meist aus dem Vorhof oder AV-Knoten
- inkompletter SA-Block mit regelmäßigem Ausfall einzelner Sinusaktionen (entsprechend einem AV-Block II. Grades, s. u.)
- unzureichender oder ausbleibender Frequenzanstieg bei Belastung
- Bradykardie-Tachykardie-Syndrom (häufig): Wechsel zwischen Sinusbradykardie und tachykarden supraventrikulären Arrhythmien (Vorhofflimmern, regelmäßige Vorhoftachykardien).

Therapie

- Nach Möglichkeit **Absetzen bradykardisierender Medikamente**. Bei intermittierenden supraventrikulären Tachykardien sind bradykardisierende Medikamente allerdings zur Frequenzsenkung während der tachykarden Phasen in aller Regel unverzichtbar.
- **akute symptomatische Sinusbradykardie:** Monitorüberwachung, bei anhaltender Bradykardie intravenöse Gabe von Parasympatholytika, z. B. Atropin und/oder Sympathomimetika, z. B. Orciprenalin (Alupent®); bei Versagen der medikamentösen Therapie Platzierung einer passageren Herzschrittmacherelektrode zur Elektrostimulation
- **klinisch stabiles Krankheitsbild:** abwarten, ob die bradykardiebedingte Symptomatik nach Ausschalten der auslösenden Faktoren (Medikamente, Schlafapnoe-Syndrom) persistiert. Bei nicht-beeinflussbarer Symptomatik ist die Implantation eines permanenten Herzschrittmachers unumgänglich; infrage kommen dabei vor allem vorhofbeteiligte Systeme (AAI, DDD, s. **1.8.3**).

Prognose

Das Sinusknoten-Syndrom ist eine prognostisch gutartige Erkrankung. Die Lebenserwartung wird durch die in der Regel vorhandene kardiale Grunderkrankung bestimmt.

AV-Block

Bei einer AV-Blockierung leiten der AV-Knoten oder distal von ihm gelegene Strukturen wie das His-Bündel oder die Tawara-Schenkel die Erregung vom Sinusknoten verzögert (I°), nur teilweise (II°) oder gar nicht (III°) auf die Kammern über.

Ätiologie

Ein AV-Block wird meist durch degenerative Veränderungen des Reizleitungsgewebes hervorgerufen. Betroffen sind überwiegend ältere Menschen. Seltener ist ein angeborener AV-Block. Gelegentlich tritt ein AV-Block auch als Begleiterscheinung akuter kardialer Erkrankungen (Myo-

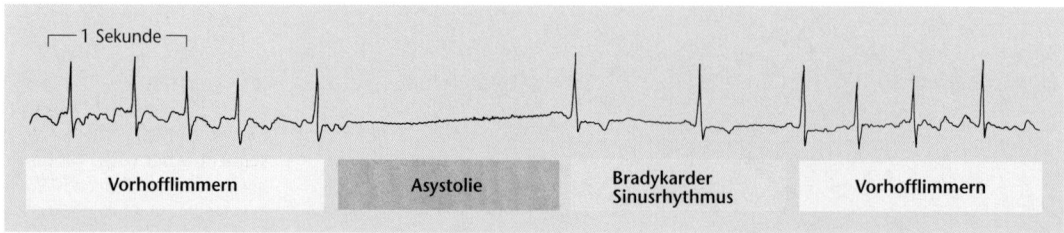

Abb. 1.61: EKG-Befund bei Sinusknoten-Syndrom (Bradykardie-Tachykardie-Syndrom). [L157]

Sinusarrhythmie

Von der Sinusknotenerkrankung abzugrenzen ist die häufig auftretende Sinusarrhythmie, die nur selten Krankheitswert hat. Die Frequenz des Sinusrhythmus ist besonders beim jungen Menschen starken, über das autonome Nervensystem vermittelten Schwankungen unterworfen. Am einfachsten erkennbar ist die **respiratorische Arrhythmie** mit exspiratorischer Frequenzabnahme und inspiratorischer Frequenzzunahme. Auch nicht-respiratorisch bedingte Vagus-Reizungen, z. B. vom Gastrointestinaltrakt ausgehend (Stuhlgang, gastroösophagealer Reflux), haben einen Einfluss auf die Sinusfrequenz. Eine spezifische Diagnostik und Therapie der Sinusarrhythmie ist bei Kindern, Jugendlichen und jungen Erwachsenen nicht erforderlich. Im höheren Lebensalter ist die Abgrenzung von der Sinusknotenerkrankung (s. o.) oft nicht möglich. Entscheidendes Kriterium für die Therapiebedürftigkeit (Herzschrittmacherimplantation) ist das Auftreten von bradykardiebedingten Symptomen.

kardinfarkt, Virusmyokarditis, Borreliose), bei einer bradykardisierenden Medikation (β-Blocker, Digitalis, Antiarrhythmika) oder nach einem herzchirurgischen Eingriff (meist Aortenklappenersatz) auf. Diese Formen des AV-Blocks sind potentiell reversibel.

Pathogenese

Die hämodynamischen Konsequenzen des AV-Blocks hängen vom Ausmaß der AV-Leitungsstörung ab. Bei höhergradigen AV-Blockierungen fällt die Frequenz der Herzkammern unter die vom Sinusknoten vorgegebene Frequenz ab, sodass die Herzleistung abnimmt. Man unterscheidet:
- **verzögerte Überleitung (AV-Block I°):** kein Absinken der Kammerfrequenz, aber veränderte zeitliche Abfolge von Vorhof- und Kammeraktion (klinisch meist nicht bedeutsam)
- **Ausfall einzelner Erregungsüberleitungen (AV-Block II°):** Absinken der Kammerfrequenz unter die Sinusknotenfrequenz. Die Kammerfrequenz wird bestimmt durch das Verhältnis der übergeleiteten Sinusknotenaktionen zur Gesamtzahl der Sinusknotenaktionen.
- **vollständige Unterbrechung** der Erregungsleitung von den Vorhöfen auf die Kammern **(AV-Block III°):** Der Kammerrhythmus ist vom Sinusknoten abgekoppelt. Die Herzfrequenz wird bestimmt durch die Eigenschaften der anstelle des Sinusknotens aktiv werdenden Schrittmacherzellen aus dem Bereich des distalen AV-Knotens oder des Kammermyokards.

Diagnostisches Vorgehen

Die AV-Blockierung wird im 12-Kanal-EKG oder im 24-h-Langzeit-EKG diagnostiziert und ggf. die zeitliche Koinzi-

denz von Symptomen und AV-Blockierung dokumentiert. Falls bei asymptomatischen Patienten Unsicherheiten über die Lokalisation der Blockierung bestehen (s. **Kasten „Prognostische Kriterien"**), ist ein His-Bündel-EKG indiziert. Außerdem ist zu prüfen, ob potentiell reversible Ursachen eines AV-Blocks vorliegen, z. B. ein akuter Myokardinfarkt oder eine Myokarditis.

Prognostische Kriterien

Als prognostisch gutartig gelten AV-Blockierungen, die im **eigentlichen AV-Knoten-Bereich** lokalisiert sind, da ein plötzlicher Übergang zu einer kompletten Blockierung selten ist und in diesem Falle der distale AV-Knoten als relativ hochfrequentes sekundäres Erregungsbildungszentrum zur Verfügung steht. Gelegentlich ist der Übergang in eine komplette Blockierung sogar asymptomatisch.
Der **unterhalb des AV-Knotens** im oder unterhalb des His-Bündels lokalisierte AV-Block ist im Gegensatz dazu ein lebensbedrohliches Krankheitsbild, da ein abrupter Übergang in eine komplette Blockierung häufig ist und nach einer meist langen, sog. präautomatischen Pause ein nur sehr langsamer ventrikulärer Ersatzrhythmus einsetzt.

EKG-Befund (Abb. 1.62)

Die Einteilung der AV-Blockierungen erfolgt nach dem Verhältnis von auf die Kammer übergeleiteten Sinusknotenaktionen zur Gesamtzahl der Sinusknotenaktionen.
- **AV-Block I°:** Jede Sinusknotenaktion wird auf die Kammer übergeleitet, jedoch mit verlängerter Überleitungszeit (PQ-Intervall > 200 ms). Im eigentlichen Sinne liegt also keine AV-Blockierung, sondern lediglich eine Verzögerung der AV-Leitung vor.
- **AV-Block II°:** fehlende Überleitung einzelner Vorhofaktionen. An einzelne P-Wellen schließt sich kein QRS-Komplex an. Unterschieden werden:
  – **II a (Wenckebach-Block, Mobitz-Block Typ I):** Das PQ-Intervall zeigt von Schlag zu Schlag eine progrediente Verlängerung, bis die Überleitung komplett blockiert ist und der Kammerkomplex ausbleibt (sog. Wenckebach-Periodik). Der Ort der Blockierung liegt im AV-Knoten.
  – **II b (Mobitz-Block, Mobitz-Block Typ II):** Das PQ-Intervall der übergeleiteten Aktionen bleibt zwar konstant, es kommt jedoch in regelmäßigen Intervallen (z. B. nach jeder zweiten Herzaktion) zur kompletten Blockierung und damit zum Ausfall des Kammerkomplexes. Der Ort der Blockierung liegt meist unterhalb des AV-Knotens im His-Bündel oder im Bereich der Tawara-Schenkel.
- **AV-Block III° (totaler AV-Block):** keine Überleitung von Vorhofaktionen auf die Herzkammern. Es besteht keine

01

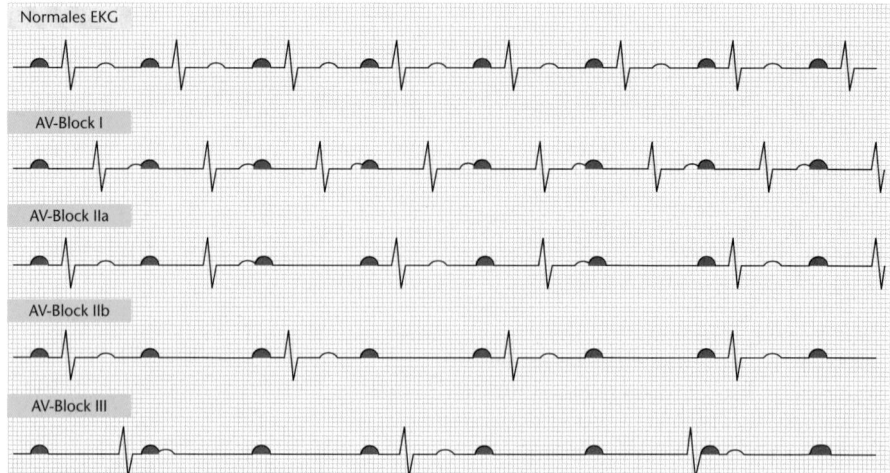

Abb. 1.62: Verschiedene Formen der AV-Blöcke. Die P-Wellen sind rot gekennzeichnet. [L157]

regelhafte Beziehung von P-Wellen und QRS-Komplexen. Durch die Blockierung der vom Sinusknoten ausgehenden Erregung setzt ein meist regelmäßiger Ersatzrhythmus ein. Er entsteht je nach Lokalisation der Blockierung im Bereich des distalen AV-Knotens (schmaler QRS-Komplex = Block im AV-Knoten) oder auf Kammerebene (breiter QRS-Komplex = Block unterhalb des AV-Knotens).

Therapie

Zunächst müssen – soweit möglich – bradykardisierende Medikamente (z. B. Digitalis-Präparate, β-Blocker, Verapamil, Clonidin) abgesetzt werden.

• **Akute symptomatische Bradykardie:** Monitorüberwachung; Parasympatholytika (z. B. Atropin i. v.) und/oder Sympathomimetika (z. B. Orciprenalin i. v.). Bei persistierender Symptomatik oder Blockierung unterhalb des AV-Knotens wird eine passagere Herzschrittmacherelektrode platziert.

• **potentiell reversibler AV-Block** (d. h. auf dem Boden einer anderen kardialen Erkrankung wie z. B. einem akuten Myokardinfarkt entstanden oder medikamentös bedingt): zunächst abwartendes Vorgehen, ggf. vorübergehende Schrittmacherstimulation über eine passagere Schrittmacherelektrode

• **nicht-reversibler, persistierender AV-Block:** Herzschrittmacher-Therapie bei allen symptomatischen Patienten und prognostisch ungünstiger Blockierungsform: AV-Block IIb (Mobitz-Block), permanenter AV-Block III°.

❗ Zum Erhalt der natürlichen Sequenz von Vorhof und
❗ Kammeraktion wird in der Regel ein vorhofbeteiligtes Zweikammersystem implantiert (DDD, s. 1.8.3). ❗

Bradyarrhythmia absoluta

Vorhofflimmern mit bradykarder Überleitung auf die Kammern.

Klinik

Analog zum Sinusknoten-Syndrom (s. o.) können Zeichen der akuten oder chronischen kardialen Förderinsuffizienz, z. B. Synkopen und Schwindelzustände, bestehen.

Ätiologie und Pathogenese

Ursache der Bradyarrhythmia absoluta ist eine Störung der AV-Leitung bei gleichzeitig bestehendem Vorhofflimmern. Bei den betroffenen Patienten besteht häufig eine fortgeschrittene Herzkrankheit mit deutlicher Einschränkung der linksventrikulären Funktion.

EKG-Befund

Vorhofflimmern, unregelmäßige Kammeraktion, Kammerfrequenz im Mittel < 60/min.

Therapie

• Bei **akuter symptomatischer Bradykardie** Absetzen bradykardisierender Medikamente, Versuch der medikamentösen Anhebung der Herzfrequenz mit Atropin und/oder Orciprenalin i. v., ggf. passagere Schrittmacherstimulation (Sinusknoten-Syndrom, s. o.)

• Bei **anhaltend symptomatischen** Patienten ist ein permanenter Herzschrittmacher indiziert. Wegen des Ausfalls der Vorhoffunktion ist die Versorgung mit einem VVI-Herzschrittmacher zur Kammerstimulation ausreichend.

❗ Der isolierte Befund einer langsamen Herzfrequenz im
❗ Langzeit-EKG stellt keine zwingende Indikation zur Herzschrittmacherimplantation dar. ❗

Karotissinus-Syndrom

Rezidivierende Synkopen und abnorme Reaktion auf eine Kompression des Karotissinus hin.

Klinik

Synkopen und akute Schwindelzustände bei Reizungen des Karotissinus durch plötzliches Kopfwenden, Rasieren oder beim Tragen eines engen Hemdkragens. Man unterscheidet drei klinische Typen:
* **kardioinhibitorischer Typ**: Abfall der Sinusfrequenz und/ oder höhergradiger AV-Block
* **vasodepressorischer Typ**: Abfall des arteriellen Mitteldrucks infolge Vasodilatation
* **gemischtförmiger Typ**.

Ätiologie und Pathogenese

Ursache ist die Überempfindlichkeit vagaler Afferenzen auf Druckerhöhungen im Karotissinus. Das Krankheitsbild ist häufig vergesellschaftet mit einer koronaren Herzkrankheit.

Diagnostisches Vorgehen

* Der **Karotisdruck-Versuch** (s. 1.8.2) dient der Bestätigung einer klinischen Verdachtsdiagnose. Da ein pathologisches Ergebnis auch bei vielen asymptomatischen Patienten, besonders im höheren Lebensalter, vorkommt, ist der isolierte Befund eines pathologischen Karotisdruck-Versuchs beim asymptomatischen Patienten ohne therapeutische Relevanz.
* Im **Langzeit**-EKG können Sinusknotenstillstände und/ oder höhergradige AV-Blockierungen in zeitlichem Zusammenhang mit Reizungen des Karotissinus dokumentiert werden. Nur der kardioinhibitorische und der gemischtförmige Typ können im Langzeit-EKG erfasst werden.

Therapie

Bei rezidivierenden Synkopen und pathologischem Karotisdruck-Versuch vom kardioinhibitorischen Typ ist die Versorgung mit einem permanenten Herzschrittmacher angezeigt.

> ❗ Beim Karotissinus-Syndrom vom gemischtförmigen Typ kann die Herzschrittmacherversorgung in der Regel Synkopenrezidive nicht sicher verhindern, beim Karotissinus-Syndrom vom vasodepressorischen Typ ist sie wirkungslos. ❗

1.8.5 Tachykarde Rhythmusstörungen

Einteilung und Definitionen

Die Klassifizierung tachykarder Herzrhythmusstörungen erfolgt nach ihrem Ursprung, dem Entstehungsmechanismus sowie ihrer Dauer (s. **Kasten „Definitionen"**).

Tachykarde supraventrikuläre Rhythmusstörungen (im EKG meist schmale QRS-Komplexe)
* Supraventrikuläre Extrasystolen oder nicht-anhaltende supraventrikuläre Tachykardien
* Sinustachykardie und ektope Vorhoftachykardie
* Vorhofflimmern
* Vorhofflattern
* AV-Knoten-Reentry-Tachykardie
* AV-Reentry-Tachykardie bei akzessorischer AV-Leitungsbahn
* Vorhofflimmern bei akzessorischer AV-Leitungsbahn

═══ AUF DEN PUNKT GEBRACHT ═══

Definitionen
* **Supraventrikuläre Extrasystole** (SVES): vorzeitig einfallende Herzaktion mit Ursprung im Vorhof
* **ventrikuläre Extrasystole** (VES): vorzeitig einfallende Herzaktion mit Ursprung in der Herzkammer
* **monomorphe Extrasystolen**: mehrere Extrasystolen mit identischer Konfiguration im EKG
* **monotope Extrasystolen**: mehrere Extrasystolen mit identischer Konfiguration im EKG, von denen angenommen wird, dass sie den gleichen Ursprungsort haben
* **Couplet**: zwei Extrasystolen in Folge
* **Triplet**: drei Extrasystolen in Folge
* **Salve**: Abfolge von 3–5 Extrasystolen

* **Bigeminus**: regelmäßige Abfolge eines Normalschlages und einer Extrasystole
* **Trigeminus**: Dieser Ausdruck sollte gemieden werden, da es national unterschiedliche Definitionen gibt:
  – Deutsch: regelmäßige Abfolge eines Normalschlages und zweier Extrasystolen
  – Angloamerikanisch: regelmäßige Abfolge zweier Normalschläge sowie einer Extrasystole
* **2 : 1 (n : 1)-Extrasystolie**: regelmäßige Abfolge von 2 (n) Normalschlägen und einer Extrasystole
* **Tachykardie**: Abfolge von mindestens 3 konsekutiven Herzschlägen mit einer Frequenz > 100/min
* **supraventrikuläre Tachykardie**: Tachykardie, die in den Vorhöfen entsteht

* **ventrikuläre Tachykardie**: Tachykardie, die in den Kammern entsteht
* **monomorphe Tachykardie**: alle QRS-Komplexe während der Tachykardie weisen die gleiche Konfiguration auf
* **nicht-anhaltende Tachykardie**: Tachykardie von < 30 s Dauer
* **anhaltende Tachykardie**: Tachykardie von > 30 s Dauer
* **„incessant" Tachykardie**: Tachykardie, die mehr als die Hälfte des Tages vorhanden ist
* **paroxysmale Tachykardie**: anfallsweise auftretende Tachykardie
* **Flattern**: extrem schnelle, jedoch regelmäßige Tachykardie (Frequenz 250–350/min)
* **Flimmern**: völlig chaotische, ungeordnete Tachykardie.

Tachykarde ventrikuläre Rhythmusstörungen (im EKG verbreiterte QRS-Komplexe)

- Ventrikuläre Extrasystolen bzw. nicht-anhaltende ventrikuläre Tachykardien
- anhaltende ventrikuläre Tachykardie
- Torsade-de-Pointes-Tachykardie
- Kammerflattern, Kammerflimmern.

Supraventrikuläre Extrasystolen

Einzelne in den Sinusgrundrhythmus eingestreute supraventrikuläre Extrasystolen (**SVES**; engl. *premature atrial contraction* = **PAC**) oder nicht-anhaltende supraventrikuläre Tachykardien sind häufige und in der Regel harmlose Zufallsbefunde bei Herzkranken und Herzgesunden.

Klinik

Supraventrikuläre Extrasystolen sind meist asymptomatisch. Selten treten Herzklopfen, Herzstolpern und ein Gefühl des unregelmäßigen Herzschlags auf; Synkopen kommen praktisch nie vor.

Ätiologie und Pathogenese

Zugrunde liegt die vorzeitige Depolarisation einzelner Zellen im Vorhofbereich (zur elektrischen Genese und Ätiologie der Depolarisationen s. 1.8.1). Je mehr Herzmuskelzellen strukturell oder funktionell geschädigt sind, desto größer ist die Wahrscheinlichkeit, dass Extrasystolen auftreten. In einem geschädigten „Gesamtorgan Herz" können einzelne Extrasystolen bzw. nicht-anhaltende supraventrikuläre Tachykardien auch anhaltende Rhythmusstörungen auf Vorhof- oder Kammerebene auslösen, meist durch Aktivierung von Reentry-Kreisläufen.

EKG-Befund (Abb. 1.63)

- Schmale, vorzeitig einfallende, normal konfigurierte QRS-Komplexe
- vorangehende P-Welle meist mit abnormer Konfiguration
- nicht-kompensatorische postextrasystolische Pause (s. gleichnamigen **Kasten**).

========== **ZUR VERTIEFUNG** ==========

Nicht-kompensatorische postextrasystolische Pause

Die vorzeitige Vorhoferregung trifft auf den Sinusknoten, bevor dieser seine Depolarisation begonnen hat, er wird passiv depolarisiert. Die auf die Extrasystole folgende Sinusknotenaktion folgt dann nach einem nur leicht verlängerten Intervall („nicht-kompensatorische Pause"), der Takt des Sinusrhythmus läuft also zeitlich verschoben weiter. Zur kompensatorischen Pause s.u. „Ventrikuläre Extrasystolen")

Diagnostisches Vorgehen

Anamnese und/oder LZ-EKG können die Frage klären, ob neben einzelnen Extrasystolen auch nicht-anhaltende oder anhaltende Tachyarrhythmien vorliegen. Führt der Patient während der Aufzeichnung des LZ-EKG Protokoll über seine Beschwerden, kann bei der Auswertung verglichen werden, ob eine angegebene Symptomatik tatsächlich zeitgleich mit Extrasystolen auftritt und damit ein ursächlicher Zusammenhang wahrscheinlich ist. Die Ergometrie zeigt, ob die Extrasystolieneigung bei körperlicher Belastung verstärkt wird.

Eine kardiologische Basisdiagnostik ist angezeigt, wenn SVES

- häufig auftreten (etwa > 30/h)
- zu Symptomen führen
- unter Belastung vermehrt einsetzen
- mit anhaltenden Tachyarrhythmien vergesellschaftet sind.

Zusätzlich müssen eine Elektrolytentgleisung (am häufigsten Hypokaliämie), eine Hyperthyreose und ein akut-entzündliches Krankheitsbild ausgeschlossen werden.

Therapie

Tritt die supraventrikuläre Extrasystolie im Rahmen einer kardialen und/oder extrakardialen Grunderkrankung auf, so sollte zunächst ausschließlich eine Therapie dieser Erkrankung erfolgen. Ohne fassbare Grunderkrankung sind arrhythmiebedingte Symptome, die die Lebensqualität be-

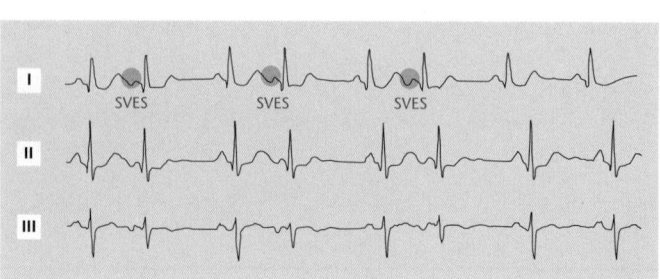

Abb. 1.63: Supraventrikuläre Extrasystolie.
Vorzeitig einfallende Vorhoferregung, anschließend ein schmaler QRS-Komplex. Auf die Extrasystole folgt eine nicht-kompensatorische Pause, d.h., der Takt des Sinusrhythmus wird verschoben. [L157]

einträchtigen, Indikation für eine Therapie. Bevorzugt werden zunächst Kalium-Magnesium-Präparate (membranstabilisierende Wirkung). Alternativ kann eine β-Blocker-Therapie begonnen werden. Die Verordnung spezifisch antiarrhythmisch wirksamer Medikamente, v. a. von Klasse-I-Antiarrhythmika, ist wegen der Gefahr der Proarrhythmie nur in Ausnahmefällen vertretbar.

Sinustachykardie

Definition: Sinusknotenfrequenz > 100/min im Ruhezustand.

Klinik

Die Tachykardie ist häufig asymptomatisch, in der Regel stehen die Symptome der auslösenden Erkrankung im Vordergrund. Der Patient kann jedoch über ein regelmäßiges Herzrasen mit in der Regel langsamem und oft kaum bemerktem Beginn und allmählichem Ende klagen. Dieser geschilderte Verlauf ist ein wichtiges Unterscheidungskriterium zu plötzlich und abrupt aufgetretenem Herzrasen bei anderen Formen der Tachykardie.

Ätiologie und Pathogenese

Auslöser sind alle Zustände, die mit einem erhöhten Sympathikotonus einhergehen, z. B. Herzinsuffizienz, Kreislaufschock, Fieber, Anämie, Entzug von Tranquilizern (Benzodiazepinen) und Rauschmitteln, Hyperthyreose, Phäochromozytom, Medikamente (Sympathomimetika, Parasympatholytika [v. a. Atropin], Theophyllin) oder Genussmittel (Alkohol, Nikotin, Koffein).

EKG-Befund

Es besteht ein regelmäßiger Rhythmus mit einer Frequenz > 100/min. Die P-Welle zeigt einen positiven Hauptausschlag in den Ableitungen I, II und III (→ Ursprung der Vorhoferregung im Sinusknoten). PQ-Intervall und QRS-Komplex sind ohne charakteristische Veränderungen. Differentialdiagnostisch abzugrenzen ist die ektope Vorhoftachykardie (s. **Kasten „Differentialdiagnose: ektope Vorhoftachykardie"**), die ein ähnliches Bild zeigt; es findet sich dabei allerdings ein abnormer Hauptvektor der P-Welle (→ Ursprung der Vorhoferregung außerhalb des Sinusknotens).

Im Langzeit-EKG zeigt sich eine deutliche Modulation der Herzfrequenz mit nächtlichem Frequenzabfall als Folge der vegetativen Einflüsse. Nie besteht eine Frequenzstarre, wie sie für supraventrikuläre Reentry-Tachykardien (s. u.) typisch ist. Auch sind Beginn und Ende der Tachykardie nicht sprunghaft wie bei andersartigen Tachykardieformen.

Therapie

Im Vordergrund stehen die Therapie der Grundkrankheit und die Dosisreduktion tachykardisierender Medikamente.

Differentialdiagnose: ektope Vorhoftachykardie

Eine wichtige und mitunter kniffelige Differentialdiagnose zur Sinustachykardie stellt die ektope Vorhoftachykardie dar.
- Im **EKG** zeigt sie sich als regelmäßige Tachykardie (Frequenz 130–250/min) mit schmalem QRS-Komplex. Die P-Wellen sind je nach Ursprung der Erregung verändert; in der Regel unterscheiden sie sich deutlich von der P-Welle bei Sinusrhythmus. Bei Frequenzen > 150/min sind physiologische AV-Blockierungen häufig, oft im Verhältnis 2:1.
- Die **Ätiologie und die Pathogenese** sind vielgestaltig. Es kann ein Reentry-Kreislauf im Vorhof vorliegen, der meist die Folge einer erworbenen (z. B. Narbenbildung nach Herz-OP), seltener einer angeborenen Schädigung des Vorhofes ist. Nicht selten findet sich ursächlich jedoch eine beschleunigte Automatie (s. 1.8.1). Permanent vorhandene Vorhoftachykardien können zu einer Schädigung des Myokards führen.
- Die **Klinik** wird von anfallsweise oder permanent vorhandenem Herzjagen bestimmt. In der Regel kommen keine Synkopen vor; bei permanent vorhandenen Formen können Zeichen der Herzinsuffizienz vorliegen.
- **Therapeutisch** werden unter Berücksichtigung der ggf. vorhandenen kardialen Grundkrankheit Antiarrhythmika der Klassen I–IV eingesetzt. Als Alternative zur medikamentösen Dauertherapie sowie bei Versagen der medikamentösen Therapie kann eine Katheterablation versucht werden.

Adjuvant bietet sich eine β-Blocker-Therapie – vorzugsweise mit einer nicht-kardioselektiv wirksamen Substanz wie Propranolol – an.

Vorhofflimmern, Tachyarrhythmia absoluta

Vorhofflimmern (engl. *atrial fibrillation*) mit Tachyarrhythmia absoluta ist die häufigste Form der anhaltenden supraventrikulären Tachykardie. Es besteht eine chaotische, mechanisch nicht effektive Vorhofaktion, die je nach Leitfähigkeit des AV-Knotens mehr oder weniger tachykard, stets jedoch arrhythmisch („absolut arrhythmisch") auf die Kammern übergeleitet wird (Bradyarrhythmia absoluta s. **1.8.4**). Vorhofflimmern kann dauerhaft (permanent) oder nur anfallsweise (paroxysmal) auftreten. Letzteres geht oft in eine dauerhafte Form über. Die Häufigkeit des Vorhofflimmerns steigt mit dem Lebensalter. In Deutschland sind etwa 1 Million Menschen von Vorhofflimmern betroffen. Im Alter über 60 Jahre besteht diese Rhythmusstörung bei 2–4% der Bevölkerung.

Klinik

Die klinische Symptomatik ist abhängig von der übergeleiteten Kammerfrequenz. Subjektiv stehen Herzklopfen, Herzstolpern und das Gefühl des unregelmäßigen Herzschlages im Vordergrund. Bei stark **ausgeprägter Tachyarrhythmie** kann die körperliche Belastbarkeit bis hin zur kardialen Dekompensation mit schwerer Dyspnoe und Lungenödem vermindert sein. Man fühlt und auskultiert einen beschleunigten, arrhythmischen Puls, wobei einzelne auskultierte Herzaktionen nicht zu einem palpablen Pulsschlag führen (**Pulsdefizit**).

Ätiologie

Das Vorhofflimmern kann bei allen Erkrankungen mit Überdehnung oder Schädigung der Vorhöfe auftreten. Dabei trägt das Vorhofflimmern bei längerem Bestehen selbst zu einer Vorhofdilatation bei (s. u.). Zu Vorhofflimmern prädestinieren:

- Mitralklappenerkrankungen (v. a. eine schwere Mitralstenose), außerdem alle Formen von Herzinsuffizienz, Peri- und Myokarditiden, postoperativer Zustände, z. B. nach aortokoronarer Bypass-Operation, und arterieller Hypertonus
- Störungen der Sinusknotenfunktion (Bradykardie-Tachykardie-Syndrom, s. 1.8.4 mit **Abb. 1.61**). Eine Sonderform ist das vagoton ausgelöste Vorhofflimmern, das ausschließlich in Phasen mit langsamer Herzfrequenz einsetzt.
- metabolisch-endokrine Einflüsse, z. B. Hyperthyreose
- In etwa 15% tritt Vorhofflimmern idiopathisch, d. h. ohne kardiale oder extrakardiale Grunderkrankung auf *("lone atrial fibrillation")*. Nicht selten ist die Familienanamnese bei diesen Patienten positiv, sodass eine genetische Komponente wahrscheinlich ist.

Pathogenese

Als elektrophysiologischer Mechanismus des Vorhofflimmerns werden multiple Mikro-Reentry-Kreisläufe auf Vorhofebene, meist im linken Vorhof, angesehen. Anfallsweise (paroxysmal) auftretendes VH-Flimmern wird dagegen häufig durch Extrasystolen aus den Lungenvenen ausgelöst (getriggert).

Charakteristisch ist, dass Vorhofflimmern zur Chronifizierung neigt, je länger es besteht. Eine Konversion zurück in den Sinusrhythmus wird mit der Zeit immer schwieriger. Grund dafür sind strukturelle Veränderungen, die am Vorhofmyokard eintreten, je länger die Rhythmusstörung besteht. Eine pathophysiologische Schlüsselrolle für die Auslösung des Vorhofflimmerns hat die Verkürzung des Aktionspotentials infolge eines verminderten Ca^{2+}-Einstroms in die atrialen Muskelzellen (sog. **elektrisches Remodeling**). Je kürzer das Aktionspotential (und damit die Refraktärzeit), desto wahrscheinlicher ist das Auftreten kreisender Erregungen. Ein verminderter Ca^{2+}-Einstrom vermindert gleichzeitig die Kontraktilität des Vorhofs (kon-

traktiles Remodeling), was wiederum der Dilatation der Vorhöfe mit nachfolgenden strukturellen Umbauvorgängen und Fibrosierung Vorschub leistet (**strukturelles Remodeling**). Diese Strukturveränderungen ihrerseits verstärken die Reizleitungsstörungen. Die drei wichtigsten hämodynamischen Auswirkungen des Vorhofflimmerns sind im **Kasten** zusammengefasst.

AUF DEN PUNKT GEBRACHT

Hämodynamische Auswirkungen des Vorhofflimmerns

- **Ausfall der mechanischen Vorhofaktion:** Abnahme des Schlagvolumens, gelegentlich auch des Herzzeitvolumens
- **Inadäquat tachykarde Kammeraktion:** Bei normaler AV-Knoten-Leitfähigkeit wird Vorhofflimmern bereits in Ruhe tachykard auf die Kammern übergeleitet. Bei körperlicher Belastung nimmt die Kammerfrequenz weiter deutlich zu. Eine dauerhaft erhöhte Kammerfrequenz kann ein gesundes Herz schädigen und ein erkranktes Herz weiter schwächen.
- **Verlangsamter Blutfluss in den oft dilatierten Vorhöfen:** Wegen der mechanisch wirkungslosen Vorhofaktion findet keine effektive Entleerung der Vorhöfe statt. Insbesondere im linken Vorhofohr kann die Blutstase zur lokalen Thrombusbildung mit der Gefahr der Thromboembolie führen (Abb. 1.64).

! Thromboembolien entstehen in der Regel nur bei länger andauerndem Vorhofflimmern (> 48 Stunden). !

EKG-Befund

Meist sind keine P-Wellen abgrenzbar; dagegen findet sich eine dauerhaft unruhige Grundlinie als Ausdruck der chaotischen Vorhofaktion (**Abb. 1.65**). Die Kammeraktion ist völlig unregelmäßig (absolut arrhythmisch) und bei norma-

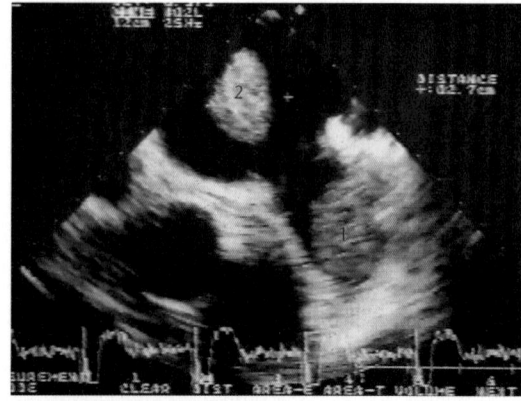

Abb. 1.64: Thromben im linken Vorhof (transösophageale Echokardiographie). 1 = Thrombus im Vorhofohr, 2 = Thrombus am Vorhofdach. [M185]

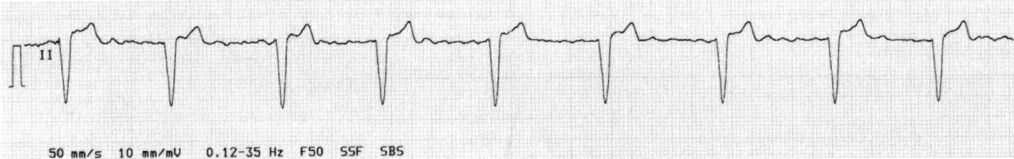

Abb. 1.65: EKG-Befund bei normofrequent übergeleitetem Vorhofflimmern. Die Abstände der Kammerkomplexe sind unregelmäßig. In der Grundlinie erkennt man die Flimmerwellen der Vorhofaktion. [M181]

ler AV-Knoten-Leitfähigkeit tachykard. Der QRS-Komplex gleicht morphologisch dem QRS-Komplex bei Sinusrhythmus.

! Bei sehr tachykard übergeleiteter Kammeraktion tritt gelegentlich ein Schenkelblock auf (sog. **Ermüdungsblock**). !

Diagnostisches Vorgehen

Wichtig ist die **Klassifizierung** des Vorhofflimmerns („die 3 P"):
* paroxysmales Vorhofflimmern: spontaner Wechsel von Vorhofflimmern und Sinusrhythmus
* persistierendes Vorhofflimmern: anhaltendes Vorhofflimmern, jedoch medikamentöse oder elektrische Kardioversion möglich
* permanentes Vorhofflimmern: Kardioversion nicht möglich oder nicht angestrebt
* Erstereignis ja/nein

Die hämodynamischen Folgen und die **Gefährdung** durch Komplikationen müssen abgeschätzt werden. Hierzu werden folgende Fragen beantwortet:
* Wie lange dauert das Vorhofflimmern an?
* Gibt es eine auslösende kardiale bzw. extrakardiale Erkrankung?
* Welche hämodynamischen Auswirkungen hat das Vorhofflimmern?
* Ist eine adäquate medikamentöse Kontrolle der Kammerfrequenz in Ruhe und unter Belastung möglich?
* Besteht die Gefahr einer kardial bedingten Thromboembolie?
Ein hohes Risiko besteht bei Embolien in der Vorgeschichte, Mitralstenose sowie nachgewiesenem Vorhofthrombus (durch transösophageale Echokardiographie nachweisbar, **Abb. 1.64**). Auch eine Dilatation des linken Vorhofs, eine manifeste Herzinsuffizienz mit deutlicher linksventrikulärer Funktionsstörung, ein arterieller Hypertonus, eine Hyperthyreose, ein Diabetes mellitus sowie ein Lebensalter > 65 Jahre erhöhen das Risiko der Thromboembolie.

Therapie

Die wesentlichen Therapieziele sind die Besserung der Hämodynamik sowie die Prophylaxe von Komplikationen (Embolien).

Akutbehandlung
* Medikamentöse Senkung der Kammerfrequenz durch β-Blocker, Verapamil oder Digoxin
* Anhebung der K^+- und Mg^{2+}-Spiegel auf hoch-normale Werte durch Gabe von Kalium- bzw. Mg-Salzen
* Optimierung der Behandlung der kardialen oder extrakardialen Erkrankung, z.B. Behandlung der Herzinsuffizienz, Einstellung eines arteriellen Hypertonus, Behandlung einer Hyperthyreose
* Antikoagulation zur Thromboembolieprophylaxe, falls Bestehen des VH-Flimmerns für > 48 h wahrscheinlich ist
* bei kritisch reduzierter Herzleistung (Hypotonie, pulmonale Stauung) sofortige externe Elektrokardioversion mit 100–360 J, sofern das Vorhofflimmern nicht schon über Monate oder Jahre besteht (permanente Form).

Stabiles und stabilisiertes Krankheitsbild

Häufig konvertiert das Vorhofflimmern nach Einleitung einer Akutbehandlung spontan in den Sinusrhythmus (paroxysmales Vorhofflimmern). Bleibt es bestehen (persistierendes/permanentes Vorhofflimmern), so ist die Entscheidung zu treffen, ob eine Wiederherstellung des Sinusrhythmus versucht werden soll (**Rhythmuskontrolle**) oder ob unter Belassen des Vorhofflimmerns lediglich eine Senkung der Kammerfrequenz in den physiologischen Bereich (**Frequenzkontrolle**) angestrebt wird. Entscheidungshilfen und Therapieoptionen siehe **Kasten** „Rhythmuskontrolle vs. Frequenzkontrolle".

Eine dauerhafte **Antikoagulation** ist klar indiziert bei Patienten nach stattgehabter Kardioembolie bei Hyperthyreose, bei Patienten mit Mitralstenose sowie bei Thrombenbildung im Bereich des linken Vorhofs. Eine relative Indikation besteht bei Patienten jenseits des 65. Lebensjahrs, besonders wenn eine deutliche Dilatation des linken Vorhofs eingetreten ist. Das Lebensalter *per se* ist für diese Patientengruppe keine Kontraindikation gegen die Antikoagulationsbehandlung.

01

Rhythmuskontrolle versus Frequenz-kontrolle bei Tachyarrhythmia absoluta

Beide Therapieoptionen sind als grundsätzlich gleichwertig anzusehen.

Eine Rhythmuskontrolle – also der Versuch der Wiederherstellung des Sinusrhythmus – sollte angestrebt werden:
• aus symptomatischer Indikation, wenn Belassen des VH-Flimmerns trotz effektiver Frequenzkontrolle zu einer klinisch rele-vanten Beeinträchtigung der Hämodynamik mit begleitenden Symptomen (Leistungs-knick, Dyspnoe) führt
• wegen hoher Erfolgsaussichten, wenn
  – das Vorhofflimmern im Rahmen akuter Erkrankungen, z.B. bei Hyperthyreose oder nach herzchirurgischem Eingriff auf-getreten ist,

– das Vorhofflimmern erstmals aufgetreten ist und erst kurz (< 48 h) besteht
– und/oder wenn keine starke Dilatation (> 50–55 mm) des linken Vorhofs vor-liegt.

Argumente für die alleinige Frequenz-kontrolle:
• geringe subjektive und objektive Beein-trächtigung des Patienten
• normofrequente Herzaktionen in Ruhe und unter Belastung
• geringe Wahrscheinlichkeit einer dauer-haften Wiederherstellung des Sinusrhyth-mus – z.B. bei länger als 6 Monaten kons-tant bestehendem Vorhofflimmern, starker Dilatation des linken Vorhofs oder mehr-fachen Rezidiven von Vorhofflimmern nach Kardioversion
• geringe Belastung des Patienten durch

medizinische Maßnahmen (Kardiover-sionen), geringe Kosten
• keine Gefahr durch proarrhythmische Effekte eingesetzter antiarrhythmischer Medikamente.
In Studien konnte bisher eine Überlegenheit des Therapieziels der Rhythmuskontrolle über die Frequenzkontrolle nicht nachgewiesen werden. Überlebens- und Komplikationsraten waren in den frequenzkontrollierten Behand-lungsgruppen tendenziell niedriger als in den Gruppen mit dem Therapieziel Rhythmus-kontrolle. Als Hauptgründe hierfür werden angesehen: die geringe Erfolgsrate der anti-arrhythmischen Maßnahmen (25–50%), pro-arrhythmische Effekte der Medikation und verfrühte Beendigung der Antikoagulation in der rhythmuskontrollierten Gruppe.

Bei bereits > 48 h bestehendem Vorhofflimmern sollte einem Rhythmisierungsversuch eine 4-wöchige Antikoagu-lation – z.B. mit Phenprocoumon (Ziel: Quick 15–25% bzw. INR 2–3) – vorangestellt werden. Diese wird nach erfolgreicher Rhythmisierung für weitere 4 Wochen fort-geführt, da das größte Thromboembolierisiko in den ersten Wochen nach erfolgreicher Kardioversion in den Sinus-rhythmus besteht. Bei hohem Rezidivrisiko (Vorhofflim-mer-Episoden in der Vorgeschichte, schwere kardiale Schä-digung) sollte dauerhaft antikoaguliert werden.

Therapieverfahren zur Rhythmuskontrolle
• **Externe Elektrokardioversion** (s. 1.8.3): Vorteile sind der sofortige Wirkungseintritt, die höhere primäre Erfolgs-rate – auch bei länger bestehendem Vorhofflimmern – und die Vermeidung einer ggf. vorhandenen proarrhyth-mischen Medikamentenwirkung. Nachteile: möglicherweise höhere Komplikationsrate (Embolien), Belastung des Patienten
• **Medikamentöse Kardioversion:** Eine medikamentöse Kardioversion ist erfolgversprechend bei Patienten mit erst kurzzeitig (wenige Stunden bis Tage) bestehendem Vorhofflimmern. Bei Patienten mit geschädigter LV-Funk-tion sollte in erster Linie Amiodaron (Klasse-III-Antiar-rhythmikum, s.o.) zum Einsatz kommen. Ansonsten sind prinzipiell alle Klasse-I-Antiarrhythmika (z.B. Flecainid oder Propafenon) und auch das Klasse-III-Antiarrhyth-mikum Sotalol zur medikamentösen Kardioversion des Vorhofflimmerns geeignet. Wegen möglicher lebens-bedrohlicher proarrhythmischer Wirkungen dürfen alle

genannten Substanzen nur unter engmaschiger Kontrolle von Klinik und EKG eingesetzt werden (s. 1.8.3). Sollten Schwindelzustände oder Synkopen auftreten, muss die Medikation unverzüglich abgesetzt werden. Das Gleiche gilt bei Auftreten folgender EKG-Veränderungen:
– Entwicklung einer Bradykardie
– QRS-Verbreiterung, Schenkelblock
– Verlängerung der QT-Dauer auf > 500–550 ms
– Zunahme oder neues Auftreten supraventrikulärer oder ventrikulärer Rhythmusstörungen.

Eine **Monitorüberwachung** bis zum Eintritt der Kardiover-sion ist wünschenswert. Sie ist zwingend erforderlich, wenn Risikofaktoren für eine proarrhythmische Wirkung vorlie-gen (s. Kasten „Risikofaktoren" in 1.8.3).

Nach erfolgreicher Kardioversion wird die antiarrhyth-mische Therapie beendet, falls keine Indikation zur Rezidiv-prophylaxe besteht (s.u.).

Aktuelles Konzept „Pill in the pocket"
Bei herzgesunden Patienten mit paroxysmalem VH-Flim-mern wird unter klinischer Überwachung getestet, ob durch Gabe eines Klasse-I-Antiarrhythmikums (Flecainid, Propa-fenon) eine Konversion in den Sinusrhythmus eintritt und proarrhythmische Effekte ausbleiben. Erweist sich die Me-dikation als wirksam und verträglich, so wird eine Bedarfs-medikation zur Einnahme beim nächsten Rezidiv ausge-händigt.

Therapieverfahren zur Frequenzkontrolle

- **Medikamentöse Frequenzkontrolle:** Die klassischen Medikamente zur Frequenzkontrolle sind Digitalis und Verapamil, heute kommen überwiegend β-Blocker zum Einsatz. Während Digitalis durch seine vagomimetische Wirkung besonders die Kammerfrequenz in Ruhe senkt und eher geringe Auswirkungen auf die Herzfrequenz unter körperlicher Belastung hat, können β-Blocker auch die Belastungsfrequenz wirksam begrenzen. β-Blocker weisen damit eine günstigeres Wirkungsprofil auf. Ein weiteres Argument für den breiteren Einsatz von β-Blockern ist der günstige Einfluss auf Symptomatik und Prognose bei KHK und Herzinsuffizienz. Gegen Digitalis sprechen dagegen die geringe therapeutische Breite und die recht komplexe Pharmakokinetik der einzelnen Präparate (Merksatz eines berühmten amerikanischen Kardiologen: *„Das Leben eines Kardiologen ist zu kurz für das Erlernen der richtigen Digitalis-Dosierung."*).
- **AV-Knoten-Ablation:** Bei unzureichendem Erfolg der medikamentösen Frequenzsenkung sowie als generelle Alternative steht das katheterinterventionelle Verfahren der AV-Knoten-Ablation (Zerstörung der AV-Knoten-Leitfähigkeit) mit anschließender Implantation eines Herzschrittmachers zur Verfügung.

Rezidivprophylaxe

Nach erfolgreicher medikamentöser oder elektrischer Kardioversion ist ohne medikamentösen Schutz innerhalb eines Jahres mit einer durchschnittlichen Rezidivrate des Vorhofflimmerns von etwa 75 % zu rechnen. Eine dauerhafte Therapie mit Antiarrhythmika der Klassen I und III lässt diese Rate auf etwa 50 % sinken, ist jedoch wegen der Gefahr der proarrhythmischen Nebenwirkungen problematisch. Eine Rezidivprophylaxe ist jedoch indiziert bei durch Vorhofflimmern deutlich symptomatischen Patienten.

Die medikamentöse Rezidivprophylaxe muss beendet werden, wenn das Therapieziel, eine dauerhafte Stabilisierung des Sinusrhythmus, nicht erreicht wird oder wenn proarrhythmische Effekte auftreten. Durch regelmäßige Kontrollen des EKG können asymptomatische Rezidive oder drohende proarrhythmische Effekte (QRS-Verbreiterung unter Klasse-I-Antiarrhythmika, QT-Verlängerung unter Klasse-III-Antiarrhythmika) aufgedeckt werden.

Unbedenklich, jedoch weniger effektiv ist dagegen der Einsatz eines Betablockers zur Rezidivprophylaxe.

Eine neue Option für die Rezidivprophylaxe hochsymptomatischer, medikamentös therapierefraktärer Patienten ist die **Katheterablation mit Lungenvenenisolation** (Wirkprinzip: Verhinderung der Überleitung von Extrasystolen aus den Lungenvenen) und Setzen longitudinaler Läsionen im linken Vorhof (Wirkprinzip: Verhinderung von Reentry-Kreisläufen im linken Vorhof). Der Stellenwert sowie technische Details dieses aufwändigen Verfahrens werden aktuell intensiv untersucht.

Vorhofflattern

Vorhofflattern (engl. *atrial flutter*) ist gekennzeichnet durch regelmäßige Vorhofaktionen mit einer Frequenz von 250 – 350/min.

Klinik

Die Symptomatik entspricht der bei Vorhofflimmern (s. o.), häufig ist der Herzschlag infolge einer regelhaften Überleitung jeder 2. Vorhofaktion jedoch regelmäßig. Die Kammerfrequenz liegt meist bei 140/min und ist in der Regel tachykarder als beim Vorhofflimmern. Gefürchtet ist die extrem tachykarde 1 : 1-Überleitung auf die Kammer.

Ätiologie und Pathogenese

Vorhofflattern ist meist Folge einer Dehnung und/oder Schädigung der Vorhöfe. Es kommt bei den gleichen kardialen Erkrankungen wie das Vorhofflimmern vor. Nicht selten treten bei einem Patienten Episoden von Vorhofflimmern und Vorhofflattern auf.

Vorhofflattern wird durch einen atrialen Reentry-Kreislauf verursacht. Obligater Bestandteil dieses Erregungskreislaufs ist ein Myokardstreifen im rechten Vorhof zwischen Trikuspidalklappe und Mündung der Vena cava inferior.

Die hämodynamischen Auswirkungen des Vorhofflatterns gleichen im Wesentlichen denen des Vorhofflimmerns. Das Risiko einer Thromboembolie ist etwas geringer.

EKG-Befund

Charakteristisch sind regelmäßige sägezahnartige Flatterwellen, die häufig in den Ableitungen II, III und aVF besonders gut zu erkennen sind. Sie haben eine Frequenz von 250 – 350/min, zwischen den einzelnen Wellen ist keine isoelektrische Linie erkennbar. Die Überleitung auf die Kammer erfolgt oft in konstantem Verhältnis von 2 : 1, 3 : 1 oder 4 : 1 (**Abb. 1.66**).

Diagnostisches Vorgehen und Therapie

Die Diagnostik entspricht der des Vorhofflimmerns. Auch therapeutisch sind im Wesentlichen die gleichen Maßnahmen indiziert wie beim Vorhofflimmern, jedoch mit einigen Besonderheiten:

- Im Gegensatz zum Vorhofflimmern besteht beim Vorhofflattern die Möglichkeit einer kurativen Behandlung durch die Katheterablation. Hierbei wird der im rechten Vorhof gelegene Reentry-Kreislauf durch Setzen einer longitudinalen Läsion zwischen Trikuspidalklappe und Vena cava inferior unterbrochen.

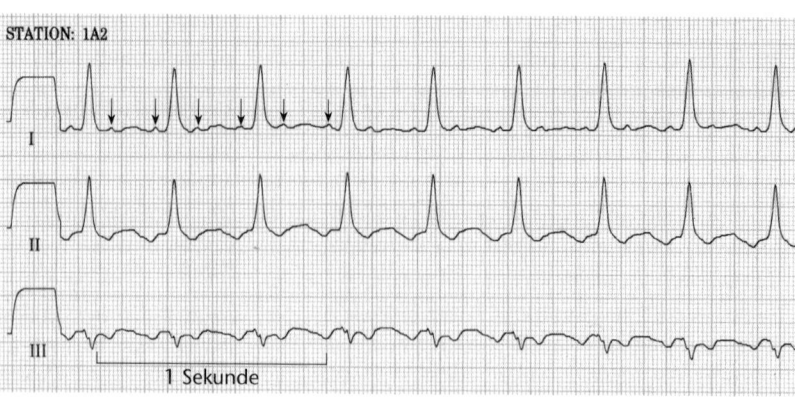

STATION: 1A2

1 Sekunde

Abb. 1.66: EKG bei Vorhof-flattern. Die Überleitung der Flatterwellen auf die Kammern erfolgt im Verhältnis 2 : 1. Beim Patienten ist ein regelmäßiger, tachykarder Puls um 180/min zu messen. [L157]

- Oft gelingt es nicht, eine ausreichende Frequenzkontrolle des Vorhofflatterns zu erreichen, da die AV-Überleitung schwieriger zu bremsen ist als beim Vorhofflimmern. In dieser Situation sind eine Beendigung des Vorhofflatterns (Kardioversion) sowie eine effektive Rezidivprophylaxe erforderlich.
- Die Kardioversion sowohl des akut aufgetretenen wie auch des chronischen Vorhofflatterns kann häufig mittels Elektrostimulation (Überstimulation, s. **1.8.3**) durch eine passager in den rechten Vorhof eingebrachte Stimulationselektrode erreicht werden. Diese Kardioversionsmethode ist für den Patienten in der Regel weniger belastend als die externe elektrische Kardioversion.

AV-Knoten-Reentry-Tachykardie, Präexzitations-Syndrome

Paroxysmal auftretende, regelmäßige, supraventrikuläre Tachykardien, die durch abnorme Leitungseigenschaften des AV-Knotens oder durch eine akzessorische atrioventrikuläre Leitungsbahn (**WPW[Wolff-Parkinson-White]-Syndrom**) hervorgerufen werden.

Klinik

Anfallsweises Auftreten von Herzjagen, das stets regelmäßig ist und einen abrupten Beginn sowie ein ebenso plötzliches Ende hat. Synkopen treten in der Regel nicht auf. Zusätzliche kardiale Erkrankungen sind meist nicht vorhanden, der Manifestationsgipfel liegt für die AV-Knoten-Reentry-Tachykardie zwischen dem 20. und 30. Lebensjahr, für die Tachykardie bei akzessorischer AV-Leitungsbahn früher.

Eine gefürchtete Komplikation, die bei ca. 20% der Pati-

=ZUR VERTIEFUNG=

Vorhofflimmern bei akzessorischer AV-Leitungsbahn

Vorhofflimmern oder Vorhofflattern sind gefürchtete Komplikationen bei akzessorischer AV-Leitungsbahn. Bei kurzer Refraktärzeit kann die Vorhofrhythmusstörung extrem tachykard auf die Kammer übergeleitet werden. Der AV-Knoten wird als natürlicher „Hochfrequenzfilter" quasi kurzgeschlossen.

Klinik
Tachykard übergeleitetes Vorhofflimmern kann zu schwerer Kreislaufdepression, Synkopen und zum plötzlichen Herztod führen.

EKG
Beim Vorhofflimmern bei akzessorischer Leitungsbahn sieht man breit deformierte, teils

monomorphe, nicht typisch-schenkelblockartige QRS-Komplexe bei arrhythmischer, sehr tachykarder Kammeraktion mit Frequenzen über 250/min (Merksatz: „FBI – *fast, broad, irregular*"). Die Abgrenzung zur ebenfalls mit breiten Kammerkomplexen einhergehenden ventrikulären Tachykardie (regelmäßig!) sowie zum aberrant übergeleiteten Vorhofflimmern (typische Schenkelblock-Konfiguration des QRS) ist wegen der unterschiedlichen Therapie äußerst wichtig. Völlig unterschiedlich ist das Bild bei der durch eine akzessorische AV-Leitungsbahn hervorgerufenen Reentry-Tachykardie: Sie ist regelmäßig und zeigt schmale QRS-Komplexe (Abb. 1.69).

Therapie
- **DC-Elektrokardioversion:** Sie ist indiziert bei hämodynamischer Instabilität und/oder

Unklarheit über die Ursache der Tachykardie (DD Kammertachykardie, Vorhofflimmern mit aberranter Leitung).
- **Ajmalin i. v.:** Bremsung der Kammerfrequenz durch medikamentöse Blockierung der akzessorischen Bahn; gelegentlich tritt unter diesem Antiarrhythmikum auch eine medikamentöse Kardioversion des Vorhofflimmerns ein.
- Kontraindiziert und wirkungslos sind Substanzen mit negativer Wirkung auf die AV-Knoten-Leitung: Digitalis, Verapamil und Adenosin. Durch periphere Vasodilatation kann der Blutdruck weiter absinken und die Hämodynamik kritisch verschlechtern. Zur Rezidivprophylaxe sollte grundsätzlich eine **Katheterablation** angestrebt werden.

enten mit Präexzitations-Syndrom auftritt, sind zusätzliche Episoden von Vorhofflimmern (s. **Kasten** „Vorhofflimmern bei akzessorischer AV-Leitungsbahn"). Je nach Refraktärzeit der akzessorischen Leitungsbahn kann die Vorhoferregung extrem tachykard auf die Ventrikel übertragen werden (s. u.). Hoch symptomatische Tachyarrhythmien bis hin zum plötzlichen Herztod können die Folge sein.

Ätiologie und Pathogenese

Ätiologisch liegen Strukturanomalien des Reizleitungssystems vor, die von Geburt an bestehen oder sich im Rahmen des Wachstumsprozesses entwickeln.

Pathogenetische Voraussetzung für das Entstehen der Reentry-Tachkardien ist das Bestehen von **zwei voneinander isolierten elektrischen Leitungsbahnen** zwischen Vorhöfen und Ventrikeln. Normalerweise findet sich zwischen Vorhöfen und Kammern nur eine elektrisch leitende Verbindung, der AV-Knoten. Bei der AV-Knoten-Reentry-Tachykardie sind **innerhalb des AV-Knotens zwei voneinander getrennte Leitungsbahnen** vorhanden (sog. Längsdissoziation des AV-Knotens). Bei der Reentry-Tachkardie infolge einer akzessorischen AV-Leitungsbahn stellt die **akzessorische AV-Leitungsbahn (Kent-Bündel)** eine vom AV-Knoten getrennte zweite Verbindung zwischen Vorhöfen und Kammern her. In der Regel unterscheiden sich die dual angelegten Leitungsbahnen in ihren elektrischen Eigenschaften, also in der Leitungszeit und der Refraktärzeit (**Abb. 1.67**; s. **Kasten** „Sonderform Lown-Ganong-Levine-Syndrom").

════════════**ZUR VERTIEFUNG**════════════

Sonderfall Lown-Ganong-Levine-Syndrom (LGL-Syndrom)

Definition: gemeinsames Vorliegen einer verkürzten PQ-Dauer (< 120 ms) mit schmalem QRS-Komplex und Vorhofrhythmusstörungen.
Die **Pathogenese** ist vielgestaltig; das kurze PQ-Intervall ist Ausdruck eines „kleinen" AV-Knotens oder (seltener) einer akzessorischen Leitungsbahn zwischen Vorhöfen und His-Bündel **(James-Bündel)**. Patienten mit „kleinem" AV-Knoten können Reentry-Tachykardien entwickeln, wenn zusätzlich eine Längsdissoziation des AV-Knotens (s. o.) oder eine akzessorische AV-Leitungsbahn vorliegt.
Abhängig vom Entstehungsmechanismus der Tachykardie wird **therapeutisch** wie bei der AV-Knoten-Reentry-Tachykardie oder der Reentry-Tachykardie bei akzessorischer Leitungsbahn vorgegangen.

Elektrophysiologie im Sinusrhythmus

Bei normalem Sinusrhythmus ist das Vorhandensein dualer AV-Leitungsbahnen oder einer akzessorischen AV-Lei-

tungsbahn funktionell bedeutungslos: Die vom Sinusknoten ausgehende Erregung tritt in beide Leitungsbahnen ein, die Erregungsfronten treffen sich anschließend und löschen sich aus. Ein Reentry-Kreislauf kommt nicht zustande.

Mechanismus des Erregungskreislaufs

Eine kreisende Erregung mit Reentry-Tachykardie kann entstehen, wenn eine der dual angelegten Leitungsbahnen im AV-Knoten leitfähig und die andere refraktär ist.

Bei **dual angelegten Leitungsbahnen** im AV-Knoten entsteht diese Situation am häufigsten nach einer vorzeitig einfallenden supraventrikulären Extrasystole: Die Bahn mit langer Refraktärzeit, meist die schnell leitende Bahn („schnelle Bahn"), ist noch refraktär, während die „langsame Bahn" wegen ihrer kurzen Refraktärzeit schon wieder leitfähig ist. Die Erregung wird also über die langsame Bahn auf die Kammer übergeleitet. Sie kann dann retrograd in die

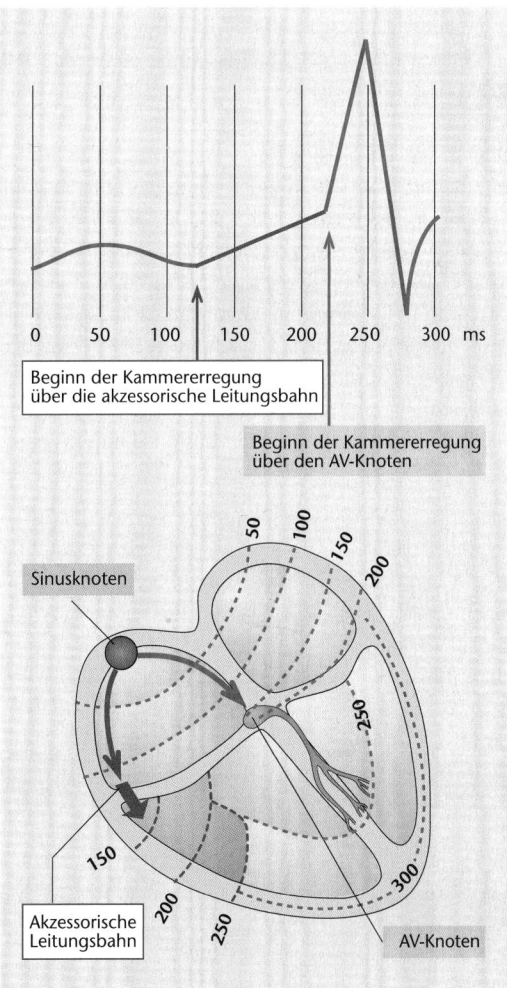

Abb. 1.67: Erregungsablauf und EKG bei akzessorischer AV-Leitungsbahn. [L157]

schnelle Bahn, die zu diesem Zeitpunkt wieder leitfähig ist, eindringen und in Richtung Vorhof zurückgeleitet werden. Der Reentry-Kreislauf schließt sich, wenn die Erregung nach Erreichen des Vorhofs wieder über die langsame Bahn auf die Kammern übergeleitet wird. Da die antegrade Überleitung auf die Kammern fast ebenso lange dauert wie die retrograde Fortleitung auf den Vorhof, treten Vorhof- und Kammeraktion praktisch gleichzeitig auf. Hieraus erklärt sich, warum die P-Wellen häufig komplett vom QRS-Komplex überdeckt werden und scheinbar in ihm verschwinden (**Abb. 1.68**).

Ähnlich ist der Entstehungsmechanismus einer Reentry-Tachykardie bei **akzessorischer AV-Leitungsbahn**: Hier ist es in der Regel eine ventrikuläre Extrasystole, die über die akzessorische Bahn retrograd auf den Vorhof übergeleitet wird, jedoch nicht in den AV-Knoten eindringen kann, da dieser noch refraktär ist. Die Erregung gelangt dann über das Vorhofmyokard zum AV-Knoten, der nach Ablauf der Refraktärzeit wieder leitfähig ist. Die Erregung wird wieder auf die Kammer übergeleitet und findet die akzessorische AV-Leitungsbahn wieder leitfähig vor, womit der Erregungskreis geschlossen ist.

Diagnostisches Vorgehen

Die Anamnese der Beschwerden allein (abrupter Beginn, regelmäßige Tachykardie, plötzliches Ende) macht eine AV-Knoten-Reentry-Tachykardie wahrscheinlich. Gesichert wird die Diagnose im EKG bzw. LZ-EKG. Während sich das „klassische" WPW-Syndrom durch seine Delta-Welle meist bereits im symptomfreien, normofrequenten Intervall diagnostizieren lässt (s. **Kasten** „EKG bei akzessorischer AV-Leitungsbahn"), ist die AV-Knoten-Reentry-Tachykardie ohne Präexzitations-Syndrom nur im Anfall im EKG nach-

zuweisen, was bei seltenem Auftreten und kurzer Dauer der Anfälle schwierig sein kann.

In diagnostischen Zweifelsfällen kann eine akzessorische Leitungsbahn in der elektrophysiologischen Untersuchung nachgewiesen und ihre Refraktärzeit bestimmt werden; dabei kann auch versucht werden, eine Reentry-Tachykardie zu provozieren, um die klinische Bedeutsamkeit der Bahn zu beweisen.

===== ZUR VERTIEFUNG =====

EKG bei akzessorischer AV-Leitungsbahn

Der „klassische" EKG-Befund des WPW-Syndroms ist charakterisiert durch eine **abnorm kurze PQ-Dauer** ($< 0{,}12$ s) und den Beginn der Kammererregung mit einer träge aszendierenden sog. **Delta-Welle** (**Abb. 1.67**). Dieses Bild ist Ausdruck einer sowohl über den AV-Knoten wie auch über das akzessorische Bündel übergeleiteten Kammeraktion. Das verkürzte PQ-Intervall spiegelt dabei die raschere Erregungsleitung im akzessorischen Bündel wider („Präexzitations-Muster"). Diese Veränderungen sind nur bei Sinusrhythmus – also nicht während eines Anfalls einer AV-Knoten-Reentry-Tachykardie – im EKG nachweisbar.

Die Delta-Welle reflektiert den ausschließlich über die akzessorische Bahn depolarisierten Anteil des Kammermyokards, während der oft kaum veränderte terminale Anteil des QRS-Komplexes durch die über den AV-Knoten erfolgte Myokarddepolarisation verursacht wird. Da die akzessorische Bahn im Kammermyokard inseriert und die Erregung damit nicht über spezialisierte Reizleitungszellen läuft, erfolgt die Erregungsleitung deutlich langsamer (Myokardleitung). Der flache Anstieg der Delta-Welle ist Ausdruck dieser langsamen Erregung.

EKG-Befund

- **AV-Knoten-Reentry-Tachykardie:** regelmäßige Tachykardie mit schmalem QRS-Komplex, Frequenz 180 – 200/min. Die P-Wellen sind entweder komplett im QRS-Komplex verborgen oder nur am Beginn (selten) oder Ende des QRS-Komplexes als sog. Pseudo-Q- oder Pseudo-S-Zacken erkennbar (**Abb. 1.68**).
- **Reentry-Tachykardie bei akzessorischer AV-Leitungsbahn:** regelmäßige Tachykardie mit schmalem QRS-Komplex, keine Delta-Welle (die Delta-Welle ist nur bei Sinusrhythmus, d.h. im „Normalzustand" vor oder nach den Reentry-Tachykardie-Anfällen, vorhanden). Die Frequenz beträgt 150 – 220/min. Die P-Wellen folgen dem QRS-Komplex nach kurzem Intervall, das die retrograde Erregungsleitung über die akzessorische Bahn widerspiegelt; die P-Wellen sind je nach Lage der Bahn deformiert (**Abb. 1.69**).

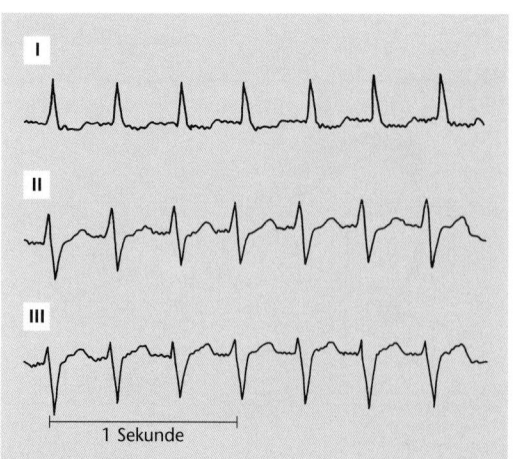

Abb. 1.68: EKG bei AV-Knoten-Reentry-Tachykardie. Regelmäßige Tachykardie, 180/min, mit schmalem QRS, keine P-Wellen erkennbar. [L157]

Therapie

Im **Anfall** wird versucht, den Erregungskreislauf der Reentry-Tachykardie durch Erzeugung eines Blocks in einer
der Leitungsbahnen zu terminieren. Es empfiehlt sich ein
stufenweises Vorgehen:
- kurzzeitige Blockade/Verschlechterung der Leitfähigkeit
  des AV-Knotens/einer AV-Knoten-Leitungsbahn
  - durch **vagomimetische Manöver:** Karotisdruck, Valsal-
    va-Pressversuch, Eiswasserschluck
  - medikamentös: **Adenosin-Bolus** 6 – 24 mg i. v., **Verapa-
    mil** 5(–10) mg i. v. (Adenosin hat den Vorteil einer sehr
    kurzen Halbwertszeit und damit guter Steuerbarkeit)
- medikamentöse **Blockade der akzessorischen AV-Leitungsbahn** durch Ajmalin, Flecainid oder Propafenon
- **Vorhofstimulation** (Überstimulation)
- bei Erfolglosigkeit, hämodynamischer Instabilität oder
  letztlich unklarer Diagnose: externe **Elektrokardioversion** (25 – 50 J sind dabei meist ausreichend).

Rezidivprophylaxe
- **AV-Knoten-Reentry-Tachykardie:** Eine Rezidivprophylaxe ist indiziert bei häufig auftretenden Tachykardien,
  die vom Patienten selbst nicht mit vagomimetischen Ma-
  növern beendet werden können, und/oder deutlichem
  Leidensdruck. Therapie der Wahl ist die Katheterablation
  der langsamen Leitungsbahn.
- **Reentry-Tachykardie bei akzessorischer AV-Leitungsbahn:** In der Regel sollte zur Katheterablation der akzessorischen AV-Leitungsbahn geraten werden. Die Indikation dazu ist umso dringlicher, wenn der Patient zu
  Vorhofflimmern neigt, das über die akzessorische AV-Leitungsbahn schnell übergeleitet werden kann mit der Folge
  lebensgefährlicher Tachyarrhythmien (s. u.).

Ventrikuläre Extrasystolen (VES), nicht-
anhaltende ventrikuläre Tachykardien

Ventrikuläre Extrasystolen (engl. *premature ventricular
contractions*, **PVC**) und nicht-anhaltende (d. h. weniger als
30 Sekunden anhaltende) ventrikuläre Tachykardien entstehen durch vorzeitige Depolarisationen im Bereich der Herzkammern; sie werden durch eine abnorm gesteigerte ventrikuläre Erregungsbildung verursacht. Die früher übliche
Einteilung ventrikulärer Extrasystolen nach der Lown-Klas-
sifikation wird heute nicht mehr verwendet.

Klinik

Oft fehlen Symptome, gelegentlich tritt ein Gefühl der Un-
regelmäßigkeit des Herzschlages auf. Lang anhaltende
Bigeminusphasen (s. u.) können zu einem Absinken des
Herzzeitvolumens mit konsekutivem Schwächegefühl und
Schwindelanfällen führen. Eine nicht-anhaltende Kammer-
tachykardie kann gelegentlich Synkopen hervorrufen.

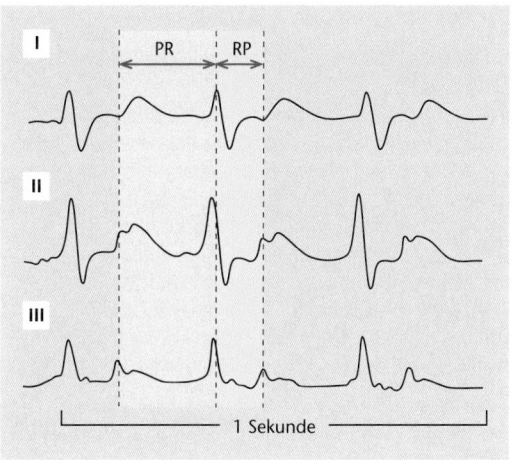

**Abb. 1.69: EKG bei Reentry-Tachykardie bei akzesso-
rischer AV-Leitungsbahn.** PR > RP, keine Delta-Welle. [L157]

Ätiologie und Pathogenese

Das Auftreten ventrikulärer Extrasystolen ist Ausdruck der
strukturellen oder funktionellen Schädigung einzelner Zellen des Kammermyokards und deutet damit häufig auf eine
Herzerkrankung hin. Dies ist der Grund, weshalb ventrikuläre Extrasystolen und ventrikuläre Tachykardien im Kindesalter sehr selten sind (zur Ätiologie der Extrasystolie s.
1.8.1).

❗ Da nicht-anhaltende ventrikuläre Tachykardien in lebensbe-
▪ drohliche anhaltende Kammertachykardien oder Kammerflimmern übergehen können, sind sie stets ernst zu nehmen. **❗**

EKG-Befund
- Vorzeitig einfallende QRS-Komplexe (**Tab. 1.21**)
- meist keine vorangehende P-Welle
- QRS-Komplexe breit, aber nicht schenkelblockartig deformiert
- kompensatorische postextrasystolische Pause (s. **Kasten**).

Tab. 1.21 Unterscheidungskriterien zwischen ventrikulären und supraventrikulären Extrasystolen

	VES	SVES
Vorangehende P-Welle	meist nicht vorhan-den	vorhanden
QRS-Komplex	breit, bizarr konfi-guriert, nicht ty-pisch-schenkel-blockartig	schmal, wie bei Normalschlag, gelegentlich Schenkelblock
Kompensatori-sche Pause nach Extrasystole	meist ja	meist nein

01

01

═══════════════ ZUR VERTIEFUNG ═══════════════

Kompensatorische postextrasystolische Pause

Nach der Extrasystole fällt die Sinusknotenaktion regulär ein und führt zu einer Vorhoferregung. Die entsprechende P-Welle ist meist im Kammerkomplex der Extrasystole verborgen und nicht erkennbar. Eine Überleitung dieser Erregung auf die Kammer ist jedoch in der Regel nicht möglich, da entweder der AV-Knoten oder das Kammermyokard noch refraktär sind. Die nächste reguläre Sinusknotenaktion wird dagegen wieder auf die Kammer übergeleitet. Der Takt des Sinusrhythmus läuft also im Prinzip regelmäßig weiter; hierdurch entsteht eine als „kompensatorisch" bezeichnete Pause (Abb. 1.70).

Diagnostisches Vorgehen

Da ventrikuläre Herzrhythmusstörungen erstes Symptom einer bislang nicht bekannten kardialen Erkrankung sein können, wird eine sorgfältige klinische und apparative Untersuchung der Herzfunktion durchgeführt.

Therapie

Basistherapie

Erster Schritt ist die Optimierung der Behandlung einer ggf. bestehenden kardialen und/oder extrakardialen Grundkrankheit. Die Serumspiegel für Kalium und Magnesium sollten in den hoch-normalen Bereich angehoben werden. Als medikamentöse Basismaßnahme kann ein β-Blocker eingesetzt werden.

Spezifische Therapie

Wird die Häufigkeit ventrikulärer Extrasystolen durch Basismaßnahmen nicht wesentlich beeinflusst, stellt sich die Frage nach einer spezifischen antiarrhythmischen Therapie. Sie ist nur dann indiziert, wenn ventrikuläre Extrasystolen zu Symptomen führen oder als „**Warn-Arrhythmien**", d.h. Vorboten des plötzlichen Herztodes durch Kammerflimmern, angesehen werden müssen. Als „Warn-Arrhythmien" gelten repetitive Extrasystolen bei Patienten mit reduzierter Kammerfunktion, insbesondere, wenn begleitend Symptome (Schwächezustände, Synkopen) auftreten.

❗ Leider entsteht bei der medikamentösen Therapie das Dilemma, dass gerade die Patienten mit der höchsten Gefährdung für den plötzlichen Herztod – nämlich Patienten mit einer schweren Funktionsstörung der linken Herzkammer – einem besonders hohen Risiko der gefährlichen proarrhythmischen Wirkung von Antiarrhythmika ausgesetzt sind (s. 1.8.3, Risikofaktoren für proarrhythmische Wirkung). ❗

Klasse-I-Antiarrhythmika werden wegen des Risikos einer proarrhythmischen Wirkung nur bei Patienten ohne organische Herzkrankheit eingesetzt. **Betablocker, Amiodaron,**

Sotalol und **Verapamil** können dagegen auch bei Patienten mit vorgeschädigtem Herzen verabreicht werden. Bei symptomatischen Patienten mit schlechter Herzfunktion kann darüber hinaus die Implantation eines **Kardioverter-Defibrillators** (ICD) zur Verhinderung des plötzlichen Herztodes indiziert sein.

Anhaltende ventrikuläre Tachykardie

Über mehr als 30 Sekunden ununterbrochen anhaltende Serie von ventrikulären Extrasystolen mit einer Frequenz > 100/min. Anhaltende Kammertachykardien, die ohne Therapiemaßnahme enden, werden als **selbstlimitierende Kammertachykardien** bezeichnet.

Klinik

Der Patient empfindet ein regelmäßiges Herzjagen, das meist von einem deutlichen Schwäche- und Kollapsgefühl begleitet ist. Häufig kommt es zu Bewusstlosigkeit. Bei Patienten mit eingeschränkter Koronarreserve (meist infolge koronarer Herzkrankheit) können die Symptome einer typischen Angina pectoris im Vordergrund stehen.

Ätiologie und Pathogenese

Patienten mit anhaltenden ventrikulären Tachykardien weisen in der Regel eine schwere Herzerkrankung auf. Häufigster Mechanismus für die Entstehung anhaltender ventrikulärer Tachykardien ist der Reentry-Kreislauf im Kammermyokard. Voraussetzung hierfür ist eine Zone langsamer Erregungsleitung, zum Beispiel im Randbereich einer ausgedehnten Myokardinfarktnarbe. Ventrikuläre Tachykardien in der Frühphase eines Myokardinfarkts (sog. **idioventrikuläre Tachykardien**) entstehen auf dem Boden einer abnormen Automatie (s. 1.8.1).

Selten kommen anhaltende ventrikuläre Tachkardien bei Personen ohne fassbare Herzkrankheit vor (**idiopathische Kammertachykardien**).

Die anhaltende ventrikuläre Tachykardie kann in Kammerflimmern und damit in den vollständigen Kreislaufstillstand und den **plötzlichen Herztod** übergehen, besonders bei Patienten mit deutlicher Schädigung der linken Herzkammer. Bei Patienten mit normaler Kammerfunktion ist dieses Risiko deutlich geringer.

EKG-Befund

Im EKG findet sich eine regelmäßige Tachykardie mit einer Frequenz meist zwischen 150 und 180/min, gelegentlich auch deutlich schneller. Typisch sind breit deformierte QRS-Komplexe (**Abb. 1.71**). Die QRS-Morphologie entspricht dabei *nicht* einem typischen Schenkelblockbild (s. Kasten „Schenkelblöcke" in 1.4.3).

Da regelmäßige supraventrikuläre Tachykardien gelegentlich auch mit einem breiten QRS-Komplex einhergehen

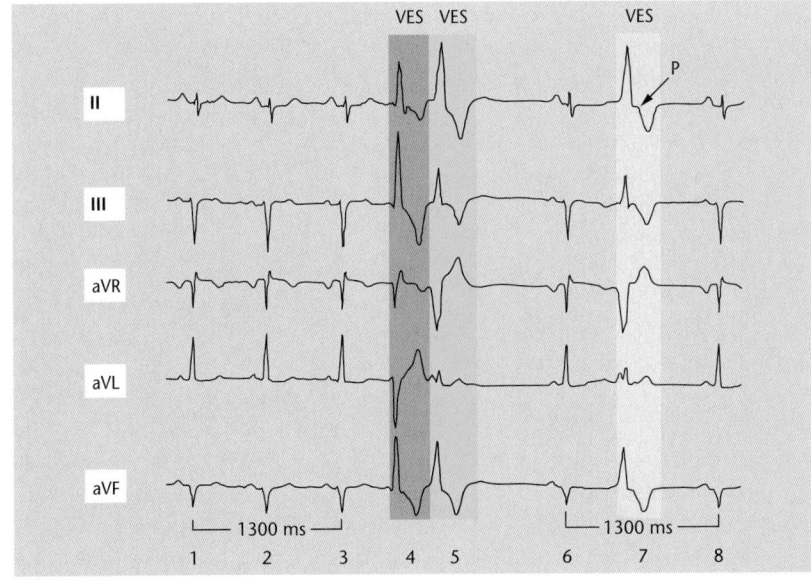

Abb. 1.70: Ventrikuläre Extrasystolie. Die Herzaktionen 4 und 5 sind aufeinanderfolgende ventrikuläre Extrasystolen (ein sog. Couplet). Herzaktion 7 ist eine singuläre VES. Die Extrasystolen 5 und 7 sind identisch konfiguriert (monomorph). Der VES 7 folgt eine kompensatorische Pause, d. h., die Sinusaktion 8 ist zeitlich nicht versetzt. Nach dem QRS-Komplex von VES 7 ist eine nicht-übergeleitete P-Welle erkennbar (Pfeil). [A300–157]

(aberrante Leitung = Schenkelblock), kann die Differenzierung der beiden Formen Probleme bereiten.

Diagnostisches Vorgehen

Jede erstmals auftretende anhaltende ventrikuläre Tachykardie erfordert eine umfangreiche kardiale Diagnostik, die meist auch eine Linksherzkatheter-Untersuchung einschließen sollte. Laborchemisch sollten ein akuter Myokardinfarkt, eine Hypokaliämie oder eine akute entzündliche Erkrankung als im Prinzip reversible Ursachen der Tachykardie ausgeschlossen werden.

Therapie

Akuttherapie

Ist der Patient durch die Tachykardie **hämodynamisch beeinträchtigt** und/oder bewusstlos, so besteht die Indikation zur sofortigen R-Zacken-synchronen **externen Kardioversion**. Eine asynchrone Schockabgabe kann Kammerflimmern verursachen!

Bei **hämodynamisch stabilen** Patienten kann zur Terminierung der Tachykardie neben der externen Kardioversion auch die **medikamentöse Kardioversion** (mögliche Medikamente: Ajmalin, Propafenon, Amiodaron) oder die Überstimulation erwogen werden.

Rezidivprophylaxe

Wichtig ist zunächst eine Optimierung der Therapie der kardialen Grundkrankheit. Falls keine absoluten Kontraindikationen vorliegen, sollte eine β-Blocker-Therapie begonnen bzw. fortgeführt werden. Diese Maßnahme allein kann als Rezidivprophylaxe ausreichen, falls Kammertachykardien ausschließlich in Phasen eines erhöhten Sympathikoto-

nus auftreten. Idiopathische Kammertachykardien können gut auf Verapamil ansprechen.

Bei Patienten mit trotz dieser Maßnahmen rezidivierenden anhaltenden Kammertachykardien bestehen drei Therapieoptionen:

* **medikamentöse Therapie** mit Klasse-III-Antiarrhythmika (Amiodaron, Sotalol). Patienten ohne fassbare Herzkrankheit können auch mit Klasse-I-Antiarrhythmika (z. B. Flecainid) behandelt werden.
* **Katheterablation:** kausales, jedoch mit einer erheblichen Rezidivrate belastetes Verfahren
* Patienten mit hohem Risiko eines plötzlichen Herztodes (schlechte Kammerfunktion, überlebter Kreislaufstill-

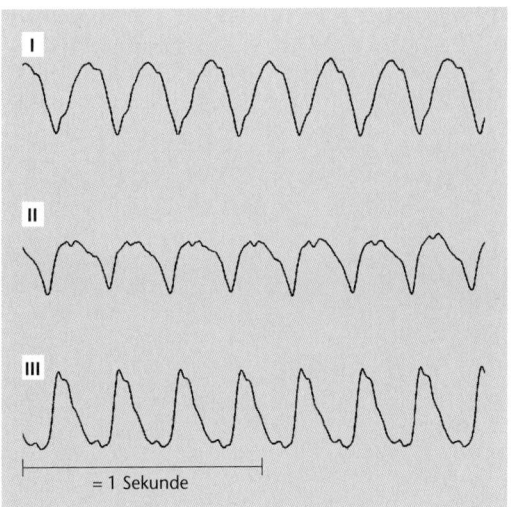

Abb. 1.71: Ventrikuläre Tachykardie. [M185]

01

stand, plötzliche Herztode in der Familie) sollten mit einem **Kardioverter-Defibrillator** versorgt werden; dies trifft für die Mehrzahl der betroffenen Patienten zu.

Torsade-de-Pointes-Tachykardie

Definition: Kammertachykardie mit stetig um die isoelektrische Linie drehender QRS-Achse; ausschließliches Vorkommen bei Patienten mit verzögerter Repolarisation (QT-Verlängerung im EKG).

Klinik

Akut einsetzender Schwächezustand, Synkope.

Ätiologie und Pathogenese

Die Torsade-de-Pointes-Tachykardie wird verursacht durch frühe Nachdepolarisationen (s. **1.8.1**) bei Patienten mit verzögerter Repolarisation, die sich im symptomfreien Intervall durch eine verlängerte QT-Zeit > 500 – 550 ms im EKG ausdrückt. In der Mehrzahl handelt es sich um nicht-anhaltende Tachykardien; der Übergang in Kammerflimmern und plötzlichen Herztod ist allerdings keine Seltenheit (**Abb. 1.16**). Die QT-Verlängerung kann folgende Ursachen haben:

- **Angeborene, erbliche Störung:** „Long-QT-Syndrom", z. B. Romano-Ward-Syndrom: autosomal-dominant vererbt mit Störung im Gen des K^+- bzw. Na^+-Kanals der Herzmuskelzelle; betroffene Familien können durch den plötzlichen Herztod bedroht sein.
- **Medikamentennebenwirkung/-intoxikation:** einige Klasse-I-Antiarrhythmika (Chinidin, Ajmalin, Disopyramid),

Klasse-III-Antiarrhythmika (selten Amiodaron, häufiger Sotalol)

❗ Auch nicht-kardiologische Medikamente können zu gefährlichen QT-Verlängerungen führen. So sind tödliche ventrikuläre Rhythmusstörungen z. B. nach der gemeinsamen Einnahme des Antihistaminikums Terfenadin zusammen mit einem Makrolid-Antibiotikum (z. B. Roxithromycin) aufgetreten. Terfenadin wurde daraufhin vom Markt genommen. ❗

- Bei allen Formen der QT-Verlängerung wirken Bradykardien und auch Hypokaliämien als Auslöser für Kammertachykardien.

EKG-Befund

Tachykardie mit breitem QRS-Komplex. Die QRS-Achse dreht stetig um die isoelektrische Linie. In den einzelnen Ableitungen zeigt sich diese Achsenrotation in einer stetigen Zu- und Abnahme der Höhe der R-Zacken (**Abb. 1.72**).

Das Ruhe-EKG zeigt eine deutlich verlängerte QT-Zeit von über 125% des Normwertes oder ein absolutes QT-Intervall > 500 ms.

Therapie

Akutbehandlung

Die Akutbehandlung besteht in der Elektrokardioversion und anschließenden hoch dosierten intravenösen Gabe von Mg^{2+}, ggf. auch K^+. Liegt nach Elektrokardioversion eine Herzfrequenz von unter 60/min vor und treten Rezidive der Tachykardie auf, so sollte zusätzlich eine Schrittmacherstimulation erfolgen.

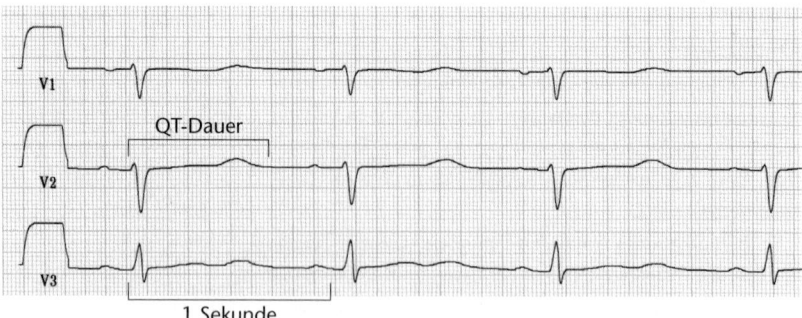

Abb. 1.72: EKG eines jungen Mannes mit „Long-QT-Syndrom" (QT-Zeit/-Dauer > 600 ms). Es waren wiederholt Adams-Stokes-Anfälle mit Bewusstlosigkeit aufgetreten bei Torsade-de-Pointes-Tachykardie.

V1

QT-Dauer

V2

V3

1 Sekunde

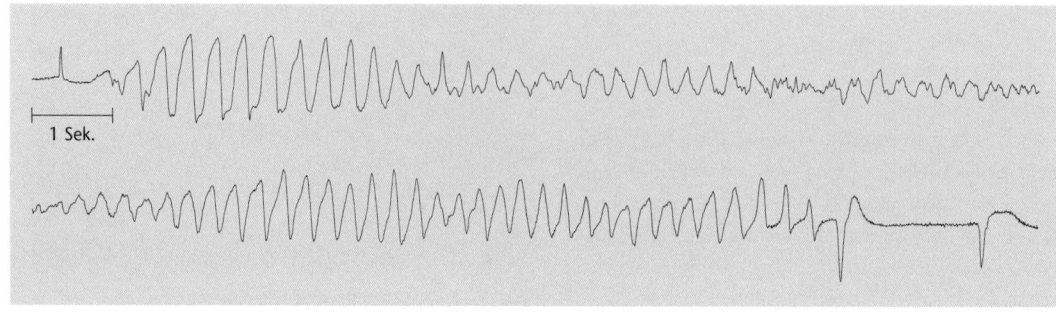

1 Sek.

Rezidivprophylaxe

Die Rezidivprophylaxe erfolgt bei angeborenen Formen durch die langfristige Gabe von β-Blockern. Zusätzlich werden Patienten, die wiederbelebt werden mussten oder bei denen plötzliche Herztodesfälle oder Reanimationen in der Familie vorgekommen sind, mit einem Kardioverter-Defibrillator (ICD) versorgt. Bei den medikamentösen oder durch Bradykardie bedingten Formen steht das Weglassen der verursachenden Medikamente mit oder ohne Herzschrittmacherversorgung im Vordergrund.

Kammerflattern, Kammerflimmern

Definition: extrem tachykarde (> 250/min) Herzaktion (Kammerflattern, engl.: *ventricular flutter*) bzw. völlig chaotisches, unkoordiniertes Kontraktionsverhalten des Kammermyokards (Kammerflimmern, engl.: *ventricular fibrillation*).

Klinik

Innerhalb von Sekunden einsetzende Bewusstlosigkeit.

Ätiologie und Pathogenese

Kammerflattern und -flimmern sind Ausdruck einer elektrischen Instabilität des Herzens. Die Ursache hierfür kann in Veränderungen der Struktur (Kammerdilatation, -hypertrophie und -fibrose, Myokardinfarktnarben) oder Funktion (Ischämie bei akutem Myokardinfarkt oder Koronarinsuffizienz) liegen. Imbalancen des Elektrolythaushaltes verstärken die Gefährdung durch Kammerflimmern.

Kammerflattern und -flimmern führen stets zu einem dramatischen Abfall des Herzzeitvolumens und des arteriellen Blutdrucks. Innerhalb von Sekunden tritt dadurch eine Bewusstlosigkeit ein. Ohne Behandlung (Defibrillation, Reanimationsmaßnahmen) führen Kammerflattern und Kammerflimmern regelhaft zum plötzlichen Herztod.

EKG-Befund

Der Übergang von der regelmäßigen Kammertachykardie zum Kammerflattern ist fließend, ebenso der Übergang vom Kammerflattern zum Kammerflimmern. Charakteristisch für das **Kammerflattern** sind bizarr konfigurierte, breite QRS-Komplexe, zwischen denen eine isoelektrische Linie nicht mehr erkennbar ist (**Abb. 1.73**). Die Herzfrequenz liegt in der Regel deutlich über 250/min.

Bei **Kammerflimmern** besteht eine völlig chaotische Kammeraktion, regelrechte QRS-Komplexe sind nicht erkennbar (**Abb. 1.74**).

Therapie
Akutbehandlung

Wiederbelebungsmaßnahmen nach der ABC-Regel, sofortige externe Defibrillation mit 200 – 360 J, welche bei Erfolglosigkeit zweimal wiederholt wird. Bei fortbestehendem Kammerflimmern Gabe von Adrenalin und Amiodaron i. v., danach erneute Defibrillation. Bei weiterhin instabilem Herzrhythmus Schnellaufsättigung mit Amiodaron, alternativ kann bei Kammerflattern oder Kammerflimmern innerhalb von 48 h nach einem akuten Myokardinfarkt Lidocain eingesetzt werden.

Rezidivprophylaxe

Patienten mit Kammerflattern oder -flimmern außerhalb der Akutphase (48 h) eines Myokardinfarktes haben ein hohes Risiko für das erneute Auftreten dieser Rhythmusstörung, insbesondere wenn eine deutliche Funktionsstörung der linken Herzkammer vorliegt. Zur Absicherung gegen den plötzlichen Herztod besteht in der Regel die Indikation zur Implantation eines Kardioverter-Defibrillators (ICD). Eine zusätzliche medikamentöse antiarrhythmische Therapie (Amiodaron, Sotalol) kann zur Verhinderung häufiger Tachykardie-Rezidive respektive der Verhinderung häufiger, für den Patienten schmerzhafter Therapieabgaben des ICD indiziert sein. Bei Kammerflattern oder -flimmern im Rahmen eines akuten Myokardinfarktes ist das Risiko eines Rezidivs der Rhythmusstörung gering und eine Rezidivprophylaxe nicht generell erforderlich.

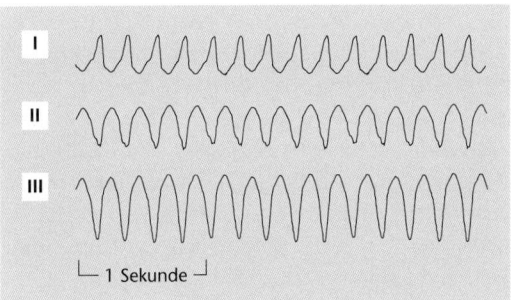

Abb. 1.73: EKG bei Kammerflattern. [L157]

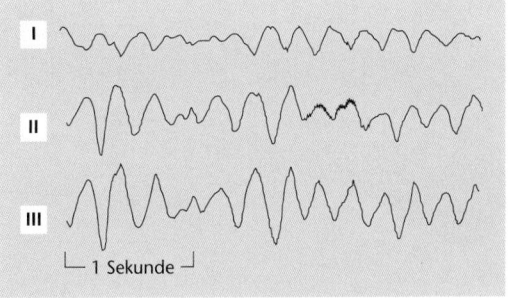

Abb. 1.74: EKG bei Kammerflimmern. [L157]

01

1.9 Erkrankungen des Endokards

1.9.1 Infektiöse Endokarditis

Infektion des Endokards durch Bakterien oder Pilze, die sich ganz überwiegend an den Herzklappen, aber auch im Bereich von Ventrikelseptumdefekten, der Chordae tendineae oder des wandständigen Endokards manifestiert.

Die Inzidenz der ambulant erworbenen Endokarditis liegt in den Industrieländern bei ca. 2 – 5 Fällen pro 100 000 Einwohner pro Jahr. Hochrisikogruppen sind Patienten mit Immundefizit, vorangegangener Endokarditis, Zustand nach Herzklappenoperationen (Klappenrekonstruktionen, prothetischer Herzklappenersatz) und solche, die häufigen venösen Punktionen oder lange liegenden intravenösen Kathetern ausgesetzt sind (z. B. Dialysepatienten, Intensivpatienten, i. v. Drogenabusus). Die Prognose der Erkrankung ist schlecht, die Mortalität der infektiösen Endokarditis liegt auch bei adäquater Behandlung (Antibiotika, Operation) bei ca. 25 %.

Klinik

Am häufigsten ist die Mitralklappe betroffen, gefolgt von der Aortenklappe und der Trikuspidalklappe. Bei ca. 25 % der Patienten ist mehr als eine Klappe erkrankt.

Der klinische Verlauf ist sehr variabel und reicht von häufigen **akuten** bis **fulminanten Verläufen** (septisches Krankheitsbild mit Zeichen des Multiorganversagens) bis zu über Wochen oder Monate andauernden Krankheitsbildern

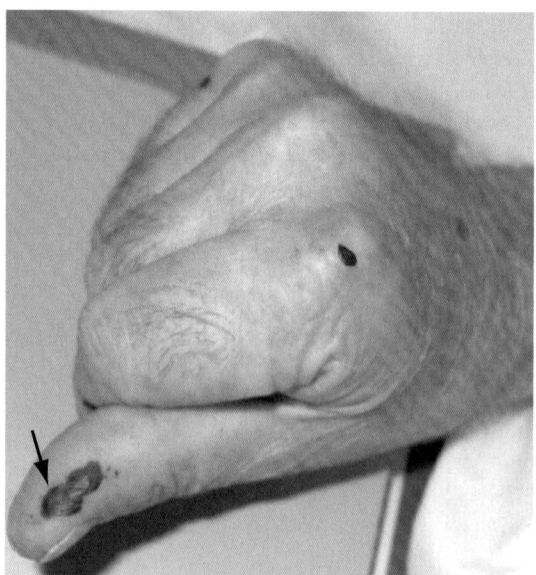

Abb. 1.75: Osler-Knötchen am Daumen bei einem Patienten mit bakterieller Endokarditis. Palpable, schmerzhafte Effloreszenz. [M181]

(„Endocarditis lenta"). Bei der letztgenannten **subakuten Verlaufsform** sind die Befunde wenig spezifisch (s. **Kasten** „Typische Befunde der subakuten Linksherzendokarditis"). Sie spiegeln den Funktionsverlust der betroffenen Klappen wider oder manifestieren sich durch periphere Embolisationen, generalisierte entzündliche Veränderungen und evtl. begleitende Autoimmunphänomene (**Abb. 1.77**). Sichtbare Stigmata an der Haut sind schmerzhafte **Osler-Knötchen** (**Abb. 1.75**), Einblutungen ins Nagelbett (**Splinter-Hämorrhagien**), schmerzlose Makulae z. B. der Handflächen (**Janeway-Läsionen**) oder auch Embolisationen am Augenhintergrund (**Roth-Flecken**).

Eine Trikuspidalklappenendokarditis („**Rechtsherzendokarditis**") kann sich aufgrund einer Embolisation in die Lungenstrombahn durch multiple Lungenabszesse und bei Destruktion der Trikuspidalklappe durch eine Rechtsherzinsuffizienz äußern.

AUF DEN PUNKT GEBRACHT

Typische Befunde der subakuten Linksherzendokarditis
- „B-Symptomatik": Fieber, Nachtschweiß, Gewichtsverlust
- neu auftretende Herzgeräusche mit im Verlauf wechselndem Charakter und Herzinsuffizienz
- septische Embolien: Schlaganfall, Haut-, Nieren- oder Milzabszesse, Osteomyelitis
- petechiale Blutungen besonders an den Akren („*Osler splits*"), subungual (sog. *splinter hemorrhages*, Splitterblutungen), an den Fußsohlen oder Handinnenflächen („Janeway-Läsionen") und an den Konjunktiven und der Retina
- Arthralgien und Glomerulonephritis durch Entzündungsvorgänge infolge einer Immunkomplexbildung.

Ätiologie und Pathogenese

Eine infektiöse Endokarditis ist meist bakteriell bedingt, s. **Kasten** „Keimspektrum". Die häufigsten Erreger sind grampositive Kokken wie Staphylokokken, Streptokokken und Enterokokken. Ein subakuter Verlauf („Endocarditis lenta") wird klassischerweise durch vergrünende Streptokokken (*Streptococcus viridans*) verursacht, andere Erreger sind aber ebenfalls möglich.

Die Erkrankung entwickelt sich meist auf dem Boden einer oder mehrerer der folgenden Konstellationen:
- bei **vorgeschädigtem Klappenapparat**, z. B. bei sklerotischen (degenerativen) Klappenveränderungen, nach abgelaufenem rheumatischem Fieber (häufigste Ausgangsbedingung der infektiösen Endokarditis in den Entwicklungsländern), bei vorbestehenden kongenitalen Herzfehlern (ein Mitralklappenprolaps mit Mitralinsuffizienz und verdickten Mitralsegeln ist die häufigste Ausgangsbedingung der infektiösen Endokarditis in den Industrieländern), nach vorausgegangener Endokarditis

oder nach operativem Klappenersatz („Prothesenendokarditis", „Kunstklappenendokarditis")
- bei **verminderter Immunkompetenz**, z. B. bei terminaler Niereninsuffizienz, Alkoholabusus, Diabetes mellitus oder HIV-Infektion
- bei **länger dauernder Keimbelastung des Blutes**, z. B. durch länger liegende venöse Verweilkatheter (z. B. bei Dialysepatienten oder Patienten mit ZVK) oder häufige venöse Punktionen (z. B. bei i. v. Drogenabusus). Hierbei sind vor allem die Klappen des rechten Herzens, besonders die Trikuspidalklappe, infektionsgefährdet.

! Endokarditiden können durch alle klinischen Situationen, die eine Bakteriämie verursachen können, begünstigt werden, so durch Operationen an obligat oder fakultativ bakteriell kontaminierten Organen (z. B. OP der ableitenden Harnwege, Tonsillektomie, zahnärztliche oder kieferorthopädische Eingriffe, Ösophagusvarizensklerosierung, Abszessspaltung), endoskopische Eingriffe sowie Anlage und Entfernung von externen Zugängen (z. B. Harnblasendauerkatheter oder ZVK). Bei Risiko-

patienten wird deshalb für alle invasiven Maßnahmen eine Endokarditisprophylaxe empfohlen (s. Kasten). **!**

Pathogenese

Der Infektion gehen meist subtile Endokardläsionen der Klappen voraus. An diesen Läsionen bilden sich thrombotische Auflagerungen, die zu sog. „thrombotischen Vegetationen" anwachsen können. Im Rahmen einer Bakteriämie können sich in diesen Vegetationen Erreger festsetzen und zu einer Infektion führen. Von den infizierten Vegetationen aus werden Keime in die Blutbahn getragen und unterhalten eine konstante Bakteriämie.

Durch lokale Invasion der Erreger kann es zur Zerstörung des Klappenapparates (**Abb. 1.76**) und zur Bildung von Abszessen im Bereich des Klappenringes (paravalvuläre Abszesse) kommen. Die Ablösung der Vegetationen führt zu septischen Embolien, z. B. in das Gehirn (Schlaganfall, Hirnabszess), die Nieren (Niereninfarkt, Nierenabszess) oder die Koronararterien (Herzinfarkt, myokardiale Abszesse). Bakterielle Antigene und korrespondierende Antikörper können Immunkomplexe bilden, die nach Ablagerung in Gelenken, Gefäßen und Nieren Entzündungsvorgänge in Gang setzen und eine Arthritis, Vaskulitis und Glomerulonephritis auslösen können (**Abb. 1.77**).

Diagnostisches Vorgehen

- Bei jeder länger dauernden ungeklärten Infektsymptomatik ist an eine infektiöse Endokarditis als mögliche Ursache zu denken!
- Typisch sind erhöhte Entzündungsparameter (CRP, BSG, Leukozyten) und eine Infektanämie. Bei Nierenbeteiligung können zusätzlich eine Erythrozyturie und eine glomeruläre Proteinurie bestehen. Oft finden sich zirkulierende Immunkomplexe, erniedrigte Komplementfaktoren (Komplementverbrauch) oder positive Rheumafaktoren als Hinweise auf eine Autoimmunstimulation.

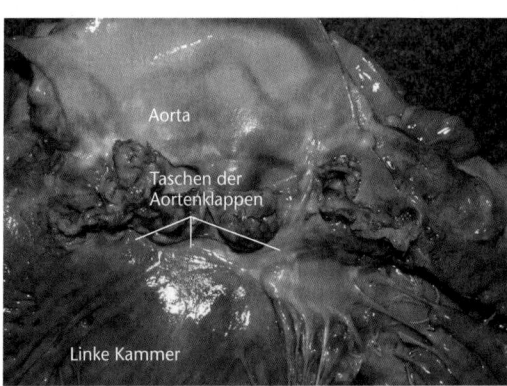

Abb. 1.76: Endokarditis der Aortenklappe mit ulzerativen Veränderungen. [T173]

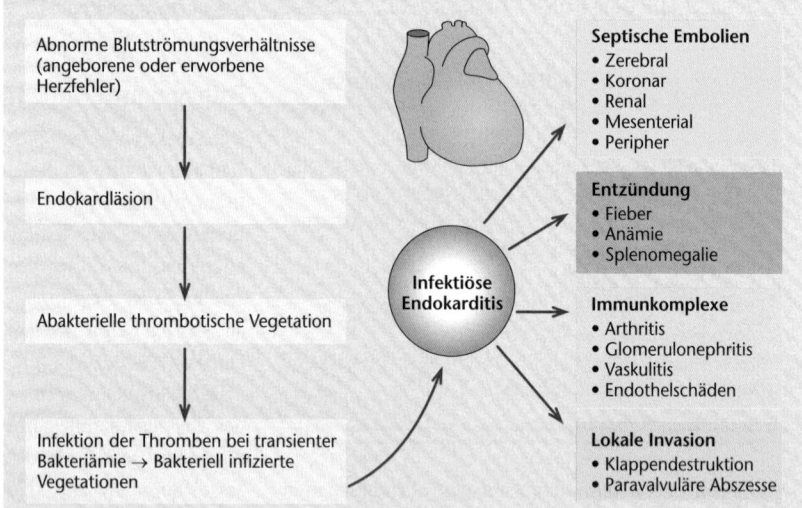

Abb. 1.77: Pathogenese und klinische Manifestationen der infektiösen Endokarditis. [L157]

- Obligat ist die wiederholte Abnahme von **Blutkulturen** vor Beginn einer antibiotischen Therapie mit dem Ziel eines kulturellen Keimnachweises und einer gezielten antibiotischen Therapie nach Antibiogramm (s. Kasten „Keimspektrum").
- Die höchste Sensitivität bei der Darstellung von Größe, Oberfläche und Mobilität der Klappenvegetationen sowie des Ausmaßes der Klappendestruktion hat die Echokardiographie. Wenn auch die transthorakale Echokardiographie (TTE) als nicht-invasive Untersuchung am Anfang stehen wird, ist ihr die **transösophageale Echokardiographie** (TEE, **Abb. 1.78**) in nahezu allen Fragestellungen überlegen. Sie liefert zusätzlich Informationen über die ventrikuläre Funktion, mögliche Klappeninsuffizienzen oder paravalvuläre Abszesse.

> ! Eine infektiöse Endokarditis gilt als klinisch gesichert bei wiederholt mit dem gleichen Keim positiven Blutkulturen im Verbund mit typischen echokardiographischen Veränderungen einer Endokarditis. !

- Wichtig ist, einen potentiellen **bakteriellen Ausgangsherd**, z. B. im Zahn- oder HNO-Bereich, im Bereich der Haut oder des Urogenitaltraktes zu identifizieren. Neben der antibiotischen Therapie und dem operativen Klappenersatz kommt der „Herdsanierung" eine große prognostische Bedeutung zu.
- Begleitende Untersuchungen sind die Sonographie (Nachweis von Organabszessen oder einer Splenomegalie), das EKG (Nachweis einer begleitenden Perimyokarditis oder von AV-Blockierungen, z. B. bei paravalvulärem Abszess), die Spiegelung des Augenhintergrundes (Nachweis retinaler Abszesse oder Einblutungen) und bedarfsweise computer- oder magnetresonanztomographische Untersuchungen (Nachweis von ischämischen Hirninfarkten, Hirnabszessen, zerebralen Einblutungen oder Bestim-

mung des Ausmaßes paravalvulärer oder paraaortaler Abszesse).

Differentialdiagnose

Bei **Endocarditis lenta** kommen prinzipiell alle Erkrankungen in Betracht, die mit einer chronischen Entzündung einhergehen und/oder eine „B-Symptomatik" verursachen (Fieber unklarer Genese, s. 13.5.1). Die **akut verlaufende Endokarditis** ist ein septisches Krankheitsbild, das klinisch dem einer Sepsis mit anderem Ausgangsort, zum Beispiel Sepsis bei Pneumonie oder bei Pyelonephritis (s. 13.6), entspricht. Zusätzlich kann eine Bakteriämie bei Sepsis anderen Ursprungs zu einer sekundären infektiösen Endokarditis führen.

> ! Daher sollte bei jedem septischen Krankheitsbild im Zweifel immer eine transösophageale Echokardiographie zum Nachweis oder Ausschluss von Klappenvegetationen durchgeführt werden. !

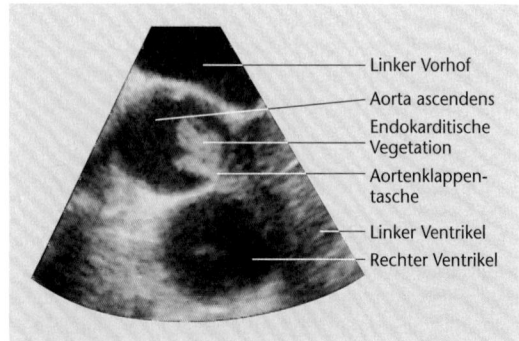

Abb. 1.78: Transösophageales Echokardiogramm bei infektiöser Endokarditis der Aortenklappe. Einer Aortenklappentasche sitzt eine große tumoröse, mobile Vegetation auf. [T125]

Therapie

Bei Verdacht auf Endokarditis wird nach der Entnahme von Blutkulturen unverzüglich eine kalkulierte, hoch dosierte, intravenöse **Antibiotika-Therapie**, häufig mit einer Kombination von zwei oder mehr Substanzen begonnen, deren Auswahl sich nach der jeweiligen Ausgangssituation richtet (s. o. Kasten „Keimspektrum"), beispielsweise Vancomycin plus Aminoglykosid bei akuter Endokarditis einer Nativklappe oder hoch dosiertes Penicillin plus Aminoglykosid bei subakuter Endokarditis einer Nativklappe. Nach Erhalt positiver Blutkulturen wird die Therapie unter Berücksichtigung des Resistogramms optimiert. Die Therapiedauer beträgt mindestens 4–6 Wochen.

Ein **operativer Klappenersatz** muss möglichst frühzeitig, jedoch nie ohne begonnene antibiotische Therapie erfolgen. Er sollte angestrebt werden, bevor sich die klinische Situation des Patienten verschlechtert. Bei fulminanter Staphylokokken-Endokarditis ist die Indikation stets großzügiger zu stellen als bei Endocarditis lenta durch vergrünende Streptokokken.

Indikationen für einen Klappenersatz sind fortgeschrittene Klappendestruktionen und Klappendysfunktionen (besonders bei gleichzeitiger Herzinsuffizienz), paravalvuläre Abszesse, stattgehabte oder drohende septische Embolien (große mobile Vegetationen), Rezidiv oder Persistenz der Klappenvegetationen trotz länger dauernder Antibiotika-Therapie oder der Nachweis einer Pilzendokarditis.

1.9.2 Nicht-infektiöse Endokarderkrankungen

Das Endokard und besonders die Herzklappen können durch eine Vielzahl von Erkrankungen in ihrer Morphologie und Funktion geschädigt werden. Das resultierende klinische Spektrum reicht von asymptomatischen Verläufen bis hin zur Klappendysfunktion und Herzinsuffizienz.

Degenerative Endokarderkrankungen
Diese können im Rahmen des normalen Alterungsvorgangs entstehen; betroffen sind fast ausschließlich die Herzklappen. Die Klappenveränderungen beginnen dabei an der Klappenbasis (im Gegensatz zur infektiösen Endokarditis). Es kommt zur fortschreitenden fibrodegenerativen Klappendestruktion, meist mit deutlichen Verkalkungen. Typische Folgen sind die degenerative Aortenstenose alter Patienten, die kalzifizierende Aortenstenose bei bikuspider Aortenklappe (s. 1.12.2) oder eine Mitralringverkalkung mit Mitralinsuffizienz (s. 1.13.3). Bei Ausbildung einer höhergradigen Stenose oder Insuffizienz infolge der Herzklappenveränderung besteht die Indikation zum operativen Klappenersatz.

Endocarditis verrucosa rheumatica
Endokardbeteiligung im Rahmen einer alle Wandschichten des Herzens betreffenden Karditis (Pankarditis) bei rheumatischem Fieber (s. 12.8.2). Es kommt zu warzenförmigen Ablagerungen von Immunkomplexen an den Klappenrändern, die zu Zerstörungen insbesondere der Mitral- und Aortenklappe führen. Sie ist die häufigste Ursache der erworbenen Mitralklappenstenose (s. 1.13.3) und wird 20–30 Jahre nach einem akuten rheumatischen Fieber manifest.

Endokarditis Libman-Sacks
Endokardverdickungen infolge entzündlicher Beteiligung des Endokards bei systemischem Lupus erythematodes (s. 12.9.1). Bevorzugte Lokalisation sind die Unterseiten der Trikuspidal- und Mitralklappe. Meist resultiert keine Klappendysfunktion, sodass die Erkrankung am Herzen klinisch stumm verläuft.

Eosinophile Endokarditis
Synonyma: Löffler-Endokardfibrose, nicht-tropische Endokardfibrose, Endocarditis parietalis fibroplastica.

Bei der eosinophilen Endokarditis handelt es sich um die häufigste Form der restriktiven (obliterativen) Kardiomyopathie, s. 1.10.1.

Tropische Endomyokardfibrose
Mutmaßlich genetisch bedingte Erkrankung im mittleren Afrika mit progredientem Verlauf (Tod nach Monaten bis Jahren). Morphologisch handelt es sich um eine massive, biventrikuläre Endokardverdickung, die typischerweise die Vorhöfe ausspart.

1.10 Erkrankungen des Myokards

Erkrankungen des Myokards verlaufen in der Regel chronisch und schleichend. Sie können symptomlos bleiben, häufig manifestieren sie sich jedoch mit zunehmender Herzinsuffizienz, Herzrhythmusstörungen bis hin zum plötzlichen Herztod oder durch thromboembolische Ereignisse. Obwohl die Einteilung nicht immer scharf ist, kann man anhand einer Herzmuskelbiopsie unterscheiden in nicht-entzündliche Veränderungen des Herzmuskels (**Kardiomyopathien**) und entzündliche Erkrankungen des Myokards (**Myokarditiden**).

1.10.1 Formen der Kardiomyopathien

Einteilung

Nach der **Ätiologie** kann man **primäre (idiopathische) Kardiomyopathien,** d. h. Herzmuskelerkrankungen unbekannter Ursache, und **sekundäre (spezifische) Kardiomyopathien** mit bekannter Ursache unterscheiden; Letztere treten in der Folge definierter kardialer oder extrakardialer Erkrankungen auf, zum Beispiel bei ischämischer oder valvulärer Erkrankung des Herzens oder als Folge von Herzmuskelentzündungen. Mit zunehmender Kenntnis und Nachweismöglichkeit von assoziierten Gendefekten können viele bislang als primär oder idiopathisch eingeordnete Kardiomyopathien heute als familiäre Erkrankungen identifiziert werden.

Nach **morphologischen Gesichtspunkten** erfolgt die Einteilung sowohl der primären als auch der sekundären Kardiomyopathien in

- dilatative Kardiomyopathien (DCM),
- hypertrophische Kardiomyopathien (HCM),
- restriktive Kardiomyopathien (RCM) und die sehr seltene
- arrhythmogene rechtsventrikuläre Kardiomyopathie (ARVC).

Die morphologischen Besonderheiten der einzelnen Kardiomyopathie-Formen sind in **Abbildung 1.79** gezeigt.

Dilatative Kardiomyopathie (DCM)

Die DCM ist eine Erkrankung des Myokards mit Dilatation des linken oder beider Ventrikel mit begleitender eingeschränkter Kontraktilität (**Abb. 1.79**). Eine DCM kann idiopathischen, familiär-genetischen, viral-entzündlichen und/oder immunologischen Ursprungs sein oder im Zusammenhang mit toxischen (besonders alkoholtoxischen) Einflüssen oder einer anderen Herzerkrankung (z. B. Klappenfehler oder KHK) auftreten. Insbesondere die **ischämische Kardiomyopathie** bei KHK, aber auch die toxische Kardiomyopathie bei **chronischem Alkoholabusus** sind Formen der DCM, die man in der Klinik am häufigsten antrifft (s. u.).

Klinik

- Die häufigste Erstmanifestation ist eine langsam zunehmende Herzinsuffizienz (s. **1.7**). Im Vordergrund steht dabei das Rückwärtsversagen, im fortgeschrittenen Stadium kommen die Zeichen des Vorwärtsversagens mit Hypoperfusion der Peripherie hinzu.
- Häufig kommen Herzrhythmusstörungen vor, die der Patient subjektiv als Palpitationen, Schwindel oder Synkopen erlebt. Als Folge von tachykarden ventrikulären (seltener von bradykarden) Herzrhythmusstörungen kann ein plötzlicher Herztod auftreten.

- Als Folge kardialer Thrombenbildung bei ventrikulärer und atrialer Dilatation (besonders bei Vorhofflimmern) kann es zu einem embolischen Verschluss im Bereich der Arterien mit entsprechenden Folgen, zum Beispiel Schlaganfall, Darminfarkt oder akuter peripherer Durchblutungsstörung der Extremitäten, kommen.
- Daneben kann eine typische oder atypische Angina pectoris sowohl bei begleitender KHK als auch bei koronarangiographischem Normalbefund auftreten.

Epidemiologie

Die DCM ist die häufigste morphologische Form der Kardiomyopathien mit steigender Inzidenz (ca. 3 Fälle pro 100 000 Einwohner pro Jahr); die Prävalenz liegt bei 10 – 15 Fällen pro 100 000 Einwohner. Die Erkrankung tritt sporadisch auf, bei 10 – 30 % der Fälle kann eine familiäre Häufung nachgewiesen werden. Bislang wurden 16 **Gendefekte** identifiziert, die muskuläre Proteine betreffen, die zum Teil auch für den Aufbau und die Funktion des Skelettmuskels Bedeutung haben (z. B. Dystrophin, Lamin, Desmin, Troponin T, Actin).

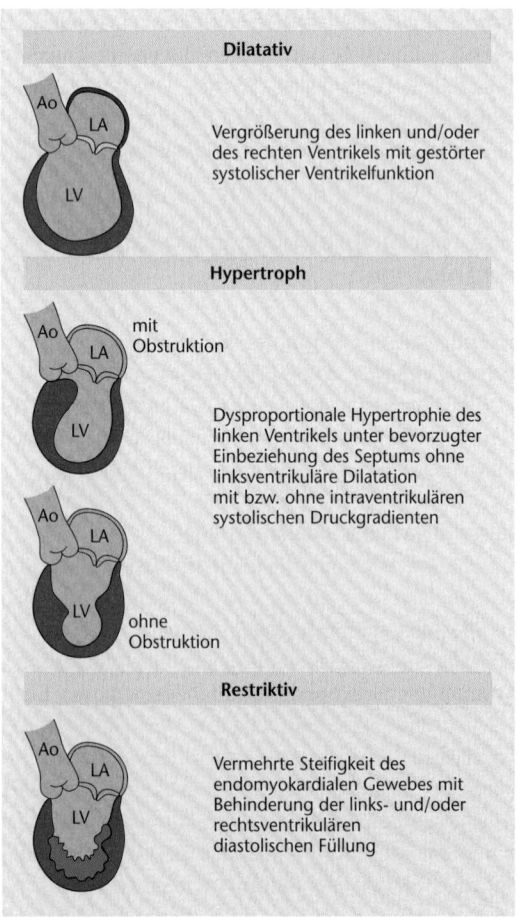

Abb. 1.79: Einteilung der Kardiomyopathien. [M183]

Bei etwa 60% der Fälle ist eine **virale Genese** mit vorangegangener, nicht vollständig ausgeheilter Virusmyokarditis anzunehmen, z. B. mit Coxsackievirus Typ B. Männer sind unabhängig vom Lebensalter häufiger von einer DCM betroffen als Frauen. Das mittlere Alter bei Diagnosestellung beträgt ca. 40 Jahre.

Pathophysiologie

Morphologischer Leitbefund der DCM ist eine Dilatation des linken Ventrikels (oder beider Ventrikel) mit erhöhten endsystolischen und enddiastolischen Volumina. Gleichzeitig ist die kardiale Pumpfunktion durch die gestörte Funktion des Myokards vermindert, das Herzzeitvolumen und die Ejektionsfraktion nehmen ab, während der linksventrikuläre enddiastolische Druck zunimmt (s. a. Pathophysiologie der Herzinsuffizienz in 1.7.2).

Diagnostisches Vorgehen

- Die körperliche Untersuchung zeigt Befunde der Links- und Rechtsherzinsuffizienz (s. 1.7.3).
- Das EKG ist meist pathologisch verändert, zeigt aber keine spezifischen Befunde. Es finden sich intraventrikuläre Erregungsleitungsstörungen, meist als Linksschenkelblock (> 35%), häufig auch als AV-Block I°, seltener als Rechtsschenkelblock. Zusätzlich können Endstreckenveränderungen (ST-Strecke, T-Welle) vorliegen. Häufig entsteht im Verlauf Vorhofflimmern (s. 1.8.5), das mit klinischer Verschlechterung (Wegfall des Beitrages der Vorhofsystole zur Ventrikelfüllung) einhergeht. Bei einer Vielzahl der Patienten mit fortgeschrittener DCM bestehen komplexe ventrikuläre Extrasystolien, die aber nicht mit dem Ausmaß der linksventrikulären Funktionsverminderung korrelieren. Bei allen Patienten mit DCM sind regelmäßige Langzeit-EKG-Untersuchungen indiziert.
- Der Röntgenthorax zeigt eine Kardiomegalie (Herz-Thorax-Quotient > 0,5) und evtl. Zeichen der pulmonalen Stauung.
- Die Echokardiographie (**Abb. 1.80**) ist das Verfahren der Wahl zur Diagnose und Verlaufsbeurteilung der DCM. Sie zeigt eine linksventrikulär betonte Vergrößerung der Herzhöhlen, eine verminderte Verkürzungs- und Ejektionsfraktion, evtl. eine relative Mitral- und/oder Trikuspidalinsuffizienz und ermöglicht den Nachweis intrakardialer Thromben. Außerdem dient sie dem differentialdiagnostischen Ausschluss anderer Erkrankungen, die eine radiologische Herzvergrößerung mit Herzinsuffizienz hervorrufen können (z. B. Shunt-Vitien oder ein Perikarderguss). Eine ätiologische Zuordnung der DCM (z. B. die Abgrenzung gegenüber einer „ischämischen Kardiomyopathie" bei KHK) ist durch die Echokardiographie jedoch nicht möglich.
- Die Links- und Rechtsherzkatheteruntersuchung dient der Bestimmung der hämodynamischen Parameter (z. B. von Herzzeitvolumen, Füllungsdrücken und systemischem Widerstand). Sie wird beispielsweise zum Nachweis oder Ausschluss einer begleitenden KHK oder vor Herztransplantation zur Ermittlung des pulmonalarteriellen Druckes durchgeführt. Außerdem ermöglicht sie bei Hinweisen auf das Vorliegen einer sekundären Kardiomyopathie (s. 1.10.2) die Durchführung einer Endomyokardbiopsie.

Therapie

Vorrangiges Ziel ist neben der Behandlung der Herzinsuffizienz (s. 1.7.5) die Therapie von Herzrhythmusstörungen (rhythmisierende oder frequenzlimitierende Behandlung bei Vorhofflimmern, medikamentöse und/oder elektrische Therapie einschließlich der Implantation eines Kardioverter-Defibrillators bei symptomatischen ventrikulären Arrhythmien oder nach überlebtem plötzlichem Herztod). Kardiotoxische Einflüsse (besonders Alkohol) sowie herzbelastende Störungen (z. B. arterieller Hypertonus, hohes Fieber, Anämie oder Hyperthyreose) müssen vermieden oder konsequent behandelt werden. Bei Ventrikeldilatation mit einer Verminderung der Ejektionsfraktion unter 25% sowie bei Vorhofflimmern und nach vorausgegangener Thromboembolie ist eine dauerhafte orale Antikoagulation indiziert. Ultima Ratio bei medikamentös nicht zu beherr-

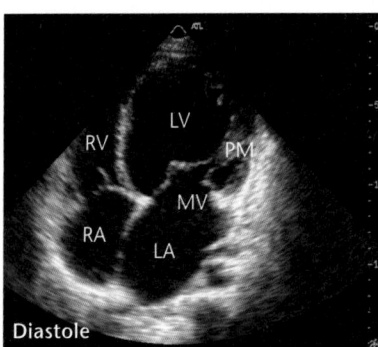

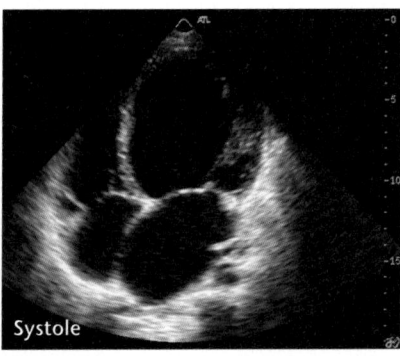

Abb. 1.80: Echokardiographie (4-Kammer-Blick) bei DCM. Vergrößerung von linkem Ventrikel (LV) und linkem Vorhof (LA). In der Systole ist praktisch keine Ventrikelkontraktion zu erkennen. Die Ejektionsfraktion liegt unter 20%. RA = rechter Vorhof; RV = rechter Ventrikel; MV = Mitralklappe; PM = Papillarmuskel. [M305]

01

schender Herzinsuffizienz ist die Herztransplantation. Als Überbrückung bis zu einer Transplantation *(„bridge to transplantation")* werden zunehmend mechanische Pumpensysteme (linksventrikuläre „Assist-Devices") eingesetzt. Erstaunlicherweise kann unter mechanischer Entlastung des Herzens nicht selten eine gewisse Erholung der linksventrikulären Funktion beobachtet werden, sodass in einigen Fällen eine Transplantation auch nach Entfernung des Pumpensystems *(„bridge to recovery")* vermieden werden kann.

Prognose

50% der Patienten versterben an einer fortschreitenden Herzinsuffizienz, 25% an einem plötzlichen Herztod und weitere 25% an thromboembolischen Komplikationen. Die jährliche Letalität nach Diagnosestellung beträgt bis zu 10–20%, hat sich jedoch unter moderner Herzinsuffizienztherapie (s. **1.7.5**) im letzten Jahrzehnt deutlich verbessert.

Hypertrophische Kardiomyopathien (HCM)

Die HCM ist eine Erkrankung des Myokards mit zumeist **asymmetrischer Hypertrophie** vornehmlich des linken Ventrikels unter Einbeziehung des Septums ohne linksventrikuläre Dilatation.

Klinik

Viele Patienten mit HCM sind asymptomatisch oder haben nur geringe Beschwerden. Das häufigste Symptom ist **Dyspnoe** (90% der symptomatischen Patienten), die infolge der diastolischen Funktionsstörung auftritt (Letztere bedingt erhöhte enddiastolische Füllungsdrücke und damit erhöhte linksatriale und pulmonalvenöse Drücke mit nachfolgender Lungenstauung). Eine typische oder atypische **Angina pectoris** tritt bei 75% der symptomatischen Patienten auf. Begünstigend wirken eine große kardiale Muskelmasse, die Kompression der Koronargefäße durch Muskelbrücken und die verminderte diastolische Relaxation. Bei älteren Patienten kann das Bild durch eine begleitende KHK überlagert sein.

Besonders bei HCM mit Obstruktion des Ausflusstraktes (hypertrophische obstruktive Kardiomyopathie, HOCM, s. u.) kann es infolge tachykarder Rhythmusstörung und/oder eines inadäquaten Herzzeitvolumens unter Belastung zu Palpitationen, **Synkopen** und zum **plötzlichen Herztod** kommen. 10–30% der symptomatischen Patienten leiden an Schwindel und Synkopen.

Häufigkeit und Ätiologie

Die HCM ist die zweithäufigste morphologische Form der Kardiomyopathie. Betroffen ist ca. einer von 500 jungen Erwachsenen (Prävalenz 0,2%). Die Inzidenz ist ähnlich der

DCM mit 2–3 neuen Fällen pro Jahr pro 100 000 Einwohner. Der Häufigkeitsgipfel der symptomatischen HCM liegt im dritten und vierten Lebensjahrzehnt.

Die HCM ist eine **genetisch bedingte Erkrankung**. Bei über der Hälfte der Patienten wird eine familiäre Häufung mit meist autosomal-dominantem Erbgang mit variabler Expression beobachtet. Bei mehr als 50% der Patienten ist das Gen der schweren β-Myosin-Kette (Chromosom 14), des Myosin-bindenden Proteins C (Chromosom 11) oder des Troponins T (Chromosom 1) betroffen. Insgesamt sind inzwischen über 100 verschiedene Genmutationen beschrieben. Die klinische Ausprägung der Erkrankung (Phänotyp) kann trotz gleichen Genotyps zwischen Individuen stark differieren und scheint von weiteren modifizierenden Genen *(„modifier genes")*, aber auch von Umweltfaktoren abzuhängen.

Pathophysiologie

Morphologisch liegt zumeist eine nicht-konzentrische (asymmetrische) Myokardhypertrophie mit Myozytenhypertrophie und Beeinträchtigung des myokardialen Zellverbundes vor. In Abhängigkeit von der Lokalisation der Hypertrophie kann es dabei in ca. 25% der Fälle zu einer Obstruktion der linksventrikulären Ausflussbahn mit Ausbildung eines intraventrikulären systolischen Druckgradienten kommen. Entsprechend werden **obstruktive (HOCM)** und **nicht-obstruktive Formen (HNCM)** unterschieden.

Bei allen Formen der HCM ist die ventrikuläre Funktion in der Diastole im Sinne einer gestörten Ventrikelrelaxation und einer erhöhten Steifigkeit des Herzmuskelgewebes beeinträchtigt. Die diastolische Füllung ist dadurch behindert.

Die **hypertrophische Kardiomyopathie mit Obstruktion des Ausflusstraktes (HOCM)** weist pathophysiologische Besonderheiten auf, die bei der medikamentösen Behandlung berücksichtigt werden müssen:
- Die Gabe positiv-inotroper Substanzen (z. B. Digitalis-Präparate, Katecholamine) bewirkt eine Zunahme der Obstruktion und damit einen Abfall des Schlagvolumens; sie ist deshalb kontraindiziert.
- Das Schlagvolumen ist wegen der behinderten diastolischen Füllung in besonderem Maß vorlastabhängig. Durch Exsikkose (auch infolge einer forcierten Diuretika-Therapie) oder medikamentöse Vorlastsenkung (z. B. durch Nitrate oder ACE-Hemmer) kann es zum Abfall des Herzzeitvolumens und im Extremfall zum kardialen Vorwärtsversagen kommen.

Diagnostisches Vorgehen

- Die körperliche Untersuchung erbringt häufig einen Normalbefund, besonders bei asymptomatischen Patienten ohne Obstruktion. Auskultatorisch finden sich gelegentlich ein dritter oder ein vierter Herzton. Ein Systolikum über der Herzspitze kann eine begleitende Mitralinsuffizienz unterschiedlichen Ausmaßes anzeigen. Bei Obstruktion (HOCM) ist ein weiteres, spindelförmiges, vom ersten Herzton abgesetztes Systolikum mit p. m. über Erb zu hören, das sich bei körperlicher Belastung verstärkt (dynamische Auskultation).

- Das EKG hat nur eine geringe Sensitivität und Spezifität. Häufig sind Zeichen der linksventrikulären Hypertrophie wie ein positiver Sokolow-Index und zum Teil ausgeprägte Endstreckenveränderungen. Außerdem können Zeichen der Vorhofbelastung wie ein P sinistroatriale (s. 1.4.3) und Vorhofflimmern bestehen (Letzteres tritt im Laufe der Erkrankung bei ca. 25% der Patienten infolge der diastolischen Ventrikelfunktionsstörung auf).
- Ein Langzeit-EKG ist bei allen Patienten mit HCM indiziert, da das Auftreten komplexer ventrikulärer Extrasystolen und besonders Tachykardien mit einer schlechten Prognose verbunden ist.
- Der Röntgenthorax zeigt am Herzen meist einen Normalbefund, gelegentlich liegt eine pulmonale Stauung vor.
- Verfahren der Wahl zur Diagnose und Verlaufskontrolle ist die Echokardiographie. Leitbefund ist eine asymmetrische Septumhypertrophie, d. h. eine das Septum mehr als die Ventrikelwand betreffende Hypertrophie. Typisch bei der obstruktiven Form (HOCM) sind das sog. **SAM-Phänomen** *(systolic anterior movement)*, bei dem sich systolisch Anteile des anterioren Mitralsegels dem Septum anlegen, sowie der vorzeitige Schluss der Aortenklappe. Mittels Doppler-Echokardiographie kann bei HOCM der intraventrikuläre Gradient quantifiziert werden, der charakteristischerweise beim Valsalva-Manöver zunimmt.
- Die Links- und Rechtsherzkatheteruntersuchung ist vor operativer Behandlung einer HOCM, bei Verdacht auf eine begleitende KHK und bei weiter unsicherer Diagnose nach nicht-invasiver Untersuchung indiziert. Sie ermöglicht die ventrikulographische Beurteilung der Hypertrophie (**Abb. 1.81**) und die direkte Messung des intraventrikulären Druckgradienten unter Ruhebedingungen und dessen typische Zunahme beim Valsalva-Manöver oder nach Gabe von vorlastsenkenden Medikamenten (Nitro).

❗ Insbesondere bei sehr jungen Patienten muss auch an eine mögliche Speichererkrankung (z. B. M. Fabry, Hämochromatose) als Ursache der Myokardhypertrophie gedacht und eine entsprechende Diagnostik – einschließlich Myokardbiopsie – durchgeführt werden. ❗

Therapie

Entsprechend der pathophysiologischen Zusammenhänge sind große körperliche Belastungen (inotrope Stimulation), positiv-inotrope Substanzen, hypovolämische Zustände

(Vorsicht bei Behandlung mit Diuretika) und vasodilatierend wirksame Substanzen (Nitrate, Nifedipin, ACE-Hemmer) zu meiden. Die Gabe von Digitalis ist nur bei persistierender Tachyarrhythmia absoluta indiziert. Besonders bei HOCM ist eine Therapie mit β-Blockern oder **Verapamil** indiziert (geringerer Gradient durch negativ-inotrope Wirkung, bessere Ventrikelfüllung durch Senkung der Herzfrequenz). Bei erheblicher Ausflusstraktobstruktion kann eine katheterinterventionelle Verödung des Septummyokards durch Okklusion des Septalastes (perkutane transluminale **Septum**myokard-Ablation, PTSMA) oder eine chirurgische Intervention (septale Myotomie und Myektomie) erfolgen.

Bei Patienten mit dem höchsten Risiko für einen plötzlichen Herztod (positive Familienanamnese, vorausgegangene Synkopen, ausgeprägte Obstruktion, Septummyokarddicke > 30 mm, hämodynamische Instabilität unter körperlicher Belastung) ist die Implantation eines **Kardioverter-Defibrillators** (ICD) indiziert.

Prognose

Die häufigsten Komplikationen sind **plötzlicher Herztod** sowie eine **fortschreitende Herzinsuffizienz**. Die jährliche Mortalität aller HCM-Patienten liegt bei ca. 1%. Eine sehr schlechte Prognose hat die HCM im Kindes- und Jugendalter. Andererseits erreichen ca. 25% der Patienten mit HCM ein Alter > 75 Jahre.

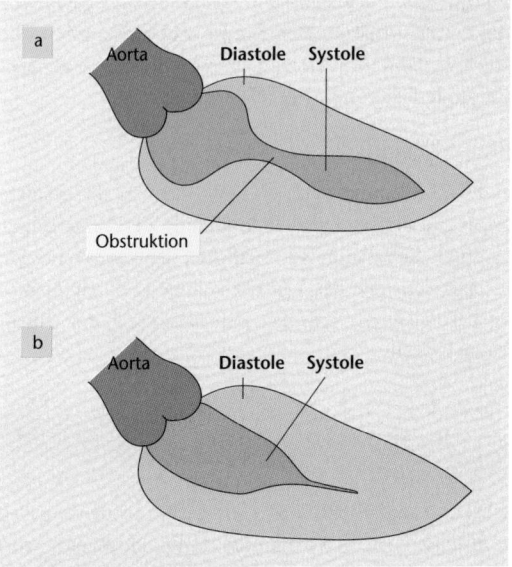

Abb. 1.81: Ventrikulographie (schematisch). a) bei hypertrophischer Kardiomyopathie mit systolischer Obstruktion in der Ventrikelmitte (HOCM, mesoventrikulär); **b)** bei hypertrophischer Kardiomyopathie ohne Obstruktion (HNCM, apikale Hypertrophie). [L157]

Restriktive (obliterative) Kardiomyopathien (RCM)

Die RCM ist durch eine **diastolische Funktionsstörung** infolge einer restriktiven Auffüllung und Volumenverkleinerung eines oder beider Ventrikel bei nur wenig beeinträchtigter systolischer Funktion und normaler Wanddicke charakterisiert. Sie kann idiopathisch auftreten sowie mit Speicherkrankheiten (z. B. einer Amyloidose) oder einer Erkrankung des Endokards (z. B. einer eosinophilen Endokarditis) assoziiert sein.

Klinik

Es finden sich Zeichen der biventrikulären Herzinsuffizienz mit meist dominierender Rechtsherzinsuffizienz. Erstmanifestation der RCM sind häufig thromboembolische Komplikationen wie arterielle Embolien und Lungenembolien. Seltener als bei der hypertrophischen Kardiomyopathie tritt eine typische oder atypische Angina pectoris auf.

Häufigkeit

Die RCM ist die in den westlichen Ländern seltenste morphologische Form der Kardiomyopathien und tritt meistens als **idiopathische Myokardfibrose** (ein mit einer RCM assoziierter Gendefekt wurde bislang nicht beschrieben) oder als **Endomyokardfibrose mit Eosinophilie** (Synonym: eosinophile Endokarditis, Endocarditis parietalis fibroplastica Löffler, s. 1.9.2) auf. Frauen sind etwa doppelt so häufig betroffen wie Männer. Eine **Endomyokardfibrose ohne Eosinophilie** kommt endemisch in Zentralafrika (Uganda, Nigeria) vor, betrifft vor allem Kinder und junge männliche Erwachsene und ist in diesen Ländern für ca. 20% der kardialen Todesfälle verantwortlich (s. 1.9.2).

Pathophysiologie

Wesentliches hämodynamisches Merkmal ist die **gestörte diastolische Funktion** mit Behinderung der Ventrikelfüllung durch die zunehmende Steifigkeit der Ventrikelwände und eine Abnahme des Ventrikelvolumens durch Ausfüllung besonders der apikalen Ventrikelanteile mit **fibrotischem Gewebe**.

> ! Die Ventrikel sind nicht hypertrophiert und nicht dilatiert. !

Die Erkrankung betrifft einen oder häufiger beide Ventrikel. Die resultierende **biventrikuläre Herzinsuffizienz** wird durch Tachykardie (z. B. unter Belastung) erheblich verstärkt, da die bereits gestörte diastolische Füllung durch die Verkürzung der Diastolendauer zusätzlich behindert wird. Bei Einbeziehung der Klappen entsteht eine Trikuspidal- und/oder Mitralinsuffizienz. Im fortgeschrittenen Stadium kommt es zu einer charakteristischen Obliteration (Verstopfung) der Ventrikelhöhlen durch fibrotisches Material und die für die RCM typischen **Ventrikelthromben**.

Diagnostisches Vorgehen

- Das **EKG** ist selten normal, zeigt aber keine spezifischen Befunde.
- Der **Röntgenthorax** zeigt häufig keine Herzvergrößerung. Typisch für die RCM ist die Diskrepanz zwischen (normaler) Herzgröße und dem klinischen Ausmaß der Herzinsuffizienz.
- **Echokardiographie, Computertomographie oder Kernspintomographie** dienen dem Nachweis der endokardialen Verdickung, einer Mitral- und/oder Trikuspidalinsuffizienz und von Ventrikelthromben.
- Die **Links- und Rechtsherzkatheteruntersuchung** ermöglicht die Bestimmung des Ausmaßes der diastolischen Funktionsstörung. Bei diagnostischer Unklarheit ist außerdem die Durchführung einer **Endomyokardbiopsie** indiziert.

> ! Die wichtigste Differentialdiagnose der RCM ist die Pericarditis constrictiva (s. 1.11.3). !

Therapie

Die konservative Therapie ist wenig effektiv. Bei Thrombusnachweis, Vorhofflimmern und Zustand nach embolischem Ereignis muss eine orale Antikoagulation eingeleitet werden. Bei ausgeprägter Eosinophilie ist eine immunsuppressive Therapie (z. B. Cyclophosphamid oder Methotrexat) indiziert. In einigen Fällen können chirurgische Verfahren (Endokardresektion oder -dekortikation, AV-Klappen-Ersatz) erfolgreich sein, die jedoch mit einer hohen Operationsletalität behaftet sind.

Prognose

Genaue epidemiologische Daten zur RCM in der westlichen Welt fehlen. Die hier vorkommenden Formen der RCM haben ein relativ langes präsymptomatisches Intervall. Nach Diagnosestellung ist häufig ein rasch progredienter Verlauf zu beobachten. Die 2-Jahres-Mortalität der tropischen Endomyokardfibrose liegt dagegen bei 95%!

Arrhythmogene rechtsventrikuläre Kardiomyopathie (ARVC)

Synonym: arrhythmogene rechtsventrikuläre Dysplasie.

Erkrankung vorwiegend des rechten Ventrikels (mit Aussparung des intraventrikulären Septums) mit fibröser und fettiger Degeneration des Myokards mit Rechtsherzinsuffizienz und elektrischer Instabilität.

Klinik

Hauptmanifestation der ARVC sind höhergradige **ventrikuläre Rhythmusstörungen** bis hin zum plötzlichen Herztod. Zeichen einer rechtsventrikulären Herzinsuffizienz können ebenfalls bestehen.

Häufigkeit und Ätiologie

Genaue Zahlen zur Häufigkeit der ARVC liegen nicht vor, wahrscheinlich wird die Inzidenz der Erkrankung unterschätzt (in Autopsiestudien wurde in bis zu 20% der plötzlichen Todesfälle bei jungen Erwachsenen eine ARVC diagnostiziert). Bei über 30% der Patienten wird eine **familiäre Genese** mit meist autosomal-dominantem Erbgang beobachtet. Bislang wurden sieben Gendefekte identifiziert, die zu einem fehlerhaften Aufbau wichtiger Proteine für die elektromechanische Koppelung oder die Integrität des myokardialen Zellverbandes (Ryanodin-Rezeptor, Plakoglobin, Desmoplakin) führen. Auch eine Infektion mit **kardiotropen Viren** scheint über entzündlich-immunologische Mechanismen eine ARVC auslösen zu können.

Pathophysiologie

Wesentliches Merkmal ist eine **fibro-lipomatöse Degeneration** des rechtsventrikulären Myokards mit nachfolgenden systolischen und diastolischen Funktionsstörungen mit rechtsventrikulärer und rechtsatrialer Dilatation. Der Ersatz normalen Myokardgewebes durch Binde- und Fettgewebe resultiert in einer zunehmenden elektrischen Instabilität mit früh einfallenden Extrasystolen bis hin zu anhaltenden ventrikulären Tachykardien und Kammerflimmern.

Diagnostisches Vorgehen

* Das **EKG** kann AV-Blockierungen und/oder einen Rechtsschenkelblock aufweisen.
* Im **Langzeit-EKG** können höhergradige ventrikuläre Rhythmusstörungen imponieren.
* Der **Röntgenthorax** zeigt meist einen Normalbefund, ansonsten Zeichen der rechtsatrialen und rechtsventrikulären Dilatation.
* **Echokardiographie und Kernspintomographie** dienen dem Nachweis der rechtsventrikulären Dilatation und der Texturänderung.

Therapie

Behandelt werden die Herzinsuffizienz und höhergradige Rhythmusstörungen. Die wichtigsten antiarrhythmischen Substanzen, die sich bei der ARVC als effektiv erwiesen haben, sind **Sotalol** und **Amiodaron**. Die Implantation eines Kardioverter-Defibrillators (**ICD**) ist bei anhaltenden ventrikulären Tachykardien und bei überlebtem plötzlichem Herztod indiziert.

Prognose

Da die ARVC häufig erst mit dem Auftreten potentiell tödlich verlaufender Rhythmusstörungen diagnostiziert wird, können keine Aussagen zur Dauer eines vorangegangenen oligo- oder asymptomatischen Intervalls gemacht werden.

1.10.2 Sekundäre (spezifische) Kardiomyopathien

Sekundäre (spezifische) Kardiomyopathien, d. h. Herzmuskelerkrankungen, die mit bekannten kardialen oder extrakardialen Erkrankungen oder Einflüssen assoziiert sind, können sich morphologisch als dilatative, hypertrophische oder restriktive Kardiomyopathie mit entsprechender Pathophysiologie und Klinik manifestieren. Im Gegensatz zu den idiopathischen oder familiär-genetisch bedingten Kardiomyopathien sind sie häufiger einer gezielten Therapie und/ oder Prävention zugänglich.

Ischämische Kardiomyopathie

Sie ist die **häufigste Form der sekundären Kardiomyopathie**, die sich typischerweise als DCM mit systolischer Funktionseinschränkung manifestiert. Dabei ist das Ausmaß der myokardialen Funktionseinschränkung durch die Schwere der koronaren Herzerkrankung (Lokalisation, Anzahl und Grad der Stenosen) oder einen ischämischen Myokardschaden (Größe und Lokalisation stattgehabter Myokardinfarkte) nicht hinreichend erklärt. Neben den Zeichen einer linksführenden Herzinsuffizienz können Symptome der KHK wie stabile oder instabile Angina pectoris oder Myokardinfarkt bestehen. Eine fortgeschrittene ischämische Kardiomyopathie ist klinisch und morphologisch nur schwer von einer primären dilatativen Kardiomyopathie zu unterscheiden. Die Therapie beinhaltet die Behandlung der Herzinsuffizienz (s. 1.7.5) sowie – wenn möglich – die Verbesserung der myokardialen Blutversorgung durch Angioplastie oder Bypass-Operation.

Valvuläre Kardiomyopathie

Zweithäufigste Form der sekundären Kardiomyopathie, die sich zumeist als DCM manifestiert. Bei einer valvulären Kardiomyopathie steht die ventrikuläre Dysfunktion in keinem Verhältnis zum Ausmaß der Volumenbelastung (z. B. zum Schweregrad einer Aorten- oder Mitralinsuffizienz) oder der Druckbelastung (z. B. zum Schweregrad einer Aortenstenose). Die Therapie beinhaltet die Behandlung der Herzinsuffizienz (s. 1.7.5) sowie die Korrektur der pathologischen Belastung des Herzens durch einen operativen Klappenersatz.

Hypertensive Kardiomyopathie (hypertensive Herzerkrankung)

Dritthäufigste Form der sekundären Kardiomyopathie, die sich typischerweise mit deutlicher linksventrikulärer Hypertrophie und **diastolischer Funktionsstörung** (erhöhte Steifigkeit des Ventrikels, erhöhte enddiastolische Füllungsdrücke, s. **Kasten** „Diastolische Herzinsuffizienz" in **1.7.1**) manifestiert. Im fortgeschrittenen Stadium kann es zu einer zunehmenden Ventrikeldilatation und systolischen Funktionseinschränkung im Sinne einer DCM kommen. Die Prävention und Therapie besteht vorrangig in einer konsequenten antihypertensiven (nachlastsenkenden) Therapie.

Toxische Kardiomyopathien

Unterschiedliche toxische, auch medikamentös-toxische Einflüsse (z. B. durch Alkohol, Anthrazyklin-Derivate, Cyclophosphamid, 5-Fluorouracil, Phenothiazinderivate, Lithium, Kortikosteroide, Kokain, Blei, Quecksilber) sind mit der Entstehung von Kardiomyopathien assoziiert. Die **Alkohol-Kardiomyopathie** ist die ätiologisch bedeutsamste Form dieser Gruppe. Eine große Anzahl der Fälle von DCM in den Industrieländern kann mit einem Alkoholmissbrauch in Zusammenhang gebracht werden, der mutmaßlich als Kofaktor bei entsprechender genetischer Prädisposition fungiert. Dabei kann das Fortschreiten der Erkrankung durch strikten Alkoholverzicht verhindert oder zumindest verlangsamt werden. Auch die Zytostatika aus der Gruppe der Anthrazykline, z. B. Daunorubicin oder Adriamycin (Doxorubicin), können eine Herzmuskelschädigung verursachen. Das Ausmaß der Schädigung ist abhängig von der kumulativen Gesamtdosis. Die Erkrankung betrifft bis zu 20 % der anthrazyklinbehandelten Patienten, daher ist die Durchführung echokardiographischer Untersuchungen vor Therapiebeginn und zur Verlaufskontrolle unerlässlich. Bei linksventrikulärer Funktionsverschlechterung (meist unter dem Bild einer DCM) muss eine noch laufende Anthrazyklin-Therapie abgebrochen werden.

Entzündliche (myokarditische) Kardiomyopathie

Die entzündliche Kardiomyopathie ist als myokardiale Funktionseinschränkung definiert, die im Zusammenhang mit einer Myokarditis auftritt (s. **1.10.3**).

Kardiomyopathien bei metabolischen Erkrankungen

Durch metabolische Erkrankungen bedingte Kardiomyopathien (meist als dilatative oder hypertrophische Kardiomyopathie) können durch endokrine Störungen (z. B. Hyper- und Hypothyreose, Diabetes mellitus, Akromegalie, Phäochromozytom und Nebennierenrindeninsuffizienz), durch Speicherkrankheiten (z. B. Glykogenosen, Lipidspeicherkrankheiten, Hämochromatose und Amyloidosen) und durch Mangelzustände (z. B. Kwashiorkor, Beri-Beri, Selen-Mangel) hervorgerufen werden.

Kardiomyopathien bei Systemerkrankungen

Kardiomyopathien (meist als dilatative oder restriktive Kardiomyopathie) können bei Kollagenosen (z. B. bei systemischem Lupus erythematodes, rheumatoider Arthritis, Sklerodermie oder Dermatomyositis) auftreten oder durch Infiltration entstehen (z. B. bei Malignomen, Sarkoidose oder Wegener-Granulomatose).

Kardiomyopathien bei Muskeldystrophien und neuromuskulären Erkrankungen

In diese Gruppe fallen familiäre Erkrankungen mit Störungen des Aufbaus und der Funktion des Skelettmuskels (z. B. Muskeldystrophien vom Typ Duchenne, myotone Dystrophien oder die Friedreich-Ataxie). Da diese Erkrankungen muskuläre Proteine betreffen, die sowohl für die Skelett- als auch für die Herzmuskulatur Bedeutung haben, können sie mit einer Kardiomyopathie einhergehen (vgl. Pathophysiologie der dilatativen Kardiomyopathie, s. **1.10.1**). Die Herzbeteiligung manifestiert sich vorwiegend in Form einer dilatativen (seltener einer hypertrophischen) Kardiomyopathie.

Schwangerschaftskardiomyopathie (peripartale Kardiomyopathie)

Sie wird definiert als Kardiomyopathie, die sich in der Peripartalperiode 1 Monat vor bis 5 Monate nach Geburt manifestiert. Der Begriff umfasst mutmaßlich eine heterogene Gruppe von Erkrankungen (Kardiomyopathie hormoneller Ursache oder präexistierende Kardiomyopathie), die durch die hämodynamischen Veränderungen in der Schwangerschaft, zum Beispiel gesteigertes Herzzeitvolumen und erhöhte Füllungsdrücke, klinisch manifest wird. Pathophysiologisch scheinen autoimmunologische Faktoren an der Entstehung der Erkrankung beteiligt zu sein.

1.10.3 Myokarditis

Myokarditiden sind vorwiegend schleichend verlaufende entzündliche Erkrankungen des Herzmuskels, bei denen in der Herzmuskelbiopsie lymphozytäre Infiltrate und lytische Myozyten nachgewiesen werden können. Sie treten entweder infektiös oder nicht-infektiös als hyperergisch-allergische oder toxische Reaktionen sowie bei Systemkrankheiten auf. Die Grenze zu den sekundären (spezifischen) Kardiomyopathien (s. **1.10.2**), bei denen ebenfalls entzündliche Infiltrate nachgewiesen werden können, ist fließend (**Tab. 1.22**). Myokarditiden beziehen häufig das Perikard und/oder das Endokard mit ein und werden dann als Peri-

Tab. 1.22 Ätiologische Einteilung der Myokarditiden (häufige Ursachen sind fett gedruckt)

Infektiöse Myokarditiden	
Viren	humanes Herpesvirus 6, Parvovirus B19, Coxsackie B, Coxsackie A, ECHO-Viren, Influenza A und B, Adeno-, Herpes-, Polio- und Hepatitisviren, HIV
Bakterien	Pneumokokken, Meningokokken, Streptokokken, Staphylokokken (bei Sepsis und/oder Endokarditis, s. 1.9.1), *Borrelia burgdorferi* (bei 10% der Pat. mit Lyme-Borreliose)
Pilze	Candida-Spezies, z. B. *Candida albicans* (bei Abwehrschwäche, z. B. bei AIDS oder Agranulozytose infolge einer Zytostatikatherapie)
Protozoen	*Trypanosoma cruzi* (Chagas-Krankheit in Südamerika mit mononukleärer interstitieller Myokarditis), *Toxoplasma gondii* (bei konnataler Toxoplasmose und bei erworbenem Immundefekt)
Parasiten	Trichinen, Echinokokken
Nicht-infektiöse Myokarditiden	
rheumatisch	als Teil der Pankarditis bei rheumatischem Fieber (s. 12.8.2)
infektiös-toxisch	bei Diphtherie (s. 13.9.2) durch Toxine des *Corynebacterium diphtheriae;* bei Scharlach (s. 13.9.2) durch erythrogene Toxine von β-hämolysierenden Streptokokken der Gruppe A
infektallergisch	Begleiterkrankung bei fieberhaften Allgemeininfektionen oder im Zusammenhang mit Überempfindlichkeitsreaktionen (Serumkrankheit nach medikamentöser Therapie, z. B. Sulfonamide, Pyrazolonderivate)
System-erkrankungen	systemischer Lupus erythematodes, Sklerodermie, rheumatoide Arthritis, Dermatomyositis, Sarkoidose
nach Infarkt oder Herz-operationen	bei ca. 5% der Pat. nach Infarkt sowie bei bis zu 20% der Pat. nach Herz-OP auftretende, vermutlich autoimmunologisch vermittelte Perimyokarditis (= Postinfarkt- bzw. Postkardiomyotomie-Syndrom (s. 1.6.5, s.a. 1.11.1)
nach Bestrahlung	Bestrahlungsmyokarditis mit nachfolgender myokardialer Fibrose, häufig begleitende chronische Perikarditis
idiopathisch	Riesenzellmyokarditis (Fiedler), meist bei jungen Erwachsenen unter Ausbildung einer fortschreitenden dilatativen Kardiomyopathie

myokarditis, Endomyokarditis oder Pankarditis bezeichnet.

Klinik

Die meisten Myokarditiden verlaufen klinisch inapparent. Zu den ersten Symptomen gehören Müdigkeit, Schwäche, Palpitationen und Herzrasen. Schwere Verläufe mit progredienter Herzinsuffizienz oder mit akutem Herzversagen sind möglich.

Ätiologie

In den Industrieländern sind die meisten Myokarditiden heute durch Viren verursacht, zum Beispiel Coxsackie-B-Virus und am häufigsten durch Parvovirus B19 und humanes Herpesvirus 6. In Südamerika ist die endemische Verbreitung von *Trypanosoma cruzi* die häufigste Ursache für eine Myokarditis im Rahmen der Chagas-Erkrankung. Früher war die Diphtherie in unseren Breiten eine gefürchtete Ursache für schwere Myokarditiden. Weitere infektiöse und nicht-infektiöse Ursachen sind in **Tabelle 1.22** aufgeführt.

Diagnostisches Vorgehen

Die Diagnosestellung einer Myokarditis ist schwierig, da die Krankheit meist schleichend verläuft. Ein klinischer Verdacht besteht, wenn ein Patient von grippeähnlichen Symptomen (Fieber, Gliederschmerzen, Abgeschlagenheit) berichtet, die mit Herzrhythmusstörungen oder Symptomen einer vorher nicht bekannten Herzinsuffizienz einhergehen.

- Das **EKG** ergibt keinen spezifischen Befund, ist aber häufig pathologisch verändert. Man findet eine Sinustachykardie, ventrikuläre Extrasystolen, Störungen der Erregungsleitung (AV-Block, SA-Block, Schenkelblöcke), ST-Senkung und T-Negativierung oder ST-Hebung ohne R-Verlust sowie Niedervoltage bei begleitender Perikarditis.
- Im **Röntgenthorax** können eine Herzvergrößerung und Zeichen der pulmonalen Stauung sichtbar sein.
- Die **Echokardiographie** ermöglicht bei Herzinsuffizienz den Nachweis der Vergrößerung der Herzhöhlen und eine globale Hypokinesie mit Verminderung der Ejektionsfraktion, bei Perimyokarditis evtl. den Nachweis eines Perikardergusses.
- Im **Labor** findet sich eine Erhöhung der Entzündungsparameter (Leukozyten, CRP, BSG), gelegentlich auch eine Erhöhung der Herzenzyme (Troponine, CK, CKMB, GOT, HBDH). Bei einer Virusmyokarditis können antimyokardiale Antikörper nachgewiesen werden. Bei jedem Myo-

karditisverdacht sollte eine gründliche bakteriologische und virologische Diagnostik (Serologie) erfolgen.

- Das **kardiale MRT** ist eine nicht-invasive Untersuchungsmethode, die zunehmende Bedeutung in der Diagnostik der Myokarditis hat. In entzündeten Myokardanteilen finden sich Kontrastmittelanreicherungen, die zur Primärdiagnostik, aber auch zur Verlaufsbeobachtung herangezogen werden können.
- Die **Myokardbiopsie** ist der Goldstandard zur diagnostischen Abklärung bei Myokarditisverdacht. Sie ermöglicht die histologische Differentialdiagnose und Beurteilung der entzündlichen Aktivität. Ihre Sensitivität ist eingeschränkt, sodass auch eine negative Myokardbiopsie eine Myokarditis nicht vollständig ausschließen kann. Die Treffsicherheit kann durch eine vorangehende kardiale MRT-Untersuchung mit anatomischer Lokalisation eines mutmaßlichen Entzündungsherdes gesteigert werden.

Therapie

Wenn immer möglich, sollte die Grundkrankheit behandelt werden, zum Beispiel antibakteriell oder antimykotisch. Ergänzende Allgemeinmaßnahmen wie Bettruhe und körperliche Schonung verbessern den Therapieerfolg. Bei Immobilisation ist eine Antikoagulation obligat. Bei schweren Verläufen kann ein Steroidversuch unternommen werden (Effekt fraglich).

Prognose

In den meisten Fällen heilt die Myokarditis folgenlos ab. Chronische Verläufe mit Ausbildung einer dilatativen Kardiomyopathie mit Herzinsuffizienz sind jedoch möglich.

1.11 Erkrankungen des Perikards

1.11.1 Perikarditis

Bei der Perikarditis handelt es sich um eine entzündliche Erkrankung des Herzbeutels unterschiedlicher Ätiologie, häufig mit Ausbildung eines Perikardergusses und begleitender Entzündung der angrenzenden Herzschichten (Perimyokarditis, Pankarditis). Bei schneller Entwicklung eines großen Ergusses ist eine **Herzbeuteltamponade** möglich (s. **1.11.2**).

Klinik

Bei akutem Verlauf treten vor allem retrosternale und linksthorakale, seltener auch epigastrische Schmerzen auf, die sich durch Bewegungen, Husten und tiefe Atemexkursionen häufig verstärken und von Fieber und Tachykardie begleitet werden. Der chronische Verlauf ist meist oligo- oder asymptomatisch. Zur klinischen Manifestation kommt es oft nur im Rahmen von Folgekomplikationen wie Perikardtamponade oder Pericarditis constrictiva.

Ätiologie und Pathogenese

Die Entzündung kann primär das Perikard betreffen (z. B. virale Perikarditis oder Perimyokarditis), von benachbarten Organen auf das Perikard übergreifen (z. B. bei abszedierender Endokarditis, Pleuritis oder Pleuropneumonie) oder im Rahmen einer Panserositis auftreten (z. B. bei Urämie oder Autoimmunerkrankungen).

Die Mehrzahl (> 80 %) der Perikarditiden ist viralen Ursprungs; weitere Ursachen siehe **Tabelle 1.23**.

Diagnostisches Vorgehen

- **Auskultation:** Bei fehlender oder geringer Ergussbildung kann ein Perikardreiben nachgewiesen werden, das typischerweise bei zunehmendem Erguss im Verlauf verschwindet. Bei Herzbeuteltamponade oder Konstriktion Zeichen der Rechtsherzinsuffizienz (s. 1.7.3).
- **EKG:** Die bei Perikarditis auftretenden typischen Veränderungen sind durch eine myokardiale Mitbeteiligung bedingt (Perimyokarditis) und treten besonders bei der akuten viralen oder idiopathischen Perikarditis auf. Dabei kann ein charakteristischer stadienhafter Verlauf nachgewiesen werden:
  - initial ST-Hebungen mit Anhebung des J-Punktes („aus dem S heraus") in vielen oder allen Ableitungen (Dauer: Tage)
  - im Zwischenstadium Rückgang der ST-Hebungen und Abflachung der T-Welle (Dauer: Tage)
  - im Folgestadium terminale T-Negativierung in vielen oder allen Ableitungen (Dauer: Wochen, evtl. Monate), anschließend zumeist komplette Rückbildung
  - bei ausgeprägtem Perikarderguss evtl. periphere Niedervoltage und/oder Ausbildung eines „elektrischen Alternans" (wechselnde Höhe der QRS-Komplexe durch räumliche Lageveränderung des Herzens).

  ! Im Vergleich zum EKG beim ST-Elevations-Infarkt finden sich im typischen Perimyokarditis-EKG meist keine umschriebene Lokalisation der ST-Hebungen, keine spiegelbildliche ST-Senkung, kein R-Verlust und keine Ausbildung eines Q im Verlauf. **!**

- **Echokardiographie** (Abb. 1.82): sensitives Verfahren zum Nachweis auch kleinerer Ergussmengen. Sie liefert zusätzlich Informationen über mögliche Perikardverdickungen und Binnenechos im Perikarderguss (Binnenechos sind auf Blut oder Eiter verdächtig). Bei Nachweis großer Ergussmengen wird ein pendelndes Herz gesehen („swinging heart").
- Der **Röntgenthorax** ist nur bei ausgeprägtem Perikarderguss („Bocksbeutel- oder Zeltform") und bei Pericarditis constrictiva (perikardiale Verkalkungen) auffällig.

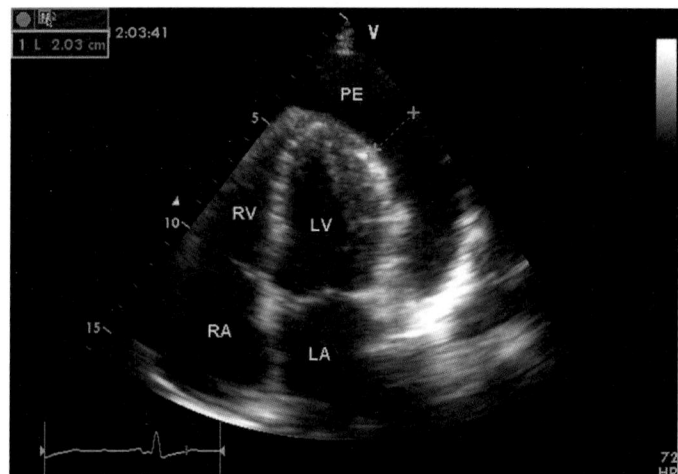

Abb. 1.82: Großer Perikarderguss (PE) von 2,0 cm Breite (+----+) in der transthorakalen Echokardiographie. Das Herz ist im Vierkammerblick dargestellt (LA = linker Vorhof, RA = rechter Vorhof, RV = rechter Ventrikel, LV = linker Ventrikel). Die Patientin war nicht hämodynamisch eingeschränkt, was für eine allmähliche Entstehung des Ergusses spricht. Ursächlich bestand ein infiltrierendes Mammakarzinom. (Befund freundlicherweise zur Verfügung gestellt von Dr. med. P. Mäckel, Deister-Süntel-Klinik, Bad Münder.) [M181]

Tab. 1.23 Ätiologische Einteilung der Perikarditiden

Ursachen*	Erreger/Erkrankungen	Besonderheiten
virale Perikarditis (1%), idiopathische Perikarditis (85–90%)	Coxsackie-, ECHO-, Influenza-, Adenoviren, seltener EBV, CMV, HIV oder Hepatitisviren	häufig vorausgegangener Atemwegs- oder gastrointestinaler Infekt; oft kein eindeutiger serologischer Hinweis („idiopathische" Perikarditis)
bakterielle Perikarditis (1–2%)	häufig Pneumokokken, *Staphylococcus aureus, Haemophilus influenzae*, nach Thorax-OP prinzipiell alle Keime	hämatogen (Sepsis) oder *per continuitatem* (Pneumonie, myokardiale Abszesse bei Endokarditis)
tuberkulöse Perikarditis (4%)	*Mycobacterium tuberculosis*	hämatogen oder *per continuitatem*, Auftreten mit oder ohne begleitende pulmonale oder extrapulmonale Tbc
Pilzperikarditis (< 1%)	meist *Candida*, selten *Aspergillus* oder andere Spezies	meist hämatogen, betrifft fast ausschließlich Patienten mit fortgeschrittenem Immundefekt
Perikarditis nach Myokardinfarkt (in 5–10% nach Infarkt), Herz-OP und Herztrauma (in < 1% nach Herz-OP)	Pericarditis epistenocardica (s. 1.6.5)	fibrinöse Perikarditis, die 2–4 Tage nach Infarkt über dem Infarktareal auftritt (bei ca. 5% aller Infarktpatienten)
	Post-Kardiomyotomie-Syndrom (Dressler-Syndrom, s. 1.6.5)	diffuse, vermutlich autoimmun vermittelte Perikarditis (häufig positiver Nachweis antimyokardialer Antikörper)
Perikarditis bei terminaler Niereninsuffizienz (< 5%)	urämische Perikarditis, urämische Panserositis	fibrinöse, oft auch hämorrhagische Perikarditis. Auftreten bei zunehmender Niereninsuffizienz vor Dialyse (Dialyseindikation!), bei nicht ausreichend dialysierten Patienten oder zu Beginn einer Dialysebehandlung
Perikarditis bei Autoimmunerkrankungen (3–5%)	bei systemischem Lupus erythematodes und M. Wegener, seltener bei rheumatoider Arthritis, anderen Kollagenosen oder bei Sarkoidose	zellarme, eiweißreiche Perikarditis im Rahmen einer die Grundkrankheit begleitenden Serositis
Perikarditis bei malignen Tumoren (in ca. 7% der Pat. mit malignen Erkrankungen)	häufig Bronchialkarzinom, Mammakarzinom oder Lymphome, Metastasen, selten Mesotheliom oder primäre Herztumoren	meist hämorrhagische Perikarditis mit ausgeprägter Ergussbildung durch direkte Tumorinfiltration
seltene Perikarditisursachen (< 1%)	Strahlenperikarditis	Auftreten auch Monate nach Bestrahlung möglich
	medikamentös induzierte Perikarditis	z. B. durch Minoxidil oder Dihydralazin
	Myxödemperikarditis	bei schwerer chronischer Hypothyreose, meist mit ausgeprägter Ergussbildung
	Cholesterinperikarditis	Präzipitation von Cholesterin-Kristallen im Perikard nach Trauma oder bei ausgeprägter Hypercholesterinämie
	dissezierendes thorakales Aortenaneurysma	Leckage von Blut in den Herzbeutel

* Die Häufigkeitsangaben beziehen sich auf die Gesamtzahl der Perikarditiden außer nach Infarkt oder bei bekannter maligner Erkrankung, deren Häufigkeitsangabe auf die Grunderkrankung bezogen ist.

01

! Eine Perikardpunktion ist bei V. a. bakterielle Perikarditis
■ zur Erregerdiagnostik indiziert. Außerdem wird sie bei
manifester oder drohender Perikardtamponade und persistierendem Perikarderguss ohne hinreichende Klärung durch
nicht-invasive Diagnostik durchgeführt. !

• **Laboruntersuchungen** spielen insbesondere zur ätiologischen Abklärung eine Rolle. Die entsprechenden Veränderungen sind im **Kasten** „Laborveränderungen bei Perikarditis" zusammengefasst.

=====ZUR VERTIEFUNG=====

Laborveränderungen bei Perikarditis

• **Myokardiale Mitbeteiligung:** zumeist mäßiggradige Erhöhung von CK, CK-MB, Myoglobin und Troponin
• **bakterielle oder durch Pilze bedingte Perikarditis** (weniger ausgeprägt bei viraler Perikarditis): Erhöhung von Entzündungsparametern (CRP, BSG, evtl. Leukozytose), positive
Blutkulturen
• **Virusperikarditis:** evtl. positive Virusserologie (ECHO-, Cox-
sackie-, Influenza-, Adenoviren [Tab. 1.22])
• **Autoimmunerkrankungen:** Nachweis von Anti-DNS- oder
antinukleären Antikörpern (bei Lupus erythematodes),
c-ANCA (bei M. Wegener), Rheumafaktoren (bei rheumatoider Arthritis) oder antimyokardialen Antikörpern (bei
Dressler-Syndrom und Postkardiotomie-Syndrom).

Therapie

Neben Basismaßnahmen (körperliche Schonung, Bettruhe)
können bestimmte Formen durch gezielte Therapiemaßnahmen angegangen werden (s. **Kasten** „Therapie der Perikarditis"). Bei Tamponadezeichen muss eine entlastende
Perikardpunktion erfolgen.

1.11.2   Perikardtamponade

Hämodynamisch wirksamer Perikarderguss mit vielfältigen
Ursachen, zum Beispiel entzündlich, durch Malignom, hämorrhagisch bei Trauma oder nach Aortendissektion.

Klinik

! Die klinische Trias Tachykardie – Jugularvenenstau –
■ Pulsus paradoxus ist hinweisend auf eine möglicherweise
lebensbedrohliche Perikardtamponade, die rasch entlastet
werden muss. !

Zunächst zeigen sich eine **Tachykardie** und Zeichen der
Rechtsherzinsuffizienz mit **Jugularvenenstau** und **Oberbauchschmerzen** bei Leberkapselspannung, später kommt
es zur **Dyspnoe** und abnehmender Auswurfleistung des linken Herzens mit Blutdruckabfall bis hin zum kardiogenen
Schock. Das Schlagvolumen und damit Pulsstärke und Blut-

druck schwanken atemabhängig, da die diastolische Füllung
nun noch stärker als im Normalzustand bei der Einatmung
reduziert wird durch den intrathorakalen Druckanstieg
(**Pulsus paradoxus**, s. 1.4.2).

Pathophysiologie

Der Erguss komprimiert die Vorhöfe und den rechten Ventrikel und behindert die Füllung während der gesamten
Diastole, wodurch sich das Blut zurückstaut und die Auswurfleistung des Herzens vermindert. Bei akutem Auftreten
können bereits niedrige Ergussmengen (ab ca. 150 ml) bedeutsam sein, bei chronischem Verlauf werden gelegentlich
Ergussmengen über einen Liter ohne ausgeprägte hämodynamische Auswirkungen toleriert. Bei Sinusknotenkom-
pression durch den Erguss kann eine kritische Bradykardie
auftreten.

Diagnostisches Vorgehen

Das sensitivste Verfahren ist die Echokardiographie
(**Abb. 1.82**), die den Erguss und die Kompression der Vorhöfe dokumentiert, sowie zusätzlich Zeichen der Einflussstauung mit fehlendem inspiratorischem Kollaps der V. cava
inferior nachweist.

Therapie

Der Erguss wird unter echokardiographischer Kontrolle von
substernal aus punktiert und über die Punktionsnadel oder
einen passager eingebrachten Katheter drainiert. Eine Perikardtamponade infolge eines penetrierenden Traumas oder
einer Aortendissektion kann nur durch eine Notoperation
erfolgreich entlastet werden.

=====AUF DEN PUNKT GEBRACHT=====

Therapie der Perikarditis
• **Viral, idiopathisch:** nicht-steroidale Antiphlogistika, bei
fehlendem Erfolg Glukokortikoide
• **bakteriell oder durch Pilze bedingt:** gezielte Therapie mit
Antibiotika oder Antimykotika, oft ist eine chirurgische
Perikarddrainage erforderlich
• **tuberkulös:** antituberkulöse Therapie, evtl. Perikarddraina-
ge und Perikardektomie (zur Prophylaxe einer konstriktiven
Perikarditis)
• **Pericarditis epistenocardica:** ASS (hoch dosiert), evtl.
Glukokortikoide (nicht-steroidale Antiphlogistika können
die Ausbildung von Infarktnarben negativ beeinflussen)
• **Dressler-Syndrom/Postkardiomyotomie-Syndrom:** nicht-
steroidale Antiphlogistika, evtl. Glukokortikoide
• **Autoimmunerkrankungen:** immunsuppressive Therapie
(Glukokortikoide, evtl. zusätzlich Azathioprin, Cyclophosphamid oder Methotrexat)
• **urämisch:** Dialyse
• **maligner Perikarderguss:** Drainage, evtl. Perikardektomie
oder lokale Zytostatika-Therapie (z. B. mit Mitoxantron)

Bei chronisch nachlaufenden Ergüssen muss eine chirurgische Intervention mit Perikardfensterung oder Perikardektomie erfolgen.

1.11.3 Konstriktive Perikarditis (Pericarditis constrictiva)

Durch partielle oder vollständige, zum Teil kalzifizierende Verdickung und Adhäsion des Perikards bedingte Ummantelung des Herzens mit nachfolgender diastolischer Funktionseinschränkung.

Klinik

Im Vordergrund steht eine Rechtsherzinsuffizienz mit Zeichen der unteren und oberen Einflussstauung (Ödeme, Aszites, Hepatosplenomegalie, Pleuraergüsse, Halsvenenstauung). Typischerweise liegt ein **positives Kussmaul-Zeichen** vor: Bei tiefer Inspiration nimmt die Halsvenenstauung zu, da der rechte Ventrikel den durch den intrathorakalen Druckabfall gesteigerten Blutzufluss nicht aufnehmen und weiterbefördern kann.

❗ Die Befundkonstellation Ödeme/Aszites/Hepatomegalie/
Proteinurie wird im Vorfeld der Diagnose einer konstriktiven Perikarditis häufig als Leberzirrhose oder nephrotisches Syndrom fehlgedeutet. ❗

Ätiologie, Pathogenese

Eine konstriktive Perikarditis kann im Verlauf einer chronischen Herzbeutelentzündung, zum Beispiel bakterieller Genese, nach Herzoperationen oder Bestrahlung auftreten. Immer sollte eine Tuberkulose als mögliche Ursache ausgeschlossen werden (s. **5.4.3**). In vielen Fällen lässt sich keine eindeutige ätiologische Zuordnung treffen („idiopathische" konstriktive Perikarditis). Die durch die Perikardverdickung, -adhäsion und -verkalkung (sog. **„Panzerherz"**) bedingte Einschnürung des Herzens führt zu einer Behinderung der Kammerfüllung in der mittleren und späten Diastole. Es resultiert eine diastolische Herzinsuffizienz, s. **Kasten** „Diastolische Herzinsuffizienz" in **1.7.1**). Fortgeschrittene Fälle führen – analog zur Herzbeuteltamponade – zum Rückwärtsversagen mit vorwiegend rechtsführender Herzinsuffizienz sowie aufgrund des fehlenden Auswurfes zum Vorwärtsversagen mit Minderperfusion der Organe und der Körperperipherie.

Diagnostisches Vorgehen

- Im **EKG** liegt häufig eine Niedervoltage vor, evtl. begleitet von einer Abflachung oder Negativierung der T-Wellen. Ebenfalls häufig ist eine absolute Arrhythmie bei Vorhofflimmern.
- Die **Echokardiographie** zeigt häufig einen kleinen Perikarderguss, evtl. mit einer zusätzlichen Perikardverdickung (wenig sensitives Verfahren). Typisch ist der fehlende Nachweis einer Wandhypertrophie oder Ventrikeldilatation bei klinischen Zeichen einer chronischen Rechtsherzinsuffizienz.
- Im **Röntgenthorax** können evtl. perikardiale Kalkeinlagerungen (plaque- oder spangenförmig) nachgewiesen werden. Typisch ist eine normale Herzgröße trotz der klinischen Zeichen einer chronischen Herzinsuffizienz.
- Die **Magnetresonanztomographie** (MRT) ist der Goldstandard der präoperativen bildgebenden Diagnostik, sie kann Perikardverdickungen sensitiver als die Echokardiographie nachweisen.
- Die **Rechtsherzkatheter-Untersuchung** ermöglicht die invasive Druckmessung in den Herzhöhlen. Die Druckkurve im rechten Ventrikel repräsentiert die rasche, unbehinderte frühdiastolische Füllungsphase, die dann abrupt abbricht, wenn die Füllungsgrenze aufgrund der Perikardsteifigkeit erreicht ist („Dip-Plateau-Phänomen").

Therapie

Neben der symptomatischen Therapie der Herzinsuffizienz kommt kausal die operative Perikardektomie infrage. Das OP-Risiko steigt mit der Dauer der Erkrankung, dem Alter des Patienten und der Ausprägung der Symptome. Bei fortgeschrittener Herzinsuffizienz besteht eine hohe Letalität, daher ist eine operative Therapie frühzeitig anzustreben.

1.12 Angeborene Herzfehler

1.12.1 Grundlagen

0,8 – 1 % aller Neugeborenen weisen eine Herz- oder Gefäßfehlbildung auf (s. **Kasten** „Die häufigsten Herz- und Gefäßfehlbildungen"). Die Diagnose wird in der Regel im Säuglings- oder frühen Kindesalter gestellt, kann aber zunehmend bereits schon im fetalen Ultraschall auffallen. Meist erfolgt eine operative Korrektur mit kurativem Ziel bereits in den ersten Lebensjahren.

Im Erwachsenenalter werden kongenitale Vitien angetroffen, wenn sie wegen ihrer Symptomarmut über viele Jahre toleriert werden konnten, im Kindesalter verkannt wurden oder wenn die Patienten aus medizinisch unterversorgten Teilen der Welt stammen. Unerkannte Herzfehler fallen im Erwachsenenalter durch ihre Manifestationen an der Lungengefäßbahn (pulmonale Hypertonie, Eisenmenger-Reaktion, s. u.) auf und werden nicht selten in der Schwangerschaft symptomatisch.

Angeborene Herzfehler mit Relevanz im Erwachsenenalter sind in unseren Breitengraden vor allem der Vorhofseptumdefekt, der Ductus Botalli apertus und die bikuspide Aortenklappe.

> ❗ Allen Patienten mit angeborenen Herzfehlern sollte eine Endokarditisprophylaxe (s. 1.9.1) empfohlen werden. ❗

=====ZUR VERTIEFUNG=====

Die häufigsten kongenitalen Herz- und Gefäßfehlbildungen

- Ventrikelseptumdefekt (VSD)   25–30%
- Vorhofseptumdefekt (ASD)   10–15%
- Ductus arteriosus apertus   10%
- Aortenisthmusstenose   7%
- Pulmonalstenose   7%
- Aortenklappenstenose   6%
- Fallot-Tetralogie   6%
- Transposition der großen Arterien   4%

Ätiologie

Nur bei ca. 1% der angeborenen Herzfehler sind klassische (monogene) Mendel-Erbgänge gesichert. In ca. 5% liegen nummerische Chromosomenaberrationen vor; so ist zum Beispiel die Trisomie 21 in ca. 40% von einem Herzfehler begleitet, und das Turner-Syndrom (XO) geht gehäuft mit Ventrikelseptumdefekten oder einer Aortenisthmusstenose einher. Sehr viel häufiger sind chromosomale Mikrodeletionen oder andere Defekte, die oft mit Fehlbildungssyndromen an anderen Organen einhergehen (etwa Di-George-Syndrom, s. **4.3.1**).

Neben genetischen Ursachen sind zahlreiche exogene Faktoren am Zustandekommen kongenitaler Herzfehler beteiligt, wobei weniger die Art der Noxe als vielmehr der Zeitpunkt der Einwirkung Art und Ausmaß der Fehlbildung bestimmt. Die teratogenetische Determinationsphase für das Herz liegt in der 3.–8. Embryonalwoche. Die Röteln-Embryopathie führt in ca. 50% zu Herzfehlbildungen, weitere Ursachen sind andere Virusinfekte, chemische Substanzen wie Thalidomid, Zytostatika, Alkohol oder Immunsuppressiva und ionisierende Strahlen.

Klassifizierung

Der Weg des Blutflusses folgt den anatomisch vorgegebenen Bahnen sowie den jeweils herrschenden Druckgradienten. Bestehen unphysiologische Verbindungen zwischen Körper- und Lungenkreislauf oder persistieren physiologisch angelegte embryonale Verbindungen, so kann Blut aus einem Kreislauf in den anderen übertreten (Shunt). Je nach Art der Verbindung resultiert ein Links-rechts- oder ein Rechts-links-Shunt.

- **Herzfehler ohne Shunt** (ca. 25%): Pulmonalstenose, Aortenisthmusstenose, Aortenklappenstenose
- **Herzfehler mit Rechts-links-Shunt** (ca. 20%): z. B. Fallot-Tetralogie oder Transposition der großen Gefäße. Sie werden wegen der Zumischung deoxygenierten Blutes in den systemischen Blutkreislauf auch als **zyanotische Vitien** bezeichnet.
- **Herzfehler mit Links-rechts-Shunt** (ca. 55%): VSD, ASD und Ductus arteriosus apertus. Sie gehen mit einer Zumischung oxygenierten Blutes in den Lungenkreislauf einher, wodurch sich der Sauerstoffgehalt des systemischen Blutkreislaufes nicht ändert. Sie werden deshalb auch als **azyanotische Vitien** bezeichnet.

Pathogenese

Angeborene Herzfehler können auf mehreren Wegen klinische Probleme verursachen:

- Zum einen kann es durch eine unphysiologische Druck- oder Volumenbelastung oft nach Jahren oder Jahrzehnten zur **Herzinsuffizienz** kommen; so steigt zum Beispiel die Volumenlast des rechten Herzens beim VSD stark an, während die Aortenisthmusstenose zur Druckbelastung des linken Herzens führt.
- Selten kann es zur akuten Dekompensation mit **kardiogenem Schock** kommen, etwa wenn sich nach der Geburt die fetalen Kurzschlussbahnen schließen und die Körper- oder Lungendurchblutung wegen der defekten Anatomie nicht mehr aufrechterhalten werden kann (z. B. „kritische" Aortenstenose oder Hypoplastisches-Linksherz-Syndrom).
- Wieder andere Vitien führen zu einem Rückstau ins Lungengefäßsystem (z. B. totale Lungenvenenfehlmündung, s. **1.12.4**) oder zu einer Überflutung des Lungengefäßsystems (z. B. schwerer VSD) und damit jeweils zu **Atemproblemen** und evtl. Lungenödem.
- Einige Vitien mit gesteigertem Blutfluss durch die Lungenstrombahn (z. B. Vorhofseptum- oder Ventrikelseptumdefekt) führen langfristig zum Hochdruck im Lungengefäßsystem (**pulmonale Hypertension**), wodurch irreversible Schäden der Lungenstrombahn und des rechten Herzens entstehen können.
- Viele Herzfehler, vor allem zyanotische Vitien, führen wegen der ineffektiven Herzarbeit und verminderter Sauerstoffabgabe zur **Wachstumsretardierung** bei Kindern. Bei körperlicher Belastung kann es vor allem bei Herzfehlern mit Rechts-links-Shunt oder bei Stenosen des rechts- oder linksventrikulären Ausflusstraktes zu **Belastungssynkopen** kommen (der bei körperlicher Belastung erhöhte pulmonale Lungengefäßwiderstand erhöht das Shunt-Volumen bzw. reduziert den Blutfluss ins Gehirn oder die Lunge). Zyanotische Herzfehler können wegen der begleitenden, hypoxiebedingten Erythrozytose im

Kindesalter zu Schlaganfällen und durch die Verschleppung von Bakterien zu Hirnabszessen führen.

Diagnostisches Vorgehen

Die diagnostische Aufarbeitung von Herzvitien folgt stets gleichbleibenden Prinzipien:

- **Körperliche Untersuchung** mit Augenmerk auf Wachstumsverlauf, Zyanosezeichen, Uhrglasnägel, Pulsstatus sowie Zeichen der Herzinsuffizienz (s. **1.7.3**) und Zeichen der Lungenstauung.
  Auskultation: Ein abnormer Blutfluss hinterlässt wegen der entstehenden Turbulenzen, des evtl. gestörten Klappenschlusses und veränderter Geräuschfortleitung akustische Spuren. Die Herausforderung an den Arzt besteht darin, diese akustischen Phänomene einem bestimmten Defekt zuzuordnen. Neben einem geschulten Ohr ist hierzu die Kenntnis des Herzzyklus (s. **1.2**) und der mit den einzelnen Herzfehlern verbundenen Flussabweichungen unerlässlich (Beispiel s. **Kasten** „Der gedankliche Weg").
- **Echokardiographie:** Kein Facharzt kann „sein" Organ besser visualisieren als der Kardiologe – nur wenige Herzfehler entziehen sich der Ultraschalldiagnostik.
- **Röntgenthorax:** Für bestimmte Herzfehler typische Herzkonfigurationen sind selten; sie treten zudem meist nur bei nicht zeitgerecht korrigierten Herzfehlern auf. Der Röntgenthorax kann jedoch Auskunft über Kammer- bzw. Vorhofvergrößerungen sowie über das Ausmaß des pulmonalen Blutflusses geben (verminderte oder verstärkte Gefäßzeichnung), was die „Einordnung" des Defektes oft erleichtert.

- **EKG:** Es gibt keine für einen bestimmten Herzfehler spezifischen EKG-Zeichen. Einige Zeichen sind jedoch typisch (z. B. eine rSr'-Konfiguration des Kammerkomplexes bei bestimmten Formen des ASD). Außerdem kann das EKG Hinweise geben, welcher Herzraum vermehrt belastet ist, und damit die diagnostische Zuordnung erleichtern (z. B. Zeichen der Rechtsherzbelastung bei großem VSD, bei dem es durch den Links-rechts-Shunt zu einer erheblichen Druckbelastung des rechten Ventrikels kommt). Auch können bisweilen durch die Anatomie des Defekts Abweichungen der Herzachse (z. B. überdrehter Linkstyp bei AV-Kanal) auftreten.

Weitere Untersuchungen wie zum Beispiel Herzkatheteruntersuchungen mit Angiographie kommen vor allem in der präoperativen Planung sowie in Zweifelsfällen zum Einsatz.

1.12.2 Herzfehler ohne Shunt-Verbindung

Aortenstenose (AS)

Kongenitale Aortenklappenveränderungen sind die häufigsten Ursachen einer Aortenstenose zwischen dem 15. und 60. Lebensjahr.

Einteilung

Die **valvuläre Aortenstenose (Abb. 1.83)** ist eine relativ seltene kongenitale Erkrankung, bei der die Aortenklappe den linksventrikulären Ausflusstrakt einengt. Häufiger sind

=== ZUR VERTIEFUNG ===

Der gedankliche Weg vom Geräuschphänomen zum Strukturdefekt – ein Beispiel

Die Herausforderung
Sie hören ein mesosystolisches Geräusch über der Pulmonalklappe (2. ICR links parasternal), ein niederfrequentes mesodiastolisches Geräusch („Rumpeln") im 4. ICR parasternal rechts sowie einen weit und fixiert gespaltenen 2. Herzton.

Die gedankliche Auflösung
Ein mesosystolisches Geräusch entsteht während der Ejektionsphase des Herzzyklus, also beim Blutausstrom in die großen Schlagadern (es wird deshalb auch als „Austreibungsgeräusch" bezeichnet und gegenüber den holosystolischen Geräuschen abgegrenzt, die z. B. durch Blutrückstrom in die Vorhöfe entste-

hen). Die Tatsache, dass das Punctum maximum über der Pulmonalklappe zu hören ist, deutet darauf hin, dass das Geräusch am rechtsventrikulären Ausflusstrakt entsteht. Es könnte sich also am ehesten um eine Pulmonalstenose handeln.
Das diastolische Geräusch deutet wegen seines Auftretens in der ventrikulären Füllungsphase und seiner Lokalisation auf eine Trikuspidalstenose hin, die zwar viele Ursachen haben kann, in der Zusammenschau mit einer Pulmonalstenose jedoch auf eine Volumenüberlastung hindeuten dürfte, in deren Rahmen es wegen des gesteigerten Flusses durch die Trikuspidalklappe und die Pulmonalklappe jeweils zu Turbulenzen kommt („relative Stenose"). Diese Erklärung wird durch den gespaltenen 2. Herzton erhärtet: Die rechtsventrikuläre Volumenüberlastung führt nämlich zu einer verlängerten rechtsventriku-

lären Auswurfphase und damit einem verspäteten Pulmonalklappenschluss (weite und atemunabhängige Spaltung von S_2).
Nehmen Sie die aus diesen Geräuschphänomenen abgelesenen Informationen zusammen, so deutet alles auf eine Volumenbelastung des rechten Ventrikels mit relativer Trikuspidalstenose und relativer Pulmonalstenose hin. Sie sind also einem Links-rechts-Shunt auf der Spur! Sie können diesen jedoch nicht durch einen VSD erklären, denn bei diesem steht das typische holosystolische Shunt-Geräusch im Vordergrund. Sehr wohl jedoch passen die Geräuschphänomene zum **Vorhofseptumdefekt**, der sich akustisch durch nichts als die Volumenbelastung des rechten Ventrikels manifestiert (der Fluss durch den Defekt selbst hinterlässt wegen des geringen Druckgradienten zwischen den Vorhöfen keine akustischen Spuren).

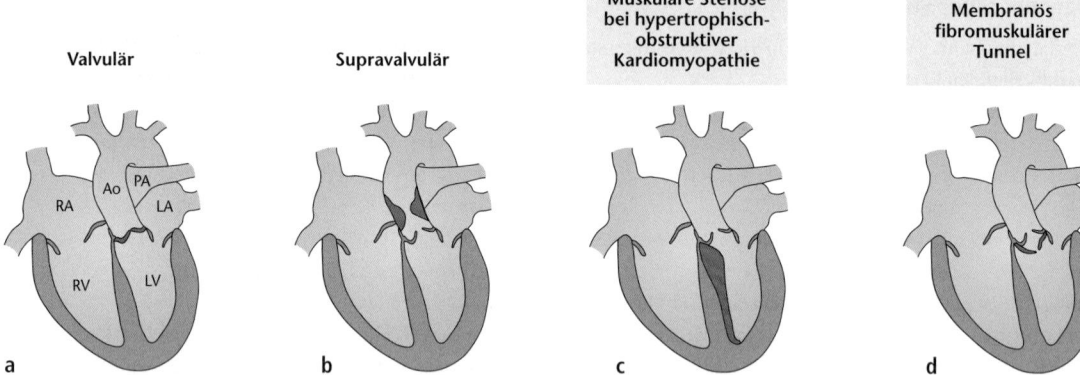

Subaortenstenosen

| Valvulär | Supravalvulär | Muskuläre Stenose bei hypertrophisch-obstruktiver Kardiomyopathie | Membranös fibromuskulärer Tunnel |

a   b   c   d

Abb. 1.83: Einteilung der Aortenstenosen (AS). LV = linker Ventrikel; LA = linkes Atrium; Ao = Aorta descendens; RV = rechter Ventrikel; RA = rechtes Atrium; PA = Pulmonalarterie. **a) Valvuläre AS:** z. B. durch unikuspide oder bikuspide Klappe. Letztere tritt auch ohne Ausflussobstruktion auf; das veränderte Strömungsprofil verursacht jedoch Endothelläsionen, die im Laufe der Zeit zu degenerativen Veränderungen führen. **b) Supravalvuläre AS:** trichterförmige oder membranöse Deformierung oberhalb der Aortenklappentaschen innerhalb der Aorta ascendens. **c) Membranöse Subaortenstenose:** ca. 1–2 cm unterhalb der Aortenklappe liegendes membranöses Diaphragma, fibröser Ring oder fibromuskulärer Tunnel, der den linksventrikulären Ausflusstrakt einengt. **d) Muskuläre Subaorten-stenose** bei hypertrophisch-obstruktiver Kardiomyopathie (s. 1.10.1): Die Obstruktion des linksventrikulären Ausflusses entsteht nur während der Systole (sog. dynamische Obstruktion); sie ist durch die muskuläre Hypertrophie des subvalvulären Kammerseptums bedingt.

die **supravalvuläre Aortenstenose** und die **subvalvuläre Aortenstenose (Subaortenstenose)**. Letztere kann durch redundantes membranartiges Gewebe (membranöse Form) oder durch hypertrophiertes Muskelgewebe im Rahmen der hypertrophischen obstruktiven Kardiomyopathie bedingt sein (s. **1.10.1**).

Klinik, Diagnostik und Therapie

Die hämodynamischen und klinischen Befunde entsprechen denen der erworbenen Aortenstenose (s. **1.13.2** und **Tab. 1.24**). Therapeutisch kann die Stenose vorübergehend mittels Ballondilatation aufgedehnt oder durch eine chirurgische Durchtrennung adhärenter, verschmolzener Klappenränder (**Kommissurotomie**) definitiv versorgt werden. Im Erwachsenenalter wird jedoch aufgrund degenerativer Veränderungen mit Verkalkung und Re-Stenose meist ein **Aortenklappenersatz** notwendig.

Pulmonalstenose

Die kongenitale Pulmonalstenose (PS) kommt als **valvuläre Stenose**, als Stenose der Ausflussbahn des rechten Ventrikels (sog. **infundibuläre Stenose**) oder als **periphere Stenose** von Pulmonalarterien vor. Meist liegen begleitend weitere Herzfehlbildungen vor.

❗ Bei Defekten in der Herzscheidewand kann es zu einer relativen Pulmonalstenose kommen: Hier ist der Blutfluss durch den rechtsventrikulären Ausflusstrakt infolge des Links-rechts-Shunts so weit gesteigert, dass eine turbulente Strömung und damit ein Herzgeräusch entsteht. Beispiele sind der VSD und der ASD. ❗

Hämodynamik

Die Einengung des rechtsseitigen Ausflusstraktes führt zu einer Drucksteigerung im rechten Ventrikel, während der Druck in der Pulmonalarterie normal oder erniedrigt ist. Die Folge der Druckbelastung des rechten Ventrikels ist eine rechtsventrikuläre Hypertrophie.

Klinik

Die Patienten sind auch im Erwachsenenalter oft symptomarm oder -frei. Eine verminderte Belastbarkeit, Dyspnoe, Thoraxschmerzen, Palpitationen und Schwindel bzw. Synkopen können auftreten.

Diagnostisches Vorgehen

- Der **Leitbefund** in der klinischen Untersuchung ist ein systolisches Austreibungsgeräusch im 2. Interkostalraum links parasternal. Typisch ist ein **Crescendo-Decrescendo-Geräusch**, dessen Maximum sich mit zunehmendem Schweregrad in Richtung des 2. Herztones verlagert (**Abb. 1.84**).
- Im **EKG** stellen sich in fortgeschrittenen Fällen hohe, spitze P-Wellen als **P pulmonale** dar. Zusätzlich finden sich ein Steil- bis Rechtstyp und Zeichen der rechtsventrikulären Hypertrophie, die sich auch im **Röntgenthorax** mit

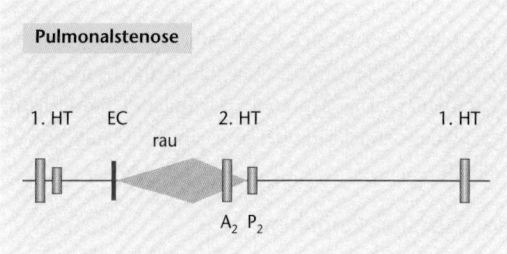

Abb. 1.84: Auskultationsbefund bei Pulmonalstenose.
HT = Herzton, EC = Ejection Click, A$_2$ = Aortenklappenschluss,
P$_2$= Pulmonalklappenschluss. [L157]

vergrößertem rechtem Vorhof und Ventrikel sowie poststenotisch dilatiertem Pulmonalis-Hauptstamm nachweisen lässt (**Abb. 1.85**).

• Durch **Echokardiographie** und **Herzkatheteruntersuchungen** kann der Defekt strukturell genau definiert,
der Druckgradient anhand der Flussbeschleunigung im
Doppler gemessen und damit der Schweregrad bestimmt
werden.

Therapie und Prognose

Bei symptomatischen Patienten oder einem Druckgradienten > 60 mmHg ist eine **Ballondilatation** der Stenose angezeigt; hierdurch kann der Druckgradient um mehr als 50%
gesenkt werden. Bei komplexen Stenosen (valvulär und sub-
valvulär kombiniert, dysplastische Pulmonalklappe) ist eine
chirurgische **Valvulotomie** und Resektion der infundibu-
lären Obstruktion erforderlich.

Leichte Fälle haben eine normale Lebenserwartung, in
schweren Fällen liegt sie bei 15 – 20 Jahren.

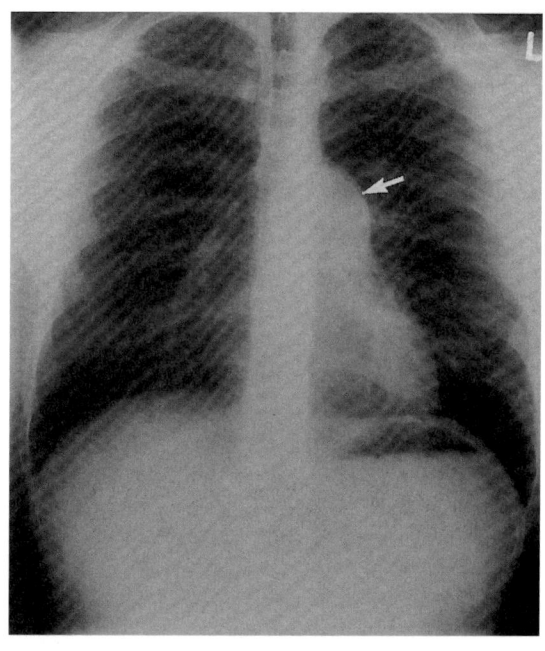

Abb. 1.85: Röntgenthorax bei Pulmonalstenose. Prominentes Pulmonalsegment (Pfeil), helle Lungenfelder. [R132]

Aortenisthmusstenose

Synonym: Coarctatio aortae, **CoA** (engl. *coarctation*)

Als **Aortenisthmus** wird die physiologische Enge von
25 – 30% des Aortendurchmessers *nach* dem Abgang der
linken A. subclavia bezeichnet, die die ehemalige Mündungsstelle des Ductus arteriosus Botalli darstellt. In unmittelbarer Nachbarschaft zu dieser Einmündungsstelle
können kongenitale Gefäßfalten vorhanden sein, die den
Blutfluss behindern und das morphologische Korrelat der

Tab. 1.24 Übersicht über die wichtigsten angeborenen Herzfehler ohne Shunt

Vitium	Klinische Untersuchung	EKG	Röntgenthorax bzw. Echokardiographie
kongenitale Aortenstenose	• Blutdruckamplitude ↓ • systolisches Austreibungsgeräusch links • Schwirren • paradoxe Spaltung des 2. HT	• LVH	• LV ↑ • Dilatation der Aorta ascendens • Flussbeschleunigung in der Stenose im Doppler
kongenitale Pulmonal-stenose	• systolisches Austreibungsgeräusch im 2. ICR links • weite Spaltung des 2. HT • evtl. sichtbarer rechtsventrikulärer Herzspitzen-stoß rechts-parasternal	• RVH • P dextroatri-ale	• RA ↑ • RV ↑ • Dilatation des PA-Hauptstamms oder der linken PA • Flussbeschleunigung in der Stenose im Doppler
Coarctatio aortae (Aortenisthmus-stenose)	• Femoralis-Puls ↓ • Blutdruck der unteren Extremitäten ↓ • Blutdruck der oberen Extremität ↑ • interskapuläres systolisches Geräusch • evtl. kontinuierliches Geräusch der Kollateralen	• LVH	• LV ↑ • Dilatation der Aorta ascendens • poststenotische Aortendilatation • Rippenusuren (Unterkanten) • Flussbeschleunigung in der Stenose im trans-ösophagealen Echo

↓ = klein, vermindert; ↑ = groß, vergrößert, erhöht; RV = rechter Ventrikel, LV = linker Ventrikel, RA = rechtes Atrium, PA = Pulmonalarterie, HT = Herzton, ICR = Interkostalraum, LVH = linksventrikuläre Hypertrophie, RVH = rechtsventrikuläre Hypertrophie

01

Aortenisthmusstenose darstellen. Die Falten liegen fast immer an der Aortenhinterwand direkt gegenüber der Duktus-Einmündungsstelle („juxtaduktal"). Prä- oder postduktale Formen sind selten. Man unterscheidet (**Abb. 1.86**):

- **kindliche Form:** Die Stenose liegt bei offenem Ductus Botalli auf der Höhe („juxtaduktal") oder – selten – direkt proximal des Duktus („präduktal"). Meist sind weitere kardiovaskuläre Defekte vorhanden.
- **Erwachsenenform:** asymmetrische, membranöse Stenose distal des nun zum Ligamentum Botalli umgewandelten Duktus („postduktal"). Begleitende kardiovaskuläre Defekte sind selten (Ausnahme: bikuspide Aortenklappe).

Hämodynamik

Durch die Druckdifferenz zwischen den prä- und poststenotischen Kreislaufabschnitten bilden sich Anastomosen über die Arterien des Schultergürtels, die Interkostalarterien und die Aa. mammariae internae aus. Die Kollateralen sind dafür verantwortlich, dass die Druckdifferenz in Ruhe bisweilen nur gering ist; bei Belastung kann der Druckgradient jedoch extrem ansteigen.

═══════════ **AUF DEN PUNKT GEBRACHT** ═══════════

Leitbefund der CoA
Charakteristisch ist die arterielle Hypertonie oberhalb (obere Extremitäten) und Hypotonie unterhalb der Stenose (untere Extremitäten). Je nach Abgang der A. subclavia kann auch eine arterielle Druckdifferenz zwischen linkem und rechtem Arm bestehen. Bei jeder arteriellen Hypertonie des Jugendlichen oder Erwachsenen muss deshalb eine CoA als Ursache ausgeschlossen werden.

Klinik

Die arterielle Hypertonie der oberen Körperhälfte führt zu Kopfschmerzen, Schwindel, Nasenbluten und Pulsationen im Kopfbereich. Die Hypotonie der unteren Körperhälfte bewirkt eine Schwäche der Beine bis hin zur Claudicatio intermittens.

Diagnostisches Vorgehen

Der systolische Druck an den unteren Extremitäten wird im Liegen normalerweise ca. 30 – 40 mmHg höher gemessen als am Oberarm. Grund dafür sind die physikalischen Eigenschaften der Pulswelle, die sich über den Windkessel der Aorta in die Gefäße der Beine ausbreitet und in der Peripherie reflektiert wird. Bei manifester CoA fällt jedoch der Druck an der unteren Extremität ab und kann bis zu 80 – 100 mmHg niedriger gemessen werden als am Oberarm. Zusätzlich kann eine arterielle Blutdruckdifferenz zwischen beiden Armen (je nach Abgang der jeweiligen A. subclavia vor oder hinter der Stenose, **Abb. 1.86**) bestehen. Die Femoral- und Fußarterien sind schwach palpabel oder fehlen, die Hände sind warm, die Füße kalt, auffällig sind ausgeprägte Pulsationen arterieller Gefäße an Hals, Schulter und seitlichem Thorax. Auskultatorisch findet sich ein systolisches Geräusch im 2.und 3. Interkostalraum links parasternal. Zwischen den Schulterblättern ist fast regelmäßig ein systolisches, manchmal auch systolisch-diastolisches Gefäßgeräusch zu hören.

- Im **EKG** besteht sowohl bei Jugendlichen als auch bei Erwachsenen eine linksventrikuläre Hypertrophie mit sekundären ST-Veränderungen linkspräkordial.
- In der **Röntgenaufnahme des Thorax** werden der vergrößerte linke Ventrikel und Rippenusuren an den Unter-

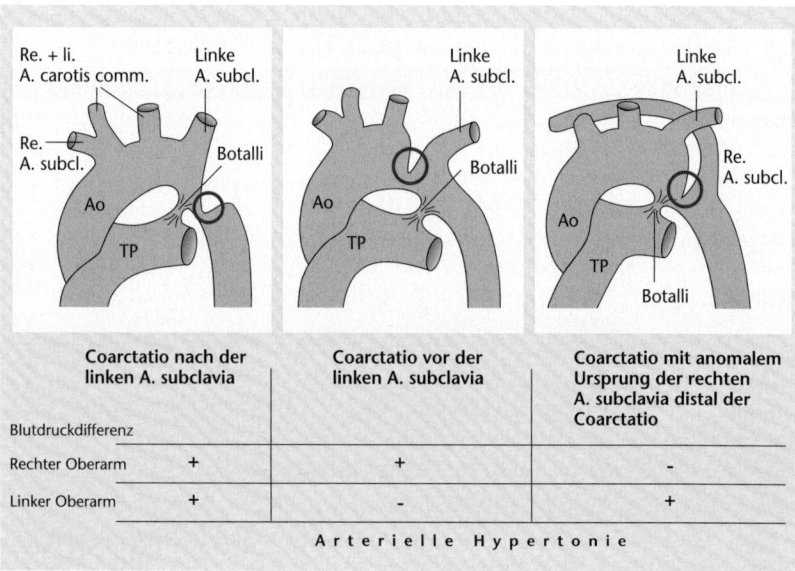

Abb. 1.86: Morphologische Varianten der Aortenisthmusstenose. Ao = Aorta; TP = Truncus pulmonalis. [L157]

	Coarctatio nach der linken A. subclavia	Coarctatio vor der linken A. subclavia	Coarctatio mit anomalem Ursprung der rechten A. subclavia distal der Coarctatio
Blutdruckdifferenz			
Rechter Oberarm	+	+	-
Linker Oberarm	+	-	+
	A r t e r i e l l e H y p e r t o n i e		

kanten der 3. bis 8. Rippe sichtbar, die durch erweiterte Kollateralgefäße im Interkostalarterienbereich entstehen. An der linksseitigen Kontur des Aortenbogens ist gelegentlich eine Einkerbung in Höhe der Stenose zu erkennen, prä- und poststenotisch ist die Aorta thoracalis erweitert.

- Mittels **transösophagealer Echokardiographie** (s. **1.4.3**) kann fast die gesamte thorakale Aorta inklusive des Isthmus eingesehen werden. Aus der Messung der Flussgeschwindigkeiten in der aszendierenden und deszendierenden Aorta kann der Druckgradient über der Stenose ermittelt werden.

Therapie

Die Fehlbildung wird in der Regel im Säuglingsalter aufgrund eines Herzgeräusches, schwerwiegende Formen auch aufgrund eines kardiogenen Schocks nach Schluss des Ductus Botalli in den ersten Lebenstagen entdeckt. Standard ist die operative Therapie im Vorschulalter mit Resektion der Isthmusstenose und End-zu-End-Anastomose der Aorta. Die Operationsletalität beträgt < 2%. Je älter die Kinder zum Zeitpunkt der Operation sind, desto höher sind die Rate eines postoperativ persistierenden arteriellen Hochdrucks und die Gefährdung durch kardiovaskuläre Komplikationen (akzelerierte Atherosklerose, Myokardinfarkt, plötzlicher Herztod, intrakranielle Blutungen, Aortenruptur).

Eine Alternative zur Operation ist die Ballonangioplastie der Stenose. Der Druckgradient kann effektiv gesenkt werden, die Langzeitresultate sind jedoch unbefriedigend.

Verlauf und Prognose

Die Prognose der nicht-operierten CoA ist schlecht. Hauptkomplikationen sind Herzinsuffizienz, Aortenklappenerkrankungen, Aortenruptur (von Aortenaneurysmata) und -dissektion, infektiöse Endokarditis und intrazerebrale Blutungen. Bei rechtzeitiger Operation vor Eintreten arteriosklerotischer Folgeerscheinungen oder einer Linksherzinsuffizienz besteht eine normale Lebenserwartung.

1.12.3 Herzfehler mit Links-rechts-Shunt

Hämodynamik

Bei den im Folgenden zu besprechenden Herzfehlern kommt es durch eine Entwicklungsstörung zum **Kurzschluss (Shunt) zwischen den beiden Kreislaufsystemen**.

Aufgrund des Druckgradienten zwischen den beiden Kreisläufen tritt Blut von der linken Herzseite bzw. dem großen Kreislauf auf die rechte Herzseite bzw. den Lungenkreislauf über (Links-rechts-Shunt). Das Ausmaß des Blutflusses durch den Shunt (sog. **Shunt-Volumen**) ist von der

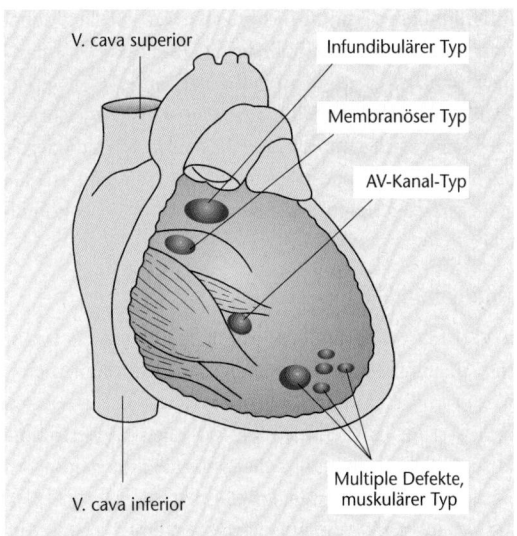

Abb. 1.87: Varianten der Ventrikelseptumdefekte. Blick auf das Kammerseptum bei eröffnetem rechtem Ventrikel. [L157]

Größe des Defektes und den Widerstandsverhältnissen im großen und kleinen Kreislauf abhängig.

Durch den zusätzlichen Blutfluss wird der rechte Ventrikel vermehrt **volumenbelastet** und kann dadurch insuffizient werden; bei großem strukturellem Defekt mit entsprechender Druckübertragung kann er zusätzlich **druckbelastet** werden. Außerdem kann im Zuge des vermehrten Blutflusses in die Lungenstrombahn ein pulmonaler Hochdruck entstehen. In der Folge steigen wiederum die Drücke im rechten Herzen an, sodass auch in diesem Falle zur Volumenbelastung eine Druckbelastung hinzutritt.

Ventrikelseptumdefekt (VSD)

Definition und Einteilung

Der Ventrikelseptumdefekt, bei dem eine Verbindung zwischen dem linken und rechten Ventrikel im Bereich des Kammerseptums vorliegt, ist der häufigste angeborene Herzfehler. Er tritt isoliert oder in Kombination mit weiteren Läsionen auf (z.B. Fallot-Tetralogie, Pulmonalatresie oder AV-Kanal-Defekt). Die Größe des Defektes kann erheblich variieren (1 mm bis 2,5 cm).

Grundlage der Einteilung ist die anatomische Lokalisation im Verlauf des Kammerseptums (**Abb. 1.87**):

- **membranöser Typ:** 75% der Fälle. Der VSD liegt in der Nähe der Aortenklappe, posterior und inferior der Crista supraventricularis in der Region des membranösen Septums.
- **muskulärer Typ:** < 10% der Fälle. Der VSD liegt im muskulären Anteil des Kammerseptums (M. Roger), nicht selten liegen multiple VSD vor.

01

- **infundibulärer Typ:** < 10% der Fälle. Der VSD liegt superior, anterior oder innerhalb der Crista supraventricularis in enger Nachbarschaft zur Pulmonalklappe.
- **AV-Kanal:** < 10% der Fälle. Ein AV-Kanal ist inferior des membranösen Septums in der Nähe des septalen Segels der Trikuspidalklappe gelegen und mit weiteren Defekten assoziiert (sog. Endokardkissendefekt, Vorhofseptumdefekt).

Hämodynamik

Ein VSD führt aufgrund des primär vorhandenen Links-rechts-Shunts zu einer Volumenbelastung des linken Herzens. Ein großer VSD führt wegen des erheblich gesteigerten Blutflusses im Lungengefäßbett zu einer Hypertrophie und später Fibrosierung der Gefäßmuskulatur, welche den Gesamtquerschnitt des Lungengefäßbettes irreversibel einschränkt (obstruktive Lungengefäßreaktion). Durch die zunehmende pulmonale Drucksteigerung nimmt der Links-rechts-Shunt stetig ab (oft verbunden mit einer besseren Belastbarkeit des Patienten), bis es schließlich durch supra-systemische Pulmonalarteriendrücke zur **Shunt-Umkehr** mit Rechts-links-Shunt durch den VSD kommt (**Eisenmenger-Syndrom**). Klinisch entwickeln sich dann eine zentrale Zyanose (Mischzyanose, s. **Kasten** „Zyanose" in **5.2.2**) sowie eine stetig fortschreitende Rechtsherzinsuffizienz.

Klinik

Bei kleinen VSD sind die Patienten beschwerdefrei. Bei mittlerem VSD sind die Betroffenen aufgrund einer Belastungs-dyspnoe bei Volumenbelastung des linken Herzens und der Lungenstrombahn vermindert belastbar und zeigen eine erhöhte Neigung zu pulmonalen Infekten. Große VSD machen sich daher oft schon am Ende der Neugeborenenzeit als Linksherzinsuffizienz bemerkbar. Ein Eisenmenger-Syndrom (s. o.) ist heute extrem selten.

- **Auskultation** (**Abb. 1.88** und **Tab. 1.25**):
  - bei **kleinem VSD** (Links-rechts-Shunt, < 30%): lautes, hochfrequentes, holosystolisches, bandförmiges Geräusch über dem linken unteren Sternalrand („Pressstrahlgeräusch", „viel Lärm um Nichts")
  - **Große VSD** (Links-rechts-Shunt, > 50%) weisen Befunde und Merkmale einer pulmonalen Hypertonie sowie der Rechts- und Linksherzbelastung (s. o.) auf. Das VSD-Geräusch kann wegen des meist geringen Druckgradienten zwischen den Kammern fehlen oder nur sehr leise sein, der Pulmonalton des 2. Herztones ist wegen der pulmonalen Hypertonie laut.
- Während das **EKG** bei kleinen VSD unauffällig ist, finden sich bei mittelgroßen Defekten Zeichen der Linkshypertrophie und evtl. einer biventrikulären Hypertrophie, bei großem VSD Zeichen der Rechtshypertrophie, evtl. mit Rechtsschenkelblock.
- **Röntgenthorax-Befunde** (**Abb. 1.89**):
  - **mittelgroßer VSD:** Kardiomegalie mit Vergrößerung des linken Atriums und des linken Ventrikels. Das Pulmonalis-Segment und die zentralen Pulmonalgefäße sind prominent (in der Durchleuchtung „tanzend"), es findet sich eine vermehrte pulmonale Gefäßzeichnung.
  - **großer VSD:** Die zentralen Pulmonalgefäße sind massiv dilatiert, die Lungengefäßzeichnung der Peripherie ist dagegen wegen der im Rahmen der Eisenmenger-Reaktion (s. o.) stattfindenden Hypertrophie der Gefäße mit entsprechender Widerstandserhöhung spärlich (sog. Kalibersprung).

Tab. 1.25 Übersicht über die wichtigsten angeborenen Herzfehler mit Links-rechts-Shunt

Vitium	Klinische Untersuchung	EKG	Röntgenthorax bzw. Echokardiographie
Ventrikel-septumdefekt (VSD)	• holosystolisches Geräusch über linkem unterem Sternalrand • lauter Pulmonalisanteil des 2. HT • Auftreten eines 3. HT • Diastolikum bei Aorteninsuffizienz	• LVH oder biventrikuläre Hypertrophie	• Kardiomegalie (LA ↑, LV ↑, RV ↑) • prominente Pulmonalarterien • pulmonale Blutfülle („Plethora") • Shunt-Fluss („Jet") durch den Septumdefekt im Doppler
Vorhof-septumdefekt (ASD)	• systolisches Geräusch über Pulmonalklappe • weite, fixe Spaltung des 2. HT • Diastolikum über Trikuspidalklappe	• rSr' oder rSr's' • Linkstyp bei Ostium-pri-mum-Defekt	• RA ↑ • RV ↑ • PA ↑ • pulmonale Plethora (Gefäßzeichnung ↑) • Shunt-Fluss („Jet") durch den Septumdefekt im Doppler
Ductus Botalli apertus	• Blutdruckamplitude ↑ • hyperdynamer Herzspitzenstoß • kontinuierliches Maschinengeräusch	• LVH	• PA ↑ • LA ↑ • LV ↑ • pulmonale Plethora (Gefäßzeichnung ↑)

↑ = groß; vergrößert, vermehrt; RV = rechter Ventrikel; LV = linker Ventrikel; RA = rechtes Atrium; LA = linkes Atrium; PA = Pulmonalarterie; HT = Herzton; LVH = linksventrikuläre Hypertrophie

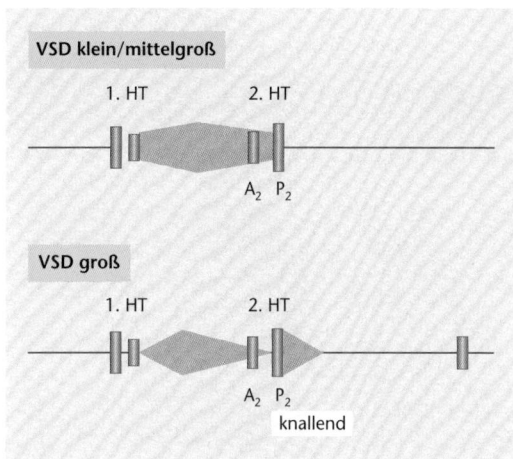

Abb. 1.88: Auskultationsbefund bei Ventrikelseptumdefekt. HT = Herzton; A_2 = Aortenklappenschluss; P_2 = Pulmonal-klappenschluss. [L157]

- In der **Echokardiographie** lassen sich Defekte ab einer Größe von 3 mm im 2-D-Bild nachweisen; der Shunt-Fluss ist mittels Farb-Doppler darstellbar.
- Die **Herzkatheteruntersuchung** dient vor allem der Berechnung des Shunt-Volumens sowie der Bestimmung des pulmonalen Gefäßwiderstandes.

Therapie

Bei kleinem Ventrikelseptumdefekt mit Links-rechts-Shunt < 50% ist nur eine konsequente Endokarditisprophylaxe erforderlich. Ein großer Teil der kleinen Defekte verschließt sich innerhalb der ersten Lebensjahre aufgrund des Muskelwachstums spontan.

Mittelgroße und große VSD mit einem Links-rechts-Shunt > 50% sollten vor dem 2. Lebensjahr operativ verschlossen werden, um eine irreversible Lungengefäßschädigung zu verhindern. Bei pulmonalem Hochdruck mit

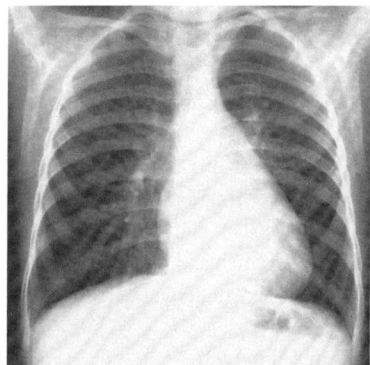

Abb. 1.89: Röntgenthorax bei Ventrikelseptumdefekt (VSD). Im Transversaldurchmesser etwas verbreitertes Herz, verstärkte Lungengefäßzeichnung in allen Arealen. [S008-3]

Shunt-Umkehr (Eisenmenger-Syndrom) ist eine operative Therapie kontraindiziert, da mit dem Defektverschluss dem rechten Ventrikel ein Überlaufventil genommen würde, sodass dann eine akute Rechtsherzinsuffizienz droht.

Die Grenze der Operabilität hängt vom pulmonalen Gefäßwiderstand ab: beträgt dieser > 70% des systemischen Gefäßwiderstandes, ist die Pulmonalgefäßsklerose irreversibel.

Verlauf und Prognose

Der Spontanverschluss eines Ventrikelseptumdefektes ist in bis zu 50% der Fälle zu erwarten. Wird bei gegebener OP-Indikation rechtzeitig innerhalb der ersten Lebensjahre operiert, ist mit einer normalen Lebenserwartung zu rechnen.

Vorhofseptumdefekt (ASD)

Der Vorhofseptumdefekt (Atrioseptaldefekt) ist eine angeborene offene Verbindung zwischen dem linken und rechten Vorhof. Er ist einer der häufigsten kongenitalen Herzfehler im Erwachsenenalter.

Hämodynamik

Der im linken Vorhof gegenüber dem rechten um ca. 5 mmHg höhere Mitteldruck sorgt primär für einen von links- nach rechtsatrial gerichteten Shunt-Fluss. Neben diesem Druckgradienten bestimmen die Defektgröße (Durchmesser meist 2–4 cm) und die Dehnbarkeit der Ventrikel das Shunt-Volumen. Durch die Volumenbelastung der Lungenstrombahn kommt es auch hier zu den beim VSD beschriebenen reaktiven Veränderungen an den Lungengefäßen mit der Extremform als Eisenmenger-Syndrom (s. o.).

Pathogenese und Einteilung

Während der Embryogenese besteht zunächst ein primitiver gemeinsamer Herzvorhof, der dann erst durch die Entstehung des Septums in einen linken und einen rechten Vorhof getrennt wird. Dabei wachsen vom Vorhofdach aus zwei parallele Gewebeplatten, das **Septum primum** und das **Septum secundum,** nach kaudal. Diese beiden primitiven Blätter fusionieren im Lauf der Entwicklung über weite Bereiche. Dabei wird die im Septum secundum physiologisch angelegte Öffnung (das sog. Ostium secundum) von Gewebe des Septum primum „überlappt"; hierdurch entsteht das **Foramen ovale**, eine der Kurzschlussverbindungen des fetalen Kreislaufs, die funktionell tatsächlich eine Art Klappenventil darstellt.

Auch das Septum primum entsteht mit einem physiologischen Gewebe„defekt", und zwar dem an seinem unteren Ende gelegenen Ostium primum. Im Gegensatz zum Ostium secundum kann diese Aussparung jedoch nur teilweise durch das Gewebe der „Zwillingsplatte" (Septum secundum) verschlossen werden.

Auf dem Boden des primitiven gemeinsamen Vorhofs entwickelt sich eine weitere Gewebeplatte, das **Endokardkissen**. Es bildet den unteren Teil der Vorhofwand und wächst nach kranial, wobei es das Ostium primum ausfüllt. Außerdem bildet es durch Wachstum nach kaudal den oberen Teil der Ventrikelwand sowie, durch laterales Wachstum, Teile der Mitral- und Trikuspidalklappen.

Bei kompletten Defekten des Endokardkissens fehlt also sozusagen das Gewebe im Zentrum des Herzens, wodurch eine Kombination aus VSD, ASD und zusätzlichen spaltartigen Defekten der Mitral- und Trikuspidalklappe resultiert. Dieser **komplette Endokardkissendefekt** wird auch als **(kompletter) AV-Kanal** bezeichnet. Wenn nur das eigentlich durch Endokardkissengewebe zu verschließende Ostium primum infolge eines **partiellen Endokardkissendefektes** nicht verschlossen wird, so spricht man von einem **Ostium-primum-ASD** oder **ASD I** (s. **Kasten** „Formen des ASD" und **Abb. 1.90**).

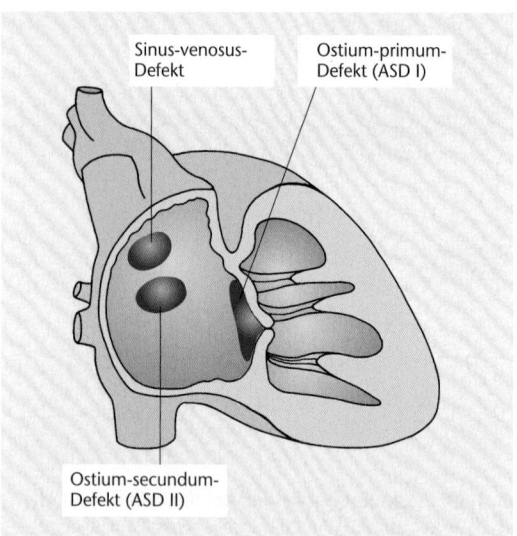

Abb. 1.90: **Varianten des Vorhofseptumdefektes.** [L157]

==================== ZUR VERTIEFUNG ====================

Formen des ASD

- **Ostium-secundum-Defekt (ASD II):** 70 % aller ASD; im mittleren Vorhofseptum im Bereich der Fossa ovalis bzw. Foramen ovale gelegen; bei Frauen dreimal häufiger, in 25 % zusätzlich partielle Lungenvenenfehleinmündung
- **Ostium-primum-Defekt (ASD I):** 15 % aller ASD; liegt im unteren Teil (AV-Ebene) des Vorhofseptums und ist oft mit Spaltbildungen des vorderen Mitral- und Trikuspidalsegels assoziiert. Der ASD I ist ein Teil der Endokardkissendefekte (AV-Kanal-Defekte):
  - **partieller AV-Kanal:** ASD I + Spaltbildung des vorderen Mitralsegels mit Mitralinsuffizienz, kein VSD
  - **kompletter AV-Kanal:** ASD I + VSD, Fehlbildungen der Mitral- und Trikuspidalklappe, rudimentäre Chordae
- **Sinus-venosus-Defekt:** 15 % aller ASD, in der Nähe der Einmündung der V. cava superior gelegen, fast immer mit Lungenvenenfehleinmündungen verbunden.

==

Die sich im Bereich des Foramen ovale bzw. Ostium secundum entwickelnden Gewebedefekte werden dagegen **Ostium-secundum-ASD** oder **ASD II** genannt. Hierbei handelt es sich in der Regel um ungenügend ausgebildetes septales Gewebe, sodass sich das Foramen ovale nach der Geburt nicht schließen kann („die Tür bleibt offen").

Daneben kann ein ASD selten durch einen sog. **Sinus-venosus-Defekt** entstehen, bei dem das Gewebe der Vorhofwand zwar vollständig angelegt ist, sich jedoch nicht korrekt mit den aus dem embryologischen Sinushorn hervorgehenden Strukturen (V. cava superior) zusammenfügt. Diese Form des ASD liegt deshalb direkt an der Einmündungsstelle der V. cava superior; sie ist oft mit Lungenvenenfehleinmündungen assoziiert.

Klinik

Erste Symptome treten meist im späten Kindes- oder Jugendalter auf, mit zunehmendem Alter kommt es zu einer Verschlechterung im Sinne einer verminderten Belastbarkeit, Dyspnoe bei Belastung, Husten und einer Häufung bronchopulmonaler Infekte. Eine Rechtsherzinsuffizienz ist erst nach jahrzehntelangem Verlauf mit Entwicklung einer pulmonalen Hypertonie zu erwarten. Ein ASD I manifestiert sich oft bereits im Kindesalter, ein kompletter AV-Kanal im Neugeborenen- oder Säuglingsalter.

Diagnostisches Vorgehen

- Häufig wird ein systolisches Geräusch bei einer routinemäßigen **klinischen Untersuchung** im Kindes- oder Jugendalter festgestellt. Eine auffallende Pulsation in der Präkordialregion und eine verstärkte epigastrische Pulsation sind Ausdruck einer Rechtsherzhypertrophie. Auskultatorischer Leitbefund (**Abb. 1.91**) ist ein lautes mesosystolisches Geräusch über der Pulmonalregion mit weit atemunabhängig gespaltenem 2. Herzton (s. **Kasten** „Der gedankliche Weg vom Geräuschphänomen zum Strukturdefekt" in **1.12.1**).
- Im **EKG** stellt sich der ASD II mit charakteristischem, nach rechts weisendem Lagetyp und inkomplettem oder komplettem Rechtsschenkelblock dar. Der ASD I imponiert als Linkstyp oder überdrehter Linkstyp bei linksanteriorem Hemiblock, häufig mit inkomplettem Rechtsschenkelblock.
- Im **Echokardiogramm** (**Abb. 1.92**) werden der vergrößerte rechte Vorhof und Ventrikel sichtbar. Im **Röntgenthorax** ist das Pulmonalsegment betont und die Hilusgefäße sind erweitert. Bei Durchleuchtung sind deutliche

Pulsationen der Pulmonalarterien sichtbar („tanzende Hili"). Die Lungengefäße sind bis weit in die Peripherie hinein erweitert („pulmonale Plethora").

• Die endgültige strukturelle Definition, Beurteilung des Schweregrades, Ausschluss begleitender Fehlbildungen sowie Abklärung von Komplikationen, insbesondere der pulmonalen Hypertonie, gelingt durch Echokardiographie und Herzkatheteruntersuchungen.

Therapie

Septum-primum-Defekte schließen sich niemals von selbst. Sie werden deshalb operativ zwischen dem 1. und 2. Lebensjahr verschlossen, beim Auftreten von Herzinsuffizienz schon früher.

Kleine Septum-secundum-Defekte dagegen schließen sich oft spontan, sodass hier zunächst nur eine konsequente Endokarditisprophylaxe erforderlich ist. Größere Defekte müssen jedoch frühzeitig verschlossen werden (operativ oder katheterinterventionell mit „Schirmchen"), um eine irreversible Lungengefäßschädigung zu verhindern. Bei fixiertem pulmonalem Hochdruck (Eisenmenger-Syndrom) ist eine operative Therapie kontraindiziert (s. VSD).

Verlauf und Prognose

Bei ASD II mit geringem Shunt-Volumen besteht keine Beeinträchtigung der Belastbarkeit und der Lebenserwartung. Bei relevantem Shunt (> 50%) beträgt die durchschnittliche Lebenserwartung ohne Therapie ca. 40 Jahre. Eine reaktive, obstruktive Pulmonalgefäßerkrankung mit pulmonaler Hypertonie entwickelt sich nur langsam, meist erst nach

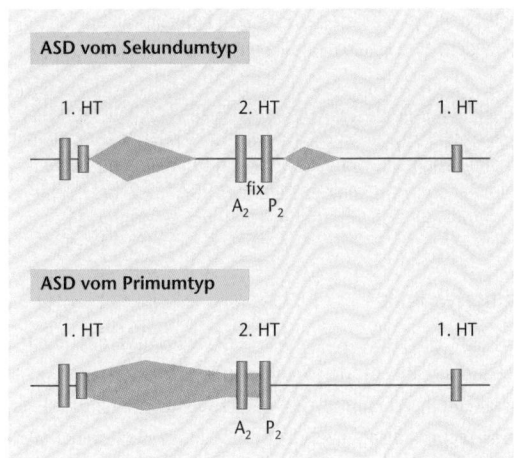

Abb. 1.91: Auskultationsbefund bei Vorhofseptumdefekt. HT = Herzton, A_2 = Aortenklappenschluss, P_2 = Pulmonalklappenschluss, fix = fixierte Spaltung des 2. HT. [L157]

dem 20. Lebensjahr. Bei ASD I bzw. einem kompletten AV-Kanal-Defekt kann die Letalität im Säuglingsalter ohne operative Therapie bis zu 50% betragen.

Ductus Botalli apertus

Der Ductus arteriosus Botalli verschließt sich normalerweise in den ersten zwei Wochen nach der Geburt. Der **PDA** (persistierender Ductus arteriosus) ist eine der häufigsten Anomalien im Säuglingsalter (10% aller kongenitalen Vitien, sehr häufig bei Frühgeborenen). Im Erwachsenenalter ist er selten.

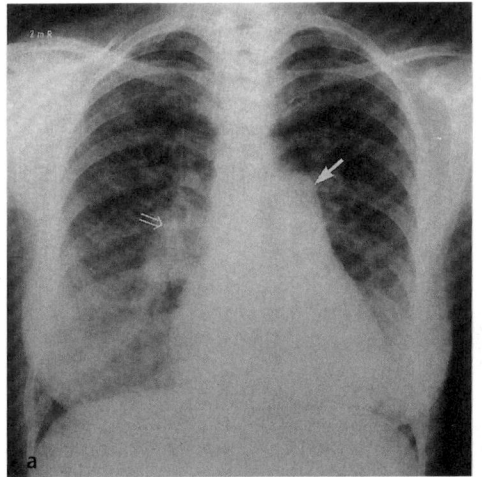 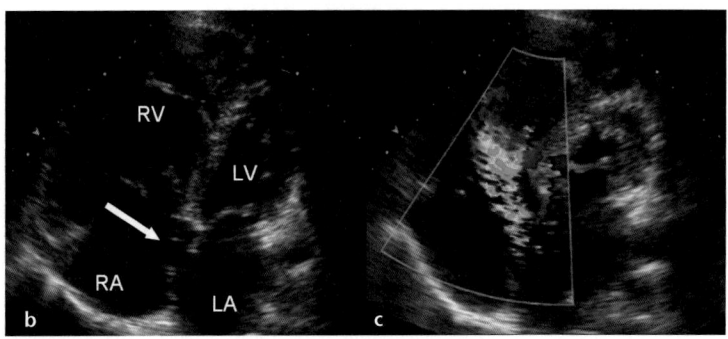

Abb. 1.92: Vorhofseptumdefekt vom Secundum-Typ. a) Röntgenbefund aus der präoperativen Routinediagnostik eines Patienten mit Leistenhernie. Es fiel eine abnorme Herzkonfiguration mit schmaler Aorta sowie betontem Pulmonalsegment ⟶ und betonten Hili (als Zeichen der pulmonalen Hypervolämie, ⟹) auf. [R132] **b)** Bei der Abklärung dieses Befundes mittels Echokardiographie fand sich ein schon im 2-D-Bild erkennbarer Substanzdefekt im interatrialen Septum (Pfeil). **c)** Dopplersonographisch ließ sich ein Shunt-Fluss („Jet") vom linken in den rechten Vorhof darstellen. [R208-2]

❗ Im strengen Sinne ist der PDA kein kardiales Vitium, ■ sondern eine Gefäßanomalie mit Belastung des Herzens. **❗**

❗ Ein PDA kann als isolierte Gefäßanomalie (im Sinne von ■ Persistenz fetaler Strukturen) auftreten oder in Kombination mit anderen Vitien, wobei der PDA ein Überleben oft überhaupt ermöglicht („**kompensierender PDA**", z.B. bei Pulmonalatresie oder Hypoplastisches-Linksherz-Syndrom). **❗**

Hämodynamik

Aus dem physiologischen Rechts-links-Shunt des Ductus arteriosus während der Fetalperiode entwickelt sich postpartal durch Abnahme des Lungengefäßwiderstandes ein Links-rechts-Shunt. Die Größe des Shunt-Volumens wird von der Weite des Duktus und den Widerständen in beiden Kreisläufen bestimmt. Die Volumenbelastung führt zur Dilatation der Pulmonalarterien, des linken Vorhofs und Ventrikels, der Aorta ascendens und des Aortenbogens (**Abb. 1.93**).

Klinik

In leichten Fällen ist der Shunt gering, die Patienten sind beschwerdefrei, und es ist lediglich ein kontinuierliches, systolisch-diastolisches Geräusch auffällig. Ein mittelgroßer PDA kann über Jahre asymptomatisch verlaufen, bis er zu einer verminderten Belastbarkeit und Belastungsdyspnoe führt. Ein großer PDA wird innerhalb des ersten Lebensjahres durch Tachypnoe, Trinkschwäche und Entwicklungshemmung manifest.

Diagnostisches Vorgehen

Bei der **klinischen Untersuchung** ist evtl. der diastolische Blutdruck erniedrigt, der systolische Wert dagegen normal. Die erhöhte Blutdruckamplitude kommt durch ein „Leck im Windkessel" mit diastolischem „Ablaufen" des Blutes zustande. Typisch ist ein kontinuierliches, systolisch-diastolisches Geräusch („Maschinengeräusch") über dem Pulmonalareal (**Abb. 1.94**).

• Übersteigt der Lungengefäßwiderstand aufgrund der Volu-

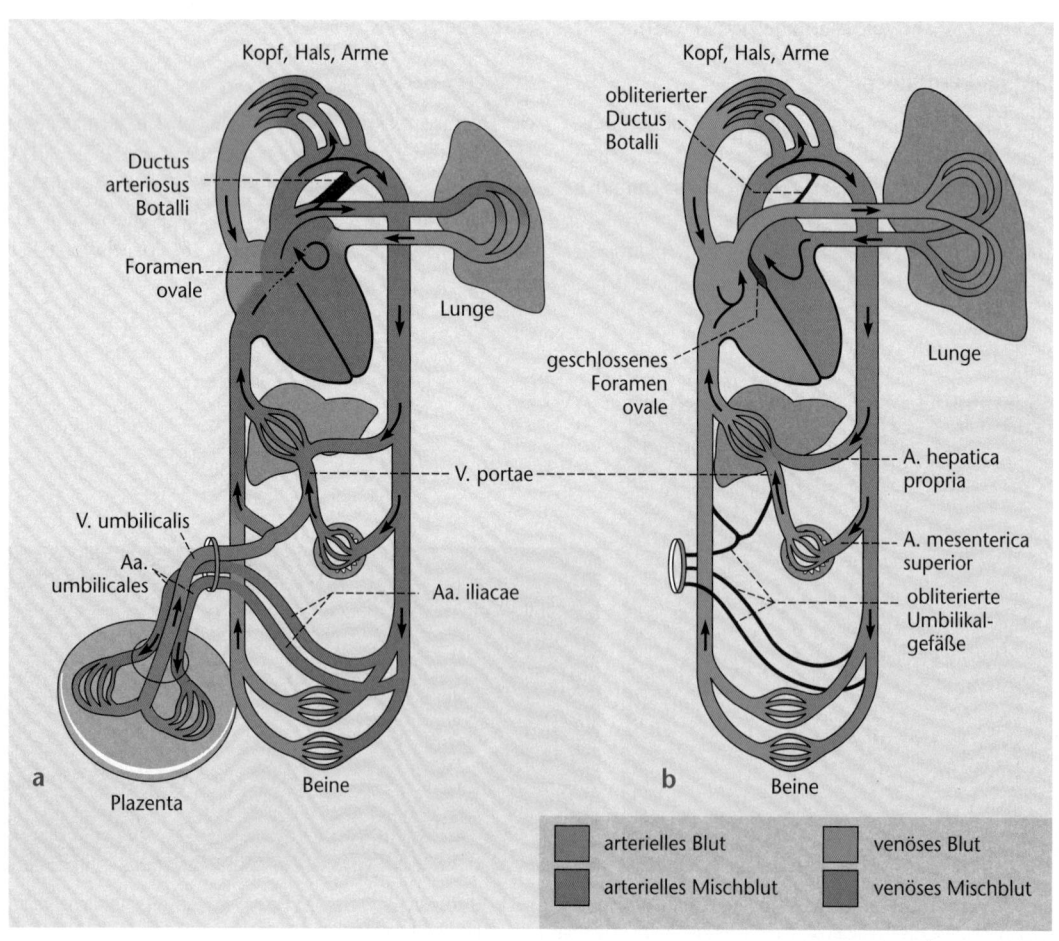

Abb. 1.93: Vereinfachte Darstellung des Blutkreislaufs a) vor und b) nach der Geburt. Farben zeigen den unterschiedlichen Sauerstoffgehalt, Pfeile die Richtung des Blutstroms an. [S130-3]

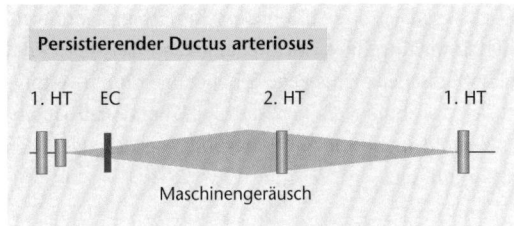

Abb. 1.94: Auskultationsbefund bei Ductus Botalli apertus. HT = Herzton, EC = Ejection Click. [L157]

menbelastung denjenigen im großen Kreislauf, so nimmt das Geräusch ab oder kann gänzlich fehlen (stummer Duktus). Das klinische Bild wird dann durch eine sog. dissoziierte Zyanose (nur die untere Extremität betreffend) mit Trommelschlägelphänomen der Zehen und den Merkmalen der pulmonalen Hypertonie dominiert.
- Das **EKG** ist der „Spiegel der hämodynamischen Belastung": bei kleinem Duktus ist es normal, bei mittelgroßem treten Zeichen der linksventrikulären Hypertrophie auf, bei großem PDA mit pulmonalarterieller Hypertonie dominieren die Zeichen der rechtsventrikulären bzw. biventrikulären Hypertrophie.
- In der **Röntgen-Übersicht des Thorax** ist die Lungengefäßzeichnung vermehrt. Bei irreversibler pulmonaler Hypertonie sind die Hilusgefäße dilatiert und die Lungenperipherie zeigt nur eine spärliche Gefäßzeichnung (Kalibersprung).
- Im **Echokardiogramm (Abb. 1.95)** ist der offene Ductus Botalli oft erkennbar; der Farbdoppler zeigt ein typisches systolisch-diastolisches Flussphänomen (entspricht dem „Maschinengeräusch").

Therapie

Bis zum 4. Lebensmonat sind Spontanverschlüsse des PDA möglich. Ist ein früherer Verschluss erforderlich (z. B. bei drohender Linksherzinsuffizienz), können Prostaglandinsynthese-Hemmer, z. B. Indometacin als Kurzinfusion, er-

folgreich eingesetzt werden. Ein Duktus-Verschluss ist in jedem Fall anzustreben, um Komplikationen zu vermeiden (Endokarditis, Linksherzinsuffizienz, pulmonal-vaskuläre Belastung mit irreversibler pulmonaler Hypertonie und Eisenmenger-Syndrom). Die OP-Letalität im Kindesalter liegt unter 1 %. Im Erwachsenenalter ist die Operation durch einen brüchig-verkalkten Duktus schwierig und komplikationsträchtig (Letalität bis 12 % bei pulmonaler Hypertonie, ohne pulmonale Hypertonie 1 – 4 %). Alternativ kann mittels Herzkatheter ein gefäßverschließender Schirm oder eine Spirale eingebracht werden.

1.12.4 Herzfehler mit Rechts-links-Shunt

Diese Herzfehler sind dadurch gekennzeichnet, dass sich deoxygeniertes Blut in den systemischen Kreislauf einmischt. Voraussetzung hierfür ist neben einer unphysiologischen Kurzschlussverbindung ein von rechts nach links verlaufender Druckgradient. Klinisches Leitsymptom ist die zentrale Zyanose.

! Die wichtigsten zyanotischen Herzfehler kann man sich anhand der „T-Regel" merken: Transposition der großen Arterien, Tetralogie (Fallot), Trikuspidalatresie, Truncus arteriosus, totale Lungenfehlmündung. !

Fallot-Tetralogie

Die Fallot-Tetralogie ist der häufigste zyanotische Herzfehler im Erwachsenenalter und die häufigste Ursache einer Zyanose nach dem 1. Lebensjahr. Sie stellt 6 % aller kongenitalen Vitien. 80 % der Patienten erreichen nach operativer Therapie das Erwachsenenalter.

Definition

Die Tetralogie besteht aus den Komponenten (**Abb. 1.96**):
- großer Ventrikelseptumdefekt

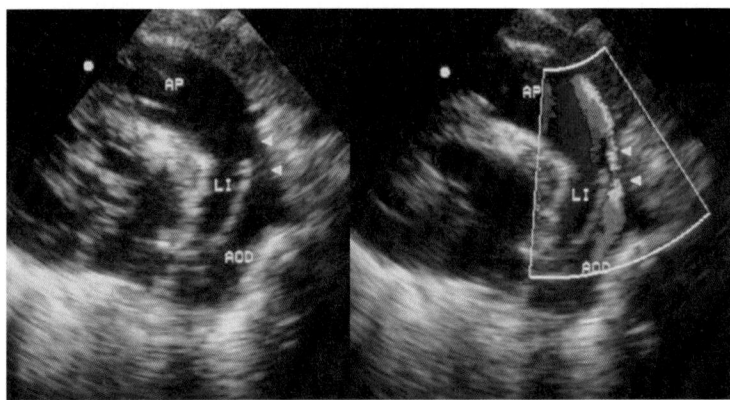

Abb. 1.95: Persistierender Ductus arteriosus Botalli im transthorakalen Kurzachsenschnitt. Bereits im 2-D-Bild (links) ist der offene Ductus erkennbar (Pfeilköpfe). Im Farbdoppler (rechts) bestätigt sich der Befund durch den Farbjet jenseits der Pulmonalklappe. AP = A. pulmonalis; LI = linke Pulmonalarterie; AOD = Aorta descendens. [R208-2]

01

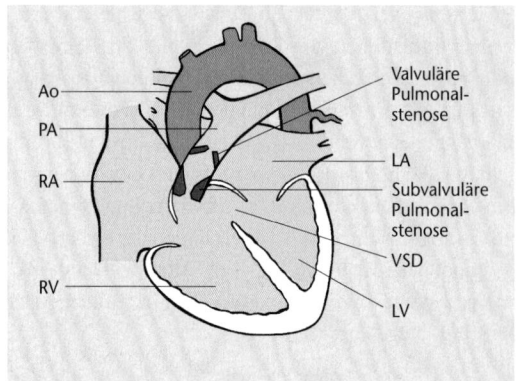

Abb. 1.96: Morphologie der Fallot-Tetralogie. Ao = Aorta, PA = Pulmonalarterie, RA = rechtes Atrium, RV = rechter Ventrikel, LA = linkes Atrium, LV = linker Ventrikel, VSD = Ventrikelseptumdefekt. [L157]

- Obstruktion der rechtsventrikulären Ausflussbahn (infundibuläre oder infundibulär-valvuläre Pulmonalstenose)
- Dextroposition der Aorta, wodurch die Aorta über dem Ventrikelseptumdefekt entspringt („reitende Aorta")
- Rechtsherzhypertrophie.

Liegt zusätzlich ein Vorhofseptumdefekt vor, spricht man von einer **Fallot-Pentalogie.**

Hämodynamik

Wie stark der Rechts-links-Shunt ausgeprägt ist, hängt zum einen von der Lage des Aortenabgangs ab (je weiter „rechts" er liegt, desto mehr deoxygeniertes Blut wird in die Aorta geleitet), zum anderen vom Ausmaß der rechtsventrikulären Ausflussobstruktion; ist diese nämlich erheblich, so fließt aufgrund der hohen rechtsventrikulären Drücke mehr Blut von rechts nach links. Obwohl die Kinder dadurch hypoxischer („blauer") sind, hat eine Stenose des rechtsventrikulären Ausflusstraktes einen entscheidenden Vorteil: sie schützt die Lungenstrombahn vor einer allzu großen Druck- und Volumenbelastung. Ist die rechtsventrikuläre Ausflussobstruktion nur geringgradig, fehlt oft der Rechts-links-Shunt (azyanotischer oder **„Pink Fallot").**

Klinik

Die Zyanose besteht seit der Geburt oder seit der frühen Kindheit. Die ständige Hypoxie führt zur körperlichen Entwicklungsverzögerung, verminderten Belastbarkeit, Polyglobulie und zu Trommelschlägelfingern und -zehen. Körperliche oder emotionale Belastungen verstärken oder provozieren die Zyanose, die auch ganz unvermittelt anfallsartig auftreten kann *(„blue spell").* Zyanotische Anfälle können mit Synkopen, Krampfanfällen oder zerebralen Apople-

xien einhergehen und sind nicht selten lebensbedrohlich. Durch Einnahme einer Hockstellung kann das ältere Kind den systemischen Widerstand erhöhen; hierdurch vermindert sich das Shunt-Volumen, sodass die pulmonale Durchblutung und damit die Sauerstoffsättigung des arteriellen Blutes zunimmt.

Diagnostisches Vorgehen

- Bei der **klinischen Untersuchung** finden sich Zeichen der zentralen Zyanose (s. **5.2.2**), Minderwuchs, Vorbuckelung des linken Hemithorax (Voussure), Trommelschlägelfinger und -zehen, Uhrglasnägel und eine vermehrte konjunktivale Gefäßfülle (diese spiegelt die hypoxiebedingte Polyglobulie wider). Auskultatorischer Leitbefund ist ein lautes, raues systolisches Austreibungsgeräusch im 2. ICR links parasternal infolge der Pulmonalstenose **(Abb. 1.97)**; in schweren Fällen fallen der Aorten- und Pulmonalklappenschlusston zusammen, sodass der 2. Herzton als ungespaltener Einzelton imponiert.
- Das **EKG** zeigt hohe, spitze P-Wellen (P pulmonale), einen Rechtstyp und Zeichen der Rechtsherzhypertrophie.
- Im **Röntgenthorax (Abb. 1.98)** stellt sich ein nicht-vergrößertes Herz mit angehobener, gerundeter Herzspitze („Holzschuhherz", „Cœur en sabot") dar. Der Truncus pulmonalis ist dilatiert, die Herztaille ausgeprägt. Es imponiert ein breites Gefäßband durch eine erweiterte, nach rechts verlagerte Aorta. Durch die verminderte Lungendurchblutung ist die Lungengefäßzeichnung spärlich **(Tab. 1.26)**.

Therapie

Wichtig ist vor allem eine Endokarditisprophylaxe, Flüssigkeitsverluste müssen konsequent ausgeglichen werden, β-Rezeptoren-Blocker können die Zahl der hypoxämischen Anfälle reduzieren. Eine **operative Totalkorrektur** ist bei allen symptomatischen Fällen (hypoxämische Anfälle, zentrale Zyanose, Shunt > 60%) in jeder Altersstufe indiziert. Die OP sollte idealerweise zwischen dem 1. und 2. Lebensjahr erfolgen. Die OP-Letalität liegt bei 5–10%. Ist eine Totalkorrektur nicht sofort möglich, kann mittels Anastomosen-Operation als Palliativmaßnahme die arterielle Oxy-

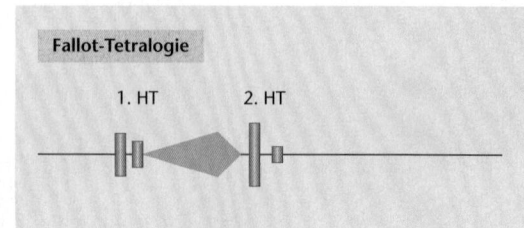

Abb. 1.97: Auskultationsbefund bei Fallot-Tetralogie. HT = Herzton. [L157]

genierung verbessert werden (Bildung eines chirurgischen Shunts zwischen einer großen Arterie und der A. pulmonalis). Zu einem späteren Zeitpunkt kann dann eine Totalkorrektur angestrebt werden.

Verlauf und Prognose

Die mittlere Lebenserwartung beträgt ohne OP 12 Jahre, ca. 10% erreichen das 20. Lebensjahr. Als Grundsatz gilt, dass der natürliche Verlauf umso kürzer ist, je ausgeprägter die Zyanose ist. Die Todesursachen sind Rechtsherzinsuffizienz, plötzlicher Herztod, pulmonale Infekte, Hirnabszesse, bakterielle Endokarditis und Thrombosen bzw. Thromboembolien überwiegend der zerebralen Gefäße.

Transposition der großen Arterien

Nach der Fallot-Tetralogie ist die Transposition der großen Arterien mit 4% aller kongenitalen Vitien der zweithäufigste zyanotische Herzfehler.

Definition

Die Pulmonalarterie entspringt dem linken, die Aorta ascendens dem rechten Ventrikel. Dabei ist die Aorta anterior gelegen, die Pulmonalarterie posterior. Diese Trennung von System- und Lungenkreislauf – beide sind nun nicht mehr in Serie, sondern parallel geschaltet – kann nur überlebt werden, wenn beide Kreisläufe durch eine Shunt-Verbindung kommunizieren, z. B. über einen Vorhofseptumdefekt, Ventrikelseptumdefekt oder offenen Ductus arteriosus Botalli.

Seltenere zyanotische Vitien

Ebstein-Anomalie

Kongenitale Fehlbildung des Trikuspidalklappenapparates mit Deformierung und Verlagerung der Trikuspidalklappensegel ventrikelwärts (der rechte Ventrikel ist damit „atrialisiert"). Die Folgen sind ein übermäßig großer rechter

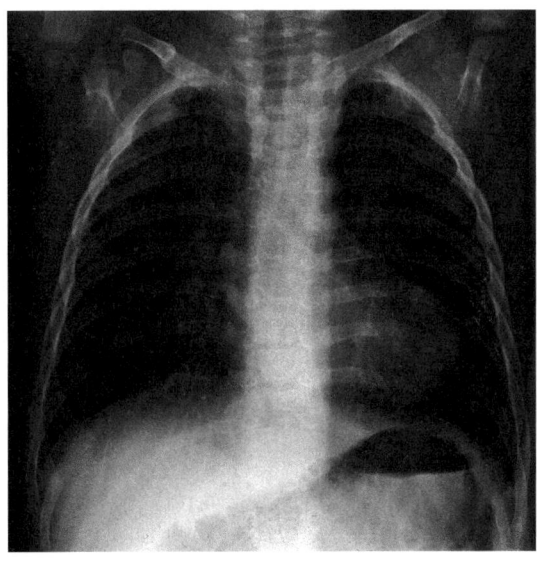

Abb. 1.98: Fallot-Tetralogie. Im Transversaldurchmesser vergrößertes Herz mit angehobener Herzspitze (dilatierter rechter Ventrikel) und sehr tiefer Herztaille (fehlendes Pulmonalis-Segment): insgesamt „Holzschuhform" des Herzens. Lungengefäßzeichnung gering vermindert. [S008-3]

Tab. 1.26 Übersicht über die wichtigsten angeborenen Herzfehler mit Rechts-links-Shunt

Vitium	Klinische Untersuchung	EKG	Röntgenthorax bzw. Echokardiographie
Fallot-Tetralogie	• zentrale Zyanose • Minderwuchs • Herzbuckel • Uhrglasnägel, Trommelschlägelfinger • epigastrische Pulsationen • lautes Austreibungsgeräusch über dem 2. ICR li. parasternal (Pulmonalstenose)	• P dextroatriale • RVH	• RV ↑ (Holzschuhherz) • PA dilatiert • LV ↓ • breites mediastinales Gefäßband durch nach rechts verlagerte Aorta • spärliche Lungengefäßzeichnung • Druckgradient über PK
Transposition der großen Arterien (TGA)	• Zyanose nach Geburt	• Rechtstyp	• Kardiomegalie (kugeliges Herz) • schmales Gefäßband • starke Lungengefäßzeichnung • Aorta und T. pulmonalis parallel verlaufend in einer Ebene echokardiographisch darstellbar
Ebstein-Anomalie	• Blutdruckamplitude ↓ • zentraler Venendruck ↑ • leise HT • weite Spaltung des 2. HT • systolisches Geräusch nimmt bei Inspiration zu (Trikuspidalinsuffizienz)	• P dextroatriale • Rechtsschenkelblock • Niedervoltage • Präexzitation • Vorhofarrhythmien	• RA ↑ • RV ↑ • pulmonale Gefäßzeichnung ↓

↓ = klein, verkleinert, vermindert; ↑ = groß, vergrößert; RV = rechter Ventrikel; LV = linker Ventrikel; RA = rechtes Atrium; PA = Pulmonalarterie; HT = Herzton; ICR = Interkostalraum; RVH = rechtsventrikuläre Hypertrophie; PK = Pulmonalklappe

01

Vorhof und ein zu kleiner rechter Ventrikel. Zusätzlich liegt meist ein Vorhofseptumdefekt vor, sodass ein Rechts-links-Shunt zu einem zyanotischen Vitium führt.

Totale Lungenvenenfehleinmündung
Anstatt in den linken Vorhof münden alle Lungenvenen in die obere Hohlvene, den rechten Vorhof oder die untere Hohlvene. Es resultiert ein zyanotisches Vitium mit Überzirkulation der Lunge. Die Blutzufuhr zum linken Herzen erfolgt über einen Vorhofseptumdefekt.

Truncus arteriosus communis
Ein einheitliches Ausflussgefäß entspringt über einem hochsitzenden Ventrikelseptumdefekt und teilt sich erst später in Aorta und A. pulmonalis. Meist ist der Lungenkreislauf hyperperfundiert, und es entwickelt sich rasch eine Widerstandserhöhung. Nur eine operative Therapie in den ersten Lebensmonaten verhindert durch Verschluss des Ventrikelseptumdefektes und Verbindung des rechten Ventrikels mit der A. pulmonalis die Entwicklung einer irreversiblen pulmonalen Hypertonie.

Trikuspidalatresie
Bei diesem komplexen, obligat zyanotischen Vitium liegt eine Trikuspidalatresie vor, wobei das venöse Blut via Vorhofseptumdefekt oder ein offenes Foramen ovale in den linken Vorhof und in den arteriellen Kreislauf gelangt. Die Lunge erhält Blut über einen Ventrikelseptumdefekt oder einen offenen Ductus arteriosus.

1.13 Erworbene Herzklappenfehler

1.13.1 Grundlagen

Ätiologie
In den letzten Jahrzehnten sind die rheumatisch bedingten Vitien vor allem der Aorten- und Mitralklappe immer seltener geworden, während die primär degenerativen Erkrankungen der Herzklappen insbesondere durch arteriosklerotische Veränderungen (Aortenklappensklerose, Mitralringverkalkung) zunehmen. Diesen primär erworbenen Klappenfehlern werden relative Klappenvitien als Folgezustände anderer Erkrankungen gegenübergestellt, zum Beispiel relative Mitralklappeninsuffizienz bei linksventrikulärer Dilatation im Rahmen einer Herzinsuffizienz oder relative Pulmonalklappeninsuffizienz als Folge einer pulmonalen Hypertonie. Eine Übersicht über die erworbenen Klappenfehler gibt **Tabelle 1.27**, bezüglich ihrer Häufigkeit siehe **Kasten** „Relative Häufigkeit erworbener Herzklappenfehler".

===ZUR VERTIEFUNG===

Relative Häufigkeit erworbener Herzklappenfehler

- **Aortenvitien** ca. 65%
  - Aortenstenose 50%
  - Aorteninsuffizienz 20%
  - kombinierte Aortenvitien 30%
- **Mitralklappenvitien** ca. 30%
  - Mitralstenose 30%
  - Mitralinsuffizienz 15%
  - kombinierte Mitralvitien 55%
- **kombinierte Mitral-/Aortenvitien** ca. 5%

Abnehmende Tendenz für: kombinierte Mitral-/Aortenklappenfehler, Mitralstenose und kombinierte Mitralvitien – **zunehmende Tendenz** für: Aortenvitien und Mitralinsuffizienz.

- **Degenerative Herzklappenfehler** sind Folge primär degenerativer Veränderungen der Klappen oder sekundärer reparativer Veränderungen nach mechanischen oder entzündlichen Läsionen. Die degenerative Klappendestruktion beginnt an der Klappenbasis als fibrokalzifizierender Prozess, der zur Destruktion des Klappenapparates führt (senile Aortenklappenstenose; kalzifizierte, bikuspide Aortenklappenstenose, Mitralringverkalkung mit Mitralklappeninsuffizienz).
- **Rheumatische Herzklappenfehler** entstehen durch eine – früher häufige, heute sehr selten gewordene – abakterielle rheumatische Pankarditis bei akutem rheumatischem Fieber (s. **12.8.2**) mit Läsionen vor allem an den mechanisch beanspruchten Klappenpartien. Typisch ist die Beteiligung der freien Schließränder mit Fusion der Klappenränder, narbiger Schrumpfung und Verkalkung. Die Zeitspanne zwischen akuter Valvulitis und klinischer Manifestation beträgt 20–30 Jahre. Typische Klappenfehler sind die Mitralklappenstenose, das kombinierte Mitralvitium sowie eine Kombination von Aorten- und Mitralvitium.
- **Vitien nach infektiöser Endokarditis** sind durch entzündliche Destruktion (Klappensegelperforation, -einriss oder -ausriss) bedingt. Typische Vitien sind Aortenklappeninsuffizienz, Mitralklappeninsuffizienz und Trikuspidalklappeninsuffizienz.
- **Weitere Ursachen:** tertiäre Lues (Aortenwurzeldilatation und/oder Klappenschrumpfung), anulo-aortale Ektasie (primäre Erkrankung der Aorta ascendens mit Dilatation des Anulus aortae und dadurch Entwicklung einer Aortenklappeninsuffizienz).

Diagnostisches Vorgehen
Die Diagnostik der erworbenen Herzfehler folgt dem bei den angeborenen Herzfehlern genannten Prinzip (s. **1.12.1**).

Prinzipien der Therapie

Konservative Therapie

Fehlerhafte Klappen prädisponieren zu infektiösen Endokarditiden (s. **1.9.1**) und Thromboembolien. Deswegen ist
bei Klappenfehlern eine Endokarditisprophylaxe mit Antibiotika sowie bisweilen eine Thromboembolieprophylaxe
mit Antikoagulanzien (z. B. beim Mitralvitium mit Vorhofflimmern) notwendig. Zusätzlich müssen Arrhythmien

sowie eine evtl. bestehende Herzinsuffizienz behandelt werden.

Operative Therapie

Bei rheumatischer Mitralklappenstenose oder Aortenklappenstenose im Kindesalter wird bevorzugt eine *klappenerhaltende* Rekonstruktion (**Valvuloplastie, Kommisuro-
tomie**) durchgeführt, um die typischen Gefahren einer
Kunstklappe wie Endokarditis, Thromboembolien oder Blu-

Tab. 1.27 Übersicht: erworbene Klappenfehler

Vitium	Klinische Untersuchung	EKG	Röntgenthorax bzw. Echokardiographie
Aortenklappen-stenose	• Pulsus parvus et tardus (träger Pulsanstieg) • systolische Vibrationen über den Karotiden • verbreiterter, evtl. hebender Herzspitzenstoß • raues Austreibungsgeräusch links mit Ausstrahlung zum Hals	• LVH • evtl. LSB • links-präkordial ST-T-Veränderungen	• poststenotische Dilatation und Elongation der Aorta ascendens • prominenter LV ohne Dilatation • Aortenklappenverkalkung • Druckgradient über AK
Aortenklappen-insuffizienz	• Pulsus celer et altus (vergrößerte Pulsamplitude, schnellender Pulsanstieg, rascher Pulskollaps) • hyperdynamer, nach links lateralisierter Herzspitzenstoß • frühdiastolisches, hochfrequentes Sofortgeräusch mit Decrescendo- und gießendem Charakter	• LVH • links-präkordial ST-T-Veränderungen	• LV ↑ • Dilatation und Elongation der Aorta ascendens • Regurgitationsjet in den LV im Farbdoppler (Abb. 1.104)
Mitralklappen-stenose	• lauter 1. HT • MÖT; Intervall 1. HT–MÖT nimmt mit dem Schweregrad ab • bei verkalktem Vitium 1. HT leise, MÖT fehlt • niederfrequentes Decrescendo-Geräusch „wie Katzenschnurren"	• P sinistroatriale • Vorhofflimmern • RVH im fortgeschrittenen Stadium	• LA ↑ • Tracheobronchialwinkel ↑ • verstrichene Herztaille • pulmonalvenöse Kongestion • pulmonalarterielle Hypertonie • zentrale Pulmonalarterien ↑ • Druckgradient über MK
Mitralklappen-insuffizienz	• hyperdynamer, nach links verlagerter Herzspitzenstoß • systolisches Schwirren apikal • holosystolisches Geräusch mit hochfrequent-blasendem Charakter, Ausstrahlung nach lateral-axillär, evtl. Rücken • 3. HT	• P sinistroatriale • LVH • Vorhofflimmern	• LA ↑ • LV ↑ • pulmonalvenöse Kongestion • Tracheobronchialwinkel ↑ • Regurgitationsjet in den LA (Abb. 1.110)
Mitralklappen-prolaps	• asthenischer Habitus, Flachrücken • systolischer Click mit anschließendem Systolikum („click-murmur") • Auskultationsbefunde typischerweise variabel	• meist normal, evtl. ST-T-Veränderungen über II, III, aVF	• verändert nur bei relevanter Mitralklappeninsuffizienz • Auffälligkeiten des knöchernen Thorax (Flachrücken, Pectus excavatum, Kyphoskoliose) • systolische Dorsalbewegung des Mitralsegels
Trikuspidal-klappen-stenose*	• Jugularvenendruck ↑ mit prominenter a-Welle • Zeichen der Lungenstauung • mittelfrequentes Diastolikum mit inspiratorischer Zunahme der Lautstärke	• P dextroatriale • Vorhofflimmern	• RA ↑ • Druckgradient über TK
Trikuspidal-klappen-insuffizienz*	• Jugularvenendruck ↑ mit prominenter v-Welle • systolisches Geräusch mit inspiratorischer Zunahme der Lautstärke • Leberpulsationen	• P dextroatriale	• RA ↑ • RV ↑ • Regurgitationsjet über TK

* Befunde werden meist durch ein zusätzliches linksseitiges Klappenvitium beeinflusst.

↓ = klein, vermindert; ↑ = groß, vergrößert, erhöht; RV = rechter Ventrikel; LV = linker Ventrikel; RA = rechtes Atrium; LA = linkes Atrium; HT = Herzton; MÖT = Mitralöffnungston; LVH = linksventrikuläre Hypertrophie; RVH = rechtsventrikuläre Hypertrophie; LSB = Linksschenkelblock; ST-T-Veränderungen = Veränderungen der ST-Strecke und T-Welle; AK = Aortenklappe; MK = Mitralklappe; TK = Trikuspidalklappe

tungen bei Antikoagulation zu vermeiden. In allen anderen Fällen muss ein Klappenersatz vorgenommen werden. Zur Verfügung stehen **Bioprothesen** (als Homograft vom Menschen oder Xenograft vom Schwein) und **mechanische Prothesen** (Kippscheiben- oder Doppelflügelklappen).

Bei Bioprothesen ist eine Langzeitantikoagulation nicht generell notwendig, ihre begrenzte Haltbarkeit (6 – 10 Jahre) schränkt jedoch diesen Vorteil ein. Mechanische Prothesen haben eine exzellente Langzeithaltbarkeit, sind jedoch aufgrund der Fremdoberflächen und der abnormen Strömungsdynamik ausgesprochen thrombogen, sodass eine lebenslange Antikoagulation notwendig ist. Für jede Form des Klappenersatzes gilt, dass die Prothese im Vergleich zur Nativklappe funktionell minderwertig ist und bereits unter Ruhebedingungen eine mäßiggradige „Klappenstenose" darstellt, die mit zunehmendem Herzzeitvolumen bei körperlicher Belastung deutlich zunehmen kann.

1.13.2 Aortenvitien

Aortenklappenstenose

Zwei Drittel aller erwachsenen Patienten mit Herzklappenfehlern haben ein Aortenklappenvitium, davon 50% eine reine Aortenklappenstenose und 30% ein kombiniertes Vitium (s. **Kasten** „Relative Häufigkeiten erworbener Herzklappenfehler" in **1.13.1**). In 80% sind Männer betroffen, der Altersgipfel liegt zwischen 60 und 75 Jahren. Häufigste Form ist die **valvuläre Aortenklappenstenose** mit Obstruktion des linksventrikulären Auswurfs im Niveau der Aortenklappentaschen. Weitere Formen siehe **1.12.2**.

Hämodynamik

Eine langjährige Druckbelastung führt zunächst zur **konzentrischen linksventrikulären Hypertrophie**. Bei unkorrigiertem Vitium stellt sich zunehmend eine linksventrikuläre Dilatation ein, die Auswurffraktion des linken Ventrikels nimmt ab, schließlich treten Zeichen der Linksherzinsuffizienz auf (dekompensierte Aortenklappenstenose).

Klinik

Typisch ist das breite Spektrum an Symptomen (s. **Kasten** „Leitsymptome"). Trotz eines relevanten transvalvulären Druckgradienten, d. h. eines hohen Druckgefälles zwischen prästenotischem und poststenotischem Abschnitt in der Systole, können die Patienten beschwerdefrei sein.

Ätiologie

Eine reine Aortenklappenstenose kann Spätfolge des rheumatischen Fiebers sein. Häufig sind dabei jedoch noch weitere Herzklappen, zum Beispiel die Mitralklappe, betroffen. Beim älteren Menschen liegt meist eine **primär-degene-**

═══AUF DEN PUNKT GEBRACHT═══

Leitsymptome der Aortenklappenstenose

- **Schwindel oder Synkopen** treten als Ausdruck einer zerebralen Perfusionsminderung oft während oder nach Belastungen auf, da es bei Anstrengung durch eine periphere Vasodilatation zu einem Abfall des arteriellen Blutdrucks kommt. Seltener ist eine Abnahme des Herzzeitvolumens durch ventrikuläre oder supraventrikuläre Arrhythmien.
- Eine **Angina pectoris** kann auch bei unauffälligen Koronargefäßen durch einen Anstieg des Sauerstoffbedarfs bei kritisch hypertrophiertem Ventrikelmyokard entstehen. Zusätzlich wird das Sauerstoffangebot durch einen niedrigen diastolischen Perfusionsdruck reduziert (vgl. 1.2). Eine KHK ist jedoch in 50% der Fälle Mitursache der Angina-pectoris-Beschwerden.
- Zeichen der **Linksherzinsuffizienz** (s. 1.7.3).

---

rative, kalzifizierte Aortenklappenstenose („senile Aortenklappenstenose") vor. Die Kalzifikation beginnt im Bereich des Anulus und schreitet von der Klappenbasis bis zu den freien Klappenrändern fort, d. h., es kommt zu einem allmählichen Übergang von einer Aortenklappensklerose (Verkalkung ohne transvalvulären Druckgradienten) zu einer Aortenklappenstenose.

Eventuell ist bereits langjährig ein systolisches Herzgeräusch bekannt. Bei kongenital bikuspider Aortenklappenstenose (s. **1.12.2**) ist bereits in der Kindheit ein systolisches Geräusch vorhanden, zur manifesten Stenose kommt es oft erst im Erwachsenenalter.

Diagnostisches Vorgehen

- **Palpatorisch** findet sich ein hebender, nach links lateralisierter, verbreiterter Herzspitzenstoß, ein systolisches Schwirren im 2. ICR links, ein Pulsus parvus et tardus („klein und spät") mit trägem Pulsanstieg sowie systolische Vibrationen über den Karotiden. Infolge des Elastizitätsverlustes der proximalen aortalen Wand mit Einschränkung der Windkesselfunktion bei Atherosklerose ist der arterielle Blutdruck normal oder erhöht und sind die Pulscharakteristika bei älteren Patienten oft kaum verändert.
- Bei der **Auskultation** zeigt sich typischerweise ein raues, mittel- bis tieffrequentes Austreibungsgeräusch mit Punctum maximum über der Herzbasis mit Fortleitung in die Karotiden, das nach dem 1. Herzton beginnt und vor dem 2. Herzton endet (**Abb. 1.99**). Durch einen Crescendo-Decrescendo-Verlauf hat es spindelförmigen Charakter. Da das Punctum maximum oft auch über dem Erb-Punkt liegt, ist die Verwechslung mit einer Mitralklappeninsuffizienz möglich. Ein leises diastolisches Decrescendo-Geräusch weist auf ein kombiniertes Aortenvitium hin (eine isolierte Aortenklappenstenose ist selten, sie liegt meist

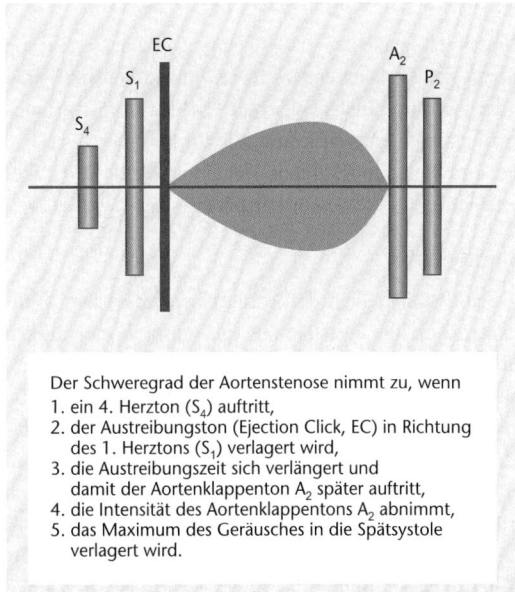

Der Schweregrad der Aortenstenose nimmt zu, wenn
1. ein 4. Herzton (S_4) auftritt,
2. der Austreibungston (Ejection Click, EC) in Richtung
   des 1. Herztons (S_1) verlagert wird,
3. die Austreibungszeit sich verlängert und
   damit der Aortenklappenton A_2 später auftritt,
4. die Intensität des Aortenklappentons A_2 abnimmt,
5. das Maximum des Geräusches in die Spätsystole
   verlagert wird.

Abb. 1.99: Auskultationsmerkmale der valvulären Aorten-klappenstenose. [L157]

zusammen mit einer geringen Aortenklappeninsuffizienz vor). Der 1. Herzton ist normal oder abgeschwächt, der 2. Herzton kann abgeschwächt sein oder fehlen. Ein 3. Herzton tritt bei kardialer Dekompensation auf, ein 4. Herzton ist fast immer zu hören.

- Im **EKG** zeigt sich typischerweise eine linksventrikuläre Hypertrophie mit positivem Sokolow-Lyon-Index bei Links- oder überdrehtem Linkstyp. ST-Strecken mit deszendierendem Verlauf über den Ableitungen I, aVL, V_5 und V_6 sind allgemeine „Schädigungszeichen" („*strain*") bei chronischer Druckbelastung des linken Ventrikels. Ein normales EKG schließt eine hochgradige Aortenklappenstenose jedoch nicht aus! Als prognostisch ungünstiges Zeichen tritt bei dekompensierter Aortenklappenstenose im späten Verlauf Vorhofflimmern auf.
- Der **Röntgenthorax** ergibt zunächst keine Herzvergrößerung (konzentrische Hypertrophie), die Aorta ascendens ist jedoch poststenotisch dilatiert und elongiert. Im Stadium der Dekompensation zeigt sich eine Erweiterung des linken Ventrikels (**Abb. 1.100**). In der Seitaufnahme ist Klappenkalk nur gelegentlich zu erkennen, bei rotierender Durchleuchtung können Kalkdepositionen fast immer gesehen werden.
- Die **Echokardiographie** zeigt verdickte Aortenklappentaschen mit verminderter Separationsbewegung. Durch bizarre Verkalkungen sind die Einzelstrukturen der Aortenklappentaschen oft nicht mehr zu erkennen. Eine direkte Quantifizierung der Aortenklappenstenose ist durch die Bestimmung der Öffnungsfläche (normal ca. 3 – 4 cm²,

schwere Aortenstenose < 0,75 cm²) möglich. Die linksventrikulären Myokardwände sind konzentrisch hypertrophiert, das linke Atrium kann dilatiert sein. Die Doppler-Echokardiographie erlaubt die nicht-invasive Messung der Flussgeschwindigkeit über der Klappenstenose, die nach der Bernoulli-Gleichung mit dem transvalvulären Druckgradienten und der effektiven Klappenöffnungsfläche korreliert.

- In der **Herzkatheteruntersuchung** kann der transvalvuläre Druckgradient durch simultane Druckmessungen im linken Ventrikel und in der Aorta ascendens gemessen werden (**Abb. 1.101**). Sinkt das Herzzeitvolumen (z. B. bei Herzinsuffizienz), wird der Schweregrad der Aortenklappenstenose unterschätzt, und eine Bestimmung oder Be-

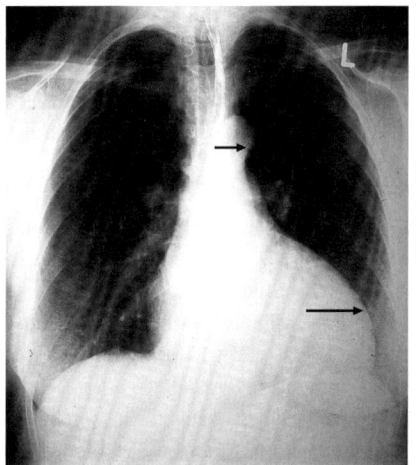

Abb. 1.100: Röntgenthorax bei Aortenklappenstenose.
Man beachte den großen linken Ventrikel (——➤); der Schatten der Aorta ascendens ist nicht sichtbar, der Aortenknopf (—➤) im Verhältnis zur Herzgröße klein. [S008-3]

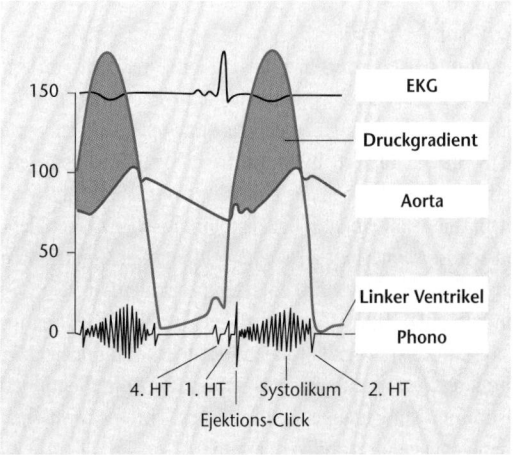

Abb. 1.101: Hämodynamisches Profil einer Aortenklappenstenose. [L157]

rechnung der Klappenöffnungsfläche wird erforderlich. Zur Funktionsbeurteilung des linken Ventrikels wird eine **Angiographie** des linken Ventrikels durchgeführt, zur Beurteilung einer Aortenklappeninsuffizienz eine **Aortographie** der Aorta ascendens. Vor einem operativen Eingriff wird zur Diagnostik einer zusätzlichen koronaren Herzkrankheit stets auch eine **selektive Koronarangiographie** durchgeführt.

Therapie

Eine **konservative Therapie** ist bei asymptomatischen Patienten mit leichter Aortenklappenstenose (Druckgradient < 50 mmHg) möglich. Sport und auch schwere körperliche Belastungen in Beruf und Freizeit sollten vermieden werden. Bei absehbaren Bakteriämien muss eine Endokarditisprophylaxe durchgeführt werden. Bei symptomatischen Patienten mit Linksherzinsuffizienz wird bis zur Operation eine medikamentöse Therapie der Herzinsuffizienz eingeleitet; ACE-Hemmer sind dabei allerdings kontraindiziert, da durch die Nachlastsenkung der Druckgradient über der Stenose weiter ansteigt.

Die **operative Therapie** ist indiziert, sobald Angina pectoris, Schwindel, Synkopen oder Zeichen der Linksherzinsuffizienz auftreten, ebenso bei asymptomatischen Patienten mit schwerer Aortenklappenstenose (d.h. Öffnungsfläche < 0,75 cm²) und bei mittelschwerer Aortenklappenstenose (d.h. Öffnungsfläche 0,75 – 1,0 cm²) mit deutlicher Progression bzw. linksventrikulärer Dysfunktion oder operationsbedürftiger Koronarerkrankung. Durch eine perkutane, transluminale **Ballondilatation** der Stenose (**Ballonvalvuloplastie***)* können im Erwachsenenalter nur mäßige Erfolge erzielt werden, selten wird die Öffnungsfläche um mehr als 1 cm² erweitert. Da relativ rasch Re-Stenosen entstehen, wird das Verfahren nur in ausgewählten inoperablen Fällen angewandt.

Verlauf und Prognose

Die mittlere Lebenserwartung der Patienten mit Aortenklappenstenose wird wesentlich durch die Symptome bestimmt: sie ist bei Angina pectoris ohne operative Therapie auf 3 Jahre reduziert, beim Auftreten von Synkopen auf 2 Jahre und bei Zeichen der Linksherzinsuffizienz oder Vorhofflimmern auf ein Jahr. Bei symptomatischer Aortenklappenstenose versterben 20% aller Patienten am plötzlichen Herztod durch Arrhythmien oder perakute, kardiale Dekompensation. Nach Aortenklappenersatz wird die Prognose wesentlich von den kardialen Begleiterkrankungen (z. B. koronare Herzkrankheit) und typischen Komplikationen bestimmt (Kunstklappenendokarditis, Thromboembolien bei ungenügender Antikoagulation).

Chronische Aortenklappeninsuffizienz

Schlussunfähigkeit der Aortenklappe mit Rückstrom von Blut aus der Aorta ascendens in den linken Ventrikel während der Diastole. In der Folge besteht eine chronische linksventrikuläre Volumenbelastung, die zur Linksherzhypertrophie und linksventrikulären Dilatation führt. 20% aller Aortenvitien sind reine Aorteninsuffizienzen.

Hämodynamik

Die Schlussunfähigkeit der Aortenklappe führt zum **Blutrückstrom** in der Diastole aus der Aorta **in den linken Ventrikel**. Das Leck im Windkessel der Aorta lässt den diastolischen Druck stark abfallen, während das große Auswurfvolumen den systolischen Druck steigert, sodass Blutdruckwerte von bis zu 180/40 mmHg und mehr gemessen werden können. Das Regurgitationsvolumen hängt vom aortalen Auswurfwiderstand (mittlerer aortaler Druck) und vom Ausmaß des Klappenlecks ab. Das Pendelblut vermehrt die diastolische Füllung des linken Ventrikels, der durch diese Volumenbelastung exzentrisch hypertrophiert und dilatiert. Da die Dehnbarkeit des linken Ventrikels im Rahmen der Dilatation zunächst oft zunimmt, kann dieser in diesem Stadium oft erhebliche Volumina ohne Zunahme des enddiastolischen Ventrikeldrucks aufnehmen. Nach jahrelangem Verlauf kommt es jedoch zu einer muskulären Dysfunktion und einer Abnahme der Dehnbarkeit des Ventrikels sowie des Schlagvolumens. Das erhöhte enddiastolische Volumen sorgt nun für einen hohen enddiastolischen Druck, der zum klassischen Bild der Lungenstauung und im Terminalstadium zu einer sekundären Rechtsherzinsuffizienz führt.

Klinik

Die Mehrzahl der Patienten mit chronischer Aortenklappeninsuffizienz ist über Jahre oder Jahrzehnte asymptomatisch. Die erhöhte Blutdruckamplitude manifestiert sich als Pulsus celer et altus; sie wird häufig als arterielle Hypertonie fehlgedeutet. Durch die große Blutdruckamplitude mit hohem Schlagvolumen treten Pulsationsphänomene auf (z. B. pulssynchrones Pendeln des Oberkörpers).

Nach einem langjährigen beschwerdefreien Intervall kommen Allgemeinsymptome wie verminderte Belastbarkeit und rasche Ermüdbarkeit hinzu. Eine Dyspnoe ist Ausdruck der Lungenstauung, eine Angina pectoris Folge des niedrigen diastolischen Perfusionsdrucks in den Koronarien (s. **1.2**) und des vermehrten Sauerstoffbedarfs bei ausgeprägter Myokardhypertrophie. Nach langjähriger hämodynamischer Adaptation (Ventrikelhypertrophie und -dilatation) sind diese Kompensationsmechanismen jedoch erschöpft, sodass Zeichen der Linksherzinsuffizienz auftreten.

Ätiologie

Der Klappeninsuffizienz liegt entweder eine Erkrankung der Aortenklappe selbst oder eine Erkrankung der aszendierenden Aorta mit sekundärer Klappenschädigung zugrunde.

Die Aortenklappeninsuffizienz ist in der Regel erworben, angeborene Formen sind selten (z. B. als bikuspide Aortenklappe). Die Erkrankungen der aszendierenden Aorta sind in der Regel primäre Gefäßerkrankungen mit sekundärer Beteiligung der Aortenbasis und damit der Aortenklappe.

Erkrankungen der Aortenklappe

Die Aortenklappeninsuffizienz nach rheumatischem Fieber ist meist nicht sehr ausgeprägt, dagegen treten bei einer infektiösen Endokarditis durch den entzündlichen Prozess Klappendestruktionen auf, die langsam progredient, aber auch perakut zur Aortenklappeninsuffizienz führen können. Auch nach ausgeheilter Endokarditis kann die Aortenklappeninsuffizienz durch den narbigen Umbau der Klappentaschen zunehmen. Eine Reihe weiterer entzündlicher Erkrankungen sind mit einer Aortenklappeninsuffizienz assoziiert, zum Beispiel rheumatoide Arthritis, Morbus Bechterew, Takayasu-Arteriitis und Lupus erythematodes disseminatus.

Erkrankungen der Aorta ascendens

- Eine Erweiterung der Aortenwurzel mit Schlussunfähigkeit der Klappentaschen tritt im Gefolge von Bindegewebserkrankungen auf (Marfan-Syndrom und seine *Forme-fruste*-Varianten, zystische Medianekrose, Osteogenesis imperfecta, Ehlers-Danlos-Syndrom) oder hat unter dem Begriff der **anulo-aortalen Ektasie** keine bekannte Ätiologie (idiopathische Aortendilatation).
- Eine Dilatation der Aorta ascendens mit sekundärer Schlussunfähigkeit der Klappentaschen kann sowohl entzündliche Ursachen (syphilitische Aortitis, Riesenzellarteriitis, M. Bechterew, rheumatoide Arthritis, M. Behçet) als auch primär mechanische Ursachen haben (Dissektion der Aortenwand, Trauma mit Einriss einer Aortenklappentasche, Aortendilatation als Folge einer langjährig bestehenden arteriellen Hypertonie oder bei Niereninsuffizienz unter chronischer Dialysebehandlung).

Diagnostisches Vorgehen

- Bei der **Inspektion** ist besonders zu achten auf Hinweise auf eine Bindegewebserkrankung (z. B. Habitus wie bei Marfan-Syndrom), Hautstigmata einer infektiösen Endokarditis (s. **1.9.1**) sowie auf Kreislaufzeichen eines großen Schlagvolumens: pulssynchrone Bewegungen des Kopfes ("Homo pulsans", **Musset-Zeichen**), des Kehlkopfes, der Uvula, Quincke-Kapillarpuls (Pulsationsphänomene bei Nagelbett- oder Lippenkompression), sichtbar pulsie-

rende Gefäße an Schläfe, Halsbereich, Jugulum oder Leisten.

- Bei der **Palpation** kann ein charakteristischer Pulsus celer et altus auffallen ("Wasserhammer-Puls"), d. h. ein Puls großer Blutdruckamplitude mit schnellendem Pulsanstieg und raschem Pulskollaps; außerdem kann ein Fingerpuls tastbar sein sowie das sog. **Hill-Phänomen** vorliegen: Der systolische Druck an den Beinen liegt dabei > 60 mmHg über dem der oberen Extremitäten (zurückzuführen auf das hohe Schlagvolumen mit Verstärkung der Pulswelle durch die Windkesselfunktion in den peripheren Gefäßen). Der Herzspitzenstoß ist hyperdynam und nach links und unten verlagert.
- Leitbefund bei der **Herz-Auskultation** ist ein frühdiastolisches, hochfrequentes Sofortgeräusch mit Decrescendo- und gießendem Charakter (**Abb. 1.102**). Das Diastolikum ist am besten beim sitzenden und nach vorne übergebeugten Patienten über dem mittleren Sternaldrittel oder dem unteren linken Sternalrand zu hören. Alle Maßnahmen, die den arteriellen Druck erhöhen (rasches Aufsetzen, Kauern, isometrische Belastung), akzentuieren das diastolische Geräusch. Bei großem Pendelvolumen kann über der Aorta ein kurzes Systolikum zu hören sein ("relative Aortenklappenstenose"). Ein mitt- bis spätdiastolisches Geräusch über der Herzspitze mit "rumpelndem" Charakter entspricht einer "funktionellen Mitralstenose", da die Mitralklappenöffnung durch den Regurgitationsfluss behindert ist (**Austin-Flint-Geräusch**).
- Die Befunde bei der **Gefäß-Auskultation** der A. femoralis sind Korrelate des Pulses bei Aortenklappeninsuffizienz und können ein klinisches Maß für den Schweregrad der Regurgitation sein.
  - **Traube-Zeichen:** Ohne Gefäßkompression sind hoch-

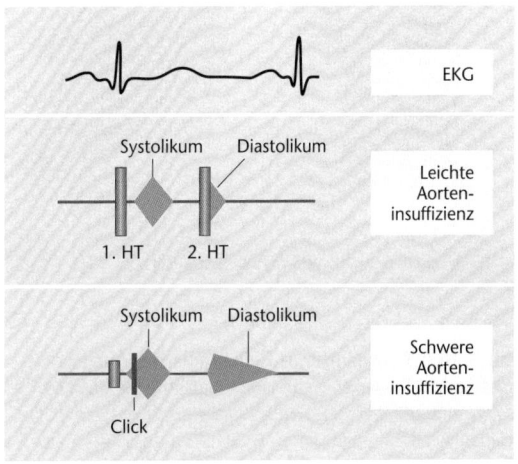

Abb. 1.102: Auskultationsmerkmale der leichten und der schweren Aortenklappeninsuffizienz. [L157]

frequente, systolische und diastolische Töne zu hören („pistol shots").

– **Duroziez-Zeichen:** Eine leichte Kompression der A. femoralis durch das Stethoskop führt zu einem systolisch-diastolischen Geräusch.

- **EKG:** Bei geringer bis mittelgradiger Aortenklappeninsuffizienz kann das EKG normal sein. Mit zunehmendem Schweregrad treten Zeichen der linksventrikulären Hypertrophie auf. Der Lagetypus ist in der Regel links- oder überdreht linkstypisch, der QRS-Komplex kann als inkompletter oder kompletter Linksschenkelblock verändert sein.

- **Röntgenthorax:** Mit zunehmender Aortenklappeninsuffizienz wird eine Linksverbreiterung des Herzens mit ausgeprägter Herztaille auffällig (aortal konfiguriertes Herz). Die Aorta ascendens und der Aortenbogen sind dilatiert und elongiert (**Abb. 1.103**).

- **Echokardiographie:** Indirektes Zeichen der Aortenklappeninsuffizienz ist ein hochfrequentes Oszillieren des anterioren Mitralsegels. Durch das erhöhte Schlagvolumen sind die Bewegungen des Kammerseptums und der Hinterwand hyperdynam mit großen Bewegungsamplituden. Mit zunehmender Linksherzinsuffizienz dilatiert der linke Ventrikel und die Bewegungsamplituden der Myokardwände nehmen ab. Das Kammerseptum und die Hinterwand sind verdickt bei erhöhtem enddiastolischem Durchmesser des linken Ventrikels (exzentrische Hypertrophie). Seltener sind die direkten Ursachen der Aorten-

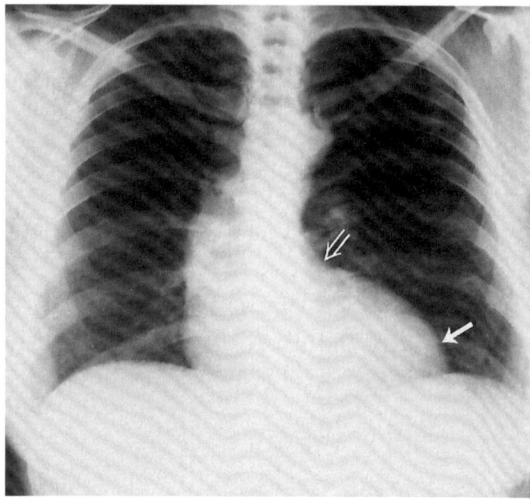

Abb. 1.103: Röntgenthorax bei chronischer Aorteninsuffizienz. Der linke Ventrikel ist verbreitert (**⟶**), und es besteht eine geringgradige Kardiomegalie mit einer Herz-Thorax-Relation von 0,58. Da der linke Vorhof nicht vergrößert ist, besteht eine typische Einbuchtung im Bereich der Herztaille (⟹). Die Aorta ascendens ist geringgradig dilatiert. Keine pulmonalvenöse Stauung. [R132]

klappeninsuffizienz erkennbar (z. B. Aortendissektion, endokarditische Vegetationen, anulo-aortale Ektasie, Aortenklappentaschen-Prolaps). In der farbkodierten Darstellung kann der Schweregrad der Aorteninsuffizienz abgeschätzt werden (**Abb. 1.104**).

- **Herzkatheteruntersuchung:** Druckmessungen im kleinen Kreislauf (pulmonaler Hochdruck), dem linken Ventrikel (enddiastolischer Druck) und der Aorta ascendens (systolischer und diastolischer Druck) erlauben eine Abschätzung des Schweregrades der Aortenklappeninsuffizienz. Durch eine supravalvuläre **Aortographie** lässt sich der Schweregrad der Volumenregurgitation in den linken Ventrikel abschätzen.

Therapie

Grundsätzlich können asymptomatische Patienten mit gut erhaltener linksventrikulärer Funktion (Austreibungsfraktion) **konservativ** behandelt werden. Da jede Bakteriämie zur Absiedlung von Keimen auf den vorgeschädigten Herzklappen führen kann, muss vor potentiell septischen chirurgischen Eingriffen strikt eine Endokarditisprophylaxe (s. **1.9.1**) eingeleitet werden. Durch arterielle Vasodilatatoren (z. B. Calcium-Kanal-Blocker vom Dihydropyridin-Typ) nimmt der periphere Widerstand ab und das Regurgitationsvolumen sinkt. Die konsequente Behandlung eines gleichzeitig vorliegenden arteriellen Hochdrucks ist wichtig, da dieser eine Aortenklappeninsuffizienz verstärkt. Eine Linksherzinsuffizienz wird nach den üblichen Regeln medikamentös behandelt (s. **1.7.5**).

Den optimalen Zeitpunkt einer **Operation**, in der Regel eines Aortenklappenersatzes, festzulegen ist bei Aortenklappeninsuffizienz schwierig: so früh wie nötig, d. h. vor der Entwicklung einer linksventrikulären Dysfunktion und so spät wie möglich, d. h. so lange nicht, solange es Klinik und Hämodynamik zulassen. Mit dem Auftreten von Symptomen (meist Dyspnoe) ist in der Regel die Indikation zur operativen Therapie gegeben. Es muss davon ausgegangen werden, dass zu diesem Zeitpunkt oft bereits eine irreversible linksventrikuläre Funktionseinschränkung aufgetreten ist. Asymptomatische Patienten müssen operativ behandelt werden, wenn bei Verlaufsuntersuchungen (z. B. Echokardiographie) eine Verschlechterung der linksventrikulären Funktion festgestellt wird.

Verlauf und Prognose

Bei symptomloser, gering- bis mittelgradiger Aortenklappeninsuffizienz ist die Lebenserwartung nicht eingeschränkt. Wurde eine höhergradige Aortenklappeninsuffizienz langjährig asymptomatisch toleriert, beträgt die Überlebenszeit ohne Operation nach Auftreten von Symptomen lediglich zwei (bei Linksherzinsuffizienz) bis 4 Jahre (bei Angina pectoris).

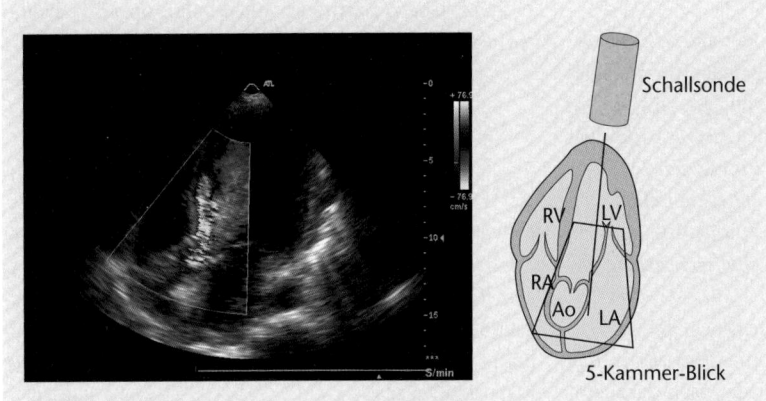

Abb. 1.104: Mittelschwere Aorteninsuffizienz in der farbkodierten Duplex-Echokardiographie. Im so genannten 5-Kammer-Blick sind die vier Herzhöhlen sowie der Aortenausflusstrakt dargestellt. In Projektion auf den Aortenausflusstrakt stellt sich ein exzentrisch, entlang dem Kammerseptum verlaufender, turbulenter Blutfluss dar (rot = Flussrichtung auf den Schallkopf zu). Er entspricht dem Regurgitationsfluss in der Diastole über die insuffiziente Aortenklappe. Die linke Herzkammer ist exzentrisch dilatiert als Hinweis auf die chronische Volumenbelastung des Herzens aufgrund des Klappenvitiums. LV = linker Ventrikel; LA = linker Vorhof; RV = rechter Ventrikel; RA = rechter Vorhof; Ao = Aortenausflusstrakt.

Nach Herzklappenersatz ist die Langzeitprognose umso besser, je geringer die präoperative linksventrikuläre Funktionseinschränkung war. Eine dramatische klinische Verbesserung ist nach einer Klappenoperation jedoch nicht zu erwarten. Das primäre Ziel der operativen Therapie ist, eine weitere Verschlechterung der Hämodynamik und damit auch der Symptome zu verhindern.

Akute Aortenklappeninsuffizienz

Die Dissektion eines thorakalen Aortenaneurysmas (s. 2.3.10) oder eine bakterielle Aortenklappenendokarditis können durch Schädigung des Klappenapparates zu einer akuten Aorteninsuffizienz führen.

Hämodynamik

Durch die **akute Volumenbelastung des linken Ventrikels** kommt es zu einem plötzlichen Anstieg des linksventrikulären enddiastolischen Druckes, der über eine linksatriale Druckerhöhung in die Lungenstrombahn retrograd weitergeleitet wird (Rückwärtsversagen). Der hohe diastolische Anstieg des Ventrikeldrucks führt zum vorzeitigen Schluss der Mitralklappe. Eine kompensatorische Steigerung des Schlagvolumens ist nicht möglich, sodass ein vermindertes Herzzeitvolumen mit den klinischen Zeichen des kardialen Vorwärtsversagens (s. 1.7.1) im Vordergrund steht. Die Blutdruckamplitude ist normal groß oder sogar klein.

Klinik

Im Vordergrund steht eine akut aufgetretene Linksherzinsuffizienz mit hochgradiger Dyspnoe, Orthopnoe, Tachypnoe und Tachykardie bis hin zum Vollbild des kardiogenen Schocks. Die Lungenstauung ist führend, zusätzlich kann noch eine periphere Hypoperfusion bei *„low output"* vorliegen.

> ! Der Kontrast zwischen guter Ventrikelfunktion und akuter Förderinsuffizienz ist diagnostisch für akute Klappeninsuffizienzen sowohl der Aorten- als auch der Mitralklappe. !

Ätiologie

Die häufigsten Ursachen einer akuten Aortenklappeninsuffizienz sind eine Dissektion der Aorta ascendens oder eine Aortenklappen-Endokarditis.

- **Aortendissektion:** In 30 – 50% der proximalen Formen ist die Aortenwurzel in die Dissektion einbezogen. Eine akute Aortenklappeninsuffizienz entsteht durch eine direkte Klappenzerstörung oder sekundär durch Traktions- oder Kompressionskräfte (Wandhämatom, paraaortales Hämatom).
- **Infektiöse Endokarditis:** Die Erkrankung tritt vor allem bei biskuspider Aortenklappe oder vorgeschädigten Aortenklappentaschen auf. Sie kann sich plötzlich, ohne anamnestische Hinweise auf eine kardiale Grunderkrankung entwickeln oder bei einer vorbestehenden, leichten Aortenklappeninsuffizienz oder einem kombinierten Aortenvitium zu einer plötzlichen klinischen Verschlechterung führen.
- **Seltene Ursachen:** Ruptur eines Sinus-Valsalva-Aneurysmas, paravalvuläres Leck einer Aortenklappen-Prothese, Spontanruptur einer Aortenklappentasche bei myxomatöser oder atherosklerotischer Degeneration oder nach einem stumpfen oder penetrierenden Thoraxtrauma.

01

Diagnostisches Vorgehen

- **Inspektion:** evtl. Marfan-Stigmata oder andere Hinweise auf Bindegewebserkrankungen, Stigmata einer infektiösen Endokarditis, akute Ischämie von Extremitäten bei Aortendissektion, Zeichen des kardiogenen Schocks oder andere klinische Merkmale der Herzinsuffizienz
- **Palpation:** Die typischen Befunde der chronischen Aortenklappeninsuffizienz fehlen, die Pulsqualität ist nicht typisch verändert. Oft bestehen nur eine Tachykardie und eine arterielle Hypotonie.
- **Auskultation:** Es kann ein kurz dauerndes, wenig hochfrequentes diastolisches Geräusch im Anschluss an den 2. Herzton vorliegen, das aufgrund der Tachykardie oft nicht hörbar ist.
- **EKG:** Bei akuter Aortenklappeninsuffizienz ohne kardiale Vorerkrankung ist das EKG normal. Oft liegt nur eine Sinustachykardie mit unspezifischen Veränderungen von ST und T vor. Bei vorbestehenden Herzerkrankungen (z. B. kombiniertes Aortenvitium) können jedoch weitere EKG-Veränderungen vorhanden sein (linksventrikuläre Hypertrophie mit sekundären ST-Veränderungen).
- **Röntgenthorax:** Typisch ist die Kombination von unauffälliger Herzsilhouette und den Zeichen der floriden Lungenstauung bis hin zum akuten Lungenödem.
- **Echokardiographie:** Als wichtigstes diagnostisches Verfahren zeigt sie einen normal großen linken Ventrikel und eine „supernormale" systolische Funktion trotz der manifesten Linksherzinsuffizienz: überhöhte (hyperkinetische) Bewegungsamplituden des Kammerseptums und der freien Hinterwand sowie einen vorzeitigen Mitralklappenschluss (typischer Befund!). Gleichzeitig lassen sich zum Beispiel eine Dissektion der Aorta ascendens oder endokarditische Vegetationen als Ursache der akuten Aortenklappeninsuffizienz nachweisen. Liegt ein Perikarderguss vor, muss immer an eine Dissektion der Aorta ascendens gedacht werden. Im Zweifelsfall hilft die transösophageale Echokardiographie weiter.
- **Herzkatheterdiagnostik:** Sie ist nur bei differentialdiagnostischen Zweifeln erforderlich oder wenn präoperativ bei Verdacht auf zusätzliche koronare Herzkrankheit die Koronarsituation geklärt werden muss.

Therapie

Möglichst rasch wird die akute Linksherzinsuffizienz durch Vor- und Nachlastsenkung (z. B. mit Nitroglyzerin i. v.) behandelt. Bei infektiöser Endokarditis muss eine antibiotische Therapie erfolgen.

Bei jeder akuten Aortenklappeninsuffizienz, die nicht prompt auf eine intensive konservative Herzinsuffizienz-Therapie anspricht, ist wie bei jeder Aortendissektion mit Beteiligung der Aorta ascendens eine sofortige, notfallmäßige **chirurgische Therapie** erforderlich.

Die Linksherzinsuffizienz verläuft ohne operative Therapie in der Regel rapid progredient und endet fatal.

1.13.3 Mitralvitien

Mitralklappenstenose

Die Mitralklappenstenose ist eine Öffnungsbehinderung der Mitralklappe mit Behinderung des Bluteinstroms aus dem linken Vorhof in den linken Ventrikel. Mit dem Rückgang des rheumatischen Fiebers als Hauptursache (s. **12.8.2**) macht die Mitralstenose insgesamt nur noch < 20% aller Klappenvitien aus.

Hämodynamik

Die normale Mitralklappen-Öffnungsfläche beträgt 4 bis 6 cm². Ist die Öffnungsfläche auf < 1,5 cm² verringert, liegt eine relevante Mitralklappenstenose vor. Die Stenose führt zu einer verminderten und verlangsamten frühen diastolischen Füllungsphase des linken Ventrikels, sodass der **Druck im linken Vorhof ansteigt**. Diese Drucksteigerung wird retrograd in die Pulmonalvenen und -kapillaren weitergegeben und begründet die klinisch auftretende Atemnot. Zwei Faktoren bestimmen den Druck im linken Vorhof: das Herzzeitvolumen (ein hoher Durchstrom führt zu einem vermehrten Rückstau) und die Herzfrequenz (je höher die Frequenz, desto kürzer die Diastole und damit die ventrikuläre Füllungszeit; das Blut staut sich also vermehrt in den Vorhof zurück).

Daneben führt die Mitralstenose jedoch auch zu einer unzureichenden ventrikulären Füllung und damit einer **Abnahme des Schlagvolumens** mit Herzinsuffizienz. Diese kann zum Beispiel durch die Entwicklung von Vorhofflimmern mit Wegfall der Vorhofkontraktion erstmals manifest werden (**Abb. 1.105**).

Klinik

Die klinischen Beschwerden entsprechen denen der Linksherzinsuffizienz (s. **1.7.3**). Leitsymptom ist die **Dyspnoe**, die in leichteren Fällen durch körperliche oder emotionale Belastung oder andere präzipitierende Faktoren wie Fieber, Schwangerschaft oder plötzliches Auftreten von Vorhofflimmern ausgelöst wird. In schweren Fällen tritt sie anfallsweise in Ruhe auf, vor allem als paroxysmale nächtliche Dyspnoe („Asthma cardiale"), oft verbunden mit schaumigem Sputum und Hämoptysen. In fortgeschrittenen Fällen kommt es als Folge des pulmonalen Hochdrucks zur Rechtsherzinsuffizienz mit Ödemen der abhängigen Partien, Hepatomegalie und Aszites.

Ca. 15% der Patienten mit Mitralklappenstenose beklagen **pektanginöse Beschwerden**, die durch die Gefäßdehnung bei pulmonaler Stauung oder durch eine zusätzliche koro-

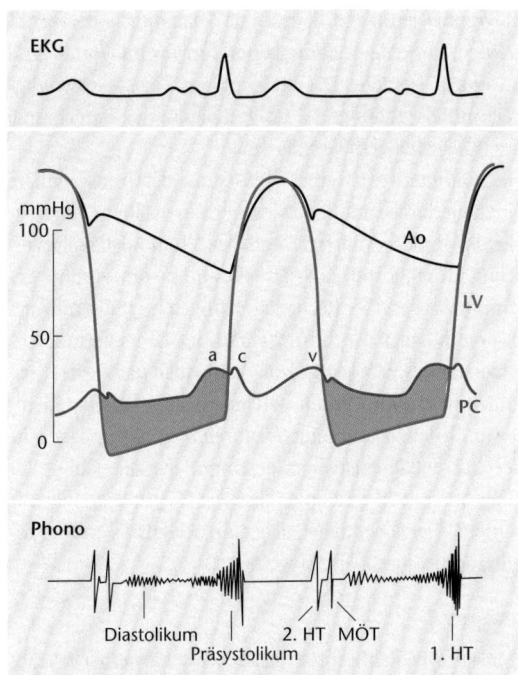

Abb. 1.105: Hämodynamisches Profil der Mitralklappenstenose. Die Behinderung der linksventrikulären Füllung führt zu einem Druckunterschied zwischen PC und LV-Druck. Die rot unterlegte Fläche ist ein Maß für den Schweregrad der Füllungsbehinderung durch die Stenose. MÖT = Mitralöffnungston; Ao = Aorta; LV = linker Ventrikel; PC = pulmonalkapillärer Druck. [L157]

nare Herzkrankheit hervorgerufen werden. Erstmanifestation einer Mitralklappenstenose kann auch eine **arterielle Thromboembolie** sein, die bevorzugt bei Vorhofflimmern ihren Ausgang im linken Vorhof bzw. im linken Herzohr hat. Neben arteriellen Embolien ist nicht selten ein akutes Lungenödem oder eine Tachyarrhythmia absoluta bei Vorhofflimmern die klinische Erstmanifestation einer Mitralklappenstenose.

Ätiologie

In unseren Breiten ist die Mitralklappenstenose nahezu immer eine Folgeerkrankung des akuten rheumatischen Fiebers. Überwiegend handelt es sich dabei heute um Patienten aus dem südosteuropäischen oder aus dem Mittelmeerraum. Eine Mitralklappenstenose tritt etwa 20–30 Jahre nach dem rheumatischen Fieber auf, in 25% liegt eine reine Mitralklappenstenose vor, in 40% ein kombiniertes Mitralvitium, wobei Frauen dreimal häufiger erkranken als Männer. Bei der rheumatisch bedingten Mitralklappenstenose sind die freien Klappenränder verwachsen (im Gegensatz zur degenerativ bedingten Stenose, bei der die Kommissuren verwachsen), die Chordae sind verklebt, verkürzt und

weisen nach jahrelangem Verlauf zusätzlich fibrokalzifizierende Degenerationen auf.

Seltene, nicht-rheumatische Ursachen sind das maligne Karzinoid, ein linksatrialer Tumor, der ins Mitralorifizium prolabiert (z. B. großer Thrombus oder Myxom) oder die Thrombose einer Mitralkunstklappen-Prothese. Als angeborener Herzfehler ist die Kombination mit einem Vorhofseptumdefekt bekannt (**Lutembacher-Syndrom**).

Diagnostisches Vorgehen

- **Inspektion:** periphere Zyanose bei schwerer, lange bestehender Mitralklappenstenose, auffällige Wangenzyanose („Facies mitralis"). Halsvenenstauung und periphere Ödeme bei Rechtsherzinsuffizienz.
- **Palpation:** kleine arterielle Pulsamplitude bei schwerer Mitralklappenstenose, unregelmäßiger Puls bei Vorhofflimmern, evtl. Pulsdefizit; verstärkte präkordiale und epigastrische Pulsationen bei Rechtsherzbelastung; Hepatomegalie mit positivem hepatojugulärem Reflux; periphere Ödeme und Aszites bei fortgeschrittener Rechtsherzinsuffizienz
- **Auskultation:** Bei Sinusrhythmus finden sich ein paukender 1. Herzton und ein betonter Pulmonalton des 2. Herztons. Ein Mitralöffnungston entsteht durch den plötzlichen Stopp der Bewegung der Mitralklappe in die ventrikelwärts gerichtete diastolische Öffnungsposition bei Beginn der Ventrikeldiastole. Zusätzlich liegen ein diastolisches, niederfrequentes Decrescendo-Geräusch mit rollendem Charakter („Katzenschnurren") und ein präsystolisches Geräusch nach der atrialen Kontraktion vor (**Abb. 1.106**). Bei Vorhofflimmern fehlt dieses präsystolische Geräusch. Sind die Klappensegel stark verkalkt und immobil, fehlt der Mitralöffnungston. Ein kurzes Systolikum kann bei zusätzlicher, meist geringgradiger Mitralklappeninsuffizienz vorliegen. Bei pulmonaler Hypertonie kann durch eine relative Pulmonalinsuffizienz ein

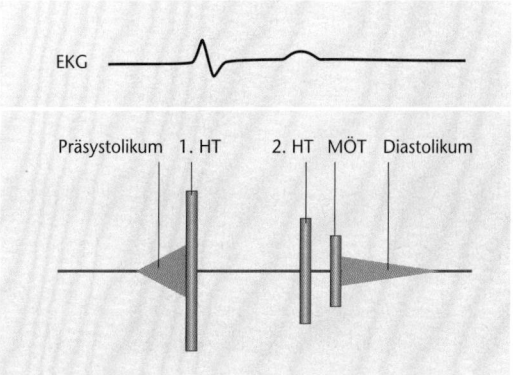

Abb. 1.106: Auskultationsbefund bei Mitralklappenstenose (MÖT = Mitralöffnungston). [L157]

zusätzliches Diastolikum auftreten (**Graham-Steell-Geräusch**). Je nach Ausmaß der Lungenstauung sind feuchte Rasselgeräusche auskultierbar.

- **EKG:** Es zeigt ein P mitrale (P sinistroatriale) als doppelgipflige, > 0,11 s verbreiterte P-Welle und Vorhofflimmern bei fortgeschrittener Mitralklappenstenose. Je stärker der rechte Ventrikel druckbelastet wird, desto steil- oder rechtstypischer ist der Lagetyp, evtl. bestehen zusätzlich Zeichen der rechtsventrikulären Hypertrophie.
- **Röntgenthorax:** Bei geringer Mitralklappenstenose ist die Herzkonfiguration nicht verändert. Bei schwerer Mitralklappenstenose ist das linke Atrium dilatiert, das linke Herzohr ist prominent, die Herztaille ist verstrichen, die Pulmonalarterien sind dilatiert und die rechte Ausflussbahn ist angehoben (Einengung des Retrosternalraumes). In fortgeschrittenen Fällen kann der rechte Ventrikel links randbildend werden. Zusätzlich sind pulmonale Stauungszeichen (Kerley-B-Linien) und in der Durchleuchtung Verkalkungen von Mitralklappenstrukturen erkennbar (**Abb. 1.107**).
- **Echokardiographie:** Im M-Mode bewegen sich beide Klappensegel, die an den Klappenrändern verschmolzen sind, parallel zueinander (normalerweise bewegen sich vorderes und hinteres Mitralsegel in der Diastole gegensinnig). Die frühdiastolische Schließbewegung ist aufgrund des Druckgradienten verzögert. Im 2-D-Echo kann die Klappenöffnungsfläche dargestellt werden, diastolisch ist eine trichterartige Klappenkonfiguration sichtbar. Bei sehr ausgeprägter Verkalkung sind die massiv echogenen Klappenmassen als monotone „Klick-klack-Restbewegung" zu erkennen. In der transösophagealen Echokardiographie kann die linksatriale Dilatation gut erkannt werden, außerdem Thrombenbildungen im Vorhof und im linken Herzohr. Die Messung der Flussgeschwindigkeit mittels Doppler (s. **1.4.3**) erlaubt die Berechnung des transvalvulären Gradienten.
- **Herzkatheter:** Mit seiner Hilfe kann der transvalvuläre Gradient durch simultane Messung des diastolischen Druckes im linken Ventrikel und des Pulmonalkapillarverschlussdruckes (oder des Druckes im linken Vorhof) bestimmt werden. Der Rechtsherzkatheter zeigt das Ausmaß des pulmonalen Hochdrucks und des Lungenarteriolenwiderstandes. Mit seiner Hilfe kann auch das Herzzeitvolumen bestimmt werden, sodass aus dem Druckgradienten und dem Herzminutenvolumen die Öffnungsfläche der Mitralklappenstenose bestimmt werden kann. Vor einer operativen Therapie muss zur Diagnostik einer koronaren Herzkrankheit auch eine selektive **Koronarangiographie** durchgeführt werden.

Therapie

- **Konservativ:** In leichten Fällen wird körperliche Schonung empfohlen. Beim Auftreten von Vorhofflimmern können Digitalis-Glykoside, evtl. in Kombination mit β-Rezeptoren-Blockern, die Kammerfrequenz in einem hämodynamisch günstigen Bereich halten (60 – 90/min). Lungenstauung und periphere Ödeme werden mit Diuretika behandelt. Bei Vorhofflimmern oder instabilem Sinusrhythmus ist eine Dauerantikoagulation zur Embolieprophylaxe dringend angezeigt. Bei potentiellen Bakteriämien ist eine Endokarditisprophylaxe mit Antibiotika erforderlich, bei jungen Patienten nach rheumatischem Fieber zusätzlich eine Penicillin-Therapie zur Sekundärprophylaxe.
- **Interventionell:** Die Ballonkatheter-Dilatation ist eine Alternative zur chirurgischen Kommissurotomie, wenn die Klappenteile mit ihren Chordae gut beweglich sind, d. h. wenn sie keine oder nur geringe Verkalkungen aufweisen und der linke Vorhof frei von Thromben ist. Die Erfolgsrate liegt bei 90%, schwere Komplikationen treten in 5% auf; zur Re-Stenose kommt es nach 1 – 2 Jahren in 10 bis 20%. Dieses Verfahren kommt vor allem bei Kontraindikationen zur chirurgischen Therapie und bei jungen Frauen mit Kinderwunsch zum Einsatz.
- **Operativ:** Bei Einschränkung der körperlichen Leistungsfähigkeit im Alltag (Stadium III nach NYHA, s. **1.7.3** mit **Tab. 1.16**), einer pulmonalen Druckerhöhung und einer Klappenöffnungsfläche < 1,5 cm² ist die Indikation zur Operation gegeben. Gleiches gilt – unabhängig vom Schweregrad – bei einer arteriellen Embolie sowie bei Vorliegen weiterer operationsbedürftiger Herzerkrankungen (koronare Herzkrankheit, Notwendigkeit eines Aortenklappenersatzes).

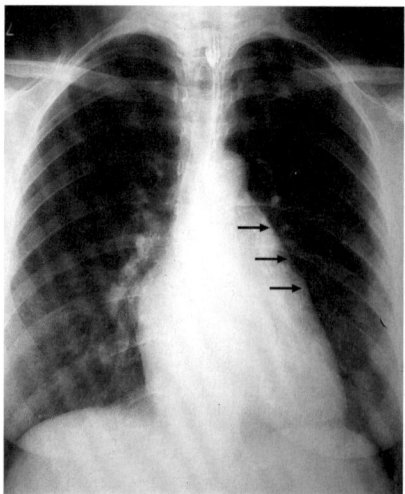

Abb. 1.107: Röntgenthorax bei Mitralklappenstenose.
Man beachte die durch ein prominentes Pulmonalis-Segment verstrichene Herztaille (Pfeile). [S008-3]

Verlauf und Prognose

Auch wenn die Prognose der Mitralklappenstenose *quoad vitam* besser ist als bei anderen Herzklappenfehlern, ist die Lebenserwartung im fortgeschrittenen Stadium unter konservativer Therapie allein deutlich reduziert. Im Stadium NYHA III beträgt die 5-Jahres-Überlebensrate unter konservativer Therapie ca. 60%, im Stadium NYHA IV nur ca. 15%. Häufigste Todesursachen sind Rechtsherzinsuffizienz, fulminantes Lungenödem, arterielle Thromboembolien und Lungenarterienembolien.

Nach chirurgischer Kommissurotomie oder Klappenersatz wird die 5-Jahres-Überlebensrate mit > 80% deutlich verbessert. Die Operationsletalität bei geschlossener und offener Kommissurotomie liegt bei 1 – 3%, bei prothetischem Klappenersatz bei 3 – 5%. Hämodynamisch bewirken die Klappenprothesen keine vollständige Normalisierung: Bei einer Klappenöffnungsfläche der Prothese von 1,5 – 2,5 cm^2 und einem diastolischen Druckgradienten von 5 – 8 mmHg liegt weiterhin eine leichte Mitralklappenstenose vor.

Chronische Mitralklappeninsuffizienz

Schlussunfähigkeit des Mitralklappenapparates, die in der Kammersystole einen Blutrückstrom in den linken Vorhof bewirkt.

In ca. 15 – 20% aller erworbenen Klappenvitien liegt eine reine Mitralklappeninsuffizienz oder ein kombiniertes Mitralvitium vor. Der Anteil der reinen Insuffizienz ist aufgrund einer Zunahme altersbedingter degenerativer oder myxomatöser Veränderungen am Klappenapparat ansteigend.

Hämodynamik

Bei Schlussunfähigkeit des Mitralklappenapparates tritt systolisch eine **Volumenregurgitation vom linken Ventrikel in das linke Atrium** auf. Da die undichte Mitralklappe und die Aortenklappe parallel geschaltet sind und der Auswurfwiderstand durch die Aortenklappe natürlicherweise höher ist, wird der Rückstrom über das „Leck mit geringem Widerstand" bevorzugt. Das Regurgitationsvolumen wird durch die Größe des Lecks und die zwischen linkem Ventrikel und linkem Atrium während der Kammersystole bestehende Druckdifferenz bestimmt.

Adaptationsmechanismen

Durch das Pendelvolumen kommt es zur Dilatation von Vorhof und Ventrikel mit Hypertrophie des linken Ventrikels. Durch die Vergrößerung des linksventrikulären enddiastolischen Volumens wird der enddiastolische Druck niedrig gehalten, die vermehrte Vordehnung bewirkt – bei erhaltener systolischer Funktion – eine Ökonomisierung der Herzarbeit (Frank-Starling-Mechanismus, s. **1.2**). Der linke Vorhof wirkt als hämodynamischer Puffer und schützt

über lange Zeit die Lungenstrombahn vor einem Druckanstieg. Diese Adaptationsmechanismen erklären die oft jahrelange Symptomfreiheit oder -armut bei Patienten mit Mitralklappeninsuffizienz. Sind die Möglichkeiten der Anpassung an die Volumenbelastung aufgebraucht und nimmt die systolische Funktion des linksventrikulären Myokards ab, kommt es zur Dekompensation mit dem Leitbefund der pulmonalen Stauung.

Klinik

Wird der Patient symptomatisch, stehen eine verminderte Belastbarkeit infolge des verminderten Herzzeitvolumens und eine Neigung zu Dyspnoe bei Belastung durch den Rückstau in die pulmonale Strombahn im Vordergrund. Hämoptysen oder ein Lungenödem sind bei der chronischen Mitralklappeninsuffizienz die Ausnahme, nach Jahren der chronischen pulmonalen Stauung entwickelt sich eine Rechtsherzinsuffizienz. Pektanginöse Beschwerden sind im Gegensatz zur Mitralklappenstenose seltener, Palpitationen entstehen durch atriale oder ventrikuläre Arrhythmien bzw. als Missempfindungen des Regurgitationsimpulses. Arterielle Thromboembolien treten seltener als bei der Mitralklappenstenose auf, meist bei Vorhofflimmern oder bei einer infektiösen Endokarditis.

Ätiologie

Durch die komplexe Funktion des Mitralklappenapparates ist die Ätiologie der Mitralklappeninsuffizienz sehr heterogen (s. **Kasten** „Ursachen der Mitralklappeninsuffizienz"): Der systolische Klappenschluss der Mitralklappe beruht auf einem Zusammenwirken der Komponenten Mitralring, -segel, Chordae tendineae, Papillarmuskeln, linker Vorhof und linker Ventrikel. Störungen in der Funktion einer Komponente können die funktionelle Integrität des gesamten Klappenapparates stören.

Eine Mitralklappeninsuffizienz liegt bei 10 – 15% aller Klappenerkrankungen vor. Meist handelt es sich um eine **relative, sekundäre Mitralinsuffizienz** durch Dilatation des linken Ventrikels und des Anulus mitralis, in deren Folge die Geometrie des Klappenapparates so verändert ist, dass ein regelrechter Schluss nicht mehr gewährleistet ist. Der Dilatation des linken Ventrikels kann beispielsweise eine koronare Herzerkrankung, eine valvuläre Erkrankung oder eine dilatative Kardiomyopathie zugrunde liegen.

Die häufigsten Ursachen einer reinen Mitralklappeninsuffizienz als **organische, primäre Mitralinsuffizienz** sind: Mitralklappenprolaps (60%), Papillarmuskeldysfunktion bei koronarer Herzkrankheit (30%) und infektiöse Endokarditis (5%).

Ursachen der Mitralklappeninsuffizienz

- **Entzündlich:** rheumatische Herzerkrankung, infektiöse Endokarditis, Lupus erythematodes (Libman-Sacks-Endokarditis), Sklerodermie, rheumatoide Arthritis
- **degenerativ:** myxomatöse Degeneration mit Mitralklappenprolaps, Mitralringverkalkung, Bindegewebserkrankungen (Marfan-, Ehlers-Danlos-Syndrom)
- **strukturell:** Rupturen von Chordae tendineae, Papillarmuskelruptur bzw. -dysfunktion (bei koronarer Herzkrankheit), Dilatation des linken Ventrikels und des Anulus mitralis, paravalvuläres Leck einer Mitralkunstklappe
- **kongenital:** Spaltbildung eines Mitralsegels, „parachute mitral valve" als Teil des Endokardkissendefektes (s. 1.12.3), endokardiale Fibroelastose, Transposition der großen Arterien.

Diagnostisches Vorgehen

- **Inspektion:** Dilatation der Jugularvenen bei Rechtsherzinsuffizienz, evtl. zusätzliche inspiratorische Betonung infolge einer relativen Trikuspidalklappeninsuffizienz bei pulmonalem Hochdruck.
- **Palpation:** Der Herzspitzenstoß ist hyperdynam und nach links verlagert, verbreitert und hebend, ein systolisches Schwirren ist bei schwerer Mitralklappeninsuffizienz in Linksseitenlage tastbar. Parasternal ist oft ein systolischer Impuls tastbar (*„left atrial heave"*), der mit der Schwere des Rückstroms korreliert.
- **Auskultation:** Typisch ist ein systolisches Geräusch, das mit dem 1. Herzton beginnt und holosystolisch einen hochfrequent-blasenden Charakter hat. In leichten Fällen zeigt das Systolikum ein Decrescendo, bei mittelschweren und schweren Fällen ist es bandförmig. Mit zunehmendem Schweregrad wird das Geräusch niederfrequenter und wirkt zunehmend rauer. Sein Punctum maximum hat es über dem Erb-Punkt und apikal. Es wird typischerweise nach lateral-axillär, gelegentlich auch in den Rücken weitergeleitet. Bei schwerer Mitralklappeninsuffizienz ist ein diastolisches Intervallgeräusch zu hören, das durch die Passage des großen Blutvolumens durch die Mitralklappe in der Diastole erklärt wird („relative Mitralstenose"). Bei erheblicher Volumenbelastung ist im Anschluss an den 2. Herzton regelmäßig ein 3. Herzton zu hören. Er entsteht durch die Dehnung der Kammerwand bei raschem Einstrom eines großen Blutvolumens in der frühen Diastole. Bei pulmonaler Hypertonie ist der Pulmonalklappenschlusston verstärkt (**Abb. 1.108**).
- **EKG:** Bei leichter Mitralklappeninsuffizienz kann das EKG normal sein. Je ausgeprägter die linksatriale Dilatation ist, desto eher ist ein P sinistroatriale vorhanden. Vorhofflimmern ist im Vergleich zur Mitralklappenstenose

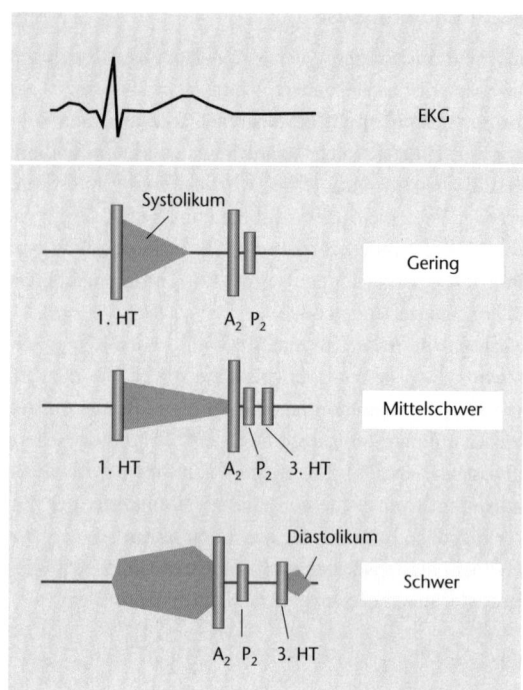

Abb. 1.108: Auskultationsbefunde bei Mitralklappeninsuffizienz. A_2 = Aortenklappenton; P_2 = Pulmonalklappenton. [L157]

eher selten und tritt später im Verlauf auf. Bei mittelschweren Fällen ist ein Linkstyp mit Linksherzhypertrophie häufig. Durch die chronische Volumenbelastung werden häufig auch „Linksherzschädigungszeichen" als deszendierende ST-Strecken mit präterminal negativem T über den Ableitungen V_4–V_6, I und aVL gesehen.

- **Röntgenthorax:** In Abhängigkeit vom Schweregrad sind das linke Atrium und der linke Ventrikel vergrößert, die Herztaille ist verstrichen, im Seitbild ist der Ösophagus nach posterior verlagert und der Tracheobronchialwinkel aufgespreizt, die Pulmonalarterien sind prominent (**Abb. 1.109**). Als Ausdruck einer pulmonalvenösen Stauung können Kerley-Linien (s. 5.2.3) als Zeichen des Lungenödems auftreten („Refluxlunge").
- **Echokardiographie (Abb. 1.110):** Der linke Vorhof stellt sich vergrößert dar, der linke Ventrikel kann dilatiert sein und ein hyperdynames Kontraktionsverhalten zeigen. Neben diesen indirekten Zeichen der Volumenregurgitation sind die strukturellen Veränderungen spezifischer Ursachen der Mitralklappeninsuffizienz erkennbar, zum Beispiel Vegetationen bei infektiöser Endokarditis.
- **Rechtsherzkatheter:** Mit seiner Hilfe können der pulmonalarterielle und der pulmonalkapilläre Verschlussdruck als Korrelat des linksatrialen Drucks gemessen werden.

Therapie

Wichtig ist die konsequente **Therapie eines arteriellen Hochdrucks**, da ein hoher peripherer Widerstand die Volumenregurgitation verstärkt. Bei symptomatischen Patienten entspricht die Behandlung der Stufentherapie einer myokardialen Herzinsuffizienz, wobei vom pathophysiologischen Standpunkt aus die Nachlastsenkung mit ACE-Hemmern durch die Verminderung des peripheren Widerstandes am effektivsten ist. Nitrate und Diuretika können pulmonale Stauungssymptome günstig beeinflussen, Digitalis-Glykoside sind bei Vorhofflimmern zur Kontrolle der Ventrikelfrequenz indiziert. Eine dauerhafte Antikoagulation muss nach arterieller Thromboembolie und bei kombinierten Mitralvitien mit Vorhofflimmern durchgeführt werden, bei reiner Mitralklappeninsuffizienz mit Vorhofflimmern und großem linkem Atrium ist sie ebenfalls zu empfehlen.

Im Stadium I und II nach NYHA ist eine **chirurgische Therapie** dann indiziert, wenn die Mitralklappeninsuffizienz schwer ist und bereits zu einer Einschränkung der linksventrikulären Funktion geführt hat. Das gilt insbesondere für Patienten, bei denen durch eine Mitralklappenrekonstruktion und Anuloplastik eine klappenerhaltende Operation durchgeführt werden kann (s. **Kasten** „Mitralklappenrekonstruktion"). Patienten im Stadium III nach NYHA bedürfen zwingend einer operativen Therapie, im Stadium IV (nicht-rekompensierbare, manifeste Linksherzinsuffizienz) ist eine differenzierte Bewertung notwendig, da die Operationsletalität deutlich erhöht ist, aber auch die konservative Therapie meist keine anhaltende klinische und prognostische Verbesserung erbringt.

Verlauf und Prognose

Bei asymptomatischen Patienten mit leichter Mitralklappeninsuffizienz ist ein stabiler Verlauf über Jahrzehnte möglich. Sobald jedoch Zeichen der Funktionsminderung des linken Ventrikels auftreten, kommt es zur rapiden Verschlechte-

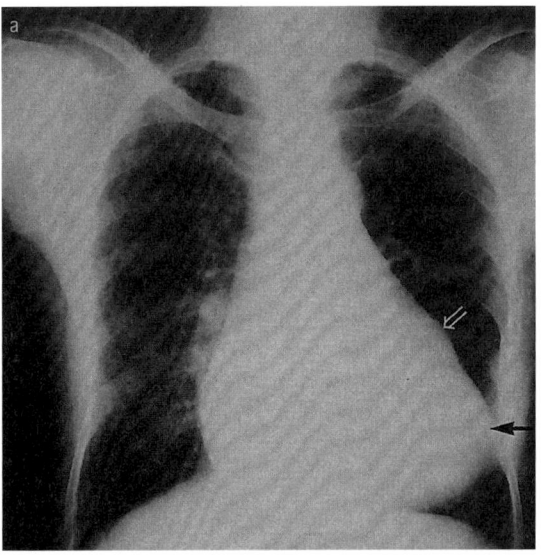

Abb. 1.109: Röntgenthorax bei reiner Mitralklappeninsuffizienz. Deutliche Kardiomegalie: die Herz-Thorax-Relation liegt bei 0,7. Der linke Ventrikel (→) ist vergrößert und erreicht fast die laterale Thoraxwand. Deutliche Prominenz des linken Vorhofs (⟹); verdichtete zentrale Lungengefäße als Ausdruck der Lungenstauung. [R132]

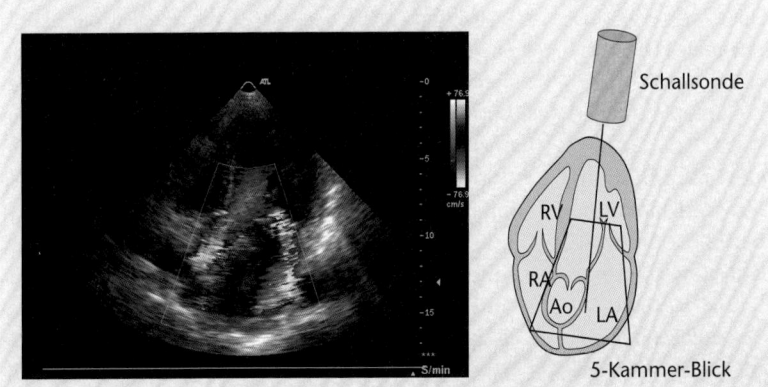

Abb. 1.110: Mittelschwere Mitralinsuffizienz in der farbkodierten Duplex-Echokardiographie. Im so genannten 5-Kammer-Blick sind die vier Herzhöhlen dargestellt sowie der Aortenausflusstrakt. In Projektion auf die Mitralklappe stellt sich ein exzentrisch entlang der lateralen Vorhofwand verlaufender turbulenter Blutfluss dar (blau = Flussrichtung vom Schallkopf weg). Er entspricht dem Regurgitationsfluss in der Systole über die insuffiziente Mitralklappe. Linke Herzkammer und linker Vorhof erscheinen exzentrisch dilatiert als Hinweis auf die chronische Volumenbelastung des Herzens aufgrund des Klappenvitiums. Der blau kodierte Fluss in Richtung auf den Aortenausflusstrakt entspricht dem normalen systolischen Fluss in der Austreibungsphase des Herzzyklus über der Aortenklappe. LV = linker Ventrikel; LA = linker Vorhof; RV = rechter Ventrikel; RA = rechter Vorhof; Ao = Aortenausflusstrakt.

01

Mitralklappenrekonstruktion

- **Klappenerhaltend:** Resektion von Klappenanteilen und Defektverschluss mittels Naht oder Patch, Transposition oder Verkürzung von Chordae und Implantation eines verstärkenden Mitralklappenrings (Duran-, Carpentier-Ring). Die perioperative Letalität beträgt 2–4% bei rheumatischer Ätiologie, 5–8% bei degenerativen Prozessen und bis zu 20% bei ischämischer Genese der Mitralklappeninsuffizienz.
- **Mitralklappenersatz:** Bei nicht-rekonstruierbaren Klappen ist eine Bioprothese oder eine mechanische Kunstklappe erforderlich. Im Stadium II und III beträgt die operative Letalität 4–8%, im Stadium IV bis zu 30%. Das Alter des Patienten, sein funktionelles Stadium nach NYHA und die systolische Funktion des linken Ventrikels bestimmen wesentlich die Operationssterblichkeit.

rung. Besteht bei reiner Mitralklappeninsuffizienz eine Operationsindikation (s. o.), so beträgt die mittlere Überlebenszeit unter konservativer Therapie lediglich 2,2 Jahre.

Nach einer operativen Therapie ist die Langzeitprognose umso besser, je geringer die präoperative Einschränkung der linksventrikulären Funktion war. Wie bei der Aortenklappeninsuffizienz ist nach einer Klappenoperation keine dramatische klinische Verbesserung zu erwarten. Das primäre Ziel der OP ist es, eine weitere hämodynamische und klinische Verschlechterung zu verhindern.

Akute Mitralklappeninsuffizienz

Rasch auftretende Schlussunfähigkeit des Klappenapparates, z. B. durch Papillarmuskelabriss nach einem inferioren Myokardinfarkt. Der besondere Stellenwert ergibt sich durch den raschen Beginn, sodass die zentrale Hämodynamik keine Adaptationsmöglichkeiten hat.

Hämodynamik

Durch die **akute Volumenbelastung des linken Ventrikels** kommt es zum raschen Anstieg des linksventrikulären enddiastolischen Druckes. Das nicht-dilatierte linke Atrium hat eine geringe Compliance, sodass das Regurgitationsvolumen nicht – wie bei der chronischen Mitralklappeninsuffizienz – „aufgefangen" werden kann. Der erhöhte linksatriale Druck wird sofort nach retrograd in die pulmonale Strombahn weitergegeben, der pulmonalarterielle Druck steigt plötzlich an. In der pulmonalkapillären Druckkurve ist eine hohe **v-(Regurgitations-)Welle** zu sehen. Die Höhe der v-Welle entspricht dem Schweregrad der Klappeninsuffizienz, und sie ist ein Maß für die pulmonale Stauung. Durch die Volumenregurgitation sinkt plötzlich das Vorwärtsschlagvolumen des linken Ventrikels. Neben einer flo-

riden Lungenstauung entsteht eine arterielle Hypotension mit den Zeichen der peripheren Minderdurchblutung.

Klinik

Der Leitbefund der akuten Mitralklappeninsuffizienz ist eine plötzlich auftretende akute Linksherzinsuffizienz. Abortive Verläufe mit subakutem Verlauf sind möglich oder auch die akute Verschlechterung einer chronischen Mitralklappeninsuffizienz. Neben den klinischen Zeichen der Linksherzdekompensation können noch Symptome der Herzerkrankungen vorliegen, die der akuten Mitralklappeninsuffizienz zugrunde liegen, z. B. infektiöse Endokarditis, koronare Herzkrankheit oder Mitralklappenprolaps-Syndrom.

Ätiologie

- Die häufigste Ursache ist eine Papillarmuskeldysfunktion oder -ruptur 40–60 h nach einem inferioren **Myokardinfarkt.**
- Eine **infektiöse Endokarditis** ist die zweithäufigste Ursache mit Chordae-Rupturen oder Ein- bzw. Abriss eines Klappensegels (*„flail mitral valve"*).
- **Spontane Chordae-Rupturen** entstehen durch eine mechanische Überlastung auf dem Boden einer myxomatösen Vorschädigung, zum Beispiel beim Mitralklappenprolaps-Syndrom.
- Ein **paravalvuläres Leck** tritt meist früh-postoperativ durch eine Nahtinsuffizienz oder Prothesenendokarditis auf.
- **Seltene Ursachen:** rheumatische Valvulitis, Thoraxtrauma.

Diagnostisches Vorgehen

- **Inspektion:** Meist dominieren die Zeichen der akuten Lungenstauung. Zusätzlich kann das Vollbild eines kardiogenen Schocks vorliegen. Auf Zeichen der Grundkrankheit ist zu achten (infektiöse Endokarditis, Marfan-Syndrom).
- **Palpation:** Der Karotispuls zeigt einen raschen Anstieg mit kleiner Amplitude, der Herzspitzenstoß ist hyperdynam, selten aber nach links verlagert. Eventuell liegt ein palpables Schwirren über der Herzspitze vor.
- **Auskultation:** Es findet sich typischerweise ein Systolikum mit frühsystolischem Maximum und anschließendem Decrescendo. Im Gegensatz zur chronischen Mitralklappeninsuffizienz klingt es rauer und ist oft über dem gesamten Präkordium zu hören. Durch die akute hämodynamische Belastung sind die Patienten tachykard mit auskultierbarem Summationsgalopp (s. **1.4.2**). Bei florider Lungenstauung mit feuchten Rasselgeräuschen über allen Lungenpartien ist oft eine differenzierte Herzauskultation nicht möglich.

- **EKG:** Neben einer Sinustachykardie liegen meist nur unspezifische ST-Veränderungen vor. Bei koronarer Herzkrankheit als Ursache zeigt sich das Bild eines inferioren Myokardinfarktes im Akut- bzw. Folgestadium.
- **Röntgenthorax:** Die Herzsilhouette ist unauffällig, gleichzeitig bestehen Zeichen der pulmonalen Kongestion (Blutumverteilung nach kranial, Kerley-Linien) bis hin zum Bild des Lungenödems.
- **Echokardiographie (Abb. 1.110):** Linker Vorhof und Ventrikel sind normal groß, der linke Ventrikel zeigt ein ausgeprägt hyperdynames Kontraktionsverhalten. Bei vermindertem Schlagvolumen sind vorzeitige Schließbewegungen der Aortenklappentaschen zu sehen, an der Mitralklappe können Veränderungen vorhanden sein, die auf die Ursache der akuten Mitralklappeninsuffizienz hinweisen (Vegetationen, chaotisch bewegliche Chordae- oder Segelstrukturen).
- **Rechtsherzkatheter:** Er zeigt eine pulmonalarterielle Druckerhöhung, der pulmonalkapilläre Druck ist ebenfalls erhöht und weist oft eine gigantisch überhöhte v-Welle (s. 1.2) auf. Bei der chronischen Mitralklappeninsuffizienz werden extrem hohe v-Wellen selten gesehen. Die **Ventrikulographie** des linken Ventrikels zeigt einen normal großen, hypermotilen linken Ventrikel, die Volumenregurgitation erfolgt in ein nicht-dilatiertes linkes Atrium, wobei häufig ein Reflux bis in die Pulmonalvenen auftritt.

Therapie

Die **konservative Therapie** umfasst die Behandlung des Lungenödems, um den Patienten für eine weitere Diagnostik bzw. bis zur operativen Therapie zu stabilisieren. Durch eine Nachlast-Senkung (z.B. mittels hoch dosierten Nitroglyzerins oder mit Natriumnitroprussid) nimmt die Mitralklappeninsuffizienz ab, bei ausgeprägter Hypotonie ist evtl. zusätzlich eine aortale Gegenpulsation mittels Ballonpumpe notwendig. Positiv-inotrope Pharmaka sind nicht effektiv bzw. verstärken den Volumenreflux, sodass bei jedem Patienten mit akuter Mitralklappeninsuffizienz, der nicht prompt auf die konservative Therapie anspricht, die sofortige operative Therapie, zumeist als Klappenersatz-Operation, angezeigt ist.

Die perioperative Letalität beträgt bei koronarer Herzkrankheit als Ursache bis zu 20%, bei nicht-koronaren Ätiologien 10 – 15%.

Mitralklappenprolaps

Der Mitralklappenprolaps (**MKP**) ist eine abnorme Vorwölbung eines oder beider Mitralsegel nach linksatrial in der Ventrikelsystole mit oder ohne Mitralklappeninsuffizienz. Von einem **MKP-Syndrom** (Klick-, Barlow-Syndrom) spricht man, wenn ein MKP mit Beschwerden assoziiert ist.

Im Echokardiogramm Erwachsener ist ein MKP bei 5 bis 10% nachweisbar, während weniger als 1% ein MKP-Syndrom haben.

Hämodynamik

Die zentrale Hämodynamik ist nur bei zusätzlich vorliegender Mitralklappeninsuffizienz verändert (s.o.).

Klinik

Die Mehrzahl der Patienten ist asymptomatisch. Klinik und diagnostische Befunde können variieren, andere Erkrankungen imitieren und weitere Erkrankungen begleiten, ohne jedoch für deren Symptome verantwortlich zu sein. Neben einer Leistungsminderung, Benommenheit, Schwächegefühl, Schwindel, Synkopen, Dyspnoe und linksthorakalen Schmerzen werden Palpitationen mit Herzstolpern und Herzrasen beklagt.

Ätiologie

- **Primärer MKP:** myxomatöse Degeneration (vermehrte Einlagerung von Mukopolysacchariden) von Teilen des Mitralklappenapparates
- **sekundärer MKP:** bei koronarer Herzkrankheit (Papillarmuskeldysfunktion), rheumatischer Herzerkrankung, Vorhofseptumdefekt vom Sekundum-Typ (s. 1.12.3), hypertrophischer Kardiomyopathie, Systemerkrankungen (Marfan-, Ehlers-Danlos-Syndrom, Osteogenesis imperfecta, Speicherkrankheiten).

Diagnostisches Vorgehen

- **Inspektion:** häufig bei asthenischem Habitus oder Hinweis auf eine Bindegewebserkrankung (Formes frustes eines Marfan-Syndroms) bzw. Konstitutionsanomalien (geringer Thoraxdurchmesser, Pectus excavatum, Flachrücken, Kyphose, Skoliose).
- **Auskultation:** Leitbefund ist ein systolischer Click mit anschließendem systolischem Geräusch, der bei dynamischer Auskultation (nach einem Valsalva-Manöver oder nach dem Aufstehen) eine typische Variabilität zeigt („**Click-Murmur-Syndrom**"). Bemerkenswert ist die Variabilität des Auskultationsbefundes: Click und/oder Geräusch, die heute vorhanden sind, können morgen fehlen oder verstärkt vorhanden sein (**Abb. 1.111**).
- Das **EKG** bei asymptomatischen Patienten mit „echokardiographischem MKP" ist meist normal. Uncharakteristische Veränderungen der ST-Segmente sind möglich.
- **Röntgenthorax:** Die Herzkonfiguration ist in Abwesenheit einer bedeutsamen chronischen Mitralklappeninsuffizienz nicht verändert.
- **Echokardiographie:** Typisch ist die mesosystolische oder holosystolische Dorsalbewegung des hinteren und/oder vorderen Mitralsegels; der Mitralring kann erweitert sein

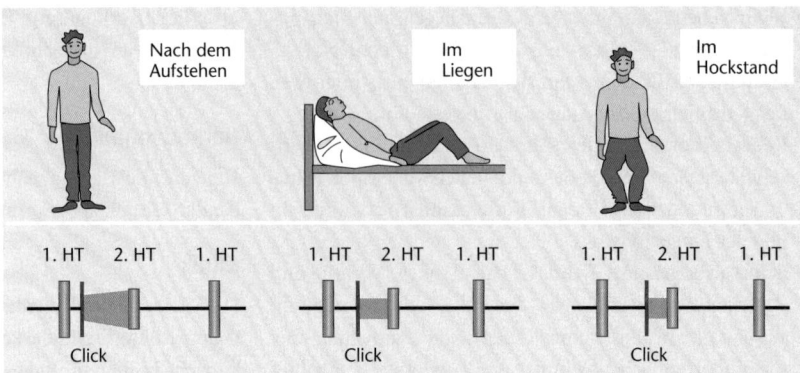

Abb. 1.111: Einfluss der Körperposition auf systolischen Click und systolisches Geräusch bei Mitralklappenprolaps ("dynamische Auskultation"). [L157]

und die Mitralsegel insgesamt verdickt wirken. Eine in der Regel funktionell nicht relevante Mitralklappeninsuffizienz ist mittels **Doppler-Echokardiographie** bei bis zu 50% der Patienten nachweisbar.

Therapie

In leichten Fällen (keine Zeichen der Mitralinsuffizienz) erübrigt sich eine Therapie. Bei MKP mit Mitralklappeninsuffizienz ist eine Endokarditisprophylaxe erforderlich. Ist die Mitralklappeninsuffizienz hämodynamisch relevant, so wird sie behandelt (s. o.). Liegen komplexe Thoraxbeschwerden und/oder Arrhythmien vor, kann ein Therapieversuch mit β-Rezeptoren-Blockern unternommen werden.

Verlauf und Prognose

In der Mehrzahl der Fälle ist der MKP eine klinisch bedeutungslose Normvariante. Die Prognose ist sehr gut, die Lebenserwartung ist nicht eingeschränkt.

Beim **MKP-Syndrom** dagegen können eine relevante Mitralinsuffizienz bzw. seltene Komplikationen wie infektiöse Endokarditis, supraventrikuläre oder ventrikuläre Arrhythmien oder auch arterielle Thromboembolien auftreten. Die absolute Häufigkeit eines komplizierenden Verlaufs wird jedoch überschätzt (< 2% aller MKP-Syndrom-Patienten).

❗ Die Diagnose MKP bzw. MKP-Syndrom darf nur gestellt werden, wenn die Kriterien unzweifelhaft vorliegen. Eine reine Verlegenheitsdiagnose schadet dem Patienten. ❗

1.13.4 Trikuspidalklappenfehler

Erworbene Trikuspidalklappenfehler treten nach Häufigkeit und hämodynamischer Bedeutung gegenüber den Vitien des linken Herzens in den Hintergrund. Eine reine Trikuspidalklappenstenose ist sehr selten. Die Trikuspidalklappeninsuffizienz ist dagegen häufig als relative Insuffizienz bei fortgeschrittenen linkskardialen Vitien anzutreffen, die zu

einer Rechtsherzbelastung geführt haben. Ferner ist sie u. a. nach einer infektiösen Endokarditis nach i. v. Drogenabusus anzutreffen (s. 1.9.1).

Hämodynamik

- **Trikuspidalklappeninsuffizienz:** Durch die systolische Volumenregurgitation kommt es zum Anstieg des zentralvenösen Druckes mit systolischen Pulsationen der Halsvenen und der Leber (Leberpuls). Bei tiefer Inspiration bleibt der zentralvenöse Druck gleich oder er steigt an, während er physiologisch abnimmt.

❗ Durch die Bestimmung des pulmonalarteriellen Druckes ist eine grobe ätiologische Differenzierung möglich: Die Trikuspidalklappeninsuffizienz ohne pulmonalen Hochdruck spricht für eine primäre Trikuspidalklappenerkrankung, die Trikuspidalklappeninsuffizienz mit pulmonalem Hochdruck macht eine sekundäre, relative Trikuspidalklappeninsuffizienz wahrscheinlich. ❗

- **Trikuspidalklappenstenose:** Die rechtsseitige Einflussbehinderung führt zu einem Anstieg des zentralvenösen Druckes. Die a-Welle des Venenpulses (s. 1.2) ist überhöht, der Abfall zum y-Tal ist typischerweise verzögert, inspiratorisch nimmt der zentralvenöse Druck zu (**Carvalho-Zeichen**). Durch eine simultane Druckmessung im rechten Vorhof und rechten Ventrikel kann der transvalvuläre Gradient als Maß des Schweregrades festgestellt werden: > 2 mmHg entspricht einem "signifikanten" Gradienten in Ruhe, ab einem Gradienten > 5 mmHg treten klinisch Zeichen der rechtsseitigen Stauung auf (Abb. 1.112).

Klinik

- **Trikuspidalklappeninsuffizienz und Trikuspidalklappenstenose:** führende klinische Zeichen sind die der Rechtsherzinsuffizienz bzw. der rechtsseitigen Stauung (s. 1.7.3).
- Bei **Trikuspidalklappeninsuffizienz** sind zusätzlich noch die Merkmale der linkskardialen (koronare Herzkrank-

heit, arterielle Hypertonie, linksseitige Klappenfehler) oder pulmonalen Grunderkrankung (chronisch obstruktive Lungenerkrankung, Asthma bronchiale, Lungenembolie) vorhanden, die zur Rechtsherzbelastung geführt haben.

- Bei **Trikuspidalklappenstenose** werden die Beschwerden vor allem durch die linksseitigen rheumatischen Klappenvitien (meist Mitralklappenstenose) bestimmt. Liegt eine Mitralklappenstenose vor, wird selten eine pulmonale Hypertonie beobachtet, da die Trikuspidalklappenstenose den kleinen Kreislauf vor einer Druck- und Volumenbelastung schützt; eine Mitralklappenstenose kann durch diesen Schutz klinisch „stumm" verlaufen.

Ätiologie

- Die **Trikuspidalklappeninsuffizienz** tritt meist sekundär („relative Trikuspidalklappeninsuffizienz") durch Dilatation oder Druckbelastung des rechten Ventrikels (v. a. bei pulmonaler Hypertonie) auf. Die Trikuspidalklappen-Strukturen sind unauffällig. Eine eigenständige strukturelle Erkrankung der Trikuspidalklappe (primäre Trikuspidalklappeninsuffizienz) kann rheumatisch bedingt sein, infolge eines nicht penetrierenden Thoraxtraumas auftreten (verläuft oft lange asymptomatisch), sich nach einer infektiösen Endokarditis (vor allem i. v. Drogenabusus) entwickeln oder aber kongenital bei Dysplasie der Trikuspidalklappe auftreten.
- Eine **Trikuspidalklappenstenose** ist fast immer Folge einer rheumatischen Erkrankung, nicht-rheumatische Ursachen sind selten (Karzinoid, Endokarditis, rechtsatriale Raumforderung, konstriktive Perikarditis).

Diagnostisches Vorgehen

- **Körperliche Untersuchung:**
  - Bei **Trikuspidalklappeninsuffizienz** finden sich Zei-

chen der Rechtsherzinsuffizienz, Pulsationsphänomene der Halsvenen (sichtbare systolische v-Wellen des Venenpulses), tastbarer rechtskardialer Impuls im Epigastrium, systolische Leberpulsationen. Auskultatorisch liegt ein hochfrequentes, holosystolisches Geräusch im 4./5. ICR links parasternal und über der Xiphoid-Region vor, dessen Lautstärke inspiratorisch zunimmt.
  - Bei **Trikuspidalklappenstenose** bestehen die Zeichen der rechtsseitigen Einflussbehinderung wie bei der Trikuspidalklappeninsuffizienz. Auskultatorisch mittelfrequentes Diastolikum mit Punctum maximum am linken unteren Sternalrand, dessen Lautstärke inspiratorisch zunimmt.
- **EKG:**
  - bei Trikuspidalklappeninsuffizienz unspezifisch
  - Bei Trikuspidalklappenstenose liegt häufig Vorhofflimmern vor.
- **Röntgenthorax:**
  - Bei **Trikuspidalklappeninsuffizienz** ist unter Durchleuchtung eine rechtsatriale Pulsation erkennbar.
  - Bei **Trikuspidalklappenstenose** ohne bedeutsame, zusätzliche linksseitige Vitien sind sowohl die zentralen Pulmonalarterien als auch die Lungengefäßzeichnung unauffällig.
- **Doppler-Echokardiographie:**
  - Die **Trikuspidalklappeninsuffizienz** ist durch einen turbulenten Rückstrom über der Klappe im Farb-Doppler einfach zu erkennen, häufig auch ein retrograder systolischer Fluss in die V. cava. Wegen der heterogenen Ätiologie sind zahlreiche weitere Echo-Befunde zu erwarten (rechtsventrikuläre Dilatation, linksseitige Vitien, Pulmonalinsuffizienz, primäre Trikuspidalklappenveränderungen).
  - Bei **Trikuspidalklappenstenose** liegt eine rechtsatriale Dilatation mit verdickten, selten kalzifizierten Trikuspi-

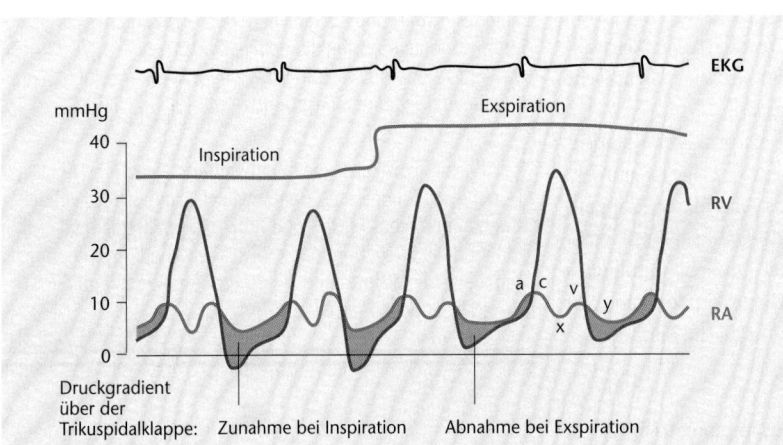

Abb. 1.112: Hämodynamisches Profil einer Trikuspidalklappenstenose. Der diastolische Druckgradient nimmt bei Inspiration zu. [L157]

dalklappen-Segeln mit verschmolzenen Kommissuren, Veränderungen der Mitral- und Aortenklappe vor. Mittels Doppler ist eine Berechnung des transvalvulären Gradienten möglich.

* **Herzkatheteruntersuchung:**
  – Bei **Trikuspidalklappeninsuffizienz** zeigt die Vorhofdruckkurve einen erhöhten Vorhofdruck, das x-Tal ist aufgehoben und die v-Welle überwiegt (s. **1.2**). Durch Inspiration nehmen sowohl der Vorhofdruck als auch die v-Welle zu.
  – Bei **Trikuspidalklappenstenose** findet sich eine deutliche a-Welle des Jugularvenenpulses mit trägem Abfall zum y-Tal. Durch die simultane Druckbestimmung im rechten Vorhof und Ventrikel kann der Klappengradient bestimmt werden, der mit 3 – 5 mmHg sehr niedrig erscheint, aber im Niederdrucksystem bereits eine große hämodynamische Bedeutung hat.

Therapie

* **Trikuspidalklappeninsuffizienz:** Bei Rechtsherzinsuffizienz ist die operative Therapie eines linksseitigen Klappenvitiums mit Trikuspidalklappenraffung erforderlich (Anuloplastik mittels Carpentier-Ring, DeVega-Plastik).
* **Trikuspidalklappenstenose:** Sobald eine klinisch manifeste rechtsseitige Einflussbehinderung auftritt, ist eine operative Therapie indiziert. Sie besteht in einer Valvuloplastik mit Wiederherstellung der anterolateralen und posterolateralen Kommissuren sowie Anuloplastik und ist meist Teil einer multivalvulären chirurgischen Therapie.

Verlauf und Prognose

Der natürliche Verlauf wird in der Regel von den begleitenden linksseitigen valvulären Erkrankungen bestimmt.

1.13.5 Pulmonalklappeninsuffizienz

Schlussunfähigkeit der Pulmonalklappe mit Rückstrom von Blut aus der A. pulmonalis in den rechten Ventrikel während der Diastole. In der Folge ergibt sich eine **chronische rechtsventrikuläre Volumenbelastung**.

Die Pulmonalklappeninsuffizienz als primärer Klappenfehler ist selten und kommt am ehesten als Folge einer infektiösen Endokarditis vor (s. **1.9.1**). Als **sekundärer Klappenfehler** ist sie dagegen häufig, und zwar als Folge einer pulmonalarteriellen Hypertonie bei bronchopulmonalen Erkrankungen oder linksseitigen Herzerkrankungen. Nur selten bestimmt sie dabei jedoch das klinische Bild.

Klinik

Der Verlauf ist über viele Jahre asymptomatisch, bevor sich – oft infolge einer linkskardialen oder pulmonalen Er-

krankung – im Endstadium eine Rechtsherzinsuffizienz einstellt.

Ätiologie

* **Primäre Form:** selten als Folge einer infektiösen Endokarditis, Kommissurotomie oder Ballonvalvuloplastie einer Pulmonalklappenstenose
* **sekundäre Form:** als Folge einer pulmonalarteriellen Hypertonie bei bronchopulmonalen Erkrankungen oder einer linksseitigen Herzerkrankung.

Diagnostisches Vorgehen

* **Auskultation:** Die Lautstärke des Diastolikums hängt von der Größe des Defektes und vom pulmonalarteriellen Druck ab. Bei der sekundären Form ist das Geräusch nicht vom Diastolikum einer Aortenklappeninsuffizienz zu unterscheiden. Es ist hochfrequent, weich, hauchend und hat sein Punctum maximum über dem 2.–4. ICR links parasternal (**Graham-Steell-Geräusch**).
* **EKG:** Es zeigt keine typischen Befunde, Zeichen einer Rechtsbelastung können vorliegen.
* Die **Doppler-Echokardiographie** erfasst auch geringe Formen der Pulmonalklappeninsuffizienz.
* **Röntgenthorax:** Der Stamm der Pulmonalarterie ist prominent, unter Durchleuchtung sind „tanzende Hili“ zu erkennen. Meist liegt durch eine rechtsatriale und -ventrikuläre Dilatation das Bild einer Kardiomegalie vor.

Therapie

Die unkomplizierte Pulmonalklappeninsuffizienz bedarf keiner Therapie. Bei potentiellen Bakteriämien ist eine Endokarditisprophylaxe (s. **1.9.1**) erforderlich.

===== **AUF DEN PUNKT GEBRACHT** =====

Mehrklappenerkrankungen
Multivalvuläre Herzklappenerkrankungen sind typische Folgeerkrankungen nach rheumatischem Fieber, zum Beispiel kombiniertes Mitral- und Aortenvitium oder kombiniertes Mitralvitium und Aortenklappeninsuffizienz.
Das klinische Bild wird vom Schweregrad der einzelnen Klappenerkrankungen bestimmt.

! Allgemein gilt, dass die stromaufwärts gelegenen Klappendysfunktionen die Hämodynamik dominieren: Bei der Kombination eines Mitral- und Aortenklappenfehlers bestimmt das Mitralvitium das klinische und hämodynamische Bild, bei einem Mitral- und Trikuspidalklappenfehler die Trikuspidalklappenerkrankung. **!**

1.14 Arterielle Hypertonie

1.14.1 Übersicht

Obwohl die arterielle Hypertonie, d. h. die **chronische arterielle Blutdruckerhöhung**, eigentlich leicht zu diagnostizieren ist und in den meisten Fällen effektiv zu behandeln wäre, sind die mit ihr verbundenen kardiovaskulären Folgeschäden wie Schlaganfall und KHK noch immer Haupttodesursache in den Industrieländern. Die Häufigkeit der arteriellen Hypertonie liegt in den Industrieländern bei > 20 % und steigt mit zunehmendem Lebensalter an (s. **Kasten** „Prävalenz und Versorgungslage").

===== ZUR VERTIEFUNG =====

Prävalenz und Versorgungslage

Große epidemiologische Studien haben Ende der 90er Jahre eine bemerkenswert hohe Prävalenz der arteriellen Hypertonie von 57 % bei Männern und 32 % bei Frauen (Altersgruppe der 25–64-Jährigen) im Norden Deutschlands gegenüber 36 % bzw. 23 % im Süden der Republik gefunden. 45 % der betroffenen Männer und etwa 30 % der betroffenen Frauen wussten dabei nichts von ihrem Hypertonus. Von denen wiederum nahmen nur 30 % (Männer) bis 45 % (Frauen) regelmäßig Antihypertensiva ein. Und weniger als die Hälfte behandelter Hypertoniker waren normoton. Die Versorgungslage bei der arteriellen Hypertonie ist also erschreckend!

Bei 90–95 % der Hypertonien lässt sich keine Ursache für die Blutdruckerhöhung feststellen (**primäre Hypertonie**). Bei 5–10 % findet sich eine organische Ursache, zum Beispiel eine Nierenarterienstenose (**sekundäre Hypertonie**).

! Die primäre Hypertonie ist eine
■ Ausschlussdiagnose. !

Einteilung

Die in **Tabelle 1.28** vorgestellte Einteilung der Deutschen Hochdruckliga e. V. folgt dem amerikanischen *Joint National Committee on Detection, Education, and Treatment of High Blood Pressure* (JNC) und berücksichtigt sowohl systolische als auch diastolische Werte, da es sich gezeigt hat, dass das kardiovaskuläre Risiko mit beiden Werten ansteigt. Die isolierte systolische Hypertonie ist in die Klassifikation mit aufgenommen worden. Sie hat insbesondere im höheren Lebensalter eine wichtige prognostische Bedeutung.

Ätiologie und Pathogenese

In Ableitung vom Ohm'schen Gesetz (s. **1.2**) ist die Höhe des Blutdrucks im Gefäßsystem abhängig von Herzzeitvolumen

Tab. 1.28 Einteilung der Hypertonie bei der Praxis- bzw. Gelegenheitsblutdruckmessung (Deutsche Hochdruckliga e. V., 2006)

Klassifikation	Systolisch (mmHg)	Diastolisch (mmHg)
optimal	< 120	< 80
normal	< 130	< 85
„noch-normal"	130–139	85–89
Schweregrad 1 (leichte Hypertonie)	140–159	90–99
Schweregrad 2 (mittelschwere Hypertonie)	160–179	100–109
Schweregrad 3 (schwere Hypertonie)	≥ 180	≥ 110
isolierte systolische Hypertonie	≥ 140	≥ 90

Wenn systolischer und diastolischer Blutdruck bei einem Patienten in unterschiedliche Schweregrade fallen, zählt der höhere Schweregrad.

und Gefäßwiderstand: Blutdruck = Herzzeitvolumen × Gefäßwiderstand.

Pathophysiologisch können deshalb ein **Volumenhochdruck** (gesteigertes HZV, z. B. bei Hyperthyreose oder arteriovenösen Fisteln) und ein **Widerstandshochdruck** unterschieden werden; letzterer ist die weitaus häufigste Ursache einer chronischen arteriellen Hypertonie. Beide Formen spielen sowohl bei der primären als auch bei der sekundären Hypertonie eine Rolle.

Primäre Hypertonie

Ätiologie und Pathogenese des Bluthochdrucks sind multifaktoriell. Der Begriff „essentielle" – also ursächlich unklare – Hypertonie sollte nicht mehr verwendet werden. Viele ätiologische Faktoren sind heute gut belegt. Zur Entstehung der Erkrankung tragen sowohl genetische Faktoren als auch Lebensstil- und Umwelteinflüsse bei, wie zum Beispiel Kochsalzkonsum, Adipositas, psychischer Stress, Rauchen und Alkohol (s. **Kasten** „Risikofaktoren").

Ausgewählte Aspekte zur Pathogenese

Häufig wird eine primäre Hypertonie zusammen mit einer Adipositas und einem gestörten Glucose- und Fettstoffwechsel angetroffen. Dieser Symptomenkomplex des **metabolischen Syndroms** (s. **9.2.4**) spielt unter anderem über die mit ihm verbundene Insulin-Resistenz des quergestreiften Muskelgewebes mit konsekutiver Hyperinsulinämie eine pathogenetische Schlüsselrolle, und zwar über zwei Mechanismen:

• Insulin wirkt antinatriuretisch und führt zu einer Salz- und Wasserretention und damit zu einer Zunahme des

01

Risikofaktoren für die primäre, multifaktoriell bedingte Hypertonie

Genetische Disposition
Die Familienanamnese ist häufig positiv, der Erbgang ist polygen. Es besteht eine Korrelation zwischen der Höhe des Blutdruckes bei den Eltern und ihren leiblichen Kindern. Eineiige Zwillinge weisen in der Regel ähnliche Blutdruckwerte auf. Indirekte genetische Faktoren sind die familiär bedingte Adipositas, eine angeborene Salzsensitivität und erblich bedingte renale Faktoren

Ernährung, Lebensstil und Umwelteinflüsse
- **Kochsalzzufuhr:** Bei Naturvölkern mit einer gewohnheitsmäßig niedrigen Kochsalzzufuhr ist ein arterieller Hypertonus unbekannt. Der Kochsalzkonsum von 10 bis 15 g/d in den westlichen Industrieländern liegt weit über dem geschätzten Mindestbedarf von 1 g/d. Bei entsprechender genetischer Disposition führt die hohe NaCl-Aufnahme zur Entwicklung einer

Hypertonie. Bei vielen Hypertonikern kann in der Anfangsphase der Erkrankung eine inadäquate Natriurese beobachtet werden (eingeschränkte Natriumausscheidung nach Volumenbelastung). Umgekehrt kann durch diätetische Kochsalzrestriktion auf ca. 5 g/d bei einem Großteil der Hypertonie-Patienten das Blutdruckniveau gesenkt werden. Diätetisch zugeführtes Kalium (Obst, Gemüse) und Calcium wirken im Gegensatz zum Natrium blutdrucksenkend.
- Eine **Adipositas** führt über ein erhöhtes Blutvolumen und damit gesteigertes Herzzeitvolumen zur Hypertonie.
- Ein oft übersehener Risikofaktor für eine Hypertonie ist die **obstruktive Schlafapnoe** (s. 5.6). Alle hypertensiven Patienten sollten (fremd)anamnestisch befragt werden nach Schnarchen, nächtlichen Atempausen und Tagesmüdigkeit. Insbesondere therapierefraktäre Hypertonieverläufe und fehlende physiologische nächtliche Blutdruckabsenkung (*„non-dipper"*) sind verdächtig auf ein Schlafapnoe-Syndrom.

- **Fettreiche Kost** mit hohem Anteil an Cholesterin und gesättigten Fettsäuren steigert den Blutdruck.
- **Stress** aktiviert das sympathische Nervensystem. Manche Hypertoniker reagieren bei Stress mit einer stärkeren Katecholaminausschüttung als Normotoniker. Gezielte Entspannungsübungen, beispielsweise autogenes Training, können einen hohen Blutdruck senken.
- **Rauchen:** Die vasokonstriktorische Wirkung des Nikotins erhöht den Gefäßwiderstand und damit den Blutdruck.
- **Alkohol** erhöht die Herzfrequenz, das Herzzeitvolumen und aktiviert zusätzlich das sympathische Nervensystem. Die Blutdruckerhöhung kann erheblich sein.
- **NSAR** erhöhen den Blutdruck durch Hemmung der Prostaglandin-Synthese um durchschnittlich 5 mmHg (Prostaglandine haben überwiegend vasodilatierende Eigenschaften).

intravasalen Volumens. Die daraus resultierende Hyperzirkulation führt im Initialstadium durch die Autoregulation arterieller Widerstandsgefäße zu einer peripheren Widerstandserhöhung und damit zu einem gesteigerten Blutdruck.
- Durch einen zellproliferativen Effekt von Insulin wäre darüber hinaus die bei Hypertonie beobachtete Hypertrophie glatter Gefäßmuskelzellen mit Zunahme der Mediadicke arterieller Gefäße und die daraus resultierende Widerstandserhöhung erklärt.

Eine Schlüsselrolle kommt weiterhin den **Nieren** bei der Pathogenese der arteriellen Hypertonie zu. Bekannt ist seit langem, dass die Transplantation einer Niere von einem hypertensiven Spender auf einen nierenkranken, aber normotensiven Patienten mit hoher Wahrscheinlichkeit ebenfalls zu einem Bluthochdruck beim Transplantatempfänger führt. Jüngst konnte gezeigt werden, dass die Nieren hypertensiver Menschen eine geringere Gesamtzahl an Glomeruli bzw. Nephronen beinhalten als die Nieren normotensiver Menschen. Eine relative Überlastung des einzelnen Nephrons mit verstärkter Salz- und Wasserretention kann damit beim Hypertoniker ein wichtiger pathophysiologischer Faktor für die Entstehung der Hypertonie sein.

Außerdem kann die arterielle Hypertonie zum Teil über eine **individuell erhöhte Reagibilität der Widerstandsgefäße** erklärt werden. So können bei fast allen Patienten er-

höhte intrazelluläre Na^+- und Ca^{2+}-Konzentrationen zum Beispiel in Blutzellen und anderen Geweben nachgewiesen werden. Zugrunde könnten Störungen des Na^+/K^+-Austausches oder anderer Natriumtransport-Mechanismen liegen.

Der bei der primären Hypertonie regelmäßig erhöhte Gefäßtonus könnte auch über eine verminderte Synthese von Stickoxid (NO) im Gefäßendothel erklärt werden. Experimentell kann ein Hochdruck durch Gabe von Inhibitoren der NO-Synthese erzeugt werden; es ist jedoch unklar, ob die verminderte NO-Synthese lediglich ein durch andere Faktoren (wie z. B. die oben angesprochenen transmembranösen Transportstörungen) bedingtes Epiphänomen darstellt.

Anpassungsvorgänge
Der chronisch erhöhte Blutdruck löst eine Reihe von Anpassungsvorgängen aus, welche ihrerseits im Sinne eines Circulus vitiosus zur Unterhaltung bzw. Progredienz des Hypertonus beitragen:
- Als Folge einer Sollwertverstellung des **Barorezeptor-Reflexes** wird der erhöhte Blutdruck als „normal" registriert, d. h., die durch Blutdruckerhöhungen ausgelöste Gefäßdilatation wird erst bei höherem Druckniveau eingeleitet.
- Die chronische Druckbelastung führt zu einer weiteren **Hypertrophie der Widerstandsgefäße** mit Zunahme der Mediadicke, welche wiederum der Blutdrucksteigerung Vorschub leistet.

- Unter normotonen Bedingungen wird bereits bei geringen Blutdruckerhöhungen die Salzausscheidung über die Nieren (Natriurese) kräftig erhöht. Die vermehrte Salz- und Wasserausscheidung wirkt der Blutdruckerhöhung entgegen. Bei chronisch erhöhtem Blutdruck ist diese **Druck-Natriurese-Beziehung** nach rechts verschoben, d. h., die gleiche Steigerung der Salzausscheidung geschieht erst bei höherem Druckniveau (**Abb. 1.113**).

Schädigungsvorgänge

Zur Organschädigung bei Hypertonie kommt es durch zwei Mechanismen:

- Zum einen leisten chronisch erhöhte Blutdruckwerte der Atherogenese (s. **1.5.2**) Vorschub, die in der Folge zu Apoplex, KHK und pAVK führen kann.
- Zum anderen kommt es zu einem strukturellen Umbau der Gefäß- und Herzmuskelarchitektur mit den nachfolgenden Komplikationen einer Linksherzhypertrophie, Herzinsuffizienz, Herzrhythmusstörungen, Aortendissektion, Nephrosklerose und anderen, oft durch Atherosklerose potenzierten Gefäßschäden, vom Schlaganfall bis zur Demenz.

Sekundäre arterielle Hypertonieformen

Neben dem primären, multifaktoriell bedingten Hochdruck lassen sich bei etwa 5 – 10 % der Patienten spezifische Erkrankungen ausmachen, in deren Folge sekundär ein Hochdruck entsteht. Der Hypertonus ist also Leitsymptom einer oft potentiell behebbaren Grunderkrankung. Am häufigsten

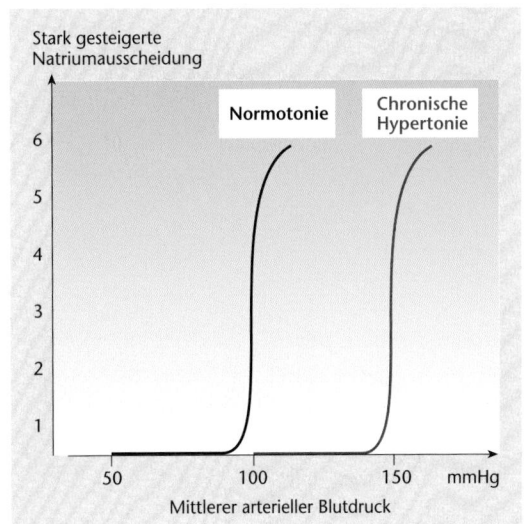

Abb. 1.113: Druck-Natriurese-Beziehung: Bei Überschreiten eines normotonen Blutdruckniveaus steigt die Natrium- und Wasserdiurese unter physiologischen Bedingungen steil an und wirkt damit der Blutdruckerhöhung entgegen (linke Kurve). Bei chronisch hypertonen Individuen geschieht dies erst bei deutlich höheren Druckwerten, die Druck-Natriurese-Kurve ist nach rechts verschoben. [L157]

sind renale, endokrine und kardiovaskuläre Erkrankungen für die Entwicklung einer sekundären Hypertonie verantwortlich (s. **Kasten** „Ursachen einer sekundären Hypertonie"). Insbesondere bei den folgenden klinischen und/oder

═══════ ZUR VERTIEFUNG ═══════

Ursachen einer sekundären Hypertonie

Renale Hypertonie (5 – 10 %)
Die Genese eines Bluthochdrucks bei Nierenerkrankungen beruht auf drei Hauptmechanismen: **Salz- und Wasserretention** infolge verminderter Ausscheidungskapazität, **Aktivierung des Renin-Angiotensin-Systems** (Abb. 1.120) und **Sympathikusaktivierung** über autonome Nervenfasern mit vorwiegend vasokonstriktorischem Effekt. Man unterscheidet eine

- **renovaskuläre** Hypertonie bei Nierenarterienstenose: sie ist in ≈ 1 – 5 % Ursache einer arteriellen Hypertonie (s. 10.7.2)
- **renoparenchymatöse** Hypertonie bei diffuser parenchymatöser Nierenerkrankung.

Endokrine Hypertonie (< 1 %, evtl. höher)
Die endokrinen Hochdruckformen werden durch eine unphysiologische Produktion und Freisetzung von Hormonen ausgelöst, die zu

einer direkten oder indirekten Blutdrucksteigerung führen:

- **Phäochromozytom:** exzessive Sekretion von Adrenalin, Noradrenalin, evtl. auch Dopamin (s. 8.7.4)
- **M. Cushing:** exzessive Sekretion von Cortisol (s. 8.6.5); ebenso führt die exogene Zufuhr von Glukokortikoiden zur Hypertonie
- **primärer Hyperaldosteronismus (M. Conn):** exzessive Sekretion von Aldosteron (s. 8.7.3). Systematische Screeninguntersuchungen lassen vermuten, dass die Inzidenz des primären Hyperaldosteronismus weit höher ist als bisher gedacht (bis zu 10 %!). Galt die Hypokaliämie bislang als *Conditio sine qua non*, so scheint es eine hohe Dunkelziffer unerkannter, normokaliämischer Hyperaldosteronismusfälle zu geben.
- **Einnahme von Östrogenen:** Orale Antikonzeptiva lösen bei den meisten Frauen einen geringen Blutdruckanstieg aus; gelegent

lich – vor allem bei adipösen Frauen > 35 Jahre und einer Einnahmedauer > 5 Jahre – kommt es jedoch zu erheblichen Druckanstiegen, welche auf eine östrogeninduzierte gesteigerte hepatische Synthese von Renin-Substrat mit nachfolgender Aktivierung des RAAS zurückgeführt werden.

Kardiovaskuläre Hypertonie (< 1 %)
- Aortenisthmusstenose (s. 1.12.2)
- Weitere Ursachen (< 1 %):
  – neurogene Hypertonie: z. B. bei erhöhtem Hirndruck oder bei Enzephalitis
  – Schwangerschaftshypertonie, Präeklampsie (EPH-Gestose), s. 1.14.3
  – medikamentös bedingte Hypertonie: z. B. durch Ciclosporin A nach Organtransplantation
  – Lakritzabusus > 500 g/d (aldosteronartige Wirkung). s. 8.7.3

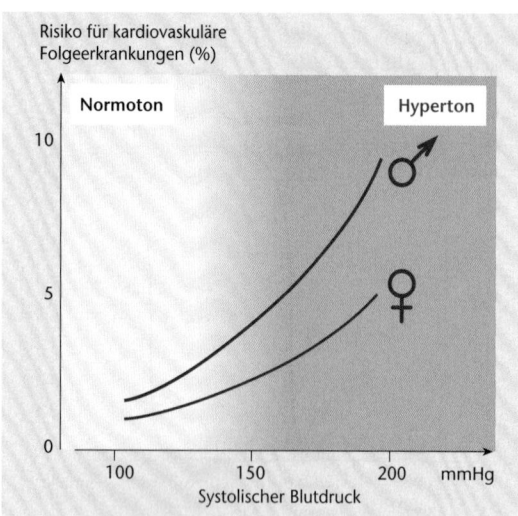

Risiko für kardiovaskuläre
Folgeerkrankungen (%)

Normoton | Hyperton

Abb. 1.114: Beziehung zwischen systolischem Blutdruck und kardiovaskulärem Risiko (Männer und Frauen, 45 Jahre, keine zusätzlichen Risikofaktoren). [L157]

laborchemischen Konstellationen sollte verstärkt an eine sekundäre Hypertonieform gedacht werden:
- Erstmanifestation des Hochdrucks im Alter < 30 Jahre oder > 55 Jahre
- Hypokaliämie (als Anzeichen eines möglichen sekundären Hyperaldosteronismus)
- schwer einstellbarer Hypertonus trotz medikamentöser Mehrfachtherapie.

Klinik

! Die chronische Hypertonie ist oft über Jahre asymptomatisch. Häufig wird eine arterielle Hypertonie erst durch ihre Komplikationen klinisch auffällig. **!**

Nur ca. 40% der Betroffenen zeigen Symptome durch eine arterielle Hypertonie. Bei stärkerer Blutdruckerhöhung tritt ein morgendlicher Kopfschmerz im Hinterkopf auf, der sich oft nach dem Aufstehen bessert. Weitere, jedoch sehr variable und unspezifische Symptome sind Schwindel, Ohrensausen, Herzklopfen, leichte Ermüdbarkeit, Nasenbluten, Sehstörungen, Angina pectoris und Dyspnoe. Bei den sekundären Hypertonie-Formen können die Symptome der Grunderkrankung im Vordergrund stehen.

Komplikationen

Die Wahrscheinlichkeit sekundärer, symptomatischer Organmanifestationen steigt mit der Höhe des Blutdrucks (**Abb. 1.114**) und der Zeitdauer des Bestehens: Unbehandelt treten bei ca. 40% der Hypertoniker nach 7 – 10 Jahren sekundäre Organschäden auf. Die Lebenserwartung ist im Durchschnitt um 10 – 20 Jahre verkürzt. Haupttodesursachen sind Herzinsuffizienz (30%), Schlaganfall (20%), akuter Herzinfarkt (15%) und Nierenversagen (10%). Die klinischen Symptome und Befunde der Komplikationen sind im Kasten zusammengestellt.

! Bereits bei einer chronischen Blutdruckerhöhung auf 140/90 mmHg (früher als „Grenzwerthypertonie" bezeich-

═══ **AUF DEN PUNKT GEBRACHT** ═══

Hauptkomplikationen des Hypertonus

Linksherzhypertrophie
Etwa 50% der Hypertoniker weisen echokardiographische Zeichen der Linksherzhypertrophie auf, deren Ausmaß direkt mit der Morbidität und Mortalität des Patienten korreliert. Sie kann sich unter adäquater Therapie zurückbilden. Die Hypertrophie kann entweder direkt oder durch Exazerbation einer begleitenden KHK zu diastolischer und systolischer Herzinsuffizienz, supraventrikulären und ventrikulären Arrhythmien und plötzlichem Herztod führen („Hochdruckherz").

KHK
Sie entsteht im Rahmen der akzelerierten atherosklerotischen Gefäßschädigung und ist durch Folgeerkrankungen wie Herzinfarkt und Herzinsuffizienz für die meisten Todesfälle bei Hypertonie verantwortlich.

Hypertensive zerebrovaskuläre Schädigung
Diese ist für ca. 15% der hypertoniebedingten Todesfälle verantwortlich. Die Mehrzahl der Schlaganfälle ist durch eine Hypertonie bedingt. Es können sowohl ischämische Insulte als auch intrazerebrale Blutungen auftreten. Auch ist die Demenz (sowohl vom Alzheimer-Typ als auch zerebrovaskulär bedingte Formen) statistisch mit der Hypertonie korreliert. Bei den zerebrovaskulären Komplikationen spielt der systolische Blutdruck eine größere Rolle als der diastolische.

Hypertensive Nephropathie
Die Hypertonie ist zum einen für die Entwicklung einer Nephrosklerose (s. 10.7.1) verantwortlich, beschleunigt jedoch zusätzlich das Fortschreiten anderer Nierenerkrankungen wie zum Beispiel der diabetischen Nephropathie. 10 – 15% aller chronisch dialysepflichtigen Patienten sind aufgrund einer

chronischen arteriellen Hypertonie terminal niereninsuffizient.

Aortendissektion
Die Hypertonie ist hier sowohl Hauptursache als auch exazerbierender Faktor.

Maligne Hypertonie
Sie ist definiert als arterieller Hypertonus (meist > 120 mmHg diastolisch), der akut entgleist ist und mit Enzephalopathie, Nephropathie, Retinopathie, Herzversagen oder ischämischer Herzschädigung einhergeht. Wichtige diagnostische Kriterien sind der Nachweis akuter Augenhintergrundsveränderungen im Stadium III oder IV (s. u. Kasten „Funduskopische Veränderungen") und eine progrediente Niereninsuffizienz (maligne Nephrosklerose, s. 10.7.1).

01

net) ist das Risiko kardiovaskulärer Komplikationen gegenüber einem Blutdruck von 120/70 mmHg verdoppelt. ❗

Diagnostisches Vorgehen

Strategie (Abb. 1.115)

Die Diagnostik bei Hypertonie verfolgt drei Ziele:
- Zum einen wird das Vorliegen einer Hypertonie objektiviert bzw. ihr **Schweregrad festgelegt** (s. o.).
- Zum Zweiten wird der Patient auf das Vorliegen von Folgeschäden an Herz, Augen und Nieren untersucht, z. B. durch EKG, Funduskopie und einen Teststreifen auf Ei-

weiß im Urin (s. **Kasten** „Hauptkomplikationen des Hypertonus").
- Zum Dritten wird die ätiologische Zuordnung angestrebt, d. h., es wird versucht, eventuelle Ursachen für eine sekundäre Hypertonie zu identifizieren.

Anamnese

Neben den aktuellen Symptomen ist die Erfassung von Vorerkrankungen wichtig, die zu einem sekundären Hypertonus führen können, zum Beispiel parenchymatöse Nierenerkrankungen. Eine genaue Medikamentenanamnese kann weiteren Aufschluss geben. Darüber hinaus werden die kar-

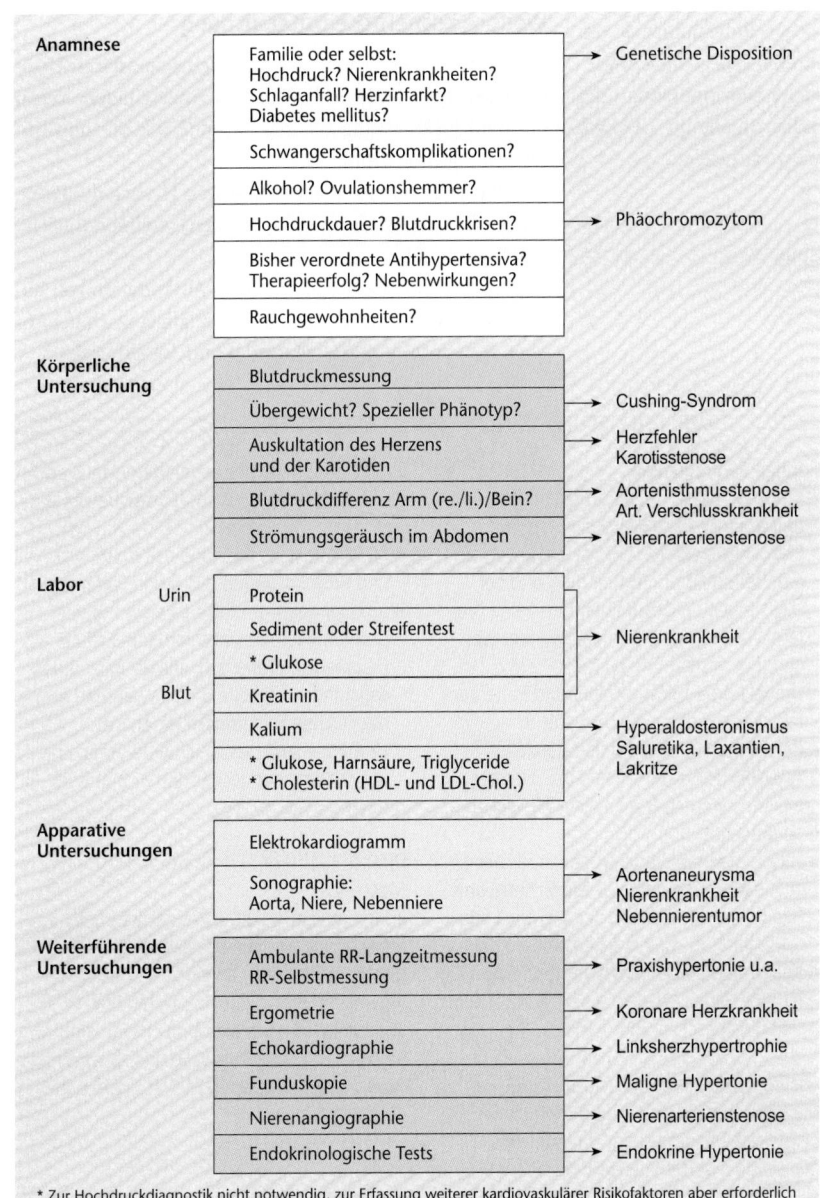

Abb. 1.115: Diagnostik bei arterieller Hypertonie nach den Empfehlungen der „Deutschen Liga zur Bekämpfung des hohen Blutdrucks". [L157]

* Zur Hochdruckdiagnostik nicht notwendig, zur Erfassung weiterer kardiovaskulärer Risikofaktoren aber erforderlich

01

diovaskulären Risikofaktoren „abgefragt", beispielsweise familiäre Belastung, Rauchen, Alkohol, Stress, Essgewohnheiten (inkl. Kochsalzkonsum), Gewichtsverlauf, körperliche Betätigung und Vorliegen eines Diabetes mellitus.

Blutdruckmessung

Die Blutdruckmessung ist obligater Bestandteil einer internistischen Untersuchung (s. **Kasten** „Blutdruckmessverfahren"). Sowohl der normale als auch der chronisch erhöhte Blutdruck unterliegen jedoch situativen Einflüssen wie körperlicher oder emotionaler Belastung. Bekanntes Beispiel ist der sog. Weißkittel-Hypertonus beim Arztbesuch.

Um situative Einflüsse gering zu halten und die Diagnose einer arteriellen Hypertonie zu objektivieren, sollte ein in der Praxis erhöht gemessener Ruheblutdruck von 140/90 mmHg oder mehr bei mehreren Gelegenheiten wiederholt werden und durch **häusliche Selbstmessung** oder auch eine **ambulante 24-h-Blutdruckmessung (ABDM,** s. u.) überprüft werden. Als Normalwerte gelten:

- Praxismessung: < 140/90 mmHg
- Selbstmessung: < 135/85 mmHg
- ambulante 24-h-Blutdruckmessung:
  - 24-h-Mittel: < 130/80 mmHg
  - Tagesmittel: < 135/85 mmHg
  - Nachtmittel: < 120/70 mmHg

Bei Patienten unter antihypertensiver Therapie, Diabetikern (Insuffizienz des autonomen Nervensystems) und bei älteren Patienten wird zusätzlich **im Stehen** gemessen, um eine orthostatische Hypotonie (s. **1.15**) zu erfassen.

Bei der ersten Blutdruckmessung wird immer **an beiden Armen** gemessen. Bei einer Differenz > 20 mmHg besteht der Verdacht auf eine Stenose der A. subclavia oder des Aortenisthmus auf der niedriger gemessenen Seite. Zum Ausschluss einer Aortenisthmusstenose müssen auch die Femoralis-Pulse getastet bzw. der Blutdruck am Oberschenkel gemessen werden; der im Liegen an den Oberschenkeln gemessene Blutdruck ist normalerweise 30–40 mmHg höher als der an den Armen gemessene (s. a. **1.12.2**).

Weitere körperliche Untersuchung

Das Augenmerk gilt hierbei möglichen **sekundären Ursachen der Hypertonie** und möglichen **Folgeschäden**. Neben der Blutdruckmessung gehören folgende Schritte zum Untersuchungsprogramm:

- Suche nach Zeichen einer sekundären Hypertonie-Form, z. B. Cushing-Syndrom („Stiernacken", Vollmondgesicht, Striae rubrae)
- arterieller Pulsstatus einschließlich Auskultation von Karotiden, abdomineller Aorta (z. B. Gefäßgeräusch bei Abgangsstenose einer Nierenarterie) und Aa. femorales

====ZUR VERTIEFUNG====

Blutdruckmessverfahren

Indirekte (sphygmomanometrische) Messung nach Riva-Rocci (RR)
Eine aufblasbare Manschette, die am Oberarm des Patienten auf Herzhöhe angelegt wird, wird unter gleichzeitiger Palpation des Radialis-Pulses über den systolischen Druck aufgepumpt. Danach wird der Manschettendruck langsam (< 5 mmHg/s) abgelassen und der Puls über der A. brachialis in der Ellenbeuge auskultiert. Das erste erfassbare Pulsgeräusch **(Korotkow-Geräusch)** ergibt den oberen (systolischen) Blutdruckwert. Das Gefäßgeräusch entsteht durch den turbulenten Fluss in der durch den Manschettendruck komprimierten A. brachialis. Der untere (diastolische) Blutdruckwert wird bei Verschwinden der Geräusche abgelesen, wenn die Strömung im Gefäß wieder laminar ist. Bei hohem Herzzeitvolumen (Schwangere, Patienten mit Fieber oder Anämie) oder bei Kindern wird der diastolische Wert bei deutlichem Leiserwerden der Korotkow-Geräusche abgelesen, da diese oft auch bei minimaler Kompression noch hörbar bleiben.

Häufige Fehlerquellen:
- Manschettenbreite: Bis zu einem Oberarmumfang von 33 cm wird die Standardmanschette mit 12–13 cm Breite verwendet. Bei größerem Armumfang und bei Messungen an den Beinen muss eine breitere Manschette (18 cm) verwendet werden, um falsch-hohe Werte zu vermeiden. Umgekehrtes gilt für Kinder und Patienten mit sehr schmächtigen Armen.
- Bei rigiden Arterienwänden durch Arteriosklerose (besonders bei Diabetes mellitus) werden falsch-hohe RR-Werte gemessen.
- Falsch-niedrige Werte ergeben sich bei zu niedrig aufgepumpter Manschette und Beginn der Messung in der sog. auskultatorischen Lücke, einer insbesondere bei Hypertonie auftretenden strömungsbedingten Schalllücke zwischen systolischem und diastolischem Blutdruck.

Oszillometrische Blutdruckmessung
Die meisten elektronischen Blutdruckmessgeräte mit Oberarm- oder Handgelenksmanschette werten die Form der Pulswelle

nach Öffnung der komprimierten Arterie zur Blutdruckbestimmung aus. Einsatzbereiche sind:
- häusliche Selbstmessung des Blutdrucks und Protokollierung durch den Patienten
- ambulante 24-h-Blutdruckmessung mit programmierbarer, automatischer Blutdruckregistrierung, z. B. alle 20 min zu den Tagstunden und alle 60 min während der nächtlichen Schlafphase (tragbares Umhängegerät, anschließende Computerauswertung der gespeicherten Blutdruckdaten).

Direkte („blutige") intraarterielle Messung
Im Rahmen eines intensivmedizinischen Monitorings wird ein Druckwandler **(Statham-Element)** an einen arteriellen Verweilkatheter, z. B. in der A. femoralis, angeschlossen. Die Messung erfolgt kontinuierlich mit jeder Pulswelle und kann von einem angeschlossenen Monitor direkt abgelesen werden.

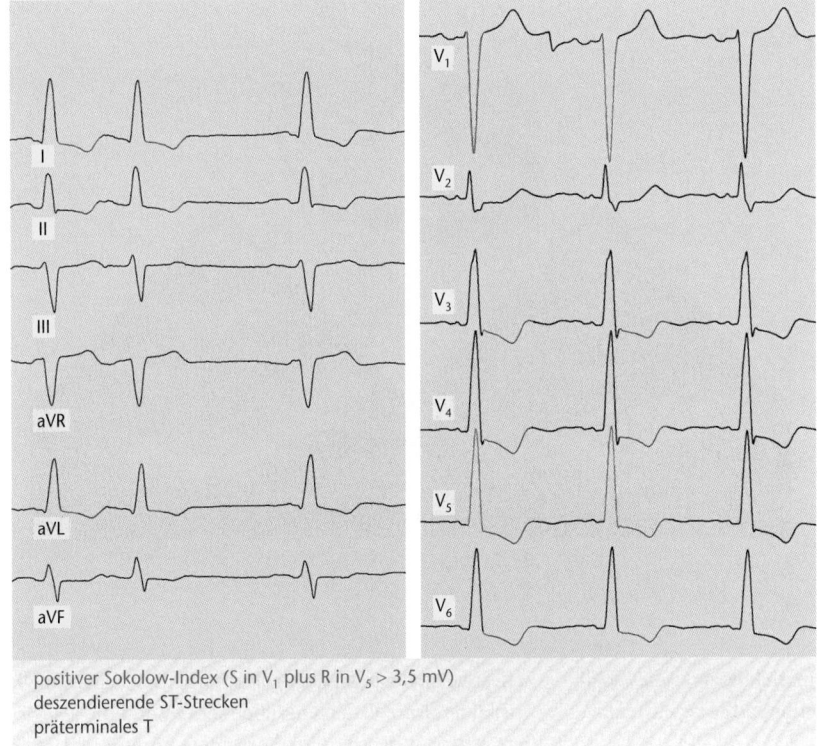

Abb. 1.116: EKG mit deutlichen Zeichen der Linkshypertrophie bei einer 69-jährigen Patientin mit jahrzehntelangem, schlecht eingestelltem Hypertonus. Zu erkennen sind ein Linkstyp, ein positiver Sokolow-Index (S in V_1 plus R in $V_5 > 3,5$ mV) sowie deszendierende ST-Strecken und ein präterminales (= nicht-gleichschenkliges) T anterolateral (Ableitungen I, II, aVL sowie V_3–V_6) als Zeichen einer Innenschichtischämie durch den hohen Blutdruck. [M181]

positiver Sokolow-Index (S in V_1 plus R in $V_5 > 3,5$ mV)
deszendierende ST-Strecken
präterminales T

- Suche nach Zeichen einer Linksherzhypertrophie oder -insuffizienz
- Augenhintergrund (Funduskopie, s. u.).

Apparative Untersuchungen

Neben Anamnese und körperlicher Untersuchung gehören folgende apparative Untersuchungen zum initialen Programm einer Hypertonusabklärung:

- Zur weiteren Objektivierung der erhöhten Blutdruckwerte und zur Beurteilung der tageszeitlichen Schwankungen erfolgt eine ambulante **24-h-Blutdruckmessung (ABDM)**.
- Herzgröße und -funktion werden mittels **EKG (Abb. 1.116)**, Echokardiographie (Abb. 1.117) und ggf. **Röntgenthorax** untersucht.
- **Sonographie** des Abdomens: Nierengröße, -morphologie, -tumoren, Nebennierentumoren, arteriosklerotische Veränderungen der Aorta?
- **Blutuntersuchungen:** Blutbild, Serumelektrolyte (evtl. Hinweise auf endokrinologische Erkrankungen), Kreatinin, Blutzucker, Harnsäure, Serum-Cholesterin und -Triglyzeride.

! Bei einer Hypokaliämie, die sich nicht durch die Einnahme von Diuretika erklärt, sollte nach einem primären (Conn-Syndrom: supprimiertes Renin i. S.) oder sekundären (Nierenarterienstenose: hohes Renin i. S.) Hyperaldosteronismus geforscht werden. **!**

- **Urinstatus:** Besonderes Augenmerk liegt auf einer Mikroalbuminurie (s. **10.3.2**) oder Erythrozyturie als Hinweis auf eine Nephropathie (welche Ursache oder Folge des Hypertonus sein kann). Zur weiteren Abklärung kann ein 24-h-Sammelurin für Kreatinin-Clearance und zur Proteinbestimmung sinnvoll sein.

Wenn sich nach diesen Basisuntersuchungen der Verdacht auf einen sekundären Hypertonus ergibt, muss die vermutete Ursache mit spezielleren Untersuchungen nachgewiesen oder ausgeschlossen werden. Eine Übersicht gibt **Tabelle 1.29**.

Funduskopie

Zur Abklärung von Endorganschäden eines arteriellen Hypertonus an der Retina gehört die Spiegelung des Augenhintergrundes nach „Weittropfen" der Pupillen mit einem kurz wirksamen Mydriatikum, z.B. Tropicamid (Anwendung u. a. kontraindiziert bei erhöhtem Augeninnendruck durch Engwinkelglaukom). Am Fundus können Netzhaut, Arteriolen, Venolen sowie die Papille direkt eingesehen und auf sekundäre Hochdruckveränderungen hin untersucht werden. Die Einteilung erfolgt üblicherweise nach KEITH und WAGNER in vier Stadien (s. **Kasten** „Funduskopische Veränderungen" sowie **Abb. 1.118** und **Abb. 1.119**). Dabei werden die Stadien I und II als **Fundus hypertonicus** (reine Gefäß-

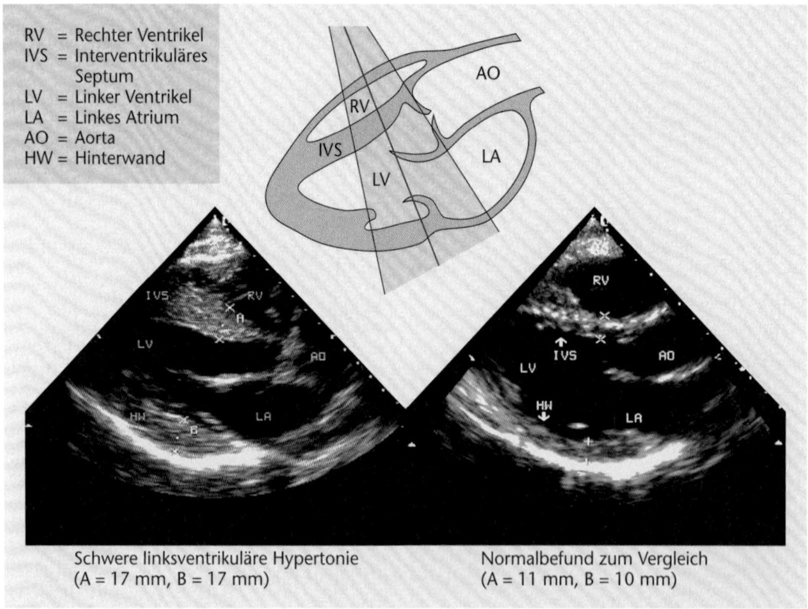

01

RV = Rechter Ventrikel
IVS = Interventrikuläres Septum
LV = Linker Ventrikel
LA = Linkes Atrium
AO = Aorta
HW = Hinterwand

Abb. 1.117: Links: Echokardiographiebefund bei konzentrisch hypertrophiertem linkem Ventrikel (LV) im Rahmen eines jahrelangen schweren Hypertonus. Parasternale lange Achse: Interventrikuläres Septum (IVS) und Hinterwand (HW) des linken Ventrikels sind verdickt. Die Innendurchmesser des LV sind unauffällig. **Rechts:** Normalbefund zum Vergleich. [M181]

Schwere linksventrikuläre Hypertonie (A = 17 mm, B = 17 mm)

Normalbefund zum Vergleich (A = 11 mm, B = 10 mm)

veränderungen ohne Parenchymschädigung), die Stadien III und IV als **hypertensive Retinopathie** bezeichnet.

Therapie

Grundüberlegungen zur Therapie

• **Therapieziel:** Ziel der Therapie ist, die hypertoniebedingte Mortalität und Morbidität zu senken. Dazu sollte der Blutdruck möglichst in den Normbereich gesenkt werden. Dies gilt heute insbesondere auch für ältere Patienten mit isolierter systolischer Hypertonie. Durch eine effektive Blutdrucksenkung lässt sich das Schlaganfallrisiko in dieser Patientengruppe senken und die Lebenserwartung steigern. Allerdings muss für sie evtl. eine Senkung auf systolische Werte um 140–160 mmHg ausreichen, wenn eine darüber hinausgehende Senkung mit zu hohen Nebenwirkungen (z. B. orthostatischer Schwindel) verbunden ist. Bei **sekundärer Hypertonie** steht die Behandlung der Grunderkrankung an erster Stelle.

• **Therapie nach Risikobewertung:** Mithilfe einer von der WHO vorgeschlagenen Risikostratifizierung kann das individuelle kardiovaskuläre Risiko für den einzelnen

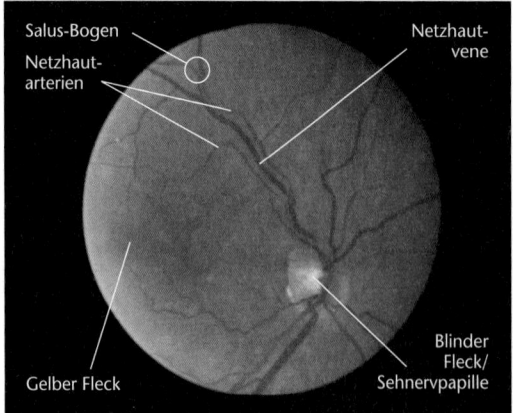

Salus-Bogen
Netzhautarterien
Netzhautvene
Gelber Fleck
Blinder Fleck/ Sehnervpapille

Abb. 1.118: Fundus hypertonicus Stadium I. Früher Hinweis auf die Hypertonie sind verengte, geschlängelt verlaufende Arteriolen. [E143]

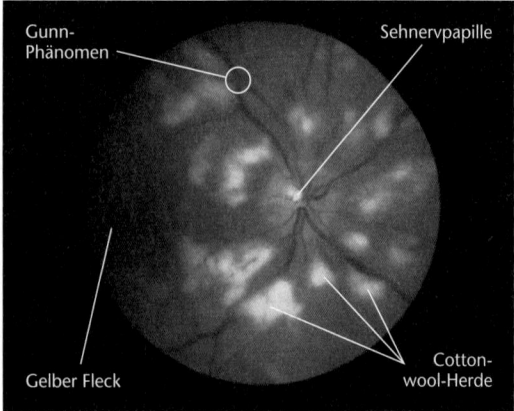

Gunn-Phänomen
Sehnervpapille
Gelber Fleck
Cotton-wool-Herde

Abb. 1.119: Fundus hypertonicus Stadium III (hypertensive Retinopathie). Zusätzlich zu silberdrahtähnlich dünnen Arteriolen finden sich weiche und harte Exsudate sowie Hämorrhagien. Die Papille ist noch scharf abzugrenzen, kein Papillenödem. [E143]

Tab. 1.29 Spezielle Diagnostik bei V. a. sekundären Hypertonus

Verdachtsdiagnose	Diagnostik
Renale Hypertonie	
Nierenarterienstenose	Farbduplexsonographie der Nierenarterien, Isotopennephrographie mit seitengetrennter szintigraphischer Clearance, sowohl ohne als auch nach Gabe eines ACE-Hemmers (sog. Captopril-Szintigraphie), Nierenarterienangiographie
renoparenchymatöse Schädigung	Sonographie, Kreatinin-Clearance, Proteinausscheidung im 24-h-Sammelurin
Endokrine Hypertonie	
Phäochromozytom	Katecholaminmetaboliten (Metanephrine) im Serum, Katecholamine oder Vanillinmandelsäure im 24-h-Sammelurin
M. Cushing	Kortisol-Tagesprofil im Serum, Kortisolausscheidung im 24-h-Sammelurin; Dexamethason-Kurztest
Hyperaldosteronismus	Aldosteron im Serum und 24-h-Sammelurin; Renin/Aldosteron-Quotient im Serum
Akromegalie	STH im Serum
Hyperthyreose	basales TSH, fT_3, fT_4
Andere Ursachen	
Aortenisthmusstenose	seitengetrennte RR-Messung, RR-Messung an den Beinen, Angiographie
Medikamente	genaue Anamnese
Lakritzabusus > 500 g/d	genaue Anamnese
Aorteninsuffizienz	Farbdoppler-Echokardiographie
Präeklampsie (EPH-Gestose)	s. 1.14.3

Patienten abgeschätzt werden (**Tab. 1.30**). Dazu werden zusätzlich **Risikofaktoren, Endorganschäden und Begleiterkrankungen** mit ins Kalkül gezogen (**Tab. 1.31**).

Abhängig von der Risikostufe ergibt sich eine unterschiedliche Empfehlung zur Dringlichkeit und Intensität der Behandlung:

– **durchschnittliches Risiko:** keine Therapie notwendig
– **leicht erhöhtes Risiko:** bei normalem Blutdruck regelmäßiges Blutdruck-Monitoring alle 1 – 2 Jahre. Bei Hypertonie Stadium 1 Beginn mit therapeutischen Allgemeinmaßnahmen (s. **Kasten** „Allgemeinmaßnahmen bei Hypertonie")
– **mäßig erhöhtes Risiko:** Bei Normotension ist das Monitoring des Blutdrucks ausreichend; ansonsten Einleitung von Allgemeinmaßnahmen. Bei Erfolgslosigkeit innerhalb von 3 – 6 Monaten Beginn einer medikamentösen Therapie.
– **hohes Risiko:** Behandlung primär mit medikamentöser Therapie beginnen. Bei normalem Blutdruck und Vorliegen von Begleiterkrankungen (Niereninsuffizienz oder Proteinurie > 1 g/Tag) ist ebenfalls die Therapieindikation gegeben zur Senkung des Blutdrucks auf ein Zielniveau von 125/75 mmHg.
– **sehr hohes Risiko:** dringliche Indikation zur primär medikamentösen Therapie.

! Für Patienten mit Diabetes mellitus und/oder Nierenerkrankungen, insbesondere beim Nachweis einer Mikroalbuminurie bzw. manifesten Proteinurie, gilt als Therapieziel ein Blutdruck von 125/75 mmHg. !

Risikofaktoren oder Begleiterkrankungen müssen parallel zur Blutdruckeinstellung mit behandelt werden, um das kardiovaskuläre Risiko zu senken. Dazu gehören die **Blutzuckereinstellung** (s. **9.2.6**), die **Aufgabe des Rauchens** (s. **14.6.3**) und die **Therapie einer Fettstoffwechselstörung** (s. **9.5.6**).

===== ZUR VERTIEFUNG =====

Funduskopische Veränderungen bei Hypertonus (nach KEITH und WAGNER, 1939)

• **Stadium I:** verengte Arteriolen, Verhältnis des Arteriolen- zum Venolendurchmesser (**A/V-Ratio**) wird kleiner.
• **Stadium II:** zusätzlich **Kreuzungszeichen (Gunn-Zeichen):** Wenn eine Arteriole eine Venole kreuzt, wird die Venole Omega-artig von der wandstarren Arteriole verdrängt. Im fortgeschrittenen Stadium wird die Venole vollständig komprimiert.
• **Stadium III:** zusätzlich Netzhautschäden, sichtbar als
  – „weiche Exsudate" („**Cotton-Wool**"-Exsudate) als Zeichen einer aufgetriebenen inneren Nervenfaserschicht
  – „harte Exsudate": irreversible Lipoidherde
  – Hämorrhagien (Netzhauteinblutungen).
• **Stadium IV:**
  – ischämisches Netzhautödem mit Randunschärfe der Papille
  – Papillenödem bei Enzephalopathie durch erhöhten Hirndruck.

01

Tab. 1.30 Risikostratifizierung der arteriellen Hypertonie in Abhängigkeit von der Höhe des Blutdrucks sowie weiteren Risikofaktoren, Endorganschäden bzw. Begleiterkrankungen (nach: WHO, übernommen in die „Leitlinien Hypertonie 2006" der Deutschen Hochdruckliga e. V.)

		Blutdruck				
		normal	hoch-normal	Hypertonie 1	Hypertonie 2	Hypertonie 3
Risikofaktoren	**keine Risikofaktoren**	durchschnittlich	durchschnittlich	leicht erhöht	mäßig erhöht	hoch
	1–2 Risikofaktoren	leicht erhöht	leicht erhöht	mäßig erhöht	mäßig erhöht	sehr hoch
	3 oder mehr Risikofaktoren, Diabetes mellitus oder Organschaden	mäßig erhöht	hoch	hoch	hoch	sehr hoch
	Begleiterkrankung	hoch	sehr hoch	sehr hoch	sehr hoch	sehr hoch

Wahrscheinlichkeit einer kardiovaskulären Erkrankung innerhalb von 10 Jahren (kalkuliert nach dem Framingham-„Risiko-Kalkulator"): leicht erhöht: < 15%, mäßig erhöht: 15–20%, hoch: 20–30%, sehr hoch: > 30%
Risiko für kardiovaskulären Tod pro 10 Jahre (SCORE): leicht erhöht: < 4%, mäßig erhöht: 4–5%, hoch: 5–8%, sehr hoch: > 8%

Tab. 1.31 Zusätzliche prognosebestimmende Faktoren bei arterieller Hypertonie zur Risikostratifizierung

Risikofaktoren kardiovaskulärer Erkrankungen	Endorganschäden	Folge- und Begleiterkrankungen
• Hypertonie-Schweregrad • Alter (Männer > 55 Jahre, Frauen > 65 Jahre) • Rauchen • Gesamtcholesterin > 250 mg/dl • Diabetes mellitus	• linksventrikuläre Hypertrophie • Proteinurie und/oder eingeschränkte Nierenfunktion • sonographische/radiologische Zeichen einer Arteriosklerose • arteriosklerotische Augenhintergrundsveränderungen (Stadium I oder II)	• zerebrovaskuläre Erkrankungen (Apoplex, TIA) • Herzerkrankungen (Infarkt, KHK, Bypass-OP, Herzinsuffizienz) • Nierenerkrankungen (diabetische Nephropathie, Krea > 2 mg/dl) • Gefäßerkrankungen (pAVK, dissezierendes Aortenaneurysma) • fortgeschrittene hypertensive Retinopathie (Stadium III oder IV)

Allgemeinmaßnahmen

Häufig lässt sich der Blutdruck allein durch Allgemeinmaßnahmen (s. gleichnamigen **Kasten**) normalisieren: Sie stehen daher insbesondere bei einer milden oder mittelschweren Hypertonie (Stadium I und II) und nur wenigen zusätzlichen Risikofaktoren an erster Stelle der Therapie. Eine eingehende Aufklärung über die langfristigen Risiken der arteriellen Hypertonie und die Motivierung des Patienten zur Umstellung liebgewonnener aber risikoerhöhender Lebensgewohnheiten sollten am Anfang stehen. Zu den wichtigsten Maßnahmen gehören Gewichtsreduktion, salzarme Ernährung, körperliche Aktivität und Reduktion von exogenen Risikofaktoren wie z. B. Rauchen und Alkohol. Leider tun sich viele Patienten mit diesen Maßnahmen schwer. Dies gilt umso mehr, als häufig keine Beschwerden vorliegen, und sich viele Patienten gerade aufgrund des hohen Blutdrucks besonders vital und aktiv fühlen.

Medikamentöse Therapie

Die medikamentöse Therapie ist meist lebenslang notwendig und erfordert eine gute Mitarbeit des Patienten (s. **Kasten** „Patientenmotivation"). Nur bei einer Minderzahl von Patienten ist nach vollständiger Normalisierung des Blutdrucks über mindestens 1–2 Jahre ein kontrolliertes Auslassen der Medikamente möglich.

=== ZUR VERTIEFUNG ===

Patientenmotivation

Entscheidend für den Behandlungserfolg ist die Motivation des Patienten, daher:
• enge Kooperation zwischen Arzt und Patient
• Patienten in die Therapie einbeziehen, z. B. durch Blutdruckselbstmessung
• möglichst wenige Tabletten mit jeweils langer Wirkdauer für einmal tägliche Einnahme, Kombinationspräparate bevorzugen
• Zu Beginn einer Hochdrucktherapie kann es nach Senkung des chronisch erhöhten Blutdrucks vorübergehend zu Nebenwirkungen wie Schwindel, Abgeschlagenheit, Antriebsarmut und Müdigkeit kommen:
  – Patienten über diese passageren Nebenwirkungen aufklären
  – einschleichend dosieren.

Geeignete Substanzklassen

Medikamente der ersten Wahl sind Diuretika, β-Blocker (s. **Pharma-Info**), Calcium-Kanal-Blocker (s. **Pharma-Info**) und Hemmstoffe des Renin-Angiotensin-Systems (s. **Pharma-Info**).

Kriterien für die Auswahl der Medikamente sind die **phar-**

=== AUF DEN PUNKT GEBRACHT ===

Allgemeinmaßnahmen bei Hypertonie

- **Aufklärung** des Patienten über die Krankheit und ihre möglichen Folgen; Motivierung zu einer Therapie, die meist lebenslang notwendig ist (s. Kasten „Patientenmotivation").
- **Salzarme Diät:** Der durchschnittliche Kochsalzkonsum bei üblichen Essgewohnheiten beträgt 10–15 g/d. Er sollte auf 5–6 g/d beschränkt werden. Die erreichbare systolische Blutdrucksenkung beträgt etwa 5–7 mmHg.
  - salzreiche Konserven und Lebensmittel wie bestimmte Käse- und Wurstsorten meiden
  - Speisen salzarm zubereiten, bei Tisch nicht nachsalzen, stattdessen Kräuter und Gewürze zur Geschmacksverfeinerung einsetzen
  - evtl. Diätsalz auf KCl-Basis verwenden.

! Nur etwa die Hälfte der Patienten spricht auf eine Kochsalzreduktion an. Als positiver Effekt ist jedoch bei allen Patienten eine verbesserte Wirksamkeit anti-hypertensiver Medikamente, vor allem Saluretika, zu erwarten. !

- **Kaffee und Tee,** in mäßigen Mengen genossen, wirken nicht blutdrucksteigernd und sind daher erlaubt.
- Erhöhung von Calcium- und Kalium-Zufuhr durch frisches Obst und Gemüse.
- **Gewichtsabnahme:** Sie ist wirkungsvoll, wird aber leider selten dauerhaft erreicht. Pro kg Gewichtsabnahme sinkt der Blutdruck um etwa 2 mmHg.

- **Risikofaktoren ausschalten:**
  - Nikotingenuss einstellen
  - Alkoholkonsum < 30 g/d (≈ 1/4 Liter Wein)
  - Stress abbauen, z. B. mithilfe von autogenem Training oder persönlichen Lebensstiländerungen. Die Blutdrucksenkung kann bis zu 5–10 mmHg erreichen.
- **Körperliche Aktivität:** Zu empfehlen sind mildes Ausdauertraining wie Waldlauf oder Schwimmen. Neben den positiven Effekten auf das Körpergewicht kann sportliche Aktivität wahrscheinlich auch für sich den Blutdruck senken. Isometrische Übungen wie Gewichtheben und Hochleistungssport sind dagegen kontraindiziert.

---

makologischen Wirkungen und die bestehenden **Begleiterkrankungen** (Tab. 1.32).

- **Diuretika** haben in der Kombinationstherapie den Vorteil, dass sie mit jedem anderen Antihypertensivum kombiniert werden können. Außerdem können sie Wirkungsverluste verhindern, die bei einigen Antihypertensiva (z. B. Clonidin) durch Natrium- und Wasserretention auftreten.
- **Calcium-Kanal-Blocker vom Dihydropyridin-Typ** (z. B. Nifedipin, Amlodipin) haben *per se* eine gewisse diuretische Wirkung. Sie sind daher gut mit einem β-Blocker oder einem ACE-Hemmer zu kombinieren.
- Zu den **ACE-Hemmern** ist in den vergangenen Jahren eine neue Klasse von Hemmstoffen des Renin-Angiotensin-Systems hinzugekommen, die **Angiotensin-II-Rezeptor-Antagonisten** (AT-II-Rezeptor-Antagonisten, Abb. 1.120). Im Gegensatz zu den ACE-Hemmern blockieren sie nicht die Umwandlung von Angiotensin I zu

Tab. 1.32 Auswahl der antihypertensiven Therapie nach den Begleiterkrankungen

Begleiterkrankung	Günstige Wirkung	Ungünstige Wirkung
koronare Herzerkrankung	• β-Blocker: antianginöse Wirkung • lang wirksame Calcium-Kanal-Blocker, z. B. Amlodipin oder Diltiazem: Nachlastsenkung und neg. chronotrope Wirkung	erhöhte Mortalität bei kurz wirksamen Calcium-Kanal-Blockern vom Dihydropyridin-Typ (z. B. unretardiertes Nifedipin) im Rahmen eines Herzinfarktes
Herzinsuffizienz	• Diuretika • Renin-Angiotensin-Hemmstoffe (Nachlastsenkung) • Vasodilatanzien	Calcium-Kanal-Blocker vom Verapamil-Typ: negativ-inotrope Wirkung
Bradykardie	Vasodilatanzien	β-Blocker, Calcium-Kanal-Blocker vom Verapamil-Typ, Clonidin (negativ-chronotrope Wirkung)
obstruktive Lungenerkrankungen	keine Substanzklasse bevorzugt	β-Blocker: wirken bronchospastisch
Diabetes mellitus (insbes. Typ-I-Diabetiker und junge Typ-II-Diabetiker)	Renin-Angiotensin-Hemmstoffe: nephroprotektiv durch Senkung der glomerulären Hyperfiltration und damit des Drucks im Glomerulus	• Diuretikum: blutzuckersteigernde Wirkung • β-Blocker: unterdrücken adrenerge Gegenregulation bei Hypoglykämie, verschlechtern Glucose-Toleranz
arterielle Verschlusskrankheit	Calcium-Kanal-Blocker vom Dihydropyridin-Typ (z. B. Nifedipin): Vasodilatation	β-Blocker: u. U. periphere Vasokonstriktion
Gicht, Hyperurikämie	keine Substanzklasse bevorzugt	Diuretika: weiterer Harnsäureanstieg

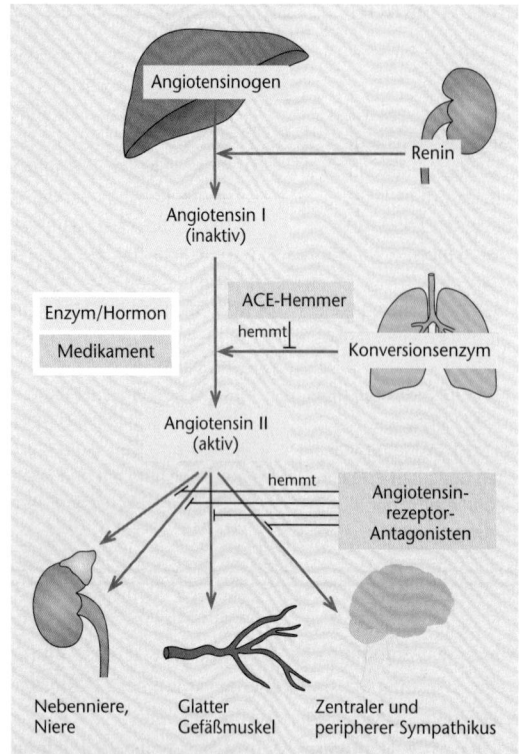

**Abb. 1.120: Renin-Angiotensin-System und seine pharma-
kologischen Hemmstoffe.** Schaubild zum Wirkungsmechanismus von ACE-Hemmern im Vergleich zu Angiotensin-II-Rezeptor-
Antagonisten. [L157]

Angiotensin II, sondern setzen direkt am Angiotensin-II-
Rezeptor der Erfolgsorgane (Gefäße) an und hemmen damit die Wirkung von Angiotensin II. Hauptvorteil ist ein
günstigeres Nebenwirkungsprofil im Vergleich zu ACE-
Hemmstoffen, da die über die Hemmung des Kininabbaus
induzierten Nebenwirkungen wie trockener Husten und
angioneurotisches Ödem seltener sind. Hauptnachteil ist
ihr derzeit noch hoher Preis.

Stufen der Medikamententherapie

Zunächst wird eine **Monotherapie** oder eine **niedrig dosierte Kombinationstherapie** (z. B. Diuretikum plus Hemmstoff
des Renin-Angiotensin-Systems) aus der Auswahl der Medikamente der ersten Wahl eingeleitet (**Abb. 1.121**). Es lässt
sich nicht voraussagen, auf welches Medikament der Patient
im Einzelfall am besten anspricht; bei ungenügender Wirkung oder dem Auftreten von Nebenwirkungen empfiehlt
sich der Versuch mit einer anderen Substanzgruppe.

Lässt sich der Blutdruck innerhalb von 1–3 Monaten
durch die eingeleitete medikamentöse Therapie nicht ausreichend senken, kommt eine Dosissteigerung der Einzelsubstanz, die Kombinationstherapie mit 2 Substanzen und

Dosissteigerung oder aber die Kombinationstherapie mit
3 Medikamenten (s. **Kasten** „Kombinationen") in Betracht.

❗ Die Kombinationstherapie ist einer Steigerung der Einzel-
substanzen bis zur Maximaldosis überlegen und verringert
die Nebenwirkungsrate. ❗

═══════════════**AUF DEN PUNKT GEBRACHT**═══════════════

Kombinationen bei Dreifach-Therapie
• Diuretikum + Hemmstoff des Renin-Angiotensin-Systems +
  Calcium-Kanal-Blocker
• Diuretikum + β-Blocker + Vasodilatator
• Diuretikum + Anti-Sympathikotonikum + Vasodilatator

Lässt sich trotz effektiver Allgemeinmaßnahmen und Kombinationstherapie mit drei Antihypertensiva in ausreichender Dosierung keine genügende Blutdrucksenkung erzielen,
spricht man von **Therapieresistenz**. Die häufigsten Ursachen sind:
• unerkannte sekundäre Hypertonieform
• obstruktive Schlafapnoe (s. **5.6**)
• mangelnde Einnahmecompliance
• Einnahme blutdrucksteigernder Medikamente (insbesondere nicht-steroidale Antirheumatika, NSAR)
• inadäquate Diuretika-Therapie
• Niereninsuffizienz
• hohe Kochsalzzufuhr
• falsche Blutdruckmessung (zu kleine Manschette bei
  großem Armumfang)

Ultima Ratio ist eine einschleichende Kombination des Va-
sodilatators Minoxidil (Lonolox®) mit einem stark wirksamen Diuretikum und einem β-Rezeptoren-Blocker, die
praktisch immer wirksam ist.

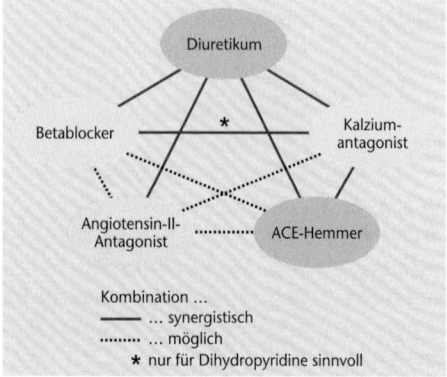

**Abb. 1.121: Antihypertensiva der ersten Wahl und syner-
gistische und mögliche Kombinationen** (nach: Leitlinie Arterielle Hypertonie 2006, Deutsche Hochdruckliga e.V.). [L141]

Hochdrucktherapie beim älteren Patienten

Für die Behandlung älterer Patienten (> 65 Jahre) gelten besondere Regeln:
- Auch die möglichst konsequente Senkung eines isoliert erhöhten systolischen Blutdrucks ist sinnvoll, da sich hierdurch das Schlaganfallrisiko senken und die Lebenserwartung verlängern lässt.
- Der Blutdruck muss langsam gesenkt werden. Bei zerebrovaskulärer Insuffizienz kann eine zu starke Senkung des Blutdrucks zu neurologischen Ausfällen führen. Als Zielwert sollten dann 140/90 mmHg nicht unterschritten werden. Das Therapieschema sollte so einfach wie möglich sein.
- Ältere Patienten neigen zu orthostatischer Dysregulation unter Hochdruck-Therapie. Daher bei Blutdruckkontrollen auch im Stehen messen.
- Gehäuft bestehen arteriosklerotische Nierengefäßveränderungen: Entsprechend vorsichtig müssen Hemmstoffe des Renin-Angiotensin-Systems eingesetzt und die Nierenfunktion kontrolliert werden.
- Häufig liegt eine Herzinsuffizienz vor: Vorsicht daher insbesondere bei negativ-inotropen Substanzen.

1.14.2 Hypertensiver Notfall

Ein **hypertensiver Notfall** ist charakterisiert durch eine akute, häufig paroxysmale Blutdruckentgleisung, die mit lebensbedrohlichen kardialen und/oder neurologischen Symptomen einhergeht. Auslöser können zum Beispiel eine schwere körperliche Anstrengung oder eine emotionale Stressreaktion sein. Die Höhe des Blutdruckes, ab der Beschwerden auftreten, ist dabei individuell unterschiedlich. Zumeist ist der systolische Wert jedoch > 200 mmHg.

Bleibt der Blutdruckanstieg dagegen symptomlos und wird nur (zufällig) als Messwert festgestellt, handelt es sich definitionsgemäß um eine **hypertensive Krise**. Sie ist in der Regel langsam entstanden.

Generell kann sich eine hypertensive Entgleisung auf dem Boden jeder Hochdruckform entwickeln, ist jedoch bei fortgeschrittener Niereninsuffizienz und bei Phäochromozytom besonders häufig. Seltenere Ursachen sind Eklampsie und Schädel-Hirn-Traumata.

Klinik

Die Patienten beklagen Angina pectoris und Dyspnoe. Weiterhin können Kopfschmerzen, Erbrechen, Sehstörungen, Verwirrtheit, generalisierte Krampfanfälle oder Bewusstlosigkeit bis hin zur Atemlähmung als Zeichen einer Hochdruck-Enzephalopathie im Vordergrund stehen. Nasenbluten wird ebenfalls beobachtet. Lebensbedrohlich sind die

Tab. 1.33 Lebensbedrohliche Komplikationen eines hypertensiven Notfalls

Organsystem	Folgen
Gehirn	• hypertensive Enzephalopathie • intrazerebrale Blutung, Subarachnoidalblutung
Herz	• akutes Linksherzversagen • instabile Angina pectoris, akuter oder drohender Myokardinfarkt
Niere	• akutes Nierenversagen bei maligner Nephrosklerose
Gefäße	• akut dissezierendes Aortenaneurysma

potentiellen Organkomplikationen, die als Folge der akuten Blutdruckentgleisung auftreten können (**Tab. 1.33**).

Pathogenese

Pathogenetisch kommt es zu einer
- Dilatation der zerebralen Arterien nach Versagen der Autoregulation der Hirndurchblutung mit nachfolgendem Hirnödem (**Hochdruck-Enzephalopathie**)
- generalisierten fibrinoiden Nekrose im arteriolären Stromgebiet mit multipler Thrombenbildung und Hämolyse sowie sekundärer Organschädigung. So kommt es zum Beispiel im Nierenparenchym zur Verbreiterung der Intima und zu fibrinoiden Medianekrosen im Bereich der Interlobulararterien und der Vasa afferentia (**maligne Nephrosklerose, s. 10.7.1**).

Therapie

Ziel beim hypertensiven Notfall ist die rasche Senkung des arteriellen Mitteldrucks um ca. 25% innerhalb der ersten Minuten bis Stunden (s. **Kasten „Ambulante Erstmaßnahmen"**). Nach der Erstversorgung ist meist die stationäre Einweisung des Patienten zur weiteren Beobachtung und Therapie notwendig. Bei der reinen hypertensiven Krise ist in der Regel eine ambulante Therapie hinreichend.

Prognose

Unbehandelt beträgt die Überlebensrate des hypertensiven Notfalls mit dauerhaft entgleistem Hypertonus nach einem Jahr nur 10–20%! Entscheidend ist daher eine rasche und konsequente Therapie.

01

01

PHARMA-INFO: β-BLOCKER

Wirkstoffe

Unselektive β-Blocker
- Propranolol (z. B. Dociton®)
- Atenolol (z. B. Tenormin®)
- Sotalol (z. B. Sotalex®)

Selektive β_1-Blocker
- Metoprolol (z. B. Beloc®)
- Bisoprolol (z. B. Concor®)

β-Blocker mit ISA
- Acebutolol (z. B. Prent®)

β-Blocker mit peripherer α-Wirkung
- Carvedilol (z. B. Dilatrend®)
- Nebivolol (Nebilet®)

Wirkungsmechanismus und Eigenschaften

Betablocker sind kompetitive Hemmstoffe an β-Rezeptoren. Erwünscht ist eine Blockade der β_1-Rezeptoren am Herzen („kardio-selektive" β-Blocker), unerwünscht dagegen eine Blockade der β_2-Rezeptoren an Bronchien, Gefäßen, im Gastrointestinaltrakt und am Uterus. Einige β-Blocker verfügen über eine „intrinsische sympathomimetische Akti-vität" (ISA), die klinisch ohne Relevanz ist. So genannte „kardioselektive" β-Blocker wirken im therapeutischen Dosisbereich vorwiegend, jedoch nicht ausschließlich auf das Herz.

Indikationen

Hypertonie, koronare Herzkrankheit, Tachyar-rhythmien, Herzinsuffizienz, Hyperthyreose (symptomatische Therapie kardialer Sym-ptome), Phäochromozytom (gleichzeitige Alphablockade erforderlich), essentieller Tremor, Migräneprophylaxe.

Nebenwirkungen
- **Herz:** Bradykardie, AV-Block, (vorüberge-hende) Verstärkung einer Herzinsuffizienz
- **Gefäße:** Konstriktion → Vorsicht bei arte-rieller Verschlusskrankheit
- **Bronchien:** Konstriktion → Kontraindika-tion bei Asthma, Vorsicht bei COPD
- **Leber:** Hemmung der Glykolyse → daher bei Diabetes mellitus Vorsicht wegen Ge-fahr einer Hypoglykämie; zusätzlich Gefahr der Abschwächung der über den Sym-pathikus ausgelösten Warnsymptome (Unruhe, Tachykardie, Schwitzen, Tremor) einer Hypoglykämie
- **Niere:** Natrium- und Wasserretention
- Erektile Dysfunktion, Sedierung, psychische Verstimmungen, Verstärkung einer vorbe-stehenden Depression; Übelkeit.

Kontraindikationen

AV-Block, Bradykardie, Asthma bronchiale, Diabetes mellitus, Hypothyreose.

Wechselwirkungen

Wirkung von Antiarrhythmika wird verstärkt. Verzögerung des Wiederanstiegs des Blut-zuckerspiegels nach Gabe von Insulin oder oralen Antidiabetika → verlängerte hypo-glykämische Reaktionen und zusätzlich Verschleierung der Warnsymptome durch Sympathikus-Blockade.

Klinische Anwendung

Nicht plötzlich absetzen, sondern **ausschlei-chen** (Rebound-Effekt durch erhöhte Zahl von β-Rezeptoren).

PHARMA-INFO: HEMMSTOFFE DES RENIN-ANGIOTENSIN-SYSTEMS

Angiotensin-I-Konversionsenzym-Hemmer (ACE-Hemmer)

Wirkstoffe
- Captopril (z. B. Capozide®)
- Enalapril (z. B. Xanef®)
- Benazepril (z. B. Cibacen®)
- Fosinopril (z. B. Fosinorm®)
- Lisinopril (z. B. Acerbon®)
- Perindopril (z. B. Coversum®)
- Quinapril (z. B. Accuzide®)
- Ramipril (z. B. Delix®)

Wirkmechanismus ist die verminderte Bildung von Angiotensin II aus Angiotensin I durch Hemmung des Konversionsenzyms. Als Neben-effekt werden Kinine (z. B. Bradykinin) ver-mindert abgebaut, was einerseits die Blut-drucksenkung der ACE-Hemmer unterstützt, andererseits aber für Nebenwirkungen wie den trockenen Husten oder das angioneuro-tische Ödem verantwortlich gemacht wird. ACE-Hemmer verbessern die Prognose bei Herzinsuffizienz und Niereninsuffizienz. Sie sind wirksam in der Sekundärprophylaxe des Herzinfarktes und wirken sich positiv auf den Verlauf einer diabetischen Nephropathie aus. Die Wirkung der ACE-Hemmer lässt sich durch Kombination mit einem schwach wirk-samen Diuretikum steigern.

Nebenwirkungen
- Hyperkaliämie (Dosisanpassung bei Niereninsuffizienz beachten)
- trockener Husten ($\approx 10-15\%$ der Patienten)
- angioneurotisches Ödem
- leichte Unterdrückung der Erythropoese → leichte Anämie
- (reversibler) Anstieg des Serum-Kreatinins bei Dehydratation und/oder beidseitiger Nierenarterienstenose; im Extremfall ist ein akutes Nierenversagen möglich
- Leukopenie, Geschmacksstörungen bei ho-her Dosierung von Captopril

Kontraindikationen
- Nierenarterienstenose, insbesondere beidseitig (*cave:* Nierenversagen möglich!)
- angioneurotisches Ödem in der Vorge-schichte
- Schwangerschaft

Angiotensin-II-Rezeptor-Antagonisten (AT-II-Rezeptor-Antagonisten)

Wirkstoffe
- Losartan (z. B. Lorzaar®)
- Valsartan (z. B. Diovan®)
- Candesartan (z. B. Blopress®)
- Eprosartan (z. B. Teveten®)
- Irbesartan (z. B. Karvea®)
- Olmesartan (z. B. Votum®)

Durch Blockade der Angiotensin-II-Typ-1-Re-zeptoren werden alle für diesen Rezeptor be-kannten Wirkungen von Angiotensin II an den Zielorganen blockiert (Abb. 1.120). Der Kinin-Abbau wird, im Gegensatz zu den ACE-Hemmern, nicht unterdrückt, wodurch sich ein günstigeres Nebenwirkungsprofil er-gibt (nur sehr selten trockener Husten oder angioneurotisches Ödem). Auf den Verlauf einer Herzinsuffizienz oder eine diabetische Nephropathie zeigen größere Studien eine mindestens gleichwertige Wirkung zu ACE-Hemmstoffen.
Nachteil: deutlich teurer als ACE-Hemmer!

Indikationen

essentielle Hypertonie, Herzinsuffizienz

Nebenwirkungen

siehe ACE-Hemmer, nur selten trockener Hus-ten, keine Anämie

PHARMA-INFO: α₁-BLOCKER (α₁-ADRENOZEPTOR-ANTAGONISTEN)

Wirkstoffe:
- Bunazosin (Andante®)
- Doxazosin (z. B. Diblocin PP®, Cardular®)
- Prazosin (z. B. Minipress®)
- Terazosin (z. B. Heitrin®)

α₁-Blocker wirken durch selektive Hemmung peripherer α-adrenerger Rezeptoren. Eine Senkung der Serum-Lipoproteine ist ein positiver Begleiteffekt. Dasselbe gilt für die Linderung dysurischer Symptome bei Prostatahypertrophie.

Nebenwirkungen
- Tachykardie bei Monotherapie
- Natrium- und Wasserretention
- starker Blutdruckabfall bei Erstdosis (insbesondere Prazosin)

PHARMA-INFO: VASODILATATOREN

Wirkstoffe
- Dihydralazin (z. B. Nepresol®)
- Diazoxid (z. B. Hypertonalum®)
- Minoxidil (Lonolox®)
- Nitroprussidnatrium (nipruss®)

Wirkungsmechanismus und Eigenschaften
Durch direkten Angriff an kleineren Arterien und Arteriolen wird der periphere Widerstand und dadurch der Blutdruck gesenkt. Nitroprussidnatrium wirkt wie die organischen Nitrate durch Freisetzung von Stickoxid (NO).

Indikationen
- Hypertonie (Kombination mit β-Blockern, Diuretika und Reserpin)
- Nitroprussidnatrium: intravenöse Therapie

akuter therapierefraktärer Hochdruckentgleisungen.

Nebenwirkungen
- Allgemein: reflektorische Tachykardie, Flush, orthostatische Dysregulation, Natrium- und Wasserretention, Übelkeit, Diarrhö, Kopfschmerzen
- Diazoxid: Hyperglykämie, Hyperurikämie, Kalium-Verlust
- Dihydralazin: reversibler Lupus erythematodes
- Minoxidil: (ausgeprägte) Hypertrichose, EKG-Veränderungen (T-Welle, ST-Strecke)
- Nitroprussidnatrium: Cyanid-Intoxikation (Therapie durch Na-Thiosulfat + Hydroxycobalamin).

Kontraindikationen
Herzklappenstenosen, Lupus erythematodes (Dihydralazin).

Wechselwirkungen
- Der Einsatz von Diazoxid, Dihydralazin und Minoxidil ist wegen der sympathischen Gegenregulation nur in Kombinationen mit β-Blockern und Diuretika sinnvoll.
- Mit Nitroprussidnatrium kann der Blutdruck „titriert" werden: Wirkstärke ist streng dosisabhängig, sehr kurze Wirkungsdauer. Mittlere Dosierung: 3 mg/kg/min, max. 800 mg/min.

Therapiekontrolle
Bei Anwendung von Nitroprussidnatrium über längere Zeit: Thiocyanat-Spiegel bestimmen!

PHARMA-INFO: CALCIUM-KANAL-BLOCKER

Wirkstoffe
- Verapamil (z. B. Isoptin®)
- Diltiazem (z. B. Dilzem®)
- Dihydropyridine
  - Nifedipin (z. B. Adalat®)
  - Nitrendipin (z. B. Bayotensin®)
  - Amlodipin (z. B. Norvasc®)
  - Felodipin (z. B. Modip®)
  - Lercanidipin (z. B. Carmen®).

Wirkmechanismus
Hemmung des langsamen Ca^{2+}-Einstroms in die Zelle mit Relaxation des Gefäßmuskels.

Indikation
Arterieller Hypertonus. Insbesondere geeignet für ältere Patienten und bei Diabetes mellitus (stoffwechselneutral).

Nebenwirkungen
Allgemein
- Kopfschmerzen, Flush-Symptomatik
- Obstipation
- prätibiale Ödeme
- Knöchelödeme ohne Überwässerungszeichen aufgrund präkapillärer Gefäßdilatation und kapillärer Drucksteigerung

- AV-Block (Diltiazem und Verapamil)

❗ Keine Kombination von Diltiazem und Verapamil mit β-Blockern → Gefahr der AV-Blockierung. ❗

Kurz wirksame Dihydropyridine, insbesondere kurz wirksames Nifedipin in unretardierter Galenik sind bei akutem Koronarsyndrom und in den ersten 4 Wochen **nach Myokardinfarkt kontraindiziert** (Gefahr des lebensbedrohlichen Blutdruckabfalls).

01

PHARMA-INFO: ANTISYMPATHIKOTONIKA

Wirkstoffe
- Clonidin (z. B. Catapresan®)
- Moxonidin (z. B. Cynt®)
- Urapidil (z. B. Ebrantil®)
- α-Methyldopa (z. B. Presinol®)
- Reserpin und Guanethidin seien hier nur der Vollständigkeit halber genannt. Sie haben nur noch historischen Wert.

Gemeinsam haben die Antisympathikotonika folgende **Nebenwirkungen:**
- orthostatische Dysregulation, Sinusbradykardie
- trockener Mund, Obstipation
- Sedierung, Depression
- Natrium- und Wasserretention.

Clonidin
Clonidin (Catapresan®) stimuliert zentral adrenerge α_2-Rezeptoren.
Indikationen: Hypertonie, Opiat- und Alkoholentzugsdelir, Migräne-Intervalltherapie und selten Glaukombehandlung.

! Wenn Clonidin plötzlich abgesetzt wird, kann es zu Blutdruckkrisen kommen. !

Moxonidin
Aktivierung von zentralen Imidazolin-Rezeptoren, geringe α-adrenerge Wirkung. Wirkung vergleichbar mit der von Clonidin mit niedrigerer Nebenwirkungsrate.

Urapidil
Zusätzliche periphere α_1-blockierende, vasodilatatorische Wirksamkeit. Zur akuten Therapie der hypertensiven Krise (s. 1.14.2) zugelassen.

α-Methyldopa
α-Methyldopa wirkt auf drei Wegen: Es wird ein falscher Transmitter gebildet, die Dopa-Decarboxylase wird gehemmt und zentrale adrenerge α_2-Rezeptoren werden stimuliert. In der Schwangerschaft zugelassen.
Zusätzliche **Nebenwirkungen:** Gynäkomastie durch erhöhtes Prolaktin; Libidoabnahme; hämolytische Anämie; Leberschäden; positive Tests für antinukleäre Antikörper und Rheumafaktor; Gelenkbeschwerden.

═══ **AUF DEN PUNKT GEBRACHT** ═══

Ambulante Erstmaßnahmen
- Patienten in aufrechter Position lagern, dies senkt den hydrostatischen Druck im Gehirn.
- rasche Blutdrucksenkung
  - z. B. durch orale Gabe von 5 – 10 mg **Nifedipin** (kontraindiziert bei akutem Koronarsyndrom!), die evtl. nach 10 Minuten wiederholt werden kann
  - Alternativ kann **Nitroglycerin** als Spray oder als Kapsel verabreicht werden.
  - Bei ungenügender Wirkung langsame i. v. Injektion von **Urapidil** oder von **Clonidin** (Wirkungseintritt für beide Substanzen nach ca. 10 Minuten).
- evtl. zusätzliche i. v. Gabe eines Schleifendiuretikums, z. B. **Furosemid.**
Jedoch *cave:* Häufig sind die Patienten im hypertensiven Notfall aufgrund der Druckdiurese schon initial dehydriert!

Tab. 1.34 Hypertonieformen in der Schwangerschaft

Form	Merkmale
Präeklampsie (schwangerschafts-induzierte Hypertonie)	Schwangerschaftsspezifische arterielle Hypertonie mit Proteinurie und Ödembildung (EPH-Gestose). Unbehandelt führt die Präeklampsie zu hypertensiven Krisen und zerebralen Krampfanfällen bis hin zum Koma (Eklampsie)
chronische Hypertonie	vorbestehend, schwangerschaftsunspezisch, keine Proteinurie
Pfropfgestose	Schwangerschaftsspezifische Verschlechterung einer vorbestehenden Nieren- oder Hochdruckerkrankung
transitorische Schwangerschaftshypertonie	Auftreten im 3. Trimenon, keine Proteinurie, spontanes Abklingen post partum

1.14.3 Bluthochdruck in der Schwangerschaft

Blutdruckwerte > 140/90 mmHg in der Schwangerschaft sind behandlungsbedürftig. Abhängig von der Ursache der Blutdruckerhöhung gehen sie ohne oder mit Proteinurie (> 300 mg/24 h) einher (**Tab. 1.34**). Eine arterielle Hypertonie wird in 10 – 15% der Schwangerschaften diagnostiziert.

Therapie

Zunächst wird die Betroffene zu körperlicher Schonung angehalten, evtl. kann Bettruhe hilfreich sein. Medikamentös werden Antihypertensiva eingesetzt, für die eine fruchtschädigende Wirkung ausgeschlossen werden konnte, das sind insbesondere
- α-Methyldopa (Presinol®)
- Atenolol (Tenormin®) und
- Dihydralazin (Nepresol®).

1.15 Arterielle Hypotonie und orthostatische Dysregulation

Die **arterielle Hypotonie** ist definiert als systolischer Blutdruck unter 100 – 105 mmHg. Krankheitsbedeutung erlangt sie aber nur, wenn sie mit Symptomen einhergeht.

Bei einer **orthostatischen Dysregulation** handelt es sich um einen symptomatischen Blutdruckabfall durch Versacken des Blutes in die abhängigen Körperabschnitte im Stehen oder beim Aufstehen vom Sitzen oder Liegen unabhängig vom Ausgangsblutdruck, der normoton, hypoton oder hyperton sein kann.

Klinik

Leistungsschwäche, Konzentrationsstörungen, Müdigkeit, Kopfschmerzen, Schwindel, Ohrensausen, Frösteln, kalte Hände und Füße. Beim Aufstehen aus dem Sitzen oder Liegen Schwarzwerden vor den Augen bis hin zur orthostatischen Synkope mit Ohnmacht, Herzklopfen (Palpitationen) und Herzstechen (s. **1.3.2** und **Tab. 1.5**).

Ätiologie

Am häufigsten treten Hypotonie und orthostatische Dysregulation **idiopathisch** auf. Ferner können sie **sekundär** bei anderen Grunderkrankungen vorkommen, zum Beispiel im Gefolge seltener autonomer Neuropathien, häufiger im Rahmen etwa eines Diabetes mellitus oder chronischen Alkoholmissbrauchs (s. **Kasten** „Ätiologie von arterieller Hypertonie und orthostatischer Dysregulation").

===== **AUF DEN PUNKT GEBRACHT** =====

Ätiologie von arterieller Hypotonie und orthostatischer Dysregulation
Idiopathisch (am häufigsten): v. a. bei jüngeren Frauen und Menschen mit asthenisch-leptosomem Körperbau. Immobilisation und Infekte wirken begünstigend.
Sekundär bei:
- Hypovolämie, Blutverlust
- Medikamenteneinnahme: Antihypertensiva, insbesondere Diuretika und Vasodilanzien; Antiarrhythmika, antianginöse Medikamente, Sedativa
- Herz-Kreislauf-Erkrankungen: Aortenstenose, Herzinsuffizienz, Rechtsherzbelastung (z. B. nach Lungenembolie)
- Infektionserkrankungen
- endokrinen Erkrankungen: z. B. M. Addison
- schwerer Varikose oder postthrombotischem Syndrom (orthostatische Dysregulation)
Autonome Neuropathien mit orthostatischer Dysregulation:
- primär (sehr selten): Shy-Drager-Syndrom (Systematrophie des ZNS); Bradbury-Eggleston-Syndrom (ohne ZNS-Atrophie, Synonym: idiopathische orthostatische Hypotonie)
- sekundär (häufiger): z. B. diabetische autonome Polyneuropathie.

Diagnostisches Vorgehen

Die Anamnese sollte Vorerkrankungen und insbesondere die Medikamentenvorgeschichte berücksichtigen. Bei der körperlichen Untersuchung muss nach klinischen Zeichen einer Varikose oder einer Herzinsuffizienz sowie auskultatorischen Zeichen einer Aortenstenose geforscht werden. Ein ausführlicher neurologischer Status sollte insbesondere nach Hinweisen für eine Polyneuropathie (abgeschwächtes peripheres Vibrationsempfinden, strumpfförmige Sensibilitätsstörungen) suchen.

Schellong-Test

Wiederholte RR- und Pulsmessungen für 10 Minuten im Liegen, dann direkt nach dem Aufstehen wiederholte Messungen für weitere 10 Minuten. Alternativ passives Aufrichten um 60 – 80 ° auf dem Kipptisch (**Kipptischversuch**). Physiologisch ist ein Blutdruckabfall systolisch bis 20 mmHg und diastolisch bis 10 mmHg mit leichtem Pulsanstieg. Ein systolischer Blutdruckabfall > 20 mmHg gilt als pathologisch. Je nach diastolischem Druck und Pulsverhalten werden drei Formen der orthostatischen Blutdruckdysregulation unterschieden (**Abb. 1.122**):
- **sympathikotone** Form (am häufigsten) mit Anstieg von Puls (> 16/min) und diastolischem Blutdruck
- **hyposympathikotone** Form mit Anstieg des diastolischen Drucks, aber geringem oder ausbleibendem Anstieg der Pulsfrequenz
- **asympathikotone** Form mit Abfall von Pulsfrequenz und diastolischem Blutdruck. Diese Form ist vor allem bei autonomen Neuropathien anzutreffen.

Bei der asympathikotonen Form der orthostatischen Dysregulation ist eine weitergehende spezielle neurologische Diagnostik indiziert, zum Beispiel Herzfrequenzvariabilität, pharmakologische Barozeptor-Sensitivitätsprüfung.

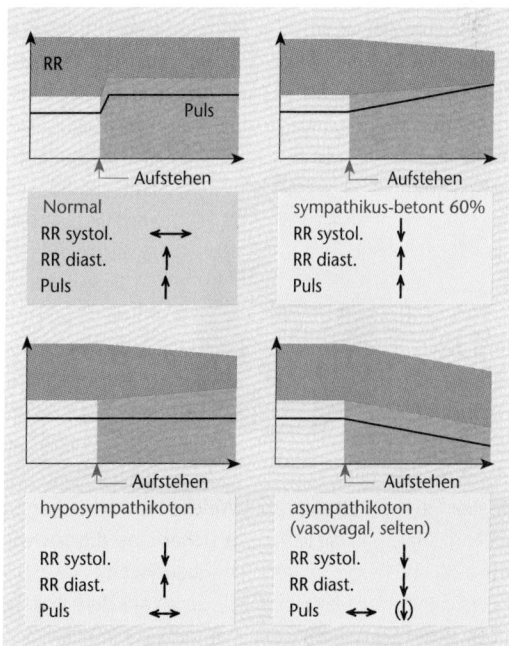

Abb. 1.122: Schellong-Test. Sympathikotone, hyposympathikotone und asympathikotone Orthostasereaktion im Vergleich zum Normalbefund. [A300]

01

Therapie

Eine Therapie ist nur bei bestehender Symptomatik indiziert. Ein symptomloser niedriger systolischer Blutdruck < 100 mmHg erfordert keine Therapie.

Die Basistherapie besteht in der Zufuhr ausreichender Trinkmengen, um Hypovolämien zu vermeiden, unterstützend wird die Kochsalzzufuhr gesteigert. Regelmäßige körperliche Betätigung kann ebenso zum Kreislauftraining herangezogen werden wie die Hydrotherapie (Kneipp). Zusätzlich soll der Patient auf prophylaktische Verhaltensweisen wie das langsame Hochkommen aus dem Liegen oder Sitzen und das Tragen von Kompressionsstrumpfhosen hingewiesen werden. Bei **orthostatischem Kollaps** oder **vasovagaler Synkope** Beine hochlagern, ggf. Volumensubstitution i. v., evtl. Gabe des Sympathomimetikums Etilefrin (nicht bei ausgeprägter Tachykardie).

Bei unzureichender Beschwerdelinderung durch die Basistherapie erfolgt die medikamentöse Therapie (s. gleichnamigen **Kasten**).

═══ ZUR VERTIEFUNG ═══

Medikamentöse Therapie des Hypotonus

- **Dihydroergotamin** (vasokonstriktorische Wirkung): Mittel der Wahl bei sympathikotoner orthostatischer Dysregulation.
  NW: Übelkeit, Vasospasmen (cave: Ergotismus). Kontraindiziert in der Schwangerschaft, bei AVK und KHK.
- **Sympathomimetika**, z. B. Etilefrin bei hypo- oder asympathikotoner orthostatischer Dysregulation.
  NW: Tachykardie, Herzrhythmusstörungen, Angina pectoris bei vorbestehender KHK. Kontraindiziert bei sympathikotoner orthostatischer Dysregulation, KHK, bekannten Herzrhythmusstörungen, Prostatahypertrophie, Glaukom und Schwangerschaft
- **Mineralokortikoide**, z. B. Fludrocortison bei der asympathikotonen orthostatischen Dysregulation. Wirkung über Natrium- und Wasserretention.
  NW: Hypokaliämie, Ödeme
- **α-Rezeptor-Agonist Midodrin**, v. a. bei asympathikotoner orthostatischer Hypotonie, insbesondere durch Polyneuropathie verursacht.

Fallbeispiel 1

Anamnese und Befund

Sie werden spätabends in die Notaufnahme Ihres idyllischen Kreiskrankenhauses im Schwarzwald gerufen: Eine 21-jährige junge Frau sei, von ihrem Freund im Personenwagen transportiert, vor zwei Minuten wegen Herzrasen, Schwäche und Schwindel vorstellig geworden: „Bitte kommet Se glei, Herr Doggder, des Mädle schaut net gut aus."
Obwohl Sie sich für diese Nacht eigentlich ein „meisterhaftes Nichtstun" vorgestellt haben, machen Sie sich sofort auf den Weg in die Notaufnahme. Dort sehen Sie in der Tat eine krank wirkende, blasse junge Frau mit leichter Lippenzyanose. Während Sie die Schwester bitten, die Patientin mit einer Sauerstoffmaske zu versorgen, gehen Sie systematisch Ihr „ABC" durch: die Atemwege sind frei, auskultatorisch hören Sie beidseits ein vesikuläres Atemgeräusch; während der Inspiration sind beidseits basal vereinzelt feuchte Rasselgeräusche zu vernehmen. Beim „C" erleben Sie eine Überraschung: kalte Extremitäten, marmorierte Oberschenkel, verzögerte Füllung des Kapillarbetts nach Fingerdruck. Es nimmt Sie nicht wunder, als die Krankenschwester Ihnen den Blutdruck zuruft: „85/50 – un Herr Doggder, de Puls is so schnell, den kann i net zähle!"

Die Patientin und ihr völlig verstörter Lebenspartner berichten, dass sie bis vor einer Stunde „eigentlich völlig fit" gewesen sei, als ganz plötzlich dieses „Gerappele im Herze" angefangen habe.

Welche Verdachtsdiagnose haben Sie, welches sind die wichtigsten Differentialdiagnosen?

Sie ahnen es sofort: Ihre Nachtruhe ist dahin; und viel schlimmer, der Albtraum für Sie als Dienstdoktor im 1. Ausbildungsjahr scheint eingetreten. Eine tachykarde Herzrhythmusstörung. Die nun wichtigste Differentialdiagnose für Ihr weiteres Vorgehen ist die Frage, ob es sich dabei um eine supraventrikuläre oder eine ventrikuläre Rhythmusstörung handelt.

Welche Untersuchungen ordnen Sie an?

Also, tief durchatmen, da müssen Sie durch, sagen Sie sich – und los geht's. Sie führen rasch Ihre körperliche Untersuchung zu Ende und fördern dabei ein denkwürdiges Ergebnis zutage: ein Herz, das tatsächlich schneller schlägt, als Sie es jemals gehört haben! Sie ordnen rasch ein EKG an und rufen Ihre nette Kollegin von der Kardiologie zu Hilfe.

Ergebnisse der Untersuchungen

Schon die ersten Zentimeter des EKG-Streifens überzeugen Sie, dass Sie es mit einer Herzrhythmusstörung zu tun haben, denn die Herzfrequenz liegt bei 220 pro Minute! Zusammen mit Ihrer inzwischen eingetroffenen Kollegin von der Kardiologie gehen Sie die EKG-Kriterien durch, und Gott sei

Dank scheint der Fall recht klar zu sein: Der Rhythmus ist regelmäßig, die QRS-Komplexe sind schmal und es finden sich retrograde P-Wellen hinter jedem Kammerkomplex. Sie haben es mit einer supraventrikulären Reentry-Tachykardie zu tun!

Weiteres Vorgehen

Die Patientin ist inzwischen mit einem EKG-Monitor verbunden, der immer denselben, stereotypen Rhythmus wiedergibt: 220 Schläge pro Minute, schmale QRS-Komplexe. Sie erinnern sich der vagomimetischen Manöver aus dem Studentenunterricht. Mutig massieren Sie die Patientin im Bereich der Karotisgabel (natürlich nur eine Seite auf einmal!) und lassen sie wie zum Stuhlgang pressen – doch der rasende Puls ändert sich nicht. Sie überlegen sich, wie die Kardioversion am besten zu bewerkstelligen wäre, und entscheiden sich für die Bolusgabe von 1 Ampulle (6 mg) Adenosin, welches eine supraventrikuläre Tachykardie zuverlässig unterbrechen sollte und das in Ihrem kleinen Krankenhaus im Schwarzwald verfügbar ist. Schon die erste Dosis wirkt „Wunder": der Monitor zeigt für 3 lange Sekunden eine Nulllinie, in denen Ihnen ganz schön mulmig wird, dann setzt ein organisierter Rhythmus mit einer Frequenz von 84 pro Minute ein, den Sie als Sinusrhythmus identifizieren!

Weiterer Verlauf

Die Patientin erholt sich rasch, und die Echokardiographie zeigt eine normale Kontraktilität. Hinweise auf eine vorbestehende Herzschädigung sind weder im Ruhe-EKG noch echokardiographisch zu erheben. Einzig fällt eine diskret zu erkennende Delta-Welle zu Beginn des QRS-Komplexes auf. Die Pulse sind nun kräftig, die Kapillarfüllung auf Fingerdruck normal. Der Auskultationsbefund der Lunge hat sich normalisiert, feuchte Rasselgeräusche sind nicht mehr zu hören.

Anmerkungen

Supraventrikuläre Tachykardien geben dem erstversorgenden Arzt die seltene Gelegenheit für ein echtes Erfolgserlebnis. Sie sind jedoch vor allem bei begleitenden Schenkelblockbildern nicht immer einfach von ventrikulären Tachykardien abzugrenzen, die zwar bei vormals herzgesunden jungen Patienten relativ selten sind, gelegentlich jedoch zum Beispiel im Rahmen einer Myokarditis oder einer vorher nicht diagnostizierten Kardio-

myopathie auftreten können (Genaueres s. 1.8.5). Im vorliegenden Falle war die Zuordnung zweifelsfrei möglich, sodass bei rascher Verfügbarkeit eine medikamentöse Kardioversion zu rechtfertigen ist. Wäre diese erfolglos geblieben, so hätte elektrisch kardiovertiert werden müssen. Supraventrikuläre Reentry-Tachykardien können entweder als AV-Knoten-Reentry-Tachykardie oder als Reentry-Tachykardie bei akzessorischer AV-Leitungsbahn („Präexzitations-Syndrom") auftreten. Das „nachlaufende" P während der Tachykardie und die Delta-Welle im Ruhe-EKG sprechen in unserem Falle für die letztere Form; diese Unterscheidung ist für das akute Vorgehen jedoch unerheblich.

Adenosin muss wegen seiner extrem kurzen Halbwertszeit von wenigen Sekunden rasch gespritzt werden. Es macht das Reizleitungssystem des Herzens während seiner Wirkungszeit komplett unerregbar, sodass der Sinusknoten als primärer Impulsgeber dann geregelt einsetzen kann.

Nach der Initialtherapie muss die Rhythmusstörung genau aufgearbeitet und ursächlich behandelt werden, da es ohne Therapie jederzeit zu neuen „Anfällen" kommen kann (s. 1.8.5).

01

Fallbeispiel 2

Anamnese

Eine 32-jährige Patientin sucht ihren Hausarzt wegen seit mehreren Monaten bestehender morgendlicher Kopfschmerzen auf. Sie fühle sich abgeschlagen und kaum mehr den täglichen Belastungen im Haushalt gewachsen. Nach leichteren Belastungen verspüre sie ein Engegefühl in der Brust, und auch die Luft sei dann knapp. Die Vorgeschichte der Patientin ist unauffällig. Zwei Schwangerschaften vor 5 und 7 Jahren waren unauffällig verlaufen, keine Präeklamp-

sie. Bis auf die „Pille" nehme sie keine Tabletten ein. Sie rauche nicht und trinke auch höchstens gelegentlich einmal ein Glas Wein. Innerhalb der erstgradigen Verwandtschaft sei kein erhöhter Blutdruck bekannt.

Untersuchungsbefund

Die Patientin wirkt blass und in mäßiggradig reduziertem Allgemeinzustand bei einem unauffälligen Ernährungszustand (1,65 m Größe, 63 kg Gewicht). Der Blutdruck ist im Liegen stark

erhöht mit 230/120 mmHg am linken und 220/115 mmHg am rechten Arm. Der Puls ist regelmäßig mit 70 Schlägen pro Minute. Die Lunge ist auskultatorisch frei. Der Herzspitzenstoß lässt sich in der Medioklavikularlinie tasten, die Herztöne sind rein mit lautem 2. Herzton, keine Herzgeräusche. Der Palpationsbefund des Abdomens ist unauffällig. Auskultatorisch findet sich ein pulssynchrones Strömungsgeräusch über dem Epigastrium mit Fortleitung in die linke Flanke. Der periphere arterielle Pulsstatus ist unauffällig. Die neurologische Untersuchung ergibt keine Auffälligkeiten. Bei Spiegelung des Augenhintergrundes sind die Arteriolen

01

kupferdrahtartig dünn, und es sind Gunn-Kreuzungszeichen zu sehen, was einem Fundus hypertonicus II entspricht.

Welche Verdachtsdiagnose, welche Differentialdiagnose haben Sie?

Die Patientin präsentiert sich mit einem schweren arteriellen Hypertonus, der bereits zu Folgeschäden am Augenhintergrund geführt hat. Das junge Alter der Patientin, eine offenbar kurze Anamnese für den Bluthochdruck, normotone Werte während der Schwangerschaften und eine leere Familienanamnese sind verdächtig auf eine sekundäre Hypertonusursache. Das Strömungsgeräusch über dem Epigastrium spricht für eine Nierenarterienstenose als mögliche Ursache. Ausgeschlossen werden muss jedoch auch eine mögliche endokrinologische Ursache, zum Beispiel ein Phäochromozytom oder ein primärer Hyperaldosteronismus (Conn-Syndrom).

Welche Untersuchungen ordnen Sie an?

Wegen der Schwere des Hochdrucks wird die Patientin stationär aufgenommen. Zunächst wird ein kurz wirksamer Calcium-Kanal-Blocker, zum Beispiel Nifedipin 5–10 mg sublingual, verabreicht. Für die folgenden Tage wird ein lang wirksamer Calcium-Kanal-Blocker, z. B. Amlodipin, verordnet, mit dem der Blutdruck auf ein Niveau um 160/100 mmHg gesenkt werden kann.
Folgende Untersuchungsbefunde werden erhoben:

* Blutbild unauffällig, normale Blutsenkungsgeschwindigkeit. Serumkalium erniedrigt mit 3,5 mmol/l, die übrigen Elektrolyte sowie die Serumwerte einschließlich des Kreatinins liegen im Normbereich.
* Urin-Status/Sediment: grenzwertig erhöhtes Albumin im Urin. Im Sammelurin Kreatinin-Clearance von 80 ml/min, grenzwertig erniedrigt.
* Ruhe-EKG: Zeichen der linksventrikulären Hypertrophie mit positivem Sokolow-Index, keine Erregungsrückbildungsstörungen.
* Echokardiographie: gute linksventrikuläre Funktion mit beginnend konzentrisch hypertrophiertem linkem Ventrikel.
* Sonographisch ist die linke Niere 1 cm kleiner als die rechte Niere, die Nebennierenregion beidseits unauffällig. Farbdopplersonographisch ist über der linken Nierenarterie ca. 2 cm distal des Abganges aus der Aorta ein turbulentes, beschleunigtes Strömungssignal zu erkennen, das den klinischen Verdacht auf eine Stenosierung der linken Nierenarterie erhärtet.
* In der Zwischenzeit kommen die aufgrund der klinischen Verdachtsmomente und der Hypokaliämie abgenommenen Hormonwerte aus dem Labor zurück. Die morgendliche Plasma-Renin-Aktivität ist mit 20 ng/l/h deutlich erhöht (Norm bis 5). Die Katecholamine in Serum und Sammelurin, ebenso das Kortisol sind im Normbereich. Die Aldosteronausscheidung im 24-h-Urin ist auf das Zweifache der Norm erhöht.

Wie lautet die Diagnose?

Der klinische Verdacht einer renovaskulären Hypertonie bei Nierenarterienstenose scheint sich zu bestätigen. Anhalt für eine endokrinologische Ursache besteht nicht. Der mäßige Hyperaldosteronismus ist sekundär durch die Reninerhöhung bedingt.

Weiteres Vorgehen?

Die endgültige Bestätigung der Diagnose erfolgt mittels intraarterieller Nierenarterienangiographie in DSA-Technik. Sie eröffnet die gleichzeitige Möglichkeit einer Ballondilatation des stenosierten Gefäßes (PTA).
Die Untersuchung zeigt einen Befund ähnlich dem in **Abbildung 2.32** dargestellten und bestätigt damit eine fibromuskuläre Dysplasie als Stenoseursache. Die Engstelle kann mittels Ballonkatheter erfolgreich auf einen nahezu normalen Gefäßdurchmesser aufgedehnt werden.

Welche weitere Therapie schlagen Sie vor?

Bereits innerhalb des ersten Tages nach erfolgter PTA normalisiert sich der Blutdruck der Patientin. Der Calcium-Kanal-Blocker wird abgesetzt. Drei Tage nach dem Eingriff wird die Patientin mit einem Blutdruck von 130/90 mmHg nach Hause entlassen. Ambulante Nachkontrollen bestätigen normotone Blutdruckwerte. Die Kreatinin-Clearance ist bei einer Kontrolle nach 6 Monaten auf 110 ml/min angestiegen.

Anmerkungen

Solch ein günstiger Verlauf ist leider nicht die Regel. Bei bereits über Jahre bestehender Nierenarterienstenose kann der Blutdruckabfall nach Dilatation mitunter ausbleiben, wenn die nicht-betroffene Niere durch den Hochdruck sekundär geschädigt wurde und sich eine sekundäre renoparenchymatöse Hypertonie aufgepfropft hat. Dann ist eine lebenslange medikamentöse Blutdrucktherapie unvermeidlich.

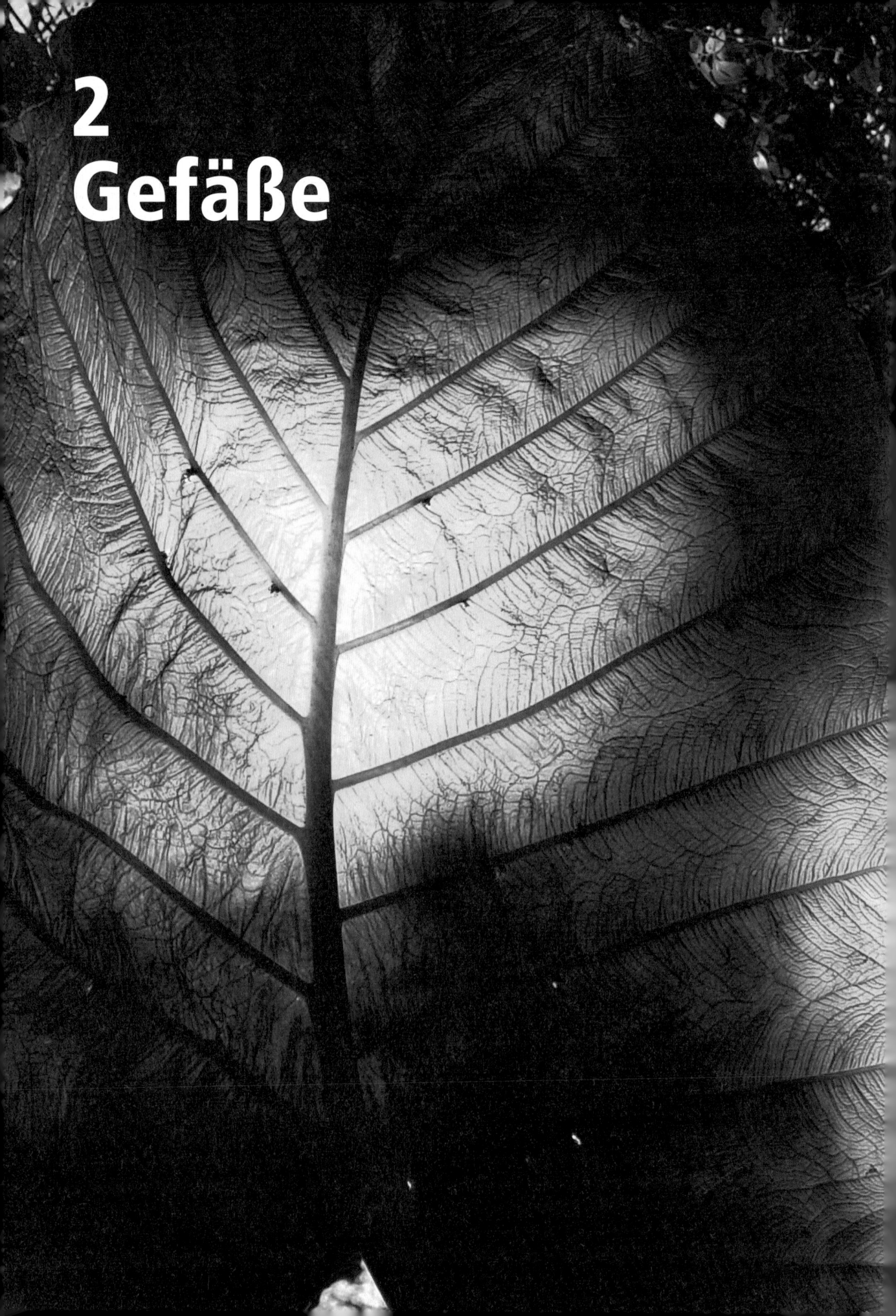

2 Gefäße

2 Gefäße

Das Gefäßsystem ist eines der größten und vulnerabelsten Organsysteme des menschlichen Körpers. Das Endothel nimmt beim Menschen eine Oberfläche von annähernd 1000 m² ein, d.h., 5 ml Blut kontaktieren im Mittel eine Endothelfläche von etwa 1 m². Fast 100 000-mal am Tag und 35 Millionen Mal im Jahr muss die Aorta auf Druck und Volumen des kardial ausgeworfenen Blutes reagieren. Das Gefäßendothel ist im gleichen Rhythmus den Scherkräften einer mit bis zu 80 cm/sec Geschwindigkeit vorbeiströmenden Blutsäule ausgesetzt. Der arterielle Schenkel ist insbesondere gegenüber Endothelverletzungen anfällig, welche durch mechanischen Stress (z.B. Bluthochdruck), chemische Veränderungen (z.B. Glykosylierung von Zellbestandteilen bei Diabetes mellitus) oder durch Andockung oxidativ veränderter LDL-Partikel (Atherogenese) entstehen können. Primär entzündliche oder degenerative Krankheiten der übrigen Gefäßwand (z.B. Vaskulitis oder angeborene Malformationen) sind im Vergleich zu diesen vom Endothel ausgehenden Krankheiten selten. Im venösen System kommt der Phlebothrombose und der Stammvarikose eine große Bedeutung zu. Im Langzeitverlauf führen schwere Venenkrankheiten nicht selten zur chronischen venösen Insuffizienz und haben damit einen hohen sozioökonomischen Stellenwert.

PRÜFUNGSSCHWERPUNKTE

+++ Diagnostik (Allen-Test, Ratschow-Lagerungsprobe, Duplex-Sono, [digitale Subtraktions-]Angiographie), Intervention, Hypertonie

++ Arteriosklerose (Ursachen, Pathogenese), KHK, Myokardinfarkt, pAVK, TIA, PRIND, Schlaganfall, Hirnblutung (Bildgebung, Therapie), Mesenterialinfarkt, Subclavian-steal-Syndrom, Aneurysma, Phlebothrombose (Ursachen, Prophylaxe), (Lungen-)Embolie

+ Varikose, chronische venöse Insuffizienz, M. Wegener, M. Raynaud, Riesenzell-Arteriitis Horton

2.1 Anatomie und Physiologie

Im Blutgefäßsystem werden drei Abschnitte mit jeweils unterschiedlicher Funktion und unterschiedlichem Wandaufbau unterschieden:
- Das **arterielle Hochdruck- und Widerstandssystem** verteilt das vom Herzen ausgeworfene Blut auf die Organe. In der Tunica media der herznahen Arterien überwiegen die elastischen Fasern (wichtig für die Windkesselfunktion); zur Peripherie hin nehmen die elastischen Fasern ab und die glatten Muskelzellen zu. Die Arterien regeln durch Kontraktion oder Entspannung den peripheren Widerstand und damit die Organdurchblutung (deshalb auch **Widerstandsgefäße** genannt).
- **Kapilläres Austauschsystem** mit großem Gesamtquerschnitt: Die große Oberfläche und die langsame Strömungsgeschwindigkeit (**Abb. 2.1**) erlauben den Austausch von Atemgasen, Nährstoffen und Flüssigkeit zwischen Blut und Interstitium.
- Das **venöse Niederdrucksystem** ist dünnwandig und dehnbar mit hoher Kapazität; es regelt den Blutrückfluss zum Herzen.

Zwei Drittel des Blutvolumens befinden sich im venösen Niederdrucksystem, ein Drittel verteilt sich auf Herz- und Lungenkreislauf, arterielles Hochdruck- und das Kapillarsystem.

Bluttransport

Arterielles System

Voraussetzung für die optimale Versorgung der Gewebe ist ein möglichst gleichmäßiger Blutfluss. Hierzu trägt die Windkesselfunktion der Aorta bei. Das vom Herzen während der Systole ausgeworfene Blut dehnt die Gefäßwand und gibt die so gespeicherte Energie in der Diastole wieder frei. Das Blut wird somit auch während der Diastole weitertransportiert und Druckspitzen während der Systole werden abgepuffert (weitere Einzelheiten s. **1.2**).

Venöses System

Der Transport des Blutes im venösen System ist durch den aufrechten Gang des Menschen erschwert. Mehrere physiologische Prinzipien unterstützen den Rücktransport des Blutes entgegen der Schwerkraft:
- **Venenklappen:** Die bikuspidalen (zweizipfeligen) Klappen wirken wie Ventile. Unter physiologischen Bedingungen kann das Blut nur herzwärts fließen (**Abb. 2.2**). Von distal nach proximal nimmt die Anzahl der Venenklappen ab: Unterschenkelvenen haben viele Klappen; die Vv. femorales jeweils eine bis zwei, die Vv. iliacae und auch die V. cava sind frei von Klappen.
- **Muskelpumpen:** Im Zusammenspiel mit der Ventilwirkung der Venenklappen führt der Druck- und Saugpumpmechanismus der Muskeln zur Ableitung des venösen Blutes.
- **Atempumpe:** Während der Inspiration sinkt der Druck im Thorax und steigt intraabdominell. Das venöse Blut

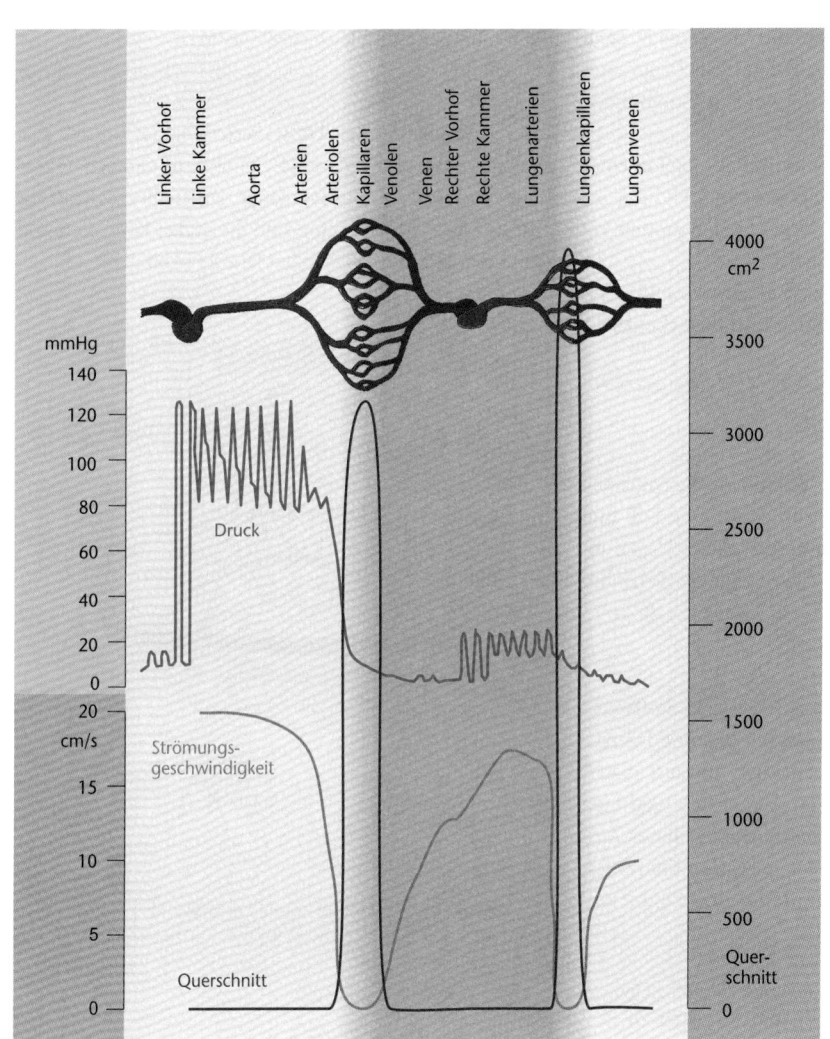

Abb. 2.1: Veränderung von Blutdruck, Strömungsgeschwindigkeit und Gefäßquerschnitt entlang den verschiedenen Gefäßabschnitten des Körper- und Lungenkreislaufs. Im Kapillargebiet nimmt der Gefäßgesamtquerschnitt stark zu und der Blutdruck fällt ab. Die resultierende verlangsamte Strömung ermöglicht einen verbesserten diffusiblen Stoffaustausch mit dem umliegenden Gewebe. [A400]

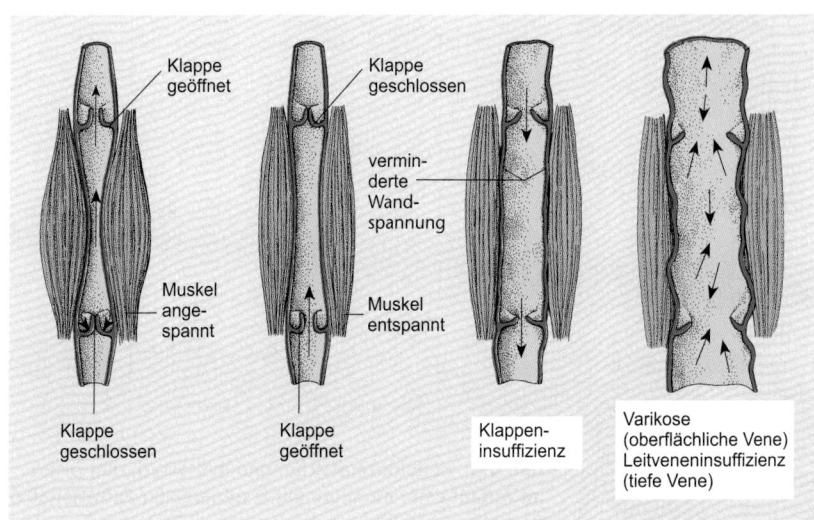

Abb. 2.2: Funktion der Venenklappen: Das Blut wird durch die Muskelkontraktion in Herzrichtung gepresst. Gleichzeitig verhindert die distale geschlossene Klappe den Rückstrom (erstes Bild). Bei Entspannung der Muskulatur (zweites Bild) kann Blut von distal durch die jetzt geöffnete Klappe nachfließen. Sind die Venen erweitert, schließen die Klappen nicht mehr suffizient. Das Blut strömt der Schwerkraft folgend zurück in die Peripherie (drittes Bild). Bei längerem Bestehen einer Klappeninsuffizienz erweitern sich die Venen zunehmend. Es entsteht eine Varikose (im oberflächlichen System) bzw. eine Leitveneninsuffizienz (im tiefen System). [A400–190]

strömt in die thorakalen Venen und zum rechten Herzen. In der Exspiration sinkt der intraabdominelle Druck, und das Blut strömt aus den Venen der unteren Extremitäten in die V. cava inferior.

- Der **Kapillardruck** ist mit ~ 20 mmHg am Beginn einer Kapillare zwar niedrig, übersteigt aber während der In- und Exspiration zeitweise den Druck in den großen Venen.
- Die **Verschiebung der Ventilebene** des Herzens während der Systole und Diastole fördert den Rückfluss ebenfalls.

❗ 90 % des Blutes fließen über die tiefen, 10 % über die oberflächlichen Venen einer Extremität ab. ❗

Fallen einer oder gar mehrere der genannten Mechanismen aus, ist der venöse Rückfluss gestört (**Tab. 2.1**). Das Blut wird nur noch unzureichend über die peripheren Venen abgeleitet und es resultiert eine Schwellneigung (Ödembildung) der Beine.

Mikrozirkulation

Im Kapillargebiet werden Atemgase, Nährstoffe, Stoffwechselendprodukte und Flüssigkeit zwischen Blut und Interstitium ausgetauscht. Die gesamte effektive Austauschfläche beträgt rund 1000 m², über die pro Tag etwa 80 000 Liter Flüssigkeit wechseln. Der Hauptmechanismus dieses Austauschs ist die Diffusion entlang den jeweiligen Konzentrationsgradienten. So diffundiert O_2 in das Interstitium und CO_2 in die Kapillare.

❗ Störungen der Mikrozirkulation aufgrund von Diffusionsstörungen sind nur bei Kapillarwandveränderungen zu

erwarten, zum Beispiel bei diabetischer Mikroangiopathie (s. 9.2.6). ❗

Für die Regulation der Wasserverteilung auf die Flüssigkeitsräume sorgen andere Mechanismen, nämlich Filtrations- und Reabsorptionsvorgänge. Die treibende Kraft für Filtration und Reabsorption sind die in den Kapillaren und dem Interstitium herrschenden Drücke (**Abb. 2.3**):

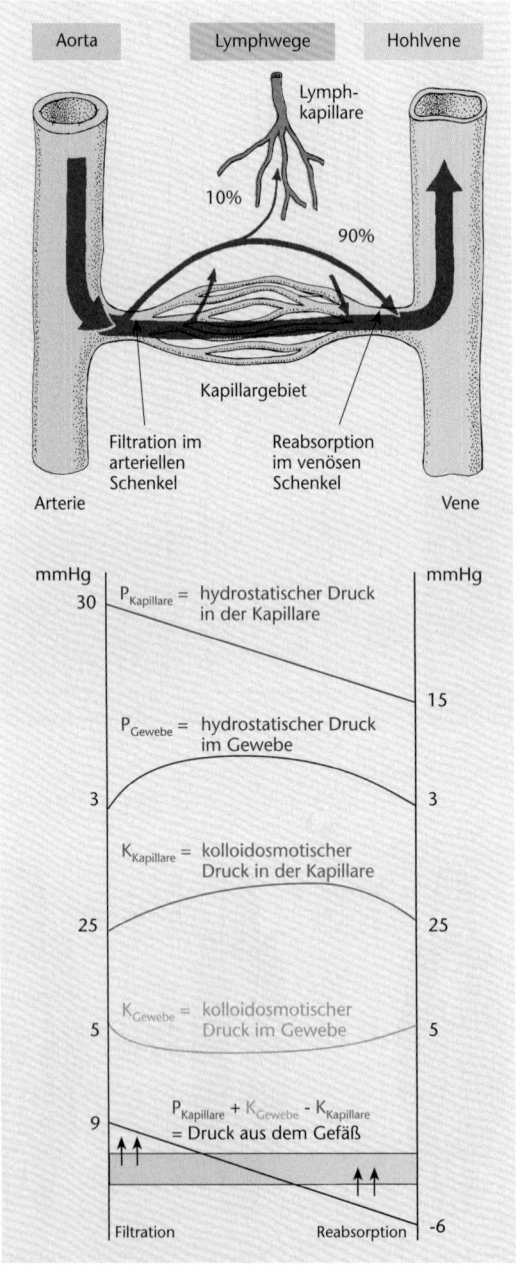

Abb. 2.3: Kolloidosmotischer und hydrostatischer Druck im Verlauf einer Kapillare mit resultierender Filtration und Resorption und Bildung der Lymphe. [A400–190]

Tab. 2.1 Ursachen für einen gestörten venösen Rückfluss

Pathophysiologie	Ursache
Venenklappen insuffizient	• angeborene Aplasie • Varikose (oberflächliche Venen; s. 2.4.1) • postthrombotisches Syndrom (tiefe Venen; s. 2.4.4)
Kapillardruck zu niedrig	Herzinsuffizienz
Muskelpumpen insuffizient	Immobilität (z. B. Gipsverband, Lähmung bei Apoplex)
Atempumpe insuffizient	COPD (s. 5.3.2), Emphysem, Adipositas
Ventilebene des Herzens insuffizient	Herzinsuffizienz, Herzklappenfehler
Abfluss verlegt	• intravasal: z. B. Thrombose, Tumorzapfen, Venensporn • extravasal: z. B. Tumor mit Kompression von außen

* Der **hydrostatische Druck** hängt von der Schwerkraft, der Herzleistung, den lokalen arteriellen Durchblutungsverhältnissen und dem venösen Abtransport ab. Solange er in der Kapillare größer ist als der hydrostatische Druck im Interstitium, werden Flüssigkeit und Moleküle, die das Kapillarendothel passieren können, in das Interstitium filtriert. Dies ist im Normalzustand vor allem auf der **arteriellen Kapillarseite** der Fall. Im weiteren Verlauf der Kapillare gleichen sich die hydrostatischen Drücke in der Kapillare und im Interstitium an.
* **Kolloidosmotischer** oder **onkotischer Druck:** Höhermolekulare Proteine, v. a. Albumin, können die Kapillarwand nicht passieren, sind aber osmotisch wirksam. Da die Konzentration an Kolloiden im Interstitium deutlich geringer ist als in der Kapillare, kommt es zu kolloidosmotischen Druckdifferenzen. Diese können als Sog beschrieben werden, den die Plasmaproteine über die Kapillarmembran auf das interstitielle Wasser ausüben. Druckdifferenzen treten – besonders am Ende einer Kapillare – auf, wenn der hydrostatische Druck durch Filtrationsvorgänge abgesunken ist. Flüssigkeit wird dann aufgrund des onkotischen Sogs in die Kapillare rückresorbiert.

Pro Tag werden etwa 20 l Flüssigkeit filtriert und davon wieder 18 l rückresorbiert. Der Rest wird über die Lymphgefäße abtransportiert.

! Periphere Ödeme treten erst nach einer Expansion des extrazellulären Volumens um mindestens 2 Liter (> 15 %) auf. **!**

Kreislaufregulation

Die Blutströmung wird hauptsächlich über Blutdruck und Strömungswiderstand gesteuert. Letzterer hängt wiederum vom Durchmesser des Blutgefäßes und von der Viskosität des Blutes ab.

Lokale Durchblutung

Sie wird durch myogene, metabolische, hormonale und nervale Einflüsse gesteuert, die eine Änderung der Weite der Widerstandsgefäße herbeiführen können. An erster Stelle ist die **myogene Durchblutungsregulation** zu nennen, zu der die meisten Organgefäße – mit Ausnahme der Lungenarterien – in der Lage sind. Sie können sich reaktiv verengen oder erweitern und so die Durchblutung konstant halten (**Autoregulation** der Gefäße). Organe mit ausgeprägter Autoregulation sind Niere, Herz und Gehirn.

Die **metabolische Regulation** ist in nahezu allen Geweben möglich, da fast alle Arteriolen auf metabolische Reize reagieren. So führen z. B. Sauerstoffmangel, aber auch eine Konzentrationszunahme von Lactat, ADP und H^+-Ionen bei Azidose oder Schock zur Gefäßerweiterung.

Eine weitere Möglichkeit der lokalen Durchblutungssteuerung verläuft **humoral-hormonal**. Verschiedene Organe können gefäßaktive Substanzen (s. gleichnamigen **Kasten**) wie Angiotensin II, Histamin, Bradykinin, Serotonin oder Prostaglandine bilden. Histamin wird bei anaphylaktischen oder Entzündungsreaktionen aus Mastzellen freigesetzt; es bewirkt u. a. bronchiale Obstruktion, Blutdruckabfall und eine erhöhte Kapillarpermeabilität mit Ausbildung von Quaddeln und Ödemen. Ein anderer wichtiger Vasodilatator ist Stickoxid (NO), das direkt im Endothel der Gefäßwand gebildet wird und zahlreichen Steuerungsmechanismen unterliegt.

===== **ZUR VERTIEFUNG** =====

Gefäßaktive Substanzen (Metaboliten)

Gefäßerweiternd (dilatierend):
* Prostazyklin (PG-I$_2$)
* Histamin
* Bradykinin
* Stickoxid (NO)

Gefäßverengend (konstriktorisch):
* Thromboxan (Tx-A$_2$)
* Serotonin
* Angiotensin II

In vielen Geweben beeinflussen zudem Nebenschlussgefäße (**arteriovenöse Anastomosen**) zwischen kleinen Arterien und kleinen Venen die lokale Durchblutung, indem sie sich je nach Bedarf öffnen oder schließen.

Globale Durchblutung und Blutverteilung

Eine übergeordnete Regulation der Blutverteilung ist bei der gegebenen Beschränkung des Blutvolumens unerlässlich: Wären alle Arteriolen gleichzeitig geöffnet, so wäre ein ausreichender Blutdruck nur mit einem Blutvolumen von 20 l zu erreichen.

Die Blutverteilung insgesamt ergibt sich aus den jeweiligen lokalen Durchblutungsverhältnissen (**Abb. 2.4**). Sie wird darüber hinaus nerval und humoral gesteuert. Die lokalen Steuerungsmechanismen können dabei bei Bedarf die globale Steuerung der Blutverteilung durchbrechen.

Das **sympathisch-noradrenerge Nervensystem** reguliert die Gefäßweite der Widerstandsgefäße. Da der Sympathikuseinfluss je nach Organgebiet unterschiedlich ist, ist eine differente Steuerung möglich. So wirkt eine sympathische Aktivierung in den meisten Organgebieten gefäßverengend und in der Skelettmuskulatur zumeist gefäßerweiternd: Es kommt zu einer Umverteilung des Blutes im Sinne einer Fight-and-Flight-Reaktion.

Zahlreiche gefäßinnervierende Neurone geben zusätzlich

zu ihren Neurotransmittern **vasoaktive Peptide** ab, die sich an der humoralen Steuerung beteiligen.

Blutdruckregulation

Der Blutdruck wird kurzfristig über Kreislaufreflexe und langfristig über die Volumenregulation reguliert.

Kurzfristige Blutdruckregulation

Die Perfusion der einzelnen Organe wird kurzfristig – d. h. für Sekunden bis Minuten – durch den über Druckrezeptoren vermittelten **Kreislaufreflex** aufrechterhalten. Dieser Reflex ist beispielsweise bei der Orthostase von entscheidender Bedeutung: Bei Blutdruckabfall wird der Sympathikus stimuliert und das Herzminutenvolumen gesteigert; evtl. verengen sich zusätzlich Gefäße in Haut, Nieren und Gastrointestinaltrakt. Der Kreislaufreflex wird durch **Pressorezeptoren (Barorezeptoren)** in der Wand von Karotissinus und Aortenbogen gesteuert. Sie registrieren sowohl die Höhe des arteriellen Mitteldrucks als auch Änderungen des Blutdrucks; ihre Aktivierung hemmt den Sympathikus.

❗ Bei tagelang anhaltenden Druckänderungen passt sich die Solleinstellung der Rezeptoren an. ❗

Synergistisch mit diesem Kreislaufreflex im Hochdrucksystem arbeitet ein weiterer Reflexkreis, dessen Rezeptoren zum pulmonalen Niederdrucksystem gehören. Diese **kardiopulmonalen Rezeptoren** liegen in den Vorhöfen und in der Arteria pulmonalis. Sie registrieren erhöhte Drücke im venösen System und hemmen bei Aktivierung ebenfalls den Sympathikus. Die kardiopulmonalen Rezeptoren haben darüber hinaus eine wichtige Funktion als Volumenrezeptoren in der langfristigen Blutdruckregulation.

Im **Kreislaufzentrum** im Bereich der Formatio reticularis der Medulla oblongata werden die Afferenzen der Barorezeptoren mit weiteren Afferenzen aus der Peripherie (z. B. Atmung, Schmerz- und Kältereize) sowie Afferenzen aus Hypothalamus und Kortex integriert. Darüber hinaus ist das Kreislaufzentrum mit der Hirnrinde gekoppelt. Diese Verschaltung zeigt sich beispielsweise bei der Kreislaufstimulation vor Beginn einer Muskelarbeit.

Langfristige Blutdruckregulation

Langfristig wird der Blutdruck über das zirkulierende Blutvolumen und damit über die Niere geregelt. Die Änderung des Plasmavolumens beeinflusst über die venöse Füllung die Auswurfleistung des Herzens und damit den Blutdruck. Wie sensibel dieses System reagieren kann, wird daran deutlich, dass eine langfristige Zunahme des Blutvolumens um nur 2% den Blutdruck um 30–60% steigern kann. Diese Volumenregulation beruht auf drei Pfeilern (Genaueres s. **11.3.2**):

- **ADH-Sekretion:** Volumen- und Osmolaritätsänderungen im Gefäßsystem beeinflussen über verschiedene Regulationskreise die hypothalamische ADH-Sekretion und damit die Diurese.
- **Reninsekretion:** Bei Abnahme der Nierendurchblutung oder bei Na^+-Mangel wird das blutdruck- und volumensteigernde Renin-Angiotensin-Aldosteron-System aktiviert.
- **Nierenwirksame Peptide**, z. B. atriales natriuretisches Peptid, werden durch Volumenbelastung der Vorhöfe freigesetzt und steigern die Diurese.

Darüber hinaus ist noch eine Art „Überlaufmechanismus" an der Blutdruckregulation beteiligt: Bei längerfristigen arteriellen Druckerhöhungen nimmt die Diurese auch druckbedingt zu (sog. **Druckdiurese**).

Temperaturregulation

Das Gefäßsystem spielt eine wichtige Rolle bei der Temperaturregulation. Thermorezeptoren messen die Temperatur im Körperinneren, in der Haut und im Rückenmark und melden ihre Werte an das Thermoregulationszentrum im Hypothalamus. Zu hohe Temperaturen im Körperkern führen zur vermehrten Hautdurchblutung durch Vasodilatation. Umgekehrt wird die Hautdurchblutung gedrosselt, wenn die Thermorezeptoren der Haut eine zu niedrige Außentemperatur melden.

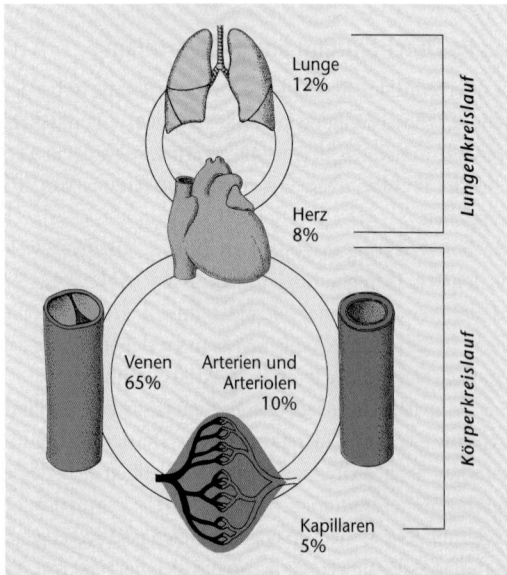

Abb. 2.4: Verteilung des Blutvolumens auf Lungen- und Körperkreislauf. Etwa zwei Drittel des gesamten Blutvolumens befinden sich im venösen System. [A400–190]

2.2 Diagnostische Methoden in der Angiologie

2.2.1 Untersuchungen bei arteriellen Krankheiten

Anamnese

Schmerz

Das wichtigste Symptom arterieller Durchblutungsstörungen ist der Schmerz, der präzise erfragt werden muss (**Abb. 2.5**). Der vernichtende Peitschenschlag weist auf eine arterielle Embolie, ein retrosternaler Vernichtungsschmerz hingegen auf ein dissezierendes Aortenaneurysma oder einen Herzinfarkt hin.

Belastungsabhängige Schmerzen sind für die chronische Verschlusskrankheit (s. **2.3.2**) typisch: **Claudicatio intermittens** bei Obliteration der Beinschlagadern oder **Claudicatio intestinalis** nach dem Essen beim Verschluss von Darmarterien. **Angina pectoris** ist immer als Zeichen der eingeschränkten Koronardurchblutung zu werten. Kopfschmerzen, verbunden mit schwerem Krankheitsgefühl und Fieber, können auf entzündliche Gefäßkrankheiten wie Arteriitis temporalis (s. **12.10.5**) hinweisen.

Hypo-/Parästhesie

Abgeschwächte Sensibilität, Missempfindungen oder Kältegefühl können direkte Folge einer schweren Durchblutungsstörung oder aber durch eine vorbestehende Neuropathie (z. B. bei Diabetes mellitus) bedingt sein (s. **9.2**).

Prädisponierende Faktoren

Die klassischen Risikofaktoren der Atherosklerose (Zigarettenrauchen, arterielle Hypertonie, Diabetes mellitus, Hypercholesterinämie), bereits bekannte Gefäßkrankheiten (z. B. Herzinfarkt, Schlaganfall) oder gefäßbedingte Symptome (z. B. Claudicatio intermittens, Angina pectoris, zerebrale Ausfallserscheinungen) müssen in der Anamnese eruiert werden.

Bestimmte Risikofaktoren treten gehäuft bei Adipositas und mit familiärer Disposition auf, wie Diabetes mellitus, essentielle Hypertonie und bestimmte Formen der Hyperlipidämie (vor allem mit Erhöhung der Low-Density[LDL]- und/oder der Very-low-Density[VLDL]-Lipoproteine; **Abb. 2.5**).

Die Art der beruflichen Tätigkeit kann ebenfalls wichtige Anhaltspunkte für das zugrunde liegende Geschehen liefern: z. B. eine Arbeit mit vibrierenden Maschinen wie dem Presslufthammer als Ursache für ein sekundäres Raynaud-Syndrom.

Klinische Untersuchung

Das Gefäßsystem ist wegen seiner vielfältigen klinischen Bedeutung stets in den allgemeinen medizinischen Untersuchungsgang einzubeziehen.

Inspektion

Die Inspektion der Extremitäten erfolgt grundsätzlich im direkten Seitenvergleich. Besonders geachtet werden muss auf die Hautfarbe (s. **Kasten**) und auf trophische Störungen als wichtige Hinweise auf die peripheren Durchblutungsbedingungen.

=====ZUR VERTIEFUNG=====

Hautfarbe

- **Blässe** tritt bei entleerten Venenplexus und vermindertem arteriellem Zustrom auf, z. B. beim Raynaud-Syndrom, aber auch bei peripherer arterieller Verschlusskrankheit (pAVK). **Leichenblässe** mit fehlender Venenfüllung ist typisch für den akuten arteriellen Gefäßverschluss.
- **Marmorierung** (Abb. 2.6): Blasse Haut mit felderartiger rötlich-bläulicher Zeichnung findet sich häufig bei eingeschränkter O_2-Versorgung, z. B. bei pAVK oder Schock (besonders bei Kindern), aber auch gelegentlich als Normalbefund.
- **Heiße Röte** kommt beim diabetischen Fuß und bei entzündlichen Prozessen vor. **Kalte Röte** zeigt eine schwere Minderdurchblutung an, mit maximaler Weitstellung der postkapillären Venolen, wie sie bei ischämischer Lähmung der vasalen Innervation auftritt.
- **Zyanose** zeigt eine hohe Sauerstoffausnutzung des Blutes an. Sie kann bei funktionellen Durchblutungsstörungen entstehen (2. Farbe beim Raynaud-Syndrom), aber auch bei eingeschränktem venösem Abfluss (Herzinsuffizienz oder Phlebothrombose).

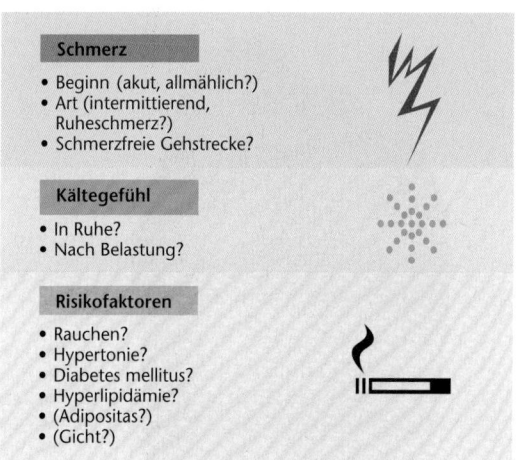

Schmerz
- Beginn (akut, allmählich?)
- Art (intermittierend, Ruheschmerz?)
- Schmerzfreie Gehstrecke?

Kältegefühl
- In Ruhe?
- Nach Belastung?

Risikofaktoren
- Rauchen?
- Hypertonie?
- Diabetes mellitus?
- Hyperlipidämie?
- (Adipositas?)
- (Gicht?)

Abb. 2.5: Wichtige Fragen zur Anamnese bei Verdacht auf eine arterielle Gefäßkrankheit. [A400]

02

02

Trophische Störungen

Trophische Störungen zeigen die chronisch eingeschränkte Sauerstoff- und Nährstoffversorgung an:

• **Rhagaden** und vermehrte **Schwielenbildung** am lateralen Fußrand und an der Ferse, interdigitale Mazerationen, Nageldystrophie und -mykosen, schlecht heilende Finger- und Zehenverletzungen

• schmerzhaftes, scharf begrenztes **Ulkus** bei pAVK. Es ist an den besonders schlecht durchbluteten Regionen wie Fußrücken, Ferse oder Schienbein lokalisiert. Da die Umgebung meist reaktionslos ist, sieht das Ulkus wie ausgestanzt aus. Im Zentrum können freiliegende Knochen oder Sehnen sichtbar sein.

Sonderform: Malum perforans pedis, ein tiefes Fußsohlengeschwür, das sich vor allem über dem Köpfchen des I. und V. Mittelfußknochens entwickelt, z. B. bei diabetischer Neuropathie (**Abb. 9.29**)

❗ Das venöse Ulkus ist dagegen oberhalb des Innen-, seltener auch des Außenknöchels lokalisiert und liegt typischerweise inmitten von Hautveränderungen der chronischen venösen Insuffizienz mit entzündlich gerötetem Rand. ❗

• Nekrosen und Gangrän (Gangrän = ischämische Nekrose; **Abb. 2.7**):
  – **trockene Gangrän:** schwarze, trockene, klar abgegrenzte Gewebedefekte, v. a. bei arterieller Verschlusskrankheit im Stadium IV
  – **feuchte Gangrän:** feuchte, infizierte, weniger scharf abgegrenzte Gewebedefekte, v. a. bei der diabetischen Mikroangiopathie.

• Beinglatze beim Mann bei schwerer arterieller Verschlusskrankheit.

Palpation

Bei warmer Raumtemperatur werden – kranial beginnend – die Pulse seitenvergleichend getastet (**Abb. 2.8**) und zugleich die Hauttemperatur verglichen.

❗ Bei schlanken Menschen ist auch die gesunde Bauchaorta in Höhe des Nabels gut tastbar. Eine Verwechslung mit einem Aortenaneurysma ist leicht möglich. ❗

Tastbefunde
(s. a. 1.4.2)

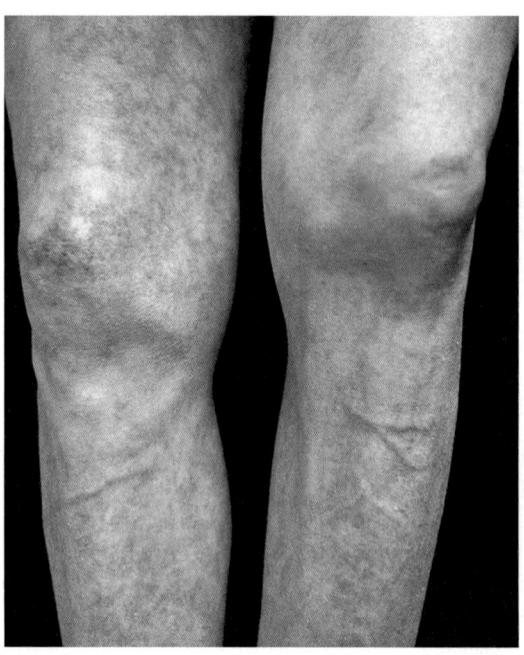

Abb. 2.6: Marmorierte Haut. [M180]

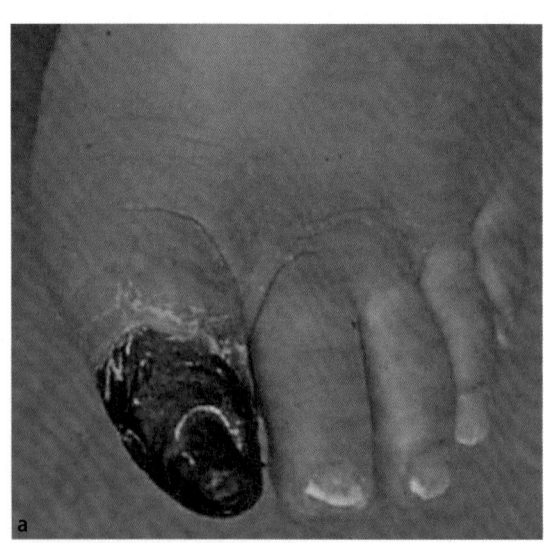

Abb. 2.7: Trockene (a) und feuchte (b) Gangrän. [M180]

a

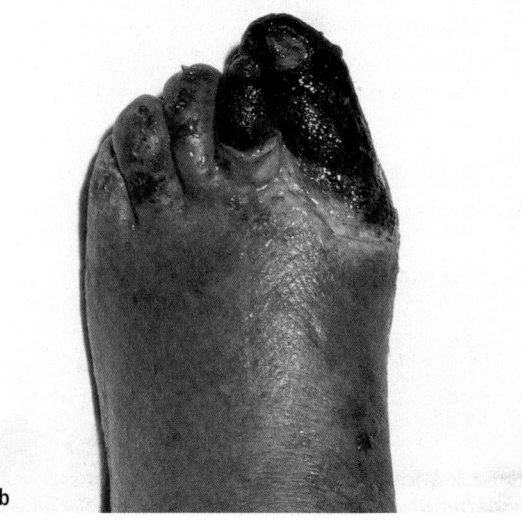

b

Beim Tasten des Pulses interessiert besonders die **Pulsstärke,** daneben auch die Pulsqualität:
- sehr kräftiger, abgeschwächter oder fehlender Puls bei Lumeneinengungen > 90 %
- hebender Charakter beim Aneurysma (pulsierender Tumor)
- lokales Schwirren bei der arterio-venösen Fistel.

Verhärtete Gefäßwände ("Gänsegurgel"-Arterie) findet man z. B. bei Mediasklerose. Die Lokalisation von abgeschwächten bzw. fehlenden Pulsen gibt einen wichtigen Hinweis auf die Ausdehnung und den Typ einer peripheren arteriellen Verschlusskrankheit.

Auskultation

Obligate **Auskultationsorte** sind die A. carotis, die abdominelle Bauchaorta mit den Nierenarterienabgängen, Beckenarterien und Oberschenkelarterien (**Abb. 2.8**).

Gefäßgeräusche entstehen durch Erhöhung der Blutstromgeschwindigkeit in Stenosen mit Lumeneinengungen über 70 %, durch Aufrauung der Gefäßinnenwand infolge arteriosklerotischer Plaques mit Wirbelbildung und durch Viskositätsminderung des Blutes bei Anämie. Sie sind stets abklärungsbedürftig. Anzugeben sind:

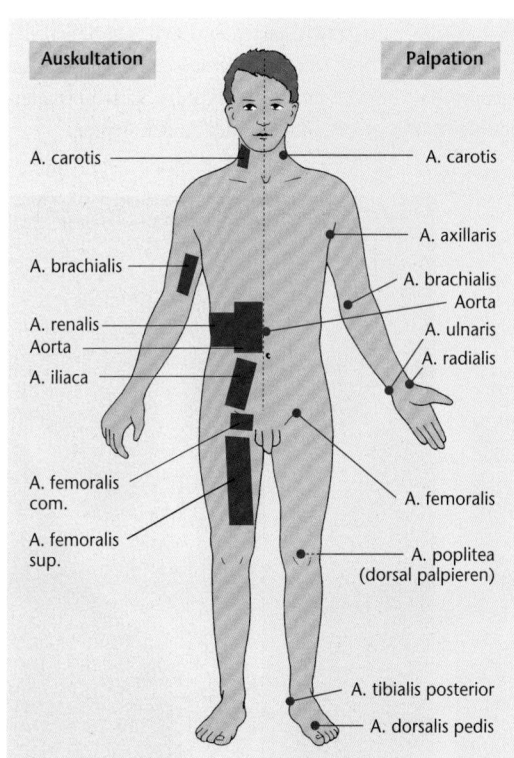

Abb. 2.8: Typische Stellen der Arterienpalpation und -auskultation. [L157]

- **Höhe des Geräusches** (hochfrequent oder niederfrequent): Die Stenose ist umso hochgradiger, je höherfrequent ein pulssynchrones Gefäßgeräusch erscheint. Subtotale Stenosen sind nicht mehr hörbar.
- **Geräuschcharakter:** Ein lautes systolisch-diastolisches Maschinengeräusch ist z. B. pathognomonisch für eine arterio-venöse Fistel.

❗ Die Lautstärke eines Strömungsgeräusches lässt keine Rückschlüsse auf den Stenosegrad zu. ❗

Spezielle Arteriendiagnostik

Funktionelle Tests

Die funktionellen Tests dienen der Bestätigung einer Verdachtsdiagnose und der Erfassung von funktionellen Leistungsreserven.

Lagerungsprobe nach RATSCHOW

In liegender Position mit maximal angehobenen Beinen werden bis zur Schmerzgrenze oder für eine Minute Rollbewegungen in den Sprunggelenken durchgeführt. Normalerweise ändert sich dabei die Durchblutung kaum. Je rascher und stärker ein Abblassen der Fußsohle eintritt, umso ausgeprägter ist die Durchblutungsstörung.

Nach dem Aufsetzen werden die Beine hängen gelassen. Dann kommt es normalerweise innerhalb von 5–7 Sekunden zu einer reaktiven Hyperämie und Venenfüllung des Fußes. Bei Strombahnhindernissen treten beide Gefäßreaktionen deutlich verzögert auf (**Abb. 2.9**). Für den peripheren Verschlusstyp ist darüber hinaus eine überschießende Reaktion mit düsterrotem Hautkolorit charakteristisch.

❗ Die Untersuchung ist bei schwerer peripherer arterieller Verschlusskrankheit (Stadium III/IV) und bei manifester Herzinsuffizienz kontraindiziert. ❗

Faustschlussprobe

Die Durchführung an den Armen verläuft analog zum Ratschow-Test. Der Patient nimmt eine sitzende Position ein und führt bei maximal angehobenen Armen Faustschlüsse durch.

Allen-Test

Der Allen-Test untermauert den Verdacht auf den Verschluss einer Unterarmarterie. Wenn hierbei die A. ulnaris betroffen ist, führt die Kompression der A. radialis während der Faustschlussprobe zu einer protrahierten ischämischen Reaktion der Hand, die sich erst nach Dekompression der A. radialis normalisiert (**Abb. 2.10**). Für einen Verschluss der A. radialis gilt das Umgekehrte.

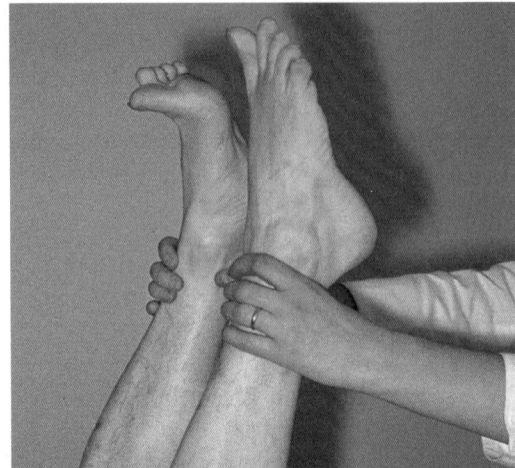
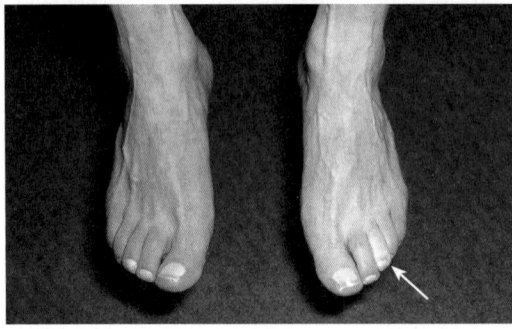

Abb. 2.9: Lagerungsprobe der Beine nach RATSCHOW: Akrale Durchblutungsstörung mit verzögerten Gefäßreaktionen am linken Fuß (Blässe) und Weißfärbung (Ischämie) der III. Zehe links (→) beim Hängenlassen der Füße nach der Belastungsprobe. [M180]

❗ Der Allen-Test sollte vor jeder Punktion der A. radialis durchgeführt werden. ❗

Gehtest

Der Patient läuft auf einer abgemessenen ebenerdigen Strecke (Geschwindigkeit: 1 Doppelschritt/Sekunde nach Metronom) oder auf dem Laufbandergometer mit standardisierten Untersuchungsbedingungen (Geschwindigkeit: 3,5 km/h, Steigung: 12,5 %). Bei arterieller Verschlusskrankheit wird durch belastungsinduzierte Muskelischämie ein krampfartiger Schmerz ausgelöst. Die Gehstrecke bis zum Auftreten des ersten Schmerzes korreliert relativ gut mit dem Grad der Kompensation des Gefäßverschlusses und wird zur Stadieneinteilung der pAVK herangezogen (s. **2.3.2**). Das arterielle Strombahnhindernis liegt immer eine Etage über der schmerzenden Muskulatur. So deuten z. B. Wadenschmerzen auf einen Oberschenkeltyp der pAVK hin.

Nicht-invasive apparative Verfahren

Blutdruckmessung

Die Blutdruckmessung an beiden Armen gehört zu jeder angiologischen Untersuchung. Bei einer Differenz von > 30 mmHg besteht der Verdacht auf eine Stenose der A. subclavia auf der Seite mit dem geringeren Druck. Zum Ausschluss einer Aortenisthmusstenose (s. **1.12.2**) müssen stets auch die Femoralispulse getastet und evtl. zusätzlich der Blutdruck an den Oberschenkeln gemessen werden. Der im Liegen an den Beinen gemessene Blutdruck ist normalerweise gleich oder etwas höher als der an den Armen.

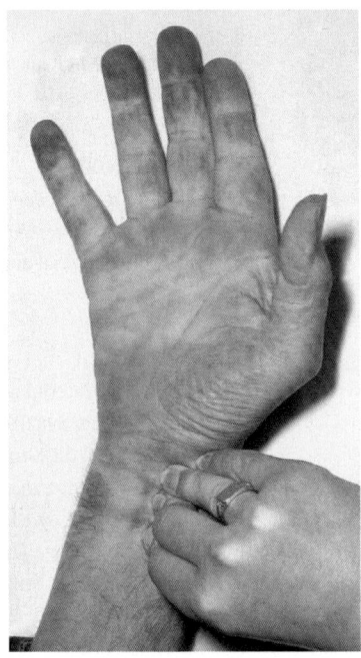
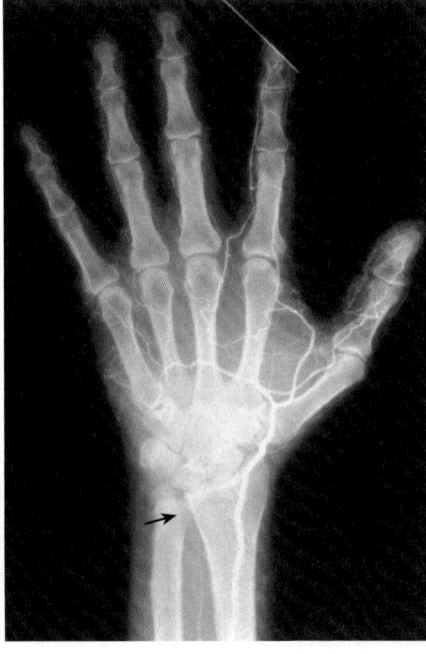

Abb. 2.10: Allen-Test bei Verschluss der A. ulnaris: Unter der Faustschlussprobe mit Kompression der A. radialis wird eine protrahierte Durchblutungsstörung mit zyanotischer Verfärbung der Fingerkuppen DIII–DV deutlich. Der klinische Befund bestätigte sich in der Angiographie (rechts): Der Verschluss der A. ulnaris ist hier gut zu erkennen (Pfeil). [M180]

=ZUR VERTIEFUNG=

Ultraschallverfahren in der Angiologie

B-Bild-Sonographie (zweidimensionaler Ultraschall)
- **Prinzip:** Ultraschallwellen werden von einem im Schallkopf enthaltenen Sender in den Körper geschickt und an Grenzflächen der Gewebe mit unterschiedlicher Intensität reflektiert. Diese Impulse werden in elektrische Signale umgewandelt. Auf dem Monitor entstehen dabei helle Punkte; das B-Bild setzt sich aus vielen hellen Punkten zusammen (B = *brightness*) und stellt die Organe, auch die Gefäße, auf dem Monitor in verschiedenen Grautönen dar. Blut hat normalerweise keine reflektierenden Grenzflächen und bleibt deshalb „echoleer", also schwarz.
- **Indikation:** Darstellung von Aneurysmen, Dissektionen, Verlaufsanomalien und Wandveränderungen von Gefäßen sowie Darstellung von pathologischen intravasalen (z. B. Thromben, Plaques) und extravasalen Gewebestrukturen (z. B. Hämatomen).

Dopplersonographie
- **Prinzip:** Vom Ultraschallsender werden kontinuierliche Wellen (im Continuous-Wave-Modus = CW) ausgestrahlt. Wenn diese auf eine akustische Grenzfläche treffen, die sich in Bewegung befindet und auf die Sendequelle zukommt, werden sie mit einer höheren Frequenz als der Sendestrahl reflektiert. Entsprechend ist die reflektierte Frequenz niedriger als der Sendestrahl, wenn sich der Körper von der Schallquelle entfernt. Die Differenz zwischen dem Sendestrahl und dem reflektierten Strahl wird als Dopplerverschiebung oder Frequenzmodulation bezeichnet und liegt im hörbaren Bereich. Bei der Untersuchung von Gefäßen kommen als bewegte Körper die Blutzellen in Betracht. Ein hochfrequentes Dopplergeräusch bedeutet schnelle Strömung und umgekehrt.
- **Bewertung:**
  - Der einfache **nicht-direktionale Taschendoppler** zeigt durch hörbare Signale nur an, dass überhaupt eine Blutströmung vorliegt. Das Gerät wird insbesondere zur Doppler-Druckmessung (s. u.) im arteriellen Gefäßsystem eingesetzt (Abb. 2.13).
  - Die aufwändigen **direktionalen Geräte** erlauben darüber hinaus eine Registrierung von Strömungsmodalitäten und -richtung als Analogpulskurve oder Frequenzspektrum. Sie lassen z. B. Rückschlüsse auf den Stenosegrad in Arterien zu (Abb. 2.11) und weisen Refluxe in Venen aufgrund insuffizienter Venenklappen nach.

(Farbkodierte) Duplex-Sonographie
Das Verfahren stellt die Kombination von B-Bild-Sonographie und direktionaler Dopplersonographie dar.
- **Prinzip:** Durch Farbkodierung innerhalb eines Ausschnittfensters des B-Bildes lassen sich Strömungen darstellen und Strömungsrichtungen farblich beurteilen („rot" = auf den Schallkopf zu gerichtete Strömung, „blau" = vom Schallkopf wegzeigende Strömung. Der Farbwert ist umso heller, je schneller die lokale Fließgeschwindigkeit gemessen wird. Bei Hinzuschalten des pw-Dopplers gelingt es durch einen technischen Vorgang, den gepulsten Schallstrahl zusätzlich auf eine gewünschte Stelle des B-Bildes zu konzentrieren und hier gezielt Dopplersignale (im Pulse-Wave-Modus = PW) für diesen Bereich abzuleiten. Diese Signale liegen im hörbaren Bereich und lassen sich als Frequenzspektrum aufzeichnen.).
- **Indikation:** Festlegung des Stenosegrads und Erfassung von Verschlüssen in peripheren, supraaortalen und viszeralen Arterien; Beurteilung des Fließverhaltens in Venen. Die Duplexsonographie hat im Vergleich zur Angiographie und zur Phlebographie eine hohe Sensitivität und gilt wegen der fehlenden Invasivität als bildgebendes Verfahren der ersten Wahl (Abb. 2.12).

Ultraschalldiagnostik
Mit den verschiedenen Ultraschallverfahren lassen sich strukturelle Veränderungen der Gefäßwand (z. B. Plaques, Aneurysmen, Dissektionen) und die Strömungsverhältnisse (z. B. Stenosen und Verschlüsse) in den arteriellen Gefäßen darstellen, ohne den Patienten zu belasten (s. **Kasten** „Ultraschallverfahren in der Angiologie").

Doppler-Druckmessung
Die Untersuchung beginnt in einem warmen Raum nach Akklimatisierung des Patienten mit der Bestimmung des Blutdrucks (RR) an beiden Armen. Dann wird die RR-Manschette am distalen Unterschenkel angelegt. Mit einer stiftförmigen Dopplersonde wird die A. tibialis posterior aufgesucht, dann die RR-Manschette auf suprasystolische Werte aufgepumpt und langsam abgelassen. Die ersten registrierten pulssynchronen Geräusche zeigen den systolischen Blutdruck in dem Gefäß an. Danach erfolgt die Untersuchung der A. dorsalis pedis (**Abb. 2.13**). Mit der Methode lassen sich auch niedrige Druckwerte bis ca. 30 mmHg registrie-

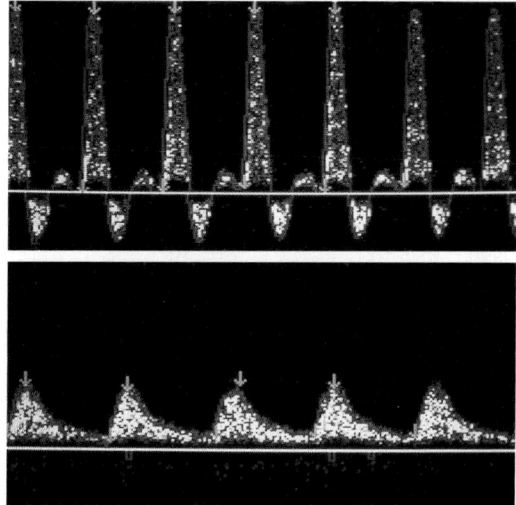

Abb. 2.11: Spektrumanalyse der A. femoralis superior.
Oben: normales triphasisches Strömungssignal. **Unten:** pathologisches, monophasisches Strömungssignal bei vorgeschaltetem Strombahnhindernis. [M180]

ren. Die Untersuchung lässt sich in analoger Weise an den Aa. radialis und ulnaris durchführen.

- **Knöchel-Arm-Druckindex** (*arterial brachial index = ABI*): RR-Messung an beiden Armen und Doppler-Druckmessung an beiden Fußarterien (s. o.). Beim Gefäßge-

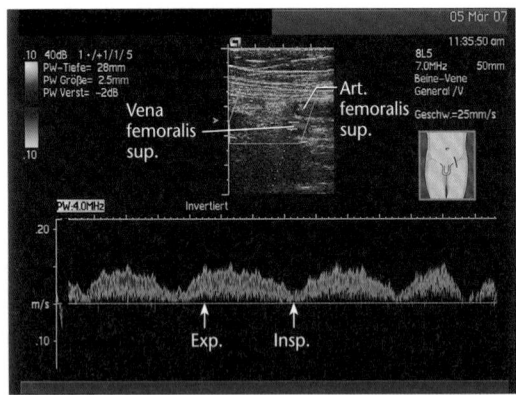

Abb. 2.12: Duplexsonographie der linken Oberschenkelvene (V. femoralis sup.). Oben: B-Bild. **Unten:** Das Dopplersignal zeigt eine normale, atemabhängige Strömung (bei Inspiration vermindert, bei Exspiration erhöht). [M180]

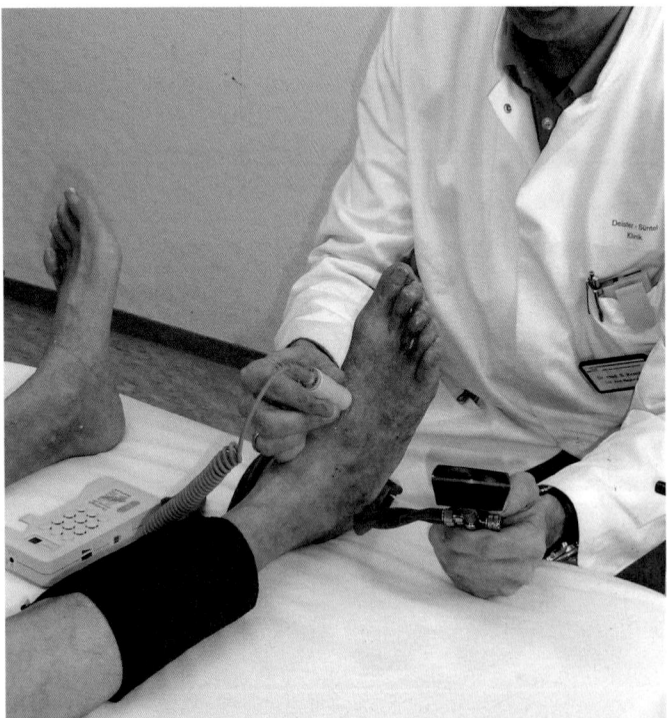

Abb. 2.13: Bestimmung des Doppler-Drucks über der A. dorsalis pedis mithilfe eines Taschendopplergerätes. Nach akustischem Auffinden des arteriellen Doppler-Signals wird die Blutdruckmanschette auf übersystolische Werte aufgepumpt und anschließend der Druck langsam abgelassen. Ablesen des Doppler-Drucks bei erstem Wiederauftreten des arteriellen Signals. [M181]

sunden liegt der systolische Knöchelarteriendruck um 0–10 mmHg über dem Oberarmdruck (Doppler-Index Knöcheldruck/Oberarmdruck ≥ 1). Abweichungen ergeben sich bei einer pAVK des Beines (Doppler-Index < 1). Der Doppler-Index erlaubt einen guten Rückschluss auf die Kompensation der arteriellen Durchblutung einer Extremität (**Tab. 2.2**). Bei einem Wert < 0,5 ist die Extremität gefährdet. Die Doppler-Druckmessung ist in analoger Weise auch an den Unterarmarterien durchführbar. **Indikation:** Die Bestimmung des ABI ist die wichtigste einfache apparative Maßnahme zum sofortigen Nachweis oder Ausschluss einer hämodynamisch relevanten pAVK.

- **Doppler-Druckmessung nach Belastung:** RR-Messung an beiden Armen und Doppler-Druckmessung an den Fußarterien nach definierter Belastung mit Zehenständen, Kniebeugen oder Laufbandergometrie.
  Indikation: Die Methode dient der Erfassung einer geringgradigen pAVK, die erst unter Belastung hämodynamisch relevant wird. Bei Gefäßgesunden entspricht der Doppler-Druck nach Belastung den Messwerten in Ruhe. Im Stadium III/IV einer pAVK ist der Test wegen der reduzierten Durchblutungsreserve kontraindiziert.

Für den Patienten entspricht ein „gut kompensierter" Befund einem Stadium I bis IIa. Bei einer „ausreichenden" Kompensation liegt ein Stadium IIa (Wegstrecke > 200 m), bei „unzureichender" Kompensation ein Stadium IIb (Wegstrecke < 200 m) und bei „fehlender" Kompensation ein Stadium III vor. Die Prognose wird mit abnehmendem ABI zunehmend ungünstiger.

Andere nicht-invasive Verfahren

- Die **Oszillographie** registriert pulssynchrone Volumenschwankungen eines von einer speziellen Messmanschette umschlossenen Gefäßabschnitts. Sie kann an den Beinen/Armen oder – als akrale Oszillographie – an den

Tab. 2.2 Korrelation zwischen Knöchel-Arm-Druck-Index (ABI), Beschwerden und klinischem Befund

ABI	Beschwerden	Klinischer Befund
1,0	keine	keine/geringe Atherosklerose (Zufallsbefund)
0,8–1,0	bei erheblicher Belastung	Stenosen/Verschlüsse (gut kompensiert)
0,6–0,8	Claudicatio	Stenosen/Verschlüsse (ausreichend kompensiert)
0,3–0,6	schwere Claudicatio	Mehretagen-Strombahnhindernisse (unzureichend kompensiert)
0–0,3	Ruheschmerz	Mehretagen-Strombahnhindernisse (nicht kompensiert)

Großzehen/an einzelnen Fingern eingesetzt werden. Die Beurteilung der arteriellen Durchblutung erfolgt durch Analyse von Form und Amplitude der registrierten Kurven (**Abb. 2.14**).

- Die **Kapillarmikroskopie** ermöglicht eine morphologische Beurteilung der Endstrombahn am Nagelfalz mittels Auflichtmikroskopie. Pathologische Befunde bezüglich der Dichte, des Verlaufs und der Anordnung von Kapillaren können sich z. B. bei Kollagenosen und beim Raynaud-Syndrom ergeben.
- Mithilfe einer Edelmetallmesskathode aus Gold oder Platin kann der lokal in den Kapillaren des Gewebes freigesetzte Sauerstoff als **transkutaner Sauerstoffpartialdruck** (tcpO$_2$) registriert werden. Die Messung liefert bei schweren Durchblutungsstörungen im Rahmen einer peripheren arteriellen Verschlusskrankheit (Stadien III u. IV) Informationen zur Festlegung der Amputationsgrenze und ist auch für die Abgrenzung einer kritischen Ischämie im Stadium III/IV der pAVK gegenüber einem komplizierten Stadium II mit Drucknekrose sinnvoll.

Angiographische Methoden

Katheterangiographie

Dieses invasive Verfahren ist der Goldstandard der arteriellen Gefäßdiagnostik, wenn sich ein Befund nicht allein durch ein anderes, weniger invasives Diagnostikverfahren (wie z. B. die Duplexsonographie) ausreichend aufklären lässt. Es dient weiterhin der genauen Festlegung der Therapie vor einem geplanten Eingriff, z. B. einer Ballondilatation mit oder ohne Stentimplantation bzw. einer chirurgischen Gefäßrekonstruktion.

Technisch wird die Angiographie meist als intraarterielle **digitale Subtraktionsangiographie (DSA)** durchgeführt. Sie ermöglicht eine überlagerungsfreie radiologische Darstellung der Gefäße durch rechnergestützte Subtraktion von Weichteilen und Knochenstrukturen, indem vom Kon-

trastmittelbild ein Nativbild „abgezogen" wird. Vorher auszuschließen bzw. prophylaktisch zu behandeln sind eine Niereninsuffizienz, eine Kontrastmittelallergie und eine hyperthyreote Stoffwechsellage.

Als alternative Untersuchungsverfahren stehen die kontrastmittelgestützte **Magnetresonanz(MR)-** und die **computertomographische (CT-)Angiographie** zur Verfügung. Vorteile der MR-Angiographie sind die fehlende Strahlenbelastung und eine geringere Toxizität des eingesetzten Kontrastmittels. Nachteile sind bei beiden Methoden die höheren Kosten und die fehlende Möglichkeit zur Gefäßintervention in gleicher Sitzung.

2.2.2 Untersuchungen bei venösen Krankheiten

Anamnese

Die subjektiven Beschwerden korrelieren bei venösen Krankheiten nicht unbedingt mit der Schwere der Störung. Am häufigsten wird über eine im Laufe des Tages zunehmende Schwellungsneigung und ein Schweregefühl in dem betroffenen Bein geklagt. Die Beschwerden nehmen oftmals unter dem Einfluss von Hitze und bei langem Stehen und Sitzen zu.

Als **Risikofaktoren** gelten bei der Phlebothrombose u. a. vorausgegangene Operationen/Traumen, ein bekanntes Tumorleiden, Schwangerschaft/Wochenbett, eine längere Immobilität (Bettlägerigkeit, Langstreckenreise, Gipsverband) und die Einnahme von weiblichen Hormonen. Bei der Varikose kann die Ausprägung der Krankheit mit der Anzahl der Schwangerschaften zunehmen. Eine familiäre Disposition lässt sich bei der Varikose meistens, bei der Phlebothrombose manchmal eruieren.

Klinische Untersuchung

! Inspektion und Palpation erfolgen stets im Seitenvergleich. **!**

Bei venösen Krankheiten ist es wichtig, den Patienten sowohl im Stehen als auch im Liegen zu untersuchen. Im Stehen lassen sich Varizen und Ödeme aufgrund der stärkeren Blutfülle besonders gut beurteilen.

Untersuchung im Stehen

Allgemein

- **Hautfarbe und Beinumfang:** Zyanose, Umfangsvermehrung, lokale Ödeme, z. B. bei Phlebothrombose oder bei postthrombotischem Syndrom
- **trophische Hautveränderungen** (bei chronischer venöser Insuffizienz, s. **2.4.5**): Pigmentverschiebungen, Ulkusnarben, Ulzera, auffällige Gefäßzeichnung

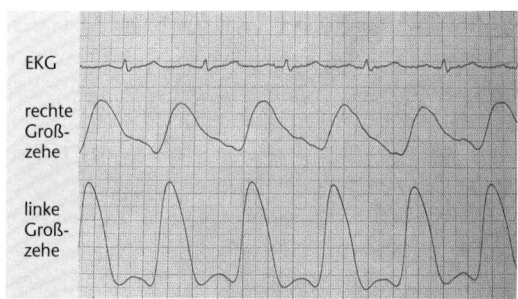

Abb. 2.14: Akrale Oszillographie. Rechte Großzehe: Stenosepuls (bei vorgeschaltetem Strombahnhindernis). **Linke Großzehe:** annähernd normale Kurve (fehlende Dikrotie im absteigenden Pulsschenkel als Hinweis auf beginnende Gefäßsklerose). [M180]

– im Bereich des Innenknöchels bei postthrombotischem Syndrom bzw. schwerer Stammvarikose der V. saphena magna (**Abb. 2.15**)

– im Bereich des Außenknöchels bei schwerer Stammvarikose der V. saphena parva.

Venen

- **tastbare Varizenstränge:** z. B. entlang der Innenseite des Beines (bei Stammvarikose der V. saphena magna)
- **Signalvenen:** auffällige Zeichnung oder hervortretende oberflächliche Venen bei Phlebothrombose (z. B. an der Schienbeinhaut)
- **tastbarer „Blow-out" einer Varize:** umschriebene Erweiterung einer Vene (**Abb. 2.41**)
  – in der Leistenbeuge bei Stammvarikose der V. saphena magna; gut tastbar bei leichter Außenrotation des Beines (Haltung der Venus von Milo)
  – in der Kniekehle bei Stammvarikose der V. saphena parva; am besten tastbar bei leicht angewinkeltem Knie
  – bei Varikose einer Vena perforans, z. B. der Cockett-Gruppe (**Abb. 2.41**)
- suprapubische, an der vorderen Bauchwand entlang laufende oberflächliche **Kollateralkreisläufe**, z. B. beim postthrombotischen Syndrom der Beckenvenen.

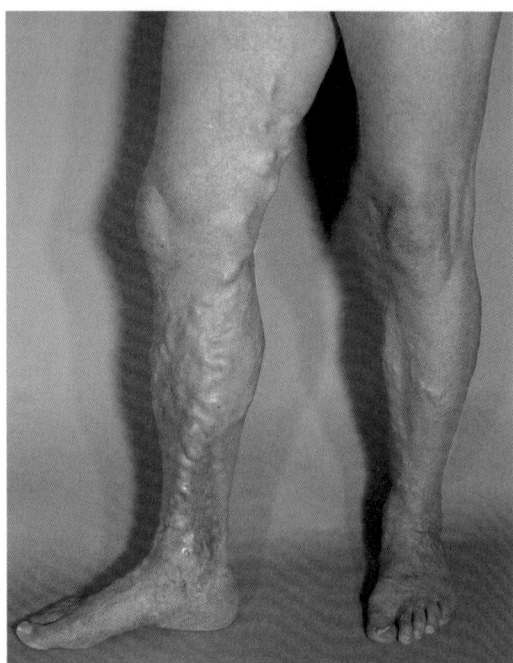

Abb. 2.15: Schwere Stammvarikose der V. saphena magna rechts mit Pigmentstörungen der Haut bei chronischer venöser Insuffizienz am distalen Unterschenkel.
[M180]

Untersuchung im Liegen

Bei der Untersuchung wird geachtet auf:

- vermehrte, „pralle" Konsistenz der Extremität (**intrafasziales Ödem**), Druckschmerz der Wade; beides als Hinweis auf eine Thrombose
- **lokalisierte Ödeme:** „weich" bei Thrombose, „fest" beim Lymphödem. Das Lymphödem bezieht außerdem meist Fußrücken und Zehen mit ein.
- **Canyon-Effekte** (sog. Faszienlücken) bei Insuffizienz der Vv. perforantes, können durch gleitende Palpation über den Cockett-Venen erfasst werden („tastbares Loch")
- eingeschränkte Mobilität im oberen Sprunggelenk als Hinweis auf ein sog. **arthrogenes Stauungssyndrom**.

Spezielle Venendiagnostik

In der Vergangenheit angewandte Funktionstests bei Venenerkrankungen waren der **Trendelenburg-Test** sowie der **Perthes-Test**, mit denen die Klappenfunktion der oberflächlichen bzw. tiefen Venen und Perforansvenen überprüft wurde. Im Zeitalter der allseits verfügbaren Ultraschalldiagnostik in der Gefäßmedizin haben sie aber ihre Bedeutung verloren und seien daher nur noch namentlich erwähnt.

Nicht-invasive apparative Verfahren

Die wichtigste Untersuchungsmethode zur Abklärung einer Venenkrankheit ist die (farbkodierte) Duplexsonographie. Um die globale venöse Zirkulation einer Extremität zu beurteilen, können zusätzlich die Photoplethysmographie und die Venenverschlussplethysmographie eingesetzt werden.

Ultraschalluntersuchungsmethoden
(s. a. **Kasten** „Ultraschallverfahren in der Angiologie" in **2.2.1**)

Mit der reinen **B-Bild-Sonographie** können Venenwand, Gefäßinhalt und perivasale Strukturen morphologisch begutachtet werden. Für den Nachweis einer Phlebothrombose (**Abb. 2.16**) gilt die fehlende Komprimierbarkeit des Gefäßes mit dem Schallkopf im Querschnitt („**Kompressionssonographie**") als entscheidendes Kriterium. Neben postthrombotischen Veränderungen können auch venöse Kompressionssyndrome erkannt werden. Das Verfahren ist nicht geeignet zur Diagnose einer Varikose oder von insuffizienten Klappen in den tiefen Beinvenen.

Die (farbkodierte) **Duplexsonographie**, die bei modernen Sonographiegeräten durch Knopfdruck zur reinen B-Bild-Sonographie hinzugeschaltet wird, zeigt als Kombination aus B-Bild- und Dopplersonographie sowohl die Ultraschallmorphologie des Gefäßes als auch die Strömungsdynamik an. Sie ist somit ein optimales Verfahren zur Diagnostik einer Thrombose, eines postthrombotischen Syndroms und einer Varikose.

02

! Da die Ultraschalluntersuchung nicht-invasiv und nicht be-
▪ lastend ist, kann sie beliebig oft wiederholt werden. !

Photoplethysmographie (PPG)

Mit der Photoplethysmographie (**Lichtreflexionsrheographie, LRR**) wird die **Pumpfunktion** der Beinvenen beurteilt. Diese ist in Abhängigkeit von der Schwere einer venösen Durchblutungsstörung vermindert. Die Untersuchung erfolgt im Sitzen. Über einen Photodetektor am Unterschenkel wird die Absorption eines Lichtstrahls im Blut der subkutanen Hautplexus gemessen: Bei Muskelarbeit entleeren sich die Plexus und die Lichtabsorption nimmt ab. Der gemessene Parameter ist das Volumen und nicht – wie bei der Phlebodynamometrie (s. u.) – der Druck.

Venenverschlussplethysmographie (VVP)

Die Venenverschlussplethysmographie eignet sich gut für die Erfassung der venösen Kapazität und Drainage einer Extremität. Die Parameter sind bei Thrombose/postthrombotischem Syndrom mehr oder weniger stark vermindert und bei ausgeprägter Stammvarikose erhöht. Die Untersuchung erfolgt im Liegen mit Anlage von Staumanschetten an den Oberschenkeln und quecksilbergefüllten Dehnungsstreifen an den Unterschenkeln. Gemessen wird die Volumenzunahme der Extremität nach Anlegen eines venösen Staudrucks bzw. der Rückgang der Volumenzunahme nach Lösen der Staumanschette.

Invasive apparative Verfahren

Die invasiven Verfahren haben durch die hohe diagnostische Aussagekraft der Duplexsonographie als primäres Untersuchungsverfahren erheblich an Bedeutung verloren.

- Die **Phlebographie** wird u. a. bei unklaren Ultraschallbefunden, bei der Rezidivthrombose, beim postthrombotischen Syndrom, bei der inkompletten Stammvarikose und bei der Rezidivvarikose eingesetzt. Nach **Kontrastmittelinjektion** in eine Fußrückenvene wird das gesamte Venensystem röntgenologisch dargestellt (**Abb. 2.17**). Das Risiko schwerer Kontrastmittelzwischenfälle ist durch die Verwendung von nicht-ionischen Kontrastmitteln ausgesprochen gering. Der Vorteil der Methode liegt in der umfassenden Dokumentation des gesamten tiefen und oberflächlichen Venensystems einer Extremität.
- Die **Phlebodynamometrie** ist vor allem indiziert vor geplanten operativen Eingriffen beim postthrombotischen Syndrom sowie zur Dokumentation einer erfolgreichen Thrombektomie oder Thrombolyse einer Beinvenenthrombose. Nach Punktion einer Vene am Fußrücken wird der Abfall des Venendrucks im Arbeitsversuch (Zehenstandübungen) invasiv registriert. Pathologisch sind ein verminderter Druckabfall während der Zehenstandübungen und eine verkürzte Druckanstiegszeit nach Beendigung des Arbeitsversuchs. Die Untersuchung lässt sich in einem Arbeitsgang mit der Phlebographie kombinieren.

2.3 Arterielle Gefäßkrankheiten

Arterielle Gefäßkrankheiten haben eine erhebliche epidemiologische Relevanz. Der **Herzinfarkt** als Folge der koronaren Herzkrankheit und der **zerebrale Insult** sind in den meisten westlichen Industrieländern die häufigste Todesur-

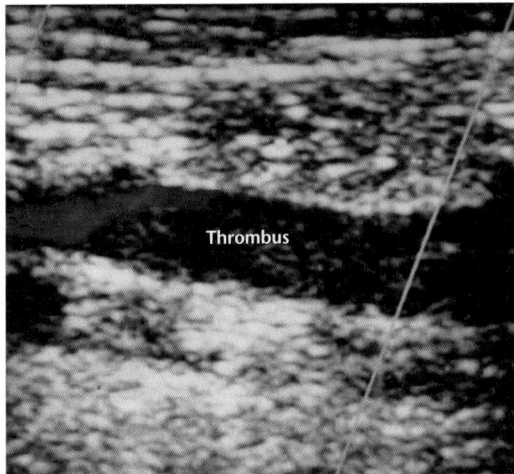

Abb. 2.16: Farbkodierte B-Bild-Sonographie: Längsschnitt einer Vene mit Thrombus. Das frei durchgängige Lumen ist blau kodiert. Der Thrombus hat die Vene im Querschnitt aufgeweitet und füllt das Gefäßlumen hier vollständig aus. [M180]

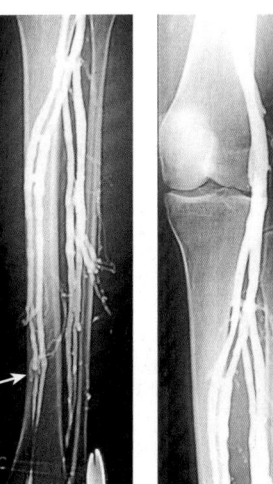 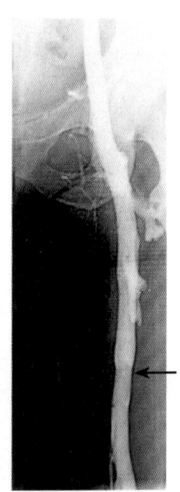

Abb. 2.17: Phlebographie der Beinvenen des linken Beines (von links nach rechts: Unterschenkel-, Knie- und Oberschenkel-Becken-Region). Normalbefund der tiefen Venen mit guter Kontrastierung der Gefäße und sichtbaren Venenklappen. [M180]

sache im Erwachsenenalter. Etwa 5 – 10% der Erwachsenen leiden darüber hinaus an einer **peripheren arteriellen Durchblutungsstörung**. In jedem Jahr werden deshalb bei ca. 45 000 Menschen in Deutschland Amputationen an den unteren Gliedmaßen vorgenommen, davon 26 000 bei Diabetikern (Stand 2001). In präventiver Hinsicht ist die Aufgabe des Rauchens als bedeutsamster vermeidbarer Risikofaktor für die Entstehung einer peripheren arteriellen Durchblutungsstörung ganz entscheidend. Raucherentwöhnungsprojekte sind jedoch leider nur bei weniger als einem Fünftel der Klienten über einen Zeitraum von mindestens 5 Jahren erfolgreich!

Die **Einteilung** der arteriellen Gefäßkrankheiten (**Abb. 2.18**) erfolgt

* nach der **Pathogenese** in:
  - **degenerativ bedingte Gefäßkrankheiten** (häufigste Form): Zugrunde liegt meist die Atherosklerose der größeren Arterien, seltener eine Arteriolosklerose der kleinen Arterien. Die häufigste Manifestation ist die pAVK (s. 2.3.2). Ebenfalls zu den degenerativen Gefäßkrankheiten zählen die **Aneurysmen**, da sie zu 95% arteriosklerotisch bedingt sind (s. 2.3.10). Auch **Embolien** gehen, soweit sie aus dem Gefäßsystem stammen, vielfach von degenerativen Läsionen aus (s. 2.3.3). Die **Mediasklerose** ist für den Diabetiker typisch.
  - **entzündlich bedingte Gefäßkrankheiten:** durch immunologische Prozesse ausgelöste Krankheiten, z. B. Thrombendangiitis obliterans, Vaskulitiden (s. 2.3.6)
  - **mechanisch bedingte Gefäßkrankheiten:** durch Druck äußerer Strukturen bedingte sog. neurovaskuläre **Kompressionssyndrome**, z. B. Thoracic-outlet-Syndrom (s. 2.3.7)
  - **funktionelle Gefäßkrankheiten:** Störungen der Gefäß-

regulation, bei denen das Gefäß selbst primär keine Strukturabweichungen zeigt; z. B. primäres Raynaud-Syndrom (s. 2.3.8)
  - Eine Sonderstellung nimmt die **fibromuskuläre Dysplasie** ein, bei der es durch Proliferation der glatten Muskulatur und des fibrösen Gewebes in Intima und Media zu Gefäßobliterationen kommt (s. 2.3.9).

* nach dem **betroffenen Gefäßabschnitt** in:
  - **Makroangiopathien:** Erkrankung der großen und mittleren Arterienabschnitte, z. B. pAVK. Makroangiopathien sind in über 90% arteriosklerotisch, zu 10% entzündlich bedingt.
  - **Mikroangiopathien:** Erkrankung der terminalen Strombahn, z. B. diabetische Mikroangiopathie. Die Ursachen sind heterogen; Mikroangiopathien können funktionell, degenerativ oder entzündlich bedingt sein.
  - **Angioneuropathien:** Erkrankung der gefäßversorgenden Innervation, z. B. das primäre Raynaud-Syndrom.

2.3.1 Pathogenese der arteriellen Verschlusskrankheit

Die arterielle Verschlusskrankheit (AVK) ist der Oberbegriff für alle chronischen arteriellen Durchblutungsstörungen, die auf einer Stenose oder auf einem Verschluss von Arterien beruhen. Je nach betroffenem Gefäßsystem wird unterteilt in:

* periphere arterielle Verschlusskrankheit (pAVK): Extremitätengefäße
* zerebrale Durchblutungsstörungen
* koronare Herzkrankheit (KHK), s. 1.5
* viszerale Durchblutungsstörungen.

Die AVK ist eine Makroangiopathie, sie kann jedoch durch eine Mikroangiopathie kompliziert werden. Meist sind mehrere Strombahngebiete befallen: Liegt z. B. eine pAVK vor, so besteht häufig gleichzeitig eine KHK oder eine Karotisstenose.

Arteriosklerose

Die **Arteriosklerose** ist ein Sammelbegriff für degenerative Veränderungen an der Arterienwand (s. **Kasten** „Formen der Arteriosklerose"). Ihre wichtigste Manifestationsform ist die **Atherosklerose** (s. 1.5.2), die – ausgehend von der Intima – die größeren Arterien betrifft. So sind die pAVK in 90%, die KHK in über 95% und die Durchblutungsstörungen der Hirnarterien in 70% der Fälle atherosklerotisch bedingt.

Die von der Media größerer Arterien ausgehende **Mönckeberg-Sklerose** mit Verkalkung und Verknöcherung der Ar-

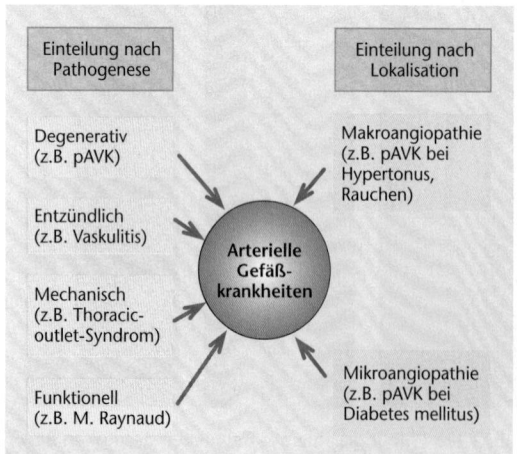

Abb. 2.18: Einteilung der arteriellen Gefäßkrankheiten.
[L157]

terienwand kann als eigenständiges Krankheitsbild, aber auch parallel zur Atherosklerose bestehen. Sie tritt als altersbedingte Gefäßveränderung vor allem bei Diabetikern und Dialysepatienten auf (**Abb. 2.19**).

Seltenere Auslöser für eine arterielle Verschlusskrankheit sind entzündliche Prozesse (z. B. im Rahmen eine Thrombendangiitis obliterans), rezidivierende Embolien oder eine fibromuskuläre Dysplasie.

Hauptrisikofaktoren der Atherosklerose

Die klassischen Risikofaktoren der Atherosklerose sind (**Abb. 2.20, Tab. 2.3**):
- Hypertonie
- Zigarettenrauchen (Risiko korreliert ohne Schwellenwert mit der Anzahl der gerauchten Zigaretten)
- Hyper- und Dyslipoproteinämien
- Diabetes mellitus.

Pathogenese der Atherosklerose (s. 1.5.2)

Die klassischen kardiovaskulären Risikofaktoren (s. o.), aber auch Entzündungsvorgänge bewirken eine Störung der endothelialen Funktion, die bereits in der Frühphase der Atherosklerose nachweisbar ist. In neueren Forschungsergebnissen werden daher dem C-reaktiven Protein (CRP) und bestimmten Zytokinen eine Bedeutung als Risikomarker, aber auch als pathogenetische Schlüsselsubstanzen eingeräumt. Morphologisch tritt eine herdförmig akzen-

tuierte Erkrankung der Intima auf, die über Wandveränderungen und -verhärtungen, Elastizitätsverlust, Plaquebildung und Lumeneinengung schließlich zum Gefäßverschluss führt.

Eine andere morphologische Erscheinungsform stellt die **dilatative Arteriopathie** dar, bei der die degenerativen Prozesse – wie bei den rein altersbedingten Gefäßveränderungen (s. gleichnamigen **Kasten**) – nicht zu einer Lumeneinengung, sondern zu einer Lumenerweiterung führen.

02

═══════════ AUF DEN PUNKT GEBRACHT ═══════════

Altersbedingte Arterienveränderungen

- Zunahme der Wanddicke
- Untergang der glatten Gefäßmuskulatur mit Elastizitätsverlust des Gefäßrohrs
- Verkalkung der Media durch Untergang von glatten Muskelzellen (häufiger Zufallsbefund im nativen Röntgenbild, Abb. 2.19). Der Extremfall ist die bei Diabetes mellitus häufige Mönckeberg-Mediasklerose mit Kalkeinlagerung in die Media mittelgroßer Arterien und metaplastischer Verknöcherung (sog. „Gänsegurgel-Arterien").

═══════════ ZUR VERTIEFUNG ═══════════

Formen der Arteriosklerose

Atherosklerose
- Initialläsionen als Lipidablagerungen in den Makrophagen der Intima; „Fettstreifen" an der Intima, die schon in der Kindheit beginnen
- betrifft zuerst die Aorta und am schwersten die Gefäße im abdominellen Bereich, sekundär auch die Gefäßabgänge (Koronargefäße, Extremitätengefäße, zerebrale Arterien)

Kalzifizierung der Media (Mönckeberg-Sklerose)
- Lipidablagerungen in der Media mit nachfolgender Verkalkung und Degeneration von glatten Muskelzellen („Gänsegurgel"-Arterien)
- in mittelkalibrigen peripheren Arterien vom muskulären Typ
- meist bei Patienten > 50 Jahre mit Diabetes mellitus und bei Dialysepatienten

Arteriolosklerose
- Lipidablagerungen in Intima und Media kleinster Gefäße
- v. a. in Arterien und Arteriolen der Bauchorgane: Niere (vaskuläre Nephropathie, s. 10.7), Nebenniere, Milz und Pankreas.

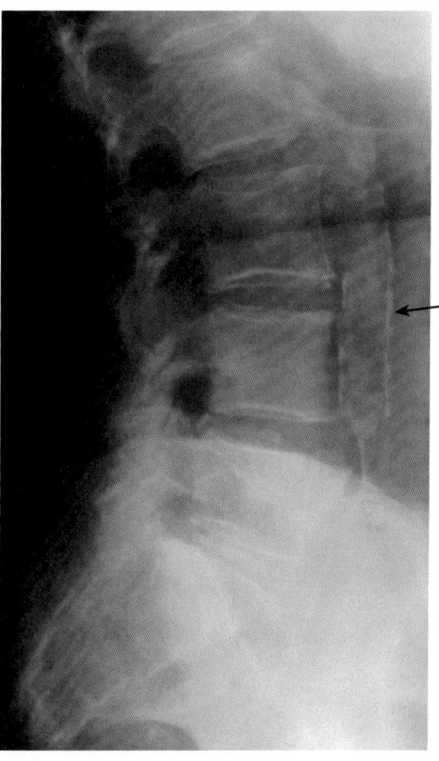

Abb. 2.19: Seitliche Röntgenaufnahme der Lendenwirbelsäule bei einem 65-jährigen Typ-II-Diabetiker mit 15-jähriger Diabetesdauer. Die abdominelle Aorta stellt sich nativ mit ausgeprägter Mediasklerose dar (→). [M181]

02

Bildung von Kollateralen

Die Beschwerden bei arterieller Verschlusskrankheit sind abhängig von dem Grad der Minderdurchblutung der Extremität bzw. des Organs und den Möglichkeiten, die eingeschränkte Versorgung über Kollateralen zu kompensieren. Diese **Umgehungskreisläufe** sind physiologisch bereits als arterio-arterielle Anastomosen angelegt und werden bei vermehrtem Durchblutungsbedarf sozusagen „erschlossen". Sie wachsen also durch den Reiz der höheren Blutdurchströmung.

! Eine Kollateralisierung kann durch funktionelle Belastung der postokklusiv gelegenen Muskulatur gefördert werden (z. B. durch Gehtraining). !

2.3.2 Periphere arterielle Verschlusskrankheit

Synonyma: chronische arterielle Verschlusskrankheit der Extremitäten, **pAVK**.

Die pAVK ist die häufigste arterielle Gefäßkrankheit. Sie geht in der Regel mit einer generalisierten Atherosklerose (s. o.) einher und ist daher oft mit anderen arteriosklerotischen Krankheitsbildern vergesellschaftet: Jeder zweite Patient leidet beispielsweise gleichzeitig an einer koronaren Herzkrankheit, und auch ein zerebrovaskuläres Leiden ist bei Patienten mit pAVK häufig anzutreffen.

Die pAVK ist keine eigentliche Alterskrankheit. Männer erkranken in der Regel unter 55 Jahren, Frauen etwa ein Jahrzehnt später.

! Frauen im mittleren Lebensalter erkranken dreimal seltener als Männer. Die Häufigkeit steigt jedoch mit dem wachsenden Anteil von Raucherinnen. !

Zu 90% betrifft die pAVK die untere, in 10% die obere Extremität. Sie kann als **Einetagenerkrankung** (ein Gefäßabschnitt erkrankt) oder als **Mehretagenerkrankung** (mehrere Gefäßabschnitte befallen) verlaufen. An den unteren Extremitäten sind oft beide Seiten – jedoch in unterschiedlichem Ausmaß – betroffen.

Klinik

Drei Viertel der Fälle verlaufen asymptomatisch.

! Selbst bei > 90%igen Stenosen kann ein Patient bei ausreichendem Kollateralkreislauf noch beschwerdefrei sein. !

Die Symptome der Minderdurchblutung reichen je nach Stadium der Erkankung (**Stadien nach FONTAINE** s. **Kasten**) und Lokalisation der Gefäßstenose (Lokalisationstypen s. u.) von
- Kälte und Schwächegefühl in der betroffenen Extremität, über
- die zur sog. Claudicatio intermittens – intermittierendes „Hinken" – führenden ischämisch bedingten Muskelschmerzen bei Belastung bis hin zu
- äußerst schmerzhaften peripheren Nekrosen. Diese Läsionen sind meistens trocken, manchmal wie mumifiziert (trockene Gangrän; **Abb. 2.8a**), können aber – insbeson-

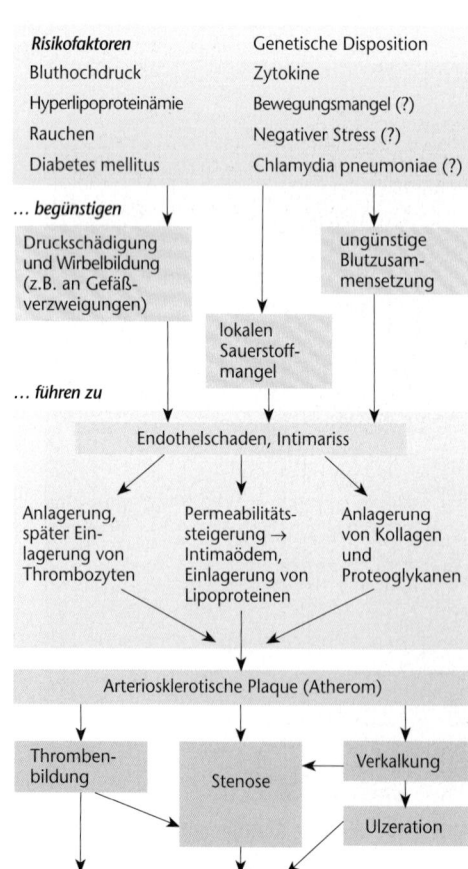

Abb. 2.20: Risikofaktoren, Pathogenese und Folgen der Atherosklerose.
[A400]

Tab. 2.3 Beziehung zwischen den Hauptrisikofaktoren und der bevorzugten Lokalisation der Atherosklerose

Risikofaktor	Gefäßstrombahn
Hypertonie	zerebrale Arterien
Hypercholesterinämie	koronare Arterien
Zigarettenrauchen	periphere Arterien
Diabetes mellitus	periphere Arterien (Makroangiopathie) periphere, renale, retinale Arterien (Mikroangiopathie)

dere bei Diabetikern – superinfiziert sein (feuchte Gangrän; **Abb. 2.8b** sowie **9.2**).

❗ Der Name „Schaufensterkrankheit" beschreibt die Claudicatio intermittens im Stadium II der pAVK sehr anschaulich: Der Patient ist gezwungen, in gewissen Abständen stehen zu bleiben, und „überspielt" dies z. B. mit einem interessierten Blick in ein Schaufenster. **❗**

Eine besondere Symptomatik tritt beim **Subclavian-steal-Syndrom** auf (**Abb. 2.21**). Hier bestehen eine rasche Ermüdbarkeit des betroffenen Arms bei Muskelarbeit und infolge der Strömungsumkehr in der ipsilateralen A. vertebralis, Schwindel und Sehstörungen.

═══════**AUF DEN PUNKT GEBRACHT**═══════

Stadien nach FONTAINE

I	keine Beschwerden
II	Belastungsschmerzen in der distal der Stenose/des Verschlusses gelegenen Muskulatur
	II a schmerzfreie Wegstrecke > 200 m
	II b schmerzfreie Wegstrecke < 200 m
III	Ruheschmerz
IV	ischämische Nekrose

Klinische Bedeutung der Stadieneinteilung nach FONTAINE

Am häufigsten liegt eine pAVK im Stadium II nach FONTAINE mit einer limitierten beschwerdefreien Wegstrecke vor. Das Stadium I verursacht keinerlei Beschwerden; es handelt sich um einen Zufallsbefund bei der bildgebenden Diagnostik. Die Stadien III und IV werden auch als „**kritische Extremitätenischämie**" bezeichnet. Es droht der Verlust der betroffenen Extremität; deshalb ist hierbei rasches Handeln nach eingehender Diagnostik (einschließlich invasiver Verfahren) gefordert.

Lokalisationstypen

pAVK der unteren Extremität

In 90% der Fälle wird die pAVK an Gefäßen der unteren Extremität beobachtet, besonders häufig an den Oberschenkel- und an den Beckenarterien. Meist handelt es sich dabei um ein Stadium II nach FONTAINE. Nach Häufigkeit und Lokalisation der Gefäßverschlüsse/-stenosen werden die folgenden Verschlusstypen differenziert. Die korrekte Zuordnung gelingt nach Erfassung von Pulsstatus und charakteristischen Beschwerden meist mühelos – eine Ausnahme stellt der sog. Mehretagentyp (s. u.) dar.

- **Oberschenkeltyp:** Häufigkeit ca. 50%; die Stenose oder der Verschluss ist in der A. femoralis superficialis lokali-

siert (mit oder ohne Einbeziehung der A. poplitea). Pulse der A. poplitea und der Fußschlagadern fehlen oder sind stark abgeschwächt. Zusätzlich liegt eine Claudicatio intermittens mit Schmerzlokalisation in der Wade vor.

❗ Bei Kollateralisation über die parallel verlaufende A. profunda femoris ist eine vollständige Kompensation mit asymptomatischem Verlauf möglich. **❗**

- **Beckentyp:** Häufigkeit ca. 35%; Stenose oder Verschluss in den Iliakalgefäßen. Der Leistenpuls und alle nachgeschalteten Pulse der betroffenen Extremität fehlen oder sind stark abgeschwächt. Die Claudicatio intermittens tritt mit Schmerzlokalisation in der Gluteal- und Oberschenkelmuskulatur auf.
- **Unterschenkel- oder peripherer Typ:** Häufigkeit ca. 14%; Stenose oder Verschluss in den Unterschenkelarterien. Die Fußpulse an dem betroffenen Bein fehlen; die Patienten klagen über ein lokales Kältegefühl im Fuß. Diese Form der pAVK ist charakteristisch für die diabetische (Makro-)Angiopathie, die entzündlichen Gefäßkrankheiten (Thrombangiitis obliterans; s. **2.3.6**) und für rezidivierende Embolien.
- **Aorta-abdominalis-Typ (Leriche-Syndrom):** Häufigkeit ca. 1%, Stenose oder Verschluss der Aorta abdominalis im Bereich der Aortenbifurkation. Die Pulse fehlen an *beiden* Beinen; der Belastungsschmerz betrifft die beidseitige Glutealmuskulatur und die innere Beckenmuskulatur. Die Patienten klagen über extreme Ermüdbarkeit der Beine unter Belastung, die Beine fallen zusätzlich durch eine blasse Hautfarbe und Muskelatrophien auf. Bei Männern findet sich häufig eine begleitende Impotentia coeundi.
- **Mehretagentyp:** Die genannten Verschlusstypen treten

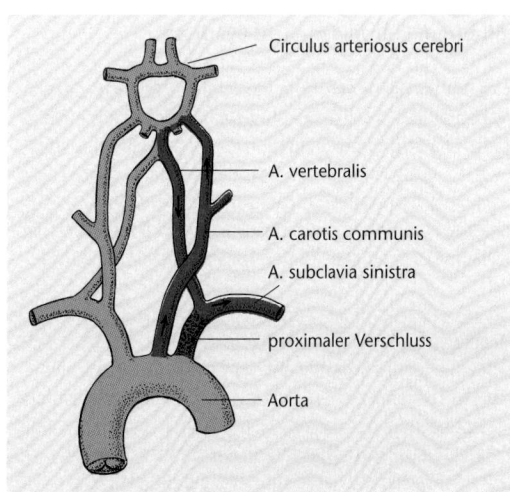

Abb. 2.21: Subclavian-steal-Syndrom. [A300–157]
Der Blutstrom in der A. vertebralis ist retrograd.

häufig kombiniert auf. Die klinische Symptomatik variiert dann in entsprechender Weise.

pAVK der oberen Extremität

Die pAVK der oberen Extremität ist viel seltener, nur jeder zehnte pAVK-Patient zeigt ischämische Symptome der Arme.

- **Digitaler Typ:** Häufigkeit ca. 70%; Stenosen oder Verschlüsse in den Fingerarterien, die – außer durch Arteriosklerose – häufig durch Vibrationstraumen bei Arbeiten (z. B. mit Presslufthammern oder Baumsägen) verursacht werden. Infrage kommen weiterhin eine entzündliche Genese bei Frauen um das 40. Lebensjahr, entsprechend einem sekundären **Raynaud-Syndrom** (Thrombendangiitis obliterans, Sklerodermie, Arteriitis), oder seltener Thrombozytose und rezidivierende Mikroembolien, z. B. bei einer Halsrippe (s. **2.3.7**). Symptome sind extrem kälteempfindliche, äußerst schmerzhafte Rhagaden und Nekrosen („Rattenbiss"-Nekrosen) an den Fingerkuppen, Wachstumsstörungen der Fingernägel und chronische Paronychien.
- **Schultertyp:** Häufigkeit ca. 28%; Stenose oder Verschluss der A. subclavia und/oder der A. axillaris. Pulse der Armarterien fehlen auf der betroffenen Seite; die Blutdruckdifferenz zwischen beiden Armen liegt über 30 mmHg. Im Gegensatz dazu sind die Beschwerden oft gering – lediglich bei schwerer Arbeit, besonders bei Arbeiten über dem Kopf, zeigt sich eine rasche Ermüdbarkeit des betroffenen Arms (**Dyspraxia intermittens**). Eine Sonderform ist das Subclavian-steal-Syndrom (s. **Kasten**).
- **Aortenbogensyndrom:** Selten (Häufigkeit 1–2%); Stenosierung der supraaortalen Gefäße am Abgang aus dem Truncus brachiocephalicus. Die Pulse an den oberen Extremitäten fehlen (ein- oder doppelseitig), mit begleitender Reduktion des Blutdrucks in den Armen (> 30 mmHg). Die Symptome in den Armen zeigen sich besonders bei Arbeiten über Kopf. Das Aortenbogensyndrom ist meist arteriosklerotisch, selten syphilitisch oder vaskulitisch bedingt.

Ätiologie

90% der pAVK sind arteriosklerotisch, 10% durch entzündliche Gefäßkrankheiten bedingt (s. **2.3.6**).

Risikofaktoren

- Alter, Geschlecht und genetische Disposition sind die relativ stärksten Risikomerkmale für eine pAVK.
- Zigarettenrauchen: Starke Raucher haben ein 2- bis 4fach höheres Risiko einer Claudicatio intermittens gegenüber Nichtrauchern; das Risiko korreliert mit der Anzahl gerauchter Zigaretten und nimmt nach Aufgabe des Rauchens deutlich ab.
- Diabetes mellitus (v. a. Typ 2, s. **9.2**): erhöht das pAVK-Risiko 2,6fach gegenüber Stoffwechselgesunden.
- Arterielle Hypertonie: Bei Männern ist das Risiko 2,5fach gegenüber Normotonikern erhöht, bei Frauen sogar 4fach (s. **1.14**).
- Hyper- und Dyslipoproteinämien (LDL-Erhöhung, Lipoprotein-(a)-Erhöhung), s. **9.5**
- weitere (schwächer korrelierende) Risikofaktoren: Hyperfibrinogenämie, Erhöhung des Hämatokrits (Erhöhung der Blutviskosität), Hypertriglyzidämie, Hyperhomocysteinämie (?).

Diagnostisches Vorgehen

❗ In 95% der Fälle ist die richtige Diagnose ohne jede apparative Hilfe zu stellen – allein durch Anamnese und sorgfältige klinische Untersuchung. Mit einer ergänzenden Doppler-Druckmessung über den Fußarterien kann eine pAVK sicher nachgewiesen bzw. ausgeschlossen werden. ❗

Ziele der weiterführenden Diagnostik sind die genaue Lokalisation der Gefäßverschlüsse und -stenosen sowie die Erfassung des Krankheitsstadiums. Um das weitere Vorgehen (invasiv oder nicht-invasiv) planen zu können, muss zusätzlich der Kompensationsgrad bekannt sein. Sinnvollerweise wird eine Stufendiagnostik eingeleitet.

Stufe I: nicht-apparative Basisdiagnostik

- Anamnese, Inspektion, Palpation, Pulsstatus und Auskultation. Bei der Inspektion ist besonders auf trophische Störungen zu achten.
- Lagerungsprobe nach RATSCHOW (s. **2.2.1**) an den unteren Extremitäten bzw. Faustschlussprobe an den oberen

---

===ZUR VERTIEFUNG===

Sonderform Subclavian-steal-Syndrom

Ein Verschluss der A. subclavia proximal des Abgangs der A. vertebralis führt – v. a. bei Muskelarbeit des betroffenen Armes – zur **Strömungsumkehr** in der ipsilateralen A. vertebralis, mit „Anzapfung" des A.-basilaris-Kreislaufs (Abb. 2.21). Es kommt zu Schwindel- und Sehstörungen während der Arbeit des betroffenen Arms. Die Symptome können auch bei der diagnostisch durchgeführten **Faustschlussprobe** auftreten.

Therapie
Bei neurologischer Symptomatik wird ein Bypass zwischen A. carotis communis und A. subclavia distal des Verschlusses angelegt oder die A. subclavia direkt in die A. carotis communis implantiert (**Parott-Operation**). Bei Stenose oder kurzstreckigem Verschluss der A. subclavia genügt evtl. eine Ballondilatation.

Extremitäten zur ersten Einschätzung des Schweregrades (nicht im Stadium III/IV).

- Gehtest (s. **2.2.1**) zur Festlegung der beschwerdefreien Gehstrecke (nur im Stadium II).

Stufe II: apparative Diagnostik zur Festlegung von Schweregrad und Lokalisierung von Stenosen/Verschlüssen

- Doppler-Druckmessung über den Fußarterien in Ruhe (alle Stadien) und nach Belastung (Stadium I/II) (s. **2.2.1** und **Abb. 2.13**)
- B-Bild-Sonographie zur morphologischen Beurteilung der Gefäße (z. B. dilatative Arteriopathie, Plaques) und (farbkodierte) Duplexsonographie zur Beurteilung der Blutströmung (Stenose/Verschlüsse sowie Kollateralisationsgrad; alle Stadien). Weit weniger aussagekräftig ist die direktionale Dopplersonographie.
- akrale Oszillographie.

Stufe III: apparative Diagnostik bei geplanter invasiver Therapie (Stadium III/IV, ggf. IIb)

- Arteriographie oder intraarterielle DSA, ggf. MR- oder CT-Angiographie. Bei vorgesehener Amputation ggf. Festlegung der Amputationsebene mittels vorheriger nicht-invasiver, transkutaner Sauerstoffpartialdruckmessung ($tcpO_2$) im Gewebe auf verschiedenen Höhen des betroffenen Fußes/Beines.

Therapie

Unabhängig vom Stadium der Erkrankung wird versucht, die Progression der Arteriosklerose durch sekundäre Prävention (s. u.) aufzuhalten. Die weiterführende Therapie ist stadienabhängig.

Stadiengerechte Therapiemaßnahmen

- Im **Stadium I** (asymptomatisch) besteht keine Behandlungsindikation. Wichtig sind jedoch die Ausschaltung von kardiovaskulären Risikofaktoren, die Untersuchung der anderen Gefäßregionen (koronare, abdominelle und zerebrale Gefäße) sowie regelmäßige Kontrollen der peripheren arteriellen Strombahn. Die Wirksamkeit von ASS in diesem Stadium ist wahrscheinlich, jedoch nicht eindeutig belegt.
- Im **Stadium II** (Claudicatio intermittens) werden konservative Maßnahmen bevorzugt angewendet, an erster Stelle konsequentes Gehtraining, ggf. unterstützt durch orale Therapie mit Naftidrofuryl (z. B. Dusodril®). Jede invasive Behandlung (z. B. Ballondilatation) muss unter besonders sorgfältiger Abwägung von Nutzen und Risiko erfolgen! ASS 100 – 300 mg/Tag.
- Im **Stadium III/IV** (Ruheschmerzen, Gangrän) sind revaskularisierende Maßnahmen dringlich zur Erhaltung der Extremität; unterstützend oder alternativ wird ggf. Prostaglandin-E_1 (Prostavasin®) intraarteriell oder intravenös verabreicht. Bei Ulkus/Gangrän sind Wunddébridement, Druckentlastung und Antibiose angezeigt, ggf. Hämodilution und Schmerztherapie nach Bedarf. Bei Bettruhe wird zusätzlich eine Thromboseprophylaxe mit Heparin durchgeführt. Nach einer Intervention erfolgt eine längerfristige Therapie mit ASS oder Clopidogrel oder mit oralen Antikoagulanzien (**Abb. 2.22**).

Sekundäre Prävention

Die sekundäre Prävention beruht auf drei Prinzipien:

- **Beeinflussung der Risikofaktoren:** Nikotinabstinenz, Gewichtsreduktion, strenge Einstellung von Diabetes mellitus, Hyperlipoproteinämie und Hypertonie
- **Medikamentöse Dauerbehandlung** mit Thrombozytenfunktionshemmern (z. B. Acetylsalicylsäure oder Clo-

02

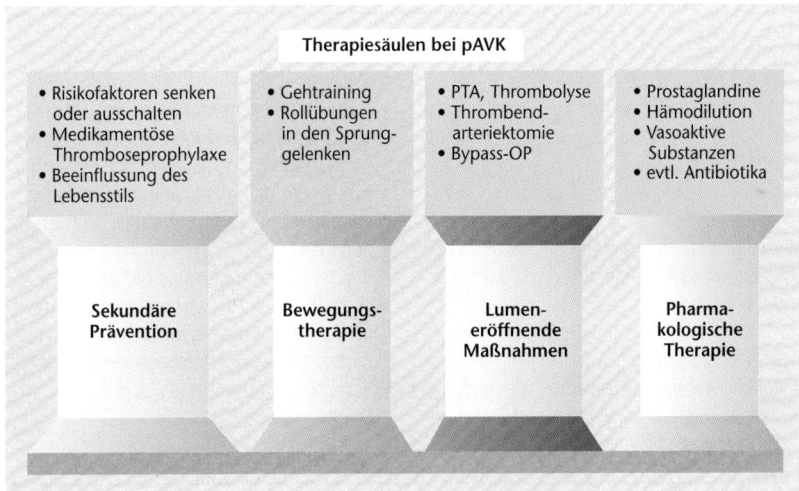

Abb. 2.22: Die Therapiesäulen bei pAVK.
[L157]

02

pidogrel), um die Progression zu verlangsamen. In Einzelfällen (z. B. bei arteriellen Embolien) sind orale Antikoagulanzien indiziert.

- **Verhaltensregeln für den Patienten** zur Vermeidung von trophischen Störungen bei grenzwertiger Durchblutungssituation: kein beengendes Schuhwerk, Verletzungen bei Pediküre vermeiden, sorgfältige Fußhygiene, keine Kälte- und Nässeexposition, keine lokale Wärmezufuhr durch Wärmflaschen oder Heizkissen.

Bewegungstherapie

Sie ist im Stadium II nach FONTAINE indiziert. Gehtraining dient der Ausbildung und Stärkung von Kollateralen: 3 × 30 min/Tag zügiges Gehen mit Pausen (Intervalltraining) bis zum Auftreten eines Spannungsgefühls in der betroffenen Extremität. Günstig ist auch die Durchführung von Rollübungen nach RATSCHOW (bei pAVK der unteren Extremitäten) bzw. von Faustschlussübungen (bei pAVK der oberen Extremitäten).

Lumeneröffnende Maßnahmen

Der Einsatz von Rekanalisationsverfahren ist grundsätzlich in den Stadien III und IV der pAVK zu prüfen, evtl. auch im Stadium IIb (s. **Kasten** „Lumeneröffnende Maßnahmen bei pAVK"). Zur Verfügung stehen:

- **Rekanalisierung** durch Katheter: Ballondilatation (= perkutane transluminale Angioplastie, PTA), evtl. in Kombination mit einer Stent-Implantation (**Abb. 1.39**)
- **Thrombolyse:** systemisch oder häufiger lokal, in Kombination mit einer perkutanen transluminalen Angioplastie (s. **1.6.4**)
- **operative Verfahren:** Thrombendarteriektomie, Bypass-Operationen, Profunda-Patchplastik u. a.

Pharmakologische Therapie

Sie wird in Abhängigkeit vom Krankheitsstadium der pAVK eingesetzt, parallel zu oder anstelle von lumeneröffnenden Maßnahmen.

- **Prostanoide** (Prostaglandin-E_1, Prostazyklin-Analogon Iloprost) bewirken eine Gefäßerweiterung, auch von Kollateralgefäßen, sowie eine Thrombozytenfunktionshemmung. Die Behandlung mit PG-E_1 ist bei fortgeschrittener pAVK (Stadien III und IV) indiziert; Iloprost hat eine Indikation bei der Thrombangiitis obliterans.
- **Rheologische Therapie** zur Verbesserung der Fließeigenschaften des Blutes:
  - **Hämodilution** durch Aderlass und (isovolämischer) Ersatz des abgezogenen Blutvolumens durch Hydroxyethylstärke bei pAVK im Stadium IIb bis IV mit einem Hämatokrit > 40%. Die Wirksamkeit ist nicht ganz unumstritten.
  - Gabe von **vasoaktiven Substanzen**, z. B. Pentoxifyllin, Naftidrofuryl, Buflomedil zur Verbesserung der Fließeigenschaften der Erythrozyten. Bei erhaltener Gehfähigkeit im Stadium II und fehlender Möglichkeit eines Gehtrainings kann ein Einsatz sinnvoll sein; ein Wirksamkeitsnachweis nach neuen Prüfrichtlinien liegt für Naftidrofuryl vor.

❗ **Vasodilatatoren** (z. B. α-Blocker, Ca-Antagonisten) sind bei pAVK nicht indiziert. Sie führen durch **Steal-Effekte** zur Verschlechterung der Zirkulation und Sauerstoffversorgung im poststenotischen Gefäßgebiet. Bei primärem Raynaud-Syndrom werden sie jedoch gelegentlich mit Erfolg eingesetzt. **❗**

Zusätzliche Maßnahmen

- Bettruhe, Analgesie und sorgfältige Lokalbehandlung im Stadium IV

=====ZUR VERTIEFUNG=====

Lumeneröffnende Maßnahmen bei pAVK

Perkutane transluminale Angioplastie (PTA)
Intraarterielle Einführung eines aufblasbaren Ballons zur Kompression des arteriosklerotischen Materials an die Gefäßwand (**Ballondilatation**). Gegebenenfalls kann gleichzeitig eine gefäßschienende Maschenprothese (sog. Stent) implantiert oder eine lokale Thrombolyse vorgenommen werden.
Indikationen sind v. a. kurzstreckige (etwa < 10 cm lange) Stenosen oder Verschlüsse der A. iliaca sowie der A. femoralis sup.

Thrombolyse
Meist als lokale Thrombolyse über Katheter im Rahmen einer invasiven Katheterangiographie (s. 2.2.1), seltener auch systemisch mit rekombinantem Gewebeplasminogenaktivator (rtPA, s. 1.6.4), Streptokinase oder Urokinase. Sie ermöglicht die Wiedereröffnung von akuten und chronischen (bis zu mehrere Wochen alten), auch längerstreckigen Gefäßverschlüssen.

Operative Verfahren
Rekanalisierende bzw. revaskularisierende Verfahren sind nur bei Verschlüssen mit guter peripherer Ausflussbahn sinnvoll. Das trifft

auf ca. 20% der Extremitätenarterienverschlüsse zu.

- **Thrombendarteriektomie:** Kurzstreckige Verschlüsse der peripheren Arterien können mittels Ringstripper wiedereröffnet werden, evtl. wird eine Gefäßerweiterungsplastik mit einem sog. Patch („Flicken") vorgenommen.
- **Bypass-Operationen** sind bei längerstreckigen Verschlüssen der peripheren Arterien indiziert. Das verschlossene Gefäß wird mittels autologer V. saphena magna oder einer Kunststoffprothese – z. B. aus Dacron – überbrückt.

• Tieflagerung der betroffenen Extremität und Watteverband im Stadium III/IV.

Prognose

Ein Patient mit pAVK hat im Vergleich zum Gesunden eine um durchschnittlich 10 Jahre verringerte Lebenserwartung. Die häufigsten Todesursachen sind Herzinfarkt und zerebraler Insult.

2.3.3 Akuter peripherer Gefäßverschluss

Durch die im Laufe der Zeit erfolgreichere Therapie schwerer Herzkrankheiten sind sowohl Postinfarktzustände mit wandständigen Thromben als auch Mitralstenosen mit Vorhofflimmern häufiger geworden. Als Folgekrankheiten gewinnen akute Gefäßverschlüsse durch arterielle Embolien zunehmend an klinischer Bedeutung. Typische Lokalisationen embolischer Arterienverschlüsse zeigt **Abb. 2.23**.

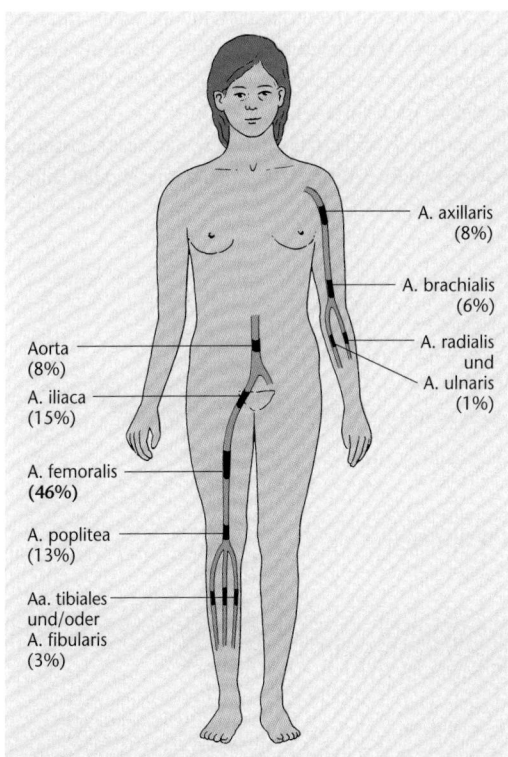

Abb. 2.23: Lokalisationen embolischer Arterienverschlüsse (nach KAPPERT). Hauptprädilektionsstelle für einen embolischen Gefäßverschluss ist die A. femoralis mit annähernd 50 %. [L157]

Klinik

Die charakteristischen Symptome einer peripheren **arteriellen Embolie** werden im englischen Sprachraum als „**die 6 P**" zusammengefasst:

• *pain* (blitzartiger, sehr starker Schmerz)
• *pallor* (Blässe)
• *paresthesia* (gefühllose Extremität)
• *paralysis* (Bewegungsverlust)
• *prostration* (Schock)
• *pulslessness* (Pulslosigkeit).

Gefäßstenosen oder -verschlüsse durch arterielle **Thrombose** bei pAVK sind oft gut kollateralisiert und die Beschwerden deshalb in der Regel nicht so akut und heftig wie bei der arteriellen Embolie. Einziges Symptom kann der „Knick in der Gehstrecke" sein!

Ätiologie und Pathogenese

Arterielle Embolie (70–80 %):
• Ablösung eines Thrombus aus dem Herzen, z. B. bei Mitral- und Aortenklappenvitien, absoluter Arrhythmie bei Vorhofflimmern, Herzinfarkt mit wandständigen Thromben, Herzwandaneurysma, thromboulzeröser Endokarditis
• Ablösung von Thromben oder atheromatösen Plaques aus arteriellen Aneurysmen (Aorta thoracalis oder infrarenalis, A. poplitea)
• selten sog. **paradoxe Embolie**: ein *venöser* Thrombus gelangt durch ein offenes Foramen ovale in die arterielle Strombahn.

Die **arterielle Thrombose (20–30 %)** entsteht zu 90 % auf dem Boden von schweren arteriosklerotischen Wandveränderungen und entzündlichen Gefäßkrankheiten. Von großer Bedeutung ist auch der Re-Verschluss nach Operation oder Ballondilatation am Gefäßsystem. Seltener sind arterielle Thrombosen beim myeloproliferativen Syndrom mit Thrombozytose, bei der Polycythaemia vera oder bei Blutgerinnungsstörungen (z. B. Antithrombin-Mangel, Antiphospholipidantikörper-Syndrom, s. 12.9.2).

Diagnostisches Vorgehen

Die **Verdachtsdiagnose** eines akuten Gefäßverschlusses kann allein aufgrund der „6 P" gestellt werden.

Eine **Objektivierung** gelingt durch den Nachweis von fehlenden Arterienpulsen und Doppler-Druckwerten < 50 mmHg an den Fußarterien der betroffenen Extremität. Die Abgrenzung zwischen Embolie und Thrombose ist dabei allerdings schwierig. Das Angiogramm lässt oft eine Differenzierung zu: Ein arterieller Verschluss bei sonst intaktem Gefäßsystem spricht für eine Embolie.

In der Anamnese lassen sich wichtige Hinweise finden:

- **Embolie:** akuter Beginn; disponierende Grundkrankheit (s. **2.3.1**)
- **Thrombose:** subakuter oder akuter Beginn; bekannte pAVK.

Therapie

Die sofortige Einweisung in eine Klinik mit gefäßchirurgischer, radiologisch- und/oder angiologisch-interventioneller Kompetenz ist anzustreben. Bis zur Durchführung lumeneröffnender Maßnahmen wird die Extremität tief gelagert und in Watte gepackt. Diese eignet sich hierfür besonders gut, da sie die minderdurchblutete Extremität wärmt, ohne die noch erhaltenen Gefäße zu komprimieren.

❗ Eine lokale Wärmezufuhr durch Heizkissen, Bettflaschen etc. sollte unterbleiben, um Verbrennungen an der gefühlsgestörten Extremität zu vermeiden. ❗

Starke Schmerzen werden z. B. mit einem Morphin-Derivat (5 – 10 mg Morphin i. v.) behandelt. Um eine weitere Embolisierung oder Thrombusprogredienz zu verhindern, ist eine sofortige Antikoagulation mit Heparin dringend geboten, z. B. 5000 – 10 000 IE unfraktioniertes Heparin intravenös.

Lumeneröffnende Maßnahmen

Die rasche Wiederherstellung der Strombahn ist zwingend. Die Therapiemaßnahmen richten sich nach dem Gefährdungsgrad der Extremität und den örtlichen Gegebenheiten.
- Bei einem **kompletten Ischämie-Syndrom** ist die chirurgische Intervention als Embolektomie, Thrombektomie, Thrombendarteriektomie oder mittels Bypass-Implantation die Therapie der ersten Wahl, vor allem wenn die großen Transportarterien am Arm oder am Bein betroffen sind. Die Operation muss innerhalb von 6 Stunden erfolgen, da sonst die Gefahr des **Tourniquet-Syndroms** (postischämisches Ödem mit Azidose, Hyperkaliämie, Myoglobinämie/-urie, hypovolämischem Schock und drohendem Nierenversagen) besteht.
- Bei einem **inkompletten Ischämie-Syndrom** oder bei einer frischen Embolie in primär gesunden Arterien kommt alternativ auch ein Katheterverfahren mit Aspirationsembolektomie und Katheterlyse in Betracht.

❗ Postoperativ bzw. postinterventionell wird eine Antikoagulation mit Heparin durchgeführt, vorzugsweise in höherer Dosierung. Längerfristig kommen Cumarin-Derivate (bei Embolie) oder Thrombozytenfunktionshemmer (bei Thrombose) zur Anwendung, um einen Re-Verschluss zu verhindern. ❗

2.3.4 Zerebrale Durchblutungsstörungen, Schlaganfall

Nach der koronaren Herzkrankheit und malignen Tumoren sind zerebrale Durchblutungsstörungen die dritthäufigste Todesursache in westlichen Industrieländern. Wichtigster Risikofaktor ist die arterielle Hypertonie.

Die akuten („schlagartigen"), mit Substanzschädigung des Gehirns einhergehenden Formen der zerebralen Durch-

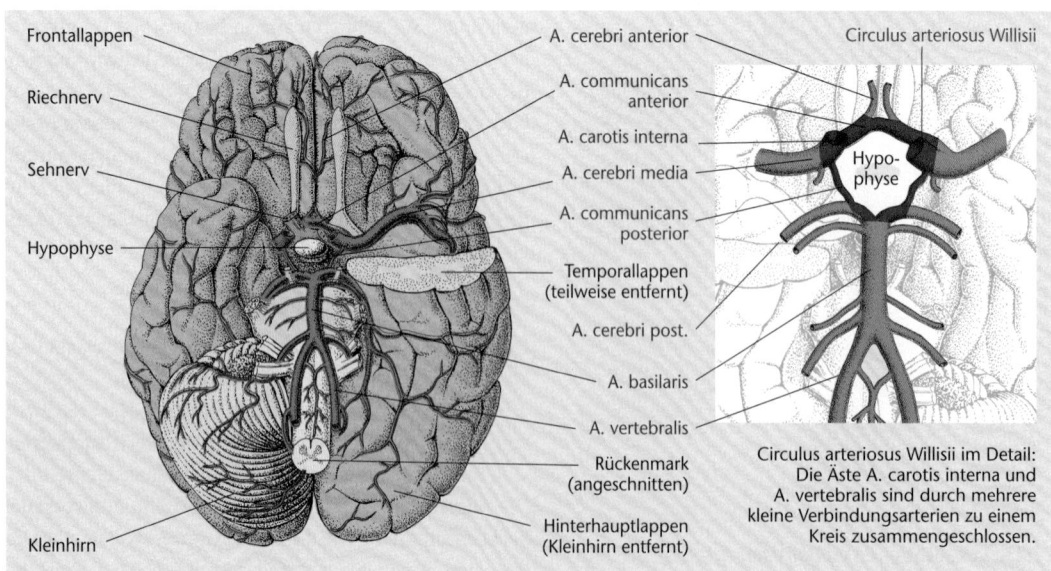

Abb. 2.24: Zerebrale Blutversorgung. Die Durchblutung des Gehirns erfolgt über die Aa. carotides internae sowie (in geringerem Umfang) über die Aa. vertebrales. Beim ischämischen Insult ist am häufigsten das Stromgebiet der A. cerebri media betroffen. [A400]

blutungsstörungen werden als „**Schlaganfall**" (Synonyma: **Apoplex**, apoplektischer Insult) bezeichnet. So logisch der Begriff des Schlaganfalls erscheint, so umstritten ist die Zuordnung von Krankheitsbildern. Manche Autoren fassen darunter nur die ischämischen Strukturschädigungen und die intrazerebralen Blutungen zusammen, andere bezeichnen damit das gesamte Spektrum der akuten zerebralen Durchblutungsstörungen, also auch die Subarachnoidalblutung und die Sinusvenenthrombose.

Pro Jahr erleiden in Deutschland ca. 200 000 Erwachsene und 1000 Kinder/Jugendliche einen Schlaganfall. Die Inzidenz ist bei Männern etwas höher als bei Frauen (174 vs. 122/100 000). Prognostisch gilt grob die **25-%-Regel**: Jeweils 25 % der Patienten nach Schlaganfall behalten keine, leichte oder schwere Behinderungen zurück, und weitere 25 % versterben. Dabei ist die Sterblichkeit nach hämorrhagischem Insult höher als nach ischämischem Schlaganfall.

Anatomische Grundlagen

Wesentlich für das Verständnis der Symptome sind anatomische Kenntnisse über die zerebralen **Versorgungsgebiete** der Hirnarterien (**Abb. 2.24** und **Abb. 2.25**).

Die hirnversorgenden Arterien sind physiologischerweise gut kollateralisiert, wobei die Kollateralgefäße individuell unterschiedlich stark ausgeprägt sind. Einseitige, sich langsam entwickelnde Stenosen können oft gut kompensiert werden; sogar einseitige Totalverschlüsse der A. carotis oder der A. vertebralis können vollständig symptomfrei bleiben.

Auch bei Verschlüssen intrakranieller Gefäße ist eine kompensatorische Blutversorgung über die anderen Hirnarterien möglich. Stenosen und thrombotische Gefäßverschlüsse werden häufig kompensiert, embolische Verschlüsse nicht.

Klinik

Eine **Klassifizierung** der zerebralen Durchblutungsstörungen erfolgt zunächst entsprechend der Schwere bzw. Persistenz der resultierenden Symptomatik (s. **Kasten** „Stadien der zerebralen ischämischen Durchblutungsstörung"). Diese Stadieneinteilung wird allerdings zunehmend verlassen zugunsten des Sammelbegriffs „**akutes ischämisches zerebrovaskuläres Syndrom**" (AICS) analog zum Begriff des „akuten Koronarsyndroms" für kardiale Durchblutungsstörungen (s. 1.6).

Beim manifesten Schlaganfall ist die klinische Symptomatik durch das schlagartige Auftreten von mehr oder weniger

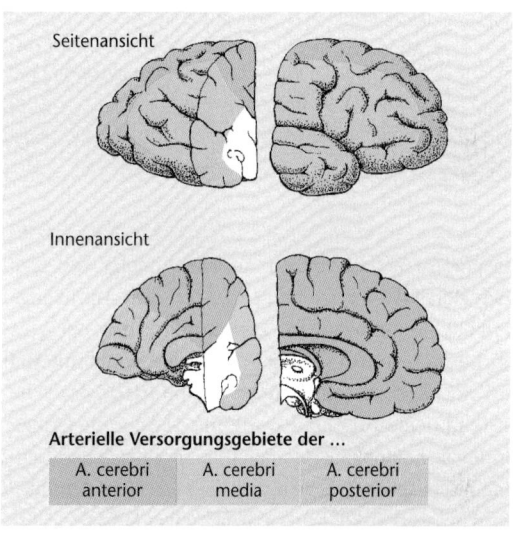

Abb. 2.25: Versorgungsgebiete der Hirnarterien. [A400-190]

02

=====ZUR VERTIEFUNG=====

Stadien der zerebralen ischämischen Durchblutungsstörung

Stadium I
Symptomlose Gefäßstenose (Zufallsbefund)

Stadium II
- **Transitorische ischämische Attacke (TIA):** neurologische Ausfälle, die innerhalb von 24 h vollständig abklingen (Dauer meist 1–10 min). Die Art der Ausfälle hängt vom betroffenen Stromgebiet ab (Tab. 2.4). Die meisten transitorisch-ischämischen Attacken sind thromboembolischer Genese.
  ❗ 10–30 % der Patienten mit einer TIA erleiden einen Hirninfarkt innerhalb der

folgenden 5 Jahre; das Risiko ist in den ersten 3 Tagen nach einer TIA am höchsten. Häufigste Todesursache bei Patienten mit TIA ist aber der Herzinfarkt. ❗
- **Prolongiertes reversibles ischämisches neurologisches Defizit (PRIND oder RIND):** neurologische Ausfälle, die mehr als 24 h anhalten und sich innerhalb einer Woche vollständig zurückbilden; der Begriff wird heutzutage zunehmend seltener angewandt.

Stadium III
Manifester Schlaganfall: zunächst Vasoparalyse im ischämischen Areal mit aufgehobener Autoregulation der zerebralen Perfusion, spä-

ter (nach einigen Stunden) noch Zunahme der Symptomatik durch Entwicklung eines zytotoxischen Ödems mit Zellschädigung (**progressive stroke**). Die neurologischen Ausfälle bleiben meist über mehrere Wochen bestehen. Irreversible Schäden bleiben zurück. Die partielle Rückbildung der Ausfallerscheinungen beruht auf einer verbesserten Durchblutung der **Penumbra** (= Areal mit relativer Ischämie in der Peripherie des irreversibel geschädigten Infarktgebietes, Abb. 2.26).

Stadium IV
Residualstadium eines abgelaufenen Schlaganfalls mit persistierendem neurologischem Defizit.

Tab. 2.4 Symptome von supraaortalen Gefäßverschlüssen in Abhängigkeit von der Lokalisation

Gefäßgebiet	Symptome
Vorderer Hirnkreislauf (A. carotis, A. cerebri media)	
A. carotis communis	Zerebrale Symptomatik wie bei einem Verschluss der A. carotis interna oder A. cerebri media
A. carotis interna	• motorische und sensible Halbseitenausfälle mit brachiofazialer Betonung: schlaffe Lähmungen und Sensibilitätsstörungen der kontralateralen Körperhälfte unter Betonung von Gesicht und Hand • Sprachstörungen bei Lokalisation in der dominanten Hemisphäre (Broca-, Wernicke- oder globale Aphasie) • evtl. ipsilaterale Amaurosis fugax (Sekunden, allenfalls wenige Minuten anhaltende Blindheit bei embolischem Verschluss der A. ophthalmica), homonyme Hemianopsie Im Stadium IV Hemispastik mit Reflexsteigerung und positiven Pyramidenbahnzeichen
A. cerebri media	Versorgungsgebiet entspricht dem Endstromgebiet der A. carotis interna: zerebrale Symptome wie bei Verschluss der A. carotis interna (außer Amaurosis fugax)
Hinterer Hirnkreislauf (A. vertebralis, A. basilaris)	
A. vertebralis und A. basilaris	• variable neurologische Symptomatik: Schwindel, Diplopie, transiente globale Amnesie, Dysphagie und Dysarthrie, Ohrgeräusche, Hörminderung, Horner-Syndrom, ipsilaterale Ataxie • typische drop attacks (plötzlicher Sturz ohne Vorwarnung) • Schlaganfall nur bei beidseitigem komplettem Verschluss der A. vertebralis oder A. basilaris: Para- oder Tetraparese, Bewusstseinsstörungen bis zum Koma
Verschlüsse der Aa. cerebri anterior und posterior sowie Kleinhirn- oder Hirnstamminfarkte sind selten, zur Symptomatik siehe neurologische Lehrbücher.	

ausgeprägten neurologischen Ausfällen infolge der zerebralen Durchblutungsstörung charakterisiert. Am häufigsten ist das Stromgebiet der A. carotis interna bzw. der A. cerebri media betroffen (**Tab. 2.5**). Typische Symptome sind dabei eine kontralaterale Hemiparese (oft brachiofazial betont) und Hemihypästhesie sowie eine Sehstörung (Amaurosis fugax, homonyme Hemianopsie). Bei Befall der dominanten Hemisphäre (vornehmlich bei Verschluss der linken A. cerebri media) können zusätzlich eine Aphasie, Alexie und Dyskalkulie auftreten. Verschlüsse im vertebrobasilären Stromgebiet führen zu einer variablen Kombination von Hirnstammsymptomen, dann zu motorischen und sensiblen Ausfällen bis zur Tetraparese, Bulbärparalyse mit Schluck- und Sprechstörungen und komplexen okulomotorischen Ausfällen. Der Verschluss der A. basilaris führt ohne therapeutische Intervention in der Regel zum Tod.

Ätiologie und Pathogenese

Eine Hirnsubstanzschädigung beruht meistens auf einer zerebralen Ischämie oder auf einer zerebralen Blutung. Andere Ursachen wie z. B. Thrombosen intrakranieller Sinus und Venen oder eine Hypoxämie sind wesentlich seltener.

Im Kerngebiet des Hirninfarkts tritt durch die Ischämie eine irreversible Schädigung von Neuronen und Gliazellen ein. Dieser Kern wird von der sog. **Penumbra** umgeben, einer vermindert durchbluteten Zone (**Abb. 2.26**). Unter ungünstigen Bedingungen (Hyperglykämie, fehlende Kollateralgefäße, Fieber, kardiovaskuläre Komorbidität) gehen in der Penumbra weitere Neuronen unter und der Infarkt dehnt sich aus. Andererseits führt eine rasche und anhalten-

de Reperfusion des bedrohten Gewebes in Kombination mit neuroprotektiven Maßnahmen im Rahmen der Akuttherapie zur Rettung von Gehirnzellen in der Penumbrazone und damit von zerebralen Funktionen.

Ischämische Durchblutungsstörungen

Zerebrale ischämische Durchblutungsstörungen sind in ca. **80%** Ursache einer Hirnschädigung und entstehen bei Stenose oder Verschluss der

• **extrakraniellen (hirnversorgenden) Arterien:** A. carotis interna (ca. 50% der Fälle, Lokalisation der Stenose meist an der Karotisgabel), A. vertebralis (15% der Fälle), seltener A. carotis communis, A. subclavia, Truncus brachiocephalicus

Tab. 2.5 Häufigste Symptome des akuten Schlaganfalls im Stromgebiet der A. carotis interna bzw. A. cerebri media

System	Symptom
Motorik	Hemiparese (Bein, Arm, Gesicht), häufig brachiofazial betont
Sensibilität	Hemihypästhesie (Bein, Arm, Gesicht)
Koordination	Hemiataxie, Extremitätenataxie, Dysmetrie
Sprache (Aphasie)	Sprachverständnis, Sprachproduktion und Nachsprechen beeinträchtigt
Sprechen (Dysarthrie)	verwaschene, lallende Sprache
Visus (retinal oder Sehbahn)	Amaurosis (fugax), Hemianopsie

• **intrakraniellen Hirnarterien:** A. cerebri media (25% der Fälle), seltener A. cerebri anterior und posterior.

Ischämische zerebrale Durchblutungsstörungen sind je zu etwa 25% makroangiopathischer, kardioembolischer und mikroangiopathischer (= lakunäre Gefäße) Genese. Weitere 25% rekrutieren sich aus seltenen und unklaren Ursachen, s. **Kasten**.

• Eine **Makroangiopathie** kann auf zwei Wegen zum Verschluss eines Gefäßes führen. Zum einen kann sich ein Thrombus in einer vorbestehenden Stenose entwickeln, zum anderen kann sich ein Embolus aus einer atheromatösen Plaque lösen und ein distal gelegenes Gefäß verschließen; Streuquelle ist dabei häufig die Karotisbifurkation.

• **Mikroangiopathische** (lakunäre) Infarkte entstehen durch Verschlüsse kleiner penetrierender Arterien, zum Beispiel aus dem Circulus arteriosus Willisii im Rahmen einer unbehandelten Hypertonie. Es resultieren zahlreiche kleine, tief im Marklager liegende Insulte („Lakunen"). Symptome sind v. a. eine sensible und motorische Halbseitensymptomatik sowie eine Dysarthrie.

• **Kardiale Embolien** mit Ablösung eines Gerinnungsthrombus treten z. B. bei absoluter Arrhythmie oder bei Herzklappenfehlern auf.

ZUR VERTIEFUNG

Ursachen einer ischämischen zerebralen Durchblutungsstörung

Arteriosklerose
Verschluss des Gefäßes durch:
• Thrombus: in atherosklerotischer Stenose
• Embolus: aus atheromatöser Plaque.

Kardiale Embolien
Die Emboli stammen:
• aus dem Vorhof, z. B. bei absoluter Arrhythmie
• von den Herzklappen, z. B. bei Endokarditis, Klappenfehlern
• aus dem Ventrikel, z. B. nach Herzinfarkt oder bei Herzinsuffizienz.

Seltene Ursachen
• Arteriitiden, z. B. bei Kollagenosen oder Vaskulitiden
• spontane Intimadissektionen
• Vasospasmen bei schweren Migräneattacken oder hypertensiver Krise
• chronische Einnahme von Ergotamin mit konsekutiven Gefäßspasmen
• fibromuskuläre Dysplasie (s. 2.3.9).

Das **Multiinfarkt-Syndrom** (subkortikale arteriosklerotische Enzephalopathie, **M. Binswanger**) beruht auf multiplen kleinen Infarkten bei subkortikaler arteriosklerotischer Angiopathie und Hypertonie, wahrscheinlich infolge einer diffusen periventrikulären Demyelinisierung. Als Symptome finden sich Demenz und neurologische Herdausfälle. Die Diagnostik des Krankheitsbildes erfolgt durch CT oder MRT. Zur differentialdiagnostischen Abgrenzung zum M. Alzheimer kann die Positronenemissionstomographie (PET) herangezogen werden.

Intrazerebrale Blutung

In 15% sind Blutungen in die Gehirnsubstanz Ursache einer zerebralen Durchblutungsstörung (s. **Kasten** „Übersicht intrazerebrale Blutung"). Die Blutungsquelle liegt meist in arteriosklerotisch veränderten kleinen Hirnarterienästen bei vorbestehender langjähriger Hypertonie (sog. **hypertensive Massenblutung**). Seltener blutet es aus intrazerebralen Aneurysmen oder arteriovenösen Fehlbildungen (Angiomen, Kavernomen) bzw. auf der Grundlage einer schweren hämorrhagischen Diathese oder infolge eines Traumas.

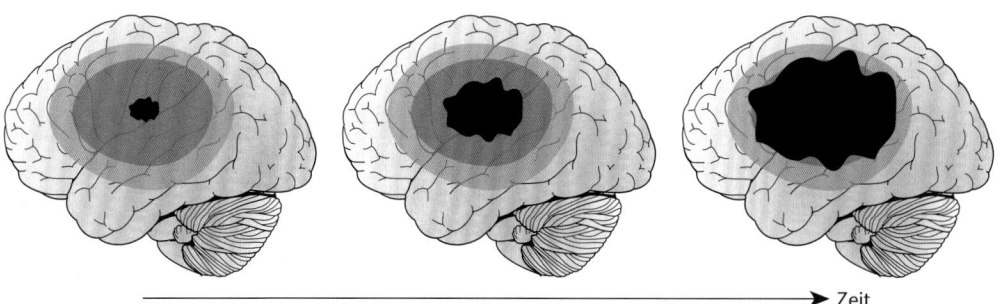

Abb. 2.26: Penumbra-Konzept bei ischämischem Schlaganfall. Um die Kernzone des Schlaganfalls (schwarz) liegt die minderdurchblutete Penumbra („Halbschatten"-)Zone (blau), die funktionell gestört, organisch aber noch intakt ist. Die außen gelegene Zone (hellblau) ist ebenfalls minderperfundiert, die Durchblutung liegt dort jedoch noch oberhalb des funktionell kritischen Schwellenwertes. Wenn nicht rasch genug Reperfusionsmaßnahmen eingeleitet werden, gehen zunehmend große Anteile der Penumbrazone irreversibel zugrunde. [L141]

ZUR VERTIEFUNG

Übersicht intrazerebrale Blutung (ICB)

- **Klinik:** initial Kopfschmerzen, Übelkeit und Erbrechen; Bewusstseinsstörungen bis hin zum Koma; Auftreten meist unter körperlicher Tätigkeit oder bei Aufregung; lokalisationsabhängige neurologische Ausfälle (Entwicklung über Minuten bis Stunden)
- **Diagnostik:** Computertomographie (CT) oder Kernspintomographie (MRT), evtl. Angiographie zur Lokalisation der Blutungsquelle
- **Therapie:** in der Regel konservativ mithilfe von osmotisch wirksamen Substanzen zur Verringerung des erhöhten intrakraniellen Drucks; Kontrolle des Blutdrucks unter Vermeidung von extrem hohen oder niedrigen Werten. Eine chirurgische Therapie – z. B. das Ausräumen eines Hämatoms oder die Ausschaltung eines Aneurysmas – ist nur bei guter anatomischer Zugänglichkeit möglich.

Subarachnoidalblutung

Bei 5% der Patienten mit einem Schlaganfall liegt eine Subarachnoidalblutung zugrunde, die in der Regel durch Ruptur eines Aneurysmas an der Hirnbasis, selten bei arteriovenösen Angiodysplasien entsteht (s. **Kasten** „Übersicht Subarachnoidalblutung").

Thrombosen intrakranieller Sinus oder Venen

Bei 1% der Patienten mit einem Schlaganfall sind Thrombosen der intrakraniellen Sinus oder der kortikalen Venen als Ursache auszumachen. Primär finden sie sich bei throm-

ZUR VERTIEFUNG

Übersicht Subarachnoidalblutung (SAB)

- **Klinik:** einschießender, meist okzipital akzentuierter Kopfschmerz, Meningismus; Bewusstseinsstörungen; Auftreten häufig bei schwerer körperlicher Belastung. Durch den Blutungsreiz werden Vasospasmen ausgelöst und führen in 20–30% zu sekundären ischämischen Infarkten.
- **Diagnostik:**
  - CT (oder MRT): Nachweis von Blut im Subarachnoidalraum, in den Ventrikeln oder im Hirngewebe
  - bei unauffälligem CT wird eine Lumbalpunktion durchgeführt, die blutigen Liquor nachweisen kann
  - Angiographie in den ersten 24 Stunden bei Blutnachweis.
- **Therapie:** frühe operative interventionelle Behandlung mit Ausschaltung eines Aneurysmas (innerhalb der ersten 4 Tage), da in bis zu 20% der Fälle Rezidivblutungen auftreten können. Bettruhe, Obstipationsprophylaxe, ggf. eine leichte Sedierung und Schmerzbekämpfung; Prophylaxe und Therapie eines sekundären Vasospasmus durch Nimodipin (Calcium-Antagonist) unter Blutdruckkontrolle.

bophilen Gerinnungsstörungen, z. B. bei Mangel an Antithrombin, Protein C oder S, im Wochenbett und bei Einnahme von oralen Antikonzeptiva; sekundär bei fortgeleiteten Infektionen oder nach einem Trauma (s. **Kasten** „Übersicht Sinusvenenthrombose").

ZUR VERTIEFUNG

Übersicht Sinusvenenthrombose

- **Klinik:** starke Kopfschmerzen, die sich innerhalb von wenigen Stunden entwickeln; fokale Anfälle, neurologische Symptome
- **Diagnostik:** CT oder MRT mit dem Nachweis eines hämorrhagischen Infarkts bei venöser Abflussstörung, evtl. Angiographie; Ausschluss von thrombophilen Gerinnungsstörungen (z. B. Antithrombin-Mangel)
- **Therapie:** hoch dosierte Antikoagulation mit Heparin (z. B. unfraktioniertes Heparin mit Verlängerung der Gerinnungszeit aPTT auf das Zweifache), anschließend mit einem Cumarin-Derivat für mehrere Monate; evtl. medikamentöse Anfallsprophylaxe.

Diagnostisches Vorgehen

Anamnese

Eruiert werden müssen insbesondere: Risikofaktoren der Arteriosklerose (**Tab. 2.6**), Krankheiten des Herzens sowie Beginn und Verlauf der Symptomatik.

Tab. 2.6 Klassische Risikofaktoren der akuten zerebralen Durchblutungsstörung

Gesicherte Risikofaktoren	Ausmaß der relativen Risikoerhöhung (Odds-Ratio)*
Nicht beeinflussbar	
Alter	pro 10 Jahre × 2
männliches Geschlecht	1,3
positive Familienanamnese	1,4–1,8
Afro- und Lateinamerikaner	2,0–2,5
Beeinflussbar	
Vorhofflimmern	3–18
arterielle Hypertonie	3–5
Diabetes mellitus	1,4
Adipositas	1,5–2
Nikotinabusus	1,4–1,8
Karotisstenose > 70%	2
hormonelle Kontrazeption	1,9

* Ein Wert von 2 bedeutet ein zweifach erhöhtes Risiko zu erkranken gegenüber einem Vergleichskollektiv ohne diesen Risikofaktor

Klinische Untersuchung

- neurologische Untersuchung: Hirnnerven, Pyramidenbahnzeichen, Reflexe, Sensomotorik, Augenhintergrund (Fundus hypertonicus?)
- internistische, v. a. kardiologische Untersuchung (kardiale Emboliequelle?)
- Auskultation der Halsgefäße (Stenosegeräusche?), Blutdruckmessung an beiden Armen (Stenosen/Verschlüsse der A. subclavia mit Subclavian-steal-Syndrom?).

Apparative Diagnostik

- **Dopplersonographie:** erfasst Stenosen und Verschlüsse im Bereich der supraaortalen Arterien
- **Duplexsonographie:** erfasst zusätzlich auch geringgradige Stenosen, Plaques und Gefäßwandveränderungen (Dissektion, Aneurysma)
- fakultativ **transkranielle Doppler- und/oder Duplexsonographie** der großen intrakraniellen Gefäße: Einengungen? Verschlüsse? Gefäßspasmen, z. B. nach Subarachnoidalblutung?
- **Computertomographie (CT):** zur Diagnose, Differentialdiagnose und Lokalisation von
  - zerebralen Blutungen (sofort nach Auftreten erkennbar, im frischen Stadium hyperdens)
  - Ischämien (im frischen Stadium oft noch unauffällig, nach 2–3 Stunden erste Zeichen der Infarzierung erkennbar, nach wenigen Tagen hypodens (**Abb. 2.27**)
  - Subarachnoidalblutungen (lassen sich in 95% der Fälle abbilden).

- **Kernspintomographie (MRT):** im Vergleich zur CT sensitivere Methode zur Erfassung einer frühen zerebralen Ischämie, aber noch nicht überall in der Primärdiagnostik verfügbar; evtl. zusätzliche Aussagekraft bei der Diagnostik von Gefäßfehlbildungen und bei Prozessen im Bereich der hinteren Schädelgrube. Weiterhin bietet sich die Möglichkeit der Kombination mit der **MR-Angiographie,** die zudem risikoärmer ist als die konventionelle Angiographie.
- **Selektive Angiographie/DSA:** nur bei speziellen Fragestellungen, z. B. vor intrakraniellen und ggf. vor extrakraniellen Operationen/Interventionen oder vor geplanter Thrombolysetherapie, vor allem bei unzureichender Aussagekraft der anderen genannten bildgebenden Verfahren. In 2–12% der Fälle können Komplikationen auftreten (z. B. Aortendissektion, embolischer Insult).

Therapie des manifesten Schlaganfalls (Stadium III nach HENNERICI)

! Sofortige Einweisung in ein spezialisiertes Behandlungszentrum („Stroke Unit") nach dem Motto *„Time is brain".* **!**

Innerhalb der ersten 3 Stunden nach Eintreten eines ischämischen Schlaganfalls ist eine thrombolytische Therapie mit Gewebeplasminogenaktivator (rtPA) anzustreben, um den irreversiblen Untergang von Nervenzellen im betroffenen Stromgebiet zu verhindern. Das enge Zeitfenster und

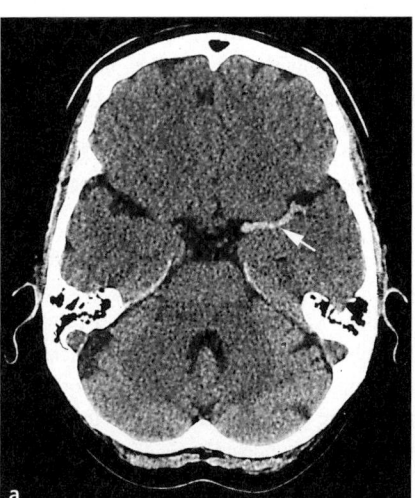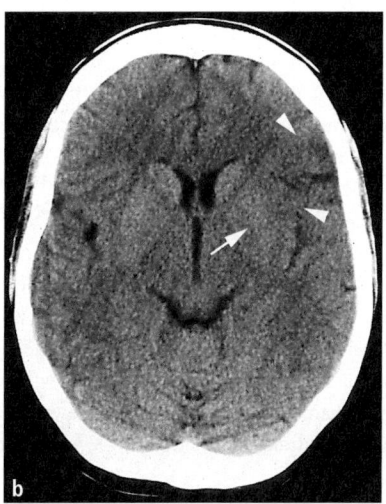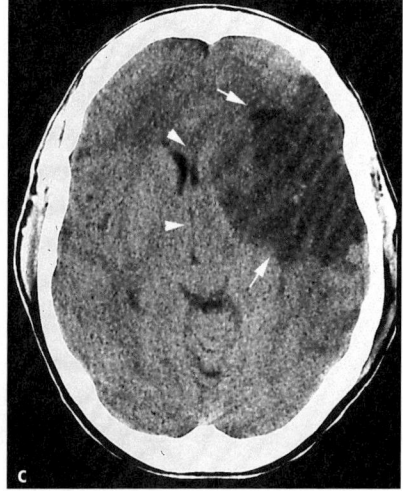

Abb. 2.27: CT des Schädels ohne Kontrastmittel 6 Stunden nach Symptombeginn (a und b) und 24 Stunden später (c). Die nativen CT-Aufnahmen zeigen die typischen CT-Frühzeichen eines Infarkts: **a)** Hyperdense A. cerebri media links (→), entsprechend einem thrombotischen Gefäßverschluss (sog. „Hyperdense-Media"-Zeichen). **b)** Dichteminderung der Inselrinde (←), des Linsenkerns (→) und des frontotemporalen Kortex (→) mit aufgehobener oder verminderter Differenzierbarkeit von grauer und weißer Substanz. **c)** Die CT-Kontrolle nach 24 Stunden zeigt die gesamte Ausdehnung des infarzierten Areals als gut abgrenzbare Dichteminderung (→), zudem deutliche Raumforderungszeichen mit Ventrikelkompression und Mittellinienverlagerung (→). [S008–2]

die Sorge um eine sekundäre Einblutung ins Infarktgebiet unter der thrombolytischen Therapie verhindern jedoch bisher einen breiten Einsatz dieser Therapieform.

Zerstörtes Hirngewebe kann nicht wiederhergestellt werden, wohl aber können verloren gegangene Funktionen wiedererlernt werden. Deshalb sind der Erfolg der Therapie und die Prognose eines Schlaganfalls umso besser, je früher mit einer funktionsfördernden Therapie begonnen wird. Die Vielfalt der Störungen erfordert eine interdisziplinäre Zusammenarbeit von Ärzten, Pflegepersonal, Physiotherapeuten, Ergotherapeuten, Logopäden, Neuropsychologen, Sozialarbeitern und Angehörigen.

> ! Die gezielte, früh einsetzende Rehabilitation ist für den Langzeiterfolg entscheidend. !

Prinzipien der Therapie sind:

- initiale **Sicherung der vitalen Funktionen:** Dazu gehören die sorgfältige Blutdruckkontrolle und -einstellung. Auch ein stark erhöhter Blutdruck > 200 mmHg systolisch darf nur sehr vorsichtig gesenkt werden (Zielwert in den ersten Stunden: um 180 mmHg), um das Ischämieareal nicht aufgrund eines zu starken Blutdruckabfalls weiter zu vergrößern.
- Wichtig sind darüber hinaus eine optimale Oxygenierung (Sauerstoffgabe, ggf. Beatmung), die Normalisierung des Blutzuckers, die Absenkung einer erhöhten Körpertemperatur sowie der Ausgleich eines Volumenmangels mit isotonischer Elektrolytlösung (cave: Hyperglykämie verschlechtert die Prognose – glukosehaltige Infusionen meiden) und die medikamentöse Magenulkusprophylaxe.
- im weiteren Verlauf dann Überprüfung der Schluckfunktion vor Nahrungs-/Flüssigkeitsaufnahme (ggf. Nasensonde, PEG-Versorgung) sowie Obstipationsprophylaxe.
- **Rezidivprophylaxe** im **initialen** Krankheitsstadium:
  - Die Thromboseprophylaxe mit **niedrig dosiertem Heparin** (NMH oder UFH) reduziert das Risiko von Beinvenenthrombosen bei Schlaganfallpatienten mit paretischem Bein und bei Bettlägerigkeit.
  - Eine **hoch dosierte Heparintherapie** kommt nur in Einzelfällen unter sorgfältiger Abwägung von Risiko und Nutzen in Betracht, z. B. bei intrakardialem Thrombus, in der Weiterbehandlung ca. 24 Stunden nach einer Thrombolyse, bei einer Basilaristhrombose, einer Sinusvenenthrombose und ggf. bei extrakranieller Karotis- oder Vertebralisdissektion.
  - Bezüglich der **langfristigen** Thromboseprophylaxe und OP-Indikation bei Karotis-Stenose siehe unter „Sekundäre Prävention".
- **frühzeitige therapeutische Stimulation,** z. B. durch regelmäßige, aktivierende Umlagerung und Pflege nach Bobath und aktivierende Raumgestaltung

- **langfristige Rehabilitationsmaßnahmen** zur Regeneration verlorener Fähigkeiten, z. B. Einübung von Bewegungsabläufen, Sprechtraining, computergestütztes Hirnleistungstraining.

Sekundäre Prävention

Das Ziel einer sekundären Prävention ist die Vermeidung einer erneuten zerebralen Ischämie (TIA, Schlaganfall) **nach** einem ersten solchen Ereignis. Das Risiko für ein zweites Ereignis ist in den ersten Wochen nach einem Schlaganfall am höchsten; das größte Risiko besteht in den ersten 3 Tagen nach einer TIA. Besonders gefährdet sind Patienten mit multiplen Risikofaktoren und solche mit begleitender KHK oder pAVK.

Risikofaktoren

Behandlung der Risikofaktoren (**Tab. 2.6**): Eine konsequente antihypertensive Therapie reduziert das Schlaganfallrisiko um über 40 %. Dies gilt gerade auch im höheren Alter (s. **1.14.1**)

Thrombozytenfunktionshemmer

Die Standardmedikation besteht in der Gabe von ASS, bei höherem Rezidivrisiko ASS plus Dipyridamol, bei zusätzlicher pAVK wird Clopidogrel empfohlen.

Wirksame Behandlungsregimes sind ASS (50 – 150 mg), ASS (2 × 25 mg) plus Dipyridamol (2 × 200 mg) sowie Clopidogrel (75 mg).

Vorhofflimmern

Bei einer kardialen Emboliequelle, insbesondere mit Vorhofflimmern, wird eine orale Antikoagulation mit INR-Werten von 2,0 – 3,0 empfohlen; nach TIA und leichtem ischämischen Schlaganfall kann die Behandlung nach 3 bis 5 Tagen begonnen werden.

Operative Revaskularisierung/Ballondilatation (mit Stent)

Eine operative Revaskularisierung (präventiv und kurativ) ist indiziert bei hämodynamisch wirksamer (> 70 %) sowie auch bei hochgradiger asymptomatischer Stenose der A. carotis interna (Desobliteration durch Thrombendarteriektomie, evtl. mit Venenpatch-Erweiterungsplastik). Voraussetzungen dafür sind eine große Erfahrung und eine geringe Komplikationsrate des behandelnden Gefäßchirurgen. Die Effektivität einer Ballondilatation (mit Stent) wird derzeit in kontrollierten Studien und durch Erfassung in speziellen Registern geprüft. Intrakranielle Stenosen sind einer Operation in der Regel nicht zugänglich.

Primäre Prävention

Das Ziel der primären Prävention ist die Vermeidung eines akuten ischämischen zerebrovaskulären Syndroms (TIA, Schlaganfall) bei Patienten **ohne** ein bereits abgelaufenes Ereignis. Das betrifft gefäßgesunde Personen ebenso wie Personen mit asymptomatischen Gefäßstenosen/-verschlüssen mit oder ohne kardiovaskuläre Risikofaktoren und Erkrankungen in anderen Gefäßregionen (KHK, pAVK).

Risikofaktoren mindern

* gesunder Lebensstil: Ausdauersport (mindestens 3 × 30 min/Woche), gesunde Ernährung
* Behandlung der kardiovaskulären Risikofaktoren (z. B. RR < 140/90 mmHg, bei Diabetikern: RR < 130/ 85 mmHg, s. **1.14**).

Vorhofflimmern behandeln

* Antikoagulation (INR 2,0 – 3,0) bei Vorhofflimmern und Risikofaktoren (Hypertonie, KHK, Herzinsuffizienz, Alter > 75 Jahre); bei Patienten > 75 Jahre sollte eine INR um 2,0 angestrebt werden.
* ASS (100 – 300 mg) bei Vorhofflimmern mit und ohne kardiovaskuläre Risikofaktoren im Alter > 65 Jahre sowie bei Kontraindikationen für orale Antikoagulanzien (z. B. erhöhte Blutungsgefahr) und bei asymptomatischer Karotisstenose.

Intervention an der A. carotis

* Karotisoperation bei **asymptomatischer** hochgradiger Karotisstenose (ca. > 70%), wenn Mortalität/Morbidität des Eingriffs innerhalb von 30 Tagen < 3% und Lebenserwartung > 5 Jahre betragen.

Prognose

Die Mortalität liegt bei etwa 25% nach einem Schlaganfall. Von den überlebenden Patienten bleiben 1/3 langfristig pflegebedürftig, 1/3 können sich langfristig selbst versorgen und bei 1/3 kommt es zur weitgehenden bis vollständigen Rückbildung der Symptome.

Sonderform: Hypertensive Enzephalopathie

Im Rahmen hypertoner Krisen mit Vasospasmen entwickeln sich ein Hirnödem, zahlreiche Mikroblutungen und ischämische Mikroinfarkte.

Symptome: Kopfschmerzen, Übelkeit, Erbrechen, Sehstörungen, evtl. Paresen und Sensibilitätsstörungen; später kommen Krampfanfälle und Bewusstseinstrübungen hinzu.

2.3.5 Stenose/Verschluss der Mesenterialarterien

Akuter Mesenterialarterienverschluss

Synonym: Mesenterialinfarkt
Meist liegt ein Verschluss der A. mesenterica superior durch arterielle Thrombose (ca. 2/3) oder durch Embolie aus dem linken Herzen (ca. 1/3) vor; die Letalität beträgt ca. 70%.

Klinik

Nach einem schmerzhaften Initialstadium mit Abdominalbeschwerden (ca. 0 – 6 Stunden) folgt ein symptomarmes Intervall (Stadium der Wandnekrose, 7 – 12 Std.). Anschließend entwickelt sich ein akutes Abdomen mit Peritonitis und raschem körperlichem Verfall (12 – 48 Std.). Gelegentlich wird blutiger Stuhl abgesetzt.

Diagnostisches Vorgehen

Ein rasches Handeln ist prognostisch entscheidend. Bei Verdacht sollte umgehend eine Angiographie veranlasst werden.

Therapie

* Embolektomie oder Thrombektomie
* bei eingetretener Infarzierung Segmentresektion der betroffenen Darmabschnitte.

Chronischer Mesenterialarterienverschluss

Ein chronischer Mesenterialarterienverschluss ist in der Regel arteriosklerotisch bedingt; er führt infolge guter Kollateralentwicklung meist erst spät zu Symptomen.

Klinik

Leitsymptom ist die **Angina (Claudicatio) intestinalis** mit heftigen Leibschmerzen 15 – 30 Minuten nach jeder Mahlzeit. Zusätzlich können ein Malabsorptions-Syndrom mit Gewichtsverlust (verstärkt durch Angst vor der Nahrungsaufnahme und den nachfolgenden Schmerzen) und/oder eine sekundäre Kolonentzündung mit blutiger Diarrhöe, Übelkeit, Fieber (ischämische Kolitis) vorliegen.

Diagnostisches Vorgehen

Abdominelle Strömungsgeräusche bei der Auskultation sind ein erster Hinweis auf eine arteriosklerotisch veränderte Mesenterialarterie. Die Sicherung der Diagnose erfolgt mittels Duplexsonographie, MR- oder CT-Angiographie oder intraarterieller DSA.

Therapie

Optionen sind eine Gefäßoperation oder Ballonangioplastie, um den Thrombus zu entfernen oder die Implantation eines aortoarteriellen Bypasses. Ischämische Darmabschnitte müssen reseziert werden.

2.3.6 Entzündliche Gefäßkrankheiten

Die Vaskulitiden, also entzündliche, nicht-degenerative Arteriopathien, machen nur etwa 5% aller arteriellen Krankheiten aus. Meist handelt es sich um schwere Krankheitsbilder, die unbehandelt zum Tode führen können.

Einteilung

- **Primäre Vaskulitiden** (s. 12.10): Die Vaskulitis ist die zugrunde liegende Erkrankung u. a. bei Panarteriitis nodosa, Riesenzellarteriitis (M. Horton), Takayasu-Syndrom, Wegener-Granulomatose, Churg-Strauss-Syndrom und Hypersensivitätsvaskulitis.
- **Sekundäre Vaskulitiden:** Die Vaskulitis ist ein Begleitsymptom bei Kollagenosen (u. a. Lupus erythematodes,

Aus Patientensicht: Schlaganfall

Ein Schlaganfall stellt für den betroffenen Patienten eine plötzlich eingetretene schwerwiegende Behinderung mit folgenden möglichen Einschränkungen dar:

- Der Patient kann nicht mehr oder nur schlecht sprechen.
- Er kann die betroffene Seite nicht bewegen und fühlen.
- Er kann nicht mehr gehen.
- Er kann seine Ausscheidungsfunktionen nicht kontrollieren.
- Er hat erhebliche Schwierigkeiten beim Essen und Trinken (u. a. wegen Kau- und Schluckstörungen).
- Er nimmt die betroffenen Körperteile nicht mehr oder verändert wahr.
- Er kann zweckgerichtete Handlungen, z. B. das Ankleiden, nicht oder nur mit Mühe ausführen (Apraxie).
- Er leidet unter Stimmungsschwankungen und vermindertem Selbstwertgefühl.

Aus einem Menschen, der vor dem Ereignis vielleicht noch „voll im Leben stand" oder sich zumindest selbst versorgen konnte, ist ein Patient geworden, der ganz oder teilweise auf Hilfe von außen angewiesen ist. Der weitere Krankheitsverlauf ist anfangs nicht vorhersehbar. Es besteht Hoffnung, aber keine Garantie auf Wiederherstellung der physischen und psychischen Integrität.

Hilfestellungen
Elementar für den Patienten ist die Rehabilitation mit aktivierendem Charakter unter Einbeziehung des Krankenhauspersonals und der Angehörigen. Es gilt, den Schlaganfall und seine Folgen für das Selbstbild und den Lebensalltag in optimaler Weise zu verarbeiten.

Psychische Unterstützung
Der Patient durchlebt nach dem Schlaganfall eine Vielzahl von Gefühlen, z. B.

Verzweiflung, Trauer, Wut, Scham, Hoffnungslosigkeit, Sorge um sein weiteres Leben oder um seine Angehörigen. Hinzu tritt oft die Angst vor dem Tod (die bei der hohen Sterblichkeit und der Gefahr eines Rezidivs durchaus berechtigt ist).
Die Verarbeitung dieser Gefühle wird durch die mangelnde sprachliche und anderweitige Kommunikationsfähigkeit sowie die mangelnde Gestaltbarkeit der äußeren Lebensumstände erschwert.
Von allen betreuenden Menschen ist hier Einfühlungsvermögen und Geduld gefragt:

- sich ans Bett setzen und Zeit nehmen, wenn der Patient versucht, etwas mitzuteilen
- alternative Kommunikationsmethoden anbieten (z. B. Keyboard)
- gefühlsmäßige Interaktionen zulassen und fördern: manchmal hilft Händehalten mehr als viele Worte
- dem Patienten so viel Autonomie und Entscheidungsfreiraum wie möglich geben
- auch kleine Fortschritte positiv bewerten.

Rehabilitation
In der Rehabilitation von Schlaganfallpatienten wird u. a. das Bobath-Konzept verwandt. Hauptziele sind hierbei:

- Wahrnehmungsförderung (z. B. durch Lagerung des Patienten auf der betroffenen Seite)
- Normalisierung des Muskeltonus (Verhinderung oder Minderung der Spastizität)
- Förderung alltäglicher Handgriffe (z. B. Einbeziehen des betroffenen Arms in normale Bewegungsabläufe).

Alle therapeutischen Maßnahmen sollten mit dem Patienten und seinen Angehörigen besprochen werden. Wichtige Hilfestellungen sind beispielsweise:

- den betroffenen Arm des Patienten

konsequent hochlagern, um Schwellungen zu verhindern, ggf. leichte manuelle Lymphdrainage; keine Bluttransfusionen oder abschnürenden Kleidungsstücke am betroffenen Arm

- den Bettbügel (Galgen) am Bett des Patienten entfernen, denn die einseitige Belastung beim Hochziehen mit dem gesunden Arm fördert Spastizität
- beim Gespräch mit dem Patienten stets auf der betroffenen Seite stehen oder sitzen. Der Patient muss dann den Kopf auf diese Seite drehen, was die Wahrnehmung fördert.
- Gehversuche erst dann einleiten, wenn der Patient das Bein belasten kann
- dem Patienten immer wieder Mut machen und sich über kleine Erfolge mit ihm freuen.

Die Angehörigen einbeziehen
Die Angehörigen benötigen Informationen zur Prognose der Krankheit und zu den therapeutischen Möglichkeiten. Sie müssen frühzeitig aktiv in die Behandlung des Patienten einbezogen werden.

Weitere Versorgung des Patienten
Der Patient und seine Angehörigen haben Zukunftsängste: Wird der Patient wieder alleine für sich sorgen können oder wird er ein „Pflegefall" bleiben? Kann er im letzteren Falle zu Hause versorgt werden (werden die Angehörigen mit dieser Belastung fertig?) oder muss er in ein Pflegeheim? Patient und Angehörige sollten die Gelegenheit erhalten, über ihre Vorstellungen, Pläne und Ängste zu sprechen. Verschiedene Möglichkeiten und Hilfestellungen (z. B. ambulante Dienste) sollten frühzeitig sondiert und für die weitere Versorgung eingeplant werden.

systemische Sklerose), bei Infektionen (z. B. bei Tuberkulose oder die Mesaortitis luica [s. u.] bei Lues), bestimmten Medikamenten (u. a. Antibiotika) sowie Intoxikationen (Kokain, Morphin).

- **Sonderform:** Thrombangiitis obliterans (s. u.)

Nachfolgend werden nur zwei klassische angiologische Krankheitsbilder aufgeführt. Primäre Vaskulitiden und Kollagenosen (z. B. Riesenzellarteriitis, Takayasu-Arteriitis und Panarteriitis nodosa) siehe ansonsten **12.10.2** und **12.10.6.**

Thrombangiitis obliterans

Synonyma: Endangiitis obliterans, Winiwarter-Buerger-Syndrom

Chronische, multilokuläre, segmentäre Entzündung der mittleren und kleineren Gefäße (Arterien und Venen) im Sinne einer **Panangiitis**, d. h. einer alle Wandschichten einbeziehenden Entzündung. Im späteren Verlauf kommt es auch zum Befall der größeren Arterien. Charakteristisch ist weiterhin in 50% der Befall oberflächlicher Venen (**Phlebitis migrans et saltans**).

Betroffen sind überwiegend junge Männer (< 50 Jahre, M : F = 8 : 1), die stark rauchen. Epidemiologisch auffällig sind die regionalen Unterschiede: In Europa haben bis zu 5%, in Japan ca. 30% der Patienten mit pAVK eine Thrombangiitis obliterans.

Klinik

Meist sind die Unterschenkel-, seltener die Unterarmgefäße befallen. Eine Beteiligung von Organgefäßen (Herz, Gehirn) ist zwar möglich, aber sehr selten.

Klinisch treten schubweise auf:

- Hitze-, Taubheits- oder Kältegefühl (Raynaud-Syndrom), Sensibilitätsstörungen an den Händen oder Füßen
- Ruheschmerzen (Claudicatio intermittens ist eher selten)
- trophische Störungen und Nekrosen
- in 50% Thrombophlebitis, die nekrotisierend und ulzerierend verlaufen kann (**Abb. 2.28**)
- in 20% akuter Gefäßverschluss durch großzellige intimale Granulome mit sekundärer Thrombose (daher der Name „Thrombangiitis").

Ätiologie/Pathogenese

Die Ätiologie der Erkrankung ist unbekannt. Genetische Faktoren scheinen eine Rolle zu spielen. Auffällig ist die ausgeprägte Assoziation zum Tabakkonsum: 98% der Patienten sind starke Raucher. Pathogenetisch wird eine Immunreaktion (evtl. bei entsprechender genetischer Disposition) diskutiert, die durch im Tabak enthaltene Antigene ausgelöst wird. Vor einiger Zeit wurden gegen Endothelzellen gerichtete Antikörper bei Patienten mit Thrombangiitis obliterans nachgewiesen. Passend dazu besteht bei betroffenen Patienten eine verminderte endothelzellabhängige Vasodilatation nach Ischämiereiz.

Diagnostisches Vorgehen

Die Verdachtsdiagnose ergibt sich aus dem typischen klinischen Quartett: jugendlicher Raucher, periphere und akrale Durchblutungsstörungen, begleitende Phlebitis, schubweiser Verlauf. Eine Arteriographie mit typischen segmentären peripheren Gefäßverschlüssen und korkenzieherartigen Kollateralen bestätigt die Diagnose (**Abb. 2.29**). Die Histologie ist diagnostisch wenig aussagekräftig.

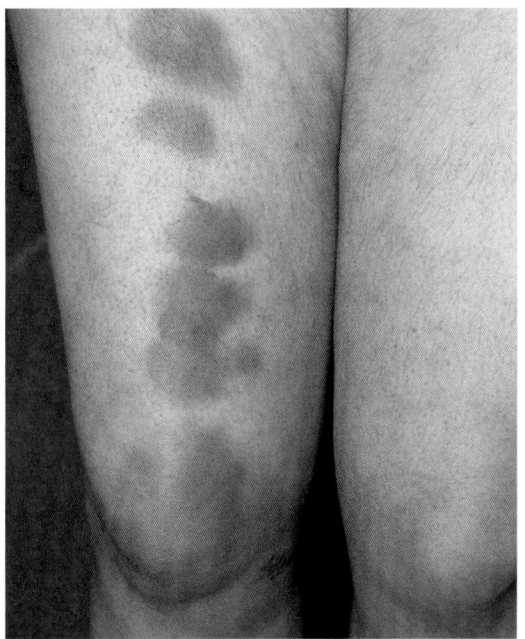

Abb. 2.28: Thrombophlebitis saltans mit ausgeprägter perivaskulärer Entzündungsreaktion am rechten Oberschenkel bei Thrombangiitis obliterans. [M180]

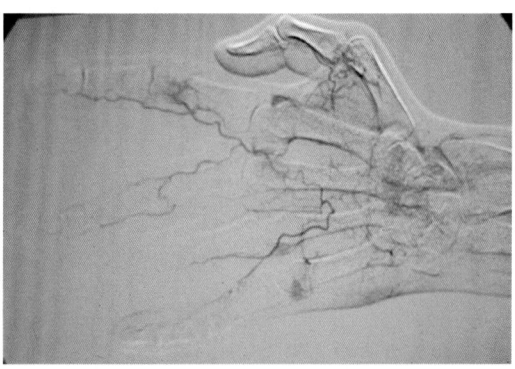

Abb. 2.29: Thrombangiitis obliterans. Die Arteriographie zeigt multiple Verschlüsse der Digitalarterien. [M180]

Differentialdiagnose

Wichtigste Differentialdiagnosen sind andere Formen einer Vaskulitis, die sich anhand des klinischen Bildes und durch entsprechende Antikörperdiagnostik nachweisen bzw. ausschließen lassen. Weiterhin muss die viel häufigere atherosklerotische Form der pAVK abgegrenzt werden. Eine Unterscheidungshilfe gibt **Tabelle 2.7**.

Therapie

Die wichtigste Therapiemaßnahme ist die komplette (!) **Raucherentwöhnung**, die dann meist zum Stillstand der Krankheit führt. Weiterhin sind eine adäquate Schmerzbehandlung sowie Fußpflege erforderlich. Andere Maßnahmen sind:

- vasoaktive Therapie mit Prostanoiden (Prostaglandin-E$_1$, Iloprost) mit relativ guten Erfolgsaussichten in Bezug auf die Abheilung von Ulzerationen
- Langzeittherapie mit Thrombozytenfunktionshemmern (oder oralen Antikoagulanzien) zur Thromboseprophylaxe
- als Ultima Ratio: Grenzzonenamputation.

! Eine invasive Rekanalisation ist wegen der peripheren Lokalisation der Gefäßverschlüsse meist nicht möglich. **!**

Prognose

Die Krankheit kann insbesondere nach erfolgreicher kompletter Aufgabe des Rauchens selbstlimitierend sein; die Fünf-Jahres-Amputationsrate liegt bei 20–30%.

Mesaortitis luica

Die Mesaortitis luica ist eine heute seltene, syphilitische Entzündung (Tertiärstadium, s. **13.12.1**) der Aorta durch hämatogene Invasion von Spirochäten über die Vasa vasorum. Der entzündliche Prozess durchdringt die Media der Aorta und verformt anschließend baumrindenförmig die Intima. In der Folge entstehen Aneurysmen und Gefäßverschlüsse.

- **Lokalisation:** Aorta ascendens in der Nähe der Herzklappe, Aortenbogen, Aorta descendens bis zum Abgang der Nierenarterien
- **Klinik:** Gefäßverschlüsse, relativ häufig Aortenklappen- und Koronarinsuffizienz, evtl. Myokardinfarkt
- **Diagnostik:** Syphilis-Diagnostik (s. **13.12.1**) mittels TPHA-Suchtest
- **Therapie:** Antibiose mit Penicillin; Kombination mit Kortikosteroiden in niedriger Dosierung.

2.3.7 Arterielle Kompressionssyndrome

Thoracic-outlet-Syndrom

Synonym: neurovaskuläres Schultergürtel-Kompressionssyndrom

Kompression des Plexus brachialis (98% der Fälle), der V. subclavia (1,5%) oder der A. subclavia (0,5%) in der Schulterenge. Betroffen sind meist Erwachsene (20.–50. Lebensjahr) unter Bevorzugung von Frauen, in einem Drittel der Fälle nach vorangegangenem Unfall.

Klinik

Charakteristische Symptome sind Kältegefühl in Hand und Arm, Belastungsschmerz und schnelle Ermüdbarkeit bei Arbeiten über Kopf sowie Muskelatrophie und Nervenschmerzen.

Komplikationen

Die chronische Irritation der Schlagader kann die Bildung eines Aneurysmas oder wandständiger Thromben zur Folge haben; periphere Mikroembolien können ausgelöst werden.

Ätiologie

Ursächlich zugrunde liegen meist kongenitale Anomalien von knöchernen (Halsrippe, Klavikula-Exostosen) oder fibromuskulären Strukturen (muskuläre Hypertrophie oder Fehlinsertion des M. scalenus anterior).

Diagnostisches Vorgehen

Durch bestimmte **Provokationshaltungen** wird versucht, die klinische Symptomatik sowie Stenosegeräusche und das Verschwinden der peripheren Pulse auszulösen. Eine Röntgenaufnahme weist eine mögliche Halsrippe nach. Die Beeinträchtigung des Blutflusses kann durch eine Angiogra-

Tab. 2.7 Unterschiede zwischen Thrombangiitis obliterans und atherosklerotischer Form der pAVK

	Thrombangiitis obliterans	Atherosklerotische Form der pAVK
Ätiologie	unbekannt	Atherosklerose
Lokalisation der Verschlüsse	lokalisiert, segmentär	generalisiert
Beteiligung der Koronargefäße	selten	häufig
Beteiligung von Venen	häufig Thrombophlebitiden	fehlend
Alter bei Erstmanifestation	< 40 Jahre	> 40 Jahre
Claudicatio intermittens	gelegentlich	meistens
Spontanverlauf	in Schüben	langsam progredient

phie quantifiziert werden; die Untersuchung in Ruhelage und bei exponierter Stellung führt zum direkten Nachweis der Kompression.

Therapie

Zunächst wird ein konservativer Ansatz mit Physiotherapie unternommen. Bei persistierenden Symptomen kann durch Resektion der Halsrippe bzw. Durchtrennung des M. scalenus anterior eine Besserung erzielt werden.

Popliteales Entrapment-Syndrom

Kompression der A. poplitea durch muskuläre oder ligamentäre Strukturen des M. gastrocnemius in der Kniekehle. Dieser Pathomechanismus liegt ca. 1–5% der Poplitealverschlüsse zugrunde. Meist sind jüngere Männer betroffen (ca. 35. Lebensjahr; M : F etwa 5 : 1).

Klinik

Leitsymptome sind das Verschwinden der Fußpulse bei Streckung des Knies oder bei passiver Dorsalflexion des Fußes sowie die Waden-Claudicatio bei sportlicher Aktivität durch Hypertrophie des M. gastrocnemius. Manchmal treten zusätzlich neurologische Symptome auf.

Diagnostisches Vorgehen

Die Doppler- und Duplexsonographie der A. poplitea in Provokationshaltung weist das Verschwinden der Strompulskurve nach (nur bei Stenose, nicht bei Verschluss der A. poplitea). Eine Angiographie sollte vor geplanter Operation erfolgen, ebenso CT oder MRT zur Klärung der anatomischen Verhältnisse (auch bei Verschluss der A. poplitea).

Therapie

Methode der Wahl ist die Operation zur Dekompression der Arterie durch Beseitigung der komprimierenden Strukturen. Eine Revaskularisierung ist nur bei Verschluss der A. poplitea angezeigt.

2.3.8 Raynaud-Syndrom

Hierunter werden zwei klinisch zum Teil ähnliche, von der Ätiologie, Pathogenese und insbesondere der Prognose her jedoch völlig unterschiedliche Krankheitsbilder der Digitalarterien zusammengefasst. Der Begriff „Raynaud-Syndrom" bezieht sich auf die Finger, wenngleich es auch akrale Durchblutungsstörungen der Zehen gibt, die eine vergleichbare Symptomatik aufweisen.

Weitere funktionelle Arteriopathien sind im gleichnamigen **Kasten** zusammengestellt.

ZUR VERTIEFUNG

Funktionelle Arteriopathien

Definition
Durchblutungsstörungen, die durch Gefäßspasmen ausgelöst werden und zu Hautveränderungen führen (vasospastische Zirkulationsstörungen). Pathogenetisch werden Störungen in der Gefäßinnervation postuliert (Angioneuropathien). Pathologisch-anatomische Veränderungen an den Gefäßen lassen sich bei primären Formen erst nach Jahren bzw. Jahrzehnten nachweisen.

Krankheitsbilder
- **Raynaud-Syndrom**
- **Akrozyanose:** rötlich bis zyanotisch verfärbte Akren mit vermehrter Schweißabsonderung. Betroffen sind meist junge Frauen. Wahrscheinlich liegen der Krankheit arterioläre Spasmen mit konsekutiver Dilatation der Kapillaren und Venolen und daraus resultierender Zyanose vor. Eine spezifische Therapie ist unbekannt; Kälteexposition sollte aber vermieden werden.
- **Erythromelalgie** (Erythermalgie): Anfälle akraler Hyperthermie mit Rötung und brennenden Schmerzen (auch an Handinnenflächen und Fußsohlen) für Minuten bis Stunden. Auslöser ist eine erhöhte Außentemperatur. Eine spezifische Therapie ist bislang nicht bekannt; Kälteapplikation führt jedoch zur prompten Besserung und Acetylsalicylsäure lindert die Schmerzen. Begleitkrankheiten wie die Polycythaemia vera und Hypertonie sollten ausgeschlossen werden.

Primäres Raynaud-Syndrom

Synonyma: Morbus Raynaud, Raynaud-Phänomen

Klinik

Anfallsweises, in der Regel beidseitiges, meist wenige Minuten anhaltendes Abblassen der Finger II bis V mit Parästhesien (**Abb. 2.30**); der Daumen ist in der Regel nicht betroffen. Seltener können auch einzelne Finger betroffen sein (**Digitus mortuus**). Ruheschmerzen oder trophische Störungen treten anders als beim sekundären Raynaud-Syndrom nicht auf.

Der Anfall beginnt mit einer Abblassung („weiße Finger") infolge eines Vasospasmus der Digitalarterien. In der ischämischen Phase werden Kapillaren und Venolen dilatiert, es resultiert eine Zyanose („blaue Finger") infolge der Deoxygenierung des Blutes. Mit der Erwärmung löst sich der Spasmus der Gefäße und die Durchblutung in den dilatierten Arteriolen und Kapillaren nimmt dramatisch zu. Diese reaktive Hyperämie („rote Finger") verursacht ein klopfendes, schmerzhaftes Gefühl.

Der Krankheitsverlauf wird oft als „Tricolor-Syndrom" bezeichnet. Bei einem Drittel der Patienten können Blässe

02

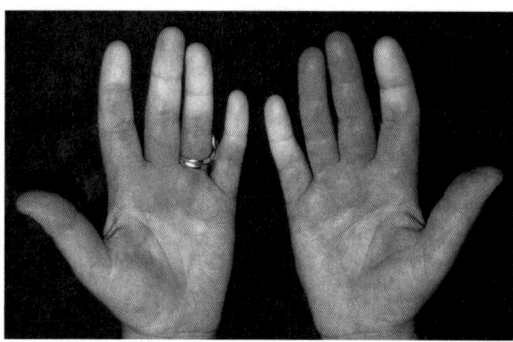

Abb. 2.30: Primäres Raynaud-Syndrom bei einer 29-jährigen Patientin: Abblassung der Finger II–V links sowie II und V rechts unter Kälteeinwirkung. [M180]

und Zyanose bzw. nur die Zyanose die einzigen Symptome sein.

Ätiologie und Pathogenese

Die Ätiologie ist unklar; konstitutionelle Faktoren scheinen eine Rolle zu spielen, da überwiegend junge, schlanke Mädchen und Frauen mit vegetativer Labilität betroffen sind (M : F = 1 : 6).

Störungen der Gefäßinnervation führen bei lokalen Kältereizen oder auch bei emotionalem Stress zu digitalen Durchblutungseinschränkungen mit vasospastischer Konstriktion. Der Kältereiz ist dabei oft inadäquat (Kälteüberempfindlichkeit).

Diagnostisches Vorgehen

Die typische klinische Symptomatik lässt sich im **Kälteprovokationstest** (kaltes Handbad) auslösen. Zur Bestätigung der Diagnose kann man während der Provokation folgende Untersuchungen heranziehen:

- **akrale Oszillographie:** typische Sägezahnkurve. Die Sägezahnwellen im absteigenden Pulsschenkel der Kurve beruhen wahrscheinlich auf Tonusschwankungen der Gefäße infolge der Vasospastik.
- **Kapillarmikroskopie:** im Anfall verlangsamter bzw. sistierender Fluss in den Nagelfalzkapillaren; im symptomfreien Intervall zeigen sich keine morphologischen Veränderungen.

Therapie

Eine ursächliche Therapie ist nicht möglich. Die Symptome sprechen gut auf Vasodilatatoren (Nitroglycerin, Calcium-Antagonisten) an, allerdings ist der parallele Blutdruckabfall oft limitierend.

Wichtig ist der prophylaktische **Schutz vor Kälte** (z. B. durch Fausthandschuhe, „Taschenöfen"). Physikalische Maßnahmen wie ansteigende warme Bäder und ein kreislaufaktivierendes sportliches Training sind hilfreich. In sehr schweren Fällen ist die thorakale Sympathektomie in Erwägung zu ziehen.

Prognose

In einigen Fällen entwickeln sich im Verlauf von Jahren bis Jahrzehnten organische Veränderungen; deshalb sollte jährlich eine körperliche Kontrolluntersuchung durchgeführt werden.

Sekundäres Raynaud-Syndrom

Synonym: sekundäres Raynaud-Phänomen

Hierunter wird ein Raynaud-Syndrom als Folge einer Grundkrankheit verstanden, in deren Rahmen es zu organischen Digitalarterienveränderungen kommt (s. **Kasten** „Vorkommen des sekundären Raynaud-Syndroms").

=====ZUR VERTIEFUNG=====

Vorkommen des sekundären Raynaud-Syndroms

- **Kollagenosen:** hier oft als Initialsymptom. Bei 80–90% der Patienten mit Sklerodermie nachweisbar, bei 30% als Leitsymptom. Bei ca. 20% der Patienten mit systemischem Lupus erythematodes (SLE) vorhanden. Das CREST-Syndrom (s. 12.9.4) verdankt seinen zweiten Buchstaben dem Raynaud-Phänomen.
- **periphere arterielle Verschlusskrankheit** (die Thrombangiitis obliterans ist vergleichsweise selten)
- **periphere Embolien:** Herzkrankheiten, Thoracic-outlet-Syndrom
- **neurologische Krankheiten:** Lähmungen der Gefäßnerven nach Apoplexie und Poliomyelitis, Morbus Sudeck
- **hämatologische Krankheiten:** „Hyperviskositäts-Syndrome", z. B. bei Polycythaemia vera, Thrombozytose, Makroglobulinämie Waldenström; aber auch bei Kälteagglutininen und Kryoglobulinen
- **Medikamentennebenwirkung:** ergotaminhaltige Pharmaka, Betarezeptoren-Blocker, Zytostatika (wie z. B. Aleomycin, Cisplatin)
- **Traumen:** berufsbedingte Vibrationstraumen (z. B. „Hypothenar-Hammer-Syndrom" mit Verschluss der A. ulnaris), lokale Verletzungen wie Elektrounfälle, Erfrierungen.

Klinik

Im Gegensatz zum primären Raynaud-Syndrom kommt es häufig zu **Ruheschmerzen** und **trophischen Störungen** bis hin zu Nekrosen an den Fingerkuppen (**Abb. 2.31**). Typisch ist der isolierte Befall einzelner Finger.

Diagnostisches Vorgehen

Faustschlussprobe und Allen-Test sind pathologisch. Im akralen Oszillogramm zeigen sich deutlich verminderte oder fehlende Amplituden. In der Kapillarmikroskopie finden sich morphologische Kapillarabnormitäten.

Therapie

Die Behandlung der Grundkrankheit steht langfristig im Vordergrund. Bei akuter peripherer Thrombose ist evtl. eine lokale oder systemische Thrombolyse angezeigt. Anschließend sollte eine langzeitige Thromboseprophylaxe mit Thrombozytenfunktionshemmern oder oralen Antikoagulanzien folgen. Bei Ruheschmerzen oder Nekrosen kann die lokale Durchblutung mit Prostaglandin E$_1$ als i. v. Infusion gefördert werden; ggf. kommt auch eine Hämodilutionsbehandlung (s. **2.3.2**) in Betracht.

2.3.9 Fibromuskuläre Dysplasie

Bei dieser Erkrankung kommt es zu einer Proliferation der glatten Muskulatur und des fibrösen Gewebes in Intima, Media sowie im Bereich der Adventitia. Bislang ist die Ursache unbekannt. Die Veränderungen kommen vor allem an den Nierenarterien und an der A. carotis interna vor; dabei bilden sich abwechselnd verdickte und atrophische Arteriensegmente (typische **perlschnurartige Stenosen; Abb. 2.32**).

Die fibromuskuläre Dysplasie ist für 7% der peripheren Arterienstenosen und Verschlüsse verantwortlich. Sie betrifft meist Frauen (M : F = ca. 1 : 6) im jüngeren und mittleren Alter.

Klinik

Bei Befall der Nierenarterien entwickelt sich eine renovaskuläre Hypertonie (s. **1.14.1**), bei Befall der supraaortalen bzw. der peripheren Gefäße eine arterielle Durchblutungsstörung (s. **2.3.2**). Relativ häufig ist die Koinzidenz mit intrakraniellen Aneurysmen.

Diagnostisches Vorgehen

Im Rahmen der Diagnostik einer sekundären Hypertonie (s. **1.14.1**) fällt der typische Aspekt perlschnurartiger Stenosen in der intraarteriellen DSA bzw. der Arteriographie auf.

Therapie

Nur bei ausgeprägten Symptomen:
• perkutane transluminale Angioplastie (PTA); s. **2.3.2**
• chirurgische Rekonstruktion (Resektion oder Bypass).

2.3.10 Aneurysmen

Erworbene oder angeborene Strukturstörung der Gefäßwand mit vereinzelt oder multipel auftretenden umschriebenen Erweiterungen von Arterien. Es werden drei Formen unterschieden (s. **Kasten** „Aneurysmaformen" und **Abb. 2.33**).

❗ Die Ektasie weist im Gegensatz zum Aneurysma eine zylindrische diffuse Gefäßdilatation ohne Wandveränderung auf. ❗

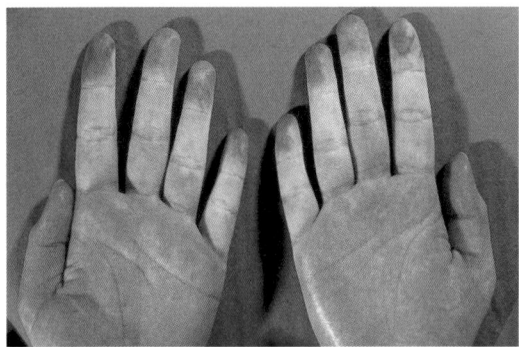
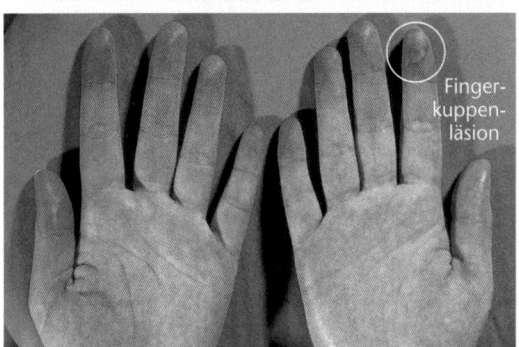

Abb. 2.31: Sekundäres Raynaud-Syndrom bei einer Patientin mit Sklerodermie. Am rechten Zeigefinger hat sich als Folge der trophischen Störungen eine Fingerkuppenläsion entwickelt. **Oben:** Abblassung der Finger unter der Faustschlussprobe. **Unten:** reaktive Hyperämie nach Beendigung des Tests. [M180]

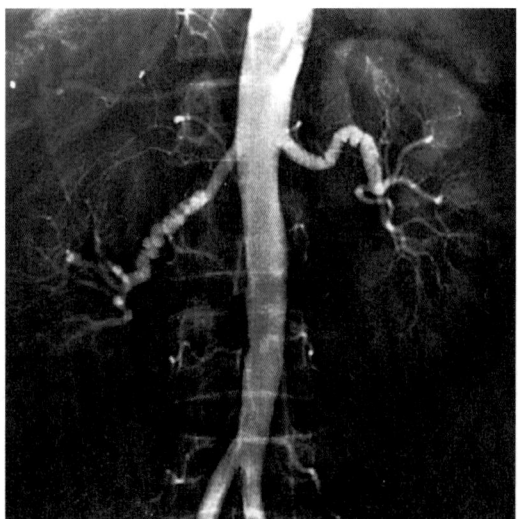

Abb. 2.32: Angiographischer Befund bei bilateraler fibromuskulärer Dysplasie der Nierenarterien: typischer perlschnurartiger Aspekt. [E211–100]

02

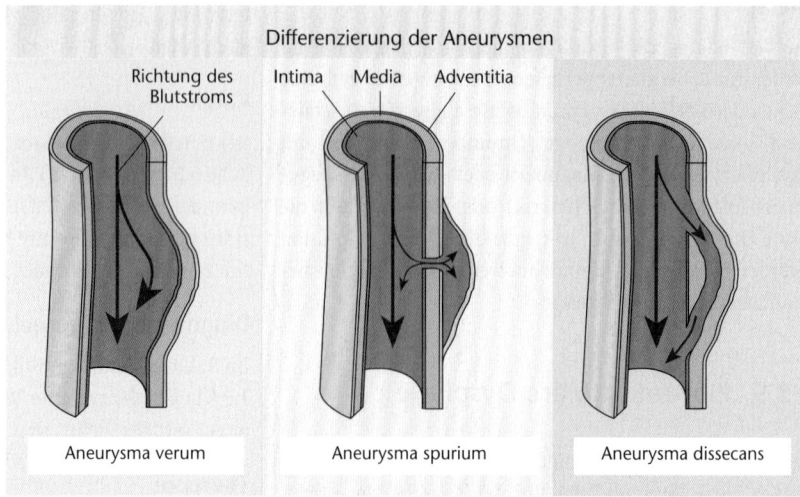

Abb. 2.33: Schematische Darstellung der verschiedenen Aneurysmaformen.

===ZUR VERTIEFUNG===

Aneurysmaformen

Echtes Aneurysma (Aneurysma verum)
Sack-, spindel- oder keilförmige Ausweitung der gesamten Arterienwand, überwiegend arteriosklerotisch bedingt, selten als Folge einer Lues.
- **Häufigkeit:** 80% aller Aneurysmen
- **Lokalisation:** Aorta thoracalis und abdominalis, A. poplitea (Tab. 2.8). Wegen der häufigen Inzidenz von multilokulären Aneurysmen sollte die gesamte abdominelle und periphere Arterienstrombahn untersucht werden.

Dissezierendes Aneurysma (Aneurysma dissecans, Dissektion der Aorta)
Einriss der Intima mit Entwicklung eines intramuralen Hämatoms und Längsspaltung der Gefäßwand (Dissektion). Es bildet sich ein zweites, **falsches Gefäßlumen**, meistens im Bereich der Media.
- **Ätiologie:** Hypertonus bei vorbestehender arteriosklerotischer Wandschädigung (bei 70% der Patienten), zystische Medianekrose im Bereich der Aorta thoracalis beim Marfan-Syndrom
- **Häufigkeit:** 15–20% aller Aneurysmen
- **Lokalisation:** Aorta thoracalis und abdominalis. Je nach Lokalisation und Ausdehnung werden drei (nach DE BAKEY) bzw. zwei Typen (nach STANFORD) differenziert; Abb. 2.34.

Falsches Aneurysma (Aneurysma spurium)
Einriss oder Perforation der gesamten Arterienwand mit Ausbildung einer paravaskulären, „falschen" Aneurysmawand aus peri-/vaskulärem Gewebe.
- **Ätiologie:** Traumen (Messerstich, Verkehrsunfall) oder iatrogene Maßnahmen wie Herzkatheter; selten arteriosklerotisch oder mykotisch
- **Häufigkeit** zunehmend durch vermehrte arterielle Katheteruntersuchungen
- **Lokalisation:** große Arterien.

Abb. 2.34: Schematische Darstellung des Aneurysma dissecans der Aorta. DE BAKEY differenziert die Typen I–III; STANFORD unterscheidet die Formen A und B. [L157]

Klassifikation nach DE BAKEY
Typ I (60%) Dissektion von Aorta ascendens, Aortenbogen und Aorta descendens bis nach Abgang der A. subclavia.
Typ II (15%) Dissektion von Aorta ascendens und proximalem Aortenbogen
Typ III (25%) Dissektion mit Beginn distal des Abganges der linken A. subclavia bis
  a) oberhalb des Zwerchfells
  b) unterhalb des Zwerchfells

Stanford-Klassifikation
Typ A Die Dissektion betrifft die Aorta ascendens
Typ B Dissektion der Aorta descendens

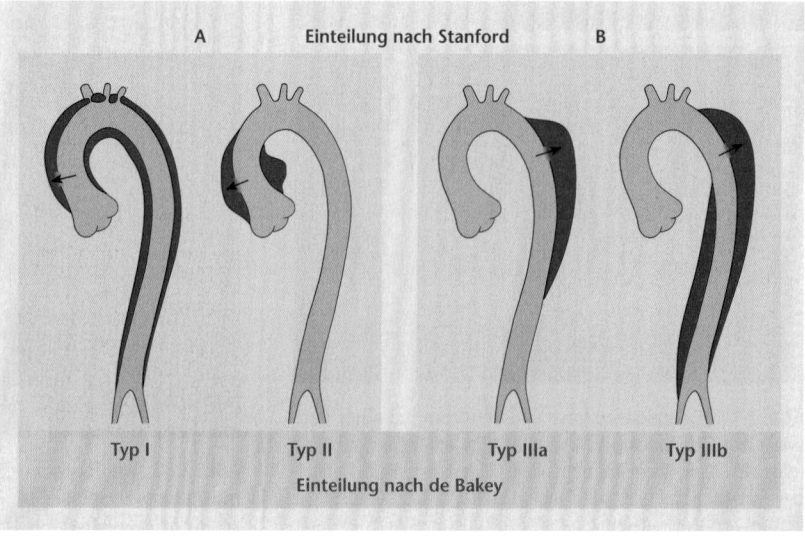

Klinik

Meistens sind Aneurysmen zunächst asymptomatisch, evtl. sind Pulsationen sichtbar (z. B. im Bereich der Bauchaorta oder der A. subclavia).

❗ Treten Symptome auf, besteht eine dringliche Operationsindikation, da sie Zeichen einer drohenden Ruptur sind. ❗

Mögliche Symptome bei dem relativ häufig vorkommenden infrarenalen Bauchaortenaneurysma sind: Abdominal- und Rückenschmerz, Druckempfindlichkeit, pulsierende Empfindungen (**Tab. 2.8**).

Hauptkomplikationen

Die Komplikationen sind lebensbedrohlich:
- Bei **Dissektion der Aorta ascendens** wandernde, schneidende, heftige Thoraxschmerzen („**retrosternaler Vernichtungsschmerz**", DD: Lungenembolie, Herzinfarkt).
- Bei **Dissektion der Aorta descendens** akute Schmerzen von den Schulterblättern bis zur Kreuzbeingegend (evtl. „akutes Abdomen"). Die Symptome sind sehr variabel, sie hängen von der Verschlusslokalisation und den Auswirkungen auf die Hauptarterien der Aorta ab („**deszendierendes Ischämie-Syndrom**");
- Die **Kompression des oberen Zervikalganglions** kann zum **Horner-Syndrom** führen; bei Kompression von Ösophagus oder Bronchien können Heiserkeit, Dysphagie oder Atemwegsobstruktion auftreten.
- **Ruptur** mit Massenblutung, **Abb. 2.35b**: Schock
- **Thrombosierung** mit Gefäßverschluss
- Ausgangspunkt für periphere **Embolien**.

02

Tab. 2.8 Echte Aneurysmen: Lokalisation, Ätiologie, Symptome

Lokalisation	Ätiologie	Symptome
Aorta ascendens und Aortenbogen	meist Lues	retrosternale Schmerzen, Dysphagie (Einengung des Ösophagus), Dyspnoe (Kompression der Trachea), Heiserkeit (Schädigung des N. recurrens), Horner-Syndrom (Sympathikusschädigung)
Infrarenale Aorta (Abb. 2.35)	in 95 % atherosklerotisch	im Initialstadium fehlend; später evtl. Auftreten von Rückenschmerzen, bei Ruptur schwerer Schock. Perforation meistens in den Re troperitonealraum, seltener in den Dünndarm (schwere gastrointestinale Blutung), in die Harnblase (Makrohämaturie) oder in die V. cava inferior (Tachykardie, Einflussstauung, Rechtsherzinsuffizienz)
A. poplitea	atherosklerotisch	Claudiatio intermittens wie bei pAVK oder plötzlich einsetzende Schmerzen mit Kältegefühl wie bei akutem Gefäßverschluss (infolge peripherer Embolisierung aus dem thrombosierten Aneurysma)

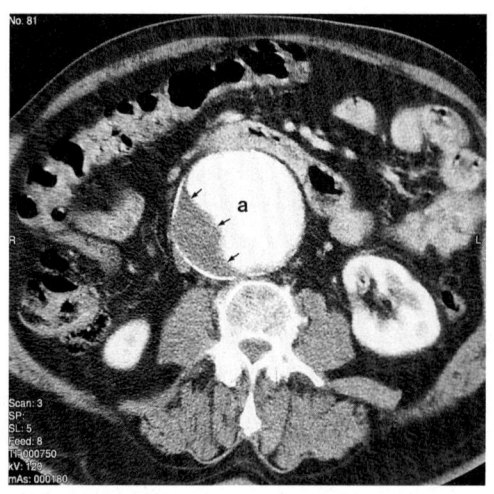
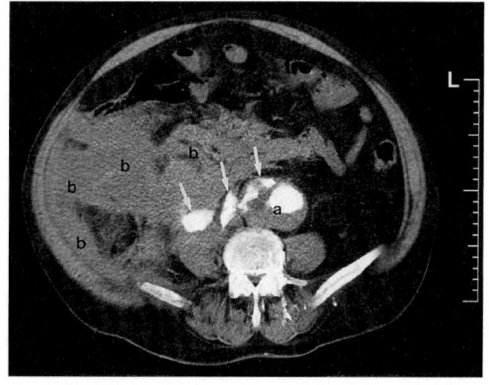

Abb. 2.35: Infrarenales Bauchaortenaneurysma. a) Spiral-CT (nicht-rupturiert): Das transversale Bild unterhalb der Nierenarterien zeigt ein großes Aneurysma verum (a), das zum größten Anteil perfundiert ist. Eine Thrombusschale (→) kleidet den rechts-dorsolateralen Anteil des Aneurysmas aus. **b)** Spiral-CT (anderer Patient, rupturiert): Der Schnitt oberhalb der Aortenbifurkation zeigt ein rupturiertes Bauchaortenaneurysma (a) mit Kontrastmittelaustritt in das Retroperitoneum (→). Die große Zone mittlerer Dichte entspricht frischem Blut (b), das bereits in das Retroperitoneum ausgetreten ist. [S008–2]

Diagnostisches Vorgehen

Asymptomatische Aneurysmen sind meist Zufallsbefunde bei Ultraschall- oder Röntgenuntersuchungen („Kalksichel"). Manchmal werden sie auch bei der körperlichen Untersuchung als Tumor palpiert (z. B. Bauchaortenaneurysma bei schlanken Menschen).

Der sichere Nachweis gelingt mithilfe der Duplexsonographie, der CT bzw. der MRT. Bei der proximalen Aortendissektion ist zusätzlich die transösophageale Echokardiographie hilfreich.

Zur Abklärung der genauen Gefäßverhältnisse wird präoperativ entweder eine intraarterielle DSA (**Abb. 2.36**) oder eine CT- bzw. MR-Angiographie durchgeführt. (Vorsicht wegen Gefahr der Ruptur und Ablösung von thrombotischem Material!).

Therapie

Bei der häufigsten Form eines **Aneurysma verum**, dem infrarenalen Bauchaortenaneurysma, besteht bei asymptomatischem Befund eine Indikation zur Operation oder Stentimplantation ab einem Gefäßdurchmesser von ca. 5 cm. Bei klinischen Symptomen und rascher Progredienz ist eine Operation wegen der Rupturgefahr schon bei einem kleineren Durchmesser indiziert. Bei einem Aneurysma sind regelmäßige sonographische Kontrollen empfehlenswert, z. B. alle 6 Monate.

Beim **Aneurysma spurium** der A. femoralis (z. B. nach Koronarangiographie) kann die Ausschaltung durch mehrere Methoden erfolgen: durch längere (ca. 30 min) Kompression mit dem Ultraschallkopf unter Sicht am Bildschirm, durch lokale Thrombin-Injektion oder durch Operation. Beim **Aneurysma dissecans** der Aorta (Stadium I und II

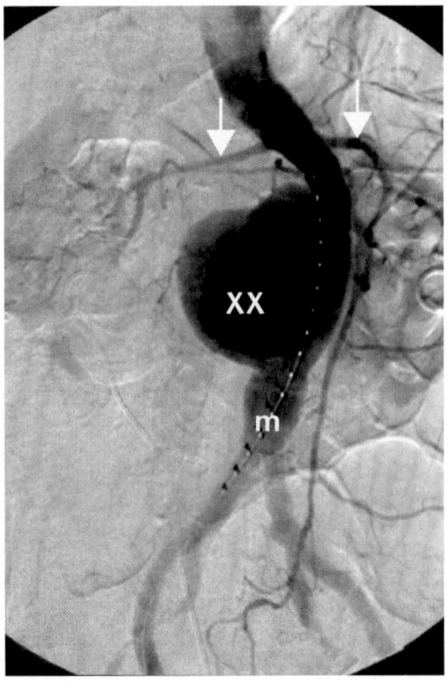

Abb. 2.36: Großes, kugelig geformtes, infrarenales Bauchaortenaneurysma in der DSA (xx). Die Nierenarterien sind nicht mit einbezogen (→). In der Aorta ist ein Messkatheter (m) platziert mit cm-Markierungen für die Abmessung der geplanten Gefäßprothese.
Abb. freundlicherweise zur Verfügung gestellt von Dr. med. A. Farber, Radiologe, Hannover

nach DE BAKEY) besteht eine hohe Mortalität, sodass die Operationsindikation frühzeitig gestellt wird. Beim Typ III nach DE BAKEY wird man eher konservativ vorgehen, denn diese Form hat eine deutlich bessere Prognose.

Prognose

Die Rupturgefahr beträgt bei einem Aneurysmadurchmesser von 7 cm 4% pro Jahr und bei > 8 cm Durchmesser 80% pro Jahr. Bei einem bereits rupturierten Aortenaneurysma beträgt die Operationsmortalität bis zu 90%.

❗ Je größer der Durchmesser, desto schneller wächst ein Aneurysma (analog zum Laplace-Gesetz: Die elastischen Rückstellkräfte der Gefäßwand nehmen proportional zum wachsenden Radius ab). ❗

2.3.11 Arteriovenöse Fisteln und Angiodysplasien

AV-Fisteln

Angeborene oder erworbene Verbindungen zwischen Arterien und Venen (Shunts).

Klinik und Pathogenese

Entscheidend für die hämodynamischen Auswirkungen einer Fistel ist die Größe des Shunt-Volumens.

Im Rahmen eines arteriovenösen Kurzschlusses wird die zur Fistel führende Arterie vermehrt durchströmt, was konsekutiv zur Erweiterung und Elongation des Gefäßes führt. Das Herzzeitvolumen steigt und ein großes Shunt-Volumen kann so u. U. zur Herzinsuffizienz führen. Auf der venösen Seite resultiert ein exzessiver Druckanstieg mit Arterialisation und extremer Erweiterung der von der Fistel wegführenden Vene. In den tiefen Venen distal der Fistel entstehen dadurch Stauungssymptome.

❗ Je näher am Herzen sich die Fistel befindet, umso größer sind ihre hämodynamischen und kardiovaskulären Auswirkungen. ❗

Ätiologie

- **Angeboren:** selten vorkommende persistierende embryonale Kurzschlussverbindungen, die sich nicht in Arterien oder Venen differenzieren. Sie treten gehäuft an den Extremitäten auf und sind gelegentlich mit Muttermalen assoziiert (angeborene Angiodysplasie, s. u.).
- **Erworben:** durch Trauma (z. B. Stichverletzung), nach diagnostischen Eingriffen (z. B. Leber- und Nierenpunktion, Punktion der Leiste bei Herzkatheteruntersuchung) oder als therapeutische Maßnahme bei operativer Anlage einer AV-Fistel als Dialyseshunt (s. **10.11**).

Diagnostisches Vorgehen

Abhängig von der Größe fallen auskultatorisch ein lautes systolisch-diastolisches Maschinengeräusch und palpatorisch ein Schwirren über der Fistel auf. Der Patient ist eher tachykard; evtl. lässt sich seine Herzfrequenz durch manuelle Kompression der Fistel senken (**Nicoladoni-Branham-Zeichen**).

Den definitiven Nachweis erbringen Duplexsonographie und selektive DSA.

Therapie

Kleine AV-Fisteln bedürfen keiner Therapie. Bei mittlerem und großem Shunt-Volumen muss die Fistel frühzeitig operativ verschlossen werden, um einer Herz- und Kreislaufinsuffizienz vorzubeugen.

Angiodysplasien

Angeborene Gefäßmissbildungen, die arterielle, venöse und lymphatische Gefäße in wechselndem Ausmaß betreffen. Verschiedene Syndrome sind beschrieben:

Klippel-Trenaunay-Syndrom

Klassische Symptomatik mit dysproportioniertem Riesenwuchs einer Gliedmaße (sog. **Hemihypertrophie** durch venöse Stauung und Hypoxie), Naevus flammeus (durch Teleangiektasien der Hautkapillaren) und Varikose (**Abb. 2.37**).

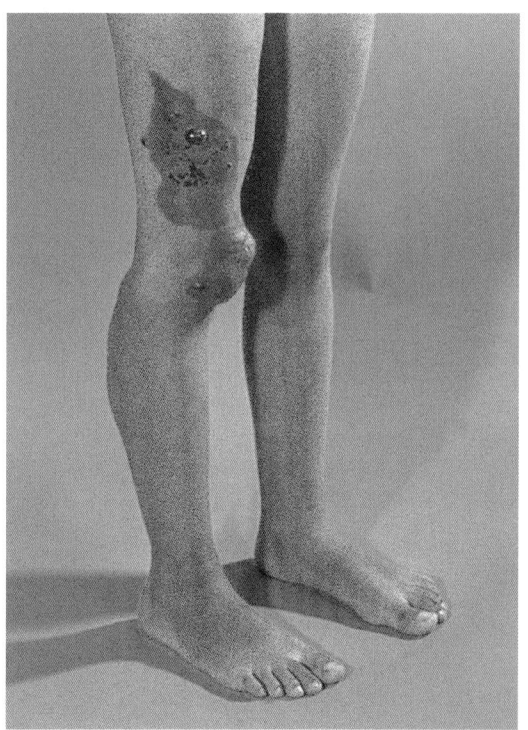

Abb. 2.37: Klippel-Trenaunay-Syndrom des rechten Beines bei einem fünfjährigen Kind. [M180]

Histologisch sind meist arteriovenöse Mikrofisteln nachweisbar; größere Fisteln fehlen.

v.-Hippel-Lindau-Syndrom

Leitsymptom ist die Netzhautangiomatose mit weiteren Angiomen in Kleinhirn, Rückenmark und anderen Organen. Zusätzlich finden sich Leberkavernome, Pankreas- und Nierenzysten.

Osler-Rendu-Syndrom (s. 3.7.6)

Teleangiektasien an Lippen- und Nasenschleimhaut, begleitet von multiplen Angiomen im gesamten Körper und den inneren Organen führen u. a. zu Symptomen wie Nasenbluten, Hämoptoe, Magen- und Nierenblutungen. Oft liegt eine sekundäre Blutungsanämie vor.

2.4 Venöse Gefäßkrankheiten

Venöse Gefäßkrankheiten sind entgegen weitläufiger Meinung nicht harmlos. Sie gehören zu den häufigsten Erkrankungen, die eine dauernde oder vorübergehende Arbeitsunfähigkeit bedingen. In den westlichen Industrieländern leidet die Hälfte der Bevölkerung an einer Varikose; bei 1% liegt ein florides Ulcus cruris vor.

Einteilung

Unterschieden werden Krankheiten des
- oberflächlichen (extra-faszialen) Venensystems: primäre Varikose, Thrombophlebitis
- tiefen (intra-faszialen) Venensystems: Phlebothrombose, post-thrombotisches Syndrom, chronische venöse Insuffizienz (CVI)

Die Übergänge sind fließend, weil die drei ableitenden Venensysteme der Extremitäten (extra-fasziale Venen, intrafasziale Leitvenen und Muskelvenen) durch unzählige Verbindungsgefäße sowohl anatomisch als auch funktionell in enger Beziehung stehen. Jede hämodynamisch wirksame Venenkrankheit wirkt sich deshalb immer auf die venöse Zirkulation der gesamten Extremität aus. Die Strömungsinsuffizienz kann in **retrograde** und **anterograde Störungen** eingeteilt werden (**Abb. 2.38**).

Retrograde Strömungsinsuffizienz

Ist die Funktion der Venenklappen in den tiefen Leitvenen gestört, kehrt sich die Strömungsrichtung um (sog. **Leitveneninsuffizienz**). Die Muskelpumpen können nicht mehr suffizient arbeiten, es entwickelt sich ein Blutrückstau in der Peripherie, das sog. **venöse Pooling**. Das Blut fließt anschließend über das extra-fasziale Venensystem ab.

Diese Form der Strömungsinsuffizienz findet man v. a. bei

fehlenden Venenklappen (Avalvulie, primäre Leitveneninsuffizienz) oder beim post-thrombotischen Syndrom mit defekten Venenklappen, aber vollständiger Rekanalisation (sekundäre Leitveneninsuffizienz).

Anterograde Strömungsinsuffizienz

• „Venöser Block": Unterbrechung des venösen Rückflusses in den tiefen Leitvenen mit Rückstau des Blutes. Der Abfluss des Blutes erfolgt über Kollateralen in das extra-fas-

Fallbeispiel

Anamnese

Ein 62-jähriger Patient kommt mit akuten starken Schmerzen im linken Bein, die vor einer Stunde plötzlich eingesetzt haben, zur Notfallaufnahme. In der Vorgeschichte lässt sich eine arterielle Hypertonie eruieren, die seit 20 Jahren besteht und derzeit mit einem Calcium-Antagonisten und einem Diuretikum behandelt wird. Zudem ist ein infrarenales Aortenaneurysma bekannt, das halbjährlich sonographisch kontrolliert wird. Der Patient nimmt Acetylsalicylsäure zur Thromboseprophylaxe ein.

Klinischer Befund

Der Patient ist ängstlich, jedoch kreislaufstabil. Herz-, Lungen- und Abdominalbefund sind regelrecht. Linker Fuß und Unterschenkel sind kalt und blass; der Unterschenkelumfang erscheint im Vergleich zur rechten Seite vermehrt, was sich bei der Messung bestätigt (1,5 cm Unterschied). Die A. poplitea und die Fußpulse sind links nicht tastbar, rechts aber gut palpabel. Passive Bewegungen der linken Extremität lösen starke Schmerzen aus. Die Sensibilität ist deutlich vermindert.

Verdachtsdiagnose

Sie denken sofort an die „6 P": *pain, pallor, paresthesia, paralysis, prostation, pulselessness* und damit an eine Embolie der peripheren Beinarterien links.

Ambulante Soforttherapie

Das linke Bein wird tief gelagert in der Hoffnung, dass die Schwerkraft die (Rest-)Perfusion des Gewebes erhält. Zusätzlich wird

ein Watteverband zum Warmhalten (Vasodilatation) am Fuß und am Unterschenkel angelegt. Die intravenöse Antikoagulation mit 5000 IE unfraktioniertem Heparin erfolgt sofort, und der Patient wird notfallmäßig in ein nahe gelegenes Gefäßzentrum verlegt.

Stationäre Diagnostik

Dort wird zur Lokalisationsdiagnostik eine arterielle digitale Subtraktionsangiographie (DSA) durchgeführt. Sie zeigt einen embolischen Verschluss der A. femoralis superficialis sowie das bekannte infrarenale Aortenaneurysma, das einen Querdurchmesser von 3 cm und eine Länge von 4 cm aufweist.

Stationäre Soforttherapie

Die Gliedmaße kann durch eine sofortige Embolektomie gerettet werden. Anschließend erfolgt die therapeutische Heparinisierung mit 15 – 20 IE/kg Körpergewicht pro Stunde; angestrebt wird eine Verlängerung der aktivierten partiellen Thromboplastinzeit (aPTT) auf ca. 80 s (Normalwert bis 40 s).

Weitere Diagnostik

Diese dient vor allem der Abklärung der Emboliequelle. Die abdominelle Sonographie des Aortenaneurysmas zeigt sogar einen Querdurchmesser von 4,5 cm und zusätzlich wandständige Thromben. Darüber hinaus wird die Operationsfähigkeit des Patienten durch Labor, EKG, Echokardiographie, Carotisdoppler, Lungenfunktion und Röntgenthorax abgeklärt. Im Verdachtsfall erfolgt auch eine Koronarangiographie zum Ausschluss einer KHK.

Weitere geplante Therapie

Der entscheidende prophylaktische Schritt besteht in der operativen Ausschaltung des Aortenaneurysmas als Quelle für weitere Embolien. Bis dahin wird die Antikoagulation in therapeutischer Dosierung fortgeführt.

Anmerkungen

Die Diagnose des akuten arteriellen Gefäßverschlusses ist aufgrund der klinischen Symptomatik eindeutig zu stellen. Als Sofortmaßnahme zur Erhaltung der Gliedmaße muss innerhalb von 6 Stunden nach Auftreten der ersten Symptome die chirurgische Embolektomie durchgeführt werden. Die Indikation zur bildgebenden Diagnostik richtet sich nach den Gegebenheiten vor Ort; die chirurgische Intervention darf dadurch nicht wesentlich verzögert werden.

Das infrarenale Aortenaneurysma ist gewöhnlich ab einem Querdurchmesser von 5 cm operationsbedürftig. In dem vorliegenden Fall erscheint die chirurgische Intervention bereits zu einem früheren Zeitpunkt sinnvoll, da wandständige Thromben eine periphere Embolie induziert haben. Eine abwartende Haltung wäre auch im Hinblick auf die längerfristige gerinnungshemmende Therapie problematisch, denn beim Aortenaneurysma ist die orale Antikoagulation problematisch.

Die abweichenden Angaben des Querdurchmessers in der DSA und der Sonographie sind dadurch zu erklären, dass die DSA nur das perfundierte Gefäßlumen darstellt, die Sonographie aber auch paravasale Strukturen (z. B. intravasale wandständige Thromben) erfasst.

ziale Venensystem. Diese Form der Strömungsinsuffizienz kommt bei Phlebothrombose, beim post-thrombotischen Syndrom ohne Rekanalisation sowie bei Kompression der Venen durch äußere Strukturen vor.

- **Insuffiziente periphere Muskelpumpen:** Behinderung des venösen Rückstroms durch Ineffizienz der Muskelpumpen infolge
  - Volumenüberlastung der tiefen Leitvenen durch schwere Stammvarikose (s. **2.4.1** und **Abb. 2.45**) mit relativer Venenklappeninsuffizienz
  - ungewöhnlicher Druckbelastung der tiefen Leitvenen, z. B. bei arteriovenöser Fistel
  - Ausfall der Pumpfunktion bei Lähmung der Muskulatur (Poliomyelitis, Apoplexie) oder Gelenkversteifungen (besonders im oberen Sprunggelenk, Gon- oder Koxarthrose).

2.4.1 Varikose

Die Varikose ist durch die Ausbildung von **Krampfadern (Varizen)** gekennzeichnet und tritt am häufigsten an der unteren Extremität auf. Varizen sind oberflächlich gelegene, erweiterte und geschlängelte Venen.

Einteilung

Nach der Ursache werden die sehr viel häufigere primäre und die seltenere sekundäre Varikose unterschieden. In Abhängigkeit von der Lokalisation werden außerdem verschiedene Typen definiert: Stamm-, Seitenast-, Perforans- und retikuläre Varikose (s. **Kasten** „Einteilung der Varikose" und **Abb. 2.39**). Oft liegt eine Kombination der verschiedenen Typen vor.

02

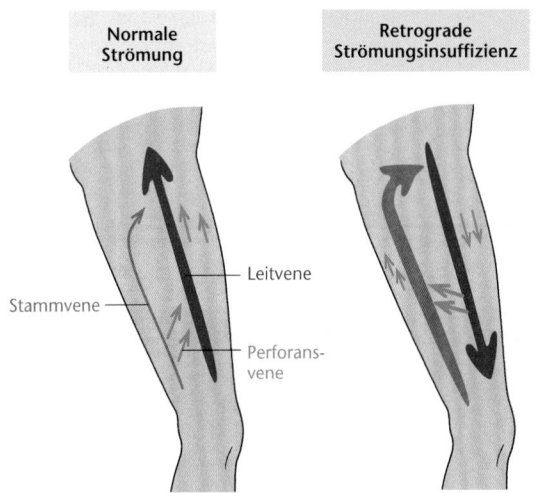
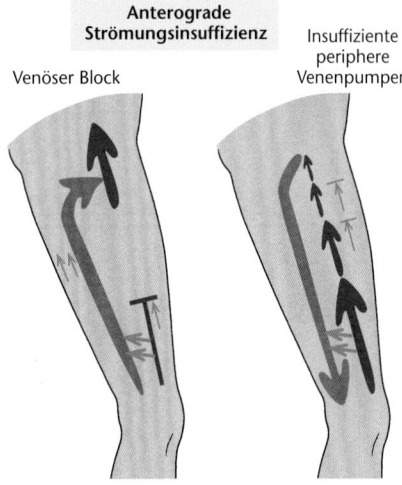

Abb. 2.38: Retrograde und anterograde Strömungsinsuffizienz in den tiefen Beinvenen (Leitvenen). [L157]

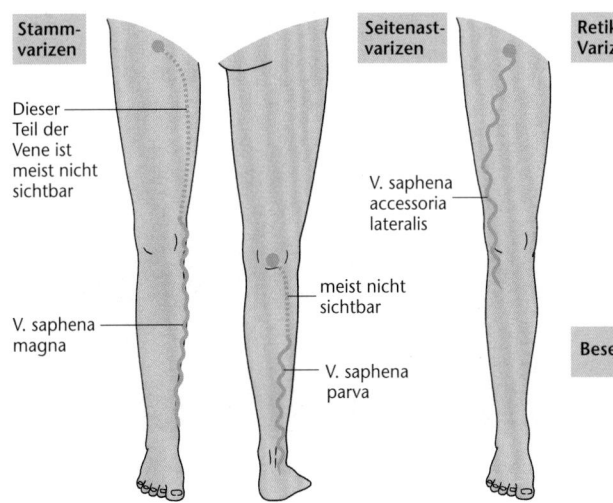
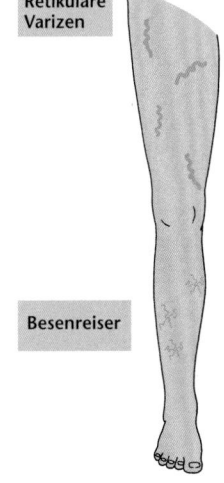

Abb. 2.39: Einteilung der Varikose in Stamm-, Seitenast- und retikuläre Varizen sowie Besenreiser. [L157]

Primäre Varikose

In ca. 90% der Fälle tritt die Varikose ohne erkennbare Ursache auf. Sie ist die wichtigste Krankheit des oberflächlichen (extrafaszialen) Venensystems. Als Ursache wird eine konstitutionelle Schwäche der Venenwand bzw. der Mündungsklappe diskutiert, die durch hormonelle und mechanische Manifestationsfaktoren – z.B. stehender Beruf, Schwangerschaft, hormonelle Antikonzeption – zur Klappeninsuffizienz führt. Die wichtigste klinische Manifestation ist die Stammvarikose der Vena saphena magna (s.u.), die unbehandelt zu schweren Spätkomplikationen führen kann.

Sekundäre Varikose

In ca. 10% der Fälle ist die Varikose die Spätfolge einer venösen Abflussbehinderung im tiefen Venensystem, z.B. beim postthrombotischen Syndrom oder bei Klappenagenesie.

════════════════════ ZUR VERTIEFUNG ════════════════════

Einteilung der Varikose

Stammvarikose
Wenn die V. saphena magna oder parva betroffen sind (Stammvenen), spricht man von einer Stammvarikose. Sie ist die klinisch wichtigste und folgenschwerste Form.

Seitenastvarikose
Bei der Seitenastvarikose sind die Seitenäste der V. saphena magna oder parva erweitert. Die klinische Bedeutung ist geringer.

Perforansvarikose
Bei Insuffizienz von Vv. perforantes (Abb. 2.40) entwickelt sich eine Perforansvarikose. Die größte klinische Bedeutung haben die Cockett-Venen oberhalb des Innenknöchels. Bei deren Insuffizienz kommt es zu einer Umkehr der Strömungsrichtung, und das Blut wird aus der Tiefe in das oberflächliche System gepresst („Blow-out", Abb. 2.41). Die Folge können trophische Störungen mit lokalen Hautveränderungen sein.
Die Perforansvarikose kommt bei dekompensierter Stammvarikose, bei postthrombotischem Syndrom und als eigenständiges Krankheitsbild vor.

Retikuläre Varikose
Bei dieser Form der Varikose sind die subkutanen Nebenastvenen netzartig erweitert. Mangels Beziehung zum tiefen Venensystem hat sie jedoch keine klinische Bedeutung.

Besenreiser
Hierbei handelt es sich um ektatische intradermale Sammelvenen von < 1 mm Durchmesser, die ausschließlich kosmetisch relevant sind.

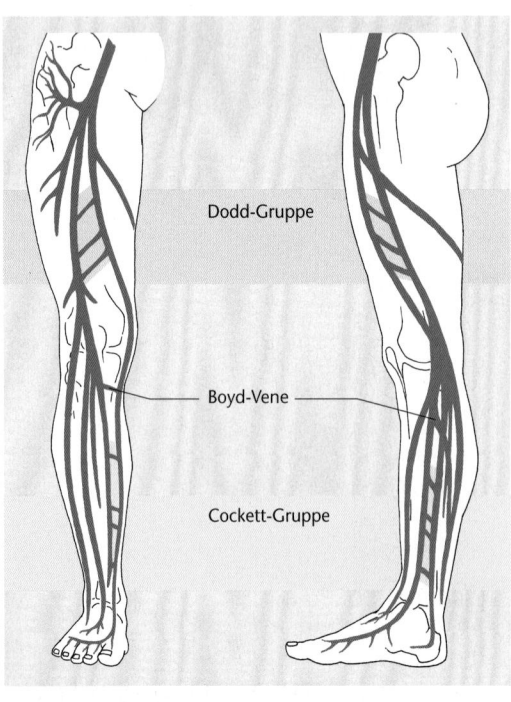

Abb. 2.40: Klinisch relevante Venae perforantes an der Innenseite des Beines. [A400–215]

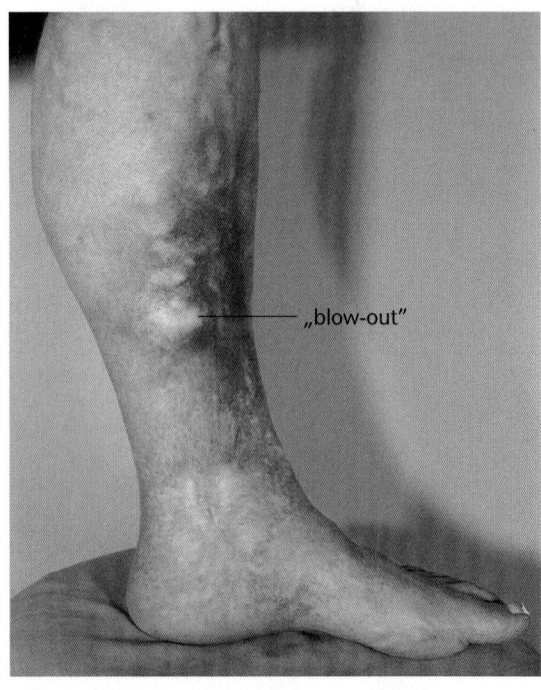

Abb. 2.41: Cockett-Perforansvarikose mit typischem „Blow-out". [M180]

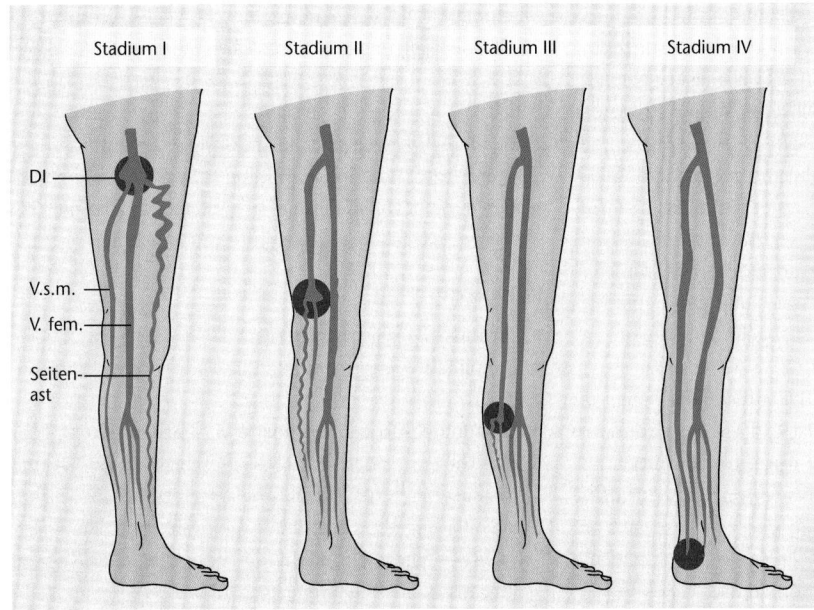

Abb. 2.42: Lage des distalen Insuffizienz-punktes (DI) bei den verschiedenen Stadien der Stammvarikose der V. saphena magna (V.s.m.). [L157]

Stammvarikose

Bei **kompletter Stammvarikose** der V. saphena magna beginnt die variköse Degeneration mit einer Mündungsklappeninsuffizienz in der Leiste; sie kann aber auch erst weiter distal im Verlauf der Stammvene beginnen, z. B. in der Mitte des Oberschenkels in Höhe der Dodd-Perforansvene (**inkomplette Form**). Die Klappeninsuffizienz bewirkt, dass ein Teil des Blutes in das Bein rezirkuliert, anstatt nach proximal weitergeleitet zu werden (s. u. „Rezirkulation").

Stadieneinteilung

Die Stelle, an der die variköse Degeneration beginnt, wird als **proximaler Insuffizienzpunkt** (PI) bezeichnet, und der Punkt, an dem die variköse Degeneration mit einer suffizienten Venenklappe endet, als **distaler Insuffizienzpunkt** (DI; **Abb. 2.42**). Die Lage des DI entscheidet über die Schwere der Varikose und wird deshalb zur Stadieneinteilung der Stammvarikose herangezogen. Der distale Insuffizienzpunkt wird durch die klinische Untersuchung und mithilfe der Duplexsonographie oder Phlebographie bestimmt. Eine chronische venöse Insuffizienz tritt umso eher und ausgeprägter auf, je weiter distal der distale Insuffizienzpunkt liegt und je größer das dadurch rezirkulierende Blutvolumen der Extremität wird. Sie macht sich im Stadium IV bereits in der Jugendzeit bemerkbar, im Stadium III oftmals vor, im Stadium II nach dem 25. Lebensjahr. Im Stadium I sind keine Spätkomplikationen zu erwarten.

Rezirkulation

Das Blut fließt je nach Stadium der Stammvarikose über einen mehr oder weniger ausgedehnten Rezirkulationskreis zum Ursprungsort, also zum proximalen Insuffizienzpunkt zurück. Bei einer kompletten Stammvarikose in den Stadien II und III sieht der Rezirkulationskreis folgendermaßen aus (**Abb. 2.43**): Das Blut fließt aus der V. femoralis communis

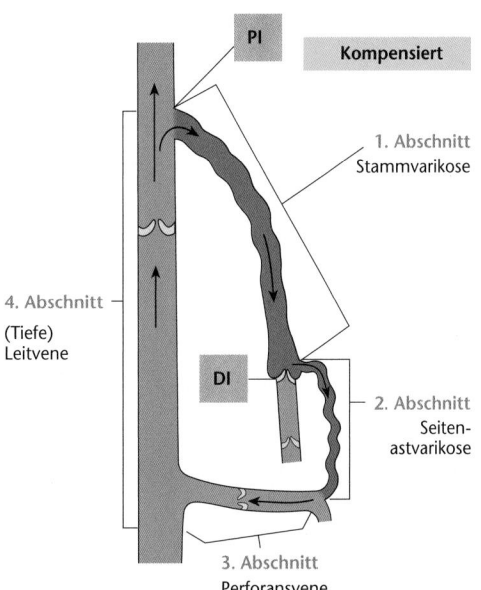

Abb. 2.43: Die vier Abschnitte des Rezirkulationskreises bei der kompensierten Stammvarikose (Stadien II und III). PI = prox. Insuffizienzpunkt, DI = dist. Insuffizienzpunkt [L157]

durch die insuffiziente Mündungsklappe in die V. saphena magna und in ihr retrograd bis zum distalen Insuffizienzpunkt, anschließend über eine varikös veränderte Seitenastvene noch weiter nach distal. Im weiteren Verlauf strömt das Blut über suffiziente Perforansvenen in die Leitvenen zurück, über die es nach proximal abtransportiert wird. In der Leistenregion tritt ein Teil des Blutes erneut über die insuffiziente V. saphena magna in die Rezirkulation ein, anstatt regelhaft in Richtung Herz weitertransportiert zu werden.

Die Prognose der Stammvarikose hängt ganz entscheidend von der Klappenfunktion der zugehörigen tiefen Leitvene ab:

• **Kompensierte Rezirkulation:** Bei suffizienten tiefen Venen liegt ein sog. kompensierter Rezirkulationskreis vor: Das Blut fließt zwar durch die insuffiziente Mündungsklappe der V. saphena magna bis zum distalen Insuffizienzpunkt und weiter über eine Seitenastvarikose nach peripher ins Bein zurück, wird aber dann über suffiziente Venae perforantes in ein funktionierendes tiefes Venensystem abgeleitet, sodass es zu einem ausreichenden Abtransport nach proximal kommt.

• **Dekompensierte Rezirkulation:** Beim dekompensierten Rezirkulationskreis dagegen liegen insuffiziente tiefe Venen vor, die durch langjährige Überlastung infolge eines zu großen Blutvolumens dilatiert und klappeninsuffizient geworden sind: anterograde Strömungsinsuffizienz (**Abb. 2.44**). Es kommt zur venösen Hypertonie und dadurch zur Klappeninsuffizienz in Cockett-Perforansvenen. Schließ-

lich entwickelt sich eine chronische venöse Insuffizienz mit Ödemneigung und trophischen Störungen (s. **2.4.5**).

Klinik

Die Patienten klagen über unspezifische Beschwerden wie Schwere- bzw. Stauungsgefühl und Schmerzen in dem betroffenen Bein. Die Beschwerden können prämenstruell sowie bei vorwiegend stehender Tätigkeit zunehmen.

Komplikationen

• **Chronische venöse Insuffizienz (CVI,** s. **2.4.5**): wichtigste Komplikation der Stammvarikose mit tiefer Leitveneninsuffizienz

• **Varikophlebitis:** häufige, aber meist harmlose Komplikation. Die entzündete Varize ist umschrieben gerötet und druckdolent. Eine bedrohliche Variante ist die Varikophlebitis der Vv. saphenae magna oder parva mit Einwachsen eines Thrombus in das tiefe Venensystem (**„transfasziale Phlebitis"**, 2.4.2, Abb. 2.50).

• **Ruptur** einer Varize, die v. a. an einer umschriebenen, ausgeprägten Aussackung des Gefäßes (sog. Varizenknoten) durch ein mechanisches Trauma verursacht werden kann. Es kann zu erheblichen Blutverlusten kommen; die Blutung lässt sich in der Regel durch lokale Kompression mit Mullkompressen und Verband stillen.

Diagnostisches Vorgehen

Klinische Untersuchung

Bei einer Stammvarikose der V. saphena magna lässt sich das Gefäß bei schlanken Patienten und ausgeprägtem Befund im Stehen erweitert und mitunter leicht geschlängelt von der Leiste bis zum distalen Insuffizienzpunkt verfolgen (**Abb. 2.45**). Bei adipösen Patienten und weniger ausgeprägten Befunden kann die Krankheit bei der klinischen Untersuchung leicht übersehen werden. Bei einer Stammvarikose der V. saphena parva ist die erweiterte Vene gelegentlich in der Kniekehle zu tasten und nach dem Fasziendurchtritt von der Mitte der Wade bis zur Außenknöchelregion sichtbar (**Abb. 2.39**).

Apparative Untersuchungen

Ziel der sich anschließenden apparativen Diagnostik ist die Suche nach krankhaften Verbindungen zwischen den oberflächlichen und tiefen Venensystemen und die genaue Diagnosestellung, um die therapeutische Strategie festlegen zu können (z. B. Operation oder Sklerosierung). Der Nachweis einer Stammvarikose kann mit der direktionalen Doppleruntersuchung, der farbkodierten Duplexsonographie und/oder der Phlebographie erbracht werden.

• Die farbkodierte **Duplexsonographie** ist die Methode der Wahl. Sie ermöglicht eine sichere Diagnosestellung bei

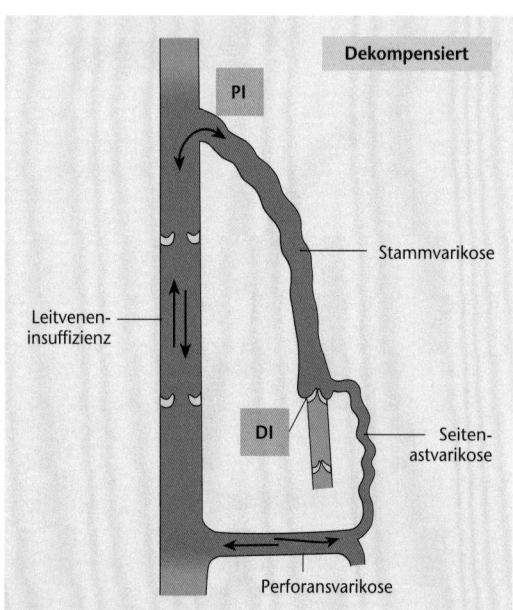

Abb. 2.44: Dekompensierter Rezirkulationskreis bei einer Stammvarikose (Stadien II und III). [L157]

==========ZUR VERTIEFUNG==========

Provokationstests bei Venenkrankheiten

Die Tests dienen der Beurteilung der Blutströmung (normal, vermindert) und der Venenklappenfunktion (suffizient, insuffizient) in oberflächlichen und tiefen Venen. Sie werden regelmäßig bei der Doppler- und Duplexsonographie der Venen angewandt.

Valsalva-(Pressdruck-)Versuch

Ein Valsalva-Manöver (kräftige Atem- und Bauchpresse für etwa 10 sec) dient dem Nachweis von insuffizienten Venenklappen in den Venen in der Leiste und am Oberschenkel.
- **Normal:** Bei suffizienten Venenklappen ist kein Reflux in der untersuchten Vene nachweisbar.
- **Pathologisch:** Bei insuffizienten Venenklappen ist ein anhaltender Reflux vorhanden, z. B. in der V. femoralis beim postthrombotischen Syndrom und in der V. saphena magna bei der Stammvarikose.

Wadenkompressionstest (WKT) und Wadendekompressionstest (WDT)

Der Test dient der Beurteilung des Strömungsverhaltens in den Venen des Oberschenkels, der Kniekehle und des Unterschenkels. Manuelle Wadenkompression (WKT) löst einen anterograd (nach proximal) gerichteten Blutstrom aus, der mit dem Schallkopf über der zu untersuchenden Vene registriert wird. Bei dem anschließenden Loslassen (WDT) kommt es normalerweise zum Strömungsstopp (Abb. 2.46).
- **Normal:** Ein hoher anterograder Blutstrom bei WKT zeigt ein frei durchgängiges Gefäßlumen und ein fehlender Reflux bei WDT suffiziente Venenklappen an.
- **Pathologischer WKT:** Ein verminderter anterograder Blutstrom zeigt ein eingeengtes Gefäßlumen (z. B. bei Thrombose, schlecht rekanalisiertem PTS) oder ein erweitertes Gefäßlumen (z. B. bei Stammvarikose, gut rekanalisiertem PTS) an.
- **Pathologischer WDT:** Ein anhaltender Reflux zeigt insuffiziente Venenklappen an, und zwar in oberflächlichen Venen (z. B. bei Stammvarikose, Perforansvarikose) bzw. in tiefen Venen (bei gut rekanalisiertem PTS, Leitveneninsuffizienz bei Stammvarikose).

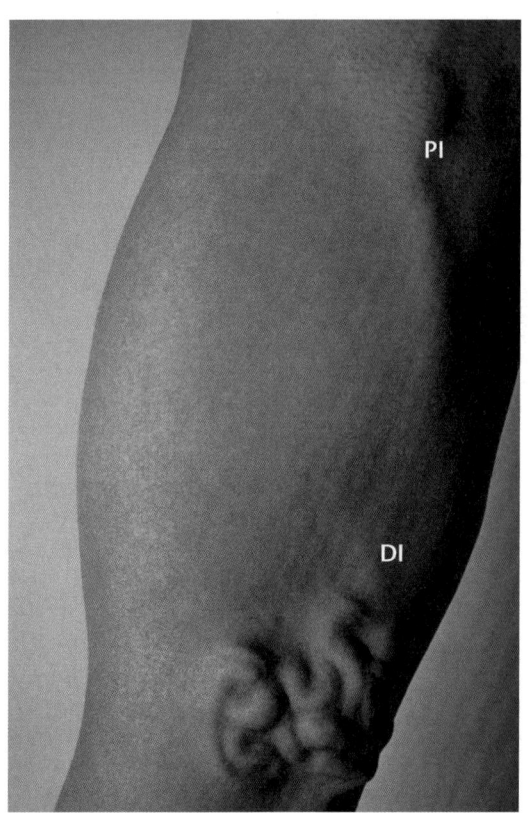

Abb. 2.45: Klinisches Bild einer Stammvarikose der V. saphena magna im Stadium II mit proximalem Insuffizienzpunkt (PI) in der Leiste und distalem Insuffizienzpunkt (DI) oberhalb des Knies. Übergang in ein Seitenastkonvolut am DI. [M180]

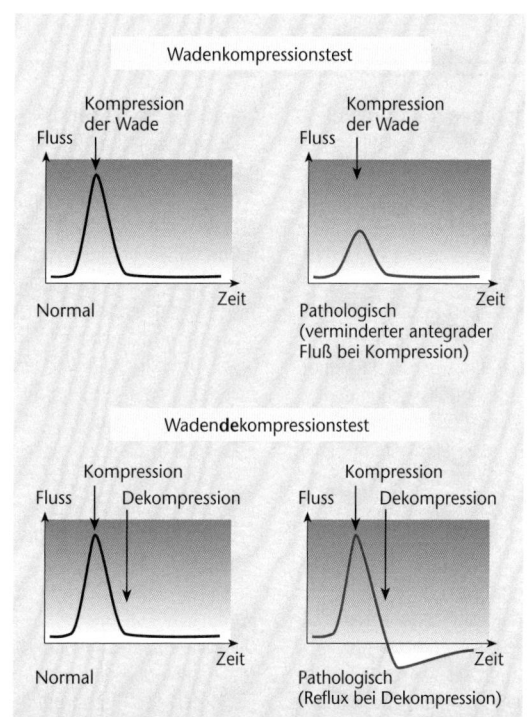

Abb. 2.46: Schematische Darstellung des Wadenkompressions- und Wadendekompressionstests in der Doppler- und Duplexsonographie. Interpretation s. Kasten „Provokationstests bei Venenkrankheiten". [L157]

kompletter Form der Stammvarikose, indem die erweiterte Mündungsregion und retrograde Strömungsturbulenzen unter den Provokationstests (s. **Kasten** „Provokationstests bei Venenkrankheiten") nachgewiesen werden.

- Orientierend kann die Diagnose auch mit der direktionalen **Dopplersonographie** gestellt werden.
- Die **Phlebographie** ermöglicht die genaue bildliche Darstellung aller Einzelheiten des Rezirkulationskreises. Sie ist darüber hinaus vor allem bei einer inkompletten Form der primären Stammvarikose und bei der Rezidivvarikose sowie bei der sekundären Stammvarikose (bei postthrombotischem Syndrom) diagnostisch wertvoll.

Therapie

Zur Behandlung der Stammvarikose stehen konservative und invasive operative Maßnahmen zur Verfügung, die je nach Ausprägung des Krankheitsbildes und in Abhängigkeit von individuellen Risiken (weitere Erkrankungen, Narkosefähigkeit) zum Einsatz kommen (s. **Kasten** „Therapiemöglichkeiten bei primärer Varikose").

2.4.2 Thrombo-/Varikophlebitis

Eine Thrombophlebitis ist eine umschriebene Thrombose im extrafaszialen (oberflächlichen) Venensystem, oft mit einer Entzündung als Ursache oder Folge.

! Abzugrenzen ist die Phlebothrombose als Thrombose im intrafaszialen (tiefen) Venensystem. **!**

Formen

Es werden unterschieden:

- **Thrombophlebitis:** Phlebitis in einem gesunden Gefäß (**Abb. 2.48**)
- **Varikophlebitis:** Phlebitis in einer Krampfader (Varize) (**Abb. 2.49**)
- **Sonderformen:**
  - **Thrombophlebitis migrans oder saltans (Abb. 2.28):** münzgroße lokale Rötung entlang oberflächlicher Venensegmente, die einmalig oder rezidivierend auftritt und sich kontinuierlich an einer Extremität (= migrans) oder sprunghaft auf mehrere Extremitäten (= saltans) ausbreitet; Vorkommen z. B. bei Autoimmunkrankheit oder malignem Tumor

=== ZUR VERTIEFUNG ===

Therapiemöglichkeiten bei primärer Varikose

Operation

- **Indikation:** Therapie der ersten Wahl bei Stammvarikose, ausgeprägter Seitenastvarikose und Perforansvarikose
- **Prinzip:** Entfernung aller insuffizienten Anteile eines Rezirkulationskreises einschließlich Krossektomie, Stripping-Manöver; fakultativ Perforans-Dissektion und Exzision von Krampfaderkonvoluten.

! Suffiziente Anteile der Stammvene werden belassen, damit sie später ggf. noch für Venen-Bypässe, z. B. bei KHK und AVK, verwandt werden können. **!**

Endovaskuläre Verfahren

- **Indikation:** Stamm- und Seitenastvarikose; Langzeitergebnisse stehen noch aus.
- **Prinzip:** Obliteration des varikösen Saphena-Stamms durch Ausstrahlung von Energie (Radiowellen, Laserenergie) über eine eingeführte Sonde, meistens mit Verzicht auf die Krossektomie.

Sklerosierung

- **Indikation:** Seitenast- und retikuläre Varikose sowie Besenreiser. Erfolgversprechend

auch bei der Stammvarikose, vor allem bei älteren Menschen (im Alter geringere endovasale Auflösung der sklerotherapeutischen Blutgerinnsel durch verminderte fibrinolytische Aktivität der Venenwand).

- **Prinzip:** Ein Verödungsmittel, meist Polidocanol, wird in die Varize injiziert. Das flüssige Mittel eignet sich für kleinere, der Sklerosierungsschaum auch für große Varizen. Anschließend wird ein Kompressionsverband oder -strumpf für mehrere Stunden oder Tage angelegt.
- **Komplikationen:** in einzelnen Fällen Y oder Pigmentierungen der Haut

! Eine versehentliche Injektion in ein arterielles Gefäß birgt die Gefahr einer Gangrän. **!**

Kompressionstherapie
Die Kompressionstherapie ist eine essentielle Maßnahme bei allen venösen Krankheiten. Sie fördert den Rückstrom des Blutes zum Herzen durch Beschleunigung der venösen Fließgeschwindigkeit, verstärkt die Rückresorption von Ödemen und löst Gewebeindurationen auf (Abb. 2.47).

- **Indikation:** *kurzfristig* bei akuten Krankheitsprozessen wie Varikophlebitis, nach einer Operation oder Sklerosierung; *lang-*

fristig bei persistierender chronischer venöser Insuffizienz mit Gewebeinduration und Schwellungsneigung.

! Je akuter die Krankheit, desto eher wird der Verband gegenüber dem Strumpf bevorzugt. **!**

- **Kontraindikationen:** pAVK im Stadium III/IV, dekompensierte Herzinsuffizienz, septische Phlebitis.

Begleitende medikamentöse Maßnahmen
Venentonisierende Medikamente (Wirkstoffe u. a. Saponin und Aescin aus der Rosskastanie) können die Ausschwemmung der peripheren Ödeme verbessern und subjektive Beschwerden lindern, v. a. in den heißen Sommermonaten (ggf. zeitlich begrenzte probatorische Therapie).

Physiotherapeutische Maßnahmen
Regelmäßige Bewegung (z. B. Schwimmen, Walking, Fahrradfahren, Gymnastik) trainiert Sprunggelenke und Muskelpumpen. Kalte balneologische Anwendungen (Kneipp-Güsse) fördern den venösen Rückfluss. Vorbeugendes Tragen von Stützstrümpfen ist insbesondere bei überwiegend stehender Tätigkeit und in der Schwangerschaft hilfreich.

– transfasziale Varikophlebitis (Abb. 2.50): Der Thrombus ist aus einer varikösen Stammvene oder Perforansvene in die zugehörige tiefe Leitvene (= transfaszial) eingewachsen. Es liegt also definitionsgemäß eine komplizierende Phlebothrombose vor. Das Einwachsen eines Thrombus von einer Perforansvene in eine tiefe Vene wird auch als „**Kragenknopfphlebitis**" bezeichnet.

Klinik

Typisches Bild mit druckschmerzhafter, **strangförmig verdickter Vene**. Die Umgebung ist geschwollen, gerötet und überwärmt. Selten liegen zusätzlich Allgemeinbeschwerden mit Fieber und erhöhter Blutsenkungsgeschwindigkeit vor.

In der Regel klingt die Entzündung nach 1 – 2 Wochen spontan ab. Die Vene kann noch monatelang als verhärteter Strang tastbar bleiben (Thrombose mit Fibrosierung). Bei der **Mondor-Krankheit** sind die V. thoracoepigastrica und ihre Äste an der vorderen Thoraxwand bzw. der weiblichen Brust betroffen. Von einer **septischen Thrombophlebitis** spricht man, wenn es über einen infizierten Thrombus zu einer Sepsis kommt.

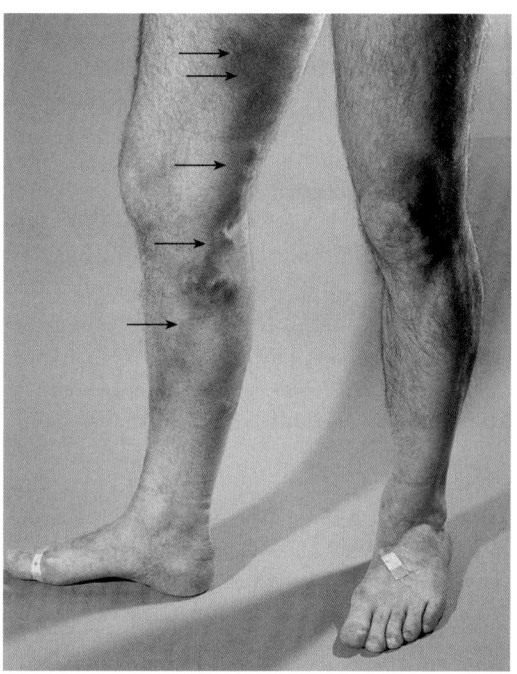

Abb. 2.49: Varikophlebitis der V. saphena magna mit Rötung am Ober- und Unterschenkel. [M180]

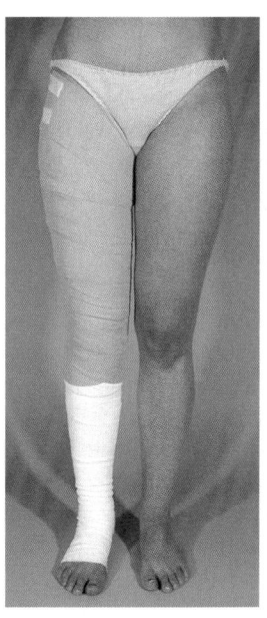 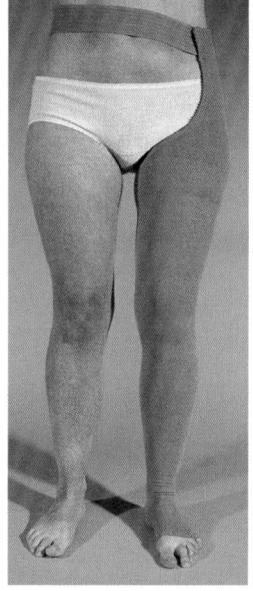

Abb. 2.47: Links: Kompressionsverband mit Kurzzugbinden bis zur Leiste und Klebeverband am Oberschenkel. **Rechts:** Kompressionsstrumpf der Länge A (= Fuß) bis G (= Leiste) mit seitlichem Hüftansatz. [M 180]

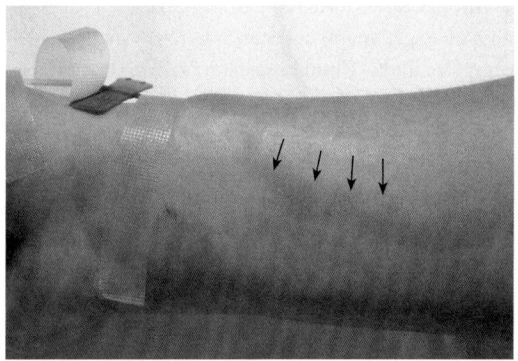

Abb. 2.48: Thrombophlebitis am Unterarm nach i. v. Infusion über eine Butterfly-Kanüle. [M180]

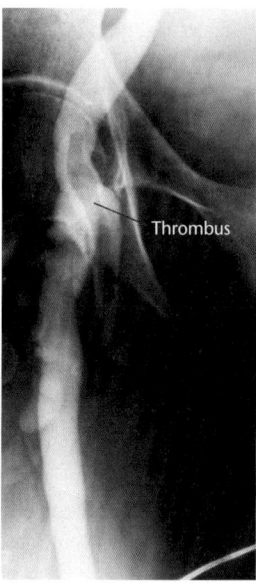

Abb. 2.50: Phlebographie der Oberschenkel- und Beckenvenen rechts. Thromboswachstum von der V. saphena magna in die V. femoralis bei Stammvarikose („transfasziale Varikophlebitis"). [M180]

Ätiologie und Pathogenese

Meist handelt es sich um eine abakterielle Entzündung nach Intimaschädigung, z. B. mechanisch durch Trauma, Verweilkanülen (**Abb. 2.48**) oder durch intimareizende Medikamente wie Antibiotika oder Prostanoide. Bei bakteriellen Entzündungen wird infektiöses Material in die Vene verschleppt – z. B. iatrogen durch Venenkatheter, bei i. v. Drogenabusus oder durch Übergreifen von Entzündungen der Umgebung wie beim Mondor-Syndrom infolge einer Brustkrankheit oder -operation. Ursächlich kommen auch Autoimmunkrankheiten sowie eine Polyglobulie und eine Polycythaemia vera in Betracht. Bei der Kombination einer strangförmigen Thrombophlebitis mit einem Malignom wird vom **Trousseau-Syndrom** gesprochen.

❗ Die strangförmige Thrombophlebitis bedarf immer einer generellen internistischen Untersuchung zum Ausschluss einer Systemkrankheit. ❗

Diagnostisches Vorgehen

Klinische Blickdiagnose (**Abb. 2.48, 2.49**)! Die Objektivierung geschieht durch B-Bild- oder Duplexsonographie. Bei unklarem Befund kann eine Phlebographie indiziert sein.

Therapie

Bei einer **septischen Thrombophlebitis** ist der Patient aufgrund seiner schweren Grundkrankheit bettlägerig und bedarf der entsprechenden Thromboseprophylaxe, außerdem einer gezielten Antibiose und ggf. einer chirurgischen Inzision bei lokal eitrigen Prozessen.

Bei allen anderen Krankheitsformen erfolgt die Mobilisierung mit angepasstem Kompressionsverband oder -strumpf, um einer Thromboseprogredienz vorzubeugen. Bei der **strangförmigen Thrombophlebitis** können zusätzlich antiphlogistische Salben und Alkoholumschläge zur Linderung der Entzündung und bei Schmerzen Antiphlogistika wie Acetylsalicylsäure oder Indometacin angewandt werden.

Bei einem **thrombosierten Varixknoten**, z. B. als Folge der Sklerosierungstherapie, beschleunigt die Stichinzision mit Expression des Gerinnsels in Lokalanästhesie den Heilungsverlauf.

Bei einem **transfaszialen** Thrombuswachstum (Einwachsen des Thrombus von der oberflächlichen in die tiefe Vene; **Abb. 2.50**) ist die Vorgehensweise individuell festzulegen. Bei einer zugrunde liegenden Stammvarikose ist eine Thrombektomie mit vorsichtiger Varizenexhairese in Erwägung zu ziehen. Bei konservativem Vorgehen empfiehlt sich die therapeutische Antikoagulation mit Heparin und anschließend mit einem Cumarin-Derivat (s. folgenden Abschnitt „Phlebothrombose"). Über die optimale Dosis und Zeitdauer liegen bei diesem Krankheitsbild noch keine ausreichenden Daten vor.

2.4.3 Phlebothrombose

Gerinnselbildung in einer tiefen, intrafaszialen Vene, die das betreffende Gefäßsegment partiell oder vollständig einengt und damit den geregelten Abfluss des Blutes in Richtung Herz vermindert. Menschen im höheren Lebensalter sind häufiger betroffen als jüngere. Bei bis zu einem Drittel aller Autopsien findet man ausgedehnte Bein- und Beckenvenenthrombosen. Da die Krankheit häufig ist und chronische Komplikationen mit sich bringt, hat sie eine große sozialmedizinische Bedeutung. Meistens entwickeln sich die Thrombosen in den tiefen Bein- und Beckenvenen; seltener sind Thrombosen der Arm- und Schultervenen.

Formen

Bein- und Beckenvenenthrombose

Pathogenetisch werden zwei Formen unterschieden:

- die häufigere **aszendierende Form**: Thrombuswachstum von distal nach proximal, Beginn in einer Venenklappe
- **deszendierende Form**: Thrombuswachstum von proximal nach distal. Diese Form ist meistens verursacht durch Kompression der Vene von außen, z. B. durch einen wachsenden Tumor (venöses Kompressionssyndrom).

Isolierte Beckenvenenthrombose

Seltene Form der Thrombose – allerdings sind die Beckenvenen bei 25% der Oberschenkelvenenthrombosen durch Aszension des Thrombus beteiligt.

Relativ häufiger ist die linke als die rechte Beckenvene betroffen infolge der chronischen Irritation der V. iliaca communis sinistra durch die kreuzende A. iliaca communis dextra sowie infolge des sog. Beckenvenensporns, einer intravasalen Membran aus Bindegewebe in der V. iliaca communis sinistra.

Bei Beckenvenenbeteiligung besteht eine hohe **Emboliegefahr** (65% gegenüber 25 – 35% bei isolierter Oberschenkelvenenthrombose).

Arm- und Schultergürtelvenenthrombose

Synonym: **Paget-von-Schroetter-Syndrom** = akute Achselvenensperre durch Thrombose der V. axillaris oder V. subclavia.

Diese Form stellt ca. 2% aller Thrombosen dar. Die häufigsten Auslöser sind:

- Einengung einer Vene von außen durch Tumoren oder im Rahmen eines Thoracic-outlet-Syndroms (s. **2.3.7**). Häufig wird eine Axillarvenenthrombose durch anstrengende Tätigkeiten wie Kegeln oder Arbeiten über dem Kopf (z. B. beim Anstreichen) ausgelöst (sog. **Thrombose** *par effort*).
- Irritation der Vene von innen durch zentralen Venenkatheter.

! 10 – 20 % der Thrombosepatienten haben ein Karzinom, v. a.
■ in Pankreas, Lunge, Nieren, Ovar, Testes. **!**

Klinik

Besonders beim immobilisierten Patienten verursacht eine
Beinvenenthrombose häufig keine oder nur diskrete Symptome. Deswegen werden Phlebothrombosen bei Bettlägerigen oft übersehen und evtl. erst nach einer Lungenembolie
diagnostiziert. Typische Symptome sind:

- **Ödem:** erkennbar durch pralle Konsistenz z. B. der Wade
  (intrafasziales Ödem, **Abb. 2.51**) sowie glänzende und
  evtl. überwärmte Haut. Der Nachweis erfolgt durch vergleichende Umfangsmessung der Extremitäten. Eine beginnende Schwellung des Unterschenkels ist am ehesten
  in der Bisgaard-Grube hinter dem Außenknöchel zu erkennen.
- **Schmerz oder Missempfindung:** evtl. krampfartiger,
  heftiger Schmerz durch Dehnung und Zug an thrombosierten Venen beim Laufen
- **Zyanose:** durch Behinderung des venösen Abstroms und
  Rückstau des Blutes. Variables Zeichen, gelegentlich am
  herabhängenden Bein zu erkennen.
- **Druck- und Dehnungsschmerzzeichen** (z. B. nach
  HOMANS, PAYR, PRATT, **Abb. 2.52**): weisen beim ambulanten Patienten eine Sensitivität zwischen 30 und 95 %
  auf, jedoch eine geringe Spezifität. Bei immobilisierten
  Patienten sinkt die Treffsicherheit < 30 %.

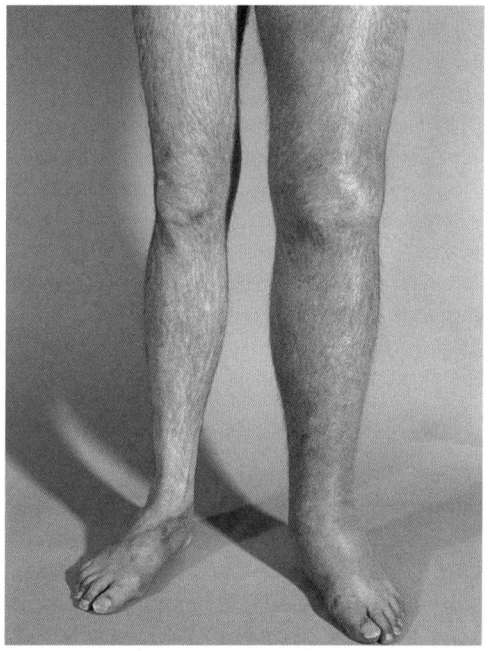

**Abb. 2.51: Klinisches Bild bei ausgeprägter Bein- und
Beckenvenenthrombose links mit Schwellung der gesamten Extremität.** [M180]

Klinische Wahrscheinlichkeit

An die Stelle der ungezielten klinischen Diagnostik ist heute
die so genannte „klinische Wahrscheinlichkeit einer Phlebothrombose" gerückt. Diese basiert auf einer strukturier-
ten Anamnese und Befunderhebung. Ihre Einschätzung beeinflusst den diagnostischen Algorithmus (**Abb. 2.55**). Am
besten evaluiert ist der klinische **Score nach WELLS** (**Tab.
2.9**).

Komplikationen

- **Lungenembolie** (s. 5.7.1): wichtigste Frühkomplikation.
  Bis zu 30 % der Patienten mit Oberschenkel- und Becken-

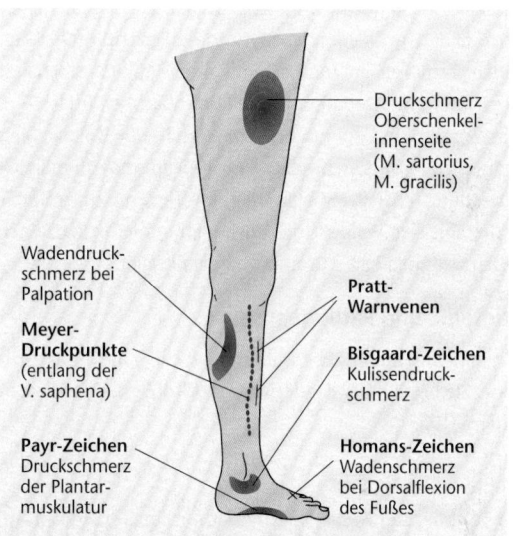

**Abb. 2.52: Druck- und Dehnungsschmerzzeichen bei tiefer Beinve-
nenthrombose.** Ihre klinische Treffsicherheit ist jedoch gering! [L157]

Tab. 2.9 Wells-Score zur klinischen Wahrscheinlichkeit einer Phlebothrombose der unteren Extremität

Klinische Charakteristik	Punkte
aktive Krebserkrankung	1
Lähmung oder kürzliche Immobilisation der Beine	1
Bettruhe (> 3 Tage); große Operation (vor < 12 Wochen)	1
frühere, dokumentierte tiefe Venenthrombose	1
Schmerz/Verhärtung entlang den tiefen Venen	1
Schwellung des gesamten Beines	1
Schwellung ipsilateraler Unterschenkel > 3 cm	1
eindrückbares Ödem am symptomatischen Bein	1
Kollateralvenen	1
alternative Diagnose mindestens ebenso wahrscheinlich wie tiefe Venenthrombose	−2
Score für die Thrombosewahrscheinlichkeit: **> 2 Punkte hoch; ≤ 2 Punkte nicht hoch**	

venenthrombosen bekommen eine Lungenembolie, seltener Patienten mit einer Unterschenkelvenenthrombose. Die Armvenenthrombose führt nur ausnahmsweise zur Lungenembolie. Meist bleibt eine Lungenembolie asymptomatisch, bisweilen endet sie aber tödlich.

- **Postthrombotisches Syndrom** (s. **2.4.4**): wichtigste Spätkomplikation. Eine chronische venöse Insuffizienz tritt ca. 5 – 20 Jahre nach dem akuten Ereignis in Abhängigkeit von Schweregrad und Lokalisation der Thrombose auf.

Phlegmasia coerulea dolens

Sie ist eine besondere Form der tiefen Venenthrombose mit fulminanter Thrombosierung der gesamten venösen Abflussbahn (also der intra- und extrafaszialen Venen) einer Extremität. Die Phlegmasia coerulea dolens tritt oft bei malignen Tumoren auf und ist mit einer hohen Mortalität (20 – 50%) und Amputationsrate (10 – 50%) behaftet.

Symptome sind die rasche, schmerzhafte (= dolens), elephantiasisartige Anschwellung (= phlegmasia) und livide Verfärbung (coerulea = blau) der betroffenen Extremität.

Therapie der Wahl ist die Thrombektomie, in einzelnen Fällen war auch eine Thrombolyse erfolgreich.

Ätiologie und Pathogenese

Mit zunehmendem Lebensalter steigt die Thromboseinzidenz. Sie beträgt bei Kindern ca. 1/100 000, bei alten Menschen 1/100.

Virchow-Trias

Die Trias der pathogenetischen Faktoren einer Phlebothrombose wurde 1856 von dem Berliner Pathologen Rudolf VIRCHOW formuliert. Danach kann es auf drei verschiedenen Wegen zur Phlebothrombose kommen: über **Gefäßwandveränderungen**, über eine **verlangsamte Blutströmung** oder über eine **veränderte Blutzusammensetzung** (s. Kasten „Ursachen der Phlebothrombose").

Thrombophilie (s. a. 3.8)

Unter einer Thrombophilie versteht man ein erhöhtes Thromboserisiko aufgrund einer angeborenen oder erworbenen Störung der Blutgerinnung oder Fibrinolyse. Der Verdacht ergibt sich vor allem, wenn thromboembolische Krankheiten

- abnorm früh (vor dem 45. Lebensjahr)
- abnorm leicht (Spontanthrombosen)
- abnorm häufig (Rezidivthrombosen) oder
- an abnormer Stelle (Organvenenthrombosen)
  vorkommen.

Der Umfang des notwendigen Untersuchungsprogramms wird kontrovers beurteilt. Zu den anerkannten Risikofaktoren gehören:

━━━━━━━━AUF DEN PUNKT GEBRACHT━━━━━━━━

Ursachen der Phlebothrombose

Gefäßwand- und Endothelschäden
- Traumen, Operationen
- zentralvenöse Verweilkatheter
- ungewohnte körperliche Belastung („Thrombose *par effort*").

! Eine Gefährdung besteht v. a. nach Hüft- und Kniegelenksoperationen: Ohne Thromboseprophylaxe erleiden 50% der Patienten eine tiefe Beinvenenthrombose. **!**

Verlangsamte Blutströmung
- Immobilität, z. B. durch Bettruhe, im Gipsverband oder bei stundenlang beengter Sitzhaltung (Reisethrombose)
- Herzinsuffizienz
- postthrombotisches Syndrom der Beinvenen
- schwere sekundäre Leitveneninsuffizienz infolge Stammvarikose.

Hyperkoagulabilität
- erhöhte Blutviskosität bei Polyglobulie und Exsikkose
- Zellvermehrung, z. B. bei Polycythaemia vera (s. 3.6.1)
- hormonelle Dysbalance in der Schwangerschaft, Postmenopause und bei hormoneller Antikonzeption
- Störungen der Blutgerinnung und der Fibrinolyse (s. 3.8)
- Paraneoplasie bei Tumorkrankheiten.

- Mutationen im **Faktor-V-Gen** (z. B. Faktor-V-Leiden, benannt nach der Stadt, in der die Mutation zuerst gefunden wurde) oder im **Prothrombin-Gen.**
- Mangel an **Gerinnungsinhibitoren** (Antithrombin, Protein C und Protein S)
- erhöhte Titer für **Anti-Phospholipid-Antikörper** (Lupus-Antikoagulans, Anti-Kardiolipin-Antikörper, s. **12.9.2**)
- evtl. auch eine persistierende Erhöhung von Faktor VIII sowie von D-Dimeren.

Der Nachweis einer thrombophilen Gerinnungsstörung beeinflusst nicht die Behandlung einer akuten Venenthrombose, möglicherweise aber deren Dauer und im Einzelfall die Intensität der Antikoagulation.

Tumorkrankheit

Maligne Tumoren erhöhen das Thromboserisiko infolge der prokoagulatorischen Effekte von Tumorzellen sowie der Applikation von Chemotherapeutika. Beim Pankreaskarzinom sowie beim Bronchialkarzinom wird die Thromboseinzidenz auf 25 – 30% geschätzt. Umgekehrt besteht bei einer Thrombose ohne erkennbare Ursache innerhalb des auf das Ereignis folgenden Jahres ein erhöhtes Risiko für das Vorliegen einer malignen Tumorkrankheit. Das lässt eine Tumorsuche bei unbekannter Ursache einer Thrombose sinnvoll erscheinen. Eine zweifelsfreie Reduktion der Mortalität durch ein bestimmtes Ausmaß der Tumorsuche ist aber nicht belegt. Der Umfang des Untersuchungsprogramms wird daher kontrovers beurteilt. Die folgende Diagnostik kann empfohlen werden:

- gezielte Anamnese und körperliche Untersuchung
- Basislabor
- Aktualisierung des geschlechts- und altersspezifischen gesetzlichen Krebsfrüherkennungsprogramms
- Röntgenthorax
- abdominelle Sonographie
- Test auf okkultes Blut im Stuhl.

Diagnostisches Vorgehen

Jeder klinische Verdacht auf eine Venenthrombose muss umgehend abgeklärt werden, damit eine therapeutische Entscheidung erfolgen kann. Denn nur bei sofortiger therapeutischer Intervention können die Progredienz der Thrombose und mögliche Komplikationen (z. B. Lungenembolie, postthrombotisches Syndrom) vermieden werden.

Klinische Untersuchung

Aus den anamnestischen Angaben und dem Ergebnis der klinischen Untersuchungsbefunde lässt sich die so genannte **klinische Wahrscheinlichkeit** für das Vorliegen oder den Ausschluss einer Venenthrombose ableiten (s. o. und **Tab. 2.9**). Ist die klinische Wahrscheinlichkeit anhand des Wells-Scores **nicht** hoch (< 2 Punkte) und ist die D-Dimer-Bestimmung (s. u.) negativ, kann eine akute symptomatische tiefe Beinvenenthrombose ohne weitere Diagnostik als ausgeschlossen gelten; die Versagerquote liegt dabei unter 3%.

Labordiagnostik

Der **D-Dimer-Bestimmung** kommt neben der Erfassung der klinischen Wahrscheinlichkeit eine große Bedeutung in der initialen Abklärung der thromboembolischen Krankheit zu. D-Dimere entstehen als Endprodukte bei der Proteolyse von Fibrin, das durch Faktor XIII quervernetzt ist. Sie sind sowohl bei der Bildung wie auch bei der Auflösung von Fibrinkomplexen nachweisbar. Aufgrund ihrer hohen Sensitivität und des damit verbundenen hohen negativen prädiktiven Werts eignen sie sich sehr gut für den Ausschluss einer Thrombose. Die geringe Spezifität schränkt ihre Bedeutung für den Nachweis einer Thrombose aber deutlich ein, denn auch bei nicht-thrombotischen Krankheiten und Situationen werden erhöhte D-Dimer-Spiegel gemessen. Dazu gehören Entzündungen, Tumoren, Schwangerschaft. Bei hospitalisierten Patienten mit Thromboseverdacht ist eine routinemäßige Anwendung nicht empfehlenswert, da aufgrund der Begleitumstände zu häufig falsch-positive D-Dimer-Werte gemessen werden.

Apparative Diagnostik

Die **B-Bild-Sonographie** mit Nachweis einer unvollständigen oder fehlenden Kompressibilität der betroffenen Vene im Querschnitt ist die Nachweismethode der ersten Wahl. Sie ist indiziert bei jedem Verdacht auf ein zumindest moderates klinisches Risiko für eine Thrombose. Sensitivität und Spezifität betragen bei der proximalen Thrombose (femorale und popliteale Venen) 95 – 100%. Unter optimalen Voraussetzungen können bei der distalen Thrombose (Unterschenkelvenen) ähnlich gute Ergebnisse erzielt werden. In der Beckenvenenstrombahn ist die farbkodierte **Duplexsonographie** anzuwenden (**Abb. 2.53**).

Die **Phlebographie** steht wegen der notwendigen Kontrastmittelapplikation erst an zweiter Stelle der bildgebenden Untersuchungsverfahren. Sie wird vor allem bei unklaren Befunden und bei der Rezidivthrombose eingesetzt. Der Vorteil liegt in der umfassenden Darstellung des gesamten Venensystems (**Abb. 2.54**).

Der Stellenwert von **MR-** und **CT-Phlebographie** in der Thrombosediagnostik ist wegen ihrer begrenzten Anwendung noch nicht eindeutig geklärt. Von Vorteil ist die gleichzeitige Darstellung von pathologischen Raumforderungen

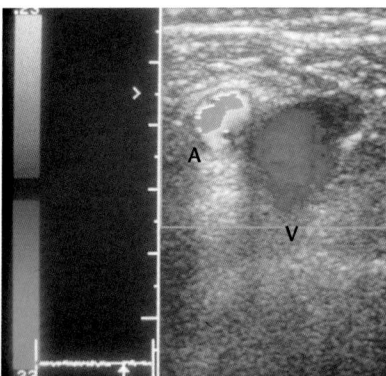
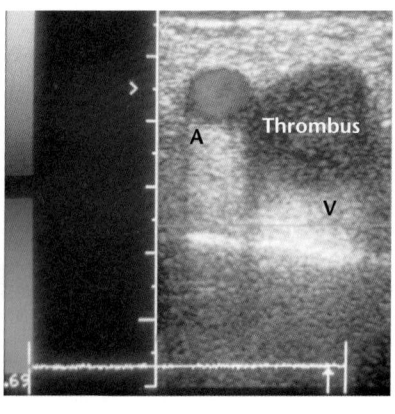

Abb. 2.53: Farbkodierte Duplexsonographie bei Phlebothrombose der rechten V. femoralis communis (rechtes Bild). Im Vergleich zu einem Normalbefund (linkes Bild) ist das Lumen der Vene erweitert und ganz vom Thrombus ausgefüllt, sodass die blaue Farbkodierung fehlt. Die A. femoralis ist rot kodiert. Bei Druck mit dem Schallkopf ist das normale Venenlumen im linken Bild kompressibel, während sich das mit Thrombus angefüllte Gefäß im rechten Bild nicht komprimieren lässt (Kompressionssonographie, s. 2.2.2). [M180]

02

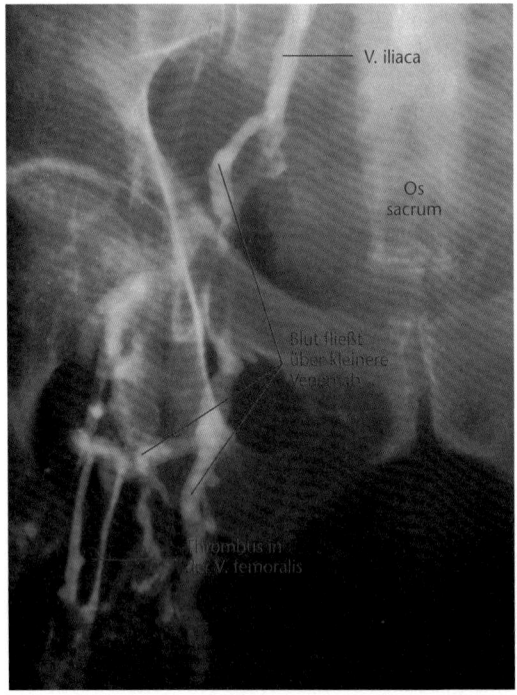

V. iliaca

Os
sacrum

Blut fließt
über kleinere
Venen ab

Thrombus in
der V. femoralis

Abb. 2.54: Phlebographie: Phlebothrombose der rechten V. iliaca und V. femoralis mit multiplen, von Kontrastmittel umflossenen Thromben (Thromben schwarz, umhüllendes Kontrastmittel weiß abgebildet). [T170]

in unmittelbarer Nähe der Gefäße sowie bei der CT die gleichzeitige Erfassung von Lungenembolien.

Mit den **plethysmographischen Verfahren** kann die Thrombose selbst nicht nachgewiesen werden, jedoch ihre funktionelle Auswirkung.

Diagnostischer Algorithmus

In einem **diagnostischen Algorithmus** werden die genannten Untersuchungsverfahren bei symptomatischen Patienten mit Verdacht auf Venenthrombose in einer bestimmten Reihenfolge eingebunden. Der Algorithmus gilt dann als

ausreichend sicher, wenn nach initialem Ausschluss der Krankheit innerhalb der folgenden drei Monate weniger als 3% Thrombosen (95%-Vertrauensintervall) aufgetreten sind. Weiterhin sind Patientenkomfort, Kosteneffektivität und lokale Verfügbarkeit zu berücksichtigen. In der interdisziplinären S2-Leitlinie der AWMF (2005) wird die in **Abbildung 2.55** beschriebene Vorgehensweise für den **ambulanten** Patienten mit einem *ersten* Verdacht auf Venenthrombose empfohlen. Der Algorithmus wurde nicht für stationäre Patienten, nicht in der Schwangerschaft und auch nicht für die Rezidivthrombose getestet.

Eine alternative Vorgehensweise stellt die **komplette Kompressionssonographie** der proximalen und der distalen Venen dar. Bei negativem Befund gilt die Thrombose mit ausreichend hoher Treffsicherheit als ausgeschlossen; bei positivem Befund wird behandelt.

Therapie

Die Therapie der Phlebothrombose wird heute vorzugsweise in ein ambulantes Behandlungskonzept eingebunden. Eine stationäre Aufnahme ist bei bestimmten medizinischen (z. B. symptomatische Lungenembolie, schwere Allgemeinkrankheiten) und organisatorischen Bedingungen (abgelegener Wohnort, Angst vor einem Notfall) angezeigt.

Die Therapie der Phlebothrombose steht auf zwei Säulen:
- **physikalische Therapie:** rasche/fortgesetzte Mobilisierung, Kompressionsbehandlung
- **medikamentöse Therapie:** Antikoagulation, in Einzelfällen Thrombolyse oder Thrombektomie.

Mobilisierung und Immobilisierung

Ambulante Patienten mit Thrombose werden vorzugsweise mobil gehalten und erhalten Anweisungen für eine aktive Bewegungstherapie.

Bei sehr frischer und ausgedehnter Thrombose mit akuten Beschwerden (Schmerzen, Schwellung) kann es allerdings sinnvoll sein, das betroffene Bein in den ersten Tagen überwiegend hochzulagern und zu schonen. Die Immobilisation reduziert jedoch weder die Frequenz von

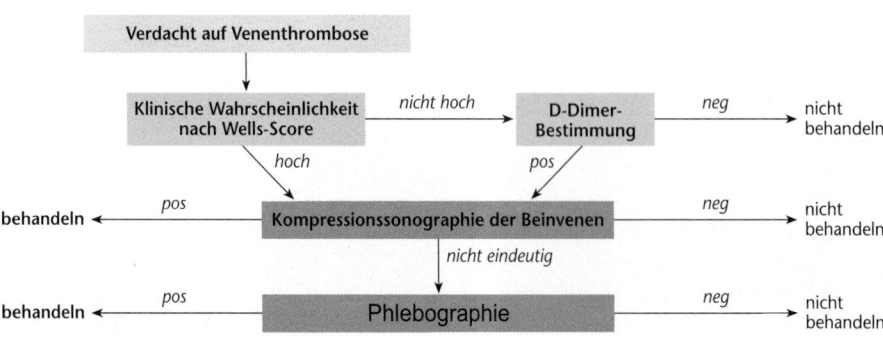

Abb. 2.55: Diagnostikalgorithmus zur Behandlungsindikation bei Verdacht auf Beinvenenthrombose (nach: AWMF-Leitlinie, Stand 2005). [L141]

Verdacht auf Venenthrombose

Klinische Wahrscheinlichkeit nach Wells-Score — *nicht hoch* → D-Dimer-Bestimmung — *neg* → nicht behandeln

hoch ↓   *pos* ↓

behandeln ← *pos* — Kompressionssonographie der Beinvenen — *neg* → nicht behandeln

nicht eindeutig ↓

behandeln ← *pos* — Phlebographie — *neg* → nicht behandeln

Lungenembolien noch die Häufigkeit und Schwere des postthrombotischen Syndroms (s. u.). Dies gilt für die Unterschenkelthrombose ebenso wie für die Iliakalvenenthrombose.

Bei frischer, **stationär** erworbener Thrombose ist eine kurze Phase der Immobilisierung wahrscheinlich sinnvoll.

Kompressionstherapie

Sie hat einen analgetischen und einen abschwellenden Effekt. Bei akuter Thrombose ist ein Verband mit Kurzzug- oder Mittelzugbinden empfehlenswert, danach ein Kompressionsstrumpf der Klasse II oder III (**Abb. 2.47**); über die optimale Länge gibt es keine gesicherten Daten. Pragmatischerweise richtet sie sich initial nach der Lokalisation der Thrombose; langfristig genügt in der Regel ein Wadenkompressionsstrumpf. Die Effektivität einer Behandlungsdauer von zwei Jahren in Bezug auf die Verhütung eines postthrombotischen Syndroms ist belegt.

Antikoagulation

Die körpergewichtsadaptierte Antikoagulation mit einem Heparin oder Pentasaccharid ist die wichtigste medikamentöse Sofortmaßnahme. Sie verhindert das weitere Thrombuswachstum und beugt damit einer Embolie vor. Folgende Substanzen stehen zur Verfügung:

* **Niedermolekulares Heparin** (NMH) ist mindestens genauso effektiv und sicher wie unfraktioniertes Heparin (UFH). Es ist einfacher zu handhaben und weist ein günstigeres Nebenwirkungsprofil auf (seltener heparininduzierte Thrombozytopenie Typ II). Die Injektion erfolgt 1 – 2 × pro Tag subkutan; eine Kontrolle der Gerinnungszeit (mit dem Anti-Xa-Test) ist nur ausnahmsweise erforderlich. Derzeit sind in Deutschland die folgenden NMH-Präparate für die Thrombose-Therapie zugelassen: Certoparin, Enoxaparin, Nadroparin, Reviparin und Tinzaparin (Stand 2007).

! Die Dosierung von niedermolekularem Heparin ist bei der Therapie einer Phlebothrombose mindestens doppelt so hoch wie bei der Prophylaxe einer Thrombose. !

* **Unfraktioniertes Heparin** (UFH) wird i. v. oder s. c. verabreicht. Eine Kontrolle der Gerinnungszeit ist notwendig; es wird eine Verlängerung der aPTT auf das ca. Zweifache des Ausgangswertes angestrebt.
* Das Pentasaccharid **Fondaparinux** ist ein neues synthetisches Antithrombotikum, das selektiv den Gerinnungsfaktor Xa hemmt. Bei hoher Bioverfügbarkeit und langer Halbwertszeit wird es in einer fixen Dosierung von 7,5 mg einmal täglich s. c. verabreicht (Dosisanpassung erforderlich bei Patienten mit unter 50 kg oder über 100 kg Körpergewicht). Eine Kontrolle der Gerinnungszeit (mit dem Anti-Xa-Test) ist in der Regel nicht erforderlich.

Während einer Therapie mit Heparinen sind regelmäßige Thrombozytenkontrollen angezigt, z. B. 2 × pro Woche. Über das Krankheitsbild der **heparininduzierten Thrombozytopenie** (s. **3.7.4**) sollten die Patienten informiert werden.

So bald wie möglich (nach 1 – 7 Tagen) wird auf **orale Antikoagulanzien** (z. B. Marcumar®, Falithrom®, Coumadin®) eingestellt. Eine überlappende Therapie mit Heparin bzw. mit Pentasaccharid ist bis zum Erreichen einer stabilen INR (International Normalized Ratio) von 2,0 erforderlich; s. **Pharma-Info**.

Die Behandlung dauert
* mindestens 3 Monate, in der Regel 6 – 12 Monate
* bei Rezidivthrombosen, bei Malignomen und bei bestimmten Defekten des Gerinnungssystems (z. B. Anti-Phospholipid-Antikörper-Syndrom) manchmal auf unbestimmte Dauer.

! Für die Steuerung einer gerinnungshemmenden Behandlung mit oralen Antikoagulanzien weist der INR-Wert gegenüber dem Quick-Wert deutliche Vorteile auf: Da bei der INR ein Sensitivitätsindex für das angewandte Reagens berücksichtigt wird, sind Werte aus unterschiedlichen Labors vergleichbar; dadurch ergeben sich Vorteile z. B. bei häufigen Auslandsreisen. !

Thrombolyse

Die Thrombolyse (zu Kontraindikationen, Substanzen s. **1.6.4**) hat die Wiedereröffnung der venösen Strombahn zum Ziel. Sie hat nur eine **mäßige Erfolgsrate** (bei venösen Thrombosen gelingt die komplette Rekanalisation in nur 1/3 der Fälle), geht aber in bis zu 15% mit z. T. schwerwiegenden **Blutungskomplikationen** einher. Eine Thrombolyse wird daher heute nur noch in einzelnen Fällen erwogen, insbesondere bei einer ausgedehnten Mehretagenthrombose, bei einem Lebensalter unter 50 Jahren und bei einem geschätzten Thrombosealter < 8 Tagen.

Thrombektomie

Die chirurgische Thrombektomie ist Therapie der Wahl bei Phlegmasia coerulea dolens zur Erhaltung der Extremität und evtl. bei Einwachsen eines Thrombuszapfens aus der V. saphena magna ins tiefe Venensystem („transfasziale Thrombose"; s. **2.4.2** mit **Abb. 2.50**). Ansonsten spielt die chirurgische Therapie in der Behandlung der Phlebothrombose eine untergeordnete Rolle. Die Rate an Lungenembolien wird im Vergleich zur alleinigen Antikoagulation nicht gesenkt und auch die Verhütung des postthrombotischen Syndroms ist nicht ausreichend belegt.

02

Kavafilter

Die Indikation zur Implantation eines Kavafilters ist bei akuter Phlebothrombose nur ausnahmsweise gegeben, und zwar bei absoluter Kontraindikation gegen eine Antikoagulation sowie beim Auftreten symptomatischer Lungenembolien trotz korrekt durchgeführter Antikoagulation. Im Bedarfsfall ist ein temporäres oder wieder entfernbares Filtersystem zu bevorzugen.

Primäre Thromboseprophylaxe

Jeder immobilisierte Patient hat entsprechend der Virchow-Trias ein erhöhtes Thromboserisiko. Das trifft insbesondere dann zu, wenn mehrere Risikofaktoren parallel vorliegen, z. B. bei Operationen am Uterus mit Einschwemmung von prokoagulatorischen Substanzen in die Blutbahn oder bei längeren Flugreisen in beengten Sitzen von Patientinnen, die gleichzeitig die „Pille" nehmen.

Die **primäre Thromboembolieprophylaxe** bei immobilisierten Patienten ermöglicht eine deutliche Absenkung des Lungenembolierisikos um 60–80%. Sie besteht aus physikalischen und medikamentösen Maßnahmen, Letztere meistens in Form von Heparin als subkutane Injektion. Ein hohes Thromboserisiko besteht in der operativen Medizin u. a. bei Polytrauma, nach größeren Eingriffen in der Bauch- und Beckenregion bei malignen Tumoren sowie bei Operationen an Wirbelsäule, Hüft- und Kniegelenken. In der

---

PHARMA-INFO: HEPARIN

Wirkstoffe
- **unfraktioniertes Heparin (UFH):**
  z. B. Liquemin®, Calciparin®
- **niedermolekulares Heparin (NMH):**
  z. B. Clexane®, Clivarin®, Fragmin®, Fraxiparin®, innohep®, Mono-Embolex®

Wirkungsmechanismus und Eigenschaften
- Heparin ist ein körpereigenes direktes Antikoagulans, das in Mastzellen und basophilen Granulozyten vorkommt. Heparin bildet mit Antithrombin (AT) einen Komplex, der die Wirksamkeit von AT um ein Vielfaches verstärkt. Er inaktiviert die Faktoren IXa, Xa, XIa und XIIa und verhindert dadurch die Thrombinbildung.
- Niedermolekulares Heparin (MG 4000 bis 6000 D) wird durch begrenzten Abbau aus unfraktioniertem Heparin (MG 12 000 bis 15 000 D) gewonnen. NMH hemmt vorwiegend den Faktor Xa und beeinflusst Thrombin und die Thrombozytenfunktion wesentlich weniger als UFH. Es hat gegenüber UFH eine höhere Bioverfügbarkeit und eine längere Wirkdauer (Applikation nur 1 × täglich s. c. zur Thromboseprophylaxe und 1–2 × täglich s. c. zur Thrombosetherapie).
- Heparin muss parenteral oder subkutan appliziert werden; die Wirkung tritt sofort ein, es passiert nicht die Plazenta.

Indikationen
Thromboembolieprophylaxe in der operativen und konservativen Medizin sowie Therapie der Venenthrombose und der Lungenembolie.

Dosierung
- **Prophylaktische Dosierung von UFH:**
  z. B. 2 × 7500 IE s. c./Tag; keine Laborkontrolle erforderlich.
- **Therapeutische Dosierung von UFH:**
  Bolus von 5000 IE i. v., dann UFH i. v. oder s. c. bis zu einer Verlängerung der aPTT auf das 1,5–2,0fache des Ausgangswertes. Thromboseprophylaxe und -therapie werden heute allerdings zunehmend mit **niedermolekularen Heparinen** (NMH) durchgeführt, bei denen die prophylaktische und therapeutische Dosierung für jedes Präparat individuell verschieden sind (s. Tabelle).

Nebenwirkungen
Blutungen (v. a. bei Überdosierung), allergische Reaktionen (Gewinnung aus Schweinedarmmukosa bzw. Rinderlunge!), reversibler Haarausfall, heparininduzierte Thrombozytopenie (s. 3.7.4), Osteoporose bei Langzeittherapie. Die Nebenwirkungsrate ist bei NMH niedriger als bei UFH.

Kontraindikationen
- **relativ:** erhöhte Blutungsneigung, Magen-Darm-Ulzera, Abortus imminens, schwere Leber-, Nieren- oder Pankreaskrankheiten, Heparin-Allergie
- **absolut:** vorausgegangene heparininduzierte Thrombozytopenie Typ II (HIT Typ II).

Wechselwirkungen
- Thrombozytenfunktionshemmer verstärken die Blutungsgefahr.
- Antihistaminika, Digitalisglykoside, Tetrazykline u. a. vermindern die Heparinwirkung.

Antidot
Protaminsulfat hebt die Wirkung von unfraktioniertem Heparin (UFH) sofort auf (Inaktivierung durch Salzbildung).

Therapiekontrolle
- Überwachung der aPTT, evtl. Thrombinzeit bei einer therapeutischen Dosierung von UF-Heparin
- Bei NMH sind aufgrund der stabilen Bioverfügbarkeit und gewichtsadaptierten Dosierung in der Regel auch bei hoch dosierter Thrombosetherapie keine Laborkontrollen notwendig; ggf. ist ein Monitoring über den Anti-Xa-Test möglich.

Niedermolekulare Heparine in therapeutischer Dosierung bei Bein- und Beckenvenenthrombose (Zulassungsstatus in Deutschland 2007)

Wirkstoff	Präparat	Dosierung	Intervall
Certoparin	Mono-Embolex 8000 I.E.®	8000 I.E. s. c.	2x tgl.
Enoxaparin	Clexane®	1,0 mg/kg KG s. c.	2x tgl.
Nadroparin	Fraxiparin®	0,1 ml/10 kg KG s. c.	2x tgl.
	Fraxodi®	0,1 ml/10 kg KG s. c.	1x tgl.
Tinzaparin	innohep®	175 I.E./kg KG s. c.	1x tgl.
Reviparin	Clivarin®	0,5–0,9 ml s. c. KG-adapt.	2x tgl.
	Clivarodi®	0,6 ml s. c. bei KG > 60 kg	1x tgl.

Inneren Medizin ist von einem hohen Thromboserisiko aus-zugehen bei schweren Herz- und Lungenkrankheiten, nach ischämischem Apoplex mit Parese sowie bei schweren Infektionen.

Eine **sekundäre Thromboembolieprophylaxe** erfolgt hingegen bei Patienten, die eine akute Thrombose oder ein postthrombotisches Syndrom haben, zur Verhütung eines Rezidivs.

Physikalische Maßnahmen

- frühzeitige Mobilisierung und Bewegungsübungen mit Aktivierung der Sprunggelenks- und Wadenmuskelpumpe, um den venösen Rückfluss zu steigern
- Tragen von sog. **medizinischen Thromboseprophylaxestrümpfen**, die einen geringeren Druck ausüben als Kompressionsstrümpfe (rund um die Uhr)
- Effektiv, aber aufwändig sind mechanische Verfahren wie die intermittierende pneumatische Wadenkompression oder das „Bettfahrrad".

Medikamentöse Maßnahmen

Die Standardmedikation besteht in der Gabe von **Heparin**. Es stehen niedermolekulare Heparine (NMH) und unfraktionierte Heparine (UFH) zur Verfügung. Der differenzierte Einsatz der Medikamente und ihre Dosierung richten sich nach dem Risikoprofil des Patienten. Üblich ist die sog. Low-Dose-Therapie als subkutane Injektion mit einer Frequenz von 1/Tag bei NMH und 2–3/Tag bei UFH. Bei einem hohen Thromboserisiko – z. B. bei Knie- und Hüftgelenksoperationen – werden NMH mit Zulassung im Hochrisikobereich oder UFH mit aPTT-adjustierter Dosierung intravenös eingesetzt. Schwerwiegende Blutungskomplikationen sind dabei selten.

Eine absolute **Kontraindikation** stellt die heparininduzierte Thrombozytopenie vom Typ II (HIT II) dar. Zur rechtzeitigen Erkennung dieser Komplikation unter einer laufenden Therapie sind regelmäßige Thrombozytenkontrollen in den ersten 3 Wochen angezeigt.

Zu den neueren Antithrombotika, die zur Thromboseprophylaxe bei hohem Risiko zugelassen sind, zählt das Pentasaccharid **Fondaparinux**.

Als weitere Alternative bieten sich **orale Antikoagulanzien** wie Phenprocoumon (Marcumar®, Falithrom®) oder Warfarin (Coumadin®) an. Aufgrund ihres verzögerten Wirkungseintritts, der schwierigen Dosiseinstellung mit der Notwendigkeit regelmäßiger Laborkontrollen sowie der möglichen Blutungskomplikationen bei Operationen werden diese Substanzen jedoch in der Primärprävention hierzulande kaum eingesetzt.

❗ Thrombozytenfunktionshemmer wie Acetylsalicylsäure
■ können Thrombosen im tiefen Venensystem nicht zuverlässig verhindern. ❗

Seltene Thromboseformen

V.-cava-inferior-Thrombose

Sie entsteht am häufigsten durch Thrombusaszension aus den Beckenvenen; gelegentlich auch als deszendierende Thrombose durch Kompression des Gefäßes von außen oder nach Einbruch von Tumoren.

- **Klinik:** ödematöse Schwellung der unteren Körperhälfte bis zum Nabel, einschließlich der Genitalien, evtl. zyanotische Verfärbung
- **Therapie:** wenn möglich, Behandlung der Grundkrankheit. Im Übrigen konservativ mit Heparin oder Fondaparinux, anschließend orale Antikoagulanzien, und von vornherein Kompressionstherapie der Beine.

V.-cava-superior-Thrombose

Eine Thrombose der V. cava superior kommt vor bei Kompression der Vene z. B. im Rahmen von Lungen- oder Mediastinaltumoren, bei Mediastinitis, Aortenaneurysma oder Pericarditis constrictiva. Iatrogen kann sie durch einen lange liegenden zentralvenösen Katheter verursacht werden.

- **Klinik:** obere Einflussstauung und Zyanose der oberen Körperhälfte (Kopf, Hals, Arme)
- **Therapie:** wie bei der V.-cava-inferior-Thrombose, ggf. Kompressionstherapie der Arme nach Verträglichkeit.

Pfortaderthrombose

Sie kommt v. a. vor bei Leberzirrhose und bei Neoplasien.

- **Klinik:** Symptome der portalen Hypertension (Aszitesbildung, Splenomegalie, Ösophagusvarizen)
- **Therapie:** wie bei der V.-cava-inferior-Thrombose, unter Beachtung der Kontraindikationen für Cumarine (Ösophagusvarizenblutung!), keine Kompressionstherapie.

Lebervenenthrombose (Budd-Chiari-Syndrom)

(s. 7.1.2)

Mesenterialvenenthrombose

Hierzu kann es z. B. bei hämatologischen Systemkrankheiten, portaler Hypertension, Malignomen, entzündlichen Prozessen, thrombophilen Störungen des Gerinnungs- oder Fibrinolysesystems sowie ohne erkennbare Ursache kommen.

- **Klinik:** sehr variabel, u. U. akutes Abdomen, Übelkeit, Brechreiz, Fieber, Meläna. Gefahr des hämorrhagischen Darminfarkts.
- **Therapie:** Die Basisbehandlung stellt die Antikoagulation mit Heparin in therapeutischer Dosierung dar. Aufgrund der hohen Mortalität (bei kompletter Thrombosierung > 50%) ist die chirurgische Intervention anzustreben; in einzelnen Fällen wurde erfolgreich thrombolysiert. Anschließend wird eine längerfristige orale Antikoagulation durchgeführt, meistens auf unbestimmte Dauer.

Nierenvenenthrombose (s. 10.5.1)

Sie kann selten bei Säuglingen und Kleinkindern u. a. im Rahmen einer schwerer Exsikkose auftreten. In der Regel liegt jedoch ein nephrotisches Syndrom mit schwerer Proteinurie zugrunde. Die meisten Berichte stammen von Patienten mit membranöser Glomerulonephritis. Antithrombinmangel und Dysproteinämie der Gerinnungsfaktoren als Folge des Eiweißverlustes über die Nieren, kombiniert mit der Hämokonzentration durch den Filtrationsprozess in den Glomeruli, erklären die Prädisposition der Nierenvene für eine Thrombosierung.

- **Klinik:** Typisch sind Flankenschmerz, Hämaturie sowie Niereninsuffizienz mit Oligo- oder Anurie.
- **Therapie:** im Frühstadium evtl. Thrombolyse, sonst konservativ mit Heparin.

Sinusvenenthrombose

Eine Sinusvenenthrombose kann infolge einer entzündlichen Krankheit der Nachbarorgane (z. B. Nasenfurunkel), bei thrombophilen Diathesen und in der peripartalen Phase auftreten.

- **Klinik:** Typisch sind Kopfschmerzen, Fieber, Erbrechen und Nackensteifigkeit; seltener fokal-neurologische Ausfälle.
- **Therapie:** Heparin in therapeutischer Dosierung, anschließend orale Antikoagulation. Bei septischer Sinusvenenthrombose muss der Infektionsherd operativ und antibiotisch saniert werden.

2.4.4 Postthrombotisches Syndrom

Als postthrombotisches Syndrom (**PTS**) werden Symptome zusammengefasst, die nach einer tiefen Bein- und Beckenvenenthrombose bestehen bleiben oder sich im Laufe von Jahren ausbilden. Die Prävalenz liegt nach der Bonner Venenstudie (2003) bei ca. 1,1 % der Allgemeinbevölkerung.

Die Wahrscheinlichkeit, dass sich nach einer Thrombose ein PTS entwickelt, korreliert mit der Lokalisation und dem Schweregrad der Thrombose. Ist diese auf einzelne Unterschenkelvenen oder isoliert auf die Beckenvenen beschränkt, verbleiben meist keine Dauerschäden. Bei kombinierter Thrombose der Unterschenkel-Oberschenkel-Becken-Venen kommt es in 1/3 der Fälle zu Dauerschäden, v. a. bei eingeschränkter oder aufgehobener Funktion der Venenklappen in den tiefen Venen.

Klinik

Typische Symptome sind Schweregefühl und Schwellungsneigung der betroffenen Extremität. Die Beschwerden nehmen bei stehender und sitzender Tätigkeit im Laufe des Tages sowie bei warmen Temperaturen zu. Das postthrombotische Syndrom verläuft in 3 Stadien.

Stadium I: postthrombotisches Frühsyndrom

Der Übergang von der akuten Thrombose zum postthrombotischen Frühsyndrom beginnt bei spontanem Verlauf etwa 3 – 4 Wochen nach dem Thromboseereignis. Der Patient beklagt eine persistierende Ödemneigung, die sich unter Belastung verstärkt. Sie ist Ausdruck des nicht mehr ausreichend vorhandenen Venenabflusses aus der betroffenen Extremität. Durch Rekanalisation und Kollateralenbildung kann sich über die folgenden Monate noch eine Besserung einstellen. Nach etwa 12 Monaten sind diese pathophysiologischen Kompensationsvorgänge dann jedoch abgeschlossen.

Stadium II: postthrombotisches Syndrom

Das postthrombotische Syndrom (im engeren Sinne) beginnt nach Ablauf eines Jahres nach dem Thromboseereignis. Zu diesem Zeitpunkt ist es durch eine stabile Hämodynamik gekennzeichnet: Die Insuffizienz des tiefen Venensystems wird durch Abfluss des venösen Blutes über funktionstüchtige oberflächliche und intrafasziale Kollateralen kompensiert. Im Vordergrund stehen eine gewisse Schwellneigung und eine langsam zunehmende Varikose.

Stadium III: postthrombotisches Spätsyndrom mit chronischer venöser Insuffizienz (s. u.)

Bei schwerem Krankheitsverlauf kann der Kollateralkreislauf infolge des großen rezirkulierenden Blutvolumens im Laufe von 5 – 20 Jahren dekompensieren. Es resultieren eine sekundäre Stammvarikose der Vena saphena magna und/ oder parva und ggf. eine Perforansvarikose. Die Leitveneninsuffizienz und die sekundäre Varikose verursachen eine chronische venöse Insuffizienz mit dermatologischen Komplikationen wie Hyperpigmentation, Induration und Ulzeration. Besonders der Bereich des Innenknöchels ist betroffen (☞ **Abb. 2.56**).

Diagnostisches Vorgehen

Die Stadieneinteilung wird durch anamnestische Angaben (Zeitpunkt der Manifestation der Thrombose), den klinischen Befund (sichtbare Kollateralvenen, Zeichen der chronischen venösen Insuffizienz) und diagnostische Verfahren zur Erfassung von morphologischen und hämodynamischen Veränderungen ermöglicht.

- Die **umfassende Beurteilung** des Schädigungs- und Kompensationsgrades beim PTS gelingt durch die kombinierte Anwendung der im **Kasten** „Apparative Untersuchungen beim PTS" aufgeführten Untersuchungsmethoden.
- Für **Verlaufskontrollen beim PTS** eignen sich v. a. die nicht-invasiven Methoden in kombinierter Anwendung

(Duplexsonographie, Lichtreflexionsrheographie, Venenverschlussplethysmographie).

- Vor einem **operativen Eingriff** beim postthrombotischen Spätsyndrom empfiehlt sich die kombinierte Anwendung von Phlebographie, Duplexsonographie und Phlebodynamometrie (periphere Venendruckmessung). Letztere erlaubt nach Punktion einer Fußrückenvene die Einschätzung des funktionellen Schweregrades des PTS.

Therapie

Allgemeine Maßnahmen

Da beim postthrombotischen Syndrom häufig Rezidivthrombosen auftreten, ist es wichtig, in entsprechenden Risikosituationen (z. B. bei Operation, Bettlägerigkeit, bei Langstreckenreisen und in der Schwangerschaft) eine medikamentöse Thromboseprophylaxe mit Heparin und eine gezielte Kompressionsbehandlung zu veranlassen.

Physikalische Maßnahmen

- Kalte balneologische Maßnahmen (Kneipp-Güsse) 1–2 × pro Tag, Sprunggelenksgymnastik mehrmals täglich zur Prophylaxe einer Einsteifung im oberen Sprunggelenk.
- Kompressionstherapie: bei akutem Krankheitsprozess (z. B. Ulcus cruris) wird ein Kompressionsverband mit Kurzzugbinden angelegt. Bei unkompliziertem Verlauf und in Abhängigkeit vom Schweregrad des PTS sollte tagsüber ein Kompressionsstrumpf der Klasse II oder III getragen werden, vorzugsweise bis zum Knie.

Operative Maßnahmen

Operative Maßnahmen sind nur in ausgewählten Fällen sinnvoll, z. B. bei

- dekompensiertem Kollateralkreislauf mit sekundärer Stammvarikose der V. saphena magna: Resektion der V. saphena magna

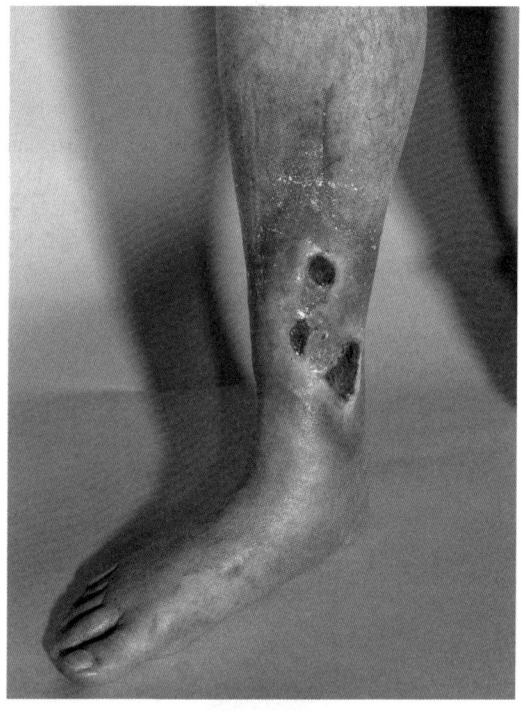

Abb. 2.56: Klinisches Bild eines postthrombotischen Spätsyndroms mit chronischer venöser Insuffizienz (CVI). Schwellung im Knöchelbereich, deutliche Hyperpigmentierung und mehrere Ulzera oberhalb des Innenknöchels. [M180]

02

- Perforansvarikose der Cockett-Venengruppe: selektive Ligatur der Perforansvene
- unzureichender Rekanalisation in der Beckenetage: suprapubischer Bypass von der betroffenen V. femoralis zur gesunden V. femoralis der Gegenseite (Palma-OP)
- chronischen Ulzera: die möglichen chirurgischen Eingriffe sind bei der CVI (s. **2.4.5**) beschrieben.

═══════ ZUR VERTIEFUNG ═══════

Apparative Untersuchungen beim postthrombotischen Syndrom

Zur vorwiegend morphologischen Beurteilung
- Phlebographie (Abb. 2.57): Methode mit der höchsten Aussagekraft; ermöglicht Erfassung der Schäden im gesamten intrafaszialen Venensystem vom Unterschenkel bis zur Beckenetage und der Funktionsfähigkeit von extrafaszialen Kollateralgefäßen.
- B-Bild- und Duplexsonographie (Abb. 2.53): ergänzende Methode mit hoher Verfügbarkeit; kann lokalisierte postthrombotische Veränderungen darstellen, liefert

aber keine ganzheitliche Abbildung der Venensysteme. Eignet sich hervorragend für Verlaufskontrollen.

Zur hämodynamischen Beurteilung
- (Farbkodierte) Duplexsonographie: Diese Methode hat die höchste Aussagekraft; sie ermöglicht die Differenzierung zwischen einem kompensierten (funktionierende Venenklappen) und einem dekompensiertem (funktionslose Venenklappen) PTS. Ein anhaltender Reflux unter der Provokation mit dem Valsalva- oder dem Wadendekompressionstest (Abb. 2.46) entspricht in den *tiefen* Leitvenen einer thrombose-

bedingten Klappendestruktion, in den *oberflächlichen* Kollateralvenen einer sekundären Stammvarikose.
- Phlebodynamometrie: Methode der Wahl zur globalen Beurteilung des Kompensationsgrades des postthrombotischen Syndroms unter Einbeziehung der intra- und extrafaszialen Venen (zur Durchführung s. 2.2.2). Nachteil: invasiv.
- Lichtreflexionsrheographie (LRR) und Venenverschlussplethysmographie (VVP): globale Erfassung der Pumpfunktion (LRR) bzw. der venösen Kapazität und Drainage des Blutes (Plethysmographie) aus dem gesamten Venensystem. Vorteil: nicht-invasiv.

02

2.4.5 Chronische venöse Insuffizienz (CVI)

Synonym: chronisch-venöses Stauungssyndrom (CVSS)

Die chronische venöse Insuffizienz (CVI) bezeichnet eine krankhafte Situation, in der das Blut aufgrund einer schweren Venenkrankheit nicht mehr in genügendem Maß aus den Beinvenen abgepumpt werden kann und dadurch entzündliche Veränderungen an der Haut und später auch an tiefer gelegenen Gewebsstrukturen (Muskelfaszien, Gelenke) ausgelöst werden. Oft resultiert das chronische Ulcus cruris venosum in der perimalleolären Region.

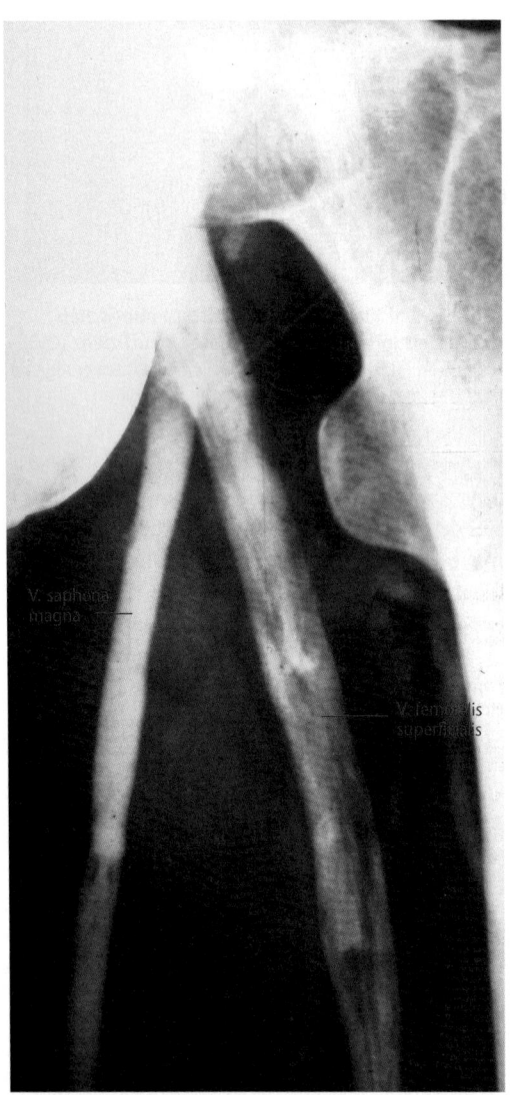

Abb. 2.57: Phlebographie der Oberschenkelvenen links: postthrombotisches Syndrom der V. femoralis superficialis mit intravasalen Septierungen des Gefäßes und kompensatorische (physiologische) Phlebektasie der V. saphena magna, die als Kollateralgefäß fungiert. [M180]

Einteilung in Krankheitsstadien

Die **CVI-Klassifikation nach Widmer** (1981) hat sich wegen ihrer Praktikabilität weltweit durchgesetzt. Sie beruht auf der Beurteilung von sichtbaren Hautveränderungen:
- **Stadium I:** Corona phlebectatica paraplantaris
- **Stadium II:** Hyper- oder Depigmentierung
- **Stadium III:** florides oder abgeheiltes Ulcus cruris.

Die **CEAP-Klassifikation nach Kistner** (1995) berücksichtigt klinische (C), ätiologische (E), anatomische (A) und pathophysiologische (P) Merkmale der Venenkrankheiten. Der **Sklerose-Faszien-Score nach Hach** (1994) beruht auf der Ausdehnung der Haut- und Gewebssklerose sowie auf Funktionseinbußen der Muskulatur und Sprunggelenke.

Klinik

Die klinische Symptomatik ist abhängig vom Schweregrad der venösen Abflussstörung. Die typischen Symptome an der betroffenen Extremität sind die Ödemneigung und trophische Störungen der Haut:

Ödemneigung

Das Ödem nimmt im Laufe des Tages sowie bei längerem Stehen, Sitzen und unter dem Einfluss von Wärme zu. Im Anfangsstadium ist es während der Nachtruhe reversibel; bei chronischer Dekompensation persistiert die Schwellung auch über Nacht.

Hautveränderungen

In Abhängigkeit vom Krankheitsstadium entstehen Pigmentverschiebungen (Hyperpigmentierungen, Atrophie blanche), schmerzhafte Verhärtungen von Haut und Unterhaut sowie Ulzerationen. Bei der Stammvarikose der Vena saphena magna und beim postthrombotischem Syndrom sind diese bevorzugt oberhalb des Innenknöchels lokalisiert. Die geschädigte Haut weist zusätzlich eine ausgeprägte Bereitschaft zu allergischen Reaktionen auf.

> **!** Keine Kosmetika, Salben, Seifen bei Hautschäden anwenden: hohe Allergiegefahr. **!**

Komplikationen

- **Arthrogenes Stauungssyndrom:** Die chronische kutane Entzündung greift auf den Bandapparat des Sprunggelenks über und führt zu einer Bewegungseinschränkung des oberen Sprunggelenks und damit des Fußes, im Spätstadium zum fixierten Spitzfuß. Die Muskelpumpen werden durch die Bewegungseinschränkungen ineffektiv. Ulzera heilen unter diesen Bedingungen nur noch unter strenger Bettruhe ab. Bei Mobilisierung kommt es rasch zum Rezidiv (**Abb. 2.58**).
- **Chronisches Faszienkompressions-Syndrom:** Bei nar-

biger Destruktion der Fascia cruris am Unterschenkel infolge chronischer venöser Stauung kommt es zu einem hohen orthostatischen Druck in den Muskelkompartimenten, mit konsekutiven Durchblutungsstörungen im arteriellen Bereich. Nekrosen und Glykogenverarmung der Muskulatur sowie zirkuläre (manschettenförmige) Ulzerationen können die Folge sein.

Ätiologie

Grundkrankheiten, die zur CVI führen können:
- **primäre Varikose:** schwere Stammvarikose und/oder Perforansvarikose mit sekundärer Leitveneninsuffizienz
- **Phlebothrombose:** die CVI entspricht dem postthrombotischen Spätsyndrom (s. o.)
- **arterio-venöse Fisteln:** selten!

Pathogenese

Zwei wesentliche Faktoren führen zur CVI (**Abb. 2.59**):
- **Beeinträchtigte Makrozirkulation:** Die primäre Strömungsinsuffizienz im intrafaszialen (bei Phlebothrombose) oder extrafaszialen Venensystem (bei primärer Varikose) führt bei schwerem Krankheitsverlauf zur Überlastung der tiefen Venen mit konsekutiver Klappeninsuffizienz. Der erhöhte Druck im tiefen Venensystem pflanzt sich über die Cockett-Perforansvenen oberhalb des Innenknöchels auf oberflächliche Hautvenen fort. Die Druckwellen üben einen Rammeffekt auf die Haut aus

und führen längerfristig zu schweren lokalen Schäden bis hin zum Ulkus.
- **Beeinträchtigte Mikrozirkulation:** Eine venöse Hypertonie mit chronischer venöser Stauung führt in der kapillaren Strombahn zu einer Druckerhöhung und Strömungsverlangsamung bis hin zur Stase (**Abb. 2.60**). Gleichzeitig ist die Kapillarpermeabilität erhöht; das verursacht einen vermehrten Austritt von großmolekularen Eiweißen mit konsekutiver perivaskulärer Ödembildung. Das eiweißreiche Ödem gilt als Anreiz für die Proliferation von Bindegewebezellen und die Fibrosierung. Dadurch verschlechtert sich die Diffusion von Sauerstoff und Stoffwechselprodukten. Hämosiderose und dermatologische Komplikationen folgen. Auch die Lymphgefäße der Haut sind in die gestörte Mikrozirkulation einbezogen.

Diagnostisches Vorgehen

Wichtig ist die differentialdiagnostische Unterscheidung von postthrombotischem Syndrom (PTS) und schweren Verlaufsformen der Stammvarikose, da sich das therapeutische Vorgehen unterscheidet. Beim PTS liegt der primäre Schaden im tiefen (= intrafaszialen) Venensystem (z. B. intravasale Septierungen, Klappenschäden); die oberflächlichen Venen sind zunächst nicht betroffen. Bei der Stammvarikose ist es genau umgekehrt: Die tiefen Venen sind zunächst funktionsfähig und die extrafaszialen Venen weisen eine Klappeninsuffizienz auf. Erst später, wenn der Rezirkulationskreis dekompensiert, kommt es auch hierbei zu einer Insuffizienz der tiefen Venen. Die differentialdiagnostische Abklärung gelingt durch die bildgebende Diagnostik, also die farbkodierte Duplexsonographie und die

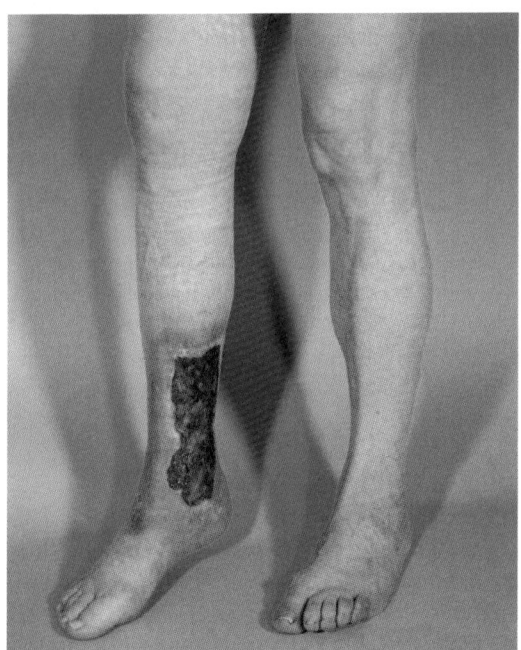

Abb. 2.58: Patient mit arthrogenem Stauungssyndrom
rechts: fixierter Spitzfuß, Rekurvation im Kniegelenk, Muskelatrophie, persistierendes Ulcus cruris. [M180]

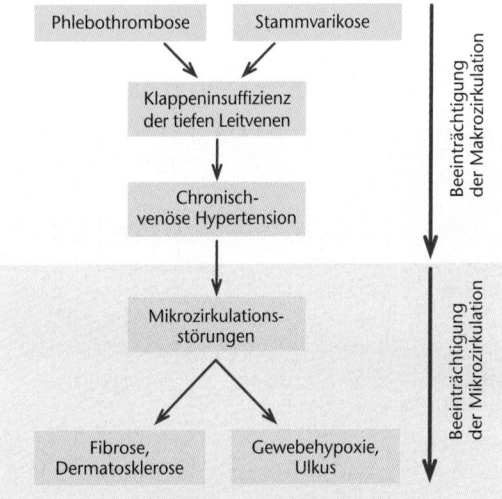

Abb. 2.59: Pathogenese der chronischen venösen Insuffizienz. [L157]

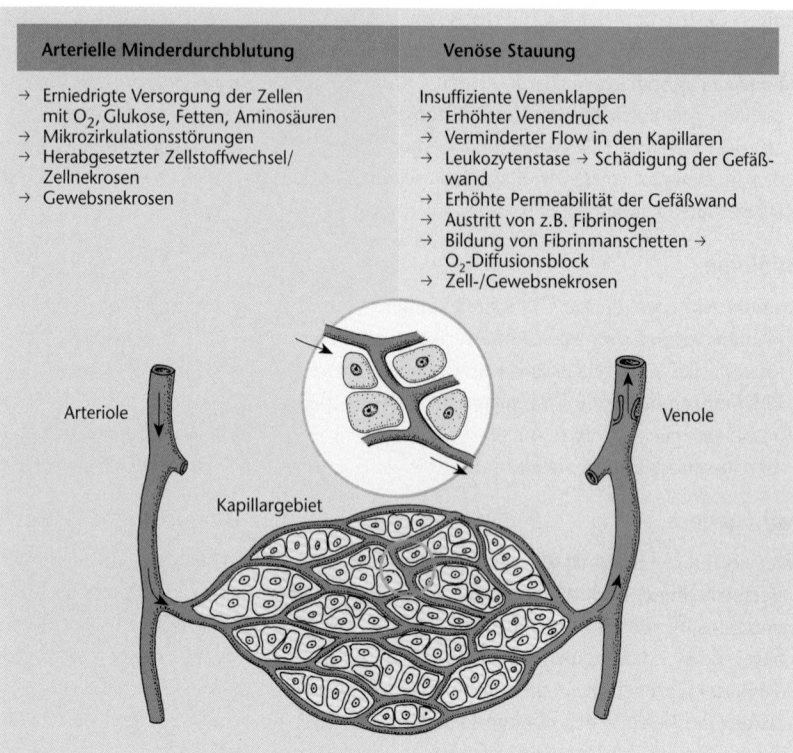

Arterielle Minderdurchblutung	Venöse Stauung
→ Erniedrigte Versorgung der Zellen mit O_2, Glukose, Fetten, Aminosäuren → Mikrozirkulationsstörungen → Herabgesetzter Zellstoffwechsel/ Zellnekrosen → Gewebsnekrosen	Insuffiziente Venenklappen → Erhöhter Venendruck → Verminderter Flow in den Kapillaren → Leukozytenstase → Schädigung der Gefäßwand → Erhöhte Permeabilität der Gefäßwand → Austritt von z.B. Fibrinogen → Bildung von Fibrinmanschetten → O_2-Diffusionsblock → Zell-/Gewebsnekrosen

Abb. 2.60:   Pathogenese arterieller und venöser Ulcera cruris im Vergleich.
[A400 – 190]

Phlebographie (**Tab. 2.10**). Die Venenfunktion kann mit der peripheren Phlebodynamometrie und den plethysmographischen Verfahren bestimmt werden. Die Mikrozirkulation lässt sich mit der Kapillarmikroskopie und der kutanen Sauerstoffpartialdruckmessung begutachten.

Tab. 2.10 Differentialdiagnose der chronischen venösen Insuffizienz

	Ausgeprägte Stammvarikose der V. saphena magna	Ausgeprägtes postthrombotisches Syndrom
Primärer Schaden	extrafaszial: primäre Stammvarikose der V. saphena magna	intrafaszial: sekundäre Leitveneninsuffizienz mit Klappenschädigung
Initial nicht betroffen	intrafasziale Venen	extrafasziale Venen
Sekundärer Schaden	intrafaszial: sekundäre Leitveneninsuffizienz bei dekompensiertem Rezirkulationskreis	extrafaszial: sekundäre Stammvarikose der V. saphena magna

Therapie

Soweit möglich werden die Grundkrankheit oder ihre speziellen Komplikationen chirurgisch behandelt, z. B. mittels Resektion der extrafaszialen Anteile des Rezirkulationskreises bei Stammvarikose oder Resektion einer sekundären Stammvarikose beim postthrombotischen Syndrom. Eine CVI geht so gut wie immer mit einer Cockett-Perforansvarikose (= oberhalb des Innenknöchels) einher und bedarf dann der operativen Ausschaltung dieses Gefäßes (Ligatur).

Konsequente Kompressionstherapie, Sprunggelenksgymnastik, kalte balneologische Maßnahmen und konsequente Thromboseprophylaxe mit Heparin in Risikosituationen ergänzen die Therapie. Bei einer CVI infolge rezidivierender Thrombosen ist evtl. eine dauerhafte orale Antikoagulation erforderlich.

Ulcus cruris

Die Therapie steht auf zwei Säulen. Am wichtigsten ist die fachgerechte Kompressionstherapie, ggf. mit Anwendung von Polstermaterial (Watte, Schaumgummi). An zweiter Stelle steht die Wundbehandlung; sie beinhaltet eine Säuberung des Ulkusgrundes (chirurgisch, enzymatisch oder biologisch wie z. B. durch Fliegenmaden) sowie feuchte Umschläge mit Ringer-Lösung oder Hydrokolloidauflagen. Wenn sich innerhalb von maximal 6 Monaten keine Abheilung erzielen lässt, muss an eine chirurgische Maßnahme gedacht werden (Nekrosektomie, Hauttransplantation, Operation an der Faszie).

> **!** Beim therapierefraktären Ulcus cruris muss auch an ein Karzinom gedacht werden (Hautbiopsie!). **!**

2.5 Lymphgefäßsystem

Das Lymphgefäßsystem ähnelt anatomisch und physiologisch dem venösen System, hat jedoch eine wesentlich geringere Kapazität. Über die Lymphgefäße wird die Gewebeflüssigkeit abtransportiert, die im Bereich der Endstrombahn nicht mehr durch die Kapillaren zur Rückresorption gelangt (**Abb. 2.61**).

Die Lymphe transportiert Proteine, Wasser, Zellen und Lipide, passiert die Lymphknoten und fließt über den Ductus thoracicus wieder in das Venensystem. Am **Lymphtransport** sind mehrere Mechanismen beteiligt:

• **Indirekt** wirkende Mechanismen sind die Haut-Muskel-Pumpe und die Übertragung arterieller Pulsationen auf das Gewebe, in dem die Lymphgefäße eingebettet sind.

• **Direkte** Transportmechanismen sind spontane rhythmische Kontraktionen der Sammelrohre (**Lymphangiomotorik**) und ein Sogeffekt durch Druckschwankungen in den intrathorakalen Sammelkanälen.

2.5.1 Lymphangitis, Lymphadenitis

Akute oder chronische Entzündung der Lymphgefäße bzw. der regionären Lymphknoten.

Klinik

Eine Lymphangitis ist leicht erkennbar an einem **roten Streifen** „über dem Gefäß" und der derben, schmerzhaften regionären Lymphknotenschwellung; oft geht sie mit Fieber einher. Sekundär kann sich ein Abszess in den regionären Lymphknoten bilden („Einschmelzung"), der perforieren, fisteln oder in angrenzendes Gewebe penetrieren kann.

> **!** Durch den Rücktransport der Lymphe in den systemischen Kreislauf besteht die Gefahr einer Sepsis. **!**

Ätiologie

Eine Lymphangitis oder Lymphadenitis entsteht durch Eindringen von Bakterien (oft **Streptokokken**) in das Quellgebiet eines Lymphgefäßes bzw. eines Lymphknotens, z. B. bei Abszess, Furunkel oder bei interdigitalen Infektionen.

Therapie

Gegebenenfalls ist die operative Sanierung des Infektionsherdes angezeigt (z. B. Abszessspaltung). Ergänzend kommen systemisch Antibiotika (z. B. Penicillin) und eine lokale

02

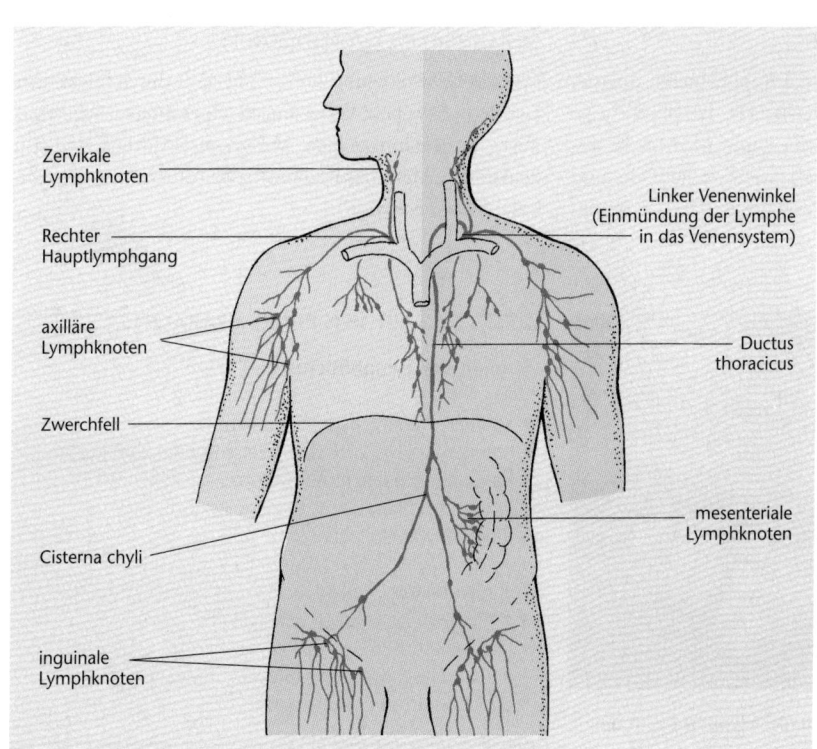

Abb. 2.61: Wichtige Lymphbahnen: Der Ductus thoracicus übernimmt den größten Anteil des Lymphabflusses. Die Lymphe der rechten oberen Körperhälfte sammelt sich separat im rechten Hauptlymphgang. [A400]

antiseptische Therapie zum Einsatz. Die betroffene Extremität muss immobilisiert werden.

2.5.2 Lymphödem

Primäres Lymphödem

Man unterscheidet:
- familiäre Lymphödeme (**Nonne-Milroy-Syndrom** = kongenital, **Meige-Syndrom** = nicht kongenital)
- sporadische Lymphödeme.
  Meist sind Frauen betroffen (F : M = 6 : 1).

Klinik

Charakteristisch sind ein schmerzloses, **teigig-induriertes Ödem** am Vorfuß, das bei Fingerdruck keine Dellen hinterlässt, sowie das sog. **Kastenzeichen** der Zehen (viereckige Form) und tiefe Einschnürfurchen der Haut (**Abb. 2.62**). Zusätzlich findet sich ein positives **Stemmer-Zeichen:** Die indurierte Haut lässt sich über den Zehen nicht mehr als „Falte" abheben.

Im späteren Stadium (s. **Kasten** „Stadien des Lymphödems") entstehen warzenartige Auswüchse (**Papillomatosis cutis carcinoides Gottron**) und das Ödem breitet sich bis zum Oberschenkel aus. Es kann zur monströsen Deformierung des ganzen Beines kommen (**Elephantiasis**); durch die Stauung neigt die Haut zu Infektionen (insbesondere zum Erysipel).

Ätiologie und Pathogenese

Angeborene Veränderungen der Lymphbahnen: Aplasie, Hyperplasie oder Lymphangiektasie. Die lymphpflichtige Last kann aus dem extrazellulären Raum nicht mehr abtransportiert werden und bleibt als eiweißreiches Ödem im Gewebe liegen. Im Laufe von Jahren proliferiert das Bindegewebe zunehmend mit Induration der Haut. Das primäre Lymphödem betrifft in der Regel beide Beine, mitunter kann aber durch lokale Einflüsse eine Seitendifferenz bestehen.

Diagnostisches Vorgehen

Die Diagnose wird in erster Linie **klinisch** gestellt. Die zusätzliche **Lymphszintigraphie** ist nur selten notwendig.

Therapie

Die Therapie steht auf vier Säulen und wird unter dem Begriff **„komplexe physikalische Entstauungstherapie (KPE)"** zusammengefasst:
- sorgfältige Haut- und Fußpflege: Vermeidung von Einrissen und Verletzungen zur Vorbeugung von Infektionen
- manuelle Lymphdrainage: mit kreisenden Bewegungen der Finger und bestimmten Handgriffen wird die Gewebsflüssigkeit zu den Lymphknoten transportiert
- Kompressionstherapie: spezielle Kompressionsverbände mit Kurzzugbinden und langzeitige Versorgung mit Kompressionsstrümpfen der Klassen II, III und in Ausnahmefällen IV
- entstauende Bewegungstherapie: z. B. gymnastische Übungen.

Bei rezidivierendem Erysipel ist eine antibiotische Langzeitprophylaxe erforderlich; diese kann u. a. mit Penicillin als Depotinjektion (ca. alle 3 Monate) erfolgen.

Sekundäres Lymphödem

Erworbene Schädigung der Lymphgefäße durch Infektionen (schweres Erysipel), Verletzungen (Operationen, Schertraumen), Bestrahlungsfolgen, Malignome (Morbus Hodgkin, Leukämien, Mammakarzinom), selten durch Parasiten (Malaria, *Filaria bancrofti*).

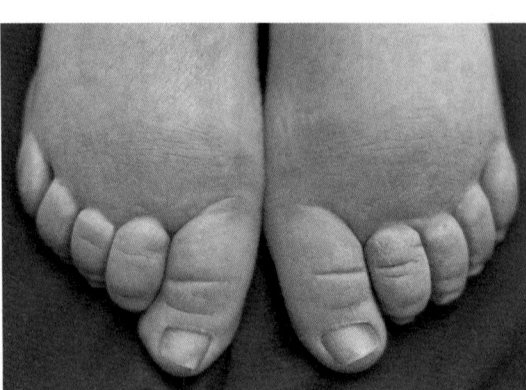

Abb. 2.62: Primäres Lymphödem mit Stauung bis in die Zehen und Furchenbildung. [M180]

=======**AUF DEN PUNKT GEBRACHT**=======

Stadien des Lymphödems

- Stadium I: latent, asymptomatisch
- Stadium II: reversibel, Ödem verschwindet über Nacht
- Stadium III: Ödem nicht reversibel, zunehmende Fibrosierung, Papillomatosis cutis carcinoides Gottron
- Stadium IV: Elephantiasis.

Komplikationen
- rezidivierendes Erysipel, Lymphangitis
- Papillomatosis (s. o.)
- angioplastisches Sarkom (Stewart-Treves-Syndrom)
- Lymphfisteln und Hautrhagaden.

❗ Am häufigsten tritt ein sekundäres Lymphödem am Arm
■ nach Brustoperationen wegen eines Karzinoms mit Ausräumung der axillären Lymphknoten auf. **❗**

Klinik

Die Erkrankung ist immer einseitig und am stärksten unmittelbar unterhalb der schädigenden Einwirkung ausgeprägt (lokalisiertes Ödem!). Vorfuß und Zehen werden oftmals ausgelassen (**Abb. 2.63**).

❗ Beim primären Lymphödem ist die stärkste Schwellung
■ distal und an beiden Gliedmaßen ausgeprägt, beim sekundären Lymphödem hingegen proximal und einseitig. **❗**

Diagnostisches Vorgehen

Besteht klinisch der Verdacht auf ein sekundäres Lymphödem, muss sich die Suche nach der zugrunde liegenden
Krankheit anschließen:
- Anamnese: Trauma, Operation, Tumor, Bestrahlung in
der Vorgeschichte?
- gynäkologische Untersuchung und weitere onkologische
Stufendiagnostik mit Labor, Sonographie, Röntgenuntersuchungen, CT und evtl. MRT.

Therapie

Die Behandlung der Grundkrankheit steht im Vordergrund.
Außerdem kommt auch hier die komplexe physikalische
Entstauungstherapie (s. o.) zum Einsatz. Eine Normalisierung des Gewichts ist vorteilhaft. In Einzelfällen kann eine
operative Therapie (autologe Lymphgefäßtransplantation)
erwogen werden, wenn dadurch Lebenserwartung und Lebensqualität verbessert werden.

Die Einhaltung von bestimmten Verhaltensregeln soll Infektionen vermeiden und eine Verschlimmerung des Ödems
verhindern:

- keine Blutdruckmessung, keine Blutabnahmen, keine Injektionen am betroffenen Arm
- keine einengende Kleidung
- Vermeiden großer Hitze
- kein Barfußgehen und vorsichtige Pediküre bei Befall der
unteren Extremität, um Verletzungen zu vermeiden (Infektionsgefahr).

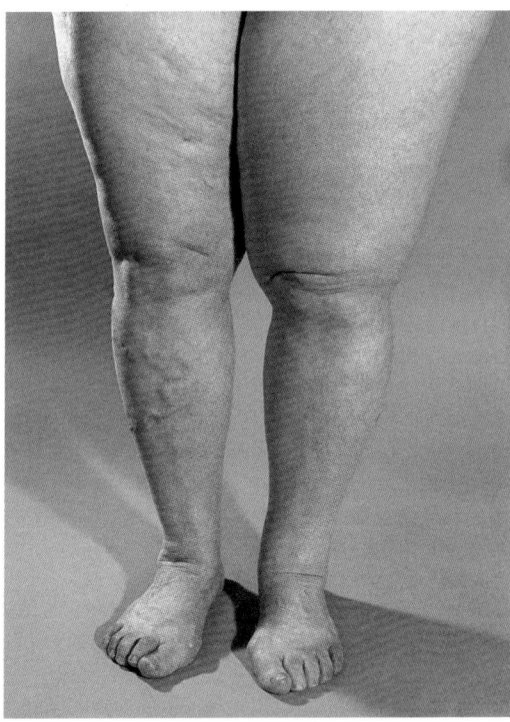

**Abb. 2.63: Sekundäres Lymphödem am linken Ober-
schenkel nach Hysterektomie und Lymphadenektomie
wegen eines Karzinoms.** [M180].

02

Fallbeispiel

Anamnese

Eine 64-jährige Patientin stellt sich wegen eines seit einem Jahr bestehenden Hautgeschwürs am rechten Innenknöchel vor. Seit 30 Jahren bestehen beiderseits Krampfadern mit Verschlimmerung im Laufe von vier Schwangerschaften. Darüber hinaus sei sie „kerngesund". Auch ihre Mutter habe an einem Krampfaderleiden mit mehrfach wiederkehrenden Geschwüren gelitten.

Körperlicher Befund

Die Untersuchung ergibt einen regelrechten internistischen Befund. An den Beinen besteht ein beiderseitiges leichtes Lipödem mit subkutaner Fetteinlagerung an den Unter- und Oberschenkeln. Außerdem liegen Krampfadern vor, die rechts wesentlich stärker ausgeprägt sind als links. Der Umfang des rechten Unterschenkels ist im Vergleich zum linken Bein um 2 cm vermehrt. Oberhalb des rechten Innenknöchels befindet sich ein kleines Geschwür mit Hyperpigmentierung und Induration der umliegenden Haut.

Verdachtsdiagnose

Sie diagnostizieren eine chronische venöse Insuffizienz mit einem Ulcus cruris oberhalb des rechten Innenknöchels.

Weitere Diagnostik

Um die Grundkrankheit (DD: postthrombotisches Syndrom vs. primäre Varikose) zu diagnostizieren sowie die Hämodynamik der betroffenen Abflusssysteme näher zu beurteilen, ordnen Sie folgende Untersuchungen an:

- farbkodierte Duplexsonographie mit Frequenzspektrum-Analyse (Methode der 1. Wahl): Reflux in der V. saphena magna

rechts im Bereich der Leiste beim Valsalva-Test; Nachweis des Refluxes nach distal bis handbreit unterhalb des Kniegelenks bei Untersuchung im Stehen; suffizienter Klappenschluss der V. saphena magna links; kein Nachweis von thrombotischen oder postthrombotischen Veränderungen beiderseits; Reflux im Bereich der tiefen Leitvenen rechts (femoropopliteale Strombahn) beim Wadenkompressionstest; unauffälliger Untersuchungsbefund links. Darstellung einer insuffizierten Cochett-Vene oberhalb der Ulcus cruris rechts

- Dopplersonographie (Methode der 2. Wahl): Reflux über der distalen V. saphena magna rechts; unzureichende Beurteilbarkeit in der Leiste bei Adipositas (Lipödem)
- Lichtreflexionsrheographie (LRR): verkürzte venöse Wiederauffüllzeit rechts gegenüber links
- venöse Plethysmographie: erhöhte Kapazität und Drainage rechts gegenüber links
- Phlebographie: wegen Kontrastmittelallergie nicht durchführbar und bei eindeutigen Befunden entbehrlich.

LRR und Plethysmographie geben keine Auskunft über die Grundkrankheit, sind aber globale Messmethoden der Hämodynamik und reflektieren damit die Schwere der Durchblutungsstörung.

Diagnose

Die apparative Diagnostik ergibt die Diagnose einer Stammvarikose der V. saphena

magna im Stadium III mit chronischer venöser Insuffizienz und Ulcus cruris rechts. Es besteht eine sekundäre Leitveneninsuffizienz rechts bei dekompensiertem Rezirkulationskreis.

Therapie

Die Therapie der Stammvarikose in diesem Stadium ist chirurgisch: Krossektomie und partielle Resektion der V. saphena magna sowie Dissektion der insuffizienten Perforansvene oberhalb des rechten Innenknöchels. Unmittelbar postoperativ wird das Ulkus mit einem Hydrokolloidpflaster abgedeckt und ein Kompressionsverband mit Kurzzugbinden vom Fuß bis zur Leiste angelegt.

Weiterer Krankheitsverlauf

Nach einer Woche wird ein Kompressionsstrumpf der Klasse II bis zur Leiste angepasst; der Unterschenkel wird zusätzlich mit zwei Kurzzugbinden bandagiert. Innerhalb von vier Wochen ist das Ulcus cruris vollständig abgeheilt. Die Langzeittherapie wird mit einem Kniestrumpf der Klasse II fortgesetzt. Kontrolluntersuchungen schließen sich in zunächst halbjährigen, später in einjährigen Abständen an.

Anmerkung

Es handelt sich um einen komplizierten Krankheitsverlauf der Stammvarikose der V. saphena magna. Bei dekompensiertem Rezirkulationskreis III mit sekundärer Leitveneninsuffizienz muss damit gerechnet werden, dass auch nach der Sanierung des Krampfaderleidens eine gewisse Schwellungsneigung des Unterschenkels zurückbleibt. Aus diesem Grund ist dann die konsequente Fortsetzung der Kompressionstherapie angezeigt.

3 Blut und blutbildende Organe

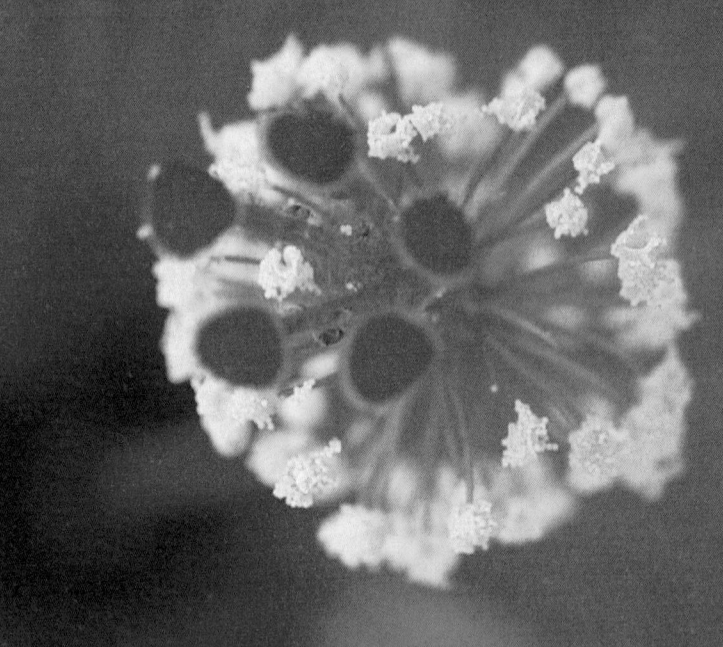

Obwohl sich das Fachgebiet der Hämatologie von dem griechischen Begriff *haima* (= Blut) ableitet, befasst es sich nicht nur mit der flüssigen und zellulären Phase des Blutes, sondern auch mit dem vorgeschalteten Blutbildungsorgan, d.h. dem Knochenmark, sowie den von Blutzellen besiedelten nachgeschalteten Organen Milz und Lymphknoten. Bisweilen wird von der Hämatologie die Hämostaseologie abgetrennt, welche sich mit der Blutgerinnung beschäftigt.

In letzter Zeit wurde vor allem das Knochenmark mit molekulargenetischen und immunologischen Techniken neu definiert. Dabei wurde erkannt, dass es sich beim Knochenmark keinesfalls nur um eine Erweiterung des Blutraumes handelt, sondern vielmehr um ein solides Organ mit einer hochkomplexen Binnenstruktur und Gefäßversorgung. So wurden z.B. bei Leukämien weit höhere Spiegel an Angiogenesefaktoren gefunden als bei vielen soliden Tumoren, was das Konzept unterstreicht, dass Leukämien zunächst wie solide Tumoren durch Induktion einer eigenen Gefäßversorgung und Tumorarchitektur wachsen. Diese Abkehr vom alten Konzept des „Blutkrebses" könnte die Entwicklung neuer Therapieformen, etwa bei Leukämien, voranbringen.

3.1 Anatomie und Physiologie

Das normale Blutvolumen beträgt beim Erwachsenen ca. 70 ml/kg und damit ca. 7% des Körpergewichtes. Die zellulären Bestandteile (Erythrozyten, Leukozyten, Thrombozyten) sind im Plasma bzw. Serum (= von Fibrin befreites und damit nicht mehr gerinnbares Plasma) suspendiert und machen bei der Frau 36–45%, beim Mann 42–50% des Blutvolumens aus.

❗ Eine Hämokonzentration bei Exsikkose oder eine Hämodilution bei Überwässerung können eine Erhöhung oder Erniedrigung des zellulären Anteils vortäuschen. ❗

❗ Bei akuter Blutung kann die pro Volumeneinheit gemessene Erythrozytenzahl anfänglich noch normal erscheinen, da sowohl Erythrozyten als auch Flüssigkeit verloren gehen. ❗

3.1.1 Hämatopoese

Die Proliferation und Differenzierung der Zellen von Blut und Knochenmark (**Hämatopoese**) wird durch hämatopoetische Wachstumsfaktoren gesteuert und umfasst:

* die **Myelopoese**: Bildung der (zumindest in ihren Vorläuferstadien) obligat markgebundenen Zellreihen: Granulozyten, Thrombozyten und Monozyten
* die **Lymphopoese**: Bildung der Lymphozytenreihe. Die Zellen dieser Reihe stammen zwar von einer knochenmarkgebundenen Stammzelle ab, wandern jedoch frühzeitig in Thymus, Milz und Lymphknoten aus, wo sie sich unter dem Einfluss humoraler Faktoren in die verschiedenen Immunzellen differenzieren (s. 4.1.3 und 4.1.4).
* die **Erythropoese**: Bildung der roten Blutkörperchen. Diese ist beim Erwachsenen (nicht aber beim Fetus) an das Knochenmark gebunden.

Entwicklung der Hämatopoese

Schon während der 3. Woche der Embryonalentwicklung bilden sich Zellinseln im Dottersack (**mesoblastische Hämatopoese**). Diese produzieren Blutzellen, die etwa in der 6. Gestationswoche in Leber und Milz wandern (**hepatische Hämatopoese**). Erst ab dem 7. Monat der Fetalentwicklung übernimmt das Knochenmark den überwiegenden Teil der Blutbildung (**myeloide Hämatopoese**). Während beim Neugeborenen in fast allen Knochen Blut gebildet wird, dienen beim Erwachsenen nur etwa 30% des Knochenmarks der Hämatopoese (**Abb. 3.1**). Dieser Anteil wird auch als „**rotes Mark**" bezeichnet und liegt im Stammskelett (d.h. in den flachen Knochen des Kopfes, des Beckens und der Rippen sowie in den Wirbelkörpern) und in den proximalen Anteilen der langen Röhrenknochen.

❗ Nur bei chronisch erhöhtem Zellbedarf dehnt sich dieses rote Mark auf Kosten des „gelben Fettmarks" wieder aus. Bei bestimmten Erkrankungen (z.B. myeloproliferativen Erkrankungen, Thalassämien) kann selbst im Erwachsenenalter Blut wieder in Leber und Milz gebildet werden (extramedulläre Hämatopoese). ❗

Die Lymphozytopoese findet dagegen nicht nur im Knochenmark, sondern auch in Lymphknoten, submukösen lymphatischen Geweben (z. B. Tonsillen, darmassoziiertes lymphatisches Gewebe [s. **6.1.2**]), in der Milz und – beim Kind – im Thymus statt.

Zelldifferenzierung

Alle peripheren Blutzellen stammen von wenigen pluripotenten hämatopoetischen Stammzellen ab (**Abb. 3.2**). Bei deren Differenzierung bilden sich:

- **lymphozytopoetische Stammzellen**, aus denen sich T-Lymphozyten und B-Lymphozyten ableiten
- **myelopoetische Stammzellen**, aus denen Granulozyten, Erythrozyten, Monozyten und Thrombozyten entstehen.

Lymphozytopoetische und myelopoetische Stammzellen sind wiederum zur weiteren Differenzierung in der Lage, diese ist jedoch auf die oben genannten Zellreihen beschränkt. Sie werden deshalb **determinierte Stammzellen** genannt. Aus ihnen gehen die unmittelbaren Vorläuferzellen der einzelnen Zellreihen hervor (**Abb. 3.2**).

Hämatopoetische Regulation

Proliferation und Differenzierung der Vorläuferzellen sowie die Funktion der reifen Blutzellen werden durch sog. **hämatopoetische Wachstumsfaktoren** reguliert, die zu den Zytokinen zählen. Die Regulation ist so komplex, dass meist mehr als ein Wachstumsfaktor an der Regulation einer Zellreihe beteiligt ist. Als Wachstumsfaktoren wirken

- Erythropoetin sowie (wahrscheinlich) Thrombopoetin
- Kolonie-stimulierende Faktoren (engl. *colony stimulating factors*, CSF)
- Interleukine (IL).

Die verschiedenen CSF und Interleukine werden aus T-Lymphozyten, Monozyten sowie Zellen des Knochenmarkstromas (z. B. Fibroblasten, Endothelzellen, Retikulumzellen) freigesetzt, während Erythropoetin zu > 90% in der Niere synthetisiert wird.

❗ Viele Wachstumsfaktoren können inzwischen mittels rekombinanter DNA-Technik hergestellt werden. Im klinischen Einsatz befinden sich etwa Erythropoetin zur Behandlung der renalen Anämie (s. **10.13**) und Granulozyten-CSF zur Verkürzung einer Neutropenie im Rahmen einer Chemotherapie. ❗

Erythropoese

Erythrozyten sind elastische, mit Hämoglobin gefüllte Scheiben von etwa 7 µm Durchmesser. Ihre Zellhülle besteht aus einem Netzwerk aus Spektrin, dem sog. Zytoskelett. Erythrozyten werden im Knochenmark über die **Vorläuferzellen Proerythroblasten, Erythroblasten** und **Retikulozyten** gebildet (**Abb. 3.2**).

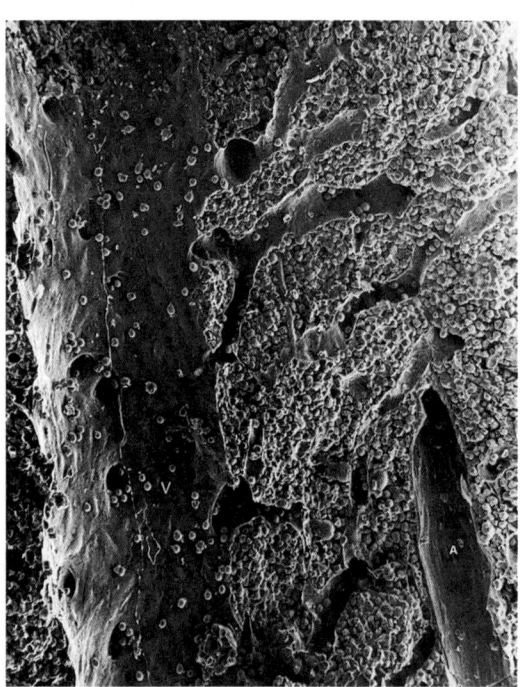

Abb. 3.1: Knochenmark im Rasterelektronenmikroskop. Das normale blutbildende Knochenmark besteht aus den hämatopoetischen Vorläuferzellen der Granulozyten (die meist dominierende Zellgruppe) und der Erythrozyten (etwa 1/4 der Zahl der Granulozytenvorläufer), einigen Lymphozyten und Plasmazellen sowie einigen wenigen verstreuten Megakaryozyten. Die genannten Zellen nehmen etwa 60% des blutbildenden Markraums ein, der Rest besteht aus Fettzellen, Blutgefäßen und Fibroblasten. A = Arterie; V = Vene. [C160]

Retikulozyten

Die normale Entwicklungsdauer vom Proerythroblasten bis zum Retikulozyten beträgt 5 Tage. Retikulozyten enthalten keinen Zellkern mehr, sie verfügen jedoch noch über ribosomale RNA, die Hämoglobin synthetisieren kann. Diese RNA erscheint in der Färbung netzartig (retikulär). Retikulozyten werden nach 1 – 2 Tagen aus dem Knochenmark in die Blutbahn freigesetzt, wo sie nach weiteren 1 – 2 Tagen durch Verlust der RNA zu Erythrozyten reifen. Da sie die 24 – 48-stündige Knochenmarkproduktion widerspiegeln, korreliert die periphere Retikulozytenzahl grob mit der Geschwindigkeit der Erythropoese und ist damit ein **Maß für die Knochenmarkaktivität**. Normalerweise machen Retikulozyten 0,8 – 2,5% (bei Frauen) bzw. 0,8 – 4% (bei Männern) der roten Blutzellen im peripheren Blut aus.

❗ Kernhaltige rote Zellen (z. B. Normoblasten) sind beim Erwachsenen im Blut nur bei extramedullärer Blutbildung oder bei bestimmten Knochenmarkerkrankungen, z. B. Leukämien, nachweisbar. Sie sind damit stets ein ernst zu nehmender Befund. ❗

03

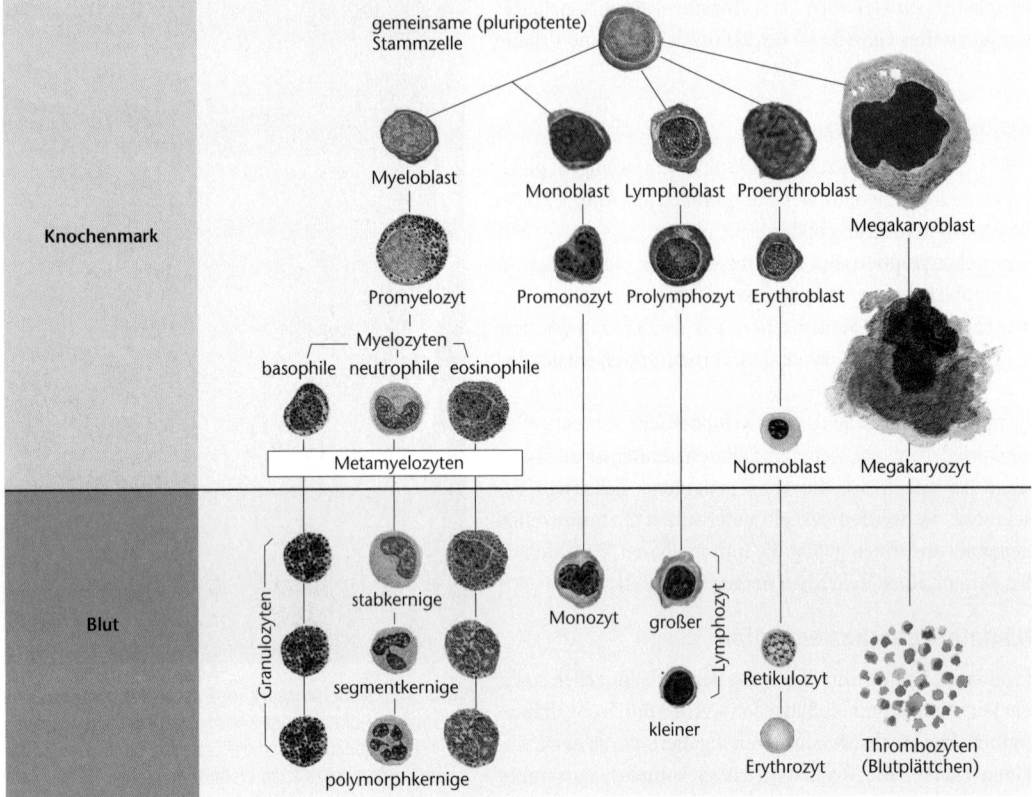

Abb. 3.2:
Hämatopoetische
Zellreihen. [R164]

═══ZUR VERTIEFUNG═══

Stammzellen

Stammzellen (SZ) sind Zellen mit prospektiver Potenz, d. h. Zellen, deren weitere Entwicklung noch nicht festgelegt ist und die sich zu verschiedenen Zelltypen differenzieren können. Die Differenzierung folgt endogenen und exogenen Signalen (z. B. durch genetische Faktoren, Wachstumsfaktoren, Ernährungsfaktoren). Aus **omnipotenten** (= **totipotenten**) SZ können komplette Lebewesen, aus **pluripotenten** (= **multipotenten**) SZ verschiedene Gewebetypen abgeleitet werden. **Monopotente** (= **determinierte**) SZ bilden spezifische Organgewebe.
Nach der Herkunft werden unterschieden:
• **embryonale SZ**: pluripotente SZ aus der inneren Zellmasse der Blastozyste, gewonnen aus „überzähligen" Embryos (z. B. Embryoüberschuss bei künstlicher Befruchtung), aus abgetriebenen Feten oder durch therapeutisches Klonen (hierbei wird die entkernte Eizelle mit Erbgut einer Körperzelle „gefüllt" – wenn die Zelle dann zum Blastozystenstadium gereift ist, werden die SZ geerntet).

! In Deutschland dürfen embryonale SZ derzeit nicht hergestellt, sondern lediglich bereits vorhandene, aus definierten Linien abstammende embryonale SZ importiert werden. **!**
• **Nicht-embryonale SZ** werden zum einen aus der Nabelschnur gewonnen (**Nabelschnur-SZ**). Zum anderen können sog. **adulte SZ** bei Erwachsenen geerntet werden, wo sie natürlicherweise die Regeneration von Organen bis ins hohe Alter unterhalten. Ursprünglich als determiniert angesehen, sind adulte SZ möglicherweise multipotent.

Einsatzmöglichkeiten

Seit Jahrzehnten werden SZ aus dem Knochenmark zum Organersatz bei Leukämien und Lymphomen eingesetzt („Knochenmarktransplantation" – da die SZ heute meist aus dem peripheren Blut gewonnen werden, ist der Begriff etwas ungünstig; Genaueres s. Kasten in 3.6.3).
Weitere Einsatzgebiete sind noch im Experimentalstadium:
• Die hämatopoetische SZ lässt sich im Labor

in nicht-hämatologisches Gewebe (z. B. Herzmuskel- und Leberzellen) ausdifferenzieren – sie könnte also in undifferenzierter oder differenzierter Form in erkrankte Organe eingebracht werden und dort Teile des Organs ersetzen.
• SZ werden sich voraussichtlich in naher Zukunft im Labor zu implantierbaren Körperzellen oder -geweben heranzüchten lassen (**Tissue Engineering**), z. B. zur Regeneration von Knorpelzellen bei Arthrose, von Myozyten nach Herzinfarkt usw.
Verglichen mit den geradezu messianischen Hoffnungen, die Ende der 1990er Jahre an die Stammzelltherapie geknüpft wurden (damals waren nicht wenige Meinungsbildner in den Fachzeitschriften der Meinung, durch Stammzellen könnten in Kürze Krankheiten wie der M. Alzheimer oder der Diabetes mellitus geheilt werden), ist die bisherige Bilanz der Stammzellforschung eher ernüchternd und wichtige Fragen bezüglich Wirtschaftlichkeit, Finanzierung (Lagerung von Nabelschnurblut als „biologische Versicherung" – wer zahlt?) und Ethik (Gewinnung embryonaler SZ?) bleiben offen.

Ineffektive Erythropoese

Ca. 10% der Erythroblasten sterben auch bei normaler Blutbildung bereits im Knochenmark. Diese ineffektive Erythropoese ist bei bestimmten Erkrankungen (z. B. Thalassaemia major, megaloblastäre Anämie) pathologisch verstärkt.

Komponenten der Erythropoese

Zur Erythropoese werden benötigt:

- **Erythropoetin** (s. auch **10.10.1**): wird in den peritubulären Zellen der Niere (90%) sowie in der Leber (10%) produziert und veranlasst die erythrozytären Vorläuferzellen zur Differenzierung sowie rascheren Proliferation. Die Erythropoetin-Bildung wird durch Sauerstoffmangel im Gewebe, z. B. durch Anämie (**Abb. 3.3**), stimuliert.

  ! Herz- oder Lungenerkrankungen, die mit einer Gewebehypoxie einhergehen, führen über eine Stimulation der Erythropoetin-Synthese zu einer Polyglobulie. **!**

- **Eisen** zur Hämoglobin-Synthese (Eisenmangel ist die Ursache von 80% aller Anämien, s. **3.3.2**)
- **Vitamin B$_{12}$** und **Folsäure** zur DNA-Synthese (bei Mangel resultiert eine megaloblastäre Anämie)
- **andere Vitamine:** Vitamin B$_1$ (Thiamin), B$_2$ (Riboflavin), B$_6$ (Pyridoxin), Vitamin C und E
- **Spurenelemente** wie z. B. Zink und Kobalt.

Erythrozytenabbau

Die normale **Lebensdauer** von Erythrozyten beträgt ca. 120 Tage. Daraus folgt, dass etwa 1% der Zellen pro Tag abgebaut und durch Neuproduktion im Knochenmark ersetzt wird. Die Erythrozyten werden überwiegend im Monozyten-Makrophagen-System der Milz abgebaut (**Abb. 3.4**).

Bei splenektomierten Patienten übernimmt die Leber den Erythrozytenabbau. Einige Erythrozyten enthalten dann

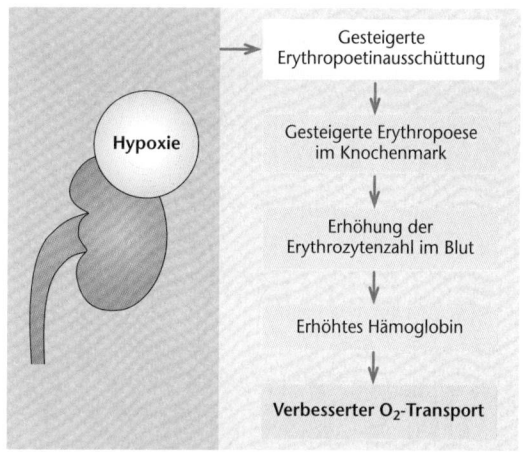

Abb. 3.3: **Erythropoetin und Erythropoese.** [L157] **03**

allerdings Kernreste (**Howell-Jolly-Körper**), ohne dass die Funktion dieser Zellen beeinträchtigt wäre. Bei Splenomegalie werden dagegen vermehrt Zellen in der Milz gespeichert und abgebaut. In ausgeprägten Fällen kann dadurch ein sog. **Hypersplenismus** mit Panzytopenie resultieren (s. **3.5.1**).

Hämoglobine und ihre Funktion

Die Entwicklung sauerstofftransportierender Proteine war einer der entscheidenden Schritte bei der Entwicklung komplexer Zellverbände. Neben dem Sauerstofftransport zum Gewebe dienen die Hämoglobine auch dem Kohlendioxidtransport vom Gewebe zur Lunge.

Hämoglobine sind aus vier **Häm-Einheiten**, die jeweils aus dem Protoporphyrin und einem zweiwertigen Eisenatom (Fe^{2+}) bestehen, und zwei paarigen **Globin-Ketten** zusammengesetzt (**Abb. 3.5**). Während alle Hämoglobine aus immer denselben Häm-Einheiten aufgebaut sind, sind die Globin-Ketten in Länge und Aminosäuresequenz variabel.

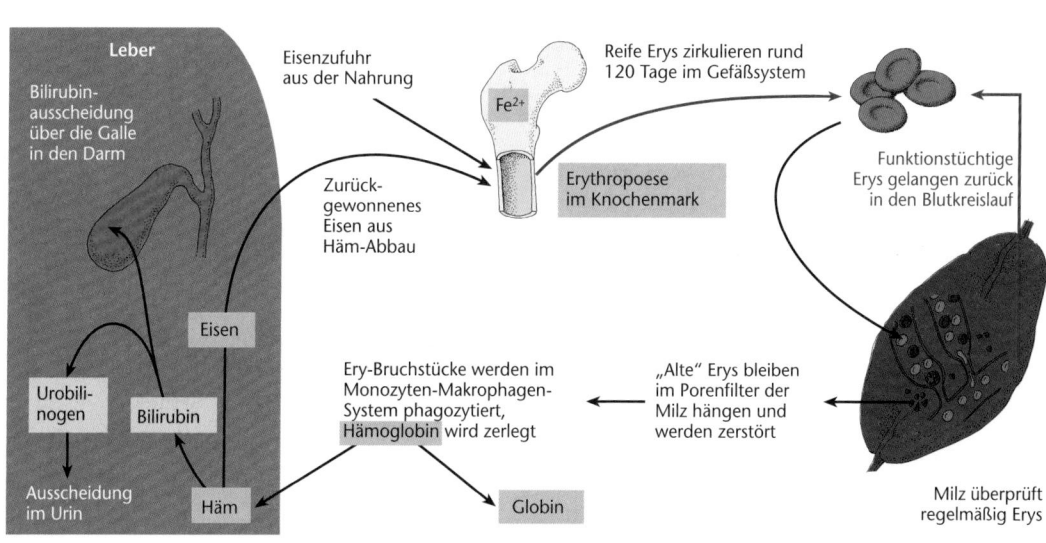

Abb. 3.4: **Lebenszyklus der Erythrozyten.** Der Körper versucht möglichst viel des wertvollen Eisens der Erythrozyten wieder zurückzugewinnen. [A400]

03

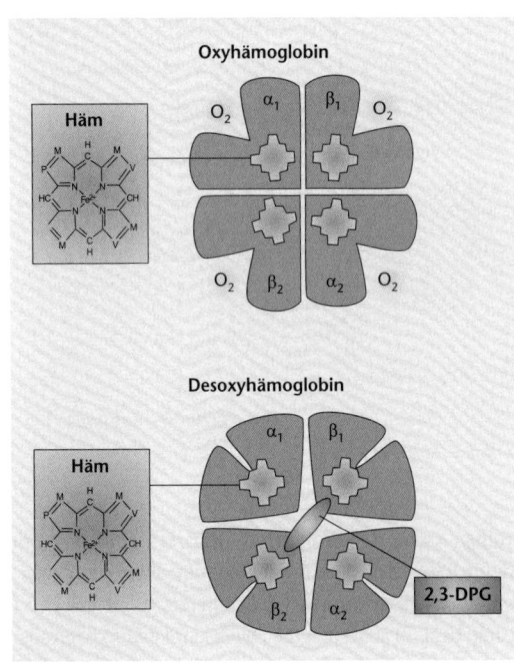

Abb. 3.5:
Oxyge-
niertes und
desoxyge-
niertes Hä-
moglobin.
[L157]

Globin-Ketten

Beim Menschen kommen physiologischerweise acht verschiedene Globin-Ketten vor (der Erwachsene exprimiert jedoch nur die vier **Globin-Ketten** α, β, γ und δ). Durch unterschiedliche Kombinationen ergeben sich beim Menschen insgesamt 6 verschiedene Hämoglobine, die elektrophoretisch differenziert werden können (s. **Kasten** „Übersicht über die Hämoglobine"). Während die α-Ketten-Produktion von 4 Genen (zwei von jedem Elternteil) auf Chromosom 16 kontrolliert wird, werden die anderen Ketten von jeweils zwei Genen gesteuert, die fast alle räumlich eng zusammen auf Chromosom 11 liegen.

Hämoglobin-Typen

Das wichtigste Hämoglobin des Erwachsenen besteht aus zwei α- und zwei β-Ketten ($\alpha_2\beta_2$) mit 141 bzw. 146 Aminosäuren und wird (willkürlich) als **HbA$_1$** (oft auch nur HbA) bezeichnet. Daneben verfügt der Erwachsene noch über einen kleinen Anteil an **HbA$_2$**, bei dem anstelle der β-Ketten δ-Ketten vorkommen ($\alpha_2\delta_2$). Neben den beiden „erwachsenen" Hämoglobinen sind beim Menschen noch vier weitere Hämoglobine beschrieben, nämlich die nur vorübergehend in der Embryonalphase vorkommenden Hämoglobine Portland, Gower-1 und Gower-2 sowie das sog. fetale Hämoglobin (**HbF**, Struktur: $\alpha_2\gamma_2$). Letzteres ist auch beim gesunden Erwachsenen in geringen Konzentrationen (< 1%) nachweisbar.

❗ Schon der Austausch einer einzelnen Aminosäure an einer Globin-Kette kann zur Bildung von funktionell defekten Hämoglobinen (s. 3.3.5) führen. ❗

Häm

Die Häm-Synthese (**Abb. 3.6**) erfolgt in den Mitochondrien der Erythrozytenvorstufen. Protoporphyrin, der Grundbaustein des Häm-Moleküls, wird aus Glycin über die Vorstufen δ-Aminolävulinsäure (δ-ALA), Porphobilinogen, Uroporphyrin und Koproporphyrin gebildet.

❗ Bei einer Störung der Häm-Synthese entsteht eine Porphyrie (s. 9.7). ❗

Der geschwindigkeitslimitierende Schritt der Häm-Synthese ist die Umwandlung von Glycin in δ-ALA durch die ALA-Synthetase. Notwendiger Ko-Faktor für diese Reaktion ist das Vitamin B_6. Im letzten Schritt wird durch Einbau des Eisens mittels der Ferrochelatase das Häm gebildet.

═══════════════ **AUF DEN PUNKT GEBRACHT** ═══════════════

Übersicht über die Hämoglobine des Menschen

In der Embryonal- und Fetalperiode
• vorwiegend in der Embryonalzeit: Gower-1 ($\zeta_2\varepsilon_2$), Gower-2 ($\alpha_2\varepsilon_2$), Portland ($\zeta_2\gamma_2$)
• vorwiegend in der Fetalzeit: HbF ($\alpha_2\gamma_2$: $\approx$ 80% bei Geburt), HbA$_1$ ($\alpha_2\beta_2$: $\approx$ 20% bei Geburt).

Beim Erwachsenen
• HbA$_2$ ($\alpha_2\delta_2$: $\approx$ 2%)
• HbF ($\alpha_2\gamma_2$: < 1%)
• HbA = HbA$_1$ ($\alpha_2\beta_2$: $\approx$ 97%); hiervon sind etwa 5% glykosyliert (HbA$_{1c}$, s. 9.2.5).

Pathologische Formen
• mit abnormer *quantitativer* Globin-Synthese (Thalassämien):
– Bei den meisten Thalassämien überwiegen physiologische Hämoglobine (z. B. HbF).
– Bei der α-Thalassämie können jedoch ansonsten nicht vorkommende Globin-Polymere entstehen: Hb-Barts = γ_4 und HbH = β_4.
• mit abnormer *qualitativer* Globin-Synthese:
– HbS (Sichelzellanämie: Substitution von Valin für Glutamin an Position 6 der β-Kette)

– HbC (Substitution von Lysin für Glutamin an Position 6 der β-Kette)
– HbE (Substitution von Lysin für Glutamin an Position 26 der β-Kette)
– seltene Hämoglobin-Varianten: Hierzu zählen instabile Hämoglobine (z. B. Hb-Zürich), Hämoglobine mit erhöhter Sauerstoffaffinität (z. B. Hb-Malmö), Hämoglobine mit reduzierter Sauerstoffaffinität (z. B. Hb-Kansas).
• kombinierte Defekte der Globin-Synthese, z. B. Sichelzell-β-Thalassämie.

Rolle der Hämoglobine beim Sauerstoff- und Kohlendioxidtransport

Durch ihre bikonkave Gestalt bieten Erythrozyten eine große Oberfläche zur Aufnahme und Freisetzung von Sauerstoff und Kohlendioxid. In der **Lunge** erfolgt die **Sauerstoffsättigung** des Hb aufgrund des dort hohen Sauerstoffpartialdrucks und der dort stärkeren Affinität von Hb zum Sauerstoff. Im **Gewebe** erfolgt die **Sauerstoffabgabe** aufgrund des hier niedrigen Sauerstoffpartialdrucks und der hier schwächeren Sauerstoffaffinität des Hb. Die vier Häm-Einheiten geben dabei nacheinander O_2 ab, die β-Ketten werden dadurch auseinandergezogen, wodurch 2,3-Diphosphoglycerat (2,3-DPG) einströmen kann. Dieser Einstrom bewirkt, dass die Sauerstoffaffinität des Hb sinkt, wodurch auch die anderen Häm-Einheiten rasch den gebundenen Sauerstoff abgeben. Daher sind die meisten Hb-Moleküle entweder voll sauerstoffgesättigt oder völlig desoxygeniert (**Abb. 3.5**).

Aus der je nach dem Sauerstoffpartialdruck in der Umgebung unterschiedlichen Sauerstoffaffinität des Hämoglobins ergibt sich die eigentümliche „S"-Form der Sauerstoffdissoziationskurve (**Abb. 5.14**). Genaueres zur Sauerstoffbindung s. **5.1.2**.

Myelopoese

Die Entwicklung der Zellsysteme Granulozyten, Thrombozyten, Monozyten und dendritische Zellen läuft im Knochenmark ab; sie ist in Abbildung 3.2 zusammengefasst (s. a. **4.1.2**). Hier sei lediglich darauf hingewiesen, dass sich Monozyten und neutrophile Granulozyten aus derselben Vorläuferzelle (CFU-GM) entwickeln. Dies erklärt, weshalb sich die Erholung des Knochenmarks – z. B. nach einer zytostatikabedingten Agranulozytose – durch eine Monozytose ankündigt.

Die Megakaryozyten machen im Gegensatz zu den anderen Zellreihen keine Zellteilungen, sondern endomitotische Kernteilungen durch (**Endomitose**: Chromosomenverdoppelung ohne Auflösung der Kernmembran und ohne Ausbildung einer Mitosespindel). Es entstehen dadurch Riesenzellen („Mega"), aus denen mehrere Tausend kernlose Thrombozyten reifen.

Die reifen Granulozyten und Thrombozyten sind nicht

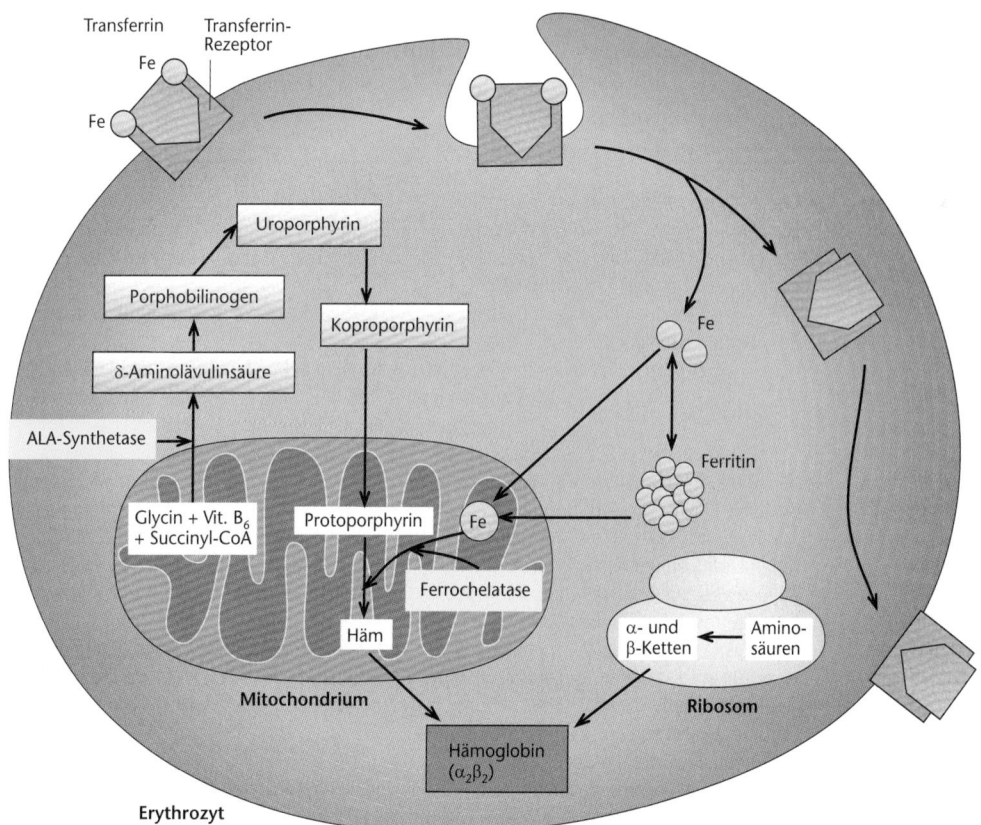

Abb. 3.6: Hämoglobin-Synthese. Transferrin besetzt einen Oberflächenrezeptor eines sich entwickelnden Erythrozyten. Der Rezeptor-Transferrin-Eisen-Komplex wird in die Zelle aufgenommen. Transferrin und der Rezeptor werden, nachdem sich das Eisen gelöst hat, wieder ausgeschleust. Im Mitochondrium bildet sich aus dem Eisen und Protoporphyrin ein Häm-Molekül. Vier dieser Häm-Moleküle verbinden sich jeweils mit α- oder β-Globin-Ketten (die in den Ribosomen gebildet wurden) und formen dann das Hämoglobin. [L157]

mehr teilungsfähig. Die Verweildauer im Blut beträgt bei Thrombozyten ca. 10 Tage, bei Granulozyten < 1 Tag.

❗ Daher kommt es nach Knochenmarkschädigung, z. B. im Rahmen einer Chemotherapie, sehr rasch – d. h. innerhalb von 7 – 10 Tagen – zu einem Abfall von Thrombozyten und Granulozyten bis hin zu einer substitutionspflichtigen Thrombopenie und Agranulozytose. ❗

Monozyten wandern ins Gewebe aus und differenzieren sich hier zu Makrophagen (z. B. Alveolarmakrophagen, Peritonealmakrophagen), die zur Teilung befähigt sind, also lokal proliferieren können. Monozyten und Makrophagen bilden zusammen das **Monozyten-Makrophagen-System**. Dieser Begriff hat die alte Bezeichnung **retikulohistiozytäres System (RHS)** abgelöst.

Lymphozytopoese

Im Gegensatz zur Myelopoese und der physiologischen Erythropoese ist die Bildung der Lymphozyten nicht an das Knochenmark gebunden. Die Reifung der **B-Lymphozyten** erfolgt im Knochenmark und in den Lymphknoten; die differenzierten B-Lymphozyten – die Plasmazellen – sezernieren die Immunglobuline. Die funktionelle Differenzie-

rung der **T-Lymphozyten** erfolgt dagegen im Thymus. Genaueres zur Lymphozytopoese s. **4.1.3** und **4.1.4**.

3.1.2 Eisenstoffwechsel

Eisen bildet das zentrale Element für die Hämoglobin-Synthese und damit für den Sauerstofftransport (s. **Kasten „Übersicht über den Eisenstoffwechsel"** und **Abb. 3.7**). Es ist sowohl in Gemüse als auch in Fleisch vorhanden, in Letzterem jedoch besser verfügbar.

❗ Wegen der regelmäßigen Eisenverluste (Menses) und des zeitweise erhöhten Bedarfs (Schwangerschaft, Stillzeit) ist ein Eisenmangel vor allem bei Frauen häufig; ob und ab welchem Ausmaß er pathologisch ist, ist allerdings umstritten. ❗

Eisentransport im Blut

Transferrin
Eisen wird im Serum fast ausschließlich an das in der Leber gebildete β-Globulin Transferrin gebunden transportiert; das im Serum transportierte Eisen wird im klinischen Sprachgebrauch als **Serumeisen** bezeichnet.

Das an Transferrin gebundene Eisen wird über **Transfer-**

═══ZUR VERTIEFUNG═══

Übersicht über den Eisenstoffwechsel (Abb. 3.7)

Umsatz
- täglicher Bedarf: 1 mg (M), 2 mg (F), 3 mg (Schwangere)
- Körpervorrat: 50 mg/kg (M bei 70 kg ca. 3,5 g) bzw. 35 mg/kg (F bei 70 kg ca. 2,5 g).

Eisenbindung
Eisen kommt physiologischerweise praktisch nicht in freier Form vor. Es ist im Körper an folgende Proteine gebunden:
- eisenabhängige **Funktionsproteine**:
  - Hämoglobin (ca. 70% des Gesamteisens): 1 g Hb enthält 3,4 mg Eisen, 100 ml Blut enthalten ca. 50 mg Eisen.
  - Myoglobin (ca. 10% des Gesamteisens)
  - Enzyme
- **Eisen-Speicherproteine**: Ferritin und Hämosiderin (ca. 20% des Gesamteisens). Die normale Serumkonzentration des Ferritins beträgt 30–260 mg/l (M) bzw. 30–120 mg/l (F). Es ist erniedrigt bei Eisenmangel, erhöht bei Infekt- oder Tumoranämie.

- **Eisen-Transportproteine**: fast ausschließlich Transferrin (ca. 0,1% des Gesamteisens). Die normale Transferrin-Konzentration im Serum beträgt 2,1–3,4 g/l (M) bzw. 2,0–3,1 g/l (F). Jedes Transferrin hat zwei Eisenbindungsstellen; normalerweise sind etwa 35% der Bindungsstellen mit Eisen gesättigt.

Aufnahme
- Der normale Eisengehalt der Nahrung beträgt 10–20 mg pro Tag. Normalerweise werden < 10% des in der Nahrung enthaltenen Eisens aufgenommen; dieser Wert kann bei Eisenmangel auf max. 30–40% gesteigert werden. Die Eisenaufnahme wird über das in der Leber produzierte Hormon **Hepcidin** an den Bedarf angepasst.
- Eisen wird überwiegend im oberen Dünndarm resorbiert und dann an Transferrin gebunden. Nur zweiwertiges Eisen (Fe^{2+}) wird enteral resorbiert; das in der Nahrung viel häufigere dreiwertige Eisen (Fe^{3+}) wird teilweise im Magen zu Fe^{2+} reduziert. Gastrektomie kann deshalb zum Eisenmangel führen.

❗ Eselsbrücke:
Ferro = Fe^{2+} → orale Aufnahme möglich
Ferri = Fe^{3+} → nur intravenöse Gabe sinnvoll
(Fe^{3+} ist damit nur therapeutisch bedeutsam). ❗
- An Häm gebundenes Eisen (z. B. in Fleisch) wird besser aufgenommen als ungebundenes (z. B. in Gemüse). Magensäure und andere reduzierende Substanzen wie Ascorbinsäure oder Citrat (z. B. in Zitrusfrüchten) halten Fe^{2+} in Lösung und erleichtern damit die Resorption, während Tannin (Gerbsäure, enthalten z. B. in Schwarztee) unlösliche Eisenkomplexe bildet, die nicht resorbiert werden können.
- Schwermetalle wie Blei, Cadmium und Strontium konkurrieren um die Eisenaufnahme.

Verluste
Durch Zellverluste (v. a. Haut, Darm, Harnwege) geht täglich ca. 1 mg, bei menstruierenden Frauen hochgerechnet zusätzlich ca. 0,7 mg Eisen pro Tag (also ca. 21 mg/Monat) verloren.

rin-Rezeptoren ins Zytoplasma von Erythroblasten und Retikulozyten aufgenommen, die auch im Serum messbar sind (sog. lösliche Transferrin-Rezeptoren = *soluble transferrin receptors*, **sTfR**). Ihre Zahl erhöht sich bei ungenügender Eisenversorgung sowie bei jeder Expansion der Erythropoese, etwa bei hämolytischer Anämie. Bei verminderter Erythropoese (etwa bei aplastischer Anämie) fallen die sTfR ab.

Eisenbindungskapazität

Da Transferrin das einzige nennenswerte Eisentransportprotein darstellt, korreliert dessen Konzentration mit der **Eisenbindungskapazität** des Blutes; diese ist normalerweise nur zu 1/3 (20–45%) ausgenutzt. Bei Eisenmangel steigt die Transferrin-Konzentration und damit die Eisenbindungskapazität; hieraus folgt eine erniedrigte **Transferrin-Sättigung** (meist < 15%). Hierdurch wird die Ausschöpfung des angebotenen Eisens z. B. aus der Nahrung erleichtert. Bei Eisenüberladung, chronischer Entzündung, Hämolyse und Tumoranämie sinkt dagegen die Transferrin-Konzentration. Die Transferrin-Sättigung ist damit erhöht, was einen Schutz vor weiterer Eisenüberladung darstellen könnte (**Abb. 3.8**).

❗ Die immunologisch bestimmte Transferrin-Konzentration korreliert eng mit der totalen Eisenbindungskapazität (TEBK). Da Transferrin jeweils zwei Fe-Bindungsstellen hat, entspricht die TEBK der doppelten Transferrin-Konzentration, wenn beide Werte in µmol/l angegeben werden. (Werden beide Werte in µg/dl angegeben, ist der Umrechnungsfaktor $1{,}41 \times 10^{-3}$.) ❗

Eisenspeicher

Eisen wird – gebunden an Ferritin oder Hämosiderin – vor allem in der Leber (1/3), im Knochenmark (1/3) und im Monozyten-Makrophagen-System (1/3) gespeichert.

Ferritin

Ferritin ist ein wasserlösliches Eisenproteid, das aus einer Apoferritin-Schale und zentralen Eisenhydroxid-Oxid-Mizellen besteht. Es hat einen Eisenanteil von ca. 20% in Form von Fe^{3+}.

Die Serumkonzentration korreliert gut mit dem Eisenvorrat des Körpers (1 mg/l Ferritin entspricht ca. 10 mg Speichereisen). Eine erniedrigte Ferritin-Konzentration weist daher auf einen Eisenmangel hin.

❗ Ferritin kann eine Erschöpfung der Eisenvorräte schon anzeigen, wenn noch keine Anämie vorliegt. ❗

❗ Da Ferritin ein Akute-Phase-Protein (s. 4.1.1) ist, ist die Ferritin-Konzentration bei chronischer Entzündung bzw. Tumoranämie erhöht, ohne dass sich die Eisenvorräte verändern. ❗

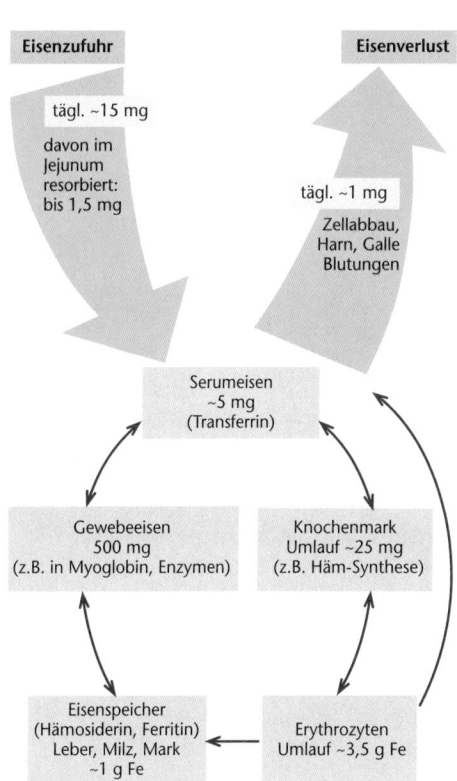

Abb. 3.7: **Eisenstoffwechsel.** [L157]

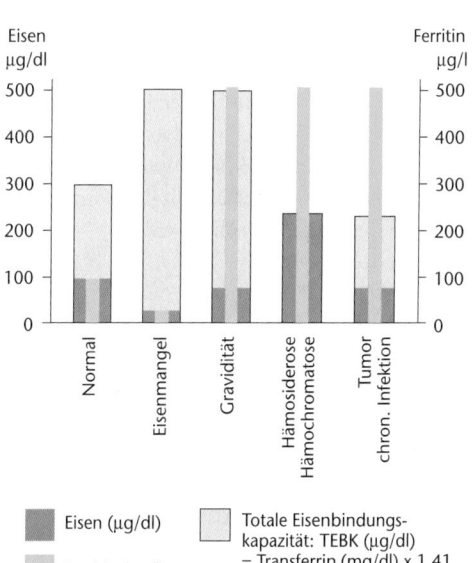

Abb. 3.8: **Zusammenhang von Serumeisen, Ferritin und Transferrin bei verschiedenen Erkrankungen.** [L157]

03

Hämosiderin

Das zweite eisenspeichernde Proteid, Hämosiderin, ist ein wasserunlösliches, im Serum nicht messbares Eisenproteid uneinheitlicher Zusammensetzung, das mittels Berliner-Blau-Färbung dargestellt werden kann. Hämosiderin entsteht, wenn Ferritinmoleküle an lysosomalen Membranen ausfallen. Der Eisengehalt des Hämosiderins beträgt über 30%. Das gespeicherte Eisen kann jedoch nur langsam und nicht kontrolliert freigesetzt werden; es dient also eher der Entsorgung überschüssigen Eisens. Bei Eisenüberangebot wird Hämosiderin im Monozyten-Makrophagen-System und in parenchymatösen Organen abgelagert.

Da Eisen gewebetoxisch ist, kann bei hohen Spiegeln eine Organschädigung resultieren: sog. **Hämochromatose** (s. **9.8**).

Eisenausscheidung

Da selbst unter physiologischen Bedingungen der Eisenbedarf durch die Nahrungsaufnahme nur knapp gedeckt werden kann, wird Eisen physiologischerweise nicht ausgeschieden. Durch Zellverluste (v. a. Haut, Darm, Harnwege) geht ca. 1 mg täglich verloren (bei menstruierenden Frauen zusätzlich ca. 21 mg/Monat).

❗ Im Rahmen einer Schwangerschaft werden dem Körper ca. 900 mg Eisen entzogen (Fetus, Plazenta, Geburt). Daher wird Frauen, die zu Beginn der Schwangerschaft niedrige Eisenspeicher aufweisen, eine prophylaktische Eisensubstitution empfohlen. ❗

3.2 Diagnostisches Vorgehen

Der periphere Blutraum ist durch Punktion leicht zugänglich, und in der Regel spiegelt er die Leistung des „hämatologischen Gesamtorgans" ausreichend wider. Manche Bluterkrankungen können jedoch nur durch Punktion des zentralen Blutraums, d. h. des Knochenmarks, diagnostiziert werden, da nicht alle Zellbestandteile des Marks in den peripheren Blutraum ausgeschwemmt werden.

3.2.1 Blutbild

Das Blutbild ermöglicht zum einen die Quantifizierung der **zellulären Blutelemente** bzw. des Hämoglobins, zum anderen deren morphologische Beurteilung.

„Kleines" und „großes" Blutbild

Basisuntersuchungen bei der Beurteilung des Blutes sind die Bestimmung von Leukozytenzahl, Hämoglobin und Hämatokrit sowie Thrombozytenzahl („kleines Blutbild", **Tab. 3.1**). Bei besonderer Indikation können die Leukozyten weiter

nach Untergruppen und nach ihrem Reifungsstadium differenziert werden: „großes Blutbild" bzw. Differentialzellbild (**Tab. 3.2**).

Zellmorphologie

Die **automatische Differenzierung** der Blutzellen in Zählmaschinen anhand optischer Erkennungsdaten ist in vielen Fällen ausreichend. Sie kann jedoch den **Blutausstrich** mit mikroskopischer Beurteilung dann nicht ersetzen, wenn nähere Informationen über die Zellmorphologie wichtig sind, wie z. B. bei der Leukämiediagnostik und der Anämiediagnostik (**Abb. 3.9**).

Indizes

Aus der Hämoglobin-Konzentration (Hb), dem Hämatokrit sowie der Anzahl und Größe von Erythrozyten, Leukozyten und Thrombozyten können zahlreiche Indizes errechnet werden (**Tab. 3.1**): Das mittlere korpuskuläre Volumen (MCV) ist dabei am aussagekräftigsten und ist für die Klassifikation der Anämien wichtig (s. **3.3.1**).

Tab. 3.1 Normwerte des Blutbildes

Erythrozyten	F $4,1-5,1 \times 10^{12}$/l ($4,1-5,1$/pl) M $4,5-5,9 \times 10^{12}$/l ($4,5-5,9$/pl)
Retikulozyten	$0,8-2,5\%$ der Erythrozyten (entspricht einem Retikulozyten-Index von $1-3\%$, s. Text)
Hämatokrit (Hkt)	F $0,36-0,46$ ($36-46\%$) M $0,42-0,52$ ($42-52\%$)
Hämoglobin (Hb)	F $7,15-10,25$ mmol/l ($11,5-16,5$ g/dl) M $8,05-11,15$ mmol/l ($13,0-18,0$ g/dl)
MCV (mittleres korpuskuläres Volumen)	durchschnittliches Volumen eines Erythrozyten: Hkt (in %) × 10, dividiert durch die Ery-Zahl (in 10^{12}/l oder in Mio/µl Blut) Normalwert $80-96$ µm³ ($80-96$ fl)
MCH (mittleres korpuskuläres Hb)	durchschnittliche Menge an Hb pro Erythrozyt: Hb (in g/dl), dividiert durch die Ery-Zahl/pl × 10 Normalwert $28-33$ pg
MCHC (mittlere korpuskuläre Hb-Konzentration)	durchschnittliche Hb-Konzentration in den Erythrozyten: Hb (in g/dl) × 100, dividiert durch Hkt (in %) Normalwert $33-36$ g/dl
Leukozyten	$4,4-11,3 \times 10^9$/l
Thrombozyten	$136-423 \times 10^9$/l (altersabhängig)
mittleres Plättchenvolumen (MPV)	$6-10$ fl

Pathologische Befunde

Neutrophilie

Eine Vermehrung der weißen Blutkörperchen $> 9 \times 10^9/l$ wird bei Erwachsenen als **Leukozytose** bezeichnet. Sie tritt vor allem im Rahmen von bakteriellen Infekten, jedoch auch bei Rauchern und Glukokortikoid-Behandlung auf (s. **Kasten** „Ursachen einer Neutrophilie"). Eine Leukozytenvermehrung $> 40 \times 10^9/l$ wird als **leukämoide Reaktion** bezeichnet. Eine solch massive Knochenmarkstimulation geht meist auf eine schwere Infektion, einen malignen Tumor oder eine Vaskulitis zurück, erfordert aber den Ausschluss einer chronischen myeloischen Leukämie (s. **3.6.6**).

Pathologischer Erythrozyt	Aussehen	Vorkommen
Anisozytose 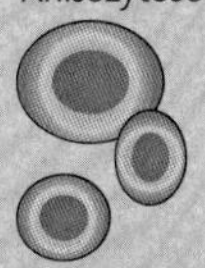	Ungleiche Größe der Erythrozyten („keine Zelle gleicht der anderen")	Alle Anämien
Anulozyt 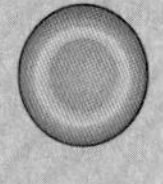	Ringform der Erythrozyten bei erniedrigtem Hb-Gehalt (zentrale Abblassung)	Eisenmangelanämie
Basophile Tüpfelung 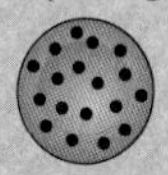	Punktförmig verteilte basophile Substanz in Erythrozyten bei gesteigerter und gestörter Erythropoese	Bleiintoxikation, Thalassämie
Dakryozyt 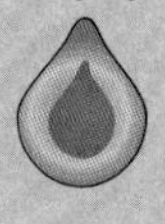	Tränentropfenform (dakryos, griechisch = Träne	Osteomyelosklerose
Elliptozyt 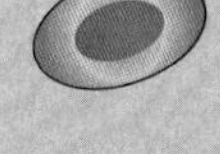	Ovaler Erythrozyt (Differenz beider Durchmesser $> 2 \mu m$)	Selten angeborene Elliptozytose
Heinz-Innenkörperchen 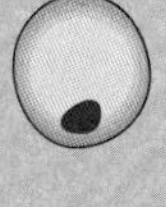	Intrazelluläres, degeneriertes Hämoglobin (nur nach Sonderfärbung sichtbar)	Toxische, hämolytische Anämie, Glukose-6-Phosphat-Dehydrogenase-Mangel, Methämoglobinämie
Howell-Jolly-Körperchen 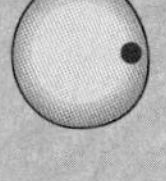	Kernreste in Erythrozyten	Nach Splenektomie
Makrozyt 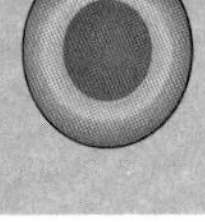	Erythrozyt mit einem Durchmesser von $> 10 \mu m$, erhöhtem Volumen aber normaler Form	Alkoholismus

Pathologischer Erythrozyt	Aussehen	Vorkommen
Megalozyt 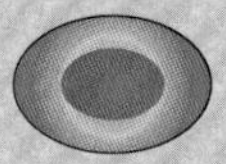	Vergrößerter hyperchromer, ovaler Erythrozyt	Vitamin B_{12}-Mangel, Folsäure-Mangel, Eisenmangel, Thalassämie
Mikrozyt 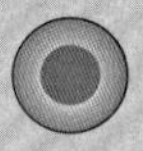	Erythrozyt mit einem Durchmesser $< 7 \mu m$, erniedrigtem Volumen, aber normaler Form	Eisenmangel, Thalassämie
Poikilozyt 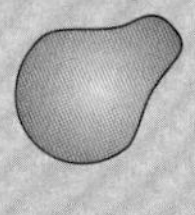	Abnorm geformter Erythrozyt, z.B. keulen-, mantel-, birnenförmig	Jede schwere Anämie
Retikulozyt 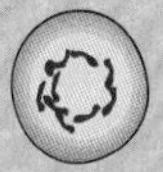	Junger kernloser Erythrozyt mit retikulären Kernresten	Bis 1,5% normal, erhöht bei gesteigerter Erythrozytenneubildung, z.B. bei Hämolyse
Schistozyt (= Fragmentozyt) 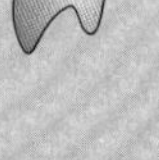	Zerrissener Erythrozyt	Hämolytisch-urämisches Syndrom (HUS), Moschkowitz-Syndrom, mechanische Hämolyse (z.B. künstliche Herzklappe, Marsch-hämoglobinurie)
Sichelzelle 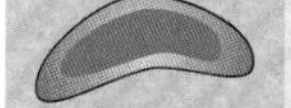	Kurzlebiger Erythrozyt (< 42 Tage), der HbS enthält und unter Sauerstoffentzug Sichelform annimmt	Sichelzellanämie
Sphärozyt 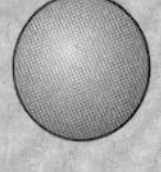	Kugelzelle	Kugelzellanämie
Targetzelle 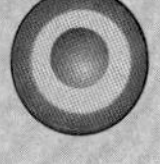	Erythrozyt mit abnormer Farbverteilung: Hämoglobin ist im Zentrum und ringförmig am Rand verdichtet	Thalassämie, hämolytische Anämie, Zieve-Syndrom, schwere Eisenmangelanämie

**Abb. 3.9:
Pathologische Erythrozyten-morphologie.**
[L157]

03

Tab. 3.2 Überblick über das Differentialblutbild der myelopoetischen Zelllinie

	Mikroskopie	Normbereich	Verändert z. B. bei
Leukozyten gesamt ("Leukos")		$4-10 \times 10^9/l$ (4000 – 10 000/µl)	↑ Entzündungen, Leukämie ↓ Knochenmarkstörungen, Virusinfektionen
Lymphozyten		$1,0-4,8 \times 10^9/l$ (20 – 50 % der Leukos)	↑ Virusinfektionen ↓ HIV-Infektion, maligne Lymphome, Immunsuppression
Stabkernige neutrophile Granulozyten		$0,1-0,5 \times 10^9/l$ (3 – 5 % der Leukos)	↑ Infektionskrankheiten, Leukämien
Segmentkernige neutrophile Granulozyten		$2-6,5 \times 10^9/l$ (50 – 70 % der Leukos)	↑ Infektionen, Entzündung, Stress ↓ Sepsis, Zytostatika, Virusinfektionen
Eosinophile Granulozyten		$< 0,45 \times 10^9/l$ (2 – 4 % der Leukos)	↑ Allergien, Parasitenbefall ↓ akute Infekte, Stress
Basophile Granulozyten		$< 0,2 \times 10^9/l$ ($< 0,5 \%$ der Leukos)	↑ bestimmte Leukämien, Polyzythämie
Monozyten		$0,8 \times 10^9/l$ (ca. 4 % der Leukos)	↑ bestimmte Infektionen, Leukämien

═══════AUF DEN PUNKT GEBRACHT═══════

Ursachen einer Neutrophilie

- Infektion
- akute oder chronische Entzündung (z. B. Rheumatoide Arthritis, Vaskulitis)
- Tumor
- Splenektomie
- Schwangerschaft
- Leukämie, myeloproliferatives Syndrom
- Medikamente (z. B. Glukokortikoide, Adrenalin)
- zerebrale Krampfanfälle
- Blutung, Hämolyse
- Stress, Rauchen.

Der Begriff **Linksverschiebung** beschreibt eine Vermehrung unreifer neutrophiler Granulozyten wie z. B. der stabkernigen Granulozyten, deren Zellkern noch nicht gelappt ist.

❗ Die räumliche Bezeichnung „links" rührt von den früher verwendeten Zählgeräten her, bei denen die Tasten zur Eingabe von Stabkernigen und den anderen Granulozytenvorstufen auf der linken Seite angebracht waren. ❗

Eine **Rechtsverschiebung** tritt durch Überwiegen vielfach segmentierter (übersegmentierter) Granulozyten auf, dies wird z. B. beim Vitamin-B_{12}-Mangel sowie bei Lebererkrankungen und Eisenmangel beobachtet (**Abb. 3.10**).

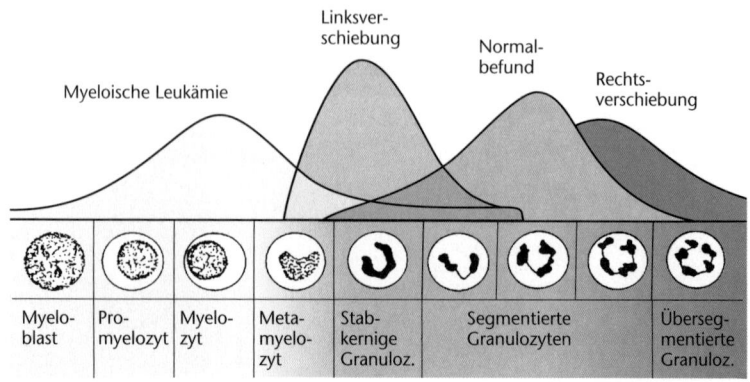

Abb. 3.10: Entwicklungsstufen der Granulozyten: Bei einer Linksverschiebung (z. B. bei Entzündung) gelangen verstärkt stabkernige Granulozyten ins Blut. Bei der Rechtsverschiebung (z. B. bei der perniziösen Anämie, s. 3.3.4) kommt es zu einer Überalterung der Granulozyten mit vielen übersegmentierten Granulozyten. Bei einer myeloischen Leukämie findet man unreife Vorstufen im Blutbild. [A400]

Neutropenie

Eine verminderte Zahl weißer Blutkörperchen wird als **Leukopenie** bezeichnet. Sie wird in der Regel durch eine Erniedrigung der neutrophilen Granulozyten (**Neutropenie**) verursacht. Ursachen einer Neutropenie können eine verminderte Produktion im Knochenmark, ein vermehrter Umsatz, eine pathologische Verteilung oder eine Kombination dieser Faktoren sein (s. **Kasten „Ursachen einer Neutropenie"**). Fallen die Neutrophilen unter $0{,}5 \times 10^9$/l, spricht man von einer **Agranulozytose**.

! Bei Agranulozytose besteht eine hochgradig erhöhte Infektgefährdung, v. a. durch Bakterien und Pilze. !

Weitere Störungen im Differentialzellbild: siehe **Tabelle 3.3**.

Abweichungen der Retikulozytenzahl

Der Retikulozytenanteil wird im Routineblutbild meist nicht bestimmt. Als Maß für die Erythrozytenneubildung im Knochenmark erlaubt dieser Wert die Differenzierung zwischen Umsatzstörung (Retikulozyten erhöht) und Bildungsstörung (Retikulozyten erniedrigt oder normal):
- Ein erhöhter Anteil setzt ein funktionsfähiges Knochenmark voraus und ist z. B. Folge einer Blutung oder Hämolyse.

═══════AUF DEN PUNKT GEBRACHT═══════

Ursachen einer Neutropenie

Verminderte Produktion
- myelodysplastisches Syndrom
- Multiples Myelom
- Leukämie
- Medikamente (v. a. Phenothiazine, Gold, Metamizol, Ticlopidin, Methimazol und Carbimazol, Penizilline und Sulfonamide)
- Infektionen (z. B. HIV, Tbc)
- Vitamin-B_{12}- und Folsäure-Mangel.

Pathologische Verteilung
- Hypersplenismus (s. 3.5.1)
- schwere Infektion (z. B. Sepsis, schwere Pneumonie).

Verkürzte Überlebenszeit
- Autoimmunerkrankungen, z. B. SLE, ITP.

03

- Ein erniedrigter Retikulozytenanteil weist auf eine Bildungsstörung im Knochenmark hin, z. B. bei Eisenmangelanämie, makrozytärer Anämie oder Anämie der chronischen Erkrankung.

Tab. 3.3 Wichtige Störungen im Differentialblutbild

Störung	Mengenmäßige Veränderung	Vorkommen
Eosinophilie	eosinophile Granulozyten $> 0{,}5 \times 10^9$/l (500/µl)	Erhöhung auf $> 1 \times 10^9$/l (1000/µl) v. a. bei allergischen Erkrankungen und Infestation mit Würmern. Andere Ursachen: Vaskulitiden (z. B. Churg-Strauss-Syndrom), maligne Erkrankungen (z. B. M. Hodgkin, myeloproliferative Erkrankungen), chronische eosinophile Pneumonie und NNR-Insuffizienz
Lymphozytose	Lymphozytenvermehrung $> 5 \times 10^9$/l (5000/µl)	bei manchen Infektionen (Tbc, virale Infektionen), aber auch akuten und chronischen lymphatischen Leukämien
Lymphopenie	Lymphozytenverminderung $< 1{,}5 \times 10^9$/l (1500/µl)	bei schweren Erkrankungen (Schock, Tumor, HIV-Infektion) oder malignen Lymphomen
Monozytose	Vermehrung der Monozyten $> 0{,}55 \times 10^9$/l (550/µl)	bei vielen Infektionen, insbesondere bei Tbc, systemischen Pilzerkrankungen, bakterieller Endokarditis und bestimmten Protozoonosen nachweisbar
Basophilie	Vermehrung der Basophilen $> 0{,}2 \times 10^9$/l (200/µl)	Häufigste Ursache ist die chronische myeloische Leukämie.
Panzytopenie	Neutropenie mit Anämie und Thrombozytopenie	Erkrankungen des Knochenmarkes, v. a. myelodysplastisches Syndrom
Thrombozytopenie	Abfall der Thrombozyten $< 150 \times 10^9$/l (150 000/µl)	siehe Tab. 3.19. Mit einer Störung der Blutstillung ist erst bei einer Thrombozytenkonzentration $< 30 \times 10^9$/l (30 000/µl) zu rechnen.
Thrombozytose	reaktive oder sekundäre Erhöhung der Thrombozyten $> 450 \times 10^9$/l (450 000/µl)	bei Infektionskrankheiten, chronischen Entzündungen, Malignomen; auch als Stress-Thrombozytose (z. B. nach Blutung, Schock oder Operation)
Thrombozythämie	Thrombozytenkonzentration anhaltend erhöht	bei myeloproliferativen Syndromen

Der bei normaler Knochenmarkleistung zu erwartende Anteil der Retikulozyten im Blut ist von der Erythrozytenzahl bzw. dem Hämatokrit abhängig. Da im Rahmen z. B. einer Anämie die Zahl der zirkulierenden roten Blutkörperchen fällt, kann der Retikulozytenanteil auch bei verminderter Produktion „normal" erscheinen.

Zur besseren Interpretation wird deshalb der Retikulozytenanteil (Normwert: 0,8 – 2,5% bei Frauen, 0,8 – 4% bei Männern) mit dem gemessenen Hämatokrit multipliziert und dann durch den normalerweise zu erwartenden Hämatokrit geteilt. Der so erhaltene **Retikulozyten-Index** beträgt normalerweise 1 – 3%.

Beispiel: gemessener Retikulozytenanteil: 1,2%, bei einem Hkt von 25% (normal: 45%). Retikulozyten-Index: $1,2 \times 25 / 45 = 0,66$ (erniedrigt)

3.2.2 Untersuchung des Knochenmarks

Die Beurteilung des Knochenmarks erfolgt je nach Indikation über eine **Knochenmarkpunktion** (Aspirationszytologie) oder über eine **Knochenmarkstanze** mit histologischer Untersuchung.

Aspirationszytologie
Hierunter versteht man die zytologische Untersuchung der durch eine **Knochenmarkpunktion** (z. B. aus Sternum, Beckenkamm) gewonnenen Zellen.

Bei der Punktion werden lediglich einzelne Knochenmarkzellen angesaugt und später in einem z. B. nach PAPPENHEIM gefärbten Ausstrich betrachtet (klassische **zytologische Untersuchung**). Die Einzelzellmorphologie kann hiermit sehr gut und schnell beurteilt werden (s. **Kasten** „Der Knochenmarkausstrich"). Darüber hinaus kann das Aspirat für folgende Untersuchungen verwendet werden:

- **Zytochemie:** Nachweis bestimmter chemischer Zellbestandteile durch Spezialfärbungen: z. B. PAS (färbt glykogenhaltige Bestandteile der Zellen), Berliner Blau („Eisenfärbung"), Peroxidase oder unspezifische Esterase. Zytochemische Untersuchungen dienen zum Beispiel der Differenzierung einer Leukämie.
- **Immunzytochemie:** Der Nachweis von Oberflächenantigenen (Immunphänotypisierung) durch Markierung mit monoklonalen Antikörpern und anschließender APAAP-Färbung (alkalische Phosphatase/antialkalische Phosphatase) dient der genaueren Differenzierung von Knochenmarkzellen (z. B. Reifegrad, Monoklonalität, Zuordnung zu einer Zellreihe).
- **Immunzytologie:** Immunphänotypisierung durch Markierung mit monoklonalen Antikörpern und anschließender Bestimmung durch Flusszytometrie
- **Zytogenetik:** Nachweis von Chromosomenaberrationen,

Der Knochenmarkausstrich hat eine hohe Aussagekraft bei
- akuter Leukämie (Infiltration durch leukämische Blasten)
- chronischer lymphatischer Leukämie (Lymphozyteninfiltration)
- Multiplem Myelom (sicherer Nachweis bei > 30% Plasmazellen)
- verschiedenen Anämien (z. B. megaloblastäre, sideroblastische und aplastische Anämie)
- Thrombozytopenie (Nachweis der Knochenmarkinfiltration z. B. durch Karzinomzellen)
- idiopathischer thrombozytopenischer Purpura (ITP; Nachweis der gesteigerten Thrombopoese als Zeichen der kompensatorischen Neubildung).

Außerdem können Karzinommetastasen sowie die Invasion von Parasiten (z. B. Leishmanien) und Bakterien (z. B. bei Miliartuberkulose) nachgewiesen werden.

z. B. des Philadelphia-Chromosoms bei chronischer myeloischer Leukämie (CML) durch optische Chromosomenanalyse (z. B. durch Bandenfärbung). Hierdurch lassen sich insbesondere Translokationen und Inversionen der Chromosomen darstellen.
- **Molekularbiologische Methoden:** Neuerdings werden die gewonnenen Zellen auch auf der Gen-Ebene untersucht, z. B. zur Identifizierung von Tumor-Gensequenzen. Molekularbiologische genetische Verfahren sind z. B. die Fluoreszenz-*in-situ*-Hybridisierung (FISH) oder die Polymerasekettenreaktion (PCR).

Histologie
Die histologische Beurteilung des Knochenmarks setzt die Gewinnung einer Knochenmarkstanze (meist aus dem Beckenkamm) voraus, da nur in der Stanze sowohl Kno-

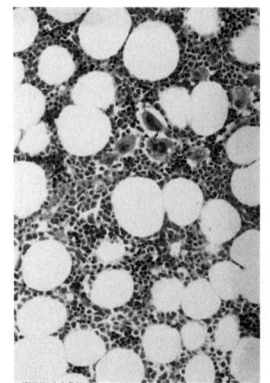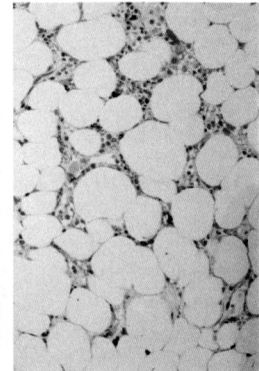

Abb. 3.11: Knochenmarkhistologie: Im Vergleich zum Normalbefund (links) ist die Zelldichte bei der aplastischen Anämie (rechts) stark vermindert. [E179 – 168]

chenmarkzellen (Beurteilungskriterien sind Dichte, relative Zusammensetzung, Verteilung, s. **Abb. 3.11**) als auch Matrixstrukturen (Beurteilung nach Fasergehalt, Architektur) beurteilt werden können. Sie ist indiziert
- bei Punctio sicca („trockene Punktion"): keine Aspiration von Markzellen mit Zytologienadel möglich
- bei V. a. aplastische Anämie, Osteomyelosklerose oder andere myeloproliferative Erkrankungen
- zur Stadieneinteilung von malignen Lymphomen
- zur Abklärung granulomatöser Knochenerkrankungen (z. B. Sarkoidose, Tbc).

3.3 Anämie

3.3.1 Überblick

Anämie ist eine **Verminderung der Sauerstofftransportkapazität** des Blutes aufgrund einer verminderten Erythrozytenzahl oder einer verminderten Hb-Konzentration.

❗ Anämie („Blutarmut") ist keine Diagnose, sondern ein Befund mit vielfältigen Ursachen. ❗

Klinik

Die klinischen Erscheinungen der Anämie (s. **Kasten „Klinik der Anämie"**) werden durch die pathophysiologischen Konsequenzen verständlich: Die verminderte Sauerstofftransportkapazität wird zunächst durch eine Steigerung des Herzzeitvolumens ausgeglichen, was zu **Tachykardie, erhöhter Blutdruckamplitude** und evtl. zu einem **Herzgeräusch** führt. Hierdurch wird das Herz belastet, sodass es in schweren Fällen zu Zeichen der **Herzinsuffizienz** kommen kann (Belastungsdyspnoe, Ödeme, Nykturie). Bei hochgradiger Anämie entsteht eine **Gewebehypoxie**, die ZNS-Symptome, Angina pectoris oder – bei vorbestehender Arteriosklerose – eine Claudicatio nach sich ziehen kann.

Die klinische Präsentation der Anämie hängt von verschiedenen Faktoren ab:
- **Begleiterkrankungen:** Eine Gefäßstenose, z. B. bei koronarer Herzkrankung, kann durch eine Anämie symptomatisch werden. Andere Beispiele sind: kritische Verschlechterung der Durchblutung bei pAVK, Schlaganfall bei vorbestehender Karotisstenose; auch bei vorbestehender Herzinsuffizienz wird eine Anämie wegen der kompensatorischen Mehrarbeit schlecht toleriert.
- **Geschwindigkeit der Anämieentwicklung:** Bei langsam entstehender (chronischer) Anämie bleibt der Patient aufgrund biochemischer Adaptationsprozesse (v. a. Anstieg der DPG-Konzentration im Erythrozyten, s. **3.1.1**) lange symptomlos; dies gilt selbst für schwere Anämien. Bei rasch entstehender Anämie, etwa im Rahmen einer akuten Hämolyse, entwickeln sich Symptome dagegen schon bei geringgradiger Anämie.

❗ Die klinischen Erscheinungen bei akutem Blutverlust (z. B. Trauma) sind eher auf den Volumenverlust als auf den Verlust an Sauerstoffträgern zurückzuführen. ❗

- **Ausmaß der Anämie:** Eine milde Anämie bleibt oft asymptomatisch; ggf. klagt der Patient über Schwäche, Müdigkeit, Dyspnoe und Herzklopfen (besonders nach Belastung). Bei einem Hb-Abfall unter 7,5 g/dl steigen Herzzeitvolumen, Herzfrequenz und Schlagvolumen selbst bei anderweitig gesunden Patienten.

AUF DEN PUNKT GEBRACHT — 03

Klinik der Anämie

Symptome
- Schwäche, Müdigkeit
- Kopfschmerzen, Schwindel, Ohrensausen, Synkope
- Atemnot (initial bei Belastung, später in Ruhe)
- Angina pectoris, Herzklopfen, Claudicatio intermittens.

Befunde
- **Blässe**, erkennbar v. a. an der Konjunktivalschleimhaut und dem Nagelbett (durch den Nagel kann das Kapillarbett auf einfache Weise beurteilt werden). Entspricht die Farbe der Handlinien bei gestraffter Haut der umgebenden Haut, ist der Hb < 7,0 g/dl.

  ❗ Die Blässe der Gesichtshaut ist dagegen ein unsicheres Zeichen, da diese durch viele Faktoren (v. a. Kapillarisierung, Pigmentierung) beeinflusst wird. ❗

- **Tachykardie**, erhöhte Blutdruckamplitude
- systolisches **Herzgeräusch**, das nach Ausgleich der Anämie verschwindet („funktionelles Herzgeräusch")
- Zeichen der **Herzinsuffizienz**
- selten Papillenödem und Retinablutung, v. a. nach akutem Blutverlust.

Die oben genannten Symptome und Befunde sind Folge der mangelnden Sauerstoffversorgung und sind nicht spezifisch für einzelne Formen der Anämie.

❗ Es gibt aber einzelne Befunde, die mit bestimmten Anämieformen korrelieren, z. B. Ikterus bei hämolytischer Anämie oder die Hunter-Glossitis bei perniziöser Anämie (s. u. Diagnostisches Vorgehen). ❗

Einteilung der Anämien

Anämien können zum einen morphologisch (Größe der Erythrozyten im peripheren Blut), chemisch (Hämoglobin-Gehalt der Erythrozyten) und pathogenetisch eingeteilt werden. Zum anderen werden bestimmte Anämieformen nach ihrem Knochenmarkbefund beschrieben (z. B. megaloblastäre Anämie, sideroblastische Anämie).

Einteilung nach Größe und Hb-Gehalt der Erythrozyten

Diese Einteilung hilft bei der ätiologischen Zuordnung:

• Unterscheidung nach dem Erythrozytenvolumen, d. h. **MCV: mikro-, normo-** oder **makrozytär**
• Unterscheidung nach dem erythrozytären Hämoglobin-Gehalt, d. h. **MCH: hypo-, normo-** oder **hyperchrom**.

Beispiele:

• hypochrome, mikrozytäre Anämie: am häufigsten durch Eisenmangel, sehr viel seltener durch eine Thalassämie verursacht
• makrozytäre Anämie: z. B. bei Vitamin-B_{12}-Mangel oder Folsäure-Mangel, chronischen Lebererkrankungen, myelodysplastischen Erkrankungen
• normochrome, normozytäre Anämie: v. a. bei Anämie der chronischen Erkrankung (Entzündung, Infekt, Tumor) und akutem Blutverlust.

Pathogenetische Einteilung (Abb. 3.12, Tab. 3.4)

• **Bildungsstörung:** z. B. durch Verdrängung im Knochenmark (gestörte Zellbildung), durch Mangel an Vitamin B_{12}, Folsäure oder Eisen (gestörte Zellreifung), durch Mangel an Erythropoetin (renale Anämie) oder durch Mangel an Stammzellen (z. B. aplastische Anämie)
• **Blutverlust:** meist über Magen-Darm-Trakt, Uterus oder durch Trauma; seltener über den Harntrakt (Makrohämaturie) oder die Lunge (Hämoptysen)
• **vermehrter Abbau:** v. a. durch Hämolyse, aber auch bei Hypersplenismus (s. 3.5.1) oder traumatisch (z. B. künstliche Herzklappen). Ein vermehrter Abbau führt zu einer verkürzten Erythrozytenüberlebenszeit und damit zu einer Umsatzstörung.

Diagnostisches Vorgehen

Strategie

Der Befund „Anämie" wird in drei Schritten abgeklärt:
• Zuordnung der Anämie nach Erythrozytengröße und

Hb-Gehalt: Hierdurch können die vielfältigen Ursachen in kleinere differentialdiagnostische Gruppen gebündelt werden (**Abb. 3.13**)
• sorgfältige Anamnese und körperliche Untersuchung (s. **Kasten „Anamnese und Befund"**)
• endgültige Zuordnung mittels weiterführender Laboruntersuchungen.

Laboruntersuchungen

Blutbild

Das Blutbild ist für die ätiologische Einteilung oft entscheidend, da es nicht nur die morphologische Struktur und den Hämoglobin-Gehalt der Erythrozyten aufdeckt, sondern auch die „vorgeschaltete" Knochenmarkaktivität widerspiegelt (z. B. Retikulozytenanteil).

Routinemäßig bestimmt werden:

• **Hämoglobin-Konzentration** in mmol/l oder in g/dl im Blut
• **Hämatokrit** [%]
• **Retikulozyten** [%] (**Abb. 3.13**): erniedrigt bei Bildungsstörung (z. B. aplastische Anämie), kompensatorisch erhöht bei vermehrtem Verlust (z. B. chronische Blutverluste, Hämolyse)
• **MCV** [μm^3 = fl]:
  1. erniedrigt (mikrozytäre Anämie) bei Eisenmangel, Thalassämie sowie bei sideroblastischer Anämie. Auch eine Minderheit der Anämien bei chronischer Erkrankung verläuft (leicht) mikrozytär.
  2. normal (normozytäre Anämie) z. B. bei Hämolyse, renaler Anämie, Anämie bei chronischer Erkrankung
  3. erhöht (makrozytäre oder megalozytäre Anämie) bei Vitamin-B_{12}- oder Folsäure-Mangel. Auch die meisten Anämien bei myelodysplastischen Erkrankungen verlaufen makrozytär.
• **MCH** [pg]:
  1. erniedrigt (hypochrome Anämie) v. a. bei Eisenmangel
  2. normal (normochrome Anämie) z. B. bei Hämolyse, renaler Anämie, Anämie bei chronischer Erkrankung

Blutverlust	Verminderte Erythropoese		Gesteigerte Hämolyse
Blutungsanämien • Zu häufige oder zu starke Menstruationsblutung • Magengeschwür • Hämorrhoiden • Darmtumoren (z. B. Dickdarmkarzinom) • Blasenkarzinom	**Eisenmangelanämien** • Schwangerschaft • Gestörte Eisenresorption im Darm • Mangelernährung **Hyperchrome Anämien** • Vit.-B_{12}-Mangel • Folsäure-Mangel	**Infektiös-toxische Anämien** Eisenverwertungsstörung durch • Tumor • Chronische Entzündung **Erythropoetin-Mangel** Chronische Niereninsuffizienz	**Hämolytische Anämien** • Erbkrankheiten (z. B. Sichelzellenanämie) • Infektionen • Künstliche Herzklappen • Vergiftungen • Autoimmunerkrankungen

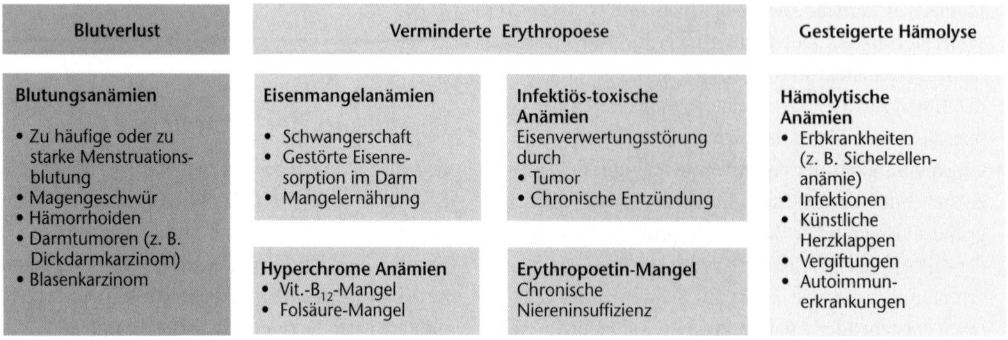

Abb. 3.12: Die häufigsten Ursachen der Anämie; weitere pathogenetische Faktoren sind in Tabelle 3.4 aufgeführt. [A400]

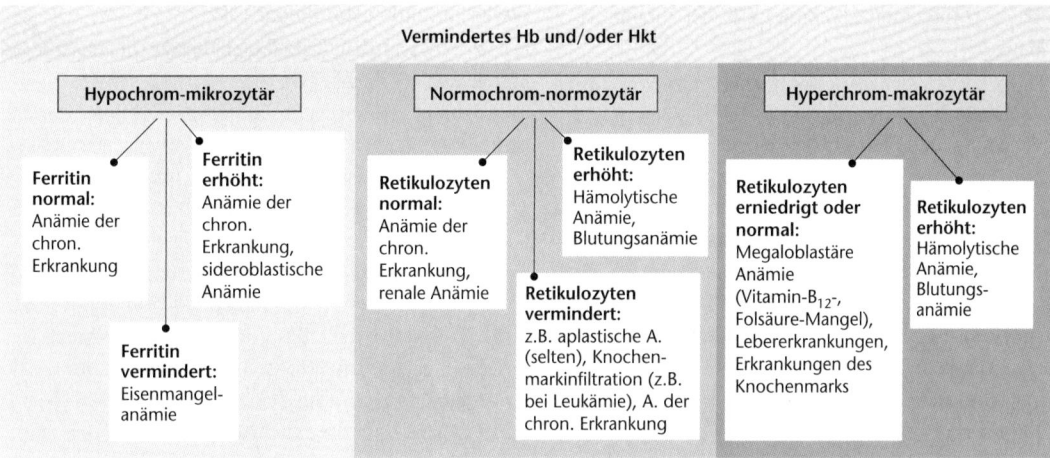

Abb. 3.13: Differentialdiagnose der Anämie mittels MCV, MCH, Eisen und Retikulozyten. [L157]

Tab. 3.4 Pathogenese der Anämien

Pathogenese	Anämieform
Verminderte Produktion	
reine Aplasie der Erythrozytenreihe	• angeboren: kongenitale dyserythropoetische Anämie (CDA), isolierte Erythrozytenaplasie („Blackfan-Diamond"-Anämie). • erworben: z. B. medikamentös-toxisch
aplastische Anämie (Aplasie mehrerer Zelllinien mit Panzytopenie)	• angeboren: z. B. Fanconi-Anämie • erworben: s. 3.3.6
Knochenmarkverdrängung	Leukämie, Tumoren, Speicherkrankheiten, myelodysplastische Syndrome (s. 3.6.7)
Störung der DNS-Synthese	Vitamin-B$_{12}$-Mangel, Folsäure-Mangel
Störung der Hämoglobin-Synthese	medikamentös-toxisch (z. B. Alkohol), Eisenmangel, Thalassämie
Erythropoetinmangel	renale Anämie (s. 10.13)
Gesteigerter Abbau	
angeborene Membrandefekte	hereditäre Sphärozytose, Elliptozytose, Stomatozytose, Akanthozytose, paroxysmale nächtliche Hämoglobinurie
angeborene erythrozytäre Enzymdefekte	z. B. Mangel an Pyruvatkinase, Glucose-6-Phosphat-Dehydrogenase
angeborene Hämoglobin-Defekte	z. B. Sichelzellanämie, Hämoglobin C, Thalassämien
antikörpervermittelt	z. B. Wärme-/Kälte-Antikörper, Iso-/Auto-Antikörper, arzneimittelinduzierte Antikörper (z. B. Penicillin, α-Methyldopa)
Infektionen	z. B. Malaria
mechanisch	z. B. Marschhämoglobinurie, mikroangiopathische hämolytische Anämie (z. B. hämolytisch-urämisches Syndrom), Anämie bei Kunstklappe, bei Hypersplenismus, Verbrauchskoagulopathie, bei kavernösen Hämangiomen
chemisch	z. B. Kupfer-Intoxikation (selten)
Lipidstoffwechselstörung	z. B. bei Zieve-Syndrom (s. 7.1.6), Abetalipoproteinämie
Blutverlust	
über Magen-Darm-Trakt, Urin, Vagina	Anämie entsteht erst nach Erschöpfung der Eisenspeicher.
traumatisch	in der Akutphase meist normales Hb und Hkt
Kombinierte Entstehungsmechanismen	
bei entzündlicher Stimulation	Anämie der chronischen Erkrankung (Entzündung, Infekt, Tumor)
Verteilungsstörung	
Expansion des Blutvolumens	„relative" Anämie bei Schwangerschaft oder bei Hypervolämie anderer Ursache (z. B. Herzinsuffizienz, Überwässerung)

3. erhöht (hyperchrome Anämie) z.B. bei Vitamin-B_{12}-Mangel.

! MCH und MCV sind meist gleichsinnig verändert. !

- **Leukozyten-** und **Thrombozytenzahl**: erniedrigt bei aplastischer Anämie und bei Mangel an Vitamin B_{12} und/oder Folsäure
- **Morphologische Beurteilung:** Viele Formveränderungen des Erythrozyten weisen auf bestimmte Anämieformen hin. Beispiele sind **Kugelzellen** (Kugelzellanämie) oder **Fragmentozyten** (hämolytisch-urämisches Syndrom oder andere Mikroangiopathien), **basophile Tüpfelung** (bei Hämoglobinopathien, sideroblastischen Anämien und Bleivergiftung). Auch die morphologische Beurteilung der Leukozyten kann hilfreich sein (z.B. hypersegmentierte Neutrophile bei makrozytärer Anämie).

Weiterführende Labordiagnostik

Je nach Verdachtsdiagnose können weitere Untersuchungen hilfreich sein (vgl. **Tab. 3.5**):

- **Einschätzung der Knochenmarkproduktion:** Die Bestimmung der Leukozyten- und Thrombozytenzahl sowie der Retikulozytenzahl bzw. des Retikulozyten-Index (s. **3.2.1**) gibt einen ersten Anhaltspunkt. Die weitere Abklärung erfordert eine Knochenmarkpunktion.
- **Einschätzung des Eisenstoffwechsels:** Die Bestimmung von Speicher- und Transporteisen (Ferritin und Transferrin, s. **3.1.2**) erlaubt die Zuordnung zu solchen Anämieformen, die mit Veränderungen im Eisenstoffwechsel oder der Eisenverwertung einhergehen (Eisenmangelanämie, Anämie der chronischen Erkrankung oder sideroblastische Anämie).
- **Ausschluss einer Hämolyse:** Bei Hämolyse sind LDH/HBDH aufgrund des erhöhten Zelluntergangs meist erhöht; Haptoglobin wird bei intravasaler Hämolyse ver-

═══ AUF DEN PUNKT GEBRACHT ═══

Anamnese und Befund bei Anämie

Anamnese
- Beginn der Symptome:
  - langsam über Wochen zunehmend: typisch z.B. für chronischen Eisenmangel oder perniziöse Anämie
  - plötzlicher Beginn: typisch für Blutverlust
- Diät: z.B. fleischfreie und damit eisenarme Diät des Vegetariers
- Regelblutung: verstärkt oder verlängert, mögliche Schwangerschaft
- Verfärbung von Stuhl oder Urin: Teerstuhl bei gastrointestinaler Blutung, bierbrauner Urin bei Hämolyse
- Medikamente, Alkohol, Drogen
- Vorerkrankungen: Gallensteine können auf eine hämolytische Anämie hinweisen (s. 3.3.5)

- Knochenschmerzen treten z.B. bei Multiplem Myelom oder bei Knochenmetastasen auf. Fieber, Nachtschweiß und Gewichtsverlust (sog. B-Symptome) lassen eine Tbc oder einen malignen Tumor vermuten.
- Familienanamnese, Herkunft (höhere Inzidenz von Hämoglobinopathien bei Mittelmeeranrainern).

Mögliche körperliche Befunde
- Ikterus: V.a. Hämolyse. Bei einer Kombination von Ikterus und Blässe nimmt die Haut eine Café-au-Lait-Farbe an.
  ! Der Ikterus bei Hämolyse verläuft wegen der fehlenden Gallensäureerhöhung typischerweise ohne Hautjucken (Ikterus mit Hautjucken weist auf eine Cholestase hin). !
- Gefäßfehlbildungen: V.a. okkulte Blutungen

- Hautblutungen: V.a. hämorrhagische Diathese
- Zungenatrophie (atrophische Glossitis Hunter) und neurologische Auffälligkeiten (funikuläre Myelose): bei perniziöser Anämie (s. 3.3.4)
- Nagelveränderungen (z.B. brüchige Nägel oder Koilonychie = eingesenkte Nagelplatte) und Mundwinkelrhagaden: z.B. bei Eisenmangel
- Knochendeformitäten: bei schwerer chronischer Anämie, z.B. bei Thalassaemia major
- Beinulzera: Sichelzellanämie
- Zeichen der chronischen Entzündung: z.B. Rheumatoide Arthritis
- Splenomegalie: z.B. bei hämolytischer Anämie, Kollagenosen oder malignen Erkrankungen
- schmutzig-graues Hautkolorit: bei renaler Anämie.

Tab. 3.5 Differentialdiagnose wichtiger Anämieformen nach Laborwerten

	MCV	Ferritin	Hämolyseparameter (Bilirubin, LDH, Haptoglobin)	Morphologie	Retikulozyten
Eisenmangel	↓	↓	n	Anisozytose, Anulozyten, Target-Zellen	↓
Akuter Blutverlust	n	n	n	n	↑
Hämolytische Anämie	n–↑	n–↑	Bili, LDH ↑; Haptoglobin meist n, bei intravasaler Hämolyse ↓	n oder spezifische Veränderungen (z.B. Kugelzellen, Sichelzellen)	↑
Megaloblastäre Anämie	↑	↑	Bili, LDH ↑; Haptoglobin n	Megaloblasten	n oder ↓
Aplastische Anämie	n	n	n	n	↓

mehrt verbraucht und ist somit bei schwerer Hämolyse erniedrigt (vgl. **3.3.5**). Die Retikulozytenzahl ist in der Regel erhöht (**Tab. 3.5**). Freies Hb im Serum und eine Hämoglobinurie sind nur bei schwerer Hämolyse nachweisbar. Das indirekte Bilirubin ist oft schon früh erhöht; bei schwerer Hämolyse kann auch das direkte Bilirubin wegen Interferenzen im Messverfahren erhöht sein. Weiterführende Diagnostik bei Hämolyse s. **3.3.5**.

Knochenmarkuntersuchung

Die Knochenmarkuntersuchung ist nur erforderlich, wenn die üblichen Laboruntersuchungen keine Klärung der Anämieursache erbringen. Im Rahmen der Anämiediagnostik dient sie vor allem folgenden Zielen:
- Quantifizierung des Eisenspeichers (Eisenfärbung)
- Bestimmung der Zellularität: erniedrigt bei Bildungsstörung, erhöht bei Umsatzstörung
- Beurteilung der Erythropoese: normoblastisch, megaloblastisch
- Beurteilung der anderen Zelllinien: Diese sind z. B. bei aplastischer Anämie, bei Leukämien oder bei myelodysplastischen Erkrankungen mit betroffen.
- Nachweis einer Knochenmarkinfiltration durch Metastasen oder bei Speicherkrankheiten
- Spezialuntersuchungen: z. B. mikrobiologische Untersuchung zum Nachweis einer Miliartuberkulose; zytogenetische und zytochemische Marker.

Fehlerquellen bei der Beurteilung

Eine Anämie ist nicht immer eindeutig aus dem Blutbild abzulesen. Es gibt Zustände, die eine Anämie vortäuschen, obwohl die Zahl der Sauerstoffträger ausreichend ist. Bei erhöhtem Plasmavolumen (z. B. in der Schwangerschaft) erniedrigt sich der Anteil korpuskulärer Blutbestandteile, obwohl die absolute Erythrozytenzahl gleich bleibt (sog. **Pseudo-Anämie**).

Andererseits kann eine Verminderung des Plasmavolumens (z. B. bei Dehydratation) zu einer scheinbaren Hb-Erhöhung führen und so eine Anämie kaschieren (sog. **Pseudo-Polyglobulie, Abb. 3.14**).

Bei akutem Blutverlust sind sowohl das Plasmavolumen als auch die Erythrozytenzahl erniedrigt. Der Erythrozytenanteil erscheint daher so lange normal, bis es durch einströmende Flüssigkeit aus dem extravasalen Kompartiment zur Normalisierung des Plasmavolumens mit Abfall des Anteils korpuskulärer Blutbestandteile kommt; dieser Prozess dauert etwa 3 Tage.

3.3.2 Eisenmangelanämie

Mehr als die Hälfte aller Anämien sind durch einen Eisenmangel bedingt. 80% der Betroffenen sind Frauen, ca. 10% aller menstruierenden Frauen in Europa haben eine Eisenmangelanämie. Zur Physiologie des Eisenstoffwechsels s. **3.1.2**.

Klinik

Das klinische Erscheinungsbild ist durch drei Faktoren geprägt:
- **Zeichen der Anämie** wie blasse Haut und Schleimhäute (**Abb. 3.15**), Leistungsminderung, Herzklopfen oder Belastungsdyspnoe (s. **3.3.1**)
- **Zeichen des Eisenmangels:** in ca. 30% Koilonychie (Hohlnägel), trockene Haut, brüchige Fingernägel und Haare, Papillenatrophie mit Zungenbrennen (Glossitis), Stomatitis mit Mundwinkelrhagaden (**Abb. 3.16**)
- **Zeichen des chronischen Blutverlustes:** Teerstuhl, Menorrhagien, selten Hämaturie, Hämoptoe, hämorrhagische Diathese.

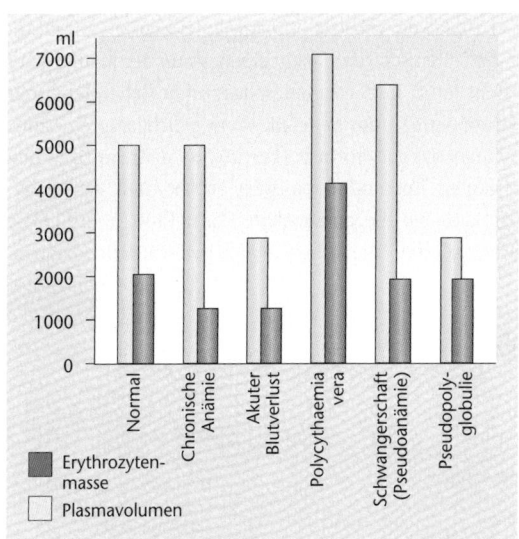

Abb. 3.14: Erythrozyten- und Plasmavolumen bei verschiedenen Krankheiten. [L157]

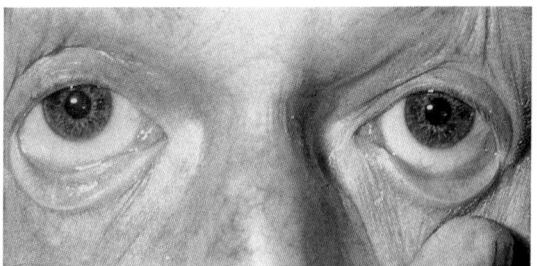

Abb. 3.15: Blasse Konjunktiven bei Eisenmangelanämie. [R132]

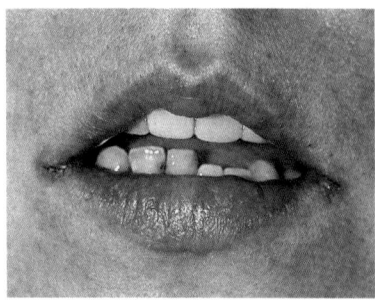

Abb. 3.16: Mundwinkelrhagaden bei Eisenmangelanämie.
[T209]

Die Eisenmangelanämie und ihre klinischen Erscheinungen entwickeln sich langsam. Bevor sich eine Anämie manifestiert, besteht oft monate- bis jahrelang ein **funktioneller Eisenmangel** mit eingeschränkter Erythropoese (*iron deficient erythropoesis*, **IDE**). Letztere zeigt sich durch ein vermindertes Serumeisen, erhöhtes Transferrin mit verminderter Transferrinsättigung (< 20%) sowie ein vermindertes Retikulozyten-Hämoglobin.

Sonderform Plummer-Vinson-Syndrom

Eisenmangelanämie mit hieraus resultierender **Schleimhautatrophie** und schmerzhafter **Dysphagie**. Ursache der Schluckstörung sind ringförmig vorspringende Schleimhautfalten im oberen Ösophagus (*„post-cricoid webs"*).

Ätiologie

Eine Eisenmangelanämie entsteht, wenn der Eisenbedarf für die Hämoglobin-Produktion die Kapazität des Körpers zur Eisenaufnahme übersteigt, durch
- **Blutverluste:** häufigste Ursache (ca. 80%); Verlustquellen s. **Abb. 3.17**
- **erhöhten Eisenbedarf**, z. B. in Schwangerschaft und Wachstum
- **mangelhafte Resorption**, z. B. nach Gastrektomie, Malassimilation oder chronisch-entzündlicher Darmerkrankung
- **mangelhafte Zufuhr**, z. B. bei manchen Vegetariern.

Diagnostisches Vorgehen

Ziel der Diagnostik ist zum einen der Ausschluss anderer Formen der hypochromen Anämie, zum anderen die Abklärung der Ursachen eines Eisenmangels (z. B. Tumorsuche).

Anamnese und Befund

Schwerpunktmäßig werden Ernährungsgewohnheiten, Medikamenteneinnahme und eventuelle Blutverluste (z. B. Teerstuhl, Menorrhagien) erfragt.

! Nicht-steroidale Antiphlogistika können beispielsweise durch eine hämorrhagische Gastritis eine Anämie bedingen. **!**

Blutbild

Morphologisch findet man eine hypochrome (MCH erniedrigt), mikrozytäre (MCV erniedrigt) Anämie mit Anisozytose, ggf. mit Anulozyten oder Target-Zellen (beide beschreiben die durch den geringen Hb-Gehalt entstehende breite, ringförmige Abblassung der Erythrozyten).

! Die Erythrozytenzahl kann anfangs noch normal sein, da der Eisenmangel primär zu einer Störung der Hämoglobin-Synthese, nicht aber der Erythropoese führt. **!**

Weitere Laborparameter

Serumeisen und Ferritin sind erniedrigt, Transferrin und damit die Eisenbindungskapazität dagegen erhöht. Die Transferrin-Sättigung liegt unter 15% und ist damit erniedrigt. Durch die Ferritin-Bestimmung lassen sich die anderen Ursachen einer mikrozytären Anämie meist problemlos abgrenzen, bei welchen das Ferritin normal oder erhöht ist (**Tab. 3.6**).

Der Nachweis eines Eisenmangels ist klinisch allerdings in zwei Fällen schwierig: zum einen, wenn der Mangel akut entsteht (etwa in der Anfangsphase einer Behandlung mit Erythropoetin), zum anderen, wenn gleichzeitig eine Entzündungsreaktion vorliegt (Ferritin ist dann im Rahmen der akuten Entzündungsantwort erhöht, und das Transferrin kann als „negatives Akute-Phase-Protein" erniedrigt sein). In diesen Fällen (*nicht* jedoch in der Routinediagnos-

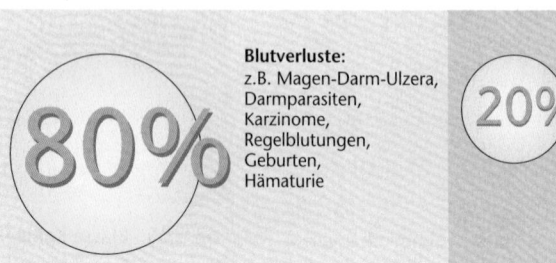

Abb. 3.17: Ursachen der Eisenmangelanämie. [L157]

Blutverluste:
z.B. Magen-Darm-Ulzera, Darmparasiten, Karzinome, Regelblutungen, Geburten, Hämaturie

Erhöhter Bedarf:
z.B. Schwangerschaft, Wachstum

Mangelnde Resorption:
z.B. nach Gastrektomie, Malassimilation

Mangelnde Zufuhr

tik) können folgende neuere diagnostische Marker hilfreich sein:

- löslicher Transferrin-Rezeptor (s. **3.1.2** „Eisentransport im Blut"): bei Eisenmangel erhöht
- Retikulozyten-Hämoglobin (normal 28 – 35 pg): bei Eisenmangel erniedrigt; diese Erniedrigung ist wegen der kurzen Reifungszeit der Retikulozyten schon nach wenigen Tagen nachweisbar.
- % HYPO: Dieser Wert gibt den Anteil abnormal kleiner oder hämoglobinarmer Erythrozyten wieder (bei Eisenmangel ist der Wert auf > 10% erhöht – und zwar bevor Änderungen von MCV und MCH nachweisbar sind).

Ursachenklärung

Bei der Abklärung einer Eisenmangelanämie ist die rektale Untersuchung obligat. Blut am Fingerling weist auf einen Blutverlust, z. B. durch ein Rektumkarzinom, hin.

Die weitere Suche nach einer Blutungsquelle erfolgt durch eine Stuhluntersuchung auf okkultes Blut, durch Gastroskopie, Koloskopie (v. a. bei Männern und nicht-menstruierenden Frauen) sowie urologische und gynäkologische Untersuchung.

Therapie

Vor Therapiebeginn sollte die Ursache des Eisenmangels geklärt und – wenn möglich – beseitigt werden. Anschlie-

03

PHARMA-INFO: EISENPRÄPARATE

Wirkstoffe

Zweiwertiges Eisen
- Eisen(II)-chlorid (Vitaferro®)
- Eisen(II)-fumarat (z. B. Ferrokapsul®)
- Eisen(II)-gluconat (z. B. Lösferron®)
- Eisen(II)-glycinsulfat (z. B. ferro sanol®)
- Eisen(II)-sulfat (z. B. Eryfer®)

Dreiwertiges Eisen
- Eisen(III)-Natrium-gluconat-Komplex (Ferrlecit® Amp.)
- Eisen(III)-Sorbitol-citrat-Komplex (z. B. Jectofer® Amp.)
- Eisen(III)-hydroxid-Saccharose-Komplex (Venofer® Amp.)

Indikationen
Eisensubstitution bei Eisenmangelanämie sowie Eisenmangel nach Blutverlusten, in der Schwangerschaft, bei Resorptionsstörungen.

Nebenwirkungen
Gastrointestinale Störungen (Übelkeit, Erbrechen, Diarrhöe, Obstipation), Schwarzfärbung des Stuhls
Parenterale Gabe: siehe unten „Klinische Anwendung"

Kontraindikationen
Eisenüberladung, Anämie anderer Genese.

Klinische Anwendung
- Einnahme auf nüchternen Magen verbessert die Bioverfügbarkeit. Nicht mit Antazida, Tetrazyklinen oder Cholestyramin kombinieren (Resorptionshemmung)
- Eisen(II)-Salze: Resorption im Duodenum und oberen Jejunum; schlechte Bioverfügbarkeit
- Eisen(III)-Salze können nach oraler Gabe nicht resorbiert werden und werden deshalb i. v. gegeben. Die parenterale Gabe ist der oralen Gabe nur bei der Therapie einer renalen Anämie mit Erythropoetin überlegen. Nebenwirkungen der i. v. Gabe sind Hitzegefühl, Venenreizung und Transaminasenanstieg, deshalb am besten als Kurzinfusion verabreichen.

Therapiekontrolle
Blutbild, Hämoglobin.
Bei guter Wirkung der Eisensubstitution steigt der Hb in den ersten 4 Wochen um etwa 0,1 – 0,2 g/dl pro Tag an.

Tab. 3.6 Differentialdiagnose der mikrozytären hypochromen Anämie

Parameter	Normal	Eisenmangel	Anämie bei chronischer Erkrankung	Thalassämie	Sideroblastische Anämie
MCV [µm³ = fl]	80 – 99	↓	↓	↓	variabel (↓, n oder ↑)
Serumeisen [µmol/l]	11,6 – 31,3 (65 – 175 µg/dl)	↓	↓	n – ↑	↑
Ferritin [µg/l]	15 – 250 (F) 20 – 500 (M)	↓	n – ↑	n – ↑	↑
Transferrin [g/l] (≈ totale Eisenbindungskapazität)	2 – 3,8	↑	↓	n – ↓	↓
Transferrin-Sättigung [%]*	15 – 45	↓	n – ↓	↓	n – ↑
sTfR**	0,9 – 2,8 mg/l (stark laborabhängig)	↑	n	↑	↓
Eisenspeicher im Knochenmark („Eisenfärbung" des KM-Aspirats)	nachweisbar	fehlt	nachweisbar	nachweisbar	erhöht

* Transferrin-Sättigung in % = Serumeisen [µg/dl] × 71 / Transferrin [mg/dl] = Serumeisen [µmol/l] × 400 / Transferrin [mg/dl]
** sTfR = löslicher Transferrin-Rezeptor (s. 3.1.2)

ßend erfolgt die Eisensubstitution, bevorzugt mit oralen Eisenpräparaten (s. **Pharma-Info**).

Bevorzugt wird die orale Gabe von zweiwertigem Eisen (Ausnahme: Therapie der renalen Anämie mit Erythropoetin sowie Malabsorptions-Syndrom – hier wird intravenös mit dreiwertigem Eisen substituiert). Die orale Eisensubstitution muss **langfristig** durchgeführt werden (z. B. 3 bis 6 Monate), um die entleerten Eisenspeicher wieder aufzufüllen. Bei gutem Ansprechen auf die Therapie kommt es innerhalb von 3 – 4 Tagen zu einem Anstieg der Retikulozyten; die Hb-Konzentration sollte um ca. 0,6 mmol/l (= 1 g/dl) pro Woche steigen. Das Serumferritin normalisiert sich.

Ein fehlendes Ansprechen auf die Therapie ist meist auf eine mangelnde Tabletteneinnahme zurückzuführen, es ist jedoch auch an einen weiter bestehenden Blutverlust oder eine falsche Diagnose (z. B. Vorliegen einer Anämie bei chronischer Erkrankung) zu denken.

3.3.3 Anämie bei chronischer Erkrankung

Zweithäufigste Anämieform ist die eine chronische Erkrankung begleitende Anämie. Die meisten Patienten mit einer länger als vier Wochen anhaltenden chronisch-entzündlichen Erkrankung entwickeln eine solche Anämie, die mit Schwere und Dauer der zugrunde liegenden Erkrankung korreliert (s. **Kasten** „Mögliche Grunderkrankungen").

═══════════ **AUF DEN PUNKT GEBRACHT** ═══════════

Mögliche Grunderkrankungen bei Anämie der chronischen Erkrankung

- **chronisch-entzündliche Erkrankungen:** am häufigsten rheumatoide Arthritis, systemischer Lupus erythematodes, Vaskulitiden, Sarkoidose, chronisch-entzündliche Darmerkrankungen (z. B. M. Crohn, Colitis ulcerosa)
- **chronisch-infektiöse Erkrankungen:** z. B. Endocarditis lenta, Osteomyelitis, Tbc, Lungenabszess
- **Tumorerkrankungen.**

Pathogenese

Bei Krankheiten mit systemischer entzündlicher Stimulierung wird die antiapoptotische Wirkung des Erythropoetins auf die Vorläuferzellen der Erythropoese gehemmt – es kommt zum vermehrten **Zelluntergang der Vorläuferzellen**. Bei ausreichender Eisenversorgung reifen die überlebenden Zellen jedoch noch zu normalen Erythrozyten aus. Dauert die Entzündung länger an, so kann zudem das Eisen im Knochenmark nicht mehr verwertet werden (**Eisenver-**wertungsstörung). Trotz gefüllter Eisenreserven resultiert dann eine mikrozytär-hypochrome Anämie. Zudem drosseln die Entzündungsmediatoren langfristig die Erythropoetin-Produktion in den Nieren (relativer Erythropoetin-Mangel).

Die Anämie kann durch zusätzliche Blutverluste, Mangelernährung, Chemotherapie, Bestrahlung und direkte Knochenmarkinfiltration durch einen Tumor verstärkt werden.

Diagnostisches Vorgehen

Die Verdachtsdiagnose kann meist schon durch die Anamnese gestellt werden, da die zugrunde liegende Erkrankung meist bekannt ist. Die Bestimmung des CRP kann eine systemische Entzündung nachweisen.

Im **Blutbild** ist das Hb erniedrigt, die Erythrozyten sind in 75% der Fälle normozytär und normochrom, können bei längerem Verlauf aber mikrozytär und hypochrom sein. Die Retikulozyten sind vermindert. Das Serumeisen ist gewöhnlich erniedrigt, Ferritin dagegen meist erhöht (dies liegt daran, dass Ferritin an der Akute-Phase-Reaktion teilnimmt).

Die Abgrenzung von der Eisenmangelanämie ist bei den hypochromen Formen nicht ganz einfach. Hier können die Bestimmung des löslichen Transferrin-Rezeptors (erhöht bei Eisenmangel) und des Retikulozyten-Hämoglobins (erniedrigt bei Eisenmangel) weiterhelfen.

❗ Die Hämoglobin-Konzentration liegt meist > 5,6 mmol/l (> 9 g/dl). Bei niedrigeren Hb-Werten sollte nach verstärkenden Faktoren gefahndet werden. ❗

Therapie

Die Therapie der Grundkrankheit steht im Vordergrund und reicht meist aus, um das Blutbild zu normalisieren. Ist dies nicht möglich und beeinträchtigt die Anämie die Lebensqualität des Patienten stark, so kann nach vorheriger Bestimmung des Erythropoetin-Spiegels ein (sehr teurer) Substitutionsversuch mit Erythropoetin unternommen werden. Eine Eisensubstitution ist in der Regel sinnlos und nur bei nachgewiesenem begleitendem Eisenmangel gerechtfertigt.

3.3.4 Megaloblastäre Anämien

Megaloblastäre Anämien sind durch das Vorkommen **vergrößerter Erythroblasten** (sog. Megaloblasten; **Abb. 3.18**) im Knochenmark gekennzeichnet. Sie sind Folge einer DNS-Synthese-Störung (Kernreifungsstörung), die vor allem schnell proliferierende Zellen (z. B. Vorläuferzellen der Hämatopoese, Zellen des Gastrointestinaltraktes) betrifft. Darüber hinaus werden die zu großen Erythrozytenvorläufer im Knochenmark vermehrt zerstört, sodass eine ineffektive Erythropoese resultiert.

Auch im peripheren Blut zeigt sich in der Regel eine Makrozytose. Eine begleitende Hypersegmentierung der Neutrophilen ist häufig. In schweren Fällen können eine Thrombozytopenie und eine Leukozytopenie hinzutreten.

Ätiologie und Pathogenese

Hauptursachen der megaloblastären Anämie ist ein Mangel an Vitamin B_{12} oder Folsäure (s. **Kästen** „Übersicht Vitamin B_{12}" und „Übersicht Folsäure" sowie **Abb. 3.19**). Seltenere Ursachen sind ein abnormer Folsäure-Metabolismus sowie eine anderweitige DNS-Synthese-Störung (z. B. bei bestimmten kongenitalen Enzymdefekten und bei Myelodysplasien). **Tabelle 3.7** fasst die pathogenetischen Faktoren zusammen.

> ! Eine periphere Makrozytose (also ohne Megaloblasten im Knochenmark) wird auch bei chronischen Lebererkrankungen, Myelodysplasien, Multiplem Myelom und bei chronischem Alkoholabusus gesehen. Die Vitamin-B_{12}- und Fol-

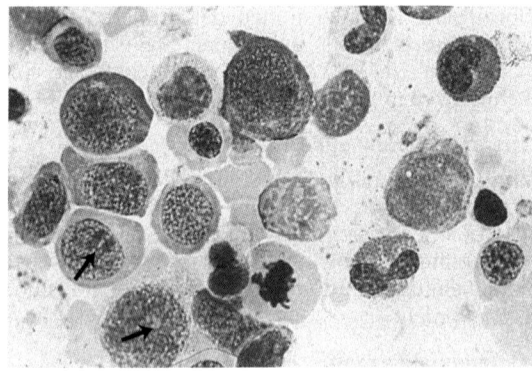

Abb. 3.18: Knochenmarkaspirat bei megaloblastärer Anämie. Typisch ist die aufgelockerte Chromatinstruktur der Megaloblasten (Pfeile). [R132]

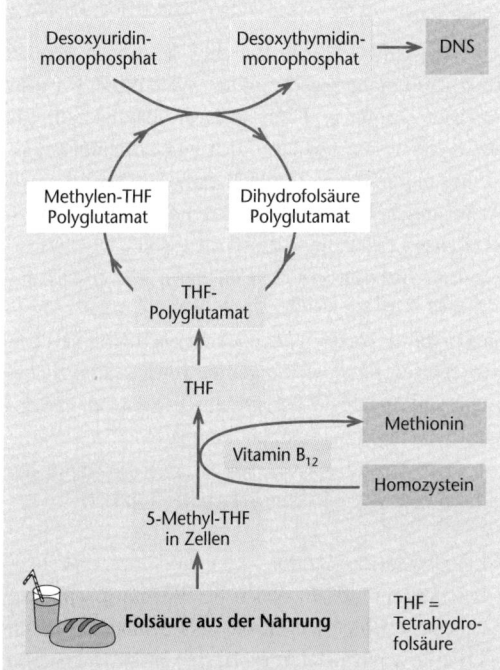

Abb. 3.19: Folsäure-Metabolismus. Die Abbildung skizziert die Koenzymfunktion der Folsäure bei der DNS-Synthese. Folsäure ist aber auch an vielen anderen Reaktionen als Lieferant für C_1-Bruchstücke beteiligt. [L157]

Tab. 3.7 Pathogenetische Klassifikation der megaloblastären Anämie

Prinzip	Vorkommen
Cobalamin-Mangel	
ungenügende Zufuhr	selten, z. B. bei völligem Verzicht auf Fleisch, Milch- und Eiprodukte (veganische Diät)
Malabsorption	• Mangel an Intrinsic Factor bei perniziöser Anämie, Gastrektomie, selten: angeborener Mangel • Erkrankungen des terminalen Ileums, z. B. M. Crohn, Zöliakie (einheimische Sprue), M. Whipple, tropische Sprue, Z. n. Resektion des terminalen Ileums • Konkurrenz um Cobalamin, z. B. Fischbandwurm, bakterielle Überwucherung (z. B. beim Syndrom der blinden Schlinge)
gestörter Metabolismus	gestörter Metabolismus, z. B. angeborener Transcobalamin-II-Mangel (Transcobalamin-II ist das Serum-Transportprotein für Vitamin B_{12})
Folsäure-Mangel	
ungenügende Zufuhr	häufig bei Alkoholikern, selten auch bei einseitiger Ernährung
erhöhter Bedarf	Schwangerschaft, Kindheit, verstärkte Hämatopoese (z. B. bei Hämolyse), Tumor, Hämodialyse
Malabsorption	tropische Sprue, Zöliakie, Medikamente (z. B. Phenytoin, Barbiturate, evtl. Alkohol)
gestörter Metabolismus	Inhibitoren der Dihydrofolat-Reduktase: z. B. Methotrexat, Pyrimethamin, Trimethoprim, Triamteren, Pentamidin, Alkohol
Andere Ursachen	
gestörter DNS-Metabolismus	• Therapie mit Purin-Antagonisten: z. B. Azathioprin, 6-Mercaptopurin • Therapie mit Pyrimidin-Antagonisten: z. B. 5-Fluorouracil • andere: z. B. Aziclovir, Zidovudin, Hydroxyurea
weitere	Di-Guglielmo-Syndrom (Erythroleukämie), angeborene Defekte (z. B. Transcobalamin-II-Mangel, Lesch-Nyhan-Syndrom, Orotazidurie), myelodysplastische Syndrome

03

Übersicht Vitamin B$_{12}$

Serumnormalwert: 200–900 ng/l

Bedarf
- täglich 1–2 µg
- Gespeichert sind 2–4 mg, v. a. in der Leber. Eine Entleerung dieses Speichers kann also 3 Jahre und länger dauern.

Aufnahme
Vitamin B$_{12}$ (Cobalamin) kann vom Menschen *nicht* synthetisiert werden. Die Hauptquellen sind Fleisch und Milchprodukte.

Die Resorption im terminalen Ileum erfordert den Intrinsic Factor, der in den Parietalzellen des Magens synthetisiert wird. Er fehlt z. B. bei atrophischer Gastritis und nach Gastrektomie (s. 6.4.3 und 6.4.7).

Funktion
Cobalamin ist ein essentielles Ko-Enzym in der DNS-Synthese. Das therapeutisch eingesetzte Cyanocobalamin wird im Körper in zwei biologisch aktive Formen umgesetzt:
- **Methylcobalamin:** essentieller Ko-Faktor bei der Umwandlung von Homozystein zu Methionin; ein Mangel führt zu einer Stö-

rung des Folsäure-Stoffwechsels mit resultierender megaloblastärer Hämatopoese (Abb. 3.19).
- **Adenosylcobalamin:** Ein Mangel führt zu einer Störung der Umwandlung von Methylmalonyl-Coenzym-A (CoA) zu Succinyl-CoA. Es resultiert eine erhöhte Gewebekonzentration von Methylmalonyl-CoA und seinem Vorläufer Propionyl-CoA. Hierdurch werden unphysiologische Fettsäuren synthetisiert und in neuronale Lipide eingebaut. Folge ist ein defektes Myelin, das ZNS-Störungen hervorruft (funikuläre Myelose; s. Text).

säure-Spiegel sind hier normal (bei schwerem Alkoholismus kann allerdings ein Folsäure-Mangel bestehen). Während der Neugeborenenzeit, in der Schwangerschaft und während der Erholungsphase einer schweren Anämie ist die Makrozytose physiologisch. ❗

Übersicht Folsäure

Serumnormalwert: 2,3–17 ng/ml

Bedarf
- täglich 50–100 µg, in der Schwangerschaft oder bei schwerer Erkrankung (z. B. Patienten auf der Intensivstation) deutlich erhöht
- Nur ca. 5–20 mg liegen im Körper gespeichert vor, sodass diese Speicher nach etwa 4 Monaten, bei erhöhtem Bedarf sogar früher, erschöpft sein können.

Aufnahme
Folsäure wird über die Nahrung (v. a. Gemüse) vorwiegend als Polyglutamat aufgenommen, das im Dünndarm zu dem resorbierbaren Monoglutamat umgewandelt wird (Abb. 3.19). Diese Dekonjugation kann durch Medikamente (z. B. Phenytoin, orale Kontrazeptiva) gehemmt werden.

❗ Kochen zerstört 60–90% der in der Nahrung enthaltenen Folsäure. ❗

Funktion
Folsäure transferiert C$_1$-Bruchstücke, z. B. für die Bildung von Purinen und für die DNS-Synthese. Eine Reihe von Medikamenten kann die Funktion der Folsäure hemmen (z. B. Methotrexat, weitere Medikamente sind in Tabelle 3.7 aufgeführt).

Klinik

Klinik bei Vitamin-B$_{12}$-Mangel
Typische Trias aus Blutbildveränderung, ZNS- und Magen-Darm-Störungen:
- **Blut:** Erste Anämiesymptome (s. **3.3.1**) treten schleichend und oft erst bei ausgeprägter Anämie (Hb < 4,3 mmol/l = 7 g/dl) auf. Typisch ist die **Café-au-Lait-Hautfarbe** durch Anämie und hämolytischen Ikterus. Letzterer spiegelt eine intramedulläre Hämolyse als Folge der durch den Vitamin-B$_{12}$-Mangel bedingten ineffektiven Erythropoese wider.
- **Nervensystem:** Die neurologischen Störungen können der Anämie vorausgehen, treten jedoch erst bei sehr niedrigen Vitamin-B$_{12}$-Serumspiegeln auf (< 60 ng/l). Die Beschwerden sind bedingt durch eine Myelinbildungsstörung und werden als **funikuläre Myelose** bezeichnet (s. gleichnamigen **Kasten**). Die ZNS-Veränderungen können bei zu später Behandlung irreversibel sein.

❗ Bei unklaren neurologischen Störungen muss deshalb immer an einen Vitamin-B$_{12}$-Mangel gedacht werden. ❗

- **Magen-Darm-Trakt:** Typisch ist eine atrophische Glossitis (Hunter-Glossitis) mit glatter, roter, schmerzhafter Zunge und Durchfall. Bei atrophischer Antrumgastritis kommt es manchmal zu Appetitlosigkeit.

❗ Die GIT-Manifestationen entstehen durch den schnellen Zellumsatz des Epithels im Magen-Darm-Trakt. ❗

Klinik bei Folsäure-Mangel
Die Beschwerden ähneln denen bei Vitamin-B$_{12}$-Mangel; typischerweise fehlen jedoch die ZNS-Symptome, da die Myelinsynthese nicht gestört ist. Hinzu kommen Symptome der Grundkrankheit (z. B. Alkoholismus) und oft zusätzliche Mangelzustände (z. B. Vitamin-C-Mangel).

========= **AUF DEN PUNKT GEBRACHT** =========

Funikuläre Myelose

- schmerzhafte Parästhesien an Händen und Füßen (Polyneuropathie)
- frühzeitiger Verlust der Tiefensensibilität
- Gangunsicherheit (spinale Ataxie durch Markscheidenschwund der Hinterstränge)
- Schwäche und im Spätstadium Zeichen der Spastik (durch Markscheidenschwund der Pyramidenbahn)
- seltener Psychosen, Paraplegie, Demenz und Optikusatrophie.

Diagnostisches Vorgehen

Die Diagnose der megaloblastären Anämie ist meist unproblematisch.

Anamnese und Befund
- Ernährungsgewohnheiten (Alkoholabusus?), OP (Gastrektomie?), Infekte, Medikamente (z. B. Azathioprin = Folsäure-Antagonist)
- Klinische Untersuchung: z. B. Ikterus mit Blässe, neurologische Auffälligkeiten.

Labor
- **Blutbild:** makrozytäre, hyperchrome Anämie, d. h., MCV und MCH sind erhöht (meist > 95 μm³ bzw. > 34 pg). Häufig liegen gleichzeitig eine Leuko- und Thrombozytopenie sowie übersegmentierte Granulozyten vor (charakteristisch sind Granulozyten mit mehr als 6 Segmenten).

  ❗ Das MCH ist nur proportional der Zellgröße gesteigert, MCHC ist deshalb normal (relative Hyperchromie). ❗

- Zeichen der **Hämolyse:** LDH stark erhöht, indirektes Bilirubin erhöht, Haptoglobin erniedrigt.
- Konzentrationsbestimmung von **Vitamin B$_{12}$ und Folsäure:** Auffällig sind Vitamin-B$_{12}$-Werte < 100 ng/l und Folsäure-Werte < 4 μg/l.

  ❗ Serumproben für die Vitamin-B$_{12}$-Bestimmung müssen lichtgeschützt transportiert werden, da es sonst zu falschniedrigen Werten kommen kann. ❗

Knochenmark
Nicht jede Makrozytose ist auf eine megaloblastäre Anämie zurückzuführen (s. o.). Bestehen Zweifel an der Diagnose (z. B. bei normalen Folsäure- und Vitamin-B$_{12}$-Spiegeln), sollte eine KM-Punktion erfolgen, die dann z. B. ein myelodysplastisches Syndrom oder ein Multiples Myelom ausschließt.

Bei der megaloblastären Anämie zeigt sich ein hyperplastisches Mark mit zahlreichen Megaloblasten (rote Vorläuferzellen mit breitem und intensiv basophil reagierendem Zytoplasma: „blaues Mark") sowie eine Verschiebung des Verhältnisses von granulopoetischen zu erythropoetischen Zellen (normal 3 : 1) zugunsten der Erythropoese (Verhältnis 1 : 1). Auch die Thrombo- und Granulopoese sind gestört.

Weitere Untersuchungen
Zur **Klärung der Ursache** eines Vitamin-B$_{12}$-Mangels sollten Autoantikörper gegen Parietalzellen und Intrinsic Factor bestimmt werden. Wegen häufiger Assoziation mit anderen Autoimmunerkrankungen (z. B. M. Addison, M. Basedow, Hashimoto-Thyreoiditis) ist die Untersuchung der entsprechenden Autoantikörper sinnvoll. Evtl. kann auch ein Schilling-Test zum Nachweis einer Vitamin-B$_{12}$-Resorptionsstörung durchgeführt werden (s. **6.2.3**).

Stets sollten eine Mangelernährung sowie Alkoholmissbrauch ausgeschlossen werden.

Therapie
Bei rechtzeitigem Behandlungsbeginn sind die neurologischen Ausfallserscheinungen reversibel.
- **Bei Vitamin-B$_{12}$-Mangel** (z. B. perniziöse Anämie): Substitution von Vitamin B$_{12}$ 1000 μg i. m. über 5 Tage, dann 500 μg, bis sich das Blutbild normalisiert hat. Danach erfolgt die Erhaltungstherapie mit 500 μg i. m. alle 3 Monate lebenslang! Die Wirkung tritt bereits am 3. – 5. Tag ein, am 5. Tag kommt es typischerweise zur **Retikulozytenkrise**, einem massiven Retikulozytenanstieg im Blutbild. Da für die Hb-Neubildung viel **Eisen** erforderlich ist, sollte dieses mehrere Wochen lang substituiert werden.

  ❗ Bei normalen Folsäure-Spiegeln sollte keinesfalls Folsäure begleitend gegeben werden, da sich hierdurch die neurologischen Veränderungen verschlechtern können. ❗

- **Bei Folsäure-Mangel:** orale Substitution von Folsäure mit 5 – 10 mg täglich bis zur Normalisierung des Blutbilds, danach mit mindestens 150 μg/d. Die Medikation wird beibehalten, solange der Mangelzustand fortbesteht (z. B. während der Schwangerschaft). Ein evtl. begleitender Vitamin-B$_{12}$-Mangel ist immer zu behandeln.

Sonderform: Perniziöse Anämie (M. Birmer)

Durch fehlende Sekretion des Intrinsic Factor in der Magenmukosa bedingte selektive Malabsorption für Vitamin B$_{12}$. Die perniziöse Anämie ist die häufigste Ursache der megaloblastären Anämie und die häufigste Ursache eines Vitamin-B$_{12}$-Mangels in Deutschland; ihre Inzidenz beträgt etwa 9/100 000 Einwohner jährlich. Frauen erkranken zweimal häufiger als Männer, das mittlere Erkrankungsalter liegt bei 60 Jahren. Unbehandelt ist die Erkrankung tödlich (lat. *perniciosus* = verderblich).

03

Ätiologie

Der Mangel an Intrinsic Factor ist meist durch eine Atrophie der Magenschleimhaut bedingt. Gastroskopisch findet sich häufig eine atrophische Antrumgastritis vom Typ A mit Achlorhydrie (s. **6.4.3**).

Die Inzidenz der perniziösen Anämie ist bei Patienten mit anderen immunologisch vermittelten Erkrankungen, wie M. Basedow, Hashimoto-Thyreoiditis, Vitiligo und Hypoparathyreoidismus, deutlich erhöht.

- In 90% der Fälle sind **Autoantikörper gegen Parietalzellen** des Magens nachweisbar (nicht spezifisch, da Autoantikörper auch bei ca. 50% der Patienten mit atrophischer Gastritis ohne Perniziosa auftreten).
- Bei ca. 60% der Patienten finden sich **Autoantikörper gegen Intrinsic Factor** (spezifisch).

Diagnose und Therapie sind zusammen mit den anderen Formen der megaloblastären Anämie besprochen (s. o.).

3.3.5 Hämolytische Anämien

Hämolyse bezeichnet den vermehrten Abbau von Erythrozyten mit Verkürzung der durchschnittlichen Lebenszeit von normal 120 Tagen auf 20–40 Tage (mäßige Hämolyse) bzw. 5–20 Tage (schwere Hämolyse) (**Abb. 3.20**). Eine Anämie resultiert, wenn die Geschwindigkeit der Zerstörung von Erythrozyten die der kompensatorisch gesteigerten Neubildung übersteigt.

Klinik

Im Vordergrund stehen die Zeichen der **Anämie** (s. **3.3.1**) sowie der **Ikterus**. Bei länger bestehender Hämolyse kann eine **Splenomegalie** hinzutreten (s. **3.5.1**).

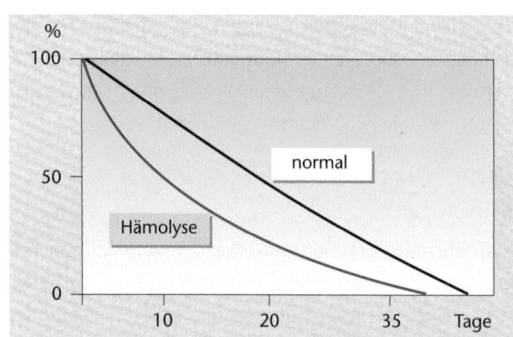

Abb. 3.20: Überlebenshalbwertszeit von Erythrozyten bei einer Normalperson und bei einem Patienten mit mäßiger Hämolyse: Nuklearmedizinische Bestimmung mittels ^{51}Cr-markierter Erythrozyten. Cave: Die nuklearmedizinisch bestimmte Überlebenshalbwertszeit darf nicht mit der im Text beschriebenen Erythrozytenüberlebenszeit verwechselt werden. [L157]

! Letztere ist durch „Mehrarbeit" bedingt und wird auch als ■ Arbeitshypertrophie bezeichnet. Sie muss vom **Hypersplenismus** abgegrenzt werden, der Ursache einer Hämolyse sein kann (s. 3.5.1). !

Bei schwerer chronischer Hämolyse, etwa bei angeborenen Hämoglobinopathien, kann es zur Markhyperplasie mit massiver Vermehrung aller roten Vorläuferzellen kommen, die zu einer Verdrängung der Kortikalis mit **Knochendefekten** führt. Auch können sich bei chronischer Hämolyse wegen der erhöhten biliären Bilirubin-Ausscheidung **Gallensteine** bilden.

Viele chronische hämolytische Erkrankungen wie z. B. die Sphärozytose verlaufen schubweise. **Hämolytische Krisen** können durch Infekte, Operationen oder andere Erkrankungen ausgelöst werden und äußern sich in verstärktem Ikterus, manchmal auch mit Fieber und Bauchschmerzen.

Komplikationen

Bei hämolytischen Anämien besteht ein erhöhtes Risiko für **aplastische Krisen** mit Knochenmarkinsuffizienz und dadurch bedingter Anämie, bisweilen auch Thrombopenie und Leukopenie. Auslöser für aplastische Krisen können u. a. Virusinfekte (oft Parvovirus B19, der Erreger der Ringelröteln) oder Medikamente sein.

! Aplastische Krisen sind auf Infekte zurückzuführen, die ■ das Knochenmark zeitweilig unterdrücken. Letztere sind bei Patienten mit hämolytischer Anämie nicht häufiger als bei anderen Menschen, allerdings treten sie wegen der kürzeren Überlebenszeit der vorwiegend betroffenen Zellreihe (Erythrozyten) klinisch eher in Erscheinung. !

Einteilung und Ätiologie

Die Einteilung der hämolytischen Anämien orientiert sich an der Ätiologie und Pathogenese. Man unterscheidet korpuskuläre Ursachen von extrakorpuskulären Ursachen (**Tab. 3.8**).
- **Korpuskuläre Ursachen:** Sie beruhen auf einer mangelhaften Struktur oder Funktion des Erythrozyten bzw. Hämoglobins. So sind Erythrozyten mit bestimmten Membrandefekten weniger leicht verformbar, funktionieren deshalb in dem engen Kapillarsystem nicht zufriedenstellend und werden früher eliminiert. Korpuskuläre Störungen sind fast immer angeboren.
- **Extrakorpuskuläre Ursachen:** Sie sind fast ausschließlich erworben. Hierbei werden primär normale Erythrozyten gebildet, die dann vorzeitig zerstört und aus dem Kreislauf entfernt werden. Die häufigsten Formen der extrakorpuskulären Hämolyse entstehen durch pathologische Immunprozesse oder sind mechanisch bedingt.

Pathogenese

Bei milden Formen besteht gewöhnlich eine extravasale Hämolyse, d. h., die Erythrozyten werden außerhalb des Blutgefäßsystems, vor allem in der Milz, abgebaut. Mit zunehmender Hämolyse sind dann auch Leber und Knochenmark beteiligt.

Bei schweren Formen kommt es zur intravasalen Hämolyse, wobei Hämoglobin im Gefäßsystem freigesetzt wird. Dieses bindet sich zunächst an Haptoglobin. Die Haptoglobin-Hb-Komplexe werden ins Monozyten-Makrophagen-System aufgenommen, sodass die Haptoglobin-Konzentration im Serum fällt.

Erst wenn nicht mehr genügend Haptoglobin vorhanden ist, wird freies Hb im Serum messbar. Dieses nicht an Haptoglobin gebundene „freie" Hb wird glomerulär filtriert und nur teilweise tubulär rückresorbiert: Bei schwerer Hämolyse kommt es darum zu einer Hämoglobinurie.

! Eine Erniedrigung von Haptoglobin ist der empfindlichste Parameter für eine intravasale Hämolyse. Bei leichter extravasaler Hämolyse ist die Haptoglobin-Konzentration dagegen nur selten erniedrigt. **!**

Das Knochenmark reagiert mit einer kompensatorischen Steigerung der Erythropoese, die im Blutbild an einer Erhöhung der Retikulozytenzahl erkennbar ist. Bei leichter Hämolyse kann so die Hb-Konzentration normal sein (**kompensierte Hämolyse**). Meist entwickelt sich jedoch eine Anämie.

Diagnostisches Vorgehen

Die Hämolyse zeigt sich im Labor durch die im Kasten zusammengefassten Hämolysezeichen. Letztere ergeben sich aus der Untersuchung des Serums, des Blutbilds und des Blutausstrichs. Eine Knochenmarkpunktion ist nur selten erforderlich.

! Bisweilen fallen im Blutausstrich schon für eine bestimmte Anämieform spezifische Befunde auf (z. B. Sphärozyten; weitere s. Kasten „Hämolysezeichen im Labor"). **!**

Zur weiteren ätiologischen Zuordnung sind dann – je nach Verdacht – weitere Untersuchungen erforderlich, z. B. **Coombs-Test** (Fragestellung: autoimmunhämolytische Anämie?), **Hb-Elektrophorese** (Hämoglobinopathie?), **Sichelzelltest** oder **Dicker Tropfen** (Malaria?).

AUF DEN PUNKT GEBRACHT

Hämolysezeichen im Labor

Zeichen des erhöhten Erythrozytenabbaus
- vermindertes Haptoglobin im Serum
- erhöhtes (indirektes) Bilirubin im Serum
- erhöhtes Urobilinogen im Urin (Folge der intestinalen Bilirubin-Umwandlung mit Reabsorption und renaler Ausscheidung, Abb. 7.14)
- erhöhtes Serum-LDH durch vermehrten Zelluntergang
- erhöhtes freies Hämoglobin
- Schistozyten (fragmentierte Erythrozyten) im Blutausstrich.

Zeichen der sekundären Knochenmarkstimulation
- Retikulozytose
- erythroide Hyperplasie des Knochenmarks.

Für bestimmte hämolytische Anämien spezifische Zeichen
- Sphärozyten (kugelförmige Erythrozyten)
- Sichelzellen (sichelförmige Erythrozyten)
- Elliptozyten (elliptische Erythrozyten)
- Stomatozyten (der Innenteil des Erythrozyten erscheint schlitzförmig; selten bei spezifischen Membrandefekten, häufiger bei Alkoholintoxikation).

Tab. 3.8 Einteilung der hämolytischen Anämien

Defekt/Grundkrankheit	Beispiel
Korpuskuläre hämolytische Anämien (fast immer angeboren)	
Störung der Erythrozytenmembran	• angeboren: Sphärozytose, Elliptozytose • erworben (selten): paroxysmale nächtliche Hämoglobinurie
Störung des erythrozytären Stoffwechsels	• Defekt in der Glykolyse (z. B. Pyruvatkinase-Mangel) • Enzymdefekte im Hexosemonophosphat-Zyklus (z. B. Glucose-6-Phosphat-Dehydrogenase-Mangel)
Störungen des Hämoglobins (Hämoglobinopathien)	Thalassämie, Hämoglobin-Anomalien (z. B. Sichelzellanämie), Methämoglobinämie
Extrakorpuskuläre hämolytische Anämien (fast immer erworben)	
Antikörper (immunhämolytische Anämien)	M. haemolyticus neonatorum, Transfusionszwischenfälle, Medikamente (z. B. Penicillin, α-Methyldopa, Chinidin), Kälte-/Wärme-Autoantikörper
Hypersplenismus	z. B. bei Leberzirrhose (s. 7.1.8)
mechanisch (Fragmentationshämolyse)	Mikroangiopathie (z. B. bei hämolytisch-urämischem Syndrom bzw. bei der thrombotisch-thrombozytopenischen Purpura; s. 10.8.3), Verbrauchskoagulopathie, Verbrennungen, Herzklappenersatz
durch andere Faktoren bedingte Hämolyse	Zieve-Syndrom (alkoholtoxischer Leberschaden, Hyperlipidämie, hämolytische Anämie), Infektionen (Malaria, Sepsis, Clostridium welchii), A-β-Lipoproteinämie, Urämie, Leberversagen, Schlangengifte

Störung der Erythrozytenmembran

Hereditäre Kugelzellanämie (Sphärozytose)

Häufigste angeborene hämolytische Anämie in Nordeuropa; die Prävalenz liegt bei etwa 1/5000. Die Erkrankung wird je nach Typ autosomal-dominant oder autosomal-rezessiv vererbt, in ca. 5% liegen Spontanmutationen zugrunde. Es werden defekte Proteine des Zytoskeletts (z. B. Spektrin, Ankyrin) gebildet, was zu einer erhöhten Permeabilität für Na^+ (mit entsprechendem Wassereinstrom) führt und die Kugelform der Zelle erklärt. Die steife Kugelform behindert die Passage der Erythrozyten durch die Milz, was in einer verkürzten Erythrozytenüberlebenszeit resultiert. Die osmotische Resistenz ist vermindert.

Klinik

Die Erkrankung wird oft erst im Erwachsenenalter klinisch manifest mit den typischen Zeichen der hämolytischen Anämie (s. o.). Hämolytische Krisen sind nicht selten. Insbesondere bei einer Parvovirus-B19-Infektion kann es zu einer lebensbedrohlichen aplastischen Krise kommen.

Diagnostisches Vorgehen

Neben der positiven Familienanamnese, dem typischen Blutbild und den Laborzeichen der Hämolyse ist die verminderte **osmotische Resistenz** der Kugelzellen beweisend. Sie wird durch Zugabe von unterschiedlich konzentrierter hypotoner NaCl-Lösung gemessen: Normale Erythrozyten platzen bei < 0,46%iger Lösung, Kugelzellen bereits bei > 0,46%.

Das Blutbild zeigt eine Retikulozytose und Sphärozytose mit Erhöhung der mittleren korpuskulären Hämoglobin-Konzentration (**MCHC**) auf 350 – 390 g/l bei normalem MCV.

> **!** Die Kugelzellen imponieren wegen ihrer Kugelform trotz des normalen MCV unter dem Mikroskop als kleine Erythrozyten, denen die bei normalen roten Blutzellen auffallende zentrale Blässe fehlt. **!**

Differentialdiagnose

Kugelzellen treten auch bei **immunhämolytischen Anämien** und **Hypersplenismus** auf. Zur Abgrenzung dienen die Familienanamnese, die Bestimmung der osmotischen Resistenz und ein direkter Coombs-Test (s. **4.6**).

Therapie

Therapie der Wahl für alle Patienten mit klinischen Symptomen ist die **Splenektomie**. Hierdurch wird zwar nicht die Zahl der Sphärozyten verringert, ihr Abbau jedoch entscheidend verlangsamt, da es vor allem das Maschenwerk der Milz ist, das die Passage der Sphärozyten behindert. Zu den Komplikationen der Splenektomie s. **3.5.2**.

Hereditäre Elliptozytose

Autosomal-dominant vererbte Erkrankung mit einer Prävalenz von ca. 1/5000. Ursache ist meist ein defektes Zellwandprotein, das zur Ellipsenform der Erythrozyten führt.

Klinik

Das klinische Bild ist ähnlich dem der Kugelzellanämie (Gallensteine, aplastische Krise bei Parvovirus-B19-Infektion, Hämolyse – diese allerdings nur bei 15%, dann aber meist ausgeprägt).

Therapie

Nur in 10 – 15% der Fälle ist eine Splenektomie notwendig.

Paroxysmale nächtliche Hämoglobinurie

Synonym: Marchiafava-Anämie

Sehr seltener, *erworbener* Membrandefekt. Zugrunde liegt eine Spontanmutation im „PIG-A"-Gen einer einzigen hämatopoetischen Stammzelle. In der Folge können viele Proteine nicht mehr richtig auf der Zelloberfläche der betroffenen Erythrozyten, Leukozyten und Thrombozyten verankert werden, darunter auch Proteine, die die Komplementaktivierung kontrollieren. Hierdurch kommt es zur **komplementvermittelten Lyse** der Erythrozyten sowie zur komplementvermittelten Freisetzung von Gerinnungsaktivatoren aus Thrombozyten und damit zu **Thrombosen**, oft an ungewöhnlichen Orten.

Klinik

Sehr variables Krankheitsbild mit nächtlicher Hämoglobinurie (dunkler Morgenurin), schubweisem Ikterus, mäßiger Splenomegalie, evtl. Thrombo- und Leukopenie. Haupttodesursache sind Thrombosen z. B. der Lebervenen (Budd-Chiari-Syndrom), aber auch der Koronargefäße mit Myokardinfarkt. Die **Diagnose** wird durch Immunphänotypisierung (s. **3.2.2**) gestellt.

Therapie

In schweren Fällen sind Transfusionen von Erythrozytenkonzentraten und die Antikoagulation mit Kumarinen erforderlich. Die einzige kurative Therapie ist die **KM-Transplantation**.

Hämoglobinopathien

Neben den 6 beim Menschen physiologischerweise vorkommenden Hämoglobin-Varianten (s. **3.1.1**) sind derzeit etwa 600 weitere Variationen des Hämoglobins bekannt, welche fast alle auf Veränderungen in den Globin-Ketten des Hämoglobins zurückzuführen sind. Das Häm-Molekül ist dagegen bemerkenswert stabil, kann aber in seltenen Fällen – wie z. B. bei der hereditären Methämoglobinämie – von Veränderungen betroffen sein. Nur wenige Hämoglobin-Varianten führen zu Krankheitssymptomen; diese werden als **Hämoglobinopathien** bezeichnet (**Abb. 3.21**).

Angeborene Hämoglobinopathien sind die häufigsten genetischen Erkrankungen des Menschen, was dadurch erklärt wird, dass manche Hämoglobinopathien in ihrer heterozygoten Form einen Überlebensvorteil bieten (z. B. relative Malaria-Resistenz durch verminderten HbA-Gehalt, etwa bei Sichelzellanämie und bei bestimmten Formen der Thalassämie).

Globinkettenveränderungen

Die Gene für die Globin-Ketten sind beim Menschen auf den Chromosomen 16 und 11 lokalisiert. Durch Punktmutationen oder Deletionen resultieren Veränderungen der Globin-Ketten, welche qualitativer oder quantitativer Natur sein können.

Qualitative Hämoglobinopathien

Diese entstehen durch Veränderungen der Globin-Kettenstruktur; hierbei sind bestimmte Aminosäuren der Globin-Ketten ausgetauscht. Bei den klinisch relevanten Hämoglobinopathien ist fast ausschließlich die β-Kette betroffen.
- Prototyp ist die **Sichelzellanämie**: Die veränderten Globin-Ketten neigen zur Klumpung (Aggregation), was zur Formveränderung der Erythrozyten, Hämolyse und Gefäßokklusion führt. Details s. u.
- Neben der Sichelzellanämie sind weltweit zwei weitere qualitative Hämoglobinopathien wichtig, die in der homozygoten Form mit leichter Anämie und Splenomegalie

einhergehen, in Kombination mit anderen β-Ketten-Veränderungen jedoch schwer verlaufen können (z. B. HbSC):
- **Hämoglobin C**: Substitution von Lysin für Glutamat an Position 6 der β-Kette, mit nachfolgender Aggregation und Hämolyse. Diese Hämoglobin-Variante gibt es vor allem in Westafrika.
- **Hämoglobin E**: Substitution von Lysin für Glutamat an Position 26 der β-Kette. Diese Hämoglobinopathie weisen vor allem Patienten aus Südostasien auf.
- Sehr selten sind instabile Hämoglobine (spontane oder stressinduzierte Denaturierung, z. B. **Hb-Zürich**), Hämoglobine mit erhöhter Sauerstoffaffinität (Gewebehypoxie mit sekundärer Polyglobulie, z. B. **Hb-Malmö**) sowie Hämoglobine mit reduzierter Sauerstoffaffinität (Zyanose, z. B. **Hb-Kansas**).

Quantitative Hämoglobinopathien

Bei diesen Erkrankungen kommt es durch eine Punktmutation oder eine Deletion zur Verminderung oder zum völligen Fehlen der entsprechenden Globin-Kette. Die Hämoglobinopathien dieser Gruppe sind genetisch äußerst variabel (bisher sind mehrere hundert Genvarianten identifiziert) und werden als **Thalassämien** bezeichnet. Details s. **Kasten** „Überblick über die Thalassämien".

Veränderungen des Häms

Das Eisenmolekül im Häm ist normalerweise im zweiwertigen Zustand, was die Sauerstoffbindung erleichtert. Durch Oxidation zu dreiwertigem Eisen entsteht das sog. **Methämoglobin**, das auch beim Gesunden vorkommt, jedoch durch die intraerythrozytäre Methämoglobin-Reduktase unter 2 % des Gesamthämoglobins gehalten wird. Bei hereditärem Mangel an Methämoglobin-Reduktase kommt es zur **Methämoglobinämie**, bei der bis zu 50 % Methämoglobin vorliegen können. Hierdurch kann eine Zyanose auftreten. Die Erkrankung ist selten, der Verlauf variabel und meist gutartig. Die tägliche Zufuhr von Ascorbinsäure kann die Menge des Methämoglobins verringern. **Erworbene Methämoglobinämien** können nach Einnahme von z. B. Sulfonamiden oder Nitroglyzerin auftreten.

Sichelzellkrankheit

Diese weltweit häufigste Hämoglobinopathie zeichnet sich durch die Bildung eines qualitativ veränderten Hämoglobins (HbS) aus. Zugrunde liegt eine Punktmutation im β-Globin-Gen, die zum Aminosäurenaustausch in Position 6 der β-Kette führt (Valin statt Glutaminsäure).
- Im **homozygoten Zustand** sind beide β-Globin-Gene defekt, sodass das physiologische HbA komplett durch HbS ersetzt ist (**Sichelzellkrankheit**, „HbSS"-Form). Das Hämoglobin dieser Patienten besteht typischerweise zu

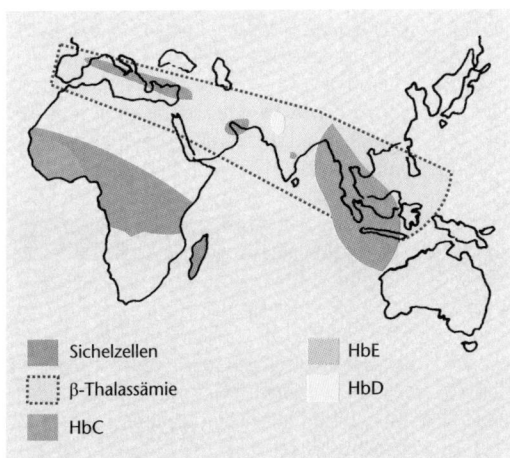

Abb. 3.21: Geographische Verteilung der bedeutendsten Hämoglobinopathien. [L157]

Sichelzellen

β-Thalassämie

HbC

HbE

HbD

80 – 95% aus HbS und zu 2 – 20% aus HbF; der HbA_2-Anteil ist mit 2% unverändert.

- Die sog. **compound-heterozygoten Formen** sind Mischformen von Hämoglobin-Veränderungen: Von einem Elternteil stammt das HbS, vom anderen eine andere β-Globin-Anomalie (z. B. HbS-β-Thalassämie, HbSC, Hb-SOArab).

- Im **heterozygoten Zustand** (= Trägerschaft für HbS) ist ein normales β-Globin-Gen funktionstüchtig, sodass nur ein Teil des HbA durch HbS ersetzt ist (engl. *sickle cell trait*, „HbAS"-Form). Das Hämoglobin dieser Patienten enthält zu 32 – 45% HbS und zu 52 – 65% HbA; der HbA_2-Anteil kann leicht erhöht sein.

═══════════ **AUF DEN PUNKT GEBRACHT** ═══════════

Überblick über die Thalassämien

Der Name „Thalassämie" leitet sich von der Vorstellung ab, dass die Thalassämie eine Erkrankung der mediterranen Küstenbewohner sei (*thalassa* = Meer). Das stimmt zum Teil für die β-Thalassämie, die ursprünglich im östlichen Mittelmeerraum, im Mittleren Osten sowie in Nordafrika und Asien beheimatet ist. Die α-Thalassämie ist dagegen vor allem im subsaharischen Afrika (ca. 20% der Bevölkerung), auf der arabischen Halbinsel und in Südostasien häufig. In Deutschland leben ca. 500 Patienten mit einer klinisch schweren Thalassämie (Thalassaemia major). Bei der Thalassämie kommt es zu einer quantitativen Störung der Hb-Synthese mit verminderter Bildung von β-Ketten (β-Thalassämie) oder α-Ketten (α-Thalassämie). Die normalerweise im Verhältnis 1 : 1 ablaufende Produktion der α- und β-Ketten gerät also aus der Balance. Dadurch kommt es zur Präzipitation der überwiegenden Globin-Ketten in den roten Vorläuferzellen oder im reifen Erythrozyten. Je nachdem, welche Kette betroffen ist, wird unterschieden:

β-Thalassämie
Jedes Allel des Chromosoms 11 trägt je einen β-Globin-Locus. Je nachdem, ob eine Mutation die β-Ketten-Produktion völlig oder nur teilweise unterdrückt, spricht man von einer β°- oder β⁺-Mutation. Reaktiv wird bei verminderter β-Ketten-Synthese die Produktion von α-, γ- und δ-Ketten gesteigert. Einige α-Ketten finden zur Bildung von HbA_2 $(\alpha_2\delta_2)$ und HbF $(\alpha_2\gamma_2)$ Verwendung. Die dann noch überschüssigen α-Ketten bilden Tetraden (α_4), die für die Zelle so toxisch sind, dass es zur **ineffizienten Erythropoese**, d. h. zur Zerstörung der Erythrozytenvorstufen im Knochenmark, kommt.

α-Thalassämie
Für die Produktion der α-Ketten sind vier α-Globin-Loci zuständig, je zwei auf jedem Allel des Chromosoms 16. Je nachdem, wie viele der vier Loci deletiert sind, kommt es zu einem mehr oder minder großen Überschuss an β-Ketten. Die überschüssigen β-Ketten bilden ebenfalls Tetraden, die man als **HbH** bezeichnet. HbH ist zwar ein für den O_2-Transport ungeeignetes Hämoglobin, ist für die Zelle aber weniger toxisch als die bei der β-Thalassämie gebildeten α-Tetraden. HbH führt zur **Hämolyse der reifen Erythrozyten** im peripheren Blut.

Klinik und Therapie
Der **klinische Verlauf** der Thalassämien hängt von der Art der jeweils zugrunde liegenden Mutation(en) ab:

- **Asymptomatische Träger** *(silent carriers)* gibt es nur bei der α-Thalassämie, und zwar dann, wenn nur einer der vier α-Globin-Loci deletiert ist. Klinik und Labor sind unauffällig, die Diagnose ist nur molekulargenetisch möglich.
- Als **Thalassaemia minor** bezeichnet man den asymptomatischen bzw. minimal symptomatischen Verlauf (evtl. minimale Anämie). Dazu kommt es, wenn bei der β-Thalassämie nur *eine* Mutation auf einem Allel vorhanden ist bzw. wenn bei der α-Thalassämie lediglich *zwei* Deletionen vorliegen. Das Blutbild zeigt mikrozytäre Erythrozyten. Dennoch ist auch bei dieser Form eine genetische Beratung angezeigt.
- Als **Thalassaemia intermedia** wird die mäßig schwere, nur gelegentlich transfusionspflichtige Thalassämie mit mikrozytärer Anämie und Splenomegalie bezeichnet. Zugrunde liegen bei der α-Thalassämie *drei* deletierte Genloci (HbH-Krankheit); bei der β-Thalassämie besteht meist eine Mutation auf *beiden* Allelen (Homozygotie oder Compound-Heterozygotie für eine der β⁺-Mutationen). Die Thalassaemia intermedia wird meist erst nach dem 2. Lebensjahr diagnostiziert. Transfusionen sind – unabhängig vom Hb-Spiegel – indiziert bei Wachstumsstillstand und evtl. während einer Schwangerschaft.
- Die schwerste Form, die **Thalassaemia ma**jor, zeigt sich als transfusionspflichtige β-Thalassämie (hier liegt auf beiden Allelen jeweis eine β°-Mutation vor) bzw. bei der α-Thalassämie als Hydrops fetalis (zugrunde liegen vier Deletionen, wodurch keine α-Ketten und damit auch kein HbF gebildet werden können). Kinder mit Thalassaemia major fallen bereits im ersten Lebensjahr auf durch Blässe und Hepatosplenomegalie. Die Therapie besteht in einem lebenslänglichen Transfusionsregime, begleitet von einer Chelattherapie mit Desferoxamin (das überschüssig anfallende Hämosiderin wird dadurch wasserlöslich, d. h. uringängig gemacht). In einigen Fällen kann durch die Splenektomie das Transfusionsvolumen verringert werden. Die einzige kurative Therapie ist die Stammzelltransplantation (Erfolgsrate ca. 80%, Mortalität 5 – 10% aufgrund einer Graft-versus-Host-Erkrankung, s. 4.7.1). Ohne Desferoxamin-Therapie versterben die Patienten oft vor dem 20.–30. Lebensjahr.

Diagnose
Auf eine asymptomatische Trägerschaft weisen die kleinen Erythrozyten im Blutbild hin (niedriges MCV). Die **Mikrozytose** ist dabei recht homogen, was sie gegenüber der durch eine Anisozytose (ungleich große Erythrozyten) charakterisierten Mikrozytose bei Eisenmangel abgrenzt. Im Labor wird hierzu die EVB (= Erythrozyten-Verteilungsbreite bzw. RDW = *red cell distribution width*) analysiert: Sie ist bei der Thalassaemia minor normal (12 – 15%), bei Eisenmangel aber erhöht (> 15%). Die Diagnose der heterozygoten β-Thalassämie wird mittels Hb-Elektrophorese über den Nachweis des erhöhten HbA_2 gestellt, die der α⁺-Thalassämie wird molekulargenetisch gestellt. Die Geburt kranker Kinder kann durch die pränatale Diagnostik, die in Ländern wie Italien und Griechenland und in Südostasien in großem Umfang durchgeführt wird, vermieden werden.

Während die heterozygote Form keinen Krankheitswert hat, verläuft der homozygote und compound-heterozygote Zustand als sog. **Sichelzellkrankheit** immer mit chronischen Krankheitserscheinungen. Am schwersten verlaufen dabei die homozygote Erkrankung HbSS und die HbS-β-Thalassämie.

Klinik (Abb. 3.22)

Symptome treten ab dem 6. Lebensmonat auf, da vorher der hohe HbF-Spiegel die Sichelzellbildung verhindert. Die chronische hämolytische Anämie geht mit Hämatokrit-Werten zwischen 18 und 30% einher und wird meist gut toleriert, da HbS eine niedrige O_2-Affinität hat (erleichterte O_2-Abgabe ins Gewebe). Probleme ergeben sich vor allem durch gefäßbedingte Komplikationen:

- **Milzsequestrationen:** Durch plötzliches Versacken eines Teils oder des ganzen Blutvolumens in die Milzsinus kommt es – bei homozygoten Kindern bis zum 6. Lebensjahr, bei compound-heterozygoten Patienten bis ins Erwachsenenalter – zu Splenomegalie, extremer Blässe und Schock.
- Im späteren Verlauf wird die Milz zunehmend durch Autoinfarkte zerstört (kleine, rudimentäre Milz). Durch die so entstehende **funktionelle Asplenie** drohen Infektionen durch bekapselte Bakterien wie *Streptococcus pneumoniae* (z. B. Pneumokokken-Sepsis), Salmonellen (z. B. Osteomyelitis) oder *Haemophilus influenzae* (s. 3.5.2).
- Wie bei allen Erkrankungen mit einem erhöhten Erythrozytenumsatz sind die Patienten durch sog. **aplastische Krisen** im Rahmen von Virusinfekten (besonders Parvovirus B19) bedroht.
- **Schmerzkrisen** (durch Vasookklusion bedingte Knochenschmerzen) kommen in jedem Alter vor. Andere im Skelettsystem lokalisierte Manifestationen sind aseptische Nekrosen des Hüftkopfes und Deckplatteneinbrüche der Wirbelsäule.

- Für die Sichelzellkrankheit charakteristisch ist das **akute Thorax-Syndrom** (ATS). Ausgelöst durch Fettembolien aus dem Knochenmark (bei oder nach einer Schmerzkrise), Hypoventilation, Überwässerung oder Infektion kommt es zur Sequestration von Blut in erweiterten pulmonalen Gefäßen. Die Patienten haben Thoraxschmerzen, Tachy-/Dyspnoe, Husten, Fieber und Hypoxie. Im Röntgenbild sieht man flächige Verschattungen. Eine frühzeitige Transfusion ist indiziert. Das ATS ist die häufigste Todesursache erwachsener Sichelzell-Patienten.
- Ca. 12% aller Sichelzell-Patienten erleiden **ZNS-Infarkte** (vor allem Kinder) bzw. **Blutungen** (vor allem Erwachsene).
- Weitere Probleme sind Gallensteine, Priapismus, Unterschenkelulzera und chronische Organschäden wie proliferative Retinopathie (vor allem bei HbSC-Patienten), pulmonaler Hypertonus sowie renale und kardiale Insuffizienz.

Ätiologie und Pathogenese

Die HbS-Mutation ist an mehreren Stellen in Zentralafrika sowie auf der arabischen Halbinsel und in Indien entstanden. In Deutschland leben mind. 1000 Sichelzell-Patienten, vor allem Migranten aus Ländern des östlichen Mittelmeerraumes (Türkei, Süditalien, Griechenland, Mittlerer Osten, Nordafrika), Zentral- und Westafrika, Asien (Indien, Afghanistan) und Amerika. Ca. 50% der deutschen Sichelzell-Patienten kommen also aus nicht-afrikanischen Ländern. In Afrika sind ca. 25% Genträger, in den USA ca. 8% der schwarzen Bevölkerung. Die Vererbung erfolgt autosomal-kodominant.

Krankheitserscheinungen entstehen dadurch, dass dem HbS die Fähigkeit fehlt, bei Deoxygenierung im Erythrozyten in Lösung zu bleiben. Es polymerisiert zu Klumpen, die sich untereinander zu starren, langen Strängen verbinden. Diese zwingen wiederum den Erythrozyten, eine gestreckte, spitze, sichelähnliche Form anzunehmen (**Abb. 3.23**). Nach

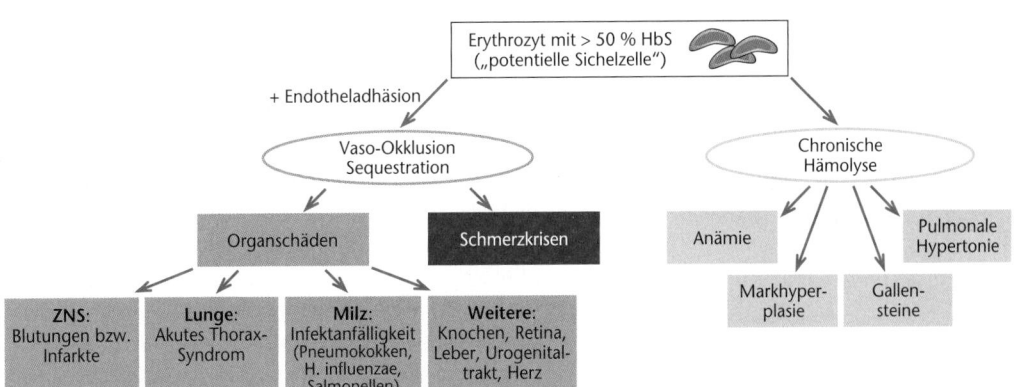

Abb. 3.22: Pathogenese und Klinik der Sichelzellanämie. [L157]

03

Reoxygenierung ist dieser Sichelzustand zwar reversibel; mehrere dieser Formwechsel schädigen jedoch die Membran so, dass es nach ca. 10–12 Tagen zur vorzeitigen Zerstörung des Erythrozyten, d. h. zur Hämolyse, kommt. Die Hämolyse stimuliert das Knochenmark, es kommt zur Retikulozytose, bei der der Retikulozytenanteil des Sichelzell-Patienten bis zu 20–30% betragen kann. Retikulozyten aber haben noch Adhäsionsmoleküle auf der Membran, über die sie am Gefäßendothel haften bleiben. Dies führt zu einer Einengung des Gefäßlumens und zu einer Endothelschädigung – der Basis der für die Krankheit pathognomonischen **Gefäßverschlüsse (Abb. 3.22).**

Diagnostisches Vorgehen

Eine Sichelzellkrankheit sollte bei jedem Patienten aus Risikoregionen (s. o.) mit hämolytischer Anämie vermutet werden! Bei neu entdeckten Erkrankungen muss sich eine Familienuntersuchung anschließen. HbS-Trägern muss das Ergebnis der Hb-Analyse schriftlich mitgegeben werden und sie müssen über die genetische Bedeutung der Trägerschaft und die Möglichkeit der pränatalen Diagnostik informiert werden.

Blutbild: Bei Homozygoten besteht eine normozytäre (HbSS) bzw. mikrozytäre Anämie (HbS-β-Thal, HbSC) wechselnden Ausmaßes (um 3,7–5 mmol/l = 6–8 g/dl, Retikulozytose um 10%, Sichelzellen im Blutausstrich, **Abb. 3.23**). Der definitive Nachweis erfolgt durch die Hb-Analyse, in der typischerweise 80–95% HbSS und 2–20% HbF gefunden werden.

Therapie

Schmerzkrisen werden durch ausreichend dosierte Analgetika gelindert. Bluttransfusionen sind bei Milzsequestration, aplastischen Episoden und beim akuten Thorax-Syndrom erforderlich. Regelmäßige Transfusionen sind nach

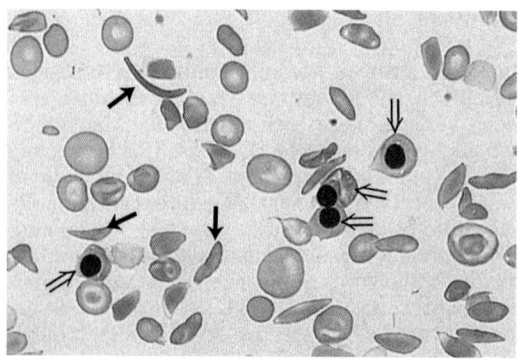

Abb. 3.23: Sichelzellen im peripheren Blutausstrich. Neben den Sichelzellen (schwarze Pfeile) finden sich zahlreiche Normoblasten (Doppelpfeile) als Zeichen der gesteigerten Blutneubildung. [E179–168]

ZNS-Infarkt angezeigt. Die Splenektomie nach Milzsequestration kann weitere Ereignisse verhindern. Therapieempfehlungen werden unter www.haemoglobin.uni-bonn.de ständig aktualisiert. Die einzige kurative Therapie ist die **Stammzelltransplantation** (derzeit nur nach ZNS-Infarkt und bei schweren Verläufen bei Patienten < 16 Jahren indiziert).

Prophylaxe

Bei gehäuften Schmerzkrisen bzw. gehäuftem akutem Thorax-Syndrom kann die Gabe von Hydroxyurea eine klinische Besserung bewirken (Hydroxyurea ist ein Ribonukleotid-Reduktase-Inhibitor, der u. a. die HbF-Bildung stimuliert). Pneumokokken-Infektionen können durch Pneumokokken-Impfung und die tägliche Gabe von Penicillin bis zum 5. Geburtstag wirksam verhindert werden. Zur Verhütung von Schmerzkrisen wird das Meiden von Rauchen, Alkohol, Unterkühlung (kaltes Schwimmbad!) sowie Dehydrierung empfohlen.

Prognose

Die Prognose ist – wie bei vielen anderen Krankheiten – durch den Geburtsort bestimmt: In den Industrieländern versterben heute < 5% in den ersten 10 Lebensjahren und eine Lebenserwartung > 40 Jahre ist nicht mehr außergewöhnlich. In den Entwicklungsländern versterben die meisten Patienten im Kindes- und Jugendalter. Bei optimaler Betreuung erreichen heute in Europa und USA 85 bis 90% aller Kinder mit Sichelzellkrankheit das Erwachsenenalter.

Störungen des Zellstoffwechsels

Der Erythrozyt benötigt Energie in Form von ATP für die Konstanterhaltung seines osmotischen Gleichgewichts (Aufrechterhaltung der Na^+-K^+-Pumpe), zur Konservierung des Hämoglobin-Eisens im zweiwertigen Zustand sowie zur Stabilisierung seiner Membran, deren elastische Verformbarkeit die Voraussetzung für die Passage des Erythrozyten durch das Kapillargeflecht ist.

Der reife Erythrozyt verfügt über mehr als 40 Enzyme, von denen viele der erythrozytenspezifischen Art der Energiegewinnung dienen: Der Erythrozyt ist nämlich nicht nur kernlos, er enthält auch keine Mitochondrien, sodass die ATP-Gewinnung nicht über die oxidative Phosphorylierung im Krebs-Zyklus ablaufen kann. Vielmehr setzt die Zelle die aufgenommene Glucose zu 90% durch anaerobe Glykolyse in Milchsäure um (Embden-Meyerhof-Reaktion). 10% der Glucose werden in einem speziellen Stoffwechselweg oxidativ metabolisiert (Pentosephosphat-Weg, **Abb. 3.24**).

Praktisch alle Enzyme dieser ATP-produzierenden Systeme können durch Mutationen in ihrer Wirkung beeinträchtigt sein; am häufigsten sind jedoch Defekte der

Glucose-6-Phosphat-Dehydrogenase (G-6-PD) und der Pyruvat-Kinase.

Glucose-6-Phosphat-Dehydrogenase-Mangel

❗ Der G-6-PD-Mangel ist weltweit eine der häufigsten Erbkrankheiten, die Millionen Menschen betrifft. ❗

Die auch als **Favismus** bezeichnete Erkrankung ist am häufigsten in Afrika, Asien und den Mittelmeerländern (z. B. bei Einwohnern Sardiniens und bei Kurden in ca. 40 %!). Das geographische Verteilungsmuster ähnelt dem der Sichelzellanämie (bei heterozygoten Frauen besteht, wie bei der Sichelzellanämie, eine gewisse Resistenz gegen *Malaria falciparum*). Die Erkrankung wird X-chromosomal-rezessiv vererbt, d. h., sie betrifft überwiegend Männer (alle betroffenen Männer, aber nur homozygot betroffene Frauen erkranken). Heterozygot betroffene Frauen haben zwei Populationen von Erythrozyten (eine erkrankte und eine normale) und sind meist, aber nicht immer gesund.

Pathogenese und Klinik

Wegen des Mangels an G-6-PD fehlt reduziertes Glutathion, das den Erythrozyten vor Oxidationsschäden schützt. Bei erhöhtem oxidativem Stress, z. B. im Rahmen einer Entzün-

dung, kann es deshalb zu einer plötzlichen hämolytischen Krise kommen: Innerhalb von Stunden nach Exposition durch den potentiellen Auslöser treten Schmerzen, Schüttelfrost, Fieber und ein plötzlicher Hämatokrit-Abfall auf.

Hauptauslöser sind Medikamente (s. **Kasten** „Auslöser einer Hämolyse bei G-6-PD-Mangel"), aber auch Infektionen sowie der Genuss von Saubohnen (Favabohnen, besonders verbreitet auf Sardinien). Seltener verläuft die Erkrankung als chronische hämolytische Anämie.

=== ZUR VERTIEFUNG ===

Auslöser einer Hämolyse bei Glucose-6-Phosphat-Dehydrogenase-Mangel

- Infektionen
- Saubohnen (Favabohnen)
- Analgetika, z. B. Acetylsalicylsäure, Phenacetin
- Antimalariamittel, z. B. Primaquin, Pyrimethamin, Chloroquin, Chinin
- antibakterielle Substanzen, z. B. Sulfonamide (fast alle), Dapson, Chloramphenicol
- andere Medikamente: Phenothiazine (Sulfonamid-Derivate!), Vitamin K, Probenicid, Chinidin, Nalidixinsäure.

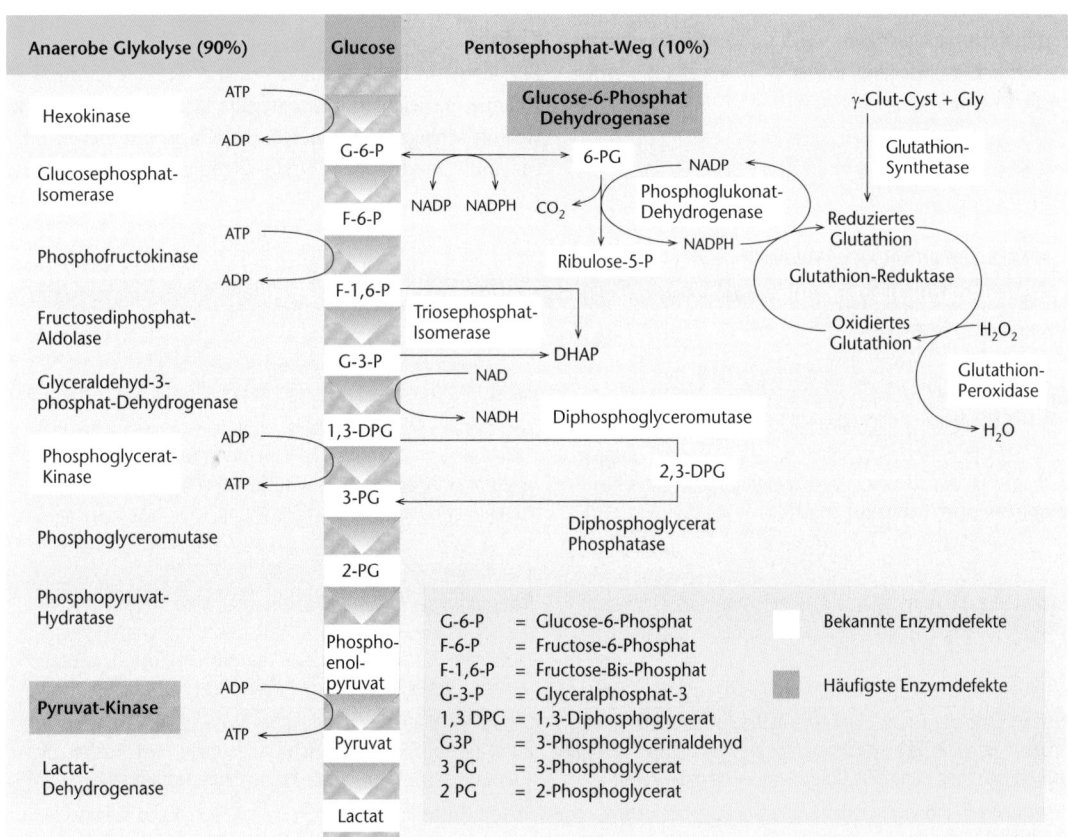

Abb. 3.24: Glucose-Stoffwechsel im Erythrozyten.
[L157]

Diagnostisches Vorgehen

Das Blutbild ist zwischen den Phasen akuter Hämolyse normal; bei Hämolyse finden sich eine Retikulozytose, Heinz-Innenkörper (**Abb. 3.9**) und eine Poikilozytose. Diagnostisch beweisend ist der Nachweis einer verminderten G-6-PD-Aktivität in Erythrozyten.

Therapie

Essentiell sind die Vermeidung aller potentiellen Noxen (Aufklärung, Notfallausweis) und eine frühzeitige Therapie von Infekten (keine Sulfonamide verwenden!). Die Splenektomie ist meist nutzlos. Bluttransfusionen können im Akutfall lebensrettend sein.

Pyruvatkinase-Mangel

Relativ seltener, autosomal-rezessiv vererbter Glykolysedefekt. Durch verringerte ATP-Synthese kommt es bei homozygoten Merkmalsträgern zu einer vermehrten Zellsteifigkeit der Erythrozyten mit Hämolyse und Splenomegalie.

Im Blutausstrich sind Akanthozyten (Stechapfelform) und eine Retikulozytose nachweisbar. **Diagnostisch** beweisend ist die verminderte Aktivität der Pyruvat-Kinase in Erythrozyten (bei Homozygoten 5 – 20%).

Die **Therapie** besteht aus Bluttransfusionen vor allem während Infektionen und Schwangerschaft. Eventuell ist eine Splenektomie notwendig. Vorher muss allerdings szintigraphisch nachgewiesen werden, dass die Erythrozyten tatsächlich vorwiegend in der Milz abgebaut werden (s. **3.5.1**).

Immunhämolytische Anämien

Autoimmunhämolytische Anämie (AIHA)

Erworbene extrakorpuskuläre hämolytische Anämie mit gesteigerter Erythrozytenzerstörung durch Autoantikörper. Letztere sammeln sich entweder auf der Erythrozytenoberfläche an und leiten eine vorzeitige Zellzerstörung in der Milz ein, oder sie fixieren Komplement an der Zelloberfläche, wodurch die Erythrozyten intravasal zerstört werden. Die beteiligten Antikörper können mittels Coombs-Test erfasst werden:

- **Wärmeautoantikörper** führen bei > 37 °C zur Hämolyse und gehören zur IgG-Klasse (selten IgA).
- **Kälteantikörper** (Kryoglobuline) bewirken eine Hämolyse bei niedrigeren Temperaturen und gehören meist zur IgM-Klasse (**Tab. 3.9**).
- **Bithermische Hämolysine:** Diese Autoantikörper der Klasse IgG spielen vor allem im Kindesalter im Rahmen von Infekten eine Rolle.

Die Auto-AK werden durch Infektionen (z. B. Virusinfekte, Mykoplasmen-Infektionen), Medikamente (α-Methyldopa, Penicillin, Chinidin) oder durch rheumatische oder lymphoproliferative Erkrankungen induziert. Viele Fälle sind jedoch idiopathisch.

Klinik

Bei idiopathischen Formen besteht oft eine chronische Anämie mit leichter Splenomegalie. Ansonsten entwickeln sich oft schlagartige hämolytische Krisen mit Fieber, Ikterus und „bierbraunem" Urin (bedingt durch vermehrte

Tab. 3.9 Wärme- und Kälteautoantikörper im Vergleich

	Wärmeautoantikörper (häufig)	Kälteautoantikörper (selten)
Optimale Antikörperbindung	bei Körpertemperatur	bei < 10 °C
Antikörpertyp	IgG	meist IgM (Titer bis 1 : 32 sind normal)
Ursachen	idiopathisch (50%); sekundär bei Autoimmunerkrankungen (z. B. SLE), Non-Hodgkin-Lymphomen, seltener bei Hodgkin-Lymphomen, Karzinomen, Medikamenten (z. B. α-Methyldopa, Penicillin, Cephalosporinen)	sehr selten idiopathisch (Kälteagglutininkrankheit); häufiger sekundär bei Infektionen (z. B. Mononukleose, *Mycoplasma pneumoniae*, Zytomegalie-Virus), Vaskulitis, lymphozytischem Lymphom* (M. Waldenström), Multiplem Myelom* (s. 3.6.4), MGUS* (s. 3.6.5); paroxysmale Kältehämoglobinurie (bithermische IgG-Hämolysine, sehr selten)
Klinik	Symptome der Anämie (s. 3.3.1), evtl. hämolytische Krisen (Fieber, Ikterus, bierbrauner Urin); BSG massiv beschleunigt	Symptome der Anämie (s. 3.3.1), evtl. hämolytische Krisen (Fieber, Ikterus, bierbrauner Urin), bei hochtitrigen Kälteagglutininen Akrozyanose bei Kälteexposition (bei M. Raynaud dagegen initial blasse Akren); BSG massiv beschleunigt
Therapie	Behandlung der Grundkrankheit; evtl. Glukokortikoide (Remission in ca. 30%), evtl. Immunglobuline und Splenektomie bei chronischer Hämolyse (Remission in ca. 50–75%)	Schutz vor Kälte, in therapierefraktären Fällen Klimawechsel; postinfektiöse Formen verschwinden nach 1–3 Wochen oft spontan, ansonsten Therapie durch Immunsuppressiva

* Die Kälteautoantikörper sind hier monoklonal (im Gegensatz zu den infektions- oder entzündungsbedingten Formen, die polyklonal sind. Gemischte Formen mit monoklonalen IgM- und polyklonalen IgG-Kälteautoantikörpern kommen bei manchen chronischen Infektionen und bei Vaskulitis vor).

renale Ausscheidung von Urobilinogen bei intravasaler Hämolyse). Hochtitrige Kälteagglutinine können zu einer Akrozyanose bis hin zu akralen Ulzerationen bei Kälteexposition führen.

Therapieprinzipien

- Behandlung der Grundkrankheit; **Tab. 3.10.**
- Beim Vorliegen von Wärmeautoantikörpern sind **Glukokortikoide** sowie hoch dosierte intravenöse **Immunglobuline** wirksam.
- Beim Vorliegen von Kälteautoantikörpern ist primär Schutz vor Kälte wichtig; in schweren Fällen können Immunsuppressiva und/oder die Plasmapherese zur Entfernung der Auto-AK zum Einsatz kommen.
- Bei chronischer Hämolyse ist eine **Splenektomie** zu erwägen. Vorher muss jedoch immer nachgewiesen werden, dass die Milz der Hauptabbauort der Erythrozyten ist. Dieser Nachweis wird mittels **Erythrozytenszintigraphie** durchgeführt.
- **Erythrozytenkonzentrate** werden nur bei zwingender Indikation (z. B. Angina pectoris, Ruhedyspnoe) gegeben, da das Risiko einer Immunisierung mit einer weiteren Steigerung der Hämolyse besteht. Aus diesem Grund wird auf gewaschene Präparate möglichst von HLA-identischen Spendern zurückgegriffen und in Einzelfällen sogar eine Vormedikation mit Glukokortikoiden durchgeführt.

Alloimmunhämolytische Anämien

Erworbene Erkrankungen mit gesteigerter Zerstörung von eigenen oder fremden Erythrozyten durch fremde oder eigene Antikörper. Alloimmunhämolytische Anämien kommen vor als:

- **M. haemolyticus neonatorum:** Mütterliche Alloantikörper vom IgG-Typ gegen fetale Erythrozyten passieren die Plazenta und führen beim Fetus zu einer Hämolyse. Die Reaktion bei AB0-Inkompatibilität (Mutter meist mit Blutgruppe 0, Fetus mit Blutgruppe A) ist meist mild, die bei Rhesus-Inkompatibilität dagegen oft schwerwiegend (Mutter Rh-D-negativ, Rh-D-Sensibilisierung durch frühere Schwangerschaft, Fetus Rh-D-positiv).
- **Transfusionsreaktion** (hämolytische Transfusionsreaktion): schwere Sofortreaktion nach Fehltransfusion im AB0-System. Bei Vorliegen von Antikörpern gegen die Spendererythrozyten fällt die Hämolyse weniger schwer aus (s. 4.6.4).
- Folge allogener **Knochenmarktransplantation.**

3.3.6 Aplastische Anämie

Die Vorläuferzellen des Knochenmarks können durch viele Faktoren und genetische Einflüsse geschädigt werden. Die

Schädigung kann dabei die **pluripotenten Stammzellen** betreffen oder die bereits **determinierten Stammzellen** der verschiedenen Zelllinien oder beide. Hieraus resultiert entweder eine Unterproduktion mehrerer Zelltypen (Panzytopenie) oder eine mehr oder weniger isolierte Hypoplasie bestimmter Zelllinien. Ein Beispiel für eine isolierte Hypoplasie einer einzigen Zelllinie ist die angeborene **Blackfan-Diamond-Anämie**, bei der ausschließlich die rote Zellreihe betroffen ist (sie wird deshalb auch als *pure red cell aplasia* – reine Erythrozytenaplasie – bezeichnet).

Bei den **aplastischen Anämien** handelt es sich dagegen – anders als der etwas unglückliche Begriff vermuten lässt – um Bildungsstörungen des Knochenmarks, die mehrere Zelllinien betreffen (**Panmyelopathie**). Ihre Kennzeichen sind die periphere **Panzytopenie** (verminderte Zellzahlen mehrerer Zellreihen) sowie die Hypozellularität des Knochenmarks.

Aplastische Anämien sind meist durch schädigende Einflüsse auf das Knochenmark erworben, sehr selten angeboren. Ihre Inzidenz beträgt ca. 0,3/100 000 Einwohner jährlich. Sie verlaufen fast immer schwer, die Letalität liegt unbehandelt bei 70%.

Klinik

Durch den Mangel an Erythrozyten, Thombozyten und Leukozyten kommt es (oft schleichend) zu Anämie, Blutung und Infektion. Der Verlauf der Erkrankung ist sehr variabel und reicht von schnellen Spontanremissionen bis hin zur progredienten Panzytopenie mit den entsprechenden Konsequenzen, welche unbehandelt tödlich sein können (Blutungen, Infektanfälligkeit, Herzinsuffizienz).

Ätiologie und Pathogenese

Aplastische Anämien sind selten angeboren, z.B. als sog. kongenitale aplastische Anämie (= **Fanconi-Anämie**), welcher ein genetischer Defekt in der DNA-Reparatur zugrunde liegt. Häufiger entstehen aplastische Anämien im Rahmen sekundärer Schädigungen der Vorläuferzellen des Knochenmarks, die im **Kasten** „Sekundäre Formen der aplastischen Anämie" zusammengefasst sind. Es wird vermutet, dass

ZUR VERTIEFUNG

Sekundäre Formen der aplastischen Anämie

- **Medikamente:** z.B. Chloramphenicol, nichtsteroidale Antiphlogistika (z.B. Phenylbutazon), Gold, Zytostatika (z.B. Busulphan, Doxorubicin) und viele andere
- **Chemikalien:** z.B. Benzol, Insektizide
- **ionisierende Strahlen**
- **Infektionen:** z.B. Virushepatitis, Masern, Herpes
- sehr selten **Schwangerschaft** (Autoimmunprozess?)

exogene Noxen bei entsprechender genetischer Disposition eine Autoimmunreaktion gegen hämatopoetisches Gewebe auslösen. Dafür sprechen das häufige Vorkommen von autoreaktiven, gegen hämatopoetische Stammzellen gerichteten T-Zellen sowie das gute Ansprechen auf Immunsuppressiva. In > 70% bleibt der Auslöser im Dunkeln (**idiopathische aplastische Anämien**).

Diagnostisches Vorgehen

Das **Blutbild** fällt durch eine Panzytopenie und Fehlen von Retikulozyten auf.

Die **KM-Zytologie** und -**Histologie** zeigen ein a- oder hypozelluläres Knochenmark („**leeres" Mark**): Es sind nur Lymphozyten und Plasmazellen nachweisbar; für alle anderen Zellreihen fehlen sowohl Vorstufen als auch ausgereifte Zellen.

Die im Rahmen der aplastischen Anämie auftretende Panzytopenie muss gegenüber anderen Formen der Panzytopenie abgegrenzt werden, bei denen Vorläuferzellen im Knochenmark in normaler Menge vorliegen (normozelluläres oder hyperzelluläres Knochenmark). Siehe **Kasten** „Differentialdiagnose der Panzytopenie" und **Abb. 3.25**.

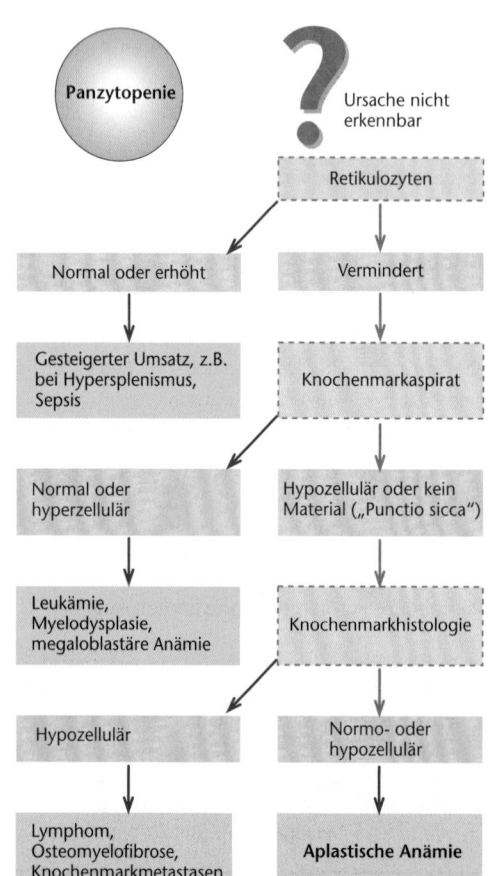

Abb. 3.25: Diagnostisches Vorgehen bei Panzytopenie. [L157]

═══**AUF DEN PUNKT GEBRACHT**═══

Differentialdiagnose der Panzytopenie (s. a. Abb. 3.25)

- aplastische Anämie
- Knochenmarkinfiltration bzw. -ersatz (Leukämien, Osteomyelosklerose, Multiples Myelom, Lymphome, Metastasen, myelodysplastisches Syndrom)
- megaloblastäre Anämie (Synthese- bzw. Ausreifungsstörung durch Vitamin-B_{12}- oder Folsäure-Mangel)
- Hypersplenismus (vermehrter Zellabbau)
- Sepsis (vermehrter Verbrauch und Knochenmarkschädigung)
- systemischer Lupus erythematodes (antikörperbedingter peripherer Zelluntergang)
- andere: disseminierte Tbc, paroxysmale nächtliche Hämoglobinurie (s. 3.3.5)

Therapie

Therapieziele sind die Überbrückung der akuten Phase der Panzytopenie und die Restauration einer normalen Knochenmarkfunktion:

- **Supportive Therapie** mit (gefilterten, leukozytenarmen) Blut- und Thrombozytentransfusionen. Vor Knochenmarktransplantation sollte allerdings möglichst wenig transfundiert sowie insbesondere eine Blutübertragung von potentiellen Knochenmarkspendern vermieden werden, um eine HLA-Immunisierung zu vermeiden.
- **Immunsuppression**, z. B. mit Ciclosporin A und Antithymozytenglobulin (ATG). Hierunter bessern sich 50% der Fälle.
- Versuch der **Knochenmarkstimulation**: Erythropoetin, Thrombopoetin und G-CSF
- Wenn möglich, **Knochenmarktransplantation**: Kann ein HLA-identischer Spender gefunden werden, so überleben 80% langfristig.

3.3.7 Sideroblastische Anämie

Synonym: sideroachrestische Anämie

Sie ist charakterisiert durch eine Störung der Erythropoese mit mangelnder Eisenverwertung und Nachweis von **Ringsideroblasten** im Knochenmark (durch Eisenanhäufung in den Erythroblasten entsteht ein Ring aus eisenhaltigen Granula um den Zellkern herum).

❗ Auch bei der Anämie der chronischen Erkrankung (s. 3.3.3) ist die Eisenverwertung oft gestört, sodass sich im Mark Eisen ansammelt. Da Ringsideroblasten fehlen, wird hier allerdings nicht von einer sideroblastischen Anämie gesprochen. ❗

Formen

- Hereditäre sideroblastische Anämie: sehr selten, meist X-chromosomal-rezessiv vererbt
- Anämie bei Bleivergiftung: Blei hemmt die δ-Aminolävulinsäure-Dehydrogenase, ein Enzym der Häm-Synthese. Es resultiert eine hypochrome mikrozytäre Anämie mit charakteristischer basophiler Tüpfelung.
- sideroblastische Anämie durch Medikamente: v. a. durch INH (dann Prophylaxe durch Gabe von Pyridoxin = Vitamin B_6 möglich)
- maligne sideroblastische Anämien beim myelodysplastischen Syndrom (s. **3.6.7**).

3.4 Polyglobulie

Synonym: Polyzythämie

Vermehrung der Erythrozytenzahl mit entsprechender **Steigerung des Hämatokriten** (Abb. 3.14). Die Polyglobulie ist fast immer durch einen erhöhten Erythropoetin-Spiegel bedingt; dieser kann Folge einer Hypoxämie sein („angemessene Erhöhung") oder unabhängig von einer Hypoxämie auftreten (s. **Kasten** „Ätiologie der Polyglobulie").

══════════**AUF DEN PUNKT GEBRACHT**══════════

Ätiologie der Polyglobulie

Durch angemessenen Erythropoetin-Anstieg
(d. h. bei O_2-Mangel)
- große Höhe
- Lungenerkrankungen (z. B. Schlafapnoe-Syndrom)
- Herzerkrankungen (v. a. bei Rechts-links-Shunt)
- Rauchen.

Durch pathologischen Erythropoetin-Anstieg
(d. h. ohne O_2-Mangel)
- Nierenerkrankung (z. B. Zystennieren, Nierenarterienstenose)
- M. Cushing
- paraneoplastisch (v. a. bei Nierenzellkarzinom, Wilms-Tumor, hepatozellulärem Karzinom, Hämangioblastom).

Relative Polyglobulie bei Hämokonzentration
- Dehydratation
- Verbrennungen.

Primäre Polyglobulie
- Polycythaemia vera.

❗ Bei der primären Form der Polyglobulie, der **Polycythaemia vera** (s. 3.6.6), ist die Vermehrung der Erythrozyten allerdings unabhängig von Erythropoetin, das hierbei sogar erniedrigt ist. ❗

❗ Da sich der Begriff der Polyglobulie nur auf die rote Zellreihe bezieht, sollte besser von einer **Erythrozytose** gesprochen werden. ❗

Klinik

Die Patienten entwickeln (typischerweise langsam) folgende Beschwerden:
- Rötung von Gesicht und Extremitäten (**Plethora** = „Blutfülle")
- Zyanose v. a. bei einem Hkt > 55%

❗ Der Schwellenwert für das Auftreten einer Zyanose von 5 g/dl an desoxygeniertem Hämoglobin wird bei Polyzythämie rascher, d. h. bei höheren Sauerstoffspannungen, erreicht als bei einem normalen Hkt oder gar bei Anämie. ❗

- Uhrglasnägel (**Abb. 5.18**): Mechanismus unklar
- Kreislaufbeschwerden aufgrund der hohen Viskosität: z. B. Schwindel, Ohrensausen, Sehstörungen, Atemnot, Angina pectoris, Nasenbluten, Hypertonie, Thrombose (v. a. bei Hämatokrit > 60%).

Therapie

Die Behandlung konzentriert sich auf das Grundleiden. Bei einem Hämatokrit > 50% können evtl. Aderlässe Komplikationen (v. a. Thrombosen, Herzinfarkt und Schlaganfall) verhindern.

3.5 Milz

Anatomie

Die Milz (**Abb. 3.26**) ist das größte lymphatische Organ des Körpers (sonographische Normwerte ca. $4 \times 7 \times 11$ cm: „**4711-Regel**"). Sie besteht aus:
- **roter Pulpa** (**Abb. 3.27**) mit Sinus, endothelialen Makrophagen und Retikulumgewebe; sehr blutreich (deshalb „rot")
- **weißer Pulpa** mit Milzfollikeln, die ähnlich wie Lymphknotenfollikel aufgebaut sind.

❗ Nebenmilzen (d. h. zusätzliche kleinere Inseln von Milzgewebe) sind bei 10% der Menschen nachweisbar, meist im Ligamentum gastrolienale. ❗

Funktionen

- **Sequestration und Phagozytose:** Normale, flexible Erythrozyten passieren die rote Pulpa in kurzer Zeit. Alte, starre oder defekte Zellen werden dagegen durch die Hypoxie, niedrige Glucose-Konzentration und Azidose in den Sinus geschädigt und phagozytiert.
- **Extramedulläre Hämatopoese:** Pluripotente Stammzellen können bei schweren hämatologischen Erkrankungen

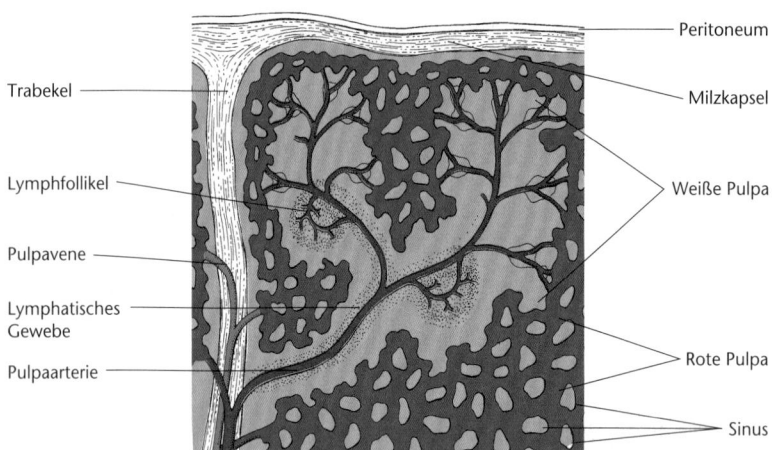

Abb. 3.26: Feinbau der Milz.
[A400–190]

(z.B. Knochenmarkaplasie, hämolytische Anämie) in der Milz Blut bilden.

- **Immunologische Funktion:** Etwa 25% der T-Lymphozyten und 15% der B-Lymphozyten werden in der Milz gespeichert.
- **Blutspeicher:** Etwa 30% der Thrombozyten und eine große Menge Erythrozyten werden in der Milz gespeichert und können rasch mobilisiert werden.

3.5.1 Splenomegalie und Hypersplenismus

Es existieren verschiedene **Definitionen**, ab wann eine Milz als vergrößert gilt:
- jede tastbare Milz
- oder sonographische Vergrößerung > 12 cm.

Da die Ursachen der Milzvergrößerung sehr vielfältig sind und die Milz selten isoliert erkrankt, muss immer gezielt nach anderen Krankheitssymptomen, z.B. Lymphknotenvergrößerungen, gefahndet werden. Zur DD der Splenomegalie s. **Tabelle 3.10.**

Hypersplenismus

Hypersplenismus (= Hypersplenie) bezeichnet die bei Splenomegalie auftretende **Milzüberfunktion** mit vermehrter Speicherung und nachfolgender Sequestration von Blutzellen. Es resultiert eine Panzytopenie (Mangel an allen Blutzellen) oder ein Mangel einzelner Klassen von Blutzellen (häufig Thrombozytopenie, seltener Anämie).

Ätiologie

Jede Splenomegalie kann – unabhängig von ihrer Ursache – zum Hypersplenismus führen. Meist jedoch sind es hämatologische Erkrankungen, portale Hypertension oder die Rheumatoide Arthritis (v.a. Felty-Syndrom), die die Überfunktion der Milz auslösen.

Diagnostisches Vorgehen

Jede tastbare Milz sollte abgeklärt und mittels Sonographie quantifiziert werden.

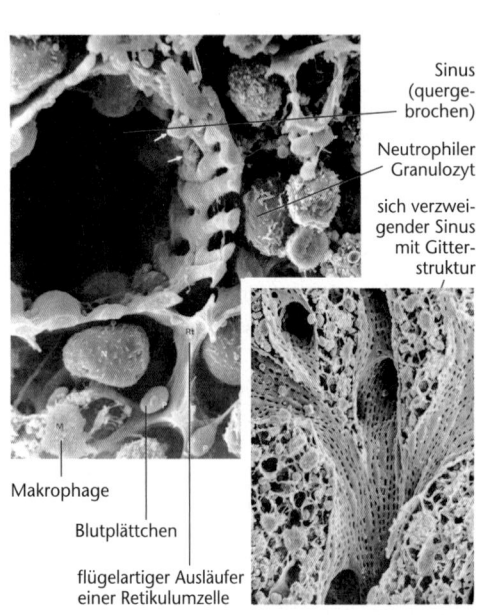

Abb. 3.27: Rote Pulpa der Milz im Elektronenmikroskop:
Im Übersichtsbild (unten rechts) wird die gitterartige Struktur des Milzsinus deutlich. In der Vergrößerung (oben links) erkennt man neutrophile Granulozyten (N), Thrombozyten (P) und Makrophagen (M), die sich in dem von Retikulumzellen (Rt) gebildeten Netz aufhalten. Erythrozyten und andere freie Zellen, die sich ebenfalls in den Sinusräumen befinden, sind bei der Präparation weggespült worden. [C160]

Im Blutbild fällt eventuell die Zytopenie auf, im Knochenmark eine kompensatorische Knochenmarkhyperplasie. Oft bestehen wegen des gesteigerten Zelluntergangs Zeichen der Hämolyse. Die Diagnose wird szintigraphisch gesichert: Mittels ^{51}Cr-markierter Erythrozyten werden die Erythrozytenüberlebenszeit und der Hauptsequestrationsort bestimmt.

Therapie

Zunächst wird die Grunderkrankung therapiert. Bleibt die Zytopenie dennoch bestehen, sollte eine Splenektomie erwogen werden. Voraussetzung dafür ist allerdings der szintigraphische Nachweis, dass die Milz Hauptabbauort ist und dass in der Milz keine signifikante extramedulläre Blutbildung stattfindet. Zu den Problemen nach Splenektomie siehe **3.5.2**.

3.5.2 Asplenie

Der häufigste Grund für das Fehlen der Milz (Asplenie) ist eine therapeutische Splenektomie, z. B. bei idiopathischer thrombozytopenischer Purpura, bei bestimmten hämolytischen Anämien (z. B. Sphärozytose), bei M. Hodgkin oder nach Trauma mit Milzruptur. Seltener sind eine angeborene Asplenie und die „Autosplenektomie" bei Patienten mit Sichelzellanämie (s. **3.3.5**), die durch rezidivierende Milzinfarkte bedingt ist.

Das Blutbild nach Splenektomie zeigt Veränderungen der Erythrozytenmorphologie: z. B. **Howell-Jolly-Körperchen** (Kernreste) sowie **Targetzellen**.

> ❗ Howell-Jolly-Körperchen müssen bei Asplenie obligat vorhanden sein! Ihr Verschwinden weist auf die Existenz einer Nebenmilz, die bei der OP übersehen wurde. ❗

Probleme nach Splenektomie

Akutprobleme

Eine Thrombozytose während der ersten 2 – 3 Wochen nach Splenektomie birgt eine erhöhte Thrombosegefahr. Wegen einer möglichen Thrombozytenfunktionsstörung ist aber auch gleichzeitig eine vermehrte Blutungsneigung möglich. Der Patient muss entsprechend aufgeklärt werden. Er sollte z. B. langes Sitzen, aber auch sportliche Betätigungen mit erhöhtem Blutungsrisiko für diese Zeit meiden.

Chronische Probleme

Langfristig sind splenektomierte Patienten durch verminderte Synthese von IgG und IgM sowie durch verminderte Funktion des Monozyten-Phagozyten-Systems vermehrt **infektgefährdet** (s. **Kasten Infektionsprophylaxe**).

Es drohen besonders Infektionen mit bekapselten extrazellulären Bakterien (v. a. *Streptococcus pneumoniae, Haemophilus influenzae, Klebsiella pneumoniae, Neisseria meningitidis* und *Escherichia coli*), für deren Elimination IgG- und IgM-Antikörper notwendig sind.

Die schwerste Form einer solchen Infektion ist die **OPSI** (*overwhelming postsplenectomy infection*) mit Pneumokokkensepsis und Verbrauchskoagulopathie, von der Kinder häufiger betroffen sind als Erwachsene.

> ❗ Wenn möglich, wird deshalb eine Splenektomie erst nach dem 5. Lebensjahr durchgeführt! ❗

Tab. 3.10 Ursachen einer Splenomegalie

	Beispiele
Hämatologische Erkrankungen	• maligne Erkrankungen: chronische Leukämien (fast immer mit Splenomegalie), akute Leukämie (selten mit Splenomegalie), Hodgkin-Lymphom, chronische lymphatische Leukämie (stärkste Milzvergrößerung) und andere Non-Hodgkin-Lymphome; chronisch-myeloproliferatives Syndrom (v. a. Polycythaemia vera, Osteomyelosklerose) • Hämolyse jeder Ursache (sekundäre Milzvergrößerung durch „Arbeitshypertrophie", s. 3.3.5)
Infektionskrankheiten	• bakterielle Ursachen: z. B. Sepsis (weiche Milzvergrößerung), Endokarditis; M. Bang (Bruzellose), Typhus, seltener Paratyphus (diese drei Infektionen gehen oft mit Leukopenie einher), Lues, Leptospirose • virale Ursachen: EBV (infektiöse Mononukleose), CMV, HIV, Hepatitisviren • andere: Malaria, Leishmaniosen, Toxoplasmose, Histoplasmose, Schistosomiasis, Tuberkulose (bei Milzbeteiligung)
Rheumatische Erkrankungen	Rheumatoide Arthritis (auch Still-Syndrom und Felty-Syndrom), SLE, Sarkoidose
Portale Hypertension	• v. a. Leberzirrhose • seltener: Milzvenenthrombose, Pfortaderthrombose, Budd-Chiari-Syndrom (Lebervenenthrombose)
Speichererkrankungen	• häufiger: Hämochromatose, Amyloidose • sehr selten: z. B. M. Gaucher (Zerebrosidspeicherkrankheit), M. Niemann-Pick (Sphingomyelinose), M. von Gierke (Glykogenspeicherkrankheit)
Andere	Metastasen

03

Infektionsprophylaxe bei Splenektomie

- aktive Impfung mit polyvalentem Impfstoff gegen *Streptococcus pneumoniae*, *Haemophilus influenzae* und Meningokokken der Gruppe C möglichst 2–3 Wochen vor Splenektomie, Wiederholung nach 5–10 Jahren bzw. je nach Titerkontrolle
- lebenslange Prophylaxe mit Penicillin p. o. oder als i.m. Injektion alle 4 Wochen. Zusätzlich sollten die Betroffenen bei fieberhaften Erkrankungen rechtzeitig breit wirksame Antibiotika einnehmen.
- Ausstellung eines Notfallausweises.

3.6 Maligne hämatologische Erkrankungen

3.6.1 Übersicht

Maligne hämatologische Erkrankungen sind insgesamt selten und machen nur etwa 7% der malignen Erkrankungen aus. Sie sind meist behandelbar – in manchen Fällen kann sogar eine endgültige Heilung erreicht werden, zum Beispiel beim Hodgkin-Lymphom, bei den hoch malignen Non-Hodgkin-Lymphomen oder bei den akuten Leukämien.

Einen Überblick über die malignen hämatologischen Erkrankungen gibt **Tabelle 3.11**.

Wie aus der Tabelle ersichtlich, ist das klinische Bild recht

Tab. 3.11 Synopsis maligner hämatologischer Erkrankungen

Erkrankung	Klinik	Wegweisende diagnostische Methode	Differentialdiagnose	Therapie
akute Leukämien (AML und ALL)	Blutungsneigung, Infektzeichen, Hautblässe	Blutbild, Knochenmarkpunktion	Infekte (v. a. Mononukleose), aplastische Anämie, myelodysplastisches Syndrom	Polychemotherapie in spezialisierten Zentren, Knochenmarktransplantation
M. Hodgkin	B-Symptome*, Lymphadenopathie, Hepato- und Splenomegalie	Lymphknotenexstirpation	Tbc, Sarkoidose, Non-Hodgkin-Lymphome, Infekte (z. B. Mononukleose)	Therapie in Abhängigkeit von Stadium und Risikofaktoren
Non-Hodgkin-Lymphome	Lymphadenopathie, oft extranodale Manifestation, Hautbeteiligung	Lymphknotenexstirpation	alle Ursachen einer Lymphadenopathie	Strahlen- und/oder Polychemotherapie (stadienabhängig)
chronische lymphatische Leukämie**	Splenomegalie, Lymphadenopathie	BB, Knochenmarkpunktion, ggf. Lymphknotenexstirpation	andere Non-Hodgkin-Lymphome	Therapie so spät und so mild wie möglich
Multiples Myelom**	Knochenschmerzen, erhöhte Infektanfälligkeit, BSG-Beschleunigung	Immunelektrophorese in Serum und Urin, Skelett-Röntgen, Knochenmarkpunktion	MGUS (monoklonale Gammopathie unklarer Signifikanz)	Polychemotherapie, Strahlentherapie, autologe Stammzelltransplantation
chronische myeloische Leukämie***	abdominelle Beschwerden durch massive Splenomegalie, Fieber, Gewichtsverlust	Blutbild, KM, alkalische Leukozytenphosphatase, Philadelphia-Chromosom bzw. bcr-abl-Fusionsgen	physiologische Linksverschiebung, andere myeloproliferative Erkrankungen	Imatinib, Hydroxyurea, α-Interferon, KM-Transplantation
Polycythaemia vera***	Gesichtsplethora, periphere Zyanose, Zeichen der Hyperviskosität	Erythrozytengesamtmasse (↑), Vitamin B$_{12}$ (↑)	Polyglobulie anderer Ursache, s. 3.4	Aderlässe, erst spät Chemotherapie
essentielle Thrombozythämie***	Thrombozytose, Thrombosen, hämorrhagische Diathese, später Splenomegalie	Knochenmarkpunktion	reaktive Thrombozytose, andere myeloproliferative Erkrankungen	α-Interferon, Hydroxyurea, evtl. Thrombozytapherese
Osteomyelosklerose***	Splenomegalie, Anämie	KM, alkalische Leukozytenphosphatase, Blutbild	andere myeloproliferative Erkrankungen, Knochenerkrankungen	schonend, möglichst keine Milzexstirpation

*   B-Symptome: Fieber, Nachtschweiß, Gewichtsverlust
**   zählen zu den Non-Hodgkin-Lymphomen
*** zählen zu den myeloproliferativen Erkrankungen

unterschiedlich; häufiger anzutreffende gemeinsame Endstrecken sind die Lymphadenopathie, die Splenomegalie sowie die Verminderung der durch Infiltration des Knochenmarks verdrängten Zelllinien im peripheren Blut (v. a. Anämie und Thrombozytopenie).

Klassifikation

Die Einteilung der malignen hämatologischen Erkrankungen ist leider noch immer schwer durchschaubar. Dies hat seinen Grund darin, dass die Einteilungsprinzipien historisch gewachsen sind und sich deshalb heute teilweise überlappen. Grundsätzlich werden unterschieden:

- **Leukämien:** maligne Transformation unreifer hämatopoetischer Zellen mit Proliferation und Akkumulation eines neoplastischen Zellklons im Knochenmark

  ❗ Entgegen der wörtlichen Bedeutung des Begriffs „Leukämie" („weißes Blut") kann die Anzahl der Leukozyten im peripheren Blut normal sein (sog. aleukämischer Verlauf) ❗

- **Maligne Lymphome:** Entartung von Zellen des lymphatischen Systems. Weiter unterteilt wird in das **Hodgkin-Lymphom** (mit Nachweis einer besonderen Gewebezelle, der **Reed-Sternberg-Zelle**) und in die **Non-Hodgkin-Lymphome** (ohne Nachweis von Reed-Sternberg-Zellen).

  ❗ Auch Lymphome können sich als Leukämien präsentieren, dann nämlich, wenn die entarteten Zellen im Knochenmark akkumulieren oder proliferieren (z. B. chronische lymphatische Leukämie). ❗

- **Myeloproliferative Erkrankungen:** Autonome Proliferation einer oder mehrerer hämatopoetischer Zellreihen. Hauptvertreter dieser Gruppe sind die chronische myeloische Leukämie (CML), die Osteomyelofibrose, die Polycythaemia vera und die essentielle Thrombozythämie.

  ❗ Die chronische myeloische Leukämie verläuft dabei als Leukämie. ❗

- **Myelodysplastische Syndrome:** heterogene Gruppe von chronisch verlaufenden Differenzierungsstörungen der hämatopoetischen Stammzelle, in deren Rahmen es zur klonalen Expansion von Vorläuferzellen aller blutbildenden Zellreihen kommen kann.

  ❗ Manche dieser Erkrankungen können leukämisch verlaufen oder auch in eine akute myeloische Leukämie übergehen. ❗

3.6.2 Leukämien

Leukämien zeichnen sich durch eine bösartige Entartung weißer Vorläuferzellen im Knochenmark bzw. in lymphatischen Geweben aus. Folgen sind:

- die **Streuung unreifer pathologischer Zellen** vor allem ins Blut und in blutbildende Organe (Infiltration) und/oder

- die **Verdrängung normaler Blutzellen** der weißen oder anderer Blutreihen im Knochenmark.

Klinisch resultieren Anämie, Thrombozytopenie (Blutungen), Granulozytopenie (Infektanfälligkeit) und eine Organvergrößerung durch Infiltration.

Einteilung

Die Leukämien werden unterschieden nach

- **Entstehungsgeschwindigkeit:** akut oder chronisch
  - **Akute Leukämien** entstehen durch die Entartung unreifer (blastärer) Zellen; unbehandelt sind sie innerhalb von Wochen tödlich. Wegen der hohen Teilungsrate unreifer Zellen kann durch Zytostatika oft eine Remission, in bis zu 50% sogar eine Heilung erreicht werden.
  - **Chronische Leukämien** verlaufen über Jahre protrahiert; die Leukämiezellen weisen in der Regel einen höheren Differenzierungsgrad auf.
- **Zelltyp:**
  - **lymphatische Leukämien:** Betroffen sind Vorstufen der lymphatischen Reihe.
  - **myeloische Leukämien:** Betroffen sind Vorstufen der myeloischen Reihe (aus der auch Erythrozyten und Megakaryozyten hervorgehen).
- **Leukozytenzahl im Blut (Abb. 3.28):**
  - **leukämisch:** periphere Leukozytenzahl durch Ausschüttung des entarteten Zellklons in die Blutbahn massiv erhöht
  - **aleukämisch:** keine Leukämiezellen im peripheren Blut. Diese Verlaufsform kann nur bei akuten Leukämien beobachtet werden.

Wichtige Leukämieformen (Abb. 3.29)

- **Akute myeloische Leukämie (AML):** v. a. Erwachsene (ca. 80% aller akuten Leukämien im Erwachsenenalter); Inzidenz ca. 3/100 000 Einwohner pro Jahr, mit höherer Inzidenz bei älteren Patienten (> 65 Jahre: 15/100 000 pro Jahr). Die Entartung betrifft die myeloischen Vorläuferzellen.
- **Akute lymphatische Leukämie (ALL):** v. a. Kinder (ca. 80% aller akuten Leukämien im Kindesalter); Inzidenz ca. 1,5/100 000 Einwohner pro Jahr. Die Entartung betrifft meist die Prä-B-Zellen, aber auch T-Vorläuferzellen (v. a. bei älteren Kindern).
- **Chronische myeloische Leukämie (CML):** Inzidenz ca. 1/100 000 Einwohner pro Jahr. Die Entartung betrifft eine oder mehrere myeloische Stammzellen. Die CML wird heute zu den myeloproliferativen Erkrankungen gerechnet.

03

Abb. 3.28: Entwicklung der Leukämie:
In der aleukämischen Phase vermehren sich die entarteten unreifen Vorstufen der Blutzellen nur im Knochenmark. Die subleukämische Phase zeigt bereits erste unreife Vorstufen im peripheren Blutausstrich, während sich gleichzeitig eine leichte Anämie entwickelt. Bei der manifesten Leukämie nimmt die Zahl der unreifen Vorstufen im Blut dann massiv zu, und eine ausgeprägte Anämie und oft Thrombozytopenie führen zu klinischen Symptomen. Die Abbildung zeigt einen idealtypischen Verlauf; es gibt jedoch auch Fälle, in denen trotz Knochenmarkverdrängung keine periphere Leukozytose auftritt. [L157]

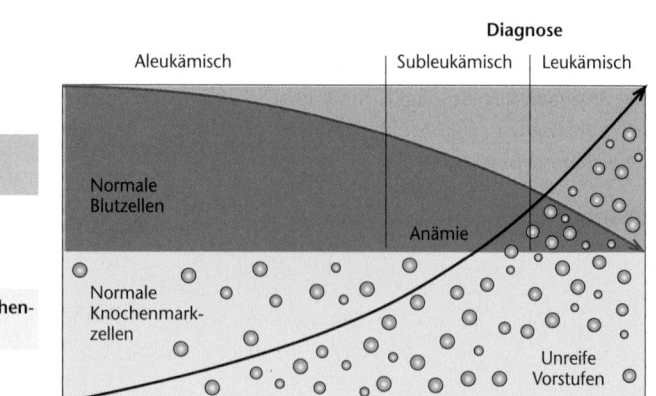

- **Chronische lymphatische Leukämie (CLL):** Inzidenz 3/100 000 pro Jahr. Die Entartung betrifft vor allem reife B-Zellen (95%), selten auch T-Zellen (< 5%). Die CLL zählt heute zu den niedrig malignen Non-Hodgkin-Lymphomen (s. **3.6.4**).
- **Haarzell-Leukämie (HCL):** chronische Leukämie, die ebenfalls den niedrig malignen Non-Hodgkin-Lymphomen zugeordnet wird (s. **3.6.4**). Inzidenz sehr niedrig (150 Neuerkrankungen pro Jahr in Deutschland). Die Entartung betrifft reife B-Zellen.

Akute Leukämien

Akute Leukämien kommen in allen Altersgruppen vor, wobei die ALL die häufigste maligne Erkrankung des Kindesalters ist. Die AML ist etwa doppelt so häufig und tritt vor allem im Erwachsenenalter auf. Insgesamt sind die akuten Leukämien trotzdem selten (Inzidenz der AML 3/100 000 pro Jahr; Inzidenz der ALL 1,5/100 000 pro Jahr).

❗ 80 % der akuten Leukämien im Kindesalter sind ALL, 80 % der akuten Leukämien im Erwachsenenalter sind AML. ❗

Die entarteten Zellklone leiten sich entweder von **myeloischen Vorläuferzellen (AML)** oder von **lymphozytären Vorläuferzellen (ALL)** ab; nur ein kleiner Teil kann keiner Zelllinie zugeordnet werden (z. B. minimal differenzierte AML).

Das klinische Bild der verschiedenen Formen ist ähnlich, da alle Formen letzten Endes die Funktion des Knochenmarks beeinträchtigen. Einzelne Formen gehen jedoch mit spezifischen klinischen Akzenten einher, und es bestehen starke Unterschiede in der Therapierbarkeit und Prognose. Letztere kann selbst zwischen eng verwandten Subtypen stark differieren.

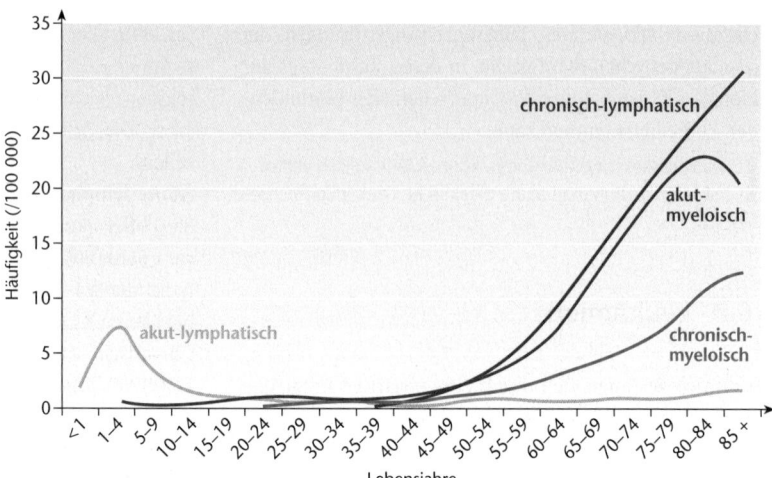

Abb. 3.29: Häufigkeit und Altersverteilung der Leukämien. [L141]

Ätiologie

Die Ursache einer akuten Leukämie kann im Einzelfall meist nicht geklärt werden. Das Risiko steigt durch genetische Belastungen (M. Down, Klinefelter-Syndrom), ionisierende Strahlen (heute kaum mehr relevant) und chemische Exposition (Benzol, Zytostatika, evtl. Pestizide). Der Einfluss von Viren ist nur für die in Japan und der Karibik endemische T-ALL gesichert (HTLV-1 und -2). Der Einfluss von Magnetfeldern (etwa durch Starkstromleitungen) ist umstritten, und wenn, dann auf Einzelfälle beschränkt.

Klinik

Im Vordergrund stehen die Symptome der **Knochenmarkinsuffizienz**:

- Anämie mit Müdigkeit und Schwäche (s. **3.3**)
- Thrombozytopenie mit Schleimhautblutungen, Petechien oder Blutergüssen
- Mangel an funktionstüchtigen Granulozyten mit Infektneigung (Pharyngitis, Pneumonien, aber auch opportunistische Infektionen, selten auch Sepsis).

Gelegentlich (vor allem bei Kindern) werden auch eine Lymphadenopathie, Hepatosplenomegalie, hypertrophe Gingiva (typisch für M4- und M5-AML, s. **Tab. 3.12**) und Knochenschmerzen durch die Knochenmarkinfiltration gesehen. Besonders bei der kindlichen ALL können leukämische Infiltrate zum Beispiel in der Haut (**Abb. 3.30**) oder im ZNS (**Meningeosis leucaemica** mit Kopfschmerzen und Hirnnervenlähmungen) auftreten.

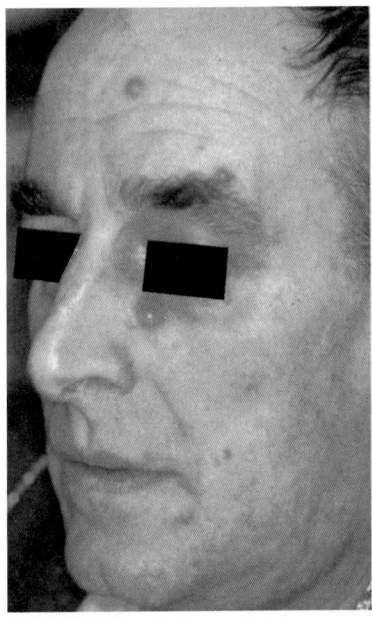

Abb. 3.30: Leukämisches Hautinfiltrat im Gesicht eines Patienten mit AML. [E288]

Diagnostisches Vorgehen

Ziele sind die Sicherung der Diagnose mittels Differentialblutbild und Knochenmark, die Zuordnung zu einem Subtyp (mittels Zytochemie, Zytogenetik und Immunzytologie) und die Diagnostik der Organmanifestationen.

Blutbild

Das Hämoglobin ist aufgrund der Knochenmarkverdrängung erniedrigt bei verminderter Retikulozytenzahl. Die Leukozytenzahl ist meist erhöht, die Thrombozyten sind erniedrigt.

> ❗ Die Leukozytenzahl kann bei aleukämischen und subleukämischen Verläufen (immerhin 40% der Fälle!) auch normal oder erniedrigt sein (Abb. 3.28). ❗

In der Regel – z. B. bei der ALL in > 90% – sind im Blutausstrich charakteristische **leukämische Blasten** (d. h. unreife Vorstufen) nachweisbar. Entsprechend ihrem klonalen Charakter sind diese uniform, d. h., sie weisen in etwa dieselbe Größe und Morphologie auf (**Abb. 3.31**).

> ❗ Bei normaler Zahl von Leukozyten, Erythrozyten und Thrombozyten ist eine akute Leukämie sehr unwahrscheinlich. ❗

Klassifizierung

Eine AML kann mithilfe der **FAB-Klassifikation** morphologisch und zytochemisch in die Subtypen M0 bis M7 unterteilt werden (**Tab. 3.12**). Zudem existiert eine Einteilung nach WHO-Kriterien. **Zytogenetische Marker** erleichtern die Zuordnung, sie werden jedoch selbst innerhalb der Untergruppen nur teilweise vorgefunden und sind nicht immer für einen bestimmten Subtyp spezifisch.

Die Subtypen der ALL werden durch die Messung der **Oberflächenmarker** (Immunphänotypisierung, s. 3.2.2) bestimmt; zusätzlich erleichtern zytogenetische Marker die Zuordnung (**Tab. 3.13**).

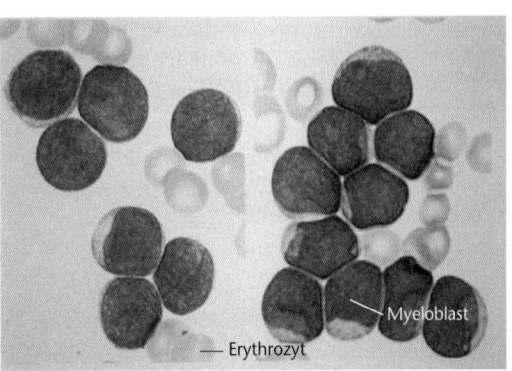

Abb. 3.31: AML vom Typ der FAB-M1. Blutausstriche mit Pappenheim-Färbung. [M104]

Knochenmark

Die Knochenmarkzytologie zeigt typischerweise eine erhöhte Zelldichte mit einem hohen Prozentsatz pathologischer, uniformer Zellen. Die Erythropoese und die Megakaryopoese sind dabei verdrängt. Fehlen die mittleren Entwicklungsstufen (z. B. Myelozyten oder Metamyelozyten), spricht man von einem **Hiatus leucaemicus.**

Zusätzliche Untersuchungen

Zur besseren Charakterisierung des proliferierenden Zellklons und damit zur Klassifizierung der Leukämie sind weitere Untersuchungen nötig:

- **Zytochemie:** verschiedene Zellfärbungen (z. B. PAS, Peroxidase, Esterase) – vor allem zur Klassifizierung der AML relevant

- **zytogenetische Untersuchung:** Suche nach Chromosomenaberrationen, z. B. Translokationen (etwa Translokation 9;22 [Philadelphia-Chromosom] bei einer Untergruppe der ALL; s. a. **3.6.6**).

  ❗ Das Philadelphia-Chromosom ist allerdings bei der CML viel häufiger als bei der ALL. ❗

- **Immunphänotypisierung:** vor allem zur Klassifizierung der ALL **(Tab. 3.13),** aber auch bei AML (M0, M7).

Zum **Nachweis der Organmanifestationen** dienen zum Beispiel die Sonographie (Nachweis von Hepatosplenomegalie, Lymphadenopathie), ein CT oder MRT des Kopfes und eine Liquorpunktion. Letztere kann einen Hirnhautbefall (Meningeosis leucaemica) aufzeigen, der vor allem bei der ALL eine häufige Rezidivquelle ist.

Tab. 3.12 FAB-Klassifikation der AML (FAB steht für *French, American, British*)

Klassifikation (nach Differenzierungsrichtung und Reifegrad)	Morphologischer Subtyp	Häufigkeit	Zytogenetik
M0	myeloblastäre Leukämie mit minimaler Differenzierung	< 5%	inv(3q26) und t(3;3) [zusammen 1%]
M1	myeloblastäre Leukämie ohne Ausreifung	20%	–
M2	myeloblastäre Leukämie mit Ausreifung	30%	t(8;21) [40%] und t(6;9) [1%]
M3	promyelozytäre Leukämie**	10%	t(15;17) [98%] und t(11;17) [1%]
M4	myelomonozytäre Leukämie*	25%	11q23 [20%] und t(3;3) [3%]
M4eo	myelomonozytäre Leukämie mit Eosinophilie*	< 5%	inv(16)
M5a	monozytäre Leukämie ohne Ausreifung (Monoblasten)*	15%	11q23 [20%] und t(9;11)
M5b	monozytäre Leukämie mit Ausreifung zu Monozyten*		
M6	Erythroleukämie	< 5%	–
M7	megakaryozytäre Leukämie	< 5%	t(1;22) [5%]

* vor allem bei M4 und M5 häufig Hautinfiltrate, Gingivahyperplasie, ZNS-Befall

** Die M3-Leukämie ist oft assoziiert mit einer disseminierten intravasalen Gerinnung (DIC; S. 3.7.7), welche durch die Therapie mit Blastenzerfall zunächst verstärkt werden kann. In 98% der Fälle ist die Chromosomenaberration t(15;17) nachweisbar, die zu einer Translokation des Gens für den Retinolsäure-Rezeptor-α *(RAR-α)* mit Bildung des Fusionsgens *PML-RAR*-α führt. Die M3-Leukämie wird deshalb anfänglich mit oraler All-trans-Retinolsäure behandelt: Hierdurch wird eine Differenzierung induziert, die auch die Gefahr der DIC reduziert. In Kombination mit Chemotherapie sind Langzeitüberlebensraten von bis zu 90% zu erzielen.

Tab. 3.13 Einteilung der ALL nach immunphänotypischen, morphologischen und zytogenetischen Gesichtspunkten

Klassifikation (nach Differenzierungsrichtung und Reifegrad)	Häufigkeit	Oberflächenmarker (Auswahl)	Morphologie*	Zytogenetik (Beispiele)**
B-Vorläufer-ALL	72%	CD19+, CD10/cy-IgM/s-IgM–	L1 oder L2	t(4;11)
Pro-B-ALL	11%	CD19+, CD10+/cy-IgM/s-IgM–	L1 oder L2	t(9;22)
common ALL	49%	CD19+, CD10/cy-IgM+/s-IgM–	L1 oder L2	t(1;19) und t(9;22)
Prä-B-ALL	12%			
reife B-ALL	4%	CD19, s-IgM+/CD10±	L3	t(8;14)
T-Linien-ALL	24%	CD2–, CD3–	L1 oder L2	t(1;14)
frühere T-ALL	6%	CD2+, CD1a+	L1 oder L2	
thymische T-ALL	12%	CD2+, CD1a–	L1 oder L2	
reife T-ALL	6%			

* Einteilung in drei Gruppen (L1–L3) nach Zellgröße, Chromatinstruktur, Kernform, Nukleolen, Zytoplasma, Basophilie und Vakuolisierung

** Chromosomenaberrationen sind in über 90% nachzuweisen!

Therapie

Die Therapie richtet sich nach Subtyp und weiteren Risikofaktoren (sog. **risikogruppenadaptierte Therapie**).
Säulen der Therapie:

- Die **symptomatische Therapie** behandelt die Folgen der Knochenmarkverdrängung und des erhöhten Zellumsatzes. Diese stützt sich auf folgende Pfeiler:
  - Substitution von Erythrozyten und Thrombozyten bei Anämie bzw. Thrombozytopenie.
  - Behandlung und Vorbeugung von Infektionen: sorgfältige Hygiene in keimarmer Umgebung. Bei Agranulozytose (Leukos < 500/μl) wird jedes Fieber abgeklärt und mit Breitbandantibiotika therapiert. Die *prophylaktische* Antibiotikagabe ist umstritten.
  - Vorbeugung eines Tumorlyse-Syndroms (s. **11.5.4**): Der vermehrte Abbau pathologischer Zellen in der Milz lässt große Mengen an Purinen und damit auch Harnsäure anfallen. Um der Gefahr eines Tumorlyse-Syndroms und einer Uratnephropathie zu begegnen, werden die Gabe von Allopurinol, ausreichende Hydrierung und evtl. auch eine Alkalisierung des Urins durch Natriumbicarbonat in der Infusionslösung empfohlen.
- Die **zytostatische Therapie** soll die entarteten Zellen entweder vernichten (**kurativer** Therapieansatz mit dem Ziel der Heilung) oder ihre Zahl reduzieren (**palliativer** Therapieansatz mit dem Ziel einer Verbesserung der Lebensqualität und der Überlebenszeit). Vor Beginn muss das Ziel der Therapie (kurativ *versus* palliativ) in Abhängigkeit von Alter, Allgemeinzustand, Krankheitsstadium (Erstbehandlung *versus* Rezidiv) und den Wünschen des Patienten (Überlebensdauer ohne Therapie meist < 3 Monate) geklärt werden (s. **Kasten** „Prinzipien der zytostatischen Therapie"). Die Therapie akuter Leukämien erfolgt im Rahmen von **Studienprotokollen** in spezialisierten Zentren. Bestimmte Formen der akuten Leukämie werden spezifisch behandelt. So wird die Promyelozytenleukämie (M3, **Tab. 3.12**) bei positivem *PML/RAR-α*-Gen durch eine Retinsäure (Tretinoin) behandelt. Dadurch differenzieren sich die Leukämiezellen zu reifen Granulozyten aus. Therapien mit monoklonalen Antikörpern sind in Erprobung (bereits eingesetzt wird der Anti-CD20-Antikörper Rituximab bei der Therapie der B-ALL).
- Die **Knochenmark- bzw. Stammzelltransplantation** soll nach Vernichtung aller an der Blutbildung beteiligten Zellen (**Myeloablation**) eine neue, gesunde Knochenmarkfunktion durch ein fremdes Spendermark ermöglichen (s. **Kasten** „Knochenmark- bzw. Stammzelltransplantation").

Abbildung 3.32 zeigt einen möglichen Therapieablauf am Beispiel einer akuten Leukämie.

Prognose

Bei ALL ist die Prognose vom Subtyp und Alter abhängig; die Heilungschancen liegen je nach Subtyp zwischen 10 und 60%. Für alle Patienten gemittelt wird eine komplette Remission in 70–85% der Fälle erreicht; das Fünfjahresüberleben beträgt im Mittel 40%, bei Kindern bis zu 90%.

Bei der AML wird eine erste komplette Remission bei 60 bis 80% der Patienten erreicht. Leider kommt es häufig zu Rezidiven, sodass in Abhängigkeit von zytogenetischen Prognosefaktoren eine Gesamtüberlebenswahrscheinlichkeit von ca. 35% bei unter 60-jährigen Patienten ohne allogene Knochenmark- bzw. Stammzelltransplantation resultiert. Bei über 60-Jährigen liegt das Gesamtüberleben bei ca. 10%.

Mit allogener Knochenmark- bzw. Stammzelltransplantation erreicht die Überlebenswahrscheinlichkeit etwa 55%.

3.6.3 Hodgkin-Lymphom

Das Hodgkin-Lymphom (**M. Hodgkin, Lymphogranulomatose**) ist eine in den Lymphknoten entstehende monoklonale B-Zell-Neoplasie. Im Frühstadium ist die Krankheit wahrscheinlich auf die Lymphknoten beschränkt. Später breitet sie sich von dort über das Lymphsystem aus, um schließlich über eine hämatogene Disseminierung zu einer Systemerkrankung mit Beteiligung extralymphatischer Organe (v. a. von Leber und Knochenmark) zu werden.

03

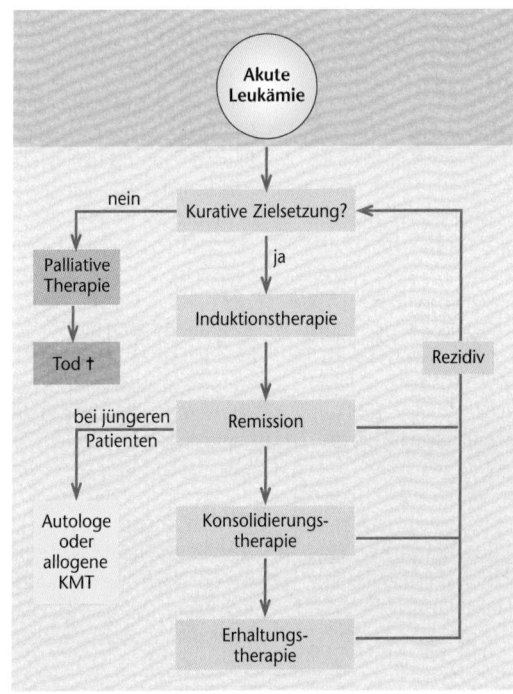

Abb. 3.32: Management der akuten Leukämie (Beispiel). [L157]

03

Unbehandelt verläuft der M. Hodgkin tödlich. Durch Strahlentherapie und Polychemotherapie ist das Hodgkin-Lymphom heute aber selbst in fortgeschrittenen Stadien zu einem hohen Prozentsatz heilbar.

Die Ätiologie ist unklar. Eine Auslösung durch **onkogene Viren** (z. B. Epstein-Barr-Virus) erscheint zumindest für das klassische Hodgkin-Lymphom plausibel, da bei dieser Form sehr häufig EBV-Virus-DNA in den H/RS-Zellen gefunden wird (in den Industrieländern in ca. 40% der Fälle, in Entwicklungsländern in 90%).

Epidemiologie

Die Inzidenz liegt bei 3/100 000 jährlich; häufiger sind Männer betroffen. Im Gegensatz zum Non-Hodgkin-Lymphom (mit seinem linearen Anstieg der Inzidenz bis zum 70. Lebensjahr) bestehen zwei Häufigkeitsgipfel: bei jungen Erwachsenen (15 – 35 Jahre) und bei älteren Patienten (> 50 Jahre).

Histologie

Für das Hodgkin-Lymphom pathognomonisch sind mono- und multinukleäre Riesenzellen. Diese malignen Zellen kommen bei der klassischen Form des Hodgkin-Lymphoms (95%) als mehrkernige **Reed-Sternberg-Zellen** oder als einkernige **Hodgkin-Zellen** (H/RS-Zellen; **Abb. 3.33**) vor. Die

entarteten Zellen sind in den betroffenen lymphatischen Geweben nur in geringer Zahl nachweisbar (0,1 – 1% der Zellpopulation), sie sind aber jeweils von vielen nicht-malignen Zellen – u. a. reaktiven T-Lymphozyten – umgeben. Es wird vermutet, dass es sich hierbei um eine vergebliche Immunreaktion gegen ein bisher unbekanntes Antigen der H/RS-Zellen handeln könnte.

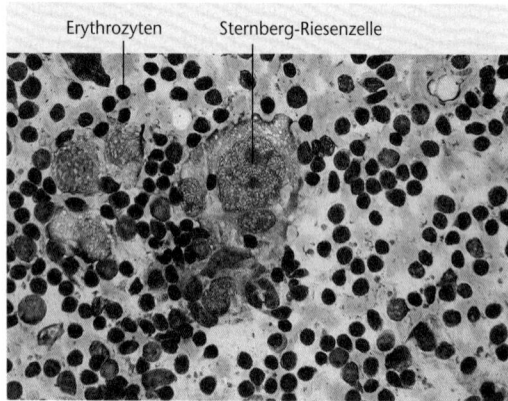

Abb. 3.33: Reed-Sternberg-Riesenzelle (RS-Zelle). Knochenmarkzytologie mit Pappenheim-Färbung bei M. Hodgkin. [M104]

=== **AUF DEN PUNKT GEBRACHT** ===

Prinzipien der zytostatischen Therapie bei akuten Leukämien

Man unterteilt die Therapie in mehrere Abschnitte:

Remissions- bzw. Induktionstherapie
Therapieziel ist die komplette Remission **(Vollremission)**, die dadurch definiert ist, dass der Blastenanteil im Knochenmark unter 5% liegt, sich die Zellzahl der peripheren Blutzellen normalisiert hat und Symptome oder Zeichen der Erkrankung verschwunden sind. Dies bedeutet jedoch nicht, dass alle Tumorzellen zerstört sind: Man schätzt, dass zu diesem Zeitpunkt noch ca. 10^8–10^9 maligne Zellen im Körper existieren (vor Therapie 10^{11}, das entspricht einer Verminderung um ca. 99,9%).
Bei den akuten Leukämien wird beispielsweise eine Kombination aus einem Anthrazyklin (z. B. Daunorubicin, Doxorubicin) mit Cytosin-Arabinosid (Cytarabin) und 6-Thioguanin nach festen Schemata eingesetzt. Hierbei kommt es zwangsläufig zu einer Knochen-

marksaplasie mit Agranulozytose und (meist) Thrombozytopenie.

Konsolidierungstherapie
Die Konsolidierung dient der Stabilisierung der durch eine Induktionstherapie erreichten Remission. Ziel ist die **Vernichtung residualer Blasten**. Hierzu wird entweder eine intensive Polychemotherapie appliziert oder eine Blutstammzelltransplantation („Knochenmarktransplantation", s. folgenden Kasten) eingeleitet.

Erhaltungstherapie
Eine remissionserhaltende Chemotherapie muss oft über einen längeren Zeitraum gegeben werden. Ziel ist die **Proliferationshemmung residualer Blasten**. Die Erhaltungstherapie dauert bis zu 2–3 Jahren.

Rezidivtherapie
Nach einem Rezidiv wird zunächst erneut eine Induktionstherapie eingeleitet (**Re-Induktion**). Das Erreichen einer kompletten Remission ist aber schwieriger als bei der

Ersttherapie; Heilungen sind selten. Daher wird bei jungen Patienten, bei denen eine zweite komplette Remission erreicht werden kann, oft die Indikation zu einer allogenen Fremdspendertransplantation gestellt. Bei älteren Patienten verfolgt man dagegen eher eine **palliative Zielsetzung**, beispielsweise mit der Substitution von Erythrozyten und Thrombozyten, der Behandlung von Infekten sowie der Gabe von oralen Zytostatika mit dem Ziel, die maligne Zellmasse so gering wie möglich zu halten.

ZNS-Bestrahlung
Die Effektivität einer ZNS-Bestrahlung ist nur bei der ALL gesichert. Ziel ist die Vernichtung von im ZNS befindlichen Blasten, die von einer Zytostatikatherapie wegen der Blut-Hirn-Schranke nur unzureichend erreicht werden. Bei der ALL ist eine ZNS-Beteiligung besonders häufig, deshalb wird zusätzlich zu der Bestrahlung eine intrathekale, d. h. in den Liquorraum applizierte Chemotherapie (z. B. mit Methotrexat) durchgeführt.

Das Hodgkin-Lymphom wird nach histologischen und immunologischen Kriterien in zwei Formen unterteilt (**Tab. 3.15**): das klassische Hodgkin-Lymphom (95%) und das lymphozytenprädominante Hodgkin-Lymphom (5%). Wahrscheinlich handelt es sich um zwei biologische Formen mit unterschiedlicher Ätiologie.

Klinik

Im Vordergrund steht die schmerzlose Lymphknotenvergrößerung (zum Zeitpunkt der Diagnose in > 90%), evtl. begleitet von B-Symptomen (s. u.) und anderen Allgemeinerscheinungen.

Lymphknotenvergrößerung

Betroffen sind vor allem zervikale (60%), mediastinale (30%), axilläre (20%), abdominelle (15%) oder inguinale (15%) Lymphknoten. Palpatorisch können die vergrößerten Lymphknoten als „Kartoffelsack" charakterisiert werden: derb-gummiartige, nur teilweise von der Unterlage abgrenzbare, nicht-schmerzhafte Erhebungen.

! Infektionsbedingt vergrößerte Lymphknoten sind dagegen eher weich, druckdolent und gut verschieblich. !

Die Differentialdiagnose der Lymphadenopathie zeigt **Tabelle 3.14**. Zum Vorgehen zur Abklärung siehe **13.5.2**.

03

========= **AUF DEN PUNKT GEBRACHT** =========

Knochenmark- bzw. Stammzelltransplantation

Ausgewählte Patienten (z. B. AML- und ALL-Patienten mit hohem Risiko bzw. ALL-Patienten in der zweiten Remission) erhalten im Rahmen der Konsolidierungstherapie eine Knochenmark- oder Stammzelltransplantation. Hierzu werden entweder durch **Knochenmarkpunktion** gewonnenes Mark oder aber durch **Leukapherese** (s. 3.6.6) gewonnene periphere hämatopoetische Stammzellen, in seltenen Fällen auch **Nabelschnurblut** transplantiert. Bevor gesunde Zellen transplantiert werden können, werden in der Regel zur Auslöschung der Leukämie nahezu alle blutbildenden Zellen des Patienten vernichtet (myeloablative Therapie). Dies wird mit einer Kombination aus intensiver Zytostatika- und Bestrahlungstherapie (Ganzkörperbestrahlung mit ca. 10 Gy, fraktioniert) erreicht. Durch Infusion gesunder hämatopoetischer Stammzellen wird das Knochenmark danach neu besiedelt. Die Hämatopoese regeneriert sich anschließend innerhalb von 10 – 14 Tagen.
Die Transplantation kann mit vom Patienten selbst gewonnenen hämatopoetischen Stammzellen (autologe Transplantation) oder mit Spenderstammzellen (allogene Transplantation) durchgeführt werden.
- **Autologe Transplantation:** Vor der Zytostatikatherapie werden Stammzellen aus dem peripheren Blut oder Knochenmark des Patienten entnommen. Bei der peripheren Entnahme werden die Stammzellen durch die vorherige subkutane Gabe hämatopoetischer Wachstumsfaktoren in das Blut mobilisiert. Die Zellen werden dann durch

Leukapherese (s. 3.6.6) separiert. Um zu verhindern, dass mit den Stammzellen auch Tumorzellen entnommen (und später wieder reinfundiert) werden, können die Stammzellen mithilfe von Antikörpern von den Tumorzellen separiert werden (**Purging**).
- **Allogene Transplantation:** Voraussetzung ist ein gewebekompatibler Spender. Bei der allogenen Transplantation werden die hämatopoetischen Stammzellen des Patienten meist komplett durch Bestrahlung zerstört und anschließend HLA-identisch transplantiert, um eine Abstoßung bzw. Graft-versus-Host-Disease (GvHD, s. 4.7) zu verhindern. Neuerdings werden Patienten teilweise auch ohne vorhergehende myeloablative Therapie transplantiert. Bei diesen Konditionierungsschemata rechnet man stärker damit, dass die transplantierten Stammzellen und Leukozyten des Spenders die Leukämiezellen abtöten (**„Graft-versus-Leukämie-Effekt" GvL**). Treten Rezidive auf, so können diese mit Infusionen von Spenderleukozyten behandelt werden. Vorteil der nicht-ablativen Transplantation ist die geringere therapieassoziierte Mortalität (15% statt 30% bei der ablativen Transplantation), Nachteil ist die höhere Rate der Transplantatabstoßung (15% – bei der ablativen Transplantation tritt eine Abstoßung kaum auf).

Komplikationen der Transplantation
Die häufigsten Komplikationen nach Knochenmark- bzw. Stammzelltransplantation sind:
- die unmittelbaren **toxischen Effekte** der ablativen Therapie. Im Vordergrund stehen hier die Entzündungen der Schleimhäute

mit Stomatitis, Übelkeit, Erbrechen, Durchfall, hämorrhagischer Zystitis und Haarausfall sowie die organspezifischen Nebenwirkungen der Zytostatika (etwa Kardiomyopathie oder Venenverschlusskrankheit der Leber).
- **Spätfolgen** der ablativen Therapie: sekundäre Malignome, Gonadeninsuffizienz und Wachstumsstörungen bei Kindern
- **Graft-versus-Host-Disease** (GvHD, s. 4.7): bei Knochenmarktransplantation häufiger (bis 50%) als bei Stammzelltransplantation. Die akute Form tritt innerhalb von drei Monaten nach Transplantation auf und betrifft Haut (Erythrodermie, makulopapulöses Exanthem), Darm (Enteritis) und Leber (Hepatitis). Vorbeugend wird mit Ciclosporin A und Methotrexat behandelt. Eine bereits aufgetretene GvHD wird u. a. mit Glukokortikoiden, Antilymphozytenserum und monoklonalen T-Zell-Antikörpern behandelt. Die seltenere chronische Form tritt frühestens nach 100 Tagen auf und verläuft – ähnlich wie eine Kollagenose – vor allem mit Haut- und Schleimhautveränderungen. Die Therapie erfolgt durch Glukokortikoide und Immunsuppressiva (Näheres zu den verwendeten Medikamenten s. 4.7).
- **Infektionen** drohen vor allem in den ersten drei Wochen nach Transplantation (agranulozytosebedingte bakterielle und mykotische Erkrankungen bzw. Sepsis). Aber auch danach kann es wegen der immunsuppressiven Behandlung zu schweren Infektionen kommen. Gefürchtet sind opportunistische Infektionen wie etwa die interstitielle Pneumonie durch CMV.
- **Rezidiv:** ca 20% der Patienten erleiden einen Leukämie-Rückfall.

Aus Patientensicht: Knochenmarktransplantation

Für einen Patienten, der eine Knochenmarktransplantation (KMT) erhält, ist diese meist die letzte Hoffnung zu überleben.

Der Patient ist häufig schon durch die Grunderkrankung körperlich geschwächt und musste sich emotional mit seiner schweren, evtl. tödlich verlaufenden Erkrankung auseinandersetzen. Vielleicht hat er auch schon mehrere erfolglose und belastende Therapieversuche und damit ein „Wechselbad" aus Gefühlen wie Hoffnung und Verzweiflung hinter sich.

Die KMT ist für den Patienten risikoreich; er ist vor allem gefährdet durch:

- Infektionen (besonders in den ersten ein bis zwei Wochen nach Transplantation, wenn die eigenen Zellen durch Chemotherapie und Bestrahlung zerstört sind, die „Abkömmlinge" der Spenderzellen aber noch nicht in ausreichender Zahl zur Verfügung stehen)
- eine mögliche Graft-versus-Host-Reaktion (Abstoßungsreaktion der weißen Blutkörperchen des Transplantats gegen Zellgewebe des Empfängers).

Minderung der Infektionsgefahr

Der Patient ist in der ersten Zeit nach der Transplantation auch durch „banale" Keime extrem gefährdet. Ziel aller medizinischen und pflegerischen Maßnahmen sind daher die Reduktion der Umgebungskeime, die Reduktion der körpereigenen Keime sowie die Früherkennung und Frühbehandlung trotzdem auftretender Infektionen. Diese notwendigen Maßnahmen belasten die Patienten zusätzlich.

Reduktion der Keime in der Umgebung des Patienten

Um den Patienten vor den Keimen seiner Umgebung und seiner Mitmenschen zu schützen, werden spezielle Isolationsmaßnahmen ergriffen wie:

- Einzelzimmer mit Schleusen
- Schutzkittel und Mundschutz für Ärzte, Pflegepersonal und Besucher
- regelmäßige Zimmer- und Händedesinfektion, Sterilisation der Kleidung des Patienten
- keimarme (bzw. in schweren Fällen sterilisierte) Nahrung
- drastische Beschränkung der Besucherzahl (häufig sind nur zwei erlaubt, die gesund sein müssen, d.h. auch keine „banalen Erkrankungen" wie eine leichte Erkältung haben dürfen).

In besonders schweren Fällen wird der Patient in einem sog. **Life Island** untergebracht. Er ist hier fast völlig von der Außenwelt getrennt. Sein Zimmer ist meist durch eine Glasscheibe abgetrennt, in die Untersuchungshandschuhe eingelassen sind. Mithilfe dieser Handschuhe können dann Untersuchungen und pflegerische Tätigkeiten ohne direkten Kontakt mit dem Patienten durchgeführt werden. Alle Gegenstände, die eingeschleust werden, zum Beispiel auch persönliche Gegenstände wie Bücher, müssen vorher sterilisiert werden. Die besondere Art der Luftströmung in diesen Zimmern (Laminar Flow) sorgt für einen ständigen Abtransport staub- und keimbelasteter Altluft.

Verminderung der körpereigenen Keime des Patienten

Zur Verminderung der Haut- und Darmkeime muss der Patient unter anderem:

- Kleidung und Bettwäsche täglich wechseln
- Körper und Haare täglich mit einem desinfizierenden Duschgel waschen
- seine Hände nach jedem Wasserlassen desinfizieren; wenn er Stuhlgang hat, muss er zum Säubern des Intimbereichs Handschuhe tragen
- seinen Mund mehrmals täglich mit antimykotischen Lösungen ausspülen
- Antibiotika und Antimykotika zur Dekontamination des Darmtraktes einnehmen.

Früherkennung von Infektionen

Patient, Arzt und Pflegepersonal müssen auf Anzeichen einer trotz aller Vorsichtsmaßnahmen eingetretenen Infektion achten, z.B. auf:

- Erhöhung der Körpertemperatur (wegen der häufig bestehenden Thrombozytopenie nicht rektal messen! Eine Verletzung könnte eine verlängerte Blutung auslösen.)
- Erkrankungssymptome wie Husten, Schwitzen, Veränderungen beim Wasserlassen, Kopfschmerzen, Schüttelfrost
- Haut und Schleimhautveränderungen.

Hilfestellungen

Der Patient muss sich psychisch zum einen mit seiner Grunderkrankung und mit den durch die KMT verbundenen Risiken und Hoffnungen auseinandersetzen. Auf der anderen Seite wird er durch die zu seinem Schutz getroffenen Maßnahmen in seiner Bewegungsfreiheit und seinen sozialen Kontakten extrem eingeschränkt. Er kann sich dadurch isoliert und abhängig fühlen und geht nicht selten durch Phasen der Depression und/oder Aggression. Wichtigste Hilfestellungen sind Information, Zuwendung und möglichst weitgehende Aufrechterhaltung sozialer Kontakte.

Information des Patienten

Der Patient sollte vor der KMT schon wissen, was auf ihn zukommt. Bei allen Maßnahmen sind eine gute Mitarbeit und zum Teil auch hohe Eigenverantwortlichkeit des Patienten erforderlich (z.B. bei der Körperhygiene). Sinn und Zweck aller Maßnahmen müssen ihm daher, bei Bedarf auch wiederholt, erklärt werden. Günstiger als Formulierungen wie „Sie dürfen nicht …" sind häufig Formulierungen wie „Zu Ihrem Schutz sollten Sie …".

Soziale Kontakte

Für den Patienten ist es wichtig, dass er soziale Kontakte aufrechterhalten kann. Dabei kann er beispielsweise unterstützt werden durch:

- individuelle Besuchszeiten
- Kontakte durch Briefe, Telefon und Internet, aber auch Information durch Zeitung und Fernsehen
- Fantasie und Kreativität: Auch bei einem Patienten, der in einem „Life Island" ist, sind durch die Glasscheibe hindurch gemeinsame Aktivitäten möglich, z.B. ein gemeinsames Schachspiel, bei dem das Schachbrett auf der „Besucherseite" steht und der Patient die Züge ansagt.

Psychische Unterstützung

Der Patient ist schon räumlich isoliert. Deshalb sollten Arzt, Pflegepersonal und Besucher versuchen, ihm das Gefühl zu vermitteln, dass er trotzdem „nicht allein" ist: dass jemand da ist, dem er seine Gefühle, wie Trauer, Hoffnung, Verzweiflung, Depression und Aggressivität, mitteilen kann. Aber genauso wichtig ist oft einfach nur eine kleine Unterhaltung über Ereignisse des Tages, das Wetter oder Sport.

Tab. 3.14 Differentialdiagnose der Lymphknotenvergößerung

Erkrankungsart	Beispiele
Virusinfektionen	Mononukleose (EBV), Zytomegalie, HIV-Infektion, Röteln, Masern, Herpes zoster, virale Hepatitis, nach Impfungen
bakterielle Infektionen	alle pyogenen Bakterien (z. B. Streptokokken, Staphylokokken), Brucellen, Listerien, *Yersinia pestis*, Katzenkratzkrankheit, Chlamydien, Tbc, Lepra, Syphilis
Pilzerkrankungen, Parasitosen	Trypanosomen, Toxoplasmose, Filarien, Aspergillose
Kollagenosen	rheumatoide Arthritis, systemischer Lupus erythematodes, Dermatomyositis, Sarkoidose
Medikamente	z. B. Phenytoin, Hydralazin
Malignome	• Malignome des Immunsystems: Leukämien, Non-Hodgkin-Lymphome, Hodgkin-Lymphom, Immunozytome, maligne Histiozytose • andere Malignome: z. B. Mamma-, Bronchial-, Gastrointestinalkarzinome • Metastasen
andere	Amyloidose, Speicherkrankheiten (z. B. M. Gaucher, M. Niemann-Pick)

B-Symptome

Neben der Lymphknotenvergrößerung sind die meisten Patienten asymptomatisch. Bei ca. 25 % der Patienten (häufiger bei älteren Patienten und ausgedehnterem Befall) bestehen sog. B-Symptome:

• **Fieber** > 38 °C, typischerweise – aber nicht häufig – als sog. **Pel-Ebstein-Fieber** mit wellenförmigem (undulierendem) Verlauf; Fieber ist bei abdominellem Befall häufiger.
• **Gewichtsverlust** > 10 % des Körpergewichts in weniger als 6 Monaten
• **Nachtschweiß.**

Andere Allgemeinsymptome

Juckreiz (10 %), Schwäche, Appetitverlust, alkoholinduzierter Schmerz in den betroffenen Lymphknoten (nur bei 2 – 5 % der Patienten). In Abhängigkeit vom Stadium findet sich eine Hepatosplenomegalie.

Diagnostisches Vorgehen

Die Diagnose wird gesichert durch eine **Lymphknotenexstirpation** und anschließende histologische Aufbereitung. Die Histologie wird nach einer WHO-Klassifikation bewertet, sie beeinflusst jedoch die initiale Therapieentscheidung nicht.

Da die Ausdehnung und Verteilung des Lymphknotenbefalls den wesentlichen prognostischen Faktor darstellen, kommt dem **Staging** besondere Bedeutung zu.

Staging-Untersuchungen

Sie klären die Frage, welche Lymphknotenstationen bzw. Organe betroffen sind, und bestimmen damit das Stadium der Erkrankung. Die Stadieneinteilung folgt der **modifizierten Ann-Arbor-Klassifikation** (s. gleichnamigen Kasten). Neben der Anamnese (B-Symptome) ist die körperliche Untersuchung besonders der Lymphknotenstationen (**Abb. 3.34**) ein wichtiger Bestandteil des Stagings. Darüber hinaus kommen Röntgenthorax, Sonographie, CT, Knochenmarkbiopsie und Skelettszintigraphie zum regelmäßigen Einsatz. Eine Leberbiopsie oder eine Bildgebung mit PET oder MRT kann bei bestimmten Fragestellungen zusätzlich nötig sein.

Weitere Untersuchungen

• Die **BSG** kann normal oder beschleunigt sein. Eine beschleunigte BSG stellt einen ungünstigen prognostischen Faktor dar (s. u.).
• Das **Blutbild** ist oft normal, seltener besteht eine normochrome Anämie. Im Differentialblutbild findet sich in ca. 30 % eine relative Lymphopenie (< 1/nl).

Therapie

Bei allen Patienten sollte eine kurative Zielsetzung verfolgt werden. Die Therapie erfolgt streng nach Stadien (s. **Kasten „Modifizierte Ann-Arbor-Klassifikation"**) unter zusätz-

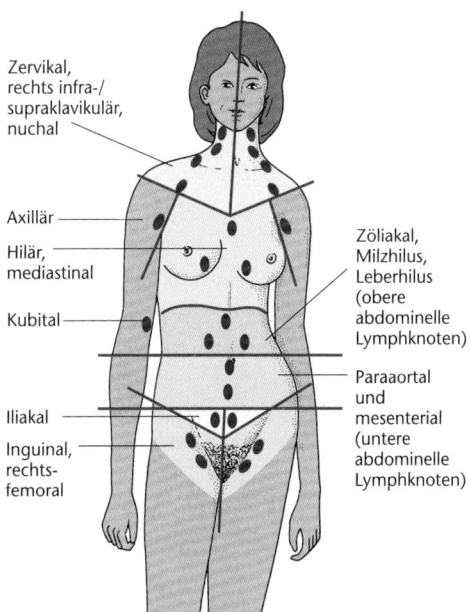

Zervikal, rechts infra-/ supraklavikulär, nuchal

Axillär

Hilär, mediastinal

Kubital

Iliakal

Inguinal, rechtsfemoral

Zöliakal, Milzhilus, Leberhilus (obere abdominelle Lymphknoten)

Paraaortal und mesenterial (untere abdominelle Lymphknoten)

Abb. 3.34: Lymphknotenregionen zum Staging des M. Hodgkin. [L157]

03

Modifizierte Ann-Arbor-Klassifikation

- **I:** Befall einer Lymphknotenregion (I) oder einer einzelnen extralymphatischen Region (IE)
- **II:** Befall von zwei oder mehr Lymphknotenregionen auf der gleichen Zwerchfellseite (II) oder Beteiligung eines extralymphatischen Gewebes und einer oder mehrerer Lymphknotenregionen auf einer Seite des Zwerchfells (IIE)
- **III:** Befall auf beiden Seiten des Zwerchfells: entweder ≥ 2 LK-Regionen auf beiden Seiten des Zwerchfells oder Befall von lokalisierten extranodalen Herden *und* LK-Befall so, dass ebenfalls ein Befall auf beiden Seiten des Zwerchfells vorliegt. In letzterem Fall wird die zusätzliche Beteiligung der Milz als **IIIS** bezeichnet, und die lokalisierte Beteiligung eines extralymphatischen Organs als **IIIE.**
- **IV:** disseminierter oder diffuser Befall von einem oder mehreren extralymphatischen Organen oder Geweben (z. B. Lunge, Leber, Knochen, Knochenmark), mit oder ohne Befall des lymphatischen Systems. Ein Befall der Leber, beider Lungenflügel oder ein Knochenmarkbefall wird immer als Stadium IV definiert.

Zusätze
B: mit B-Symptomen (Definition s. o.)
A: ohne B-Symptome
X: „Bulky Disease" (LK oder LK-Konglomerat > 10 cm) oder Mediastinaltumor > 1/3 der maximalen Thoraxweite
E: Befall einer einzelnen, an einen befallenen LK angrenzenden oder ihm nahe liegenden extranodalen Region.

licher Berücksichtigung der im Kasten zusammengefassten Risikofaktoren. Die stadiengerechte Therapie führt heute bei über 80 % der Patienten zu einer Heilung. Durch die Verbesserung bzw. Intensivierung der Chemotherapie ist zudem die Prognose der fortgeschrittenen Stadien nicht mehr wesentlich schlechter als die der lokalisierten Stadien.

Risikofaktoren

Unabhängig vom Stadium und vom Vorliegen von B-Symptomen gelten folgende Risikofaktoren:
- großer Mediastinaltumor (> 1/3 des maximalen Thoraxdurchmessers)
- extranodaler Befall
- massiver Milzbefall
- drei oder mehr befallene Lymphknotenareale
- deutliche BSG-Beschleunigung (> 30 mm/h bei Stadium B, > 50 mm/h bei Stadium A).

❗ Als gegen den M. Hodgkin wirksam erwiesen haben sich folgende Zytostatika: Cyclophosphamid, Vincristin (= Onco-

verin), Vinblastin, Procarbazin, Adriamycin, Bleomycin, Etoposid, Prednison, Dacarbacin. Bei der Chemotherapie werden stets mehrere Zytostatika kombiniert. Entsprechend kommen je nach Stadium und anderen Faktoren Kombinationen wie ABVD oder BEACOPP zum Einsatz. ❗

Lokalisierte Stadien
(= Stadium I und II ohne zusätzliche Risikofaktoren): kombinierte Chemo- (ABVD) und Strahlentherapie des betroffenen Feldes.

Intermediäre Stadien
(= Stadium IA, IB oder IIA mit mindestens einem Risikofaktor): kombinierte Chemo- (ABVD) und Strahlentherapie des betroffenen Feldes.

Fortgeschrittene Stadien
(= Stadium IIB mit großem Mediastinaltumor oder Extranodalbefall oder Stadium III bzw. IV): intensive Chemotherapie (BEACOPP) mit zusätzlicher Strahlentherapie der sog. Bulk-Tumoren (> 5 cm) sowie der residuellen Lymphome.

Rezidivtherapie
Wird keine Vollremission erreicht oder entsteht ein Frührezidiv (Remission < 12 Monate Dauer), so ist die Prognose schlecht. In diesen Fällen kommt eine intensivierte Chemotherapie auch in Kombination mit nachfolgender autologer Stammzelltransplantation in Betracht. Eine Heilung erfolgt hier in etwa 30 %. Spätrezidive (Remission > 12 Monate) werden durch eine erneute Chemotherapie behandelt (Heilungschancen 50 %).

Prognose und Nachsorge
Derzeit werden insgesamt etwa 70 % der Patienten geheilt (90 % in den lokalisierten Stadien, 50 % im fortgeschrittenen Stadium).

Durch die Nachsorge sollen Rezidive und Zweitneoplasien, die die wichtigste Spätkomplikation der Strahlen- und Chemotherapie darstellen, frühzeitig entdeckt werden. Etwa 20 % der geheilt Überlebenden entwickeln eine Zweitneoplasie.

3.6.4 Non-Hodgkin-Lymphome

Als Non-Hodgkin-Lymphome (NHL) wird eine heterogene Gruppe von malignen Erkrankungen der Lymphozyten zusammengefasst, die sich zytologisch vom M. Hodgkin abgrenzen lassen. Sie gehen meist von B-, aber auch von T-Lymphozyten aus. Befallen sind zunächst vor allem Lymphknoten. Von dort aus schreiten die NHL dann innerhalb der Lymphgewebe fort und verbreiten sich zudem häufig in extralymphatische Organe. Letzteres unterscheidet sie klinisch vom M. Hodgkin (dort kommt eine Generalisierung seltener vor).

Aufgrund der Heterogenität dieser Krankheitsgruppe ist die Klassifikation unübersichtlich. Sie folgt heute der von der WHO 2001 für alle Lymphome vorgeschlagenen Einteilung (**Tab. 3.15**).

Klinisch ist eine weitere Einteilung wichtig, nämlich die nach dem Malignitätsgrad (Beispiele s. **Tab. 3.15**). Dieser richtet sich nach der Zellteilungsrate des entarteten Zell-

klons und hat unmittelbaren Einfluss auf die Wahl der Therapie. Hier stehen die sich langsam teilenden (niedrig malignen oder indolenten) Tumoren den hoch malignen (aggressiven) Formen gegenüber. Ironischerweise sind gerade die sich rasch teilenden, d. h. hoch malignen Tumoren therapeutisch leichter beeinflussbar und haben deshalb oft eine bessere Prognose als die niedrig malignen NHL, die mit konventioneller Therapie oft unheilbar sind, auch wenn die Patienten jahrelang überleben und wiederholt auf die Therapie ansprechen.

Tab. 3.15 WHO-Klassifikation der Lymphome (2001)

B-Zell-Neoplasien	T-Zell-Neoplasien
Vorläufer-B-Zell-Neoplasien	Vorläufer-T-Zell-Neoplasien
B-lymphoblastische Leukämie/Lymphom (3)	T-lymphoblastische Leukämie/Lymphom (3) blastäres NK-Zell-Lymphom
Periphere B-Zell-Neoplasien	Periphere T-Zell-Neoplasien
chronische lymphatische Leukämie vom B-Zell-Typ/lymphozytisches Lymphom (1)	Prolymphozytenleukämie vom T-Zell-Typ
Prolymphozytenleukämie vom B-Zell-Typ	T-Zell-Leukämie vom azurgranulierten Typ
lymphoplasmozytisches Lymphom (Immunozytom, M. Waldenström) (1)	aggressive NK-Zell-Leukämie (2)
Mantelzell-Lymphom**** (2)	adulte/s T-Zell-Leukämie/Lymphom (HTLV1+)
follikuläres Lymphom*** (1)* (2)**	extranodales T/NK-Zell-Lymphom, nasaler Typ
Marginalzonen-B-Zell-Lymphome***** (1) • extranodales Marginalzonen-Lymphom vom Typ des mukosa-assoziierten lymphatischen Gewebes (MALT-Lymphom) • nodales Marginalzonen-Lymphom • splenisches Marginalzonen-Lymphom	intestinales T-Zell-Lymphom vom Enteropathie-Typ (2) hepatosplenisches T-Zell-Lymphom subkutanes Pannikulitis-artiges T-Zell-Lymphom Mycosis fungoides (1)
Haarzell-Leukämie (1)	Sézary-Syndrom
diffus-großzelliges B-Zell-Lymphom (2) • mediastinales diffus-großzelliges B-NHL • intravaskuläres diffus-großzelliges B-NHL • primäres Erguss-Lymphom (HHV8+)	primäres kutanes anaplastisch-großzelliges T-NHL peripheres T-Zell-Lymphom, nicht subspezifiziert (2) angioimmunoblastisches T-Zell-Lymphom (2) anaplastisch-großzelliges T-Zell-Lymphom (systemisch) (2)
Burkitt-Lymphom (3)	
Plasmozytom (solitär ossär, primär extraossär) (2)	
Multiples Myelom (Plasmazell-Myelom) (2)	
Hodgkin-Lymphom	
noduläres Lymphozyten – prädominantes Hodgkin-Lymphom (noduläres Paragranulom)	
klassisches Hodgkin-Lymphom • Hodgkin-Lymphom, noduläre Sklerose (Grad I und II) • Hodgkin-Lymphom, Mischtyp • Hodgkin-Lymphom, lymphozytenarm • klassisches Hodgkin-Lymphom, lymphozytenreich (nodulärer und diffuser Subtyp)	

Klinische Malignitätseinteilung: (1) niedrig malignes (indolentes) Lymphom, (2) aggressives Lymphom, (3) sehr aggressives Lymphom

*   Grad I und II

**   Grad III

***   von B-Zellen in den Keimzentren der Lymphfollikel ausgehend

****   von B-Zellen der mantelförmig um die Follikelzentren der Lymphknoten gelegenen Region ausgehend

***** Die entarteten B-Zellen befinden sich in der Randzone von reaktiv gebildeten Lymphfollikeln.

Epidemiologie

Inzidenz ca. 10/100 000 Einwohner jährlich, mit zunehmender Tendenz. Die Häufigkeit nimmt im Alter zu; Männer erkranken etwas häufiger als Frauen (M : F = 1,5 : 1).

Klinik

- **Lymphknotenschwellungen und B-Symptome** (häufig)
- Ein **extranodaler Befall** tritt häufiger als beim Hodgkin-Lymphom auf und betrifft vor allem:
  - die Haut mit papulösen Infiltraten und Hautblutungen (überwiegend T-Zell-Lymphome, z. B. das Sézary-Syndrom, s. u.)
  - den Magen-Darm-Trakt (überwiegend B-Zell-Lymphome)
  - das ZNS.
- **Knochenmarkinfiltration** (in 30 – 50%): Im Blutbild resultieren z. B. eine Anämie und eine Thrombozytopenie/Leukopenie. Immunozytische und immunoblastische B-Zell-Lymphome gehen oft mit einer monoklonalen Gammopathie (s. **3.6.5**) einher.
- **Splenomegalie** (in 20%)
- Befall der Tränen- und Speicheldrüsen (Mikulicz-Syndrom), der Augen und der Knochen (alles selten).

Ätiologie

Die Ursache der überwiegenden Mehrzahl der Erkrankungen ist unklar. Diskutiert werden unter anderem:
- **Viren:** HTLV-1-Viren wurden in T-Zell-Lymphomen in Japan nachgewiesen, Epstein-Barr-Viren werden als Auslöser für das endemische und das HIV-assoziierte Burkitt-Lymphom (s. u.) verantwortlich gemacht. *Helicobacter pylori* ist mit MALT-Lymphomen des Magens assoziiert.
- **Chromosomenaberrationen:** Translokationen können den programmierten Zelltod (Apoptose) verhindern und Tumorsuppressor-Gene inaktivieren; sie sind bei vielen NHL nachzuweisen.
- **Immunsuppression:** Ein erhöhtes Risiko besteht bei AIDS, angeborenen Immundefekten, medikamentöser Immunsuppression sowie nach Zytostatikatherapie.

Diagnostisches Vorgehen

Sicherung der Diagnose und Klassifizierung

Die Diagnose wird durch eine Lymphknotenexstirpation und deren histopathologische Aufarbeitung (einschließlich zytogenetischer und immunzytologischer Charakterisierung) gesichert. Die dadurch erreichte Klassifizierung (**Tab. 3.15**) ist sowohl für die Therapie als auch für die Prognose von entscheidender Bedeutung.

Staging

Die meisten NHL werden wie die Hodgkin-Lymphome nach der modifizierten Ann-Arbor-Konvention (s. **3.6.3**) in Sta-

dien eingeteilt. Als Hochrisikopatienten gelten Patienten im Stadium III/IV mit zwei oder mehr Risikofaktoren (als Risikofaktoren gelten bei den NHL z. B. LDH-Erhöhung, Befall mehrerer extranodaler Organe und reduzierter Allgemeinzustand).

Therapie

Die Therapie der NHL ist onkologischen Zentren vorbehalten. Sie ist so heterogen wie die Krankheitsgruppe. Im Folgenden können nur die Prinzipien dargestellt werden:

Indolente NHL (Tab. 3.15)

- **Lokalisierte Stadien (Stadium I und II):** entweder *„watch and wait"* oder Strahlentherapie, mit oder ohne zusätzliche (milde) Polychemotherapie (CHOP: **C**yclophosphamid, **A**driamycin [= Hydroxydaunorubicin], **V**incristin [= Oncovin®] und **P**rednisolon). Rezidive treten vor allem in benachbarten Lymphknotenregionen auf, deshalb besteht die Bestrahlung meist aus einer Extended-Field- oder einer total-nodalen Bestrahlung.
- **Generalisierte Stadien und alle Stadien mit B-Symptomatik:** meist mit palliativer Zielsetzung. Die therapeutische Spannbreite ist groß, sie reicht von Abwarten (*„watch and wait"*) über eine milde Chemotherapie mit CHOP bis zur Hochdosis-Chemotherapie mit Knochenmark- bzw. Stammzelltransplantation. Als Therapieindikationen gelten B-Symptome, Knochenmarkinfiltration mit Panzytopenie, rasche Progredienz oder potentielle Organschädigung (z. B. Splenomegalie mit Kapselspannungsschmerz oder drohender Ruptur, Paraproteinämie mit drohender Nierenschädigung).

Aggressive NHL (Tab. 3.15)

Je nach Alter, extranodalem Befall, Tumorstadium und Allgemeinzustand kommen sehr unterschiedliche Therapieregimes zum Einsatz, z. B. mit CHOP, evtl. auch in Kombination mit dem Anti-CD20-Antikörper Rituximab. Manche CD20-positiven Lymphome eignen sich auch zur **Radioimmuntherapie**. Hier werden dem Patienten Konjugate aus einem Anti-CD20-Antikörper und einem radioaktiven Strahler (etwa [131]Jod) gespritzt; die Antikörper haften sich an die Tumorzelle und sorgen zusammen mit der Strahlung für eine Dezimierung der Tumormasse. Bei Hochrisikopatienten kann auch eine Hochdosis-Chemotherapie mit nachfolgender autologer Stammzelltransplantation eingesetzt werden.

Prognose

Die Prognose ist vor allem abhängig von histologischem Typ, Ausdehnung und Lokalisation, Lebensalter, dem Vorliegen oder Fehlen von B-Symptomen sowie dem Allgemeinzustand des Patienten.

Bei den häufig vorliegenden generalisierten Formen der niedrig malignen NHL ist mit konventioneller Therapie keine Heilung zu erzielen; die mittlere Überlebenszeit beträgt 2 – 10 Jahre. Bei der seltenen lokalisierten Erkrankung beträgt die Heilungschance ca. 40%.

Das hoch maligne NHL führt ohne Behandlung innerhalb von Wochen bis Monaten zum Tod; mit Behandlung ist eine Heilung in ca. 50% zu erwarten (in niedrigeren Stadien bis zu 75%).

Chronische lymphatische Leukämie (CLL)

Die CLL ist eine leukämisch verlaufende Form des NHL, in der WHO-Klassifizierung ist sie mit dem selteneren, nicht-leukämisch verlaufenden kleinzelligen lymphozytischen Lymphom zusammengefasst (**Tab. 3.15**). Die CLL ist in der Regel eine unheilbare Erkrankung des höheren Lebensalters, kann jedoch oft über viele Jahre therapeutisch in Schach gehalten werden. Sie betrifft Männer häufiger als Frauen. Mit einer Inzidenz von ca. 3/100 000 Einwohner jährlich hat sie einen Anteil an allen Leukämien von ca. 30% und ist damit die häufigste Leukämieform. Gleichzeitig ist die CLL die häufigste Form des NHL (ca. 10%).

Charakteristisch ist die unkontrollierte Proliferation und Akkumulation eines entarteten B-Zell-Klons. Die malignen Lymphozyten proliferieren relativ langsam, haben aber eine verlängerte Lebensdauer. Sie breiten sich in Knochenmark, Leber, Milz und Blut aus. Da die Erkrankung nur langsam fortschreitet, gilt sie als niedrig maligne.

! Etwa 5% gehen aber in ein aggressives Lymphom über (Richter-Syndrom). **!**

Aufgrund der Verdrängung immunkompetenter B-Lymphozyten, einer verminderten Antikörperantwort und der gleichzeitig bestehenden Störung des T-Zell-Systems besteht einerseits eine erhöhte Infektanfälligkeit, andererseits eine erhöhte Inzidenz von Autoimmun- und Tumorerkrankungen.

Klinik

Initial sind die Patienten meist asymptomatisch: Die Mehrzahl der Diagnosen beruht auf einem Zufallsbefund. Typisch ist die Lymphknotenschwellung, die aber initial fehlen kann (**Abb. 3.35**). Als Ausdruck der Abwehrschwäche treten oft Herpes-zoster- und Candida-Infektionen auf. Auch andere Hauterscheinungen treten bei der CLL häufiger auf (knotige Infiltrate, Erythrodermien, Pruritus, chronische Urtikaria). In fortgeschritteneren Stadien kommen auch B-Symptome oder eine massive Splenomegalie vor. Neben der Milz kann im Verlauf praktisch jedes Organ infiltriert werden.

! Bei CML ist eine Lymphknotenschwellung selten, dafür besteht regelmäßig eine ausgeprägte Splenomegalie. Eselsbrücke: CLL = Lymphknotenschwellung und Splenomegalie, CML = Milzschwellung. **!**

Bei ca. 10% der Patienten besteht eine autoimmunhämolytische Anämie durch Wärmeantikörper (s. **3.3.5**). Auch eine monoklonale Gammopathie vom IgM-Typ (Bildung von IgM-Paraproteinen durch Störung der Lymphozytenregulation; s. **3.6.5**) kann auftreten.

Ätiologie

Die Vermehrung der reifen Lymphozyten resultiert aus einer verminderten Apoptose. Die Ursache der verminderten Apoptose wiederum ist unklar. Verschiedene Chromosomenaberrationen sind als Risikofaktoren beschrieben. Die familiäre Häufung legt weitere genetische Ursachen nahe (Kinder von CLL-Patienten haben ein dreifach erhöhtes Risiko).

Diagnostisches Vorgehen

Ziel der Diagnostik ist – neben der Sicherung der Diagnose, welche durch Blutbild, Knochenmark und Immunzytologie erfolgt – das Abschätzen der Prognose und damit auch der Therapieindikation. Letztere richtet sich nach dem Grad der Knochenmarkinsuffizienz und dem Lymphknotenbefall.

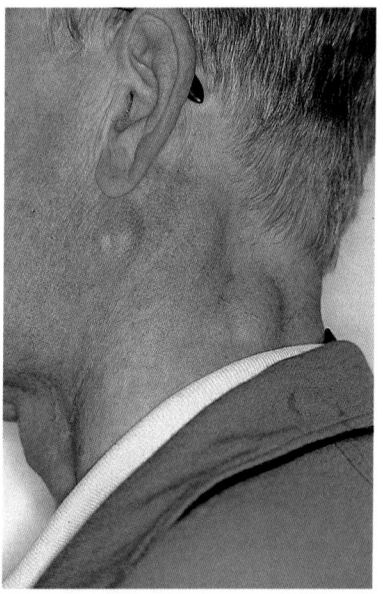

Abb. 3.35: 72-jähriger Patient mit CLL: Zunächst fielen dem Patienten nur „Schwellungen am Hals" auf. Die körperliche Untersuchung ergab zudem zahlreiche vergrößerte Lymphknoten in der Achselhöhle, der Leiste und über dem Schlüsselbein. Außerdem war die Milz etwa eine Hand breit unter dem Rippenbogen tastbar. [S100]

03

Als Orientierung dient die Stadieneinteilung nach BINET (s. gleichnamigen **Kasten**).

- **Blutbild:** deutliche Leukozytose mit hohem Lymphozytenanteil (> 70 % bzw. > $10 \times 10^9/l$ = 10/nl). Typisch für den Blutausstrich ist der vermehrte Gehalt an sog. Gumprecht-Kernschatten (Reste zerstörter kernhaltiger Zellen; **Abb. 3.36**).

  > ❗ Gumprecht-Kernschatten sind in geringer Zahl in jedem Blutausstrich nachweisbar. Bei der CLL entstehen sie, wenn bei der Anfertigung des Blutausstrichs die fragilen Lymphozyten zerplatzen. ❗

- **Knochenmark:** Anteil der reifen Lymphozyten > 40 % aller kernhaltiger Zellen, bei normalem oder erhöhtem Zellgehalt
- **Immunzytologie** (durchflusszytometrische Phänotypisierung): Nachweis der Monoklonalität der vermehrt vorliegenden Lymphozyten (identische Oberflächenmarker bei der Immunphänotypisierung: CD5, CD19, CD23).

===== ZUR VERTIEFUNG =====

Stadieneinteilung (nach Binet)

- **Stadium A:** < 3 LK-Stationen* betroffen: Lebenserwartung > 120 Monate
- **Stadium B:** ≥ 3 LK-Stationen* betroffen: Lebenserwartung 60 Monate
- **Stadium C:** Anämie (Hb < 10 g/dl) oder Thrombozytopenie (< 100/nl): Lebenserwartung 24 Monate.

* Leber und Milz gelten als jeweils eine „LK-Station".

Therapie

Aufgrund des langsamen Erkrankungsverlaufes werden die Patienten möglichst spät (z. B. im Stadium C nach BINET oder bei beschleunigtem Fortschreiten der Erkrankung)

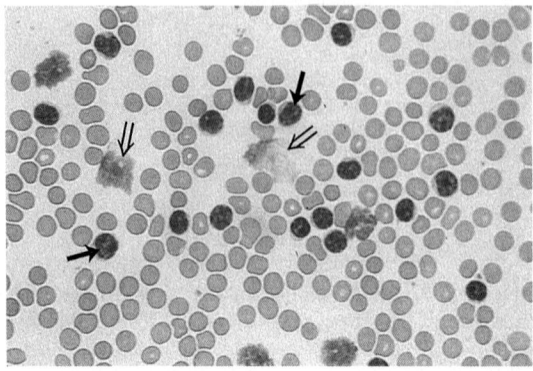

Abb. 3.36: Blutausstrich bei CLL: Zu erkennen sind die starke Lymphozytose (Pfeile) sowie die Kernschatten (Doppelpfeile). [R132]

und möglichst schonend, d. h. mit wenig aggressiven Schemata, therapiert (z. B. mit Chlorambucil oder Purin-Analoga wie etwa Fludarabin). Bei großen Lymphomen oder einer großen Milz kommt eine niedrig dosierte Bestrahlung in Betracht.

> ❗ Die Klinik ist für die Therapieentscheidung wichtiger als die Lymphozytenzahl! ❗

Bei rezidivierenden Infekten aufgrund eines Antikörpermangelsyndroms sollten Immunglobuline substituiert werden.

Prognose

Die CLL ist die gutartigste Leukose überhaupt und sie verläuft fast immer langsam über viele Jahre. Prognostisch ungünstige Faktoren sind – neben einem fortgeschrittenen Stadium – eine erhöhte LDH, ein hohes β_2-Mikroglobulin sowie hohe Spiegel des löslichen CD23 im Serum (alle drei Parameter korrelieren mit der Tumormasse). Auch ein hoher Thymidin-Einbau (im Serum an einer Erhöhung der Thymidin-Kinase ablesbar) ist prognostisch ungünstig. Die Hälfte der Patienten verstirbt an Infekten.

Multiples Myelom, Plasmozytom

Synonyme: malignes Myelom, Plasmazell-Myelom, Morbus Kahler

> ❗ Das Multiple Myelom ist der häufigste Tumor von Knochen und Knochenmark. ❗

Zugrunde liegt die maligne Proliferation eines Plasmazellklons. Die Inzidenz liegt bei 4/100 000 jährlich und nimmt mit dem Alter zu. Vor dem 40. Lebensjahr entsteht selten ein Multiples Myelom.

Das Multiple Myelom gehört zu den aggressiven Non-Hodgkin-Lymphomen. Ein maligne entarteter Klon von Plasmazellen breitet sich typischerweise diffus im Knochenmark und Knochen aus (Multiples Myelom). Seltener bildet sich ein solitärer (ossärer oder extraossärer) Tumor aus Plasmazellen; er hat eine günstigere Prognose und wird nach der WHO-Klassifikation als **Plasmozytom** vom Multiplen Myelom abgegrenzt (der Begriff Plasmozytom wird aber auch synonym zum Multiplen Myelom verwendet). Die entarteten Plasmazellen stimulieren die Osteoklasten, sodass Osteolysen auftreten. Die malignen Zellen produzieren zudem ein nicht-funktionsfähiges monoklonales Immunglobulin, das verschiedenen Immunglobulinklassen angehören kann: in ca. 55 % der Fälle IgG, in ca. 25 % IgA, in 1 % IgD oder in 20 % inkomplette Immunglobuline (Leichtketten vom λ- oder κ-Typ). In 60 % der IgG- und IgA-bildenden Multiplen Myelome können Leichtketten im Urin nachgewiesen werden (sog. **Bence-Jones-Proteine**).

! Bence-Jones-Proteine sind niedermolekulare Paraproteine (Molekulargewicht um 22 kD), die harngängig und deshalb im Urin nachweisbar sind. **!**

Klinik

Typisches Symptom sind die Knochenschmerzen (ca. 70% der Patienten), die im Gegensatz zum Schmerz bei Knochenmetastasen nicht nachts, sondern bei Bewegung zunehmen. Hinzu kommen pathologische Frakturen durch Osteolysen. Daneben treten aber auch B-Symptome und häufig anämiebedingte Beschwerden auf. Weitere Symptome s. **Kasten** „Symptome und Befunde beim Multiplen Myelom".

90% der Fälle verlaufen progredient. In 10% ist der Verlauf sehr langsam, der Anstieg der monoklonalen Immunglobuline fehlt (engl. *smoldering myeloma*).

! Im Gegensatz zur CLL besteht beim Multiplen Myelom keine Lymphknotenvergrößerung. **!**

═══════════**AUF DEN PUNKT GEBRACHT**═══════════

Symptome und Befunde beim Multiplen Myelom

- **B-Symptome:** Gewichtsverlust, Fieber, Nachtschweiß
- **Knochenschmerzen** (ca. 70%), die bei Bewegung zunehmen
- **pathologische Frakturen** durch Osteolysen. Diese entstehen durch Stimulation der Osteoklasten durch die Tumorzellen (über IL-1 und IL-6 sowie Tumornekrosefaktor-α). Der Knochenabbau kann zur Hyperkalzämie (s. 11.6.3) führen.
- **erhöhte Infektanfälligkeit:** Die gebildeten monoklonalen Immunglobuline sind nicht funktionstüchtig und führen zu einer Verminderung der „kompetenten" Immunglobuline. Es resultiert ein Antikörpermangelsyndrom mit einem erhöhten Risiko vor allem für bakterielle Pneumonien und Pyelonephritiden.
- **Niereninsuffizenz** (ca. 25%): Ursachen sind meist eine Hyperkalzämie oder eine tubuläre Schädigung durch die Ausscheidung von Leichtketten (Myelom-Nieren, AL-Amyloidose).
- **Anämie** (ca. 80%): durch KM-Verdrängung sowie tumor- oder infektbedingt. Meist sind die Erythrozyten normozytär und normochrom.
- **Hyperviskositätssyndrom** (s. 11.5.4) durch Erhöhung des Serumproteingehaltes. Die Verstopfung der Endstrombahn führt zu Synkopen, Hör- und Sehstörungen, peripherer Zyanose, Parästhesien und Durchblutungsstörungen in den Beinen.
- selten hämorrhagische Diathese sowie Amyloidose.

Diagnostisches Vorgehen

Der erste Hinweis ergibt sich aus dem sog. **M-Gradienten** in der Serumeiweißelektrophorese, welcher auf eine monoklonale Eiweißproduktion hinweist (**Abb. 3.37**). Gleichzei-

tig ist das Gesamteiweiß vermehrt und die BSG extrem beschleunigt (**Sturzsenkung**). Eventuell bestehen eine Hyperkalzämie und eine Kreatinin-Erhöhung. Im Blutbild findet sich eine Anämie.

Die **definitive Diagnose** des Multiplen Myeloms stützt sich auf:

- Nachweis einer Plasmozytose im Knochenmark (Plasmazellanteil > 10%, typischerweise als Plasmazellnester) oder der Nachweis eines Plasmozytoms. Bei asekretorischer Erkrankung sind > 30% Plasmazellen im Knochenmark gefordert.
- mittels Immunelektrophorese im Serum oder Urin nachweisbares monoklonales Protein
- Nachweis osteolytischer Herde bzw. einer Osteoporose mit Wirbelkörperfrakturen und/oder das Vorliegen einer
  - Hyperkalzämie
  - Anämie (Hb-Wert < 10 g/dl bzw. 2 g/dl unterhalb der Norm)
  - Niereninsuffizienz (Kreatinin-Wert > 173 μmol/l oder > 2 mg/dl).

Osteolysen finden sich am häufigsten an der Wirbelsäule, am Becken, an Oberschenkel- und Oberarmknochen und am Schädel. Am Schädel spricht man bei multiplen Osteolysen vom **Schrotschuss-Schädel** (**Abb. 3.38**).

! Die Urinuntersuchung ist dabei immer notwendig, weil die Serumspiegel der Paraproteine infolge der renalen Elimination niedrig sein können. **!**

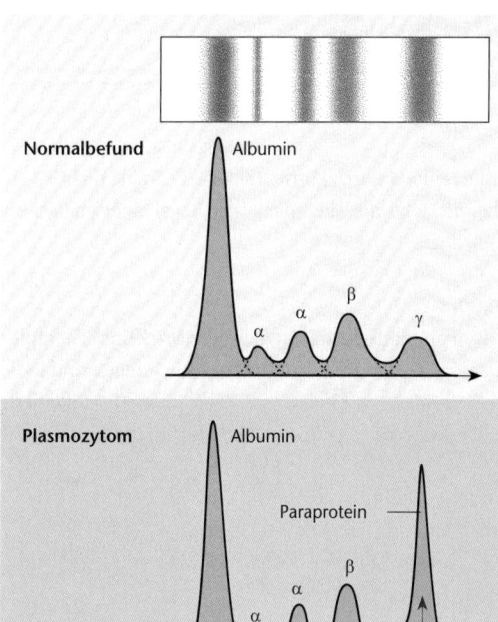

Abb. 3.37: Serumelektrophorese beim IgG-produzierenden Multiplen Myelom mit typischem M-Gradienten aus Paraprotein. [A400]

! Bence-Jones-Proteine werden von Urin-Streifentests nicht erfasst. **!**

Die Stadieneinteilung nach SALMON und DURIE (s. gleichnamigen **Kasten**) berücksichtigt neben der Konzentration der monoklonalen Immunglobuline im Serum und im Urin auch das Ausmaß der Anämie und der Hyperkalzämie sowie die Anzahl der Osteolysen.

===ZUR VERTIEFUNG===

Stadieneinteilung des Multiplen Myeloms (nach SALMON und DURIE)

Das Stadium korreliert mit der Tumorzellmasse und damit mit Prognose und Behandlungsindikation.

Stadium I (niedrige Tumorzellmasse)
- Hb > 10 g/dl
- Serumkalzium normal
- geringe Konzentration monoklonaler Immunglobuline: IgG < 50 g/l, IgA < 30 g/l, Leichtketten im Urin < 4 g täglich
- normales Skelett oder nur eine solitäre Osteolyse.

Stadium II
weder Stadium I noch Stadium III

Stadium III (hohe Tumorzellmasse)
- Hb < 8,5 g/dl
- Serumkalzium erhöht
- hohe Konzentration monoklonaler Immunglobuline: IgG > 70 g/l, IgA > 50 g/l, Leichtketten im Urin > 12 g täglich
- mehrere Osteolysen.

Für jedes Stadium gibt es zusätzlich eine Unterteilung in A (Kreatinin < 177 µmol/l = 2 mg/dl) und B (Kreatinin > 177 µmol/l = 2 mg/dl).

Therapie

Da eine Heilung durch konventionelle Therapie nicht zu erreichen ist, folgt die Therapie in der Regel einer palliativen Zielsetzung.

Stadium I

Bei asymptomatischen Patienten besteht keine Therapieindikation. Regelmäßige Kontrolluntersuchungen sind indiziert, und eine Therapie wird z. B. bei stärkerer Leichtketten-Proteinurie begonnen, da diese die Nieren schädigen kann.

Stadium II und III
- Chemotherapie z. B. mit Melphalan und Prednison (ALEXANIAN-Schema) oder Vincristin, Adriamycin und Dexamethason (VAD-Schema)
- Bestrahlung von frakturgefährdeten Knochen; ggf. operative oder mechanische Stützung von Frakturen (z. B. durch Korsett)

- bei Infekten frühzeitige antibiotische Therapie und Substitution von Immunglobulinen
- bei Patienten < 65 Jahren evtl. autologe Blutstammzelltransplantation, bei jüngeren Patienten evtl. allogene Stammzelltransplantation
- Therapie der Komplikationen (Tumorlyse-Syndrom und Hyperviskositäts-Syndrom; s. **11.5.4**)
- Zudem kommen als weitere Therapieoptionen Substanzen wie das Thalidomid oder Lenalidomid oder der Proteasom-Inhibitor Bortezomib zum Einsatz.

Bei allen Patienten muss auf eine suffiziente **supportive Therapie** geachtet werden. Darunter fallen u. a. eine adäquate Schmerztherapie, eine ausreichende Hydrierung zur Prävention einer Niereninsuffizienz, der Ausgleich einer Anämie sowie die Behandlung eines sekundären Antikörpermangels.

Alle Myelom-Patienten werden zudem mit Bisphosphonaten (s. **8.5.6**) behandelt, welche die Osteoklastenfunktion hemmen.

! Bei Patienten mit Multiplem Myelom sollte kein i. v. Urogramm durchgeführt werden. Jede Kontrastmittelbelastung bei diesen Patienten kann zu einem akuten Nierenversagen führen. Als Pathomechanismus hierfür wird eine tubuläre Ausfällung der Proteine durch das Kontrastmittel mit konsekutiver „Verstopfung" der Nierentubuli verantwortlich gemacht. **!**

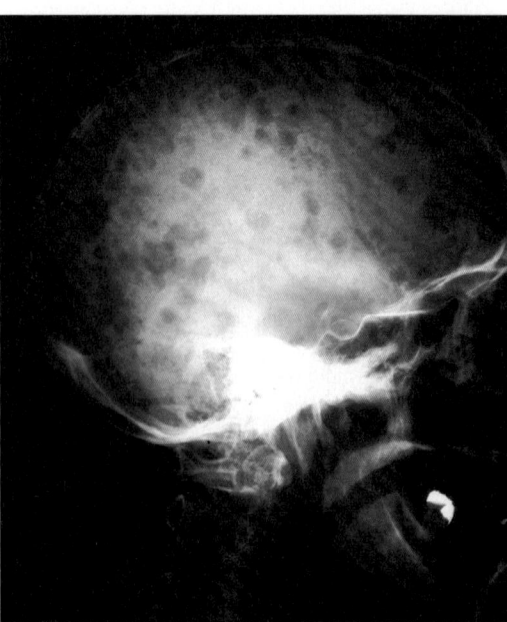

Abb. 3.38: „Schrotschuss-Schädel" beim Multiplen Myelom. In der gesamten Kalotte wurde Knochensubstanz von Plasmazellen verdrängt. Diese zahlreichen Osteolysen vermitteln den Eindruck eines Schroteinschusses. [T170]

Prognose

Die mittlere Lebenserwartung beträgt in den Stadien II und III unter einer konventionellen Therapie (z. B. Melpholon, Prednison) etwa 30 Monate. Die meisten Patienten sterben an Infektionen oder an den Folgen einer Niereninsuffizienz.

Wie bei der CLL korrelieren LDH, β_2-Mikroglobulin und Thymidin-Kinase im Serum mit der Tumormasse und haben prognostische Relevanz.

Durch eine Hochdosis-Chemotherapie mit nachfolgender autologer Blutstammzelltransplantation kann die Lebenserwartung deutlich verbessert werden; bei der allogenen Blutzelltransplantation sind in über 50% der Fälle Langzeitremissionen möglich.

Seltenere NHL

Immunozytom

Synonyme: Makroglobulinämie, M. Waldenström
Dieses nach der heutigen WHO-Klassifikation als **lymphoplasmozytisches Lymphom** bezeichnete NHL ist viermal seltener als das Multiple Myelom und tritt fast nur im höheren Lebensalter auf (Median im 7. Dezennium). Charakteristisch ist die Bildung monoklonaler IgM-Globuline.

Klinisch im Vordergrund stehen die durch die monoklonale Gammopathie bedingten Schädigungen (s. **3.6.5**), insbesondere Hyperviskositäts-Syndrom und hämorrhagische Diathese. Im Gegensatz zum Multiplen Myelom treten keine Osteolysen, sondern nur eine Osteoporose auf.

Im Serum lassen sich die monoklonalen IgM leicht nachweisen. Das Knochenmark zeigt lymphozytoide Zellinfiltrate.

Die Therapie erfolgt mit Prednison und einer alkylierenden Substanz. Eine neuere Alternative sind die Purin-Analoga Cladribin und Fludarabin. Die Prognose ist besser als beim Multiplen Myelom.

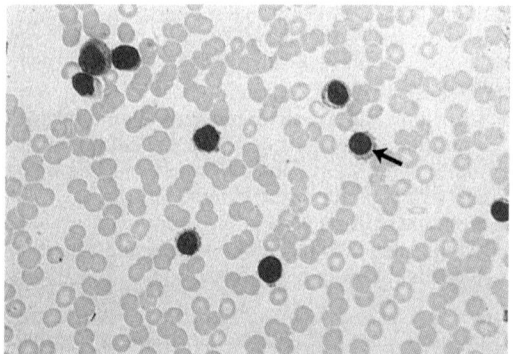

Abb. 3.39: Blutausstrich der Haarzell-Leukämie mit den typischen ausgefransten, „haarigen" Zellgrenzen (Pfeil).
[E179–168]

Haarzell-Leukämie

Niedrig malignes NHL vom B-Zell-Typ. Der Name beschreibt die charakteristische Morphologie der Lymphozyten, die ausgefranste, haarige Zellgrenzen aufweisen **(Abb. 3.39)**. Es sind vor allem Männer (80%) betroffen.

Klinik

Im Vordergrund stehen Splenomegalie (> 75%), Hepatomegalie (ca. 40%) und eine Panzytopenie aufgrund einer zunehmenden Knochenmarkinfiltration.

Therapie

Die Gabe von neueren Purin-Analoga (z. B. Cladribin) ermöglicht in 80% lang anhaltende komplette Remissionen (in Einzelfällen sogar Heilungen). Alternativ kann eine Remission mit Interferon-α erzielt werden. Eine weitere wirksame Therapieoption stellt der Einsatz des Anti-CD20-Antikörpers Rituximab dar.

Sézary-Lymphom

Niedrig malignes kutanes T-Zell-Lymphom, das vorwiegend im höheren Lebensalter auftritt. Das Sézary-Syndrom stellt die generalisierte Form der auf die Haut beschränkten Mycosis fungoides dar.

Klinik

Chronische Erythrodermie (stark juckende rote Flecken) und Lymphadenopathie. Histologisch typisch sind **Sézary-Zellen** (Synonym: **Lutzner-Zellen** = kleine Lymphozyten mit stark eingekerbten Kernen), sog. Pseudoabszesse und **Mycosis-Zellen** (große basophile Zellen mit großen Nukleolen).

Therapie

Therapeutische Optionen sind PUVA-Therapie (Gabe von Psoralen, kombiniert mit UV-A-Bestrahlung), Photopherese (Psoralen-Gabe und extrakorporale UVA-Bestrahlung von Leukozyten), evtl. Retinoide und Interferon-α. In höheren Stadien erfolgt eine niedrig dosierte Chemotherapie.

Prognose

Die Erkrankung verläuft zunächst oft über Jahre langsam, dann kommt es jedoch häufig zu einer rasch progredienten Tumorbildung an der Haut mit tödlichem Ausgang. Auch wenn Langzeitverläufe von über 20 Jahren vorkommen, liegt die mittlere Lebenserwartung deshalb nur bei ca. 5 Jahren.

Burkitt-Lymphom

Das vor allem in Westafrika endemische Burkitt-Lymphom, das bei Kindern und Jugendlichen durch eine Epstein-Barr-Virus-Infektion ausgelöst werden kann (bei Jungen 3-mal häufiger als bei Mädchen), ist in Europa selten. Hierzulande kommt das Burkitt-Lymphom im Rahmen der HIV-Infektion sowie sporadisch vor.

Es handelt sich um das am schnellsten wachsende NHL, an dessen Entstehung eine Dysregulation des *c-myc*-Gens beteiligt ist. Die Störung dieses Gens kann beispielsweise durch eine Translokation (z. B. t[8;14]) induziert werden. Es ist zu vermuten, dass vor allem Zellen, die EBV-Gene latent tragen, für eine Störung des *c-myc*-Gens anfällig sind. Auch in Europa sind bei 20% der Burkitt-Lymphome EBV-Antigene nachweisbar (bei HIV-assoziierten Burkitt-Lymphomen sogar in 40% der Fälle).

Klinisch kann praktisch jedes Organ beteiligt sein (v. a. Darm, Mesenterium, Leber); leukämische Verläufe kommen bei Knochenmarkbefall vor. Bei der endemischen (afrikanischen) Form ist vor allem der Gesichtsschädel betroffen (Tumoren, Ulzerationen). Trotz des raschen Wachstums ist das Burkitt-Lymphom durch eine Chemotherapie in > 50% der Fälle heilbar.

3.6.5 Monoklonale Gammopathien

Hierunter fallen die Krankheiten, die mit einer vermehrten Sekretion von monoklonalen γ-Globulinen oder γ-Globulin-Bruchstücken (z. B. Leichtketten) einhergehen. Diese Produkte wurden früher als **„Paraproteine"** bezeichnet, da angenommen wurde, dass es sich um lediglich Immunglobulin-*ähnliche* Eiweiße handle.

❗ Die monoklonalen Proteine werden auch als „M-Proteine" bezeichnet, wegen des durch die hohe Gamma-Zacke bedingten typischen „M"-förmigen Elektrophoresemusters (Abb. 3.37). ❗

❗ Die BSG ist bei Gammopathien regelhaft erhöht. ❗

Zu den Gammopathien zählen:
- MGUS (monoklonale Gammopathie unklarer Signifikanz, s. u.): 66%
- Multiples Myelom (s. **3.6.4**): ca. 16%
- Amyloidose (s. **9.10**): ca. 10%
- manche Non-Hodgkin-Lymphome, z. B. CLL, lymphoplasmozytisches Lymphom (M. Waldenström): 8%.

Gammopathien können den Betroffenen auf verschiedene Weisen schädigen:
- durch Viskositätserhöhung des Plasmas (Hyperviskositäts-Syndrom, s. **11.5.4**): Raynaud-artige Durchblutungsstörungen der Haut, Durchblutungsstörungen des ZNS mit Kopfschmerzen, Somnolenz, Seh- und Hörstörungen, bis hin zu Krampfanfällen, evtl. Myokardinfarkt

- Schädigung der Nierentubuli mit nephrotischem Syndrom und Niereninsuffizienz
- hämorrhagische Diathese durch eine Beeinträchtigung der Thrombozytenaggregation sowie durch Bindung der monoklonalen Proteine an Gerinnungsfaktoren
- evtl. autoimmunhämolytische Anämie (bei Vorliegen von IgM-Kälteagglutininen).

Monoklonale Gammopathie unklarer Signifikanz (MGUS)

Nachweis eines monoklonalen M-Proteins ohne Hinweis auf eine zugrunde liegende Erkrankung. Die MGUS ist die häufigste Gammopathie. 3% aller über 70-Jährigen zeigen eine mäßige Vermehrung der γ-Globuline, deren Ursache bisher nicht geklärt werden konnte. Meist handelt es sich um einen Zufallsbefund. Etwa 25% der Patienten entwickeln jedoch innerhalb von 20 Jahren ein Multiples Myelom oder eine andere lymphoproliferative Erkrankung, sodass sich der Krankheitswert der Gammopathie erst im Verlauf zeigt. Der Befund muss deshalb stets, z. B. halbjährlich, kontrolliert werden.

Kriterien, die die benigne Gammopathie vom Multiplen Myelom abgrenzen, sind:
- ein Gehalt an monoklonalem Immunglobulin G im Serum von < 30 g/l, IgA < 20 g/l
- < 10% Plasmazellen im Knochenmark, keine Atypien
- keine oder nur geringe Konzentration von M-Proteinen im Urin (Bence-Jones-Proteine < 1 g/24 h)
- Fehlen von Anämie, Niereninsuffizienz, Hyperkalzämie und typischen Knochenveränderungen.

3.6.6 Myeloproliferative Erkrankungen

Myeloproliferative Erkrankungen entstehen durch monoklonale Proliferation einer myeloischen Stammzelle. Je nach betroffener Differenzierungsstufe proliferieren eine oder mehrere hämatopoetische Zellreihen (**Abb. 3.40**). Nach DAMESHEK (1951) umfasst die Gruppe folgende Krankheiten:
- chronische myeloische Leukämie (CML)
- Polycythaemia vera
- essentielle Thrombozythämie
- Osteomyelofibrose/Osteomyelosklerose.

Die **Ursachen** der myeloproliferativen Erkrankungen sind nach wie vor ungeklärt. Im Verdacht stehen ionisierende Strahlen und Chemikalien wie Benzole oder Alkylanzien; meist ist jedoch kein Auslöser eruierbar. Welche Auslöser auch immer eine Rolle spielen – die Schädigung scheint über erworbene Chromosomenaberrationen zu führen. Schon lange bekannt ist das bei der CML meist nachweisbare Philadelphia-Chromosom, das aus einer Translokation der Chromosomen 9 und 22 resultiert. Neuerdings konnten bei den meisten Fällen von Polycythaemia vera und bei der Hälfte der Patienten mit essentieller Thrombozythämie sowie mit Osteomyelofibrose Mutationen des Janus-Kinase-2-Gens (*JAK2*) nachgewiesen werden.

Dies eröffnet neue Aussichten für die **Therapie**: Kann nämlich die Tyrosinkinase-Aktivität dieser Gene gehemmt werden, so können die von der Mutation betroffenen Vorläuferzellen Substrat nicht mehr verwerten und verlieren ihren Überlebensvorteil. Ein entsprechendes Therapieprinzip ist bei der CML mit dem Tyrosinkinase-Hemmer Imatinib bereits realisiert (s. u.).

Eine klare Zuordnung zu den einzelnen myeloproliferativen Erkrankungen ist zu Beginn der Erkrankungen oft nicht möglich. Auch sind Übergänge von einer Erkrankung in die andere möglich (z. B. von der Polycythaemia vera in die Osteomyelosklerose). Die klinischen Gemeinsamkeiten der Erkrankungsgruppe sind im **Kasten** „Gemeinsame Kennzeichen der myeloproliferativen Syndrome" zusammengefasst.

═══════ **AUF DEN PUNKT GEBRACHT** ═══════

Gemeinsame Kennzeichen der myeloproliferativen Syndrome:

- häufig Splenomegalie
- Im Initialstadium können alle drei Zelllinien vermehrt sein (Leuko-, Erythro- und Thrombozyten).
- chronischer Verlauf mit stetiger Progredienz
- Tendenz zur Markfibrose (v. a. bei Osteomyelosklerose)
- evtl. extramedulläre Blutbildung (v. a. bei Osteomyelosklerose)
- evtl. Übergang in einen meist tödlichen Blastenschub, der wie eine akute Leukämie verläuft (v. a. bei CML)
- Typisch ist eine Basophilie im peripheren Blut.

Chronische myeloische Leukämie

Die CML kennzeichnet eine exzessive Produktion funktionstüchtiger Granulozyten aufgrund maligner Entartung einer hämatopoetischen Stammzelle (monoklonale Stammzellentartung). In > 90 % wird das **Philadelphia-Chromosom** nachgewiesen (s. u.). Nach der neuen WHO-Klassifikation wird die Erkrankungsgruppe auch als „*Chronic myeloproliferative disease*" bezeichnet und schließt noch andere seltene Erkrankungen mit ein.

Die **Inzidenz** liegt bei etwa 1/100 000 Einwohner jährlich, mit einem Altersgipfel im mittleren Lebensalter.

Klinik

Die Krankheit durchläuft verschiedene Phasen:

Chronische Initialphase („stabile Phase")

Die Patienten sind weitgehend asymptomatisch. Eine chronische Leukozytose und Splenomegalie sind jedoch schon nachweisbar, evtl. bestehen Müdigkeit und Nachtschweiß. Diese Phase dauert im Mittel fünf Jahre.

Akzelerationsphase

An die Initialphase schließt sich für etwa ein Jahr die Akzelerationsphase an mit Fieber, Nachtschweiß, Gewichtsverlust (= B-Symptomen), zunehmender Milzgröße, Leukozytose, zunehmender Anämie und Thrombozytopenie. Im Blutbild finden sich mehr als 10 % Blasten. Das Knochenmark expandiert; es kommt zu Knochenschmerzen und extramedullärer Infiltration. Typisch ist der Klopf- bzw. Kompressionsschmerz des Sternums.

Blastenschub

Der Blastenschub ist die Endphase der CML und verläuft wie eine akute Leukämie mit myeloischen (60 %), lymphatischen (30 %) oder erythroiden Vorläuferzellen im Blut. Im Blutbild finden sich jetzt mehr als 30 % Blasten. Meist ist der Schub therapierefraktär. Die mediane Überlebenszeit beträgt weniger als 4 – 5 Monate.

Seltener endet die CML in einer Osteomyelosklerose mit zunehmender Knochenmarkinsuffizienz.

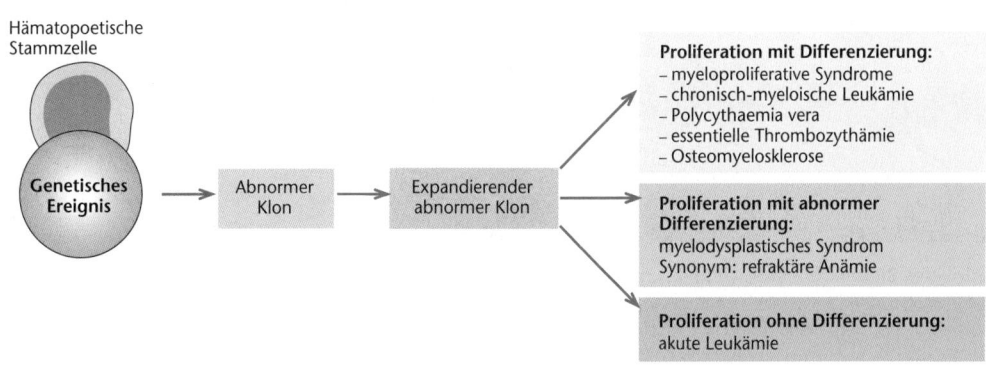

Abb. 3.40: Modell der klonalen Anomalien der hämatologischen Neoplasien, mit den daraus resultierenden Krankheitsbildern. [L157]

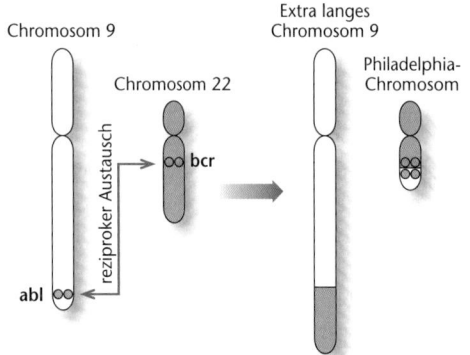

Abb. 3.41: Modell zur Pathogenese der CML: Durch reziproke Translokation zwischen einem Chromosom 9 und einem Chromosom 22 entstehen ein extralanges Chromosom 9 sowie ein Philadelphia-Chromosom. Das Philadelphia-Chromosom enthält das durch Verschmelzung des Protoonkogens *abl* („Abelson-Onkogen" von Chromosom 9) mit der Genregion *bcr* („breakpoint cluster region" von Chromosom 22) entstehende *abl-bcr*-Fusionsgen. Dieses Fusionsgen ist für die Bildung einer die Zellproliferation stimulierenden Proteinkinase verantwortlich. [L141]

Pathogenese

In über 90% liegt eine reziproke Translokation von Teilen des Chromosoms 22 auf das Chromosom 9 (t[9;22]) vor. Das daraus entstehende Chromosom 22q⁻ wird als **Philadelphia-Chromosom** bezeichnet (**Abb. 3.41**) und enthält ein Fusionsgen, das eine proliferationsstimulierende Proteinkinase kodiert. Diese ist verantwortlich für die unkontrollierte Zellvermehrung; der resultierende Wachstumsvorteil gegenüber nicht-pathologischen Zellen führt nach Jahren zu einem völligen Überwiegen des Philadelphia-Chromosompositiven malignen Zellklons und zu einer fast völligen Unterdrückung der normalen Hämatopoese.

! 5–10% der Patienten mit CML haben kein Philadelphia-Chromosom, jedoch trotzdem ein *bcr-abl*-Fusionsgen. !

Die Ätiologie ist überwiegend unklar, ionisierende Strahlen und Benzol erhöhen das Risiko.

Diagnostisches Vorgehen

Ziele der Diagnostik sind:
* die Festlegung der Diagnose (Blutbild, Knochenmark, alkalische Leukozytenphosphatase)
* die Einschätzung der Prognose
  – Zytogenetik: z. B. Philadelphia-Chromosom
  – Molekulargenetik: Nachweis des *bcr-abl*-Fusionsgens
* die Planung der Therapie (Abschätzung der Ausdehnung, Begleiterkrankungen, HLA-Typisierung).

Dementsprechend umfasst der **diagnostische Pfad** folgende Untersuchungen:
* **Blutbild (Abb. 3.42):** Neutrophilie und Nachweis von Vorläuferzellen der Myelopoese inklusive Blasten (pathologische Linksverschiebung). Initial ist eine Thrombozytose möglich, die Thrombozyten sind evtl. zusätzlich in ihrer Funktion gestört (→ Blutungen oder Thrombosen). Das Auftreten kernhaltiger roter Vorstufen weist auf eine extramedulläre Blutbildung hin. Oft bestehen eine Eosinophilie und eine Basophilie.

! Die CML zeigt die höchsten Leukozytenzahlen unter allen Leukämien (bis 500 × 10⁹/l) und geht deshalb mit dem Risiko von leukämischen Thrombosen – z. B. Milzinfarkten, Priapismus und Zentralvenenthrombose der Retina – einher. !

* **Knochenmark:** Hyperplasie der Myelopoese sowie oft auch der Megakaryopoese. Typisch sind ungewöhnlich kleine Megakaryozyten.
* **Zytogenetik:** Nachweis des **Philadelphia-Chromosoms**

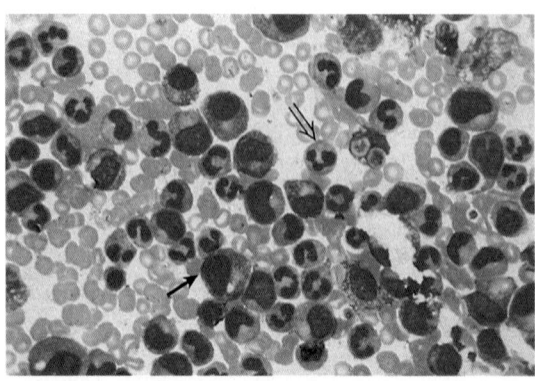
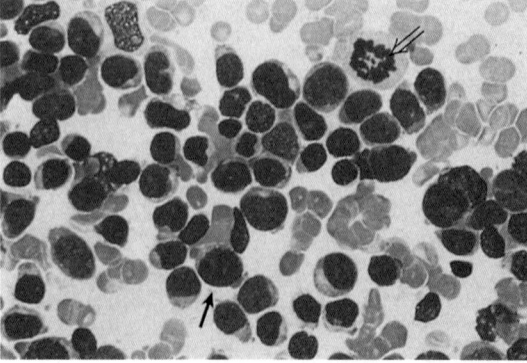

Abb. 3.42: Peripheres Blutbild bei CML. Links chronische Phase mit einer kontinuierlichen Linksverschiebung: Vom Promyelozyten (Pfeil) bis zum Segmentkernigen (Doppelpfeil) kommen alle granulozytären Reifungsstufen vor. **Rechts** CML im Blastenschub: Jetzt überwiegen nukleolenhaltige, an ihrem großen Zellkern und dem geringen Zytoplasmaanteil erkennbare Myeloblasten (Pfeil). Der Doppelpfeil zeigt eine Mitose an. [R132]

(in > 90% nachweisbar) sowie des *bcr-abl*-Fusionsgens: Fehlt ein Philadelphia-Chromosom, ist die Prognose ungünstiger.

! Der Nachweis eines Philadelphia-Chromosoms oder der molekulargenetische Nachweis eines *bcr-abl*-Fusionsgens in myelopoetischen Stammzellen beweist eine CML. !

! Das Philadelphia-Chromosom wird auch bei einer Untergruppe der ALL nachgewiesen (s. 3.6.2). !

- **Zytochemie:** Die **alkalische Leukozytenphosphatase** ist im Gegensatz zur entzündlichen Leukozytose oder der Osteomyelosklerose erniedrigt.
- **andere Untersuchungen:** LDH, Harnsäure (bei vermehrtem Zelluntergang erhöht), Sonographie des Abdomens (Hepatosplenomegalie?), HLA-Typisierung des Patienten und der Verwandten für eine Knochenmarktransplantation, ggf. Fremdspendersuche.

Therapie

Die Therapie der bcr-abl-positiven CML wurde durch den oralen **Tyrosinkinase-Inhibitor Imatinib** revolutioniert. Dieser hemmt spezifisch die bcr-abl-Tyrosinkinase, wodurch die Phosphorylierung von Substrat und damit die Energiebereitstellung in den betroffenen Zellen reduziert wird. Hierdurch werden in der chronisch-stabilen Phase in bis zu 98% hämatologische Remissionen erreicht; zytogenetische Remissionen (kein Nachweis von Philadelphia-Chromosom-positiven Zellen mehr) werden in dieser Phase in bis zu 90% erreicht. Leukozytenzahlen und Splenomegalie normalisieren sich innerhalb von etwa 2 Monaten. Nur 5% der Patienten müssen das Medikament wegen Nebenwirkungen (v. a. Übelkeit und Ödemen) absetzen. Diejenigen Patienten, die auf Imatinib schlecht ansprechen, haben ein erhöhtes Risiko für eine Progression und werden – wenn möglich – durch eine allogene Stammzelltransplantation behandelt. Da Imatinib erst seit wenigen Jahren verfügbar ist, steht eine Bewertung der Langzeiterfolge noch aus. Ein bereits erkennbares Problem sind Resistenzentwicklungen. Neuere Tyrosinkinase-Inhibitoren (z. B. Dasatinib und Nilotinib) mit einem besseren Resistenzmuster werden in klinischen Studien evaluiert.

Patienten, die nicht mit Imatinib behandelt werden können, erhalten die bisherige Standardtherapie: **Interferon-α** in Kombination mit einer Chemotherapie mit **Hydroxyharnstoff** (= Hydroxyurea bzw. Hydroxycarbamid) oder Cytarabin. Dieses Regime ist bei 75% der Patienten mit noch nicht behandelter CML in der chronischen Phase wirksam. Zwei Drittel der Patienten erreichen eine klinische Remission mit Normalisierung des Blutbilds, Verkleinerung der Milz und Besserung der klinischen Beschwerden; ein Drittel erreicht eine zytogenetische Remission mit Verschwinden des Philadelphia-Chromosom-positiven Zellklons im Blut.

Die einzige kurative Therapieoption ist die **allogene**

Stammzelltransplantation; sie wird im Zeitalter von Imatinib nur noch jungen Patienten mit günstiger Prognose (z. B. mit HLA-kompatiblen Geschwisterspendern) angeboten.

Weitere Therapiemaßnahmen sind die Leuk(ozyt)apherese bei sehr hohen Leukozytenzahlen mit Zeichen eines Hyperviskositäts-Syndroms (z. B. Priapismus, Sehstörungen, Somnolenz) sowie bei Bedarf eine Thrombozyten- und Erythrozytensubstitution.

! Die Leukapherese ist ein Verfahren, bei dem Blut aus einer großlumigen Vene ausgeleitet wird, die Leukozyten durch schonende Zentrifugierung abgetrennt werden und der verbleibende Rest dem Patienten über eine andere Vene wieder zugeführt wird. !

Prognose

Bei Interferon-Behandlung beträgt die 5-Jahres-Überlebensrate etwa 60%, eine Heilung ist jedoch nicht zu erreichen. Nach KMT ist die 5-Jahres-Überlebensrate mit ca. 50–70% vergleichbar; diese Patienten gelten dann jedoch fast alle als geheilt. Die Prognose hat sich durch Imatinib stark verbessert, Langzeitdaten stehen jedoch aus.

Polycythaemia vera

Seltene Erkrankung der myelopoetischen Stammzelle mit autonomer Proliferation aller drei Blutzellreihen, vor allem der Erythropoese. Zugrunde liegt in etwa 80% der Fälle eine Mutation des Janus-Kinase-2-Gens *(JAK2)*. Die Inzidenz beträgt 0,5 Erkrankungen pro 100 000 Einwohner pro Jahr, mit einem Häufigkeitsgipfel um 60 Jahre. Männer sind häufiger als Frauen betroffen. Die Ätiologie ist unbekannt, in 20% der Fälle geht die Erkrankung in eine Osteomyelosklerose über. Trotz Thrombozytose besteht aufgrund einer Thrombozytenfunktionsstörung häufig eine verstärkte Blutungsneigung.

Klinik

Im Vordergrund steht die Polyglobulie mit einer Erythrozytose, zudem ist das Blutvolumen insgesamt oft stark vermehrt. Folgen der Erythrozytenvermehrung sind zunächst eine Hautrötung (**Plethora**). Bei einem Hämatokrit > 55% steigt die Blutviskosität deutlich an, sodass dann die Erscheinungen des **Hyperviskositäts-Syndroms** (s. **11.5.4**) dominieren: zerebrale Mangeldurchblutung (z. B. Kopfschmerzen, Schwindel, bis hin zum Schlaganfall) sowie periphere Durchblutungsstörungen (z. B. Akrozyanose, Angina pectoris bis hin zum Herzinfarkt). Als Folge des gesteigerten Blutvolumens kann eine Hypertonie auftreten.

Nach Jahren folgen Splenomegalie und Thrombosen bzw. Thromboembolien (arterielle Thrombosen z. B. mit Myokardinfarkt, venöse Thrombosen z. B. als tiefe Beinvenenthrombosen).

03

! Ab einem Hämatokrit von 60% besteht ein massiv erhöhtes Thromboserisiko. !

Durch die oft begleitende Thrombopathie ist aber auch eine **hämorrhagische Diathese** möglich. Manchmal besteht ein quälender, therapieresistenter Juckreiz.

Diagnostisches Vorgehen

Im **Blutbild** zeigt sich die charakteristische Erhöhung von Erythrozyten, Leukozyten (mit relativer Lymphopenie) und Thrombozyten. Die alkalische Leukozytenphosphatase ist im Gegensatz zur CML erhöht, der Erythropoetin-Spiegel im Gegensatz zur reaktiven Polyglobulie erniedrigt (s. **3.4**). Das **Knochenmark** ist hyperzellulär und zeigt eine ausgeprägte Eisenverarmung (**Abb. 3.43**). In Zweifelsfällen kann der Nachweis des mutierten Janus-Kinase-2-Gens *(JAK2)* die Diagnose erhärten.

Zur leichteren Diagnosefindung hat die WHO für die Polycythaemia vera Diagnosekriterien formuliert (s. **Kasten „WHO-Diagnosekriterien der PV"**).

=== ZUR VERTIEFUNG ===

WHO-Diagnosekriterien der Polycythaemia vera (PV)

Kategorie A
- A1: Hkt um mehr als 25% über den mittleren Normalwert erhöht *oder* Hb > 18,5 g/dl (M) bzw. > 16,5 g/dl (F)
- A2: Erythrozytose nicht sekundär bedingt (also keine familiäre, hypoxie-, tumor- oder durch Hb-Anomalien bedingte Polyglobulie)
- A3: Splenomegalie
- A4: klonale genetische Anomalie in Knochenmarkzellen nachweisbar (außer Philadelphia-Chromosom bzw. *bcr-abl-*Fusionsgen)
- A5: erythroide Koloniebildung *in vitro.*

Kategorie B
- B1: Thrombozyten > 400/nl (400 × 10⁹/l)
- B2: Leukozyten > 12 × 10⁹/l
- B3: Knochenmarkproliferation mit Überwiegen der erythropoetischen und megakaryozytären Proliferation
- B4: niedrige Serumerythropoetinspiegel

Die Diagnose einer PV wird gestellt, wenn A1 und A2 und eine der anderen Kategorien von A vorliegen oder wenn A1 und A2 und zwei der Kategorien von B vorliegen.

Therapie

Die Polycythaemia vera ist nicht heilbar. Sie wird zunächst symptomatisch mit Aderlässen therapiert. Steigt die Aderlassfrequenz zu sehr, ist eine zytoreduktive Therapie mit Interferon-α oder Hydroxyurea möglich.

Symptomatische Therapie
- regelmäßige **Aderlässe** (je 500 ml): Ziel ist ein Hämatokrit < 45%. Das durch die Aderlässe verlorene Eisen wird nicht substituiert, da der Eisenmangel – therapeutisch gewünscht – die Erythrozytenproduktion hemmt.
- **Thrombozytenaggregationshemmer:** Sie kommen zum Einsatz, um Thrombosen zu vermeiden, wenn die Thrombozyten durch Aderlässe nicht effektiv reduziert werden. Bevor man sich zu dieser Therapie entscheidet, sollte jedoch die Thrombozytenfunktion bestimmt werden, da oft gleichzeitig eine Thrombopathie mit erhöhter Blutungsneigung vorliegt (s. 3.7.4).
- **Allopurinol** zur Behandlung einer ausgeprägten Hyperurikämie aufgrund des erhöhten Zellumsatzes.

Zytoreduktive Therapie
Interferon-α oder Hydroxyurea können die Polyglobulie bessern und werden bei einer Thrombozytose > 800/nl eingesetzt oder dann, wenn Aderlässe öfter als etwa alle 4–8 Wochen erforderlich sind.

Prognose
Todesursachen sind vor allem Thromboembolien, Blutgerinnungsstörungen sowie eine Osteomyelofibrose. Das Risiko einer akuten Leukämie beträgt heute nur noch 2%. Die mittlere Überlebenszeit beträgt mit Therapie 10–15 Jahre, ohne Behandlung etwa 2 Jahre.

! Wegen der oft vorliegenden Thrombopathie besteht ein erhöhtes OP-Risiko. !

Essentielle Thrombozythämie

Sehr seltene Erkrankung durch monoklonale, unkontrollierte Proliferation der Thrombozyten.

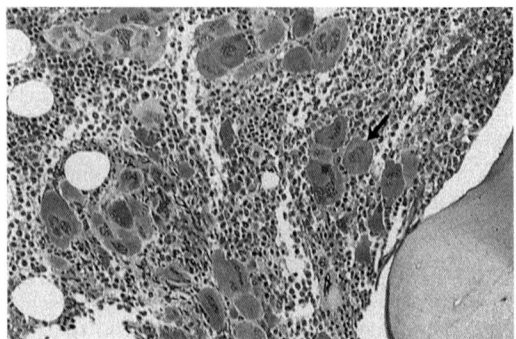

Abb. 3.43: Knochenmarkhistologie der Polycythaemia vera. Das Fettmark ist vollständig reduziert, die Erythropoese und die Megakaryopoese (der Pfeil bezeichnet einen Megakaryozyten) sind stark vermehrt. [E179–168]

! Ungleich häufiger als die essentielle Thrombozythämie sind
■ reaktive Thrombozytosen, z. B. bei Entzündung, Blutung,
Eisenmangel, Malignomen oder nach Splenektomie. !

Klinik

Betroffen sind Menschen mittleren und höheren Lebensalters. Charakteristische Zeichen sind:
- mäßige **Splenomegalie**
- **Thrombosen** (häufigste Todesursache)
- hämorrhagische Diathese durch Bildung funktionsgestörter Thrombozyten (**Thrombopathie**).

Diagnostisches Vorgehen

Das Vorliegen einer essentiellen Thrombozythämie ist
wahrscheinlich bei einer anhaltenden Thrombozytose
> 600/nl und einer im Knochenmark vorliegenden Vermeh-
rung von vergrößerten und reifen Megakaryozyten.

Ursachen für eine sekundäre Thrombozytose und das
Vorliegen einer myeloproliferativen Erkrankung müssen
ausgeschlossen sein.

Therapie

Interferon-α senkt die Thrombozytenzahl. Wenn damit die
Thrombozytose nicht zu beherrschen ist, wird eine Chemotherapie mit **Hydroxyurea** (Hydroxycarbamid) begonnen.
Dieses ist nach neueren Daten dem selektiven Megakaryo-
poesehemmer Anagrelid überlegen.

! Alle Patienten erhalten den Thrombozytenaggregations-
■ hemmer Acetylsalicylsäure; allerdings nicht, wenn Blutungen aufgetreten sind (Hinweis auf eine oft begleitende Thrombopathie). !

Prognose

Typisch ist ein langsamer Verlauf über 10–15 Jahre. Die
meisten Patienten sterben an einer thromboembolischen
Komplikation.

Osteomyelofibrose

Die Osteomyelofibrose ist eine sehr seltene myeloproliferative Erkrankung (Inzidenz ca. 0,2/100 000 jährlich) mit
Beginn meist erst im 6. Lebensjahrzehnt. Kennzeichen ist
die zunehmende Markfibrose, später auch **Marksklerose**
mit progredienter Knochenmarkinsuffizienz, die schließlich zur **extramedullären Blutbildung** mit Splenomegalie
und Hepatomegalie führt.

Die Fibrosierung ist Folge der von entarteten Megakaryozyten und Thrombozyten sezernierten Zytokine (z. B. Transforming Growth Factor-β), die auf die Fibrozyten des Mark-
raumes wirken.

Klinik

Es besteht immer eine massive **Splenomegalie**, zusätzlich
oft eine Hepatomegalie und Zeichen der Anämie. Später
kommt es zu Gewichtsverlust und hämorrhagischer Diathese, seltener zu Knochenschmerzen, Ikterus und Lymphknotenvergößerung.

Diagnostisches Vorgehen

Die Diagnose wird durch Untersuchungen des Bluts und des
Knochenmarks gestellt.

Blutbild

In der Frühphase findet man eine Leukozytose und Thrombozytose, später eine Panzytopenie, wobei die Anämie im
Vordergrund steht. Typisch im peripheren Blutausstrich
sind auch **Dakryozyten (Abb. 3.9)** und Normoblasten (leu-
ko-erythroblastisches Blutbild).

! Differentialdiagnostisch muss an andere Verdrängungsmye-
■ lopathien (z. B. Knochenmarkskarzinose) gedacht werden. !

Knochenmark

Der Nachweis von Vorstufen der roten und weißen Reihe
(Myeloblasten, Normoblasten) im peripheren Blut deutet
auf die extramedulläre Blutbildung hin und macht eine
Knochenmarkgewinnung notwendig. Bei der Knochen-
markaspiration wird typischerweise aufgrund der Markfibrose kein Material gewonnen (**Punctio sicca**). Entscheidend ist daher die Knochenmarkbiopsie mit histologischer
Untersuchung; hierbei zeigt sich im Frühstadium ein faser-
armes Mark, später eine zunehmende Markfibrose oder
-sklerose.

Therapie

Einziger **kurativer Ansatz** ist die allogene Knochenmarktransplantation, die jedoch aufgrund des Alters der Patienten und des Fehlens von Spendern nur selten in Betracht
kommt.

Die **palliative Therapie** stützt sich auf die Substitution
von Erythrozyten und ggf. Thrombozyten. Interferon-α
senkt die in der Frühphase erhöhten Leukozyten- und
Thrombozytenzahlen. Der Transfusionsbedarf in der Spätphase kann durch Thalidomid gesenkt werden. Eine Splenektomie wird nur bei Verdrängungserscheinungen oder
Hypersplenismus empfohlen (s. **3.5.1**).

Prognose

Die mittlere Überlebenszeit beträgt ca. 5–8 Jahre, zum Tod
kommt es durch Panzytopenie oder Blastenschub (10%).

03

3.6.7 Myelodysplastische Syndrome (MDS)

Inhomogene Gruppe von klonalen Stammzellerkrankungen mit qualitativen und quantitativen Veränderungen der Hämatopoese. Zugrunde liegt eine **Ausreifungsstörung** (Differenzierungsstörung) von einer, zwei oder allen drei Reihen der Hämatopoese (**Abb. 3.40**). Charakteristisch ist der langsam progrediente Verlauf über Jahre. Das Knochenmark ist dysplastisch, zellreich und weist einen erhöhten Blastenanteil auf. Die jährliche Inzidenz liegt bei etwa 4/100 000 Einwohner.

▌ Während es bei den durch klonale Expansion gekennzeichneten myeloproliferativen Erkrankungen zur Überproduktion und Ausschwemmung reifer und unreifer Blutzellen kommt („entfesselte Stammzelle"), steht bei den myelodysplastischen Syndromen die ineffektive Hämatopoese mit peripherer Zytopenie im Mittelpunkt („behinderte Stammzelle"). ❗

▌ Der früher für die myelodysplastischen Syndrome verwendete Begriff der „Präleukämie" ging von der Beobachtung aus, dass den akuten Leukämien oft ein durch Ausreifungsstörungen des Knochenmarks gekennzeichnetes Vorstadium vorangeht. Heute ist jedoch bekannt, dass lediglich 25% solcher dysplastischen Vorstufen tatsächlich in eine Leukämie übergehen. ❗

Bei der Hälfte der Fälle werden chromosomale Aberrationen gefunden. Zudem spielen wahrscheinlich knochenmarkschädigende Umweltfaktoren bei der Entstehung eine Rolle (z. B. Polychemotherapie, ionisierende Strahlen oder auch organische Lösungsmittel wie Benzol). Die Erkrankungen und Verläufe sind sehr heterogen, eine neuere WHO-Klassifikation ist in **Tabelle 3.16** vorgestellt.

Klinik

Im Vordergrund stehen die Anämie, vermehrte Infektanfälligkeit durch Neutropenie sowie die erhöhte Blutungsneigung durch Thrombozytopenie.

Diagnostisches Vorgehen

Das **Blutbild** zeigt oft eine Panzytopenie und zellmorphologische Auffälligkeiten: Anisozytose (ungleiche Größe) der Erythrozyten und der Thrombozyten sowie dysplastische Veränderungen der Granulozyten (z. B. Pseudo-Pelger-Formen und Verminderung der Granulation). Typisch für die dysplastische Hämatopoese ist jedoch der atypische **Zytologiebefund des Knochenmarks:**

- Als Ausdruck der **Dyserythropoese** zeigen sich eine Sideroblastose, Ringsideroblasten, Kernfragmentierungen und -entrundungen.
- Ausdruck der **Dysgranulopoese** sind u. a. Blastenvermehrungen.
- Die **Dysmegakaryopoese** zeigt sich u. a. durch Mikromegakaryozyten.

Wegweisend ist zudem die **Chromosomenanalyse**, in der in 50% Aberrationen gesehen werden.

▌ Der Blastenanteil im Knochenmark ist der wichtigste prognostische Faktor und wird deshalb zur Klassifikation herangezogen (Tab. 3.16): Je mehr Blasten im Knochenmark, desto ungünstiger die Prognose. ❗

Tab. 3.16 WHO-Klassifikation der myelodysplastischen Syndrome

Name	Abkürzung	Beschreibung	Anteil der Blasten [%] im Knochenmark*
refraktäre Anämie	RA	ausschließlich Dyserythropoese, d. h. nur eine Linie betroffen	< 5
refraktäre Anämie mit Ringsideroblasten	RARS	nur eine Linie betroffen, > 15% Ringsideroblasten im Knochenmark	< 5
refraktäre Zytopenie mit multilineärer Dysplasie	RCMD	mindestens zwei Linien betroffen	< 5
refraktäre Zytopenie mit multilineärer Dysplasie und Ringsideroblasten	RCMD	mindestens zwei Linien betroffen, > 15% Ringsideroblasten im Knochenmark	< 5
refraktäre Anämie mit Blastenüberschuss 1	RAEB-1	eine oder mehrere Linien betroffen, keine Auer-Stäbchen	5–9
refraktäre Anämie mit Blastenüberschuss 2	RAEB-2	eine oder mehrere Linien betroffen, evtl. Auer-Stäbchen	10–19
5q-Anomalie(-Syndrom)		Teilverlust des langen Armes (q) von Chromosom 5	< 5
unklassifizierbares MDS	MDS-U	passt nicht in die anderen Gruppen	< 5

* Bei einem Blastenanteil > 20% im KM oder im Blut liegt nach WHO-Definition eine AML vor.
** Refraktär bedeutet: ohne Blastenerhöhung im Knochenmark.

Therapie

Aufgrund des meist hohen Alters der Patienten kann die Therapie oft nur symptomatisch sein (Substitution von Blutprodukten, Gabe von Erythropoetin bei verminderten Serumspiegeln, Behandlung von Infektionen). Bei jüngeren Patienten sollte an die Möglichkeit der allogenen Knochenmark- bzw. Stammzelltransplantation gedacht werden. Bei Hochrisikopatienten (meist RAEB) ist eine intensive Polychemotherapie zu erwägen.

Prognose

Haupttodesursachen sind Infektionen und Blutungen. Die Erkrankungen neigen zum (oft tödlichen) Übergang in eine sekundäre AML (bei RA in 10%).

3.7 Gerinnungsstörungen

3.7.1 Übersicht

Das Gerinnungssystem des gesunden Menschen muss eine feine Balance halten. Auf der einen Seite soll es das Blut in flüssigem Zustand halten, auf der anderen Seite jedoch soll es bei einer Verletzung in der Lage sein, das Blut rasch und lokal begrenzt in einen festen Zustand zu überführen. Diese Gratwanderung baut auf ein fein reguliertes System von Aktivatoren und Inhibitoren des Gerinnungs- bzw. des Fibrinolysesystems auf.

Störungen führen entweder zu einer verminderten Koagulabilität mit abnormen Blutungen (**hämorrhagische Diathese**) oder zur verstärkten Koagulabilität mit erhöhtem Thromboserisiko (**Thrombophilie**).

Im Folgenden wird zunächst die vermehrte Blutungsneigung besprochen.

! Eine hämorrhagische Diathese ist definiert als eine über das normale Maß hinausgehende Blutungsneigung (zu stark, zu lange oder ohne adäquaten Anlass). !

Einteilung

An der Blutstillung sind Blutplättchen, Gerinnungsfaktoren und das Gefäßendothel beteiligt. Entsprechend kommen als Ursachen einer Blutungsneigung folgende Mechanismen infrage:
- **thrombozytäre Störung** (in 60–80%): typischerweise petechiale (flohstichartige) Blutungen sowie Haut- und Schleimhautblutungen
- **Koagulopathie:** durch einen Mangel an Gerinnungsfaktoren bedingte Blutungsneigung. Typisch sind Ekchymosen (kleinflächige Hautblutungen), Hämatome oder Gelenkeinblutungen (diese stehen v. a. bei der Hämophilie im Vordergrund).
- **Vasopathie:** durch eine pathologisch veränderte Gefäßstruktur bedingte Blutungsneigung. Typisch sind petechiale Blutungen in hydrostatisch belasteten Körperteilen (z. B. Knöchel) bzw. nach Blutstauung (Rumpel-Leede-Test, s. **3.7.3**).
- **kombinierte Störungen** der Blutgerinnung, also gemeinsames Vorliegen einer thrombozytären Störung, Koagulopathie und/oder Vasopathie.

Man unterscheidet **angeborene** (z. B. Hämophilie) und **erworbene Störungen** (z. B. M. Werlhof). Darüber hinaus ist eine Einteilung in **Bildungsstörungen** (z. B. Thrombozytopenie nach Zytostatikatherapie) oder **Umsatzstörungen** (z. B. Verbrauchskoagulopathie) sinnvoll.

03

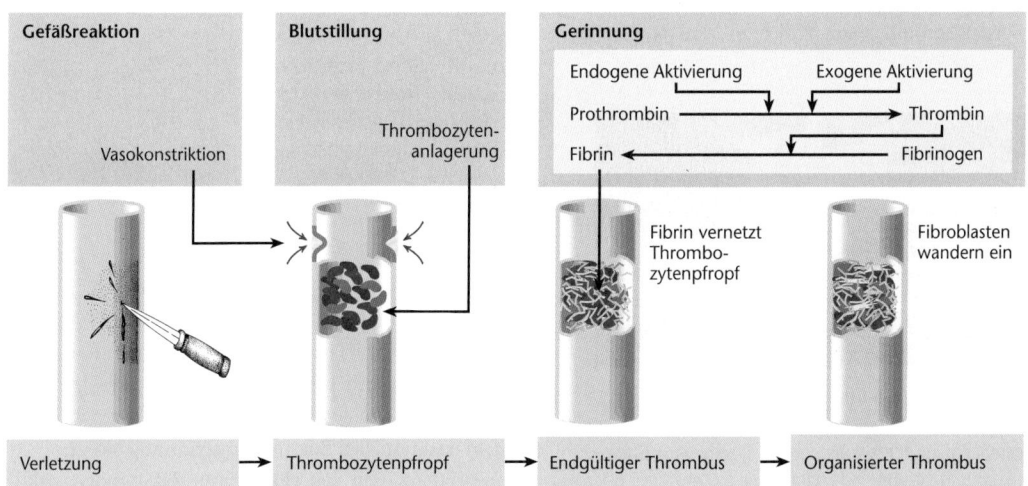

Abb. 3.44: Blutstillung und Blutgerinnung. [A400]

3.7.2 Physiologie der Blutstillung

Der komplexe Ablauf der Blutstillung (**Hämostase**) erfordert eine Interaktion zwischen Gefäßwand, Thrombozyten und plasmatischen Gerinnungsfaktoren. Im Normalzustand bildet das Gefäßendothel die Trennschicht zwischen den in der Gefäßwand vorkommenden natürlichen Gerinnungsaktivatoren und dem Blut. Wird die Gefäßwand verletzt und das Endothel durchbrochen, so wird die Gerinnung eingeleitet. Unter pathologischen Bedingungen kann es jedoch auch zu einer intravasalen Aktivierung der Gerinnung kommen.

Prinzipien der Blutstillung

Im Anschluss an die Verletzung des Endothels kommt es zu drei Prozessen, die letzten Endes alle der Blutstillung dienen (**Abb. 3.44**):

- **Vasokonstriktion:** Sie tritt als Folge der Verletzung des Endothels auf und führt zur Drosselung der Blutzufuhr. Die Vasokonstriktion wird zum einen reflektorisch, zum anderen durch die von den Blutplättchen abgegebenen Mediatoren Serotonin, ADP und Thromboxan-A$_2$ vermittelt (s. u.).
- **Thrombozytenpfropf:** Dieser sog. weiße Thrombus bildet sich an der verletzten Stelle und dichtet die Gefäßwand provisorisch ab. Die Bildung des Pfropfes verläuft in mehreren Schritten:
  - Durch die Verletzung der Gefäßwand werden Kollagenfasern und andere Proteine wie Fibronektin, Laminin und Vitronektin freigelegt, an welche die Blutplättchen über ihre Oberflächenrezeptoren oder intermediäre Moleküle „andocken" (**Plättchenadhäsion**). Ein solches Intermediärmolekül ist zum Beispiel der von-Willebrand-Faktor (vWF), welcher die Adhäsion der Thrombozyten an das Kollagen der Gefäßwand vermittelt.
  - Die Interaktion mit Zellwandkomponenten aktiviert die Blutplättchen, welche dadurch nicht nur ihre Form verändern (**Abb. 3.45**), sondern auch ihre Speicherstoffe (z. B. ADP, Serotonin, von-Willebrand-Faktor, Platelet

Derived Growth Factor und Faktor V) abgeben (**Plättchendegranulation**).
  - Die abgegebenen Inhaltsstoffe fördern die Vernetzung der Blutplättchen durch das im Blut bereitliegende Fibrinogen (**Plättchenaggregation**) und aktivieren außerdem Fibroblasten und glatte Muskelzellen.
- **Aktivierung der Gerinnungsfaktoren:** Die Gefäßverletzung aktiviert nicht nur die Thrombozyten, sondern auch die plasmatischen Gerinnungsfaktoren (s. **Kasten** „Gerinnungsfaktoren"). Die kaskadenartige Aktivierung dieser Faktoren führt letzten Endes zur Bildung von Thrombin, welches die im Blut gelöste Fibrin-Untereinheit Fibrinogen in das unlösliche Fibrin überführt. Dieses polymerisiert zwischen den Blutplättchen, wodurch es den Plättchenthrombus kontrahiert, stabilisiert und die Gefäßläsion dauerhaft verschließt. Hierdurch entsteht aus dem ursprünglichen Thrombozytenpfropf ein Thrombozyten-Fibrin-Gerinnsel (wegen des Einschlusses von Erythrozyten auch „roter Thrombus" genannt). Dieser Thrombus wird durch den fibrinstabilisierenden Faktor XIII vor vorzeitiger Thrombolyse geschützt.

═══════ ZUR VERTIEFUNG ═══════

Gerinnungsfaktoren

- Faktor I = Fibrinogen
- Faktor II = Prothrombin
- Faktor III = Gewebethrombokinase, Startpunkt des exogenen Gerinnungssystems
- Faktor IV = Calcium
- Faktor V = Proaccelerin
- Faktor VI = aktivierter Faktor V
- Faktor VII = Proconvertin
- Faktor VIII = Hämophilie-A-Faktor oder antihämophiles Globulin, zirkuliert im Blut als ein aus 2 Teilen bestehender Komplex: dem koagulatorisch wirkenden Faktor VIII:C (antihämophiles Globulin A) und dem für die Thrombozytenaggregation bedeutenden Faktor VIII:vWF (von-Willebrand-Faktor oder vWF:Ag – Genaueres s. 3.7.5)
- Faktor IX = Hämophilie-B-Faktor
- Faktor X = Stuart-Prower-Faktor
- Faktor XI = Rosenthal-Faktor
- Faktor XII = Hageman-Faktor
- Faktor XIII = fibrinstabilisierender Faktor

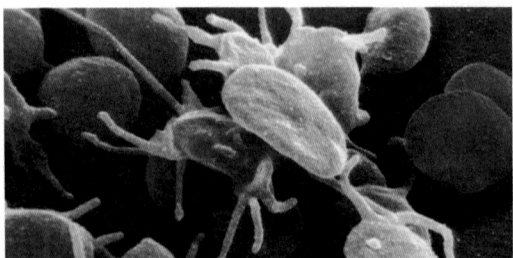

Abb. 3.45: Thrombozyten während der Gerinnung.
Die Thrombozyten stülpen fingerartige Fortsätze aus, womit die Vernetzungsreaktion bis hin zur Bildung des Thrombus in Gang gesetzt wird. Im Hintergrund sind Erythrozyten zu sehen. [C160]

Der Gerinnungsablauf wird topographisch unterteilt in die **primäre Blutstillung** (Bildung eines Thrombozytenpfropfes durch die Wirkung und Wechselwirkung von Thrombozyten und Gefäßwand) und die **sekundäre Blutstillung** (Aktivierung der plasmatischen Gerinnungsfaktoren mit endgültiger Begrenzung der Blutung). Letztere Form wird auch mit dem traditionellen Begriff **Blutgerinnung** belegt.

Durch Freisetzung von **tPA** (Tissue Plasminogen Aktivator) aus Endothelzellen kann schon zum Zeitpunkt der primären Blutstillung auch das Fibrinolysesystem aktiviert werden.

Thrombozyten

Die Oberfläche der Thrombozyten ist mit einer Vielzahl spezifischer Rezeptoren ausgestattet, die Adhäsion, Aktivierung, Aggregation und Degranulierung vermitteln. Das Zytoplasma der Thrombozyten enthält verschiedene Adhäsions- und Aggregationsfaktoren, z. B. ADP, von-Willebrand-Faktor, Faktor V, Plättchenfaktor-4. Der Inhalt der Granula wird nach Aktivierung freigegeben. Ebenso werden nach Aktivierung thrombozytenspezifische Prostaglandine gebildet und freigesetzt, vor allem das oxygenierte Arachidonsäure-Derivat Thromboxan-A$_2$. Dieses wirkt aggregationsfördernd und ist an der Gefäßkonstriktion beteiligt.

❗ Die durch eine thrombozytäre Cyclooxygenase katalysierte Bildung von Thromboxan-A$_2$ kann durch Acetylsalicylsäure irreversibel gehemmt werden. Weitere Hemmstoffe der Thrombozytenaggregation s. Kasten „Medikamente, die die Plättchenfunktion hemmen" in 3.7.4. ❗

Plasmatische Blutgerinnung

Die plasmatische Blutgerinnung ist für die sekundäre Blutstillung und damit den endgültigen Defektverschluss verantwortlich und baut auf ein System von als **Gerinnungsfaktoren** bezeichneten Enzymvorstufen oder -kofaktoren auf, welche fast ausschließlich in der Leber gebildet werden (F VIII wird zusätzlich im Gefäßendothel synthetisiert).

Diese Faktoren liegen im Plasma in weit höheren Konzentrationen vor als für den Ablauf der Gerinnung erforderlich, sodass es bei Mangelerkrankungen meist erst nach Abfall der Faktorenaktivität auf wenige Prozent zu klinischen Symptomen kommt.

Die plasmatische Blutgerinnung kann durch Verletzung der Gefäßwand, aber auch durch Verletzung des Gefäßendothels aktiviert werden (**Abb. 3.46**).

Aktivierung der Gerinnungskaskade

Die Gerinnungskaskade kann über 2 Wege aktiviert werden:

- **Extrinsisches System:** Nach größeren äußeren Verletzungen mit Einblutung in das umliegende Gewebe wird von dort Gewebethrombokinase (F III) freigesetzt, diese aktiviert F VII, der mithilfe von Calcium wiederum F X in seine aktive Form (Xa) umsetzt. Die Aktivierung dieses Systems erfolgt innerhalb von Sekunden.

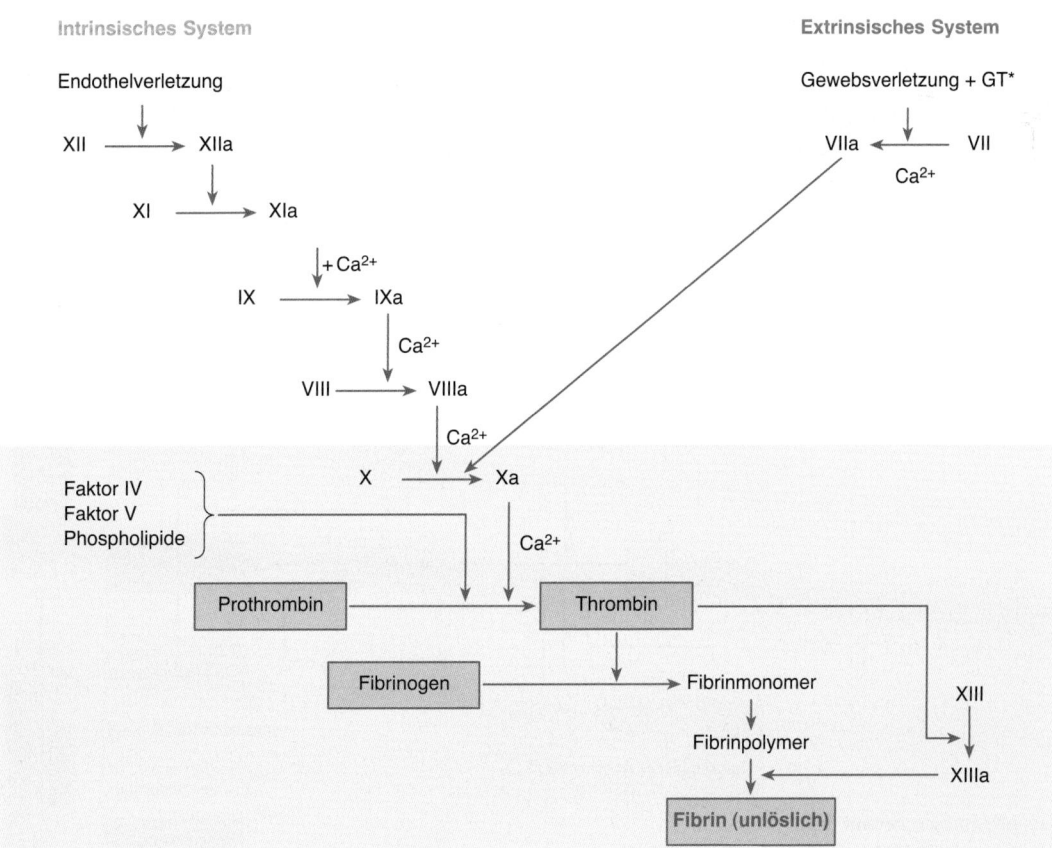

Abb. 3.46: Schema der Blutgerinnung. GT = Gewebethromboplastin. [R142]

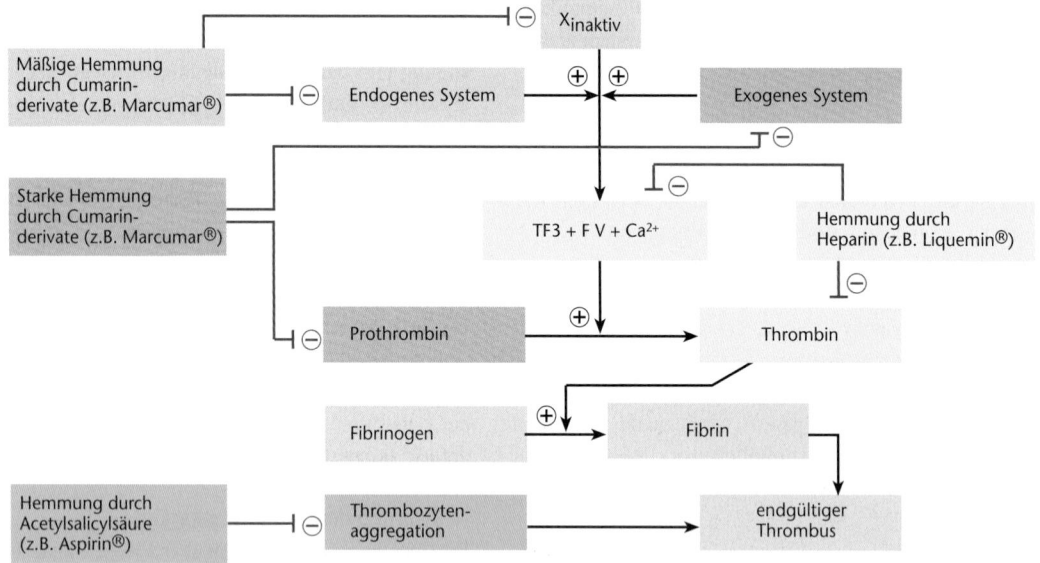

Abb. 3.47: Heparin, Cumarin-Derivate und Acetylsalicylsäure greifen an verschiedenen Stellen in die Gerinnungskaskade ein. TF3 = Tissue Factor (Gewebefaktor) 3; V = Faktor V. [A400]

- **Intrinsisches System:** Wird lediglich das Endothel geschädigt, beginnt die Gerinnung durch Umwandlung von F XII in seine aktive Form (**Abb. 3.46**). Diese Kaskade ist länger und reagiert daher langsamer, aber empfindlicher. Auch dieses System führt letztlich zu einer Aktivierung von F X.

Inhibitoren des Gerinnungssystems

Das plasmatische Gerinnungssystem verfügt über mehrere „Bremssysteme", die in der Lage sind, die Blutgerinnung an mehreren Stellen abzuschwächen. Sie halten sozusagen das Gleichgewicht gegenüber den gerinnungsfördernden Substanzen und verhindern so die überschießende Blutgerinnung („Bremsen und Gasgeben"). Folgende Faktoren sind an der Gerinnungshemmung beteiligt:

- **Antithrombin** (AT; früher: Antithrombin III, ATIII): greift an zahlreichen Stellen der Gerinnungskaskade ein. Zentrale Bedeutung hat die Inaktivierung von Thrombin (Faktor IIa) und F Xa, gehemmt werden jedoch auch die Faktoren XIIa, XIa und IXa.

  ! Die Wirkung von AT wird durch Heparin massiv verstärkt. !

- **Protein C (Vitamin-K-abhängig):** wird durch Thrombin aktiviert (zu Protein C_a). Dieses inaktiviert die Gerinnungsfaktoren F VIII und F V und zusätzlich den bei der Regulation der Fibrinolyse wichtigen Plasminogen-Aktivator-Inhibitor-1 (PAI_1). Protein C bremst also zum einen die Blutgerinnung und induziert zum anderen die Fibrinolyse.
- **Protein S (Vit.-K-abhängig):** Ko-Faktor des Proteins C.

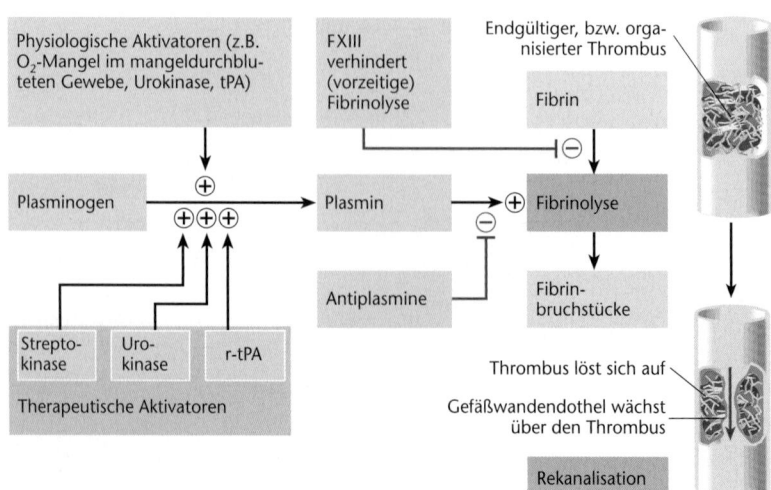

Abb. 3.48: Fibrinolyse: physiologische und therapeutische Aktivatoren und Inhibitoren. [A400]

Fällt einer der Inhibitoren aus, besteht ein erhöhtes Thromboserisiko (s. **3.8** und **2.4.3**). Pharmakologische Modulatoren der Gerinnung sind in **Abbildung 3.47** dargestellt.

Fibrinolyse

Das Fibrinolysesystem limitiert zum einen die Gerinnselbildung und baut zum anderen die nach definitivem Wundverschluss funktionslos gewordenen Blutgerinnsel ab. Durch letztere Funktion stellt es die Gefäßdurchlässigkeit sicher (**Abb. 3.48**).

Aktivierung der Fibrinolyse

Wie das Gerinnungssystem wird auch das Fibrinolysesystem über einen intrinsischen Pfad und einen extrinsischen Pfad aktiviert. Die intrinsische Aktivierung erfolgt durch die gleichen Faktoren, die auch die intrinsische Gerinnung aktivieren. Die extrinsische Fibrinolyse wird durch in der Gefäßwand vorkommende Plasminogenaktivatoren wie z. B. den Gewebeplasminogen-Aktivator (engl. *tissue-type plasminogen activator*, tPA) sowie die in der Niere synthetisierte Urokinase in Gang gesetzt. Im Zuge dieser Aktivierung wird das natürlicherweise im Plasma vorkommende Plasminogen in Plasmin umgesetzt. Dieses bindet mit hoher Affinität an Fibrin und bewirkt die Proteolyse von Fibrin-Polymeren in kleinere Fragmente (**Fibrin-Spaltprodukte**), die von Makrophagen phagozytiert werden können. Hierdurch werden Fibrinthromben aufgelöst.

❗ Bei überschüssiger Stimulierung baut Plasmin auch Fibrinogen ab, sodass besser von Fibrin-/Fibrinogen-Spaltprodukten gesprochen wird. ❗

Inhibitoren der Fibrinolyse (Antiplasmine)

Wie die Blutstillung, so ist auch die Fibrinolyse eng durch spezifische Inhibitoren reguliert, welche die Bildung (Plasminogen-Aktivator-Inhibitor-1) und die Aktivität (α_2-Plasmin-Inhibitor) von Plasmin hemmen.

3.7.3 Diagnostisches Vorgehen bei hämorrhagischer Diathese

Anamnese und körperliche Untersuchung

Die Befragung und vor allem die Untersuchung des Patienten hinsichtlich des Blutungstyps sind richtungweisend für die weitere Diagnostik und lassen Rückschlüsse darauf zu, ob die Blutungen vaskulärer oder thrombozytärer Natur sind oder ob ein Mangel an Gerinnungsfaktoren vorliegt.

Anamnese

• Zahl und Art früherer Blutungsereignisse: verstärkte Blutung nach Zahnextraktion, Trauma, Geburt? Waren Transfusionen erforderlich? Abnorme Monatsblutung (zu stark, zu lang, außerhalb der „Regel")?
• eingenommene Medikamente, v. a. Acetylsalicylsäure und andere NSAR?
• Familienanamnese: Blutungsneigung bei anderen Familienangehörigen?

❗ Bis zu 50 % der Patienten mit Hämophilie haben allerdings eine negative Familienanamnese. ❗

Blutungstypen

Der Blutungstyp ist wegweisend für die Diagnose:
• **Petechien** (**Abb. 3.49**): spontan auftretende, flohstichartige Blutpunkte, die sich mit dem Glasspatel nicht wegdrücken lassen. Sie sind typisch für thrombozytäre oder vaskuläre Blutungsübel. Häufigste Ursache ist die Autoimmunthrombozytopenie (Morbus Werlhof).
• **Purpura:** polymorphes Exanthem, bestehend aus Petechien und kleinflächigen Hautblutungen (Ekchymosen). Eine Purpura weist auf eine vaskuläre und/oder thrombozytäre Blutungsursache.
• **Hämatome (Bluterguss):** Häufigste Ursache ist eine Störung der plasmatischen Gerinnung. Treten im frühen Kindesalter bei Jungen nach geringsten Belastungen großflächige Haut- oder Schleimhautblutungen (Sugillation oder Suffusion), Weichteilhämatome, ein retroperitoneales Hämatom oder Gelenkblutungen (Hämarthros) auf, ist eine Hämophilie A oder B hochwahrscheinlich. Bei älteren Leuten ist bei gleichem klinischem Bild dagegen ein Vitamin-K-Mangel anzunehmen.
• **Menorrhagien, Epistaxis (Nasenbluten) und Schleimhautblutungen** können Anzeichen für ein von-Willebrand-Jürgens-Syndrom sein.

❗ Eine Kombination von petechialen und großflächigen Blutungen weist auf eine kombinierte Gerinnungsstörung hin (z. B. Verbrauchskoagulopathie). ❗

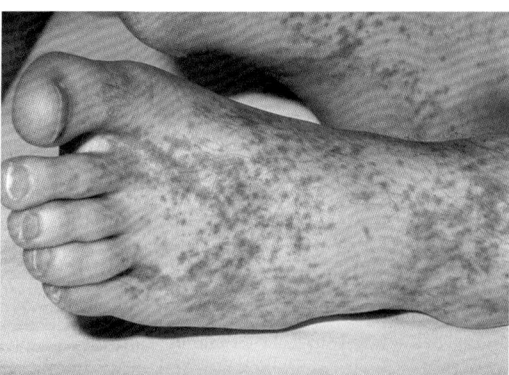

Abb. 3.49: Petechien infolge einer Thrombozytopenie. [T127]

================= **AUF DEN PUNKT GEBRACHT** =================

Laborwerte zur Überprüfung der Blutgerinnung

Thrombozytenzahl
Normal $140-440 \times 10^9$/l (140 000 bis 440 000/µl)
- Bei normaler Thrombozytenfunktion ist die Blutungszeit erst verlängert, wenn die Thrombozytenzahl $< 100 \times 10^9$/l beträgt.
- Spontanblutungen treten erst bei $< 50 \times 10^9$/l auf (zunächst als Purpura nach Trauma).
- Die Gefahr von lebensbedrohlichen Spontanblutungen (z. B. intrazerebralen Blutungen) besteht meist erst bei einer Thrombozytopenie $< 10 \times 10^9$/l.

Thromboplastin-Zeit (Quick-Wert)
Engl.: **prothrombin time**, PT. Normal 70−120%.
- Globaltest des **extrinsischen Systems** (Abb. 3.50). Sie wird gemessen, indem dem Patientenplasma Thromboplastin (Tierhirnextrakt) und Calcium zugesetzt werden.
- Pathologisch erniedrigt ist der Quick-Wert v. a. bei Mangel an F VII und F V sowie bei einer Störung der gemeinsamen Endstrecke der humoralen Gerinnung (F X, F II und Fibrinogen), z. B. im Rahmen eines Vitamin-K-Mangels und bei Lebererkrankungen.
  ! Bei Mangel an Faktor VIII, IX, XI und XII bleibt der Quick normal! **!**

INR
Normal: 0,9−1,15
Da der Quick-Wert vom verwendeten Thromboplastin abhängt und damit laborabhängig ist, wird heute meist die INR (**International Normalized Ratio**) verwendet, die **laborunabhängig** ist. Dieser Test gibt die Prothrombin-Ratio[ISI] wieder, also das Verhältnis der gemessenen zur normalen Prothrombin-Zeit, potenziert mit dem sog. **International Sensitivity Index** (ISI), der durch Vergleich kommerzieller Thromboplastine mit einem WHO-Standard ermittelt wird.
Zielwert für die gerinnungshemmende Therapie einer unkomplizierten Beinvenenthrombose ist z. B. ein INR von 2−3 (bei älteren Patienten auch von 1,5−2). Bei rezidivierenden Thrombembolien ist dagegen ein INR-Wert von 3−4,5 anzustreben.

Partielle Thromboplastin-Zeit (PTT)
Auch als aktivierte PTT (aPTT oder APTT) bezeichnet.
- Die PTT wird gemessen, indem dem Patientenplasma ein Oberflächenaktivator (Kaolin), ein Phospholipid (als Thrombozytenersatz) und Calcium zugeführt werden. Der Normalwert ist stark methodenabhängig.
- Die PTT gilt als Globaltest des **intrinsischen Systems** (F XII, XI, IX und VIII) sowie der gemeinsamen Endstrecke (Abb. 3.50).
Bei Mangel an Faktor VII bleibt die PTT normal. Eine isoliert verlängerte PTT weist auf die in Tabelle 3.17 zusammengefassten Erkrankungen hin.
  ! In der Praxis stellt eine Heparin-Therapie die häufigste Ursache für eine PTT-Verlängerung dar. **!**

Thrombin-Zeit (TZ)
Die TZ misst die Umwandlung von Fibrinogen in Fibrin durch Zugabe von Thrombin zu Testplasma und erfasst sowohl Fibrin-Polymerisationsstörungen (Anwesenheit von Fibrin-Spaltprodukten) als auch eine gesteigerte AT-Wirkung z. B. im Rahmen einer Heparin-Therapie. Die Bestimmung dient z. B. der Überwachung einer Lyse-Therapie mit Urokinase oder Streptokinase oder einer Heparin-Therapie.

Fibrinogen
Normal 6−12 mmol/l (2−4 g/l)
Eine Erniedrigung wird meist im Rahmen einer Hyperfibrinolyse oder einer Verbrauchskoagulopathie festgestellt. Selten kommt eine angeborene Hypo-, Dys- oder Afibrinogenämie vor.

Blutungszeit
Normal < 6 min
Die Blutungszeit ist ein relativ guter Globaltest zur Abschätzung eines intraoperativen Blutungsrisikos bei Thrombopathien.

Spezifische Tests
Diese dienen der Bestätigung eines definierten Hämostasedefekts. Hierzu zählen zum Beispiel die Bestimmung der Fibrin-/Fibrinogen-Spaltprodukte, Tests der Plättchenaggregation und Bestimmungen der Einzelfaktorenaktivitäten.

==

Rumpel-Leede-Test
Einfacher Test zum Auslösen von Petechien als Hinweis auf Vasopathien (erhöhte Kapillarfragilität) oder Thrombozytopenie.

Durchführung: Blutstauung am Oberarm für 5 Minuten auf einen Druck, der 10 mmHg über dem diastolischen Blutdruck liegt (Puls der A. radialis muss tastbar bleiben). Im positiven Fall Nachweis von mehr als 5 Petechien in der Ellenbeuge.

Labordiagnostik bei hämorrhagischer Diathese
Obwohl Anamnese und Befund oft schon eine grobe Zuordnung der Blutungsursache erlauben, kann der genaue Defekt oft erst durch Analyse der einzelnen an der Gerinnung beteiligten Komponenten lokalisiert werden. Die Parameter zur Erfassung einer pathologischen Blutungsneigung sind im **Kasten** „Laborwerte zur Überprüfung der Blutgerinnung" erläutert; die differentialdiagnostische Zuordnung fassen die **Tabellen 3.17** und **3.18** zusammen.

3.7.4 Thrombozytäre hämorrhagische Diathese

Übersicht

Die mittlere Lebensdauer von zirkulierenden Thrombozyten beträgt ca. 10 Tage. Etwa 40% des Thrombozytenpools zirkuliert nicht, sondern wird in der Milz gespeichert. Im Bedarfsfall kann beim Gesunden die Thrombozytopoese bis zum Fünffachen der Norm gesteigert werden.

Störungen der Thrombozyten können entweder quantita-

Tab. 3.17 Differentialdiagnose pathologischer Gerinnungstests

	Erkrankung	Weitere Differenzierung durch
Isoliert pathologischer Quick-Wert	Mangel an Faktor VII, akuter Vitamin-K-Mangel, Lebererkrankungen (wegen der kurzen Halbwertszeit von Faktor VII ist bei den beiden letzteren Erkrankungen zunächst vor allem dieser Faktor erniedrigt)	Einzelfaktorenanalyse
Isoliert verlängerte PTT	Hämophilie A	verminderte Aktivität von Faktor VIII
	Hämophilie B	verminderte Aktivität von Faktor IX
	von-Willebrand-Jürgens-Syndrom	F VIII:vWF erniedrigt, Ristocetin-induzierte Plättchenaktivität (s. 3.7.5) vermindert, Blutungszeit verlängert
	Lupus-Antikoagulans (s. 12.9.2)	Lupus-Antikoagulans-Test, Antikardiolipin-Antikörper-Bestimmung
	Mangel an anderen Gerinnungsfaktoren des intrinsischen Systems	z. B. F XI, F XII
Kombinierte Störung von Quick und PTT	Vitamin-K-Mangel	F II, VII, IX und X, Protein C, Protein S, evtl. Koller-Test (s. 3.7.5)
	Therapie mit Vitamin-K-Antagonisten, z. B. Marcumar®	keine weiterführende Diagnostik
	Überheparinisierung	Thrombinzeit > 100 sec, PTT > 100 sec, Quick ↓
	Lupus-Antikoagulans	Lupus-Antikoagulans-Test, Antikardiolipin-Antikörper-Bestimmung
	disseminierte intravasale Gerinnung	s. 3.7.7

tiver Art (Thrombozytopenie) oder qualitativer Art (Thrombozytopathie) sein. Häufig treten Thrombozytopathie und -penie gemeinsam auf.

Thrombozytopenie

! Eine Thrombozytopenie ist die häufigste Ursache einer hämorrhagischen Diathese. **!**

Eine Thrombozytopenie resultiert entweder aus einer **Bildungsstörung**, z. B. aufgrund einer Knochenmarkinsuffizienz, oder aus einer **Umsatzstörung** mit vermehrtem Verbrauch von Blutplättchen (**Tab. 3.19**).

Eine Verminderung der Thrombozytenzahl unter ca. 50×10^9/l kann zu petechialen Blutungen an Haut und Schleimhäuten führen (**Abb. 3.49**). Bei noch niedrigeren

Tab. 3.18 DD bei hämorrhagischer Diathese mit normaler Thrombozytenzahl, PTT, Quick und Fibrinogen

Bei dieser Konstellation	
sind ausgeschlossen	**sind möglich**
• Thrombozytopenie • klinisch relevante Hämophilie A und B • Vitamin-K-Mangel • hepatogene Koagulopathie (durch Lebersynthesestörung) • Verbrauchskoagulopathie	• Thrombozytopathie (Nachweis: induzierte Plättchenaggregation, Blutungszeitbestimmung) • von-Willebrand-Jürgens-Syndrom (Nachweis durch Bestimmung des vWF und des F VIII:C) • Dysfibrinogenämie (Nachweis: Thrombinzeit) • Vasopathie (s. 3.7.6) • F-XIII-Mangel*

* Ein Mangel an F XIII (fibrinstabilisierendem Faktor) wird durch keinen Globaltest erfasst. Die Konzentration muss isoliert bestimmt werden.

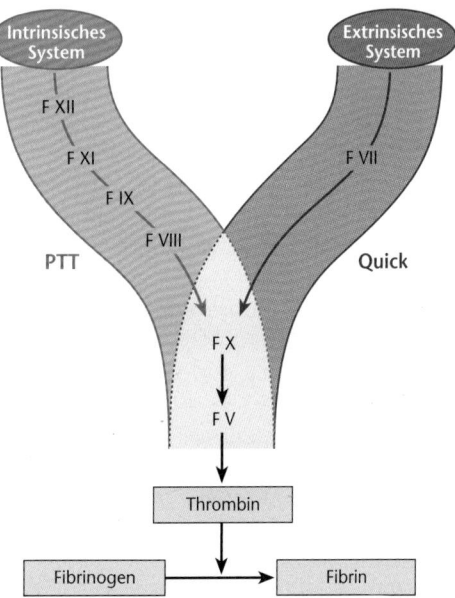

Abb. 3.50: **Zuordnung der wichtigsten Gerinnungstests zu den Gerinnungsfaktoren.** [L141]

Thrombozytenzahlen ist die Blutungszeit (s. Kasten „Laborwerte") oft verlängert.

Pseudothrombozytopenie

Differentialdiagnostisch gegenüber der „echten" Thrombozytopenie abzugrenzen ist die Pseudothrombozytopenie (bei ca. 0,3% der Bevölkerung): Durch Plättchenverklumpung wird eine falsch-niedrige Thrombozytenzahl in Blutproben vorgetäuscht, die in EDTA-beschichteten Röhrchen gesammelt werden.

Die Diagnose wird durch Kontrolle des Befundes in zeitgleich gewonnenem Citrat-Blut gestellt (Citrat hemmt die Plättchenverklumpung).

Thrombozytopathien

Die Thrombozytopathie beschreibt eine **gestörte Thrombozytenfunktion**; in der Folge ist die primäre Blutstillung trotz oft normaler Thrombozytenzahlen verlangsamt. Eine Unterscheidung in erworbene und angeborene Ursachen ist sinnvoll (**Tab. 3.20**).

Diagnostisches Vorgehen bei thrombozytär bedingter Gerinnungsstörung

Zur Diagnostik der thrombozytären Gerinnungsstörungen sind teilweise ausgefeilte Labormethoden erforderlich, die oft nur in Speziallabors zur Verfügung stehen.

Anamnese

Vorausgegangener Infekt? Vorerkrankungen? Medikamente (s. **Kasten** „Medikamente, die eine Plättchenfunktionsstörung induzieren können")?

Labor

- **Thrombozytenzählung** in EDTA- und ggf. in Citrat-Blut (s. o.).
- Beurteilung der **Thrombozytengröße** im peripheren Blutausstrich: Große Thrombozyten sprechen für ein aktiviertes Knochenmark, d. h. eine kompensatorisch gesteigerte Neubildung (typisch für Umsatzstörungen oder vermehrte Sequestration). Eine **Thromboanisozytose** (ungleich große Thrombozyten) besteht bei myelodys-

Tab. 3.19 Differentialdiagnose der Thrombozytopenie

Ursache	Auslöser	Therapie
Bildungsstörung* **(aplastische Störung)**	• Knochenmarkschädigung (z. B. durch Zytostatika, Bestrahlung, Benzol, HIV-Infektion, Autoantikörper gegen Stammzellen) • Knochenmarkinsuffizienz (z. B. bei aplastischer Anämie, Osteomyelosklerose) • Knochenmarkinfiltration (z. B. bei Leukämie, Karzinommetastasen)	Gabe von Thrombozytenkonzentraten, Behandlung der Grundkrankheit, Gabe von Thrombopoetin (noch nicht im Handel)
Reifungsstörung der Megakaryozyten*	• Mangel an Vitamin B_{12} und/oder Folsäure • als angeborener Defekt z. B. bei TAR-Syndrom *(thrombocytopenia with absent radius)*, Alport-Syndrom	s. 3.3.4
gesteigerter Verbrauch**	Verbrauchskoagulopathie, z. B. bei Sepsis	s. 3.7.7
	Medikamente*** (immunologisch vermittelt, daher potentiell fast alle Medikamente; häufiger u. a. durch Antibiotika, Ranitidin, Thiaziddiuretika, Chinidin)	Absetzen möglicher Auslöser, Erholung nach 7 – 10 Tagen zu erwarten
	Heparin*** (bei ca. 5% der Patienten, die > 5 Tage heparinisiert werden)	Absetzen von Heparin
	autoimmun*** (Thrombozytenzerstörung durch Autoantikörper), v. a. idiopathisch (ITP) oder bei systemischem Lupus erythematodes, malignem Lymphom und HIV-Infektion	Behandlung der Grundkrankheit, bei ITP ggf. Glukokortikoide, Immunglobuline
	Posttransfusionsthrombozytopenie*** durch Induktion von Isoantikörpern (HLA-Antikörper)	Gabe von HLA-identischen Thrombozyten
vermehrte Sequestration bzw. Zerstörung**	in der Milz bei Splenomegalie (Hypersplenismus, s. 3.5.1)	Splenektomie
	Mikroangiopathie (Zerstörung in entzündlich veränderten Kapillaren) bei thrombotisch-thrombozytopenischer Purpura (TTP, s. 10.6.3), hämolytisch-urämischem Syndrom (HUS, s. 10.6.3)	Plasmapherese, evtl. Immunsuppression (Steroide und Heparin haben allerdings keinen sicheren Effekt)
	an Fremdkörpern, z. B. durch künstliche Herzklappen, Herz-Lungen-Maschine mit extrakorporalem Kreislauf; Dialysefilter	Thrombozytensubstitution
kombinierte Störungen	• z. B. bei Alkoholabusus und Leberschädigungen mit portaler Hypertension: Bildungsstörung, Reifungsstörung und vermehrter Abbau bei Hypersplenie • Verdünnungskoagulopathie nach Massivtransfusion	Weglassen der Noxe, Thrombozytengabe und/oder Gabe von Frischplasma

*   mittleres Plättchenvolumen meist erniedrigt
**   mittleres Plättchenvolumen meist erhöht
*** Diese Formen werden aufgrund des Entstehungsmechanismus auch als Immunthrombozytopenien zusammengefasst.

plastischen Syndromen (s. **3.6.7**), bei myeloproliferativen Erkrankungen und angeborenen Thrombozytopathien.
- **Beurteilung der anderen Zellreihen** im peripheren Blut:

Medikamente, die die Plättchenfunktion hemmen

Therapeutisch erwünscht:
- Acetylsalicylsäure und andere NSAID (s. 3.7.2)
- Clopidogrel: hemmt die ADP-Rezeptoren auf der Thrombozytenoberfläche (ADP wirkt aggregationsfördernd)
- Ticlopidin: hemmt den Prostaglandin-2-Rezeptor irreversibel, dadurch wird ADP gehemmt.
- Glykoprotein IIb/IIIa-Rezeptorantagonisten (GPIIb/IIIa-Hemmer), z. B. Tirofiban, Eptifibatid, Abciximab: verhindern die Bindung von Fibrinogen an den aktivierten IIb/IIIa-Rezeptor.

Unerwünscht (→ Thrombozytopathie):
- z. B. Kortikosteroide, Theophyllin, manche Antibiotika (Penizilline, Cephalosporine, Nitrofurantoin, Miconazol); Heparin; Fibrinolytika (Streptokinase, Urokinase); Plasmaexpander: z. B. Dextran, Hydroxyethylstärke
- Antihypertensiva: Calcium-Antagonisten, Propranolol, Nitroprussid, Nitroglyzerin
- trizyklische Antidepressiva (z. B. Imipramin, Nortriptylin)
- Zytostatika: z. B. Mithramycin, BCNU, Daunorubicin
- andere: Phenothiazine, Chinidin, Halothan, Antihistaminika, Röntgenkontrastmittel
- Nahrungsmittelbestandteile: z. B. Fischöle, Zwiebelextrakte, Knoblauch.

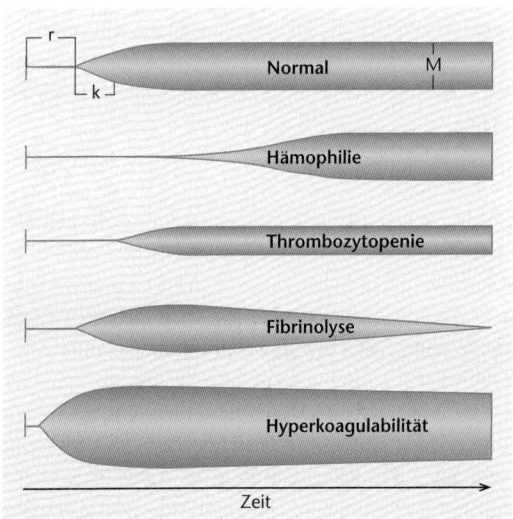

Abb. 3.51: Thrombelastogramm: Bestimmt wird die Reaktionszeit r (Zeit bis zum Gerinnungseintritt), die Thrombusbildungszeit k (Geschwindigkeit der einsetzenden Gerinnung) und die Maximalamplitude M (Maß für die Thrombuselastizität). [L157]

Eine begleitende Anämie liegt bei vielen Bildungsstörungen sowie bei vermehrter Sequestration vor, eine Panzytopenie bei vielen Bildungsstörungen und systemischem Lupus erythematodes.
- **Beurteilung der Erythrozyten** im peripheren Blutausstrich: Schistozyten sprechen für mechanische Zerstörung bzw. Sequestration.
- **Knochenmarkpunktion:** Bei gesteigertem Thrombozytenabbau ist der Anteil von Megakaryozyten erhöht, bei gestörter Thrombopoese dagegen vermindert. Evtl. ist eine Knochenmarkinfiltration durch ein Karzinom nachweisbar.
- **Vitamin B$_{12}$ und Folsäure** sollten bestimmt werden, wenn die Knochenmarkuntersuchung eine Reifungsstörung zeigt (perniziöse Anämie, s. 3.3.4).
- Ursächliche Hinweise können auch **Thrombozytenantikörper** (bei V. a. Autoimmunthrombozytopenie) und **Plättchenfaktor-4** als Maß für den Thrombozytenumsatz

Tab. 3.20 Differentialdiagnose der Thrombozytopathie

Ursache	Pathogenese
Erworbene Thrombozytopathien (häufig)	
Medikamente (häufigste Ursache)	z. B. durch Hemmung der Cyclooxygenase sowie durch Veränderung der Plättchenoberfläche (etwa durch Dextran)
Niereninsuffizienz	durch Urämiegifte
Myeloproliferative Syndrome	sekundäres von-Willebrand-Jürgens-Syndrom durch Veränderung der Rezeptoren für F VIII und vWF auf den Thrombozyten
Paraproteinämie (Multiples Myelom, M. Waldenström)	verminderte Plättchenaggregation durch sog. „Coating" (Überzug aus monoklonalen Paraproteinen auf der Plättchenoberfläche) bei hohen Paraproteinkonzentrationen
Angeborene Thrombozytopathien (extrem selten)	
Störung der Plättchenadhäsion an der Gefäßwand	Bernard-Soulier-Syndrom: Aufgrund eines Defektes des Plättchenglykoproteins Ib/IX ist die Bindung an den endothelständigen von-Willebrand-Faktor gestört. Klinik: petechiale Blutungen Diagnose: deutlich verlängerte Blutungszeit, meist auch Thrombozytopenie. Die Ristocetin-induzierte Plättchenaggregation ist stark vermindert.
Störung der Plättchenaggregation	Thrombasthenie Glanzmann-Naegeli: Defekt des Glykoprotein-IIb/IIIa-Komplexes (Bindungsstelle für Fibrinogen). Dadurch ist die Aggregation der Plättchen untereinander gestört. Klinik: petechiale Blutungen Labor: normale Thrombozytenzahlen, Blutungszeit verlängert. Keine Plättchenaggregation durch ADP, Adrenalin, Kollagen, Thrombin und Thromboxan
Störungen der Plättchensekretion	α- und δ-Storage-Pool-Disease: Störung der Freisetzung der Granulainhaltsstoffe durch ATP/ADP-Mangel
Aspirin-like defect	angeborener Cyclooxygenase-Mangel

03

geben (Erhöhung bei beschleunigtem Umsatz, Erniedrigung bei Bildungsstörung).

- **Thrombozytenfunktionstests:** Bleibt die Genese einer hämorrhagischen Diathese unklar und liegt eine normale Thrombozytenzahl vor, so kann die Funktion der Thrombozyten im Labor mittels spontaner und **induzierter Thrombozytenaggregation** sowie des **Thrombelastogramms** untersucht werden. Letzteres gibt einen Überblick über den Ablauf der endogenen Gerinnung und Fibrinolyse (**Abb. 3.51**).

Andere Untersuchungen

Wenn ein Hypersplenismus (s. 3.5.1) als Ursache der Thrombozytopenie vermutet wird, kann vor einer geplanten Splenektomie eine Thrombozytensequestrations-Szintigraphie mit ^{51}Cr-markierten Thrombozyten sinnvoll sein. Sie kann bei unklarer Umsatzstörung einen vermehrten Abbau in Leber und Milz nachweisen.

Idiopathische thrombozytopenische Purpura

Synonyma: Morbus Werlhof, ITP

Klinik

Flohstichartige bis linsengroße (petechiale) Blutungen an Haut und Schleimhäuten (**Abb. 3.49**) treten meist erst ab einer Thrombozytenzahl unter 10×10^9/l auf. In schweren Fällen kommt es zu Nasenbluten, Menorrhagien, bis hin zu tödlichen zerebralen Blutungen. Die akute Form tritt meist bei Kindern nach einem bakteriellen oder viralen Infekt auf. Die chronische Form betrifft überwiegend Erwachsene (F : M = 3 : 1). Ein Infekt ist meist nicht zu erfragen.

! Lymphadenopathie und Splenomegalie sprechen gegen die Diagnose und weisen eher auf eine maligne Erkrankung (z. B. CML, s. 3.6.6). !

Ätiologie und Pathogenese

Gegen Infektionserreger gerichtete, mit Plättchenoberflächenantigenen kreuzreagierende Autoantikörper führen zu einem vermehrten Plättchenabbau im Monozyten-Makrophagen-System. Die Ursache der Autoantikörperbildung ist unbekannt. Ein *Helicobacter-pylori*-Befall des Magens könnte in manchen Fällen eine ursächliche Rolle spielen.

Diagnostisches Vorgehen

Das Blutbild zeigt eine isolierte Thrombozytopenie. Das Thrombozytenvolumen ist oft erhöht (> 10 fl). Im Knochenmark ist der Megakaryozytenanteil erhöht (> 0,5% aller kernhaltigen Zellen) und „nach links" verschoben, d. h., es liegen überwiegend jugendliche Megakaryozyten vor. Der Nachweis von IgG-Thrombozytenantikörpern gelingt in

> 80%, ist jedoch nicht spezifisch für eine ITP. Spezifischer ist der Nachweis von Antikörpern gegen thrombozytäre Oberflächenantigene, wobei die Diagnostik durch niedrige Thrombozytenzahlen erschwert wird. Zur Differentialdiagnose der ITP s. gleichnamigen **Kasten**.

════ AUF DEN PUNKT GEBRACHT ════

Differentialdiagnose der ITP

- Hypersplenismus (s. 3.5.1): deutlich vergrößerte Milz mit meist milder Panzytopenie (bei ITP ist die Milzgröße normal und das restliche Blutbild unauffällig)
- Knochenmarkinsuffizienz: aplastische Störung mit einer Verminderung der Megakaryozyten im Knochenmark
- Verbrauchskoagulopathie: zusätzliche Verminderung plasmatischer Gerinnungsfaktoren (F I, AT bzw. Quick ↓, PTT ↑).
- sekundäre Thrombozytopenie, z. B. bei SLE oder HIV
- medikamentös induzierte Thrombozytopenie (s. 3.7.4).

Therapie

Eine Therapie ist nur bei bedrohlichen Blutungen sowie bei Thrombozytopenien $< 20 \times 10^9$/l erforderlich, da Spontanremissionen relativ häufig sind. Bei positivem Befund für *Helicobacter pylori* der Magenschleimhaut wird eine probatorische antibiotische Eradikation eingeleitet (s. 6.4.3).

Glukokortikoide

Diese hemmen den vermehrten Thrombozytenabbau, indem sie die Affinität der Milzmakrophagen gegenüber den von Antikörpern überzogenen Thrombozyten verringern sowie die Bindung von Antikörpern an die Thrombozytenmembran vermindern. Etwa 80% der Patienten sprechen auf eine Therapie mit Glukokortikoiden an. Ein Absetzen der Therapie führt nicht selten zu Rückschlägen; in diesen Fällen wird längerfristig mit der kleinstmöglichen Dosis behandelt.

Immunglobuline

Bei bedrohlichen Thrombozytopenien mit deutlichen klinischen Zeichen der hämorrhagischen Diathese sollten 7S-Immunglobuline in hoher Dosis (1 g/kg KG) gegeben werden. Während Glukokortikoide erst nach mehreren Tagen Wirkung zeigen, setzt der Effekt der Immunglobuline deutlich schneller ein. Immunglobuline sollen die Sequestration von Thrombozyten ins Monozyten-Makrophagen-System hemmen. Diese Therapie ist teuer, jedoch in 90% wirksam. Neuerdings kann bei rhesuspositiven Patienten anstelle der unspezifisch wirkenden Immunglobuline der gegen den Rhesusfaktor gerichtete Antikörper Anti-D gegeben werden. Dieser bindet Erythrozyten an die Makrophagen, sodass diese bereits „besetzt" sind und damit nicht mehr gegen Thrombozyten wirksam werden.

Splenektomie

Kommt es zu häufigen Rückschlägen nach einer Glukokortikoidtherapie oder lässt sich die Dosis der Glukokortikoide langfristig nicht reduzieren, ohne dass die Thrombozyten abfallen, kann eine Splenektomie indiziert sein. Der Erfolg einer Splenektomie lässt sich durch vorheriges Ansprechen auf eine Immunglobulintherapie vorhersagen. Eine Thrombozytensequestrations-Szintigraphie besitzt hingegen keine gute Vorhersagekraft.

Rezidive nach Splenektomie

Etwa 20% der Patienten erleiden behandlungsbedürftige Rezidive nach einer Splenektomie. Hier wird zunächst erneut mit Glukokortikoiden, evtl. auch Immunglobulinen oder Anti-D behandelt. Weitere Therapiemöglichkeiten bestehen in der Gabe von Immunsuppressiva, neuerdings auch des CD20-Antikörpers Rituximab.

Thrombozytentransfusionen werden nur als Ultima Ratio bei vital bedrohlichen Blutungen durchgeführt, da durch die Zufuhr von Fremdantigenen der Autoimmunprozess noch weiter angekurbelt werden kann und zusätzlich Antikörper gegen körpereigene Thrombozyten (Iso-Antikörper) gebildet werden können.

Prognose

In 70–80% kommt es zur partiellen oder kompletten Remission. Die Letalität beträgt etwa 4%, Hauptursache sind intrazerebrale Blutungen.

Arzneimittelbedingte thrombozytopenische Purpura

Ätiologie

Zugrunde liegt die Bildung von Fremdoberflächen entweder durch Anlagerung von Medikamenten bzw. Haptenen an die Thrombozytenmembran (Haptentyp) oder durch Veränderung der Plättchenoberflächenstruktur durch Medikamenten- oder Metaboliteneinwirkung (Autoimmuntyp) mit der Folge eines verstärkten Thrombozytenabbaus vor allem in der Milz. Auslösende Medikamente sind im **Kasten** „Thrombozytopenische Purpura" zusammengefasst.

═══════════**ZUR VERTIEFUNG**═══════════

Thrombozytopenische Purpura: auslösende Medikamente

Heparin, Chinidin, Chinin, Cotrimoxazol, Rifampicin, Paracetamol, Diclofenac, Paraaminosalicylsäure, Carbamazepin, Furosemid, Chlorothiazid, Hydrochlorothiazid, Cimetidin, Ranitidin und Procainamid.

Therapie

Die Therapie besteht im Weglassen aller potentiell auslösenden Medikamente.

Sonderform: Heparin-induzierte Thrombozytopenie (HIT)

Wegen des weit verbreiteten Einsatzes von Heparin im Krankenhaus ist die Heparin-induzierte Thrombozytopenie ein häufiges, durch die zunehmende Verwendung fraktionierter Heparine jedoch seltener gewordenes Krankheitsbild.

Typ I (nicht-immunologische Form)
- **Klinik:** häufigster Typ, früher Beginn, milde Form, keine Blutungsneigung, spontane Besserung, daher nur geringe klinische Bedeutung
- **Ursache** ist eine vermehrte Thrombozytensequestration durch eine Heparin-induzierte Steigerung der Plättchenaggregation. Die HIT Typ I betrifft 1–5% der mit unfraktioniertem Heparin behandelten Patienten, bei Behandlung mit niedermolekularem (fraktioniertem) Heparin ist die Zahl deutlich geringer.
- **Labor:** Typisch ist die milde Thrombozytopenie mit Werten um 100×10^9/l, die sich 2–4 Tage nach Beginn einer Heparin-Therapie entwickelt. Nach 1–5 Tagen kommt es meist zu einer spontanen Rückbildung; die Heparin-Therapie sollte mit niedermolekularem Heparin fortgesetzt werden.

Typ II (durch Antikörper bedingte Form)
- **Klinik:** später Beginn, schwere Thrombozytopenie und arterielle sowie venöse Thrombosen
- **Ursache** ist eine Immunreaktion mit Bildung von Antikörpern gegen einen Heparin-Protein-Komplex. Die Antikörper induzieren eine Plättchenagglutination. Sie betrifft ca. 1% der Patienten, die mit unfraktioniertem Heparin i. v. behandelt werden. Fraktionierte *(low molecular weight)* Heparine sind 30-mal seltener auslösend. Bei 40% der Patienten sind venöse oder auch arterielle Gefäßverschlüsse nachweisbar (White-Clot-Syndrom), Blutungen treten in etwa 5% der Fälle auf. 6–14 Tage nach Heparingabe fällt die Thrombozytenzahl auf $< 100 \times 10^9$/l. Nach Re-Exposition kann der Abfall innerhalb von Stunden auftreten.
- **Diagnostik:** Bei Verdacht auf eine HIT Typ II wird Heparin abgesetzt und als Screening ein Plättchenaggregationstest (PAT) durchgeführt. Als Bestätigungstest wird der Heparin-induzierte Plättchenaktivierungs-Assay (HIPAA) verwendet. Ist bei HIT Typ II eine weitere Antikoagulation zwingend, kann das nicht mit Heparin kreuzreagierende Antikoagulans Hirudin (z. B. Refludan®) verwendet werden. Die Letalität der HIT Typ II beträgt bis 25%.

03

Tab. 3.21 Vererbungsmodus der angeborenen Koagulopathien

X-chromoso-mal-rezessiv	Hämophilie A (F-VIII-Mangel), Hämophilie B (F-IX-Mangel)
autosomal-dominant	von-Willebrand-Jürgens-Syndrom, Dysfibrinogenämie
autosomal-rezessiv	Mangel an F I, II, V, VII, X, XI, XII und XIII, Mangel an α_2-Antiplasmin, Präkallikrein, HMW-Kininogen

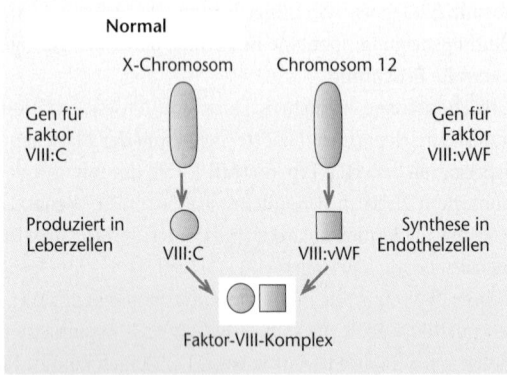

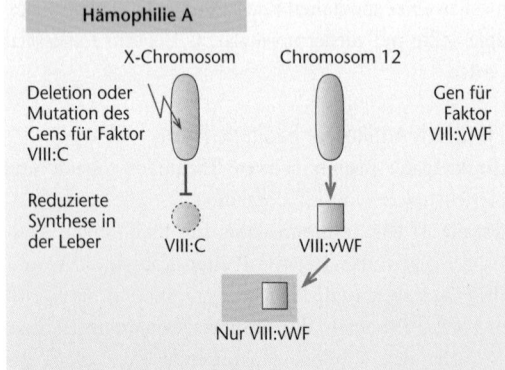

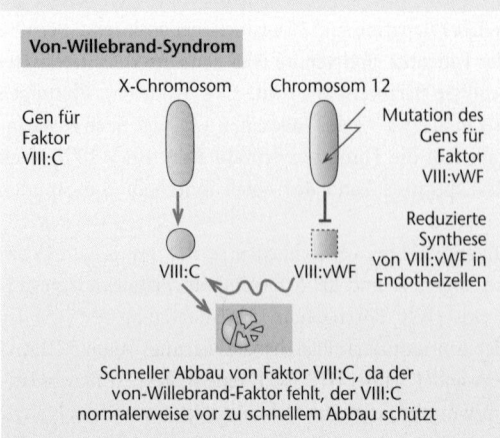

Abb. 3.52: Faktor-VIII-Komplex-Störungen bei Hämophilie A und von-Willebrand-Jürgens-Syndrom. [L157]

❗ Bei jeder thromboembolischen Komplikation unter Heparin-Therapie an ein HIT II denken! ❗

3.7.5 Koagulopathien

Übersicht

Gemeinsam ist den Koagulopathien die fehlende Aktivierbarkeit eines oder mehrerer Gerinnungsfaktoren, die für den regelrechten Ablauf der Gerinnungskaskade notwendig sind. Dies ist zurückzuführen auf ein Fehlen (z. B. Afibrinogenämie), auf eine Verminderung (z. B. Hypofibrinogenämie) oder auf einen qualitativen Defekt (z. B. Dysfibrinogenämie) von Gerinnungsfaktoren.

Man unterscheidet angeborene und erworbene Ursachen. Zu den angeborenen Ursachen zählen die Hämophilie A und B (**Tab. 3.21**). Zu den erworbenen Ursachen zählen die Verbrauchskoagulopathie und der Vitamin-K-Mangel.

Therapeutisches Prinzip

Therapie der Wahl ist die möglichst gezielte Substitution des fehlenden Gerinnungsfaktors nach Analyse der Einzelfaktorenaktivität, evtl. auch die Substitution von Frischplasma.

Hämophilie A und B

X-chromosomal-rezessiv vererbte Blutungsleiden mit Verminderung der F-VIII:C-Gerinnungsaktivität (Hämophilie A, **Abb. 3.52**) bzw. F-IX-Aktivität (Hämophilie B), die im Normalfall nur bei Männern klinische Auswirkungen zeigen. Die Klinik der beiden Formen ist identisch.

Mit einer Häufigkeit von 1 auf 5000 männliche Neugeborene ist die Hämophilie A der häufigste Defekt der sekundären Hämostase (vgl. 3.7.2); die Hämophilie B ist mit 1/15 000 männlichen Neugeborenen deutlich seltener.

Genetik

Das Gen für F VIII ist groß und besetzt etwa 0,1% der Länge des X-Chromosoms. Mehrere Genmutationen sind beschrieben, in 50% liegt eine Inversion des Intron 21 vor. Bis zu 30% der Defekte sind auf Spontanmutationen zurückzuführen. Dies erklärt die oft negative Familienanamnese.

Das Gen für F IX ist kleiner und liegt ebenfalls auf dem langen Arm des X-Chromosoms; auch hier kommen Spontanmutationen vor.

Klinik

Je nach Schweregrad treten bereits im frühen Kindesalter Blutungen auf, die im Missverhältnis zum auslösenden Trauma stehen:

- **Einblutungen in große Gelenke:** Die dadurch ausgelösten entzündlichen Veränderungen und nachfolgenden Reparaturprozesse können so schwerwiegend sein, dass es zur Invalidisierung kommt.

- **Einblutungen in Muskulatur** und Weichteile: Gefahr des Kompartment-Syndroms mit Extremitätenverlust
- **abdominelle Blutungen:** „akutes Abdomen"
- **lang anhaltende Hämaturien:** Gefahr von Anämie bzw. postrenalem Nierenversagen durch Verlegung der ableitenden Harnwege
- **intrakranielle Blutungen.**

! Über 10 % der Hämophilen sterben an intrakraniellen Blutungen. !

Je nach Restaktivität der Gerinnungsfaktoren bei den betroffenen männlichen Patienten spricht man von schwerer (Aktivität < 1 %), mittelschwerer (1 – 5 %) oder leichter (5 – 15 %) Hämophilie bzw. von Subhämophilie (15 – 50 %).

Bei den lediglich heterozygot betroffenen Frauen (Konduktorinnen) liegt die Aktivität meist > 50 % und der Defekt hat selten Krankheitswert.

Diagnostisches Vorgehen

Das Leitdiagnostikum ist die **isoliert verlängerte PTT** bei normaler Blutungszeit und normalem Quick-Wert. Die Bestimmung der Gerinnungsaktivität der Faktoren VIII und IX sichert die Diagnose.

Therapie

Gerinnungsfaktoren können i. m. substituiert werden, um Blutungen zu behandeln oder zu vermeiden. Eingesetzt werden Konzentrate aus den jeweils fehlenden Faktoren, bei Hämophilie B auch Prothrombin-Komplex-Konzentrat.
- Bei bereits eingetretenen Blutungen werden frühestmöglich Faktorkonzentrate gespritzt, wegen der kurzen HWZ von ca. 8 Stunden etwa 3-mal täglich (Therapiedauer s. **Tab. 3.22**). Die Konzentratdosis richtet sich nach der Schwere der Blutung (**Tab. 3.22**).

Tab. 3.22 Beispiele für erforderliche Faktor-VIII-Aktivitäten*

Blutungslokalisation	Erforderliche Aktivität für ein Sistieren der Blutung	Therapiedauer in Tagen
spontan in Gelenk, Muskel	5 – 20 %	2
organbedrohende Blutung	20 – 40 %	5
Zahnextraktionen, kleine Operationen	20 – 40 %	5
intrakraniell, intrathorakal, gastrointestinal, große Operationen	80 – 100 % (nie unter 50 % abfallen lassen)	2 – 3 Wochen

* gilt im Prinzip für alle Gerinnungsfaktoren

! Als Faustregel gilt: 1 E/kg KG hebt den Faktorspiegel im Blut um 1,5 %. !

- Bei Patienten mit leichten Blutungen und mittelschwerer bis leichter Hämophilie lassen sich die Blutungen auch durch das synthetische **ADH-Analogon DDAVP** (zur Heimbehandlung auch als Nasenspray verfügbar) beherrschen; es stimuliert das Gefäßendothel zur Ausschüttung des dort produzierten Faktors VIII.

Patienten mit schwerer Hämophilie und häufigen Blutungen werden regelmäßig, z. B. dreimal pro Woche, **prophylaktisch substituiert** (Heimbehandlung). Eine Faktor-VIII-Aktivität von > 15 % bzw. eine Faktor-IX-Aktivität von > 20 – 25 % erfordert dagegen keine regelmäßige Therapie zur Vermeidung von Spontanblutungen. Substituiert wird hier nur bei spontanen Blutungen oder vor geplanten operativen Eingriffen. Dabei richtet sich die Konzentratdosis nach der Schwere des operativen Eingriffs (**Tab. 3.22**).

Nach wie vor werden aus gepooltem Plasma gewonnene Faktor-VIII-Präparate verwendet, da die neueren rekombinanten Produkte noch immer extrem teuer sind. Da die gepoolten Präparate heute hoch gereinigt und virusinaktiviert sind, ist das Risiko einer Infektion äußerst gering. Weitere Risiken sind Unverträglichkeitsreaktionen sowie die Induktion von Hemmkörpern gegen die fehlenden Gerinnungsfaktoren (**Hemmkörperhämophilie**, s. **Kasten**).

════════════════ ZUR VERTIEFUNG ════════════════

Hemmkörperhämophilie

Durch hemmende Auto-AK gegen Gerinnungsfaktoren (meist F VIII) wird bei 10 – 20 % der Hämophilie-A- und bei 2 – 5 % der Hämophilie-B-Patienten eine Aktivitätsminderung von Gerinnungsfaktoren mit hämorrhagischer Diathese verursacht. Durch Plasma-Mischversuche kann der Hemmkörper diagnostiziert werden. Eine Fortführung der Substitution mit erhöhter Dosis kommt nur bei niedrigen AK-Titern in Betracht. In Spezialzentren kann evtl. versucht werden, durch hoch dosierte Infusionen mit dem betreffenden Faktor eine Immuntoleranz zu erzielen. Auch durch sog. Bypass-Produkte (teilaktivierte Prothrombin-Konzentrate mit aktiviertem F VII, IX und X) kann versucht werden, den Gerinnungsdefekt zu „umgehen". F-VIII-Präparate vom Schwein werden ebenfalls erfolgreich eingesetzt.

Von-Willebrand-Jürgens-Syndrom (vWS)

Überwiegend autosomal-dominant vererbte Blutungsneigung mit Verminderung oder qualitativem Defekt des von-Willebrand-Faktors (vWF, s. 3.7.2), eines im Plasma, in Endothelzellen, Basalmembranen der Gefäße und Thrombozyten vorkommenden gerinnungsunterstützenden Glykoproteins (s. **Kasten** „Von-Willebrand-Faktor"). Entspre-

03

03

Von-Willebrand-Faktor

Der Faktor VIII besteht aus einem Komplex von zwei Teilen:
- dem für die plasmatische Gerinnungsaktivität verantwortlichen **F VIII:C**, dessen Mangel zur klassischen Hämophilie A führt
- dem von-Willebrand-Faktor (vWF oder vWF:Ag – wenn dieser an den F-VIII-Komplex gebunden ist, schreibt man auch: F VIII:vWF).

Der in Endothelzellen und Megakaryozyten synthetisierte von-Willebrand-Faktor stabilisiert zum einen die Faktor-III-Aktivität (s. Abb. 3.52). Zum anderen vermittelt er jedoch auch die Interaktion des F-VIII-Komplexes mit dem Endothel sowie die Plättchenadhäsion und -aggregation (letztere Funktion ist Faktor-VIII:C-unabhängig).

Fehlt der vWF, so sind also sowohl die plasmatische Gerinnung (verminderte Gerinnungsaktivität des F-VIII-Komplexes) als auch die Thrombozytenfunktion beeinträchtigt.

❗ Werden die Thrombozyten aber in gesundem Plasma getestet, funktionieren sie einwandfrei. **❗**

Der vWF kann direkt in einem Immunoassay gemessen werden; seine Funktion kann über die sog. Ristocetin-induzierte Thrombozytenaggregation gemessen werden: Diese ist sowohl bei Verminderung des vWF als auch bei vWF-Funktionsstörungen vermindert, der Test wird deshalb z. T. als Screening-Test eingesetzt.

Genetisch ist die Erkrankung äußerst heterogen, mit teilweise quantitativen, teilweise qualitativen Veränderungen am vWF. Klinisch lassen sich dementsprechend mehrere Erscheinungsformen unterschieden (s. Kasten „Einteilung des von-Willebrand-Syndroms").

═══════**AUF DEN PUNKT GEBRACHT**═══════

Einteilung des von-Willebrand-Syndroms

Aufgrund unterschiedlicher Defekte am Faktor-VIII-Komplex werden drei Haupttypen unterschieden:
- **Typ I** (häufigste Form, 80 %): Der an sich intakte vWF ist quantitativ reduziert. Je nach Aktivität des vWF besteht eine leichte oder mäßige Blutungsneigung.
- **Typ II** (15 %): qualitativer Defekt des vWF mit gestörter Thrombozytenadhäsion. F VIII:C und vWF können vermindert oder normal sein. Je nach Pathomechanismus werden zwei Unterformen unterschieden:
  - Typ IIA ohne Thrombozytopenie
  - Typ IIB mit Thrombozytopenie (dies ist durch eine erhöhte Affinität des defekten vWF an einen Oberflächenrezeptor der Thrombozyten bedingt).
- **Typ III** (5 %): völliges Fehlen des vWF, daher meist schwere hämorrhagische Diathese mit Schleimhautblutungen.

chend der Funktion des vWF ist bei einem Defekt nicht nur die humorale Gerinnung, sondern auch die Thrombozytenfunktion beeinträchtigt.

❗ Klinisch liegt ein Mischtyp aus plasmatischer und thrombozytärer Gerinnungsstörung vor. **❗**

Das von-Willebrand-Jürgens-Syndrom ist die häufigste angeborene Gerinnungsstörung mit einer Inzidenz von etwa 1/1000; leichte (subklinische) Formen kommen bei bis zu 1 % der Bevölkerung vor.

Klinik

Die Manifestation der Erkrankung ist sehr variabel. Häufig sind Haut- und Schleimhautblutungen (z. B. Epistaxis, Gingivablutungen, Ekchymosen) und Menorrhagien; petechiale Blutungen kommen vor allem bei den leichteren Formen vor. Oft fällt die Erkrankung durch verlängerte Blutungen nach Operationen (z. B. Zahnextraktion) auf. In schweren Fällen treten Einblutungen in die Gelenke (Hämarthros) und intramuskuläre Hämatome auf.

❗ Die Ursachen für die Variabilität liegen zum einen in der Heterogenität des zugrunde liegenden Gendefekts, zum anderen daran, dass die vWF-Plasmakonzentration von Blutgruppe, systemischer Entzündungsaktivität (vWF ist ein Akute-Phase-Protein), Schwangerschaft und anderen Begleiterkrankungen abhängig ist. **❗**

❗ Die Klinik und der Schweregrad der Erkrankung (nicht jedoch der Typ) können sich im Verlauf des Lebens ändern. **❗**

Labor

Auch die Laborbefunde sind variabel. Die PTT und die Blutungszeit sind meist verlängert, die Ristocetin-induzierte Plättchenaggregation ist oft stark vermindert. Der von-Willebrand-Faktor ist in Abhängigkeit vom Typ normal bis fehlend. Für die Unterscheidung der Subtypen ist die Multimer-Analyse mittels SDS-Elektrophorese in Speziallabors notwendig.

Therapie

Wie bei den Hämophilien ist die medikamentöse Therapie bei akuter Blutung und zur Blutungsprophylaxe vor und nach Operationen angezeigt:
- **Leichte Formen (vWF-Aktivität > 10 %):** Eine DDAVP-Gabe ist ausreichend (Wirkprinzip s. o. „Hämophilie A und B"). DDAVP wirkt vor allem bei Patienten mit Typ-I-Erkrankung. Nach dreitägiger Therapie lässt die Wirkung wegen Entleerung der Endothelreserven für vWF allmählich nach.

Eine Ausnahme stellt der (seltene) Typ IIB dar, hier darf

DDAVP nicht gegeben werden, da dies eine Thrombozytenaggregation auslösen könnte.
- **Mittelschwere (vWF-Aktivität 1 – 10%) und schwere (< 1%) Formen:** Hier ist die Gabe von F-VIII-Hochkonzentraten notwendig. Diese Konzentrate sind im Gegensatz zu den bei der Hämophilie A verwendeten Produkten nicht durch monoklonale Antikörper gereinigt und enthalten deshalb nennenswerte Mengen von vWF.

! Thrombozytenaggregationshemmer und ASS sind beim
▪ von-Willebrand-Syndrom kontraindiziert! **!**

Prothrombin-Komplex-Mangel

Die Faktoren des Prothrombin-Komplexes (Prothrombin, Faktoren VII, IX und X) werden Vitamin-K-abhängig hepatisch synthetisiert (s. **Kasten** „Aufgaben von Vitamin K").

Der bei einem Mangel an Vitamin K auftretende Blutungstyp ähnelt dem bei Hämophilie. Aufgrund der Multimorbidität älterer Menschen ist bereits bei einem Quick-Wert unter 10% mit bedrohlichen, auch zerebralen Blutungen zu rechnen.

=====ZUR VERTIEFUNG=====

Aufgaben von Vitamin K bei der Gerinnung

Aufnahme
Vitamin K ist ein fettlösliches Vitamin. Es wird überwiegend mit pflanzlicher Nahrung zugeführt (Vitamin K_1) bzw. im Darm von Mikroorganismen gebildet (Vitamin K_2) und im terminalen Ileum und Kolon resorbiert. Seine Resorption ist nur in Anwesenheit von Gallensäuren möglich.

Funktion
Für die Synthese der Faktoren des Prothrombin-Komplexes (F II, VII, IX, X) sowie der Inhibitoren Protein C und Protein S ist die Anwesenheit von Vitamin-K-Hydrochinon erforderlich.

Ätiologie und Pathogenese

Faktoren des Prothrombin-Komplexes können aus drei Gründen erniedrigt sein:
- **eingeschränkte Syntheseleistung der Leber** aufgrund eines Leberparenchymschadens (z. B. Leberzirrhose)
- **gesteigerter Umsatz:** Vor allem bei der Verbrauchskoagulopathie kommt es zur Erniedrigung aller Gerinnungsfaktoren durch eine disseminierte Aktivierung der Gerinnung.
- **Vitamin-K-Mangel:** Ursachen hierfür sind eine verminderte Vitamin-K-Zufuhr mit der Nahrung (z. B. längere parenterale Ernährung ohne Vitamin-K-Zusatz), eine verminderte Produktion von Vitamin K_2 über Mikroorganismen durch eine längere breitbandantibiotische Therapie oder eine gestörte Vitamin-K-Resorption infolge einer Fett-Malabsorption (Pankreasinsuffizienz oder Gallensäuremangel, z. B. bei Verschlussikterus). Auch eine Medikation mit Vitamin-K-Antagonisten (z. B. Marcumar® oder Phenytoin) führt zu einer Verminderung der hepatozellulären Vitamin-K-Hydrochinon-Bildung.

Diagnostisches Vorgehen

Diagnostisch richtungweisend ist der **erniedrigte Quick-Wert** bei nur gering verlängerter PTT durch die Verminderung von Faktor IX. Die Einzelfaktorenanalyse zeigt eine Erniedrigung aller Vitamin-K-abhängigen Faktoren (F II, VII, IX, X sowie Protein C und Protein S), während nicht-Vitamin-K-abhängige Faktoren normal sind. Zur Differenzierung eines Leberparenchymschadens von anderen Ursachen kann ein Koller-Test (s. **Kasten**) durchgeführt werden.

=====ZUR VERTIEFUNG=====

Koller-Test

Bestimmung des Quick-Wertes vor und nach i. v. Gabe von Vitamin K.
- Fehlender Anstieg des erniedrigten Quick-Wertes spricht für eine Synthesestörung (Leberzirrhose).
- Ein Anstieg um > 30% spricht dagegen für einen Vitamin-K-Mangel durch Malabsorption, gestörte Darmflora oder Verschlussikterus.

Therapie

Prinzip: Bei bedrohlichen Blutungen werden die fehlenden Gerinnungsfaktoren substituiert. Sind die Blutungen nicht bedrohlich, wird Vitamin K gegeben, um damit die körpereigene Faktorenbildung zu steigern.

Bei bedrohlichen Blutungen

Substitution der fehlenden Gerinnungsfaktoren des Prothrombin-Komplexes (z. B. in Form von **PPSB** = Prothrombin II, Prokonvertin VII, Stuart-Prower-Faktor X, antihämophiles Globulin B [= F IX]).

Bei zusätzlicher Erniedrigung anderer Gerinnungsfaktoren, z. B. bei Leberparenchymschädigung (hepatogene Koagulopathie), ist der Ausgleich mittels **Fresh-Frozen-Plasma** (FFP) physiologischer (1 ml FFP enthält etwa 1 Einheit Gerinnungsfaktoren).

Zusätzlich sollte Vitamin K oral oder parenteral gegeben werden, da die Halbwertszeit von PPSB-Konzentraten begrenzt ist.

! PPSB enthält herstellungsbedingt konzentrierte aktivierte
▪ Gerinnungsfaktoren. Eine Überdosierung kann zu lebensbedrohlichen Thrombembolien führen. **!**

Bei nicht-bedrohlicher Blutung

Vitamin-K-Gabe. Die Applikationsform richtet sich nach der Ursache der Verminderung des Prothrombin-Komplexes:

- In Abwesenheit einer Resorptionsstörung (z. B. bei Breitbandantibiotika-Therapie oder Antikoagulanzien-Überdosierung) führt die Gabe von 20 mg Vitamin K p. o. zu einem Anstieg des Quick-Wertes um ca. 30% innerhalb von 12 Stunden.
- Bei Resorptionsstörung (z. B. Verschlussikterus) muss Vitamin K parenteral gegeben werden; hierbei sind allerdings anaphylaktische Reaktionen vorgekommen.

Andere Gerinnungsfaktor-Mangelzustände

Faktor-XII-Mangel

Seltene autosomal-rezessive Erkrankung. Die Vorphase der Gerinnung ist extrem verlängert, **PTT** ist isoliert maximal verlängert. Der Faktor-XII-Mangel ist nicht durch Blutungskomplikationen, sondern durch thromboembolische Erkrankungen aufgrund einer mangelnden Aktivierung der Fibrinolyse gekennzeichnet. Therapeutisch ist evtl. eine Antikoagulation erforderlich.

Faktor-XIII-Mangel

Selten angeborene, häufiger erworbene Blutungsneigung infolge erhöhten Faktorenumsatzes (z. B. bei Colitis ulcerosa oder Verbrauchskoagulopathie). Gebildetes Fibrin wird nicht ausreichend quervernetzt und ist daher brüchiger; es kommt dadurch typischerweise zu Nachblutungen nach primär unauffälliger Blutstillung und zu Wundheilungsstörungen. Die Therapie besteht in der Substitution von Faktor-XIII-Konzentrat.

Hypo- und Afibrinogenämie

Sehr seltene quantitative Synthesestörungen des Fibrinogens. Hämophilieähnliche Blutungen kommen vor.

3.7.6 Vaskuläre hämorrhagische Diathese

Erhöhte Blutungsneigung durch lokalisierte Gefäßwandveränderungen oder eine generell erhöhte Gefäßfragilität bei Strukturveränderungen der Gefäßwandschichten (z. B. Ehlers-Danlos-Syndrom) oder des Endothels (z. B. bei Vaskulitis).

Eine vaskulär bedingte hämorrhagische Diathese führt selten zu lebensbedrohlichen Blutungen. Die Thrombozyten und Gerinnungsfaktoren sind meist normal, bei ausgedehnten Gefäßfehlbildungen oder einer schweren Vaskulitis ist jedoch eine Verbrauchskoagulopathie (s. 3.7.7) möglich.

Purpura Schoenlein-Henoch

Erworbene Hypersensitivitätsvaskulitis vor allem bei Kindern und (seltener) Jugendlichen. Die Ätiologie ist unklar: infektiös-allergisch (häufig nach vorausgegangenem Infekt der oberen Atemwege, in ca. 50% Influenza A) oder medikamentös-allergisch? Pathogenetisch liegt eine Typ-III-Immunreaktion (Arthus-Typ) mit subendothelialen Ablagerungen von Immunkomplexen und Komplementaktivierung vor.

Klinik

2 – 3 Wochen nach einem Infekt treten makulopapulöse, zum Teil hämorrhagische Effloreszenzen vor allem an den Streckseiten der Extremitäten und in Gelenknähe auf. Oft bestehen Fieber, Schwellungen der großen Gelenke (ca. 70%) sowie abdominelle Schmerzen (50 – 80%), Letztere oft mit GIT-Blutung. Bei 30% der Patienten sind klinisch auch die Nieren beteiligt in Form einer IgA-Nephritis ohne Proteinurie (gute Prognose) oder mit Proteinurie (schlechtere Prognose). Bisweilen entwickelt sich auch eine Polyserositis (Pleuritis, Perikarditis) oder ZNS-Beteiligung (Kopfschmerzen, Verhaltensstörungen).

Diagnostisches Vorgehen

Die Diagnose wird klinisch gestellt. Das Serum-IgA ist meist erhöht. Meist ist eine Erythrozyturie, seltener eine Proteinurie nachweisbar.

Therapie

Die Therapie ist symptomatisch, da die Erkrankung im Regelfall selbstlimitierend ist. Die Prognose ist gut, sofern sich keine chronische Glomerulonephritis entwickelt.

Hereditäre hämorrhagische Teleangiektasie

Synonym: Morbus Osler-Rendu

Autosomal-dominant vererbte Erkrankung mit starker Penetranz. Die Krankheit ist gekennzeichnet durch Gefäßerweiterungen und -brüche durch Verlust kontraktiler Elemente in der Gefäßwand.

Klinik

Es finden sich sternförmige Teleangiektasien (deren rote Farbe verschwindet nach Druck mit einem Glasspatel) am Übergang der Arteriolen und Venolen v. a. an Lippen, Zunge (**Abb. 3.53**) und Fingerspitzen, seltener in Lunge, Gastrointestinaltrakt und Leber. Darüber hinaus kommen petechiale Blutungen an Haut und Schleimhäuten, aber auch am Magen-Darm-Trakt vor, die oft klinisch relevant sind und mit höherem Lebensalter häufiger werden. In der Lunge können sich arteriovenöse Fisteln mit konsekutiver Hypoxämie entwickeln. Der Rumpel-Leede-Test (s. **3.7.3**) ist negativ. Die Therapie ist umstritten, evtl. können große Hämangiome embolisiert werden.

Weitere vaskuläre hämorrhagische Diathesen

Kasabach-Merritt-Syndrom
In großen vaskulären Tumoren (Riesenhämangiomen) kann es zur Aktivierung der endogenen Gerinnung mit resultierender Thrombozytopenie und Verbrauchskoagulopathie kommen. Dies wird dann als Kasabach-Merritt-Syndrom bezeichnet. Wenn möglich, wird eine chirurgische Resektion oder Bestrahlung des betroffenen Hämangioms angestrebt.

Hippel-Lindau-Syndrom
Retinozerebellare Angiomatose mit Netzhautablösung infolge multipler, ein- oder beidseitig auftretender zystischer kapillärer Hämangiome. Ein Befall tritt auch in Kleinhirn, Rückenmark, Pankreas, Leber und Niere auf. Die Erkrankung wird zu den Phakomatosen gezählt und ist wahrscheinlich dominant erblich.

Ehlers-Danlos-Syndrom
Erbliche Störung der Kollagen-Histogenese mit Hyperelastizität der Haut und des Bindegewebes, die zu erhöhter Verletzlichkeit der Haut mit Hyper- bzw. Depigmentierung und Teleangiektasien besonders an den Extremitätenstreckseiten sowie Überstreckbarkeit der Gelenke führt. Oft kombiniert mit Herz- und Gefäßfehlbildungen.

Hereditäre Purpura simplex
Hauptsächlich Frauen betreffende, meist harmlose Purpura. Vor allem prämenstruell treten schmerzhafte, flächenhafte, aber harmlose Haut- und Schleimhautblutungen („Teufelsflecken") auf.

Stoffwechselbedingte Purpura
Eine Purpura kann z. B. bei Vitamin-C-Mangel (Skorbut: erhöhte Kapillarfragilität durch Kollagen-Synthesestörung), Diabetes mellitus und bei M. Cushing auftreten.

Purpura senilis
Häufige Störung mit kleinflächigen, harmlosen Hautblutungen (Ekchymosen) an Gesicht, Handrücken, Unterarmen und Beinen bei atrophischer Altershaut. Als Residuen bleiben braun pigmentierte Flecken.

Autoimmunerkrankungen bzw. Vaskulitiden
Zum Beispiel bei systemischem Lupus erythematodes, Panarteriitis nodosa, M. Wegener, Sklerodermie, rheumatoider Arthritis. Details s. **Kapitel 12.**

Medikamentös induzierte Purpura
Das klinische Bild ist variabel. Bei Verdacht sollten die in Frage kommenden Medikamente abgesetzt werden; s. **Kasten „Medikamente, die eine vaskuläre Purpura induzieren können".**

═══════ ZUR VERTIEFUNG ═══════

Medikamente, die eine vaskuläre Purpura induzieren können

- Schmerzmittel: z. B. Acetylsalicylsäure, Phenacetin
- Antiarrhythmika: z. B. Atropin, Digoxin, Chinidin
- Schlafmittel: z. B. Chloralhydrat, Barbiturate, Meprobamat
- Antibiotika: z. B. Penizilline, Piperacillin, Sulfonamide, Isoniazid, Chloramphenicol, Chinin
- Antidiabetika: z. B. Chlorpropamid, Tolbutamid
- Antihypertensiva: z. B. Furosemid, α-Methyldopa, Reserpin
- andere: Allopurinol, Cumarine, Östrogene, Arsenika, Goldsalze, Iodid, Quecksilber.

3.7.7 Störungen des Fibrinolysesystems

Verbrauchskoagulopathie
Die Verbrauchskoagulopathie (disseminierte intravasale Gerinnung; engl. *disseminated intravascular coagulation*, DIC) ist eine komplexe erworbene Gerinnungsstörung, bei

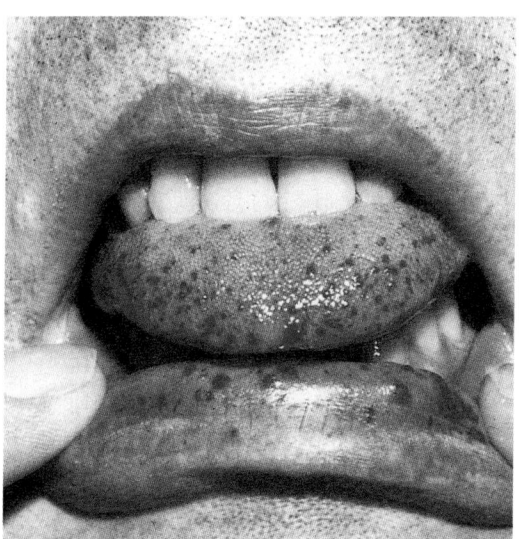

Abb. 3.53: Teleangiektasien an den Lippen und der Zunge beim M. Osler-Rendu. [E179–168]

der die Störung des Fibrinolysesystems nur einen Teil des Gesamtgeschehens darstellt. Die DIC ist charakterisiert durch eine – von Entzündungsmediatoren eingeleitete – intravasale Blutgerinnung, die letzten Endes den thrombotischen Verschluss kleiner Gefäße bedingt und damit die Organperfusion beeinträchtigt. Gleichzeitig kommt es im Rahmen des gerinnungsinduzierten Verbrauchs von Thrombozyten und Gerinnungsfaktoren zu einer hämorrhagischen Diathese mit Blutungen. Das an sich physiologische „Bremsen und Gasgeben"-Prinzip des Gerinnungssystems ist damit pathologisch auf die Spitze getrieben (**Abb. 3.54**).

Klinisch im Vordergrund stehen die oft ausgedehnten Blutungen. Thrombozyten, Quick-Test und PTT können zunächst noch normal sein, das Fibrinogen ist stark erniedrigt und die Fibrin-Spaltprodukte (D-Dimere) sind erhöht (**Tab. 3.23**).

Klinik

Eine Verbrauchskoagulopathie verläuft oft **lebensbedrohlich**. Das klinische Bild ist gekennzeichnet durch ein Nebeneinander von Blutungen des thrombozytären (v. a. Petechien, Schleimhautblutung, Blutung aus Stichkanälen) und plasmatischen Typs (Ekchymosen, gefolgt von nekrotisierenden Hämorrhagien an Akren und Druckstellen).

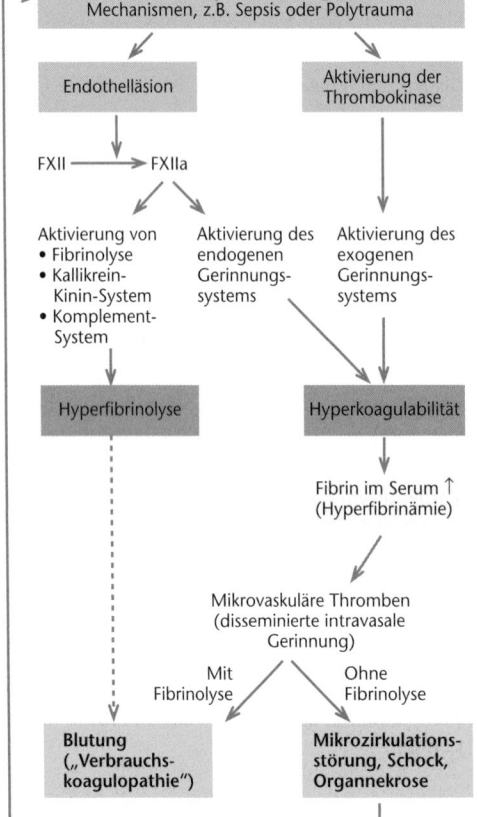

Abb. 3.54: Pathogenese der Verbrauchskoagulopathie. [L157]

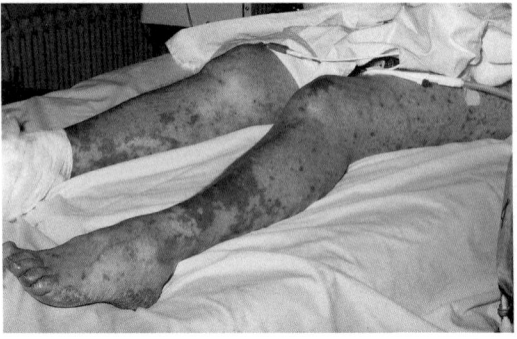

Abb. 3.55: Purpura fulminans bei Meningokokken-Sepsis (Waterhouse-Friderichsen-Syndrom): Durch Mikrothrombosierung von Hautgefäßen entstehen Hautblutungen mit zentraler Nekrose. [M107]

Tab. 3.23 Stadien der Verbrauchskoagulopathie

	Diagnostik	Therapie
Stadium I: Aktivierungsphase (klinisch: keine Symptome)	globale Gerinnungsmarker (Quick, PTT) noch im Normbereich, Thrombozyten noch normal, AT leicht erniedrigt	Heparin 400 E/kg KG/d als Dauerinfusion
Stadium II: frühe Verbrauchsphase (klinisch: Blutungen, gestörte Organleistungen)	Fibrinogen ↓ Thrombozyten ↓ Gerinnungsfaktoren ↓, PPT ↑, AT ↓, Fibrin-Monomere ↑	AT-Ersatz durch FFP oder AT-Konzentrat bei deutlicher Gerinnungsstörung nach AT-Bestimmung (z. B. 6 Einheiten FFP oder 2 × 1500 IE AT). Heparin umstritten
Stadium III: späte Verbrauchsphase und reaktive Fibrinolyse (klinisch: schwere Blutungen, schwere Organfunktionsstörungen)	Fibrinogen ↓↓↓ Thrombozyten ↓↓↓ Quick ↓↓, TZ ↑↑↑ Fibrin-Spaltprodukte (D-Dimere) ↑↑	Kein Heparin! Substitution mit AT, PPSB, FFP und Thrombozyten

AT = Antithrombin; FFP = Fresh Frozen Plasma (gefrorenes Frischplasma); TZ = Thrombin-Zeit; PPSB = Prothrombin-Komplex (Faktorkonzentrat, s. 3.7.5)

Ätiologie und Pathogenese

Jede schwere Erkrankung mit Zusammenbruch der Gewebeintegrität (z. B. Trauma, schwere Hämolyse, Operationen an thrombokinasereichen Organen wie Prostata, Pankreas oder Lunge) oder jede systemische Entzündungsreaktion (Sepsis, toxinvermittelt) kann eine DIC induzieren (**Tab. 3.24**).

! Deshalb überschneiden sich die Ursachen der DIC mit denen des *Systemic Inflammatory Response Syndrome* (SIRS, s. 13.6). !

Lokal begrenzte Formen kommen bei Gefäßanomalien und eher **chronische Verläufe** (*„smoldering DIC"*) bei Karzinomerkrankungen vor.

Bei der Aktivierung des Gerinnungssystems spielen zum einen Gewebefaktoren (z. B. Freisetzung von Thrombokinase, etwa bei Trauma), zum anderen proinflammatorische Zytokine (z. B. IL-6, Tumornekrosefaktor-α, etwa bei Sepsis) eine entscheidende Rolle.

Diagnostisches Vorgehen

Kein einzelner Laborwert kann eine DIC beweisen. Hinweisend sind eine Thrombozytopenie (empfindlichster Parameter) mit Nachweis von Fibrin-Monomeren oder Fibrin-Fibrinogen-Spaltprodukten wie etwa D-Dimeren.

! Fibrin-Monomere zeigen die intravasale Gerinnung an, Fibrin-Fibrinogen-Spaltprodukte (D-Dimere) sind Marker der später einsetzenden reaktiven Hyperfibrinolyse. !

Fibrinogen und Antithrombin sind vermindert. Alle Gerinnungsfaktoren fallen in ihrer Aktivität ab, die Globaltests PTT, Quick und Thrombin-Zeit fallen entsprechend pathologisch aus. Der Schweregrad der DIC korreliert mit dem Ausmaß der Erniedrigung von AT, Fibrinogen und Thrombozyten.

Therapie

Die Behandlung der Verbrauchskoagulopathie ist schwierig. Das wichtigste Therapieprinzip ist die Behandlung der auslösenden Ursache (z. B. Sepsis). Ist dies erfolglos, müssen im Falle manifester Blutungen Plasmafaktoren (Fresh Frozen Plasma) und Blutplättchen ersetzt werden. Die Gabe von niedrig dosiertem Heparin zur Bremsung der Gerinnungsneigung zeigt nur im Stadium I einen (moderaten) Effekt. Hohe Dosen von Antithrombin-Konzentraten werden in schweren Fällen eingesetzt, um die Blutgerinnung zu hemmen, z. B. wenn die AT-Spiegel auf < 50% der Norm abgefallen sind.

! Antifibrinolytika wie ε-Aminocapronsäure dürfen nicht gegeben werden, da die sekundäre Hyperfibrinolyse zur Auflösung der multiplen Fibrinthromben wichtig ist. !

Tab. 3.24 Ätiologie der Verbrauchskoagulopathie

Ursachen	Beispiele
Akute Umsatzstörungen	
Sepsis	Grundsätzlich nicht erregerabhängig. Sonderformen: • Waterhouse-Friderichsen-Syndrom: bei Meningokokken-Meningitis auftretende Nebennierenrindenblutung und Verbrauchskoagulopathie (Purpura fulminans, s. Abb. 3.55) • Toxic-Shock-Syndrom durch *Staph. aureus* (s. 13.7.1)
Toxine	Schlangenbiss, Medikamente, Drogen (z. B. Amphetamine)
geburtshilfliche Komplikationen	Abruptio placentae, Fruchtwasserembolie, verhaltener Abort
hämolytische Syndrome	Transfusionszwischenfälle, hämolytische Anämien, hämolytisch-urämisches Syndrom
Trauma, Gewebeverletzung	durch jede Form der Gewebsverletzung, inkl. Fettembolie, Organnekrosen (z. B. nekrotisierende Pankreatitis), ausgedehnte Weichteilverletzungen, postoperativ nach großen Operationen
Chronische Umsatzstörungen	
Gefäßanomalien (oft lokal begrenzte Koagulopathie)	z. B. kongenitale zyanotische Herzvitien, Riesenhämangiom, hereditäre hämorrhagische Teleangiektasien, Aortenaneurysma
metastasierende Karzinome	v. a. Prostatakarzinom, Magenkarzinom, Pankreaskarzinom, maligne Erkrankungen des blutbildenden Systems

3.8 Thromboseneigung (Thrombophilie)

Die explosive prokoagulatorische Antwort auf eine Gefäßschädigung ist überlebenswichtig. Genauso wichtig ist die räumliche und zeitliche Begrenzung dieser Antwort durch inhibitorische Faktoren. In der Gerinnungskaskade sind im Wesentlichen drei Inhibitoren regulierend wirksam: Antithrombin (früher: Antithrombin III = ATIII), Protein C und Protein S.

Fällt einer der Inhibitoren aus, wird das Gleichgewicht zwischen prokoagulatorischen Faktoren und gerinnungshemmenden Einflüssen zugunsten der Gerinnung verschoben, wodurch das Thromboserisiko steigt. Die durch mangelnde Wirkung des **aktivierten Protein C** charakterisierte

03

APC-Resistenz (s. u.) wird heute als die häufigste Ursache der Thrombophilie gewertet.

❗ Nicht nur eine (z. B. durch Mangel an Gerinnungsinhibitoren) gesteigerte Gerinnung kann eine Thrombophilie auslösen, sondern auch eine Fibrinolysehemmung (z. B. durch Plasminogen-Mangel oder Dysfibrinogenämie), eine überschüssige Plättchenaktivierung (z. B. Thrombozythämie), rheologische Störungen (z. B. Hyperviskositäts-Syndrom, s. 11.5.4) und Gefäßwandveränderungen (z. B. bei Vaskulitis, Herzklappenveränderungen, aber auch Hyperhomozysteinämie, s. u.). ❗

❗ Eine Thrombophilie ist etwa 10-mal häufiger als eine hämorrhagische Diathese. ❗

Klinisch im Vordergrund stehen bei der Thrombophilie venöse oder arterielle Thrombosen, oft schon in früherem Lebensalter oder mit ungewöhnlicher Lokalisation (s. a. 2.4.3).

Angeborene Ursachen der Thrombophilie
- **Angeborene APC-Resistenz:** Etwa 90–95% der Fälle werden durch eine Punktmutation verursacht, bei der am Faktor V Arginin in der Position 506 durch Glutamin ersetzt ist (Faktor-V-Leiden). Hierdurch wird die Spaltung (und damit Inaktivierung) des Faktor-V-Moleküls durch APC verhindert. Die homozygote APC-Resistenz betrifft nur etwa 0,02% der Bevölkerung und geht mit einem sehr hohen Thromboserisiko (ca. 11-mal höher als bei Heterozygoten) einher. Aber auch die heterozygote Form der APC-Resistenz ist mit einem erhöhten Thromboserisiko verbunden. Die Prävalenz der heterozygoten Form der APC-Resistenz ist hoch (10%). Bei ca. 25% der Patienten unter 60 Jahren mit einer Thromboembolie ohne erkennbare Ursache (wie z. B. Tumorerkrankungen oder postoperative Immobilisierung) kann eine heterozygote APC-Resistenz gefunden werden. Die Thromboemboliegefahr steigt bei zusätzlichen Risiken (hohes Alter, Operationen, Einnahme von Ovulationshemmern) deutlich an.
- **Hereditäre Hyperhomozysteinämie:** Die Plasmahomozystein-Konzentration bei der homozygoten Form beträgt > 100 mmol/l (normal < 16 mmol/l) und führt durch die Thromboseneigung zu einem erhöhten Risiko für KHK, Schlaganfall und pAVK. Auch die heterozygote Form (Plasmahomozystein-Konzentration 16–25 mmol/l), die ca. 5% der Bevölkerung betrifft, geht mit einer mäßigen Thrombophilie einher. Ursache ist eine Aktivierung der Endothelzelle durch die erhöhte Homozystein-Konzentration.
- **Antithrombin-Mangel:** Unterschieden werden ein quantitativer (Typ I: AT um etwa 50% vermindert) und ein qualitativer Mangel (Typ II: Konfigurationsänderungen des AT-Moleküls). Ein homozygoter AT-Mangel ist mit dem Leben nicht vereinbar (Typ I) bzw. führt schon beim Neugeborenen häufig zu thromboembolischen Komplika-

tionen. Heterozygoter AT-Mangel zeigt sich durch venöse Thrombosen oft schon vor dem 25. Lebensjahr.
- **Prothrombin-G20210A-Mutation:** Diese führt zu einem erhöhten Plasma-Prothrombin-Spiegel und kann bei ca. 7% aller Thrombosepatienten nachgewiesen werden.
- **Protein-C-Mangel:** Analog zum Defekt bei hereditärem AT-Mangel werden ein quantitativer (Typ I) und ein qualitativer Mangel (Typ II) unterschieden. Klinisch dominieren Thrombosen schon in der ersten Lebenshälfte.
- **Protein-S-Mangel:** Protein S ist ein Ko-Faktor des Proteins C. Beim Protein-S-Mangel werden drei Typen mit unterschiedlicher Aktivität des Proteins unterschieden.

Erworbene Inhibitormängel
Die erworbene **APC-Resistenz** wird durch Antikörper ausgelöst, die die Wirkung von aktiviertem Protein C (APC) an seinen Substraten, den aktivierten Faktoren Va und VIIIa, hemmen.

Bei **nephrotischem Syndrom** oder bei Enteropathie mit Eiweißverlust kann es verlustbedingt zu einem sekundären AT-Mangel kommen. Therapie: Behandlung der Grunderkrankung, evtl. orale Antikoagulation.

Beim **Lupus-Antikoagulans** oder **Anti-Phospholipid-Syndrom** können Antikörper gegen gerinnungsaktive Phospholipide nachgewiesen werden (Genaueres s. 12.9.2).

Ein vorübergehender, **erworbener Mangel an Protein C und S** kommt im Rahmen der DIC (s. 3.7.7) sowie in der Initialphase der Therapie mit Marcumar® vor (s. Fallbeispiel am Ende des Kapitels).

Diagnostisches Vorgehen
Indikationen
Eine weiterführende Abklärung ist indiziert bei tiefer Beinvenenthrombose, einer Lungenembolie oder arteriellen Thrombose bei Patienten < 45 Jahre, rezidivierenden Thrombosen, Thrombosen atypischer Lokalisation (z. B. intrakraniell), Thrombosen während der Schwangerschaft oder postpartal sowie bei rezidivierenden Spontanaborten. Auch eine positive Familienanamnese sollte eine Abklärung veranlassen.

❗ Eine Thrombophilie-Diagnostik ist in der Akutphase einer Thrombose nicht sinnvoll („Gerinnungssystem im Aufruhr"). Ausnahme: Bestimmung von HIT-Antikörpern (s. 3.7.4), AT, Plasminogen und Lupus-Antikoagulans (s. 12.9.2). ❗

❗ Die Blutabnahme zur Thrombophilie-Diagnostik sollte möglichst vor einer Behandlung mit oralen Antikoagulanzien erfolgen (Asservation von Citrat-Plasma – das Plasma kann daraufhin eingefroren werden und steht für eine spätere Analyse zur Verfügung). ❗

Thrombophilie-Screening

Ein Globaltest für Thrombophilie existiert nicht. In Kenntnis der möglichen Auslöser wird folgendes Minimalprogramm zusammengestellt:

- Globaltests der Gerinnung: Thromboplastin-Zeit, PTT, TZ, Thrombozytenzahl
- Einzeltests: funktioneller APC-Resistenz-Test, Lupus-Antikoagulans, AT, Protein C, Protein S, Fibrinogen, Homozystein im Plasma, bei entsprechender Klinik auch HIT-Diagnostik (s. **3.7.4**)
- weiterführende Diagnostik in Speziallabors.

Therapie

Eine prophylaktische Substitution kommt nur für Patienten mit angeborenem AT-Mangel und bei homozygotem Protein-C-Mangel in Frage. Bei nachgewiesenem Thrombophilierisiko durch angeborene Inhibitormängel (AT, Protein C und Protein S) ist nach dem ersten thromboembolischen Ereignis evtl. eine lebenslange orale Antikoagulation erforderlich (s. **Pharma-Info** „Orale Antikoagulanzien").

PHARMA-INFO: ORALE ANTIKOAGULANZIEN (VITAMIN-K-ANTAGONISTEN)

03

Wirkstoffe
- Phenprocoumon (z. B. Marcumar®)
- Warfarin (Coumadin®)

Wirkungsmechanismus und Eigenschaften
Vitamin-K-Antagonisten hemmen die Vitamin-K-vermittelte γ-Carboxylierung von Glutaminsäure in Gerinnungsfaktorvorstufen und somit die Synthese von Prothrombin (F II), den Faktoren VII, IX und X sowie von Protein C und S. Die Wirkung tritt mit einer Latenz von 1–3 Tagen ein. Die Bioverfügbarkeit liegt bei 100%. Bemerkenswert ist bei Phenprocoumon die hohe Plasmaeiweißbindung von über 99%!

Indikationen
Langzeitprophylaxe thromboembolischer Erkrankungen, überlappend im Anschluss an eine Heparin-Behandlung:
- Z. n. tiefer Bein- oder Beckenvenenthrombose
- Lungenembolie
- Herzerkrankungen mit erhöhtem Embolierisiko (Klappenfehler, Kardiomyopathie).

Nebenwirkungen
- Multiple Blutungen (GIT, Harnblase, ZNS, Unterhautgewebe). Antidot ist Prothrombin-Konzentrat.

- Allergie, Haarausfall, verzögerte Kallusbildung, Nausea, Erbrechen, Diarrhöe, selten arzneibedingte Hepatitis.

Absolute Kontraindikationen
Schwangerschaft, Hochrisiko-Aneurysmata, frischer apoplektischer Insult, unmittelbar postoperativ und posttraumatisch, floride Ulcera ventriculi/duodeni, Sepsis, Endokarditis, floride Tbc, höhergradige Nieren- oder Leberinsuffizienz.

Relative Kontraindikationen
Hypertonie über 26,6/13,3 kPa (200/100 mmHg), fehlende Patienten-Compliance (z. B. Suchterkrankung), Stadien nach resezierten Ulcera ventriculi/duodeni, Nephrolithiasis, nekrotisierendes Tumorleiden, laufende myelosuppressive Chemotherapie.

Wechselwirkungen
- Kombination mit Stoffen, die ebenfalls eine sehr starke Plasmaeiweißbindung aufweisen, besonders nicht-steroidale Antiphlogistika, führt zu einer erheblichen Wirkungsverstärkung durch Verdrängung von Phenprocoumon aus der Plasmaeiweißbindung.
- Wirkungsverstärkend durch Hemmung des Abbaus wirken Chloramphenicol, Chinidin, Paracetamol, Allopurinol.

- Wirkungsabschwächend wirken Barbiturate, Griseofulvin, Rifampicin.

Probleme der klinischen Anwendung
Da Phenprocoumon neben den prokoagulatorischen Substanzen auch die Synthese von Protein C und S hemmt, kann durch unterschiedliche Halbwertszeiten der verschiedenen Faktoren in der Initialphase der Therapie die Blutgerinnbarkeit sogar gesteigert sein.

! Hierdurch erklärt sich die Gefahr der sog. Marcumar-Nekrose (s. Fallbeispiel). In der Initialphase muss bei der Antikoagulation daher immer auch Heparin gegeben werden! !

Therapiekontrolle
Quick-Wert (Ziel bei strenger Antikoagulation: 15–25%) bzw. INR (Ziele s. Kasten „Laborwerte" in 3.7.3).
Die INR kann neuerdings vom Patienten zu Hause an einem Blutstropfen selbst kontrolliert werden (analog der Blutzuckerselbstmessung).
- Vorteil: bessere Einstellung, weniger Blutungskomplikationen.
- Nachteil: teure Teststreifen, nur bei ausgewählten Patienten praktikabel.

Fallbeispiel

Anamnese

Eine 61-jährige, sehr adipöse Patientin wird wegen einer tiefen Beinvenenthrombose in die Klinik aufgenommen und mit einer antithrombotischen Standardtherapie behandelt: Nach initialer i. v. Heparin-Therapie wird am dritten Tag eine orale Antikoagulation mit Marcumar® begonnen. Am fünften Kliniktag (einem Sonntag) beklagt die Patientin eine schmerzhafte Verfärbung der rechten Brust.

Untersuchungsbefund

Dem diensthabenden Arzt zeigt sich das in **Abb. 3.56** dargestellte Bild: Die Haut im Bereich der Mamma ist kalt und dunkelblau verfärbt mit deutlicher Felderung. Das Tastempfinden im Bereich der Verfärbung ist aufgehoben, die Patientin gibt jedoch einen dumpfen Druckschmerz an. Die rechte Brust imponiert deutlich fester als die linke. Außerdem sind fortbestehende Zeichen der tiefen Beinvenenthrombose nachzuweisen. Keine Zeichen der hämorrhagischen Diathese, kein Hinweis auf Infekt (z. B. Fieber, Schüttelfrost).

Welche Verdachtsdiagnose, welche Differentialdiagnosen haben Sie?

Der Untersuchungsbefund erscheint auf den ersten Blick als ein Hämatom: Es könnte sich also um eine Einblutung im Rahmen der Antikoagulation handeln. Die eigentümliche Felderung des Hautbefundes sowie die aufgehobene Sensibilität sprechen jedoch gegen diese Diagnose, würden andererseits gut zu einer Durchblutungsstörung passen. Eine solche Störung ist im Zusammenhang mit der Gabe eines oralen Antikoagulans beschrieben; damit ist die sog. „Marcumar-Nekrose" die wahrscheinlichste Diagnose.

Welche Untersuchungen ordnen Sie an?

Sie sind vor allem am Gerinnungsstatus zum Ausschluss einer überschießend verlängerten PTT oder eines übermäßigen Abfalls des Quick-Wertes interessiert. Ein Blutbild dient dem Ausschluss einer Thrombopenie, die z. B. im Rahmen eines HIT-Syndroms (s. **3.7.4**) auftreten kann. Ergebnisse: PTT 45 sec (18 – 40), Quick-Wert 21 % (70 – 120), Thrombozyten 380 × 10⁹/l (150 – 400).

Wie lautet die Diagnose?

Bei normaler Thrombozytenzahl und einem PTT-Wert außerhalb des therapeutischen Bereichs ist eine Marcumar-Nekrose sehr wahrscheinlich. Aufgrund der bereits manifesten Nekrose ist ein Organerhalt (z. B. mittels einer fibrinolytischen Therapie) nicht mehr möglich: Es darf deshalb keine Zeit verloren werden, sondern eine unverzügliche OP muss veranlasst werden! Im Mastektomiepräparat bestätigt sich der V. a. Marcumar-Nekrose: Die Histologie zeigt zahlreiche Mikrothrombosen.

Anmerkungen

Marcumar® führt zu einem Abfall von Vitamin-K-abhängigen Gerinnungsfaktoren, u. a. auch von Protein C und Protein S. Hierdurch besteht während der Einleitungsphase (3. – 5. Tag) der oralen Antikoagulation eine gesteigerte Thromboseneigung. Aus diesem Grund muss eine Marcumarisierung immer unter Heparin-Schutz durchgeführt werden, welcher der initialen Thrombophilie entgegenwirkt. Das Risiko für das Auftreten einer Marcumar-Nekrose ist vor allem bei einer hohen Initialdosis gegeben; hierfür wird auch eine Kapillartoxizität des Medikamentes verantwortlich gemacht. Betroffen sind meist adipöse postmenopausale Frauen. Ein vorbestehender Protein-C-Mangel erhöht das Risiko. Prädilektionsstellen sind subkutane Fettgewebspolster an Mammae, Gesäß und Oberschenkeln.

Die Soforttherapie umfasst das Absetzen des Cumarins, die Antagonisierung der Cumarin-Wirkung durch die Gabe von Vitamin K und die Fortführung der Antikoagulation mit Heparin.

Glücklicherweise ist diese Komplikation selten (ca. 1/1000), sie erfordert aber eine rasche „Blickdiagnose" sowie eine genaue Anamnese (hier: Medikamentenanamnese).

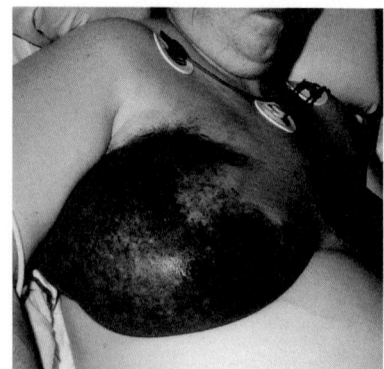

Abb. 3.56: Befund der Patientin im Fallbeispiel. [M104]

4 Immunsystem

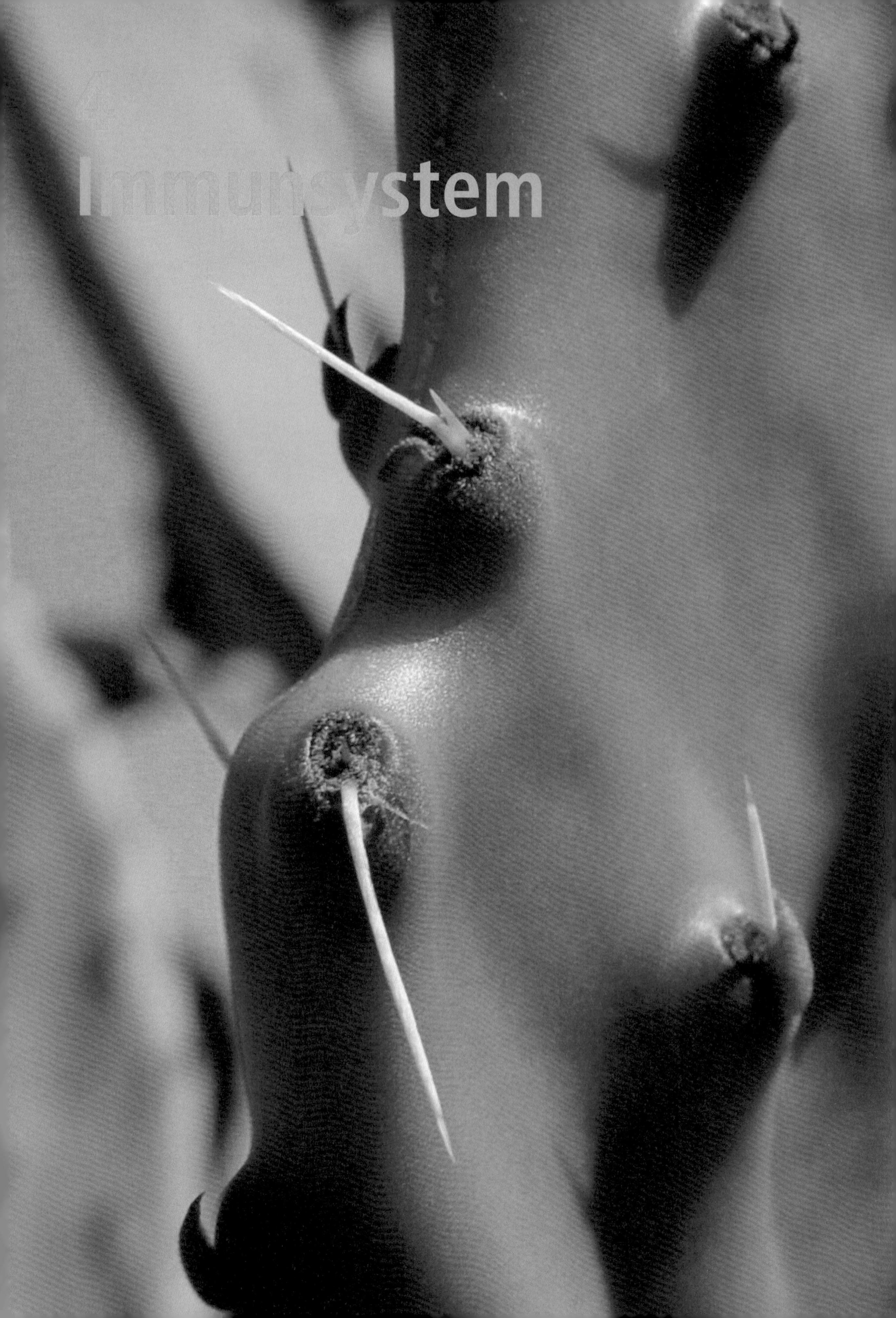

Die Immunologie (lateinisch *immunis* = frei von Lasten) befasst sich mit den Mechanismen, mit denen sich ein Organismus gegen ihn bedrohende körperfremde oder körpereigene Strukturen schützt.

Die erfolgreiche Abwehr setzt Zielsicherheit voraus. Werden nämlich nicht-bedrohliche Strukturen angegriffen, so entstehen hieraus ebenso deletäre Effekte für den Gesamtorganismus wie bei einem unterlassenen Angriff gegen bedrohende Strukturen. Das Immunsystem beruht deshalb auf einem Balanceakt zwischen „Angriffslust" und „Angriffshemmung" oder, anders ausgedrückt, zwischen **Abwehr** und **Toleranz**.

Wo immer die Balance zwischen Immunität und Toleranz ins Wanken kommt, entsteht Krankheit:

- Werden die Schutzmechanismen des Körpers gegen nicht-bedrohliche Komponenten der Außenwelt eingesetzt (z. B. Pollen oder Nahrungsbestandteile), kommt es zur **Allergie**.
- Werden diese gegen nicht-bedrohliche Komponenten der Eigenwelt eingesetzt, entstehen **Autoimmunerkrankungen**.
- Werden umgekehrt bedrohliche Komponenten der Außenwelt toleriert, so kommt es zur **Anergie** mit Invasion von schädigenden Organismen oder ihren Produkten. Dies ist das zentrale Problem bei den **Immundefekten**.
- Werden bedrohliche Komponenten der Eigenwelt toleriert, so kommt es zur **malignen Veränderung** von Zellstrukturen.

Deletäre Effekte für den Organismus entstehen aber auch, wenn ein korrekterweise als bedrohlich erkanntes Antigen durch eine **überschießende Immunreaktion** attackiert wird, beispielsweise bei der Bienenstichallergie, aber auch bei anderen überschießenden Entzündungsreaktionen wie dem akuten Atemnotsyndrom des Erwachsenen (*acute respiratory distress syndrome*, ARDS; s. **5.8**). Abwehr und Toleranz müssen also nicht nur zielsicher, sondern auch adäquat ablaufen (**Abb. 4.1**).

Vulnerabilität des Immunsystems

Die Leistung des Immunsystems beruht nur zum Teil auf angeborenen Funktionen. Ein Großteil der Immunleistungen des Organismus wird vielmehr durch aktive Auseinandersetzung mit der Umwelt erworben. Die adäquate Immunantwort setzt deshalb adäquate Lernprozesse voraus. Der erfolgreiche Ablauf dieser Lernprozesse ist von vielen Seiten bedroht:

- **Neu auftretende Antigene** oder auch **rasch wandelbare Antigene** – beispielsweise das HI-Virus oder das Influenza-Virus – treffen auf ein unvorbereitetes und damit vulnerables Immunsystem. Durch die erhebliche Mobilität eines Teils der Weltbevölkerung, rasche Klimaänderungen

und das weitere Vordringen des Menschen in bisher isolierte Ökosysteme dürfte dieser Faktor auch in Zukunft epidemiologisch eine Rolle spielen.

- Die zivilisatorisch veränderte Umwelt beeinträchtigt aber auch die **Lernprozesse des Immunsystems**: Die steigende Allergiehäufigkeit etwa wird auf eine mangelnde Stimulation des Immunsystems durch bakterielle Bestandteile, Infektionserreger oder die mikrobielle Standortflora zurückgeführt (s. **4.1.8**). Letztere wiederum ist teilweise von Ernährungsfaktoren abhängig und gibt einen weiteren Hinweis auf die intime Verquickung von Umwelteinflüssen und Immunantwort.

Immunsystem, Stress und Wohlbefinden

Das Immunsystem hat sich als Bindeglied zwischen Umwelterfahrungen, Emotionen und körperlichen Reaktionen erwiesen: So korrelieren z. B. **subjektives Wohlbefinden** sowie **moderate körperliche Aktivität** mit einer reduzierten Infekthäufigkeit, wohingegen psychosoziale Stressfaktoren mit einer erhöhten Infektanfälligkeit einhergehen.

Die teilweise über das Immunsystem vermittelte Rückkopplung zwischen Körper und Seele dürfte in Zukunft auch bei der Erforschung chronischer Krankheitsprozesse eine wichtige Rolle spielen (Psychoneuroimmunologie, s. **14.2**).

Immunologie in statu nascendi

Die Immunologie ist eine rasch expandierende Wissenschaft. Auch wenn manche ihrer Theoreme längst als Lehrwissen gehandelt werden, so sind viele ihrer Grundannahmen keineswegs abgesichert. Dies hat zum Teil mit den Forschungsmethoden des Fachgebietes zu tun: Wie keine andere Disziplin der Medizin stützt sich die Immunologie auf Experimente mit durch Inzucht fortgepflanzten Mäusestämmen. Die auf diese Art gewonnenen Erkenntnisse sind zur Entwicklung von Hypothesen und Modellen nützlich, lassen sich jedoch keinesfalls direkt auf den Menschen übertragen. So ist zum Beispiel die Einteilung der Allergien nach COOMBS und GELL (**Tab. 4.12**) zum Verständnis allergischer Phänomene hilfreich, kann jedoch viele wichtige klinische Phänomene (wie etwa die Neurodermitis) nicht hinreichend erklären.

Es ist deshalb nicht verwunderlich, dass selbst das „immunologische Urmodell" noch immer zur Disposition steht: Nach klassischer Auffassung unterscheidet das Immunsystem zwischen dem „Selbst" (welches früh im Leben als solches erkannt und entsprechend „erinnert" wird) und dem „Nicht-Selbst". Was als (potentiell gefährliches) „Nicht-Selbst" erkannt wird, wird angegriffen, das (als ungefährlich angenommene) Selbst dagegen toleriert.

So logisch dieses Modell erscheint, so schlecht kann es die Wirklichkeit erklären: Warum wird beispielsweise ein im Körper entstehender (immunologisch fremder) Fetus nicht abgestoßen? Warum werden die „fremden" Milcheiweiße der laktierenden Brust toleriert? Warum schlagen Impfungen mit mikrobiellen Bestandteilen nur an, wenn ihnen bestimmte chemische „Adjuvanzien" zugesetzt sind? Offensichtlich ist die bloße „Fremdheit" kein hinreichender Faktor, um eine Immunantwort auszulösen; und „Selbst" ist kein Garant für Toleranz, was auch die Autoimmunerkrankungen belegen.

Gefahrensignale

Entsprechend wird von vielen Immunologen heute das u. a. von Polly MATZINGER entwickelte „Gefahrenmodell" favorisiert: Angegriffen werden Strukturen, die **Gefahrensignale** aussenden; toleriert wird, was keine solche „Signatur" trägt – egal, ob es sich um „Selbst" oder „Nicht-Selbst" handelt.

Viele neuere Entdeckungen unterstützen dieses Modell: So wurden verschiedene endogene Signale identifiziert, die unter bestimmten (Gefahren-)Umständen exprimiert werden, z. B. **Hitzeschockproteine** (s. **4.1.2**) oder **Interferon-α** (dieses wird unter anderem von virusinfizierten Zellen sezerniert). Außerdem wurden spezielle „Antennen" entdeckt, die eine ganze Reihe von Gefahrensignalen erkennen, ob diese nun endogenen oder exogenen Urspungs sind. Eine solche „signaturerkennende" Rolle wird insbesondere den Toll-ähnlichen Rezeptoren (engl. *Toll-like receptors*, TLR; s. **4.1.7**) oder anderen mustererkennenden Rezeptoren (engl. *pattern recognition receptors*, PRR) des angeborenen Immunsystems zugeschrieben. Nach diesem Modell ist es also vorstellbar, dass ein und dasselbe Antigen oder Gewebe einmal toleriert, unter anderen Umständen jedoch angegriffen wird – nämlich dann, wenn es mit einer Gefahrenmarke versehen ist. Die Grenzen von „Selbst" und „Fremd" sind nach diesem Modell nicht konstitutiv festgelegt – was zählt, ist der situative Kontext.

Modell der „ökologischen Verschränkung"

Mit besserem Verständnis vor allem des angeborenen Arms des Immunsystems ist klar geworden, dass das Immunsystem nur im Austausch mit der belebten Umwelt adäquat funktionieren kann. Ohne die Darmflora etwa ist eine adäquate Reifung des kindlichen Immunsystems nicht möglich (s. auch **4.1.8**). Auch die in der Umwelt ubiquitären mikrobiellen Molekülaggregate wie Endotoxin, aber auch bakterielle DNA-Sequenzen (z. B. CpG-Motive, s. **4.1.7**) tragen zur Entwicklung und Aufrechterhaltung der Immunkompetenz bei.

Damit steht der Mensch auch in Bezug auf sein Immunsystem in einer breiten „ökologischen" Beziehung zu seiner belebten Umwelt, ohne deren adäquaten Input er nicht funktionieren kann.

PRÜFUNGSSCHWERPUNKTE

+++   Autoimmunerkrankungen: allg. Erklärungsmodell und Behandlung, jew. Labor-Antikörper

++   Allergien: Epidemiologie und Pathogenese, Typen nach Coombs und Gell, allergische Rhinitis/Asthma (Therapie), anaphylaktischer Schock, Prävention; Transplantation und Transfusion: Risiken (AB0-Inkompatibilität, GvHD/HvGD); Akute-Phase-Proteine

+   Immundefekte: HIV (medik. Therapie), allg. Tumorentstehungsmodelle

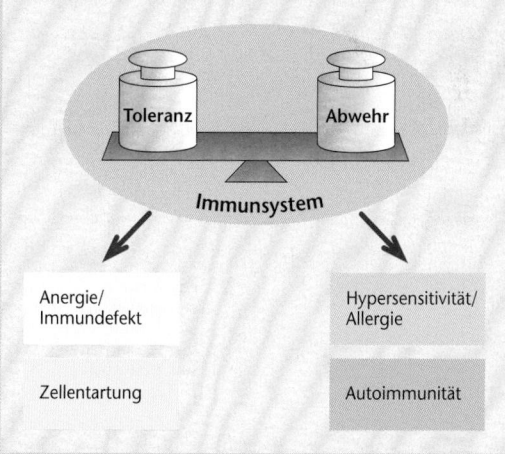

Abb. 4.1: Die pathophysiologischen Reaktionen des Immunsystems. [L157]

4.1 Physiologie

Gesundheit setzt die Fähigkeit des Organismus voraus, sowohl eine kontrollierte Immunantwort gegen körperfremde Stoffe zu produzieren (= Immunität) als auch eine Immunantwort gegen körpereigene Stoffe zu hemmen (= Toleranz). Wo immer die **Balance zwischen Immunität und Toleranz** ins Wanken kommt, entsteht Krankheit.

Im Rahmen der Immunität werden dabei nicht nur Bakterien, Viren, Parasiten und deren Stoffwechselprodukte (z. B. Toxine) erkannt und eliminiert, sondern auch transformierte – also gealterte, infizierte oder neoplastisch veränderte – Körperzellen.

! Die genannten Strukturen sind klassische Beispiele für *Antigene*. Antigene können exogenen oder endogenen Ursprungs sein (s. **Kasten** „Antigen, Immunogen und Hapten"). !

Das Immunsystem besteht aus einem komplexen Netzwerk von zellulären und humoralen Faktoren, die sich wechselseitig regulieren. Darüber hinaus verfügt der Organismus jedoch auch über eine **nicht-immunologische Abwehr**, welche seine Integrität durch physikalische und chemische Mechanismen schützt (**Abb. 4.2**). Zu den chemischen Abwehrfaktoren gehören **Enzyme**, die Fremdmaterial spalten und inaktivieren (z. B. Lysozym in Tränenflüssigkeit), **Defensine** in Epithelzellen (Defensine sind Proteine mit mikrobiziden

=====**AUF DEN PUNKT GEBRACHT**=====

Antigen, Immunogen und Hapten

Ein **Antigen** ist eine Substanz – Protein, Polysaccharid oder Lipid –, die im Körper von einem zellulären Rezeptor erkannt wird. Löst dieser Kontakt eine Immunreaktion aus, so bezeichnet man das Antigen als **Immunogen** (bzw., falls es sich um eine allergische Immunreaktion handelt, als **Allergen**). Ein Immunogen kann ein kleines Molekül mit einer kurzen Aminosäurensequenz sein oder eine komplexe fremde Zelle, die ihrerseits eine Vielzahl von unterschiedlichen Antigenen auf der Zelloberfläche besitzt (z. B. ein Bakterium). Als **Hapten** wird ein inkomplettes Antigen bezeichnet, welches erst nach Verbindung mit einer körpereigenen Substanz zu einem Immunogen wird, d. h. erst dann eine Immunreaktion hervorruft. Als Haptene wirken unter anderem bestimmte Medikamente.

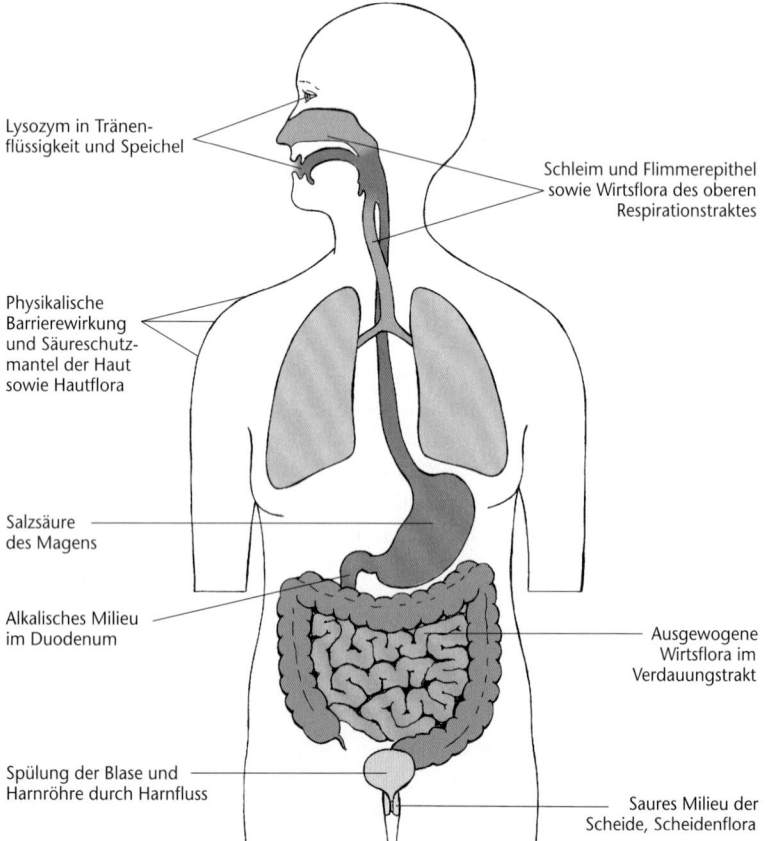

Lysozym in Tränen-
flüssigkeit und Speichel

Schleim und Flimmerepithel
sowie Wirtsflora des oberen
Respirationstraktes

Physikalische
Barrierewirkung
und Säureschutz-
mantel der Haut
sowie Hautflora

Salzsäure
des Magens

Alkalisches Milieu
im Duodenum

Ausgewogene
Wirtsflora im
Verdauungstrakt

Spülung der Blase und
Harnröhre durch Harnfluss

Saures Milieu der
Scheide, Scheidenflora

Abb. 4.2: Nicht-immunologische Abwehrmechanismen des Körpers. Die meisten Infektionserreger können die Körperoberfläche nicht durchdringen, weil sie von verschiedenen biologischen, biochemischen und physikalischen Schutzbarrieren zurückgehalten werden.

04

Eigenschaften, s. **4.1.1**), Fettsäuren und Talgbeimengungen der Haut, die bakterizid und virustatisch wirken („**Säure-schutzmantel**") sowie die **Säurebarriere** des Magen-Darm-Trakts (Magensaft).

❗ Wie entscheidend die nicht-immunologische Abwehr sein kann, zeigt sich etwa an dem in den Paneth-Zellen der Darmmukosa gebildeten β-Defensin-2: Eine genetisch bedingt verminderte Produktion wird etwa für den Dickdarmbefall bei M. Crohn verantwortlich gemacht. ❗

4.1.1 Spezifisches und unspezifisches Immunsystem

Die Immunität ist teilweise Antigen-unspezifisch (**angeborene Immunität**) und zu einem anderen Teil Antigen-spezifisch (**erworbene** oder „**adaptive**" **Immunität**).

Beide Systeme ergänzen sich (**Abb. 4.3**) und arbeiten sowohl mit humoralen als auch mit zellulären Komponenten (**Abb. 4.4**).

Unspezifische Immunität

Die unspezifische Immunität ist die „erste Linie" der Abwehr. Sie ist phylogenetisch älter als die spezifische und zur unmittelbaren Immunantwort befähigt. Sie wird direkt akti-

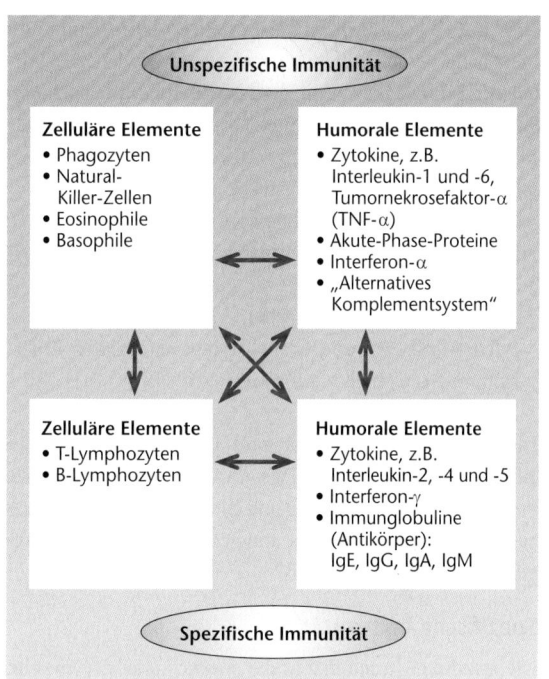

Abb. 4.3: Übersicht über das Immunsystem. Das Immunsystem besteht aus einem spezifischen und einem unspezifischen System. Die Leistung beider Systeme beruht auf humoralen und zellulären Elementen, die eng zusammenwirken. [L157]

04

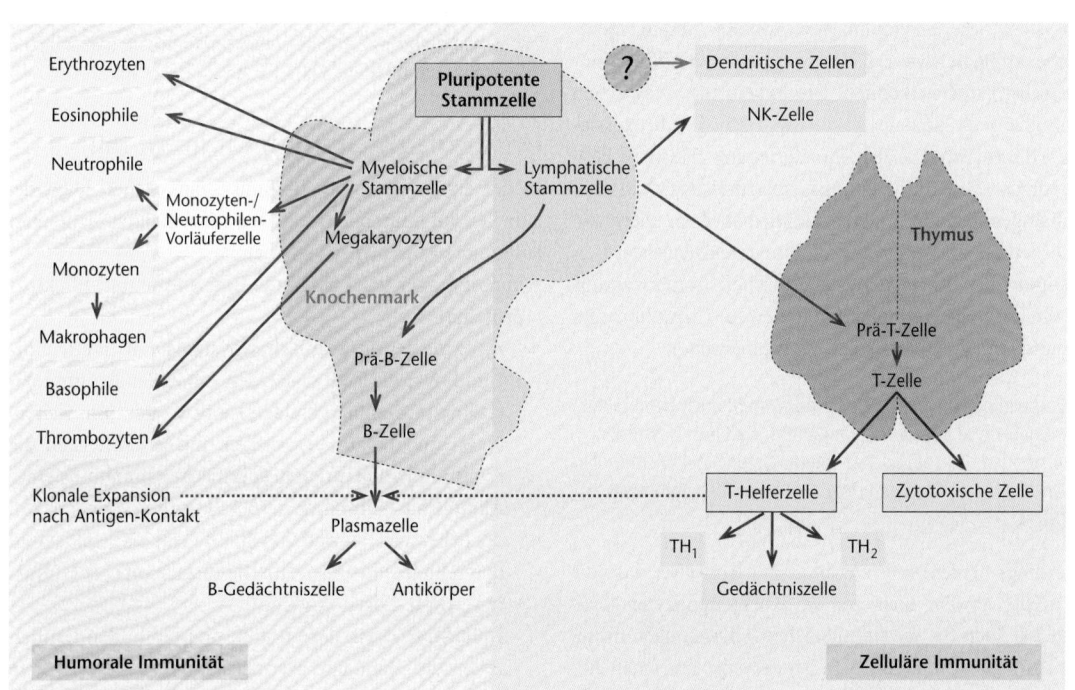

Abb. 4.4: Die Entwicklung des Immunsystems. Die Effektorzellen des Immunsystems gehen aus hämatopoetischen Stammzellen hervor, von welchen sie sich unter dem Einfluss spezifischer Zytokine in die jeweilige Zelllinie entwickeln.

viert, d. h., das Antigen wird als ganzes Protein erkannt und muss nicht vorher aufbereitet bzw. zerlegt werden. Der Vorteil der Schnelligkeit steht dem Nachteil der mangelnden Spezifität gegenüber: Durch die „breitflächige" Immunantwort kann es im Rahmen der Abwehr leicht zur Gewebeschädigung des Wirtsorganismus kommen.

Die unspezifische Immunantwort besteht aus:
- **humoralen Faktoren:** Komplement, Akute-Phase-Proteinen, Zytokinen
- **unspezifischen Abwehrzellen:** Makrophagen, Monozyten, Mastzellen und Granulozyten, natürlichen Killer-Lymphozyten (engl. *natural killer cells*, NKC).

Die unspezifische Immunität kann im Gegensatz zum spezifischen System nicht-lösliche Antigene und damit ganze Fremdorganismen erkennen und eliminieren. Im Gegensatz zur spezifischen Immunität entwickelt sie aber **kein erregerspezifisches „Gedächtnis".**

Spezifische Immunität

Die spezifische Immunität ist die „zweite Linie" der Abwehr. Sie ist phylogenetisch jünger und basiert auf antigenspezifisch arbeitenden **Immunzellen** (T- und B-Lymphozyten), von denen der Erwachsene insgesamt etwa 10^{12} besitzt (entspricht ca. 1 kg Zellmasse). Diese Zellen entfalten ihre Wirkung zu einem großen Teil über von ihnen produzierte **humorale Mediatoren** (Immunglobuline und spezifische Zytokine). Die wichtigsten Mitspieler des erworbenen Immunsystems, die T-Lymphozyten, können intakte, nicht-lösliche Antigene (wie z. B. Virusbestandteile oder pathogene Zellen) nicht erkennen. Die Arbeit der spezifischen Immunität setzt deshalb eine **Aufbereitung („Prozessierung")** dieser Antigene, d. h. ihre Zerlegung in lösliche Peptide, voraus. Diese Aufbereitung kann grundsätzlich in allen kernhaltigen Zellen geschehen, sie wird aber vor allem von den Zellen des unspezifischen Immunsystems geleistet.

Hauptort der Tätigkeit des spezifischen Immunsystems sind die sekundären lymphatischen Gewebe (Lymphknoten, Milz und schleimhautassoziierte Lymphgewebe).

❗ Während das unspezifische Immunsystem auch beim ersten Antigenkontakt zuverlässig arbeitet („Kaltstart"), werden die Leistungen des spezifischen Immunsystems bei wiederholtem Antigenkontakt besser („Immunisierung des Immunsystems"). ❗

Neuerdings häufen sich allerdings die Hinweise, dass die spezifische Abwehr nicht nur in den Lymphozyten lokalisiert ist. Auch für die Granulozyten – denen nach bisheriger Auffassung nur Aufgaben bei der unspezifischen Abwehr zugeschrieben wurden – konnte gezeigt werden, dass sie durch ein flexibles Immunrezeptorsystem zu einer variablen, antigenspezifischen Immunantwort beitragen. Es

könnte sein, dass die granulozytäre variable Immunantwort eine spezifische Schnellreaktion ermöglicht („spezifischer Kaltstart"), die vor allem bei Entzündungsreaktionen wichtig ist.

Folgen der Immunantwort

Idealerweise sollte die Immunabwehr das eindringende Antigen eliminieren, das Wirtsgewebe jedoch unverändert zurücklassen. Liegt eine Verletzung vor, so kommt eine weitere Aufgabe hinzu: die Einleitung einer möglichst kompletten **Wundheilung.** Allerdings gelingt eine derart schonende Abwehr nicht immer, vielmehr wird das Wirtsgewebe im Rahmen der Abwehr nicht selten stark verändert oder sogar geschädigt. Dieses auch als **entzündliche Gewebeverletzung** bezeichnete Phänomen beruht unter anderem darauf, dass die gegen den eindringenden Organismus gebildeten Abwehrstoffe (Proteasen, Sauerstoffradikale, Zytokine wie Tumornekrosefaktor-α) nicht strukturspezifisch wirken und dadurch für das Wirtsgewebe toxisch sein können.

Die Immunreaktion hinterlässt also in vielen Fällen und abhängig von Dauer, Art des Erregers und Abwehrlage des Organismus ihre Spuren, die beispielsweise als Abszessbildung, Ulzeration, Granulombildung, Verkäsung und Narbenbildung erkennbar sind.

❗ Selten treten systemische und zum Teil tödliche Schädigungen auf (insbesondere bei fulminanter Sepsis mit gramnegativen Erregern), die auf eine unbalancierte Freisetzung an sich wirtsprotektiver Zytokine zurückzuführen sind (besonders Interleukin-1 und TNF-α, s. 4.1.6). ❗

Unspezifische Immunität im Detail

In der ersten Reihe des Immunsystems stehen folgende, zum Teil auf humoralen, zum Teil auf zellulären Elementen aufgebaute Abwehrmechanismen:
- humoral oder lokal wirkende **Botenstoffe** und **Effektorproteine:**
  - **Zytokine des unspezifischen Systems,** z. B. Interleukin-1 und -6 sowie TNF-α, werden von Zellen der unspezifischen Immunität gebildet; sie aktivieren u. a. weitere Fress- und Entzündungszellen und gewährleisten die Kommunikation mit dem spezifischen Immunsystem.
  - **Akute-Phase-Proteine** (s. **13.3.3**) werden vor allem von der Leber nach Stimulation durch Zytokine gebildet und unterstützen die unspezifische Immunantwort (s. **Kasten „Akute-Phase-Proteine").**
  - **Defensine:** Diese Eiweissstoffe werden in den Epithelzellen der Haut und Darmschleimhaut, aber auch in Immunzellen (v. a. in Neutrophilen und Makrophagen) gebildet und helfen bei der Abtötung phagozytierter Bakterien.

– INF-α wird von Granulozyten und Fibroblasten produziert und hemmt die Virusreplikation.
- das „alternative" **Komplementsystem**, das die Elimination von Antigen-Antikörper-Komplexen unterstützt (s. 4.1.5)
- **zelluläre Komponenten:** Phagozyten (s. u.), Natural-Killer-Zellen sowie eosinophile und basophile Granulozyten.

=========**AUF DEN PUNKT GEBRACHT**=========

Akute-Phase-Proteine

Heterogene, multifunktionelle Gruppe bioaktiver Proteine, deren Konzentration im Serum als Antwort auf entzündliche oder anderweitige Gewebeverletzung ansteigt. Ihre Produktion wird in der Regel durch Zytokine induziert und findet in der Leber statt. Akute-Phase-Proteine wirken zum Teil als gewebeprotektive Substanzen (Antiproteasen, Antioxidanzien), zum Teil als entzündliche Effektoren (z. B. Komponenten des Komplementsystems). Die wichtigsten Proteine sind:
- C-reaktives Protein (s. 13.3.3)
- Protease-Inhibitoren (z. B. α_1-Antitrypsin)
- Gerinnungsproteine (z. B. Fibrinogen)
- metallbindende Proteine (z. B. Coeruloplasmin, Ferritin)
- Bestandteile des Komplementsystems
- Haptoglobin
- Serum-Amyloid-A

Zelluläre Komponenten der unspezifischen Immunität im Überblick

Phagozyten

Zu den Phagozyten („Fresszellen") gehören:
- ortsständige (sessile) Makrophagen
- dendritische Zellen
- mobile neutrophile Granulozyten
- Monozyten.

Sessile Makrophagen, Monozyten und dendritische Zellen können die mobilen Phagozyten über von ihnen abgegebene **Chemokine** (s. 4.1.6) an den Ort des Invasionsgeschehens dirigieren (sog. **Chemotaxis**) und dadurch die Immunreaktion verstärken.

Aufgabe der Phagozyten ist es, Antigene zu eliminieren, die durch die physikalischen und chemischen Barrieren des Körpers gedrungen sind. Sie dominieren deshalb die akute entzündliche Gewebeantwort.

Der Prozess der Phagozytose setzt Rezeptoren an der Zelloberfläche voraus, welche Komponenten der Zellwand des eingedrungenen Organismus bzw. an diese „angehängte" Serumproteine erkennen. Der Fremdstoff wird dann intrazellulär aufgenommen und vernichtet.

Monozyten und Makrophagen werden unter dem Begriff **Monozyten-Makrophagen-System** zusammengefasst (**MMS**, s. **4.1.2** mit **Abb. 4.14**).

Monozyten zirkulieren im Blut und „erkennen" über Adhäsionsmoleküle auf dem vaskulären Endothel die Gefäßwände in der Nähe von Entzündungsprozessen. Erhalten sie entsprechende Chemokin-Signale aus dem Entzündungsgebiet, so wandern sie in das umliegende Gewebe ein und werden dann als **Makrophagen** bezeichnet. Besonders reichlich anzutreffen sind Monozyten in den Sinusoiden von Leber, Milz und Lymphgewebe. Monozyten und Makrophagen sind nicht nur zur Phagozytose, sondern auch zur Antigenpräsentation und Abgabe ko-stimulierender Signale befähigt und können dadurch das spezifische Immunsystem aktivieren (**Abb. 4.15**).

Eosinophile

Eosinophile residieren in großer Zahl in den peripheren Geweben, speziell an den Schnittstellen zur Umwelt (Haut und Schleimhäute). Sie antworten auf die Invasion von Parasiten und nehmen an der allergischen Spätreaktion (s. **4.5.1**) teil. Sie besitzen Oberflächenrezeptoren für Immunglobuline, Komplementfaktoren, verschiedene Zytokine und andere Botenstoffe und werden damit durch vielfältige Einflüsse auch des spezifischen Immunsystems rekrutiert und aktiviert (Genaueres s. **4.1.2**).

Basophile und Mastzellen

Basophile und Mastzellen entstehen aus verschiedenen Zelllinien, haben aber ähnliche Funktionen. Sie spielen eine zentrale Rolle bei der IgE-vermittelten allergischen Sofortreaktion sowie bei der Immunantwort gegen Parasiten (Genaueres s. **4.1.2**).

Natural-Killer-Zellen

Diese Zelllinie der Lymphozyten wird zum großen Teil Antigen-unspezifisch stimuliert. NK-Zellen erkennen virusinfizierte Zellen und Tumorzellen, welche dann (wie der Name suggeriert) vernichtet werden (s. **4.1.3**).

Weitere Zellen

Neben Immunzellen wirken auch Zellen anderer Organsysteme bei der unspezifischen Abwehr mit, etwa Endothelzellen, Fibroblasten, Thrombozyten oder Keratinozyten. Diese Zellen bilden beispielsweise an Abwehr- und Entzündungsvorgängen beteiligte Zytokine, Selektine und Integrine (s. **4.1.7**).

Spezifische Immunität im Detail

Die spezifische Immunität hat zwei Effektorsysteme: die über T-Lymphozyten vermittelte **zelluläre Abwehr** und die über B-Lymphozyten vermittelte **humorale Abwehr** (**Abb. 4.5**). Dabei kann die humorale Abwehr bei den meisten An-

04

tigenen nur dann ihre Wirkung entfalten, wenn sie von T-Zellen unterstützt wird. In der Regel werden deshalb beide Abwehrsysteme gleichzeitig aktiviert.

Beide Systeme erhalten ihre Spezifität über Zelloberflächenrezeptoren, d. h., sie können nur durch „passende" Antigene stimuliert werden. Die Wirkung beider Zellsysteme beruht auf einer durch Antigenkontakt eingeleiteten klonalen Expansion, in deren Rahmen sich aus einer einzelnen antigenspezifischen Zelle rasch ein ganzer Klon identischer Zellen entwickelt.

! Obwohl zellulärer und humoraler Arm der spezifischen
  Immunität zusammenwirken, hat jeder Arm seinen Aktions-
schwerpunkt: Die zelluläre Abwehr steht bei viralen, myko-
bakteriellen und Pilzinfektionen sowie bei der Tumorabwehr,
der Transplantatabweisung und der verzögerten allergischen
Immunantwort im Vordergrund; die humorale Abwehr dominiert dagegen bei fast allen bakteriellen Infektionen. !

Schritte der spezifischen Immunreaktion

Die erworbene Immunantwort verläuft in vier Schritten:

Schritt 1: Aufbereitung des Antigens

Das spezifische Immunsystem erkennt schwerpunktmäßig lösliche, d. h. in einzelne Peptide zerlegte Antigene. Komplexes Fremdmaterial wie z. B. Makroproteine, Virenbestandteile oder ganze pathogene Zellen müssen deshalb zuerst von anderen Zellen aufgenommen und aufbereitet, d. h. **in Peptid-Bestandteile zerlegt** werden (**Abb. 4.6**). Dieser Schritt (engl. *[pre-]processing*) wird vor allem von den Zellen des unspezifischen Immunsystems – und dabei insbesondere von den **dendritischen Zellen** – übernommen. Diese Zellen wandern während der Prozessierung des Antigens in einen Lymphknoten.

Schritt 2: Präsentation des Antigens

T-Zellen können Antigene nur dann erkennen, wenn sie auf bestimmten Oberflächenstrukturen „angeboten" werden. Die über solche Oberflächenstrukturen verfügenden Zellen werden **antigenpräsentierende Zellen (APZ)** genannt. B-Zellen erkennen Antigene zwar direkt, werden jedoch erst durch die Hilfe bestimmter T-Lymphozyten – der entsprechend benannten T-Helferzellen – aktiv. Insofern funktio-

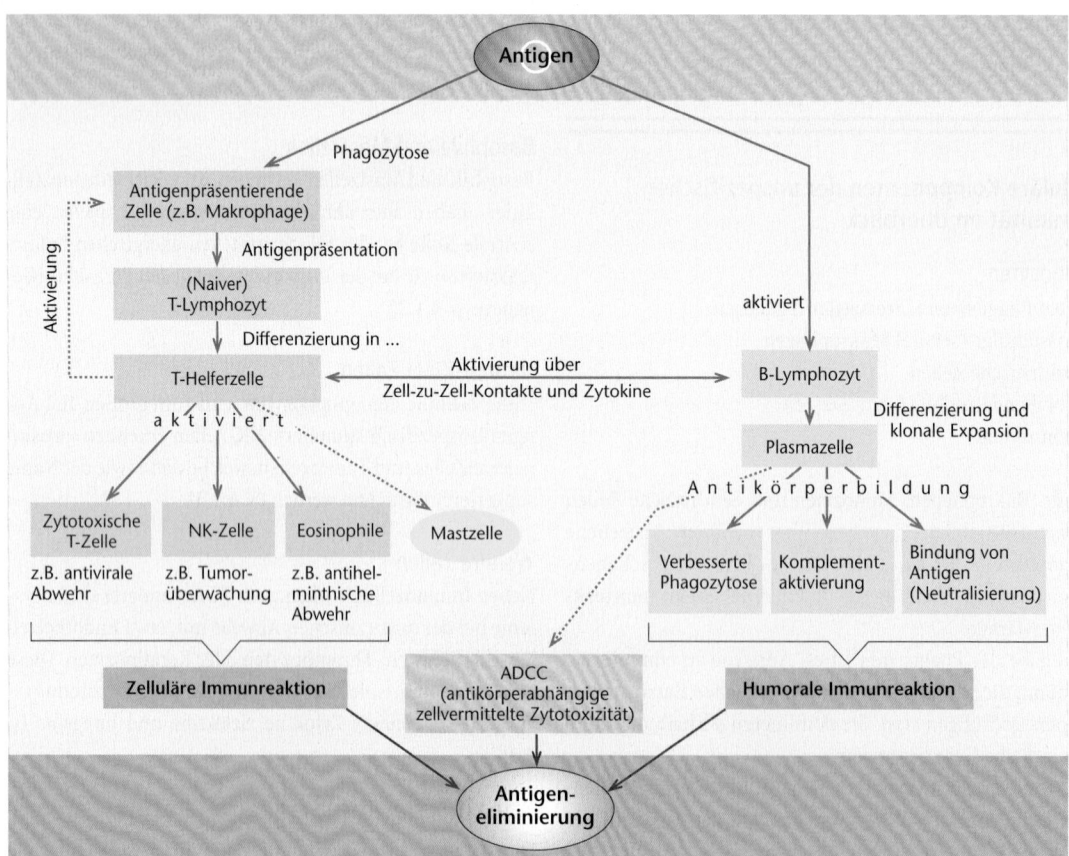

Abb. 4.5: Die spezifische Immunreaktion in der Übersicht. Die beiden zellulären Arme (B- und T-Lymphozyten) wirken über Zell-zu-Zell-Kontakte bzw. über humorale Interaktionen eng zusammen. Zur Antigenelimination kann es durch zelluläre oder humorale Effektormechanismen kommen. [L157]

Antigenpräsentation und Superantigene

Antigenpräsentierende Zellen (APZ)

B-Lymphozyten, Monozyten, Makrophagen sowie dendritische Zellen der Lymphgewebe sind zur Antigenpräsentation in der Lage. Das gemeinsame Merkmal dieser Zellen ist, dass sie auf ihrer Zelloberfläche spezifische **HLA-Moleküle** (Histokompatibilitätsantigene, engl. *human leukocyte antigens* oder *major histocompatibility antigens*, MHC, s. 4.1.7) exprimieren, welche sich mit intrazellulär prozessierten Antigenen (Peptiden) verbinden können. Diese HLA-Antigen-Verbindung kann dann von den jeweiligen spezifischen T-Zell-Rezeptoren erkannt werden.

Auf den APZ finden sich HLA-Moleküle einer spezifischen Klasse, so genannte **Klasse-II-HLA-Moleküle**. Diese HLA-Klasse wird ausschließlich von CD4+-Zellen (T-Helferzellen) erkannt, die auf die Zusammenarbeit mit B-Zellen spezialisiert sind. Im Gegensatz dazu sind die **Klasse-I-HLA-Moleküle** auf allen kernhaltigen Körperzellen (und damit auch auf den APZ) vorhanden. APZ besitzen also zwei Klassen von HLA-Molekülen. Klasse-I-

HLA-Moleküle haben Signalwirkung für CD8+-Zellen (zytotoxische T-Zellen). CD8+-Zellen können bedrohliche Zellen eliminieren.

❗ Diese Aufteilung ist sinnvoll: Sind Körperzellen etwa durch Virusbefall oder maligne Entartung verändert, so ist eine vernichtende zytotoxische Immunreaktion gefragt. Durch APZ präsentierte extrazelluläre Antigene verlangen dagegen nach einer „koordinierten" und langfristig erinnerbaren Aktivierung des Immunsystems, welche nur durch T-Helferzellen geleistet werden kann. ❗

❗ Auch die Oberflächenausstattung mit HLA-Molekülen macht Sinn. Jede der beiden HLA-Klassen ist nämlich auf die Aufnahme und damit Präsentation unterschiedlicher Antigene spezialisiert: Die auf den APZ sitzenden Klasse-II-HLA-Moleküle bestücken sich mit phagozytierten Antigenen, d. h. mit Material, das von potentiellen extrazellulären Erregern stammt. Die auf allen kernhaltigen Zellen vorkommenden Klasse-I-HLA-Moleküle dagegen werden mit zelleigenen oder intrazellulär gebildeten Peptiden bestückt; sie können also beispielsweise intrazellulär replizierte Viruspartikel oder entartete Zellkompo-

nenten präsentieren (Abb. 4.7). Dies ist deshalb sinnvoll, weil grundsätzlich jede kernhaltige Zelle entarten bzw. von Viren befallen werden kann. ❗

Superantigene

Manche Peptid-Antigene bakteriellen oder retroviralen Ursprungs können sich auch direkt, d. h. ohne HLA-vermittelte Präsentation, an T-Zell- oder B-Zell-Rezeptoren binden (Abb. 4.8). Diese Bindung erfolgt an unspezifische Nebenstrukturen des Rezeptors, die einer Vielzahl von T- bzw. B-Zellen gemeinsam sind. Hierdurch kann es zur gleichzeitigen Aktivierung einer ungewöhnlich großen Zahl unterschiedlicher T- und B-Zellen kommen. Die Folge können überschießende Immunreaktionen sein. Man nennt solche Antigene auch **Superantigene**. Beispiele hierfür sind bestimmte Exotoxine von *Staphylococcus aureus* oder auch Zellprodukte von *Streptococcus pyogenes*. Superantigene spielen z. B. beim Syndrom des toxischen Schocks und beim septischen Schock, wahrscheinlich auch bei der Entstehung von Autoimmunität eine Rolle.

04

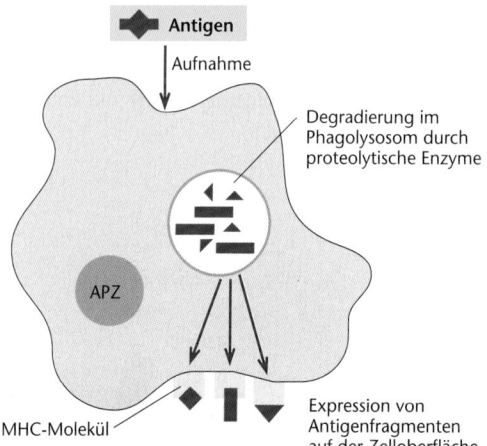

Abb. 4.6: Antigenprozessierung und -präsentation durch antigenpräsentierende Zellen. Exogene Antigene werden von antigenpräsentierenden Zellen erkannt, internalisiert, durch proteolytische Enzyme gespalten und als antigene Fragmente auf die Zelloberfläche ausgeschleust, wo sie an MHC(= HLA)-Moleküle gebunden – „präsentiert" werden. Diese Präsentation ist Voraussetzung für die Aktivierung von Lymphozyten und damit des spezifischen Immunsystems. [L157]

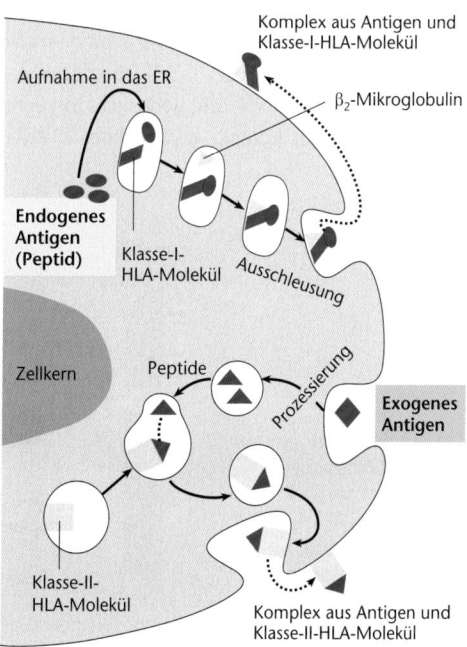

Abb. 4.7: Die zwei unterschiedlichen Wege der Antigenprozessierung und -präsentation. Endogen anfallende Antigene (z. B. virales Material) werden im rauen endoplasmatischen Retikulum an Klasse-I-HLA-Moleküle und β$_2$-Mikroglobulin gebunden und als Antigen-Klasse-I-HLA-Komplex auf der Zelloberfläche exprimiert. Exogenes Antigen wird in Lysosomen prozessiert, an Klasse-II-HLA-Moleküle gebunden und als Antigen-Klasse-II-HLA-Komplex auf der Zelloberfläche exprimiert. [L157]

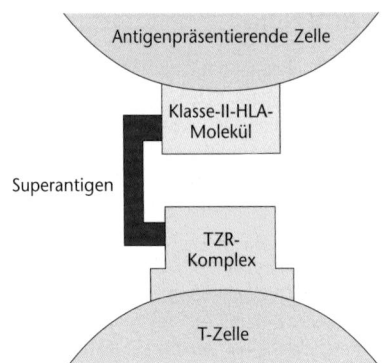

Abb. 4.8: Direkte Aktivierung von T-Lymphozyten durch Superantigene.
Superantigene aktivieren T-Lymphozyten, indem sie sich außerhalb der klassischen Antigen-Bindungsstelle mit Klasse-II-HLA-Molekül und T-Zell-Rezeptor verbinden. Ein ko-stimulierendes Signal ist nicht erforderlich. [L157]

nieren sowohl das B- als auch das T-Zell-System nur auf dem Boden einer geordneten Antigenpräsentation (s. **Kasten** „Antigenpräsentation und Superantigene"). Um das prozessierte Antigen zu präsentieren, wird es an spezialisierte Strukturen auf der Zelloberfläche der APZ, die so genannten **Human-Leucocyte-Antigen(HLA)-Moleküle** (s. 4.1.7), gebunden.

Schritt 3: Aktivierung und Proliferation der Lymphozyten

Die APZ sind in der Lage, T-Lymphozyten zu aktivieren. Durch Aktivierung differenzieren sich T-Zellen zu T-Helferzellen, die wiederum andere Zellen, insbesondere B-Zellen, aktivieren können. Letztere nehmen dadurch die Massenproduktion von Antikörpern auf. Die Aktivierung der Lymphozyten umfasst im Einzelnen folgende Schritte:

- T-Zellen werden durch den Kontakt der APZ mit dem **antigenspezifischen Rezeptor** auf der T-Zell-Oberfläche aktiviert. Aus der ehemals **naiven**, d. h. noch nicht mit dem präsentierten Antigen in Kontakt gekommenen T-Zelle

wird so eine **T-Helferzelle**. Sie teilt sich („**klonale Expansion**") und sezerniert lösliche Botenstoffe (Zytokine), die unter bestimmten Bedingungen (s. u.) die B-Zelle aktivieren, d. h. zur Aufnahme der Antikörperproduktion veranlassen können.

- Im Lymphgewebe treten jedoch auch die B-Zellen in direkten Kontakt mit dem (nicht-prozessierten) Antigen. B-Zellen können über ihre auf der Oberfläche verankerten Immunglobuline intakte Antigene erkennen; das Antigen wird dann internalisiert und prozessiert. Anschließend präsentiert auch die B-Zelle das Antigen (B-Zellen gehören also auch zu den APZ).
- Die aktivierten T-Zellen (T-Helferzellen) erkennen die von den B-Zellen präsentierten Peptide und treten jetzt mit den B-Zellen in direkte Verbindung. Erst durch diese Zell-zu-Zell-Verbindung wird die B-Zelle für die Wirkungen der von der T-Helferzelle sezernierten Zytokine empfänglich. Man nennt die Zell-zu-Zell-Verbindung auch ein **ko-stimulierendes Signal**; dieses macht die B-Zelle sozusagen „scharf". Die Zell-zu-Zell-Kontakte laufen über spezifische, teilweise nur vorübergehend durch die Aktivierung exprimierte Oberflächenmoleküle, z. B. über CTLA–CD28, B7–CD28, CD40–CD40L (s. **4.1.3**).

❗ Die ko-stimulierenden Moleküle bieten vielleicht in Zukunft therapeutische Ansätze; eine Hemmung der B7-CD28-Interaktion könnte z. B. die Abstoßungsreaktion bei Gewebetransplantaten verhindern. ❗

Schritt 4: Antigeneliminierung

Diese kann zum einen durch Bindung des Antigens durch Antikörper erfolgen; zum anderen kann die T-Helferzelle auch andere Effektorzellen, z. B. Natural-Killer-Zellen oder zytotoxische T-Zellen, aktivieren und dadurch die Antigeneliminierung einleiten (**Abb. 4.5**).

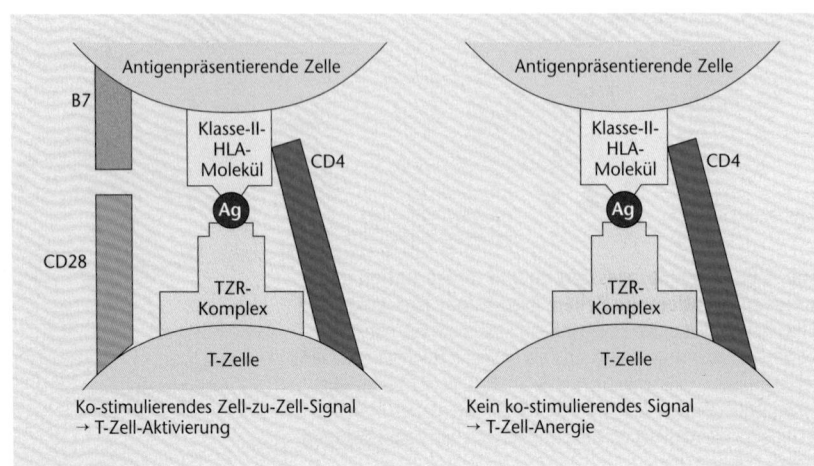

Abb. 4.9: Voraussetzungen der spezifischen Immunantwort (s. a. gleichnamigen Kasten): Der T-Zell-Rezeptor erkennt das über HLA-Moleküle auf der Oberfläche der APZ angebotene Antigen. Zu einer Stimulierung kommt es allerdings nur, wenn gleichzeitig ein ko-stimulierendes Signal durch Bindung z. B. von B7 und CD28 gegeben wird (links). Ohne ko-stimulierendes Signal bleibt die Immunreaktion aus (Anergie). [L157]

Der T-Zell-Arm der spezifischen Abwehr ("zelluläre" Abwehr)

Eine antigenpräsentierende Zelle bindet zunächst das Antigen, nimmt es intrazellulär auf und prozessiert es zu einem löslichen Antigen. Dieses wird dann intrazellulär an HLA-Moleküle gebunden und auf der Zelloberfläche exprimiert. Findet sich ein "passender" (d. h. antigenspezifischer) T-Lymphozyt, so wird dieser durch den Kontakt mit dem Antigen zur zellulären Differenzierung und Proliferation angeregt – sofern er ein ko-stimulierendes Signal erhält (s. o.). Hierdurch geht aus dem T-Lymphozyten ein ganzer Klon von T-Lymphozyten hervor, welche je nach Signalgebung zytotoxische Funktion, Helferfunktion oder regulatorische Funktion haben können.

Die **zytotoxischen T-Zellen** können körpereigene (geschädigte oder infizierte) Zellen mit dem speziellen Antigen auf der Oberfläche vernichten. Infizierte Zellen, die andere antigene Eigenschaften besitzen, können von diesem Klon hingegen nicht eliminiert werden.

Helferzellen können das B-Zell-System aktivieren, während **regulatorische T-Zellen** das B-Zell-System sowie andere Teile des Immunsystems hemmen können. Auf diese Weise ist eine Balance zwischen Abwehr und Toleranz möglich. Die Aktivierung von Helferzellen hinterlässt jeweils ein "immunologisches Gedächtnis", indem die Produktion spezifischer **Gedächtniszellen** *(memory cells)* induziert wird. Mehr zur T-Zelle findet sich in **4.1.3**.

Der B-Zell-Arm der spezifischen Abwehr ("humorale" Abwehr)

Die humorale Abwehr wird durch Antikörper (Immunglobuline) vermittelt, die von ausdifferenzierten B-Lymphozyten (Plasmazellen) gebildet werden (**Abb. 4.10**). B-Zellen benötigen keine APZ zur Stimulation, sind jedoch auf ko-stimulierende Signale von T-Zellen oder bestimmten Interleukinen angewiesen, die wiederum eine "geordnete" Antigenpräsentation voraussetzen.

B-Lymphozyten besitzen auf ihrer Oberflächenmembran spezifische Immunglobuline, welche jeweils auf ein Anti-

> ══════════**AUF DEN PUNKT GEBRACHT**══════════
>
> #### Voraussetzungen der spezifischen Immunantwort (Abb. 4.9)
>
> Die Antigenpräsentation sowie die Auslösung der nachfolgenden Immunantwort beruht auf vier Voraussetzungen:
> - Das Antigen muss zuvor intrazellulär vorprozessiert werden.
> - Das Antigen muss zusammen mit einem HLA-Molekül präsentiert werden.
> - Der Lymphozyt muss einen Antigenrezeptor besitzen, der zu dem präsentierten Antigen passt.
> - Der Lymphozyt muss gleichzeitig ein ko-stimulierendes Signal erhalten, und zwar entweder über Zytokine oder über einen durch spezifische Oberflächenmoleküle vermittelten Zell-zu-Zell-Kontakt außerhalb der HLA-Domäne.

gen spezialisiert sind (sog. B-Zell-Rezeptoren, BZR). Bindet der B-Zell-Rezeptor ein solches Antigen, proliferiert und differenziert sich der Lymphozyt zu einer **Plasmazelle**. Diese Plasmazelle bildet und sezerniert dann eine große Zahl von identischen Immunglobulinen, die alle dieselbe Antigenspezifität aufweisen, sich jedoch strukturell verändern können (z. B. von IgM zu IgG). Die gebildeten Immunglobuline neutralisieren das Antigen (mehr zur B-Zelle s. **4.1.4**).

4.1.2 Phagozytäre Zellen

Unter diesem Begriff werden alle Zellen verstanden, welche durch die Barrieren von Haut und Schleimhaut eingedrungene Fremdstrukturen erkennen, aufnehmen und abtöten können (Überblick s. **Tab. 4.1**). Man unterscheidet neutrophile, eosinophile und basophile **Granulozyten**, **Mastzellen** und die sog. **mononukleären Phagozyten** (Monozyten und Gewebsmakrophagen) sowie **dendritische Zellen**. Phagozyten kommen vor allem in **Blut, Milz, Leber, Lymphknoten und Lunge** vor.

04

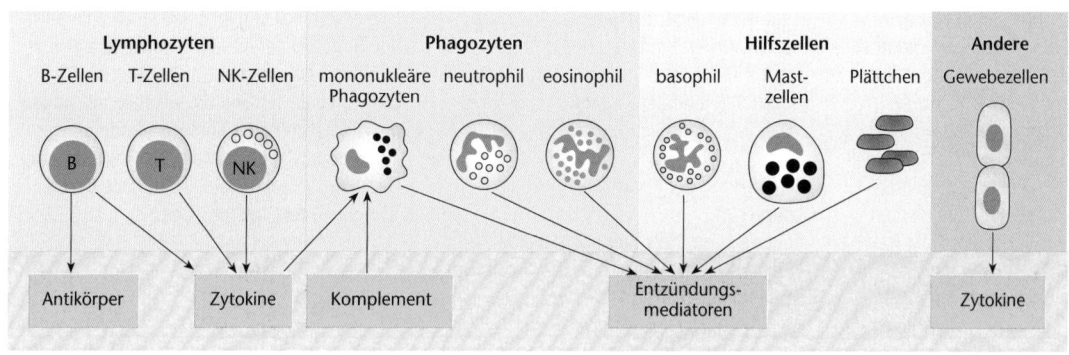

Abb. 4.10: Übersicht über die Zellen des Immunsystems und ihre humoralen Produkte. [L157]

Tab. 4.1 Phagozytäre Zellen im Überblick

Zelltyp	Zentrale Funktion	Aktivierung
neutrophile Granulozyten	• Identifizierung, Aufnahme und Abtötung von Erregern	• Von APZ ausgeschüttete Zytokine (Chemotaxine) veranlassen eine zielgerichtete Wanderung der Granulozyten ins Infektionsgebiet. • Dort werden sie durch Bindung des Antigens (oder der darauf haftenden Opsonine) an unspezifische Oberflächenrezeptoren aktiviert.
Monozyten und Gewebsmakrophagen, dendritische Zellen	• Antigenpräsentation und damit T-Zell-Aktivierung • erste Kampfreihe in der Antigenabwehr: Aufnahme und Abtöten von Erregern (vor T-Zell-Aktivierung) • Effektorzellen der zellvermittelten Immunantwort: Beseitigung von Erregern und Tumorzellen sowie Vermittlung der Entzündungsreaktion (nach T-Zell-Aktivierung) • Wundheilung	• direkte Bindung von Bakterien oder anderen Mikroorganismen (verbessert durch Opsonierung; s. Abb. 4.13 und Kasten „Phagozytose im Detail") • Zytokine • Endotoxine • Entzündungsmediatoren
eosinophile Granulozyten	• Entzündungsamplifikation • Abtöten von größeren extrazellulären Organismen (z. B. Parasiten) durch Degranulation von toxischen Enzymen • allergische Spätantwort durch Ausschüttung von Lipidmediatoren (z. B. Leukotrienen)	v. a. über von Mastzellen und TH$_2$-Zellen ausgeschüttete Zytokine
basophile Granulozyten **Mastzellen**	• IgE-vermittelte Hypersensitivitätsreaktion durch Degranulation • Abwehr von Parasiten	• Vernetzung membrangebundener IgE durch Antigene • Reaktion von Antikörpern mit rezeptorgebundenen IgE • gegen Rezeptoren gerichtete Antikörper • rezeptorunabhängig durch Produkte der Komplementkaskade

Die Rolle der Eosinophilen, Basophilen und Mastzellen als Phagozyten tritt hinter ihrer Rolle als Zytokin-Produzenten und damit Entzündungsamplifikatoren zurück, sodass die neutrophilen Granulozyten, Monozyten, Makrophagen und dendritische Zellen als „eigentliche" phagozytäre Zellen verbleiben.

Phagozyten erkennen ihren „Feind" über Oberflächenrezeptoren (s. **Kasten** „Phagozytose im Detail"). Neutrophile und Makrophagen wirken dabei vor allem gegen extrazelluläre Bakterien sowie im Rahmen von Immunkomplexprozessen; Eosinophile und Basophile antworten vor allem auf parasitäre Invasion.

═══════════════ZUR VERTIEFUNG═══════════════

Phagozytose im Detail

Die Mechanismen, die zur Phagozytose und Abtötung von Fremdorganismen führen, umfassen:
• **Margination:** Die neutrophilen Granulozyten verlassen das Zentrum des Blutstroms und docken am Endothel an.
• **Diapedese:** Die Granulozyten verändern ihre Form und durchwandern das Endothel, ohne es zu zerstören; hierzu ist die Zell-zu-Zell-Interaktion über bestimmte **Adhäsionsmoleküle** von zentraler Bedeutung.
• **Chemotaxis** (Abb. 4.12): Die Granulozyten wandern entlang einem Konzentrationsgradienten in Richtung eines chemischen Anziehungsfaktors („Chemokine", z. B. Komplementfaktor 5a, Interleukin-8).
• **Phagozytose:** Die Granulozyten nehmen

den Mikroorganismus ins Zellinnere auf und kapseln ihn im sog. **Phagosom** ab.
• **oxidativer Metabolismus oder Respiratory Burst:** Der Mikroorganismus wird anschließend durch Bildung von Sauerstoffradikalen und Wasserstoffperoxid (über das Enzym Superoxiddismutase) zerstört. Diese sog. **reaktiven Sauerstoffspezies (ROS)** sind in der Lage, Bakterienwände zu zerstören. Außerdem besitzen Neutrophile noch eine Vielzahl von Enzymen, die an der Abtötung von Mikroorganismen beteiligt sind.

Erleichterung der Phagozytose durch Opsonierung
Antigene, besonders Bakterien, werden leichter phagozytiert, wenn sie vorher durch Antikörper, Komplement oder andere Proteine

(etwa CRP) markiert werden. Durch diese Umhüllung des Antigens entstehen zusätzliche Bindungsstellen für die angreifenden Neutrophilen, welche z. B. mit Rezeptoren für IgG und den Komplementfaktor C3b ausgestattet sind.
Diese quantitative Verstärkung der Phagozytoseleistung wird **Opsonierung** (oder auch Opsonisierung) genannt und spielt eine wichtige Rolle bei der Abwehr extrazellulärer Bakterien mit Polysaccharidhülle (Abb. 4.13).
Dies ist einer der Gründe, weshalb Individuen mit Antikörper- oder Komplementdefekten insbesondere durch bekapselte Bakterien wie Neisserien, *Haemophilus influenzae* oder Pneumokokken bedroht sind.

❗ Die Phagozytose kann durch **Opsonierung** (Abb. 4.13)
❗ erleichtert werden. Die meisten Phagozyten fungieren
gleichzeitig als antigenpräsentierende Zellen (APZ) und aktivieren somit bei Begegnung mit den Erregern auch das spezifische
Immunsystem. ❗

Neutrophile Granulozyten

Diese nach der Form ihres variabel geformten Zellkerns
auch als **polymorphonukleäre Granulozyten (PMN)** bezeichneten Zellen wandern nach Aktivierung aktiv zu einem
Infektionsherd, um dort Erreger zu identifizieren, aufzunehmen und abzutöten (**Abb. 4.11**). Sie gehören nicht zu
den antigenpräsentierenden Zellen.

Dies hat insofern Bedeutung, als manche Mikroben (z. B.
die mit einer Polysaccharidkapsel ausgestatteten Pneumokokken) die traditionellen antigenpräsentierenden Zellen
umgehen, weil sie wegen ihrer „Tarnung" von Makrophagen
und dendritischen Zellen schlecht erkannt werden. Durch
ihre Begegnung mit Granulozyten entsteht dann zwar eine
Entzündungsantwort, jedoch fast keine spezifische Immunantwort und somit auch kein immunologisches Gedächtnis.

Monozyten und Makrophagen

Wenn Monozyten die Blutbahn verlassen und Gewebe besiedeln, werden sie als Makrophagen bezeichnet. Sie kommen entweder als **wandernde Makrophagen** vor, etwa im
Rahmen von Entzündungsprozessen, wo Monozyten aus
der Blutbahn chemotaktisch angelockt werden, oder aber

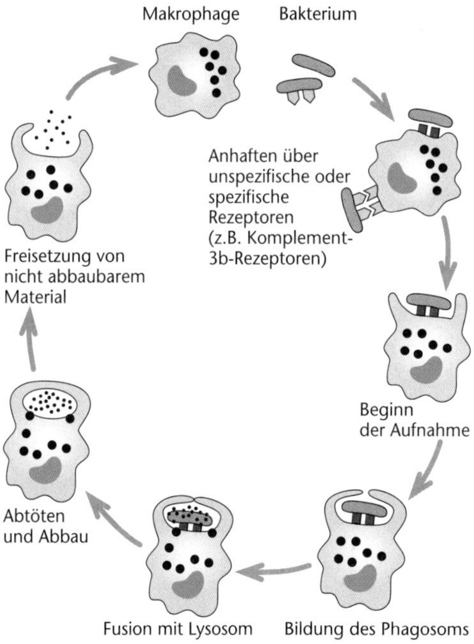

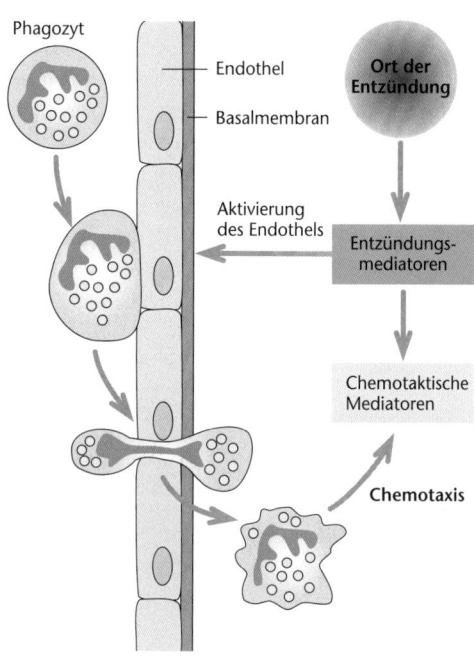

Abb. 4.12: Chemotaxis: Am Ort der Entzündung werden im
Zuge der Gewebeschädigung und Komplementaktivierung Entzündungsmediatoren freigesetzt, welche in die angrenzenden Venolen
diffundieren und die vorbeiziehenden Phagozyten zum Andocken
am Gefäßendothel veranlassen. Die Phagozyten wandern dann
entlang dem chemotaktischen Konzentrationsgradienten zum Entzündungsgeschehen. [L157]

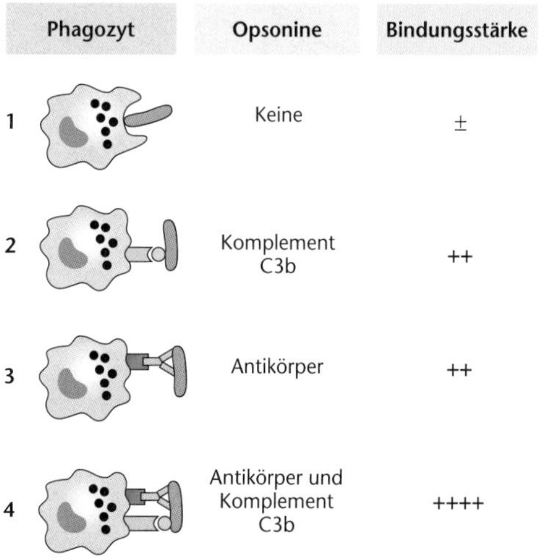

Phagozyt	Opsonine	Bindungsstärke
1	Keine	±
2	Komplement C3b	++
3	Antikörper	++
4	Antikörper und Komplement C3b	++++

**Abb. 4.11: Phagozytose von Bakterien durch Makropha-
gen:** Die Aufnahme wird durch spezifische Rezeptoren auf der
Bakterienoberfläche erleichtert, welche z. B. durch Bindung von
Komplement oder Immunglobulinen entstehen. [L157]

Makrophage   Bakterium

Anhaften über
unspezifische oder
spezifische
Rezeptoren
(z. B. Komplement-
3b-Rezeptoren)

Freisetzung von
nicht abbaubarem
Material

Beginn
der Aufnahme

Abtöten
und Abbau

Fusion mit Lysosom   Bildung des Phagosoms

Abb. 4.13: Opsonierung: Phagozyten können sich zwar direkt
an Bakterien binden, dieser Vorgang wird jedoch durch die Anlagerung von Komplement und/oder Antikörpern an die Bakterienwand
entscheidend erleichtert. [L157]

04

als **sesshafte (sessile) Makrophagen** („Gewebemakrophagen"). Letztere sind, unterschiedlich spezialisiert, in allen Geweben vorhanden und werden z. B. in der Leber als **Kupffer-Zellen**, in der Niere als **Mesangiumzellen**, im ZNS als **Mikroglia**, in den Knochen als **Osteoklasten** und in der Lunge als **Alveolarmakrophagen** bezeichnet. Sie haben eine ähnliche Funktion wie die Neutrophilen, synthetisieren jedoch nur einen Bruchteil an mikrobiziden Enzymen (**Abb. 4.14** bis **4.16**). Ihre Hauptaufgabe ist die Phagozytose und Zerstörung von Mikroben sowie infizierten bzw. gealterten oder entarteten Zellen. Im Rahmen der Wundheilung sind sie verantwortlich für den Wiederaufbau des zerstörten Gewebes. Monozyten und Makrophagen sind wegen ihrer Fähigkeit zur Antigenpräsentation und Stimulierung der T-Lymphozyten wichtige Elemente der frühen spezifischen Immunantwort.

! Makrophagen erkennen eine mikrobielle Invasion an charakteristischen Molekülmustern, beispielsweise an den Lipopolysacchariden gramnegativer Bakterien oder den Peptidoglykanen der grampositiven Erreger. Zur Identifikation dieser „Gefahrenmarken" bedienen sie sich spezieller „mustererkennender" Rezeptoren *(pattern recognition receptors),* wie etwa der Toll-ähnlichen Rezeptoren (TLR, s. 4.1.7) oder CD14. **!**

! Makrophagen produzieren auch eine Reihe von Zytokinen (**Monokine** genannt; z. B. IL-1, IL-6, IL-8, TNF-α). Diese unterstützen die unspezifische Immunantwort (u. a. durch Induktion von Fieber) und feuern die Entzündungsreaktion an (z. B.

04

Im Blut zirkulierende Monozyten

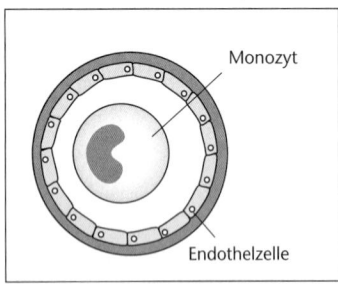

Kupffer-Zellen der Leber

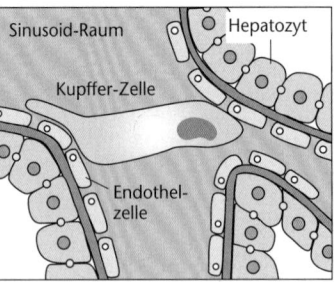

Intraglomeruläres Mesangium der Niere

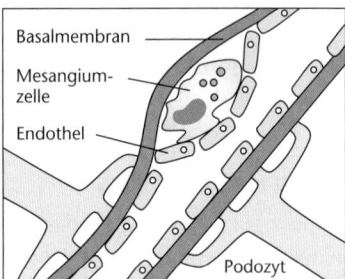

Alveolarmakrophagen der Lunge

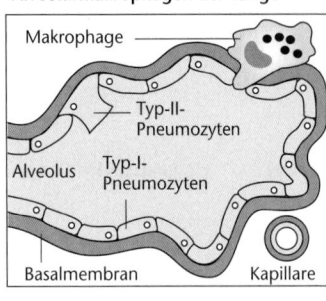

Makrophagen der Serosa

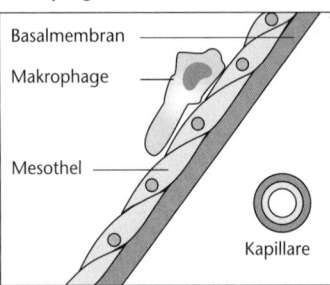

Mikroglia des Gehirns

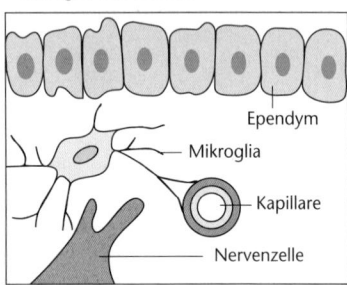

Makrophagen der Milzsinus

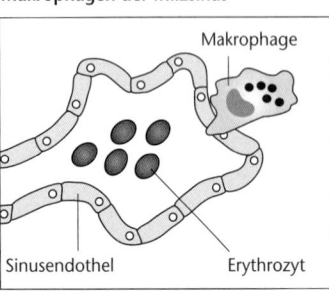

Makrophagen der Lymphknotensinus

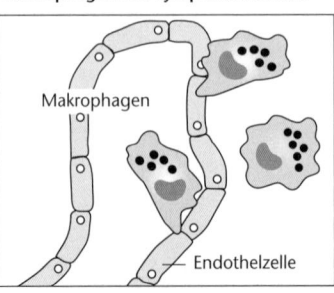

Abb. 4.14: Das Monozyten-Makrophagen-System in der Übersicht. Das Monozyten-Makrophagen-System besteht zum einen aus zirkulierenden Monozyten, zum anderen aus den an Gewebegrenzen lokalisierten Phagozyten, z. B. den Kupffer-Zellen der Leber oder den intraglomerulären Mesangiumzellen der Niere. Neben seiner Funktion im Immunsystem dient es auch dem Abbau biologischer Funktionsproteine und spielt damit z. B. in der Regulation von Gerinnung und Fibrinolyse eine Rolle. [L157]

durch Anlockung von neutrophilen Granulozyten und Induktion von Akute-Phase-Proteinen; s. 13.3.3). Sie leiten aber auch die spezifische Immunantwort ein, indem sie ruhende T-Lymphozyten aktivieren. **!**

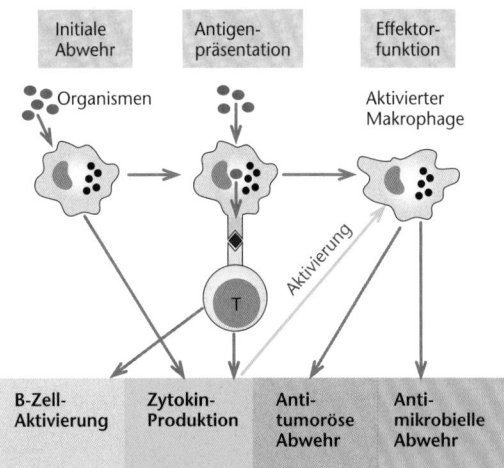

Abb. 4.15: Die zentrale Rolle der Makrophagen innerhalb des Immunsystems. Makrophagen stehen in der „ersten Linie" der Wirtsabwehr und beantworten eine Antigen-Invasion, noch bevor das spezifische Immunsystem wirksam wird. Sie stellen gleichzeitig durch ihre Fähigkeit zur Antigenpräsentation das Bindeglied zum spezifischen Immunsystem dar. Schließlich spielen sie auch nach Aktivierung des spezifischen Immunsystems eine wichtige Rolle: Die von den T-Zellen sezernierten Zytokine aktivieren das Makrophagensystem und sorgen so für eine verbesserte Antigeneliminierung im Rahmen der Entzündungsreaktion (Abb. 4.11). [L157]

Dendritische Zellen

Diese „vielarmigen" Funktionszellen werden im Knochenmark produziert und wandern dann über die Blutbahn vor allem zu den Körperoberflächen (Haut, Unterhaut, Mukosa und Submukosa). Sie kommen jedoch in fast allen nicht-immunprivilegierten Geweben vor und bilden dort mit ihren langen Armen regelrechte „Zellnetze" (deshalb werden sie teilweise auch als **interdigitierende dendritische Zellen** bezeichnet). In der Haut werden sie **Langerhans-Zellen** genannt.

Dendritische Zellen dienen vor Ort vor allem der phagozytären Antigenaufnahme. Werden sie jedoch über ihre Oberflächenrezeptoren durch Kontakt mit mikrobiellen Molekülmustern (s. **4.1.7**) oder durch andere endogene Gefahrensignale (wie Interferon-α oder Hitzeschockproteine, s. **Kasten „Hitzeschockproteine"**) stimuliert, so wandern sie in die Lymphknoten, wo sie ihre Antigene den T-Zellen präsentieren und so die spezifische T-Zell-Aktivierung einleiten.

Dendritische Zellen werden heute als die wichtigsten antigenpräsentierenden Zellen angesehen und sind vielleicht die einzigen Zellen, die naive (d. h. noch nicht mit einem spezifischen Antigen in Kontakt gekommene) T-Lymphozyten stimulieren können.

! Eine besondere Gruppe der dendritischen Zellen, die follikulären dendritischen Zellen (FDC), besiedelt primär die lymphatischen Gewebe: FDC speichern Antigen-Antikörper-Komplexe auf ihrer Zelloberfläche und könnten damit eine Rolle im Rahmen des immunologischen Gedächtnisses spielen. **!**

04

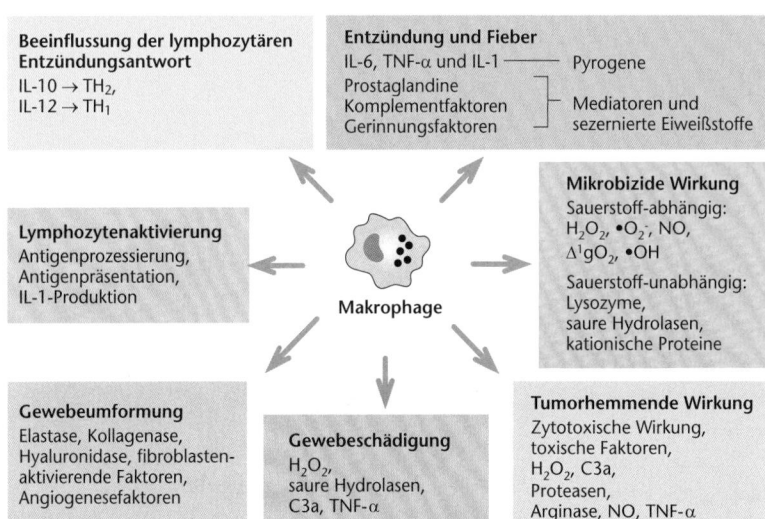

Abb. 4.16: Aufgaben der Makrophagen in der Immun- und Entzündungsantwort. Makrophagen spielen eine wichtige Rolle bei der Induktion der Entzündungsantwort, der initialen Erregerabwehr, der Induktion der spezifischen Erregerabwehr und bei der Gewebereparatur. [L157]

Hitzeschockproteine

Hitzeschockproteine (HSP) sind lösliche, ubiquitär vorkommende intrazelluläre Proteine, die in allen Organismen eine Vielzahl von „Haushaltsfunktionen" übernehmen; z. B. sind sie an der Entsorgung von Proteinen beteiligt.

Zellulärer „Stress" wie hohe Temperaturen (wovon sich der Name ableitet), aber auch Schwermetallexposition, Zelluntergang, Infektionen mit intrazellulären Erregern und Tumorwachstum führen zur Expression einzel-

ner oder mehrerer Hitzeschockproteine (z. B. Hsp-70 beim malignen Melanom, gp-96 bei vielen Virusinfektionen).

Durch ihre Fähigkeit zur Bindung an endogene Peptide kommt den HSP eine immunologische Markerfunktion zu: HSP überwachen ständig das gesamte Repertoire der intrazellulären Proteine (sie lesen sozusagen den intrazellulären „Fingerabdruck") und binden sich an abnorme Proteine, die dann an HLA-Moleküle zur Präsentation auf der Zelloberfläche „weitergereicht" werden. Hierdurch kommt ihnen eine Funktion bei der Vermitt-

lung intrazellulärer „Gefahrensignale" zu (vergleichbar der Rolle, die z. B. Endotoxine oder andere mikrobielle Molekülmuster bei der Vermittlung von extrazellulären Gefahrensignalen spielen).

HSP werden heute experimentell zur Immunmodulation bei Neoplasien eingesetzt, wobei das Immunsystem durch an HSP gebundene entartete Zellproteine „geimpft" wird. Dieselbe Strategie könnte zur Impfung gegen intrazelluläre Erreger, wie z. B. Tbc, eingesetzt werden.

Eosinophile Granulozyten

Diese unterscheiden sich von den Neutrophilen dadurch, dass sie ihre Enzyme nach außen abgeben (sog. **Degranulation**), wodurch sie in der Lage sind, größere extrazelluläre Organismen (z. B. Parasiten) abzutöten. Ihre Rolle bei der Abwehr von Bakterien ist gering.

Die Granula der Eosinophilen enthalten:

- **toxische Proteine:** z. B. Peroxidase, Major Basic Protein, eosinophiles kationisches Protein
- **Lipidmediatoren:** z. B. Plättchen (= Thrombozyten) aktivierender Faktor (*platelet activating factor*, PAF) und Leukotriene, insbesondere LT-C_4; diese sind wichtig für die Kommunikation mit anderen Zellen sowie für die entzündlichen Gewebeeffekte.
- **Zytokine und Chemokine:** Diese haben proinflammatorische Eigenschaften und können weitere Immunzellen rekrutieren.

❗ Ein Teil der Proteine in den Granula kann als sog. Charcot-Leyden-Kristalle ausfallen, die als Marker für allergische Erkrankungen im Gewebe gefunden werden können. ❗

Wegen dieser entzündungs- und immunmodulierenden Ausstattung sind Eosinophile die entscheidenden zellulären Elemente bei der **allergischen Immunantwort**: Durch bestimmte, vor allem von Mastzellen und TH_2-Zellen (s. **4.1.3**) ausgeschüttete Zytokine findet eine starke Vermehrung und Rekrutierung der Eosinophilen in die jeweils betroffenen Schleimhäute statt. Kommt es dann vor Ort zur Begegnung mit dem spezifischen Antigen, degranulieren die Eosinophilen und lösen durch den Inhalt ihrer Granula vielfältige, zum Teil schädliche Gewebereaktionen aus, beispielsweise eine Desquamation des Luftwegsepithels, eine Störung der Zilienfunktion und eine Schwellung und Entzündung (Letztere ist z. B. durch das Leukotrien C_4 vermittelt).

❗ Hier setzen die in der Therapie des allergischen Asthmas eingesetzten Leukotrien-Inhibitoren an (s. 5.3.4). ❗

Eosinophile besitzen Rezeptoren für IgG, IgA, IgE, Komplementfaktoren, verschiedene Zytokine und Chemokine; sie können grundsätzlich durch all diese Komponenten des Immunsystems aktiviert und moduliert werden. Außerdem besitzen sie intrazelluläre Rezeptoren für Glukokortikoide.

❗ Dies erklärt die hervorragende Wirkung von Glukokortikoiden bei der Verhinderung der allergischen Spätreaktion, z. B. beim Asthma bronchiale und bei der allergischen Rhinitis. ❗

Mastzellen und basophile Granulozyten

Obwohl sie von unterschiedlichen Zelllinien abstammen, sind sich Mastzellen (**Abb. 4.17**) und Basophile sehr ähnlich (Basophile wurden früher wegen ihrer Mobilität auch als

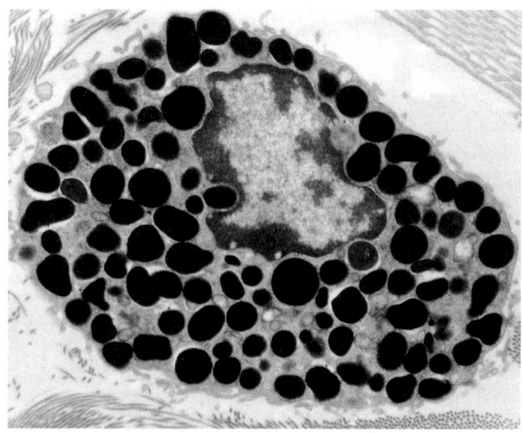

Abb. 4.17: Mastzelle: Die schwarzen Bläschen enthalten Histamin, das bei einer allergischen Reaktion schlagartig freigesetzt wird. [C154]

„zirkulierende Mastzellen" von den eigentlichen, gewebeständigen Mastzellen abgegrenzt).

Beide Zellarten spielen eine zentrale Rolle in der **IgE-vermittelten Hypersensitivitätsreaktion** (s. 4.5.1) sowie eine komplementäre Rolle bei der **Abwehr von Parasiten.** Ihre Rolle im Immungeschehen stützt sich auf ihre Fähigkeit zur Abgabe Granula-assoziierter Mediatoren (s. **Kasten** „Die Mediatoren der Mastzelle").

=========== ZUR VERTIEFUNG ===========

Die Mediatoren der Mastzelle

In den Granula der Mastzelle sind eine Vielzahl von immun- und gewebeaktiven Mediatoren gespeichert, die durch Aktivierung der Zelle abgegeben werden:
- **proinflammatorische Produkte:** Histamin, Proteasen, Proteoglykane, Carboxypeptidase-A: Diese Faktoren lösen eine unspezifische Entzündungsreaktion mit erhöhter Gefäßpermeabilität und Anziehung von Entzündungszellen aus.
- **„Lipid-Mediatoren"** (Prostaglandine und Leukotriene): Diese Metaboliten der Arachidonsäure fördern die Entzündungsreaktion (so vermitteln die Prostaglandine z.B. die Gefäßdilatation, welche die Blutzufuhr zum Entzündungsherd steigert).
- **Zytokine:** Diese dienen der „Verstärkung" der Entzündungsantwort, indem sie zum einen die Rekrutierung von Eosinophilen, Lymphozyten und Phagozyten fördern, zum anderen die Produktion von Mediatoren in anderen Immunzellen anregen.

! Zytokine sind damit das entscheidende Bindeglied zwischen der ursprünglichen allergischen Sofortreaktion und dem „Entzündungsecho", das als so genannte Spätphaseantwort etwa 4–8 Stunden nach Allergenexposition auftritt und für den eigentlichen Gewebeschaden verantwortlich ist. **!**

Mastzellen spielen aber nicht nur eine pathogenetische Rolle bei Allergien. Ihre physiologische Funktion besteht im Abbau des (gewebetoxischen) Endothelin-1, das bei vielen Entzündungsreaktionen (v.a. Sepsis) im Körper produziert wird.

Basophile und Mastzellen besitzen spezifische Rezeptoren für das Fc-Fragment des IgE. Die Aktivierung von Mastzellen oder Basophilen führt zur Ausschüttung des Inhalts der Granula (Degranulierung) und kann auf vier Wegen erfolgen:
- über Antigene, welche sich an membrangebundene IgE binden und diese vernetzen (bekannteste und typische Form der Aktivierung)
- über Antikörper, welche mit rezeptorgebundenen IgE reagieren
- über gegen den Rezeptor selbst gerichtete Antikörper
- rezeptorunabhängig durch Produkte der Komplement-

kaskade, bestimmte Mediatoren (z.B. Prostaglandine, Leukotriene), bestimmte chemische Substanzen, die Histamin direkt freisetzen können (sog. Histaminliberatoren, etwa Morphium, Röntgenkontrastmittel, Dextrane) oder durch physikalische Reize (etwa Kälteurtikaria durch kaltes Wasser).

4.1.3 T-Lymphozyten

Die T-Lymphozyten (T-Zellen) leiten sich von den lymphoiden Stammzellen des Knochenmarks ab, entwickeln sich jedoch im Thymus. Durch einen Prozess zufälliger molekularer Anordnung vorhandener Gensegmente werden dort Milliarden verschiedener Rezeptorstrukturen produziert, welche nachfolgend durch positive und negative Selektion so ausgelesen werden, dass zum einen keine autoreaktiven – d.h. mit körpereigenen Strukturen reagierenden – Zellen vorliegen, zum anderen jedoch für praktisch jedes denkbare Antigen ein spezifischer Rezeptor vorhanden ist (**Abb. 4.18**).

Bei der Rearrangierung der etwa 400, in variablen Regionen gelegenen **T-Rezeptor-Gene** leiten wiederum andere Gene, die sog. **„rekombinationsaktivierenden Gene"** (**RAG**), die Produktion der notwendigen Nukleasen und Ligasen ein. Defekte dieser Gene lösen einen schweren kombinierten Immundefekt (*severe combined immunodeficiency*, SCID; s. 4.3.1), aus.

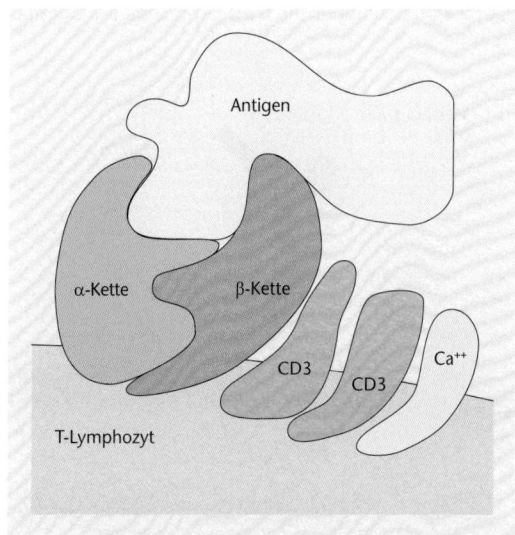

Abb. 4.18: T-Zell-Rezeptor mit gebundenem Antigen: Der dargestellte Rezeptor besitzt die in 90% anzutreffende Konfiguration aus α- und β-Kette. CD3 = CD3-Komplex, Ca++ = Calcium-Kanal-Protein. [L157]

! T-Zell-Rezeptoren entstehen also im Streuschussprinzip:
■ Durch zufällige Arrangierung der die α- und β-Kette kodierenden Gensegmente wird während der T-Zell-Reifung im
Thymus ein gewaltiger Pool von Rezeptoren produziert. Diejenigen Rezeptoren, die nicht auf körpereigene Zellen reagieren, dürfen den Thymus verlassen, die anderen (autoreaktiven)
Zellen werden vernichtet. !

T-Zellen sind im Unterschied zu den B-Zellen nicht in der
Lage, unlösliche Vollantigene zu erkennen. Der T-Zell-Rezeptor erkennt lediglich antigene Peptide, welche durch antigenpräsentierende Zellen, aber auch von den anderen
kernhaltigen Körperzellen angeboten werden. Die antigenen Peptide können dabei aus zwei Quellen stammen:

• aus einem **endogenen Pool** (= innerhalb der Zellen anfallende Antigene): z. B. Virusproteine, die von der Wirtszelle nach Virusinfektion gebildet werden, sowie Tumor-
antigene. Endogene Fragmente werden von den auf allen
kernhaltigen Zellen exprimierten Klasse-I-HLA-Mole-
külen präsentiert (s. **4.1.1**); sie aktivieren zytotoxische
CD8⁺-Lymphozyten und werden von diesen eliminiert.
• aus einem **exogenen Pool** (= außerhalb der Zellen anfallende Antigene): z. B. extrazelluläre Bakterien und Pilz-
fragmente. Exogene Peptide werden von den ausschließlich auf APZ vorhandenen Klasse-II-HLA-Molekülen
präsentiert und von CD4⁺-Zellen erkannt. Diese leiten
eine Immunantwort mit Beteiligung des B-Zell-Systems
ein.

Strukturelle Einteilung

75% der mononukleären Zellen im Blut sind T-Lymphozyten. Sie sind strukturell durch die Expression des Oberflä-
chenmarkers CD3 definiert (zur **CD-Klassifizierung** s. **Tab.
4.5**). Der größte Teil der T-Lymphozyten kommt in Milz,
Lymphknoten, Knochenmark und Blut vor. T-Zellen bestehen aus mehreren Subpopulationen, welche strukturell über
die Expression der Oberflächenmarker CD4 oder CD8 definiert sind: 2/3 der T-Zellen sind CD4-positiv, ein Drittel ist
CD8-positiv; 5% exprimieren weder CD4 noch CD8 (sog.
„Null-Zellen"; zum Teil sind dies γ/δ-Zellen, s. u. Kasten „T-
Zell-Rezeptor").

Physiologischerweise stehen die CD4⁺- und CD8⁺-Zellen
in einem festen Verhältnis zueinander. Dieser **CD4/CD8-
Quotient** beträgt normalerweise 2–3 : 1.

! Ein verminderter CD4/CD8-Quotient liegt z. B. bei AIDS vor,
■ weil hier das HI-Virus die CD4-Rezeptoren zu seinem „Einstieg" ins Zellinnere verwendet, sodass die CD4⁺-Zellen der Infektion zum Opfer fallen. !

Funktionelle Einteilung

T-Lymphozyten können jedoch auch funktionell eingeteilt
werden, d. h. nach ihrer Rolle im Immungeschehen. Sie können:

• die **Immunantwort verstärken** (**T-Helferzellen, CD4-po-
sitiv**): Sie verstärken zum einen die B-Zell-Funktion und
damit die Antikörperproduktion, zum anderen verstärken sie die zytotoxische T-Zell-Funktion (**Abb. 4.19**).
• die **Immunantwort dämpfen** („**regulatorische**" **T-Zellen,
*regulatory T-cells***): Etwa 10% der CD4⁺-T-Zellen haben
eine wichtige dämpfende Funktion, etwa zur Verhinderung einer autoimmunen Reaktion. Zusätzlich zu CD4
besitzt diese Gruppe die Oberflächenmarker **CD25** und
CD62L. Regulatorische T-Zellen können Immunfunktio-
nen z. B. dadurch regulieren, dass sie – auf teilweise noch
unklarem Wege – die Funktion anderer Immunzellen unterdrücken.

! Obwohl naheliegend, wird der Begriff der **Suppressor-
■ zelle** für diese Zellgruppe in der Literatur nur noch selten
verwendet: Supprimierende Funktionen im Immunsystem
können auch von Helferzellen sowie von zytotoxischen Zellen
ausgeübt werden, und die Existenz der früher postulierten,
CD8-positiven und angeblich zur Helferzelle antagonistischen
„T-Suppressorzelle" hat sich nicht bestätigt. !

• als **zytotoxische T-Zellen** (meist CD8-positiv) gegen ex-
tra- und intrazelluläre Bakterien bzw. gegen Fremdgewebe oder entartete Körperzellen wirken: Diese Effektorzellen können an den Ort der Entzündung wandern, sich dort
direkt an das Zielantigen binden und es zerstören. Die
Zerstörung erfolgt dabei entweder durch enzymatische
Perforation oder durch die über den Tumornekrosefaktor
(TNF) oder den auf zytotoxischen T-Zellen exprimierten
Fas-Liganden (FasL = CD95) ausgelöste Induktion der
programmierten Zelltodsequenz (**Apoptose**).

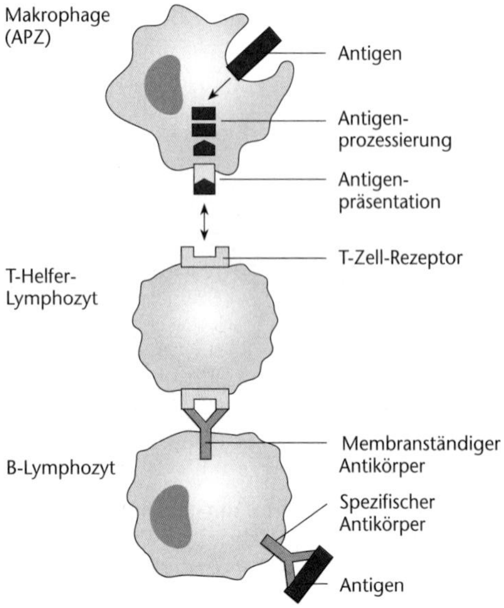

**Abb. 4.19: Induk-
tion einer humora-
len Immunantwort
durch die T-Helfer-
zelle.** Durch die Zell-
zu-Zell-Interaktion
zwischen T-Helferzelle
und B-Zelle wird die
B-Zelle zur Produktion
spezifischer Antikörper
angeregt. [L157]

Makrophage
(APZ)
Antigen
Antigen-
prozessierung
Antigen-
präsentation
T-Helfer-
Lymphozyt
T-Zell-Rezeptor
Membranständiger
Antikörper
B-Lymphozyt
Spezifischer
Antikörper
Antigen

T-Zell-Rezeptor

Jeder T-Lymphozyt exprimiert einen individuellen Antigenrezeptor (= T-Zell-Rezeptor, TZR). Über diesen Rezeptor kann die T-Zelle zur Differenzierung und klonalen Vervielfältigung veranlasst werden. Die Stimulierung ist antigenspezifisch und entsteht, wenn sich ein von antigenpräsentierenden Zellen „angebotenes" Antigen an den T-Zell-Rezeptor bindet und die T-Zelle gleichzeitig ein ko-stimulierendes Signal empfängt (Abb. 4.9). Der TZR

besteht aus zwei Aminosäureketten (sog. Dimeren), dem CD3-Komplex und einem Calcium-Kanal-Protein (Abb. 4.18). Das Dimer ist die eigentliche Antigenbindungsstelle, es besteht bei 90% aus einer α- und β-Kette (α/β), bei 10% besteht eine γ/δ-Konfiguration. Die α/β-T-Zellen können eine Immunantwort nur initialisieren, wenn das Antigen von körpereigenen HLA-Molekülen präsentiert wird.
Die Antigenpräsentation an den γ/δ-TZR ist im Gegensatz zu den α-/β-T-Zellen HLA-

unabhängig. Diese sog. γ/δ-Zellen sind damit „nicht HLA-restringiert" und scheinen breit gegen alle möglichen Antigene, darunter auch mykobakterielle Lipidantigene, wirken zu können. Den γ/δ-Zellen wird eine Rolle auch im Rahmen des angeborenen Immunsystems (z.B. Abwehr gegen die in vielen Mikroben gefundenen und stark kreuzreaktiven Hitzeschockproteine) sowie bei der Graft-versus-Host-Reaktion und der Entstehung von Autoimmunität zugesprochen.

- Manche CD4-positiven Zellen spezialisieren sich nach der initialen Begegnung mit einem Antigen als **„Gedächtniszellen"** (*memory cells*, meist CD45RO-positiv) und stellen dadurch eine rasche Immunantwort in der Zukunft sicher.

Aktivierung der T-Zelle

T-Zellen werden aktiviert, indem das von der APZ präsentierte Antigen mit dem antigenspezifischen T-Zell-Rezeptor (s. gleichnamigen **Kasten**) in Verbindung tritt. Aus der ehemals naiven T-Zelle wird nun eine **T-Effektor-Zelle**, d.h. entweder eine Helferzelle oder eine zytotoxische T-Zelle.

Zusammenspiel der Immunzellen

Das Zusammenspiel der verschiedenen T-Zell-Subpopulationen sowohl untereinander als auch mit dem übrigen Immunsystem geschieht auf mehreren Wegen:

- **über Zell-zu-Zell-Kontakte:** Die über den T-Zell-Rezeptor laufenden Zell-zu-Zell-Kontakte führen erst dann zur Stimulierung der jeweiligen Zielzelle, wenn gleichzeitig ko-stimulierende Signale vorliegen (**Abb. 4.9**). Diese werden vor allem über Oberflächenproteine (Liganden) vermittelt; die Liganden bilden dabei eine vom T-Zell-Rezeptor unabhängige „zweite" Brücke. So können unter anderem antigenpräsentierende Zellen ko-stimulierende Signale an T-Zellen abgeben (z.B. durch Ligation der Oberflächenproteine B7–CD28) oder T-Zellen ko-stimulierende Signale an B-Zellen geben (z.B. durch Verbindung des CD40-Liganden auf der T-Zelle mit dem CD40 auf der B-Zelle).
- **durch Zytokine** (s. 4.1.6): Diese werden vor allem von CD4-Zellen gebildet und umfassen:
  - immunregulatorische Zytokine, z.B. Interleukin-2 und -4 (IL-2, IL-4)
  - proinflammatorische Zytokine, z.B. Interferon-γ, IL-5, -10 und -12
  - hämatopoetische Zytokine, z.B. IL-3, GM-CSF (Granulozyten-Makrophagen-Kolonie-stimulierender Faktor).

Nach dem von ihnen sezernierten Zytokinmuster können T-Helferzellen weiter charakterisiert werden (s. **Kasten** „Klassifizierung der T-Lymphozyten").

NK-Zellen *(natural killer cells)*

NK-Zellen sind eine eigenständige Lymphozytengruppe. Es handelt sich um große, zytotoxische Lymphozyten, die unspezifisch – d.h. nicht mithilfe spezifischer Antikörper – erregerinfizierte oder neoplastisch veränderte Zellen töten,

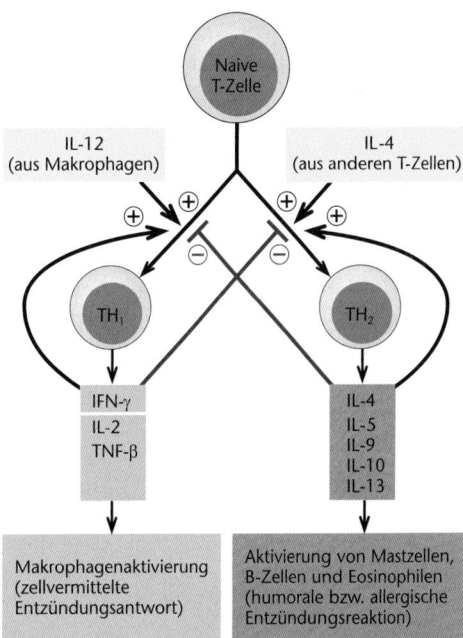

Abb. 4.20: Schema der TH₁- und TH₂-Antwort: Die „naive" (undifferenzierte) T-Zelle differenziert sich unter dem Einfluss von Interleukin-12 und Interferon-γ zur TH₁-Zelle, unter dem Einfluss von Interleukin-4 zur TH₂-Zelle. Die Differenzierung in die jeweils andere Richtung wird über die von den T-Zellen sezernierten Interleukine aktiv gehemmt. TH₁-Zellen induzieren eine zellvermittelte Entzündungsreaktion, TH₂-Zellen induzieren eine humoral vermittelte Entzündungsreaktion. [L157]

=ZUR VERTIEFUNG=

Klassifizierung der T-Lymphozyten nach dem sezernierten Zytokinmuster

- TH_0(T-Helfer-0)-Zellen: Vorläufer der TH_1- und TH_2-Zellen
- TH_1(T-Helfer-1)-Zellen: vorzugsweise Produktion von Interleukin-2, Interferon-γ und TNF-β: Dieses Zytokinmuster verursacht durch Stimulierung von Makrophagen und zytotoxischen T-Zellen sowie durch Induktion der IgG-Bildung eine gegen Krankheitserreger gerichtete Immunantwort. Daneben kann es die Hypersensitivitätsreaktion vom verzögerten Typ (s. 4.5.1) vermitteln. Bei den meisten Autoimmunerkrankungen steht dieser Zelltyp ebenfalls im Vordergrund.
- TH_2(T-Helfer-2)-Zellen: vorzugsweise Produktion von „proallergischen" Zytokinen (IL-4, -5, -9, -10 und -13): Dieses Muster verursacht eine humoral vermittelte allergische Antwort mit IgE-Produktion und Rekrutierung von Eosinophilen sowie eine Mastzellaktivierung. TH_2-Zellen vermitteln damit die allergische Typ-I-Immunantwort (s. 4.5.1).

Ob sich eine aktivierte T-Zelle zu einer TH_1-Zelle oder einer TH_2-Zelle entwickelt, hängt von einer Vielzahl situativer und wirtsspezifischer Faktoren ab, z. B.:

- von genetischen Faktoren: Bei atopisch veranlagten Individuen wird eine TH_2-Antwort bevorzugt.
- von der Art des Antigens: Bakterien rufen normalerweise eine TH_1-Antwort hervor, Parasiten eine TH_2-Antwort.
- von den während der Antigenpräsentation durch die jeweilige Immunzelle gebildeten Zytokinen; letzterer Prozess ist wiederum einer vielfältigen Regulation durch Gedächtniszellen und ko-stimulierenden Einflüssen, etwa durch Endotoxin oder andere mikrobielle Molekülmuster, unterworfen.

Reziproke Hemmung

Eine aktive TH_1-Antwort hemmt die TH_2-Antwort und umgekehrt (Abb. 4.20). Dieser Mechanismus der reziproken Hemmung könnte den Effekt der Hyposensibilisierungstherapie (s. 4.5.2) erklären (Umlenkung der Immunantwort zu einer TH_1-Reaktion mit nachfolgender Hemmung der TH_2-Antwort). Ebenso könnte er den hemmenden Einfluss von Virusinfektionen in der Kindheit auf die Entwicklung atopischer Erkrankungen erklären (vgl. 4.1.8).

---

indem sie deren programmierten Zelltod (**Apoptose**) einleiten. Insofern werden NK-Zellen zum unspezifischen Abwehrsystem gerechnet.

Den NK-Zellen kommen aber auch Aufgaben im Bereich der spezifischen Abwehr zu – die zytotoxische Aktivität der Natural-Killer-Zellen wird nämlich um den Faktor 10–20 erhöht, wenn die Zielzellen mit Immunglobulinen markiert sind, die von den Immunglobulin-Rezeptoren auf der Oberfläche der NK-Zelle erkannt werden (Opsonierung, s. **4.1.2**). Dadurch spielen NK-Zellen eine wichtige Rolle bei der antikörperabhängigen zellulären Zytotoxizität (**ADCC**; s. **4.1.4**).

NK-Zellen werden aber auch aktiviert, indem sie Zellen erkennen, deren Oberfläche pathologisch verändert ist: Virusinfizierte oder tumoröse Zellen etwa exprimieren weniger oder keine HLA-Klasse-I-Moleküle, und dieses *„missing self"* ist für die NK-Zelle ein „Kill"-Signal.

NK-Zellen erkennen nur ein eingeschränktes Antigenrepertoire, was ihre Effektivität im Vergleich zu einer antigenstimulierten zytotoxischen T-Zelle einschränkt. Sie können jedoch innerhalb von Minuten aktiviert werden, da es hierzu keiner Antigenphagozytose und Antigenpräsentation bedarf.

Eine Sonderform der NK-Zellen sind die **Natural-Killer-T-Zellen (NKT-Zellen)**, die sowohl T-Zell-Rezeptoren als auch die für NK-Zellen typischen Rezeptoren besitzen. Die beiden Rezeptortypen vermitteln teilweise **antagonistische Signale** (z. B. stimulierende Signale durch den T-Zell-Rezeptor, inhibitorische Signale durch die NK-Rezeptoren). Durch dieses Hybrid-Design kommt den NKT-Zellen wahrscheinlich eine Rolle bei der Regulierung der Autoimmuni-

tät sowie bei der Steuerung der Immunantwort gegen Mikroben und Tumoren zu.

! Ungefähr 5–10% der Blutlymphozyten sind Natural-Killer-Zellen. !

4.1.4 B-Lymphozyten

B-Lymphozyten (B-Zellen) leiten sich wie die T-Zellen von den lymphoiden Stammzellen des fetalen Knochenmarks ab. Ihre Differenzierung zu B-Lymphozyten findet bei Vögeln in der sog. Bursa Fabricii, einem lymphatischen Organ nahe der Kloake, statt (daher der Name B-Zelle). Säugetiere haben keine Bursa, hier findet die Differenzierung in der fetalen Leber und – nach der Geburt – im Knochenmark statt.

25% der mononukleären Zellen im Blut sind B-Lymphozyten. Sie sind strukturell durch die Expression der Oberflächenmarker **CD19** und **CD20** definiert. Der größte Teil der B-Zellen befindet sich im Knochenmark, in den Lymphknoten, der Milz und den lymphatischen Plaques des Darmes.

B-Zellen wirken einerseits als Effektorzellen bei der Elimination von Antigenen (Antikörperproduktion), andererseits als antigenpräsentierende Zellen (untergeordnete Funktion).

Antigenerkennung

B-Zellen exprimieren transmembranöse Immunglobuline, durch welche sie extrazelluläre komplette Antigene erkennen und binden können (sog. **B-Zell-Rezeptor**, BZR). Daneben besitzen sie Oberflächenrezeptoren für Zytokine sowie Zell-zu-Zell-Kontakte, über welche sie hemmende und fördernde Einflüsse des T-Zell-Systems erfahren.

❗ Im Gegensatz zu den T-Zellen können die B-Zellen „ganze"
■ Proteine erkennen; dies ist u. a. für die Funktion der B-Zelle als antigenpräsentierende Zelle wichtig. Die Antigenerkennung erfordert also keine Vorprozessierung durch antigenpräsentierende Zellen. ❗

Aktivierung und Antikörperproduktion

Zur Aktivierung (Aufnahme der spezifischen Antikörperproduktion) ist die Bindung eines Antigens an den B-Zell-Rezeptor jedoch in aller Regel nicht ausreichend. Erst mit Unterstützung einer aktivierten T-Zelle (T-Helferzelle) differenziert sich der B-Lymphozyt zur antikörperproduzierenden Plasmazelle (s. **Kasten** „Wege der B-Zell-Stimulierung"). Die sich anschließende, der humoralen Abwehr

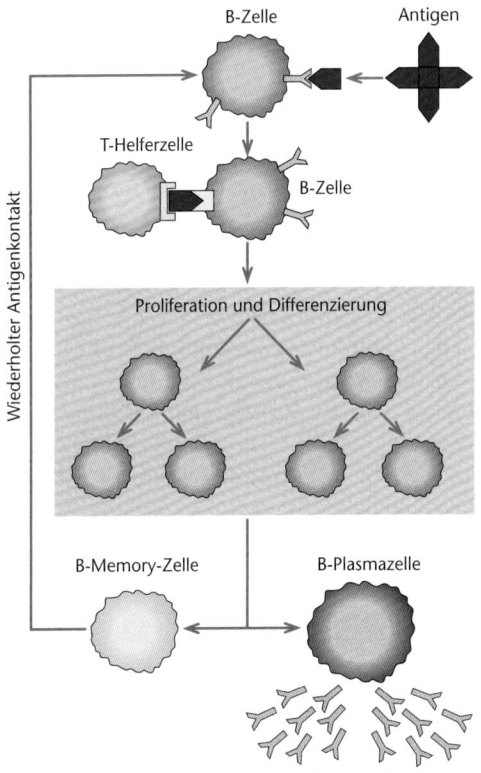

Abb. 4.21: Direkte B-Zell-Aktivierung durch Kontakt der B-Zelle mit dem spezifischen Antigen. Zur klonalen Expansion und damit massenhaften Antikörperproduktion kommt es allerdings erst nach Stimulierung durch eine T-Helferzelle. Eine T-Zellunabhängige Aktivierung ist zwar möglich, jedoch langfristig wenig effektiv (keine Induktion von immunologischem Gedächtnis). [L157]

dienende massenhafte Produktion von Antikörpern läuft wie bei der T-Zelle über eine klonale Expansion. Bei der Differenzierung entsteht ein minimaler Anteil von B-Gedächtniszellen, die bei erneutem Antigenkontakt schnell aktiviert werden können (**Abb. 4.21**).

===== ZUR VERTIEFUNG =====

Wege der B-Zell-Stimulierung

Die Stimulierung der B-Zelle kann auf zwei Wegen erfolgen:
- **T-Zell-abhängige Stimulierung:** Dieser Weg ist typisch für die Stimulierung durch Proteinantigene. Hierbei wird das Antigen durch das transmembranöse Immunglobulin der B-Zelle gebunden, in die Zelle aufgenommen und dort zu einzelnen Peptiden hydrolysiert. Diese wiederum werden intrazellulär an Klasse-II-HLA gebunden, auf die B-Zell-Oberfläche geschleust und den CD4$^+$-Lymphozyten präsentiert. Die CD4$^+$-Zellen exprimieren nun ko-stimulierende Moleküle auf ihrer Oberfläche (z. B. den CD40-Liganden). Wenn diese Moleküle mit dem entsprechenden Rezeptor auf der B-Zelle (z. B. CD40) in Verbindung treten, wird die B-Zelle stimuliert. Daneben spielen bei der Aktivierung auch von der T-Helferzelle produzierte Zytokine eine Rolle, für welche die B-Zelle wiederum Rezeptoren hat. So werden je nach dem begleitend sezernierten Zytokinmuster unterschiedliche Antikörperklassen produziert – dies erklärt, weshalb im Verlauf einer Infektion zunächst vor allem IgM-, später dagegen vor allem IgG-Antikörper produziert werden. Der zytokinbedingte Wechsel von IgM zu anderen Immunglobulinklassen wird auch **Isotyp-Switch** genannt.
  ❗ Die für den Switch erforderlichen Oberflächenkontakte
  ■ sind z. B. bei einem durch Mutation des CD40L gekennzeichneten Immundefekt (Hyper-IgM-Syndrom) beeinträchtigt. ❗
- **T-Zell-unabhängige Stimulierung:** Die B-Zelle kann auch direkt durch Kontakt des Antigens mit dem transmembranösen B-Zell-Rezeptor stimuliert werden. Dieser Weg ist typisch für die Stimulierung durch Polysaccharide. Die Induktion von Gedächtniszellen ist dabei relativ schwach. Auch findet bei dieser Art der Stimulierung kein Isotyp-Switch statt, sodass lediglich (niedrig-affines) IgM produziert wird.
  ❗ Bakterien mit polysaccharidhaltigen Zellmembranen
  ■ (z. B. Pneumokokken) hinterlassen deshalb – zumindest in den ersten Lebensjahren – keine ausreichende Immunität. ❗

❗ Die Fähigkeit der B-Zelle zur Antikörperproduktion ist altersabhängig: Manche IgG-Subklassen werden erst mit
■ 2 – 3 Lebensjahren in nennenswertem Umfang produziert; die IgA-Produktion erreicht manchmal sogar erst mit 10 – 12 Jahren die Erwachsenen-Konzentrationen. Dies ist einer der Gründe, weshalb Kinder häufiger an Infektionen erkranken als Erwachsene. ❗

04

Struktur und Funktion der Antikörper

Die von der Plasmazelle produzierten Immunglobuline bestehen aus einer Antigenbindungsstelle (F_{ab}-**Fragment**) und einem für die biologischen Wirkungen verantwortlichen F_c-**Fragment**; dieser letztere Teil kann u. a. Komplement aktivieren und sich mit Zelloberflächenrezeptoren verbinden (**Abb. 4.22**).

Die Plasmazelle produziert fünf verschiedene **Immunglobulintypen** (**Tab. 4.2**):

* **IgM** wird als erstes Immunglobulin bei einem Infekt gebildet (frühe Immunantwort, „Produktionsgipfel" bei Erstkontakt nach etwa 5–7 Tagen). IgM zeigt deshalb einen akuten Infekt an.

* **IgG**-Antikörper machen 75 % der zirkulierenden Immunglobuline aus. IgG ist die einzige Antikörperklasse, welche die Plazenta passieren kann, und erscheint meist in einer späteren Phase des Infekts („Produktionsgipfel" bei Erstkontakt nach etwa 10 Tagen). Sie helfen bei der Beseitigung von Erregern, indem sie für deren Opsonierung und Neutralisation sorgen, das Komplementsystem aktivieren sowie Erreger gegenüber der Wirkung von NK-Zellen anfälliger werden lassen. IgG sind noch nach Jahren nachweisbar und schützen vor einer erneuten Infektion.

* **IgA**-Antikörper werden von den Schleimhäuten gebildet und kommen deshalb in hohen Konzentrationen in den Körpersekreten vor (sog. **sekretorische Antikörper**); sie vermitteln vor allem den Schutz gegen „Oberflächeninfektionen" (z. B. Gastroenteritis). Ein IgA-Mangel führt selten zu klinischen Problemen, da die IgA-Funktion teilweise durch IgM- bzw. IgG-Antikörper übernommen werden kann.

* **IgE** bindet an Mastzellen, basophile und eosinophile Leukozyten und ist für allergische Reaktionen und die Abwehr von Parasiten verantwortlich.

* **IgD** ist als Oberflächenimmunglobulin auf unreifen B-Zellen zu finden und hat vermutlich regulatorische Funktionen.

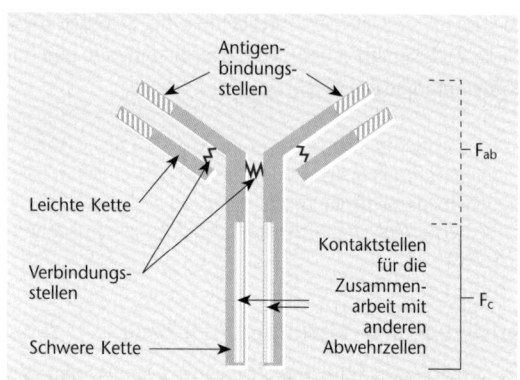

Abb. 4.22: Struktur eines Immunglobulins (IgG): Die Form wird durch verknüpfte „schwere" Ketten gebildet, an deren kurzem Ende je eine „leichte" Kette aufsitzt. IgG-Antikörper besitzen Kontaktzonen für die Bindung von Antigenen und die Kommunikation mit anderen Abwehrzellen. [A400–190]

Folgen der Antigen-Antikörper-Bindung

Die Bindung eines Antigens durch einen Antikörper setzt eine Reihe von Reaktionen in Gang, die zum Teil andere Komponenten des Immunsystems auf den Plan rufen und schließlich zur Eliminierung des Antigens führen. Eine Bindung zwischen Antigen und Antikörper spielt eine Rolle bei folgenden Funktionen (**Abb. 4.23**):

* **Inaktivierung von Antigenen:** Mit Antikörpern beladene Bakterien verlieren unter anderem ihre Fähigkeit zur Gewebeadhäsion.

* **Erleichterung der Phagozytose:** Mit Antikörpern oder Komplement „umhüllte" Bakterien werden leichter durch Phagozyten aufgenommen (Opsonierung, s. **4.1.2**).

* Eine ähnliche Form der Antigenelimination ist die **Markierung von antigenen Zielzellen mit Antikörpern**, die danach von zytotoxischen Zellen oder NK-Zellen leichter erkannt und vernichtet werden können (**ADCC** = *antibody dependent cellular cytotoxicity*).

Tab. 4.2 Immunglobulinklassen

	IgA	IgG	IgM	IgE	IgD
Subklassen	IgA$_1$, IgA$_2$	IgG$_1$–IgG$_4$	–	–	–
Molekulargewicht	160 000 D	150 000 D	950 000 D	190 000 D	175 000 D
% des Serum-Ig	5–15%	75–85 %	5–10%	0,003 %	0,3%
Halbwertszeit in Tagen	6	23	5	2	3
Biologische Funktion (s. Abb. 4.23)	Bakterien-agglutination; hohe Schleimhaut-konzentration	Virus- oder Toxin-neutralisation, ADCC*	Virus- oder Toxinneutralisation	ADCC* bei Parasiten, Stimulation von Mastzellen und basophilen Granulozyten	Antigenrezeptor, spezifische Funktion unklar

*ADCC = *antibody dependent cellular cytotoxicity* (antikörperabhängige zelluläre Zytotoxizität; s. Text)

- Ausfällung als nicht-lösliche Immunkomplexe und damit **Neutralisierung** des Antigens
- **Aktivierung des Komplementsystems** mit weiterer Schädigung des Eindringlings oder Auslösung einer unspezifischen Entzündungsreaktion.

Therapie mit Antikörpern

Immunglobulin-Gemische werden seit über 25 Jahren therapeutisch eingesetzt. Die aus gepooltem Plasma gewonnenen Präparate enthalten intakte Moleküle aller Immunglobulinklassen und -subklassen und werden beispielsweise zur Behandlung der idiopathischen thrombozytopenischen Purpura (s. **10.8.3**), beim Guillain-Barré-Syndrom, bei Myasthenia gravis, Kawasaki-Syndrom (s. **12.10.6**) und bei multipler Sklerose eingesetzt. Der Wirkmechanismus ist komplex und umfasst die Blockade der F_c-Rezeptoren auf Makrophagen, die Blockade der F_{ab}-Bindungsstellen und Einflüsse auf die Zytokinsekretion der Lymphozyten.

Monoklonale Antikörper (mAB) werden von einem einzigen B-Zell-Klon produziert und sind somit für ein einziges Antigen spezifisch. Etwa 30 verschiedene mAB sind

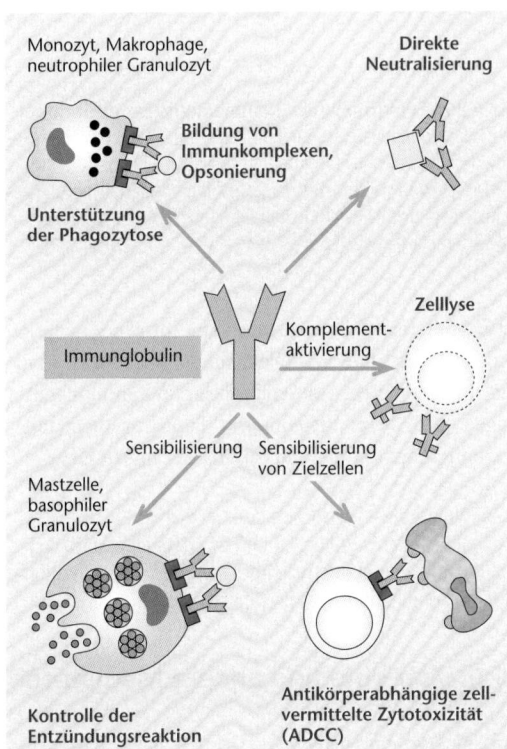

Abb. 4.23: Übersicht über die Funktionen der Immunglobuline: Immunglobuline können nicht nur Antigene direkt neutralisieren, sie wirken durch Aktivierung des Komplementsystems sowie über antikörpervermittelte Prozesse auch zytotoxisch. Darüber hinaus erleichtern sie die Phagozytose und modulieren die Entzündungsreaktion. [L157]

derzeit im klinischen Einsatz, darunter das gegen CD3 (auf Lymphozyten) gerichtete **Muromonab** (OKT-3; s. **4.7**), das gegen den IL-2-Rezeptor (CD25) gerichtete **Daclizumab** und das gegen TNF-α gerichtete **Infliximab** (s. **12.6**). Gegen Oberflächenmoleküle von entarteten Lymphozyten gerichtete mAB zeigen erste, vielversprechende Erfolge bei der Behandlung bestimmter Lymphome und Leukämien. Gegen Wachstumsfaktoren gerichtete mAB werden bei der Therapie solider Tumoren erprobt. Nur ein einziger mAB hat sich bisher bei der Prophylaxe von Infektionskrankheiten bewährt (das gegen das Respiratory Syncytial Virus gerichtete **Palivizumab**). Durch Bindung von Toxinen oder Medikamenten können mAB auch als Vehikel zur zielgerichteten Applikation anderer Effektormoleküle eingesetzt werden, so zum Beispiel bei der Therapie von Krebserkrankungen.

4.1.5 Das Komplementsystem

Das Komplementsystem ist eine teils zum spezifischen, teils zum unspezifischen Immunsystem gehörende Gruppe von mindestens 30 Plasmaproteinen; sie gruppieren sich um neun „Hauptfaktoren" (C1 bis C9; **Abb. 4.24**).

Diese zumeist in der Leber synthetisierten Faktoren können entlang enzymatischer Kaskaden aktiviert werden, wodurch ein weites Spektrum immunaktiver und proinflammatorischer Moleküle entsteht. Diese übernehmen u. a. folgende Funktionen:

- Opsonierung (sog. **Opsonine**: C3b, C4b)
- Induktion der Mastzelldegranulierung (sog. **Anaphylatoxine**: C3a, C5a); hierdurch kommt es zur Steigerung der Gefäßpermeabilität mit nachfolgender Einschwemmung von Entzündungszellen und Zytokinen
- Aktivierung und „Anlockung" von Phagozyten und NK-Zellen (sog. **Chemoattraktoren**: z. B. C3b, C5a)
- Bindung an Immunkomplexe (C3b)
- osmotische Lyse von Zielzellen (C5b–C9): Die Aktivierung der Proteinfaktoren am Ende der Komplementkaskade erzeugt einen äußerst bioaktiven „Membranangriffskomplex", welcher eine Pore in die Zellmembran der Zielzelle setzen kann.

Das Komplementsystem amplifiziert also in erster Linie das unspezifische Immunsystem. Das System wird unter anderem durch Inhibitoren reguliert, welche eine überschießende Komplementaktivierung verhindern, z. B. durch den **C1-Esterase-Inhibitor**. Eine mangelnde Bildung bzw. Funktion dieser Faktoren kann wiederum zu eigenen Krankheitsbildern führen (**Abb. 4.25**).

Aktivierung des Komplementsystems

Das Komplementsystem kann auf drei Wegen aktiviert werden:

- durch Antigen-Antikörper-Komplexe (**klassische Aktivierung**); diese Art der Aktivierung setzt also die Funktion des spezifischen Immunsystems voraus.
- direkt durch Polysaccharid-Zellwandkomponenten des Antigens (**alternative Aktivierung**); diese phylogenetisch weitaus ältere Form der Aktivierung des Komplementsystems ist Teil des angeborenen Immunsystems.
- durch das sog. **Mannose-bindende Lektin (MBL)** im Plasma (**Lektin-Arm**). MBL entsteht bei der Interaktion von mikrobiellen Kohlenhydraten mit antigenpräsentierenden Zellen. Nach Bindung an mannosehaltige Oberflächen auf Bakterien (etwa an Peptidoglykane) aktiviert es Proteasen, die wiederum das Komplementsystem aktivieren.

Komplementfaktoren als Marker für Immunkomplexerkrankungen

Erkrankungen, bei denen eine große Anzahl von Antigen-Antikörper-Komplexen anfallen, führen zum **Verbrauch**

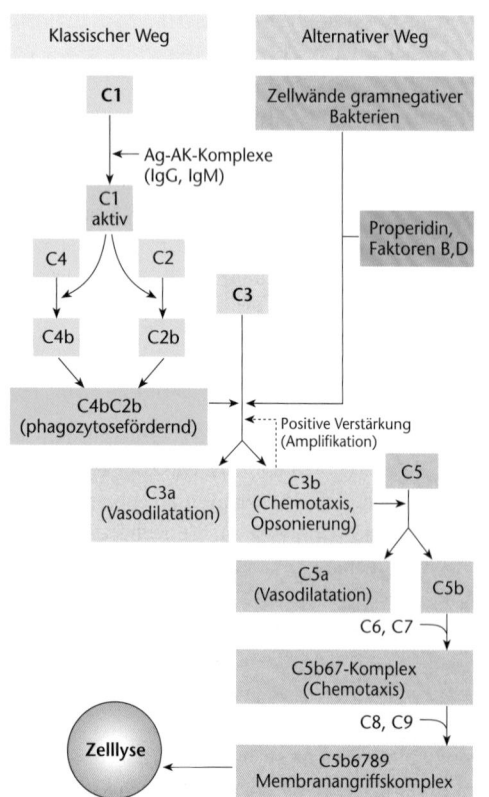

Abb. 4.24: Das Komplementsystem im Überblick. Der ebenfalls zur Aktivierung des Komplementsystems führende Lektin-Weg (s. Text) ist hier nicht dargestellt. [L157]

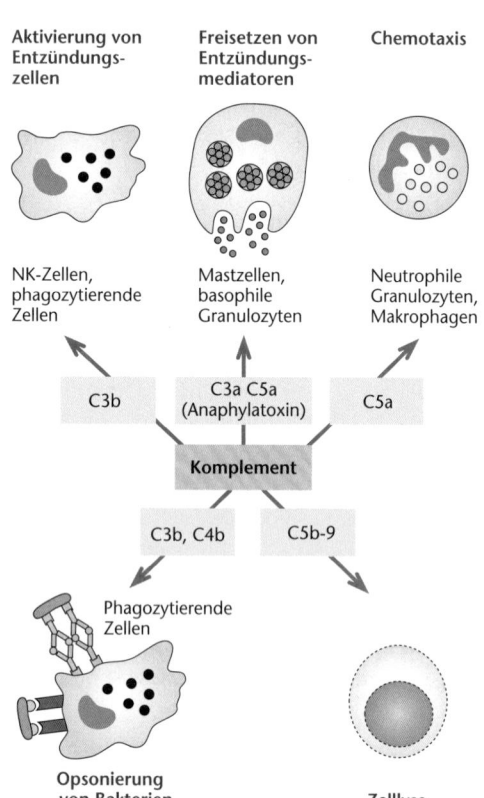

Abb. 4.25: Funktionen des Komplementsystems im Überblick: Das Komplementsystem kann nicht nur Zellmembranen vieler Bakterienarten auflösen, sondern spielt auch bei der Chemotaxis (Anlockung von Phagozyten), Opsonierung (Erleichterung der Phagozytose) und Aktivierung von Effektorzellen wie NK-Zellen eine wesentliche Rolle. [L157]

von Komplementfaktoren. Dies kann im Labor gemessen werden. Erniedrigte Komplementkonzentrationen findet man unter anderem im Schub vieler Autoimmunerkrankungen (z. B. beim systemischen Lupus erythematodes) oder im Rahmen akuter und chronischer Infektionen.

❗ Zur quantitativen Erfassung des Komplementsystems werden im klinischen Alltag C3 und C4 bestimmt, da sie von allen Komplementfaktoren die höchsten Serumkonzentrationen aufweisen und daher am sichersten zu bestimmen sind. ❗

4.1.6 Zytokine und andere Mediatoren

Zytokine sind eine heterogene Gruppe von Funktionsproteinen, die die Aktivität anderer Immunzellen beeinflussen können. Sie werden durch eine Vielzahl von Immun- und anderen Zellen nach Aktivierung oder Verletzung abgegeben oder gebildet, z. B. von B-Lymphozyten, T-Lymphozyten, Makrophagen und Epithelzellen (**Abb. 4.26**). Ihre Wirkung erfolgt über **Zelloberflächenrezeptoren** (Zytokin-

Rezeptoren). Sie beeinflussen nicht nur das Immunsystem, sondern regulieren auch die endokrine Sekretion sowie ZNS-Funktionen (TNF-α löst z. B. Fieber aus).

Die Orchestrierung der für die Erregereliminierung wichtigen Entzündungsreaktion obliegt einem Netzwerk von bioaktiven Molekülen, welche zum Teil im Plasma vorliegen, aber auch von den Immunzellen sowie den jeweiligen Gewebezellen (etwa den Endothel- oder Leberzellen) gebildet werden (oft nach Stimulation durch Zytokine). Sie werden als **Mediatoren der Entzündung** bezeichnet. Da sie eher Effektor- als Steuer- bzw. Kommunikationsfunktion haben, werden sie nicht zu den Zytokinen gezählt. Eine Übersicht über die Entzündungsmediatoren gibt **Tabelle 4.4**. Die klinischen Endstrecken der Entzündung wie Fieber, Sepsis und Systemic-Inflammatory-Response-Syndrom (SIRS) werden in Kapitel **13.5.1** bzw. **13.6** besprochen.

Einteilung

Die Zytokine bestehen klassischerweise aus vier Gruppen, deren Nomenklatur zum Teil historisch bedingt ist: **Interleukine**, **Interferone**, **Tumornekrosefaktoren** und **hämato**poetische Wachstumsfaktoren. Darüber hinaus werden heute jedoch auch andere Botenstoffe wie TGF-β *(transforming growth factor* β*)*, LIF *(leukemia inhibiting factor)* und Eta-1 (Osteopontin) zu den Zytokinen gerechnet. Die wichtigsten Zytokine und ihre Funktionen sind in **Tabelle 4.3** zusammengefasst. Je nach Produktionsort werden die Zytokine auch als **Lymphokine** (von Lymphozyten gebildet) und **Monokine** (von Monozyten oder Makrophagen gebildet) unterteilt. Da jedoch ein und dasselbe Zytokin von verschiedenen Zellarten gebildet werden kann, sind letztere Begriffe wenig hilfreich. Die von verschiedenen Zellen als chemotaktische Botenstoffe gebildeten Chemokine (**Tab. 4.4**) werden oft auch als Zytokine geführt.

Chemokine haben chemotaktische Wirkung und steuern damit die Leukozytenwanderungen im Körper. Sie binden sich über Chemokin-Rezeptoren *(chemotactic cytokine receptor*, **CCR**) an ihre jeweiligen Ziel-Leukozyten. Das Chemokin Eotaxin z. B. bindet an den auf Eosinophilen, Basophilen und TH₂-Zellen gefundenen Rezeptor CCR-3 und rekrutiert damit für die allergische Reaktion wichtige Zellen. Der Rezeptor CCR-5 dagegen wird auf den bei nicht-all-

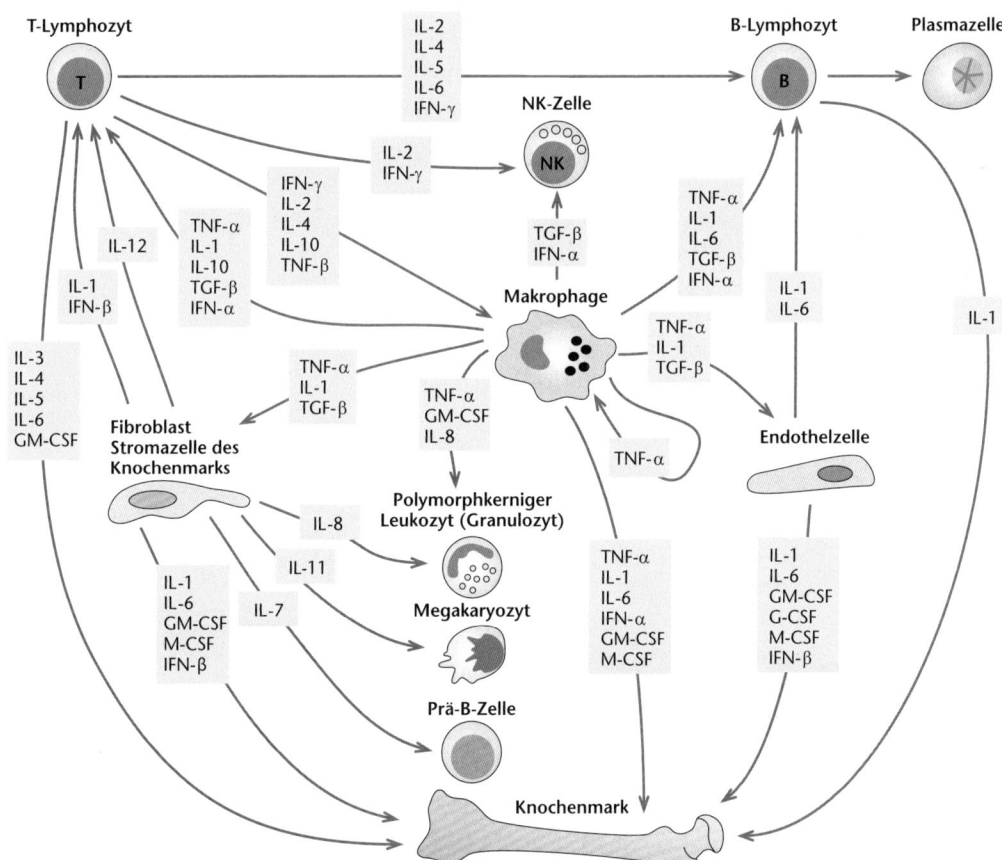

Abb. 4.26: Übersicht über die Sekretions- und Zielzellen der Zytokine. [L157]

ergischen Entzündungen wichtigen TH_1-Zellen und Makrophagen gefunden; er wirkt auch – zusammen mit dem Oberflächenmarker CD4 – als Rezeptor für das Retrovirus HIV-1.

❗ Dies erklärt die Tatsache, dass Menschen mit bestimmten Mutationen am CCR-5 relativ resistent gegen HIV sind. ❗

❗ Interferone sind eine Gruppe von in den 1960er Jahren entdeckten Zytokinen mit vorwiegend antiviraler, antiproliferativer und immunmodulatorischer Wirkung. Sie waren die ersten therapeutisch eingesetzten Zytokine. ❗

Aufgaben der Zytokine

❗ Zytokine bilden das Nah- und Fernsprechnetz der am Immungeschehen beteiligten Zellen. ❗

Zytokine können Funktion und Genexpression ihrer Zielzellen beeinflussen und auf diese Weise als „Immunmediatoren" sowohl die spezifische Immunantwort als auch die unspezifische Entzündungsantwort modulieren. Sie haben damit solch unterschiedliche Funktionen wie:

• Vermittlung einer adäquaten (spezifischen) Immunantwort

Tab. 4.3 Einzelne Zytokine und ihre Funktionen

Zytokin	Herkunft (Auswahl)	Wirkung
Interleukin-1 (IL-1)	Makrophagen, dendritische Zellen, B-Zellen, NK-Zellen	• B- und T-Zell-Proliferation • Induktion der Expression von Adhäsionsmolekülen auf Endothelzellen • chemotaktischer Faktor für Makrophagen und Granulozyten • Verstärkung der Aktivität von Natural-Killer-Zellen • Induktion von Fieber, Synthese von Akute-Phase-Proteinen, Produktion von Prostaglandinen
IL-2	T-Zellen	• Wachstum aktivierter T- und B-Zellen und Aktivierung von zytotoxischen T-Zellen (CD8$^+$)
IL-3	T-Zellen, Mastzellen	• Wachstum und Differenzierung hämatopoetischer Vorläuferzellen • Wachstum und Stimulierung von Mastzellen und Eosinophilen
IL-4	CD4$^+$-T-Zellen, Mastzellen	• Proliferation von aktivierten B-, T- und Mastzellen und deren Vorläufern • Ig-Klassen-Wechsel von IgM auf IgG und IgE (Isotypen-Switch)
IL-5	CD4$^+$-T-Zellen, Mastzellen	• Proliferation aktivierter T- und B-Zellen • Proliferation von Eosinophilen
IL-6	CD4$^+$-T-Zellen, Monozyten, Mastzellen, dendritische Zellen	• Wachstum und Proliferation von B-Zellen und Leukozytenvorläufern • Induktion der Akute-Phase-Proteine (z.B. CRP)
IL-10	CD4$^+$-T-Zellen, B-Zellen, Makrophagen	• Stimulierung der Immunglobulin-Produktion in B-Zellen • Funktionshemmung von TH_1-Zellen und Makrophagen
IL-12	B-Zellen, Makrophagen	• Aktivierung von Natural-Killer-Zellen • Differenzierung von TH_1-Zellen
TNF (Tumornekrosefaktor)-α	Monozyten, NK-Zellen	• Toxizität gegen Tumorzellen • Induktion anderer an akuten Entzündungsreaktionen beteiligter Zellen zur Produktion von Zytokinen • Vermittlung der Gewebereaktion beim septischen Schock*
TNF-β (Lymphotoxin)	CD4$^+$-T-Zellen	• Toxizität gegen Tumorzellen • Phagozytoseförderung
IFN (Interferon)-α	Leukozyten	• antivirale Aktivität • Expression von MHC-I-Antigenen; therapeutischer Einsatz bei Hepatitis C und beim malignen Melanom**
IFN-β	Fibroblasten	• ähnlich wie INF-α; therapeutischer Einsatz z.B. bei multipler Sklerose
IFN-γ	CD4$^+$-T-Zellen, NK-Zellen	• ähnlich wie INF-α; therapeutischer Einsatz bei chronischer Granulomatose (s. 4.3.1)
G-CSF***	Fibroblasten	• Stimulierung der neutrophilen Vorläuferzellen im Knochenmark
GM-CSF****	T-Zellen, Makrophagen	• Stimulierung der myelomonozytären Vorläuferzellen im Knochenmark • Verlängerung der Lebensdauer der Eosinophilen im Gewebe

*   Labormäuse ohne funktionierenden TNF-Rezeptor sind gegenüber dem septischen Schock resistent; ein gegen TNF-α gerichteter monoklonaler Antikörper wird bei Patienten mit Rheumatoider Arthritis eingesetzt (s. 12.6.1).

**   Patienten mit IFN-Rezeptor-Mutationen können an schweren systemischen Infektionen durch BCG erkranken.

*** *Granulocyte colony stimulating factor*

**** *Granulocyte macrophage colony stimulating factor*

04

Tab. 4.4 Übersicht über weitere Mediatoren

Mediatoren	Typischer Vertreter	Wirkung	Besonderheit
Chemokine	IL-8; RANTES**, MIP-1β***, Eotaxin	Gruppe von mindestens 25 Zytokinen, welche am Ort der Entzündung von Leukozyten und Gewebezellen sezerniert werden. Sie haben chemotaktische Wirkungen und steuern damit die Leukozytenwanderungen im Körper. Sie aktivieren darüber hinaus z.T. Immun- und Entzündungszellen.	Menschen mit bestimmten Mutationen an Chemokin-Rezeptoren sind teilweise oder gänzlich gegen HIV resistent. Chemokinrezeptor-Antagonisten könnten also in der AIDS-Behandlung einmal eine wichtige Rolle spielen.
Proteasen	Tryptase, Chymase	v.a. von Granulozyten (insb. Mastzellen) abgegebene Funktionsproteine mit proteolytischer Aktivität. Sie führen z.B. zur Auflösung von Interzellulärsubstanz.	Die proteolytische Aktivität der Proteasen wird durch Antiproteasen (z.B. α_1-Antitrypsin) in Schach gehalten. Gerät die Balance aus dem Gleichgewicht, entstehen entzündungsbedingte Gewebeschäden.
Prostaglandine und Thromboxane*	z.B. Thromboxan-A$_2$, Prostaglandin-E$_1$ (PG-E$_1$) und Prostazyklin (PG-I$_2$)	• Vasokonstriktion, Thrombozytenaggregation • proinflammatorische Wirkung durch Vasodilatation und erhöhte kapilläre Permeabilität • immunmodulierende und antientzündliche Wirkung durch Hemmung von T-Zellen sowie von IL-2 und anderen Entzündungsmediatoren (besonders Leukotrienen)	Prostaglandine und Thromboxane entstehen im Zyklooxygenase-Weg des Arachidonsäure-Metabolismus. Die Wirkung der NSAR als antientzündliche Wirksubstanzen wird über eine Hemmung der Zyklooxygenase mit nachfolgendem Abfall der Prostaglandin-Produktion erklärt.
Leukotriene*	LT-A$_4$, LT-B$_4$, LT-C$_4$, LT-D$_4$, LT-E$_4$	Mediatoren der Hypersensitivitätsreaktion: • Anlockung von Leukozyten • glattmuskuläre Kontraktion, Vasokonstriktion • Permeabilitätserhöhung der Kapillaren	Sie entstehen im Lipooxygenase-Weg des Arachidonsäure-Metabolismus und sind wichtige Entzündungsamplifikatoren beim Asthma, daher auch Zielmolekül von oralen Entzündungshemmern (Leukotrien-Antagonisten).
Plättchen aktivierender Faktor (PAF)		Vermittlung von Plättchenaggregation und Chemotaxis, glattmuskulärer Kontraktion und erhöhter Gefäßpermeabilität. PAF spielt bei Hypersensitivitätsreaktionen eine wichtige Rolle.	PAF ist das einzige Phospholipid mit nennenswerten regulatorischen Eigenschaften; es wird von Neutrophilen, Makrophagen und Thrombozyten hergestellt.
aktivierte O$_2$-Formen	Sauerstoffradikale	Abwehr gegen Mikroorganismen; Gewebeschädigung bei der entzündlichen Reaktion	Die antientzündliche Wirkung von Goldsalzen (s. Pharma-Info „Basistherapeutika" in 12.6) beruht z.T. auf ihrer Fähigkeit zur Deaktivierung von Sauerstoffradikalen.
vasoaktive Amine	Histamin	erweitert die postkapillären Venolen und erhöht deren Permeabilität; induziert glattmuskuläre Bronchokonstriktion und fördert die bronchiale Schleimproduktion	vor allem in Mastzellen und Eosinophilen gespeichert
	Serotonin	vasokonstriktiv sowie permeabilitätsfördernd; fördert Kollagensynthese und Fibrosierung	in Granula der Thrombozyten gespeichert
	Adenosin	vielfältige, z.T. dosisabhängige Wirkungen im Entzündungsgeschehen	Spaltprodukt des ATP bei der Mastzelldegranulierung
Stickoxid (NO)		• Gehirn: modifiziert die synaptische Übertragung • Gefäßsystem: Vasodilatation • Makrophagen: Die zytotoxische Wirkung der Makrophagen ist teilweise auf die Synthese von NO zurückzuführen. • wahrscheinlich an den interzellulären Signalübertragungen beteiligt	Wahrscheinlich ist NO durch seine Reaktionsfähigkeit mit bioaktiven Schlüsselmolekülen in vielfältiger Hinsicht an den interzellulären Signalübertragungen beteiligt. Es wird heute u.a. therapeutisch als gefäßrelaxierendes Beatmungsgas bei der pulmonalen Hypertonie verwendet.
Kinine	Bradykinin, Kallikrein	• Gefäßdilatation, Permeabilitätssteigerung • Vermittlung von Schmerz und Leukozytenmarginalisierung	Als sog. „Kontaktsystem" sind die Kinine auch an der unspezifischen Wirtsabwehr beteiligt.

* Zyklooxygenase-Produkte und Lipooxygenase-Produkte werden als Arachidonsäure-Abkömmlinge auch als „Lipidmediatoren" zusammengefasst. Die einzelnen Produkte sind strukturell äußerst ähnlich, haben z.T. jedoch antagonistische Wirkungen.
** *Regulated by activation, normal T-cell expressed and secreted chemokine*
*** *Macrophage inflammatory protein 1b*

04

- Vermittlung und Steuerung der entzündlichen Gewebeantwort (wichtige Rolle bei der Entstehung des septischen Schocks sowie bei Autoimmunerkrankungen)
- Induktion der Akute-Phase-Proteine, Entstehung von Fieber (s. **13.5.1**)
- Chemotaxis
- Regulation der Hämatopoese
- Tumorregulation (Einflüsse auf Tumorprogression und -regression).

Zytokin-Antagonisten

Zytokin-Antagonisten nehmen an der Autoregulation des Immunsystems teil, indem sie die Immunantwort jeweils steigern oder bremsen. Zytokin-Antagonisten sind entweder kompetitive Zytokinrezeptor-Antagonisten oder aber lösliche Zytokin-Rezeptoren, welche im Serum dann das jeweilige Zytokin „abfangen". Einzelne Zytokin-Antagonisten sind bereits im klinischen Einsatz (z. B. TNFα-Antagonisten bei der Behandlung der rheumatoiden Arthritis).

Erhöhte Spiegel von Zytokin-Antagonisten wurden bei vielen Autoimmunerkrankungen sowie malignen Erkrankungen nachgewiesen.

4.1.7 Oberflächenmoleküle

Auf der Membran der immunologisch aktiven Zellen sind zahlreiche Oberflächenmoleküle zu finden, die jeweils verschiedene Funktionen erfüllen. Manche Moleküle dienen der Identifizierung der körpereigenen Zellen untereinander, andere Oberflächenmoleküle haben Rezeptorfunktion für lösliche Botenstoffe. Drei Arten von **Oberflächenrezeptoren** sind von Bedeutung:
- das **HLA-System** (s. u.)
- **Antigenrezeptoren**, die fremde Zellen oder Antigene erkennen: z. B. T-Zell-Rezeptor, B-Zell-Rezeptor

- Bindungsrezeptoren für Zytokine und Zell-Zell-Interaktionen (**Adhäsionsproteine**).

Über diese Oberflächenrezeptoren kommunizieren die Zellen des Immunsystems miteinander und erreichen so eine adäquate Immunantwort (**Abb. 4.27**).

HLA-System

Jeder Mensch besitzt auf seinen Körperzellen ein individuelles Muster an Oberflächenmolekülen, das primär für die Erkennung prozessierter Antigene und damit auch für die Abstoßung genetisch unterschiedlicher Gewebe verantwortlich ist. Diese Oberflächenmoleküle wurden zunächst durch Transplantationsexperimente an Mäusen untersucht. Dabei zeigte sich, dass die Art der Oberflächenmoleküle genetisch im so genannten **Major Histocompatibility Complex** (**MHC**, beim Menschen auf dem kurzen Arm von Chromosom 6) kodiert ist. Die Produkte der MHC-Gene werden beim Menschen HLA *(human leucocyte antigen)* genannt (oft wird aber auch der Begriff „MHC-Moleküle" verwendet). Die HL-Antigene sind aufgrund starker Polymorphismen des MHC von Mensch zu Mensch unterschiedlich und auf allen kernhaltigen Körperzellen zu finden.

Die HLA-Moleküle gehören zwei unterschiedlichen Klassen an:
- **Klasse-I-HLA-Moleküle** (auf drei Genloci verteilt: **HLA-A, -B** und **-C**) werden auf allen kernhaltigen Zellen ständig exprimiert.
- **Klasse-II-HLA-Moleküle** (als HLA-D zusammengefasst und ebenfalls auf drei Genloci verteilt: **HLA-DR, -DQ, -DP**) werden vor allem auf antigenpräsentierenden Zellen und oft nur zeitweilig – z. B. nach Antigenstimulation – exprimiert. Vorübergehend – etwa im Rahmen von Entzündungsreaktionen – kann es aber auch zur Klasse-II-Expression auf anderen Zellen kommen.

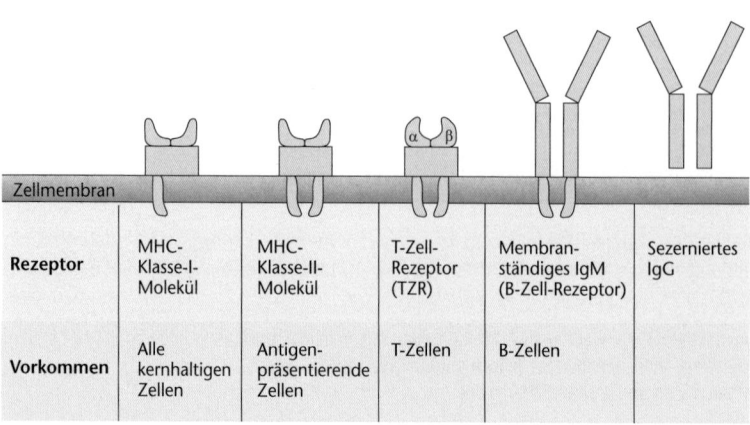

Abb. 4.27: Rezeptoren der Zellmembran. [L157]

! Antigenpräsentierende Zellen (APZ) exprimieren also so-
■ wohl Klasse-I- als auch Klasse-II-HLA-Moleküle. !

Polymorphismen

! Die HLA-Moleküle sind genetisch stark polymorph, d. h.,
■ sie sind durch eine Vielzahl unterschiedlicher Allele kodiert;
allein 75 verschiedene HLA-B-Moleküle sind derzeit bekannt.
Dieser Polymorphismus erklärt, weshalb Individuen mit exakt
demselben HLA-Typ selbst innerhalb von Familien nur schwer
zu finden sind. !

Funktion der HLA-Moleküle

Die HLA-Moleküle dienen den T-Zellen als Erkennungsmo-
leküle für aus dem Organismus zu entfernende Peptide und
sind damit eine wichtige Voraussetzung für die immunologische Kompetenz (s. **Kasten** „Antigenpräsentation und
Superantigene" in **4.1.1**): Jedes HLA-Molekül enthält eine
Antigenbindungsstelle, welche jeweils „passende" Peptide
nach dem Schlüssel-Schloss-Prinzip aufnehmen kann.

- Klasse-I-HLA-Moleküle präsentieren dabei von *intrazellulären* Proteinen abgeleitete Fragmente, also z. B. von
  intrazellulären Bakterien, Viren oder Tumorantigenen abgeleitete Peptide.
- Klasse-II-HLA-Moleküle präsentieren dagegen von *extrazellulären* Proteinen abgeleitete Peptide, z. B. Fragmente
  extrazellulärer Bakterien, Parasiten oder von anderen Zellen ausgeschüttete Viruspartikel.

Schon der Austausch einer einzigen Aminosäure an einem
kritischen Teil des HLA-Moleküls kann die immunologische
Leistung eines Individuums schwerwiegend verändern.
So sind z. B. Individuen mit einem fehlenden Aspartat an
Position 57 der DQ-β-Kette weitaus empfänglicher für einen
juvenilen Diabetes mellitus als solche ohne diesen Defekt.
Neben dem Typ-I-Diabetes sind auch viele andere Autoimmunerkrankungen mit bestimmten HLA-Typen assoziiert
(z. B. M. Bechterew mit HLA-B27).

Andererseits wurde für bestimmte HLA-Typen eine protektive Wirkung gegen bestimmte Infektionen erkannt (z. B.
HLA-B53 bei Malaria). Klinisch bedeutsam ist das HLA-
System auch in der Transplantationsmedizin, wo eine möglichst weitgehende Übereinstimmung der HLA-Muster von
Spender und Empfänger notwendig ist, um Abstoßungsreaktionen zu vermeiden. Bei Nicht-Verwandten ist die Chance eines identischen HLA-Musters durch die Vielfalt der
Kombinationsmöglichkeiten lediglich 1/300 000.

Antigenrezeptoren

Die von den Lymphozyten zur Antigenerkennung exprimierten B- und T-Zell-Rezeptoren spielen im Rahmen der
spezifischen Immunität eine herausragende Rolle (s. **4.1.3**
und **4.1.4**). In neuerer Zeit wurden auch die von den *un-*

spezifischen Immunzellen exprimierten Antigenrezeptoren
charakterisiert. Im Gegensatz zu den *spezifischen* Rezeptoren entwickeln sie sich nicht durch Rekombination vieler
Allele, sondern sind „fest" kodiert; sie sind in allen Säugetieren, oft auch in Insekten vorhanden. Diese so genannten
mustererkennenden Rezeptoren (*pattern recognition receptors*, **PRR**) sind auf vielen antigenpräsentierenden Zellen
zu finden. Sie erkennen die potentiellen Pathogene an bestimmten mikrobentypischen Marker-Molekülen (*patho-
gen-associated molecular patterns*, **PAMP**), durch die sie aktiviert und damit zur Beeinflussung des T-Zell-Systems
befähigt werden.

! PAMP sind teilweise an der Oberfläche, teilweise auch im
■ Zellinneren der Erreger gelegen. Es handelt sich z. B. um
Lipopolysaccharide oder Peptidoglykane an der Zellwand extra-
zellulärer Erreger oder um bestimmte DNA-Sequenzen (sog.
CpG-Motive, s. **Kasten**) bzw. doppelsträngige RNA bei intra-
zellulären Erregern. !

==========ZUR VERTIEFUNG==========

CpG-Motive

Das bakterielle und virale Genom enthält eine große Menge
repetitiver Sequenzen, die nicht-methylierte CG-Dinukleotide
(sog. CpG-Motive) enthalten. Diese Sequenzen vermitteln
dem Immunsystem ein „Gefahrensignal" und lösen starke
Abwehrreaktionen wie z. B. die Aktivierung von NK-Zellen
und die Sekretion von Zytokinen aus TH_1-Zellen (s. 4.1.3)
aus. Die deshalb auch als „immunstimulatorische DNA" bezeichneten CpG-Motive haben in Tiermodellen starke entzündungshemmende Effekte und werden derzeit als „Impfstoff"
gegen eine Vielzahl von entzündlichen Erkrankungen (wie
M. Crohn) sowie zur Vorbeugung gegen allergische Erkrankungen erprobt.

! Da die Aktivierung durch PRR keine vorhergehende Anti-
■ genprozessierung und -präsentierung voraussetzt, kann das
angeborene Immunsystem rasch arbeiten. !

Rezeptoren der unspezifischen Immunzellen

Je nach Funktion werden drei **Rezeptorfamilien** unterschieden:

- **Toll-ähnliche Rezeptoren**, z. B. TLR-2 und TTR-4: Über
  diese werden z. B. dendritische Zellen aktiviert. (Der Name der Rezeptoren rührt daher, dass die beiden deutschen
  Entdecker beim Anblick einer bestimmten Wirkung des
  Rezeptors im Mikroskop spontan „toll!" ausriefen.)
- **sezernierte Rezeptoren**, z. B. Mannose-bindendes Lektin
  (MBL): Diese Rezeptoren werden nach Antigenkontakt
  sezerniert und binden als Opsonine an das Antigen, das

04

dadurch leichter eliminiert wird. MBL ist auch an der Aktivierung des Komplementsystems beteiligt (s. **4.1.5**).

- **Endozytose vermittelnde Rezeptoren**, z. B. Mannose-Rezeptor auf dendritischen Zellen und Makrophagen: Sie setzen nach Erkennung des Antigens die Phagozytose in Gang.

Inzwischen sind einige Polymorphismen von Antigenrezeptoren bekannt, die mit einer erhöhten Infektanfälligkeit einhergehen (z. B. MBL-Mangel).

Zell-zu-Zell-Interaktions-Rezeptoren

Weitere definierte Oberflächenrezeptoren werden nach der CD-Klassifikation eingeteilt (von *cluster of differentiation*, **Tab. 4.5**, **Abb. 4.28** und **Abb. 4.29**). Durch die Bestimmung dieser Rezeptoren im Labor können spezifische Zelltypen identifiziert oder deren Aktivierungszustand festgestellt

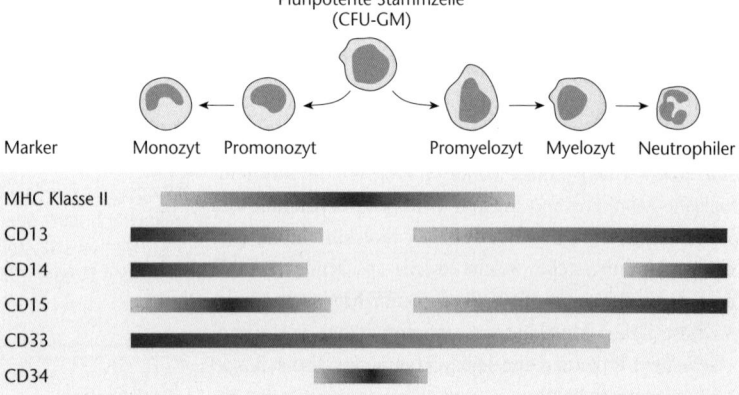

Abb. 4.28: Oberflächenmarker der Granulozyten- und Monozytenreihe. [L157]

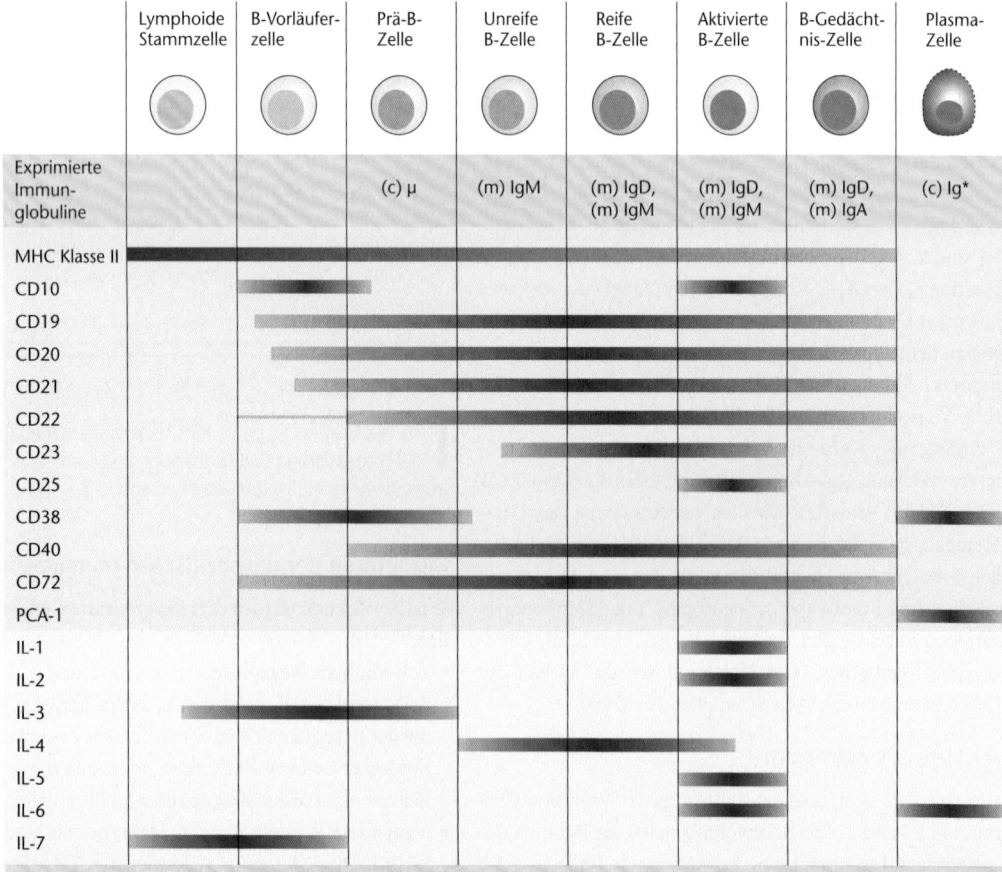

Abb. 4.29: Oberflächenmarker und Interleukin-Rezeptoren der B-Zell-Reihe. μ = schwere Kette des IgM, c = zytoplasmatisch, m = membranständig. [L157]

werden; hierdurch gelingt z. B. die Zuordnung von T-Lymphozyten zu den verschiedenen Lymphozytensubpopulationen (**Abb. 4.30**). Die biologische Funktion der bisher über 150 identifizierten Rezeptoren ist zum Teil noch unklar. Man weiß aber, dass sie bei der Kommunikation der Zellen des Immunsystems untereinander und damit bei der Regulation der Immunantwort eine wichtige Rolle spielen. Die CD-Oberflächenrezeptoren haben vielfältige Funktionen, z. B. als:

- **Antigenrezeptoren:** Diese binden fremde Moleküle, die hierdurch als Antigen erkannt werden. So werden z. B. Kohlenhydrat- oder Lipid-Antigene (z. B. bestimmte bakterielle Kapselbestandteile) nicht über das HLA-System erkannt und präsentiert, sondern über CD1-Rezeptoren.
- **Rezeptoren für Botenstoffe** (Zytokine): Durch deren Bindung werden die verschiedenen Zellen des Immunsystems aktiviert oder gehemmt.
- **Rezeptoren für Strukturmoleküle:** Sie machen die Interaktion mit Umgebungszellen möglich. So gewinnen Leukozyten ihre Fähigkeit zur Adhäsion an die extrazelluläre Matrix sowie an andere Leukozyten durch so genannte Zelladhäsionsmoleküle (s. **Kasten** „Adhäsionsmoleküle"). Diese sind die Voraussetzung für die Leukozytenmigration aus den Kapillaren in das Entzündungsgebiet.

Diese Rezeptoren können z. T. bei Aktivierung freigesetzt und als lösliche Rezeptoren im Serum gemessen werden. Dies kann klinisch genutzt werden: So kann z. B. der Interleukin-2-Rezeptor (CD25) bei akuten Entzündungsprozes-

Adhäsionsmoleküle

Viele der immunrelevanten Zellen patrouillieren beständig die Blut- und Lymphbahnen. Bei Bedarf müssen sie rasch am Ort eines Entzündungsgeschehens andocken und in das betroffene Kompartiment wandern. Hierzu bedienen sie sich bestimmter Oberflächenrezeptoren – Adhäsionsmoleküle genannt –, die teilweise auch bei der Phagozytose und bei der Eliminierung von Fremdzellen eingesetzt werden. Das Gefäßendothel verfügt ebenfalls über spezifische Adhäsionsmoleküle.
Adhäsionsmoleküle werden in drei Gruppen eingeteilt: **Selektine** (z. B. P-Selektin auf Thrombozyten, E-Selektin auf Endothelzellen), **Integrine** (z. B. LFA-1 auf Leukozyten) und die sog. **Immunglobulin-Superfamilien-Adhäsionsmoleküle** (z. B. ICAM-1 auf dendritischen Zellen und Lymphozyten, VCAM-1 auf Endothelzellen).
Defekte in der Adhäsion, insbesondere von Leukozyten, können zu rekurrenten bakteriellen Infektionen führen.

sen erhöht nachgewiesen und so der Aktivitätsgrad einer chronisch-entzündlichen Erkrankung gemessen werden (z. B. Sarkoidose, systemischer Lupus erythematodes, Rheumatoide Arthritis, Colitis ulcerosa).

4.1.8 Immunologie im Umbruch

Die Immunologie hat im letzten Jahrzehnt nicht nur weit reichende Fortschritte in der Stammzellforschung und der Transplantationsmedizin erzielt, sondern sie hat auch den Klinikern ermöglicht, durch neue monoklonale Antikörper Entzündungsprozesse wirkungsvoll zu beeinflussen (etwa durch das beim M. Crohn und bei der Rheumatoiden Arthritis eingesetzte Infliximab, s. **12.6**), IgE-vermittelten Allergien entgegenzuwirken (durch den IgE-Antikörper Omalizumab; s. **4.5.2** bzw. **5.3.4**) und das Tumorwachstum

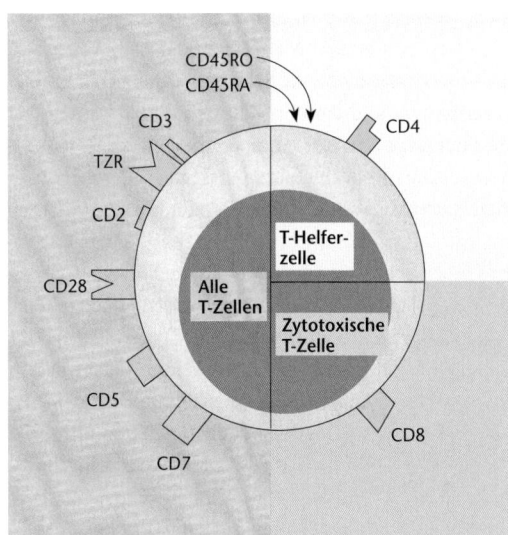

Abb. 4.30: Oberflächenmarker auf T-Lymphozyten.
CD45RO wird bei den als Gedächtniszellen spezialisierten Helferzellen, CD45RA auf naiven T-Lymphozyten, aber auch auf NK- und B-Zellen gefunden. [L157]

Tab. 4.5 Zellen des Immunsystems und ihre typischen Oberflächenrezeptoren

Zelltyp	Oberflächenmarker
B-Lymphozyten (Abb. 4.29)	CD19 bis -23
Plasmazellen	CD19 bis -22, CD37
T-Lymphozyten (Abb. 4.30)	CD2, CD3
• zytotoxische T-Zellen	• CD2, CD3, CD8
• Helferzellen	• CD2, CD3, CD4
• regulatorische T-Zellen	• CD2, CD3, CD4, CD25,
• Memory-Zellen	• CD45RO
aktivierte T- und B-Zellen	CD25 = Interleukin-2-Rezeptor
Natural-Killer-Zellen	CD16, CD56

zu hemmen (etwa durch den bei der AML eingesetzten Tyrosinkinase-Hemmer Imatinib, s. **3.6.6**). Aber auch das Verständnis der Pathogenese bei altbekannten Krankheiten kam durch die immunologische Grundlagenforschung voran. Im Folgenden seien solche Fortschritte am Beispiel der Allergien beschrieben.

Allergien – Ende in Sicht?

Die steigende Inzidenz der atopischen Erkrankungen (v. a. Heuschnupfen, Asthma und Neurodermitis, s. **4.5**) hat ungeheure Forschungsanstrengungen auf den Plan gerufen und neuen Paradigmen die Tür geöffnet. **Epidemiologische Erkenntnisse** haben dabei eine entscheidende Rolle gespielt:

- Allergien sind in Agrargesellschaften weitaus seltener als in Industrieländern.
- Kinder in der ehemaligen DDR litten weniger unter Asthma und Heuschnupfen als ihre westdeutschen Altersgenossen – trotz der im Osten intensiveren Luftverschmutzung. Nach der Wiedervereinigung stieg dann die Häufigkeit des Heuschnupfens in den östlichen Bundesländern innerhalb von nur etwa fünf Jahren auf „westliches" Niveau an.
- Kinder aus kleinen Familien haben ein höheres Risiko, an Heuschnupfen zu erkranken, als solche aus großen Familien. Auch Kinder, die als Säuglinge und Kleinkinder einen Kindergarten besuchen, leiden später seltener unter Allergien.
- Innerhalb von großen Familien nimmt das Risiko linear mit der Geburtsfolge ab: erstgeborene Kinder haben ein höheres Risiko als zweitgeborene usw.
- Kinder, die auf einem Bauernhof aufwachsen, sind weniger anfällig gegenüber allergischen Erkrankungen, vor allem, wenn auf dem Hof Tiere gehalten werden.
- Auch Kinder, die von Geburt an mit Haustieren (besonders Katzen) aufwachsen, haben ein geringeres Allergierisiko.

Die geschilderten Beobachtungen unterstützen die 1986 von DAVID STRACHAN vorgeschlagene **Hygiene-Hypothese**, nach der das Immunsystem bei seiner Reifung in den ersten Lebensjahren auf die Auseinandersetzung mit Mikroben bzw. mikrobiellen Produkten angewiesen ist. Diese mikrobielle Stimulierung ist unter modernen Lebensbedingungen (Kleinfamilien, Stadtleben) wesentlich eingeschränkt.

Welche Mikroben?

In seiner ursprünglichen Hypothese nahm STRACHAN an, dass es kindliche Infektionskrankheiten sind, die das Immunsystem vor Atopie schützen. Die weitere Forschung ergab jedoch Hinweise auf andere bzw. weitere mikrobielle Faktoren:

- **Standortflora:** Mäuse entwickeln Nahrungsmittelallergien, wenn die natürliche bakterielle Besiedelung ihres Darmes nach der Geburt durch die Gabe von Antibiotika verhindert wird. Auch beim Menschen ist ein Zusammenhang zwischen Darmflora und Atopieneigung anzunehmen – allergische Kinder weisen eine spezifisch veränderte Darmflora auf.
- **Mikrobielle Abbauprodukte:** Die Wahrscheinlichkeit, an Allergien zu erkranken, korreliert in vielen Studien negativ mit dem Endotoxingehalt der häuslichen Umgebung (Endotoxine sind Abbauprodukte gramnegativer Erreger und werden z. B. in Staub und Tierfell gefunden). Im Labor kann gezeigt werden, dass Endotoxin über die Pattern Recognition Receptors des angeborenen Immunsystems (s. **4.1.7**) weit reichende immunologische Fernwirkungen hat.

Allergie-Epidemie oder Entzündungs-Epidemie?

So klar sich die Zunahme allergischer Erkrankungen dokumentieren lässt, so unklar ist der zugrunde liegende Immunmechanismus. Neuere Studien stellen sogar in Frage, ob die allergische Sensibilisierung überhaupt eine entscheidende Rolle in der Allergie-Epidemie spielt. So sind z. B. manche Bevölkerungsgruppen stark sensibilisiert (positive Hauttests gegen Umweltantigene), weisen jedoch trotzdem eine sehr niedrige Prävalenz atopischer Erkrankungen auf. Es stellt sich deshalb die interessante Frage, ob der entscheidende Mechanismus beim Zustandekommen von Allergien vielleicht gar nicht in der Sensibilisierung gegen Allergene, sondern weiter „flussabwärts" zu suchen ist. Die klinischen Manifestationen der Allergie nämlich können erst dann entstehen, wenn **Entzündungsprozesse** in Gang gesetzt werden. Allergien könnten also deshalb auf dem Vormarsch sein, weil sich die atopische Sensibilisierung heute leichter in Entzündung und damit in klinisch manifeste Allergieerscheinungen „übersetzt" als noch vor ein oder zwei Generationen. Die beobachtete zunehmende Allergieneigung könnte somit eine viel globalere **Entzündungsneigung** widerspiegeln.

Hierfür sprechen vor allem zwei Beobachtungen:

- Parallel zu den Allergien sind in den letzten Jahrzehnten auch Autoimmunerkrankungen wie Typ-1-Diabetes (s. **9.2.2**) und Colitis ulcerosa (s. **6.5.12**) im Anstieg begriffen, deren epidemiologisches Risikoprofil mit dem der atopischen Erkrankungen stark überlappt (beispielsweise nimmt auch das Risiko für Typ-1-Diabetes mit abnehmender Geschwisterzahl zu).
- Auch experimentelle Befunde sprechen für die „Entzündungstheorie": Wurde ursprünglich als Pathomechanismus für die Entstehung von Atopie ein Ungleichgewicht innerhalb der T-Helferzell-Populationen angenommen (Überwiegen der „proallergischen" TH_2-Zellen, s. **4.1.3**),

so weisen immer mehr Experimente auf einen viel weiter gehenden Kontrolldefekt bei Allergikern hin (abnorme Kontrolle von Entzündungsreaktionen durch regulatorische T-Zellen, s. **4.1.3**).

Vorbeugung?

Stimmt die Hygiene-Hypothese, so müsste die Entwicklung von Allergien durch mikrobielle Stimulation zu verhindern sein. Tatsächlich konnte kürzlich gezeigt werden, dass Säuglinge, denen in den ersten Lebensmonaten oral Laktobazillen (ein physiologischer Standortkeim der Darmflora) zugeführt werden, im Alter von zwei Jahren eine um die Hälfte reduzierte Neurodermitisrate aufweisen. Auch die „Impfung" mit Endotoxinen und anderen mikrobiellen Molekülmustern (z. B. CpG-Motiven, s. **4.1.7**) wird derzeit als vorbeugende Strategie erprobt.

Die neueren Ergebnisse der Allergieforschung sind ein weiteres Indiz, dass das in den Anfangsjahren der modernen Medizin geprägte Bild des natürlichen Antagonismus von Mensch und Mikrobe nicht haltbar ist, dass vielmehr die belebte „niedere" Umwelt entscheidend zum Wohlergehen der höheren Lebewesen beiträgt (s. dazu auch **13.1.1**).

4.2 Diagnostisches Vorgehen bei Immundefekten

Das diagnostische Vorgehen bei Verdacht auf einen Immundefekt stützt sich auf zwei Fragen:
* Handelt es sich überhaupt um einen Immundefekt?
* Kann der Immundefekt „topographisch" zugeordnet werden, d. h., welcher Arm des Immunsystems ist betroffen?

Handelt es sich um einen Immundefekt?

Diese Frage ist entscheidend, denn nicht jede ausbleibende, fehlgelaufene oder überschießende Immunreaktion ist auf einen genetisch verankerten Immundefekt zurückzuführen. Die Frage wird durch eine genaue Anamnese beantwortet, welche vor allem ungewöhnliche Krankheitsverläufe, eine ungewöhnliche Häufung von Infektionserkrankungen sowie ungewöhnliche Erkrankungen in der Vor- und Familiengeschichte zu identifizieren sucht. Die auf einen Immundefekt hinweisenden Verdachtsmomente sind im gleichnamigen **Kasten** zusammengefasst. Darüber hinaus sind die mit einer HIV-Infektion verbundenen Risikofaktoren zu erfragen (Sexualverhalten, Drogenmissbrauch, erhaltene Blutprodukte).

Kann der Immundefekt „topographisch" zugeordnet werden?

Die Zuordnung eines vermuteten Immundefekts auf die verschiedenen Arme des Immunsystems (Phagozyten, B-Lymphozyten, T-Lymphozyten, Komplementsystem, NK-Zellen) erfolgt durch
* das klinische Bild: Defekte in den einzelnen Funktionsbereichen des Immunsystems produzieren teilweise spezifische Krankheitserscheinungen (s. **4.3**).
* den isolierten Erreger: Da die einzelnen „Arme" des Immunsystems jeweils gegen unterschiedliche Erregergruppen gerichtet sind, kann die Keimidentifikation die Zuordnung des Immundefekts erleichtern (**Tab. 4.6**).
* spezifische Laboruntersuchungen.

═══ AUF DEN PUNKT GEBRACHT ═══

Auf einen Immundefekt hinweisende Verdachtselemente

* ungewöhnliche Häufung von Infektionen
* ungewöhnliche oder ungewöhnlich verlaufende Infektionskrankheiten wie z. B. unerklärte Bronchiektasen, Mastoiditis, Mundsoor, schwere chronische Sinusitiden, abszedierende Hauterkrankungen, gehäufte oder schwer verlaufende bakterielle Pneumonien, Osteomyelitis
* ungewöhnliche Erreger: Das die immunkompetenten Individuen befallende Erregerspektrum ist begrenzt; insbesondere Erkrankungen mit opportunistischen Erregern

lenken den Verdacht auf einen Immundefekt. Auch Infektionen mit Erregern, gegen die eigentlich Impfschutz bestehen sollte, sind verdächtig.
* begleitende Autoimmunerkrankungen, Krebserkrankungen oder hämatologische Auffälligkeiten wie aplastische Anämie oder Thrombozytopenie. (Die hämatologischen Erscheinungen bei einem Immundefekt werden dadurch erklärt, dass Lymphozyten und Phagozyten sowie die hämatopoetischen Vorläuferzellen von einer einzigen pluripotenten Stammzelle abstammen, sodass sich bei frühen Differenzierungsstörungen breit gefächerte

hämatologische Auffälligkeiten ergeben können.)
* ungewöhnliche körperliche Befunde bzw. Anamnese: Gedeihstörung bei Kindern (bei schweren Defekten wohl häufigstes Leitsymptom), ungewöhnliche Hautbefunde wie Alopezie, nekrotisierende Abszesse, Teleangiektasien, Pyodermie, ungeklärte Säuglingstodesfälle in der Familie
* Fehlen oder deutliche Reduktion des lymphatischen Gewebes: fehlender Thymus oder fehlende Tonsillen bei Kindern, Fehlen von Lymphknoten bzw. ausbleibende Lymphknotenvergrößerung bei Infektionskrankheiten.

04

Tab. 4.6 Erregerspektrum bei den einzelnen Immundefekten

Betroffenes System	Erregerspektrum
T-Zellen	Pilze (v. a. *Pneumocystis carinii* und *Candida*), Mykobakterien (Tuberkulose und atypische Mykobakterien); gramnegative Bakterien; intrazelluläre Bakterien (z. B. Chlamydien); Viren
B-Zellen	grampositive Bakterien, Enteroviren, kapselhaltige Bakterien (Pneumokokken, *Neisseria meningitidis*, *Haemophilus influenzae*)
kombiniert (T + B)	wie bei T-Zell-Defekt
Phagozyten	• extrazelluläre, nicht-verkapselte, Katalase-positive Bakterien, z. B. *Staph. aureus* und *epidermidis*, *E. coli*, *Klebsiella*, *Proteus*, *Serratia marcescens* • Pilze (bes. *Candida* und *Aspergillus*)
Komplement	Erreger mit Polysaccharidkapsel: Pneumokokken, *Neisseria meningitidis*, *Haemophilus influenzae*

Labordiagnostik

Basislabor

Die quantitative Untersuchung der einzelnen immunologischen Effektorsysteme ist mit einfachen Mitteln möglich:

- **Differentialblutbild:** Bestimmung der Neutrophilenzahl (auffällig ist eine absolute Neutrophilenzahl von < 0,5 × 10^9/l = 500/mm^3) und Bestimmung der Lymphozytenzahl (auffällig ist eine absolute Lymphozytenzahl von < 1,5 × 10^9/l = 1500/mm^3)
- **Immunglobuline:** Diese können quantitativ bestimmt werden (IgA, IgE, IgM, IgG). Bei besonderen Fragestellungen können auch die IgG-Subklassen (IgG$_1$, IgG$_2$, IgG$_3$, IgG$_4$) untersucht werden.

> ❗ Immunglobuline sind neben dem Albumin die häufigsten Serumproteine; deshalb kann schon das Routinelabor einen Hinweis auf die Menge der Immunglobuline im Serum erbringen: Liegt das Gesamteiweiß um weniger als 50% über der Albuminkonzentration, so besteht der Verdacht auf einen quantitativen Immunglobulinmangel. ❗

- **Komplement:** Als guter Ausgangstest der Komplementachse können C3 und C4 sowie das sog. CH$_{50}$ (= gesamthämolytisches Komplement) bestimmt werden; Letzteres gibt die Gesamtaktivität des klassischen Komplementsystems wieder.

Weiterführende Untersuchungen

Bei weiter bestehendem Verdacht sind differenzierte Laboruntersuchungen notwendig; diese dienen zum einen der Quantifizierung einzelner zellulärer Subpopulationen, zum anderen wird die Funktion der einzelnen Arme des Immunsystems geprüft.

Abklärung des Phagozytensystems

Nach der Berechnung der Neutrophilenzahl (s. o.) kommen hier zwei Spezialuntersuchungen infrage:

- Durch den **Nitroblau-Tetrazolium-Test** kann die bakterizide Funktion der Neutrophilen überprüft werden (vermindert bei der chronischen Granulomatose): Der gelbe (!) Farbstoff Nitroblau-Tetrazolium wird von Neutrophilen aufgenommen und durch Einwirkung von Sauerstoffradikalen blau. Die Farbänderung korreliert mit der bakteriziden Enzymaktivität. Heute ist dieser Test weitgehend durch die flusszytometrische Bestimmung der Oxidationskapazität (engl.: *oxidative burst*) ersetzt.
- Durch **Immunphänotypisierung** des entnommenen Blutes können die Oberflächenmarker der Granulozyten (CD11, CD18) bestimmt werden: Dies geschieht durch Einmischung monoklonaler, gegen die entsprechenden CD-Oberflächenstrukturen gerichteter Antikörper und anschließender flusszytometrischer Bestimmung der markierten Zellen (hierdurch können z. B. Leukozytenadhäsionsdefekte aufgedeckt werden).

Abklärung des T-Zell-Systems

Neben der Bestimmung der absoluten Lymphozytenzahl (**Tab. 4.7**) werden folgende Verfahren angewendet:

- Durch **Immunphänotypisierung** (Verfahren s. o.) kann ein quantitativer Mangel einzelner Subpopulationen erkannt bzw. das zahlenmäßige Verhältnis der Subpopulationen untereinander festgestellt werden. (Auffällig ist eine Verminderung der T-Zellen unter 60% der Gesamtlymphozytenzahl sowie der CD4$^+$-Zellen < 600/mm^3 oder ein CD4/CD8-Verhältnis von < 1,0.) Die Lymphozytensubpopulationsbestimmung sagt jedoch nichts über die Funktion dieser Zellen aus.

Tab. 4.7 Normale Verteilung der Lymphozytensubpopulationen im Blut

Oberflächenmarker	Lymphozytensubpopulation	Normbereich in %
CD3	T-Zellen	60–80
CD4	T-Helferzellen, regulatorische T-Zellen	45–60
CD8	zytotoxische T-Zellen	18–30
CD45RO	Memory-T-Helferzellen	nicht genau bekannt
CD4/CD8-Verhältnis		2–3 : 1
CD16	Natural-Killer-Zellen	5–15
CD20	B-Zellen	7–22

- *In-vivo*-Untersuchung der T-Zell-Funktion: Ein eleganter Test ist die Anamnese: Klagt ein Patient über Kontaktallergien (z. B. gegen Nickel), so spricht dies für eine intakte T-Zell-Funktion (funktionierende zellvermittelte verzögerte`Hypersensitivitätsreaktion). Darüber hinaus können **intradermale Hauttests** mit Substanzen durchgeführt werden, denen der Patient mit Sicherheit bereits exponiert war (sog. Recall-Antigene, s. **Kasten** „Funktionstest mit Recall-Antigenen").
- *In-vitro*-Untersuchung der T-Zell-Funktion: Hierzu werden zum einen T-Zell-Kulturen durch bestimmte Antigene und Mitogene (Mitose induzierende Stoffe) stimuliert und dann die Nukleotidaufnahme als Maß der antigenstimulierten Replikation gemessen (z. B. Phytohämagglutinintest, **PHA**, oder Pokeweed-Mitogen-Test, **PWM** – hiermit kann zum Teil auch das Zusammenspiel mit den B-Lymphozyten einschließlich der Immunglobulinproduktion gemessen werden). Außerdem ist in immunologischen Speziallabors auch die quantitative Bestimmung sezernierter Zytokinmuster möglich.

===== ZUR VERTIEFUNG =====

Funktionstest mit Recall-Antigenen

Zur funktionellen Überprüfung des Immunsystems dient eine Hauttestreaktion auf verschiedene Impf- und Umweltantigene. Dazu werden einerseits Antigene intrakutan appliziert, gegen die ein weit verbreiteter Impfschutz besteht (Diphtherie-Toxin, Tetanus, Tuberkulin), andererseits Antigene, mit denen praktisch jedes Immunsystem natürlicherweise in Kontakt steht (Trichophyton, Candida, Proteus, Streptokokken-Antigen).
Eine positive Reaktion zeigt sich als Hautinduration von mindestens 2 mm Durchmesser.

❗ Voraussetzung für eine positive Reaktion ist der frühere Kontakt mit dem Antigen – wer nicht gegen Tetanus geimpft ist, kann nicht positiv reagieren. ❗
Der Test wird nach folgenden Kriterien interpretiert:
- Eine **positive Reaktion nach 20 Minuten** (Jucken, Rötung) entspricht einer IgE-vermittelten Typ-I-Reaktion nach Gell und Coombs; diese Frühreaktion tritt nur bei vorbestehender Typ-I-Allergie gegen die applizierten Antigene auf.
- Eine **positive Reaktion nach 24 Stunden** kommt durch IgG-Präzipitation bei Typ-III-Reaktion (s. 4.5.1) zustande; sie ist nicht immer nachweisbar und besitzt keinen diagnostischen Wert.
- Eine **positive Reaktion nach 72 Stunden** wird durch die T-lymphozytär vermittelte Typ-IV-Reaktion (= **DTH-Reaktion**, s. 4.5.1) ausgelöst und ist deshalb für die funktionelle Abklärung des T-Zell-Systems entscheidend.

❗ Bei normaler Immunfunktion müssen mehrere der Recall-Antigene eine Induration hervorrufen. ❗

Abklärung des B-Zell-Systems

Neben der quantitativen Bestimmung der Immunglobuline und ihrer Subklassen (s. o.) kommen folgende Untersuchungen infrage:
- *In-vivo*-Untersuchung der B-Zell-Funktion: Ein eleganter, allerdings sehr grober Test ist die Bestimmung der Blutgruppenantikörper Anti-A und Anti-B; können diese (bei einem Patienten, der nicht die Blutgruppe AB hat) nicht gemessen werden, so weist dies auf eine fehlende Antikörperproduktion hin. Spezifischer ist die Bestimmung der antigenspezifischen Immunantwort nach Impfung mit z. B. Tetanus, Pneumokokken oder *Haemophilus influenzae* Typ B; ist 4 Wochen nach der Testimpfung keine nennenswerte spezifische Immunglobulinantwort nachweisbar, so weist dies auf einen B-Zell-Defekt oder kombinierten T/B-Zell-Defekt hin.
- *In-vitro*-Untersuchung der B-Zell-Funktion: Diese ist nur in einzelnen Speziallabors möglich und erfolgt z. B. durch PHA- und PWM-Test (s. o.) oder durch Messung der Antikörperproduktion *in vitro* bzw. des Antikörperisotyp-Switches, vgl. **4.1.4**).

Abklärung des Komplementsystems

Ist das Gesamtkomplement (CH_{50}) erniedrigt, werden die einzelnen Komplementfaktoren bestimmt.

Weitere Untersuchungen

Zum Ausschluss sekundärer Immundefekte werden der HIV-Status sowie die Eiweißausscheidung in Urin (nephrotisches Syndrom mit Antikörperverlusten?) und Stuhl (Eiweißverlust-Enteropathie?) bestimmt.

4.3 Immundefekte

Immundefekte entstehen bei quantitativen und qualitativen Störungen eines oder mehrerer „Arme" des Immunsystems. Man unterscheidet **angeborene (= primäre)** von **erworbenen (= sekundären) Immundefekten**.

4.3.1 Primäre Immundefekte

Primäre Immundefekte sind mit Ausnahme des klinisch meist bedeutungslosen isolierten IgA-Mangels selten (**Tab. 4.8**). Die kumulative Prävalenz der klinisch relevanten primären Immundefekte liegt etwa bei 1/10 000 Personen. Sie werden nach dem jeweils betroffenen Abwehrsystem eingeteilt (s. **Kasten** „Einteilung der primären Immundefekte"). Etwa 85 % der primären Immundefekte betreffen das T- und/oder B-Zell-System; 15% betreffen die Phagozyten und < 1% das Komplementsystem. Zahlreiche Kompensationsmechanismen des Immunsystems sorgen dafür, dass nur relativ wenige Patienten mit Immundefekten tatsächlich erkranken.

=======================**AUF DEN PUNKT GEBRACHT**=======================

Einteilung der primären Immundefekte
- Defekte der humoralen Immunabwehr: vorwiegender Befall der B-Zellen (etwa 50%)
- Defekte der zellulären Immunabwehr: vorwiegender Befall der T-Zellen (etwa 10%)
- kombinierte Immundefekte: Befall von T- und B-Zellen (etwa 25%)
- Phagozytendefekte (etwa 15%)
- Komplementdefekte (< 1%)
- NK-Zell-Defekte (extrem selten)

Die primären Immundefekte treten wegen der teilweise zugrunde liegenden Gewebedifferenzierungsstörungen nicht selten im Rahmen komplexer genetischer Syndrome auf, bei denen auch andere Organsysteme betroffen sind (z. B. Di-George-Syndrom, Down-Syndrom).

Klinik

Störungen des zellulären Immunsystems und die meisten humoralen Immundefekte führen oft schon im frühen Kindesalter zu schweren Infektionen und evtl. zum Tod der Säuglinge. Es gibt jedoch einzelne Immundefekte, die erst beim älteren Kind oder im Erwachsenenalter manifest werden. Die klinische Präsentation von Immundefekten ist in **Tabelle 4.9** zusammengefasst.

Tab. 4.8 Häufigkeiten einzelner Immundefekte

Krankheit	Häufigkeit
selektiver IgA-Mangel	1/600
IgG$_2$- und IgG$_4$-Subklassen-Defekt	1/1000
Di-George-Syndrom	1/70 000
Common variable immunodeficiency (CVID)	1/70 000
Severe combined immunodeficiency (SCID)	1/100 000
chronische Granulomatose	1/180 000
X-chromosomale Hypogammaglobulinämie	1/200 000

T-Zell-Defekte und kombinierte Defektimmunopathien

Seltene, angeborene Immundefekte, die entweder das T-Zell-System allein oder das T- und B-Zell-System gemeinsam betreffen (s. **Kasten** „T-zelluläre und kombinierte Immundefekte"). Da das T-Zell-System über die T-Helferzellen auch die B-Zellen reguliert, resultiert bei vielen T-Zell-Defekten auch ein begleitender humoraler Immundefekt. Ursächlich werden neben Defekten der Gewebemigration bei der Embryogenese (z. B. beim Di-George-Syndrom) komplexe genetisch verankerte Differenzierungsstörungen der hämatopoetischen Stammzelle angenommen. Häufig kommt es zum Tod im frühen Kindesalter.

Therapie

Eine Überlebenschance bietet heute die Knochenmarktransplantation, beim Di-George-Syndrom auch die Thy-

=======================**AUF DEN PUNKT GEBRACHT**=======================

T-zelluläre und kombinierte T- und B-zelluläre Immundefekte

Di-George-Syndrom
Embryopathie mit defekter Migration von Kiemenbogengewebe. Neben Fehlanlagen von Herz, Gesicht, Nebenschilddrüse sowie einem Teil des Gehirns ist der Thymus entweder unterentwickelt oder komplett fehlend. Hierdurch kommt es zur inadäquaten T-Zell-Reifung mit einem Mangel an immunkompetenten T-Zellen.

Severe combined immunodeficiency (SCID)
Heterogene Krankheitsgruppe von schwerwiegenden („*severe*"), kombinierten („*combined*", d. h. T-, B- und NK-Zell-System betreffenden) Immundefekten. Zugrunde liegen in 50% der Fälle Mutationen an Interleukin-Re-

zeptoren (etwa bei dem durch eine Mutation des Interleukin-7-Rezeptor-γ-Gens auf dem X-Chromosom entstehenden **X-SCID**); dadurch werden NK- und Lymphozytendifferenzierung schwer beeinträchtigt. Auch Mutationen der RAG-Gene (s. 4.1.3) können ein SCID bedingen. Das SCID ist der wohl schwerwiegendste Immundefekt überhaupt, mit tödlichem Ausgang schon in den ersten Lebensjahren. Klinisch stehen oft fulminant verlaufende Virusinfekte (Varizellen, CMV, *Herpes simplex*) sowie schwere Pilzinfektionen und Diarrhöen im Vordergrund. Der SCID kann – bei Verfügbarkeit eines kompatiblen Spenders – durch allogene KMT geheilt werden.

Wiskott-Aldrich-Syndrom
Angeborener, X-chromosomal-rezessiv vererbter Defekt des T- und B-Zell-Systems, der

sich in der Kindheit durch fehlende Antikörperbildung gegen Polysaccharidantigene und eine progredient ineffektive T-Zell-Funktion manifestiert. Zugrunde liegt eine Mutation des für die strukturelle Integrität des Zytoskeletts lymphoider Zellen bedeutsamen **WASP** (Wiskott-Aldrich-Syndrom-Proteins); hierdurch sind die Zellmobilität und die Fähigkeit zur Ausbildung von Zell-zu-Zell-Kontakten eingeschränkt. Klinisch stehen Infektionen mit kapselhaltigen Bakterien sowie opportunistische Infektionen im Vordergrund. Daneben bestehen ein neurodermitisähnliches Ekzem sowie eine Thrombozytopenie mit Gastrointestinalblutungen. Da sowohl B- als auch T-Zell-System jeweils nur partiell betroffen sind, ist der Verlauf weniger schwerwiegend als der des SCID. Diagnostisch hilfreich sind die extrem kleinen Thrombozyten im Blutbild.

mustransplantation, wenn ein geeigneter Spender gefunden werden kann.

❗ Die in die Gentherapie gesetzten Hoffnungen haben einen Rückschlag erlitten. Zwar ist es – etwa beim X-SCID (s. Kasten „T-zelluläre und kombinierte Immundefekte") – gelungen, Korrektur-Gene über ein Retrovirus in die Blutstammzellen einzuschleusen und bei fast allen behandelten Kindern die Immunfunktion wiederherzustellen. Im Verlauf traten jedoch Leukämien auf, da sich das eingeschleuste Gen teilweise auch an nicht-erwünschten Stellen einnistete. ❗

Humorale Immundefekte

Bei diesen Defekten ist die Antikörperproduktion der B-Zellen gestört. Pathogenetisch können jedoch auch Defekte im vorgeschalteten T-Zell-System (z. B. Störung der T-Helferzellen) zugrunde liegen.

Da Antikörper nicht nur spezifische Mikroorganismen eliminieren, sondern zudem bei der Opsonierung (s. **4.1.2**) eine wichtige Rolle spielen, stehen klinisch Infektionen v. a. an den intestinalen und respiratorischen Schleimhäuten im Vordergrund (s. **Kasten** „Humorale Immundefekte").

Die **Therapie** der humoralen Immundefekte ist symptomatisch. Sie besteht in der regelmäßigen Substitution von Immunglobulinen sowie der antibiotischen Prophylaxe bzw. rigorosen antibiotischen Bekämpfung von Infektionen.

❗ Impfungen sind meist sinnlos, da keine Immunität aufgebaut werden kann (ausbleibender Titeranstieg). ❗

Tab. 4.9 Übersicht über Klinik und Diagnostik der primären Immundefekte

	Phagozyten	T-Zellen	B-Zellen	Komplement
Immunfunktion	Entfernung der durch die physikalisch-chemischen Barrieren gebrochenen Antigene	• Abwehr gegen Viren, Pilze und „opportunistische" Erreger • fördernde oder hemmende Regulation der Immunantwort der anderen Komponenten des Immunsystems (v. a. der B-Lymphozyten)	Antikörperproduktion, dadurch zum einen direkte Erregerelimierung, zum anderen Mithilfe bei der Opsonierung	Opsonierung, Antigenlokalisierung und -vernichtung
Pathogenese des entsprechenden Immundefekts	• verminderte Produktion von Phagozyten • eingeschränkte Funktion der Phagozyten (verminderte Chemotaxis, Phagozytose, Adhäsion oder bakterizide Aktivität)	• verringertes spezifisches zytotoxisches Potential mit nachfolgender Erregerinvasion • inadäquate Immunregulation: mangelnde T-Zell-Funktion führt häufig auch zur unzureichenden B-Zell-Funktion mit mangelnder Antikörperbildung	Da die Stimulierung der B-Zellen u. a. von T-Zellen abhängig ist, kann eine defekte B-Zell-Funktion auch Defekte in anderen Immunbereichen (v. a. T-Zell-System) widerspiegeln	
Typische Krankheitsbilder	ernsthafte bakterielle oder mykotische Erkrankungen mit Abszessbildung an „Körper-Umwelt-Grenzen" (Lunge, RES, Haut)	schwere virale Infektionen, opportunistische Infektionen (z. B. *Pneumocystis-carinii*-Pneumonie, PCP), Lymphopenie	wiederkehrende bakterielle Infekte an oder in der Nähe von Schleimhäuten (sinubronchiale Infekte), Sepsis, Osteomyelitis; Hautekzeme, Autoimmunerkrankungen	schwere bakterielle Infekte, Autoimmunerkrankungen, Angioödem (C1-Esterase-Mangel)
Betroffene Organe	Haut, Peridontium, Lungen, Lymphknoten, Leber, Knochen	generalisierte Infektion (Sepsis), Schleimhäute	obere und untere Atemwege, Darm, Knochen	meist generalisiert
Diagnostik	• quantitativ: Bestimmung der Neutrophilenzahl • qualitativ: Nitroblau-Tetrazolium-Test; flusszytometrische Messung des oxidativen Burst; Bestimmung der Oberflächenmarker (s. Text)	• quantitativ: Bestimmung der Gesamtlymphozytenzahl, Immunphänotypisierung der T-Zell-Unterklassen • *In-vivo*-Evaluierung der T-Zell-Funktion (Hauttests mit „Recall"-Antigenen) • *In-vitro*-Evaluierung der T-Zell-Funktion: T-Zell-Proliferationstest, evtl. Bestimmung des Zytokinmusters	• quantitativ: Bestimmung der Gesamtlymphozytenzahl, Immunphänotypisierung der B-Zellen; Bestimmung der Immunglobulinklassen und -subklassen • qualitativ: Bestimmung der Antikörperantwort nach Impfung, Bestimmung der Isohämagglutinine (Anti-A und Anti-B)	• C3, C4, CH_{50} • Bestimmung der einzelnen Komplementfaktoren
Erreger	siehe Tab. 4.6			

Das NK-Zell-System ist wegen seiner geringen Bedeutung nicht in die Tabelle aufgenommen.

Humorale Immundefekte

Kongenitale Agammaglobulinämie

Diese fast immer X-chromosomal vererbte Krankheit wurde 1952 von Ogden BRUTON beschrieben und war damit der erste identifizierte primäre Immundefekt überhaupt (Bruton-Agammaglobulinämie). Zugrunde liegt eine Mutation der Tyrosinkinase, welche zur Folge hat, dass B-Zellen in einem unreifen Stadium stehenbleiben und kein Immunglobulin produzieren können.

- **Klinik:** rezidivierende virale und bakterielle Infekte der oberen Luftwege
- **Therapie:** Die monatliche Gammaglobulin-Substitution hat die ansonsten schlechte Prognose entscheidend verbessert.

Selektiver IgA-Mangel

Häufigster Immundefekt (Prävalenz 1 : 600), in der Mehrheit der Fälle symptomlos. Zugrunde liegt die Unfähigkeit bestimmter B-Lymphozyten, sich in antikörperproduzierende Plasmazellen zu differenzieren. Die Erkrankung wird oft erst durch einen begleitenden IgG_2-Subklassen-Mangel manifest. Nicht selten sind Mitglieder derselben Familie von einem CVID betroffen, was eine gemeinsame (jedoch bisher nicht identifizierte) pathogenetische Basis nahelegt.

- **Klinik:** rezidivierende und chronische „Schleimhautinfekte" wie Mittelohrentzündungen, Nebenhöhlenentzündungen und Pneumonien sowie gehäufte und zum Teil schwere Allergien. Auch Autoimmunerkrankungen (z. B. Zöliakie) und Tumoren treten gehäuft auf.

❗ Ohne begleitende klinische Symptome hat der Befund keine klinische Bedeutung. ❗

- **Therapie:** Es dürfen keine Immunglobuline oder Blutprodukte gegeben werden, die IgA enthalten, da hierin enthaltenes IgA zur Sensibilisierung und Antikörperbildung gegen IgA führen kann. Bei wiederholter Gabe kann es zu schweren anaphylaktischen Reaktionen kommen.

IgG-Subklassen-Defekt

Die Immunglobuline der G-Klasse können in vier isotypische Subklassen (IgG_1–IgG_4) unterteilt werden, wobei die Gene von IgG_1 und IgG_3 sowie von IgG_2 und IgG_4 in unmittelbarer Nachbarschaft voneinander liegen und daher oft gemeinsam betroffen sind. IgG_2 ist die Subklasse mit der höchsten Antikörperaktivität gegen bakterielle Polysaccharide, die besonders in kapselhaltigen Bakterien wie Pneumokokken und *Haemophilus influenzae* zu finden sind. Fehlt IgG_2 oder ist es defekt, kommt es besonders häufig zu Infektionen mit diesen Bakterien.

- **Klinik:** chronische respiratorische Infekte; rezidivierende oder chronische Otitiden; daneben auch gehäuftes Auftreten von SLE, Typ-1-Diabetes sowie idiopathischer thrombozytopenischer Purpura.

❗ Der Laborbefund einer IgG-Subklassen-Erniedrigung hat nur dann klinische Bedeutung, wenn tatsächlich klinische Zeichen eines Immundefekts vorliegen. ❗

Common variable immunodeficiency (CVID)

Dieser Defekt ist relativ häufig *(„common")* und verläuft von Patient zu Patient sehr unterschiedlich *(„variable")*. Bei manchen Patienten ist allein die IgG-Fraktion der Immunglobuline reduziert, bei anderen Patienten IgG und IgA und bei wieder anderen Patienten IgG, IgA und IgM. Dem Defekt liegen unterschiedliche Pathomechanismen zugrunde: Bei einem Teil sind die B-Zellen selbst quantitativ oder qualitativ gestört, bei anderen scheint die Zytokin-Produktion der T-Helferzellen reduziert zu sein.

- **Klinik:** Meist erst im Schulalter kommt es zu rezidivierenden Infekten, v. a. zu Pneumonien (typischerweise durch *Haemophilus influenzae*, Pneumokokken oder Staphylokokken); häufig treten Diarrhöen und Malabsorption auf (häufig durch Lamblien verursacht). Daneben kommt es zum gehäuften Auftreten von SLE, chronischer Polyarthritis, idiopathischer thrombozytopenischer Purpura, granulomatösen Entzündungen, Amyloidosen und Malignomen, welche die Prognose limitieren.

Phagozyten- bzw. Granulozytendefekte

Primäre Defekte der Phagozytenfunktion beruhen zumeist auf einer Störung des **oxidativen Metabolismus** der Phagozyten (z. B. septische Granulomatose), seltener auch auf Störungen der **Leukozytenadhäsion** (Leukozytenadhäsionsdefekte) oder der **Struktur der Lysosomen** (Chediak-Higashi-Syndrom). Sekundäre Defekte sind weitaus häufiger und werden im Zusammenhang mit Erkrankungen wie Diabetes mellitus, SLE, rheumatoider Arthritis, Mangelernährung und nach medikamentöser Immunsuppression und zytostatischer Therapie beobachtet.

Septische Granulomatose

Synonym: chronische Granulomatose, CGD (engl. *chronic granulomatous disease*)

Meist X-chromosomal vererbter Defekt des oxidativen Metabolismus der Phagozyten (H_2O_2-Bildung). ⅓ der Patienten stirbt vor dem 7. Lebensjahr.

Klinik

Rezidivierende eitrige Infekte mit Katalase-positiven Bakterien *(Staphylococcus aureus, Serratia, Klebsiella)* und Hefepilzen (vor allem *Aspergillus*) sowie chronische Infektionen mit Abszessbildung u. a. an Haut und Knochen sowie Lymphadenopathie. Die T-Zell-Funktion bleibt intakt.

Diagnose

IgM, IgG und IgA sind wegen vermehrter B-Zell-Stimulation erhöht. Es besteht eine Leukozytose mit Neutrophilie. Die Diagnose kann z. B. durch den Nitroblau-Tetrazolium-Test (s. **4.2**) bestätigt werden.

Therapie

Lebenslange Antibiotikaprophylaxe; aggressive Therapie von Infektionen. Kommt ein Geschwister als Spender in Frage, kann eine Knochenmarktransplantation erwogen werden (und stellt die einzige Möglichkeit des Langzeitüberlebens dar). Die Gabe von γ-Interferon kann die bakterizide Aktivität der neutrophilen Granulozyten verstärken und reduziert das Risiko für opportunistische Infektionen.

Zyklische Neutropenie

Bei dieser autosomal-dominanten Erkrankung kommt es etwa alle 21 Tage zu einer 3 – 6 Tage anhaltenden Neutropenie mit evtl. begleitenden Mundentzündungen und Hautphlegmonen; in 10% der Fälle werden schwerwiegende systemische Infektionen gesehen. Zugrunde liegen Mutationen des Elastase-Gens (Elastase ist eines der aus Granulozytengranula freigesetzten Enzyme) – warum hierdurch zyklische Schwankungen der Neutrophilenpopulation entstehen, ist unbekannt. Die Behandlung erfolgt durch Gabe von Granulozytenkolonie-stimulierendem Faktor (**Tab. 4.3**).

Myeloperoxidasemangel

Dies ist ein sehr häufiger Defekt (Inzidenz 1/3000 pro Jahr), der bei sonst Gesunden meist nicht klinisch manifest wird. Bei Patienten mit Diabetes mellitus können jedoch disseminierte Candida-Infektionen auftreten. Meistens handelt es sich um eine Zufallsdiagnose durch Geräte, die automatische Differentialblutbilder erstellen und dabei die Neutrophilen über eine Peroxidase-Färbung erkennen: Bei Myeloperoxidase-Mangel zählt der Counter keine Neutrophilen, weil sie nicht angefärbt werden. Der gewöhnliche Ausstrich des Patientenblutes zeigt ein normales Bild.

Komplementdefekte

Mangel einzelner Komplementfaktoren

Ein primärer Komplementmangel ist schwierig vom sekundären (d.h. durch eine andere Grunderkrankung erworbenen) zu unterscheiden. So kann z.B. die Komplementerniedrigung bei SLE durch einen sekundären Komplementverbrauch oder einen primären Komplementdefekt mit nachfolgendem SLE bedingt sein.

Klinik

Symptomatisch wird ein Komplementfaktormangel meist erst im Jugendalter: durch gehäuftes Auftreten von SLE und anderen Autoimmunerkrankungen, chronisch-rezidivierende, pyogene Infektionen, erhöhte Empfindlichkeit für Neisserien-Infektionen (Meningitis, Gonokokken-Arthritis), gehäufte Glomerulonephritiden. Auch können sich Komplementdefekte durch spontane Hämolyse äußern (paroxysmale nächtliche Hämoglobinurie, s. 3.3.5). Zur Diagnose der Komplementdefekte s. 4.2.

Therapie

Diese beschränkt sich auf die Behandlung der jeweils auftretenden Erkrankungen.

Hereditäres angioneurotisches Ödem

Synonym: Quincke-Ödem.

Autosomal-dominant vererbter Mangel des **C1-Esterase-Inhibitors** (C1-INH), der die Aktivierung des ersten Komplementfaktors hemmt. Dies führt zu einer erhöhten postkapillären Gefäßpermeabilität.

Klinik

Durch Trauma und Stress werden episodisch lokalisierte Ödeme (an Extremitäten, Gesicht, Luftwegen) ausgelöst; Ödeme im Gastrointestinaltrakt verursachen rezidivierende abdominale Schmerzen, Erbrechen und Durchfall. Die Hautödeme sind nicht-juckend und relativ schmerzlos. Das Anschwellen der Schleimhäute des Respirations- und Gastrointestinaltrakts kann zu schwerwiegenden Komplikationen führen (Asphyxie, Elektrolytverlust).

Diagnostisches Vorgehen

Eine positive Familienanamnese und die typische Klinik geben erste Hinweise auf die Diagnose. Im Labor sind C2 und C4 erniedrigt, C3 und C1 normal. Die Konzentration des C1-Esterase-Inhibitors ist um ca. 30% erniedrigt (Typ 1) oder normal (Typ 2); bei letzterem Typ zeigt die funktionelle Prüfung des C1-Esterase-Inhibitors den Defekt an.

Therapie

- **Im Anfall:** Beobachtung, Intubation bei drohendem Larynxödem; evtl. Androgene, die die Produktion des C1-INH zu stimulieren scheinen. In Europa ist heute ein aus Plasma isolierter C1-Esterase-Inhibitor erhältlich, der in bedrohlichen Situationen gegeben werden sollte.
- **Prophylaxe:** Vor Operationen und anderen Stresssituationen Gabe von gefrorenem Frischplasma (GFP), Fibrinolysehemmern (*cave:* erhöht das Thromboserisiko) und evtl. Androgenen.

4.3.2 Sekundäre Immundefekte

Sekundäre (erworbene) Immundefekte können in jedem Alter im Rahmen verschiedener Grunderkrankungen auftreten. Die Ursachen und Mechanismen sekundärer Immundefekte sind in **Tabelle 4.10** zusammengefasst. Die klinischen Symptome werden sowohl von der Grunderkrankung als auch von dem begleitenden Immundefekt bestimmt.

4.4 Autoimmunerkrankungen

Autoimmunerkrankungen betreffen etwa 5% der Bevölkerung in den Industrieländern. Sie sind von ihrer Pathogenese her noch immer schlecht verstanden. Phänotypisch gesehen sind sie charakterisiert durch eine Aktivierung von B- und/oder T-Zellen, ohne dass ein unmittelbarer Auslöser – wie etwa eine Infektion – nachzuweisen ist.

Tab. 4.10 Sekundäre Immundefekte

Ursache	Beispiel	Vorwiegend betroffenes System
Ernährungs-störungen	generalisierte Mangelernährung	T-Zellen, Phagozyten
	spezifische Mangel-zustände: • Eisen • Zink • Vitamin A • Vitamin E • Vitamin C	 • T-Zellen, Phagozyten • Thymus (T-Zell-Bildung ↓) • T-Zellen, sekretorisches IgA • T-Zellen • Phagozyten
	Überernährung	T-Zellen
Medika-mente	Immunsuppressiva (Azathioprin, Methotrexat, Ciclosporin)	vorwiegend T-Zellen ↓, Knochenmarksuppression
	Zytostatika	Antikörpersynthese ↓, Makrophagen ↓, Knochenmarksuppression
	Glukokortikoide	Lymphopenie, IL-1 ↓, IL-2 ↓, IL-6 ↓
	zahlreiche Antibiotika	Antikörperproduktion ↓, Phagozytose ↓
Tumoren	CLL, M. Waldenström	Antikörper ↓
	M. Hodgkin	T-Zellen ↓
Frühgeburt und Alter		T-Zellen; Phagozyten; Antikörperproduktion ↓
Stoff-wechsel-störungen	Diabetes mellitus	Phagozytose ↓
	Urämie	Funktionsstörung der Lymphozyten
	chronische Niereninsuffizienz	T-Zellen, Antikörperproduktion ↓
	chronische Leberinsuffizienz	T-Zellen, Antikörperproduktion ↓
Protein-verlust-Syndrome	nephrotisches Syndrom, exsudative Enteropathie, Verbrennungen	Immunglobuline ↓
virale Infektionen	HIV	z. B. CD4+-T-Zellen ↓
	Rubellavirus	Immunglobulin A ↓
	CMV und Masern	gedämpfte T-Zell-Antwort
Trauma	Verletzung	allgemeine Immunsuppression
	thermische Verletzung	Immunglobuline ↓
ionisierende Strahlen		Schädigung des lymphatischen Gewebes, T-Zellen ↓

Immunologische Toleranz

Immunologische Toleranz entwickelt sich im Laufe der Entwicklung des Immunsystems, indem autoreaktive, d. h. gegen körpereigene Strukturen reagierende, Zellklone pränatal im Thymus eliminiert werden (s. 4.1.3; **zentrale Toleranz**). Im späteren Leben supprimieren T-Regulatorzellen autoreaktive Zellen (**periphere Toleranz**). Dennoch bleibt ein gewisses Maß an autoreaktiver Potenz erhalten und dient der lebenslangen physiologischen Selbstkontrolle des Immunsystems. Bei entsprechenden „Gefahrensignalen" kann die veranlagte Autoimmunität aktiviert werden (s. Einleitung des Kapitels).

Pathogenese

Wie aus dem an sich physiologischen Phänomen der Autoreaktivität ein pathologischer, gewebeschädigender Prozess wird, ist umstritten. Sowohl genetische Faktoren als auch Umwelteinflüsse sind an diesem Prozess beteiligt:

Genetische Faktoren

Bestimmte Autoimmunerkrankungen treten vorzugsweise beim Vorliegen bestimmter **HLA-Typen** auf (z. B. M. Bechterew bei HLA-B27). Die Korrelation mit einem bestimmten HLA-Typ ist je nach Autoimmunerkrankung unterschiedlich stark. Möglicherweise werden Gene, die zur Autoaggression führen, parallel mit bestimmten HLA-Typen vererbt, oder das HLA-Molekül ist selbst für die Autoimmunität verantwortlich (z. B. durch molekulare Mimikry, s. u.).

Geschlechtsfaktoren, hormonelle Faktoren

Frauen sind von den meisten Autoimmunerkrankungen um ein Mehrfaches häufiger betroffen. Die Gründe hierfür sind nicht bekannt; man weiß jedoch, dass der hormonelle Status das Immunsystem beeinflusst. Ein direkter klinischer Zusammenhang besteht z. B. beim SLE, der während hormoneller Umstellungsphasen manifest werden kann (z. B. während einer Schwangerschaft). Außerdem könnte ein sog. **Mikrochimärismus** eine Rolle spielen: Fetale Zellen können im mütterlichen Organismus persistieren und so eine pathologische Autoreaktivität bedingen – diskutiert wird dieser Mechanismus z. B. für die Sklerodermie.

Immundefekte

Es besteht eine Assoziation zwischen bestimmten Immundefekten und Autoimmunität (z. B. IgA-Mangel und Zöliakie, Komplementdefekte und SLE). Auch macht das Immunsystem des älteren Menschen mehr „Fehler". Hier führt wahrscheinlich die verminderte Aktivität der regulatorischen T-Zellen zu einer Fehlsteuerung und Permissivität gegenüber autoreaktiven Klonen. So finden sich mit zunehmendem Alter vermehrt niedrigtitrige Autoantikörper.

Infektionen

Infektionen werden als Auslöser vieler Autoimmunreaktionen diskutiert, z. B. von Typ-1-Diabetes oder multipler Sklerose. Vorstellbar wäre beispielsweise, dass im Rahmen der infektionsbedingten Gewebeschädigung Autoantigene „freigelegt" werden oder dass die infektionsbedingte Produktion von Zytokinen und ko-stimulierenden Molekülen das lokale Gewebemilieu so verändert, dass es nun „Gefahrensignale" aussendet und als „fremd" angegriffen wird. Auch könnten Superantigene (s. **4.1.1**) durch eine breite T-Zell-Aktivierung das Immunsystem zu einer überschießenden Aktivität veranlassen.

Alternativ könnten Infektionen die Autoimmunität über **kreuzreagierende Antikörper** auslösen. Zahlreiche Viren und Bakterien haben antigene Determinanten, die denen von Körperzellen ähneln. So können Antikörper, die zur Abwehr eines Mikroorganismus gebildet wurden, körpereigene Zellen fälschlicherweise als fremd erkennen und zerstören – sog. **molekulare Mimikry**. Ein klassisches Beispiel ist das rheumatische Fieber, bei dem Antikörper gegen das Streptokokkenprotein M auch mit Myosin von Herzmuskelzellen reagieren.

Andere Umweltstoffe

Körpereigene Strukturen könnten aber auch durch nicht-infektiöse Bestandteile (Haptene, Medikamente) so verändert werden, dass eine Immunantwort gegen das ursprünglich tolerierte Antigen entsteht. So kann z. B. Procainamid eine Lupus-ähnliche Erkrankung mit Bildung antinukleärer Antikörper auslösen.

Klinik

Das Beschwerdebild ist abhängig vom Befall des betroffenen Organs (**Abb. 4.31**). Unterschieden werden Autoimmunerkrankungen mit

- **organspezifischen Autoantikörpern** mit entsprechend lokalisierter Manifestation (z. B. M. Basedow)
- **organunspezifischen Autoantikörpern**, deren Antigene ubiquitär im Organismus vorhanden sind (z. B. antinukleäre Antikörper, ANA), mit dementsprechend systemischen Manifestationen (z. B. SLE).

04

Autoimmunopathie	w:m	Manifestations-alter (Jahre)	Prävalenz
Hashimoto-Thyreoiditis	9:1	40-60	>1:1000
Basedow-Thyreoiditis (Morbus Basedow)	6:1	20-40	>1:1000
Diabetes mellitus Typ 1	1:1	12-20	>1:1000
Morbus Addison	2:1	20-40	<1:10 000
Gluten-Enteropathie (Zöliakie)	1:1	1/2-2, um 50	<1:1000
Typ-A-Gastritis (Perniziosa)	3:2	60-70	>1:1000
Autoimmunhepatitis Typ 1, 2, 3	3:1	10-25, 50-60	<1:1000
Primär-biliäre Zirrhose	9:1	>35	<1:10 000
Myasthenia gravis	3:1	20-30	<1:10 000
Multiple Sklerose	3:2	um 30	>1:1000
Dermatitis herpetiformis Duhring	1:1	20-40	<1:1000
Pemphigus vulgaris	1:1	40-60	<1:10 000
Chronisch-diskoider Lupus	3:1	20-30	>1:1000
Hämolytische Anämie	3:2	> 50	<1:10 000
Idiopathische Thrombopenie	4:1	20-40	<1:10 000
Goodpasture-Syndrom	2:1	20-30, >60	<1:10 000
Sjögren-Syndrom	9:1	um 50	<1:1000
Spondylitis ankylosans (Morbus Bechterew)	1:3	15-35	>1:1000
Riesenzellarteriitis	1:1	>50	<1:1000
Takayasu-Arteriitis	9:1	15-30	<1:10 000
Rheumatoide Arthritis	3:1	35-50	>1:1000
Progressive systemische Sklerose	3:1	45-65	<1:10 000
Polymyositis/Dermatomyositis	2:1	45-65	<1:10 000
Systemischer Lupus erythematodes	9:1	20-40	<1:1000
Churg-Strauss-Vaskulitis	1:1	40-60	<1:10 000
Wegenersche Granulomatose	1:1	30-50	<1:10 000

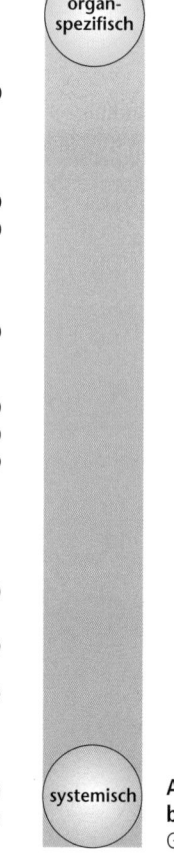

Abb. 4.31: Übersicht über die als „autoimmun" bezeichneten Erkrankungen. Nach Schettler G., Greten H.: Innere Medizin, Thieme-Verlag, 1998. [L157]

Gemeinsamkeiten von Autoimmunerkankungen

Die primär über T- und B-Lymphozyten vermittelte Autoreaktivität kann sich folgendermaßen äußern (nicht alle der folgenden Phänomene sind bei allen Autoimmunerkankungen nachweisbar):

- **Autoantikörper** (s. 12.4): gegen körpereigene Strukturen gerichtete AK. Autoantikörper können organspezifisch (z. B. gegen TSH-Rezeptoren gerichtete Antikörper bei M. Basedow) oder organunspezifisch (z. B. gegen Zellkerne gerichtete Antikörper = ANA bei SLE) sein. Pathogenetisch können sie ursächlich relevant (z. B. ANCA bei Wegener-Granulomatose) oder auch nur ein Begleitphänomen des autoimmunologischen Prozesses sein (z. B. Rheumafaktoren bei der rheumatoiden Arthritis).

! Bei einigen Autoimmunerkankungen korreliert die Titerhöhe des Autoantikörpers mit der Krankheitsaktivität (z. B. Doppelstrang-DNS-Antikörper beim SLE; antineutrophile Antikörper bei der Wegener-Granulomatose); bei den meisten Autoimmunerkankungen besteht dieser Zusammenhang jedoch nicht. !

- **Komplementerniedrigung:** Häufige serologische Gemeinsamkeit von Autoimmunerkankungen ist die Verminderung der Komplementfaktoren durch Komplementverbrauch bei Immmunkomplexbildung während aktiver Krankheitsphasen. Daneben besteht eine polyklonale IgA- und IgG-Vermehrung durch eine (unspezifische) B-Zell-Stimulation.

- **Histologische Veränderungen:** Im betroffenen Organ (z. B. Haut, Niere) kommt es zur Ablagerung von Immunglobulinen, Immunkomplexen sowie Komplement.
- **Sekundäre Immundefekte:** Oft werden gestörte zelluläre Immunreaktionen mit erhöhter Infektanfälligkeit beobachtet.

Diagnostisches Vorgehen

Die Verschiedenartigkeit der einzelnen Autoimmunerkankungen erlaubt keinen einheitlichen diagnostischen Weg. Die Tatsache, dass insbesondere im Anfangsstadium der Erkrankungen die Ausprägung der Symptome und die serologischen Autoimmunphänomene wechseln können, erschwert die Diagnose.

Eine bedeutende Rolle spielen die **Autoantikörper**, die jedoch für eine eindeutige diagnostische Zuordnung (mit wenigen Ausnahmen) weder sensitiv noch spezifisch genug sind (**Tab. 4.11** und 12.4).

Therapie

Die Therapie der Autoimmunerkankungen wird in den jeweiligen Organkapiteln sowie in Kapitel 12 detailliert besprochen. Gemeinsam ist diesen Erkrankungen die therapeutische Wirksamkeit von Immunsuppressiva und Glukokortikoiden, die die autoimmune Entzündungsreaktion zu hemmen vermögen (**Tab. 4.19**).

Die Säulen der Therapie sind:
- **Substitution** bei eingeschränkten Organleistungen, z. B. Schilddrüsenhormone
- **entzündungshemmende Medikamente**, z. B. NSAR, Glukokortikoide
- **Immunsuppressiva**, z. B. Methotrexat, Ciclosporin A
- **immunmodulierende Substanzen**, z. B. Antikörper gegen Zytokine (wie TNF-α, Interleukin-1).

4.5 Allergische Erkrankungen

Im ursprünglichen Konzept von PIRQUET (1908) wurde als Allergie (von *allo* = verändert und *ergos* = Aktivität) jede Immunreaktion bezeichnet, die von der normalen, schützenden Immunantwort auf einen Erregerkontakt abwich. Heute versteht man unter einer Allergie eine überschießende immunologische Reaktion gegen körperfremde Antigene, die eigentlich nicht pathogen sind. Diese Antigene werden **Allergene** genannt. Die Besonderheit des Allergikers besteht also darin, dass er auf Umweltantigene, gegenüber denen der Körper eigentlich tolerant sein sollte, mit einer klinisch nachteiligen Aktivierung des Immunsystems reagiert. Allergische Erkrankungen sind seit 30 Jahren in den Industrieländern in einem starken Anstieg begriffen (s. 4.1.8).

04

Tab. 4.11 Autoantikörper mit relativer Krankheitsspezifität

Autoimmunerkrankung	Autoantikörper (Auswahl)
systemischer Lupus erythematodes (SLE)	Doppelstrang-DNS-Antikörper, Sm-Antikörper
arzneimittelinduzierter SLE	Histon-Antikörper (H1–H4)
Sharp-Syndrom (MCTD)	U1-RNP-Antikörper (Ribonukleoprotein-AK)
systemische Sklerose	Scl-70-Antikörper (Topoisomerase-1-AK)
CREST-Syndrom	Zentromer-Antikörper (Kinetochor-AK)
Polydermatomyositis	Jo1- und PM1-Antikörper
Wegener-Granulomatose	cANCA, zusätzlich Proteinase-3-AK
mikroskopische Polyangiitis (m-PAN)	pANCA, zusätzlich Myeloperoxidase (MPO)-AK
Anti-Phospholipid-Syndrom	Cardiolipin-Ak, Phospholipid-Ak
mesangiokapilläre Glomerulonephritis	Anti-C3- bzw. -C4-Antikörper (Komplement-AK)
M. Addison	Nebennierenrinden-Antikörper
Typ-1-Diabetes	Inselzell-Antikörper
Myasthenia gravis	Acetylcholin-Rezeptor-AK
M. Basedow	TSH-Rezeptor-Antikörper (TRAK)
Hashimoto-Thyreoiditis	mikrosomale Antikörper (MAK)
primär biliäre Zirrhose (PBC)	antimitochondriale AK, bes. gegen Mitochondrienantigen M2

Atopie

Als Atopie (von griech. *atopos* = am falschen Ort, sonderbar) wird die erbliche Bereitschaft des Organismus bezeichnet, auf zahlreiche Umweltantigene spezifische IgE-Antikörper zu bilden und dadurch an unterschiedlichen allergischen Typ-I-Krankheiten zu erkranken (s. **Kasten** „Formenkreis der Atopien").

═══════ **AUF DEN PUNKT GEBRACHT** ═══════

Zum Formenkreis der Atopien gehören

- allergisches Asthma bronchiale
- atopische Dermatitis (Neurodermitis)
- allergische Rhinitis und Konjunktivitis („Heuschnupfen")
- Urtikaria
- IgE-vermittelte Nahrungs- und Arzneimittelallergien.

Im Mittelpunkt des atopischen Immungeschehens steht die Induktion von antigenspezifischen T-Helferzellen vom TH_2-Typ (s. **4.1.3**). Die TH_2-Zellen stimulieren zum einen die IgE-Produktion und vermitteln zum anderen durch ihr proallergisches Zytokinmuster die Gewebeschädigung im Rahmen der allergischen Spätphase; so ist z. B. das von den TH_2-Zellen produzierte Interleukin-5 für die Rekrutierung der Eosinophilen verantwortlich (s. **4.1.2**).

Allergische Grundphänomene

Kreuzallergie

Viele Allergene weisen strukturell ähnliche Epitope auf, sodass Patienten häufig auf mehrere Allergene reagieren. Die Allergenverwandtschaft überschreitet dabei die Grenzen der biologischen Verwandtschaft – so ist z. B. eine Allergie gegen Latex oft mit einer Allergie gegen Bananen, Avocado oder Buchweizen assoziiert. Nicht selten kommt es auch zu Kreuzreaktionen zwischen inhalativen Allergenen (z. B. Pollen, **Abb. 4.32**) und Allergenen in Nahrungsmitteln (z. B. Kernobst). Pollenallergien gehen deshalb nicht selten mit einem **oralen allergischen Syndrom** (s. **4.5.4**) einher.

Rebound-Phänomen

Längere Allergenkarenz kann zu einer Anhäufung spezifischer IgE-Antikörper führen, die dann bei Reexposition gleichzeitig verbraucht werden. Hierdurch können – z. B. bei Allergenprovokation nach Eliminationsdiäten – schwere allergische Reaktionen auftreten.

Unspezifische Empfindlichkeit

Die durch die allergische Reaktion bedingten Entzündungsvorgänge machen die betroffenen Schleimhäute gegen andere, nicht-allergene Reize empfindlicher. So kann ein durch eine bestimmte Pollenart bedingtes allergisches Asthma das Luftwegsepithel so stark schädigen, dass es auch durch andere Reize wie Zigarettenrauch, kalte Luft oder Parfüm zum Asthmaanfall kommt. Hierdurch wiederum wird das betroffene Gewebe empfindlicher für die Wirkungen des Allergens, d. h., es entsteht ein Teufelskreis, bei dem der „ursprüngliche" Auslöser oft nur noch schwer zu identifizieren ist. Selbst bei absoluter Allergenkarenz „schwelt" die Entzündungsreaktion in diesem Falle oft noch monatelang weiter. Dasselbe Phänomen wird – allerdings seltener – an den Nasenschleimhäuten und den Magen-Darm-Schleimhäuten bei der Nahrungsmittelallergie beobachtet.

4.5.1 Epidemiologie und Pathogenese

Epidemiologie

Eine Allergie kann sich in jedem Alter manifestieren, am häufigsten aber im Kindesalter. Bei den meisten allergischen Reaktionen handelt es sich um eine IgE-vermittelte Typ-I-Reaktion nach GELL und COOMBS (**Tab. 4.12**), seltener um eine Typ-IV-Reaktion.

Ursächlich sind in 60% der Fälle Pollenallergene, in 15% Milben- und Tierepithelallergene und in jeweils weniger als 5% Nahrungsmittel und Medikamente. Das Kontaktekzem (Typ-IV-Reaktion) kommt bei ca. 0,5% der Bevölkerung vor. Die Reaktionen vom Typ II und III finden sich nur in bestimmten selteneren klinischen Situationen (**Abb. 4.33**).

Warum Allergien in den westlichen Ländern im Anstieg

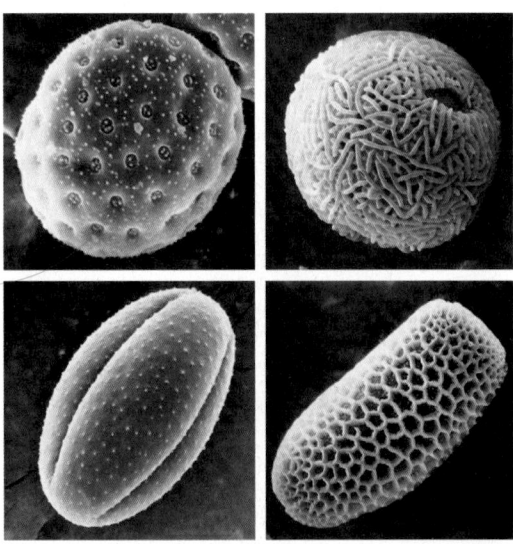

Abb. 4.32: Rasterelektronenmikroskopische Aufnahme von Pollen. Links oben: Spinat. Rechts oben: Storchschnabel. Links unten: Winterling. Rechts unten: Springkraut. [A400]

Tab. 4.12 Immunologische Reaktionen nach Gell und Coombs

Reaktionstyp	Zeit*	Betroffene Organe	Pathophysiologie	Krankheit (Beispiele)	Typische Allergene
I: IgE-vermittelte Sofortreaktion	1–30 min**	Grenzflächenorgane (Haut, Schleimhäute, Atemwege, Verdauungstrakt)	Mastzelldegranulation, Freisetzung vasoaktiver Mediatoren	Heuschnupfen, Asthma bronchiale, Urtikaria, Anaphylaxie	Pollen, Milben, Insektenproteine, Schimmelpilze, Tierhaare und -epithelien, Nahrungsbestandteile, Latex, Medikamente
II: Antikörper-(IgG-, IgM-)vermittelte zytotoxische Reaktion	5–8 h	Blutzellen, Nieren	Antikörper gegen Zelloberflächenantigene führen zu Zelllyse.	hämolytische Anämie, Rhesus-Inkompatibilität	bestimmte Medikamente, selten auch Insektenproteine und Nahrungsallergene
III: Immunkomplex-vermittelte Reaktion (IgG)	2–8 h	Haut, systemisch	Antigen-Antikörper-Komplex-Ablagerungen in verschiedenen Geweben, Entzündungsreaktion	Serumkrankheit, Glomerulonephritis, Hypersensitivitätsvaskulitis, allergische Alveolitis	Schimmelpilze, Bakterien, tierisches Protein, Milben, Chemikalien, Medikamente, organische Stäube
IV: zellvermittelte Reaktion	24–72 h	v.a. Haut, Lunge, Leber, Niere	Sensibilisierte T-Zellen bilden Zytokine, die Makrophagen oder NK-Zellen aktivieren und direkten Zellschaden verursachen.	Kontaktdermatitis	Metallverbindungen (z.B. Nickel), Kosmetika, Desinfektionsmittel, Harze, Gummiprodukte, Medikamente

*   Merke für die Reaktionszeiten: Typ I: **Minuten,** Typ II und III: **Stunden,** Typ IV: **Tage**
** Die Spätphasenreaktion tritt bis zu 8 Stunden nach Allergenexposition auf (s. Text)

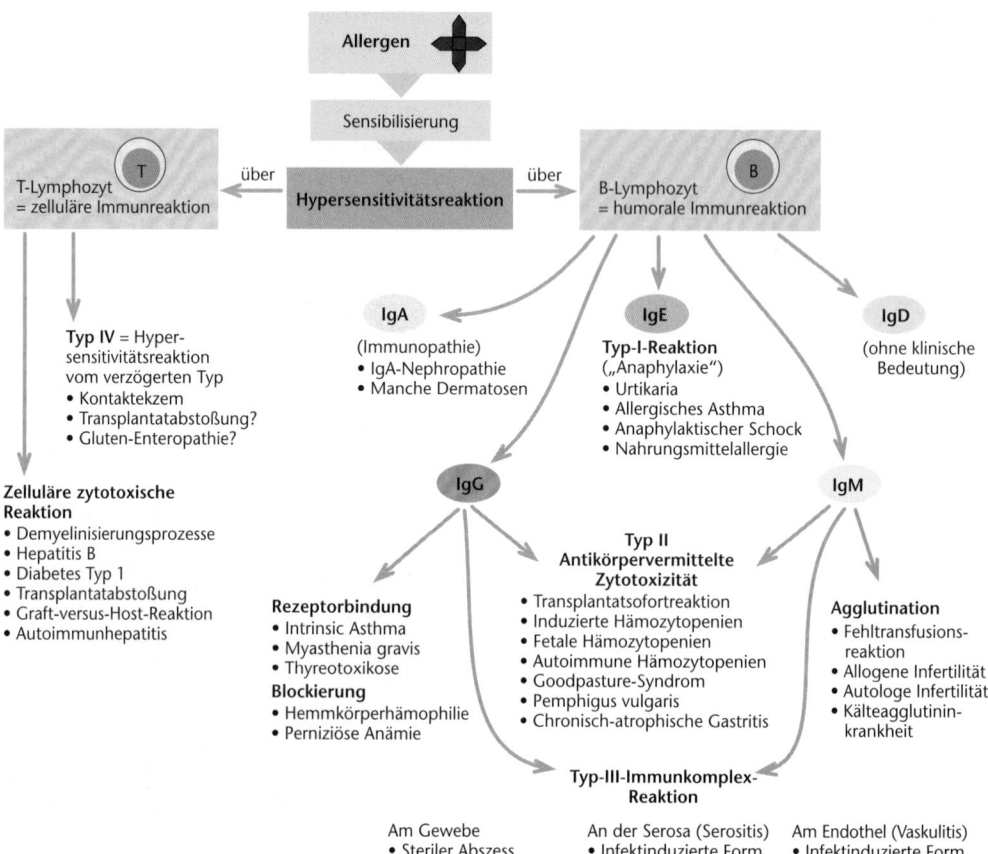

Abb. 4.33: Übersicht über die Hypersensitivitätsreaktionen. Hypersensitivitätsreaktionen können sowohl über das B-Zell-System als auch über das T-Zell-System induziert werden. Ein Teil der Reaktionen wurde von Coombs und Gell in einem spezifischen System klassifiziert (s. Text und Abb. 4.35). [L157]

begriffen sind, ist eine der spannendsten Geschichten der derzeitigen Medizin und wird in Kapitel **4.1.8** gesondert behandelt.

Pathogenese

Sensibilisierung – Erstkontakt

Voraussetzung für eine allergische Reaktion ist die **Sensibilisierung**. Dieser Begriff beschreibt die immunpathologische Erstreaktion mit einem Antigen, welche ohne klinische Symptomatik und damit in der Regel unerkannt verläuft (**Abb. 4.34**). Die Dauer der Sensibilisierungsphase ist vom Allergietyp abhängig: Für die humoralen Reaktionen (Typ I–III) dauert sie mindestens 7 – 10 Tage; für die Typ-IV-Reaktion sogar 2 – 3 Wochen.

Bei der Sensibilisierung im Rahmen der Typ-I-Allergie

werden vorwiegend T-Helferzellen vom TH_2-Typ (s. **4.1.3**) stimuliert, die wiederum eine überschießende Produktion von antigenspezifischem IgE durch B-Lymphozyten hervorrufen.

! Durch die Sensibilisierung des Organismus wird ein Antigen zu einem Allergen. !

Warum bestimmte, eigentlich harmlose Fremdproteine das Immunsystem auf die genannte Weise stimulieren, ist unklar. Folgende Faktoren spielen eine Rolle:
- **genetische Prädisposition:** Diese ist besonders bei der IgE-vermittelten Typ-I-Reaktion ein entscheidender Faktor. Das familiär unbelastete Neugeborene hat eine 25%ige Wahrscheinlichkeit, in seinem Leben an einer atopischen Erkrankung zu erkranken; das Neugeborene eines

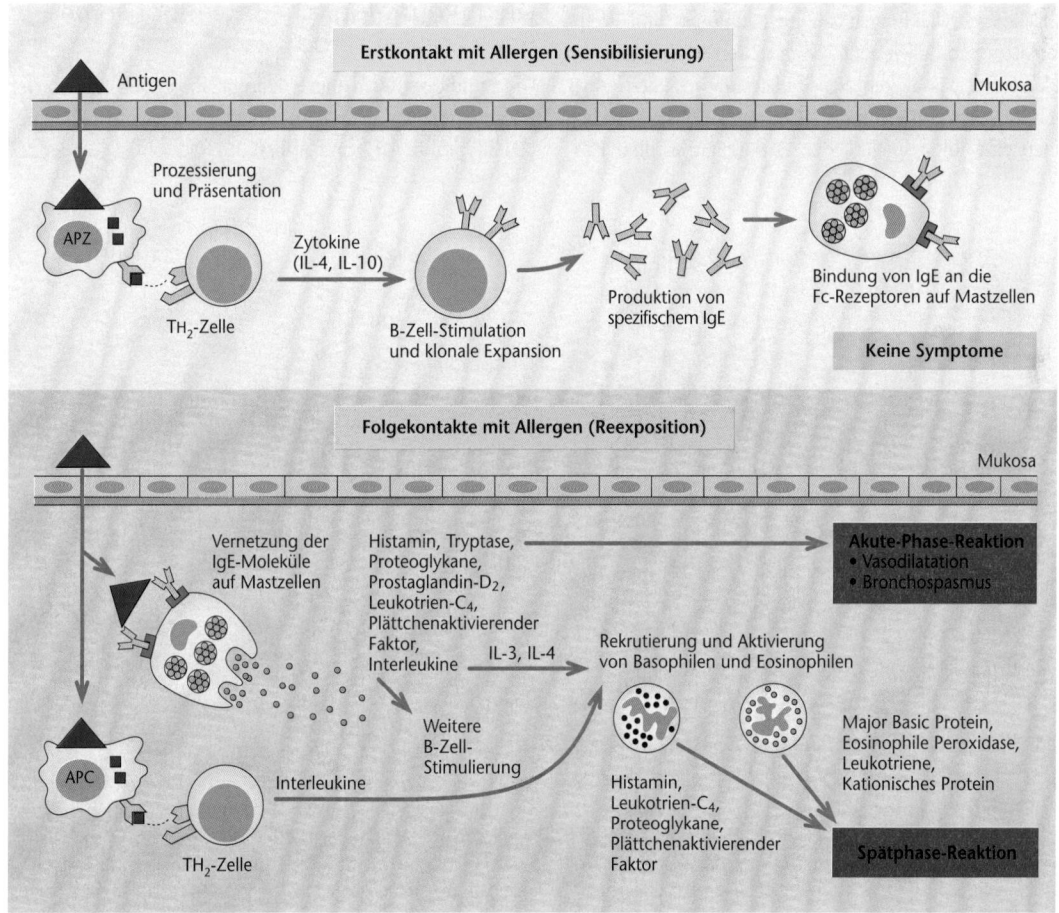

Abb. 4.34: Typ-I-Reaktion: Der Erstkontakt mit dem Antigen führt lediglich zur Sensibilisierung, d.h. zur IgE-Produktion durch die stimulierten B-Zellen. Das IgE haftet an Mastzellen an. Bei Folgekontakten werden die spezifischen IgE-Moleküle auf den Mastzellen vernetzt, was zur Degranulierung der Zelle und damit Freisetzung von Mediatoren und Interleukinen führt. Hierdurch wird zum einen eine akute Gewebereaktion ausgelöst (Akute-Phase-Reaktion, auch Mediatorphase genannt), zum anderen aber auch die Rekrutierung weiterer Entzündungszellen eingeleitet, wodurch es etwa 6 Stunden nach der Akute-Phase-Antwort zur Spätphasereaktion (*late phase response*, auch zelluläre Phase genannt) kommt. [L157]

atopischen Elternteils hat dagegen eine 40%ige Wahrscheinlichkeit, die bei zwei betroffenen Elternteilen auf 60% ansteigt.

- **Prädisposition des Immunsystems:** Nach der „Hygiene-Hypothese" (s. **4.1.8**) kann die Stimulierung des Immunsystems durch Mikroben oder mikrobielle Produkte in den ersten Lebensjahren die Entzündungsneigung und damit auch die allergischen Reaktionen des Immunsystems beeinflussen. Als sicher gilt heute, dass die entzündungsdämpfenden Einflüsse dabei nicht nur von Infektionserregern, sondern auch von bakteriellen Bestandteilen wie Endotoxin (z. B. in Tierfellen oder Staub) oder der Standortflora, etwa im Darm, ausgehen (vgl. **4.1.8**).
- **Menge, Art, Dauer und „Timing" des Allergenkontakts:** Das „Timing" scheint vor allem für die Entwicklung der Typ-I-Allergie eine wichtige Rolle zu spielen: Viele Umweltstoffe scheinen besonders während der immunologischen Entwicklungsphase im Säuglings- und Kleinkindalter, womöglich auch schon in der Fetalzeit, zur (in vielen Fällen passageren) Sensibilisierung zu führen. Aber auch die Konzentration der Allergene kann in manchen Fällen eine Rolle spielen: Bei niereninsuffizienten Patienten etwa ist wegen der höheren Serum- und Gewebekonzentrationen zugeführter Umweltstoffe die Wahrscheinlichkeit der Sensibilisierung erhöht.

Folgekontakte

Beim zweiten Kontakt mit dem Allergen sind die spezifischen Antikörper bzw. sensibilisierten Lymphozyten bereits vorhanden, die allergische Reaktion läuft jetzt klinisch bemerkbar ab. Im Falle der Typ-I-Allergie vernetzen die Allergene die bereits auf den Mastzellen vorhandenen spezifischen IgE-Rezeptoren. Die Vernetzung mindestens zweier Rezeptoren durch IgE führt zur Destabilisierung der Mastzellmembran. Bei Überschreiten eines gewissen Schwellenwertes kommt es zur Degranulation der Mastzelle: Histamin, Serotonin, Leukotriene und Prostaglandine (PG-D_2) werden freigesetzt. Diese Mediatoren der allergischen Reaktion verursachen die klinische Symptomatik.

Die immunologischen Reaktionstypen nach COOMBS und GELL

GELL und COOMBS haben bei ihren Laborexperimenten vier jeweils stereotyp ablaufende allergische Reaktionstypen beobachtet (**Tab. 4.12** und **Abb. 4.35**). Obwohl sie als grobes

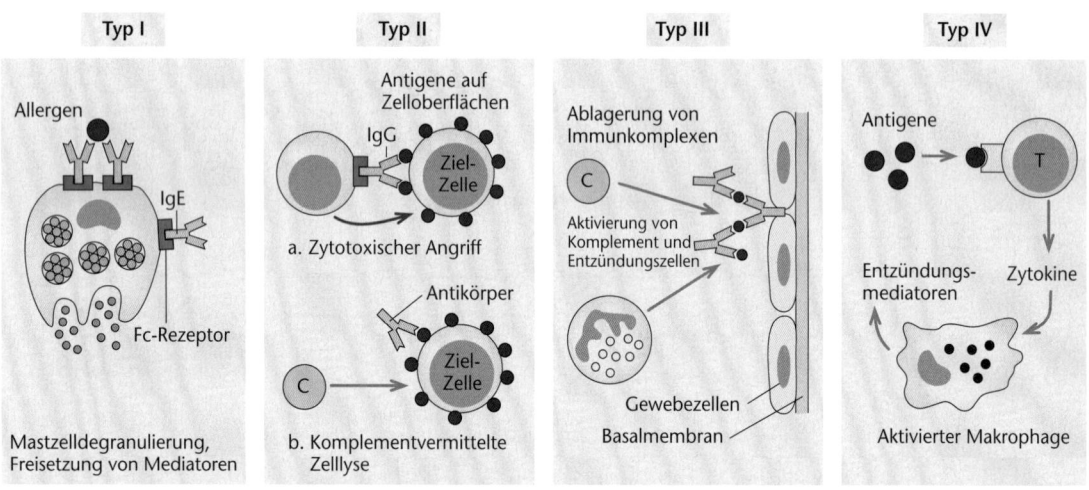

Abb. 4.35: Hypersensitivitätsreaktionen nach COOMBS und GELL. [L157]

Typ I: Mastzellen binden über ihre Fc-Rezeptoren spezifisches IgE. Durch die Begegnung mit dem passenden Allergen werden die IgE vernetzt. Hierdurch wird die Degranulierung der Mastzelle und damit die Freisetzung von Entzündungsmediatoren eingeleitet.

Typ II: antikörperabhängige zytotoxische Hypersensitivitätsreaktion. Hierzu kommt es, wenn sich Antikörper (normalerweise IgG) an Antigene auf körpereigenen Zellen oder auf Fremdzellen (z. B. infundierten Erythrozyten) binden. Dies führt entweder zur Aktivierung zytotoxischer Zellen oder zur komplementvermittelten Zelllyse mit entsprechender Gewebeschädigung.

Typ III: Immunkomplexreaktion. Durch Ablagerung von Immunkomplexen im Gewebe kommt es zur Komplementaktivierung mit nachfolgender Anlockung von granulozytären Entzündungszellen und entsprechender entzündlicher Gewebsschädigung.

Typ IV: verzögerte Hypersensitivitätsreaktion (*delayed type hypersensitivity*, DTH). Durch Antigenkontakt sensibilisierte T-Zellen sezernieren bei nachfolgenden Kontakten mit dem spezifischen Antigen Zytokine, welche wiederum Makrophagen anlocken und aktivieren sowie direkt entzündungsfördernd wirken.

Raster auf den Menschen übertragbar sind, erklären sie nicht alle allergischen Phänomene. So ist z. B. die klinisch eminent wichtige Spätphase der Typ-I-Reaktion (s. u.) in der ursprünglichen Einteilung nach COOMBS und GELL nicht enthalten.

Typ I–III sind antikörpervermittelt und werden deshalb als **humorale** allergische Reaktionen gegenüber der **zellulären** Typ-IV-Reaktion abgegrenzt. Die Immunvorgänge bei den humoralen Reaktionen beziehen zum Teil jedoch auch zelluläre Elemente (T-Zell-Aktivierung) mit ein.

Typ-I-Reaktion

Dieser Reaktionstyp stellt die häufigste und klassische Allergiereaktion dar. Nach Sensibilisierung und erneutem Kontakt mit dem Allergen bewirkt die Allergenbindung an präformiertes IgE auf der Zelloberfläche von Mastzellen und Basophilen deren Degranulation, welche die innerhalb von Sekunden bis wenigen Minuten auftretende **Frühphase** vieler allergischer Reaktionen begründet (sog. **Mediatorphase**; **Abb. 4.34**). Diese zeichnet sich aus durch:

- erhöhte Gefäßpermeabilität (→ Ödemneigung), evtl. mit Relaxation der glatten Gefäßmuskulatur (→ Kreislaufschock)
- vermehrte Schleimproduktion an den Schleimhäuten
- Konstriktion der glatten Muskulatur der Bronchien (→ Bronchospasmus)
- Chemotaxis von Eosinophilen und Neutrophilen (→ Auslösung der Entzündungskaskade).

Drei bis acht Stunden nach dieser Frühphase schließt sich die zellulär vermittelte **Spätphase** an (sog. **zelluläre Phase** der Sofortreaktion, engl. *late phase response*, LPR). Sie wird durch die in der Frühphase von den TH_2-Zellen und Mastzellen freigesetzten Mediatoren (Interleukin-4 und -5, Leukotriene, Platelet Activating Factor) induziert und führt zur bis zu tagelang anhaltender Entzündungsreaktion und Ge-

webeschädigung. Sie ist klinisch beim allergischen Asthma von herausragender Bedeutung (s. 5.3.4).

Klinik

Sekunden bis Minuten nach Allergenkontakt treten die folgenden Phänomene auf:

- **Haut:** Juckreiz, Rötung, Ödem- und Quaddelbildung (Urtikaria)
- **Augen:** Juckreiz, Konjunktivitis
- **obere Luftwege:** Pharyngitis, Laryngitis. Die bedrohlichste Form ist das **Quincke-Ödem**, eine ausgeprägte Schwellung der oberen Luftwege, die bei Beteiligung der Epiglottis lebensgefährlich verlaufen kann.
- **untere Luftwege:** Bronchokonstriktion
- **Gastrointestinaltrakt:** abdominelle Koliken, Diarrhöen.

Es werden dabei vier Schweregrade unterschieden (**Tab. 4.13**).

! Eine lebensbedrohliche, generalisierte Sofortreaktion ist die Anaphylaxie (s. Kasten). !

=====**AUF DEN PUNKT GEBRACHT**=====

Anaphylaxie

Unter Anaphylaxie versteht man eine allergiebedingte, vital bedrohliche systemische Akutreaktion. Sie ist die bedrohlichste IgE-vermittelte Reaktion, kann jedoch auch bei der Typ-III-Reaktion auftreten.
Im klinischen Alltag wird die Anaphylaxie besonders durch parenteral zugeführte Allergene wie Medikamente oder Röntgenkontrastmittel oder durch Insektenstiche (z. B. Bienengift) ausgelöst.
Die Therapie besteht in der raschen Volumenexpansion durch intravenöse Kristalloidlösungen sowie der Gabe von Adrenalin zur Unterbindung der Gefäßdilatation.

Tab. 4.13 Schweregradeinteilung und Therapie der allergischen Typ-I-Reaktion

	Klinik	Therapie
Grad I (leichte Reaktion)	• leichte Allgemeinreaktion (Unruhe, Kopfschmerz) • auf Haut und Schleimhaut beschränkte Symptome (Juckreiz, Erythem, Quaddeln, Schleimhautschwellung)	evtl. H_1-Antihistaminika, Überwachung
Grad II (ausgeprägte Reaktion)	• zusätzliche Kreislaufdysregulation (Tachykardie, Blutdruckabfall), evtl. Übelkeit und Erbrechen • beginnende Bronchospastik (Dyspnoe)	zusätzlich O_2-Gabe über Nasensonde, rasche Volumenexpansion (z. B. Infusion von 0,5 – 2 l Ringer-Lösung), Prednisolon i. v., bei Bronchospastik inhalative β_2-Mimetika
Grad III (schwere Reaktion)	• zusätzlich Kreislaufschock • schwere Bronchospastik, Fieber, Schüttelfrost • Bewusstseinstrübung	zusätzlich Katecholamine (Adrenalin i. v., Dopamin); hochdosiertes Prednisolon (i. v.), rasche, hochvolumige Volumenexpansion
Grad IV (vital bedrohlich)	Kreislaufstillstand, Atemstillstand	zusätzlich Reanimation

Nach 3–8 Stunden werden die Zeichen der **Spätreaktion** offensichtlich; diesen liegen Ödeme von Haut und Schleimhaut sowie die Hypersekretion eines zähen Bronchialschleims zugrunde. Beim allergischen Asthma fallen die sich verstärkende Dyspnoe und andere Zeichen der unteren Atemwegsobstruktion auf; bei der Urtikaria kommt es zur Hautinduration und -rötung.

Therapie: siehe **Tabelle 4.13**.

Typ-II-Reaktion (zytotoxische Immunreaktion)

Auslösende Antigene sind solche Moleküle, die sich leicht an Zelloberflächen binden (z. B. Medikamente). Die mit Antigen besetzten Zellen werden daraufhin als fremd erkannt; sie werden entweder direkt durch zytotoxische Killerzellen vernichtet oder sie rufen eine humorale Immunreaktion hervor, bei der sich Immunglobuline (IgG, IgM) an das Antigen auf der Zelloberfläche binden und dadurch dessen Phagozytose und Beseitigung erleichtern (**Abb. 4.36**).

Klinik

Die Typ-II-Reaktion betrifft vor allem das **hämatologische System**: Ein typisches Beispiel ist die medikamenteninduzierte hämolytische Anämie; darüber hinaus werden Thrombopenien und Neutropenien bis hin zur Agranulozytose beobachtet. Selten kann eine interstitielle Nephritis auftreten.

Typ-III-Reaktion (immunkomplexvermittelte Reaktionen)

Immunkomplexbedingte Gewebeschäden treten auf, wenn sich intravasal eine sehr hohe Anzahl von Immunkomplexen bildet; dies geschieht zum Beispiel, wenn eine große Antigenmenge auf eine hohe Konzentration präformierter IgG- oder IgM-Antikörper trifft. Die große Menge der entstehenden Immunkomplexe kann nicht vollständig eliminiert werden und lagert sich folglich im Gewebe ab.

! Die pathologische Reaktion beruht nicht auf der Immunkomplexbildung *per se* (diese ist ein physiologisches Phänomen der Immunabwehr), sondern auf dem überwältigenden, raschen Anfall an Immunkomplexen und deren Ablagerung im Gewebe. **!**

Die Ablagerung der Immunkomplexe führt besonders an den Basalmembranen (z. B. von Haut und Niere) zur Komplementaktivierung und damit Aktivierung des unspezifischen Immunsystems: Es kommt zur Entzündungsreaktion mit nachfolgenden Gewebeschäden.

Klinik

Ein typisches Beispiel ist die **Glomerulonephritis beim SLE**: Immunkomplexe (bestehend aus ANA und Zellkernbestandteilen) gelangen über das gefensterte Endothel der Glomeruluskapillaren in den Paravasalraum, wo sie z. B. mesangial oder an der Basalmembran abgelagert werden. Die Immunkomplexe binden Komplement; durch Chemotaxis wandern Entzündungszellen ein, die die Immunkomplexe abräumen. Die nachfolgende Entzündungsreaktion verursacht eine entzündliche Veränderung der Glomerula mit Niereninsuffizienz, ungünstigenfalls eine **rapid-progrediente Glomerulonephritis (RPGN)**. Auch die postinfektiösen Glomerulonephritiden (z. B. Post-Streptokokken-Glomerulonephritis) stellen eine Typ-III-Reaktion dar.

Darüber hinaus treten durch Typ-III-Reaktionen Hautausschläge („**kutane Arthus-Reaktion**"), Arzneimittelfieber oder die **Serumkrankheit** auf (Letztere zeigt sich durch Fieber und Gelenkentzündungen und kann 4–21 Tage nach der Gabe von Serum, aber auch nach Insekten- und Schlangenbissen sowie nach Gabe von Antibiotika auftreten). Auch interstitielle Pneumonien (exogen-allergische Alveolitis, s. 5.5.4) und Vaskulitiden können durch Typ-III-Reaktionen vermittelt sein.

! Auch bei der Typ-III-Reaktion kann es zur Anaphylaxie kommen (sog. Immunkomplexanaphylaxie). **!**

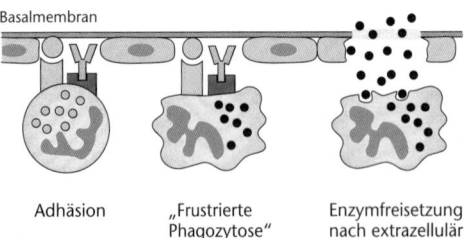

Normale antimikrobielle Wirkung

Bakterium

C3-Rezeptor

Adhäsion   Phagozytose   Fusion des Lysosom

Typ-II-Hypersensitivitätsreaktion

Basalmembran

Adhäsion   „Frustrierte Phagozytose"   Enzymfreisetzung nach extrazellulär

Abb. 4.36: Gewebeschädigung bei Typ-II-Reaktion. Die normale Antigenabwehr durch Neutrophile führt zur Schädigung des durch Antikörper oder Komplement besetzten Antigens. Bei Typ-II-Hypersensitivitätsreaktionen richtet sich dieses schädigende Potential gegen mit Antikörpern besetzte Wirtszellen. Da es sich hier oft um nicht-phagozytierbare Strukturen handelt, ist der Abwehrversuch frustran, und der Neutrophile gibt seinen lysosomalen Inhalt an die Umgebung ab, was zur Gewebeschädigung führt. [L157]

Typ-IV-Reaktion (T-Zell-vermittelte Spätreaktion)

Synonym: *delayed type hypersensitivity* (**DTH-Reaktion**)

Diese Reaktion läuft prinzipiell nach dem Muster einer „regulären" T-Zell-Reaktion ab: Sensibilisierte T-Helferzellen (sog. **DTH-Lymphozyten**) erkennen ein spezifisches, *via* Antigenpräsentation angebotenes Allergen, wodurch sie aktiviert und zur Zytokin-Produktion angeregt werden. Die von den DTH-Lymphozyten sezernierten Zytokine (z. B. IL-2, IFN-γ, Makrophagen-aktivierender Faktor [MAF] und Lymphotoxin [TNF-β]) leiten Entzündungsvorgänge mit starker Rekrutierung von Makrophagen und Monozyten ein.

Aufgrund der zellulären Interaktionen ist diese Reaktion erst nach 24–72 Stunden nachweisbar.

Klinik

Klassische Beispiele für eine Typ-IV-Reaktion sind die Kontaktdermatitis (s. **4.5.5**), das Arzneimittelexanthem und die Hautreaktion nach Tuberkulin-Testung. Daneben können Nephritis, Hepatitis sowie eine interstitielle Pneumonie vorkommen (so sind z. B. einzelne Komponenten der exogen-allergischen Alveolitis durch eine Typ-IV-Reaktion vermittelt).

Pseudoallergische Reaktionen

Bei den sog. pseudoallergischen Reaktionen kommt es wie bei der Typ-I-Reaktion zur Histamin-Freisetzung aus Mastzellen; die Degranulation der Mastzelle wird allerdings nicht durch IgE-Antikörper-Komplexe ausgelöst, sondern direkt durch eine pharmakologische Wirkung, z. B. durch Histamin-Liberatoren in Nahrungsmitteln (Genaueres s. **4.5.4**). Diese Reaktionen werden häufig auch als **„anaphylaktoid"** bezeichnet.

❗ Im Gegensatz zu den „echten" Allergien handelt es sich bei der pseudoallergischen Reaktion um eine dosisabhängige Reaktion, welche auch ohne vorhergehende Sensibilisierung ablaufen kann. ❗

Klinik

Aufgrund der verschiedenen Triggermechanismen können sich pseudoallergische Reaktionen mit allen möglichen „allergieartigen" Phänomenen präsentieren, z. B. mit Urtikaria, Angioödem, Rhinitis/Konjunktivitis, Asthma, Erbrechen und Diarrhöe, Kreislaufschock.

Pseudoallergische Reaktionen werden wie Allergien behandelt (s. **4.5.2**).

4.5.2 Allergiediagnostik und -therapie

Diagnostisches Vorgehen

Anamnese

Der entscheidende Baustein der Allergiediagnostik ist die **Anamnese**. Sie versucht Leitsymptome – wie Bronchokonstriktion, Niesattacken, Juckreiz, Hautrötung oder Quaddeln, Augenrötung, Augenjucken oder Diarrhöe – mit einer Allergenexposition zu korrelieren. Da die allergische Reaktion in variablem Zeitintervall nach Exposition auftreten kann und potentiell mehrere Allergene in Frage kommen, sind eine sorgfältige und längerfristige Beobachtung des Patienten und eine detaillierte Nachfrage wichtig. Die Medikamentenanamnese ist stets zu berücksichtigen.

Allergensuche

Um das auslösende Allergen zu identifizieren, stehen verschiedene Tests zur Verfügung.

* **Hauttests:** Diese können bei Asthma, Rhinitis, Konjunktivitis, Nahrungsmittelallergien oder Medikamentenallergien eingesetzt werden. Wegen häufiger falsch-positiver Resultate sind Hauttests nur im Zusammenhang mit der Anamnese interpretierbar.
* **Serologische Tests** (z. B. RAST-Tests): Diese weisen antigenspezifische IgE-Antikörper nach und werden entweder ergänzend zu Hauttests durchgeführt oder wenn ein Hauttest nicht eindeutig oder nicht möglich ist. Sie korrelieren gut mit Hauttests, sind jedoch weniger sensitiv (d. h. sie identifizieren nicht alle Allergene).
* **Provokationstests:** Hierbei wird das verdächtige Allergen nasal, konjunktival, gastrointestinal oder bronchial appliziert. Sie sind bei Diskrepanz zwischen Klinik und Haut- bzw. serologischen Tests und damit zum Nachweis der Relevanz eines Allergens indiziert.

❗ Wegen Anaphylaxiegefahr sollte ein Provokationstest stationär durchgeführt werden. ❗

Hauttestung

Hierbei wird eine Auswahl von Allergenen **intradermal** oder **epidermal** appliziert:

* **Prick-Test:** Eine allergenhaltige Testlösung wird auf die Haut getropft und mit einer Prick-Lanzette in die oberflächliche Hautschicht gestochen. Nach 15–30 Minuten ist die Reaktion abzulesen, ein positiver Ausfall zeigt eine Typ-I-Reaktion an. Vorteil: kostengünstig und einfach durchzuführender Basistest (**Abb. 4.37**).
* **Intrakutantest:** Die allergenhaltige Testlösung wird intrakutan injiziert. Eine positive Reaktion nach 15–30 Minuten zeigt eine Typ-I-Reaktion an; eine mögliche Typ-III-Reaktion zeigt sich erst nach 6–10 Stunden. Die Intrakutanangabe ist immunologisch wesentlich sensitiver als der Prick-Test; sie ist bei trotz negativen Prick-Tests

fortbestehendem klinischem Verdacht angezeigt (**Abb. 4.38**).

- **Epikutantest:** Bei V. a. Kontaktallergie wird das Allergen mit Vaseline vermischt auf die Haut aufgetragen und mit einem dichten Pflaster überklebt. Die Reaktion wird nach 72 Stunden abgelesen, ein positiver Ausfall zeigt eine Typ-IV-Reaktion an.

Je nach Applikationsart (**Abb. 4.37** bis **4.39**) kommt das Allergen mit unterschiedlichen Zellen des Immunsystems in Kontakt, mit entsprechend unterschiedlichen allergischen Reaktionstypen. In Abhängigkeit vom Typ der allergischen Reaktion erscheint am Einwirkungsort des Allergens eine Rötung oder Quaddel (Typ I), zusätzlich eine Induration (Typ III) oder eine ekzematöse Hautveränderung (Typ IV).

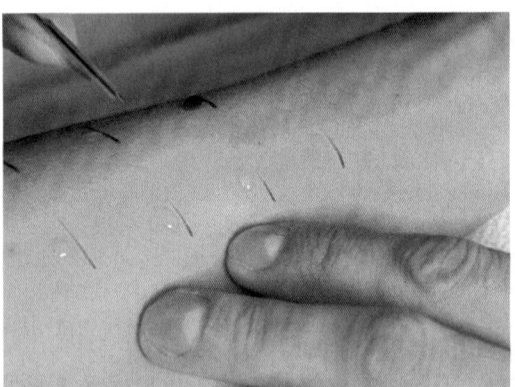

Abb. 4.37: Prick-Test: Auf den Unterarm wurde je ein Tropfen verschiedener Allergenlösungen aufgebracht. Nun wird mit der Lanzette an jedem Applikationsort eingestochen, sodass die Allergene in die Haut eindringen können. [K165]

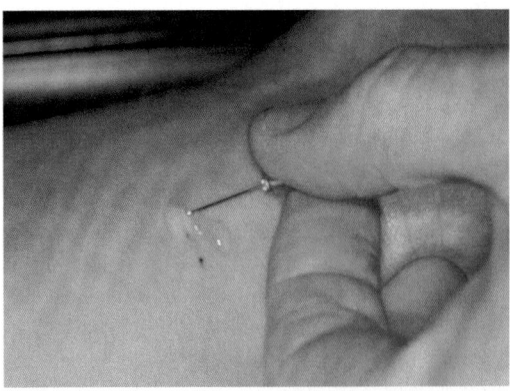

Abb. 4.38: Intradermaltest: Mit einer feinen Nadel wird die Antigenlösung in die Haut gespritzt, d. h. eine „Quaddel" gesetzt. Die mechanisch induzierte Quaddel muss von der immunologisch induzierten Quaddel unterschieden werden, die sich durch die Antigen-Antikörper-Reaktion ausbildet und als Zeichen der Allergie mit Juckreiz und Rötung einhergeht.

Die Reaktionsformen sind jedoch nicht immer klar gegeneinander abzugrenzen. Die Hauttestung ist hochsensitiv (wenige falsch-negative Ergebnisse), jedoch nur mäßig spezifisch (relativ häufige falsch-positive Ergebnisse).

❗ Ein positives Ergebnis beweist nicht, dass das Allergen klinisch relevant ist. Dagegen schließt ein negativer Test eine Allergie mit ziemlicher Sicherheit aus. ❗

❗ Die Einnahme von Antihistaminika kann die Ergebnisse verfälschen: 48 Stunden vor der Hauttestung dürfen deshalb keine Antihistaminika eingenommen werden! Auch orale Glukokortikoide verfälschen das Ergebnis, wenn sie in einer Dosis ≥ 20 mg pro Tag (Prednison) eingenommen werden. ❗

Serologische Tests

Hierdurch werden spezifische IgE-Antikörper gegen Allergene nachgewiesen (Radioallergosorbent-Test, **RAST**), seltener die Allergene selbst (Radioimmunosorbent-Test, **RIST**). Bei Zöliakie werden auch Antikörper vom IgA-Typ nachgewiesen (z. B. Gliadin-Antikörper). Die im RAST gefundene Titerhöhe korreliert nicht unbedingt mit dem klinischen Schweregrad oder der Relevanz einer Allergie. Auch sind sowohl die Sensitivität als auch die Spezifität gering (geringe Spezifität: hoher RAST-Titer ohne klinisches Korrelat; geringe Sensitivität: niedriger RAST-Titer trotz klinischer Relevanz des Allergens).

Eine Erhöhung des **Gesamt-IgE** oder eine **Eosinophilie** im Blutbild haben nur grobe diagnostische Bedeutung; sie finden sich gehäuft bei Atopikern, lassen aber keine Rückschlüsse auf das auslösende Allergen zu.

❗ Bei Asthmatikern weist eine IgE-Erhöhung differentialdiagnostisch auf ein allergisches (extrinsisches) Asthma bronchiale hin. Bei infektinduziertem (intrinsischem) Asthma findet sich keine IgE-Erhöhung. ❗

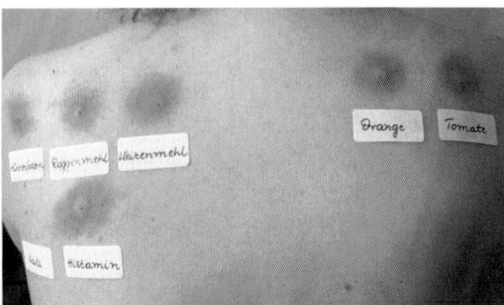

Abb. 4.39: Reaktion auf einen Prick-Test: Auf dem Rücken der Patientin haben sich deutliche Zeichen der Allergie gebildet. Rötung und Papeln entsprechen einem zweifach positiven Testergebnis. [K165]

Antiallergische Therapie

Wichtigstes Prinzip ist die **Allergenkarenz**. Diese lässt sich bei Medikamentenallergien leicht durchführen, ist bei Nahrungsmittelallergien jedoch problematisch (man denke nur an die Länge der Produktinformation auf einer simplen Kekspackung!). Auch Binnenallergene wie Hausstaubmilben sind schwierig zu vermeiden (s. **Kasten** „Möglichkeiten der Milbenreduktion"). Dasselbe gilt für saisonale inhalative Allergene (z. B. Gräser oder Pollen). Ist eine ausreichende Allergenkarenz nicht möglich, so besteht die Indikation zur medikamentösen Prophylaxe bzw. Hyposensibilisierung:

- **Medikamentöse Prophylaxe:** Beim allergischen Asthma kommen orale oder inhalative Cromone (Cromoglycinsäure oder Nedocromil – beide nur schwach wirksam), inhalative oder orale Glukokortikoide, orale Leukotrien-Antagonisten sowie neuerdings auch ein subkutan zu applizierender monoklonaler Antikörper gegen IgE (Omalizumab, Xolair®) zum Einsatz (Details s. **5.3.4**). Der allergischen Rhinokonjunktivitis wird durch in die Nase oder auf die Bindehaut applizierte Cromoglycinsäure bzw. Glukokortikoide medikamentös vorgebeugt. Weitere Details zur Vorbeugung s. **5.3.4**.
- **Hyposensibilisierung:** Diese ist nur bei Bienengiftallergie, saisonaler Pollenallergie (mit oder ohne Asthma) sowie bei Schimmelpilz- und Hausstaubmilbenallergie wirksam. Die Erfolgsquote liegt hier bei etwa 75 %. Über einen Zeitraum von bis zu mehreren Jahren wird das Allergen subkutan in aufsteigender Dosierung appliziert. Der Wirkmechanismus ist nicht vollständig geklärt: Diskutiert wird die Induktion von IgG-Molekülen, die die allergische Immunreaktion durch „Abfangen" der Allergene vor deren

Kontakt mit IgE hemmen sollen. Wahrscheinlicher ist jedoch eine komplexe Hemmung der lymphozytären TH_2-Antwort, z. B. über regulatorische Immunzellen (s. **4.1.3**). Ob die weitaus leichter durchzuführende sublinguale Hyposensibilisierung genauso gut wirkt, ist noch nicht sicher, erste Ergebnisse sind aber – zumindest bei Erwachsenen – ermutigend.

=== ZUR VERTIEFUNG ===

Möglichkeiten der Milbenreduktion

- „Staubfänger" entfernen, insbesondere Teppiche und Vorhänge
- Bettwäsche häufig wechseln und bei 90 °C waschen, Matratzen in staubdichte Hülle einpacken
- Bettwäsche, Matratzen, Decken draußen lüften (Milben sind UV-Licht-empfindlich)
- Haushalt regelmäßig intensiv reinigen
- Luftfeuchtigkeit < 50 % halten (keine Luftbefeuchter), Temperatur < 18 °C (besonders im Schlafzimmer)
- keine Topfpflanzen oder Haustiere.

Medikamentöse Therapie (Tab. 4.13)

Kommt es trotz vorbeugender Maßnahmen zu Symptomen, so kann durch die Gabe von **Antihistaminika** die histaminvermittelte Frühreaktion abgedämpft werden (s. **Pharma-Info** „H_1-Antihistaminika"). **Glukokortikoide** können die nachfolgende entzündliche Spätreaktion bremsen (s. **Pharma-Info** „Glukokortikoide" in **8.7.1**). Auch **Leukotrien-Inhibitoren** können die Entzündungsreaktion beeinflussen, sie werden aber nur selten in der Akuttherapie, sondern eher zur Vorbeugung eingesetzt (s. **5.3.4**). Weitere Medika-

04

PHARMA-INFO: H_1-ANTIHISTAMINIKA

Wirkstoffe
- H_1-Rezeptoren-Blocker der 1. Generation: Diphenhydramin, Pheniramin, Dimetinden, Clemastin, Promethazin, Meclozin
- H_1-Rezeptoren-Blocker der 2. Generation: Loratadin, Cetirizin, Azelastin, Acrivastin, Ebastin, Mizolastin, Levocabastin
- H_1-Rezeptoren-Blocker der 3. Generation: Desloratadin, Levocetirizin, Fexofenadin.

Wirkungsmechanismus und Eigenschaften
Durch kompetitive Blockade der H_1-Rezeptoren werden die Histaminwirkungen (Vasokonstriktion, Kontraktion glatter Muskulatur, erhöhte Gefäßpermeabilität) antagonisiert. Durch zentrale Dämpfung des Parasympathikotonus sind H_1-Blocker der 1. Generation zusätzlich antiemetisch wirksam. Die H_1-An-

tihistaminika der 2. und 3. Generation sind weitaus weniger ZNS-gängig, dies erklärt ihre geringere sedierende und auch praktisch fehlende antiemetische Wirkung. Bei den H_1-Antihistaminika der 3. Generation handelt es sich um Enantiomere bzw. aktive Metaboliten der Zweitgenerationsantihistaminika. Der postulierte Vorteil geringerer Nebenwirkungen lässt sich klinisch kaum nachweisen.

Indikationen
- allergische Reaktionen: Urtikaria, Rhinokonjunktivitis, Quincke-Ödem, Arzneimittelallergien, Insektenstiche
- Reisekrankheit (z. B. Meclozin, Dimenhydrinat).

Nebenwirkungen
- Sedierung (v. a. ältere H_1-Antihistaminika), Magen-Darm-Störungen, Mundtrockenheit (anticholinerge Wirkung), Koordinationsstörungen
- Die beiden Zweitgenerationsantihistaminika Terfenadin und Astemizol mussten wegen der Induktion von Herzrhythmusstörungen vom Markt genommen werden.

Kontraindikationen
Engwinkelglaukom, Prostataadenom mit Restharnbildung.

Wechselwirkungen
Die Wirkung von Analgetika, Hypnotika, zentral dämpfenden Psychopharmaka und Alkohol kann durch sedierende H_1-Antihistaminika verstärkt werden.

mente werden zur symptomatischen Behandlung der jeweiligen Organreaktionen eingesetzt, wie etwa β_2-Sympathomimetika zur Behandlung eines Bronchospasmus oder vasokonstriktorisch wirkende Medikamente wie Xylometazolin bei der allergischen Rhinitis.

4.5.3 Allergische Atemwegserkrankungen

Das klinische Spektrum der allergischen Atemwegserkrankungen beinhaltet Asthma bronchiale (s. 5.3.4) und die allergische Rhinokonjunktivitis. Die Inzidenz hat in den letzten drei Jahrzehnten stark zugenommen: In Deutschland sind etwa 5% der Bevölkerung Asthmatiker, 15% leiden unter Heuschnupfen.

Auslösende Allergene

Die häufigsten Auslöser für Asthma sind Hausstaubmilben (das allergene Protein findet sich im Kot der Milben), Schimmelpilzsporen, Katzenallergene und Pollen. Typische Auslöser der Rhinokonjunktivitis sind Gras- und Baumpollen, Schimmelpilze und Hausstaubmilben.

Die Allergene gelangen über die Atemluft in Kontakt mit den Schleimhäuten der Nase und der Bronchien. In Zeiten fehlender Exposition (bei Pollenallergie z. B. im Winter) sind die Symptome geringer; sie verschwinden jedoch oft trotz fehlender Allergenexposition nicht ganz, da es beim Asthma bronchiale häufig zur unspezifischen Überempfindlichkeit kommt (bronchiale Hyperreagibilität, s. 5.3.4).

4.5.4 Nahrungsmittelallergien

Der Begriff „Nahrungsmittelallergien" beschreibt vorwiegend IgE-vermittelte Immunreaktionen auf Nahrungsbestandteile.

Die Prävalenz beträgt ca. 1,5%. Eine Nahrungsmittelallergie kann in jedem Alter manifest werden, der Gipfel liegt jedoch in den ersten Lebensmonaten und dann wieder zwischen dem 15. und 35. Lebensjahr. Die frühkindlichen Nahrungsmittelallergien verschwinden häufig mit Ausreifung des Immunsystems bis zum 3. Lebensjahr.

! ▪ Nahrungsmittelallergien sind im Vergleich zu den nicht-immunologischen Formen der Nahrungsmittelunverträglichkeit (s. 6.5.7) sehr selten !

Klinik

Die klinischen Manifestationen der Nahrungsmittelallergien umfassen Haut, Gastrointestinaltrakt und (selten) Lunge. Die Symptome treten unmittelbar nach Nahrungsauf-

nahme auf, selten innerhalb der ersten Stunden. Tödliche nahrungsmittelbedingte anaphylaktische Reaktionen kommen vor, sind jedoch selten.

- **Haut:** Typisch sind Rötung und Juckreiz; selten tritt eine akute Urtikaria auf.

  ! ▪ Eine atopische Dermatitis (s. 4.5.5) kann durch Nahrungsmittelallergien unterhalten werden (bei etwa 40% der Patienten mit atopischer Dermatitis können Nahrungsmittelallergien nachgewiesen werden). !

- **Gastrointestinaltrakt:** Typisch sind etwa 1–2 Stunden nach Nahrungsaufnahme auftretende Übelkeit und Erbrechen, gefolgt von (bis 6 h nach Nahrungsaufnahme auftretender) Diarrhöe und Koliken. Gleichzeitig kann eine Schwellung von Mundschleimhaut und Zunge auftreten. Treten die letzteren Symptome isoliert auf, so werden sie als **orales Allergie-Syndrom** bezeichnet; dieses ist eine Art der Kontakturtikaria und wird durch Kreuzreaktivität vieler Nahrungsmittel mit den eigentlich für die Sensibilisierung verantwortlichen Pollenantigenen erklärt. So reagieren z. B. gegen Birkenpollen allergische Menschen häufig auf Nahrungsmittel wie Äpfel und Nüsse, und Menschen, die gegen Latex allergisch sind, reagieren oft auf Früchte. Chronische Symptome wie Anorexie und Gewichtsverlust kommen bei der **eosinophilen Gastritis** oder **Enterokolitis** vor (s. u.).

- **Respirationstrakt:** Dieser ist vor allem im Rahmen anaphylaktischer Nahrungsmittelreaktionen betroffen, z. B. durch Larynxödem und Obstruktion der unteren Luftwege mit Giemen und Atemnot. Diese Reaktion kann auch auftreten, wenn kein chronisches Asthma besteht. Nahrungsmittelallergien können allerdings auch chronisches Asthma unterhalten: Es wird geschätzt, dass etwa 10% der Asthmatiker auf Lebensmittel reagieren.

  ! ▪ Asthma ohne gastrointestinale Beschwerden oder Hautekzem ist jedoch nur selten auf eine Nahrungsmittelallergie zurückzuführen. !

Pathogenese

Die allergenen Proteine (s. **Kasten** „Auslösende Allergene") werden durch Endozytose oder Diffusion in die Darmschleimhaut aufgenommen, an IgE gebunden und lösen in Allgemeinen eine unmittelbare gastrointestinale Hypersensitivitätsreaktion aus. Symptome treten innerhalb von 1–6 Stunden auf. Seltener kommt es zu chronisch-persistierender Infiltration der Schleimhaut mit Eosinophilen (**allergische eosinophile Gastritis** bzw. **Enterokolitis**), mit teilweise chronischen Symptomen wie Appetitmangel und Gewichtsverlust.

Neben den dominierenden IgE-vermittelten Reaktionen können auch zellvermittelte und teilweise nicht genau klassifizierte Immunprozesse eine Rolle spielen, so z. B. bei der Kuhmilchproteinintoleranz des Säuglings, bei der durch

Nahrungsmittel ausgelösten Form der atopischen Dermatitis oder bei der Zöliakie.

══════ZUR VERTIEFUNG══════

Auslösende Allergene

Da die Nahrungsmittelallergien auf einer Sensibilisierung beruhen, spielen je nach Region unterschiedliche Allergene eine Rolle. So treten Fisch- und Schalentierallergien insbesondere bei Küstenvölkern auf, Erdnussallergien sind dagegen ein typisch amerikanisches Problem.

Häufige Nahrungsallergene:
- bei **Kindern**: Hühnereier, Milch, Soja, Nüsse, Weizen, Fische und Schalentiere, Erdnüsse
  ❗ Milch-, Soja-, Ei- und Weizenallergien verlieren sich mit der Reifung des Immunsystems, die anderen Allergien dagegen nicht. ❗
- bei **Erwachsenen**: Fische, Schalentiere, Nüsse, Erdnüsse.
  ❗ Diese Allergien bleiben lebenslang bestehen. ❗

Kreuzreaktivität

Für viele Nahrungsallergene kann eine immunologische Kreuzreaktivität mit „verwandten" Allergenen nachgewiesen werden – so ist z. B. die Hauttestung bei Weizenallergien oft auch gegen andere Getreidearten positiv. Klinisch manifestieren sich diese Kreuzreaktivitäten jedoch nur selten.

Diagnostisches Vorgehen

Das auslösende Nahrungsmittel diagnostisch zu erfassen ist nicht immer einfach. Dies liegt zum einen an dem variablen zeitlichen Zusammenhang zwischen Allergenaufnahme und Reaktion, zum anderen daran, dass nicht-immunvermittelte Nahrungsmittelunverträglichkeiten häufig sind und von den Patienten als Allergien fehlgedeutet werden.

Folgendes Vorgehen hat sich bewährt:
- detaillierte **Anamnese** (s. **Kasten** „Anamnese bei Nahrungsmittelallergien"): Wenn möglich, sollte ein **Beschwerde- und Diättagebuch** geführt werden, um den Verlauf besser beobachten zu können.
- **Allergenkarenz**: Wenn das vermutete Allergen 2 Wochen lang vermieden wird (probatorische Eliminationsdiät), sollten die Symptome dadurch weitgehend verschwinden. Wird das Allergen wieder eingeführt (Reexposition), so sind Symptome innerhalb von 48 h zu erwarten.
- **Hauttestung** (Prick-Test, s. **4.5.2**), evtl. RAST-Testung
- **Provokationstests** können in Ausnahmefällen hilfreich sein (Gabe von Nahrungsmittel in Kapseln mit Plazebokontrolle: so genannte doppelblinde, plazebokontrollierte Nahrungsmitteltestung bzw. *double-blinded placebo controlled food challenge*; DBPCFC).

❗ Leider werden Nahrungsmittelallergien nicht selten durch untaugliche und wissenschaftlich nicht haltbare Verfahren „diagnostiziert", wie etwa durch nahrungsmittelspezifische IgG oder zytotoxische Lebensmitteltests (z. B. ALCAT-Test). ❗

══════AUF DEN PUNKT GEBRACHT══════

Anamnese bei Nahrungsmittelallergien

- klinische Erscheinungen und deren Dauer
- Symptomverlauf nach Allergenkarenz
- zeitlicher Zusammenhang der Symptome mit der Nahrungsaufnahme: Symptome werden durch Allergenkontakt ausgelöst und treten deshalb unmittelbar (Mund) bis wenige Stunden nach Allergenaufnahme (Darmkoliken) auf. Nach Tagen auftretende Symptome sind nicht immunvermittelt.
- Nahrungsmittelmenge, welche eine Reaktion auslöst: Nahrungsmittelallergien sind (meist) dosisunabhängig, Nahrungsmittelintoleranzen oft dosisabhängig.
  ❗ Kleinste Allergenmengen werden allerdings nicht selten toleriert, und die Allergie tritt erst ab einem gewissen Schwellenwert in Erscheinung. ❗

04

Differentialdiagnose

Die IgE-vermittelten Nahrungsmittelallergien müssen abgegrenzt werden gegen:
- **pseudoallergische Reaktionen** z. B. auf biogene Amine (z. B. in Konservierungsmitteln, Farbstoffen, Schinken, Wurst, Käse), welche durch Hemmung des Histamin-Serotonin-Abbaus zu allergieähnlichen Gewebereaktionen führen. Weitere Auslöser: Erdbeeren, Tomaten
- **Nahrungstoxine** (toxinbedingte Gastroenteritis)
- **Nahrungsmittelunverträglichkeiten** durch Enzymdefekte (Laktoseintoleranz), im Rahmen des Malassimilations-Syndroms oder „funktionell" beim Dyspepsie-Syndrom.

Genaueres zu den nicht-immunologischen Nahrungsmittelunverträglichkeiten s. **6.5.7**.

Therapie

Die entscheidende Therapie ist die **Allergenkarenz**. Bei Pseudoallergien werden aminhaltige Nahrungsmittel gemieden. Die akuten Manifestationen sind meist selbstlimitierend.

Bei Kindern kann nach einem Jahr eine Reexposition versucht werden; vorher sollte jedoch die Hauttestung bzw. der RAST wiederholt werden.

4.5.5 Allergische Hauterkrankungen

In der Haut finden sich alle Komponenten des spezifischen und unspezifischen Immunsystems. Sie kann deshalb auf

Tab. 4.14 Allergische Reaktionsformen der Haut im Vergleich

	Allergische Urtikaria	Kontaktdermatitis	Atopische Dermatitis
Reaktionstyp	Typ I, IgE-vermittelt	Typ IV, T-Zell-vermittelt	unklassifiziert
Allergenkontakt	systemisch nach gastrointestinaler, bronchopulmonaler oder parenteraler Allergenzufuhr	epidermal	epidermal
Pathologie	Mastzelldegranulation → Ödem und Hyperämie der Dermis	Allergen → CD4+-, aber auch CD8+-Aktivierung → entzündliches Hautinfiltrat	Allergen-IgE-Komplex → T-Zell-Aktivierung → entzündliches Hautinfiltrat
Klinik	Juckreiz, Erythem, Quaddeln	Ekzem	Ekzem

vielfältige Weise allergisch reagieren (**Tab. 4.14**). Die Allergene können dabei entweder über die Epidermis aufgenommen werden (Kontaktdermatitis), oder die Haut kann in einen systemischen allergischen Prozess einbezogen sein (z. B. Urtikaria).

Urtikaria

Synonyme: Nesselfieber, Nesselsucht

Die Urtikaria ist durch lokalisierten oder generalisierten Juckreiz, Erythem und Quaddeln der Haut gekennzeichnet. Sie ist häufig idiopathisch, kann jedoch auch als IgE-vermittelte Reaktion gegen eine Vielzahl von Faktoren – u. a. Wärme, Kälte, Druck, Licht, cholinerge oder adrenerge Stimulation – auftreten und entspricht dann einer Typ-I-Reaktion. Andere Formen der Urtikaria beruhen auf ungeklärten Mechanismen, so z. B. die bei vielen Virusinfekten auftretende Urtikaria. Zur medikamenteninduzierten Urtikaria s. **4.5.6**.

Über 6–8 Wochen anhaltende Formen werden als chronisch bezeichnet; die chronische Urtikaria bildet sich in der Regel von selbst zurück.

> ! Vor dem Einsatz von Glukokortikosteroiden ist zu warnen, sie scheinen die Spontanremission zu verzögern. !

Atopische Dermatitis (Neurodermitis)

Dieses ist die häufigste allergische Hauterkrankung und sie nimmt weiter an Häufigkeit zu: Bis zu 20% der Kinder im Schulalter sind betroffen. Es besteht eine Assoziation mit anderen allergischen Erkrankungen. Eine Nervenbeteiligung oder psychische Verursachung, wie ursprünglich angenommen (*„Neurodermitis"*), besteht nicht; psychische Faktoren können jedoch den Verlauf (Juckreiz, Kratzen) beeinflussen.

Typischerweise bestehen makulopapulöse, ekzematöse Hautveränderungen mit **altersabhängiger Lokalisation:**
- bei Säuglingen: Streckseiten der Arme und Beine, Wangen, Kopfhaut („Milchschorf")
- bei Kindern und Erwachsenen: Gesicht, Ellen- und Kniebeugen (**Abb. 4.40**).

Begleitend besteht ein starker Pruritus. Bakterielle Superinfektionen sind häufig. Im chronischen Stadium kommt es zur Lichenifizierung der Haut (lederartige Hautverdickung mit Rillenbildung, **Abb. 4.40** und **Abb. 4.41**).

Pathogenese (Abb. 4.42)

Hereditäre Faktoren spielen eine wichtige Rolle, 2/3 der Familienangehörigen leiden unter allergischen Erkrankungen

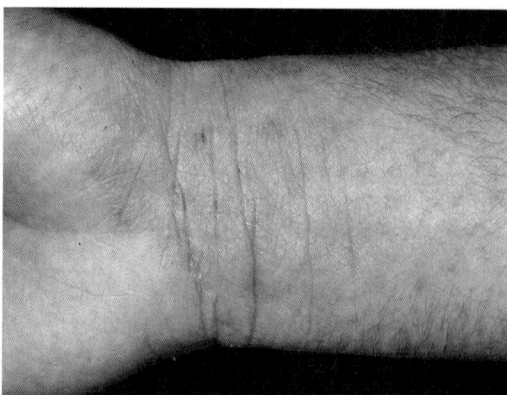

Abb. 4.40: Atopische Dermatitis mit typischem Beugenekzem. [A300]

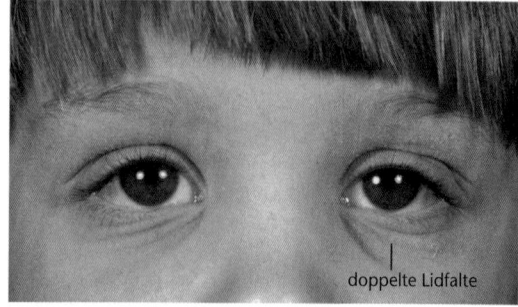

doppelte Lidfalte

Abb. 4.41: Typisch für die atopische Dermatitis sind auch die Dennie-Morgan-Falte (doppelte Lidfalte) und die Rarefizierung der lateralen Augenbrauen (Herthoge-Zeichen). [A300]

(Asthma, Rhinokonjunktivitis). Der Immunprozess wird vermutlich durch über die Haut aufgenommene Allergene in Gang gesetzt; in etwa 40% der Fälle spielen Nahrungsmittel sowie Inhalationsantigene eine Rolle. Die Allergene lösen eine lokale IgE-Produktion aus; die nachfolgende Entzündungsreaktion ist jedoch eine komplexe zelluläre Reaktion, die weit über die klassische Typ-I-Reaktion hinausgeht. Beteiligt sind vor allem die dendritischen Zellen der Haut (Langerhans-Zellen), die z. B. über ihre IgE-Rezeptoren IgE-Allergen-Komplexe binden und den T-Zellen präsentieren. Dadurch wird eine T-Zell-vermittelte Entzündungsreaktion ausgelöst. Neben CD4⁺-Lymphozyten sind an diesem Prozess auch zytotoxische T-Zellen, TH_2-Zellen, γ/δ-T-Zellen, Eosinophile, Makrophagen und Mastzellen beteiligt. Darüber hinaus spielen mechanische Faktoren eine entscheidende Rolle: Ohne Kratzen manifestiert sich die Neurodermitis nicht (*„the itch that rashes"* statt *„the rash that itches"*).

Therapie

Im Vordergrund steht die **Hautpflege** (keine Lösungsmittel, keine Kosmetika, wenig Seife, wenig Vollbäder bzw. Duschen, um Austrocknung zu vermeiden; viel rückfettende Salben). Antihistaminika können den Juckreiz mindern, Steroidsalben die Entzündung dämpfen und so der mechanischen Schädigung durch Kratzen vorbeugen. Neuerdings werden bei schweren Verläufen auch die gegen Lymphozyten gerichteten Immunsuppressiva Tacrolimus oder Pimecrolimus (s. **4.7**) als Salben eingesetzt. Bakterielle Superinfektionen (meist mit *Staph. aureus*) werden durch die orale Gabe von Staphylokokken-wirksamen Antibiotika unter Kontrolle gebracht.

Psychotherapeutische Maßnahmen erbrachten keine überzeugenden Erfolge. Eine diätetische Umstellung kann dann erfolgreich sein, wenn das auslösende Nahrungsmittel einwandfrei identifiziert wurde (durch *double blind placebo controlled food challenge*; DBPCFC).

Probiotische Keime (z. B. Laktobazillen) haben einen dämpfenden Einfluss auf die Hautentzündung und können nach neuen Studien bei Säuglingen auch prophylaktisch wirken (bis zu 50% verminderte Inzidenz).

Kontaktdermatitis

Bei dieser Typ-IV-Reaktion bilden sich 24–48 Stunden nach Allergenkontakt stark juckende, exsudativ-infiltrative Hautveränderungen; diese sind auf die mit dem Allergen in Berührung stehenden Hautareale beschränkt (**Abb. 4.43**). Typische Allergene sind Chrom, Perubalsam, Formaldehyd, Lanolin, Neomycin. Bei der Kontaktdermatitis steht die allergeninduzierte T-Zell-Antwort im Zentrum des immunologischen Geschehens: DTH-Zellen (s. **4.5.1**) erkennen das Allergen – dieses ist meist ein Hapten, das sich an hauteigene Proteine bindet und von lokalen APZ prozessiert wird. Eine überschießende Aktivierung zytotoxischer CD8⁺-T-Zellen löst dann die Dermatitis aus. Die Identifizierung des auslösenden Allergens gelingt mit dem Epikutantest.

4.5.6 Unerwünschte Medikamentenwirkungen

Nur die wenigsten Medikamente haben ausschließlich vorteilhafte Wirkungen auf den Körper. Zwischen 15 und 30%

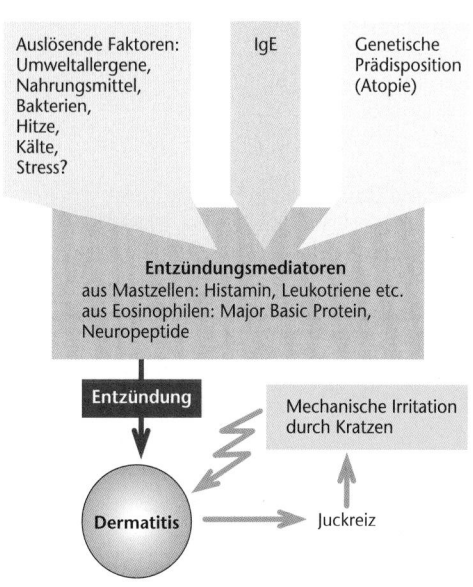

Abb. 4.42: Pathogenese der Neurodermitis. [L157]

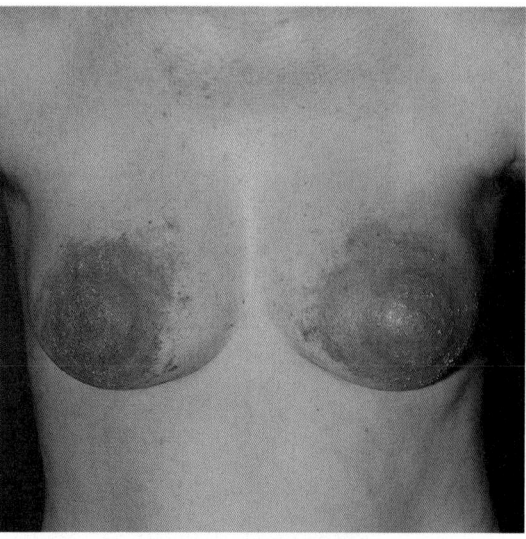

Abb. 4.43: Akutes allergisches Kontaktekzem auf der Brust. Die Frau hatte zuvor ihre durch das Stillen ihres Säuglings wunden Brustwarzen mit einer Pflegecreme behandelt. [R212]

der hospitalisierten Patienten erleben unerwünschte Medikamentenwirkungen. Etwa 7% aller Todesfälle in Deutschland stehen in kausalem Zusammenhang mit einer Arzneimitteleinnahme. Unerwünschte Arzneiwirkungen betreffen dabei vor allem ältere Patienten: Die über 60-Jährigen verbrauchen in Deutschland 54% der verordneten Medikamente; im Schnitt wird jeder einzelne über 60-Jährige mit mehr als 3 Medikamenten dauerhaft behandelt. Da oft jeder Facharzt die für „sein" Organ als notwendig erachteten Medikamente anordnet, nehmen nicht wenige ältere Patienten täglich 10 – 15 verschiedene Medikamente ein – und das bei oft eingeschränkter Stoffwechsel- und Nierenfunktion.

Nur eine Minderzahl der unerwünschten Medikamentenwirkungen ist immunologisch vermittelt.

- Für etwa 80% der unerwünschten Wirkungen sind die bekannten pharmakologischen Wirkungen des Medikaments verantwortlich: Nebenwirkungen (z. B. Durchfall durch Gabe von Antibiotika), toxische Wirkungen (klinische Erscheinungen bei Überdosierung) sowie Wechselwirkungen.
- Etwa 20% der unerwünschten Wirkungen beruhen nicht auf den pharmakologischen Wirkungen des Medikaments. Man unterscheidet:
  - **idiosynkratische (pseudoallergische) Reaktionen** (s. 4.5.1): Sammelbegriff für nicht allergisch vermittelte unerwünschte Medikamentenreaktionen. Ein Teil dieser Reaktionen ist auf eine nicht-IgE-vermittelte Histaminausschüttung zurückzuführen (Beispiel: durch Morphium ausgelöste Mastzelldegranulation, Reaktionen auf Röntgenkontrastmittel oder Dextran). Einem anderen Teil liegt eine genetisch determinierte Empfindlichkeit zugrunde (Beispiel: durch Sulfonamide induzierte Hämolyse bei gleichzeitigem G-6-P-Dehydrogenase-Mangel, s. 3.3.5).
  - **Arzneimittelallergie:** allergisch vermittelte, weitgehend dosisunabhängige unerwartete Medikamentenreaktion

(Beispiel: Anaphylaxie nach Penicillin-Gabe). Neben den zumeist vorliegenden Typ-I-Reaktionen können auch Typ-III- oder Typ-IV-Reaktionen eine Rolle spielen. Eine Sonderform ist die medikamentös induzierte Autoimmunreaktion (s. u.).

Arzneimittelallergie

Schätzungsweise 6% aller Medikamentenverordnungen werden von allergischen Nebenwirkungen begleitet. Die häufigste Manifestation ist die Hautreaktion, die bedrohlichste ist die Anaphylaxie.

! Bei Reexposition im Rahmen einer Penicillin-Allergie entwickelten 11,5% einen anaphylaktischen Schock, 2% mit letalem Ausgang. **!**

Die Arzneimittelallergie setzt eine Sensibilisierung voraus, d. h., sie tritt erst nach wiederholter Medikamentengabe (selten auch bei lang dauernder Erstexposition, z. B. Dauerinfusion) auf. Manche Individuen sind gegen mehrere Medikamente derselben Substanzklasse allergisch, dies ist durch teilweise identische antigene Determinanten bedingt. Allergien können gegen praktisch jedes Medikament auftreten, die häufigsten Medikamente sind im **Kasten** „Allergene Arzneimittel" zusammengefasst.

═══ AUF DEN PUNKT GEBRACHT ═══

Allergene Arzneimittel

Häufiger für allergische Reaktionen verantwortlich sind:
- Antibiotika: vor allem β-Lactam-Antibiotika, Sulfonamide, Nitrofurantoin
- Tuberkulostatika
- Antimalariamittel
- ASS und andere NSAR
- Antikonvulsiva, Neuroleptika
- Sulfonylharnstoffe
- Röntgenkontrastmittel
- Thyreostatika
- Antiseren und Impfstoffe
- andere: z. B. Griseofulvin, Streptokinase, Hydralazin, Methyldopa, Quinidin, Procainamid, Gold, Allopurinol, Penicillamin.

Klinik

Arzneimittelallergien können sich an praktisch allen Organen abspielen; zahlenmäßig im Vordergrund stehen die Hautreaktionen. Eine Übersicht gibt der **Kasten** „Häufigere Manifestationen der Arzneimittelallergie".

- **Haut:** je nach Reaktionstyp erythematöse, urtikarielle, ekzematöse oder makulopapulöse Effloreszenzen (**Abb. 4.44** und **Abb. 4.45**)

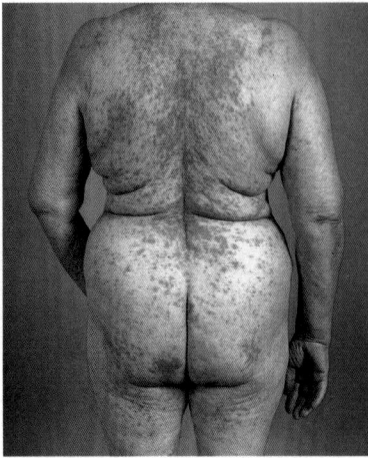

Abb. 4.44: Arzneiexanthem am ganzen Körper. [M123]

- **systemische Manifestationen:** Arzneimittelfieber, Serumkrankheit (Lymphadenopathie, Myalgien, Arthralgien, Fieber, Nephritis, Neuritis und Dermatitis); anaphylaktische Reaktion
- **organbezogene Manifestationen:** z. B. Thrombozytopenie oder andere Zytopenien des hämatologischen Systems, interstitielle Pneumonitis, interstitielle Nephritis.

═══════AUF DEN PUNKT GEBRACHT═══════

Häufigere Manifestationen der Arzneimittelallergie

- **anaphylaktischer Schock** (Typ-I-Reaktion): vor allem durch Penicilline, andere β-Lactam-Antibiotika, Allergenextrakte (etwa bei der Hyposensibilisierung), artfremde Seren (etwa bei der Therapie von Schlangenbissen), Lokalanästhetika
- **Angioödem und Urtikaria** (meist Typ-I-Reaktion): Aspirin und andere NSAR, ACE-Hemmer
- **Serumkrankheit** (s. 4.5.1, meist Typ-III-Reaktion): Penicilline und andere β-Lactam-Antibiotika, Sulfonamide, Thyreostatika, Dextrane, Thiazide, Streptomycin
- **hämatologische Manifestationen:** Hier können Immunkomplexreaktionen, Hämagglutination oder Autoantikörper eine Rolle spielen.
  - Thrombozytopenie: z. B. nach Rifampicin, Heparin, Thiaziden, Chinidin
  - Leukopenie bzw. Agranulozytose: z. B. nach Thyreostatika, Metamizol, Goldsalzen
  - immunhämolytische Anämien: z. B. durch Penicillin, Cisplatin, Quinidin, Chlorpromazin, Phenothiazine.

Pathophysiologie

Obwohl sich manche der durch Medikamente bedingten immunologischen Entgleisungen in das von COOMBS und GELL entwickelte Schema eingliedern lassen (z. B. IgE-vermittelte Anaphylaxie bei β-Lactam-Antibiotika, Serumkrankheit bei Allopurinol), sind bei vielen medikamenteninduzierten Reaktionen komplexe immunologische Mechanismen am Werke, die aus dem Rahmen der „klassischen" Reaktionsformen fallen. Hierzu gehören z. B. das Stevens-Johnson-Syndrom, das Lyell-Syndrom und das bei manchen Antiepileptika gesehene Hypersensitivitäts-Syndrom sowie das Medikamentenfieber.

Autoimmunreaktion durch Medikamente

Einige Arzneimittel können eine Autoantikörperbildung oder Autoimmunerkrankung hervorrufen. Ursächlich diskutiert wird die Bindung an HLA-Rezeptoren, die hierdurch als Antigene erkannt werden und die Antikörperbildung hervorrufen. Häufig bleibt die Autoantikörperbildung asymptomatisch; klinisch relevante Beispiele sind in **Tabelle 4.15** zusammengefasst.

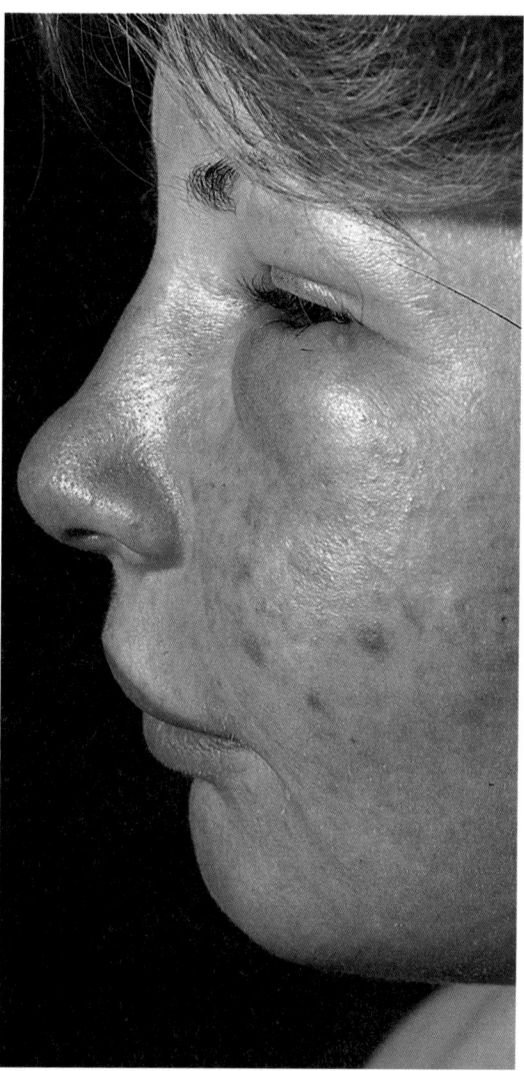

Abb. 4.45: Quincke-Ödem mit periorbitaler Schwellung. Der Patientin war kurz zuvor gegen einen neu diagnostizierten Bluthochdruck ein ACE-Hemmer verordnet worden. [R212]

Tab. 4.15 Medikamentös induzierte Autoimmunreaktionen

Medikament	Antikörper-spezifität	Klinische Manifestation
Procainamid, α-Methyldopa	gegen Erythrozyten	hämolytische Anämie
Hydralazin	gegen Histone	SLE
Amiodaron	gegen Mikrosomen (MPO) und Thyreoglobulin (TPO)	Hyper-, Hypothyreose
D-Penicillamin	gegen interzelluläre Zementsubstanz	Pemphigus vulgaris

04

Diagnostisches Vorgehen

Der wichtigste Baustein der Diagnose ist die Anamnese. Sie kann den zeitlichen Zusammenhang mit einer Medikamenteneinnahme aufdecken. Frühere Medikamentenreaktionen verdichten den Verdacht. Sichern lässt sich die Allergie durch Hauttestung (s. **4.5.2**) oder durch serologische Verfahren (RAST-Test, Coombs-Test bei Typ-II-Reaktion).

Therapie

Bei Verdacht auf Arzneimittelallergie muss das Arzneimittel sofort abgesetzt werden. Die weitere Therapie richtet sich nach dem Schweregrad der allergischen Reaktion (**Tab. 4.13**).

4.6 Transfusionsmedizin

Die Übertragung vitaler, jedoch nicht teilungsfähiger Blutzellen auf ein anderes Individuum wird als Transfusion bezeichnet (nicht selten wird auch die Übertragung von Plasmakomponenten unter diesen Begriff gefasst). Eine immunologische Reaktion kann durch zwischen Spender und Empfänger differierende Oberflächenantigene ausgelöst werden. Daneben bestehen jedoch z. T. auch schwerwiegende nicht-immunologische Transfusionsrisiken, vor allem durch Infektionen und Volumenüberladung.

! Trotz aller Sicherheitsvorkehrungen treten etwa bei der Transfusion von Erythrozytenkonzentraten noch immer 43 schwerwiegende Reaktionen pro 100 000 Transfusionen auf. **!**

! Leider sind die Indikationen zur Blutübertragung nur unzureichend wissenschaftlich evaluiert. Wegen der im Gegensatz dazu recht gut bekannten Risiken sollten Transfusionsprodukte so restriktiv wie möglich verabreicht werden. **!**

4.6.1 Risiken einer Transfusion

Infektion

Das Infektionsrisiko durch Gabe von Blutprodukten ist zwar nicht hoch, wird jedoch oft unterschätzt. Zwar ist eine Testung des Spenders auf viele Erreger vorgeschrieben (s. **Kasten** „Testung von Blutspendern"), die Antikörpertestung versagt jedoch in der sog. diagnostischen Lücke nach frischer Infektion, wo es noch nicht zu einer Antikörperbildung gekommen ist.

Bei Plasmaprodukten wie gefrorenem Frischplasma (GFP) oder Gerinnungsfaktorenkonzentraten werden Plasmabestandteile von vielen Spendern vermischt (gepoolt), was das Infektionsrisiko erhöht. Durch Pasteurisierung bei 60 °C und Viruselimination z. B. durch Äthanol-Präzipitation

konnte das Infektionsrisiko von Plasmaprodukten deutlich gesenkt werden.

! Das Restrisiko einer Transfusion für die Übertragung einer HIV-Infektion beträgt 1/1 000 000, Hepatitis B 1/50 000, Hepatitis C 1/1 000 000. **!**

═══ AUF DEN PUNKT GEBRACHT ═══

Testung von Blutspendern

Obligat
• Anti-HIV-1 und -2
• Hepatitis-B-Antigen, Hepatitis-C-Antikörper
• TPHA-Test gegen Syphilis

Fakultativ
Zusätzlich wird gegen viele andere Erreger, z. B. Zytomegalie, getestet (das Zytomegalievirus ist fast nur für immungeschwächte Patienten gefährlich).

Bakterielle Kontamination

Eine, wenn auch geringe, Gefahr stellt die bakterielle Besiedlung von Blutprodukten dar; sie dürfen deshalb nur über definierte Zeitabstände gelagert werden, um eine exponentielle Vermehrung und damit klinisch relevante Kontamination zu verhindern.

• **Erythrozytenprodukte** werden bei 4 °C gelagert; die hierbei wachsenden Organismen sind selten invasiv, können jedoch Endotoxine bilden.
• Ein erhöhtes Risiko geht dagegen von den bei Raumtemperatur gelagerten **Thrombozytenpräparaten** aus: Hier kann es zur Übertragung invasiver Organismen kommen.

Bei Übertragung kontaminierter Konserven können fieberhafte Reaktionen bis hin zum Schock auftreten.

Immunologische Transfusionsrisiken

Das Risiko, durch immunologische Transfusionsreaktionen zu Tode zu kommen, ist größer als das Infektionsrisiko. Tödliche Transfusionszwischenfälle entstehen in der Regel durch Organisationsfehler (Konservenverwechslung) und sind deshalb nur durch konsequente Beachtung der Transfusionsrichtlinien zu vermeiden.

Transfusionsreaktionen

Diese sind entweder durch Inkompatibilität oder durch Alloimmunisierung bedingt und werden unter **4.6.4** besprochen.

Sensibilisierung

Eine besondere Form des immunologischen Transfusionsrisikos ist die Zufuhr von vitalen Fremdlymphozyten, welche bei späteren Transplantationen eine Abstoßungsreaktion hervorrufen können: Die in Konserven enthaltenen Lymphozyten und Monozyten führen zur Sensibilisierung des Empfängers gegenüber den Spender-HLA-Antigenen (s. 4.1.7). Dieses Risiko kann durch die Verwendung leukozytenarmer Präparate vermindert werden.

Graft-versus-Host-Reaktion

Bei extrem immunsupprimierten Patienten besteht die Gefahr, dass Spenderlymphozyten im Empfänger „anwachsen" **(Engraftment)** und damit eine Graft-versus-Host-Reaktion (GvH; s. **4.7**) auslösen. Dieses Risiko kann nur durch Bestrahlung der Konserven verhindert werden, bei der die Leukozyten abgetötet werden.

Eisenüberladung

Bei häufig mit Blutzellen transfundierten Patienten (nach etwa > 100 Transfusionen) kommt es zur Überladung mit Eisen. Dieses lagert sich zunächst im retikuloendothelialen System ab, kann jedoch später in allen möglichen Geweben auftauchen und Zellfunktionsstörungen auslösen (Diabetes mellitus, Leberzirrhose, Kardiomyopathie). Transfusionen eines solchen Ausmaßes sind in der Regel nur bei Hämoglobinopathien nötig (s. **3.3.5**).

Volumenüberladung

Transfusionen werden oft bei bereits schwerkranken Patienten erforderlich. Hier ist das Risiko der Volumenüberladung mit nachfolgendem Lungenödem, ARDS (s. **5.8**) und Herzinfarkt besonders groß.

Vermeidung von Transfusionsrisiken

Schädigungen durch Transfusionen können durch die folgenden Strategien reduziert werden:
- Vermeidung von Abnahmeverwechslungen (Blutgruppe, Kreuzprobe)
- Vermeidung von Fremdtransfusionen: Dies kann vor allem durch eine korrekte Indikationsstellung erreicht werden sowie durch Alternativstrategien (Eigenblutspende vor elektiven Operationen, Gabe von Erythropoetin z. B. bei Niereninsuffizienz).
- Verbesserung der Transfusionssicherheit durch erweitertes mikrobielles Screening, rigorose Spenderauswahl und standardisierte Organisationsabläufe.

4.6.2 Voruntersuchungen

Vor einer Transfusion von Blutbestandteilen ist es notwendig, die Blutgruppen und -untergruppen von Spenderblutprodukten und Empfänger zu bestimmen, um die Verträglichkeit zu sichern (**Tab. 4.16**). Idealerweise sollten Spender und Empfänger dieselbe Blutgruppe besitzen; bestimmte Blutgruppen sind jedoch kompatibel, sodass auch andere Kombinationen vertretbar sind (**Tab. 4.17**). Thrombozytentransfusionen müssen in der Regel AB0-kompatibel sein.

> **!** Ein rhesusnegativer Empfänger darf nur rhesusnegatives Blut bekommen, da es sonst zur Sensibilisierung und damit Antikörperbildung kommt; ein Rhesuspositiver kann auch rhesusnegatives Blut bekommen. **!**

Die notwendigen Voruntersuchungen vor einer Transfusion von Erythrozytenprodukten sind:
- **Blutgruppenuntersuchungen**
- Antikörpersuchtest mittels **indirekten Coombs-Tests**
- **Verträglichkeitsprobe**
- **Bedside-Test**.

Blutgruppenbestimmung

Die wichtigste Voraussetzung für die Gabe von Erythrozyten ist die Übereinstimmung der Hauptblutgruppen (AB0 und

Tab. 4.16 Blutgruppen- und Antikörperbestimmung vor Transfusion

Test	Untersuchter Parameter	Verfahren
Blutgruppen-bestimmung	AB0, Rhesusfaktor D	Agglutination von Testerythrozyten
Antikörper-suchtest	Erythrozyten-Antikörper	indirekter Coombs-Test
Kreuzprobe (Verträglichkeits-probe)	Verträglichkeit von Empfänger-serum und Spender-erythrozyten	indirekter Coombs-Test
Bedside-Test	AB0-Kurz-bestimmung	letzte Überprüfung der Empfängerblut-gruppe mit Hilfe von Testantiseren

Tab. 4.17 AB0-Kompatibilität bei Transfusionen

Empfänger-blutgruppe	Kompatibel mit Spender-blutgruppe	Kompatibel mit GFP (s. 4.6.3) der Spendergruppen
0	0	0, AB, A, B
A	A, 0	A, AB
B	B, 0	AB, B
AB	AB, A, B, 0	AB

Rhesusfaktor D) zwischen Spender und Empfänger. Ein Blutgruppe-A-Rhesuspositiver besitzt ohne vorangehende Sensibilisierung Antikörper gegen B, ein B-Rhesuspositiver solche gegen A und ein 0-Positiver solche gegen A und B; ein AB-Positiver besitzt keine Blutgruppenantikörper, da sie die eigenen Erythrozyten zerstören würden.

❗ Daher ist der AB-Rhesuspositive ein Universalempfänger, der 0-Rhesusnegative der Universalspender. ❗

Das Rhesus-System besteht aus mehreren Antigenen (C, D, E u. a.), von denen jedoch nur das D-Antigen eine entscheidende immunogene Wirkung hat. Das Rhesus-System löst im Gegensatz zum AB0-System keine natürliche Antikörperbildung aus. Bei inkompatibler Fremdübertragung (z. B. durch den Fetus während der Geburt) kann es jedoch zur Sensibilisierung und damit zur Antikörperbildung kommen.

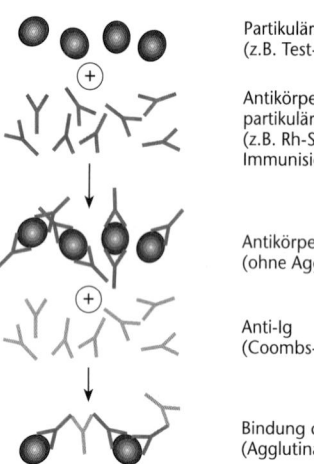

Indirekter Coombs-Test

Partikuläres Antigen (z.B. Test-Erythrozyten)

Antikörper gegen partikuläres (Test-)Antigen (z.B. Rh-Serum bei Va. Immunisierung gegen Rh)

Antikörperbindung (ohne Agglutination)

Anti-Ig (Coombs-Serum)

Bindung des Anti-Ig (Agglutination)

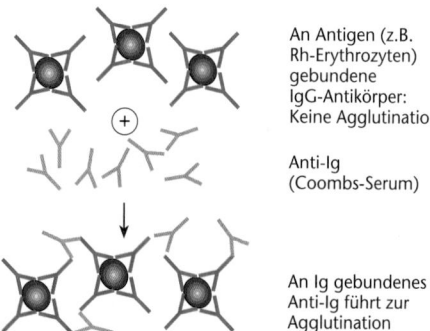

Direkter Coombs-Test

An Antigen (z.B. Rh-Erythrozyten) gebundene IgG-Antikörper: Keine Agglutination

Anti-Ig (Coombs-Serum)

An Ig gebundenes Anti-Ig führt zur Agglutination

Abb. 4.46: Direkter und indirekter Coombs-Test. Erklärung s. gleichnamigen Kasten. [L157]

Antikörpersuchtest

Durch diesen Test werden Antikörper gegen weitere Antigene nachgewiesen. Im indirekten Coombs-Test wird das Serum des Empfängers mit verschiedenen Testerythrozytenpräparationen vermischt (s. **Kasten** „Direkter und indirekter Coombs-Test"). Die Agglutination beweist das Vorhandensein von opsonierenden Antikörpern gegen das jeweilige Testantigen. Sind im getesteten Blut Antikörper gegen **Kell-**, **Duffy-**, **Kidd-** oder **Lewis-Antigen** vorhanden, dürfen die Erythrozyten der Konserve das jeweilige Antigen nicht aufweisen.

═══════════ZUR VERTIEFUNG═══════════

Direkter und indirekter Coombs-Test

Der Coombs-Test dient zum Nachweis von gegen Erythrozyten gerichteten Antikörpern (Abb. 4.46):
• Der **direkte Coombs-Test** weist antikörperbeladene Erythrozyten nach, d.h., die Erythrozyten besitzen Oberflächenantigene, die bereits von spezifischen Antikörpern besetzt sind. Die Antikörperbindung auf Erythrozyten muss nicht zwangsläufig zur Hämolyse führen (diese tritt z.T. nur nach Komplementbindung ein). Der direkte Coombs-Test kommt z.B. beim Verdacht auf autoimmunhämolytische Anämien zum Einsatz.
• Der **indirekte Coombs-Test** weist nicht-gebundene erythrozytäre Antikörper im Serum nach. Der Nachweis erfolgt mit Kaninchenerythrozyten, die mit humanem Immunglobulin reagieren (2. Testschritt). Die Verträglichkeitsprobe und der Antikörpersuchtest (s. u.) vor Transfusionen sind Beispiele für den indirekten Coombs-Test.

Verträglichkeitsprobe

Spendererythrozyten werden mit Empfängerserum zusammengebracht. Auch wenn der Antikörpersuchtest kompatible AB0-Gruppen anzeigt, kann es zu einer Agglutination kommen. Dies kann dann z. B. daran liegen, dass Antikörper gegen sehr seltene, nicht ausgetestete Erythrozytenantigene vorhanden sind.

Bedside-Test

Unmittelbar vor der Transfusion wird der Bedside-Test vom transfundierenden Arzt als letzter Sicherheits-Check durchgeführt: Mittels Antisera gegen A und B wird die Blutgruppe des Empfängers erneut überprüft, um Verwechslungen auszuschließen.

4.6.3 Transfundierte Präparate

Bei Transfusionen von zellulären Blutprodukten handelt es sich streng genommen um Gewebetransplantationen. Da die Einbringung von Fremdgewebe in einen Organismus keine Fehler verzeiht (s. **4.6.4**), ist die Kenntnis der Herkunft (**Abb. 4.47**) und Aufbereitung von Blutprodukten von entscheidender Bedeutung.

Vollblut

Die Lagerungsbedingungen von Vollblut (4 °C) sind zwar für die darin enthaltenen Erythrozyten optimal, für die anderen Fraktionen (insbesondere Thrombozyten) jedoch nicht, sodass eine mehr oder weniger ausgeprägte Schädigung unvermeidlich ist. Vollblut ist deshalb kein vollwertiger Ersatz für verlorenes Blutvolumen. Aus diesem Grund ist die Gabe von Vollblut heute praktisch obsolet; die zu substituierenden Blutbestandteile werden gezielt, d.h. getrennt, gegeben. Eine Ausnahme bildet die Gabe von Vollblutkonserven nach fulminanter Hämolyse bei Fehltransfusion oder bei perakuten Blutverlusten (Trauma). Hier kann eine Vollbluttransfusion zur Substitution zellulärer und plasmatischer Elemente, insbesondere der Gerinnungsfaktoren, indiziert sein.

Erythrozytenkonzentrat

Bestandteile

Aus einer Vollblutspende werden durch Zentrifugation die zellulären Bestandteile konzentriert, durch Dichtezentrifugation werden Thrombozyten und Leukozyten weitgehend entfernt. Das so gewonnene Erythrozytenkonzentrat (engl.: *packed red [blood] cells*, PR[B]C) kann dann weiterbearbeitet werden.

* **Leukozytenarmes Erythrozytenkonzentrat:** Durch zusätzliche Filterungsverfahren kann der Bestandteil an Leukozyten und Thrombozyten weiter vermindert werden. Bei chronisch transfusionspflichtigen Patienten oder bei Transplantationskandidaten ist die Transfusion leukozytenarmer Konzentrate wichtig, um eine Sensibilisierung (z.B. gegen HLA-Antigene auf Leukozyten oder gegen Thrombozytenantigene) zu verhindern.

* **Gewaschenes Erythrozytenkonzentrat:** Mehrmaliges Waschen verringert die Menge an transfundiertem Fremdplasma und den darin enthaltenen Antikörpern.
* **Bestrahltes Erythrozytenkonzentrat:** Durch Bestrahlung können die nach Dichtezentrifugation noch verbliebenen Leukozyten zerstört werden, was die Gefahr der über transfundierte T-Zellen vermittelten Graft-versus-Host-Reaktion reduziert.

Indikation

Die Indikationen für eine Erythrozytenkonzentratgabe sind vor allem die symptomatische Anämie sowie ein akuter Blutverlust von über 15 % des zirkulierenden Blutvolumens bzw. ein geringergradiger Blutverlust mit Zeichen einer inadäquaten Sauerstoffversorgung. Ob eine besondere Form des Erythrozytenkonzentrates indiziert ist, hängt von der Erkrankung des Patienten ab (s. **Kasten** „Indikationen für spezielle Erythrozytenkonzentrate").

ZUR VERTIEFUNG

Indikationen für spezielle Erythrozytenkonzentrate

* **leukozytenarme Erythrozytenkonzentrate:** vor geplanten Transplantationen (s. 4.7) sowie bei chronischem Transfusionsbedarf (zur Verhinderung von Transfusionsreaktionen)
* **bestrahlte Erythrozytenkonzentrate:** z.B. für Empfänger von Stammzelltransplantationen, bei angeborenen Immundefekt-Syndromen, M. Hodgkin, intrauterinen Transfusionen
* **gewaschene Erythrozytenkonzentrate:** selten indiziert, z.B. bei IgA-Mangel oder nach anaphylaktischen Transfusionsreaktionen

! Bei schwerem IgA-Mangel könnte die Zufuhr schon geringer Mengen von IgA eine überschießende Antikörperbildung gegen IgA auslösen, weshalb gewaschene Konzentrate ohne Fremdplasma sicherer sind (vgl. 4.3.1). !

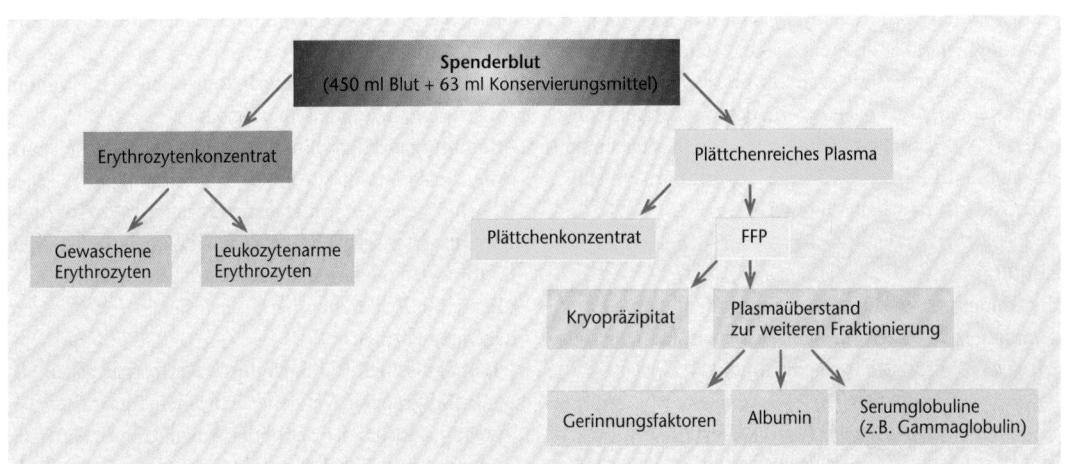

Abb. 4.47: Ableitung der Blutprodukte. Details s. Text. [L157]

Thrombozytenkonzentrat

Bestandteile und Gewinnung

Ein **Einfach-Thrombozytenkonzentrat** wird aus einer AB0-kompatiblen Blutspende durch Dichtezentrifugation und Filtration gewonnen, wobei 6–10 Konzentrate (von jeweils etwa 50 ml) zur Steigerung der Thrombozytenzahl um ca. $30 \times 10^9/l$ (30 000/µl) benötigt werden. Größere Thrombozytenmengen können als **Zellseparator-Thrombozytenkonzentrat** in 200 ml Plasma gegeben werden. Dem Spender wird durch eine Kanüle Vollblut entnommen, dieses wird zentrifugiert und alle Blutbestandteile, außer den Thrombozyten, werden wieder rücktransfundiert. So können größere Thrombozytenmengen entnommen werden; ein Pheresekonzentrat reicht zur Thrombozytensteigerung um ca. $30 \times 10^9/l$ (30 000/µl). Bei diesem Verfahren können evtl. auch HLA-kompatible Thrombozyten selektiert werden, was jedoch aufwändig und teuer ist. Notwendig sind solche HLA-kompatiblen Präparate bei chronischer Substitution, bei sensibilisiertem Empfänger oder vor Transplantation zur Verhinderung einer HLA-Sensibilisierung.

Indikation

Thrombozytenkonzentrate sind bei manifester thrombozytopeniebedingter Blutungsneigung oder Thrombozytenzahlen unter $10 \times 10^9/l$ (10 000/µl) indiziert, z. B. bei toxischer Knochenmarkschädigung oder massivem Blutungsverlust. Bei Leukämieformen mit Verdrängung der Thrombopoese sowie bei Immunthrombozytopenie muss evtl. chronisch substituiert werden (und dann stets HLA-kompatibel). Der Erfolg ist jedoch oft durch die Bildung antithrombozytärer Antikörper begrenzt, welche selbst bei HLA-kompatibler Transfusion auftreten können.

Plasmaprodukte

Gefrorenes Frischplasma

Bestandteile

Eine Konserve aus gefrorenem Frischplasma (GFP; engl.: *fresh frozen plasma*, FFP) besteht aus ca. 200 ml Plasma mit physiologischer Konzentration an **Gerinnungsfaktoren** und **Plasmaproteinen**. Im Gegensatz zu den Gerinnungskonzentraten (PPSB) beinhaltet GFP ausreichende Mengen an **Antithrombin**. GFP ist bis zu 3 Jahre lang haltbar; auf AB0-Kompatibilität ist zu achten (**Tab. 4.17**).

Indikation

Die Indikation ist der klinisch relevante Abfall von Gerinnungsfaktoren, z. B. nach Massentransfusion, bei Leberinsuffizienz oder Verbrauchskoagulopathie.

> **!** Der Einsatz von GFP als Volumenersatzmittel ist nicht gerechtfertigt (zu teuer, zu viele unerwünschte Wirkungen). **!**

Kryopräzipitat

Wird GFP stehengelassen, präzipitiert eine Lösung aus Fibrinogen, Faktor VIII und Von-Willebrand-Faktor. Dieses Produkt (Kryopräzipitat) wird manchmal zur zusätzlichen **Fibrinogensubstitution** bei Verbrauchskoagulopathie gegeben.

Gerinnungsfaktorenkonzentrat (PPSB)

Bestandteile

Angereicherte Gerinnungsfaktoren. PPSB steht für **P**rothrombin (Faktor II), **P**rokonvertin (Faktor VII), **S**tuart-Faktor (X), antihämophiler Faktor **B** (IX). Diese Faktoren werden auch als „**Prothrombinkomplex**" zusammengefasst. Eine Blutgruppenübereinstimmung zwischen Spender und Empfänger ist nicht notwendig.

Indikation

PPSB kommt bei Verbrauchskoagulopathie und sekundärem Gerinnungsfaktormangel zum Einsatz (z. B. bei Cumarin-Überdosierung, Malabsorption, akuter Hepatitis, Leberzirrhose).

Faktor VIII/Faktor IX

Substitution bei angeborenem Faktor-VIII-Mangel (Hämophilie A) oder Faktor-IX-Mangel (Hämophilie B, s. **3.7.5**). Es handelt sich um gepoolte Gerinnungsfaktoren von diversen Spendern. Bei der heute üblichen Hochreinigung sind die Faktorenpräparate fast ohne Begleitsubstanzen und das Infektionsrisiko ist gering.

4.6.4 Transfusionsreaktion

Die möglichen immunologischen Folgen von Bluttransfusionen werden in zwei Kategorien eingeteilt:

- **Inkompatibilität** (Blutunverträglichkeit): Unverträglichkeit von Blutbestandteilen, die ohne vorangegangene Sensibilisierung zu einer immunologischen Reaktion führt, da die Antikörper bereits bei jedem Menschen im Serum zirkulieren (AB0- und Rhesusinkompatibilität). Es kommt zur schweren hämolytischen Reaktion.
- **Alloimmunisierung** (Blutallergie): meist harmlose Transfusionsreaktion durch Antikörper des Empfängers gegen HLA-Antigene der mit transfundierten Leukozyten und Thrombozyten, gegen transfundierte Minor-Antigene der Erythrozyten oder gegen Plasmaeiweiße.

Allergische Reaktionen bei Transfusionen treten in den folgenden Formen auf:

- Hämolytische Reaktionen durch Antikörper gegen Minor-Blutgruppen-Antigene: Bei jeder Transfusion besteht das Risiko der Sensibilisierung, da normalerweise Spender und Empfänger nur hinsichtlich ihrer A-, B-

und D(Rhesus)-Antigene (Major-Antigene) ausgetestet und in Deckung gebracht werden. Der Empfänger kann sich also gegen die Minor-Antigene sensibilisieren, am häufigsten gegen Lewis-Antigene. Die auf diesem Weg entstehenden Hämolysen sind mild und treten oft verzögert auf (Sensibilisierung und Folgereaktion können im Rahmen ein und derselben Transfusion stattfinden).

– Allergische Reaktionen gegen Leukozyten- oder Thrombozyten-Antigene sind meist mild und begrenzt; sie können durch Leukozytenfilter weitgehend verhindert werden.

– Anaphylaktische Reaktionen gegen Plasmaeiweiße sind selten, aber dann oft schwerwiegend (z. B. bei Patienten mit IgA-Mangel, s. **4.3.1**).

Die Häufigkeit einer gravierenden oder letalen Transfusionsreaktion wird auf etwa 1/50 000 geschätzt. Sie ist fast immer durch eine nicht-kompatible AB0-Transfusion oder die Gabe von rhesuspositivem Blut an einen rhesusnegativen Empfänger bedingt, was zu einer Sensibilisierung und damit Antikörperbildung mit nachfolgender intravasaler Hämolyse und Verbrauchskoagulopathie führen kann.

Klinik

Die klinischen Manifestationen der Immunreaktion hängen von der Art der Transfusionsreaktion ab:

*   **Größere Hämolysereaktionen** führen zu Fieber, Schüttelfrost, Hämoglobinurie und Kopfweh. Es folgen Dyspnoe und Kreislaufkollaps. In schwerwiegenden Fällen treten eine disseminierte intravasale Koagulopathie und akutes Nierenversagen hinzu.
*   **Kleinere Hämolysereaktionen** verlaufen oft unbemerkt oder führen zu einem moderaten, verzögerten Hämoglobinabfall sowie Fieber oder Gelbsucht; die Symptome treten oft erst 3 – 21 Tage nach Transfusion auf.
*   **Allergische Reaktionen** gegen Thrombozyten und Leukozyten: Die betroffenen Patienten klagen über Fieber

======ZUR VERTIEFUNG======

Fieber bei Transfusionsreaktionen

Fieber bei Transfusionsreaktionen ist meist harmlos, kann jedoch hinweisen auf
*   kontaminierte Blutkonserve
*   inkompatible Transfusion
*   Alloimmunisierung (Hypersensitivitätsreaktion).
Tritt während der Transfusion Fieber auf, so sollten die Transfusion gestoppt, die Konserve mikrobiologisch untersucht sowie Spender- und Empfängerkompatibilität retrospektiv überprüft werden. Therapie s. Text.

(s. **Kasten** „Fieber bei Transfusionsreaktionen") und Schüttelfrost. Selten treten Dyspnoe und pulmonale Infiltrate auf.
*   **Anaphylaktische Reaktionen** zeigen sich durch eine akute Urtikaria und Bronchospasmus.

Diagnostisches Vorgehen

Bei Verdacht auf eine Transfusionsreaktion sind die folgenden Zeichen zu prüfen:
*   **kardiovaskulärer Status** und **Nierenfunktion**: Vitalzeichen, Kreatinin, Urinproduktion
*   Zeichen der **Hämolyse**: Abfall des Haptoglobins, Anstieg von LDH und evtl. freiem Hb, erhöhtes Bilirubin
*   Zeichen der **Verbrauchskoagulopathie**: Thrombozyten- und Fibrinogenabfall, Auftreten von Schistozyten, Verlängerung von PT und PTT
*   Zeichen der **Immunreaktion**: Kugelzellen (Sphärozytose; diese ist durch eine gestörte Erythrozytenmembranfunktion nach Antikörperbindung bedingt); direkter Coombs-Test; gezielte Antikörpertestung von Patient und Blutkonserve.

Therapie

Die erste und wichtigste Maßnahme ist das **Abstellen der Transfusion**. Bei schwerer Reaktion sind die Patienten intensivmedizinisch zu überwachen, die Therapie entspricht der einer Anaphylaxie (**Tab. 4.13**). Die Behandlung der Koagulopathie ist in Kapitel **3.7.5** beschrieben.

> **!** Blutkonserve nicht wegwerfen – sie wird auf möglicherweise übersehene Antikörper und bakterielle Kontamination getestet. **!**

4.6.5 Inkompatibilität von Leukozyten und Thrombozyten

Thrombozyten besitzen AB0-Antigene und HLA-Antigene der Klasse I, Leukozyten zusätzlich Klasse-II-HLA-Antigene. Die in geringen Mengen in einem Erythrozytenkonzentrat verbleibenden Thrombozyten und Leukozyten können beim Spender eine HLA-Sensibilisierung hervorrufen. Dies kann bei wiederholten Transfusionen (insbesondere von Thrombozytenkonzentraten) zu zweierlei Problemen führen:
*   Vom Empfänger gebildete HLA-Antikörper mindern die Überlebenszeit der Thrombozyten.
*   Durch die HLA-Sensibilisierung ist das Risiko einer Abstoßungsreaktion nach evtl. geplanter Transplantation (z. B. von Knochenmarkstammzellen) erhöht.

04

Klinik

Klinisch verläuft die Reaktion meist inapparent. Die von Antikörpern besetzten Leukozyten und Thrombozyten werden in der Milz aus dem Blut entfernt. Transfusionen mit Blutplättchen bleiben jedoch ineffektiv; der gewünschte Anstieg der Thrombozytenzahl bleibt aus.

Eine seltene Reaktion ist die Posttransfusionspurpura (s. gleichnamigen **Kasten**).

═══════════ZUR VERTIEFUNG═══════════

Posttransfusionspurpura

Seltene, etwa eine Woche nach Transfusion auftretende akute, schwere Thrombozytopenie. Meist sind Frauen mit vorausgegangener Sensibilisierung während Schwangerschaft oder Transfusionen betroffen.
- **Klinik:** $\geq$ 2 Wochen anhaltende Thrombopenie, z.T. unter 20×10^9/l (20 000/µl)
- **Therapie:** selbstlimitierendes Geschehen. Thrombozytentransfusionen sind wirkungslos. Steroide vermindern die Blutungsneigung, führen aber nicht zum Anstieg der Plättchenzahl. Plasmapherese oder intravenöse Gabe von hochdosiertem IgG kann bei Blutungsgefahr von Nutzen sein.

4.7 Transplantationsimmunologie

Transplantationsvoraussetzungen

Für eine erfolgreiche Transplantation müssen eine AB0-Kompatibilität und eine möglichst weitgehende Übereinstimmung der HLA-Antigene zwischen Empfänger und Spender bestehen. Eine vollständige Übereinstimmung ist aufgrund der Vielzahl der HLA-Allele extrem selten (bei Nicht-Verwandten: 1/300 000).

Die auf allen kernhaltigen Körperzellen zu findenden MHC-Klasse-I-Moleküle (HLA-A, -B, -C) sind bezüglich einer möglichen Abstoßung weniger wichtig als die MHC-Klasse-II-Moleküle (HLA-D, insbesondere -DR). Daneben ist die quantitative Verteilung der HLA-Antigene auf der Zellmembran von Bedeutung: Parenchymatöse Organe (z. B. Niere, Leber) haben eine wesentlich höhere HLA-Antigen-Dichte; ihre Transplantation erfordert deshalb eine bessere Übereinstimmung zwischen Spender und Empfänger als die eines zellarmen Organs (z. B. Augenhornhaut).

Die verbesserten Transplantationsergebnisse der letzten Jahre sind auf die Weiterentwicklung der Immunsuppression zurückzuführen. Eine erfolgreiche Transplantation ist hierdurch auch bei HLA-Inkompatibilität möglich geworden.

Abstoßungsreaktionen

Durch die Transplantation von Fremdorganen wird ein Teil der körpereigenen T-Lymphozyten durch die inkompatiblen HLA-Moleküle des Transplantats aktiviert. Dies erfolgt durch reguläre Prozessierung und Präsentation der HLA-Moleküle an die körpereigenen DTH-Zellen (s. **4.5.1**). Dadurch werden zwei immunologische „Todesspiralen" ausgelöst:
- DTH-Zellen setzen Zytokine frei (z. B. IL-2, TNF-α und Interferon-γ), welche weitere Effektorzellen des unspezifischen Immunsystems aktivieren, mit der Folge einer Entzündungsreaktion (Typ-IV-Reaktion).
- Das B-Zell-System wird zur Bildung von Anti-HLA-Antikörpern angeregt; diese binden sich an das Fremd-HLA, was wiederum das Komplementsystem aktiviert und so zur Lyse der Fremdzellen führt (Typ-II-Reaktion).

Die Abstoßungsreaktionen werden durch zytotoxische CD8$^+$-T-Zellen, Immunglobuline und Komplement sowie weitere Mechanismen vermittelt (**Tab. 4.18**). Fehlende Übereinstimmung der HLA-DR-Antigene ist mit einer höheren Rate akuter Abstoßungen assoziiert, eine HLA-A- und HLA-B-Inkompatibilität führt eher zur Spätabstoßung.

Nach dem zeitlichen Auftreten wird eine Abstoßungsreaktion des Empfängers gegen das gespendete Organ unterteilt in
- **Hyperakute Abstoßung:** Minuten bis Tage nach Transplantation. Ursache sind schon vorhandene Antikörper bei Blutgruppeninkompatibilität oder eine im Rahmen von Bluttransfusionen stattgefundene Sensibilisierung gegen MHC-Klasse-I-Antigene des Spenders (s. **4.1.7**). Pathogenetisch kommt es zur Bildung von Antigen-Antikörper-Komplexen, welche wiederum das Komplementsystem aktivieren. Es kommt zur massenhaften Einwanderung von neutrophilen Granulozyten in das Transplantat; in den Kapillaren bilden sich Koagele, sodass das Organ nicht vaskularisiert werden kann. Das Transplantat nimmt seine Funktion nicht auf.
- **Akute Abstoßung:** normalerweise im ersten Jahr nach Transplantation. Eine Intensivierung der Immunsuppression ist notwendig, um das Transplantat zu retten. Pathogenetisch liegt eine zellvermittelte Überempfindlichkeitsreaktion zugrunde: Interferon-γ bewirkt im Transplantat eine verstärkte Expression von MHC-Antigenen. Bei nicht-vollständiger HLA-Übereinstimmung werden hierdurch zytotoxische CD8$^+$-T-Zellen des Empfängers aktiviert, die die Transplantatzellen vernichten.
- **Chronische Abstoßung:** Monate bis Jahre nach Transplantation, selten früher. Diese schleichend verlaufende Abstoßung ist für die meisten Organverluste verantwortlich: 6 – 7% der Transplantate gehen jährlich ab dem zwei-

Tab. 4.18 Übersicht über die Abstoßungsreaktionen

	Hyperakute Abstoßung	Akute Abstoßung	Chronische Abstoßung
Häufigkeit	wegen rigoroser Spenderauswahl selten (< 1 %)	häufig (50 %)	häufig (50 %); die Häufigkeit steigt mit der Zahl der akuten Abstoßungsreaktionen an
Histopathologie	Thrombose, Blutung, Ansammlung von segmentkernigen Granulozyten	eskalierende Leukozyteninfiltration, Ödem, Gewebenekrose	Leukozyteninfiltration, interstitielle Fibrose, Bildung einer „Neointima" in den Blutgefäßen
Beginn	Minuten bis Tage nach Transplantation	normalerweise innerhalb des ersten Jahres nach Transplantation	normalerweise 5 – 10 Jahre nach Transplantation, kann jedoch schon Wochen nach der Transplantation auftreten
Pathologie	Endothelschaden, intraluminale Thrombosen, Gewebeinfarkte	T-Zell-Aktivierung durch Alloantigene des Transplantats; Gewebeinfiltration mit Gewebeschädigung	pathologische Gefäß- und Gewebeneubildung, andauernde Stimulation durch Zytokine, Chemokine und Gewebe-Wachstumsfaktoren

ten Jahr verloren (im ersten Jahr: 2 – 3 %). Der pathogenetische Mechanismus ist noch nicht genau geklärt. Es kommt zu persistierender perivaskulärer Entzündung und Arteriosklerose im Organ. Die chronische Abstoßung lässt sich oft nur schwer durch immunsuppressive Therapie beeinflussen.

Klinik

Klinisch machen sich alle Abstoßungsreaktionen durch eine Funktionsverschlechterung des Transplantats sowie erhöhte Entzündungsparameter bemerkbar. Die organspezifischen Laborwerte sind erhöht, das Organ wird ödematös (z. B. sonographische Nierenvergrößerung). Klinisch unterscheiden sich die zeitlich unterschiedlichen Abstoßungsmechanismen nicht.

Graft-versus-Host-Disease (GvHD)

Eine Transplantationsreaktion des gespendeten Organs gegen den Empfängerorganismus ist möglich, wenn immunkompetente Zellen mit übertragen werden. Die immunologische Reaktion der mittransplantierten immunkompetenten Zellen gegen den Empfänger wird als Graft-versus-Host-Reaktion (engl.: *graft versus host disease*, GvHD) bezeichnet. Man unterscheidet eine akute von einer chronischen GvHD (**Tab. 4.18**).

Pathogenese

Prinzipiell werden bei jeder Transplantation Leukozyten mit übertragen, meist werden sie kurz nach der Transplantation vernichtet. Wird ein Transplantat mit einem hohen Gehalt an immunkompetenten Zellen (z. B. Transplantation von allogenen Stammzellen) in einen stark immunsupprimierten Empfänger eingepflanzt (z. B. bei Leukämie oder Knochenmarkaplasie bzw. -suppression), so können insbe-

sondere **T-Lymphozyten** aus dem Transplantat ausgeschwemmt werden und die lymphatischen Gewebe des Empfängers infiltrieren. Die eingewanderten Lymphozyten werden nun durch das unterschiedliche HLA-Muster der Zellen des Empfängers stimuliert und können prinzipiell alle Organe und Zellen angreifen. Eine (allerdings noch unklare) Rolle bei der GvH-Reaktion wird nicht-MHC-restringierten γ/δ-Lymphozyten zugeschrieben (s. **4.1.3**).

Meist tritt die akute GvHD 1 – 4 Wochen nach Transplantation auf. Eine GvHD ist auch möglich nach Bluttransfusion bei Empfängern mit Immundefekt. Durch Transfusion leukozytenarmer bzw. bestrahlter Konserven wird dies (durch die Vernichtung der Lymphozyten) vermieden.

Klinik

Je nach Befall sind unterschiedlichste Erscheinungsformen möglich (Dermatitis, Hepatitis, Pneumonitis, Karditis, ZNS-Befall u. a.), welche wiederum perakut, akut und chronisch verlaufen können. Auch das Immunsystem des Empfängers kann Ziel der GvHD sein, was zusammen mit der bereits bestehenden medikamentösen Immunsuppression häufig zum vollständigen Zusammenbrechen der Infektabwehr führt.

Vorbeugung der Abstoßungsreaktion

Um Abstoßungsreaktionen zu vermeiden, gilt es die Immunreaktion des Empfängers gegen das Spenderorgan – ausgelöst durch HLA- und Blutgruppeninkompatibilitäten – zu unterdrücken (sog. **Basisimmunsuppression**). Durch die optimierte Basisimmunsuppression hat sich die Transplantatüberlebenszeit deutlich verbessert (s. **Kasten** „Transplantatüberlebenszeit unter Immunsuppression").

=====ZUR VERTIEFUNG=====

Transplantatüberlebenszeit unter Immunsuppression

- Nach einem Jahr funktionieren 90% aller transplantierten Nieren und Herzen; nach 10 Jahren noch 50% der Nieren.
- Die 10-Jahres-Überlebensrate der Herztransplantierten liegt bei 40–50%.
- Nach Lebertransplantation überleben 65 % die ersten 5 Jahre.
- Bei der kombinierten Herz-Lungen-Transplantation sind die Resultate ungünstiger: die 3-Jahres-Überlebensrate beträgt 40%.

! Die Immunsuppression ist während der gesamten Überlebenszeit des Transplantates notwendig. !

Das (schwer zu erreichende) Ziel ist es, einerseits die Abstoßungsreaktion zu unterdrücken und andererseits gleichzeitig die immunologische Abwehr von Infektionserregern zu erhalten. Die eingesetzten Medikamente sind in **Tabelle 4.19** zusammengefasst. Üblicherweise werden mehrere Medikamente zu einer Zweifach- oder Dreifach-Immunsuppression kombiniert (z. B. Ciclosporin, Mycophenolat-Mofetil und Kortikosteroide), um eine stärkere Immunsuppression bei gleichzeitig vermindertem Nebenwirkungsrisiko zu erzielen.

Tab. 4.19 Medikamentöse Immunsuppression nach Organtransplantation (Auswahl)

		Basisimmun-suppression	Abstoßungs-behandlung	Wirkungsweise
Kortikosteroide		+	+	vielfache Effekte auf Zellstrukturen und -funktionen, u. a.: • verminderte Transkription proinflammatorischer Zytokine • Hemmung von Entzündungsmediatoren (z. B. Thromboxan, Leukotrienen, Prostaglandinen) • Hemmung der Migration und Aktivierung von Neutrophilen und Makrophagen • Hemmung der Degranulierung von Eosinophilen • verminderte T-Zell-Proliferation nach Antigenstimulierung
Calcineu-rin-Inhibi-toren	Ciclo-sporin	+	–	Durch Ciclosporin wird Calcineurin (ein Schlüsselenzym in der Signalkette des aktivierten T-Zell-Rezeptors) blockiert. Dadurch werden die T-Zellen gehemmt. Ciclosporin hat keinen Einfluss auf die normale Infektabwehr. Nachteil: Nephrotoxizität, schmales therapeutisches Fenster.
	Tacro-limus	+	+	wie Ciclosporin von Pilzen abgeleitet; gleiche Wirkungsweise wie Ciclosporin, aber stärker wirksam
Sirolimus (Rapamycin)		+	+	blockiert die IL-2-vermittelte T-Zell-Proliferation; v. a. in Kombination mit Calcineurin-Inhibitoren eingesetzt
Azathioprin		+	–	Purin-Antagonist; reduziert die Proliferation von T-Zellen nach Antigenpräsentation. B-Zellen und Makrophagen werden in geringerem Ausmaß ebenfalls beeinflusst.
Methotrexat*		+	–	Folsäureantagonist; reduziert die Proliferation von T-Zellen nach Antigenpräsentation. B-Zellen und Makrophagen werden in geringerem Ausmaß ebenfalls beeinflusst
Cyclophosphamid*		+	–	Alkylierung und damit kovalente Bindung an DNA mit breiter Unterdrückung der zellulären Immunität sowie der Antikörperproduktion
Mycophenolat-Mofetil		+	–	hemmt die Synthese von Guanin-Nukleotiden und damit vor allem die Proliferation von B- und T-Zellen (Lymphozyten verfügen über keinen alternativen Weg der Guanosin-Synthese); ersetzt heute wegen seiner spezifischeren Wirkung auf Lymphozyten das ältere Azathioprin
OKT-3-Antikörper		–	+	monoklonaler Maus-Antikörper gegen den CD3-Teil des T-Zell-Rezeptors → Depletion der T-Lymphozyten
Basiliximab, Daclizumab		+	–	gentechnisch hergestellte Antikörper gegen den IL-2-Rezeptor auf Lymphozyten; vor allem in der Nierentransplantation eingesetzt
Anti-Thymozyten- bzw. Anti-Lympho-zyten-Serum		+		polyklonale Antikörper, die aus Pferd- oder Kaninchen-Antiseren gegen humane Thymozyten oder Lymphozyten gewonnen werden. Die AK richten sich gegen eine Vielzahl von Lymphozytenantigenen. Da diese Antigene auch teilweise von anderen Blutzellen exprimiert werden, können vielfältige Nebenwirkungen auftreten.

* Diese Immunsuppressiva werden heute in der Transplantationsmedizin kaum noch verwendet.

Nebenwirkungen

Infekte sind die problematischsten Nebenwirkungen und führen neben dem Organversagen (z. B. Herz, Lunge) am häufigsten zum Tode. Der immunsupprimierte Patient bleibt sein Leben lang anfällig gegen Infektionen, die – wenn sie eintreten – oft gravierende und protrahierte Verläufe nehmen. Differentialdiagnostische Probleme bereiten Medikamentennebenwirkungen (z. B. nach Nierentransplantation: nephrotoxische Ciclosporin-Wirkung oder Abstoßungsreaktion?) oder atypische Infekte (z. B. Zytomegalie-Infektion durch CMV-positives Transplantat).

! Lebendimpfungen (z. B. Masern) sind unter Immunsuppression wegen der Infektionsgefahr kontraindiziert. **!**

Therapie der Abstoßungsreaktionen

Kommt es trotz der vor der Transplantation eingeleiteten Immunsuppression zu einer Abstoßungsreaktion, ist vorübergehend eine stärkere Immunsuppression indiziert, um den Verlust des Transplantates zu vermeiden. Die therapeutischen Optionen gegen die Abstoßungsreaktion, einschließlich der GvHD, beinhalten (**Tab. 4.19**):

- hoch dosiert **Glukokortikoide**, meist als i. v. Bolusgabe über 3 – 5 Tage (bzw. Steigerung der oralen Glukokortikoid-Dosis)
- gezielte **Lymphozytenhemmung**:
  - Anti-Lymphozyten-Globulin bzw. Anti-Thymozyten-Globulin: Diese werden aus dem Serum von mit menschlichen Lymphozyten immunisierten Pferden bzw. Kaninchen gewonnen; die enthaltenen polyklonalen Antikörper reduzieren die Zahl der zirkulierenden Lymphozyten und damit die zelluläre Immunreaktion. Gefahr: Serumkrankheit, anaphylaktischer Schock.
  - Anti-CD3-Antikörper (OKT-3 = monoklonaler Maus-Antikörper gegen CD3, ein Teil des T-Zell-Rezeptor-Komplexes); diese führen zur schnellen Reduktion zirkulierender T-Lymphozyten.
  - humanisierte monoklonale Antikörper gegen die α-Untereinheit des IL-2-Rezeptors (Daclizumab, Basiliximab) – vor allem prophylaktisch zur Verhinderung der Abstoßung vor Nierentransplantationen eingesetzt
  - humanisierter monoklonaler Antikörper gegen CD20: ebenfalls meist prophylaktisch vor Nierentransplantationen eingesetzt
- Steigerung oder Umstellen der **Immunsuppressiva**, z. B. Wechsel von Ciclosporin auf Tacrolimus = FK506 (stärkere immunsuppressive Wirkung von Tacrolimus), Wechsel von einer Zweifach- auf eine Dreifach-Immunsuppression (Tacrolimus und Steroide erweitern durch Mycophenolat-Mofetil)
- **UV-Licht:** Die Bestrahlung mit UV-A, zusammen mit einem Photosensitizer wie PUVA, wirkt immunsuppressiv und wird zur Therapie der Haut-GvHD eingesetzt. Bei viszeralen Manifestationen der GvHD kommt auch eine extrakorporale UV-A-Bestrahlung des Blutes (Photopherese) in Betracht.

04

Fallbeispiel

Anamnese

Ein 40-jähriger Mann klagt seit 9 Jahren über gehäufte Bronchitiden, ca. zweimal jährlich für jeweils 6 Wochen mit verstärktem putridem morgendlichem Auswurf. Kein Asthma bronchiale, kein Nikotinkonsum. Seit einem Jahr bestehen zunehmende Abgeschlagenheit und eingeschränkte körperliche Belastbarkeit, gehäuft Nachtschweiß; seit 6 Monaten treten rezidivierende Genitalmykosen auf.

Untersuchungsbefund

Schlanker Patient mit generalisierter Muskelatrophie, Uhrglasnägel, ausgeprägte Genitalmykose bis auf die Oberschenkel reichend, Bauchnabelmykose, Milz bei Inspiration anstoßend, über beiden Lungenflügeln ubiquitär grobblasige feuchte Rasselgeräusche.

Welche Verdachtsdiagnose, welche Differentialdiagnosen haben Sie?

Die Atemwegsprobleme sind am ehesten mit Bronchiektasen zu erklären, etwa im Rahmen einer chronischen Bronchitis oder eines angeborenen Defektes wie etwa eines α_1-Antitrypsin-Mangels. Die begleitende Genitalmykose rückt den Lungenbefund jedoch in ein anderes Licht: Diese Konstellation nämlich lässt Sie an ein Immundefekt-Syndrom denken, in dessen Rahmen es zu Infektionen der Haut und der Schleimhäute kommt.

Die Klinik erlaubt keine sichere Zuordnung zu einem bestimmten Defekt; eine Infektion mit Pilzen deutet jedoch auf eine gestörte T-Zell-Funktion hin. Infrage kommen somit erworbene zelluläre Immundefekte wie z. B. AIDS sowie ein angeborener, sich im Erwachsenenalter manifestierender Immundefekt (z. B. CVID).

04

Welche Untersuchungen ordnen Sie an?

Sie beginnen mit einer Röntgenaufnahme der Lunge und einem „immunologischen Basislabor" (Differentialblutbild zur quantitativen Bestimmung der Leukozyten, Immunglobuline zum Ausschluss eines B-Zell-Defekts, CH_{50} als Screening-Test für einen Komplementdefekt sowie Routinelaboruntersuchungen). Sie ordnen darüber hinaus eine Sputumkultur sowohl für Bakterien als auch für Pilze sowie einen HIV-Test an.

- **Rö-Thorax:** bronchiektatisches Bild mit peribronchialen Infiltraten (zentral varikös erweiterte Bronchien, z.T. mit kleinen Spiegeln, peribronchiale Verdichtungen)
- **Labor:** BSG 13/28 mm, CRP 2,8 mg/dl (Norm < 0,6), GOT 30 U/l (< 15), GPT 38 U/l (< 29), γ-GT 53 U/l (< 18), alkalische Phosphatase 280 U/l (< 170), HIV negativ
- **immunologische Untersuchung:** Leukozyten $4,5 \times 10^9$/l (4,5 Mio./ml), normale Differenzierung mit $1,6 \times 10^9$/l Lymphozyten (1600/mm³) und $1,8 \times 10^9$/l neutrophilen Granulozyten (1800/mm³); CH_{50} im Normbereich; Gesamteiweiß 62 g/l (Norm 66–83), Eiweißelektrophorese: fehlende γ-Globulin-Fraktion; Immunglobuline: IgA < 0,3 g/l (0,9–4,5), IgG_2 1 g/l (7–16), IgM < 0,3 g/l (0,4–2,3); Immunelektrophorese: keine Paraproteinämie, kein Bence-Jones-Eiweiß.

Sie haben damit nicht nur einen deutlichen B-Zell-Defekt nachgewiesen, sondern sind zudem auf leicht erhöhte Leberwerte gestoßen, die Sie zunächst nicht zuordnen können. Mit Blick auf die Pilzerkrankung leiten Sie eine genauere Abklärung des zellulären und humoralen Immunsystems ein und ordnen eine Durchflusszytometrie zur Differenzierung der Lymphozytenpopulationen, einen Funktionstest mit Recall-Antigenen zur globalen Untersuchung der T-Zell-Funktion sowie einen Lymphozytenproliferationstest an:

- Funktionstest mit Recall-Antigenen (s. **4.2**): keine Reaktion nach 30 Minuten, 24, 48, 72 Stunden, auch Positivkontrolle (Diphtherie-Toxin, Tetanus, Tuberkulin) negativ
- zellulärer Immunstatus: Lymphozytensubpopulationen: CD4 30% (35–72); CD8 56 % (14–45); CD4/8-Ratio 0,54 (2–3 : 1); B-Zellen [CD20] 1% (2–12)
- Lymphozytenproliferationstest: auf 10% reduzierte Proliferation der T-Lymphozyten nach Stimulation (PWM- und PHA-Test).

Sie sind somit einem kombinierten T- und B-Zell-Defekt auf der Spur. Inzwischen ist die Sputumkultur befundet und zeigt ein homogenes Wachstum nicht-typisierbarer *Haemophilus influenzae.*
Zur Aufarbeitung der abnormen Leberwerte ordnen Sie eine Abdomensonographie sowie eine Hepatitisserologie an. Der Ultraschall zeigt eine homogen verdichtete Leber sowie eine leichte Splenomegalie.
Nachdem die Hepatitisserologie negativ zurückkommt, erinnern Sie sich an den alten Chirurgen-Spruch *„Zwischen dir und der Diagnose ist nur die Haut"* und ordnen eine Leberblindpunktion an. Diese zeigt eine Amyloidose mit homogenen, Kongorot-positiven Ablagerungen periportal und perivaskulär.

Wie lautet die Diagnose?

Der Patient hat einen ausgeprägten Immunglobulinmangel (IgA, IgM, IgG), eine quantitative Verminderung der B-Zellen und eine gestörte T-Zell-Verteilung und T-Zell-Funktion. Dies bestätigt die Diagnose eines CVID-Syndroms *(common variable immundeficiency)* mit sekundärer Amyloidose.

Weiteres Vorgehen?

Nach Diagnosesicherung verfolgt die Therapie zwei Ziele: Substitution von IgG sowie konsequente antimikrobielle Therapie bei Infektionszeichen. Letztere wird dadurch erschwert, dass die Serologie bei CVID trotz einer Infektion negativ sein kann. Wichtig sind ggf. Kulturen bzw. Abstriche (Stuhl, Bronchialsekret, Haut, Rachen), um weitere Infektionen aufzudecken.

Welche Therapie schlagen Sie vor?

Immunglobulinsubstitution alle 4–6 Wochen. Initial Breitbandantibiose für den pulmonalen Infekt sowie lokale antimykotische Therapie. Des Weiteren konsequente Atemgymnastik.

Anmerkungen

Charakteristisch für ein CVID ist die Manifestation im Erwachsenenalter mit häufig langer Latenz bis zur Diagnosestellung. Klinisch im Vordergrund stehen die langjährigen Bronchiektasen.
Das CVID-Syndrom umfasst heterogene Erkrankungen, deren gemeinsames Merkmal es ist, dass sie alle mit einer Hypogammaglobulinämie einhergehen. Die T-Zell-Funktion ist zusätzlich bei 30% der Patienten gestört. Eine sekundäre Amyloidose findet sich gehäuft nach jahrelangem Verlauf, besonders bei bestehenden Bronchiektasen.
Die Amyloidose verursacht eine geringgradige Leberwerterhöhung und ist für die Milzvergrößerung verantwortlich. Sie kann jedoch fast jedes Organ befallen (z. B. Nieren, Herz, Nervensystem) und ist oft lebenszeitlimitierend.

5 Lunge

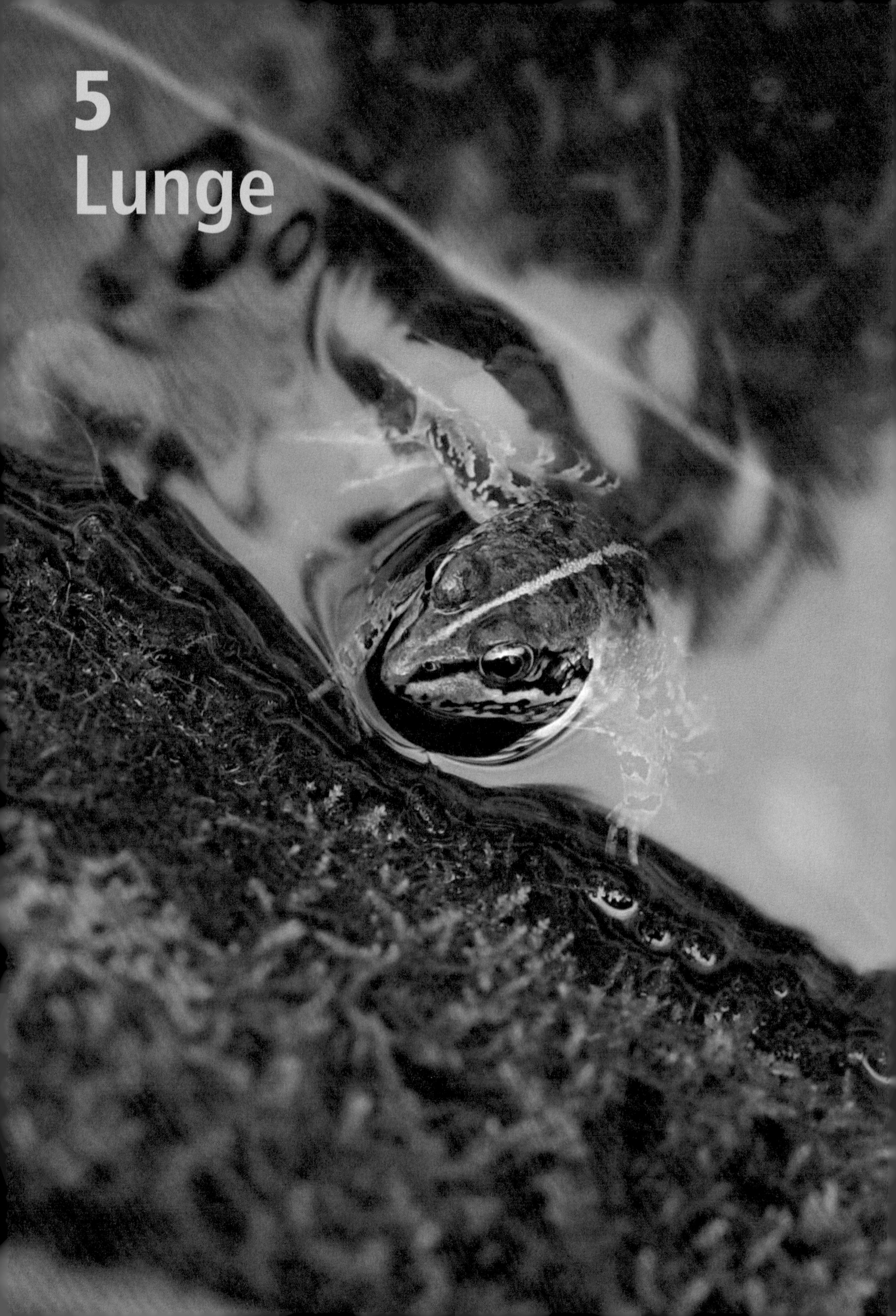

Die das Leben begründenden Verbrennungsvorgänge setzen die bedarfsgerechte Aufnahme von Sauerstoff und die kontinuierliche Abgabe von Kohlendioxid voraus. Der einzige Weg, auf dem dieser Gasaustausch zwischen Umgebung und Zellinnerem ablaufen kann, ist durch Diffusion.

Bei Einzellern und einfachen Mehrzellern kann der Gastransport direkt von der Außenluft in die jeweilige Körperzelle erfolgen. Bei komplexeren Organismen dagegen würde der Gasaustausch über die „Außenhaut" bei Weitem nicht ausreichen, um den Sauerstoffbedarf des Gesamtorganismus zu decken. Höhere Lebewesen besitzen deshalb eine in den Körper eingestülpte, weit aufgefaltete und auf diese Weise für die Gasaufnahme spezialisierte Membrananlage, die eigentlich nichts anderes ist als eine Schicht von Epithelzellen in der Größe eines halben Tennisfeldes, die in einen geschützten, feuchten Innenraum verlagert ist. Mit diesem Tennisfeld verbunden ist ein weit aufgeästeltes Kapillarsystem, welches den Gastransport ins Körperinnere übernimmt.

An das Gastransportsystem ist jede Körperzelle mehr oder weniger direkt angeschlossen. Der letzte Abschnitt der Transportstrecke (von der Kapillare bis ins Zellinnere) wird dabei, wie beim einzelligen Urmodell, durch Diffusion bewerkstelligt.

Lunge und Krankheit

Die Lunge kann auf viele Arten geschädigt werden:

- **Infektionen und entzündliche Reaktionen** auf Umweltgifte sind häufige Krankheitsbilder, da die Lunge trotz ihrer Lage im Körperinneren noch immer eine Grenzfläche zur Außenwelt darstellt und dadurch in engen Kontakt mit Erregern und Umweltnoxen gerät.
- **Einschränkung des Gasflusses** (Atemwegsobstruktion): Das fein verästelte Bronchialsystem der Lunge mit etwa 23 Aufteilungen ist gegenüber entzündungs- oder anderweitig bedingten Verlegungen und Verengungen anfällig.
- **Dehnbarkeitsverlust mit Verminderung der austauschbaren Atemvolumina** (Lungenrestriktion): Das delikate Netzwerk von Membranen und Kapillaren, dessen dreidimensional-schwammartiger Aufbau durch eine fein aus-

balancierte Eigenelastizität aufrechterhalten wird, kann durch Entzündungen, Vernarbungen und andere interstitielle Prozesse seine Dehnbarkeit verlieren.
- **Pumpversagen:** Die Lunge ist elastisch im Thorax „aufgehängt"; dieser stellt sozusagen eine Pumpe für die rhythmische Füllung des Lungenparenchyms dar. Diese Pumpe kann durch neurogene, muskuläre oder mechanische Prozesse ausfallen.

Außerdem hat der Mensch seit alters gelernt, dass die Lunge wegen ihrer phänomenalen Diffusionskapazität hervorragend geeignet ist, um dem Körper volatile Genussmittel zuzuführen. Leider führt dieser kurzfristige Lustgewinn zu langfristigen Entzündungsreaktionen mit Vernarbungen und nachfolgendem Umbau der Schwammstruktur sowie einer häufigen karzinomatösen Entartung. Die Lunge teilt damit ein ähnliches Schicksal wie ein anderes mit dem Abfiltern von Genussmitteln beschäftigtes Organ, die Leber, welche ebenfalls nicht selten durch „Binnenverschmutzung" geschädigt wird.

PRÜFUNGSSCHWERPUNKTE

+++ Pneumonie, Tbc, Asthma bronchiale, Dyspnoe/Orthopnoe (Ursachen), Abgrenzung restriktive/obstruktive Atemstörung

++ Atmungstypen (Kussmaul-, Cheyne-Stokes-Atmung), Lungenödem (Ursachen und Therapie), Lungenemphysem (Ursachen, z. B. α_1-Antitrypsin-Mangel), obstruktives Schlafapnoe-Syndrom (Symptomatik), Hyperventilationssyndrom, pulmonale Hypertonie, (Spannungs-)Pneumothorax (Therapie, Bildgebung), Sarkoidose

+ Tumoren (Pleuramesotheliom durch Asbest, kleinzell. Bronchialkarzinom, Lungenembolie, chronische Bronchitis, exogen-allergische Alveolitis, Mukoviszidose (Pneumonieerreger); Blutgasanalyse, Bronchoskopie

---

5.1 Anatomie und Physiologie

5.1.1 Anatomie

Jeder, der sich schon einmal verschluckt hat, weiß, dass sich Nahrungsweg und Luftweg im Pharynx kreuzen. Diese im Einzelfall bedauerliche Konstruktion ist darauf zurückzuführen, dass der Lungenfisch (ein Vorgänger der Säugetiere)

sein Luftloch kranial der Schnauze entwickelte, um gleichzeitig schwimmen und atmen zu können.

Die unteren Luftwege sind weniger gefährlich angelegt: Die Trachea ist ein simpler, aus (nach dorsal offenen) Knorpelringen gebildeter, etwa 10 – 12 cm langer Kanal. Er liegt nicht genau in der Mittellinie, sondern etwas nach rechts verschoben. An der Karina (lat. *carina* = Keil) teilt sich die Trachea in den rechten und linken Hauptbronchus auf; der rechte Hauptbronchus verläuft dabei steiler als der linke.

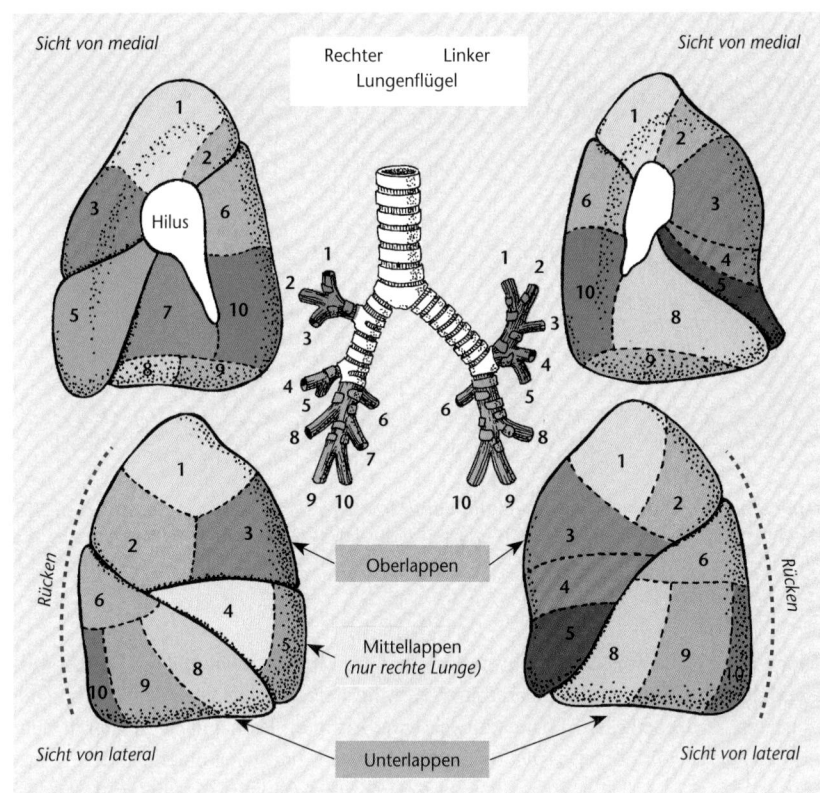

Abb. 5.1: Aufteilung der Lunge in Lappen und Segmente. Ansicht von medial und von lateral. Der rechte Lungenflügel besteht aus Ober-, Mittel- und Unterlappen, der linke hingegen nur aus Ober- und Unterlappen. Die gestrichelten Linien in der Lateralansicht deuten die Lage des Rückens an. [A400–190]

05

! Aus diesem Grund sind Aspirationen in das rechte Bronchialsystem – hier insbesondere in den Unterlappen – häufiger als in das linke. !

Dichotome Aufzweigung der Atemwege

Die beiden Lungenhälften sind nicht gleich aufgebaut (**Abb. 5.1**). Auf der rechten Seite zweigt zunächst der Oberlappenbronchus (zur Versorgung der Segmente 1–3) ab. Der verbleibende **Bronchus intermedius** teilt sich in den Mittellappenbronchus (für Segmente 4 und 5) und in den Unterlappenbronchus (für Segmente 6–10). Auf der linken Seite teilt sich der Hauptbronchus dagegen direkt in den Unterlappen- und den Oberlappenbronchus, um so dem Herzen Platz zu machen. Vom Oberlappenbronchus gehen die Lingulasegmente (lat. *lingua* = Zunge; Segmente 4 und 5) ab, bevor der eigentliche Oberlappen (Segmente 1–3) erreicht wird. Im linken Unterlappen (Segmente 6–10) ist im Gegensatz zum rechten Bronchialsystem das Segment 7 nicht angelegt, dieses wird bei der Zählung einfach übersprungen. Daher werden 55 % der Vitalkapazität von der rechten und nur 45 % von der linken Lunge erbracht.

Jeder **Lobärbronchus** teilt sich weiter in **Segment-** und **Subsegmentbronchien**. Nach etwa 23 Aufzweigungen sind die Alveolen erreicht (**Abb. 5.2**). Die Bronchialwand enthält

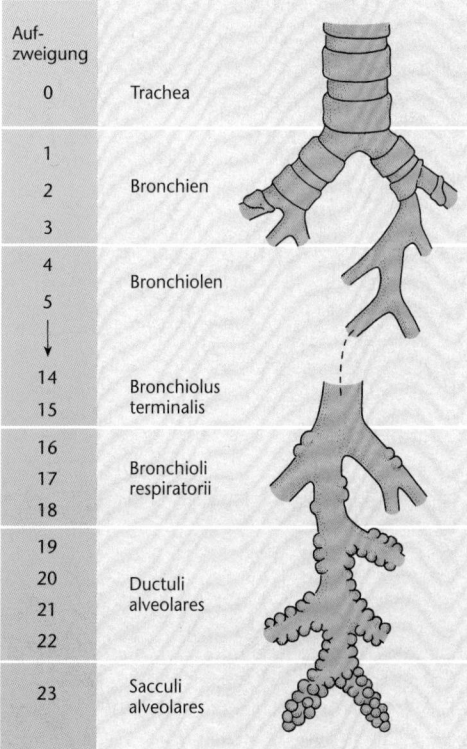

Auf-zweigung	
0	Trachea
1	
2	Bronchien
3	
4	Bronchiolen
5	
↓	
14	Bronchiolus terminalis
15	
16	Bronchioli respiratorii
17	
18	
19	
20	Ductuli alveolares
21	
22	
23	Sacculi alveolares

Abb. 5.2: Dichotome Aufzweigung der Atemwege. Die Ziffern links zeigen, bei welcher Aufzweigung die Strukturen jeweils zu finden sind. Nach 10–23 Aufzweigungen sind die Alveolen erreicht. [L157]

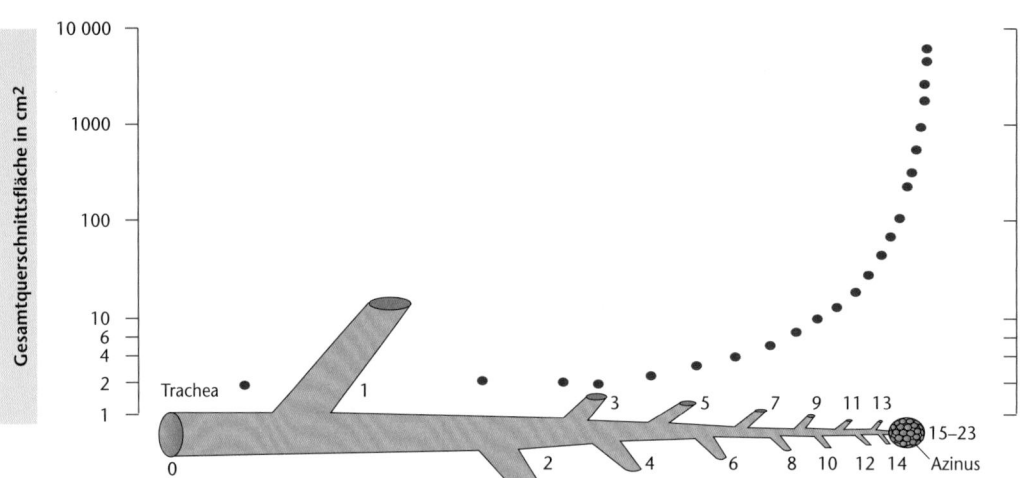

Abb. 5.3: Maßstabsgerechte Darstellung der dichotomen Aufzweigung der Atemwege. Obwohl der Durchmesser des einzelnen Atemweges immer kleiner wird, steigt die Gesamtfläche des Querschnitts exponentiell an. Die Fläche aller Alveolen zusammen beträgt etwa 100 m². [L157]

bis etwa zur siebten Aufteilung Knorpel und glatte Muskulatur. In der Schleimhaut liegen zahlreiche zilientragende Epithelzellen sowie schleimproduzierende Becherzellen. Jenseits der siebten Aufteilung ist histologisch kein Knorpel mehr nachweisbar, die Muskelschicht und das Epithel werden dünner, auch Becherzellen verschwinden zunehmend: Die Luftwege werden nun **Bronchiolen** genannt. Zum Schluss teilen sich diese Bronchiolen innerhalb des **Azinus** (lat.: Weinbeere) in **respiratorische Bronchiolen**, die je etwa 200 **Alveolen** versorgen.

Alveolen

Jede Lunge enthält ca. 300 Millionen Alveolen mit einer Gesamtoberfläche von ca. 50 m² (**Abb. 5.3** und **Abb. 5.4**). Das die Alveolen auskleidende Epithel besteht aus großen, flachen Typ-I-Pneumozyten. Ihr extrem ausgezogenes Zytoplasma ermöglicht den eigentlichen **Gasaustausch**. Sie stammen von den kuboiden Typ-II-Pneumozyten ab, die ebenfalls in der Alveolarwand liegen. Diese sind nicht nur der Regenerationspool für die Typ-I-Pneumozyten, sondern produzieren zudem **Surfactant** (s. u.).

Typ-I-Pneumozyten sind untereinander über Tight Junctions verbunden. Zusammen mit dem Endothel der Blutgefäße bilden sie die doppelschichtige **alveolo-endotheliale Barriere**. Diese schottet die Alveolen gegen einen Flüssigkeitseinstrom aus dem Gefäßsystem ab. Ist die Barriere – z. B. durch eine schwere Entzündung – gestört, so resultiert ein kapilläres Leck mit Einstrom von Protein und Wasser in die Alveolen (*„alveolar flooding"*).

Alveolarmakrophagen

Jede Alveole wird von etwa 100 Alveolarmakrophagen bewohnt, die Makrophagenzahl kann aber erheblich schwanken (bei Rauchern kommen beispielsweise bis 10-mal mehr Makrophagen vor als bei Nichtrauchern). Alveolarmakrophagen stellen die residente Phagozytenpopulation im al-

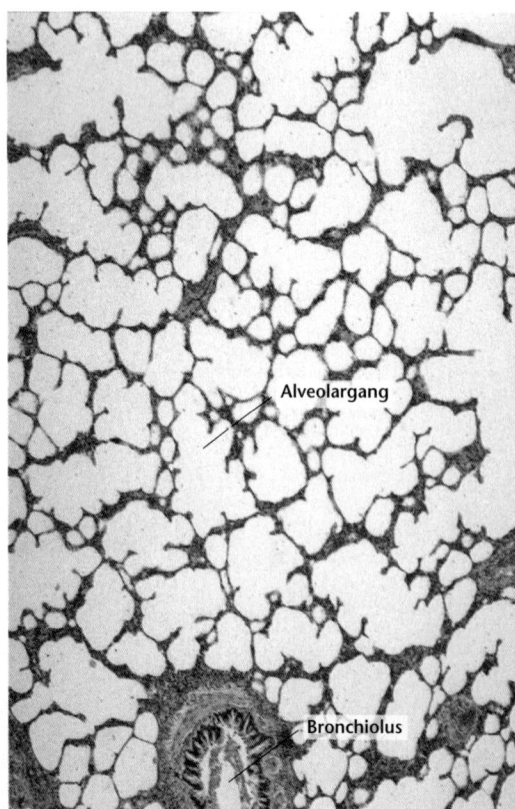

Abb. 5.4: Histologischer Schnitt durch gesundes Lungengewebe. [X141]

veolären Kompartiment dar; sie bilden die erste zelluläre Abwehrfront in den Alveolen.

Alveolarfilm und Surfactant

Das alveoläre Epithel ist von einer dünnen Flüssigkeitsschicht, dem Alveolarfilm, bedeckt, in der sowohl Zellen als auch lösliche Substanzen enthalten sind. Dieser Alveolarfilm, welcher unter anderem mikrobizide Wirkung hat, ist seinerseits wiederum von Surfactant bedeckt, der die Oberflächenspannung der intraalveolären Flüssigkeit reduziert und so einen Kollaps der Alveolen verhindert. Beim ARDS (s. **5.8**) kann es sekundär zu einem Surfactant-Mangel kommen, welcher die Ausbildung von Atelektasen fördert.

Blutversorgung

Der **Pulmonalkreislauf** (oder „kleine Kreislauf") dient dem Gasaustausch. Das Lungen- bzw. Bronchialgewebe selbst wird über den systemischen Kreislauf versorgt, und zwar über die aus der Aorta entspringenden **Bronchialarterien**. Die das Gewebe versorgenden Bronchialkapillaren entleeren sich entweder in die **Bronchialvenen** (diese wiederum münden in die V. azygos) oder aber sie anastomosieren mit den Lungenvenen des kleinen Kreislaufs. Der so entstehende Rechts-links-Shunt erklärt, weshalb der pO_2 in den großen systemischen Arterien immer etwa 2 mmHg niedriger ist als der in den direkt mit der Alveolarluft equilibrierten Pulmonalkapillaren.

! Einen weiteren Beitrag zu diesem „physiologischen Shunt" leisten direkt in den linken Ventrikel mündende Koronararterien sowie die in 5.1.2 beschriebenen „natürlichen" Imbalancen von Ventilation und Perfusion. **!**

5.1.2 Physiologie

Der Gasaustausch zwischen der Alveolarluft und den Lungenkapillaren beruht auf einem passiven Diffusionsprozess, welcher durch die jeweiligen Partialdruckunterschiede der beiden Gase Sauerstoff und Kohlendioxid angetrieben wird.

Eine Diffusion dieser Gase von der Außenluft über den Bronchialraum in die Alveolen wäre zwar grundsätzlich möglich, würde jedoch viel zu viel Zeit in Anspruch nehmen. Der Gastransport durch den Bronchialbaum wird deshalb von der Thoraxpumpe beschleunigt, in die die Lungen „eingehängt" sind. Die Pumpe wird vom Zwerchfell, von den Interkostalmuskeln und – bei extremen Belastungen – auch von Teilen der Körpermuskulatur bedient. Sie schafft durch ihre muskuläre Aktion Luftdruckdifferenzen, durch welche die Atemluft in den Alveolarraum ein- und ausströmt.

Atmung und Atmungsregulation

Atmung

Sieht man von der lediglich im mikroskopischen Maßstab relevanten Diffusion ab, bewegt sich Luft nur entlang einem Luftdruckgefälle. Liegt der intraluminale Atemwegsdruck unterhalb des Atmosphärendrucks, strömt Luft in den Thorax ein (Einatmung); liegt er über dem Atmosphärendruck, strömt sie aus (Ausatmung), **Abb. 5.5** und **Abb. 5.6**.

Die Inspiration ist somit ein aktiver Prozess, der durch die Abwärtsbewegung des Zwerchfells und die Bewegung der Rippen nach oben und außen durch die Interkostalmuskulatur zustande kommt. Die Exspiration hingegen erfolgt normalerweise passiv durch die Elastizität von Lunge und Thorax.

Atemantrieb

In der Substantia reticularis des Hirnstamms liegende Neurone koordinieren die rhythmische Inspiration und Exspiration so, dass die Partialdrücke von Sauerstoff und Kohlendioxid im Blut nur wenig schwanken. Atemstimuli können in neurogene und chemische Faktoren unterteilt werden. Im

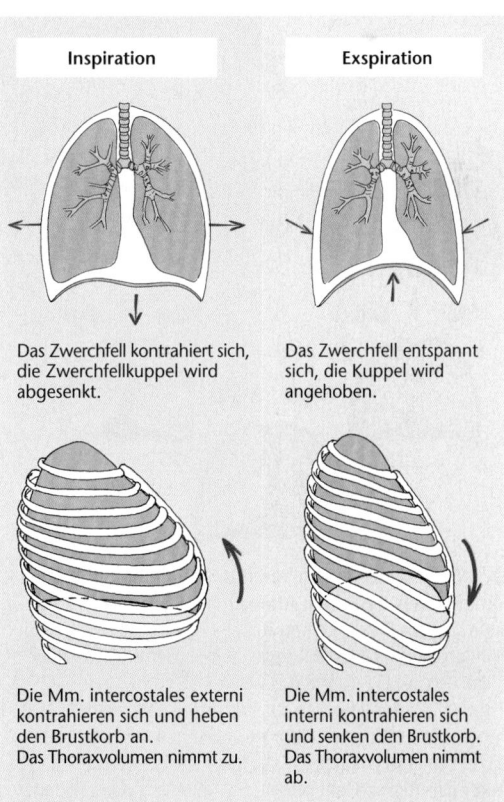

Abb. 5.5: Atemmechanik: Da die Lunge elastisch und selbst nicht aktiv beweglich ist, folgt sie passiv der Erweiterung und Verengung des Brustkorbs bei den Atembewegungen. [A400–190]

Normalfall beruht die Steuerung der Atmung vor allem auf neurogenen Stimuli, die chemische Steuerung spielt vor allem bei schweren Atemstörungen und während des Nachtschlafs eine Rolle.

> ! Die anatomische Lage des Atemzentrums erklärt, weshalb bei einer Hirnstammschädigung z.T. schwere Störungen des Atemantriebs entstehen. !

Neurogene Stimuli

Das Atemzentrum kann durch aus verschiedenen Körperregionen zusammenlaufende Nervenimpulse stimuliert

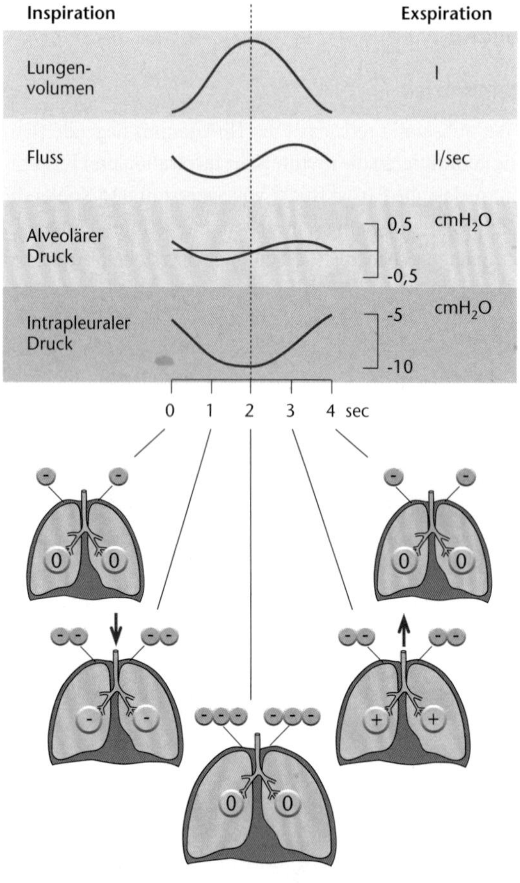

Abb. 5.6: Veränderungen von Druck, Volumen und Fluss während eines einzelnen Atemzuges: Die der Einatmung zugrunde liegende Expansion von Thorax und Zwerchfell erniedrigt den intrapleuralen Druck von seiner endexspiratorischen „Ruhelage" von −5 cmH$_2$O (−0,5 kPa) auf etwa −10 cmH$_2$O (−1 kPa). Diese Druckschwankung wird an das funktionell „angeheftete" Lungenparenchym mit den enthaltenen Luftwegen weitergegeben, sodass es zu einem negativen Druck im Alveolarraum mit nachfolgendem Einstrom von Luft kommt. Hat der Alveolardruck wieder 0 cmH$_2$O erreicht, so ist die Einatmung beendet. Die nun folgende passive Kompression des Thorax lässt den Alveolardruck in den positiven Bereich steigen, sodass Gas aus dem Alveolarraum entweicht. [L157]

werden. Die entsprechenden Reize werden über folgende Rezeptoren vermittelt:

- **Rezeptoren in den Muskeln und Gelenken** der Extremitäten sowie der Brustwand, die durch körperliche Aktivität stimuliert werden und damit die Ventilation an das körperliche Aktivitätsniveau anpassen
- **juxtakapilläre, sog. J-Rezeptoren der Lunge**, die durch Expansion des Interstitiums (z. B. bei Lungenstauung oder -entzündung) stimuliert werden
- **luminale pulmonale Rezeptoren**, die durch Dehnung oder endobronchiale Irritation (z. B. Entzündung der Atemwege) aktiviert werden.

Eine Stimulation der Atmung erfolgt auch direkt über aktivierende Hirnregionen. Beispiele sind die (physiologische) Hyperpnoe bei sexueller Erregung sowie das (pathologische) Hyperventilations-Syndrom (s. **Kasten** „Psychogene Einflüsse").

Chemische Stimuli (Abb. 5.7)

- **Erhöhter Kohlendioxid-Partialdruck** (pCO_2): Ein Anstieg des CO_2-Partialdrucks im ZNS stellt den stärksten chemischen Atemreiz dar (**hyperkapnische Atemstimulation**). Der Atemantrieb wird durch zentrale Chemorezeptoren in der Medulla oblongata reguliert, die auf pH-Änderungen des Liquors reagieren. Der pH wird dabei durch Diffusion von CO_2 über die Blut-Hirn-Schranke beeinflusst. Die Sensitivität der Rezeptoren kann durch chronische Hyperkapnie, z. B. im Rahmen einer chronisch-obstruktiven Bronchitis, verloren gehen. Dann erfolgt der Atemantrieb über den erniedrigten Sauerstoffgehalt im Blut (hypoxische Atemstimulation, s. unten).

> ! Dies ist für den Arzt eine schwierige Situation: Eine Sauerstoffgabe kann bei manchen dieser Patienten zu einer Hemmung des Atemantriebs und damit zu einem weiteren Anstieg des pCO_2 führen. Klinisch ergeben sich hierdurch allerdings nur in Ausnahmefällen Probleme (insbesondere bei Patienten mit neuromuskulären Erkrankungen). Eine notwendige Versorgung mit Sauerstoff sollte also nicht aus Angst vor den Nebenwirkungen unterbleiben; vielmehr ist darauf zu achten, dass der Patient gut überwacht wird und dass Möglichkeiten zur eventuellen Unterstützung der Atmung (wie etwa Beutel-Masken-Systeme) verfügbar sind. !

> ! Auch die peripheren Chemorezeptoren im Glomus caroticum und in der Aorta (s. u.) registrieren den (Blut-)pCO_2; sie reagieren vor allem auf rasche pCO_2-Änderungen und stimulieren die Atmung besonders dann, wenn gleichzeitig eine Hypoxämie vorliegt. !

- **Anstieg der H$^+$-Ionen** im ZNS: Die durch Azidose ausgelöste Atemstimulation zeigt sich durch Hyperventilation mit vermehrter Atemtiefe bei normaler oder erhöhter Atemfrequenz (sog. Kussmaul-Atmung, s. u.).

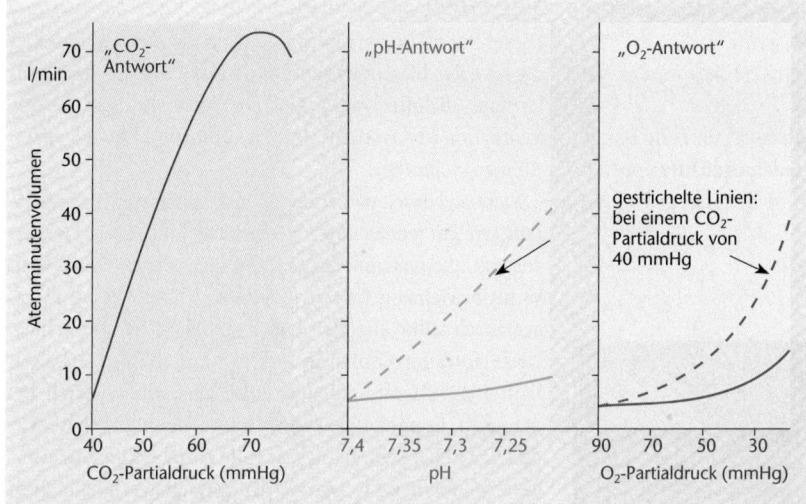

Abb. 5.7: Atemzeitvolumen (als Maß für den Atemantrieb) in Abhängigkeit von CO$_2$-Partialdruck (links), pH-Wert (Mitte) und O$_2$-Partialdruck (rechts) im arteriellen Blut. Gestrichelte Kurve: Atemzeitvolumen bei Konstanthaltung des CO$_2$-Partialdrucks um 40 mmHg (5,3 kPa). Durchgezogene Kurve: realitätsnahes Verhalten des Atemzeitvolumens. [A400–190]

! Dieser Zusammenhang lässt sich therapeutisch beim Atmungsanaleptikum Acetazolamid (Diamox®) ausnutzen: Über eine Hemmung der Karboanhydrase sinkt die Bicarbonat-Konzentration im Liquor und damit der pH-Wert. Der Atemantrieb wird dadurch gesteigert. !

- **Erniedrigter Sauerstoff-Partialdruck:** Eine Hypoxämie, d. h. eine Erniedrigung des arteriellen pO$_2$ im Blut, stimuliert periphere Chemorezeptoren im Glomus caroticum und in der Aorta. Dieser peripher ausgelöste Atemantrieb ist jedoch viel schwächer als die Stimulation durch den CO$_2$-Anstieg.

! Das Atemzentrum kann durch eine schwere Hypoxämie sowie durch Sedativa (z. B. Opiate, Alkohol) gehemmt werden. !

Pathologische Atmungstypen

Klinisch wichtig ist die Unterscheidung pathologischer Atmungstypen (**Abb. 5.8**):

- Die **Kussmaul-Atmung** ist z. B. bei metabolischer Azidose – typischerweise beim ketoazidotischen Koma im Rahmen einer diabetischen Entgleisung – zu beobachten. Durch die Hyperventilation mit beschleunigter und vor allem vertiefter Atmung wird der pCO$_2$ gesenkt und so eine respiratorische Kompensation der Azidose ermöglicht.
- Die **Cheyne-Stokes-Atmung** ist typisch für die schwere Herzinsuffizienz und wird auch als **hypokapnische Apnoe** bezeichnet: Im Rahmen einer Bedarfshyperventilation (d. h. einer durch Hypoxie bedingten Atmungssteigerung) wird CO$_2$ bis unter die Apnoeschwelle „abgeraucht" – erst wenn dann der pCO$_2$ wieder ansteigt, setzt die Atmung erneut ein.

- Die **Biot-Atmung** weist auf eine schwerwiegende ZNS-Störung hin.
- Die **Schnappatmung** tritt vor allem präfinal auf.

Aufgaben der Lunge

Die Lunge erfüllt drei Hauptaufgaben:
- Aufnahme von Sauerstoff ins Blut (Oxygenierung)
- Abgabe von Kohlendioxid aus dem Blut an die Atmosphäre
- Teilnahme an der Säure-Base-Regulation durch die Fähigkeit zur CO$_2$-Abgabe.

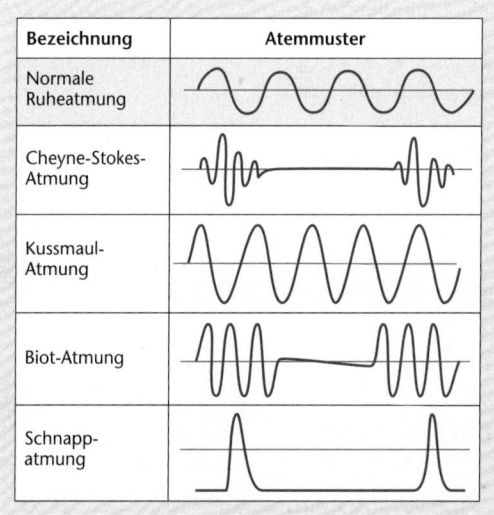

Bezeichnung	Atemmuster
Normale Ruheatmung	
Cheyne-Stokes-Atmung	
Kussmaul-Atmung	
Biot-Atmung	
Schnapp-atmung	

Abb. 5.8: Pathologische Atmungstypen. [A400]

Alle diese Funktionen beruhen auf einem adäquaten Gasaustausch, der nur gewährleistet ist, wenn:

- alle Lungenabschnitte ungehindert ventiliert werden (adäquate **Ventilation**)
- die Gase ungehindert zwischen Alveolarraum und Blutgefäßsystem diffundieren können (adäquate **Diffusion**)
- alle Lungenabschnitte adäquat mit Blut versorgt sind (adäquate **Perfusion**).

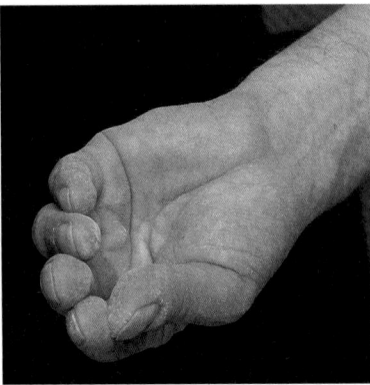

Abb. 5.9: Pfötchenstellung bei Hyperventilationstetanie.
[D200]

Ventilation

Dieser Begriff beschreibt den Gasfluss von der Außenwelt in die Alveolen bzw. umgekehrt und besagt, wie gut der Alveolarraum „belüftet" wird. Das gebräuchliche Maß für die Ventilation ist das **Atemminutenvolumen** (Atemfrequenz × Atemzugvolumen).

Nicht alle durch den Naso- oder Oropharynx eingeatmete Luft erreicht jedoch den Alveolarraum und damit das Gasaustauschkompartiment. Ein Teil der eingeatmeten Luft verbleibt vielmehr im sog. **Totraum**, d. h. in nicht am Gasaustausch teilnehmenden Lungenanteilen, z. B. Bronchien. Diese **Totraumventilation** macht normalerweise etwa ein Drittel des Atemminutenvolumens aus, kann jedoch bei manchen Erkrankungen – wie etwa beim Emphysem – deutlich höher sein. In diesem Falle korreliert das Atemminutenvolumen schlecht mit der physiologisch effektiven Ventilation (der sog. **alveolären Ventilation**; s. Kasten „Totraumventilation und alveoläre Ventilation").

Obwohl die Ventilation sowohl für die O_2-Aufnahme als auch für die CO_2-Abgabe wichtig ist, spielt sie für die Letztere doch eine ungleich wichtigere Rolle. Dies kann anhand der folgenden Rechnung leicht verstanden werden: Der Körper des Erwachsenen verbrennt in Ruhe pro Minute etwa

===ZUR VERTIEFUNG===

Psychogene Einflüsse – am Beispiel der Hyperventilation

Wie sehr die Psyche die Atemregulation beeinflusst, zeigt die psychogene Hyperventilation. Hier kommt es durch Schmerzreize, Angst oder andere psychische Belastungen zu einer inadäquaten, d. h. von den chemischen Atemstimuli und den Bedürfnissen der Säure-Base-Homöostase abgekoppelten Steigerung des Atemminutenvolumens mit raschem Abfall des pCO_2 und entsprechendem Anstieg des pH (respiratorische Alkalose). Die Patienten sind sich des Auslösers manchmal gar nicht bewusst.

! Abgegrenzt wird die psychogene Hyperventilation von organischen Ursachen der Hyperventilation sowie von der (physiologischen) kompensatorischen Hyperventilation bei metabolischer Azidose und der „Bedarfshyperventilation" bei Hypoxie (Genaueres s. 5.1.3). Die „psychogene Hyperventilation" ist damit immer eine Ausschlussdiagnose. **!**

Klinik
Führt die Hyperventilation zu klinischen Symptomen, so spricht man auch von einem

Hyperventilations-Syndrom. Im Vordergrund steht die gesteigerte Atmung („Marathonlauf in Ruhe"). Im Zuge der respiratorischen Alkalose tritt ein Abfall des ionisierten Calciums ein (s. 11.6.2), der sich in typischen Parästhesien (Kribbeln, Ameisenlaufen) oder Hypästhesien (v. a. an den Akren und perioral) äußert. In Extremfällen entwickelt sich eine Tetanie mit sog. **Pfötchenstellung** der Hände (karpopedaler Spasmus, Abb. 5.9). Häufig bestehen auch Panik, Zittern, Schwindel, Kopfschmerzen, Brustschmerzen, Tachykardie und Herzklopfen. Es kann zur Bewusstlosigkeit kommen.

Der „typische" Patient mit einem psychogenen Hyperventilations-Syndrom ist nervös und ängstlich und klagt oft auch über andere funktionelle Beschwerden (s. 14.4) wie z. B. Spannungskopfschmerzen, Herzklopfen, Magen-Darm-Probleme und Schlafstörungen.

Diagnostisches Vorgehen
Ein Hyperventilations-Syndrom ist anhand der typischen Klinik leicht zu diagnostizieren. Der Auskultationsbefund ist normal (was etwa ein Asthma bronchiale als Ursache der an-

gestrengten Atmung ausschließt). Das diagnostisches Minimalprogramm umfasst:

- **Blutgasanalyse:** pCO_2 und Bicarbonat sind erniedrigt, pO_2 und pH meist erhöht (zum Verständnis des „gegenläufigen" Zusammenhangs zwischen pO_2 und pCO_2 siehe 5.1.3). Bei respiratorischer Partialinsuffizienz ist ein Hyperventilations-Syndrom unwahrscheinlich und eher an eine Bedarfshyperventilation zu denken, etwa durch ARDS, Schock, Lungenembolie.
- **EKG:** bei Rechtsherzbelastungszeichen und Tachykardie: V. a. Lungenembolie.

Therapie
Sie besteht in der Beruhigung des Patienten, der zudem über die Harmlosigkeit seiner „Erkrankung" aufgeklärt wird. Der Patient kann aufgefordert werden, über einen vor den Mund gehaltenen Plastikbeutel „rückzuatmen", was über eine CO_2-Anreicherung zum Ausgleich der respiratorischen Alkalose und damit zum Verschwinden der Symptome führt.

Totraumventilation und alveoläre Ventilation

Totraumventilation ist definiert als derjenige Anteil der Ventilation, der nicht am Gasaustausch teilnimmt. Sie ist klinisch deshalb relevant, weil eine Zunahme der Totraumventilation zu einer Abnahme der für den Gasaustausch entscheidenden **alveolären Ventilation** führen kann (Gesamtventilation = Totraumventilation + alveoläre Ventilation). Die Totraumventilation hat zwei Anteile:

- die im **anatomischen Totraum**, d. h. in den leitenden Atemwegen verbleibende Luft (etwa 1/3 der normalen Ventilation).

❗ Der anatomische Totraum bereitet dem Gesunden keine Probleme, er kann jedoch bei Patienten mit einer restriktiven Lungenerkrankung (d. h. bei kleinen Lungenvolumina mit entsprechend flacher, rascher Atmung) zu einer Einschränkung der alveolären Ventilation führen. Auch kann der anatomische Totraum durch chronische Umbauprozesse (z. B. beim Lungenemphy-

sem) so sehr vergrößert sein, dass die alveoläre Ventilation eingeschränkt wird. ❗

- die in den **alveolären Totraum** eintretende Luft, d. h. die Luft, die zwar den Alveolarraum erreicht, dort jedoch nicht adäquat mit Kapillaren in Beziehung tritt. Die alveoläre Totraumventilation entsteht bei allen Formen von Ventilations-Perfusions-Inhomogenitäten mit relativer Unterperfusion von Lungenanteilen (High-V/Q-Mismatch, s. Text), etwa bei der Lungenembolie oder beim Schock.

---

250 ml Sauerstoff. Bei gemischter Kost entstehen dabei etwa 200 ml Kohlendioxid. Um besagte 250 ml Sauerstoff bereitzustellen, müssen dem Alveolarraum bei einer Sauerstoff-Konzentration der Außenluft von 21 % etwa 1,2 l Luft zugeführt werden. Zur Entfernung von 200 ml CO_2 – welches im Alveolarraum in etwa 5 %iger Konzentration vorliegt – müssen dagegen etwa 4 l Luft „bewegt" werden und damit dreimal mehr, als für die Oxygenierung allein notwendig wäre.

❗ Dennoch kommt es bei einer Einschränkung der Ventilation auch rasch und unvermeidlich zu einem Abfall des pO_2. Dieser Abfall ist jedoch nicht primär durch eine mangelnde „Zulieferung" von O_2 aus der Außenluft bedingt, sondern durch die physikalische Korrelation von pCO_2 und pO_2 im Alveolarraum (s. Kasten „Alveoläre Gasgleichung"). ❗

Alveoläre Gasgleichung

Die vollständige alveoläre Gasgleichung bei 37 °C lautet:

$$pAO_2 = FiO_2 \times (\text{Luftdruck in mmHg} - 47\ \text{mmHg}) \times \frac{pACO_2}{RQ}$$

pAO_2 = Sauerstoff-Partialdruck im Alveolarraum; FiO_2 = fraktionelle Sauerstoff-Konzentration in der Inspirationsluft (in Raumluft: 0,21); $pACO_2$ = Kohlendioxid-Partialdruck im Alveolarraum (entspricht grob dem $paCO_2$, also dem arteriellen pCO_2); RQ = respiratorischer Quotient.

Die Atemluft ist ab dem Kehlkopf zu 100 % wasserdampfgesättigt, sodass der entsprechende Partialdruck (47 mmHg) vom Gesamtdruck abgezogen wird.

Diffusion

Wie viel O_2 bzw. CO_2 aus den Alveolen ins Blut diffundiert oder umgekehrt (**Abb. 5.10**), hängt von den Gaseigenschaften, der Diffusionsstrecke, der Gasaustauschfläche und den jeweiligen Konzentrationsgradienten ab.

- **Diffusionseigenschaften der Gase:** CO_2 diffundiert ca. 6-mal rascher und seine Löslichkeit im Blut ist 20-mal größer als die von O_2. Deshalb führen Diffusionsstörungen praktisch nie zu einer Hyperkapnie.
- **Höhe des Druckgradienten:** Der Druckgradient für ein bestimmtes Gas entspricht der Differenz zwischen den

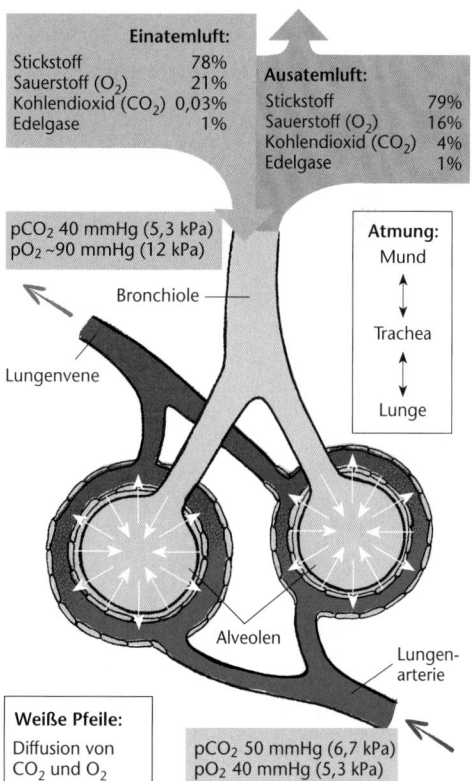

Einatemluft:

Stickstoff	78 %
Sauerstoff (O_2)	21 %
Kohlendioxid (CO_2)	0,03 %
Edelgase	1 %

Ausatemluft:

Stickstoff	79 %
Sauerstoff (O_2)	16 %
Kohlendioxid (CO_2)	4 %
Edelgase	1 %

pCO_2 40 mmHg (5,3 kPa)
pO_2 ~90 mmHg (12 kPa)

Bronchiole

Lungenvene

Atmung:
Mund
↕
Trachea
↕
Lunge

Alveolen

Lungen-arterie

Weiße Pfeile:
Diffusion von CO_2 und O_2

pCO_2 50 mmHg (6,7 kPa)
pO_2 40 mmHg (5,3 kPa)

Abb. 5.10: Gasaustausch in den Alveolen: Kohlendioxidreiches, sauerstoffarmes Kapillarblut umströmt die Alveolen und es kommt durch Alveolarmembran, Basalmembran und Kapillarendothel hindurch zum Gasaustausch. Der ableitende Kapillarschenkel enthält sauerstoffreiches, kohlendioxidarmes Blut. [A400–190]

Partialdrücken in der Alveole und dem gemischt-venösen Blut in der Lungenkapillare. Je besser also die alveoläre Ventilation ist (s. o.), desto größer sind die Druckgradienten von CO_2 und O_2.

- **Dicke der alveolokapillären Membran:** Diese ist beim Lungenödem (z. B. durch Linksherzinsuffizienz) und bei Bindegewebevermehrung (z. B. bei Lungenfibrose) erhöht. Entsprechend ist die Diffusion erschwert.
- **Größe der Diffusionsfläche:** Normal sind ca. 100 m². Die Diffusionsfläche ist beim Lungenemphysem und nach Lungenteilresektion verkleinert. Hierdurch verkürzt sich die Kontaktzeit von Blut und lufthaltiger Alveole (normal 0,3 – 0,5 Sekunden). Es resultiert eine Diffusionsstörung, obwohl die einzelne alveolokapilläre Einheit intakt ist.

Perfusion

Der dem Gasaustausch dienende **Lungenkreislauf** muss zu allen Zeiten das stark schwankende Herzzeitvolumen aufnehmen können, ohne dabei starke Druckschwankungen zuzulassen. Das pulmonale Gefäßbett ist deshalb dehnbar und arbeitet im Vergleich zum Systemkreislauf (der ja auch weit entfernte Körperabschnitte versorgen muss) auf niedrigem Druckniveau. Der Gefäßwiderstand im kleinen Kreislauf beträgt nur ein Zehntel des Widerstandes im Systemkreislauf. Der systolische Druck in der Pulmonalarterie

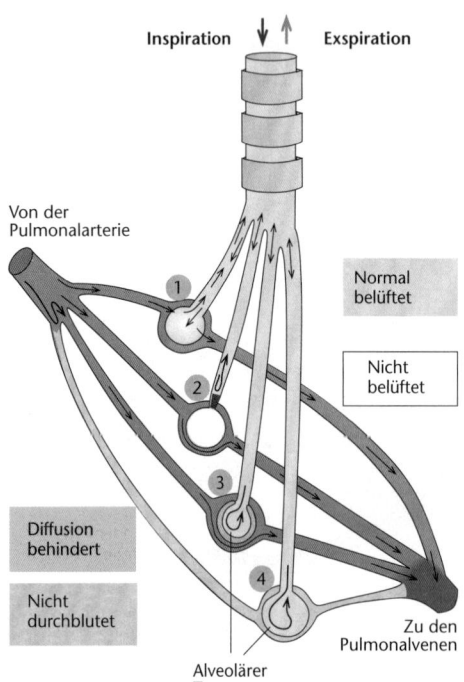

Abb. 5.11: Verteilungsstörungen in der Lunge. 1 = normal belüftete und durchblutete Alveole; 2 = Ventilationsstörung, z. B. bei Asthma bronchiale; 3 = Diffusionsstörung, z. B. bei Lungenfibrose; 4 = Perfusionsstörung, z. B. bei Lungenembolie. [L157]

entspricht dem systolischen rechtsventrikulären Druck und liegt etwa bei 25 mmHg (3,3 kPa), der diastolische Druck in der Pulmonalarterie liegt bei 8 mmHg (1,1 kPa). Die aus den Lungenarterien hervorgehenden Arteriolen sind im Vergleich zu den systemischen „Verteilungs"arteriolen sehr arm an glatter Muskulatur. Sie münden in breite, vielfältig anastomosierende, die Alveolen wie ein Korb umgebende Kapillaren. In ihnen herrscht ein Druck von etwa 10 mmHg (1,3 kPa).

Der Lungengefäßwiderstand und damit der Blutdruck in den Pulmonalarterien kann vor allem durch drei Faktoren erhöht werden:

- Durch Hypoxämie, Hyperkapnie oder Azidose kommt es zur zunächst reversiblen Vasokonstriktion der Lungengefäße und damit zu einer widerstandsbedingten Druckerhöhung.
- Bei Linksherzversagen oder Mitralklappenfehlern kommt es zum Rückstau von Blut in das Lungengefäßsystem und damit zu einer volumenbedingten Druckerhöhung.
- Lungenkrankheiten, welche den Lungengefäßquerschnitt reduzieren (z. B. Lungenemphysem oder Lungenembolie), können ebenfalls zu einer widerstandsbedingten Druckerhöhung führen, welche irreversibel sein kann.

Das Verhältnis von Ventilation (V) zu Perfusion (Q)

Einer der entscheidenden Faktoren für einen effektiven Gasaustausch ist die Abstimmung der Ventilation auf die Perfusion und umgekehrt. Werden zum Beispiel nicht-ventilierte Lungenanteile weiterhin gut perfundiert, so strömt der in diese Regionen fließende Blutanteil desoxygeniert in die systemische Zirkulation zurück und vermindert so die Sauerstoff-Konzentration im arteriellen Blut. Umgekehrt kommt es durch Ventilation von vom Gefäßsystem abgeschnittenen Lungenanteilen zu einer ineffektiven Ventilation – d. h. dadurch, dass ein Teil des Atemminutenvolumens in nicht am Gasaustausch teilnehmende Lungengebiete fließt, resultiert eine erhöhte Totraumventilation („*wasted ventilation*"; **Abb. 5.11**). Solche **V/Q-Inhomogenitäten** spielen klinisch eine wichtige Rolle (s. **Kasten** „V/Q-Inhomogenitäten").

Selbst in der gesunden Lunge besteht ein gewisses Missverhältnis zwischen Ventilation und Perfusion. Dies ist dadurch begründet, dass beim stehenden oder sitzenden Menschen aufgrund der höheren hydrostatischen Drücke in den „abhängigen" Gebieten die basalen Lungenabschnitte relativ besser perfundiert als ventiliert sind (**physiologischer Shunt**).

❗ Letzteres erklärt auch, weshalb man beim Lungenödem die feuchten Rasselgeräusche zunächst basal hört (bevorzugte Perfusion der Lungenunterfelder). ❗

═══════════════ ZUR VERTIEFUNG ═══════════════

V/Q-Inhomogenitäten (V/Q-Mismatch)

Die alveoläre Ventilation beträgt normalerweise ca. 4 l/min, das Herzzeitvolumen um 5 l/min; dies ergibt in Ruhe ein physiologisches V-zu-Q-Verhältnis von 4 : 5 = 0,8.

Low-V/Q-Mismatch
V/Q-Wert < 0,8: Dies bedeutet, dass relativ mehr Blut durch die betreffenden Pulmonalkapillaren fließt, als durch die Luft in den betreffenden Alveolen oxygeniert werden kann. Anders ausgedrückt: Die betreffenden Lungenanteile sind im Vergleich zu ihrer Ventilation relativ überperfundiert. In der Summe resultiert aus der Beimischung von Blut aus

relativ überperfundierten Arealen ein intrapulmonaler Rechts-links-Shunt und damit eine Erniedrigung des arteriellen pO_2. Krankheiten mit einem Low-V/Q-Mismatch sind häufig: Pneumonie, Atelektasen, ARDS, Mukoviszidose usw.

High-V/Q-Mismatch
V/Q > 0,8: Dies bedeutet, dass die Alveolen gut ventiliert, aber nicht hinreichend perfundiert sind („vergeudete Ventilation"). Die gesteigerte Totraumventilation kann zunächst durch eine Steigerung des Atemminutenvolumens ausgeglichen werden. Bei Ausschöpfung der Ventilationsreserve kann CO_2 jedoch nicht mehr ausreichend abgeatmet werden,

sodass eine Hyperkapnie resultiert (in der Folge bedingt Letztere dann auch einen Abfall des Sauerstoff-Partialdrucks, s. Kasten „Alveoläre Gasgleichung"). Beispiel: Kreislaufinsuffizienz (Schock).
Extrembeispiele, bei denen kein Gasaustausch mehr stattfindet, sind:
- die komplette Totraumventilation: belüftete, aber nicht durchblutete Alveole, z. B. bei massiver Lungenembolie: V/Q = unendlich
- die Kurzschlussdurchblutung: durchblutete, aber nicht belüftete Alveole, z. B. bei Atelektase oder bei pulmonalen Gefäßfehlbildungen mit arterio-venösem Shunt: V/Q = 0.

! Die Lunge kann regionale Ventilations-Perfusions-Inhomogenitäten dadurch ausgleichen, dass die durch mangelnde Ventilation einzelner Lungenabschnitte entstehende lokale Hypoxie eine ebenso lokale Vasokonstriktion und damit eine Abnahme der Perfusion auslöst (**hypoxische pulmonale Vasokonstriktion**, sog. Euler-**Liljestrand-Reflex**). Hierdurch wird der Blutfluss in nicht oder weniger hypoxische Areale umverteilt. Dieser Reflex ist für das Verständnis der Pathophysiologie der Lunge von entscheidender Bedeutung !

Störungen der Lungenfunktion

Ist eine der drei basalen Lungenfunktionen Ventilation, Diffusion oder Perfusion nachhaltig gestört, so ist ein effektiver Gasaustausch nicht mehr möglich. Im Folgenden werden die entsprechenden Ventilations-, Diffusions- und Perfusionsstörungen kurz vorgestellt.

Ventilationsstörungen

Ventilationsstörungen sind durch einen Abfall des Atemminutenvolumens definiert und können auf zwei völlig unterschiedlichen Wegen entstehen, nämlich durch **obstruktive** und durch **restriktive** Lungenerkrankungen. Die Ventilationsstörungen lassen sich durch bestimmte Lungenfunktionsuntersuchungen quantifizieren, z. B. Spirometrie (**Abb. 5.12**), Bodyplethysmographie, Bestimmung der Diffusionskapazität und Blutgasanalyse. Diese Methoden werden in **5.2.5** ausführlicher dargestellt.

Obstruktive Ventilationsstörungen

Hierbei ist der dem Gasfluss entgegengebrachte Widerstand in den Luftwegen erhöht. Eine solche Widerstandserhöhung entsteht durch Lumeneinengung oder -verlegung und wird deshalb als **obstruktive Ventilationsstörung** bezeichnet. Dabei ist bei intrathorakaler Obstruktion v. a. die Exspiration, bei extrathorakaler Obstruktion dagegen v. a. die Inspiration behindert (**Abb. 5.13** und **Kasten** „Vorwiegend betroffene Atemphasen").

Häufige Ursachen obstruktiver Störungen sind in **Tabelle 5.1** zusammengefasst.

Restriktive Ventilationsstörungen

Hierbei ist die Dehnbarkeit (Compliance) von Lunge oder Thorax so weit eingeschränkt, dass das Fassungsvolumen der Lunge (Vitalkapazität bzw. intrathorakales Gasvolumen,

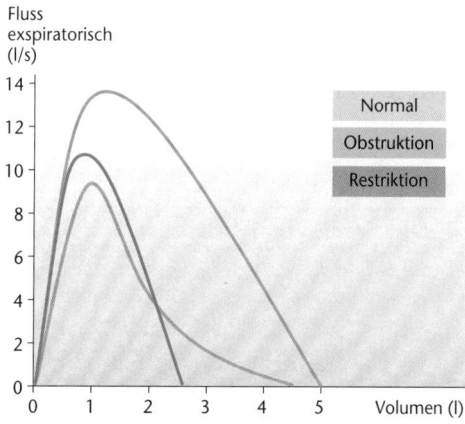

Abb. 5.12: Typische Fluss-Volumen-Kurven bei verschiedenen Störungen im Spirogramm. Gezeigt ist hier nur der exspiratorische Schenkel, die vollen Kurven sind in Abbildung 5.25 abgebildet. Hauptkennzeichen der Restriktion ist das verminderte Lungenvolumen (die gleichzeitig verminderte Flussrate ergibt sich daraus sekundär). Hauptkennzeichen der Obstruktion sind die verminderten Flussraten (dies betrifft oft besonders den mittleren Volumenbereich, sodass die Kurve hier „durchhängt"). [L157]

s. 5.2.5) abfällt. Für den Verlust der Dehnbarkeit der Lunge können sowohl intra- als auch extrapulmonale Veränderungen verantwortlich sein (**Tab. 5.1**).

❗ Wegen der zugrunde liegenden Pathomechanismen (z. B. interstitielle Entzündung) beeinträchtigen restriktive Prozesse häufig die **Diffusionskapazität**. Auch ist das Gefäßbett durch restriktive Lungenerkrankungen häufig mit betroffen, sodass begleitende Perfusionsstörungen bzw. V/Q-Inhomogenitäten (**Low-V/Q-Mismatch**) auftreten können. ❗

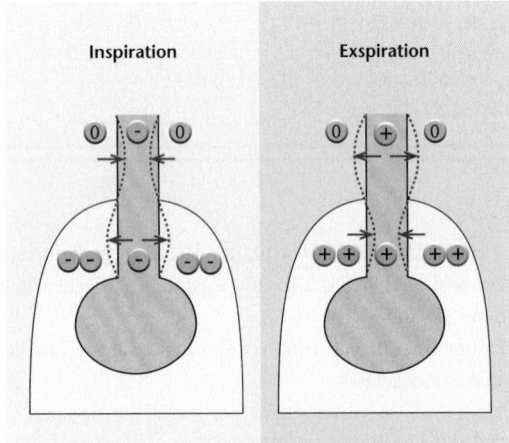

Abb. 5.13: Der während der In- und Exspiration wechselnde transmurale Druck sorgt dafür, dass sich der Durchmesser der Luftwege in Abhängigkeit von der Atemphase ändert. Der transmurale Druck ist innerhalb des Brustkorbs durch die Druckdifferenz zwischen Pleuraspalt und Bronchiallumen bestimmt, während er außerhalb des Brustkorbs die Differenz zwischen Atmosphärendruck und Druck im Bronchiallumen wiedergibt. Obstruktionen der oberen Luftwege zeigen sich deshalb vorzugsweise während der Inspiration, während sich intrathorakale Atemwegsobstruktionen während der Exspiration manifestieren.

Diffusionsstörungen

Wegen seiner hervorragenden Diffusionseigenschaften ist der Kohlendioxid-Transport vom Blut in die Alveolen prak-

============ZUR VERTIEFUNG============

Vorwiegend betroffene Atemphasen bei obstruktiven Ventilationsstörungen (Abb. 5.13)

Die klinische Erfahrung lehrt, dass extrathorakale Obstruktionen (z. B. Epiglottitis) zur Einschränkung der Einatmung mit inspiratorischem Stridor, intrathorakale Obstruktionen (z. B. Asthma) dagegen zur Einschränkung der Ausatmung mit exspiratorischem Giemen führen.

Inspiratorischer Stridor
Durch den während der Einatmung in den Atemwegen herrschenden negativen Druck erhöht sich außerhalb des Thorax während der Einatmung der Druckgradient zwischen Lumen und Atmosphäre; hierdurch kommt es zur Kompression der extrathorakalen Atemwege, wodurch die Luftpassage bei vorbestehender Lumenobstruktion kritisch eingeschränkt werden kann (evtl. als Stridor hörbar). An den intrathorakalen Atemwegen dagegen nimmt der Druckgradient während der Inspiration ab, sodass es hier zu einer, wenn auch geringen, inspiratorischen Erweiterung des Bronchialbaumes kommt.

Exspiratorisches Giemen
Bei der Ausatmung kommt es dagegen durch die nun positiven transthorakalen Drücke zu einer relativen Kompression des intrathorakalen Bronchialbaumes, sodass vorbestehende Obstruktionen während dieser Phase zur Einschränkung des Gasflusses führen (evtl. als Giemen hörbar). Dieses Phänomen wird ebenso wie sein inspiratorisches Pendant (inspiratorischer Stridor), durch forcierte Atmungsbewegungen des Patienten verstärkt. Die extrathorakalen Atemwege dagegen werden während der Exspiration durch Abnahme des luminal-atmosphärischen Druckgradienten relativ „aufgedehnt".

Tab. 5.1 Obstruktive und restriktive Atemstörungen

Restriktive Erkrankungen		Obstruktive Erkrankungen	
den Thorax und Pleuraraum betreffend	die Lungen betreffend	der oberen Luftwege (oberhalb der Thoraxapertur)	der unteren Luftwege (unterhalb der Thoraxapertur)
• Myasthenia gravis • Guillain-Barré-Syndrom • Pleuraerkrankungen (Pleuraerguss, Pleuraschwarte) • Pneumothorax • instabiler Thorax (z. B. durch Rippenserienbruch) • massive Fettsucht • Versteifung des Brustkorbs durch M. Bechterew oder schwere Kyphoskoliose • Zwerchfelllähmung	• interstitielle Lungenerkrankungen (z. B. Sarkoidose, Lungenfibrose) • Lungenödem, Pneumonie, Mukoviszidose • Ausfall eines Lungenanteils durch Atelektasen, Raumforderungen, Pneumonie, Lungenembolie, Lungenresektion • erhöhte Oberflächenspannung in den Alveolen (z. B. bei ARDS)	• Atemwegsverlegung durch Tumoren oder Fremdkörper • Pseudokrupp • obstruktives Schlafapnoe-Syndrom • Epiglottitis	• Asthma bronchiale • chronisch-obstruktive Bronchitis • Fremdkörper der unteren Luftwege • Tracheitis

tisch nie durch Diffusion limitiert. Auch der Sauerstofftransport stößt erst dann an Grenzen, wenn die Diffusionsstrecke um 300% verlängert ist, was selbst bei schweren interstitiellen Entzündungen selten erreicht wird. Die Sauerstoff-Diffusionskapazität kann jedoch bei Hochleistungssportlern leistungsbegrenzend sein, da die pulmonalkapilläre Passagezeit des Blutes durch den raschen Blutfluss so kurz werden kann, dass ein Teil des Blutes nicht mehr oxygeniert wird.

Perfusionsstörungen

Reine Perfusionsstörungen sind im Vergleich zu den anderen Störungen relativ selten. Sie treten bei allen Einschränkungen der Lungenstrombahn auf, z. B. bei Lungenembolie sowie bei allen Lungenerkrankungen mit Veränderung der interstitiellen Architektur wie z. B. Emphysem oder Lungenfibrose.

! Eine eingeschränkte Lungenperfusion führt darüber hinaus zu V/Q-Inhomogenitäten, und zwar in diesem Fall zu einem High-V/Q-Mismatch (s. o.). **!**

Sauerstofftransport im Blut
Gelöster und an Hb gebundener Sauerstoff

Sauerstoff löst sich relativ gut im Plasma. Wie viel Sauerstoff dabei in Lösung geht, hängt vom jeweils herrschenden Sauerstoff-Partialdruck ab (**Abb. 5.14** und **Kasten** „Sauerstoff-Dissoziationskurve").

Plasma enthält bis zu 3 ml gelösten Sauerstoff pro Liter Blut. Diese Menge ist viel zu gering, um den Sauerstoffbedarf des Körpers zu decken, der schon in Ruhe 250 ml Sauerstoff pro Minute benötigt. Bei einem Herzminutenvolumen von 5 l/min könnte das Blut nur 15 ml gelösten Sauerstoff pro Minute an die Gewebe abgeben, und damit nicht einmal 8% der benötigten Menge.

Aus diesem Grunde verfügt der Körper über komplexe O_2-Transportmoleküle, die Hämoglobine. Diese können pro Gramm bis zu 1,34 ml Sauerstoff binden, sodass das Blut nun 75-mal mehr Sauerstoff transportieren kann.

Veränderungen der Affinität des Hb

Die in **Abbildung 5.14** hellblau dargestellte Sauerstoff-Dissoziationskurve ist nicht fix an das Koordinatensystem

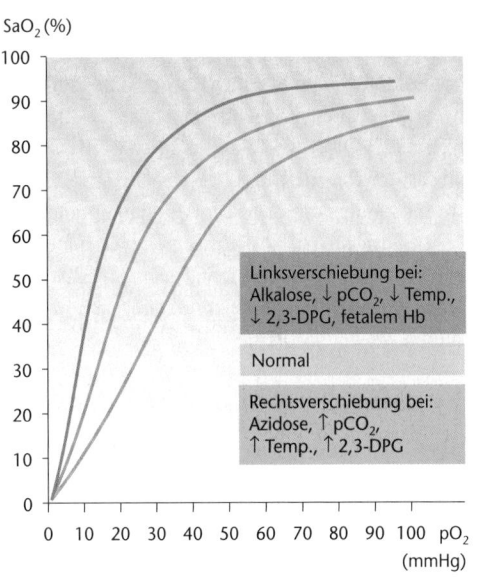

Abb. 5.14: Sauerstoff-Dissoziationskurve. Die S-Form ergibt sich durch die je nach Umgebungs-pO_2 variable Reaktionsgeschwindigkeit bei der Bindung von O_2 an Hb: je steiler die Kurve, desto leichter wird O_2 gebunden (bzw. abgegeben). Verschiebungen der Sauerstoff-Dissoziationskurve nach rechts oder links spiegeln ebenfalls eine veränderte Affinität des Sauerstoffs zum Hb wider. Diese Affinität wird von verschiedenen Faktoren beeinflusst: von pH-Wert, Kohlendioxid-Partialdruck, Temperatur und der Konzentration an 2,3-Diphosphoglycerat. [L157]

05

=ZUR VERTIEFUNG=

Sauerstoff-Dissoziationskurve

Die Bindung von Sauerstoff an Hämoglobin folgt einer einfachen Formel:
$Hb + O_2 \leftrightarrow HbO_2$
Dabei ist wichtig zu verstehen, dass diese Reaktion nicht immer mit der gleichen Geschwindigkeit abläuft. Die Reaktionsgeschwindigkeit ändert sich vielmehr je nach dem im Plasma herrschenden Sauerstoff-Partialdruck: Bei niedrigem Partialdruck beschleunigt sich die Reaktion, bei hohem Partialdruck wird sie gebremst. Dieser Zusammenhang erklärt sich aus der Struktur

des Hb-Moleküls: Wenn Hämoglobin Sauerstoff aufnimmt, rücken die beiden β-Ketten näher zusammen. Dadurch ändert sich auch die Position des Häms, das in diesem so genannten *„relaxed state"* O_2 besser binden kann; der umgekehrte Prozess ist bei Sauerstoffabgabe zu beobachten.
Aus der Reaktionskinetik ergibt sich ein insgesamt S-förmiger Verlauf der O_2-Dissoziationskurve. Die Steigung der Kurve entspricht dabei der Reaktionsgeschwindigkeit obiger Formel. Hieraus ergibt sich Folgendes:
• Ist die **Umgebung sauerstoffreich**, wird Sauerstoff vom Hämoglobin schlech-

ter aufgenommen und verzögert abgegeben.
• Ist die **Umgebung** dagegen **sauerstoffarm**, so bindet das Hämoglobin den Sauerstoff schneller, gibt ihn jedoch auch schneller wieder ab.
Diese Kinetik ist sinnvoll, durch sie wird Sauerstoff nämlich auf Gewebeebene leicht abgegeben sowie in den Pulmonalkapillaren leicht aufgenommen, bleibt jedoch an Orten mit guter Sauerstoffversorgung relativ fest an Hämoglobin gebunden, etwa im Bereich der großen Arterien.

gebunden, d. h., die pO_2- und SaO_2-Werte stehen in keinem unverrückbaren Verhältnis. Die Dissoziationskurve kann sich vielmehr in Abhängigkeit von der biochemischen Zusammensetzung des Blutes nach rechts oder nach links verschieben. Diese Verschiebung spiegelt Affinitätsänderungen zwischen dem Hämoglobinmolekül und dem Sauerstoffmolekül wider. Erhöht sich die Affinität zwischen den beiden Molekülen, so verschiebt sich die Kurve nach links, erniedrigt sich die Affinität, so verschiebt sich die Kurve nach rechts.

- **Rechtsverschiebung der Kurve:** Die Affinität nimmt ab bei Azidose, Hyperkapnie, hoher Körpertemperatur und hohen erythrozytären Konzentrationen an 2,3-Diphosphoglycerat (2,3-DPG, s. **3.1.1**). Hierdurch ist die O_2-Abgabe an das Gewebe erleichtert.
- **Linksverschiebung der Kurve:** Die Affinität nimmt zu bei Alkalose, niedrigem pCO_2, niedriger Körpertemperatur und niedrigen erythrozytären Spiegeln von 2,3-DPG. Hierdurch ist die O_2-Aufnahme in der Lungenstrombahn erleichtert.

Wie aus **Abbildung 5.14** ersichtlich ist, kann deshalb – je nach „Kurvenlage" – für einen pO_2 von 60 mmHg (8 kPa) einmal eine Sauerstoffsättigung von 95% und ein andermal eine solche von 70% gemessen werden.

! Obwohl weit verbreitet und einfach durchzuführen, ist also die Messung der Sauerstoffsättigung im klinischen Alltag nicht immer ein akkurates Maß für die Oxygenierungsleistung der Lunge. **!**

Kohlenmonoxidvergiftung

Die Kohlenmonoxidvergiftung ist weltweit die häufigste zum Tode führende unabsichtliche Vergiftung.

Das geruchlose Kohlenmonoxid (CO) hat eine 250fach größere Affinität zum Hämoglobin als Sauerstoff und senkt damit die Sauerstoffsättigung konzentrationsabhängig. Normalerweise sind 2% (bei Rauchern bis 10%) des Hämoglobins mit CO gesättigt (**Carboxyhämoglobin**, HbCO). Schon bei HbCO-Spiegeln von 15% können die grippeähnlichen Symptome der Kohlenmonoxidvergiftung auftreten: Kopfweh, Schwindel, Übelkeit. Bei Spiegeln über 25% treten Koma, Krampfanfälle, bei vorbestehender KHK auch Herzinfarkte auf.

! Die oft zitierte „kirschrote Hautfarbe" tritt nur in 2% der Fälle auf. **!**

! Die Sauerstoffspannung (pO_2) wird durch Kohlenmonoxid nicht verändert, sodass eine Blutgasanalyse ohne Messung der Sauerstoffsättigung eine CO-Vergiftung nicht aufdecken kann. Auch die Pulsoximetrie ist unzuverlässig, da sie die Sauerstoffsättigung grob überschätzt. Bei Verdacht auf CO-Ver-

giftung wird deshalb das HbCO im Blut spektrophotometrisch bestimmt (sog. CO-Oxymetrie). Allerdings ist dieser Test ebenfalls mit Vorsicht zu genießen, da er keine Rückschlüsse auf die (evtl. schon Stunden) zurückliegenden Spitzenspiegel am Unfallort zulässt **!**

Die Soforttherapie erfolgt durch Maskenbeatmung mit 100% Sauerstoff: Hierdurch fällt die Halbwertzeit des HbCO von 5 Stunden auf 1 Stunde ab. In schweren Fällen (z. B. bei persistierenden neurologischen Auffälligkeiten, HbCO > 25%, Schwangeren) kann evtl. eine O_2-Behandlung in der Überdruckkammer durchgeführt werden (nur in speziellen Zentren). Trotz Behandlung werden bei 40% der Vergifteten längerfristige ZNS-Störungen gesehen (Gedächtnisstörungen, kognitive Defekte, Bewegungsstörungen).

Pulmonale Abwehrmechanismen

Viele Lungenerkrankungen entstehen durch das Versagen der pulmonalen Abwehrmechanismen, die die Lunge des Gesunden vor Partikeln und Fremdorganismen schützen. Die pulmonalen Abwehrmechanismen können in mechanische, zelluläre und humorale Faktoren unterteilt werden (**Abb. 5.15**).

Mechanische Barrieren (Tab. 5.2)

Mehr als 90% der Partikel, die größer als 10 μm im Durchmesser sind (z. B. Gräserpollen), werden bereits in der Nase

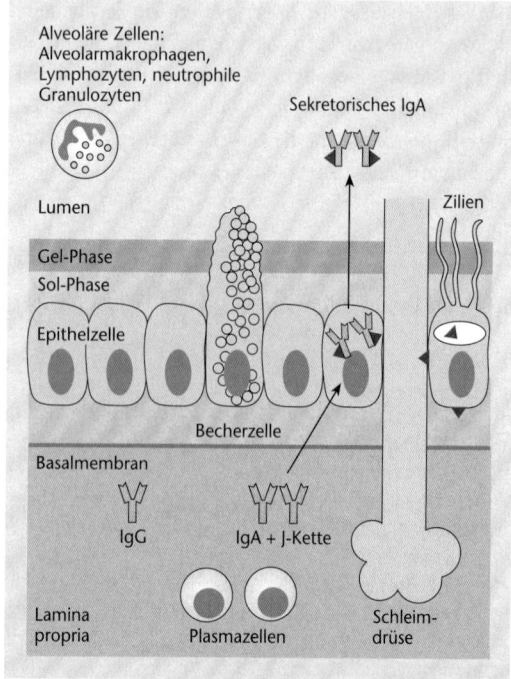

Abb. 5.15: Pulmonale Abwehrmechanismen. [L157]

oder im Nasopharynx abgefangen. Die Stimmritze und die Epiglottis stellen eine effektive Barriere dar, die aber z. B. durch Intubation oder im Rahmen von neurologischen Erkrankungen durchbrochen werden kann. Partikel von 5 – 10 µm erreichen die großen Atemwege, und nur Partikel mit einem Durchmesser von 1 – 5 µm gelangen in die peripheren Atemwege und Alveolen. Der Hustenreflex entfernt Partikel, die die Stimmritze überwunden haben, sehr effektiv. Dieser Reflex ist nur schwer zu unterdrücken, was die tiefe Sedierung erklärt, die benötigt wird, um den Hustenreflex etwa bei der Intubation auszuschalten.

Mukoziliäre Clearance

Die Atemwege sind von einer etwa 5 µm dicken Schleimschicht bedeckt, die über den Zilien der Bronchialepithelien schwimmt. Der Schleim wird von Becherzellen und Schleimdrüsen, die v. a. in den großen Atemwegen nachweisbar sind, sezerniert. Durch diese Schleimschicht wird zum einen ein direkter Kontakt zwischen Partikeln und der Zelloberfläche vermieden, zum anderen ein ständiger Transport aus der Lunge heraus bewerkstelligt. Dieser Prozess wird auch als **mukoziliäre Clearance** bezeichnet. Ein bildhaftes Synonym hierfür ist der Begriff *„bronchopulmonary escalator"* („bronchopulmonaler Fahrstuhl").

Zigarettenrauch lähmt die Zilien und behindert so die mukoziliäre Clearance; gleichzeitig bewirkt Zigarettenrauch eine vermehrte Sekretion von Schleim, der jedoch nicht weitertransportiert werden kann und so ideale Kulturbedingungen für Bakterien bietet. Dies resultiert in einer bronchopulmonalen Kolonisation; gleichzeitig wird die Kontaktzeit zu karzinogenen Substanzen verlängert. Beim **Syndrom der immotilen Zilien** (z. B. Kartagener-Syndrom) ist der Tubulusapparat in den Zilien gestört, sodass die koordinierte Beweglichkeit und die Schlagfrequenz der Zilien beeinträchtigt ist.

Bei der **Mukoviszidose** wird dagegen primär ein pathologisch zähes Sekret gebildet, zusätzlich werden durch die chronische Entzündung die zilientragenden Zellen zerstört.

Humorale Abwehrmechanismen der Lunge

- **Lactoferrin (Tab. 5.3)** wird u. a. von epithelialen Zellen in den großen Atemwegen sezerniert und wirkt, vermutlich über seine Fähigkeit zur Eisenbindung, bakterizid.
- **IgA** stellt in den Atemwegen wie auch im Gastrointestinaltrakt das wichtigste Immunglobulin dar. Es liegt überwiegend in dimerer Form als sekretorisches IgA vor.
- **Proteasen** werden von pulmonalen Phagozyten freigesetzt und wirken stark bakterizid. **Antiproteasen** wie das α_1-Antitrypsin (s. 5.3.3) schützen den Organismus vor überschießender Proteasenaktivität.
- **Komplementfaktoren** dienen der Opsonierung von Mikroorganismen (s. 4.1.5) und der Aktivierung von inflammatorischen Zellen wie z. B. Phagozyten und Lymphozyten.
- **Surfactant** ist Voraussetzung für die Belüftung der distalen Abschnitte der Lunge.

Zelluläre Abwehrmechanismen der Lunge

- Die **Alveolarmakrophagen** bilden die residente Phagozytenpopulation im pulmonalen Kompartiment; jede Alveole wird dabei von etwa 100 Zellen „bewohnt".
- **Neutrophile Granulozyten** können zum einen hochtoxische Sauerstoff-Radikale – sog. reaktive Sauerstoff-Spezies (*reactive oxygen species*, ROS) – generieren. Zum anderen sind in den Granula dieser Zellen eine Reihe von gewebetoxischen Substanzen gespeichert, wie z. B. Elastase, Lactoferrin und Myeloperoxidase. Neben den potenten mikroziden Wirkungen können diese Substanzen auch körpereigene Strukturen schädigen. So können z. B. sekundäre Bronchiektasen durch einen Überschuss an Elastase entstehen. Auch das ARDS (s. 5.8) ist ein Beispiel für eine überschießende Aktivierung pulmonaler Abwehrmechanismen mit häufig tödlichen Folgen.
- **Pulmonale Lymphozyten** bilden das bronchusassoziierte Lymphsystem (*bronchus-associated lymphoid tissue*, BALT). Sie können z. B. bei Sarkoidose vermehrt sein (lymphozytäre Alveolitis) und dann eine Gewebeschädigung bewirken.

05

Tab. 5.2 Mechanische Barrieren der Luftwege

Barriere	Störung bei
Kehldeckel	Intubation/Tracheostoma, neurologischer Störung
Stimmritze	Rekurrensparese, Larynxkarzinom
Schleimschicht des Epithels	chronischer Entzündung
alveolo-endotheliale Barriere	epitheltoxischer Infektion (z. B. Influenza-Viren)

Tab. 5.3 Biochemische pulmonale Abwehrmechanismen und deren Störungen

Abwehrmechanismus	Störung bei
Lactoferrin	Eisenmangel, Malnutrition
IgA	IgA-Mangel
andere Immunglobuline	z. B. IgG_2- oder IgG_4-Mangel (Relevanz umstritten), Hypogammaglobulinämie
Komplement	C3/C5-Mangel
Surfactant	ARDS (→ Surfactant-Mangel)

• Die in **eosinophilen Granulozyten** enthaltenen toxischen Proteine wie das Major Basic Protein können Parasiten abtöten, die aber heute kaum mehr eine Rolle spielen. Dafür vermitteln und verstärken die ebenfalls enthaltenen pro-inflammatorischen Lipidmediatoren (z. B. Leukotriene) die Entzündungsreaktion beim allergischen Asthma (s. **5.3.4**).

5.1.3 Leitsymptome und -befunde

Luftnot

Luftnot (**Dyspnoe**) ist definiert als subjektives Empfinden, die Atemtätigkeit steigern zu müssen. Die WHO unterscheidet nach der Anamnese vier Schweregrade (s. **Kasten „Schweregrade der Dyspnoe"**). Eine Dyspnoe kann ständig, anfallsweise, saisonal oder örtlich gehäuft (z. B. am Arbeitsplatz) auftreten. Auslöser sind z. B. Nebel, Staub, Rauchen oder körperliche Belastung. Mögliche Ursachen für eine Dyspnoe sind in **Tabelle 5.4** zusammengestellt.

══════════ **AUF DEN PUNKT GEBRACHT** ══════════

Schweregrade der Dyspnoe (nach WHO)

• **Grad 1**: Haben Sie Atemnot bei schnellem Gehen in der Ebene, beim Bergaufgehen oder beim Treppensteigen?
• **Grad 2**: Haben Sie Atemnot beim normalen Gehen in der Ebene mit Altersgenossen?
• **Grad 3**: Müssen Sie anhalten, um Luft zu holen, wenn Sie in der Ebene Ihr eigenes Tempo gehen?
• **Grad 4**: Haben Sie Atemnot in Ruhe?

Dyspnoeformen

Die Dyspnoe kann in vielen Formen auftreten, diese können wertvolle Hinweise bei der ätiologischen Abklärung geben.
• **Belastungsdyspnoe**: Atemnot bei körperlicher Betätigung
• **Ruhedyspnoe**: Atemnot in Ruhe
• **Orthopnoe**: verstärkte Atemnot im Liegen. Der Patient sitzt mit aufrechtem Oberkörper; hierdurch wird Flüssigkeit aus der Lunge in die Peripherie umverteilt, das Zwerchfell tritt tiefer (oft bei Linksherzinsuffizienz). Durch Fixieren des Schultergürtels, z. B. durch Festhalten an einer Stuhllehne, wird zusätzlich die Atemhilfsmuskulatur mobilisiert (oft bei obstruktiver Lungenerkrankung).
• **Funktionelle Dyspnoe**: Atemnot ohne organische Ursachen; sie tritt in Ruhe auf und wird bei Belastung „vergessen".

❗ Bei organischer Ursache verschlechtern sich die Beschwerden dagegen meist bei Belastung. ❗

Zeichen der Dyspnoe

• **Tachypnoe** (Atemfrequenz > 20/min): Jede Dyspnoe führt zur Tachypnoe, aber nicht jede Tachypnoe führt zum subjektiven Empfinden von Atemnot (z. B. bei Sport).
• **Tachykardie** (durch erhöhten Sympathikotonus)
• Einsatz der Atemhilfsmuskulatur (**Orthopnoe**), suprasternale, interkostale und epigastrische Einziehungen
• Angst
• ggf. Zeichen der Hypoxämie: periphere oder zentrale Zyanose, später Eintrübung und Bradykardie.

Tab. 5.4 Ursachen der Dyspnoe (Beispiele)

Lunge und Atemwege	obere Luftwegsobstruktion	z. B. Pseudokrupp
	untere Luftwegsobstruktion	z. B. Asthma, s. 5.3.4
	Erkrankungen des Lungenparenchyms	z. B. Lungenfibrose, Pneumonie, Atelektasen
Pleuraerkrankungen		Pneumothorax, großer Pleuraerguss, Pleuramesotheliom
Erkrankungen der „Atempumpe"	neuromuskuläre Erkrankungen	z. B. Guillain-Barré-Syndrom
	thorakale Störungen	z. B. Rippenserienfraktur
Herz		z. B. Linksherzinsuffizienz, Rechtsherzinsuffizienz
ZNS		Enzephalitis, zentrale Regulationsstörung (z. B. bei Hirnmassenblutung).*
Vermehrter Sauerstoffbedarf		z. B. körperliche Anstrengung, Fieber
Vermindertes Sauerstoffangebot	verminderte Sauerstoffaufnahme	z. B. große Höhe
	verminderte Sauerstofftransportkapazität	z. B. Anämie, Kohlenmonoxidvergiftung
Andere		psychogene Hyperventilation, Aszites, Zwerchfellhochstand (etwa in der Schwangerschaft), metabolische Azidose

* Vorsicht: Diese Erkrankungen können auch zu einer Hypoventilation ohne Dyspnoe führen!

Andere wichtige Begriffe in diesem Zusammenhang sind:
- **Tachypnoe:** erhöhte Atemfrequenz in Ruhe oder unter Belastung
- **Hyperpnoe:** erhöhtes Atemminutenvolumen, z. B. bei Fieber – die Steigerung reflektiert den gesteigerten Energieumsatz mit entsprechend erhöhter CO_2-Produktion. Die Ventilation bleibt aber adäquat, d. h., der pCO_2 bleibt normal.
- **Hyperventilation:** gesteigerte Atmung mit respiratorischer Alkalose. Eine Hyperventilation besteht dann, wenn das Maß der Ventilation (d. h. der CO_2-Ausscheidung) das der CO_2-Produktion übersteigt und somit eine respiratorische Alkalose entsteht (Abfall des pCO_2 auf unter 35 mmHg bzw. 4,6 kPa). Die Hyperventilation muss nicht unbedingt pathologisch sein: so gleicht der Körper durch eine Hyperventilation etwa eine metabolische Azidose aus (z. B. bei diabetischem Koma, Urämie oder Salicylat-Intoxikation). Auch bei der schweren Hypoxie (etwa bei Höhenkrankheit, Schock oder Sepsis) reagiert der Körper mit einer solchen „**Bedarfshyperventilation**". Eine inadäquate – d. h. vom Bedarf des Körpers abgekoppelte – Hyperventilation ist häufig durch psychische Ursachen (Angst, Schmerz, Psychose) bedingt, seltenere Ursachen sind ZNS-Erkrankungen (z. B. Schlaganfall, Enzephalitis), Lungenembolie, Pneumothorax, Hepatitis (möglicherweise durch Zwerchfellreizung bedingt) und Sepsis (s. a. **Kasten** „Psychogene Einflüsse – Beispiel Hyperventilations-Syndrom" in **5.1.2**).

Husten

Husten ist ein höchst komplizierter Fremdreflex, an dem gleich mehrere Hirnnerven beteiligt sind. Er gehört zu den mechanischen Schutzfaktoren der Lunge und ist überlebensnotwendig. Wohl aus letzterem Grunde ist er gegenüber medizinischen Interventionen äußerst resistent und es ist ein unbegründeter Glaube, dass Husten durch die gängigen „Hustenmittel" auszuschalten wäre.

Zu unterscheiden ist der trockene **Reizhusten** – der u. a. Symptom eines Asthma bronchiale, aber auch eines Bronchialkarzinoms sein kann – vom **produktiven Husten** mit weißlichem, gelbem oder blutigem **Auswurf** (zur genaueren Differentialdiagnose des Hustens s. gleichnamigen **Kasten**). Husten kann Atemnot, Schlafstörungen, Herzrhythmusstörungen („Hustensynkope"), Kopfschmerzen und Rippenfrakturen verursachen.

Bluthusten

Eine Sonderform des Hustens ist der **Bluthusten** (**Hämoptyse**, engl. *h(a)emoptysis*). Das Blut stammt dabei aus den Bronchialarterien oder den Bronchialvenen. Ursachen können sein:
- Lungenerkrankungen (Blutungsquelle sind die **Bronchialarterien**): bronchopulmonaler Infekt (hämorrhagische Bronchitis oder Pneumonie), Bronchialkarzinom, Lungenembolie, Tuberkulose, Fremdkörperaspiration, Bronchiektasen, pulmorenales Syndrom (Goodpasture-Syn-

=== **AUF DEN PUNKT GEBRACHT** ===

Differentialdiagnose des Hustens

Akuter Husten
- akute Bronchitis
- Sekretabfluss in die Luftwege im Rahmen von akuten Erkältungskrankheiten (im englischen Sprachgebrauch prägnant als *„post-nasal drip"* bezeichnet)
- Pneumonie: bei Beteiligung der Pleura kann der Husten mit Thoraxschmerzen einhergehen
- Pneumothorax: trockener Reizhusten als Ausdruck der pleuritischen Reizung
- Fremdkörperaspiration
- Keuchhusten: Husten in Attacken, oft mit „Aufziehen" am Ende der Attacke, z. T. mit Auswürgen eines zähen Schleims.

Chronischer Husten
- chronische Bronchitis: meist Raucher; mit Auswurf

- obstruktive Atemwegserkrankung, (z. B. Asthma bronchiale): der Husten kann evtl. das vorherrschende Symptom bleiben (*„cough variant asthma"*)
- Sinusitis mit Sekretablauf in die Luftwege (sinubronchiales Syndrom)
- Stimmbanddysfunktion (*vocal cord dysfunction*): anfallsartige Atemnot durch paradoxe Adduktion der Stimmbänder bei der Einatmung; keine organische Anomalie feststellbar; Husten typischerweise nach längerem Sprechen (s. Kasten „Differentialdiagnose des Asthma bronchiale" in 5.3.4)
- „post-viraler Husten": es ist nicht ungewöhnlich, dass Husten nach einer banalen Erkältungskrankheit vier bis sechs Wochen anhält
- gastroösophagealer Reflux: häufig Sodbrennen
- habitueller Husten (früher: „psychogener Husten"): Vor allem bei Jugendlichen und

jungen Frauen kann Husten (etwa nach einer Erkältungskrankheit) zur Gewohnheit werden; typisch ist dann der Husten „aus dem Hals", der sofort aufhört, wenn der Patient schläft.
- Bronchialkarzinom: meist Raucher; evtl. Hämoptysen
- Bronchiektasen: „maulvoller", übel riechender Auswurf, v. a. morgens
- Tuberkulose: Gewichtsverlust, Nachtschweiß
- Asthma cardiale: durch die chronische Stauung im Rahmen einer Linksherzinsuffizienz bedingte bronchiale Hyperreagibilität
- selten: Arzneimittelnebenwirkungen (z. B. ACE-Hemmer, β-Blocker), Lungenfibrose (trockener Husten).

05

drom, s. **10.8.1**). Auch bei starkem Husten kann es zu einer Blutbeimischung im Sekret kommen.

- Herzerkrankungen (Blutungsquelle sind die **Bronchialvenen**): Herzklappenvitien (z. B. Mitralstenose mit Rückwärtsversagen und Lungenstauung), Herzinsuffizienz
- hämorrhagische Diathese (selten).

Meist handelt es sich um Blutbeimischungen zum Sputum. Massive Blutungen („Blutsturz") sind selten (etwa bei in ein größeres Gefäß eingewachsenem Bronchialkarzinom, Tuberkulose oder Bronchiektasen (etwa bei Mukoviszidose).

Brustschmerzen

Vom Atmungssystem ausgehende Lungenschmerzen treten auf bei:

- Pleuritis: atmungsabhängig, einseitig, „Höllenschmerz", s. **5.10.3**
- Lungenembolie: Schmerzen v. a. bei Inspiration, trockener Husten, meist Dyspnoe, „Todesangst", s. **5.7.1**
- Pneumothorax: atmungsabhängig, meist plötzlich auftretene Dyspnoe, s. **5.10.1**
- Bronchialkarzinom: Brustschmerzen erst bei Pleurabeteiligung

Eine ausführliche Differentialdiagnose auch der nicht-pulmonal bedingten Thoraxschmerzen findet sich in **1.3.1**.

Lungenödem

Ein Lungenödem kann auf mehreren Wegen entstehen:

- durch erhöhten hydrostatischen Druck im Lungenkapillarbett bei

– erhöhten linksventrikulären Drücken bei **Linksherzversagen** oder Mitralklappenfehler: Hierbei handelt es sich um eine von der venösen Seite „zurückgeleitete" Stauung.

– erhöhtem arteriellem Gefäßdruck in der Lungenstrombahn: Dieser kann bei Lungenerkrankungen mit Rarefizierung der arteriellen oder kapillären Strombahn auftreten, z. B. bei chronisch-obstruktiven Lungenerkrankungen, interstitiellen Lungenerkrankungen, Mukoviszidose oder Sarkoidose. Ein **pulmonaler Hypertonus** tritt aber auch in der Höhe sowie bei schwerer Hypoventilation auf (Genaueres s. **5.7.2**).

- durch erhöhte Durchlässigkeit der Lungenkapillaren *(capillary leak)*, etwa durch Entzündungsmediatoren (Infektionen, ARDS), Toxine (Heroin), Reizgase oder Histaminfreisetzung (Anaphylaxie)
- durch erniedrigten onkotischen Gefäßdruck. Dieser Mechanismus spielt nur selten eine eigenständige Rolle, kann jedoch ein bestehendes Ödem verstärken.

Je nach dem im Interstitium herrschenden Druck bleibt das Ödem entweder auf den Zellzwischenraum beschränkt (**interstitielles Ödem**) oder bricht durch die Alveolarmembran mit nachfolgendem **alveolärem Ödem**.

Hypoxämie und Hypoxie

Einen Überblick über die Sauerstoff-Homöostase gibt der gleichnamige **Kasten**.

Diagnostik

Wie eine Hypoxämie diagnostiziert wird, ist im Abschnitt **5.2.7** besprochen.

===ZUR VERTIEFUNG===

Sauerstoff-Homöostase

- **Sauerstoffaufnahme (vgl. Abb. 5.17):** Pro Minute werden jeweils etwa 250 ml O_2 über die Lungen aufgenommen und an die Körperzellen abgegeben. Die O_2-Konzentration der eingeatmeten Luft liegt bei 20,9 %, was auf Meereshöhe einem pO_2 in wasserungesättigter Luft von etwa 150 mmHg (20 kPa) entspricht. Im arteriellen Blut liegt der pO_2 je nach Alter, Meereshöhe und pCO_2 bei 70–104 mmHg (9,3–13,8 kPa), im gemischt-venösen Blut bei ≈ 40 mmHg (5,3 kPa). Der alveoläre pO_2 und der arterielle pO_2 unterscheiden sich wegen der physiologischen V/Q-Inhomogenitäten (s. 5.1.2) selbst unter Idealbedin-

gungen um etwa 8–10 mmHg (1,1 bis 1,3 kPa).

- **Sauerstofftransport:** Etwa 1,5 % des Sauerstoffs wird physikalisch gelöst transportiert, der Rest an Hämoglobin gebunden. Der Anteil des mit O_2 gesättigten Hämoglobins wird als **Sauerstoffsättigung** (SaO$_2$ [in %]) bezeichnet.
- **Sauerstoffgehalt des Blutes:** Unter Ruhebedingungen transportiert Blut etwa 200 ml O_2 pro Liter. Die Menge des im Blut transportierten Sauerstoffs hängt vom Hämoglobinwert sowie von der Sauerstoffsättigung des Hämoglobins (SaO$_2$) und dem – unter Normalbedingungen zu vernachlässigenden – physikalisch gelösten Anteil an O_2 ab. Ein Gramm Hämoglobin

transportiert dabei maximal (d. h. bei 100 % Sauerstoffsättigung) 1,34 ml O_2.

- **Sauerstoffangebot:** Wie viel Sauerstoff an die Zellen abgegeben werden kann und damit für die Gewebeoxygenierung zur Verfügung steht, hängt neben der Transportkapazität für Sauerstoff auch vom Herzminutenvolumen ab: Sauerstoffangebot [in ml O_2/min] = O_2-Transportkapazität × Herzzeitvolumen.
- **Sauerstoffverbrauch:** Wie viel O_2 von den Zellen verbraucht wird, schwankt von Gewebe zu Gewebe und je nach körperlicher Aktivität erheblich. Insgesamt wird in Ruhe etwa 1/4 des mit dem arteriellen Blut angebotenen Sauerstoffs von den Körpergeweben verbraucht.

Pathogenese der Hypoxämie

Eine Hypoxämie kann durch fünf Pathomechanismen entstehen (**Abb. 5.16**):

- **erniedrigte Sauerstoff-Konzentration** in der Atemluft: z. B. in großer Höhe
- **Ventilations-Perfusions-Inhomogenitäten** mit Low-V/Q-Mismatch (s. 5.1.2): Dies ist die bei weitem häufigste Ursache; sie tritt bei einer Vielzahl von Lungenerkrankungen wie Pneumonie, Atelektasen, ARDS, Mukoviszidose oder interstitiellen Lungenerkrankungen auf.
- **Rechts-links-Shunt** im Herz oder in den großen Gefäßen (selten): Hierdurch kommt es zu einer Beimischung venösen Blutes in das arterielle Gefäßsystem. Beispiele sind die zyanotischen Herzvitien (z. B. Fallot-Tetralogie oder Pulmonalatresie) sowie in seltenen Fällen Gefäßverbindungen zwischen Bronchialvenen und Pulmonalvenen (z. B. hereditäre hämorrhagische Teleangiektasie, s. 3.7.6).
- **Hypoventilation:** Alle Erkrankungen mit erniedrigter Ventilation und damit erhöhtem alveolärem pCO_2 führen wegen des dadurch sekundär verminderten alveolären pO_2 auch zur Hypoxämie (alveoläre Gasgleichung, s. gleichnamigen Kasten in 5.1.2). Diese ist bei ansonsten gesunder Lunge meist mild und durch Sauerstoffgabe rasch ausgleichbar. Da die alveoläre Hypoventilation aber in der Regel auf eine Erschöpfung der Atempumpe hinweist, ist das beste Prinzip zur Behebung dieser Atemstörung die Beatmung (z. B. als sog. nicht-invasive Ventilation, s. 5.1.4).
- **Diffusionsstörungen:** Die alleinige Diffusionsstörung ist selten die Ursache einer Hypoxämie, kann jedoch bei schwerem Lungenödem, der Pneumonie oder interstitiellen Entzündungen eine Rolle spielen.

Jede auf einem Rechts-links-Shunt bzw. Low-V/Q-Mismatch beruhende Hypoxämie kann durch eine erhöhte Sauerstoffextraktion (z. B. Anstrengung) verstärkt werden, da hierbei der Sauerstoffgehalt des in das arterielle System zurückfließenden Lungenvenenblutes stark vermindert ist.

Folgen von Hypoxämie oder Hypoxie

Hypoxämie ist nicht dasselbe wie Hypoxie. Bei der **Hypoxämie** liegt der Sauerstoff-Partialdruck oder die Sauerstoffsättigung im arteriellen Blut unter dem Normbereich. **Hypoxie** dagegen beschreibt eine Unterversorgung der Zelle mit Sauerstoff. Da im Blut etwa 4-mal mehr Sauerstoff transportiert wird, als tatsächlich auf Zellebene extrahiert wird, führt eine isolierte leichte oder sogar mittelschwere Hypoxämie zu keiner Einschränkung der Zellfunktionen und wird kurz- und mittelfristig gut toleriert; langfristig können nachteilige Effekte wie pulmonale Hypertonie und Cor pulmonale auftreten (s. 5.7.2). Bei der Hypoxie dagegen kommt es zu akuten ZNS-Störungen bis hin zum Koma, myokardialen Funktionsstörungen mit Auswurfschwäche oder Arrhythmien sowie Nieren-, Leber- und Darmfunktionsstörungen.

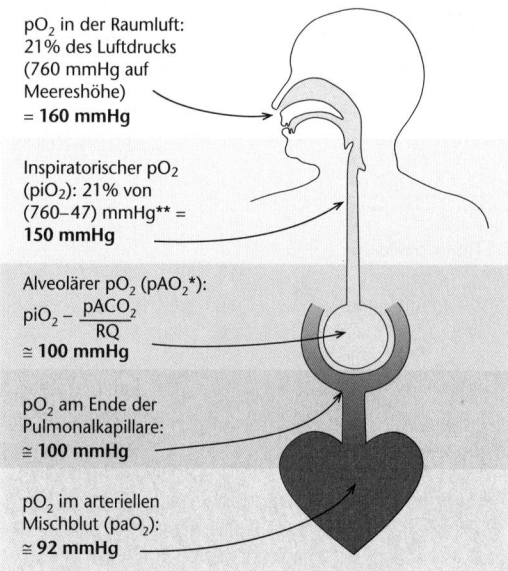

* Vereinfachte alveoläre Gasgleichung

** Die Atemluft ist ab dem Kehlkopf zu 100% wasserdampfgesättigt, sodass der entsprechende Partialdruck (47 mmHg) vom Gesamtdruck abgezogen wird.

Abb. 5.17: Sauerstoffaufnahme und Sauerstofftransport im Überblick. RQ = respiratorischer Quotient – dieser beträgt bei reiner Kohlenhydratverbrennung 1, bei reiner Fettverbrennung 0,73. piO_2 = Sauerstoff-Partialdruck in den Atemwegen: Er liegt unter dem pO_2 der Raumluft, da die Atemluft in den oberen Atemwegen zunehmend mit Wasserdampf gesättigt wird. paO_2 = in einer Körperschlagader (arteriell) gemessener Sauerstoff-Partialdruck. pAO_2 = alveolärer Sauerstoff-Partialdruck: Er liegt etwa 8 mmHg über dem arteriellen pO_2. $pACO_2$ = alveolärer Kohlendioxid-Partialdruck: Er ist normalerweise mit dem arteriell gemessenen CO_2-Partialdruck ($paCO_2$) praktisch identisch. [L157]

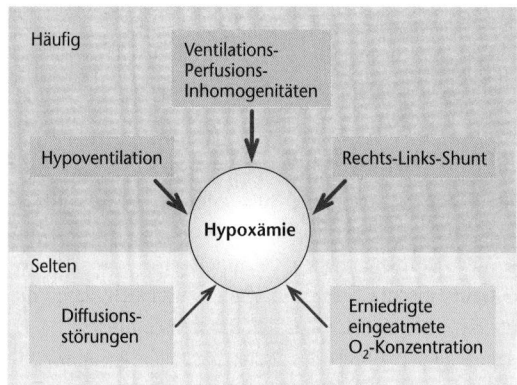

Abb. 5.16: Ursachen der Hypoxämie. [L157]

! Eine Hypoxie kann auch ohne Hypoxämie auftreten, z. B. bei vermindertem Herzzeitvolumen (z. B. Herzinsuffizienz), bei Kreislaufversagen (Schock), bei Störungen der Atmungskette (z. B. Zyanidvergiftung) oder bei starker Linksverschiebung der Sauerstoff-Dissoziationskurve (z. B. pathologische Hämoglobin-Varianten). **!**

Hyperkapnie

Die Höhe des pCO_2 im Blut ist durch zwei Faktoren bestimmt (s. **Kasten „CO_2-Homöostase")**:

- **CO_2-Produktion:** Diese ist abhängig vom Energieumsatz des Körpers sowie von der Nahrungszusammensetzung (höhere CO_2-Produktion bei reiner Kohlenhydratverbrennung: RQ = 1; niedrigere CO_2-Produktion bei reiner Fettverbrennung: RQ = 0,73).
- **alveoläre Ventilation:** Bei unveränderten Stoffwechselbedingungen korreliert der pCO_2 im Blut linear mit der alveolären Ventilation – wird die alveoläre Ventilation halbiert, so verdoppelt sich der pCO_2 und umgekehrt. Der pCO_2 reflektiert deshalb unter konstanten Stoffwechselbedingungen die ansonsten schwer messbare alveoläre Ventilation.

Eine pCO_2-Erhöhung (Hyperkapnie) entsteht also bei in Relation zur Kohlendioxid-Produktion inadäquater alveolärer Ventilation.

ZUR VERTIEFUNG

CO_2-Homöostase

- **CO_2-Ausscheidung:** Die Ausscheidung von Kohlendioxid ist eine der Hauptfunktionen der Lunge; sie dient gleichzeitig der Säure-Base-Homöostase. Unter Ruhebedingungen transportiert Blut etwa 40 ml CO_2 pro Liter, dadurch werden etwa 200 ml CO_2 pro Minute über die Lungen ausgeschieden.
- **CO_2-Drücke:** Die CO_2-Konzentration der eingeatmeten Luft liegt derzeit bei etwa 0,04 %, was einem pCO_2 von ~ 3 mmHg (0,4 kPa) entspricht. Im arteriellen Blut liegt der pCO_2 bei 40 mmHg (Normbereich 36 – 44 mmHg, d. h. 4,8 – 5,8 kPa), im gemischt-venösen Blut etwa 6 mmHg (0,8 kPa) höher. Da es für CO_2 praktisch keine Diffusionsbeschränkung gibt und der geringgradige Shunt von venösem Blut ins arterielle System wegen der geringen CO_2-Druckunterschiede kaum von Bedeutung ist, entspricht der alveoläre pCO_2 unter Normalbedingungen ziemlich genau dem arteriellen pCO_2 ($pACO_2 \approx paCO_2$).
- **CO_2-Transport:** CO_2 wird im Blut in vier Formen transportiert: als Plasma-Bicarbonat (etwa 45 %), als erythrozytäres Bicarbonat (35 %), physikalisch gelöst (10 %) sowie an Hämoglobine oder andere Proteine gebunden (Karbamino-Verbindungen, 10 %). Alle vier Formen stehen in einem Reaktionsgleichgewicht.

Diagnostik

Wie eine Hyperkapnie diagnostiziert wird, ist im Abschnitt 5.2.7 besprochen.

Pathogenese der Hyperkapnie

Eine Hyperkapnie entsteht fast ausschließlich durch eine eingeschränkte alveoläre Ventilation, denn ein erhöhter CO_2-Anfall kann bei normaler Lungenfunktion problemlos „abgeatmet" werden. Die alveoläre Ventilation kann auf zwei Wegen beeinträchtigt sein (**Tab. 5.5**):

- durch erniedrigtes **Atemminutenvolumen** als Folge von
  - erniedrigter Atemfrequenz (z. B. bei Überdosis von Narkotika, Hirnstammschädigung)
  - erniedrigtem Atemzugvolumen, z. B. bei Schwäche der Atemmuskulatur („Atempumpe") oder bei anderen restriktiven Lungen- oder Thoraxerkrankungen
- durch einen erhöhten **Totraum** als Folge von
  - (relativ) vergrößertem anatomischem Totraum, z. B. bei restriktiven Erkrankungen mit sehr flacher Atmung sowie bei chronisch-obstruktiven Erkrankungen mit Umbau der Alveolarstruktur (etwa beim Lungenemphysem) oder
  - erhöhtem alveolärem Totraum bei Ventilations-Perfusions-Inhomogenitäten mit High-V/Q-Mismatch, z. B. beim Schock oder bei Lungenembolie.

Ein erhöhter Totraum führt nur sehr selten zur Hyperkapnie. Dies liegt daran, dass der damit verbundene hyperkapnische Effekt durch eine Steigerung des Atemminutenvolumens kompensiert werden kann. So wundert es nicht, dass der Hyperkapnie klinisch am häufigsten eine Erschöpfung der „Atempumpe" zugrunde liegt, und zwar vor allem bei neuromuskulären Erkrankungen (hier steht primär das erniedrigte Atemzugvolumen im Vordergrund) und bei der COPD (die hier primär erhöhte Totraumventilation kann lange über eine Erhöhung des Atemminutenvolumens ausgeglichen werden).

! Bei der Hyperkapnie entwickelt sich immer auch eine sekundäre Hypoxämie: Mit jedem mmHg Anstieg des pCO_2 fällt der alveoläre pO_2 um etwa 1 mmHg (entsprechend der alveolären Gasgleichung, s. Kasten in 5.1.2) **!**

Folgen der Hyperkapnie

Ein erhöhter pCO_2 ist ein potenter Atemstimulus (s. **5.1.2**). Bei sehr hohen Partialdrücken (> 90 mmHg) jedoch kann eine Atemdepression bis hin zu Apnoen und genereller Bewusstseinseinschränkung auftreten. Zusätzlich kann die **akute Hyperkapnie** zu folgenden Problemen führen:

- erniedrigter pH-Wert des Blutes mit nachfolgender Zellfunktionsstörung (Herzarrhythmien, myokardiale Depression)

- inadäquate Vasodilatation mit weiteren Einschränkungen der Hämodynamik.

Die Zeichen der **chronischen Hyperkapnie** sind unspezifisch und oft von den Erscheinungen der Grundkrankheit überlagert: v. a. morgendliches Kopfweh und Abgeschlagenheit.

5.1.4 Respiratorische Insuffizienz

Als respiratorische Insuffizienz wird die Unfähigkeit des Atmungssystems bezeichnet, den Bedarf des Körpers nach Sauerstoff und/oder nach CO_2-Ausscheidung zu befriedigen. Sie kann mit oder ohne Atemnot auftreten.

Unterschieden werden:

- **hypoxische Insuffizienz** (auch als **respiratorische Partialinsuffizienz** bezeichnet): Hier ist primär die O_2-Aufnahme (Oxygenierung) gestört, etwa bei Pneumonie, Atelektasen, interstitiellen Lungenerkrankungen oder bei ARDS.
- **respiratorische Globalinsuffizienz:** Hier sind sowohl die Oxygenierung als auch die CO_2-Ausscheidung betroffen. Eine Globalinsuffizienz entwickelt sich,
  - wenn die Atmungsmuskulatur erschöpft ist: Dies ist etwa bei neuromuskulären Erkrankungen oder bei obstruktiven Lungenerkrankungen der Fall. Die „Atempumpe" ist hier trotz Mehrarbeit nicht mehr in der Lage, ein zur CO_2-Elimination ausreichendes Atemminutenvolumen zu generieren (**chronisch-ventilatorische Insuffizienz** mit resultierender Hyperkapnie). Die gleichzeitig vorliegende Hypoxämie ist Folge der Hyperkapnie (s. **Kasten** „Alveoläre Gasgleichung" in **5.1.2**). Auch bei Krankheiten mit schwerer hypoxischer Insuffizienz (etwa einer schweren Pneumonie) kann es wegen erhöhter Atemanstrengung zu einer Ermüdung der Atemmuskulatur kommen und damit zu einer Ventilationseinschränkung mit nachfolgender Hyperkapnie.
  - wenn gleichzeitig ein obstruktiver Prozess und ein Prozess mit Low-V/Q-Mismatch vorliegen: Typisches Beispiel ist das Asthma bronchiale, bei dem zusätzlich zur Atemwegsobstruktion häufig Atelektasen vorliegen, die ein Low-V/Q-Mismatch bedingen.

Die Zeichen der Ateminsuffizienz sind je nach Ursache sehr unterschiedlich. Die folgenden Zeichen können, müssen jedoch nicht auftreten: erhöhte Herzfrequenz, erhöhte Atemfrequenz, Zyanose (bei schwerer Hypoxämie), Blässe (bei begleitender Azidose), Dyspnoe, Angst und Erregungszustände (bei Hyperkapnie oder Hypoxie) – später ein eingeschränkter Bewusstseinszustand und Multiorganversagen.

Die Therapie besteht zunächst in der Sauerstoffgabe bzw. der Beatmung (s. **Kasten** „Beatmung").

Tab. 5.5 Häufige Ursachen der alveolären Hypoventilation

Lage der Läsion	Klinische Beispiele
Atemzentrum (Medulla oblongata)	zentrale Apnoen, Drogen-Überdosis, Enzephalitis, Blutung, Trauma, Tumor
leitende Rückenmarksbahnen	Rückenmarksverletzung, Poliomyelitis, amyotrophische Lateralsklerose, Tumor
periphere Nerven	Guillain-Barré-Syndrom, Phrenikuslähmung
neuromuskuläre Endplatte	Myasthenia gravis, Muskelrelaxanzien
Atemmuskulatur	Muskeldystrophie, Myositis, eingeschränkte Zwerchfellexkursionen
Thorax	schwere Skoliose, instabiler Thorax
Atemwege (obstruktive Prozesse)	Fremdkörper, Stimmbandlähmung, obstruktive Schlafapnoen, Asthma bronchiale
Lunge (restriktive Prozesse)*	Atelektasen, Lungenfibrose, Mukoviszidose, Pneumothorax

* Auch wenn restriktive Lungenerkrankungen im pathophysiologischen Sinn die Ventilation einschränken, kann klinisch eine Hyperventilation bestehen, da die mit diesen Prozessen oft einhergehende Hypoxämie eine „Bedarfshyperventilation" bedingt.

! Eine Sauerstoffgabe kann in seltenen Fällen bei Globalinsuffizienz zu einem Atemstillstand führen, da der erniedrigte pO_2 der letzte Atemantrieb ist. Diese Gefahr wird in der Praxis aber oft überschätzt. **!**

5.2 Diagnostik bei Lungenerkrankungen

In keinem Fachgebiet werden so viele diagnostische Puzzlestücke zusammengesetzt wie in der Lungenheilkunde. Es ist nicht ungewöhnlich, dass für eine Diagnose neben den althergebrachten „Barfußverfahren" (Inspektion, Auskultation, Perkussion) weitere Modalitäten wie Funktionsdiagnostik (z. B. Spirometrie), Bildgebung (Röntgen, CT), Endoskopie (Bronchoskopie) und chemische Analysen (Labor, Blutgasanalyse) eingesetzt werden.

Die Blutgasanalyse wird systematisch in Kapitel **11.10.3** besprochen.

5.2.1 Anamnese

Da ein erheblicher Anteil der Bevölkerung Substanzen ausgesetzt ist, die für die Lunge potentiell toxisch sind, ist eine entsprechend weitgefächerte Anamnese nötig. Dabei muss zwischen der sog. „Private Pollution" (z. B. Zigarettenrau-

05

===**AUF DEN PUNKT GEBRACHT**===

Beatmung

Die Beatmung hat primär zwei Ziele: sie kann zum einen die alveoläre Ventilation verbessern (und dadurch die CO_2-Abgabe unterstützen), zum anderen kann sie die Oxygenierung unterstützen, indem das alveoläre Sauerstoffangebot stark erhöht wird. Sie zielt in manchen Fällen aber auch auf eine Entlastung der ermüdeten Atemmuskulatur, um so eine weitere Verschlimmerung einer Ateminsuffizienz zu verhindern.

Grundprinzip der Beatmung ist es, einen *Druckgradienten zu erzeugen,* damit Luft (oder ein anderes Gasgemisch wie etwa reiner Sauerstoff) in den Alveolarraum strömen kann. Die Exhalation erfolgt bei allen Formen der Beatmung passiv. Je nachdem wie dieser Druckgradient erzeugt wird, wird unterschieden:

- **Beatmung mit negativem Druck** *(negative pressure ventilation):* Dies war das Prinzip der ersten mechanischen Beatmungsmaschine, der Eisernen Lunge (Abb. E.5). Durch einen um den Brustkorb herum inter-

mittierend aufgebauten Unterdruck weitet sich der Thorax und Luft strömt in die Lunge ein. Noch heute wird dieses Prinzip vereinzelt vor allem bei der Beatmung von Patienten mit neuromuskulären Erkrankungen angewendet.

- **Beatmung mit positivem Druck** *(positive pressure ventilation):* Dies ist die heute vorherrschende Form der Beatmung. Der Druck wird dabei im Thorax einer Fremdperson (bei der Mund-zu-Mund-Beatmung), durch manuelle Kompression eines Beutels (bei der Beutel-Masken-Beatmung) oder maschinell generiert ("maschinelle" oder "mechanische" Beatmung).

Der bei der Beatmung mit positivem Druck erzeugte Gasfluss kann auf verschiedenen Wegen in die Luftwege eingeleitet werden:

- über einen Orotracheal- oder Nasotrachealtubus (nach **endotrachealer Intubation**) oder über eine Trachealkanüle (nach **Tracheostomie**) direkt in die Trachea
- über einen bis dicht an die Stimmritze reichenden Tubus: Dieser wegen seiner aufblasbaren Manschette am unteren Ende als

Larynxmaske (engl. *laryngeal mask airway,* LMA) bezeichnete Tubus kommt häufig bei kurz dauernden Narkosen zum Einsatz. Andere Neuentwicklungen wie der Laryngealtubus oder der Kombitubus ("blind" einzuführender doppellumiger Tubus) müssen sich noch bewähren.

- über auf Nase und/oder Mund aufgesetzte Masken: Bei dieser Form der "tubuslosen" Beatmung spricht man auch von **"nicht-invasiver Beatmung"** *(non-invasive ventilation,* NIV, oder auch *non-invasive positive pressure ventilation,* NIPPV). Sie kommt zunehmend bei akuten Exazerbationen der chronisch-obstruktiven Lungenerkrankung sowie beim Schlafapnoe-Syndrom, aber auch in der Notfallmedizin und bei der Entwöhnung nach längerer invasiver Beatmung zum Einsatz. Die Masken können dabei durch Polster oder formbare Plastikteile bequem und leckfrei an die individuelle Gesichtsanatomie angepasst und zudem durch spezielle Mundstücke etwa an der Zahnreihe verankert werden.

chen) und der „Common Pollution" unterschieden werden, auch wenn beide Einflüsse oft gleichzeitig vorliegen und sich meist gegenseitig potenzieren.

Beruf und Umgebung

Bei diesem Teil der Anamnese werden berufs- und umweltassoziierte Noxen abgefragt; die Fragen werden je nach Verdachtsdiagnose weiter detailliert bzw. ergänzt:

- **Berufsanamnese:** z. B. Bergbau (Silikose, Koniose), Asbest-Exposition, Landwirtschaft/Viehzucht (interstitielle Lungenerkrankungen durch volatile Allergene), Bäcker (Mehlstaublunge) (s. 5.5.3 und 5.5.4)
- **Hobbys:** Haustiere, z. B. Hunde, Katzen, Pferde (allergisches Asthma), Papageien und Wellensittiche (Psittakose), Kaninchen (Tularämie), Schafzucht (Q-Fieber)
- **Wohnung:** feuchte Wände, Luftbefeuchter, Klimaanlage, Teppiche, Heizungssystem (alles potentielle Noxen bei Asthma bronchiale).

Persönliche Noxen

- **Zigaretten:** Zur Risikoeinschätzung wird der Konsum in Year Packs (= Pack Years) angegeben: Zahl der täglich gerauchten Zigaretten in Packungen multipliziert mit den Jahren, in denen der Patient geraucht hat
- **Alkohol:** erhöhtes Risiko für Infekte mit Pneumokokken, Klebsiellen, Tbc

- **Drogen:** z. B. toxisches Lungenödem oder Lungenabszess bei intravenösem Heroin-Abusus
- **Medikamente:** z. B. Pneumonitis durch Methotrexat, Bronchospasmus durch Acetylsalicylsäure oder β-Blocker, Husten durch ACE-Hemmer.

Vorerkrankungen

- z. B. Tuberkulose (Reaktivierung im Rahmen konsumierender Erkrankungen), Keuchhusten und Masern als Kind (erhöhtes Bronchiektaserisiko), Rheuma-Anamnese (Lungenbeteiligung bei Kollagenosen)
- Fragen nach atopischen Manifestationen: z. B. Konjunktivitis, Heuschnupfen, Neurodermitis, Urtikaria (häufig mit Asthma assoziiert)
- Familienanamnese: α_1-Antitrypsin-Mangel, zystische Fibrose (Mukoviszidose), Asthma
- Auslandsaufenthalte: heute v. a. Fernreisen mit erhöhtem Risiko z. B. für Malaria.

5.2.2 Körperliche Untersuchung

Diese umfasst den ganzen Menschen. So kann ein Koma auf eine CO_2-Retention oder eine Hypoxämie zurückzuführen sein. Braunfärbung von Zeige- und Mittelfinger verraten den schweren Raucher. Uhrglasnägel sind oft Ausdruck einer chronischen Hypoxie, treten jedoch auch bei systemischen Entzündungsprozessen auf (s. **Kasten** „Ursachen von Uhrglasnägeln" und **Abb. 5.18**).

❗ Uhrglasnägel (Abb. 5.18) sind große, gewölbte Nägel, die oft zusammen mit Trommelschlägelfingern (Auftreibung der Fingerendglieder, Abb. 5.19) auftreten. ❗

═══════ **AUF DEN PUNKT GEBRACHT** ═══════

Ursachen von Uhrglasnägeln

- chronische Hypoxämie: chronische Bronchitis (v. a. mit Emphysem), Bronchiektasen, Mukoviszidose
- paraneoplastisch, z. B. bei Bronchialkarzinom
- angeborene oder erworbene Herzfehler mit Rechts-links-Shunt
- biliäre Zirrhose, Colitis ulcerosa, M. Crohn.

Inspektion

Hier ist auf folgende Zeichen zu achten:
- eingeschränkte oder seitendifferente Thoraxbeweglichkeit
- Fassthorax (vergrößerter anterior-posteriorer Durchmesser)
- inspiratorische Einziehungen: z. B. im Status asthmaticus
- Thoraxdeformitäten: z. B. Trichterbrust, Skoliose der Brustwirbelsäule, Gibbus
- Atemfrequenz (normal 12 – 16/min)
- Atmungstyp: z. B. Kussmaul-Atmung bei metabolischer Azidose; **Abb. 5.8**
- Hautfarbe: rot-purpur bei Polyzythämie, kirschrot bei CO-Vergiftung, blau-lila bei Zyanose (s. **Kasten** „Zyanose").

Palpation und Perkussion

Mit Palpation, Perkussion und Auskultation werden an der Körperoberfläche Hinweise auf darunter liegende Lungenprozesse „abgefragt" (**Abb. 5.20**).
- Bei der Untersuchung des **Stimmfremitus** palpiert der Arzt die Thoraxwand mit breitbasig aufgelegten Händen,

═══════ZUR VERTIEFUNG═══════

Zyanose

Eine Zyanose entsteht immer dann, wenn die Konzentration des reduzierten Hämoglobins 5 g/dl (3,1 mmol/l) überschreitet. Ihr Auftreten ist damit nicht nur von der Sauerstoffsättigung, sondern auch vom Hämoglobinwert abhängig: Bei Polyglobulie ist sie leicht erkennbar, bei schwerer Anämie dagegen meist fehlend. Liegt die Hämoglobinkonzentration beispielsweise um 8 g/dl (5 mmol/l), müssten mehr als 50 % des Hb in reduzierter Form vorliegen, bevor eine Zyanose auftritt.

Periphere Zyanose
Bei dieser „Ausschöpfungszyanose" der Akren kommt es aufgrund einer Flussverlangsamung in den abhängigen Körpergebieten zu einer erhöhten Sauerstoffausschöpfung. Ursachen sind ein reduziertes Herzzeitvolumen (Herzinsuffizienz, Schock), lokale Vasokonstriktion (z. B. Kälte) oder die mechanische Einengung von Arterien (z. B. Arteriosklerose) und Venen (z. B. Thrombose, chronisch-venöse Insuffizienz).

Zentrale Zyanose
Die zentrale Zyanose beruht auf einer mangelnden Sauerstoffsättigung des gesamten Blutes und betrifft deshalb alle Gefäßgebiete. Sie zeigt sich deshalb zunächst dort, wo die Kapillaren „dicht an dicht" stehen und zudem von keiner Hornschicht bedeckt sind, also an den Lippen, Konjunktiven und Schleimhäuten. Die zentrale Zyanose entsteht durch Zumischung venösen Blutes in den arteriellen Kreislauf – d. h. bei Herzvitien mit Rechts-links-Shunt – und beim hypoxischen Lungenversagen.

❗ Eine chronische Hypoxämie (z. B. beim „Blue-Bloater"-Typ des Lungenemphysems, s. 5.3.3) führt zu einer vermehrten renalen Erythropoetinbildung und damit zu einer sekundären Polyglobulie. Diese erhöht zwar die Sauerstoff-Transportkapazität des Blutes, aber auch dessen Viskosität und kann so eine Rechtsherzinsuffizienz verschlimmern. Auf diese Art entsteht eine **gemischte Zyanose** (zentrale Zyanose durch pulmonale Hypoxämie und periphere Zyanose durch vermindertes Herzzeitvolumen). ❗

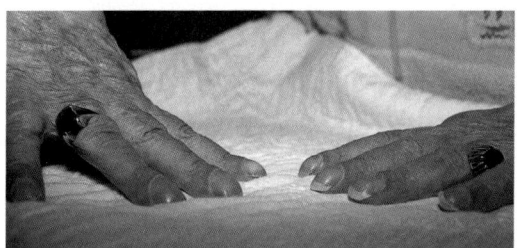

Abb. 5.18: Uhrglasnägel. [M104]

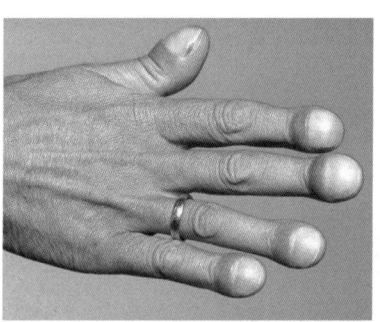

Abb. 5.19: Trommelschlägelfinger. [K183]

05

während der Patient „99" sagt. Spürbare Seitendifferenzen basieren auf dem Prinzip, dass tiefe Frequenzen durch lufthaltige Alveolen abgefiltert, bei pathologischem Infiltrat dagegen verstärkt fortgeleitet werden (**Tab. 5.6**).

- Der **Klopfschall** ist z. B. über einem Pleuraguss oder verdichtetem Lungengewebe (wie bei Pneumonie oder Atelektase) gedämpft. Ein hypersonorer Klopfschall ist dagegen z. B. beim Lungenemphysem nachweisbar.
- Die **Atmungsverschieblichkeit** der Lungengrenzen beträgt normalerweise ≥ 1 Interkostalraum und ist seitengleich. Eine einseitig herabgesetzte Atmungsverschieblichkeit weist auf einen Zwerchfellhochstand, eine

symmetrische Verminderung z. B. auf ein Lungenemphysem hin.

Auskultation

Grundsätzlich gilt:
- Auskultation immer bei entblößtem Oberkörper (BH kann evtl. angelassen werden), da sonst leicht Kleidung oder Schmuck am Stethoskop kratzt
- Stethoskop fest aufsetzen, da sonst die Haut (v. a. leicht schweißige Haut) gegen die Membran des Stethoskops reibt, was atmungsabhängige Nebengeräusche vortäuschen kann

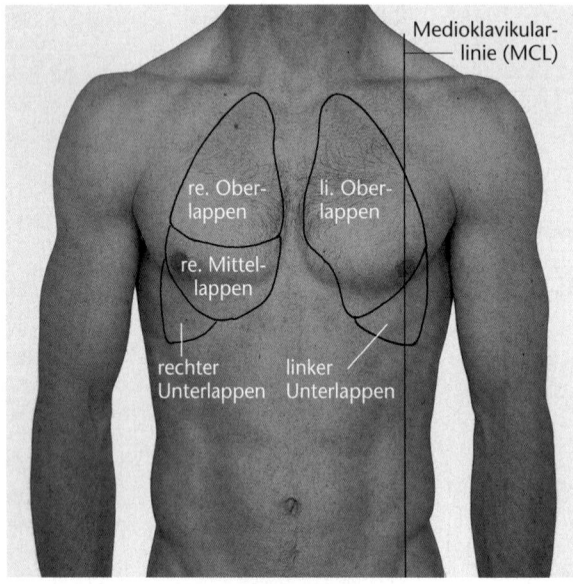
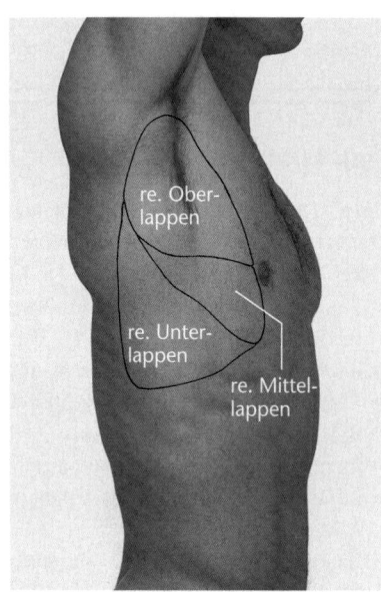
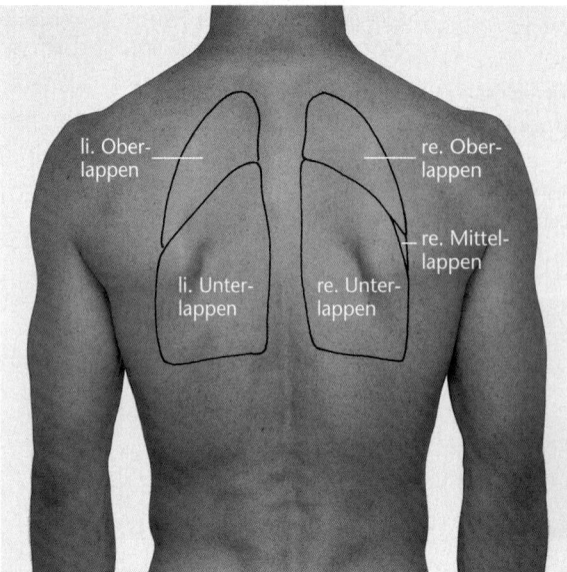
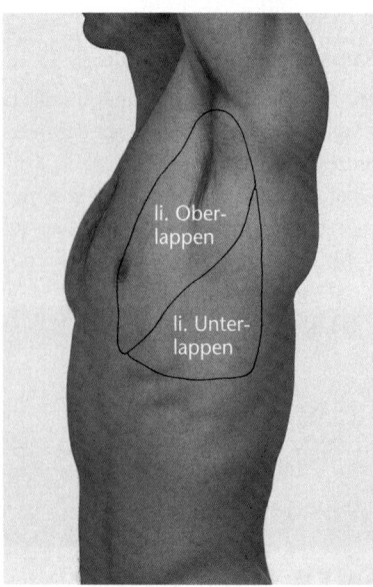

Abb. 5.20: Projektion der Lungengrenzen auf den Thorax. [K100]

- immer beide Lungen im Seitenvergleich auskultieren
- darauf achten, dass der Patient mit offenem Mund kräftig, aber möglichst geräuschlos und ohne Lippenbremse ein- und ausatmet
- und vor allem: so lange horchen, bis über den Befund Sicherheit besteht!

Atemgeräusch

Das Atemgeräusch wird beschrieben als

- **vesikulär:** leises „Rauschen", nur bei der Inspiration (Normalbefund)
- **Bronchialatmen:** „schärferes", hochfrequentes, oft auch im Exspirium hörbares Atemgeräusch, wie es dicht über dem Tracheobronchialbaum (z. B. zwischen den Schulterblättern) physiologischerweise gehört wird. Bei Infiltration oder Lungenfibrose wird das in den Bronchien entstehende Atemgeräusch bis zur Brustwand fortgeleitet und damit auch über normalerweise „vesikulär" klingenden Lungenabschnitten hörbar.
- **abgeschwächt:** z. B. bei Erguss oder verminderter Entfaltung (Atelektase)
- **fehlend:** z. B. bei Pleuraerguss oder bei großem Pneumothorax

Nebengeräusche

Die Klassifikation ist wegen der Verwendung teils subjektiver Begriffe (wie etwa „ohrnah") äußerst verwirrend, und noch immer behelfen sich viele Untersucher mit Aussagen wie: „klingt wie die Waschmaschine meiner Großmutter". Zur besseren Verständigung sollte bei der Beschreibung der Nebengeräusche unbedingt eine standardisierte Terminologie eingehalten werden, die inzwischen auch international verbindlich geregelt ist.

Nebengeräusche werden – obwohl sie keineswegs immer „rasseln" – historisch auch als „Rasselgeräusche" („RG") bezeichnet und weiter differenziert in

- **kontinuierliche Nebengeräusche** (= „trockene Rasselgeräusche"): Giemen und Brummen. Diese Geräusche weisen auf Sekret in den großen Luftwegen oder eine Atemwegsobstruktion hin – z. B. bei Asthma bronchiale oder chronisch-obstruktiver Bronchitis. **Giemen** (engl. *wheeze*) ist ein pfeifendes, v. a. exspiratorisches Geräusch, **Brummen** (engl. *rhonchi*) dagegen ein tieffrequentes in- oder exspiratorisches Geräusch.

! Ein weiteres, vom Giemen abzugrenzendes Nebengeräusch ist der Stridor, der sich ebenfalls als hochfrequentes Pfeifen bemerkbar macht. Im Gegensatz zum Giemen entsteht er aber an den oberen (extrathorakalen) Luftwegen und ist meist inspiratorisch. !

05

Tab. 5.6 Vergleich typischer physikalischer Lungenbefunde

Diagnose	Perkussionsbefund	Stimmfremitus	Auskultation	
			Atemgeräusch	Nebengeräusche
Kardiale Stauung (z. B. bei Linksherzinsuffizienz)	normal oder Dämpfung	normal oder verstärkt	normal	feuchte RG bei der Einatmung (oft spätinspiratorische, feinblasige, eher „nicht-klingende" RG)
Pneumonisches Infiltrat	(leichte) Dämpfung	normal oder verstärkt*	verstärkt (Bronchialatmen)	feuchte RG bei der Einatmung (oft frühinspiratorische, „klingende" RG)
Pleuraerguss	(starke) Dämpfung, aber lageveränderlich	abgeschwächt bis fehlend	abgeschwächt bis fehlend	oft feuchte RG im Grenzbereich (bei Pleuritis im Anfangsstadium evtl. Pleurareiben)
Große Atelektase	Dämpfung	abgeschwächt	abgeschwächt bis fehlend	keine
Bronchitis	normal	normal	normal oder leicht abgeschwächt	trockene RG, evtl. auch feuchte, grobblasige, nicht-klingende RG bei Ein- und Ausatmung
Pneumothorax	hypersonor, tympanitisch	abgeschwächt bis fehlend	fehlendes Atemgeräusch, bei geringgradigen Formen abgeschwächt oder sogar normal	keine
Asthma bronchiale (im Anfall)	hypersonor	normal oder symmetrisch abgeschwächt	abgeschwächt, Ausatmung verlängert	trockene RG (Giemen, Brummen), v. a. exspiratorisch
Lungenemphysem	hypersonor	symmetrisch abgeschwächt	abgeschwächt	keine

* Liegen gleichzeitig Pleuraergüsse vor, so kann der Stimmfremitus auch abgeschwächt sein.

- **diskontinuierliche Nebengeräusche** (= „feuchte Rasselgeräusche", engl. *crackles* oder *rales*) sind v. a. inspiratorisch zu hören; sie sind durch Sekret bzw. Flüssigkeit in den kleinen Luftwegen bzw. Alveolen bedingt. Unterschieden werden:
  - grobblasige = tieffrequente RG bei Flüssigkeit in den Luftwegen, z. B. bei akutem Lungenödem
  - feinblasige = hochfrequente RG bei Flüssigkeit in Bronchiolen und Alveolen, z. B. bei chronischer Linksherzinsuffizienz mit Lungenstauung

! Die feuchten Rasselgeräusche werden bisweilen noch mit zusätzlichen, oft subjektiven Attributen versehen, wie „klingende" = ohrnahe RG (heller, höher, deutlich hörbar – bei infiltriertem Lungengewebe, z. B. Pneumonie) und „nichtklingende = ohrferne RG (tiefer, dumpfer – bei intaktem Lungengewebe, z. B. bei Lungenödem). !

- **Sklerophonie** (Entfaltungsknistern): trockenes „Knisterrasseln", typisch für Lungenfibrose
- **Pleurareiben** (ein atmungssynchrones Geräusch, das wie Lederknarren oder Knirschen im Schnee klingt) weist auf eine Pleuritis sicca hin.

Stimmphänomene bei der Auskultation

Von **Bronchophonie** wird gesprochen, wenn hohe Frequenzen, die normalerweise bei der Auskultation nicht hörbar sind, bei einer Verdichtung des dazwischen liegenden Lungengewebes auskultierbar werden. Hierzu lässt man den Patienten z. B. „66" stimmlos zischen. Dasselbe Phänomen liegt der **Pectoriloquie** (der bei der Auskultation hörbaren Übertragung von Flüstertönen) zugrunde. Die **Egophonie** nutzt ein ähnliches Prinzip aus: Der Patient sagt immer wieder „i", bei Infiltration des Lungengewebes hört der Arzt ein deutliches „e".

═══AUF DEN PUNKT GEBRACHT═══

Für ein pulmonales Infiltrat spricht:

- positive Bronchophonie („66")
- positiver Stimmfremitus („99")
- positive Egophonie („i-zu-e-Änderung")
- klingende („ohrnahe") Rasselgeräusche
- Bronchialatmen
- evtl. gedämpfter Klopfschall.

5.2.3 Röntgenthorax

Die Thoraxübersichtsaufnahme im Stehen ist eine unverzichtbare Basisuntersuchung bei der Abklärung von Lungenerkrankungen. Beim posterior-anterioren Strahlengang (**Abb. 5.21**) liegt das ventral gelegene Herz dem Film näher und stellt sich daher weniger vergrößert dar als in der anterior-posterioren Aufnahme. Die Aufnahme erfolgt während maximaler Inspiration.

! Ausnahme: Ein Pneumothorax ist in Exspiration deutlicher sichtbar. !

Zur genaueren Lokalisation einer Veränderung sowie zum Nachweis retrokardialer und retrosternaler Prozesse wird immer zusätzlich eine Seitaufnahme gemacht (**Abb. 5.22** und **Abb. 5.23**).

Ein systematisches Vorgehen bei der Befundung von Röntgenbildern ist Voraussetzung für die korrekte Bewertung (s. **Kasten** „Systematische Befundung des Röntgenthorax").

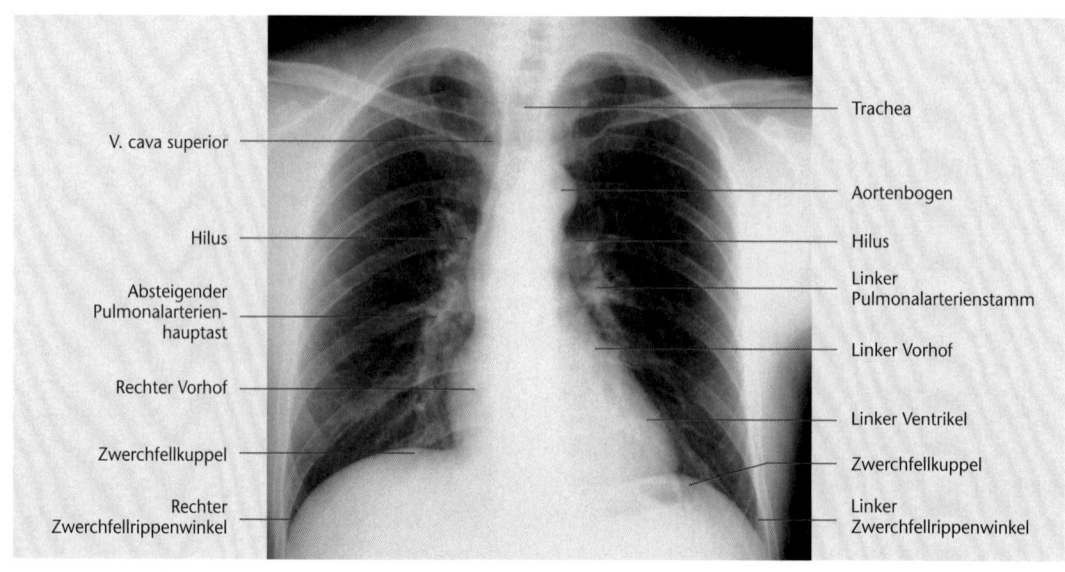

Abb. 5.21: Röntgennativaufnahme des Thorax im posterior-anterioren Strahlengang (p.a. Aufnahme). [D200]

V. cava superior
Hilus
Absteigender Pulmonalarterienhauptast
Rechter Vorhof
Zwerchfellkuppel
Rechter Zwerchfellrippenwinkel

Trachea
Aortenbogen
Hilus
Linker Pulmonalarterienstamm
Linker Vorhof
Linker Ventrikel
Zwerchfellkuppel
Linker Zwerchfellrippenwinkel

05

Normalbefund

Die röntgenologisch sichtbare Lungenzeichnung ist beim Lungengesunden überwiegend durch Gefäße bedingt. Im Stehen nimmt der Gefäßdurchmesser infolge des hydrostatischen Drucks von kranial nach kaudal zu, weshalb die Lungenunterfelder normalerweise eine stärkere Gefäßzeichnung aufweisen. Die Bronchien sind nur in ihren zentralen, hilusnahen Abschnitten als Aufhellungen erkennbar. Die Interlobärspalte sind nur sichtbar, wenn sie tangential getroffen werden, deshalb ist der schräg verlaufende große Lappenspalt nur in der Seitaufnahme zu erkennen. Das rechte Zwerchfell steht infolge der Anhebung durch die Leberkuppel höher als das linke.

Verschattungen

Verschattungen können Pathologien im Alveolärraum oder im Interstitium anzeigen.

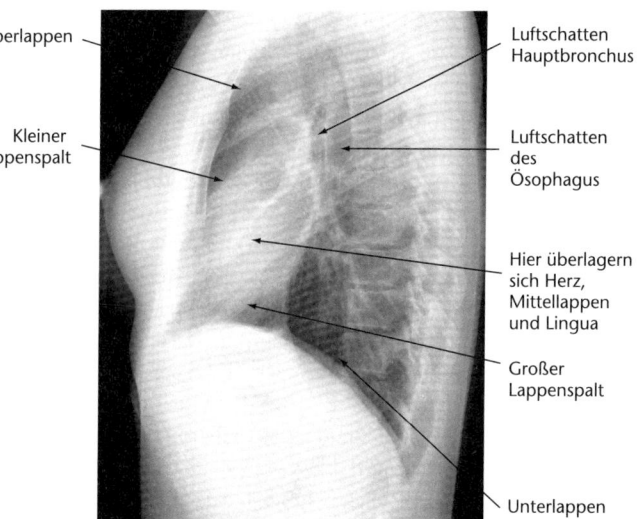

Abb. 5.22: Röntgennativaufnahme des Thorax im seitlichen Strahlengang. [S008-3]

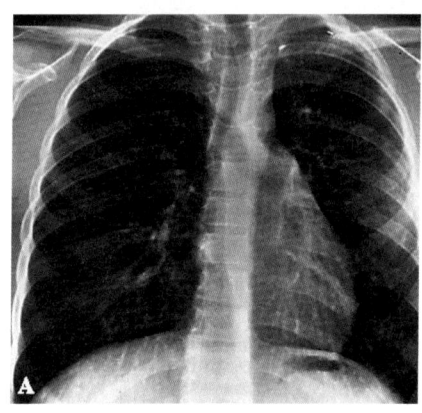
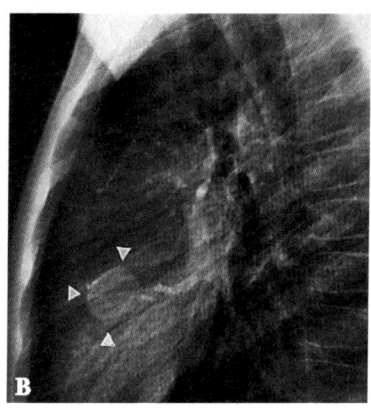

Abb. 5.23: P.a. und Seitaufnahme einer Lungenmetastase. Die Metastase ist nur in der Seitaufnahme zu erkennen. [E211-100]

═══ ZUR VERTIEFUNG ═══

Systematische Befundung des Röntgenthorax

Festgehalten bzw. kommentiert werden:
- Name, Geschlecht, Alter des Patienten, Datum der Untersuchung, Voraufnahmen?
- technische Qualität der Aufnahme:
  - Belichtung (Faustregel: die oberen Ecken sollen schwarz sein, der 5. Brustwirbelkörper soll gerade noch im Herzschatten abgrenzbar sein. Ist er das nicht, so ist die Aufnahme „zu weich", ist dagegen die gesamte Brustwirbelsäule gut sichtbar, ist die Aufnahme „zu hart", d. h überbelichtet.)
  - Inspirationslage
  - Symmetrie (symmetrischer Abstand von Dornfortsätzen zu den Sternoklavikulargelenken?)
- Trachea: Verlauf, Lumeneinengungen, Kontur
- Karina (Aufspreizung spricht für eine Vergrößerung des linken Vorhofs oder für mediastinale Lymphome)
- Mediastinum: breite, freie Luft, Symmetrie
- Hilus (symmetrisch prominente Hili sind z.B. bei bihilärer Lymphadenopathie oder bei pulmonaler Hypertonie nachweisbar, eine asymmetrische Hilusverdickung ist dagegen immer karzinomverdächtig)
- Lunge: Zeichnung (Gefäßzeichnung, Infiltrate, Atelektasen), Symmetrie, Raumforderung, Zeichen der Überblähung
- Pleura: Pneumothorax, Pleuraerguss
- Herz: Herzverbreiterung, Herzkonfiguration
- Zwerchfelle: Zwerchfellhernie, Zwerchfell(hoch)stand, Magenluft unter dem linken Zwerchfell
- Rippen, Weichteile (z.B. Mamma), Lateralwand des Thorax.

Seitbild:
- Trachea
- Retrosternalraum, Retrokardialraum
- Wirbelsäule
- kleiner und großer Lappenspalt
- Zwerchfelle.

05

Alveoläre Verschattungen

Alveoläre Verschattungen können als Infiltrate oder als Atelektasen vorkommen.

Infiltrate sind durch einen verminderten Luftgehalt der Alveolen bedingt und stellen sich als diffuse, fleckig-wolkige Verschattungen mit unscharfer Begrenzung dar. Typisch ist ein **Luftbronchogramm**: Dabei heben sich die lufthaltigen Bronchien vom umgebenden Infiltrat ab. Da Infiltrate durch Exsudation von Flüssigkeit in die Alveolen entstehen, sind sie typischerweise mit einer **Volumenzunahme** des betroffenen Lungenareals verbunden. Alveoläre Verschattungen kommen z. B. bei Pneumonie oder bei exogen-allergischer Alveolitis vor.

Atelektasen sind dagegen luftärmere Lungenareale, die durch einen Verschluss des zuführenden Bronchus entstehen. Sie zeichnen sich durch eine **Volumenverminderung** mit konkaver Begrenzung der Verschattung aus. Das Mediastinum wird zur kranken Lungenseite hin verzogen und das Zwerchfell steht auf der betroffenen Seite höher als auf der gesunden.

Interstitielle Verschattungen

Sie sind durch verdickte (z. B. flüssigkeitsgefüllte) interlobuläre Septen bedingt und auf dem Röntgenbild netzförmig (retikulär) oder streifig strukturiert. Je nach Verlauf und Lage spricht man von:

- **Kerley-B-Linien:** horizontale, in den lateralen Anteilen der Lungenunterfelder gelegene, ca. 1 cm lange „Striche". Sie sind ein wichtiger Hinweis auf das Vorliegen einer chronischen Lungenstauung im Rahmen einer Linksherzinsuffizienz.
- **Kerley-A-Linien:** dünne, streifige Verdichtungen in den

Lungenoberfeldern, die radiär von den Hili in die Oberfelder verlaufen; diese sind weniger spezifisch für eine Lungenstauung.

Unterscheidung der Verschattungen nach ihrer Ausdehnung

Flächige Verschattungen sind auf Infiltrate oder Atelektasen zurückzuführen. Am häufigsten sind Infiltrate bei einer Pneumonie, wo sie meist einseitig vorkommen. Eine beidseitige, symmetrische Verschattung wird am häufigsten im Rahmen einer Lungenstauung bei Linksherzinsuffizienz gesehen.

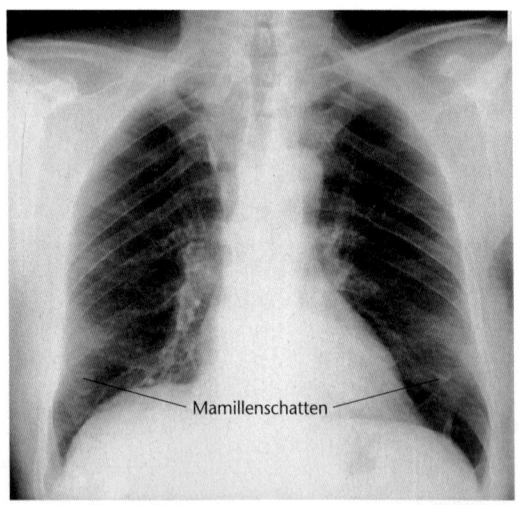

Abb. 5.24: Die Mamillenschatten im Röntgenthorax werden häufig fälschlicherweise als „Rundherd" identifiziert. [M104]

05

Rundherde dagegen sind schärfer begrenzt und haben runde Konturen. Da sich hinter einem Rundherd ein maligner Tumor verbergen kann, ist eine rasche diagnostische Klärung zwingend (s. **Kasten** „Rundherde im Röntgenthorax").

Andere häufige Röntgenbefunde

Pleuraerguss

Der Pleuraerguss (s. **5.10.2**) ist röntgenologisch ab ca. 300 ml sichtbar. Meist ist der **kostophrenische Winkel** verschattet. Der konkav nach lateral ansteigende Rand des Ergusses wird als **Ellis-Damoiseau-Linie** bezeichnet und ist auf den negativen intrapleuralen Druck zurückzuführen. Ursache sind in etwa 50% maligne Tumoren wie z. B. das Bronchial- und das Mammakarzinom. Oft tritt ein Pleuraerguss bei Pleuropneumonie und bei Rechtsherzinsuffizienz, seltener bei Tbc und Kollagenosen wie z. B. dem systemischen Lupus erythematodes auf.

Pneumothorax

Beim Pneumothorax (s. **5.10.1**, Aufnahme in *maximaler Exspiration*) ist die Pleura visceralis erkennbar von der Thoraxwand entfernt und die Lungengefäßzeichnung nicht mehr bis an die Thoraxwand zu verfolgen. Bei einem **Mantelpneumothorax** ist das Lungenparenchym von der Thoraxwand durch eine Luftsichel getrennt. Bei einem **Spannungspneumothorax** wird das Mediastinum zur Gegenseite verdrängt. Selten ist ein **Pneumomediastinum**, das im Röntgenthorax an einer mediastinalen Luftsichel zu erkennen ist.

❗ Bei einer Atelektase wird das Mediastinum zur kranken Seite gezogen, bei einem Spannungspneumothorax dagegen auf die gesunde Seite gedrückt. Führt ein Pleuraerguss zu einer Mediastinalverschiebung auf die gesunde Seite, spricht man von einem **raumfordernden Erguss**. Ursache ist meist ein Malignom. ❗

Hilusverbreiterung

Eine Hilusverbreiterung kann zum einen durch eine hiläre **Lymphknotenvergrößerung** bedingt sein, eine einseitige Vergrößerung ist meist auf ein Bronchialkarzinom zurückzuführen. Ursache einer symmetrischen Vergrößerung (bihiläre Lymphadenopathie) können u. a. eine Sarkoidose, ein malignes Lymphom, Metastasen oder ein Bronchialkarzinom sein. Bei zusätzlicher Verkalkung liegt häufig eine Tbc oder eine Silikose vor.

Zum anderen kann eine Hilusverbreiterung **gefäßbedingt** sein, und zwar entweder durch eine Lungenstauung mit Erweiterung der zentralen Lungengefäße infolge einer Linksherzinsuffizienz oder durch eine pulmonale Hypertonie wie z. B. beim Cor pulmonale.

Mediastinalverbreiterung

Die Mediastinalverbreiterung hat vier Hauptursachen: Struma, Lymphom, Tumor sowie obere Einflussstauung.

- Eine Verbreiterung des **vorderen, oberen Mediastinums** ist meist auf eine retrosternal eintauchende Struma zurückzuführen, die Diagnose wird durch die Schilddrüsenszintigraphie gestellt. Andere Ursachen sind Lymphome (z. B. M. Hodgkin: „schornsteinartige" Mediastinalverbreiterung), Lymphknotenmetastasen, Thymom.
- Im **hinteren, oberen Mediastinum** sind neurogene Tumoren zu finden.
- Im **vorderen, unteren Mediastinum** können Teratome und Dermoidzysten lokalisiert sein; diese können auch Zähne, Knochen oder Kalk enthalten.

Seltene Ursachen einer Mediastinalverbreiterung sind das thorakale Aortenaneurysma, Perikarddivertikel sowie eine Zwerchfellhernie mit „Upside-down-Magen" (**Abb. 6.28**). Eine rechtsseitige Mediastinalverbreiterung schließlich kann durch eine erweiterte V. azygos oder eine atypisch absteigende Aorta verursacht sein.

Vermehrte Strahlentransparenz

Eine vermehrte Strahlentransparenz der Lunge ist auf eine Rarefizierung der Gefäßzeichnung zurückzuführen. Die häufigste Ursache ist das Lungenemphysem. Eine einseitige Transparenzvermehrung kann bei akuter Lungenembolie mit A.-pulmonalis-Hauptstammverschluss, selten bei einseitiger Gefäßhypoplasie (Swyer-James-Syndrom) oder Lungenzysten nachweisbar sein.

Bei pulmonaler Hypertonie sind die peripheren Abschnitte der Lunge durch die Kaliberverengung der Gefäße vermehrt strahlentransparent, während die zentralen, hilusnahen Regionen bei normalem Kaliber verdichtet erscheinen (sog. „Kalibersprung"). Im Gegensatz hierzu besteht insgesamt eine vermehrte Gefäßzeichnung bei Rezirkulationsvitien mit Links-rechts-Shunt (z. B. Vorhofseptumdefekt).

5.2.4 Andere bildgebende Verfahren

- **Computertomographie (CT):** Wichtige Einsatzgebiete der CT sind: Staging bei einem Bronchialkarzinom, Ausschluss von Metastasen, morphologische Charakterisierung von Rundherden. Zur Beurteilung des Mediastinums werden die Gefäße durch i. v. Kontrastmittelgabe kontrastiert; sie sind dann besser z. B. gegen die mediastinalen Lymphknoten abgrenzbar. Mittels Spiral-CT („**High-Resolution-CT**") können Atmungsartefakte reduziert und so die Auflösung verbessert werden. Als sog. **Angio-CT** (Spiral-CT mit Kontrastmittelgabe) wird die Computertomographie heute als Diagnostik der Wahl zum Nachweis zentraler Lungenembolien eingesetzt.

- **Kernspintomographie (MRT):** Sie findet vor allem zur Abklärung unklarer mediastinaler Prozesse und zur Beurteilung der großen thorakalen Gefäße Anwendung.
- **Sonographie:** Die Sonographie ist unverzichtbar zur Diagnostik und gezielten Punktion von Pleuraergüssen, die bereits ab 30 ml Volumen nachgewiesen werden können.
- **Angiographie:** Die Pulmonalis-Angiographie wird fast immer in Subtraktionstechnik durchgeführt (digitale Subtraktionsangiographie, DSA; s. 2.2.1). Hauptindikation ist der Nachweis einer Lungenembolie, andere Einsatzgebiete sind der Nachweis von Angiomen und die Lokalisation der Blutungsquelle bei Hämoptysen.
- **Lungenperfusionsszintigraphie:** Hierbei werden ⁹⁹ᵐTc-markierte Mikrosphären (Durchmesser 10–40 µm) intravenös injiziert, wodurch ca. jede 10000. Lungenkapillare embolisiert wird. Die Aktivitätsverteilung über der Lunge spiegelt also die regionale Blutverteilung in der Lunge wider. Sie dient insbesondere dem Ausschluss einer Lungenembolie sowie zur präoperativen Funktionsbeurteilung der Lunge vor einer geplanten Resektion.
- **Inhalationsszintigraphie (Ventilationsszintigraphie):** Hierbei werden ⁹⁹ᵐTc-markierte Millimikrosphären (Durchmesser um 200 nm) eingesetzt, die als Aerosol eingeatmet werden. Die Inhalationsszintigraphie gibt damit die regionale Verteilung der Atmung wieder. Sie wird meist unmittelbar vor der Perfusionsszintigraphie durchgeführt; hierdurch können VQ-Inhomogenitäten diagnostiziert werden. Letzteres ermöglicht die Abgrenzung einer primären Perfusionsstörung (Lungenembolie) von sekundären Veränderungen (z. B. Vasokonstriktion infolge Minderbelüftung).

5.2.5 Lungenfunktionsdiagnostik

Die physikalischen Eigenschaften der Lunge – wie Dehnbarkeit des Lungengewebes oder Leitfähigkeit der Bronchien – ändern sich im Krankheitsfalle; hierdurch ändern sich wiederum einfach zu messende Lungenfunktionen wie z. B. der Luftfluss am Mund oder das maximale Fassungsvolumen der Lunge. Folgende Verfahren der Lungenfunktionsdiagnostik stehen zur Verfügung:

- Durch die **Spirometrie** werden ein- und ausgeatmete Atemvolumina bzw. die dabei entstehenden Atemflüsse bestimmt.
- Durch die **Plethysmographie** werden intrathorakale Volumina über Druckveränderungen in einer geschlossenen Umgebungskammer bestimmt.
- Intrathorakale Volumina können aber auch durch die Ein- und Ausatmung inerter Gasgemische bestimmt werden, deren Verdünnung ausgewertet wird (**Gasverdünnungstests**).
- Der Widerstand in den Luftwegen kann über einfache Druckwandler bestimmt werden (**Widerstandsmessung**).
- Darüber hinaus kann durch die Einatmung von im Blut löslichen Gasen (z. B. Kohlenmonoxid) das Ausmaß der maximal möglichen Diffusion in die Blutbahn bestimmt werden (Bestimmung der **Diffusionskapazität**).

Die Sollwerte sind von Geschlecht, Alter sowie Körpergröße abhängig und können z. B. Tabellen der **EGKS (Europäische Gesellschaft für Kohle und Stahl)** entnommen werden.

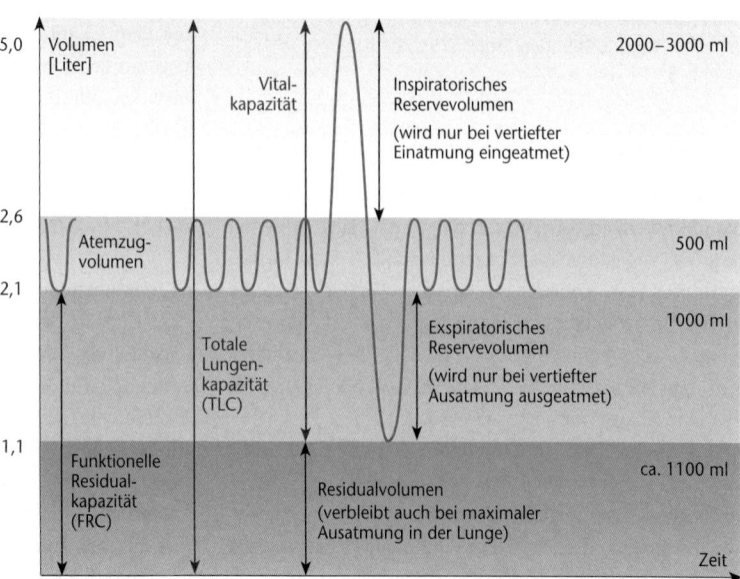

Abb. 5.25: Atemvolumina und -kapazitäten des Gesunden bei Ruheatmung und vertiefter Ein- und Ausatmung. Die Summen aus mehreren Atemvolumina werden als Atemkapazitäten bezeichnet. [A400]

Spirometrie

Bei der Spirometrie bläst der Patient in ein kleines Messgerät (**Spirometer**). Das Gerät misst Volumenänderungen bei Ein- und Ausatmung. Die modernen Geräte berechnen zusätzlich den Luftfluss (Volumenänderung pro Zeiteinheit).

- Als **Vitalkapazität** (*vital capacity*, **VC**) bezeichnet man das maximal mobilisierbare Lungenvolumen. Es setzt sich aus exspiratorischem Reservevolumen, Atemzugvolumen und inspiratorischem Reservevolumen zusammen (**Abb. 5.25**). Die Vitalkapazität ist damit ein Maß für die Atembreite. Erniedrigte Werte finden sich bei restriktiver Ventilationsstörung (z. B. Lungenfibrose, Pleuraerguss, neuromuskuläre Erkrankungen) sowie bei Zunahme des Residualvolumens im Rahmen obstruktiver Erkrankungen (z. B. Lungenemphysem). Die Vitalkapazität wird idealerweise durch Inspiration nach maximaler Ausatmung gemessen (sog. **inspiratorische VC**), kann aber auch durch Exspiration nach maximaler Einatmung ermittelt werden. In der Praxis wird häufig auch die sog. **forcierte Vitalkapazität (FVC)** bei raschestmöglicher Ausatmung bestimmt.

- Das **FEV$_1$** (= Einsekundenkapazität) bezeichnet das maximale innerhalb der ersten Sekunde der Exhalation auszuatmende Volumen (forciertes exspiratorisches Volumen in der 1. Sekunde). Beurteilt wird vor allem der auf die Vitalkapazität bezogene Wert (sog. **Tiffeneau-Wert** = FEV$_1$/VC × 100 [%]). Der Normalwert beträgt ≥ 75 %, bei älteren Patienten ≥ 70%. Das FEV$_1$ ist der wichtigste Parameter für eine Obstruktion der unteren (intrathorakalen) Atemwege. Es ist dementsprechend eingeschränkt bei obstruktiven Atemwegserkrankungen wie Asthma oder Emphysem.

! Auch bei restriktiven Lungenerkrankungen (wie etwa der Lungenfibrose) ist das FEV$_1$ vermindert; hier ist jedoch gleichzeitig die Vitalkapazität wegen der eingeschränkten Dehnbarkeit der Lunge vermindert, sodass der Tiffeneau-Wert normal ist. !

! Bei starker Obstruktion verbleibt nach rascher, maximaler Ausatmung mehr Luft in den Lungen (erhöhtes Residualvolumen, RV, Abb. 5.25), sodass die forcierte Vitalkapazität entsprechend vermindert ist (Verschiebung der Atemmittellage durch Überblähung). FEV$_1$/VC kann dadurch trotz Obstruktion „normal" erscheinen. !

- Der **Atemspitzenstoß** (*peak expiratory flow*, PEF) bezeichnet den maximal bei der Ausatmung zu erzielenden Luftfluss. Der **Peak Flow** kann auch ambulant mit kleinen Handgeräten gemessen werden, dies wird bei der Heimkontrolle des Asthmas ausgenützt (s. **5.3.4**).

Darstellung der Atemvolumina bzw. des Atemflusses

Die Volumina bzw. Kapazitäten werden bei der Spirometrie kontinuierlich registriert und können damit in ein **Volumen-Zeit-Diagramm** aufgetragen werden. Da in den neueren Geräten auch der Gasfluss kontinuierlich berechnet oder gemessen wird, kann hier jedem ausgeatmeten Volumen ein bestimmter Fluss zugeordnet und können die Messwerte als **Fluss-Volumen-Diagramm** ausgegeben werden (**Abb. 5.26**). Aufgetragen wird der exspiratorische Fluss (y-Achse, nach oben) und der inspiratorische Fluss (y-Achse, nach unten) über das Volumen (x-Achse). Der Fluss ist kurz nach Beginn der Exspiration am höchsten (Atemspitzenstoß, Peak Flow) und nimmt danach kontinuierlich ab.

Diese Abnahme ist bei Atemwegsobstruktion (z. B. Asthma bronchiale) verstärkt, sodass eine Einsenkung der normalerweise „hinkelsteinartigen" Kurve zu sehen ist (Scooping). Entsprechend ist der maximale (oder forcierte) exspiratorische Fluss bei 50% der VC (sog. **MEF$_{50}$** bzw. **FEF$_{50}$**) vermindert. Ein weiterer, oft angegebener Wert ist das **FEF$_{25-75}$**, der forcierte exspiratorische Fluss zwischen 25% und 75 % des ausgeatmeten Volumens. Letzterer Wert ist ein gutes Maß für eine Obstruktion der kleineren Luftwege. Einen exspiratorischen Kollaps der Atemwege aufgrund einer bronchialen Wandinstabilität bei Lungenemphysem erkennt man oft an einem frühexspiratorischen Knick mit anschließendem flacherem Kurvenverlauf. Weitere pathologische Fluss-Volumen-Kurven sind in **Abbildung 5.26** rechts dargestellt.

Bronchospasmolyse-Test

Diese Untersuchung deckt auf, inwieweit eine Einschränkung der maximalen Atemflüsse durch die Gabe von inhalativen Bronchospasmolytika (z. B. Salbutamol) reversibel ist. Hierzu wird bei vermindertem FEV$_1$ ein inhalatives β$_2$-Sympathomimetikum gegeben und die Spirometrie wiederholt. Der Test ist positiv, wenn sich die Einsekundenkapazität um > 12 % des Ausgangswertes ändert. Letzteres deutet auf eine mit einer reversiblen Verengung der intrathorakalen Luftwege einhergehende Erkrankung hin (typischerweise Asthma). Dieser Test kann auch bei der Resistance-Messung (s. u.) angewendet werden.

Inhalativer Provokationstest

Ist eine Obstruktion nicht nachweisbar und besteht dennoch klinisch der Verdacht auf eine obstruktive Ventilationsstörung mit hyperreagiblem Bronchialsystem (z. B. Asthma im symptomfreien Intervall), so kann eine inhalative Provokation mit einem Parasympathomimetikum (z. B. Metacholin oder Acetylcholin) durchgeführt werden. Patienten mit einem **hyperreagiblen Bronchialsystem** reagieren bereits auf geringe Konzentrationen dieser Substanzen mit

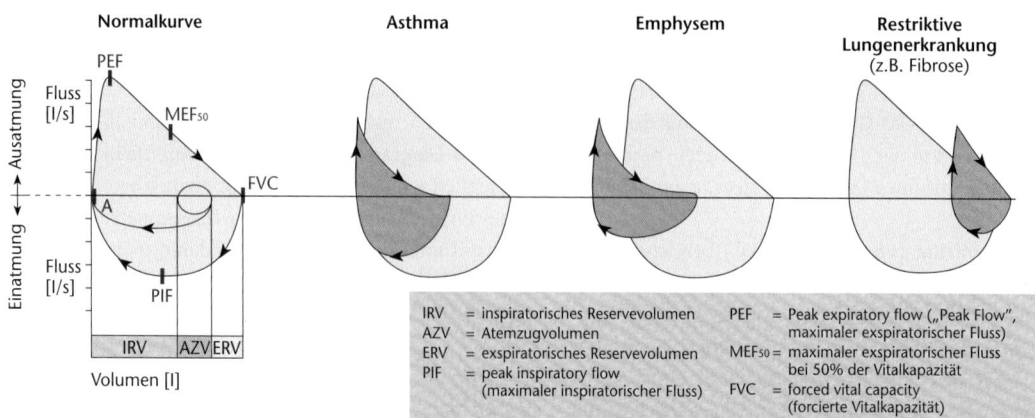

Abb. 5.26: Pathologische Fluss-Volumen-Kurven. Links: normale Fluss-Volumen-Kurve mit inspiratorischem (negativer Teil der Kurve) und exspiratorischem (positiver Teil der Kurve) Schenkel. Man erkennt in der Mitte die Atemschleife der Ruheatmung, gefolgt von einer tiefen Einatmung. Am Punkt A beginnt die forcierte Ausatmung. **Rechts** daneben: pathologische Fluss-Volumen-Kurven. Die Verschiebung der Fluss-Volumen-Kurve nach links zeigt eine leichte (Asthma) bzw. schwere (Emphysem) Lungenüberblähung an. Die Verschiebung der Kurve nach rechts bei den restriktiven Lungenerkrankungen spiegelt das verminderte Residualvolumen wider. Typisch für die obstruktiven Lungenerkrankungen (Asthma und Emphysem) ist die „durchhängende" Atemkurve.

einer Obstruktion. Angegeben wird die Konzentration des Cholinergikums, bei der das FEV_1 um 20% abfällt (sog. PC_{20}-Wert).

Bodyplethysmographie

Die Bodyplethysmographie (Synonym: **Ganzkörperplethysmographie**) beruht auf dem Boyle-Mariotte-Gesetz, nach dem das Produkt aus Druck und Volumen konstant ist. Zur Messung sitzt der Patient in einer etwa 1 m³ großen Kammer, die nur über das Mundstück mit der Außenwelt verbunden ist. Bei normaler Atmung wird das Mundstück am Ende einer normalen Ausatmung kurz verschlossen; die Messperson atmet nun gegen den Widerstand aus und ein, wodurch die in der Lunge „gefangene" Luft komprimiert und dekomprimiert wird. Die dadurch ausgelösten Änderungen des Kammerdrucks korrelieren mit dem **intrathorakalen Luftvolumen**. Dieses kann über das Boyle-Mariotte-Gesetz aus den gemessenen Druckänderungen berechnet werden. An dem Mundstück kann auch, wie bei der einfachen Spirometrie, der Atemfluss (als Volumen pro Zeiteinheit) gemessen und daraus können die aus- oder eingeatmeten Luftvolumina wie Vitalkapazität und FEV_1 berechnet werden.

Darüber hinaus kann auch der **Atemwegswiderstand (Resistance)** bestimmt werden; hierfür werden die bei der Unterbrechung des Atemflusses am Mundstück entstehenden Druckänderungen ausgewertet.

! Da die Messung während der normalen Atmung erfolgen
■ kann, ist die Ganzkörperplethysmographie weitgehend unabhängig von der Mitarbeit des Patienten. !

Plethysmographisch gemessene Gasvolumina

- Als **intrathorakales Gasvolumen** (oder **TGV** für thorakales Gasvolumen) bezeichnet man das intrathorakale Volumen am Ende einer normalen Exspiration. Es entspricht in etwa der im Gasverdünnungsverfahren gemessenen funktionellen Residualkapazität (s. u.).
- Die Differenz von TGV und dem spirometrisch gemessenen exspiratorischen Reservevolumen ergibt das **Residualvolumen (RV)**, d. h. das nach maximaler Exhalation in der Lunge verbleibende Volumen. Letzteres ist bei anatomisch fixierter, aber auch bei funktioneller Lungenblähung (**Air Trapping**) erhöht.
- Durch Addition des RV und der spirometrisch bestimmten Vitalkapazität ergibt sich die **totale Lungenkapazität** (*total lung capacity*, **TLC**) bzw. Totalkapazität, d. h. das maximal in der Lunge enthaltene Luftvolumen. Die TLC ist bei chronischer Luftwegsobstruktion erhöht (z. B. Emphysem), bei restriktiven Lungenprozessen erniedrigt (z. B. Lungenfibrose) und reflektiert dabei v. a. die gleichsinnigen Veränderungen des RV (**Abb. 5.25**).

Resistance

Die Resistance (oder ihr Kehrwert, die Leitfähigkeit = **Conductance**) ist der empfindlichste Obstruktionsparameter bei Ruheatmung (**Tab. 5.7**). Sie bezeichnet den Druck, der aufgewendet werden muss, um im Mund eine Änderung der Atemströmung von 1 l/s zu bewirken. Die Maßeinheit der Resistance ist dementsprechend kPa/(l/s); der Normwert bei Erwachsenen ist ≤ 0,3 kPa/(l/s).

Tab. 5.7 Typische Lungenfunktionsbefunde

	VC	RV	FEV$_1$	FEV$_1$/VC	Resistance
Obstruktion	n/↓	n/↑	↓	↓	↑
Restriktion	↓	↓	↓	n	n
Emphysem	n/↓	↑	↓	↓	↑

Gasverdünnungsverfahren

Die intrathorakalen Volumina können auch bestimmt werden, indem der Atemluft ein normalerweise nicht in der Luft vorkommendes, inertes Gas, z. B. Helium, zugemischt wird. Sind das Volumen und die Konzentration des eingeatmeten Fremdgases bekannt, so kann aus der Verdünnung des Fremdgases nach Equilibrierung das intrathorakale Ausgangsvolumen berechnet werden (**Abb. 5.27**). Wenn die Fremdgasbeimischung am Ende einer normalen Exspiration erfolgt, ergibt sich so das nach normaler Exspiration in der Lunge verbleibende Luftvolumen, die **funktionelle Residualkapazität** (*functional residual capacity*, FRC).

Nach ähnlichem Prinzip funktioniert die **Stickstoffauswaschungsmethode** *(nitrogen washout)*, durch die ebenfalls die funktionelle Residualkapazität bestimmt werden kann. Durch Addition der FRC und der spirometrisch bestimmten inspiratorischen Kapazität (s. o.) erhält man die **totale Lungenkapazität** (TLC).

❗ Die FRC ist also dasjenige Gasvolumen, das nach der ruhigen Exhalation im Thorax verbleibt, und damit das „Gasaustauschreservoir" während der Ausatmung. Hierdurch

wird die Aufnahme von Sauerstoff und die Abgabe von Kohlendioxid auch während der Exhalation ermöglicht, wodurch wiederum atmungsabhängige Schwankungen von paO$_2$ und paCO$_2$ vermieden werden. ❗

❗ Die durch Gasverdünnung bestimmte FRC und das plethysmographisch bestimmte thorakale Gasvolumen (TGV) sind zwar beim Gesunden praktisch identisch, aber dennoch unterschiedliche Messwerte: Durch Gasverdünnung werden nur solche Volumina gemessen, die bei der normalen Atmung mit den Luftwegen kommunizieren. „Gefangene" Luft, etwa in überblähten oder kaum belüfteten Lungensegmenten, wird aus verfahrenstechnischen Gründen nicht erfasst. Das TGV dagegen umfasst selbst „gefangene" Luft und ist deshalb vor allem bei Asthma- und Emphysempatienten der geeignetere Messwert. ❗

Diffusionskapazität

Die Diffusionskapazität entspricht dem Verhältnis der Sauerstoffaufnahme in einer bestimmten Zeit zu der Sauerstoff-Partialdruckdifferenz zwischen Alveolarraum und Lungenkapillaren, d. h. dem O$_2$-Volumen, das pro Minute und pro mmHg Druckunterschied ins Blut diffundiert. Aus metho-

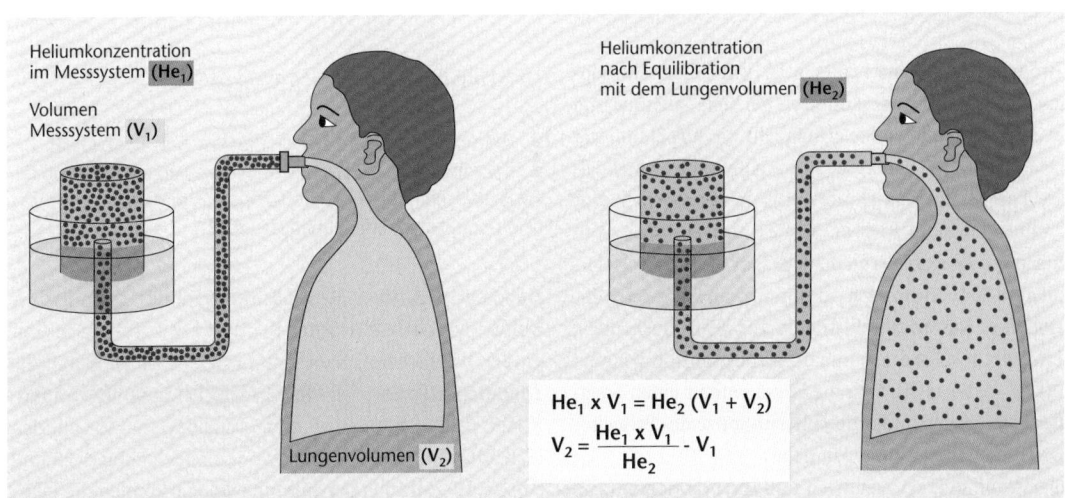

Abb. 5.27: Heliumverdünnungsmethode zur Bestimmung der funktionellen Residualkapazität (FRC). Der Patient atmet zunächst normale Luft in ruhiger, nicht-forcierter Atmung. Am Ende einer normalen Ausatmung wird der Luft Helium zugemischt. Die initiale Heliumkonzentration im Messbehälter verändert sich durch die Vermischung mit der intrathorakalen Luft in Abhängigkeit von der Größe des Lungenvolumens. Nach abgeschlossener Equilibrierung wird die Heliumkonzentration des Atemgases gemessen und daraus die FRC berechnet. [L157]

05

dischen Gründen wird für diesen Test nicht O_2, sondern Kohlenmonoxid verwendet, welches sich rasch und praktisch vollständig mit dem Hämoglobin des Blutes verbindet, sodass der Diffusionsgradient während des Tests stets gleich bleibt. Nach dem Testgas wird der Test auch **DL_{CO}** genannt (Diffusionskapazität der Lunge für **CO**).

Verfahren

Zur Messung der DL_{CO} wird ein bekanntes Volumen Kohlenmonoxid in niedriger Konzentration (z. B. 0,1%) eingeatmet. Nach Equilibrierung (also z. B. nach 8 Sekunden Luftanhalten) wird die CO-Aufnahme ins Blut aus der CO-Druckdifferenz zwischen ein- und ausgeatmetem Gasgemisch berechnet und das Ergebnis in ml CO/min/mmHg angegeben.

Interpretation

Die CO-Aufnahme ist erniedrigt bei Verdickung des Interstitiums (Diffusionsstörung, z. B. bei Lungenfibrose), bei einer Rarefizierung der Alveolen (Abnahme der Diffusionsfläche, z. B. bei Lungenemphysem oder Atelektasen) und bei einer Einschränkung der Lungenstrombahn bzw. des Blutflusses durch die Lungen (z. B. bei rezidivierenden Lungenembolien, Herzinsuffizienz oder pulmonalem Bluthochdruck). Somit gehen alle Formen von Ventilations- und Perfusionsinhomogenitäten (s. **5.1.2**) mit einer erniedrigten Diffusionskapazität einher. Auch bei einer Anämie ist die Diffusionskapazität vermindert; dies kann jedoch rechnerisch ausgeglichen werden.

5.2.6 Bronchoskopie

Die Bronchoskopie wird heute meist mit einem fiberoptischen **flexiblen Bronchoskop** nach Rachenanästhesie und Sedierung durchgeführt. Sie ermöglicht die Inspektion der Atemwege bis in die Subsegmentbronchien, die bronchoalveoläre Lavage, die Entnahme von Gewebeproben (endo- oder transbronchiale Biopsie) sowie Interventionen vom Absaugen von Bronchialschleim oder Blut bis hin zur Laserkoagulation endobronchialer Tumoren (Näheres zu den Indikationen s. **Kasten** „Indikationen zur Bronchoskopie"). Das etwa 90 cm lange und 6 mm dicke, biegsame, mit einem Steuerkopf verbundene optische Kabel enthält einen Saugkanal, durch den auch Instrumente zur Spitze des Bronchoskops vorgeschoben werden können.

Für bestimmte Fragestellungen und Interventionen (z. B. Fremdkörperentfernung oder Laserung bei zentralem Bronchialkarzinom) ist die **starre Bronchoskopie** überlegen; Letztere wird in Narkose mit einem weitlumigen, rohrartigen, durch den Mund vorgeschobenen Instrument durchgeführt.

================ **AUF DEN PUNKT GEBRACHT** ================

Indikationen zur Bronchoskopie

Diagnostische Indikationen
- V. a. Bronchialkarzinome: histologische Sicherung, Lokalisation, Einschätzung der anatomischen Operabilität
- interstitielle Lungenerkrankungen: diagnostische Zuordnung und Einschätzung der Aktivität durch BAL
- Pneumonie nach erfolgloser antibiotischer Vorbehandlung oder bei immunsupprimierten Patienten: Bronchialsekret, BAL, geschützte Mikrobürste (ermöglicht die kontaminationsfreie Gewinnung von Sekreten), evtl. transbronchiale Biopsie für mikrobiologische Untersuchungen
- chronischer Husten: Inspektion (Tumorausschluss)
- Hämoptysen: Inspektion (Blutungsquelle)
- Atelektasen: Inspektion (Verlegung des Bronchus?)
- Pleuraerguss unklarer Ätiologie: Tumornachweis, mikrobiologische Diagnostik.

Therapeutische Indikationen
- Extraktion von Fremdkörpern (erfordert in der Regel starres Bronchoskop)
- Absaugen von Aspiraten und vermehrten Sekreten, z. B. bei Atelektase (*mucoid impaction*)
- lokale Blutstillung bei Hämoptysen
- Lasertherapie bei stenosierenden zentralen Bronchialkarzinomen, endobronchiale Strahlentherapie (Brachytherapie, im Klinikjargon „Afterloading"), endobronchiale Implantation eines „Stents" (= Drahtgitterhülse, die das bronchiale Lumen offen halten soll)
- therapeutische Lavage bei alveolärer Proteinose (sehr seltene Erkrankung unbekannter Ätiologie, bei der die Alveolen allmählich mit einem proteinreichen Exsudat ausgefüllt werden).

Bronchoalveoläre Lavage

! Die bronchoalveoläre Lavage (BAL) ist das „Blutbild des Pneumologen". Zu seiner Gewinnung werden 100–200 ml Kochsalzlösung durch das Bronchoskop in distale Luftwege instilliert und danach wieder abgesaugt. **!**

Sie dient z. B. dem Keimnachweis mittels quantitativer Kultur (ein nachgewiesener Keim ist bei $\geq 10^4$ cfu/ml mit großer Wahrscheinlichkeit pathogen, s. **13.1.1**). Durch die Zelldifferenzierung ist eine Unterscheidung in lymphozytäre (z. B. Sarkoidose) und granulozytäre Alveolitiden (z. B. idiopathische Lungenfibrose) möglich (**Abb. 5.28** und **Abb. 5.29**). Mithilfe der Immunzytologie können die Lymphozyten weiter differenziert werden.

5.2.7 Untersuchung der Blutgase

Die Untersuchung der Blutgase lässt Rückschlüsse auf die Leistung der Lunge zu, indem Störungen bei der Oxygenierung des Blutes sowie bei der Ausscheidung von CO_2 nachgewiesen werden können. Die Rolle der Blutgase bei der Einschätzung des Säure-Basen-Status wird in **11.10** besprochen.

Einschätzung der Oxygenierung

Eine der Aufgaben der Lunge ist die Oxygenierung des Blutes, also die bestmögliche Übertragung des atmosphärischen Sauerstoffs ins Blut. Es muss aber berücksichtigt werden, dass die Oxygenierung nur *ein* Faktor in der Sauerstoffversorgung der Körperzellen ist – diese hängt nämlich zudem vom Herzminutenvolumen, von der kapillären Perfusion, der Hämoglobin-Konzentration des Blutes und der Sauerstoff-Affinität des Hämoglobins ab. Entsprechend schwierig ist es, die Oxygenierung klinisch zu beurteilen. Zeichen wie Bewusstseinsstörung oder Atemnot sind notorisch unzuverlässig und selbst die Zyanose ist nur ein grobes und fehlerträchtiges Zeichen des Sauerstoffmangels (s. 5.2.2). Zur Einschätzung der Oxygenierung sind deshalb physikalische Messungen unerlässlich.

Der pO_2 kann invasiv über die **Blutgasanalyse** gemessen werden (**Tab. 5.8**); eine nicht-invasive Methode besteht in der heute kaum mehr angewandten transkutanen Messung des pO_2 (aufwändig und störanfällig). Bei der Interpretation des pO_2 muss berücksichtigt werden, dass dieser Messwert nicht in jedem Fall die Oxygenierungsleistung der Lunge wi-

derspiegelt: Zum einen lässt eine gestörte Ventilation (mit entsprechend erhöhtem pCO_2) den pO_2 absinken (alveoläre Gasgleichung, s. **5.1.2**), zum anderen wird der pO_2 auch durch extrapulmonale Faktoren beeinflusst – zu nennen ist hier etwa der meist kardial bedingte Rechts-links-Shunt, aber auch eine stark erhöhte Sauerstoffausschöpfung beim Schock (der stark erniedrigte Sauerstoffgehalt im gemischtvenösen Blut kann hier beim Lungendurchlauf des Blutes eventuell nicht ausgeglichen werden).

Der pO_2 kann auch indirekt aus der transkutan gemessenen **Sauerstoffsättigung** erschlossen werden (jedem SaO_2-Wert kann entsprechend der Sauerstoff-Dissoziationskurve ein bestimmter pO_2-Wert zugeordnet werden). Dabei muss allerdings berücksichtigt werden, dass sich das Verhältnis von pO_2 und SaO_2 je nach dem umgebenden biochemischen Milieu ändern kann (Verschiebungen der Sauerstoff-Dissoziationskurve nach rechts oder nach links, **Abb. 5.14**) und dass auch die Sauerstoffsättigung nicht unbedingt die Oxygenierungsleistung der Lunge widerspiegelt (s. o.).

Eine zuverlässigere Abschätzung der Oxygenierungsleistung der Lunge kann nur durch aufwändige Messungen geleistet werden, wie sie etwa in der Intensivmedizin möglich sind (z. B. Bestimmung des Gradienten zwischen alveolärem und arteriellem O_2-Partialdruck).

Einschätzung der CO_2-Eliminierung

Auch für die CO_2-Eliminierung gilt, dass klinische Zeichen unverlässlich sind. Da ein erhöhter pCO_2 die Atmung stimuliert, liegt zumindest bei akuten Formen oft eine Hyperventilation vor. Bei sehr hohen Partialdrücken (> 90 mmHg) ist aber eine Atemdepression bis hin zu Apnoen und genereller Bewusstseinseinschränkung zu beobachten.

Der pCO_2 kann „blutig" über eine Blutgasanalyse gemessen werden (**Tab. 5.8**). Der arterielle pCO_2 ist dabei ein lineares Maß für die alveoläre Ventilation (wenn die alveoläre Ventilation auf die Hälfte absinkt, verdoppelt sich der pCO_2).

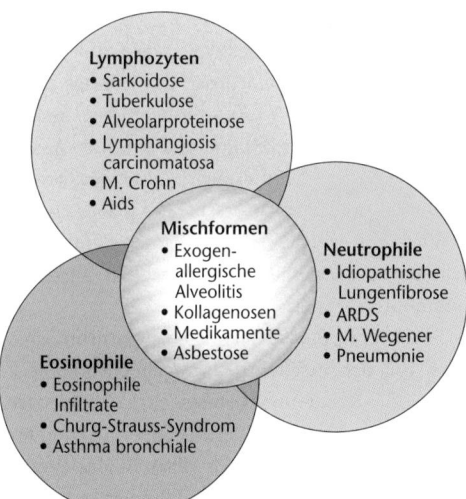

Abb. 5.28: Differentialdiagnose der BAL. Je nach dominierender Zellpopulation ist eine Zuordnung zu verschiedenen Krankheitsgruppen möglich, wobei Überschneidungen nicht selten sind. [L157]

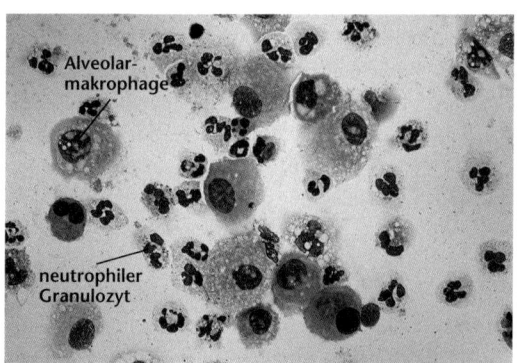

Abb. 5.29: Differentialzellbild einer BAL. Dargestellt ist eine neutrophile Alveolitis bei idiopathischer Lungenfibrose. [M104]

Tab. 5.8 Blutgasanalyse in arteriellem oder arterialisiertem Kapillarblut

Parameter	Normwert**	Pathologisch ↓ bei	Pathologisch ↑ bei
pO_2	71–104 mmHg (9,5–13,9 kPa)**	Lungenerkrankungen (z. B. Lungen-fibrose), Herzerkrankungen (z. B. Herzinsuffizienz), Schock	Hyperventilation*
pCO_2	Geschlechtsabhängig: F 32–43 mmHg (4,3–5,7 kPa) M 35–46 mmHg (4,7–6,1 kPa)	Hyperventilation, z. B. psychogen oder kompensatorisch bei metabo-lischer Azidose	Ausdruck der alveolären Hypoventi-lation, z. B. bei chronisch-obstruktiver Bronchitis

*   Warum es bei Hyperventilation zu einem erhöhten pO_2 kommt, kann aus der alveolären Gasgleichung hergeleitet werden (s. Kasten „Alveoläre Gasgleichung" in 5.1.2).

** Die angegebenen Normwerte beziehen sich auf Meereshöhe. Der atmosphärische Druck etwa auf 1500 m Höhe beträgt lediglich 650 mmHg (86,5 kPa), sodass der maximale arterielle pO_2 nach der alveolären Gasgleichung bei einem $paCO_2$ von 40 mmHg (5,3 kPa) bestenfalls 86 mmHg (11,4 kPa) betragen kann.

„Unblutige" Methoden bestehen in der selten angewandten transkutanen Messung sowie der Messung des endexspiratorischen pCO_2 in der Ausatemluft, welcher grob mit dem alveolären – und damit in aller Regel auch dem arteriellen – pCO_2 korreliert.

5.3 Erkrankungen der Atemwege

5.3.1 Akute Bronchitis

Die Bronchitis ist die häufigste Erkrankung der unteren Atemwege; oft ist sie begleitet von einer Tracheitis (Tracheobronchitis). Die Hauptverursacher sind Adeno-, Myxo- (Influenza-, Parainfluenza-), ECHO- und Rhinoviren, seltener Pertussis, Parapertussis, Mykoplasmen und *Chlamydia pneumoniae*. Obwohl zumeist infektiös bedingt, kann eine akute Bronchitis auch durch Reizstoffe (z. B. Ozon, Rauchinhalation, Aspiration von Magensaft) ausgelöst werden. Eine Entzündung der Bronchialschleimhaut tritt auch im Rahmen des Asthmas auf.

Der Begriff „**Bronchiolitis**" bezeichnet dagegen eine Entzündung der kleinen und kleinsten Bronchien. Die infektiöse Bronchiolitis ist ein Krankheitsbild des Säuglings. Der Begriff **Bronchiolitis obliterans** ist dagegen eine pathologische Klassifikation und bezeichnet die bei manchen interstitiellen Lungenerkrankungen oder im Rahmen der Graft-versus-Host-Reaktion nach Lungentransplantation auftretende Entzündung und Zerstörung der Bronchiolen.

Klinik

Im Vordergrund stehen – oft nach vorausgegangener oberer Luftwegsentzündung – akut einsetzender Husten mit Auswurf, der zunächst schleimig, zäh, glasig, später gelb- bzw. grün-eitrig und bisweilen hämorrhagisch ist, sowie at-mungs- bzw. hustenabhängige Brustschmerzen. Fieber und Erkältungssymptome wie Schnupfen, Halsschmerzen und Gliederschmerzen können den Husten begleiten.

❗ Die Dauer des Hustens wird oft unterschätzt: Bei den meisten Patienten dauert der Husten drei Wochen, bei 25 % sogar einen Monat oder länger ❗

Komplikationen

Eine bakterielle Superinfektion, meist durch Staphylokokken, Pneumokokken, *Moraxella catarrhalis* und *Haemophilus influenzae*, kann wegen der gestörten mukoziliären Clearance vorkommen und auch das Lungengewebe einbeziehen. Man spricht im letzteren Fall von einer deszendierenden Entzündung. Klinisch zeigen sich dann die Zeichen einer Bronchopneumonie.

Diagnostisches Vorgehen

Die Diagnose wird aufgrund der typischen Klinik gestellt. Die wichtigsten Differentialdiagnosen des Hustens sollten dabei bedacht werden (s. 5.1.3) – insbesondere Asthma, Pneumonie, Fremdkörperaspiration und Sinusitis. Auskultatorisch finden sich evtl. trockene, beidseitige Rasselgeräusche (Brummen), meist ist der Befund jedoch normal. Ein Röntgenthorax bringt keine spezifischen Befunde und ist deshalb nur bei zweifelhafter Diagnose (z. B. Ausschluss einer Pneumonie) indiziert.

Die deszendierende Superinfektion einer Virusbronchitis äußert sich mit den Zeichen der Bronchopneumonie (s. 5.4.1). Eine erhöhte Sekretmenge oder „eitrige" Sekretfarbe allein können zwar auf eine bakterielle Superinfektion hinweisen, sind aber nicht verlässlich (Eiter ist das Produkt einer von neutrophilen Granulozyten dominierten Immunreaktion und damit keineswegs spezifisch für bakterielle Entzündungen).

Therapie

Die Therapie der akuten Bronchitis ist rein symptomatisch. Solange keine chronische Lungenerkrankung besteht und keine Pneumonie vorliegt, ist Zuwarten die richtige Strategie. Randomisierte Doppelblindstudien konnten weder einen Effekt von antibiotischer Therapie noch von Expektoranzien oder Antitussiva nachweisen. Fieber oder „eitriges" Sputum allein sind keine Indikationen für die antibiotische Behandlung.

❗ Dass die genannten Medikamente noch immer regelhaft und reflexartig in der Praxis eingesetzt werden, zeigt, wie schwer wissenschaftliche Prinzipien einen in der Ärzteschaft verwurzelten Glauben verdrängen können. ❗

Eine Bronchopneumonie wird antibiotisch behandelt (s. 5.4.1).

Der drei (bis vier) Wochen anhaltende Husten gehört zum Krankheitsbild. Persistiert der Husten, so kann dies durch eine bronchiale Hyperreagibilität (s. 5.3.4) verursacht sein, hier ist ein Versuch mit inhalativen Glukokortikoiden sowie Bronchodilatatoren zu erwägen.

5.3.2 Chronische Bronchitis

Wie viele andere Krankheitsprozesse, die an sich ein zeitliches Kontinuum darstellen, wird auch die Bronchitis aus Gründen der besseren Handhabung in eine akute und eine chronische Form unterteilt. Sie wird *chronisch* genannt, wenn Husten und Auswurf an den meisten Tagen von je mindestens drei Monaten in zwei aufeinanderfolgenden Jahren bestehen.

Die chronische Bronchitis ist nicht nur ein zeitliches, sondern auch ein pathogenetisches Kontinuum (**Tab. 5.9a**). Sie ist zunächst lediglich durch eine Schleimhautschädigung ohne Obstruktionszeichen gekennzeichnet (**einfache chronische Bronchitis**), die zunehmend zu einer bronchialen Obstruktion (**chronisch-obstruktive Lungenerkrankung, COPD**) und dann zu einer irreversiblen Dilatation der peripheren Luftwege führt (**obstruktives Emphysem**). Die neue GOLD-Klassifikation unterstreicht mit der Einführung des „Stadiums 0" die Auffassung eines pathologischen Kontinuums (**Tab. 5.9b**).

❗ Die COPD wird definiert als gesteigerte Entzündungsantwort auf inhalative Noxen mit einer progredienten obstruktiven Atemwegseinschränkung. Damit ist schon in der Definition die enge Verknüpfung mit der häufigsten Suchterkrankung, dem inhalativen Zigarettenrauchen, betont. ❗

Die chronische Bronchitis mit ihren Unterformen ist die häufigste chronische Lungenerkrankung; und die häufigste Ursache des Cor pulmonale sowie der respiratorischen Insuffizienz. Etwa 20% aller Männer sind daran erkrankt, das Geschlechterverhältnis M : F beträgt 3 – 4 : 1.

Die reguläre chronische Bronchitis überlappt sich klinisch, jedoch nicht pathogenetisch mit der sog. Stauungsbronchitis (dem durch Gefäßstauung bedingten Husten, evtl. mit Atemwegsobstruktion, bei Linksherzinsuffizienz).

Tab. 5.9a Verlaufsformen der chronisch-obstruktiven Lungenerkrankung

Einfache chronische Bronchitis („Raucherhusten")	Husten mit schleimig-weißem Auswurf ohne bronchiale Obstruktion (FEV$_1$/FVC* > 70%)
Chronisch-obstruktive Bronchitis (chronic obstructive pulmonary disease, COPD)	Husten mit Auswurf und Bronchialobstruktion (FEV$_1$/FVC* < 70%)
Obstruktives Emphysem	wie COPD, zusätzlich mit irreversibel vergrößertem Residualvolumen*

* s. 5.2.5

Tab. 5.9b Schweregrade der chronisch-obstruktiven Lungenerkrankung nach der Lungenfunktion*

0 (Risikogruppe)	Husten und Auswurf bei normaler Spirometrie („einfache chronische Bronchitis")		
1 (leicht)	mit oder ohne Husten bzw. Auswurf	FEV$_1$ ≥ 80%	FEV$_1$/VK < 70%
2 (mäßig schwer)	mit oder ohne Husten bzw. Auswurf	FEV$_1$ 50–80%	FEV$_1$/VK < 70%
3 (schwer)	mit oder ohne Husten bzw. Auswurf	FEV$_1$ 30–50%	FEV$_1$/VK < 70%
4 (sehr schwer)	zusätzlich respiratorische Insuffizienz	FEV$_1$ < 30% bzw. FEV$_1$ < 50%**	FEV$_1$/VK < 70%

* nach GOLD 2003 (GOLD = *Global Initiative for Chronic Obstructive Lung Disease*)
** Der letzte Wert gilt für den Fall, dass eine chronisch respiratorische Insuffizienz vorhanden ist.

Klinik

Da die einfache Bronchitis sowie die chronisch-obstruktive Bronchitis nach klinischen Kriterien definiert werden, das Emphysem jedoch morphologisch, ist eine klinische Unterscheidung nicht immer möglich.

Praktisch alle Patienten klagen über Husten, zähen Auswurf vor allem am Morgen sowie rezidivierende bronchiale Infekte. Zusätzlich bestehen meist

- Zeichen der **Atemwegsobstruktion**: Belastungsdyspnoe, Engegefühl, nächtlicher Husten
- Zeichen der **respiratorischen Insuffizienz**: Tachypnoe, Dyspnoe, periphere oder zentrale Zyanose
- Zeichen der **Hyperkapnie**: Tremor und Unruhe, venöse Dilatation (rote „Kaninchenaugen"), später Somnolenz und Hirndruckzeichen
- Zeichen des **Cor pulmonale**: im Spätstadium untere und obere Einflussstauung, symmetrische Beinödeme, Zyanose.

Bei der Inspektion fallen eine Zyanose, Uhrglasnägel und – bei Vorliegen eines Lungenemphysems – ein sog. **Fassthorax** auf: Der Thorax ist dabei in Inspirationsstellung fixiert und der anterior-posteriore Durchmesser ist vergrößert. Oft setzt der Patient eine sog. **Lippenbremse** ein: Das Ausatmen gegen die fast geschlossenen Lippen erhöht den intrabronchialen Druck und vermindert so den exspiratorischen Kollaps der Luftwege.

Klinische Extreme (Abb. 5.30 und Tab. 5.10)

- **Pink Puffer:** kachektischer „Kämpfer" mit Atemnot und relativ normalen Blutgasen – evtl. respiratorische Partialinsuffizienz: In der Blutgasanalyse ist der pO_2 erniedrigt, der pCO_2 meist normal oder als Ausdruck der Hyperventilation erniedrigt.
- **Blue Bloater:** zufriedener zyanotischer „Dicker" ohne Atemnot, jedoch mit respiratorischer Globalinsuffizienz ($pO_2 \downarrow$, $pCO_2 \uparrow$).

Die meisten Patienten weisen eine Krankheitsmanifestation zwischen diesen Extremen auf. Welche Faktoren eher die eine oder die andere Symptomengruppe bedingen, ist nicht klar; eine wesentliche Rolle dürften jedoch der Atemantrieb und genetische Faktoren spielen. Unterschiede in der Lungenpathologie können nicht nachgewiesen werden. Überraschenderweise ist die Langzeitprognose für „Blue Bloater" besser als für „Pink Puffer"!

Komplikationen

Aufgrund der chronischen Hypoxämie entsteht eine sekundäre Polyglobulie. Die chronische Hypoxämie bewirkt eine pulmonale Hypertonie mit chronischer Rechtsherzbelastung und schließlich die Ausbildung eines Cor pulmonale. Eine Dekompensation ist meist durch eine Infektexazerbation v. a. im Herbst und Winter bedingt. Auslöser einer Infektexazerbation sind häufig *Haemophilus influenzae*, Pneumokokken, seltener *Staphylococcus aureus*, *Pseudomonas aeruginosa*, *Moraxella catarrhalis* oder Mykoplasmen. Virale Auslöser sind v. a. Rhinoviren, Influenzavirus-A und -B sowie RS-Viren (*respiratory syncytial virus*, RSV).

Im Rahmen von rezidivierenden bronchopulmonalen Infekten können sekundäre Bronchiektasen entstehen, die zur weiteren Chronifizierung beitragen.

Ätiologie

Die Hauptursache der chronischen Bronchitis ist das **Zigarettenrauchen** („Private Pollution"): Jeder zweite Raucher über 40 Jahre leidet an einer chronischen Bronchitis („Raucherhusten", M : F = 3 : 1); über 90% der COPD-Patienten sind Raucher oder Ex-Raucher **(Abb. 5.31)**.

Andere Ursachen sind Luftverschmutzung („Common Pollution", v. a. Nitrosegase, SO_2), seltener sind ein α_1-An-

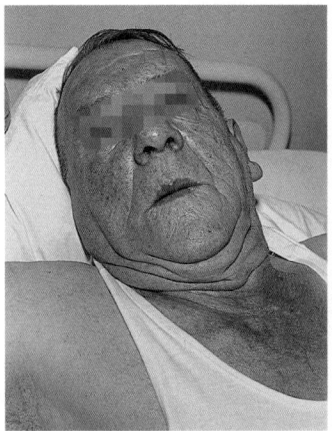
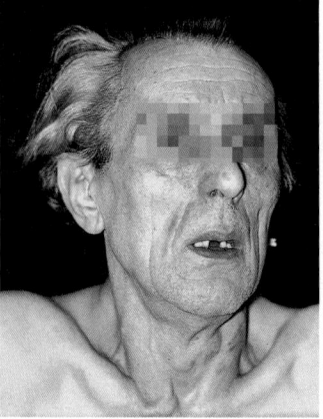

Abb. 5.30: Links: Blue Bloater. Charakteristische Merkmale sind das Übergewicht, die „Antriebsarmut" und die Zyanose. **Rechts:** Pink Puffer: Typisch sind die ausgeprägte Dyspnoe und eine zunehmende Kachexie. [T209]

Tab. 5.10 Pink Puffer und Blue Bloater im Vergleich

	Pink Puffer	**Blue Bloater**
Körperstatus	kachektisch	adipös
Schlaf	nächtliche Dyspnoe-Attacken	nächtliche „stumme" Hypoventilation
Pulmonale Hypertonie	nein	ja, evtl. Cor pulmonale
Blutgasanalyse	normoxämisch, Hyperventilation (Hypokapnie)	hypoxämisch, Hyperkapnie
Sekundäre Polyglobulie	nein	ja

titrypsin-Mangel, eine Mukoviszidose, ein Kartagener-Syndrom (Situs inversus, Bronchiektasen, Hypoplasie der Nasennebenhöhlen, meist Infertilität) und ein IgA-Mangel. Die letzteren Erkrankungen präsentieren sich oft mit schweren Verläufen schon in jüngeren Jahren.

Pathogenese

In der Frühphase, der einfachen chronischen Bronchitis, imponiert eine durch bronchiale Entzündung ausgelöste Hypertrophie der Bronchialschleimhaut mit vermehrter und gestörter Schleimsekretion (**Dyskrinie**) durch hypertrophische Schleimdrüsen. Die Funktionsstörung des Flimmerepithels behindert das Abhusten (**gestörte mukoziliäre Clearance**). Durch rezidivierende Infekte mit den entsprechenden Entzündungsreaktionen entwickelt sich eine **bronchiale Hyperreagibilität** (s. 5.3.4) mit Atemwegsobstruktion. Diese Prozesse münden in einen Teufelskreis mit Zerstörung des Flimmerepithels, Atrophie der Bronchialschleimhaut und Bronchuskollaps bei forcierter Exspiration (**Abb. 5.32**).

Im Rahmen der entzündungsbedingten Reparaturvorgänge werden – v. a. aus neutrophilen Granulozyten – gewebetoxische Substanzen wie z. B. Elastase oder Matrixmetalloproteasen freigesetzt. Diese können die Alveolarsepten vor allem im Bereich des zuführenden Bronchiolus zerstören. Morphologisch resultiert daraus ein zentroazinäres **Lungenemphysem** mit zunehmender respiratorischer Partialin-

suffizienz. Die Pathogenese des Emphysems wird detailliert in **5.3.3** dargestellt.

Diagnostisches Vorgehen

Klinische Untersuchung

Bei Lungenblähung sind ein hypersonorer Klopfschall, eine verminderte Atmungsverschieblichkeit der Lungengrenzen sowie eine verkleinerte absolute Herzdämpfung nachweisbar. Auskultatorisch werden trockene RG (Giemen und Brummen), seltener feuchte RG gehört (**Tab. 5.11**).

Labor

- Ein **Sputum-Gram-Präparat** ist nur verwertbar, wenn ≥ 25 Neutrophile und ≤ 2 Plattenepithelien pro Gesichtsfeld nachweisbar sind (ansonsten handelt es sich im Wesentlichen um Speichel). Auch bei optimaler Technik sind die Spezifität und Sensitivität einer Sputumkultur gering.
- Im **Blutbild** sind häufig eine sekundäre Polyglobulie und vor allem bei Infektexazerbation und Rauchern eine Leukozytose nachweisbar.
- Ein Hinweis auf einen α_1-Antitrypsin-Mangel kann sich aus der **Serumelektrophorese** ergeben, die dann eine fehlende α_1-Fraktion zeigt (**Abb. 5.33**). Bei entsprechendem klinischem Verdacht sollte jedoch der α_1-Antitrypsin-Spiegel (= α_1-Protease-Inhibitor) bestimmt werden (vgl. Kasten „α_1-PI-Mangel" in 5.3.3).
- Die **Blutgasanalyse** ist nur im fortgeschrittenen Stadium mit respiratorischer Insuffizienz sinnvoll und zeigt ggf. eine Hyperkapnie und eine kompensierte respiratorische Azidose und/oder Hypoxämie.

05

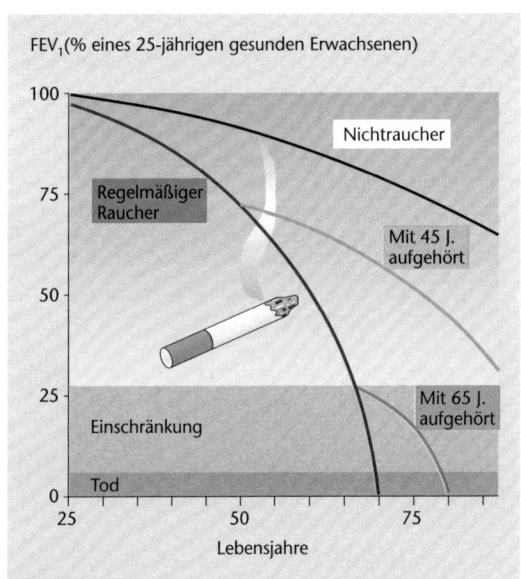

Abb. 5.31: Einfluss des Rauchens auf das FEV$_1$. Das FEV$_1$ sinkt bei Rauchern im Laufe des Lebens deutlich stärker ab als bei Nichtrauchern. Wird das Rauchen eingestellt, erholt sich die Lungenfunktion ein wenig, es werden aber nicht mehr die Werte eines lebenslangen Nichtrauchers erreicht. [L157]

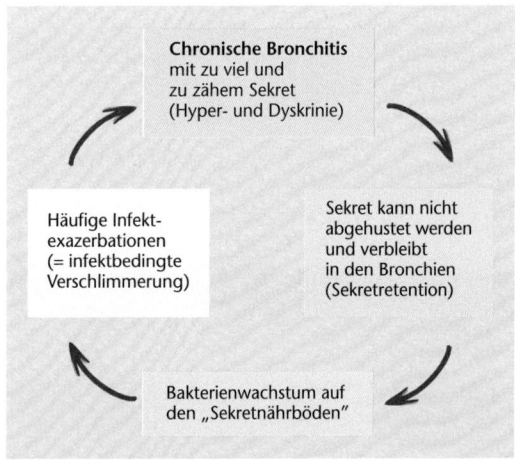

Abb. 5.32: Pathogenetischer Teufelskreis der chronischen Bronchitis. [A400]

Lungenfunktion

Bei einfacher chronischer Bronchitis bestehen meist nur diskrete Veränderungen und evtl. ein hyperreagibles Bronchialsystem (Metacholin-Test, s. **5.2.5**). Bei Obstruktion ist das FEV_1 erniedrigt und die Resistance erhöht. Bei Emphysem sind RV und TGV erhöht (s. **5.2.5**). Die Diffusionskapazität ist durch Rarefizierung der Alveolen und die dadurch verkleinerte Diffusionsfläche erniedrigt. Die altersabhängige Abnahme der FEV_1 (physiologischerweise ca. 20 ml pro Jahr) ist bei COPD auf ca. 120 ml jährlich erhöht.

Bildgebende Verfahren

Der **Röntgenthorax** dient in erster Linie dem Ausschluss eines Bronchialkarzinoms oder einer Pneumonie. Nur in 50% sind pathologische Veränderungen zu erkennen, z. B. eine interstitielle Zeichnungsvermehrung als Ausdruck der chronischen Entzündung und/oder Zeichen des Lungenemphysems. Bei fortgeschrittener Erkrankung können die zentralen Anteile der Pulmonalarterien als Hinweis auf eine pulmonale Hypertonie verbreitert sein.

Das **EKG** zeigt ggf. Rechtsherzbelastungszeichen (Cor pulmonale) oder Hinweise auf eine KHK (Rauchen ist ein gemeinsamer Risikofaktor für COPD und KHK).

❗ Bei chronischem Husten muss immer auch an Bronchialkarzinom, Tuberkulose und Fremdkörperaspiration gedacht werden (weitere DD s. 5.1.3). ❗

Therapie

Da es sich bei der COPD meist um eine chronisch-progressive Erkrankung handelt und zudem nur wenige Patienten auf die auslösende Noxe verzichten können, ist die Therapie oft frustrierend. Im positiven Sinne sollte sie als konsequent und langfristig betrachtet werden. Die medikamentöse Dauertherapie richtet sich nach der Schwere der Erkrankung (**Tab. 5.12**). Die Therapie stützt sich auf die folgenden Prinzipien:

• Am wichtigsten ist die ständige Ermutigung, mit dem **Rauchen aufzuhören** (s. **14.6.3**): Rauchkarenz ist die einzige Möglichkeit, den progredienten Verlust an Lungenfunktion zu bremsen (**Abb. 5.31**)!
• Die **antiobstruktive Therapie** ist zum einen symptomatisch wirksam, kann zum anderen aber auch Exazerbationen verhindern.
  – Sehr häufig eingesetzt werden **inhalative Anticholinergika und β_2-Agonisten,** deren lang wirksame Formen den kurz wirksamen überlegen sind. Das neuere lang

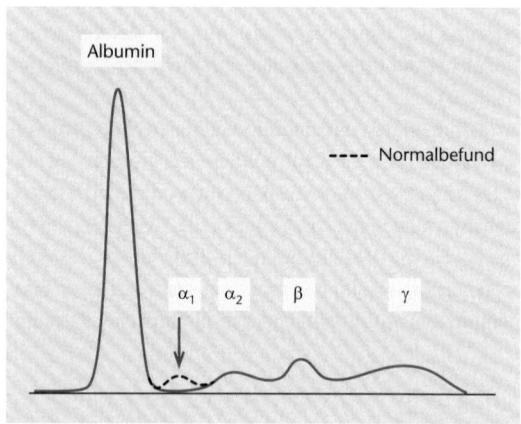

Abb. 5.33: Serumelektrophorese bei α_1-Antitrypsin-Mangel. Die α_1-Globulin-Fraktion fehlt. [L157]

Tab. 5.11 Unterscheidungsmerkmale zwischen Emphysem und einfacher bzw. obstruktiver Bronchitis

	Chronische Bronchitis	Chronisch-obstruktive Lungenerkrankung	Emphysem
Typisches Alter	> 35	> 45	> 50
Dyspnoe	keine	bei Infekt	bei Belastung
Husten	regelmäßig, produktiv	regelmäßig, produktiv oder trocken	selten
AZ	subjektiv nicht beeinträchtigt	bei Exazerbation beeinträchtigt	häufig Gewichtsabnahme („pulmonale Kachexie")
Zyanose	fehlt	meistens	regelmäßig
Fassthorax	fehlt	beginnend	ausgeprägt
Klopfschall	sonor	sonor	hypersonor
Atemgeräusch	vesikulär	vesikulär, Brummen und Giemen	abgeschwächt, meist kein Giemen, verlängertes Exspirium bei forcierter Atmung
FEV$_1$	normal	erniedrigt, nach Bronchospasmolyse Besserung	erniedrigt, keine Besserung nach Bronchospasmolyse
Residualvolumen	normal	reversibel erhöht	irreversibel erhöht

wirksame Anticholinergikum Tiotropium ist bei der COPD ähnlich wirksam wie die älteren lang wirksamen β_2-Agonisten Salmeterol und Formoterol. Bei nicht-ausreichender Wirkung können beide Wirkprinzipien kombiniert werden.

- **Inhalative Kortikosteroide,** die beim Asthma den therapeutischen „Goldstandard" darstellen, sind als Monotherapie bei der COPD umstritten und nur bei schweren Formen wirksam: Sie reduzieren hier die Zahl der Exazerbationen und damit der Krankenhauseinweisungen. In fixer Kombination mit lang wirksamen β_2-Agonisten ergibt sich jedoch für moderate bis schwere Formen ein klinischer Nutzen.
- Auch die Gabe von **Theophyllin** ist umstritten: Niedrige Dosen wirken antientzündlich und schwach antiobstruktiv, höhere Dosen erhöhen aber möglicherweise die kardiale Mortalität.
- Systemische (z.B. oral verabreichte) **Kortikosteroide** sind nur im Rahmen einer Infektexazerbation von gesichertem Wert. Die Dauertherapie kann sich nicht auf Studien stützen und sollte wegen der häufigen Nebenwirkungen (z.B. Osteoporose) immer wieder kritisch hinterfragt werden.

- Bei persistierender Hypoxämie (pO_2 unter 55 mmHg – bei Rechtsherzbelastung schon ab 60 mmHg) ist eine **Sauerstoff-Langzeittherapie** angezeigt. O_2 wird in der Regel als Heimtherapie über Nasenkanüle über *mindestens* 15 Stunden pro Tag gegeben – die Überlebensrate hypoxämischer Patienten ist direkt proportional zur Stundenzahl, während der O_2 appliziert wird.

❗ O_2 ist das einzige Medikament, das den natürlichen Verlauf der COPD nachweislich verbessert (längeres Überleben und bessere Lebensqualität). ❗

- Insbesondere bei Hyperkapnie (diese deutet auf eine Erschöpfung der Atempumpe hin, s. **5.1.4**) ist die nächtliche **intermittierende Selbstbeatmung** über eine Nasen- oder Nasen-Mund-Maske eine wichtige Therapieoption, die allerdings die Bereitschaft zur Rauchkarenz und gute Compliance voraussetzt. Die Beatmung ermöglicht eine nächtliche Erholung der Atempumpe und damit eine effizientere Atmung am Tage.
- Sinnvolle Techniken der **Atemphysiotherapie** sind z.B. die Atemgymnastik zum Training der Atemmuskulatur, Klopfmassagen und die Vibrationspfeife zur Förderung der Expektoration, Atmen gegen „Lippenbremse" bei Emphysem.
- Die Pneumokokken- und die Influenza-**Schutzimpfung** reduzieren erwiesenermaßen die Mortalität und sollten daher immer angeboten werden.

❗ Sekretolytika (z.B. Ambroxol und N-Acetylcystein) und Antitussiva (z.B. Codein) beeinflussen den Verlauf der COPD entgegen landläufiger Meinung nicht. ❗

- Bei Polyglobulie mit einem Hämatokrit $\geq$ 55 % können vorsichtige **Aderlässe** vorgenommen werden; diese reduzieren die Rechtsherzbelastung.
- Bei Therapieresistenz einer chronisch-obstruktiven Bronchitis ist eine bronchoalveoläre Lavage mit mikrobiologischer Aufarbeitung zu erwägen. Bei Keimnachweis kann eine gezielte antibiotische Eradikation versucht werden.

Therapie bei Exazerbationen

Der typische COPD-Patient erlebt im statistischen Mittel 1,3 Exazerbationen pro Jahr, bei denen er unter vermehrter Atemnot, Husten und Auswurf (evtl. eitrig) leidet. Etwa die Hälfte der Exazerbationen sind durch bakterielle Infektionen bedingt (meist durch *Haemophilus influenzae*, *Moraxella catarrhalis* oder Pneumokokken). Neben der Intensivierung der Atemphysiotherapie und der inhalativen Therapie mit Bronchodilatatoren wird vor allem bei eitrigem Sputum, vermehrter Sputummenge und vermehrter Dyspnoe antibiotisch behandelt, z.B. mit einem Cephalosporin der zweiten oder dritten Generation oder mit Amoxicillin + Clavulansäure.

❗ Nach antibiotischer Vorbehandlung muss auch mit gramnegativen Problemkeimen (z.B. *Pseudomonas aeruginosa*, *Serratia*, Klebsiellen) und Pilzen gerechnet werden. ❗

Die Gabe von oralen Glukokortikoiden über 5–10 Tage verkürzt den Krankenhausaufenthalt und ist bei der Infektexazerbation ebenso wichtig wie die antibiotische Therapie. Liegt eine hyperkapnische Dekompensation vor, so lässt sich die Situation zusätzlich durch eine nicht-invasive Beatmung (stationär oder als Heimbeatmung) verbessern; s. **5.1.4**.

Tab. 5.12 Stufentherapie der COPD

GOLD-Schweregrad	Therapie
1	bedarfsweise Inhalation von kurz wirksamen Anticholinergika und/oder β_2-Agonisten
2	inhalative Dauertherapie mit lang wirksamen Anticholinergika oder lang wirksamen β_2-Agonisten ggf. Kombination von beiden Wirkgruppen
3	zusätzlich Therapie mit inhalativen Glukokortikoiden, möglichst in fixer Kombination mit lang wirksamen β_2-Agonisten; bei fehlender Besserung Versuch mit zusätzlichem Theophyllin
4	zusätzlich evtl. Sauerstoff-Langzeittherapie und nächtliche Heimbeatmung

05

Prognose

Die einfache chronische Bronchitis hat nach Rauchkarenz eine gute Prognose.

Ist das FEV_1 auf $\leq 25\%$ der Norm reduziert und besteht eine Hyperkapnie, liegt die Fünfjahresüberlebensrate unter 35 %, da meist eine Rechtsherzinsuffizienz vorliegt.

5.3.3 Lungenemphysem

Das Lungenemphysem ist definiert als irreversible Erweiterung der terminalen Bronchiolen und Alveolen infolge einer Destruktion der Alveolarsepten. Die Folgen sind:

- Hypoxämie durch vergrößerten alveolären Totraum (erhöhtes Residualvolumen) und verminderte Gasaustauschfläche
- pulmonale Hypertonie durch Rarefizierung der Lungengefäße
- Cor pulmonale als Folge der pulmonalen Hypertonie.

Beim **zentriazinären (= zentrilobulären) Emphysem** sind die Alveolarsepten besonders im Bereich des zuführenden Bronchiolus rarefiziert, wie es typischerweise bei der chronisch-obstruktiven Bronchitis zu sehen ist. Beim **panazinären (= panlobulären) Emphysem**, z. B. als Folge eines α_1-Antitrypsin-Mangels, sind alle Alveolarsepten gleichmäßig rarefiziert.

Davon zu unterscheiden ist ein **Narbenemphysem (= vikariierendes Emphysem)**, das Folge einer „Dehnung" von Alveolen durch narbige Schrumpfung umliegender Lungenbezirke ist. (Der Begriff „vikariierend" entstammt übrigens der gleichen Wurzel wie das Wort Vikar = „der Stellvertreter".)

! Bei der Lungenfibrose kommt es im Gegensatz zum
■ Lungenemphysem zu einem bindegewebigen Umbau der Lunge mit Verminderung des alveolären Totraums. In der Lungenfunktionstestung ist das Residualvolumen entsprechend erniedrigt. !

Klinik

Der Patient klagt über ausgeprägte Belastungsdyspnoe bei lange bestehender chronischer Bronchitis („Raucherhusten"). Besonders nach Infekten wird vermehrt eitriges Sputum produziert und die Dyspnoe verstärkt sich (sog. **Infektexazerbation**). Ist das Emphysem ausgeprägt, so ist der Thorax in Inspirationsstellung fixiert und bildet einen sog. **Fassthorax**.

Ätiologie und Pathogenese

Die Zerstörung der Alveolarsepten ist Folge eines **Proteasen-Antiproteasen-Ungleichgewichtes:** Durch neutrophile Granulozyten werden normalerweise Proteasen (v. a. Elastase) in den Alveolen freigesetzt, die wiederum durch Anti-

===ZUR VERTIEFUNG===

α_1-Protease-Inhibitor-Mangel (= α_1-PI-Mangel, α_1-Antitrypsin-Mangel)

Der α_1-PI-Mangel ist nach der Mukoviszidose und dem Down-Syndrom die dritthäufigste vorzeitig zum Tode führende genetische Erkrankung der Weißen. Die Prävalenz liegt bei ca. 1 : 3000 – mit hoher geographischer Variabilität: Es besteht ein ausgeprägtes Nord-Süd-Gefälle („Wikinger"-Allel). Über 100 unterschiedliche α_1-Antitrypsin-Varianten sind bekannt. Das normale und mit > 90% häufigste Allel ist PI-M. Häufige Varianten sind PI-S und PI-Z. α_1-PI wird autosomal-kodominant vererbt, sodass aus der Kombination der mütterlichen und väterlichen Anlagen eine Vielzahl von Phänotypen entstehen können.
Zu einem klinisch relevanten α_1-Antitrypsin-Mangel kommt es fast nur bei dem Phänotyp PI-ZZ. Die α_1-PI-Serumkonzentration ist hier auf $\leq 15\%$ des Normwertes erniedrigt. Ein

Emphysem entsteht – vor allem bei Rauchern – schon im 20.–30. Lebensjahr; zwischen dem 40. und 60. Lebensjahr tritt dann der Tod infolge respiratorischer Insuffizienz ein.
Auch der Phänotyp PI-SZ kann mit (milderen) klinischen Problemen einhergehen. Die α_1-PI-Serumkonzentration ist hier auf 25–35 % der Norm erniedrigt; bei zusätzlichen Noxen (insbesondere Rauchen) ist eine vorzeitige Emphysementwicklung wahrscheinlich. Beim Phänotyp PI-MZ besteht dagegen im Vergleich zum „normalen" PI-MM-Typ kein erhöhtes Emphysemrisiko.

! Schon im Kindesalter kann im Rahmen
■ des α_1-PI-Mangels eine **Leberzirrhose** entstehen. Dies ist eine Folge des dem α_1-PI-Mangel zugrunde liegenden genetischen Defekts: Das α_1-Antitrypsin wird zwar in den Leberzellen produziert, da es aber falsch gefaltet ist, kann es die Zellen nur schwer verlassen und schädigt im Extremfall die Leberzellen. !

Diagnose
Diese beruht auf der Bestimmung der α_1-PI-Serumkonzentration. Normalwerte schließen einen α_1-PI-Mangel aus. Ist der Serumspiegel auf < 50% des Normwerts erniedrigt, erfolgt die Bestimmung des Phänotyps mittels isoelektrischer Fokussierung.

! Bei schwerem α_1-PI-Mangel fehlt die α_1-
■ Globulin-Fraktion in der Serumelektrophorese, welche deshalb als „Screening-Test" verwendet werden kann (Abb. 5.33). !

Therapie
Bei schwerem α_1-PI-Mangel erfolgt die wöchentliche Substitution mit α_1-PI-Konzentrat; Ziel ist eine Anhebung des α_1-PI-Spiegels auf $\geq 35\%$ der Norm. Verzicht auf Rauchen ist selbstverständlich und Voraussetzung für eine Substitutionsbehandlung, welche etwa 25 000 € jährlich kostet.

proteasen (v. a. α_1-Antitrypsin) inaktiviert werden. Kommt es durch einen Infekt zu einer vermehrten Proteasenfreisetzung und sind gleichzeitig die Antiproteasen – z. B. durch Oxidation mittels Zigarettenrauch – vorgeschädigt, resultiert ein Übergewicht der Proteasen, die dann Lungengerüststrukturen, wie z. B. die Alveolarwände, ungehindert „andauen" (**Abb. 5.34**). Ursache ist meist eine COPD, seltener das Asthma bronchiale bzw. berufliche Noxen (Cadmium? Mineralstäube?). Bei 1 – 2 % der Emphysemfälle ist ein angeborener **Mangel an α_1-Antitrypsin** verantwortlich (s. **Kasten** „α_1-Protease-Inhibitor-Mangel").

Diagnostisches Vorgehen

Die Verdachtsdiagnose wird klinisch gestellt, ein Röntgenthorax bestätigt das Emphysem (**Abb. 5.35**). Zur Quantifizierung des Emphysems dient die Lungenfunktionsuntersuchung und ggf. ein High-Resolution-CT. Die ätiologische Zuordnung erfolgt durch die Anamnese (Zigarettenkonsum, Beruf, familiäre Belastung) und eine α_1-Antitrypsin-Serumbestimmung. Eine Zusammenfassung der Befunde beim Lungenemphysem findet sich im gleichnamigen **Kasten**.

Therapie

Im Vordergrund stehen die Behandlung der Grundkrankheit und die antibiotische Therapie pulmonaler Infekte.
Weitere Maßnahmen sind:
- **Atemtherapie** zur Verbesserung der Atmungsfunktion: z. B. Zwerchfellatmung und Atmen gegen Widerstand („Lippenbremse")
- **Diuretika** bei Rechtsherzinsuffizienz (Herzglykoside sind dagegen von fraglichem Wert, weil die therapeutische Breite bei Hypoxie herabgesetzt ist).

- **Sauerstoff-Langzeittherapie** über mehr als 18 h täglich verbessert bei pulmonaler Hypertonie die Prognose und ist bei einem $paO_2 \leq 60$ mmHg (8 kPa) indiziert.

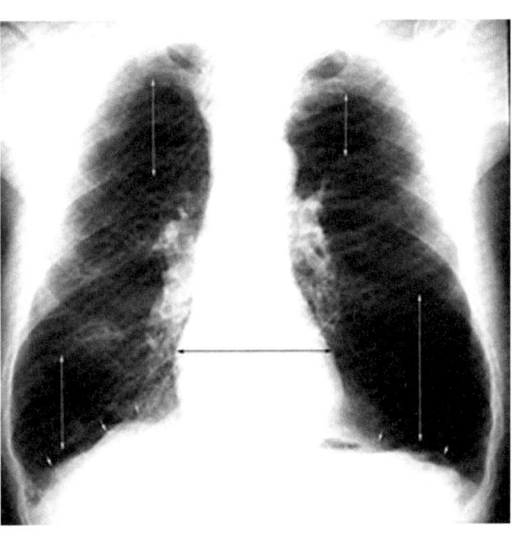

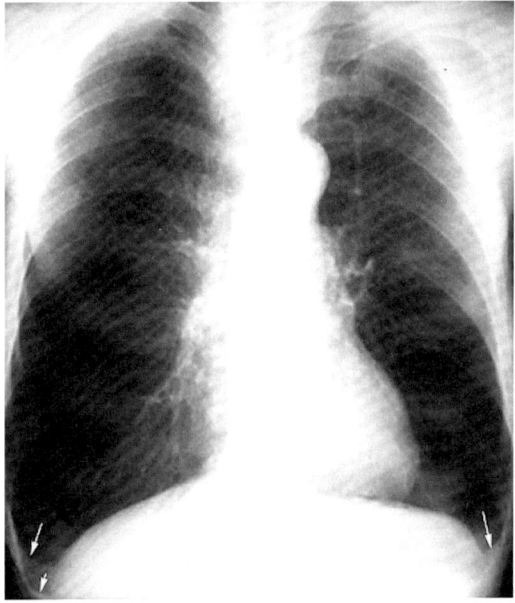

Abb. 5.35: Röntgenbefunde bei Emphysem und Asthma im Vergleich. [S008-2]
Oben: P. a. Thoraxaufnahme eines Patienten mit Lungenemphysem: tief stehende, abgeflachte Zwerchfellhälften (kleine weiße Pfeile). Wegen der Rarefizierung der Lungengefäße ist die Transparenz der Lunge in den Oberfeldern sowie basal beidseits vermehrt (weiße Pfeile). Schlanker, median gelegener Kardiomediastinalschatten („Tropfenherz"; schwarzer Pfeil).
Unten: P. a. Thoraxaufnahme eines Patienten mit Asthma bronchiale: Durch die Überblähung der Lunge sieht man ein nach unten gedrücktes, flachbogiges Zwerchfell mit nach kaudal gewölbten Ansatzstellen (Pfeile). Alle Lungenbereiche sind wegen der eng gestellten peripheren Lungengefäße dunkler (tranzparenzvermehrt); die Mediastinalkonturen sind unauffällig.

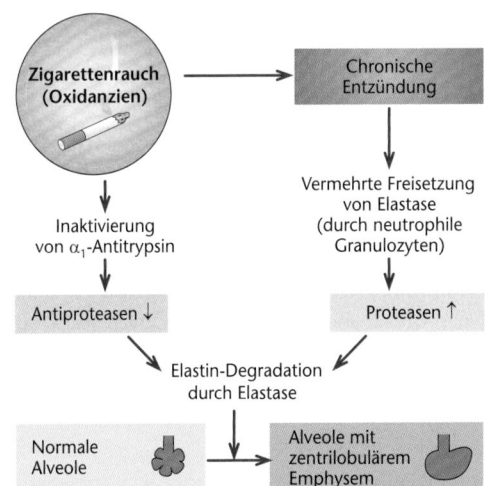

Abb. 5.34: Pathogenese des Lungenemphysems. [L157]

05

════AUF DEN PUNKT GEBRACHT════

Befunde beim Lungenemphysem

Inspektion:
- Schlüsselbeingruben durch geblähte Pleurakuppen ausgefüllt
- periphere oder zentrale Zyanose sowie Uhrglasnägel häufig nachweisbar
- Sahli-Venenkranz: vermehrte Hautvenenzeichnung im Verlauf der unteren Thoraxapertur, die möglicherweise durch eine obere Einflussstauung im Rahmen des Cor pulmonale bedingt ist.

Lungenperkussion und -auskultation:
- Perkussion: hypersonorer Klopfschall; tief stehende, kaum atmungsverschiebliche Lungengrenzen; verkleinerte absolute Herzdämpfung
- Auskultation: Atem- und Herzgeräusche abgeschwächt.

Röntgenbefund (Abb. 5.35):
- erhöhte Strahlendurchlässigkeit der Lungen mit rarefizierter Lungenstruktur; Gefäßkalibersprünge
- breite Interkostalräume; kleines, steilgestelltes Herz
- evtl. Zeichen der Rechtsherzinsuffizienz und der pulmonalen Hypertonie, die sich auch als Rechtsherzbelastung im EKG ablesen lassen.

Lungenfunktionsuntersuchung:
- Totalkapazität erhöht; Residualvolumen ≥ 40% der Totalkapazität bzw. ≥ 2 l; Vitalkapazität und FEV_1 sind dagegen erniedrigt
- Fluss-Volumen-Kurve: exspiratorischer Knick als Ausdruck eines Bronchialkollaps bei forcierter Exspiration
- Blutgasanalyse: respiratorische Partial- oder Globalinsuffizienz
- Hämatokrit: oft durch reaktive Polyglobulie erhöht.

- **Aderlass** bei Polyglobulie kann die Rechtsherzbelastung vermindern.
- **Nächtliche intermittierende Heimbeatmung** kann bei Hyperkapnie lebensverlängernd sein.
- **Chirurgische Maßnahmen:**
  - **Bullektomie:** Emphysemblasen (Bullae) können funktionstüchtiges Lungengewebe zusammendrücken. Durch die Entfernung solcher Blasen (Bullektomie) können die Lungenfunktion und teilweise auch die Prognose verbessert werden.
  - **Volumenreduktionschirurgie:** Etwa 25% der äußeren, emphysematösen Anteile des Lungengewebes, die sowieso nicht mehr am Gasaustausch teilnehmen, werden dabei entfernt. Dies fördert die Dehnbarkeit der Lunge, verbessert die mechanische Atmungsfunktion und vermindert das intrapulmonale Shuntvolumen. Weil die chirurgische Volumenreduktion nur bei wenigen Patienten das Leben verlängert und die nach der Operation gesehene Verbesserung der Lungenfunktion oft nicht lange anhält, ist das Verfahren umstritten.
  - Im Experimentalstadium ist zurzeit die bronchoskopische Implantation von „**Ventilen**", welche eine Deflation überblähter Lungenareale und damit eine Wiederentfaltung zuvor komprimierter Lungenabschnitte ermöglichen können.
  - **Lungentransplantation:** Sie kann bei Patienten ≤ 60 Jahre erwogen werden. Die Einjahresüberlebensrate beträgt ca. 60%.

5.3.4 Asthma bronchiale

Asthma ist die mit Abstand häufigste chronisch-entzündliche Erkrankung des Menschen überhaupt.

Asthma ist definiert als anfallsweise Atemnot durch reversible Obstruktion der unteren Luftwege. Die Obstruktion wird dabei durch entzündliche Schleimhautschwellung, glattmuskuläre Bronchokonstriktion sowie Dyskrinie (Hypersekretion zähen Schleims) ausgelöst. Zusätzlich kann es bei länger bestehendem Asthma zu einer strukturell fixierten Obstruktion kommen („Airway Remodeling").

Epidemiologie

Die Prävalenz des Asthma bronchiale ist im internationalen Vergleich sehr variabel: Die niedrigsten Zahlen bei Erwachsenen sind mit 2–3% in Deutschland, Österreich, Spanien und Italien anzutreffen (M : F = 1 : 1,2), während sie in den englischsprachigen Ländern Großbritannien, Neuseeland und Australien mit 8–12 % viermal so hoch sind. Die **Erkrankungshäufigkeit** hat – wie die anderer allergischer Erkrankungen – in den letzten 40 Jahren stark zugenommen (s. **4.1.8**). So stieg die Prävalenz in den USA von 1982 bis

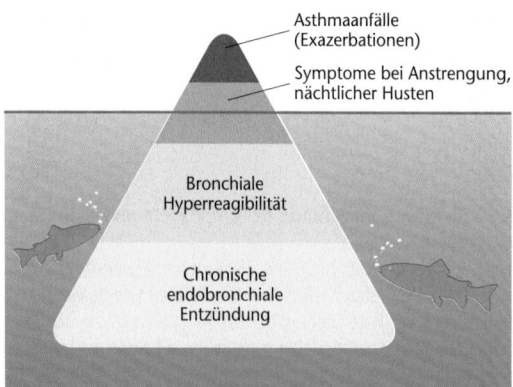

Abb. 5.36: „Eisbergmodell" des Asthma bronchiale. Unter der durch manifeste Asthmaanfälle gekennzeichneten „Spitze des Eisbergs" verbergen sich häufig weitere Symptome wie anstrengungsinduzierter oder nächtlicher Husten, denen wiederum eine bronchiale Hyperreagibilität und die chonische endobronchiale Entzündung zugrunde liegen. [L141]

1992 um 40–50%, bei belgischen Rekruten hat sie sich zwischen 1979 und 1992 sogar von 2,4 auf 7,2% erhöht. Die **Asthmamortalität** ist mit ca. 0,5–3/100 000 Einwohner gering, hat jedoch in den letzten Jahren in den meisten Ländern zugenommen. Die Ursache hierfür ist unklar.

Klinik und Verlauf

Asthma ist eine „episodische" (chronisch-remittierende oder chronisch-intermittierende) Erkrankung. Obwohl der Patient oft nur minimale Symptome aufweist, ist die zugrunde liegende Atemwegsentzündung und Hyperreagibilität auch im Intervall nachweisbar.

! Asthmaanfälle sind deshalb lediglich die Spitze des Eisbergs Asthmaerkrankung (Abb. 5.36). !

Asthmaexazerbation

Der „Asthmaanfall" ist gekennzeichnet durch eine plötzlich auftretende Atemnot mit dem typischen **exspiratorischen Giemen** („Pfeifen"); das Exspirium ist verlängert. Zu Beginn des Anfalls besteht oft lediglich ein Hustenreiz und der Patient klagt über ein Engegefühl in der Brust.

Im Anfall nimmt der Patient typischerweise eine sitzende Position ein und stützt seine Arme auf, um die Atemhilfsmuskulatur besser verwenden zu können (**Orthopnoe**). Er ist aufgrund des erhöhten Sympathikotonus tachykard und meist ängstlich. Unter großer Anstrengung wird oft spärliches, zähes Sputum produziert. Bei grün-gelblichem Sputum liegt eine – meist viral bedingte – Infektexazerbation vor.

Bei einem schweren Asthmaanfall (**Tab. 5.13**) besteht **Ruhedyspnoe**, nach jedem Wort muss geatmet werden („Sprechdyspnoe"). Die Patienten sind unruhig bis hin zur Panik und haben typischerweise eine Tachypnoe > 30/min sowie ein **abgeschwächtes Atemgeräusch** (*„silent chest"*).

! Die „Musik" (Giemen, Brummen) korreliert nicht mit der Schwere eines Asthmaanfalls. Wie bei einer Flöte setzt auch die Resonanzentstehung in den Bronchien einen – im Falle eines Asthmaanfalls lebenserhaltenden – Luftfluss voraus, sodass der „stille Anfall" oft schwerwiegender ist als der „musikalische" Anfall. !

Akutkomplikationen

Lebensgefahr besteht bei zunehmender Erschöpfung, Bradykardie und Eintrübung, die auf eine Hypoxämie und Hyperkapnie zurückzuführen ist. Spätestens jetzt muss assistiert beatmet werden.

Tab. 5.13 Schweregradeinteilung des akuten Asthmaanfalls*

	Leicht	Mäßig	Schwer	Drohender Atemstillstand
Symptome				
Dyspnoe	beim Gehen	beim Reden	in Ruhe	in Ruhe
Körperhaltung	kann liegen	bevorzugt Sitzen	sitzt aufrecht (Orthopnoe)	Orthopnoe oder erschöpfungsbedingtes Liegen
spricht in	Sätzen	kurzen Sätzen	Worten	stumm, evtl. Stöhnen
Bewusstseinslage	normal	evtl. agitiert	agitiert	benommen oder verwirrt
Befunde				
Atemfrequenz	leicht erhöht	erhöht, aber < 25/min	stark erhöht (> 25/min)	stark erhöht, oft > 30/min, evtl. auch verlangsamt
Einsatz der Atemhilfsmuskulatur, suprasternale Einziehungen	nein	häufig	meist	paradoxe Brustbewegungen („Schaukelatmung")**
Giemen	oft nur endexspiratorisch	laut, während des gesamten Exspiriums	normalerweise laut, z.T. biphasisch (in Ein- und Ausatmung)	wegen stark verminderten Luftflusses fehlend
Puls	< 100/min	100–120/min	> 110/min	bradykard
Apparative Diagnostik				
Peak flow [%]*	> 80%	50–80%	< 50%	< 50%, Messung oft nicht möglich
pCO$_2$	< 42 mmHg (5,6 kPa)	< 42 mmHg (5,6 kPa)	≥ 42 mmHg (5,6 kPa)	hyperkapnisch

* modifiziert nach *Expert Panel Report II*, National Institute of Health, USA, Update 2002
** inspiratorische Vorwölbung des Bauches mit Einsinken des Thorax
*** Angabe in % des persönlichen Bestwertes

05

Besteht die Symptomatik trotz therapeutischer Maßnahmen länger als 24 Stunden, liegt ein **Status asthmaticus** vor. Dieser stellt immer einen Notfall dar: Fast alle Asthmatiker, die an ihrer Erkrankung versterben, ersticken im Status. Pro Jahr sterben in Deutschland etwa 5000 Asthmatiker an ihrer Krankheit (dies entspricht ungefähr der Zahl der Verkehrstoten!).

Weitere Komplikationen sind Pneumothorax und Pneumomediastinum, die sich z. B. durch rasch zunehmende Atemnot mit einseitig abgeschwächtem Atemgeräusch und gegebenenfalls mit einem Hautemphysem äußern können.

Symptome im Intervall

Häufig sind Asthmatiker im Intervall beschwerdefrei. Eine persistierende Belastungsdyspnoe und nächtlicher Husten weisen auf ein schweres Asthma hin (**Tab. 5.14**).

! Husten kann über lange Zeit das einzige Asthmasymptom sein und wird oft als „chronische Bronchitis" fehlgedeutet. **!**

Ätiologie

Man unterscheidet das exogen-allergische Asthma vom nicht-allergischen Asthma. Mischformen sind allerdings häufig, und ein allergisches Asthma entwickelt sich oft im mittleren Lebensalter zu einem nicht-allergischen. Eine genetische Basis besteht vor allem für das allergische Asthma, folgt jedoch keinem klaren Muster.

- Beim **exogen-allergischen Asthma** (*extrinsic asthma*; ca. 50%, v. a. bei Jugendlichen) liegt eine IgE-vermittelte allergische Sofortreaktion mit nachfolgender zellulär vermittelter Spätreaktion vor (*late phase reaction*, s. u. **Kasten** „Immunologische Grundlagen des Asthma bronchiale"). Mögliche Allergene sind Hausstaubmilben, Tierschuppen (v. a. Katzen, Hunde, Pferde), Schimmelpilze, Blütenpollen und berufsbedingte Noxen (z. B. Mehlstaub). Das exogen-allergische Asthma bronchiale tritt häufig zusammen mit Heuschnupfen oder atopischem Ekzem auf. Oft ist

eine positive Familienanamnese zu erfragen: Leiden beide Eltern an einer atopischen Erkrankung, sind etwa 60% der Kinder ebenfalls Atopiker.

! Auch Patienten mit exogen-allergischem Asthma reagieren häufig auf nicht-allergische Reize (wie Anstrengung, Zigarettenrauch, Kaltluft, Lachen, Weinen, Parfüm etc.). **!**

- Das **nicht-allergische Asthma** (*intrinsic asthma*) wird durch eine Vielzahl von nicht-allergenen Umweltnoxen ausgelöst:
  - Virusinfekte der oberen und unteren Luftwege (**Infektasthma**)
  - körperliche Anstrengungen (**anstrengungsinduzierter Bronchospasmus**)
  - kalte Luft, manchmal auch warm-feuchte Luft
  - Stress und Emotionen (Lachen, Weinen)
  - Inhalationsnoxen: Zigarettenrauch, Ozon, Nitrosegase, Schwefeldioxid, arbeitsplatzassoziierte Irritanzien (z. B. Chlorgase, Metallsalze, Parfüm).

! Da dem exogen-allergischen („extrinsischen") Asthma häufig genetische und damit durchaus „intrinsische" Faktoren zugrunde liegen und die beiden Formen häufig koexistieren, sollte die Klassifikation in extrinsisches und intrinsisches Asthma mit Vorsicht verwendet werden. **!**

Sonderformen sind das medikamenteninduzierte Asthma, das Wurmasthma sowie das durch Refluxkrankheit oder Sinusitis ausgelöste Asthma (s. **Kasten** „Asthma-Sonderformen").

Pathogenese

Zur Atemwegsobstruktion kommt es zum einen durch die entzündungsbedingte Schwellung, zum Zweiten durch eine abnorme Schleimproduktion und zum Dritten durch die glattmuskuläre Bronchokonstriktion (**Abb. 5.37**). Darüber hinaus kann es als Folge der chronischen Entzündungsprozesse zu einem Umbau der Luftwegsmatrix kommen, wodurch die Obstruktion teilweise irreversibel wird („Airway Remodeling").

Tab. 5.14 Schweregradeinteilung des Asthma bronchiale

Schweregrad	Symptome	Peak Flow oder FEV$_1$ im Intervall
intermittierend	intermittierende Symptome < 1 ×/Woche, nächtliche Symptome < 2 ×/Monat; im Intervall beschwerdefrei	> 80%, Variabilität* im Tagesverlauf < 20%
geringgradig persistierend	Symptome < 1 ×/d	> 80%, Variabilität* im Tagesverlauf 20–30%
mittelgradig persistierend	Symptome jeden Tag, nächtliche Symptome > 1 ×/Woche; Anfälle beeinträchtigen Schlaf und körperliche Aktivität; tägliche Medikation mit kurz wirkenden β$_2$-Sympathomimetika.	60–80%, Variabilität* im Tagesverlauf > 30%
schwergradig persistierend	ständige Symptome, häufig auch nachts; häufige Anfälle; Einschränkung der körperlichen Aktivität	< 60%, Variabilität* im Tagesverlauf > 30%

* Spanne zwischen schlechtestem und bestem Wert.

=== AUF DEN PUNKT GEBRACHT ===

Asthma-Sonderformen

Medikamenteninduziertes Asthma

- **analgetikainduziertes Asthma bronchiale:** Bisweilen sind ASS und andere nicht-steroidale Antiphlogistika an der Auslösung einer Atemwegsobstruktion beteiligt. Diese Medikamente führen bei ca. 10–20 % der Asthmatiker (überwiegend bei nicht-allergischem Asthma) zu einer Bronchokonstriktion über eine Hemmung der Zyklooxygenase und damit des bronchodilatatorisch wirkenden Prostaglandin-E_2. Es handelt sich hierbei um eine **pseudoallergische Reaktion**, denn sie ist nicht spezifisch für die auslösende Substanz. Damit ist auch keine „Sensibilisierung" nötig, d. h., die Erkrankung ist nicht erworben. Leukotrien-Antagonisten stellen aufgrund ihres Wirkmechanismus eine kausale Therapie des analgetikainduzierten Asthmas dar.
- **β-Blocker** bewirken bei Asthmatikern häufig eine Bronchokonstriktion durch Hemmung der β-Rezeptor-vermittelten Bronchodilatation.

❗ β-Blocker (einschließlich Augentropfen) sind daher bei Asthmatikern kontraindiziert. Selektive β_1-Blocker gehen allerdings mit einem deutlich geringeren Risiko für eine akute Atemwegsobstruktion einher. ❗

„Wurmasthma"
Dieses wird bei Befall z. B. mit Ascaris oder Echinokokken durch Allergene des Wurmkörpers oder Stoffwechselprodukte der Parasiten ausgelöst (selten).

Refluxbedingtes Asthma
Reflux von Magensäure im Rahmen einer gastroösophagealen Refluxkrankheit kann ein Asthma bronchiale auslösen oder verstärken, und zwar entweder durch chronische Aspiration von Magensaft mit bronchialer Entzündungsreaktion oder durch eine – durch die Säurewirkung im Ösophagus oder Pharynx bedingte – reflektorische Vagusreizung mit nachfolgender Bronchialverengung.

Asthma bei Sinusitis
Eine **Sinusitis** kann über einen (bisher nur postulierten) „sinubronchialen Reflex" oder über intrinsische Mukosafaktoren ein Asthma auslösen oder verstärken.

Anstrengungsinduziertes (exercise induced) Asthma
Hierbei tritt typischerweise nach körperlicher Belastung Atemnot mit thorakalem Engegefühl und trockenem Reizhusten auf. Pathophysiologisch führt eine Mastzelldegranulation zur Atemwegsobstruktion; auslösend wirkt der erhöhte Luftfluss durch den Bronchialbaum, das „anstrengungs"induzierte Asthma tritt deshalb meist auch bei Lachen und Weinen oder angstbedingter Hyperventilation auf. Betroffen sind häufig Kaltluftsportarten (z. B. Skilanglauf) sowie Sportarten mit häufigen Belastungsspitzen (z. B. Fußball). Therapeutisch werden β_2-Sympathomimetika eingesetzt (Einnahme 5–30 min vor der Belastung), als neuerer Therapieansatz auch Leukotrien-Antagonisten.

❗ Anstrengungsinduziertes Asthma kann isoliert auftreten, ist aber in aller Regel Teil des regulären (allergischen oder nicht-allergischen) Asthmas. ❗

Atemwegsentzündung

Diese ist das „Kerngeschehen" beim Asthma und zeigt sich histopathologisch als „abgehäutetes" Epithel, Kollagenablagerungen unter der Basalmembran sowie Schwellung und Infiltration der Bronchialwand mit Entzündungszellen. Diese umfassen u. a. eosinophile Granulozyten und Lymphozyten (überwiegend vom TH_2-Subtyp, welche vor allem Interleukin-4 und -5 produzieren). Die asthmatische Entzündung verläuft in zwei Phasen (s. **Kasten** „Immunologische Grundlagen").

Bronchiale Hyperreagibilität

Bei fast allen Asthmatikern besteht eine erhöhte glattmuskuläre Empfindlichkeit gegenüber verschiedenen bronchokonstriktorischen Reizen, wie kalter Luft, Rauch, körperlicher Aktivität, Ozon oder SO_2. Diese ist durch inhalative Provokation (z. B. mit Metacholin oder Histamin) auch im symptomfreien Intervall objektivierbar. Die Schwere eines Asthmas korreliert direkt mit dem PC_{20} als Maß der bronchialen Hyperreagibilität (s. **5.2.5**). Letztere ist meist Folge einer chronischen Atemwegsentzündung, tritt aber bisweilen auch isoliert auf (z. B. beim reinen anstrengungsinduzierten Asthma). Sie wird teilweise auch bei anderen entzündlichen Krankheitsbildern der Bronchien beobachtet, z. B. im Rahmen einer akuten Bronchitis (s. **5.3.1**).

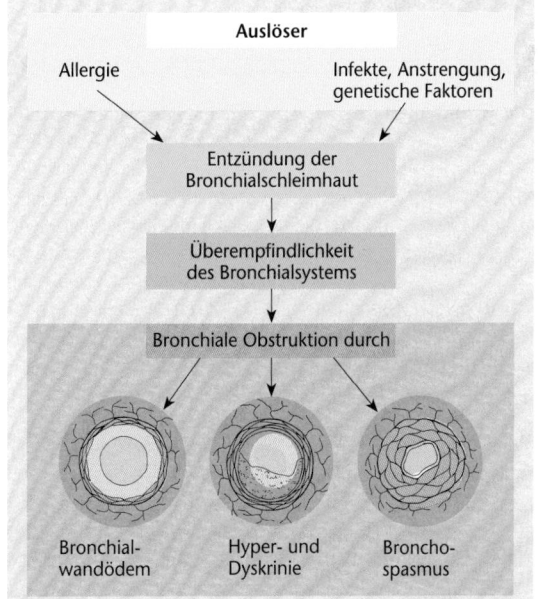

Abb. 5.37: Pathogenese und Pathophysiologie des Asthma bronchiale im Überblick. Die Überempfindlichkeit zeigt sich insbesondere dann, wenn der Luftfluss erhöht ist, also bei Anstrengung, Lachen, Weinen oder psychischer Erregung. Auch chemische Reize können schon in geringer Dosis zur Bronchialobstruktion führen. [A400]

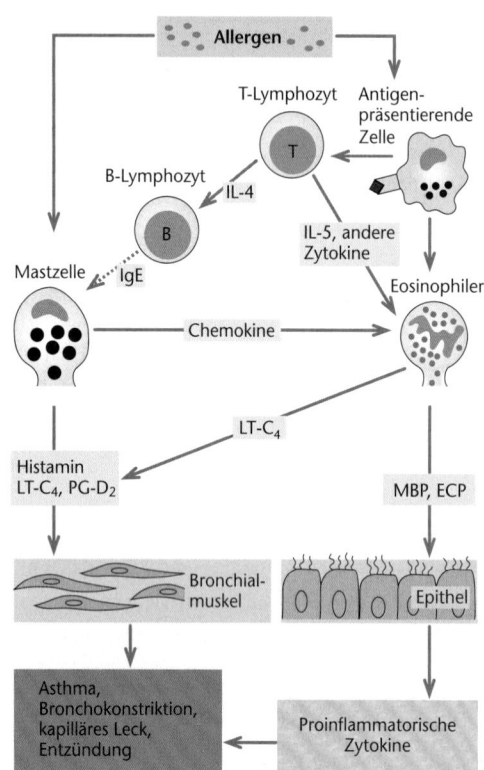

Abb. 5.38: Immunologische Schädigungskaskade des Asthma bronchiale. IL = Interleukin, LT-C$_4$ = Leukotrien-C$_4$, MBP = Major Basic Protein, ECP = eosinophiles kationisches Protein, PG-D$_2$ = Prostaglandin-D$_2$. [L157]

05

Diagnostisches Vorgehen

Diagnostik im Asthmaanfall

Die Diagnose der Asthmaexazerbation wird klinisch gestellt. Schon die typische Haltung und das exspiratorische Pfeifen lenken den Verdacht auf einen Asthmaanfall. Wichtig sind die Einschätzung des Schweregrades (**Tab. 5.13**) sowie die nach Behandlung der akuten Phase einsetzende Abklärung der Ursachen.

Bei der **körperlichen Untersuchung** müssen folgende Fragen geklärt werden:

- Bestehen Zeichen der **Ateminsuffizienz** (s. 5.1.4)? Für eine respiratorische Insuffizienz sprechen vor allem eine Zyanose, eine eingeschränkte Bewusstseinslage (Lethargie, Stupor, Koma) sowie Angst oder Erregungszustände. Eine Blutgasanalyse sowie die kontinuierliche Messung der Sauerstoffsättigung sind beim schweren Asthmaanfall unerlässlich.
- Wie stark ist die **Dyspnoe** (s. 5.1.3)? Diese Frage kann durch Messung von Atem- und Pulsfrequenz sowie durch Beobachtung der Sprache und der Atmungsanstrengung beantwortet werden. Starke Dyspnoe besteht, wenn zwischen einzelnen Worten Luft geholt wird (sog. „Sprechdyspnoe"), wenn die Atemhilfsmuskulatur eingesetzt wird, wenn supraklavikuläre, interkostale und/oder subkostale Einziehungen sichtbar sind und wenn exspiratorisches Stöhnen hörbar ist.

===== ZUR VERTIEFUNG =====

Immunologische Grundlagen des Asthma bronchiale

Dem allergischen Asthma liegt eine immunologische Schädigungskaskade zugrunde, die in **zwei Phasen** abläuft (Abb. 5.38):

Unmittelbare Hypersensitivitätsreaktion („Sofortreaktion")

Die Sofortreaktion erreicht ihr Maximum ca. 20 Minuten nach Allergenkontakt, und bessert sich spontan innerhalb einer Stunde. Diese Phase ist durch Gabe von inhalativen β$_2$-Sympathomimetika rasch reversibel, während die Inhalation eines Glukokortikoids keinen Effekt hat.

Die Sofortreaktion wird ausgelöst, indem sich das jeweils relevante Antigen an ein spezifisches IgE auf der Zelloberfläche von Mastzellen oder Basophilen bindet und so zu einer Freisetzung von Entzündungsmediatoren führt (z. B. Histamin, Tryptase, Leukotriene, Prostaglandine und TNF-α). Auch eosinophile

Granulozyten können IgE an der Zelloberfläche binden. Nach Aktivierung setzen sie u. a. eosinophiles kationisches Protein (*eosinophilic cationic protein*, ECP) und Leukotriene frei. Durch die Wirkung der Mediatoren kommt es zur Stimulation der glatten Muskulatur und der Schleimdrüsen sowie zur erhöhten Durchlässigkeit der Kapillaren mit nachfolgender Schleimhautschwellung. Die unmittelbare Hypersensitivitätsreaktion kann auch durch IgE-unabhängige Mastzelldegranulierung, etwa durch kalte Luft, bakterielle oder virale Bestandteile oder chemische Irritanzien, ausgelöst werden.

❗ Die pathogenetische Bedeutung der Eosinophilen bei Asthma ist nach wie vor unklar: So reduziert zwar die Gabe von Anti-Interleukin-5 die Zahl der Eosinophilen in den Atemwegen drastisch, klinisch ist dabei aber keine Besserung zu erkennen, insbesondere bleibt die Hyperreagibilität der glatten Muskulatur gleich. Also: „*We are still confused, but at a higher level.*" ❗

Allergische Spätphase („Spätreaktion")

Bei etwa 60% der Patienten treten 4–8 Stunden nach Allergenkontakt erneut Symptome einer Atemwegsobstruktion auf, die bis zu 12 Stunden anhalten können. Diese Spätreaktion kann durch die längerfristige Anwendung von Glukokortikoiden und evtl. auch Leukotrien-Inhibitoren vermindert werden.

Die Spätphase stellt sozusagen die entzündliche Verstärkung der initialen allergischen Reaktion dar. Sie entsteht dadurch, dass die bei der ursprünglichen Degranulierung von Mastzellen und Eosinophilen freigesetzten Entzündungsmediatoren die Rekrutierung von Leukozyten (Basophilen, Eosinophilen, Neutrophilen) und Makrophagen einleiten sowie gewebeständige Zellen (Alveolarmakrophagen, Gefäßendothelzellen und Fibroblasten) aktivieren. Hierdurch wird eine „zweite Welle" von Entzündungsmediatoren produziert, mit nachfolgender entzündlicher Gewebereaktion.

Erst dann werden die Atmung und die Lunge genauer untersucht: Bei der **Perkussion** fällt ein hypersonorer Klopfschall durch die Lungenblähung auf; die Lungengrenzen sind nach unten verschoben. Bei der **Auskultation** hört man ein verlängertes Exspirium sowie trockene Rasselgeräusche (Giemen und Brummen) meist über beiden Lungen.

! Bei sehr schwerer Obstruktion kann das Atemgeräusch vermindert sein (*„silent lung"*). !

Weitere Untersuchungen im Asthmaanfall:
- Eventuell ist ein **Pulsus paradoxus** (s. **1.4.2**), d. h. ein Abfall des systolischen Blutdrucks während der Inspiration um ≥ 10 mmHg (1,3 kPa), nachweisbar. Eine Tachykardie besteht praktisch immer.
- Die Messung der **Sauerstoffsättigung (SaO$_2$)** mittels Pulsoxymetrie kann zur Verlaufskontrolle hilfreich sein, ist jedoch isoliert betrachtet zur Einschätzung des Schweregrades einer Exazerbation nutzlos.

  ! Eine noch ausreichende Sauerstoffsättigung (> 90 %) sollte einen nicht über die Bedrohlichkeit eines Anfalles täuschen. !

- Eine Messung des **Atemspitzenstoßes** (*peak expiratory flow*, **PEF**) ist mithilfe einfacher Messgeräte möglich und und hilft bei der Einschätzung des Schweregrades: Bei einem Abfall unter 50 % des Normwertes ist von einem schweren Anfall auszugehen. Die **„Peak-Flow"**-Messung ist sehr gut zur Verlaufsbeurteilung geeignet („Fieberthermometer des Asthmatikers").
- Der **Röntgenthorax** dient dem Ausschluss von Komplikationen (z. B. Pneumothorax) und von möglichen auslösenden Lungenerkrankungen (z. B. Pneumonie). Stets werden die Zeichen der Lungenblähung gesehen (vermehrt strahlentransparente Lunge mit tief stehenden Zwerchfellen und schmaler Herzsilhouette).
- Die **Blutgasanalyse (BGA)** ist im Intervall oft normal. Im Anfall zeigt sich meist eine pO$_2$-Erniedrigung, da durch inhomogene Ventilation ein Ventilations-Perfusions-Mismatch entsteht; der pCO$_2$ ist aufgrund der Hyperventilation meist ebenfalls erniedrigt. Ist er erhöht, so liegt entweder ein schwerer Asthmaanfall mit Einschränkung der Ventilation oder eine chronisch-obstruktive Bronchitis vor.

  ! Bei chronischer CO$_2$-Erhöhung (Hyperkapnie, regelhaft mit einer Bicarbonaterhöhung verbunden) kann eine Sauerstoffgabe zur CO$_2$-Narkose führen. Bei akuter CO$_2$-Erhöhung (in der Blutgasanalyse als respiratorische Azidose erkennbar) ist dagegen die kontrollierte Sauerstoffgabe therapeutisch immer sinnvoll und führt nicht selten zur Erleichterung der Dyspnoe. !

- Das **EKG** zeigt im Anfall oft Zeichen der Rechtsherzbelastung, wie eine Rechtsdrehung der Herzachse (z. B. Indiffe-

renztyp bei vorbestehendem Linkstyp), ein P pulmonale oder einen Rechtsschenkelblock.
- Die früher im **Sputum** gesuchten Charcot-Leyden-Kristalle und Curschmann-Spiralen (beides Abbauprodukte eosinophiler Granulozyten) sind nur noch von historischem Interesse.

Intervalldiagnostik

Die Diagnose des Asthmas stützt sich auf drei Pfeiler: den anfallsartigen („episodischen") Charakter der Erkrankung, den Nachweis einer zumindest partiellen Reversibilität der Atemwegsobstruktion sowie den Ausschluss alternativer Diagnosen (**Abb. 5.39**).
- **Anamnese:** Symptome und ihre zeitlichen Charakteristika (Dauer, Häufigkeit, Variabilität im Tages- und Jahresverlauf; **Abb. 5.40**), Auslöser (inkl. detaillierter Umgebungsanamnese), Rekapitulation der gesamten „Asthma-Karriere" (Alter bei Diagnosestellung, Verlauf, asthmabedingte Krankenhausaufenthalte), derzeitige Therapie, Begleiterkrankungen (z. B. gastroösophageale Refluxkrankheit, chronische Sinusitis), Familiengeschichte.
- **Lungenfunktion:** Nachweis einer manifesten Obstruktion (vermindertes FEV$_1$, oft mit erhöhtem Residualvolumen und damit insgesamt erhöhter Lungenkapazität = Volumen pulmonum auctum). Die Obstruktion ist zumindest teilweise reversibel (positiver Bronchospasmolyse-Test, s. **5.2.5**).
- **Labor:** Bestimmung des Gesamt-IgE sowie der für die verdächtigten Allergene spezifischen IgE-Fraktionen (z. B. als RAST: **R**adio**a**llergo**s**orbent-**T**est; s. **4.5.2**).
- **Allergietestung:** z. B. mittels Prick-Test oder Intrakutantest (s. **4.5.2**).

! Ein positiver Hauttest beweist nicht die pathogenetische Bedeutung des Allergens, ein negativer schließt sie nicht aus. Gleiches gilt für den Nachweis von allergenspezifischem IgE im Blut. !

Differentialdiagnose

Das Asthma bronchiale ist zwar die häufigste Form der Atemwegsobstruktion, seine Klinik ist jedoch keineswegs spezifisch. Differentialdiagnostisch müssen deshalb andere Ursachen der Obstruktion der unteren Atemwege sowie ein paar „Chamäleons" erwogen werden (s. **Kasten** „Differentialdiagnose des Asthma bronchiale").

Therapie

Nicht-adäquat behandeltes Asthma stellt eine schwere Behinderung für den Patienten dar und kann zur „strukturellen Fixierung" der ursprünglich reversiblen Atemwegsobstruktion führen. Asthma sollte deshalb mit der nötigen Aggressivität und Therapiefreude angegangen werden.

05

! Als Grundregel (und Behandlungsauftrag an den Arzt) muss gelten, dass ein Asthmatiker in seinen Lebensaktivitäten durch seine Erkrankung nicht eingeschränkt sein soll. **!**

Allgemeine Maßnahmen

• **Patientenschulung:** Dies ist die wichtigste Therapiesäule überhaupt. Die heute in qualitätsgesicherten Programmen angebotene Patientenschulung hat u. a. folgende Inhalte: Allergenvermeidung, Symptomerkennung, Selbstmessung des Atemspitzenstoßes mit Peak-Flow-Meter, Vorgehen bei drohendem oder eingetretenem Asthmaanfall (Lehrmaterial unter: http://www.atemwegsliga.de/informationsmaterial.php).

! Die regelmäßige Heimkontrolle des Atemspitzenstoßes ermöglicht manchen Patienten die frühzeitige Erkennung einer Atemwegsobstruktion, sodass die Therapie rechtzeitig

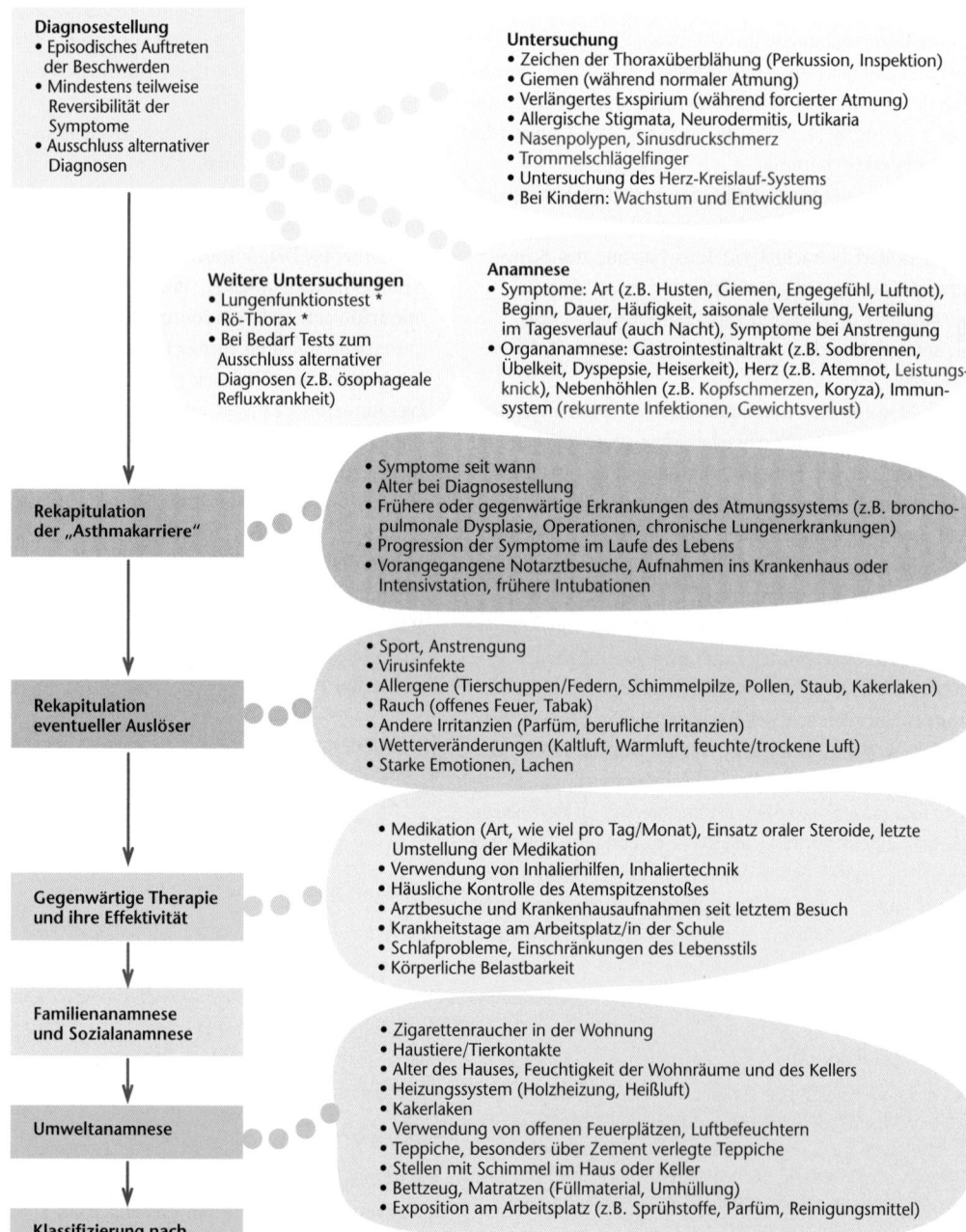

Diagnosestellung
• Episodisches Auftreten der Beschwerden
• Mindestens teilweise Reversibilität der Symptome
• Ausschluss alternativer Diagnosen

Untersuchung
• Zeichen der Thoraxüberblähung (Perkussion, Inspektion)
• Giemen (während normaler Atmung)
• Verlängertes Exspirium (während forcierter Atmung)
• Allergische Stigmata, Neurodermitis, Urtikaria
• Nasenpolypen, Sinusdruckschmerz
• Trommelschlägelfinger
• Untersuchung des Herz-Kreislauf-Systems
• Bei Kindern: Wachstum und Entwicklung

Weitere Untersuchungen
• Lungenfunktionstest *
• Rö-Thorax *
• Bei Bedarf Tests zum Ausschluss alternativer Diagnosen (z.B. ösophageale Refluxkrankheit)

Anamnese
• Symptome: Art (z.B. Husten, Giemen, Engegefühl, Luftnot), Beginn, Dauer, Häufigkeit, saisonale Verteilung, Verteilung im Tagesverlauf (auch Nacht), Symptome bei Anstrengung
• Organanamnese: Gastrointestinaltrakt (z.B. Sodbrennen, Übelkeit, Dyspepsie, Heiserkeit), Herz (z.B. Atemnot, Leistungsknick), Nebenhöhlen (z.B. Kopfschmerzen, Koryza), Immunsystem (rekurrente Infektionen, Gewichtsverlust)

Rekapitulation der „Asthmakarriere"
• Symptome seit wann
• Alter bei Diagnosestellung
• Frühere oder gegenwärtige Erkrankungen des Atmungssystems (z.B. bronchopulmonale Dysplasie, Operationen, chronische Lungenerkrankungen)
• Progression der Symptome im Laufe des Lebens
• Vorangegangene Notarztbesuche, Aufnahmen ins Krankenhaus oder Intensivstation, frühere Intubationen

Rekapitulation eventueller Auslöser
• Sport, Anstrengung
• Virusinfekte
• Allergene (Tierschuppen/Federn, Schimmelpilze, Pollen, Staub, Kakerlaken)
• Rauch (offenes Feuer, Tabak)
• Andere Irritanzien (Parfüm, berufliche Irritanzien)
• Wetterveränderungen (Kaltluft, Warmluft, feuchte/trockene Luft)
• Starke Emotionen, Lachen

Gegenwärtige Therapie und ihre Effektivität
• Medikation (Art, wie viel pro Tag/Monat), Einsatz oraler Steroide, letzte Umstellung der Medikation
• Verwendung von Inhalierhilfen, Inhaliertechnik
• Häusliche Kontrolle des Atemspitzenstoßes
• Arztbesuche und Krankenhausaufnahmen seit letztem Besuch
• Krankheitstage am Arbeitsplatz/in der Schule
• Schlafprobleme, Einschränkungen des Lebensstils
• Körperliche Belastbarkeit

Familienanamnese und Sozialanamnese

Umweltanamnese
• Zigarettenraucher in der Wohnung
• Haustiere/Tierkontakte
• Alter des Hauses, Feuchtigkeit der Wohnräume und des Kellers
• Heizungssystem (Holzheizung, Heißluft)
• Kakerlaken
• Verwendung von offenen Feuerplätzen, Luftbefeuchtern
• Teppiche, besonders über Zement verlegte Teppiche
• Stellen mit Schimmel im Haus oder Keller
• Bettzeug, Matratzen (Füllmaterial, Umhüllung)
• Exposition am Arbeitsplatz (z.B. Sprühstoffe, Parfüm, Reinigungsmittel)

Klassifizierung nach Schweregrad (s. Text)

Abb. 5.39: Diagnostisches Vorgehen bei Asthma. Ergeben sich Auffälligkeiten in den durch orangefarbene Schrift markierten Bereichen, so ist die Diagnose Asthma kritisch zu hinterfragen. [L157]

* Diese Untersuchungen können im Intervall unauffällig sein.

eskaliert werden kann. Viele Patienten erkennen Verschlechterungen aber auch ohne spezielle Heimkontrolle zuverlässig und profitieren von regelmäßigen Messungen nicht. **!**

• **Allergenkarenz** ist beim allergischen Asthma oberstes Gebot und dennoch mit einigen Problemen behaftet: Auf ein Haustier zu verzichten ist zwar wenig aufwändig und auch klinisch effektiv, fällt vielen Patienten aber schwer. Dagegen ist die Vermeidung von Hausstaub aufwändig, hat sich aber in vielen Studien als klinisch wenig effektiv erwiesen. Bei berufsbedingtem Asthma lässt sich meist ein Arbeitsplatzwechsel nicht umgehen. Maßnahmen zur Reduktion der Allergenexposition im Haushalt von Atopikern sind im **Kasten** „Allergenreduktion im Haushalt" aufgeführt.

• **Hyposensibilisierung** bei identifiziertem Allergen: Hierbei werden die auslösenden Allergene über viele Monate bis zu drei Jahre lang in ansteigender Konzentration unter die Haut gespritzt (s. **4.5.2**). Eine Indikation besteht nur bei jungen Patienten und kurzer Erkrankungsdauer. Erfolge sind vor allem bei Pollenallergie, evtl. auch bei Sensibilisierung gegen Hausstaubmilben zu verzeichnen. Tödliche Asthmaanfälle oder ein anaphylaktischer Schock

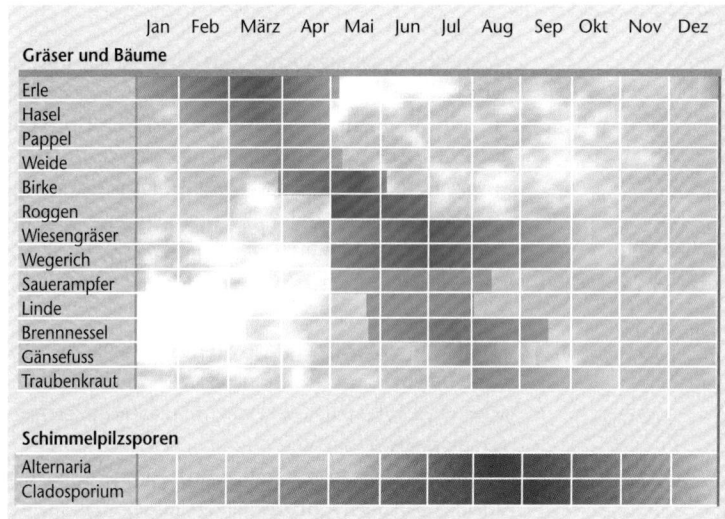

Abb. 5.40: Pollenflugkalender. Er zeigt die Hauptflugzeiten der verschiedenen Allergene. Aktuelle Meldungen zum Pollenflug sind im Internet abrufbar (z. B. www.dwd.de/pollenflug). Diese Karten geben auch die tagesaktuellen und regional unterschiedlichen Einflüsse des Klimas und der Wetterlage wieder. [A400]

========================AUF DEN PUNKT GEBRACHT========================

Differentialdiagnose des Asthma bronchiale

• **Exazerbation einer COPD:** immer Vorgeschichte einer chronischen Bronchitis mit Husten und Auswurf; fast immer Raucher mit langer Vorgeschichte einer pulmonalen Beeinträchtigung; in der Lungenfunktion Obstruktion mit fehlender (oder nur geringer) Reversibilität im Bronchospasmolyse-Test

• **Stimmbanddysfunktion** (*vocal cord dysfunction*, **VCD**): Es handelt sich um ein vor allem bei jüngeren Frauen anfallsartig auftretendes Krankheitsbild, das durch eine paradoxe Adduktion der Stimmbänder bei der Einatmung (seltener bei der Ausatmung) gekennzeichnet ist. Durch den anfallsartigen Charakter, den oft in den Thorax fortgeleiteten Stridor, die begleitende Dyspnoe, den oft auftretenden Husten und

die häufige Auslösung durch körperliche Aktivität wird es leicht als Asthma verkannt. Typisch sind die normale Sauerstoffsättigung im Anfall sowie der Kontrast einer als lebensbedrohlich erlebten Atemnot bei weitgehenden Normalbefunden in der Lungenfunktion (insbesondere die Abwesenheit einer bronchialen Hyperreagibilität). Die Diagnose erfolgt durch direkte Laryngoskopie. Im Anfall zeigt die spirometrische Fluss-Volumen-Kurve eine charakteristische Abflachung des inspiratorischen Schenkels. Die Behandlung erfolgt durch logopädische Übungen.
! Etwa 10% der „therapieresistenten Asthmafälle" sind durch VCD bedingt. **!**

• **Asthma cardiale** (Atemnot bei Patienten mit Linksherzinsuffizienz und drohendem Lungenödem): typische Anamnese, auskultatorisch feuchte RG

• **Lungenembolie:** meist kein Giemen; oft liegt eine tiefe Beinvenenthrombose vor
! Es kann irreführend sein, dass häufig auch bei Lungenembolie und Lungenödem eine bronchospasmolytische Therapie wirksam ist. Erklärt wird dies mit einer bei diesen Erkrankungen auftretenden reflektorischen Bronchokonstriktion, die sich durch die Therapie bessert. **!**

• **Fremdkörperaspiration:** oft typische Vorgeschichte, einseitige Überblähung im Röntgen-Befund

• **Selten:** chronische eosinophile Pneumonie, Churg-Strauss-Syndrom (s. **12.10.1**), Karzinoid-Syndrom, Inhalation von Chemikalien, angeborene mukoziliäre Dysfunktion, Tracheomalazie, Mukoviszidose, α_1-Antitrypsin-Mangel, Kompressionen der Trachea oder der Hauptbronchien durch mediastinale Raumforderungen oder Gefäßringe.

sind möglich, daher sind bei den Behandlungen immer **Notfallmedikamente** bereitzuhalten.

- **Rauchkarenz** ist imperativ, wird jedoch selten eingehalten („Heroinentzug ist einfacher als Nikotinentzug").
- **Weitere Therapieelemente:** Kontrolle des Körpergewichtes, körperliches Training zur Verbesserung der Belastbarkeit, Vermeidung bzw. konsequente Therapie bronchialer Infekte, Sanierung der Nasennebenhöhlen bei sinubronchialem Syndrom (Sinusitis mit Asthma), Behandlung einer bestehenden allergischen Rhinitis, jährliche Influenza-Impfung, Pneumokokken-Impfung, Varizellen-Impfung bei bisher nicht erkrankten Personen.

═══════ **ZUR VERTIEFUNG** ═══════

Allergenreduktion im Haushalt (Beispiele)

- keine Haustiere halten (ob dies auch präventiv bei Atopikern gilt, die noch nicht gegen ihre Haustiere allergisch sind, ist umstritten)
- feuchte Wände sanieren, keine Luftbefeuchter verwenden (Reduktion von Schimmelpilzen)
- gegen Hausstaubmilben: Teppiche und Vorhänge reduzieren (optimal sind Fliesen); feucht wischen; wenig „Schnickschnack" in den Regalen (Staubfänger); Matratzen und Kissen in staubdichte Bezüge einpacken; Stofftiere von Kindern ca. alle vier Wochen tiefgefrieren (reduziert Milbendichte); bestimmte Staubfilter für Staubsauger oder Klimaanlage (HEPA-Filter) können moderat hilfreich sein
- keine Zimmerpflanzen (Schimmelpilze).

Medikamentöse Therapie

Zu unterscheiden sind:

- **Akuttherapie** (Therapieziel: Beherrschung der akuten Obstruktion)
- **Dauertherapie** im Intervall (Therapieziel: Vermeidung von Anfällen, Verhinderung des Airway Remodeling).

Für die medikamentöse Therapie gelten folgende **Prinzipien:**

- Stets sollte die **inhalative Behandlung** bevorzugt werden. Sie wirkt besser und hat weniger systemische Nebenwirkungen, da nur ca. 10 % der oralen Dosis nötig sind.
- Zur Inhalation stehen drei Applikationsarten zur Verfügung:
  - **Dosieraerosole** (*metered dose inhalers*, **MDI**) sind wie ein Spray zu betätigen und inzwischen FCKW-frei. Durch eine Vorschaltkammer („Spacer": eine Art Verlängerung des Mundstücks) wird die Deposition des Medikamentes in den Lungen verbessert und die Gefahr einer Besiedelung des Mundes mit *Candida albicans* (die bei der Anwendung inhalativer Kortikosteroide sonst nicht selten ist) reduziert.

Wichtig bei Dosieraerosolen: langsame und tiefe Inhalation, dann langes Anhalten des Atems über 5 – 10 Sekunden.

  - **Pulverinhalatoren** (*dry powder inhalers*, **DPI**): Der Patient „saugt" das (treibmittelfreie) Trockenpulver ein. Inzwischen steht eine Vielzahl von Applikatoren zur Verfügung: Einzelkapselsysteme (z. B. Spinhaler®, Aerolizer®), Multirevolverkapseln (z. B. Rotadisk®), Systeme für multiple Einzeldosen (z. B. Diskus®) und Gesamtreservoire mit Abgabe jeweils gleicher Einzeldosen (z. B. Turbohaler®, Novolizer®).

  Wichtig bei Pulverinhalatoren: kräftige und tiefe Inhalation, dann langes Anhalten des Atems über 5 – 10 Sekunden.

  - **Vernebler** (engl. *nebulizer*): Das Medikament wird in einer Kochsalzlösung mittels Druckluft „nass vernebelt" (d. h. in ein Aerosol verwandelt). Die Druckluft wird dabei entweder von einem Kompressor erzeugt (Düsenvernebler, etwa PariBoy®) oder per Ultraschall (Ultraschallvernebler). Trotz weitaus längerer Inhalationsdauer (10 – 15 min) ist die Lungendeposition durch Vernebelung nicht besser als bei einem Dosieraerosol mit Spacer.

  Wichtig: langsame und tiefe Atmung während der Behandlung.

- Lieber eine Stufe zu hoch beginnen als eine Stufe zu niedrig („**Step-down**"-Ansatz).
- Regelmäßige Therapiekontrollen sind erforderlich: Jeder Patient sollte einen **schriftlichen Handlungsplan** für die tägliche Therapie sowie für Notfälle haben.
- Wirkt die Therapie nicht, muss die Diagnose überdacht werden (z. B. Ausschluss einer gastroösophagealen Refluxkrankheit, eines sinubronchialen Syndroms oder einer Stimmbanddysfunktion, Einnahme bronchokonstriktorischer Medikamente).
- Die verwendeten Medikamente fallen in zwei Gruppen:
  - **Kontrollmedikamente** („Controller"): Diese zur kausalen Therapie eingesetzten, auf langfristige Wirkung abzielenden Medikamente (v. a. inhalative Glukokortikoide) bringen die Entzündung unter Kontrolle.
  - **Bedarfsmedikamente** („Reliever"): Sie dienen der symptomatischen Erleichterung, indem sie die glatte Muskulatur entspannen (β_2-Sympathomimetika und Parasympatholytika).

Jeder Patient sollte diesen Unterschied verstehen, da Kontrollmedikamente im Gegensatz zu den Bedarfsmedikamenten wegen der langsamen und langfristigen Wirkung regelmäßig eingenommen werden müssen („an guten wie an schlechten Tagen").

- **Glukokortikoide** (s. **Pharma-Info** in **8.7.1**) hemmen die Entzündungsreaktion, u. a. durch die Beeinflussung der

Zytokinproduktion sowie der Migration und Aktivierung von Entzündungszellen (**Abb. 5.41**). Die inhalativen Glukokortikoide haben bei Normaldosierung nur einen geringen, jedoch nachweisbaren systemischen Effekt. Ihre lokale relative glukokortikoide Potenz ist mit 30000 bis 90000 (Fluticason) extrem hoch. Einzige Nebenwirkungen bei niedriger bis mittlerer Dosierung sind Mundsoor und Heiserkeit. Diese Nebenwirkungen lassen sich meist durch konsequentes Mundspülen und durch Verwendung von Dosieraerosolen mit Inhalierhilfe (Spacer) oder von Pulverinhalatoren reduzieren. Bei langjährigem Gebrauch wurden jedoch auch bei inhalativen Glukokortikoiden Auswirkungen auf die Knochenmineralisation beobachtet. Bei hohen inhalierten Dosen (z. B. > 500 bis 1000 µg Fluticason/Tag) kann es zur Unterdrückung der Nebennierenrindenfunktion kommen.

! Inhalative Glukokortikoide stellen einen wesentlichen
■ Fortschritt in der Asthmatherapie dar und sollten bei jedem Patienten mit persistierenden Symptomen eingesetzt werden. !

! Raucher sprechen auf inhalative Glukokortikoide in nor-
■ maler Dosierung schlechter an: Ursache hierfür ist eine veränderte Expression von Glukokortikoid-Rezeptoren bei Rauchern. !

- **β₂-Sympathomimetika** (s. **Pharma-Info**) führen zur Bronchodilatation durch Erschlaffung der Bronchialmuskulatur und erleichtern so rasch die Atmung im Asthmaanfall. Allerdings wird durch diese symptomatische Therapie die meist zugrunde liegende Atemwegsentzündung nicht beeinflusst. Daher sollte die Anwendung zunächst symptomorientiert erfolgen („bei Bedarf"). Eine fest dosierte Gabe (z. B. „4 × 2 Hub") wird bei kurz wirksamen β-Mimetika (z. B. Salbutamol, Fenoterol) nicht mehr empfohlen. Die lang wirksamen β-Mimetika (z. B. Salmeterol oder Formoterol) sind vor allem als Zusatztherapie bei schwerem Asthma hilfreich.

! Lang wirksame β₂-Sympathomimetika können die
■ Asthmasymptome verschleiern – weil dadurch schwere Exazerbationen vorkommen können, sollten sie nicht als alleinige Therapie verordnet werden. !

- **Parasympatholytika** wirken über eine Blockade der Acetylcholin-Rezeptoren am postganglionären parasympathischen Neuron. Kurz wirksame Substanzen sind z. B. Ipratropium oder Oxitropium; als lang wirksames Parasympatholytikum steht Tiotropium zur Verfügung. Da die Parasympatholytika insgesamt weniger wirksam sind als β₂-Sympathomimetika und auch von den kardiovaskulären Nebenwirkungen her keine Vorteile bringen, werden sie heute eher selten eingesetzt. Hauptnebenwirkungen sind eine Tachykardie, Mundtrockenheit sowie (selten) ein Harnverhalt.
- **Cromone:** Cromoglycinsäure und Nedocromil sind orale

bzw. inhalative „Mastzellstabilisatoren" (ihr genauer Wirkmechanismus ist unbekannt). Sie sind nur bei wenigen Patienten wirksam und viermal täglich einzunehmen (d. h. „unmenschlich" im Gebrauch). In der Erwachsenenmedizin sind sie daher obsolet.
- **Theophyllin** (s. **Pharma-Info**) wirkt mild bronchodilatatorisch und verbessert die mukoziliäre Clearance. Außerdem ist es schon in geringer Konzentration entzündungshemmend. Die geringe therapeutische Breite des Medikaments erfordert eine individuelle Dosisanpassung. Bei toxischen Serumspiegeln kann es zu zerebralen Krampfanfällen kommen. Theophyllin wird heute vor allem bei der COPD verwendet, auch wenn der Langzeiteffekt kontrovers diskutiert wird. Möglicherweise werden die neuen, spezifischeren Phosphodiesterase-4-Hemmer (Roflumilast, Daxas®) besser wirken.
- **Leukotrien-Modifikatoren:** wirken z. T. als Leukotrienrezeptor-Antagonisten (z. B. Montelukast = Singulair®) oder als 5-Lipoxygenase-Inhibitoren (z. B. Zileuton – in Deutschland bisher nicht zugelassen). Sie unterdrücken die Amplifizierung der unmittelbaren Hypersensitivitätsreaktion (s. **4.5.1**), klinisch wirken die Medikamente jedoch nur bei einer Minderheit von Patienten, sodass der Stellenwert dieser Substanzgruppe umstritten bleibt. Die

05

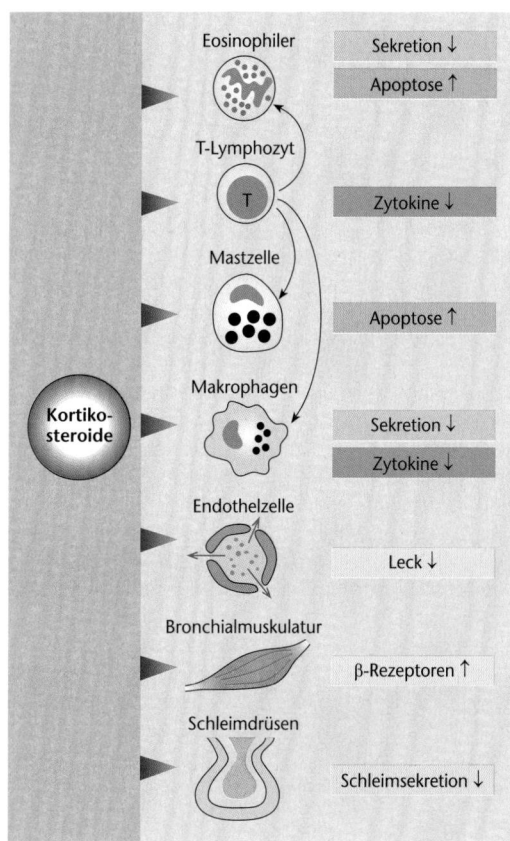

Abb. 5.41: Wirkung von Glukokortikoiden auf die Atemwegsentzündung. [L157]

Nebenwirkungen sind gering (evtl. Kopfschmerzen und Durchfall).

- **Anti-IgE-Antikörper:** Seit Neuerem steht ein rekombinanter, monoklonaler, gegen IgE gerichteter Antikörper (Omalizumab = Xolair®) zur Therapie des schweren allergischen Asthmas zur Verfügung. Er wird alle 4 Wochen subkutan injiziert und kann die Zahl der Asthmaanfälle reduzieren; einigen Patienten ermöglicht das Medikament auch eine Dosisreduktion der inhalativ eingenommenen Glukokortikoide.

PHARMA-INFO: β_2-SYMPATHOMIMETIKA

Wirkstoffe
- Salbutamol (z. B. Sultanol®)
- Fenoterol (Berotec®, Partusisten®)
- Reproterol (Bronchospasmin®)
- Terbutalin (z. B. Bricanyl®)
- Formoterol (z. B. Oxis Turbohaler®, lang wirksam)
- Salmeterol (z. B. Serevent Dosieraerosol®, lang wirksam)

Wirkungsmechanismus und Eigenschaften
Stimulation der β_2-Rezeptoren bewirkt eine Erschlaffung der Bronchial- und in höheren Dosen auch der Uterusmuskulatur sowie eine Gefäßerweiterung mit konsekutivem Absinken des diastolischen Blutdrucks. Die Freisetzung von Mediatorsubstanzen aus den Mastzellen wird unterdrückt und die mukoziliäre Clearance im Bronchialsystem gesteigert. Die ,Adenylatcyclase wird aktiviert ($\rightarrow$ cAMP $\uparrow$, $\rightarrow$ Glykogenolyse und Lipolyse $\uparrow$).

Indikationen
Asthma bronchiale, COPD, Tokolyse (Fenoterol).

Nebenwirkungen
- vorwiegend kardial, obwohl am Herzen β_1-Rezeptoren vorherrschen: Tachykardie, ventrikuläre Rhythmusstörungen, Angina pectoris, Blutdrucksenkung
- Schwindel, Unruhe, Tremor, Übelkeit
- in hohen Dosen Hypokaliämie.

! Die β_2-Selektivität ist dosisabhängig; bei Überdosierung treten verstärkt kardiale Nebenwirkungen auf. !

Kontraindikationen
Bei systemischer Anwendung:
- absolut: Cor pulmonale, hypertroph-obstruktive Kardiomyopathie, Hyperthyreose
- relativ: Tachykardie, frischer Herzinfarkt, KHK, Blutzuckerentgleisung.

Wechselwirkungen
Schilddrüsenhormone, trizyklische Antidepressiva und Halothan steigern die arrhythmogene Wirkung von β_2-Sympathomimetika.

Klinische Anwendung
Alle Dosieraerosole haben den Nachteil, dass nur ein relativ geringer Anteil in die Lunge gelangt, während der größere Teil verschluckt wird. Immer sind daher eine gründliche Anleitung und ggf. auch die Verwendung von Inhalierhilfen („Spacer") notwendig. Letztere sind bei der Verwendung von Pulverinhalatoren allerdings nicht erforderlich. Die orale Gabe sollte in der Erwachsenenmedizin heute nicht mehr erfolgen. Lang wirksame β_2-Sympathomimetika sollten immer nur ergänzend zu inhalativen Glukokortikoiden eingesetzt werden,

PHARMA-INFO: THEOPHYLLIN

Wirkstoffe
- Theophyllin (z. B. Bronchoretard®)
- Theophyllin-Ethylendiamin (Afonilum®, Euphyllin®).

Wirkungsmechanismus und Eigenschaften
Theophyllin hemmt kompetitiv Adenosinrezeptoren und in hohen Konzentrationen unspezifisch die Phosphodiesterase. Der resultierende Anstieg der cAMP-Konzentration verstärkt die β-adrenerge Wirkung und steigert die intrazelluläre Ca^{2+}-Konzentration (positiv inotrope Wirkung). Am Herzen wirkt Theophyllin außerdem positiv chronotrop und dromotrop.

Weitere Wirkungen
- relaxiert die glatte Muskulatur
- stimuliert das Atemzentrum
- steigert die Diurese
- fördert die körpereigene HCl-Produktion im Magen.

Indikationen
- als Medikamente der dritten Wahl bei Asthma bronchiale
- chronisch-obstruktive Lungenerkrankungen
- Apnoen bei Frühgeborenen.

Nebenwirkungen
- ZNS: Unruhe, Schlafstörungen, Kopfschmerzen, Tremor, zerebraler Krampfanfall meist erst bei toxischen Serumspiegeln (≥ 35 mg/l)
- Gastrointestinaltrakt: Übelkeit, Magenschmerzen, Erbrechen
- Herz: Tachykardie, Extrasystolen.

Kontraindikationen
- frischer Herzinfarkt, hypertrophe obstruktive Kardiomyopathie, Ulcera ventriculi und Ulcera duodeni
- relativ: tachykarde Herzrhythmusstörungen.

Wechselwirkungen
- Furosemid und β-Sympathomimetika wirken synergistisch zu Theophyllin.
- Die Wirkung von β-Blockern und Lithiumsalzen kann durch Theophyllin abgeschwächt werden.

Klinische Anwendung
Die Plasmahalbwertszeit von Theophyllin schwankt individuell sehr stark: Sie ist verlängert bei Rechtsherzinsuffizienz, älteren Patienten, Leberschäden sowie bei Einnahme bestimmter Medikamente (z. B. Ciprofloxacin, Cimetidin, Makrolid-Antibiotika, Allopurinol, β-Blocker). Bei Rauchern hingegen und durch Enzyminduktion ist die Elimination von Theophyllin beschleunigt.

Therapiekontrolle
Eine Bestimmung der Theophyllin-Serumspiegel ist bei Auftreten von Nebenwirkungen erforderlich, um Überdosierungen auszuschließen (Zielspiegel ca. 10 mg/l).

Intervalltherapie nach Stufenplan

Der antiobstruktiven Dauertherapie sollte ein Stufenplan mit klaren Kriterien zugrunde liegen, der sich an der Schweregradeinteilung des Asthma bronchiale orientiert (**Tab. 5.14**).

* **Stufe 1** (intermittierendes Asthma): keine Dauertherapie, sondern lediglich ein inhalatives, rasch wirksames β_2-Sympathomimetikum zur Anwendung bei Bedarf
* **Stufe 2** (geringgradig persistierendes Asthma): inhalatives Glukokortikoid in niedriger Dosierung, zusätzlich rasch wirksames inhalatives β_2-Sympathomimetikum bei Bedarf
* **Stufe 3** (mittelgradig persistierendes Asthma): inhalatives Glukokortikoid in niedriger bis mittlerer Dosierung *plus* ein lang wirksames inhalatives β_2-Sympathomimetikum (ggf. als Kombination).
  Als Alternative, ggf. auch zusätzliche Optionen kommen in Betracht:
  – Monotherapie mit einem inhalativen Glukokortikoid in hoher Dosierung
  – zusätzlicher Leukotrien-Antagonist (Montelukast)
  – zusätzliches retardiertes Theophyllin
  – zusätzliches retardiertes orales β_2-Sympathomimetikum (nur in Ausnahmefällen)
  – *immer zusätzlich:* kurz wirksames inhalatives β_2-Sympathomimetikum bei Bedarf.
* **Stufe 4** (schwergradig persistierendes Asthma): inhalative Glukokortikoide in hoher Dosierung *plus* lang wirksames inhalatives β_2-Sympathomimetikum *plus* eine oder mehrere der folgenden Kombinationen:
  – retardiertes Theophyllin
  – systemische Glukokortikoide (intermittierend oder dauerhaft) in der niedrigsten noch effektiven Dosis
  – *immer zusätzlich:* kurz wirksames inhalatives β_2-Sympathomimetikum bei Bedarf.

Therapie des Asthmaanfalls

* **O$_2$-Gabe** über Nasensonde (Größenordnung 2 – 4 l/min)
* ausreichende, aber v. a. bei älteren Patienten nicht zu reichliche **Flüssigkeitszufuhr**.
* systemische Gabe von **Glukokortikoiden:** 25 – 50 mg Prednison (beim mittelschweren Anfall) bzw. 50 – 100 mg (im schweren Anfall), bis 4-mal täglich
* **Bronchodilatation** mit hoch dosierten, kurz wirksamen β_2-Sympathomimetika, bevorzugt inhalativ (z. B. Salbutamol: 2 – 4 Hübe aus einem Dosieraerosol mit Spacer; ggf. nach jeweils 10 – 15 Min. wiederholen). Die gleichzeitige Gabe inhalativer Parasympatholytika kann additiv wirken. Reicht die inhalative bronchodilatatorische Therapie nicht aus, so kann zusätzlich ein systemisches β_2-Mimetikum (Terbutalin subkutan) oder Reproterol bzw. Salbutamol langsam i. v. angewendet werden.

! Wegen des guten Sicherheitsprofils können inhalative β_2-Sympathomimetika im Anfall großzügig, unter ärztlicher Überwachung auch als Dauervernebelung gegeben werden. !

* **Theophyllin i. v.:** Wird bereits mit β_2-Sympathomimetika behandelt, so ist nur wenig zusätzliche Wirkung (sehr wohl aber Nebenwirkungen) zu erwarten; daher ist Theophyllin nur bei mangelndem Ansprechen auf die bronchodilatatorische Initialtherapie zu erwägen.
* In schwersten Fällen kann die Gabe von **Magnesiumsulfat** (2 g i. v.) eine zusätzliche Bronchienerweiterung bewirken.

! *Keine* Gabe von β-Blockern, Sedativa, Mukolytika und ASS (oder anderen nicht-steroidalen Antiphlogistika)!
Und: Möglichst *keine* Sedierung wegen der möglichen atmungsdepressiven Wirkung: Nahezu alle Patienten, die im Asthmaanfall sterben, sind zuvor sediert worden. Vor allem bei ambulanter Behandlung und beginnender CO$_2$-Retention ist eine Sedierung der Patienten kontraindiziert. !

! Atemübungen oder -techniken bringen in der Asthmabehandlung nichts. !

Verlauf und Prognose

Akutkomplikationen sind selten, aber schwerwiegend (akute respiratorische Insuffizienz bis hin zum Tod). Risikofaktoren für asthmabedingte Todesfälle sind
* mehr als zwei asthmabedingte Krankenhausaufnahmen in der Vorgeschichte oder
* Intubation bzw. Aufenthalt in der Intensivstation im vorausgegangenen Jahr.

Längerfristige Komplikationen ergeben sich oft bei langfristiger Einnahme oraler Glukokortikoide (z. B. Osteoporose, Minderwuchs bei Kindern, Bluthochdruck). Eine seltene, aber wichtige Komplikation bei Asthma ist die allergische bronchopulmonale Aspergillose (ABPA), eine gegen den ubiquitären Pilz *Aspergillus fumigatus* gerichtete endobronchiale Allergie (s. **13.14.3**). Dieser Pilz setzt sich in den entzündlich geschädigten Bronchien fest und kann so zu einer Sensibilisierung führen.

Der **natürliche Verlauf** ist unzureichend untersucht: Kindliches Asthma heilt in ca. 50 % aus, bei Erwachsenen werden in 20 % Spontanremissionen, in 40 % Verbesserungen mit zunehmendem Alter gesehen. Etwa 10 % entwickeln ein schweres, steroidpflichtiges Asthma. Selbst nach jahrelang bestehender endobronchialer Entzündung kann durch konsequente Therapie eine normale Lungenfunktion erreicht werden.

05

5.3.5 Bronchiektasen

Als Bronchiektase wird eine irreversible Ausweitung der Bronchien bezeichnet, die durch nekrotisierende Entzündungen meist in der Kindheit entsteht; neben diesen erworbenen Formen liegen seltener angeborene Krankheiten mit gestörter Bronchialreinigung zugrunde. In 50 % sind Bronchiektasen bilateral und meist in den basalen Lungenabschnitten gelegen.

Klinik

Bronchiektasen manifestieren sich mit der klassischen Trias aus Husten, Auswurf und Atemnot.

Eher selten, aber gern in Büchern genannt ist ein „maulvolles, übelriechendes" Sputum. Nicht selten hingegen sieht man Hämoptysen (potentiell sogar einen lebensbedrohlichen „Blutsturz") und rezidivierende Pneumonien. Sekundär entstehen Trommelschlägelfinger. Sind Kinder betroffen, können sie im Wachstum zurückbleiben.

Komplikationen

Diese umfassen vor allem Lungenabszesse, Pleuraempyem, Sepsis, septische Metastasen (v. a. im ZNS) sowie eine Amyloidose als Folge der chronischen Entzündung (**Abb. 5.42**).

Ätiologie

Bronchiektasen können angeboren sein oder auf erworbenen Krankheiten mit verminderter mukoziliärer Clearance beruhen. Häufig bleibt der Auslöser unbekannt.
- angeborene Ursachen (selten): Mukoviszidose, ziliäre Dyskinesie (z. B. Kartagener-Syndrom), IgA-Mangel
- erworbene Ursachen: z. B. nach bakterieller Pneumonie, Masernpneumonie, Keuchhusten, Tbc, Bronchitis, interstitielle Lungenerkrankungen (s. 5.5), Aspiration.

Diagnostisches Vorgehen

Das hochauflösende CT ist die beste Methode zum Nachweis von Bronchiektasen. Eine Bronchographie wird schlecht vertragen und ist allenfalls noch vor einer operativen Resektion indiziert. Eine quantitative Bestimmung der Im-

munglobuline dient dem Ausschluss eines IgA-Mangels. Die Bronchoskopie mit Keimidentifizierung durch eine BAL erlaubt eine gezielte antibiotische Therapie.

Therapie

Lokal begrenzte Bronchiektasen werden möglichst reseziert. Eine Antibiotikatherapie sollte möglichst nach Keimidentifikation gezielt und über einige Wochen durchgeführt werden. Daneben sind Lagerungsdrainage mit Klopfmassage sowie Atemgymnastik hilfreich.

! Der Nachweis von *Pseudomonas* oder *S. aureus* in der Lunge sollte an eine strukturelle oder funktionelle Lungenschädigung (z. B. Bronchiektasen, Mukoviszidose, ziliäre Dyskinesie) denken lassen. **!**

5.3.6 Mukoviszidose

Synonym: zystische Fibrose (engl. *cystic fibrosis*, **CF**).

Die autosomal-rezessiv vererbte Mukoviszidose ist die häufigste zum Tode führende Erbkrankheit des weißen Menschen. Einer von 20 Kaukasiern ist heterozygot und damit Merkmalsträger; erkrankt sind 1 : 3000. Bei Nicht-Weißen ist die Erkrankung selten.

In Lunge und Pankreas wird ein pathologisch zäher Schleim produziert, der vor allem Bronchiolen und Pankreasgänge verstopft und so zu rezidivierenden Infektionen der unteren Atemwege und zu exokriner Pankreasinsuffizienz führt. Die mediane **Lebenserwartung** beträgt zurzeit etwa 32 Jahre; die in den letzten Jahren angestiegene Überlebensdauer ist jedoch zum Teil auch darauf zurückzuführen, dass zunehmend leichte Formen (die sich z. B. ausschließlich als männliche Infertilität oder chronische Sinusitis äußern) diagnostiziert werden. Derzeit sind 40 % der Patienten älter als 18 Jahre.

Klinik

Der klinische Verlauf ist je nach zugrunde liegendem Gendefekt äußerst variabel und kann von der „bloßen" Infertili-

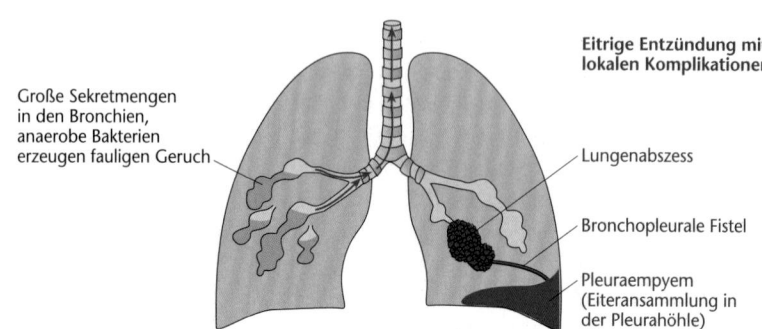

Große Sekretmengen in den Bronchien, anaerobe Bakterien erzeugen fauligen Geruch

Eitrige Entzündung mit lokalen Komplikationen:

Lungenabszess

Bronchopleurale Fistel

Pleuraempyem (Eiteransammlung in der Pleurahöhle)

Abb. 5.42: Symptome und Komplikationen von Bronchiektasen. Große Sekretmengen verbleiben in den Bronchien und führen zu einer chronischen Entzündung, die wiederum lokale Komplikationen nach sich zieht. [A400–215]

tät bis hin zu schweren Lungenveränderungen reichen. In > 90% liegt eine Pankreasinsuffizienz vor. Lebensbegrenzend ist fast immer der Lungenbefall.

Frühestes Leitsymptom, aber mit 10% relativ selten ist der **Mekoniumileus** des Neugeborenen. Darüber hinaus kommt es zu folgenden Organveränderungen:

- **Lunge:** rezidivierende bronchopulmonale Infekte im Kindesalter, chronische Bronchitis, Bronchiektasen, Kolonisation und rezidivierende Infekte durch *Staphylococcus aureus*, *Pseudomonas aeruginosa*, aber auch schwer zu behandelnde Keime wie *Burkholderia cepacia* oder *Stenotrophomonas maltophilia*. Die chronische Lungenerkrankung führt schließlich zur respiratorischen Insuffizienz und zum Rechtsherzversagen.
- **Gastrointestinaltrakt:** exokrine, später durch fibrotischen Umbau des Pankreas auch endokrine Pankreasinsuffizienz mit Entwicklung eines Diabetes mellitus. Im Vordergrund steht das Malassimilations-Syndrom mit Steatorrhoe (s. **6.5.6**); in ca. 10% tritt auch eine chronische Hepatitis auf, die in eine Leberzirrhose übergehen kann.

  ! Der englische Name *(cystic fibrosis)* leitet sich von den pathologischen Pankreasveränderungen ab. **!**
- **obere Luftwege:** rezidivierende Sinusitis durch abnorme Sekretion des Nebenhöhlenepithels sowie Nasenpolypen
- **Azoospermie:** Unfruchtbarkeit des Mannes durch frühzeitige Obliteration des Vas deferens
- **Wachstumsretardierung** und Gewichtsverlust infolge der exokrinen Pankreasinsuffizienz und der chronischen Lungenerkrankung.

Daneben liegt im Schweiß eine erhöhte Salzkonzentration vor, was klinisch weniger bedeutsam ist, jedoch bei der Diagnostik ausgenutzt wird (s. u.).

Pathogenese

Zugrunde liegen Punktmutationen auf dem langen Arm von Chromosom 7 (7q21→7q22.1). Etwa 1000 Genmutationen sind derzeit beschrieben, davon macht allein die ΔF508-Mutation 75% der Fälle aus. Es resultiert ein fehlendes oder defektes zellmembranständiges Regulatorprotein (*cystic fibrosis transmembrane regulator*, **CFTR**), das primär einen Chlorid-Kanal darstellt. Auf nach wie vor ungeklärtem Wege führt dieser Defekt zu einem abnormen Salz- und Wassergehalt im Sekret von exokrinen Drüsenzellen – in den betroffenen Organen (v. a. Lunge, Pankreas, Leber) werden also pathologisch zähe Sekrete sezerniert, die schwelende Entzündungsprozesse auslösen und, im Falle der Lunge, der Keimbesiedelung Vorschub leisten.

Diagnostisches Vorgehen

Die Diagnose wird meist im Kindesalter durch einen Schweißtest gestellt (Pilocarpin-Iontophorese: Cl⁻-Gehalt

des Schweißes > 60 mmol/l). Patienten mit milderen Verläufen erreichen bisweilen undiagnostiziert das Erwachsenenalter. Daher sollte etwa bei Nachweis von *Pseudomonas aeruginosa* in den Atemwegen, chronischen Sinusitiden mit Nasenpolypen oder männlicher Infertilität auch an die Diagnose „Mukoviszidose" gedacht werden. Atypische Formen gehen oft mit einem normalen oder nicht-eindeutigen Schweißtest einher und können dann über eine Genanalyse diagnostiziert werden.

Therapie

Die Therapie ist aufwändig und setzt ein erhebliches Engagement von Seiten des Patienten voraus, denn im fortgeschrittenen Stadium kann sie bis zu sechs Stunden des Tages in Anspruch nehmen. Die frühe Intervention im Kindesalter verbessert wahrscheinlich die Prognose. Lebenserwartung und Lebensqualität sind wie bei den meisten chronischen Erkrankungen dadurch bestimmt, wie „intakt" und unterstützend das soziale Umfeld des Patienten ist und wie tragfähig dessen psychosoziale Ressourcen sind.

Die Therapieprinzipien der Mukoviszidose sind im gleichnamigen **Kasten** aufgeführt.

════ AUF DEN PUNKT GEBRACHT ════

Therapieprinzipien der Mukoviszidose

- **Atemtherapie und Schleimlösung:** Atemgymnastik, z. B. Lagerungsdrainage mit Klopfmassage oder Vibrationsweste. Medikamentös kann der Schleim durch Inhalation von rekombinanter humaner Desoxyribonuklease-I (rhDNase, Dornase alpha) gelöst werden, wodurch die Viskosität des Bronchialsekrets vermindert wird.
- **Antibiotika:** bei pulmonalen Exazerbationen gezielte Therapie nach Antibiogramm, entweder oral oder parenteral. Der Nachweis von *P. aeruginosa* erfordert oft eine i. v. Kombinationstherapie mit zwei nach Antibiogramm wirksamen Antibiotika. Die prophylaktische Gabe von Antibiotika ist umstritten, hat sich jedoch zumindest für Patienten mit chronischer Pseudomonas-Besiedelung der Atemwege bewährt: hier werden Aminoglykoside z. B. 2 × täglich über vier Wochen jeden zweiten Monat inhaliert.
- **antiobstruktive Therapie,** z. B. mit inhalativen Sympathomimetika
- **Ernährung:** Die Kost sollte hochkalorisch und fettreich sein. Fettlösliche Vitamine werden täglich oral substituiert. Ein Ausgleich der Mangelernährung kann die Lungenfunktion über eine Muskelkräftigung verbessern. Bei chronischer Mangelernährung ist eine nächtliche Sondenernährung über eine perkutane Magensonde hilfreich, die oft jahrelang beibehalten wird.
- **orale Substitution von Pankreasenzymen** mit den Mahlzeiten (bei exokriner Pankreasinsuffizienz)
- **Sauerstoff-Langzeittherapie** bei Hypoxämie zur Verhinderung einer pulmonalen Hypertension.

05

05

Neue Therapieansätze

- **Lungentransplantation:** Infrage kommen Lungenlappentransplantationen von lebenden Spendern, Lungentransplantationen von Verstorbenen sowie Herz-Lungen-Transplantationen. Eine Transplantation ist allenfalls lebensverlängernd: Nach fünf Jahren leben nur noch 60% der Empfänger; der richtige Zeitpunkt der Operation ist deshalb kritisch (Faustregel: Operiert wird bei einer voraussichtlichen Lebenserwartung < 2 Jahre).
- **Gentherapie:** Als monogene Erkrankung könnte die Mukoviszidose durch Gentherapie heilbar sein; bisherige Versuche, das gesunde Gen z. B. über inaktivierte Adenoviren in die Epithelzellen einzuschleusen, haben jedoch zu keiner längerfristigen Expression des Gens in der Lunge geführt.

Komplikationen

Schwere Komplikationen kommen vor allem im Endstadium vor und sind dann zumeist die direkten Todesursachen (in Klammern sind jeweils die Therapiemöglichkeiten angegeben):

- respiratorische Insuffizienz (O_2-Langzeittherapie, Heimbeatmung)
- Hämoptysen bis hin zum tödlichen Blutsturz (Embolisation des blutenden Gefäßes, evtl. Lungenteilresektion)
- Pneumothorax (Drainage)
- allergische bronchopulmonale Aspergillose, s. **13.14.3** (Glukokortikoide zur Unterdrückung der Entzündungsreaktion), Besiedelung mit atypischen Mykobakterien (antibiotische Therapie)
- Diabetes mellitus (Insulin-Therapie)
- Leberzirrhose (Lebertransplantation)
- Auszehrung (künstliche Ernährung über eine Magensonde).

5.4   Infektiöse Lungenerkrankungen

5.4.1   Pneumonie

Die Pneumonie ist in den Industrieländern die häufigste letale Infektionserkrankung. In Deutschland werden ca. 200 000 – 250 000 Neuerkrankungen jährlich gezählt. Aktuelle Informationen stehen auf einer vom Autor erarbeiteten Website zur Verfügung: www.pneumonie2006.de.

Eine Pneumonie wird meist durch Bakterien, seltener durch Viren und Pilze ausgelöst. Virale Pneumonien bei immunkompetenten Patienten verlaufen in der Regel mild (eine Ausnahme ist das 2003 erstmals beschriebene, durch Corona-Viren bedingte schwere akute respiratorische Syndrom, SARS). Schwere Krankheitsverläufe sind jedoch durch bakterielle Superinfektion, z. B. nach Influenza-Pneumonie, möglich. Pilzpneumonien treten nur bei abwehrgeschwächten Patienten auf. Im Folgenden werden daher vor allem bakterielle Pneumonien besprochen.

Klinik

Die klinischen Befunde hängen vom Immunstatus des Patienten und von der Virulenz des Erregers ab. So zeigt ein immunkompetenter junger Patient, der an einer Pneumokokkenpneumonie erkrankt, häufig einen typischen Krankheitsverlauf (s. u.), d. h., er erkrankt plötzlich und mit hohem Fieber, während sich ein Patient, der z. B. nach einer schweren Operation abwehrgeschwächt ist, über mehrere Tage klinisch verschlechtert, bis dann Fieber und Husten auftreten. Aufgrund des hohen Anteils polymorbider und meist älterer Patienten im Krankenhaus ist heute der atypische Verlauf häufiger als der typische.

Typische Pneumonie

Der „typische" Pneumonieverlauf zeichnet sich aus durch **plötzlichen Beginn** mit Schüttelfrost, hohem Fieber, Luftnot und Tachykardie, aber eher selten mit Husten und Auswurf. Bei atemabhängigem Thoraxschmerz ist von einer Begleitpleuritis auszugehen: Die Schmerzen verschwinden, wenn ein Pleuraerguss hinzutritt („feuchte" Pleuritis). Im Röntgenthorax ist meist eine Lappen- oder Segmentbegrenzung nachweisbar; Erreger sind oft Pneumokokken. Der „klassische" Verlauf in vier Stadien ist wegen der frühzeitigen Antibiotikatherapie heute kaum noch zu sehen (s. **Kasten** „Klassischer Pneumonieverlauf").

===== **ZUR VERTIEFUNG** =====

Klassischer Pneumonieverlauf

- **Anschoppung** (1. Tag): auskultatorisch „Crepitatio indux" (ohrnahe RG: Alveolen enthalten noch Luft)
- **rote Hepatisation** (2.–3. Tag): fibrinreiches Exsudat füllt die Alveolen aus; Klopfschall gedämpft, Stimmfremitus verstärkt, Bronchialatmen
- **grau-gelbe Hepatisation** (4.–8. Tag): verstärkter Leukozyteneinstrom
- **Lysis** (nach dem 8. Tag): Lösung, Abhusten des eitrigen Auswurfs; auskultatorisch Crepitatio redux (Alveolen enthalten wieder Luft)

Die Rekonvaleszenz dauert meist vier bis zwölf Wochen.

Atypische Pneumonie

Der atypische Pneumonieverlauf ist gekennzeichnet durch grippeähnlichen, **langsamen Beginn** mit Kopf- und Gliederschmerzen und meist nur leichtem Fieber sowie evtl. Reizhusten (meist ohne Auswurf). Radiologisch besteht oft ein frappierender Unterschied zwischen negativem Auskultationsbefund und deutlichen Veränderungen im Röntgenthorax (z. B. beidseitige Infiltrate). Der fehlende Auskultationsbefund hat zum Begriff der **zentralen Pneumonie** geführt, da die „Eindringtiefe" von Perkussion und Auskultation maximal 5 cm beträgt und der Lungenmantel bei atypischer Pneumonie nicht mit betroffen sein muss.

❗ Auch eine Pneumokokkenpneumonie kann „atypisch"
▪ verlaufen. Andererseits können auch „atypische" Pneumonieerreger (z. B. Mykoplasmen, Legionellen, Chlamydien) eine „typische" Pneumonie bedingen. ❗

Komplikationen

Durch kontinuierliche oder hämatogene Keimverschleppung kann es zu Otitis media, Meningitis sowie septischem Schock kommen. Lungenabszesse treten vor allem bei Staphylokokken- sowie Klebsiellen-Infektionen auf. Ein begleitender (parapneumonischer) Pleuraerguss ist häufig und kann in ein Pleuraempyem (s. **5.10.4**) übergehen.

❗ Bei allen Formen der Pneumonie kann es zur Hyponatriämie
▪ im Rahmen einer inadäquaten ADH-Sekretion kommen; diese ist womöglich auf die im Zuge der Atemnot veränderten intrathorakalen Druckverhältnisse mit entsprechender Stimulierung der Gefäßrezeptoren zurückzuführen (s. 11.3.2). ❗

Mortalität

Die Mortalität der ambulant erworbenen Pneumonie liegt unter 0,5%, wenn keine Risikofaktoren vorliegen. Bei einer schweren Grunderkrankung und weiteren Risikofaktoren beträgt sie jedoch bis zu 30% (s. **Kasten** „Prognostische Risikofaktoren"). Im Krankenhaus erworbene Pneumonien machen ca. 20% der nosokomialen Infektionen aus.

Die Einführung der Antibiotika hat die Mortalität nicht gesenkt. Die dramatisch verbesserte Prognose bei jungen Patienten (Letalität unter 0,5%, im Vergleich zu ca. 95% um 1900) ist durch eine erhöhte Erkrankungsrate und Sterblichkeit bei alten Patienten mehr als ausgeglichen worden.

═══════ZUR VERTIEFUNG═══════

Prognostische Risikofaktoren ambulant erworbener Pneumonien („CURB 65"):

Faktoren, die mit einer erhöhten Mortalität einhergehen:
• Verwirrung (**c**onfusion)
• Harnstofferhöhung > 7 mmol/l (**u**rea)
• Atemfrequenz > 30/min (**r**espiratory rate)
• Blutdruck < 90/60 mmHg
• Alter > **65** Jahre.
Bei 0 – 1 Punkten beträgt die Mortalität < 1,5%, bei 2 Punkten 9% und bei 3 – 5 Punkten 22%.

Einteilung

Die Einteilung folgt verschiedenen Kriterien:

Einteilung nach Vorerkankungen
• **Primäre Pneumonie:** ohne prädisponierende Vorerkrankungen. Die häufigsten Erreger sind Pneumokokken (30 – 60%), *Haemophilus influenzae* und respiratorische Viren (z. B. Adenovirus, Influenza A und B, Parainfluenza). Weitere Erreger: *Moraxella catarrhalis* sowie „atypische" Pneumonieerreger (z. B. Mykoplasmen, Legionellen, Chlamydien).
• **Sekundäre Pneumonie:** bei prädisponierenden Vorerkrankungen wie Linksherzinsuffizienz, chronisch-obstruktiver Bronchitis, Bettlägerigkeit („hypostatische Pneumonie"), Sekretstau (z. B. poststenotische Pneumonie bei Bronchialkarzinom, Bronchiektasen, Fremdkörpern) oder Immunschwäche (z. B. Alkoholismus, Diabetes mellitus). Erreger sind meist *Haemophilus influenzae*, Pneumokokken, Klebsiellen, Staphylokokken und gramnegative Keime.
• **Opportunistische Pneumonie:** bei stark immungeschwächten Patienten, z. B. durch AIDS, Polychemotherapie, Agranulozytose. Die opportunistischen Erreger führen bei normaler Abwehrlage nur sehr selten zu einer Infektion. Erreger sind z. B. Pilze (z. B. Candida, Aspergillus, *Pneumocystis carinii*), Viren (z. B. Zytomegalie-, *Herpes-simplex-*, *Herpes-zoster-*Virus) sowie atypische Mykobakterien.

Einteilung nach Infektionsort
• **Ambulant erworbene Pneumonie** („zu Hause erworben"): Erreger wie bei der primären Pneumonie
• **Nosokomiale Pneumonie** (im Krankenhaus erworben, vgl. 13.1.1): Prädisponiert sind Patienten im hohen Alter (s. **Kasten** „Erhöhtes Pneumonierisiko im Alter"), Intensivpatienten (z. B. durch Beatmung, Magensonde) sowie Patienten nach Aspiration. Das Keimspektrum ist sehr breit, oft werden *Staph. aureus* oder gramnegative Bakterien nachgewiesen (v. a. *E. coli*, Klebsiellen, Proteus, Serratia, *Pseudomonas aeruginosa*). Die Erreger sind häufiger antibiotikaresistent.

Einteilung nach Röntgenbefund
Je nach Lokalisation und Abgrenzbarkeit sowie evtl. begleitendem Pleuraerguss werden die folgenden Begriffe verwendet:
• **Lobärpneumonie:** scharf begrenztes, typischerweise auf einen Lappen beschränktes Infiltrat
• **Bronchopneumonie:** eher diffuse, lappenübergreifende Veränderungen
• **Pleuropneumonie:** pneumonisches Infiltrat mit begleitendem Pleuraerguss.

05

Erhöhtes Pneumonierisiko im Alter

Im Alter ist die Pneumokokkenpneumonie ca. fünfmal häufiger als bei jüngeren Patienten. 90% der geriatrischen Patienten mit Pneumonie müssen hospitalisiert werden. 70% der tödlichen Verläufe einer Pneumokokkenpneumonie treten bei geriatrischen Patienten auf. Die Ursachen hierfür liegen in:
• einer erhöhten oropharyngealen Kolonisation mit Bakterien im Alter
• einer erhöhten Prävalenz neurologischer Störungen mit nachfolgender Aspiration
• einer gestörten Hustenmechanik mit verminderter bakterieller Clearance
• Begleiterkrankungen: chronisch-obstruktive Bronchitis, KHK, Diabetes mellitus, Malignome, Mangelernährung
• Verwendung von Magensonden, z.B. zur enteralen Ernährung, mit entsprechend hohem Risiko für eine Keimaszension
• einer verlangsamten Mobilisation von neutrophilen Granulozyten.

Pneumonierisiko durch bakterielle Kolonisation

Bei bakterieller Kolonisation ist das Risiko, an einer Pneumonie zu erkranken, ca. 10fach erhöht. Die Kolonisation ist daher das „Präludium" einer Pneumonie.
• Bei 15–50% der Erwachsenen ist *S. pneumoniae* im Pharynx nachweisbar.
• Im Alter und bei Alkoholikern liegt eine erhöhte oropharyngeale Kolonisation mit gramnegativen Bakterien sowie anaerober Mundflora vor. Zusätzlich hat diese Gruppe ein erhöhtes Aspirationsrisiko (gehäuftes Erbrechen, veränderter Schluck- und Hustenreflex).
• Auf Intensivstationen kommt es zur schnellen Kolonisation der Atemwege (40% der Patienten sind innerhalb von vier Tagen mit erworbenen Keimen kolonisiert).
• Ein erhöhtes Kolonisationsrisiko entsteht auch durch vorangegangene Antibiotikatherapie, Malnutrition, Rauchen (dabei zusätzlich verminderte mukoziliäre Clearance!), chronisch-obstruktive Bronchitis, endotracheale Intubation oder Tracheostoma.

! Der Röntgenbefund ermöglicht keine ätiologische Zuordnung (z.B. bakteriell vs. viral) !

Einteilung nach klinischem Verlauf

Hier wird die **„atypische"** Pneumonie gegen die **„typische" Pneumonie** abgegrenzt (s.o.).

Pathophysiologie

Eine Pneumonie resultiert aus einem Missverhältnis zwischen bakterieller Kolonisation und Clearance der Bakterien durch den Organismus (s. **Kasten** oben rechts). Eine **Aspiration** von oropharyngealen Sekreten stellt die Hauptursache für pulmonale Infektionen dar. Mikroaspirationen kommen bei 50% der Gesunden und 70% der Patienten mit eingeschränkter Bewusstseinslage vor. Die Keimkonzentration ist mit ca. 10^8 Anaerobiern und 10^7 aeroben Bakterien pro ml Aspirat hoch. Unter bestimmten Voraussetzungen (s. **5.1.2**) können die aspirierten Keime die Atemwege kolonisieren. Eine direkte **Tröpfcheninfektion** von Mensch zu Mensch ist dagegen bei Mykoplasmen und Chlamydien der häufigste Infektionsweg. Legionellen werden insbesondere durch **Aerosole** (z.B. Whirlpool, Dusche) übertragen.

Diagnostisches Vorgehen

Die Diagnostik dient zum einen der Sicherung der Diagnose, zum anderen der Einschätzung des Schweregrads und damit der Prognose. Außerdem können ursächliche Erkrankungen aufgedeckt werden (z.B. Herzinsuffizienz, Immundefekt, Bronchialkarzinom). Eine rationale Diagnostik führt über die folgenden strategischen Schritte:

Bestehen Zeichen der Ateminsuffizienz?

Wie bei den meisten Lungenerkrankungen ist dies die vordringlich zu beantwortende Frage. Sie kann klinisch (durch Zeichen der Ateminsuffizienz, s. **5.1.4**) und laborchemisch (durch die Blutgasanalyse) beantwortet werden.

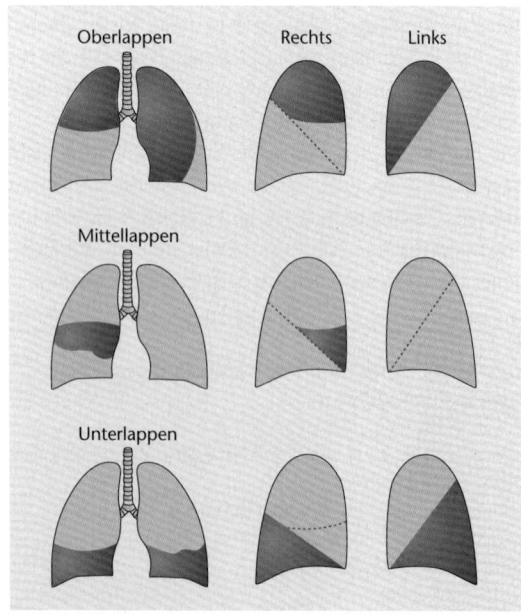

Abb. 5.43: Lokalisation der Lobärpneumonie im Röntgenbild. Dargestellt sind jeweils die a.p. Projektion und die dazugehörigen seitlichen Projektionen. [L157]

Liegt tatsächlich eine Lungenentzündung vor?

Die Diagnose einer Pneumonie kann häufig klinisch gestellt werden: klingende Rasselgeräusche bei einem klinisch kranken Patienten mit Fieber sichern die Diagnose einer Pneumonie. Das Röntgenbild zeigt das Ausmaß des Infiltrates und gibt Hinweise auf eventuelle Begleiterkrankungen, z. B. Herzinsuffizienz, Bronchialkarzinom (**Abb. 5.43 – 5.45**).

Gibt es Hinweise auf die Entzündungsaktivität und den Erreger?

Im **Blutbild** besteht vor allem bei bakterieller Pneumonie eine Leukozytose mit stabkernigen Granulozyten („Linksverschiebung") und toxischen Granulationen. Besonders bei schwerem Verlauf oder bei Immunsuppression ist aber auch eine Leukopenie möglich. Die BSG ist oft stark beschleunigt, das CRP vor allem bei bakterieller Pneumonie stark erhöht, bei allerdings geringer Sensitivität.

Ein **Erregernachweis** ist für die Therapieplanung (Wahl des Antibiotikums) hilfreich, gelingt jedoch nur in 50% der Fälle.

Bei schwerer ambulant erworbener Pneumonie wird die Abnahme einer **Blutkultur** empfohlen; hierdurch gelingt ein Erregernachweis in etwa 20%. Nachgewiesen werden dabei in den meisten Fällen Pneumokokken.

❗ Blutkulturen müssen vor Beginn der antibiotischen Therapie abgenommen werden. ❗

Die **Sputum-Kultur** ist zwar einfach durchzuführen, jedoch wegen der häufigen Kontamination mit oropharyngealen Keimen nur in 1/3 der Fälle hilfreich.

❗ Ein Sputum-Befund gilt dann als verlässlich, wenn darin ein bestimmter pathogener Keim vorherrscht und wenn das Sputum bei der mikroskopischen Untersuchung mehr als 25 Leukozyten und weniger als 10 Epithelzellen pro Gesichtsfeld enthält – diese Konstellation zeigt die Herkunft aus den unteren Luftwegen an. ❗

Ein größerer (> 1 cm breiter) **Pleuraerguss** sollte punktiert werden. Hierdurch kann zum einen ein Erregernachweis gelingen (meist ist der Erguss allerdings steril); zum anderen kann entschieden werden, ob der Erguss eitrig ist oder eine hohe Entzündungsaktivität besitzt, was ggf. eine Pleuradrainage erforderlich macht (s. u.).

Bei einer Pneumonie bei abwehrgeschwächten Patienten oder bei schweren Verläufen ohne nachgewiesenen Erreger sollte eine Bronchoskopie mit **bronchoalveolärer Lavage** und quantitativer Keimkultur durchgeführt werden, da das volle Spektrum der möglichen Erreger durch eine empirische Antibiotikatherapie nicht abzudecken ist. Die Sensitivität dieses Verfahrens bezüglich des Erregernachweises beträgt etwa 60 – 80%.

Differentialdiagnose

- Eine **Infarktpneumonie** nach Lungenembolie ist schwierig abzugrenzen. Bei entsprechendem Verdacht kann eine Perfusions-Ventilations-Szintigraphie durchgeführt werden.
- Eine **Atelektase** (z. B. durch Fremdkörperaspiration oder Bronchialkarzinom) lässt sich meist radiologisch vermuten (Volumenverlust, s. 5.2.3) und erfordert meist eine Bronchoskopie zur Abklärung.
- Das **Lungenödem** bessert sich nach diuretischer Therapie viel schneller als eine Pneumonie.

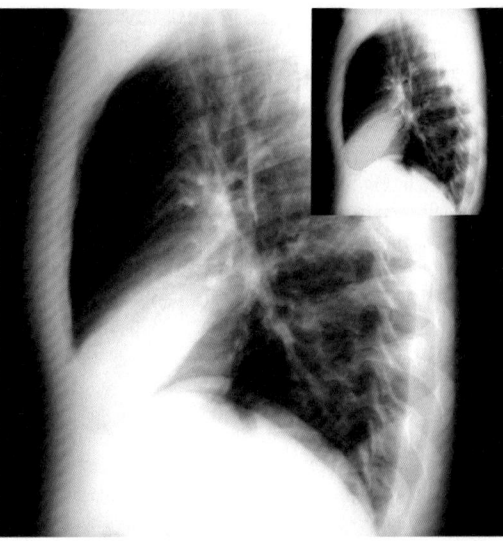

Abb. 5.45: Lobärpneumonie in der Seitaufnahme. Zusammen mit der p.a. Aufnahme (Abb. 5.44) lässt sich die Pneumonie dem Mittellappen zuordnen. [T197]

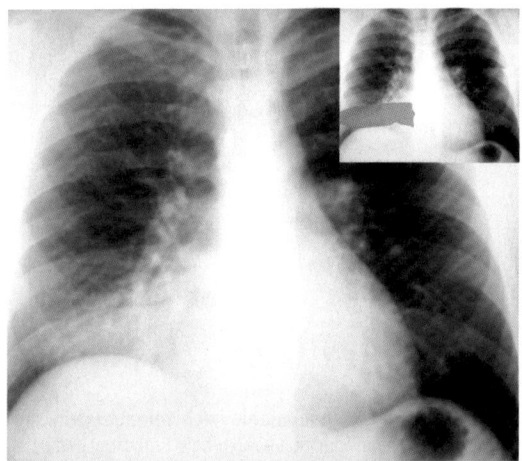

Abb. 5.44: Lobärpneumonie in der p.a. Aufnahme. [T197]

- Bei **ARDS** (s. 5.8) liegt immer eine auslösende Noxe vor.
- **Autoimmunerkrankungen** wie z. B. der M. Wegener oder das Goodpasture-Syndrom weisen meist eine zusätzliche Nierenbeteiligung auf und damit ein „nephritisches Sediment" mit Proteinurie und glomerulärer Erythrozyturie (s. 10.8).

! Bei Nicht-Ansprechen auf die Therapie an Tbc, Legionellen und Bronchialkarzinom denken. !

Therapie

Diese stützt sich auf (unspezifische) Allgemeinmaßnahmen und (möglichst spezifische) antibiotische Therapie.

- **Allgemeinmaßnahmen** werden je nach Beschwerdebild bei allen Pneumonieformen veranlasst: ausreichend Flüssigkeit, ggf. Sauerstoffgabe, bei hohem Fieber Bettruhe und Thromboembolieprophylaxe, Fiebersenkung evtl. mit Antipyretika.
- **Antibiotische Therapie:** Oft ist der Erreger bei Therapiebeginn unbekannt, sodass das Antibiotikum zunächst in der Regel empirisch („kalkuliert") gewählt wird. Ist der

=== **AUF DEN PUNKT GEBRACHT** ===

Antibiotikawahl bei Pneumonie

- **Zu Hause erworbene primäre Pneumonie (ambulante Behandlung):** β-Lactam-Antibiotika (z. B. Amoxicillin) sind nach vielen Studien erste Wahl; Alternativen sind Makrolid-Antibiotika oder Tetrazykline, welche auch „atypische" Pneumonieerreger (Chlamydien, Mykoplasmen) erfassen.
- **Zu Hause erworbene primäre Pneumonie (stationäre Behandlung):** z. B. Piperacillin/Tazobactam oder ein Cephalosporin (Ceftriaxon, Cefotaxim), jeweils in Kombination mit einem Makrolid; alternativ: pneumokokkenaktives Chinolon (Levofloxacin oder Moxifloxacin)
- **Zu Hause erworbene sekundäre Pneumonie und nosokomiale Pneumonie:**
  – bei leichteren (ambulant behandelten) Formen Amoxicillin plus β-Lactamase-Inhibitor; alternativ Cephalosporin (z. B. Cefuroxim) oder pneumokokkenaktives Chinolon (Levofloxacin oder Moxifloxacin)
  – bei schwereren (im Krankenhaus behandelten) Formen: Therapie wie bei der stationär behandelten primären Pneumonie (s. o.).
- **Nosokomiale Pneumonie mit schwerer Begleiterkrankung oder nach erfolgloser Antibiose:** bei unbekanntem Erreger z. B. pneumokokkenaktives Chinolon (z. B. Levofloxacin, Moxifloxacin) oder Carbapenem (z. B. Ertapenem)
- **Pneumonie bei immunsupprimierten Patienten:** initial kalkulierte Kombinationstherapie nach vermutetem Erreger. Wenn möglich, sollte vor Beginn der antibiotischen Therapie eine Bronchoskopie mit bronchoalveolärer Lavage mit quantitativer Kultur und Antibiogramm durchgeführt werden.

Erreger bekannt, so wird gezielt d. h. „so eng wie möglich" behandelt (s. 13.4.1). Die empirische Wahl wird von der Abwehrlage (immunkompetent vs. immunsupprimiert) und vom Typ der Pneumonie beeinflusst (primär oder sekundär, ambulant erworben oder nosokomial); s. **Kasten** „Antibiotikawahl bei Pneumonie".

- Ein begleitender Pleuraerguss bildet sich oft von selbst zurück, kann jedoch den Krankheitsverlauf trotz adäquater antibiotischer Therapie verlängern und bisweilen auch zur Bildung von Pleuraschwarten führen. Ein Pleuraerguss sollte durch eine **Pleuradrainage** abgeleitet werden, wenn
  – er so groß ist, dass er zu einer Mediastinalverlagerung mit Gefahr der Einflussstauung führt
  – die diagnostische Punktion eine makroskopisch eitrige Flüssigkeit (Empyem) zutage fördert
  – im Punktat Bakterien nachgewiesen werden oder die Flüssigkeit anderweitig auf eine höhere entzündliche Aktivität schließen lässt (sog. „komplizierter parapneumonischer Erguss", s. 5.10.2).

Ausgewählte Pneumonieformen

Aspirationspneumonie

Vor allem bei Patienten mit Bewusstseinsstörungen, Schluckstörungen und Ösophagusveränderungen können Sekrete aus Magen oder Ösophagus, aber auch dem Mundraum in die Lunge aspiriert werden. Die Magensäure ruft eine endobronchiale Entzündungsreaktion hervor und bereitet den Weg für eine bakterielle Superinfektion. Das Keimspektrum zeigt typischerweise eine Mischinfektion mit Anaerobiern. Als **Mendelson-Syndrom** bezeichnet man eine Aspirationspneumonie, bei der durch die Magensäure ein lungenödemähnliches Bild induziert wird.

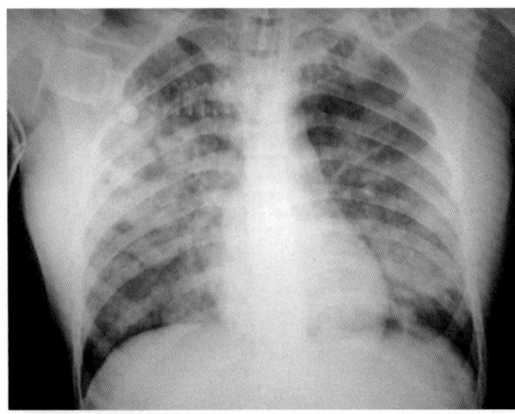

Abb. 5.46: Aspirationspneumonie nach Beinaheertrinken. Die Röntgenaufnahme zeigt eine ausgeprägte Bronchopneumonie beider Lungen, die die Intubation und Beatmung des Patienten erforderten. [T197]

05

- **Klinik:** Nach einer Latenz von 2–12 h entsteht ein Bronchospasmus mit vermehrter Sputumproduktion, Dyspnoe, Zyanose und evtl. Schock. Das Röntgenbild ist initial oft unauffällig, später zeigen sich Infiltrate (**Abb. 5.46**) v. a. rechts basal (Aspiration im Stehen) oder dorsal (Aspiration im Liegen). Oft ist dann auch eine Atelektase nachweisbar. Beim Mendelson-Syndrom steht klinisch das Lungenödem bzw. ARDS im Vordergrund.
- **Therapie:** Initial wird das Aspirat möglichst weitgehend bronchoskopisch abgesaugt und mikrobiologisch untersucht. Danach wird die Therapie mit Breitspektrumantibiose (z. B. mit Amoxicillin und β-Lactamase-Inhibitor), Sauerstoffgabe und ggf. Beatmung begonnen.

Legionellen-Pneumonie

Diese erstmals 1976 nach einem Kriegsveteranentreffen (und deshalb als „Legionärskrankheit") beschriebene Erkrankung kann epidemisch auftreten und ist mit einer Letalität von ca. 15% bei vorher Gesunden und bis zu 50% bei vorbestehenden Herz-/Lungenerkrankungen behaftet. Die Übertragung geschieht durch Inhalation legionellenhaltiger Aerosole, z. B. aus Warmwasseranlagen im Krankenhaus.
- **Klinik:** Legionellen können zwei Krankheitsbilder auslösen:
  - **Pontiac-Fieber** (erstmaliger Ausbruch in Pontiac, USA): mit grippeähnlichen Beschwerden ohne Pneumonie, gute Prognose
  - **Pneumonie:** meist „atypischer" Verlauf mit Fieber, Kopfschmerzen und trockenem Husten; häufig auch Magen-Darm-Beschwerden.
- **Diagnostik:** Nachweis von Legionellen-Antigenen im Urin
- **Therapie:** Makrolid-Antibiotika (z. B. Clarithromycin) in Kombination mit Rifampicin, alternativ z. B. Levofloxacin.

Mykoplasmen-Pneumonie

Mycoplasma pneumoniae ist der häufigste Erreger einer ambulant erworbenen Pneumonie im Jugendalter (**Abb. 5.47**).
- **Klinik:** meist Bronchitis, nur in ca. 10% Pneumonie, welche meist „atypisch" verläuft. Allerdings sind letale Verläufe beschrieben.
- **Diagnostik:** Antikörpernachweis mittels KBR; ein Titeranstieg um das 4fache innerhalb von 2 Wochen ist beweisend. Oft können Kälteagglutinine nachgewiesen werden.
- **Therapie:** Makrolid-Antibiotika (z. B. Clarithromycin) oder Tetrazyklin.

Q-Fieber

Der Name ergibt sich aus der Abkürzung für *query* = Frage(zeichen). **Synonyma** sind: Balkangrippe, Krimfieber.

Durch Rickettsien (*Coxiella burnetii*) verursachte Zoonose, die häufig durch Schafzecken auf Schafe, Rinder und Haustiere übertragen wird. Die Infektion erfolgt meist im Beruf durch Inhalation kontaminierter Stäube; sie wird erleichtert durch die hohe Kontagiosität des widerstandsfähigen Erregers, der lange infektiös bleibt. Gefährdet sind vor allem Landwirte, Schäfer, Tierärzte und Schlachthofarbeiter. Die Erkrankung ist meldepflichtig.
- **Klinik:** in 30–70% asymptomatischer oder grippeähnlicher Verlauf; im Fall einer symptomatischen Erkrankung akuter Beginn, hohes Fieber, Kopf- und Gliederschmerzen, trockener Husten und typischerweise eine relative Bradykardie
- **Diagnose:** durch Berufsanamnese und Antikörpernachweis. Differentialdiagnostisch muss an andere Pneumonien, Typhus, Fleckfieber, „Grippe", Leptospirose, Tularämie, Malaria und Ornithose gedacht werden.
- **Therapie:** Tetrazykline (z. B. Doxycyclin)
- **Komplikationen:** granulomatöse Hepatitis, Meningitis, Myo-/Perikarditis. Eine Endokarditis kann auch noch Jahre nach der Infektion auftreten!

Ornithose

Synonyma: Psittakose, Papageienkrankheit.

Durch Papageien, Wellensittiche und andere Vögel übertragene Infektion mit Chlamydia psittaci.
- **Klinik:** „atypische Pneumonie"
- **Diagnose:** Haustiere? Erreger- und Antikörpernachweis
- **Therapie:** Tetrazykline (z. B. Doxycyclin), Infektquelle sanieren: Papagei abschaffen.

05

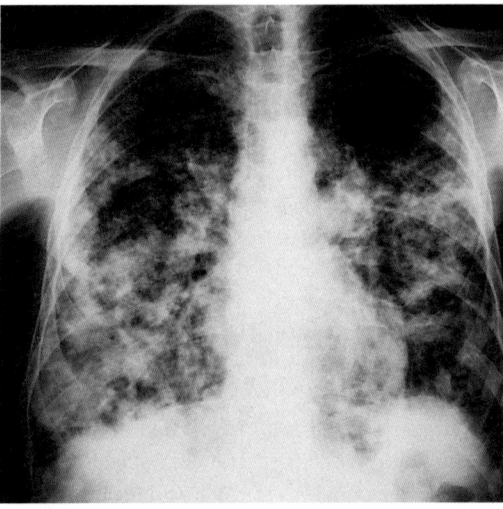

Abb. 5.47: Schwere Mykoplasmen-Pneumonie. Die Röntgen-Thoraxaufnahme zeigt beidseitige fleckförmige alveoläre Infiltrate. [E179–168]

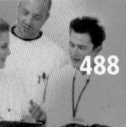
Atemnot mit Verwirrtheit

Vorstellung des Patienten und Zusammenfassung des bisherigen Verlaufs

Assistenzarzt: Der 65-jährige Patient kam wegen Atemnot und zunehmender Verwirrtheit zur Aufnahme. Er war wenige Tage zuvor aus einem Türkei-Urlaub zurückgekehrt. Etwa eine Woche vor Aufnahme schon klagte der Patient über Appetitminderung und geringe Flüssigkeitsaufnahme. In den letzten Tagen sei er zunehmend schwach und verwirrt gewesen.

Bei der Aufnahme war der Patient in gutem Ernährungszustand (84 kg bei 1,71 m), aber deutlich reduziertem Allgemeinzustand. Es bestand mäßiges Fieber von 38,8 °C. Der Patient war zwar wach, aber nicht sicher orientiert. Die Atmung war mit 32 pro Minute deutlich beschleunigt, die Akren zyanotisch. Bei der Auskultation fiel ein abgeschwächtes Atemgeräusch rechts auf. Rechts-basal waren mittel- bis grobblasige Rasselgeräusche zu hören. Perkutorisch bestand rechts eine deutliche Dämpfung des Klopfschalls, vor allem im unteren Thoraxbereich. Die Herzfrequenz lag bei 120 pro Minute, der Blutdruck bei 120/55 mmHg, die Herztöne waren unauffällig.

Das EKG zeigte eine absolute Arrhythmie bei Vorhofflimmern und einer Herzfrequenz von 132/min, ansonsten Normalbefunde.

In der transthorakalen Echokardiographie fanden wir eine mäßige linksventrikuläre Kontraktionsminderung mit einer Ejektionsfraktion von ca. 40% (normal wären 55–70%), mit Nachweis von Vorderwand- und Hinterwand-Hypokinesien. Ansonsten zeigte die Echokardiographie einen altersentsprechenden Befund.

Im Röntgen-Thorax zeigten sich ausgedehnte rechtsseitige Infiltrate, vor allem peripher.

Im Labor war vor allem eine ausgeprägte Hyponatriämie von 121 mmol/l auffällig,

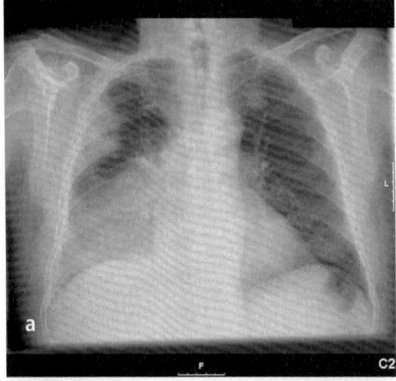

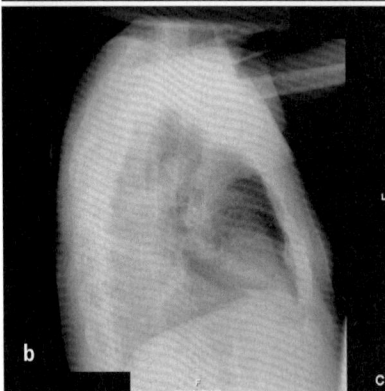

Abb. K5.1: Röntgen-Thorax p. a. (a) und seitlich bei Aufnahme (b).

CRP war massiv erhöht auf 278 mg/l, die Glucose lag bei 305 mg/dl. Weiterhin ergab das Labor folgende Werte: Kreatinin 1,4 mg/dl, GPT 77 U/l, γ-GT 204 U/l.

Die wiederholt durchgeführten Blutkulturen blieben steril.

Diskussion und Differentialdiagnose des Hauptbefundes

Interpretation aus Sicht des Radiologen: Das bei Aufnahme gefertigte Röntgenbild (Abb. K5.1) zeigt ausgedehnte rechtsseitige Verschattungen ohne Volumenverlust, die nicht auf einen einzelnen Lappen begrenzt sind – betroffen sind vor allem Unter- und Oberlappen, aber auch der Mittellappen ist nicht hasenrein. Ein Erguss ist nicht sicher auszumachen. Wir werten die Verschattungen als pneumonische Infiltrate. Gegen das differentialdiagnostisch ebenfalls zu berücksichtigende Lungenödem spricht die Einseitigkeit des Befunds und auch die relative Aussparung des Mittellappens. Auch ein Lungeninfarkt ist unwahrscheinlich, hier wäre eher ein einseitiges, peripheres Infiltrat zu erwarten. Alles spricht bei diesem Befund also für eine Pneumonie.

Interpretation aus Sicht des Pneumologen: Richtig, bei diesem vorher gesunden Mann ist sowohl klinisch als auch radiologisch von einer primären, ambulant erworbenen Pneumonie auszugehen, wobei hier das Erregerspektrum sehr breit sein kann – von Pneumokokken, Staphylokokken, Haemophilus influenzae und Mykoplasmen, über Chlamydien, Legionellen bis hin zu Viren. Wegen des systemischen Verlaufs und des vorausgegangenen Auslandsaufenthaltes musste insbesondere auch an eine Influenza und auch an seltenere Erkrankungen wie das durch Corona-Viren bedingte schwere akute respiratorische Syndrom SARS, ja, sogar an eine Vogelgrippe gedacht werden. Und auch Differentialdiagnosen wie eine Aspirationspneumonie, etwa nach Beinahe-Ertrinken oder bei einem alkoholischen Vollrausch, müssen berücksichtigt werden. Dasselbe gilt für das akute Thorax-Syndrom bei Menschen mit Sichelzellanämie, das klinisch ähnlich verlaufen kann.

Assistenzarzt: Richtig, das hatte ich vergessen zu erwähnen: der Patient ist Italiener …

Chefarzt: Was soll das jetzt heißen? Dass er einen italienischen Pass hat? Uns interessiert eher die ethnische Herkunft, oder?

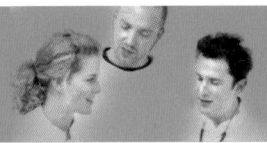

Assistenzarzt: Richtig, also der Patient ist, wie sagt man… weiß, das heißt kaukasisch. Und eine Anämie lag übrigens nicht vor.

Herleitung der Krankheitsdiagnose und Auflösung des Falles

Assistenzarzt: Der Patient wurde zunächst unter Annahme einer primären bakteriellen Pneumonie mit Amoxicillin/Clavulansäure plus Clarithromycin behandelt. Das Fieber ging an den folgenden beiden Tagen jedoch nicht zurück, auch klinisch verschlechterte sich sein Zustand. Im Röntgen-Thorax war am dritten Tag eine milchglasartige Verschattung der gesamten rechten Seite zu sehen (**Abb. K5.2**), was als Lungeninfiltrat und/oder Erguss interpretiert wurde. Wegen zunehmender Ateminsuffizienz musste der Patient auf die Intensivstation verlegt und dort auch zeitweilig durch nicht-invasive Beatmung (NIV) unterstützt werden. Wegen des klinischen Verdachts auf eine Legionellen-Pneumonie wurde jetzt die kalkulierte Antibiose mit Ceftriaxon, Clarithromycin und Rifampicin intravenös begonnen. Die Diagnose der Legionellen-Pneumonie wurde am Tag darauf durch den Nachweis des Antigens im Urin bestätigt.

Chefarzt: Und wie erklären Sie die plötzliche Verschlechterung und die Hyponatriämie?

Assistenzarzt: Anzunehmen ist, dass der Patient im Rahmen eines septischen Geschehens ein systemisches inflammatorisches Response-Syndrom (SIRS) entwickelte. Dafür spricht zum einen die deutliche, wahrscheinlich durch Minderperfusion bedingte Vigilanzstörung und zum zweiten die ebenfalls als hypoxisch gewertete Kardiomyopathie, die zu einer deutlichen Linksherzinsuffizienz mit verminderter Ejektionsfraktion geführt hatte. Die Hyperglykämie könnte ebenfalls als Folge der systemischen Katecholaminausschüttung bei SIRS zu werten sein. Letzten Endes muss aber der Verlauf zeigen, ob bereits vorher eine diabetische Stoffwechsellage bestand. Die Hyponatriämie werteten wir als Ausdruck eines Syndroms der inadäquaten ADH-Sekretion, die bei pulmonalen Prozessen nicht selten gesehen wird.
Schon 2 Tage nach Umstellung der antibiotischen Behandlung kam es dann zu einer deutlichen klinischen Besserung, auch röntgenologisch bildete sich das Infiltrat zurück. Die Tachyarrhythmie bei Vorhofflimmern konvertierte mit Abklingen der Herzinsuffizienz spontan zu einem Sinusrhythmus.

Chefarzt: Ein ziemlich interessanter Verlauf! Sind denn noch andere Familienmitglieder erkrankt?

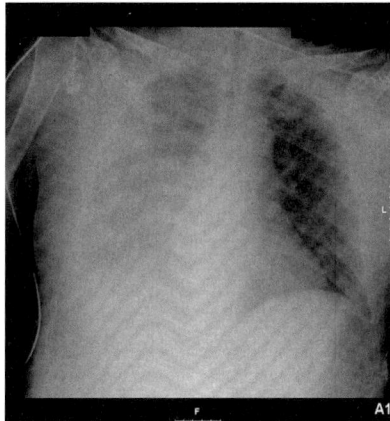

Abb. K5.2: Röntgen-Thorax p. a. am dritten Tag.

Assistenzarzt: Nein, Frau und Kinder, mit denen der Patient ein Hotelzimmer geteilt hatte, blieben gesund. Legionellen-Infektionen werden ja nicht von Mensch zu Mensch weitergegeben, die Ansteckung erfolgt über unbelebte Quellen, wie etwa über Klimaanlagen, Duschen, Inhalationsgeräte und so weiter. Interessant ist an diesem Krankheitsbild ja auch, dass die allermeisten Legionellen-Infektionen asymptomatisch verlaufen. Schwere Verläufe kommen vor allem bei älteren Menschen, bei Abwehrgeschwächten und bei chronischem Alkohol- oder Nikotinabusus vor. Zumindest letzteres ist von unserem Patienten bekannt. Darüber hinaus wird es wichtig sein, die erhöhten Blutzuckerwerte weiter zu verfolgen.

Pneumocystis-carinii-Pneumonie

(s. 13.14)

Pneumokokken-Pneumonie

(s. o., „Typische Pneumonie")

5.4.2 Lungenabszess

Ein Lungenabszess ist ein nekrotisches Areal der Lunge mit eitrigem Inhalt. Meist tritt er als Komplikation einer Aspirationspneumonie – z. B. bei Alkoholikern, aber auch bei Patienten mit Schluckstörungen – auf; in beiden Fällen sind häufig Anaerobier der Mundhöhlenflora nachweisbar und häufig ist der Zahnstatus desolat. Seltener entwickelt sich ein Abszess bei „regulärer" Pneumonie, nach Lungenembolie mit sekundärer Infarktpneumonie sowie bei poststenotischer Pneumonie oder bei Bronchiektasen. Erreger sind dann meist Staphylokokken, Klebsiellen, Enterobakterien und Anaerobier.

Klinik

Überraschenderweise ist der Verlauf oft mild und chronisch. Typisch sind subfebrile Temperaturen und eine sog. **B-Symptomatik** (Gewichtsverlust, Nachtschweiß, Leistungsknick) sowie Husten. Lebensbedrohliche Hämoptysen kommen vor.

> ❗ Auswurf entsteht nur bei Anschluss des Abszesses an einen Drainagebronchus. Faul riechender (putrider) Auswurf ist typisch für aspirationsbedingte Abszesse (anaerobe Mischflora). ❗

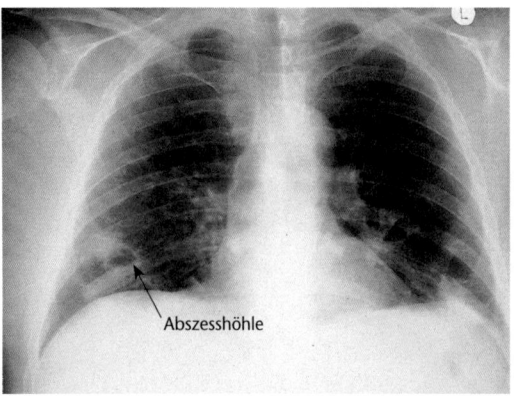

Abb. 5.48: Abszedierende Pneumonie bei einem 42-jährigen Alkoholiker. Im rechten Unterlappen ist ein Hohlraum mit der für Lungenabszesse typischen Spiegelbildung zu erkennen (Abszesshöhle). Auch in der linken Lunge finden sich Infiltrate. Bronchoskopisch wurde *Klebsiella pneumoniae* nachgewiesen. [M104]

Komplikationen entstehen durch den Durchbruch des Abszessinhalts in die Pleurahöhle (**Pleuraempyem** bzw. **Pyopneumothorax**), durch die Ausbildung einer bronchopleuralen **Fistel** (Verbindung der Luftwege mit dem Pleuraraum mit resultierendem Pneumothorax) sowie durch Ausstreuung **septischer Emboli** in Lunge und ZNS.

Diagnostisches Vorgehen

Die Entzündungsparameter (Blutbild, BSG, CRP) können weitgehend unauffällig sein. Die Diagnose erfolgt meist durch Röntgenthorax oder Thorax-CT (**Abb. 5.48**). Hilfreich für die Therapie ist der Erregernachweis mittels Sputumkultur, Blutkultur oder durch Bronchoskopie.

Differentialdiagnostisch muss an eine nekrotische Einschmelzung bei Tbc („Kaverne") oder Bronchialkarzinom sowie an einen Pilz- oder Amöbenabszess gedacht werden.

Therapie

Längerfristige (4 – 6 Wochen) Antibiose, wenn möglich nach Antibiogramm. Bei anaeroben Abszessen (putrider Auswurf) wird z. B. mit Clindamycin oder mit Chinolonen der vierten Generation behandelt. Bei peripherer Lage kann der Abszess sonographiegestützt punktiert werden. Ist der Abszess in die Pleurahöhle eingebrochen, wird eine Thoraxdrainage angelegt. Bei Versagen der antibiotischen Therapie wird evtl. (selten) eine chirurgische Resektion erforderlich.

5.4.3 Tuberkulose

Die Tuberkulose (Tbc) entsteht fast immer durch die Infektion mit *Mycobacterium tuberculosis*, selten durch *M. africanum* oder *M. bovis*. *M. tuberculosis* ist ein ungewöhnlicher Erreger, der evolutionsbiologisch wahrscheinlich aus einem Vorfahren von *M. bovis* entstanden ist; er koexistiert seit Jahrtausenden mit dem Menschen. Dies könnte die außergewöhnlichen Toleranzmechanismen erklären, die dafür sorgen, dass nur wenige der infizierten Menschen manifest erkranken. Durch die ebenfalls ungewöhnliche Art der Antigenpräsentation bieten Impfstrategien bisher allenfalls einen 70%igen Schutz.

Etwa ein Drittel der Menschheit ist mit dem Erreger infiziert, und nur ein Drittel der Betroffenen hat Zugang zu adäquater medizinischer Versorgung. Zwei Millionen Menschen sterben jährlich an Tbc, die damit nach AIDS weltweit die häufigste auf eine Infektionserkrankung zurückzuführende Todesursache ist. Die Tatsache, dass der Erreger antibiotisch schwer zu behandeln ist und seine Ausbreitung durch Armut gefördert wird, stellt eine große Herausforderung für das Gesundheitswesen vieler Entwicklungsländer dar. Eine effektive Behandlung steht zwar zur Verfügung und ist mit ca. 1–5 $ pro gewonnenem gesundem Lebensjahr extrem günstig. Dennoch ist sie für die meisten Betroffenen unerschwinglich, und die Industrieländer zeigen bisher wenig Interesse, das Tuberkuloseprogramm der WHO mit mehr finanziellen Mitteln auszustatten.

Bei allen Lungenerkrankungen muss Tbc differentialdiagnostisch erwogen werden: Sie kann geheilt werden! Erkrankung und Tod sind meldepflichtig.

❗ Nur 5–10 % aller mit Tuberkelbakterien Infizierten erkranken in ihrem Leben an Tuberkulose. ❗

Die derzeitige Inzidenz der Tbc in Deutschland liegt bei 15/100 000 Einwohner pro Jahr und damit höher als in den 1980er Jahren prognostiziert. Gründe hierfür sind u. a. die AIDS-Epidemie, die Einwanderung aus Ländern der Zweiten und Dritten Welt sowie der Alkoholismus (s. **Kasten** „Erhöhtes Tbc-Risiko").

===ZUR VERTIEFUNG===

Erhöhtes Tbc-Risiko durch Resistenzminderung bei:

- AIDS
- Immunsuppression bei malignem Lymphom, Leukosen, zytostatischer Therapie, Glukokortikoid-Therapie
- chronischem Alkoholabusus, Malnutrition, hohem Lebensalter, Diabetes mellitus
- Z. n. Magenresektion
- Masern, Keuchhusten
- Silikose (die Silikotuberkulose ist als Berufserkrankung anerkannt).

Klinik

Es gibt keine spezifische Klinik der Tuberkulose. Hinter praktisch jeder Lungenerkrankung kann sich eine Tuberkulose verbergen. Die **primäre**, d. h. im Anschluss an die Erstinfektion auftretende Tbc ist bei der überwiegenden Zahl der Betroffenen asymptomatisch oder wird als grippaler Infekt verkannt. Die meisten Tbc-infizierten Menschen erkranken (wenn sie überhaupt erkranken) erst später an einer **post-primären Tbc**.

Primär-Tbc

Fünf bis sechs Wochen nach der Infektion bildet sich ein **Primärherd** aus, welcher histologisch einem Granulom aus Epitheloidzellen und Langhans-Riesenzellen mit zentraler Verkäsung entspricht. Durch lymphogene Ausbreitung greift die Infektion auf den dazugehörigen regionalen Lymphknoten über. Der Primärherd und der „mit reagierende" Lymphknoten (bei pulmonaler Tbc meist ein Hilus-LK) werden gemeinsam als **Primärkomplex** bezeichnet. Beide

heilen über Wochen und Monate meist vollständig aus, wobei sie jedoch oft vernarben und verkalken und somit persistierende radiologische Spuren hinterlassen (kalkdichte Rundschatten, typischerweise in den Lungenspitzen).

❗ Auch wenn der Primärkomplex klinisch „abgeheilt" ist, überleben Tuberkelbazillen in mindestens 20 % in dem betroffenen Gewebe und können bei Immunschwäche eine Reinfektion auslösen (postprimäre Tbc). ❗

Der Primärherd liegt meist in der Lunge (90 %) und hier meist subpleural oder in den Lungenoberfeldern. Selten kann er in Tonsillen oder im Magen-Darm-Trakt liegen.

Im Röntgenthorax zeigt sich der Primärkomplex (solange er noch nicht ausgeheilt ist) meist nur durch den (einseitig) geschwollenen Hiluslymphknoten; der parenchymale Primärherd ist nur selten zu sehen und zeigt sich dann als lokale Verschattung. Der geschwollene Hiluslymphknoten kann einen zuführenden Bronchus komprimieren, wodurch eine Atelektase entsteht (meist im Mittellappen, sog. **Mittellappen-Syndrom**).

❗ Differentialdiagnostisch muss bei geschwollenen Hilus-LK an ein Bronchial-Ca, Metastasen oder ein malignes Lymphom gedacht werden. ❗

In der Regel ist das „Auf- und Abblühen" eines Primärkomplexes die einzige Manifestation der Primär-Tbc, die der Patient selbst in der Regel jedoch nicht wahrnimmt. Seltener treten Fieber, Husten oder Nachtschweiß auf und die Erkrankung wird dann als Grippe fehlgedeutet. In einigen Fällen entwickelt sich ein Erythema nodosum (s. 5.5.2).

Als Ausdruck der Immunreaktion des Körpers entwickelt sich mit der Ausbildung des Primärkomplexes eine positive und meist lebenslang persistierende **Tuberkulin-Reaktion** („Hautkonversion").

Bei einer Minderheit der Infizierten heilt der Primärkomplex nicht aus und die Primär-Tbc verläuft **kompliziert**; solche Verläufe treten z. B. bei Säuglingen und Kleinkindern auf oder sind Folge einer schweren Immunschwäche oder einer großen Zahl und hohen Virulenz des Erregers. Folgende komplizierte Verläufe sind möglich:
- **Lokale Ausbreitung:** Die Primärläsion kann sich ausbreiten, endobronchial in andere Lungenteile gelangen und dort Pneumonien, Atelektasen, Bronchialverengungen oder Bronchiektasen verursachen.
- **Hämatogene Ausbreitung:** Dabei entsteht meist eine Pneumonie, es kann jedoch auch zur **Miliar-Tbc** kommen (s. **Kasten** „Komplikationen der Primär-Tbc").
- **Lymphogene Ausbreitung:** Hierdurch können andere Lymphknoten befallen werden, sodass eine bisweilen ausgedehnte Lymphknoten-Tbc entsteht.

05

05

=AUF DEN PUNKT GEBRACHT=

Komplikationen der Primär-Tbc

Miliartuberkulose

Die Miliar-Tbc entsteht aus der hämatogenen bzw. lymphohämatogenen Streuung von Tuberkelbazillen aus dem Primärkomplex in verschiedene Organe, v. a. in die Lunge selbst. Sie tritt meist in den ersten sechs Monaten nach der Inkubation als Komplikation einer Primär-Tbc bei Säuglingen und Kindern bzw. immungeschwächten Erwachsenen auf. Der Beginn der Erkrankung ist meist akut, oft mit hohem Fieber und schwerem Krankheitsgefühl. Der Röntgenthorax kann zunächst noch unauffällig sein, bis die unzähligen miliaren (lat. *milia* = Hirsekorn) Fleckschatten sichtbar werden (Abb. 5.49). Da die Miliartuberkulose in 50% von einer **tuberkulösen Meningitis** begleitet ist, ist eine Lumbalpunktion notwendig. Eine Augenhintergrunduntersuchung kann Tuberkel in der **Chorioidea** zeigen. Nur die frühzeitige, intensive und zunächst parenterale Kombinationschemotherapie kann bei Miliartuberkulose lebensrettend sein.

Pleuritis exsudativa

Eine Pleuritis exsudativa entsteht meist *per continuitatem* aus pleuranahen Herden; seltener entwickelt sie sich hämatogen. Sie kann (selten) auch im Rahmen einer postprimären Tbc auftreten. Die Diagnose wird durch eine Pleurapunktion gestellt, bei der ein Exsudat mit erniedrigtem Zuckergehalt und erhöhten Adenosin-Desaminasen (ADA) gewonnen wird (in Deutschland ist der ADA-Test bisher wenig gebräuchlich). Typisch ist auch der hohe Lymphozytenanteil im Erguss. Tuberkelbakterien lassen sich jedoch nur selten nachweisen.

Landouzy-Sepsis

Bei geschwächter Immunabwehr droht die meist tödliche Landouzy-Sepsis, eine septisch verlaufende Primärtuberkulose.

Postprimär-Tbc

Als Postprimär-Tbc (**chronische Tbc**) wird jede Form der Tbc bezeichnet, die auftritt, wenn sich bereits – erkennbar durch den positiven Tuberkulin-Test – eine Immunität gegen Mykobakterien ausgebildet hat. Damit kann frühestens fünf bis sechs Wochen nach der Primärinfektion von einer Postprimär-Tbc gesprochen werden. In aller Regel ist die Postprimär-Tbc allerdings ein spätes Ereignis: Nur in 5% tritt sie innerhalb der ersten zwei Jahre nach einer Infektion auf.

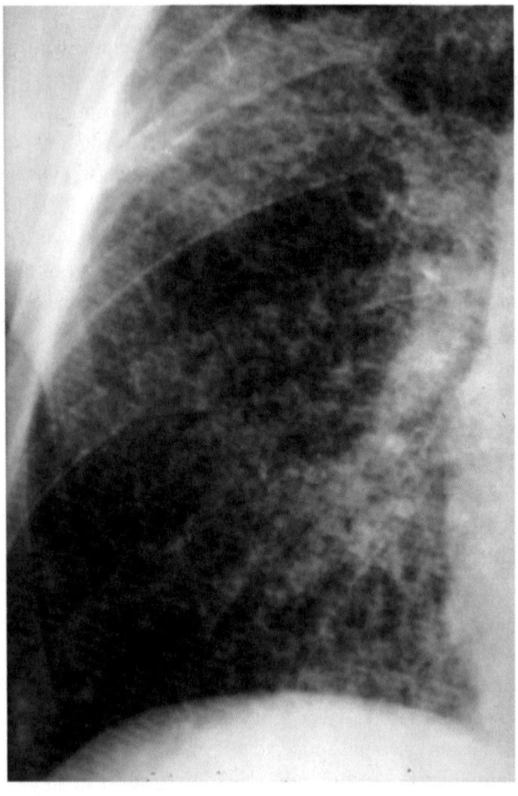

In der Regel ist die Postprimär-Tbc auf die **Reaktivierung** einer durchgemachten Primär-Tbc zurückzuführen. Zu einer solchen endogenen Reinfektion kommt es häufig bei Resistenzminderung (s. **Kasten** „Erhöhtes Tbc-Risiko"). Seltener ist die **Superinfektions-Tbc**, die eine exogene Reinfektion darstellt und bei Immunsupprimierten klinisch wie eine Postprimär-Tbc verlaufen kann (bei Immunkompetenten frischt die Reinfektion in der Regel lediglich die Immunität wieder auf).

Die chronische Lungen-Tbc ist meist die Folge einer hämatogenen oder lymphogenen Aussaat vom ehemaligen Primärkomplex in andere Lungenteile. Sie zeigt sich vor allem durch apikale Herde, weil die höhere Sauerstoffspannung in den Lungenspitzen eine Vermehrung der Bakterien fördert. Im Röntgenbild zeigen sich als erster Hinweis auf eine Reaktivierung unscharfe, kleine, infra- oder supraklavikuläre Flecken („**Simon-Spitzenherde**") oder ein ausgedehnteres „weiches", ebenfalls infra- oder supraklavikulär gelegenes sog. **Assmann-Frühinfiltrat**. Diese Reaktivierungsherde heilen unter spezifischer Therapie meist ab.

Der weitere Verlauf bei ausbleibender Therapie ist gekennzeichnet durch eine langsame Ulzeration des Reaktivierungsherdes, der nun Anschluss an einen Ableitungsbronchus finden kann und damit die endobronchiale Ausstreuung einleitet. Tuberkelbakterien sind nun im Sputum mit hoher Wahrscheinlichkeit nachweisbar – der Patient (bzw. die Tbc) ist „**offen**" und damit potentiell infektiös. Über Jahre kann es durch endobronchiale Ausbreitung zur Zerstörung und **Kavernisierung** immer größerer Lungenanteile kommen (Abb. 5.50). Bei Arrosion einer Bronchialarterie treten **Hämoptysen** (Bluthusten) bis hin zum früher

Abb. 5.49: Hemithorax rechts bei Miliartuberkulose. Es finden sich unzählige hirsekorngroße Verschattungen. [T197]

oft tödlichen „Blutsturz" (**Hämoptoe**) auf. Eine weitere seltene Komplikation ist der Pneumothorax. Selten kann der Kehlkopf oder gar der Magen-Darm-Trakt durch endoluminale Streuung mit einbezogen werden.

Nicht selten verläuft allerdings auch die Postprimär-Tbc völlig asymptomatisch. Meist bestehen unspezifische Symptome wie Husten (ca. 40%), Gewichtsverlust, Müdigkeit, Temperaturerhöhung, Nachtschweiß (je ca. 30%), Fieber, Dyspnoe oder Hämoptysen. Atemabhängige Schmerzen sprechen für eine Pleuritis.

Die körperliche Untersuchung ist selten richtungweisend. In Ausnahmefällen finden sich trockene oder feuchte Rasselgeräusche, sehr selten „amphorisches Atmen" über großen Kavernen. Hierunter versteht man ein in- und exspiratorisches Atemgeräusch wie beim Anblasen einer Flasche.

Extrapulmonale Tbc

Die Tbc kann jedes Organsystem betreffen und eine Vielfalt von Symptomen auslösen. Meist ist die extrapulmonale Tbc das Resultat einer lymphohämatogenen Verbreitung einer pulmonalen Tbc, seltener handelt es sich um eine Primärläsion. Kleinkinder und Immungeschwächte (z. B. AIDS-Patienten) sind häufiger von extrapulmonalen Formen betroffen.

- **Nebenniere:** Eine Nebennieren-Tbc tritt meist beidseitig auf und war früher eine häufige Ursache des M. Addison (Nebennierenrindeninsuffizienz).
- **ZNS:** Ein ZNS-Befall äußert sich z. B. in Form einer tuberkulösen Meningitis. Der Liquorbefund zeigt dabei typischerweise eine Eiweißerhöhung, eine mittelgradige Zellvermehrung („Pleozytose" mit ca. 100 – 500/3 Zellen, überwiegend Lymphozyten) und einen stark erniedrigten Liquorzucker.
- **Knochen und Gelenke:** In der Wirbelsäule sind typischerweise je zwei Vertebrae betroffen (**Spondylitis tuberculosa**). Die Diagnose wird mittels CT oder konventioneller Tomographie gestellt. Eine Sonderform ist der **Senkungsabszess**, ein im Knochen entstehender Abszess, der durch die Eigenschwere des Eiters entlang vorbestehenden Bahnen absinkt (meist als Iliopsoas-Abszess).
- **Niere:** Eine Nierenbeteiligung tritt frühestens fünf Jahre nach Infektion auf und kann sich über die Ureteren zu Blase und Geschlechtsorganen ausbreiten. Typisch ist eine Hämaturie mit steriler Pyurie. Die Diagnose wird durch Urinkultur und Ausscheidungsurogramm gestellt.
- **Perikard:** Folgen der Perikardbeteiligung sind ein Perikarderguss oder eine konstriktive Perikarditis.
- **Bauchraum:** Durch Darmbeteiligung kommt es zu Erbrechen und Durchfall sowie Gewichtsverlust. Die Peritonealtuberkulose äußert sich mit Bauchschmerzen bis hin zum akuten Abdomen.
- **Lymphknoten:** Die Lymphknoten-Tbc tritt fast immer als Komplikation der Primär-Tbc auf. Betroffen sind oft **Halslymphknoten** (dies auch durch *M.-bovis*-Infektion, z. B. nach Genuss von unpasteurisierter Milch), oder es besteht eine generalisierte Lymphadenopathie. Diese macht meist eine Lymphknotenexstirpation erforderlich, um ein malignes Lymphom auszuschließen.

Pathogenese

Übertragungsweg

Die Tbc ist eine aerogene Infektion, die durch Tröpfchen oder infektiöse Stäube (z. B. beim Bettenmachen) übertragen wird. Ausgehustete Tröpfchen von erkrankten Patienten haben eine „Reichweite" von ca. fünf Metern!

Es wird geschätzt, dass etwa 30% der exponierten Personen infiziert werden, d. h. eine Tbc entwickeln (deren Manifestation dann zu 90% auf die Ausbildung eines Primärkomplexes mit Hautkonversion beschränkt bleibt). Die Effektivität der Übertragung hängt dabei von der Zahl der Bazillen, der Dauer des Kontakts, den räumlichen Bedingungen (erhöhte Übertragung bei rezirkulierter Luft und Mangel an UV-Licht) sowie der Resistenzlage des Exponierten ab.

Eigenschaften und Gewebereaktion

M. tuberculosis ist ein unbewegliches, säurefestes Stäbchen, das in mononukleären Phagozyten persistieren kann und dadurch humoralen Abwehrmechanismen entgeht. Durch das langsame Wachstum und durch Glykolipide der Zellwand ist es ausgesprochen widerstandsfähig gegen Antibiotika und andere chemische oder biochemische Noxen („säurefest"). Die für die Tuberkulose typische Granulombildung stellt den (meist erfolgreichen) Versuch des infizierten Organismus dar, den Infektionsherd zu begrenzen. Je nach

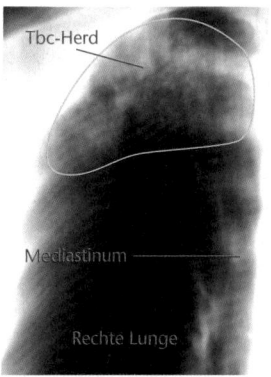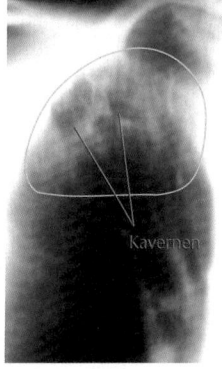

Abb. 5.50: Oberlappen-Tbc mit Kavernenbildung. Die beiden Aufnahmen zeigen einen Tbc-Herd im rechten Oberlappen im zeitlichen Verlauf. Durch entzündliche Einschmelzung des Lungengewebes bilden sich Kavernen, deren Wände durch Kalkeinlagerungen im Röntgenbild sichtbar werden. [T197]

Inokulationsdosis und Immunkompetenz des Patienten werden folgende Reaktionsformen unterschieden:

- **exsudative Form:** Exsudation und verkäsende Nekrose, gefolgt von Erweichung und Kavernenbildung. Nach Anschluss an einen Ableitungsbronchus wird die Nekrose abgehustet. Zur initialen exsudativen Antwort wird auch der Primärkomplex (**Abb. 5.51**) gerechnet.
- **produktive Form:** Tuberkulombildung, gefolgt von Vernarbung und Verkalkung. Das Tuberkulom ist histologisch durch einen Epitheloidzellsaum mit Langhans-Riesenzellen um eine zentrale Verkäsung gekennzeichnet.

Diagnostisches Vorgehen

Die Diagnose der Tbc ist nicht einfach, da keiner der verfügbaren Tests ausreichend sensitiv und spezifisch ist. Deshalb muss ein Patient bei hohem Ausgangsverdacht auch bei einer „negativen" Testung behandelt werden!

Diagnostische Strategie

Der Weg zur Diagnose folgt folgender Strategie: Bei anamnestisch und klinisch begründetem Verdacht auf eine Tbc wird zunächst ein **Tuberkulin-Test** durchgeführt. Ein positives Resultat beweist die stattgehabte Auseinandersetzung des Körpers mit *M. tuberculosis* bzw. eine BCG-Impfung. Ein negativer Tuberkulin-Test macht eine aktive Lungentuberkulose unwahrscheinlich, schließt sie jedoch nicht aus (negativer Test bei Immunsuppression oder bei frischer Infektion).

Der nächste wegweisende diagnostische Schritt ist die **Röntgen-Thoraxaufnahme**, die die Diagnose einer Tbc dann unterstützt, wenn typische Veränderungen vorliegen. Da jedoch die meisten Veränderungen keineswegs spezifisch sind und auch ein negativer Röntgenbefund eine Tbc nicht ausschließt, muss stets der direkte **Erregernachweis** zur Sicherung der Diagnose angestrebt werden.

Wesentlich ist schließlich die Interpretation der Untersuchungsergebnisse im Hinblick auf die mutmaßliche **Aktivität der Tbc-Erkrankung** (s. **Kasten** „Aktivitätszeichen der Lungen-Tbc").

======ZUR VERTIEFUNG======

Aktivitätszeichen der Lungen-Tbc

Folgende Zeichen weisen auf eine aktive Tbc-Infektion hin:
- positiver Erregernachweis im Direktpräparat („offene Lungentuberkulose")
- Kaverne mit Ableitungsbronchus im Röntgenthorax
- Pleuraerguss
- Größenänderung eines Herdes im Verlauf.

Diagnostische Einzelschritte

- **Anamnese:** Diese umfasst Fragen zu Exposition, durchgemachter Tbc (z. B. „im Krieg"), sozioökonomischem Status, Fernreisen sowie Erkrankungsrisiko (z. B. Alkohol, HIV-Infektion).

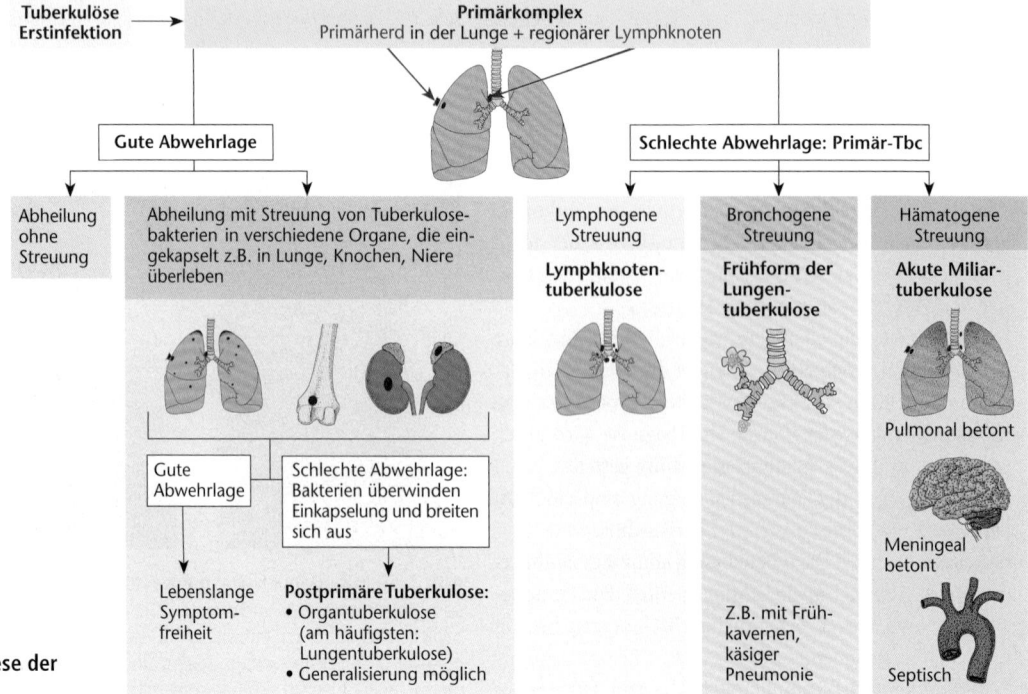

Abb. 5.51: Pathogenese der Tuberkulose. [L215]

- **Intrakutan-Test:** Hierzu werden zunächst 10 Einheiten eines Tuberkulinreagens (meist *„purified protein derivate"*, **PPD**) intrakutan auf die Volarseite des linken Unterarms appliziert (**Mendel-Mantoux-Test**). Fällt der Test negativ aus, wird bei weiterbestehendem Verdacht ein Intrakutan-Test mit zunächst 100 Einheiten gereinigten Tuberkulins angeschlossen.
  - Der Mendel-Mantoux-Test ist **positiv**, wenn nach 72 – 96 Stunden ein tastbares Knötchen von mindestens 10 mm Durchmesser nachweisbar ist; bei Risikogruppen wird bereits ein Durchmesser ≥ 5 mm als positiv gewertet (**Abb. 5.52**).

    ▌ Der Test wird erst drei bis acht Wochen nach Erstinfek-
    ■ tion positiv. ▌

    ▌ Ein positiver Test ist häufig (bei 70-Jährigen ca. 37 %);
    ■ er beweist lediglich eine abgelaufene Auseinandersetzung des Immunsystems mit Mykobakterien und kann damit nicht zwischen ausgeheilter bzw. inaktiver und einer noch immer bestehenden (aktiven) Infektion oder auch einer BCG-Impfung unterscheiden. ▌

  - Bei einem **negativen Test** mit 100 IE ist das Vorliegen einer Tbc unwahrscheinlich. Ausnahmen von dieser Regel sind eine Immunschwäche (AIDS, immunsuppressive Therapie), frische Infektion (≤ 6 – 8 Wochen zurückliegend) oder hochakute Verläufe (z. B. Miliar-Tbc, tuberkulöse Meningitis).
- **Röntgenthorax** in zwei Ebenen: Die Röntgenaufnahme ist eine oft wegweisende, jedoch weder spezifische noch ausreichend sensitive Untersuchung, da sich die Befunde mit denen anderer Lungenerkrankungen überschneiden bzw. trotz Infektion nicht immer nachweisbar sind. Im positiven Falle können entweder der Primärkomplex (vergrößerter Hiluslymphknoten + lokale Verschattung) oder die klassischen Veränderungen der Postprimär-Tbc (Simon-Spitzenherde, Assmann-Infiltrat, s. o.) gesehen werden. Weitere (unspezifische) Befunde bei der Tbc sind Verschattung, Verkalkung, Kaverne, Pleuraerguss oder Rundherd (Tuberkulom). Alte (abgeheilte) Veränderungen sind oft verkalkt und werden dann als „harte" Infiltrate gegenüber den „weichen", unscharf begrenzten Infiltraten abgegrenzt, die eher auf eine frische Infektion hinweisen.

  ▌ Entscheidend sind oft der Vergleich mit Voraufnahmen
  ■ sowie eine genauere Bildgebung durch das Thorax-CT. ▌
- **Bakteriennachweis:** Dieser ist zum endgültigen Beweis der Diagnose grundsätzlich anzustreben, gelingt aber bei Weitem nicht immer (Sensitivität je nach Verfahren 35 bis 75 %).
  - Erster Schritt ist die dreimalige Kultur von **Morgensputum** und die einmalige Untersuchung von **Magennüchternsekret**. Bei fehlendem Auswurf kann ein „provoziertes Sputum" nach Inhalation von 1,2%iger Kochsalzlösung gewonnen werden.

- Bei negativem Ausfall und weiterbestehendem Verdacht folgen die **invasive Diagnostik** mit Bronchoskopie und Gewinnung von Bronchialsekret bzw. die Pleurapunktion oder Thorakoskopie mit Biopsie.
- Bei AIDS-Patienten werden zusätzlich **Blutkulturen** angelegt, da eine hämatogene Streuung häufiger ist als bei immunkompetenten Patienten.
- Der Bakteriennachweis gelingt nach Anreicherung mittels **Ziehl-Neelsen-** oder **Immunfluoreszenzfärbung**. Ein negativer Befund schließt eine offene Lungentuberkulose nicht aus; bei positiver Färbung muss eine Verwechslung z. B. mit atypischen Mykobakterien erwogen werden. Erst die positive **Kultur** ermöglicht die Zuordnung zum *M.-tuberculosis*-Stamm (also den „typischen" Mykobakterien) und beweist eine aktive Lungentuberkulose. Die Kultur ermöglicht darüber hinaus eine Resistenztestung. Die Anzuchtverfahren sind allerdings zeitaufwändig und dauern ca. 4 – 8 Wochen. Das Antibiogramm benötigt weitere 4 – 4 Wochen. Mittels neuerer Keimnachweisverfahren (z. B. Bactec®-System) kann die Dauer auf minimal 10 Tage verkürzt werden. Be-

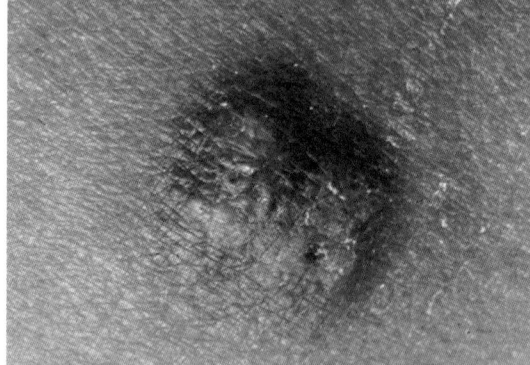

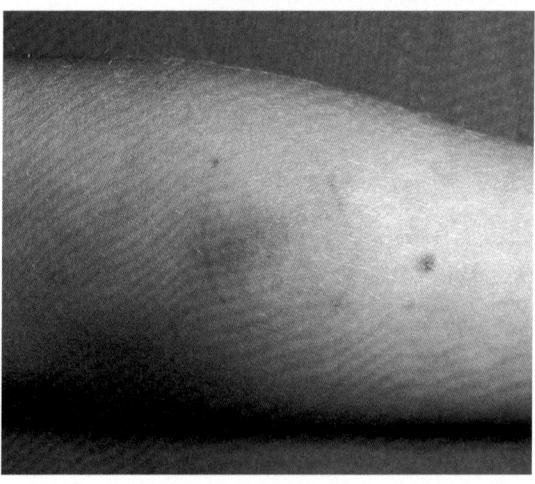

Abb. 5.52: Intrakutan-Test nach Mendel-Mantoux: Rötung und tastbare Induration. [R135]

stimmt wird dabei die Aufnahme radioaktiv markierter Fettsäuren in Mykobakterien.

– Der **Nachweis von Mykobakterien-DNA** mittels einer Polymerasekettenreaktion (PCR), die Ergebnisse innerhalb von 48 Stunden liefert, zeichnet sich durch hohe Sensitivität und Spezifität aus. Allerdings kann dieses Verfahren naturgemäß nicht zwischen einer abgelaufenen Entzündung, bei der noch wenige Mykobakterien verblieben sind, und einer aktiven Infektion unterscheiden. Daher ist die klinische Bedeutung der PCR für die Tuberkulose-Diagnostik gering. Serologische Methoden und Tierversuche sind selten hilfreich.

– Der γ-**Interferon-Test** ist ein neues Testverfahren zur Diagnostik der Tuberkulose. Es beruht auf der In-vitro-Stimulation von spezifischen Gedächtniszellen durch Antigene von *M. tuberculosis*. Erkennen die Gedächtniszellen im hinzugegebenen Testmaterial die entsprechenden Antigene, so produzieren sie vermehrt Interleukine und γ-Interferon, das im Überstand gemessen werden kann.

Therapie

Eine Heilung wird unter idealen Umständen in über 97% der Fälle erreicht! Jede aktive Tbc ist behandlungspflichtig. Um eine Resistenzentwicklung zu verhindern, muss *immer* eine Kombinationsbehandlung von drei bis vier Antituberkulotika (s. **Pharma-Info**) initiiert werden. Patienten mit „offener" Tbc und solche mit Mehrfachresistenz oder frag-

---

PHARMA-INFO: ANTITUBERKULOTIKA

Häufig wird für die in der Tuberkulose-Therapie eingesetzten Antibiotika – die größtenteils bakterizid wirken – auch der im strikten Sinne nicht korrekte Begriff **Tuberkulostatika** verwendet.

Wirkstoffe
Isoniazid (z. B. Isozid®) = **INH**
Rifampicin (z. B. Eremfat®) = **RMP**
Pyrazinamid (z. B. Pyrafat®) = **PZA**
Ethambutol (z. B. Myambutol®) = **EMB**
Streptomycin (z. B. Strepto-Fatol®) = **SM**

Wirkungsmechanismus und Eigenschaften
• **INH**: stärkstes Antituberkulotikum; wirkt bakterizid auf proliferierende Bakterien (genauer Mechanismus nicht bekannt); reichert sich nach Umwandlung zu Isonicotinsäure im Zytoplasma der Bakterien an
• **RMP**: wirkt bakterizid auf proliferierende Keime durch Hemmung der DNS-abhängigen RNS-Polymerase; nur langsame Resistenzentwicklung der Erregers
• **PZA**: wirkt bakterizid (genauer Wirkmechanismus nicht bekannt); schnelle Resistenzentwicklung bei Monotherapie
• **EMB**: wirkt dosisabhängig bakteriostatisch (15 mg/kg KG) oder bakterizid (25 mg/kg KG) durch Blockade der RNS-Synthese
• **SM**: Aminogykosidantibiotikum aus *Streptomyces griseus*; wirkt bakterizid auf proliferierende Keime, indem es die Anlagerung falscher tRNS-Aminosäure-Komplexe auslöst, wodurch falsche Proteine hergestellt werden.

Indikationen
Behandlung der Tuberkulose, stets in Kombination.

Nebenwirkungen
• **INH**: Polyneuropathie; selten allergische Reaktionen; Hepatitis < 1%; ZNS-Störungen und erhöhte Krampfbereitschaft
• **RMP**: induziert Leberenzyme (Vorsicht v. a. bei i. v. Drogenabusus und oraler Kontrazeption), Transaminasenanstieg; selten Thrombozytämie, Rotfärbung von Körpersekreten (Vorsicht bei Kontaktlinsen)
• **PZA**: Transaminasenanstieg, Harnsäureanstieg; selten Gichtanfall
• **EBM**: dosisabhängige Retrobulbärneuritis mit Farbenblindheit, Visusverlust und zentralem Skotom
• **SM**: irreversible Schädigung des N. vestibularis (v. a. bei älteren Patienten) mit Gleichgewichtsstörungen und Hörminderung; Niereninsuffizienz; allergische Reaktionen.

Kontraindikationen
• **EMB**: Nierenschäden, Neuritis nervi optici und Optikusatrophie
• **SM**: Niereninsuffizienz, Schwerhörigkeit.
• Wechselwirkungen
• **INH**: Leberenzyminduktion (dadurch verminderte Wirksamkeit von Cumarin-Derivaten [z. B. Marcumar®], Theophyllin, Glukokortikoiden, oralen Kontrazeptiva u. a.)
• **RMP**: Leberenzyminduktion (siehe INH)
• **SM**: Verstärkung der Ototoxizität durch stark wirkende Diuretika.

Klinische Anwendung
• Aufgrund rascher Resistenzentwicklung (s. Kasten „Multiresistente *M.-tuberculosis*-Stämme") wird die Akuttherapie immer zunächst als **Vierfachkombination** begonnen. Zeigt das Antibiogramm, dass keine Resistenzen vorliegen, kann auf eine Dreifachtherapie umgestellt werden (etwa INH + RMP + PZA).
• Die **Gesamtdauer** der Therapie beträgt mindestens sechs Monate, bei komplizierten Verläufen (Immunsuppression bei AIDS, Rezidive, tuberkulöse Meningitis, Verwendung von „Reservemitteln") länger (oft bis zwei Jahre).
• Die **Standardtherapie** (Initialtherapie) besteht aus INH + RMP + PZA + EBM für zwei Monate (**Initialphase**), gefolgt von INH + RMP über vier Monate (**Stabilisierungsphase**). Der Patient wird danach zwei Jahre überwacht (regelmäßige Sputumkontrollen).
• **Kombinationspräparate** (etwa INH + RMP oder INH + RMP + PZA) stehen zur Verfügung.
• Antituberkulotika werden aufgrund der langsamen Teilungskinetik der Mykobakterien nur **einmal täglich** gegeben (morgens oder abends); zur Erzielung von synergistischen Spitzenspiegeln werden alle Medikamente zusammen eingenommen.
• Um **Nebenwirkungen** rasch zu erkennen, werden regelmäßig Leberwerte (bei INH, RMP, PZA), Nierenwerte und Hörfunktion (SM) bestimmt bzw. ophthalmologische Kontrollen bei EMB-Medikation durchgeführt.
• Ko-Medikation mit Pyridoxin (Vitamin B_6) kann dem Auftreten einer Polyneuropathie bei INH-Medikation entgegenwirken, Allopurinol einen exzessiven Harnsäureanstieg, v. a. bei Pyrazinamid-Medikation, verhindern.
• Für jedes Tuberkulostatikum gibt es eine **Maximaldosis**, die nicht überschritten werden darf (Tab. 5.15).

05

licher Compliance werden stationär behandelt. Patienten mit offener Tbc werden dabei so lange isoliert, bis drei konsekutive Sputumuntersuchungen negativ sind. Die Therapie muss über mindestens sechs Monate fortgesetzt werden, die Einnahme sollte auch im ambulanten Bereich von Gesundheitspersonal überwacht werden (*direct observed therapy* – DOT).

═══════ZUR VERTIEFUNG═══════

Multiresistente M.-tuberculosis-Stämme

10 % der Tbc-Stämme sind in Deutschland gegen ein Tuberkulostatikum resistent (Einfachresistenz). 2 % sind gegen mehrere Tuberkulostatika resistent. Von einer **Multiresistenz** (*multi drug resistance*, MDR) spricht man, wenn ein Erreger mindestens gegen INH und RMP resistent ist. Eine **extreme Resistenz** (*extreme drug resistance* = XDR) liegt vor, wenn der Erreger gegen mindestens drei Tuberkulostatika resistent ist; sie ist vor allem in Osteuropa ein zunehmendes Problem. Multiresistente Stämme entstehen durch Mutationen oder werden aus Wildstämmen durch eine inadäquate Therapie oder durch fehlende Compliance des Patienten selektiert. Eine Multiresistenz verschlechtert die Heilungsrate der Tuberkulose auf ca. 50 %. Das Problem der Multiresistenz kann durch eine effektive Therapie und Überwachung der Medikamenteneinnahme fast immer vermieden werden. Die hierfür erforderlichen logistischen Voraussetzungen sind jedoch in vielen sozial zerrütteten Ländern nicht gegeben.

Prophylaxe

Entscheidend ist die Expositionsprophylaxe, die vor allen Dingen durch die frühzeitige Behandlung infizierter Patienten zu erreichen ist.

• **Umgebungsuntersuchung:** Da die *M.-tuberculosis*-Infektion ausschließlich von Mensch zu Mensch übertragen wird, kommt der Umgebungsuntersuchung besondere Bedeutung zu. Untersucht werden nahe Verwandte und andere Personen, die mit dem Patienten im Haushalt leben oder mit ihm arbeiten. Das Screening-Programm besteht aus einem Tuberkulin-Test und einem Röntgenbild der Lungen. Bei Kindern, die nicht geimpft worden sind und einen positiven Tuberkulin-Test aufweisen, muss von einer Infektion ausgegangen und eine Therapie begonnen werden. Bei sicher exponierten Kindern im ersten Lebensjahr sollte eine Chemoprophylaxe mit INH für 6 Monate durchgeführt werden.
• Eine aktive Immunisierung mittels **BCG-Impfung** (Bacille Calmette-Guérin; ein Lebendimpfstoff aus attenuierten, von *M. bovis* abgeleiteten Tuberkelbakterien) ist möglich, jedoch umstritten. Während frühere Studien einen relativen Immunschutz von ca. 70 % für die Dauer von 5 bis 15 Jahren zeigten, konnte eine riesige Feldstudie in Indien eine Wirkung des Impfstoffs nicht belegen. Dieses an-

scheinende Paradox bleibt weiterhin ungeklärt und hat zu Spekulationen geführt, ob der von den ursprünglichen, inzwischen verloren gegangenen Kulturen abgeleitete Impfstoff vielleicht besser wirksam war als der heutige BCG-Impfstoff. Eine Impfung ist in Deutschland nur noch bei hohem Expositionsrisiko indiziert (z. B. für Mitarbeiter in Obdachlosenheimen).

❗ Bei positiver Tuberkulinreaktion, Immunsuppression oder AIDS ist eine BCG-Lebendimpfung kontraindiziert. ❗

• Eine **Chemoprophylaxe** kommt in folgenden Fällen in Betracht:
 – Wenn eine neu auftretende positive Tuberkulinreaktion vorliegt oder wenn bei gezielten Untersuchungen ein positiver Hauttest entdeckt wird: Diese Befunde werden bei Risikopatienten (z. B. HIV-Infektion, Immunsuppression, Diabetes mellitus, Alkoholabhängigkeit) auch ohne radiologischen Nachweis eines Primärkomplexes als Zeichen einer Primärinfektion gewertet und prophylaktisch mit INH über 9 Monate behandelt. Bei gesunden Patienten kann unter Röntgenüberwachung zugewartet werden.
 – Wenn eine Kontaktperson eines Tbc-Patienten unter einem Jahr alt oder immunsupprimiert ist, wird eine Therapie mit INH eingeleitet – bleibt der Hauttest 3 Monate lang negativ, so kann das Medikament abgesetzt werden.

5.4.4 Atypische Mykobakteriosen

Infektionen durch nicht-tuberkulöse Mykobakterien mit klinisch teilweise ähnlichem Verlauf. Die atypischen Mykobakterien werden nicht von Mensch zu Mensch, sondern meist durch Umweltkontakt übertragen.

❗ Die atypischen Mykobakterien sind relativ apathogen und verursachen daher bei immunkompetenten Patienten nur selten eine Infektion. ❗

Tab. 5.15 Antituberkulotika

Medikament	Tagesdosis [mg/kg KG]	Tagesmaximaldosis [mg]
Isoniazid (INH)	5	400
Rifampicin (RMP)	10	750
Pyrazinamid (PZA)	30–35	2500
Ethambutol (EMB)	initial 25, später 15	2000
Streptomycin (SM)	15, parenterale Applikation notwendig	1000, max. Gesamtdosis 20(–30) g

05

Klinik

Die Klinik ist extrem variabel, extrapulmonale Formen sind häufig. Betroffen sind insbesondere Lunge, Lymphknoten, Haut, Gastrointestinaltrakt, Leber und Milz. Eventuell bestehen Fieber, Husten, Abgeschlagenheit sowie chronische Diarrhö und Lymphadenopathie.

Erreger

- Häufigste Erreger sind *M. avium* und *M. intracellulare*, die aufgrund der schwierigen Unterscheidbarkeit oft zum **MAI-Komplex** (*Mycobacterium-avium-intracellulare*-Komplex) zusammengefasst werden; sie kommen vor allem bei AIDS-Patienten vor.
- Seltenere Erreger sind *M. kansasii, marinum, fortuitum, scrofulaceum, abscessus, chelonae, ulcerans*. Diese Erreger kommen ubiquitär vor und sind normalerweise nicht pathogen, können jedoch bei zellulärer Immunschwäche eine opportunistische Infektion verursachen.

Diagnostisches Vorgehen

Die Erreger können in Blut (v. a. MAI-Komplex), Stuhl, Urin, Sputum, durch bronchoalveoläre Lavage oder Biopsien nachgewiesen werden.

Therapie

Die Behandlung ist schwierig wegen der Resistenz der atypischen Mykobakterien gegen Isoniazid und andere Tbc-Medikamente. Infrage kommt z. B. Clarithromycin, je nach Erreger evtl. in Kombination mit Ethambutol, Amikacin und/oder Rifabutin.

5.5 Interstitielle Lungenerkrankungen

Interstitielle Lungenerkrankungen (**ILE**; engl. *interstitial lung disease*, **ILD**) sind eine heterogene Gruppe schwer zu klassifizierender parenchymaler Lungenerkrankungen mit oft schweren, therapierefraktären Verläufen, die akut oder chronisch sein können. Pathogenetisch im Mittelpunkt steht eine nicht-infektionsbedingte Entzündung des Lungenparenchyms mit oder ohne nachfolgende Fibrosierung. Unter den etwa 100 beschriebenen ILE hat die **Sarkoidose** einen Anteil von 50%; weitere relativ häufige Formen sind die exogen-allergische Alveolitis, die Gruppe der Pneumokoniosen sowie die idiopathische Lungenfibrose.

Die interstitiellen Lungenerkrankungen kommen entweder als **idiopathische Formen** unbekannter Ätiologie (sog. idiopathische interstitielle Pneumonien) oder als **sekundäre Formen** mit bekanntem Auslöser vor. ILE werden jedoch nicht nur nach ihrer Ätiologie, sondern auch nach ihrer Histologie klassifiziert. Leider kann dem histologischen Befund

nicht immer eine Ätiologie klar zugeordnet werden (und umgekehrt) und zudem zeigen viele interstitielle Erkrankungen in ihrem Verlauf mehrere histologische Muster, was nicht nur den Studenten verwirrt. Dennoch ist die **Biopsie** in der Regel der wichtigste diagnostische Schritt, da sie doch in vielen Fällen eine ätiologische Zuordnung erlaubt und oft die Therapie beeinflusst. In den letzten Jahren hat auch das HR-CT für die Klassifikation an Bedeutung gewonnen.

❗ Der Begriff „interstitiell" ist unglücklich gewählt: Primär ist meistens (aber nicht immer) der Alveolarraum entzündet (Alveolitis mit Veränderung und Zerstörung der Pneumozyten), das Interstitium ist oft nicht oder erst sekundär betroffen. Man könnte daher viele „interstitielle" Lungenerkrankungen auch als diffuse, nicht-infektiöse Pneumonien oder „Pneumonitiden" bezeichnen. ❗

❗ Auch sollten die ILE nicht pauschal als „Lungenfibrosen" bezeichnet werden, da sie nicht immer fibrosierend verlaufen. ❗

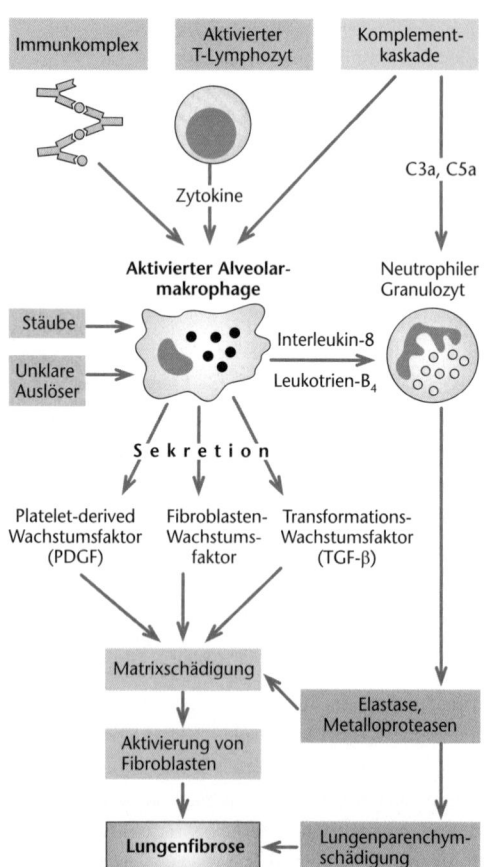

Abb. 5.53: Pathogenese der fibrosierenden ILE. Alveolarmakrophagen stehen im Zentrum des Entzündungsprozesses. [L157]

Klinik

Die klinischen Manifestationen sind je nach Krankheit äußerst variabel. Gemeinsames Merkmal der ILE ist eine mehr oder weniger stark ausgeprägte restriktive Ventilationsstörung, meist mit Erniedrigung der Diffusionskapazität. Bei ungünstigen (fibrosierenden) Verläufen kann die respiratorische Insuffizienz mit pulmonaler Hypertonie und Cor pulmonale lebensbegrenzend sein.

Pathogenese

Zugrunde liegt eine chronische Entzündung des Lungenparenchyms mit oder ohne nachfolgende Zerstörung und Bindegewebevermehrung (Fibrose) der Lungenmatrix (**Abb. 5.53**). Die Entzündung betrifft primär entweder die Alveolen (Alveolitis) oder die Blutgefäße (Vaskulitis). In vielen Fällen ist der auslösende Mechanismus der Entzündung bekannt (s. u.). Endzustand fibrosierender Verläufe ist die **Wabenlunge** *(honey comb lung)*, die durch geschrumpfte und vernarbte Alveolen mit „vikariierender" (lat. *vicarius* = Stellvertreter) Aufweitung verbliebener Lufträume gekennzeichnet ist (sekundäres Emphysem).

❗▪ Zu den interstitiellen Lungenerkrankungen werden auch einige seltene Lungenerkrankungen gezählt, bei denen nicht die Entzündung, sondern etwa eine Proliferation mesenchymaler Zellen (z. B. Lymphangioleiomyomatose) oder die Ablagerung extrazellulären Materials (z. B. Alveolarproteinose) im Vordergrund steht. ❗

Einteilung

Bei etwa der Hälfte aller interstitiellen Lungenerkrankungen lässt sich keine auslösende Ursache feststellen. Sie werden unter dem Begriff der **idiopathischen interstitiellen Pneumonien** zusammengefasst und gegenüber den interstitiellen Lungenerkrankungen bekannter Ätiologie (**sekundäre ILE**) abgegrenzt.

Die erste Gruppe wird seit Neuestem ausschließlich nach pathologisch-anatomischen Kriterien eingeteilt (Klassifikation nach ATS/ERS, **Tab. 5.16**). Diese Klassifikation erlaubt Aussagen hinsichtlich Prognose und Therapie und hat sich daher durchgesetzt. Wichtigster Vertreter dieser Gruppe ist die **idiopathische Lungenfibrose** (*interstitial pulmonary fibrosis*, IPF; s. **5.5.1**).

Die sekundären ILE sind im Kasten „Bekannte Ursachen interstitieller Lungenerkrankungen" zusammengefasst.

Histologie

Die Histologie bei ILE ist sehr heterogen. Beobachtet wird eine meist diffuse, evtl. auch mosaikartig verteilte parenchymale Schädigung, die unterschiedliche Formen annehmen kann: Häufig finden sich eine Alveolitis (mit oder ohne begleitende interstitielle Zellvermehrung), eine granulomatöse Entzündung (z. B. Sarkoidose, Berylliose) oder eine Vaskulitis (z. B. M. Wegener).

Die alveolären Veränderungen können wiederum eine Vielzahl von histopathologischen Formen annehmen (**Tab. 5.16**), z. B. die einer Usual Interstitial Pneumonia (UIP)

05

Tab. 5.16 Einteilung der idiopathischen interstitiellen Pneumonien*

Klinische Diagnose	Histologie	Charakteristischer HR-CT-Befund	Klinik und Prognose
IPF (*interstitial pulmonary fibrosis*)	UIP (*usual interstitial pneumonia*)	Honigwabenlunge mit Traktionsbronchiektasen	Alter über 50 J., chron. Verlauf, schlechte Prognose (MÜZ 2,8 Jahre), Genaueres s. 5.5.1
NSIP (*nonspecific interstitial pneumonia*)	NSIP	Milchglas, unregelmäßige Linienmuster	Alter zwischen 40 und 50 J., Verlauf und Prognose sehr variabel
COP** (*cryptogenic organizing pneumonia*)	OR (*organizing pneumonia*)	fleckige Konsolidierungen und/oder Knoten	Alter ca. 55 J., gutes Ansprechen auf Steroide, MÜZ ca. 15 J.
AIP (*acute interstitial pneumonia*)	DAD (*diffuse alveolar damage*)	Milchglas mit fokaler (lobulärer) Aussparung	Alter ca. 50 J., 50% Fieber, MÜZ 1,5 Monate!
DIP (*desquamative interstitial pneumonia*)	DIP	Milchglas, netzartige Linienmuster	vornehmlich Raucher zwischen 40 und 50 J., gute Prognose bei Rauchkarenz
RB-ILD (*respiratory bronchiolitis associated interstitial lung disease*)	RB (*respiratory bronchiolitis*)	Verdickung der Bronchialwände, Milchglas (fleckig)	vornehmlich Raucher zwischen 40 und 50 J., gute Prognose bei Rauchkarenz
LIP (*lymphoid interstitial pneumonia*)	LIP	zentrilobuläre Knötchen, Milchglas	Alter ca. 50 J., meist Frauen, MÜZ > 10 Jahre

* nach ATS/ERS Consensus Statement (http://thoracic.org/sections/publications/statements/pages/respiratory-disease-adults/idio02.html). Im Klinikjargon werden die interstitiellen Pneumonien oft nicht ganz korrekt pauschal als „Lungenfibrosen" bezeichnet.
** Diese Form wurde früher auch als BOOP (*bronchiolitis obliterans organising pneumonia*) bezeichnet.
MÜZ = mittlere Überlebenszeit

oder einer Desquamative Interstitial Pneumonia (DIP). Die histopathologischen Formen sind jedoch keineswegs spezifisch für eine bestimmte ILE. So ist die UIP zwar das histologische Korrelat der idiopathischen Lungenfibrose IPF (*per definitionem* trägt jede IPF die histologischen Zeichen der UIP), eine UIP wird jedoch auch bei vielen sekundären interstitiellen Pneumonien gesehen (*„All IPF is UIP, but not all UIP is IPF"*).

Ätiologie

Bekannte Ursachen sind inhalative Noxen (z.B. verschiedene Stäube oder Aerosole), Medikamente, Bestrahlungstherapie sowie das ARDS (s. **5.8**). Interstitielle Lungenerkrankungen entwickeln sich auch häufig bei anderen Grunderkrankungen, wie z.B. bei Kollagenosen oder chronisch-entzündlichen Darmerkrankungen (s. **Kasten** „Bekannte Ursachen interstitieller Lungenerkrankungen").

Diagnostisches Vorgehen

Obwohl sich oft schon aus der Anamnese interessante Anhaltspunkte ergeben, endet die Diagnostik fast immer bei der Lungenbiopsie, da diese wertvolle Informationen zur Verlaufbeurteilung beisteuern kann.

- **Anamnese:** Berufsanamnese, Umweltanamnese (Hobby, Haustiere, Wohnung), Medikamente
- **Auskultation und Perkussion:** Tab. 5.6
- **Lungenfunktionsuntersuchung:** Ausmaß der restriktiven Ventilationsstörung, evtl. verminderte Diffusionskapazität

- **Rö-Thorax und HR-CT** ermöglichen eine morphologische Einschätzung des Schweregrades, jedoch nur selten eine ätiologische Zuordnung.
- **Labor:** Rheumafaktor, ANA und andere Autoantikörper (bei V.a. Autoimmunerkrankungen); Nachweis auslösender Typ-III-Allergene im Blut (bei V.a. exogen-allergische Alveolitis, s. 5.5.4); ACE und Lysozym (unspezifisch erhöht bei Sarkoidose).
- **Bronchoalveoläre Lavage:** Nur die wenigsten ILE lassen sich durch die Lavage sicher diagnostizieren, sie kann jedoch die Differentialdiagnose einengen. Ein Normalbefund schließt eine aktive Erkrankung weitgehend aus.
- **Biopsie:** transbronchial während der Bronchoskopie, transthorakal (blind oder thorakoskopisch) oder nach Mini-Thorakotomie: Histologie, ggf. Nachweis von Stäuben (z.B. Asbestfasern).

Therapie

Trotz der ätiologischen Vielfalt dieser Erkrankungsgruppe sind die Behandlungsansätze recht einförmig:
- wenn möglich, Expositionsprophylaxe (z.B. bei exogenallergischer Alveolitis)
- v.a. bei Desquamative Interstitial Pneumonia und Histiocytosis X ist schon die Rauchkarenz oft effektiv.
- Glukokortikoide bei Nachweis von Entzündungsaktivität im Biopsat (z.B. Infiltration mit Lymphozyten) oder in der bronchoalveolären Lavage
- evtl. zusätzliche Immunsuppression (z.B. mit Azathioprin oder Cyclophosphamid)

========== ZUR VERTIEFUNG ==========

Bekannte Ursachen interstitieller Lungenerkrankungen

Inhalierte Noxen
Anorganische Stäube (Pneumokoniosen, s. 5.5.3), organische Stäube (exogen-allergische Alveolitis, s. 5.5.4), Rauchinhalation (toxisches Lungenödem mit bis zu 24 h Latenz), Gase (z.B. Ozon, Nitrosegase, Phosgen, Schwefeldioxid, Salzsäure), Aerosole (z.B. Haarspray, Lederspray).

Nicht-inhalierte Noxen
Medikamente (z.B. Amiodaron, Busulphan, Bleomycin, Nitrofurantoin), Herbizide (z.B. Paraquat), Bestrahlung (Strahlenpneumonitis), chronisch-rezidivierende Aspiration (z.B. bei neurogener Schluckstörung).

Weitere Ursachen
Erholungsphase des ARDS (s. 5.8), Knochenmarktransplantation (Graft-versus-Host-Reaktion).

Im Rahmen anderer Erkrankungen
- Sarkoidose (s. 5.5.2)
- Kollagenosen: z.B. Rheumatoide Arthritis (Lungenbeteiligung in 20–50%), Sklerodermie (Lungenbeteiligung in ca. 50%), systemischer Lupus erythematodes (häufig mit Pleuritis, Polyserositis), M. Bechterew
- Vaskulitiden:
  - Goodpasture-Syndrom: Glomerulonephritis, Hämoptysen
  - Churg-Strauss-Syndrom: Asthma, IgE-Erhöhung, Bluteosinophilie, systemische Vaskulitis
  - Panarteriitis nodosa mit Lungenbeteiligung: keine Bluteosinophilie, normales IgE, kein Asthma.

- chronische eosinophile Pneumonie: ausgeprägte Eosinophilie in Blut und BAL
- Amyloidose der Lunge
- Erkrankungen des Gastrointestinaltrakts: chronisch-aktive Hepatitis, primär-biliäre Zirrhose, M. Whipple, Colitis ulcerosa, M. Crohn
- sehr selten: Histiocytosis X (pulmonale Akkumulation CD1-positiver mononukleärer Zellen), Lymphangioleiomyomatose (sexualhormonabhängige Proliferation von Lymphgefäßen und glatten Muskelzellen: nur Frauen vor dem Klimakterium), Alveolarproteinose (Therapie mit wiederholter bronchoalveolärer Lavage mit großem Spülvolumen), idiopathische Lungenhämosiderose (Morbus Celen), alveoläre Mikrolithiasis, Morbus Niemann-Pick (Sphingomyelin-Akkumulation), Morbus Gaucher (Glucosylceramid-Akkumulation), tuberöse Sklerose und Neurofibromatose.

- konsequente Therapie von pulmonaler Hypertonie und Cor pulmonale (s. 5.7.2)
- Behandlung der chronischen respiratorischen Insuffizienz im Endstadium der Lungenerkrankung *(end-stage lung)* mit Sauerstoff-Langzeittherapie, intermittierender Heimbeatmung und evtl. Lungentransplantation.

5.5.1 Idiopathische Lungenfibrose

Synonyme: im Amerikanischen *idiopathic pulmonary fibrosis*, IPF, im sonstigen angelsächsischen Raum auch *cryptogenic fibrosing alveolitis*, CFA.

Während früher unter diesem Begriff eine heterogene Gruppe idiopathischer Pneumonien mit unterschiedlicher Histologie verstanden wurde, ist die IPF seit 2000 als eigenständige Lungenerkrankung mit charakteristischen klinischen, radiologischen und vor allem histologischen Veränderungen definiert. Histologisches Erkennungsmerkmal ist die sog. Usual Interstitial Pneumonia (UIP, **Tab. 5.16**).

Die IPF ist eine chronische Lungenfibrose, die meist progredient verläuft und therapeutisch nur schwer zu beeinflussen ist. Es handelt sich um eine Ausschlussdiagnose, d. h., bevor die Diagnose gestellt werden darf, müssen beispielsweise eine Sarkoidose oder eine exogen-allergische Alveolitis ausgeschlossen sein. Die Ätiologie ist unbekannt.

Klinik

Leitsymptome sind Belastungsdyspnoe und unproduktiver Husten. Die meisten Patienten weisen Uhrglasnägel und Trommelschlägelfinger auf. Mit fortschreitender Erkrankung kommt es zu Gewichtsverlust („pulmonale Kachexie") und zunehmendem Leistungsknick. Es resultiert schließlich ein pulmonaler Hypertonus mit Cor pulmonale.

Diagnostisches Vorgehen

- Körperliche Untersuchung: Tab. 5.17

Tab. 5.17 Lungenfibrose und Lungenemphysem im Vergleich

	Lungenfibrose	**Lungenemphysem**
Atmung	Behinderung der tiefen Inspiration („Restriktion")	Behinderung der forcierten Exspiration (durch bronchialen Kollaps)
Perkussion	hoch stehende Lungengrenzen	hypersonorer Klopfschall, tief stehende Lungengrenzen
Auskultation	inspiratorisches Knisterrasseln („Sklerophonie")	abgeschwächtes Atemgeräusch

- **Lungenfunktion:** restriktive Ventilationsstörung, meist mit respiratorischer Partialinsuffizienz
- **bronchoalveoläre Lavage:** oft (leider nicht für die IPF spezifische) Vermehrung der neutrophilen und eosinophilen Granulozyten
- **transbronchiale Biopsie** unter Durchleuchtung: Sie zeigt im positiven Fall eine „Usual Interstitial Pneumonia" (UIP).

> ❗ Eine offene Lungenbiopsie ist heute dagegen nur noch in Zweifelsfällen zur Sicherung der Diagnose erforderlich. ❗

- **Röntgenthorax:** retikulonoduläre Zeichnungsvermehrung vor allem in den Unterfeldern, evtl. Wabenlunge
- **HR-CT:** milchglasartige Verschattungen (diese sind Ausdruck der Alveolitis und therapeutisch beeinflussbar) und Fibroseareale mit Bronchiektasen (therapeutisch nicht beeinflussbar).

Therapie

Keine der bisher vorgeschlagenen Therapien hat einen nachweisbaren Einfluss auf den Verlauf, jedoch alle haben leider meist handfeste Nebenwirkungen. Therapieversuche sollten deshalb mit Zurückhaltung unternommen werden. Eingesetzt werden Glukokortikoide in Kombination mit Azathioprin oder Cyclophosphamid.

Prognose

Die Erkrankung verläuft progredient bis hin zur respiratorischen Insuffizienz, der Verlauf ist jedoch von Patient zu Patient sehr unterschiedlich. Die Lebenserwartung nach Diagnosestellung beträgt etwa 3 Jahre. Eine Lungentransplantation kommt wegen häufiger Mehrfacherkrankungen nur für wenige Patienten infrage und ist, wie bei anderen Lungenerkrankungen auch, keinesfalls ein Jungbrunnen – die durchschnittliche Überlebenszeit nach Transplantation liegt wegen häufiger Komplikationen bei 5 – 10 Jahren.

5.5.2 Sarkoidose

Synonym: M. Besnier-Boeck-Schaumann.

Die Sarkoidose ist eine häufige granulomatöse Systemerkrankung, die meist junge Erwachsene betrifft. Eine genetische Prädisposition wird vermutet. Die Prävalenz beträgt 10 – 40/100 000 Einwohner, mit einem Häufigkeitsgipfel zwischen 20 und 40 Jahren. Frauen sind etwas häufiger betroffen.

> ❗ Das Risiko, an einer Sarkoidose zu erkranken, ist bei Rauchern erniedrigt. ❗

Etwa 5 % der Sarkoidosefälle treten familiär gehäuft auf. Die Histologie zeigt nicht-verkäsende, epitheloidzellige Granulome mit Langhans-Riesenzellen und einem Lymphozytensaum. Bei fast allen Patienten liegt eine Störung der T-Zell-Funktion vor, die sich unter anderem in einem (meist) negativen Tuberkulin-Test ausdrückt.

Klinik

Die Sarkoidose kann akut (30%) oder chronisch (70%) mit jeweils ganz unterschiedlicher Prognose verlaufen:

- **akuter Verlauf:** Leistungsknick, Fieber, Gelenkbeschwerden und Erythema nodosum. Häufig sind auch ein trockener Husten und Belastungsdyspnoe. Die Prognose dieser Form ist ausgezeichnet: In über 95% der Fälle kommt es zur Spontanremission innerhalb von Monaten. Bei einem kleinen Teil der Patienten kann sich jedoch eine progrediente Lungenfibrose entwickeln.
- **chronische Sarkoidose:** Verlauf über Monate mit langsam zunehmender Belastungsdyspnoe und Reizhusten. Bei ca. 50% der Patienten verbleiben (meist leichte) Dauerschäden wie z. B. eine restriktive Ventilationsstörung.

Praktisch jedes Organ kann von der Sarkoidose betroffen sein (**Abb. 5.54**). In 90% der Fälle sind Lymphknoten (meist Hiluslymphknoten) betroffen, in 70% das Lungenparenchym.

Ein typisches Muster des Organbefalls und damit eine jeweils spezifische Symptomenkonstellation findet sich beim Löfgren-Syndrom und beim Heerfordt-Syndrom (s. **Kasten** „Sonderformen der Sarkoidose").

=== **ZUR VERTIEFUNG** ===

Sonderformen der Sarkoidose

- **Löfgren-Syndrom:** typische Trias aus akuter Sprunggelenksarthritis, Erythema nodosum und bihilärer Lymphadenopathie (bevorzugt bei jungen Frauen)
- **Heerfordt-Syndrom:** Fieber, Uveitis anterior, Parotitis und Fazialisparese („Febris uveoparotidea").

! Häufig findet sich eine bihiläre Lymphadenopathie im Röntgenthorax als Zufallsbefund bei asymptomatischen Patienten. **!**

Extrapulmonale Manifestationen der Sarkoidose

- **Knochen:** zystische Veränderungen der Fingerknochen (Ostitis multiplex cystoides Jüngling)
- **Haut:** Erythema nodosum (s. **Kasten**), Hautsarkoidose („Lupus pernio")
- **Auge:** am häufigsten Uveitis, seltener Iridozyklitis; Tränendrüsenbefall (Parinaud-Syndrom)
- **ZNS:** Encephalitis granulomatosa (selten); sehr selten Fazialisparese oder Diabetes insipidus
- **Herz:** Rhythmusstörungen durch Granulome im Reizleitungssystem (häufigste Ursache für plötzliche Todesfälle bei Sarkoidose); Myokarditis oder Kardiomyopathie
- **Leber und Milz:** granulomatöse Entzündung
- **Niere:** Hyperkalziurie und Hyperkalzämie (durch Freisetzung von Calcitriol aus aktivierten Makrophagen in Granulomen; s. **11.6.3**).

=== **AUF DEN PUNKT GEBRACHT** ===

Erythema nodosum

Blaurote, erhabene, druckschmerzhafte subkutane Knoten (kirsch- bis pflaumengroß), meist an der Streckseite der Unterschenkel. Die häufigste Ursache ist die Sarkoidose, seltener wird ein Erythema nodosum durch rheumatische Erkrankungen, Infektionen (durch Mykobakterien, Salmonellen, Streptokokken, Yersinien), entzündliche Darmerkrankungen oder Medikamente (z. B. Penicillin, Sulfonamide) verursacht.

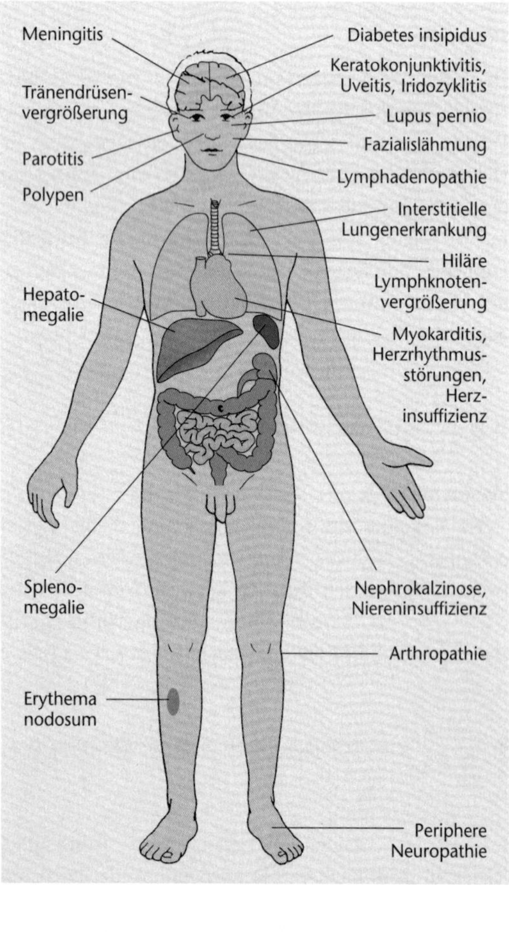

Abb. 5.54: Extrapulmonale Manifestationen der Sarkoidose. [L157]

Meningitis
Tränendrüsenvergrößerung
Parotitis
Polypen
Hepatomegalie
Splenomegalie
Erythema nodosum

Diabetes insipidus
Keratokonjunktivitis, Uveitis, Iridozyklitis
Lupus pernio
Fazialislähmung
Lymphadenopathie
Interstitielle Lungenerkrankung
Hiläre Lymphknotenvergrößerung
Myokarditis, Herzrhythmusstörungen, Herzinsuffizienz
Nephrokalzinose, Niereninsuffizienz
Arthropathie
Periphere Neuropathie

Ätiologie

Die Ätiologie der Sarkoidose ist unbekannt. Aufgrund der saisonalen Häufung wird immer wieder ein infektiöser Auslöser diskutiert, ohne dass hierfür überzeugende Daten vorliegen. Die Inzidenz ist regional sehr unterschiedlich: In Nordeuropa ist die Erkrankung häufig, während sie in Mittelmeerländern und in Afrika eine Rarität ist, sodass auch eine genetische Disposition zu vermuten ist.

Diagnostisches Vorgehen

Bei Verdacht auf Sarkoidose werden zunächst ein **Röntgenthorax** (bihiläre Lymphadenopathie?, **Abb. 5.55**) und eine **Lungenfunktionsuntersuchung** (restriktive Ventilationsstörung?) durchgeführt. Sind beide unauffällig, ist eine Sarkoidose mit über 90%iger Wahrscheinlichkeit ausgeschlossen.

Die Bestätigung der Diagnose erfordert eine Bronchoskopie mit **bronchoalveolärer Lavage** und ggf. transbronchialer **Biopsie**.

Die Aktivität der Krankheit im Therapieverlauf wird klinisch sowie durch Lungenfunktionsuntersuchungen und Röntgenthorax eingeschätzt (s. **Kasten** „Einteilung der Sarkoidose"). Die bronchoalveoläre Lavage ist oft hilfreich, während die Bestimmung von Laborwerten wie z. B. Serum-ACE nur bei deutlich pathologischen Werten die Therapieentscheidung beeinflusst.

Labor

Im Labor ist die BSG nur bei der akuten Form beschleunigt, CRP meist nur mäßig erhöht oder normal. Evtl. besteht eine Leukopenie (meist durch Lymphopenie). Das IgG ist in 50% der Fälle erhöht; eine Hyperkalzämie und Hyperkalzurie sind in ca. 15% nachweisbar.

════ZUR VERTIEFUNG════

Einteilung der Sarkoidose nach Röntgenbefund

- **Stadium 0:** unauffälliger Röntgenthorax bei isoliertem extrapulmonalem Befall
- **Stadium I:** bihiläre Lymphadenopathie: polyzyklisch begrenzte, symmetrische Hilusvergrößerung; Spontanremission in 70%
- **Stadium II:** zusätzlicher Lungenbefall oder Lungenbefall ohne Hilusbeteiligung: retikulonoduläre Zeichnungsvermehrung; Spontanremission in 40%
- **Stadium III:** Lungenfibrose mit irreversibler Lungenfunktionsminderung.

ACE (Angiotensin Converting Enzyme) kann erhöht sein. Dieser Parameter ist, wie alle Laboruntersuchungen, nicht spezifisch für die Diagnose „Sarkoidose"; er kann jedoch zur Therapiekontrolle dienen.

Bronchoskopie mit BAL und Biopsie

Die bronchoalveoläre Lavage zeigt typischerweise eine lymphozytäre Alveolitis mit Erhöhung der CD4-Zell-Zahl (T-Helferzell-Alveolitis) und entsprechend erhöhtem **CD4/CD8-Quotienten**. Bei einem Quotienten ≥ 5 ist eine Sarkoidose wahrscheinlich, bei ≥ 10 nahezu sicher.

Die transbronchiale Biopsie ermöglicht häufig den Nachweis von Epitheloidzellgranulomen.

Andere Untersuchungen

Der Tuberkulin-Test ist häufig negativ. Dies ist die Folge einer gestörten T-Zell-Funktion. Bei positivem Ausfall sollten Sputum und Magensaft zum Ausschluss einer Tbc untersucht werden.

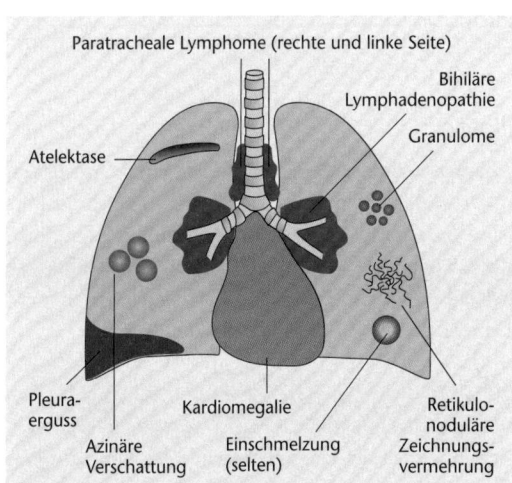

Abb. 5.55: Mögliche Röntgenveränderungen bei Sarkoidose. [L157]

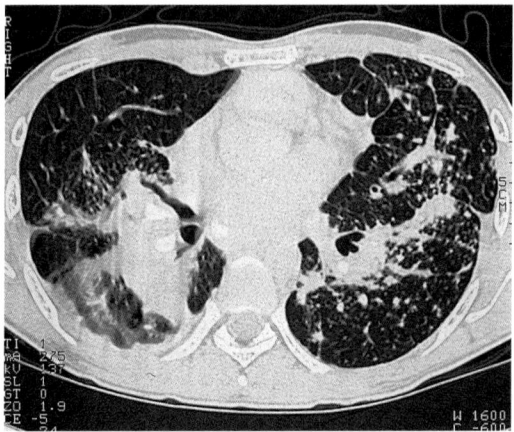

Abb. 5.56: Sarkoidose im Stadium III im HR-CT. Man erkennt die ausgeprägte Fibrosierung mit narbigen Einziehungen, es liegen aber auch frische entzündliche Infiltrate vor („weiche Infiltrate", bes. rechts). [M104]

In der Lungenfunktion sind evtl. eine restriktive Ventilationsstörung und eine Verminderung der Diffusionskapazität (DL_{CO}- s. **5.2.5**) nachweisbar, Letztere stellt den besten Parameter zur Therapiekontrolle dar.

Durch CT mit Kontrastmittel können die bihiläre Lymphadenopathie nachgewiesen sowie bestimmte Differentialdiagnosen (z. B. Bronchialkarzinom) abgegrenzt werden. Ein HR-CT (**Abb. 5.56**) kann den Lungenparenchymbefall detailliert nachweisen.

Differentialdiagnose

- **Stadium I:** Hiluslymphknoten-Tbc (ggf. Kavernen, Verkalkungen, positiver Tuberkulin-Test), Bronchialkarzinom (einseitig), mediastinale Metastasen, M. Hodgkin und Non-Hodgkin-Lymphom (meist asymmetrisch, selten Lungenbeteiligung)
- **Stadium II:** interstitielle Lungenerkrankungen anderer Ätiologie (z. B. Silikose, → Berufsanamnese), Miliartuberkulose, Pneumonie (v. a. „atypische" Pneumonien, s. **5.4.1**), Lymphangiosis carcinomatosa, Alveolarzellkarzinom
- **Stadium III:** Lungenfibrose anderer Ätiologie.

Therapie

Glukokortikoide sind fast immer wirksam. Wegen der häufigen Spontanremissionen (d. h. Heilung ohne Therapie) und häufiger Nebenwirkungen der Steroidbehandlung ist die Entscheidung für eine Therapie oft schwierig (s. **Kasten** „Indikationen für eine Glukokortikoid-Therapie"). Bei asymptomatischen Patienten im Stadium I wird in Anbetracht der sehr hohen Spontanremissionsrate auf eine Behandlung verzichtet. Immer gilt aber: Wird nicht behandelt, muss eine engmaschige Kontrolle erfolgen: z. B. Lungenfunktion mit Diffusionskapazität alle 3 Monate, Röntgenthorax alle 6 – 12 Monate.

═══════ZUR VERTIEFUNG═══════

Indikationen für eine Glukokortikoid-Therapie bei Sarkoidose

- extrapulmonaler Befall: z. B. von Augen, ZNS, Herz
- Hinweise auf einen aktiven Krankheitsprozess: Hyperkalzämie, Stadium II mit zunehmender Lungenfunktionseinschränkung, zunehmende Röntgenveränderungen
- ausgeprägte klinische Symptomatik: z. B. Löfgren-Syndrom mit beeinträchtigender Arthritis (Indikation umstritten).

! Die Sarkoidose ist oft nicht behandlungspflichtig, aber immer kontrollbedürftig. **!**

Prognose

Meist ist der Verlauf günstig. In 20 – 30% der Fälle kommt es zur bleibenden Lungenfunktionseinschränkung, in 10% zur Progression mit Lungenfibrose, in weniger als 5% treten tödliche Komplikationen auf (z. B. plötzlicher Herztod oder terminale Lungenfibrose mit respiratorischer Insuffizienz und Cor pulmonale).

5.5.3 Pneumokoniosen

Durch Speicherung von anorganischem Staub im Lungengewebe bedingte Lungenfibrosen. Pneumokoniosen sind die häufigsten zur Invalidität führenden pulmonalen Berufskrankheiten und deshalb bei begründetem Verdacht meldepflichtig.

Gefährlich sind v. a. Quarz (SiO_2, **Silikose**), metallische Kieselsäureverbindungen (Asbest, Talkum, Kaolin: zusammengefasst als **Silikatosen**) und Beryllium (**Berylliose**). Dagegen führt eine Inhalation z. B. von Kohle (**Anthrakose**), Eisen (**Siderose**), Schwerspatstaub (**Barytose**) oder Aluminium zu inerten (benignen) Pneumokoniosen meist ohne Krankheitswert. Am häufigsten sind Mischstaubpneumokoniosen.

Die radiologische Klassifizierung erfolgt mittels der **ILO-Klassifikation** *(International Labour Organization)*, s. gleichnamigen **Kasten**.

═══════ZUR VERTIEFUNG═══════

ILO-Klassifikation der Pneumokoniosen

Einteilung der rundlichen Fleckschatten nach
- **Lokalisation:** Oberfeld, Mittelfeld, Unterfeld
- **Größe:** A (0 – 5 cm), B (> 5 cm), C (größer als rechtes Lungenoberfeld).

Silikose

Die häufigste Pneumokoniose, die vor allem Arbeiter in Bergwerken, Metallhütten und Walzwerken betrifft, ist die Silikose. Sie wird durch kristallinen Quarz mit einer Korngröße ≤ 5 μm ausgelöst (alveolengängiger Feinstaub). Eine jahrelange Exposition ist nötig; die Symptome treten meist mit einer Latenz von 10 – 15 Jahren auf.

Klinik

Die Silikose verläuft zunächst meist asymptomatisch; nach Jahren entwickelt sich eine zunehmende Belastungsdyspnoe bis hin zur terminalen respiratorischen Insuffizienz. Begleitende obstruktive Störungen (z. B. als chronisch-obstruktive Bronchitis) stehen klinisch oft im Vordergrund.

Komplikationen sind: erhöhte Infektanfälligkeit, obstruktive Atemwegserkrankungen, pulmonale Hypertonie mit Cor pulmonale, rezidivierender Pneumothorax durch platzende Emphysemblasen in der Nachbarschaft schrumpfender Lungenareale.

! Die Komplikationen bestimmen die Prognose der Erkrankung. **!**

Sonderformen

In 10% kommt es zur **Silikotuberkulose**, die auch als Berufserkrankung anerkannt ist. Das Risiko, an einer Tbc zu erkranken, ist bei Patienten mit Silikose im Vergleich zu Normalpersonen etwa 20fach erhöht. Selten ist das **Caplan-Syndrom**, Rheumatoide Arthritis in Kombination mit einer Silikose.

Pathophysiologie

Die inhalierten SiO_2-Kristalle werden von Alveolarmakrophagen aufgenommen, erweisen sich für diese jedoch als „unverdaulich": Der Alveolarmakrophage geht zugrunde und setzt dabei nicht nur den Quarz, sondern auch Proteasen und fibroblastenaktivierende Stoffe frei. Diese führen zur granulomatösen Neubildung von Bindegewebe. Die ausgeprägte Schrumpfungstendenz führt zu einem perifokalen Narbenemphysem.

Diagnostisches Vorgehen

Diagnostisch wegweisend sind die Arbeitsplatzanamnese und der Röntgenthorax. Das HR-CT und die Lungenfunktion dienen zur Quantifizierung des Parenchymbefalls und der Funktionseinschränkung. Die Bronchoskopie sichert die Diagnose und dient der Differentialdiagnose.
- **Berufsanamnese:** meist jahrelange Quarzexposition, z. B. unter Tage im Kohlebergbau, im Tunnelbau, in der Keramikindustrie, als Sandstrahler, in Metallhütten und Walzwerken
- **Röntgenthorax:** diffuse retikuläre (netzartige) Verschattungen v. a. in den Mittelfeldern; im Hilusbereich z. T. verkalkte Lymphknoten („**Eierschalenhilus**").
- **HR-CT:** evtl. 2 – 5 mm kleine Knötchen zentrilobulär und subpleural sowie pleurale Pseudoplaques (Differentialdiagnose Asbestose); typisch ist ein fokales zentrilobuläres Emphysem; bei schwerem Verlauf konfluierende, irregulär begrenzte, verkalkende Verdichtungen meist in Mittel- und Oberfeld; hiläre Lymphadenopathie, pathognomonischer „Eierschalen"-Kalk.
- **Lungenfunktion:** restriktive Ventilationsstörung, häufig auch obstruktive Störungen
- **Bronchoskopie mit BAL:** Nachweis von Silikaten in Alveolarmakrophagen; transbronchiale Biopsie zum Nachweis von z. B. vernarbten Granulomen

! Das Ausmaß der Lungenfunktionsstörungen korreliert nicht mit der Schwere der radiologischen Veränderungen. Für die versicherungsrechtliche Bewertung ist deswegen die Lungenfunktionsprüfung z. B. mit Spiroergometrie entscheidend. **!**

Therapie

Wegen der obstruktiven Komponente der Beschwerden ist eine konsequente **antiobstruktive Therapie** (s. 5.3.4) angezeigt. Die **Rauchkarenz** ist ebenso wichtig wie bei der COPD. Bronchopulmonale Infekte werden frühzeitig antibiotisch behandelt. Der Fibrosierungsprozess selber ist therapeutisch nicht zu beeinflussen.

Asbestose

Asbest ist der wichtigste Vertreter der **faserförmigen Silikate** (SiO_2-haltigen Verbindungen). Blauasbest (Krokydolith) ist gefährlicher als Weißasbest (Chrysotil, 90% des geförderten Asbestes). Das pathogene Potential ist abhängig von Größe und Form der Fasern: Insbesondere Fasern mit einem Längen-Breiten-Verhältnis von über 3 : 1 und einer Länge $\geq$ 5 µm können nicht phagozytiert werden („frustrane Phagozytose") und führen zur Lungenfibrose (**Lungenasbestose**, v. a. pleurobasal und subpleural). Asbestnadeln können bis in den Pleuraraum oder sogar in den Peritonealraum penetrieren und auch hier eine Fibrose bewirken (**Pleuraasbestose**, bei lokalisiertem Befall sog. „Pleuraplaques").

! Der Nachweis von Pleuraplaques zeigt die Faserexposition an, beeinträchtigt die Lungenfunktion aber nicht. **!**

Komplikationen

Oft erst über 30 Jahre nach Exposition kann es zu einem Bronchialkarzinom (aller histologischen Formen, v. a. bei Rauchern) oder Pleuramesotheliom (s. **5.10.5**), seltener auch zu einem Peritonealmesotheliom kommen.

Diagnostisches Vorgehen

Wie bei der Silikose sind Arbeitsplatzanamnese und Röntgenthorax diagnostisch wegweisend. Die anderen Verfahren dienen der Diagnosebestätigung, der Beurteilung des Schweregrades und der differentialdiagnostischen Abgrenzung.
- **Rö-Thorax** (Abb. 5.57): bis handtellergroße Pleurafibrose („**Pleuraplaques**"), evtl. begleitender Pleuraerguss; basal betonte Lungenfibrose, „**Zottenherz**" (unscharfe Herzkontur durch benachbartes fibrotisch verändertes Lungenparenchym), Verkalkungen
- **HR-CT:** empfindlichstes Verfahren zum Nachweis einer pulmonalen oder pleuralen Fibrose
- **Lungenfunktion:** restriktive Ventilationsstörung

! Der Grad der funktionellen Beeinträchtigung bestimmt
■ bei der Begutachtung den Grad der Minderung der
Erwerbsfähigkeit. !

- **Bronchoskopie und bronchoalveoläre Lavage** (evtl. mit transbronchialer Biopsie) erlauben den lichtmikrosko-

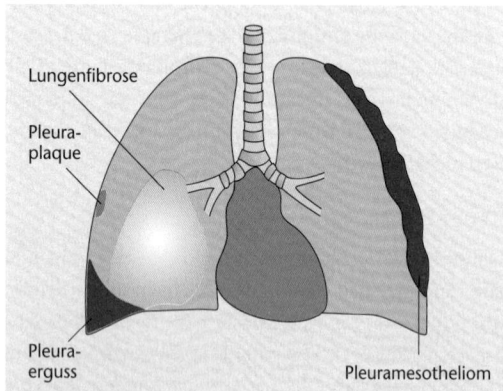

**Abb. 5.57:
Mögliche
Röntgen-
befunde bei
Asbestose.**
[L157]

pischen Nachweis von mit Protein umhüllten Asbestfasern (**Asbestkörperchen**).
- **Thorakoskopie (bei Pleuraerguss):** Der fiberoptische Zugang zum Pleuraraum ermöglicht zum einen die Diagnose mittels Pleurabiopsie, zum anderen die Behandlung des Ergusses durch eine Talkum-Pleurodese (die entzündliche Wirkung des Talkums führt zur „Verklebung" der Pleurablätter).

! Der Nachweis von Pleuraverdickungen und thorakalen
■ Schmerzen bei positiver Berufsanamnese spricht mit hoher
Wahrscheinlichkeit für ein Pleuramesotheliom (s. 5.10.5):
Pleuraplaques sind dagegen schmerzlos. !

Therapie

Wie bei der Silikose kann der Fibrosierungsprozess nicht beeinflusst werden. Deshalb ist die Expositionsprophylaxe entscheidend.

5.5.4 Exogen-allergische Alveolitis (EAA)

Synonym: Hypersensitivitätspneumonitis.

Durch Inhalation organischer Stäube (**Tab. 5.18**) kommt es bei entsprechend disponierten Personen zur akuten Entzündungsreaktion, bisweilen auch zu chronischen Fibrosierungsprozessen.

Klinik

Die EAA kann entweder akut oder aber chronisch-progredient verlaufen:
- **Akuter Verlauf:** 6–8 Stunden nach Allergenkontakt kommt es zu Fieber, Husten, Auswurf, Tachypnoe, Dyspnoe. Bei der Untersuchung finden sich eine zentrale Zyanose sowie ein inspiratorisches Knisterrasseln über beiden Lungen (Differentialdiagnose zur meist einseitigen Pneumonie).
- **Chronisch-progredienter Verlauf:** Entwicklung einer Lungenfibrose mit zunehmender respiratorischer Insuffizienz bis hin zum Endstadium mit Cor pulmonale.

Pathogenese

Der EAA liegt eine durch **organische Stäube** ausgelöste Immunreaktion zugrunde, die häufig (aber nicht immer) mit dem Nachweis von Typ-III-Allergenen (Immunkomplexen) einhergeht. Über das unspezifische Immunsystem, z. B. die Komplementkaskade, werden sekundär Entzündungszellen im alveolären Kompartiment rekrutiert („Alveolitis", oft mit Granulombildung).

Durch wiederholte Antigenexposition entwickelt sich entweder eine akute Pneumonitis (bei kurzer Exposition und

Tab. 5.18 Häufige Allergene als Auslöser einer exogenen allergischen Alveolitis und zugehörige Krankheitsbezeichnungen

Krankheitsbezeichnung	Allergene
Farmerlunge	thermophile Aktinomyzeten in schimmeligem Heu
Bagassose	*Thermoactinomyces sacchari* in schimmeligem Zuckerrohr
Champignonpflückerlunge	*Micropolyspora faeni* in Pilzkulturen (Kompost)
Luftbefeuchterlunge	thermophile Bakterien in Klimaanlagen
Waschmittellunge	*Bacillus subtilis* (bakterielle Waschmittelenzyme)
Malz- und Papierarbeiterlunge, allergische Aspergillose	Pilzsporen: *Aspergillus fumigatus*, *A. clavatus*, *A. niger* in schimmeliger Gerste, Malz, Papier
Ahornrindenschälerkrankheit, Suberose	*Cryptospora corticale*
Paprikaspalterlunge	Schimmelpilze
Käsewascherlunge	*Penicillium frequentans*, *P. casei*
Taubenzüchter- und Vogelhalterlunge	Serumproteine von Tauben, Hühnern und Sittichen
Kürschnerlunge	Staub von Pelztierhaaren bei der Fellverarbeitung
Kornkäferkrankheit	Antigene des Weizenrüsselkäfers in Weizenmehl
Holzarbeiter- und Waldarbeiterlunge	Sägemehl von Eichen, Zedern
Kaffeearbeiterlunge	Kaffeebohnenextrakte in Röstereien
Chemiearbeiterlunge	Isozyanate (allergisches Asthma ist dabei allerdings häufiger als EAA!), Phthalsäureanhydrid

hoher Allergenmenge) oder eine langsam fortschreitende, meist herdförmige Fibrosierung (bei langer Exposition und geringer Allergenmenge). Durch Schrumpfung der Narbenfelder entsteht ein sekundäres Emphysem und damit im Endstadium das Bild einer Wabenlunge.

! Der Begriff Pneumonitis wurde ursprünglich für eine nicht-infektiöse Entzündung der Lunge verwendet. Die Begriffe Pneumonitis und Pneumonie werden heute aber weitgehend synonym verwendet. **!**

Diagnostisches Vorgehen

Der Verdacht auf eine EAA stützt sich auf die Trias aus typischer Klinik, Allergenexposition (Berufsanamnese) und Röntgenthorax. Durch Nachweis von präzipitierenden Antikörpern gegen das vermutete Allergen kann die Diagnose weiter erhärtet werden.

In Zweifelsfällen kommt die inhalative Exposition mit gleichzeitiger Lungenfunktionsmessung infrage; diese ist jedoch risikoreich.

- **Röntgenthorax:** vermehrte streifige, z. T. fleckige Lungenzeichnung v. a. in den Mittelfeldern. Die Röntgenveränderungen sind im Akutstadium nur schwer von denen einer Pneumonie zu unterscheiden.
- **HR-CT:** Selbst bei unauffälligem Röntgenthorax kann das CT bereits milchglasartige Infiltrate nachweisen.
- **Bronchoskopie mit BAL** zur Differentialdiagnose: lymphozytäre Alveolitis vom T-Suppressor-/zytotoxischen Typ; der CD4/CD8-Quotient ist erniedrigt (≤ 1,2). Nach akuter Exposition ist auch eine Vermehrung neutrophiler Granulozyten und CD4-positiver Lymphozyten möglich.

! Die Diagnose einer EAA wird durch die Zusammenschau aller diagnostischen Verfahren gestellt; ein einzelner Befund ist nicht beweisend. **!**

Differentialdiagnose

Das akute Stadium muss gegen das Asthma bronchiale (hier beginnen die Beschwerden *unmittelbar* nach Allergenkontakt) sowie die Pneumonie (s. 5.4.1) abgegrenzt werden. Im chronischen Stadium sind interstitielle Lungenerkrankungen anderer Ätiologie zu bedenken.

Therapie

! Eine Antigenkarenz ist unbedingt einzuhalten, wenn die Therapie erfolgreich sein soll und die EAA als Berufserkrankung anerkannt werden soll. **!**

In der akuten Phase werden Glukokortikoide gegeben. Daneben steht die symptomatische Therapie von Infektionen, Obstruktion und Rechtsherzinsuffizienz im Vordergrund.

Ohne strikte Allergenkarenz und antiinflammatorische Behandlung hat die EAA eine schlechte Prognose. Auch bei Allergenkarenz kann eine progressive Lungenfibrose entstehen, die den Einsatz von Immunsuppressiva (z. B. Azathioprin) notwendig macht.

5.6 Schlafbezogene Atmungsstörungen

Schlafbezogene Atmungsstörungen (**SBAS**) oder **Schlafapnoen** sind meist durch eine Obstruktion der oberen Luftwege bedingt. Zu diesen **obstruktiven schlafbezogenen Atmungsstörungen** gehören das „obstruktive Schnarchen" und die obstruktive Form des Schlafapnoe-Syndroms.

Seltener sind schlafbezogene Atmungsstörungen nicht-obstruktiv bedingt (sog. **nicht-obstruktive schlafbezogene Atmungsstörungen**). Letzteren liegt entweder die zentrale Form des Schlafapnoe-Syndroms zugrunde (s. u.) oder aber die bei vielen chronischen Lungenerkrankungen nachts verstärkt auftretende alveoläre Hypoventilation. Sie kommt dadurch zustande, dass die „Atempumpe" während des Schlafs weniger effektiv arbeitet. Betroffen sind v. a. Patienten mit COPD sowie mit neuromuskulären Störungen.

Schnarchen ist häufig (jede vierte Frau und fast jeder zweite Mann schnarchen regelmäßig). Während die Nachteile für den Bettpartner evident sind, wird der Schnarcher nur dann gesundheitlich beeinträchtigt, wenn seine Atmung häufiger und für längere Zeit komplett verlegt wird (Apnoe) oder zumindest stark eingeschränkt ist (Hypopnoe).

- Unter einer **Apnoe** wird eine Atempause von mehr als 10 Sekunden verstanden. Apnoen können – in geringer Zahl – auch im normalen Schlaf vorkommen.

  ! Insbesondere während des Einschlafens kommen Atempausen auch als physiologische Erscheinung vor. **!**

- Als **Hypopnoe** wird eine über mindestens 10 Sekunden eingeschränkte Atmung bezeichnet (Reduktion der Atmungsamplitude um mehr als 50%).

Mehr als 5 Apnoen und/oder Hypopnoen pro Stunde Schlaf werden als pathologisch angesehen (man spricht dann von einem **Apnoe/Hypopnoe-Index** von > 5). Treten mehr als 10 Apnoen und/oder Hypopnoen pro Stunde auf und leidet der Patient an Tagesmüdigkeit, so spricht man von einem **Schlafapnoe-Syndrom (SAS)**.

Viele Schnarcher sind tagsüber müde und funktionell eingeschränkt, ohne dass sie die Apnoe-Kriterien für ein SAS erfüllen. Ihr Leiden wird als „**obstruktives Schnarchen**" (*heavy snoring*, **oberes Atemwegsresistenz-Syndrom**) bezeichnet. Es wird angenommen, dass die durch das Schnarchen vermehrten nächtlichen Atemanstrengungen die Schlafarchitektur so stark stören, dass Tagesmüdigkeit resultiert.

Von einem SAS betroffen sind 4% der Erwachsenen über 40 Jahre, mindestens 5-mal mehr Männer als Frauen. Die Häufigkeit nimmt mit dem Alter deutlich zu. Schuld daran sind Gewichtszunahme und eine im Alter zunehmende muskuläre Hypotonie. Es wird geschätzt, dass über ein Drittel der über 60-Jährigen an einem Schlafapnoe-Syndrom leiden.

Klinik

Zum Arztbesuch führt meist der Ehepartner, der über lautes Schnarchen mit Atemstillständen und ggf. Impotenz des Gatten klagt, während der Patient selbst oft erstaunlich wenig Klagen vorbringt (s. **Kasten** „Klinik des Schlafapnoe-Syndroms").

================**AUF DEN PUNKT GEBRACHT**================

Klinik des Schlafapnoe-Syndroms (SAS)

- lautes Schnarchen mit nächtlichen Atempausen*
- Zeichen der exzessiven Tagesschläfrigkeit: Einschlafneigung bei monotonen Tätigkeiten
- fakultative Begleitsymptome: Konzentrationsschwäche, Gedächtnisstörungen, depressive Verstimmung, morgendliche Kopfschmerzen, morgendliche Mundtrockenheit, Impotenz
- fakultative Begleiterkrankungen: arterieller Hypertonus, Herzrhythmusstörungen, KHK, Herzinsuffizienz.

* für die Diagnose eines obstruktiven Schlafapnoesyndroms obligat

Bei genauem Nachfragen offenbaren sich jedoch häufig Symptome und **Einschränkungen des täglichen Lebens:** Leistungsknick, Konzentrationsstörungen, morgendliche Kopfschmerzen und Mundtrockenheit, Nachtschweiß, Depressionen, Verhaltensstörungen (z. B. aggressives Verhalten), Impotenz. Häufig sind auch tagsüber auftretende sog. **imperative Schlafanfälle:** Der Patient „nickt" bei unpassender Gelegenheit (z. B. am Steuer oder bei der Vorlesung) ein **(Abb. 5.58)**. Durch diesen sog. „Sekundenschlaf" ist das Unfallrisiko um das Fünffache erhöht!

Bei 50% der Patienten besteht eine **arterielle Hypertonie**; seltener finden sich Zeichen einer Linksherzinsuffizienz, die sich als Folge der sympathikoton bedingten Hypertonie entwickeln kann. Eine Zyanose kann auf eine reaktive Polyglobulie zurückgeführt werden. Insbesondere Patienten mit vorbestehender COPD können eine pulmonale Hypertonie mit Rechtsherzinsuffizienz (Cor pulmonale) entwickeln (sog. **Overlap-Syndrom**).

Einteilung

Das Schlafapnoe-Syndrom kann in zwei Formen mit jeweils eigener Pathogenese auftreten:

- **Obstruktive Form** (sog. **obstruktive Schlafapnoen, OSAS**, ca. 90% der Schlafapnoen): Ein Tonusverlust der Pharynxmuskulatur oder eine anderweitige anatomische Einengung bedingt trotz mess- und sichtbarer Atemanstrengung (Kontraktion der abdominalen und thorakalen Atemmuskulatur) eine Unterbrechung des Luftstroms. Begünstigt wird diese Form der Apnoe durch Adipositas, Alkohol, Sedativa sowie anatomische Faktoren (s. u.).
- **Zentrale Form:** Hierbei kommt es zum periodischen Ausfall des Atemantriebs durch eine verminderte Stimulierbarkeit der Chemorezeptoren. Thorakale und abdominale Atembewegungen sind im Gegensatz zur obstruktiven Form nicht vorhanden. Häufigste Ursache ist die Herzinsuffizienz (Cheyne-Stokes-Atmung). Angeborene Formen kommen (selten) vor und haben selbst die griechische Mythologie befruchtet („**Undines Fluch**").

Mischformen sind häufig, da bei länger bestehendem OSAS auch der Atemantrieb leidet.

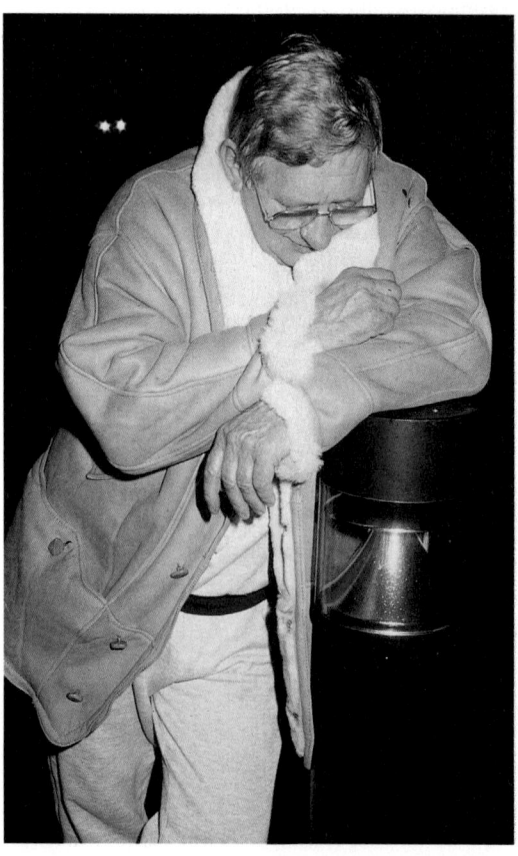

Abb. 5.58: Schweres Schlafapnoe-Syndrom: Der Patient ist auf dem Weg ins Schlaflabor eingeschlafen. [M104]

Ätiologie und Pathogenese

Ursachen

Der obstruktiven Form liegt ein durch anatomische und/ oder funktionelle Faktoren begünstigter **Kollaps der oberen Luftwege** zugrunde. Die Haupt„schuldigen" sind überschüssiges Fettgewebe und Alkohol. 80% der Patienten mit OSAS sind übergewichtig. Eine durch Alkohol und Schlafmittel induzierte Muskelrelaxation kann verstärkend oder auch für sich allein auslösend wirken. Weitere Risikofaktoren sind ein „dicker", gedrungener Hals, eine Makroglossie, Hypertrophie der Rachenmandeln, ein nach hinten versetzter Unterkiefer (Retrognathie) sowie Anomalien des Gesichtsschädels. Veränderungen der Nase (Septumdeviation, Nasenpolypen, Hypertrophie der Nasenmuscheln, Hypertrophie der Gaumenmandeln) können in manchen Fällen eine verstärkende Rolle spielen.

Pathogenese

Durch die Apnoe steigt der arterielle pCO_2 zeitweilig an; sekundär fällt auch der arterielle pO_2. Dies löst eine verstärkte (allerdings oft frustrane) Atemarbeit aus. Schließlich führt eine **sympathikotone Aufwachreaktion** („Micro-Arousal") zur Unterbrechung des Tiefschlafs und dadurch zur „Fragmentierung" des Nachtschlafs. Die Aufwachreaktion bleibt dabei meist unbewusst und die Atmung setzt nach Tonisierung der Rachenmuskulatur mit einem lauten Schnarchgeräusch wieder ein.

Folgen

Folge der sympathikotonen Reaktion mit Katecholaminausschüttung sind eine **arterielle Hypertonie** und nächtliche hypoxiebedingte Herzrhythmusstörungen. Letztere Probleme können auch ohne Einschränkung der Sauerstoffsättigung entstehen, da schon die intrathorakalen Druckschwankungen allein (ob im Rahmen eines OSAS oder beim „obstruktiven Schnarchen") den Sympathikotonus erhöhen. Die nächtliche Hypoxie und Hyperkapnie kann zur pulmonalarteriellen Vasokonstriktion führen; eine dauerhafte pulmonale Hypertonie ist jedoch fast nur bei gleichzeitiger COPD zu beobachten. Durch den ständig unterbrochenen Tiefschlaf ist der Patient **tagsüber müde** und in seiner Verhaltenssteuerung beeinträchtigt.

❗ Die obstruktive Schlafapnoe ist die bei weitem häufigste Ursache der (sekundären) arteriellen Hypertonie. ❗

Diagnostisches Vorgehen

Die Verdachtsdiagnose wird durch die Anamnese gestellt. Der Ausschluss eines SAS kann mittels ambulanten Monitorings zu Hause durchgeführt werden, der Nachweis, die Quantifizierung und die Therapieplanung mittels CPAP-Maske erfordern jedoch eine Untersuchung im Schlaflabor.

Die Diagnose stützt sich auf folgende Elemente:

- **Eigen-** und **Fremdanamnese:** Hierzu werden am besten standardisierte Fragebögen verwendet.
- **Ambulantes Schlafapnoe-Monitoring:** nächtliche Registrierung der Sauerstoffsättigung und Aufzeichnung des nasalen Luftflusses sowie der Thorax- und Bauchatemexkursionen. Aus der Registrierung wird der Apnoe/Hypopnoe-Index errechnet (Zahl der Apnoen und/oder Hypopnoen pro Schlafstunde; **Abb. 5.59**).
- Bei positivem Befund: **Polysomnographie** im Schlaflabor. Hier wird zusätzlich ein EEG mit Elektrookulogramm zur Schlafstadienfestlegung abgeleitet. Zusammen mit den Atemflussmessungen an Mund und Nase ermöglicht dies eine Unterscheidung zwischen obstruktiven und zentralen Schlafapnoen mit genauer Quantifizierung und Zuordnung zu den verschiedenen Schlafstadien.
- Die **HNO-ärztliche Abklärung** erfolgt zum Ausschluss einer mechanischen Obstruktion in den oberen Atemwegen, die eine operative Therapie notwendig machen kann.
- **Laboruntersuchungen** sind unspezifisch: Blutbild und Blutgasanalyse sind normal. Zeigen sich eine Polyglobulie oder Zeichen der respiratorischen Globalinsuffizienz, so sind diese in der Regel durch eine gleichzeitig bestehende COPD bedingt. Eine TSH-Bestimmung dient dem Ausschluss einer Hypothyreose. Die Lungenfunktionsuntersuchung dient zum Ausschluss einer Obstruktion, das EKG zeigt ggf. Zeichen der Linksherzhypertrophie, Rechtsherzbelastung oder Rhythmusstörungen.

❗ Bei Hypertonie, Herzinsuffizienz, Herzrhythmusstörungen oder unklarer Polyglobulie muss differentialdiagnostisch immer auch ein SAS bedacht werden. ❗

Therapie

Behandelt werden sowohl das Obstruktive-Schlafapnoen-Syndrom als auch das „obstruktive Schnarchen". Nach „Sutton's Law" (s. **gleichnamigen Kasten**) sind die persönlichen Lebensgewohnheiten die entscheidenden „Hebel" bei der Therapie. Das SAS unterscheidet sich darin nicht von den meisten anderen chronischen „Zivilisationskrankheiten". Leider sind gerade diese Verhaltensweisen aber oft schwer zu ändern (s. „Wie entsteht Gesundheit?" im Einleitungskapitel). Dennoch sollte jeder Patient motiviert werden: Eine deutliche Gewichtsreduktion kann ein SAS entscheidend bessern oder gar völlig beseitigen!

- **Veränderung der Lebensgewohnheiten:** Gewichtsreduktion; Meiden aller verstärkenden Faktoren wie Rauchen, Alkohol, Schlafmittel; Verbesserung der „Schlafhygiene": ruhiger, dunkler Raum, Schlafen in Seitenlage, regelmäßiger Schlafrhythmus, ausreichende körperliche Aktivität während des Tages

- Bei Obstruktion im HNO-Bereich evtl. **operative Korrektur**: z. B. Adenoidektomie, Tonsillektomie, Korrektur einer Septumdeviation

  ! Eine Verkleinerung der Uvula (Uvuloplastik) ist bei SAS jedoch meist nutzlos. !

- Bei Erfolglosigkeit und einem Apnoe/Hypopnoe-Index von > 10/h (insbesondere wenn die Ereignisse mit einem Abfall der Sauerstoffsättigung um mindestens 4% verbunden sind) kommt die zu Hause durchgeführte kontinuierliche nächtliche Applikation von **CPAP** (Continuous Positive Airway Pressure) über eine Nasenmaske in Frage. Der kontinuierlich – während der In- und Exspiration – auf demselben Niveau applizierte Druck (meist 6 – 10 mbar) wirkt dem Kollaps der oberen Atemwege entgegen ("pneumatische Schienung"). Manche Geräte passen den zur Schienung benötigten Druck automatisch an (sog. automatische nCPAP-Geräte). In speziellen Fällen (etwa bei begleitender Herzinsuffizienz) kann der Druck auch je nach Atemphase (In- oder Exspiration) variiert werden (sog. **BiPAP** = **Bi**-level Positive Airway Pressure) oder der Druck je nach Atemanstrengung des Patienten phasenabhängig augmentiert werden (sog. **PPAP** = Proportional Positive Airway Pressure).

- Toleriert ein Patient keine nächtliche Maskenbeatmung, so kann durch Gebissschienen aus Kunststoff versucht werden, ein Zurücksinken des Unterkiefers im Schlaf zu verhindern. Typische Probleme der Beatmung sind Druckstellen am Maskenrand, ausgetrocknete Schleimhäute

(kann durch Luftbefeuchtung vermieden werden) und generelle Non-Compliance.

Verlauf und Prognose

Ist die nächtliche Beatmung erfolgreich, so fällt der Blutdruck am Tag um etwa 10 mmHg. Die beim schweren OSAS wegen häufiger Schlaganfälle, Herzinsuffizienz und Unfälle stark erhöhte Mortalität sinkt auf Normalniveau.

Sonderform: Pickwick-Syndrom

Der Name dieses heute auch als **Obesitas-Hypoventilations-Syndrom** bezeichneten Krankheitsbildes leitet sich von dem beständig schlafenden Kutscher Little Fat Joe in Charles Dickens' *The Pickwick Papers* ab. Das Syndrom beinhaltet eine schwere nächtliche Hypoventilation, welche durch den extremen Zwerchfellhochstand sowie den thorakalen

=====ZUR VERTIEFUNG=====

Sutton's Law

Als der berühmte amerikanische Bankräuber Sutton nach Aushebung einer Bank gefasst wurde, fragte ihn der Richter, weshalb er die Bank überfallen habe. Seine Antwort war: *"Because this is where the money is."* Diese Antwort kommt im amerikanischen Ärztejargon häufig zu Ehren, wenn "wirklich wichtige" Therapieansätze von den weniger zielgerichteten Therapieformen abgegrenzt werden sollen.

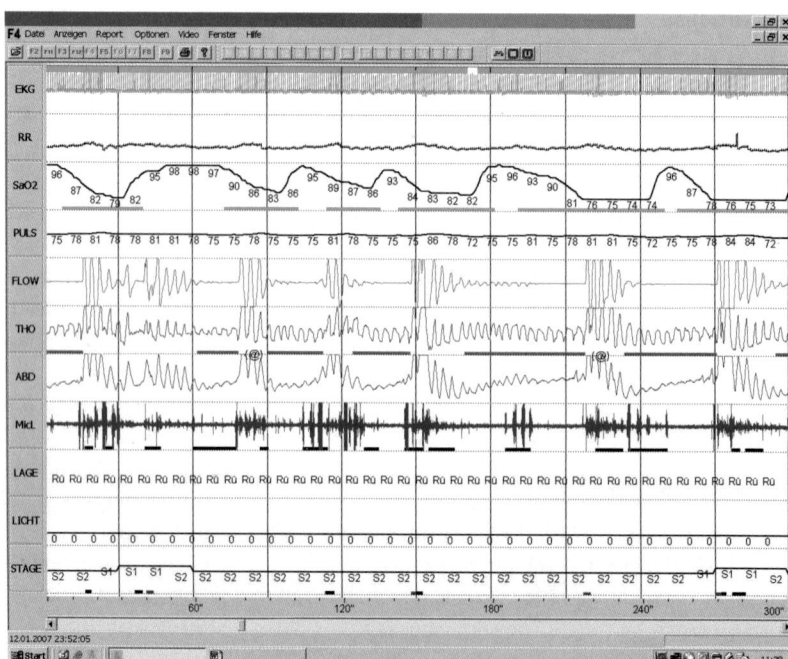

Abb. 5.59: Polysomnographischer Befund bei einem 60-jährigen Mann mit OSAS. Deutlich sichtbar sind die etwa alle 30 Sekunden auftretenden Atempausen mit nachfolgendem Abfall der Sauerstoffsättigung. Die thorakalen und abdominalen Atemexkursionen gehen auch während der Apnoen als frustrane Atemanstrengungen weiter. Löst sich die Obstruktion, so erfolgen einige kompensatorisch gesteigerte, oft deutlich hörbare Atemzüge. FLOW = Atemfluss an der Nase; THO = Thoraxexkursionen; ABD = Abdomenexkursionen; MicL: Mikrofon; STAGE = Schlafstadium. [M104]

„Fettpanzer" bedingt ist. Ein Obstruktive-Schlafapnoen-Syndrom kann hinzutreten. Klinisch zeigen sich eine hochgradige Adipositas, Hypoxie und Hyperkapnie (respiratorische Globalinsuffizienz) mit konsekutiver Polyglobulie und Somnolenz (**Abb. 5.60**). Die Patienten „schlafen" mitunter mehr als 18 Stunden pro Tag. Therapiert wird das Pickwick-Syndrom, wenn möglich, durch Gewichtsreduktion und nächtliche nicht-invasive Beatmung.

5.7 Störungen des „kleinen Kreislaufs"

5.7.1 Lungenembolie (LE)

Embolischer Verschluss einer Lungenarterie durch einen Thrombus, der sich meist aus den tiefen Bein- oder Beckenvenen, seltener aus dem rechten Herzen oder der V. cava superior löst. Außer Blutthromben können selten auch einmal Fett, Luft oder ein Fremdkörper zur Embolie führen. Die **Letalität** der Lungenembolie beträgt etwa 5 – 10 %.

! Lungenembolien sind häufig (ca. 1 – 2 % aller stationären Patienten) und werden meist übersehen: Nur ca. 30 % werden vor dem Tod diagnostiziert! 70 % der tödlichen Lungenembolien verlaufen in Schüben. Deshalb muss schon bei Verdacht eine entsprechende Diagnostik durchgeführt werden. **!**

Klinik

Die Schwere des Krankheitsbildes hängt vom Ausmaß der Gefäßobliteration und von der Geschwindigkeit ihres Entstehens ab (**Tab. 5.19**). Die Embolie des Pulmonalis-Hauptstamms kann bis zum Herzstillstand führen, rezidivierende kleine Lungenembolien können dagegen ohne Symptome

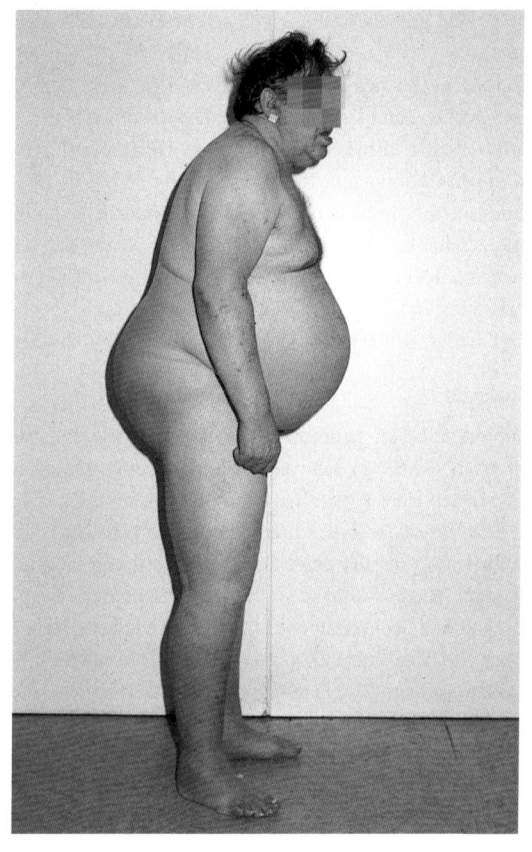

Abb. 5.60: Pickwick-Syndrom. Der Patient zeigt eine stammbetonte Adipositas und Unterschenkelödeme als Zeichen der rechtsführenden Herzinsuffizienz. [M104]

05

(„klinisch stumm") eine über Jahre zunehmende Einschränkung des Gefäßbetts und damit eine pulmonale Hypertonie bedingen.

Tab. 5.19 Schweregrade der Lungenembolie (nach GROSSER)

Schweregrad	Klinik	Arterieller Blutdruck	Mittlerer Pulmonal-arteriendruck	pO$_2$	Gefäßverschluss
I mäßiggradige LE	leichte Dyspnoe, thorakaler Schmerz	normal	normal (bis 20 mmHg) (2,6 kPa)	ca. 80 mmHg (10,6 kPa)	periphere Äste
II schwere LE	akute Dyspnoe, Tachypnoe, Tachykardie, thorakaler Schmerz	normal	16 – 25 mmHg (2,1 – 3,3 kPa)	70 mmHg (9,3 kPa)	Segmentarterien
III massive LE	akute, schwere Dyspnoe, Zyanose, Unruhe, Synkope, thorakaler Schmerz	erniedrigt	25 – 30 mmHg (3,3 – 4 kPa)	60 mmHg	ein Pulmonalarterienast
IV fulminante LE	zusätzlich Schocksymptomatik, evtl. Herz-Kreislauf-Stillstand	Schock	≥ 30 mmHg (4 kPa)	≤ 60 mmHg (8 kPa)	Pulmonalis-Hauptstamm oder mehrere Lappen-arterien

Liegt eine größere Embolie vor, setzen die Beschwerden akut ein:
- **Klassische Zeichen** sind die plötzlich einsetzende Atemnot, Synkope und atemabhängiger Thoraxschmerz.
- Oft bestehen Tachykardie, Tachypnoe, Husten (evtl. blutig), Beklemmung und Todesangst.
- Bei massiver Embolie entwickeln sich Zyanose, Hypotonie, Zeichen der oberen Einflussstauung (gestaute Halsvenen, erhöhter ZVD), evtl. Schock bis hin zum Herz-Kreislauf-Stillstand.
- Ggf. finden sich Zeichen der Phlebothrombose (s. 2.4.3).

Ätiologie

Hauptursache der Lungenembolie ist eine tiefe Beinvenenthrombose (90%); seltener stammen die Thromben aus dem rechten Herzen oder aus der Vena cava superior (z. B. bei ZVK). Risikofaktoren für eine Lungenembolie sind also die Risikofaktoren der tiefen Beinvenenthrombose: Immobilisation, langes Sitzen (z. B. Transatlantikflug), Schwangerschaft (die Lungenembolie ist heute die häufigste Todesursache bei Schwangeren!), postoperativ und Tumoren (z. B. Prostata-, Kolon-, Rektum- und Ovarialkarzinom). Die Thromben lösen sich häufig beim ersten Aufstehen nach Immobilisation, morgens oder beim Gang zur Toilette.

Pathogenese

Anstieg des Lungengefäßwiderstandes

Die plötzliche Verlegung z. B. eines A.-pulmonalis-Hauptastes führt zum akuten Anstieg des Lungengefäßwiderstandes und zur akuten Rechtsherzbelastung, ggf. mit Kreislaufschock. Neben dieser mechanischen Komponente kommt es in dem betroffenen pulmonalen Gefäßbett durch Freisetzung vasokonstriktorischer Mediatoren (z. B. Thromboxan oder Serotonin aus Thrombozyten) zu einer weiteren Widerstandserhöhung.

Rechtsherzbelastung

Das an niedrige Drücke adaptierte rechte Herz kann auf die plötzliche Druckerhöhung nur begrenzt mit einer Kontraktilitätssteigerung reagieren: Es kommt zur Rechtsherzdilatation und -insuffizienz. Da das linke Herz nur das Volumen auswerfen kann, das ihm vom rechten Herzen zugetragen wird, fällt das Herzzeitvolumen ab. Kann dies durch periphere Vasokonstriktion nicht mehr ausgeglichen werden, resultiert ein Blutdruckabfall mit Schock.

Ventilations-Perfusions-Verteilungsstörung

Intrapulmonal kommt es zu einer Zunahme der alveolären Totraumventilation (s. 5.1.2). Die betroffenen Lungenareale sind belüftet, jedoch nicht perfundiert. Dennoch ist der pCO_2 in der Regel wegen einer reaktiven Hyperventilation nicht erhöht, oft sogar erniedrigt. Dagegen liegt häufig ein verminderter pO_2 vor; dieser ist durch sekundäre Atelektasen und die verminderte rechtsventrikuläre Auswurfleistung bedingt.

Lungeninfarkt

Vor allem bei gleichzeitig bestehender Linksherzinsuffizienz oder ausgedehnter Embolie kann es zu einer Nekrose (Infarkt) des physiologischerweise ja nicht über die Lungenarterien, sondern über die Bronchialarterien versorgten Lungengewebes kommen. Durch die Verlangsamung des Blutstroms in den Bronchialarterien entsteht – obwohl das Blut das Infarktareal noch erreicht – eine Minderversorgung des Infarktareals mit Sauerstoff (**hämorrhagischer Infarkt**; im Gegensatz zum ischämischen Infarkt, wie er sich z. B. im Myokard ereignet). Nachfolgend kann es zur **Infarktpneumonie** kommen (**Abb. 5.61**).

Diagnostisches Vorgehen

! Jedem Verdacht muss unverzüglich und konsequent nachgegangen werden. **!**

Ziel der Diagnostik sind der Ausschluss bzw. Nachweis einer Lungenembolie sowie ggf. die Einschätzung ihres Schweregrades.
- Zum **Ausschluss** wird oft eine **Perfusions-Ventilations-Szintigraphie** eingesetzt (**Abb. 5.62**); ein Normalbefund macht eine klinisch relevante Thrombose oder Embolie unwahrscheinlich. Allerdings: Pathologische Befunde können auch bei anderen Lungenerkrankungen vorliegen, z. B. bei Emphysem, Pneumonie oder Atelektase, sodass die Szintigraphie im Falle eines positiven Befundes durch weitere bildgebende Verfahren ergänzt werden muss.

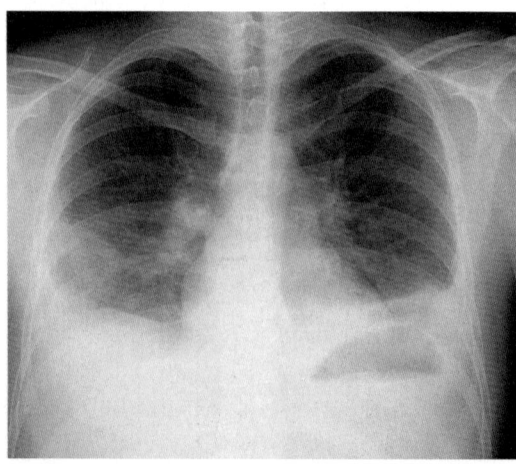

Abb. 5.61: Infarktpneumonie. Im Rahmen einer schweren Lungenembolie mit hämorrhagischem Lungeninfarkt hat sich beidseits eine Pneumonie mit Pleuraerguss entwickelt. Das Herz ist verbreitert, die Pulmonalis-Gefäße sind betont. [M104]

Ein weiterer brauchbarer und etablierter „Ausschlusstest" ist der **D-Dimer-Schnelltest** (D-Dimere entstehen als Endprodukte bei der Proteolyse von Fibrin und zeigen damit eine Spontanfibrinolyse an): Auch hier machen Normalwerte eine klinisch relevante Embolie unwahrscheinlich; ein erhöhter Wert weist eine aktive Fibrinolyse nach, die typisch für die Lungenembolie ist, aber auch bei einer Vielzahl von entzündlichen und malignen Erkrankungen auftritt und somit keine sichere (positive) Diagnose erlaubt.

- Der **Nachweis** kann ebenfalls durch mehrere Verfahren gelingen: Die **Pulmonalis-Angiographie (Abb. 5.63)** kann den betroffenen Gefäßabschnitt lokalisieren und war historisch der „Goldstandard". Bei entsprechender Verfügbarkeit wird heute aber das Spiral-CT **(Abb. 5.64)** nach vorheriger Kontrastmittelgabe **(Angio-CT)** bevorzugt. Insbesondere moderne Mehrzeilengeräte ermöglichen den Nachweis von Embolien bis auf Segmentarterienebene.
  Ein weiterer zum Nachweis einer LE eingesetzter Test ist die **Duplexsonographie** der Beinvenen: Liegt eine Thrombose vor, so wird eine LE wahrscheinlicher, bei gleichzeitig positivem D-Dimer-Test kann sie sogar als gesichert gelten.
- Der **Schweregrad** der Embolie wird durch **Blutgasanalyse** und **Echokardiographie** (Ausmaß der rechtsventrikulären Funktionseinschränkung) eingeschätzt.

Das myokardiale **Troponin-T** kann bei schweren Embolien erhöht sein, wenn es durch eine erhöhte Wandspannung im Rahmen der Druckerhöhung im kleinen Kreislauf zur Myokardnekrose kommt: Ein erhöhter Wert zeigt somit ein erhöhtes Mortalitätsrisiko an.

Die einzelnen diagnostischen Schritte sind im gleichnamigen **Kasten** näher beschrieben. Welche Tests in welcher Reihenfolge zur Anwendung kommen, hängt vom Schweregrad (insbesondere der hämodynamischen Stabilität des Patienten) und von der klinischen Wahrscheinlichkeit einer LE ab (hierzu gibt es inzwischen standardisierte Scores, **Tab. 5.20**).

Differentialdiagnose

Die Differentialdiagnose ist wegen der sehr variablen klinischen Präsentation der Lungenembolie breit. Stets müssen Herzinfarkt, Pleuritis, Pneumonie sowie eine Aortendissektion bedacht werden. Steht die plötzliche Dyspnoe im Vordergrund, so ist auch an ein Asthma, einen Spontanpneumothorax oder ein Lungenödem zu denken.

> ❗ Jedes im Krankenhaus angeschaute Röntgenbild mit einem neuen Infiltrat sollte nicht nur an eine Pneumonie, sondern auch an eine Lungenembolie bzw. einen Lungeninfarkt denken lassen. ❗

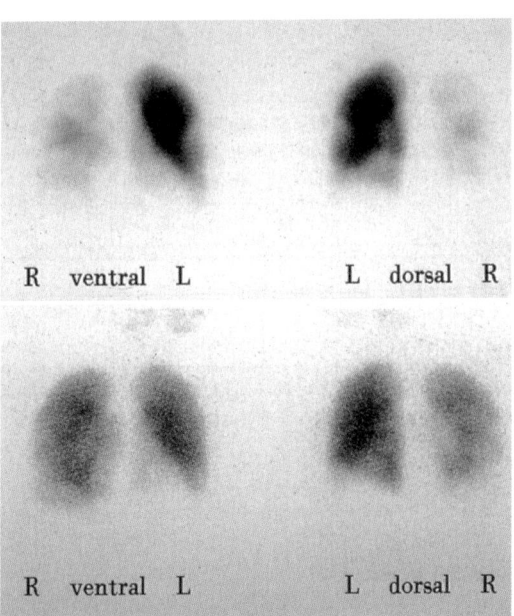

Abb. 5.62: Perfusions-Ventilations-Szintigramm desselben Patienten wie in Abbildung 5.61. Man erkennt das ausgeprägte Perfusions-Ventilations-Mismatch: Die rechte Lunge wird ventiliert (unten), aber kaum perfundiert (oben). [M104]

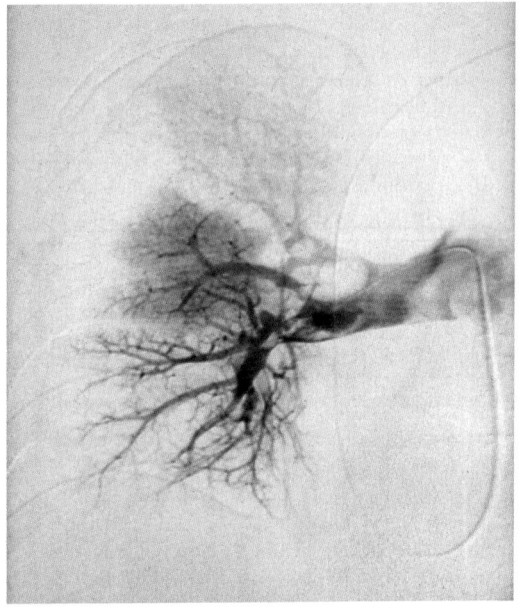

Abb. 5.63: Pulmonalis-Angiogramm bei schwerer Lungenembolie. Dieser Patient erlitt 12 Tage nach einer 2/3-Resektion des Magens einen thrombotischen Teilverschluss des rechten Hauptstamms der A. pulmonalis. [M104]

05

================ **AUF DEN PUNKT GEBRACHT** ================

Lungenembolie: die diagnostischen Schritte im Einzelnen (vgl. Abb. 5.65)

- **Anamnese und körperliche Untersuchung:** Sie helfen bei der Einschätzung der hämodynamischen Situation (Vitalzeichen), evtl. auch zum Ausschluss anderer Ursachen (z. B. Asthma), reichen aber zur definitiven Diagnose einer LE nicht aus. Der Befund bei der Auskultation ist meist normal!

  ❗ Wichtig sind Anamnese und Untersuchung zur Einschätzung der Wahrscheinlichkeit einer Lungenembolie (Tab. 5.20) ❗

- **Basisdiagnostik:** Hierzu gehören Röntgenthorax, EKG und BGA. Die Basisdiagnostik gibt eine erste Orientierung, ist zur Diagnose jedoch nicht ausreichend.

- Der **Röntgenthorax** dient vor allem dem Ausschluss anderer Ursachen einer plötzlich aufgetretenen Dyspnoe (z. B. Pneumothorax, Atelektase, Pleuraerguss). Die Lungenembolie selbst verursacht nur selten sichtbare Veränderungen wie z. B. Zwerchfellhochstand, Kalibersprung der Gefäße, periphere Aufhellungszone hinter dem Gefäßverschluss (**Westermark-Zeichen**), Pleuraerguss oder Lungeninfarkt.

- Im EKG (Abb. 5.66) bestehen typischerweise Zeichen der akuten Rechtsherzbelastung wie z. B. S_IQ_{III}-Typ, Rechtsdrehung des Lagetyps, inkompletter Rechtsschenkelblock, Verschiebung des R/S-Umschlags nach links, ST-Hebung oder T-Negativierung in V_1 und V_2, P-pulmonale, Sinustachykardie, Vorhofflimmern. Der Vergleich mit einem Vor-EKG zeigt ggf. eine Änderung des Lagetyps. Nicht selten ist das EKG aber bis auf eine Sinustachykardie unauffällig.

- Die **Blutgasanalyse** zeigt eine Hypoxie bei Hyperventilation ($pO_2 \downarrow$, $pCO_2 \downarrow$); dieser Befund ist aber ebenfalls weder spezifisch noch sensitiv!

- Der **D-Dimer-Schnelltest** ermöglicht eine erste diagnostische Aussage und sollte deshalb möglichst rasch durchgeführt werden: Patienten mit einem geringen Risiko für eine Lungenembolie (Tab. 5.20) und mit einem negativen D-Dimer-Test haben mit großer Wahrscheinlichkeit keine Lungenembolie, sodass hier auf weitere Nachweisuntersuchungen verzichtet werden kann.

- Die **Sonographie der Beinvenen** (als Duplexuntersuchung unter Kompression der Vene) ist zum Nachweis einer tiefen Beinvenenthrombose als Emboliequelle insbesondere bei positivem D-Dimer-Test indiziert. Zeigt sich nämlich eine Venenthrombose bei positivem D-Dimer-Test, so kann die Diagnose LE als gesichert gelten und auf weitere bildgebende Verfahren eventuell verzichtet werden.

  ❗ Wird eine tiefe Beinvenenthrombose nicht nachgewiesen, kann der Thrombus zum einen komplett in die Lungen gewandert sein, zum anderen kommen auch andere Emboliequellen in Betracht, z. B. das Iliaka-Stromgebiet oder auch – sehr selten – die obere Extremität. ❗

- **Ventilations-Perfusions-Szintigraphie oder Spiral-CT:** Diese beiden bildgebenden Verfahren kommen zum Einsatz, wenn eine LE weder durch den D-Dimer-Test noch durch die Sonographie der Beinvenen ausgeschlossen bzw. bestätigt werden kann.
  - Die **Ventilations-Perfusions-Szintigraphie** ist einfach durchzuführen. Ein negatives Ergebnis schließt eine signifikante LE praktisch aus, ein eindeutig positiver Befund weist die LE nach. Das Problem: eine verlässliche Interpretation ist nur in 50% möglich.
  - Das **Spiral-CT** ist rascher und spezifischer als die Szintigraphie. Bei unauffälligem Befund ist eine zentrale Lungenembolie mit großer Wahrscheinlichkeit ausgeschlossen.
  - Eine Alternative zum Spiral-CT (v. a. bei Schwangeren) ist das **Angio-MRT**. Eine Pulmonalis-Angiographie ist weitaus aufwändiger und invasiver und wird heute immer seltener durchgeführt.

- Die **Echokardiographie** ist zur Einschätzung der Schwere, jedoch nicht zur Diagnosestellung geeignet. Gesucht wird nach Zeichen der Rechtsherzbelastung (Dilatation, paradoxe Septumbewegung, Trikuspidalinsuffizienz); evtl. ist auch eine Abschätzung des Pulmonalarteriendrucks möglich.

- **Labor:** Da der Lungenembolie eine Thrombophilie zugrunde liegen kann, sollten Quick, PTT, TZ und Antithrombin bestimmt werden (erhöhtes Thromboserisiko u. a. bei APC-Resistenz und bei Protein-C- und -S-Mangel, s. 3.8). Troponin-T kann zur Risikoabschätzung hilfreich sein.

  ❗ Die Thrombophilie-Diagnostik sollte zur Ursachenforschung vor Antikoagulation durchgeführt werden, da sie unter der therapeutischen Antikoagulation nur eingeschränkt aussagekräftig ist. ❗

  ❗ Eine Lungenembolie kann Folge einer Thrombophilie bei malignen Tumoren sein. Daher ist insbesondere bei älteren Patienten eine Tumorsuche zu erwägen. ❗

Tab. 5.20 Klinische Wahrscheinlichkeit einer Lungenembolie (LE) nach WELLS 1998

Klinische Charakteristik	Score
klinische Zeichen einer tiefen Beinvenenthrombose (TVT)	3,0
LE wahrscheinlicher als eine andere Diagnose	3,0
Herzfrequenz >100/min	1,5
Immobilisation oder OP in den vergangenen 4 Wochen	1,5
frühere TVT oder LE	1,5
Hämoptyse	1,0
Krebserkrankung (aktiv oder in den vergangenen 6 Monaten)	1,0

Score < 2,0: Wahrscheinlichkeit für LE gering
Score 2,0–6,0: Wahrscheinlichkeit für LE mittel
Score > 6,0: Wahrscheinlichkeit für LE hoch

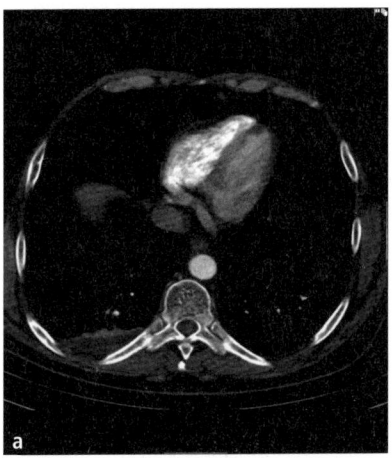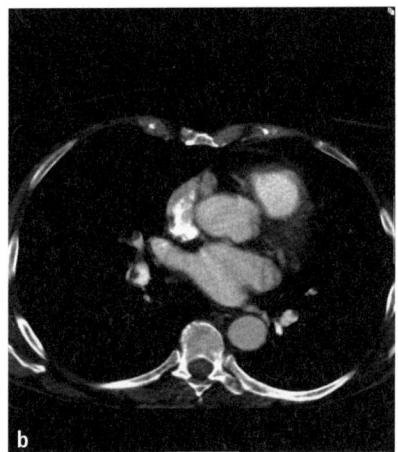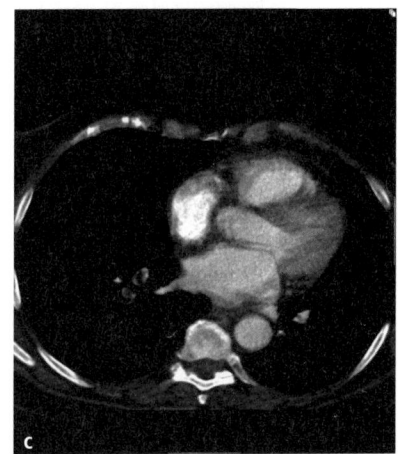

Abb. 5.64: Spiral-CT-Befund einer Lungenembolie. Spiral-CT des Thorax mit Kontrastmittel i.v. (erkennbar an der Kontrastierung des rechten Ventrikels). Kontrastmittelaussparungen der Segmentarterien des rechten Unterlappens. Begleiterguss rechts mit kleiner Kompressionsatelektase. [M104]

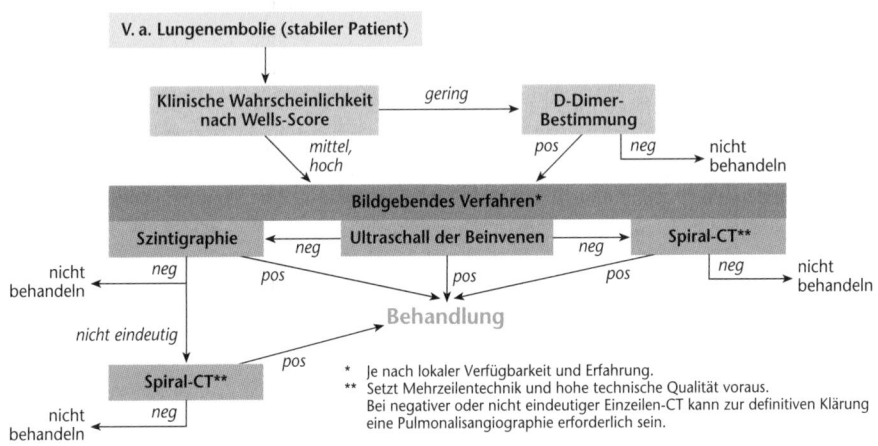

Abb. 5.65: Vorgehen bei Verdacht auf Lungenembolie beim hämodynamisch stabilen Patienten (modifiziert nach Deutsche Gesellschaft für Angiologie, AWMF Leitlinie 2004). [L141]

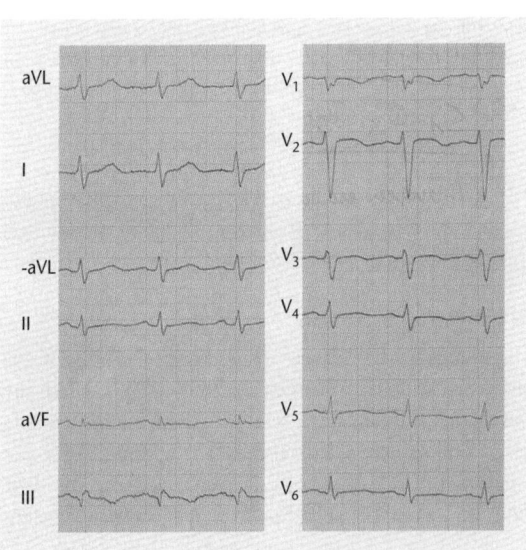

Abb. 5.66: EKG-Zeichen der akuten Lungenembolie: tiefes S in I und tiefes Q in III (sog. $S_I Q_{III}$-Typ), T-Negativierung in V_1–V_3, S bis V_6, Tachykardie. Weitere EKG-Zeichen (die bei diesem EKG fehlen): P-pulmonale, neu aufgetretener Rechtsschenkelblock. [M180]

Therapie der Akutphase

Therapieziel ist in erster Linie, eine kurzfristige Re-Embolie zu vermeiden (**Abb. 5.67**).

Hierzu erfolgt die Vollheparinisierung über 4 – 10 Tage. Außerdem sind akut oft eine Sedierung und Schmerzbekämpfung sowie Sauerstoffgabe, evtl. auch Intubation und Beatmung notwendig. Eine absolute Bettruhe über einige Tage ist indiziert, um ein Rezidiv zu vermeiden. Aufgrund des hohen Spontanlysepotentials der Lunge ist eine Fibrinolyse nur bei massiver Lungenembolie (Stadium III und IV) und Fehlen absoluter Kontraindikationen angezeigt (s. **1.6.4**). Als Ultima Ratio kommt eine Notfallembolektomie nach TRENDELENBURG in einer thoraxchirurgischen Abteilung in Betracht.

> ! Alternativ zur kontinuierlichen intravenösen Heparin-Gabe
> ▪ ist auch eine gewichtsadaptierte subkutane Gabe von niedermolekularen Heparinen möglich. Alle bisher durchgeführten Studien sprechen für eine mindestens gleichwertige Wirkung. !

Therapie und Prophylaxe nach der akuten Phase

Überlappend zur **Vollheparinisierung** sollte am 2. – 5. Tag mit einer **oralen Antikoagulation** („Marcumarisierung") begonnen werden. Diese wird nach der ersten Lungenembolie über mindestens 6 Monate fortgesetzt. Ohne Rezidivpro-

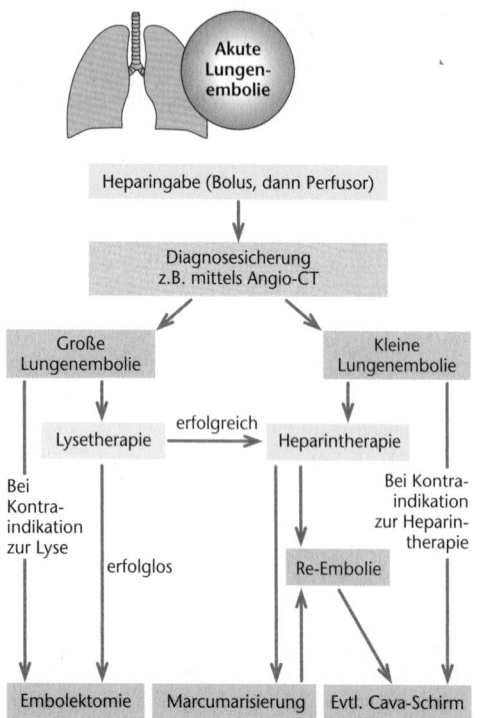

Abb. 5.67: Therapeutisches Vorgehen bei akuter Lungenembolie. [L157]

phylaxe wären in diesem Zeitraum in über 30% der Fälle Rezidive zu erwarten. Nach einem Lungenembolierezidiv ist meist eine lebenslange Antikoagulation notwendig.

Der Nutzen eines sog. **Cava-Schirmes**, eines in die V. cava inferior eingebrachten Netzes, welches Emboli abfangen soll, ist umstritten: Einer gesenkten Rezidivembolierate stehen häufige Komplikationen (z. B. Blutung, Thrombosen) gegenüber; die Gesamtmortalität bleibt unbeeinflusst.

Die wichtigste **Prophylaxe** der Lungenembolie ist die Verhinderung einer tiefen Beinvenenthrombose. Besonders Risikopatienten (s. **2.4.3**) müssen deshalb nach Operationen frühzeitig mobilisiert und mit Low-Dose-Heparin s. c. behandelt werden (hiermit wird bereits einige Stunden vor OP begonnen).

5.7.2 Pulmonale Hypertonie und Cor pulmonale

Bei gesunden Menschen beträgt der mittlere Blutdruck in der Lungenschlagader (Pulmonalarterie) nicht mehr als 20 mmHg (2,7 kPa). Steigt er auf mehr als 25 mmHg in Ruhe oder 30 mmHg unter Belastung an, so spricht man von einer **pulmonalen Hypertonie**. Sie ist unmittelbar mit einem zweiten Problem verknüpft, der Gefahr eines **Cor pulmonale**. Durch den Hochdruck in den vom rechten Herzen kommenden Pulmonalarterien wird das rechte Herz infolge der erhöhten Nachlast belastet, da es gegen einen erhöhten Widerstand anpumpen muss. Mit der Zeit hypertrophiert es und wird bei kontinuierlicher Überbeanspruchung später insuffizient (Cor pulmonale). Ein Cor pulmonale kann bei massiven Drucksteigerungen im kleinen Kreislauf (etwa bei einer massiven Lungenembolie) akut auftreten.

> ! Der Begriff Cor pulmonale sollte nur verwendet werden,
> ▪ wenn der Rechtsherzinsuffizienz tatsächlich eine Erkrankung der Lunge oder der Pulmonalgefäße zugrunde liegt. Die häufigste Ursache der Rechtsherzinsuffizienz ist die Linksherzinsuffizienz. !

Die Häufigkeit der pulmonalen Hypertonie und des Cor pulmonale ist schwer zu schätzen: 5 – 10% aller Erkrankungen des Herzens werden einem Cor pulmonale zugeschrieben.

Einteilung

Die pulmonale Hypertonie wurde klassischerweise in **primäre** und **sekundäre Formen** eingeteilt. Nachdem sich aber gezeigt hat, dass sich viele sekundäre Formen histopathologisch und in ihrem Ansprechen auf bestimmte Medikamente wie primäre Formen verhalten, wurde von der **WHO 2003** eine neue Klassifikation in fünf Gruppen vorgenom-

================ ZUR VERTIEFUNG ================

WHO-Klassifikation der pulmonalen Hypertonie (Venedig 2003)

1. Pulmonalarterielle Hypertonie (PAH)
- idiopathische pulmonalarterielle Hypertonie (IPAH; meist bei jüngeren Frauen)*
- familiäre pulmonalarterielle Hypertonie (FPAH)*
- pulmonalarterielle Hypertonie, assoziiert mit Erkrankungen oder Medikamenten (APAH):
  - mit Bindegewebserkrankungen
  - mit angeborenen systemisch-pulmonalen Shunts (u. a. Herzfehler)
  - mit portaler Hypertension
  - mit HIV-Infektion
  - mit Medikamenten und Giftstoffen (Amphetaminen, Appetitzüglern, „Crack")
  - mit anderen Erkrankungen (Schilddrüsenerkrankungen, Glykogenspeicherkrankheit, Morbus Gaucher, Splenektomie etc.)

- pulmonalarterielle Hypertonie bei Lungenerkrankungen mit venöser oder kapillärer Beteiligung:
  - bei pulmonaler veno-okklusiver Erkrankung (PVOD)
  - bei pulmonaler kapillärer Hämangiomatosis (PCH)
- persistierende pulmonalarterielle Hypertonie des Neugeborenen (PPHN)

2. Pulmonale Hypertonie bei Erkrankungen des linken Herzens
- bei Erkrankungen des linken Vorhofes oder Ventrikels
- bei Mitral- oder Aortenklappenfehler

3. Pulmonale Hypertonie bei Lungenerkrankung und/oder Hypoxie
- bei chronisch-obstruktiver Lungenerkrankung
- bei interstitiellen Lungenerkrankungen
- bei Schlafapnoe-Syndrom

- bei alveolärer Hypoventilation
- bei chronischer Höhenkrankheit
- bei anlagebedingten Fehlbildungen

4. Pulmonale Hypertonie aufgrund chronischer Thrombembolien
- durch thrombembolischen Verschluss proximaler Lungenarterien
- durch thrombembolischen Verschluss distaler Lungenarterien
- durch nicht-thrombotische Lungenembolien (Tumor, Parasiten, Fremdkörper)

5. Verschiedenes
- Sarkoidose, Histiozytose X, Lymphangioleiomyomatose etc.

* Früher wurden diese Formen als PPH bezeichnet.

men (s. **Kasten** „WHO-Klassifikation der pulmonalen Hypertonie").

Klinik

Eine pulmonale Hypertonie kann lange asymptomatisch bleiben und erst bei besonderer hämodynamischer Belastung (z. B. Schwangerschaft) klinisch mit einer Rechtsherzinsuffizienz fassbar werden (s. **Kasten** „Zeichen der Rechtsherzinsuffizienz"). Erste Zeichen der Rechtsherzinsuffizienz sind oft Beinödeme und eine langsam zunehmende Luftnot bei Belastung, die sich jedoch – im Gegensatz zur Orthopnoe bei Linksherzinsuffizienz – nicht beim Aufrichten bessert. Schwindel weist auf ein linksventrikuläres Vorwärtsversagen mit arterieller Hypotonie hin. Übelkeit ist meist durch eine Stauungsgastritis als Folge der unteren Einflussstauung bedingt. Häufig besteht eine Nykturie.

Ätiologie und Pathogenese

Der pulmonalen Hypertonie liegt eine Verengung und später Rarefizierung der Widerstandsgefäße der Lunge zugrunde. Die Schädigung verläuft über die **Trias hypoxische Vasokonstriktion, Mikrothrombosen und Remodeling** der Gefäße (Intimafibrose, Endothelwucherung, später kompletter fibrotischer Umbau). Diese Kaskade kommt durch ein Ungleichgewicht unter den **gefäßaktiven Effektoren** ins Rollen (den protektiven Faktoren Prostazyklin, Adrenomodulin und NO stehen dabei die potentiell schädigenden Faktoren Thromboxan, Serotonin und Endothelin entgegen).

================ AUF DEN PUNKT GEBRACHT ================

Zeichen der Rechtsherzinsuffizienz

- **Ödeme** in den abhängigen Körperpartien: im Stehen in den Beinen, bei Bettlägerigkeit am Rücken (sog. **Anasarka**)
- **obere Einflussstauung:** jugular-venöser Puls bei 45° Oberkörperneigung oberhalb der Klavikel sichtbar
- **untere Einflussstauung:** Hepatomegalie (bei akuter Stauung schmerzhaft durch Kapselspannung), Aszites und Stauungsgastritis
- **periphere Zyanose** und ggf. **Zeichen der Hyperkapnie:** Tremor, Venendilatation („Kaninchenaugen"), Somnolenz

Die Schädigung wird meist durch andere Erkrankungen eingeleitet:
- **Pulmonale Vorerkrankungen:** Typische Vorerkrankungen sind das fortgeschrittene Lungenemphysem, rezidivierende Lungenembolien und eine fortgeschrittene Lungenfibrose. Bei diesen Erkrankungen besteht eine chronische Hypoxämie, die eine Vasokonstriktion der Pulmonalarterien bewirkt (hypoxisch-ischämische Vasokonstriktion, s. 5.1.2). Diese Vasokonstriktion ist anfangs – z. B. durch Sauerstoffgabe – reversibel. Mit zunehmender Fibrose des Pulmonalarterienhauptstamms und progredienter Rarefizierung der Lungengefäße wird die Druckerhöhung im kleinen Kreislauf allerdings irreversibel.
- **Kardiale Vorerkrankungen:** Die Mitralstenose oder -in-

suffizienz bewirkt einen Blutrückstau mit vermehrter Rechtsherzbelastung. Auch Herzvitien mit Links-rechts-Shunt führen über eine Volumenbelastung zu einer pulmonalen Hypertonie, welche so weit gehen kann, dass es zur Shuntumkehr im Lungengefäßsystem kommt (**Eisenmenger-Reaktion**).

- **Andere Ursachen:** Seltenere Ursachen für eine sekundäre pulmonale Hypertonie sind das Schlafapnoe-Syndrom oder die Einnahme bestimmter Medikamente wie z. B. zentral wirksame Sympathomimetika (Appetitzügler). Weitere Ursachen sind in der WHO-Klassifikation (s. gleichnamigen **Kasten**) aufgeführt.

Diagnostisches Vorgehen

Die Diagnose „pulmonale Hypertonie" wird regelhaft verspätet gestellt, da der Kardiologe häufig vor allem den linken Ventrikel, der Pneumologe dagegen vor allem die Lungenfunktion im Auge hat. Erst bei manifester Rechtsherzinsuffizienz sticht die Erkrankung wegen der nun allfälligen klinischen Zeichen ins Auge. Ziel der weiterführenden Diagnostik ist der Nachweis der Grundkrankheit (bei Ausschluss einer solchen liegt eine primäre pulmonale Hypertonie vor) und eine exakte Quantifizierung der Hypertonie mittels Echokardiographie oder Rechtsherzkatheter.

Die diagnostischen Schritte im Einzelnen:

- **Auskultation:** lauter und evtl. fixiert (d. h. atmungsunabhängig) gespaltener 2. Herzton über der Pulmonalklappe; bei Cor pulmonale mit Dilatation des rechten Ventrikels Zeichen der Trikuspidal- und evtl. auch der Pulmonalklappeninsuffizienz
- **Blutgasanalyse:** meist Hypoxämie durch Perfusions-Ventilations-Inhomogenitäten und erniedrigtes Herzzeitvolumen
- **EKG:** Zeichen der Rechtsherzbelastung (s. **1.4.3**); diese sind jedoch meist Späterscheinungen – stets mit Vor-EKGs vergleichen!
- **Röntgenthorax:** als Späterscheinung Dilatation der zentralen Lungenarterien, Kalibersprung mit gefäßarmer Lungenperipherie („amputierter Hilus") sowie Rechtsverbreiterung des Herzens mit Ausfüllung des Retrosternalraums
- **Echokardiographie:** Sie ist auch in früheren Stadien bereits aussagekräftig; als Befunde werden ggf. eine rechtsventrikuläre Hypertrophie und Dilatation mit paradoxer Septumbewegung erhoben. Bei höhergradiger Hypertonie liegt praktisch immer eine Trikuspidalinsuffizienz vor, hieraus kann der pulmonalarterielle Druck quantifiziert werden.
- **Rechtsherzkatheter:** Dieses Verfahren erlaubt eine exakte Quantifizierung und die Messung der Druckerhöhung im rechten Ventrikel und in der A. pulmonalis in Ruhe sowie unter Belastung. Die Reversibilität einer Druckerhöhung

kann durch Sauerstoffgabe sowie eine Akutbehandlung mit Nitro-Präparaten, Calcium-Antagonisten oder Prostazyklinen geprüft werden. In den meisten Fällen kann heute auf den Rechtsherzkatheter verzichtet werden, denn die Echokardiographie reicht oft zur Diagnosestellung aus.

Therapie

Die Therapie des pulmonalen Hochdrucks ist schwierig und wird von speziellen Zentren koordiniert. Mögliche Ansatzpunkte sind:

- **Allgemeinmaßnahmen:** Körperliche Schonung, Nikotin-Verzicht und die Reduzierung eines vorhandenen Übergewichtes auf Normalgewicht sind unverzichtbar.
- **Sauerstoff-Langzeittherapie:** Eine dauerhafte und konsequente (> 16 Stunden pro Tag) Sauerstoffgabe bei Patienten mit Hypoxie kann in einigen Fällen zu einer Besserung des pulmonalen Hochdrucks führen.
- **Therapie der begleitenden Herzinsuffizienz:** z. B. mit Diuretika.
  - Digitalis-Präparate sollten bei Cor pulmonale allerdings nur dann gegeben werden, wenn gleichzeitig eine Linksherzinsuffizienz und Vorhofflimmern vorliegen, denn bei Hypoxie und einer – oft bestehenden – Hypokaliämie ist die Glykosid-Toleranz vermindert.
- konsequente Therapie der zugrunde liegenden Erkrankung, insbesondere der COPD
- **Antikoagulation** mit Cumarinen bei rezidivierender Lungenembolie sowie bei den primären Formen (EPAH und FPAH)
- spezifische **drucksenkende medikamentöse Therapie**

Zur medikamentösen Drucksenkung werden die im gleichnamigen **Kasten** aufgeführten Medikamente verwendet.

In verzweifelten Fällen ist die **Lungentransplantation** die einzige Rettung (Patienten unter 55 Jahren; Fünfjahresüberlebensrate 50%).

5.8 ARDS

ARDS steht für **A**cute [früher: **A**dult] **R**espiratory **D**istress **S**yndrome. Untaugliche Synonyma sind: Schocklunge, Hyaline-Membranen-Syndrom, Respiratorlunge.

Das ARDS ist die schwerwiegendste Form der akuten alveolären Schädigung (*acute lung injury*, ALI) in einer vormals normalen Lunge; es entsteht durch eine diffuse Entzündungsreaktion und manifestiert sich vor allem durch **Hypoxämie**, bilaterale **Lungeninfiltrate** und ein nicht-kardiogenes **Lungenödem**.

Bisweilen tritt das ARDS isoliert auf, oft ist es jedoch Teil einer den ganzen Körper betreffenden unspezifischen Entzündungsantwort mit Multiorganversagen *(systemic in-*

flammatory response syndrome, **SIRS**, s. **13.6**). Die Mortalität beträgt 40 – 75 %.

Klinik

Das ARDS ist immer ein schweres Krankheitsbild, das innerhalb von Stunden zur Beatmungspflichtigkeit führen kann, jedoch auch häufig während einer Beatmung entsteht. Klinisch treten 12 – 96 Stunden nach dem schädigenden Ereignis zunehmende Dyspnoe, Tachypnoe und Hypoxämie sowie häufig ein Multiorganversagen auf. Fieber oder Hypothermie können vorliegen; Rasselgeräusche können trotz ausgedehnter Infiltrate im Röntgenbild fehlen.

Komplikationen

Komplikationen sind **Pneumonie** und **Sepsis:** Beide können sowohl ein ARDS auslösen als auch im Gefolge eines ARDS entstehen. Häufig resultiert ein **Multiorganversagen** mit weiterer Steigerung der Mortalität. **Atelektasen** treten im Rahmen des sekundären Surfactant-Mangels auf.

Auslöser

Das ARDS hat viele Auslöser (s. **Kasten** „Ursachen für ein ARDS"); diese können die Lunge selbst betreffen oder aber primär außerhalb der Lunge liegen („extrapulmonales ARDS").

Pathogenese

Die Reaktion der Lunge auf eine schwere Schädigung verläuft stereotyp in vier Phasen (**Abb. 5.68**):

- **Exsudative Phase:** Der auslösende Schädigungsprozess führt zur gesteigerten Kapillarpermeabilität mit interstitiellem Lungenödem.
- **Einstrom neutrophiler Granulozyten:** Hierdurch kommt es zur Freisetzung von Sauerstoff-Radikalen, Proteasen und Entzündungsmediatoren.
- **Entzündungsreaktion mit kapillärem Leck:** Hieraus resultiert ein alveoläres Lungenödem (alveolar flooding) mit Einstrom eines proteinreichen Exsudates in die Alveolen. Dieses wiederum führt zur Inaktivierung von Surfactant, nachfolgenden Mikroatelektasen und damit zum intrapulmonalen Rechts-links-Shunt mit Hypoxie.
- **Defektstadium:** Durch Proliferation von Fibroblasten und Endothelzellen entwickelt sich eine Fibrose mit verlängerter Diffusionsstrecke und einer zunehmenden Perfusionsverschlechterung mit respiratorischer Insuffizienz. Eine vollständige Restitutio ad integrum ist möglich, meist verbleibt jedoch ein Defektzustand.

Diagnostisches Vorgehen

Die Diagnose stützt sich auf klar definierte Kriterien:
- akutes Lungenödem, welches nicht durch Linksherzversagen erklärt werden kann
- bilaterale Infiltrate im Röntgenbild (**„Schmetterlingsfigur"**, später **„weiße Lunge"**)
- schwerwiegend eingeschränkte Oxygenierung: Dieses Kriterium ist erfüllt, wenn der Quotient aus arteriellem pO_2 und der fraktionellen Konzentration des eingeatmeten Sauerstoffs (FiO_2) unter 200 liegt.

05

=====AUF DEN PUNKT GEBRACHT=====

Medikamentöse Drucksenkung bei pulmonaler Hypertonie

- **Calcium-Antagonisten:** Zwar hat sich diese Substanzklasse nur bei einer Minderheit als effektiv erwiesen, sie ist im positiven Fall aber eine relativ nebenwirkungsarme Option.
- Der **Phosphodiesterase-5-Inhibitor** Sildenafil (Viagra®) hat an den pulmonalarteriellen Gefäßen eine moderat drucksenkende Wirkung.
- **Prostazyklin-Derivate** können parenteral (intravenös oder subkutan), oral und inhalativ angewendet werden. Letztere Form wird wegen der geringeren Nebenwirkungen bevorzugt (Iloprost = Ventavis®).
- Der **Endothelinrezeptor-Antagonist** Bosentan (Tracleer®) wird oral eingenommen.
- Zur Behandlung der akuten pulmonalen Hypertonie im Rahmen intensivmedizinisch versorgter Lungenerkrankungen (z. B. nach massiver Aspiration) kann **Stickoxid (NO)**, ein extrem wirksamer Vasodilatator, dem Beatmungsgas beigemischt werden.

=====AUF DEN PUNKT GEBRACHT=====

Ursachen für ein ARDS

Direkte Lungenschädigung
- Aspiration von Magensaft, Süß- oder Salzwasser (ca. 35 % dieser Patienten entwickeln ein ARDS)
- Pneumonie (ca. 10 % der Patienten mit Beatmungspneumonie entwickeln ein ARDS)
- Lungenkontusion
- Inhalationsverletzung (z. B. Rauchvergiftung)
- Schädigung durch hohe Sauerstoff-Konzentrationen (z. B. bei der maschinellen Beatmung).

Indirekte Schädigung durch primär extrapulmonale Prozesse
- Schock jeder Genese
- Sepsis (ca. 25 % entwickeln ein ARDS)
- Trauma: z. B. Polytrauma, Schädel-Hirn-Trauma, Fettembolie, Verbrennungen
- disseminierte intravasale Gerinnung (s. 3.7.7), z. B. durch Massentransfusionen, Pankreatitis, Urämie, Coma diabeticum (ca. 20 % dieser Patienten entwickeln ein ARDS).

05

Beispiel: $pO_2 = 100\,mmHg$, $FiO_2 = 1{,}0$ (= 100%), Quotient = 100.

Die wichtigsten **Differentialdiagnosen** sind das Linksherzversagen, die Pneumonie sowie die Lungenembolie (bei dieser ist das Röntgenbild im Gegensatz zum ARDS meist normal).

Therapie

Die Therapie des ARDS erfordert meist einen beträchtlichen intensivmedizinischen Aufwand:

- **Bekämpfung der Ursachen:** Die auslösende Ursache wird konsequent behandelt (z. B. Schockbekämpfung, Sepsisbekämpfung, Korrektur einer disseminierten intravasalen Gerinnung).
- **schonende Beatmung:** frühzeitige Beatmung mit **PEEP** (*positive end-expiratory pressure*) – jedoch bei möglichst niedrigen Atemmitteldrücken, um die noch intakte Alveolarmasse (*„baby lung“*) nicht weiter zu schädigen. Aus dem gleichen Grund sollte eine volle Ventilation der Lunge nicht erzwungen werden (sog. **permissive Hyperkapnie**, hierbei werden pCO_2-Erhöhungen bis über $100\,mmHg$ bzw. $13{,}3\,kPa$ toleriert).
- **unterstützende Therapie** durch Low-Dose-Heparin, Lagerung (Wechsel von Bauch-, Rücken- und Seitenlagerung), genaue Flüssigkeitsbilanzierung mit dem Ziel der Vermeidung hoher zentralvenöser Gefäßdrücke.

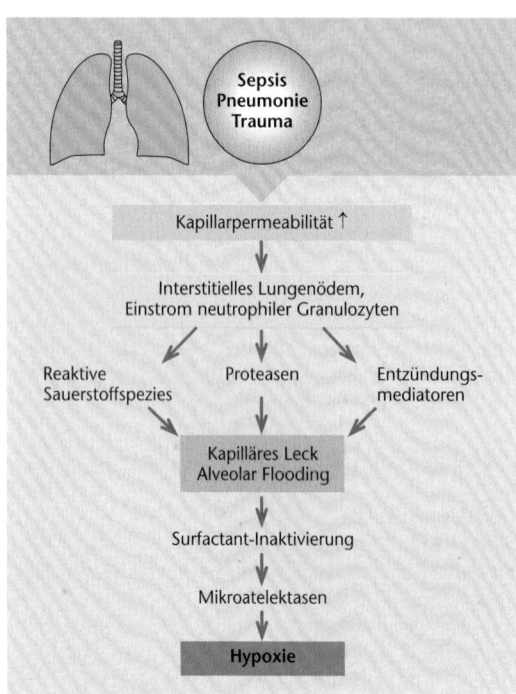

Abb. 5.68: Pathogenese des ARDS. [L157]

Glukokortikoide sind allenfalls im fibroproliferativen Spätstadium der Erkrankung wirkungsvoll. In schwersten Einzelfällen kann die extrakorporale Membranoxygenierung (ECMO) erwogen werden.

5.9 Neoplastische Lungenerkrankungen

5.9.1 Bronchialkarzinom

Vom Bronchialepithel ausgehender bösartiger Lungentumor. Das Bronchialkarzinom, das vor dem 20. Jahrhundert eine Rarität war, ist heute der häufigste maligne Tumor; er bedingt 25% aller Krebstodesfälle. Männer erkranken zurzeit noch deutlich häufiger als Frauen (Ausnahme: Adeno-Ca), die Inzidenz bei Frauen steigt jedoch in den letzten Jahren aufgrund des zunehmenden Hangs zum inhalativen Rauchen steil an. Der Häufigkeitsgipfel liegt im 55.–65. Lebensjahr, 5% der Patienten sind jünger als 40 Jahre.

Eine vom Autor erarbeitete CD-ROM steht online unter www.bronchialkarzinom2006.de zur Verfügung.

Klinik

> ❗ Für das Bronchialkarzinom gilt: Es gibt keine
> Frühsymptome. ❗

Erste Symptome sind häufiges Husten (evtl. mit blutigem Auswurf), rezidivierende Pneumonien, Atemnot und atmungsabhängiger („pleuritischer“) Brustschmerz. Müdigkeit, Appetitlosigkeit und Gewichtsverlust können hinzutreten.

Erst wenn der Tumor über die Organgrenzen hinausgewachsen ist, gesellen sich weitere und meist spezifischere Symptome hinzu, welche oft auf eine Nervenarrosion zurückzuführen sind:

- **Heiserkeit** durch N.-recurrens-Parese
- **Horner-Syndrom** (Miosis, Ptosis, Enophthalmus) durch Läsion des Truncus sympathicus z. B. im oberen Halsganglion im Grenzstrang (Ganglion stellatum)
- ipsilateraler **Zwerchfellhochstand** durch N.-phrenicus-Parese
- **Pleuraerguss:** meist malignes Exsudat durch Pleurabefall (Pleuritis carcinomatosa)
- Vor allem beim kleinzelligen Bronchial-Ca sind darüber hinaus **paraneoplastische Syndrome** zu beobachten (s. **Kasten** „Paraneoplastische Syndrome“).

Die Symptome des Patienten hängen auch von der Geschwindigkeit der Tumorentwicklung ab: So sind Patienten mit kleinzelligem Bronchialkarzinom (sehr kurze Tumorverdopplungszeit von 20 bis 50 Tagen) in der Regel bei Diagnosestellung symptomatisch (Leistungsknick, rasche Gewichtsabnahme, Lokalsymptome), während Patienten mit langsam wachsendem Plattenepithelkarzinom trotz lokal fortgeschrittenen Tumors häufig verblüffend wenige Symptome aufweisen. Umgekehrt haben Patienten mit Plattenepithelkarzinom häufig Uhrglasnägel, die sich über Monate und Jahre bilden können – beim rasch wachsenden Kleinzeller fehlt hierfür die Entwicklungszeit!

Pancoast-Tumor

Eine Sonderform des Bronchialkarzinoms ist der Pancoast-Tumor, ein in der Lungenspitze liegender Tumor, der in die Thoraxwand (häufig in die erste Rippe oder den 1. BWK) einwächst und durch Nervenreizung typische Schulterschmerzen verursacht. Ein Horner-Syndrom und/oder eine Armschwellung (durch Lymphödem bzw. venöse Abflussbehinderung bedingt) können hinzutreten. Meist handelt es sich um ein Plattenepithelkarzinom.

Staging

Der Progress der Tumorerkrankung wird wie üblich mittels TNM-Klassifikation erfasst (**Tab. 5.21**) und dann in Stadien eingeteilt (**Tab. 5.22**); dieses Staging ist die Grundlage der Therapieplanung sowie der Prognoseabschätzung.

Ätiologie

Hauptrisikofaktoren für die Entwicklung eines Bronchialkarzinoms sind inhalative Noxen:

• **Zigarettenrauchen** (Private Pollution) ist weitaus der

==========ZUR VERTIEFUNG==========

Paraneoplastische Syndrome

Dies sind Symptome, die nicht direkt in der unmittelbaren Umgebung des Tumors oder seiner Metastasen ausgelöst werden, sondern über eine humorale Fernwirkung entstehen: Der Tumor produziert Substanzen, die an anderer Stelle im Körper Reaktionen auslösen.
Vor allem beim kleinzelligen Bronchialkarzinom finden sich häufig:

• Syndrom der inadäquaten ADH-Sekretion (SIADH, s. 8.6.3) durch Sekretion ADH-ähnlicher Substanzen
• Hyperkalzämie, z. B. durch Sekretion parathormonähnlicher Substanzen
• Cushing-Syndrom (Stammfettsucht, Diabetes mellitus, Hypertonie) durch ACTH-ähnliche Substanzen
• proximal betonte Myopathie der Extremitäten (Lambert-Eaton-Syndrom), Polyneuropathie
• Polymyositis, Dermatomyositis, Acanthosis nigricans (s. 9.2.5)
• Thrombophlebitis migrans, Phlebothrombose
• Trommelschlägelfinger und Uhrglasnägel.

Tab. 5.21 TNM-Klassifikation des nicht-kleinzelligen Bronchialkarzinoms

T_x	positive Zytologie
T_1	≤ 3 cm, keine Invasion von Karina oder Pleura
T_2	≥ 3 cm, Ausdehnung bis zum Hilus
T_3	Infiltration von Brustwand, Zwerchfell, Perikard, mediastinaler Pleura; Atelektase
T_4	Infiltration von Mediastinum, Herz, Trachea, Speiseröhre, großen Gefäßen oder maligner Pleura-/Perikarderguss
N_1	ipsilateraler Hiluslymphknotenbefall
N_2	ipsilaterale mediastinale Lymphknoten befallen
N_3	kontralaterale hiläre oder mediastinale Lymphknoten sowie supraklavikuläre Lymphknoten befallen
M_1	Fernmetastasen (v. a. ZNS, Leber, Nebennieren, Knochen) einschließlich extrathorakale Lymphknotenmetastasen
G_1–G_4	Einteilung in gut differenziert (G_1) bis undifferenziert (G_4)

Das **kleinzellige Bronchialkarzinom** wird häufig vereinfacht klassifiziert in:
• Limited Disease (ca. 35 % bei Diagnosestellung): Begrenzung auf eine Lungenhälfte, ohne Befall des Mediastinums oder extrathoraler Lymphknoten und ohne Pleuraerguss
• Extended Disease (ca. 65 %): alle anderen Stadien.

wichtigste Faktor. Das Risiko ist dabei in Abhängigkeit von Intensität und Dauer (quantifiziert in den sog. „Pack Years") ca. 20fach erhöht. Nur 15 % der Patienten, die an einem Bronchialkarzinom erkranken, haben nie geraucht. Auch Passivrauchen erhöht das Risiko.

• **Umweltfaktoren** (Common Pollution): Kanzerogene Arbeitsstoffe sind z. B. Asbest, Arsen- und Chromverbindungen, Nickel, polyzyklische Kohlenwasserstoffe (z. B. Benzopyren), Dichlordiethylsulfid (Lost), Bischlormethylether (BCME) und radioaktive Stoffe. Auch Feinstäube, die z. B. durch Dieselmotoren ohne Partikelfilter freigesetzt werden, haben ein beträchtliches kanzerogenes Potential (s. **Kasten** „Feinstaub").

Tab. 5.22 Stadieneinteilung des nicht-kleinzelligen Bronchialkarzinoms nach UICC

Stadium	T	N	M
Ia	1	0	0
Ib	2	0	0
IIa	1	1	0
IIb	2	1	0
	3	0	0
IIIa	1–2	2	0
	3	1–2	0
IIIb	4	jedes N	0
	jedes T	3	0
IV	jedes T	jedes N	1

05

! Nur ca. 5 % aller Bronchialkarzinome sind allerdings durch Umweltfaktoren ausgelöst. !

Andere Risikofaktoren sind z. B. die Tuberkulose („Narbenkarzinom") und genetische Faktoren (ca. zwei- bis dreifach erhöhtes Risiko bei maligner Erkrankung eines Elternteils).

==ZUR VERTIEFUNG==

Feinstaub

Als **Feinstäube** werden kleine Schwebeteilchen aus Ruß oder anderen Stoffen mit einer Korngröße von < 10 µm bezeichnet. Sie entstehen im Straßenverkehr (vor allem durch die Verbrennung von Dieselkraftstoff, aber auch durch Brems- und Reifenabrieb), in Kraftwerken, Heizanlagen und bei der industriellen Produktion. Aber auch Zigaretten setzen Feinstaub frei. Wegen ihrer geringen Größe setzen sich Feinstäube leicht auf den Schleimhäuten des gesamten Respirationstrakts und sogar in den Alveolen fest und können dort Entzündungen auslösen. Langfristig kann dies Bronchitis, chronischen Husten und das Bronchialkarzinom begünstigen. Ganz kleine Teilchen (vor allem die unter 1 µm großen *Nanopartikel*) machen vor allem in Dieselabgasen zahlenmäßig den größten Teil aus und sind besonders gefährlich: Sie verteilen sich nicht nur rascher in der Luft, sondern können auch die Alveolarzellen durchwandern. Sie werden dabei vom Abwehrsystem nicht erkannt und können in den Körperzellen Schäden auslösen. So zeigen Untersuchungen, dass die ganz feinen Stäube Herzrhythmusstörungen hervorrufen bzw. verstärken können. Es wird geschätzt, dass in Deutschland mehr als 10 000 kardiale Todesfälle pro Jahr durch Feinstäube bedingt sind – betroffen sind in aller Regel bereits herzkranke Menschen. Auch eine Schädigung des Erbgutes wurde bei Laborexperimenten an Mäusen nachgewiesen – inwieweit dies auf den Menschen übertragbar ist, ist unbekannt.

Histologie

Die histologische Sicherung dient vor allem der Therapieentscheidung: Kleinzellige Bronchialkarzinome reagieren rasch auf eine Chemotherapie, während bei nicht-kleinzelligen Karzinomen eine Operation die wichtigste Therapieoption darstellt.

Tab. 5.23 Histologie des Bronchialkarzinoms (nach WHO)

Histologie	Häufigkeit (%)	Therapie	Metastasierung
Plattenepithel-Ca	30 – 40	OP, Ra, Ch	früh
kleinzelliges Ca (*oat cell carcinoma*)	25 – 30	Ch, Ra, OP	sehr früh
großzelliges Ca	10 – 15	OP, Ra, Ch	früh
Adeno-Ca	15 – 20	OP, Ch	spät

OP = Operation; Ra = Radiotherapie (Bestrahlung); Ch = Chemotherapie

Die meisten Karzinome sind Plattenepithelkarzinome, klein- oder großzellige Karzinome oder Adenokarzinome (**Tab. 5.23**). Sehr selten (ca. 1 %) sind Alveolarzellkarzinome: vom Alveolarepithel ausgehende, diffus wachsende Adenokarzinome mit geringer Neigung zu invasivem Wachstum und Metastasierung.

Diagnostisches Vorgehen

Die Diagnostik dient
- der **Lokalisierung**: Röntgenthorax (**Abb. 5.69**), CT
- der histologischen **Klassifikation**: Bronchoskopie, Thorakoskopie, Mediastinoskopie, transthorakale Punktion
- dem Ausschluss von **Fernmetastasen**: Sonographie des Abdomens, Skelettszintigraphie, CT des Kopfes
- der Feststellung der **Operabilität**: Lungenfunktion, Lungenperfusions-Ventilations-Szintigraphie.

Röntgenthorax und CT

! Hinter jeder Verschattung im Röntgenthorax kann sich ein Karzinom verbergen. !

Entscheidend ist oft der Vergleich mit alten Röntgenbildern (**Abb. 5.70** und **Abb. 5.71**). Das Thorax-CT mit Kontrastmittel zeigt die genaue Tumorausdehnung und ggf. mediastinale Lymphknotenmetastasen (**Abb. 5.72**).

Bronchoskopie

Die flexible Bronchoskopie (vgl. 5.2.6) kann ein endobronchiales Tumorwachstum nachweisen und dient der Histologiegewinnung mittels Biopsie. Mitunter ist schon zytologisch der Nachweis maligner Zellen möglich (**Abb. 5.73**). Darüber hinaus erlaubt die Bronchoskopie die Beurteilung des mediastinalen Lymphknotenstatus (bei Befall der mediastinalen LK ist die Karina meist aufgespreizt). Eine flexible Bronchoskopie kann in lokaler Betäubung durchgeführt werden; sie ist daher für den Patienten wenig belastend und kann auch zur Verlaufsbeurteilung eingesetzt werden.

Daneben sind bronchoskopische interventionelle Verfahren wie z. B. Laserbehandlung, Stent-Einlage oder endobronchiale Strahlentherapie (sog. Brachytherapie bzw. „Afterloading") möglich; hierzu bedarf es allerdings oft der starren Bronchoskopie (vgl. 5.2.6).

Lungenfunktion

Die Prüfung der Lungenfunktion dient v. a. der Prüfung der Operabilität (s. u. „Therapie").

Neuere diagnostische Verfahren

- Die **Positronenemissionstomographie (PET)** stellt Zellen mit erhöhter Stoffwechselaktivität dar und zeichnet sich durch hohe Sensitivität bei relativ guter Spezifität aus – zurzeit sind Tumoren ab einem Durchmesser von

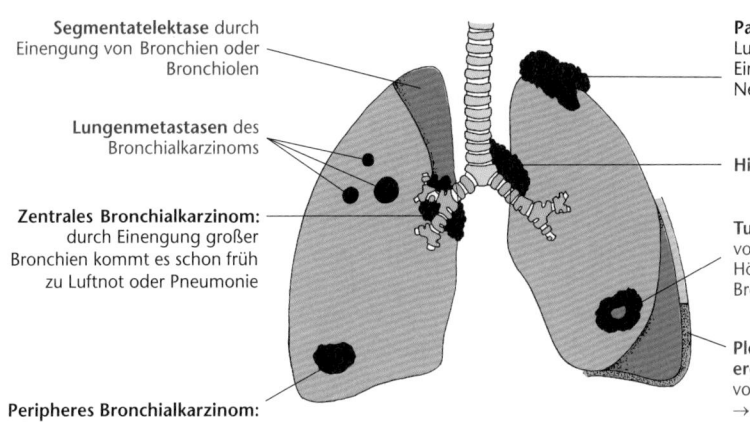

Segmentatelektase durch Einengung von Bronchien oder Bronchiolen

Lungenmetastasen des Bronchialkarzinoms

Zentrales Bronchialkarzinom: durch Einengung großer Bronchien kommt es schon früh zu Luftnot oder Pneumonie

Peripheres Bronchialkarzinom: kann lange unbemerkt wachsen

Pancoast-Tumor: Karzinom der Lungenspitze, Schmerzen durch Einwachsen in die Thoraxwand und Nervenreizung

Hilusmetastasen: Lymphknotenbefall

Tumorkaverne: durch Einschmelzung von Tumorgewebe entstehende Höhle, evtl. mit Anschluss an das Bronchialsystem

Pleuritis carcinomatosa mit Pleuraerguss: Lymphgefäße der Lunge sind von Tumorzellen befallen
→ chronische Entzündung
→ Pleuraerguss

Abb. 5.69: Mögliche Röntgenbefunde beim Bronchialkarzinom. [L215]

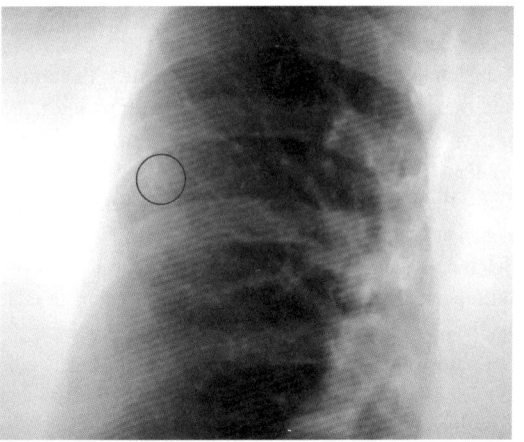

Abb. 5.70: Röntgenbefund eines peripheren Bronchialkarzinoms im Anfangsstadium. Der Rundherd in der rechten Lunge lässt sich nur erahnen. [T197]

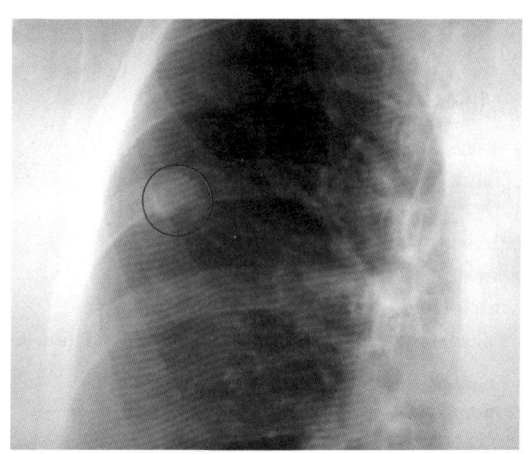

Abb. 5.71: Peripheres Bronchialkarzinom. Erst drei Monate später kann der Rundherd in Abbildung 5.70 als Anfangsstadium eines peripheren Bronchialkarzinoms gedeutet werden. [T197]

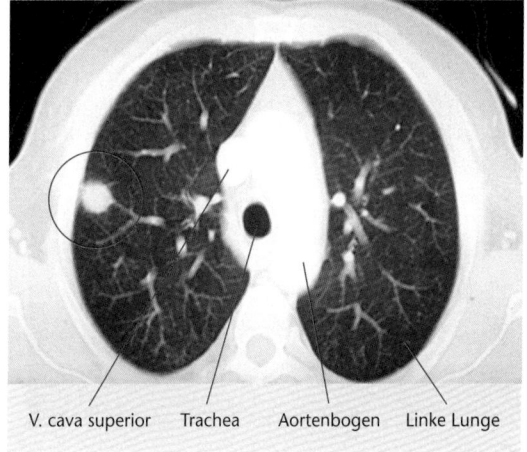

V. cava superior   Trachea   Aortenbogen   Linke Lunge

Abb. 5.72: Peripheres Bronchialkarzinom. Das CT bestätigt den Tumor. [T197]

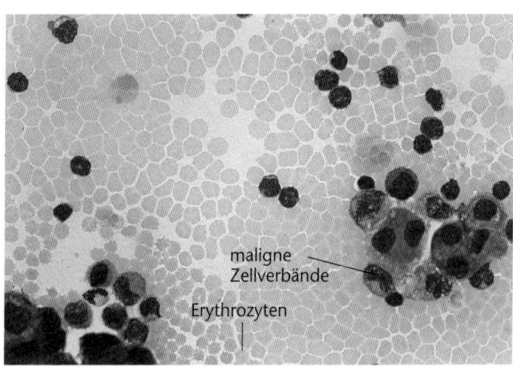

maligne Zellverbände

Erythrozyten

Abb. 5.73: Nachweis maligner Zellen in der bronchoalveolären Lavage bei Adenokarzinom der Lunge. Giemsa-Färbung, ×630. [M104]

05

ca. 1 – 2 cm nachweisbar. Die Untersuchung ist teuer (ca. 1000 €), die Kosten werden in der Regel nicht von den Kassen übernommen.

- Bei der **Endosonographie** erfolgt die sonographische Darstellung mediastinaler Lymphknoten über den Ösophagus mit der Möglichkeit der Feinnadelpunktion. Im Vergleich zum Thorax-CT ist die Methode hochspezifisch und -sensitiv; sie wird in Zukunft möglicherweise die Mediastinoskopie ersetzen.
- **Fluoreszenzbronchoskopie:** Maligne entartete Zellen weisen ein Autofluoreszenzmuster auf, welches sich von gesunden Zellen in charakteristischer Weise unterscheidet. Die Fluoreszenzbronchoskopie ist geeignet zum Nachweis von Frühkarzinomen.
- Das **CT-Screening** für gesunde Risikopatienten war bisher wenig kosteneffektiv, da durch diese Untersuchung bei hohen Kosten nur wenige zusätzliche Karzinome im (heilbaren) Frühstadium aufgedeckt werden.

Therapie

Die Histologie ist ausschlaggebend für die Wahl der Therapie (**Tab. 5.23**).

Nicht-kleinzelliges Bronchialkarzinom

Synonym: NSCLC *(non-small cell lung cancer).*

Zunächst muss die **Operabilität** geprüft werden:

- Deutlich erhöhtes perioperatives Risiko: **Funktionelle**

Inoperabilität besteht bei $FEV_1 \leq 1{,}5$ l und VK $\leq 30\%$ des Sollwerts, respiratorischer Globalinsuffizienz in Ruhe und schweren Begleiterkrankungen (z. B. ausgeprägte Herzinsuffizienz oder schwere KHK). In Zweifelsfällen kann die Spirometrie unter Belastung (Spiroergometrie) zur Klärung hilfreich sein. Vor der OP sollten die einwandfreie Perfusion des verbleibenden Parenchyms nachgewiesen und die postoperative Lungenfunktion (z. B. mittels Perfusionsszintigraphie) kalkuliert werden.

- **Anatomische Inoperabilität** besteht bei Fernmetastasen, kontralateralen Lymphknoten- oder Lungenmetastasen, Nachweis organüberschreitenden Wachstums (durch obere Einflussstauung, Rekurrensparese, Phrenikusparese, Horner-Syndrom, malignen Pleura- oder Perikarderguss, Pancoast-Tumor), Einwachsen in den Hauptstamm der Pulmonalarterien oder Erreichen der Karina (Mindestabstand 1 – 2 cm).

Bei Operabilität wird eine **Lobektomie** oder eine **Pneumektomie** durchgeführt; bei schlechter Lungenfunktion muss man sich ggf. auf eine **Teil- oder Segmentresektion** beschränken. Postoperativ verbessert eine adjuvante Chemotherapie die Prognose: Die Fünfjahresüberlebensrate steigt von 40% auf ca. 45 %).

Bei Inoperabilität bleibt als therapeutische Option die **fraktionierte Bestrahlung** mit ca. 60 Gy mit kurativer oder palliativer Zielsetzung. Heilung wird in ca. 10% erzielt, meist jedoch nur eine Verzögerung des Tumorwachstums (**Abb. 5.74** und **Abb. 5.75**). Zu den Komplikationen zählen die Strahlenpneumonitis und Strahlenösophagitis.

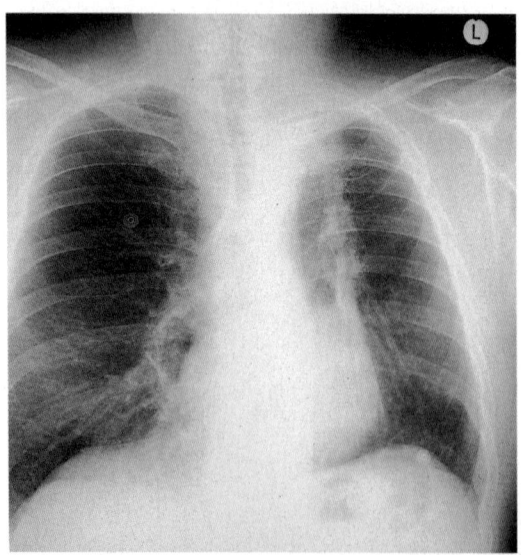

Abb. 5.74: Plattenepithelkarzinom des linken Oberlappens. Man erkennt eine Oberlappenatelektase an der Oberlappenverschattung mit Volumenverlust (Mediastinalverziehung zur kranken Seite). Die Oberlappenschrumpfung erklärt auch das links hochgezogene Zwerchfell. Wegen der stark reduzierten Lungenfunktion konnte dieser Patient nicht operiert werden, eine Bestrahlung wurde begonnen. [M104]

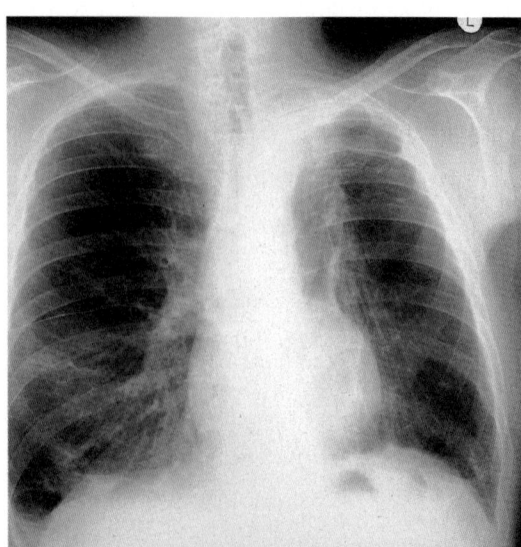

Abb. 5.75: Der Patient aus Abbildung 5.74 ein Jahr später, nach Strahlentherapie. Es konnte eine Konsolidierung des Befundes erreicht werden. [M104]

Beim fortgeschrittenen nicht-kleinzelligen Bronchialkarzinom bewirkt die **Chemotherapie** eine Prognoseverbesserung bei verbesserter Lebensqualität. Die Ansprechraten liegen bei ca. 30%, eine Heilung ist aber nicht zu erwarten.

Der 2005 zugelassene **Tyrosinkinasehemmer** Erlotinib (Tarceva®) verlängert beim fortgeschrittenen nicht-kleinzelligen Bronchialkarzinom das Überleben nach 12 Monaten von 21,5% auf ca. 31 %.

Kleinzelliges Bronchialkarzinom

Synonym: SCLC *(small cell lung cancer).*

Das kleinzellige Bronchialkarzinom wird primär chemotherapeutisch behandelt:
- **Kombinationschemotherapie:** Remissionsraten von 60 bis 90% (Limited Disease, **Tab. 5.21**) bzw. 30 – 80% (Extensive Disease, **Tab. 5.21**) mit 4 – 6 Zyklen in 3 – 4-wöchigem Abstand
- Bei Limited Disease werden meist eine **Herdbestrahlung** mit ca. 30 Gy sowie eine prophylaktische Schädelbestrahlung angeschlossen.

In seltenen Fällen ist auch bei kleinzelligem Bronchialkarzinom eine Operation mit nachfolgender (adjuvanter) Chemotherapie möglich.

Prognose

Insgesamt schlecht. Nur 1/3 der Patienten mit nicht-kleinzelligem Karzinom sind operabel. Die Überlebenszeit für Patienten mit kleinzelligem Karzinom beträgt ohne Therapie 7 – 14 Wochen, nach Chemotherapie 8 – 12 Monate (Extensive Disease) bzw. 12 – 16 Monate (Limited Disease). Kann ein Bronchialkarzinom operiert werden, so liegt die 1-Jahres-Überlebensrate immerhin bei 75%, die 5-Jahres-Überlebensrate bei 50%.

5.9.2 Andere thorakale Tumoren

! Alle Lungen- und Bronchialtumoren außer dem Bronchialkarzinom sind selten !

- **Karzinoid** (s. **6.5.9**): semimaligner Tumor, der meist Frauen zwischen 30 und 60 Jahren betrifft. Durch die Sekretion von biogenen Aminen, wie z. B. Serotonin, kann ein sog. **Karzinoid-Syndrom** ausgelöst werden: plötzliche Hautrötung (Flush), Durchfall, Bronchokonstriktion und evtl. eine Endokardfibrose im rechten Herzen. Die Diagnose erfolgt durch Bestimmung von 5-Hydroxy-Indolessigsäure und Serotonin im 24-Stunden-Urin.
- **Bronchialadenom:** Altersgipfel 30 – 40 Jahre. Der Tumor geht aus Bronchialwanddrüsen hervor und ist meist benigne.

- **Papillom:** von Bronchialepithelzellen ausgehendes, zunächst endobronchial wachsendes, oft blumenkohlartiges Geschwür. Der durch Infektion mit dem humanen Papillomavirus (HPV) entstehende Tumor wächst bei Jugendlichen oft diffus, bei Erwachsenen dagegen meist solitär. Übergang in malignes Wachstum ist möglich. Die Therapie erfolgt durch bronchoskopische Laserung.
- **Zylindrom** (adenoid-zystisches Karzinom): meist zentral wachsend und lokal rezidivierend. Der Tumor neigt zur Metastasierung mit perineuraler Ausbreitung, daher hat er eine schlechte Prognose.
- **Mesenchymale Tumoren:** Fibrom, Leiomyom (5-mal häufiger bei Frauen), Lipom (9-mal häufiger bei Männern), Retikulozytom, Angiom, Chondrom, Osteom, neurogene Tumoren, Teratom.

Klinik und Therapie

Alle diese thorakalen Tumoren bleiben meist asymptomatisch. Bei zentralem Sitz kommt es evtl. zu Atemwegsobstruktion, Husten, Hämoptysen und poststenotischer Pneumonie. Bei malignem Wachstum entspricht die Symptomatik der des Bronchialkarzinoms. Eine Resektion ist immer anzustreben.

5.10 Erkrankungen der Pleura

5.10.1 Pneumothorax

Luftansammlung zwischen Pleura visceralis und parietalis, einhergehend mit einem Kollaps der Lunge, welche bei Wegfall des negativen intrapleuralen Drucks ihrer Eigenelastizität folgt. Voraussetzung für die Entstehung eines Pneumothorax ist eine Verbindung zwischen Atemwegen und Pleuraraum (**innerer Pneumothorax**, z. B. Spontanpneumothorax) oder eine Verletzung der Thoraxwand (**äußerer Pneumothorax**). Unterschieden werden (**Abb. 5.76**):
- **Spontanpneumothorax** ohne vorbestehende Lungenerkrankung: Meist sind gesunde, schlanke, groß gewachsene Männer zwischen 20 und 40 Jahren betroffen, Raucher 100-mal häufiger als Nichtraucher. Als Ursache wurde die Ruptur angeborener oder erworbener subpleuraler Emphysemblasen vermutet; nach neuerer Auffassung liegen jedoch entzündliche Veränderungen an den kleinen Atemwegen zugrunde, die beobachteten „Blasen" wären demnach nur die Spitze des Eisbergs. Ein Pneumothorax tritt rechts etwas häufiger auf. Nach dem ersten Spontanpneumothorax kommt es in ca. 30% zu einem Rezidiv, nach dem zweiten sogar in ca. 60%. Daher wird nach dem zweiten Spontanpneumothorax eine Operation empfohlen.

- Ein **symptomatischer (sekundärer) Pneumothorax** tritt als Komplikation einer anderen Lungenerkrankung auf, z. B. bei Asthma, Lungenfibrose, *Pneumocystis-carinii*-Pneumonie, Abszess mit bronchopleuraler Fistel (s. **5.4.2**), ARDS, Bronchialkarzinom oder Tbc.
- Ein **traumatischer Pneumothorax** ist meist iatrogen bedingt, z. B. durch Biopsie, Pleuradrainage, Subklaviakatheter, „Quaddeln", Überdruckbeatmung oder Reanimation. Andere Ursachen sind eine Rippenfraktur sowie perforierende Thoraxwandverletzungen.
- Bei einem **Spannungspneumothorax** dringt während der Inspiration Luft in den Pleuraspalt, die während der Exspiration nicht wieder entweichen kann. Ein solcher **Ventilmechanismus** kann bei innerem oder äußerem Pneumothorax entstehen. Durch eine Verdrängung des Herzens und übrigen Mediastinums zur gesunden Seite (**Abb. 5.77**) kommt es zu einer Einflussstauung, die wegen des verminderten venösen Rückstroms zum Herzen zum akuten Kreislaufversagen führen kann.
- Ein **Pneumomediastinum** (**Mediastinalemphysem**) durch Übertritt von Luft in das Mediastinum und Aus-

breitung v. a. nach kranial (Gesicht, Hals) ist selten; die Luft kann dann evtl. unter der Haut gefühlt werden (**Hautemphysem**). Ursache ist ein Leck in Trachea, Bronchien oder Ösophagus.

! Beim Mediastinalemphysem kann sich zusätzlich eine akute Mediastinitis entwickeln, die lebensbedrohlich ist. **!**

Klinik und Diagnostik

Meist ist ein initiales Schmerzereignis zu erfragen, später klagt der Patient häufig über einen Reizhusten, hustenabhängige, meist lokalisierte Pleuraschmerzen und evtl. über Dyspnoe. Beim Spannungspneumothorax entwickeln sich häufig zunehmende Atemnot, Tachykardie und Schock. Bei der Untersuchung ist ein hypersonorer Klopfschall bei abgeschwächtem Atemgeräusch und fehlendem Stimmfremitus diagnostisch wegweisend. Die Diagnose wird durch **Röntgenthorax im Stehen und bei Exspiration** gesichert. Im weiteren Verlauf kann ein Thorax-CT evtl. Emphysemblasen nachweisen.

Therapie

Bei kleinem Spontanpneumothorax ist **Bettruhe** oft ausreichend, der Patient soll dabei möglichst flach liegen. Ist die Lunge im Röntgenthorax weniger als daumenbreit von der Thoraxwand entfernt, resorbiert sich die eingedrungene Luft meist innerhalb weniger Tage.

Die Resorption kann durch Sauerstoffatmung (z. B. über eine Maske) beschleunigt werden. Sauerstoff kann im Gegensatz zu Stickstoff ins Blut aufgenommen werden; somit

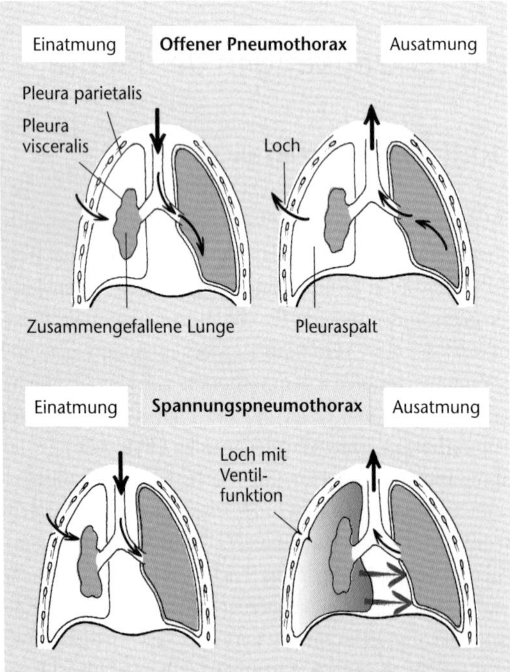

Abb. 5.76: Verschiedene Formen des Pneumothorax: Beim äußeren Pneumothorax tritt die Luft durch einen Brustwanddefekt in den Pleuraspalt ein und bei Ausatmung des Patienten wieder aus (Pendelluft). Im Gegensatz dazu kann beim Spannungspneumothorax die in den Pleuraspalt eindringende Luft nicht mehr entweichen. Der entstehende Überdruck im Pleuraraum der kranken Seite verdrängt das Herz und komprimiert die gesunde Lunge. [A400]

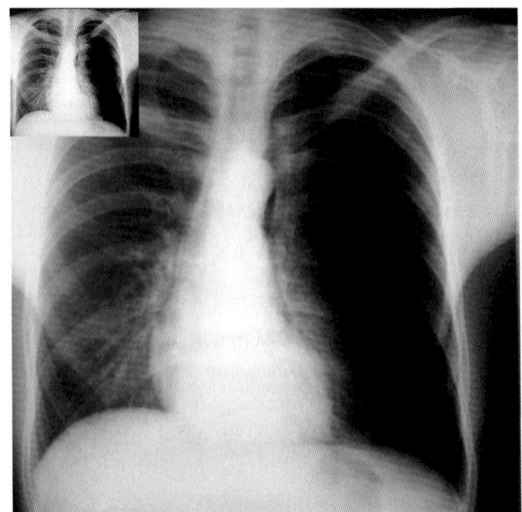

Abb. 5.77: Spannungspneumothorax links: Die linke Lunge ist vollständig kollabiert und grenzt sich am linken Herzrand als Verschattung ab (im Einschub rosa eingefärbt). Herz und Mediastinum sind zur gesunden Seite hin verdrängt. [T197]

wird der Pneumothorax umso schneller resorbiert, je mehr Sauerstoff er enthält.

Bei symptomatischem Pneumothorax, größerer Luftmenge (> 15% des Hemithoraxvolumens) oder bei persistierender bronchopleuraler Fistel (s. 5.4.2) muss durch eine **Thoraxdrainage**, evtl. auch durch eine einfache Aspiration die Luft entfernt werden.

Wiederkehrende Pneumothoraces müssen evtl. durch Laserung oder Klammerung der Pleuraoberfläche, evtl. auch durch lokale Verklebung der beiden Pleurablätter (**Pleurodese**, z. B. durch Instillation von Talkum) versorgt werden. Dies kann heute minimal-invasiv durchgeführt werden (sog. *video-assisted thoracoscopic surgery*, **VATS**).

Prognose

Wegen der häufigen Rezidive (s. o.) wird eine körperliche Schonung über Monate nach dem Ereignis empfohlen.

❗ Fliegen und Gerätetauchen nach einem Pneumothorax gehen mit einem erhöhten Risiko einher. ❗

5.10.2 Pleuraerguss

❗ Jeder Pleuraerguss muss diagnostisch geklärt werden, da Ergüsse in ca. 50% durch maligne Tumoren verursacht werden. ❗

Ein **Hämatothorax** liegt vor, wenn der Hämatokrit in der Pleuraflüssigkeit ≥ 50% des Bluthämatokrits beträgt. Ist der Erguss milchig-trübe, muss an einen **Chylothorax** oder einen **Pseudochylothorax** gedacht werden (s. u.).

Ist der Erguss durch eine begleitende Pneumonie bedingt, so spricht man von einem **parapneumonischen Erguss** (s. 5.4.1). Erscheint dieser makroskopisch eitrig, so wird er als **Empyem** (s. 5.10.4) bezeichnet. Weist die Laboranalyse des parapneumonischen Ergusses auf eine hohe entzündliche Aktivität hin (pH < 7,1, Glukose < 40 mg/dl, LDH > 1000 IU/l) oder werden Bakterien im Gram-Präparat oder der Kultur nachgewiesen, so wird der Erguss als „kompliziert" bezeichnet, weil er häufiger zu längeren Verläufen und Pleuraverklebungen führt.

Klinik

Je nach Ergussmenge tritt eine Dyspnoe auf, die bei langsamer Entwicklung erst bei großer Ergussmenge in Erscheinung tritt. Bei Empyem bestehen häufig Fieber oder subfebrile Temperaturen. Bei der Untersuchung fallen lokal (meist basal) verminderte Atemgeräusche und eine Dämpfung bei der Perkussion auf. Eine asymmetrische Thoraxexpansion bei der Einatmung (**Hoover-Zeichen**) ist selten.

❗ Atmungsabhängige thorakale Schmerzen oder ein Pleurareiben weisen auf eine Pleuritis sicca und sind bei Pleuraerguss meist nicht mehr vorhanden. ❗

Ätiologie

Es ist überraschend, wie viele körperliche Störungen zu einem Pleuraerguss führen können. Relativ häufig sind jedoch nur drei Prozesse:

- In ca. 50% ist ein Pleuraerguss durch **maligne Prozesse** bedingt, v. a. durch ein Bronchialkarzinom, seltener durch ein Pleuramesotheliom, Mammakarzinom, Nierenzellkarzinom und Ovarialkarzinom.
- In ca. 30% ist eine bakterielle Pneumonie bzw. eine Tbc verantwortlich.
- 10% sind auf eine Rechtsherzinsuffizienz zurückzuführen.

Seltenere Ursachen sind eine Hypoalbuminämie (z. B. bei Leberzirrhose oder nephrotischem Syndrom), ein subphrenischer Abszess („sympathischer Pleuraerguss"), eine akute Pankreatitis (Erguss links) oder der Erguss im Rahmen einer Polyserositis (bei rheumatologischen Systemerkrankungen vorkommende Entzündung der serösen Körpermembranen mit Aszites, Gelenkergüssen, Pleura- und Perikarderguss). Auch bei stärkerem Aszites oder Peritonealdialyse kann gelegentlich Flüssigkeit durch präformierte Zwerchfelllücken in den Pleuraraum gelangen (meist links). Ein Pleuraerguss kann auch eine peripher gelegene Lungenembolie begleiten.

Sonderformen sind im gleichnamigen **Kasten** aufgeführt.

05

==ZUR VERTIEFUNG==

Sonderformen des Pleuraergusses

- Ein **Hämatothorax** (Hämatokrit der Ergussflüssigkeit > 50% des Blutwertes) ist traumatisch bedingt (Ruptur eines intrathorakalen Gefäßes).
- Ein **Chylothorax** entsteht durch Extravasation von Lymphe aus dem Ductus thoracicus oder seinen Zuflussgefäßen. Er kann traumatisch bedingt sein (z. B. Verletzung großer Lymphgefäße bei thoraxchirurgischen Eingriffen) oder – häufiger – durch ein malignes Lymphom entstehen; andere Ursachen (Leberzirrhose, Tbc, Filariose, „idiopathisch") sind selten.
- Der extrem seltene **Pseudochylothorax** zeichnet sich durch seinen hohen Cholesteringehalt aus und entsteht im Rahmen chronischer Ergüsse z. B. bei rheumatologischen Erkrankungen oder Tbc.

Diagnostisches Vorgehen

* **Körperliche Untersuchung:** Der Nachweis eines Pleuraergusses gelingt bei einer Ergussmenge > 1 Liter anhand der basalen Klopfschalldämpfung und dem abgeschwächten Atemgeräusch.
* **Röntgen-Thorax:** Der Erguss ist ab ca. 300 ml sichtbar: Ein nicht-gekammerter Erguss läuft in Seitenlage nach kranial aus und zeigt sich als homogene, lateral ansteigende Verschattung (**Ellis-Damoiseau-Linie**); diese entsteht durch den negativen Druck im Pleuraspalt (**Abb. 5.78**).
* Die **Sonographie** ist das empfindlichste Verfahren (Nachweis ab 10 – 20 ml), das außerdem die meist erforderliche Punktion erleichtert.
* Bleibt die Ursache unklar, kann die Diagnose häufig durch eine **Thorakoskopie** geklärt werden: Nach Anlegen eines Pneumothorax wird die parietale und viszerale Pleura mit einem starren Rohr inspiziert, ggf. können Biopsien entnommen werden.

Bei Nachweis eines Pleuraergusses müssen zwei Fragen beantwortet werden:

Erstens: Ist eine Pleurapunktion notwendig?

* Jeder Pleuraerguss sollte aus diagnostischen Gründen punktiert werden („Zwischen Arzt und Diagnose liegt manchmal nur die Haut.").
* Bei sehr kleinem Erguss (unter daumenbreit auf dem Standardröntgenbild) liegt jedoch ein ungünstiges Risiko-Nutzen-Verhältnis vor, sodass die therapeutischen Konsequenzen vor einer Punktion kritisch hinterfragt werden müssen.
* Bei Herzinsuffizienz kann auf eine Punktion verzichtet werden, wenn der Pleuraerguss beidseitig auftritt und der Patient weder Schmerzen noch Fieber hat.
* Besteht schwere Atemnot oder eine Mediastinalverdrängung, so muss der Erguss auch aus therapeutischen Gründen punktiert werden.

Zweitens: Gibt es Hinweise auf die Ätiologie?

Aussehen und Konsistenz des punktierten Ergusses ergeben erste Hinweise:
* **blutig:** Ein Erguss erscheint schon bei kleinen Blutbeimischungen (z. B. 1 ml!) blutig und weist dann auf ein Bronchialkarzinom, Tbc oder eine Lungenembolie hin (Hkt oft < 1 %). Auch eine traumatische Punktion mit Gefäßverletzung lässt den Erguss blutig erscheinen. Ein echter Hämatothorax (Definition s. o.) ist selten.
* **milchig:** Chylothorax oder Pseudochylothorax
* **eitrig:** Empyem
* **klar und zähflüssig:** maligne, tuberkulös oder parapneumonisch.

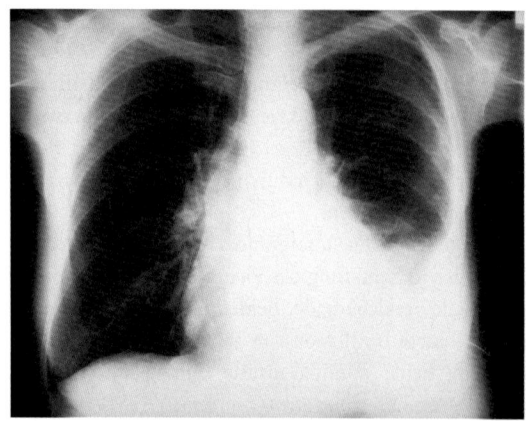

Abb. 5.78: Pleuraerguss links im Röntgenthorax. Typisch ist das seitliche Ansteigen der glatt begrenzten Verschattung (Ellis-Damoiseau-Linie). [T170]

Jedes Punktat wird darüber hinaus im Labor analysiert. Die erste Frage ist die, ob es sich um ein Transsudat oder ein Exsudat handelt (s. **Kasten** „Differentialdiagnose des Pleuraergusses"). Ein **Transsudat** erfordert keine weitere diagnostische Abklärung, therapiert wird die Grundkrankheit (Herzinsuffizienz oder Hypoalbuminämie). Liegt ein **Exsudat** vor, sollte die Ursache stets geklärt werden. Das gewonnene Punktat wird dazu hämatologisch (Differentialzellbild, Hämatokrit), klinisch-chemisch (pH-Wert, Protein, Glucose, Triglyzeride, Cholesterin, LDH und Amylase), zytologisch (Nachweis maligner Zellen) und mikrobiologisch (Gram-Präparat, aerobe und anaerobe Kultur, Tbc und Pilze) untersucht.

! Die Bestimmung der Adenosin-Desaminasen (ADA) ermöglicht darüber hinaus die Differenzierung zwischen tuberkulösen Ergüssen und solchen anderer Genese: Bei einer Konzentration ≥ 40 U/ml liegt mit hoher Wahrscheinlichkeit eine Tbc vor. !

Ist nach diesen Untersuchungen die Ursache des Ergusses nicht klar, sollte eine Thorakoskopie mit **Pleurabiopsie** (Histologie) durchgeführt werden.

Therapie

Diese besteht in der Heilung der Grundkrankheit; eine therapeutische Punktion bzw. Drainage des Ergusses ist bei Dyspnoe und komplizierten Ergüssen angezeigt. Bei malignem Erguss kommt eine Pleurodese (Pleuraverklebung) mit Talkum in Betracht.

═══════AUF DEN PUNKT GEBRACHT═══════

Differentialdiagnose des Pleuraergusses

Transsudat
Eiweiß: ≤ 30 g/l
Quotient Protein$_{Erguss}$/Protein$_{Serum}$: $\leq 0,5$
Spezifisches Gewicht: $< 1,016$
Vorkommen: Herzinsuffizienz, Hypoproteinämie (z. B. nephrotisches Syndrom, Leberzirrhose)

Exsudat
Eiweiß: ≥ 30 g/l
Quotient Protein$_{Erguss}$/Protein$_{Serum}$: $\geq 0,5$
Quotient LDH$_{Erguss}$/LDH$_{Serum}$: $\geq 0,6$
Spezifisches Gewicht: $> 1,016$
Weitere Befundinterpretation bei Exsudat:
- mit Neutrophilie: akute Entzündung, z. B. bei Pleuropneumonie, Tbc, Lungenembolie, Pleuritis exsudativa und Pleuraempem (s. 5.10.4)
- mit Vermehrung der Lymphozyten: chronische Entzündung, z. B. bei Tbc oder abheilender viraler Pleuritis
- Bei malignem Erguss ist der Quotient LDH$_{Erguss}$/LDH$_{Serum}$ häufig ≥ 1.
- Eosinophilie $\geq 10\%$ ist meist eine Reaktion auf Blut oder Luft im Pleuraspalt. Liegt beides nicht vor, müssen seltenere Ursachen wie z. B. eine Asbestose, Echinokokkose, ein Churg-Strauss-Syndrom oder eine Medikamentennebenwirkung erwogen werden.
- mit erhöhter Amylase: bei Pankreatitis, aber auch bei Ösophagusruptur oder malignem Erguss
- mit erhöhten Triglyzeriden (meist > 110 mg/dl $= 2$ mmol/l): Chylothorax
- mit erhöhtem Cholesterin (> 200 mg/dl $= 5,2$ mmol/l): Pseudochylothorax.

5.10.3 Pleuritis

Meist tritt eine Rippenfellentzündung sekundär bei Pneumonie, Tbc, Lungeninfarkt oder Bronchialkarzinom auf. Ist der Röntgenthorax unauffällig, liegt dagegen häufig eine primäre Pleuritis, z. B. bei Coxsackie-B-Virus-Infektion (M. Bornholm), eine Lungenembolie oder eine rheumatologische Systemerkrankung (z. B. systemischer Lupus erythematodes) vor.

Klinik

Der Patient klagt über „höllische", atmungsabhängige Schmerzen („Teufelsgrippe"), oft hat er dabei Fieber. Auskultatorisch ist bei **Pleuritis sicca** (Pleuritis ohne Erguss) ein Pleurareiben nachweisbar, das man manchmal sogar fühlen kann. Die Schmerzen und das Pleurareiben verschwinden, wenn sich – wie es meistens der Fall ist – im Verlauf ein Erguss bildet (**Pleuritis exsudativa**).

Diagnostisches Vorgehen

Wichtig ist, eine Tbc mittels Tuberkulin-Test, Sputum- und Magensaftuntersuchung auszuschließen (s. **5.4.3**). Darüber hinaus werden die Entzündungsparameter im Blut bestimmt. Röntgenthorax und Sonographie dienen dem Nachweis sekundärer Ursachen und der Quantifizierung eines evtl. begleitenden Pleuraergusses. Ggf. sind virusserologische Untersuchungen und eine Autoantikörperdiagnostik notwendig.

5.10.4 Pleuraempyem

Unter einem Pleuraempyem versteht man einen makroskopisch eitrigen Erguss mit oder ohne Erregernachweis im Pleuraspalt. Meist tritt es nach bakterieller Pneumonie auf (es handelt sich dann um einen eitrigen parapneumonischen Erguss, vgl. **5.4.1**). Weitere Ursachen sind der Lungenabszess (s. **5.4.2**), selten auch Ösophagusperforation oder penetrierende Thoraxverletzung (auch als Komplikation einer Pleurapunktion).

Erreger sind entsprechend *Streptococcus pneumoniae*, *Staphylococcus aureus*, Gruppe-A-Streptokokken, seltener *Pseudomonas aeruginosa*, *E. coli* und Anaerobier.

Klinik

Meist (aber nicht immer!) geben die Patienten Fieber, Husten, Nachtschweiß und Gewichtsabnahme an. Besonders unter Antibiotikatherapie können die Symptome aber mild sein.

Diagnostisches Vorgehen

Die Verdachtsdiagnose ergibt sich oft im Röntgenthorax. Auskunft über Ergussmenge und -konsistenz wie auch über evtl. bestehende Septierungen kann der transthorakale Ultraschall geben. Die gesamte Ausdehnung zeigt sich am besten im CT. Die Pleurapunktion ist zur Bestätigung der Diagnose und zur Erregersuche unerlässlich.

Therapie

Die Therapie besteht in der Anlage einer großlumigen Pleuradrainage und systemischer Antibiotikatherapie. Gekammerte und zu Fibrinschichten organisierte Empyeme müssen oft thorakoskopisch (z. B. mittels Video-assisted thoracoscopic Surgery, VATS) abgetragen werden. Auch die Instillation von fibrinolytischen Substanzen (Streptokinase, tPA, Urokinase) durch die Thoraxdrainage kann versucht werden; die Effektivität dieser sog. Lysetherapie für das Pleuraempyem wird jedoch neuerdings bezweifelt. Liegt bereits eine Vernarbung (Verschwartung) vor, so ist eine offene Abtragung nach Thorakotomie nicht zu umgehen (sog. Dekortikation).

05

5.10.5 Pleuramesotheliom

Das Pleuramesotheliom ist ein diffus wachsender Tumor der **parietalen Pleura**, der lokal in Lunge, Thoraxwand und benachbarte Organe einwächst.

! Eine Asbestexposition ist in ≥ 90 % vorausgegangen.
■ Das Pleuramesotheliom ist deshalb eine meldepflichtige Berufserkrankung. !

Klinik

Zwischen Exposition und dem Auftreten klinischer Symptome vergehen oft mehrere Jahrzehnte. Mit Beginn der Symptome beträgt die Lebenserwartung wegen des aggressiven Tumorwachstums noch etwa 12 – 18 Monate. Im Vordergrund stehen eine zunehmende Luftnot, atmungsabhängige Thoraxschmerzen und Gewichtsverlust. Bei der Untersuchung findet sich ein einseitig abgeschwächtes Atemgeräusch mit Klopfschalldämpfung wie bei Pleuraerguss und Pleuraschwarte (Letztere sind jedoch meist schmerzlos!). Eine Metastasierung tritt, wenn überhaupt, dann erst spät auf, v. a. in Leber, Knochen und Nieren.

! Bei schmerzhafter Pleuraschwarte und anamnestischer
■ Asbestexposition muss an ein Pleuramesotheliom gedacht werden. !

Diagnostisches Vorgehen

Die Diagnose ist schwierig zu stellen. Im Röntgenthorax sind pleurale Verdickungen, meist mit begleitendem Pleuraerguss, zu sehen. Im Thorax-CT kann man oft zusätzlich benigne asbestbedingte Veränderungen erkennen, wie z. B. Pleuraplaques und Lungenfibrose (s. 5.5). Erstere lassen sich auch mittels Thoraxsonographie erkennen.

Die Diagnose wird mittels Thorakoskopie mit Biopsie oder über eine Mini-Thorakotomie gesichert. Eine Bronchoskopie mit bronchoalveolärer Lavage dient zum Nachweis von Asbestfasern in Alveolarmakrophagen.

Therapie

Aufgrund des langsamen Wachstums ist das Pleuramesotheliom therapeutisch kaum beeinflussbar. Chemotherapie, Bestrahlung und Operation sind selten lebensverlängernd. Daher steht die palliative Therapie im Vordergrund: Behandlung der Schmerzen sowie der Rechtsherz- und der respiratorischen Insuffizienz.

! Entscheidend ist die Expositionsprophylaxe durch Verzicht
■ auf asbesthaltige Arbeitsstoffe und den Einsatz von Arbeitsschutzanzug und Feinstaubfilter. !

! Nach aktuellen Studien kann durch den Einsatz von Pe-
■ metrexed (Alimta®), einem neuen Folsäure-Antagonisten, die Prognose verbessert werden. !

Fallbeispiel

Anamnese

Ein 23-jähriger Mann kommt mit seit 3 Tagen bestehendem Fieber, zunehmender Luftnot und trockenem Husten zur Aufnahme. Vor 12 Tagen wurde er notfallmäßig in Dänemark stationär mit einem akuten Abdomen aufgenommen. Dabei wurde intraoperativ ein perforiertes Magenulkus diagnostiziert und eine 2/3-Magenresektion durchgeführt.

Befund

Schwer kranker, verwirrter Patient; 39,8 °C Fieber; Tachypnoe von 24/min; zentrale Zyanose; beidseits basal klingende („ohrnahe"), feinblasige endinspiratorische Rasselgeräusche; keine Unterschenkelödeme; Herzauskulationsbefund bis auf eine Tachykardie (120/Min.) unauffällig.

Was ist Ihre Verdachtsdiagnose?

Bei Fieber mit ohrnahen RG bei der Auskultation ist eine Pneumonie hochwahrscheinlich. Da der Krankenhausaufenthalt weniger als 14 Tage zurückliegt, wäre die Pneumonie als nosokomial, also im Krankenhaus erworben, zu charakterisieren. Aufgrund der ZNS-Beteiligung (Verwirrung) und der ausgeprägten Tachypnoe ist die Pneumonie als schwer einzustufen. Nicht typisch ist allerdings das beidseitige Auftreten.

Welche Untersuchungen ordnen Sie an?

Labor: CRP auf 38 mg/l erhöht (normal: < 5 mg/l), Sturzsenkung von 80 mm n.W. (< 20), LDH 420 U/l (40–240), Leukozytose $22 \times 10^9/l (4-11)$ mit Linksverschiebung und Thrombozytose 588/pl (150–450).

BGA bei 2 l/min Sauerstoff über Nasensonde: paO_2 45 mmHg oder 6 kPa (normalerweise > 100 mmHg bzw. 13,3 kPa), pCO_2 18 mmHg oder 2,4 kPa (normalerweise: 36–44 mmHg bzw. 4,8 bis 5,8 kPa), damit schwere respiratorische Partialinsuffizienz trotz massiver Hyperventilation.

Röntgenthorax: beidseits ausgeprägte flächige Infiltrate v. a. in den Unterfeldern.

Verlauf

Unter der Diagnose einer schweren nosokomialen Pneumonie wurde der Patient mit einer Kombination aus einem Cephalosporin der dritten Generation (gute Wirksamkeit im gramnegativen Bereich sowie gegen Pneumokokken) und einem Makrolid-Antibiotikum kalkuliert behandelt; letzteres wurde eingesetzt, da atypische Erreger wie z. B. Legionellen oder Mykoplasmen nicht auszuschließen waren.

Bei weiterbestehendem Fieber wurde am 3. Tag eine **Bronchoskopie** mit bronchoalveolärer Lavage durchgeführt: Es fand sich überraschenderweise kein Eiter, aber aus beiden Unterlappen war blutiges Sekret abzusaugen.

Wie lautet nun die Diagnose?

Da sich aus Verlauf und Bronchoskopie der Verdacht auf eine beidseitige Lungenembolie ergab, wurde zunächst eine Perfusions-Ventilations-Szintigraphie und danach eine Pulmonalis-Angiographie durchgeführt (**Abb. 5.61** und **Abb. 5.62**). Diese Untersuchungen bestätigten das Vorliegen von beidseitigen ausgedehnten Lungenembolien mit Infarktpneumonie bei Z. n. Immobilisierung wegen einer Magen-OP.

Therapie

Da trotz der ausgedehnten Embolien keine Druckerhöhung im kleinen Kreislauf vorlag und die rechtsventrikuläre Funktion nicht beeinträchtigt war, wurde keine Thrombolyse durchgeführt.

Der Patient wurde immobilisiert und bekam High-Dose-Heparin. Es folgte eine frühe Marcumarisierung, die über 6 Monate fortgesetzt wurde. Es fanden sich keine Hinweise auf eine Gerinnungsstörung mit erhöhtem thrombophilem Risiko.

! Trotz der vermeintlich typischen Klinik lag also keine bakterielle Pneumonie vor, sondern eine Lungenembolie. Die Regel: „Wenn du Hufgetrappel hörst, denke an Pferde, nicht an Zebras!" zeigt in diesem Fall also ihre Grenzen, und während die Staubwolke der Herde sich verzieht, prägen wir uns ein: Die Lungenembolie ist zwar seltener als die Pneumonie, aber dennoch eine wichtige Ursache der respiratorischen Insuffizienz, die häufig zu spät diagnostiziert wird. **!**

05

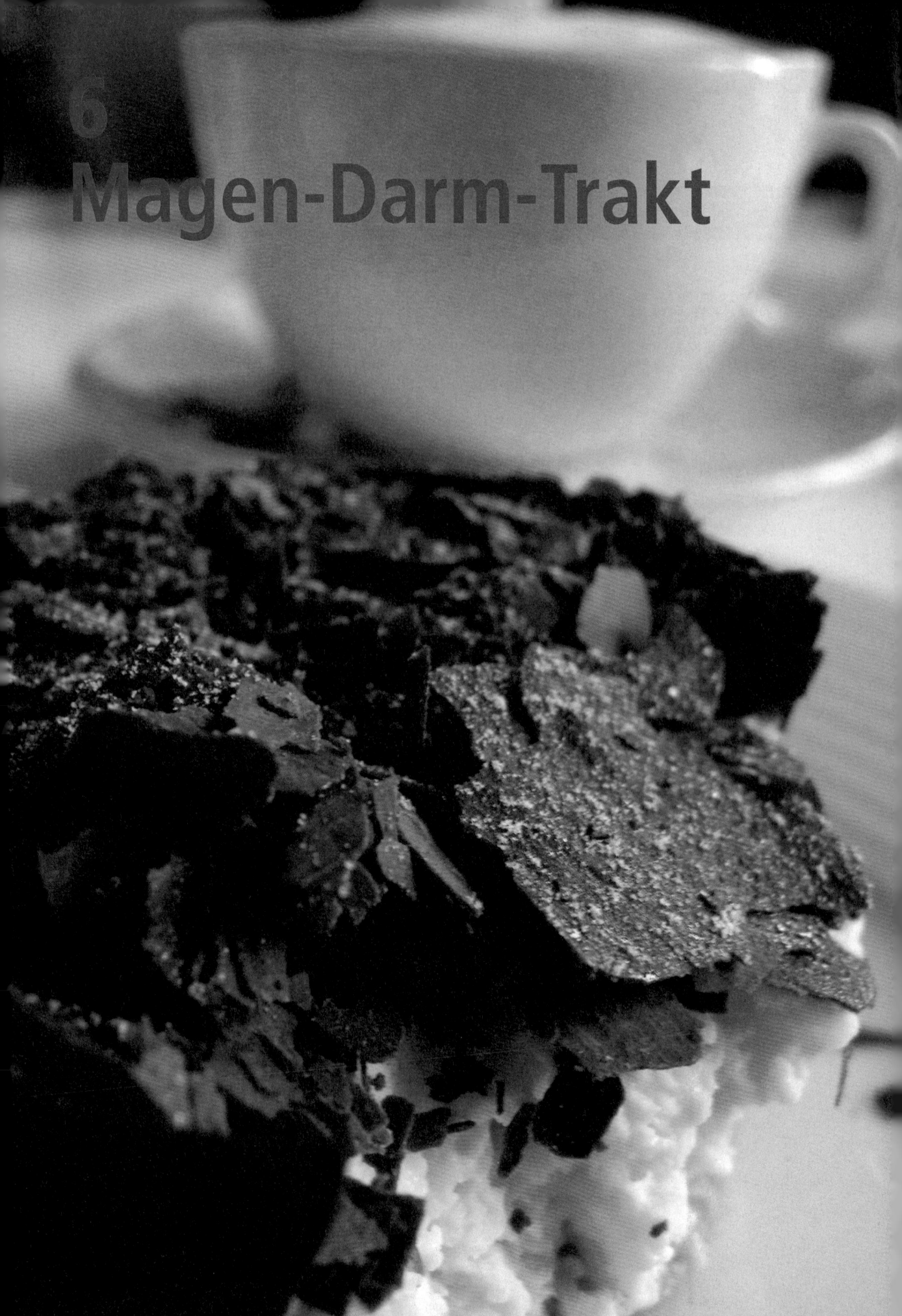

6 Magen-Darm-Trakt

Schon Kinder verbinden körperliches Unwohlsein mit dem Bauch: Bei jeder schmerzhaften Erkrankung – und sei es eine Mittelohrentzündung – deuten sie auf den Nabel. Auch beim Erwachsenen sind die am häufigsten beklagten Beschwerden im Magen-Darm-Bereich lokalisiert. Jeder dritte Patient, der in Deutschland einen Arzt aufsucht, tut dies aufgrund von Beschwerden im Gastrointestinaltrakt.

Weltweit zeigen sich gerade bei den Gastrointestinalerkrankungen große, vom sozialen Status und von Umweltfaktoren abhängige Unterschiede. Über eine Milliarde Menschen in den armen Ländern sind von den hierzulande praktisch unbekannten Rundwürmern und Hakenwürmern befallen, und 10% der Weltbevölkerung leiden unter einer Amöbiasis.

In den industrialisierten Ländern dagegen stehen häufig funktionelle, oft psychosomatisch mitbedingte Magen-Darm-Beschwerden im Vordergrund. Gleichwohl sind auch in unseren Breiten schwerwiegende organische Erkrankungen des Gastrointestinaltraktes keineswegs selten: Immerhin 20% der Malignome treten im Magen-Darm-Trakt auf.

6.1 Anatomie und Physiologie

Die Aufgabe des Gastrointestinaltraktes ist es, Nährstoffe aufzunehmen und zu verdauen und den unverdaulichen Rest auszuscheiden. Für seine Verdauungsaufgaben ist er auf Sekretzufuhr und Regulation durch Mundspeicheldrüsen, Leber, Galle und Pankreas angewiesen. Diese Organe werden deshalb – trotz vielfältiger eigenständiger Funktionen – häufig zum Gastrointestinaltrakt bzw. Verdauungssystem gerechnet (**Abb. 6.1**).

6.1.1 Anatomie

Aufbau und Feinbau

Bezug zum Peritoneum

Im Verlauf der embryonalen Entwicklung der Bauchhöhle verändert das am vorderen und hinteren Mesenterium in die Peritonealhöhle eingespannte Darmrohr seine Lage im Bauchraum durch mehrere komplizierte Drehungen. Infolgedessen ist am Ende ein Teil der abdominellen Organe vollständig von Peritoneum überzogen (**intraperitoneale Organe**, z. B. der Hauptteil des Dünndarms), während sich ein anderer Teil nur teilweise in den Peritonealraum einstülpt und nur an der Vorderseite Kontakt zum Peritoneum hat (**retroperitoneale Organe**, z. B. Duodenum, Pankreas). Völlig außerhalb des Peritonealraums (extraperitoneal) liegt das Rektum. Dieses verlässt beim Durchtritt in das kleine Becken die Bauchhöhle und verliert damit seinen Peritonealüberzug (**Abb. 6.2**).

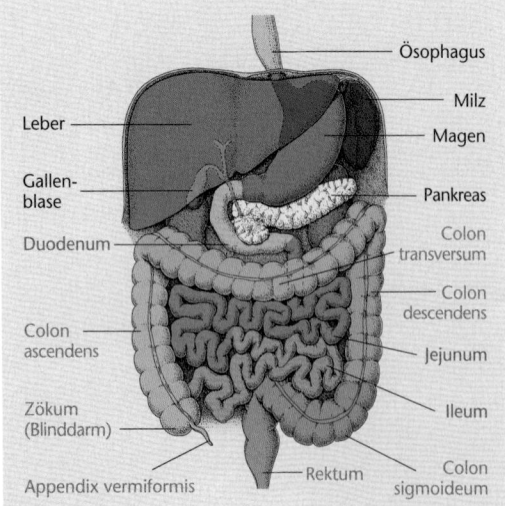

Leber
Gallenblase
Duodenum
Colon ascendens
Zökum (Blinddarm)
Appendix vermiformis
Ösophagus
Milz
Magen
Pankreas
Colon transversum
Colon descendens
Jejunum
Ileum
Rektum
Colon sigmoideum

Abb. 6.1: Der Magen-Darm-Trakt im Überblick. Der Ösophagus endet mit der Kardia, der Magen mit dem Pylorus, der Dünndarm mit der Valva ileocaecalis (Bauhin-Klappe). [A400–190].

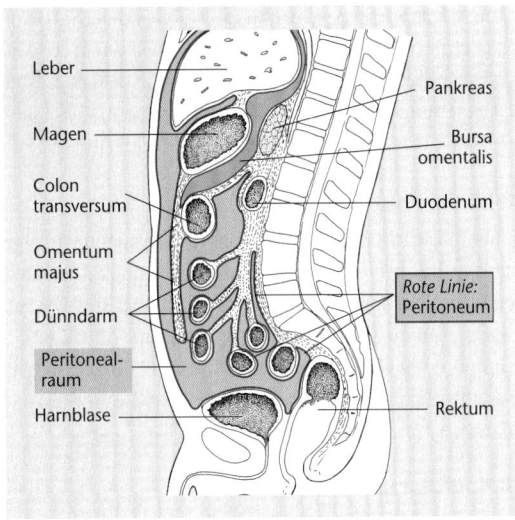

Abb. 6.2: Längsschnitt durch das Abdomen. Magen, Leber und der größte Anteil des Darmes liegen intraperitoneal; Duodenum, Harnblase und Pankreas liegen retroperitoneal. [A400–190]

Mesenterium

Intraperitoneale Organe bleiben mit der hinteren Bauchwand über eine Peritoneumduplikatur in Verbindung (**Mesenterium**, am Kolon auch **Mesokolon** genannt); diese bildet – verstärkt durch Bindegewebe – ein elastisches Aufhängeband, durch das die intraperitonealen Organe mit Lymph- und Blutgefäßen sowie Nerven versorgt werden.

Bursa omentalis und die Netze des Bauchraums

Beim embryonalen „Eindrehen" der Verdauungsorgane in die Peritonealhöhle entstehen zum einen Mesenterialfalten zwischen einzelnen Organen (diese werden manchmal Bänder, manchmal Netze genannt), zum anderen einzelne, teilweise abgeschlossene Recessus („Höhlen") innerhalb der Bauchhöhle.

* Zu den Mesenterialduplikaturen zwischen den Organen zählen die **Magenbänder**, z. B. das Lig. gastrocolicum, das von der großen Kurvatur zum Colon transversum zieht.
* Die zwischen kleiner Magenkurvatur, oberem Duodenum und Leberpforte ausgespannte Peritonealplatte wird dagegen **kleines Netz** genannt („Netz" wohl wegen der aufgelockerten Struktur).
* Der größte abgeschlossene Recessus innerhalb der Bauchhöhle ist die **Bursa omentalis**. Ihre Vorderwand wird von kleinem Netz und Magen, ihre Hinterwand zum Teil von Pankreas und Lobus caudatus der Leber gebildet. Ihr seitlicher Zugang heißt **Foramen epiploicum** und liegt hinter dem Lig. hepatoduodenale.
* Das bei der Magendrehung von der großen Kurvatur mitgezogene dorsale Mesenterium legt sich schürzenförmig über das Querkolon und bildet das den Dünndarm bedeckende **große Netz**.

Arterielle Blutversorgung

Die Verdauungsorgane des Bauchraums werden über drei große, ventral aus der Bauchaorta abzweigende Arterienstämme versorgt (**Abb. 6.3**):

06

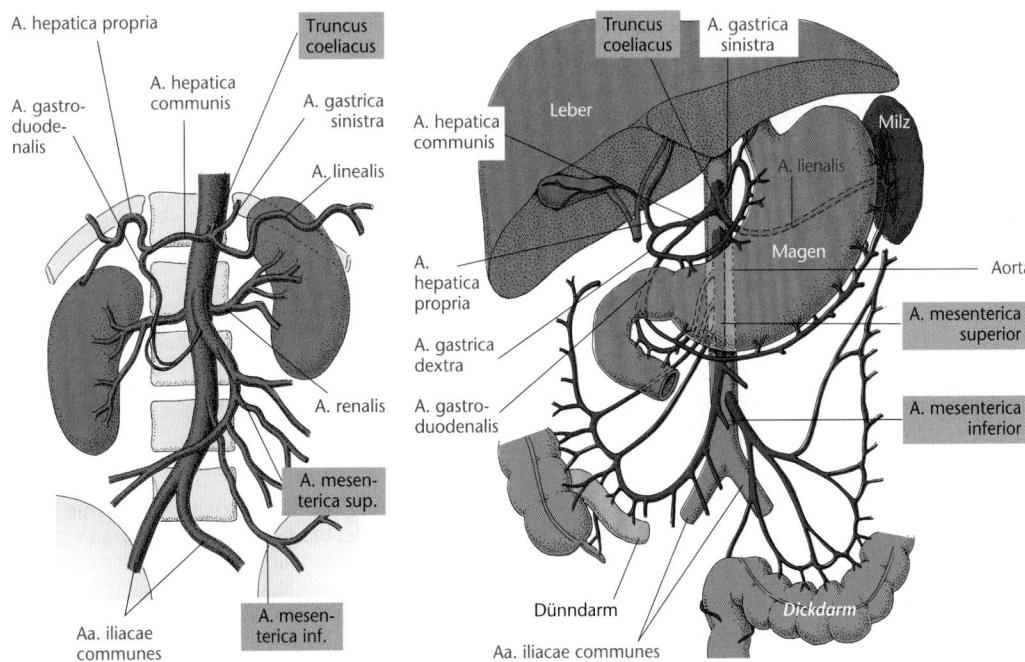

Abb. 6.3: Arterielle Blutversorgung der Abdominalorgane: rechts die Darstellung als „Situs", also zusammen mit den zugehörigen Organen, links nach Entfernung aller Organe außer den Nieren. [A400–190]

- **Truncus coeliacus:** Seine drei Äste versorgen Leber, Gallenblase und Magen vollständig sowie Bauchspeicheldrüse und Duodenum teilweise.
- **Arteria mesenterica superior:** Kleinere Äste versorgen Duodenum, Magen und Pankreas; der arkadenförmig verzweigte Hauptteil versorgt den ganzen Dünndarm sowie etwa die Hälfte des Dickdarms bis zum Querkolon nahe der linken Flexur.
- **Arteria mesenterica inferior:** Diese versorgt mit ebenfalls arkadenförmigen Verästelungen die untere Hälfte des Dickdarms sowie mit ihrem Endast, der A. rectalis superior, den größten Teil des Rektums. Das Rektum wird zusätzlich über kleinere Arterien aus der A. iliaca interna und der A. pudenda interna versorgt.

═══════ **ZUR VERTIEFUNG** ═══════

Malrotation

Der Begriff Malrotation beschreibt die inkomplette Rotation des Darmes während der embryologischen Entwicklung; diese wird bei 2% der Erwachsenen gesehen. Das Zökum wandert dabei nicht in den rechten Unterbauch, sondern meist in die Gegend direkt unterhalb der Leber. Dadurch kann sich der Kolonrahmen nicht richtig an der hinteren Bauchwand verankern, sodass das Mesenterium mit der A. mesenterica superior nun einen langen Stiel bildet, welcher sich leicht um sich selbst drehen kann (**Volvulus**). Die Malrotation selbst ist asymptomatisch, geht aber mit dem Risiko eines Volvulus sowie einer Kompression des Duodenums durch abnorm verlaufende Mesenterialduplikaturen (z. B. sog. **Ladd-Bänder**) einher. Auch kann die abnorme Lage der Appendix bei der klinischen Diagnose einer Appendizitis Schwierigkeiten bereiten.

Venöse Blutversorgung und Pfortadersystem

Die von den drei Arterienstämmen versorgten Bauchorgane sammeln ihr venöses Blut im Pfortadersystem, welches das nährstoffreiche Blut in die Leber einspeist. Wie bei der arteriellen Versorgung macht auch hier das mittlere und untere Rektum, welches ja an der Nährstoffaufnahme nicht mehr beteiligt ist, eine Ausnahme: Dieser Teil gibt sein Blut über die Vv. iliacae direkt in die V. cava inferior ab.

! Dies macht man sich bei der rektalen Applikation von Medikamenten zunutze; die aufgenommenen Wirkstoffe gelangen ohne Leberpassage in den großen Kreislauf. **!**

Normalerweise bestehen keine nennenswerten Verbindungen zwischen dem Pfortadersystem und dem venösen System – solche Verbindungen würden die Entgiftungs- und Verstoffwechselungsfunktion der Leber unterminieren. Steigt der Druck im Pfortadersystem jedoch an (etwa durch

einen erhöhten Abflusswiderstand), so bilden sich Anastomosen zwischen Pfortadersystem und Venensystem aus, die sog. **Umgehungskreisläufe**, deren klinisch bedeutendster der Umgehungsweg über die Ösophagusvenen ist (Genaueres zu den Umgehungskreisläufen s. 7.1.2 mit **Abb. 7.11**).

Lymphatische Versorgung

Die Lymphgefäße des Magen-Darm-Traktes haben wichtige Aufgaben bei der Nahrungsaufnahme, da sie den größten Anteil der Nahrungsfette aufnehmen und über den Ductus thoracicus an die Blutzirkulation weiterleiten (**Abb. 2.62**).

Kommt es zu Obstruktionen des Lymphabflusses, so tritt ein triglyzeridhaltiger Aszites, der sog. **chylöse Aszites**, auf (s. 7.1.3).

Wandaufbau und -funktion

Der Wandaufbau des Darmrohrs folgt über weite Strecken einem einheitlichen Prinzip. Seine Schleimhaut ist jedoch jeweils an die spezifischen Erfordernisse des entsprechenden Darmabschnitts angepasst (**Abb. 6.4**).

Der Feinbau des Magen-Darm-Rohrs spiegelt die beiden Hauptfunktionen der Verdauung wider:

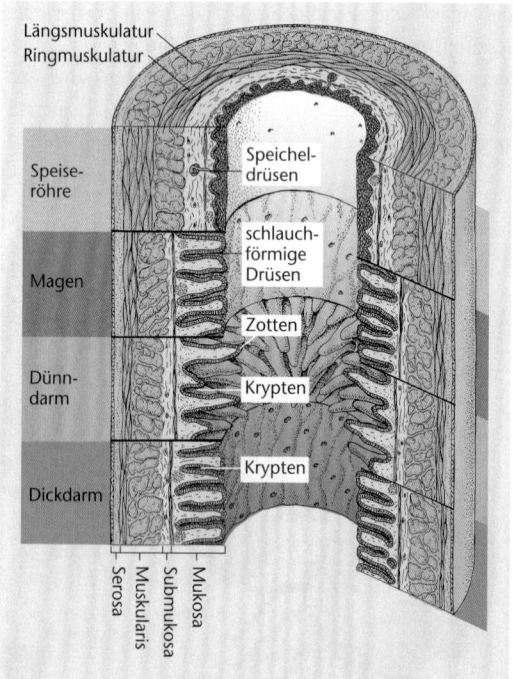

Abb. 6.4: Aufbau der Wandschichten in den verschiedenen Abschnitten des Verdauungstraktes. Vom untersten Abschnitt der Speiseröhre bis zum Ende des Kolons ist das Darmrohr stets gleich aufgebaut mit Mukosa, Submukosa, Muskularis und Serosa. Die Auffaltung der Mukosa ist entsprechend den resorptiven Funktionen gerade im Dünndarm stark ausgeprägt. [A400–190]

Mechanische Funktion

Eine zweiteilige Muskelschicht aus glatter Muskulatur sorgt für Zerkleinerung, Durchmischung und Transport des Speisebreis (**mechanische Verdauung**). Neural reguliert werden diese Muskelschichten über den zwischen Ring- und Längsmuskulatur gelegenen **Plexus myentericus (Auerbach)** und den in der Submukosa gelegenen **Plexus submucosus (Meißner)**. Beide sind anatomisch und funktionell vielfältig verknüpft und erstrecken sich vom unteren Ösophagus über den Magen, den Dünndarm und den Dickdarm bis ins Rektum (s. u.).

Biochemische Funktion

Diese wird durch die Sekret- und Enzymproduktion des Gastrointestinaltraktes (**Tab. 6.1**) und durch die gigantische Auffaltung der Mukosa im Bereich des Dünndarms gewährleistet (**Abb. 6.5** und **Abb. 6.6**).

Das **Zottenepithel** besteht vor allem aus absorptiven Zellen, den **Enterozyten**. Diese werden kontinuierlich durch Herauswachsen neuer Zellen aus den **Krypten** erneuert. Auf diese Weise wird die gesamte Epithelschicht innerhalb von 3 – 6 Tagen ausgetauscht. Im Zottenepithel eingelagert finden sich vereinzelte schleimproduzierende Becherzellen. In den Krypten befinden sich zusätzlich zu den mitotisch aktiven Vorläuferzellen der Enterozyten:
- **endokrine Zellen** zur Abgabe verschiedener Hormone
- **Paneth-Zellen**, die ein proteinreiches, wahrscheinlich antibakteriell wirkendes Sekret produzieren
- weitere schleimbildende **Becherzellen**.

! Der starken Regenerationsfähigkeit des Zottenepithels ist es zu verdanken, dass es selbst bei nachhaltiger Zelldestruktion im Rahmen mancher infektiöser Durchfallerkrankungen nur kurzfristig zur Einschränkung der Nahrungsaufnahme kommt. !

In den nicht-resorptiven Abschnitten des Kolons fehlen die Zotten. Die Krypten sind hier besonders reich an **muzinproduzierenden Becherzellen**.

Tab. 6.1 Übersicht über die sekretionssteuernden Peptide

	Gastrin	Cholezystokinin	Sekretin	GIP*	Histamin
Bildungsort	G-Zellen; diese sind zu zwei Drittel im Antrum des Magens, zu einem Drittel in der Duodenalmukosa lokalisiert.	I-Zellen der Duodenal- und Jejunumschleimhaut	S-Zellen der Duodenum- und Jejunumschleimhaut	K-Zellen des gesamten Dünndarms	endokrine Zellen der tubulären Magendrüsen (sog. ECL-Zellen)
Wirkung	• Stimulation der HCl-Sekretion der Belegzellen des Magens • Förderung der Peristaltik durch Wirkung auf die Muskulatur des Magenantrums • trophische Wirkung auf die Epithelien von Magen und Duodenum	• Stimulation der Gallenblasenkontraktion und gleichzeitige Öffnung des Sphincter Oddi (→ Gallensaftausschüttung) • Förderung der Pepsinogen-Bildung in den Hauptzellen des Magens, jedoch • Hemmung der HCl-Sekretion	• Stimulierung der Pankreasgänge zur Bildung eines alkalischen, bicarbonatreichen Sekrets • Verlangsamung der Magenentleerung durch Hemmung der Magenmuskulatur • Förderung der Alkalisierung der Galle im Gallengangsystem • Hemmung der Salz- und Wasserresorption in der Gallenblase	• Förderung der Insulin-Freisetzung aus den B-Zellen des Pankreas • Hemmung der HCl-Sekretion und der motorischen Aktivität des Magens	Stimulation der Sekretion von HCl bzw. von Pepsinogenen nach Bindung an die H_2-Rezeptoren der Beleg- und Hauptzellen
Stimulation der Sekretion durch	• Nahrungspeptide • bestimmte Aminosäuren im Magenlumen • vagale Afferenzen • hohe Katecholaminkonzentrationen im Serum	• freie Fettsäuren • Peptide • bestimmte Aminosäuren • Glucose im Duodenallumen	sauren Chymus	• Glucose • Fett • Aminosäuren • niedriger pH-Wert im oberen Dünndarm	vagale Stimulation
Hemmung der Sekretion durch	pH des Magensaftes ≤ 3	Trypsin			

* glucose-dependent insulin releasing peptide (= gastric inhibitory peptide)

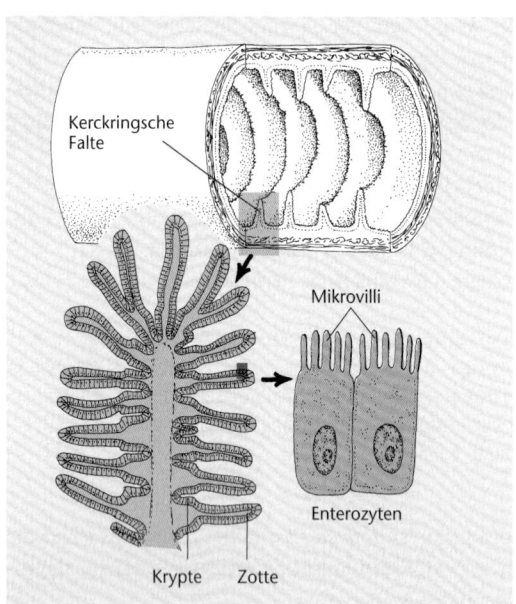

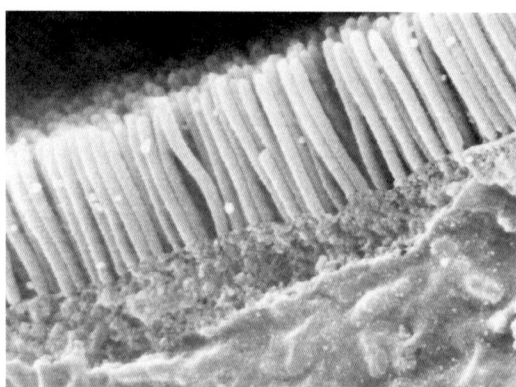

Abb. 6.6: Dünndarmmikrovilli im Elektronenmikroskop. [C160]

Abb. 6.5: Auffaltung der Duodenal- und Dünndarm-schleimhaut in der Übersicht. Die Faltungen können die Oberfläche im Vergleich zu einem zylindrischen Hohlorgan um den Faktor 600 vergrößern. Die absorptive Gesamtoberfläche des Dünndarms wird auf ca. 200 m² geschätzt. [A400–190]

Das intestinale Nervensystem

Die Motorik des Magen-Darm-Traktes von der Nahrungsaufnahme bis zur Defäkation ist größtenteils unwillkürlich gesteuert.

Intrinsische Innervation

Die gastrointestinalen Plexus (myentericus und submucosus) regulieren die Motilität der glatten Muskulatur; der Plexus submucosus innerviert zusätzlich Blutgefäße und Epithelzellen und beeinflusst damit auch die Sekretion von Verdauungsenzymen und Muzinen (**Tab. 6.1**). Die beiden Plexus sind zu endogenen Reflexen befähigt, welche ohne „höhere" Einflüsse die Darmmotilität unterhalten und koordinieren können (so kann z. B. der **peristaltische Reflex** lokal durch Dehnung des Darmrohrs ausgelöst werden).

❗ Ein wichtiger „Lokalreflex" ist die vor allem über den Plexus
❗ myentericus vermittelte unwillkürliche Relaxation der Ringmuskulatur bei Dehnung des Darmlumens. Fehlt der Plexus myentericus in einem bestimmten Darmsegment (so bei M. Hirschsprung, s. 6.5.2), so kann die glatte Muskulatur nicht erschlaffen und es kommt zum Aufstau des Stuhls vor dem eng gestellten Segment. ❗

❗ Der Plexus myentericus vermittelt auch die Erschlaffung des
❗ inneren Analsphinkters nach Dehnung der Ampulla recti. Ohne diese Relaxation ist eine geordnete Defäkation nicht

möglich, sodass es zu einer hartnäckigen Obstipation kommt. Letzteres Problem kann ebenfalls im Rahmen eines M. Hirschsprung auftreten. ❗

Extrinsische Innervation

Zusätzlich zur intrinsischen Innervation wird die Darmmotorik durch eine übergeordnete extrinsische, neurovegetative Innervation gesteuert. Diese setzt sowohl an Plexuszellen als auch an Blutgefäßen und z. T. auch direkt an den glatten Muskelzellen an und läuft über **fördernde parasympathische** und **hemmende sympathische** Einflüsse. Die extrinsische Innervation reguliert neben der Muskeltätigkeit auch die Sekretion der Verdauungsenzyme.

Darüber hinaus tragen viszerale afferente Bahnen zur Regulation der Magen-Darm-Motilität und -Sekretion bei. Diese über den N. vagus laufenden Afferenzen sind besonders für die koordinierte motorische Funktion von Ösophagus und proximalem Magen sowie für den Defäkationsreflex von Bedeutung.

6.1.2 Funktionen des Magen-Darm-Trakts

Transport, Durchmischung, Speicherung

Diese Funktionen beruhen auf der autoregulativen Motilität des Magen-Darm-Traktes, die in folgenden Bewegungsmustern abläuft (**Abb. 6.7**):

- **Segmentationsbewegungen** (stehende Wellen) zur Durchmischung des Darminhalts und zur Herstellung eines optimalen Kontaktes von Darmwand und Speisebrei
- **peristaltische Kontraktionen** (propulsive Wellen) zum Weitertransport des Speisebreis von oral nach anal

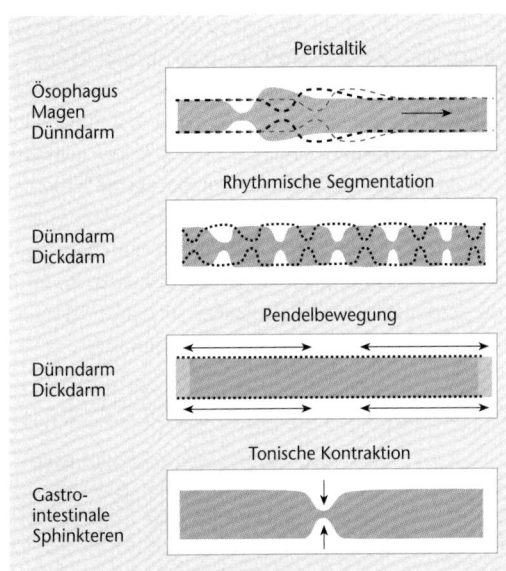

Abb. 6.7: Motilitätsmuster im Gastrointestinaltrakt. Die Segmentation dient der Durchmischung, die Peristaltik hingegen dient dem Weitertransport des Darminhaltes. Durch die wechselnde Tonisierung der Darmmuskulatur (Akkommodation) kann zum einen der Darminhalt länger gespeichert werden, zum anderen entstehen Pendelbewegungen des Darminhaltes. Tonische Kontraktionen sind typisch für Sphinkteren und schließen einzelne Darmanteile gegeneinander ab. [L157]

- **Akkommodation:** proximaler Magen, Colon ascendens und Rektum können durch Verminderung des Muskeltonus größere Volumina ohne Erhöhung des intraluminalen Drucks aufnehmen. Dieser sog. Akkommodationsreflex dient der Speicherung des Speisebreis bzw. Fäzes.
- **tonische Dauerkontraktionen** (Spasmus): Dauerkontraktionen sind typisch für die Sphinkteren (z. B. am Pylorus, an der Ileozökalklappe und am Anus). Sie schließen einzelne Darmanteile gegeneinander ab.

Darüber hinaus treten im nüchternen Zustand vom Magen ausgehende und bis ins Kolon wandernde **Motorkomplexe** auf; dies sind peristaltische Aktivitäten von 10 – 15 Minuten Dauer, die über 1 – 2 Stunden vom Magen ins Kolon wandern und dem Weitertransport des Darminhaltes und damit der Vorbereitung des Magen-Darm-Traktes auf die erneute Nahrungsaufnahme dienen.

Transitzeiten
Die Transitzeit des Speisebreis durch den Magen ist individuell verschieden und hängt unter anderem von der Nahrungszusammensetzung ab. Eine Übersicht gibt **Tabelle 6.2**:

Tab. 6.2 Passagezeiten im Magen

Getränke auf Wasserbasis	0–1 h
trockenes Brot	1–2 h
Gemüse, mageres Geflügelfleisch	2–3 h
gekochtes Ei	3–4 h
Fisch, Braten	4–5 h
gebratene Gans	5–6 h
stark fetthaltiger Konservenfisch	6–7 h

Sekretion
Sekretionsvorgänge liefern sowohl die Enzyme für die Verdauung als auch den Muzinfilm, der die Epitheloberflächen vor Selbstverdauung schützt und gleichzeitig als Schmierfilm für den vorbeigleitenden Speisebrei dient. Die meisten Drüsen nehmen die Sekretion erst nach Aktivierung auf und unterliegen deshalb einer komplexen neuronalen und humoralen Steuerung (s. u., sowie **Tab. 6.1**).

Hauptorte der Sekretion
Die Sekretion findet statt in
- **Becherzellen:** Diese sind zwischen die normalen Epithelzellen eingestreut und sind für die Schleimsekretion vor allem des unteren Verdauungstraktes zuständig.
- **sekretorischen Zellen** in den Dünndarm- und Kolonkrypten: Diese sezernieren teils Schleim, teils Wasser und Salze.
- tubulären, schlauchförmigen **Magendrüsen**: Sie enthalten verschiedene Zelltypen und bilden Salzsäure (Belegzellen), Pepsinogene (Hauptzellen) und Magenschleim (Nebenzellen).
- den dem Magen-Darm-Trakt parallel geschalteten **zusammengesetzten Drüsen** wie Mundspeicheldrüsen, Bauchspeicheldrüse und Leber: Sie geben ihr Sekret über ein verzweigtes Gangsystem in das Darmlumen ab und bilden in erster Linie Verdauungsenzyme.

Manche Verdauungsenzyme werden in das Darmlumen sezerniert; andere wiederum – wie die Amino- und Dipeptidasen – sind in den Bürstensaum des Dünndarmepithels integriert (d. h., sie werden direkt in den oberflächlichen Enterozyten produziert). Diese Proteine spalten also membrangebunden ihre im Speisebrei gelösten Substrate.

Steuerung der Sekretion
Im Rahmen der **nervalen Steuerung** werden die innerhalb der Darmwand liegenden Drüsen durch sekretomotorische Impulse aus dem Plexus submucosus gesteuert; die Signalübertragung läuft dabei über die cholinergen bzw. die peptidergen **Transmitter Dynorphin** bzw. **VIP** *(vasoactive intestinal peptide)*. Die Sekretionsleistung der außerhalb der

Wand des Magen-Darm-Kanals liegenden exokrinen Drüsen wird durch Sympathikus und Parasympathikus reguliert. Bei der Signalübertragung spielen neben den „klassischen" Neurotransmittern Acetylcholin und Noradrenalin auch bestimmte Neuropeptide – wie z.B. VIP und CCK (Cholezystokinin) – eine Rolle.

Die **humorale Steuerung** läuft über spezialisierte, vom Neuroektoderm abgeleitete und im Mukosaepithel eingebaute Zellen, die unter anderem Gastrin, Sekretin, Cholezystokinin und GIP *(glucose-dependent insulin releasing peptide)* bilden. Wegen ihrer gemeinsamen Fähigkeit, aufgenommene Substanzen zu Aminen zu dekarboxylieren, werden sie auch als **APUD-Zellen** zusammengefasst (APUD = *amine-precursor uptake and decarboxylation)*.

Die gebildeten Signalstoffe werden zum Teil in das Blut freigesetzt (**endokrine** Wirkung), wirken jedoch teilweise auch direkt auf ihre Nachbarzellen ein (**parakrine** Wirkung) oder dienen als Neurotransmitter des Darmnervensystems (**neurokrine** Wirkung). Durch ihre stimulierende oder hemmende Wirkung sowohl auf die glatte Muskulatur als auch auf die sezernierenden Zellen steuern sie neben Sekretion und Verdauung auch die Motilität der Darmwand.

=== ZUR VERTIEFUNG ===

Übersicht über Digestion und Absorption von Kohlenhydraten, Eiweißen und Fetten

Kohlenhydrate

Das durchschnittlich mit der Nahrung aufgenommene Kohlenhydratgemisch besteht zu 2/3 aus Polysacchariden (v.a. Stärke) und zu 1/3 aus Disacchariden (v.a. Saccharose und Lactose). Nur 3 % sind Monosaccharide (v.a. Fructose).

! Kohlenhydrate können nur vollständig verdaut, d.h. als Monosaccharide, aufgenommen werden. !

Durch enzymatische Hydrolyse entstehen aus den verdaulichen Kohlenhydraten die drei Monosaccharide Glucose, Fructose und Galactose. Die Stärke wird von der **Amylase** der Mundspeicheldrüsen und des Pankreas in Disaccharide zerlegt. Die Disaccharide werden dann von den **Oligosaccharidasen** der Bürstensaummembran in die resorbierbaren Monosaccharide zerlegt und direkt in einem Na+-Ko-Transport (Glucose, Galactose) bzw. einem Na+-unabhängigen Transport (Fructose) aufgenommen.

Dabei ist die Hydrolysierungsrate für Lactose am geringsten, sodass diese erst in tieferen Dünndarmabschnitten resorbiert wird. In einigen ethnischen Gruppen in Afrika und Asien ist die Lactase-Konzentration und damit Hydrolysierungsrate so gering, dass Milch-„Genuss" durch die nicht resorbierte Lactose zur Diarrhö führt (primärer Lactase-Mangel). In nördlichen Breiten dagegen ist der primäre Lactase-Mangel mit 2 % selten. Häufiger kommt es zum sekundären Lactase-Mangel nach unspezifischer Schleimhautschädigung (beispielsweise nach Durchfallerkrankungen) mit transientem Mangel an Bürstensaumenzymen mit den klinischen Folgen einer Lactose-Intoleranz (s. 6.5.7).

Proteine, Peptide, Aminosäuren

Auch hier läuft der Abbau über mehrere Zwischenschritte bis zu den resorbierbaren Grundbausteinen (Aminosäuren sowie Di- und Tripeptide).

- Im Magen wird das Eiweiß durch **Salzsäure** denaturiert und durch **Pepsine** in mittellange und kurze Peptide gespalten. Die weiterhin funktionierende Eiweißverdauung des gastrektomierten Patienten zeigt allerdings, dass dieser Schritt zum Eiweißabbau nicht essentiell ist.
- Die **Peptidasen** aus dem Pankreas (Trypsin, Chymotrypsin) spalten die Eiweißkörper zu 30–40 % in Aminosäuren auf; die verbleibenden Oligopeptide werden durch **Oligopeptidasen** des Bürstensaums in Aminosäuren, Di- und Tripeptide abgebaut, und diese werden über einen H+-Ko-Transport aufgenommen und z.T. intrazellulär zu freien Aminosäuren hydrolysiert.

Fette

Die aufgenommenen Nahrungsfette bestehen zu 90 % aus Triglyzeriden sowie zu 10 % aus Cholesterin, Cholesterinestern, Phospholipiden, Sphingolipiden und fettlöslichen Vitaminen. Die mit der Nahrung aufgenommenen Triglyzeride sind vorzugsweise aus langen Fettsäuren aufgebaut, welche teilweise gesättigt (Palmitin- und Stearinsäure), teilweise ungesättigt (Olein- und Linolensäure) sind. Bis zu 30 % der Nahrungsfette werden schon im Magen – in dem fetthaltige Speisen bis zu 4 Stunden lang liegen – verdaut. Hierzu dienen die vom Zungengrund sezernierten **Lipasen** sowie die Magenmotilität mit ihrer fettemulgierenden Wirkung.

- Für die weitere Verdauung des fetthaltigen Chymus ist die Emulgierung eine unabdingbare Voraussetzung. Nur so kann eine für die Wirkung der Lipasen ausreichend große Fett-Wasser-Grenzfläche geschaffen werden. Für die Emulgierung im Darm sind neben der Darmmotilität die Gallensäuren verantwortlich (der Gallefluss wird durch langkettige Fettsäuren über das Cholezystokinin angeregt). Die einzelnen Fettanteile werden dann durch verschiedene **pankreatische Enzyme** abgebaut, wie z.B. Pankreaslipase, Phospholipase und nicht-spezifische Lipase (früher Cholinesterase genannt).
- Die Hydrolyseprodukte dieser Lipolyse – also Monoglyzeride, freie Fettsäuren sowie weitere lipophile Substanzen wie Cholesterine oder Phospholipide – bilden dann mit den Gallensalzen sog. **Mizellen** (Abb. 6.8). Erst diese Partikel im Nanometerbereich ermöglichen den innigen Kontakt zur Dünndarmschleimhaut, indem sie sich zwischen die Mikrovilli legen. Die Lipide der Mizellen werden direkt in der Zellmembran gelöst und gelangen so ins Zellinnere. Die aufgenommenen Gallensalze werden wieder ins Darmlumen freigesetzt.
- Der Abtransport der aufgenommenen Fette läuft zum größten Teil über die Lymphgefäße. Nur die kurz- und mittelkettigen Fettsäuren gelangen über Diffusionsvorgänge in die Kapillaren der Darmzotten und von dort aus über das Pfortadersystem zur Leber. Die übrigen Bestandteile der Mizellen werden in den Epithelzellen unter Energiezufuhr wieder zu Triglyzeriden, Cholesterinestern und Phospholipiden zusammengesetzt. Diese resynthetisierten Fette werden schließlich von einer Proteinhülle umgeben und als nunmehr wasserlösliche Tröpfchen in das zentrale Lymphgefäß der Dünndarmzotten abgegeben (**Chylomikronen** und **VLDL**). Die Chylomikronen gelangen letzten Endes über den Ductus thoracicus in den Blutkreislauf.

06

Klinisch bedeutsam werden diese Hormone, wenn sie z. B. im Rahmen von endokrinen Tumoren exzessiv produziert werden (z. B. Gastrinom, s. **Kasten** „Zollinger-Ellison-Syndrom" in **6.4.4**).

Digestion

Hierunter versteht man die Zerlegung der Nahrungsstoffe in resorbierbare Moleküle durch **mechanische** und **chemische** Aufbereitung.

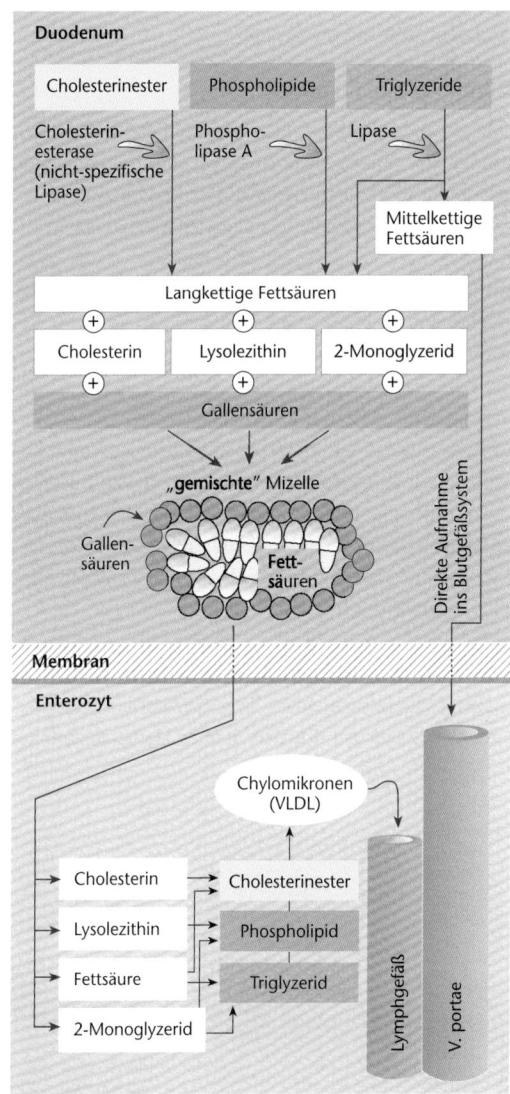

Abb. 6.8: Übersicht über die Fettverdauung. Die gemischten Mizellen bestehen aus sog. ambiphilen Gallensäuren, die ein lipophiles und ein hydrophiles Ende besitzen. Das hydrophile Ende bildet die Außenschicht der Mizelle. Am lipophilen Ende der Gallensäuren, das ins Mizelleninnere ragt, können sich langkettige Fettsäuren, Cholesterin, Monoglyzeride und Lecithin anlagern und so mithilfe der hydrophilen „Umhüllung" durch die Gallensäuren die Enterozytenmembran passieren. [L157]

Neben der Vorbereitung zur Resorption dient die Zerkleinerung auch dem Abbau antigener Eigenschaften der Nahrungsstoffe (s. **6.5.7**).

Absorption (= Resorption)

Die mit den austauschbaren Begriffen Absorption oder Resorption belegten Vorgänge führen zur Aufnahme der resorptionsfertig zerlegten Nahrungsstoffe in die Blut- oder Lymphbahn (s. **Kasten** „Übersicht über Digestion und Absorption").

> **!** Die Vorgänge der Digestion und der Absorption werden auch als **Assimilation** zusammengefasst. **!**

Hauptaufnahmemechanismen sind dabei die passive Permeation durch die Darmmukosa und der energieabhängige, aktive Transport. Hauptabsorptionsorte sind Jejunum und Ileum (**Abb. 6.9**). Kurzkettige Fettsäuren werden als einzige resorbierbare organische Substanzen noch im tieferen Dickdarm aufgenommen.

Die passive Permeation nutzt den Konzentrationsgradienten für die Nahrungsstoffe vom Darmlumen zum Kapillar- und Lymphgefäßsystem aus. Diese Art des Transports läuft über die Spalträume zwischen den einzelnen Enterozyten (**parazellulärer Transportweg**) und wird vor allem für die Aufnahme von Na⁺ und Wasser genutzt.

06

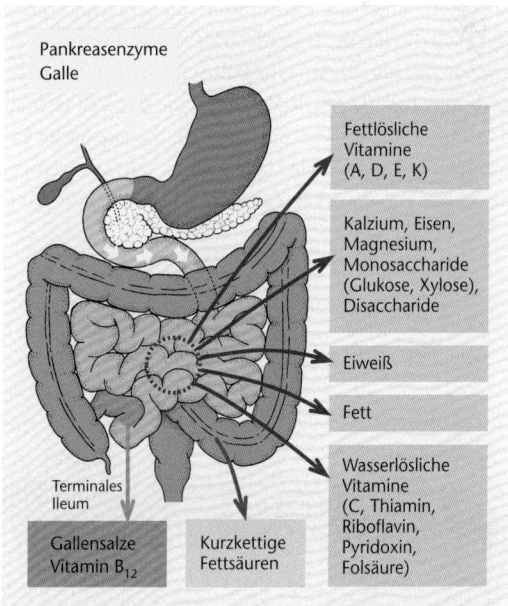

Abb. 6.9: Resorptionsorte im Magen-Darm-Trakt. Während manche Nährstoffe entlang dem gesamten Darm aufgenommen werden, können andere nur an spezifischen und für die Aufnahme des betreffenden Nährstoffes spezialisierten Darmabschnitten aufgenommen werden (für jeden Darmabschnitt wurde eine andere Farbe gewählt). [L157]

Der daneben bestehende aktive **transzelluläre Transport** nutzt den aktiven Na⁺-Transport, im Kolon auch den aktiven K⁺-Transport als entscheidende Triebkraft. Dieser Transport wird zu einem großen Teil durch die Wirkung der Na⁺-K⁺-ATPase bzw. K⁺-H⁺-ATPase ermöglicht und wird zur Aufnahme vieler Substrate – wie Glucose, Galactose, Aminosäuren, Phosphate und Vitamine, aber auch kurzkettiger Fettsäuren – genutzt.

Klinisch relevant ist bei diesem gekoppelten Transport vor allem die Koppelung der Na⁺- und Glucose-Absorption im Dünndarm. Die Aufnahme von Na⁺ (und damit auch von Wasser) wird durch die Anwesenheit von Glucose gefördert (Na⁺-Glucose-Ko-Transport).

! Lösung der Wahl zum oralen Flüssigkeitsersatz bei einer
■ sekretorisch bedingten Diarrhö (s. 6.5.1 – z. B. Cholera) ist deshalb eine Lösung, die Na⁺ und Glucose im stöchiometrischen Verhältnis von 2 : 1 enthält (ursprünglich von der WHO vorgeschlagen und deshalb auch „WHO-Lösung" genannt, Abb. 6.10). ■

Sekretion von Wasser und Elektrolyten

Der Dünndarm resorbiert nicht nur, sondern kann Wasser und Elektrolyte auch sezernieren, und zwar vor allem in den Krypten. Diese Sekretion wird durch die Na⁺-K⁺-Pumpe getrieben und kann durch die intrazellulären zyklischen Nukleotide cAMP und cGMP aktiviert werden. So aktivieren beispielsweise das Choleratoxin die Adenylatzyklase und E.-coli-Toxine die Guanylatzyklase und führen so zu schweren sekretorischen Durchfällen. Außerdem kann die Sekretion durch intestinale Hormone wie das VIP (erhöht z. B. beim Karzinoid-Syndrom, s. 6.5.9), diphenolische Laxanzien und dekonjugierte Gallensäuren aktiviert werden. Eine passive Sekretion kann aber auch durch Veränderungen am epithelialen Schlussleistennetz, z. B. bei pseudomembranöser Kolitis, ausgelöst werden (entzündliche Diarrhö, s. 6.5.1).

Flüssigkeitskonservierung

Im Magen-Darm-Trakt werden täglich ca. 10 Liter Flüssigkeit umgesetzt: 2 l täglich von außen zugeführte Flüssigkeit (in Getränken und Speisen), 1 l Speichel, 2 l Magensekret, 2 l Gallen-/Pankreassekret sowie 3 l vom Dünndarm sezernierte Flüssigkeit. Hiervon werden 96% im Dünndarm und 3% im Dickdarm resorbiert. 1%, das sind ca. 100 ml, werden mit dem Stuhl ausgeschieden.

Immunologische Funktion

Der Magen-Darm-Trakt ist einer Vielzahl potentiell antigen wirkender Substanzen ausgesetzt, z. B. Mikroorganismen, unvollständig abgebauten Eiweißstoffen und Enterotoxinen. Zur Antigenabwehr stehen die folgenden Mechanismen zur Verfügung:

- **Immobilisation** von Keimen im zähen Schutzfilm der Schleimhaut
- **Abtötung** von Organismen und Ausfällung von Eiweißen durch die Magensalzsäure
- **enzymatische Verdauung** der Eiweißstoffe: Dieser vom nutritiven Aspekt her effektive Mechanismus ist vom immunologischen Aspekt her relativ unzuverlässig. So lassen sich zum Beispiel in der Muttermilch in bis zu 40% über den Magen-Darm-Trakt der Mutter aufgenommene antigen wirksame Nahrungsproteine (vor allem aus der Kuhmilch) nachweisen.
- **Antikörperbildung:** Welche überragende immunologische Bedeutung die enterale Abwehr durch Antikörper hat, zeigt die Tatsache, dass 75% aller antikörperproduzierenden Zellen des Körpers in der Darmschleimhaut

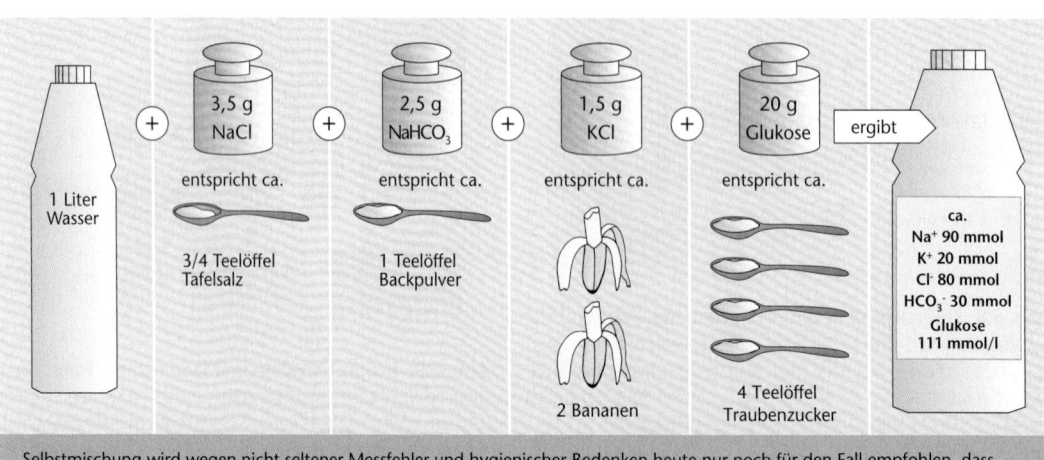

Abb. 6.10: WHO-Lösung. Hat man keine Möglichkeit, die einzelnen Zutaten exakt zu berechnen, kann man mit einfachen Mitteln eine improvisierte WHO-Lösung herstellen. [L157]

1 Liter Wasser + 3,5 g NaCl + 2,5 g NaHCO₃ + 1,5 g KCl + 20 g Glukose → ergibt

entspricht ca. 3/4 Teelöffel Tafelsalz

entspricht ca. 1 Teelöffel Backpulver

entspricht ca. 2 Bananen

entspricht ca. 4 Teelöffel Traubenzucker

ca.
Na⁺ 90 mmol
K⁺ 20 mmol
Cl⁻ 80 mmol
HCO₃⁻ 30 mmol
Glukose
111 mmol/l

Selbstmischung wird wegen nicht seltener Messfehler und hygienischer Bedenken heute nur noch für den Fall empfohlen, dass Fertiglösungen oder Fertigpackungen nicht verfügbar sind.

lokalisiert sind, und zwar zum einen in flachen, lymphatischen Organen, den **Peyer-Plaques**, und zum anderen Teil diffus beidseits der Basalmembran. Die meisten Zellen dieses sog. **darmassoziierten lymphatischen Gewebes** (*gut-associated lymphatic tissue*, **GALT**) sind zur Bildung von sekretorischem IgA befähigt und spielen vor allem bei der Abwehr von Viren eine wichtige Rolle. Ein Mangel an diesem IgA (selektiver Immunglobulin-A-Mangel) kann infolgedessen zu vermehrten bronchopulmonalen Infekten und Diarrhöen führen. Durch die Fähigkeit des GALT zur lokalen Sekretion von Antikörpern und damit zur intraluminalen Antigenabwehr wird eine systemische Antikörperpräsentation umgangen, die stets auch mit der Gefahr von Überempfindlichkeitsreaktionen verbunden ist. Diese Fähigkeit wird auch als **orale Toleranz** bezeichnet.

Bakterien im Darm

Die bakterielle Besiedelung des Magen-Darm-Traktes ist im Wesentlichen auf Ileum und Kolon beschränkt. Hier findet sich mit 10^{11} bis 10^{12} Keimen/ml eine massive Besiedelung – die dort gefundenen Keime machen > 90% des Zellbestandes eines Menschen aus. Die „Darmflora" besteht aus vielen hundert, zumeist anaeroben und großenteils noch nicht identifizierten Bakterien- und Pilzstämmen, darunter *Bacteroides fragilis*, *E. coli*, Klebsiellen und *Enterobacter*. Diese Keime bilden ein relativ stabiles Ökosystem, das unter anderem Vitamin K, Methan, Wasserstoff und Ammoniak synthetisiert.

Die Darmflora bildet sich in den ersten Lebenstagen durch Inokulation von Keimen aus dem mütterlichen Vaginaltrakt sowie aus weiteren Umgebungsquellen. Im späteren Leben hängt ihre Zusammensetzung von den über die Nahrung aufgenommenen Keimen und von Art und Menge der **präbiotischen Nahrungsbestandteile** ab. (Präbiotika sind für den Menschen unverdauliche, in den Dickdarm eingetragene Nahrungsbestandteile, z.B. Oligofruktosaccharide meist pflanzlicher Herkunft.)

Die mikrobielle Flora prägt über das darmassoziierte lymphatische Gewebe (das am stärksten entwickelte lymphatische Gewebe des Menschen) auch die Entwicklung des Immunsystems und spielt wahrscheinlich bei der Entwicklung von allergischen und Autoimmunerkrankungen eine wichtige Rolle (s. **4.1.8**).

Zudem dürften die von der Darmflora synthetisierten und ständig in den Blutkreislauf eingetragenen kurzkettigen Fettsäuren bei der Regulation des Stoffwechsels eine Rolle spielen; sie könnten etwa bei der Entstehung der Insulin-Resistenz (s. **9.2.4**) beteiligt sein.

Magen und Dünndarm sind nur dünn besiedelt (10^3 bis 10^6 Keime/ml). Diese Keimarmut ist dem sauren Magenmilieu und den bakteriostatisch wirkenden Gallensäuren zu verdanken. Sie verhindert eine Konkurrenz um die Aufnahme lebenswichtiger Nahrungsbestandteile, wie Vitamin B_{12} und Folsäure.

! Bei bakterieller Fehlbesiedlung des Dünndarms – z.B. im Rahmen eines Blind-Loop-Syndroms (s. 6.4.7), bei atrophischer Gastritis oder nach Magenteilresektion – kann es deshalb zu einer megaloblastären Anämie kommen. **!**

Eine Antibiotikatherapie kann die Darmflora beeinträchtigen. Mögliche Nebenwirkungen, vor allem einer Therapie mit Breitspektrumantibiotika, können daher Durchfälle bis hin zu schweren Kolitiden sein (pseudomembranöse Kolitis, s. **13.10.3**).

Die Ammoniak-Produktion durch Darmbakterien erhält klinisch im Rahmen der Leberzirrhose Bedeutung, weil das in Spuren ins Blut aufgenommene Ammoniak nicht mehr abgebaut werden kann und zur hepatischen Enzephalopathie beiträgt (s. **7.1.8**).

6.2 Diagnostik bei gastrointestinalen Erkrankungen

Die Diagnostik bei Magen-Darm-Erkrankungen wird durch mehrere Probleme erschwert:
- Die beklagten Symptome sind häufig unspezifisch (z.B. Appetitlosigkeit).
- Sie sind oft topographisch schwer zuzuordnen (z.B. Völlegefühl); die Lokalisierung wird zudem durch eine häufige Ausstrahlung der Schmerzen (z.B. Rückenschmerzen bei Pankreatitis) sowie durch Schmerzprojektion (z.B. Schulterschmerzen bei Cholezystitis) erschwert.
- Magen-Darm-Beschwerden gehen oft gar nicht vom Magen-Darm-Trakt aus – so ist etwa beim Erbrechen u.a. an Hirndrucksteigerung, Stoffwechselentgleisungen (etwa im Rahmen einer diabetischen Ketoazidose), Pankreatitis oder Schwangerschaft zu denken.

6.2.1 Anamnese

Entsprechend der Vielfalt der gastrointestinalen Erkrankungen ist eine „Standardanamnese" kaum möglich. Anamnestisch stets anzusprechen sind die Kardinalsymptome bei Magen-Darm-Erkrankungen wie
- **Bauchschmerzen** (s. **Kasten** „Anamnese bei Bauchschmerzen" und **Tab. 6.3**)
- **Appetitveränderungen**, **Abneigung** gegen Nahrungsmittel, **Nahrungsunverträglichkeiten**
- **Übelkeit und Erbrechen** als unspezifischer Hinweis auf Mukosairritation (z.B. im Rahmen einer Gastroenteritis),

Motilitätsstörungen, intestinale Obstruktion oder peritoneale Reizung. Bei Erbrechen sind zu erfragen: Häufigkeit, Konsistenz, Beimengungen von Galle, Hämatin, Blut, zeitlicher Zusammenhang mit der Nahrungsaufnahme.

- **Stuhlgang:** Dieser lässt Rückschlüsse auf die strukturelle und funktionelle Integrität der Mukosa des Magen-Darm-Trakts zu (veränderter Stuhlgang bei Malabsorption) und gibt Hinweise auf die Motilität (Diarrhö oder Obstipation bei Motilitätsstörungen). Zur Charakterisierung des Stuhlgangs werden Fragen nach Konsistenz, Farbe (entfärbter Stuhl bei Cholestase), Häufigkeit (inkl. Zeitpunkt des letzten Stuhlgangs), Beimengungen (z. B. Blutauflagerungen, Teerstuhl, Fettauflagerungen, Schleimbeimengungen), Geruch und Menge (fauler Geruch und voluminöser Stuhl bei Malabsorption) gestellt.

=== ZUR VERTIEFUNG ===

Anamnese bei Bauchschmerzen

Bei jeder „Bauchanamnese" sollten vier Punkte berücksichtigt werden:
- Wegen der räumlichen Nähe sollten das **Urogenitalsystem** sowie die **Lunge** mit eingeschlossen werden (Fragen nach Menstruation, Symptomen von „Geschlechtskrankheiten", Harnwegserkrankungen sowie nach Symptomen einer Pneumonie).
- Wegen der „funktionellen" Beziehungen zur Psyche sollten **psychische bzw. psychosoziale** Eckdaten erhoben werden (Depression, ungewöhnliche soziale oder psychologische Stressfaktoren, Neurosen, Medikamentenmissbrauch).
- Wegen der vielfältigen Verstrickungen von Darmmukosa, Leber, Pankreas und **Alkoholkonsum** sollte der Letztere stets bedacht und erfragt werden.
- Auch an **metabolische Entgleisungen** (Porphyrie, Ketoazidose) ist zu denken, welche zum Teil schwere Abdominalschmerzen verursachen können.

Weitere Kernpunkte der Anamnese

- **Fieber** kann ein Hinweis auf eine entzündliche Ursache der Beschwerden sein. Dabei besteht keine Korrelation zwischen der Höhe des Fiebers und der Schwere der Erkrankung – selbst schwere Gastroenteritiden können ohne Fieber verlaufen.
- **Medikamenteneinnahme:** Bestimmte Medikamente sind pathogenetisch mit einer Ulkus-Erkrankung (NSAR, ASS) oder mit gastrointestinalen oder retroperitonealen Blutungen (ASS, Antikoagulanzien) verknüpft. Darüber hinaus können fast alle Medikamente zu Nebenwirkungen am Magen-Darm-Trakt führen (z. B. Antibiotika-assoziierte Diarrhö).
- **Vorerkrankungen:** Diese können wichtige Hinweise auf die Ätiologie der Beschwerden geben. So ist bei einer begleitenden KHK wegen der zugrunde liegenden Arteriosklerose unter anderem an einen Mesenterialinfarkt, bei Alkoholismus an Pankreatitis, bei Diabetes mellitus an eine Pseudoperitonitis zu denken. Auch psychosomatische Erkrankungen wie Anorexia nervosa und Bulimie haben oft Leitsymptome im Magen-Darm-Bereich.
- **Voroperationen:** Nicht wenige Magen-Darm-Beschwerden sind Folgen von Operationen, z. B. Dumping-Syndrome nach Magenresektionen, das Blind-Loop-Syndrom oder ein Ileus durch Narbenzüge (Bridenileus).
- **Schwangerschaft:** Schwangerschaft kann Symptome im Magen-Darm-Bereich hervorrufen (Übelkeit, Erbrechen), die Krankheitswert bekommen können. Eine Extrauteringravidität kann Ursache eines akuten Abdomens sein.
- **Familienanamnese:** Magen-Darm-Beschwerden können im Rahmen bestimmter familiärer Erkrankungen auftreten, z. B. beim familiären Mittelmeerfieber, bei Thalassämie, Sichelzellanämie, Porphyrie, aber auch bei erblicher Polyposis.
- **Fernreisen:** Nach Fernreisen ist stets an „mitgebrachte" Tropenkrankheiten zu denken.

Tab. 6.3 Charakterisierung von Bauchschmerzen

	Viszeraler Schmerz	Somatischer Schmerz
Schmerzcharakter	dumpf, quälend, nagend, wellenförmig, krampf- oder kolikartig	scharf, brennend, kontinuierlich, zunehmender Dauerschmerz
Lokalisierbarkeit	schlecht, oft in der Mittellinie; häufig Projektion in andere Körperregionen (fortgeleiteter Schmerz, Abb. 6.11)	gut
Begleiterscheinungen	Patient versucht Schmerz durch Lageänderung zu lindern	Ruhe- und Schonhaltung des Patienten
Pathomechanismus	nimmt seinen Ausgang von den Baucheingeweiden; wird ausgelöst durch Dehnung und Entzündung der viszeralen Hüllen (z. B. Leber-Milz-Kapsel, Wände von Hohlorganen)	nimmt seinen Ausgang vom parietalen Peritoneum und von den Mesenterialwurzeln, tritt also bei Mitbeteiligung (meist Entzündung) des Peritoneums oder der Mesenterialansätze auf (peritonealer Schmerz)
Beispiele	Gallenkolik, Obstipation, Leberstauung bei Rechtsherzinsuffizienz	Perforation eines Hohlorgans, Peritonitis, Blutungen in den Bauchraum

„Bauchschmerz"

Zur Eingrenzung dieses häufigsten Akutsymptoms im Bereich des Magen-Darm-Traktes werden Fragen nach dem Schmerzcharakter, der Schmerzintensität, Dauer, Lokalisation, Begleitsymptomen, Ausstrahlung der Schmerzen sowie schmerzerleichternden und -verschlimmernden Faktoren gestellt. Es kann hilfreich sein, den Schmerz nach seiner wahrscheinlichen Herkunft als „viszeral" oder „somatisch" zu klassifizieren (**Tab. 6.3**), da hierdurch klinisch beurteilt werden kann, ob das Peritoneum am Krankheitsprozess beteiligt ist (Letzteres erfordert rasches Handeln).

- **Viszeraler Schmerz** nimmt seinen Ausgang von den Baucheingeweiden und wird durch Dehnung und Entzündung der viszeralen Hüllen ausgelöst (also z.B. durch Dehnung der Leber- oder Milzkapsel, der Wände von Hohlorganen oder auch des Darmrohrs, z.B. bei starken Kontraktionen).

  ! Der viszerale Schmerz kann durch eine Verschaltung von Darm- und Hautafferenzen auf Rückenmarkebene auf bestimmte Hautareale übertragen werden (Head-Zonen). **!**

- **Somatischer Schmerz** nimmt seinen Ausgang vom parietalen Peritoneum und von den Mesenterialwurzeln, tritt also bei Mitbeteiligung des Peritoneums oder der Mesenterialansätze auf (peritonealer Schmerz). Auslöser ist meist die Entzündung, seltener auch die chemische Irritation des Peritoneums (etwa durch Blut in der Bauchhöhle).

Die Differentialdiagnose des akuten Bauchschmerzes wird unter **6.7.1** besprochen.

Schmerzlokalisation

Obwohl der viszerale Schmerz in der Regel schlecht lokalisierbar ist, können den einzelnen Organen wegen der oben beschriebenen Head-Verschaltung doch bestimmte typische Schmerzlokalisationen zugeordnet werden (**Abb. 6.11**):

- **Ösophagus:** substernal, bei schwerem Schmerz mit Ausstrahlung in den Rücken
- **Magen:** epigastrisch
- **Duodenum und Pankreas:** epigastrisch, oft mit Ausstrahlung zum Rücken
- **Leber, Gallenblase und Gallengang:** rechter oberer Quadrant, evtl. auch epigastrisch; Gallenblasen- und Gallengangsschmerzen können bis in die Spitze des rechten Schulterblatts übertragen werden
- **Jejunum und Ileum:** oft periumbilikal (terminales Ileum auch rechter unterer Quadrant)
- **Kolon:** im Unterbauch
- **Rektum:** über dem Sakrum.

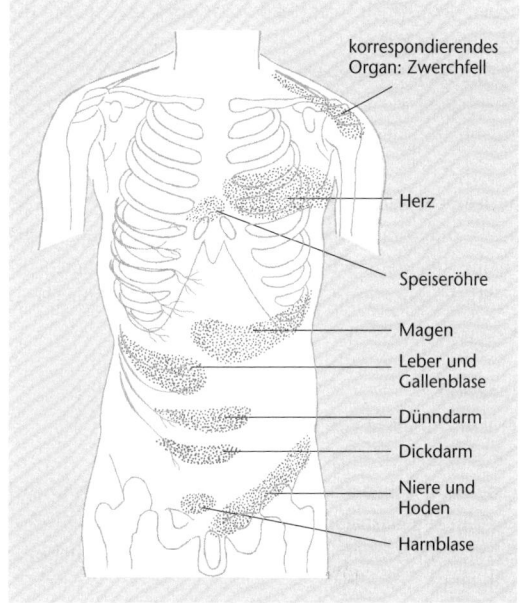

Abb. 6.11: Beispiele für die Head-Zonen. Schmerzafferenzen aus der Haut und den inneren Organen sind z.T. mit denselben Ursprungsneuronen der Schmerzbahn verbunden. Erregung dieser Neurone wird daher als Hautschmerz (fehl)interpretiert. Da die meisten Organe von mehr als einem Rückenmarksegment innerviert werden, fassen die Head-Zonen meist mehrere Dermatome zusammen. [A400 – 190]

korrespondierendes Organ: Zwerchfell

Herz

Speiseröhre

Magen

Leber und Gallenblase

Dünndarm

Dickdarm

Niere und Hoden

Harnblase

6.2.2 Körperliche Untersuchung

Eine komplette Allgemeinuntersuchung ist bei allen Magen-Darm-Beschwerden angezeigt, da abdominelle Symptome wie Erbrechen oder Bauchschmerz nicht selten Begleiterscheinungen bei Erkrankungen anderer Organsysteme sind (z.B. Pneumonie, Meningitis, Intoxikationen). Umgekehrt können sich primäre Magen-Darm-Krankheiten an einer Vielzahl von extraabdominalen Organen manifestieren (z.B. Anämie bei Malabsorption, Gelenkbeschwerden bei chronisch-entzündlichen Darmerkrankungen).

Einschätzung der Kreislaufsituation

Dies ist insbesondere bei akuten Bauchsymptomen („akutes Abdomen") wichtig, in deren Rahmen es zu septischen Erscheinungen, Blutverlusten oder Extravasation von Flüssigkeit in die freie Bauchhöhle (*„third space"*) kommen kann: Kontrolle von Puls, Blutdruck, bei schwerkranken Patienten evtl. Messung von zentralem Venendruck (ZVD) und Urinausscheidung.

Untersuchung des Abdomens

Voraussetzung ist ein entspannter Bauch. Dazu verhelfen:
- flache Lagerung mit einem Kissen unter dem Kopf, evtl. einem zweiten Kissen unter den Knien, und den Händen

06

neben dem Bauch (nicht über dem Kopf, dies spannt die Bauchdecken an)
- warme Hände, warmes Stethoskop,
- ablenkende Konversation während der Palpation (z. B. über die Enkelkinder).

Eine leere Blase ist für die Entspannung vorteilhaft, erschwert allerdings eine evtl. erforderliche Sonographie (Schallwellen werden in Flüssigkeiten gut fortgeleitet, sodass Strukturen „hinter" der Blase nur bei gefüllter Harnblase sichtbar werden).

Inspektion
Hier wird vor allem geachtet auf:
- OP-Narben, geblähtes Abdomen (z. B. bei Ileus)
- Leberhautzeichen (s. **7.1.4**), Venenzeichnung (z. B. bei portaler Hypertension mit Umgehungskreislauf)
- Hernien an Leiste, Schenkel, Hoden, Labien, Nabel bzw. Mittellinie
- seitliche Vorwölbungen (ausladende Flanken z. B. bei Aszites)
- evtl. sichtbare Peristaltik als Ausdruck von Darmsteifungen bei mechanischem Ileus
- Blaufärbung um den Nabel (= Cullen-Zeichen, z. B. bei Pankreatitis, Extrauteringravidität, abdomineller Blutung, **Abb. 7.74**)
- ungewöhnliche Pulsation: Eine sichtbare Pulsation ist bei schlanken und wohltrainierten Menschen physiologisch; ist jedoch ein pulsierender Tumor im Oberbauch sicht- oder fühlbar, so besteht der Verdacht auf ein Bauchaortenaneurysma.

Auskultation
Diese dient der Untersuchung der
- **Darmgeräusche** (möglichst über allen vier Quadranten zu auskultieren). Normalbefund: ca. 5–30 „Klick- und Gurgelgeräusche" pro Minute. Pathologische Geräusche s. **Kasten** „Pathologische Befunde bei der Auskultation und Perkussion".
- **Gefäßgeräusche:** Pathologische Geräusche treten auf bei Bauchaortenaneurysma oder Nierenarterienstenose.

Perkussion
- Bestimmung der Organgrößen (Leber, Milz).

  ❗ Dabei sollte die Perkussion der Oberränder von Leber und Milz nicht vergessen werden (nur so kann eine Vergrößerung von einem tief stehenden, normal großen Organ abgegrenzt werden, z. B. bei Emphysem). **❗**

- Bestimmung des Füllungszustandes der Blase
- Feststellung freier Flüssigkeit in der Bauchhöhle (z. B. Aszites). Hierzu müssen allerdings mindestens 1–2 Liter Flüssigkeit vorhanden sein, welche dann über das „Wel-

lenschlagphänomen" oder über die je nach Lagerung des Patienten wechselnde Dämpfung bei der Perkussion erkannt werden kann.

══════ AUF DEN PUNKT GEBRACHT ══════

Pathologische Befunde bei der Auskultation und Perkussion
- metallisch klingende („hochstehende" oder „hochgestellte") Darmgeräusche: v. a. mechanischer Ileus
- „Totenstille" bei Darmparalyse: paralytischer Ileus
- plätschernde, heftige Geräuschkaskaden: z. B. bei Durchfall
- Dämpfung: z. B. bei Bauchtumoren
- lageabhängige Schalldämpfung: freie Bauchflüssigkeit (Aszites, Blut)
- tympanitischer Klopfschall: Meteorismus oder Ileus.

Palpation
Vorgehen: Von der Peripherie aus wird vorsichtig und sanft zum Schmerzzentrum hin getastet.

Beim gesunden Menschen ist meist der Leberunterrand, selten auch die linke Niere bzw. der untere Pol der rechten Niere tastbar. Häufig wird das Colon descendens im linken Unterbauch getastet. Die Blase ist im gefüllten Zustand über dem Schambein tastbar. Die Milz ist beim Gesunden nicht zu tasten.

Im Folgenden die **Fragestellungen** und Untersuchungsschritte im Einzelnen:
- bei **Schmerzangaben**: Druckschmerz? Muskuläre Abwehrspannung? Untersuchung auf „Loslass-Schmerz" (schnelles Wegziehen der die Gegenseite des Schmerzes palpierenden Hand löst Schmerzen am Ort des Schmerzgeschehens aus; positiv bei peritonealer Reizung) sowie Auslösung eines Schmerzes durch vorsichtiges Beklopfen der Bauchwand (positiv bei peritonealer Reizung)
- **Größe von Leber und Milz?** Pulsationen? Ungewöhnliche Tumoren? Am häufigsten werden verhärtete Stuhlmassen im Bereich des Kolonrahmens getastet und müssen gegenüber „genuinen" Raumforderungen vom Nierentumor bis zum Kolonkarzinom abgegrenzt werden.
- Die Palpation der Organe Leber und Milz muss im kleinen Becken ansetzen, um eine starke Vergrößerung nicht zu übersehen.
- Untersuchung der **Bruchpforten** (Nabel, Leiste, Oberschenkel, Skrotum/Labien)
- bei Verdacht auf **freie Flüssigkeit** (z. B. Aszites) Auslösung des Wellenschlagphänomens (nach ruckartigem seitlichem „Anstoßen" der Bauchwand wird auf der gegenüberliegenden Seite die anschlagende Welle getastet).

Rektale Untersuchung
Diese erfolgt in Linksseitenlage bei angewinkelten Beinen und prüft folgende Befunde:

- **Analkanal:** Sphinktertonus, Stenosen (z. B. bei M. Crohn), Resistenzen (z. B. bei Karzinom oder thrombosierten Hämorrhoiden)
- **Ampulla recti:** fixierte, indurierte Schleimhaut bzw. tastbarer Tumor (bei Karzinom), Druckschmerz im Douglas-Raum (z. B. bei Appendizitis); Douglas-Vorwölbung und -Fluktuation (bei intraperitonealer Eiter- oder Flüssigkeitsansammlung); Beurteilung der Prostata (verstrichener Sulkus bei Prostataadenom, harte Konsistenz und höckerige Oberfläche bei Prostatakarzinom)
- Bei Frauen kann anterior meist die Cervix uteri getastet werden.
- **Rückzug des Fingers:** prompter, suffizienter Analverschluss? Blut am Fingerling kann auf Hämorrhoiden, Analfissur, entzündliche Darmerkrankungen, Rektumkarzinom, Polypen oder Mesenterialinfarkt hinweisen.

Gynäkologische bzw. andrologische Untersuchung

Bei Unterbauchbeschwerden muss stets ein gynäkologischer (z. B. Gravidität, Extrauteringravidität, Ovarialtorsion, sexuell übertragene Erkrankung) bzw. andrologischer (z. B. Hodentorsion, Epididymitis) Befund durch die entsprechende Untersuchung ausgeschlossen werden. Dies erfordert nicht selten die Überweisung zu einem Gynäkologen bzw. Urologen.

Labor

Die wenigsten abdominellen Befunde lassen sich allein durch Laboruntersuchungen klären. Jedoch kann das Labor, besonders auch im Akutfall, wertvolle Hinweise geben (z. B. Leukozytose mit Linksverschiebung bei bakterieller Peritonitis; erhöhte Amylase und Lipase bei Pankreatitis), **Abb. 6.12.**

6.2.3 Bildgebende Diagnostik und Funktionstests

Sonographie

Sie ist die Übersichtsuntersuchung der Wahl bei vielen abdominellen Erkrankungen, insbesondere bei Erkrankungen der **parenchymatösen Organe.** Größen- und Strukturveränderungen von Leber, Gallenblase, Pankreas, Milz und Niere können sonographisch beurteilt werden. Gut geeignet ist die Sonographie darüber hinaus zum Nachweis **freier Flüssigkeit** im Bauchraum sowie zur Beurteilung vergrößerter **Lymphknoten** in der Leberpforte oder paraaortal im Retroperitoneum. Schwieriger ist die Beurteilung des Darmes – zur Untersuchung vermehrt flüssigkeitsgefüllter Darmschlingen bei Ileus oder von Wandverdickungen, Strikturen oder Fisteln bei entzündlichen Darmerkrankungen muss eventuell eine alternative bildgebende Methode (z. B. das MRT) hinzugezogen werden.

Zudem lässt sich das **abdominelle Gefäßsystem** doppler- oder duplexsonographisch beurteilen (s. 2.2). Außerdem eignet sich die Methode zur Kombination mit Punktionen, z. B. Leber- oder Aszitespunktionen.

Vergleich zu konventionellen radiologischen Verfahren

- **Hauptvorteile** des Ultraschalls: keine Strahlenbelastung, praktisch komplikationsfrei, relativ billig
- **Stärken** weist die sonographische Bildgebung gegenüber konventionellen radiologischen Verfahren, aber auch gegenüber dem CT zum Beispiel bei der Unterscheidung flüssigkeitsgefüllter Zysten von soliden Tumoren, beim Stein- und Aszitesnachweis sowie bei der Beurteilung vaskulärer Erkrankungen (Möglichkeit der Flussmessung) auf.
- **Schwächen** bestehen bei der vor allem im mittleren und unteren Abdomen häufigen Gasüberlagerung: Von Luft überdeckte Strukturen können nicht beurteilt werden („Luft ist der natürliche Feind der Sonographie"). Eine wesentliche Limitation der Sonographie ist die starke Untersucherabhängigkeit und die damit verbundene begrenzte Reproduzierbarkeit.

Eine Verbindung von Endoskopie und Sonographie gelingt mit der **Endosonographie.** Hier werden Sektor- und Rota-

06

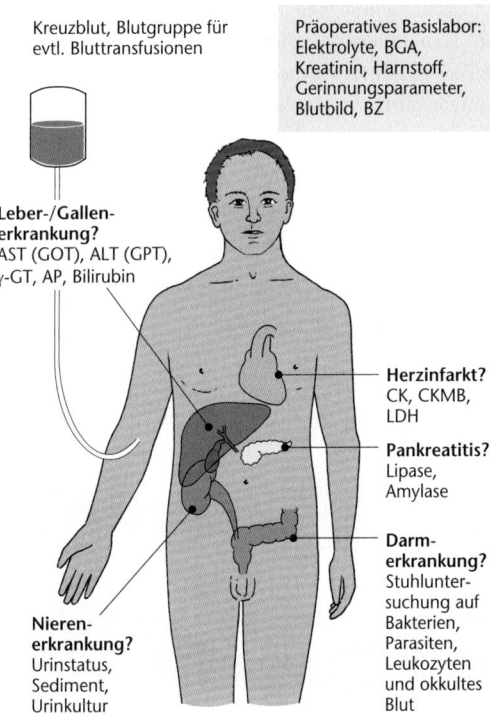

Kreuzblut, Blutgruppe für evtl. Bluttransfusionen

Präoperatives Basislabor: Elektrolyte, BGA, Kreatinin, Harnstoff, Gerinnungsparameter, Blutbild, BZ

Leber-/Gallenerkrankung? AST (GOT), ALT (GPT), γ-GT, AP, Bilirubin

Herzinfarkt? CK, CKMB, LDH

Pankreatitis? Lipase, Amylase

Darmerkrankung? Stuhluntersuchung auf Bakterien, Parasiten, Leukozyten und okkultes Blut

Nierenerkrankung? Urinstatus, Sediment, Urinkultur

Abb. 6.12: Laboruntersuchungen bei Bauchschmerzen.
[L157]

tionsschallköpfe endoskopisch eingeführt und so Schallbilder der Ösophagus-, Magen- und Darmwand samt angrenzender Strukturen mit extrem hoher Auflösung erzielt. Im Nahfeld ist die Methode auch sehr gut geeignet zur Darstellung von Pankreas und distalen Gallenwegen. Auch diese Methode kann mit zytologischen Punktionen kombiniert werden.

Endoskopische Verfahren

Der Magen-Darm-Trakt wird seit den 1960er Jahren endoskopiert (**Abb. 6.13** und **Abb. 6.14**). Die Endoskopie des pankreatikobiliären „Baums" ist seit den 1970er Jahren möglich. Moderne Endoskope ermöglichen nicht nur die Inspektion des jeweiligen Hohlorgans, sondern enthalten zudem Mehrzweckkanäle für die Luft- oder Wasserapplikation sowie für die Flüssigkeitsaspiration. Ebenso können über Funktionskanäle Instrumente eingeführt werden, wie Zytologiebürsten, Biopsiezangen, Nadeln zur Injektion, Ballons zur Bougierung, mechanische oder Elektrokauterschlingen sowie Lasersonden. Dadurch sind viele endoskopische Verfahren auch therapeutisch nutzbar, zum Beispiel zur Blutstillung (Unterspritzung, Applikation von Fibrinkleber), Gewebeabtragung oder Dilatation (z.B. von Ösophagusstenosen), Verödung von Varizen oder Einbringung von Stents.

Allgemeine **Komplikationen** endoskopischer Verfahren sind Perforation, Blutung sowie Herzrhythmusstörungen durch vagale Reflexe. Die Mortalität bei der elektiven diagnostischen Endoskopie liegt unter 0,002%, das Risiko einer Perforation bei Polypabtragung bei ca. 0,3%.

Während durch die klassische Endoskopie der Dünndarm bisher nicht durchgehend untersucht werden konnte, steht neuerdings mit der **Videokapsel-Endoskopie** ein nichtinvasives Verfahren zur Verfügung, mit dem auch die entferntesten Winkel des Dünndarms inspiziert (allerdings nicht therapiert) werden können. Der Patient schluckt dafür eine derzeit 2 × 1 cm große Kapsel, die über eine elektronische Kamera während der Darmpassage bis zu 50 000 Einzelbilder aufnehmen kann. Das (teure) Verfahren hat inzwischen als ergänzende Diagnostik bei okkulten gastrointestinalen Blutungen einen Stellenwert, im Einzelfall auch bei vermutetem Dünndarmbefall durch eine chronisch-entzündliche Darmerkrankung, wenn eine Stenose ausgeschlossen ist. Weitere Indikationen werden geprüft.

Neuerdings wird auch – bei ähnlichen Indikationen wie denen der Kapselendoskopie – mit Spezialgeräten eine totale Intestinoskopie unternommen, die allerdings pro Untersuchung mehrere Stunden in Anspruch nimmt.

Ösophagogastroduodenoskopie

Hauptindikationen sind Oberbauchbeschwerden, Anämiediagnostik, obere Gastrointestinalblutung und Ulkus- bzw. Karzinomdiagnostik. Außerdem hat die Ösophagogastroduodenoskopie einen Stellenwert in der Diarrhödiagnostik (M. Crohn, Sprue, M. Whipple, Lamblien). Vor Beginn wird die Schleimhaut des Oropharynx (z.B. mit einem Lidocain-Spray) anästhesiert. Darauf wird am nüchternen, ggf. sedierten Patienten in Linksseitenlage ein flexibles Endoskop durch den Mund bis ins Duodenum vorgeschoben.

Rektoskopie/Proktoskopie

Beides sind beim Patienten nicht gerade beliebte, jedoch wenig aufwändige und oft überaus aussagekräftige Verfahren.
- **Rektosigmoidoskopie:** Beurteilung von Rektum und Sigma, zum Beispiel zur Abklärung einer unteren Gastrointestinalblutung oder einer vermuteten entzündlichen Erkrankung im Sigma. Nach Klysmagabe und digitaler

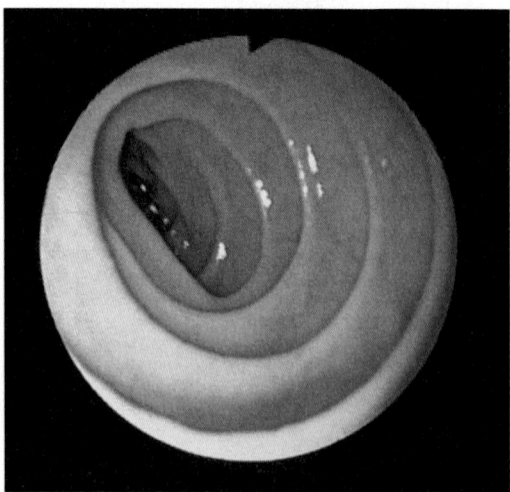

Abb. 6.13: Endoskopisches Bild eines unauffälligen Duodenums. Man erkennt das Darmlumen und die Ringfalten der Duodenalschleimhaut. [E119]

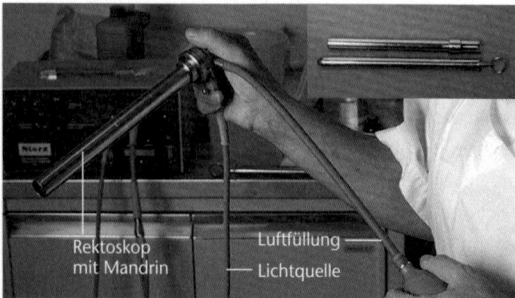

Abb. 6.14: Rektoskop. Es besteht aus einem Außenrohr und einem abgerundeten Mandrin, der nach Einführen des Rektoskops entfernt wird. Mit dem Ballon wird Luft in das Rektum gepumpt, um die Darmlichtung aufzuweiten und eine bessere Sicht zu gewährleisten. Ausschnitt: Rektoskop und herausgezogener Mandrin. [K183]

Voruntersuchung wird ein flexibles Instrument bis 60 cm *ab ano* vorgebracht. Vereinzelt wird die Untersuchung auch noch mit starren Geräten für den unteren Abschnitt durchgeführt.

- **Proktoskopie:** Beurteilung von Anus und Rektumampulle mittels eines starren Endoskops, z. B. im Rahmen der Hämorrhoidendiagnostik. Eine Vorbereitung durch Klysmagabe oder Einlauf erleichtert die Untersuchung.

Koloskopie

Beurteilung des Kolons bis zum Zökum und häufig auch des terminalen Ileums mit einem flexiblen Endoskop. Eine Beurteilung des gesamten Kolons gelingt in ca. 95% der Fälle. Manchmal ist das Passieren der Flexuren nicht möglich, oder aber das Lumen ist durch Stenosen oder Tumoren obstruiert. Indikationen zur Koloskopie sind der Verdacht auf Karzinom oder Polypen sowie die Diagnostik bei unklaren Diarrhöen, unteren Gastrointestinalblutungen oder bei okkulten Blutverlusten. Ab dem 50. Lebensjahr (gesetzliche deutsche Krankenkassen: 55. Lebensjahr) sowie bei bestimmten Risikogruppen wird die Untersuchung auch beim asymptomatischen Patienten als Vorsorgeuntersuchung empfohlen. Die Vorbereitung erfolgt durch gründliche, bereits am Vortag der Untersuchung einzuleitende Darmspülung. Die Untersuchung selbst wird üblicherweise unter Sedierung durchgeführt. Die Perforationsrate liegt bei 2 – 4 pro 1000 Untersuchungen; bei gleichzeitiger endoskopischer Polypektomie ist sie etwa 10-mal so hoch.

CT

Das CT hat die Abdominaldiagnostik weiter vereinfacht. Wie die Sonographie ermöglicht es vor allem die Untersuchung parenchymatöser Organe. Retroperitoneale Lymphknoten, Pankreas, Mesenterium und Beckenstrukturen werden besser als im Ultraschall aufgelöst. Tumoren und Abszesse (z. B. gedeckte Appendixperforation) sowie Verletzungen der parenchymatösen Organe werden ebenfalls teilweise besser erkannt. Aus der Wanddicke des Darmrohrs kann auf entzündliche Prozesse oder Ischämien geschlossen werden. Außerdem ist das Verfahren weniger untersucherabhängig als die Sonographie. Nachteile sind eine erhebliche biologische Strahlenbelastung und der hohe Preis.

Wie der Ultraschall kann das CT als Leitsystem für die Nadelaspiration verwendet werden.

! Das MRT ist bei vielen Indikationen eine konkurrierende Methode, die den Vorteil hat, ohne Strahlen und mit weniger problematischen Kontrastmitteln auszukommen. In bestimmten Bereichen (Darstellung der Gallenwege und des Dünndarms, evtl. auch bei der Differenzierung von Leberraumforderungen) ist das MRT dem CT inzwischen überlegen. Allerdings verursacht die Magnetresonanztomographie erhebliche Kosten. **!**

Röntgenaufnahmen

Die konventionelle Radiologie bietet meist einfache und günstige Verfahren (**Abb. 6.15**), die am Gastrointestinaltrakt jedoch vielfach durch Ultraschall und Endoskopie zurückgedrängt wurden.

Die Stärke konventioneller Leeraufnahmen liegt in der Darstellung der Gasverteilung sowie von Verkalkungen. Sie können dadurch eine Lumenobstruktion des Darmrohrs, die Perforation von Hohlorganen sowie freie Luft in der Darmwand bei Darmwandgangrän darstellen. Nierensteine, verkalkte Gallensteine und durch Pankreatitis bedingte Verkalkungen können leicht erkannt werden.

Abdomenübersichtaufnahme

„Leeraufnahme" im Stehen, in halbsitzender Position oder in Linksseitenlage.

- **Perforationszeichen:** freie Luft unter der Zwerchfellkuppel bzw. bei Linksseitenlage über der Leber (**Abb. 6.16**)
- **Obstruktionszeichen:** Flüssigkeitsspiegel im Darm; bei Dickdarmileus breite Spiegel im Bereich des Kolonrahmens; bei Dünndarmileus kleinere, oft diffus verteilte Spiegel
- **Verkalkungen:** z. B. bei Gallen- oder Nierensteinen oder bei chronischer Pankreatitis (**Abb. 7.72**)

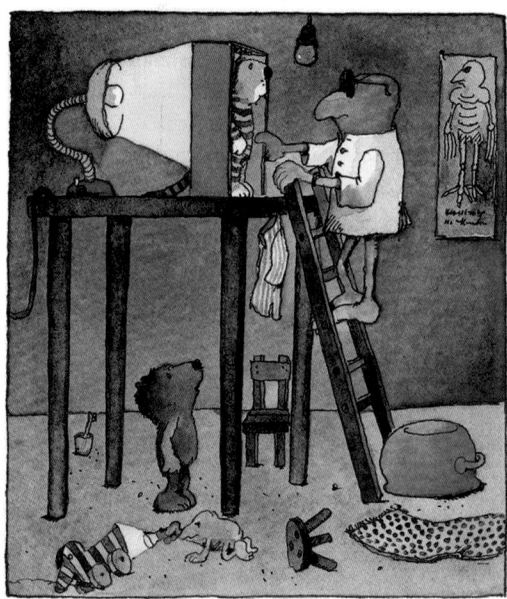

Abb. 6.15: „Was ist denn Röntgen?", fragte der kleine Bär. „Durchleuchten", sagte Doktor Walterfrosch, der Röntgenarzt. „Was ist denn Durchleuchten?", fragte der kleine Bär. „Durchleuchten ist, wenn der kleine Tiger hier in den Kasten geht und von hinten mit Licht beleuchtet wird. Das Licht leuchtet durch ihn durch und vorn bin ich. Ich sehe durch den kleinen Tiger durch, was ihm fehlt. – Aha! Streifen verrutscht", rief Doktor Walterfrosch. Und jetzt wissen wir, was dem kleinen Tiger fehlt, und zwar: Streifen verrutscht. [E209]

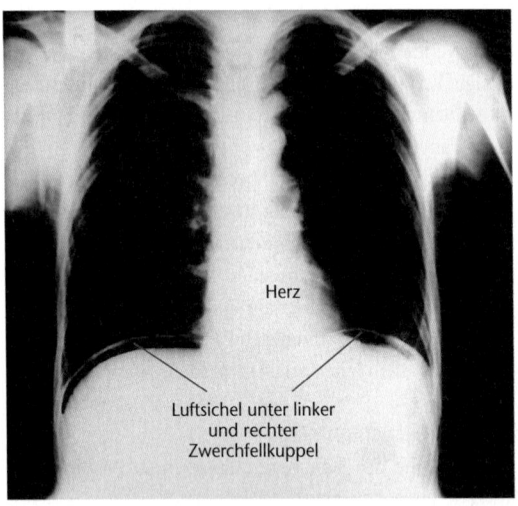

Abb. 6.16: Röntgenbild (im Stehen) eines Patienten mit Perforation des Magen-Darm-Traktes. Man erkennt unter den Zwerchfellkuppeln dünne Luftsicheln. [U138]

- selten: **freie Luft in den Gallengängen** (ein Hinweis auf Cholangitis mit gasbildenden Erregern)
- selten: **freie Luft in der Darmwand** (Pneumatosis intestinalis) bei schwerer Darmwandgangrän.

Kontrastmitteluntersuchungen

- **Einfachkontrastuntersuchungen** von Magen und Darm werden nach Bolusgabe des Kontrastmittels gewonnen, welches das Lumen ausfüllt. Hierbei lässt sich zwar die grobe **Anatomie** beurteilen, jedoch keine detaillierte Aussage über die Schleimhaut gewinnen. Die Kombination mit der **Durchleuchtung** kann zusätzlich **dynamische Störungen** wie z. B. Ösophagusmotilitätsstörungen, Hiatushernie oder Refluxkrankheit nachweisen.

  Einfachkontrastverfahren werden vor allem am oberen Gastrointestinaltrakt eingesetzt zur Beurteilung der Ösophagusanatomie (Gleithernien oder externe Kompression durch Gefäßringe), der Ösophagusmotilität (z. B. bei Schluckstörungen oder V. a. Achalasie) sowie als „Magen-Darm-Passage" zur Beurteilung der Magenentleerung und zum Ausschluss von Malrotation, anatomischen Unterbrechungen, aber auch groben Mukosaschäden (etwa bei M. Crohn). Das Kontrastmittel wird entweder als „Breischluck", bei Dünndarmuntersuchungen auch über Sonde appliziert (Enteroklysma bzw. Einlauf nach Sel-link).

- **Doppelkontrastuntersuchungen** werden durch zusätzliche Luft- oder Wasserinsufflation (z. B. durch Gabe eines gasbildenden Methylzellulose-Granulats) gewonnen. Hierdurch wird die Schleimhaut mit einer feinen Kontrastmittelschicht belegt, sodass eine zusätzliche Be-

urteilung der Schleimhaut möglich wird. Diese ist jedoch im Vergleich zu den endoskopischen Verfahren deutlich eingeschränkt (so werden Füllungsdefekte zwar recht zuverlässig entdeckt, ihre Einordnung in „gutartig" oder „bösartig" ist jedoch nicht immer möglich).

Doppelkontrastverfahren zur Darstellung von Schleimhautläsionen kommen sowohl am oberen Gastrointestinaltrakt (Magen-Darm-Passage im Doppelkontrast) als auch am Dickdarm zum Zuge. Beispiel: Kolon-Kontrasteinlauf bei Verdacht auf Karzinom, Divertikulitis, Morbus Crohn, Colitis ulcerosa oder bei unklarer Blutung (**Abb. 6.17**). Vielfach ist die Methode heute durch endoskopische Verfahren abgelöst. Die Doppelkontrastdarstellung des Kolons kann allerdings manchmal sinnvoll eine inkomplette Koloskopie ergänzen.

> **!** Bei Verdacht auf Perforation oder Fistel muss das normalerweise zur Kontrastgebung eingesetzte Barium durch wasserlösliches (jodhaltiges) Kontrastmittel, z. B. Gastrografin®, ersetzt werden, sonst besteht die Gefahr einer oft tödlichen Kontrastmittel-Peritonitis. **!**

Eine Übersicht über die bildgebende Diagnostik am Gastrointestinaltrakt gibt **Tabelle 6.4**.

Röntgenthorax

Auch eine Thorax-Röntgenuntersuchung in zwei Ebenen kann bei der Abklärung akuter abdomineller Beschwerden hilfreich sein. Fragestellungen sind: basale Pneumonie? Pleuraerguss? Zwerchfellhochstand bei subphrenischem Abszess? Subphrenische Luftsichel bei Perforation (**Abb. 6.16**)?

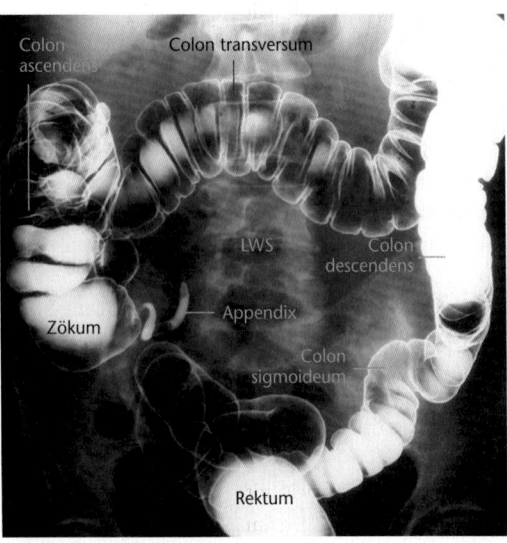

Abb. 6.17: Kolon im Doppelkontrastverfahren. Normalbefund mit gut sichtbarer Haustrierung. [B117]

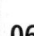

Tab. 6.4 Übersicht der wichtigsten bildgebenden Verfahren am Magen-Darm-Trakt

Verfahren	Vorteile	Nachteile
Ultraschall	nicht-invasiv, keine Strahlenbelastung, wichtigste abdominelle „Übersichtsuntersuchung" des Abdomens	schlechte Visualisierung bei Gasüberlagerung, schlechte Visualisierung des Darmrohrs
Endoskopie	hervorragende Darstellung von Schleimhautdetails, gleichzeitig Biopsieentnahme sowie Intervention (Polypenabtragung, Blutstillung) möglich	teuer, invasiv; schlecht zur Untersuchung der Motilität; große Teile des Dünndarms bei konventionellen Verfahren nicht einsehbar
Leeraufnahme des Abdomens	stellt Gasverteilung, Spiegelbildungen (Ileus?), freie Luft (Perforation?) und Verkalkungen dar	keine Information über Organ- und Schleimhautprozesse
Kontrastmitteldarstellung im Einfachkontrast („Breischluck")	zeigt grobe intraluminale anatomische Defekte sowie Motilität	stellt oberflächliche Mukosaveränderungen unzureichend dar
Kontrastmitteldarstellung im Doppelkontrast	gut zur Darstellung von Ulzera und Tumoren	übersieht manche oberflächlichen Schleimhautläsionen, keine sicheren Aussagen zur Dignität möglich; durch Endoskopie verdrängt
Kolon-Kontrastmitteleinlauf	zeigt intraluminale Tumoren, Polypen, Fisteln, Divertikel und grobe Schleimhautveränderungen	unangenehm für den Patienten, übersieht oberflächliche Läsionen; Perforationsgefahr
CT	hervorragende anatomische Definition inkl. Retroperitoneum und größerer Gefäße; Darstellung der Darmwanddicke	teuer, Strahlenbelastung, keine Aussagen über Darmrohrmukosa, Darmrohr oft schlecht darstellbar; Kontrastmittelbelastung
MRT	hervorragende anatomische Definition inkl. Retroperitoneum und größerer Gefäße; Darstellung der Darmwanddicke und der Perfusionsverhältnisse, keine Strahlenbelastung	teuer, nicht überall vor Ort verfügbar
Angiographie	kann Blutungsquelle bei akuter Blutung lokalisieren	invasives Verfahren mit hoher Kontrastmittelbelastung, stellt nur stärkere Blutungen (> 0,5 ml/min) dar

Angiographie der Viszeralarterien

Dieses nicht ganz risikoarme Verfahren beinhaltet die Einbringung eines Gefäßkatheters in die interessierenden Flussgebiete des arteriellen oder venösen Abdominalgefäßsystems, mit nachfolgender Injektion eines Kontrastmittels. Die Katheterangiographie wird vor allem zum Nachweis akuter Gastrointestinalblutungen (insbesondere in Kolon und Dünndarm, wenn die primären endoskopischen Untersuchungen versagen) und zur Diagnostik von Gefäßfehlbildungen oder gefäßreichen Tumoren sowie von Gefäßstenosen oder -verschlüssen eingesetzt; evtl. auch präoperativ zur Darstellung der Blutversorgung.

! Blutungsquellen können eventuell durch die Einbringung spezieller Metallspiralen („Coils") gestillt werden. **!**

Nuklearmedizinische Verfahren

Diese werden im Abdominalbereich nur begrenzt eingesetzt:
- Die **Magenentleerung** kann durch Gabe einer radioaktiv markierten Testmahlzeit mit nachfolgender Messung der zeitlichen Aktivitätsverteilung über dem Abdomen gemessen werden.
- Die **Magenmukosa** kann durch die intravenöse Gabe von

^{99m}Tc-Pertechnetat markiert werden – hierdurch ist die Lokalisation eines Meckel-Divertikels möglich, welches in 85% Magenmukosa enthält.
- **Blutungsquellen** können durch die Gabe ^{99m}Tc-markierter Erythrozyten erkannt werden; dies wird bisweilen bei schwer lokalisierbaren unteren Gastrointestinalblutungen ausgenutzt.

Funktionsuntersuchungen

Langzeit-pH-Metrie des Ösophagus

Hierbei wird der intraluminale pH-Wert kontinuierlich über 24 Stunden registriert: Dem Patienten wird transnasal eine pH-Elektrode appliziert, über die der pH-Wert alle 4–6 Sekunden gemessen wird. Die Daten werden in ein transportables Aufzeichnungsgerät eingespeist.

Die pH-Sonde liegt im unteren Ösophagus, etwa 5 cm oberhalb des unteren Ösophagussphinkters. pH-Werte < 4 sind Hinweise auf einen Reflux, müssen jedoch gegenüber physiologischen Refluxereignissen durch das Langzeit-pH-Profil abgegrenzt werden.

Manometrie

Über mehrlumige Katheter werden Druckschwankungen an mehreren Punkten im tubulären Ösophagus sowie am unteren Ösophagussphinkter registriert. Gemessen werden der Ruhedruck, die Spontanmotorik sowie die Peristaltik nach Wasserschlucken. Die Messung kann ebenfalls mit Dauerregistrierung über 24 Stunden durchgeführt werden. Bei besonderen Fragestellungen kann dieses Verfahren auch am Rektum angewendet werden.

- **Ösophagus:** Messung des intraluminalen Ösophagusdrucks zur Abklärung einer Dysphagie bzw. zur Diagnostik von Funktionsstörungen der Ösophagusmuskulatur (z. B. bei V. a. Achalasie; **Abb. 6.18**).
- **Rektum:** Messung des Verschlussdrucks des internen und externen Analsphinkters sowie der Relaxation des inneren Analsphinkters nach Ballondilatation der Ampulla recti, z. B. zur Abgrenzung von chronisch-habitueller Obstipation gegenüber einer ganglionären Störung (z. B. M. Hirschsprung).

Magensekretionsanalyse

Bestimmung der Basal- und der durch s. c. Injektion von Pentagastrin stimulierten Magensaftsekretion. Das Verfahren wird nur noch in einigen Zentren bei spezifischen Indikationen eingesetzt.

Messung der Magenmotilität

Hierzu stehen mehrere Verfahren zur Verfügung. So kann schon die am nüchternen Patienten durchgeführte Gastro-

skopie beim Nachweis von erheblichen Speiseresten den Verdacht auf eine Entleerungsstörung erhärten. Sensitiver, aber mit Strahlenbelastung verbunden ist die szintigraphische Messung der Magenentleerungszeit (s. o.). Als nicht-invasives Verfahren kann die sonographische Ausmessung des Antrums eingesetzt werden.

Atemtests (H_2- oder CO_2-Exhalationstests)

Häufig eingesetzte Methode zur Diagnostik vielfältiger intestinaler Funktionsstörungen. Bestimmt wird die Zuckerverwertung und damit die Funktion des oberen Dünndarms.

Das Prinzip ist in **Abb. 6.19** dargestellt. In Abhängigkeit von den verwendeten Zuckern (z. B. Lactose, Lactulose, Fructose, Glucose, Maltose, Xylose) können unterschiedliche Funktionen geprüft werden:

- Bei Malabsorption im Dünndarm gelangt der betreffende Zucker ins Kolon und steigert dort die H_2-Produktion. So steigt z. B. bei Lactase-Mangel oder bei Lactose-Intoleranz die H_2-Exhalation nach Gabe von Lactose an.
- Bei der bakteriellen Überwucherung des Dünndarms steigt die H_2-Produktion unmittelbar nach Gabe von Glu-

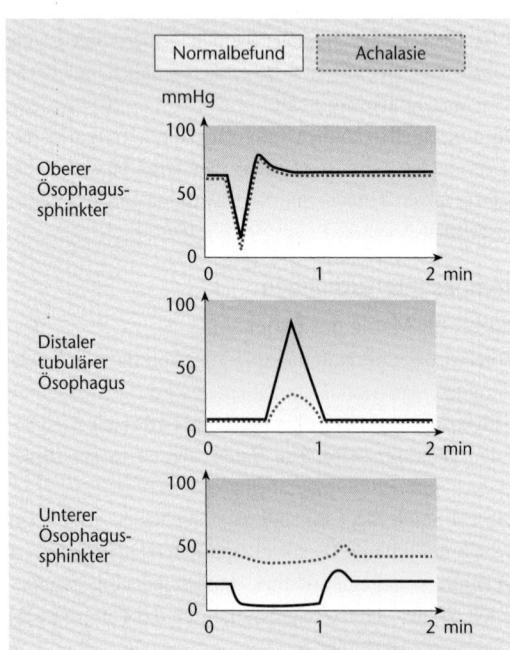

Abb. 6.18: Ösophagus-Manometrie. Normalbefund und Befund bei Achalasie. Bei der Achalasie ist die Kontraktion im distalen Ösophagus vermindert, während der Tonus im unteren Ösophagussphinkter erhöht ist. [L157]

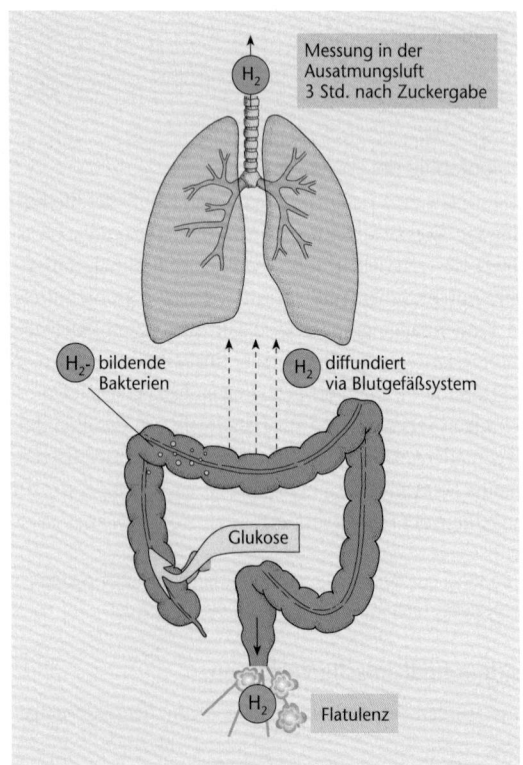

Abb. 6.19: Prinzip des H_2-Atemtests: H_2 wird im Kolon bei der bakteriellen Verstoffwechselung von Zuckern gebildet, absorbiert und über die Lungen abgeatmet. Der Test misst die H_2-Exhalation in den ersten 3 Stunden nach Gabe des zu untersuchenden Zuckers. [L157]

cose oder Lactulose an, da die Zucker schon im Dünndarm von den Bakterien verstoffwechselt werden. Es kommt zum „Frühpeak" bei der H_2-Exhalationsmessung.
- Eine weitere Möglichkeit ist die Bestimmung der orozökalen Transitzeit des Speisebreis bzw. der Fäzes: Hierzu wird ebenfalls der nicht-resorbierbare Zucker Lactulose eingesetzt. Da es erst mit Eintritt der Fäzes in das bakterienreiche Kolon zur H_2-Bildung kommt, kann die Transitzeit leicht bestimmt werden.

Daneben werden in der Gastroenterologie noch weitere Exhalationstests eingesetzt, die z. B. die CO_2-Abatmung messen. Dazu gehören etwa der ^{13}C-Exhalationstest zum Nachweis von *Helicobacter pylori* (s. **6.4.3**) oder der Glykocholat-Atemtest zum Nachweis eines Gallensäureverlustes (s. **6.5.6**). Der ^{13}C-Exhalationstest hat einen Stellenwert bei der Eradikationskontrolle nach Therapie eines Ulcus duodeni, da bei negativem Ausfall eine erneute Endoskopie nicht erforderlich ist.

Stuhlfettbestimmung

Messung des in den Fäzes ausgeschiedenen, d. h. nicht im Dünndarm resorbierten, Fettanteils zur Diagnostik einer Steatorrhö (Fettstuhl). Der Stuhl wird bei standardisierter Diät mit täglicher Fettzufuhr von 100 g über 3 Tage gesammelt. Die normale Fettexkretion beträgt < 6 g pro Tag. Die Stuhlfettbestimmung stellt einen relativ groben Globaltest bei V. a. Malabsorption dar.

D-Xylose-Test

Wichtigster und gut verfügbarer Test zur Messung der Funktionsfähigkeit des oberen Dünndarms. Die Pentose Xylose wird im oberen Dünndarm über das Glucose-Transportsystem absorbiert und wird im Organismus kaum verstoffwechselt. Nach oraler Gabe von 25 g D-Xylose wird die absorbierte D-Xylose-Konzentration im Serum und im Urin bestimmt.

Lactosetoleranz-Test

Das Disaccharid Lactose wird im oberen Dünndarm rasch in Glucose und Galactose gespalten; die Aufnahme der Glucose führt zum Blutzuckeranstieg (bei normaler Aufnahme müsste ein Blutzuckeranstieg von mindestens 20 mg/dl nach zwei Stunden erfolgen). Bei Milchzuckerunverträglichkeit (Lactose-Intoleranz durch primären oder sekundären Lactase-Mangel) bleibt nicht nur der Blutzuckeranstieg aus, sondern es kommt durch die intraluminale Vergärung der Lactose zusätzlich zu Unverträglichkeitszeichen wie Durchfall, Darmkrämpfen (Tenesmen) oder Windabgang (Flatulenz). Bevorzugt wird heute allerdings der H_2-Atemtest (s. o.) durchgeführt.

Dünndarmbiopsie

Eine Biopsie aus dem tiefen Duodenum kann während einer Gastroduodenoskopie gewonnen werden. Durch eine Dünndarmbiopsie können Schleimhautveränderungen wie etwa eine Zottenatrophie (z. B. bei glutensensitiver Enteropathie), Infektionen der Schleimhaut (z. B. mit *Tropheryma whippelii* [dann positive PAS-Reaktion] oder mit atypischen Mykobakterien) oder auch eine luminale mikrobielle Besiedlung (Amöben, Lamblien) des Duodenums nachgewiesen werden.

Funktionstests der Dünndarmfunktion

Diese werden heute nur noch bei wenigen Fragestellungen eingesetzt.

Schilling-Test

Bei diesem Test zur Messung der Funktionsfähigkeit des unteren Dünndarms (Ileum) erfolgt die orale Gabe von radioaktiv markiertem Vitamin B_{12}. Anschließend wird die im 24-Stunden-Urin ausgeschiedene Menge an radioaktivem Vitamin B_{12} gemessen. Eine verminderte Ausscheidung spricht für eine Resorptionsstörung im unteren Ileum, setzt allerdings den Ausfall von mindestens 80 cm Länge voraus. Der Test wird wegen der Strahlenbelastung nur noch sehr restriktiv eingesetzt.

Selen-Homotaurocholat-Test (SeHCAT)

Nuklearmedizinische Alternative zum Schilling-Test zur Abklärung der Ileum-Funktion. Nach oraler Gabe einer synthetischen, Technetium-markierten Gallensäure (Selen-Homotaurocholsäure) wird die aufgenommene Gallensäure mittels Ganzkörperzähler gemessen. Da Gallensäuren wie Vitamin B_{12} physiologischerweise im unteren Ileum aufgenommen werden, deutet eine verminderte Aktivität auf eine Resorptionsstörung im Ileum hin.

> **!** Der SeHCAT ist sensibler als der Schilling-Test, jedoch mit erheblichem Messaufwand verbunden. **!**

Endogene α_1-Antitrypsin-Clearance

Durch diesen Test kann ein Proteinverlust über den Darm nachgewiesen werden, z. B. bei Verdacht auf eine exsudative Enteropathie (s. **6.5.6**).

Prinzip: Die Menge des normalerweise nur in geringsten Mengen im Stuhl vorhandenen α_1-Antitrypsins, eines Akute-Phase-Proteins des Serums, wird bestimmt. Gleichzeitig wird die α_1-Antitrypsin-Konzentration im Serum gemessen und aus den beiden Werten die α_1-Antitrypsin-Clearance berechnet, d. h. die pro Minute aus dem Serum „abfließende" α_1-Antitrypsin-Menge. Dieser Test ersetzt den früher üblichen ^{51}Cr-**Albumin-Test** (Gordon-Test), bei dem es zu einer nicht unerheblichen Strahlenbelastung kam.

6.3 Ösophagus

Obwohl der Ösophagus auf den ersten Blick lediglich als ein simpler Schlauch erscheint, ist seine Funktion recht komplex und führt nicht selten bei Störungen zu klinisch schwerwiegenden Problemen.

6.3.1 Anatomie und Physiologie

Der Ösophagus ist etwa 25 cm lang und an beiden Enden jeweils mit einem Sphinkter versehen (**Abb. 6.20**). Die in zwei Schichten angeordneten Muskeln des Ösophagus sind im oberen Drittel quergestreift und gehen danach in glatte Muskulatur über. Der Wandaufbau ist ähnlich wie bei den anderen Abschnitten des Gastrointestinaltraktes; allerdings fehlt die Tunica serosa, sodass sich Perforationen, Penetrationen, entzündliche und neoplastische Prozesse rasch in die Umgebung ausbreiten können (dies erklärt z. B. die Mediastinitis nach Ösophagusverätzung).

Der M. cricopharyngeus und der M. constrictor pharyngis bilden den **oberen Ösophagussphinkter** und schließen den Ösophagus gegen den Rachen ab. Bei Insuffizienz kann Nahrung in den Bronchialbaum aspiriert werden. Der **untere Ösophagussphinkter** (Kardia) wird von einer 2 – 4 cm langen „Hochdruckzone" aus verdickter Ringmuskulatur gebildet; er schließt den Ösophagus zum Magen ab.

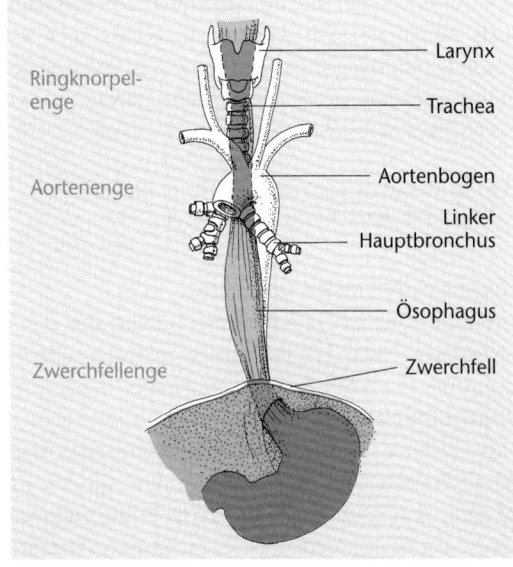

Abb. 6.20: Anatomie des Ösophagus mit den natürlichen Engstellen. Der obere Ösophagussphinkter liegt 15 cm ab der Zahnreihe gemessen, der untere Ösophagussphinkter ca. 40 cm unter der Zahnreihe. [A400 – 190]

Schluckakt und Peristaltik

Der Schluckakt ist ein koordinierter, äußerst komplexer Vorgang aus willkürlichen und unwillkürlichen Elementen, an dem viele Muskelgruppen und fünf Hirnnerven (V, VII, IX, X, XII) beteiligt sind. Beim Schluckakt hebt sich zunächst der weiche Gaumen, sodass eine Regurgitation in die Nase verhindert wird. Die Stimmbänder schließen sich und die Epiglottis faltet sich über den Kehlkopfeingang. Dann kontrahiert sich die Rachenwand (M. constrictor pharyngis); gleichzeitig erschlafft der obere Ösophagussphinkter.

Mit Eintritt des Speisebolus in den Ösophagus wird die **primäre Peristaltik** ausgelöst, d. h., unwillkürliche progressive zirkuläre Kontraktionen, die den Bolus weiterbefördern. Noch bevor der untere Ösophagussphinkter erreicht ist, erschlafft dieser und lässt den Bolus in den Magen passieren.

Die durch die passierende Speise, aber auch zum Beispiel durch einen Reflux der Nahrung vom Magen in den Ösophagus ausgelöste sensible Reizung der Ösophagusschleimhaut setzt die **sekundäre Peristaltik** in Gang: progressive Kontraktionen im thorakalen Teil des Ösophagus, die der Selbstreinigung dienen (**ösophageale Clearance**).

Antirefluxmechanismen

Ein kurzdauernder Reflux von Mageninhalt in die Speiseröhre ist physiologisch; ein pathologischer Reflux besteht dann, wenn dieser Reflux entweder sehr häufig geschieht oder über einen längeren Zeitraum besteht (dies kann z. B. durch pH-Metrie objektiviert werden, s. **6.2.3**). Der hauptsächliche Antirefluxmechanismus wird durch den unteren Ösophagussphinkter gewährleistet. Der Sphinkter weist einen Ruhedruck von 2 – 3,3 kPa auf (gegenüber –0,8 kPa im thorakalen Ösophagus). Unterstützende Antirefluxmechanismen sind wichtig, insbesondere die über die sekundäre Peristaltik und Salivation vermittelte ösophageale Clearance (s. **Kasten „Antirefluxmechanismen"**).

═══════════**ZUR VERTIEFUNG**═══════════

Antirefluxmechanismen

Der untere Ösophagussphinkter wird durch folgende Mechanismen unterstützt:
- intraabdominelle Sphinkterlage: Hierdurch entsteht ein Druckschutz – bei erhöhtem intraabdominellem Druck wird der Sphinkter zusätzlich von außen komprimiert.
- Kompression des distalen Ösophagus durch die Zwerchfellzwinge, die Muskelschlingen der Kardia und den Inhalt des dilatierten Magenfundus (His-Winkel)
- Durch den negativen Druck im Thorax und den positiven Druck im Abdomen entsteht bei kollabierbarem Schlauch ein Ventilmechanismus („Flatterklappe").
- rasche Selbstreinigung des unteren Ösophagus durch sekundäre Peristaltik und neutralisierende Speichelproduktion.

! Der Druck am unteren Ösophagussphinkter passt sich dem
■ Abdominaldruck an: Bei erhöhtem Abdominaldruck (Bauchpresse) und nach Durchtritt eines Speise- oder Flüssigkeitsbolus
nimmt er zu. !

6.3.2 Leitsymptome bei Ösophagus-erkrankungen

Dysphagie

Die Dysphagie ist eine subjektiv empfundene Schluckstörung („etwas bleibt im Hals stecken") und ist stets ein ernst
zu nehmendes Symptom.

Sie kann pathogenetisch bedingt sein durch:
- einen gestörten **Eintritt** der Nahrung in den Ösophagus
mit nachfolgendem Husten, Würgen und Regurgitation
(„Einschluckstörung"): Diese Störung ist typisch für neurologische und muskuläre Störungen sowie das Zenker-
Divertikel, insgesamt jedoch selten.
- einen unzureichenden **Transport** im Ösophagus selbst
(häufig): Ätiologisch muss hier an eine organische Einengung sowie an neuromuskuläre Störungen gedacht werden (s. **Kasten** „Ursachen der Dysphagie").

═══════════**AUF DEN PUNKT GEBRACHT**═══════════

Ursachen der Dysphagie
- **Mechanische Obstruktion:**
  - Ösophaguskarzinom: häufigste Ursache im Erwachsenen-
  alter (meist Alkoholiker und Raucher); seltener durch
  HNO-Tumoren im Oro- und Hypopharynx sowie im Kehl-
  kopf
  - peptische Stenose (Folgezustand nach Refluxösophagitis)
  - Schleimhaut„ringe" oder -„netze" (peptisch bedingt
  oder angeboren)
  - externe Einengung durch Tumoren, z. B. bei retrosternaler
  Struma, Mediastinaltumoren, Gefäßanomalien wie Aor-
  tenaneurysma (s. 2.3.10) oder Arteria lusoria.
- **Neuromuskuläre Störungen:** z. B. Achalasie, zentralnervöse
  Störungen wie Apoplex oder Hirnstammlähmungen, ösophageale Motilitätsstörungen, Polymyositis, Sklerodermie,
  Multiple Sklerose, Myasthenia gravis, Myopathie
- **Zenker-Divertikel** (proximale Schleimhautausstülpung
  durch den ösophagealen Muskelschlauch, s. 6.3.4).

Von der Dysphagie unterschieden werden muss das sog.
Globusgefühl (Globus pharyngis), ein vielfach psychoge-
nes chronisches Kloß-, Druck- oder Trockenheitsgefühl im
Halsbereich.

Tritt die Dysphagie ausschließlich bei fester Nahrung auf,
so liegt in der Regel eine mechanische Obstruktion zugrunde. Tritt sie vorrangig bei flüssiger Nahrung auf, so sind
neuromuskuläre Ursachen wahrscheinlich.

Anamnestische Begleitangaben können die Ursachen weiter eingrenzen: Gewichtsverlust bei Ösophaguskarzinom,
chronisches Sodbrennen bei peptischen Strikturen und
Sklerodermie, Brustschmerzen bei Achalasie und Motilitätsstörungen, Regurgitation bei Achalasie.

Odynophagie

Odynophagie bezeichnet den schmerzhaften Schluckakt.
Die Schmerzen können auf Entzündungen (z. B. Soor-
Ösophagitis) oder eine Ösophagusverätzung hinweisen.
Eine zum Teil schwere Erosion der Ösophagusschleimhaut
kann auch durch stecken gebliebene Tabletten ausgelöst
werden.

! Tumoren der Speiseröhre verursachen dagegen über lange
■ Zeit keine Schmerzen. !

Regurgitation

Zurücklaufen oder -würgen von Nahrungsbrei. Dieses
Symptom kommt vor bei Passageunterbrechung (z. B. peptischen Stenosen, Karzinom) oder bei neuromuskulären
Motilitätsstörungen (z. B. Achalasie, aber auch bei pharyn-
goösophagealen „Einschluckstörungen", s. o.) sowie bei
Divertikeln, in denen sich Speisebrei verfängt und vor allem
nachts wieder freigegeben wird.

Sodbrennen

Sodbrennen (lat. **Pyrosis**) ist eines der häufigsten Beschwerden des Menschen überhaupt: 10% der Erwachsenen leiden
unter täglichem Sodbrennen. Es bezeichnet einen brennenden retrosternalen Schmerz und ist nicht selten von
„bitteren Rülpsern" und einem sauren Mundgeschmack begleitet. Es ist ein typisches Symptom bei Refluxerkrankung.

Der Schmerz kann durch heiße Getränke, Rotwein und
andere, vor allem hochprozentige alkoholische Getränke,
fettreiche Nahrung, Süßigkeiten, Gewürze sowie flache Lagerung oder Vornüberbeugen ausgelöst werden.

! Vom Sodbrennen abzugrenzen ist der schwerwiegende,
■ bohrende, attackenartige Schmerz, der manchmal bei diffusem Ösophagusspasmus, aber auch bei der Refluxkrankheit
selbst auftritt (nicht-kardialer Thoraxschmerz, s. Kasten). !

Foetor ex ore, Halitosis

Unter Foetor ex ore wird ein übler Mundgeruch, unter Halitosis ein übler Geruch der Atemluft verstanden. Die Unterscheidung ist vom Symptom her kaum möglich.

Foetor ex ore weist neben den bekannten Nahrungsein-
flüssen (Nikotin, Kaffee, Knoblauch, Zwiebel) vor allem hin
auf
- Erkrankungen der Zähne bzw. Gingiva oder mangelnde
Zahnhygiene
- bakterielle Fehlbesiedlung oder Entzündungen des Mund-
und Rachenraumes (z. B. Tonsillitis)

06

- verminderten Speichelfluss, z. B. als Folge eines Sjögren-Syndroms oder bei der Therapie mit Anticholinergika.

Halitosis lässt sich zurückführen auf
- Erkrankungen des Verdauungstrakts mit Stase des Nahrungsbreis (z. B. Ösophagusdivertikel, Achalasie, Ileus)
- Erkrankungen der Lunge (z. B. Bronchitis)
- Stoffwechselstörungen (Azetongeruch bei diabetischer Ketoazidose, Harngeruch bei Urämie, Geruch nach roher Leber bei Leberkoma).

Nicht-kardialer Brustschmerz

Im Ösophagus entstehende Schmerzen können zu Thoraxschmerzen führen, die von myokardial bedingten Brustschmerzen nicht zu unterscheiden sind („nicht-kardialer Brustschmerz"). Dies wird u. a. mit der gemeinsamen nervalen Versorgung von Herz und Ösophagus erklärt.

❗ Von einem nicht-kardialen Brustschmerz kann wegen der offensichtlich bedeutsamen Differentialdiagnose erst nach Ausschluss von Herzerkrankungen durch eine eingehende kardiologische Diagnostik (u. a. durch Belastungs-EKG und Bestimmung myokardialer Enzyme) gesprochen werden. ❗

Mehrere Organsysteme können einen nicht-kardialen Brustschmerz bedingen (s. **Kasten** „Ursachen des nicht-kardialen Brustschmerzes" sowie **Tab. 1.4**). Beim Erwachsenen sind aufgrund ihrer Häufigkeit besonders der gastroösophageale Reflux sowie Ösophagusmotilitätsstörungen (v. a. Nussknackerösophagus; s. u.) von Bedeutung.

6.3.3 Funktionelle Motilitätsstörungen des Ösophagus

Der Schluckakt, bei dem Peristaltik- und Sphinktererschlaffung koordiniert zusammengreifen, kann durch organische Obstruktionen oder durch funktionelle Motilitätsstörungen beeinträchtigt werden.

Diese funktionellen Störungen können durch eine primäre neuronale Degeneration bedingt sein (wie z. B. bei der Achalasie), sie können aber auch als sekundäre neuromuskuläre Störungen im Rahmen generalisierter Erkrankungen auftreten (wie z. B. bei der Sklerodermie). Andere funktionelle Erkrankungen des Ösophagus (wie etwa der hyperkontraktile untere Ösophagussphinkter) kommen vor, sind aber selten.

Achalasie

Die Achalasie ist selten (Inzidenz 1/100000 pro Jahr) und manifestiert sich meist im mittleren Erwachsenenalter. Sie ist durch eine Degeneration des ösophagealen Plexus myentericus bedingt.

Klinik

Über Jahre sich entwickelnde Dysphagie, Regurgitation und retrosternaler Druck oder Schmerz. Die Dysphagie tritt sowohl bei fester wie bei flüssiger Nahrung auf, sie kann sogar gegenüber flüssiger Nahrung stärker ausgeprägt sein (sog. **paradoxe Dysphagie**). Nicht selten tritt Gewichtsverlust auf.

❗ Die regurgitierte Nahrung ist typischerweise nicht sauer, da sie gar nicht in den Magen gelangt. ❗

═══ **ZUR VERTIEFUNG** ═══

Ursachen des nicht-kardialen Brustschmerzes

Erkrankungen des Bewegungsapparates
- Muskelzerrung oder -prellung, Rippenbruch, Bandscheibenerkrankungen: Der Schmerz ist hier oft stechend, wird durch Einatmung und bestimmte Bewegungen verschlimmert und ist meist gut lokalisierbar (punktueller Druckschmerz).
- Tietze-Syndrom: auf eine Schwellung der knorpeligen Gelenke der vorderen Brustwand zurückzuführende Schmerzen (oft an der 2. und 3. Rippe). Hierbei ist der Verlauf gutartig, meist selbstlimitierend; Ursachen sind Überlastungs- oder Ermüdungs(mikro)brüche in Synchondrosennähe.

- Kostochondritis: Schmerzen am knorpeligen Übergang der Rippen (Genese unklar)
- Myalgien: z.T. viral bedingt (typisch nach Coxsackie-Infektionen): schmerzhafte Muskulatur, paroxysmale Schmerzen („Teufelsgriff")
- Herpes zoster der Brustwand: typischer Hautausschlag.

Lungenerkrankungen
- Asthma: eine der häufigsten Ursachen, insbesondere bei anstrengungsinduziertem Bronchospasmus
- chronischer Husten mit sekundären Muskelschmerzen
- Pleuritis
- Lungenembolie
- Pneumothorax

Gastrointestinale Erkrankungen
- Ösophagitis (z.B. refluxbedingt, aber auch viral oder durch *Candida* verursacht)
- Ösophagusmotilitätsstörungen (v.a. Nussknackerösophagus)
- Gallenkolik (spontan oder nach Mahlzeiten), Pankreatitis
- selten: subphrenischer oder hepatischer Abszess.

Andere
- „Seitenstechen" *(splenic flexure syndrome)*: Die Pathogenese dieses harmlosen und häufigen Symptoms ist noch immer unklar. Seitenstechen tritt typischerweise wenige Minuten nach Dauerlauf auf und strahlt in die Schulter aus.
- psychogen.

❗ Oft entwickeln die Patienten bestimmte Manöver, um die Ösophagusentleerung zu fördern (z. B. Strecken des Halses, Durchstrecken des Rückens). **❗**

Komplikationen

- Insbesondere nächtliche bronchopulmonale Aspirationen mit zum Teil rezidivierenden Aspirationspneumonien
- Ösophaguskarzinom (gegenüber der Normalbevölkerung besteht ein 30fach erhöhtes Risiko – deshalb werden Kontrollendoskopien alle 1 – 2 Jahre empfohlen).

Ätiologie und Pathogenese

Zugrunde liegt eine Zerstörung oder Degeneration des Plexus myentericus am unteren Ösophagus. Hierdurch treten zwei Störungsmuster auf:

- Der untere Ösophagussphinkter zeigt einen erhöhten Ruhedruck und kann bei der Nahrungspassage nicht ausreichend erschlaffen.
- Gleichzeitig ist die physiologische propulsive Peristaltik im unteren Ösophagus herabgesetzt.

In der Folge entwickelt sich eine Hypertrophie der Ringmuskulatur des unteren Ösophagus.

Bei der häufigeren **primären Achalasie** bleibt die Ursache der Plexusdegeneration unbekannt. Daneben kommen **sekundäre Formen** z. B. beim Kardiakarzinom (malignombedingte Zerstörung der Plexuszellen) sowie bei der vor allem in Südamerika vorkommenden **Chagas-Krankheit** vor; Letztere wird durch den Befall des unteren Ösophagus mit *Trypanosoma cruzi* ausgelöst.

Diagnostisches Vorgehen

Häufig wird die Diagnose mittels **Röntgen-Kontrastmitteluntersuchung** („Breischluck") gestellt. Man sieht eine Engstellung des Ösophagusausgangs mit oberem Megaösophagus (röntgenologisches Bild einer „Sekt-" oder „Weinglasform") sowie die mangelnde Peristaltik. Auch bei der Endoskopie kann die Diagnose auffallen, und zwar durch einen weit gestellten tubulären Ösophagus, evtl. mit Speiseresten, und durch eine mit leichtem Druck überwindbare Stenose des unteren Ösophagussphinkters bei intakter Mukosa. Zum Ausschluss eines Malignoms wird eine **Endoskopie** mit Biopsieentnahme ergänzend zur Röntgenuntersuchung durchgeführt. Aber sowohl Röntgen als auch Endoskopie entgehen 40 – 50% der Fälle von Achalasie. Durch **Manometrie** des unteren Ösophagus kann die Störung quantifiziert werden (fehlende Peristaltik, erhöhter Ruhedruck sowie mangelnde Erschlaffung des unteren Ösophagussphinkters beim Schluckakt, **Abb. 6.18**); diese Methode ist letztlich der Goldstandard der Diagnostik.

Therapie

Bei den meisten Patienten kann der untere Ösophagussphinkter durch einen Ballonkatheter pneumatisch erweitert werden (**pneumatische Dilatation**). Hierdurch reißen einige der Muskelfasern, wodurch der Sphinktertonus insgesamt schwächer wird. Die Behandlung ist in 80% primär erfolgreich, die langfristige Erfolgsrate liegt allerdings nur bei 40%. Das Verfahren kann in 2 – 3% zu einer Perforation des Ösophagus führen.

❗ Aus letzterem Grund muss anschließend stets eine röntgenologische Kontrolle mit wasserlöslichem (!) Kontrastmittel erfolgen. **❗**

❗ Auch kann es durch zu starke Dehnung zur Kardiainsuffizienz kommen: Aus der Achalasie wird eine Chalasie, d. h. eine Refluxkrankheit. **❗**

Jüngere Patienten (< 25 Jahre) oder solche, bei denen die anderen Verfahren nicht wirksam sind, können auch operativ durch eine laparoskopische **Kardiomyotomie** in Verbindung mit einer (Hemi-)Fundoplikatio behandelt werden. Eine postoperative Refluxösophagitis tritt in 20 – 50% der Fälle auf.

Neuerdings wird die endoskopische **Injektion von Botulinustoxin** in den unteren Ösophagussphinkter mit gutem kurzfristigem Erfolg angewendet. Dieses Neurotoxin hemmt die Acetylcholin-Freisetzung aus den peripheren Nervenendigungen und senkt dadurch den Sphinktertonus. Der Effekt einer Injektion hält ca. 3 – 12 Monate an. Die Methode ist allerdings teuer und muss regelmäßig wiederholt werden. Sie kommt deshalb vor allem für Patienten in Frage, denen invasivere Methoden nicht zugemutet werden sollen (z. B. alte, multimorbide Patienten).

Idiopathischer diffuser Ösophagusspasmus und hyperkontraktiler Ösophagus

Bei den beiden Krankheitsbildern handelt es sich um zwei ätiologisch und pathogenetisch unklare Erkrankungen mit ähnlicher Symptomatik und Therapie. Bei beiden ist die Funktion des unteren Ösophagussphinkters im Gegensatz zur Achalasie normal.

- Beim **diffusen Ösophagusspasmus** treten neben regelrechten peristaltischen Kontraktionen schluckinduziert oder spontan nicht-peristaltische (bzw. simultane) Kontraktionen des glattmuskulären Ösophagus auf. Diese zusätzlichen Kontraktionen stören den Nahrungstransport und können Schmerzen verursachen.
- Beim **hyperkontraktilen Ösophagus** ist die reguläre Peristaltik zwar erhalten, ihre Druckamplitude und -dauer sind jedoch drastisch erhöht (an die Kraftanstrengungen beim Nussknacken erinnernd, daher auch „**Nussknackerösophagus**").

06

Klinik

Im Vordergrund stehen retrosternale Schmerzen die sehr stark und nahrungsunabhängig sein können. Hinzu tritt häufig Dysphagie, v. a. nach großen Bissen, nach zu heißen oder zu kalten Speisen oder unter psychischer Belastung (nicht-kardialer Brustschmerz, s. **6.3.2**).

❗ Die Schmerzen sind bisweilen von einer Angina pectoris kaum zu unterscheiden. ❗

Diagnostisches Vorgehen

Eine erste Klärung gelingt oft mithilfe eines Röntgenbreischlucks mit Durchleuchtung. Für den diffusen Ösophagusspasmus ist der Befund des „**Korkenzieherösophagus**" typisch, beim Nussknackerösophagus gibt es hingegen keine spezifischen Veränderungen. Der endgültige Nachweis und die sichere Unterscheidung voneinander und zur Achalasie wird durch die Manometrie erbracht, welche den normalen Sphinkterdruck mit den jeweils typischen Kontraktionsmustern registriert. Eine gastroösophageale Refluxkrankheit muss ausgeschlossen werden, da sie die Motilitätsstörungen oft unterhält.

Therapie

Verhaltensänderungen können versucht werden: langsames Essen, gutes Kauen, Meiden von zu heißen und zu kalten Speisen. Ansonsten können Calcium-Antagonisten oder Nitro-Präparate zur glattmuskulären Entspannung eingesetzt werden, sind aber selten erfolgreicher als Beruhigung und „*watchful waiting*". Neuerdings werden gute Erfahrungen mit oraler Gabe von Pfefferminzöl und mit Injektion von Botulinustoxin in die Ösophaguswand berichtet.

Sekundäre Motilitätsstörungen

Motorische Dysfunktionen des Ösophagus treten auch im Rahmen generalisierter Erkrankungen auf, z. B. bei der progressiven systemischen Sklerodermie (s. **12.9.3**), bei der in 80 – 90% eine Ösophagusbeteiligung auftritt. Zugrunde liegt eine Atrophie der glatten Muskulatur, die zur ösophagealen Hypoperistaltik sowie zu Funktionsstörungen des unteren Ösophagussphinkters mit gastroösophagealem Reflux und nachfolgenden narbigen distalen Ösophagusstrikturen führt.

❗ Die Patienten leiden meist unter der sekundären Refluxkrankheit, also retrosternalem Schmerz oder Sodbrennen. Dysphagie und Aspirationsneigung können im Verlauf hinzutreten. ❗

Weitere Ursachen

● Hypoperistaltische Schluckbeschwerden treten auch bei weiteren **Kollagenosen** (z. B. beim Sharp-Syndrom,

CREST-Syndrom oder Lupus erythematodes) sowie bei der **Amyloidose** und der **Polyneuropathie** (z. B. im Rahmen eines Diabetes mellitus) auf.
● **Primäre Muskelerkrankungen** (z. B. Muskeldystrophien) oder Erkrankungen des ZNS betreffen vor allem den quergestreiften oberen Anteil des Ösophagus und imponieren dadurch weniger durch ihre Reflux-Symptomatik als durch die Schluckstörung mit nasaler Regurgitation oder Husten („Einschluckstörung", s. **6.3.2**).

Die Therapie besteht in der Behandlung der Grunderkrankung sowie des häufig begleitenden gastroösophagealen Refluxes; motilitätsfördernde Medikamente (z. B. Domperidon) können die Beschwerden bisweilen lindern.

6.3.4 Ösophagusdivertikel

Wandaussackungen des Ösophagus (**Abb. 6.21**). Betroffen sind meist ältere Patienten.

Pathologisch unterschieden werden:
● **Traktionsdivertikel = echte Divertikel:** Ausstülpung der gesamten Ösophaguswand (kongenitale Persistenz ösophagobronchialer bzw. -trachealer Gewebebrücken, meist im Bereich der Bifurkation der Trachea). Traktionsdivertikel sind meist ein Zufallsbefund ohne klinische Bedeutung.

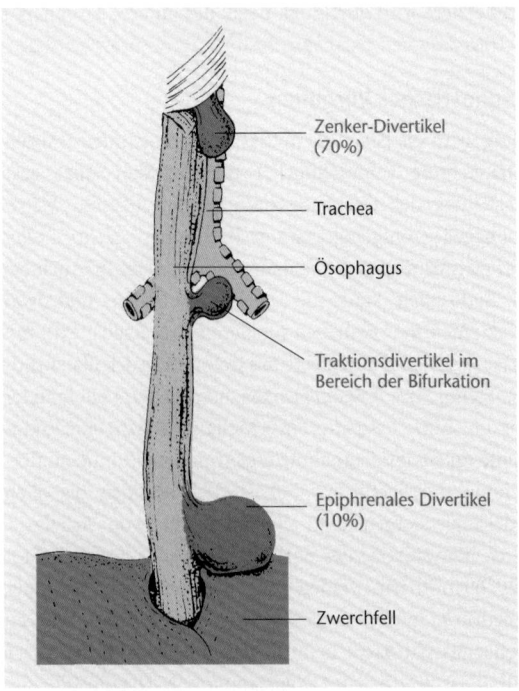

Zenker-Divertikel (70%)

Trachea

Ösophagus

Traktionsdivertikel im Bereich der Bifurkation

Epiphrenales Divertikel (10%)

Zwerchfell

Abb. 6.21: Lokalisation der Ösophagusdivertikel. [A400 – 190].

- **Pulsionsdivertikel = falsche Divertikel (Pseudodivertikel):** Schleimhaut und Submukosa stülpen sich durch eine Muskellücke aus.

Häufigste und klinisch relevante Form (70%) ist das **Zenker-Divertikel**, ein – meist linksseitiges – Pulsionsdivertikel in der Hypopharynxhinterwand, direkt oberhalb des oberen Ösophagussphinkters. Hier kommt es zur Aussackung von Mukosa und Submukosa durch eine anatomisch präformierte Muskellücke (Killian-Dreieck an der Hypopharynxhinterwand).

Klinik

Schleichender Beginn mit Fremdkörpergefühl beim Schlucken und üblem Mundgeruch; später kommt eine Dysphagie hinzu, die oft im Verlauf des Essens zunimmt. Bei großen Divertikeln wird (v. a. nachts) retinierte Nahrung regurgitiert und es kann zu Aspirationen mit zum Teil vitaler Gefährdung des Patienten kommen.

! Regurgitation (morgendliche Speisereste auf dem Kopfkissen) kommt vor bei Ösophagusdivertikeln (v. a. Zenker-Divertikel), Achalasie und Refluxkrankheit. **!**

Komplikationen
- Aspiration
- selten: Blutung, Fistelbildung, Perforation.

Diagnostisches Vorgehen
- Röntgen-Kontrastmitteluntersuchungen („Breischluck": wegen der Aspirationsgefahr muss das Kontrastmittel wasserlöslich sein)
- Manometrie zum Ausschluss eines hyperkontraktilen Ösophagus (dieser kann die Entstehung eines Divertikels durch hohe intraluminale Drücke begünstigen)
- evtl. Endoskopie. Hierbei ist wegen der erhöhten Perforationsgefahr besonders schonend vorzugehen.

Therapie

Traktionsdivertikel erfordern keine Therapie. Bei symptomatischen Pulsionsdivertikeln wird eine endoskopische Divertikulotomie mittels Argon-Plasmakoagulation oder Nadelmesser oder alternativ die aufwändigere operative Resektion durchgeführt.

6.3.5 Refluxkrankheit

Durch einen inadäquaten Antirefluxmechanismus bedingter Reflux von Mageninhalt in den Ösophagus mit durch das aggressive Refluat bedingter Schleimhautreizung. Betroffen sind bis zu 20% der Bevölkerung. Ursache sind in

aller Regel „Wohlstandsfaktoren", entsprechend schwierig ist die Therapie.

! In der Regel besteht das Refluat aus Salzsäure; selten jedoch liegt ein alkalischer Reflux aus Galle und Pankreassekret vor mit besonders schweren Schleimhautschäden bei vergleichsweise geringen subjektiven Symptomen. **!**

Klinik

Die meisten erwachsenen Menschen leiden unter gelegentlichem **Sodbrennen**. Liegen jedoch ausgeprägte klinische Beschwerden vor, spricht man von einer **Refluxerkrankung**. Kommt es dabei zur Schleimhautschädigung – meist Erosionen – des Ösophagus, so spricht man von der **Refluxösophagitis** (*gastroesophageal erosive reflux disease*, GERD, ca. 10% der Fälle). Abgegrenzt davon wird endoskopisch die nicht-erosive Refluxerkrankung (*non-erosive reflux disease*, NERD, ca. 90% der Fälle). Beide Formen zeigen die gleichen Symptome:
- Sodbrennen (typischerweise 30–60 Minuten postprandial und im Liegen), epigastrische oder retrosternale Schmerzen, Regurgitation mit saurem oder bitterem Nachgeschmack sowie Luftaufstoßen
- im fortgeschrittenen Stadium auch Dysphagie sowie nicht-kardiale Thoraxschmerzen.

! Zwischen der Intensität der Refluxbeschwerden und der Schwere evtl. vorliegender Schleimhautveränderungen besteht kein Zusammenhang. **!**

Komplikationen

Diese entstehen vor allem auf dem Boden der begleitenden Ösophagitis (Abb. 6.22).
- **Peptische Stenosen und Strikturen** bilden sich bei bis zu 10% der Patienten mit refluxbedingter Ösophagitis. Sie entstehen als kurz- bis mittelstreckige Stenosen durch entzündlich-narbige Schrumpfung des geschädigten Gewebes meist im distalen Ösophagus. Klinisch entwickelt sich eine zunehmende Dysphagie, vor allem bei festen Speisen (s. 6.3.2). Die Diagnose wird endoskopisch gestellt. Die Verengungen werden durch endoskopische Dilatationen mit Bougies mit steigendem Durchmesser behandelt. Die Therapie muss allerdings oft in Abständen von mehreren Monaten wiederholt werden.
- **Barrett-Ösophagus** (auch Barrett-Syndrom oder **Endobrachyösophagus** genannt): Dieser entsteht, wenn das zerstörte Plattenepithel des distalen Ösophagus durch Zylinderepithel ersetzt wird (Metaplasie). Die Ora serrata wird dadurch nach oben in den tubulären Ösophagus verschoben (Endobrachie). Da das Zylinderepithel weniger widerstandsfähig als ein Plattenepithel ist, ulzeriert die Schleimhaut leichter („Barrett-Ulkus"). Die Metaplasie

06

geht außerdem mit einem etwa 40fach erhöhten Risiko für die Bildung von Dysplasien bis hin zur Entstehung von Adenokarzinomen einher. Klinisch ist der Barrett-Ösophagus nicht mit spezifischen Symptomen verbunden. Endoskopisch unterscheidet man den **Long Barrett** (Segment > 3 cm) vom **Short Barrett** (Segment < 3 cm). Vermutlich sind die Komplikationsrisiken des Long Barrett höher als die des Short Barrett.

❗ 10er Regel: **10%** der Patienten mit Refluxbeschwerden haben eine Refluxösophagitis. **10%** der Patienten mit Refluxösophagitis entwickeln einen Barrett-Ösophagus. ❗

❗ Praktisch alle Adenokarzinome des Ösophagus entstehen auf dem Boden eines Barrett-Ösophagus. Der Endobrachyösophagus ist somit eine Präkanzerose und muss alle 3 – 5 Jahre endoskopisch-histologisch kontrolliert werden, um Entartungen frühzeitig zu erkennen. Findet der Pathologe Low-Grade-Dysplasien, muss eine engmaschigere Kontrolle erfolgen; High-Grade-Dysplasien erfordern eine definitive ablative Therapie, z. B. mittels endoskopischer Mukosaresektion. ❗

- **Asthma und chronische Bronchitis:** Durch die Vagusreizung oder auch durch direkte Aspiration des Refluats kann bei entsprechender Disposition ein Asthma oder eine chronische Bronchitis ausgelöst oder verschlimmert werden.
- **chronische Laryngitis** mit Heiserkeit und Halsschmerzen: Hierzu kommt es durch säurebedingte Irritation der Stimmbänder und des Larynx.
- **chronische Blutverluste** mit Eisenmangelanämie als Folge der chronischen Erosionen. Offene ösophageale Blutungen kommen ebenfalls vor, sind jedoch selten.

- **Koronarspasmen** als Folge der säurebedingten Vagusstimulierung.

Pathogenese

Der Refluxkrankheit liegt ein überforderter **Antirefluxmechanismus** zugrunde. Hierbei spielen die folgenden Faktoren eine Rolle (**Abb. 6.23**):

- **inadäquater Ruhedruck des unteren Ösophagus-Sphinkters (UÖS):** Dies scheint nur bei schwerer Refluxkrankheit bzw. bestimmten Grunderkrankungen wie Sklerodermie eine Rolle zu spielen.
- **inadäquate Erschlaffung des unteren Ösophagussphinkters:** Bei manchen Patienten können vermehrte, vom Schluckakt unabhängige Erschlaffungsphasen nachgewiesen werden, wodurch es zur verlängerten Säureeinwirkung kommt.
- **abnorme Selbstreinigung** (Clearance) des unteren Ösophagus: Bei etwa einem Drittel der Patienten mit Refluxkrankheit ist die vor allem in den Schlafphasen wichtige nächtliche peristaltische Reinigung des Ösophagus vermindert, sodass es wiederum zur verlängerten Säureeinwirkung und damit Schleimhauterosion kommt.
- **Hiatushernien** werden bei 90% der Patienten mit schwerer erosiver Refluxösophagitis gesehen. Es wird vermutet, dass die Hiatushernie, welche normalerweise ein bedeutungsloser Zufallsbefund ist, die Selbstreinigung des Ösophagus beeinträchtigt.

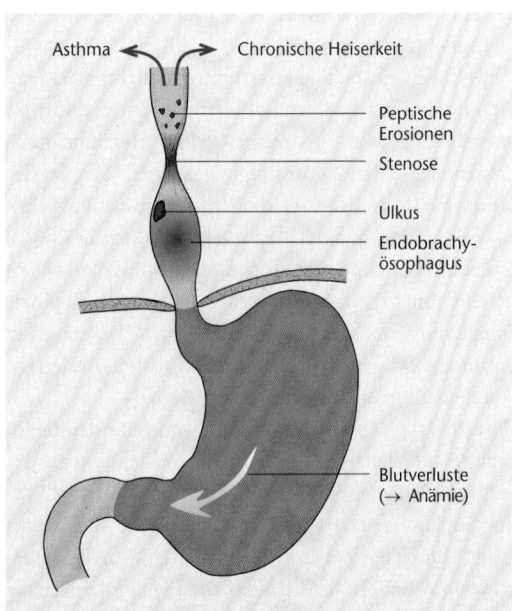

Abb. 6.22: Komplikationen der Refluxösophagitis. [L157]

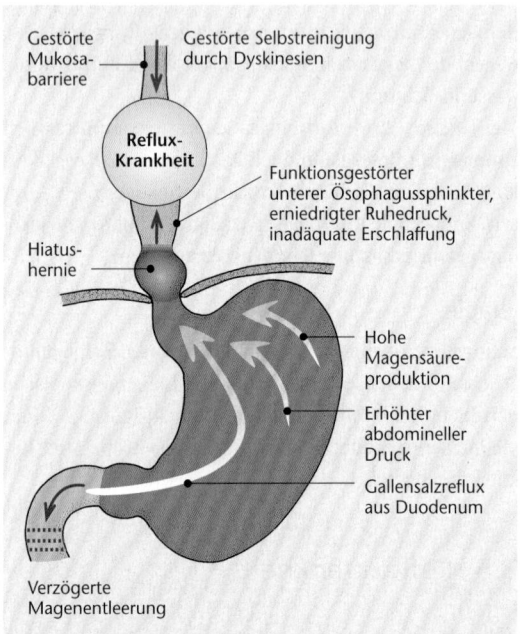

Abb. 6.23: Pathogenetische Faktoren der Refluxkrankheit. Sowohl ösophageale Faktoren als auch Magendysfunktionen können einen pathologischen Reflux bedingen. [L157]

Tab. 6.5 Begünstigende Faktoren des gastroösophagealen Refluxes

Intraabdominelle Druckerhöhung	Nahrungs- und Genussmittel	Medikamente
• Adipositas („Dauerschwangerschaft") • Aszites • Schwangerschaft • enge Kleidung • sitzende Tätigkeit	• Fette • Schokolade • Alkohol • Pfefferminzöl • Nikotin* • Kaffee**	• Anticholinergika • β-Adrenergika • α-Blocker • Theophyllin • Nitropräparate • Calcium-Antagonisten • Opiate

* Nikotin hat zwar keinen Einfluss auf die Zahl der Refluxepisoden, wegen der mit Nikotin verbundenen Hyposalivation ist jedoch die ösophageale Clearance herabgesetzt.

** Auch Kaffee hat keinen Einfluss auf die Zahl der Refluxepisoden, ist jedoch ein potenter Säurestimulator, sodass ein bestehender Reflux eher zur Ösophagitis führt.

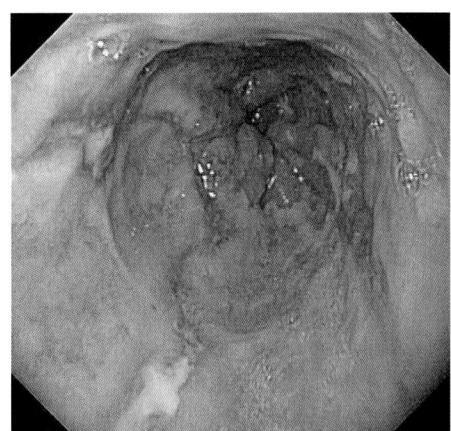

Abb. 6.24: Endoskopischer Befund bei Refluxösophagitis. Es finden sich konfluierende erythematöse Schleimhautläsionen, die aber noch nicht konfluieren (Stadium II nach Savary und Miller). [R211]

Daneben können Faktoren wie eine verzögerte Magenentleerung (die wiederum meist ätiologisch unklar bleibt), ein abnormes Volumen oder eine abnorme Zusammensetzung des Speichels (geringes Speichelvolumen bei Rauchern) oder Reflux von Gallensäuren bzw. von Pankreassekreten bei schwerer Magendysfunktion eine Rolle spielen. Zudem steigt das Refluxrisiko mit steigendem BMI an.

Ätiologie und Einteilung

Relativ selten ist die Refluxkrankheit **sekundär**, d.h. auf eine Grundkrankheit zurückzuführen (20% der Fälle): postoperativer Reflux (z.B. nach Kardiomyotomie, Gastrektomie oder Kardiaresektion), Reflux bei Magenausgangsstenose, bei Schwangerschaft, bei Sklerodermie oder bei zentralnervösen Erkrankungen.

Bei den **primären Formen** wird häufig ein Zusammenhang mit „Wohlstandsfaktoren" angenommen, die entweder den intraabdominellen Druck erhöhen (Adipositas, sitzende Tätigkeit, enge Kleidung), die Darmmotilität behindern (zu wenig Bewegung, ungünstige Ernährung) oder die Säuresekretion steigern (Kaffee, Alkohol, Nikotin, Zucker). Allerdings ist nur der Zusammenhang mit Adipositas wirklich gut belegt. Die wichtigsten begünstigenden Faktoren sind in **Tabelle 6.5** zusammengefasst.

❗ 50% der Schwangeren haben im letzten Trimenon Refluxbeschwerden. ❗

Diagnostisches Vorgehen

In unkomplizierten Fällen bei jüngeren Patienten reicht die typische Klinik für die Diagnosestellung aus. Eine eingehendere Diagnostik ist jedoch bei vermuteten Komplikationen, atypischen Verläufen, Therapieversagen, älteren Patienten und vor allem bei Alarmsymptomen (Gewichtsverlust, Dysphagie, Anämie) angezeigt. Sie verfolgt zwei Fragestellungen:

• **Besteht eine Ösophagitis?** Zur Beantwortung dient die Endoskopie (**Abb. 6.24**), die außerdem ein Malignom ausschließt (Schleimhautbefunde s. **Tab. 6.6**). Röntgen-Kontrastmitteluntersuchungen sind zur Schleimhautbeurteilung weniger aussagekräftig.

• **Besteht ein Reflux?** Zur Beantwortung können dienen:
 – Langzeit-Ösophagus-pH-Metrie (s. **6.2.3**): abnorm, wenn der pH während > 7% der Zeit unter 4 liegt
 – Röntgenbreischluck: Dieses Verfahren hat zwar als „Momentaufnahme" nur eine begrenzte Aussagekraft, wird jedoch häufig zum Ausschluss anatomischer Regelwidrigkeiten (Strikturen, Ringe) eingesetzt.

06

Tab. 6.6 Stadieneinteilung der Ösophagitis bei Refluxkrankheit nach SAVARY und MILLER

Stadium 0	Stadium I	Stadium II	Stadium III	Stadium IV
endoskopisch normal erscheinende Schleimhaut (jedoch abnorme Histologie) bei pathologischem Reflux	einzelne, nicht-konfluierende Schleimhauterosionen in erythematöser Schleimhaut	konfluierende, jedoch nicht-zirkuläre Schleimhautläsionen mit Erosion	zirkuläre, erosive Schleimhautläsionen	Komplikationen: Ulzera, Strikturen, Endobrachyösophagus (s. Text)

Die Kompetenz der Kardia kann zusätzlich mithilfe der Ösophagusmanometrie beurteilt werden. Dieses Verfahren wird jedoch nur in schweren Fällen eingesetzt, etwa vor geplanten Operationen.

Therapie

Die Therapie durch Allgemeinmaßnahmen (Lebensstiländerungen) ist im „echten Leben" meist wenig effektiv und für die Patienten ein erheblicher Eingriff in ihr Lebensumfeld. In der Regel verlassen sich Arzt und Patient deshalb auf die Gabe von säureblockierenden Medikamenten. Eine operative Therapie wird nur bei mangelndem Therapieerfolg mit schwerer Ösophagitis durchgeführt (s. **Kasten** „Therapie bei Refluxkrankheit").

6.3.6   Nicht-refluxbedingte Ösophagitis

Die meisten entzündlichen Ösophaguserkrankungen sind durch gastroösophagealen Reflux bedingt. Nicht-refluxbedingte Ösophagitiden sind vergleichsweise selten und können infektiös, mechanisch, thermisch oder chemisch bedingt sein.

Klinik

Leitsymptom der entzündlich-irritativen Ösophagitis ist der Schluckschmerz (Odynophagie) oder der retrosternale Schmerz, außerdem können epigastrische Schmerzen und eine Dysphagie auftreten. Manchmal besteht auch nur Appetitlosigkeit.

Ätiologie

Die nicht-refluxbedingte Ösophagitis kann entstehen durch:

- **infektiöse Ursachen:** Diese spielen meist nur bei Resistenzminderung eine Rolle (s. **Kasten** „Resistenzmindernde Faktoren"). Am häufigsten sind Candida-Stämme (vor allem *Candida albicans*) beteiligt (Soor-Ösophagitis, z. B. beim Diabetiker; **Abb. 6.25**), daneben werden – vor allem bei AIDS-Patienten – aber auch Infektionen durch Zytomegalie-, *Varicella-Zoster-* oder *Herpes-simplex*-Viren gesehen. Auch das HIV-Virus selbst kann eine Öso-

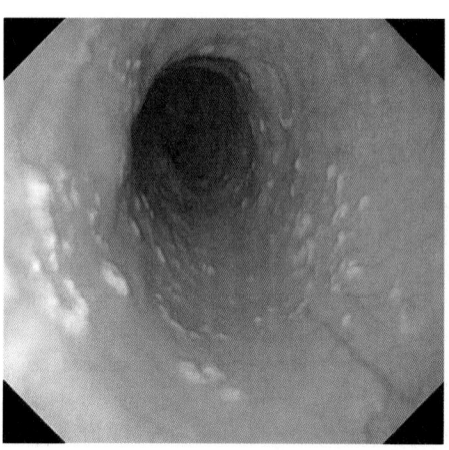

Abb. 6.25: Endoskopischer Befund bei Soor-Ösophagitis, bedingt durch Candida albicans, hier bei einem Patienten mit Diabetes mellitus. Es finden sich weißliche, nicht abspülbare, teilweise typisch ringförmige Beläge auf der Ösophagusschleimhaut. [R211]

===**AUF DEN PUNKT GEBRACHT**===

Therapie bei Refluxkrankheit

Allgemeinmaßnahmen
Gewichtsreduktion, Vermeidung von großen, fetten und stark gesalzenen Mahlzeiten, vernünftige, faserreiche Ernährung, regelmäßige körperliche Bewegung, Verzicht auf Nikotin, keine großen Mahlzeiten vor dem Zubettgehen, Vermeiden von langem Sitzen, „Verdauungsspaziergang".

! Ob das Meiden von Kaffee, Alkohol und
■ Tee anzuraten ist, ist umstritten – in vielen epidemiologischen Studien sind diese Sünden nicht mit einem erhöhten Refluxrisiko assoziiert. !

Säureblockade
(s. Pharma-Info „Säuresenkende Medikamente" in 6.4.4)

Protonenpumpenblocker (PPI, z. B. Omeprazol, Esomeprazol, Pantoprazol) erreichen mit Abstand die besten und schnellsten Ergebnisse.
Da die Refluxneigung medikamentös nicht geheilt werden kann (sehr wohl aber die Refluxösophagitis!), muss die säurehemmende Therapie langfristig, d. h. über Jahre, durchgeführt werden. Sie kann nach klinischem Bild in der Dosis gestaffelt werden, zum Beispiel über ein „Step-down"-Schema: Beginn mit relativ hohen Dosen (ein- bis zweifache Standarddosis für 2–4 Wochen), langsame Reduktion, ggf. Weiterführung als Bedarfstherapie. Aber auch dauerhafte Erhaltungstherapien mit hoher PPI-Dosierung sind in schweren Fällen gerechtfertigt.

! Antazida, H_2-Rezeptor-Blocker und Proki-
■ netika sind wesentlich weniger effektiv als

Protonenpumpenhemmer und haben heute nur noch einen untergeordneten Stellenwert. !

Operative Therapie
Nur indiziert bei mangelndem Therapieerfolg bei schwerer Ösophagitis (Stadium 3 oder 4). Operationsprinzip ist die Fundoplikatio (Abb. 6.27), welche heute meist endoskopisch durchgeführt wird. Vor der operativen Therapie werden der UÖS-Druck und die peristaltische Aktivität durch Manometrie gemessen. Häufig ist auch nach einer Operation wieder eine medikamentöse Therapie erforderlich, nicht ganz selten kommt es auch postoperativ zu Passageproblemen im Ösophagus sowie zu Blähungen und Völlegefühl, da Luft aus dem Magen nicht ausreichend abgelassen werden kann.

=== AUF DEN PUNKT GEBRACHT ===

Resistenzmindernde Faktoren
- hämatologische Systemerkrankungen, z. B. Leukämie
- Diabetes mellitus
- immunsuppressive Therapie (z. B. Kortikosteroide)
- Immundefekte (z. B. AIDS)
- Alkoholismus
- Breitbandantibiotika (kann auch bei ansonsten Gesunden zur Soor-Ösophagitis führen)
- zytostatische Behandlung.

phagitis hervorrufen. Die HSV-Ösophagitis kommt gelegentlich auch bei immunkompetentem Wirt vor und ist in der Regel selbstlimitierend.

- **mechanisch-irritative, thermische und chemische Ursachen:** Reizung durch Bestrahlung, Alkoholismus, Verbrennungen, Verätzungen mit Säuren und Laugen, Sonden; Ulzerationen durch „stecken gebliebene" Arzneimittel (vor allem Tetrazykline, Bisphosphonate, NSAR, KCl, Eisensulfat, Quinidin, Zidovudin, Antibiotika).

Diagnostisches Vorgehen

Bei der körperlichen Untersuchung wird bei Soor-Ösophagitis in 75% ein begleitender Mund-Soor gefunden, dieser

kann jedoch auch eine virale Ösophagitis begleiten. Bei Herpes-Ösophagitis können Aphthen im Lippen- und Mundbereich zu sehen sein. Bei Verdacht auf eine CMV-Infektion ist nach begleitenden Infektionsherden (z. B. Chorioretinitis) zu fahnden.

Die Endoskopie erbringt meist spezifische Befunde: bei Soor-Ösophagitis finden sich weiß-gelbliche, gut haftende Stippchen. Bei CMV werden wenige große, flache, oberflächliche Ulzerationen gesehen, bei Herpes viele kleine und tiefe Ulzerationen. Bei den mechanisch-irritativen Formen werden u. a. lokale Schwellung, Rötung oder Blutung gesehen; für die Verätzung (s. **Kasten** „Ösophagusverätzungen") sind diffuses Ödem und Rötung oder weißliche Schleimhautbeläge typisch.

Therapie

Die Soor-Ösophagitis wird mit Fluconazol p. o. behandelt. Nystatin topisch reicht in der Regel nicht aus!

Die Herpes-Ösophagitis wird mit Aciclovir p. o. oder ggf. i. v. behandelt.

Die CMV-Ösophagitis wird mit intravenösem Ganciclovir behandelt.

Die leichteren mechanisch-irritativen Formen werden symptomatisch und ggf. ergänzend mit Säuresuppression behandelt. Liegt eine echte Verätzung vor, gelten andere Kriterien (Behandlung der Ösophagusverätzung s. **Kasten** „Ösophagusverätzungen").

06

=== ZUR VERTIEFUNG ===

Ösophagusverätzungen

Bei Kindern durch Neugier, bei Erwachsenen meist suizidal bedingt; die Verätzungen entstehen durch Säuren, Laugen oder andere Korrosiva.

Akutsymptome
Typisch ist sofort einsetzendes Brennen im Rachen und retrosternal, dazu kommen Thoraxschmerzen, Dysphagie, Würgen und Salivation. Bei gleichzeitiger Aspiration entstehen evtl. Asthma-Symptome.

Erstmaßnahmen
Bei geringer Symptomatik und Zugriff direkt nach der Ingestion sollte man den Verätzten reichlich **Wasser nachtrinken** lassen. In schweren Fällen stehen ggf. zunächst **Analgesie, Schockbekämpfung und Sicherung der Atemwege** im Vordergrund.

! Kein Erbrechen auslösen, keine Magenspülung (Gefahr der Aspiration). !

Diagnostisches Vorgehen
Kreislauf- und Atemwegsüberwachung stellen in schweren Fällen die wichtigste Erstdiagnostik dar. Bei V. a. Glottisödem ist eine Laryngoskopie angezeigt; Thorax- und Abdomenübersichtsaufnahme werden evtl. zum Ausschluss einer Frühperforation (z. B. freie Luft im Mediastinum) oder Pneumonie angefertigt. Innerhalb der ersten 24 Stunden folgt dann die vorsichtige endoskopische Inspektion des Ösophagus und Magens.

Behandlung
Die Therapie erfolgt symptomorientiert:
- bei Verlegung der Luftwege Intubation und Beatmung
- bei endoskopisch festgestellten Schleimhautschäden Beobachtung über 72 Stunden (Gefahr der Spätperforation)
- bei leichterem Befund Ernährung über Sonde enteral, sonst parenteral
- Antibiotikaprophylaxe bei höherem Schweregrad.

Glukokortikosteroide haben sich als wirkungslos erwiesen.

Mögliche Komplikationen
- Akut:
  - Perforation (oft ins Mediastinum mit nachfolgender Mediastinitis), Schock und Sepsis
  - Aspirationspneumonie
  - Glottisödem mit Notwendigkeit einer Intubation oder Tracheotomie
- Chronisch:
  - Strikturen mit Stenosierung: ggf. regelmäßige Bougierung (u. U. Selbstbougierung)
  - erhöhtes Karzinomrisiko: regelmäßige Überwachung.

6.3.7 Hiatushernien

Der Hiatus oesophageus ist eine Schwachstelle des Zwerchfells. Durch ihn können sich unterschiedlich große Anteile des Magens in den Thoraxraum verlagern. Die so entstehenden Hernien werden in zwei Typen eingeteilt, Mischformen sind jedoch nicht selten (**Abb. 6.26**):

- **Gleithernien (axiale Hernien):** häufig (50 % der > 50-Jährigen), aber oft ohne klinische Bedeutung. Ein Reflux kann allerdings begünstigt werden. Die Kardia und ggf. weitere Magenanteile verlagern sich entlang der Ösophagus-Korpus-Achse durch das Zwerchfell in den Brustkorb.
- **Paraösophagealhernien:** selten (ca. 10 % aller behand-

lungsbedürftigen Zwerchfellhernien), jedoch komplikationsträchtig: Die Kardia behält ihre physiologische Position im Hiatus, Magenteile treten seitlich davon in den Brustraum.

Klinik

- **Gleithernien** sind meist asymptomatisch, sie können jedoch zur Entstehung der gastroösophagealen Refluxkrankheit beitragen (s. **6.3.5**): In 10 % der Fälle liegt gleichzeitig eine Refluxkrankheit vor.
- **Paraösophageale Hernien** machen sich durch Druckgefühl in der Herzgegend („Herzbeklemmung" nach dem Essen), Aufstoßen, evtl. Dysphagie bemerkbar; oft besteht aber auch Symptomfreiheit. Es kann zu Erosionen oder Ulzerationen der Magenschleimhaut im Bereich des herniierten Magens mit chronischer Blutungsanämie oder auch akuten Blutungen kommen. Ein akuter Notfall – oft auch mit akuter Blutung, ggf. mit Nekrose von Gewebe – ist die Strangulation oder Inkarzeration der Hernie.

Diagnostisches Vorgehen

Die Diagnose wird röntgenologisch (Röntgenbreischluck mit Durchleuchtung) oder endoskopisch gestellt: Der Übergang vom Platten- zum Zylinderepithel ist im endoskopischen Bild bei der Gleithernie um mehr als 2 cm über die durch den Hiatus oesophageus hervorgerufene Impression herausgezogen, im Bereich der Mukosa mit Zylinderepithel stellen sich (im Unterschied zum Barrett-Ösophagus) typische Magenfalten dar.

Therapie

- **Gleithernie:** Eine Therapie *per se* ist nicht angezeigt. Liegt eine begleitende Refluxkrankheit vor, so wird diese wie in **6.3.5** beschrieben behandelt (dies erfordert in therapierefraktären Fällen evtl. die Fundoplikatio, **Abb. 6.27**).
- **Paraösophageale Hernie:** Wegen drohender Komplikationen werden diese auch bei geringer Symptomatik laparoskopisch operiert.

6.3.8 Ösophaguskarzinom

Früh lokal infiltrierender und metastasierender Tumor mit schlechter Prognose. Betroffen sind vor allem Männer zwischen dem 5. und 7. Lebensjahrzehnt. Die Häufigkeit des Ösophaguskarzinoms hat in den letzten zwei Jahrzehnten in den Industrieländern insgesamt deutlich zugenommen (Inzidenz 3/100 000 pro Jahr). In manchen Weltgegenden, insbesondere in China, ist das Ösophaguskarzinom extrem häufig (Inzidenz bis zu 1/1000 pro Jahr).

Plattenepithelkarzinome (Lokalisation vorwiegend im oberen und mittleren Ösophagusdrittel) sind in westlichen

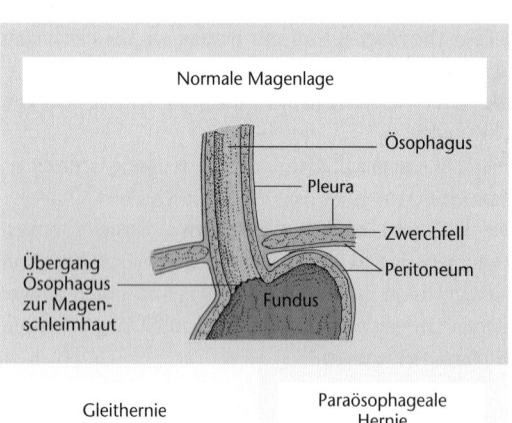
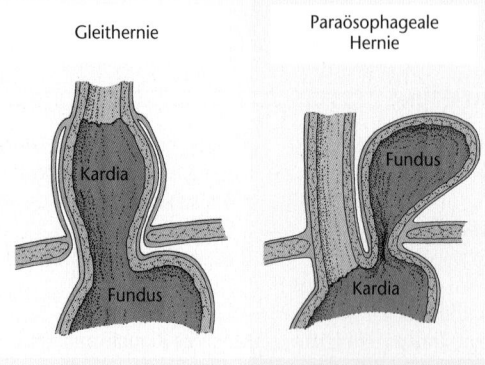
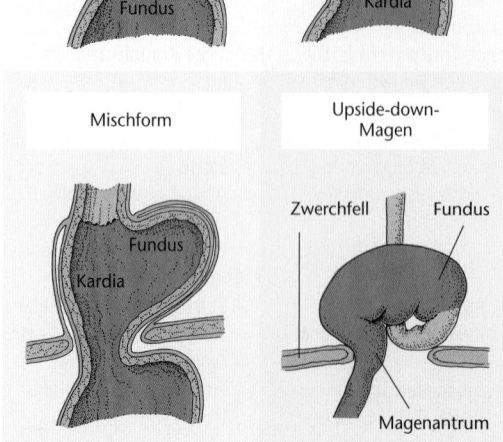

Abb. 6.26: Formen der Hiatushernie. [A400–190]

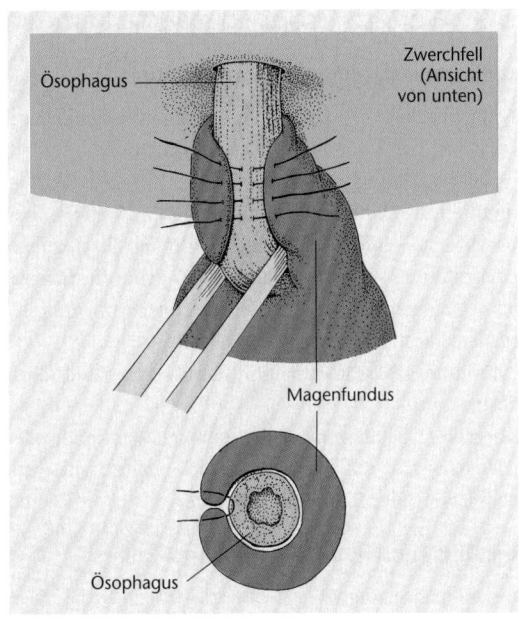

Abb. 6.27: Fundoplikatio: oben der OP-Situs, unten im Querschnitt. [A400–190]

Ländern relativ seltener geworden, Adenokarzinome (Lokalisation vorwiegend im unteren Ösophagusdrittel), die mit der Volkskrankheit GERD und dem Barrett-Ösophagus assoziiert sind, s. **6.3.5**), nehmen dagegen an Häufigkeit rasch zu und sind inzwischen häufiger als Plattenepithelkarzinome.

Klinik

Symptome treten meist erst auf, wenn alle Wandschichten betroffen sind („**stummes Karzinom**"). Der Patient kommt oft in einem schlecht behandelbaren Stadium zum Arzt. Leitsymptom ist die sich langsam entwickelnde Dysphagie bei festen, später auch bei flüssigen Speisen. Außerdem können Odynophagie, retrosternale Schmerzen, Regurgitation und Aspirationsneigung bestehen. Gewichtsverlust ist häufig. Tumorbedingte Arrosion des N. recurrens kann zu Heiserkeit bis hin zur Aphonie führen .

❗ Durch Tumorwachstum in den Tracheobronchialbaum kann eine ösophagotracheale Fistel mit Husten beim Schlucken und Pneumonien entstehen, bei Tumorwachstum ins Mediastinum kommt es zu Rücken- oder Thoraxschmerzen. ❗

Ätiologie

Die Karzinomentstehung wird durch folgende Faktoren gefördert:
beim Plattenepithelkarzinom:
- Alkohol- und Nikotinabusus (insbesondere hochprozentiger Alkohol: häufigste Ursache)

- Aflatoxine (Schimmelpilzgifte, z. B. in Nüssen), Nitrosamine
- Achalasie (Entartungshäufigkeit 5 – 10%)
- Strikturen nach Verätzungen oder Plummer-Vinson-Syndrom (Schleimhautschädigung durch Eisenmangel, s. **3.3.2**)

beim Adenokarzinom:
- Schleimhautmetaplasie im Rahmen des Barrett-Ösophagus (s. **6.3.5**), chronische GERD.

Diagnostisches Vorgehen

Dieses hat zwei Zielrichtungen: Bestätigung der Diagnose sowie Festlegung des Tumorstadiums.

Bestätigung (bzw. Widerlegung) der Diagnose

Hierbei wichtigstes und durch kein anderes Verfahren zu ersetzendes Element ist der Karzinomnachweis durch **Endoskopie mit Biopsie**. Diese sollte beim geringsten Verdacht angestrebt werden. Eine Röntgenkontrastuntersuchung (**Barium-Breischluck** mit dem typischen Befund der „angefressenen" Randkonturen und Stenosen) ist zur Diagnosestellung nicht sensitiv genug. Bisweilen zeigt schon ein **Röntgenthorax** die Krankheit an: verbreitertes Mediastinum, mediastinale Lymphknoten, Knochen- oder Lungenmetastasen sowie Zeichen der Pneumonie (durch Fistelbildung).

Feststellung des Tumorstadiums (Staging)

Nur durch eine genaue Bestimmung der Tiefenausdehnung und Nachweis von Metastasen kann die kleine Gruppe von Patienten identifiziert werden, welche potentiell von einer Therapie profitiert (s. u.). Eingesetzt werden die endoskopische Sonographie (der CT bei der Einschätzung der lokalen Tumorausdehnung sowie von regionalen Lymphknotenmetastasen überlegen), die Computertomographie des Abdomens und des Thorax sowie die Abdomensonographie (Lebermetastasen?). Zur Einschätzung der Prognose ist u. a. die Lokalisation von Bedeutung: 25% der Karzinome liegen im oberen, 50% im mittleren und 25% im unteren Ösophagusdrittel. Die Tumoren des oberen Drittels haben aufgrund der anatomischen Lagebeziehungen (Aorta, Kehlkopf, Trachea) eine besonders ungünstige Prognose.

Therapie

Die Therapie ist je nach Stadium unterschiedlich. Eine kurative Resektion ist nur möglich, wenn keine Fernmetastasen bestehen und keine Beteiligung entfernter Lymphknoten vorliegt. Auch eine proximale Lokalisation schließt Operabilität meist aus, Gleiches gilt für diverse Begleiterkrankungen (z. B. durch Rauchen bedingte Gefäßerkrankungen). Leider ist eine entsprechend günstige Situation die Ausnah-

06

me (< 25%). Die Langzeitüberlebensrate auch bei gut operablen Tumoren liegt nur um 20%. Die kurative Resektion ist in der Regel ein Zweihöhleneingriff mit einer operationsbedingten Mortalität bis 10%. Im Rahmen der Operation erfolgt die Rekonstruktion der Nahrungspassage durch Magenhochzug oder Dünn- bzw. Dickdarminterponat.

Beim lokal fortgeschrittenen Tumor kann Operabilität evtl. durch Chemotherapie oder Radiochemotherapie (neoadjuvant) erreicht werden. Wenn Operabilität nicht erreichbar ist, kann auch eine alleinige kombinierte Radiochemotherapie (sog. definitive Radiochemotherapie) u. U. Remissionsraten erzielen, die mit der Operation vergleichbar sind.

Ein Großteil der Patienten wird palliativ behandelt (Strahlentherapie, Lasertherapie). Hierdurch soll vor allem die Nahrungspassage sichergestellt und lokale Tumorkomplikationen (wie Rekurrens-Schädigung oder Fistelbildung in den Tracheobronchialbaum) verhindert werden. Weitere palliative Therapieoptionen sind Bougierung, Anlage von flexiblen Maschendrahtstents (**Abb. 6.28**), ggf. auch Anlage einer perkutan-endoskopischen Gastrostomie (PEG).

Prognose

Die 5-Jahres-Überlebensrate bei allen Ösophaguskarzinom-Patienten liegt unter 10%. Mit kurativem Ziel operierte Patienten haben eine 5-Jahres-Überlebensrate von ca. 20%. Bei nicht-operablen Karzinomen beträgt die mittlere Überlebenszeit nach Diagnosestellung nur 9 Monate. Die Prognose bei Sitz im unteren Drittel ist insgesamt günstiger als im oberen Drittel. Die Prognose der Plattenepithelkarzinome ist günstiger als die der Adenokarzinome.

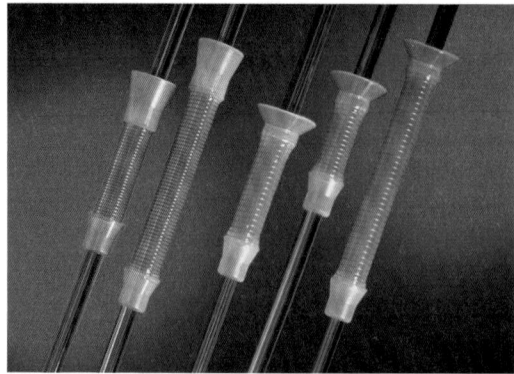

Abb. 6.28: Ösophagus-Stents zum Offenhalten des Ösophaguslumens bei inoperablem Ösophaguskarzinom. Sie werden endoskopisch platziert. [V214]

6.3.9 Weitere Ösophaguserkrankungen

Angeborene Ösophagusveränderungen

Das Ösophaguslumen kann durch konzentrische Schleimhautfalten (Ringe, z. B. der sog. **Schatzki-Ring** an der Ora serrata) oder Membranen („**Webs**" = spinngewebeartige Strukturen aus Plattenepithel) eingeengt sein. Webs können auch auf eine Schleimhautschädigung durch Eisenmangel zurückzuführen sein: **Plummer-Vinson-Syndrom** (extrem selten). Häufiger sind sie Folge einer Refluxerkrankung, gelegentlich auch angeboren.
- **Symptome:** Dysphagie (häufig intermittierend) und Bolusobstruktion
- **Therapie:** Dilatation mit Bougies oder Ballonsonde oder endoskopische Auftrennung der Schleimhautfalten mit dem Laser- oder Diathermieschneider.

Einengung durch Aortenbogenanomalien

Der Ösophagus kann von außen durch fehlangelegte Nachbarstrukturen komprimiert werden, z. B. durch einen doppelten Aortenbogen oder eine sog. Arteria lusoria (abnorm aus der Aorta descendens entspringende A. subclavia dextra mit retro- oder präösophagealem Verlauf).
- **Symptome:** Dysphagie, Stridor, bei gleichzeitiger Einengung der Trachea Dyspnoe, evtl. Tracheomalazie
- **Therapie:** bei schwerwiegenden Beschwerden operative Korrektur.

Mallory-Weiss-Syndrom

Longitudinale, bis 4 cm lange, nicht-penetrierende Mukosaeinrisse am ösophagokardialen Übergang (auch in der Magenschleimhaut der Kardia) nach starkem Erbrechen, aber auch nach schwerem Heben (meist bei Alkoholikern).
- **Symptome:** obere Gastrointestinalblutung mit Hämatemesis (s. **6.7.5**)

  ! Das Mallory-Weiss-Syndrom ist für 5% der oberen Gastrointestinalblutungen verantwortlich. **!**
- **Therapie:** Die Blutung kommt oft spontan zum Stillstand; ggf. wird eine endoskopische Blutstillung erforderlich, nur sehr selten jedoch eine OP.

Boerhaave-Syndrom

Seltene, „spontane" Ösophagusruptur durch akute Druckbelastung (Erbrechen, Würgen). Es droht eine Mediastinitis und evtl. Sepsis durch Keimverschleppung. Die Therapie erfolgt meist konservativ durch Antibiotika und endoskopische Fibrinverklebung.

6.4 Magen und Duodenum

Der Magen ist zunächst vor allem ein „Sammel-, Misch- und Zerkleinerungsbecken" für die aufgenommene Nahrung, in dem diese unter Säureeinfluss desinfiziert, von Toxinen befreit und chemisch denaturiert wird, bevor sie der enzymatischen Weiterverarbeitung zugeleitet wird.

6.4.1 Anatomie und Physiologie

Der Magen wird in fünf Abschnitte eingeteilt (**Abb. 6.29**): den Mageneingang (**Kardia**), den **Fundus**, das **Korpus**, das **Antrum** („Vorhof" zum Pförtner) und den Magenausgang (**Pylorus** = Pförtner).

Das **Duodenum** ist in vier Abschnitte gegliedert, deren Kenntnis vor allem für die Dokumentation von endoskopischen Befunden wichtig ist: Pars superior (intraperitoneal gelegen), Pars descendens, Pars horizontalis und Pars ascendens (Letztere liegen alle retroperitoneal).

Im Gegensatz zu früheren Annahmen ist der Magen trotz des sauren pH keineswegs steril. Vielmehr lebt auf seiner Schleimhaut ein ganzes Ökosystem von teilweise noch unklassifizierten Bakterienarten.

Sekretion von Magensaft

Pro Stunde werden 60–90 ml Magensaft gebildet. Diese blutisotone Flüssigkeit enthält Säure, Schleim, Elektrolyte, Pepsinogene, Histamin, Gastrin und Somatostatin sowie den „Intrinsic Factor", ein für die Aufnahme von Vitamin B_{12} im terminalen Ileum unerlässliches und damit lebensnotwendiges Glykoprotein.

! Außer dem „Intrinsic Factor" sind die Bestandteile des Magensaftes (auch Säure und Pepsinogen) für die Verdau-

ungsfunktion von untergeordneter Bedeutung, was auch daran ersichtlich ist, dass die Verdauungsfunktion nach operativer Ausschaltung des Magens (s. 6.4.7) weitgehend erhalten bleibt. **!**

Die Magensäurebildung

Die HCl-Produktion dient dem Schutz gegen Bakterien sowie gegen karzinogene Nitrosamine, die im neutralen Milieu durch Bakterien gebildet werden. Die Säureproduktion erfolgt ausschließlich in den Parietalzellen (Belegzellen) des Magenfundus und -korpus, sie ist an die Bildung von Pepsinogen in den Hauptzellen gekoppelt (**Abb. 6.30**).

Stimuliert wird die Säuresekretion durch die physiologischen Mediatoren Gastrin, Histamin und Acetylcholin, und zwar über entsprechende Rezeptoren.

- **Acetylcholin** wird aus den Nervendigungen des N. vagus freigesetzt, welcher entweder durch lokale Dehnungsreize (Magenfüllung) oder „zentral" durch den Anblick, Geruch oder Geschmack von Nahrung stimuliert wird (zephale Phase der Verdauung).
- **Histamin** wird aus den Mastzellen der Korpusschleimhaut freigesetzt und diffundiert dann zu den Parietalzellen, wo es die Säuresekretion anregt. Der Steuerungsmechanismus für die Histamin-Freisetzung ist unbekannt.
- **Gastrin** wird in den G-Zellen des Antrums gebildet und in die Blutbahn abgegeben, über welche es die Parietalzellen des Fundus erreicht. Wie Histamin regt auch Gastrin die Säuresekretion an. Die Gastrin-Sekretion wird sowohl

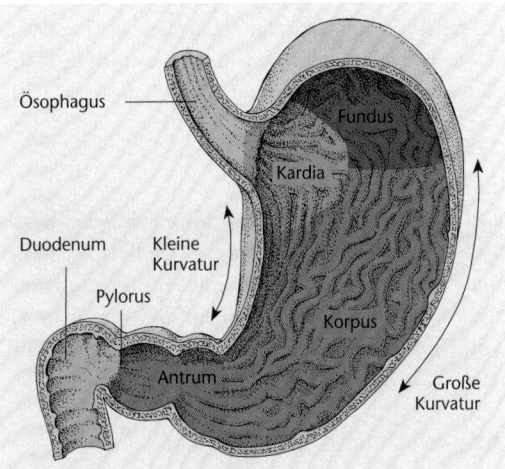

Abb. 6.29: Anatomische Einteilung des Magens. [M100]

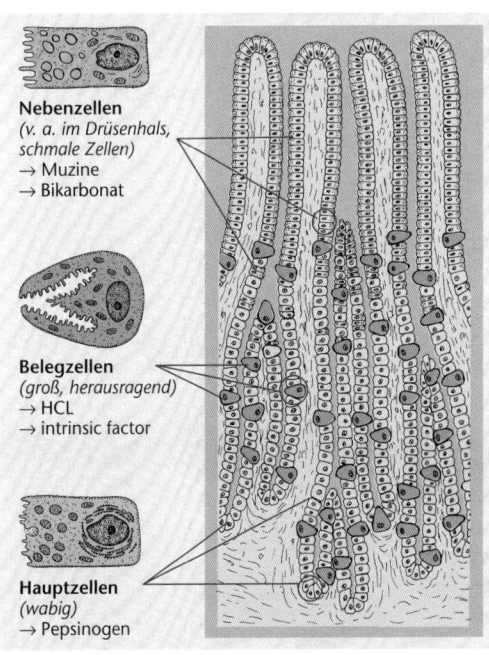

Abb. 6.30: Die Zellen der Magenschleimhaut und ihre Funktionen (inkl. Bildung des Intrinsic Factor). [A400–190]

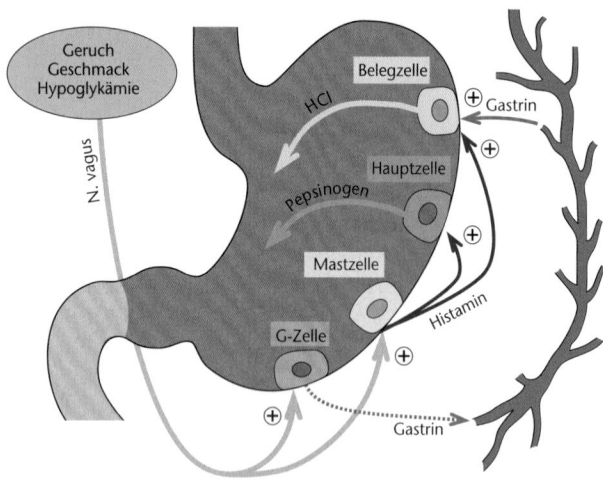

Abb. 6.31: Regulation der Magensäuresekretion: zephale Phase. [L157]

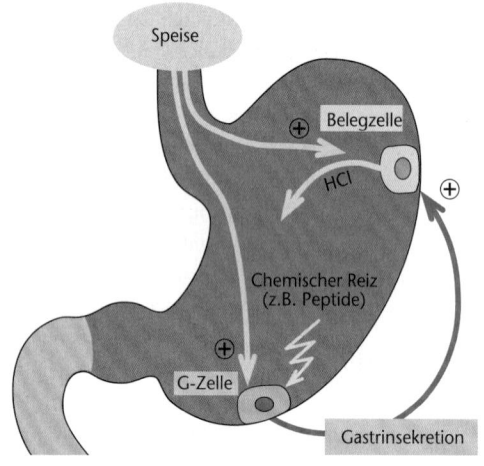

Abb. 6.32: Regulation der Magensäuresekretion: gastrale Phase. [L157]

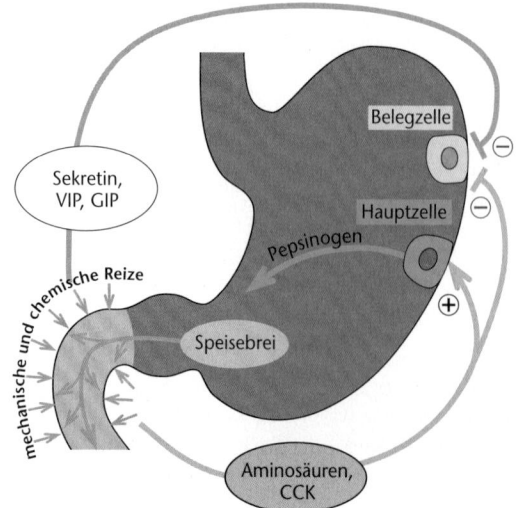

Abb. 6.33: Regulation der Magensäuresekretion: intestinale Phase.
[L157]

durch Vagusreizung als auch durch Peptide des Speisebreis angeregt.

Alle drei Substanzen stimulieren über Second Messenger letztlich das für die Säuresekretion zentrale Enzym, die **H⁺/ K⁺-ATPase** („Protonenpumpe").

Säure-Basalsekretion und -Stimulation durch Nahrungsaufnahme

Die Säuresekretion des ruhenden Magens wird vor allem über den N. vagus vermittelt. Ein erhöhter „Ruhetonus" des N. vagus führt zur Übersekretion von Magensaft. Bei Nahrungsaufnahme wird die Säuresekretion deutlich erhöht, und zwar zunächst über den N. vagus und dann über Gastrin und Histamin. Man unterscheidet die folgenden Phasen:

* **zephale (vagale) Phase:** Sinneseindrücke und Erregung der Geschmacksrezeptoren führen zur Reizung des N. vagus mit entsprechender Acetylcholin-Wirkung an der Parietalzelle (**Abb. 6.31**).
* **gastrale Phase:** Über die Magendehnung und chemische Reizung v. a. durch Proteine kommt es zur Gastrin- und Histamin-Freisetzung (**Abb. 6.32**).
* **intestinale Phase:** Mit dem Eintritt des Speisebreis in das Duodenum wird die Gastrin-Freisetzung und damit die Magensäureproduktion durch die „Enterogastrone" (s. u.) gehemmt (**Abb. 6.33**).

Hemmung der Magensäurebildung

Noch während sich der Speisebrei im Magen befindet, wird die Säuresekretion durch einen niedrigen pH-Wert gedrosselt, der die Ausschüttung von Gastrin bremst. Auch das in der Magenschleimhaut gebildete Somatostatin hemmt bei besonders fettreichem Speisebrei die Magensaftsekretion. Sobald der Speisebrei ins Duodenum eintritt, wird die Gastrin-Freisetzung und damit die Magensaftsekretion noch weiter gehemmt, und zwar durch Hormone der Duodenal- und Jejunalschleimhaut, die sog. **Enterogastrone** (z. B. GIP, Cholezystokinin, vasoaktives intestinales Polypeptid [VIP] und Sekretin).

Bildung von Pepsinogen/Pepsin

In den Hauptzellen der Fundusschleimhaut werden verschiedene Gruppen von Pepsinogenen gebildet, die in Gegenwart von Säure autokatalytisch in Pepsin umgewandelt werden. Die Pepsinogene werden auf dieselben Reize hin wie die Salzsäure sezerniert, d. h. über Acetylcholin, Histamin und Gastrin.

Bildung von Muzinen und Bikarbonat

Das schleimbildende Oberflächenepithel des Magens mit den Belegzellen sowie die Nebenzellen der Magendrüsen bilden kontinuierlich unter dem Einfluss lokaler Prostaglandine Muzine und ein bicarbonatreiches Sekret. Letzteres wird zusätzlich als Antwort auf einen intraluminalen pH von < 3 sezerniert. Diese Mischung schützt die Zelloberfläche vor der Säure der Belegzellen. Der pH-Wert ist auf den Epitheloberflächen also weitaus höher als im Magenlumen (pH auf der Zelloberfläche = 7). Die Auflösung bzw. Durchmischung der Muzine mit dem Magensaft wird durch eine kovalent an Membranproteine gebundene Glykanschicht verhindert (sog. Glykokalix, *„unstirred layer"*).

Bildung des Intrinsic Factor

Die Bildung des Intrinsic Factor erfolgt ebenfalls durch die Belegzellen und wird wie die HCl-Sekretion reguliert.

Schleimhauthomöostase

Die Magenschleimhaut ist einem beständigen Angriff von Säure und Pepsin sowie bisweilen auch Gallensalzen ausgesetzt, sodass sie ihre Integrität nur durch ausgeklügelte protektive Mechanismen bewahren kann (**Abb. 6.34**). Die gestörte Balance zwischen schleimhautschützenden und schleimhautaggressiven Faktoren ist insbesondere bei der Entstehung der Gastritis und der Ulkuskrankheit von entscheidender Bedeutung (s. **6.4.4**) und säurehemmende Medikamente haben dementsprechend einen wichtigen Platz in der Therapie dieser Erkrankungen (s. **Kasten** „Säurehemmende Medikamente".

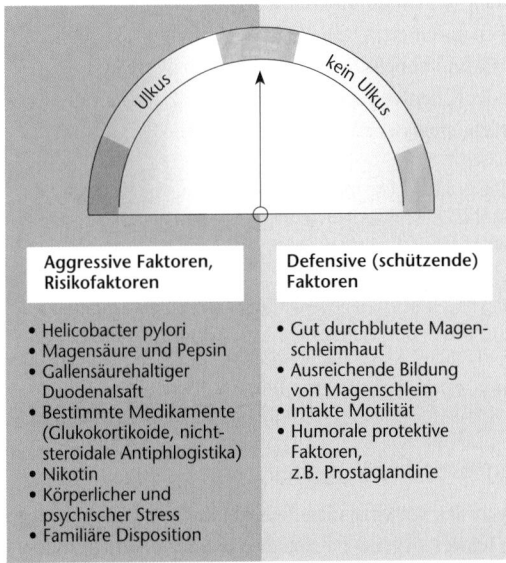

Abb. 6.34: Defensive und protektive Faktoren an der Magenschleimhaut. Der Abbau der Prostaglandine wird z. B. durch Carbenoxolon gehemmt, wodurch dessen Rolle als unterstützendes Prinzip in der Ulkustherapie verständlich wird. [M100]

═══AUF DEN PUNKT GEBRACHT═══

Säurehemmende Medikamente
Ihre Wirkung lässt sich aus der Kenntnis der Rezeptoren und der zentralen „Protonenpumpe" an der Parietalzelle des Magens verstehen:
- Am Histamin-Rezeptor wirken die H_2-Rezeptor-Antagonisten (z. B. Cimetidin, Ranitidin).
- Am Acetylcholin-Rezeptor wirken die Muskarin-Rezeptor-Antagonisten („Anticholinergika").
- An der zentralen H^+/K^+-ATPase wirken die potentesten Säurehemmer, die „Protonenpumpenhemmer" (z. B. Omeprazol, Pantoprazol).
Übersicht siehe Pharma-Info in 6.4.4.

Sekretion von Duodenalsaft

Zusammen mit dem übrigen Dünndarm bildet das Duodenum in den Lieberkühn-Krypten pro Tag etwa 2 Liter eines alkalischen Sekrets, das rasch wieder von den Mikrovilli resorbiert wird. Dieser beständige Flüssigkeitsstrom von den Krypten zu den Mikrovilli stellt ein wichtiges Transportmittel für die Substanzen des Nahrungsbreis dar. Außerdem werden im Duodenum **Muzine** (in den Brunner-Drüsen) sowie **Sekretin** (in den S-Zellen des Duodenums und Jejunums) und **Cholezystokinin** (in den I-Zellen des Duodenums und Antrums) gebildet. Die Sekretion des Duodenalsafts trägt zur Hemmung der Magensekretion bei (s. o.). Der Muzingehalt des Pankreassaftes schützt die Duodenalwand vor säurebedingter Selbstandauung. Zur Aufgabe von Sekretin und Cholezystokinin siehe **Tabelle 6.1**.

Motilität und Magenentleerung

Im Magen findet ein physiologischer Wechsel von Relaxation und propulsiver Peristaltik statt. Dies dient der mechanischen Verdauung und Emulgierung von Fettstoffen.
- Die über den N. vagus vermittelte Relaxation bei Nahrungsaufnahme leitet die **Füllungsphase** ein.
- Etwa 30 Minuten nach der Füllungsphase wird die Nahrung in das Antrum vorgeschoben, wo daraufhin starke segmentale Kontraktionen mit einer Frequenz von 3 pro Minute entstehen. Hierdurch kommt es zur Durchmischung mit Zerkleinerung der Nahrung und Emulgierung der Fette. Durch den Pylorus treten während dieser **Zerkleinerungsphase** nur Flüssigkeiten und Partikel von < 1 mm Durchmesser. Die „Durchlässigkeit" des Pylorus und damit die Geschwindigkeit der Magenentleerung wird über den N. vagus und die Enterogastrone (s. o.) reguliert und ist unter anderem von Fettgehalt, Temperatur und Osmolalität der Nahrung sowie dem pH-Wert des Speisebreis abhängig.
- Im Nüchternzustand (**interdigestive Phase**) gehen vom Magen alle 90 – 120 Minuten wandernde Motorkomplexe

06

aus, die verbliebene Nahrungsreste weiterbefördern und somit den Magen-Darm-Trakt auf eine erneute Nahrungsaufnahme vorbereiten.

Störungen der Magenmotilität sowie -entleerung treten z. B. auf nach Vagotomie, bei diabetischer Neuropathie und bei Sklerodermie (s. **Kasten** „Mit verzögerter Magenentleerung einhergehende Faktoren"). Eine noch ungeklärte Rolle spielen die Motilitätsstörungen bei der Pathogenese der Ulkuskrankheit und bei der Dyspepsie (s. u.).

═══════ **AUF DEN PUNKT GEBRACHT** ═══════

Mit verzögerter Magenentleerung einhergehende Faktoren
- Medikamente: Anticholinergika, β-Adrenergika, Opiate
- Elektrolytentgleisungen: Hypokaliämie, Hypokalzämie, Hypomagnesiämie
- Infektionen: z. B. virale Gastroenteritis, HIV
- neuromuskuläre Erkrankungen und Polyneuropathien: z. B. Diabetes mellitus, Sklerodermie, Polymyositis
- endokrine Störungen: z. B. Hypothyreose, Hypoparathyreoidismus
- heiße oder kalte Speisen.

6.4.2 Leitsymptome bei Magen- und Duodenalerkrankungen

Die Beschwerden bei Magen- und Duodenalerkrankungen sind meist unspezifisch. Die Symptome reichen von „dyspeptischen Beschwerden" über epigastrische Abdominalschmerzen bis hin zu Übelkeit und Erbrechen.

Dyspeptische Beschwerden („Dyspepsie")

Sammelbegriff für unspezifische, mit der Nahrungsaufnahme verbundene Oberbauchbeschwerden wie Völle- und Druckgefühl oder Krampfbeschwerden im Epigastrium, eventuell von Übelkeit oder Schluckauf begleitet. Die Dyspepsie ist ein überaus häufiges und heterogenes Leitsymptom, das die gemeinsame Endstrecke sehr unterschiedlicher Pathomechanismen ist (s. **Kasten** „Ursachen dyspeptischer Beschwerden").

❗ 5 % der Deutschen befinden sich wegen dyspeptischer Beschwerden in ärztlicher Behandlung. ❗

Ätiologie und Pathogenese

Bei etwa der Hälfte der Patienten können **organische Erkrankungen** als Ursachen gefunden werden, hauptsächlich ein gastroösophagealer Reflux, ösophageale Motilitätsstörungen, Gastritis, Gallensteine, Ulkuskrankheit, aber auch Magenkrebs.

═══════ **AUF DEN PUNKT GEBRACHT** ═══════

Ursachen dyspeptischer Beschwerden
Durch organische Erkrankungen und Medikamente bedingte Formen (50 %)
- gastroösophagealer Reflux
- ösophageale Motilitätsstörung
- Ulkuskrankheit
- Gastritis (viral oder erosiv; der Stellenwert der HP-Infektion für dyspeptische Beschwerden ist unklar)
- verzögerte Magenentleerung
- Magenkrebs (selten, aber differentialdiagnostisch wichtig)
- Schwangerschaft
- Gallensteine
- Medikamente und Genussmittel: Alkohol, Kaffee, Eisenpräparate, Antibiotika (insbesondere Erythromycin), nichtsteroidale Antirheumatika, Theophyllin, Digoxin
- selten: Gallenwegsentzündungen, Lactose-Intoleranz, Duodenitis durch bakterielle Überwucherung oder Parasiteninfektion, chronische Pankreatitis, Pankreaskarzinom, Hepatitis, Schilddrüsenerkrankungen.

In 50 % lassen sich keine Organerkrankungen nachweisen: sog. **funktionelle Dyspepsie.**

Bei der anderen Hälfte können keine objektivierbaren Organkrankheiten festgestellt werden (sog. **funktionelle Dyspepsie**, engl. *non-ulcer dyspepsia*). Als auslösende Faktoren werden in diesen Fällen vor allem Funktionsstörungen des Magens vermutet: So sammelt sich z. B. der Speisebrei bei Patienten mit funktioneller Dyspepsie sehr rasch im Antrum, während er bei gesunden Kontrollpersonen zunächst im proximalen Magen aufgehalten wird. Daneben werden Nahrungsmittelintoleranzen sowie psychische Ursachen diskutiert. Wie beim Reizdarmsyndrom konnte auch für die funktionelle Dyspepsie eine gesteigerte Empfindlichkeit der Patienten gegenüber Dehnungsreizen nachgewiesen werden (enterische Hyperalgesie, s. **6.5.5**).

❗ Die nicht mit Organerkrankungen verbundenen dyspeptischen Beschwerden werden häufig auch „funktionelle Oberbauchbeschwerden" oder „Reizmagen" genannt. ❗

❗ Inwieweit der funktionellen Dyspepsie subtile organische Störungen oder aber psychische Faktoren zugrunde liegen, ist bis heute nicht geklärt, zumal sich beide Ursachen wechselseitig bedingen können. ❗

Diagnostisches Vorgehen

Wegen des verwirrenden Nebeneinanders von gutartigen und schwerwiegenden Ätiologien ist ein geradliniges Vorgehen hilfreich:

Schritt 1: Anamnese und körperliche Untersuchung: Liegen anamnestisch Alarmsymptome vor? Alarmsymptome sollten immer eine weitergehende Abklärung nach sich ziehen (s. **Kasten** „Indikationen zur weiterführenden Abklärung")!

Darüber hinaus sollte eine genaue Diät, Medikamenten- und Genussmittelanamnese erhoben werden (z. B. Nahrungsmittelunverträglichkeiten, übermäßiger Genuss von Kaffee oder Alkohol, Einnahme von Antibiotika, NSAR, Digoxin oder Psychopharmaka mit anticholinerger Wirkung). Es folgt die körperliche Untersuchung mit Abdomenpalpation und rektaler Untersuchung. Es kann mit aller gebotenen Vorsicht versucht werden, die klinischen Symptome und Befunde ätiologische zuzuordnen:

- Für einen gastroösophagealen Reflux sprechen begleitendes Sodbrennen und Regurgitation.
- Für Ösophagusmotilitätsstörungen sprechen begleitende Odynophagie sowie nicht-kardialer Brustschmerz.
- Für eine Ulkuskrankheit sprechen ein nagender, hungerartiger Schmerzcharakter sowie der rhythmische und periodische Schmerz.
- Für gallenbedingte Beschwerden sprechen Beschwerden im rechten Oberbauch mit durch Mahlzeiten bedingter Crescendo-Decrescendo-Symptomatik.

Schritt 2: Die anschließenden Basis-Laboruntersuchungen dienen dem Ausschluss von Infektionserkrankungen bzw. von Leber- und Pankreaserkrankungen: Blutbild, BSG, Aminotransferasen, γ-GT, alkalische Phosphatase, α-Amylase oder Lipase (chronische Pankreatitis), Urinstatus.

Schritt 3: weiterführende Abklärung. Zur Indikation zur weiteren Abklärung s. gleichnamigen **Kasten**.

Im Rahmen der weitergehenden Abklärung werden eine Abdomensonographie sowie Gastroduodenoskopie mit Biopsie durchgeführt (Gastritis? Duodenitis? Ösophagitis? Ulkus? Karzinom? Besiedlung mit *Helicobacter pylori*?).

Sind diese Tests negativ und halten die Beschwerden an, kann eventuell eine Funktionsdiagnostik zur Festlegung der Therapie bzw. zur Beruhigung des Patienten beitragen (z. B. H_2-Atemtest zum Ausschluss eines Lactase-Mangels, pH-Metrie und Manometrie der Speiseröhre zur Refluxdiagnostik, evtl. Messung der Magenentleerungszeit; s. **6.2.3**).

═══════**AUF DEN PUNKT GEBRACHT**═══════

Dringliche Indikationen zur weiterführenden Abklärung bei dyspeptischen Beschwerden

- vorliegende Warnzeichen einer ernsthaften Organerkrankung („**Alarmsymptome**"): Gewichtsverlust, Leistungsknick, Dysphagie, Blut- oder Hämatinbeimischungen in Stuhl oder Erbrochenem, begleitende Anämie sowie Fieber, aber auch relativ hohes Lebensalter bei Beginn (> 40 Jahre).
- rasch progrediente Beschwerden oder > 1 Monat persistierende **therapierefraktäre Beschwerden**.

! Da eine Symptomzuordnung im Abdominalraum nicht immer sicher möglich ist, sollte bei persistierenden Symptomen auch der „Unterbauch" in die Diagnostik eingeschlossen werden (z. B. durch Koloskopie). **!**

Therapie

Insbesondere bei jüngeren Patienten wird häufig zunächst ein Therapieversuch gemacht (z. B. zweiwöchige Gabe von Protonenpumpeninhibitoren) und erst bei mangelndem Erfolg endoskopiert. Die Leitlinien der deutschen Fachgesellschaft schlagen allerdings inzwischen in jedem Fall eine Indexendoskopie vor.

Die Therapie kann schwierig und langwierig sein. Da sich auch unter Placebo 50% der Fälle bessern, sollten Therapiemaßnahmen zurückhaltend bewertet werden. Bei Nahrungsmittelunverträglichkeiten können individuell angepasste Diätvorschriften versucht werden; Nikotin- und Alkohol sollten stets eingeschränkt werden.

Sind Allgemeinmaßnahmen erfolglos, kann eine medikamentöse Therapie versucht werden: bei eher „refluxartigen" Beschwerden mit Protonenpumpeninhibitoren, bei epigastrischem Völle- und Druckgefühl mit Prokinetika, z. B. Metoclopramid. Die antibiotische Eradikation einer evtl. bestehenden Besiedelung mit *H. pylori* hat auf dyspeptische Beschwerden keine bessere Wirkung als Placebo (*H. pylori* ist hier im Gegensatz zur ulkusbedingten Dyspepsie evtl. nur ein „unschuldiger Zuschauer"). Da aber etwa 4% der Patienten mit funktioneller Dyspepsie später ein (häufig durch HP mitbedingtes) Magenkarzinom entwickeln, wird eine Eradikationstherapie bei HP-positiven Dyspepsie-Patienten aus präventiven Gründen empfohlen.

Der Patient wird über die Harmlosigkeit der Störung aufgeklärt. Stellt sich nach 2–4 Monaten keine Besserung der Beschwerden ein, sollten die Medikamente abgesetzt werden. Alternative Therapieformen (z. B. verdauungsfördernde Tees, pflanzliche oder synthetische Karminativa), psychosomatische Betreuung und die jahrtausendealte Empfehlung „allgemein-roborierender Maßnahmen" (auf Neudeutsch: *„Have a life!"*) können in diesem Fall erfolgreich sein.

Übelkeit und Erbrechen

Das Erbrechen wird durch eine sehr empfindliche Neuronenansammlung im Hirnstamm reguliert (Area postrema, „**Brechzentrum**"). Diese kann auf drei Wegen stimuliert werden (s. **Kasten** „Ätiologie von Übelkeit und Erbrechen"):

- direkt über cholinerge (vagale) Einflüsse (diese Fasern sind reich an 5-HT_3-Rezeptoren)
- indirekt über eine das Brechzentrum umgebende dopaminerge „Triggerzone" (ebenfalls reich an 5-HT_3- sowie an dopaminergen D_2-Rezeptoren); die Triggerzone kann

06

durch eine Vielzahl von metabolischen und hormonellen Reizen erregt werden.

- indirekt über ZNS-Einflüsse; diese reichen von gesteigertem Hirndruck über Entzündungsvorgänge bis hin zu vestibulären Störungen. Letztere werden über spezifische Rezeptoren vermittelt (H_1-Rezeptoren und cholinerge muskarinische Rezeptoren).

Die diagnostische Eingrenzung fällt unter Beachtung der **Begleitsymptome** (z. B. Drehschwindel bei vestibulärer Ursache, ZNS-Symptome bei zentralnervöser Ursache, u. U. typisches morgendliches Erbrechen bei Hirndruck, Abdominalschmerzen oder begleitende Diarrhö bei abdomineller Ursache) und der Anamnese (Intoxikation, Medikamenteneinnahme, Schwangerschaft) oft leicht, kann aber gelegentlich auch eine komplexe differentialdiagnostische Abgrenzung erfordern.

Stets ist bei anhaltendem Erbrechen eine **Ganzkörperuntersuchung** inkl. neurologischer und abdomineller Un-

tersuchung angezeigt – bei V. a. zentralnervöse Ursache ergänzt um eine Fundoskopie (Stauungspapille als Zeichen von Hirndruck?).

Wird ein intestinales Problem vermutet (z. B. bei galligem Erbrechen), wird dies mittels einer **Sonographie** abgeklärt, die eine parenchymale abdominelle Erkrankung (Leber, Nieren, Pankreas, Gallenwege) oder eine Darmmotilitätsstörung ausschließen kann. Ergänzt wird dies durch **Laboruntersuchungen** (Amylase, Lipase, „Leberwerte", Entzündungsparameter, Kreatinin, Elektrolyte, BZ, evtl. BGA, Urinuntersuchung). Bei Ileusverdacht werden zunächst **Röntgenleeraufnahmen** des Abdomens durchgeführt (Gasverteilung?, freie Luft?).

Therapie

Neben der Therapie der zugrunde liegenden Erkrankung steht die Symptomerleichterung im Vordergrund. Bei allen Formen des Ileus geschieht dies durch eine nasogastrische Ablaufsonde zur Druckentlastung des oberen Magen-Darm-Traktes. Ansonsten ist die Therapie medikamentös und wird von der Kenntnis der jeweils pathogenetisch bedeutsamen Rezeptoren geleitet (s. **Kasten** „Medikamentöse Therapie des Erbrechens").

=== ZUR VERTIEFUNG ===

Ätiologie von Übelkeit und Erbrechen

Über cholinerge (vagale) Reizung vermittelt:
- Dehnung eines viszeralen Hohlorgans, insbesondere proximaler Darmabschnitte: Diese kann durch eine Obstruktion (Gallensteinkolik, Ileus), aber auch durch eine funktionell ungenügende Entleerung (z. B. Magenentleerungsstörung, jejunale Motilitätsstörung) bedingt sein.
- peritoneale Reizung (Peritonitis, peritoneale Blutung)
- proximale Mukosairritation (virale, medikamentöse oder durch Toxine bedingte Gastroenteritis bzw. Ulkus)
- Medikamente (z. B. solche mit cholinergischer Wirkung)
- nephrogene, pankreatische, hepatische und biliäre Afferenzen (Pyelonephritis, Hepatitis, Cholangitis, Pankreatitis).

Über die „Triggerzone" vermittelt:
- Toxine und Stoffwechselprodukte (z. B. Alkohol, Urämie, Azidose, Hypoxie)
- Medikamente (insbesondere Opioide, Zytostatika)
- „Schwangerschaftshormone"
- Bestrahlung
- alkoholisches „Morgenerbrechen".

Über ZNS-Einflüsse vermittelt:
- Hirndruck – oft morgendliches Erbrechen
- vestibuläre Reizung (Labyrinthitis, Reisekrankheit, M. Menière)
- Migräne
- ZNS-Infektionen (Enzephalitis, Meningitis)
- schwere Schmerzen
- psychogen (z. B. Bulimie).

=== AUF DEN PUNKT GEBRACHT ===

Medikamentöse Therapie des Erbrechens

Diese wirkt entweder über spezifische Rezeptoren oder unspezifisch über sedierende und andere Einflüsse. Bei Schwangerschaft sollten alle Medikamente sehr kritisch eingesetzt werden. Kombinationen sind in Einzelfällen wirksamer als Einzelpräparate:
- **Prokinetika** (z. B. Metoclopramid) wirken auf den oberen Magen-Darm-Trakt durch Anregung der prograden Motilität und können oft eine kurzfristige symptomatische Erleichterung bringen, aber auch begleitend bei zytostatikabedingtem Erbrechen eingesetzt werden.
- **Antihistamine** haben eine relativ schwache antiemetische Wirkung und werden vor allem bei der Reisekrankheit eingesetzt (z. B. Diphenhydramin, Dimenhydrinat).
- **Sedativa** (z. B. Benzodiazepine) weisen unspezifische antiemetische Wirkungen auf. Sie verstärken oft die Wirkung der spezifischen Antiemetika und sind hilfreich bei psychogenem Erbrechen.
- **Serotonin(5-HT_3)-Rezeptor-Antagonisten** (Ondansetron und Ganisetron) sind bei vielen Formen des Erbrechens wirksam, vor allem bei zytostatikainduziertem Erbrechen.
- **Dopamin-Antagonisten:** Substanzklassen mit antiemetischem Potential sind vor allem Phenothiazine (z. B. Promethazin, Prochlorperazin) und Butyrophenone (z. B. Droperidol).
- **Glukokortikoide** werden zur Wirkungsverstärkung bei zytostatikainduziertem Erbrechen eingesetzt.

6.4.3 Gastritis

Die Magenschleimhautentzündung ist schwer zu klassifizieren. Die vom Patienten geschilderten Symptome (z. B. Übelkeit, epigastrischer Schmerz) korrelieren nur schlecht mit den histologischen und endoskopischen Befunden. Deswegen sollte die Diagnose einer chronischen Gastritis letztlich nur nach histologischen, nicht nach klinischen (oder selbst endoskopischen) Kriterien gestellt werden.

❗ Erst der histologisch nachgewiesene Schleimhautschaden „beweist" die Gastritis. ❗

Eine mögliche klinische Einteilung richtet sich nach dem zeitlichen Verlauf: **akute** vs. **chronische** Gastritis.

Eine in Deutschland (aber nicht international) häufig verwendete Einteilung teilt die „chronischen Gastritiden" weiter nach einem ätiologisch orientierten ABC-Schema ein:
- Typ A (**a**utoimmun bedingt)
- Typ B (durch das **B**akterium *Helicobacter pylori* bedingt)
- Typ C (**c**hemisch, z. B. durch NSAR oder Alkohol bedingt).

Daneben existieren allerdings noch **Sonderformen** mit jeweils spezifischen endoskopischen oder histologischen Befunden (u. a. Crohn-Gastritis, eosinophile Gastritis). Auch relativ häufige Formen wie die hypertensive Gastropathie spiegeln sich in dieser Einteilung nicht wider.

Akute Gastritis

Klinisch bestehen in der Regel akute Beschwerden (wenige Tage dauernd). Bei schwerem Verlauf können diese neben dem ganzen Bild dyspeptischer Beschwerden in verschiedener Ausprägung (Oberbauchschmerz, Übelkeit, Erbrechen, Völlegefühl, refluxartige Beschwerden) sehr wohl auch Zeichen einer akuten Blutung umfassen (Bluterbrechen, Teerstuhl).

Eine Vielzahl verschiedener Noxen können eine akute Gastritis hervorrufen:
- Medikamente/toxische Substanzen: Alkohol, Acetylsalicylsäure, NSAR, Kalium- und Eisenpräparate, Chemotherapie
- akute Strahlenschäden, Hitze
- Erreger oder ihre Toxine: toxinbildende Bakterien wie Staphylokokken oder *Bacillus cereus*, aber auch Viren wie Norwalk-Viren
- „Stress": Begleitphänomen bei schweren anderen Krankheitsbildern wie Multiorganversagen, Sepsis, Verbrennungen u. a. Eine erosionsbedingte obere Gastrointestinalblutung tritt bei 6% dieser schweren Erkrankungen auf.

Endoskopisch fallen Erythem, subepitheliale Blutungen, Petechien und/oder Erosionen auf (eine Endoskopie ist aber eigentlich nur bei Komplikationen erforderlich!). Histologisch wird eine Infiltration der Lamina propria mit neutrophilen Granulozyten – aber im Unterschied zur chronischen Gastritis typischerweise nicht mit Lymphozyten – gesehen.

Blutungsprophylaxe

Risikopatienten (also insbesondere künstlich beatmete Intensivpatienten oder solche mit begleitender Koagulopathie) sollten prophylaktisch mit PPI oder Sucralfat behandelt werden. Dies kann die Häufigkeit der stressbedingten oberen Gastrointestinalblutung um 50% vermindern.

Therapie und Prognose

In der akuten Situation bleibt der Patient nüchtern und erhält ggf. eine begleitende i. v. Flüssigkeitsgabe. Passager kommen PPI zum Einsatz. Die auslösende Noxe sollte eruiert und gemieden werden, denn bei Auslassen der Noxe ist die Prognose der akuten Gastritis gut. Allerdings kann im Einzelfall ein Blutungsereignis auch einmal lebensbedrohlich verlaufen.

Chronische Gastritis

Ätiologie

Eine chronische Gastritis kann durch folgende Faktoren entstehen:
- **Autoimmungastritis** („Typ-A"-Gastritis, s. o.): selten
- *Helicobacter-pylori*(HP)-**Gastritis** („Typ-B"-Gastritis): Auch ca. 80% der autoimmunen Gastritiden sind übrigens HP-positiv.
- **exogene Noxen:** vor allem schleimhautschädigende Medikamente (typischerweise nicht-steroidale Antiphlogistika, NSAR)

  ❗ Die Hälfte der langfristig mit NSAR behandelten Patienten weist endoskopisch eine erosive Gastritis auf. ❗
- **hypertensive Gastropathie** mit dem Bild einer ödematösen Schleimhautstauung (bei portalem Hypertonus oder Rechtsherzbelastung)
- **direkte Schleimhautschädigung** durch Korrosiva, Hitze oder durch Strahlung. Auch bei Reflux von Galle oder Pankreassaft ins Antrum (z. B. nach Magenteilresektionen) kann es zu einer chemisch-toxisch induzierten Gastritis kommen.
- **Sonderformen** mit jeweils spezifischen endoskopischen oder histologischen Befunden (u. a. Crohn-Gastritis, eosinophile Gastritis).

Klinik

Die chronische Gastritis verläuft häufig symptomarm oder asymptomatisch. Bisweilen bestehen eine Abneigung gegen

Nahrung, epigastrisches Druckgefühl sowie Übelkeit und Erbrechen und damit die als Dyspepsie bezeichneten Beschwerden. Bei schwerer Schleimhautschädigung kann es zur oberen Gastrointestinalblutung mit Hämatemesis (meist „Kaffeesatz-Erbrechen", seltener Frischblut) oder Meläna kommen (s. **6.7.5**).

! Schwerwiegende Blutungen treten
■ selten auf. !

Diagnostisches Vorgehen

Liegen klinisch verdächtige Symptome vor, sollte – wie bei allen dyspeptischen Beschwerdebildern – zuerst differenziert werden: Gibt es Alarmsymptome (s. **6.4.2** mit **Kasten** „Indikationen zur weiterführenden Abklärung")?

Wenn Alarmsymptome fehlen, kann ein symptomatischer Therapieversuch durchgeführt werden. Liegen Alarmsymptome vor, so sind eine Endoskopie mit Untersuchung auf HP sowie Antrum- und Korpusbiopsien angezeigt.

! Bei Hämatemesis oder Meläna wird die endoskopische
■ Abklärung innerhalb von 24 Stunden angestrebt, bei hämodynamisch signifikanten Blutverlusten sofort. !

Pathogenese

Die Schleimhautverletzung entsteht durch ein Ungleichgewicht der schleimhautschädigenden gegenüber den schleimhautschützenden Faktoren (**Abb. 6.34**).

- Bei der alkohol- und NSAR-induzierten Schädigung kommt es zur Unterdrückung der endogenen Prostaglandin-Produktion und damit zu einer Verminderung der Schleim- und Bicarbonat-Sekretion sowie zu einer Störung der Mikrozirkulation.
- Bei der auf die portale Stauung zurückzuführenden Gastritis spielen ebenfalls Mikrozirkulationsstörungen der Schleimhaut mit nachfolgendem Eindringen von H^+-Ionen eine Rolle.
- Die Pathogenese der HP-Gastritis und autoimmunen Gastritis wird bei der Beschreibung dieser Krankheitsbilder dargestellt (s. u.).

Endoskopischer und histologischer Befund

Die **Autoimmungastritis** ist üblicherweise auf Fundus und Korpus beschränkt. Die *Helicobacter-pylori*-**Gastritis** tritt dagegen vorrangig im Antrum auf (sog. antrumdominante Gastritis) und zeigt dort endoskopisch typische Erosionen (**Abb. 6.35**); allerdings kann sie auch „nach oben wandern" und dann als korpusdominante HP-Gastritis in Erscheinung treten. Diese zeigt häufig keine Erosionen, sondern eher ein Erythem und Ödem mit Übergang in eine Atrophie der Magenschleimhaut.

Bei der **erosiven Gastritis**, der endoskopisch häufigsten

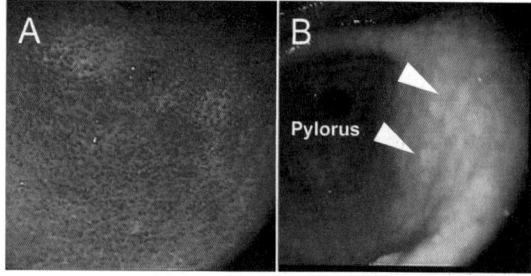

Abb. 6.35: Helicobacter-pylori-Gastritis. Endoskopischer Befund bei diffusem (A) und mehr granulomatösem (B) Aspekt einer HP-Gastritis. Der Nachweis von *Helicobacter pylori* erfolgt durch Biopsieentnahme aus der Magenschleimhaut. [R211]

Manifestation einer chronischen Gastritis, ist der Substanzdefekt auf die Lamina propria beschränkt. Im Gegensatz dazu schließt der Substanzdefekt beim Ulkus die Muscularis mucosae ein. Die erosive Gastritis kann jedoch in schweren Fällen in ein Ulkus übergehen (z. B. NSAR-assoziierte Ulzera sowie „Stress"-Ulzera, s. **6.4.4**). Erosionen finden sich häufig im Antrum, können aber den ganzen Magen betreffen.

Therapie der chronischen Gastritis
Alkohol- und NSAR-bedingte Gastritis

NSAR sollten nach Möglichkeit abgesetzt werden – wenn sie unvermeidbar sind, müssen sie zumindest zusammen mit Mahlzeiten eingenommen und ergänzend ein Magenschutz mit PPI durchgeführt werden.

Alkohol sollte im Rahmen der alkoholinduzierten Gastritis vermieden werden (was zumeist leider ein frommer Wunsch bleibt). Ergänzend wird mit PPI behandelt.

Hypertensive Gastropathie

Hier richten sich die Therapiebemühungen auf das zugrunde liegende Problem: Behandlung der Rechtsherzinsuffizienz oder Senkung des Portalvenendrucks (s. **7.1.2**). Auch hier wird bei Bedarf ein PPI ergänzt.

Zur Therapie von HP-Gastritis, Autoimmungastritis und Sonderformen s. u.!

Helicobacter-pylori-Gastritis

Diese häufigste Form der Gastritis ist auf eine Besiedlung der Magenschleimhaut mit *Helicobacter pylori* (HP, s. **Kasten** „Eigenschaften von HP") zurückzuführen und kommt bei ca. 25% der 25-Jährigen und bis zu 40% der älteren Bevölkerung vor (mit allerdings abnehmender Inzidenz).

Eigenschaften von HP

- gramnegatives, spiralförmiges Bakterium: sog. *„slow bacterium"* mit mehreren genetisch typisierbaren, unterschiedlich aggressiven Stämmen (bestimmten Stämmen kommen evtl. sogar protektive Wirkungen gegen das Adenokarzinom des Ösophagus zu).
- urease- und damit ammoniakbildend: Diese Eigenschaft ermöglicht das Überleben im sauren Milieu der Magenschleimhaut durch Bildung einer lokalen alkalischen Schutzschicht. Die Fähigkeit zur Urease-Bildung wird auch für die Schnelldiagnostik genutzt.
- durch Geißeln aktiv beweglich: Dadurch können die Bakterien die Schleimschicht durchdringen und sich am Epithel festsetzen.
- schleimhautschädigend durch die Abgabe zytotoxischer Produkte (Proteasen, Toxine, Zytokine, Ammoniak)
- Vorkommen ausschließlich auf „antrumähnlicher" Schleimhaut: d.h. entweder im Antrum oder Korpus des Magens oder auf der durch antrale Metaplasie veränderten Schleimhaut, etwa im Bulbus duodeni. Die normale Ösophagus-, Dünndarm- und Dickdarmschleimhaut wird nie befallen.
- Der Erreger wird – vorzugsweise im Kindesalter – durch bisher unklare Übertragungswege von Mensch zu Mensch übertragen. Die Durchseuchungsrate korreliert invers mit dem sozioökonomischen Status (die Besiedlung ist bei auf engem Raum lebenden Familien am höchsten).
- HP ist hauptverantwortlich für die Ulkusentstehung sowie mitverantwortlich für Magenkarzinom, Magenlymphom und die Riesenfaltengastritis.

Klinik

Die akute Infektion mit HP kann vorübergehende Oberbauchbeschwerden mit Übelkeit und unspezifischen Bauchschmerzen auslösen. Danach ist die Gastritis oft über Jahre bis Jahrzehnte asymptomatisch; evtl. gleichzeitig bestehende dyspeptische Beschwerden sind nur vage mit dem Nachweis von *Helicobacter* korreliert und sprechen auf Eradikation nicht besser an als auf Placebo-Therapie. „Echte" klinische Manifestationen treten erst im Komplikationsstadium auf (s. u.).

Pathogenese

HP ist möglicherweise das häufigste menschenpathogene Bakterium überhaupt und wurde bisher lediglich auf der Magenschleimhaut von Menschen und wenigen Primaten nachgewiesen. Das spiralförmige Bakterium kann sich unter der Schleimschicht der Magenschleimhaut, vor allem in den Krypten, einnisten und eine Entzündung der darunterliegenden Epithelzellschicht mit Einwanderung von Granulozyten und Lymphozyten auslösen. Dringt es in die Magendrüsen ein, so resultiert eine Atrophie der Drüsen mit nach-

folgendem Abfall der Säureproduktion und Metaplasie des Epithels.

Die durch HP ausgelöste Gastritis beginnt im Antrum („Antrumgastritis") und steigt dann mit zunehmendem Lebensalter oralwärts auf. Werden die Magendrüsen des Korpus befallen, so kommt es im Spätstadium wie bei der autoimmunen Gastritis zur Hypochlorhydrie und zur atrophischen Gastritis.

❗ Ob HP obligat pathogen ist, ist umstritten. Es ist anzunehmen, dass HP in einem evolutionsbiologischen Gleichgewicht mit seinem Wirt steht (s. 13.1.1) und erst durch bestimmte Kofaktoren (z. B. NSAR, gesteigerte Säuresekretion) pathogene Potenz erlangt. Zudem mehren sich die Hinweise, dass manchen Stämmen zytoprotektive Effekte zukommen, z. B. gegen die Entwicklung des Barrett-Karzinoms. ❗

Diagnostisches Vorgehen

S. o. unter „Chronische Gastritis". Die spezifische HP-Diagnostik ist im **Kasten** „Möglichkeiten des HP-Nachweises" zusammengefasst.

Komplikationen der HP-Gastritis

- **Ulkuskrankheit:** Das Risiko, eine Ulkuskrankheit zu entwickeln, ist bei vorliegender HP-Gastritis etwa um das Drei- bis Vierfache erhöht. 90% aller Duodenalulzera und ca. 70% aller Magenulzera sind Folgekrankheiten der HP-Gastritis. Wahrscheinlich bereiten die entzündungsbedingte Gewebeazidose und die Epithelschäden mit verminderter Bicarbonat- und Schleimsekretion das Terrain für die Ulkuskrankheit (s. **Kasten** „Ohne Magenschleimhaut kein Ulkus").
- **Karzinomatöse und lymphomatöse Entartung:** Auch bei der HP-assoziierten Gastritis kann es (allerdings seltener als bei der autoimmunen Gastritis) zur intestinalen Metaplasie und damit zum Risiko eines Adenokarzinoms kommen; selten treten Magenlymphome auf (niedriggradige B-Zell-MALTome, s. 6.4.5).

❗ Das Risiko einer malignen Entartung ist gegenüber der HP-negativen Normalbevölkerung um etwa das Drei- bis Fünffache erhöht, es wird jedoch durch weitere, insbesondere ernährungsbedingte Faktoren beeinflusst. Dies erklärt, warum der HP-Durchseuchungsgrad in vielen Gegenden der Welt nur schwach mit der Inzidenz des Magenkarzinoms korreliert. ❗

- **Autoimmungastritis:** s. u.

06

==ZUR VERTIEFUNG==

Möglichkeiten des HP-Nachweises

- **Urease-Nachweis** (z. B. durch **CLO-Schnell-test** = Campylobacter like organism test): Ein durch Biopsie gewonnenes Gewebe-stück wird in ein pH-sensitives Medium ein-gebracht; durch die Ammoniak-Produktion (Harnstoffverbrauch) verfärbt sich das Medium innerhalb von 3 Stunden. In der endoskopischen Routinediagnostik ist dies das am häufigsten angewandte Verfah-ren – schnell und billig und hochsensitiv.
- **^{13}C-Harnstoff-Atemtest:** Dieser Test beruht auf dem Prinzip, dass oral aufgenommener, ^{13}C-markierter Harnstoff nur in Anwesen-heit der HP-eigenen Urease gespalten werden kann; gemessen wird die über die Lunge ausgeschiedene Menge an $^{13}CO_2$. Da dieses Verfahren gut mit einer Infektion korreliert (Sensitivität > 95%), kann es

sowohl zum nicht-invasiven Screening (so-weit man dies als indiziert ansieht) als auch zur Erfolgskontrolle nach antibiotischer Eradikation bei Ulcus duodeni eingesetzt werden, es ersetzt aber nicht die Endosko-pie und Biopsie bei Ulcus ventriculi (Mali-gnitätsausschluss!) und ist relativ teuer.
- **histologischer Nachweis:** Bei Vorliegen entzündlicher Veränderungen kann HP mit bestimmten Spezialfärbungen mikrosko-pisch nachgewiesen werden (Goldstandard der HP-Diagnostik).
- Der **serologische Nachweis** von Antikör-pern ist mit etwas geringerer Sensitivität auch möglich; allerdings ist die Serologie auch lange nach Eradikation noch weiter („falsch") positiv.
- Neuerdings wird der Nachweis von Helico-bacter-Antigen im Stuhl propagiert; dies ist möglicherweise eine preisgünstige Alterna-

tive zum Atemtest, insbesondere bei der Eradikationskontrolle.
- Die **kulturelle Anzüchtung** aus endosko-pisch gewonnenem Biopsiematerial (4–6 Tage auf Spezialnährböden) ist auf-wändig und teuer; sie hat aber einen ge-wissen Stellenwert vor allem im Rahmen der Resistenzbestimmung nach frustranen Eradikationsversuchen.

Weitere Verfahren (z. B. die Polymerase-Ket-tenreaktion) werden in der Routinediagnostik nicht angewandt und dienen wissenschaft-lichen oder epidemiologischen Fragestellun-gen.

❗ Sämtliche Tests (bis auf die Serologie) können unter laufender PPI-Therapie falsch-negativ sein, da Helicobacter durch PPI supprimiert, aber nicht eradiziert wird. Ggf. sind die PPI mehrere Tage vor Diagnostik abzusetzen! ❗

==ZUR VERTIEFUNG==

Ohne Magenschleimhaut kein Ulkus

Helicobacter pylori kann auf genuiner Duodenalschleimhaut nicht wachsen. HP im Duodenum findet sich deshalb stets auf durch gastrale Metaplasie veränderter, d. h. magenschleim-hautähnlicher Duodenalschleimhaut.

Die HP-Besiedelung der Duodenalschleimhaut läuft also über den Umweg der **gastralen Metaplasie** des Bulbus duodeni. Hierzu kommt es folgendermaßen: Erstbesiedelungsort von HP im Magen ist zumeist das Antrum. Durch die zytoto-xischen Effekte des Keims entsteht hier eine floride Gastritis, die zum Untergang der somatostatinproduzierenden D-Zellen führt und damit zur „Enthemmung" der Belegzellen mit Hypergastrinämie und Hypersekretion von Salzsäure. Der Bulbus reagiert auf diese Säurebelastung mit gastralen Meta-plasien, also Schleimhautinseln aus Magenepithel. Diese sind zwar einerseits zur Produktion des schützenden Magen-schleims in der Lage, andererseits jedoch für eine HP-Besie-delung empfänglich. Neue Befunde zeigen, dass die antrale Metaplasie durch HP-Eradikation rückbildungsfähig ist.

Therapie

Die HP-Gastritis selbst stellt keine unstrittige Indikation zur HP-Eradikation dar, da sie selbst nur manchmal Krank-heitswert hat und eventuelle Symptome durch die Eradika-tion häufig nicht verschwinden. Dies mag angesichts der nicht gerade gutartigen Komplikationen der HP-Gastritis (vor allem Ulkuskrankheit und Magenkarzinom) überra-schen.

Umgekehrt betrachtet: Nur eine von etwa 1000 Personen mit HP-Gastritis hat mit einem Magenkarzinom zu rech-nen, d. h., zur Vermeidung dieser Komplikation müssten sich eine erhebliche Zahl von subjektiv gesunden Patienten einer nicht ganz nebenwirkungsfreien und teuren Therapie unterziehen (s. **Kasten** „HP-Eradikation"). Außerdem wer-den durch eine sehr breite Therapie Resistenzen gefördert. Trotzdem wird von vielen Autoren in letzter Zeit zuneh-mend die Meinung vertreten, dass wegen des Malignitäts-risikos jedem Betroffenen eine Eradikation angeboten wer-den sollte.

Unstrittige Indikationen zur HP-Eradikation sind (s. a. **Tab. 6.7**):

- das Vorliegen einer Komplikation (Ulkuskrankheit oder Magenlymphom)
- eine Riesenfaltengastritis (diese kann durch HP bedingt sein, s. u.)
- gleichzeitige Einnahme von NSAR.

Autoimmungastritis

Auf Fundus und Korpus beschränkte chronische Gastritis („Korpusgastritis"), bei der es durch Autoimmunprozesse gegen Belegzellen zur verminderten Säuresekretion, in 50% auch zur verminderten Sekretion des Intrinsic Factor und damit zum Vitamin-B_{12}-Mangel kommt. Die Autoimmun-gastritis ist für 2% der Gastritiden verantwortlich; in etwa 80% der Fälle ist sie mit einer Helicobacter-Infektion assozi-iert. Eine primär vorhandene korpusdominante HP-Gastri-tis geht – im Unterschied zur antrumdominanten Form – oft in eine autoimmune Gastritis über. Dafür gibt es eine genetische Disposition mit Assoziation zu HLA-B8 und -DR3.

Klinik

Primär bestehen oft keine subjektiven Beschwerden oder aber ein unspezifisches dyspeptisches Beschwerdebild. Erst durch Mangel an Intrinsic Factor können langfristig eine perniziöse Anämie oder die mit Vitamin-B_{12}-Mangel verbundenen neurologischen Störungen (s. **3.3.4**) auftreten.

Pathogenese

Durch Autoimmunprozesse, die häufig durch eine chronische Helicobacter-Infektion angestoßen werden, kommt es zur Bildung von Autoantikörpern gegen die „Protonenpumpe" der Parietal-(Beleg-)Zellen (Parietalzellantikörper, in 90% nachweisbar), in 50% zusätzlich gegen den Intrinsic Factor. Durch Schwund der Belegzellen entwickelt sich rasch eine Achlorhydrie (komplette Anazidität des Magensafts) mit reaktiver Hypergastrinämie: Durch Verlust der säurebedingten Hemmung der G-Zellen, welche selbst vom Atrophieprozess durch ihre Lage im Antrum verschont sind, steigt der Gastrin-Spiegel im Blut an.

Langfristig kommt es zusätzlich zum Abbau der Hauptzellen, woraus eine Atrophie der gesamten spezifischen Magendrüsen resultiert („atrophischer Drüsenkörper"). Die derart veränderte Schleimhaut neigt aus mehreren Gründen zur Entartung:

- Die Hypergastrinämie kann eine Hyperplasie der in die Magenschleimhaut eingestreuten enterochromaffinen Zellen auslösen, mit nachfolgender Bildung kleiner multizentrischer Karzinoide (bei 5% der Patienten).
- Seltener können sich auf dem Boden der Atrophie Herde intestinaler Metaplasie bilden, d. h. Gewebe mit morphologischer und funktioneller Ähnlichkeit mit Dünndarmgewebe. Hieraus können Dysplasien und Neoplasien (z. B. ein Adenokarzinom = „Magenkarzinom") entstehen.

> ▌ Die Typ-A-Gastritis ist gelegentlich mit anderen Autoimmunerkrankungen assoziiert (z. B. Hashimoto-Thyreoiditis, M. Addison). ▌

Therapie

Im Falle einer Helicobacter-Infektion wird diese behandelt. Ist die Atrophie noch nicht fortgeschritten, kann der Prozess dadurch reversibel sein. Ansonsten wird lediglich die perniziöse Anämie behandelt (s. **3.3.4**). Wegen des erhöhten Karzinom- und Karzinoidrisikos sollten Magen und Duodenum mindestens einmal jährlich endoskopisch kontrolliert werden.

Tab. 6.7 Therapieindikationen bei *Helicobacter-pylori-*Infektion

	Wissenschaftliche Evidenz
Gesicherte Indikationen	
Duodenal-/Magenulkus (aktiv oder nicht), einschließlich der komplizierten Ulzera	1
MALT-Lymphom (niedrig maligne)	2
atrophische Gastritis	2
Z. n. partieller Magenresektion (bei Magenkarzinom, peptischem Ulkus)	3
Verwandte 1. Grades von Patienten mit Magenkarzinom	3
Ratsame Indikationen	
funktionelle Dyspepsie	2
gastroösophageale Refluxkrankheit (GERD)	3
nicht-steroidale Antirheumatika	2
Patientenwunsch	4

1 = höchster Evidenzgrad; 4 = niedrigster Evidenzgrad

═══AUF DEN PUNKT GEBRACHT═══

HP-Eradikation

Obwohl viele Präparate gegen HP wirksam sind (z. B. bestimmte Antibiotika wie Amoxicillin, Clarithromycin, Tetrazykline, Metronidazol sowie Protonenpumpenhemmer und Wismut-Salze), zeigt die Monotherapie mit diesen Substanzen keinen ausreichenden Effekt. Zudem reagieren viele HP-Stämme bei Monotherapie mit einer raschen Resistenzentwicklung.

Es kommen aus diesem Grunde in der Ersttherapie nur Kombinationen von zwei Antibiotika mit einem Protonenpumpenhemmer in Frage. Diese führen innerhalb von 7 Tagen in über 85% der Fälle zu einer Eradikation von HP.

- Eine empfohlene Kombination ist z. B. Clarithromycin 2 × 500 mg, Amoxicillin 2 × 1 g und PPI 2 × 1 Standarddosis tgl. für eine Woche. Amoxicillin kann auch durch Metronidazol ersetzt werden (dabei muss aber die zunehmende Metronidazol-Resistenz beachtet werden!)
- Bei Therapieresistenz kommen zum Beispiel Vierfachkombinationen mit Wismut, Tetrazyklinen oder auch Rifampicin zum Einsatz. Letztere können zwar die Eradikationsrate etwas steigern, sind jedoch nebenwirkungsreicher und haben zudem Nachteile in der Compliance, sodass sie meist weder bei dem Patienten noch bei dem Arzt auf große Euphorie stoßen.

Der Erfolg der HP-Eradikation wird etwa 6–8 Wochen nach Therapieende durch eine Kontrollendoskopie mit Biopsien gesichert (bei Magenulkus), alternativ durch einen ^{13}C-Harnstoff-Atemtest oder negativen Antigennachweis im Stuhl.

06

Spezifische Formen der Gastritis

M. Ménétrier (hyperplastische Gastropathie, Riesenfaltengastritis)

Ätiologisch unklare Gastritis mit nachfolgender Faltenhyperplasie des Magens. Histologisch besteht eine extreme foveoläre Hyperplasie, zumeist im Bereich des Korpus (**Abb. 6.36**). Es kommt zur hirnwindungsartigen Ausgestaltung des Magens. Klinisch können Übelkeit, Erbrechen, epigastrische Schmerzen, Ödeme und Diarrhö beobachtet werden.

> **!** Nicht selten kommt es zu enteralen Eiweißverlusten mit Gewichtsabfall und u. U. deutlicher Hypalbuminämie (exsudative Gastroenteropathie, s. 6.5.6). **!**

In der Ätiologie spielt möglicherweise Transforming growth factor-α (TGF-α), der eine gesteigerte Magenschleimproduktion und verminderte Säuresekretion bewirkt, eine Rolle. Mitverantwortlich ist wahrscheinlich in einem Teil der Fälle auch eine Besiedelung mit *Helicobacter pylori*, denn die Eradikation von HP kann sowohl die Beschwerden als auch die Hyperplasie in einigen Fällen bessern. In anderen Fällen wurden Therapieversuche mit Antazida, H_2-Blockern, PPI, Prostaglandinen, Octreotid u. a. beschrieben, ohne dass ein eindeutiger Wirkungsnachweis zu führen war.

Die Diagnose ergibt sich aus dem endoskopischen Bild und der Histologie, die typischerweise als Schlingenbiopsie gewonnen werden muss.

In schweren Fällen kann – z. B. aufgrund des Eiweißverlustes, wegen Schmerzen oder Pylorusstenose – eine Magenresektion erforderlich sein. Da der M. Ménétrier mit einem erhöhten Risiko für die Entwicklung eines Magenkarzinoms einhergeht, sind bei nicht-operierten Patienten endoskopische Kontrolluntersuchungen angezeigt.

Eosinophile Gastritis

Seltene, ätiologisch unklare Gastritis mit eosinophilen Infiltraten und Schleimhautödem im Antrum und häufig auch im oberen Dünndarm. Sie kann prinzipiell am gesamten Magen-Darm-Trakt vorkommen und wird deshalb häufig auch als **eosinophile Gastroenteritis** bezeichnet. Die eosinophilen Infiltrate können bis in die Serosa reichen, eine begleitende Eosinophilie im Blutbild findet sich in 20%.

Klinisch stehen unspezifische Oberbauchbeschwerden im Vordergrund, oft mit Übelkeit und Erbrechen, Männer sind doppelt so häufig betroffen wie Frauen. Manche Formen scheinen allergisch bedingt zu sein („allergische Gastroenteritis"), hier wird nicht selten eine Assoziation mit Asthma, Ekzem und Urtikaria gefunden. Nahrungsmittelallergien können jedoch meist nicht bestätigt werden.

Behandelt wird die Erkrankung bei klinisch relevanten Beschwerden mit oralen Steroiden, wodurch sie sich oft bessert. In bestimmten Fällen kommt auch Cromoglicinsäure zum Einsatz.

Lymphozytäre Gastritis

Ebenfalls seltene, ätiologisch unklare Gastritis, die histologisch durch diffuse Lymphozyteninfiltration der Mukosa gekennzeichnet ist. Endoskopisch werden eine „pockenartige" Schleimhaut sowie Erosionen gesehen. Die Klinik ist ähnlich wie bei der eosinophilen Gastritis. Eine spezifische Therapie ist nicht bekannt.

Morbus Crohn (s. a. 6.5.12)

Der M. Crohn wird im oberen Magen-Darm-Trakt häufig im Antrum und Duodenum beobachtet. Das Verteilungsmuster ist fokal und diskontinuierlich. Die Morphologie zeigt manchmal nur ein Erythem, aber auch Erosionen, Aphthen oder komplette Ulzerationen. Histologisch finden sich im Magen von Crohn-Patienten in 60 – 70% epitheloidzellige Granulome, häufig selbst dann, wenn endoskopisch keine Auffälligkeiten beschrieben wurden. Neben der systemischen Therapie des M. Crohn werden ergänzend oft auch hier PPI eingesetzt.

AIDS-Gastropathie

Diese ist durch Infiltration der Magenschleimhaut mit HIV bedingt und löst eine schwere atrophische Gastritis mit nachfolgenden Motilitätsstörungen (verzögerte Magenentleerung) und Hypochlorhydrie, evtl. auch einem Mangel an Intrinsic Factor aus. Durch die verzögerte Magenentleerung kann es zu schwerem und therapierefraktärem Erbrechen nach der Nahrungsaufnahme kommen.

6.4.4 Gastroduodenale Ulkuskrankheit („peptisches Ulkus")

Ein Ulkus bezeichnet ein gutartiges Geschwür der Magen- oder Duodenalschleimhaut. Der Substanzverlust ist umschrieben (5 mm bis zu 3 cm) und reicht in der Tiefe – im Unterschied zur Erosion – bis mindestens in die Muscularis mucosae (**Abb. 6.37**).

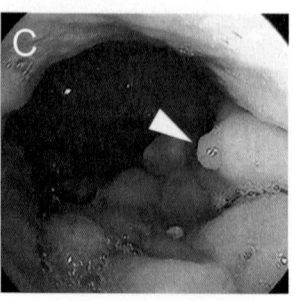

Abb. 6.36: Riesenfaltengastritis (M. Ménétrier) im endoskopischen Befund. Zonen der foveolären Hyperplasie (s. Pfeil). [R211]

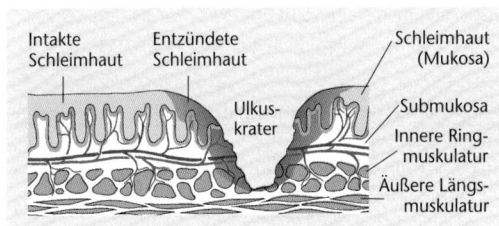

Abb. 6.37: Schematische Darstellung eines Ulkus.
Der Defekt reicht bis in die Muskelwand hinein. [A400–190]

Epidemiologie

Derzeit leiden ca. 0,8% der Bevölkerung an einer Ulkuskrankheit. Das Ulcus duodeni ist dabei 5-mal häufiger als das Ulcus ventriculi. Die Inzidenz nimmt mit dem Alter zu, dies könnte auf die mit dem Alter zunehmende Besiedlung mit *Helicobacter pylori*, die ansteigende NSAR-Einnahme und die im Alter abnehmende Prostaglandin-Synthese zurückzuführen sein. Das Ulcus duodeni hat seinen Häufigkeitsgipfel in einem deutlich früheren Lebensalter als das Ulcus ventriculi.

Insgesamt nimmt die Ulkuskrankheit seit etwa 50 Jahren an Häufigkeit ab; lediglich die durch chronische Einnahme von NSAR ausgelösten Ulzera zeigen eine steigende Tendenz. Veränderungen in der Häufigkeit haben vermutlich mit der veränderten sozioökonomischen Situation der Bevölkerung und zunehmenden Nutzung der HP-Eradikation zu tun.

Die **Geschlechtsverteilung** zeigt deutliche Unterschiede: Beim Magenulkus beträgt das Verhältnis M : F = 1 : 1, beim Duodenalulkus 3,5 : 1.

Formen

Umschriebene Schleimhautdefekte kommen in zwei Formen vor:
- als **akutes Ulkus** („Stressulkus") im Rahmen der erosiven Gastritis (s. **6.4.3**), d. h. als akuter Zusammenbruch der Schleimhautfunktion unter Stressfaktoren (große OP, Verbrennungen, lebensbedrohliche Erkrankungen)
- als **chronisches Ulkus** = gastroduodenale Ulkuskrankheit, meist durch *Helicobacter pylori* oder NSAR-Konsum hervorgerufen.

Die Ulzera treten bei beiden Formen häufig einzeln auf, aber auch zwei oder mehrere Ulzera gleichzeitig kommen vor, z. B. als Komplikation der Einnahme von nicht-steroidalen Antirheumatika (NSAR). Selten, aber typisch sind multiple therapieresistente Ulzera im Rahmen von Gastrin-Übersekretions-Syndromen (klassischerweise: Gastrinom, s. u.).

Lokalisation

Die Lokalisation des Magengeschwürs erklärt sich z. T. aus seiner Pathogenese. Häufig entwickelt sich das Ulkus am Übergang von gastritisch veränderter zu intakter Korpusschleimhaut.

Da sich die HP-Gastritis als pathogenetischer Wegbereiter der Ulkuskrankheit „antrofugal" ausbreitet, findet man beim jüngeren Menschen häufiger tief sitzende, beim älteren Menschen häufiger hoch sitzende Ulzera.

- **Magenulzera** können im gesamten Magen vorkommen. Prädilektionsstellen sind das Antrum, besonders die präpylorische Region, aber auch die kleine Kurvatur des Antrums unmittelbar distal vom Übergang in die säureproduzierende Korpusmukosa (**Abb. 6.38**). Höher sitzende oder an der großen Kurvatur lokalisierte Ulzera finden sich eher bei älteren Patienten. Solche Lokalisationen können ein Hinweis auf Malignität sein. (Aber unabhängig von der Lokalisation muss jedes Ulcus ventriculi zum Ausschluss von Malignität biopsiert werden!)

! Atypisch lokalisierte Magenulzera sind stets karzinomverdächtig. !

- **Duodenalulzera** sind meistens im Bulbus duodeni lokalisiert. Weiter distal, bis hin zum Dünndarm, gelegene Ulzera finden sich aber z. B. bei NSAR-bedingten Ulzera oder beim Zollinger-Ellison-Syndrom (s. gleichnamiger **Kasten**).

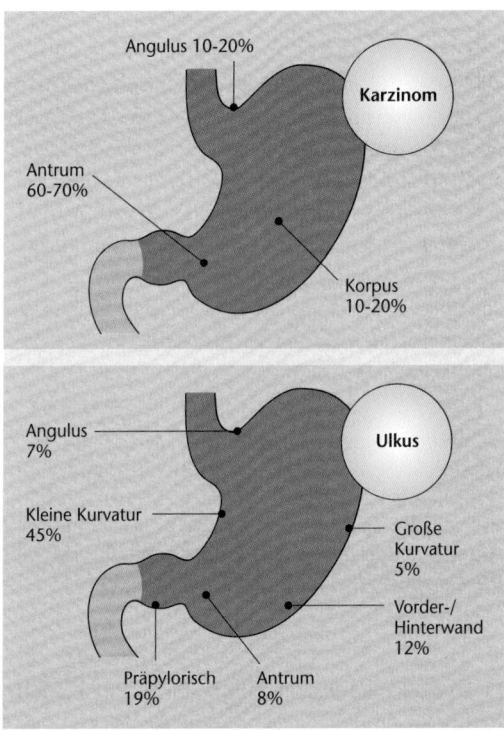

Abb. 6.38: Typische Lokalisationen von Magenulzera und Magenkarzinomen im Vergleich. [L157]

Bei etwa 10% der Ulkus-Patienten besteht sowohl ein Magen- als auch ein Duodenalulkus.

════════════ ZUR VERTIEFUNG ════════════

Zollinger-Ellison-Syndrom (Gastrinom)

Seltener maligner, gastrinproduzierender Tumor der pankreatischen Inselzellen (bisweilen auch extrapankreatisch). In einem Viertel der Fälle ist das Gastrinom mit anderen endokrinen Tumoren assoziiert (MEN-I-Syndrom, s. 8.2).
- Klinisch steht die schwerwiegende Ulkuskrankheit im Vordergrund; eine begleitende Diarrhö und ein oft schwerer gastroösophagealer Reflux können auftreten.
- Diagnostisch hinweisend ist das erhöhte Serum-Gastrin mit erhöhter Ruhesekretion des Magens (s. Text).
- Die Therapie besteht in der vollständigen Tumorresektion, welche jedoch nur in 25% gelingt.

Das Zollinger-Ellison-Syndrom bedingt weit unter 1% der Ulkuserkrankungen. Es muss aber bei atypischen Verläufen der Ulkuskrankheit ausgeschlossen werden, z.B. bei
- Ulzera an ungewöhnlichen Stellen (etwa im 2. oder 3. Duodenalabschnitt oder gar im Jejunum)
- ungewöhnlich schwerwiegender Ulkuskrankheit (therapierefraktäre Verläufe oder Rezidive nach chirurgischer Therapie)
- stark positiver Familiengeschichte, insbesondere bei gleichzeitigen Hinweisen auf andere endokrine Tumoren
- von Diarrhö oder Malabsorption begleiteten Ulzera.

Klinik

In 80% ist die Ulkuskrankheit von epigastrischen Schmerzen sowie **dyspeptischen Beschwerden** wie Neigung zu Übelkeit, Völlegefühl, Inappetenz oder Nahrungsmittelunverträglichkeit begleitet. Der **epigastrische Schmerz** wird typischerweise als nagend, dumpf oder „hungerartig" beschrieben und bessert sich teilweise durch Nahrungsaufnahme. Ein wirklich typisches klinisches Bild findet sich allerdings höchstens bei 50% der Fälle. Die anderen 50% sind von ihren Beschwerden her uncharakteristisch oder ganz asymptomatisch.

❗ Da keines der Symptome spezifisch ist, kann eine Ulkuskrankheit nicht nach klinischen Kriterien diagnostiziert werden (s. Kasten „Klinische Merkmale der Ulkuskrankheit"). Nicht einmal ein Fünftel der Patienten mit den angegebenen Symptomen weist endoskopisch ein Ulkus auf! Auch eine Differenzierung zwischen Ulcus ventriculi und Ulcus duodeni ist anhand der Symptomatik nicht möglich. ❗

In 20% ist die Ulkuskrankheit asymptomatisch und manifestiert sich dann evtl. erst durch Komplikationen, z.B. Perforation oder Blutung.

❗ Insbesondere die auf NSAR-Einnahme zurückzuführenden Ulzera sind häufig asymptomatisch (bis 60%). ❗

════════════ AUF DEN PUNKT GEBRACHT ════════════

Klinische Merkmale der Ulkuskrankheit
- Die Ulkuskrankheit kann klinisch nicht von anderen Ursachen der Dyspepsie unterschieden werden.
- Für den Ulkusschmerz typisch sind jedoch
  - nagender, hungerartiger Charakter
  - Periodizität
  - Rhythmik.
- Insbesondere durch NSAR bedingte Ulzera können asymptomatisch sein.
- Eine Unterscheidung von Magen- und Duodenalulkus ist klinisch weder möglich noch im Zeitalter der Endoskopie hilfreich.

Rhythmik und Periodizität des Schmerzes

Obwohl die Symptomatik bei Ulkuskrankheit unspezifisch ist, sprechen zwei anamnestische Elemente für das Vorliegen eines Ulkus:
- **rhythmischer Schmerz:** Die Intensität des Schmerzes fluktuiert mit der Tageszeit und der Nahrungsaufnahme. Etwa die Hälfte der Patienten berichtet ein Nachlassen des Schmerzes mit der Nahrungsaufnahme und ein Wiederkehren des Schmerzes nach etwa 2–4 Stunden. Ebenso berichtet etwa die Hälfte der Patienten, dass sie wegen nächtlicher Bauchschmerzen aufwachen.
- **periodischer Schmerz:** Tage- oder wochenlange symptomatische Perioden wechseln sich mit monate- bis jahrelangen asymptomatischen Perioden ab.

Komplikationen
Ulkusperforation

❗ Unterscheide:
- **Perforation** = Durchbruch in die Bauchhöhle, meist mit Austritt von Luft
- **Penetration** = „gedeckte" Perforation = Eindringen des Ulkus in ein anderes Organ, z.B. das Pankreas, ohne Austritt von Luft in die freie Bauchhöhle). ❗

Zur Perforation kommt es bei 5% der Patienten mit Duodenal- und bei 2–5% der Patienten mit Magengeschwüren, insbesondere bei durch NSAR bedingten Ulzera (Inzidenz ca. 1/10000 pro Jahr).
- **Symptome** der Ulkusperforation: „akutes Abdomen" mit heftigen abdominellen Schmerzen und den Zeichen der Peritonitis (Abwehrspannung, Druckschmerzhaftigkeit), evtl. mit Blutdruckabfall und Tachykardie
- **Diagnose:** Röntgenaufnahme des Thorax im Stehen (freie

Luft unter der Zwerchfellkuppel? – dieses Zeichen ist jedoch auch bei sicherer Perforation nicht immer nachweisbar); die Diagnose wird durch die Endoskopie gesichert

- **Therapie:** bei freier Luft sofortige chirurgische Intervention (Exzision oder Übernähung des Geschwürs), sonst endoskopische Kontrolle mit Insufflation von Luft und erneute Röntgenaufnahme des Thorax.

Ulkuspenetration

Das Ulcus duodeni kann in den Pankreaskopf, das Ulcus ventriculi in das Lig. hepatoduodenale bzw. den linken Leberlappen penetrieren. Im ersteren Fall kann die Amylase im Serum erhöht sein, im letzteren Fall kann es zum Ikterus und einer Erhöhung der Transaminasen kommen. Bei Penetration ins Pankreas sind die Schmerzen oft nicht nur im Oberbauch lokalisiert, sondern auch in den Rücken ausstrahlend. Die Therapie ist operativ (Übernähung).

Ulkusblutung

Diese ist die häufigste Ursache der oberen Gastrointestinalblutung (etwa 50%) und kommt – wahrscheinlich durch die häufigere NSAR-Einnahme bedingt – vor allem bei älteren Patienten vor. Sie hat noch immer eine Mortalitätsrate von 10%. Die Therapie ist in der Regel konservativ: endoskopische Unterspritzung (z. B. mit NaCl- oder Adrenalin-Lösung, u. U. auch Fibrin-Kleber) oder endoskopische Clip-Anlage, gleichzeitig medikamentöse Therapie mit einem Protonenpumpenhemmer und ggf. *Helicobacter-pylori*-Eradikation. Eine operative Intervention erfolgt nur bei endoskopisch nicht stillbarer Blutung (< 10%).

! In 80–85% tritt eine spontane Hämostase ein. Auch die bereits zum Stillstand gekommenen Blutungen werden evtl. endoskopisch unterspritzt (Forrest-Stadium IIa, evtl. IIb, s. 6.7.5), da sonst Rezidive auftreten können. **!**

! Blutende Ulzera (Forrest-Stadium I, s. 6.7.5) haben eine ungünstigere Prognose bezüglich Rezidivblutung als nichtblutende Ulzera. **!**

Magenausgangs-/Duodenalstenose

Heute mit < 5% relativ seltene, durch intrapylorische Ulzera und rezidivierende Geschwüre im Bulbus duodeni bedingte Komplikation. Durch die Verzögerung der Magenentleerung kommt es zu chronisch-rezidivierendem Erbrechen, Übelkeit, Völlegefühl und epigastrischen Schmerzen; Gewichtsverlust ist häufig die Folge.

- Die **Diagnose** obstruktiver Komplikationen wird durch einen Röntgenbreischluck oder endoskopisch gestellt (cave: Aspirationsrisiko bei Endoskopie bei gestörter Magenentleerung).

- Da die Obstruktion häufig durch ein rasch rückbildungsfähiges Begleitödem bedingt ist, bessern sich die Symptome in etwa 50% durch aggressive **konservative Therapie:** hoch dosierte PPI, evtl. mit Eradikationstherapie, und Entlastung des Magens, z. B. durch Sonde. Ansonsten ist eine Operation indiziert.

Abgrenzung zum Magenkarzinom

! 5–10% der „Magenulzera" sind in Wirklichkeit exulzerierte Magenkarzinome! **!**

Dabei handelt es sich vermutlich praktisch immer um primär maligne Ulzera, d. h., ein Malignom entwickelt sich nicht aus einem primär peptischen Ulkus. Sicher ist, dass ein peptisches Ulcus duodeni nie zu einem Karzinom entartet. Die sichere Abgrenzung kann nur die Histologie leisten. Jedes Ulcus ventriculi (aber nicht jedes Ulcus duodeni!) muss darum biopsiert werden. Hinweise können aber schon Morphologie und Lage eines Ulcus ventriculi geben: Karzinome zeigen eher ein radiäres Faltenmuster in der Umgebung und sind eher großkurvaturseitig und proximal lokalisiert als benigne Ulzera (**Abb. 6.38**).

Ätiologie

Faktoren, die eine Ulkuskrankheit verursachen können, sind (**Tab. 6.8**):

- Infektion der Magenschleimhaut mit *Helicobacter pylori* (HP): Das Risiko einer Ulkuskrankheit steigt mit Vorliegen einer HP-Gastritis um das Drei- bis Vierfache an. HP ist Ursache von über 95% der Duodenal- und > 50% der Magenulzera. Allerdings verschieben sich diese Häufigkeiten zunehmend mit Gebrauch der Eradikation.
- nicht-steroidale Antirheumatika: Ungefähr 10% der mit nicht-selektiven NSAR behandelten Patienten entwickeln im Verlauf der Therapie ein Ulkus; 10% davon erleiden eine Ulkuskomplikation (z. B. Blutung), an welcher 10% versterben. Etwa 50% der nicht-HP-verursachten Magenulzera sind NSAR-bedingt.
- akuter körperlicher Stress durch lebensbedrohliche Erkrankungen („Stressulkus")
- begünstigende Faktoren: Alkohol- und Nikotinkonsum, anatomische Veränderungen (z. B. Anastomose nach Magenteilresektion, Duodenalstenose)
- Hypersekretions-Syndrome der Magenschleimhaut: Gastrinome, G-Zell-Hyperplasie oder Mastozytose der Magenschleimhaut
- selten: M. Crohn, virale oder bakterielle Infektionen (CMV, *Herpes simplex*; praktisch nur bei Immundefizit), vaskuläre Insuffizienz, Bestrahlung, duodenale Obstruktion (z. B. Pancreas anulare).

06

Pathogenese

Dem Ulkus liegt eine gestörte Schleimhauthomöostase, d. h. eine aus dem Gleichgewicht geratene Balance zwischen schleimhautprotektiven und -aggressiven Faktoren zugrunde (**Abb. 6.34**). Durch Überwiegen schleimhautaggressiver Faktoren, jedoch auch durch Abnahme schleimhautprotektiver Faktoren kommt es zum Gewebeschaden. Die zwei wichtigsten (exogenen) schleimhautaggressiven Faktoren sind dabei *Helicobacter pylori* und NSAR. Salzsäure (der hauptsächliche endogene Aggressionsfaktor) spielt nach anderweitiger Vorschädigung eine Rolle in der weiteren Ausprägung der Ulkuskrankheit,

❗ Dass die Abnahme schleimhautprotektiver Faktoren eine entscheidende Rolle bei der Ulkusentstehung spielt, kann aus der Tatsache abgeleitet werden, dass nur ein kleiner Teil der Menschen, bei denen vermehrte schleimhautaggressive Faktoren vorliegen (etwa Infektion mit HP oder NSAR-Einnahme), tatsächlich an einem Ulkus erkranken. ❗

❗ Psychischer Stress kann die Ulkusentstehung und -abheilung beeinflussen: Ein Ulkus heilt z. B. bei Arbeitslosen trotz gleicher Therapie langsamer aus. ❗

Salzsäure

HCl ist eine obligate Voraussetzung für die Ulkusentstehung („ohne Säure kein Ulkus"). Bei der autoimmunen Gastritis mit komplett atrophischem Belegzellapparat kommt ein Ulkus nie vor. Die Säurespiegel müssen dabei jedoch keinesfalls erhöht sein (beim Ulcus ventriculi ist die Sekretion von Magensäure normal, bei ausgeprägter begleitender Gastritis sogar vermindert). Dass die Magensäure in diesem Fall allerdings dennoch pathogenetisch relevant ist, zeigt die Tatsache, dass die Therapie mit Säureblockern zur Abheilung des Schleimhautdefekts führt.

❗ Man geht deshalb von einer „permissiven" Rolle der Magensäure aus. ❗

Beim Ulcus duodeni liegen meist erhöhte Säure- und Pepsin-Konzentrationen im Bulbus duodeni vor; die Ursachen sind eine ätiologisch ungeklärte, vor allem nächtliche Hypersekretion von Säure und Pepsin sowie eine gestörte lokale Säureneutralisation durch Bicarbonat. Die Hypersekretion wird pathogenetisch durch einen erhöhten Vagotonus, eine erhöhte Parietalzellmasse oder eine gestörte

Tab. 6.8 Wichtige auslösende bzw. begünstigende Faktoren für Ulcus ventriculi und Ulcus duodeni

Ätiologische und pathogenetische Faktoren	Ulcus ventriculi	Ulcus duodeni
Hypersekretion von Magensäure und Pepsin (s. Text)	(+) vor allem beim pylorusnahen Ulkus oder bei gleichzeitigem Zwölffingerdarmgeschwür, ansonsten meist Normazidität	++ entscheidender Faktor! Die Hypersekretion ist meist durch erhöhten Vagotonus mit nachfolgender Stimulation der Parietalzellen bedingt. Die Säuresekretion ist dabei vor allem nächtlich gesteigert. Analog zur gesteigerten Säuresekretion finden sich erhöhte Pepsinspiegel.
NSAR*	+++ durch Hemmung der lokalen Prostaglandin-Synthese mit Abnahme der Schleim- und Bicarbonat-Sekretion sowie Mikrozirkulationsstörungen. Auch gehen von den NSAR direkt toxische Effekte aus.	++
Helicobacter pylori (s. Text)	++ pathogener Kofaktor (in 70% gleichzeitige HP-Besiedlung)	+++ in fast allen Fällen HP-Besiedlung nachweisbar
Motilitätsstörungen	+ verzögerte Entleerung aus dem Magen und gesteigerter duodenogastraler Reflux von Gallensäuren	+ beschleunigte Magenentleerung mit Überflutung des Bulbus duodeni mit Magensäure
Genetische Faktoren	(+) erhöhtes Risiko bei Blutgruppe 0 und solchen Patienten, die die Blutgruppenantigene A und B nicht in den Speichel sezernieren	
Grunderkrankungen	z. B. Zollinger-Ellison-Syndrom, aber auch chronisch-obstruktive Lungenerkrankung**, chronisches Nierenversagen, Polycythaemia vera, Leberzirrhose, schwere Refluxösophagitis	
Rauchen	Zusammenhang unsicher	+ durch Steigerung der basalen Säuresekretion sowie durch Unterdrückung der pankreatischen Bicarbonat-Sekretion

*   Nicht-steroidale Antirheumatika, z. B. Acetylsalicylsäure, Ibuprofen, Indometacin, Diclofenac. COX$_2$-selektive NSAR sind seltener mit Ulzera assoziiert.
** Bis zu 30% der Patienten mit chronisch-obstruktiver Lungenerkrankung erleiden ein Magen- oder Duodenalgeschwür.

Feedback-Hemmung der Gastrinsekretion durch Magensäure erklärt.

Helicobacter pylori

Mehr als 95% der Patienten mit Duodenalulzera und etwa 50% der Patienten mit Magenulzera sind mit HP infiziert (die restlichen 50% der Magengeschwüre sind fast alle auf den Gebrauch von NSAR zurückzuführen).

! Dabei ist HP allerdings nur ein weiterer permissiver Kofaktor, d. h. ein für sich allein nicht ausreichender Faktor bei der Ulkusentstehung. Nur so lässt sich die Tatsache erklären, dass bei einer HP-Seroprävalenz von 30–60% bei Erwachsenen nur 1% an einem Duodenalulkus erkrankt sind. !

NSAR

Der lokal zytotoxische Effekt der NSAR beruht wahrscheinlich vor allem auf deren beabsichtigter pharmakologischer Wirkung, nämlich der Hemmung der Prostaglandin-Synthese. Hierdurch kommt es zur Störung der lokalen Bicarbonat- und Schleimproduktion sowie zu Mikrozirkulationsstörungen (gleichzeitige Hemmung gefäßerweiternder Prostazykline).

! Das Risiko, unter NSAR ein Ulkus zu entwickeln, wird durch eine gleichzeitig bestehende Kolonisation durch HP potenziert. !

Diagnostisches Vorgehen

Dieses dient der Sicherung der Diagnose sowie der Abgrenzung der Ulkuskrankheit gegenüber dem Magenkarzinom.

Anamnese und Befund

- Von den Symptomen her ist der gesamte Komplex dyspeptischer Beschwerden möglich, klinisch fassbare Symptome können aber auch ganz fehlen. Anamnestisch werden neben den Manifestationsfaktoren der Ulkuskrankheit (NSAR, Nikotin, Alkohol, Magengeschwüre in der Verwandtschaft, Begleitkrankheiten) auch die „Alarmsymptome" (Teerstühle, Gewichtsverlust und Leistungsknick) abgefragt (Konzept der Alarmsymptome s. **6.4.2** und **6.4.3**).
- Körperliche Untersuchung und Labor sind im unkomplizierten Stadium unergiebig. Ein niedriger Hb-Wert kann auf eine chronische Blutung hinweisen. Eventuell besteht eine Druckschmerzhaftigkeit des Epigastriums. Stets muss eine rektale Untersuchung durchgeführt werden (Teerstuhl?, z. B. bei blutendem Ulkus, jedoch auch bei ulzerierendem Karzinom).

Ulkusnachweis

Die definitive Diagnose eines Ulkus kann nur aus der Endoskopie mit **bioptischer Sicherung** gestellt werden (**Abb. 6.39**). Eine radiologische Kontrastmitteluntersuchung ist nicht nur weniger sensitiv (d. h., kann nicht alle Ulzera erkennen), sondern auch weniger spezifisch (d. h., kann nicht alle Ulzera sicher von Karzinomen unterscheiden).

Da die meisten Patienten zunächst mit den unspezifischen Symptomen der Dyspepsie vorstellig werden und sich eine Ulkuskrankheit klinisch nur schlecht abgrenzen lässt, besteht das Dilemma, bei welchen Patienten ein definitiver Ulkusnachweis bzw. -ausschluss anzustreben ist.

Nach vorherrschender Meinung ist eine endoskopische Untersuchung mit Probenentnahme angezeigt für
- alle Patienten > 45 Jahre
- alle Patienten mit „verdächtiger" Anamnese oder Befund (Alarmsymptome, s. o.)

Gesunde jüngere Patienten mit dyspeptischen Beschwerden, aber ohne Risikofaktoren in der Anamnese können dagegen zunächst empirisch – wie bei der Dyspepsie beschrieben – behandelt werden (s. **6.4.2**). Sollten die Symptome dabei nicht innerhalb von 4 Wochen zurückgehen, müssen auch sie endoskopisch untersucht werden.

06

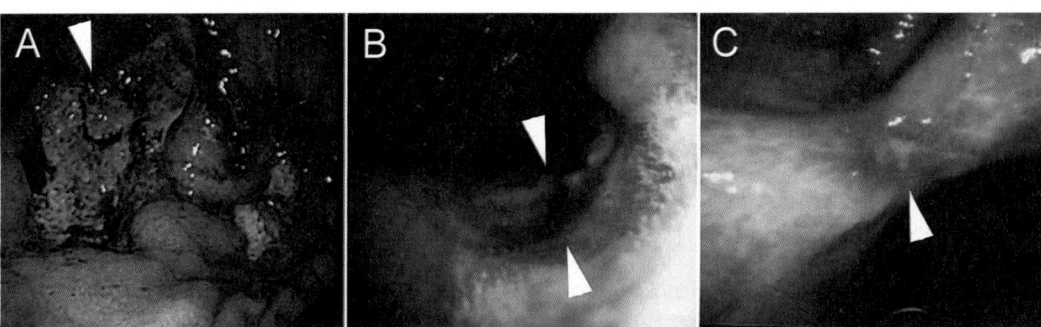

Abb. 6.39: Ulcera ventriculi im Endoskop. Tiefe Ulzerationen mit Fibrinbelägen (Pfeile in A, B) sowie Hämatinauflagerungen (A). Bereits weitgehend abgeheilte Ulkusnarbe auf der Angulusfalte mit strahlenförmiger Narbe und kleiner Fibrinauflagerung (C). [R211]

Nachweis von Helicobacter pylori

Bei jedem nachgewiesenen Ulkus sollte eine assoziierte Infektion mit *Helicobacter pylori* durch eine entsprechende Untersuchung des Biopsats (s. **6.4.3**) dokumentiert werden. Dies ist zum einen zur ätiologischen Zuordnung, zum anderen zur Verlaufskontrolle wichtig.

Weitere Untersuchungen

Besteht der Verdacht auf ein Zollinger-Ellison-Syndrom (s. o. **Kasten**), kann die Messung des Gastrin-Spiegels zusätzliche Informationen liefern. Typisch für das ZES sind stark erhöhte Gastrin-Werte mit gleichzeitig erhöhter Basalsekretion. (Hohe Gastrin-Spiegel kommen auch nach Vagotomie und bei Patienten mit Achlorhydrie vor, in diesem Falle ist die Basalsekretion jedoch normal. Auch unter PPI-Therapie können die Gastrin-Spiegel hoch sein; PPI sollten deshalb ggf. rechtzeitig abgesetzt werden.) Die Aussagekraft der Gastrin-Messung kann durch Stimulation mit Sekretin erhöht werden (bei Zollinger-Ellison-Syndrom Anstieg > 100%).

Die Magensekretionsanalyse (s. **6.2.3**) wird nur noch bei speziellen Fragestellungen eingesetzt.

Diagnostisches Vorgehen bei ungewöhnlichen Ulkusformen

Bei verzögerter Ulkusheilung, wiederkehrenden Ulzera, dem Vorliegen multipler oder sehr großer Ulzera und ungewöhnlicher Ulkuslokalisation ist an die folgenden Differentialdiagnosen zu denken:
- beim Ulcus ventriculi: weitergehende Einnahme von NSAR, Karzinom, Magenlymphom
- beim Ulcus duodeni: hypersekretorische Syndrome:
  - Zollinger-Ellison-Syndrom
  - G-Zell-Hyperplasie mit Hypergastrinämie durch gestörte Feedback-Hemmung der Gastrin-Sekretion
- bei beiden Ulkusformen: Non-Compliance mit der Therapie, antibiotikaresistente HP-Stämme, Hyperkalzämie-Syndrom mit Ulkuskrankheit im Rahmen eines Hyperparathyreoidismus („Stein-, Bein- und Magenpein"), ungewöhnliche Ulkusursachen wie M. Crohn oder HSV-Infektion.

Therapie

Auch wenn viele Ärzte keine Fans von Therapierichtlinien sind (*„my way on the highway"*), so hat sich in der Ulkustherapie doch ein standardisiertes Vorgehen durchgesetzt, das sich auf folgende Prinzipien stützt:
- Allgemeinmaßnahmen
- Säuresenkung (s. **Pharma-Info** „Säuresenkende Medikamente")
- Eradikation von *Helicobacter pylori*.

Hierdurch lassen sich fast alle Ulzera konservativ ausheilen.

Allgemeinmaßnahmen

Viele früher geübte diätetische Maßnahmen (z. B. „Ulkus-Diät", Verzicht auf Kaffee, Gewürze) bringen keine Vorteile. Wichtig ist der Verzicht auf Nikotin, ulzerogene Medikamente (NSAR) und konzentrierten Alkohol. Wenn auf NSAR nicht verzichtet werden kann, wird – unter Umständen hoch dosiert – mit PPI therapiert. Häufige kleinere Mahlzeiten können evtl. das Befinden bessern, haben jedoch keinen Einfluss auf den Verlauf.

Säuresenkung

Trotz des unterschiedlichen pathogenetischen Gewichtes der Säuresekretion ist die Säuresenkung bei Ulcus ventriculi und Ulcus duodeni gleichermaßen effektiv. Das Ziel ist die Anhebung des pH im Magen- bzw. Duodenalsaft von Werten um 1 auf pH > 4. Im Regelfall wird eine Woche lang ein **Protonenpumpenhemmer** verabreicht (meist als Teil der HP-Eradikationstherapie). Bei NSAR-assoziierten Ulzera wird wegen der schlechteren Abheilung länger behandelt (etwa 4 Wochen bei Duodenalulzera und 8 Wochen bei Magenulzera).

! Schleimhautprotektive Substanzen haben dagegen als Therapieprinzip ihren Stellenwert verloren; allenfalls kommt noch Sucralfat zur Prophylaxe NSAR-assoziierter Ulzera und bei speziellen nicht-säurebedingten Ulzerationen zum Einsatz (s. Pharma-Info „Säuresenkende Medikamente"). **!**

Eradikation von Helicobacter pylori

Unter Eradikation wird ein vollständiges, histologisch oder durch ein anderes HP-Nachweisverfahren gesichertes Verschwinden von *Helicobacter pylori* aus der Magenschleimhaut verstanden. Zur Durchführung der Eradikationstherapie s. **Kasten** „HP-Eradikation" in **6.4.3**.

Die HP-Eradikation wirkt sowohl kurativ als auch rezidivprophylaktisch:
- **kurative Wirkung:** Durch HP-Eradikation lassen sich alle HP-positiven Formen des Ulkus rasch zur Abheilung bringen.
- **rezidivprophylaktische Wirkung:** Durch die HP-Eradikation wird im Gegensatz zur reinen Säuresuppression auch die durch HP verursachte Gastritis und damit der potentielle Ausgangspunkt eines Rezidivgeschwürs mitbehandelt.

Als Folge der antibiotischen Eradikationsbehandlung kann es, wenn auch selten, zur **pseudomembranösen Kolitis** kommen (s. **13.10.3**).

! Die HP-Eradikation zählt heute zu den häufigsten Ursachen der pseudomembranösen Kolitis! **!**

Spezielle Ulkusformen (z. B. Crohn-Ulkus) erfordern ggf. spezielle Therapiemaßnahmen: zusätzlich zur Säuresuppression muss dann eine systemische Therapie der Grunderkrankung erfolgen.

Therapiekontrollen

Diese dienen der Prüfung des Therapieerfolges bei medikamentöser Therapie sowie dem Ausschluss eines Magenkarzinoms.

Ulcus ventriculi

4% der zunächst als Magengeschwüre angesehenen Veränderungen sind in Wirklichkeit Karzinome, die der Diagnose

---

PHARMA-INFO: SÄURESENKENDE MEDIKAMENTE

Wirkstoffe
- Antazida:
  - Aluminiumhydroxid (z. B. in Gaviscon®, Maaloxan®, Solugastril®)
  - Magnesiumhydroxid (z. B. in Maaloxan®)
  - Magnesiumtrisilikat (z. B. Matrisil®)
- Schleimhautprotektive Substanzen:
  - Sucralfat (z. B. Ulcogant®)
  - Misoprostol (Cytotec®, nur noch untergeordnete Bedeutung)
  - kolloidales Wismut
- Anticholinergika:
  - Pirenzepin (Gastrozepin®, Ulcoprotect®)
- H_2-Rezeptor-Antagonisten:
  - Cimetidin (z. B. Tagamet®)
  - Ranitidin (z. B. Sostril®, Zantic®)
  - Nizatidin (z. B. Nizax®)
  - Famotidin (Ganor®, Pepdul®)
- Protonenpumpenhemmer:
  - Omeprazol (Antra®, Omep®, Losec®): Standarddosis 20 mg
  - Lansoprazol (Agopton®): Standarddosis 30 mg
  - Pantoprazol (Pantozol®, Rifun®): Standarddosis 40 mg
  - Esomeprazol (Nexium®): Standarddosis 20 mg

Wirkungsmechanismus und Eigenschaften
- Antazida binden übermäßig produzierte Magensäure durch Neutralisation.
- Schleimhautprotektive Substanzen wirken über diverse Mechanismen:
  - Misoprostol ist ein Prostaglandin-E_1-Analogon; es fördert die Schleim- und Bicarbonat-Sekretion und wirkt dadurch schleimhautprotektiv.
  - Sucralfat ist ein komplexes, aluminium- und sulfathaltiges Zuckersalz. Es bildet eine viskose Schutzschicht durch Komplexbildung mit Proteinen des Ulkusgrundes.
  - Kolloidales Wismut bildet ebenfalls einen auf dem Ulkusgrund fest aufsitzenden Belag und stimuliert die Prostaglandin-

Bildung, zusätzlich vermindert es die HP-Konzentration (Reservetherapeutikum mit antibiotischer Wirkung in der HP-Eradikation, in Deutschland nur über die Auslandsapotheke zu beziehen).
- H_2-Rezeptor-Antagonisten hemmen die durch Histamin, Pentagastrin und Insulin stimulierte Magensäuresekretion. Neben der HCl-Produktion sinkt die Pepsin-Sekretion.
- Protonenpumpenhemmer hemmen irreversibel die Protonenpumpe (H^+/K^+-AT-Pase) im Magen. Dadurch wird die Magensäureproduktion vollständig unterdrückt.

Indikationen
- Antazida können probatorisch bei unspezifischen dyspeptischen Beschwerden versucht werden; ihr Stellenwert ist aber deutlich gesunken.
- Schleimhautprotektive Substanzen: Speziell Sucralfat hat eine Indikation bei nicht-säurebedingten Ulzerationen, z. B. Anastomosenulzera bei Z. n. Magen(teil)resektion. Außerdem wird es teilweise noch zur Prävention von NSAR-Ulzera eingesetzt.
- H_2-Rezeptor-Antagonisten können probatorisch bei unspezifischen dyspeptischen Beschwerden versucht werden; ihr Stellenwert ist aber ebenfalls deutlich gesunken.
- Protonenpumpenhemmer: Ulcus ventriculi et duodeni, Refluxösophagitis, Zollinger-Ellison-Syndrom.

Nebenwirkungen
- Antazida und schleimhautprotektive Substanzen: Obstipation (Aluminium, Sucralfat), Diarrhö (Magnesium, Misoprostol, Wismut), Kopfschmerzen und Benommenheit (Misoprostol) sowie Hypermagnesiämie und daraus resultierende Herzrhythmusstörungen und Muskelschwäche
- H_2-Rezeptor-Antagonisten: Schwindel, Kopfschmerzen, Übelkeit, Diarrhö, Obsti-

pation, Transaminasenanstieg, Überempfindlichkeitsreaktionen
- Protonenpumpenhemmer: Schwindel, Kopfschmerzen, Diarrhö (durch das Fehlen der bakteriziden Magensäure kann es zur bakteriellen Überwucherung des oberen Magen-Darm-Traktes kommen), erhöhtes Pneumonie-Risiko (Aspiration bakterienhaltigen Magensaftes bei Intensivpatienten), Obstipation, Meteorismus, Transaminasenanstieg, selten Blutbildveränderungen.

Kontraindikationen
- Misoprostol: generell kontraindiziert in der Schwangerschaft (Uteruskontraktionen!)
- H_2-Rezeptor-Antagonisten und Protonenpumpenhemmer: strenge Indikationsstellung in der Schwangerschaft.

Wechselwirkungen
- Protonenpumpenhemmer in hohen Dosen und Cimetidin hemmen Cytochrom-P450-abhängige Reaktionen; hierdurch wird der Abbau von oxidativ biotransformierten Benzodiazepinen, Lidocain, Carbamazepin, Phenytoin, Nifedipin und Theophyllin verlängert (gilt nicht für andere H_2-Rezeptor-Antagonisten).
- Protonenpumpenhemmer: Bei dialysepflichtiger Niereninsuffizienz muss die Dosis um 50% reduziert werden.

Klinische Anwendung
Die Heilungsrate bei Ulkuskrankheit nimmt mit dem Grad der Säuresuppression zu. Die niedrigpotenten säuresenkenden Medikamente aus der Gruppe der Antazida sind deshalb allenfalls Mittel der zweiten Wahl. Schleimhautprotektive Substanzen mit ihrem langsamen Wirkungseintritt werden im Zeitalter der 7-tägigen Ulkustherapie nur noch selten angewandt. Protonenpumpenhemmer sind den H_2-Antagonisten vor allem beim NSAR-assoziierten Ulkus überlegen.

06

bei der erstmaligen Biopsie durch entzündliche Veränderungen entgangen sind.

Zur Diagnosesicherung der Heilung sollte aus diesem Grunde nach 6–8 Wochen eine Kontrollgastroskopie erfolgen. Hierbei wird gleichzeitig der Erfolg der HP-Eradikation überprüft durch Biopsien aus dem Restulkus bzw. der Ulkusnarbe sowie Biopsien aus Antrum- *und* Korpusschleimhaut (da HP lokal im Korpus trotz Eradikation im Antrum persistieren kann).

! Jedes Magengeschwür muss so lange endoskopisch abgeklärt werden, bis ein Magenkarzinom sicher ausgeschlossen ist. **!**

Ulcus duodeni

Da ein Duodenalkarzinom extrem selten ist, kann hier bei Beschwerdefreiheit auf die endoskopische und bioptische Therapiekontrolle verzichtet werden. Der Erfolg einer antibiotischen Eradikationsbehandlung wird z. B. durch einen ^{13}C-Harnstoff-Atemtest oder einen HP-Stuhltest 6–8 Wochen nach Absetzen der säureunterdrückenden Therapie überprüft (s. **6.4.3**).

Rezidivprophylaxe

Nur wenige Patienten werden nach Abschluss der (meist einwöchigen) Ulkustherapie weiterbehandelt, um Rezidive zu verhindern: Patienten, die weiterhin NSAR einnehmen müssen (s. **Pharma-Info** in **12.6**), erhalten während der Dauer der NSAR-Therapie säureunterdrückende Medikamente, vorzugsweise Protonenpumpenhemmer. Auch HP-negative Ulkuspatienten sollten längerfristig mit Säure-

hemmern (Protonenpumpeninhibitoren) behandelt werden.

Chirurgische Ulkustherapie

Durch wirksame konservative Therapieverfahren hat die Ulkuschirurgie ihren früheren Stellenwert in der Rezidivprophylaxe eingebüßt.

Die einzige absolute Indikation zur operativen Intervention ist die Ulkusperforation.

! Ein blutendes Ulkus kann dagegen in über 90% der Fälle konservativ-endoskopisch zur Abheilung gebracht werden. Auch Magenausgangsstenosen lassen sich heute häufig konservativ oder durch endoskopische Dilatation behandeln. **!**

Ansonsten sind chirurgische Verfahren nur bei schwerer, trotz aller konservativer Bemühungen rezidivierender Ulkuskrankheit indiziert (heute selten, z. B. bei Non-Compliance).

Verfahren

Die Verfahren zielen auf eine maximale Verminderung der Säureproduktion, entweder durch Resektion des Antrums (Verlust der G-Zellen) oder durch Vagotomie oder beides.

- **Ulcus duodeni:** Selektiv-proximale Vagotomie mit Denervierung der kleinen Kurvatur, hierdurch kommt es zu einer Verminderung der Säureproduktion um 50%.
- **Ulcus ventriculi:** 2/3-Magenresektion nach Billroth-I mit Interposition eines ausgeschalteten Jejunumstücks oder Billroth-II mit Y-Anastomose nach Roux (**Abb. 6.40**). Bei-

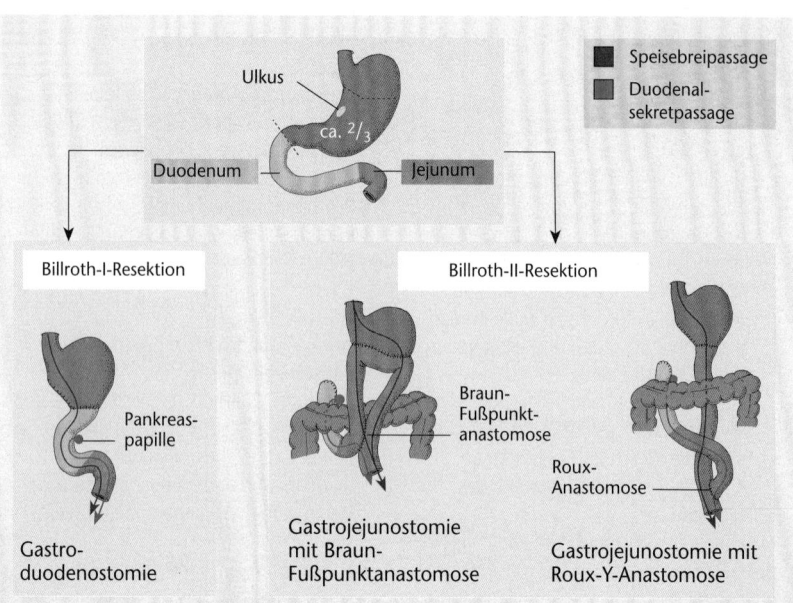

Abb. 6.40: Billroth-Operationen. Durch die mit diesem Verfahren verbundene Antrektomie wird die Hauptquelle des Gastrins ausgeschaltet und dadurch die Säureproduktion während der gastrischen Phase der Nahrungsaufnahme erheblich reduziert. [A400–190]

de Verfahren werden meist mit einer Vagotomie verbunden.
- Bei **Magenausgangsstenosen** kommt die Pyloroplastie (meist mit Vagotomie) in Frage.

Durch die Denervierung und die strukturelle Umgestaltung sind postoperative Probleme (z. B. Motilitätsstörungen oder Dumping-Syndrom) nicht selten. Genaueres s. **6.4.7.**

Prognose und Verlauf

Aus früheren Zeiten ist bekannt, dass die Ulkuskrankheit nicht selten spontan ausheilt: Etwa 50% der Ulzera verschwanden auch ohne Therapie im Laufe von Jahren. Die Prognose wird durch drei Faktoren geprägt:
- **Neigung zu Rezidiven:** Vor Einführung der HP-Eradikationstherapie rezidivierten 90% der Ulcera duodeni und 60% der Ulcera ventriculi nach Ausheilung, häufig schon innerhalb Jahresfrist. Diese Zahlen sind heute drastisch auf etwa 1–2% zurückgegangen.

! Die häufigste Ursache für ein Rezidivulkus ist heute die (meist aus Compliance-Gründen) fehlgeschlagene HP-Eradikation. !

- **Neigung zur Persistenz:** Etwa 10% der Ulzera sind therapierefraktär, d. h. nach 8 Wochen (Duodenalulkus) bzw. 12 Wochen (Magenulkus) noch nicht abgeheilt. Gründe für die Ulkuspersistenz sind: Non-Compliance, Zigarettenrauchen, weitergehende NSAR-Einnahme, Gastrinome oder resistente HP-Stämme. Bei refraktären Ulzera wird stets eine wiederholte, zuverlässige HP-Eradikation – evtl. mit „eskaliertem" Schema (s. **Kasten** „HP-Eradikation" in **6.4.3**) nach kultureller Resistenzbestimmung – angestrebt.
- **Neigung zu Komplikationen:** Die jährliche Komplikationsrate des unbehandelten Ulkus für Blutung und Perforation bzw. Penetration liegt bei 2%. Wichtigster Risikofaktor für Komplikationen ist die Therapie mit nicht-steroidalen Antirheumatika, welche somit neben der Non-Compliance noch immer den wichtigsten prognosebestimmenden Risikofaktor darstellt.

! Unter nicht-COX$_2$-selektiver NSAR-Therapie muss mit einer ulkusbedingten Komplikationsrate von 1% pro Einnahmejahr gerechnet werden! !

Heute liegt die jährliche Ulkusmortalität bei 5 pro 100 000 Einwohner; tödliche Komplikationen betreffen meist männliche Patienten über 70 Jahren.

6.4.5 Maligne Magentumoren

Adenokarzinom des Magens („Magenkarzinom")

Weltweit ist das Magenkarzinom nach dem Hautkrebs der zweithäufigste maligne Tumor. In den westlichen Industrienationen allerdings ist seine Prävalenz in den letzten Jahrzehnten stark rückläufig und in den letzten 30 Jahren um 2/3 zurückgegangen. Heute ist das Magenkarzinom in Deutschland das siebthäufigste Karzinom; die Inzidenz in Deutschland liegt bei 15/100 000 Einwohner pro Jahr.

Noch immer häufig ist der Tumor dagegen in Japan und China (6-mal häufiger als in Deutschland!).

Das Geschlechterverhältnis M : F beträgt 2 : 1. Das mittlere Alter bei Diagnosestellung ist 63 Jahre, vor dem 40. Lebensjahr wird der Tumor nur sehr selten gesehen.

Klinik

Häufig verläuft das Magenkarzinom bis ins Spätstadium asymptomatisch („stummer Tumor"), evtl. bestehen dyspeptische Beschwerden, Leistungsknick oder Appetitlosigkeit.

Später treten Gewichtsverlust, Oberbauchschmerzen und Anämie (Müdigkeit und Schwäche) hinzu, bei Magenausgangsstenose evtl. Erbrechen, bei Lokalisation am Mageneingang (selten) evtl. Dysphagie. Selten kommt es durch Tumorulzeration zur oberen Intestinalblutung mit Hämatemesis oder Meläna.

Lokalisation und Ausbreitung

Das Magenkarzinom ist meist im Antrum-/Pylorusbereich und an der kleinen Kurvatur lokalisiert (**Abb. 6.38**). Allerdings nimmt die distale Lokalisation des Karzinoms in letzter Zeit deutlich ab, und es treten vermehrt Kardiakarzinome in Erscheinung.

! 25% der Magenkarzinome sind an der Kardia lokalisiert! !

Die Ausbreitung verläuft entweder infiltrativ oder metastasierend:
- Die **infiltrative Ausbreitung** verläuft über Magenwand und Serosa, später kommt es zur Infiltration des Peritoneums mit Abtropfmetastasen in Netz, Mesenterium, Ovarien (sog. Krukenberg-Tumor) sowie in andere Teile des Peritoneums.
- Die **metastasierende Ausbreitung** erfolgt über die Lymphbahnen in die benachbarten Lymphknoten, dann auf dem Blutweg in Pankreas, Leber, Milz, Kolon, Knochen und Lunge.

06

Ätiologie und Pathogenese

Die Pathogenese ist unklar. Ätiologisch spielen mehrere Faktoren eine Rolle:

- *Helicobacter pylori:* Eine zentrale Rolle bei der Entstehung des Magenkarzinoms spielt die HP-Besiedlung des Magens. Besonders die korpusbetonte Gastritis scheint eine Risikokrankheit zu sein. Eine HP-Besiedelung des Magens geht mit einem etwa 4- bis 6fach gesteigerten Karzinomrisiko einher.

  ! Es wird geschätzt, dass HP für mindestens die Hälfte der Magenkarzinome verantwortlich ist. Die an der Kardia gelegenen Karzinome stehen dagegen ätiologisch nicht mit HP im Zusammenhang. !

- **Nahrung:** Angeschuldigt werden Nitrosamine in der Nahrung und damit stark gesalzene, geräucherte oder gepökelte Nahrung bei gleichzeitig eingeschränkter Zufuhr vitaminreicher Nahrung (Obst, Gemüse). Auch die endogene Produktion von Nitrosaminen durch Bakterien im Magen könnte eine Rolle spielen.

- Gesicherte Präkanzerosen sind das **Magenadenom** sowie die als Folge einer Schleimhautatrophie auftretende **intestinale Metaplasie** (z. B. bei autoimmuner Gastritis; s. o.).

- Weitere Risikofaktoren sind hoher Alkoholkonsum, Zigarettenrauchen, M. Ménétrier und Z. n. Billroth-II-Operation (Refluxkrankheit des Resektionsmagens).

- **Familiäres Magenkarzinom:** Etwa 10% aller Magenkarzinome treten familiär gehäuft auf. Diese Tumoren können in Familien mit HNPCC auftreten (s. Kolonkarzinom in **6.5.9**). Etwa 1–3% gehören zur Gruppe des „*hereditary diffuse gastric cancer*" (HDGC), dem eine Mutation am E-Cadherin-Gen (*CDH1*) zugrunde liegt (s. u.: Screening).

Histologie

Zelltyp

Magenkarzinome sind histologisch meist **Adenokarzinome** (intestinaler oder diffuser Typ, auch papilläre, tubuläre, muzinöse Adenokarzinome oder Siegelringzellkarzinome), seltener Plattenepithel-, kleinzellige oder undifferenzierte Karzinome. Prognostisch und klinisch wichtiger als der Zelltyp sind Ausbreitung und Wuchsform (**Abb. 6.41**).

Ausbreitung und Wuchsform

Nach der **Ausbreitung** werden zwei prognostisch unterschiedliche Formen unterschieden:

- **Frühkarzinom** (4–7%): auf Mukosa und Submukosa begrenzt (keine Infiltration der Muscularis propria, T1-Tumor). Die 5-Jahres-Überlebensrate (mit oder ohne Lymphknotenmetastasen) liegt bei 90%.

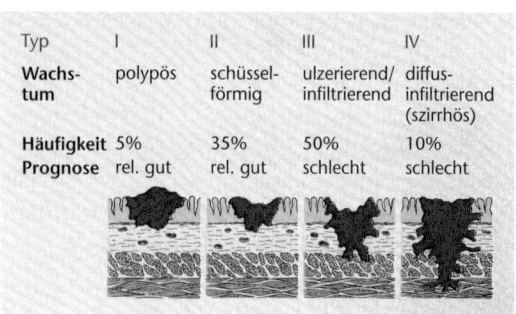

Typ	I	II	III	IV
Wachs-tum	polypös	schüssel-förmig	ulzerierend/infiltrierend	diffus-infiltrierend (szirrhös)
Häufigkeit	5%	35%	50%	10%
Prognose	rel. gut	rel. gut	schlecht	schlecht

Abb. 6.41: Klassifikation des fortgeschrittenen Magenkarzinoms nach BORRMANN. Diese Klassifikation unterscheidet vier Wachstumstypen. [A300–157]

! Lymphknotenmetastasen können jedoch auch schon beim Frühkarzinom vorliegen. Ein Frühkarzinom ist deshalb nicht zu verwechseln mit dem Carcinoma in situ, das *per definitionem* auf die Basalmembran begrenzt ist und praktisch nie metastasiert. !

- **Fortgeschrittenes Magenkarzinom** (überschreitet die Submukosa): Dieses wird nach der **Wachstumsform** weiter unterteilt in einen **intestinalen Typ** (ins Lumen wuchernd, oft polypös, manchmal ulzerierend) und einen **diffusen Typ** (infiltratives, nicht-polypöses Wachstum). Mischformen sind häufig und sollten als diffus klassifiziert werden. Je infiltrativer das Wachstum verläuft, desto schlechter ist die Prognose.

Diagnostisches Vorgehen

Die körperliche Untersuchung ist nur selten hilfreich. Bei weniger als 20% der Patienten kann ein epigastrischer Tumor gefühlt werden. Typisch, aber erst im Spätstadium auftretend, sind der **Virchow-Lymphknoten** (linksseitiger, supraklavikulärer, metastatisch vergrößerter Lymphknoten) sowie der evtl. im Unterbauch tastbare Krukenberg-Tumor (ovarielle Abtropfmetastasen).

Auch das **Labor** ist bei der Diagnostik nicht hilfreich. Es zeigt allenfalls unspezifische Veränderungen (BSG-Erhöhung, Anämie, bei Lebermetastasen erhöhte Transaminasen). Die **Tumormarker** CEA, CA-19-9 und CA-72-4 können gelegentlich als Verlaufsparameter eingesetzt werden. Ein okkulter **Blutnachweis im Stuhl** kann bisweilen zur Entdeckung des Tumors führen.

Tumornachweis

Der Tumornachweis wird durch die **Gastroskopie** mit multiplen Biopsien erbracht (**Abb. 6.42**).

! Bei undifferenzierten oder kleinzelligen Karzinomen kann oft erst die immunhistologische Untersuchung eine klare Abgrenzung zum Lymphom erbringen. !

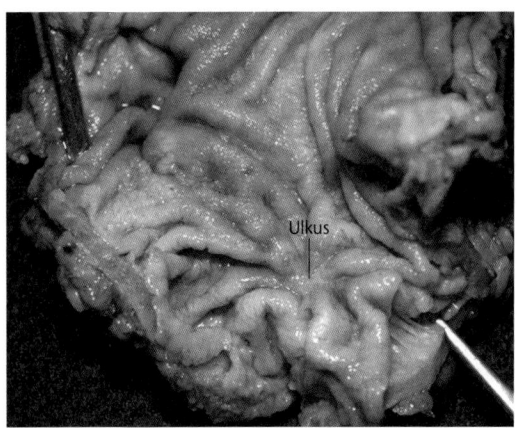

Abb. 6.42: OP-Präparat eines malignen Ulcus ventriculi.
Im Zentrum der strahlenförmigen Schleimhautfalten liegt das
Ulkus. [T173]

Staging

Das Staging (Festlegung von Tumorausbreitung und -me-
tastasierung) erfolgt mithilfe von Endosonographie und
Computertomographie (Abdomen, evtl. Thorax); Röntgenthorax und Oberbauchsonographie werden bei der **Metastasensuche** eingesetzt. Bei klinischem Verdacht kann
eine Skelettszintigraphie zur Abklärung von Knochenmetastasen durchgeführt werden.

Screening

In folgenden Konstellationen ist ein genetisches Screening
indiziert:
- zwei oder mehr erstgradige Verwandte mit diffusem Magenkarzinom, davon einer jünger als 50 Jahre
- drei oder mehr Erkrankte in der Familie (erst- oder zweit-
  gradig), unabhängig vom Alter.

Therapie

Wird ein kuratives Ziel verfolgt, muss operiert werden. Bei
bestimmten Formen des Magenfrühkarzinoms ist eine **en-**

doskopische Mukosaresektion (in spezialisierten Zentren)
kurativ. Ansonsten ist das Standardverfahren die **subtotale
Gastrektomie** (beim intestinalen Typ) bzw. die **komplette
Gastrektomie** (beim diffusen Typ), jeweils mit Lymphadenektomie und Entfernung von großem und kleinem Netz,
evtl. zusätzlich auch mit Splenektomie und Pankreasteilresektion. Die Passage wird durch Ösophagojejunostomie
oder – bei Teilresektion – Gastrojejunostomie wiederhergestellt (**Abb. 6.43**).

Bei 30% der Patienten ist eine Operation mit kurativer
Zielsetzung möglich. In bestimmten Fällen wird eine kombinierte Chemotherapie (u. a. mit 5-FU, Cisplatin) präoperativ (neoadjuvant) zur Erreichung der Operabilität
(„Downstaging") bei lokal fortgeschrittenen Tumoren ohne
Fernmetastasen eingesetzt. 70% der Patienten kommen in
einem Stadium zur Vorstellung, in dem nur noch palliativ
operiert werden kann. Das Ziel ist dabei, Obstruktionen und
Tumorblutungen zu verhindern.

Die **Chemotherapie** kann palliativ zur Verlangsamung
des Tumorwachstums eingesetzt werden, hat jedoch kaum
Einfluss auf die Prognose. Andere palliative Maßnahmen
(Stent-Anlage, Anlage einer Gastrojejunostomie, Thermo-
ablation von Leberherden) können zur Verbesserung der
Lebensqualität der Patienten indiziert sein.

Prognose

Das fortgeschrittene Magenkarzinom hat eine 5-Jahres-
Überlebensrate nach Operation von nur etwa 20%. Das Ma-
genfrühkarzinom dagegen hat mit einer 5-Jahres-Überle-
bensrate von 80–90% eine relativ günstige Prognose.

Maligne Lymphome des Magens

3% aller Magenmalignome sind maligne Lymphome. Unterschieden werden zwei Formen:
- primäre, gastrointestinale Form des Non-Hodgkin-Lymphoms (MALTom: häufiger, insgesamt jedoch selten)
- Mitbefall des Magens im Rahmen eines generalisierten
  Non-Hodgkin-Lymphoms (selten).

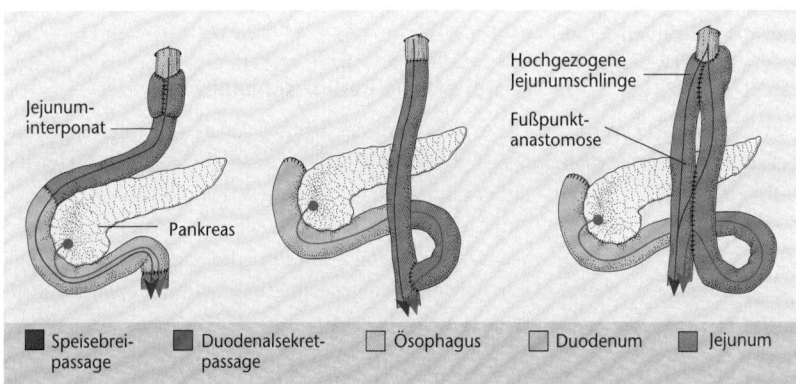

**Abb. 6.43: Gastrektomie ohne Ersatzma-
genbildung. Links:** Jejunuminterponat. **Mitte:**
Roux-Y-Ösophagojejunostomie. **Rechts:** Ösophagojejunostomie mit hochgezogener Dünndarmschlinge und Braun-Fußpunktanastomose.
[A400–190]

MALTome

Primär im Magen entstehende Non-Hodgkin-Lymphome sind die häufigste Form eines außerhalb der Lymphknoten entstehenden Non-Hodgkin-Lymphoms und sind häufig niedrig maligne (aber z. T. auch hoch maligne) Tumoren des B-Zell-Typs. Ausgangsgewebe ist das normalerweise im Magen nicht vorhandene Mukosa-assoziierte lymphatische Gewebe (*mucosa-associated lymphatic tissue*, MALT).

❗ Die „Einsiedelung" bzw. Entwicklung dieses Gewebes wird wahrscheinlich durch *Helicobacter pylori* gefördert, sodass auch hier die HP-Gastritis als prämaligner Zustand anzusehen ist. **❗**

Die Lymphome werden nach ihrem Ausgangsgewebe **MALT-Lymphome** oder **MALTome** genannt. Meist ist der Verlauf milde, eine diffuse Ausbreitung und Knochenmarkbefall kommen jedoch vor. Klinisch präsentieren sich die MAL-Tome ähnlich wie das Adenokarzinom.

Die Therapie muss stadiengerecht erfolgen. Therapeutisch sprechen insbesondere Frühformen auf eine HP-Eradikation an; in genau definierten Stadien ist diese als Therapie ausreichend. Ansonsten wird in Abhängigkeit vom Stadium eine Kombination aus Operation, Chemotherapie und Bestrahlung eingesetzt. Die 5-Jahres-Überlebensrate beträgt je nach Typ und Ausbreitung 50 – 90%.

Andere Malignome des Magens

Andere Malignome des Magens (außer Karzinom und Lymphom) sind selten: u. a. gastrointestinale Stromatumoren (GIST-Tumoren), Schwannome, Leiomyosarkome, Kaposi-Sarkome, Magenmetastasen anderer Malignome. Sie erfordern jeweils spezifische Therapiestrategien. Eine gewisse Sonderrolle spielt der neuroendokrine Tumor des Magens, das Gastrinom (s. **6.4.4** und **7.3.6**).

6.4.6 Gutartige Tumoren

Gutartige Magentumoren sind selten klinisch auffällig, werden jedoch bei bis zu 1% der Obduktionen gefunden. Sie erhalten ihre klinische Bedeutung vor allem durch Komplikationen wie Ulzeration, Blutung, chronische Sickerblutungen mit Eisenmangelanämie, eventuell auch Obstruktion. Unterschieden werden epitheliale und mesenchymale Tumoren.

Epitheliale Tumoren („Magenpolypen")

Diese kommen in unterschiedlichen histologischen Formen vor:
- fokale Hyperplasie der Schleimhaut
- hyperplasiogener Polyp (typischer Magenpolyp) mit hy-

poplastischen und adenomähnlichen Elementen: Die Entartungsmöglichkeit ist umstritten, wird aber mit bis zu 8% angegeben.
- Magenadenom (echte Neoplasie und damit Präkanzerose): maligne Entartung in ca. 20%
- flaches Adenom mit schwerer Dysplasie (seltene präkanzeröse Läsion): kann in ein Frühkarzinom des Magens übergehen
- Polypen im Rahmen der Polyposis-Syndrome des Gastrointestinaltraktes (s. **6.5.9** mit **Tab. 6.10**).

Mesenchymale Tumoren

Dabei handelt es sich um gutartige Wucherung der subepithelial gelegenen Wandschichten: Leiomyome, gastrointestinale Stromatumoren, Neurinome, Myofibrome, Neurofibrome.

Diagnostik und Therapie

Bei entsprechendem Verdacht wird endoskopisch untersucht – oft handelt es sich allerdings sowieso um einen endoskopischen Nebenbefund. Alle polypoiden Strukturen werden biopsiert, ggf. auch mit Knopfloch- oder Schlingenbiopsie. Bei unklaren Strukturen (z. B. submuköser Tumor, mit konventioneller Biopsie nicht klärbar) kann ergänzend eine Endosonographie durchgeführt werden, die eine Schichtzuordnung und ggf. auch eine Punktion erlaubt. Alle präkanzerösen Läsionen (insbesondere alle Adenome) werden entfernt, z. B. mit der Hochfrequenzdiathermie-Schlinge.

6.4.7 Der operierte Magen

Magenoperationen und damit auch die Folgekrankheiten nach Magenoperationen (**Postgastrektomie-Syndrome**) sind seit Beginn der Endoskopie-Ära sowie mit den heutigen Möglichkeiten der medikamentösen Ulkustherapie stark zurückgegangen. Zu unterscheiden sind Magenteilresektionen (Billroth-Operationen mit entsprechenden Rekonstruktionen; **Abb. 6.40**) oder die totale Gastrektomie (**Abb. 6.43**).

Postoperative Refluxösophagitis

Dieses Syndrom, das klinisch kaum von einer „gewöhnlichen" Refluxösophagitis zu unterscheiden ist, kann sowohl durch Säure bedingt sein (s. u. Anastomosenulkus) als auch durch alkalischen Reflux. Konservativ wird entsprechend versucht, den Verlauf mit PPI oder Sucralfat zu beeinflussen. Bei unbefriedigendem Erfolg kann eine operative Revision erforderlich werden.

Rezidivulkus („Anastomosenulkus")

Dieses ist meist in der anastomosennahen Dünndarm-
schleimhaut lokalisiert (Ulcus pepticum jejuni) oder befin-
det sich direkt auf dem Anastomosensteg. Das Rezidiv kann
Folge einer unzureichenden Säurereduktion (belassener
Antrumrest, inkomplette Vagotomie, Hyperparathyreoidis-
mus) oder eines Zollinger-Ellison-Syndroms sein. Durch
Stase des Mageninhalts bei Pylorusstenose oder Stenose im
Anastomosenbereich kann ebenfalls ein Rezidivulkus ent-
stehen, und auch eine gestörte Perfusion postoperativ im
Anastomosenbereich kann eine Rolle spielen. Auch NSAR-
Rezidivulzera kommen vor.

Die **Behandlung** kann schwierig sein. Versucht wird –
wenn eine peptische Genese eine Rolle spielt – die Säuresuppression mit PPI; ggf. kann ergänzend oder stattdessen auch
Sucralfat zum Einsatz kommen. Wenn erforderlich, wird
Helicobacter eradiziert. Wenn aber die Perfusionsverhältnisse im Anastomosenbereich zum Ulkus führen oder der
Befund sonst therapieresistent ist, bleibt oft nur eine erneute Operation.

Dumping-Syndrome

Dumping = sturzartige Entleerung.

Nach dem zeitlichen Auftreten nach Nahrungsaufnahme
werden unterschieden:

- **Frühdumping-Syndrom:** vor allem nach Billroth-II-
  Resektion, selten nach selektiv-proximaler (= proximal-
  gastrischer) Vagotomie; Auftreten ab 3 – 4 Wochen nach
  Operation. Durch die verloren gegangene Speicherfunk-
  tion des Magens wird der Speisebrei verfrüht ins Duodenum und den Dünndarm weitergeleitet, wo er durch
  seine überwältigende osmotische Konzentration rasch
  Wasser in das Darmlumen „zieht". Auf diese Weise kommt
  es zu Übelkeit, Erbrechen, Diarrhö und Bauchschmerzen,
  bis hin zur Kollapsneigung mit Schwäche, Schweißausbruch, Übelkeit und Tachykardie unmittelbar nach dem
  Essen.

  ❗ Durch den Wassereinstrom in den Darm kann es zum
  Entzug von bis zu 20 % des zirkulierenden Plasmavolumens kommen. **❗**

- **Spätdumping-Syndrom:** ebenfalls vor allem nach Billroth-II-Operation. Durch die rasche Passagezeit durch
  den Magen kommt es zur gleichzeitigen Absorption großer Mengen von Kohlenhydraten mit entsprechend hoher
  asynchroner Insulin-Freisetzung aus dem Pankreas. Infolge der Hyperinsulinämie kommt es 2 – 3 Stunden nach
  dem Essen zu einer reaktiven Hypoglykämie mit Heißhunger, Zittern und Schock (selten).

Therapie der Dumping-Syndrome

- **Frühdumping:** häufige kleine Mahlzeiten, wenig Zucker,
  wenig Milch; eventuell Gabe von Spasmolytika (z. B. N-
  Butylscopolamin). Die Beschwerden verschwinden nach
  einigen Wochen meist spontan. Nur in therapieresistenten
  Fällen muss ein Billroth-II- in einen Billroth-I-Magen umgewandelt werden.
- **Spätdumping:** Kohlenhydratzufuhr (kleine Zwischenmahlzeit) ca. 3 Stunden nach der Mahlzeit.

Syndrom der blinden Schlinge (Blind-Loop-Syndrom)

Jede aus der Kontinuität des Dünndarms ausgeschaltete
Darmschlinge – z. B. die zuführende Schlinge nach Billroth-
II-Magenresektion oder nach Gastroenterostomie – kann
sich mit Kolonbakterien besiedeln. Hierdurch können folgende Syndrome resultieren („bakterielle Fehlbesiedlung"):

- **unspezifische Beschwerden** mit Völlegefühl, Blähungen
  und Diarrhöneigung
- **gestörte Fettabsorption** mit Steatorrhö durch bakterielle
  Dekonjugierung konjugierter Gallensalze
- **Mangelernährung und Gewichtsverlust:** Die Bakterien-
  besiedlung kann so weit gehen, dass ein signifikanter Teil
  der zugeführten Nahrung (Fette und Proteine) bereits von
  den Bakterien konsumiert wird und nicht mehr zur Absorption zur Verfügung steht.
- **megaloblastäre Anämie** (s. 3.3.4): Diese ist durch kompetitive Aufnahme und Verbrauch von Vitamin B_{12} durch die
  überwuchernden Bakterien bedingt.

Meist reichen die antibiotische Behandlung sowie Vitamin-
B_{12}-Substitution auf Dauer nicht aus, sodass die blinde
Schlinge operativ entfernt und eine physiologische End-zu-
End-Anastomose wiederhergestellt werden muss.

Syndrom der zuführenden Schlinge (afferent loop syndrome)

Dieses Syndrom kommt nach Billroth-II-Operationen oder
nach Gastroenterostomie ohne Braun-Anastomose dadurch
zustande, dass sich der Speisebrei in die zuführende statt in
die abführende Schlinge entleert oder dass es durch Abknickung der zuführenden Schlinge zur Stase kommt (**Abb.
6.44**).

Klinisch bestehen Völlegefühl sowie Erbrechen und/oder
Diarrhö.

Die Therapie erfolgt operativ (Anlage einer Braun-Anastomose oder Umwandlung einer Billroth-II-Magenresek-
tion in eine Billroth-I-Resektion).

Postvagotomie-Syndrom

Nach proximal-gastrischer Vagotomie können Entleerungs-
störungen des Magens mit Völlegefühl und vermehrtem

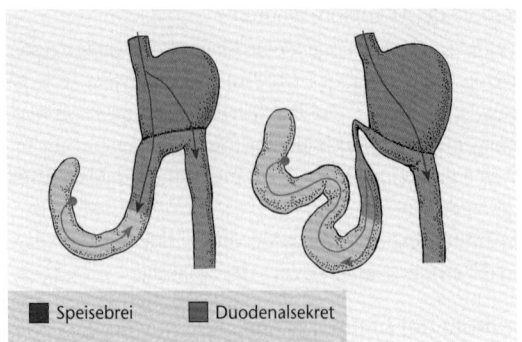

Abb. 6.44: Syndrom der zuführenden Schlinge. Links: Infolge einer technisch ungünstig angelegten Anastomose entleert sich der Magen auch in die zuführende Jejunumschlinge. **Rechts:** Eine Stenose der zuführenden Jejunumschlinge im Bereich der Anastomose führt zur Ansammlung von Duodenalsekret. Dies kann durch eine Braun-Fußpunktanastomose verhindert werden. [A400– 190]

Aufstoßen, seltener auch Erbrechen und Durchfall auftreten.

Magenstumpfkarzinom

Ab dem 15. postoperativen Jahr besteht ein gering erhöhtes Karzinomrisiko im Magenstumpf (Spätkomplikation des operierten Magens). Das Risiko nach Billroth-I-Operationen ist dabei wegen des Gallerefluxes höher als das nach einer Billroth-II-Operation.

❗ Ob der operierte Magen deshalb ab dem 15. postoperativen Jahr regelmäßig endoskopisch kontrolliert werden muss (früher regelmäßig empfohlen), ist in letzter Zeit zunehmend umstritten. ❗

6.5 Dünn- und Dickdarm

6.5.1 Leitsymptom: Diarrhö

10 Liter Flüssigkeit werden jeden Tag in den Magen-Darm-Trakt eingespeist, wovon 8,5 Liter im Dünndarm resorbiert werden. Im Dickdarm wird der Stuhl weiter bis auf 100 ml Flüssigkeit pro Tag eingedickt.

Der normale Stuhlgang des Erwachsenen schwankt sowohl in der Frequenz (zwischen dreimal pro Tag und dreimal pro Woche) als auch in der Konsistenz (zwischen kaum geformt und hart). Zudem sind die subjektiven Erwartungen der Patienten an ihren Stuhlgang sehr individuell. Verschiedene Patienten verstehen unter Diarrhö jeweils unterschiedliche Dinge (z. B. zu häufig oder zu dünn oder zu unkontrollierbar, d. h. mit Inkontinenz verbunden).

❗ Die „medizinische" Definition von Diarrhö ist ein Stuhlgewicht von mehr als 200 g/Tag. Eine Messung ist jedoch weder angenehm noch in der Regel nötig. Als grobe Arbeitsdefinition der Diarrhö hat sich durchgesetzt: zu häufige Stuhlentleerungen (mehr als dreimal pro Tag) oder zu flüssige Stuhlkonsistenz (ungeformt bis wässrig). ❗

Etwas willkürlich wird eine weniger als 2 – 3 Wochen dauernde Diarrhö als **akute Diarrhö** bezeichnet und gegenüber der > 2 – 3 Wochen anhaltenden **chronischen Diarrhö** abgegrenzt.

Pathogenese der Diarrhö

Osmotische Diarrhö

Die Darmmukosa fungiert als semipermeable Membran, d. h., Flüssigkeit kann in das Darmlumen übertreten, wenn sich dort größere Mengen an nicht-absorbierten hypertonen Substanzen ansammeln. Eine solche Ansammlung tritt auf, wenn

- der Patient nicht-absorbierbare, hypertone Substanzen zu sich nimmt, z. B. Abführmittel (wie etwa Magnesiumsulfat), magnesiumhaltige Antazida oder nicht-resorbierbare Zuckeraustauschstoffe wie Xylit oder Sorbit („Kaugummi-Diarrhö")
- osmotische Substanzen infolge einer Malabsorption im Lumen verbleiben, z. B. Lactose beim Lactase-Mangel oder weitere Kohlenhydrate bei genereller Zottenatrophie.

Klinisch steht im letzteren Falle eine ausgeprägte Gasbildung im Vordergrund, die dadurch bedingt ist, dass die Darmbakterien der tieferen Darmabschnitte die nicht-absorbierten Kohlenhydrate vergären (Folge: Flatulenz, Blähungen). Da die Flüssigkeitsabsorption im Ileum und Kolon weiterhin funktioniert, hält sich das Durchfallvolumen bei osmotischer Diarrhö meist in Grenzen.

Sekretorische Diarrhö

Hier kommt es zur aktiven Sekretion von Flüssigkeit und Elektrolyten aus den Krypten; meistens ist dabei auch die Absorption in den Zotten vermindert. Die Sekretion wird durch Beeinflussung der Ionenkanäle an der Zellmembran – z. B. durch Stimulierung der Adenylzyklase oder anderer Messenger-Enzyme – in Gang gesetzt. Die Integrität der Enterozyten bleibt dabei erhalten.

Da Na^+ selbst bei sekretorischer Stimulierung der Enterozyten weiterhin über einen Na^+/Glucose-Kotransport aufgenommen werden kann, wird die im Rahmen der sekretorischen Diarrhö entstehende Dehydratation am besten durch Na^+ und glucosehaltige Lösungen behandelt (z. B. WHO-Lösung, **Abb. 6.10**).

Eine sekretorische Diarrhö kann ausgelöst werden durch:

- **Erreger:** z. B. Norwalk- und Rotavirus, *Giardia lamblia*, *Cryptosporidium* (s. **13.10**)

  ❗ Zytomegalie-Viren, Amöben sowie die meisten nicht-toxinproduzierenden Bakterien lösen dagegen eine entzündliche Diarrhö aus. ❗

- **bakterielle Enterotoxine:** Hierbei sind zu unterscheiden:
  - präformiert aufgenommene Enterotoxine („Lebensmittelvergiftung"): von *Staph. aureus*, *Bacillus cereus*, *Clostridium perfringens*
  - im Darm produzierte Enterotoxine: durch enterotoxische *E. coli*, *V. cholerae*

    ❗ Bakterielle Zytotoxine (z. B. das *Clostridium-difficile*-Toxin) lösen dagegen eine entzündliche Diarrhö aus. ❗

- von endokrinen Tumoren **sezernierte Hormone:** z. B. vasoaktives intestinales Polypeptid (VIP) bei pankreatischen Tumoren (Verner-Morrison-Syndrom, s. **7.3.6**)
- bestimmte **Laxanzien:** z. B. Anthrachinone oder Rizinusöl
- **Gallensäuren:** so genannte chologene Diarrhö im Rahmen eines Gallensäurenverlust-Syndroms (**Abb. 6.49**), z. B. nach Ileumresektion oder bei M. Crohn
- **Fettsäuren:** z. B. bei Pankreasinsuffizienz.

Bis auf die beiden letzteren Ursachen wirken alle genannten Faktoren vorwiegend am Dünndarm. Gallen- und Fettsäuren dagegen lösen eine sekretorische Diarrhö des Kolons aus (**Abb. 6.49**).

Das Stuhlvolumen bei sekretorischer Diarrhö kann extrem hoch sein (1–10 Liter pro Tag), Elektrolytentgleisungen sind bei hohen Volumina häufig, Fasten hat im Gegensatz zur osmotisch bedingten Diarrhö keinen Einfluss auf die Durchfälle.

Entzündliche Diarrhö

Durch strukturelle Schädigung der Darmmukosa im Rahmen entzündlicher Prozesse kommt es sowohl zum interstitiellen Flüssigkeitsverlust als auch evtl. zu Blutverlusten sowie zur gestörten Flüssigkeits- und Elektrolytabsorption.

Typisch sind die Schleim- und Blutbeimengung als Zeichen der Mukosaschädigung sowie Bauchschmerzen und Fieber. Die chronische entzündliche Diarrhö führt darüber hinaus zum Gewichtsverlust.

Auslöser der Zellschädigung können sein:
- **direkte Schleimhautinvasion** durch Enteritiserreger: Shigellen, Salmonellen, *Campylobacter*, Yersinien, *Aeromonas* oder enteroinvasive *E. coli* (EIEC); seltener Viren (Zytomegalie) oder Amöben
- **zytotoxinbedingte Schleimhautschädigung** bei enterohämorrhagischen *E. coli* (EHEC), *Clostridium difficile* und *Vibrio parahaemolyticus*
- **chronisch-entzündliche Darmerkrankungen:** z. B. Colitis ulcerosa oder M. Crohn.

Diarrhö durch Motilitätsstörungen

Wie stark die Fäzesaufbereitung durch die Motilität beeinflusst wird, zeigt der psychovegetative „Schiss": Ausgelöst durch sympathische Stimulation (Aufregung, Angst) kommt es zu teilweise erheblichen Durchfällen.

Die motilitätsbedingte Diarrhö kann dabei über drei Mechanismen ausgelöst werden: über eine **erhöhte Dünndarmmotilität** mit nachfolgender Malabsorption, über eine **erhöhte Dickdarmmotilität** mit verminderter Wasserresorption sowie über eine **verlangsamte Dünndarmmotilität**, die eine bakterielle Überwucherung begünstigt, die wiederum ein Malabsorptions-Syndrom nach sich ziehen kann.

Zustände mit abnormer Motilität kommen vor bei:
- Phäochromozytom und Karzinoid-Syndrom (s. **6.5.9**)
- im Rahmen einer Hyperthyreose
- nach Vagotomie und postoperativ nach Magenresektion
- im Rahmen einer diabetischen Neuropathie.

Auch beim Colon irritabile ist wahrscheinlich die Motilität verändert (s. **6.5.5**).

Häufig ist bei Motilitätsstörungen lediglich die Stuhlfrequenz erhöht, die Gesamtausscheidung dagegen kaum verändert.

═══════ **ZUR VERTIEFUNG** ═══════

Diagnoseprinzipien bei chronischer Diarrhö

- **Hinweis auf osmotische Prozesse:** erniedrigter Stuhl-pH, erhöhte osmotische Lücke, Rückgang des Stuhlvolumens durch Fasten (bzw. Schlafen: kein nächtlicher Stuhlgang)
- **Hinweis auf sekretorische Prozesse:** große Stuhlvolumina (Stuhlgewicht > 1000–1500 g/Tag), häufig mit wässriger Konsistenz, kein Rückgang des Stuhlvolumens durch Fasten (d. h. auch nächtlich bestehende Durchfälle)
- **Hinweis auf entzündliche Prozesse:** Leukozyten im Stuhl, Blut- und Schleimbeimengungen, ausgeprägte Abdominalschmerzen, evtl. Fieber oder Gewichtsverlust
- **Hinweis auf Motilitätsstörungen:** systemische Grunderkrankungen (z. B. Diabetes mellitus) oder vorhergehende Abdominalchirurgie.

Akute Diarrhö

Akute Diarrhöen sind oft von Bauchschmerzen und Erbrechen begleitet. Es wird geschätzt, dass weltweit 4 Milliarden Menschen pro Jahr an Diarrhö erkranken und ca. 7,5 Millionen (vor allem Kinder) an den Folgen sterben. Die akute Diarrhö ist vor allem wegen der resultierenden Dehydratation und Elektrolytentgleisungen gefährlich. Je nach zugrunde liegender Ursache kann sie auch in chronische Schädigungen übergehen (z. B. postenteritisches Malassimi-

06

lations-Syndrom durch strukturelle Schleimhautschädigung, s. **6.5.6**).

Die drei häufigsten Ursachen der akuten Diarrhö sind **Erreger, Erregertoxine** und **Medikamente** (zur infektiösen Diarrhö s. **13.10**). Seltenere Ursachen s. **Kasten** „Ursachen der akuten Diarhö".

═══════════ ZUR VERTIEFUNG ═══════════

Ursachen der akuten Diarrhö

- Infektionen (s. 13.10):
  - durch bakterielle Invasion der Mukosa bedingt: enteroinvasive *E. coli*, Salmonellen, Shigellen, *Campylobacter jejuni*, *Yersinia enterocolitica*, *Aeromonas*, Chlamydien
  - durch bakterielle Toxine bedingt (enteral gebildet): enterohämorrhagische *E. coli*, enterotoxische *E. coli*, *Vibrio cholerae*, *Clostridium difficile*
  - durch bakterielle Toxine bedingt (präformiert aufgenommen): „Lebensmittelvergiftung" durch *Staph. aureus*, *Clostridium perfringens*, *Bacillus cereus*
  - Viren: z. B. Rotaviren, Parvoviren, Norwalk-Viren, Zytomegalie-Virus
  - Protozoen: z. B. *Entamoeba histolytica*, *Giardia lamblia*, Kryptosporidien
- Nahrungsmittelintoleranz
  - Nahrungsmittelallergie (v. a. beim Kind, beim Erwachsenen selten): durch IgE-AK-Reaktionen ausgelöste Mastzelldegranulation (Typ-I-Allergie), z. B. Allergie auf Milch, Nüsse, Eiweiß, Fisch
  - pseudoallergische Reaktion (PAR): pharmakologisch ausgelöste Mastzelldegranulation, z. B. durch Histaminliberatoren (in Erdbeeren, Tomaten), durch Lebensmittelzusätze oder vasoaktive Substanzen in Nahrungsmitteln (z. B. Serotonin in Bananen)
- vegetativ, z. B. bei Angst („Schiss") oder Nervosität
- Arzneimittel, z. B. Laxanzien, Antibiotika
- Intoxikationen (z. B. mit Arsen)
- pseudomembranöse Kolitis durch Überwucherung des Kolons mit toxinbildendem *Clostridium difficile* nach Antibiotikatherapie (s. 13.10.3).

Diagnostisches Vorgehen

Im Gegensatz zur chronischen Diarrhö, die einen wahren Test der diagnostischen Fähigkeiten des Arztes darstellt (mit hohen Durchfallquoten …), ist die Diagnose der akuten Diarrhö recht einfach. Sie wird in **13.10.3** näher besprochen.

Chronische Diarrhö

Eine chronische (d. h. > 3 Wochen bestehende) Diarrhö kann auf schwerwiegende Erkrankungen hinweisen (s. **Kasten** „Ursachen der chronischen Diarrhö") und sollte deshalb stets sorgfältig abgeklärt werden. Häufig kann die zugrunde liegende Ätiologie allein schon durch Anamnese und Befund diagnostiziert werden.

═══════════ ZUR VERTIEFUNG ═══════════

Ursachen der chronischen Diarrhö

- **Malassimilations-Syndrom** (s. 6.5.6), z. B. durch Erkrankungen der Dünndarmschleimhaut (Sprue, M. Crohn), Dünndarmresektion, lymphatische Obstruktion, bakterielle Überwucherung des Dünndarms oder Pankreasinsuffizienz
- **chronische Darminfektionen**: z. B. mit *Giardia lamblia*, *Entamoeba histolytica*, *Cyclospora*, Nematoden – bei schwerer Immunsuppression (v. a. bei AIDS) auch *Microsporidia*, Zytomegalie-Virus, *Mycobacterium-avium*-Komplex, *Cryptosporidium*, *Isospora belli*
- **chronisch-entzündliche Darmerkrankungen**: M. Crohn, Colitis ulcerosa, kollagene Kolitis (s. 6.5.12)
- **Laxanzienmissbrauch**: meist bei Frauen in den mittleren Lebensjahren; die Diarrhö ist oft voluminös. Die Laxanzieneinnahme wird vielfach abgestritten. Bei der Einnahme von Anthrachinonen kann in der Sigmoidoskopie evtl. eine Melanosis coli (pigmentierte Mukosa) nachgewiesen werden.
- **Nahrungsmittelintoleranzen**:
  - Enzymmangel: z. B. Lactase-Mangel (primär oder sekundär, z. B. nach schweren akuten Durchfallerkrankungen als „postenteritischer Durchfall")
  - nahrungsmittelinduzierte Enteropathien: z. B. als Typ-IV-Allergie bei der Kuhmilchproteinintoleranz des Säuglings oder als Autoimmungeschehen bei der Zöliakie
  - sorbitinduzierte Diarrhö (der Zuckeraustauschstoff Sorbit kann eine osmotische Diarrhö auslösen)
- **obstruierende Tumoren**: Dabei tritt die Diarrhö oft im Wechsel mit Obstipation auf.
  ❗ Die Diarrhö bei Tumoren kommt durch bakterielle Verflüssigung verfestigter Stuhlmassen bei Stenosen im distalen Kolon zustande („paradoxe Diarrhö"). ❗
- **hormonaktive Tumoren**: VIPom, Gastrinom, Glukagonom (s. 7.3.6)
- **Kurzdarm-Syndrom** (s. 6.5.6).

Diagnostisches Vorgehen

Die Abklärung sollte den folgenden **Leitfragen** folgen:
- Bestehen Zeichen einer Mukosaentzündung?
- Bestehen Zeichen der Malassimilation?
- Bestehen Zeichen für strukturelle oder funktionelle Darmstörungen?

Anamnese und Befund

Ein besonderes Augenmerk ist auf den **Allgemeinzustand** des Patienten sowie die **Begleitsymptome** zu richten. Auch die Kenntnis der **nächtlichen Stuhlgewohnheiten** kann zur ätiologischen Abklärung beitragen:
- Gewichtsverlust, Fieber und Abgeschlagenheit sprechen für eine schwere entzündliche Diarrhö oder Tumorerkrankung.
- Für einen Disaccharidase-Mangel sprechen mit der Nahrungsaufnahme fluktuierende Symptome.

- Fehlende nächtliche Symptome sprechen eher für eine osmotisch oder durch abnorme Motilität bedingte Diarrhö, z. B. ein Malassimilations-Syndrom oder ein Colon irritabile; in diesen Fällen verbessert sich die Diarrhö in der Regel auch durch Fasten.
- Dagegen weist die nächtliche Diarrhö oder Inkontinenz auf ein sekretorisches bzw. entzündliches Geschehen hin; Fasten hat hier in der Regel keinen Einfluss auf das Stuhlvolumen.
- Besteht der Verdacht auf einen Laktase-Mangel oder eine sorbitinduzierte Diarrhö, so kann ein Auslassversuch über zwei Wochen den Auslöser überführen helfen.

Untersuchung des Stuhls
Die **makroskopische Betrachtung** ist zwar wenig beliebt, jedoch aussagekräftig:
- Blut- oder Schleimbeimengungen sprechen für einen strukturellen Mukosaschaden (entzündliche Diarrhö).
- Glänzende, voluminöse, kräftig stinkende Stühle mit oder ohne sichtbare Fetttröpfchen sprechen für Fettmalabsorption.
- Breiig-schaumige, vergoren riechende „Gärungsstühle" sprechen für Kohlenhydratmalabsorption.

Stets sollte der Stuhl auch dem **Labor** zugeführt werden:
- Okkultes Blut ist ein Hinweis auf entzündliche Diarrhö oder Tumor.
- Leukozyten weisen auf ein entzündliches Geschehen hin und sind bei manchen infektiösen Durchfallerkrankungen sowie bei chronisch-entzündlichen Darmerkrankungen erhöht.
- Der pH-Wert des Stuhles kann wertvolle Informationen liefern: Nicht aufgenommene und ins Kolon übergetretene Kohlenhydrate werden von den dortigen Darmbakterien in kurzkettige Fettsäuren verwandelt, welche den pH-Wert des Stuhles auf unter 6 erniedrigen; ein erniedrigter pH-Wert deutet somit auf eine Kohlenhydratmalabsorption hin.
- Die nicht absorbierten Kohlenhydrate können auch direkt über den Nachweis reduzierender Substanzen im Stuhl festgestellt werden.
- Die Bestimmung der osmotischen Lücke (s. gleichnamigen **Kasten**) kann eine osmotische Diarrhö bzw. Laxanzienmissbrauch entlarven.
- Zum Ausschluss infektiöser Ursachen wird der Stuhl auch auf Mikroorganismen untersucht (Stuhlkultur, Gram-Färbung, Mikroskopie auf Parasiten und Stuhleier).
- In schwierigen Fällen kann ein vermuteter Laxanzienmissbrauch durch die Bestimmung von Magnesium, Phosphat und Sulfat und den indirekten Nachweis von Phenolphthalein oder Senna im Stuhl (Rotfärbung nach Alkalinisierung) aufgedeckt werden.

====ZUR VERTIEFUNG====

Osmotische Lücke

Der Stuhl am Ende des Darmrohrs ist unter normalen Bedingungen in etwa zum Serum isoton; die normale Stuhl-Osmolalität liegt damit bei ~ 290 mosmol/kg. Da nennenswerte osmotisch aktive organische Verbindungen fehlen, ist die Osmolalität hauptsächlich durch die Elektrolyte, und zwar durch Na^+ und K^+ mit ihren jeweiligen Anionen (Cl^- oder HCO_3^-), bedingt. Die Stuhl-Osmolalität lässt sich also grob abschätzen (gemessenes $[Na^+ + K^+] \times 2$).
Als osmotische Lücke wird der Unterschied zwischen der auf diese Weise geschätzten und der im Labor direkt gemessenen Osmolalität des Stuhls bezeichnet. Diese liegt normalerweise unter 50 mosmol/kg. Ist die osmotische Lücke erhöht, so deutet dies auf das Vorliegen unphysiologischer osmotisch aktiver Substanzen und damit auf das Vorliegen einer Malabsorption oder die Einnahme von osmotischen Laxanzien hin. Eine erhöhte osmotische Lücke ist somit der Leitbefund der osmotischen Diarrhö.

Labor und bildgebende Verfahren
Einfache Blutuntersuchungen können helfen, einen eventuellen Entzündungsprozess oder ein Malassimilations-Syndrom zu erkennen: Blutbild (Hb und MCV!), Serumelektrolyte, BSG, Ferritin, Albumin (als Marker für eventuelle enterale Eiweißverluste), Quick-Wert (als Marker für die Vitamin-K-abhängigen Gerinnungsfaktoren und damit die Fettresorption), β-Karotin (ebenfalls Marker für die fettabhängige Vitaminresorption), evtl. Vitamin-B_{12}-Spiegel (als Marker für die Absorption im terminalen Ileum). Bei Verdacht auf endokrin ausgelöste Diarrhö können die entsprechenden Hormone im Serum nachgewiesen werden (z. B. VIP).

In ca. 20% der Fälle, insbesondere bei Verdacht auf entzündliche Prozesse, sind aufwändigere radiologische Untersuchungen, endoskopische Untersuchungen sowie Funktionstests angezeigt.

6.5.2 Leitsymptom: Obstipation

Was für die Diarrhö gesagt wurde, gilt auch für die Obstipation: Verschiedene Patienten verstehen unter Obstipation unterschiedliche Dinge (z. B. zu hart, zu selten, zu wenig oder zu schmerzhaft). Im medizinischen Sinne sollte von einer Obstipation bei ≤ 2 Stuhlgängen pro Woche oder bei mit exzessivem Aufwand oder Schmerzen verbundener Defäkation gesprochen werden. Ursachen können sein:
- „**chronisch-habituelle Obstipation**" durch faserarme Kost, mangelnde Flüssigkeitsaufnahme und mangelnde Bewegung (bei 10% der Bevölkerung); im Kranken-

Chronische Diarrhö

Vorstellung des Patienten und Zusammenfassung des bisherigen Verlaufs

Assistenzarzt: Die 65-jährige Patientin klagte bei der Aufnahme über seit 15 Monaten bestehende starke Durchfälle. Diese treten mindestens 3- bis 4-mal täglich auf. Manchmal muss die Patientin aber auch bis zu 15-mal die Toilette aufsuchen, worunter sie sehr leidet. Die Konsistenz des Durchfalls beschrieb sie als breiig bis wässrig, Blut sei nicht dabei. Ihr Gewicht habe sie trotz der Durchfälle gehalten. Die Frage nach Auslandsaufenthalten, um eine exotische Infektion auszuschließen, hat die Patientin verneint.

Sie wurde bei uns in gutem Allgemeinzustand und schlankem Ernährungszustand aufgenommen. Das Abdomen war weich und die Darmgeräusche lebhaft.

Bisher habe nach eigenen Berichten bereits eine Gastroskopie und eine Koloskopie in einem anderen Krankenhaus stattgefunden. Bis auf eine Helicobacterbesiedelung konnte man dort keine auffälligen Befunde feststellen. Eine histologische Probe sei damals jedoch nicht entnommen worden. Als Therapieversuch unternahm man eine Eradikation des Helicobacters.

Diskussion und Differentialdiagnose des Hauptbefundes

Gastroenterologe: Zunächst haben wir versucht, die Beschwerden der Patientin nichtinvasiv abzuklären. Nach den bereits durchgeführten Endoskopien war sie nämlich diesbezüglich sehr ängstlich. Um das Vorliegen einer Laktose-Intoleranz abzuklären, haben wir einen H2-Atemtest mit Laktose durchgeführt. Eine eventuelle Fehlbesied-

lung des Duodenums mit Bakterien haben wir mit dem H2-Atemtest mit Glukose untersucht. Bei beiden Atemtests konnten wir jedoch keine erhöhten H2-Werte in der Ausatemluft feststellen. Im Stuhl haben wir nach pathogenen Keimen gesucht, wurden jedoch nicht fündig. Das Routinelabor zeigte weder eine Elektrolytstörung noch Zeichen einer Malabsorption oder einer Entzündung. Die Yersinien- und Campylobacterserologie und die Transglutaminase-Ak (IgA) waren ebenfalls unauffällig. Auch die Sonographie des Abdomens ergab keinen Hinweis auf einen pathologischen Befund.

Assistenzarzt: Nach diesen nicht sehr ergiebigen Untersuchungen haben wir trotzdem beschlossen, einen Therapieversuch zu unternehmen. Nach dem Motto „Häufiges ist häufig und Seltenes ist selten" haben wir mit dem Verdacht auf eine bakterielle Infektion eine antibiotische Therapie mit Ciprofloxacin und mit dem Verdacht auf ein irritables Kolon eine probiotische Therapie eingeleitet. Leider blieb beides ohne nennenswerten Erfolg. So blieb uns gar nichts anderes übrig, als die Patientin vorsichtig darüber aufzuklären, dass eine weitere endoskopische Untersuchung unumgänglich ist.

Gastroenterologe: Bei der Ileokoloskopie konnten wir bis in das terminale Ileum hinauf nichts Ungewöhnliches feststellen. Die ÖGD war bis auf rarefizierte Kerckring'sche Falten im Duodenum ebenfalls weitgehend unauffällig (Abb. K6.1). In allen untersuchten Abschnitten des Verdauungstraktes haben wir Biopsien für eine feingewebliche Untersuchung entnommen.

Pathologe: Diese Biopsien sind dann unter meinem Mikroskop gelandet. Danach war ich in der Lage, etwas Licht in das Dunkel zu bringen.

Die Biopsien der Ileumschleimhaut zeigten eine deutlich Zottenatrophie, eine Krypten-

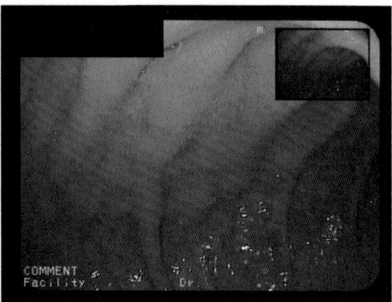

Abb. K6.1: Rarefizierte Kerkring'sche Falten bei Zöliakie.

hyperplasie und eine Vermehrung der intraepithelialen T-Lymphozyten (Abb. K6.2). Dieses histologische Bild findet sich bei einer Zöliakie, eine Überempfindlichkeit gegen das in fast allen Getreidesorten vorkommende Klebereiweiß Gluten.

Dies war aber nicht der einzige Befund. In den Kolonbiopsien war eine mäßig starke subakute Kolitis mit einer Vermehrung der Lymphozyten und Plasmazellen sowie ganz vereinzelt Granulozyten in der Tunica propria zu erkennen. Außerdem zeigte sich die Basalmembran stark verbreitert, Abb. K6.3. Dieser Befund entspricht dem Bild einer kollagenen Kolitis, einer Autoimmunkrankheit.

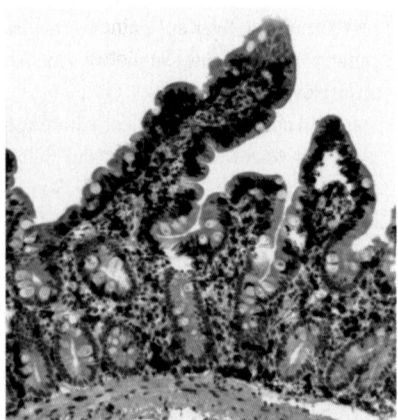

Abb. K6.2: Immunhistochemische T-Zell-Färbung (CD3) einer potentiellen Zöliakie.

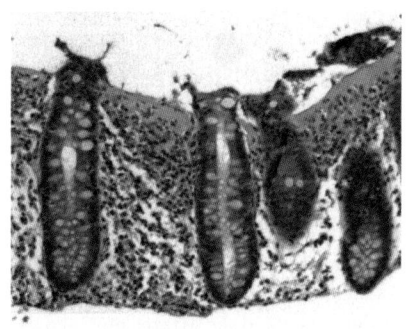

Abb. K6.3: Kollagene Kolitis in HE-Färbung

Assistenzarzt: Tja, nun hatten wir gleich zwei Diagnosen. Komisch war, dass der Transglutaminase-Ak-Titer, der beim Vorliegen einer Zöliakie eigentlich erhöht sein müsste, normal war. Nach einer weiteren Kontrolle kam dann die Überraschung: der Titer war mit 1:160 positiv. Unter der Hauptdiagnose Zöliakie begannen wir die Patientin zu behandeln. Sie wurde auf eine glutenfreie Diät gesetzt und besuchte eine Schulung, in der sie lernte, auf glutenfreie Ernährung zu achten. Die Durchfälle wurden über Monate hinweg besser, gingen aber nie vollständig zurück. Dann wurden die Durchfälle wieder stärker. Die Antitransglutaminase-Ak waren bei nochmaliger Kontrolle wieder negativ. In einer erneuten Dünndarmbiopsie war die Zottenatrophie nicht mehr nachweisbar und die Lymphozytose rückläufig.

Nun richteten wir unser Augenmerk auf die andere Diagnose, die für die Durchfälle verantwortlich sein konnte. Die kollagene Kolitis hatten wir in der Behandlung bisher völlig außer Acht gelassen. Unter Beibehaltung der glutenfreien Diät wurde bei der Patientin deshalb eine Therapie mit Budesonid p.o. eingeleitet. Dadurch sind die Beschwerden bis zum heutigen Tag vollständig zurückgegangen.

Herleitung der Krankheitsdiagnose und Auflösung des Falles

Assistenzarzt: Unsere abschließende Krankheitsdiagnose ist nun die ungewöhnliche Kombination einer Zöliakie mit einer kollagenen Kolitis. Ich habe mir erlaubt ein wenig zu recherchieren und dabei herausgefunden, dass mindestens 8 Fälle dieser Konstellation beschrieben sind. Es besteht sogar eine pathophysiologische Verbindung: Bei beiden Krankheitsbildern findet sich eine Häufung von HLA-DQ2 und HLA-DQ1,3.

Gastroenterologe: Sehr interessant, mit ganzen 8 beschriebenen Fällen haben wir wohl einen Kolibri erwischt. Aber auch Kolibris muss man im Hinterkopf behalten. Aber nun zu etwas anderem: Der Patientin wäre wohl einiges Leid erspart geblieben, wenn man bei der ersten endoskopischen Untersuchung sofort eine histologische Gewebeprobe entnommen hätte.

Zum Glück ist das ja nicht in unserem Haus passiert.

Assistenzarzt: Sie dürfen aber auch nicht den negativen Ausfall der Transglutaminase-Ak-Serologie vergessen. Wenn diese bei der ersten Untersuchung positiv ausgefallen wäre, hätte man der Erkrankung viel früher auf die Spur kommen können. Allerdings sollte man sich auch nie auf einen einzelnen, störanfälligen Laborwert verlassen. Wer weiß, ob sich der Laborant bei der Arbeit nicht von der hübschen Praktikantin hat ablenken lassen.

Chefarzt: Lassen Sie uns jetzt nicht über die Liebschaften in unseren Labors spekulieren, sondern lieber überlegen, worauf wir in Zukunft achten sollten. Der Verlauf der Erkrankung zeigt, dass eine Kombination beider Krankheiten, nämlich der Zöliakie und der kollagenen Kolitis, die Symptomatik hervorgerufen hat. Man hätte vielleicht sofort beide histologisch gewonnenen Erkenntnisse in die Therapie mit einbeziehen sollen. Durch die Vernachlässigung des Befundes der kollagenen Kolitis wurde die endgültige Linderung der Beschwerden nochmals verschoben. Das können wir jetzt nicht auf ein anderes Krankenhaus oder das Labor schieben. Aber es liegt ja in unserer Verantwortung, aus solchen Fehlern zu lernen und es in Zukunft besser zu machen.

haus ist diese Form infolge der Immobilisation am häufigsten.

- **medikamentös induzierte Form** (aluminiumhaltige Antazida, Anticholinergika, Opiate)
- **Elektrolytstörungen** mit Verminderung der Erregbarkeit der glatten Muskulatur (z. B. Hypokaliämie, Hyperkalzämie, Hypomagnesiämie)
- **verringerte Kolontransitzeit ("inertes Kolon")**: ätiologisch und pathogenetisch unklares, vor allem bei Frauen gefundenes Phänomen mit verminderter Kolontransitzeit. Erklärungsversuche umfassen: Teilaspekt des Colon irritabile?, chronischer Laxanzienmissbrauch?, psychosoziale Belastungen?, gastrointestinales Dysmotilitäts-Syndrom?
- **organische Darmerkrankungen mit Lumenobstruktion**: Strikturen und Stenosen, z. B. bei Karzinom oder entzündlichen Darmerkrankungen. Für ein Karzinom verdächtig sind zunehmender Durchmesserschwund des Stuhls ("Bleistiftstühle"), Gewichtsverlust und Hämatochezie.
- **Analerkrankungen:**
  - Defäkationsunterdrückung: z. B. wegen Fissuren oder schmerzhaften Hämorrhoiden
  - funktionelle Defäkationsstörungen: bei Defäkationsdruck nicht-relaxierender Beckenboden, auch Anismus oder "falsches Pressen" genannt
  - innerer Rektumprolaps: Beim Pressen prolabiert die Rektumwand ins Lumen.
- **ganglionäre Motilitätsstörungen**: eine lebenslange Obstipation kann beim M. Hirschsprung beobachtet werden, bei dem die Ganglienzellen des Auerbach-Plexus in bestimmten Darmabschnitten (d. h. segmentär) fehlen. Maximalformen werden meist im Kindesalter diagnostiziert und chirurgisch korrigiert. Interessanterweise werden zunehmend ganglionäre Störungen entdeckt, bei denen entweder die Ganglienanzahl vermindert ist oder eine Transmitterstörung im Darmnervensystem vorliegt (neuronale intestinale Dysplasie).
- **neurogene Störungen** mit Motilitätsverlangsamung (z. B. diabetische autonome Neuropathie)
- **endokrine Ursachen** (z. B. Hypothyreose).

Diagnostisches Vorgehen

Als erster Schritt sollte eine genaue **Anamnese** erhoben werden. Wie ist es mit körperlicher Bewegung und Flüssigkeitszufuhr? Medikamentenanamnese, Begleiterkrankungen?

Als erste technische Untersuchung kann der Stuhl auf **okkultes Blut** untersucht und können im **Labor** Blutbild, TSH und die Elektrolyte bestimmt werden. Ergeben sich keine Auffälligkeiten, ist der Patient < 45 Jahre alt und bestehen keine "Warnzeichen" in der Anamnese, sollte mit der Thera-

pie begonnen werden; anderenfalls muss zuerst ein Kolonkarzinom ausgeschlossen werden (s. **6.5.9**).

Kompliziertere Untersuchungen schließen sich dann an, wenn der Patient auf die Therapie nicht anspricht. Sie umfassen die Kolontransitzeit (s. u.) sowie die Defäkographie (Videodarstellung der Defäkation im seitlichen Strahlengang) und die rektale Manometrie.

Messung der Kolontransitzeit

Hierzu werden über 6 Tage jeden Tag nüchtern 10 röntgendichte Marker (ca. 1 mm große Ringe) geschluckt. Am 7. Tag wird eine Röntgenleeraufnahme des Abdomens angefertigt. Verbleiben mehr als 20% der Marker im Darm, so liegt eine abnorme Ausscheidung vor. Sind die Marker über den gesamten Kolonrahmen verteilt, ist eine Transitstörung wahrscheinlich; sammeln sie sich im Rektosigmoid an, liegt eine anorektale Obstruktion vor.

Therapie

Bei der Therapie der Obstipation sollte stufenweise vorgegangen werden (**Abb. 6.45**):

- Die **erste Therapiestufe** besteht in Allgemeinmaßnahmen: faserreiche Kost (mindestens 10 – 12 g Fasern pro Tag), 1 – 2 Gläser Flüssigkeit mit den Mahlzeiten, Bewegung ("Verdauungsspaziergang"), prompte Defäkation bei Stuhldrang.
- Die **zweite Therapiestufe** ist Faserersatz zu der Nahrung (10 – 20 g Fasern pro Tag). Am billigsten sind Kleie oder Leinsamen, jedoch können auch Methylzellulose, Psyllium oder Karaya-Produkte verwendet werden.
- Die **dritte Therapiestufe** besteht in der medikamentösen Einnahme eines "Stuhl-Weichmachers"; hier kommt heute vorrangig ein Polyethylenglykol(PEG)-haltiges Präpa-

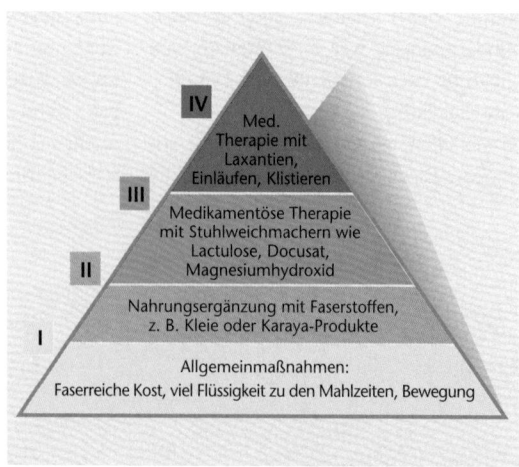

Abb. 6.45: Pyramidenschema der Therapie bei Obstipation. [L157]

PHARMA-INFO: LAXANZIEN

Wirkstoffe
- Polyethylenglykol (PEG) (z. B. Movicol®)
- Magnesiumsulfat = Bittersalz; Natriumsulfat = Glaubersalz
- Lactulose (z. B. Bifiteral®)
- Bisacodyl (z. B. Dulcolax®)
- Natriumpicosulfat (z. B. Laxoberal®)
- Rizinusöl
- anthrachinonhaltige Medikamente (Sennesblätter, Rhabarberwurzelstock, Aloe, Faulbaumrinde)
- Leinsamen

Wirkungsmechanismus und Eigenschaften
- Osmotisch wirkende Laxanzien (Magnesiumsulfat, Natriumsulfat, Lactulose) verringern die Resorption von Wasser aus dem Darm und führen so zu einer dünnflüssigen Darmentleerung.
- Antiresorptiv und hydragog („wassertreibend") wirkende Laxanzien (Bisacodyl, Natriumpicosulfat, Rizinusöl, Anthrachinon-Derivate) hemmen die Natrium- und Wasserresorption durch Blockade der Na^+/K^+-abhängigen ATPase. Zugleich fördern sie die Sekretion von Elektrolyten und Wasser ins Darmlumen.
- Quellende Laxanzien (Leinsamen) vermehren das intraluminale Volumen und steigern dadurch die Peristaltik.

Indikationen
- Darmentleerung vor Untersuchungen oder operativen Eingriffen
- zur Erleichterung der Stuhlentleerung bei schmerzhaften Analfissuren
- bei Therapie mit obstipierend wirkenden Opiaten
- nur in Ausnahmefällen bei chronischer Obstipation.

Nebenwirkungen
- Ileus bei unzureichender Flüssigkeitszufuhr
- bei chronischer Einnahme:
  - Kaliumverlust: führt wiederum verstärkt zu Obstipation, der oft mit einer erhöhten Dosis an Laxanzien begegnet wird (Circulus vitiosus!)
  - Natriumverlust: führt zu sekundärem Hyperaldosteronismus (Pseudo-Bartter-Syndrom)
- Lactulose: Flatulenz, Meteorismus.
- PEG-haltige Lösungen haben sich relativ als am nebenwirkungsärmsten erwiesen und werden derzeit als Wirkprinzip bevorzugt.

Kontraindikationen
- Ileus
- Lactulose: Galactose-Intoleranz.

rat in Frage. Unter Umständen kann auch Lactulose eingesetzt werden.
- Die **vierte Therapiestufe** kommt für die Dauertherapie nicht infrage und wird zum „Kickstart" bei schwerer Verstopfung eingesetzt. Besteht der Verdacht auf eine Obstruktion (z. B. auch durch einen Stuhlpfropf), dürfen diese Medikamente nicht gegeben werden. Infrage kommen vor allem **orale oder nasogastrische Einläufe** mit großen Volumina einer balancierten Elektrolytlösung (z. B. Golytely), die die verhärteten Stuhlmassen aufweichen.

Andere Substanzen werden nur ausnahmsweise eingesetzt:
- **darmirritierende Laxanzien:** Diese reizen die Darmschleimhaut und führen so zum sekretorischen Wassereinstrom (z. B. Bisacodyl, Rizinusöl, Natriumpicosulfat und Anthrachinon-Präparate)
- **rektale Einläufe** oder Klistiere mit Bisacodyl, Glyzerin, Wasser oder Öl-Präparaten. Diese werden oft gleichzeitig mit oralen Laxanzien gegeben.
- **osmotische Laxanzien**, z. B. Magnesiumcitrat.

In der Schmerztherapie mit Opiaten hat es sich bewährt, von vornherein eine Prophylaxe der praktisch obligaten Obstipation durchzuführen, in der Regel mit PEG-Präparaten oder Lactulose.

Bei nachgewiesener langsamer Kolontransitzeit werden auch motilitätsfördernde Medikamente (z. B. Metoclopramid oder Domperidon) versucht. Diese wirken aber überwiegend am oberen Magen-Darm-Trakt.

6.5.3 Leitsymptom: Blut im Stuhl

Der normale tägliche Blutverlust über den Stuhl beträgt ≤ 4 ml und ist auf kleine selbstheilende Oberflächendefekte zurückzuführen. Größere Blutverluste können auf unphysiologische Schleimhautschäden oder Gefäßveränderungen hinweisen. Sie treten entweder makroskopisch sichtbar als **Meläna** (Teerstuhl) oder frische Blutung (**Hämatochezie**) auf oder aber als makroskopisch nicht sichtbare, **okkulte Blutung** (s. **Kasten** „Blutverluste über den Stuhl").

! Weder die sichtbare noch die unsichtbare peranale Blutung erlaubt eine sichere topographische Zuordnung der Blutungsquelle. Beide Formen können sowohl bei unterer als auch bei oberer Gastrointestinalblutung auftreten (s. 6.7.5). !

Ursachen okkulter Blutverluste

Infrage kommen vielfältige Prozesse auf allen „Etagen":
- **Oropharynx:** Nasenbluten, Zahnfleischbluten
- **Ösophagus:** Refluxösophagitis, seltener infektiöse Ösophagitis, Paraösophagealhernie mit Erosion
- **Magen und Duodenum:** erosive Gastritis, Ulkuskrankheit, Magenkarzinom, Magenlymphom, hypertensive Gastropathie
- **Dünndarm:** M. Crohn, infektiöse Enteritis, Wurmerkrankungen, Zöliakie
- **Dickdarm und Rektum:** Darmpolypen, Divertikulitis, kolorektales Karzinom, chronisch-entzündliche Darmerkrankungen

06

=======AUF DEN PUNKT GEBRACHT=======

Blutverluste über den Stuhl

Okkulte Blutung
Makroskopisch unsichtbare Blutbeimengungen, z. B. bei Ulkus, Karzinom, Divertikulitis. Hierbei können dennoch bis zu 400 ml Blut pro Tag verloren gehen! Der Nachweis geschieht durch Teststreifenuntersuchung des Stuhls (z. B. Hämoccult®) oder über die klinische Diagnose einer ansonsten unerklärlichen Eisenmangelanämie.

❗ Der Teststreifennachweis wird teilweise als Screening-Methode für das kolorektale Karzinom eingesetzt, jedoch sind falsch-positive Resultate wegen nicht-karzinombedingter Blutverluste häufig. Der positiv-prädiktive Wert eines okkulten Blutnachweises für ein Karzinom beträgt nur 2–6%. Die bessere Methode zum Karzinom-Screening ist darum die Koloskopie. ❗

❗ Eine Eisenmangelanämie ohne erkennbare Ätiologie ist häufig auf gastrointestinale Blutverluste zurückzuführen. 10% der Patienten mit unerklärter Eisenmangelanämie haben ein kolorektales Karzinom, weitere 50% eine andere gastrointestinale Blutungsquelle (s. Text). Es sollte differentialdiagnostisch aber auch an gynäkologische Ursachen und die Sprue gedacht werden. ❗

Teerstuhl (Meläna)
Schwarze, glänzende, klebrige Stühle durch bakterielle und metabolische Zersetzung des Blutes. Hierzu kommt es, wenn mindestens 50 ml Blut mindestens 5–8 Stunden im Verdauungskanal fermentiert wurden. Teerstuhl spricht deshalb in der Regel für eine obere Gastrointestinalblutung, kann in 10% (bei langsamer Darmpassage) aber auch bei Blutungen aus Dünn- und Dickdarm auftreten.

❗ Schwarze Stühle kommen auch bei oraler Eisentherapie, Einnahme von Kohle- und Wismutpräparaten sowie durch den Genuss von Blaubeeren und Spinat vor. ❗

Rote Darmblutung (Hämatochezie)
Peranaler Abgang frischen (roten) Blutes. Die Hämatochezie kommt sowohl bei der unteren Gastrointestinalblutung als auch bei massiver Blutung oder schneller Darmpassage nach oberer Gastrointestinalblutung vor. In letzteren Fällen sind die Patienten oft durch einen Blutungsschock bedroht und schon bei der primären Präsentation kreislaufinstabil. In deutlich über 50% dieser Fälle liegt die Blutungsquelle allerdings im unteren Kolon und Rektum (z. B. Hämorrhoiden, Divertikel).

• **auf mehreren Ebenen:** NSAR, Antikoagulanzien, Gefäßanomalien (Angiektasien, Angiodysplasien).

Abklärung der okkulten Blutung

Wegen der schwerwiegenden Implikationen sollte jede Form des okkulten Blutverlustes – insbesondere bei begleitender Anämie – diagnostisch abgeklärt werden.
• Jüngere Patienten mit mehr im Oberbauch lokalisierten Beschwerden (Sodbrennen, Dyspepsie) werden zuerst einer Gastroduodenoskopie mit Biopsien unterzogen. Bei negativem Befund folgt eine Koloskopie.
• Alle anderen Patienten (auf jeden Fall, wenn sie älter als 45 Jahre sind) werden am besten einer Koloskopie unterzogen. Diese ist nicht nur sensitiver als der Kolonkontrasteinlauf, sondern bietet auch gleichzeitig die Möglichkeit der Polypektomie, falls Polypen gefunden werden. Eine Alternative ist der Kolonkontrasteinlauf, kombiniert mit einer Rektosigmoidoskopie.
• Lässt sich mit diesen Verfahren keine Blutungsquelle nachweisen, so schließt sich nur in Ausnahmefällen (therapierefraktäre Anämie, gestörtes Allgemeinbefinden, Gewichtsabfall) eine Dünndarmuntersuchung an. Ein Röntgenbreischluck mit Magen-Darm-Passage kann evtl. die Schleimhautläsionen eines M. Crohn oder auch Dünndarmdivertikel nachweisen. Weitere Untersuchungen sind Einzelfällen vorbehalten (MRT-Sellink, Kapselendoskopie, Angiographie, Dünndarm-Enteroskopie; s. **6.2.3**).

6.5.4 Weitere Leitsymptome des Dünn- und Dickdarms

Bauchschmerzen und Völlegefühl

Meist unspezifische und nur schwer auf einen bestimmten Darmabschnitt lokalisierbare Symptome, häufig kombiniert mit Windabgang. Diese Beschwerden kommen insbesondere bei Reizdarm-Syndrom vor. Zur weiteren DD des Bauchschmerzes siehe **6.7.1**.

Gewichtsverlust

Dieser kann zum einen auf die bei vielen Darmerkrankungen bestehende Appetitlosigkeit zurückzuführen sein, zum anderen aber auch bei Karzinomen, chronisch-entzündlichen Darmerkrankungen und schwerer Malassimilation auftreten.

❗ Ungewollter Gewichtsverlust über einen längeren Zeitraum ist immer ein ernstzunehmendes Warnsymptom! ❗

Mangelernährung

Eine globale Mangelernährung kann bei schwerem Malassimilations-Syndrom (z. B. chronischer Pankreatitis, Kurzdarm-Syndrom, chronisch-entzündlichen Darmerkrankungen) auftreten. Häufiger sind aber noch selektive Mangelzustände durch Absorptionsstörungen, z. B. Eisenmangel bei Zöliakie, Vitamin-B_{12}-Mangel bei atrophischer Gastritis oder Z. n. Magenresektion.

6.5.5 Reizdarm-Syndrom (Colon irritabile)

Synonyma: Reizkolon oder **spastisches Kolon**

Symptomenkomplex aus chronischen, intermittierenden Bauchschmerzen und Stuhlveränderungen ohne fassbare organische Ursache.

Etwa die Hälfte der Patienten mit Magen-Darm-Beschwerden und ca. 20% der Gesamtbevölkerung leiden an einem Reizdarm-Syndrom, das damit neben der Dyspepsie die häufigste gastrointestinale Störung ist. Die Beschwerden beginnen oft im 3. Lebensjahrzehnt; der Häufigkeitsgipfel liegt zwischen dem 30. und 40. Lebensjahr (F : M = 2 : 1).

Klinik

Das Krankheitsbild hat vier Facetten, von denen jeweils beliebige Kombinationen berichtet werden:
* intermittierende und variable, oft krampfartige Unterbauchschmerzen, die sich typischerweise nach Stuhlentleerung bessern sowie durch Stress verschlimmern.

  ❗ Der Schmerz beeinträchtigt den Nachtschlaf in der Regel nicht. ❗
* Druck- und Spannungsgefühl im Unterbauch, häufig als „Blähungen" oder „Völlegefühl" bezeichnet.
* begleitende Obstipation oder Diarrhö oder aber ein Wechsel von Obstipation und Diarrhö, häufig mit Schleimabgang. Breiige Stühle können insbesondere die Schmerzepisoden begleiten.
* Depressive Verstimmungen oder Angstgefühle sind häufig, und oft bestehen gleichzeitig Oberbauchbeschwerden (funktionelle Dyspepsie), Müdigkeit sowie urologische und gynäkologische Beschwerden.

Ätiologie und Pathogenese

Sowohl für die Ätiologie als auch die Pathogenese gilt, was schon CUMMINGS vor 150 Jahren sagte: *„How the disease has … such different symptoms, I do not profess to explain."* Es werden drei Faktoren diskutiert:
* **Störungen der Motilität**, z. B. inadäquate segmentale Kontraktionen im Kolon, die durch physiologische Stimuli wie Mahlzeiten, Emotionen oder Dehnungen ausgelöst werden. Postuliert wird eine mit Hypersegmentation einhergehende Form (Folge: Obstipation) und eine mit Hyposegmentation im distalen Kolon einhergehende Form (Folge: Diarrhö). Ob es sich hierbei jedoch um primäre oder sekundäre Faktoren handelt, ist ungeklärt.
* **verändertes intestinales Reizempfinden:** Experimentelle Untersuchungen mit intraluminal platzierten und dann mit unterschiedlichen Füllungsdrücken aufgeblasenen Ballons zeigen eine gegenüber der Normalbevölkerung erniedrigte viszerale Schmerzschwelle bei Patienten mit Reizdarm-Syndrom.

* **psychosoziale Faktoren:** Bei über der Hälfte der Patienten wurden ungewöhnliche psychosoziale Stressfaktoren identifiziert. Begleitende Depressionen und Angstzustände sind häufig. Da psychische Faktoren die Schmerzverarbeitung beeinflussen, könnte dieser Faktor die veränderte Reizempfindung beeinflussen.

Welche Rolle in diesem Dreieck ein von manchen Forschern postuliertes Ungleichgewicht der gastrointestinalen Neurotransmitter oder entzündliche Schleimhautveränderungen spielen, ist unklar.

Diagnostisches Vorgehen

Die Herausforderung besteht in der Abgrenzung des Krankheitsbildes gegenüber organischen Darmerkrankungen mit ähnlicher Symptomatik, z. B. kolorektalem Karzinom, chronisch-entzündlichen Darmerkrankungen, Erkrankungen mit chronischer Obstipation (s. **6.5.2**) bzw. chronischer Diarrhö (s. **6.5.1**), Endometriose sowie Lactase-Mangel.

Die Diagnose gründet sich gleichzeitig auf die typische Anamnese von chronischen, oft über Jahre bestehenden Beschwerden und auf den Ausschluss organischer Ursachen.

Diagnosekriterien

Ein häufig verwendetes Diagnoseschema ist im **Kasten** „Diagnosekriterien des Reizdarm-Syndroms" wiedergegeben.

=====ZUR VERTIEFUNG=====

Diagnosekriterien des Reizdarm-Syndroms (modifizierte Rom-Kriterien)

In den letzten 12 Monaten insgesamt mindestens 3 Monate anhaltende chronische oder rezidivierende abdominelle Schmerzen oder Missempfindungen, die
* nach dem Stuhlgang abnehmen und/oder begleitet sind von einer Änderung der Stuhlfrequenz (Diarrhö, Obstipation) und/oder der Stuhlkonsistenz (breiig, wässrig, schafskotartig)
* nicht durch strukturelle oder biochemische Abweichungen erklärt werden können.

Ausschluss organischer Ursachen

So umfangreich und „beladen" die Anamnese in der Regel ist, so unauffällig ist die körperliche Untersuchung. Bisweilen besteht eine diffuse, jedoch nicht ausgeprägte Druckschmerzhaftigkeit des Unterbauchs.

❗ Blutnachweis im Stuhl (okkult oder makroskopisch), Gewichtsverlust, Leistungsknick, nächtliche Diarrhö oder Fieber sind bis zum Beweis des Gegenteils Hinweis auf eine organische Ursache und schließen die Diagnose eines Reizdarm-Syndroms aus. ❗

❗ Auch „neue", d. h. unter 3 Monate bestehende Beschwerden können per Definition nicht als Reizdarm-Syndrom erklärt werden und müssen gründlich abgeklärt werden. **❗**

Sind die Diagnosekriterien erfüllt und besteht nach Anamnese und körperlicher Untersuchung kein Verdacht auf eine organische Grunderkrankung, so wird die folgende **Basisdiagnostik** empfohlen:

- Labor (Blutbild, BSG, Elektrolyte, Leberenzyme, eventuell Albumin und TSH)
- Stuhluntersuchungen auf okkultes Blut und pathogene Keime, Parasiten und Würmer
- Sigmoidoskopie (bei Patienten über 45 Jahre Koloskopie oder zumindest Sigmoidoskopie und Kontrastmitteleinlauf)
- weitere Diagnostik je nach Begleitbeschwerden:
  - bei Diarrhö: Stuhlsammlung über 24 Stunden mit Volumenbestimmung (> 300 g pro Tag sind atypisch und sollten zur Abklärung Anlass geben)
  - bei Obstipation: evtl. Bestimmung der Kolontransitzeit, bei abnormem Befund Abklärung der zugrunde liegenden Ursachen
  - Abdomen-Sonographie.

Therapie

Die Therapie ist wegen der ungeklärten Pathogenese schwierig und selten erfolgreich. Kein Medikament besitzt einen nachgewiesenen günstigen Einfluss auf den Verlauf des Reizdarm-Syndroms. Zudem berichten bis zu 84 % der Patienten eine symptomatische Besserung durch Placebo. Gleichzeitig werden subjektiv hohe Nebenwirkungsraten auf alle probatorisch eingesetzten Medikamente angegeben. Vor therapeutischem Aktionismus muss deshalb gewarnt werden.

Im Vordergrund der Therapie stehen also **Allgemeinmaßnahmen**:

- Die **therapeutische Beziehung** zum Arzt ist das wichtigste Element der Therapie. Der Patient sollte über die Gutartigkeit, die mögliche Pathogenese sowie über den chronisch-intermittierenden Verlauf der Erkrankung aufgeklärt werden. Er sollte wissen, dass es eine „Heilung" durch medizinische Interventionen nicht gibt (Förderung einer realistischen Therapieerwartung).
- **Diätveränderungen** können die Beschwerden lindern, insbesondere faserreiche Kost (auch mit Faserzusätzen), kleinere, häufigere Mahlzeiten, kein Kaffee oder blähende Nahrungsmittel (Bohnen, Zwiebel, Kohl, Bier, Trauben etc.), Einschränkung von sorbit- oder xylithaltigem Kaugummi. Eine lactosefreie Diät kann für einige Wochen versucht werden. Daneben stehen allgemein roborierende (d. h. die Konstitution kräftigende) Maßnahmen im Vordergrund wie regelmäßige Bewegung, Entspannungsübungen, autogenes Training und vielfältige Sozialkontakte (*„Have a life"*).

Die **medikamentöse Therapie** steht am Ende der therapeutischen Möglichkeiten und ist allenfalls mäßig wirksam. Häufig werden Spasmolytika (z. B. Butylscopolamin, Belladonna, Dicycloverin, Trimebutin) oder Muskelrelaxanzien (Mebeverin) eingesetzt. Beim obstipationsdominanten Typ werden ggf. Faserzusätze (Leinsamen, Plantago-afra-Samenschalen, Kleie) oder PEG-Präparate, beim diarrhödominanten Typ ggf. Loperamid verordnet. Die motilitätsfördernden Medikamente Metoclopramid oder Domperidon haben sich nicht bewährt. Die potentiell wirksamen prokinetischen Substanzen Cisaprid und Tegaserod mussten wegen kardiovaskulärer Nebenwirkungen wieder vom Markt genommen werden. Antidepressiva werden vor allem bei die Alltagsaktivität einschränkender Symptomatik und Angstzuständen eingesetzt.

Prognose

Nur ein Drittel der Patienten profitiert von einer Therapie (bzw. dem heilenden Einfluss der Zeit), in der Regel jedoch verläuft die Erkrankung chronisch. Obwohl das Reizdarm-Syndrom zwar erheblichen subjektiven Leidensdruck verursacht, zieht es doch selbst bei chronischem Verlauf keine fassbaren körperlichen Schäden nach sich.

6.5.6 Malassimilations-Syndrom

Unter diesem Oberbegriff werden Störungen von Digestion und Absorption im Dünndarm zusammengefasst. Entsprechend der Vielzahl der an der Verdauung beteiligten Organe (Pankreas, Leber, Darmmukosa) ist eine große ätiologische Palette zu berücksichtigen. Die Störungen können selektiv sein und z. B. nur ein bestimmtes Disaccharid betreffen; sie können aber auch als generalisierte Störung mehrere Nährstoffgruppen betreffen.

Klinik

Die klinischen Symptome werden zum einen durch die verminderte Verfügbarkeit nicht-absorbierter Nahrungsbestandteile bedingt (z. B. Blutungsneigung durch Mangel an Vitamin K), zum anderen durch luminale Folgeprozesse der Malassimilation (z. B. osmotische Diarrhö durch nicht verdaute Kohlenhydrate).

Die Beschwerden entwickeln sich oft über Monate. Klassisch ist die Trias aus chronischer Diarrhö, Gewichtsverlust und Mangelerscheinungen, die auch mit dem Begriff „Malassimilations-Syndrom" belegt ist (**Tab. 6.9**).

Tab. 6.9 Die Symptome der Malassimilation im Überblick

Symptom/Befund	Pathomechanismus	Klinische Beispiele
Durchfall (erhöhter Wassergehalt)	osmotische Diarrhö: osmotische Wirkung nicht-verdauter Nahrungsbestandteile	Lactase-Mangel
	chologene Diarrhö: Reizung der Mukosa durch Gallensäuren	Resektion des terminalen Ileums
	Fettsäurediarrhö: Reizung der Mukosa durch nicht-absorbierte Fettsäuren	bakterielle Überwucherung des Dünndarms
Steatorrhö (erhöhter Fettgehalt)	verminderte Aktivität pankreatischer Lipasen	Pankreasinsuffizienz (Mukoviszidose, Pankreatitis, Pankreaskarzinom), Gastrinom
	verminderte luminale Konzentration von Gallensäuren	Cholestase, Blind-Loop-Syndrom, bakterielle Überwucherung
	Störung der Fettabsorption durch Mukosaschädigung im Jejunum (selten)	M. Crohn
	lymphatische Obstruktion	Lymphangiektasie
Blähungen	Vergärung der unverdauten Kohlenhydrate im Darmlumen („Gärungsstühle")	Disaccharidasemangel, z. B. Lactase-Mangel
Gewichtsverlust	Kalorienverlust durch nicht-verdaute Nahrung, Nahrungseinschränkung zur Vermeidung von Unverträglichkeitsreaktionen	vor allem bei Pankreasinsuffizienz (Mukoviszidose, Pankreatitis oder Pankreaskarzinom)
Calciummangel mit Knochenschmerzen oder pathologischen Frakturen	verminderte Calcium-Resorption bei Mukosaschädigung	Zöliakie
	Kalkseifenbildung im Darmlumen bei Störungen der Fettverdauung	Gallensäureverlust-Syndrom
Eiweißmangel, evtl. mit hypoproteinämischen Ödemen	enteraler Eiweißverlust	exsudative Enteropathie, z. B. M. Ménétrier
Blutungsneigung	verminderte Absorption fettlöslicher Vitamine	Cholestase, seltener bei Pankreasinsuffizienz
Nierensteine	vermehrte Aufnahme von Oxalat als Folge einer erniedrigten Konzentration an Calciumionen im Darmlumen	Pankreasinsuffizienz, Cholestase, Gallensäurenverlust-Syndrom
Gallensteine	lithogene Galle bei verminderter Aktivität der Gallensäuren in der Gallenflüssigkeit	Pankreasinsuffizienz, Cholestase, Gallensäurenverlust-Syndrom
Eisenmangel	verminderte Eisenaufnahme bei Schädigung der Jejunumschleimhaut	Zöliakie
B_{12}-Mangel	verminderte Vitamin-B_{12}-Aufnahme bei Schädigung der Schleimhaut des terminalen Ileums	M. Crohn

Chronische Diarrhö

Je nach zugrunde liegender Erkrankung kommen drei Formen der Diarrhö vor:

- **Gärungsstühle:** voluminöse, schaumige Durchfälle durch unverdaute, z. T. osmotisch wirksame Bestandteile mit Vergärung der enthaltenen Kohlenhydrate; oft begleitet von Flatulenz und Meteorismus
- **Fettstühle (Steatorrhö):** lehmartige, klebrige, glänzende, scharf riechende Stühle. Die Stuhlfettausscheidung liegt über 7 g pro Tag, nicht selten bei bis zu 40 g/Tag (was einem täglichen Energieverlust von 360 kcal entspricht).
- seltener treten **wässrige Durchfälle** auf, etwa bei Gallensäureverlusten (**Abb. 6.49**).

Gewichtsverlust

Dieser ist zum einen durch den Nettoverlust an unverdauten Nahrungsbestandteilen (v. a. Fett) bedingt; zum anderen schränken die Patienten häufig die Nahrungsaufnahme wegen der begleitenden Unverträglichkeitsreaktionen ein.

Mangelerscheinungen

Diese können bei leichteren Formen im Vordergrund des klinischen Bildes stehen. So fällt z. B. eine Zöliakie nicht selten erst durch eine eisenmangelbedingte Anämie auf. Folgende Mangelerscheinungen werden beim Malassimilations-Syndrom gesehen:

- **Hypoproteinämie** durch enterale Eiweißverluste (bei stark vermindertem onkotischem Druck können evtl. Ödeme entstehen).
- **Mangel an fettlöslichen Vitaminen** durch Verminderung der Fettresorption:
  - Vitamin A: Nachtblindheit, Sicca-Syndrom (Trockenheit der Haut und Schleimhäute), Hyperkeratosen

– Vitamin D: Rachitis, Osteomalazie
– Vitamin E: Anämie, neurologische Störungen
– Vitamin K: hämorrhagische Diathese, erniedrigter Quick-Wert
- **Eisenmangel:** mikrozytäre Anämie, Glossitis, Mundwinkelrhagaden (Cheilose), Koilonychie (Hohlnägel)
- **Vitamin-B$_{12}$-Mangel, Folsäuremangel:** makrozytäre Anämie, Glossitis, periphere Neuropathie
- **Ca^{2+}-Mangel:** Dieser ist zum einen Teil durch die mangelnde Resorptionsleistung der Schleimhaut, zum anderen Teil durch intraluminale Fettseifenbildung bei Fettstühlen bedingt. Zeichen sind Tetanie, Parästhesien, neuromuskuläre Störungen sowie enterogene Osteopathie mit Knochenschmerzen, Wirbelzusammenbrüchen und Immobilität.
- **Nierensteine:** Durch die vermehrte intestinale Bindung von Calcium an Fettsäuren (Fettsäuren und Ca^{2+} = Kalkseifen) steht Calcium nicht mehr zur Bindung an Oxalat zur Verfügung, sodass es zur verstärkten Resorption von Oxalsäure kommt, die im Bereich des Nierenbeckens ausfällt.
- **Gallensteine (Cholelithiasis):** Cholesterinsteinbildung durch verstärkte Lithogenität der Galle aufgrund von Gallensäureverlusten.

Ätiologie und Pathogenese

Dem Malassimilations-Syndrom können drei Mechanismen zugrunde liegen (**Abb. 6.46**):
- Störung der Digestion (Maldigestion)
- Störung der Absorption (Malabsorption)
- lymphatische Obstruktion.

Maldigestion

Hierbei sind die durch Pankreasenzyme und Gallensalze vermittelte intraluminale Hydrolysierung sowie Lösungsvermittlung der Nahrungsbestandteile eingeschränkt („verminderte Verdauungshilfen"):
- **verminderte Aktivität pankreatischer Verdauungsenzyme:** z. B. bei chronischer Pankreatitis, Mukoviszidose oder Pankreaskarzinom (Pankreasinsuffizienz). Auch bei Krankheiten mit Hypersekretion von Salzsäure im Magen (z. B. Gastrinom) kann es durch den niedrigen pH im Duodenum zur Aktivitätsminderung der Pankreaslipasen kommen.

> **!** Bei Pankreasinsuffizienz ist vor allem die Fettaufnahme gestört (die Protein- und Kohlenhydratverdauung ist nur in geringem Maße eingeschränkt bzw. wird durch andere Mechanismen wie etwa die Amylasen des Speichels kompensiert). Leitbefund ist deshalb die Steatorrhö mit Gewichtsverlust und voluminösen, fettigen, übel riechenden Stühlen. **!**

- **verminderte luminale Gallensäurekonzentration:** Auch hier kommt es wegen der gestörten Mizellenbildung zur Störung der Fettaufnahme, diese ist jedoch meist moderat. Ein signifikanter Gewichtsverlust ist selten. Eine verminderte luminale Gallensäurekonzentration tritt auf:
  – bei Cholestase (z. B. Gallengangsobstruktion [s. **7.2**] oder biliäre Zirrhose [s. **7.1.7**])
  – bei Dekonjugation von Gallensäuren im Darmlumen (z. B. aufgrund bakterieller Überwucherung, massiver Übersekretion von Magensäure oder gallensäurebindender Medikation)
  – bei Gallensäureverlust (z. B. bei Erkrankungen bzw. Resektion des terminalen Ileums mit Unterbrechung des enterohepatischen Kreislaufs für Gallensalze)

> **!** Entsprechend dem geringen Beitrag des Magens zur Digestion (s. **6.1.2**) führt eine Magenresektion nur in seltenen Fällen zu klinischen Zeichen der Maldigestion. **!**

Malabsorption

Hier werden die Nahrungsbestandteile zwar ordnungsgemäß durch pankreatische Enzyme und Gallensäuren für eine Aufnahme in die Darmschleimhaut vorbereitet, können dann aber aus unterschiedlichen Ursachen nicht resorbiert werden. Solche Ursachen können sein:
- **Verminderung der Resorptionsfläche:** z. B. bei Kurzdarm-Syndrom oder bei ausgedehntem M. Crohn

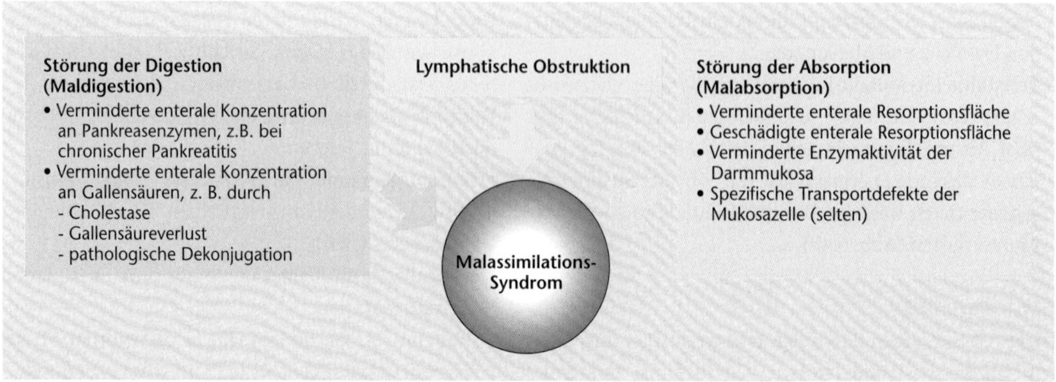

Störung der Digestion (Maldigestion)	Lymphatische Obstruktion	Störung der Absorption (Malabsorption)
• Verminderte enterale Konzentration an Pankreasenzymen, z.B. bei chronischer Pankreatitis • Verminderte enterale Konzentration an Gallensäuren, z. B. durch - Cholestase - Gallensäureverlust - pathologische Dekonjugation	Malassimilations-Syndrom	• Verminderte enterale Resorptionsfläche • Geschädigte enterale Resorptionsfläche • Verminderte Enzymaktivität der Darmmukosa • Spezifische Transportdefekte der Mukosazelle (selten)

Abb. 6.46: Pathogenese des Malassimilations-Syndroms. [L157]

- **Schädigung der Resorptionsfläche:** Störungen der Zottenfunktion bzw. der Schleimhautintegrität durch Infektionen (*Giardia lamblia*, tropische Sprue, bakterielle Überwucherung), durch Infiltration (Lymphome, Amyloidose) sowie durch immunologische oder allergische Schädigung (Zottenatrophie bei Zöliakie, Nahrungsmittelallergien, postenteritisch)
- **verminderte Aktivität digestiver Dünndarmmukosa-Enzyme:** meist als Disaccharidase-Störungen, z. B. erblicher Lactase-Mangel. Aktivitätsminderungen von Disaccharidasen können aber auch sekundär als unspezifische Folge einer Mukosaschädigung auftreten, z. B. postenteritisch oder bei Zöliakie.
- **spezifische Transportdefekte der Mukosazelle** (alle extrem selten): A-β-Lipoproteinämie mit gestörtem Fetttransport, Hartnup-Krankheit und Zystinurie mit gestörtem Aminosäuretransport sowie extrem seltene Transportstörungen für Monosaccharide
- **Störung der enteralen Durchblutung:** Angina intestinalis, schwere Rechtsherzinsuffizienz.

Lymphatische Obstruktion

Durch Obstruktion von Lymphgefäßen können die Chylomikronen nicht aufgenommen werden, es resultiert eine Steatorrhö. Meist kommt es durch die Stauung auch zum Verlust von Lymphflüssigkeit in den Darm mit enteralen Proteinverlusten. Die lymphatische Obstruktion spielt unter anderem bei der angeborenen Lymphangiektasie, beim M. Whipple oder bei Lymphomen eine Rolle.

Diagnostisches Vorgehen

Dieses folgt drei **Leitfragen**:

Besteht ein Malassimilations-Syndrom?

Diese Frage kann mit simplen Mitteln beantwortet werden:
- **Inspektion des Stuhls:** Der typische Stuhl bei Malassimilation ist hell, klebrig, übel riechend; Fettauflagerungen können vorkommen. Durch den erhöhten Luftgehalt schwimmt er längere Zeit auf Wasser.
- **Laborparameter:** Im Labor können eine Anämie sowie eine Erniedrigung von Albumin, Cholesterin, Gesamteiweiß, Calcium, Ferritin und Eisen im Serum nachgewiesen werden. Eine verlängerte Prothrombin-Zeit bzw. ein verminderter Quick-Wert sind Hinweise auf eine durch Vitamin-K-Mangel bedingte Gerinnungsstörung. Evtl. werden niedrige Serumspiegel für Vitamin B_{12}, Folsäure, β-Karotin und Zink gefunden. Die alkalische Phosphatase kann durch den erhöhten Knochenumsatz bei Calcium- oder Vitamin-D-Mangel erhöht sein.
- **Stuhluntersuchung:** Bestimmung des Stuhlfetts als Marker für Fettverluste sowie des $α_1$-Antitrypsin-Gehaltes als Marker für Proteinverluste (s. **6.2.3**).

Liegt eine Malabsorption oder eine Maldigestion vor?

Diese Frage kann zum Teil klinisch beantwortet werden: Fettstühle sprechen fast immer für Störungen der Digestion, Zeichen der Entzündung (Fieber oder Blut im Stuhl) dagegen für eine entzündliche Schleimhautschädigung und damit Malabsorption. Gärungsstühle sind ebenfalls für eine Malabsorption typisch, ebenso ein Eisenmangel oder Vitamin-B_{12}-Mangel (Anämie).
- Bei Verdacht auf **exokrine Pankreasinsuffizienz** können die Bestimmung der pankreatischen Elastase im Stuhl sowie die Stuhlfettbestimmung hilfreich sein. Genaueres siehe **7.3.2**.
- Bei Verdacht auf **Erkrankungen des Dünndarms** können der D-Xylose-Test als Screening-Test für die Absorptionsleistung des proximalen Dünndarms (allerdings relativ störanfällig), die H_2-Atemtests (Glucose, Lactose, Lactulose) sowie der Lactosetoleranz-Test eingesetzt werden. Der SeHCAT-Test kann einen gesteigerten enteralen Verlust von Gallensäuren nachweisen.
- Bei Verdacht auf **Lebererkrankungen** mit Mangel an konjugierten Gallensäuren werden die Laborparameter für Cholestase bestimmt (Anstieg des direkten Bilirubins, Anstieg der Enzyme AP und γ-GT) sowie die Leber sonographisch untersucht.

Durch welche Erkrankung wird das Malassimilations-Syndrom ausgelöst?

Eine Pankreasinsuffizienz ist oft anamnestisch bereits bekannt (z. B. chronische Pankreatitis, seltener Mukoviszidose); der Verdacht auf ein Pankreaskarzinom oder eine chronische Entzündung ist ansonsten durch bildgebende Verfahren zu klären (Sonographie, Endosonographie, CT).

Schwieriger ist die Zuordnung im Bereich des Dünndarms, wo die Dünndarmbiopsie der entscheidende diagnostische Schritt ist:
- Durch **Gewebeentnahme** können beispielsweise eine Sprue oder ein M. Whipple diagnostiziert werden, aber auch disseminierte Erkrankungen des Dünndarms wie die intestinale Lymphangiektasie, M. Crohn sowie intestinale Lymphome. Für die Diagnose Sprue oder M. Whipple ist eher die Untersuchung von Proben aus dem tiefen Duodenum oder oberen Jejunum geeignet (im Rahmen einer Magenspiegelung), für die Diagnose eines M. Crohn eher die Untersuchung von Proben aus dem terminalen Ileum (im Rahmen einer Koloskopie).
- Durch **Bestimmung von Enzymaktivitäten** in der (durch Biopsie gewonnenen) Schleimhaut lassen sich Disaccharidasestörungen sowie isolierte Transportdefekte nachweisen (wird selten eingesetzt).
- **Mikrobiologische Untersuchungen** des Biopsats sowie des gleichzeitig gewonnenen Dünndarmsaftes können parasitäre Erkrankungen wie z. B. eine Lambliasis, aber

auch eine bakterielle Überwucherung aufdecken; Letztere kann auch durch den Glucose-H$_2$-Atemtest diagnostiziert werden.

- **Laboruntersuchungen** können Hinweise auf cholestatische Ursachen (Erhöhung von γ-GT, AP, Bilirubin) und entzündliche Ursachen (CRP- oder BSG-Erhöhung, evtl. auch Anti-Transglutaminase-AK zum Ausschluss einer Sprue) geben. Spezifische Hinweise kann die Untersuchung des Stuhls auf pathogene Keime und Lamblien erbringen.
- **Röntgenologische Verfahren** (heute meist als MRT-Sellink) bringen meist keine spezifischen ätiologischen Hinweise, es können jedoch Wandveränderungen erkannt werden, wie sie für manche mit Malassimilation einhergehende Krankheiten typisch sind: z. B. Fisteln, Wandverdickungen oder Strikturen bei M. Crohn.

Therapie

Diese richtet sich nach der Grundkrankheit bzw. der ausgefallenen Verdauungsfunktion (s. **Kasten** „Therapiebeispiele bei Malassimilation"). Ansonsten zielt die Therapie vor allem auf Ersatz der schlecht resorbierten Nahrungsbestandteile. So müssen vor allem die fettlöslichen Vitamine sowie Vitamin B$_{12}$ und Eisen parenteral substituiert werden. Eine ausschließlich parenterale Ernährung ist sehr selten indiziert, z. B. bei Kurzdarm-Syndrom oder bei einem akuten Schub des M. Crohn.

❗ Liegen sekundäre Nierensteine vor, so müssen die Patienten eine oxalsäurearme Diät einhalten (Meiden von Kakao, Cola, Schokolade, roter Bete, Rhabarber); durch Gabe von Calcium und Cholestyramin wird zudem die Oxalsäure im Darm zu Calciumoxalat gebunden. ❗

═══════ ZUR VERTIEFUNG ═══════

Therapiebeispiele bei Malassimilation

- **bei exokriner Pankreasinsuffizienz:** orale Substitution der exokrinen Enzyme. Da diese als Eiweißstoffe zum Teil durch die Magensäure denaturiert würden, werden die Enzyme mit unterschiedlichen Verfahren „verkapselt".
- **bei allen Formen der gestörten Fettverdauung:** Diät mit sog. mittelkettigen Triglyzeriden. Diese müssen weder emulgiert noch über Mizellen transportiert werden, sondern können direkt von den Enterozyten auch tieferer Darmabschnitte in das Blutsystem aufgenommen werden. Darüber hinaus ist eine fettreduzierte Diät einzuhalten.
- **bei Störungen der Kohlenhydratabsorption:** glutenfreie Diät bei der Zöliakie, kuhmilchfreie Diät bei Lactase-Mangel.
- **bei Fisteln oder bakteriell überwucherten Blindsäcken:** antibiotische Therapie bzw. operative Korrektur.

Mit Malassimilation einhergehende Erkrankungen

Glutensensitive Enteropathie

Synonyma: nicht-tropische Sprue, **einheimische Sprue, Zöliakie**

Durch eine Überempfindlichkeit gegenüber dem Weizenkleberprotein Gluten kommt es zu einer Schleimhautumformung besonders im Bereich des proximalen Dünndarms mit Zottenreduktion und vermehrter Kryptentiefe. Da sich das Bild der Dünndarmmukosa damit histologisch an das der Dickdarmmukosa angleicht, spricht man auch von einer **Kolonisation** der Dünndarmmukosa.

❗ Gluten ist in den Getreidesorten Weizen, Gerste, Roggen und Hafer enthalten. ❗

Die Zöliakie manifestiert sich vor allem in der Kindheit, wird allerdings nicht ganz selten auch erst beim Erwachsenen mit einem Manifestationsgipfel im 3. und 4. Lebensjahrzehnt festgestellt. Betroffen sind vor allem Nordeuropäer. Die Erkrankung wurde noch vor 10 – 20 Jahren als relativ selten angesehen, durch verbesserte Diagnostik (v. a. Serologie) wird heute jedoch von einer Prävalenz von bis zu 1/150 ausgegangen.

Die Gluten-Sensitivität hält lebenslang an, nur im Kindesalter können transiente Formen vorkommen.

Klinik

Das Ausmaß der Beschwerden hängt von der Länge des betroffenen Darmabschnitts ab. Im Vordergrund stehen die Störung des Allgemeinbefindens, Stuhlveränderungen und Meteorismus:

- **Störung des Allgemeinbefindens:** Die Patienten fühlen sich oft „schlichtweg schlecht", mit einer z. T. ausgeprägten Neigung zur Übellaunigkeit; Schwäche und Gewichtsverlust sind häufig.
- **Stuhlveränderungen:** Der Stuhlgang ist breiig, voluminös, vergoren und faul riechend. Wässrige Durchfälle kommen vor, bei schwerem Krankheitsbild evtl. auch Fettstühle.
- **Meteorismus:** Durch die Kohlenhydratmalabsorption entsteht ein „Blähbauch" (Meteorismus); Flatulenz und Abdominalschmerzen sind häufig.

Im Laufe der Zeit kommt es zu den Spätzeichen des Malassimilations-Syndroms: Ödeme, Tetanie, Blutungsneigung, Rhagaden der Mundwinkel, Zungenbrennen, rachitische Deformierungen oder Neuropathien.

❗ Nicht selten sind oligosymptomatische Formen, bei denen beispielsweise nur eine isolierte Eisenmangelanämie oder eine Osteomalazie gefunden wird. ❗

! Die Zöliakie kann von einer **Dermatitis herpetiformis**
■ **Duhring** begleitet sein, einer juckenden, papulovesikulären
Hautveränderung an den Streckseiten der Extremitäten sowie
an Körperstamm, Hals und im Haarbereich. Sie wird bei 10 %
der Patienten mit schwerer Zöliakie gesehen. **!**

Ätiologie und Pathogenese

Die einheimische Sprue ist eine Autoimmunerkrankung,
bei der Autoantikörper gegen eine ubiquitäre, körpereigene
Gewebetransglutaminase (tTG) gebildet werden. Durch die
Reaktion der Autoantikörper mit tTG wird dieses normalerweise zytoplasmatische Enzym freigesetzt und kann nun das
im Gluten enthaltene glutaminreiche Gliadin an einer spezifischen Stelle deaminieren. Das an einer einzigen Peptid-
sequenz veränderte Gliadin aktiviert seinerseits spezifische
CD4-T-Zellen, die dann eine Entzündungsreaktion gegen
die Darmmukosa auslösen und unterhalten. Hiervon kann
die gesamte Darmmukosa betroffen sein. Die Empfänglichkeit ist zum Teil erblich bedingt; 10 – 15 % der erstgradigen
Verwandten von Zöliakie-Patienten erkranken ebenfalls.
Eine starke Assoziation besteht mit Klasse-II-HLA-Anti-
genen (HLA-DQ2 und -DQ8). Als externer Kofaktor könnte
ein bisher nicht identifiziertes Umweltantigen dienen.

Diagnostisches Vorgehen

Es stehen hochsensitive serologische Marker (Anti-Transglutaminase-AK, Anti-Endomysium-AK) zur Diagnose zur
Verfügung. Anti-Transglutaminase-AK haben eine Sensitivität von 100 % und eine Spezifität von 96 %. Zum Ausschluss einer Sprue reicht darum der negative Antikörper-
Test. Die positive Diagnosebestätigung kann nur durch die
Dünndarmbiopsie gestellt werden. Sie zeigt eine zottenlose
oder auch zottenreduzierte Dünndarmschleimhaut mit Vertiefung der Krypten sowie Infiltration der Lamina propria
mit Lymphozyten und Plasmazellen (**Abb. 6.47**).

Die serologischen Marker fallen unter glutenfreier Diät ab
und können deshalb auch zur Verlaufskontrolle eingesetzt
werden.

Laborverfahren dokumentieren das Ausmaß der Malassimilation. Bei kurzstreckigem Befall des oberen Jejunums
wird oft nur eine Eisenmangelanämie gefunden, bei lang-
streckigem Befall auch ein Vitamin-B$_{12}$-Mangel, Calcium-
Mangel, erniedrigtes β-Karotin sowie ein erniedrigter
Quick-Wert. Die Stuhlfettbestimmung weist die bei langstreckigen Formen nicht seltene Fettmalabsorption nach.

Therapie

Grundprinzip ist die **Eliminationsdiät** mit glutenfreier Nahrung, wodurch sich die Beschwerden innerhalb weniger
Wochen bessern. Erlaubt sind lediglich Mehlprodukte aus
Reis, Sojabohnen, Mais und Hirse. Speziell gereinigte Wei-
zenstärke kann verwendet werden. Da wegen der Zotten-

atrophie meist eine begleitende Lactose-Intoleranz vorliegt,
sollte zunächst auch auf Milchzucker verzichtet werden. Die
glutenfreie Diät muss lebenslang beibehalten werden. Nur
im Kindesalter, in dem auch transiente Formen der Sprue
vorkommen, ist nach Jahren der Therapie eine probatorische Gluten-Belastung gerechtfertigt, die dann allerdings
von Kontrollbiopsien begleitet sein sollte.

Verlauf und Prognose

Bei strenger Diät kommt es zur Rückbildung der Zottenatrophie und rückläufigen Antikörpertitern mit dann in der
Regel völliger Beschwerdefreiheit. Selten ergeben sich re-
fraktäre Sprue-Verläufe trotz Diät (oft schwer von Diätfehlern abzugrenzen), die dann auf eine Glukokortikoidtherapie ansprechen. Auch selten kommt es als Komplikation zu
Ulzerationen im Dünndarm – in diesen Fällen ist eine Abgrenzung zum M. Crohn und zu Lymphomen erforderlich.

! Nach längerer Erkrankungsdauer (Latenz von ca. 20 Jahren)
■ wird in bis zu 10 % das Auftreten maligner Tumoren
(insbesondere T-Zell-Lymphome) beobachtet. Dieses Risiko
kann durch strenge Einhaltung der Diät vermindert werden. **!**

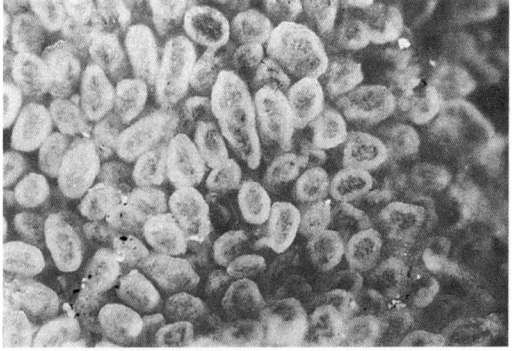

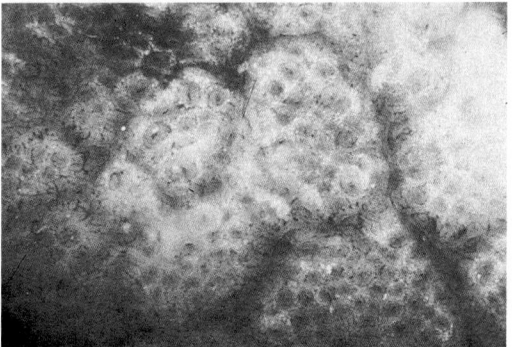

Abb. 6.47: Zottenbiopsie bei einheimischer Sprue. Oben:
Normalbefund. **Unten:** zottenlose Dünndarmschleimhaut mit tiefen Krypten bei der Sprue. [E179 – 168]

Tropische Sprue

Auf die Tropen (bzw. Tropenreisende) beschränktes Malassimilations-Syndrom mit meist nur diskreter Veränderung des Zottenreliefs. Ursächlich zugrunde liegt vermutlich eine Besiedlung des Dünndarms mit enteropathogenen Keimen (*E.-coli*-Stämme, Klebsiellen, *Enterobacter*-Stämme), die durch vermehrte Zufuhr langkettiger ungesättigter Fettsäuren begünstigt wird. Die Symptomatik ähnelt der bei einheimischer Sprue, kann aber auch mit akuten fieberhaften Diarrhöen beginnen. Sie kann mit einer Latenz von bis zu 2 Jahren (!) nach dem Tropenaufenthalt auftreten. Die tropische Sprue spricht auf Antibiotika, insbesondere Tetrazykline, sowie Folsäure-Gaben an.

M. Whipple

Sehr seltene, vom Säuglingsalter bis ins Senium vorkommende intestinale Erkrankung mit systemischer Beteiligung. Auslöser ist ein wahrscheinlich ubiquitär vorkommendes intrazelluläres, Aktinomyzeten-ähnliches Bakterium, *Tropheryma whippelii*, dessen Übertragungsweg noch nicht bekannt ist. (Eine Übertragung von Mensch zu Mensch konnte allerdings bisher nicht beobachtet werden.) Charakteristisch ist die Gewebeinfiltration mit Makrophagen, die körnige oder sichelförmige Plasmaeinschlüsse enthalten (*sickle-form particle containing cells* = SPC-Zellen, mit PAS-positiven Granula; **Abb. 6.48**).

Die häufigsten Symptome sind Durchfall, Gewichtsverlust und Gelenkentzündung. Des Weiteren kommen Abdomi-

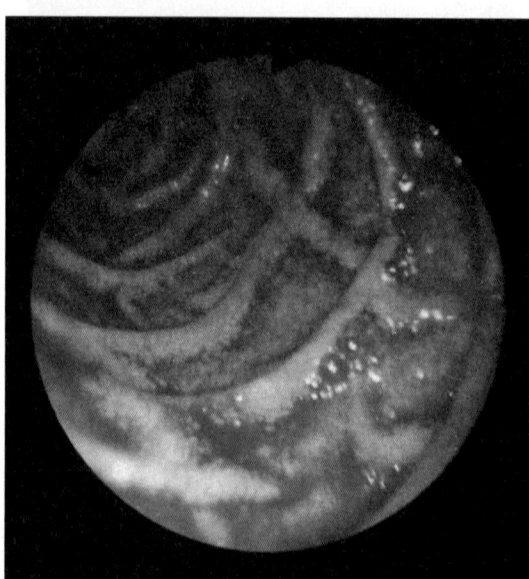

Abb. 6.48: M. Whipple des Duodenums mit körnigen Schleimhautveränderungen, die zu größeren Flächen konfluieren. Die aufgequollenen Zotten sind dick mit PAS-positivem Material angefüllt. [R132]

nalschmerzen zusammen mit Allgemeinsymptomen wie Fieber und Lymphknotenschwellungen vor. Enterale Proteinverluste sind nicht selten und können eine Hypoalbuminämie mit Ödembildung auslösen.

Neben dem Magen-Darm-Trakt können weitere Organe befallen sein – insbesondere Gelenke (migratorische Arthritis, Rheumafaktor-negativ), Lunge (chronischer Husten), Herz (Myokarditis, Endokarditis), selten auch ZNS (Demenz, Krampfanfälle, Hirnnervenausfälle).

> ❗ Die Gelenksymptomatik geht der intestinalen Symptomatik oft voraus. ❗

Das Nebeneinander verschiedenartigster systemischer Symptome verzögert die Diagnosestellung manchmal um Jahre. Die Diagnose wird durch Biopsie aus dem oberen Dünndarm anhand der charakteristischen Histologie (s. o.) gestellt. Die Therapie erfolgt zunächst durch intravenöse, liquorgängige Antibiotika, gefolgt von einer 12-monatigen Gabe von Trimethoprim/Sulfamethoxazol. Hierunter heilt die Erkrankung in den meisten Fällen aus.

Gallensäureverlust-Syndrom

Die mit der Galle sezernierten Gallensäuren werden im terminalen Ileum zu etwa 90% rückresorbiert (**enterohepatischer Kreislauf** der Gallensäuren, s. 7.2.1). 5 – 10% werden enteral ausgeschieden und durch Neubildung in der Leber ersetzt. Zu einem enteralen Nettoverlust an Gallensäuren kann es auf zwei Wegen kommen:

- durch **verminderte Resorptionsfläche** infolge von Erkrankungen des terminalen Ileums (z. B. M. Crohn) sowie nach Ileumresektion
- durch **bakterielle Überwucherung** des Dünndarms: Diese führt zur bakteriellen Dekonjugation der Gallensäuren, die dann für die Resorption nicht mehr zur Verfügung stehen.

Klinik

Durch die sekretionssteigernde Wirkung der Gallensäuren im Dickdarm kommt es zur wässrigen, sog. chologenen Diarrhö. Übersteigt der enterale Gallensäurenverlust die Resynthesekapazität der Leber (z. B. bei Resektion von > 1 m Ileum), kommt es zusätzlich zur Störung der Fettdigestion mit Fettsäurediarrhö (**Abb. 6.49**).

Komplikationen

- Cholesterinsteinbildung in den Gallenwegen aufgrund der verstärkten Lithogenität der Galle (s. 7.2.2)
- Bildung von Oxalatsteinen in der Niere aufgrund der Hyperabsorption von Oxalsäure (**Abb. 6.49**).

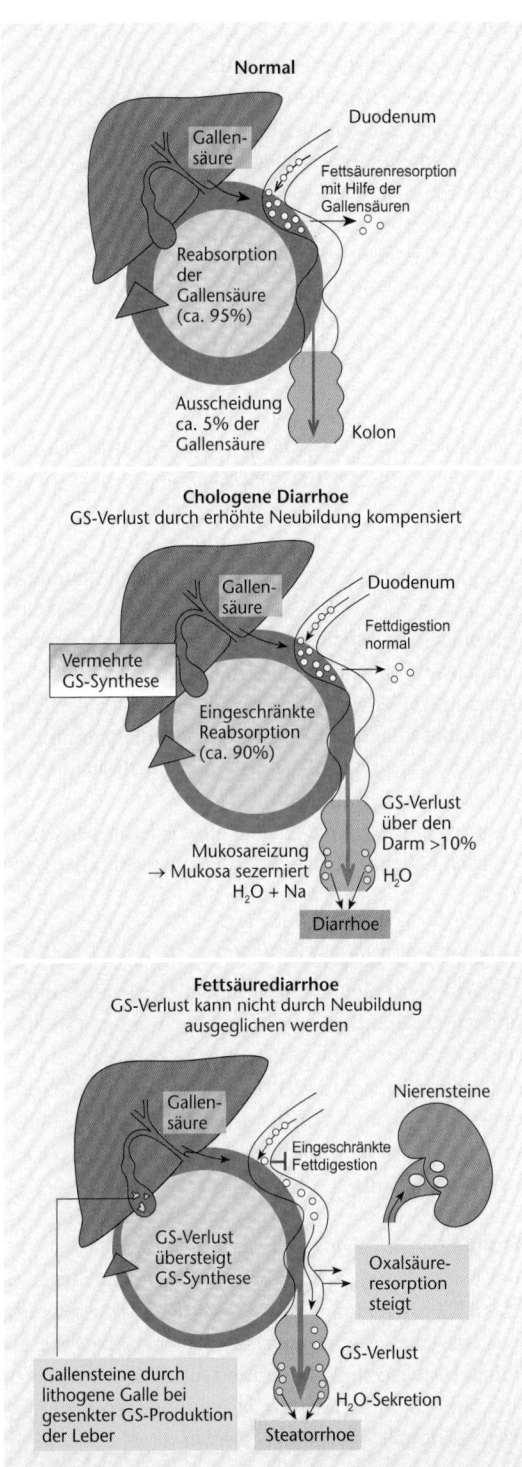

Abb. 6.49: Gallensäureverlust-Syndrom. Mit zunehmendem Verlust der Gallensäuren (GS) über den Darm kommt es zunächst zur chologenen Diarrhö. Hierbei wird der GS-Verlust durch vermehrte GS-Synthese kompensiert, sodass die Fettresorption normal funktioniert. Übersteigt der GS-Verlust die Neusynthese, kommt es zusätzlich zur Fettsäurediarrhö. [L157]

Diagnostisches Vorgehen

Eine Stuhlfettbestimmung (s. **6.2.3**) kann die Fettverdauungsstörung nachweisen. Prinzipiell kann man den Gallensäureverlust mittels ^{14}C-Glykocholat-Atemtest nachweisen: Nach oraler Gabe radioaktiv markierter Gallensäure werden normalerweise 95% im terminalen Ileum resorbiert, der Rest wird nach bakterieller Dekonjugierung ausgeschieden. Bei der Dekonjugierung wird radioaktives ^{14}CO$_2$ frei, das absorbiert und über die Lunge ausgeatmet wird. Bei Gallensäureverlust-Syndrom kommt es so zur verstärkten ^{14}CO$_2$-Abatmung. Klinisch-praktisch allerdings wird der Nachweis anhand von Erfolg oder Misserfolg eines Therapieversuchs geführt (s. u.).

Therapie

Primär kommen **Austauscherharze**, z. B. Cholestyramin, zum Einsatz. Dieses oral gegebene Medikament bindet Gallensäuren und reduziert ihre sekretionssteigernde Wirkung im Dickdarm im Stadium der chologenen Diarrhö.

Liegt allerdings bereits eine Steatorrhö vor, so spricht dies dafür, dass der Gallensäureverlust nicht mehr durch neu sezernierte Gallensäuren kompensiert werden kann. In diesem Fall sind Ionenaustauscherharze kontraindiziert, da sie die Steatorrhö durch weitere Reduktion der emulgierenden Gallensäuren verstärken würden. In diesem Fall wird eine **fettreduzierte Diät** empfohlen mit Ersatz der fetthaltigen Nahrungsbestandteile durch **mittelkettige Triglyzeride**. Diese können durch Diffusion in die Darmzotten aufgenommen werden (s. **6.1.2**). Die fettlöslichen Vitamine werden medikamentös substituiert (ADEK).

Bei bakterieller Übersiedelung werden orale **Antibiotika** eingesetzt.

Enterales Eiweißverlust-Syndrom

Synonym: exsudative Enteropathie

Hierunter sind eine Reihe von Krankheiten zusammengefasst, die zu einem übermäßigen Verlust von Serumproteinen in den Magen-Darm-Trakt führen.

Klinik

Oft stehen andere Symptome der Grundkrankheit, wie z. B. ein Malassimilations-Syndrom, im Vordergrund. Spezifische Symptome sind hypoproteinämische Ödeme, Aszites oder Pleuraergüsse.

Pathogenese

Der intakte Darm lässt einen Übertritt von Serumeiweißen in den Verdauungskanal normalerweise nicht zu. Diese physiologische Sperre kann durch folgende Mechanismen überwunden werden:

- **Stauung der Lymphgefäße** mit Austritt von Lymphe: z. B. bei angeborener Lymphangiektasie, bei chronischer kar-

06

dialer Stauung, bei M. Whipple, Darmlymphomen, Kaposi-Sarkomen sowie bei Sarkoidose und retroperitonealer Fibrose
- **Mukosaschädigungen** mit verstärkter Eiweißexsudation: z.B. bei chronisch-entzündlichen Darmerkrankungen, Strahlenenteritis, Magenkarzinom, Lymphom, villösen Adenomen, familiärer Polyposis
- **Permeabilitätsstörungen der Schleimhautkapillaren** mit Verlust von Serumbestandteilen: z.B. bei M. Ménétrier, Zöliakie, Infektion mit Parasiten, Amyloidose, systemischem Lupus erythematodes, allergischer Enteropathie, eosinophiler Gastroenteritis.

Diagnostisches Vorgehen

Die Diagnose stützt sich auf den Nachweis einer Hypalbuminämie sowie einer erhöhten Ausscheidung des Serumproteins α_1-Antitrypsin im Stuhl. Die Berechnung einer α_1-Antitrypsin-Clearance (s. 6.2.3) aus gleichzeitig gemessenen α_1-Antitrypsin-Serumwerten ist meist überflüssig.

Bei lymphatischer Obstruktion werden wegen des Verlustes an Lymphflüssigkeit häufig eine Lymphozytopenie sowie verminderte γ-Globuline im Serum und ein niedriges Serum-Cholesterin gesehen.

Therapie

Die Therapie der Grunderkrankung steht im Vordergrund. Symptomatisch können eine Fettrestriktion und der Austausch von langkettigen durch mittelkettige Triglyzeride das Lymphsystem entlasten und die Proteinaufnahme verbessern. Bei umschriebenem Befall ist eine Resektion des befallenen Segments möglich.

Bakterielle Überwucherung des Dünndarms

Der obere Teil des Dünndarms enthält normalerweise nur wenige Bakterien meist oraler Herkunft. Das terminale Ileum dagegen beherbergt die auch in den Fäzes enthaltenen Organismen, vor allem *Escherichia coli* und Anaerobier (v. a. *Bacteroides fragilis*). Bei bakterieller Überwucherung zeigt die Aspiration von Dünndarmsaft mehr als 10^6/ml *E. coli* oder *Bacteroides fragilis*.

Klinik

Viele Patienten mit Überwucherung sind asymptomatisch. Bei schwerer betroffenen Patienten stehen die Steatorrhö und Zeichen des Vitamin-B_{12}-Mangels im Vordergrund (megaloblastäre Anämie sowie neurologische Zeichen). Außerdem können zum Teil wässrige Diarrhöen und die Folgeerscheinungen des Malassimilations-Syndroms bestehen.

❗ Eine megaloblastäre Anämie oder neurologische Zeichen des Vitamin-B_{12}-Mangels sind bisweilen die ersten Zeichen einer bakteriellen Überwucherung. ❗

Ätiologie

Zur Überwucherung kommt es z. B.
- nach operativer Ausschaltung einer Dünndarmschlinge mit „stehendem" Darminhalt (Blind-Loop-Syndrom, s. 6.4.7)
- bei strukturellen Abweichungen des Dünndarms, etwa bei Strikturen, multiplen Divertikeln oder M. Crohn (auch hier kommt es zur lokalen Stase und darauffolgenden Bakterienvermehrung)
- bei gestörter Motilität, z. B. bei autonomer Neuropathie bei Diabetes sowie bei Sklerodermie
- selten bei Achlorhydrie, etwa durch autoimmune Gastritis.

❗ Eine bakterielle Überwucherung nach Therapie mit Protonenpumpenhemmern ist möglich. ❗

Pathogenese

Durch die bakterielle Aktivität an falscher Stelle kommt es zu
- Dekonjugierung von Gallensäuren mit nachfolgender inadäquater Mizellenformation und damit Steatorrhö
- kompetitiver Vitamin-B_{12}-Aufnahme durch die Bakterien und damit Vitamin-B_{12}-Mangel im Gesamtorganismus
- direkter Schleimhautschädigung mit Einschränkung vor allem der Kohlenhydratabsorption
- Passage der dekonjugierten und nicht enterohepatisch recycelten Gallensäuren ins Kolon mit sekretorischer Diarrhö.

Diagnostisches Vorgehen

Die Diagnose ist mühsam. Sie kann letztendlich nur durch Kultur eines Dünndarmaspirats gesichert werden. Verschiedene H_2-Atemtests (**Abb. 6.19**) mit mäßiger Spezifität werden angewendet, z. B. der H_2-Exhalationstest mit Glucose. Dabei wird im Rahmen der bakteriellen Glucose-Metabolisierung Wasserstoff freigesetzt, welcher über die Lungen abgeatmet und detektiert wird).

Therapie

Die Überwucherung wird durch Breitspektrumantibiotika bekämpft (z. B. Ciprofloxacin, Cephalosporine), was in der Regel eine deutliche Besserung der Symptome bewirkt. Allerdings besteht eine starke Rezidivneigung. Wenn möglich, sollte eine operative Sanierung des zugrunde liegenden anatomischen Problems angestrebt werden.

Kurzdarm-Syndrom

Der Dünndarm ist für die Resorption unverzichtbar. Er ist der einzige Abschnitt im Gastrointestinaltrakt, der nicht komplett entfernt werden kann. Bei Einschränkung der Resorptionsfläche kommt es zu Malassimilation, chologener Diarrhö sowie Flüssigkeits- und Elektrolytverlusten.

Häufigste Ursache für ein Kurzdarm-Syndrom sind Darmresektionen nach ischämischen Darmerkrankungen (Thrombose oder Embolie der Mesenterialgefäße) oder bei M. Crohn.

! Die nach Dünndarmresektion verbleibenden Darmabschnitte verfügen über eine bemerkenswerte Adaptationsfähigkeit und können ihre Absorptionskapazität um bis zu 400 % steigern. Langfristig können deshalb 100 cm Dünndarm für eine adäquate orale Ernährung ausreichen. Allerdings benötigt diese Adaption 6 – 18 Monate. !

Klinik

Die Auswirkungen einer intestinalen Resektion hängen von der Länge und der Lokalisation des resezierten Darmstücks ab (s. **Kasten** „Kurzdarm-Syndrom").
* Eine Dünndarmresektion von 30 – 50 % wird in der Regel ohne Probleme toleriert. Darüber hinausgehende Resektionen führen zur kritischen Einschränkung der Resorptionsfläche mit klinischen Symptomen der Malassimilation (**proximales Kurzdarm-Syndrom**).
* Wird das terminale Ileum entfernt (**distales Kurzdarm-Syndrom**), so resultieren eine spezifische Malabsorption für Gallensäuren (Gallensäureverlust-Syndrom) und ein Vitamin-B_{12}-Mangel.

===== ZUR VERTIEFUNG =====

Kurzdarm-Syndrom

Proximales Kurzdarm-Syndrom
Durch Entfernung von ≥ 50 % des Jejunums. Es entwickelt sich ein Malassimilations-Syndrom (osmotische Diarrhö, Steatorrhö und Gewichtsverlust) mit Störungen insbesondere der
* Calcium-Aufnahme: Tetanie, neuromuskuläre Störungen sowie enterogene Osteopathie mit Knochenschmerzen und Wirbelzusammenbrüchen
* Eisenaufnahme: Anämie
* Aufnahme fettlöslicher Vitamine: z. B. Blutungsneigung durch Vitamin-K-Mangel.

Distales Kurzdarm-Syndrom
Durch Resektion von mehr als 50 cm Ileum. Es kommt zu schweren, durch nicht-resorbierte Gallen- und Fettsäuren ausgelösten Durchfällen (chologene Diarrhö) sowie Steatorrhö. Durch vermehrte Resorption von Oxalsäure aus dem Darm bilden sich Nierensteine (**sekundäre Oxalose**).

Globales, schweres Kurzdarm-Syndrom
Nach Resektion von mehr als 75 % des Dünndarms. Es kommt zu erheblichen Mangelerscheinungen (Blutungsneigung, Anämie, Tetanie, Osteopathie), Auszehrung und eingeschränkter Lebenserwartung.

Komplikationen

Wie beim Gallensäureverlust-Syndrom kommt es durch die Dekompensation des enterohepatischen Kreislaufs der Gallensäuren zur übersättigten Galle mit Bildung von **Cholesterinsteinen** (s. 7.2.2) sowie durch die mangelhafte Calcium-Aufnahme mit nachfolgender Oxalsäure-Hyperabsorption zu **Nierensteinen**. Diese sekundäre Oxalose kann schließlich in der **chronischen Niereninsuffizienz** mit all ihren Folgeerscheinungen münden (s. 10.13).

Therapie

* **Postoperativ:** In der Frühphase nach Darmresektionen wird zunächst parenteral hochkalorisch ernährt. Bereits in den ersten Tagen sollte dabei, wenn möglich, ergänzend oral oder enteral eine Nährstoffbelastung erfolgen, um eine Atrophie der Mukosa zu verhindern. Fette werden als mittelkettige Triglyzeride gegeben, Milch wird wegen eines meist bestehenden sekundären Lactase-Mangels vermieden. Die Elektrolyte Calcium, Magnesium, Eisen, Zink und Phosphat und die Vitamine A, D, E, K, B_{12} und Folsäure sowie essentielle Fettsäuren werden substituiert. In der Regel werden ergänzend Säurehemmer und ggf. Octreotid gegeben, um eine übermäßige Flüssigkeitssekretion zu verhindern.
* **Langfristige Ernährungsumstellung:** Die Umstellung auf zunehmend normale Ernährung mit vielen kleinen festen Mahlzeiten wird durch isoosmolare Getränke ergänzt. Zusätzlich eingesetzt werden Loperamid zur Senkung der Motilität und Erhöhung der Nahrungskontaktzeit sowie Pankreasenzyme und Protonenpumpenhemmer. Die Diarrhö kann evtl. auch durch die Gabe von Cholestyramin und Octreotid reduziert werden. Es muss geprüft werden, ob Vitamine und Mineralien gezielt weiter substituiert werden müssen.

Ist ein Umstieg auf eine normale Ernährung nicht möglich, so kann unterstützend zu Hause über eine perkutane Magensonde elementare Nährlösung (etwa während des Schlafs) appliziert werden. In schweren Fällen ist eine langfristige parenterale Ernährung erforderlich. Dünndarmtransplantationen sind neuerdings in lebensbedrohlichen Fällen möglich, aber mit hohem Risiko behaftet.

6.5.7 Nahrungsmittelunverträglichkeiten und -allergien

Nahrungsmittelunverträglichkeiten werden für viele Magen-Darm-Beschwerden verantwortlich gemacht, können jedoch nur in wenigen Fällen tatsächlich durch spezifische Tests oder Auslassversuche nachgewiesen werden.

! Obwohl Laien meist anderer Meinung sind, sind allergische Prozesse nur selten für Nahrungsmittelunverträglichkeiten verantwortlich. **!**

Folgende Mechanismen können zu Nahrungsmittelunverträglichkeiten führen:

Nahrungsmittelallergie

Vorkommen meist im Säuglingsalter, gehäuft bei atopischen Kindern (Genaueres s. 4.5.4). Die Prävalenz im Erwachsenenalter liegt bei etwa 1,5%. Symptome treten meist unmittelbar nach der Nahrungsaufnahme auf und bestehen in Übelkeit, Erbrechen, Durchfall und Hautrötung. Zugrunde liegt meist eine Typ-I-Allergie.

Eine Sonderform stellt möglicherweise die **eosinophile Gastroenteritis** dar (s. gleichnamigen **Kasten**).

═══════════════ZUR VERTIEFUNG═══════════════

Eosinophile Gastroenteritis

Engl. *eosinophilic enteropathy*. Seltene Erkrankung mit Gewebe- und Bluteosinophilie, die den ganzen Magen-Darm-Trakt befallen kann. Es besteht eine Assoziation zu allergischer Diathese und Nahrungsmittelallergien. Klinisch im Vordergrund stehen rezidivierende Übelkeit, Erbrechen, Diarrhö und Bauchkrämpfe, bei Einbeziehung des Ösophagus auch Dysphagie. Es kann sich ein schweres Krankheitsbild mit Gewichtsverlust, Anämie und weiteren Zeichen der Malassimilation oder auch der exsudativen Enteropathie entwickeln. Endoskopisch finden sich in den betroffenen Abschnitten entzündliche Veränderungen, die histologisch typische eosinophile Infiltrate zeigen. Differentialdiagnostisch sollte eine Parasitose oder eine eosinophile Infiltration anderer Organsysteme abgegrenzt werden.

Therapeutisch angezeigt sind ein Versuch der Eliminationsdiät (die fraglich auslösenden Nahrungsmittel werden weggelassen) sowie eine Behandlung mit Glukokortikoiden, die oft langfristig eingenommen werden müssen. Ergänzend kann in therapierefraktären Fällen Cromoglycinsäure eingesetzt werden.

Pseudoallergische Reaktionen

Auch hier kommt es, wie bei der Typ-I-Reaktion, zur Histamin-Freisetzung aus Mastzellen. Die Degranulation der Mastzelle wird allerdings nicht durch IgE-Antikörper-Komplexe ausgelöst, sondern direkt durch eine pharmakologische Wirkung, z.B. durch Histamin-Liberatoren in Erdbeeren und Tomaten, vasoaktive Substanzen wie Serotonin in Walnüssen oder Histamin in Sauerkraut, Käse und Wein. Auch durch Lebensmittelzusätze wie Tartrazin und Glutamat in Sojasaucen können pseudoallergische Reaktionen ausgelöst werden.

Spezifische Nahrungsmittelintoleranzen

Diese werden durch Mangel an Enzymen (z.B. Lactase-Mangel) oder durch spezifische Defekte (z.B. Gluten-Intoleranz bei Zöliakie; wahrscheinlich durch Autoimmunprozesse bedingt) ausgelöst.

Die häufigste Form ist die Lactose-Intoleranz, die in Deutschland bei 10% der Bevölkerung vorliegt. Der zugrunde liegende Lactase-Mangel kann primär (= erblich) oder sekundär durch Schleimhautschädigung (z.B. bei Enteritis oder Zöliakie) auftreten. Manifestationszeitpunkt ist die Kindheit oder die Jugend; sekundäre Formen können aber in jedem Lebensalter auftreten. Symptome sind Blähungen und unspezifische abdominelle Missempfindungen, Durchfälle und krampfartige Bauchschmerzen. Die Diagnose wird in der Regel mittels des H_2-Atemtests mit Lactose gestellt. Therapie ist eine lactosearme Kost (eine Restaktivität an Lactase ist meist erhalten).

Andere Intoleranzen (z.B. Saccharase-Isomaltase-Mangel, Trehalase-Mangel, Glucose-Galactose-Intoleranz) sind selten.

Unspezifische Nahrungsmittelintoleranzen

Diese kommen im Rahmen des Malassimilations-Syndroms vor und zeigen sich als Störungen der Fettverdauung mit Steatorrhö, Störungen der Kohlenhydratverdauung mit osmotischer Diarrhö und Blähungen. Auch das Dumping-Syndrom ist eine Form der Nahrungsmittelintoleranz.

Funktionelle Nahrungsmittelunverträglichkeiten

Sie stellen die größte Gruppe der Nahrungsmittelunverträglichkeiten dar. Auf dem Boden funktioneller Störungen kommt es zu Unverträglichkeiten gegen „alles und jedes". So klagen Patienten mit Colon irritabile oder Dyspepsie-Syndrom häufig über Unverträglichkeit von Fetten oder Kohlenhydraten. Zugrunde liegt evtl. eine gestörte Darmmotilität (s. **6.4.2** und **6.5.5**).

Einige Nahrungsmittel sind auch für Gesunde unverträglich: So führen Hülsenfrüchte durch ihren Gehalt an Raffinose und Stachyose, die von den Dünndarmenzymen nicht gespalten werden können, zu Meteorismus und Flatulenz („jedes Böhnchen gibt ein Tönchen"); der Zuckeraustauschstoff Sorbit wird ebenfalls praktisch nicht resorbiert und führt zur osmotischen Diarrhö und Flatulenz (Kaugummi-Diarrhö). Auch Fructose wird nur langsam aufgenommen und kann zu osmotischen Unverträglichkeiten führen (Süßmost-Diarrhö).

6.5.8 Dünndarm- und Dickdarmdivertikel

Dünndarmdivertikel

Dünndarmdivertikel sind nicht selten, sie kommen im Duodenum etwa 20-mal häufiger vor als im restlichen Dünndarm. In der Regel handelt es sich um **Pseudodivertikel**, d. h., lediglich die Mukosa stülpt sich durch darunterliegende Wandschichten nach außen aus. Symptome bestehen in der Regel keine. Als Komplikation kommt es sehr selten zum Darmverschluss sowie zur Entzündung eines Divertikels mit nachfolgender Bildung von Fisteln, Perforationen, Abszedierungen und Peritonitis. Eine bakterielle Fehlbesiedlung kommt vor und kann sich als Malassimilations-Syndrom äußern.

Eine Sonderform ist das **Meckel-Divertikel**, welches durch seine Neigung zur Ulzeration klinisch bedeutsam ist (s. u.).

Duodenaldivertikel

Relativ häufiger (3% der Bevölkerung), meist asymptomatischer Zufallsbefund. Duodenaldivertikel sind oft parapapillär lokalisiert. Komplikationen sind sehr selten und treten als Papillenstenose, Pankreatitis, Perforation oder Blutung auf.

Meckel-Divertikel

Das Meckel-Divertikel stellt einen Rest des fetalen Ductus omphaloentericus (Dottergang) dar und ist bei 2% der Bevölkerung nachweisbar. Es liegt im Ileum, meist etwa 80 cm von der Ileozökalklappe entfernt.

Diese Form eines Dünndarmdivertikels führt häufiger zu Komplikationen. Ein Grund hierfür ist die Tatsache, dass das Meckel-Divertikel in 75% Magenmukosa enthält und damit Salzsäure sezernieren kann. Dadurch können – typischerweise an der dem Meckel-Divertikel gegenüberliegenden Darmwand – peptische Ulzera entstehen, die bluten oder perforieren können. Neben Blutungen kann es zu einer akuten Entzündung kommen, die klinisch von einer Appendizitis kaum zu unterscheiden ist.

Diagnostisches Vorgehen

Die Lokalisation gelingt evtl. durch eine Röntgenuntersuchung im Doppelkontrastverfahren. Mukosahaltige Meckel-Divertikel (und damit die potentiell für eine untere Gastrointestinalblutung verantwortlichen Formen) können durch intravenöse Gabe von ^{99m}Tc-Pertechnetat markiert und szintigraphisch dargestellt werden. Kapselendoskopie oder totale Enteroskopie könnten in Zukunft einen zunehmenden Stellenwert beim Nachweis solcher Blutungsquellen im Dünndarm bekommen (s. **6.2.3** und **6.7.5**).

Therapie

Die Therapie ist wie bei allen Komplikationen von Divertikeln chirurgisch. Ein zufällig intraoperativ entdecktes Meckel-Divertikel wird prophylaktisch entfernt; häufig wird auch im Rahmen der Appendektomie das Meckel-Divertikel elektiv entfernt.

Dickdarmdivertikel: Divertikulose und Divertikulitis

Dickdarmdivertikel werden bei 50% der Patienten ≥ 50 Jahren gefunden, und zwar meist im Sigma, seltener im gesamten Kolon (**Abb. 6.50**). Sie sind meist asymptomatisch, können aber zu schwerwiegenden Komplikationen führen.

Meist handelt es sich um Pseudodivertikel, die sich an den Durchtrittstellen der Gefäße in das Mesenterium ausstülpen. Liegen multiple Divertikel vor, so spricht man von **Divertikulose**, sind die Divertikel entzündet, von **Divertikulitis**. Da eine Entzündung nicht immer exakt nachzuweisen ist, wird besser von einer „Divertikelkrankheit" gesprochen.

Klinik

Nur bei einem Fünftel der Patienten mit Divertikeln treten überhaupt Symptome auf. Häufig werden Divertikel im Rahmen von aus anderweitigen Gründen durchgeführten Koloskopien oder Kolonkontrasteinläufen diagnostiziert.

Divertikulose

Die Beschwerden sind unspezifisch und kaum von den beim Reizdarm-Syndrom angegebenen Symptomen zu trennen: unregelmäßige Stuhlgewohnheiten (wechselnd zwischen „zu dünn" und „zu dick"), chronische Obstipation, diffuse

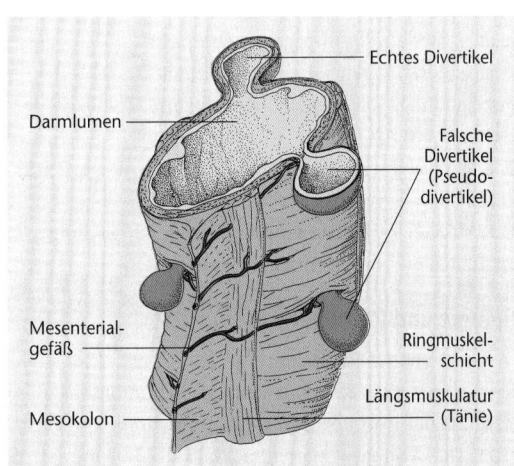

Abb. 6.50: Echte und falsche Kolondivertikel. Bei echten Divertikeln stülpt sich die gesamte Darmwand aus, bei den falschen nur Mukosa und Submukosa. Schwachstellen der Darmwand sind die Eintrittsorte von Blutgefäßen. [A400–190]

Abdominalschmerzen. Es kann jedoch auch zu kolikartigen Schmerzen im linken Unterbauch kommen, die über Stunden und Tage anhalten können.

Die körperliche Untersuchung ist meist unauffällig, nicht selten werden ein Druckschmerz im linken Unterbauch sowie ein verdickter, palpabler „Strang" (Sigmoid und Colon descendens) gefunden.

Divertikulitis

Die Divertikulitis zeigt sich durch ziehende linksseitige Unterbauchschmerzen, die bis in den Rücken ausstrahlen können. Da die Symptome einer Appendizitis ähneln können, spricht man auch von „**Linksappendizitis**". Der linke Unterbauch ist druckschmerzhaft, evtl. abwehrgespannt; bisweilen lässt sich eine Resistenz tasten. Die Darmgeräusche sind oft vermindert, bei der digitalen rektalen Untersuchung lässt sich evtl. eine Schmerzhaftigkeit des Douglas-Raumes auslösen.

Gleichzeitig bestehen oft Fieber, Appetitlosigkeit, Übelkeit und Erbrechen sowie Verstopfung oder auch teils blutige Diarrhöen.

Komplikationen

Hauptkomplikation der Divertikulitis ist die **peranale Blutung**, die immerhin bei etwa 10 – 20% der Patienten auftritt. Die Divertikulitis ist die häufigste Ursache der schweren unteren Gastrointestinalblutung. Meist geht die Blutung von einem einzelnen Divertikel aus; sie kommt in 80% spontan zum Stillstand.

Weitere Komplikationen sind:
- **Abszessbildung** mit schweren Schmerzen, hohem Fieber und einer palpablen, druckschmerzhaften Resistenz im linken Unterbauch. Der Nachweis geschieht durch Ultraschall und CT; die Behandlung erfolgt zunächst antibiotisch, später durch chirurgische Drainage.
- **Perforation** mit generalisierter Peritonitis (s. 6.7.1)
- **Fistelbildung**, z.B. in Blase (mit Dysurie, Pneumaturie), Ureteren, Uterus oder Vagina (mit Ausfluss) sowie Darm oder gar Bauchwand. Die Therapie ist in der Regel chirurgisch.
- **Obstruktion mit Ileussymptomatik** durch Bildung von Strikturen und durch entzündliche Stenosen.

Ätiologie und Pathogenese

Der Entstehungsmechanismus ist unbekannt. Eine Rolle spielen wahrscheinlich chronische Druckerhöhungen im Kolon, Zökum und Rektum, z.B. durch chronische Obstipation. Dies könnte erklären, weshalb die Darmwand im divertikeltragenden Bereich häufig verdickt ist. Auf der anderen Seite steht die (z.B. altersbedingte) degenerative Veränderung der Darmwand mit verminderter Dehnungsfähigkeit und Veränderungen des Kollagens. Die Diverti-

kelentstehung wird durch eine faserarme Kost unterstützt; Vegetarier und Naturvölker leiden sehr selten unter Divertikeln.

Zur Entzündung der Divertikel (Divertikulitis) kommt es bei 10% der Patienten mit Divertikeln. Die Entzündung wird in Gang gesetzt, wenn der Hals eines Divertikels durch Fäzes verstopft wird und sich in der nun abgeschlossenen Höhle Bakterien vermehren. Häufig kommt es dabei zu sog. Mikroperforationen mit lokalisierter parakolischer Entzündung. Makroperforationen mit parakolischer Abszessbildung, Fistelbildung oder gar Peritonitis sind selten.

Diagnostisches Vorgehen

Standarduntersuchungen zum Nachweis der Divertikelkrankheit sind die Endoskopie (Rektosigmoidoskopie bzw. Koloskopie) sowie das Dickdarm-Doppelkontraströntgen (**Abb. 6.51**), das vor allem bei Verdacht auf Fistelbildung wertvolle Hinweise erbringen kann. Bei beiden Verfahren ist die erhöhte Perforationsgefahr zu berücksichtigen; sie sind deshalb während der akuten Phase kontraindiziert. Der Kolonkontrasteinlauf darf nur mit wasserlöslichem Kontrastmittel erfolgen.

In der akuten Phase führt der klinische Befund – ergänzt um Labor (Entzündungszeichen) und Darmsonographie – meist zur Diagnose. Es kann ergänzend eine Röntgenleeraufnahmen zur Suche nach freier Luft oder einem Ileus erfolgen. Bei schweren Verläufen hilft die Computertomographie zum Nachweis einer eventuellen Abszessbildung.

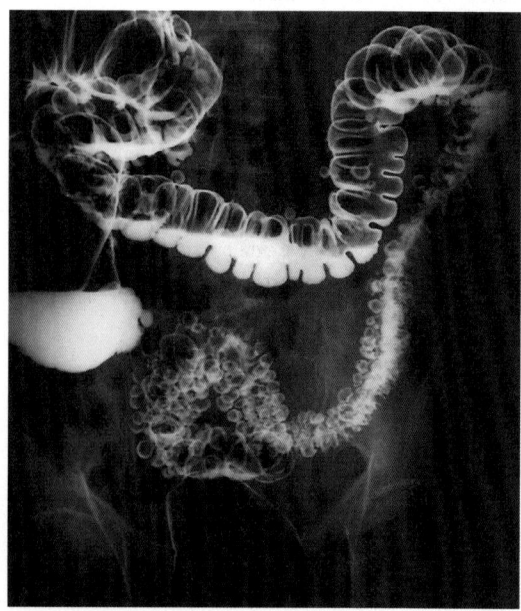

Abb. 6.51: Divertikulose von Sigma und Colon descendens im Kolondoppelkontrasteinlauf. [E179 – 168]

! Differentialdiagnostisch ist bei Fistelbildung und Perforation
■ an einen M. Crohn zu denken. Stets ist ein stenosierendes
oder perforierendes Kolonkarzinom auszuschließen (sowohl
die Divertikulitis als auch das Karzinom sind stenosierende
oder perforierende Prozesse). Auch eine Appendizitis oder ischämische Kolitis sind Differentialdiagnosen. !

Therapie

Die **Divertikulose** wird in erster Linie durch faserreiche
Kost behandelt; hierdurch lassen sich der intraluminale
Druck im Sigma und damit auch die Unterbauchschmerzen
reduzieren. Da viele der älteren Patienten Ernährungsum-
stellungen nicht einhalten, werden häufig auch kolloidale
Laxanzien auf Agar- oder Methylzellulose-Basis verabreicht.
Spasmolytika können die Symptomatik lindern.

Eine **Divertikulitis** wird im Schub in der Regel konservativ behandelt, und zwar durch Verabreichung von Breitbandantibiotika (z. B. Metronidazol 2 – 3 × 400 mg und
Ciprofloxacin 2 × 500 mg tgl.). Bei drohendem Ileus können
Nahrungskarenz und parenterale Ernährung notwendig
werden. In weniger schweren Fällen können stuhlregulierende Maßnahmen (z. B. Makrogol-Präparate wie Movi-
col®) oder eine vorübergehende Ernährung mit dünndarm-
resorbierbarer Sondenkost zur Ruhigstellung des Dick- und
Enddarms ausreichen.

In 20% der Fälle ist im akuten Verlauf eine chirurgische
Behandlung erforderlich. Diese ist indiziert bei freier Perforation in die Bauchhöhle mit Peritonitis, bei persistierendem
Darmverschluss, Fistelbildung und nicht beherrschbarer
Blutung. Hierbei wird der betroffene Darmanteil entweder
primär reseziert, oder es wird in einem zweizeitigen oder
dreizeitigen Vorgehen zunächst ein Anus praeter angelegt,
und erst später erfolgt die Resektion und Reanastomosie-
rung.

Prognose

Rezidive kommen bei einem Drittel der konservativ behandelten Patienten vor; die Schwere der Symptome nimmt
mit der Zeit zu. Dies lässt sich evtl. durch die frühzeitige Ernährungsumstellung auf faserreiche Kost verhindern. Nicht
selten muss der betroffene Abschnitt jedoch im Intervall reseziert werden.

6.5.9 Dünn- und Dickdarmtumoren

Gutartige Dünndarmtumoren

Nur etwa 3% der gastrointestinalen Neoplasien finden sich
im Dünndarm; davon sind 75% gutartig. Dünndarmtumo-
ren verursachen meist keine oder unspezifische Symptome:
rezidivierende krampfartige Bauchschmerzen, intestinale
Blutungen, Invagination („In-sich-Einstülpen" des Darmes).

Oft handelt es sich um Zufallsbefunde. Gutartige Dünn-
darmtumoren sind meist Adenome, Leiomyome und Lipome. Multiple Tumoren kommen im Rahmen der Polyposis-Syndrome vor (**Tab. 6.10**).

Maligne Dünndarmtumoren

Insgesamt sehr selten. Meist handelt es sich um Adenokarzinome, Leiomyosarkome, maligne Lymphome sowie
Kaposi-Sarkome (bei AIDS). Lymphome können entweder
primär vom darmassoziierten lymphatischen Gewebe ausgehen oder aber sekundär im Rahmen eines systemischen
Non-Hodgkin- oder Hodgkin-Lymphoms den Dünn- oder
Dickdarm betreffen. Karzinome und maligne Lymphome
werden gehäuft bei einheimischer Sprue und bei M. Crohn
beobachtet. Symptome sind Blutungen, Ileus sowie allgemeiner körperlicher Verfall. Die Diagnose wird wegen des
seltenen Vorkommens, der oft unspezifischen Symptomatik
und der schwierigen Diagnostik häufig sehr spät gestellt;
entsprechend schlecht ist die Prognose.

Karzinoid

In 70% der Fälle maligner, meist verdrängend, jedoch nicht
infiltrativ wachsender epithelialer Tumor.

! Das Karzinoid kann allerdings wie ein Karzinom metasta-
■ sieren. Die Metastasierungshäufigkeit hängt dabei von der
Lage und der Größe des Tumors ab. !

In Rektum oder Appendix gelegene Karzinoide metastasieren erst im Spätstadium (etwa ab einer Größe von 1,5 – 2 cm),
im Dünndarm gelegene Karzinoide metastasieren dagegen
früh. Karzinoide ≥ 2 cm Durchmesser metastasieren in
80%.

Drei Viertel der Karzinoide sind solitär, 25% kommen
multipel im Ileum vor. Ausgangsgewebe sind die neuroen-
dokrinen enterochromaffinen Zellen des **APUD-Systems**
(s. **6.1.2**). Karzinoide werden darum heute zu den neuro-
endokrinen Tumoren (NET) des gastropankreatischen Systems gerechnet. Der Tumor produziert vasoaktive Substanzen wie Serotonin, Katecholamine, Bradykinin und Histamin
sowie Prostaglandine.

Lokalisation

Etwa 90% der Primärlokalisationen befinden sich im Magen-Darm-Trakt, am häufigsten in der Appendix, in den
distalen 60 cm des Ileums sowie im Rektum. Extraintestinale Lokalisationen sind selten (10%), meist handelt es sich
um Bronchialkarzinoide.

Klinik

Karzinoide sind *per se* meist asymptomatisch. Symptome
(Karzinoid-Syndrom, s. **Kasten** „Symptome beim Karzi-

Tab. 6.10 Erbliche Polyposis-Syndrome des Kolons

Syndrom	Histologie und Malignitätsrisiko	Manifestationsort	Erbgang
hereditäres nicht-adenomatöses Polyposis-Syndrom (HNPCC)	sporadische frühzeitige, oft flache Adenome; frühzeitige kolorektale Karzinome	vor allem rechtsseitiges Kolon, aber auch Papillenkarzinome, gynäkologische und urologische Neoplasien	familiäre Häufung entsprechend Amsterdam- und Bethesda-Kriterien; Nachweis einer Mikrosatelliteninstabilität
familiäre Polyposis coli (FAP) und Gardner-Syndrom	Adenome (bis zu mehreren Tausend) → Entartung in 100%. Genträger können heute bereits im präsymptomatischen Stadium molekulargenetisch diagnostiziert werden. Bestimmte Mutationen des APC-Gens bedingen eine phänotypische Variante der FAP mit gleichzeitigen Knochen- und Weichteiltumoren (= Gardner-Syndrom).	Kolon, Duodenum. In zwei Dritteln assoziiert mit kongenitaler Hypertrophie des retinalen Pigmentepithels (wichtig im Rahmen des Angehörigen-Screenings). Vermehrt Osteome, Weichteiltumoren, Schilddrüsentumoren	Defekt an Chromosom 5 (> 300 beschriebene Mutationen am sog. APC-Gen); Erbgang autosomal-dominant
attenuierte FAP	im Vergleich zur FAP wesentlich weniger Adenome (< 100), aber auch deutlich erhöhtes Malignitätsrisiko bei ähnlichem Gendefekt	wie bei FAP	wie bei FAP
familiäre juvenile Polyposis	Hamartome; da diese nicht selten von Adenomen begleitet werden, ist das Entartungsrisiko erhöht (ca. 10%).	vor allem Kolon, selten Dünndarm oder Magen	autosomal-dominant
Peutz-Jeghers-Syndrom	Hamartome; da diese selten von Adenomen begleitet werden, ist das Entartungsrisiko leicht erhöht (2–3%). Extraintestinale Karzinome (Brust, Gonaden) treten gehäuft auf.	ganzer Gastrointestinaltrakt (vor allem Dünndarm); extraabdominal: Pigmentflecken der Lippen, der Mundschleimhaut sowie perioral	autosomal-dominant mit variabler Penetranz

Sehr seltene erbliche Polyposis-Syndrome sind das **Turcot-Syndrom** (Kolonpolypose und ZNS-Tumoren) und das **Cowden-Syndrom** (Hamartome des Magen-Darm-Trakts und der Haut).
Ein nicht-erbliches Polyposis-Syndrom mit erhöhtem Entartungsrisiko (ca. 5%) ist das **Cronkhite-Canada-Syndrom** (zystische Degeneration der Darmmukosa, bräunliche Hautverfärbung, Alopezie).

noid-Syndrom") werden in der Regel erst durch die sezernierten Hormone ausgelöst. Diese werden erst nach Metastasierung biologisch wirksam; vorher werden die gefäßaktiven Substanzen meist vollständig durch die Monoaminooxidasen der Leber abgebaut.

! Wenn überhaupt, macht erst das metastasierte Karzinoid Symptome! Nur ca. 4% der Patienten haben das typische Karzinoid-Syndrom. !

=== **AUF DEN PUNKT GEBRACHT** ===

Symptome beim Karzinoid-Syndrom
- Das typische Karzinoid-Syndrom besteht aus der Trias Flush – Diarrhö – Bauchschmerzen.
- Daneben kommen vor: Hals- und Kopfödem (v. a. bei bronchialem Karzinoid), Bronchospasmus, Teleangiektasien sowie Endokardfibrose mit Zeichen der Herzinsuffizienz.
- Die Hormonausschüttung kann durch Stress, Alkohol und Nahrungsaufnahme provoziert werden.

Diagnostisches Vorgehen

Viele Karzinoide werden zufällig bei der Proktoskopie oder im Rahmen der Appendektomie entdeckt (in 0,3% der Appendektomien wird ein Karzinoid gefunden).

Ein nahezu sicherer Hinweis auf ein Karzinoid-Syndrom ist die erhöhte Urinausscheidung des Serotonin-Metaboliten **5-Hydroxyindolessigsäure**. Ein normaler Befund schließt ein Karzinoid-Syndrom zu 99% aus. Serotonin kann auch im Serum nachgewiesen werden.

Bei positivem Urinbefund erfolgt die Tumorsuche durch Endoskopie, Sonographie (v. a. Leber), Endosonographie, CT mit Kontrastmittelinfusion (sog. Angio-CT) sowie Angiographie der Mesenterialarterien. Neuerdings werden auch die MR-Angiographie und die Somatostatinrezeptor-Szintigraphie eingesetzt. Letztere hat eine Sensitivität um 90%. Als Tumormarker eignet sich wie bei allen NET das Chromogranin-A.

Therapie

Angestrebt wird eine chirurgische Entfernung des Primärtumors und der regionalen Lymphknoten. Bei Inoperabilität oder Metastasen kann durch das Somatostatin-Analogon

Octreotid die Hormonsekretion über lange Zeit gehemmt werden. Zur Linderung der Durchfälle können symptomatisch Serotonin-Antagonisten (z. B. Cyproheptadin oder Methysergid) oder Serotonin-Synthesehemmer (Parachlorphenylalanin) eingesetzt werden. Bei inoperablen Lebermetastasen erfolgt evtl. die Chemoembolisation nach Katheterisierung der zuführenden Gefäße oder eine palliative zytostatische Therapie mit Streptozotocin und Fluorouracil.

Prognose

Die 5-Jahres-Überlebensrate aller Dünndarmkarzinoide liegt bei 60%, die der lokalisierten Dünndarmkarzinoide bei 85%. Bei etwa 25% der Patienten mit Karzinoid treten im Verlauf andere primäre Karzinome des Gastrointestinaltraktes auf, daher ist eine engmaschige Nachsorge indiziert.

Polypen und Polyposen des Dickdarms

Polypen sind über die Schleimhautoberfläche erhabene Strukturen. Teilweise sitzen diese der Schleimhaut breitbasig, teils gestielt auf, teils nehmen sie eine zottige (villöse) Form an (**Abb. 6.52**). Histologisch können unterschiedliche Typen unterschieden werden (s. **Kasten** „Dickdarmpolypen"), wobei längst nicht alle Polypen echte Neoplasien sind. Am wichtigsten sind die kolorektalen Adenome, da sie Vorgänger des Kolonkarzinoms sein können.

Klinik

Polypen sind in der Regel klinisch stumm. Selten verursachen sie durch Ulzerationen bedingte Blutauflagerungen

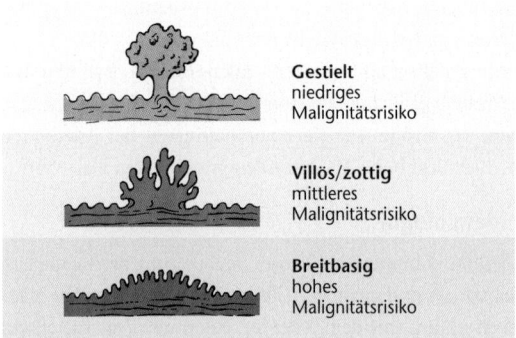

Abb. 6.52: Wuchsformen der Dickdarmpolypen. Das Entartungsrisiko ist bei breitbasig wachsenden Polypen höher als bei gestielten. [A400–190]

im Stuhl oder eine Eisenmangelanämie durch okkulte Blutverluste. Insbesondere bei schleimbildenden villösen Adenomen kann es zum Schleimabgang mit Wasser-, Kalium- und Eiweißverlusten kommen.

Die Adenom-Karzinom-Sequenz

Adenome haben als einzige Form der Polypen das Potential zur malignen Entartung (Präkanzerosen). Die Entartung läuft vom Adenom über die epitheliale Dysplasie zum Karzinom (sog. Adenom-Karzinom-Sequenz). Fast alle Kolonkarzinome entstehen aus Adenomen. 3% der Adenome sind bereits bei Entdeckung karzinomatös entartet, d.h., die Muscularis mucosae ist bereits infiltriert. Die Entartungswahrscheinlichkeit ist abhängig

- von der Wuchsform: Villöse Adenome entarten häufiger

06

═══════════════════ **ZUR VERTIEFUNG** ═══════════════════

Dickdarmpolypen

Neoplastische Polypen

- **Epitheliale Formen (Adenome):** 75% der Polypen. Sie kommen bei 30% der Erwachsenen jenseits des 50. Lebensjahres vor; 3% der Adenome enthalten invasives Karzinomgewebe. Sie sind damit echte Neoplasien aus epithelialem Schleimhautgewebe, welche über Epitheldysplasien karzinomatös entarten können: Die meisten kolorektalen Karzinome entstehen auf dem Boden von Adenomen. Das Entartungspotential korreliert mit Größe, Aufbau und Grad der Dysplasie.
  Nach dem histologischen Aufbau werden die Adenome unterteilt in **tubuläre, villöse** und **tubulo-villöse Adenome.** Villöse Adenome sind oft Solitärgeschwülste und

haben das höchste Entartungsrisiko. Mehr als 50% der Adenome treten multipel auf (meist tubuläre Adenome). Finden sich mehr als 50–100 Polypen, so spricht man von einer **Polyposis.** Dieser liegen meist erbliche Tumorsyndrome zugrunde (Tab. 6.10).

- **Nicht-epitheliale Formen** (submuköse Polypen): Gewebeansammlungen unter der Schleimhaut mit Vorwölbung der Schleimhaut ins Lumen, z. B. Lipome, Fibrome, Hämangiome, lymphoide Polypen.

Nicht-neoplastische Polypen

- **Hyperplastische Polypen** („hyperplasiogene Polypen") sind reguläre Schleimhautverdickungen, d. h. lokale Ansammlungen normalerweise vorhandener Gewebekomponenten ohne Entartungstendenz. Mit

ca. 20% aller Polypen stellen sie die zweithäufigste Polypenform dar; sie sind meist klein (< 5 mm) und im Rektum lokalisiert.

- **Entzündliche Polypen,** sog. **Pseudopolypen** aus entzündlichem Granulationsgewebe, kommen z. B. bei chronisch-entzündlichen Darmerkrankungen vor.

- **Hamartome** kommen durch atypische Ausdifferenzierung von Keimmaterial zustande. Sie enthalten die verschiedenen auch normalerweise vorkommenden Gewebekomponenten, jedoch in fehlerhafter Zusammensetzung. Hamartome haben für sich kein erhöhtes Malignitätsrisiko; da sie jedoch häufig mit Adenomen assoziiert sind, ist das Malignitätsrisiko insgesamt erhöht. Vorkommen bei juveniler Polyposis und Peutz-Jeghers-Syndrom (Tab. 6.10).

als tubuläre Adenome; die Entartungshäufigkeit des tubulären Typs beträgt 5%, die des villösen Typs 40%.

- von genetischen Faktoren: Adenome im Rahmen bestimmter erblicher Syndrome entarten praktisch immer).
- von der Größe: Die Karzinomhäufigkeit bei Adenomen ≤ 1 cm liegt bei ~ 1%, bei Adenomen ≥ 2 cm bei ~ 50%.

Epidemiologie

Adenome kommen bei 10% der Bevölkerung der westlichen Welt vor, sie sind in anderen Teilen der Welt selten. Die Häufigkeit nimmt mit dem Alter zu. Adenomträger haben ein mehrfach erhöhtes Risiko, weitere Adenome zu entwickeln.

Ätiologie und Pathogenese

Die Tatsache, dass die Größenverteilung der Polypen entlang dem Kolon der Verteilung des Kolonkarzinoms entspricht, deutet darauf hin, dass für Proliferation und Entartung der Adenome dieselben Mechanismen verantwortlich sind wie für die Entstehung des Kolonkarzinoms (z. B. Ernährungsfaktoren). Tatsächlich sind die Veränderungen, die der Polypentstehung zugrunde liegen, auf molekularer Ebene weitgehend aufgeklärt; die Adenom-Karzinom-Sequenz ist eine etablierte Tatsache. Es kommt zu einer Akkumulation bestimmter Mutationen, die schließlich zur Neoplasie und im Weiteren zur malignen Transformation führen. Ein großer Teil der Fälle geschieht wahrscheinlich spontan, evtl. auch durch bestimmte Umgebungs- und Ernährungseinflüsse begünstigt. Für einen anderen Teil besteht eine gesicherte genetische Disposition (**Tab. 6.10**). Der bekannte Anteil letzterer Fälle liegt bei ca. 5%; am häufigsten ist davon das HNPCC.

Symptomatik

Die weitaus meisten Kolonpolypen sind asymptomatisch. Selten können sie durch Blutungen oder Obstipation symptomatisch werden. Große villöse Adenome können noch seltener durch Wasser- und Elektrolytverlust über ihre Oberfläche zu Diarrhöen führen.

Diagnostisches Vorgehen

Meist werden Polypen als Zufallsbefund oder im Rahmen der Prävention bei einer Kolondiagnostik gefunden (Sigmoidoskopie, Koloskopie, Kolonkontrasteinlauf, **Abb. 6.53**). Wegweisend kann aber auch ein positiver Hämoccult®-Test, z. B. im Rahmen von Vorsorgeuntersuchungen, sein.

Die Exploration erfolgt nach rektal-digitaler Voruntersuchung am besten endoskopisch. Etwa ein Drittel bis die Hälfte der Adenome lassen sich dabei durch die Sigmoidoskopie erreichen, 95% durch die Koloskopie.

! Stuhluntersuchungen auf okkultes Blut sind weder sensitiv noch spezifisch für Adenome: Nur etwa 40% der größeren (und damit entartungsträchtigen) Adenome verursachen einen positiven Hämoccult®-Test; nur 30% der Patienten mit positivem Hämoccult®-Test haben Adenome. Besser ist die systematische Prävention mittels Koloskopie. **!**

! Wird in der Koloskopie ein Adenom gefunden, muss das gesamte Kolon auf weitere Adenome abgesucht werden. **!**

Therapie

Kleinere und/oder gestielte Polypen werden während der diagnostischen Koloskopie mit der Zange oder der elektrischen Schlinge abgetragen (**Abb. 6.54**). Große Polypen mit einem Durchmesser von ≥ 3 cm, insbesondere auch villöse Adenome, müssen gelegentlich operativ entfernt werden.

! Jeder Polyp muss komplett entfernt und histologisch aufgearbeitet werden! Die alleinige Biopsie ist unzuverlässig. **!**

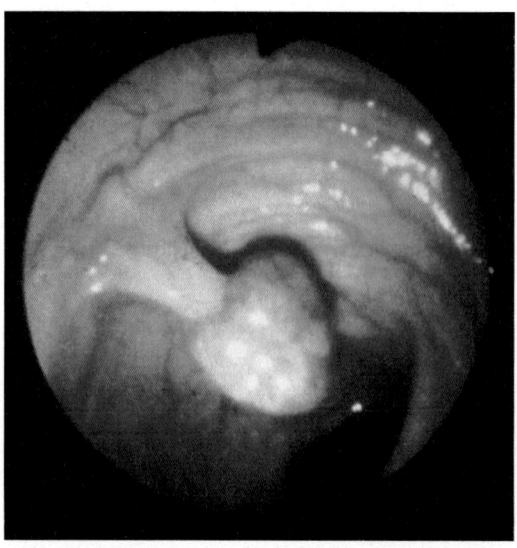

Abb. 6.53: Gestielter Kolonpolyp. [E179–168]

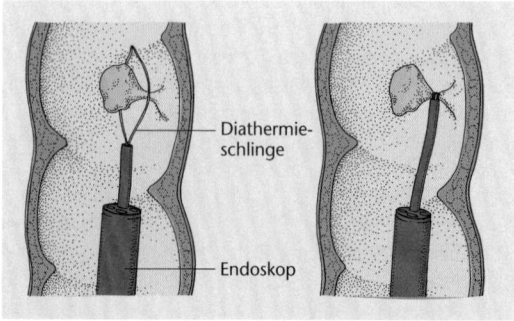

Abb. 6.54: Polypektomie mit Diathermieschlinge.
[A400–190]

═══════AUF DEN PUNKT GEBRACHT═══════

„Polypenregeln"
- Ein Polyp kommt selten allein.
- Jeder Polyp muss *in toto* entfernt werden (Biopsien sind unzuverlässig), jeder gesehene Polyp muss histologisch untersucht werden.
- Karzinomgefahr besteht nur bei Adenomen.
- Kein Adenom ohne Nachsorge (entsprechend Leitlinien): erste Kontrolle nach kompletter Abtragung nach 3 Jahren
- Stets an familiäre Polyposis-Syndrome denken (Tab. 6.10)!
- Möglichst Prävention anstreben: Vorsorgekoloskopie ab dem Alter von 55 Jahren!

Prognose und Verlauf

Bei rechtzeitiger kompletter Entfernung der Polypen ist die Prognose gut. Da die adenomatösen Polypen zur Neubildung neigen, muss bei „ehemaligen Polypenträgern" nach drei Jahren eine Kontrollkoloskopie erfolgen. Ist die Folgekoloskopie unauffällig, reicht ein weiteres Kontrollintervall von 5 Jahren.

Kolorektales Karzinom

Das kolorektale Karzinom ist eines der häufigsten Karzinome in der westlichen Welt (s. **Kasten** „Epidemiologie des Kolonkarzinoms"), wächst jedoch leider oft lange Jahre unentdeckt. Bei 25% der Patienten ist das Karzinom zum Zeitpunkt der Diagnosestellung bereits metastasiert.

Fast alle kolorektalen Karzinome sind Adenokarzinome. Sie kommen in der Regel solitär, in 2–5% jedoch multipel vor.

═══════ZUR VERTIEFUNG═══════

Epidemiologie des Kolonkarzinoms

In Deutschland ist das kolorektale Karzinom das zweithäufigste Karzinom des Mannes (nach dem Bronchialkarzinom), bzw. das dritthäufigste Karzinom der Frau (nach Mamma- und Uteruskarzinom). Etwa 6% der Bevölkerung entwickeln im Laufe des Lebens ein kolorektales Karzinom. Die Inzidenz liegt bei ca. 25/100 000 Einwohner pro Jahr und nimmt in den westlichen Industrienationen seit Längerem zu. Die Häufigkeit steigt ab dem 40. Lebensjahr mit dem Alter an, ein Auftreten vor dem 40. Lebensjahr ist selten. Die Inzidenz im 8. Lebensjahrzehnt liegt bei 400/100 000 Einwohner pro Jahr.

Geographische Verteilung
Die geographische Verteilung entspricht derjenigen der Kolonpolypen, wobei erhebliche Verteilungsunterschiede entlang dem sozioökonomischen Nord-Süd-Gefälle bestehen (in Entwicklungsländern ist das Kolonkarzinom sehr selten). Dies deutet auf die ätiologische Bedeutung zivilisationsabhängiger Umweltfaktoren hin.

Klinik (s. Kasten)

═══════AUF DEN PUNKT GEBRACHT═══════

Klinik des kolorektalen Karzinoms
Beschwerden sind oft Folge der Tumoranämie und/oder der beginnenden Kachexie und bestehen dann aus Müdigkeit, Leistungsknick und Schwäche. Gastrointestinale Symptome treten erst oft spät auf und sind zum Teil abhängig von der Tumorlokalisation.

- **Teerstühle** können aus dem gesamten Magen-Darm-Trakt kommen. Wenn sie durch ein Kolonkarzinom verursacht sind, deutet dies eher auf einen proximalen Sitz des Tumors hin. Sichtbare **Blutbeimengungen** werden vor allem bei distalem Sitz des Tumors beobachtet. Häufig werden geringere Blutverluste vom Patienten nicht bemerkt (okkulte Blutverluste).
- **Änderung der Stuhlgewohnheiten:** Wechsel von Obstipation und Durchfall ist meist Folge der Lumenobstruktion oder Stenosierung, durch die es zum Aufstau und nachfolgender Verflüssigung des Stuhles kommt.
- **Schmerzen und Missempfindungen** im Unterbauch sind häufig unspezifisch und stehen nur gelegentlich im Vordergrund der Beschwerden. Selten führt erst ein Darmverschluss (Ileus) zur Diagnosestellung.

Lokalisation und Tumorausbreitung

Als „Verteilungsregel" gilt: Rektum (ca. 60%) > Sigma (ca. 20%) > Zökum/Colon ascendens (ca. 10%) > übriges Kolon (ca. 10%), **Abb. 6.55**.

Die Ausbreitung erfolgt auf drei Wegen:

Kontinuierliches Wachstum

Dieses geschieht vor allem infiltrierend in die Umgebung. So infiltriert z. B. das Rektumkarzinom die Blase, die Ureteren, die Prostata, Uterus und Ovarien.

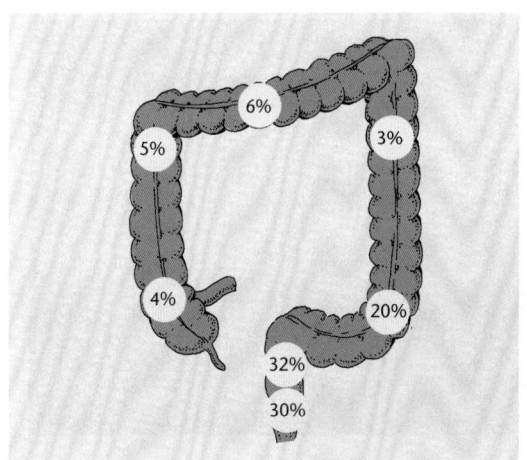

Abb. 6.55: Prozentuale Verteilung der Dickdarmkarzinome auf die einzelnen Kolonabschnitte. [B213]

06

06

Lymphogene Metastasierung

Die Lymphbahnen verlaufen entlang den versorgenden Blutgefäßen zu den regionalen Lymphknotenstationen. Je nach Tumorsitz verläuft die Ausbreitung über drei Metastasenstraßen:

- Hoch sitzende Karzinome (> 8 cm von der Anokutanlinie) metastasieren lediglich zu den paraaortalen Lymphknoten.
- Solche in der mittleren Etage (4 – 8 cm von der Anokutanlinie) metastasieren zusätzlich nach lateral in die Beckenlymphknoten.
- Tiefsitzende Karzinome (0 – 4 cm von der Anokutanlinie) metastasieren zusätzlich in die inguinalen Lymphknoten und haben damit die schlechteste Prognose.

Hämatogene Ausbreitung

Diese erfolgt vor allem in die Leber, von dort kommt es sekundär zur Metastasierung in die Lunge.

Histologie

- 95% sind **Adenokarzinome**; sie entwickeln sich fast immer aus primär gutartigen Adenomen.
  - 80% davon sind differenzierte Adenokarzinome (**Abb. 6.56**).
  - 10% sind schleimbildende Karzinome.
  - 10% sind undifferenzierte/anaplastische (hochmaligne) Karzinome.
- 5% sind Plattenepithelkarzinome des Analkanals, Leiomyosarkome, maligne Karzinoide, maligne Melanome sowie Kaposi-Sarkome des Gastrointestinaltraktes bei AIDS. Diese Gruppe hat insgesamt eine sehr schlechte Prognose.

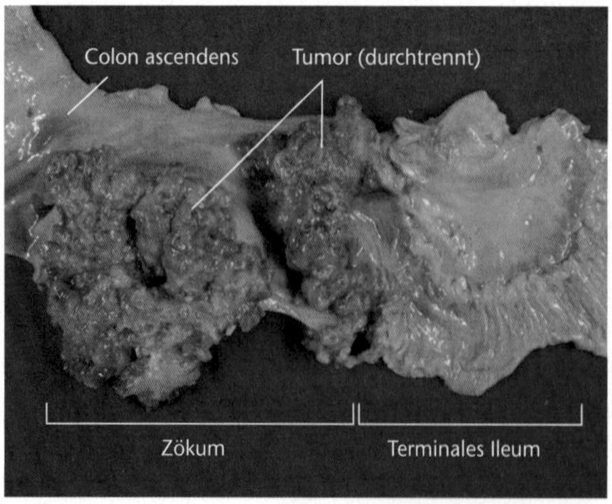

Abb. 6.56: Adenokarzinom im Zökumbereich (OP-Präparat). Der blumenkohlartig wachsende Tumor hat die Darmlichtung eingeengt und einen Ileus verursacht. [M207]

Ätiologie und Pathogenese

Genetische Faktoren

Relativ gut definierte genetische Syndrome liegen ungefähr 5% aller kolorektalen Karzinome zugrunde. Die wichtigsten Formen sind das **hereditäre Kolonkarzinom-Syndrom ohne Polyposis** (HNPCC) und die **familiäre adenomatöse Polypose** (FAP, **Tab. 6.10**). Wahrscheinlich gibt es weitere genetische Syndrome, die bisher nicht ausreichend präzise gefasst werden. Darüber hinaus gibt es inzwischen auch bei den viel häufigeren sporadischen kolorektalen Karzinomen einen recht gut bekannten Ablauf von schrittweise auftretenden Mutationen an Protoonkogenen und Tumorsuppressor-Genen, die die Entwicklung von gesunder Schleimhaut über das Adenom hin zum Karzinom (sog. **Adenom-Karzinom-Sequenz**) hervorrufen. Dazu gehören z. B. Veränderungen am APC-Gen, dem RAS-Onkogen und dem p53-Gen. Weitere Risikofaktoren s. **Kasten** „Risikofaktoren des Dickdarmkarzinoms".

> ═══════════ **AUF DEN PUNKT GEBRACHT** ═══════════
>
> **Risikofaktoren des Dickdarmkarzinoms**
> - **Alter:** Die Inzidenz steigt nach dem 40. Lebensjahr steil an; 90% der Kolorektalkarzinome treten nach dem 50. Lebensjahr auf.
> - **kolorektales Adenom:** Vor allem bei multiplen oder bei großen (> 1 cm) Adenomen ist das Karzinomrisiko deutlich erhöht.
> - **kolorektales Karzinom** in der **Familienanamnese:** Dieser Faktor erhöht das Karzinomrisiko um den Faktor 2 – 3; 25% der Patienten mit kolorektalem Karzinom haben eine positive Familiengeschichte (Tab. 6.10).
> - **Colitis ulcerosa:** Das Risiko ist um den Faktor 5 erhöht; auch bei Sprue und Z. n. Brustkrebs ist das Risiko erhöht.
> - **familiäre Adenopolyposis coli:** Karzinomrisiko 100%.

Umweltfaktoren

Umweltfaktoren spielen eine Rolle bei der Entstehung des Kolonkarzinoms. Hinweise darauf ergeben sich vor allem aus epidemiologischen Studien, welche zeigen, dass sich das Risiko für ein Kolorektalkarzinom umweltabhängig ändert: Aus Ländern mit niedriger Prävalenz in Länder mit hoher Prävalenz immigrierte Menschen nehmen das Risiko des Gastlandes an, sobald sich ihr Lebensstil adaptiert hat, d. h. in der 2. bis 3. Generation.

Risikofaktoren sind hoher Konsum tierischer Fette und niedriger Ballaststoffanteil der Nahrung. Es wird vermutet, dass diese Konstellation zur intestinalen Stase führt, welche die Kontaktzeit der Darmmukosa mit potentiellen Kanzerogenen erhöht. Auch könnte durch die westliche Ernährungsweise das bakterielle Ökosystem so verändert sein, dass bestimmte Bakterien Gallensäuren zu potentiellen Kanzerogenen verändern. So konnten z. B. der Desoxycholsäure und der Lithocholsäure tumorfördernde Eigenschaften nachgewiesen werden. Auch andere Bakterienprodukte sind als tumorfördernd bekannt.

Die langjährige Einnahme von Acetylsalicylsäure scheint das Karzinomrisiko zu vermindern. Bisher ist ein darauf fußender prophylaktischer Ansatz aber nicht anerkannt.

Einteilung

Das Kolorektalkarzinom wird nach zwei **Klassifizierungssystemen** eingeteilt:
- nach dem für fast alle soliden Tumoren gebräuchlichen **TNM-System**
- auf Basis des TNM-Systems nach UICC (oder Dukes, **Tab. 6.11**; Einzelheiten s. Fachliteratur).

Diagnostisches Vorgehen

- **Körperliche Untersuchung:** Bei hohem Sitz und fortgeschrittenem Stadium ist der Tumor als palpable Masse im Unterbauch zu tasten. Eine digital-rektale Tastung ist nur bei rektaler Lokalisation (d. h. in 60%) möglich. Auskultatorisch fallen evtl. hochgestellte Darmgeräusche bei Obstruktion auf.
- **Okkulter Blutnachweis:** Dieser Test eignet sich auch als Screening-Methode.
- **Koloskopie:** Nachweismethode der Wahl zum direkten Nachweis des Tumors mit bioptischer Abklärung. Eine Doppelkontrastuntersuchung des Kolons kann die Koloskopie nicht ersetzen; sie ist dann indiziert, wenn die Koloskopie nicht vollständig möglich ist.
- Zur Beurteilung der Tumorausdehnung bzw. des Lymphknotenbefalls kommen die **transrektale Sonographie** und die **Computertomographie** zum Einsatz; zur Metastasensuche die **Sonographie** und **Computertomographie der Leber** sowie der **Röntgenthorax**.
- **Tumormarker:** Stadienabhängig ist das karzinoembryonale Antigen (CEA) erhöht. Es kann als Verlaufsmarker in der Nachsorge nach Radikaloperation eingesetzt werden: die präoperativ erhöhten Werte normalisieren sich nach Tumorentfernung und steigen bei Rezidiven wieder an. Zur Primärdiagnostik ist der Marker wegen mangelnder Spezifität und Sensitivität nicht geeignet (das CEA wird im Frühstadium oft nicht exprimiert).

Therapie

Praktisch alle Patienten – ganz gleich, in welchem Stadium sie sich befinden – profitieren von der chirurgischen Intervention. Ziel ist entweder die onkologische **Tumorresektion** mit einem Sicherheitsabstand von mindestens 5 cm zum gesunden Gewebe unter Mitausräumung der lokalen Lymphknoten oder aber in der palliativen Situation die Wiederherstellung der Passage.

Tab. 6.11 Dukes- und UICC-Klassifikation des Kolonkarzinoms (modifiziert nach Astler und Coller)

Dukes-Stadium	Definition	UICC-Stadium	5-JÜR*
A	Tumor auf Mukosa und Submukosa begrenzt	I	> 95%
B	Invasion der Muscularis mucosae	I	> 90%
B	komplette Penetration der Muscularis propria, lokale Infiltration der Umgebung	II	70–90%
C	Lymphknotenbefall, unabhängig vom Primarius	III	40–75% je nach N-Stadium
D	Fernmetastasen		< 30%

* 5-Jahres-Überlebensrate

Die meisten Karzinome werden durch Segmentresektion oder Hemikolektomie mit End-zu-End-Anastomose reseziert. Jedoch auch Karzinome mit Fernmetastasen sollten reseziert werden, um eine Obstruktion oder Blutungskomplikation zu verhindern.

Bei Rektumkarzinomen sind nur dann kontinenzerhaltende Resektionen möglich, wenn ein Abstand zum Anus von mindestens 2 cm verbleiben kann (dieser Abstand ist für die Darmnaht erforderlich, die anderenfalls den Analsphinkter in Mitleidenschaft ziehen würde). Ist dies nicht möglich, so muss das Rektum exstirpiert und ein ständiger **Anus praeter sigmoidalis** (Kolostoma) angelegt werden (s. **„Aus Patientensicht"** und **Abb. 6.57**).

Einzelne (etwa bis zu vier) Leber- und auch Lungenmetastasen können je nach Lage und Größe evtl. reseziert wer-

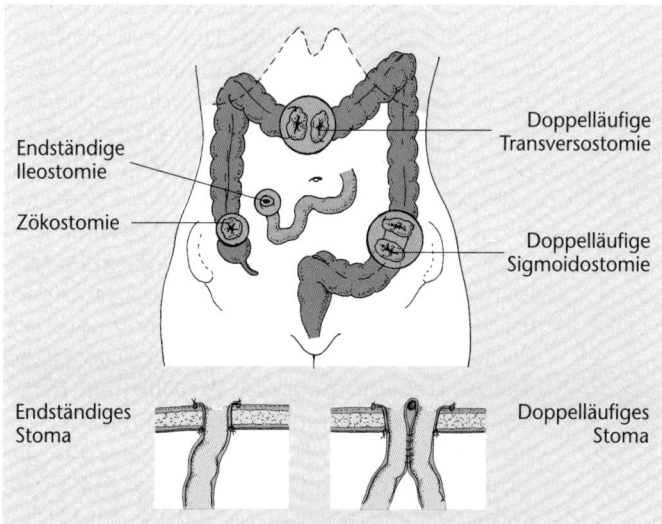

Abb. 6.57: Verschiedene Enterostoma-Arten und ihre typischen Platzierungen in der Bauchdecke. Unten: endständiges und doppelläufiges Stoma im Querschnitt. [A400–190]

Endständige Ileostomie

Zökostomie

Doppelläufige Transversostomie

Doppelläufige Sigmoidostomie

Endständiges Stoma

Doppelläufiges Stoma

den, wenn der Primärtumor radikal entfernt werden konnte und Metastasen außerhalb der Leber nicht nachweisbar sind.

Im Stadium UICC III (und wahrscheinlich auch in bestimmten Stadium-II-Fällen) ist eine adjuvante Chemotherapie mit dem Ziel einer Verminderung von Lokalrezidiven sinnvoll. Bei im Rektum lokalisierten Karzinomen kann in den Stadien Dukes B und C eine kombinierte Strahlen- und Chemotherapie (teils adjuvant, teils neoadjuvant eingesetzt) die Überlebensrate erhöhen. Bei nicht-resektablen Metastasen werden verschiedene Chemotherapieprotokolle palliativ eingesetzt und können die Lebensqualität und Überlebensdauer zum Teil erhöhen. Zusätzlich befinden sich bei nicht-resektablen Leberherden lokal-ablative Verfahren in der Entwicklung, die u. U. ergänzenden Nutzen bringen können (Thermoablation, Radiofrequenzablation). Hier wirken bestimmte Reize mittels spezieller Sonden unter Ultraschall- oder CT-Kontrolle gezielt auf das Metastasengewebe ein und führen zu lokaler Nekrose.

Nachsorge

Zu lokalen Tumorrezidiven nach Resektion kommt es in etwa 30%, zumeist in den ersten beiden postoperativen Jahren. Das Nachuntersuchungsprogramm (nach festem Schema) umfasst deshalb zuerst halbjährliche Anamnese und körperliche Untersuchung sowie die Kontrolle des Tumormarkers CEA und eine Sonographie des Abdomens, jährliche Kontrollen des Röntgenthorax sowie eine Koloskopie in zweijährigen Abständen (je nach Situation u. U. etwas modifiziert).

Prognose und Vorsorge

Ausbreitung und Metastasierung sind abhängig von Histologie und Lokalisation. Bei rechtzeitiger Entdeckung haben die differenzierten Formen eine günstigere Prognose als die undifferenzierten. Die 5-Jahres-Überlebensraten betragen im Stadium Dukes A 90%, bei Dukes B 60%, bei Dukes C 30%.

Die günstigere Prognose der Frühstadien unterstreicht den Nutzen von **Früherkennungsprogrammen**. Im Rahmen der Krebsvorsorgeuntersuchung werden in Deutschland (entsprechend den derzeit von den gesetzlichen Kassen finanzierten Programmen) jährlich ab dem 40. Lebensjahr eine Inspektion des Anus mit rektaler Austastung sowie ab dem 50. Lebensjahr ein fäkaler **Okkultblut-Test** (FOBT, Hämoccult®-Test) durchgeführt. Ist der FOBT positiv, wird eine Koloskopie veranlasst. Durch das jährliche Screening mit dem Hämoccult®-Test allein können etwa 50% der Kolorektalkarzinome erkannt werden. Allerdings sind die Ergebnisse wegen der mangelnden Spezifität in 2 von 3 Fällen falsch-positiv, sodass die nachfolgende Koloskopie weder ein Adenom noch ein Karzinom ergibt. Neu entwickelte

fäkale DNA-Tests sind zwar spezifischer, aber noch zu teuer. Außerdem werden ab dem 56. Lebensjahr **Koloskopien** (zweimal in 10-jährigem Abstand) angeboten. Letzteres ist die mit Abstand zuverlässigste Prophylaxe (Senkung des Risikos um 75 – 90%), wird aber bisher nur von einem relativ kleinen Teil der Bevölkerung angenommen.

Risikopatienten (Adenomträger oder solche mit einer familiären Häufung des Kolorektalkarzinoms) werden häufiger durch Koloskopie überwacht. Hochrisikogruppen (familiäre Polyposis-Syndrome oder autosomal-dominante Karzinomformen) werden durch Vorsorgeprogramme oft schon im zweiten Lebensjahrzehnt überwacht. Einzelheiten der Überwachungsprogramme siehe Leitlinien der Fachgesellschaften (z. B. in Deutschland der DGVS).

6.5.10 Appendizitis

7% der Bevölkerung erkranken einmal im Leben an einer akuten Appendizitis. Der Manifestationsgipfel liegt zwischen der 2. und 3. Lebensdekade. Kleinkinder und sehr alte Menschen erkranken selten, jedoch ist die Erkrankung hier wegen oft atypischer Verläufe gefährlicher (häufige Perforationen).

Klinik

Am Anfang steht der viszerale (s. **6.2.1**), ungenau lokalisierbare dumpfe Schmerz im Mittel- oder Oberbauch, begleitet von vegetativen Symptomen wie Übelkeit, Erbrechen, Verstopfung oder Durchfall. Innerhalb von 8 – 12 Stunden kommt es dann im Rahmen der bakteriellen Durchwanderung der Darmwand zu somatischen (s. **6.2.1**), genau lokalisierbaren und durch Gehen oder Husten verstärkten Dauerschmerzen im rechten Unterbauch (sog. „Punktschmerz", zumeist am **McBurney-Punkt, Abb. 6.58**). Fast alle Patienten klagen über Übelkeit; leichte Stuhlunregelmäßigkeiten sind häufig (Obstipation, aber auch Diarrhö). Nicht selten besteht ein niedriggradiges Fieber bis 38,5 °C, typisch ist eine rektal-axilläre Temperaturdifferenz von ≥ 1 °C.

> **❚** Nur die Hälfte der Patienten zeigt die klassischen Symptome; insbesondere Kleinkinder und ältere Menschen zeigen oligosymptomatische Verläufe. **❚**

Atypische Präsentationen

Die exakte Lokalisation des „Punktschmerzes" hängt von der anatomischen Lage der Appendix ab (**Abb. 6.59**):
- Liegt sie im Becken, so wird der Schmerz im linken Unterbauch wahrgenommen, oft verbunden mit Harn- oder Stuhldrang – diese Symptome entstehen dadurch, dass die entzündete Appendix die Blasen- und Sigmoidalwand

Aus Patientensicht: Ileo- oder Kolostoma

Ein Stoma ist nicht nur eine körperliche, sondern auch eine psychische Belastung für den Patienten. Zu Beginn empfindet fast jeder Patient ein Stoma als schwierig vereinbar mit einem normalen Leben. Während viele Patienten in dieser Phase das Gespräch mit Ärzten, Schwestern und Stomatherapeuten suchen, ziehen sich andere zurück oder reagieren mit ungewöhnlicher Aggression. Es ist deshalb wichtig, die Fragen des Patienten zu kennen und auf diese einzugehen, ob sie nun verbalisiert werden oder nicht:

- Werde ich das Stoma für immer tragen müssen?
- Wie kann ich mein Stoma am besten verstecken? Ist das Stoma durch die Kleidung sichtbar?
- Riecht das Stoma oder macht der Beutel Geräusche? Werde ich noch „gesellschaftsfähig" sein?
- Werde ich meinen Beruf noch ausüben können?
- Wird mein Partner mich so akzeptieren können?
- Wird meine Sexualität beeinträchtigt sein?

Hilfestellungen
Die Unterstützung des Patienten beginnt im Idealfall schon vor der Operation. Dabei müssen Ärzte, Pflegepersonal und – soweit vorhanden – Stomatherapeuten zusammenarbeiten.

❗ Stomatherapeuten sind examinierte Pflegekräfte, die sich in einer Weiterbildung Fachwissen über künstliche Ausgänge (Ileo-, Kolo-, Ureostoma) erworben haben. Sie kennen sich mit OP-Techniken, Versorgung und Komplikationen eines Stomas und den mit einem Stoma verbundenen psychosozialen Problemen aus. ❗

Aufklärung und Schulung
Bereits vor der Operation wird unter Einbeziehung des Patienten festgelegt, wo die günstigste Stelle für das Stoma liegt, damit der Patient zukünftig die Pflege selbstständig übernehmen kann (Bauchfalten sind z. B. zu meiden). Zudem erhält der Patient Informationen über:

- die Operation selbst: Notwendigkeit, Vorgehen, Risiken, Komplikationen
- Funktion und Handhabung des Stomas. Dabei unterscheiden sich Ileostoma und Kolostoma in der Lokalisation sowie in Stuhlkonsistenz, -menge, -geruch und -farbe:
  - **Ileostoma:** flüssiger, aggressiver, streng riechender Stuhl. Der Flüssigkeitsverlust über das Stoma kann pro Tag 1–2 Liter betragen. Die optimale Versorgung und Pflege des Stomas ist wegen des die Haut reizenden Stuhls besonders wichtig.
  - **Kolostoma:** Der Stuhl ist zunächst auch flüssig, wird aber nach einiger Zeit fester, wodurch die Pflege einfacher wird. Bei manchen Patienten kann der Restdickdarm durch regelmäßige Einläufe (sog. Irrigation) so trainiert werden, dass es möglich ist, das Stoma für 12–24 Stunden mit einer Verschlusskappe anstelle des Beutels zu versorgen. Hierdurch ist das Stoma unauffälliger und sportliche Aktivitäten (z. B. auch Schwimmen) werden erleichtert oder erst ermöglicht.

❗ Patienten mit einem Ileostoma sind deutlich mehr eingeschränkt als solche mit einem Kolostoma. ❗

- Prophylaxe und Umgang mit Stomakomplikationen, z. B. Hernien, Darmprolaps, Stenose, Infektion
- Leben mit dem Stoma, z. B. berufliche Rehabilitation, sportliche Aktivitäten, Sexualität
- günstige und ungünstige Nahrungsmittel, z. B. blähende, stopfende oder abführende Nahrung.

Psychische Unterstützung
Nach der OP wird der Patient schrittweise in die Stomaversorgung einbezogen. Dabei gilt es insbesondere Ekel- und Schamgefühle, z. B. auch gegenüber dem Partner, zu überwinden.

Zusätzlich sollte der Patient ausreichend Informationsmaterial erhalten, etwa Broschüren über sein Versorgungssystem, Kontaktadressen von **Selbsthilfegruppen**, z. B. der ILCO (Selbsthilfegruppe der Ileo-, Kolo- und Urostomieträger), Anschriften von Stomatherapeut/innen, Bezugsquellen für Pflegemittel.

❗ Für den Patienten ist es wichtig zu erfahren (z. B. in einer Selbsthilfegruppe), dass es Menschen gibt, die trotz Einschränkungen durch ihr Stoma gelernt haben, ein normales und sozial integriertes Leben zu führen. ❗

06

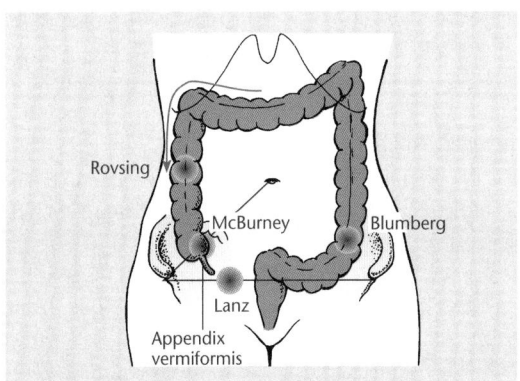

Abb. 6.58: Schmerzpunkte und schmerzauslösende Manöver bei der Appendizitis. [A300–157]

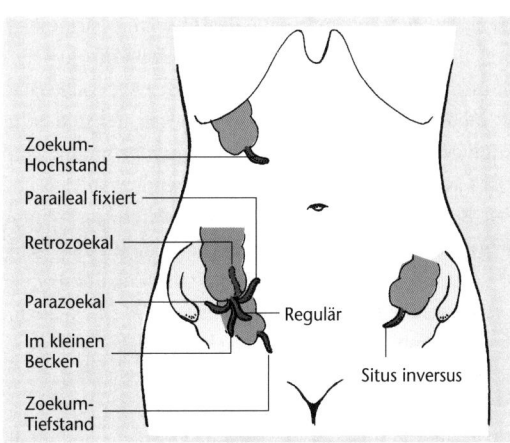

Abb. 6.59: Lagevarianten der Appendix vermiformis. [A300–157]

irritiert. Die abdominelle Palpation ist oft kaum schmerzhaft, dagegen enthüllt die rektale oder vaginale Untersuchung den Druckschmerz.

- Liegt sie hinter dem Zökum (retrozökal), ist der Schmerz oft weniger intensiv und schlecht lokalisierbar. Bei Palpation bestehen wegen des fehlenden Kontaktes der Appendix zur Bauchwand oft kaum Schmerzen, häufig ist jedoch die rechte Flanke druckschmerzhaft (sog. Flankenschmerz). Der Schmerz kann oft durch Beugung in der Hüfte ausgelöst werden (Psoas-Zeichen).
- Beim alten Menschen sind die Symptome oft minimal und diffus, in der Schwangerschaft wird der Schmerz wegen der durch den Uterus verschobenen Lage der Appendix oft periumbilikal oder im rechten Oberbauch lokalisiert.

Komplikationen

Komplikationen entwickeln sich wegen der variablen Präsentation nicht selten:

- In 20% der Fälle kommt es zur gedeckten Perforation mit Bildung eines perityphlitischen Infiltrates, normalerweise im Becken. Klinische Zeichen sind über 36 Stunden anhaltende Schmerzen, hohes Fieber sowie eine peritonitische Reizung. Das Infiltrat kann 3–5 Tage nach Symptombeginn als palpabler Tumor tastbar sein. Häufig bildet sich durch eitrige Einschmelzung des Infiltrates ein Abszess.
- freie Perforation mit Peritonitis
- septische Thrombophlebitis des Pfortadersystems (Pylephlebitis) mit hohem Fieber, Schüttelfrost, evtl. Ikterus; sehr selten.

Ätiologie und Pathogenese

Die akute bakterielle Entzündung des Wurmfortsatzes beginnt in der Schleimhaut. Die auslösenden Faktoren sind im Einzelnen unbekannt, diskutiert werden eingeklemmte Kotsteine, Strangulationen oder Schwellungen der Lymphfollikel bzw. der Schleimhaut mit Retention von Darminhalt. Durch die Obstruktion erhöht sich der intraluminale Druck und es kommt zur venösen Stauung in der Appendixwand, Thrombosen der Wandgefäße sowie zur nachfolgenden Infektion der Schleimhaut. Die Schleimhautentzündung breitet sich *per continuitatem* durch die Appendixwand aus und erreicht nach 48 Stunden die Serosa. Die weitere Ausbreitung erfolgt durch Gewebeinfiltration (perityphlitisches Infiltrat), als eitrige Peritonitis oder als eitrige Entzündung der Pfortadergefäße (Pylephlebitis, selten). Auch eine hämatogene bzw. lymphogene Ausbreitung ist möglich.

Diagnostisches Vorgehen

Die Diagnostik einer Appendizitis ist selbst für den erfahrenen Arzt nicht einfach. Dies liegt an der nicht selten atypischen Lage der Appendix und daran, dass eine genaue

Schmerzlokalisation erst bei Auftreten eines somatischen Schmerzes möglich ist – also erst dann, wenn bereits eine lokale peritonitische Reizung vorliegt. Zahlreiche Differentialdiagnosen sind zu bedenken (s. **Kasten** „Häufige Differentialdiagnosen der Appendizitis").

Ein wesentlicher Baustein der Diagnostik ist nach wie vor die körperliche Untersuchung. Bei dieser geht es vor allem darum, durch verschiedene Provokationsmanöver eine aufgrund der entzündlichen Reizung bestehende Schmerzempfindlichkeit zu eruieren.

! Besteht im Initialstadium diagnostische Unklarheit, kann die Verlaufsbeobachtung unter stationären Bedingungen wegen der typischen Schmerzsequenz hilfreich sein („Somatisierung" des Schmerzes innerhalb von 12 Stunden). **!**

AUF DEN PUNKT GEBRACHT

Häufige Differentialdiagnosen der Appendizitis
Viele Erkrankungen überschneiden sich in ihrer klinischen Präsentation mit einer Appendizitis und werden nicht selten mit ihr verwechselt:

- gynäkologische Ursachen:
  - akute Salpingitis bzw. Adnexitis: Beide Erkrankungen sind bei sexuell aktiven Frauen stets zu bedenken, v. a. bei Fieber und beidseitigem Druckschmerz im Unterbauch.
  - Torsion einer Ovarialzyste, Extrauteringravidität, Mittelschmerz: Hier kommt es meist zum akuten Schmerzbeginn ohne den vorausgehenden Viszeralschmerz.
- **akute Ileitis terminalis** bei M. Crohn: häufig über längere Zeit bestehende Störung des Allgemeinbefindens, oft mit Stuhlveränderungen
- **Infektionen** mit Yersinien, die häufig zur mesenterialen Lymphadenitis und damit zur „Pseudoappendizitis" führen
- unspezifische **mesenteriale Lymphadenitis** bei viraler Gastroenteritis: Der Druckschmerz ist hier meist weniger lokalisiert und Diarrhö sowie Erbrechen sind ausgeprägter als bei der Appendizitis.
- **entzündetes Meckel-Divertikel**: klinisch von der Appendizitis nicht zu unterscheiden.

Schmerzprovokation

Diese der genauen Schmerzlokalisation dienenden Verfahren sind erst im Stadium des somatischen Schmerzes hilfreich:

- Druck- und Klopfempfindlichkeit im rechten Unterbauch, typischerweise am McBurney- und Lanz-Punkt (**Abb. 6.58**)
- indirekte Schmerzauslösung, d. h. Auslösung eines Fernschmerzes am Wurmfortsatz
  - durch langsames Eindrücken und plötzliches Loslassen des linken Unterbauches (Blumberg-Zeichen, „Loslass-Schmerz")

– durch Eindrücken des linken Unterbauchs und Verschieben der Hand entlang dem Kolonrahmen (Rovsing-Zeichen). Man stellt sich vor, dass dabei der Koloninhalt in das rechte Kolon gedrückt wird und so zur schmerzhaften Reizung der Appendix führt.

– Auch der durch Husten auszulösende und im Bauchraum präzise lokalisierbare Schmerz spricht für eine lokale peritonitische Reizung.

- Auslösen des sog. Psoas-Schmerzes (engl.: *psoas sign*): Hier soll der Patient in Rückenlage den rechten Oberschenkel gegen die als Widerstand auf das Knie gesetzte Hand des Untersuchers anwinkeln (d. h., er soll das Hüftgelenk gegen Widerstand beugen); die Folge sind Schmerzen im rechten Unterbauch, die insbesondere bei retrozökaler Lage der Appendix auslösbar sind.

! Stets muss rektal und auch vaginal untersucht werden: Häufig lässt sich dabei ein Druckschmerz auslösen. Bei Beckenlage der Appendix kann dieser oft rechts neben dem Enddarm auslösbare Druckschmerz der einzige pathologische Befund sein. !

Weitere Untersuchungen

Die typische Appendizitis wird ohne bildgebende Verfahren oder Labor diagnostiziert. Bei atypischen Verläufen oder dem Vorliegen von Komplikationen können diese Hilfsmittel jedoch hilfreich sein.

- **Labor:** mäßig erhöhte Leukozytenzahl im Blut als sehr unspezifisches Zeichen
- **Sonographie:** Die gesunde Appendix ist sonographisch meist nicht darstellbar, bei akuter Appendizitis wird sie jedoch sonographisch durch die vermehrte Echogenität der entzündlich veränderten Wandschichten erkennbar. Typisch ist das sog. Target-Zeichen im Querschnittbild, bei dem Lumen und Appendixwand eine kokardenförmige Struktur bilden.
- **CT:** Die Computertomographie kann in Zweifelsfällen die Entzündung mit Umgebungsödem bzw. -abszess nachweisen.

Therapie und Prognose

Möglichst frühzeitig sollte eine Appendektomie durchgeführt werden (heute oft laparoskopisch). Deren Mortalität liegt bei frühzeitiger Indikationsstellung unter 0,1 %, nach Perforation bei etwa 1 %, kann bei alten Menschen jedoch bis zu 15 % betragen.

6.5.11 Ischämische Darmerkrankungen

Intestinale Ischämien sind vor allem bei alten Menschen nicht selten. Oft bestehen kardiale oder angiologische Vorerkrankungen (Herzinsuffizienz, absolute Arrhythmie, Herzklappenfehler, thrombogener Aortenbogen). Entsprechend ist eine zugrunde liegende Emboliequelle oft kardial.

Ischämische Darmerkrankungen verlaufen entweder akut oder chronisch. Eine **transmurale Ischämie** hat eher einen **akuten,** eine **nicht-transmurale Ischämie** einen **chronischen** Verlauf. Je nach betroffenem **Versorgungsgebiet** führt die Ischämie entweder zum arteriellen Mesenterialinfarkt des Dünndarms (meist mit transmuraler ischämischer Gangrän, akuter Verlauf) oder zur lokalen ischämischen Schleimhautschädigung (meist des Kolons: ischämische Kolitis). Venöse Verschlüsse haben häufiger einen chronischen Verlauf.

Akuter Mesenterialinfarkt

Dieser ist zumeist bedingt durch einen Gefäßverschluss der Arteria mesenterica superior (**Abb. 6.3**), in 10–15 % auch der Vena mesenterica superior. Zugrunde liegen Thrombosen oder Thromboembolien aus dem Herzen bzw. Verschlüsse aufgrund lokaler Arteriosklerose (s. **2.3.5**). Es kann auch eine *„non-occlusive disease"* (NOD) vorliegen, bei der sich in der Diagnostik kein Verschluss nachweisen lässt. Bei diesen Patienten führt eine diffuse Arteriosklerose zusammen mit schlechten Kreislaufverhältnissen – z. B. bei Dehydratation und Hypotonie – zur regionalen Darmischämie.

- In der Frühphase kommt es zu starken Kontraktionen der glatten Muskulatur des Darmrohrs mit heftigen viszeralen Schmerzen und Übelkeit, Brechreiz, Erbrechen sowie Kreislaufdepression.
- Nach einem symptomarmen Intervall von 4 Stunden folgen Darmatonie, Wandödem und Nekrose, die sich klinisch durch dünne, zum Teil blutige Stühle äußern.
- Im Spätstadium, spätestens nach 24 Stunden, entwickeln sich die Zeichen einer schweren Peritonitis (s. **6.7.1**).

Diagnostisches Vorgehen

Im Labor finden sich oft deutliche Entzündungszeichen und eine Laktatazidose. Im Röntgenübersichtsbild können sich Zeichen des paralytischen Ileus zeigen.

Diagnostisch wegweisend ist meist die Angiographie der Mesenterialgefäße (heute oft als CT- oder MR-Angiographie); die Duplex-Sonographie kann als weniger sensitives, aber rascheres Verfahren hilfreich sein. Sie detektiert recht gut venöse Verschlüsse, aber weniger gut arterielle Verschlüsse.

! Durch die Gewebenekrose wird häufig ein erhöhtes Lactat im Serum gefunden. !

Therapie

Die Therapie erfolgt gelegentlich in der Frühphase durch Embolektomie. Bei eingetretener Infarzierung (meistens) wird das entsprechende Segment reseziert.

06

Prognose

Der akute arterielle Darmverschluss ist immer noch mit einer sehr hohen Letalität (um 80%) behaftet.

Mesenterialvenenthrombose

Das klinische Bild einer Mesenterialvenenthrombose kann bei akutem Verlauf dem oben skizzierten akuten Mesenterialinfarkt entsprechen. Bei chronischem Verlauf ist die Ischämie dagegen unter Umständen nicht-transmural, und chronische abdominelle Schmerzen und Diarrhöen prägen das Bild. In so einem Fall kann es sinnvoll sein, eine Antikoagulation, z. B. mit Heparin, zu wagen, um den Progress der Thrombose aufzuhalten, und den Verlauf engmaschig zu beobachten. Schreitet die Ischämie fort, wird allerdings auch hier eine Resektion erforderlich.

Angina abdominalis

Auf dem Boden einer Arteriosklerose, aber seltener auch bei Vaskulitiden und anderen Gefäßerkrankungen kann es auch zu einer chronisch verlaufenden arteriellen Perfusionsstörung des Darmes (meist ganz überwiegend des Dünndarms) kommen. Wie beim chronischen Mesenterialvenenverschluss sind die führenden Symptome Bauchschmerzen und Diarrhöen, ggf. mit Zeichen der Malassimilation. Typisch für die **arterielle chronische Perfusionsstörung** ist aber eine nahrungsabhängige Komponente der Beschwerden: Die Symptome beginnen im Laufe der ersten Stunde nach einer Nahrungsaufnahme und halten typischerweise einige Stunden lang an (klassische Angina abdominalis). Symptome treten in der Regel erst auf, wenn signifikante Stenosen von zwei der drei großen darmversorgenden Arterien (Truncus coeliacus, A. mesenterica sup., A. mesenterica inf.) vorliegen. Erst dann reicht eine meist vorliegende Kollateralisation nicht mehr aus.

Im Rahmen der Diagnostik ist auch hier meist die **Angiographie** (s. o.) wegweisend.

Therapeutisch wird die Indikation zum gefäßchirurgischen Eingriff zu prüfen sein. Allerdings ist das Risiko wegen der oft hohen Komorbidität der Patienten nicht unerheblich.

Ischämische Kolitis

Auch hier ist der Auslöser meist ein Verschluss der Mesenterialgefäße; die Durchblutungsstörung ist allerdings auf kleinere Kolonsegmente bzw. auf die Kolonschleimhaut begrenzt. Durch die ischämiebedingte Schädigung kommt es sekundär zur Schleimhaut- bzw. Darmwandentzündung. Häufig ist der auslösende Verschluss diagnostisch nicht fassbar und es liegt das Bild einer „*non-occlusive disease*" (NOD) vor. Etwas bevorzugt betroffen ist der Bereich der linken Kolonflexur, in dem sich die Versorgungsgebiete der A. mesenterica superior und inferior treffen. Die dabei ausgebildete Riolan-Anastomose ist bei älteren Menschen häufig durch arteriosklerotische Schädigung insuffizient, sodass schon kleinere mesenteriale Durchblutungseinschränkungen zur Mukosaischämie führen. Nahezu alle anderen Kolonabschnitte können ebenfalls involviert sein; nur das Rektum ist durch seine Kollateralversorgung aus den iliakalen Gefäßen fast immer frei.

Klinik und Verlauf

Der **chronische Verlauf** ist weitaus häufiger als der akute. Im Vordergrund stehen Bauchschmerzen und teils blutige Diarrhöen. Im Gegensatz zum Dünndarmbefall kommt es nie zu einem Malassimilations-Syndrom.

Bei den selteneren **akuten Verläufen** treten Schmerzen im Bereich der linken Flexur auf, verbunden mit blutigen Stühlen, Übelkeit, Erbrechen, später evtl. Fieber und Leukozytose.

Diagnostisches Vorgehen

Mittel der Wahl ist die **Koloskopie**; hier zeigen sich zunächst ödematöse Schleimhautbezirke mit Einblutungen, später dunkelrote bis schwarze Mukosaabschnitte bzw. Ulzerationen (**Abb. 6.60**).

Therapie

Meist gehen die Beschwerden auch ohne spezifische Therapie über Wochen wieder spontan zurück. Bei Hinweisen auf Perforation oder Infarkt (peritonitische Zeichen) muss der betroffene Darmabschnitt reseziert werden. Sonst wird unter Nahrungskarenz klinisch beobachtet. Bei steigenden Entzündungsparametern ohne klinische Hinweise auf Perforation wird eine antibiotische Abdeckung erfolgen.

6.5.12 Chronisch-entzündliche Darmerkrankungen

Neben den durch bekannte Faktoren ausgelösten entzündlichen Darmerkrankungen (z. B. pseudomembranöse Kolitis, erregerbedingte Dysenterie) sind mehrere Formen chro-

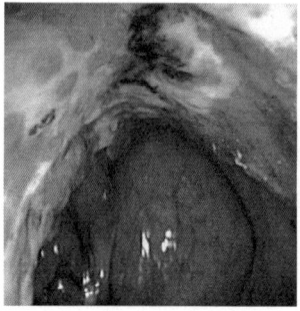

Abb. 6.60: Endoskopisches Bild bei ischämischer Kolitis. [R211]

nisch-entzündlicher Darmerkrankungen (**CED**) bekannt, deren Ursache letztendlich nicht geklärt ist, obwohl inzwischen zunehmende Kenntnisse über Genetik und Pathogenese bestehen:

• **M. Crohn** (Synonyma: **Ileitis terminalis, Enteritis regionalis**): chronisch-rezidivierende, alle Wandschichten betreffende (transmurale) Entzündung, die grundsätzlich jeden Abschnitt des Gastrointestinaltraktes vom Mund bis zum Anus befallen kann und zur Fistel- und Stenosebildung neigt
• **Colitis ulcerosa** (Synonym: **ulzerative Kolitis**): chronisch-rezidivierende, nur die Schleimhaut betreffende Entzündung, die auf den Dickdarm begrenzt ist
• **Kollagene Kolitis und lymphozytäre** (engl.: *microscopic*) **Kolitis:** wesentlich seltenere Formen als die obigen beiden CED, mit oft relativ mildem Verlauf und Befall des Kolons. Charakteristikum ist das Fehlen endoskopischer Veränderungen bei Vorliegen histopathologischer Auffälligkeiten.

Zwischen M. Crohn und Colitis ulcerosa bestehen eindeutige Unterschiede, was das makroskopische und histologische Erscheinungsbild sowie ihr Verteilungsmuster angeht. Andererseits bestehen erhebliche Überschneidungen in Symptomatik und extraintestinalen Begleiterkrankungen.

❗ Bei immerhin 10 % der Fälle ist bei Erstdiagnose eine ■ definitive Zuordnung zu einer der beiden Formen nicht möglich. ❗

Lokalisation

Die **Colitis ulcerosa** beginnt stets im Rektum und bei der Hälfte der Patienten bleibt sie auf das Rektum beschränkt (**Abb. 6.61**). Bei der anderen Hälfte breitet sie sich kontinuierlich nach proximal aus. Nur in extrem seltenen Fällen überschreitet sie die Grenze zum terminalen Ileum (*„back-wash ileitis"*).

❗ Bei der Colitis ulcerosa ist das Rektum stets befallen, was ■ die endoskopische Diagnostik erleichtert. ❗

Im Gegensatz dazu kann der **M. Crohn** den gesamten Magen-Darm-Trakt befallen. Ein Drittel betrifft nur den Dünndarm, vor allem das terminale Ileum (Ileitis); ein Drittel betrifft terminalen Dünndarm und Dickdarm (Ileokolitis), ein Drittel lediglich das Kolon (Kolitis). Sehr selten sind der proximale Dünndarm, Magen oder Mund befallen. Durch den weitaus variableren Befall sind die klinischen Erscheinungen des M. Crohn breiter gefächert als die der Colitis ulcerosa (**Tab. 6.12**).

❗ Der M. Crohn erhielt seinen lateinischen Namen nach seiner ■ häufigen Lokalisation im terminalen Ileum (Ileitis terminalis); 1/3 der Fälle betreffen jedoch das Ileum nicht! ❗

Klinik des Morbus Crohn

Wegen des Befalls unterschiedlicher Magen-Darm-Abschnitte ist das Krankheitsbild äußerst variabel. Die klinischen Erscheinungen entstehen auf drei Wegen:
• durch die entzündlichen Veränderungen
• durch deren lokale Folgen an der Darmwand (Ulzerationen, Strikturen, Abszesse und Fisteln)
• durch extraintestinale Immunprozesse.

Manifestationen der Entzündungskrankheit

Wie bei der Colitis ulcerosa stehen auch beim M. Crohn die direkten Folgen der entzündlichen Veränderungen im Zentrum der Erkrankung: Allgemeinbeschwerden, Abdominalschmerzen sowie Durchfall. Die Symptome beginnen meist schleichend, können jedoch auch fulminant einsetzen und dann als Appendizitis fehlgedeutet werden.

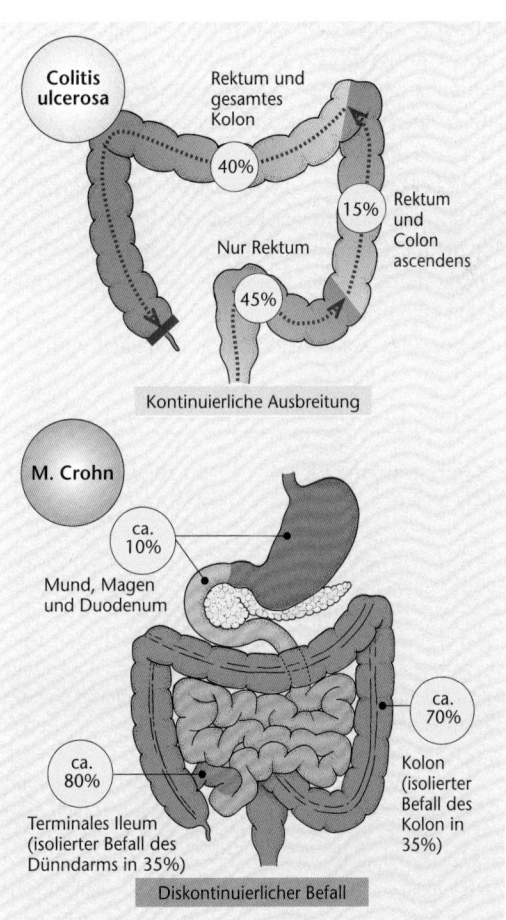

Abb. 6.61: Bevorzugte Lokalisationen von Colitis ulcerosa und M. Crohn. [L157]

Tab. 6.12 Abgrenzung von M. Crohn und Colitis ulcerosa

	Colitis ulcerosa	M. Crohn
Lokalisation	auf das Kolon beschränkt, Rektum stets befallen	kann gesamten Verdauungstrakt befallen (1/3 Kolon; 1/3 Kolon und Ileum; 1/3 Ileum; proximalerer Befall sehr selten)
Endoskopisches Aussehen	kontinuierliche Entzündung; unscharf begrenzte, flache Ulzerationen, Pseudopolypen	diskontinuierliche Entzündung (*„skip lesions"*); scharf begrenzte, tiefe Ulzerationen, Pflastersteinrelief
Histologie	auf Schleimhaut und Submukosa begrenzt; Kryptenabszesse; entzündliches Infiltrat der Lamina propria	transmuraler Befall; nicht-verkäsende Granulome (pathognomonisch, aber selten), entzündliches Infiltrat der Darmwand
Klinik	schleimig-blutige Durchfälle, Tenesmen; keine perianalen Erscheinungen	Bauchschmerzen und Durchfälle (nur selten blutig); perianale Erscheinungen
Verlauf	oft akuter Beginn, Verlauf in Schüben, teilweise mit kompletten Remissionen; seltener chronisch-kontinuierlicher Verlauf	oft schleichender Beginn, Verlauf in Schüben mit oft inkompletten Remissionen
Extraintestinale Manifestationen	seltener als beim M. Crohn, sklerosierende Cholangitis kommt vor	häufiger als bei der Colitis ulcerosa, sklerosierende Cholangitis kommt selten vor
Komplikationen	toxisches Megakolon, schwere Blutungen, Kolonkarzinom	Fisteln, Stenose, Abszesse, Strikturen
Therapie	operative Resektion ist kurativ (wenn auch Ultima Ratio)	keine operative Heilung möglich; operative Therapie zurückhaltend problembezogen

- **Allgemeinbeschwerden:** In 15 % der Fälle werden ausschließlich Allgemeinbeschwerden beklagt, z. B. Gewichtsverlust, Anorexie, Malaise, Schwäche und Fieber.
- **Abdominalschmerzen:** am Anfang diskret und von wechselnder Intensität, meist diffus, später oft krampfartig. Die Lokalisation des Schmerzes hängt vom Befall ab: Meist ist er im rechten Unterbauch, der Unterbauchmitte oder im Verlauf des Kolons lokalisiert.
- **Durchfall:** bei Mitbefall des Kolons, d. h. in zwei Drittel der Fälle. Rektale Blutungen wie bei der ulzerativen Kolitis sind selten, Blutbeimengungen können jedoch bei vorzugsweise das Kolon betreffender Krankheit auftreten.

Okkulte Blutverluste sind dagegen fast immer vorhanden.
- **Extraintestinale Symptome:** Vor allem bei jungen Patienten führt zuerst oft die extraintestinale Symptomatik. Besonders häufig sind hier der Gelenkbefall (meist große Gelenke) und das Erythema nodosum (s. **Kasten** „Extraintestinale Manifestationen" und **Abb. 6.62**). Insgesamt sind bis zu 50% aller Crohn-Patienten von extraintestinalen Symptomen betroffen.

Durchfall und Allgemeinbeschwerden können gelegentlich auf ein Malassimilations-Syndrom zurückzuführen

===ZUR VERTIEFUNG===

Extraintestinale Manifestationen bei M. Crohn und Colitis ulcerosa

Extraintestinale Manifestationen kommen bei beiden Erkrankungen vor und korrelieren nur zum Teil mit der Aktivität des gastrointestinalen Befalls. Sie sind wahrscheinlich auf durch die Krankheit „getriggerte" Autoimmunprozesse zurückzuführen und können den intestinalen Manifestationen bisweilen sogar vorausgehen. Fast alle mit der Colitis ulcerosa verbundenen extraintestinalen Erscheinungen verschwinden nach einer Kolektomie.
- **Gelenke:** Die chronisch-entzündlichen Darmerkrankungen sind mit zwei verschiedenen Formen der Arthritis assoziiert: einer

nicht-deformierenden Arthritis der großen Gelenke (bei beiden Formen in je etwa 12%) sowie einer M.-Bechterew-ähnlichen Sakroileitis und ankylosierenden Spondylitis, welche nur bei HLA-B27-positiven Patienten auftritt.
- **Hauterscheinungen:** bei ca. einem Drittel der Patienten. Häufig sind Aphthen der Mundschleimhaut sowie Trommelschlägelfinger (s. 5.5.2 und Abb. 5.19). Seltener und ebenfalls unspezifisch sind das Pyoderma gangraenosum (großflächige, schmerzhafte Hautulzeration, vor allem bei Colitis ulcerosa) sowie das Erythema nodosum (s. Kasten in 5.5.2).
- **Leber und Gallenwege:** Häufig sind eine fettige Degeneration des Leberparenchyms

sowie eine Pericholangitis (in ca. 20% bei beiden Erkrankungen). Eine primär-sklerosierende Cholangitis (PSC) mit zunehmender Obstruktion der Gallenwege wird häufiger bei der Colitis ulcerosa als beim M. Crohn beobachtet und kann zur biliären Zirrhose führen (s. 7.1.7). Etwa 5% aller Colitis-ulcerosa-Patienten sind betroffen. Diese haben oft auch eine besonders schwere intestinale Symptomatik.
- **Augen:** Iritis, Episkleritis, Uveitis
- **Nieren- und Gallensteine:** Sie kommen vor allem bei M. Crohn vor (in ca. 30%) und sind wahrscheinlich durch das begleitende Malassimilations-Syndrom mit Gallensäureverlust und erhöhter Oxalat-Absorption bedingt (s. 6.5.6).

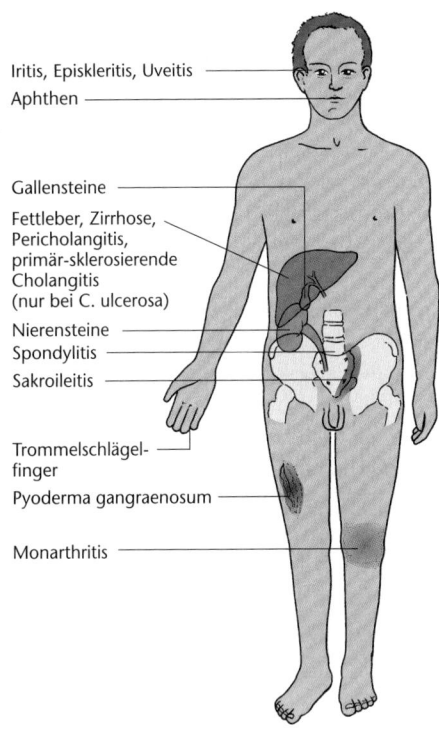

Iritis, Episkleritis, Uveitis
Aphthen

Gallensteine
Fettleber, Zirrhose,
Pericholangitis,
primär-sklerosierende
Cholangitis
(nur bei C. ulcerosa)
Nierensteine
Spondylitis
Sakroileitis

Trommelschlägel-
finger
Pyoderma gangraenosum

Monarthritis

Abb. 6.62: Extraintestinale Manifestationen von M. Crohn und Colitis ulcerosa. [L157]

sein, welches sich bei massivem Dünndarmbefall entwickelt.

Lokalmanifestationen der Wandentzündung

- **Darmobstruktion:** Durch – meist im Ileum gelegene – entzündliche oder fibrotische Wandverdickung und konsekutive Stenosen kommt es zu (intermittierenden) Subileus- bis Ileuszuständen mit Blähungen und krampfartigen Schmerzen, die manchmal auf anti-inflammatorische Therapie hin rückläufig sind, oft aber langfristig eine chirurgische Intervention erfordern (in der Regel Strikturoplastik oder Segmentresektion).
- **Fistelbildung:** Fisteln können sich zwischen Darmschlingen, perianal, zum Mesenterium, zur Harnblase, zur Scheide oder zur Bauchhaut entwickeln. Die meisten enteromesenterischen und enteroenterischen Fisteln verlaufen asymptomatisch, können jedoch Darmstrikturen unterhalb der Fistel bedingen. Bisweilen können Fisteln konservativ durch Antibiotika, parenterale Ernährung und durch Immunsuppression mit Azathioprin ausgeheilt werden, oft müssen sie jedoch chirurgisch exzidiert werden.
- **Abszessbildungen:** Durch Mikroperforationen entstehen intra- oder retroperitoneale Infiltrate oder Abszesse mit Fieber, Schüttelfrost und tastbarem Tumor. Der Nachweis

erfolgt durch die CT; die Therapie ist antibiotisch und chirurgisch.
- **Perianale Veränderungen:** Diese kommen in Form von Analrhagaden, perianalen Fisteln und Abszessen bei Kolonbefall häufig vor.

Komplikationen des Morbus Crohn (Abb. 6.63)

Die Komplikationen entstehen zum einen bei intensivem Wandbefall, zum anderen bei langstreckiger Dünndarmbeteiligung. Sie sind deshalb fast alle für den M. Crohn spezifisch.
- Komplette Darmobstruktion mit **Ileus:** Durch narbige Strikturen sowie entzündliches Ödem kann es zum vollständigen Ileus kommen, der teilweise durch medikamentöse antientzündliche Therapie nicht behoben werden kann; das enge Segment muss dann operativ entfernt werden.
- **Fistel- und Abszesskomplikationen:** Da häufig von Fäzes verstopft, heilen die Fisteln schlecht ab und müssen dann chirurgisch drainiert und exzidiert werden. Auch Abszesse sprechen oft auf eine alleinige antibiotische Therapie nicht an und müssen chirurgisch drainiert werden.
- **Malabsorption:** Durch chirurgische Dünndarmresektion, langstreckigen Dünndarmbefall sowie durch die bei enterojejunalen Fisteln und Strikturen auftretende bakterielle Überwucherung kann es zum Malabsorptions-Syndrom kommen.
- Das Risiko für ein kolorektales Karzinom ist im Gegensatz zur Colitis ulcerosa nur geringfügig erhöht, dagegen ist das Risiko für das (allerdings insgesamt sehr seltene) **Dünndarmkarzinom** auf das 2,5fache erhöht.
- Auch ein toxisches Megakolon (s. u.) wird im Gegensatz zur ulzerativen Kolitis nur in Ausnahmefällen gesehen.

Klinik der Colitis ulcerosa

Wegen des ausschließlich auf das Kolon und zudem nur auf dessen Schleimhaut beschränkten Befalls sind die Krankheitszeichen weniger variabel als beim M. Crohn.

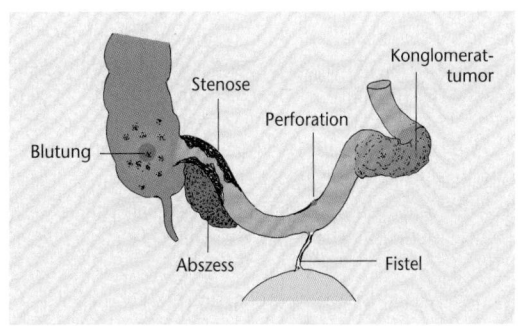

Abb. 6.63: Komplikationen des M. Crohn. [A400–190]

Die klinischen Erscheinungen entstehen auf zwei Wegen:
- durch die entzündlichen Veränderungen
- durch extraintestinale Immunprozesse.

Manifestationen der Darmentzündung

Hauptsymptom ist der blutige, schleimige Durchfall, der im Gegensatz zum Reizdarm-Syndrom auch nachts auftritt. Der Durchfall kann bei alleinigem Befall des Rektums (Proktitis) minimal sein. Bei einer Proktitis können sogar eine Obstipation und das Gefühl der unvollständigen Entleerung führende Symptome sein. Begleitend können Abdominalbeschwerden sowie Allgemeinsymptome auftreten.

Typischerweise verläuft die Erkrankung in Schüben, mit wochen- bis zum Teil jahrelangen Remissionen.

- **Allgemeinsymptome:** Ähnlich wie beim M. Crohn kommen Gewichtsverlust, Übelkeit, Appetitlosigkeit sowie Fieber vor. Die Symptome können durch die blutungsbedingte Anämie verstärkt werden.
- **Durchfall:** Im akuten Schub werden 10 – 20 blutig-schleimige Durchfälle pro Tag abgesetzt. Stuhlinkontinenz ist häufig. Die Durchfälle können von Tenesmen (Unterbauchkrämpfen) begleitet sein. Die Verluste an Blut und entzündlichem Exsudat können zur Anämie sowie zur Hypoproteinämie führen. Eine Sonderstellung nimmt die isolierte Proktitis ein: Hier kommt es oft lediglich zu Blutauflagerungen bei ansonsten normalem Stuhl.

Extraintestinale Erscheinungen

Extraintestinale Krankheitszeichen kommen vor, sind jedoch weniger häufig als beim M. Crohn (s. **Kasten** „Extraintestinale Manifestationen" und **Abb. 6.62**).

Komplikationen der Colitis ulcerosa

Wie der M. Crohn hat auch die Colitis ulcerosa relativ spezifische Komplikationen:

- **Kolonkarzinom:** Nach langjährigem Befall des gesamten Kolons kann es über Schleimhautdysplasien zur malignen Entartung kommen. Bei Vorliegen einer chronischen Pankolitis (Entzündung des gesamten Darms) beträgt das Karzinomrisiko nach 20 Jahren ca. 50%.

❗ Das im Rahmen der ulzerativen Kolitis auftretende Karzinom unterscheidet sich vom „normalen" kolorektalen Karzinom: Es ist oft multifokal, tritt mit derselben Häufigkeit entlang dem gesamten Kolonrahmen auf, ist klinisch wegen der „Hintergrundsymptome" nur schwer zu diagnostizieren und wird deshalb oft erst in einem späten Stadium mit entsprechend schlechter Prognose entdeckt. ❗

❗ Auch Gallengangkarzinome treten nach langjähriger Colitis ulcerosa gehäuft auf (vor allem bei begleitender PSC). ❗

❗ Leitlinien für die Überwachung: jährliche Kontrollkoloskopie mit Stufenbiopsien bei Pankolitis ab 8 Krankheitsjahren, bei Linksseitenkolitis ab 15 Krankheitsjahren. ❗

- **toxisches Megakolon** (toxische Dilatation des Kolons, **Abb. 6.64**): Durch ein Übergreifen der Entzündung auf das Darmnervensystem mit Darmparalyse kommt es zur Erweiterung des Kolons, Durchwanderungsperitonitis mit septischen Temperaturen und Schock. Es besteht Perforationsgefahr. Ist der Zustand intensivmedizinisch unter Gabe von Glukokortikoiden und Antibiotika nicht beherrschbar, muss der befallene Darmabschnitt reseziert werden.
- **Perforation mit nachfolgender Peritonitis:** Diese tritt vor allem bei schweren Erstmanifestationen sowie im Rahmen eines toxischen Megakolons auf.

Epidemiologie

Die Inzidenz beider Erkrankungen ist ähnlich und liegt in Deutschland bei 5 – 10/100 000 pro Jahr. Beide Erkrankungen kommen weltweit vor, sind jedoch in den westlichen Industrieländern weitaus häufiger als in unterentwickelten Ländern. Auch innerhalb der Industrieländer ist ein Nord-Süd-Gefälle zu verzeichnen.

❗ Während die Inzidenz der Colitis ulcerosa über die letzten Dekaden relativ konstant war, hat sich die Inzidenz des M. Crohn seit 1960 in Westeuropa und den USA versechsfacht und steigt weiter an. ❗

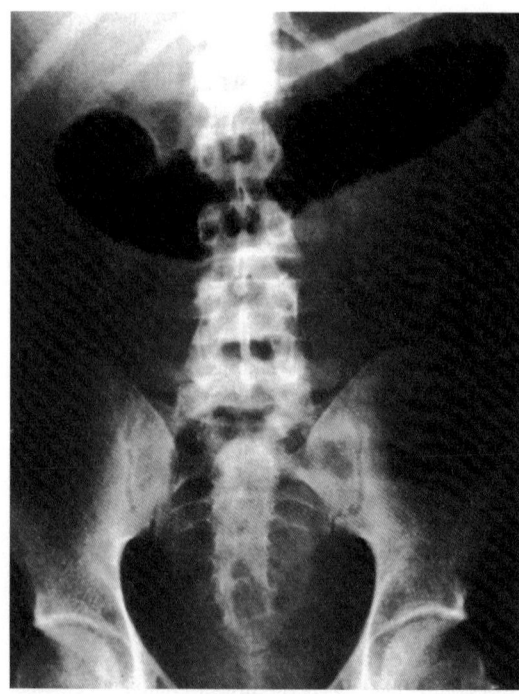

Abb. 6.64: Toxisches Megakolon in der Abdomenübersicht. Das Colon transversum ist extrem dilatiert.

Beide Erkrankungen sind bei Angehörigen der weißen Rasse häufiger als bei Schwarzen und Lateinamerikanern. Lokale Häufungen (Cluster) sind bekannt. Die Inzidenz der Colitis ulcerosa ist invers mit dem Konsum von Zigaretten verbunden, die des M. Crohn korreliert dagegen gleichsinnig mit dem Rauchen.

Beide Erkrankungen können in jedem Lebensalter auftreten, mit einem ersten Manifestationsgipfel zwischen dem 20. und 40. Lebensjahr sowie einem zweiten, niedrigeren Gipfel zwischen dem 60. und 70. Lebensjahr (bimodale Altersverteilung). Das Geschlechterverhältnis ist bei M. Crohn ausgeglichen, bei der Colitis ulcerosa überwiegen die Frauen leicht.

Ätiologie und Pathogenese

Für beide Erkrankungen ist die Ätiologie unbekannt. Zwillingsstudien sowie die Tatsache, dass die Erkrankung bei Verwandten ersten Grades gehäuft auftritt, legen genetische Einflüsse nahe. Seit längerem sind darüber hinaus immunologische Veränderungen bei Patienten mit chronisch-entzündlicher Darmerkrankung bekannt. Dass Umweltfaktoren eine Rolle bei der Entstehung spielen, lässt sich aus epidemiologischen Daten ableiten, wonach die Inzidenz der entzündlichen Darmerkrankungen mit der industriellen Entwicklung korreliert. Das **derzeitige Denkmodell** nimmt deshalb eine bei genetisch empfänglichen Individuen stattfindende, durch Umweltfaktoren ausgelöste Entgleisung des Immunsystems an.

- **Genetische Faktoren:** Das Risiko für Verwandte ersten Grades von Colitis-ulcerosa-Patienten, im Verlauf des Lebens selbst zu erkranken, ist etwa 10fach erhöht; beim M. Crohn ist das familiäre Erkrankungsrisiko noch höher. Beide Formen kommen in bestimmten genetischen Subpopulationen (z. B. Aschkenasim) gehäuft vor. Kürzlich wurde ein genetischer Polymorphismus auf Chromosom 16 nachgewiesen, der das Risiko, an M. Crohn zu erkranken, um das bis zu 20fache erhöht. Das Genprodukt (NOD2) ist wahrscheinlich ein auf Makrophagen exprimierter mustererkennender Rezeptor (*pattern recognition receptor*; s. 4.1.7), der bei der Erkennung von bakteriellen Lipopolysacchariden und damit vielleicht bei der Aufrechterhaltung der an sich physiologischen Toleranz gegenüber der Darmflora eine Rolle spielt. Für die Colitis ulcerosa scheint eine Mutation im Bereich des Gens des IL-1-Rezeptor-Antagonisten ein Risiko für einen schweren Verlauf darzustellen.
- **Immunologische Faktoren:** Das darmassoziierte Immunsystem muss physiologischerweise eine Toleranz gegenüber der Darmflora aufrechterhalten. Voraussetzungen hierzu sind eine intakte Schleimhautbarriere sowie eine geordnete „Erkennung" der normalen Standortflora. Eine Stimulierung des darmassoziierten Immunsystems mit nachfolgender Entzündungsreaktion kann erfolgen, wenn antigene Bestandteile der Darmflora die Mukosabarriere durchdringen und dort – z. B. aufgrund vorbestehender Veränderungen des angeborenen Immunsystems – eine Abwehrreaktion in Gang setzen. Viele Experimente bestätigen die Rolle der normalen Darmflora bei der Auslösung der Schleimhautentzündung: Keimfrei gehaltene Mausstämme entwickeln erst dann eine Kolitis, wenn sie mit Darmflora beimpft werden. Auch die bei der Behandlung der Colitis ulcerosa und des M. Crohn gesehene klinische Verbesserung durch Gabe von Antibiotika oder Probiotika unterstützt die Hypothese einer gestörten Interaktion von Darmflora und Darmimmunsystem.
- **Umweltfaktoren:** Es ist bekannt, dass NSAR zu Krankheitsschüben führen können, was eventuell durch deren Einfluss auf die Mukosabarriere erklärt werden kann. Rauchen vermindert das Risiko, an einer Colitis ulcerosa zu erkranken, erhöht jedoch das Risiko für einen M. Crohn. Inwieweit es sich hier lediglich um eine „Verschiebung des Phänotyps" handelt, ist unklar.

Beide Erkrankungen wurden lange Zeit als psychosomatische Erkrankungen angesehen. Allerdings spricht inzwischen alles dafür, dass es sich um primär organische Erkrankungen handelt, die allerdings – wie praktisch alle chronischen Erkrankungen – psychosomatische Begleiterscheinungen und Folgen haben.

Makroskopische und histologische Veränderungen

Morbus Crohn

Bei M. Crohn bilden sich zunächst **Aphthen**, die sich zu flachen Schleimhautgeschwüren entwickeln können. Später betreffen die Veränderungen alle Wandschichten und können dann als tiefe intra- und transmurale Fissuren, Ulzerationen und Fisteln imponieren (**Abb. 6.65**). Die Schleimhaut zwischen den Läsionen schwillt durch eine entzündliche Umgebungsreaktion polsterartig an, sodass das Schleimhautrelief „pflastersteinartig" aussieht. Durch die transmurale Entzündungsreaktion verdickt und verengt sich die Darmwand bis hin zu funktionell wirksamen Stenosen. Aus primären Läsionen können sich im weiteren Verlauf Abszesse, entzündliche Konglomerattumoren, Fisteln und ganze Fistelsysteme zwischen den Darmschlingen, zu Abdominalorganen und zur Hautoberfläche entwickeln. Die enteralen Lymphknoten sind oft geschwollen und entzündlich verändert.

Histologisch ist die Erkrankung neben unspezifischen entzündlichen Veränderungen vor allem durch eine Granulombildung gekennzeichnet, die allerdings nur in 20–40 % der Fälle tatsächlich nachgewiesen werden kann.

Die Läsionen bei M. Crohn sind diskontinuierlich, d. h.

06

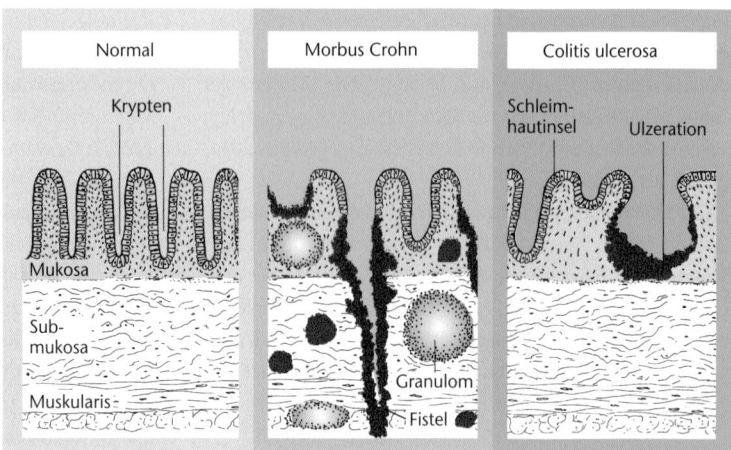

Abb. 6.65: Histologie von M. Crohn und Colitis ulcerosa im Vergleich. Während die Ulzerationen bei der Colitis ulcerosa auf Mukosa und Submukosa begrenzt sind, erreichen sie beim M. Crohn auch tiefe Wandschichten und führen häufig zur Fistelbildung. [M100]

gesunde und betroffene Schleimhaut kommen nebeneinander vor (die Läsionen „überspringen" gesunde Anteile: sog. Skip Lesions).

Colitis ulcerosa

Die Entzündungsreaktion bei Colitis ulcerosa beschränkt sich auf die Schleimhaut. Hier sind insbesondere die Krypten in Form von Kryptenabszessen befallen. Die Mukosa ist makroskopisch gerötet, entzündet und neigt zu Blutungen. Bei schweren Verläufen kommt es zu Ulzerationen, die auch tiefgreifend imponieren können, aber nicht transmural werden. Unter Umständen kommt es zu praktisch komplettem Schleimhautverlust.

❗ Obwohl diese Ulzerationen der Colitis ulcerosa ihren Namen gaben, kommen sie nur bei schweren Verläufen vor (im Gegensatz zum M. Crohn, bei dem schon im Frühstadium Ulzerationen vorliegen können). ❗

Abheilende Mukosa kann sich vollständig regenerieren, häufiger jedoch resultiert eine Schleimhautatrophie mit Rarefizierung der Krypten oder isoliert wachsendem entzündlichem Granulationsgewebe („Pseudopolypen"). Bei langjährigem Verlauf können **Epitheldysplasien** (Präkanzerosen) auftreten.

Die entzündlichen Veränderungen breiten sich kontinuierlich vom Rektum her oralwärts aus, d. h., sie überspringen im Gegensatz zum M. Crohn keine gesunden Schleimhautstrecken.

❗ M. Crohn: diskontinuierliche Entzündung – Colitis ulcerosa: kontinuierliche Entzündung. ❗

Diagnostisches Vorgehen

Die Diagnose stützt sich auf Klinik, Labor sowie makro- und mikroskopische Befunde (Endoskopie und Histologie).

Die Laborbefunde reflektieren zumeist nur das Entzündungsgeschehen und sind damit für keine der beiden Erkrankungen spezifisch. Sie können aber manchmal das Vorliegen eines Malassimilations-Syndroms und damit einer Dünndarmbeteiligung bei M. Crohn erhärten.

Endoskopie und Schleimhautbiopsie dagegen sind relativ spezifisch (s. o.); in 10% der Fälle ist allerdings eine definitive Zuordnung nicht möglich.

Morbus Crohn

- Die **körperliche Untersuchung** zeigt relativ häufig Druckschmerzhaftigkeit oder einen palpablen Tumor im rechten Unterbauch (Konglomerattumor aus zusammengebackenen Darmschlingen oder Abszess). Gelegentlich finden sich Aphthen der Mundschleimhaut (oder sind anamnestisch erfragbar); eventuell fallen perianale Fisteln auf. Die rektale Untersuchung ist ansonsten meist unauffällig, lediglich bei analem bzw. rektalem Befall findet man eventuell Blut am Fingerling oder tastbare Wandveränderungen.
- **Endoskopie:** Beurteilung und Biopsieentnahme im gesamten Kolon und terminalen Ileum sowie im oberen Magen-Darm-Trakt bis zum unteren Duodenalknie. Makroskopische und histologische Befunde sind oft typisch (s. o.).
- **Sonographie:** Oft lassen sich verdickte Darmabschnitte und Stenosen sowie Darmmotilitätsstörungen, Abszesse oder Konglomerattumoren darstellen; im Duplex-Mode sind möglicherweise Zeichen der Hyperämie zu sehen.
- **Röntgenkontrastdarstellung und MRT:** Oft ist ergänzend zur Endoskopie eine Darstellung des gesamten Dünndarms wünschenswert, z. B. bei Stenoseverdacht oder Hinweisen auf Malassimilations-Syndrom. Hierzu eignet sich heutzutage am besten die **MRT-Sellink**, bei der der Dünndarm nach Kontrastmittelgabe über eine Sonde mit-

tels MRT dargestellt wird (keine Strahlenbelastung, gleichzeitig gute Möglichkeit der Umgebungsdarstellung und des Fistelnachweises). Alternativ gibt es immer noch die **konventionelle Sellink-Untersuchung** (Dünndarmröntgen, relativ hohe Strahlenbelastung). Typische Befunde sind Verengungen mit ulzeriertem Schleimhautrelief („Pflastersteinrelief"), Nachweis innerer Fisteln, polypoide bzw. aphthoide Schleimhautveränderungen, Wechsel zwischen normaler und entzündlich veränderter Schleimhaut (Skip Lesions) sowie Pseudodivertikel (**Abb. 6.66** und **Abb. 6.67**). Die Röntgendarstellung des Kolons (**Kolonkontrasteinlauf**) ist gelegentlich sinnvoll, wenn endoskopisch Kolonanteile nicht erreicht werden können oder gezielt Fisteln im Kolonbereich gesucht werden. Das MRT des kleinen Beckens ist eine sehr sensitive Untersuchung zum Fistelnachweis in dieser Region.

- **CT:** Nachweis von Konglomerattumoren oder Abszessen
- **Endosonographie:** Sie wird zum Teil propagiert zum Fistel- und Abszessnachweis in der Rektumregion und im kleinen Becken; ihr Stellenwert ist aber umstritten.
- **Laborparameter** dienen der Einschätzung der entzündlichen Aktivität und damit der Verlaufskontrolle: beschleunigte BSG, Leukozytose, erhöhtes C-reaktives Protein (beste Korrelation). Evtl. findet man auch ein erniedrigtes Hb und Zeichen der Malassimilation (erniedrigte Werte für Vitamin B$_{12}$, Folsäure, Vitamin D, Calcium, Magnesium, Zink). Bei ca. 50% der Patienten mit M. Crohn werden Anti-*Saccharomyces-cerevisiae*-Antikörper nachgewiesen (*S. cerevisiae* ist eine zur Darmflora gehörende Hefe); zur Routinediagnostik ist der Test jedoch nicht geeignet.

Colitis ulcerosa

- Die **körperliche Untersuchung** erbringt oft keine spezifischen Befunde, allenfalls eine Druckschmerzhaftigkeit im Unterbauch oder im Bereich des Kolonrahmens. Das Abdomen kann insgesamt gebläht erscheinen; es besteht oft Blässe durch Anämie. Bei der rektalen Untersuchung findet sich oft Blut am Fingerling, Schleimhautveränderungen sind aber meist nicht tastbar.
- **Endoskopie mit Biopsieentnahme:** Stets ist der obligate Rektumbefall nachzuweisen. Ist die Erkrankung auf das Rektum beschränkt, so reicht für die Verlaufsbeurteilung die Rektosigmoidoskopie aus, bei der Primärdiagnostik muss jedoch das gesamte Kolon erfasst werden. Makroskopische und histologische Befunde s. oben.
- **Sonographie:** Oft lassen sich verdickte Darmabschnitte (im Duplex-Mode auch Zeichen der Hyperämie) darstellen.
- **Kolonkontrasteinlauf:** nur ausnahmsweise erforderlich. Im Frühstadium stellen sich Schleimhautgranulationen dar, im Spätstadium Schleimhautulzerationen und Pseudopolypen sowie ein Haustrenschwund („Fahrradschlauch").
- **Labor:** Wie beim M. Crohn ist das Labor zur Einschätzung der Entzündungsaktivität sowie zur Verlaufsbeurteilung und Diagnostik der Anämie geeignet. Bei ca. 70% der Patienten mit Colitis ulcerosa werden antineutrophile zy-

06

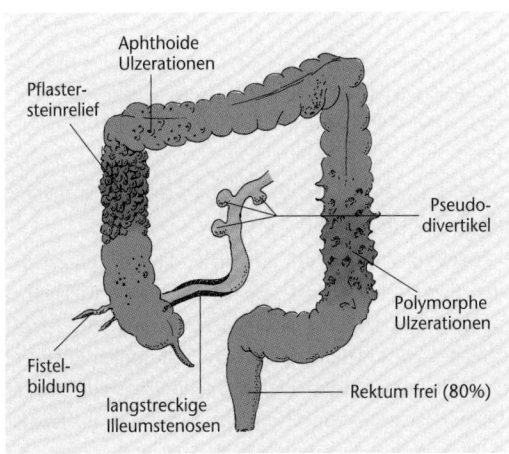

Abb. 6.66: Röntgenologische Zeichen bei M. Crohn.
[A300–190]

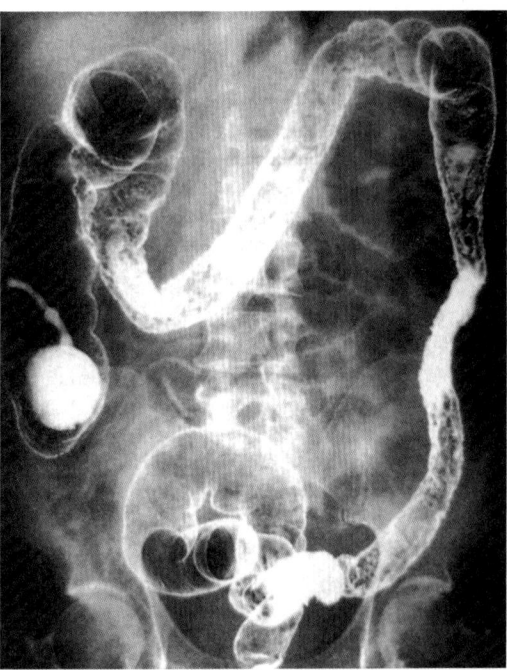

Abb. 6.67: M. Crohn im Kolonkontrasteinlauf. Langstreckige Stenosierungen und das typische Pflastersteinrelief sind gut zu erkennen. [B 117]

toplasmatische Antikörper (pANCA, s. **12.5.1**) nachgewiesen (nicht zur Routinediagnose geeignet).

Differentialdiagnose

Bei der differentialdiagnostischen Abgrenzung gegenüber anderen Erkrankungen bereitet vor allem der M. Crohn mit seiner topographischen Variabilität und seiner „Chamäleon-artigen" Symptomenvielfalt Schwierigkeiten.

Präsentiert sich der M. Crohn mit akuten Unterbauchschmerzen, so kann er mit einer akuten Appendizitis, Yersinien-Lymphadenitis oder einer Meckel-Divertikulitis verwechselt werden. Stehen eher chronische periumbilikale oder epigastrische Beschwerden im Vordergrund, so wird oft über lange Zeit ein Colon irritabile, eine Dyspepsie, Lactose-Intoleranz oder ein Ulkusleiden vermutet.

Bei blutigen Durchfällen wird oft zunächst eine infektiöse Kolitis, z. B. durch *Campylobacter*, Salmonellen oder Shigellen, diagnostiziert, bei wässrigen Durchfällen eine Lactose-Intoleranz oder ein irritables Kolon. Rektale und extraabdominelle Manifestationen lassen an Fissuren, Hämorrhoiden, Kollagenosen und chronische Infektionen denken.

Die Colitis ulcerosa muss vor allem gegenüber der infektiösen Kolitis durch Zweitbiopsien und wiederholte Stuhlkulturen abgegrenzt werden. Seltene Differentialdiagnosen sind die **kollagene Kolitis** und die **lymphozytäre Kolitis** (s. gleichnamigen **Kasten**).

Tab. 6.13 Therapieoptionen bei Morbus Crohn und Colitis ulcerosa*

Verlauf	CU – distaler Befall	CU – ausgedehnter Befall	MC
Mild	ASA (oral oder rektal), Steroide (rektal)	ASA (oral)	ASA (oral), Antibiotika (oral); evtl. Budesonid (oral)
Mittelschwer			Steroide (oral)**, Azathioprin oder 6-MP (oral)
Schwer	Steroide (oral oder parenteral, rektal)	Steroide (oral oder parenteral), Cyclosporin i. v.	Steroide (oral oder parenteral), Methotrexat (s. c. oder i. v.), Infliximab i. v.
Therapieresistent	Azathioprin oder 6-MP (oral, initial mit Steroiden oral oder i. v.)		Infliximab i. v.
Perianale Erkrankung	–	–	Antibiotika (oral), Infliximab (i. v.), Azathioprin oder 6-MP (oral)
Remissionsphasen	ASA (oral oder rektal), Azathioprin oder 6-MP (oral)	ASA (oral), Azathioprin oder 6-MP (oral)	evtl. Azathioprin oder 6-MP (oral), ASA, Antibiotika, evtl. Infliximab

* modifiziert nach: PODOLSKY DK, NEJM 347(6), 2002
** Budesonid bei Ileumbefall oder rechtsseitigem Kolonbefall
MC = M. Crohn; CU = Colitis ulcerosa; ASA = Aminosalizylate;
MP = Mercaptopurin

Kollagene und lymphozytäre Kolitis

Seltene, ätiologisch ungeklärte Kolitisformen, vor allem bei Frauen mittleren Alters. Klinisch steht die breiige oder wässrige Diarrhö im Vordergrund, meist ohne Blutbeimischungen. Während für die kollagene Kolitis segmentale Verdickungen des subepithelialen Kollagenbandes typisch sind, imponiert die lymphozytäre Kolitis (engl.: *microscopic colitis*) durch vermehrte intraepitheliale Lymphozyten. Möglicherweise stellen beide Formen nur verschiedene Ausprägungen einer Erkrankung dar. Da bei beiden Formen weder makroskopisch noch endoskopisch irgendwelche entzündlichen Läsionen zu sehen sind, wird die Diagnose ausschließlich durch Biopsie gestellt. Therapeutisch wird mit Aminosalizylaten und Budesonid, evtl. auch mit Glukokortikoiden behandelt. Symptomatisch kann auch der Motilitätshemmer Loperamid eingesetzt werden.

Therapie

Der M. Crohn kann nicht geheilt, seine Symptomatik jedoch oft erfolgreich gelindert werden. Die Colitis ulcerosa dagegen kann durch Kolektomie „geheilt" werden, da sie außerhalb des Kolons nicht vorkommt. Allerdings kann nach Operation eine Pouchitis in Erscheinung treten.

Die konservative Therapie ist bei beiden Formen ähnlich und baut initial auf denselben Medikamenten auf (s. **Kasten** „Konservative Therapie der CED" und **Tab. 6.13**). Therapieprinzipien sind die Gabe von entzündungshemmenden und immunsupprimierenden bzw. -modulierenden Medikamenten. Diätetische Maßnahmen greifen nur ausnahmsweise in speziellen Therapiesituationen, etwa als Elementardiät im schweren akuten Schub.

Operative Maßnahmen werden beim M. Crohn nur bei Komplikationen erforderlich (s. u.). Bei der Colitis ulcerosa können sie bei schwerem oder langwierigem Verlauf der Schritt zur definitiven Therapie sein.

❗ Begleitende Psychotherapie hilft – wie bei anderen chronischen Erkrankungen auch – den Krankheitsdruck zu ertragen. Eine Verbesserung der Prognose kann durch Psychotherapie nicht erreicht werden. ❗

Chirurgische Therapie

Die Proktokolektomie (mit ileoanaler Pouch-Anlage) bei Colitis ulcerosa ist kurativ. Sie ist bei schwerwiegenden Komplikationen (z. B. toxischem Megakolon) oder Nicht-Ansprechen auf Kortikosteroide bzw. Ciclosporin sowie bei hohem Malignitätsrisiko (z. B. bei langjährigem Verlauf und/oder Nachweis von Dysplasien) indiziert (s. **Kasten** „Indikationen zur Operation bei CED").

Die chirurgische Behandlung des M. Crohn dagegen ist ein zweischneidiges Schwert: Zwar können einzelne beson-

Konservative Therapie der chronisch-entzündlichen Darmerkrankungen

Diese beruht auf **drei Pfeilern**:
- der Behandlung des **akuten Schubs** mit den therapeutischen Hauptprinzipien: systemische Glukokortikoide oder hauptsächlich an der Darmschleimhaut lokal wirkendes Budesonid und Aminosalizylate, in bestimmten Fällen zusätzlich Immunsuppressiva
- der **Dauerbehandlung** zur Verhinderung von Rückfällen. Das therapeutische Hauptprinzip sind hier zum einen die Aminosalizylate bei der Colitis ulcerosa und die operativ induzierte Remission beim M. Crohn. Zum anderen haben hier Immunsuppressiva einen hohen Stellenwert. Sie kommen bei beiden chronisch-entzündlichen Darmerkrankungen bei therapierefraktärem oder kortikoidabhängigem Verlauf zum Einsatz. Erste Wahl ist das Azathioprin.
- In bestimmten ausgewählten Fällen – vorrangig bei therapierefraktärem oder fistelndem M. Crohn – kommen **Immunmodulatoren**, speziell TNF-α-Antikörper, zum Einsatz.

5-Amino-Salicylate (5-ASA = Mesalazin oder Mesalamin)

Diese antientzündlich wirksame Substanzgruppe kann direkt als das eigentlich wirksame 5-Amino-Salicylat gegeben werden. Da 5-ASA aber im Dünndarm resorbiert wird, kann es nicht in den tieferen Darmabschnitten wirken. Um dieses Problem zu lösen, kommen mehrere Modifikationen in Frage:
- galenische Veränderung (am häufigsten eingesetzt), z.B. Überzug mit Zellulose oder Eudragit (Pentasa®, Salofalk®)
- Gabe als Salazosulfapyridin (Sulfonamid-Salicylat-Verbindung; diese wird von den Darmbakterien in das pharmakologisch wirksame 5-ASA und den Sulfonamid-Rest gespalten). Salazosulfapyridin wird vor

allem gerne bei Gelenkbefall eingesetzt. Andererseits ist die Nebenwirkungsrate aufgrund des Sulfonamid-Anteils des Medikamentes etwas höher als die von Mesalazin.
- Applikation in konjugierter Form (aneinandergekoppelte 5-Amino-Salicylat-Moleküle: Olsalazin).

5-ASA-Präparate kommen sowohl im akuten Schub als auch bei der Dauertherapie bei Colitis ulcerosa zum Einsatz. Sie können rektal als Klysma oder als Schaumpräparate gegeben werden (Wirkung bis zur linken Flexur). Bei Befall von Colon ascendens und transversum müssen die Salizylate oral gegeben werden; bei Proktitis reichen Zäpfchen aus.

! 5-ASA unterdrückt die Prostaglandin- und Leukotrien-Synthese und blockiert die chemotaktische Rekrutierung von Entzündungszellen. !

Glukokortikoide

Diese werden im akuten Schub eingesetzt, vor allem wenn 5-ASA-Präparate nicht ausreichend wirksam sind. Trotz ihrer hervorragenden antientzündlichen Wirkung im Schub können sie Rezidive nicht verhindern, sodass sie nach Erreichen der Remission langsam (oft über 1–2 Monate) „ausgeschlichen" werden. Eingesetzt wird z.B. Prednisolon intravenös, oral und rektal, als Klysmen oder Schaum. Als neueres topisch wirksames Glukokortikoid mit hoher hepatischer Abbaurate und daher geringen systemischen Nebenwirkungen hat sich Budesonid bewährt.

Immunsuppressiva

Azathioprin, 6-Mercaptopurin (6-MP, der aktive Metabolit von Azathioprin), evtl. auch Methotrexat können im therapierefraktären oder kortikoidabhängigen Fall zum „Ablösen" der Glukokortikoide und zur Remissionserhaltung eingesetzt werden. Ciclosporin A und eventuell Tacrolimus werden bei schwerer Colitis ulcerosa als Alternative zur

Kolektomie zur Remissionsinduktion eingesetzt.

! Nebenwirkungen der immunsuppressiven Therapie sind: Knochenmarkdepression sowie Pankreatitis bei Azathioprin bzw. 6-MP; Nierenversagen und Hypertonus bei Ciclosporin A und Tacrolimus. !

! Während Ciclosporin A und Tacrolimus rasch wirken, tritt die Wirkung von Azathioprin und 6-MP erst verzögert (nach etwa 4–6 Monaten) ein. !

Immunmodulatoren

Neuerdings wird bei M. Crohn der gegen den Tumornekrosefaktor gerichtete Antikörper **Infliximab** eingesetzt (s.a. 12.6). Durch eine dreimalige Infusion (hohe Kosten!) lässt sich bei vielen gegenüber konventioneller Immunsuppression refraktären Patienten (30–40%) die Krankheitsaktivität für etwa 6 Wochen bis 6 Monate deutlich vermindern, oft sogar eine komplette Remission induzieren. Inzwischen wird in bestimmten Fällen auch eine Dauertherapie mit Infusionen in z.B. 8-wöchigen Abständen durchgeführt. Ernsthafte Nebenwirkungen wie Sepsis und Tuberkulose-Infektionen (oft Reaktivierungen) können auftreten.

Antibiotika und Probiotika

Diese Therapieformen zielen auf eine Veränderung der Darmflora und kommen vor allem bei M. Crohn zum Einsatz: Im akuten Schub kann z.B. mit Ciprofloxacin eine bakterielle Superinfektion beeinflusst werden. Bei Fistelleiden hat die Therapie mit Metronidazol einen Stellenwert.

Neuerdings wird bei der Colitis ulcerosa die Darmflora auch erfolgreich durch die Gabe von **probiotischen Keimen** (z.B. Laktobazillen oder E. coli Nissle) manipuliert. In kontrollierten Studien zeigten derartige Therapieansätze eine klinisch etwa mit Aminosalizylaten vergleichbare Wirkung.

ders aktive Darmabschnitte entfernt werden, die Krankheit kann wegen des möglichen Befalls des gesamten Magen-Darm-Traktes jedoch nie ganz beseitigt werden und tritt häufig an den Exzisionsstellen wieder auf. Zudem kommt es relativ häufig zu postoperativen Adhäsionen und Strikturen. Allerdings ist die operativ induzierte Remission oft dauerhafter als die medikamentös induzierte. Etwa 80% der Patienten mit M. Crohn benötigen im Verlauf eine chirurgische Intervention, v.a. zur Exzision von Fisteln, zur Drainage von

Abszessen sowie zur Exzision einer Stenose oder zur Strikturoplastik.

Verlauf und Prognose

Morbus Crohn

Akute Exazerbationen sind seltener als bei der ulzerativen Kolitis, dafür sind die Remissionen meist inkomplett. Dennoch führen die meisten Patienten ein normales Leben. Die Lebenserwartung ist nach neueren Studien kaum einge-

═══════**AUF DEN PUNKT GEBRACHT**═══════

**Indikationen zur Operation bei chronisch-entzünd-
lichen Darmerkrankungen**
- Komplikationen: toxisches Megakolon, Perforationen, Peritonitis, konservativ nicht beherrschbarer Ileus und Blutungskomplikationen sowie Abszesse und Harnblasenfisteln
- Epitheldysplasien oder Adenokarzinome bei der Colitis ulcerosa
- Relative Indikationen bestehen bei Versagen der medikamentösen Therapie mit hohem Leidensdruck, chronischen Subileuszuständen und multipler Fistelung bei M. Crohn.

schränkt. Die Lebensqualität ist von der Länge des Befalls sowie von Lokalisation, Aktivität und dem Auftreten von Komplikationen (s. o.) bestimmt. Oft nimmt die Aktivität der Erkrankung im höheren Lebensalter ab.

Colitis ulcerosa

Der Verlauf ist sehr unterschiedlich. Meist kommt es zu chronisch-rezidivierenden Verläufen, wobei die einzelnen Schübe meist 4 – 8 Wochen anhalten. Dazwischen liegen symptomfreie Intervalle von oft Monaten bis Jahren. Die Krankheit selbst bleibt in der Regel stationär. Nur bei 10% der Patienten mit isolierter Proktitis kommt es zur weiteren Ausbreitung des Befalls. Andererseits kommen in 5% akutfulminante Verläufe mit ausgedehntem Kolonbefall und massiven Blutungen sowie drohender Perforation vor.

Bei langjährigem aktivem Verlauf müssen die Malignitätsrisiken beachtet werden (s. o.). Diese Komplikationen können sonst natürlich prognosebestimmend werden. Bei schweren Verläufen mit PSC kann auch die Lebererkrankung führend sein.

Oft nimmt die Aktivität der Erkrankung im höheren Lebensalter ab.

6.5.13 Strahlenkolitis

Prinzipiell kann der ganze Magen-Darm-Trakt durch Bestrahlung geschädigt werden. Bei gynäkologischen Karzinomen (Kollumkarzinom, Korpuskarzinom, Ovarialkarzinom), aber auch bei Prostata- und Blasenkarzinomen gehört die Bestrahlung zur Standardtherapie. Da eine Abschirmung des benachbarten Rektums nicht möglich ist, kommt es vor allem an der Rektumvorderwand oder im Sigma zu dosisabhängigen Strahlenschäden (meist ab 40 – 50 Gy). Es können aber auch andere Kolonabschnitte oder das Ileum betroffen sein.

Es wird zwischen einer akuten Schädigung in den Wochen nach der Exposition und einer chronischen Schädigung unterschieden.

Die **akute Schädigung** zeigt sich innerhalb der ersten zwei Wochen. Sie ist charakterisiert durch Übelkeit, Erbrechen, krampfartige Bauchschmerzen und evtl. blutige Diarrhöen und ist relativ bald wieder rückläufig.

Symptome der **chronischen Strahlenkrankheit**, die zwischen 6 Monaten und mehreren Jahren nach Exposition in Erscheinung treten kann, sind Völlegefühl, Tenesmen, Stuhldrang, Gefühl der unvollständigen Entleerung sowie Blut- und Schleimabgang. Die Schleimhaut ist ödematös geschwollen und blutet leicht; in schweren Fällen liegen Erosionen und Ulzerationen vor. Später kommt es zur Schleimhautatrophie mit bis in die Submukosa reichender Fibrosierung. Komplizierend kann es auch zu Fisteln und Stenosen kommen.

Man therapiert konservativ durch Stuhlregulierung (s. 6.5.2) sowie Gabe von Glukokortikoiden und Mesalazin, je nach Ausbreitung ggf. in Form von Klysmen. Die Symptomkontrolle ist allerdings oft unbefriedigend. Bei Komplikationen (Fisteln, Stenosen) ist eine Resektion erforderlich.

6.6 Erkrankungen des Anorektums

6.6.1 Anatomie und Physiologie

Mit den Erkrankungen des Anorektums (Perianalregion, Analkanal, Rektum; **Abb. 6.68**) befasst sich ein eigener Zweig der Chirurgie, die Proktologie. Oft ist eine enge Zu-

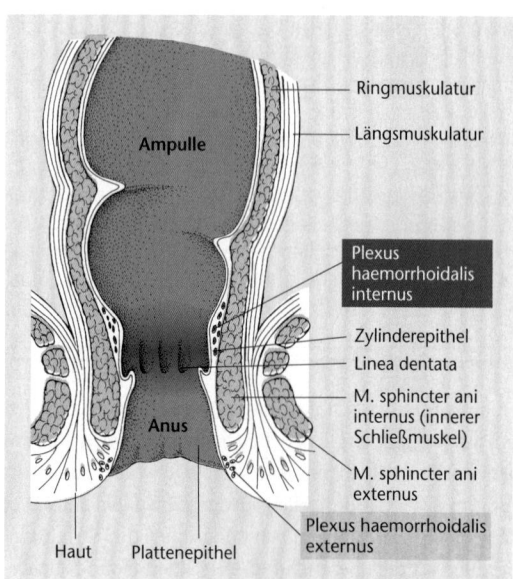

Abb. 6.68: Topographie des Anorektums. Der Plexus haemorrhoidalis internus oberhalb der Linea dentata ist Teil des Verschlussorgans. [A400 – 190]

sammenarbeit zwischen Gastroenterologen und Proktologen erforderlich.

Das Anorektum als Kontinenzorgan

Das zur Defäkation notwendige koordinierte Zusammenspiel zwischen willkürlicher und unwillkürlicher Motorik läuft über die folgenden Strukturen:

- **Musculus sphincter ani internus:** Dieser schließt durch seinen unwillkürlich aufrechterhaltenen Dauertonus den Analkanal elastisch ab.
- **Musculus sphincter ani externus:** den unteren Teil des inneren Sphinkters umschließende, über den Nervus pudendus willkürlich innervierte Muskelringe.
- **Beckenbodenmuskulatur:**
  - Musculus puborectalis: Als weiterer unwillkürlicher Anteil des Kontinenzorgans umfasst dieser ringförmig den mittleren Teil des inneren Analsphinkters („Puborektalschlinge") und führt dadurch zur Schlussverstärkung.
  - Musculus levator ani: Er trägt insbesondere zum willkürlichen Analverschluss nach Defäkation bei („Absetzen" des Stuhls).

Daneben wird der Verschluss durch die **Schleimhautpolster** an der Linea dentata (Corpus cavernosum recti mit Plexus haemorrhoidalis) aufrechterhalten.

Die Defäkation wird durch **Dehnung der Ampulla recti** („drängende Stuhlmassen") ausgelöst und leitet, zum Teil über parasympathische Fasern, zunächst die Relaxation des inneren Sphinkters ein. Der externe Sphinkter kann, davon unabhängig, je nach Situation entweder entspannt (und somit die Defäkation einleiten) oder kontrahiert werden (und somit die Defäkation unterdrücken).

Unterstützt wird die Defäkation durch drucksteigernde willkürliche Prozesse wie Kontraktion des Beckenbodens und der Bauchmuskulatur sowie Exspiration bei gleichzeitigem Glottisschluss („Bauchpresse").

! Die beschriebenen Prozesse können durch die **rektale Manometrie** gemessen werden: Hierbei wird ein kleiner, in regelmäßigen Abständen von Poren durchsetzter Plastikschlauch mit aufblasbarem Ballonende ins Rektum eingeführt. Das Aufblasen des Ballons imitiert die Dehnung der Ampulle; die Druckänderungen an den verschiedenen Sphinkterabschnitten werden über die Poren des Schlauches an ein Messgerät fortgeleitet und können somit aufgezeichnet und analysiert werden. **!**

6.6.2 Perianale Erkrankungen

Pruritus ani und Analekzem

Die empfindliche Haut der Perianalregion reagiert auf vielfältige Noxen durch ekzematöse, juckende Veränderungen. Ursachen sind z. B. Durchfallerkrankungen, Fadenwürmer, Hautirritation durch Hämorrhoiden, Kontaktallergien durch Intimsprays oder „Hämorrhoidenmittel", Fisteln sowie mangelnde Analhygiene. Kratzen kann zu nässenden, eiternden Läsionen mit bakterieller und mykotischer Superinfektion führen.

Therapeutisch steht die Beseitigung der Grundkrankheit im Vordergrund (Behandlung von Hämorrhoiden, Therapie bei Oxyuren), daneben ist die regelmäßige Säuberung mit weichem Schwamm und klarem Wasser nach jedem Stuhlgang indiziert. Zusätzlich können Abtupfen mit adstringierenden Lösungen, Sitzbäder mit desinfizierenden Zusätzen sowie die Einlage von Salbenläppchen angezeigt sein. Bei nässenden Läsionen haben sich die Bepinselung mit desinfizierenden Farbstofflösungen (z. B. Gentianaviolett) und antimikrobielle Salben bewährt. Bei hartnäckigen Problemen sollte die Zusammenarbeit mit einem Dermatologen gesucht werden.

Perianalthrombose

Synonym: Analvenenthrombose

Häufige, vor allem bei gesunden jungen Erwachsenen vorkommende Entzündung und nachfolgende Thrombosierung des externen venösen Hämorrhoidalplexus unterhalb des anokutanen Übergangs. Hierdurch entsteht ein schmerzhafter, livider, prall gespannter Knoten. Die Knoten sind von Epidermis überzogen und können so leicht von prolabierten Hämorrhoiden (s. **6.6.3**) unterschieden werden.

Die genaue Ätiologie ist unbekannt. Ausgelöst werden kann die Entzündung durch Durchfälle, unphysiologisches Sitzen (Fahrradfahren) oder starkes Pressen. Die Therapie besteht in der Stichinzision in Lokalanästhesie und Ausräumung der Thrombose.

! Nach abgeheilter Perianalthrombose können sog. **Marisken** (hypertrophe Hautfalten nach Überdehnung) verbleiben. **!**

Analabszess und Analfistel

Meist gehen Abszesse und Fisteln von Abflussstörungen bzw. Entzündungen in der Kryptenregion aus, und zwar von den schleimproduzierenden Proktodealdrüsen an der Linea dentata. Seltener können – vor allem bei M. Crohn – Ulzerationen der Rektumschleimhaut zugrunde liegen.

06

Klinik

Im Vordergrund stehen (vor allem bei Abszessen) Schmerzen, insbesondere während der Defäkation und beim Sitzen, sowie ggf. eine nässende Sekretion (Eiter, Stuhl) aus Fistelöffnungen. Allgemeinbeschwerden wie Fieber und Inappetenz sind häufig.

Lokalisation und Verlauf

Fisteln können inkomplett sein (Blindsäcke) oder komplett zur Schleimhaut des Analkanals oder der perianalen Außenhaut ziehen. Sie verlaufen meist zwischen innerem und äußerem Sphinkter (intersphinktär), seltener quer durch den inneren und äußeren Sphinkter (transsphinktär); weitere Verläufe siehe **Abb. 6.69**. Die Abszesse sind wie die Fisteln zwischen den verschiedensten Strukturen des Kontinenzorgans lokalisiert.

Diagnostisches Vorgehen

Bei der **digital-rektalen Austastung** findet man Blut oder Eiter am Fingerling, eventuell sind Fistelmündungen tastbar. Die **Koloskopie** dient insbesondere dem Ausschluss schwerwiegender Ursachen, wie z. B. M. Crohn, Divertikulitis oder Malignome. Im Rahmen der **Proktoskopie** gelingt evtl. die Sondierung der Fisteln mit Farbstoffinjektion. Tastuntersuchung und Proktoskopie können beim Abszess durch Schmerzen schwierig oder unmöglich sein. Ergänzend ist hier manchmal ein CT oder eine (Endo-)Sonographie sinnvoll. Bei Fisteln ist häufig die **MRT** das sensitivste Verfahren. Oft kann erst der Operateur das volle Ausmaß eines Fistelsystems erfassen.

Therapie

Die einzig kurative Therapie ist die operative Abszess- bzw. Fistelspaltung mit offener Wundbehandlung und Drainage; die Wundheilung kann Monate dauern. Äußere Fisteln beim M. Crohn kommen manchmal durch rein medikamentöse Therapie zur Ausheilung, wobei allerdings das Rezidivrisiko im Fistelbett hoch ist.

6.6.3 Erkrankungen des Analkanals

Hämorrhoiden

Der **Plexus haemorrhoidalis** im Corpus cavernosum ist als ein von der A. rectalis superior gespeister Schwellkörper ein funktionell wichtiger Teil des Verschlussorgans. Eine lokale Hypertrophie und Ektasie des Plexus wird als Hämorrhoidalerkrankung bezeichnet. Hämorrhoiden sind bei 80 % der über 30-Jährigen nachweisbar. Ätiologische Faktoren sind eine erbliche Disposition sowie sitzende Lebensweise, chronische Obstipation, portale Hypertension und Adipositas.

> **!** Diese arteriell gespeisten Hämorrhoiden sind als sog. „innere" Hämorrhoiden von den unterhalb der Linea dentata liegenden und damit von Plattenepithel überzogenen „äußeren" Hämorrhoiden zu unterscheiden. Diese werden durch die unteren Hämorrhoidalvenen gespeist. **!**

Klinik

Da die Hämorrhoidalregion wenig schmerzhaft ist, machen unkomplizierte interne Hämorrhoiden wenig Beschwerden. Krankheitswert erhalten sie erst durch Entzündung, Inkarzeration, Ruptur, Thrombosierung oder durch Störung der Schließfunktion. Klinisch zeigen sich dann:

- **anorektale Blutungen:** hellrotes Blut am Toilettenpapier, streifige hellrote Blutauflagerungen auf dem Stuhl. Die Blutung ist nur selten stark genug, um eine chronische Eisenmangelanämie auszulösen.
- entzündliche Reaktion in Form eines **Analekzems** mit Afterbrennen und nachfolgendem Nässen, Jucken (Pruritus ani) und Hitzegefühl
- bei großen, längerfristig prolabierenden Hämorrhoiden Nässen, Schleim- und Stuhlabgang und Fremdkörpergefühl.

Im Verlauf der Hämorrhoidalkrankheit vergrößern sich die internen Hämorrhoiden allmählich und können durch

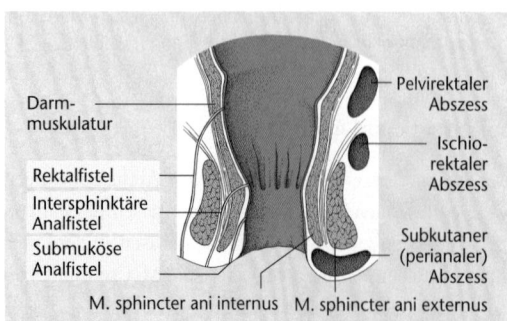

Abb. 6.69: Schematische Darstellung der Analfisteln und Analabszesse. [A400–190]

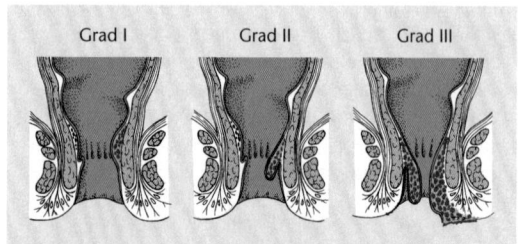

Abb. 6.70: Gradeinteilung der Hämorrhoiden. Grad I: lokale Vergrößerung; Grad II + III: Prolaps während der Bauchpresse, jedoch spontan (Grad II) oder manuell (Grad III) reversibel; Grad IV: beständiger Prolaps. [A400–190]

den Analausgang prolabieren. Sie werden nach dem Grad ihres Vorfalls in den Analkanal in 3 Grade eingeteilt (**Abb. 6.70**).

Externe Hämorrhoiden machen nur bei Thrombosierung Beschwerden (s. **6.6.2**).

Lokalisation

Meist wölben sich die internen Hämorrhoiden im Bereich der Linea dentata vor, und zwar in der Regel an den Eintrittstellen der Äste der A. rectalis superior bei 3, 7 und 11 Uhr in Steinschnittlage (Rückenlage mit in Knie und Hüftgelenk stark gebeugten und leicht gespreizten Beinen).

Diagnostisches Vorgehen

Diagnostiziert und klassifiziert werden die Hämorrhoiden durch Anamnese, Analinspektion (bläuliche, derbknotige Vorwölbungen, **Abb. 6.71**), anal-rektale Untersuchung (tastbare Knoten, oft erhöhter Sphinktertonus) sowie Proktoskopie. Nicht-prolabierte interne Hämorrhoiden können im Gegensatz zu den externen Hämorrhoiden bei der rektalen Inspektion nicht gesehen werden.

! Stets muss bei unklaren Befunden an ein blutendes kolorektales Karzinom sowie eine ulzerative Kolitis bzw. M. Crohn gedacht werden. In diesem Fall ist neben einer Proktoskopie eine Koloskopie unerlässlich. **!**

Differentialdiagnose

Abgegrenzt werden muss die Hämorrhoidalerkrankung gegenüber der Papillitis und Kryptitis, bei der sich die Analpapillen und Krypten am inneren Analring – z.B. bei Durchfällen oder Proktitis – entzünden und zu einem brennenden Defäkationsschmerz führen. Die entstehenden Läsionen sind im akuten Stadium hochrot und prolabieren nicht. Diese Entzündungen können ein Ausgangspunkt für Fisteln sein (s. **6.6.2**).

Beim Analprolaps kommt es zum Schleimhautprolaps, welcher im Gegensatz zum Hämorrhoidalprolaps konzentrisch ist.

Therapie

- **Allgemeinmaßnahmen:** Stuhlregulierung und Gewichtsreduktion sowie körperliche Betätigung
- **Lokalmaßnahmen:** Milde Beschwerden können durch konsequente Analhygiene, lokale Applikation antiphlogistischer Salben und Suppositorien sowie mit Sitzbädern gelindert werden. Langfristige externe Kortikoidtherapie sollte allerdings vermieden werden. Bei stärkeren Beschwerden kommen in den Stadien I und II die Sklerosierung sowie die Gummibandligatur in Betracht. In den höheren Stadien sind nur operative Verfahren erfolgversprechend (z.B. Hämorrhoidektomie nach Milligan/

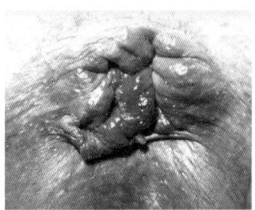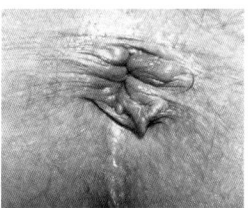

Abb. 6.71: Hämorrhoiden. Links: entzündlich geschwollene Hämorrhoiden. **Rechts:** deutlicher Rückgang nach zweiwöchiger Salbenbehandlung. [U127]

Morgan oder nach Ferguson, Stapler-Hämorrhoidektomie).

Analfissur

Schmerzhafter, längsverlaufender Einriss der Analkanalhaut bis zur Linea dentata. Der Riss kann in der Tiefe den Sphincter ani internus einbeziehen und bewirkt dann einen krampfartig gesteigerten Sphinktertonus, der bis zur Fibrosierung des Schließmuskels führen kann. Typische Lokalisation ist die hintere Kommissur.

Klinik

Typisch sind der Schmerz bei und nach Defäkation („Nachschmerz"), Blutungen und Sphinkterkrampf. Häufig kommt es zur schmerzbedingten chronischen Obstipation bzw. zum Stuhlverhalt.

Ätiologie und Pathogenese

Die Entstehungsursache ist oft unbekannt; zugrunde liegen können eine erschwerte Defäkation bei Obstipation oder anale Sexualpraktiken. Die Entstehung wird durch Schleimhautentzündungen/-läsionen begünstigt (Hämorrhoiden, Kryptitis, M. Crohn).

Diagnostisches Vorgehen

Rektale Untersuchung (oft erst nach Lokalanästhesie oder gar unter Sedierung möglich).

Therapie

Behandelt wird bei akuten Fissuren mit Cremes, die den Sphinkterapparat relaxieren: Rezepturen mit Calcium-Antagonisten oder Nitraten kommen dabei zum Einsatz. Ergänzt werden sollte dies mit stuhlregulierenden Maßnahmen (z.B. makrogolhaltigen Medikamenten) und konsequenter Analhygiene (klares Wasser nach jedem Stuhlgang), nötigenfalls auch mit anästhesierenden Salben, Sitzbädern und Selbstdehnung mittels Analdehner. Bei chronischen Fissuren mit Versagen obiger Maßnahmen kann eine Exzision mit Sphinkterotomie erforderlich werden (allerdings immer mit gewissem Inkontinenzrisiko).

06

Neuerdings wird auch der lokale Einsatz von Botulinustoxin propagiert (teuer, noch relativ wenig erprobt).

Analkarzinom

Plattenepithelkarzinome im Analkanal oder am Analrand sind selten. Klinisch fallen sie durch Juckreiz, Blutung, Schmerzen, Fremdkörpergefühl und Stuhlunregelmäßigkeiten auf. In 15 % der Fälle werden die Leistenlymphknoten befallen; eine hämatogene Metastasierung ist selten. Die Therapie erfolgt nur in sehr frühen Stadien durch kontinenzerhaltende Operation, ansonsten durch die hier meist gut wirksame kombinierte Radiochemotherapie. Die 5-Jahres-Überlebensrate liegt stadienabhängig bei 50–80%.

Stuhlinkontinenz

Klinik

Eine Inkontinenz wird oft durch schwerwiegende Erkrankungen ausgelöst und ist für den Patienten psychisch und sozial schwer belastend.

Die **Einteilung** erfolgt nach Klinik und Anamnese:

- Schweregrad I: Stressinkontinenz, Verschmutzung der Wäsche
- Schweregrad II: Kontrollverlust für Winde und flüssigen Stuhl
- Schweregrad III: Kontrollverlust für breiigen Stuhl
- Schweregrad IV: komplette Inkontinenz (für alle Stuhlformen).

Ätiologie (Abb. 6.72)

Primäre Störungen:

- **Zerstörung oder muskuläre Insuffizienz des Kontinenzorgans:** Rektumkarzinom, schwere Fistelbildungen bei M. Crohn, Anal-/Rektumprolaps; altersbedingte Erschlaffung des gesamten Kontinenzorgans (sog. Altersinkontinenz)
- **neurogene Störungen:** Querschnittslähmung (Läsionen oberhalb L1 führen dabei lediglich zur Teilinkontinenz, da die Funktion des Sphincter ani internus erhalten bleibt); Conus-Cauda-Syndrom, Dysrhaphien, Bandscheibenvorfall, hirnorganische Syndrome
- **Fehlbildungen des Anorektums:** z. B. fehlende Abknickung des anorektalen Übergangs.

Sekundäre Störungen:

Eine Obstipation kann sekundär zu dünnflüssiger Enkopresis führen: Hinter dem Kotpfropf bildet sich durch bakterielle Prozesse dünnflüssiger Stuhl, der am Hindernis vorbeilaufen kann (**Überlaufenkopresis**, häufig beim alten Menschen). Durch die chronische Dehnung der Ampulle kann in schweren Fällen der Defäkationsreiz nicht mehr wahrgenommen werden, sodass ein Teufelskreis aus Obstipation und Defäkationsstörung entsteht.

Diagnostisches Vorgehen

- Klinische Untersuchung mit manueller Überprüfung des Sphinktertonus
- Proktoskopie/Rektoskopie
- bei besonderen Fragestellungen (z. B. bei V. a. neurogene Störung) Sphinktermanometrie (s. 6.2.3), Elektromyographie sowie Defäkographie (Röntgendarstellung des Defäkationsvorgangs).

Therapie

Die **konservative Therapie** zielt auf eine muskuläre Stärkung der Sphinkteren, zum Beispiel durch aktives Muskeltraining, Elektrostimulation der Sphinkteren, Biofeedback-Training (hierbei kann der Patient durch Betätigung des Sphinkters eine sichtbare Reaktion hervorbringen, z. B. eine Leuchtskala zum Aufleuchten bringen). Darüber hinaus sind Stuhlregulation, Gewichtsreduktion (insbesondere bei Rektumprolaps), allgemeine muskuläre Kräftigung und Betätigung sowie besondere Übungen zur Kräftigung des Beckenbodens anzustreben.

Bei konservativ nicht beeinflussbarer schwerer Inkontinenz wird die **operative Therapie** angestrebt: z. B. eine Re-

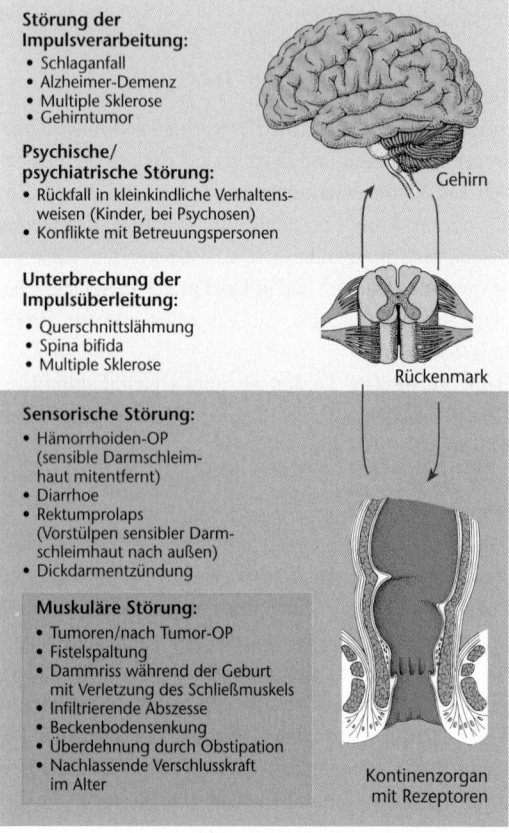

Abb. 6.72: Ursachen der Stuhlinkontinenz. [A400–190]

konstruktion der Sphinktermuskulatur oder Sphinkterplastik; bei Rektumprolaps die Verbesserung der Angulation und Straffung des Beckenbodens.

6.6.4 Erkrankungen des Rektums

Rektumprolaps

Durch Schwäche des Beckenbodens und damit des Sphinkterapparates – vor allem bei Kindern oder aber älteren, mehrgebärenden Frauen – kommt es zum Vorfall aller Wandschichten des Rektums, eventuell bis zum Sigmoid.

Klinik

Symptome sind Nässen, Stuhlinkontinenz; durch sekundäre Ulzerationen eventuell Blut- und Schleimabgang.

Diagnostisches Vorgehen

Bei der Inspektion ist das ausgestülpte Rektum mit zirkulärer Anordnung der Schleimhaut sichtbar. Bei der Proktoskopie und Rektoskopie stellen sich Ulzerationen und eine gerötete Schleimhaut dar. Beim isolierten Analprolaps ist die Schleimhaut dagegen radiär gefältelt (**Abb. 6.73**).

Therapie

Im akuten Stadium wird das Rektum wenn möglich vorsichtig manuell reponiert. Kinder werden praktisch immer konservativ behandelt, während bei Erwachsenen in der Regel eine operative Therapie erforderlich ist, da der Prozess sonst rezidiviert oder progredient ist.

Ulcus recti simplex

Gelegentlich findet man – mit einer gewissen Häufung bei jüngeren Frauen – ein einzelnes chronisches Ulkus im Rektumkanal. Die Genese ist unklar, möglicherweise besteht eine Beziehung zu einem inneren Rektumprolaps. Symptome können Blut- und Schleimabgang, aber auch Schmerzen im anorektalen Bereich sein. Die Diagnose wird in der Regel mit einer Proktoskopie gesichert. Therapeutisch werden stuhlregulierende Maßnahmen und eine topische Sucralfat-Therapie versucht. Bei therapierefraktärem Verlauf

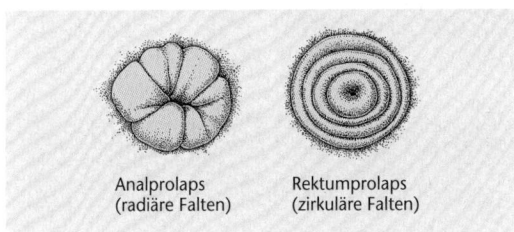

Abb. 6.73: Schleimhautrelief bei Rektumprolaps und Analprolaps. [A300–157]

oder Bestätigung eines internen Rektumprolaps wird eine chirurgische Therapie erforderlich.

6.7 Gastroenterologische Notfälle

6.7.1 Akutes Abdomen

Der Begriff des „akuten Abdomens" beschreibt eine **ätiologisch unklare Akutsituation** im Bereich des Abdomens, welche sich durch eine oder mehrere der folgenden Erscheinungen manifestiert:
* starke, akute **Bauchschmerzen**
* abdominelle **Abwehrspannung**
* **Kreislaufdekompensation** bis hin zum Schock.

Die zentrale Frage bei allen Formen ist, ob eine chirurgische Intervention erforderlich ist oder nicht.

❗ Obwohl auch Gastrointestinalblutungen selten unter dem Bild eines akuten Abdomens verlaufen können, werden diese in der Regel als eigene Notfallgruppe abgetrennt (s. 6.7.5). ❗

Klinik
Bauchschmerz
Dieser steht bei allen Formen im Vordergrund. Er wird oft durch Palpation verstärkt oder evtl. auch provoziert.

Meist gehen die Schmerzen zunächst von dem betroffenen Organ selbst aus (viszeraler Schmerz) und sind dann dumpf, kolikartig und schwer lokalisierbar. Wird im Verlauf das Peritoneum mit befallen, so tritt der peritoneale (somatische) Schmerz in den Vordergrund und damit „helle", klar lokalisierbare, dauerhafte Schmerzen.

❗ Durch diese „Umschaltung" kann die Schmerzlokalisation wechseln: Beispielsweise beginnt die Appendizitis häufig mit diffusen Schmerzen in der Nabelregion, um erst später durch Beteiligung des Peritoneums zur typischen Lokalisation im rechten Unterbauch zu wechseln. Eine Übersicht über die Schmerzlokalisation beim akuten Abdomen gibt **Abbildung 6.74**. ❗

Abwehrspannung
Diese tritt bei allen Entzündungen des Peritoneums auf. Sie kann lokal sein (bei lokalisierter Peritonitis, etwa beim perityphlitischen Infiltrat); bei der generalisierten Peritonitis bezieht sie die gesamte Bauchdecke ein.

1 Rechter Oberbauch

Hepatitis, Leberzirrhose, Lebertumor, Leberruptur, Gallensteine, Cholezystitis, Ulcus duodeni, Nephrolithiasis, Pyelonephritis, subphrenischer Abszess, Basale Pneumonie

2 Linker Oberbauch

Milzruptur, Pankreatitis, Ulcus ventrikuli, Ulcus duodeni, Colitis, Nephrolithiasis, Pyelonephritis, Herzinfarkt, Angina pectoris, subphrenischer Abszess, Basale Pneumonie

5 Epigastrisch

Hiatushernie, Ösophagitis, Ulcus ventriculi, Magentumor, Herzinfarkt, Angina pectoris

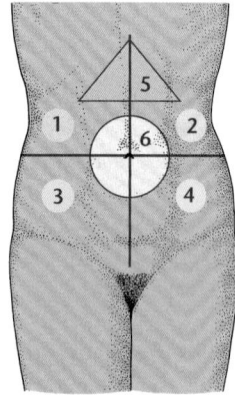

6 Periumbilikal

Pankreatitis, Appendizitis, Aortenaneurysma, Meckel-Divertikel

4 Linker Unterbauch

Leistenhernien, Divertikulitis, Kolontumor, Salpingitis/Adnexitis, Ovarialzysten, Bauchhöhlen-schwangerschaft, Uretersteine, Hodentorsion, Harnverhalt

3 Rechter Unterbauch

Appendizitis, Ileitis (M. Crohn), Hernien, Salpingitis/Adnexitis, Ovarialzysten, Bauchhöhlenschwangerschaft, Ileus, Uretersteine, Leistenhernie, Hodentorsion, Harnverhalt

Abb. 6.74: Typische Schmerzlokalisationen beim akuten Abdomen. [L157]

06

Zeichen der Kreislaufdekompensation

Im Vordergrund stehen Unruhe, Blässe, Kaltschweißigkeit. Später kommt es zu Tachykardie, Oligurie und evtl. zum hypovolämischen Schock.

Neben der genannten Trias treten variabel vegetative Begleitreaktionen wie Erbrechen und Fieber auf.

Pathogenese

Die sympathischen Schmerzafferenzen innerhalb der Bauchhöhle können entweder durch Dehnung, durch entzündliche Mediatoren oder durch Ischämie gereizt werden. Die zugrunde liegenden Krankheiten lassen sich in sieben pathogenetische Gruppen einteilen (**Tab. 6.14**).

Bei vielen Ursachen des akuten Abdomens (**Abb. 6.75**) kommt es sekundär zur Kreislaufdekompensation. Dies kann durch den Verlust von Intravasalvolumen (bei gleichzeitigen Blutverlusten, etwa bei Milzruptur), aber auch durch den Verlust von Extrazellulärflüssigkeit in den dritten Raum (z. B. Ansammlung von Flüssigkeit in den Darmschlingen beim Ileus) bedingt sein.

Diagnostisches Vorgehen

Klinische Untersuchung

Diese folgt dem unter **6.2.2** beschriebenen Untersuchungsgang. Hinweise auf ein akutes Abdomen sind
- gelegentlich durch die Bauchdecke sichtbare Peristaltik: „Darmsteifungen" (bei mechanischem Ileus)
- Abwehrspannung (Peritonitis): Diese kann entsprechend der Ausdehnung des Krankheitsprozesses lokal begrenzt sein oder das gesamte Abdomen einbeziehen.
- lokale Raumforderungen: z. B. „tastbarer Strang" bei Divertikulitis
- inkarzerierte Hernie: z. B. Leisten- oder Schenkelhernien
- pathologische Auskultationsbefunde: s. **6.2.2**; z. B. „Totenstille" als Hinweis auf paralytischen Ileus.

! Die klinische Einschätzung der Kreislaufsituation sollte stets **■** an erster Stelle stehen. **!**

! Der Chirurg sollte frühzeitig in die Diagnostik einbezogen **■** werden, damit eine eventuelle Operationsindikation unverzüglich gestellt bzw. abgestimmt werden kann. **!**

Die Fiebermessung mit Erhebung der rektal-axillären Temperaturdifferenz sollte immer durchgeführt werden und kann in manchen Fällen hinweisend sein (erhöhte rektal-axilläre Temperaturdifferenz z. B. bei der Appendizitis).

Bildgebende Verfahren

Sie ergänzen die klinische Untersuchung und können sowohl Aufschluss über die Ätiologie als auch über bedrohliche Komplikationen geben. Bildgebende Verfahren ersetzen keineswegs die klinische Untersuchung. Eine Appendizitis wird z. B. in den meisten Fällen noch immer

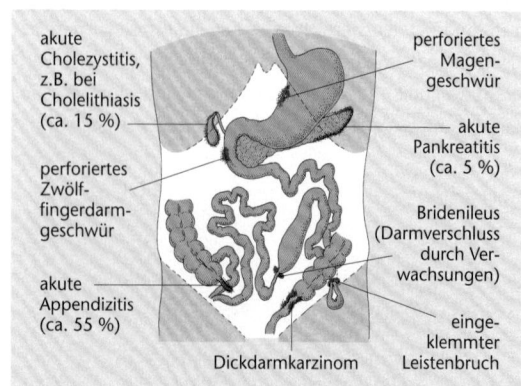

akute Cholezystitis, z. B. bei Cholelithiasis (ca. 15 %)

perforiertes Magengeschwür

perforiertes Zwölffingerdarmgeschwür

akute Pankreatitis (ca. 5 %)

Bridenileus (Darmverschluss durch Verwachsungen)

akute Appendizitis (ca. 55 %)

Dickdarmkarzinom

eingeklemmter Leistenbruch

Abb. 6.75: Die häufigsten Ursachen des akuten Abdomens. [M100]

Tab. 6.14 Pathomechanismen des akuten Abdomens

Pathomechanismus	Vorzugsweise betroffene Bauchorgane	Typische Erkrankungen
Perforation eines Hohlorgans	Magen, Darm, Gallenblase	Ulcus ventriculi oder duodeni
Obstruktion eines Hohlorgans	Niere, Galle, Darm (Stenosen, Adhäsionen, Strangulationen)	Nierensteine, Gallensteine, mechanischer Ileus (z. B. durch stenosierende Tumoren, Briden nach vorangegangener OP, inkarzerierte Hernien, Invagination, Volvulus)
intraabdominelle Entzündungen	Appendix, Sigmadivertikel, Gallenblase, Pankreas	Peritonitis, Appendizitis, Divertikulitis, Pankreatitis, Cholezystitis
Ruptur eines parenchymatösen Organs mit nachfolgender Peritonitis	Leber, Milz, Niere	Bauchtrauma
vaskulär-ischämische Erkrankungen	Darm, Mesenterium	Mesenterialinfarkt, ischämische Kolitis
vaskulär-hämorrhagische Erkrankungen (Blutungen in die Bauchhöhle)	Aorta, alle Bauchgefäße	traumatische Massenblutung, rupturiertes Bauchaortenaneurysma
extraabdominelle Erkrankungen*	Lunge, Herz, Stoffwechsel	Hinterwandinfarkt, akute Rechtsherzinsuffizienz, diabetische Ketoazidose, Porphyrie, hämolytische Krise bei Sichelzellanämie

* Pathomechanismen sind z. B. Schmerzfortleitung (z. B. beim Hinterwandinfarkt), Kapseldehnungsschmerz (z. B. durch gestaute Leber bei der akuten Rechtsherzinsuffizienz) sowie biochemisch-irritative Einflüsse (sog. Pseudoperitonitis: z. B. bei diabetischer Ketoazidose, Porphyrie, Urämie, Blei-Intoxikationen).

klinisch, d. h. durch Anamnese und Untersuchungsbefund, diagnostiziert.
- **Röntgen:** Abdomenübersicht im Stehen oder in Linksseitenlage. Flüssigkeitsspiegel weisen auf Ileus hin, Verkalkungen z. B. auf Gallen- oder Nierensteine. Freie Luft unter den Zwerchfellen oder in den Gallengängen spricht für die Perforation eines Hohlorgans. Die Sensitivität des Verfahrens ist gering.
- **Abdomensonographie:** Sie beantwortet vor allem folgende Fragestellungen: Freie Flüssigkeit im Bauchraum? Auffälligkeiten an Pankreas, Niere, Gallenwegen? Leber und Milz intakt? Adnexe strukturell unauffällig? Hinweise auf perityphlitischen Abszess oder Appendizitis?
- **Abdominal-CT:** Dieses ist dem Ultraschall vor allem bei adipösen Patienten und Darmobstruktion (→ Gasüberlagerung im Ultraschall) überlegen. Es kommt regelhaft zur Abklärung nach Abdominaltrauma (Ruptur parenchymaler Organe?) sowie bei fraglicher lokaler Abszessbildung (perityphlitischer Abszess?) zum Einsatz.
- **Röntgenthorax in zwei Ebenen:** Fragestellungen: Pneumonie? Pleuraerguss? Zwerchfellhochstand bei subphrenischem Abszess, subphrenische Luftsichel?

Labor
Laboruntersuchungen sind bei der Differenzierung des akuten Abdomens ergänzend nützlich. Unterstützen können sie die Diagnose einer Pankreatitis (Amylase/Lipase) oder Cholestase (Leber- und Cholestaseenzyme). Lactat ist bei Darmnekrosen erhöht. Eine Erhöhung der Leukozyten und des CRP ist meist unspezifisch, kann aber auf bakteriell-entzündliche Ursachen hinweisen (etwa Appendizitis). Hb-

und/oder Hämatokritveränderungen können einen Hinweis auf eventuelle Blutverluste geben, normale Werte schließen Blutverluste jedoch nicht aus (s. **3.2**). Da das akute Abdomen evtl. eine chirurgische Therapie erfordert, werden stets die Blutgruppe („Kreuzblut") sowie Gerinnungsparameter und Elektrolyte mit bestimmt.

Weitere Untersuchungen bei speziellem Verdacht
- Angiographie (bei V. a. Mesenterialinfarkt)
- Peritoneallavage (bei V. a. Perforation der Blutung in den Bauchraum) – heute nur noch selten erforderlich
- bei Frauen gynäkologisches Konsil zum Ausschluss gynäkologischer Ursachen (z. B. Adnexitis, Extrauteringravidität)
- i. v. Urographie (z. B. bei V. a. Uretersteine)
- Ultima Ratio bei nicht sicheren Befunden ist die Laparoskopie bzw. explorative Laparotomie.
- Weitere endoskopische Abklärung ist erst indiziert, wenn zumindest eine Perforation eines Hohlorgans weitgehend (z. B. röntgenologisch) ausgeschlossen ist. Dann kann beispielsweise eine Ösophagogastroduodenoskopie zur Diagnose eines penetrierenden Ulkus oder eine ERCP zur Sanierung einer Choledocholithiasis indiziert sein.

! Die Röntgenthoraxaufnahme und ein EKG zum Ausschluss eines Herzinfarkts sind bei jedem akuten Abdomen obligat. **!**

Die **Differentialdiagnosen** des akuten Abdomens fasst der gleichnamige **Kasten** zusammen.

═══════ AUF DEN PUNKT GEBRACHT ═══════

Differentialdiagnosen des akuten Abdomens nach Häufigkeit
- Appendizitis: ca. 55%
- Gallenkolik: ca. 15% (z. B. bei Cholezystitis oder bei eingeklemmten Gallensteinen)
- mechanischer Ileus, z. B. durch Briden: ca. 10%
- generalisierte Peritonitis: ca. 5%
- Pankreatitis: ca. 5%
- seltenere Ursachen:
  - Divertikulitis
  - Nierenkolik (z. B. bei Nierensteinen)
  - gynäkologische Erkrankungen (z. B. Extrauteringravidität, Adnexitis)
  - Hodentorsion (vor allem bei Kindern und Jugendlichen)
  - ischämische Darmerkrankungen, z. B. Mesenterialinfarkt oder ischämische Kolitis
  - Milz-, Leber-, Nierenruptur
  - Hämatom im M. rectus abdominis, retroperitoneale Blutung (v. a. bei Antikoagulanzientherapie)
  - postoperativ: Nahtinsuffizienz, infiziertes Hämatom, Peritonitis, Abszess
  - extraabdominelle Erkrankungen

Extraabdominelle Erkrankungen

Sie sind nur selten Ursache des akuten Abdomens, müssen aber differentialdiagnostisch bedacht werden:
- **Herz:** Hinterwandinfarkt, Rechtsherzinsuffizienz (z. B. nach Lungenembolie)
- **Lunge:** basale Pleuritis/Pneumonie, Lungenembolie
- **Wirbelsäule:** Spondarthritis, Tbc, Wirbelkörperfrakturen
- **Stoffwechsel:** „Pseudoperitonitis" bei diabetischer Ketoazidose oder akuter intermittierender Porphyrie
- **andere:** Intoxikationen (z. B. mit Blei), Infektionen (z. B. *Herpes zoster*, M. Bornholm), Kollagenosen, akute Hämolyse (z. B. bei Sichelzellanämie), Purpura Schoenlein-Henoch (vor allem Kinder), familiäres Mittelmeerfieber.

Therapie

Die entscheidende Frage beim akuten Abdomen ist die, ob eine Operation angezeigt ist (s. **Kasten** „Absolute OP-Indikationen"). Bei geklärter Ursache wird natürlich entsprechend der Grundkrankheit vorgegangen. Liegt nach klinischer Einschätzung keine akute Perforations- oder Sepsisgefahr vor, kann bei unklarer Ursache unter engmaschiger Beobachtung zugewartet werden. Der Patient bleibt jedoch wegen einer eventuell später erforderlichen Operation nüchtern. Bei drohendem Schock wird Volumen ersetzt. Bei Erbrechen kann Metoclopramid oder Ondansetron gegeben werden. Eine Magensonde unterstützt bei Erbrechen die Magendekompression, ein Darmrohr ggf. die Darmdekompression. Vor allem kolikartige Schmerzen sprechen auf Butylscopolamid i. v. an. Die entstehende Zeit wird zum Vorantreiben der Diagnostik (s. o.) genutzt. Bei drohenden Komplikationen muss allerdings unverzüglich eine Entscheidung zur Operation getroffen werden.

═══════ AUF DEN PUNKT GEBRACHT ═══════

Absolute OP-Indikationen beim akuten Abdomen
- massive, endoskopisch nicht stillbare Blutung
- akute Appendizitis
- schwerer mechanischer Ileus
- generalisierte Peritonitis (z. B. bei Perforation)
- Mesenterialgefäßverschluss
- Organruptur mit schwerwiegender Blutung.

❗ Der Einsatz von Opioiden zur Schmerzlinderung vor Stellung der Diagnose wird kontrovers eingeschätzt: Einerseits können Opioide die diagnostisch hilfreiche Schmerzsymptomatik verschleiern sowie die Darmperistaltik und glattmuskulären Sphinkteren lähmen, andererseits sind sie oft die einzige Substanzgruppe, die eine effektive Schmerzlinderung erlaubt. Neuere Antiphlogistika (z. B. Ketorolac) können intravenös gegeben werden und stehen als Alternative zur Verfügung. ❗

6.7.2 Mechanischer Ileus

Unter einem mechanischen Ileus (griech. *eilein* = zusammendrängen, einschließen) versteht man die Unterbrechung der Darmpassage durch Okklusion oder Strangulation. Der Ileus stellt die lebensgefährliche Komplikation vieler Abdominalerkrankungen dar und ist chirurgisch meist relativ einfach behebbar.

❗ Eine Ileussymptomatik ist ein chirurgischer Notfall („Über einem Ileus darf die Sonne nicht untergehen"). ❗

Klinik

Im Vordergrund stehen Obstipation, Meteorismus, fehlender Windabgang sowie kolikartige Abdominalschmerzen. Erbrechen tritt vor allem bei Dünndarmileus, seltener bei Dickdarmileus auf. Je nach Lokalisation der Obstruktion kann das Erbrochene gallig (oberes Jejunum) oder kothaltig (Dickdarm) sein. Bei eingelegter Magensonde läuft Magensaft oder Gallensekret, evtl. sogar kothaltiger Darminhalt zurück.

❗ Regel: Je höher die Stenose, desto häufiger und heftiger das Erbrechen. ❗

Lokalisation

- Meist ist der **Dünndarm** betroffen (75%); Ursachen sind vor allem Adhäsionen, Hernien, M. Crohn.
- Seltener ist der **Dickdarmileus** (25%); Ursachen sind hier meistens Karzinome, Volvulus und Divertikulitis.

Komplikationen

- **Perforation** (durch luminale Druckerhöhung sowie Drehung des Darmrohrs bedingt) mit nachfolgender Peritonitis sowie
- **Durchwanderungsperitonitis** (s. 6.7.4) mit sekundärem paralytischen Ileus.

Ätiologie und Pathogenese

Der mechanische Ileus entsteht durch Okklusion oder Strangulation des Darmrohrs (s. **Kasten** „Pathogenese der Ileuskomplikationen").

Okklusion des Darmes

- **Durch äußere Verlegung bzw. Einengung:** Die häufigste Ursache des mechanischen Ileus ist eine äußere Verlegung von Darmschlingen durch Briden (sog. Bridenileus). Briden sind Adhäsionen und Verwachsungen nach vorausgegangenen Operationen oder nach Peritonitis (**Abb. 6.76**). Äußere Verlegung durch von Nachbarorganen ausgehende Tumoren oder Zysten sind selten.
- **Durch innere Verlegung bzw. Einengung:** Darmtumoren verursachen häufig eine innere Verlegung des Darmlumens (für 60% der Dickdarmileus-Fälle verantwortlich). Andere Ursachen einer inneren Verlegung sind Fremdkörper, Kotsteine, Mekonium bei Neugeborenen sowie Gallensteine. Auch innere Einengungen durch embryonal bedingte Atresien (Säuglinge) oder Stenosen (entzündlich bei Divertikulitis, narbig bei ischämischer Kolitis) können Ursache einer Darmokklusion sein.

Pathogenese der Ileuskomplikationen

Durch die Passageunterbrechung kommt es zunächst zur
- Hypermotorik mit zunehmender Dilatation sowie
- Stase des Darminhalts proximal der Stenose mit Erhöhung des intraluminalen Drucks und Gasbildung.

Durch das Zusammenspiel von Darmwanddehnung und Stase kommt es zu:
- interstitiellen Flüssigkeitsverlusten in das Lumen und in die ödematöse Darmwand. Dieser Prozess ist wahrscheinlich durch Bakterientoxine ausgelöst. Die Folgen sind Hypovolämie, Schock und Nierenversagen (Flüssigkeitsverlust in den „Dritten Raum", s. 11.1.1).
- Bakterienpenetration in die Darmwand mit Einschwemmung von Toxinen in die Blutbahn, später auch bakterielle Besiedelung des Peritoneums (sog. Durchwanderungsperitonitis).
- Darmwandgangrän infolge der extremen Dilatation und Strangulation der Blutversorgung; auch hier kommt es sekundär zur Durchwanderungsperitonitis.

! Mit zunehmender Dauer geht der mechanische Ileus durch die peritoneale Beteiligung in einen paralytischen Ileus über. !

Strangulation

Diese entsteht bei inkarzerierten Hernien, Volvulus oder Invagination (teleskopartige Einstülpung eines Darmsegments in ein tiefer gelegenes Darmsegment) und kommt vor allem am Dünndarm vor. Bei der Strangulation wird die

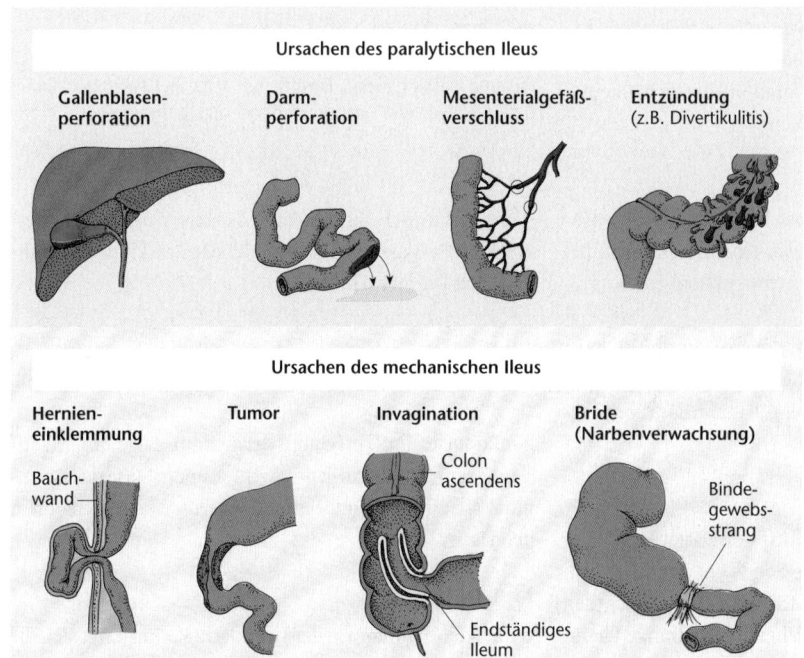

Abb. 6.76: Häufige Ursachen des mechanischen und paralytischen Ileus.
[A400–190]

mesenteriale Blutversorgung unterbrochen (zunächst venöse Stauung, später arterielle Okklusion). Neben der Behinderung der Darmpassage kommt es so zur ischämischen
Darmwandgangrän und Durchwanderungsperitonitis.

Diagnostisches Vorgehen

Klinische Untersuchung

Sie zeigt ein gespanntes, geblähtes Abdomen mit lokal vermehrten Darmgeräuschen (gegen die Obstruktion arbeitende Peristaltik), oft auch mit metallisch klingenden, „hoch-
gestellten" Darmgeräuschen („Durchspritzgeräusche" bei
Passage von Darminhalt unter Druck). Bei Druck auf die
Bauchdecken können evtl. Plätschergeräusche ausgelöst
werden. Manchmal ist die gesteigerte Darmperistaltik durch
die Bauchdecken sichtbar (Darmsteifungen).

Abwehrspannung und Loslassschmerz zeigen den Übergang zur Peritonitis an und sind damit ein Zeichen für dringenden Operationsbedarf. Stets müssen die Bruchpforten
untersucht sowie eine rektale Untersuchung durchgeführt
werden (Blut am Fingerling?, z. B. bei ischämischer Kolitis).

Röntgenleeraufnahme (Abdomenübersicht)

Dies ist die Untersuchung der Wahl zur Diagnose eines Ileus. Sie wird im Stehen, bei schwerkranken Patienten auch in
halbsitzender Position oder in Linksseitenlage durchgeführt
(in Rechtsseitenlage würde sich eine vorhandene Luftsichel
auf das relativ luftreiche Colon descendens projizieren). Es
zeigen sich gedehnte Darmschlingen proximal der Obstruktion. Die erweiterten und mit Luft gefüllten Darmanteile
sind an multiplen Flüssigkeitsspiegeln mit darüberliegenden
„Luftkappen" zu erkennen (**Abb. 6.77**).

Beim Gallensteinileus sind evtl. lufthaltige Gallenwege
(Aerobilie) als Folge einer Besiedelung mit gasbildenden
Bakterien zu erkennen. Eine Perforation lässt sich an einer
subphrenischen Luftsichel erkennen.

Weitere Untersuchungen

- Bei V. a. auf Dickdarmverschluss kann ein **Röntgen-Ko-
lonkontrasteinlauf** mit wasserlöslichem Kontrastmittel
Hinweise auf die Ätiologie der Obstruktion geben (z. B.
Divertikulitis, Karzinom).
- Die **Sonographie** kann ausgetretenen Darminhalt nach
Perforation nachweisen. Die Beurteilung der parenchy-
matösen Bauchorgane ist dabei oft durch Luftüberlage-
rung erschwert.

Therapie

Zunächst wird als Notfallversorgung der Darm durch eine
nasogastrische oder nasojejunale Sonde entlastet. Die evtl.
erheblichen Verluste von sequestrierter Flüssigkeit in den
Darm werden parenteral ausgeglichen. Die definitive Therapie muss schnellstmöglich vorbereitet werden und ist in der

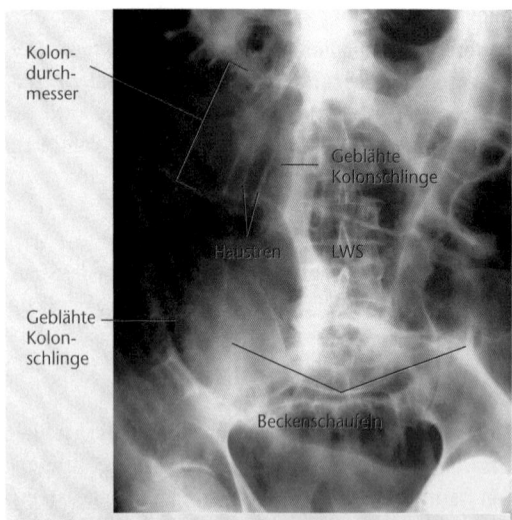

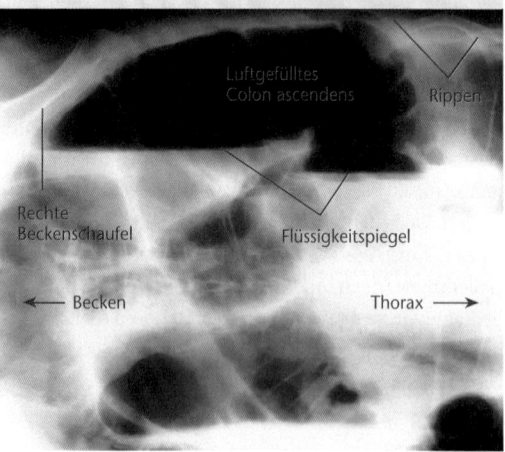

Abb. 6.77: Abdomenübersicht bei mechanischem Ileus.
Oben: Aufnahme im Stehen: Die Kolonschlingen sind mit Luft ge-
füllt und massiv gedehnt. **Unten:** Aufnahme im Liegen: Geblähte
Darmschlingen und Flüssigkeitsspiegel sind gut zu erkennen.
[T170]

Regel chirurgisch. Sie besteht in der unverzüglichen Entfernung des Passagehindernisses oder der Resektion des stran-
gulierten Darmabschnitts.

6.7.3 Paralytischer Ileus

Funktionelle Unterbrechung der Darmpassage durch Lähmung der Darmmotorik mit nachfolgender Stase des Darminhalts, Gasbildung und vermehrter Flüssigkeitssekretion in
den Darm.

Klinik

Neben den Symptomen der Grunderkrankung zeigt sich die
Darmparalyse durch:

- stark aufgetriebenes, druckempfindliches Abdomen. Bei zugrunde liegender Peritonitis sind die Bauchdecken gespannt, ansonsten weich.
- Stuhl- und Windverhaltung, häufig Singultus („Schluckauf")
- Erbrechen tritt, anders als beim mechanischen Ileus, selten und meist erst spät auf.

Die Abgrenzung zum mechanischen Ileus gelingt leicht, denn es fehlen beim paralytischen Ileus jegliche Zeichen von Darmaktivität: Es herrscht „Totenstille", sicht- oder fühlbare Bewegungen fehlen.

! Koliken oder Darmgeräusche schließen einen paralytischen Ileus aus. !

Ätiologie und Pathogenese

Auslöser des paralytischen Ileus können nerval-reflektorische Faktoren (nozizeptive, z. B. operationsbedingte Reize sowie α- und β-Rezeptor-Aktivierung bei bedrohlichen Erkrankungen), „toxische" Faktoren (z. B. Entzündungsmediatoren bei Peritonitis) sowie metabolische Faktoren sein (Stoffwechselprodukte mit hemmender Wirkung auf die glatte Muskulatur oder die Reizübertragung; s. **Kasten** „Ursachen des paralytischen Ileus").

Wie beim mechanischen Ileus kommt die im späteren Stadium auftretende Flüssigkeitssekretion ins Darmlumen wahrscheinlich durch Bakterientoxine in Gang.

===== **AUF DEN PUNKT GEBRACHT** =====

Ursachen des paralytischen Ileus
Der paralytische Ileus kann toxisch, reflektorisch oder metabolisch bedingt sein:
- „**toxisch**": Folgezustand nach diffuser Peritonitis (s. u.)
- **reflektorisch**: bei operativen Eingriffen im Bauchraum (häufigste Ursache), aber auch bei jeder schweren abdominellen Organerkrankung, z. B. bei Pankreatitis, Gallen-, Nieren-, Harnleitersteinkoliken, akuter Appendizitis, toxischem Megakolon; selten auch bei Pleuritis oder nach stumpfem Brust- und Bauchtrauma
- **metabolisch**: Elektrolytstörungen und metabolische Entgleisungen (z. B. Hypokaliämie, Hyperkalzämie, Urämie, diabetisches Koma, Sepsis).

Diagnostisches Vorgehen

Wichtigste Hinweise bieten die körperliche Untersuchung und das Röntgen.

Bei der **Auskultation** fällt die „Totenstille" über allen Quadranten auf. Je nach zugrunde liegender Erkrankung kann Abwehrspannung auftreten oder fehlen. Die **Abdomenleeraufnahme** bei stehendem oder halb aufgerichtetem Patienten zeigt Flüssigkeitsspiegel in allen Darmabschnitten (stark geblähte und gedehnte Dünn- und Dickdarmabschnitte).

Weitere Diagnostik siehe **6.7.1** „Akutes Abdomen".

Therapie

Sie ist abhängig von der Grunderkrankung: Bei zugrunde liegender Peritonitis ist in der Regel ein operatives Vorgehen, bei paralytischem Ileus ohne Peritonitis konservatives Vorgehen angezeigt.

Die konservative Behandlung umfasst die gezielte Korrektur von Wasser- und Elektrolytverlusten, evtl. die Gabe von peristaltikfördernden Medikamenten (z. B. Metoclopramid, Neostigmin, Pyridostigmin, Ceruletid) oder Schwenkeinläufe zur Anregung der Dickdarmperistaltik. Eine postoperative Darmparalyse kann bis zum 7. postoperativen Tag normal sein; ihr wird mit frühzeitiger Mobilisierung, (wenn vertretbar) frühenteraler Ernährung und Ausgleich eventueller Elektrolytentgleisungen begegnet.

6.7.4 Peritonitis

Eine Entzündung des Peritoneums (Peritonitis) kann generalisiert oder umschrieben verlaufen. In aller Regel verläuft sie hochakut. Chronische Entzündungen des Bauchfells kommen vor bei Tuberkulose, rheumatischen Prozessen (Polyserositis) oder Lymphogranulomatose (M. Hodgkin); in der Regel liegt dann ein begleitender Aszites vor.

Generalisierte Peritonitis

Klinik

Dieses lebensgefährliche Krankheitsbild wird von vier Erscheinungen bestimmt:
- **Abwehrspannung:** Im Vordergrund steht die „bretthharte" Spannung der Bauchdecken, jede Betastung wird durch heftigste Muskelabwehr verhindert.
- **Schmerzen:** Diese treten vor allem nach Perforation eines Abdominalorgans auf.
- **Kreislaufdekompensation:** Durch die Sequestration von Flüssigkeit sowie die Toxinämie kommt es rasch zur Kreislaufeinschränkung bis hin zum Schock.
- **Paralytischer Ileus:** Jede generalisierte Peritonitis führt sekundär zur Darmparalyse mit den entsprechenden Symptomen, s. **6.7.3**.

Variabel können Fieber und Aszites vorhanden sein.

Komplikationen

Akutkomplikationen sind Schock und Sepsis; langfristig können Verklebungen mit Briden und ein dadurch bedingter mechanischer Ileus auftreten.

06

Ätiologie und Pathogenese

Die Peritonitis ist meist Komplikation einer vorbestehenden Organerkrankung des Magen-Darm-Trakts. Primäre Entzündungen sind selten, aber möglich, z. B. die hämatogene Infektion mit Pneumokokken nach Milzentfernung oder bei Leberzirrhose (Pneumokokken-Peritonitis).

Die Peritonitis kann auf drei Wegen entstehen:
- **bakterielle Entzündung** nach Perforation eines infizierten Hohlorgans (z. B. perforierte Appendix) oder nach Durchwanderung von Bakterien und deren Toxinen durch die Darmwand (z. B. bei mechanischem Ileus, nach Invagination, Volvulus, Hernieninkarzeration oder Mesenterialinfarkt)
- **chemische Irritation,** z. B. durch Darminhalt, Blut oder Galle nach Perforation eines Abdominalorgans; oft kommt es dabei zusätzlich zur Superinfektion
- **Irritation durch Stoffwechselprodukte** (selten), z. B. im Rahmen einer Porphyrie oder einer diabetischen Ketoazidose. Diese Zustände werden häufig auch als **Pseudoperitonitis** bezeichnet.

Diagnostik

S. akutes Abdomen **6.7.1**

Therapie

Häufig ist eine chirurgische Herangehensweise erforderlich (Drainage der Bauchhöhle, operative Behebung einer zugrunde liegenden Organerkrankung). Zur initialen Stabilisierung dienen die parenterale Flüssigkeitstherapie, die Gabe von Breitbandantibiotika sowie das Legen einer nasogastrischen oder nasojejunalen Sonde. Bei spontaner bakterieller Peritonitis reicht oft die systemische Antibiotikagabe aus.

Lokalisierte Peritonitis

Bei jeder Entzündung eines Organs des Bauchraums kann die Durchwanderung von Bakterien oder Toxinen zur lokalen Mitreaktion des Bauchfells führen. Diese besteht zunächst in einer umschriebenen Entzündung mit Exsudation, später können sich Verklebungen und Abszesse bilden. Beispiele sind: Abszess im Douglas-Raum des kleinen Beckens (sog. Douglas-Abszess, z. B. bei Adnexitis oder bei Appendizitis), perityphlitischer Abszess bei Appendizitis, lokalisierte Pelviperitonitis bei Adnexitis, lokale Peritonitis bei gedeckter Ulkusperforation.

Klinik

Typischerweise findet sich ein umschriebener Spontan- und Druckschmerz mit lokaler Abwehrspannung. Der Kreislauf ist im Gegensatz zur diffusen Peritonitis primär nicht betroffen.

Komplikationen

Eine lokale Peritonitis kann sich rasch über die abgrenzenden Peritonealverklebungen hinaus ausdehnen, sodass es durch Keimverschleppung zur diffusen Peritonitis kommt.

Therapie

Lokale Peritonitisherde können bisweilen durch Antibiotika (z. B. Kombination aus Ciprofloxacin und Metronidazol) zur Abheilung gebracht werden, meist muss jedoch die zugrunde liegende Organerkrankung chirurgisch saniert werden.

6.7.5 Gastrointestinalblutung

Die gastrointestinalen Blutungen werden in obere und untere Gastrointestinalblutungen eingeteilt:
- **obere Gastrointestinalblutung** (oberhalb der Flexura duodenojejunalis = Treitz-Band): Blutung aus Ösophagus, Magen, Duodenum. Diese ist 9-mal häufiger als die untere Gastrointestinalblutung und für über 90 % der hämodynamisch kritischen Blutungen verantwortlich!
- **untere Gastrointestinalblutung** (unterhalb der Flexura duodenojejunalis): Blutung aus Jejunum, Ileum, Kolon, Rektum. Der überwältigende Teil der unteren Gastrointestinalblutungen ist im Kolon – und dort vor allem anorektal und im Sigma – lokalisiert.

Klinik

Ganz im Vordergrund stehen in der Regel die Zeichen des Blutabgangs über den Stuhl (Hämatochezie oder Teerstuhl, s. **6.5.3**) bzw. das Blut- oder Hämatinerbrechen (s. **Kasten „Hämatemesis"**). Aus diesen Symptomen können sich bereits wertvolle Hinweise auf die Blutungsquelle ergeben. Schmerzen treten nur bei mit Wandschädigungen verbundenen Blutungen auf (z. B. penetrierendes oder perforierendes Ulkus), evtl. bestehen Übelkeit und ein abdominelles Völlegefühl bzw. Erbrechen. Sekundär kann es durch die Blutverluste zu Zeichen der Kreislaufdekompensation kommen. Nur selten steht der Schock als alleiniges Erstsymptom im Vordergrund.

─────── **AUF DEN PUNKT GEBRACHT** ───────

Hämatemesis

Bluterbrechen: Das nach oberer Gastrointestinalblutung erbrochene Blut kann – je nach Verweildauer im Magen – schwarz-braun („kaffeesatzartig", durch Hämatin-Bildung infolge des Kontakts mit dem sauren Magensaft) oder rot sein.

! Unterscheide davon die Hämoptyse (= Bluthusten), bei der das Blut aus der Lunge stammt: hellrotes, schaumiges Blut, auskultatorisch oft feuchte Rasselgeräusche (Differentialdiagnose s. **5.1.3**). **!**

Ätiologie

Die häufigsten Blutungsursachen der oberen und unteren Gastrointestinalblutung sind in den **Abbildungen 6.78** und **6.79** zusammengefasst.

Ösophagusvarizenblutung

Ösophagusvarizen sind dilatierte submuköse Venen, welche sich auf dem Boden einer portalen Hypertension entwickeln (s. **7.1.2** und **7.1.8** mit **Kasten** „Gastrointestinale Komplikationen der Leberzirrhose"). Sie ziehen teilweise in den Magenfundus (Fundusvarizen). Ein Drittel der Patienten mit Ösophagusvarizen entwickeln eine Blutungskomplikation. Hiervon überleben weniger als die Hälfte die nächsten 5 Jahre. Das Blutungsrisiko korreliert mit der Größe der Varizen sowie der Schwere der zugrunde liegenden Lebererkrankung, jedoch nur schwach mit dem Pfortaderdruck.

Ulkusblutung

Die akute Ulkusblutung wird nach FORREST in verschiedene Stadien eingeteilt (**Tab. 6.15**). Ein großer Teil der blutenden Ulzera ist durch die Einnahme von NSAR und/oder durch Helicobacter-Infektion bedingt.

Diagnostisches Vorgehen

Bei 85 % der Patienten kommt die gastrointestinale Blutung spontan innerhalb von 48 Stunden zum Stillstand (bei unteren Gastrointestinalblutungen häufiger als bei oberen!). Da es in 25 % zu Rezidiven kommt (ebenfalls meist innerhalb der ersten 48 Stunden), muss dennoch jede Blutung genau abgeklärt werden. Hierbei wird die folgende Strategie verfolgt:

Liegen Schockzeichen vor?

Jeder blutende Patient wird auf das Vorliegen von Zeichen der Kreislaufdekompensation untersucht: Bewusstsein? Hautperfusion? Pulsfrequenz? Arterieller Blutdruck?

! Eine orthostatische Hypotonie (Abfall des systolischen
■ Blutdrucks beim Aufstehen um > 15 – 20 mmHg bei gleichzeitigem Anstieg der Herzfrequenz um > 15 – 20 Schläge pro Minute) deutet auf einen Blutverlust von > 15 – 20 % des Intravasalvolumens hin. !

! Der Hämatokritwert ist ein schlechter Indikator für akute
■ Blutverluste, da die Äquilibrierung des intravaskulären Blutvolumens mit der Extravasalflüssigkeit mehrere (bis zu 72) Stunden dauert. !

Wo liegt die Blutungsquelle?

Hier ergeben sich oft schon Hinweise aus der orientierenden körperlichen Untersuchung.

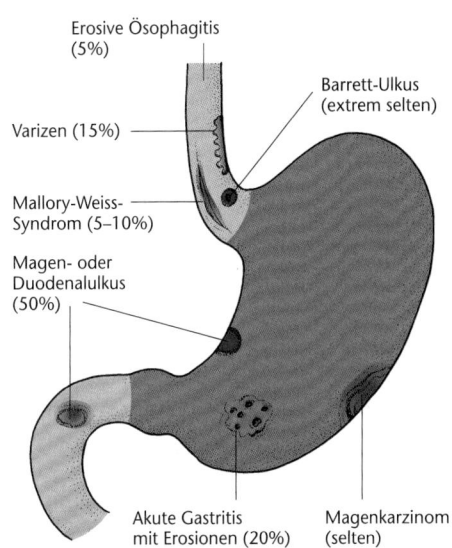

Abb. 6.78: Häufige Ursachen der oberen Gastrointestinalblutung. [L157]

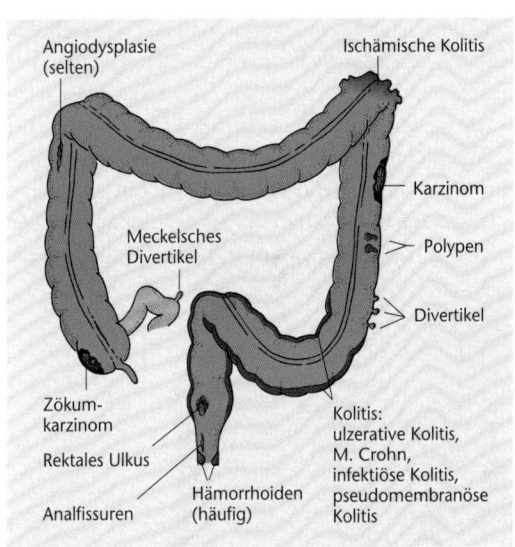

Abb. 6.79: Häufige Ursachen der unteren Gastrointestinalblutung. [L157]

Tab. 6.15 Einteilung der akuten Ulkusblutungen (modifiziert nach FORREST)

I	Zeichen der akuten Blutung
Ia	spritzende, arterielle Blutung
Ib	diffuse Sickerblutung
II	Zeichen der vor Kurzem stattgehabten Blutung
IIa	Läsion mit sichtbarem Gefäßstumpf (hohes Rezidivrisiko)
IIb	Läsion mit Koagelauflagerung
IIc	hämatinbedeckte Läsion
III	Läsion ohne Blutungszeichen bei positiver Blutungsanamnese

❗ Leider ist die aus der körperlichen Untersuchung gewonnene topographische Zuordnung nur in 40 % der Fälle korrekt. ❗

Bestehen Zeichen einer chronischen Lebererkrankung (z. B. Leber-Haut-Zeichen, Splenomegalie), so liegen der Blutung wahrscheinlich Ösophagusvarizen oder ein Ulkus zugrunde. Die Einnahme von nicht-steroidalen Antiphlogistika macht eine Ulkusblutung wahrscheinlich. Ist der Blutung heftiges Würgen vorausgegangen, so ist an ein Mallory-Weiss-Syndrom (s. 6.3.9) zu denken.

Der nächste Schritt zur Lokalisation der Blutungsquelle (ggf. nach der ersten Kreislaufstabilisierung, s. u.) ist die sofortige endoskopische Notfalldiagnostik des oberen Gastrointestinaltrakts. Hierdurch lassen sich nicht nur in über 80 % die Blutungsursachen aufklären, sondern zusätzlich die Blutstillung vornehmen sowie das Risiko einer Wiederholungsblutung abschätzen.

Lässt sich die Blutungsquelle endoskopisch am oberen Gastrointestinaltrakt nicht finden, so muss eine untere Gastrointestinalblutung angenommen werden. Diese endoskopisch zu lokalisieren ist bei massiver Blutung wegen der eingeschränkten Sichtverhältnisse oft schwierig. Es sollte versucht werden, den Darm vorher adäquat zu reinigen. Bei massiven Blutungen, die endoskopisch nicht klärbar sind, kann eine selektive Arteriographie oder gar eine intraoperative Enteroskopie erforderlich werden. Wenn man vonseiten der Kreislaufverhältnisse etwas mehr Zeit hat, kann eine

Kapselendoskopie oder eine Radionuklidsequenzszintigraphie mit ^{99m}Tc-markierten Erythrozyten oder Albumin als nächster Schritt der Diagnostik sinnvoll sein.

❗ Eine notfallmäßig durchgeführte Koloskopie ist wegen der schwierigen Darmreinigung nur begrenzt aussagefähig und wegen der Perforationsgefahr riskant. ❗

Therapie

Die initiale Notfalltherapie zielt auf die Schaffung adäquater Gefäßzugänge und den Ersatz des verlorenen Blutvolumens durch Gabe von kristalloiden oder kolloiden Volumenersatzmitteln sowie Blutkonserven. Initiales Ziel der Bluttransfusionen ist ein Hämatokrit von 25 – 30 %. Eine Koagulopathie muss ausgeschlossen bzw. entsprechend behandelt werden (z. B. durch Vitamin-K-Gabe). Zur besseren Beurteilung der Blutungsintensität wird nötigenfalls eine Magensonde gelegt. Auch werden Protonenpumpenhemmer zur Reduktion einer weiteren Mukosaschädigung verabreicht, z. B. Pantoprazol 2 – 3 × tgl. 40 mg i. v.

Die definitive Blutstillung erfolgt je nach Blutungsquelle dann konservativ, endoskopisch oder chirurgisch.

Ösophagusvarizenblutung

Die Ösophagusvarizenblutung ist immer noch ein prognostisch sehr ernstes Ereignis: Die Mortalität der akuten Blutung über alle CHILD-Stadien der Leberzirrhose (s. **7.1.8** mit **Tab. 7.8**) liegt bei 30 – 40 %!

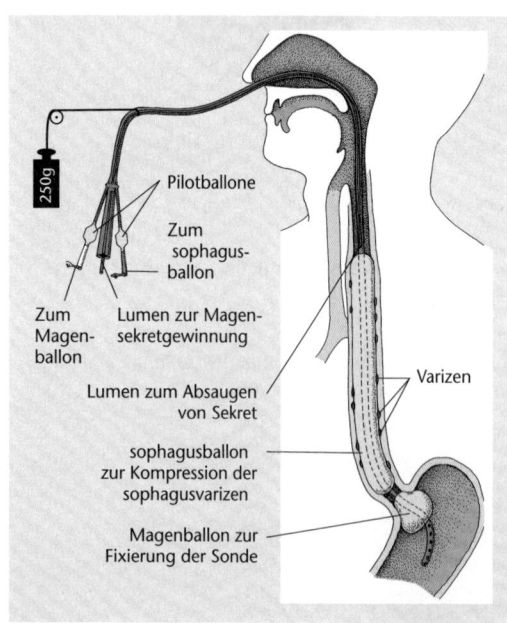

Abb. 6.80: Senkstaken-Blakemore-Sonde zur Kompression von Ösophagusvarizen. Die Sonde wird mit einem Gewicht unter Zug gehalten. [A400 – 190]

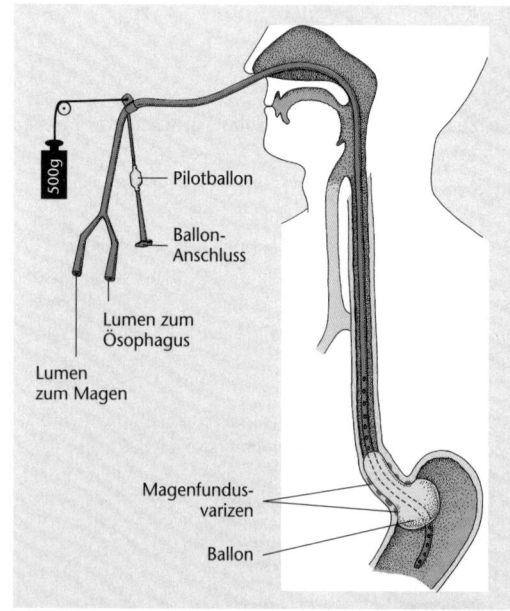

Abb. 6.81: Linton-Nachlas-Sonde zur Kompression von Magenfundusvarizen. [A400 – 190]

Therapiemethoden der Wahl sind die endoskopische Sklerosierung der blutenden Varizen (intra- und/oder paravariköse Injektion eines sklerosierenden Mittels) oder die Gummibandligatur. Häufig (in bis zu 80%) kann die Blutung jedoch zumindest initial medikamentös gestoppt werden, und zwar durch die Gabe von Terlipressin oder Somatostatin-Analoga. Somatostatin und seine Derivate vermindern den Pfortaderdruck, wahrscheinlich indem sie die Ausschüttung gefäßaktiver gastrointestinaler Hormone hemmen. Der splanchnische Blutzufluss zu den Varizen wird reduziert.

Bei massiver, anderweitig nicht stillbarer Blutung muss zunächst zur initialen Blutstillung eine Sondentamponade durchgeführt werden (Ballonkompression mit der Senkstaken-Blakemore-Sonde bei Ösophagusvarizen, mit der Linton-Nachlas-Sonde bei Fundusvarizen, **Abb. 6.80** und **Abb. 6.81**). Leider sind Rezidivblutungen sowohl nach Sklerosierung als auch nach Ballontamponade häufig, sodass oft mehrmals endoskopiert werden muss.

Lässt sich die Blutung endoskopisch nicht beherrschen oder kommt es zu Blutungsrezidiven, so kann der Pfortaderdruck durch interventionelle (oder chirurgische) Dekompressionsverfahren gesenkt werden, z. B. durch TIPS (s. 7.1.8). Andere portosystemische Shunt-Verfahren kommen heute nur noch selten zum Einsatz.

Ulkusblutung

In 80% der Fälle sistiert eine Ulkusblutung innerhalb weniger Stunden spontan.

Die spritzende arterielle Blutung (FORREST Ia) wird zunächst endoskopisch versorgt (Unterspritzung des Geschwürs mit Adrenalin oder Fibrinkleber), bei Erfolglosigkeit muss sofort operiert werden (Ulkusumstechung oder Teilresektion). Sickerblutungen (FORREST Ib) sowie die FORREST-Stadien II werden endoskopisch unterspritzt, sichtbare Gefäße am Ulkusgrund (FORREST IIa) werden dabei möglichst mit einem endoskopisch aufgebrachten Clip verschlossen.

! Da es sich um eine arterielle Blutung handelt, haben die bei der Ösophagusvarizenblutung eingesetzten medikamentösen Therapiemodalitäten (Octreotid oder Vasopressin) keinen Nutzen. !

Untere Gastrointestinalblutung

Das Vorgehen bei der unteren Gastrointestinalblutung hängt stark von der Ursache ab: Meckel-Divertikel und Karzinome werden reseziert, chronisch-entzündliche Darmerkrankungen werden meist konservativ behandelt. Vorgehen bei Hämorrhoiden und Fissuren siehe **6.6.3**.

Verlauf und Prognose

Die Gesamtletalität bei gastrointestinalen Blutungen liegt bei 8 – 10%. Prognostisch ungünstige Kriterien sind Lebensalter > 60 Jahre, initialer Hb-Wert < 6 – 7 g/dl (3,7 bis 4,3 mmol/l), initialer Konservenverbrauch > 6 Beutel/24 h, schwere Begleiterkrankungen sowie kurzfristige Rezidivblutungen.

06

Fallbeispiel

Kurzanamnese

Eine 22-jährige Frau kommt zur Aufnahme aufgrund eines seit etwa einer Woche bestehenden blutigen Durchfalls, wegen dessen sie derzeit praktisch jede Stunde die Toilette aufsuchen müsse. Sie leide an einem Morbus Crohn und habe ähnliche Episoden bereits mehrfach gehabt. Ihr Arzt habe ihr in diesen Fällen „Kortison" und klarflüssige Diät verordnet, was den blutigen Stuhlgang jedes Mal normalisiert habe. Dieses Mal jedoch sei der Durchfall von Tag zu Tag schlimmer

geworden. Ihr Hausarzt habe ihr zusätzlich vor fünf Tagen Metronidazol-Tabletten verordnet. Sie fühle sich schlecht, habe jedoch nicht erbrechen müssen. Sie habe zu Hause eine Temperatur von 38,8 °C gemessen, Schüttelfrost bestehe keiner, allerdings habe sie andauernde Bauchschmerzen im Unterbauch. Gegessen habe sie seit Tagen nichts mehr, getrunken nur wenig. Sie habe in den letzten Wochen 4 kg Gewicht verloren.

Untersuchungsbefund

Die Patientin ist blass und müde, aber voll orientiert. Lippen und Mundschleimhaut sind trocken. Herzfrequenz 130/min, regelmäßig, Blutdruck

100/60 mmHg (13,3/8 kPa), Atemfrequenz 28/min, Temperatur 38,5 °C. Gewicht ca. 70 kg bei 163 cm Körpergröße. Die Füße und Hände sind kühl, die peripheren Pulse schwach, Femoralispulse gut tastbar. Herztöne und -rhythmus sind regelrecht. Die Lungen sind frei. Die Patientin hält eine Wärmeflasche gegen den Unterbauch. Die Bauchdecken sind flach, leicht eindrückbar, die Patientin gibt dabei jedoch Schmerzen in beiden unteren Quadranten an. Es besteht keine unwillkürliche Abwehrspannung und kein Rebound-Phänomen, und es sind keine abdominellen Resistenzen tastbar. Bei längerem Abhören vereinzelte plätschernde Darmgeräusche. In der rektalen Untersuchung regelrechter externer Befund, normaler Sphinktertonus, keine tastbaren Tumoren, jedoch Blut am Fingerling. Die Leber ist am Rippenbogen, die Milz ist nicht tastbar.

Was sind Ihre Differentialdiagnosen?

Ganz offensichtlich ist die Patientin **hypovolämisch,** mit einer signifikanten Tachykardie und grenzwertig niedrigem Blutdruck. Daneben bestehen Zeichen der **Exsikkose,** sodass Sie annehmen, dass die Volumendepletion schon seit mehreren Tagen besteht.

Der Abdominalbefund ist schwieriger einzuschätzen: Das Fehlen offensichtlicher peritonitischer Zeichen beruhigt Sie einerseits, Sie wollen diese Diagnose wegen des stark reduzierten Allgemeinzustandes, der spärlichen Darmgeräusche und des leichten Fiebers jedoch nicht vollständig von der Liste nehmen. Die Hämatochezie erklären Sie sich als Exazerbation des Morbus Crohn, sie könnte jedoch auch eine Gastroenteritis mit Erregern wie Shigellen, Salmonellen, Campylobacter, Rotavirus oder Amöben widerspiegeln.

Könnten andere Prozesse eine Rolle spielen? „In breiten Kategorien denken" ist das geflügelte Wort Ihres Oberarztes und Sie gehen in Gedanken durch die Differentialdiagnose der Gastrointestinalblutung. Obwohl der Untersuchungsbefund eine untere Gastrointestinalblutung nahelegt, könnte es sich bei rascher Transitzeit bzw. massiver Blutung auch um eine obere Gastrointestinalblutung handeln. Dennoch: Für Sie „riecht" es wegen des Fiebers und der Lokalisation der Bauchschmerzen eher nach einer Kolitis, und auch hier denken Sie noch einmal „in die Breite": Könnte es sich etwa um eine Antibiotika-assoziierte pseudomembranöse Kolitis handeln oder gar um eine Kolitis durch atypische bzw. opportunistische Erreger bei Immunschwäche, wie etwa AIDS? Beides ist anamnestisch aber eher unwahrscheinlich.

Welche Untersuchungen ordnen Sie an?

Die Patientin muss zunächst intravenös mit Flüssigkeit versorgt werden, und Sie bitten die Krankenschwester, einen Liter isotoner Kochsalzlösung über 30 Minuten zu infundieren.

Gleichzeitig ordnen Sie die folgenden Laboruntersuchungen an: Blutkultur, Blutgruppe und Kreuzblut, Elektrolyte, Kreatinin, Harnstoff, Blutbild, Quick und PTT, Albumin, BSG und CRP. Außerdem lassen Sie den Stuhl auf Parasiten, Leukozyten, Clostridium-difficile-Toxin und Rotavirus-Antigen untersuchen und ordnen eine Stuhlkultur an. Zudem fordern Sie eine Abdomenübersichtsaufnahme an. Da Sie davon ausgehen, dass die Patientin kreislaufinstabil ist, entscheiden Sie sich für eine Aufnahme in Rückenlage und eine zusätzliche Aufnahme in Linksseitenlage.

Außerdem beginnen Sie wegen Ihrer nicht auszuschaltenden Befürchtungen bezüglich einer Peritonitis eine antibiotische Kombinationstherapie mit intravenösem Ciprofloxacin 2 × 200 mg tgl. und Metronidazol 3 × 400 mg tgl.

Ergebnisse

Mit dem zweiten Liter infundierter Flüssigkeit fällt der Puls langsam auf 100/min, die Fußpulse sind jetzt gut tastbar. Über den gelegten Dauerkatheter sind 250 ml Urin abgelaufen. Die Laborergebnisse zeigen einen Hämatokriten von 20% und ein Hämoglobin von 6 g/dl (3,7 mmol/l). CRP ist mit 90 mg/l deutlich erhöht, die BSG läuft noch. Das Albumin ist mit 29 g/l erniedrigt. Alle anderen Parameter inklusive Gerinnungsstatus und Elektrolyte sind normal. Stuhlbefund: keine Leukozyten, Rotavirus-Antigen negativ, Clostridium-difficile-Toxin ebenfalls negativ.

Die Abdomenleeraufnahme zeigt einen massiv dilatierten, luftgefüllten Kolonrahmen sowie vereinzelte Dünndarmspiegel; keine freie Luft im Seitbild.

Wie lautet die vorläufige Diagnose?

Der Röntgenbefund spricht in der Zusammenschau mit der Vorgeschichte für ein toxisches Megakolon bei chronisch-entzündlicher Darmerkrankung. Gleichzeitig bestehen eine verlustbedingte Anämie sowie Hypoalbuminämie.

Weiteres Vorgehen?

Sie ordnen eine Bluttransfusion an und nehmen mit dem Chirurgen Kontakt auf. Dieser entscheidet sich zunächst für ein konservatives Vorgehen mit Nahrungs- und Flüssigkeitskarenz, parenteraler Ernährung und hoch dosierten Kortikosteroidgaben unter Beibehaltung der antibiotischen Kombinationstherapie. Der chirurgische Kollege weist darauf hin, dass ein toxisches Megakolon bei Morbus Crohn extrem selten ist, und will deshalb mit dem Hausarzt besprechen, auf welche Untersuchungen sich die Diagnose stützt.

Weiterer Verlauf

Das Gespräch mit dem Hausarzt ergibt, dass die Diagnose eines Morbus Crohn vor drei Jahren aufgrund einer von einem Gastroenterologen durchgeführten Koloskopie gestellt wurde, welche einen diskontinuierlichen Befall des Kolons gezeigt habe. Die Biopsie habe jedoch keine Granulome nachgewiesen. Eine Kontrastmitteluntersuchung des Dünndarms sei bisher am Widerstand der Patientin gescheitert.

Trotz der Steroidtherapie und Nahrungskarenz nehmen die Blutungen zu, sodass täglich bis zu 4 Blutkonserven transfundiert werden müssen. Das Serumalbumin fällt auf 18 g/l ab, und Sie geben eine parenterale Ernährung und Albumininfusionen. Das Fieber sinkt auf 38,0 °C.

Nach einer Woche nehmen die Bauchschmerzen bei unverändertem Transfusionsbedarf wieder zu und der Chirurg rät zu einer Kolektomie bei zunehmender Breite des Kolonrahmens im Röntgenbild, welche prompt durchgeführt wird. Die histologische Aufarbeitung des Operationspräparates zeigt eine extrem ausgedünnte Kolonwand mit kontinuierlichem mukösem und submukösem Befall, keine Granulome. Der später durchgeführte Dünndarm-Breischluck ist unauffällig.

Diagnose und Diskussion

Die Patientin litt an einem toxischen Megakolon bei Colitis ulcerosa. Der urspüngliche Koloskopiebefund war wegen des diskontinuierlichen Befalls in der Tat untypisch für eine Colitis ulcerosa, hätte jedoch in Abwesenheit der typischen mit M. Crohn assoziierten histologischen Befunde (transmurale Entzündung, Granulome) keineswegs als M. Crohn klassifiziert werden dürfen. In der Tat werden bei den chronisch-entzündlichen Darmerkrankungen in etwa 10 % intermediäre Befunde gefunden, welche erst im Verlauf und durch eine sorgfältige Untersuchung des gesamten Magen-Darm-Trakts zugeordnet werden können.

Der Allgemeinzustand der Patientin besserte sich nach der Operation rasch, obwohl ihr die psychische Verarbeitung des angelegten Stomas schwer fiel. Geplant ist eine elektive ileoanale Pouch-Anlage, sobald sich die Patientin von ihrem jetzigen schweren Krankheitsverlauf ausreichend erholt hat.

06

7 Leber, Galle, Pankreas

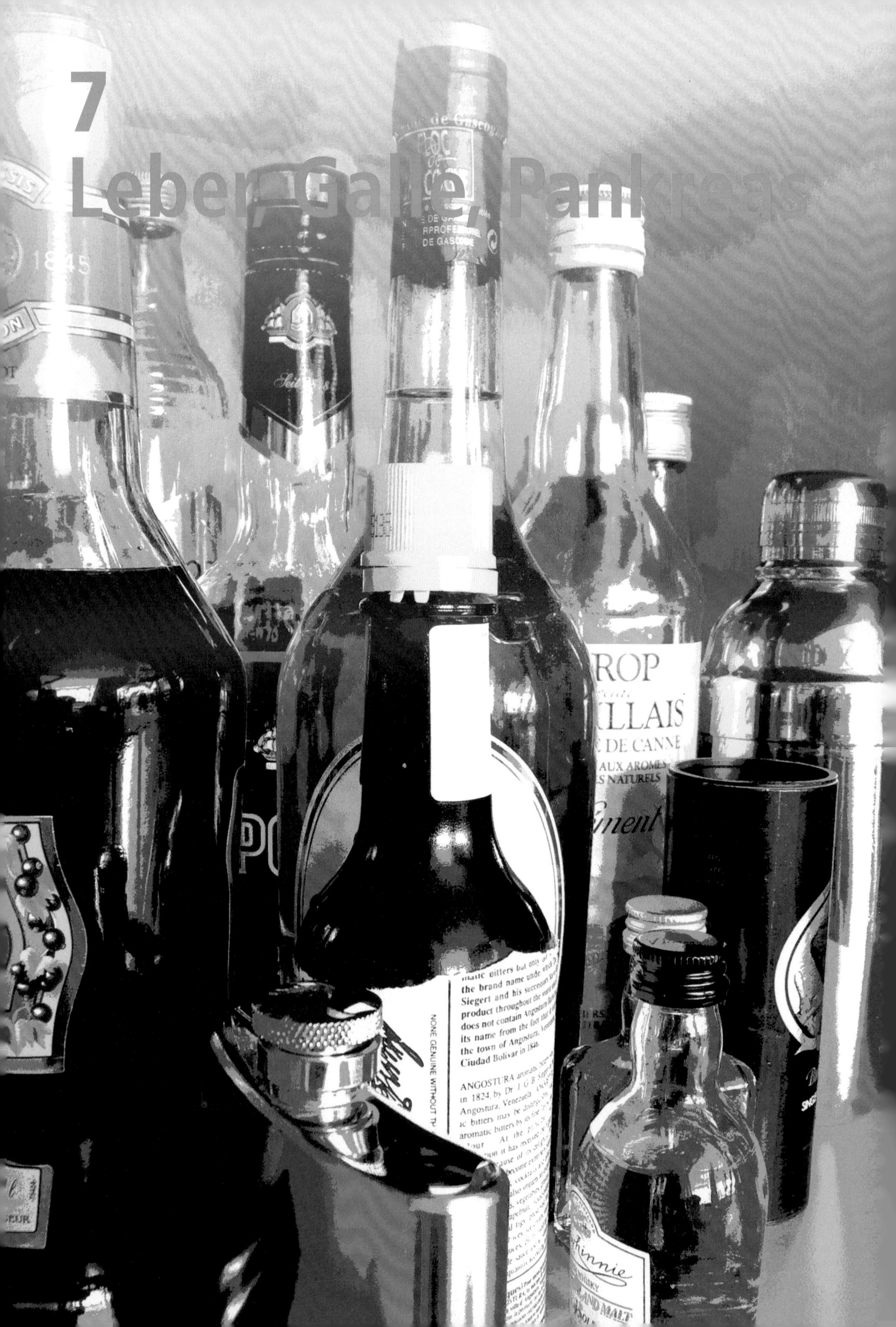

Obwohl durch Gangsysteme mit dem Darmrohr verbunden und wohl deshalb häufig als „Anhangsdrüsen" des Magen-Darm-Traktes bezeichnet, geht die Rolle von Leber und Pankreas weit über ihre auxiliäre Funktion bei der Verdauung hinaus. In der Tat gibt es praktisch kein Organsystem, das nicht von den Leistungen insbesondere der Leber abhängt, welche nicht nur eine zentrale Stellung im Stoffwechsel der Kohlenhydrate, Eiweiße, Fette und Metalle einnimmt, sondern zudem in so unterschiedliche physiologische Funktionen eingreift wie:

- **Gerinnung:** Bildung von Gerinnungsfaktoren
- **Blutbildung:** extramedulläre Hämatopoese des Fetus
- **Kreislauf:** Bildung von Albumin und damit Aufbau des plasmaonkotischen Drucks
- **Immunsystem:** Produktion von Komplement und Akute-Phase-Proteinen, Phagozytose von Antigenen durch die Kupffer-Zellen
- **endokrines System:** Produktion von Bindungsproteinen, Abbau von Hormonen
- **Nervensystem:** Abbau neurotoxischer Metaboliten und Verstoffwechselung von Medikamenten.

Vulnerabilität der Leber

Während das Pankreas gegenüber metabolischen Einflüssen und Infektionen relativ resistent ist, ist die Leber in doppelter Hinsicht vulnerabel:

Schädigung durch Noxen

Die Leber ist – bedingt durch ihre Filter- und Entgiftungsfunktion – durch enteral aufgenommene Noxen (vom Ethylalkohol bis zu Pilzgiften) leicht zu schädigen, da diese Noxen in der Leberzelle eine im Vergleich u. a. zur Nervenzelle weitaus höhere Konzentration erreichen.

Nur wenigen Kulturen ist z. B. die erfolgreiche metabolische Gratwanderung zwischen der (erwünschten) transienten ZNS-Dysfunktion (auch Rausch genannt) und der (unerwünschten) permanenten Leberschädigung beim Konsum von Alkohol gelungen. Die von Pablo Neruda verfasste „Ode an die Leber" spricht diese Dichotomie aus:

Dort, tief im Innern
Filtrierst und verteilst Du
Teilst und trennst Du
Vermehrst und schmierst Du
Du schöpfst und erntest den Stoff des Lebens …
Von Dir erhoffe ich Gerechtigkeit:
Ich liebe das Leben: Verrate mich nicht!
Schaffe weiter,
Lass mein Lied nicht sterben.

Zielorgan zahlreicher Erreger

Die Leber wird außerdem von einer ganzen Gruppe von zytotoxischen und immunogenen Viren, aber auch von Protozoen wie den Malaria-Erregern für deren Replikation und Latenzphase genutzt. Leberinfektionen gehören deshalb weltweit zu den häufigsten Infektionskrankheiten. Ihre Übertragung wird einerseits durch mangelnde Hygiene und Armut gefördert (z. B. Hepatitis A) und ist andererseits Folge des sexuellen Mit- und Durcheinanders (z. B. Hepatitis B), weshalb die Infektionserkrankungen ohne Impfungen nur schwer einzudämmen sind.

PRÜFUNGSSCHWERPUNKTE

+++   Hepatitis (Serologie, Therapie), Leberzirrhose (Ursachen, Folgen), Syntheseleistung der Leber und deren Störungen (Laborparameter, Gerinnungsstörungen), HCC (Ursachen, AFP), Ikterus (Ursachen), Gallensteine, Courvoisier-Zeichen, Störungen der endokrinen und exokrinen Pankreasfunktionen (Diabetes mellitus), akute Pankreatitis

++   Autoimmunhepatitis (Symptome, Labor: ANA, SMA), Fettleberhepatitis, M. Wilson, Pankreas-Karzinom (CT, paraneoplastisch: Thrombophlebitis migrans)

+   Echinokokkose (CT), Amöben-Leberabszess (Symptome), Gallenblasen-Empyem, PSC (assoz. mit Colitis ulcerosa)

7.1 Leber

7.1.1 Anatomie und Physiologie

Anatomie

Topographie

Die Leber als das größte und stoffwechselaktivste menschliche Organ (1200 – 1500 g) liegt unter der Zwerchfellkuppel im rechten Oberbauch in enger Nachbarschaft zu Gallenblase, Gallengang, Pankreas und den Hohlorganen des Oberbauchs (Magen, Duodenum, Kolon) (**Abb. 7.1**).

Blutversorgung

Die Leber wird über zwei Gefäßsysteme versorgt:

- **systemischer Kreislauf** über Aorta, Truncus coeliacus und A. hepatica (25% des Zustroms)
- **portaler Kreislauf** über venöse Splanchnikusgefäße und Pfortader (75% des Zustroms).

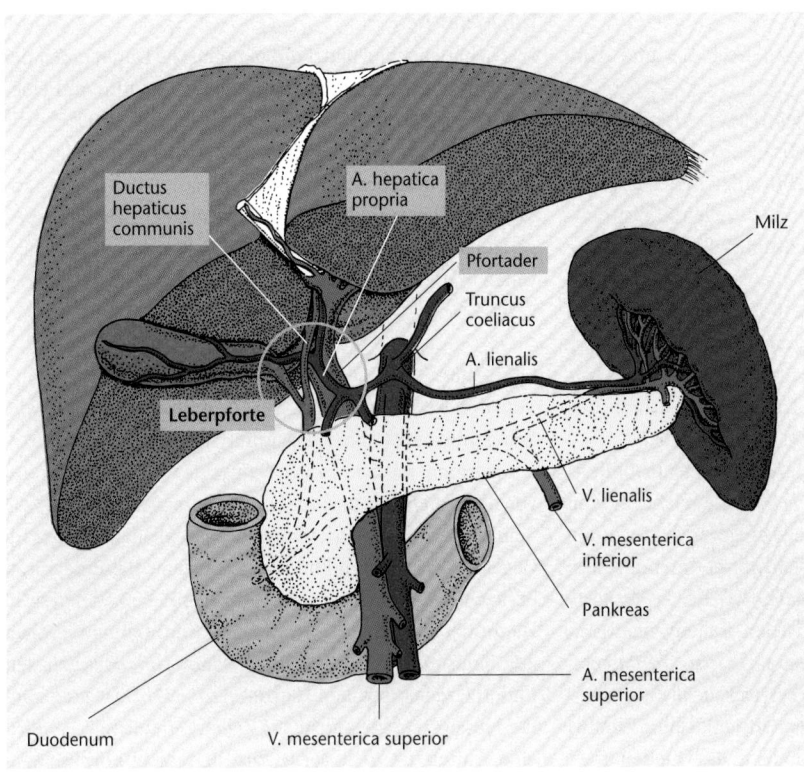

Abb. 7.1: Oberbauchorgane (ohne Magen) in der Vorderansicht. [A400–190]

Insgesamt fließen 25% des Herzminutenvolumens (1,4 bis 1,9 l/min) durch die Leber.

Die beiden Gefäßsysteme verlaufen zusammen zwischen den Leberläppchen in den Portalfeldern und vereinigen sich dann in den Sinusoiden (**Abb. 7.4**). Die doppelte Blutversorgung erklärt, warum die Leber in viele primär nicht-hepatische Erkrankungen mit einbezogen wird – beispielsweise durch Lebermetastasen bei gastrointestinalen Tumoren oder durch Aufnahme von toxischen Substanzen aus dem Magen-Darm-Trakt.

Aufbau

Die Leber wird oberflächlich durch das **Ligamentum falciforme** und das **Ligamentum teres hepatis** in den größeren rechten und den linken **Leberlappen** geteilt (**Abb. 7.2**). Von der Leberpforte wölbt sich nach ventral der Lobus quadratus vor, nach dorsal der Lobus caudatus. Eine derbe Kapsel, durchzogen von sensiblen Nerven, umgibt die Leber und ist verantwortlich für die Schmerzempfindung bei Kapseldehnung durch Lebervergrößerung.

Die innere anatomische Struktur wird durch die Aufzweigung der Lebergefäße vorgegeben. Hierdurch bilden sich **Lebersegmente**, die eine segmentale chirurgische Resektion von Leberanteilen ermöglichen.

Leberpforte

In der Leberpforte, die am Unterrand der Leber gelegen ist, treten über das **Ligamentum hepatoduodenale** die Pfortader, die Arteria hepatica, Lymphgefäße und Nerven in die Leber ein. Der Ductus hepaticus, der nach Einmündung des Ductus cysticus zum Ductus choledochus wird, zieht von hier zum Pankreaskopf und ins Duodenum.

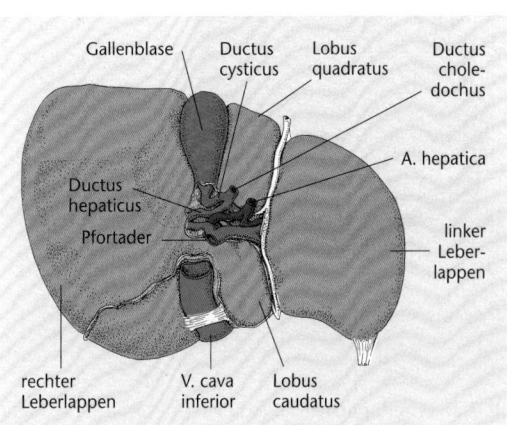

Abb. 7.2: Unterseite der Leber. [A400–190]

07

Feinbau der Leber

Bestandteile des Lebergewebes sind (**Abb. 7.3** und **Abb. 7.4**):

- **Blutgefäße:** Gefäße des Pfortadersystems, Arteriolen der A. hepatica, Sinusoide und Zentralvenen. Die **Endothelzellen** kleiden die Gefäße aus, die **Kupffer-Zellen** liegen in der Wand der Sinusoide. Die Endothelzellen sind zusammen mit den spindelförmigen Kupffer-Zellen Teile des Monozyten-Makrophagen-Systems.
- **Hepatozyten:** Sie besitzen eine polare Anordnung: Die eine Seite ist gegen den Disse-Raum gerichtet, die andere Seite bildet die Begrenzung des Kanalikulus, d. h. des gallesammelnden extrazellulären Raumes, der sich zu den Gallengängen vereinigt.
- **Gallengänge:** Die **Gallenkapillaren** (Canaliculi biliferi) liegen zwischen den Hepatozyten. Über sie gelangt die von den Hepatozyten produzierte Galle entgegen der Richtung des Blutstroms zum Periportalfeld in die interlobularen **Gallengänge** (Ductus interlobulares). An der Leberpforte vereinigen sich die intrahepatischen Gallengänge dann zum extrahepatischen Gallengang (**Ductus hepaticus**). In ihn mündet über den Ductus cysticus die in der Gallenblase eingedickte Galle. Der gemeinsame Gang, **Ductus choledochus**, mündet an der Papille in das Duodenum.
- **Hepatische Sternzellen (Ito-Zellen):** Fibroblastenähnliche, im Disse-Raum gelegene Zellen, die im Ruhezustand Vitamin A speichern und im aktivierten Zustand die wesentlichen Effektorzellen der Leberfibrogenese (Bindegewebebildung, etwa im Rahmen einer Leberzirrhose) darstellen.
- **Lymphgefäße**, **Bindegewebe** und **Nerven**.

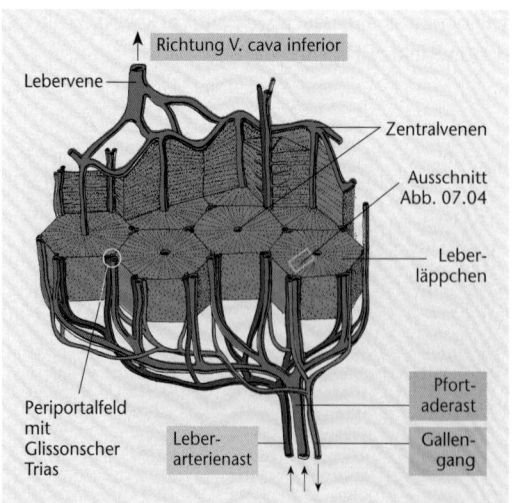

Abb. 7.3: Leberläppchen. Im Zentrum des Leberläppchens wird das Blut über die Zentralvene in die V. cava inferior abgeleitet. Am Rande befinden sich die Periportalfelder. [A400–190]

Leberläppchen

Das Leberläppchen bildet die anatomische Untereinheit der Leber mit einem Durchmesser von 1,0 – 1,3 mm und einer Höhe von 2 mm. Es ist ein Vieleck, in dessen Ecken die Periportalfelder mit den **Glisson-Triaden** (dreiteilige Gefäßbündel, bestehend aus Portalvenenast, Ast der A. hepatica und Gallengang) liegen. Im Zentrum der Leberläppchen verlaufen die **Zentralvenen**, die das Blut über die Lebervenen in die Vena cava inferior zum rechten Herzen führen (**Abb. 7.3**).

Sinusoide

Von den Periportalfeldern zur Zentralvene verlaufen die **Lebersinusoide** (**Abb. 7.4**), die durch Reihen von Hepatozyten getrennt werden. In den Sinusoiden vereinigt sich das von der A. hepatica und der V. porta herangeführte Blut. Die Sinusoide sind von Endothelzellen ausgekleidet, die aber im Gegensatz zu anderen Endothelzellen keine Basalmembran besitzen und große Poren zwischen den Zellen offen lassen. Hierdurch entsteht eine unmittelbare Verbindung zwischen den Sinusoiden und dem **Disse-Raum**, der zwischen den Endothelzellen und den Hepatozyten liegt. Die Poren sind für Flüssigkeit, aber nicht für Zellen durchlässig. So wird eine Aufteilung in korpuskuläre und nicht-korpuskuläre Blutbestandteile erreicht. Letztere liegen der sinusoidalen, mit Mikrovilli ausgekleideten Membran der Hepatozyten an, sodass ein optimaler Stoffaustausch gewährleistet ist.

Leberazini

Funktionell sind die Hepatozyten in Azini angeordnet: Das Azinus-Zentrum wird aus dem Periportalfeld mit A. hepatica, Portalvene und Gallengang (also der Glisson-Trias) gebildet, die Azinus-Peripherie von der Zentralvene, über die das Blut die Leber verlässt.

❗ Bei der Leber wird die **funktionelle** Untereinheit (Azinus) ▪ von der **anatomischen** Untereinheit (Leberläppchen) unterschieden. **❗**

Heterogenität der Hepatozyten

Die Hepatozyten sind metabolisch heterogen: In der unmittelbar periportalen Zone besteht ein hohes Substrat- und Sauerstoffangebot. Hier finden der oxidative Energiestoffwechsel, die Glukoneogenese, der Glykogen-Abbau, die Fettsäureoxidation und der Aminosäurenabbau statt. In der perivenösen Zone erfolgen Glykolyse, Glykogen-Synthese, Liponeogenese, Glutamin-Synthese und die Biotransformation (Cytochrom P_{450}). Hier besteht Substrat- und Sauerstoffarmut.

❗ Hieraus ergibt sich, dass die periportalen Areale, die zuerst ▪ mit dem Pfortaderblut in Kontakt kommen, besonders an-

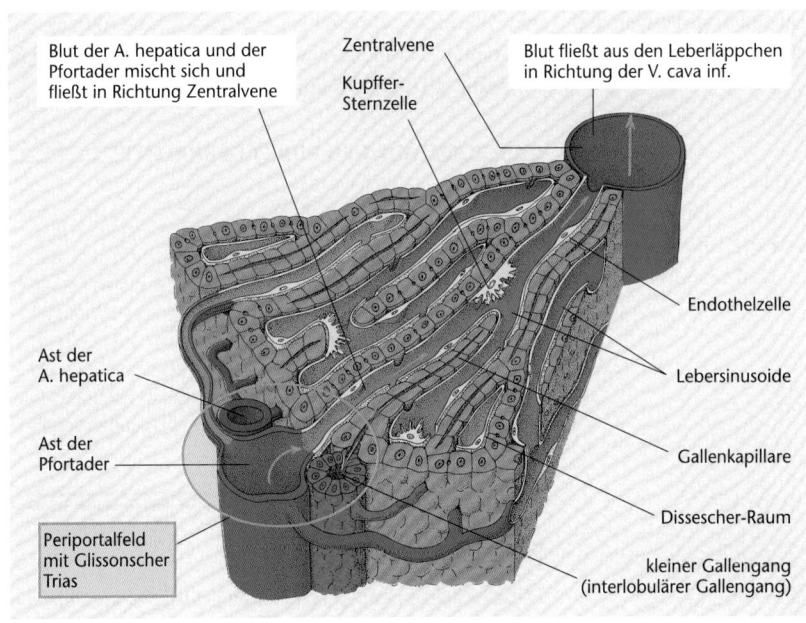

Blut der A. hepatica und der Pfortader mischt sich und fließt in Richtung Zentralvene

Zentralvene

Kupffer-Sternzelle

Blut fließt aus den Leberläppchen in Richtung der V. cava inf.

Ast der A. hepatica

Ast der Pfortader

Periportalfeld mit Glissonscher Trias

Endothelzelle

Lebersinusoide

Gallenkapillare

Dissescher-Raum

kleiner Gallengang (interlobulärer Gallengang)

Abb. 7.4: Lebersinusoide, Disse-Raum, Gallenkapillaren. [A400–190]

fällig für toxische Substanzen sind (z. B. Tetrachlorkohlenstoffintoxikation), während die zentrolobulären Bezirke empfindlich für Minderdurchblutung und Sauerstoffmangel sind (z. B. Schock). **!**

Funktionen der Leber

Die zentrale physiologische Bedeutung der Leber zeigt sich u. a. daran, dass es bei Lebererkrankungen zu vielfältigen „Fernwirkungen" wie Aszites, Splenomegalie bis hin zu Gerinnungsstörungen oder hepatischem Koma kommt.

Stoffwechselfunktion

Über die Lebersinusoide treten die Hepatozyten großflächig mit dem nährstoffreichen Pfortaderblut in Kontakt und nehmen an der Verstoffwechselung der darin enthaltenen Stoffe teil:

- **Kohlenhydratstoffwechsel:** Glykogen-Synthese, Glykogenolyse, Glukoneogenese v. a. aus Aminosäuren, aber auch aus Lactat, Pyruvat und Glycerin; Speicherung von Glykogen (Glykogengehalt der Leber: ~ 80 g); Umwandlung von Fructose und anderen „Austauschzuckern" wie Sorbit oder Xylit in Glucose. Bei Leberinsuffizienz kommt es zur Umwandlung dieser Austauschzucker in Lactat; diese sind deshalb bei schweren Leberschäden kontraindiziert (Gefahr der Laktatazidose).

! Durch ihre vielfältigen Wirkungen im Kohlenhydratstoffwechsel trägt die Leber entscheidend zur Aufrechterhaltung eines konstanten Blutzuckerspiegels bei; Patienten mit eingeschränkter Leberfunktion, z. B. bei Leberzirrhose, haben deshalb eine Neigung zu Hypoglykämien (s. 9.3). **!**

- **Proteinstoffwechsel:** Die Leber ist der Hauptsyntheseort für alle zirkulierenden Proteine außer den γ-Globulinen, die von aktivierten B-Zellen sezerniert werden. Die Leber synthetisiert somit Albumin (12 g täglich), Transportproteine (z. B. Transferrin, Coeruloplasmin), Akute-Phase-Proteine (z. B. CRP), Gerinnungsfaktoren (bis auf Faktor VIII, welcher auch im Gefäßendothel produziert wird), Komplementfaktoren sowie weitere Proteine wie die Cholinesterase (Markerenzym für die Lebersyntheseleistung), α_1-Antitrypsin und α-Fetoprotein. Auch der Proteinabbau durch Transaminierung oder oxidative Desaminierung erfolgt vorwiegend in der Leber unter Bildung von Ammoniak.

! Da fast alle Gerinnungsfaktoren von der Leber produziert werden, kommt es bei Leberinsuffizienz zur Blutungsneigung. **!**

- **Fettstoffwechsel:** Je nach Angebot von Nahrungs-Triglyzeriden werden in der Leber entweder freie Fettsäuren neu gebildet oder bestehende Fettreserven im Rahmen der Lipolyse abgebaut (oxidiert). Weiterhin werden Cholesterin und Phospholipide synthetisiert. Cholesterin wird in Form von VLDL-Partikeln ins Blut abgegeben. Atherogene LDL-Partikel können dagegen dem Blutstrom entzogen werden. Das in ihnen enthaltene Cholesterin wird in Gallensäuren umgewandelt und über die Gallenwege ins Duodenum ausgeschieden (**Abb. 7.5**).

Speicherfunktion

Durch Speicherung in der Leber kann das zyklische Nährstoffangebot an den kontinuierlichen Bedarf der Körperzellen angepasst werden. Glucose wird dabei in Form von

Glykogen gespeichert, Fette in Form von Triglyzeriden; daneben dient die Leber auch als Vitaminspeicher der Vitamine A, D, E sowie B$_{12}$.

Biotransformation

Durch die Fähigkeit zur Biotransformation sorgt die Leber für die „Entgiftung" von Fremdstoffen (z. B. Pharmaka oder Alkohol; s. **Kasten** „First-Pass-Effekt der Leber) sowie für die Inaktivierung von Hormonen (z. B. Steroidhormone oder Glucagon); umgekehrt ist sie auch für die Aktivierung bestimmter Hormone zuständig, z. B. Umwandlung von Thyroxin in Trijodthyronin.

=== **AUF DEN PUNKT GEBRACHT** ===

First-Pass-Effekt der Leber
Nach der Resorption durch die Darmwand gelangen Medikamente in hoher Konzentration über das Pfortaderblut zu den Hepatozyten. Hierdurch kann es schon bei der ersten Passage durch Metabolisierung zu einem z. T. ausgeprägten Wirkungsverlust der Medikamente kommen (z. B. bei Propranolol, Lidocain, Imipramin). Das kann – z. B. bei bestimmten Glukokortikoidabkömmlingen wie Budesonid – sogar erwünscht sein, weil dadurch die systemischen Nebenwirkungen vermindert werden.

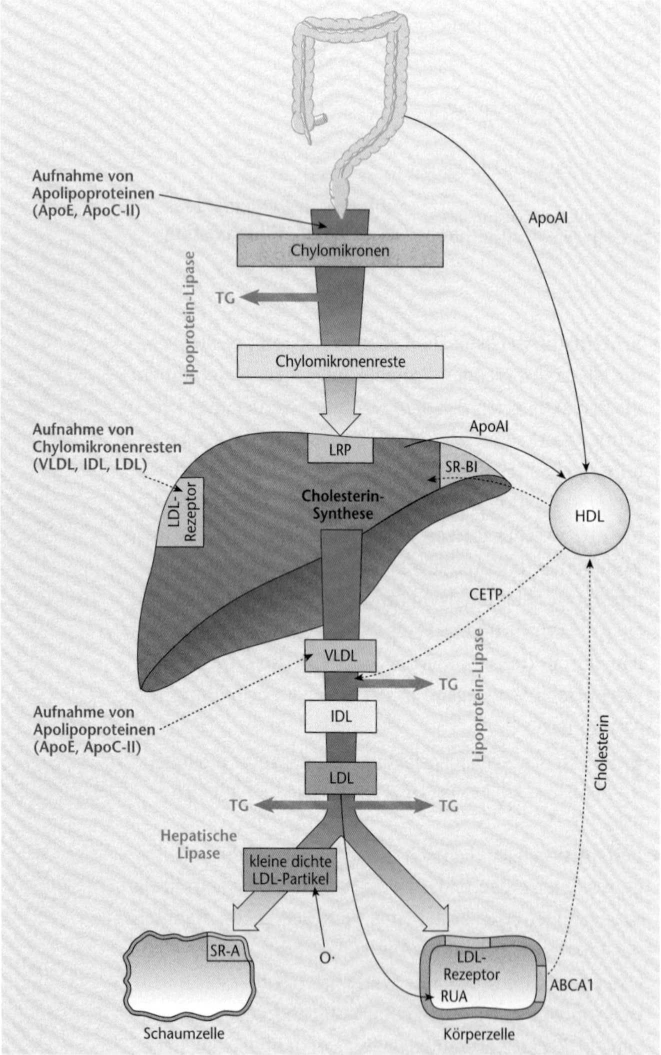

Exkretionsfunktion

Diese besteht in der Ausscheidung gelöster Stoffe über die Galle (sog. **„gallepflichtige" Stoffe**, z. B. Bilirubin, Gallensäuren, Cholesterin, Phospholipide, Steroidhormone, Thyroxin, viele Medikamente). Bei Cholestase kommt es zum Anstieg der gallepflichtigen Substanzen im Blut.

Harnstoffsynthese

Das im Eiweißkatabolismus anfallende neurotoxische Ammoniak (NH$_3$) wird im sog. **Harnstoffzyklus** in ungiftigen Harnstoff umgewandelt und dann über die Nieren ausgeschieden. Zur verminderten Harnstoffsynthese mit NH$_3$-Anstieg im Blut (**Hyperammonämie**) kommt es
- bei Ausfall der Leberfunktion, z. B. im Endstadium der Leberzirrhose oder beim fulminanten Leberversagen
- bei Umgehung der Leber durch Kollateralen zwischen Pfortadersystem und Körperkreislauf (portosystemischer Kollateralkreislauf, z. B. bei Leberzirrhose, s. 7.1.8) oder bei künstlich angelegten portokavalen Shunts zur Reduktion einer portalen Hypertonie
- bei angeborenen Störungen der Enzyme des Harnstoffzyklus, des Aminosäuremetabolismus, der Fettsäureoxidation sowie bei mitochondrialen Störungen.

Die Bestimmung des NH$_3$ im Serum ist jedoch, technisch bedingt, relativ ungenau. Zudem korreliert die Höhe des NH$_3$ nicht gut mit dem Schweregrad der als Folge eines Leberversagens auftretenden hepatischen Enzephalopathie (s. 7.1.8).

Leberenzyme

Die in den Hepatozyten gebildeten Enzyme sind in den einzelnen Zonen des Leberläppchens ungleich verteilt (metabolische Heterogenität, s. o.). Aber auch innerhalb der Leberzelle sind sie unterschiedlich lokalisiert. Frei im **Zyto-**

Abb. 7.5: Zentrale Bedeutung der Leber am Beispiel des Cholesterin- bzw. Lipoproteinstoffwechsels. Wird Cholesterin durch die Leber im Überschuss produziert oder ist der LDL-Rezeptor defekt, wird LDL vermehrt in Endothelzellen abgelagert, die dadurch zu Schaumzellen degenerieren und zu Atherosklerose führen (s. Pathogenese der Atherosklerose, 2.5.1). CETP = Cholesterylester-Transferprotein; IDL= Intermediate-Density-Lipoprotein; TG = Triglyzeride; LRP = LDL-Rezeptor-ähnliches Protein; SR-A = Scavenger-Rezeptor A; SR-BI = Scavenger-Rezeptor BI; RUA = rezeptorunabhängige Aufnahme; ABCA1 = ATP-binding cassette transporter A1; O· = Sauerstoff-Radikal. [L141]

plasma vorkommende Enzyme (GPT, LDH, teilweise auch GOT) treten schon bei einfachen Membranpermeabilitätsstörungen in das Plasma über, während in **Zellorganellen**, z. B. in Mitochondrien, liegende Enzyme (GLDH, GOT – Letzteres ist zu 1/3 im Zytosol gelegen) erst bei Zelluntergang im Plasma nachweisbar sind. Hieraus lässt sich das Ausmaß eines Leberschadens abschätzen.

Die in der Klinik am häufigsten bestimmten Enzyme sind (s. a. **Kasten** „Leberenzyme"):

- die Transaminasen GPT (= ALT) und GOT (= AST) als Anzeiger für Zellmembranfunktionsstörungen (GPT) bzw. Zelluntergang (GOT). Beide Enzyme benötigen Pyridoxin-5-Phosphat als Kofaktor.

  ! Dies erklärt, weshalb die Transaminasenerhöhung im Rahmen der alkoholischen Hepatitis oft weniger dramatisch ausfällt als erwartet. Viele Alkoholiker haben einen Mangel an Vitamin B$_6$ (= Pyridoxin). **!**

- Cholinesterase (CHE) als Indikator für die Lebersyntheseleistung
- γ-GT und alkalische Phosphatase (AP), die u. a. bei Cholestase erhöht sind.

Immunologische Funktion

Die Leber beteiligt sich an der unspezifischen Abwehr durch Reichtum an Makrophagen (Kupffer-Zellen), Produktion von Komplementfaktoren und Akute-Phase-Proteinen, s. **4.1.1**.

Bei allen chronischen Lebererkrankungen kommt es zu einer polyklonalen Vermehrung der γ-Globuline im Serum; zu deren differentialdiagnostischer Bedeutung in der Serum-Immunelektrophorese siehe **7.1.4**.

Säure-Base-Regulation

Die pH-abhängige leberspezifische Harnstoffsynthese verläuft unter Bicarbonat-Verbrauch und dient damit der Regulation des Säure-Base-Haushaltes (s. **11.10.1**). Bei einer metabolischen Azidose wird die Harnstoffsynthese gedrosselt, sodass mehr Bicarbonat für die Pufferung der Azidose zur Verfügung steht.

Verdauungsfunktion

Die Leber produziert **Gallensäuren**, die einerseits die Fettverdauung im Darm unterstützen (**Abb. 6.11**) und anderer-

===ZUR VERTIEFUNG===

Leberenzyme

Transaminasen

Aufgrund ihres zytoplasmatischen Ursprungs steigen Transaminasen bei vielen Lebererkrankungen an, etwa bei Fettleber, Cholestase oder Ischämie. Sehr hohe Transaminasenspiegel (Erhöhung auf mehr als das 15-Fache des oberen Normbereichs) werden jedoch nur bei Leberzelluntergang (Zellnekrose) gesehen.

- **GPT** (Glutamat-Pyruvat-Transaminase = Alanin-Amino-Transferase, ALT) liegt in löslicher Form im Zytoplasma v. a. der periportalen Hepatozyten vor, sodass schon leichte Störungen der Membranpermeabilität zu einem Anstieg der Serumkonzentration führen.
- **GOT** (Glutamat-Oxalacetat-Transferase = Aspartat-Amino-Transferase, AST) ist zu einem Drittel im Zytosol, zu zwei Dritteln in den Mitochondrien lokalisiert.
- **De-Ritis-Quotient:** Die Bestimmung des Verhältnisses GOT/GPT ist bei manchen Erkrankungen hilfreich. Normalerweise ist der Quotient < 1,0, weil die GPT (ALT) leichter aus der Zelle austritt als die GOT (AST). Bei alkoholbedingten Leberschäden und Leber­metastasen ist das Verhältnis jedoch > 1,0. Die GOT kommt auch in der Herz- und Skelettmuskulatur vor.
- **GLDH** (Glutamat-Dehydrogenase) liegt aus

schließlich in den Mitochondrien v. a. der perivenös gelegenen Hepatozyten vor; sie steigt deshalb bei Zellnekrose, kardialer Stauung und Alkoholschäden an. Die GLDH wird heute kaum noch bestimmt.

- **LDH** (Lactat-Dehydrogenase) findet sich in der Leber ausschließlich im Zytosol der periportalen Zellen. LDH kommt jedoch auch in vielen anderen Zellen (Muskelzellen, Erythrozyten) vor, sodass die differentialdiagnostische Bestimmung bei Leberschäden wenig Bedeutung hat.

Ektoenzyme

Als Ektoenzyme bezeichnet man die in den Leberzellen und Gallengangsepithelien gebildeten Enzyme, die in die Galle ausgeschieden werden: alkalische Phosphatase, γ-GT, Leucin-Amino-Peptidase. Bei einem Gallestau (Cholestase, s. 7.1.2) kommt es zum Anstieg dieser sog. „Cholestase-Enzyme" und entsprechender Erhöhung ihrer Serumspiegel.

- **Alkalische Phosphatase** (AP) kommt in mehreren Formen (Isoenzymen) in Leber und Gallenwegen, Darm, Knochen und Plazenta vor. Sie ist bei hepatobiliären (cholestatischen) Erkrankungen, Knochenveränderungen und in der Schwangerschaft erhöht. Eine Organzuordnung der AP ist durch die Bestimmung der Isoenzyme möglich.

! Zur AP-Erhöhung im Rahmen der Cholestase kommt es durch die Wirkung der ungenügend ausgeschiedenen Gallensäuren, welche die AP aus der Plasmamembran lösen sowie deren Synthese steigern. **!**

- **γ-GT** (Gamma-Glutamyl-Transferase) kommt in Leber, Niere und Pankreas vor. Sie steigt schon bei geringer Störung der Zellintegrität, geringer Cholestase oder chronischem Alkoholkonsum durch Enzyminduktion an, nicht aber bei Knochenerkrankungen oder Gravidität.
- **Leucin-Amino-Peptidase** (LAP): Die Sensitivität der LAP ist mit derjenigen der AP vergleichbar, ihre differentialdiagnostische Bedeutung entspricht derjenigen der γ-GT. In der Praxis ist die Bestimmung der LAP meist nicht nötig.

Cholinesterase (CHE)

Diese wird in der Leber synthetisiert (Halbwertszeit: 10 Tage) und ist bei Verminderung der Lebersyntheseleistung, z. B. bei Leberzirrhose, erniedrigt. Weitere Ursachen für eine CHE-Erniedrigung sind Zytostatika-Therapie, Einnahme von Kontrazeptiva, E-605-Intoxikation, Muskelerkrankungen und Mangelernährung. Die CHE ist erhöht bei Adipositas, nephrotischem Syndrom, exsudativer Enteropathie und alkoholischer Fettleber.

Physiologie der Gallensekretion

Aufgaben der Galle

- Emulgierung von Lipiden im Dünndarm durch Bildung von Mizellen
- Aktivierung der Pankreaslipase
- Ausscheidung von überflüssigem Cholesterin, Phospholipiden und fettlöslichen Medikamenten in Form von Mizellen: Gallensäuren umhüllen hydrophobe Substanzen und richten dabei ihren eigenen hydrophilen Teil nach außen. Dadurch ist die Mizelle im wässerigen Milieu der Galle löslich.
- Hemmung der Magensekretion und der Cholesterin-Synthese im Dünndarm.

Zusammensetzung

Galle ist eine wässrige Lösung von Gallensäuren (67%), Phospholipiden (22%), Proteinen (4,5%), Cholesterin (4%), konjugiertem Bilirubin (0,3%) und Elektrolyten.

Bildung

Galle wird in einer Menge von 600 ml pro Tag in den Hepatozyten gebildet. Die Gallensäuren entstehen dabei in einem mehrstufigen Prozess:

In der Leber wird Cholesterin zu den **primären Gallensäuren** (Chenodeoxycholsäure und Cholsäure) abgebaut und durch ein zytoplasmatisches Enzym mit Taurin und Glycin konjugiert. Sie werden im Darm von Bakterien zu **sekundären Gallensäuren** umgewandelt (Deoxycholsäure, Lithocholsäure und 7-Keto-Lithocholsäure). Die **tertiären Gallensäuren** entstehen durch Umwandlung der sekundären Gallensäuren in der Leber oder im Darm (Sulfolithocholsäure und Ursodeoxycholsäure).

Geschwindigkeitsbestimmender Schritt in der Synthese der Gallensäuren ist die Hydroxylierung des Cholesterins in der 7α-Position durch eine Cytochrom-P_{450}-abhängige, mischfunktionelle Oxidase der Hepatozyten. Deren Aktivität wird durch die über das Pfortaderblut zur Leber zurückfließende Menge der Gallensäuren reguliert; durch dieses negative Feedback wird der Gallensäurepool relativ konstant gehalten.

Sekretion

Die in den Hepatozyten produzierte Galle wird in die Kanalikuli sezerniert (kanalikuläre Galle) und dort durch Rückresorption von Wasser, Gallensalzen und Zufuhr von duktulär gebildeter Galle modifiziert. Nachfolgend wird sie in der Gallenblase auf das Fünf- bis Zehnfache konzentriert.

Enterohepatischer Kreislauf

Der Gallensäurepool von ca. 2 – 5 g durchläuft den enterohepatischen Kreislauf drei- bis zehnmal täglich (Abb. 7.6). Nach der Dekonjugation der Gallensäuren durch Bakterien erfolgt eine fast vollständige Resorption im terminalen Ileum und Aufnahme in die Leber aus dem Pfortaderblut. Nur ca. 0,5 g täglich werden über den Stuhl ausgeschieden und müssen deshalb neu synthetisiert werden.

---

seits durch Mizellenbildung ermöglichen, fettlösliche Stoffe (z.B. fettlösliche Medikamente) aus dem systemischen Kreislauf in den Darm abzuführen (s. **Kasten „Physiologie der Gallenfunktion"**). Korrekterweise müsste man von **Gallensalzen** sprechen, da die Gallensäuren bei dem pH-Wert der Galle nicht als freie Säuren, sondern als Natrium- oder Kaliumsalze vorliegen. Die von den Hepatozyten gebildete Galle wird in die zwischen ihnen verlaufenden Canaliculi biliferi sezerniert (**kanalikuläre Galle**). Die Galle läuft zum Periportalfeld und von hier zwischen den Läppchen in den Ductus interlobulares (**duktuläre Galle**). Hier finden Resorptions- und Sekretionsprozesse mit Modifizierung der Galle statt. In der **Gallenblase** wird die Galle nochmals konzentriert und bevorratet (**Blasengalle**). Die Ausscheidung in den Darm erfolgt dann nach physiologischen Reizen (Nahrungsaufnahme), z.B. unter Vermittlung von **Cholezystokinin** (CCK).

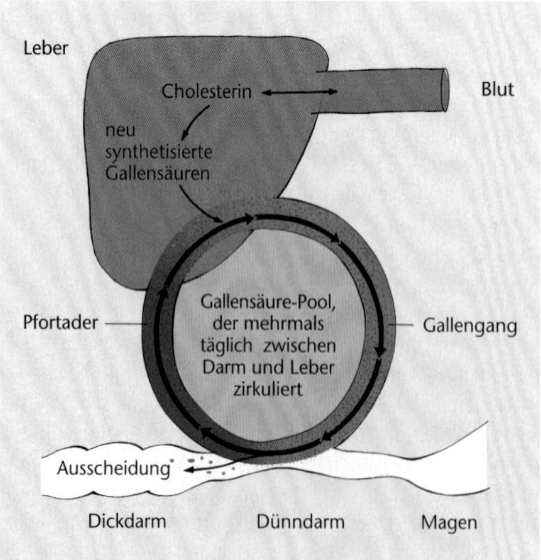

7.1.2 Pathophysiologische Reaktionen der Leber

Die Leber reagiert bei den verschiedenen Erkrankungen mit relativ einheitlichen und unspezifischen pathophysiologischen Mustern:

Verfettung

Es handelt sich wohl um den häufigsten Leberschaden in den westlichen Industrienationen: 20% der deutschen Bevölkerung sind adipös (BMI > 30 kg/m²), davon liegt bei 70% eine Fettleber vor. Nach histologischem Schweregrad wird eingeteilt in

- **Leberverfettung:** histologisch nachweisbare Verfettung von mehr als 5% der Hepatozyten

Abb. 7.6: Gallensäurenkreislauf. [A400 – 190]

- **Fettleber (Steatosis hepatis):** Verfettung von mehr als 50% der Hepatozyten
- **Fettleberhepatitis:** großtropfige Verfettung mit histologisch nachweisbaren portalen und lobulären Entzündungsinfiltraten mit oder ohne Mallory-Körperchen. Die Fettleberhepatitis kann entweder bei chronischem Alkoholabusus (alkoholische Steatohepatitis, **ASH**) oder auch ohne Alkoholabusus als nicht-alkoholische Steatohepatitis (**NASH**) – auch nicht-alkoholische Fettleber (**NAFL**) genannt – vorkommen.

Lichtmikroskopisch kann man zwischen einer **fein-** und einer **grobtropfigen Verfettung** unterscheiden (je größer die Tropfen, desto ausgeprägter ist die Verfettung).

Ätiologie/Pathogenese

Die häufigste Ursache ist das **metabolische Syndrom** (mit Insulin-Resistenz und Diabetes mellitus, Hyperlipoproteinämie und Adipositas), gefolgt von chronischem Alkoholismus, Eiweißmangel (z. B. Unterernährung bei Kwashiorkor mit verminderter Synthese von Lipoproteinen), toxischen Medikamentenwirkungen (Glukokortikoide, Tetrazykline, Methotrexat), langfristiger parenteraler Ernährung, Schwangerschaft und selten jejuno-ilealem Bypass.

Die Verfettung wird ausgelöst durch ein Ungleichgewicht zwischen der Aufnahme von Fetten in Form von LDL und Chylomikronen, der Fettsäureoxidation, der verstärkten Synthese von Lipiden und Fettsäuren (z. B. bei Alkoholismus) und der Ausschleusung neu synthetisierter VLDL-Proteine.

Die Leberverfettung ist lediglich ein Begleitphänomen und keine Erkrankung *sui generis*. Bei Behandlung der Grunderkrankung ist die Fettleber reversibel.

Da die Fettleber gegenüber Noxen sehr empfindlich ist, kann es im Rahmen einer sekundären Schädigung (Second-Hit-Hypothese) zu einer Entzündungsreaktion kommen. Diskutiert werden genetische Faktoren, z. B. Variationen des Cytochrom P_{450}, bakterielle Endotoxine aus dem Darm und oxidativer Stress bei Störungen des Fettsäurestoffwechsels.

Klinik

Die nicht-alkoholische Steatohepatitis (NASH) manifestiert sich um das 50. Lebensjahr und betrifft in 3/4 der Fälle Frauen mit Übergewicht. In 33% besteht ein manifester Diabetes mellitus.

Beschwerden fehlen häufig. Manche Patienten klagen über uncharakteristische Oberbauchbeschwerden, die durch die palpatorisch nachweisbare Lebervergrößerung mit Kapseldehnung bedingt sind.

> ❗ Die Leberverfettung ist die häufigste Ursache von asymptomatischen Leberwerterhöhungen. ❗

Diagnose

Die Sonographie ist das beste nicht-invasive Verfahren (Sensitivität ca. 90%, Spezifität 80%); sie zeigt charakteristischerweise eine Hepatomegalie mit vermehrter Echodichte des Leberparenchyms (**Abb. 7.7**). Einen weiteren Hinweis kann eine unklare Leberwerterhöhung im Blut geben. Bei der einfachen Fettleber ist typischerweise isoliert die γ-GT erhöht. Bei einer Fettleberhepatitis kommt es zusätzlich zu Transaminasenerhöhungen (GPT höher als GOT).

Zur Unterscheidung von Fettleber und Fettleberhepatitis entscheidend ist die Histologie einer alkoholischen Leberschädigung bei fehlendem Alkoholeinfluss. Andere Ursachen der Hepatitis (Alkohol, Virusinfektion, Medikamente, Autoimmunhepatitis) müssen ebenfalls ausgeschlossen werden. In Zweifelsfällen wird die Diagnose durch eine histologische Klärung gesichert werden müssen. In ca. 35% findet sich in der Histologie eine Fibrose oder Zirrhose.

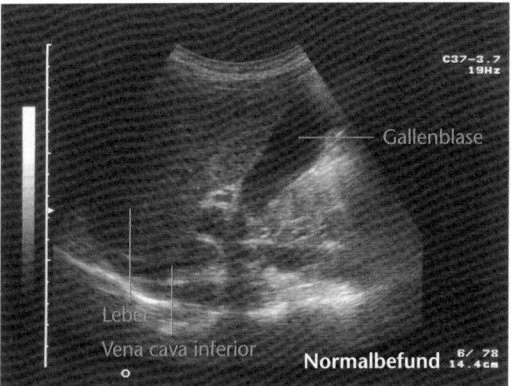
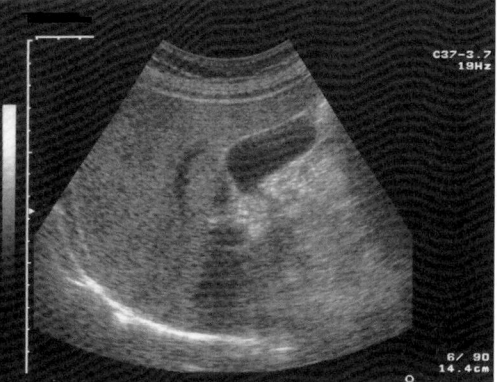

Abb. 7.7: Sonographischer Normalbefund einer Leber im Längsschnitt in der Medioklavikularlinie (linkes Bild). Im Vergleich dazu der Befund bei Fettleberhepatitis (rechtes Bild). Das Organ ist vergrößert und das Echomuster verdichtet (heller).

07

Therapie

Im Vordergrund der Therapie steht bei der Fettlebererkrankung die **Lebensstiländerung**: Aufgabe des Alkoholkonsums, vermehrte körperliche Aktivität und langsame, kontrollierte Gewichtsabnahme.

Ursodeoxycholsäure kann die Laborparameter verbessern, eine histologische Veränderung konnte bisher nicht nachgewiesen werden. Für Metformin und den Insulin-Sensitizer Pioglitazon gibt es Hinweise, dass sie einen günstigen Effekt auf den Verlauf einer Fettlebererkrankung bei Typ-II-Diabetes haben. Für die Glitazone muss jedoch die eigene Lebertoxizität beachtet werden.

Prognose

Noch gibt es wenige Erkenntnisse über den Langzeitverlauf. Patienten mit reiner Fettleber ohne histologische Zeichen einer Entzündung (Hepatitis) oder Fibrose haben eine gute Prognose. Patienten mit einer Fettleberhepatitis haben ein ca. 6-fach erhöhtes Risiko für eine **Leberzirrhose** und ein ca. 4-fach erhöhtes Risiko für ein **hepatozelluläres Karzinom**. Etwa 10% der Betroffenen versterben an leberassoziierten Ursachen. Patienten mit chronischem Alkoholabusus und Typ-II-Diabetiker sind am stärksten betroffen.

Sonderfall Reye-Syndrom

Schwere akute Enzephalopathie und fettige Degeneration der viszeralen Organe. Die Pathogenese ist unklar; diskutiert wird eine generelle Funktionsstörung der Mitochondrien, evtl. auf Basis erblicher Stoffwechseldefekte. Betroffen sind Kinder zwischen 4 und 12 Jahren. Als Auslöser scheinen Virusinfektionen sowie Acetylsalicylsäure eine Rolle zu spielen. Seit Kinder zur Fiebersenkung nicht mehr mit Acetylsalicylsäure behandelt werden, ist das Reye-Syndrom selten geworden. Klinisch steht die Enzephalopathie mit Krampfanfällen und zunehmendem Koma im Vordergrund. Die Letalität beträgt bis zu 50%.

Cholestase

Als Cholestase bezeichnet man die Einschränkung oder gänzliche Unterbrechung des Galleabflusses mit „Rückstau" von gallepflichtigen Substanzen ins Blut. Unterschieden werden (**Abb. 7.8**):
- **intrahepatische Cholestase** („nicht-obstruktive Cholestase"): Hier ist die Ausscheidung von Galle aus den Hepatozyten gestört, z.B. durch Entzündung (infektiöse oder Fettleberhepatitis, primär-biliäre Zirrhose), Arzneimittel (z.B. anabole und kontrazeptive Steroide, Chlorpromazin, Erythromycin) oder Hypoxie (z.B. bei Sepsis, Schockleber).
- **posthepatische Cholestase** („obstruktive Cholestase") durch mechanische Abflusshindernisse, z.B. Gallengangsstein, Pankreaskarzinom, Cholangitis, Cholangiokarzinom.

Klinik

Leitsymptome der Cholestase sind (**Abb. 7.9**):
- **Ikterus:** Dieser Begriff bezeichnet die Gelbverfärbung zunächst der Konjunktiven, später auch der Haut und aller inneren Organe durch einen Anstieg des Bilirubins (cholestatischer Ikterus, s. 7.1.3).
- **Braunverfärbung des Urins** sowie **entfärbter, „lehmfarbener" Stuhl:** Die Braunverfärbung des Urins ist durch das aus den Leberzellen ins Blut „überlaufende" und nun renal ausgeschiedene konjugierte Bilirubin bedingt; die Braunfärbung kann bei nicht-komplettem Verschlussikterus zudem auch durch das aus dem Darm reabsorbierte Urobilinogen bedingt sein (**Abb. 7.14**). Die Entfärbung des Stuhls ist durch die fehlende biliäre Ausscheidung der Gallebestandteile Urobilin und Sterkobilin bedingt, welche physiologischerweise für die Färbung des Stuhls verantwortlich sind; sie kommt nur bei der kompletten intra- oder extrahepatischen Cholestase vor.
- **Pruritus** (Juckreiz): Dieser entsteht durch Rückstau von Gallensäuren und deren Ablagerung in der Haut.

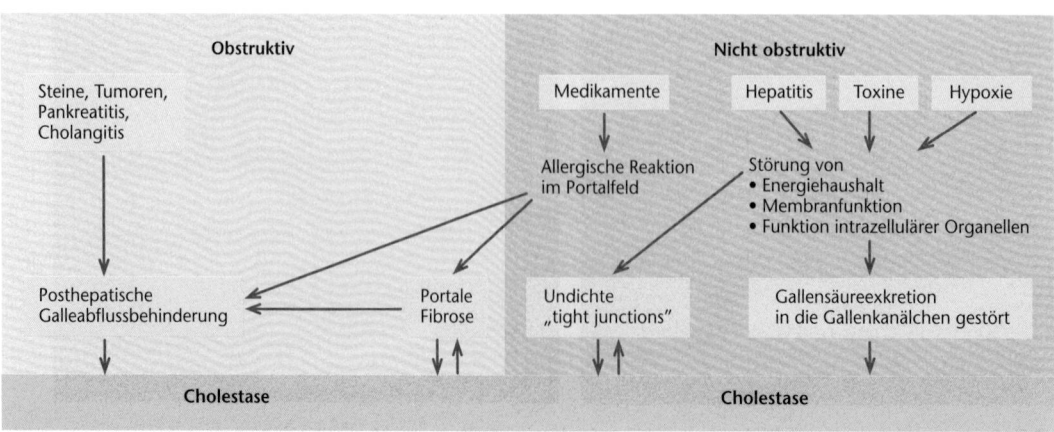

Abb. 7.8: Pathogenese der Cholestase. [L157]

Weitere Symptome können sich hinzugesellen:

- **Xanthelasmen** (gelbliche, bis fingernagelgroße, durch verminderte Cholesterin-Exkretion bedingte Einlagerungen von Cholesterin in der Haut, v. a. am inneren Augenwinkel)
- Störung der Fettverdauung mit Steatorrhoe (Fettstühle), Meteorismus und Gewichtsverlust
- verminderte Resorption von fettlöslichen Vitaminen („E, D, K, A") mit Vitaminmangelerscheinungen und Inappetenz.

Als Spätfolge einer fortbestehenden Cholestase kann sich sekundär eine biliäre Zirrhose entwickeln.

Diagnostisches Vorgehen

Die Cholestase lässt sich im **Labor** durch die Erhöhung des konjugierten (direkten) Bilirubins, der alkalischen Phosphatase sowie der γ-GT nachweisen. Bei kompletter Cholestase fehlt Urobilinogen im Urin, da dieses eine enterale Deglukuronidierung von Bilirubin voraussetzt (s. Ikterus in **7.1.3**).

> **!** Bei manchen Formen der Cholestase ist die Glukuronidierung des Bilirubins kaum eingeschränkt. Bilirubin kann damit weiterhin über den Urin ausgeschieden werden. In diesen Fällen liegen normale Bilirubin-Werte vor. **!**

Schwieriger, jedoch für die ätiologische Abklärung entscheidend, ist die „**topographische**" Zuordnung der Cholestase:

- Ist diese **intrahepatisch bedingt**, so ist häufig wegen der noch erhaltenen biliären Ausscheidung von Gallensäuren kein Juckreiz vorhanden (Ausnahme: primär-biliäre Zirrhose), und der Stuhl ist wegen der noch teilweise möglichen Exkretion von Galle nicht entfärbt. Da die intrahepatische Cholestase häufig im Rahmen von hepatozellulären Schädigungen entsteht, ist sie oft von einer Leberzellstörung begleitet: Es bestehen klinische Zeichen der Entzündung, Fibrose oder Zirrhose (s. u.) sowie das Labormuster der zellulären Schädigung (stark erhöhte Transaminasen, erniedrigtes Albumin oder verlängerte Prothrombin-Zeit) und oft auch eine „typische" Anamnese (Auslandsaufenthalt, intravenöser Drogenkonsum, Blutübertragungen, vorbestehende Lebererkrankung, Alkoholismus).
- Ist sie **extrahepatisch bedingt**, so stehen klinisch oft der Juckreiz und die Stuhlentfärbung im Vordergrund, da es hier zu einer völligen Obstruktion des Galleflusses kommt. Die Serumtransaminasen sind nur mäßig erhöht (< 5 – 10-fach des oberen Normbereiches), während die AP meist um mehr als das 2 – 3-fache erhöht ist. Anamnestisch sollte auf Angaben wie rezidivierende Oberbauchschmerzen mit Übelkeit (Verdacht auf Gallensteine) sowie Gewichtsverlust und epigastrische Schmerzen (Verdacht auf Pankreaskopfkarzinom) geachtet werden.

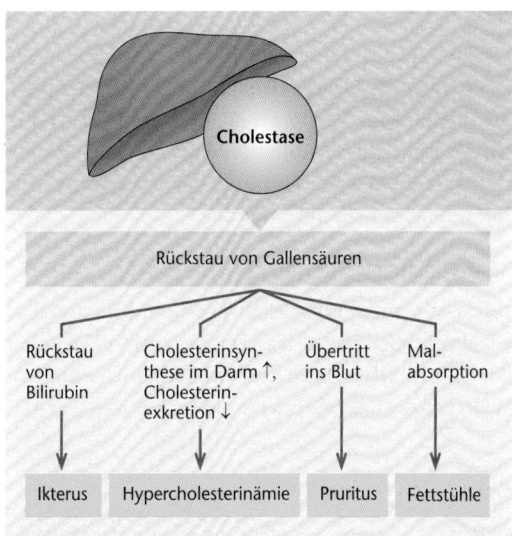

Abb. 7.9: Auswirkungen der Cholestase. [L157]

Die Unterscheidung zwischen der nicht-obstruktiven und der obstruktiven Cholestase gelingt häufig durch die **Sonographie**: Bei obstruktiver Cholestase wird eine Erweiterung der intra- und extrahepatischen Gallenwege gesehen, evtl. kann das Abflusshindernis nachgewiesen werden (z. B. Cholezysto- und Choledocholithiasis oder Tumor). Zur weiteren Diagnostik dient die MR-Cholangiographie. Eine ERCP (s. **7.1.4**) ist nur bei obstruktiver Cholestase und bei unklaren Befunden indiziert.

Therapie

Bei obstruktiver Cholestase wird das Abflusshindernis durch Endoskopie (z. B. Papillotomie mit nachfolgender Steinextraktion oder Stent-Einlage) oder chirurgisch beseitigt (z. B. Entfernung eines Pankreaskopftumors).

Bei nicht-obstruktiver Cholestase wird der Auslöser, wenn möglich, eliminiert (z. B. Medikamente abgesetzt) bzw. die verursachende Grundkrankheit behandelt (z. B. eine primär-biliäre Zirrhose oder eine primär-sklerosierende Cholangitis, s. **7.1.7**).

Entzündung

Auslöser einer Leberentzündung (Hepatitis) können verschiedene virale und nicht-virale Infektionen, Autoimmunerkrankungen, Medikamente (z. B. Paracetamol, Tetrazykline, Methotrexat) sowie toxische Substanzen (z. B. Alkohol) sein.

Klinik

Durch entzündliche Infiltration und Ödem entwickelt sich eine Hepatomegalie mit Schmerzen, die durch die zunehmende Kapselspannung bedingt sind.

Pathogenese

Die oben genannten Noxen führen zu einer Größenzunahme der Parenchymzellen (Ballonierung), lymphohistiozytären Infiltraten, Vergrößerung des Sinusoidalraumes durch gestörten venösen Abfluss infolge einer Kompression der kleinen Lebervenen sowie zu einer durch periportale Infiltrate bedingten Galleabflussstörung.

Diagnostisches Vorgehen

Infolge der gestörten Leberzellintegrität werden intrazelluläre Enzyme freigesetzt, die sich im Blut nachweisen lassen (GOT, GPT, GLDH). Durch eine intrahepatische Abflussbehinderung der Galle steigen die Cholestaseenzyme (γ-GT, AP) an.

Fibrose, Zirrhose

Die **Fibrose** bezeichnet eine Bindegewebevermehrung (Fibrogenese durch Fibroblastenaktivierung mit Steigerung der Synthese von Kollagen) bei erhaltener Läppchenstruktur.

Bei der **Zirrhose** kommt es zusätzlich zu Leberzellnekrosen und Zerstörung der regulären Läppchenstruktur. Jeder längerfristig bestehende schädigende Einfluss (Entzündung, Cholestase, Verfettung) kann einen fibrotischen Umbau mit nachfolgender Zirrhose induzieren.

Klinik

Siehe 7.1.8

Pathogenese

Primärereignis

Das Primärereignis in der Pathogenese der Zirrhose ist die Nekrose. Diese führt zur Aktivierung des Gerinnungssystems mit nachfolgender Stimulierung von leberresidenten Makrophagen (Kupffer-Zellen) und Rekrutierung von Monozyten, Granulozyten und Thrombozyten aus dem Blut. Diese und die Hepatozyten setzen Zytokine frei, die wiederum die hepatischen Sternzellen (Ito-Zellen, s. 7.1.1) aktivieren und zu fibroblastenähnlichen Zellen umwandeln. TGF-β_1 (Transforming Growth Factor-β_1), der aus den Entzündungszellen freigesetzt wird, führt zu einer vermehrten Bindegewebesynthese und gleichzeitig zu einem verminderten Bindegewebeabbau.

Regeneration des Lebergewebes

Die Regeneration des Lebergewebes erfolgt unkoordiniert und führt nicht zum Wiederaufbau der ursprünglichen Läppchenstruktur mit radiärer Anordnung der Hepatozyten, sondern durch Ausbildung bindegewebiger Septen zu so genannten **Regeneratknoten**. Diese können mikronodulär (Regeneratknotengröße < 3 mm, v. a. bei chronischem Alkoholismus), makronodulär (Regeneratknoten-

größe 3 mm bis 3 cm, v. a. bei Virushepatitis) sowie gemischtknotig sein (**Abb. 7.10**).

! Auch wenn eine bestimmte Morphologie der Regeneratknoten gehäuft bei bestimmten Erkrankungen vorkommt, ist ein sicherer Rückschluss von der Morphologie auf die Ätiologie nicht möglich. **!**

Durch den Parenchymuntergang kommt es schließlich zur Leberinsuffizienz und durch Zerstörung der Gefäßstrombahn zur portalen Hypertension.

Akutes (fulminantes) Leberversagen

Dies ist der extreme Verlauf der hepatischen Zellschädigung und kann durch Entzündungen (akute Virushepatitis, alkoholische Fettleberhepatitis, Cholangitis), Aufnahme hepatotoxischer Substanzen (z. B. Paracetamol, INH, Halothan, Tetrachlorkohlenstoff oder bestimmte Pilzgifte) sowie im Rahmen des Reye-Syndroms (s. o.) und der akuten Schwangerschaftsfettleber, (s. 7.1.10) auftreten. Auch eine Reihe vermeintlich harmloser Kräuterextrakte wie Kava-Kava und Johanniskraut sind als seltene Verursacher von akuten Leberversagen bekannt geworden. Die frei verkäuflichen, angstlindernden kavahaltigen Substanzen zum Beispiel mussten daraufhin vom Markt genommen werden.

Pathogenetisch liegt entweder eine entzündungs- oder toxinvermittelte Zellschädigung mit Nekrosen vor, oder aber (beim Reye-Syndrom und der Schwangerschaftsfettleber) eine massive feintropfige Leberverfettung mit nachfolgendem Ausfall der Zellfunktion.

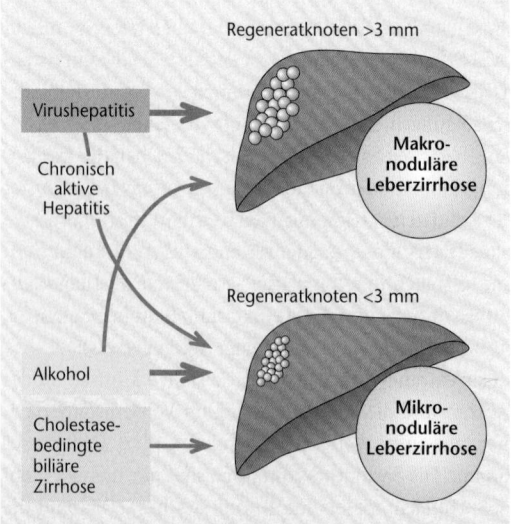

Abb. 7.10: Ätiologie und Morphologie der Leberzirrhose.
Die alkoholisch bedingte Zirrhose ist meist mikronodulär, die hepatitisbedingte Zirrhose überwiegend makronodulär. Ein sicherer Rückschluss von der Morphologie auf die Ätiologie ist aber nicht möglich. [L157]

Klinik

Das akute Leberversagen ist definiert durch die Kombination aus

- akuter Leberfunktionsstörung mit Ikterus und Gerinnungsstörung
- hepatischer Enzephalopathie
- Ausschluss einer vorbestehenden chronischen Lebererkrankung.

Je nach Zeitintervall zwischen Auftreten von Ikterus und ersten enzephalopathischen Symptomen kann man zur Einschätzung der Prognose noch unterteilen in ein **fulminantes Leberversagen** innerhalb von 7 Tagen, ein **akutes Leberversagen** mit Enzephalopathie innerhalb von 4 Wochen und ein **subakutes Leberversagen** mit Eintreten enzephalopathischer Symptome erst nach mehr als vier Wochen Verlauf. Eine vorbestehende chronische Lebererkrankung, z. B. eine chronische Hepatitis B, muss dabei ausgeschlossen sein, um der präzisen Definition des akuten Leberversagens zu genügen. Im letzteren Falle spricht man vom akut-auf-chronischen Leberversagen.

Symptome am ZNS

- **Hepatische Enzephalopathie:** Diese ist durch den Ausfall der Entgiftungsfunktion der Leberzellen bedingt und kann sich mit einer Vielzahl von ZNS-Symptomen bis hin zum Koma manifestieren. Sie tritt auf, wenn ca. 75% der Leberzellen ausgefallen sind. Details s. **7.1.8**.
- **Hirnödem:** Dieses tritt bei schwereren Formen der hepatischen Enzephalopathie auf und ist ebenfalls durch die Zeichen der ZNS-Dysfunktion gekennzeichnet (Aggressivität bis hin zum Koma). Es ist die Haupttodesursache beim fulminanten Leberversagen.

Begleitende Akutkomplikationen

- **Hypoglykämie** durch Ausfall der hepatischen Glykogenolyse und Glukoneogenese.
- **Gastrointestinale Blutung** durch Abfall der in der Leber produzierten Gerinnungsfaktoren sowie durch stressbedingte Ulzeration der Magenschleimhaut und portale Hypertension.
- **Respiratorische Insuffizienz** infolge eines interstitiellen Lungenödems bei gesteigerter Gefäßpermeabilität und Ausbildung intrapulmonaler Shunts (sog. hepatopulmonales Syndrom, s. **7.1.8**).
- **Infektionen** sind in bis zu 10% Todesursache. Die erhöhte Infektanfälligkeit beruht auf einer gestörten phagozytären Funktion der Kupffer-Zellen und einer verminderten Aktivität des Komplementsystems.

Pathogenese

Bei raschem Anstieg von Ammoniak (NH_3) im Rahmen eines akuten Leberversagens kommt es im Gehirn durch Abbau des Ammoniaks zur Akkumulation von Glutamin. Dieses führt zur osmotisch bedingten Zellschwellung und zum Hirnödem.

Bei langsamem Anstieg von NH_3 tritt wegen osmotischer Kompensationsmechanismen „nur" eine Enzephalopathie auf. Die hepatische Enzephalopathie entsteht durch den fehlenden Abbau von Neurotoxinen und Zytokinen, wodurch es zur Astrozytenschwellung mit Störung der Gliafunktion kommt. Zusätzlich steigt der Neurotransmitter GABA (γ-Aminobuttersäure) im Gehirn an, der den Einstrom von Chlorid-Ionen in die Neurone fördert und zu verminderter Erregbarkeit führt.

Diagnostisches Vorgehen

Die Diagnostik stützt sich auf die Kombination von akuter Lebererkrankung (Transaminasenerhöhung, Ikterus), ZNS-Symptomen und Zeichen des Leberversagens (z. B. verlängerte Prothrombin-Zeit, NH_3-Anstieg).

Therapie

Neben allgemeiner intensivmedizinischer Therapie und Behandlung der auslösenden Faktoren steht die Behandlung der Enzephalopathie und des Hirnödems im Vordergrund. Hierzu dienen eiweißreduzierende Maßnahmen (s. **7.1.8**) sowie die orale Gabe von verzweigtkettigen Aminosäuren, die die Aufnahme neurotoxischer Aminosäuren in das ZNS durch Konkurrenz um den aktiven Transport über die Blut-Hirn-Schranke vermindern können. Durch Gabe von Ornithin i. v. erreicht man eine Verbesserung der Harnstoffsynthese und Ammoniak-Elimination. Die Mortalität des akuten Leberversagens ist unter konservativer Therapie sehr hoch. In vielen Fällen ist nur eine Lebertransplantation erfolgversprechend (s. **7.1.12**). Geeignete Patienten sollten daher frühzeitig in ein Transplantationszentrum verlegt werden. Infrage kommt neben der orthotopen Lebertransplantation (nach Entnahme der eigenen Leber) auch die Einpflanzung zusätzlicher Fremdleberteile (auxiliäre Lebertransplantation). Hierdurch ist ein Zeitgewinn möglich, da sich die eigene Leber in zwei Dritteln der Fälle erholen kann, falls der Patient die akute Phase überlebt.

Portale Hypertension

Dem Pfortaderhochdruck liegt eine Einschränkung der portalen Flussbahn und damit eine Zunahme des Gefäßwiderstandes im Pfortadersystem zugrunde. Die Einschränkung kann in allen Abschnitten des Pfortaderverlaufs liegen, d. h. prähepatisch, intrahepatisch oder posthepatisch sein. Eine portale Hypertension liegt vor, wenn der Druck im portalvenösen System > 6 mmHg beträgt.

Klinik

Die Hypervolämie der Splanchnikusgefäße führt zusammen mit weiteren Faktoren zur verstärkten Transsudation und damit zur **Aszitesbildung**. Je nach Ausmaß des Pfortaderhochdrucks kommt es zu einer Verlangsamung, bisweilen sogar zu einer Umkehr des Blutflusses in der Pfortader: Aus dem physiologischen hepatopetalen wird ein hepatofugaler Fluss (hepatofugal: von der Leber weg). Durch die Druckerhöhung in der Pfortader entwickeln sich **Kollateralkreisläufe** zwischen V. portae und den Vv. cavae inferiores und superiores (**Abb. 7.11**):

- Klinisch am wichtigsten ist das Kollateralsystem im Bereich des proximalen Magens und des Ösophagus mit Ausbildung von **Ösophagusvarizen** und **Fundusvarizen**. Diese können ab einem Pfortaderdruck von etwa 12 mmHg rupturieren. Zusätzlich kommt es zum Blutstau in der Magenschleimhaut (**portale Gastropathie**).
- Im Bereich des Plexus haemorrhoidalis kann das Blut über die Vena iliaca Anschluss an das Vena-cava-inferior-System finden. Hierbei kann es zu **hämorrhoidenähnlichen Veränderungen** im Bereich des Rektums kommen.

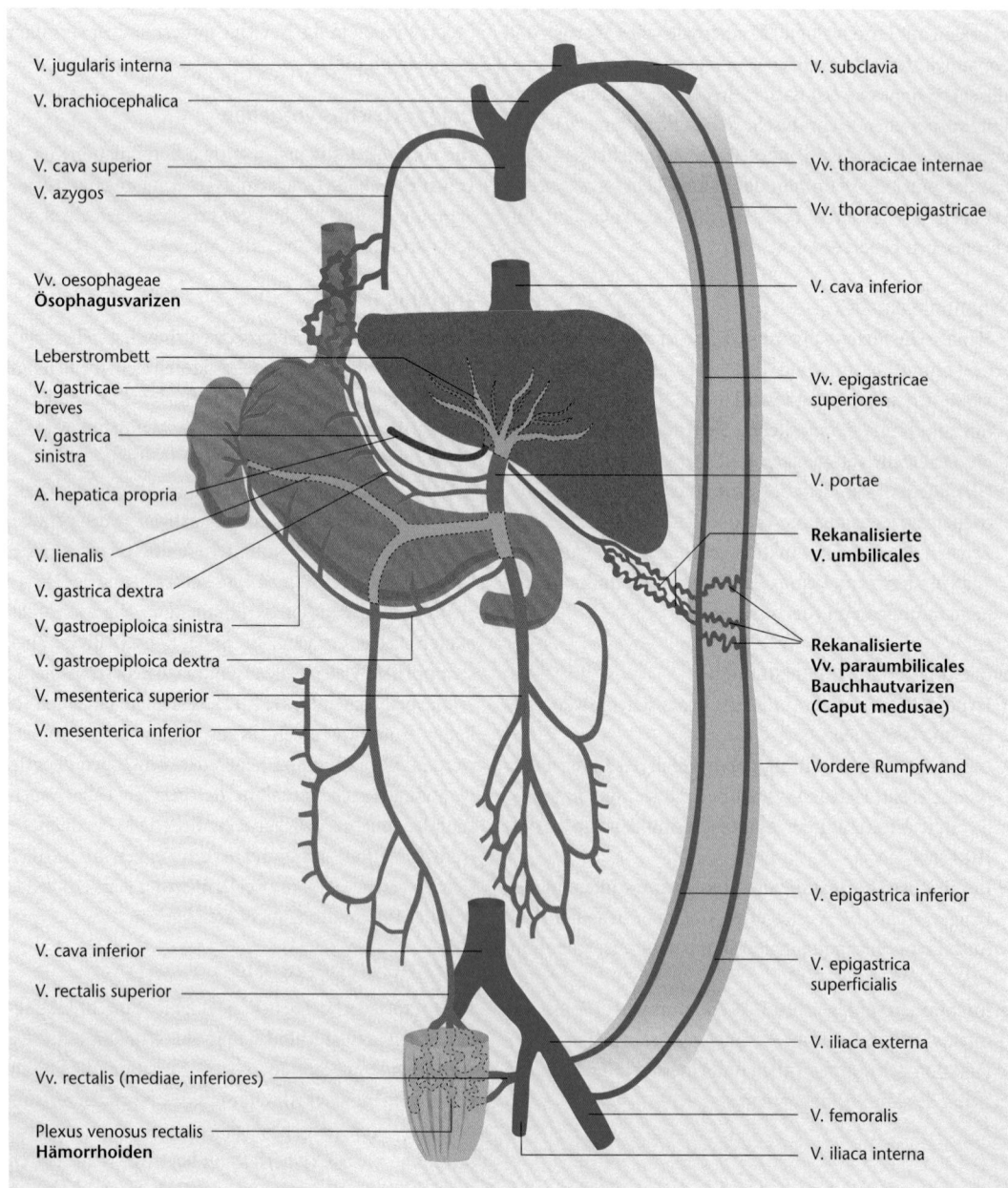

Abb. 7.11: Umgehungskreisläufe bei Pfortaderhochdruck.
[A400–190]

- Durch Wiedereröffnung der im Ligamentum teres hepatis gelegenen V. umbilicalis entstehen umbilikale Kollateralen mit Ausbildung eines **Caput medusae.**
- Im Bereich von Milz und Niere kann es zur Ausbildung von **splenorenalen Shunts** (venösen Kurzschlussverbindungen zwischen Milz- und linker Nierenvene) mit nachfolgender Proteinurie kommen.

Pathogenese

Die Zerstörung der Gefäßstruktur, z. B. im Rahmen einer Zirrhose, führt zu einer Reduzierung des Gesamtquerschnitts der Pfortadergefäße in der Leber und erhöht damit den Portalgefäßwiderstand. Dieser wiederum bewirkt nach dem Ohmschen Gesetz bei gleich bleibendem Fluss einen erhöhten Gefäßdruck (portale Hypertension).

Auch kann es im Rahmen des zirrhotischen Umbaus zur Bildung von intrahepatischen Shunts zwischen den Ästen der A. hepatica und den Portalvenen mit nachfolgender Minderperfusion des Lebergewebes und dadurch ausgelöster hypoxischer Fibrose kommen, welche den Abflusswiderstand weiter erhöht.

! Ein Sonderfall ist die portale Hypertension bei Herzinsuffizienz: Da im portalvenösen System keine Venenklappen vorhanden sind, überträgt sich eine Druckerhöhung vor dem rechten Herzen zurück bis zur Kapillarperipherie, z. B. im Mesenterialbereich. **!**

Ätiologie

Je nach Lokalisation der Verengung im Pfortadersystem unterscheidet man drei Typen, die bestimmten Krankheiten zugeordnet werden können (s. **Kasten** „Ursachen der portalen Hypertension" und **Abb. 7.12**):

- **prähepatischer** Block
- **intrahepatischer** Block (75% der Fälle)
- **posthepatischer** Block.

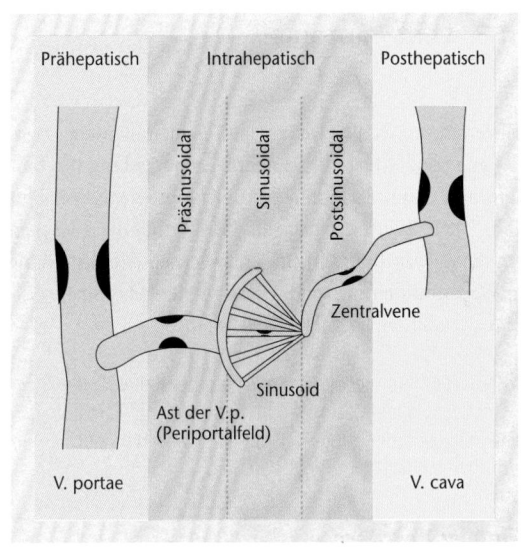

Abb. 7.12: Mögliche Lokalisationen der Strömungshindernisse (schwarz) bei portaler Hypertension. [L157]

=ZUR VERTIEFUNG=

Ursachen der portalen Hypertension

Prähepatischer Block
Beim prähepatischen Block liegt die „Engstelle" vor Eintritt der Pfortader in die Leber. Die Verengung kann entstehen durch:
- Thrombose der V. lienalis oder der V. portae: z. B. im Rahmen einer Pankreatitis oder Peritonitis, eines myeloproliferativen Syndroms oder bei Paraneoplasie
- septische Thrombose bei Nabelschnurinfektion des Neugeborenen
- Pfortaderkompression oder Infiltration durch Tumoren
- Trauma.

Intrahepatischer Block
Diese häufigste Blockform (3/4 der Fälle) ist durch eine Verengung der Pfortaderstrombahn nach Eintritt in die Leber bedingt. Die Verengung kann dabei vor, in oder hinter den Sinusoiden liegen:

- **Präsinusoidaler Block:** Strömungshindernis in den intrahepatischen Portalvenen *vor* den Sinusoiden, z. B. in den Portalfeldern. Diese Form liegt vor bei primär-biliärer Zirrhose, bei Morbus Wilson sowie bei der Schistosomiasis, die in den Tropen die häufigste Ursache für einen Pfortaderhochdruck darstellt.
- **Sinusoidaler Block:** Hindernis *in* den Sinusoiden, z. B. durch Kollagenablagerungen im Disse-Raum, Einengung der Sinusoide durch Vergrößerung der Hepatozyten oder durch Regeneratknoten. Diese Form liegt bei der chronisch-aktiven Hepatitis und bei der Leberzirrhose vor.
- **Postsinusoidaler Block** (häufigster Blocktyp): Hindernis in den Zentralvenen und mittelgroßen Lebervenen. Ursache ist in der Regel die Leberzirrhose; seltener ein Venenverschluss-Syndrom *(veno-occlusive disease)*, bei dem die kleinen abführenden Venen – z. B. paraneoplastisch oder nach

Radiatio – durch Thromben verschlossen sind.

Posthepatischer Block
Hier liegt die Einschränkung des Pfortaderflusses „hinter" der Leber; es kommt zu einem Rückstau des Blutes durch die Leber hindurch in das Pfortadersystem. Die häufigste Ursache ist die chronische Rechtsherzinsuffizienz (s. 1.7).

Selten ist das so genannte **Budd-Chiari-Syndrom** durch Verschluss der großen Lebervenen im Rahmen einer Thrombose, durch Tumorkompression bzw. -infiltration oder durch angeborene Gefäßveränderungen. Klinisch finden sich Oberbauchbeschwerden, Zeichen der Leberzirrhose, ausgeprägte Ösophagusvarizen und Aszitesbildung. Das Budd-Chiari-Syndrom hat eine schlechte Prognose.

Diagnostisches Vorgehen

Die portale Hypertension kann nur über indirekte Zeichen nachgewiesen werden:

- In der **Sonographie** können Splenomegalie, Aszites und Leberzirrhose nachgewiesen werden.
- Die **Duplexsonographie** beweist den verminderten oder retrograden Fluss in der Pfortader.
- Die **Gastroskopie** zeigt evtl. Ösophagus- und Fundusvarizen sowie die portale hypertensive Gastropathie.

7.1.3 Leitsymptome

Ikterus

Gelbverfärbung von Gewebe (Haut, Schleimhäuten, Organen) und Serum durch verminderte Ausscheidung von Bilirubin und damit Zunahme des Bilirubin-Spiegels im Blut (**Abb. 7.13**). Zugrunde liegt ein Missverhältnis zwischen dem Anfall von Bilirubin im Stoffwechsel, der Aufnahme und Glukuronidierung von Bilirubin in der Leber sowie dessen Ausscheidung über das Gallesystem.

❗ Hiervon unterschieden wird ein „falscher Ikterus", der durch medikamentös oder diätetisch bedingte Farbstoffablagerungen in der Haut – z. B. durch Pikrinsäure oder Karotten – entsteht. ❗

Bilirubin-Stoffwechsel (Abb. 7.14)

Täglich fallen ca. 300 mg Bilirubin an; dieses entsteht zu 80% aus Häm durch Abbau des Hämoglobins im RES und in der Milz, zu 20% aus Leberenzymen und Myoglobin. Bilirubin wird an Albumin gebunden in die Leber transportiert („indirektes", nicht-wasserlösliches und damit weder über Urin noch Galle ausscheidbares Bilirubin).

Glukuronidierung

Nach der Carrier-vermittelten Aufnahme durch die sinusoidale Membran in die Leberzelle erfolgen im endoplasmatischen Retikulum die Konjugation an ein komplexes Zuckermolekül, die Glukuronsäure (Glukuronidierung), und die Ausscheidung des jetzt wasserlöslichen Bilirubin-Diglucuronids über die Galle in den Darm. Nur bei erhöhten Plasmaspiegeln wird dieses „direkte" oder „konjugierte Bilirubin" auch über den Urin ausgeschieden. Das Schlüsselenzym der Bilirubin-Konjugation ist die **UDP**-(Uridindiphosphat-)Glucuronyl-Transferase.

Ist die biliäre Ausscheidung des Bilirubins gestört, so kommt es zum „Überlaufen" des direkten Bilirubins aus den Hepatozyten ins Plasma. Es wird dort wie das indirekte Bilirubin reversibel an Albumin gebunden.

❗ Liegt direktes Bilirubin längere Zeit in höheren Konzentrationen im Plasma vor, wird ein Teil kovalent an Albumin gebunden. Dieser Teil kann erst nach Katabolismus des Albumins (mit einer Halbwertszeit von 14 – 20 d) ausgeschieden werden. Deshalb kann ein auf einer direkten Hyperbilirubinämie beruhender Ikterus bisweilen selbst nach Behebung der Ursachen noch längere Zeit bestehen bleiben. ❗

Deglukuronidierung

Im terminalen Ileum und im Kolon wird das Bilirubin durch bakterielle Enzyme de-glukuronidiert (dekonjugiert) und in die so genannten **Urobilinogene** (Urobilinogen und Sterkobilinogen bzw. deren Abbauprodukte Urobilin und Sterkobilin) umgewandelt. Ein kleiner Teil dieser Urobilinogene (~ 20%) wird wieder resorbiert und über die Pfortader zur Leber transportiert (enterohepatischer Kreislauf).

❗ In der Leber tritt ein kleiner Teil der Urobilinogene physiologischerweise in den systemischen Kreislauf über, sodass neben „direktem" Bilirubin (welches ebenfalls in die Blutbahn übertritt) und „indirektem" Bilirubin auch Urobilinogen im Serum nachweisbar ist. ❗

Die wasserlöslichen Stoffe – das direkte Bilirubin und Urobilinogen – werden auch renal eliminiert und finden sich somit in geringen Konzentrationen im Urin.

❗ Kommt es im Rahmen einer Leberschädigung zur eingeschränkten Exkretion der Urobilinogene über die Galle oder fallen Urobilinogene bei starker Bilirubin-Überproduktion vermehrt an, so erscheinen diese in höherer Konzentration im Urin. Die resultierende Braunfärbung des Urins kann somit wichtige diagnostische Hinweise liefern. ❗

Ätiologie und Pathogenese

Je nachdem, ob der Ikterus durch vermehrten Bilirubin-Anfall, durch unzureichende hepatische Umwandlung oder durch inadäquate biliäre Sekretion bedingt ist, werden drei Formen unterschieden (**Abb. 7.15**):

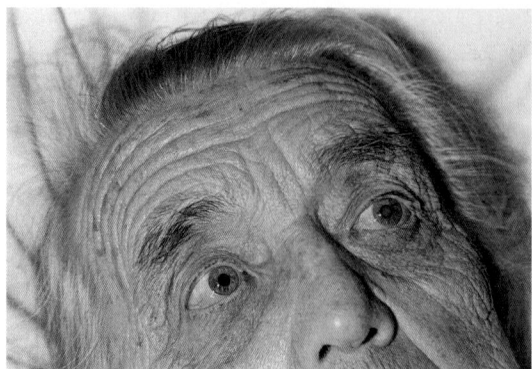

Abb. 7.13: Ikterus bei Virushepatitis mit typischer Gelbfärbung der Haut und Bindehaut (Sklerenikterus). [T209]

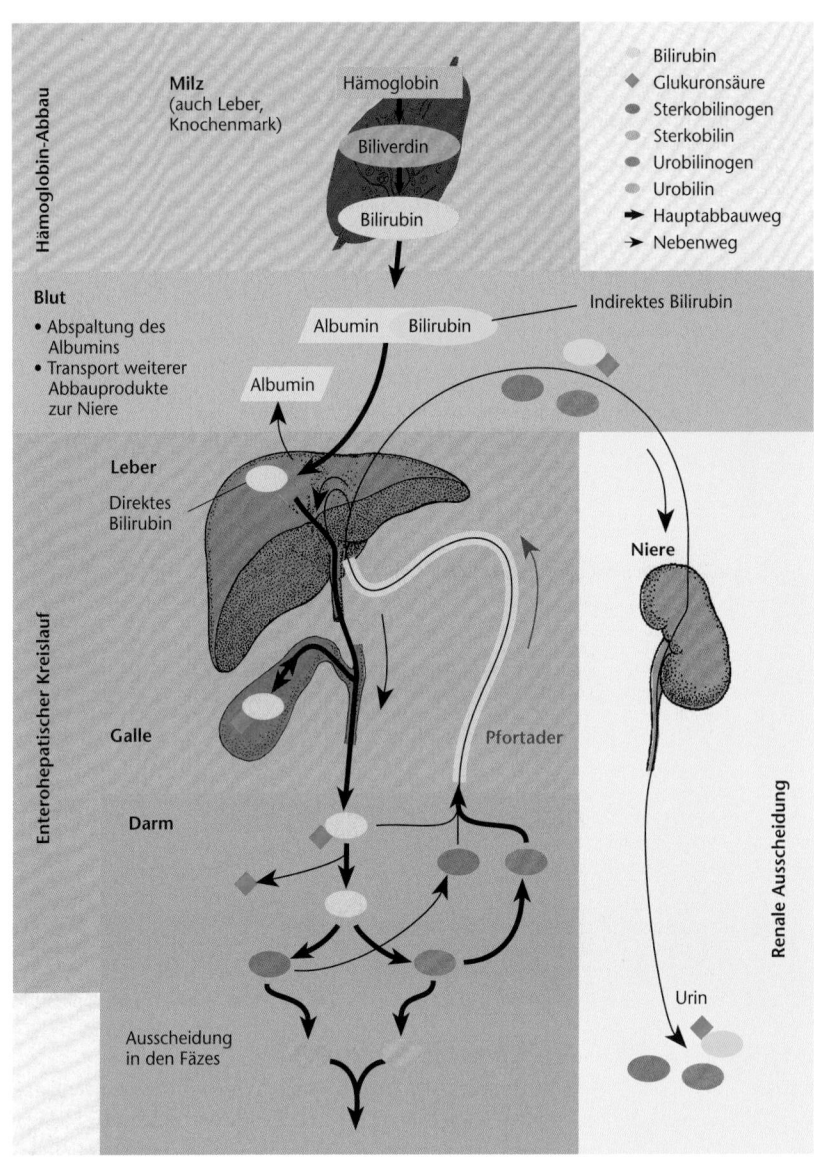

Die Legende zur Abbildung:
- Bilirubin
- Glukuronsäure
- Sterkobilinogen
- Sterkobilin
- Urobilinogen
- Urobilin
- Hauptabbauweg
- Nebenweg

Hämoglobin-Abbau

Milz (auch Leber, Knochenmark)

Hämoglobin

Biliverdin

Bilirubin

Blut
- Abspaltung des Albumins
- Transport weiterer Abbauprodukte zur Niere

Albumin   Bilirubin

Indirektes Bilirubin

Albumin

Enterohepatischer Kreislauf

Leber

Direktes Bilirubin

Niere

Galle

Pfortader

Renale Ausscheidung

Darm

Ausscheidung in den Fäzes

Urin

Abb. 7.14: Bilirubin-Stoff-wechsel. [A400–190]

Prähepatischer Ikterus („Überproduktionsikterus")

Fällt vermehrt indirektes Bilirubin aus dem Blutabbau an, kann die hepatische Konjugations- und Sekretionskapazität überschritten werden, z. B. bei
- Hämolyse (Differentialdiagnose s. 3.3.5)
- Resorption großer Hämatome
- dyserythropoetischem Ikterus bei Störung der Erythropoese mit Untergang von Erythrozyten im Knochenmark (sog. Shunt-Hyperbilirubinämie, z. B. bei perniziöser Anämie).

Intrahepatischer Ikterus

Hier liegt die Störung im Bereich der Hepatozyten; dabei können die zelluläre Aufnahme, die Konjugation oder die zelluläre Ausscheidung gestört sein:

- **Störung der Bilirubin-Aufnahme** in die Zelle bei M. Meulengracht (s. **7.1.9**) oder durch Medikamente (z. B. Rifampicin oder Röntgen-Kontrastmittel)
- **Störung der Konjugation** bei angeborenen Glukuronidierungsdefekten mit verminderter UDP-Glukuronyl-Transferase-Aktivität, z. B. beim Crigler-Najjar-Syndrom (sehr selten), aber auch bei M. Meulengracht. Eine Sonderform ist der bei fast allen Neugeborenen zu beobachtende **Neugeborenenikterus**, welcher zum einen durch den physiologisch vermehrten Bilirubin-Anfall, zum anderen durch die ebenfalls physiologische Unreife der UDP-Glukuronyl-Transferase bedingt ist.
- **Störung der Bilirubin-Ausscheidung** von der Zelle in die intrahepatischen Gallengänge (sog. intrahepatische Cholestase, s. **Kasten** „Ikterus und Cholestase"), z. B. bei

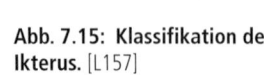

Abb. 7.15: Klassifikation des Ikterus. [L157]

hepatozellulären Erkrankungen (akute oder chronische Hepatitis, dekompensierte Zirrhose, Stauungsleber bei Rechtsherzinsuffizienz, Infiltration durch maligne Zellen), bei Sepsis und postoperativ (beide multifaktoriell bedingt), bei primär-biliärer Zirrhose, selten auch bei familiären Exkretionsstörungen (Dubin-Johnson-Syndrom, Rotor-Syndrom, s. **7.1.9**), Schwangerschaftscholestase (s. **7.1.10**) oder medikamenteninduziert (z. B. durch Phenothiazine oder orale Kontrazeptiva).

> ❗ Ist die Bilirubin-Verarbeitung *vor* der Glukuronidierung gestört, so kommt es zum Aufstau von indirektem, d. h. unkonjugiertem Bilirubin; liegt die Störung *hinter* der Glukuronidierung, kommt es zum Aufstau von direktem, d. h. konjugiertem Bilirubin. ❗

> ❗ Bei schweren Lebererkrankungen kommt es häufig zu Störungen mehrerer Schritte, sodass nicht nur die Glukuronidierung, sondern auch die zelluläre Bilirubin-Ausscheidung gestört ist; entsprechend liegt dann sowohl eine indirekte als auch eine direkte Bilirubin-Erhöhung vor. ❗

Posthepatischer Ikterus

Diese Form des Ikterus ist durch einen partiellen oder kompletten Verschluss der extrahepatischen Gallenwege bedingt (sog. extrahepatische Cholestase und kommt zum Beispiel bei Gallensteineinklemmung, Pankreaskopfkarzinom, Gallengangtumoren, chronischer Pankreatitis mit Gallengangkompression oder Gallengangstrikturen vor.

Diagnostisches Vorgehen bei Ikterus

Entsprechend seiner vielschichtigen Genese ist der Ikterus nicht nur Leitsymptom bei Hämolyse, sondern auch bei Leberfunktionsstörungen und bei Cholestase. Kernstrategie der Diagnostik ist deshalb herauszufinden, ob sich begleitende Hinweise auf Hämolyse, Leberzellstörung oder Cholestase finden lassen. Da die meisten klinisch relevanten Leberzellstörungen mit einer cholestatischen Komponente einhergehen (s. o.), besteht der erste Schritt bei der Ikterusdiagnostik in der Unterscheidung von hämolytischem und cholestatischem Ikterus (die seltenen, weder mit Hämolyse noch mit Cholestase einhergehenden Aufnahme- und Glukuronidierungsstörungen sind Ausschlussdiagnosen; **Tab. 7.1**).

Erster Schritt: Liegt ein cholestatischer Ikterus vor?

Entscheidender Parameter bei der Unterscheidung hämolytischer und cholestatischer Prozesse ist das Bilirubin. Liegt überwiegend indirektes Bilirubin vor, so ist eine hämolytische Störung zu vermuten, liegt vorwiegend direktes Bilirubin vor, so ist ein cholestatischer Prozess zu vermuten. Darüber hinaus sind die „Begleitumstände" wichtig:

- begleitende Hinweise auf **Hämolyse** (s. **3.3.5**): Anämie, erhöhte Retikulozytenzahl, erniedrigtes Haptoglobin, freies Hämoglobin im Serum (bei Überschreiten der Transportkapazität für Hämoglobin), erhöhte LDH, ggf. Splenomegalie
- begleitende Hinweise auf **Cholestase** (s. **7.1.2**): dunkler Urin, Stuhlentfärbung durch fehlende biliäre Exkretion von Sterkobilin und Urobilin; Juckreiz durch Rückstau von Gallensäuren ins Blut; zusätzlich Laborzeichen der Leberparenchymerkrankung (erhöhte Transaminasen, s. **7.1.1, 7.1.4**) sowie der Cholestase (erhöhte AP, γ-GT).

Zweiter Schritt: Ist der cholestatische Ikterus intrahepatisch oder extrahepatisch bedingt?

Zur Beantwortung dieser Frage wird wie bei der diagnostischen Abklärung der Cholestase vorgegangen:

- Für eine **extrahepatische Cholestase** sprechen Juckreiz und Stuhlentfärbung, da es hier zu einer völligen Obstruktion des Galleflusses kommt. Anamnestische Angaben wie rezidivierende Oberbauchschmerzen mit Übelkeit können auf Gallensteine hinweisen, Gewichtsverlust und epigastrische Schmerzen auf ein Pankreaskopfkarzinom. Die Serumtransaminasen sind bei extrahepatischer Cholestase typischerweise nur mäßig erhöht (weniger als das 5- bis 10-Fache des oberen Normbereiches), während die AP meist um mehr als das 2–3-fache erhöht ist.

! Ein dunkler Urin durch Ausscheidung von direktem Bilirubin oder Urobilinogen ist dagegen bei allen cholestatischen Ikterusformen möglich. !

! Juckreiz kann auch bei der (durch intrahepatische Cholestase bedingten) primär-biliären Zirrhose bestehen. !

- Für eine hepatozelluläre Störung und damit **intrahepatische Cholestase** sprechen anamnestische Risikofaktoren wie Auslandsaufenthalt, intravenöser Drogenkonsum, Blutübertragungen, vorbestehende Lebererkrankungen oder Alkoholismus. Die Serumtransaminasen sind bei hepatozellulärer Verletzung typischerweise stark erhöht (mehr als das 10–15-fache des oberen Normbereiches), während die AP meist um weniger als das 2–3-fache erhöht ist. Auch die anderen Parameter der Leberzellschädigung (z. B. erniedrigtes Albumin oder verlängerte Prothrombin-Zeit) sowie die klinischen Zeichen der he-

---

================ **AUF DEN PUNKT GEBRACHT** ================

Ikterus und Cholestase

Zu dem im Rahmen der Cholestase regelmäßig gesehenen Ikterus („cholestatischer Ikterus") kann es auf zwei Wegen kommen:

- durch eine zelluläre Exkretionsstörung mit ungenügender Ausscheidung des Bilirubins (und anderer gallepflichtiger Stoffe) in die intrahepatischen Gallenwege (**intrahepatische Cholestase**)
- durch eine Verlegung der extrahepatischen Gallenwege (**extrahepatische Cholestase**).

In beiden Fällen ist die **direkte Bilirubin-Fraktion** erhöht.

---

patozellulären Schädigung (s. **7.1.2, 7.1.4**) liegen meist vor. Spezifische Hinweise ergeben sich aus der Hepatitis-Serologie und der Bestimmung von Autoantikörpern (z. B. antimitochondriale Antikörper bei primär-biliärer Zirrhose).

Dritter Schritt: Definition des anatomischen Defekts durch bildgebende Verfahren

Hierbei ist die Sonographie die wichtigste Untersuchung: Sie ermöglicht die Unterscheidung zwischen posthepatischen und den anderen Ikterusformen. Bei einem posthepatischen Ikterus findet man einen erweiterten Gallengang und ggf. die der Obstruktion zugrunde liegende Ursache, z. B. Gallengangsteine, Pankreaskopf- oder Gallengangkarzinom: Die intrahepatischen Gallengänge, die normalerweise nicht sichtbar sind, sind in diesem Falle als zweites Lumen neben den Pfortaderästen darstellbar („Doppelflintenphänomen").

Bei unklarer Ursache können die Computertomographie des Abdomens, die MR-Tomographie und die ERCP (s. **7.1.4**) hilfreich sein. Selten ist eine Leberbiopsie indiziert.

07

Tab. 7.1 Differentialdiagnose des Ikterus

	Prähepatisch	Intrahepatisch	Posthepatisch
Ursache	Hämolyse	Parenchymschäden	Cholestase
Serumwerte			
• indirektes Bilirubin	↑↑	normal bis ↑	(↑)
• direktes Bilirubin	normal	↑↑	↑↑
• GOT und GPT	normal	↑↑	↑
• AP und γ-GT	normal	↑	↑↑
Urin			
• Bilirubin	–	↑	↑
• Urobilinogen	↑	↑↑	–
• Urinfarbe	normal	dunkel	dunkel
Stuhlfarbe	dunkel	hell bis dunkel	hell
Juckreiz	nein	evtl.	ja

Aszites

Aszites bezeichnet die pathologische Ansammlung von **Flüssigkeit in der freien Bauchhöhle**.

Klinik

Die Patienten bemerken als Erstes eine Zunahme des Bauchumfangs und des Gewichts. Fast immer besteht auch Meteorismus, der dem Aszites vorangehen kann („Erst kommt der Wind, dann der Regen"). Bei ausgeprägtem Aszites wird durch den Zwerchfellhochstand die Atmung behindert. Bei vorbestehenden Schwachstellen der Bauchwand kommt es zu aszitesgefüllten Hernien (**Abb. 7.16**).

Ätiologie

Häufigste Ursache ist die dekompensierte Leberzirrhose (ca. 80 %, schlechte Prognose: 2-Jahres-Überlebensrate 50 %). Aber auch andere Ursachen müssen differentialdiagnostisch bedacht werden: maligner Aszites bei Peritonealkarzinose oder massiver Lebermetastasierung (10 %), Rechtsherzinsuffizienz und konstriktive Perikarditis (3 %), schweres nephrotisches Syndrom sowie entzündlicher Aszites bei Peritonitis oder Pankreatitis (3 %).

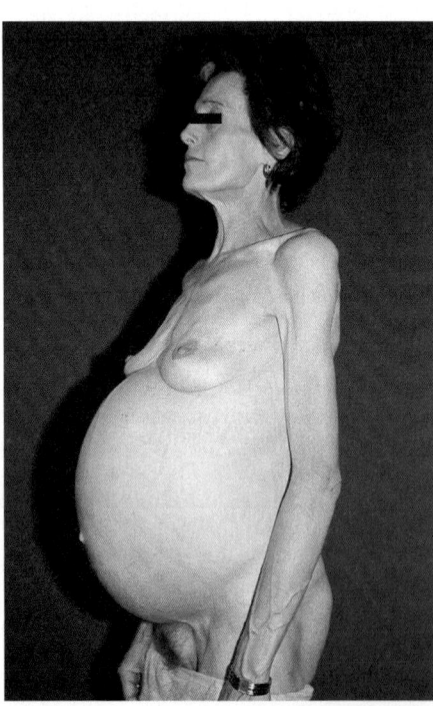

Abb. 7.16: Ausgeprägter Aszites („Trommelbauch") bei einer alkoholischen Leberzirrhose. Die verstärkte Venenzeichnung der Bauchhaut (Caput medusae) ist Zeichen eines Pfortader-Umgehungskreislaufs. Ikterus und Zeichen der allgemeinen Kachexie bei Leberzirrhose [T209]

Pathogenese

Bei gesunden Männern ist normalerweise keine intraperitoneale Flüssigkeit nachzuweisen, bei Frauen können abhängig vom Menstrualzyklus bis zu 20 ml gefunden werden.

Aszites kann entweder als Folge eines erkrankten Peritoneums entstehen oder bei einer Vielzahl von Erkrankungen, bei denen das Peritoneum jedoch intakt bleibt (s. **Kasten** „Pathogenetische Einteilung des Aszites"). Der Aszites entsteht entweder als

- **Transsudat** (Peritoneum intakt) durch erhöhten hydrostatischen oder erniedrigten kolloidosmotischen Druck und damit bei allen Formen der portalen Hypertension (s. **7.1.2**), am häufigsten im Rahmen einer Leberzirrhose, oder als
- **Exsudat** (Peritoneum erkrankt), z. B. bei entzündlichen oder malignen Prozessen des Peritoneums.

═══════ **AUF DEN PUNKT GEBRACHT** ═══════

Pathogenetische Einteilung des Aszites
Normales Peritoneum
- **Portale Hypertension:**
  - Leberstauung: Rechtsherzinsuffizienz, konstriktive Perikarditis, Budd-Chiari-Syndrom
  - Lebererkrankungen: Zirrhose, akutes Leberversagen, alkoholische Hepatitis, massive Lebermetastasen
  - Pfortaderverschluss (z. B. durch Thrombose).
- **Hypoalbuminämie:**
  - nephrotisches Syndrom
  - Mangelernährung
  - exsudative Enteropathie.
- **Andere Erkrankungen:**
  - Unterbrechung von intraabdominellen Gangsystemen: chylöser Aszites (Lymphsystem), pankreatischer Aszites (Pankreasgänge), galliger Aszites (Gallenwege), Urin
  - Erkrankungen der Ovarien.

Erkranktes Peritoneum
- **Infektionen:** bakteriell, tuberkulös, durch HIV oder Pilzerkrankung bedingt
- **maligne Erkrankungen:** Peritonealkarzinose, Peritonealmesotheliom, massive hepatische Metastasen, hepatozelluläres Karzinom
- **andere Erkrankungen:** Pankreatitis, familiäres Mittelmeerfieber, Polyserositis im Rahmen des SLE, Vaskulitis, eosinophile oder granulomatöse Peritonitis.

Aszites bei Leberzirrhose
Siehe **7.1.8**.

Maligner und entzündlicher Aszites
Der Aszites entsteht durch eine gesteigerte Kapillarpermeabilität und eine gesteigerte Lymphproduktion. Bei Peritonealkarzinose kommt eine Lymphabflussbehinderung hinzu.

Sonderform: chylöser Aszites

Es handelt sich um einen trüben, milchigen Aszites aufgrund von Lymphabflussstörungen bei Trauma, Tumor oder Infektionen (Tuberkulose, Filariasis) im Bereich der abdominellen oder thorakalen Lymphabflusswege oder bei intestinaler Lymphangiektasie. Selten (1%) ist jedoch auch der zirrhosebedingte Aszites chylös.

Diagnostisches Vorgehen

Die klinische Untersuchung des Abdomens kann Aszitesmengen ab 500 ml nachweisen. Empfindlichstes Verfahren ist die **Sonographie**, welche Aszites schon ab 100 ml nachweisen kann. Bei unklarer Genese kann eine Punktion des Aszites mit klinisch-chemischer, zytologischer und mikrobiologischer Untersuchung des Aspirats hilfreich sein.

Die ätiologische Zuordnung des Aszites über den Proteingehalt im Aszites allein ist nicht möglich, d.h., die grobe Regel, dass beim Transsudat ein niedrigerer Proteingehalt als beim Exsudat gemessen wird, gilt nur mit Einschränkungen. Aussagekräftiger ist die Berechnung des **Serum-Aszites-Albumin-Gradienten SAAG** (Serum-Albuminkonzentration geteilt durch Aszites-Albuminkonzentration). Alle durch portale Hypertension entstehenden Aszitesformen haben einen SAAG von $\geq 1,1$; alle anderen Formen einen SAAG von $< 1,1$ (**Tab. 7.2**).

Eine weitere ätiologische Abgrenzung ist möglich durch:
- Bestimmung der Triglyzeride: bei chylösem Aszites erhöht, oft > 1000 mg/dl
- Bestimmung der Amylase: bei pankreatischem Aszites erhöht
- Cholesterin-Bestimmung: bei malignem Aszites oft > 45 mg/dl
- CEA-Bestimmung: bei malignem Aszites meist > 2,5 ng/ml
- Gram-Färbung und Kultur sowie zytologische Untersuchung auf maligne Zellen und Leukozyten: bei entzündlichem Aszites erhöht.

Die Diagnostik wird komplettiert durch die Leberfunktionsparameter im Serum (Albumin, Cholinesterase, Quick-Wert), Serumelektrolyte (Hyponatriämie? Hypokaliämie?), Retentionswerte (eingeschränkte Nierenfunktion?) sowie Natrium- und Proteinausscheidung im 24-h-Sammelurin (hepatorenales Syndrom? Ausschluss eines nephrotischen Syndroms, s. **10.5.1**). Die Endoskopie des oberen Verdauungstraktes charakterisiert das Ausmaß von Ösophagusvarizen. Bei ätiologisch unklarer Lebererkrankung sollte evtl. eine Leberbiopsie erwogen werden.

Therapie

Siehe **7.1.8**.

Hepatomegalie

Größenzunahme der Leber (> 12 cm in der Medioklavikularlinie).

Klinik

Typische Symptome sind ein Spannungsgefühl im rechten Oberbauch, Inappetenz und ein Druckschmerz durch Kapselspannung.

Ätiologie

Die Hepatomegalie ist ein unspezifisches Zeichen für eine Lebererkrankung und wird bei einer Vielzahl von Leberleiden beobachtet, z.B. bei Fettleber, Hepatitis, Tumorerkrankungen und Rechtsherzinsuffizienz (s. **Kasten** „Ätiologie der Hepatomegalie").

═══════ **AUF DEN PUNKT GEBRACHT** ═══════

Ätiologie der Hepatomegalie
- **Fettleber:** häufigste Ursache
- **Hepatitis**
- **Leberstauung** bei Rechtsherzinsuffizienz, Perikardtamponade, konstriktiver Perikarditis
- **tumorbedingt:** bei primären Lebertumoren (Leberzellkarzinom, Hepatoblastom, Hämangiom), Infiltration im Rahmen von hämatologischen Systemerkrankungen (z.B. Non-Hodgkin-Lymphom) oder bei diffuser oder nodulärer Metastasierung von extrahepatischen Karzinomen
- selten bei **Speichererkrankungen** (z.B. Glykogenosen oder Lipidspeicherkrankheiten), Kupferstoffwechselerkrankungen (M. Wilson), Eisenspeichererkrankungen (Hämochromatose), α_1-Antitrypsin-Mangel, Lebervenenthrombose, extramedullärer Hämatopoese bei schwerwiegender Knochenmarkinsuffizienz.

Pathogenese

Die Hepatomegalie kann durch die Zunahme zellulärer und extrazellulärer Anteile der Leber entstehen:
- **Zunahme zellulärer Elemente:** hydropische Schwellung der Hepatozyten (akute Hepatitis); Speicherung abnormer Mengen an Glykogen, Proteinen, Lipiden, Kupfer oder Eisen; Proliferation von Leberzellen und Nicht-Paren-

07

Tab. 7.2 Differentialdiagnose des Aszites anhand des Serum-Aszites-Albumin-Gradienten (SAAG)

$\geq 1,1$	$< 1,1$
z.B. Leberzirrhose, Alkoholhepatitis (Fettleberhepatitis), Leberversagen, Lebermetastasen, Pfortaderthrombose, Budd-Chiari-Syndrom, Herzinsuffizienz, Schwangerschaftsfettleber, Myxödem	z.B. Peritonealkarzinose, pankreatischer oder biliärer Aszites, nephrotisches Syndrom, Polyserositis (z.B. bei SLE), Ileus, Mesenterialinfarkt, Peritoneal-Tbc

chym-Zellen (Fibrose, Zirrhose); extramedulläre Blutbildung; Infiltration mit malignen oder entzündlichen Zellen

- **Zunahme des extrazellulären Raumes:** gesteigerte Blutfülle (Rechtsherzinsuffizienz, Lebervenenthrombose), gestörter Lymphabfluss (bei Obstruktion der Lymphabflusswege infolge Tumor, Trauma oder Infektion), gestörter Gallefluss (cholestatische Lebererkrankungen), Zunahme der extrazellulären Matrix (Kollagene, Elastin, Glykoproteine z. B. bei Leberzirrhose).

Eine umschriebene Lebervergrößerung entsteht durch einen Tumor oder große Zysten.

Diagnostisches Vorgehen

Die Anamnese liefert Hinweise auf die Ätiologie. Die körperliche Untersuchung zeigt eine evtl. druckschmerzhafte, tastbare Leber. Sonographisch lassen sich diffuse oder lokalisierte Prozesse sowie eine kardiale Stauung differenzieren. Mithilfe des Labors können Hepatitiden, Grunderkrankungen, die zu einer Fettleber führen, sowie Speichererkrankungen erkannt werden. Ggf. muss die histologische Untersuchung (Leberpunktion oder Laparoskopie) zur definitiven Klärung beitragen.

7.1.4 Diagnostik bei Lebererkrankungen

Befunderhebung

Anamnese

Die Anamnese muss neben den aktuellen Beschwerden vor allen Dingen klären, inwiefern im Vorfeld leberschädigende Einflüsse am Werke waren, s. **Kasten** „Leberschädigende Einflüsse".

AUF DEN PUNKT GEBRACHT

Leberschädigende Einflüsse
- Alkoholkonsum („Was, wie viel und wie lange?")
- Lebererkrankungen, z. B. frühere Episoden von Hepatitis („Gelbsucht")
- berufsbedingte Noxen (z. B. Tetrachlorkohlenstoff, Vinylchlorid, Phosphor)
- Medikamente (Tetrazykline, Methotrexat, INH, Rifampicin, Azathioprin)
- Bluttransfusionen, Auslandsaufenthalte, sexuelle Promiskuität (evtl. Übertragung von Virushepatitiden), Drogenmissbrauch
- Vorerkrankungen (z. B. Diabetes mellitus mit Fettleber, Krebserkrankungen mit Lebermetastasierung)
- familiäre Stoffwechselstörungen, z. B. M. Wilson, α_1-Antitrypsin-Mangel.

Bei der aktuellen Anamnese richtet sich das Augenmerk auf: Gewichtsabnahme (z. B. bei Tumor), Gewichtszunahme (z. B. bei Herzinsuffizienz oder Aszites), Bauchumfangsvermehrung, Appetitlosigkeit, Speisenunverträglichkeit und Völlegefühl (z. B. bei Cholezystolithiasis), Farbe von Stuhl und Urin zur Differentialdiagnose bei Ikterus, Ödeme (durch Hypalbuminämie sowie Salz- und Wasserretention), Teerstühle und Bluterbrechen (Hinweis auf Ösophagusvarizen).

❗ Die Angabe einer vermehrten Blutungsneigung kann Ausdruck einer fortgeschrittenen Lebersynthesestörung sein (Abnahme der in der Leber gebildeten Gerinnungsfaktoren). ❗

Körperliche Untersuchung

Viele Lebererkrankungen zeigen sich an der Körperoberfläche und sind deshalb ohne technischen Aufwand zu diagnostizieren (**Abb. 7.17**).

Inspektion

- Sog. „**Leberhautzeichen**" (Spätveränderungen an der Haut bei Leberzirrhose): Spider-Nävi (**Abb. 7.18**), Weißnägel, Lackzunge, Hautatrophie („Geldscheinhaut"), Palmarerythem (**Abb. 7.19**), Kollateralvenen um den

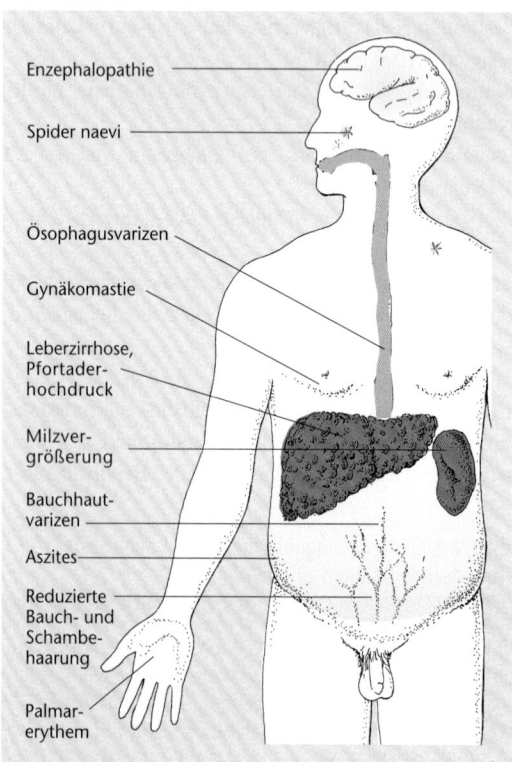

Abb. 7.17: Symptome bei Lebererkrankungen (Auswahl). [A400–190]

Enzephalopathie
Spider naevi
Ösophagusvarizen
Gynäkomastie
Leberzirrhose, Pfortaderhochdruck
Milzvergrößerung
Bauchhautvarizen
Aszites
Reduzierte Bauch- und Schambehaarung
Palmarerythem

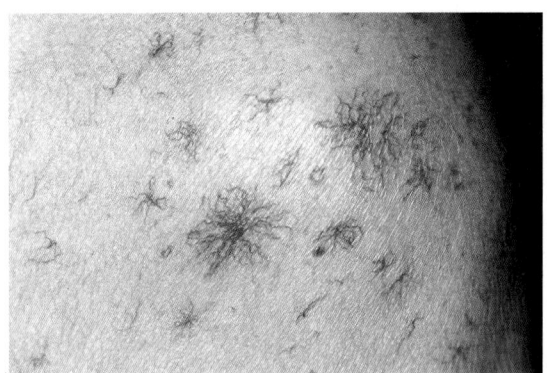

Abb. 7.18: Spider-Nävi. Die Läsionen lassen sich typischerweise wegdrücken. [T209]

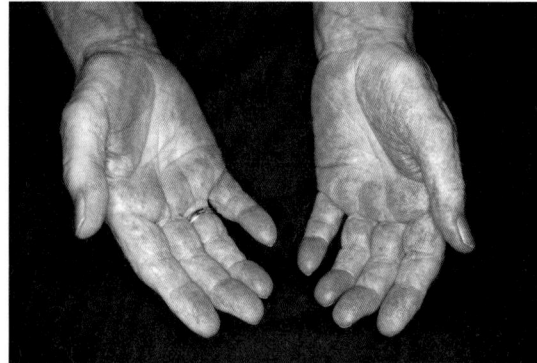

Abb. 7.19: Palmarerythem bei einem Patienten mit Leberzirrhose. [T209]

Bauchnabel (Caput medusae: Hinweis auf portale Hypertension), Striae, Petechien, fehlende männliche Sekundärbehaarung („Bauchglatze" durch verminderten Abbau von Östrogenen).

- **Ikterus:** zuerst Gelbfärbung der Skleren (ab einem Serum-Bilirubin-Wert > 1,5 mg/dl bzw. > 26 mmol/l)
- grobschlägiges **Zittern der Hände** (*„flapping tremor"*) bei hepatischer Enzephalopathie
- **Kratzeffloreszenzen** bei Pruritus, ggf. mit Superinfektion
- **Xanthome/Xanthelasmen** als Folge erhöhter Cholesterin-Konzentrationen bei Cholestase (**Abb. 9.34**)
- **Hautblutungen** (Ekchymosen) als Zeichen einer Gerinnungsstörung
- **Foetor hepaticus:** leberartiger Mundgeruch bei akutem Leberversagen
- **Ödeme:** Salz- und Wasserretention bei sekundärem Hyperaldosteronismus, Hypalbuminämie durch eingeschränkte Syntheseleistung der Leber
- vermehrter **Bauchumfang** bei Hepatomegalie oder Aszites
- **Hodenatrophie, Gynäkomastie** durch verminderten Abbau von Östrogenen
- **Dupuytren-Kontraktur** bei chronischem Alkoholabusus (allerdings unspezifisch)
- **Kayser-Fleischer-Kornealring:** grünlich-braune Ablagerungen von Kupfer am Irisrand bei M. Wilson (**Abb. 9.39**)
- **Bewusstseinsstörungen,** z. B. bei hepatischer Enzephalopathie.

Perkussion
- **Bestimmung der Lebergröße** (in der Medioklavikularlinie, normal beim Erwachsenen: 12 cm): Vergrößerung z. B. bei akuter Entzündung oder bei Herzinsuffizienz; Verkleinerung z. B. bei zirrhotischer Schrumpfung.

! Die Lebergröße kann auch auskultatorisch ermittelt werden: Stethoskop im epigastrischen Winkel aufsetzen und „Auskratzen" des Leberunterrandes vom Rippenbogen aus. Das Geräusch wird kaudal der Leber leiser. **!**

- **Prüfung auf Aszites:**
  - laterale Dämpfung, die sich in Seitenlage oder Knie-Ellenbogen-Lage in die jeweils abhängigen Partien verschiebt
  - „Wellenschlag-Phänomen": Durch Perkussion der lateralen Bauchwand wird eine Welle ausgelöst, die auf der anderen Bauchseite zu palpieren ist.

Palpation
- Abstand des Leberunterrandes vom Rippenbogen
- Untersuchung auf Druckschmerz und Abwehrspannung
- Konsistenz und Oberfläche der Leber:
  - groß und weich: V. a. Fettleber
  - klein und hart: V. a. Zirrhose
  - kleinknotig: V. a. nutritiv-toxische Zirrhose
  - großknotig: V. a. posthepatitische Zirrhose
  - solitärer Knoten: V. a. Metastase, Tumor, Abszess
- Palpation der Milz (Vergrößerung z. B. bei portaler Hypertension).

Labor und Funktionstests

Da die Leber ein zentrales Stoffwechselorgan ist, lassen sich ihre Synthese- und Entgiftungs- bzw. Ausscheidungsleistungen klinisch-chemisch genau erfassen (**Abb. 7.20**; s. a. **7.1.1**):

Überprüfung der Leberzellintegrität
- Bei Schädigung der Zellmembran treten die vor allem zytoplasmatisch lokalisierten **Transaminasen** Glutamat-Pyruvat-Transaminase (GPT = ALT, Alanin-Amino-Transferase) und Glutamat-Oxalazetat-Transferase (GOT = AST, Aspartat-Amino-Transferase) ins Serum über.

07

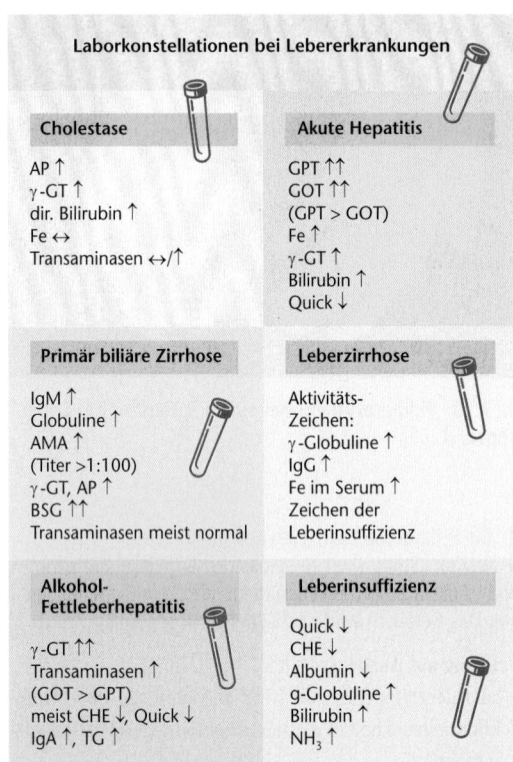

Abb. 7.20: Übersicht über die Laborkonstellationen bei verschiedenen Lebererkrankungen. TG = Triglyzeride. [L157]

Normale Transaminasen schließen eine Hepatitis weitgehend aus.

! Bei viraler Hepatitis ist der GPT-Wert höher als der GOT-Wert, bei alkoholischer Hepatitis umgekehrt (De-Ritis-Quotient, s. 7.1.1). **!**

- Bei Zellnekrose kommt es auch zur Erhöhung der Glutamat-Dehydrogenase (GLDH). Dieses mitochondriale Enzym ist vor allem in den perivenös gelegenen Hepatozyten lokalisiert und bei Hypoxie infolge Leberstauung oder Schock stark erhöht.

Abschätzen der Syntheseleistung

Bei Leberzellschaden sind die in der Leber synthetisierten Produkte **Albumin** (12 g/d, HWZ 20 d), **Cholinesterase** (CHE, HWZ 10 d), **Cholesterin** und viele **Gerinnungsfaktoren** (s. **Kasten** rechts) erniedrigt.

Überprüfung der Entgiftungsfunktion

Die Fähigkeit zur Entgiftung (z. B. Konjugation, Biotransformation, Harnstoffzyklus) kann durch die Bestimmung von Bilirubin und Ammoniak im Serum überprüft werden; Letzteres ist ein brauchbarer Parameter in der Differentialdiagnose der hepatischen Enzephalopathie (s. **7.1.8**). Als Verlaufsparameter der hepatischen Enzephalopathie eignet

sich die Plasmaammoniakkonzentration jedoch nicht, da Spiegel und Schwere der Enzephalopathie nur ungenügend miteinander korrelieren.

Störungen der biliären Exkretion

Die Erhöhung der membranständigen γ-GT (Vorkommen in Leber, Niere, Pankreas) ist der empfindlichste Parameter bei Cholestase und bei durch Alkohol bedingten Leberschäden. Bei intra- oder extrahepatischer Cholestase ist zusätzlich die alkalische Phosphatase (AP, typischerweise um das 3–5-Fache) erhöht. Zusätzlich kommt es zur Erhöhung von direktem, d. h. bereits konjugiertem Bilirubin; in schweren Fällen steigt jedoch auch das indirekte Bilirubin an.

Weitere Laboruntersuchungen

- **Serumelektrophorese (Abb. 7.21):** Je nach Art der Leberschädigung sind unterschiedliche Eiweißfraktionen verändert: Bei chronischen Lebererkrankungen besteht sowohl eine Hypalbuminämie (niedrige α-Fraktion) als auch eine Hypergammaglobulinämie (hohe und breite γ-Fraktion).

! Die Hypergammaglobulinämie ist induziert durch gastrointestinale Antigene, d. h. Proteinabbauprodukte von Mikroorganismen aus dem Darm oder der Nahrung, die bei schlechter Leberfunktion nicht aus dem Pfortaderblut ent-

---

══════AUF DEN PUNKT GEBRACHT══════

In der Leber synthetisierte Gerinnungsfaktoren

- **Vitamin-K-abhängig:** Faktor II, VII, IX, X; Protein C und S. Dieser Teil der Gerinnungsfaktoren wird nur in Anwesenheit von Vitamin K synthetisiert. Sie sind deshalb nicht nur bei Leberzellschaden, sondern auch bei Malabsorption, Verschlussikterus oder bei durch Antibiotika gestörter Darmflora vermindert.
- **Nicht Vitamin-K-abhängig:** Faktor I, V*, XI, XII, XIII; AT III.

Der beste Gerinnungstest zur Untersuchung der leberabhängigen Gerinnungsfaktoren ist die Prothrombin- bzw. Thromboplastin-Zeit (**„Quick-Wert"**), da diese wegen der kurzen Halbwertszeit der Faktoren II und VII (Stunden) rasch auf eine veränderte Proteinsynthesefunktion reagiert.

Die Unterscheidung zwischen einer durch Vitamin-K-Mangel und einer durch Leberparenchymschaden bedingten Gerinnungsstörung gelingt durch den **Koller-Test:** Nach intravenöser Gabe von Vitamin K steigt der Quick-Wert bei Vitamin-K-Mangel an (heute kaum mehr angewandt). Alternativ können die einzelnen Vitamin-K-abhängigen Gerinnungsfaktoren bestimmt werden, welche bei Vitamin-K-Mangel im Gegensatz zu den anderen Gerinnungsfaktoren (z. B. Faktor V) erniedrigt sind.

* Die Differenzierung zwischen leichtem und schwerem Leberschaden ist durch Bestimmung von Faktor V möglich, der nur bei schwerer Schädigung erniedrigt ist.

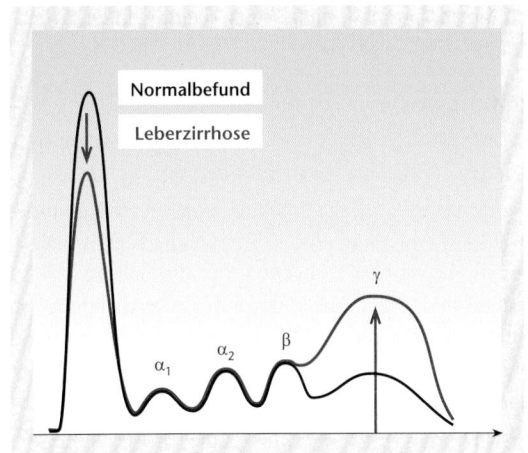

Abb. 7.21: Immunglobuline in der Serumelektrophorese bei chronischen Lebererkrankungen. [L157]

fernt werden können und in der Milz die B-Lymphozyten zur Immunglobulinbildung stimulieren. ❗

❗ Die Aufschlüsselung in der Immunelektrophorese gibt diagnostische Hinweise: Bei der primär-biliären Zirrhose kommt es zu einer IgM-Erhöhung (s. 7.1.7), bei Cholestase zur IgA-Erhöhung. Bei alkoholischen Leberschäden sind sowohl IgG als auch IgA erhöht, bei chronisch-aggressiver Hepatitis dagegen lediglich IgG. ❗

- α**-Fetoprotein (AFP):** Erhöhung bei hepatozellulärem Karzinom (Sensitivität 90% bei geringer Spezifität). AFP kann auch bei akuter und chronisch-aggressiver Hepatitis, Leberzirrhose und embryonalen Tumoren erhöht sein.
- **Virusserologie:** Antikörperuntersuchungen auf Hepatitis A–E und andere Viren, Virus- bzw. Antigennachweis bei Hepatitis B und C (s. **7.1.5**)
- **immunologische Diagnostik:** ANA (antinukleäre Antikörper), anti-SMA (Smooth-Muscle-Antikörper), anti-LKM (Liver-Kidney-Microsomes-Antikörper) und anti-SLA/LP (*soluble liver antigen/liver pancreas antigen*-Antikörper) finden sich bei autoimmuner Hepatitis. AMA (antimitochondriale Antikörper) sind pathognomonisch bei primär-biliärer Zirrhose (90%).
- **Spezifische Leberfunktionstests** (s. **Kasten** „Leberfunktionstests") helfen wenig bei der Diagnostik und Differentialdiagnostik, sind jedoch ggf. für Therapieentscheidungen und zur Prognosebeurteilung sinnvoll.

Bildgebende Verfahren

Sonographie

Durch die relativ einfache Untersuchungstechnik und die hohe Aussagekraft steht die Ultraschalluntersuchung in der bildgebenden diagnostischen Stufenleiter an erster Stelle

═══ZUR VERTIEFUNG═══

Leberfunktionstests

- **MEGX-Test:** Prüfung der Metabolisierungskapazität des Zytochrom-P_{450}-Systems durch i.v. Bolusgabe von 1 mg/kg Lidocainhydrochlorid; Bestimmung des Hauptmetaboliten Monoethylglycinxylidid (MEGX)
- **Aminopyrin-Atemtest:** Prüfung des Zytochrom-P_{450}-Systems durch orale Applikation von ^{13}C-markiertem Aminopyrin und Messung der $^{13}CO_2$-Konzentration in der Ausatemluft
- **Indicyangrün-Aufnahme** zur quantitativen Bestimmung der Leberdurchblutung: Ersatz für den früher gebräuchlichen Bromsulfthalein-Test
- **Galaktose-Eliminationskapazität:** Prüfung der hepatozellulären Funktionsreserve, relativ unsicher.

(Abb. 7.22); sie ermöglicht die Beurteilung von Lebergröße und Leberparenchymstruktur (z.B. diffuse Echogenitätsvermehrung bei Steatose oder Zirrhose), den Nachweis herdförmiger Prozesse wie z.B. Adenome, Hämangiome (häufig echoreich), Zysten (echofrei mit Schallverstärkung) oder Metastasen, die Beurteilung der intra- und extrahepatischen Gallenwege und der Gallenblase, einer Leberstauung und intraabdomineller Veränderungen infolge von Lebererkrankungen (z.B. Splenomegalie, Aszites).

Dopplersonographie

Der Fluss in der Pfortader korreliert umgekehrt proportional mit dem Ausmaß der portalen Hypertension. Er lässt sich in der Duplex- und Dopplersonographie einfach, nicht-

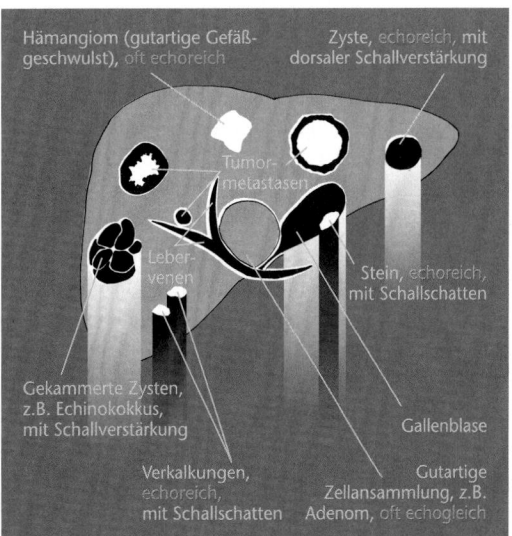

Abb. 7.22: Schematische Darstellung typischer Leberbefunde in der Sonographie. [A400–215]

07

invasiv und gut reproduzierbar darstellen. Im Extremfall erkennt man eine Flussumkehr in der Pfortader mit retrogradem Blutfluss von der Leber weg. Auch die bei portaler Hypertension rekanalisierten Umbilikalvenen können sichtbar gemacht werden.

Endosonographie

Durch den sehr engen Kontakt des endoskopischen Schallkopfs zwischen Magen und Duodenum einerseits und Oberbauchorganen andererseits wird die Darstellung pathologischer Strukturen auch bei schlechten Schallbedingungen der konventionellen Sonographie (z. B. infolge von Meteorismus) möglich. Zudem kann direkt mit einer endosonographisch gesteuerten Feinnadelpunktion Gewebe zur histologischen Untersuchung gewonnen werden.

CT

Falls bei der Sonographie keine eindeutige Diagnose gelingt sowie als Staging-Untersuchung bei malignen Erkrankungen ist ein CT – am besten ein Spiral-CT – indiziert. Bei diffusen Lebererkrankungen (z. B. Fettleber oder Hämochromatose) ist meist ein Nativ-Scan ausreichend (**Abb. 7.23**). Fokale Läsionen lassen sich jedoch nach Kontrastmittelgabe häufig besser darstellen.

> **!** Bei mehrfacher Darstellung eines Schnittes in schneller Folge lässt sich z. B. ein Hämangiom nachweisen (unterschiedliche Füllung – sog. Irisblenden-Phänomen). **!**

MRT

Die Magnetresonanztomographie ist das Mittel der Wahl zum Nachweis von **Hämangiomen**; auch Abszesse und Metastasen lassen sich mit ausreichender Sicherheit darstellen und die Diagnose und Verlaufsbeurteilung von Eisenablagerungen ist möglich. Zunehmend wird das MRT auch zur nicht-invasiven diagnostischen Darstellung des biliären Systems herangezogen (sog. Magnetresonanz-Cholangiopankreatographie, **MRCP**, s. 7.3.2).

Prinzip

Die Protonen des im Körper vorherrschenden Wasserstoffatoms richten sich in einem starken Magnetfeld gleichmäßig aus. Durch zusätzliche Einstrahlung definierter Abfolgen eines hochfrequenten Wechselmagnetfeldes werden die Wasserstoffprotonen in Schwingung versetzt und nehmen an unterschiedlichen Stellen je nach Wasserstoffdichte eine unterschiedliche Resonanzfrequenz an, die bildlich dargestellt werden kann. Neben der Protonendichte wird das Relaxationsverhalten nach Abschalten des Wechselmagnetfeldes analysiert – d. h. der Energieaustausch mit der Umgebung (sog. **T1-Relaxation**) oder zwischen den Wasserstoffatomen (sog. **T2-Relaxation**). Die Relaxationszeiten

sind gewebespezifisch und können dadurch in zusätzliche Bildinformationen umgesetzt werden.

Szintigraphie

Die früher angewandten „statischen" Verfahren sind weitgehend durch Sonographie und CT ersetzt. Die Leberfunktionsszintigraphie (**hepatobiliäre Sequenzszintigraphie**) mit ^{99m}Tc-markierten Lidocain-Derivaten erlaubt Aussagen über die hepatobiliäre Funktion und die Galleabflussverhältnisse und dient darüber hinaus der Differenzierung von solitären Leberherden. Mit der Leberperfusionsszintigraphie mit ^{99m}Tc-Pertechnetat-markierten Erythrozyten lassen sich der Erythrozytenabbau (**Blutpool-Szintigraphie**) und Perfusionsverhältnisse vor lokaler Chemotherapie darstellen sowie Hämangiome nachweisen.

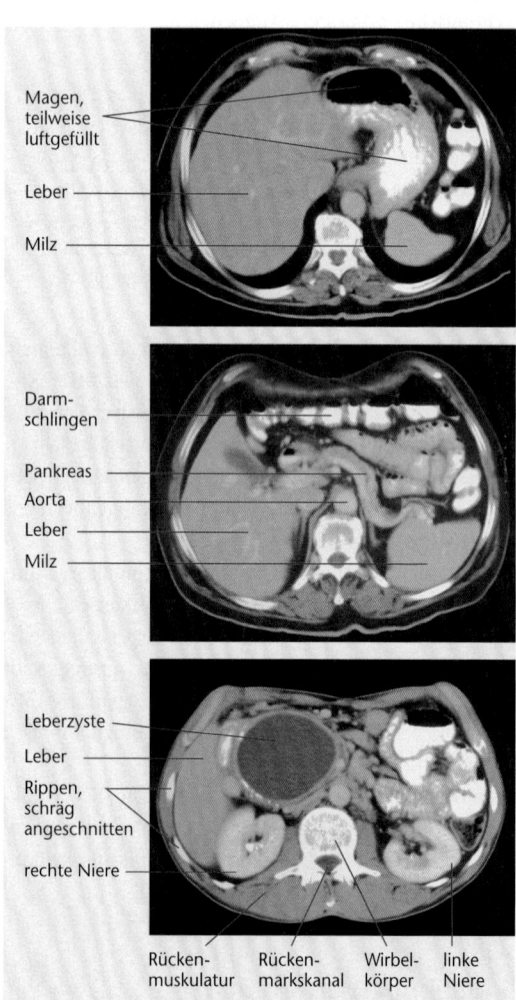

Magen, teilweise luftgefüllt
Leber
Milz

Darmschlingen
Pankreas
Aorta
Leber
Milz

Leberzyste
Leber
Rippen, schräg angeschnitten
rechte Niere

Rückenmuskulatur   Rückenmarkskanal   Wirbelkörper   linke Niere

Abb. 7.23: Drei horizontale CT-Schnitte durch die Leber.
Zur besseren Abgrenzbarkeit ist der Darm durch oral applizierte Kontrastmittelflüssigkeit angefüllt und erscheint daher hyperintens (weiß). Als pathologischer Befund zeigt sich eine große Leberzyste in dem unteren Bild. [A400]

! Die fokal-noduläre Hyperplasie lässt sich durch die biliäre
■ Ausscheidung der Trägersubstanz vom Adenom – bei dem
wegen fehlender Gallengänge die Ausscheidung unterbleibt –
differenzieren. **!**

Invasive Verfahren

Angiographie

Die direkte Arteriographie der A. hepatica dient der präoperativen Gefäßdarstellung und dem Nachweis von gefäßreichen Tumoren.

Bei der indirekten Splenoportographie wird Kontrastmittel in die A. mesenterica superior injiziert und der Abfluss
über die V. portae dokumentiert. Dieser Gefäßstatus kann
z. B. vor großen Eingriffen im Oberbauch für den Chirurgen
wichtig sein.

ERCP (endoskopische retrograde Cholangiopankreatographie)

Empfindlichste bildgebende Methode bei der Diagnostik
des biliären Systems (**Abb. 7.24**). Nach endoskopischem
Aufsuchen der Papilla Vateri (**Abb. 7.25**) wird der Ductus
choledochus sondiert und retrograd Kontrastmittel injiziert; hierdurch gelingt die Darstellung der extra- und intrahepatischen Gallenwege und des Pankreasganges. Wichtigste Indikation ist die Differenzierung und Behandlung einer
posthepatischen Cholestase, s. 7.1.2. Aufgrund der verbesserten nicht-invasiven Untersuchungsverfahren gilt heute
zumeist nur noch die therapeutische Indikation.

! Die ERCP bietet die Möglichkeit für einen endoskopisch-
■ interventionellen Eingriff, z. B. die Spaltung der Papille und
Extraktion eines eingeklemmten Gallensteins oder eine Gallen-
gangsdrainage durch Einlage eines Plastik- oder Metall-Stents
bei obstruierendem Tumor. **!**

Komplikationen

Häufig kommt es zu einer leichten, vorübergehende Pankreatitis (Amylase-Anstieg), in 1% zu einer schweren, anhaltenden Pankreatitis.

PTC (perkutane transhepatische Cholangiographie)

Perkutane Injektion von nierengängigem Kontrastmittel
mit der Chiba-Nadel (0,7 mm dicke „Feinnadel") in einen
intrahepatischen Gallengang. Seit Einführung der ERCP
ist dieses Verfahren nur noch bei Nicht-Durchführbarkeit
der ERCP (z. B. bei nicht-sondierbarer Papille oder nicht-
passierbarer Gallengangsstenose oder auch bei Zustand
nach Magenteilresektion nach Billroth II) oder bei unklaren
Ergebnissen der ERCP (z. B. ungenügende Darstellung proximal einer Obstruktion) indiziert.

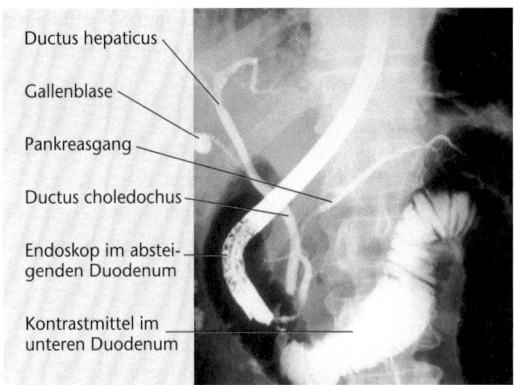

Abb. 7.24: Normale ERCP. Pankreasgang und Gallenwege stellen sich regelrecht dar. [X211]

Komplikationen

Komplikationen treten in 2 – 5% (!) der Fälle auf: gallige
Peritonitis, arteriovenöse Fistel, Fehlpunktion der Pfortader
oder Lebervene.

Leberpunktion

Auch heute noch lassen sich viele Lebererkrankungen letztendlich nur durch die histologische Untersuchung sichern.
Zudem ist die Leberhistologie mitentscheidend für die Indikation zur Interferon-Therapie bei chronischer Virushepatitis.

● Bei diffusen Leberparenchymerkrankungen wird die Leber mit oder ohne sonographische Kontrolle punktiert
  („**Leberblindpunktion**"; Aspirationsbiopsie mit der Men-
  ghini-Nadel). Die Letalität liegt bei 0,01%, die Komplikationsrate, z. B. Verletzungen der Leber mit nachfolgendem subkapsulären Hämatom oder Blutung in die Bauchhöhle, beträgt 0,5%.
● Bei umschriebenen Leberläsionen wird eine sonographisch gesteuerte **Leberstanzbiopsie** (z. B. TruCut-Biop-

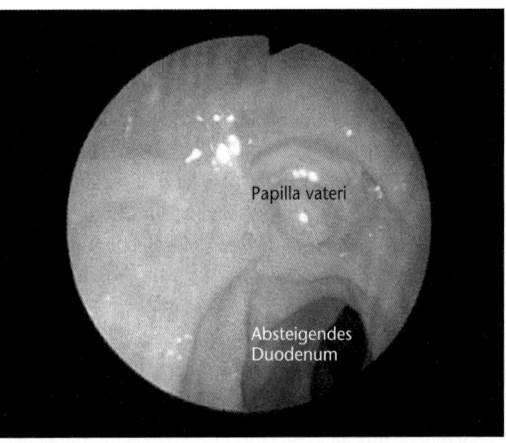

Abb. 7.25: Blick auf eine normale Papilla Vateri. [E119]

07

siesystem) mit einem halbautomatischen Schussapparat oder eine gezielte, sonographisch gesteuerte Feinnadelpunktion durchgeführt.

Das Biopsat muss mindestens 1,5 cm Länge und 1,2 – 1,8 mm Durchmesser aufweisen. Nach sofortiger Fixation in 6,25- bis 10%igem Formalin wird es histopathologisch auf Ätiologie, Chronizität, Staging und Grading untersucht (s. 7.1.5).

Laparoskopie

Diese ist bei unklaren Befunden von Sonographie, CT/MRT und transkutaner Leberbiopsie indiziert. Nach Eingehen in die Peritonealhöhle mit einem Trokar vom Nabel aus und CO_2-Insufflation zur Anhebung der Bauchdecken wird die Leber direkt inspiziert. Die Makromorphologie wird beurteilt und Biopsien werden entnommen, z. B. bei chronischer Hepatitis, primär-biliärer Zirrhose und chronischer, nichteitriger destruierender Cholangitis. Die Komplikationsrate liegt bei 2,5%, die Letalität bei 0,3%. Durch feineres Instrumentarium („Mini-Laparoskopie") erfährt diese Methode in letzter Zeit deutlichen Aufschwung. Vorteil ist die höhere diagnostische Sicherheit durch gezielte Biopsatgewinnung.

7.1.5 Hepatitis

Eine Entzündung der Leber kann als Resultat einer ganzen Vielzahl von zellschädigenden Einflüssen – wie Viren, Toxinen, Medikamenten oder inadäquaten Immunprozessen – entstehen. Die gemeinsame pathologische Endstrecke dieses gegen die Leberzelle gerichteten Angriffs ist die hepatozelluläre Nekrose mit nachfolgender Infiltration des Lebergewebes mit Entzündungszellen. Die Nekrose kann dabei fokal oder disseminiert sein und auch die Entzündungsreaktion reicht von einer auf die Portalfelder begrenzten Reaktion bis hin zur Infiltration des gesamten Leberparenchyms.

Die den Hepatitiden zugrunde liegende Zellschädigung kann entweder auf direkten zytopathischen Effekten beruhen (z. B. toxinvermittelte Nekrose) oder in der Folge der Wirtsreaktion gegen den schädigenden Einfluss (z. B. Virushepatitiden) auftreten. Klinisch verläuft die Hepatitis extrem variabel – von der schleichenden, nur durch Laborunregelmäßigkeiten zu diagnostizierenden Beteiligung bis hin zum akuten Leberversagen.

Einteilung

Die Einteilung der Hepatitiden kann nach verschiedenen Kriterien erfolgen:
• **Nach dem klinischen Verlauf** unterscheidet man die akute Hepatitis (weniger als 6 Monate bestehende Hepatitis)

von der chronischen Hepatitis (anhaltender Entzündungsprozess von über 6 Monaten Dauer).

> ❗ Die beiden Formen können histologisch erst dann unterschieden werden, wenn eine fibröse Vernarbung mit Aufhebung der lobären Architektur zu sehen ist (diese kommt per definitionem nur bei der chronischen Hepatitis vor). ❗

• **Nach der Ätiologie** lassen sich infektiöse, toxische, autoimmunologische und hereditäre Hepatitiden unterscheiden.
• **nach histologischen Kriterien:** s. u. Abschnitt „Ätiologie und Pathogenese"

Akute Hepatitis

Die beiden häufigsten Ursachen für eine akute Hepatitis sind die **alkoholische Fettleberhepatitis** (s. 7.1.6) und die **Virushepatitiden**. Viele andere infektiöse und toxische Ursachen sind jedoch bekannt (**Abb. 7.26**).

Auch eine Vielzahl von Medikamenten kann infolge toxischer Schädigung eine akute Hepatitis auslösen, zum Teil mit lebensbedrohlichem Verlauf. Berüchtigt diesbezüglich sind u. a. Halothan und Paracetamol (s. 7.1.6).

Akute Virushepatitis im Überblick

Sie ist eine **systemische Virusinfektion**, die überwiegend die Leber betrifft und hier zu einer diffusen, nicht-eitrigen Entzündung führt. Im engeren Sinne versteht man unter Virushepatitis eine Infektion durch Hepatitis A, B, C, D oder

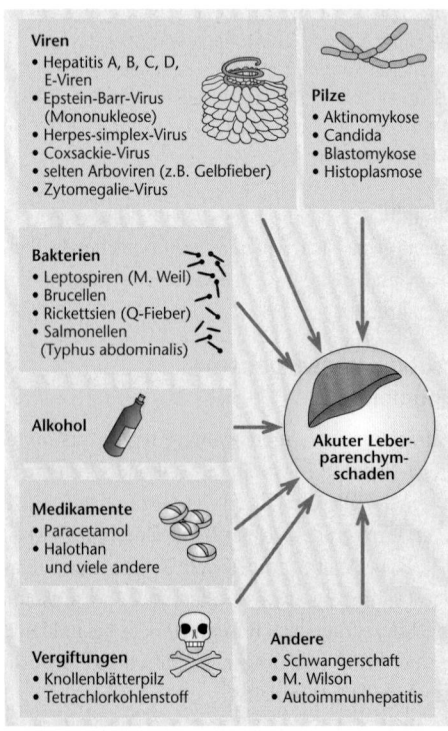

Abb. 7.26: Ätiologie der akuten Hepatitis. [L157]

Tab. 7.3 Charakteristika der Hepatitiden A–G

	Hepatitis A	Hepatitis B	Hepatitis C	Hepatitis D	Hepatitis E	Hepatitis G
Erreger	HAV Picornavirus	HBV Hepadnavirus	HCV Flavivirus	HDV Viroid	HEV Calcivirus	GBV-C, HGV, Flavivirus
Bevorzugte Jahreszeit	Herbst/Winter	–	–	–	„Regenzeit"	–
Hauptübertragungsweg	fäkal-oral	parenteral, sexuell, perinatal	parenteral	parenteral, sexuell	fäkal-oral	parenteral, sexuell
Inkubationszeit	2–6 Wochen	1–6 Monate	2–10 Wochen	4–7 Wochen	2–8 Wochen	unklar
Infektiositätsindikator(en)	bis 12 Wo. nach Auftreten der ersten Symptome Anti-HAV-IgM positiv	HBs-Ag, HBe-Ag, HBV-DNA und Anti-HBc-IgM positiv	HCV-RNA-Nachweis	unklar	unklar	unklar
Serologische Routinediagnostik	Anti-HAV-IgM	HBs-Ag, HBe-Ag, Anti-HBc-IgM, (HBV-DNA)	Anti-HCV (erst nach 3–6 Monaten positiv), HCV-RNA	Anti-HDV-IgM	Antigennachweis mittels ELISA	HGV-RNA-Nachweis mittels PCR
Immunitätsindikator	Anti-HAV-IgG positiv	Anti-HBs-Ag > 10 IU/l	unbekannt	unbekannt	unbekannt	unbekannt
Fulminanter Verlauf	0,2 %	1 %	< 1 %	2–10 %	bei Schwangeren bis 20 %	unklar
Chronischer Verlauf	keiner	5–10 %	ca. 55 %	bis 70 %	keine	unklar
Prognose	im Kindesalter gut, mit zunehmendem Alter schlechter	mit zunehmendem Alter schlechter	mäßig	oft schlecht	gut (Ausnahme: Schwangere)	–
Impfung	passiv und aktiv	passiv und aktiv	nicht möglich	Schutz durch Impfung gegen Hepatitis B	nicht möglich	–

====ZUR VERTIEFUNG====

Klinische Verlaufsformen der akuten Virushepatitis

- **Anikterischer Verlauf:** Bei bis zu 50 % der Hepatitiden – vor allem bei Hepatitis C – tritt kein Ikterus auf; nicht selten ist der Verlauf komplett inapparent (asymptomatisch).

  ! Die Hepatitiden werden dann zum Teil nur retrospektiv durch den Nachweis von Antikörpern diagnostiziert. !

- **Cholestatischer Verlauf:** Bei ca. 5 % der Patienten (meist bei Hepatitis A) kommt es für die Dauer von 6–12 Wochen zur Entfärbung des Stuhls und Dunkelfärbung des Urins infolge einer intrahepatischen Cholestase. Bilirubin und die Cholestase-Enzyme (γ-GT, AP) steigen stark an. Die Patienten sind durch eine erhebliche Reduktion des Allgemeinzustandes schwer

krank. Außer bei Hepatitis A kommen cholestatische Verläufe auch bei der Hepatitis B vor.

- **Fulminante Hepatitis:** Diese Verlaufsform tritt bei den verschiedenen Virushepatitiden mit sehr unterschiedlicher Häufigkeit auf: Hepatitis A < 0,5 %, Hepatitiden B und C 0,5–1 %, Hepatitis D 3 %, Hepatitis E 2–20 % (v. a. bei Schwangeren). Für mehr als 50 % der fulminanten Hepatitiden ist die Hepatitis B verantwortlich. Es kommt zu einer schweren nekrotisierenden Leberentzündung mit histologisch „brückenbildenden" Nekrosen und progredientem Leberversagen. Klinisch entwickeln sich innerhalb von Wochen die Zeichen des akuten Leberversagens (s. 7.1.2). Sonographisch ist die Leber klein und schrumpft im Verlauf. Die Letalität ist mit 60–80 % extrem hoch; es besteht daher häufig die Indikation zur Lebertransplantation.

- **Chronische Hepatitis:** Diese kann sich aus der akuten B-, C- oder D-Hepatitis entwickeln und ist durch eine über mehr als 6 Monate bestehende Transaminasenerhöhung gekennzeichnet. Zugrunde liegt eine persistierende Entzündungsreaktion. Die Hepatitis B kann jedoch auch ohne begleitende Entzündungsreaktion und damit ohne Transaminasenerhöhung persistieren (**asymptomatische Träger**).

- **Rezidivierende Hepatitis:** Bei 15–20 % der Patienten kommt es nach scheinbarer Ausheilung der Hepatitis zu einem Rezidiv. Die Symptome sind ähnlich wie bei der akuten Hepatitis; differentialdiagnostisch sind eine Neuinfektion durch andere Erreger (es besteht keine Kreuzimmunität zwischen den Hepatitiden A–E), eine Reaktivierung durch Immunsuppression sowie toxische Schäden (z. B. durch Alkohol) zu berücksichtigen.

E (Überblick s. **Tab. 7.3**). Die Virushepatitiden gehören weltweit zu den häufigsten Infektionskrankheiten. Auch andere Viren – wie Epstein-Barr- oder *Herpes-simplex*-Virus – können die Leber mitbefallen, sie ist dabei aber nicht zentraler Manifestationsort der Erkrankung.

❗ Erkrankung und Tod durch Virushepatitis sind meldepflichtig. ❗

Klinik

Der klinische Verlauf ist für alle Virushepatitiden ähnlich, variiert jedoch von Patient zu Patient (s. **Kasten** „Klinische Verlaufsformen der akuten Virushepatitis"). Eine ätiologische Zuordnung aufgrund der Klinik ist nicht möglich, auch wenn bei bestimmten Hepatitisformen einige Verlaufsformen gehäuft vorkommen.

Prodromalstadium

Dieses Stadium dauert Tage bis Wochen mit uncharakteristischen und mehr oder weniger stark ausgeprägten Symptomen wie Übelkeit, Erbrechen, Inappetenz, Fieber, Oberbauchschmerzen und Arthralgien bzw. Myalgien. Fast regelhaft bestehen bei genauem Nachfragen Störungen des Geschmacks- und Geruchsempfindens (Raucher z. B. entwickeln typischerweise eine Aversion gegen Zigaretten).

Organmanifestation in der Leber

Danach beginnen leberspezifische Symptome (Dauer 2 bis 8 Wochen): Leberdruckschmerz durch Hepatomegalie, Ikterus der Konjunktiven und der Haut, Entfärbung des Stuhls sowie Juckreiz durch Gallensäure-Ablagerungen in der Haut.

❗ Mit Beginn der ikterischen Phase bessert sich meist das Befinden der Patienten. ❗

❗ Wahrscheinlich verläuft die Mehrzahl der akuten Virushepatitiden ohne Gelbsucht (anikterisch) und wird dann sowohl vom Patienten als auch vom Arzt meist als „Grippe" fehlgedeutet. ❗

Extrahepatische Manifestationen

Komplizierende extrahepatische Manifestationen der akuten Virushepatitis sind insgesamt selten, können aber schwerwiegend sein.
- Bei ca. 20% der Patienten treten eine zusätzliche Splenomegalie sowie Lymphknotenschwellungen vorwiegend im Halsbereich durch Lymphknotenbefall auf.
- Vor allem bei Hepatitis B werden extrahepatische Erscheinungen infolge einer Immunkomplexbildung beobachtet: makulopapulöses Exanthem, Polyarthritis, Panarteriitis nodosa, membranöse oder membranoproliferative Glomerulonephritis, Guillain-Barré-Syndrom, Kryoglobulinämie.

- Direkt virusinduzierte Manifestationen sind extrem selten: Pankreatitis, Myokarditis und aplastische Anämie (durch Hepatitis B und C).

Ätiologie und Pathogenese

Außer den fünf bekannten spezifischen Hepatitis-Viren (Hepatitiden A–E) wurden weitere Hepatitis-Viren (Hepatitiden F und G) nachgewiesen. Bis auf das Hepatitis-B-Virus (DNA) handelt es sich um RNA-Viren, die aus fünf unterschiedlichen Familien stammen und sich in ihren biologischen Merkmalen, der Übertragungsart und der Gefahr einer Chronifizierung unterscheiden. Klinisch ist eine Differenzierung jedoch nicht möglich. Infektionen mit TT-, SANBAN-, TTV-like Mini-, SEN- und Sentinel-Viren befallen ebenfalls die Leberzellen, führen aber nicht zu klinisch manifesten Erkrankungen.

Während die Hepatitiden A und E fast ausschließlich fäkaloral übertragen werden, werden die anderen Hepatitiden vor allem durch Schleimhaut- und Blutkontakt übertragen.

Neben den spezifischen Hepatitis-Viren können auch andere Viren gelegentlich eine akute Hepatitis auslösen (z. B. Zytomegalie-Virus, Epstein-Barr-Virus, Herpes-simplex-Viren).

Pathogenese der Leberzellschädigung

Hepatitis-Viren haben wahrscheinlich bis auf das Hepatitis-C-Virus und bestimmte Mutationen des Hepatitis-B-Virus selbst keinen direkten zellschädigenden Effekt auf die Leberzellen; die Gewebeschädigung ist vielmehr immunologisch ausgelöst: zytotoxische $CD8^+$-T-Zellen erkennen an der Oberfläche der Hepatozyten exprimierte Virusantigene und zerstören die Zelle. Nach Befunden bei mit Virushepatitis infizierten Schimpansen gibt es auch einen primär nicht-zellzerstörenden Mechanismus der Viruselimination, bei dem von $CD8^+$-Zellen die immunmodulatorischen Substanzen Interferon-γ und Tumornekrosefaktor-α freigesetzt werden und eine Viruselimination ohne Zytolyse stattfindet. Jeder Versuch des Immunsystems, das Virus zu eliminieren, geht jedenfalls mit einer Entzündungsreaktion in der Leber einher, die sich als akute Hepatitis manifestiert und im chronischen Verlauf zur Leberzirrhose führen kann.

Die extrahepatischen Manifestationen dagegen sind immunkomplexvermittelte Entzündungsreaktionen.

Histologie

Bei der akuten Hepatitis findet man eine Proliferation der Kupffer-Zellen, Einzelzellnekrosen (Councilman Bodies), ballonierte Hepatozyten sowie lymphozytäre und makrozytäre Infiltrationen. In den Hepatozyten ist vermehrt abgelagertes Gallepigment nachzuweisen. Findet man sog. brückenbildende Nekrosen, liegt eine fulminante Hepatitis vor. Zur Histologie bei der chronischen Hepatitis s. **7.1.5**.

Diagnostisches Vorgehen

Leitbefund einer akuten Hepatitis ist der **Transaminasenanstieg**, häufig auf mehr als das 15-Fache des oberen Normbereichs (s. **Kasten** „Laborbefunde bei akuter Hepatitis"). Typischerweise ist die GPT (ALT) höher als die GOT (AST). Gesichert wird die Diagnose durch den Nachweis von Antikörpern gegen Hepatitis-Viren bzw. deren Bestandteile in der Serologie. Auch eine begleitende Virämie lässt sich heute sensitiv und spezifisch durch Direktnachweis von Virusgenom mittels PCR nachweisen.

Sonographie

Die sonographischen Befunde sind unspezifisch; meist sieht man eine normale oder verminderte Echogenität bei vergrößerter Leber sowie evtl. vergrößerte Lymphknoten im Bereich des Leberhilus. Bei chronischer Hepatitis im Spätstadium bestehen evtl. Zirrhosezeichen.

Serologie und PCR

Diagnostisch entscheidend ist der Nachweis von Antikörpern gegen die einzelnen Hepatitis-Viren bzw. ihre Bestandteile (**Abb. 7.32**). Dabei ist die Kenntnis des zeitlichen Auftretens der verschiedenen Antikörper in Relation zur Infektion für die Interpretation insbesondere der Hepatitis B entscheidend.

Für die Hepatitiden A, B, C, D und E steht heute auch der Direktnachweis einer Virämie durch die PCR zur Verfügung. Damit besteht die Möglichkeit der Frühdiagnostik, wenn noch keine Antikörperbildung erfolgt ist. Außerdem ist der Nachweis von Virusbestandteilen im Blut ein Marker der Aktivität und Kontagiosität der Erkrankung. Daher wird die PCR auch als Verlaufsparameter unter Therapie der (chronischen) Hepatitiden B und C eingesetzt.

Da sich eine Autoimmunhepatitis (s. u.) klinisch nicht abgrenzen lässt, werden zudem die entsprechenden Autoantikörper bestimmt: antinukleäre Antikörper (ANA), antimitochondriale Antikörper (AMA), Lebermembran-Antikörper (LMA), Liver-Kidney-microsomal-Antikörper (LKM-AK), Soluble-Liver-Antigen-Antikörper (SLA/LP).

❗ Auch bei den Hepatitiden C und D lassen sich manchmal LKM-Antikörper nachweisen. ❗

Therapie

Ca. 40% der klinisch manifesten Virushepatitiden sind behandlungsbedürftig. Spezifische antivirale Therapien sind zurzeit nur für die akute Hepatitis C zugelassen. Bei fulminantem Verlauf mit progredient abfallender Leberfunktion muss zügig mit einem Transplantationszentrum Kontakt aufgenommen werden. Bei fulminanter Hepatitis ist die Mortalität sehr hoch, und häufig kann nur eine zeitgerechte

=====**AUF DEN PUNKT GEBRACHT**=====

Laborbefunde bei akuter Hepatitis

Leitbefund ist der Transaminasenanstieg auf Werte zwischen 400 und 4000 U/l. Das Gesamtbilirubin im Serum ist meist stark erhöht (bis zu 400 µmol/l), dabei sind direktes und indirektes Bilirubin etwa zu gleichen Anteilen betroffen. Urobilinogen und Bilirubin im Urin steigen ebenfalls stark an. ❗ Die GPT (ALT) ist dabei typischerweise stärker erhöht als die GOT (AST). Die γ-GT und die AP sind meist nur gering erhöht (Ausnahme: cholestatische Verläufe). ❗

Weitere (unspezifische) Laborbefunde:

- Erhöhtes Serumeisen durch Eisenfreisetzung aus den Hepatozyten. Im Blutbild findet sich häufig eine vorübergehende Neutropenie mit Lymphopenie, gefolgt von einer relativen Lymphozytose. Die BSG ist normal bis leicht erhöht. Die Elektrophorese zeigt erhöhte Gammaglobuline.
- Bei fulminantem Verlauf Zeichen der Leberinsuffizienz mit verminderter Synthese (niedrige CHE, Albumin und Quick-Wert) und Entgiftung (erhöhtes NH_3).

„High-Urgency"-Lebertransplantation das Leben des Patienten retten.

Die sonstige Therapie ist symptomatisch. Eine Behandlung in der Klinik ist nur bei starkem Krankheitsgefühl mit heftigem Erbrechen sowie bei schwerwiegenden Leberfunktionsstörungen erforderlich. Außer bei fulminanter Hepatitis, die intensivmedizinisch behandelt wird, gelten folgende Therapieprinzipien:

- Eine strikte Bettruhe ist nicht notwendig.
- **Diät:** Alkoholkarenz für etwa sechs Monate, mindestens jedoch bis zur Normalisierung der Leberwerte. Wunschkost (meist halten die Patienten von sich aus eine fettarme, kohlenhydratreiche Diät). Eine spezifische Diät bietet keine Vorteile.
- **Medikamente:** Weglassen aller nicht dringend benötigten, vor allem der potentiell hepatotoxischen Medikamente (s. **7.1.6**). Bei starkem Juckreiz – z. B. bei cholestatischer Hepatitis – können Antihistaminika eingesetzt werden.

❗ Glukokortikoide sind kontraindiziert, da sie die Viruselimination verhindern und chronische Verläufe begünstigen. ❗

Chronische Hepatitis

Eine Hepatitis wird dann als chronisch bezeichnet, wenn laborchemische und histopathologische Leberveränderungen im Sinne einer Hepatitis länger als 6 Monate bestehen. Am häufigsten führt die Hepatitis C zur chronischen Virushepatitis.

Neben der viralen B-, C- und D-Hepatitis neigen auch die Autoimmunhepatitis, die alkoholische Hepatitis und die medikamentöse Hepatitis zum chronischen Verlauf. Auch die hepatischen Stoffwechselstörungen (α_1-Antitrypsin-

Mangel, Hämochromatose, M. Wilson) verlaufen wie eine primär-chronische Hepatitis.

Im Gegensatz zur akuten Hepatitis ist bei der chronischen Verlaufsform ein auslösendes Agens oft nicht (mehr) sicher nachzuweisen. Es kann dann nur spekuliert werden, ob es sich um autoimmune Phänomene, medikamentenindu-zierte Schädigungen, Antikörper-negative Virushepatitiden oder gar um Folgen zuvor unerkannter cholestatischer Le-bererkrankungen wie etwa einer primär-sklerosierenden Cholangitis oder primär-biliären Zirrhose handelt (**Abb. 7.27**). Wegen dieser diagnostischen Unsicherheit, aber auch um eine prognostische Aussage treffen zu können, ist bei einer chronisch verlaufenden Hepatitis in der Regel eine Leberbiopsie zur Klärung indiziert.

Klinik

Die Patienten beklagen meist eine Leistungsminderung, Müdigkeit, Appetitlosigkeit, Leberdruckschmerz, Arthral-gien und intermittierenden Durchfall. Patienten mit histolo-gisch geringer entzündlicher Aktivität können jedoch auch asymptomatisch sein. Vorübergehende akute entzündliche Schübe kommen vor. In diesem Fall sind die Patienten ikte-risch, die Leber ist vergrößert und bei der Palpation derb. Die Milz kann vergrößert sein.

Typischerweise finden sich bei den Patienten mit bioptisch hochgradiger entzündlicher Aktivität **Leberhautzeichen** (**Abb. 7.17 – 7.19**) sowie Zeichen der eingeschränkten Stoff-wechselleistung: bei Frauen Regelstörungen und sekundäre Amenorrhö, bei Männern Hodenatrophie, Gynäkomastie und Fehlen der männlichen Sekundärbehaarung (Bauch-glatze). Zur Pathogenese dieser Symptome siehe **7.1.4**.

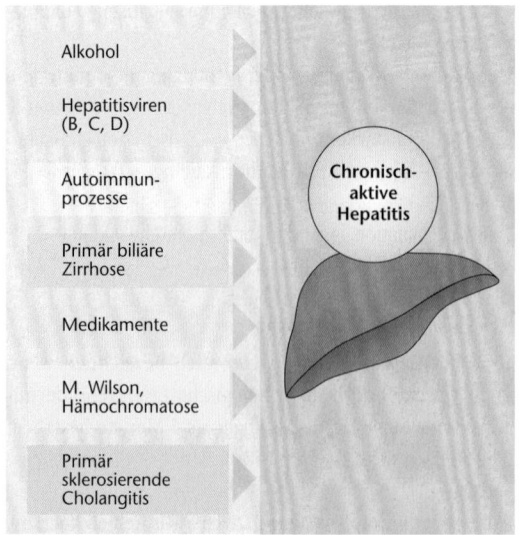

Abb. 7.27: Ätiologie der chronischen Hepatitis. Alkohol und die chronischen Virushepatitiden sind für ca. 50 % der chronisch-aktiven Hepatitiden verantwortlich. [L157]

Je nach immunologischer Aktivität – insbesondere bei Immunkomplexbildung aus Virusmaterial und Antikör-pern – können zum Teil gravierende extrahepatische Begleiterkrankungen auftreten wie Kryoglobulinämie, Pan-arteriitis nodosa, membranöse Glomerulonephritis, Poly-arthritis, makulopapulöse Hauterscheinungen (*Lichen ruber*, Gianotti-Syndrom), Uveitis oder Autoimmunthyreoi-ditis.

Einteilung

Nach histologischen Gesichtspunkten wurden früher eine chronisch-persistierende Hepatitis, eine chronisch-aktive Hepatitis und eine chronisch-lobuläre Hepatitis unterschie-den, welchen jeweils eine eigene Prognose zugeordnet wur-de. Diese noch zum Teil gebräuchliche Einteilung wurde abgelöst durch die aktuelle **histologische Klassifikation**, die differenzierter Ätiologie, Ausmaß der entzündlichen Aktivi-tät (**Grading**) und der chronischen Fibrosierung (**Staging**) beurteilt (s. **Kasten** „Histologische Klassifikation der chro-nischen Hepatitis").

━━━━━ ZUR VERTIEFUNG ━━━━━

Histologische Klassifikation der chronischen Hepatitis

Die histologische Untersuchung der Leber dient der Diagnose einer Hepatitis sowie zur Gewinnung von Aussagen über deren Chronizität, Ätiologie (z. B. Nachweis von Virusantigen), entzündliche Aktivität (Grading) und das Ausmaß der Fibrose (Staging).

Ätiologie der chronischen Hepatitis
- virale Infektionen: Hepatitis B, Hepatitis D, Hepatitis C, evtl. Epstein-Barr-Virus, Zytomegalie-Virus
- Arzneimittel und Toxine: z. B. Nitrofurantoin, Clometazin, Sulfonamide
- Autoimmunerkrankungen: Autoimmunhepatitis, Overlap-Syndrom
- Stoffwechselerkrankungen: M. Wilson, Hämochromatose, evtl. α_1-Antitrypsin-Mangel
- kryptogen

Grading: Der Grad der entzündlichen Aktivität wird durch den entzündlichen Gewebeschaden definiert und anhand von Score-Systemen (z. B. nach Desmet) in Schweregrade (mini-mal, geringgradig, mittelgradig, hochgradig) eingeteilt. Dabei werden die portale Entzündungszellinfiltration, Einzel- oder Gruppenzellnekrosen sowie die Infiltration der parenchy-matösen Grenzlamelle (Interface- oder Grenzzonenhepatitis – früher als „Mottenfraßnekrosen" bezeichnet) beurteilt (Abb. 7.28).

Staging: Die Faservermehrung wird nach dem Score-System von Desmet in fünf Schweregrade (keine Fibrose, gering-, mit-tel-, hochgradige Fibrose und Zirrhose) eingeteilt.

Tab. 7.4 Histologische Differentialdiagnose der chronischen Hepatitis

Erkrankung	Charakteristische Zeichen*
Autoimmunhepatitis	deutliche plasmazelluläre Infiltration
primär-biliäre Zirrhose	lymphozytäre und granulomatöse Infiltration der Gallengänge; Duktopenie
primär-sklerosierende Cholangitis	fibröse, obstruierende Cholangitis, Duktopenie
Autoimmuncholangitis**	lymphozytäre und granulomatöse Infiltration der Gallengänge; Duktopenie
chronische Virushepatitis	Milchglas-Hepatozyten Immunperoxidase-Anfärbung von HBs- und HBc-Antigen bei Patienten mit chronischer Hepatitis B noduläre Infiltrate bei Patienten mit chronischer Hepatitis C evtl. Steatosis hepatis bei Infektion mit Hepatitis-C-Virus Genotyp 3
chronische medikamenteninduzierte Hepatitis	keine eindeutigen histologischen Unterscheidungsmerkmale
α_1-Antitrypsin-Mangel	intrazytoplasmatische Einschlüsse
M. Wilson	ausgeprägte Kupferablagerungen
granulomatöse Hepatitis	zahlreiche auffällige Granulome
Graft-versus-Host-Reaktion	lymphozytäre und granulomatöse Infiltration der Gallengänge; Duktopenie
alkoholische Fettleberhepatitis	Steatosis hepatis; perisinusoidale Entzündung und Fibrose; Mallory-Körperchen
nicht-alkoholische Fettleberhepatitis	glykogenierte Zellkerne; Steatosis hepatis; perisinusoidale Entzündung und Fibrose; Mallory-Körperchen

*   histologische Charakteristika, die zur Differenzierung der Ursache einer chronischen Hepatitis beitragen können. In Abhängigkeit von Grad und Stadium der Erkrankung können die Unterschiede zwischen den histopathologischen Befunden bei den verschiedenen Erkrankungen mehr oder weniger ausgeprägt sein.
** Es wird diskutiert, ob dieses Krankheitsbild einer AMA-negativen primär-biliären Zirrhose entspricht.

Diagnostisches Vorgehen

Zum einen müssen die Diagnose sowie das Aktivitätsstadium (Grading) und das Ausmaß der chronischen Fibrosierung (Staging) gesichert werden. Hierzu dient die histologische Untersuchung, die die typischen Befunde einer chronischen Hepatitis erbringt (s. o.).

Zum anderen ist die zugrunde liegende Ursache zu klären, um möglichst spezifisch und kausal therapieren zu können.

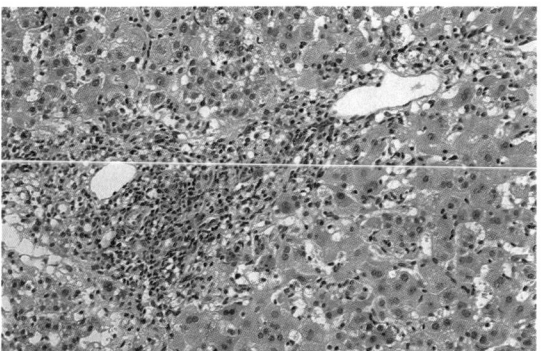

Abb. 7.28: Typisches histologisches Bild einer chronisch-aktiven Hepatitis mit lymphozellulärer Infiltration der Portalfelder und Penetration der Lymphozyten durch die Grenzlamelle des Portalfeldes in das Parenchym („Mottenfraßnekrosen"). [R132]

Hierzu dienen Anamnese (Alkohol, Medikamenteneinnahme), Labor und ERCP. Auch einige spezifische histologische Merkmale können Hinweise auf einzelne Erkrankungen geben, sodass die Biopsie auch zur ätiologischen Klärung einer chronischen Hepatitis hilfreich ist (**Tab. 7.4**).

Labor

Häufig findet sich eine dauerhafte Erhöhung der Transaminasen, die im Mittel zwischen 100 und 300 U/l liegen. Meist ist die GPT (ALT) höher als die GOT (AST), bei manifester Zirrhose übersteigt die GOT (AST) jedoch häufig die GPT (ALT). Während eines entzündlichen Schubes sind die Bilirubin-Werte erhöht und es findet sich eine Cholestase mit Erhöhung der γ-GT und der AP. Durch die Milzvergrößerung kann es zu einem Hypersplenismus mit Leuko- und Thrombozytopenie kommen. In späten Stadien finden sich alle Zeichen der Leberzirrhose mit verminderter Synthesekapazität und Entgiftungsfunktion (s. 7.1.4).

Zur Differentialdiagnose dienen die Virusantikörper (chronische Virushepatitiden B, C, D), der Direktnachweis von Virusgenom in der PCR-Reaktion, die Autoimmunantikörper bei chronischer Autoimmunhepatitis und primär-biliärer Zirrhose, Kupferspiegel und Coeruloplasmin (M. Wilson), das Ferritin (Hämochromatose) und α_1-Antitrypsin bei angeborenem α_1-Antitrypsin-Mangel (**Tab. 7.5**).

07

Tab. 7.5 Labor zur Differentialdiagnostik der chronischen Hepatitis

Labor	Erkrankung
HBs-Ag, Anti-HBs-AK, Anti-HBc-AK, HBe-Ag, Anti-HBe-AK, Hepatitis-B-DNA	chronische Hepatitis B
Anti-HCV-AK, HCV-RNA (PCR)	chronische Hepatitis C
Anti-HDV-AK	chronische Hepatitiden D und B
ANA, Anti-LKM-AK, LMA, SLA	chronische Autoimmunhepatitis
AMA, Immunglobulinvermehrung	primär-biliäre Zirrhose (s. 7.1.7)
Ferritin	Hämochromatose (s. 9.8)
Kupfer, Coeruloplasmin	M. Wilson (s. 9.9)
α_1-Antitrypsin	α_1-Antitrypsin-Mangel (s. 7.1.9)

Sonographie

Die Leber erscheint manchmal vergrößert und in der Struktur verdichtet, kann aber auch normal sein. Die Sonographie ist nur zum Nachweis von umschriebenen Leberveränderungen (z. B. einem Leberzellkarzinom) und Komplikationen einer chronischen Hepatitis bzw. Leberzirrhose wertvoll, zur Stellung der Diagnose ist sie ungeeignet. Die Milz kann als Ausdruck der chronischen Infektion oder schon aufgetretener portaler Hypertension vergrößert sein.

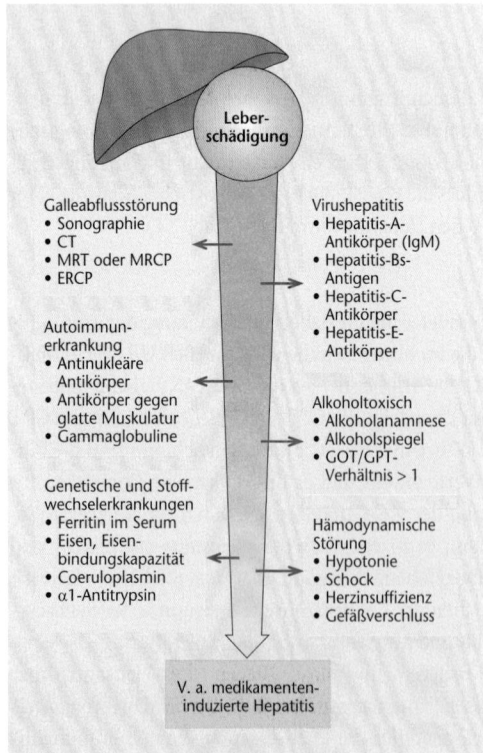

Abb. 7.29: Diagnostischer Algorithmus zur Klärung der Ursache einer chronischen Hepatitis. Ein toxischer oder medikamentenbedingter Leberschaden ist in der Regel eine Ausschlussdiagnose. [L141]

Weitere Diagnostik

Bei unklaren cholestatischen Verlaufsformen der chronischen Hepatitis können die MRCP oder die ERCP zusätzlich hilfreich sein, um zum Beispiel eine primär-sklerosierende Cholangitis von einer primär-biliären Zirrhose abzugrenzen (s. 7.1.7).

Abbildung 7.29 zeigt einen möglichen diagnostischen Algorithmus zur Abklärung der Ursache einer chronischen Hepatitis.

Therapie der chronischen Hepatitis

Wichtige Grundvoraussetzung zur Therapie ist die Meidung aller potentiell lebertoxischen Substanzen, die den Krankheitsverlauf weiter negativ beeinflussen könnten. Dazu gehören Alkohol, Nikotin und alle irgendwie verzichtbaren Medikamente.

Zur Behandlung der chronischen Virushepatitiden B und C wird humanes rekombinantes Interferon-α, insbesondere bei der Hepatitis C auch die pegylierte Variante PEG-Interferon-α eingesetzt. Kombiniert wird mit einem Nukleosid-Analogon zur Hemmung der Virusreplikation. Lamivudin kommt dazu bei der Hepatitis B zum Einsatz, Ribavirin ist bei Hepatitis C effektiv. Generelles Problem der Therapie der chronischen Virushepatitis ist, dass häufig keine vollständige Eradikation des Virus erreicht wird, sondern nur eine Replikationshemmung.

Verlauf und Prognose

Drohende Komplikationen einer chronischen Hepatitis sind die **Leberzirrhose** und das **Leberzellkarzinom** (hepatozelluläres Karzinom = HCC; **Abb. 7.30**).

Am häufigsten führen Alkoholabusus und die Hepatitis C in ihrem chronischen Verlauf zur Leberzirrhose. Besonders hoch ist das Risiko bei Kombination beider Erkrankungen, die leider nicht selten ist.

Die chronische Virushepatitis ist in Europa in 50 % der Fälle Ursache des hepatozellulären Karzinoms (HCC; s. 7.1.11). Das Hepatitis-B-Virus hat direkte onkogene Eigenschaften. Insbesondere in Asien und Afrika werden viele Fälle von HCC bei perinatal mit Hepatitis B infizierten Kindern gesehen. Eine Impfung gegen Hepatitis B ist somit auch eine potentielle Impfung gegen das HCC! Entsprechende Impfprogramme in Taiwan konnten die Inzidenz des HCC um 60 % senken.

Hepatitis A

Ca. 20 % aller Virushepatitiden sind auf Hepatitis-A-Viren (HAV) zurückzuführen.

Die Hepatitis A ist in Mitteleuropa eine typische „Tourismuserkrankung" nach Reisen in südeuropäische und tropische Länder. Sie tritt gehäuft im Herbst und Winter auf. Während in ärmeren Ländern bis zu 70 % der Bevölkerung

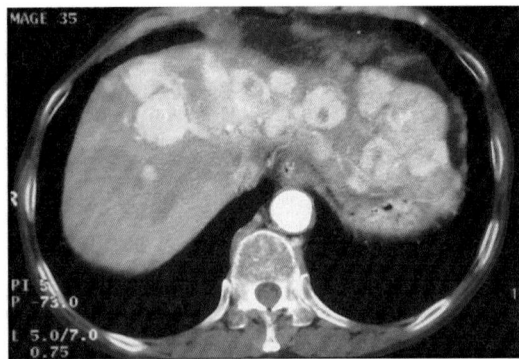

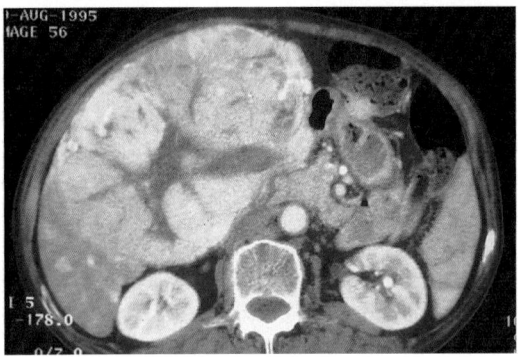

Abb. 7.30: Leberzellkarzinom bei chronischer Virushepatitis im Kontrastmittel-CT. Oben: Mehrere hypervaskularisierte, hyperdense (helle) Tumormassen sind zu erkennen. **Unten:** Zentrale Teile des Tumors sind nekrotisch eingeschmolzen und stellen sich hypodens (dunkel) dar. [E211–100]

Immunität gegen die Erkrankung besitzen, da sie als asymptomatische Infektion im Kindesalter durchgemacht wurde, sind in Industrieländern nur etwa 30% der erwachsenen Bevölkerung immun. Das ist relevant, da die Erkrankung im Erwachsenenalter einen deutlich schwerwiegenderen Verlauf nimmt als im Kindesalter. Die Inkubationszeit beträgt 14–45 Tage.

Übertragung

Das HAV wird fast ausschließlich fäkal-oral übertragen. In mehr als 30% wird die Erkrankung auf Reisen erworben. Gefährdet sind vor allem Urlauber in ländlichen Regionen der Endemiegebiete der Hepatitis A mit schlechten hygienischen Bedingungen für Essen und Trinken. Leitungswasser, Eiswürfel, Rohkost und ungekochte Meeresfrüchte stellen die größte Übertragungsgefahr dar. Es trifft der für die Reisemedizin allgemeingültige Satz zu: *„Cook it, peel it or forget it!"*

Schule, Kindergarten, Haushalt oder auch i. v. Drogenkonsum machen jeweils rund 10% des HAV-Übertragungsweges aus. In seltenen Fällen ist eine Übertragung durch Bluttransfusionen beschrieben.

Klinik

Ca. 50% der Infektionen verlaufen asymptomatisch, vor allem im Kindesalter. Insbesondere bei Erwachsenen kommt es jedoch nach einer bis zu zweiwöchigen Prodromalphase zur klinischen Manifestation der akuten Virushepatitis (s. o.). Die fulminante Verlaufsform ist sehr selten und betrifft vorwiegend ältere Erwachsene. Hier ist die Mortalität von 1–2% allerdings nicht zu unterschätzen. Die höchste Kontagiosität besteht 1–2 Wochen vor Ausbruch des Ikterus. Sie hält bis zu 12 Wochen nach Krankheitsbeginn an.

Diagnostisches Vorgehen

Die Anti-HAV-IgM-AK sind bereits 14 d nach der Infektion nachweisbar und beweisend für eine frische Infektion. Einige Tage später treten IgG-AK auf, die lebenslang persistieren können (**Abb. 7.31**). Der Nachweis von HAV im Stuhl gelingt mittels PCR ab der Prodromalphase bis zu maximal drei Monaten nach der Infektion, ist jedoch nur von wissenschaftlichem Interesse.

Therapie

Eine spezifische Therapie existiert nicht. Kleinkinder und stuhlinkontinente Personen werden isoliert; bei den anderen Patienten reichen das Tragen von Handschuhen beim Umgang mit Bettpfannen und Stuhl sowie allgemeine hygienische Maßnahmen aus. Eine wirksame Prophylaxe besteht in der frühzeitigen Impfung vor Reisebeginn (s. **Kasten** „Hepatitis-A-Prophylaxe").

=== ZUR VERTIEFUNG ===

Hepatitis-A-Prophylaxe

Entscheidende Ansteckungsprophylaxe sowohl im Krankenhaus als auch im häuslichen Umfeld sind das regelmäßige Händewaschen und die Impfung.

- **Aktive Impfung:** Diese erfolgt mit einem Totimpfstoff; sie ist indiziert bei Reisen in Länder mit hoher Inzidenz von Hepatitis A sowie bei exponiertem medizinischem Personal und Kanalarbeitern. Es resultiert ein Impfschutz von 90–95% für die ersten 5 Jahre.
- **Passive Impfung:** Diese ist nur noch selten indiziert und wird mit i. m. verabreichten Immunglobulinen durchgeführt. Präexpositionell ist sie bei Reisen in tropische Länder oder beim Umgang mit Primaten indiziert, falls die Zeit für eine aktive Impfung fehlt (plötzliche Anstellung als Zoowärter …). Postexpositionell wird sie beispielsweise für die Haushaltskontakte eines an Hepatitis A Erkrankten empfohlen, ist jedoch meist nicht erfolgreich, da die Ansteckung schon stattgefunden hat.

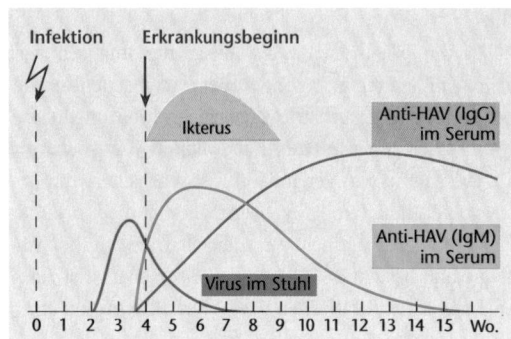

Abb. 7.31: Hepatitis-A-Serologie. [A400]

Prognose

Die Hepatitis A heilt bei 90% der Patienten innerhalb von drei Monaten folgenlos aus. In ca. 10% der Fälle ist eine 6 bis 9 Monate andauernde, protrahierte cholestatische Verlaufsform zu beobachten. Sehr selten kommt es zu einer fulminanten Hepatitis. Wie für alle fulminant verlaufenden Formen der akuten Hepatitis gilt dann: bei progredienter Verschlechterung der Leberfunktion frühzeitige Kontaktaufnahme zu einem Lebertransplantationszentrum, spätestens bei Abfall des Quick-Wertes unter 50%.

Hepatitis B

Die Hepatitis-B-Infektion ist weltweit die häufigste Ursache der Virushepatitis. Mehr als 400 Millionen chronische HBs-Ag-Träger bilden ein immenses Erregerreservoir. Nach Angaben der WHO machen ein Drittel der Weltbevölkerung (2 Mrd. Menschen) während ihres Lebens eine Hepatitis-B-Infektion durch. 5% sind chronisch infiziert. Das Virus ist verantwortlich für mehr als 300 000 Fälle von hepatozellulärem Karzinom jährlich und eine ebenso große Anzahl gastrointestinaler Blutungen und Aszites bei Leberzirrhose infolge einer chronischen Hepatitis B.

In Deutschland kommen 35 Neuinfektionen auf 100 000 Einwohner/Jahr, das sind 55% aller Virushepatitiden. Die Prävalenz der chronischen Hepatitis B beträgt in Deutschland 0,5%, liegt in China und in Zentralafrika jedoch bei bis zu 20%, bedingt vor allem durch vertikale Infektion von der Mutter auf das Kind.

Übertragung

Hepatitis B wird perinatal, parenteral und sexuell übertragen, die Inkubationszeit beträgt ein bis sechs Monate. Besonders gefährdete Personenkreise sind im **Kasten** „Personen mit erhöhtem Infektionsrisiko" aufgelistet.

❗ Weltweit der häufigste Übertragungsweg ist der perinatale: 90% der Neugeborenen von HBs-Ag-positiven Müttern infizieren sich, falls keine prophylaktischen Maßnahmen zum

Personen mit erhöhtem Infektionsrisiko für Hepatitis B
- Empfänger von Blut und Blutprodukten (Bevor sensitive Antikörpertests zur Verfügung standen, erfolgte die Infektion meist durch Bluttransfusion. Heute ist das Risiko pro Konserve kleiner als 0,04%.)
- Hämophile (Faktor-VIII-Substitution)
- ungeschützter Geschlechtsverkehr bei promiskuitiven Hetero- (26%) und Homosexuellen
- i. v. Drogenabhängige
- Kinder HBs-Ag-positiver Mütter
- Dialysepatienten
- medizinisches Personal

Zuge kommen (s. unten). Bei 30% der Infizierten lässt sich der Übertragungsweg nicht eindeutig nachvollziehen. ❗

Das Virus (s. **Kasten** „Virusaufbau und Antikörper") wurde in nahezu allen Körperflüssigkeiten nachgewiesen, z. B. in Tränen, Speichel, Liquor, Urin, Magensaft oder Muttermilch. Die Infektiosität des Hepatitis-B-Virus ist viel höher als von HIV und Hepatitis C. Schon weniger als 1 µl Blut kann für eine Übertragung ausreichend sein.

❗ Das Risiko einer Ansteckung mit Hepatitis B nach einer Nadelstichverletzung beträgt etwa 30%. ❗

══════**ZUR VERTIEFUNG**══════

Virusaufbau und Antikörper

Das Hepatitis-B-Virus (HBV) gehört zur Familie der Hepadnaviridae. Es existieren 7 HBV-Genotypen (A bis G), die weltweit mit unterschiedlicher Prävalenz vorkommen. Das komplette Hepatitis-B-Virus (auch als Dane-Partikel bezeichnet) besteht aus mehreren antigen wirksamen Komponenten (Abb. 7.32):
- einer oberflächlichen Hülle (Hepatitis-B-Surface-Antigen = HBs-Ag)
- einem Kern aus zirkulärer DNA (HBV-DNA)
- DNA-Polymerase
- Hepatitis-B-Core-Antigen (HBc-Ag)
- Hepatitis-B-Envelope-Antigen (HBe-Ag).

HBe-Ag wird während der Replikation ins Plasma sezerniert und ist deshalb ein Marker für die Infektiosität. Auch das HBs-Ag kann im Serum entweder als Bestandteil des kompletten Virus oder aber als freie Komponente vorkommen und ist bei einer akuten oder chronischen Infektion nachweisbar. HBc-Ag ist nie im Serum nachweisbar. HBs-Ag, HBe-Ag und HBc-Ag lösen jeweils eine eigene Wirtsantwort aus; dieses Phänomen wird im Rahmen der serologischen Diagnostik und Verlaufsbeurteilung ausgenutzt.

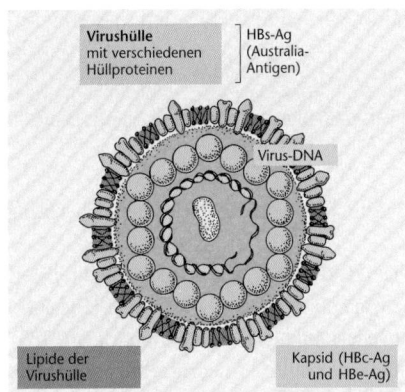

Abb. 7.32: Aufbau des Hepatitis-B-Virus mit Lokalisation der diagnostisch wichtigen Antigene. [A400–190]

Klinik und Verlauf

Das typische klinische Bild der akuten Hepatitis (s. **7.1.5**) zeigen etwa ein Drittel der infizierten Patienten, mehr als zwei Drittel bleiben asymptomatisch. Extrahepatische Manifestationen wie Arthritiden, Panarteriitis nodosa, membranöse Glomerulonephritis oder Dermatitiden sind immunkomplexvermittelte Phänomene und daher von der Menge an Virusgenom im Serum (Viruslast) und Immunreaktion des Wirtes abhängig. Sie kommen im Stadium der akuten Hepatitis, aber auch in der Phase einer hoch replikativen, chronischen Hepatitis B vor (s. u.).

Für den Verlauf der Hepatitis B ist charakteristisch, dass die Gefahr eines chronischen Verlaufs bei Infektion direkt unter der Geburt am größten ist und bis ins Erwachsenenalter stetig abnimmt (**Abb. 7.33**).
- Bei Erwachsenen heilen 90% der Infektionen spontan und folgenlos aus.
- Bei Kindern mit perinataler Infektion dagegen kommt es in 95% zu einem chronischen Verlauf.
- Bei weniger als 1% kommt es zu einer fulminanten Hepatitis; Klinik s. **7.1.5**.
- Bei etwa 1% der Infizierten entwickelt sich über eine chronische Hepatitis eine Leberzirrhose oder ein primäres Leberzellkarzinom (v. a. bei Kofaktoren wie Alkoholabusus und zusätzlicher Hepatitis-C-Infektion). Bei der hohen weltweiten Durchseuchung geht dieser kleine Prozentanteil dennoch mit etwa 1 Mio. Toten jedes Jahr infolge der Hepatitis B einher.

Pathogenese

Das Hepatitis-B-Virus selbst ist nicht zytopathogen. Klinischer Verlauf, Entzündung und Leberzellschädigung werden ausschließlich durch die Immunreaktion des Wirtes bestimmt (s. **7.1.5**). Gelingt die Viruselimination nicht, weil

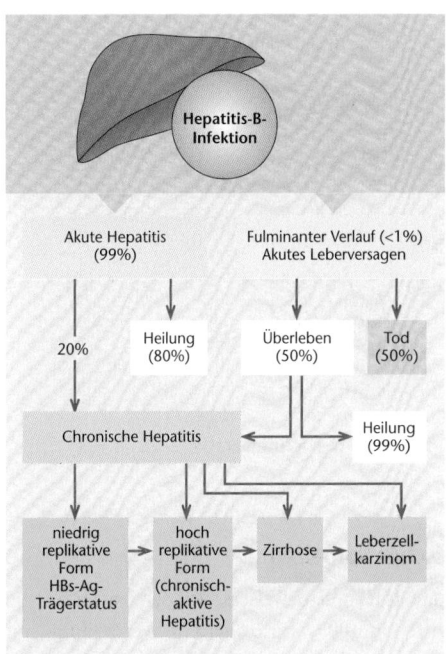

Abb. 7.33: Verlaufsmöglichkeiten der HBV-Infektion beim Erwachsenen. Bei Infektion im Kindesalter ist der Anteil chronischer Verläufe deutlich höher. Er liegt bei perinataler Infektion bei bis zu 95%. [L157]

die Wirtsantwort nicht ausreichend stark oder das Virus aufgrund von Mutationen besonders virulent ist, kommt es zur Erregerpersistenz und damit zu einer chronischen Hepatitis. Dabei werden drei Phasen beobachtet:
- Phase der **Immuntoleranz**: hohe Viruslast (HBV-DNA > 100 000 Kopien/ml, s. u.), kaum Entzündung (Transaminasen niedrig oder normwertig). Diese Phase liegt typischerweise nach perinataler Infektion bei Kindern in den ersten Lebensjahren vor und kann bis ins Erwachsenenalter anhalten.
- Phase der **Immunreaktion** und Viruselimination: Serokonversion von HBe-Ag, Bildung von Anti-HBe-Antikörpern, aktive Entzündung (hohe Transaminasen und histologische Zeichen von Aktivität und Fibrosierung). Dies ist die typische Wirtsreaktion bei Infektion im Erwachsenenalter. Zur Eradikation des Virus ist die Entzündungsreaktion notwendig. Sie trägt jedoch die Gefahr der Leberschädigung mit Zirrhosebildung in sich. Kann HBs-Ag erfolgreich eliminiert werden, kommt es zur Heilung. Bleibt diese aus, folgt eine
- Phase geringer **Restaktivität**: geringe Rest-Viruslast (HBV-DNA < 100 000 Kopien/ml), normwertige Transaminasen; chronischer HBs-Ag-Trägerstatus. Exazerbationen in das vorangegangene Stadium sind möglich.

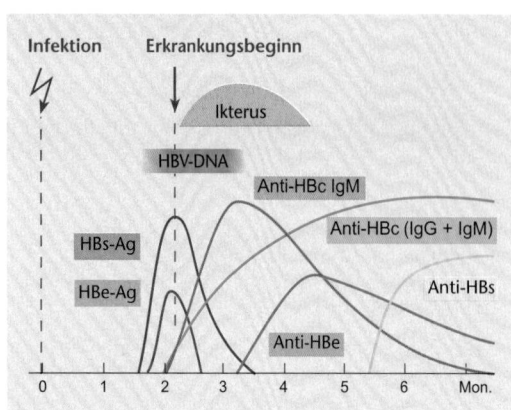

Abb. 7.34: Serologie der akuten Hepatitis B. [A400]

Diagnostisches Vorgehen

Für die akute Infektion beweisend ist der Nachweis von IgM-Anti-HBc (in 100% vorhanden) in Verbindung mit dem HBs-Ag im Serum.

❗ 10% der Patienten sind allerdings
▪ HBs-Ag-negativ. ❗

Bei HBs-Ag-negativem Befund beweist ein positiver Nachweis von HBV-DNA zusammen mit HBe-Ag die akute Infektion. Das HBe-Ag ist jedoch bei der akuten Infektion nur kurz nachweisbar. Auch die anderen Antigene und Antikörper folgen einem charakteristischen zeitlichen Muster (**Abb. 7.34**). Nach Verschwinden von HBe- und HBs-Ag

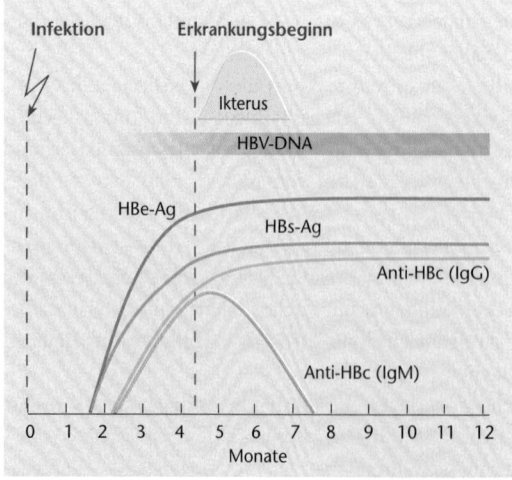

Abb. 7.35: Serologie der chronischen Hepatitis B bei hoch replikativem Verlauf mit persistierendem HBe-Ag und hohen HBV-DNA-Titern. [L157]

kommt es zum Auftreten von Anti-HBe- und Anti-HBs-Antikörpern.

❗ Diese Serokonversion deutet auf einen unkomplizierten
▪ Verlauf hin. ❗

Anti-HBe- und Anti-HBs-Antikörper bleiben lebenslang positiv.

Die chronische Infektion ist serologisch charakterisiert durch Persistenz von HBs-Ag bei negativen Anti-HBc-IgM-Antikörpern entweder ohne HBe-Ag und niedrigem HBV-DNA-Titer < 100 000 Kopien/ml (niedrig replikative Form) oder mit Nachweis von HBe-Ag und hohen HBV-DNA-Titern (hoch replikative Form, **Abb. 7.35**).

HBV-DNA

Der Titer der HBV-DNA misst die Viruslast, d. h. die Konzentration von Virusgenom im Serum des Patienten. Er korreliert mit dem Ausmaß der Infektiosität und der Virusreplikation. HBV-DNA ist bei unkompliziertem Verlauf nur acht Wochen nachweisbar. Während die erste Generation der Testsysteme eine Nachweisgrenze von etwa 100 000 Kopien/ml hatte, liegt diese heute (Bestimmung mittels Polymerasekettenreaktion, PCR) im Bereich unter 400 Kopien/ml. Die Einteilung in hoch bzw. niedrig replikativ erfolgte anhand der Testsysteme der ersten Generation.

Die Bestimmung der HBV-DNA ist vor allem von Bedeutung
- zur Klärung der Infektiosität bei Patienten, die HBs-Ag-positiv, aber HBe-Ag-negativ sind
- zur Bestimmung des Ausmaßes des Leberzellschadens bei immunkompetenten Personen, da die Virusreplikationsrate mit dem HBV-DNA-Titer korreliert
- zur Therapiekontrolle bei antiviraler Therapie, zum Beispiel mit Interferon oder Virustatika (Nukleosid-Analoga)
- zur Diagnosestellung der Hepatitis B in Zweifelsfällen, in denen das HBs-Ag-negativ ist.

Infektiosität

Von einer Ansteckungsfähigkeit muss ausgegangen werden, wenn HBs-Ag (v. a. > 40 µg/ml), HBe-Ag oder IgM-Anti-HBc-Antikörper nachgewiesen werden. In Zweifelsfällen kann der positive Nachweis von HBV-DNA die Infektiosität beweisen.

Hepatitis-B-Virus-Mutanten

Bei der Pre-Core-Stopcodon-Mutation (**HBe-minus-Mutante**) hat das Virus trotz Virusreplikation die Fähigkeit verloren, HBe-Antigen zu synthetisieren. Diese Mutation nimmt zu, bis zu 50% der neu diagnostizierten Fälle sind HBe-Antigen-negativ. Sie sprechen bei chronischem Verlauf schlechter auf die Therapie an.

Aminosäureaustausch bei der PreS/S-Gen-Mutante („**Immune escape**"-**Mutante**) führt zu einer fehlenden Erkennung des Virus durch Anti-HBs-Antikörper. Damit kann das Virus trotz erfolgreicher Impfung den gebildeten Anti-HBs-Antikörpern entgehen.

Deletionen im PreS1-Gen verhindern eine intakte Umhüllung des Virus. Viruspartikel werden dann im endoplasmatischen Retikulum der Leberzelle akkumuliert und wirken so zellschädigend. Das Wildtyp-Virus dagegen ist per se nicht zytotoxisch (s. **7.1.5**).

Chronische Hepatitis B

Wenn HBs-Antigen und lymphozytäre Entzündungsreaktion in der Leber länger als sechs Monate nachzuweisen sind, liegt eine chronische Hepatitis B vor. Sie ist die häufigste Form der virusinduzierten chronischen Hepatitis. Die Langzeitprognose der chronischen Hepatitis B ist von der Schwere der entzündlichen Aktivität abhängig.

❗ Definition der **chronischen Hepatitis B**: keine Ausheilung
■ innerhalb von sechs Monaten – Persistenz von HBs-Ag
und Markern der Virusreplikation wie HBe-Ag und HBV-
DNA – fehlende Bildung von Anti-HBe-AK und Anti-HBs-AK
(Abb. 7.34). ❗

Klinik

Man kann eine frühe Phase der Virusreplikation und eine späte, niedrig replikative Phase (HBs-Ag-Trägerstatus) unterscheiden:

- In der frühen Phase ist die Hepatitis weiterhin klinisch aktiv mit erhöhten Transaminasen, nachweisbarem HBe-Antigen und HBV-DNA im Serum. Die Infektiosität ist zu diesem Zeitpunkt sehr hoch. Die extrahepatischen Manifestationen (s. o.) sind die gleichen wie bei der akuten Hepatitis-B-Infektion und stellen manchmal das führende klinische Symptom dar.
- In der späten Phase wird der Patient symptomfrei, die Transaminasen normalisieren sich und das HBe-Antigen serokonvertiert zu Anti-HBe. Viruslast (niedrige HBV-DNA) und Infektiosität sind gering.

Auch nach Serokonversion von HBe-Ag und Bildung von Anti-HBe-Antikörpern können akute Exazerbationen und entzündliche Schübe auftreten. Sie sind schwer vorherzusagen, sind aber umso häufiger, je höher die verbleibende Viruslast ist. In ca. 50% der Fälle kommt es innerhalb von zehn Jahren zu einer Leberzirrhose und in 10% zu einem Leberzellkarzinom (**Abb. 7.33**).

Therapie

Eine Isolation ist nicht notwendig. Eine spezifische Therapie der **akuten Hepatitis B** existiert nicht. Eine Interferon-Therapie ist bei akutem Verlauf aufgrund der guten Spontanprognose bei Erwachsenen nicht indiziert.

Bei der **chronischen Hepatitis B** wird aus prognostischen Gründen nach Höhe der Replikativität unterschieden. Die niedrig replikative Verlaufsform mit einer HBV-DNA < 100 000 Kopien/ml, negativem HBe-Ag und normaler ALT (GPT) wird auch als HBs-Ag-Trägerstatus bezeichnet. Diese Form hat eine günstige Prognose und nur ein geringes Zirrhoserisiko. Eine Therapieindikation besteht in der Regel nicht. Viruslast und Transaminasen müssen jedoch regelmäßig kontrolliert werden, um akute Exazerbationen im Verlauf frühzeitig zu erkennen.

Bei der hoch replikativen Verlaufsform mit HBV-DNA > 100 000 Kopien/ml kann eine immunaktive Form mit hoher ALT (GPT) und hoher histologischer Entzündungsaktivität von einer immuntoleranten Form mit niedriger ALT (GPT) und wenig histologischen Entzündungszeichen unterschieden werden. Generell besteht aber für beide Formen eine Therapieindikation, da ihr natürlicher Verlauf mit einem erhöhten Risiko für Leberzirrhose und Leberzellkarzinom vergesellschaftet ist.

❗ Die Höhe von HBV-DNA und Transaminasen bestimmt
■ im Wesentlichen die Therapieindikation bei der chronischen
Hepatitis B. ❗

Die beiden Therapieprinzipien bei der chronischen Hepatitis B sind

- **Immunmodulation** mit Interferon-α und
- **Suppression der Virusreplikation** durch Nukleosid-Analoga.

Bei fortschreitendem chronischem oder akut-auf-chronischem Leberversagen bzw. bei Non-Respondern steht als effektive Therapieoption die Lebertransplantation zur Verfügung (s. **7.1.12**).

Die Standardtherapie der chronischen Hepatitis B besteht aus einer täglichen oder dreimal wöchentlichen s. c. Applikation von Interferon-α über 4 – 6 Monate. Die Ansprechrate liegt bei etwa 40%. Therapieziel ist das Verschwinden von HBe-Ag und Reduktion der HBV-DNA. Bei weißen Patienten mit Serokonversion von HBe-Ag verschwindet auch HBs-Ag in 65% mit der Zeit, das ist aber nicht primäres Therapieziel. Es reicht bereits die Serokonversion von HBe-Ag aus, um die Entwicklung von Leberzirrhose und Leberzellkarzinom deutlich zu reduzieren und damit die Mortalität der Erkrankung zu senken. Die Therapie mit Interferon-α hat leider eine Reihe gravierender Nebenwirkungen und Kontraindikationen (s. **7.1.12**).

Persistiert das HBe-Antigen unter Interferon-α-Therapie für mehr als 8 Wochen, spricht dies für ein Therapieversagen.

In diesen Fällen und bei Patienten mit HBe-Mutationen wird das Nukleosid-Analogon **Lamivudin** (z. B. Epivir®, Zeffix®) eingesetzt. Neuere Untersuchungen sprechen auch für eine Kombinationstherapie von Lamivudin und Interferon-α (s. 7.1.12). Problematisch ist allerdings die Resistenzentwicklung unter der Lamivudin-Therapie von ca. 20% pro Jahr aufgrund einer Mutation im Bereich der DNA-Polymerase (YMDD-Mutation).

Ein neueres Nukleosid-Analogon mit guter Wirksamkeit ist **Adefovir** (Hepsera®), bei dem bisher keine signifikante Resistenzentwicklung zu beobachten ist. Es ist auch bei schon eingetretener Leberzirrhose sicher und wirksam.

Tenofovir (Truvada®, Viread®) ist als weitere Substanz gegen Hepatitis B wirksam, ist aber bislang nur zur Behandlung der HIV-Infektion zugelassen.

Prophylaxe

Bei Nadelstichverletzung oder Schleimhautkontakt mit HBs-Ag-positivem Material erfolgen die passive Impfung mit Hepatitis-B-Hyperimmunglobulin und eine aktive Impfung.

Die aktive Impfung ist indiziert bei Anti-HBc-negativen Personen sowie Anti-HBc-positiven Patienten mit unzureichendem Schutz und nicht-chronischem Verlauf (d. h., Anti-HBs liegt unter 10 IU/l und HBe-Ag ist negativ; Risikogruppen s. o. **Kasten** „Personen mit erhöhtem Infektionsrisiko"). Die STIKO (Ständige Impfkommission) empfiehlt eine Grundimmunisierung bei allen Säuglingen und Kleinkindern.

Die aktive Impfung erfolgt in drei Dosen mit einem gentechnologisch hergestellten Impfstoff (HB-Vax®, Engerix®), evtl. mit Titerkontrollen von Anti-HBs 4–6 Wochen nach der letzten Impfung. Ein sicherer Impfschutz liegt bei Titern über 50 IU/l vor.

Eine Kombination aus aktiver und passiver Impfung wird zur Übertragungsprophylaxe bei Neugeborenen von HBs-Ag-positiven Müttern eingesetzt.

❗ Die Impfung gegen Hepatitis B ist auch eine Impfung gegen das hepatozelluläre Karzinom. **❗**

Hepatitis C

Der Großteil der früher als Non-A-Non-B-Hepatitiden bezeichneten Hepatitiden wird durch das Hepatitis-C-Virus, ein RNA-Virus, verursacht. Sein Nachweis anhand von Anti-HCV-Antikörpern gelang erstmals 1988. Etwa 2–3% der Weltbevölkerung sind mit dem Virus chronisch infiziert. In Europa wird die Anzahl der Virusträger auf 3–5 Mio. geschätzt. Die Durchseuchungsrate liegt in Nordeuropa bei etwa 0,5%, in einzelnen Entwicklungsländern sogar bis 10%. Inzwischen konnten 6 Genotypen und 30 Subtypen identifiziert werden (Genotypen 1, 2 und 3 vor allem in Europa und USA, Typ 4 in Afrika). Der in Deutschland häufigste Genotyp 1b spricht auf die Therapie mit Interferon

schlechter an als die Typen 2 und 3. Bei Neuinfektionen unter Jugendlichen wird inzwischen vermehrt der Subtyp 1a gefunden.

Im Unterschied zu den anderen Hepatitis-Viren hat das Hepatitis-C-Virus auch einen direkten schädigenden Effekt auf die Leberzellen.

Übertragung

Der Mensch ist der einzige natürliche Wirt. Die Übertragung erfolgt parenteral wie bei der Hepatitis B, jedoch ist die Kontagiosität deutlich geringer. Zwar lässt sich das Virus in nahezu allen Körperflüssigkeiten nachweisen, für die Übertragung spielt aber nur Blut eine Rolle. Das Risiko einer Infektion nach Nadelstichverletzung ist mit 2% weniger als ein Zehntel des Risikos durch eine Hepatitis B (30%).

Die Durchseuchungsrate in Deutschland beträgt 0,5 bis 0,7% der erwachsenen Bevölkerung. Die Risikogruppen entsprechen denen der Hepatitis B: Die Durchseuchung bei Hämophilieerkrankten beträgt 80–90%, bei Langzeitdialyse-Patienten 4–10%, bei i. v. Drogenabhängigen 60–80%, bei promiskuitiv homosexuellen Patienten 5–18%. Die Inkubationszeit beträgt 1–6 Monate.

❗ Während früher bis zu 4% der mit Bluttransfusionen behandelten Patienten eine Hepatitis C entwickelten, ist das Risiko nach Einführung des PCR-Tests bei Blutspendern auf < 1 pro 1000000 übertragene Konserven gesunken. **❗**

Bei bis zu 30% aller chronischen Hepatitis-C-Patienten lassen sich keine eindeutigen Übertragungswege feststellen.

Klinik

Hepatitis-C-Virus-Infektionen verlaufen charakteristischerweise asymptomatisch. Nur bei 25% kommt es im Mittel 6–7 Wochen nach Infektion (2–26 Wochen) zu einer relativ mild verlaufenden akuten Hepatitis mit ihrem typischen klinischen Bild und Transaminasenerhöhung.

❗ Es kommt jedoch gehäuft zu einer extrahepatischen Manifestation der Hepatitis C mit autoimmunologischen Begleitphänomenen wie gemischter Kryoglobulinämie, Sjögren-Syndrom (s. 12.9.5) oder membranoproliferativer Glomerulonephritis (s. 10.5.2). **❗**

Verlauf

Mehr als 50–80% der HCV-Infizierten entwickeln eine chronische Hepatitis. Der natürliche Verlauf ist jedoch sehr variabel. Bis zu 30% entwickeln nach 20–30 Jahren eine Leberzirrhose (s. 7.1.8). Begleitfaktoren wie Alkoholabusus, hohes Alter oder Ko-Infektion mit Hepatitis B oder HIV erhöhen das Risiko noch erheblich. Die Hepatitis C ist demnach neben der Alkoholerkrankung die wichtigste Ursache für die Leberzirrhose. In deren Verlauf entwickeln 1–3%

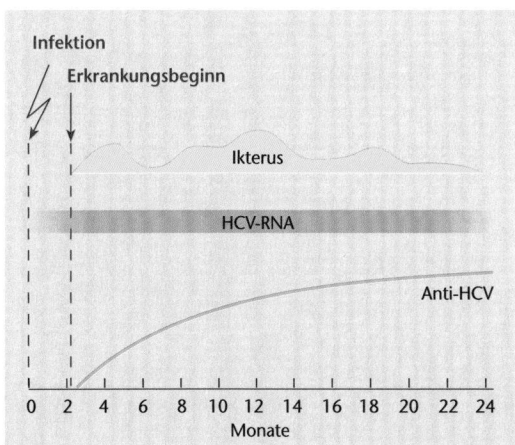

Abb. 7.36: Serologie der chronischen Hepatitis-C-Infektion. [L157]

der HCV-positiven Patienten ein hepatozelluläres Karzinom (HCC, primäres Leberzellkarzinom, s. **7.1.11**). Fulminante Verläufe sind dagegen selten. Durch die heute zur Verfügung stehenden sensitiven molekularbiologischen Labormethoden wie PCR ist deutlich geworden, dass die definitive Elimination des Virus bei länger bestehender Hepatitis C wahrscheinlich in weniger als 10% der Fälle gelingt.

Diagnostisches Vorgehen

Die Diagnose wird durch Nachweis von Anti-HCV-Antikörpern und durch den spezifischen Nachweis der HCV-RNA mit der Polymerasekettenreaktion (PCR) gestellt (**Abb. 7.36**). Dabei sollte auch die HCV-Genotyp-Bestimmung erfolgen (Genotyp 2 und 3 haben eine gute Prognose, Genotyp 1, 4, 5 und 6 eine schlechtere Prognose). Anti-HCV-Antikörper wirken nicht neutralisierend auf das HCV-Virus, sondern zeigen lediglich eine Infektion mit dem Hepatitis-C-Virus an. Entsprechend ist ein Anti-HCV-positiver Patient potentiell kontagiös.

❗■ Antikörper gegen HCV kommen auch als unspezifische Reaktion bei durch Alkohol bedingter Leberzirrhose und primär-biliärer Zirrhose vor (Ursache unklar). Anti-HCV-Antikörper sind auch bei durchgemachter Hepatitis C nicht immer dauerhaft nachweisbar. In Zweifelsfällen hilft die Bestimmung der HCV-RNA in der PCR, eine Infektion nachzuweisen oder auszuschließen. ❗

Therapie

Eine Isolation ist nicht notwendig. Die frühzeitige Behandlung der selten apparent verlaufenden **akuten Hepatitis C** (innerhalb von 4 Monaten nach Infektion) mit einer 24-wöchigen Interferon-α-Monotherapie verhindert den chronischen Verlauf in > 85%. Wegen des hohen Risikos der Chronifizierung bei HCV wird daher heute im Allgemeinen

zur Therapie der akuten HCV-Infektion geraten, auch wenn die Nebenwirkungsrate des Interferon-α hoch ist (s. **7.1.12**).

❗■ Die Superinfektion eines Hepatitis-C-Infizierten mit Hepatitis-A-Virus kann in bis zu 40% zu einem akuten Leberversagen führen. Deshalb müssen diese Patienten prophylaktisch gegen Hepatitis A geimpft werden. Parallel sollte auch eine Impfung gegen Hepatitis B durchgeführt werden. ❗

❗■ Eine Schutzimpfung gegen HCV ist nicht verfügbar. Der Antikörpernachweis bedeutet keine Immunität gegen die Erkrankung. ❗

Bei der **chronischen Hepatitis C** ist die Gabe von **pegyliertem Interferon** (Pegasys®, PegIntron®) 1 × wöchentlich s. c. in Kombination mit **Ribavirin** (z. B. Copegus®, Rebetol®) p. o. 1 × tgl. für 24 (Genotyp 2 und 3) bzw. 48 Wochen (Genotyp 1 und andere) Therapie der Wahl. Die Behandlung ist indiziert bei Nachweis von HCV-RNA im Blut und erhöhten Transaminasen. Sie ist bei den Genotypen 2 und 3 in 75% und beim Genotyp 1b in knapp 50% erfolgreich (s. **7.1.12**). Günstige Voraussetzungen für den Therapieerfolg sind: niedrige Viruslast, jüngeres Alter, kurze Erkrankungsdauer, geringe Transaminasenerhöhung, keine Leberzirrhose. Der Therapieerfolg wird gemessen an den sich normalisierenden Transaminasen und dem Verschwinden von HCV-RNA im Blut. Wenn auch 6 Monate nach Therapieende keine HCV-RNA im Serum nachweisbar ist *(sustained response)*, kann mit hoher Sicherheit von einem anhaltenden Therapieerfolg ausgegangen werden.

Hepatitis D

Das Hepatitis-D-Virus (HDV) wurde entdeckt, nachdem 1977 in Italien Patienten mit Hepatitis B und einem ungewöhnlich schweren Verlauf aufgefallen waren. Im Jahre 1980 gelang dann der Nachweis des Hepatitis-Delta-Virus. HDV, ein RNA-Virus, kann sich zwar entgegen früherer Ansichten in begrenztem Ausmaße selbst replizieren, es ist aber für die Ausbreitung innerhalb des infizierten Wirtes an das Vorhandensein von Hepatitis-B-Virus gebunden. Für den kompletten Replikationszyklus benötigt es drei Proteine aus der Hülle *(envelope)* des HBV, die es selbst nicht produzieren kann *(subviral agent, Viroid)*. Erst durch eine zusätzliche Hepatitis-B-Infektion kommt es somit zu einem klinisch apparenten Verlauf. Zur Hepatitis D kann es also nur kommen:

- bei Patienten, die HBs-Antigen-positiv sind und sich mit Hepatitis D **superinfizieren**
- bei Patienten, die Hepatitis-D-Viren in Leberzellen inkorporiert haben, ohne krank zu sein, und sich dann mit Hepatitis B infizieren
- bei einer **Simultaninfektion** mit beiden Hepatitis-Typen.

07

Hepatitis D ist endemisch im Mittelmeerraum, Mittleren Osten, in Rumänien und Südamerika. Bei Reisen in diese Länder sind Patienten mit persistierender Hepatitis-B-Infektion durch eine Superinfektion mit Hepatitis D gefährdet.

Übertragung

Die Übertragung erfolgt parenteral, sexuell und perinatal. Die Inkubationszeit beträgt bei einer Simultaninfektion 4 – 8 Wochen, bei einer Superinfektion 7 – 26 Wochen.

Klinik

Bei etwa 2% der Patienten kommt es zu einem akut-fulminanten Verlauf. Chronische Verläufe sind mit mehr als 90% weitaus häufiger (vor allem bei einer Superinfektion, während es bei einer Simultaninfektion nur in zehn Prozent der Fälle zu einem chronischen Verlauf kommt).

Diagnostisches Vorgehen

Die Diagnose wird durch den Nachweis von Anti-HDV-IgM und den Nachweis von Anti-HBc-IgM oder HBs-Antigen gestellt (**Abb. 7.37**). Persistierende Anti-HDV-Titer von > 1:5000 weisen auf einen chronischen Verlauf hin. Häufig lassen sich zusätzlich mikrosomale Antikörper nachweisen.

Therapie

Die Interferon-Behandlung erfolgt über ein Jahr, die Erfolgsraten sind jedoch gering. Auch Lamivudin und Ribavirin zeigen keine Wirkung. Zurzeit wird die Kombination von pegyliertem Interferon mit Adefovir, einem neueren Nukleosid-Analogon, überprüft.

Hepatitis E

Die Hepatitis E wird fäkal-oral (meist über das Trinkwasser) durch ein RNA-Virus übertragen. Der Erreger kommt ende-

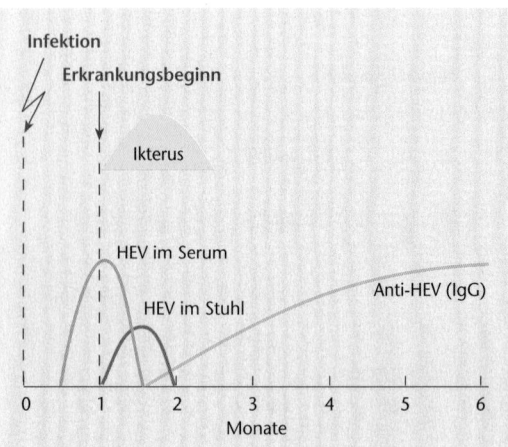

Abb. 7.38: Serologie der Hepatitis E. [L157]

misch in Asien und Afrika vor. Die Infektiosität ist relativ gering, eine direkte Übertragung von Mensch zu Mensch ist extrem selten. Die Inkubationszeit beträgt 3 – 6 Wochen.

Klinik

Das typische Erkrankungsalter ist 15 – 40 Jahre. Die Patienten haben eine leichte Hepatitis, die in der Regel ausheilt. Chronische Verläufe sind nicht beschrieben.

Fulminante Verläufe sind möglich und treten insbesondere bei schwangeren Frauen auf, wobei hier die Letalität bis zu 20% erreichen kann. Die Ursache hierfür ist unklar.

Diagnostisches Vorgehen

Der Nachweis von IgM-Antikörpern gegen das Hepatitis-E-Virus sichert bei Patienten mit akuter Hepatitis die Diagnose (**Abb. 7.38**). IgG-Antikörper persistieren lebenslang bei durchgemachter Hepatitis E und zeigen eine Immunität an. Der Erregernachweis im Stuhl ist zu Krankheitsbeginn möglich, spielt aber aus Kostengründen in der Praxis keine Rolle.

Therapie

Eine spezifische Therapie existiert nicht. Bei fulminantem Verlauf ist eine Lebertransplantation anzustreben.

Andere Virushepatitiden

Bei mindestens 7% aller akuten Hepatitiden wird ein unbekanntes virales Agens postuliert, das nicht mit den bisher bekannten Formen der Hepatitiden A – E identisch ist. 1994 wurde vorgeschlagen, diese Form als Hepatitis F zu bezeichnen. Die genaue Identität des verursachenden Agens konnte bislang nicht weiter geklärt werden. Zwischenzeitlich gelang jedoch der definitive Nachweis eines weiteren Hepatitis-Virus, das in logischer Folge Hepatitis-G-Virus genannt wurde. Etwa 10% der bisher ungeklärten Non-A – E-Hepatitiden sind auf das Hepatitis-G-Virus zurückzuführen.

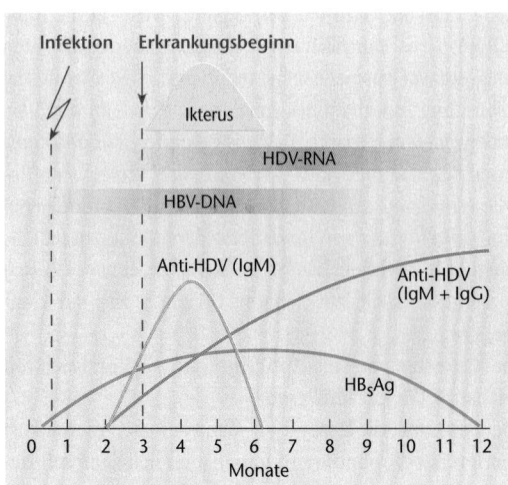

Abb. 7.37: Serologie der Hepatitis D. [L157]

Hepatitis-G-Viren (Synonym: GB-Virus C oder GBV-C) sind mit Hepatitis-C-Viren verwandte, flaviähnliche RNA-Viren. Die Übertragung erfolgt parenteral, von Mutter zu Kind und sexuell. Die Prävalenz des HGV beträgt bei Gesunden 2%; bei 25% der Erwachsenen können Antikörper als Zeichen einer abgelaufenen Infektion nachgewiesen werden.

Infektionen mit TT-, SANBAN-, TTV-like-Mini-, SEN- und Sentinel-Viren befallen ebenfalls die Leberzellen, führen aber nicht sicher zu klinisch manifesten Erkrankungen.

Klinik

Nach einer Infektion mit Hepatitis G kann es in seltenen Fällen zu einer akuten Hepatitis mit typischer Klinik kommen. Ob die o. g. Hepatitis-Viren zu einer chronischen Hepatitis führen können, ist umstritten. Die klinische Relevanz ist wahrscheinlich sehr gering.

Diagnostisches Vorgehen

Bei unklarer akuter und chronischer Hepatitis ist die Bestimmung von HGV-RNA mit PCR indiziert.

Therapie

Da eine Chronifizierung wahrscheinlich nicht stattfindet, ergeben sich keine therapeutischen Konsequenzen.

Interessant: HIV-Patienten, die gleichzeitig mit Hepatitis G infiziert sind, haben eine längere mittlere Überlebensdauer als nicht mit Hepatitis G Infizierte.

Autoimmune Hepatitis (AIH)

Zu den autoimmunen Lebererkrankungen werden die Autoimmunhepatitis (AIH), die primär-biliäre Zirrhose (PBC, s. **7.1.7**) und die primär-sklerosierende Cholangitis (PSC, s. **7.1.7**) gezählt. Zwischenformen kommen in 10 – 20% als „Overlap-Syndrome" (s. u.) vor. Schätzungsweise 20% der chronischen Hepatitiden werden durch die AIH verursacht. Diese zeichnet sich typischerweise durch erhebliche T-Zell-vermittelte Entzündungsvorgänge mit Plasmazellinfiltraten und früher Fibrosierung sowie einer Vielzahl von humoral vermittelten autoimmunen Begleitphänomenen aus. Die Prävalenz beträgt etwa 1/10 000 in der Bevölkerung. Die AIH tritt in zwei Altersgipfeln zwischen dem 10. und 30. und zwischen dem 40. und 50. Lebensjahr auf. Es bestehen eine genetische Disposition (zu 65% sind die Patienten HLA-B8-, -DR3- und -DR4-positiv) und eine Bevorzugung des weiblichen Geschlechts.

Klinik

Das klinische Bild kann sehr heterogen sein, von nahezu asymptomatischen Verläufen bis hin zur fulminanten Hepatitis. Typisch ist eine frühzeitig nachlassende Leberfunktion. So finden sich meist Zeichen der chronischen Lebererkrankung mit Ikterus, Gewichtsabnahme, Übelkeit, Amenorrhö, Hepatosplenomegalie und in bis zu 20 – 30% Arthralgien und Fieber. Im Verlauf kommt es undulierend zu Spontanremissionen und akuten Hepatitisschüben.

! Häufig bestehen gleichzeitig extrahepatische Autoimmunerkrankungen wie Colitis ulcerosa, Sjögren-Syndrom, Vitiligo, Autoimmunthyreoiditis, Kryoglobulinämie, hämolytische Anämie mit positivem Coombs-Test oder Polyserositis. Auch sind Überlappungen mit einer primär-biliären Zirrhose (sog. Overlap-PBC/AIH), aber auch mit einer primär-sklerosierenden Cholangitis (PSC) möglich. **!**

Diagnostisches Vorgehen

Noch immer ist die Diagnose der Autoimmunhepatitis eine Ausschlussdiagnose, die letztlich erst durch das Ansprechen auf die immunsuppressive Therapie zu beweisen ist. Es wurden aber diagnostische Haupt- und Nebenkriterien definiert, die die Diagnostik erleichtern (s. **Kasten** „Diagnosekriterien der AIH").

═══════ AUF DEN PUNKT GEBRACHT ═══════

Diagnosekriterien der AIH
Hauptkriterien
- Hypergammaglobulinämie mit vorwiegender IgG-Erhöhung
- Nachweis von Autoantikörpern (ANA, SLA/LP, SMA oder LKM)
- typische Histologie (s. Tab 7.4)
- negative Virusserologie

Nebenkriterien
- weibliches Geschlecht
- Anamnese autoimmuner Begleiterkrankungen
- Familienanamnese autoimmuner Erkrankungen
- Nachweis von HLA-B8, DR3 oder DR4
- unauffälliger ERCP-Befund

Bei Erfüllung von 4 Hauptkriterien gilt die Diagnose der AIH als gesichert, bei 3 Hauptkriterien als wahrscheinlich.

Im **Labor** finden sich je nach Aktivität Transaminasenwerte zwischen 200 und 300 U/l, mitunter aber auch > 1000 U/l. Frühzeitig kommt es zu einer Verminderung der Lebersyntheseleistung mit Abfall des Serumalbumins und des Quick-Wertes. Die Elektrophorese zeigt typischerweise eine Hypergammaglobulinämie, wobei hier vor allem das IgG erhöht ist. Die Hepatitisvirus-Serologie ist negativ.

Es lassen sich verschiedene Autoantikörper (s. **Kasten** „Untergruppen der chronisch-aktiven Autoimmunhepatitis") nachweisen, die allein jedoch nicht ausreichend sind für die Diagnose einer AIH. Sehr sensitiv ist der Antikörpernachweis in der Histologie. Je nach Autoantikörpermuster lassen sich zwei Typen der AIH definieren (s. **Kasten** unten). Typ 2 betrifft fast ausschließlich junge Mädchen/Frauen und geht häufiger mit einem Therapieversagen einher.

Unklare Erhöhung der Leberwerte

Vorstellung des Patienten und Zusammenfassung des bisherigen Verlaufs

Assistenzarzt: Vor einer Woche kam eine 56-jährige Patientin wegen unklarer Leberwerterhöhung zur Abklärung in die stationäre Aufnahme. Aus der Vorgeschichte ist eine Erhöhung der Gamma-GT und der Transaminasen bekannt. In der weiteren Vorgeschichte gibt die Patientin an, dass sie zwei Kinder spontan geboren und jeweils drei Monate gestillt hat. 1965 wurde eine Appendektomie durchgeführt.

Die vom Hausarzt mitgegebenen Befunde zeigen eine Erhöhung der Gamma-GT auf 506 U/l sowie eine Erhöhung der GPT auf 41 U/l. Auf dem Einweisungsschein ist vermerkt, dass die Hepatitis-Serologie negativ gewesen sei.

Bei der körperlichen Untersuchung fand sich die Patientin in einem dem Alter entsprechenden Allgemeinzustand, der Blutdruck betrug 120/80 mmHg, das Körpergewicht 60 kg bei einer Körpergröße von 1,62 m. Keine klinischen Leberhautzeichen, kein Hinweis auf Aszites, keine Beinödeme. Die Leber war nicht druckschmerzhaft.

Diskussion und Differentialdiagnose des Hauptbefundes

Hausarzt über die Telefonkonferenz: Ich habe bei der Patientin erstmals vor sechs Monaten im Rahmen einer Routineuntersuchung eine erhöhte Gamma-GT von 300 U/l gefunden. Ich habe sie daraufhin ausdrücklich nach der Einnahme von Alkohol befragt, sie kann dies glaubhaft widerlegen. Bei einer erneuten Kontrolle war die Gamma-GT auf 506 U/l angestiegen, zudem fand sich jetzt eine Erhöhung der GPT.

Gastroenterologe: Wir haben erneut die Leberwerte bestimmt. Sie zeigen eine Erhöhung der Gamma-GT auf 550 U/l, eine Erhöhung der GPT auf 80 U/l sowie eine Erhöhung der GOT auf 58 U/l. Die sonstigen Routinelaborparameter waren unauffällig. Die häufigste Erhöhung einer Gamma-GT ist natürlich die alkoholische Fettleber oder alkoholische Fettleberhepatitis. Allerdings liegt bei dieser Patientin die Konstellation derart, dass die GPT höher als die GOT ist, d. h. der De-Ritis-Quotient ist < 1, was eher gegen eine alkoholische Ursache der Leberwertveränderungen spricht. Zudem findet sich keine Erhöhung des MCV, die sich häufig bei Alkoholikern nachweisen lässt, da diese mangelernährt sind und einen Folsäuremangel aufweisen. Insofern erscheint mir die alkoholische Genese des Leberschadens eher unwahrscheinlich – aber welche Medikamente hat sie denn genommen?

Assistenzarzt: Die Patientin gibt an, dass sie keine Medikamente genommen hat. Ich habe sie auch noch einmal ausdrücklich nach Nahrungsergänzungsmitteln und Anabolika sowie auf ungewöhnliche Ess- und Trinkgewohnheiten befragt. Sie trinkt z. B. keine chinesischen Tees und lässt sich nicht von einem Heilpraktiker behandeln.

Chefarzt: Nun wollen wir doch mal sehen, was wir an Laborwerten noch ansetzen müssen. Zunächst sollten wir die Hepatitis-Serologie noch einmal wiederholen, also die Hepatitis-Anti-HAV, IgG und IgM bestimmen, sowie Anti-HBs, Anti-HBc und HBs-Antigen. Des Weiteren sollte in diesem unklaren Fall die Bestimmung der Anti-HCV-Antikörper durchgeführt werden. Sollten diese positiv oder unklar sein, würde ich eine Bestimmung der HCV-RNA empfehlen. Da wir aufgrund der immer kürzer werdenden Verweildauer im DRG-Zeitalter nur wenig Zeit haben, sollte gleich im ersten Ansatz noch zusätzlich eine Diagnostik bezüglich einer Autoimmunhepatitis durch-

geführt werden. Zudem muss bei dieser Konstellation auch an eine primär biliäre Zirrhose gedacht werden. Wir bestimmen also die antinukleären Antikörper und die antimitochondrialen Antikörper, insbesondere den Subtyp AMA M2.

Assistenzarzt: Dies habe ich bereits veranlasst und kann berichten, dass die antimitochondrialen Antikörper mit 1:640 deutlich erhöht sind und der AMA-Subtyp M2 mit > 200 U/ml hochpositiv ist. Allerdings war auch auffällig, dass die antinukleären Antikörper positiv sind und zwar mit einem Titer von > 1:10 000 mit einem Fluoreszenzmuster gegen die Kernmembran. Die sonstigen bisher bestimmten Laborbefunde waren unauffällig.

Chefarzt: Das sind ja beeindruckende Ergebnisse, aber wie ist es mit der nichtalkoholischen Fettleberhepatitis, die ja immer häufiger wird und eine der häufigsten Ursachen ungeklärter Leberwerterhöhungen sind.

Assistenzarzt: Hierzu gibt es klinisch keinen Hinweis, da sowohl das HbA_1 als auch das Cholesterin und die Triglyceride unauffällig sind. Die Patientin ist mit einem Body-Mass-Index von knapp über 24 normalgewichtig, insofern ist eine nichtalkoholische Fettleberhepatitis eher unwahrscheinlich.

Herleitung der Krankheitsdiagnose und Auflösung des Falles

Gastroenterologe: Nun sollten wir aber Nägel mit Köpfen machen und zur definitiven Diagnoseklärung sowie zur Beurteilung der Prognose und des Stadiums eine Leberpunktion durchführen.

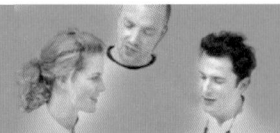
Assistenzarzt: Auch das habe ich mit meinem Oberarzt schon durchgeführt.

Pathologe: Wir haben einen Stanzzylinder mit 15 Portalfeldern zugesandt bekommen. Dabei finden sich die Portalfelder deutlich verbreitert mit einem gemischtzellig entzündlichen Infiltrat aus Lymphozyten, Plasmazellen und neutrophilen Granulozyten. Dabei wird immer wieder die Grenzlamelle überschritten; es zeigen sich Einzelzellnekrosen im Übergangsbereich sowie ein Übergreifen des entzündlichen Infiltrats auf die Gallengänge. Zusätzlich findet sich eine portale Fibrose mit beginnender Septenbildung. Eine minimale hepatozelluläre Verfettung von weniger als 10 % der Hepatozyten liegt vor. Es finden sich keine Siderose, kein kompletter zirrhotischer Umbau und auch keine atypischen Zellen.
Zusammenfassend entspricht der Befund einer mittelgradig aktiven, chronisch portalen und intralobulären Hepatitis mit Gallengangsdestruktion und portaler, fokal auch septenbildender Fibrose.

Chefarzt: Nun, dann ist die Diagnose ja klar, auch wenn es ein ungewöhnlicher Fall ist. Zusammen mit der Histologie muss man letztendlich, insbesondere unter Berücksichtigung der Antikörperbefunde, ein Overlap-Syndrom bei Autoimmunhepatitis und primär biliärer Sklerose diagnostizieren.
Hieraus ergeben sich therapeutisch zwei Konsequenzen:

- Erstens die Therapie der Autoimmunhepatitis in üblicher Weise mit einer Immunsuppression, bestehend aus: Azathioprin 2 mg/kg Körpergewicht und Prednisolon in absteigender Dosis über mehrere Jahre. Darunter sollten sich die Transaminasen normalisieren oder zumindest bessern lassen.

- Zweitens sollte auch die primär biliäre Zirrhose behandelt werden. Da hier die immunsuppressive Therapie nicht wirkt, muss zusätzlich mit Ursodeoxycholsäure 15 mg/kg Körpergewicht lebenslang behandelt werden.

Der weitere Verlauf der Patientin muss beobachtet werden. Der Hausarzt muss die Leberwerte kontrollieren und aufgrund der Azathioprin-Therapie eine Kontrolle des Blutbildes, insbesondere der Leukozyten, durchführen. Durch diese Therapie sollte es gelingen, ein Fortschreiten der Zirrhose zumindest aufzuhalten. Sollte es im weiteren Verlauf zu einer Verschlechterung der Leberfunktion kommen, muss letztendlich auch eine Lebertransplantation erwogen werden.

Untergruppen der chronisch-aktiven Autoimmun-hepatitis (AIH)

- **Typ 1:** häufigste Form, mit Nachweis von ANA und anti-SMA *(smooth muscle antigen)* oder anti-SLA/LP *(soluble liver antigen / liver pancreas antigen)*
- **Typ 2:** anti-LKM-positive AIH *(liver kidney microsome antigen)*, häufiger bei Kindern und im Mittelmeerraum

Overlap-Syndrome

Verschiedene Varianten autoimmuner Lebererkrankungen sind bekannt. Gemeinsam ist ihnen die Kombination von primär-biliärer Zirrhose (PBC, s. **7.1.7**) mit positiven AMA-Titern und autoimmuner Hepatitis (zum Beispiel in der Histologie). Hier muss zusätzlich zur Therapie mit Ursodeoxycholsäure immunsupressiv behandelt werden.

Therapie

Behandelt wird mit einer immunsuppressiven Kombinationstherapie, meist bestehend aus Azathioprin und Prednisolon. Auch Ciclosporin A und Mycophenolat, zwei Immunsuppressiva aus der Transplantationsmedizin (s. **7.1.12**), kommen in verschiedenen Situationen zum Einsatz. Nach drei Monaten sollten die Transaminasen auf weniger als das Doppelte der Norm abfallen, sonst muss die Diagnose überprüft werden. Ziel ist die Normalisierung der Transaminasen und der Immunglobuline. Das Ansprechen auf die Therapie beweist nachträglich die richtige Diagnose. Die Therapiedauer beträgt mindestens 3 – 4 Jahre. Danach kann versucht werden, bei fehlender entzündlicher Aktivität die Therapie auszuschleichen. Im Falle eines Rezidivs muss eine dauerhafte Immunsuppression durchgeführt werden. Im Falle eines Therapieversagens bleibt die Lebertransplantation als Ultima Ratio mit guten Langzeiterfolgen.

❗ Unter einer Interferon-Therapie, die aufgrund der Fehldiagnose einer chronischen Virushepatitis begonnen wird, kommt es zur massiven Verschlechterung einer AIH. ❗

Prognose

Ohne Therapie schreitet die Erkrankung fort und hat eine hohe Mortalität. Durch die immunsuppressive Therapie kann die 10-Jahres-Überlebensrate auf über 90% gesteigert werden. Allerdings kommt es auch unter Behandlung in bis zu 40% zu einer Zirrhose. Die 5-Jahres-Überlebensrate nach Lebertransplantation liegt bei etwa 80 – 90%. In mehr als 40% der Fälle wird jedoch eine Rekurrenz der AIH in der transplantierten Leber beobachtet.

7.1.6 Toxisch bedingte Leberschäden

Alkoholbedingte Lebererkrankung

Der chronische Alkoholabusus ist in Mitteleuropa, Nord- und Mittelamerika die häufigste Ursache von Lebererkrankungen. Die alkoholinduzierte Schädigung äußert sich als Fettleber, alkoholische Steatohepatitis (ASH, „Fettleberhepatitis") und Leberzirrhose. Fettleber und alkoholische Steatohepatitis sind dabei potentiell reversibel.

Die toxische Alkoholgrenze ist individuell unterschiedlich. Bei einem chronischen Alkoholkonsum von mehr als 60 g bei Männern und mehr als 20 g bei Frauen täglich kommt es bei 30% zu einer Fettleberhepatitis (**Abb. 7.39** und **Kasten** „Noxe Alkohol"). Es entwickeln aber nur 20% aller Alkoholiker eine Leberzirrhose, sodass hier neben dem Geschlecht auch Mangel- und Fehlernährung, Vorerkrankungen der Leber, zusätzliche leberschädigende Medikamentenbelastung und genetische Prädispositionen wie Hämochromatose und Dyslipidämien eine Rolle zu spielen scheinen.

════════ AUF DEN PUNKT GEBRACHT ════════

Noxe Alkohol

Toxische Grenze des Alkoholkonsums
- bei Männern 60 g/Tag
- bei Frauen 20 g/Tag.

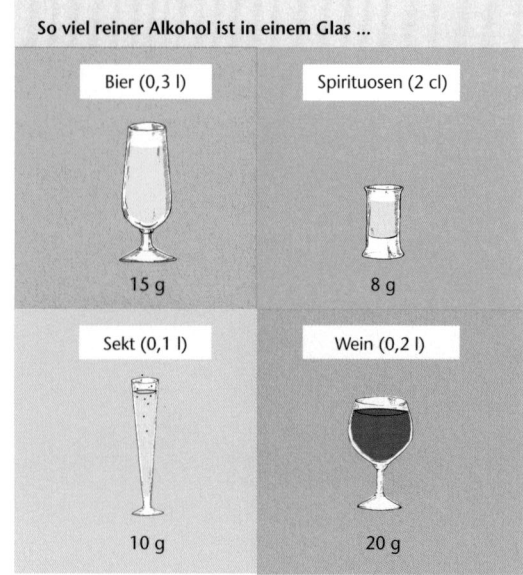

So viel reiner Alkohol ist in einem Glas ...

Bier (0,3 l)	Spirituosen (2 cl)
15 g	8 g
Sekt (0,1 l)	Wein (0,2 l)
10 g	20 g

Abb. 7.39: Durchschnittlicher Alkoholgehalt verschiedener Getränke. [A400]

Klinik

Die Lebererkrankung bei Alkoholabusus verläuft in drei Stadien:

- Fettleber ohne entzündliche Reaktion (Steatosis hepatis)
- alkoholische Steatohepatitis (ASH, Fettleberhepatitis)
- mikronoduläre Leberzirrhose (s. **7.1.8**).

Alkoholische Fettleber

Bei der alkoholischen Fettleber finden sich uncharakteristische Oberbauchbeschwerden wie Druckgefühl. Man tastet eine druckschmerzhafte, vergrößerte Leber. Gelbsucht tritt praktisch nie auf. Fast immer ist die γ-GT erhöht; auch die Transaminasen können (leicht) erhöht sein. Aufgrund der durch den chronischen Alkoholismus bedingten Mangelernährung (z. B. Folsäuremangel) findet sich häufig eine Erhöhung des mittleren Erythrozytenvolumens (Makrozytose). Sonographisch ist die Leber vergrößert und echoverdichtet.

Siehe auch „Verfettung" in **7.1.2**.

Alkoholische Fettleberhepatitis, ASH

Bei fortgesetztem Alkoholabusus kann es zu einer akuten Exazerbation mit Appetitlosigkeit, Oberbauchbeschwerden, Erbrechen, Gewichtsverlust und Fieber kommen. In bis zu 50 % tritt ein Ikterus auf. Typischerweise finden sich Leberhautzeichen (s. **7.1.4**). Eine begleitende Splenomegalie wird nicht selten beobachtet. Weitere Komplikationen sind Aszites, Durchfälle, eine Begleitpankreatitis sowie ein hepatorenales Syndrom (s. **7.1.8**). Infolge eines Vitamin-B$_1$-Mangels kann es in seltenen Fällen zu einer lebensbedrohlichen Wernicke-Enzephalopathie kommen (Augenmuskelparesen, Ataxie, Halluzinationen, Erregungszustände, aber auch Apathie).

Pathogenese

Der genaue Mechanismus der alkoholbedingten Leberschädigung ist nach wie vor umstritten. Mehrere Faktoren scheinen eine Rolle zu spielen (**Abb. 7.40**): Zum einen kommt es zu einer überschüssigen Kalorienzufuhr durch den aufgenommenen Alkohol, was die Fettleberbildung begünstigt. Zum anderen kommt es im Zuge der Verstoffwechselung des Alkohols über die Alkohol-Dehydrogenase zu einer erhöhten Produktion von NADPH, welches die Fettsäuresynthese und Triglyzeridbildung fördert. Außerdem beeinträchtigt Alkohol die hepatische Lipoproteinsekretion, sodass sich Fett in den Hepatozyten ansammelt. Beide Mechanismen führen letzten Endes zur Leberverfettung.

Die NADPH-Erhöhung führt zudem zu einer verminderten Gluconeogenese mit der Gefahr der Hypoglykämie. Darüber hinaus ist der beim oxidativen Abbau des Alkohols entstehende Acetaldehyd direkt hepatotoxisch und führt zu Proteinakkumulation und vermehrter Kollagensynthese. Weiterhin kommt es durch NADPH zu einer Lactat-Vermehrung mit nachfolgender Induktion einer Fibrose.

Chronischer Alkoholismus führt zudem zur Induktion des Zytochrom-P$_{450}$-abhängigen mikrosomalen Ethanoloxidierenden Systems (MEOS), das im endoplasmatischen Retikulum lokalisiert ist. Der hierbei entstehende Acetaldehyd kann die Mikrotubuli der Leberzellen schädigen und verschiedene Sekretionsprozesse beeinträchtigen. Es kommt zu einer Proteinakkumulation, Lipidperoxidation und Kollagensynthese. Durch die Lipidperoxidation wird die Leberzellmembran geschädigt. Die Proteinakkumulation und die Leberverfettung führen zu einer Hepatomegalie. Der gesteigerte Sauerstoffverbrauch bei der mikrosomalen Oxidation führt zur Hypoxie in den perivenösen Bezirken. Nachfolgend kommt es zu einer Stimulierung der Kollagensynthese mit zunehmender Fibrosierung.

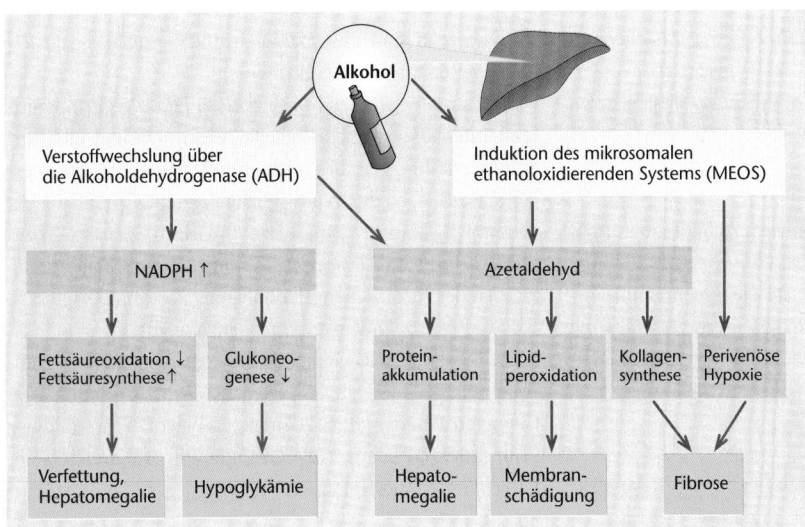

Abb. 7.40: Pathogenese der alkoholischen Fettleber und Zirrhose. [L157]

===ZUR VERTIEFUNG===

Sonderfall Zieve-Syndrom

Das Zieve-Syndrom ist ein alkoholtoxischer Leberschaden mit der Trias **Hepatitis – milde hämolytische Anämie – Hyperlipidämie** und tritt meist nach protrahiertem Alkoholexzess auf.

Pathogenese
Die Pathogenese ist nicht sicher geklärt. Die Patienten sind ikterisch aufgrund der hepatischen Cholestase und der Hämolyse und haben oft rechtsseitige Oberbauchschmerzen.

Diagnostisches Vorgehen
Laborchemisch findet sich eine Erhöhung der Transaminasen und der Cholestaseparameter. Die LDH und die Retikulozyten sind erhöht. Das Serum ist aufgrund der starken Erhöhung der Triglyzeride milchig. Charakteristischerweise finden sich im Knochenmark Schaumzellen, eine Sternalpunktion zur Differentialdiagnose zu anderen hämatologischen Erkrankungen ist jedoch selten indiziert.

Therapie
Unter strikter Alkoholkarenz verschwinden die Symptome innerhalb von ca. 4 Wochen. Eine spezifische Therapie existiert nicht.

Histologie
Zunächst entsteht eine Leberzellverfettung mit Proliferation des endoplasmatischen Retikulums, die bei Alkoholabstinenz vollständig rückbildungsfähig ist. Bei fortgesetztem Alkoholabusus treten zunächst eine entzündliche Infiltration und eine vermehrte Fibrosierung von der Zentralvene bis zum Periportalfeld auf, die histologisch als sog. **Maschendrahtfibrose** imponiert. Weiterhin finden sich intrazellulär die sog. hyalinen **Mallory-Körperchen** (alkoholische Hyalinklumpen von perinukleär gelegenem eosinophilem Material, das wahrscheinlich aggregierten intrazellulären Filamenten entspricht). Über die Leberfibrose entsteht dann das Vollbild der kleinknotigen Leberzirrhose (Laënnec-Zirrhose, s. **7.1.8**) mit frühzeitiger Entwicklung einer portalen Hypertension.

Diagnostisches Vorgehen
Die Diagnose einer alkoholischen Leberschädigung ergibt sich aus der typischen Konstellation von Anamnese, Klinik, Laborbefunden und Sonographie. Da die Patienten ihre Alkoholexzesse nicht selten verschweigen, ist die Abgrenzung zu den anderen Hepatitisformen wichtig und gelingt manchmal (wenn auch selten) nur durch die Leberhistologie.

Labor
Laborchemisch finden sich Erhöhungen der γ-GT, der alkalischen Phosphatase und der Transaminasen.

! Die Transaminasen sind bei der Fettleber nur wenig (weniger als das 5-Fache der Norm), bei der Alkoholhepatitis dagegen mäßig (5–10-fach) erhöht; im Gegensatz zu anderen Formen der akuten Hepatitis, insbesondere der Virushepatitis, kommen starke Erhöhungen der Transaminasen nur selten vor. Auch ist im Gegensatz zu den Virushepatitiden die GOT bei den alkoholbedingten Schädigungen meist höher als die GPT. !

Je nach Schwere der Erkrankung kommt es zu einer Hyperbilirubinämie und einer Synthesestörung mit Verminderung von Serumalbumin und Quick-Wert. In der Elektrophorese findet man eine Vermehrung der γ-Globuline und vor allem eine IgA-Erhöhung. Im roten Blutbild zeigt sich häufig eine Makrozytose (MCV > 95 fl) aufgrund des den chronischen Alkoholismus begleitenden Folsäure-Mangels. Eine Leukozytose ist insbesondere bei der Alkoholhepatitis häufig.

! Als Marker für höheren Alkoholkonsum steht das **CDT** *(carbohydrate-deficient transferrin)* zur Verfügung, das – ähnlich dem HbA_{1c} bei Diabetes mellitus – bei vermehrtem Alkoholkonsum langfristig erhöht ist. Durch den beim Alkoholabbau entstehenden Acetaldehyd wird die enzymatische Glykosylierung von Transferrin gehemmt. Es entsteht das Carbohydrate-deficient Transferrin, das enzymatisch und immunologisch nachweisbar ist. CDT ist erhöht, wenn über mehr als sieben Tage > 50–80 g Alkohol täglich aufgenommen werden. Die Halbwertszeit beträgt 14–17 d. CDT-Erhöhungen nichtalkoholischer Ursache finden sich nur bei schwerer Leberinsuffizienz, in der Schwangerschaft und bei angeborenen Transferrin-Varianten. !

Sonographie
Sonographisch zeigt sich bei der Fettleber und bei der akuten Fettleberhepatitis eine vergrößerte Leber mit vermehrter Echogenität (**Abb. 7.7**).

Therapie
Entscheidend sind die Alkoholabstinenz und das Vermeiden hepatotoxischer Medikamente.

Die Patienten werden hochkalorisch (2500 kcal/d) parenteral unter adäquater Flüssigkeits-, Elektrolyt- und Vitaminzufuhr ernährt. Vor allem Vitamin B_1 (Thiamin) muss ergänzt werden, da durch eine hochkalorische Ernährung ein Vitamin-B_1-Mangel demaskiert und eine Wernicke-Enzephalopathie (s. o.) ausgelöst werden kann. Begleiterkrankungen des chronischen Alkoholismus wie zum Beispiel ein Folsäure-Mangel müssen ausgeglichen werden.

Die Wirkung von Glukokortikoiden in mittlerer Dosierung (0,5 g/kg täglich für 4 Wochen) ist umstritten. Die Gabe von Pentoxifyllin als Suppressor der TNF-α-Bildung (Tumornekrosefaktor, **Tab. 4.3**) könnte erfolgreich sein, kontrollierte Studien laufen zurzeit.

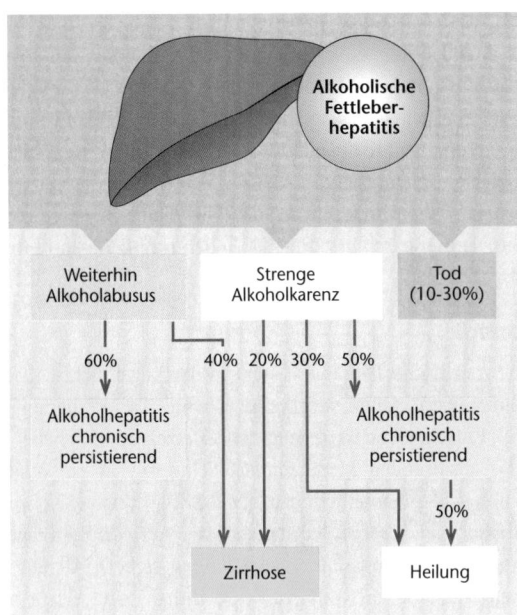

Abb. 7.41: Verlaufsmöglichkeiten der alkoholischen Fettleberhepatitis. [L157]

Prognose

Die Krankenhausletalität der alkoholischen Fettleberhepatitis beträgt 30%. Die weitere Prognose hängt von der Fortsetzung des Alkoholmissbrauchs ab **(Abb. 7.41)**. Bei strenger Alkoholkarenz kann es zur Ausheilung kommen. Bei fortgesetztem Alkoholabusus entwickelt sich aus der Fettleberhepatitis in 40% eine Leberzirrhose. Todesursachen sind die Folgen der Leberzirrhose (s. 7.1.8) wie Leberkoma, gastrointestinale Blutungen, hepatorenales Syndrom und Infektionen.

Medikamentöse Leberschäden und Intoxikationen

Eine klinisch signifikante Hepatotoxizität durch Medikamente ist insgesamt selten und tritt nicht häufiger als bei einem von 10 000 bis 100 000 Patienten auf. Allerdings muss von einer hohen Dunkelziffer nicht-diagnostizierter oder nicht-gemeldeter Fälle ausgegangen werden. Immer wieder mussten in der Vergangenheit Arzneimittel, die in den klinischen Zulassungsstudien keinen Anhalt für gefährliche Nebenwirkungen gezeigt hatten, nach ihrer Zulassung und großflächigen Verbreitung wegen vereinzelter Fälle lebensbedrohlicher Hepatotoxizität vom Markt genommen werden, so zum Beispiel vor einigen Jahren das orale Antidiabetikum Troglitazon. Wichtig ist daher, bei allen Leberfunktionsstörungen auch an eine mögliche Medikamententoxizität zu denken. Dabei sind nicht nur rezeptpflichtige Arzneien betroffen. Gerade auch frei verkäufliche

Präparate wie Paracetamol oder das scheinbar harmlose Phytopharmakon Kava-Kava sind notorisch für ihre potentielle Hepatotoxizität.

! Medikamente können prinzipiell jede akute oder chronische Lebererkrankung imitieren. !

Es können obligat und fakultativ hepatotoxische Stoffe unterschieden werden:
- **Obligate Hepatotoxine** führen vorhersehbar, dosisabhängig und reproduzierbar zu einer Leberschädigung (z. B. Paracetamol, Tetrazykline, Methotrexat). Der Schädigungsmechanismus ist dabei der direkte zytotoxische Effekt des Medikaments mit nachfolgender Leberzellnekrose.
- **Fakultative Hepatotoxine** führen nach unterschiedlich langer Latenz dosisunabhängig bei nur einem kleinen Prozentsatz der exponierten Personen zu Leberschäden (Idiosynkrasie). Die meisten medikamenteninduzierten Leberschäden sind fakultativ (z. B. Halothan, Chlorpromazin, Antikonzeptiva, Anabolika). Schädigungsmechanismen umfassen die (individuell variable) Produktion toxischer Metaboliten sowie eine immunvermittelte Zellschädigung, in deren Rahmen das Medikament oder einer seiner Metaboliten als Hapten wirkt.

Klinik

Vereinbarungsgemäß wird der Leberschaden anhand des vorherrschenden Leberenzymmusters eingeteilt in eine zytotoxische Verlaufsform, eine cholestatische oder einen Mischtyp **(Tab. 7.6)**. Von einem klinisch signifikanten Scha-

07

Tab. 7.6 Typische Verlaufsformen medikamenteninduzierter Lebertoxizität

Zytotoxische Verlaufsform (GPT-Erhöhung)	Mischtyp (GPT- und AP-Erhöhung)	Cholestatische Verlaufsform (GOT-, AP-, Bilirubin-Erhöhung)
• Allopurinol	• ACE-Hemmer	• Amoxicillin/
• Baclofen	• Amitriptylin	Clavulansäure
• CSE-Hemmer	• Azathioprin	• anabole Steroide
• Halothan	• Carbamazepin	• Chlorpromazin
• INH	• Phenobarbital	• Clopidogrel
• Ketoconazol	• Phenytoin	• Phenothiazin
• MTX	• Sulfonamide	• trizyklische Antidepressiva
• NSAR	• Cotrimoxazol	
• Omeprazol	• Verapamil	
• Paracetamol		
• Valproinsäure		
• Statine		
• Tetrazyklin		
• Antiretrovirale Substanzen		

den wird ausgegangen, wenn die GPT (ALT) > 3-fach der Norm, die alkalische Phosphatase (AP) > 2-fach der Norm oder das Bilirubin > 2-fach der Norm (assoziiert mit erhöhter AP oder erhöhter GPT) angestiegen sind.

Zytotoxisch wirkende Medikamente

Eine im Vordergrund stehende **GPT-(ALT-)Erhöhung** charakterisiert die zytotoxische (hepatitische) Verlaufsform, die mit Fettleber, akuter oder selten fulminanter Hepatitis einhergeht. Es stehen unspezifische Symptome einer akuten oder chronischen Hepatitis (s. 7.1.5) wie Übelkeit, Inappetenz, Oberbauchbeschwerden oder Fatigue im Vordergrund. Bei fulminanten Verläufen kann sich das ganze klinische Spektrum des akuten Leberversagens präsentieren (s. 7.1.2). Durch Tetrazykline und Valproinsäure kann es beispielsweise zu einer Leberzellverfettung mit uncharakteristischen Oberbauchbeschwerden kommen. Medikamente, die eine fulminante Hepatitis auslösen können, sind unter anderem Paracetamol, Halothan (Risiko einer Halothan-Hepatitis 1/30 000 Narkosen) und Isoniazid.

Cholestatisch wirkende Medikamente

Bei vorherrschender intrahepatischer Cholestase (**AP und Bilirubin erhöht**) findet sich ein Ikterus und die Patienten beklagen Juckreiz. Man kann eine kanalikuläre Form ohne histologisch nachweisbare Pericholangitis (z. B. durch anabole und kontrazeptive Steroide) sowie eine hepatokanalikuläre Cholestase mit Pericholangitis (z. B. durch Chlorpromazin und Erythromycin) differenzieren. Die letzte Verlaufsform zeigt eine ausgeprägte Eosinophilie und in 40–80 % Fieber und Schmerzen im rechten Oberbauch. In letzter Zeit wurde auch eine cholestatische Hepatitis nach Einnahme von Ecstasy beschrieben.

Pathogenese der Leberschädigung

Es gibt keine einzelne kausale Pathogenese für die toxische Leberschädigung. Je nach Substanz liegen sehr unterschiedliche Schädigungsmechanismen vor. Dabei können direkt zelltoxische Mechanismen vorliegen, die Hepatozyten oder Gallengangsepithel betreffen. Andere Substanzen wiederum binden sich kovalent an Zelloberflächenproteine und lösen dann als Komplex eine Immunreaktion aus, die zur Schädigung führt. Genetische Variabilität spielt eine wichtige Rolle für die Anfälligkeit zu lebertoxischen Reaktionen. Bekannt sind zum Beispiel angeborene Polymorphismen der N-Acetyl-Transferase (sog. langsame Azetylierer haben ein erhöhtes Risiko für toxische Reaktionen auf Isoniacid). Individuelle zusätzliche Risikofaktoren wie Fehlernährung oder Alkoholabusus erhöhen das Risiko weiter. Generell sind Erwachsene anfälliger als Kinder und Frauen eher betroffen als Männer.

Diagnostisches Vorgehen

Die Medikamententoxizität wird letztendlich durch den Ausschluss anderer Ursachen für eine Lebererkrankung wahrscheinlich gemacht (**Abb. 7.29**). Entscheidend sind eine sorgfältige Medikamentenanamnese (unter Einschluss möglicher Nahrungsergänzungsstoffe und frei verkäuflicher Arzneien), die Klinik und die Leberhistologie (Letztere vor allem zum Ausschluss anderer Lebererkrankungen, **Tab. 7.4**).

Therapie

Eine spezifische Therapie besteht in der Regel nicht (Ausnahme: Paracetamol, dort gibt es eine Antidottherapie, s. u.). Entscheidend ist alleinig das Absetzen des möglicherweise auslösenden Medikaments. Schwierig ist es, wenn mehrere Medikamente oder gleichzeitig weitere Noxen (Ethanol, gewerbliche Substanzen) als Auslöser in Frage kommen. Hier müssen zusätzlich eine sichere Alkoholkarenz (ggf. durch Krankenhausaufenthalt) und evtl. ein Arbeitsplatzwechsel angestrebt werden.

Intoxikationen

Paracetamol

Paracetamol, ein nicht selten in suizidaler Absicht eingenommenes Analgetikum und Antipyretikum, wirkt schon ab Dosen von 5 g (10 Tabletten!) hepatotoxisch. Paracetamol wird normalerweise glukuronidiert und sulfatiert sowie über Zytochrom-P_{450}-abhängige Oxidasen metabolisiert und an Glutathion gebunden im Urin ausgeschieden. Übersteigt die eingenommene Dosis die vorhandene Glutathion-Kapazität, kommt es durch toxische Metaboliten zu einer akuten Leberzellnekrose. Fatale Verläufe kommen ab 20 g vor, bei vorgeschädigter Leber auch schon bei geringeren Dosen. In den USA wurde die akzidentelle oder suizidale Intoxikation mit frei verkäuflichem Paracetamol im Jahr 2005 als die häufigste zur Lebertransplantation führende Ursache des akuten Leberversagens geführt.

Klinik

Initial kommt es zu einer Reizung des oberen Magen-Darm-Traktes mit Erbrechen. Nach einem beschwerdefreien Intervall von 24 h treten die Zeichen einer fulminanten Hepatitis mit rapidem Anstieg der Transaminasen, Ikterus, Hypoglykämie und metabolischer Azidose auf. Der Gipfel der Leberschädigung wird am zweiten bis vierten Tag erreicht.

Therapie

Neben der sofortigen enteralen Verabreichung von Aktivkohle steht eine Antidot-Therapie mit einem membrangängigen Vorläufer des Glutathions im Vordergrund. Medikament der Wahl ist das sonst als Hustenlöser bekannte

N-Acetylcystein (Fluimucil®), das in hoher Dosis intravenös verabreicht wird. Die Therapie sollte innerhalb von 8 Stunden nach Tabletteneinnahme begonnen werden.

Die Prognose ist – sofern die Phase des akuten Leberversagens mit seinen Komplikationen (s. **7.1.2**) überlebt wird – gut: der Leberschaden heilt vollständig aus.

Knollenblätterpilzvergiftung

Die giftigen Inhaltsstoffe des Knollenblätterpilzes sind α-Amanitin und Phallotoxine. Beide Gifte sind kochfest und sehr stabil. Schon wenige Gramm eines frischen Pilzes können tödlich sein.

Klinik

Nach einer Latenz von 6 – 24 Stunden kommt es zu kolikartigen Bauchschmerzen und Diarrhö; im Anschluss daran zu einer akuten Leberzellnekrose mit Transaminasenanstieg, Ikterus, fulminantem Leberversagen sowie akutem Nierenversagen. Weitere Komplikationen sind Blutungen durch eine hepatische Koagulopathie (s. **7.1.4**) und ein Coma hepaticum (s. **7.1.8**) im Rahmen des Leberversagens.

Diagnostisches Vorgehen

Die Diagnose wird durch die Anamnese sowie den **Zeitungspapier-Test** (verdächtiges Pilzstück fest auf Zeitungspapier drücken, 6 ml 20%ige Salzsäure zugeben → positiv bei Blauverfärbung) vermutet und durch Nachweis des Toxins erhärtet.

Therapie

Neben der primären Giftelimination und den allgemeinen intensivmedizinischen Maßnahmen muss eine frühzeitige Antidottherapie mit Silymarin (Legalon SIL®) intravenös begonnen werden. Weiterhin ist die hoch dosierte Gabe von Penicillin indiziert. Beide Substanzen hemmen die Aufnahme von α-Amanitin in die Leberzelle.

7.1.7 Cholestatische Lebererkrankungen

Primär-biliäre Zirrhose

Die primär-biliäre Zirrhose ist eine chronische cholestatische Erkrankung der Leber, die aller Wahrscheinlichkeit nach eine Autoimmungenese hat und vorwiegend die mikroskopisch kleinen intrahepatischen Gallenwege betrifft. Ihr natürlicher Verlauf ist der einer chronischen, nicht-eitrigen, destruierenden Cholangitis, die in eine biliäre Zirrhose mündet. In 90% der Fälle sind Frauen über 40 Jahre betroffen. Die Prävalenz beträgt 40 – 80/100 000 Einwohner, die jährliche Inzidenz etwa 5/100 000. Charakteristisch ist

die Assoziation zu einer Fülle weiterer Autoimmunerkrankungen, sodass die Patientinnen mitunter primär rheumatologisch gesehen werden, bevor der Verdacht einer Lebererkrankung aufkommt.

Klinik

Die Erkrankung bleibt häufig jahrelang asymptomatisch und fällt meist zufällig durch einen erhöhten γ-GT-Wert im Serum auf. In 20 – 70% beginnt die Erkrankung klinisch mit einem über Jahre anhaltenden Pruritus, bis es dann zu einem klinisch manifesten Ikterus kommt. Viele Patienten beklagen die für chronische Lebererkrankungen typische quälende Abgeschlagenheit (Fatigue). Weiterhin können xanthomatöse Ablagerungen im Bereich der Ellenbogen, der Handlinien und Handinnenflächen, der Achillessehne, aber auch an Ober- und Unterlidern auftreten. Melanin-Einlagerungen führen zu einer Dunkelverfärbung der Haut (Pathogenese unbekannt). Weitere Komplikationen der Cholestase sind eine Steatorrhö, ein Vitaminmangel für fettlösliche Vitamine und – damit assoziiert, aber pathogenetisch nicht ganz klar – eine Osteoporose. Im Spätstadium der Erkrankung finden sich die typischen Zeichen der Leberzirrhose (s. **7.1.2**). Bei 40% liegen gleichzeitig Gallensteine vor.

Die primär-biliäre Zirrhose ist oft mit anderen Autoimmunerkrankungen wie Sjögren-Syndrom (70%), Sklerodermie, systemischer Lupus erythematodes, Polymyositis, rheumatoide Arthritis (40%) oder Autoimmunthyreoiditis (20%) assoziiert (s. **Kasten „Klinisches Profil"**).

> ═══════ **AUF DEN PUNKT GEBRACHT** ═══════
>
> **Klinisches Profil der primär-biliären Zirrhose**
> - 90% Frauen
> - Alter 40 – 59 Jahre
> - Pruritus, Ikterus, Hautpigmentierung
> - Labor: AP, GOT (AST), Bilirubin, IgM erhöht
> - antimitochondriale Antikörper
> - extrahepatische immunvermittelte Syndrome*
> - Leberbiopsie: zelluläre Gallenwegsinfiltration, evtl. Granulome, Kupferablagerungen
>
> * Sicca-Syndrom, Sjögren-Syndrom, rheumatoide Arthritis, Autoimmunthyreoiditis, renal-tubuläre Azidose, MCTD *(mixed connective-tissue disease)*, Polymyositis, Polymyalgia rheumatica, Lungenfibrose, CREST-Syndrom, systemischer Lupus erythematodes, perniziöse Anämie, Colitis ulcerosa, exogene Pankreasinsuffizienz, Myasthenia gravis.

Diagnostisches Vorgehen

Heute wird die PBC häufig bereits in einem asymptomatischen, frühen Stadium diagnostiziert, noch bevor Juckreiz und Ikterus auftreten. Erster Hinweis ist eine γ-GT-Erhöhung. Der Ultraschall zur weiteren Abklärung einer Gallenwegserkrankung zeigt typischerweise unauffällige intra- und extrahepatische Gallenwege.

Spezifisch für die PBC ist der serologische Nachweis antimitochondrialer Antikörper (AMA), insbesondere vom Subtyp M2 (Antigen an der inneren Mitochondrienmembran mit Antikörpertiter > 1 : 100, in > 90% der Fälle) gegen das Antigen PDH-E2 (Pyruvat-Dehydrogenase). Antikörper gegen Gallengänge lassen sich in 75% nachweisen.

Weitere Auffälligkeiten sind:
- eine Erhöhung der alkalischen Phosphatase bei nur gering erhöhten Transaminasen
- eine Erhöhung der γ-Globuline in der Serumelektrophorese; diese ist auf eine IgM-Erhöhung zurückzuführen, die bei den meisten Patienten auftritt
- im Spätstadium ein Anstieg des Bilirubins
- eine Hypercholesterinämie.

Die Diagnose wird im Zweifelsfall mit einer Leberpunktion gesichert (s. **Kasten** „Histologie der primär-biliären Zirrhose"). Bei typischem klinischem Bild und positivem Nachweis antimitochondrialer Antikörper ist die histologische Sicherung der Diagnose jedoch entbehrlich.

========== ZUR VERTIEFUNG ==========

Histologie der primär-biliären Zirrhose

- **Stadium I:** fokale entzündliche Infiltrate mit Lymphozyten, Monozyten und epitheloidartigen Granulomen im Bereich der kleinen Gallengänge der Portalfelder
- **Stadium II:** Gallengangsproliferation mit Pseudogallengängen
- **Stadium III:** zusätzlich perilobuläre Fibrose, Mottenfraßnekrosen und Untergang kleiner Gallengänge
- **Stadium IV:** manifeste biliäre Zirrhose (kleinknotig), die sich makroskopisch als dunkelgrüne Leber darstellt.

Differentialdiagnose

Hier ist in erster Linie an toxische Leberschäden (Hinweise über die Anamnese), Gallensteinleiden (Nachweis mittels Sonographie) und die primär-sklerosierende Cholangitis (Diagnostik mittels ERCP) zu denken sowie an alle anderen Ursachen des Ikterus (s. 7.1.3).

Therapie

Wichtigstes therapeutisches Prinzip ist die möglichst frühzeitige Gabe von **Ursodeoxycholsäure**. Dadurch wird die biliäre Ausscheidung von Gallensäuren gesteigert, es verbessern sich die Laborparameter und auch (allerdings geringfügig) die transplantatfreie Überlebensdauer. Die Therapie muss lebenslang durchgeführt werden. Evtl. bringt die Kombination von Ursodeoxycholsäure und Budesonid (ein

Glukokortikoid-Abkömmling, der im Rahmen des „First-Pass-Effektes" vollständig in der Leber abgebaut wird) Vorteile gegenüber der Monotherapie. Auch Methotrexat und Colchizin werden gelegentlich eingesetzt. Ihr positiver Effekt auf den Langzeitverlauf bleibt aber unbewiesen. Übergangsformen zwischen PBC und autoimmuner Hepatitis profitieren von der zusätzlichen immunsuppressiven Therapie mit Steroiden und Azathioprin.

Im Spätstadium (Serum-Bilirubin > 6 mg/dl) ist eine **Lebertransplantation** indiziert. Sie ist die einzige zur Verfügung stehende kurative Therapieoption der primär-biliären Zirrhose (s. 7.1.12).

Der Juckreiz kann durch Cholestyramin (ein Anionenaustauscher, der die in den Darm sezernierten Gallensäuren bindet und dadurch deren enterohepatischen Kreislauf unterbricht) sowie die Gabe von fettlöslichen Vitaminen (A, D, E, K) i. m. gemildert werden. Alternativ kommen der Opioid-Antagonist Naltrexon oder die Antibiotika Metronidazol bzw. Rifampicin als Enzyminduktoren des Gallensäurenabbaus gegen den Juckreiz zum Einsatz.

Prognose

Der Verlauf der Erkrankung ist variabel und kann anhand der Bilirubin-Werte abgeschätzt werden: Bei normalen Bilirubin-Werten beträgt die mittlere Überlebenszeit ca. 12 Jahre, bei Werten zwischen 1 und 6 mg/dl bis zu 6 Jahren und über 6 mg/dl lediglich 2 Jahre. Die Prognose nach Lebertransplantation ist gut. Das 10-Jahres-Überleben liegt bei 70–90%. Eine Rekurrens der Erkrankung tritt in 20% auf.

❗ Der beste prognostische Parameter der PBC ist die Serum-Bilirubinkonzentration. ❗

Primär-sklerosierende Cholangitis (PSC)

Die PSC ist eine chronisch-entzündliche Lebererkrankung vermutlich autoimmuner Genese, die durch eine fortschreitende entzündliche und fibrosierende Destruktion der Gallenwege charakterisiert ist. Dabei kommt es zu einer zunehmenden Cholestase und schließlich zur Leberzirrhose. Die Prävalenz liegt bei 5–10 pro 100 000 mit deutlichem Anstieg in den letzten Jahren. Männer sind dreimal so häufig betroffen wie Frauen. Das Manifestationsalter liegt bei 25–45 Jahren.

Klinik

Die frühen Stadien der Erkrankung bleiben häufig symptomlos und werden dann nur zufällig durch eine Erhöhung von alkalischer Phosphatase und γ-GT entdeckt. Erst später entwickeln sich die typischen Symptome Müdigkeit, Ikterus und Juckreiz. Im weiteren Verlauf kommt es zu kompletten Gallenwegsverschlüssen mit biliärer Zirrhose. Die Erkrankung mündet letztlich in ein chronisches Leberversagen.

Die Erkrankung wird häufig durch Episoden bakterieller Cholangitiden kompliziert.

Bis zu 70–90% der Patienten leiden gleichzeitig an einer Colitis ulcerosa, seltener auch an einem M. Crohn. Umgekehrt haben ca. 5–10% aller Kolitis-Patienten eine PSC.

Ätiologie und Pathogenese

Die Ursache dieser Erkrankung ist unbekannt. 70% der Betroffenen sind Männer. Eine erhöhte Prävalenz wird bei Menschen mit HLA-B8 und HLA-DR3 gesehen. Die enge Assoziation zwischen PSC und Colitis ulcerosa legt eine autoimmune Ursache nahe, allerdings haben aber nur wenige Patienten mit Colitis ulcerosa auch eine PSC. Für eine autoimmune Ursache sprechen erhöhte IgM-Spiegel bei 50% der Patienten sowie der Nachweis von Autoantikörpern gegen antineutrophile zytoplasmatische Antikörper (p-ANCA) in bis zu 85%. Dieser Marker ist aber nicht spezifisch für die PSC. Auch bei Patienten mit Colitis ulcerosa ohne PSC lässt sich häufig ein ANCA nachweisen.

❗ Es gibt keinen zuverlässigen Serummarker, der eine frühzeitige Diagnose der PSC mit ausreichender Sensitivität und Spezifität ermöglichen würde. ❗

Histologisch typisch ist ein periportales, entzündliches Ödem mit später zwiebelschalenartiger Fibrose um die Gallengänge. Die Gallengänge werden infolgedessen narbig zerstört, und es bilden sich Mottenfraßnekrosen. Durch Bildung von Bindegewebssepten wird allmählich der zirrhotische Umbau der Leber eingeleitet.

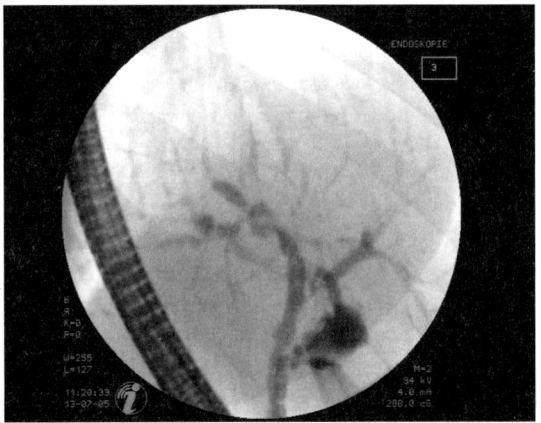

Abb. 7.42: ERCP-Befund bei PSC. Kaliberschwankungen und Stenosierungen der intrahepatischen Gallenwege, die in der Peripherie verdämmern. DHC = Ductus hepaticus communis. [M181]

Diagnostisches Vorgehen

Am Anfang der Diagnostik stehen erhöhte Gallengangsparameter (alkalische Phosphatase und γ-GT, später folgen ein erhöhtes Bilirubin und eine Hypercholesterinämie). Die **ERCP** ist der Goldstandard in der bildgebenden Diagnostik der PSC. Sie zeigt ein charakteristisches Bild mit irregulären, 0,5–2 cm langen Strikturen und divertikelartigen Erweiterungen der intra- und evtl. auch extrahepatischen Gallenwege (sog. Perlenschnur; **Abb. 7.42**). Auch die **MRCP** (Magnetresonanz-Cholangiopankreatographie) zeigt die Veränderungen – nicht-invasiv – mit einer Sensitivität von etwa 90%. Im Gegensatz zur primär-biliären Zirrhose (s. o.)

Tab. 7.7 Vergleich primär-sklerosierende Cholangitis und primär-biliäre Zirrhose

	Primär-sklerosierende Cholangitis	Primär-biliäre Zirrhose
Manifestationsalter	M : F = 3 : 1; 25.–35. Lebensjahr	niemals im Kindesalter, selten vor dem 30. Lebensjahr, 95% der Patienten sind Frauen ab dem 50. Lebensjahr
Antikörper	p-ANCA in 30–85%	Anti-M2-Antikörper (AMA) in 95%
Assoziation mit anderen Erkrankungen	> 80% entzündliche Darmerkrankungen, v.a. Colitis ulcerosa, seltener M. Crohn	z.B. CREST-Syndrom, Sjögren-Syndrom, rheumatoide Arthritis, Hashimoto-Thyreoiditis, Hypercholesterinämie
Histologie	Portalfeldverbreiterung, zwiebelschalenartige Fibrose um die Gallengänge mit Vernarbung, Mottenfraßnekrosen, Leberzirrhose	epitheloidzellige Granulome, Proliferation der kleinen Gallengänge, Mottenfraßnekrosen, Leberzirrhose
Lokalisation	intra- und extrahepatische Manifestation	intrahepatische Manifestation
Diagnose	Klinik, Antikörper, perlenschnurartiges Bild in der ERCP	Klinik, Antikörper und Leberpunktion, ERCP normal
Therapie	Immunsuppressiva ohne Effekt auf Erkrankung, parenterale Supplementation fettlöslicher Vitamine, Pruritusbehandlung mit Cholestyramin, Ursodeoxycholsäure, Lebertransplantation	Ursodeoxycholsäure (UDCA) allein und in Kombination mit Colchizin oder Methotrexat mit dokumentierter Wirkung auf den Verlauf der Erkrankung, Cholestyramin bei Pruritus, parenterale Supplementation fettlöslicher Vitamine, Lebertransplantation
Prognose	bei intra- und extrahepatischer Manifestation schlechte Prognose (4–10 Jahre Überlebenszeit); in 9–15% Übergang in ein Cholangiokarzinom	Verlauf variabel: bei asymptomatischem Verlauf keine Einschränkung der Lebenserwartung; bei Ikterus weniger als zwei Jahre Lebenserwartung, hepatozelluläres Ca in 5–7%

ist der Nachweis antimitochondrialer Antikörper negativ. Zur weiteren Differenzierung siehe **Tabelle 7.7.** Bei Patienten mit Colitis ulcerosa und erhöhter alkalischer Phosphatase liegt in 90% eine PSC vor, sodass hier eine ERCP dringend indiziert ist.

Therapie

Trotz der vermutlich autoimmunen Genese der Erkrankung sind bisher alle Versuche einer immunsuppressiven Therapie (z. B. Methotrexat, Ciclosporin A, Azathioprin) erfolglos geblieben. Die Behandlung ist daher primär symptomatisch. Ziel ist die Symptomfreiheit des Patienten (Ikterus, Juckreiz).

- Die hoch dosierte Gabe von **Ursodeoxycholsäure** 20 mg/ kg pro Tag reduziert den Pruritus und verbessert die Leberfunktion. Sie verlangsamt offenbar auch den Verlauf der Erkrankung.
- Die endoskopische Therapie (**Ballondilatation, Stent-Einlage**) von hochgradigen Stenosen in den großen Gallengängen verbessert den Galleabfluss. Eine begleitende antibiotische Therapie ist wichtig zur Verhütung der gefürchteten bakteriellen Superinfektion der veränderten Gallengänge.
- Körpereigene opioidartige Substanzen stehen im Verdacht, eine Rolle bei dem durch Cholestase hervorgerufenen Juckreiz zu spielen. Die Gabe von **Naltrexon**, einem Morphin-Antagonisten, der bislang in der Entzugsbehandlung Opiatsüchtiger eingesetzt wurde, führt zur Verminderung des Pruritus.
- Die **Lebertransplantation** ist die Ultima Ratio in der Therapie der PSC. Die 5-Jahres-Überlebensrate nach Lebertransplantation beträgt 75 – 85%. Die Rekurrens im Transplantat beträgt allerdings 20%. Der Zeitpunkt der Transplantation sollte also nicht zu frühzeitig gewählt werden.

Prognose

Die Prognose der Erkrankung ist sehr variabel und hängt vom Befallsmuster ab. Der alleinige intrahepatische Befall hat eine ausgezeichnete Langzeitprognose, während die mittlere Überlebensdauer bei kombiniertem Befall der intra- und extrahepatischen Gallenwege nur ca. 4 – 10 Jahre beträgt. Es besteht ein erhöhtes Risiko eines cholangiozellulären Karzinoms (s. 7.2.7) im Verlaufe der PSC. Seine Frühdiagnostik stellt ein bislang ungelöstes Problem dar. Insbesondere bei schon bestehender Leberzirrhose oder gleichzeitig vorhandener Colitis ulcerosa ist das Risiko auf bis zu 30% erhöht. Auch das Risiko eines kolorektalen Karzinoms ist bei PSC und gleichzeitig vorliegender Colitis ulcerosa noch einmal um den Faktor 5 erhöht.

Overlap-Syndrome

In einem Fünftel der Fälle kommen Übergangsformen zwischen PBC, Autoimmunhepatitis (s. 7.1.5) und auch primär-sklerosierender Cholangitis vor. Hinweisend kann ein parallel zum AMA auftretender positiver antinukleärer Antikörper (ANA) sein. Auch ein Nichtansprechen auf die Therapie bzw. ein Krankheitsrezidiv ist verdächtig auf ein Overlap-Syndrom insbesondere zwischen PBC und autoimmuner Hepatitis. Hier sollte unbedingt eine histologische Klärung durch Leberpunktion erfolgen.

7.1.8 Leberzirrhose und ihre Komplikationen

Bei der Leberzirrhose handelt es sich um das irreversible Endstadium der fibrösen Vernarbung und damit verbundener hepatozellulärer Regenerationsversuche, zur Pathogenese siehe 7.1.2. Histologisch besteht eine chronische, diffuse Lebererkrankung mit Zerstörung der Läppchen- und Gefäßstruktur, entzündlicher Fibrose, Ausbildung bindegewebiger Septen und Regeneratknotenbildung.

Die Leberzirrhose ist die irreversible pathologische Endstrecke verschiedener chronischer Lebererkrankungen und damit die letztendliche Antwort auf so unterschiedliche Reize wie Viren, Toxine, abnorme Metaboliten oder chronische Stauung.

Die fibröse Vernarbung hat zwei wesentliche Konsequenzen: Eine **hepatozelluläre Funktionsstörung** und, durch die mechanisch bedingte Einschränkung und lokale Umleitung des Blutstroms, ein **Pfortaderhochdruck**.

══ AUF DEN PUNKT GEBRACHT ══

Klinik der Leberzirrhose

Durch hepatozelluläre Funktionsstörung bedingt:
- Allgemeinsymptome: Abgeschlagenheit, Leistungsminderung, Gewichtsabnahme
- Ikterus
- Leberhautzeichen
- Gynäkomastie, Hodenatrophie
- Foetor hepaticus
- Ödeme als Folge der Hypoalbuminämie
- Zeichen der hepatischen Enzephalopathie.

Durch portale Hypertension bedingt:
- Druck- oder Völlegefühl im Oberbauch
- Aszites (dann evtl. auch Gewichtszunahme)
- Splenomegalie, evtl. Hypersplenismus mit Thrombozytopenie
- Caput medusae
- Ösophagusvarizenblutung.

Die Leberzirrhose nimmt an Häufigkeit zu, wobei in Deutschland ca. 30 Todesfälle auf 100 000 Einwohner/Jahr zu verzeichnen sind.

Krankheitsbild Leberzirrhose

Klinik

Die Symptome entstehen einerseits durch die hepatozelluläre Funktionsstörung, andererseits durch die portale Hypertension.

Die Patienten klagen über allgemeine Symptome wie Abgeschlagenheit, Leistungsminderung, Druck- oder Völlegefühl im Oberbauch sowie Gewichtsabnahme oder – durch den Aszites bedingte – Gewichtszunahme. Bei der klinischen Untersuchung finden sich die typischen Leberhautzeichen (s. **7.1.4** mit den **Abb. 7.18** und **7.19**). Die Leber ist palpatorisch derb und vergrößert, später – bei zunehmender zirrhotischer Schrumpfung – klein. Häufig besteht gleichzeitig eine durch die portale Hypertension bedingte Splenomegalie. Durch hormonelle Störungen (Testosteron-Verminderung und Östrogen-Vermehrung) kommt es beim Mann zu Potenzstörung, Hodenatrophie und Verlust der männlichen Sekundärbehaarung. Eventuell besteht eine Gynäkomastie. Frauen leiden unter Menstruationsstörungen und sekundärer Amenorrhö (s. **Kasten** „Klinik der Leberzirrhose").

Komplikationen

Die Komplikationen der Leberzirrhose sind zahlreich und meist schwerwiegend: portale Hypertension mit Ösophagusvarizenblutung, Aszites, spontane bakterielle Peritonitis, hepatische Enzephalopathie und Leberkoma, hepatorenales Syndrom und Leberzellkarzinom. Sie werden im Detail weiter unten behandelt.

Ätiologie

In Mitteleuropa und Nordamerika sind der Alkoholabusus (50 %) und die chronische Virushepatitis (20 – 25 %) – an erster Stelle die Hepatitis C – die häufigsten Ursachen für eine Leberzirrhose. In Afrika und Asien steht mit bis zu 90 % die chronische Virushepatitis an erster Stelle.

Seltenere Ursachen s. **Kasten** „Ursachen der Leberzirrhose".

Pathologie

Die alkoholische Zirrhose entsteht über die Zwischenstadien Fettleber und Fettleberhepatitis. Endstadium ist die kleinknotige Leberzirrhose (Knoten kleiner als 3 mm).

Die meisten anderen Ursachen der Leberzirrhose – vor allem die chronischen Hepatitiden und schwerste toxische Leberschädigungen – führen zum Bild der „postnekrotischen" Zirrhose mit makronodulären oder gemischtknotigen Regeneraten (von 3 – 30 mm Größe).

=====**AUF DEN PUNKT GEBRACHT**=====

Ursachen der Leberzirrhose
- Alkoholabusus
- chronische Virushepatitis (C, B und D)
- autoimmune chronische Hepatitis
- medikamenteninduzierte und toxische Leberschäden
- biliär bedingte Zirrhose:
  - primär-biliäre Zirrhose
  - Gallenwegserkrankungen wie Atresie, Stenose, Caroli-Syndrom (angeborene Stenosen und zystische Erweiterungen der intrahepatischen Gallengänge) und primär-sklerosierende Cholangitis
- Stoffwechselerkrankungen (s. **7.1.9**): Morbus Wilson, Hämochromatose, α_1-Antitrypsin-Mangel, Glykogenose Typ IV, Galaktosämie, Tyrosinose, Mukoviszidose
- kardiovaskuläre Erkrankungen wie Budd-Chiari-Syndrom (posthepatischer Verschluss der Lebervenen), chronische Rechtsherzinsuffizienz, Pericarditis constrictiva
- selten: tropische Infektionen wie Schistosomiasis und Leberegel; jejuno-ilealer Bypass (Pathogenese unklar).

! Die Zirrhosemorphologie (mikro- versus makronodulär) erlaubt keinen sicheren Rückschluss auf die Ätiologie! **!**

Diagnostisches Vorgehen

Labor

Es finden sich die Zeichen einer Leberinsuffizienz (s. **Kasten** „Typische Laborkonstellation") mit verminderten Lebersyntheseparametern. Während entzündlicher Schübe kommt es durch Störung der Leberzellintegrität und der Entgiftungsfunktion zum Anstieg der Transaminasen, der γ-GT und in zwei Dritteln der Fälle zu einer Hyperbilirubinämie. Bei stark eingeschränkter Entgiftungsfunktion steigt das endogen gebildete **Ammoniak** im Serum an.

Die weitere Labordiagnostik umfasst immunologische und virologische Parameter sowie Kupfer, Eisen und α_1-Antitrypsin zum Ausschluss angeborener Stoffwechselerkrankungen (s. **7.1.9**).

=====**AUF DEN PUNKT GEBRACHT**=====

Typische Laborkonstellation bei Leberinsuffizienz
Erniedrigt:
- Cholinesterase
- Vitamin-K-abhängige Gerinnungsfaktoren (II, VII, IX, X) und nicht-Vitamin-K-abhängige Gerinnungsfaktoren (I, V, XII, XIII)
- Quick-Wert
- AT III, Protein C, Protein S
- Albumin

Erhöht (im entzündlichen Schub):
- GOT, GPT, γ-GT, Bilirubin, NH_3 (Ammoniak)

Sonographie

Das Echomuster ist inhomogen mit abgerundetem Leberrand und unregelmäßiger Leberoberfläche aufgrund von knotigen Veränderungen (**Abb. 7.43**). Der Lobus caudatus kann vergrößert sein. Die Sonographie ist das ideale Mittel zur Darstellung der Komplikationen Aszites und portale Hypertension mit Splenomegalie. Mithilfe der Duplexsonographie kann der Pfortaderfluss bestimmt und eine Pfortaderthrombose nachgewiesen werden.

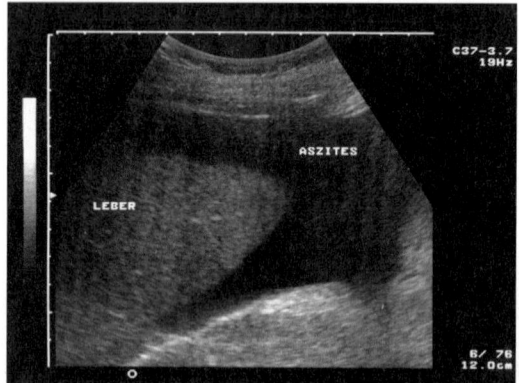

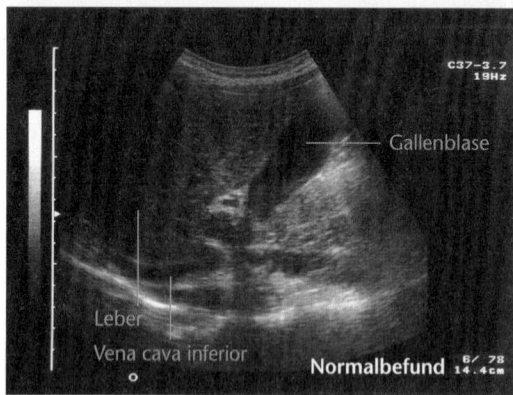

Abb. 7.43: Sonographischer Aspekt einer zirrhotischen und einer normalen Leber. [M181]

Leberbiopsie

Die definitive Diagnose einer Zirrhose wird durch die Leberbiopsie gestellt.

> **!** Eine histologische Sicherung ist heute bei eindeutigen indirekten Kriterien nur noch in Ausnahmefällen indiziert, da sich die therapeutischen Konsequenzen vorwiegend an der klinischen Symptomatik orientieren. **!**

Die Leberbiopsie wird idealerweise unter laparoskopischer Sicht durchgeführt, da die Leberblindpunktion bei nodulären Zirrhosen eine Fehlerquote von bis zu 20 % hat.

Therapie
Allgemeinmaßnahmen

Wichtig ist, Noxen wie Alkohol und hepatotoxische Medikamente zu meiden. Die Ernährung sollte eiweiß- (1 g/kg täglich) und kalorienreich (2000 – 3000 kcal täglich) sein. Eine Ausnahme hiervon ist die dekompensierte Zirrhose mit drohender hepatischer Enzephalopathie, hier ist eine Eiweißreduktion angezeigt. Bei chronischem Alkoholismus wird Folsäure zugeführt, bei Cholestase die fettlöslichen Vitamine.

Spezifische Therapie

Die auslösende Grunderkrankung kann bei nicht zu weit fortgeschrittenem zirrhotischem Umbau (also wenn die Veränderungen noch nicht irreversibel sind) und nach Abwägung der Therapierisiken behandelt werden. In Frage kommen eine immunsuppressive Therapie (bei chronischer Autoimmunhepatitis) sowie der Versuch einer Viruselimination mit Virustatika (bei chronischer Virushepatitis). Bei einer Hämochromatose sollte durch wiederholte Aderlässe der Körpereisenbestand vermindert werden, bei Morbus Wilson wird Kupfer mithilfe des Chelatbildners D-Penicillamin eliminiert.

Die Behandlung von Komplikationen ist unten näher beschrieben.

Ggf. ist eine Lebertransplantation anzustreben. Dazu ist jedoch aufgrund der Wartezeit von mindestens 1 – 2 Jahren bei chronischen Lebererkrankungen eine rechtzeitige Anmeldung notwendig.

Tab. 7.8 Child-Pugh-Score zur Prognoseabschätzung bei Leberzirrhose

	1 Punkt	2 Punkte	3 Punkte
Albumin [g/l]	> 35	28 – 35	< 28
Aszites	fehlend	gering	ausgeprägt
Bilirubin [mg/dl] (µmol/l)	< 2 (≤ 34)	2 – 3 (34 – 51)	> 3 (≥ 51)
Quick-Wert	> 70	40 – 70	< 40
Enzephalopathie	keine	leicht	Präkoma, Koma
Child A: 5 – 6 Punkte, Child B: 7 – 9 Punkte, Child C: 10 – 15 Punkte Letalität nach einem Jahr bei Child A gering, bei Child B 20 – 40 %, bei Child C 40 – 60 %			

Prognose

Zur prognostischen Einschätzung dient der Child-Pugh-Score (**Tab. 7.8**). Mit seiner Hilfe können dem Patienten stadiengerechte Therapieverfahren, z. B. eine Lebertransplantation (s. 7.1.12), empfohlen werden.

Aszites

Die Aszitesbildung bei Leberzirrhose ist auf mehrere, sich ergänzende und potenzierende Faktoren zurückzuführen: Der vermehrte intrahepatische Durchflusswiderstand der zerstörten Leber resultiert in portaler Hypertension, die

Aus Patientensicht: Leberzirrhose

Patienten mit Leberzirrhose leiden an einer meist chronisch-fortschreitenden Erkrankung, die, vor allem durch die möglichen Komplikationen, eine äußerst schlechte Prognose hat. Diskrepant zu der eigentlichen Schwere der Erkrankung klagen die Patienten meist erst im fortgeschrittenen Stadium über Beschwerden wie Mattigkeit oder verminderte Leistungsfähigkeit. So sind es oft erst die akut lebensbedrohlichen **Komplikationen** der Leberzirrhose, die dem Patienten verdeutlichen, unter welch schwerwiegender Erkrankung er leidet. Besonders traumatisch wird die Ösophagusvarizenblutung empfunden.

Psychische Folgen

Die psychischen Folgen einer Leberzirrhose können von Patient zu Patient, aber auch je nach Ursache der Erkrankung unterschiedlich sein:

- Ein **Patient mit Alkoholerkrankung** gesteht sich oft erst dann seine Erkrankung ein, wenn der Zusammenbruch des bisherigen Lebensgefüges droht. Die Diagnose „alkoholbedingte Leberzirrhose", aber vor allem das Er- und Überleben einer der Komplikationen (z. B. Ösophagusvarizenblutung), stürzt den Patienten deshalb oft zunächst in eine schwere psychische Krise, welche wegen der objektiv düsteren Aussichten sowie der gleichzeitig bestehenden körperlichen Schwäche und den bisweilen begleitenden ZNS-Funktionsstörungen (hepatische Enzephalopathie) nur schwer zu bestehen ist. Die entstehende Konfrontation kann aber zugleich auch eine Chance sein, die Tragweite der Alkoholerkrankung zu erkennen, und kann damit die Therapiebereitschaft fördern.
- Für einen Patienten, dessen Leberzirrhose durch eine chronische Virushepatitis, eine Autoimmun- oder Stoffwechselerkrankung bedingt ist, steht die Zirrhose meist am Ende einer längeren, deprimierenden Krankheits-

geschichte, welche häufig die Aufgabe des Berufs und lieb gewonnener Hobbys beinhaltet. Er weiß oft, dass er eine eingeschränkte Lebenserwartung hat, und muss sich, besonders wenn es zu Allgemeinbeschwerden oder Komplikationen gekommen ist, mit seinem absehbaren Tod auseinandersetzen. Ist eine Lebertransplantation indiziert, so können das Warten auf ein Spenderorgan und die Sorge im Vorfeld der Operation eine zusätzliche Belastung bedeuten. Nicht gerade verbessert wird die psychische Verfassung der Zirrhose-Patienten dadurch, dass das soziale Umfeld Zirrhotiker häufig als Alkoholiker stigmatisiert.

Sekundärprävention und Aufklärung

Die Leber des Patienten darf keinesfalls weiter geschädigt werden. Der Arzt muss den Patienten über die Ursachen der Lebererkrankung und die Möglichkeiten, weitere Schäden zu verhindern oder zumindest zu verlangsamen, aufklären. Entscheidend ist vor allem:

- **strikte Alkoholabstinenz:** Alkoholabstinenz kann bei alkoholbedingter Zirrhose lebensrettend sein. Der Arzt muss deshalb bei alkoholkranken Patienten auf eine Suchttherapie hinwirken und sollte über die entsprechenden Techniken und Fähigkeiten der Suchtberatung verfügen; kann oder will er sich in diesem Feld nicht engagieren, so muss er den Patienten an einen kompetenten Fachkollegen verweisen. Erfolg wird eine Suchttherapie allerdings erst dann haben, wenn der Patient selber „trocken" werden will.
- **Vermeidung lebertoxischer Medikamente:** Die Auswahl der Medikamente ist zunächst Sache des Arztes, aber auch der Patient muss wissen, dass er nicht eigenmächtig frei verkäufliche Medikamente, wie z. B. Paracetamol, einnehmen darf.

Außerdem muss der Patient wissen, welche Komplikationen auftreten können, wie er ihnen möglichst vorbeugen kann und was im „Ernstfall" zu tun ist. Dazu gehört unter anderem:

- Achten auf Blutungen und Schutz vor Verletzungen wegen der oft begleitenden Gerinnungsstörungen.
- Bei reduziertem Allgemeinzustand ist der Patient infektgefährdet. Er sollte deshalb die Warnzeichen einer Infektion erkennen und seinem Arzt rechtzeitig mitteilen können.
- Ernährung: s. Text.

Psychische Unterstützung

Wie viel Unterstützung der Patient braucht, hängt von vielen Faktoren ab, unter anderem von:

- seiner Fähigkeit, mit Belastungen umzugehen – hierzu gehört auch die „Schuldfrage", die vor allem bei Alkoholikern oft von der Umwelt, aber auch vom Patienten selbst aufgeworfen wird
- der Einbindung in sein soziales Umfeld
- Stadium und Dauer der Erkrankung.

Wichtig ist, dem Patienten die Möglichkeit zu geben, über seine Gefühle zu sprechen. Er sollte Gelegenheit haben, seine Ängste vor dem Tod, Schuldgefühle (wegen des Alkoholkonsums) und Selbstmitleid zu formulieren und auch die verzweifelte Frage nach einem (neuen) Sinn in seinem Leben zu stellen.

! Patienten mit Alkoholerkrankung sind, besonders wenn ihr soziales Umfeld gerade zusammengebrochen ist, suizidgefährdet und sollten in ihrer Krise nicht allein gelassen werden. **!**

Auch sollte mit dem Patienten besprochen werden, ob evtl. weitere Hilfestellungen notwendig sind, zum Beispiel Suchttherapie oder Selbsthilfegruppen für alkoholkranke Patienten (s. Kap. 14), Psychotherapie, Seelsorger.

wiederum zur Dilatation der Venen im Splanchnikus-Stromgebiet mit venösem Pooling des Blutes führt. Dieses „versackte" Blut hat die Aktivierung vasokonstriktorischer und antinatriuretischer Mechanismen auf arterieller Seite zur Folge. Es kommt zu Salz- und Wasserretention durch sekundären Hyperaldosteronismus, verminderter Ausscheidung von freiem Wasser mit Verdünnungshyponatriämie und intrarenaler Vasokonstriktion. Letztere kann in ein hepatorenales Syndrom mit Nierenversagen (s. u.) münden. Die Volumenexpansion durch die Salz- und Wasserretention sowie der erhöhte intrakapilläre Druck überfordern die Kapazität des interstitiellen Lymphabtransportes im Splanchnikusgebiet, verstärkt noch durch die Hypalbuminämie infolge der verminderten Syntheseleistung der Leber. Aszites ist die Folge (**Abb. 7.44**).

Die Hälfte aller Patienten entwickelt innerhalb von zehn Jahren nach der Diagnosestellung einer Zirrhose Aszites. Dies ist ein prognostisch schlechtes Zeichen; nur 30–40% dieser Patienten überleben die nächsten fünf Jahre.

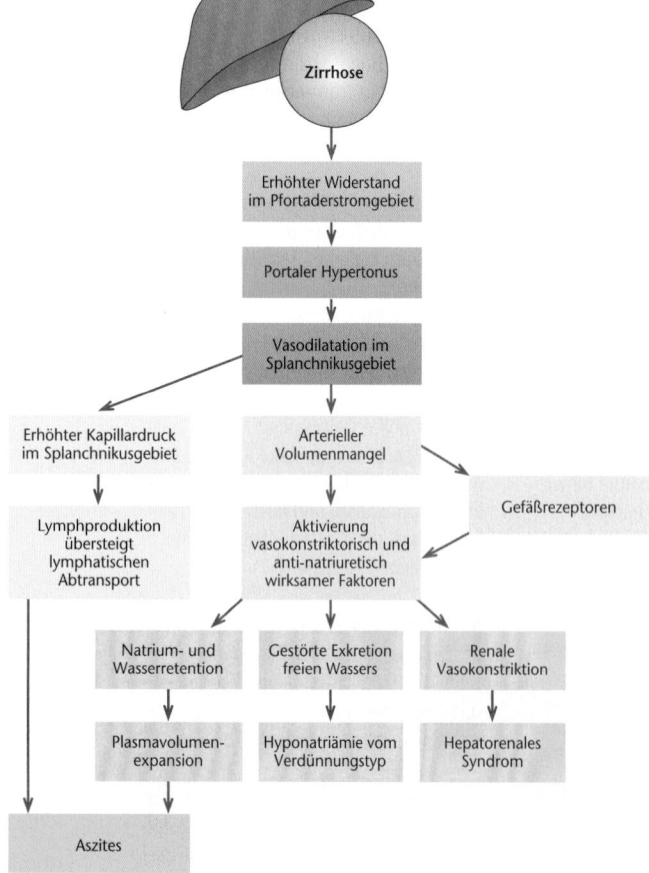

Abb. 7.44: Pathogenese von Aszites, Verdünnungshyponatriämie und hepatorenalem Syndrom bei Leberzirrhose. [L141]

Klinik

Die Patienten bemerken eine Zunahme des Bauchumfangs sowie zunächst einen ausgeprägten Meteorismus („vor dem Regen kommt der Wind"). Klinisch lassen sich Aszitesmengen ab 500 ml nachweisen. Massiver Aszites führt über einen Zwerchfellhochstand zur Behinderung der Atmung und zur Refluxösophagitis. Evtl. entwickeln sich aufgrund des erhöhten intraabdominellen Druckes Bauchwand-, Leisten- und Zwerchfellhernien. Bei Spannungsaszites (gespannte Bauchhaut bei massivem Aszites) treten oft Schmerzen hinzu.

Diagnostisches Vorgehen

Die Sonographie ist die beste Untersuchungsmethode zum Nachweis eines Aszites (nachweisbar ab 100 ml, typischerweise im Morrison-Pouch zwischen Leber und rechter Niere). Ätiologisch unklarer Aszites muss immer punktiert werden. Hierzu wird der rechte oder linke Unterbauch unter sonographischer Kontrolle mit einer dünnen Kanüle punktiert, und 20–30 ml Aszitesflüssigkeit werden abgesaugt und wie in **7.1.3** besprochen analysiert. Auch im Computertomogramm stellt sich Aszites eindeutig dar (**Abb. 7.45**).

Therapie

Bei geringem Aszites (Gewichtszunahme bis ca. 3 kg) genügen Kochsalz- und Flüssigkeitsrestriktion. Je nach körperlicher Verfassung ist überwiegende Bettruhe sinnvoll. Wichtig sind das tägliche Wiegen sowie eine sorgfältige Bilanzierung der Flüssigkeitsein- und -ausfuhr, um den Therapieerfolg zu kontrollieren.

In ausgeprägteren Fällen (Gewichtszunahme um mehr als 3 kg) werden zusätzlich Diuretika gegeben. Das Therapieziel liegt bei einem Gewichtsverlust von 1 kg täglich bei As-

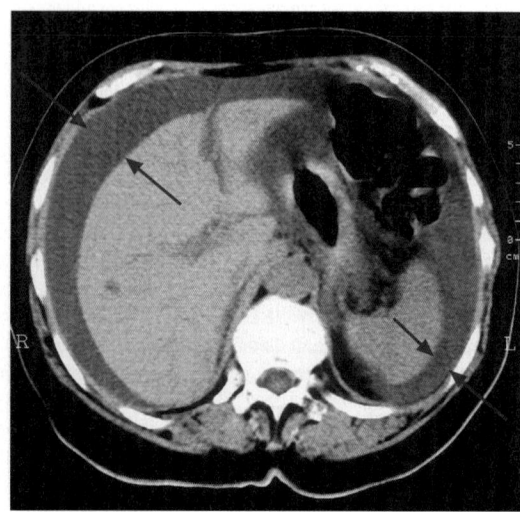

Abb. 7.45: Aszites im CT. [B159]

=== ZUR VERTIEFUNG ===

Aszites-Management

Geringer Aszites

- **Kochsalzrestriktion** auf 3–6 g täglich
- **Flüssigkeitsrestriktion** auf einen Liter täglich
- ggf. Bettruhe.

Ausgeprägter Aszites

Zusätzlich:

- **Aldosteron-Antagonisten** (Spironolacton 100–200–400 mg täglich), ggf. kombiniert mit Furosemid 20–80–160 mg täglich. Wegen der gleichzeitig bestehenden portalen Gastropathie (s. u. und 7.1.2) wird die parenterale Applikation bevorzugt.
- sorgfältige **Ein-und-Ausfuhr-Bilanz**, täglich **wiegen**.
- ggf. zusätzlich ein Thiazid-Diuretikum, z. B. Xipamid

  ! Ziel: 1 kg Gewichtsverlust täglich bei Aszites mit peripheren Ödemen, bei alleinigem Aszites 0,5 kg täglich. Zu rasches Ausschwemmen kann zu Hypovolämie mit Verschlechterung der hepatischen Enzephalopathie führen. **!**

- mindestens zweimal wöchentlich die **Natrium-Ausscheidung** im 24-h-Urin kontrollieren. Bei Rückgang der Natrium-Ausschei-

dung auf < 10 mmol/l droht ein hepatorenales Syndrom (s. u.).

- **Elektrolyte im Serum** zweimal wöchentlich kontrollieren.

Diuretikarefraktärer Aszites

Ein Aszites wird als diuretikarefraktär bezeichnet, wenn durch maximale i. v. Diuretikagabe (Spironolacton 400 mg täglich und Furosemid 160 mg täglich) keine ausreichende Mobilisierung des Aszites gelingt oder wenn die Diuretika wegen Nebenwirkungen abgesetzt werden müssen und es darunter zu einer Zunahme des Aszites kommt (Vorkommen bei ca. 10 % der Patienten). Vorgehen bei diuretikarefraktärem Aszites:

- **diagnostische Aszitespunktion** zum Ausschluss einer spontanen bakteriellen Peritonitis
- **tägliche Aszitespunktion** von 4–6 Liter. Um einem Volumenmangel vorzubeugen, wird kochsalzarmes Albumin in einer Dosis von 6–8 g/l Punktat gegen Ende der Punktion intravenös infundiert (alternativ Hämaccel® 3,5 % (vernetzte Polypeptide) 150 ml pro Liter Punktat). Zusätzlich wird dadurch das „Nachlaufen" des Aszites reduziert.
- Anlage eines **peritoneovenösen Shunts** (Abb. 7.46) nach Le Veen oder Denver zwi-

schen Peritonealhöhle und Vena cava superior.
Komplikationen: Infektion (25 %), Verschluss des Shunts (30 %), Gerinnungsstörungen mit Hyperfibrinolyse oder disseminierter intravasaler Gerinnung. Zur Prophylaxe der Gerinnungsstörung wird präoperativ der Aszites auf gerinnungsaktivierende Substanzen untersucht.

- **TIPS** (transjugulärer intrahepatischer Shunt): radiologisch platzierter Stent zwischen Lebervenen und Pfortaderästen. In Kombination mit Diuretika gelingt es bei zwei Dritteln der Patienten, den Aszites zu beseitigen.
  Komplikation: Stent-Verschluss, Auftreten bzw. Verschlechterung einer hepatischen Enzephalopathie
- **operative portokavale Anastomose:** Dieses Verfahren ist aufgrund der häufig auftretenden hepatischen Enzephalopathie bei Aszites heute nicht mehr indiziert.

Spannungsaszites

Therapeutische Punktion von bis zu 6 l Aszites. Falls mehr als 2 l abgelassen werden, sollte mit kochsalzarmer Albuminlösung oder Hämaccel® 3,5 % substituiert werden (s. o.).

---

zites mit peripheren Ödemen, bei alleinigem Aszites 0,5 kg täglich.

! Über dieses Ziel hinausgehendes, zu rasches Ausschwemmen birgt die Gefahr, dass sich die hepatische Enzephalopathie bis hin zum Leberkoma verschlechtert (s. u.), sich Elektrolytstörungen (z. B. Hyponatriämie und Hypokaliämie) einstellen und sich ein hepatorenales Syndrom (s. u.) entwickelt. **!**

Bei ausgeprägtem Spannungsaszites mit Bauchschmerzen und/oder erschwerter Atmung bei hochstehenden Zwerchfellen bzw. bei therapierefraktärem Aszites (in etwa 10 % der Fälle) ist eine therapeutische Aszitespunktion (Parazentese) indiziert (s. **Kasten** „Aszites-Management").

Spontane bakterielle Peritonitis

Im Rahmen eines Aszites kann es durch Penetration von Darmbakterien durch die Darmwand zu einer bakteriellen Peritonitis kommen, ohne dass eine Hohlorganperforation vorliegt. Betroffen sind bis zu 10 % der Patienten mit Aszites bei Leberzirrhose. Auslösend sind meist gramnegative Erreger, z. B. *E. coli*, *Proteus* oder Klebsiellen, seltener – vor allem nach vorangegangenen Aszitespunktionen – gram-

positive Keime wie Staphylokokken oder Streptokokken. In etwa 10 % werden Anaerobier nachgewiesen.

! Auch ein therapierefraktärer Aszites sollte an eine spontane bakterielle Peritonitis denken lassen. **!**

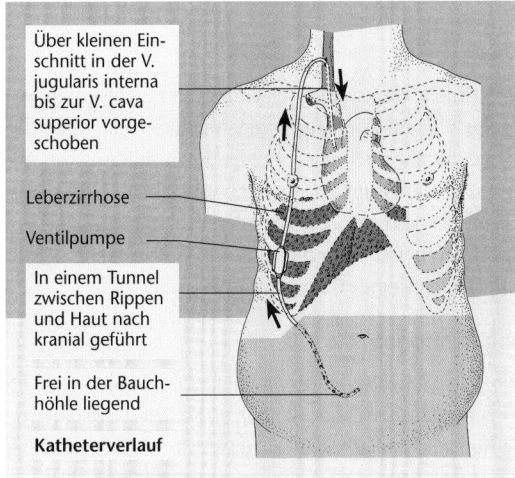

Über kleinen Einschnitt in der V. jugularis interna bis zur V. cava superior vorgeschoben

Leberzirrhose

Ventilpumpe

In einem Tunnel zwischen Rippen und Haut nach kranial geführt

Frei in der Bauchhöhle liegend

Katheterverlauf

Abb. 7.46: Peritoneo-venöser Shunt. [A400–190]

- **Klinisch** finden sich abdominelle Schmerzen, Fieber, verminderte Darmgeräusche und mitunter eine Nierenfunktionsverschlechterung.
- **Pathogenetisch** liegt zum einen eine bakterielle Fehlbesiedlung des Dünndarms bei Patienten mit Aszites vor, in deren Rahmen es häufig zu einer bakteriellen Translokation der Bakterien in die mesenterialen Lymphknoten kommt. Zum anderen ist die lokale Abwehr gestört, sodass über eine Bakteriämie und über Lymphgefäße Bakterien in den Aszites gelangen.
- **Diagnostisch** entscheidend sind der Nachweis von neutrophilen Granulozyten (> 250/ml) und der mikrobiologische Nachweis von Bakterien im Aszitespunktat (Punktat sofort in Blutkulturflaschen umfüllen, positiv in zwei Dritteln der Fälle mit bakteriellem Aszites).
- **Therapie:** Initial wird ungezielt mit Cephalosporinen (z. B. Ceftriaxon i. v.) und zusätzlich meist einer anaerobierwirksamen Substanz (z. B. Metronidazol i. v.) behandelt, später nach Antibiogramm. Häufig kommt es jedoch zum Rezidiv (70% innerhalb eines Jahres), weshalb bei Risikopatienten gegebenenfalls eine prophylaktische Therapie mit einem Gyrasehemmer (per os) indiziert ist. Die Prognose von Patienten mit durchgemachter spontaner bakterieller Peritonitis ist schlecht (Einjahresüberlebensrate 14%).

Portale Hypertension

Allgemeine Grundlagen und Pathogenese siehe **7.1.2**.

Die portale Hypertension tritt im Spätstadium der Zirrhose auf und ist durch ihre Folgen (v. a. Ösophagusvarizenblutungen) prognostisch bedeutsam. Mindestens die Hälfte der Patienten mit Leberzirrhose entwickeln gastroösophageale Varizen. Ein Drittel dieser Patienten erleiden eine gastrointestinale Blutung. Die Letalität der ersten Blutung beträgt 30%. Ohne Rezidivprophylaxe kommt es bei zwei Dritteln der Patienten im ersten Jahr zu einer Rezidivblutung.

Klinik

Die Patienten klagen über unspezifische Beschwerden mit Druckgefühl im Oberbauch und Meteorismus. Klinische Erstmanifestation können entweder die Ausbildung von Aszites oder eine Ösophagusvarizenblutung sein. Neben den Zeichen der vorliegenden Grunderkrankung (z. B. Leberhautzeichen bei Leberzirrhose) findet sich in mehr als der Hälfte der Fälle eine tastbare Splenomegalie.

Komplikationen

Die für den Patienten lebensentscheidende Komplikation ist die obere gastrointestinale Blutung (s. **Kasten** „Gastrointestinale Komplikationen"). Bei Leberzirrhose ist diese meistens auf eine Ösophagusvarizenblutung zurückzuführen, aber
- in 20% bestehen blutende Magenfundusvarizen

- bei 20% ist die Blutung Folge der portalen hypertensiven Gastropathie
- zudem finden sich Ulzera sowie erosive Gastritiden als Blutungsquelle. Weiterhin kommt ein Mallory-Weiss-Syndrom (s. **6.3.9**) in Betracht. Hier handelt es sich um Längsrisse der Schleimhaut am gastroösophagealen Übergang durch rezidivierendes Erbrechen.

Zur endoskopischen Therapie der Blutungen siehe **6.7.5**.

ZUR VERTIEFUNG

Gastrointestinale Komplikationen der Leberzirrhose

Stadien der Ösophagusvarizen
- **Stadium I:** Venenektasien, die nach Luftinsufflation verstreichen
- **Stadium II:** einzelne ins Lumen vorgewölbte Varizenstränge, die nach Luftinsufflation verbleiben
- **Stadium III:** deutliche Lumeneinengung des Ösophagus durch vorgewölbte Varizenstränge, evtl. *„red spots"* als Zeichen einer Epithelausdünnung
- **Stadium IV:** Ösophaguslumen durch Varizenstränge verlegt; deutliche Ausdünnung des Epithels, z.T. Erosionen.

Einteilung der Magenvarizen
Gastroösophageale Varizen:
- **Typ I:** an der kleinen Kurvatur über die Kardia hinausziehende Varizen
- **Typ II:** an der großen Kurvatur über die Kardia hinausziehende Varizen.

Gastrale Varizen:
- **Typ I:** isolierte Fundusvarizen
- **Typ II:** Varizen in anderen Magenabschnitten.

Einteilung der portalen Gastropathie
- **Grad 1:** oberflächliche gefelderte Schleimhaut
- **Grad 2:** multiple diffuse Schleimhauteinblutungen, *„red cherry spots"*

Diagnostisches Vorgehen

Labor

Spezifische Laborbefunde außer denen der Grunderkrankung existieren nicht. Eventuell können im Rahmen eines Hypersplenie-Syndroms eine Anämie, Leukopenie und Thrombozytopenie auftreten (s. **3.5.1**).

Sonographie

Mithilfe der Duplexsonographie ist es möglich, die Fließrichtung und Flussgeschwindigkeit in der Pfortader zu bestimmen. Insbesondere Untersuchungen nach einer Reizmahlzeit korrelieren mit dem Ausmaß der portalen Hypertension: Normalerweise kommt es zum deutlichen Anstieg des Blutflusses in der Vena portae, der bei Pfortaderhochdruck nur minimal ist oder ganz fehlt.

Gastroskopie

Eine endoskopische Untersuchung des oberen Gastrointestinaltrakts ist obligat zur Beurteilung von Ösophagusvarizen sowie von Fundusvarizen und portaler Gastropathie, deren Ausprägung prognostisch wichtig ist.

Therapie (s. 6.7.5)

Medikamentös

Durch **Vasokonstriktion** im Splanchnikusgebiet senken nicht-kardioselektive β-Blocker (z.B. Propranolol) den Pfortaderdruck um 20 – 40% und dienen damit der Primär- und Sekundärprophylaxe von Ösophagusvarizenblutungen. Nitrate (Isosorbitmononitrat) und möglicherweise auch Spironolacton können ebenfalls den portalen Druck senken.

Bei einer akuten Blutung kann durch die Gabe von Terlipressin, einem vasokonstriktorisch wirksamen Vasopressin-Abkömmling, die Splanchnikusdurchblutung vermindert werden, der Pfortaderdruck gesenkt und dadurch die Blutung gestillt werden. Auch Somatostatin bzw. sein länger wirksames Analogon Octreotid sind wirksam.

Ligatur und Sklerosierung

Nach der ersten Ösophagusvarizenblutung sollte eine **Gummibandligatur** angelegt werden. Unter Umständen kommt auch eine primär prophylaktische – d.h. vor der ersten Blutung durchgeführte – interventionelle Therapie infrage. Zusätzlich können die Varizenstränge sklerosiert werden.

Ballontamponade

Bei akuter Blutung, die sich endoskopisch nicht beherrschen lässt, ist das Einführen einer **Senkstaken-Blakemore-Sonde** (Doppelballonsonde) oder einer **Linton-Nachlas-Sonde** (Einballonsonde) möglich (**Abb. 6.79** und **Abb. 6.80**).

TIPS

Der **transjuguläre intrahepatische portosystemische Shunt** (TIPS) ist ein Verfahren, bei dem unter radiologischer Kontrolle eine Verbindung zwischen hepatischen und portalen Venen geschaffen wird, um die portale Hypertension zu reduzieren. Indikationen sind portale Hypertension, therapierefraktärer Aszites und hepatorenales Syndrom. Oft verschlechtert sich anschließend vorübergehend die Leberfunktion. Die perioperative Komplikationsrate beträgt 1,5%. In 20 – 25% der Fälle kommt es zu einer Verschlechterung der hepatischen Enzephalopathie. Eine Bilirubin-Erhöhung über 5 mg/dl, eine Enzephalopathie (> Stadium 1) sowie eine Herzinsuffizienz sind Kontraindikationen.

Operativ

Operative Maßnahmen sind Shunt-Operationen mit Anlage eines portokavalen, mesokavalen oder splenorenalen Shunts. Die häufigsten postoperativen Komplikationen sind die hepatische Enzephalopathie (durch Einschwemmung von Toxinen aus dem Pfortaderblut, da die Leber als Entgiftungsorgan umgangen wird) sowie die Verschlechterung der Leberfunktion (ausgelöst durch Verminderung der Leberdurchblutung). Die Operationsletalität beträgt 5 – 10%, die Enzephalopathierate 5 – 30% und die Fünfjahresüberlebensrate 45 – 60%.

Eine kurative Therapie der portalen Hypertension ist die Lebertransplantation.

Hepatische Enzephalopathie und Leberkoma

Bei fehlender Entgiftungsleistung der Leber entwickelt sich ein komplexes neuropsychiatrisches Syndrom mit Bewusstseins- und Verhaltensstörungen, Flapping Tremor und verschiedenen neurologischen Symptomen. Es kann zum einen im Rahmen des akuten Leberversagens auftreten, zum anderen Zeichen der Dekompensation einer vorbestehenden chronischen Lebererkrankung mit Zirrhose sein. Aufgrund der funktionellen Genese ist die Enzephalopathie potentiell reversibel. Diskrete neurologische Manifestationen mit eingeschlossen, sind 30 – 70% der Leberzirrhotiker von einer hepatischen Enzephalopathie betroffen.

Klinik

Bei der hepatischen Enzephalopathie kommt es durch die im **Kasten** „Wichtige Auslöser" zusammengefassten Faktoren zu zunehmenden neurologischen Auffälligkeiten (Stadien s. **Abb. 7.47**). Diese betreffen das Bewusstseinsniveau (Apathie, Desorientierung bis hin zum Koma), die „höheren" ZNS-Funktionen (intellektuelle Einbußen, Persönlichkeitsstörungen, Demenz) und auch neuromuskuläre Funktionen (Flapping Tremor, Hyperreflexie, Myoklonus). Selten treten ein Parkinson-ähnliches Bild sowie Paraparesen auf.

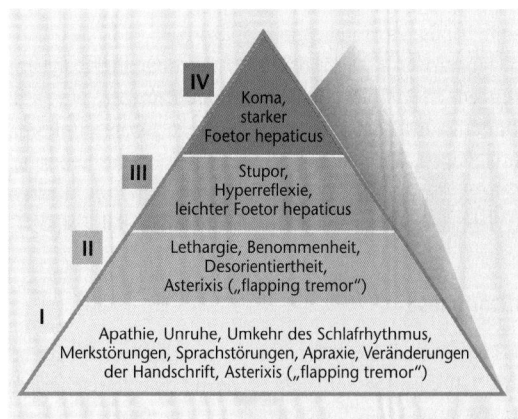

Abb. 7.47: Stadien der hepatischen Enzephalopathie.
[L157]

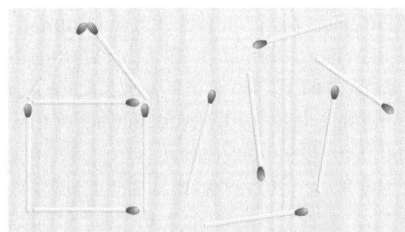

Abb. 7.48: Streichholz-Test bei hepatischer Enzephalopathie. Der Patient leidet unter konstruktiver Apraxie und kann einfache Formen nicht nachlegen. [L141]

- Im Anfangsstadium typisch ist die sog. **konstruktive Apraxie**, bei der die Nachzeichnung einfacher Diagramme (z. B. Haus mit Dach) nicht mehr gelingt (**Abb. 7.48**).
- Ein weiteres typisches Merkmal ist der sog. **Flapping Tremor** (Asterixis), ein grobschlägiges Zittern der Hände.
- Typisch ist auch das Auftreten einer Störung der **Tag-Nacht-Rhythmik**.

Bei raschem Entstehen – vor allem im Rahmen eines akuten Leberversagens – kann ein manifestes Hirnödem mit Koma und Zeichen des erhöhten Hirndrucks im Vordergrund stehen (Kopfschmerzen, Hypertonie, Erbrechen, Augenmuskellähmungen, Mydriasis mit erloschener Lichtreaktion).

Ätiologie und Einteilung

Grundsätzlich kann eine hepatische Enzephalopathie auf drei Wegen entstehen:
- bei akutem Leberversagen (**Typ A**; s. 7.1.2)
- bei portosystemischem Shunt (**Typ B**) unabhängig von einer Lebererkrankung
- bei Leberzirrhose (**Typ C**): Bei der Leberzirrhose steht die chronisch verminderte Entgiftungsleistung der Leber im Vordergrund. Sie führt zu einem chronischen Verlauf der Enzephalopathie, typischerweise mit episodenhaften Dekompensationen. Auslöser akuter Verschlechterungen sind häufig gastrointestinale Blutungen (z. B. aus Ösophagusvarizen), eiweißreiche Ernährung, Elektrolytstörungen (z. B. Hyponatriämie), Medikamente wie z. B. Diuretika und Sedativa, großvolumige Aszitespunktion, Infektionen, Obstipation, Minderperfusion der Leber bei Schock, Operation, Diarrhö und Erbrechen (s. **Kasten** „Wichtige Auslöser einer hepatischen Enzephalopathie").

Pathogenese

Die hepatische Enzephalopathie ist multifaktoriell bedingt (**Abb. 7.49**). Im Wesentlichen ist sie auf eine Anreicherung von neurotoxischen Substanzen zurückzuführen, die aus dem Darm aufgenommen und normalerweise durch die intakte Leber eliminiert werden, vor allem Ammoniak, Mer-

captan, Fettsäuren und γ-Aminobuttersäure (GABA). GABA fördert den Einstrom von Chlorid-Ionen in das Neuron, es kommt zu einer Hyperpolarisation mit verminderter Erregbarkeit, die sich klinisch als Angstdämpfung, Sedierung und Schlaf äußert. Das Ammoniak wird im ZNS zu Glutamin abgebaut. Dieses reichert sich in den Gliazellen an und führt bei Überschreiten eines Grenzwertes zu einer Zellschwellung. Bei chronischer Lebererkrankung mit langsamem Ammoniak- bzw. Glutaminanstieg kann die Zelle osmotische Kompensationsmechanismen in Gang setzen und die Zellschwellung und das nachfolgende Hirnödem begrenzen. Beim akuten Leberversagen mit entsprechend raschem Entstehen kommt es zu manifestem Hirndruck.

Diagnostisches Vorgehen

Die Diagnose der hepatischen Enzephalopathie beruht auf der neuropsychiatrischen Klinik (s. o.) und den Zeichen einer Leberinsuffizienz (s. 7.1.4).

Labor

Analog zur Leberzirrhose (s. o.) finden sich eine Störung der Leberzellintegrität, Cholestasezeichen, eine Verminderung

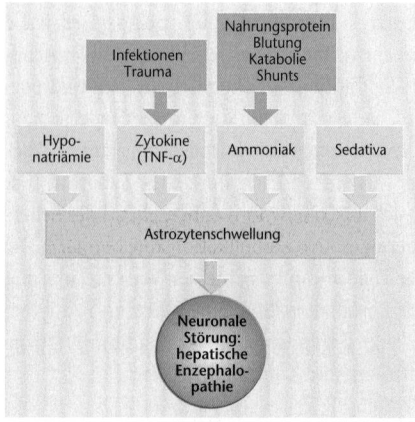

Abb. 7.49: Pathogenese der hepatischen Enzephalopathie (HE) bei chronischen Lebererkrankungen. Verschiedene Faktoren führen zu einer leichtgradigen chronischen Astrogliaschwellung, die sekundär die neuronale Funktion beeinträchtigt. [L141]

der Syntheseparameter und eine Erhöhung von Ammoniak und Bilirubin.

Die weitere Labordiagnostik erfolgt je nach Grunderkrankung und begleitender Komplikation: Blutbild und Gerinnungsstatus bei gastrointestinaler Blutung; Elektrolyte und Kreatinin bei Oligo- oder Anurie; Blutzucker, BGA und Lactat bei Koma und Schock.

Weitere Untersuchungen

Sonographisch finden sich Zeichen der Leberzirrhose oder der malignen Leberinfiltration und ggf. Zeichen einer portalen Hypertension. Das EEG zeigt eine diffuse Hirnleistungsstörung. Die Anreicherung von Glutamin lässt sich durch eine Protonen-MRT-Spektrographie nachweisen (nur von wissenschaftlichem Interesse).

Differentialdiagnose

Die Differentialdiagnose der hepatischen Enzephalopathie ist insofern wichtig, als die meisten in Betracht kommenden Krankheiten ebenfalls im Rahmen von Lebererkrankungen und dort gerade bei Alkoholikern vorkommen! Sie umfasst insbesondere:
- Hypoglykämie
- subdurales Hämatom
- Wernicke-Enzephalopathie (s. **14.6.1**)
- Drogen- oder Medikamentenintoxikation
- Meningoenzephalitis.

Therapie

Diese stützt sich auf die Behandlung der auslösenden Faktoren und die Verminderung des Anfalls toxischer Eiweißabbauprodukte. Zusammengefasst sind die Therapieprinzipien:
- **Beseitigung auslösender Faktoren:** Insbesondere gastrointestinale Blutungen und Infektionen (z. B. spontane bakterielle Peritonitis) müssen erkannt und effektiv therapiert werden. Diuretika, Sedativa und Tranquilizer sollten abgesetzt werden. Ein Kalium-Mangel muss ausgeglichen werden. Auch die Korrektur eines Zink-Mangels kann

eine hepatische Enzephalopathie bessern. Eine metabolische Alkalose regelt den Harnstoffzyklus hoch, sollte also belassen werden. Eine metabolische Azidose dagegen wird ausgeglichen.
- **Darmreinigung:** Die wesentliche Quelle toxischer Metaboliten wie Ammoniak ist Eiweiß aus der Nahrung oder aus gastrointestinalem Blut, das im Kolon durch Bakterien gespalten wird. Daher ist die Darmreinigung durch laxierende Maßnahmen das wichtigste Therapieprinzip der hepatischen Enzephalopathie. Wenn auch nicht in plazebokontrollierten Studien getestet, so wird doch in der täglichen Praxis meist **Lactulose** als Laxans eingesetzt (s. **Pharma-Info**). Neben der abführenden Wirkung verschiebt es den intestinalen pH, sodass die Aktivität proteolytisch aktiver Bakterien reduziert wird. Lactulose wird so dosiert, dass der Patient zwei weiche Stühle pro Tag hat.
- **Darmsterilisation:** Durch orale Gabe **nicht-resorbierbarer Antibiotika** (Neomycin, Paromycin, Vancomycin) kann die Darmflora reduziert und damit ebenfalls die proteolytische Aktivität im Darm reduziert werden. Es ist jedoch nur eine kurzfristige Gabe über wenige Tage indiziert, da mit einer Resorption von 2 – 3 % der applizierten Antibiotika-Menge zu rechnen ist, mit entsprechenden toxischen Nebenwirkungen (Oto- und Nephrotoxizität) bei Gabe über längere Zeit.
- **Eiweißrestriktion, verzweigtkettige Aminosäuren:** Das Nahrungseiweiß sollte auf 1 g/kg Körpergewicht reduziert werden. Bei schweren Verläufen kann initial für 3 Tage auf 20 – 30 g Gesamteiweiß täglich reduziert werden. Die orale Zufuhr **verzweigtkettiger Aminosäuren** (Leucin, Isoleucin, Valin) hemmt den Proteinabbau und fördert bei Patienten mit chronischer hepatischer Enzephalopathie eine positive Stickstoffbilanz.
- **L-Ornithin-L-Aspartat (Hepa-Merz®):** Ornithin fördert als Substrat den Ammoniak-Abbau über den Harnstoffzyklus. Aspartat verbessert den Ammoniak-Abbau durch Bereitstellung von Substrat für die Glutamin-Synthese in der Leber. Die i. v. Gabe beider Substanzen senkt die Am-

---

PHARMA-INFO: LACTULOSE

Wirkstoff

Lactulose = Disaccharid aus 4β-D-Galactosid-D-Fructose (z. B. Bifiteral®, Lactofalk®, Lactuflor®)

Wirkungsmechanismus und Eigenschaften
- Lactulose wird nicht resorbiert und gelangt deshalb unverändert in den Dickdarm, wo sie von Darmbakterien zu Milch- und Essigsäure abgebaut wird. Hierdurch wird die Darmtätigkeit angeregt und vermehrt Wasser im Darmlumen zurückgehalten: laxierende Wirkung.

- Lactulose hemmt die bakterielle Urease und damit die Ammoniak-Bildung im Darm.
- Lactulose erniedrigt den pH-Wert des Darmes: Verringerung der Reabsorption von Ammoniak aus dem Kolon durch erhöhte Ionisierung zu NH_4^+.

Indikationen
- bei schweren Leberfunktionsstörungen zur Vermeidung einer hepatischen Enzephalopathie
- chronische Obstipation

- Sanierungsversuch bei Dauerausscheidern von Salmonellen.

Nebenwirkungen
Diarrhö, Meteorismus, Flatulenz, abdominelle Krämpfe (selten), Pneumatosis coli (sehr selten).

Kontraindikationen
Galactose-Intoleranz, Ileus.

moniak-Spiegel und kann eine akute hepatische Enzephalopathie bessern.

- **Spurenelemente und Vitamine:** Viele Leberzirrhotiker haben einen Zinkmangel. Die Substitution von **Zink** kann einen positiven Effekt bei der hepatischen Enzephalopathie zeigen. Auch Vitamine, insbesondere **Thiamin** (Vitamin B$_1$), sollten substituiert werden.
- **Lebertransplantation:** Wenn alle anderen therapeutischen Maßnahmen versagen, ist bei geeigneten Patienten eine Lebertransplantation zu erwägen.

Weitere Therapiemöglichkeiten

Ein möglicherweise bestehendes Hirnödem muss bei normaler Nierenfunktion mit Volumenentzug durch Osmodiuretika, z. B. Mannit, bei eingeschränkter Nierenfunktion dagegen durch Hämofiltration behandelt werden. Hepatotoxische Medikamente sowie ZNS-unterdrückende Medikamente (etwa Benzodiazepine) sind strikt zu meiden. Kurzfristig kann die wiederholte Gabe des Benzodiazepin-Antagonisten Flumazenil hilfreich sein. Da die Patienten Stressulzera entwickeln können, muss eine Ulkusprophylaxe, z. B. mit Pantoprazol, durchgeführt werden. Bei Therapieversagen kommt als kausale Therapie eventuell eine Lebertransplantation in Frage.

Hepatorenales Syndrom

Beim hepatorenalen Syndrom handelt es sich um eine Form des hämodynamisch bedingten funktionellen Nierenversagens, das als schwerwiegende Komplikation mit hoher Letalität bei fortgeschrittener Lebererkrankung auftritt. Das mediane Überleben ohne Therapie bei schwerem Verlauf (Typ I) beträgt weniger als einen Monat. Fast immer besteht gleichzeitig ein Aszites.

Pathogenese

Zugrunde liegt eine schwerwiegende **renale Vasokonstriktion** mit relativer Ischämie der Nierenrinde und verminderter glomerulärer Filtration bei gleichzeitiger peripherer und **splanchnischer Vasodilatation**. Die tubuläre Funktion ist typischerweise nur gering beeinträchtigt. Der Pathomechanismus der renalen Vasokonstriktion ist multifaktoriell und im Detail noch immer unklar; eine Störung im Renin-Angiotensin-System, im renalen Prostaglandin-System oder eine Endotoxinämie werden diskutiert. Die Nieren weisen typischerweise keine histologischen Veränderungen auf, und die Nierenfunktion kehrt nach erfolgreicher Therapie des Leberversagens (etwa durch Lebertransplantation) wieder in den Normalbereich zurück.

! Mögliche Auslöser sind eine zu rigorose Therapie eines
▪ Aszites mit Diuretika, eine therapeutische Aszitespunktion (Abzug größerer Volumina), eine spontane bakterielle Peritonitis bzw. Sepsis oder gastrointestinale Blutungen. **!**

Klinik

Es gibt zwei **Verlaufsformen** des hepatorenalen Syndroms. Bei der **akuten, schweren Form (Typ I)** kommt es, z. B. ausgelöst durch eine spontane bakterielle Peritonitis, rasch zu einer Oligoanurie mit Verdopplung des Kreatinins auf Werte > 2,5 mg/dl innerhalb weniger als einer Woche. Fast immer bestehen ein therapierefraktärer Aszites und eine arterielle Hypotonie bei vermindertem Intravasalvolumen trotz Hypervolämie. Zu den Zeichen der Überwässerung kommt später die Urämie.

Bei der **schleichenden, chronischen Form (Typ II)** des hepatorenalen Syndroms besteht eine stabile Einschränkung oder nur langsame Verschlechterung der Nierenfunktion.

Diagnostisches Vorgehen

Siehe **Kasten „Diagnostische Kriterien".** Differentialdiagnostisch muss ein akutes zirkulatorisches, medikamentotoxisches oder septisches Nierenversagen ausgeschlossen werden. Für ein hepatorenales Syndrom spricht, wenn sich nach Absetzen evtl. Diuretika und nach Volumengabe keine anhaltende Verbesserung der Nierenfunktion zeigt. Die Urinuntersuchung zeigt höchstens eine geringgradige Proteinurie und kein auffälliges Sediment. Der Ultraschallbefund der Nieren ist unauffällig. Typisch ist eine **Verdünnungshyponatriämie** (Früh- und Warnsymptom!) sowie eine Natriumausscheidung im Urin von weniger als 10 mmol/l und eine Urinosmolalität von mehr als 500 mOsmol/l. Wegen der erhaltenen Tubulusfunktion ist die Natriumrückresorption beim hepatorenalen Syndrom nicht gestört und die **Urin-Natriumkonzentration** ist meist < 10 mmol/l im Spontanurin. Beim akuten Nierenversagen anderer Genese beträgt sie dagegen in der Regel > 40 mmol/l (s. **10.12**).

Therapie

Eine effektive kausale Therapie ist schwierig. Am effektivsten ist die Lebertransplantation, bietet sich aber natürlich nur als Ultima Ratio bei geeigneten Patienten an (s. **7.1.12**). Diuretika und nicht-steroidale Antiphlogistika werden abgesetzt. Beim Typ I müssen die Patienten häufig vorübergehend dialysiert werden. Durch die Gabe vasoaktiver Substanzen wird versucht, die periphere und splanchnische Vasodilatation zu korrigieren, ohne dabei die intrarenale Vasokonstriktion zu verstärken. Durch gleichzeitige Albumin-Substitution wird versucht, das intravasale Volumen anzuheben. Am ehesten kommen **Vasopressin-Abkömmlinge** zum Einsatz, insbesondere Terlipressin und Ornipressin. Als in begrenztem Maße effektiv hat sich auch Midodrin (ein peripherer Vasokonstriktor) in Kombination mit dem Vasopressin-Abkömmling Octreotid erwiesen. In Einzelfällen konnte das hepatorenale Syndrom durch die Anlage eines TIPS (s. o.) erfolgreich behandelt werden.

Diagnostische Kriterien des hepatorenalen Syndroms

Hauptkriterien

- Abfall der GFR (Serum-Kreatinin > 1,5 mg/dl, Kreatinin-Clearance < 40 ml/min)
- kein Anhalt für hämodynamischen Schock, persistierende bakterielle Infektion, Dehydratation oder Therapie mit nephrotoxischen Substanzen
- keine Verbesserung der Nierenfunktion (Abfall des Serum-Kreatinins um 1,5 mg/dl oder Anstieg der Kreatinin-Clearance auf > 40 ml/min) nach Absetzen von Diuretika und Volumengabe
- Proteinurie < 500 mg/d
- unauffälliger Ultraschallbefund der Nieren (kein Harnstau, unauffälliges Nierenparenchym).

Zusatzkriterien

- Urinvolumen < 500 ml/d
- Urin-Natrium < 10 mmol/l
- Urinosmolalität > Plasmaosmolalität
- Urin-Erythrozyten < 50 pro Gesichtsfeld
- Serum-Natrium < 130 mmol/l.

Alle Hauptkriterien müssen zur Diagnose des hepatorenalen Syndroms erfüllt sein. Die Nebenkriterien müssen nicht vorliegen, geben aber zusätzliche diagnostische Sicherheit.

Wegen der schwierigen Therapie des hepatorenalen Syndroms ist seine Vermeidung umso wichtiger.

❗ **Prophylaxe:** Wird ein Aszites behandelt, sind regelmäßig Natrium-Ausscheidung und Serum-Kreatinin zu kontrollieren. Bei Absinken des Urin-Natriums oder Anstieg des Serum-Kreatinins müssen Diuretika vorübergehend abgesetzt werden. ❗

Prognose

Die Letalität des hepatorenalen Syndroms Typ I beträgt 80–90%. Die Prognose des Nierenversagens wird durch die Prognose der Lebererkrankung bestimmt. Bei Restitution der Leberfunktion bzw. nach Lebertransplantation ist das Nierenversagen reversibel.

Hepatopulmonales Syndrom

1977 wurde als neue Entität das hepatopulmonale Syndrom beschrieben. Es wird definiert als eine durch ein erhöhtes intrapulmonales Shunt-Volumen ausgelöste Hypoxämie (PaO_2 < 70 mmHg, arterioalveoläre Sauerstoffdifferenz > 20 mmHg, beide in Raumluft) bei Patienten mit schwerer Hepatopathie, die keine pulmonale oder kardiale Erkrankung aufweisen. Zugrunde liegt eine generelle pulmonale Vasodilatation. Bei 5–15% der Patienten mit Leberzirrhose lässt sich zumindest eine leichte Form des hepatopulmona-

len Syndroms nachweisen. Die Erkrankung tritt nicht nur bei Patienten mit Leberzirrhose auf, sondern kann sich auch bei schwerer chronischer Hepatitis oder bei einem akuten Leberversagen manifestieren.

Klinik

Die Patienten klagen über Dyspnoe vor allem im Stehen, die sich im Liegen bessert.

❗ Bei der kardialen Dyspnoe ist es genau umgekehrt: Die Dyspnoe bessert sich im Stehen. ❗

Häufig besteht eine Hyperventilation. Ansonsten zeigen die Patienten die typischen klinischen Befunde einer meist schweren Lebererkrankung wie Spider-Nävi, Ikterus, Aszites und Palmarerytheme.

Pathogenese

Die pulmonale Vasodilatation wird auf die Unfähigkeit der Leber zurückgeführt, vasodilatierende Substanzen – vor allem Stickoxid (NO) – aus dem Blut zu entfernen; ein Anstieg von Stickoxid tritt vor allem bei portosystemischem Blutfluss, d. h. bei portaler Hypertension mit Kollateralenentwicklung und damit Umgehung der Leber, auf.

Dem erhöhten Blutfluss durch die Lungenkapillaren (erhöhte Lungenperfusion) steht eine unveränderte Lungenventilation gegenüber, sodass ein gestörtes Ventilations-Perfusions-Verhältnis bei funktionellem intrapulmonalem Shunt resultiert (s. **5.1.2**).

Diagnostisches Vorgehen

Dyspnoe ist ein häufiges respiratorisches Begleitsymptom bei fortgeschrittener Lebererkrankung. Ihre Prävalenz beträgt bis zu 70%, wobei Aszites bzw. Pleuraergüsse die größten Einflussfaktoren auf die Dyspnoe eines Leberkranken darstellen. Davon muss ein hepatopulmonales Syndrom abgegrenzt werden.

Eine vergleichende BGA im Liegen und im Stehen deckt einen Abfall des PaO_2 im Stehen und eine erhöhte arterioalveoläre Sauerstoffdifferenz auf (AaO_2 > 20 mmHg in Raumluft). Durch Gabe von 100%igem Sauerstoff lässt sich die Hypoxämie leicht beheben.

Die intrapulmonalen Shunts lassen sich durch ein thorakales oder besser noch durch ein transösophageales Kontrastmittel-Echokardiogramm (*cave* jedoch bei Ösophagusvarizen!) nachweisen. Nicht-lungengängiges Echokontrastmittel lässt sich bei intrapulmonalen Shunts innerhalb von etwa 6 Herzschlägen nach i. v. Injektion im linken Ventrikel nachweisen (bei intrakardialen Rechts-links-Shunts vergehen dagegen nur maximal 3 Herzschläge bis zum Nachweis). Die Lungenperfusionsszintigraphie mit Nukliden, die eine gesunde Lunge nicht passieren, zeigt aufgrund der Shunts Radioaktivität auch in extrapulmonalen Organen.

Therapie

Die einzige in größeren Patientenkollektiven belegte erfolgreiche Therapie des hepatopulmonalen Syndroms ist aktuell die Lebertransplantation. Symptomatisch kann die Luftnot durch kontinuierliche Sauerstoffgabe gemildert werden. Eine medikamentöse Therapie existiert nicht. Die Erkrankung schreitet fort und die Mortalität ist mit 40% in drei Jahren hoch. Ob der TIPS (s. o.) die Prognose verbessert, ist umstritten.

Leberzellkarzinom

Synonym: hepatozelluläres Karzinom

Die wichtigste Risikokonstellation für die Entwicklung eines Leberzellkarzinoms ist die Leberzirrhose auf dem Boden einer chronischen Hepatitis, vor allem der Hepatitis C (**Abb. 7.50**). Die Leberzirrhose muss als Präkanzerose für die Entstehung eines Leberzellkarzinoms eingestuft werden.

> **!** Bis zu 90% der Leberzellkarzinome entstehen auf dem Boden einer Leberzirrhose. Jährlich entwickeln 3 – 6% der Leberzirrhotiker ein Leberzellkarzinom. **!**

Die maligne Entartung ist die Endstufe eines Prozesses von Leberzelluntergang, Bindegewebsneubildung und Regeneration.

Zugrunde liegt eine durch die regenerative Proliferation veränderte Genexpression. Je nach Ursache der Leberzirrhose kommen unterschiedliche Auslöser der molekularen Veränderung infrage, z. B. der Einbau von Hepatitis-B-DNA-Sequenzen in das Hepatozytengenom oder die Bildung von Sauerstoff-Radikalen bei der alkoholischen Leberzirrhose.

Weitere Informationen zum Leberzellkarzinom siehe 7.1.11.

7.1.9 Stoffwechselkrankheiten der Leber

Die häufigste angeborene Stoffwechselkrankheit der Leber ist die **Hämochromatose**. Sie wird – wie auch die seltenere **Kupferspeicherkrankheit (M. Wilson)** – im Stoffwechselkapitel besprochen (s. 9.8 und 9.9). Bei den Stoffwechselerkrankungen der Leber handelt es sich um vererbbare Störungen einzelner metabolischer Reaktionen, in deren Folge Schädigungen der Leber und/oder extrahepatischer Gewebe auftreten. Die zugrunde liegenden Enzymdefekte, Rezeptorstörungen und andere Pathomechanismen sind meist bekannt, die Therapie jedoch häufig problematisch.

Im weiteren Sinne sind auch viele der familiären Hyperlipidämie-Syndrome (s. 9.5.3) als Stoffwechselerkrankungen der Leber anzusehen, da ihnen häufig defekte Rezeptoren für bestimmte Lipoproteine bzw. gestörte Synthesereaktionen im Apolipoprotein- und Lipoprotein-Stoffwechsel zugrunde liegen.

Familiäre Hyperbilirubinämie-Syndrome

Bei den familiär vererbbaren Hyperbilirubinämien unterscheidet man unkonjugierte (indirektes Bilirubin vermehrt) und konjugierte Hyperbilirubinämien (direktes Bilirubin vermehrt).

Unkonjugierte Hyperbilirubinämie

Icterus intermittens juvenilis

Synonyma: Morbus Meulengracht, Morbus Gilbert.

Es handelt sich um eine autosomal-dominant vererbte Störung der Bilirubin-Aufnahme in die Leberzelle sowie eine verminderte Konjugation von Bilirubin durch eine Verminderung der UDP-Glukuronyl-Transferase um bis zu 80% bei homozygoten Patienten. Ca. 5% der Bevölkerung sind (heterozygot) befallen, wobei Männer viermal häufiger betroffen sind als Frauen. Der Gendefekt wurde 1995 entschlüsselt. Die Insertion eines zusätzlichen TA in die TA-TAA-Box des für die UDP-Glukuronyl-Transferase kodierenden Gens UGT1A1 vermindert die Expression des Gens.

- **Klinik:** Die Erkrankung manifestiert sich meist um das 20. Lebensjahr. Die Patienten klagen über uncharakteristische Beschwerden wie Kopfschmerzen, Müdigkeit oder

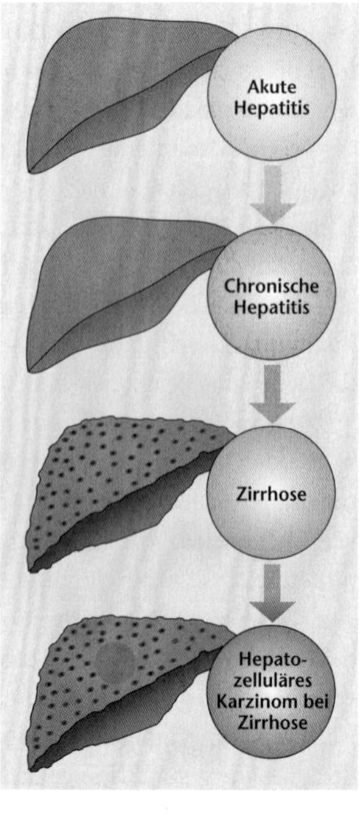

Abb. 7.50: Formale Pathogenese des hepatozellulären Karzinoms (HCC). Am häufigsten entwickelt sich das HCC über eine chronische Virushepatitis mit nachfolgender Leberzirrhose. [L141]

depressive Verstimmung. Durch Fasten, Stress-Situationen, Infektionskrankheiten und Alkoholexzess können ikterische Krisen ausgelöst werden. Selten kann auch eine Narkose Auslöser sein und darf dann nicht mit einem toxischen Leberversagen durch Halothan verwechselt werden.

- **Diagnostisches Vorgehen:** Klinisch findet sich ein leichter Ikterus, laborchemisch eine Erhöhung des indirekten Bilirubins auf Werte zwischen 1 und 3 mg/dl, seltener bis 6 mg/dl. Alle übrigen Laborbefunde sind unauffällig. Eine Hämolyse muss differentialdiagnostisch ausgeschlossen werden (s. **3.3.5**). Die Diagnose kann durch den **Fasten-Test** (48-stündige Kalorienreduktion auf 400 kcal täglich mit Anstieg des unkonjugierten Bilirubins auf das Zwei- bis Dreifache) oder den **Nikotinsäure-Test** bestätigt werden (i. v. Gabe von 50 mg Nikotinsäure führt zum zwei- bis dreifachen Bilirubin-Anstieg). Alternativ kommt ein Barbiturat-Versuch in Frage (Abfall des Bilirubins nach 100 mg Phenobarbital p. o.). Die Leberhistologie ist mikroskopisch unauffällig, es lässt sich jedoch eine verminderte UDP-Glukuronyl-Transferase-Aktivität im Lebergewebe nachweisen. Eine Leberbiopsie ist allerdings nur bei unklaren klinischen Befunden indiziert.
- **Prognose:** Die Patienten bedürfen keiner Therapie, die Prognose ist gut. Der anamnestische Hinweis auf einen M. Meulengracht ist u. U. jedoch wichtig im Zusammenhang mit bestimmten Arzneimitteln. So ist z. B. die Toxizität des Zytostatikums Irinotecan bei Vorliegen eines M. Meulengracht erhöht.

Crigler-Najjar-Syndrom

Es handelt sich um eine äußerst seltene Erkrankung (< 1/1 000 000), bei der die Bilirubin-UDP-Glukuronyl-Transferase vollständig fehlt (Typ I) oder deren Aktivität stark vermindert ist (Typ II). Das Gen, das für dieses Enzym kodiert, ist das UGT1A1-Gen. Es wurde 1991 entschlüsselt. Ein bzw. zwei Jahre später wurden die ersten Mutationen beschrieben, die für die beiden Formen des Crigler-Najjar-Syndroms verantwortlich sind. Der Erbgang ist autosomal-rezessiv. Beim **Typ I** kommt es unmittelbar postpartal zu einem schweren Ikterus. Die Prognose ist schlecht. Durch tägliche Phototherapie unter UV-Licht lässt sich zumindest ein Teil des unkonjugierten Bilirubins in ein wasserlösliches und damit nierengängiges Photoisomer umwandeln. Calciumcarbonat-Gabe steigert den Effekt durch Verringerung des enterohepatischen Kreislaufs. Mit dem Wachstum der betroffenen Kinder lässt jedoch die Wirksamkeit nach und die Kinder müssen meist noch vor Eintritt in die Pubertät lebertransplantiert werden, um ein Überleben zu sichern.

Bei **Typ II** liegen die Serumbilirubin-Werte meist zwischen 6 und 25 mg/dl, können jedoch in Stress-Situationen bis 40 mg/dl erreichen. Die Prognose ist günstig. Phenobar-

bital als hepatischer Enzyminduktor kann den Bilirubin-Spiegel senken. Als Langzeittherapie ist Phenobarbital jedoch nicht indiziert. Als kausale Therapie kommt auch eine Lebertransplantation oder evtl. eine Hepatozytentransplantation infrage.

Konjugierte Hyperbilirubinämie

Dubin-Johnson-Syndrom

Sehr seltene Erkrankung mit milder intermittierender Hyperbilirubinämie von 2 – 5 mg/dl (60% direktes Bilirubin). Frauen sind häufiger befallen als Männer. Häufig tritt der Ikterus im Anschluss an eine Schwangerschaft oder nach Einnahme von oralen Kontrazeptiva auf. Im Urin lässt sich vermehrt Koproporphyrin I nachweisen.

Die Diagnose wird laparoskopisch und histologisch gestellt. Die Leber hat eine dunkle Pigmentierung durch ein zentroazinär eingelagertes braunschwarzes Pigment („schwarze Leber"). Die Lebenserwartung ist nicht eingeschränkt. Therapeutische Maßnahmen erübrigen sich.

Rotor-Syndrom

Sehr seltene familiäre Hyperbilirubinämie mit Bilirubin-Werten von 2 – 5 mg/dl mit vorwiegend direktem Bilirubin. Die Patienten sind klinisch beschwerdefrei. Es handelt sich um eine Ausscheidungsstörung für direktes Bilirubin. Auch hier ist die Prognose sehr gut und eine Therapie nicht erforderlich.

Idiopathische rezidivierende Cholestase (Summerskill-Tygstrup)

Es handelt sich um ein sehr seltenes autosomal-rezessiv vererbtes Krankheitsbild mit einem intermittierend auftretenden intrahepatischen Verschlussikterus. Die Krankheit verläuft in Schüben. Die Prognose der Erkrankung ist gut, die Lebenserwartung nicht vermindert. Eine Besserung der Cholestase lässt sich durch die orale Gabe von Ursodeoxycholsäure erreichen (s. **7.1.2** und **7.1.7**).

α_1-Antitrypsin-Mangel

α_1-Antitrypsin (Synonym: α_1-Protease-Inhibitor, α_1-PI) ist ein in der Leber synthetisierter Proteasen-Inhibitor, der in der α_1-Globulin-Fraktion der Elektrophorese wandert und 85% der α_1-Globuline ausmacht (Näheres s. **5.3.3**).

Klinik

Je nach Ausprägung des α_1-Antitrypsin-Mangels kommt es bei der schweren **homozygoten Form** vom Phänotyp Pi-ZZ schon im Kindesalter zu einer neonatalen Hepatitis mit prolongiertem Ikterus, Hepatosplenomegalie und Minderwuchs. Meist manifestiert sich der α_1-Antitrypsin-Mangel jedoch erst im Erwachsenenalter. Bei den Erwachsenen steht insbesondere die Ausbildung eines Lungenemphysems im Vordergrund (s. 5.3.3). Außerdem entwickeln ca. 10–20% der Patienten eine Leberzirrhose.

Diagnostisches Vorgehen

Die Diagnose wird durch Bestimmung von α_1-Antitrypsin im Serum gestellt. In der Leberhistologie finden sich hepatozelluläre Einschlüsse, Riesenzellen, Mottenfraßnekrosen, portale Fibrose und zuletzt eine Zirrhose.

❗ Verwandte ersten Grades sollten ebenfalls auf einen α_1-Antitrypsin-Mangel untersucht werden, um frühzeitig die Diagnose zu stellen und eine Substitutionsbehandlung einleiten zu können. ❗

Therapie

Bei Erwachsenen steht die Therapie des Lungenemphysems im Vordergrund. Bei den schweren homozygoten Formen kann rekombinantes α_1-Antitrypsin intravenös substituiert werden. Als kurative Maßnahme kommt bei ganz schweren Fällen eine Lebertransplantation in Betracht.

7.1.10 Leberbeteiligung bei Allgemeinerkrankungen

Infektionen

Virusinfektionen

Außer bei den Hepatitis-A- bis -E-Viren kommt es auch bei verschiedenen anderen Viruserkrankungen zu einer Leberbeteiligung. Am wichtigsten sind die infektiöse Mononukleose durch das Epstein-Barr-Virus, die Zytomegalievirus-Infektion, die Infektion mit *Herpes simplex* oder *Varizella Zoster* (welche vor allem bei immunsupprimierten Patienten eine Rolle spielen) sowie Röteln im Rahmen der Röteln-Embryopathie und Gelbfieber. Selten ist eine Leberbeteiligung bei Infektionen mit Adenoviren, Enteroviren, ECHO-Viren, dem Lassa-Virus, Marburg-Virus und Ebola-Virus.

Spirochätosen

Bei der kongenitalen **Lues** kommt es zur diffusen interstitiellen Hepatitis, bei der erworbenen Lues im Sekundärstadium zur granulomatösen Hepatitis und im Tertiärstadium zu Verkäsungen durch Gummen. Das **Rückfallfieber** (verursacht durch *Borrelia recurrentis*) kann zu einem schweren Ikterus führen (Therapie mit Tetrazyklinen). Die **Leptospirose** (Morbus Weil) kann zu Ikterus, Hämorrhagien und einer Nephritis führen.

Amöbiasis

Primär kommt es zu einer Infektion des Dickdarms mit *Entamoeba histolytica* und nachfolgender Amöbenruhr (s. 13.10). Die Erkrankung wird fäkal-oral durch die zystischen Formen der Amöben übertragen. Der Leberabszess ist die häufigste Form der extraintestinalen Manifestation. Die Patienten klagen dabei über Druckgefühl im rechten Oberbauch und subfebrile Temperaturen. Häufig finden sich eine Erhöhung der alkalischen Phosphatase und eine Leukozytose. Die Diagnose wird durch Sonographie und CT gestellt und durch den Nachweis von Antikörpern bestätigt. Die Therapie besteht in der Gabe von Metronidazol.

Pyogener Leberabszess

Häufiger Erreger bakterieller Leberabszesse sind *E. coli, Klebsiella pneumoniae*, Enterokokken und Staphylokokken. Ursache ist eine Einschwemmung dieser Erreger aus dem Bereich des Pfortadersystems, z. B. nach Appendizitis, oder eine direkte Keiminvasion, z. B. bei Pericholezystitis (wandüberschreitende Cholezystitis). Klinisch finden sich Oberbauchschmerzen und Fieber, laborchemisch systemische Entzündungszeichen (Linksverschiebung im Blutbild, BSG- und CRP-Erhöhung). Die Diagnose erfolgt durch Sonographie und CT. Größere Abszesse können chirurgisch reseziert oder durch perkutane Spüldrainage behandelt werden. Wegen der Gefahr der Keimverschleppung sollte eine Punktion nur unter antibiotischem Schutz durchgeführt werden.

Wurmerkrankungen

Selten kommt es durch Aszension von *Ascaris lumbricoides* zu einem Gallengangverschluss mit posthepatischem Ikterus, einer Hepatitis oder einer Abszessbildung. Therapeutisch wird Mebendazol p. o. gegeben.

Echinokokkose

Die Finne des Hundebandwurms *(Echinococcus granulosus)* führt zu solitären Leberzysten, die etwa 1 cm pro Jahr wachsen. Der Befall mit Fuchsbandwurm *(Echinococcus multilocularis)* führt durch infiltratives Wachstum zu wabenartigen Zysten in der Leber.

- **Klinik:** Die Patienten klagen über Schmerzen im rechten Oberbauch. Oft kommt es zu einer Cholangitis oder portalen Hypertension.
- **Diagnostisches Vorgehen:** Häufig verkalken die Zysten und sind dann auf der Abdomenleeraufnahme nachzuweisen. Weitere diagnostische Maßnahmen sind die Sonographie und das CT (**Abb. 7.51**).

❗ Eine diagnostische Punktion der Zysten ist bei Verdacht auf *Echinococcus* wegen Verschleppung der Eier in die Peritonealhöhle kontraindiziert. ❗

- **Therapie:** Die Zysten sollten in toto chirurgisch entfernt

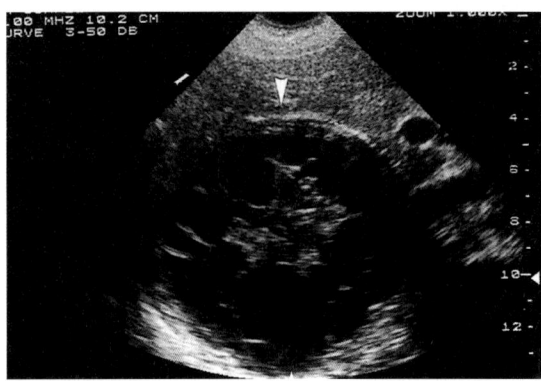

Abb. 7.51: Echinokokkose in der Sonographie. Typisch für die Infektion mit *E. multilocularis* (Fuchsbandwurm) sind mehrfach gekammerte, wabenartige Leberzysten mit sklerosiertem Randsaum (Pfeil). [E179 – 168]

werden. Zusätzlich kann eine Behandlung mit Mebendazol durchgeführt werden.

Die Prognose von *Echinococcus granulosus* ist gut, die Zehnjahresüberlebensrate bei *Echinococcus multilocularis* dagegen mit 30% schlecht.

Parasitenerkrankungen

Schistosomiasis (Bilharziose)

Die Parasiten *Schistosoma mansoni* und *Schistosoma japonicum* legen ihre Eier in den intrahepatischen Pfortaderästen ab und lösen dadurch eine granulomatöse Entzündung mit portaler Hypertension (intrahepatischer Block) aus. Die Schistosomen dringen durch die Haut in die Blutbahn ein und lagern sich in der Leber ab. Typisch sind eine starke Bluteosinophilie (60%) und Cholestasezeichen (Erhöhung von AP und γ-GT). Die Diagnose wird durch Nachweis der Schistosomen-Eier im Stuhl oder Rektumbiopsat, durch Nachweis von Granulomen in der Leberbiopsie und durch Nachweis von Antikörpern gegen Schistosomen im Blut gestellt. Die Therapie besteht in der Gabe von Praziquantel.

! Die häufigste Ursache der Leberzirrhose in den Tropen ist die Bilharziose. !

Leberegel

Fasciola hepatica infiziert die Leber. Komplikationen sind Ikterus, Gallengangsteine und selten ein Cholangiokarzinom. Die Therapie erfolgt mit Praziquantel.

Weitere Leberinfektionen

Weitere nicht-parasitäre Infektionserkrankungen, die die Leber betreffen, sind die Bruzellose, die Tuberkulose, Pilzinfektionen mit *Candida* oder mit *Cryptococcus neoformans*, Malaria, Leishmaniose und Babesiose.

Weitere parasitäre Infektionen der Leber sind die Zystizerkose (Schweinebandwurm), die Toxokariasis (Hundeaskariden) und die Strongyloidiasis.

Leber und extrahepatische Erkrankungen

Herzinsuffizienz

Im Rahmen einer Herzinsuffizienz kann es zu einer akuten oder chronischen Stauungsleber kommen. Bei der akuten Stauungsleber findet sich ein Anstieg der LDH, GOT, GPT und des Bilirubins. Die Leber ist bei der Palpation typischerweise vergrößert zu tasten. Sonographisch finden sich gestaute Lebervenen. Je nach Ausprägung kann Aszites nachweisbar sein. Bei der chronischen Stauungsleber entwickelt sich eine zunehmende Fibrose, die in sehr seltenen Fällen zu einer Leberzirrhose führen kann *(„cirrhose cardiaque")*.

Schockleber

Durch verminderte Leberdurchblutung im Rahmen eines Schockgeschehens kommt es zu vorwiegend zentrolobulär (s. 7.1.2) gelegenen Nekrosen. Besteht die Minderdurchblutung weniger als 12 Stunden, sind die Veränderungen meist reversibel. Laborchemisch steigen die Transaminasen auf Werte über 1000 U/l an.

Rheumatische Erkrankungen

Vor allem beim systemischen Lupus erythematodes, aber auch bei der rheumatoiden Arthritis, der Polymyalgia rheumatica und der Panarteriitis nodosa kann es zu einer Mitbeteiligung der Leber – meist als Hepatitis oder Cholestase – kommen. Die Sarkoidose kann zu einer granulomatösen Hepatitis führen.

Hämatologische Systemerkrankungen

Diese können sämtlich zu einer Infiltration der Leber führen. Es kommt zur Erhöhung der Leberwerte im Serum, einer Exkretionsstörung, ggf. mit Ikterus, und selten zu Leberinsuffizienz.

Colitis ulcerosa

Die Colitis ulcerosa geht in ca. 6% der Fälle mit einer primär-sklerosierenden Cholangitis (s. 7.1.7) einher.

Amyloidose

Bei vielen systemischen Amyloidosen (s. 9.10) entwickelt sich eine Hepatomegalie durch Ablagerungen von Amyloidfibrillen. Folge sind uncharakteristische Oberbauchschmerzen infolge der Größenzunahme der Leber sowie erhöhte Leberenzymwerte.

Postoperativer Ikterus

Nicht selten findet sich postoperativ ein Ikterus. Die Ursachen sind vielfältig. Infrage kommen: Hämolyse nach Transfusion, Hypoxie und Ischämie der Leber bei Schock, medikamentös induzierte Hepatitiden (z. B. nach Halothan) oder chirurgische Komplikationen wie Verletzung des Gallengangs, zurückgelassener Choledochusstein oder Unterbindung der A. hepatica.

Hepatopathie bei total-parenteraler Ernährung

1 – 3 Wochen nach Beginn einer total-parenteralen Ernährung kommt es – wahrscheinlich durch eine bakterielle Überwucherung des Dünndarms mit vermehrter Endotoxinbildung – zu einer Erhöhung der Cholestase-Parameter und Transaminasen und zur Verfettung der Leber. Die Gallenblase erscheint sonographisch oft komplett Slugde-gefüllt (weiße Gallenblase). Therapeutisch kommt neben dem frühzeitigen Beginn einer enteralen Ernährung auch eine Darmsterilisation (s. o.) infrage.

Leber und Schwangerschaft

Präeklampsie/HELLP-Syndrom

Bei einer Präeklampsie (**EPH-Gestose**; *edema*, *proteinuria*, *hypertension*) kommt es mit einer Häufigkeit von 5% im letzten Trimenon der Schwangerschaft zu Oberbauchschmerzen, Meteorismus, Erhöhung von Transaminasen, alkalischer Phosphatase, Bilirubin sowie zu einer Proteinurie. Eine schwere Verlaufsform ist das **HELLP-Syndrom** (*hemolytic anemia*, *elevated liver enzymes*, *low platelets*). Der Ikterus wird häufig durch die Hämolyse verstärkt. Histologisch finden sich Thromben in den Pfortaderästen sowie hämorrhagische Lebernekrosen. Pathogenetisch besteht eine endotheliale Dysfunktion, die über eine thrombotische Mikroangiopathie zu mannigfaltigen Organschäden an Gefäßen, Nieren, Gehirn und Leber führt. Ursächlich scheint ein pathologischer Gefäßfaktor plazentaren Ursprungs als Gegenspieler von vaskulärem endothelialem Wachstumsfaktor (VEGF) und plazentarem Wachstumsfaktor (PlGF) die entscheidende Rolle bei der Krankheitsentstehung zu spielen. Die Therapie ist symptomatisch und besteht aus einer raschen Schwangerschaftsbeendigung (und damit auch Entfernung der Plazenta). Die mütterliche Sterblichkeit beim HELLP-Syndrom beträgt ca. 4%.

Akute Schwangerschaftsfettleber

Seltene Erkrankung (1/10000 Schwangerschaften), bei der sich im letzten Trimenon nach einem kurzen Prodromalstadium eine fulminante Hepatitis mit akutem Nierenversagen, disseminierter intravasaler Gerinnung und Pankreatitis entwickelt. Histologisch findet sich eine mikrovesikuläre Verfettung der Hepatozyten mit geringer Entzündung und

wenig Nekrosen mit eher zentral angeordneten Zellkernen im Zytoplasma. Die Ätiologie ist unklar, einige Fälle wurden nach der Gabe von Tetrazyklinen beobachtet. Pathogenetisch handelt es sich um eine Störung der β-Oxidation von Fettsäuren und eine Erhöhung der freien Fettsäuren. Laborchemisch finden sich Zeichen des Leberzerfalls und der Cholestase. Die Syntheseleistung fällt rasch ab. Die Letalität der Mutter und des Kindes beträgt heute jeweils etwa 20%. Die Therapie besteht in einer sofortigen Beendigung der Schwangerschaft durch Sectio sowie der Behandlung des Leberversagens (s. **7.1.2**).

Intrahepatische Schwangerschaftscholestase

Bei dieser Erkrankung kommt es mit einer Häufigkeit von etwa 1/1000 bis 1/10000 Schwangerschaften im dritten Trimenon zu Ikterus und Pruritus. Vermutlich handelt es sich nicht um ein einheitliches Krankheitsbild, sondern um ein Syndrom mit multifaktoriellem pathogenetischem Hintergrund. Anamnestisch findet sich häufig ein vorangegangener Ikterus nach Einnahme von Kontrazeptiva. Die mütterliche Prognose ist gut, es besteht jedoch eine erhöhte Frühgeburtenrate (bis 30%) und kindliche Mortalität. Die Therapie besteht in einer Unterbindung des enterohepatischen Kreislaufs der Gallensäuren mit Cholestyramin.

7.1.11 Lebertumoren

Lebertumoren werden seit der Verbreitung sensitiver bildgebender Diagnostikverfahren wie Sonographie, Duplexsonographie oder MRT zunehmend als Zufallsbefund ansonsten asymptomatischer Patienten diagnostiziert. Die meist benignen Raumforderungen werden vier- bis fünfmal häufiger bei Frauen gefunden und haben in der Regel einen harmlosen klinischen Verlauf. Seltene Komplikationen sind vor allem Ruptur und Blutung der Läsion.

Bei symptomatischen Patienten mit Gewichtsverlust, Aszites oder Ikterus besteht dagegen der klinische Verdacht auf ein malignes Geschehen. Zahlenmäßig weitaus am häufigsten sind Leberraumforderungen Folge einer Metastasierung bei extrahepatischem Primärtumor, z.B. Bronchial-, Mamma- oder kolorektalem Karzinom. Bei vorbestehender Leberzirrhose kann es sich aber auch um ein hepatozelluläres Karzinom handeln.

Gutartige Lebertumoren

Leberhämangiom

Hämangiome sind die häufigsten gutartigen Tumoren. Sie werden in bis zu 20% aller Autopsien gefunden, vorwiegend bei Frauen mittleren Alters (F : M = 5 : 1). Sie können solitär oder multipel auftreten und einen Durchmesser von mehreren Zentimetern aufweisen (**Abb. 7.52**). Hämangiome sind häufig ein symptomloser Zufallsbefund bei der Sonographie. Hier stellen sie sich meist als echoreiche Herde dar. Ihre Pathogenese ist weitgehend unklar. Ein hormoneller Einfluss durch Sexualhormone ist anzunehmen aufgrund ihrer Assoziation zu Pubertät, Schwangerschaft und Einnahme von oralen Antikonzeptiva. Die diagnostische Sicherung und Abgrenzung gegenüber anderen Lebertumoren erfolgt durch ein MRT oder szintigraphisch durch markierte Erythrozyten. Eine seltene Komplikation ist die Spontanruptur mit Blutung in die Bauchhöhle bei oberflächlicher Lage großer Hämangiome. Eine Therapie ist nur bei Blutungen notwendig, oder wenn das Hämangiom infolge seiner Größe und Lage zu Beschwerden führt.

Fokale noduläre Hyperplasie (FNH)

Die FNH ist der zweithäufigste benigne Lebertumor. Sie betrifft Frauen vier- bis fünfmal häufiger als Männer. In 20% der Fälle tritt die FNH im Kindesalter auf. Selten kommt es zu Symptomen wie Druck im rechten Oberbauch. Die Diagnose wird sonographisch (radiäre Anordnung der Gefäße), mit Kontrastmittel-CT, MRT und ggf. Leberfunktionsszintigraphie gestellt. Eine maligne Entartung wird nicht gesehen. Pathogenetisch handelt es sich nicht um eine echte Neoplasie, sondern um eine Hyperplasie einer angeborenen vaskulären Malformation.

Leberzelladenom

Es ist insgesamt selten. Es handelt sich um eine benigne Proliferation von Hepatozyten. Ätiologisch besteht eine starke Assoziation zur Einnahme von oralen Kontrazeptiva über lange Zeit bei entsprechender genetischer Disposition. Betroffen sind Frauen im dritten und vierten Lebensjahrzehnt. Leberzelladenome treten solitär oder multipel auf, sind meist im rechten Leberlappen gelegen, haben einen Durchmesser von mehreren Zentimetern und sind von einer Kapsel umgeben. Häufig kommt es zu Einblutungen oder Nekrosen in den zentralen Anteilen mit heftigen Abdominalschmerzen. Eine Ruptur mit lebensbedrohlicher Blutung kommt in 10% der Fälle vor.

Die Diagnose erfolgt mittels CT mit Kontrastmittelapplikation oder im MRT. Die Abgrenzung zur fokalen nodulären Hyperplasie (s. oben) erfolgt durch die Leberfunktionsszintigraphie mit 99mTc-markierten Lidocain-Derivaten (verminderte Speicherung in der Frühphase durch fehlende Gallengänge). Der Übergang in ein Karzinom wurde beschrieben, ist aber nicht bewiesen.

Die Therapie besteht im Absetzen der Hormontherapie. Bei weiterem Wachstum bzw. sehr großen Adenomen (größer als 10 cm, maligne Entartung?) muss ggf. eine chirurgische Resektion erfolgen. Bei einer Schwangerschaft besteht ein erhöhtes Rupturrisiko.

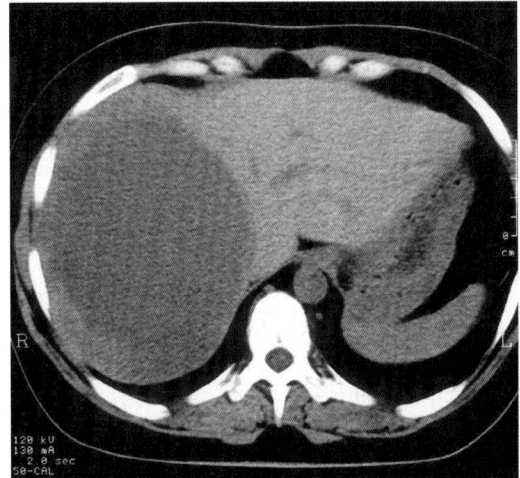

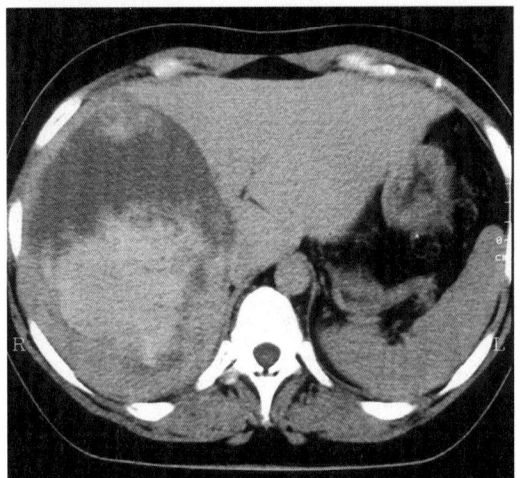

Abb. 7.52: Riesenhämangiom der Leber im CT. Vor Kontrastmittelapplikation stellt sich das Hämangiom als hypodense Raumforderung dar (oben); nach Kontrastmittelinjektion färbt sich der Tumor von der Peripherie her an. [B159]

Adenomatöse Hyperplasie

Synonym: makroregenerative Knoten

Es handelt sich um selten vorkommende, grobknotige, regenerierende Knoten nach ausgedehnten Lebernekrosen oder bei Leberzirrhose. Die Diagnostik erfolgt durch Sonographie und CT. Die Therapie ist umstritten. Es handelt sich um eine Präkanzerose für ein hepatozelluläres Karzinom.

Peliosis hepatis

Erweiterung der Sinusoide mit Ausbildung von blutgefüllten Hohlräumen im Leberparenchym. Diese Erkrankung kommt als sog. bakterielle bazilläre Angiomatose bei AIDS-Patienten vor. Ursache ist eine Infektion mit *Bartonella henselae*, einer Rickettsien-Art. Laparoskopisch finden sich dunkelblaue Flecken unter der Leberkapsel. Selten kommt es als Komplikation zu Ruptur oder Blutung.

Caroli-Syndrom

Seltene autosomal-rezessiv vererbte Erkrankung mit unregelmäßig-sackartig aufgeweiteten intrahepatischen Gallenwegen und multiplen Gallengangsteinen (s. Choledocholithiasis, 7.2.4). Das Syndrom geht gehäuft mit einer polyzystischen Nierenerkrankung (s. 10.10) einher. Klinische Probleme bereiten die rezidivierenden Cholangitiden mit Fieber und Schmerzen im rechten Oberbauch.

Leberzysten

Sie sind ein häufiger Zufallsbefund bei der sonographischen Untersuchung (ca. 5%). Ätiologisch werden sie in angeborene und erworbene Leberzysten unterschieden. Angeborene Leberzysten treten entweder solitär oder multipel, z. B. im Rahmen der autosomal-dominanten polyzystischen Nierenerkrankung (s. 10.10.1), auf. Sie haben nur krankhafte Bedeutung, wenn es zur Einblutung oder Zysteninfektion kommt.

Die Diagnose erfolgt durch Sonographie (echofreies, rundes, scharf abgegrenztes Areal mit distaler Schallverstärkung) und CT (**Abb. 7.53**). Differentialdiagnostisch sind erworbene Zysten – z. B. nach Traumen oder Echinokokkus-Zysten – abzugrenzen (s. o.).

Maligne Lebertumoren

Primäres Leberzellkarzinom

Synonym: hepatozelluläres Karzinom, **HCC**

Das HCC ist die achthäufigste Tumorerkrankung weltweit. In Europa und Nordamerika ist es selten (Inzidenz 4/ 100 000), in Asien und Afrika jedoch häufig (Inzidenz 150/100 000). Dort ist das HCC der häufigste maligne Tumor bei Männern, bedingt durch die hohe Prävalenz der chronischen Hepatitis B und C.

Klinik

In der Regel besteht eine chronische Hepatitis C oder B mit Leberzirrhose in der Vorgeschichte. Die Patienten klagen über Oberbauchschmerzen und Gewichtsverlust. Häufig besteht eine Hepatosplenomegalie. Infolge der Leberinsuffizienz kommt es zu Ikterus und Juckreiz. Häufig finden sich paraneoplastische Syndrome wie Hyperkalzämie, Gynäkomastie, Pubertas praecox (bei neonataler Hepatitis-Infektion), Hypercholesterinämie, Hypertriglyzeridämie, Hypoglykämie, Makroglobulinämie, Erythrozytose, Dysfibrinogenämie und hämolytische Anämie.

Ätiologie

Bei Patienten mit Leberzirrhose treten in ca. 5% pro Jahr Leberzellkarzinome auf. Je nach Genese der Leberzirrhose besteht ein unterschiedlich hohes Risiko der Karzinomentwicklung (**Tab. 7.9**):

- **hohes Risiko:** bei chronischer Hepatitis-C- und -B-Infektion (vor allem bei neonataler Infektion) und Hämochromatose
- **mittleres Risiko:** bei alkoholinduzierter Zirrhose, α_1-Antitrypsin-Mangel und Autoimmunhepatitis
- **niedriges Risiko:** bei M. Wilson, primär-biliärer Zirrhose und primär-sklerosierender Cholangitis.

Seltenere Ursachen sind Aflatoxine des Schimmelpilzes *Aspergillus flavus* (befällt Nüsse, Weizen, Reis und Sojabohnen) und Verabreichung des früher verwandten radioaktiven Röntgenkontrastmittels Thorotrast.

Ob orale Kontrazeptiva oder orale Androgene ein primäres Leberzellkarzinom verursachen, ist umstritten.

Sekundäre Risikofaktoren sind männliches Geschlecht, Alter und Zigarettenkonsum.

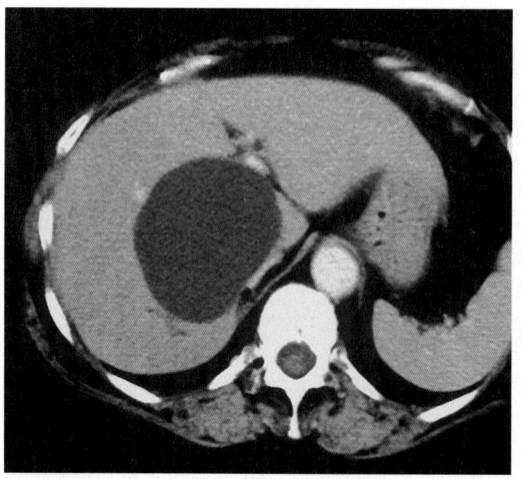

Abb. 7.53: Solitäre Leberzyste im CT. [B159]

Tab. 7.9 Verschiedene chronische Lebererkrankungen und ihr Risiko zur Entwicklung eines hepatozellulären Karzinoms (HCC)

Lebererkrankung	HCC-Risiko
Hepatitis C	65%
Hepatitis B und D	50%
Hämochromatose	35%
Alkoholabusus	25%
primär biliäre Zirrhose	7%
Morbus Wilson	4%

Diagnose

Laborchemisch ist das **α-Fetoprotein** (AFP) als Tumormarker der wichtigste einzelne Parameter, der auf ein HCC hinweist. Werte über 300 – 400 ng/ml sind als hoch verdächtig einzustufen. Es besteht aber keine Korrelation zwischen AFP-Serumspiegel und Tumorgröße bzw. Prognose. Die Sensitivität beträgt 40 – 60%, die Spezifität 70 – 90%. Höhere Sensitivität und Spezifität besitzt der Tumormarker **DCP** (Des-Gamma-Carboxyprothrombin), der sich aber noch etablieren muss. Darüber hinaus finden sich Zeichen der chronischen Lebererkrankung mit variabel erhöhten Transaminasen, AP, γ-GT und Bilirubin sowie die Marker der Leberzirrhose (z. B. Quick- und Albumin-Erniedrigung).

Bei der bildgebenden Diagnostik steht die **Sonographie** an erster Stelle, obwohl das HCC in der durch die Leberzirrhose ohnehin stark inhomogenen Leber schwer zu erkennen ist. Moderne Zusatztechniken wie Tissue harmonic Imaging, Farbduplexsonographie und kontrastmittelverstärkte Sonographie verbessern die diagnostische Aussagekraft. CT, MRT und Angiographie bestätigen die Diagnose. Im Zweifelsfalle kann eine sonographisch gesteuerte Feinnadelpunktion eine histologische Sicherung herbeiführen.

> ! Bei Patienten mit Leberzirrhose sollten als Vorsorgeuntersuchung alle 6 Monate eine Sonographie und die Bestimmung des α-Fetoproteins (bzw. des DCP) erfolgen. !

Therapie

Bei solitären Tumoren kommt die Leberteilresektion mit kurativem Ansatz in Frage, dafür eignen sich jedoch weniger als 20% der Patienten. Bei multilokulärem Vorkommen und Fehlen von Fernmetastasen ist heute bei geeigneten Patienten die Lebertransplantation eine Alternative mit guter Langzeitprognose (5-Jahres-Überlebensrate 60 – 85% versus 30 – 50% ohne Transplantation). Bei kleineren Tumoren oder bei palliativem Ansatz kommen interventionelle Therapieverfahren zum Einsatz, wie eine arterielle Katheterembolisation bzw. Chemoembolisation des Tumors mit Lipidol plus Chemotherapeutikum über die A. hepatica. Interventionelle Alternativen sind die perkutane Alkoholinjektion unter Ultraschallkontrolle (PEI = *percutanous ethanol injection*) oder auch intraarterielle Hochfrequenzablation (RFTA).

Prognose

Die Gesamtprognose des HCC ist in der Regel schlecht. Meist besteht zum Zeitpunkt der Diagnosestellung bereits eine okkulte intrahepatische Metastasierung bzw. Multilokularität. Hinzu kommt der durch die zugrunde liegende Leberzirrhose ohnehin häufig bereits reduzierte Gesamtzustand des Patienten. Umso mehr kommt der Primärprävention des HCC (Impfung gegen Hepatitis B, Prävention der Hepatitis C, Therapie der chronischen Virushepatitis) Bedeutung zu.

Hämangiosarkom

Seltener maligner mesenchymaler Tumor der Leber. Das Erkrankungsalter liegt zwischen 50 und 60 Jahren, Männer sind häufiger betroffen als Frauen.

Ätiologie: Vinylchlorid, Arsen, Thorotrast, im Rahmen des Kaposi-Sarkoms bei AIDS.

Die Patienten fallen durch Schmerzen im rechten Oberbauch sowie allgemeine Tumorzeichen auf. Ohne Resektion beträgt die Überlebenszeit 6 Monate, nach Lebertransplantation beträgt die Fünfjahresüberlebensrate 25%.

Weitere seltene Lebertumoren

Hepatoblastom (maligner embryonaler Tumor bei Kindern), Leiomyosarkom, Fibrosarkom, Rhabdomyosarkom.

Lebermetastasen

Die Leber ist aufgrund ihrer doppelten Blutversorgung, des hohen Blutflusses und der Filterfunktion der Kupffer-Zellen sehr vulnerabel für die Invasion mit Tumorzellen.

> ! 95% aller Lebertumoren sind Metastasen. !

Lebermetastasen finden sich besonders bei malignen Tumoren des Bauchraumes (z. B. kolorektales Karzinom), bei Bronchialkarzinomen und bei Mammakarzinomen.

- Das klinische Erscheinungsbild hängt von der Lokalisation ab. Bei zentralem Sitz kann es zu einem Ikterus kommen. Sonst sind Metastasen **häufig symptomlos**.
- Laborchemisch findet sich eine Erhöhung der γ-GT und der alkalischen Phosphatase. An **Tumormarkern** können AFP, CEA und Ca 19-9 erhöht sein.
- Die Diagnose erfolgt durch Sonographie, Angio-CT, MR-Tomographie sowie ultraschallgesteuerte Feinnadelbiopsie und Stanzbiopsie (**Abb. 7.54**).

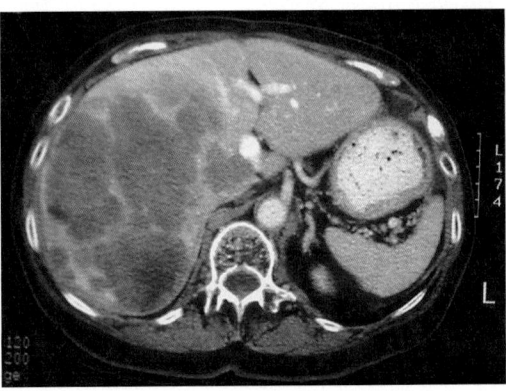

Abb. 7.54: Lebermetastasen im CT. [E211 – 100]

- Bei Solitärmetastasen kann eine chirurgische Resektion erwogen werden. Weitere Therapiemaßnahmen bestehen in der Perfusion mit Zytostatika über einen in die A. hepatica eingelegten Katheter.

7.1.12 Therapie von Lebererkrankungen im Umbruch

Beispiel: Therapie der chronischen Virushepatitiden

Zu einem wesentlichen Umbruch in der Hepatologie hat in den letzten Jahren die zunehmend erfolgreiche antivirale Behandlung der chronischen Hepatitiden B und C geführt (s. 7.1.5). Aktuell stehen vier Medikamente zur Therapie der chronischen Virushepatitis zur Verfügung: **Interferone**, **Ribavirin**, **Lamivudin** und **Adefovir**.

Interferon

Die Interferone (IFN) wurden 1957 entdeckt. Rasch zeigte sich nach gentechnologischer Gewinnung rekombinanter IFN ein positiver Effekt auf die chronische Hepatitis-B-Infektion. Durch Verbindung des Interferon-Moleküls mit einer Polyethylenglykol-Kette (PEG-IFN) wird der Abbau verlangsamt und der Wirkspiegel gleichmäßig hoch gehalten. Dadurch ergibt sich eine bessere Wirksamkeit als bei konventionellem Interferon. Außerdem muss das pegylierte Interferon nur noch einmal pro Woche gespritzt werden. Die Häufigkeit und Schwere der Nebenwirkungen unterscheiden sich nicht von denen unter konventioneller Interferon-Therapie. Die PEG-Interferone werden die konventionellen Interferone in der Therapie der chronischen Hepatitis C, evtl. auch der Hepatitis B ablösen.

Wirkmechanismus

Die humanen Interferone sind überwiegend Glykoproteine, die sich in die drei Klassen α, β und γ unterteilen lassen. α und β werden aufgrund vieler Gemeinsamkeiten als Typ-I-Interferone zusammengefasst. γ-IFN (Typ II) haben einen eigenen Rezeptor und andere Eigenschaften. Normalerweise wird die Interferon-Synthese in Lymphozyten durch Virus-RNA oder bakterielle Antigene stimuliert. Die IFN werden dann sezerniert und an den jeweiligen Rezeptor gekoppelt. Die einzelnen Wirkungen sind:

- **Antivirale Wirkung:** IFN induzieren das Enzym 2,5-Oligoadenyl-Synthetase, welches RNAsen stimuliert und damit die Virusreplikation hemmt.
- **Immunmodulatorische Wirkung:** Durch die Induktion der Expression von Oberflächenantigenen (Histokompatibilitätsantigene der Klasse I und II sowie Fc-Rezeptoren) sind die IFN für die Einleitung einer Immunantwort von entscheidender Bedeutung. Zusätzlich kommt es zur Aktivierung der Zytokin-Synthese (Interleukin-1 und -2, Tumornekrosefaktor; s. 4.1.6). Diese wiederum stimulieren Makrophagen, Killerzellen und zytotoxische T-Zellen, die Viren eliminieren können (s. 4.1.3).
- **Antiproliferative Wirkung:** Durch Herunterregulieren z. B. von Pro-Onkogenen besteht ein antiproliferativer Effekt auf Tumorzellen, aber auch auf Zellen des hämatopoetischen Systems, der Haut und Schleimhäute.

Nebenwirkungen der Interferon-Therapie

Die Nebenwirkungen und Kontraindikationen lassen sich zum größten Teil aus den Interferon-Eigenwirkungen erklären:

Initial kommt es z. B. durch Zytokin-Aktivierung zu grippeähnlichen Symptomen, später zu Abgeschlagenheit, Appetitlosigkeit, Gewichtsabnahme, Schlafstörungen, Haarausfall und Diarrhö. Hämatologische Nebenwirkungen sind relativ häufig (Knochenmarkdepression). Weitere Komplikationen sind infektiöser (bakterielle Harnweginfektionen, Bronchitis, Sinusitis), psychiatrischer (Depression, Reizbarkeit, Affektlabilität) und selten autoimmunologischer Art.

Kontraindikationen

Kontraindikationen für die Interferon-Therapie sind: chronische Hepatitis anderer Genese, insbesondere Autoimmunhepatitis (Exazerbation unter IFN), chronischer Alkohol- oder Drogenabusus (Compliance-Probleme), Autoimmunerkrankungen (z. B. Thyreoiditis), psychiatrische Erkrankungen, Schwangerschaft, Stillzeit, Patienten mit hämorrhagischer Diathese und Patienten mit schwerwiegenden anderen chronischen Erkrankungen. Bei dekompensierter Leberzirrhose kann die IFN-Therapie zu einer weiteren Verschlechterung der Leberfunktion führen.

Nukleosid- und Nukleotidanaloga

Die Entwicklung von Arzneien, die die reverse Transkriptase des Hepatitisvirus-Genoms direkt blockieren, hat die antivirale Therapie über die letzten 15 Jahre revolutioniert. Wesentlich hat dazu die intensive Forschung nach Therapiemöglichkeiten der HIV-Infektion beigetragen. So ist beispielsweise Lamivudin ursprünglich für die Therapie von AIDS-Patienten konzeptioniert worden. Mit Hepatitis-B-Virus ko-infizierte Patienten zeigten dann überraschenderweise nicht nur einen Abfall der HIV-Last, sondern auch eine Besserung der chronischen Hepatitis B.

Ribavirin (z. B. Copegus®, Rebetol®)

Ende der 1990er Jahre revolutionierte die Kombinationstherapie von Interferon mit dem Nukleosid-Analogon Ribavirin die Therapie der chronischen Hepatitis C. Die Heilungsraten verbesserten sich auf im Schnitt 40%. Durch Kombination mit PEG-IFN und individualisierte Therapie je nach Genotyp und Ansprechen auf die Therapie konnte die Prognose weiter verbessert werden.

Lamivudin (Epivir®, Zeffix®)

Lamivudin, ein Nukleosid-Analogon, wurde 1999 für die Therapie der chronischen Hepatitis B zugelassen. Als Polymerase-Inhibitor führt es nach kompetitivem Einbau in die Hepatitis-DNA zu einem Kettenabbruch der DNA. Die Verträglichkeit ist sehr gut, es sind keine ernsthaften Nebenwirkungen bekannt. Es kann auch bei dekompensierter Leberzirrhose im Gegensatz zu IFN gefahrlos eingesetzt werden. Hauptproblem der Therapie ist die Entstehung resistenter Mutationen, die bis zu 20% pro Jahr betragen kann.

Adefovir (Hepsera®)

Es handelt sich um ein Nukleotid-Analogon und führt wie Lamivudin zu einem Abbruch der DNA-Synthese. Es wird sehr gut vertragen und kann bei Lamivudin-resistenten Hepatitis B-Viren eingesetzt werden.

Antivirale Therapie bei Problempatienten

- **Fulminante Hepatitis B:** Es gibt Hinweise auf die Wirksamkeit einer Lamivudin-Therapie.
- Patienten mit **Niereninsuffizienz:** Lamivudin und Adefovir müssen dosisadaptiert werden. IFN wird unverändert gegeben. Ribavirin ist ab einem Kreatinin-Wert von > 2,0 mg/dl kontraindiziert. Dies trifft auch für Dialysepatienten zu, da Ribavirin nicht dialysabel ist.
- **Schwangerschaft:** Bei schwerem Verlauf in der Schwangerschaft mit Gefährdung von Mutter und Kind ist eine Therapieindikation gegeben. IFN ist kontraindiziert, sodass Lamivudin oder Adefovir die Mittel der Wahl sind.
- **Depression:** Schwere Depressionen stellen eine Kontraindikation für Interferon dar. Durch eine in der Regel sehr erfolgreiche antidepressive Therapie mit Serotonin-Wiederaufnahme-Hemmern lässt sich dann doch oft eine Therapie unter psychiatrischer Kontrolle durchführen.

Beispiel: Lebertransplantation

Die weltweit erste erfolgreiche Lebertransplantation gelang 1967 in Pittsburgh, Pennsylvania. Die Lebertransplantation ist lebensrettend bei verschiedenen akuten und chronischen Lebererkrankungen (s. **Kasten „Indikationen und Kontraindikationen zur Lebertransplantation"**). Im Jahr 2005 wurden in Deutschland knapp 900 Lebertransplantationen nach postmortaler Organspende an 22 Kliniken durchgeführt. Im gleichen Zeitraum wurden 1400 Patienten neu zur Lebertransplantation angemeldet. Zu den häufigsten Indikationen für eine Lebertransplantation gehört die Leberzirrhose bei chronischer Hepatitis C. Den richtigen Zeitpunkt für eine Lebertransplantation bei chronischer Lebererkrankung zu bestimmen ist schwierig. Es muss die Wartezeit von

1 – 2 Jahren mit berücksichtigt werden. Beim selteneren akuten Leberversagen ohne zugrunde liegende chronische Lebererkrankung ist eine Transplantationsmeldung mit höchster Dringlichkeitsstufe möglich. Sie lässt die Wartezeit auf Tage bis wenige Wochen schrumpfen.

Eine generelle Indikation zur Aufnahme auf die Warteliste besteht, wenn
- der Child-Pugh-Score ≥ 7 ist (s. **7.1.8**)
- ein therapierefraktärer Aszites besteht
- eine portale Hypertension bereits zu einer Varizenblutung geführt hat
- im Verlauf bereits eine spontane bakterielle Peritonitis aufgetreten ist.

═══ **ZUR VERTIEFUNG** ═══

Indikationen und Kontraindikationen zur Lebertransplantation (Abb. 7.55)

Indikationen
- **chronische Lebererkrankungen** (häufig): mit einem Bilirubin > 10 mg/dl, Albumin < 2,25 g/l, Quick < 30%, hepatischer Enzephalopathie, therapierefraktärem Aszites, progredienter Katabolie, hepatorenalem Syndrom, biliärer Septikämie.
- fulminantes, akutes **Leberversagen** durch Virushepatitis, Medikamente, Intoxikation (selten): ab einem Bilirubin-Spiegel von > 20 mg/dl, Quick < 20%, mit einer fortgeschrittenen hepatischen Enzephalopathie oder bei einem zunehmenden hepatorenalen Syndrom.

Kontraindikationen
Allgemeine Kontraindikation gegen die Operation, Sepsis, metastasierende Erkrankung, fortlaufender Alkohol- und Drogenabusus, AIDS.
Relative Kontraindikationen: Alter > 60 Jahre, Pfortaderthrombose, chronische Niereninsuffizienz.

07

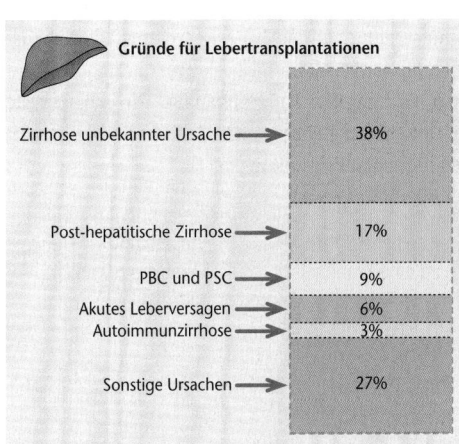

Abb. 7.55: Indikationen zur Lebertransplantation (2005).
[L157]

Im Allgemeinen wird die Leber **orthotop** transplantiert, d. h., die körpereigene Leber wird entfernt und durch eine Spenderleber eines verstorbenen Spenders ersetzt. In Sonderfällen (fulminantes Leberversagen und angeborene Stoffwechselerkrankungen der Leber) können auch zusätzlich eine Leber oder Leberteile (**auxiliäre** Lebertransplantation) transplantiert werden. Spender und Empfänger müssen die gleiche Blutgruppe haben. Bei der Auswahl ist ein HLA-kompatibles Organ wünschenswert, jedoch aufgrund der meist vorliegenden akuten Dringlichkeit nicht immer zu realisieren.

Näheres zur Transplantationsimmunologie siehe 4.7.

Aufgrund des bestehenden Organmangels versucht man, neue Wege zu gehen. Die **Split-Technik** teilt die Spenderleber in einen kleineren und einen größeren Teil, sodass zwei Empfänger (meist ein Kind und ein Erwachsener) gleichzeitig transplantiert werden können. Eine andere Möglichkeit ist die **Lebersegment-Lebendtransplantation**. Hier wird dem Spender (meist Elternteil) der linke Leberlappen reseziert und dem Empfänger (Kind) transplantiert. Die Lebendspende eines Lebersegments hatte 2005 in Deutschland einen Anteil von 8% unter den Lebertransplantationen.

Aus den USA und aus Deutschland gibt es erste Fallberichte über **Hepatozytentransplantationen**. Hier werden aus einer Spenderleber, die z. B. aufgrund anatomischer Gegebenheiten nicht für eine Transplantation geeignet ist, Hepatozyten aufbereitet, die dann dem Empfänger infundiert werden. Insbesondere bei angeborenen Stoffwechseldefekten erscheint diese Therapie erfolgversprechend. Eventuell ist in Zukunft auch durch **Stammzelltransplantation** eine Therapie von Lebererkrankungen möglich.

Nachsorge

Die Patienten müssen lebenslang immunsuppressiv behandelt werden (Ciclosporin oder Tacrolimus, Prednisolon und Mycophenolat, ggf. Azathioprin). Die 1-Jahres-Überlebensrate beträgt 80%, die 5-Jahres-Überlebensrate ca. 60% und ist von der Grunderkrankung abhängig. Die schlechteste Prognose besteht bei Lebertumoren, die beste bei hereditären metabolischen Erkrankungen.

! Wie bei vielen anderen Transplantationen bringt auch die erfolgreiche Lebertransplantation keine definitive Heilung, vielmehr wird eine Krankheit durch eine krankheitsähnliche Situation mit besserer Langzeitprognose ersetzt. **!**

Komplikationen

- Chirurgisch: **Leckage** der Gallengangsanastomose
- **akute Abstoßungen** in 50 – 80%: rasche Funktionsverschlechterung und Leberenzymanstieg; gutes Ansprechen auf hoch dosierte Glukokortikoid-Therapie oder Gabe von monoklonalen Antikörpern (OKT3)
- **chronische Abstoßungen** in 5%: langsam progrediente Funktionsverschlechterung mit einer schlechten Prognose
- **Infektionen** (aufgrund der Immunsuppression) mit opportunistischen Erregern, z. B. CMV, *Pneumocystis carinii* (neuer offizieller Name: *Pneumocystis jiroveci*)
- **Rekurrens der Grunderkrankung** in Transplantat, z. B. Hepatitis B.

Beispiel: künstliche Leber

Bei akutem Leberversagen bleiben nur wenige Tage bis zur rettenden Lebertransplantation. Aufgrund des Organmangels können in dieser Zeit jedoch nur wenige Patienten transplantiert werden. Um die nötige Wartezeit zu ermöglichen, wird eine künstliche Leber eingesetzt. Zudem kann auch auf eine spontane Remission der Leberfunktion gewartet werden, ohne dass man transplantieren muss. Es gibt jedoch noch viele offene Fragen zu klären und die folgenden Verfahren sind bislang als rein experimentell anzusehen.

Eine Methode ist das „MARS" (*Molecular Adsorbance Recirculating System*), das die Entgiftungsaufgaben der ausgefallenen Leber übernehmen soll. Dabei wird ähnlich wie bei einer Hämodialyse das verunreinigte Blut über eine Membran geschleust, die in diesem Falle jedoch mit einer speziellen Albuminlösung umspült wird. Wie bei der Dialyse kommt es dann zur Elimination der toxischen Substanzen.

Bei einem anderen Verfahren wird das Blut des leberkranken Patienten über eine mit **Schweineleberzellen** besetzte Membran geleitet.

Studien belegen bislang kein besseres Überleben unter dem Einsatz der künstlichen Leber beim akuten Leberversagen. Bei akuter Dekompensation einer chronischen Lebererkrankung kann die künstliche Leber die Zeit bis zu einer Transplantation erfolgreich überbrücken helfen und die kurzfristige 30-Tage-Mortalität senken.

Fallbeispiel 1

Kurzanamnese

Eine 54-jährige Frau kommt mit seit 8 Monaten bestehendem Pruritus zur Aufnahme. Sie empfindet manchmal dumpfe Oberbauchschmerzen nach fettreicher Mahlzeit. Bisher sind keine Allergien bekannt, kein Gewichtsverlust. Der Urin sei dunkel geworden.

Körperlicher Befund

Guter Allgemeinzustand, sonnengebräunte Haut, Kratzeffloreszenzen an Armen und Beinen, xanthomatöse Veränderungen beider Oberlider, leichter Sklerenikterus. Abdomen leicht gebläht, minimaler Druckschmerz im rechten Oberbauch. Sonst regelrechte Befunde.

Verdachtsdiagnosen/Differentialdiagnosen

Die Anamnese (Pruritus, Dunkelfärbung des Urins) und der Befund (Kratzeffloreszenzen, Sklerenikterus, Lidxanthome) lassen Sie sofort an eine Cholestase denken. Sie erinnern sich, dass die Cholestase in zwei „Aromen" kommt: als intrahepatische und als extrahepatische Cholestase. Die intrahepatische Cholestase spiegelt eine gestörte Ausscheidung von Galle aus den Hepatozyten wider und ist damit bei Krankheiten mit hepatozellulärer Schädigung zu sehen, wie zum Beispiel Hepatitis oder Arzneimittelschäden. Die extrahepatische Cholestase deutet auf ein mechanisches Abflusshindernis hin, z. B. Pankreaskarzinom, Gallengangsstein oder Cholangiokarzinom. Die mögliche Liste der Ursachen enthält einige alles andere als rosige Erkrankungen, und Sie überzeugen sich noch einmal, dass die Patientin wirklich keinen Gewichtsverlust hatte; der gute Allgemeinzustand der Patientin beruhigt Sie. Der ausgeprägte Juckreiz deutet Ihrer Meinung nach auf eine extrahepatische Cholestase hin, da es hier zu einem hochgradigen

„Überlaufen" der Gallensäuren ins Blut kommt. Sie vermissen allerdings die Entfärbung des Stuhls. Diese Inkongruenz lässt Sie noch kurz an die anderen Ursachen eines Ikterus denken, wie z. B. eine Hämolyse oder ein familiäres Hyperbilirubinämie-Syndrom. Woher sollten bei diesen Krankheitsbildern allerdings der Juckreiz und die Oberbauchbeschwerden kommen?

Sie machen sich daran, das Dilemma durch eine Reihe von Untersuchungen zu klären.

Welche Untersuchungen ordnen Sie an?

- Labor: Sie wollen nicht nur Ihren dringenden Verdacht einer Cholestase bestätigen, sondern auch nach Zeichen eines hepatozellulären Schadens suchen, der das Bild evtl. erklären könnte: direktes und indirektes Bilirubin, AP, γ-GT, Cholesterin, GOT, GPT, BSG, Elektrophorese. „Zur Sicherheit" kreuzen Sie noch ein paar Hämolysezeichen mit an (Blutbild, Retikulozyten, LDH) – der Oberarzt wird bei einem Studenten schon ein Auge zudrücken.

- Ergebnisse: direktes Bilirubin 30 μmol/l, indirektes Bilirubin 5 μmol/l, AP 980 U/l, γ-GT 134 U/l, Cholesterin 320 mg/dl, GOT 60 U/l, GPT 88 U/l, Blutbild o. B., Retikulozyten normal, LDH 320 U/l, BSG 34 mm/h, Albumin 30 g/l ($\downarrow$), γ-Globuline 40 g/l ($\uparrow\uparrow$).

- Sonographie: Sie erhoffen sich hierdurch, strukturelle Auffälligkeiten zu identifizieren, die vor allem eine posthepatische Cholestase erklären würden. Ergebnis: keine extrahepatische Cholestase, kein Gallenblasenstein, Lebermuster etwas verdichtet.

Hat sich die oben genannte Verdachtsdiagnose bestätigt?

Aufgrund der Sonographie ist ein Verschlussikterus ausgeschlossen. Eine Hämolyse als Ursache des Ikterus ist aufgrund der Labor-

untersuchungen ausgeschlossen. Diese zeigen jedoch eindeutig eine Cholestase mit Störung der Leberzellintegrität und eine erhebliche Dysproteinämie mit Hypalbuminämie und Hypergammaglobulinämie.

Weiteres Vorgehen?

Sie sind ein gutes Stück weitergekommen, denn Sie wissen jetzt, dass Sie es mit einer intrahepatischen Cholestase zu tun haben. Sie gehen durch die Liste der möglichen Ursachen: Virushepatitis, Alkoholhepatitis, medikamentös induzierte Hepatitis, Leberzirrhose, primär-biliäre Zirrhose, Schockleber. Die Leberzirrhose wäre sonographisch aufgefallen, bei „leerer" Anamnese für Schock und Alkoholmissbrauch nehmen Sie auch diese Krankheiten von der Liste. Um eine Virushepatitis auszuschließen, ordnen Sie die entsprechenden serologischen Untersuchungen an (Hepatitiden A, B, C sowie EBV). Die Hypergammaglobulinämie lässt Sie stutzen: Haben Sie es mit einem Autoimmunprozess zu tun? Sie ordnen eine Aufschlüsselung der Hypergammaglobulinämie durch Immunelektrophorese sowie eine Bestimmung der antimitochondrialen Antikörper (AMA) an. Ergebnisse: die Hepatitis-Serologie ist negativ; die Immunelektrophorese zeigt eine deutliche IgM-Vermehrung, die AMA vom Subtyp M2 sind erhöht. Die daraufhin – mehr zur Bestätigung denn wirklich noch zur Diagnosestellung – durchgeführte Leberbiopsie zeigt entzündliche Zellinfiltrate, Gallengangsproliferation mit Pseudogallengängen sowie eine beginnende perilobuläre Fibrose.

Diagnose

Primär-biliäre Zirrhose im Stadium II – III. Die Patientin hat die typischen Xanthelasmen aufgrund der Hypercholesterinämie, der Juckreiz wird durch die verminderte Ausscheidung der Gallensäuren erklärt und ist bei der primären biliären Zirrhose typischerweise stärker ausgeprägt als bei den anderen Formen der intrahepatischen Cholestase, bei denen er oft fehlt. Für die von

Ihnen zunächst als „sonnengebräunt" angesehene Haut sind die für die PBC typischen kutanen Melaninablagerungen verantwortlich.

Therapievorschlag

Der die Patientin sehr störende Juckreiz wird durch Cholestyramin behandelt. Die zusätzliche Gabe von Ursodeoxycholsäure dient der Steigerung der biliären Ausscheidung von Gallensäuren.

Weiterer Verlauf

Klinisch bessert sich durch Ihre Interventionen der Juckreiz, auch kommt es zunächst zum Rückgang der pathologischen Laborparameter. Nach 4 Jahren jedoch steigt das Bilirubin zunehmend an. Zurzeit wird die Patientin in einem Zentrum für Lebertransplantation vorgestellt.

Fallbeispiel 2

Kurzanamnese

Ein 54-jähriger Journalist stellt sich mit diffusen Abdominalschmerzen und einer Umfangsvermehrung des Bauches vor. Bisher sei er immer gesund gewesen, seit ca. 2 Wochen jedoch leidet er an Appetitlosigkeit. Auf näheres Nachfragen berichtet er über erhöhte Leberwerte und einen regelmäßigen Alkoholkonsum von ca. 1/2 Flasche schottischen Whiskys pro Tag. Er lebt allein, nachdem ihn seine Frau vor einem Jahr verlassen hat.

Körperlicher Befund

Krank wirkender, voll orientierter Patient. Temperatur 38,4 °C, 96 kg bei einer Körpergröße von 1,76 m, fraglich Sklerenikterus, leichte Gynäkomastie, Palmarerythem beidseits, Zwerchfellhochstand beidseits mit deutlicher Auftreibung des Abdomens; positives Wellenschlagphänomen und beidseits laterale Dämpfung. Die Leber erscheint ca. 8 cm unter dem Rippenbogen tastbar, beidseits bestehen deutliche Beinödeme.

Verdachtsdiagnosen/Differentialdiagnosen

Wenn dem Rauch aus dem Gewehrlauf zu trauen ist, handelt es sich um einen durch eine alkoholische Leberzirrhose bedingten Aszites.

Welche Untersuchungen ordnen Sie an?

Durch Laboruntersuchungen wollen Sie sich einen Eindruck über die aktuellen hepatozellulären Schädigungsvorgänge verschaffen sowie die Synthese- und Ausscheidungsfunktion der Leber überprüfen. Ihre Anordnungen: Transaminasen, γ-GT, AP, Bilirubin, Albumin, Quick, Elektrophorese sowie Blutbild, Elektrolyte und Kreatinin. Zur Abschätzung der Aszitesmenge sowie Beurteilung der Leberstruktur ordnen Sie eine Abdomen-Sonographie an.

Ergebnisse der Untersuchungen

GPT 42 U/l, GOT 45 U/l, γ-GT 127 U/l, AP 300 U/l, Bilirubin 39 μmol/l, Albumin 28 g/l, Elektrophorese: Albumin-Verminderung, α_2- und γ-Globulin-Vermehrung, Quick 78%, Leukozyten 18/nl mit Linksverschiebung, Hb 120 g/l, Thrombozyten 98/nl. Natrium 124 mmol/l, Kalium 3,1 mmol/l, Kreatinin 102 mmol/l.
Abdomensonographie: ubiquitär massiv Aszites, Hepatomegalie mit unregelmäßiger Oberfläche, abgerundetem Leberunterrand; das Lebermuster ist verdichtet und etwas inhomogen. Die Milz ist verplumpt und vergrößert (Länge 13,4 cm, Dicke 5,8 cm), der Mittelbauch bei Meteorismus nicht einsehbar.

Hat sich die Verdachtsdiagnose bestätigt?

Die erhobenen Befunde sprechen tatsächlich für eine Leberzirrhose mit Aszites im Stadium B des Child-Pugh-Scores (Tab. 7.8). Die Hyponatriämie erklären Sie als Verdünnungshyponatriämie durch die Überwässerung, die Hypokaliämie durch einen sekundären Hyperaldosteronismus.

Weiteres Vorgehen?

Sie verordnen Bettruhe, Kochsalzrestriktion auf 3 g täglich, eine Trinkmenge von maximal 1 Liter sowie Spironolacton 200 mg/d, kombiniert mit Furosemid 40 mg/d p. o. Wegen fehlender Gewichtsabnahme nach 3 Tagen erhöhen Sie die Furosemid-Dosis auf 120 mg i. v. und Spironolacton auf 200 mg i. v. Sie ermahnen den Patienten sich an die vorgeschriebene Trinkmenge zu halten. Bei diesem Gespräch klagt der Patient über Bauchschmerzen und fehlenden Stuhlgang; Ihre Frage nach seinem Befinden beantwortet der Journalist mit einem einzigen Wort: besch...
Sie leiten abführende Maßnahmen ein und ordnen Clonidin 3 × 75 mg und Clorazepat (Tranxilium®) 4 × 10 mg p. o. zur subjektiven Erleichterung des Alkoholentzugs an. Das wiederholte Labor zeigt ein Natrium von 122 mmol/l, Kalium 4,3 mmol/l, Kreatinin 110 μmol/l, Urin-Natrium 95 mmol/l (erhöht).
Innerhalb der nächsten 7 Tage nimmt der Patient lediglich 1 kg Gewicht ab, weit unter dem von Ihnen gesteckten Ziel von 1 kg

07

pro Tag! Trotz Ihrer Bemühungen hat der Patient nach 10 Tagen sein ursprüngliches Ausgangsgewicht wieder. Schlimmer noch: sein Allgemeinzustand scheint sich zunehmend zu verschlechtern. Die ältere Krankenschwester der Spätschicht bezeichnet den Patienten als „hinfällig" und berichtet eine abendliche Temperatur von 38,5 °C. Mehrfach wird wenig Stuhlgang abgeführt.

Weitere Untersuchungen?
Sie sind über das Fieber und den deutlich reduzierten Allgemeinzustand besorgt, denn der Aszites per se sollte kein Fieber auslösen. Sie wissen allerdings, dass Patienten mit Leberzirrhose verstärkt infektgefährdet sind, und beschließen, den Patienten genauer auf eine konkurrierende Infektion wie z. B. eine Pneumonie oder einen Harnwegsinfekt zu untersuchen. Bevor Sie das Zimmer betreten, kreuzt noch die **bakterielle Peritonitis** Ihre gedanklichen Pfade, und Sie erinnern sich, dass dieses gefürchtete Krankheitsbild bei Patienten mit Aszites gehäuft auftritt. Aber auch einen **malignen Aszites** mit Tumorfieber können Sie nicht von der Hand weisen und Sie machen sich Vorwürfe, ob Sie nicht wegen des Whisky-Konsums wichtige andere Untersuchungen unterlassen haben.
Sie beschließen nun, Nägel mit Köpfen zu machen, und ordnen nicht nur weitere Labortests an, sondern schreiten sofort zur körperlichen Untersuchung, in derselben Stunde gefolgt von einer diagnostischen Aszitespunktion – die Ihnen ohne Schwierigkeiten gelingt – mit Bestimmung des Serum-Aszites-Albumin-Gradienten (SAAG), Leukozytenzählung und mikrobiologischer

Untersuchung. Darüber hinaus ordnen Sie eine Blutkultur, eine Urinkultur und einen Röntgenthorax sowie eine erneute Abdomensonographie an.

Ergebnisse
Körperliche Untersuchung: Abwehrspannung, auch das Rebound-Phänomen ist positiv. Die Darmgeräusche fehlen gänzlich und der Puls ist mit 110 pro Minute erhöht. Auskultatorisch ist die Lunge frei.
Labor: Natrium 120 mmol/l, Kalium 4,2 mmol/l, Kreatinin 118 μmol/l, Urinnatrium 69 mmol/l, Bilirubin 45 μmol/l, Leukozyten 21/nl, CRP 145 mg/l (↑↑↑); AFP 48 mg/l (leicht erhöht)
Rö-Thorax: beidseits Zwerchfellhochstand, basale Atelektasen, kein Hinweis auf Pneumonie
Aszitespunktion: gelblicher, etwas trüber Aszites, SAAG 0,6 (damit kein Aszites durch portale Hypertension), Leukozyten 1500/nl
Lebersonographie: kein Hinweis auf eine umschriebene Raumforderung.

Diagnose und Diskussion
Diuretikarefraktärer Aszites bei spontaner bakterieller Peritonitis bei äthyltoxischer Leberzirrhose Stadium Child B.
Retrospektiv lagen bereits bei Aufnahme des Patienten einige Warnzeichen vor, die auf ein infektiöses Mitgeschehen hinwiesen: die Körpertemperatur war erhöht, der Patient erschien krank, die Leukozyten waren erhöht mit Linksverschiebung, die Thrombozyten waren erniedrigt. Es wäre interessant, den initialen Abdominalbefund zu kennen, der in der Hitze des Gefechts bei der Aufnahme nicht dokumentiert wurde.

Im Verlauf muss es auf Station so hektisch gewesen sein, dass immerhin 10 Tage verstrichen, in denen der Patient sich klinisch verschlechterte – eine für die Schwere des Krankheitsbildes unverhältnismäßig lange Zeit. Nun: Die Retrospektive hebt das Geschehen aus dem Nebel der Gegenwart und vage Erscheinungen springen einem klar ins Gesicht …

Therapievorschlag
Antibiotische Therapie mit Ceftriaxon 2 g tägl. i. v. sowie eine tägliche Parazentese von 3 l Aszites mit i. v. Substitution von 500 ml Haemaccel® 3,5%.

Weiterer Verlauf
Die mikrobiologische Untersuchung ergibt den Nachweis von *E. coli* mit guter Sensibilität gegen Ceftriaxon. Die Temperaturen und systemischen Entzündungszeichen normalisieren sich. Das Körpergewicht und der Aszites sind rückläufig, es kommt zur deutlichen Verbesserung des Allgemeinzustandes.
Der Patient wird bei der Sucht- und Drogenberatung vorgestellt, die Aufnahme in eine Selbsthilfegruppe für Alkoholkranke wird jedoch vom Patienten abgelehnt. Nach insgesamt 5 Wochen wird der Patient entlassen.
Obwohl Sie insgesamt mit dem Verlauf zufrieden sind, ist Ihre Euphorie durch das Wissen gedämpft, dass die Prognose der Alkoholerkrankung ohne Verankerung des Patienten in gut funktionierenden Selbsthilfegruppen bescheiden ist.

07

7.2 Gallenblase und Gallenwege

Bei ca. 20% der Bevölkerung sind **kongenitale Anlageanomalien** der Gallenwege ohne signifikanten Krankheitswert nachzuweisen. Dazu zählen Doppelanlagen der Gallenblase, Agenesie oder nur rudimentäre Ausbildung der Gallenblase, Riesengallenblase oder Gallenblasendivertikel. Lageanomalien wie eine linksseitige Gallenblase oder intrahepatisch gelegene Gallenblase bleiben klinisch ebenfalls meistens inapparent und sind nicht behandlungsbedürftig.

Die häufigste Erkrankung der Gallenwege sind **Gallensteine**. Man schätzt, dass in der westlichen Bevölkerung wenigstens 20% aller Frauen und 8% aller Männer Gallensteine haben. Die meisten dieser Steinträger bleiben beschwerdefrei und sind nicht behandlungsbedürftig. Nur 10% aller Steinträger entwickeln innerhalb von fünf Jahren Symptome wie Ikterus, Gallenwegskoliken oder Entzündungen. Von diesen Patienten muss die Hälfte chirurgisch behandelt werden.

7.2.1 Anatomie und Physiologie

Anatomie der Gallenblase

Topographie

Die Gallenblase ist ca. 9 cm lang und hat ein durchschnittliches Füllungsvolumen von 50 ml. Sie ist mit der unteren Seite der Leber verwachsen und liegt oberhalb des Colon transversum, in direkter Nachbarschaft des Bulbus duodeni.

Pathologische Prozesse der Gallenblase, wie z. B. Entzündungen oder Neoplasien, können die unmittelbar benachbarten Organe in Mitleidenschaft ziehen. Andererseits können z. B. Geschwüre des Duodenums in die Gallenblase perforieren.

❗ Bei praller Füllung überragt die Gallenblase den Leberrand und kann unmittelbar durch die Bauchdecke getastet werden. ❗

Makroanatomie

An der Gallenblase unterscheidet man Fundus, Körper und Hals. Der sich im Durchmesser verjüngende Hals geht in den 3 – 5 cm langen Ductus cysticus über, der im großen Gallengang (Ductus choledochus) mündet. Der Ductus cysticus ist mit spiralig verlaufenden Schleimhautfalten ausgekleidet (Plica spiralis Heisteri), die sowohl den Ablauf der Galle aus der Gallenblase wie auch die Füllung ventilartig regulieren. Die Gallenblasenwand ist 1 – 2 mm dick und besteht aus drei Schichten:
- **Schleimhaut:** Das lumenseitige Schleimhautepithel ist einschichtig hochprismatisch und hat einen schmalen Bürstensaum an der lumenseitigen Zelloberfläche. Man findet im Epithelverband Hauptzellen und endokrine (enterochromaffine) Zellen. Die Hauptzellen transportieren Na^+- und Cl^--Ionen aktiv aus der Blasengalle in das Interstitium, was wiederum Wasser und Ionen nach sich zieht und zur Eindickung der Blasengalle führt. Die Schleimhaut ist gefältelt und vergrößert dadurch ihre Oberfläche.
- **Muskelschicht:** Sie besteht aus scherengitterartig angeordneten Muskelspiralen, die die Kontraktion und damit Entleerung der Gallenblase ermöglichen.
- **Adventitia** (Peritoneum): Sie heftet den Gallenblasenkorpus an die Unterseite der Leber oder stellt eine Verbindung mit dem Peritonealüberzug her. Eine Entzündung der Gallenblase führt daher häufig zu einem umschriebenen Druckschmerz als Zeichen eines lokalen Peritonismus.

Gefäß- und Nervenversorgung

Die Gallenblase wird hauptsächlich über die A. cystica mit sauerstoffreichem Blut versorgt. Zusätzlich penetrieren kleinere Blutgefäße aus der Leber das Gallenblasenbett und versorgen Teile des Korpus. Da das venöse Blut über die V. cystica in die Pfortader abströmt, manifestieren sich Gallenblasenkarzinome neben der Peritonealkarzinose frühzeitig durch Lebermetastasen. Die Lymphgefäße ziehen zu den Lymphknoten in der Leberpforte.

Sowohl sympathische wie auch parasympathische Nervenfasern erreichen die Gallenblase über den Plexus hepaticus, der die Gallenblasenkontraktion bis zu einem gewissen Grade moduliert. Der wesentliche Stimulus für die Gallenblasenkontraktion ist jedoch das Hormon Cholezystokinin (s. u.).

Anatomie der extrahepatischen Gallenwege

Der rechte und der linke Ductus hepaticus verlassen die Leber über die Leberpforte und vereinigen sich zum Ductus hepaticus communis. Dieser und der aus der Gallenblase kommende Ductus cysticus vereinigen sich zum Ductus choledochus. Dieser verläuft zwischen den Schichten des Omentum minus, vor der Pfortader und rechts der Leberarterie. Er kreuzt dorsal die Pars superior duodeni und den Pankreaskopf und mündet von oben schräg in die Wand des Duodenums ein (**Abb. 7.56**).

Papilla duodeni

An der Mündungsstelle in der Duodenalwand bildet eine aufgeworfene Schleimhautfalte die Papilla duodeni major. Der Durchmesser des Gallengangs beträgt sonographisch lediglich 2 – 6 mm. Größere Durchmesser gelten als pathologisch erweitert. Etwas oberhalb der Mündung des Ductus choledochus kann auf einer Papilla duodeni minor ein zusätzlicher Ausführungsgang des Pankreas, der Ductus pancreaticus accessorius, münden.

❗ Die Papilla duodeni major bildet mit dem Sphincter Oddi eine funktionelle Stenose für abgehende kleinere Steine und Gallenblasengrieß. Eine endoskopische Schlitzung der Papille reicht daher häufig aus, um einen extrahepatischen cholestatischen Ikterus zu behandeln. ❗

Sphincter Oddi

Der Gallengang wird in seiner gesamten Länge von einer spiralförmigen, glatten Muskelschicht umschlossen, die an der Mündung in das Duodenum den Sphincter Oddi ausbildet. Der Sphinkter wirkt als Ventil und soll einen Reflux von Duodenalinhalt in die Gallengänge verhindern. Bei Nahrungsaufnahme öffnet sich der Sphinkter wellenartig, um Galle in das Duodenum passieren zu lassen.

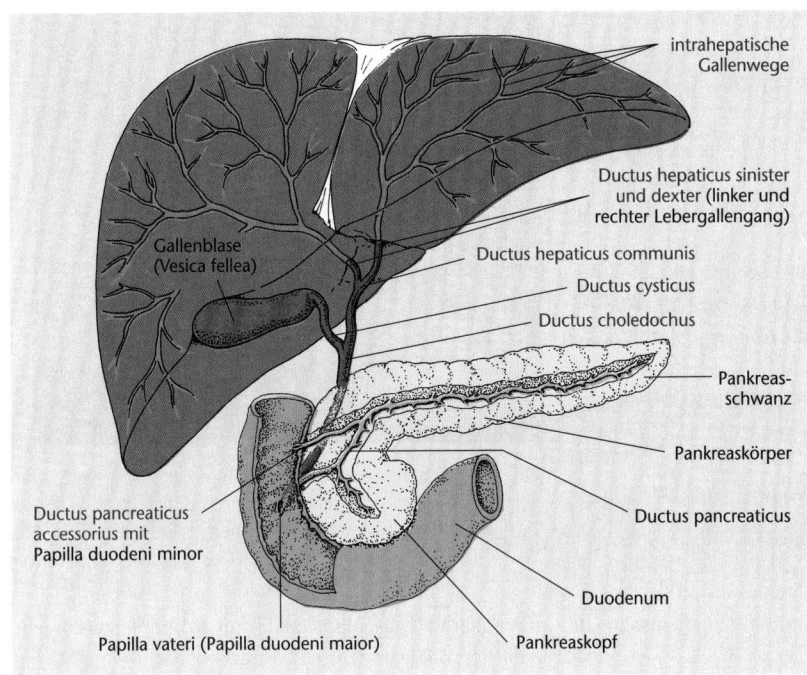

Abb. 7.56: Verlauf der Gallenwege und des Pankreasgangs. [A400−190]

In der Abbildung verwendete Beschriftungen:
- intrahepatische Gallenwege
- Ductus hepaticus sinister und dexter (linker und rechter Lebergallengang)
- Ductus hepaticus communis
- Ductus cysticus
- Ductus choledochus
- Pankreasschwanz
- Pankreaskörper
- Ductus pancreaticus
- Gallenblase (Vesica fellea)
- Ductus pancreaticus accessorius mit Papilla duodeni minor
- Duodenum
- Papilla vateri (Papilla duodeni maior)
- Pankreaskopf

Physiologie

Aufgabe der Gallenblase

Die Gallenblase füllt sich bei Nahrungskarenz über den Ductus cysticus, konzentriert die Galle und gibt sie in das Duodenum während der Nahrungsaufnahme ab. Die sezernierte Galle emulgiert mit der Nahrung aufgenommene Fette und macht sie damit fettspaltenden Enzymen besser zugänglich (s. 7.1.1). Ist der Gallefluss oder die Gallenproduktion gestört, so kann alimentäres Fett nur noch schlecht verdaut werden und es kommt zur Fettstuhlbildung. 95% der Gallensäuren werden rückresorbiert und über die Pfortader der Leber wieder zugeführt (enterohepatischer Kreislauf der Gallensäuren). Dabei erfolgen 30% der Rückresorption *passiv* im gesamten Darm und 75% *aktiv* ausschließlich im terminalen Ileum.

! Bei Entzündungen des terminalen Ileums (M. Crohn) oder anderen Darmerkrankungen kann es zu einem Gallesäureverlust-Syndrom kommen mit Fettresorptionsstörung und Steatorrhö (s. 6.5.6). Außerdem ist die Galle durch Reduktion der Gallensäurekonzentration erhöht lithogen. **!**

Steuerung der Gallenblasenentleerung

Die Gallenblase muss sich vollständig entleeren können, um die Bildung von Gallengrieß und Débris, welche die Steinformation begünstigen, zu verhindern.

Die Kontraktion der Gallenblase wird sowohl cholinerg als auch hormonell gesteuert. Cholezystokinin, welches im In-

testinum in enterochromaffinen Zellen des Dünndarms gebildet wird, wird bei Kontakt der Dünndarmmukosa mit fetthaltiger Nahrung in die Blutbahn sezerniert und führt nach einer Latenz von 2–3 Minuten zu einer kräftigen Kontraktion der Gallenblase und zu einer Erschlaffung des Sphincter Oddi. Auch Parasympathomimetika (z.B. Nikotin) und eine Aktivierung des N. vagus führen zu einer Kontraktion der Gallenblase. Da sich die Gallenblase nur im gefüllten Zustand sonographisch gut darstellen lässt, sollten Patienten zur elektiven Untersuchung nicht nur nüchtern sein, sondern auch die Wartezeit nicht mit einer Zigarette überbrücken.

! Die Lebensqualität ist nach Cholezystektomie kaum beeinträchtigt; denn nach Entfernung der Gallenblase kommt es zu einem ständigen Fluss kleiner Gallemengen in das Duodenum. Dies ist für eine befriedigende Verdauungsleistung ausreichend, wenn auf sehr fettreiche Mahlzeiten verzichtet wird. **!**

7.2.2 Gallenblasensteine (Cholezystolithiasis)

10–15% der Bevölkerung haben eine Cholezystolithiasis, wobei Frauen etwa 2–3-mal häufiger betroffen sind als Männer. Die Häufigkeit nimmt mit steigendem Alter zu. Im Alter von 75 Jahren haben 20% der Männer und 35% der Frauen eine Cholezystolithiasis. Gallenblasensteine sind der häufigste sonographische Organbefund bei Oberbauchbeschwerden, aber nicht immer deren Ursache. Zwei Drittel aller Gallenblasensteinträger leiden nie oder nur sehr selten an Symptomen. Die Chance, dass ein stummer Stein eine operationspflichtige Symptomatik entwickelt, beträgt 1% pro Jahr.

Steinarten

Man unterscheidet drei verschiedene Steinarten (**Tab. 7.10** und **Abb. 7.57**):

- **Cholesterinsteine** bestehen hauptsächlich aus Cholesterin (> 50%), haben eine kristallartige Konsistenz und sind nur zu 15% röntgendicht, d. h., sie können schlecht radiologisch diagnostiziert werden.
- **Pigmentsteine** bestehen hauptsächlich aus schwarzem, polymerisiertem Calciumbilirubinat (> 50%) und Cholesterin (< 25%).
- **Gemischte Steine** sind hart und dunkel, zu 60% röntgendicht und weniger häufig.

Cholesterinsteine und gemischte Steine sind in der westlichen Welt am häufigsten (80%), während Pigmentsteine in Asien gehäuft vorkommen.

Klinik

Die Cholezystolithiasis kommt in drei klinischen Verlaufsformen vor:

- symptomlos („stumme Gallensteine", ca. 75%)
- mit unspezifischen Oberbauchbeschwerden wie Völlegefühl und Blähungen, Übelkeit und Erbrechen
- als akute Gallenkolik, meist durch Steinpassage in den Ductus cysticus hervorgerufen. Gallenkoliken beginnen plötzlich und können über einen Zeitraum von Stunden zunehmen. Die Schmerzen strahlen häufig in das rechte

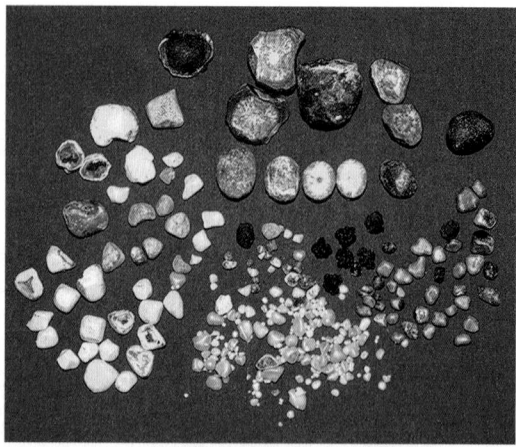

Abb. 7.57: Verschiedene Gallensteine. Cholesterinsteine sind hellgelb und kugelig-oval, Bilirubinsteine sind schwarz und klein. Die übrigen Steine sind gemischte Steine. [T173]

Schulterblatt aus. Manchmal kann anamnestisch ein fettreiches Mahl vor der Kolik erfragt werden.

Besteht gleichzeitig ein Ikterus (gelbe Haut und Konjunktiven, entfärbter Stuhl), muss an einen Stein im Ductus choledochus gedacht werden (s. 7.2.4). Sitzt der Stein im Ductus cysticus, so klagt der Patient über Koliken, hat jedoch keinen Ikterus, und es besteht lediglich ein Druckschmerz über der prall gefüllten Gallenblase.

Komplikationen (Abb. 7.58)

- **Akute Cholezystitis, Gallenblasenempyem:** Oberbauchschmerzen, starkes Krankheitsgefühl, Fieber, Schüttel-

07

Tab. 7.10 Gallensteine

	Cholesterinsteine	Gemischte Steine	Schwarze Pigmentsteine	Braune Pigmentsteine
Zusammensetzung	Cholesterin	Cholesterin (> 50%) und Pigment	Calciumbilirubinat > 50% Cholesterin	Bilirubin-Pigment ca. 50% Cholesterin
Morphologie	gelb-graue Solitärsteine, glatte Oberfläche, kristallin, Bruchfläche radiärstrahlig	multiple Steine, höckerige Oberfläche, auf der Bruchfläche jahresringartiges Muster	schwarz, multipel, hart	braun, weich, zerbrechlich
Häufigkeit	80%		20%	
Wichtigste Ursachen	• Adipositas • weibliche Geschlechtshormone • Schwangerschaft • Ileumerkrankung • höheres Alter • Gallenblasenhypokontraktilität		• genetische Faktoren • chronische Hämolyse • Leberzirrhose • höheres Alter	• bei Gallenblaseninfektion: Hydrolyse des konjugierten Bilirubins • Assoziation mit sklerosierender Cholangitis
Röntgendichte	15%		60%	60%
Therapie	• akut bei nachgewiesenem Stein im Gallengang • im Intervall (ca. 6–8 Wochen) nach Gallenkolik und weiteren Steinen in der Gallenblase oder bei rezidivierenden Entzündungen		wie bei Cholesterinsteinen	Galle oft nicht steril, evtl. Cholezystektomie zur Fokussanierung

frost, Leukozytose und sonographisch verdickte und dreigeschichtete Gallenblasenwand

- **chronische Cholezystitis:** unspezifische Symptome wie Völlegefühl und Übelkeit; Druck unter dem rechten Rippenbogen und deutlicher Schmerz bei tiefer Palpation der GB. Fehlende charakteristische Laborveränderungen erschweren die Diagnose. Sonographisch findet sich der Aspekt einer Cholezystolithiasis mit verdickter, fibrosierter GB-Wand.
- **Gallensteinperforation:** Bei Perforationen in die freie Bauchhöhle kommt es zur biliären Peritonitis mit einer hohen Letalität. Perforiert der Gallenstein in benachbarte Hohlorgane wie das Duodenum oder das Kolon, kann es zu einem Verschluss des Darmlumens, dem sog. **Gallensteinileus,** kommen. In der Abdomenleeraufnahme stellt sich Luft im Gallenwegssystem dar (**Aerocholie**).
- Verlegung des D. choledochus mit **Verschlussikterus** und möglicher **bakterieller Cholangitis**
- **Gallenblasenhydrops** durch Zystikusverschluss: große, mit Galle gefüllte, starre Gallenblase, die sich gut in der Sonographie darstellen lässt. Klinisch bestehen unspezifische Symptome wie Druckgefühl im rechten Oberbauch. Folgen sind narbige Veränderung der Gallenblasenwand mit Kalkeinlagerung und Ausbildung einer Porzellangallenblase. Therapie: Cholezystektomie.
- **Porzellangallenblase:** Die Gallenblase ist porzellanweiß und steinhart, weil sich als Folge der chronischen Entzündung Kalk in die Gallenblasenwand eingelagert hat. Die Kalkablagerung ist in der Röntgenaufnahme des Abdomens gut zu erkennen. In einer Porzellangallenblase entwickelt sich in 20 % ein Gallenblasenkarzinom; sie gilt daher als Präkanzerose.
- **Akute biliäre Pankreatitis** bei Steinabgang bis vor die Papilla Vateri mit Verschluss des D. hepaticopancreaticus.

Ätiologie und Pathogenese

Cholesterinsteine

Cholesterin kann mithilfe der Gallensäuren auch in einer sehr hohen Konzentration in Lösung gehalten werden. Kommt es jedoch zu einem relativen Übergewicht an Cholesterin, besteht die Gefahr der Steinbildung.

Aus diesem Grund führt pathogenetisch entweder eine gesteigerte **Cholesterin-Synthese** oder eine Verminderung der **Lösungsvermittler Gallensäuren** oder **Phosphatidylcholin (Lecithin)** zur Entstehung von Gallensteinen. Das Gallensteinrisiko korreliert aber überraschenderweise nicht mit dem Serum-Cholesterinspiegel, sondern mit dem verminderten HDL-Cholesterin- und dem erhöhten Triglyzerid-Spiegel. Als wichtigste Risikofaktoren gelten fettreiche Ernährung, Adipositas, weibliche Geschlechtshormone und familiäre Veranlagung (s. **Kasten** „Risikofaktoren für Cholesterin- und gemischte Gallensteine").

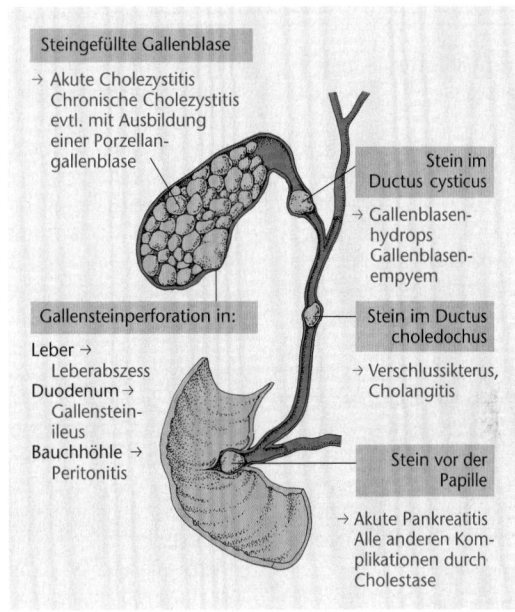

Abb. 7.58: Mögliche Komplikationen der Cholezystolithiasis. [A400–190]

Pigmentsteine

Pigmentsteine sind wesentlich seltener. Ein Risikofaktor für die Entstehung von **schwarzen Bilirubinpigmentsteinen** ist die chronische Hämolyse, die mit einer erhöhten Ausscheidung von konjugiertem und unkonjugiertem Bilirubin einhergeht.

Braune Pigmentsteine entstehen durch bakterielle Hydrolyse von konjugiertem zu unkonjugiertem Bilirubin. Die Galle ist bei Vorliegen eines solchen Steins unsteril. Da die Inzidenz von bakteriellen und parasitären Erkrankungen der Gallenwege in Asien höher ist, erklärt dies womöglich das gehäufte Vorkommen brauner Pigmentsteine in dieser Region.

In unseren Breitengraden sind braune Pigmentsteine in nahezu 100 % assoziiert mit Gallenwegsstrikturen, sklerosierender Cholangitis oder dem **Caroli-Syndrom** (einer angeborenen intrahepatischen Gallengangserweiterungen ohne sonstige histologische Abnormitäten), da diese Krankheiten in ihrem Verlauf zu einer bakteriellen Besiedlung der Gallenwege führen.

Diagnostisches Vorgehen

Ziel der Diagnostik ist es, möglichst schnell zu erfassen, ob ein bislang symptomloser Gallenstein eine Gallenkolik verursacht oder eine akute Gallenblasenentzündung vorliegt. Wichtig ist auch zu klären, ob Komplikationen aufgetreten sind, die eine rasche invasive Therapie erfordern.

07

Risikofaktoren für Cholesterin- und gemischte Gallensteine

- **Adipositas:** Verschiebung des Cholesterin-/ Gallensäureverhältnisses durch erhöhte biliäre Cholesterinsekretion. Auch rasche, aktive Gewichtsreduktion erhöht das Risiko.
- **Metabolisches Syndrom:** Neben Adipositas gehen auch Dyslipidämie, Insulinresistenz und Typ II-Diabetes mit einem erhöhten Gallensteinrisiko einher.
- **genetische Faktoren:** Eine erhöhte Gallensteinneigung ist belegt bei verminderter Lecithin-Sekretion aufgrund einer Mutation des *ABCB4*-Gens (*low phospholipid associated cholelithiasis*, LPAC). Verschiedene weitere genetische Faktoren, z. B. Mutationen des Apolipoprotein-E-Gens, werden als Risikofaktor vermutet.
- **weibliches Geschlecht:** Östrogene erhöhen die Lipoproteinrezeptorzahl in der Leber, wodurch vermehrt Cholesterin aus der Nahrung aufgenommen und in die Galle sezerniert wird. Gleichzeitig vermindern Östrogene den Pool an Gallensäuren.
- **Schwangerschaft:** ein Hauptrisikofaktor wegen des Östrogenexzesses (s. o.) und aufgrund einer Änderung in der Gallezusammensetzung zugunsten lithogener hydrophober Gallensäuren. Weiterhin schwächt Progesteron die Gallenblasenmotilität und es kommt zur Stase und Eindickung der Galle.
- **Ileumerkrankungen:** Durch Störung des enterohepatischen Kreislaufs kommt es zum Gallensäureverlust und damit zu einer lithogenen Imbalance in der Gallezusammensetzung.
- **Medikamente:** Fibrate steigern die Cholesterinsekretion in die Galle; Ciclosporin A hemmt die kanalikuläre Gallensäuren-Exportpumpe.
- **erhöhtes Alter:** vermehrte Exkretion von Cholesterin bei gleichzeitig verminderter Konzentration an Gallensäuren
- **Hypokontraktilität der Gallenblase:** Während der Schwangerschaft (s. o.), während langer parenteraler Ernährung (z. B. auf Intensivstation) oder während des Fastens sowie bei autonomer Neuropathie, z. B. im Rahmen eines Diabetes mellitus, kommt es zu verminderten Kontraktionen der Gallenblase, sodass die enthaltene Galle allmählich eindickt und Gallengrieß (Sludge) ausfällt.

! Adipöse Frauen, die mehrere Kinder zur Welt gebracht haben, erfüllen viele dieser Risikofaktoren und neigen daher zur Bildung von Cholesterinsteinen („fourty, female, fat, fertile, family"). !

Anamnese

- **Schmerzcharakter:** Koliken oder Dauerschmerz als Zeichen einer bereits entwickelten Entzündung und einer möglichen peritonitischen Reizung? Auftreten der Schmerzen nach einer fettreichen Mahlzeit?
- Hinweise auf ein **länger bestehendes Steinleiden:** vormalige kolikartige Oberbauchbeschwerden? Entfärbter Stuhl?

Körperliche Untersuchung

Eine gestaute Gallenblase lässt sich unter Umständen schon als Vorwölbung an der Bauchwand erkennen. Die Palpation der Gallenblase sollte vorsichtig mit den Fingerspitzen unternommen werden. Oftmals ist die Gallenblase zunächst schmerzlos palpabel. Erst bei gleichzeitiger tiefer Inspiration des Patienten stößt die Gallenblase gegen die Finger des Untersuchers und es kommt zu einem inspiratorischen Stopp aufgrund plötzlicher Schmerzen (**Murphy-Zeichen**). Gleichzeitig bestehender Ikterus ist Hinweis auf einen Gallenwegsverschluss, der eine rasche Therapie (ERCP mit Papillotomie) erfordert. Fieber und Schüttelfrost sind dagegen Zeichen einer bereits schon systemischen Beteiligung bei Cholezystitis oder Cholangitis.

Labor

Leukozytose und erhöhtes C-reaktives Protein geben Hinweise auf eine komplizierende akute Cholezystitis (s. 7.2.3). Ein Anstieg der Cholestaseparameter γ-GT und alkalische Phosphatase sowie eine Hyperbilirubinämie charakterisieren eine Steinwanderung in die Gallenwege (s. 7.2.4). Die Bestimmung des Pankreasenzyms Lipase im Serum hilft bei der Suche nach einer möglichen komplizierenden Pankreatitis (s. 7.3.3).

Sonographie

Das primäre diagnostische Mittel der Wahl zur Beurteilung von Gallenblase und Gallenwegen ist die Oberbauchsonographie. Der Nachweis einer Cholezystolithiasis gelingt zu > 85 % (**Abb. 7.59**). Ferner wird nach sonographischen Zeichen einer Cholezystitis und nach einer Gallengangs- und/oder Pankreasgangerweiterung sowie evtl. vorhandenen Gallengangskonkrementen gefahndet.

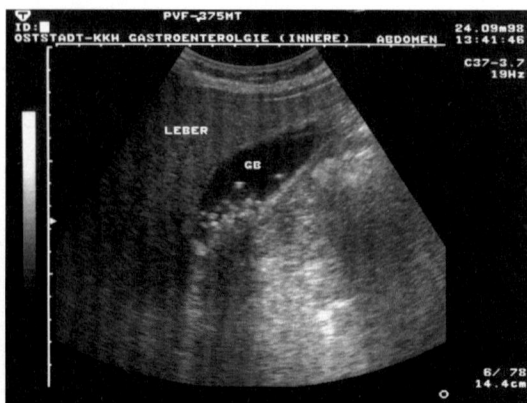

Abb. 7.59: Sonographischer Befund bei Cholezystolithiasis. Man erkennt multiple, wenige Millimeter große Konkremente, die sich im Gallenblasenhals sammeln. Die Morphologie der Gallenblasenwand ist unauffällig, es liegen keine Zeichen einer Cholezystitis (Verdickung, Dreischichtung) vor. [M181]

Therapie

Asymptomatische Gallenblasensteine bedürfen keiner Therapie. Unspezifische Symptome wie Aufstoßen, Flatulenz und Völlegefühl kommen bei Gallensteinträgern nicht häufiger vor als bei „Gallensteinlosen" und werden von Patienten mit Gallensteinen oft überinterpretiert.

Gallensteinkolik

Bei einer Gallenkolik steht die Schmerztherapie im Vordergrund. Zur Linderung der akuten Kolik gibt man Spasmolytika, wie N-Butylscopolamin (Buscopan®), zur Schmerzbekämpfung ist Metamizol (Novalgin®) Mittel der Wahl, alternativ kann Pethidin (Dolantin®) eingesetzt werden, ein wenig spasmogenes Opioid.

❗ Andere Opioide sollten nur bei extremen Schmerzen und dann nur in Verbindung mit Spasmolytika gegeben werden. ❗

Der Patient sollte während des Anfalls bis zur vollständigen Beschwerdefreiheit **nüchtern** bleiben, da jeder Nahrungsreiz durch Cholezystokinin eine Gallenblasenkontraktion verursacht. Zum anderen kann es im Verlauf zu operationspflichtigen Komplikationen kommen. Die Ernährung bzw. Flüssigkeitssubstitution erfolgt in dieser Zeit parenteral.

Gallensteinentfernung

Bei symptomatischen Gallenblasensteinen wird nach Abklingen der akuten Symptomatik angestrebt, die Gallenblasensteine zu entfernen, um weitere Koliken zu vermeiden. Dazu stehen die Cholezystektomie, die Litholyse und die Stoßwellenlithotripsie zur Verfügung (s. **Kasten** „Verfahren zur Gallensteinentfernung").

7.2.3 Akute Cholezystitis

Die akute Gallenblasenentzündung tritt als Komplikation der Cholezystolithiasis auf (**Abb. 7.60**). Sie ist primär abakteriell, sekundär aber häufig mit Enterokokken, *E. coli*

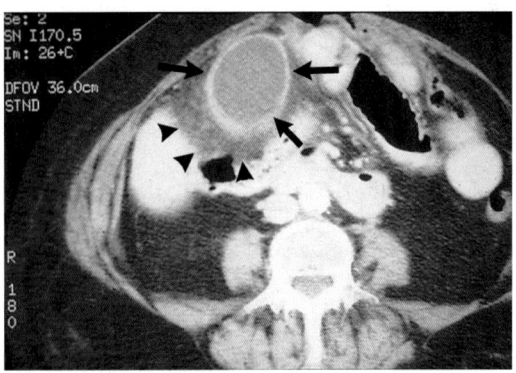

Abb. 7.60: Akute Cholezystitis im Kontrastmittel-CT. Die Gallenblase ist vergrößert, die Gallenblasenwand ist verdickt und reichert Kontrastmittel an (Pfeile). Das benachbarte Gewebe ist entzündlich aufgelockert (Pfeilspitzen). [E211–100]

═══ ZUR VERTIEFUNG ═══

Verfahren zur Gallensteinentfernung

Operation (> 90%)
- Die heute zur Routine gewordene minimalinvasive Cholezystektomie hat eine Mortalität von weniger als 1% und ist die Therapie der Wahl. Vorteile für den Patienten liegen in einer deutlich verkürzten Krankenhausliegedauer und in einer im Vergleich zur konventionellen Cholezystektomie schnelleren Rekonvaleszenz und Wiedereingliederung in den Arbeitsprozess. Dass dies auch insgesamt volkswirtschaftliche Vorteile hat, ist ein angenehmer Nebeneffekt.
- In nur 5% aller Fälle müssen Cholezystektomien konventionell durchgeführt werden. Die Mortalität bei konventioneller Vorgehensweise ist zwar bei jungen Patienten ebenfalls vergleichsweise gering, steigt jedoch bei über 70-Jährigen auf 14% an.
  ❗ Bei Verdacht auf eine Perforation der Gallenblase in die Bauchhöhle (freie Luft in der Leberloge in der Abdomenleeraufnahme) oder auf eine Peritonitis sowie bei drohender Perforation sollte der Patient innerhalb der nächsten Stunden operiert werden. ❗

Litholyse (< 10%)
Die Litholyse stellt bei entsprechendem Wunsch des Patienten oder bei Kontraindikationen zu einer Operation eine weitere Therapieform dar, die allerdings nur für kleinere Steine unter 2 cm Durchmesser indiziert ist.
- **Prinzip:** Eine Kombination von oral aufgenommener Ursodeoxycholsäure und Chenodeoxycholsäure (z.B. Ursofalk® und Chenofalk®) bewirkt die Auflösung von kleineren Cholesterinsteinen. Durch Hemmung der HMG-CoA-Reduktase-Aktivität wird die hepatische Cholesterin-Bildung vermindert.
- **Bewertung:** Die Fünfjahresrezidivrate einer erneuten Steinbildung beträgt nach Lyse ca. 40–50%, sodass ein teures Medikament für unbestimmt lange Zeit zur Rezidivprophylaxe gegeben werden müsste. Aus diesen Gründen ist die Litholyse nicht Therapie der ersten Wahl.

ESWL (extrakorporale Stoßwellenlithotripsie, < 10%)
Durch die Stoßwellentherapie gelingt es, die Mehrzahl der Gallenblasensteine so klein zu fragmentieren, dass sie dann über den Gallengang in den Darm abgehen können. Die besten Resultate werden bei einer Steingröße von weniger als 2 cm erzielt.
Die Fragmente führen ihrerseits bei 5% der Behandlungen zu Koliken und machen eine operative Notfallintervention nötig. Ein weiterer Nachteil ist der relativ teure und nicht überall vorhandene technische Aufwand der Stoßwellenlithotripsie. Seit der Etablierung der minimal-invasiven Chirurgie ist die ESWL in den Hintergrund getreten, bleibt aber eine Option für Patienten, die sich nicht operieren lassen wollen.

und Klebsiellen infiziert. Die Besiedlung der Gallenblase mit Keimen geschieht wahrscheinlich hämatogen durch enterale Keime.

! Nur bei 50 % der Patienten lassen sich Keime nachweisen. **!**

Klinik

Die Klinik ist der einer Gallenblasenkolik ähnlich. Eventuell berichtet der Patient über vorangegangene Oberbauchkoliken bei vorbestehender Cholezystolithiasis. Mit fortschreitender Erkrankung entwickelt sich aus einem anfänglich lokalen Oberbauchschmerz ein diffuser, sich verschlimmernder Schmerz mit Ausstrahlung zwischen beide Schulterblätter. Der Patient klagt über Übelkeit und Erbrechen. Die prall gefüllte Gallenblase ist extrem druckempfindlich.

! Anders als bei der Gallenkolik hat der Patient Zeichen der systemischen Beteiligung mit Fieber und evtl. Schüttelfrost. **!**

Komplikationen

- **Gallenblasenempyem:** Durch Verschluss des Ductus cysticus und Infektion mit eiterbildenden Bakterien ist es eine ernste Komplikation.

  ! Gallenblasenempyeme können Fokus für eine lebensbedrohliche gramnegative Sepsis sein. **!**

- **Gallenblasengangrän:** Infolge einer Überdehnung der Gallenblasenwand kommt es zur Ischämie mit einer fokalen Nekrose. Gallenblasengangräne prädisponieren zur Perforation.
- **Perforation:** Die meisten Gallenblasenperforationen sind gedeckt oder perforieren in das Duodenum. Kommt es zur eher seltenen Perforation in die freie Bauchhöhle, steigt die Mortalität des Patienten sprunghaft an (60 %) und eine sofortige chirurgische Intervention ist nötig.
- **Gallensteinileus:** Infolge einer Perforation in das Duodenum kann der Gallenblasenstein das Darmlumen verschließen.

Diagnostisches Vorgehen

Bei klinischem Verdacht auf eine akute Cholezystitis sollte sofort eine Oberbauchsonographie durchgeführt werden. Hier sieht man in aller Regel Gallenblasensteine und eine für die Entzündung charakteristische Dreischichtung der Gallenblasenwand.

Das Labor zeigt eine Erhöhung der GOT, GPT und manchmal des Bilirubins und auch der γ-GT und alkalischen Phosphatase, wenn eine Cholestase vorliegt. Die Entzündungsparameter (CRP, Leukozyten) sind erhöht.

! Bei älteren Menschen kann eine Leukozytose fehlen. **!**

Die Laborwerte dienen in jedem Fall der Verlaufskontrolle und sollten sich unter der Therapie rasch verbessern.

Therapie

Die Therapie der akuten Cholezystitis besteht in:
- **Nahrungskarenz**, um Kontraktionen der Gallenblase zu vermeiden
- **Schmerzbehandlung** mit nicht-spasmogen wirkenden Opiaten – *cave:* eine klinische Verschlechterung mit Entwicklung einer Peritonitis kann durch die Analgesie kaschiert werden.
- **systemischer Antibiose:** Nach der Abnahme von Blutkulturen erfolgt die kalkulierte intravenöse Antibiose, vorzugsweise mit Ceftriaxon oder einem anderen gallengängigen Antibiotikum (Fluorochinolon, Ampicillin/Sulbactam) mit passendem Keimspektrum. Hierdurch werden auch postoperative bakterielle Komplikationen minimiert.
- **Cholezystektomie:** Diese sollte in jedem Fall erfolgen, meist ist jedoch eine ein- bis zweitägige präoperative Stabilisierungsphase zum Volumen- und Elektrolytausgleich nötig.

! Verdacht auf Gangrän, Perforation, Gallensteinileus oder Gallenblasenempyem sind Indikationen zur sofortigen OP. **!**

7.2.4 Choledocholithiasis und Cholangitis

Choledocholithiasis

Bei Gallensteinen im Gallengangssystem spricht man von Choledocholithiasis. In 15–30 % einer Cholezystolithiasis liegt gleichzeitig eine Choledocholithiasis vor. Durch Migration eines Gallenblasensteins in den D. cysticus und den D. choledochus kommt es zum Gangverschluss und Galleaufstau und oft im Verlauf zur bakteriellen Entzündung. Meistens stammen intraduktale Steine aus der Gallenblase und bestehen aus Cholesterin (**Abb. 7.61**). Es kann aber auch zu Steinneubildung im Gallengang kommen. Hier handelt es sich meistens um Pigmentsteine bei Patienten mit chronischer Hämolyse oder rezidivierenden Entzündungen der Gallengänge.

Klinik

Gallengangsteine können über Jahre hinaus asymptomatisch bleiben und spontan ohne Symptome in das Duodenum abgehen.

Symptomatische Steine machen sich durch kolikartige

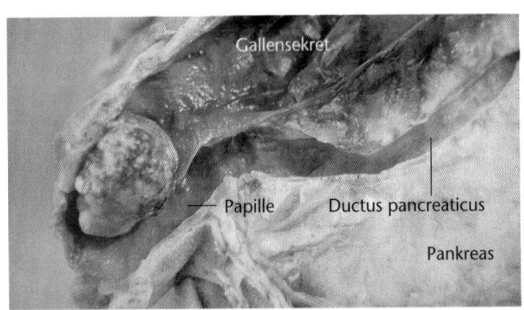

Abb. 7.61: Präparat eines eingeklemmten Gallensteins.

Schmerzen, Übelkeit und Erbrechen bemerkbar. Als Zeichen der Cholestase (Gesamtbilirubin > 2 mg/dl) finden sich ein Ikterus, entfärbter Stuhl und dunkler Urin. Eventuell berichten die Patienten über Gallenblasensteine oder eine Cholezystektomie in der Vorgeschichte.

Oft entwickelt sich im Verlauf der Erkrankung eine Cholangitis.

Cholangitis

Die akute Cholangitis ist ein schweres Krankheitsbild und gekennzeichnet durch die sog. **Charcot-Trias:**
- Fieber, Schüttelfrost
- Oberbauchschmerz
- Ikterus.

Ursache ist eine komplette oder inkomplette Abflussbehinderung der Galle durch einen Stein oder Tumor und eine bakterielle Infektion der Gallenwege durch hämatogene Einwanderung von Darmkeimen. Die häufigsten Erreger sind *E. coli*, Klebsiellen und Enterokokken.

❗ Die Entzündung der Gallenwege ist primär bakteriell. Die Entzündung der Gallenblase (s. 7.2.3) hingegen ist primär abakteriell, und es kommt erst sekundär zur bakteriellen Besiedelung. ❗

Diagnostisches Vorgehen bei Gallenwegserkrankungen

Die Diagnostik besteht aus der Bewertung bestimmter Laborparameter in Kombination mit bildgebenden Verfahren. Ziel ist die Abschätzung des Ausmaßes des Krankheitsbildes und der Dringlichkeit einer Therapie.

Labor

Im Labor findet man eine hohe alkalische Phosphatase, γ-GT und ein erhöhtes Bilirubin. GOT und GPT sind nur mäßig erhöht. Bei Cholangitis finden sich außerdem eine Leukozytose und Erhöhung der Akute-Phase-Proteine (z. B. C-reaktives Protein).

Bildgebende Diagnostik

Die **Sonographie** erbringt den Nachweis von Gangdilatationen, häufig kann auch direkt ein Konkrement in den Gallenwegen aufgespürt werden.

Bei der **endoluminalen Sonographie** kann über einen endoskopischen Schallkopf im Duodenum das gesamte Gallenwegssystem und das Pankreas mit hoher Auflösung beurteilt werden. Der Vorteil gegenüber der konventionellen Sonographie liegt in der fehlenden Überlagerung durch Darmgase und der gleichzeitigen Möglichkeit einer Feinnadelbiopsie tumorverdächtiger Areale. Die Endosonographie ist hilfreich bei der Differentialdiagnose von Gallengangsverschlüssen, da sie gleichermaßen Konkremente und Tumoren mit hoher Sensitivität darstellen kann. Sie ist beim Staging von Pankreas- oder Gallengangskarzinomen das Verfahren der ersten Wahl geworden.

Mittel der Wahl zur Diagnostik und gleichzeitigen Therapie von Gangobstruktionen ist die **ERCP** (endoskopische retrograde Cholangiopankreatographie). Bei der ERCP wird der Gallengang endoskopisch sondiert und Kontrastmittel in den Ductus choledochus injiziert. Eine anschließende Röntgenaufnahme lässt Gallengangsteine als Aussparung erkennen (**Abb. 7.62**). Da sich besonders bei älteren Patienten mit Gallenblasensteinen in 30 % zusätzlich Gallengangsteine finden, ist die ERCP vor Cholezystektomie obligat. Die ERCP bietet den Vorteil gleichzeitiger therapeutischer Interventionsmöglichkeiten wie:
- Schlitzung der Papille (Sphinkterotomie; erleichtert den Steinabgang durch den Sphincter Oddi)
- Greifen intraduktaler Steine mittels eines Körbchens (**Abb. 7.63**)
- „Säuberung" des Gangs mittels Ballondurchzug
- mechanische Lithotripsie bei großen impaktierten Steinen mittels einer Schlinge, die um den Stein gelegt wird

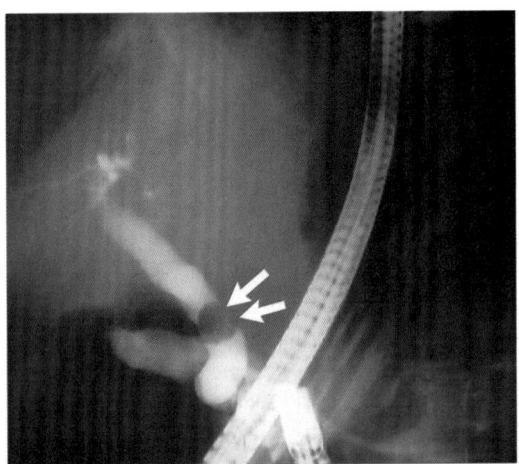

Abb. 7.62: Singulärer Choledochusstein (Pfeile) in der ERCP. [E211–100]

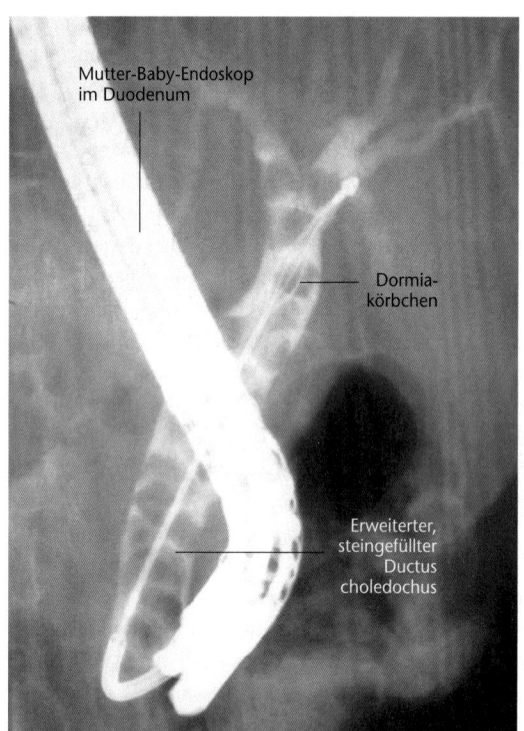

Mutter-Baby-Endoskop
im Duodenum

Dormia-
körbchen

Erweiterter,
steingefüllter
Ductus
choledochus

**Abb. 7.63: Gallensteinentfernung aus dem Ductus chole-
dochus mittels Dormia-Körbchen.** [X211]

und diesen zerdrückt. (Bei großen Gallengangsteinen kann vor der ERCP alternativ eine perkutane Stoßwellenlithotripsie [ESWL] durchgeführt werden.)
• Einlage eines Stents, um Strikturen oder tumorbedingte Impressionen zu überbrücken.

Sowohl Erfolgs- als auch Komplikationsraten der ERCP sind stark abhängig von der Erfahrung des Untersuchers. Die häufigsten akuten Komplikationen sind die Pankreatitis (5%) und Blutungen nach Sphinkterotomie (2%). Langzeitkomplikationen sind Rezidive von intraduktalen Steinen, narbige Papillenstenosen und aszendierende Cholangitiden durch Zerstörung des natürlichen Verschlussmechanismus an der Papille. Aus diesem Grund wird die Indikation zur Sphinkterotomie bei jungen Patienten zunehmend kontrovers diskutiert und auf alternative Verfahren wie die Ballondilatation des Sphinkters zurückgegriffen.

Die **perkutane transhepatische Cholangiographie** (PTC, s. **7.1.4**) ist eine diagnostische Alternative zur ERCP, insbesondere bei widrigen anatomischen Verhältnissen, wie sie zum Beispiel bei Patienten nach einer Billroth-II-Operation vorliegen. Bei der PTC wird – sonographisch gesteuert – ein dilatierter intrahepatischer Gallengang transkutan punktiert und der D. choledochus anterograd mit Kontrastmittel gefüllt. Das Blutungsrisiko ist bei dieser Untersuchung höher als bei der ERCP.

Weitere, nicht routinemäßig angewandte bildgebende Verfahren sind die **Computertomographie** mit ähnlicher Sensitivität wie die transabdominelle Sonographie und zunehmend die **MR-Cholangiopankreatographie (MRCP)**, die eine dreidimensionale Darstellung des extrahepatischen Gallengangsystems erlaubt und insbesondere bei Patienten hilfreich ist, die aufgrund von Voroperationen (z.B. Billroth II) für eine ERCP oder Endosonographie nicht in Frage kommen. Kleinere Steine (< 4 mm) werden allerdings möglicherweise übersehen und Verengungen des Gangsystems überbewertet.

Differentialdiagnose

Die Abklärung der Galleabflussbehinderung (s. **Kasten** „Differentialdiagnose bei Verschluss der Gallenwege") sollte umgehend erfolgen. Differentialdiagnostisch kann es sich bei radiologisch gesicherten Gangabbrüchen um ein Cholangiokarzinom, eine Gallengangsstriktur oder ein von außen komprimierendes Pankreaskopfkarzinom handeln. Sollte sich durch Sonographie oder ERCP der Verdacht erhärten, dass es sich nicht um einen Stein handelt, so müssen andere bildgebende Verfahren, wie eine Endosonographie, MRT oder Abdomen-CT angewandt werden. Eine endgültige Diagnose erfolgt meistens durch eine endosonographisch gesteuerte Feinnadelbiopsie des tumorverdächtigen Bereichs. Primäres Ziel bleibt die antibiotische Therapie der Entzündung und die Wiederherstellung des Galleabflusses.

═══════════ **AUF DEN PUNKT GEBRACHT** ═══════════

Differentialdiagnose bei Verschluss der Gallenwege
Bei Verschluss der Gallenwege durch einen Stein oder einen Tumor hängt die Differentialdiagnose entscheidend von der Lokalisation des Hindernisses ab:
• Ein langsam wachsender **Tumor im Ductus cysticus** führt lediglich zu einer Abflussbehinderung der Blasengalle und einem schmerzlosen Gallenblasenhydrops.
• Ein **Verschluss an der Bifurkation** zum Ductus hepaticus communis (Klatskin-Tumor) zeigt eine Kombination aus cholestatischem Ikterus und leerer kleiner Gallenblase.
• Ein **Tumor der Papilla Vateri** zeigt neben dem cholestatischen Ikterus zusätzlich gestaute extrahepatische Gallenwege mit prall gefüllter Gallenblase.

Therapie

Die Therapie besteht in der Beseitigung des Hindernisses. Bei gleichzeitiger Cholangitis muss eine antibiotische Therapie erfolgen:
• Verfahren der Wahl ist die ERCP. Sollten die Steine dieser Maßnahme nicht zugänglich sein, erfolgt die Operation zur Cholezystektomie mit Choledocholithotomie.
• Da Ceftriaxon zu 40% über die Galle ausgeschieden wird,

ist es bei Entzündungen der Gallenwege das Antibiotikum der Wahl. Sein Spektrum umfasst neben *E. coli* auch Enterokokken und Klebsiellen als Hauptverursacher der bakteriellen Cholangitis. Ebenfalls sehr gut wirksam sind Mezlocillin, Piperacillin und Ciprofloxacin.

7.2.5 Gallenblasenpolypen und -adenome

Gallenblasenpolypen

Gallenblasenpolypen sind gutartige Tumoren der Gallenblasenwand mit teilweise geringem Entartungspotential. Sie sind klein und bestehen aus hypertrophiertem Schleimhautepithel mit eingelagerten Cholesterolestern.

Sie werden meist zufällig in der Sonographie entdeckt (Abb. 7.64) und bleiben in der Regel symptomlos. Bei sporadisch vorkommender Ablösung von der Gallenblasenwand können sie Koliken verursachen.

Ein symptomatischer, Koliken verursachender Polyp ist eine Indikation zur Cholezystektomie.

Adenome

Adenome sind sehr selten, treten singulär auf und verursachen keinerlei Symptomatik. Ab einer Größe von mehr als 10 mm besteht jedoch ein signifikantes Entartungsrisiko, weshalb auch symptomlose Adenome ab einer Größe von mehr als 10 mm im Durchmesser entfernt werden. Adenome unter 10 mm werden mittels Ultraschall halbjährlich kontrolliert.

Cholesterose

Bei der Cholesterose sieht man beetartige Auflagerungen an der Gallenblasenwand; sie bestehen aus schaumzelligen Histiozyten, die Cholesterinester eingelagert haben. Die Histiozyten proliferieren und sind aufgrund ihres Cholesteringehaltes sonographisch gut zu erkennen. Sie haben kein malignes Potential. Eine Indikation zur Therapie besteht nicht.

7.2.6 Gallenblasenkarzinom

Seltener, bösartiger Tumor mit schlechter Prognose. Man unterscheidet Adeno- und Plattenepithelkarzinome. Letztere sind besonders bösartig, während das Adenokarzinom häufiger ist.

Klinik

Häufig besteht ein schmerzloser Ikterus. Der Patient klagt über diffuse Oberbauchbeschwerden, Gewichtsabnahme und allgemeine Schwäche.

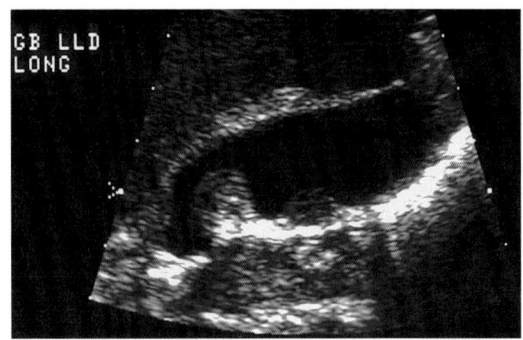

Abb. 7.64: Gallenblasenpolypen in der Sonographie. Polypen haben im Gegensatz zu Gallensteinen keinen Schallschatten (s. Abb. 7.22). [E211–100]

Metastasierung

Aufgrund der ausgezeichneten Versorgung der Gallenblase mit Lymphgefäßen liegen zum Zeitpunkt der Diagnosestellung meistens Lymphknotenmetastasen vor. Das Gallenblasenbett der Leber ist – wie auch alle anderen angrenzenden Strukturen – oft tumorös infiltriert.

Ätiologie

Obwohl in 75% der Fälle gleichzeitig Gallenblasensteine vorliegen, gibt es keinen Beweis für einen ursächlichen Zusammenhang. Eine kalzifizierte Gallenblase (sog. Porzellangallenblase) hat ein 20%iges Risiko, maligne zu entarten.

Diagnostisches Vorgehen

Bei der körperlichen Untersuchung imponiert meistens ein harter Tumor im rechten Oberbauch. In der Laboruntersuchung finden sich Zeichen der Cholestase, in der Sonographie ist der Tumor gut zu erkennen.

In der Computertomographie oder MRT des Oberbauches erkennt man die Ausdehnung des Tumors und evtl. eine Infiltration anderer Organe.

Diagnostische Sicherheit kann letztlich nur durch operative Entfernung des Tumors und histologische Begutachtung gewonnen werden.

Therapie und Prognose

Es existiert kein kurativer Ansatz bei einem Gallenblasenkarzinom, da bei Diagnosestellung die Metastasierung bzw. Infiltration anderer Organe bereits fortgeschritten ist. Die einzigen Langzeitüberlebenden sind Cholezystektomie-Patienten, bei denen in der histologischen Aufbereitung der resezierten Gallenblase zufällig ein Carcinoma in situ gefunden wurde. Behandlungsversuche wie Teilhepatektomie oder Bestrahlungen haben die Prognose nicht verbessern können. Bei bereits in der Bildmorphologie erkennbaren Fernmetastasen oder Organinfiltration wird von einer Cholezystektomie abgesehen.

7.2.7 Gallengangskarzinom (Cholangiokarzinom)

Langsam wachsender, spät metastasierender Tumor, der trotzdem eine schlechte Prognose hat. Betroffen sind vor allem Patienten über 60 Jahre.

Klinik

Die Symptome sind ein schmerzloser Ikterus mit Juckreiz und eine starke Tumorkachexie. Metastasen werden selbst in der Autopsie nur bei 50% der Patienten gefunden.

Der prolongierte schwere Ikterus mündet schließlich in ein Leberversagen, meistens in Kombination mit einer Cholangiosepsis.

Lokalisation und Formen

Prädilektionsstellen sind der Zusammenfluss des linken und rechten Ductus hepaticus (dann **Klatskin-Tumor** genannt) und der Zusammenfluss von Ductus cysticus und Ductus hepaticus communis. Histologisch handelt es sich

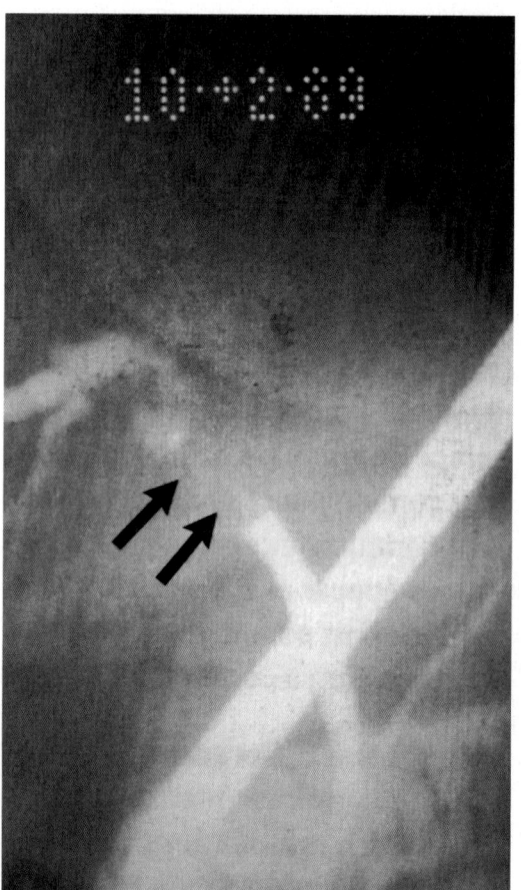

Abb. 7.65: Cholangiokarzinom in der ERCP. Der Ductus choledochus ist unregelmäßig stenosiert. [E211–100]

um Adenokarzinome; die Tumoren sind klein, umgeben das Lumen des Ganges ringförmig und breiten sich entlang den Gallenwegen aus.

Ätiologie

Prädisponierende Faktoren für die Entstehung eines Cholangiokarzinoms sind eine Colitis ulcerosa, eine primär-sklerosierende Cholangitis und Infektionen mit Trematoden (*Clonorchis sinensis*). Gallensteine sind kein Risikofaktor für das Cholangiokarzinom.

Diagnostisches Vorgehen

Die Verdachtsdiagnose eines Cholangiokarzinoms muss gestellt werden bei Patienten mit langsam progredientem, schmerzlosem Ikterus, acholischen Stühlen und rapidem Gewichtsverlust. In den Blutuntersuchungen sind die Cholestase-Parameter unspezifisch erhöht. In der Sonographie imponieren intrahepatische dilatierte Gallengänge und eine kollabierte Gallenblase. Die Obstruktion kann mittels Endosonographie, ERCP der Gallenwege oder PTC dargestellt werden (**Abb. 7.65**). Jede fixierte Kontrastmittelaussparung des Gallengangs ist primär tumorverdächtig. Die sichere Diagnose wird durch die endosonographisch gesteuerte Feinnadelbiopsie oder die laparoskopische Biopsie gestellt.

Differentialdiagnose

Bei Zustand nach Cholezystektomie muss bei distalen Verschlüssen und fehlendem Steinnachweis differentialdiagnostisch an eine gutartige narbige Striktur des Gallengangs gedacht werden.

Therapie und Prognose

Je nach Sitz wird mit palliativem oder kurativem Ziel therapiert. Cholangiokarzinome sitzen zu 60% im oberen Drittel des Gallengangsystems. Dieser Befund ist nicht operabel. Sitzt der Tumor weiter distal und wird die Diagnose frühzeitig gestellt, wird eine Operation unter palliativen oder sogar kurativen Gesichtspunkten erwogen. Hier beträgt die mittlere Überlebenszeit 24 Monate.

Palliative Therapie

Die Entscheidung zur palliativen Therapie fällt, wenn Metastasierung oder Ausdehnung eine komplette Entfernung der Tumormasse unmöglich machen. Da das Cholangiokarzinom erst im symptomatischen Stadium diagnostiziert wird und damit erst, wenn es weit im Wachstum fortgeschritten ist, werden die meisten Patienten unter palliativen Gesichtspunkten behandelt.

● Nicht-operable extrahepatisch wachsende Tumoren können mittels ERCP und Einlage eines Stents in den Gallengang symptomatisch behandelt werden. Die Ziele sind die dauerhafte und schnelle Ableitung der Galle und ein rasches Abklingen des Ikterus. Die mittlere Überlebensrate verlängert sich dadurch auf fünf Monate.

- Vielversprechend im Rahmen einer Palliation hat sich auch die photodynamische Therapie in Studien erwiesen. Das durchschnittliche Überleben konnte hiermit auf 10 – 14 Monate verlängert werden.
- Liegt der Tumor weiter proximal oder ist die ERCP nicht durchführbar, so kann die Galle mittels perkutaner transhepatischer Drainage ausgeleitet werden.

7.3 Pankreas

Das in der Antike fälschlich als funktionsloses Fleisch (griech. *pan kreas* = ganz Fleisch) angesehene Pankreas hat mit seinen exokrinen und endokrinen Funktionen wichtigen Anteil an der Verdauung (Digestion) der Nahrungsbestandteile und der Aufrechterhaltung der Glucose-Homöostase.

Erkrankungen des Pankreas sind häufig. Neben dem Diabetes mellitus machen vor allem entzündliche Erkrankungen den Großteil der organspezifischen Morbidität aus; die Inzidenz der akuten Pankreatitis wird mit 10 – 46/100 000 pro Jahr beziffert.

Das Organ ist eher selten von Infektionen betroffen, kann jedoch wie die Leber durch Alkohol und andere chemische Noxen geschädigt werden.

Auch Pankreaskarzinome sind eher selten, allerdings besonders bösartig und werden meist erst spät diagnostiziert.

Zur bildgebenden Diagnostik des Pankreas stehen heute eine Reihe von Methoden zur Verfügung, die in der Hand erfahrener Untersucher sehr detaillierte Aussagen zur Morphologie zulassen (hoch auflösende Sonographie, Computertomographie, MRT, Endosonographie, ERCP, MRCP, s. u.). Zur Untersuchung der Funktion stehen einerseits der Glucosetoleranz-Test für die endokrine Funktion, andererseits eine Reihe von nicht-invasiven und invasiven Tests für die exokrine Funktion zur Verfügung (s. u.).

7.3.1 Anatomie und Physiologie

Anatomie

Lage

Das Pankreas liegt retroperitoneal in Höhe des zweiten Lendenwirbels. Ventral vor dem Pankreas liegt der Magen mit der Bursa omentalis als Gleitspalt. Der Ansatz des Mesocolon transversum verläuft horizontal vor dem Pankreas. Durch diese anatomische Nähe können bei einer Pankreatitis Nekrosen und Ergüsse in der Bursa omentalis und der freien Bauchhöhle entstehen, bevorzugt ziehen Nekrosestraßen allerdings ins Retroperitoneum bis in die Nieren- und die Psoasloge hinein.

Embryonalentwicklung

Das Pankreas entwickelt sich aus einer ventralen und dorsalen Anlage. Durch die entwicklungsbedingte Lageänderung des Duodenums wandert die ventrale Anlage mitsamt dem Ductus choledochus nach dorsal und liegt dann unter und hinter der dorsalen Anlage. Das Parenchym und die Ausführungsgänge vereinigen sich später, wobei der Ausführungsgang (**Ductus pancreaticus = Ductus Wirsungianus**) in der Regel aus dem ventralen Pankreasgang und dem distalen Anteil des dorsalen Pankreasganges gebildet wird (**Abb. 7.66**).

Pankreasgänge

Der Ductus pancreaticus mündet in über 3/4 der Fälle gemeinsam mit dem Ductus choledochus an der Papilla Vateri ins Duodenum, wobei sich die beiden Gänge meistens vorher vereinigen. Der Ausführungsgang der hinteren Pankreasanlage (**Ductus pancreaticus accessorius = Ductus Santorini**) mündet meist in den Ductus pancreaticus, kann aber auch oberhalb der Papilla Vateri ins Duodenum münden (Papilla duodeni minor). In 5% ist er der alleinige Ausführungsgang des Pankreas.

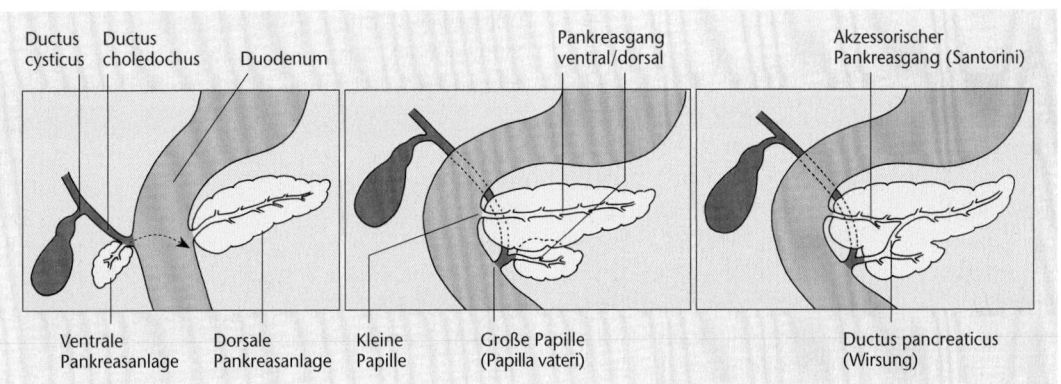

Abb. 7.66: Embryonalentwicklung des Pankreas. [L157]

❗ Da fast immer kleine Pankreasgänge in den durch den Pankreaskopf verlaufenden Ductus choledochus münden, sind Gallengangsystem und Pankreas fast immer miteinander verbunden. Bei einem Abflusshindernis im Bereich der Papilla Vateri kann so ein Gallerückstau auch bei getrennten Mündungen des Ductus choledochus und Ductus pancreaticus in das Duodenum zu einer Pankreatitis führen. ❗

Physiologie

Das Pankreas hat zwei voneinander unabhängige Funktionen: eine endokrine und eine exokrine Funktion. Endokrin steht die Regulierung des Glucose-Stoffwechsels durch Insulin im Vordergrund, exokrin die intestinale Verdauung durch verschiedene Enzyme im Pankreassekret.

Endokrine Hormone

Verstreut im exokrinen Drüsengewebe liegen die so genannten **Langerhans-Inseln**, in denen Hormone gebildet werden, v. a. Insulin (in den B-Zellen), Glucagon (in den A-Zellen) und Somatostatin (in den D-Zellen). Das endokrine Gewebe macht 1 – 2% des Pankreas aus (**Tab. 7.11**).

Exokrine Funktion

Das Pankreas produziert täglich ca. 2 l alkalischen Pankreassaft mit einem pH um 8,5. Die Sekretion wird der Nahrungsaufnahme angepasst. Das Pankreassekret enthält neben Wasser und Bicarbonat v. a. Enzyme und in geringer Menge alkalische Phosphatase und karzinoembryonales Antigen (CEA) sowie CA 19-9. CEA und CA 19-9 dienen beide im Serum als Tumormarker. Einige Enzyme werden in ihrer aktiven Form produziert, z. B. α-Amylase und Lipase, andere als Proenzyme, z. B. Trypsinogen, Chymotrypsinogen und Phospholipase A, die im Duodenum durch Enzyme der Duodenalschleimhaut aktiviert werden (**Tab. 7.12**). Das sezernierte Eiweiß Lithostatin verhindert, dass die im Pankreassekret zahlreichen Calciumionen kristallisieren.

❗ Um eine Selbstandauung durch die Enzyme zu vermeiden, produziert das Pankreas Inhibitoren, die eine Aktivierung der Enzyme innerhalb des Pankreas verhindern. ❗

Tab. 7.11 Pankreashormone und ihre Funktion

Hormon	Funktion
Glucagon (s. 9.2.1)	erhöht den Glucose-Spiegel im Serum
Insulin (s. 9.2.1)	senkt den Glucose-Spiegel im Serum, wirkt anabol
pankreatisches Polypeptid	hemmt Gallefluss, Darmmotilität und exokrine Pankreassekretion
Somatostatin (s. 8.6.5)	hemmt die Sekretion von Insulin und Glucagon

Regulierung der exokrinen Sekretion

Zephale Phase

Bereits die Erwartung, der Anblick oder Geruch von Essen führt direkt über den N. vagus und indirekt, z. B. über Cholezystokinin, zu einer gesteigerten Pankreassekretion.

Gastrale Phase

Im Wesentlichen zwei Mechanismen beeinflussen die Pankreassekretion:
- Eine Dehnung der Magenwand führt zu einem Reiz des N. vagus.
- Menge und Konzentration des Nahrungsbreies, die der Magen in das Duodenum gibt, beeinflussen Menge und Zusammensetzung des Pankreassekrets.

Intestinale Phase

Bei einer Reizung der Duodenalschleimhaut durch Salzsäure, Gallensäuren und Nahrungsmittel sezernieren endokrine Zellen in der Mukosa die Hormone Cholezystokinin (Pankreozymin) und Sekretin. Sekretin stimuliert v. a. die Wasser- und Bicarbonat-Sekretion im Pankreas, Pankreozymin und der N. vagus die Enzymsekretion (**Abb. 7.67**).

❗ Erst wenn die Sekretionsleistung auf weniger als 20% fällt, kommt es zu klinischen Symptomen. Individuell unterschiedlich können Enzyme aus dem Magen oder Duodenum die Funktion der Pankreasenzyme übernehmen, sodass der Grad der Pankreaszerstörung stark von dem Grad der Funktionseinschränkung abweichen kann. ❗

Tab. 7.12 Pankreasenzyme und ihre Funktion

Enzym	Funktion
In aktiver Form sezernierte Enzyme	
α-**Amylase**	spaltet Stärke und Glykogen zu Oligo- und Disacchariden
Lipase	spaltet Esterbindungen, z. B. Triglyzeride zu Monoglyzeriden und Fettsäuren
Phosphodiesterasen: Deoxyribonuklease, Ribonuklease	spalten Nukleinsäuren in Oligonukleotide
Sterinesterhydrolase	spaltet Sterine, z. B. Cholesterin
In inaktiver Form sezernierte Enzyme	
Endopeptidasen: Trypsin, Chymotrypsin, Elastase, Kallikrein	spalten Proteine
Exopeptidasen: Carboxypeptidase A und B, Aminopeptidase	spalten Aminosäuren von den Endabschnitten der Proteine ab
Phospholipase A und B	spalten Phospholipide, Lecithin, Kephalin

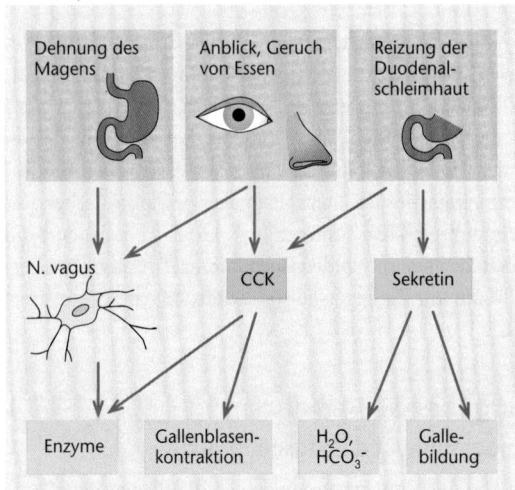

Abb. 7.67: Regulierung der Pankreassekretion. CCK = Cholezystokinin. [L157]

Regeneration

Das Pankreas kann sich nach Entzündungen gut regenerieren, wenn keine hemmenden Einflüsse vorliegen. Besonders Alkohol und ein gestörter Abfluss des Pankreassaftes stören die Regeneration.

Nach Resektionen kann das Pankreas zumindest teilweise „nachwachsen". Bei Pankreasteilresektionen im Säuglingsalter wächst das Pankreas sogar oft zu einer Größe nach, die der gesunder Kinder entspricht.

7.3.2 Diagnostisches Vorgehen

Exokrine Funktion

Hinweise auf eine exokrine Funktionsstörung sind Gewichtsverlust und Fettstuhl (Steatorrhö) mit voluminösen, übel riechenden und fettglänzenden Stühlen.

Labor

α-Amylase und Lipase

Bei Gesunden können im Serum und Urin zwei Isoenzyme der α-Amylase aus Speicheldrüsen und Pankreas bestimmt werden. Aus Ovar und Eileiter stammen nur geringe Mengen. Die Lipase ist ein pankreasspezifisches Enzym, das auch aus Aszites und Pleuraerguss bestimmt werden kann. Es kommen zwar auch nicht-pankreatische Lipasen vor, wie etwa die Lipoprotein-Lipase der Endothelzellen, diese haben jedoch andere strukturelle und funktionelle Merkmale.

Eine Erhöhung der Enzyme α-Amylase und Lipase weist auf eine akute Pankreatitis oder einen akuten Schub einer chronischen Pankreatitis hin. Eine Erniedrigung kann Hinweis auf ein fortgeschrittenes Stadium einer chronischen Pankreatitis sein (s. **Kasten** „Differentialdiagnose erhöhter Pankreasenzyme").

Die Diagnose einer chronischen Pankreatitis im Frühstadium ist mit einer Enzymbestimmung nicht möglich, da die Enzyme außer im akuten Schub meistens normal sind. Allerdings sind erhöhte Werte Anlass, eine sorgfältige Untersuchung des Pankreas mit Sonographie und Funktionstests durchzuführen. Zur Verlaufsbeobachtung einer chronischen Pankreatitis eignen sich die Enzyme nur bedingt.

07

═══ZUR VERTIEFUNG═══

Differentialdiagnose erhöhter Pankreasenzyme

α-Amylase
- Anstieg ab 5–6 h nach Beginn der Erkrankung. Am aussagekräftigsten ist eine Erhöhung in den ersten 24 h. Die Erhöhung hält bei akuter Pankreatitis 2–5 Tage und bei chronischer Pankreatitis auch mehrere Wochen an.
- Erhöhung über das Vierfache der Norm: akute Pankreatitis, Schub einer chronischen Pankreatitis.
- Erhöhung bis zum Dreifachen der Norm nach ERCP, beim akuten Abdomen, z.B. bei Cholezystitis, perforiertem Ulcus duodeni, Ileus, Mesenterialinfarkt, gelegentlich bei Salpingitis oder Tubenruptur.
- Eine Differenzierung der Isoenzyme wird

bei erhöhter α-Amylase ohne weiteren Hinweis auf eine Pankreaserkrankung erforderlich (klinisch von geringerer Bedeutung).

! Wiederanstieg oder fehlender Abfall der α-Amylase weist auf eine Pankreaspseudozyste hin. !

! α-Amylase fällt innerhalb von zwei Tagen relativ schnell ab, sodass sie z.B. bei schon länger zurückliegendem Schmerzbeginn bereits wieder normal sein kann. !

Lipase
- Anstieg im Serum 5–6 h nach Beginn der Erkrankung. Die Erhöhung hält bei akuter Pankreatitis 3–6 d oder Wochen an; die Höhe des Anstiegs lässt keinen Rückschluss auf die Prognose zu.
- massive Erhöhung bis 80-fach bei akuter

Pankreatitis bzw. bei einem Schub einer chronischen Pankreatitis
- bis 12–15-fache Erhöhung nach ERCP (nur bei korrespondierenden Schmerzen als pathologisch zu werten!)
- bis 5-fache Erhöhung bei akutem Abdomen, z.B. bei Cholezystitis, Ileus, Niereninsuffizienz oder diabetischer Ketoazidose
- Die Lipase kann „falsch-positiv" (maximal 2–3-fach der Norm) erhöht sein bei Patienten mit fortgeschrittener Niereninsuffizienz, diabetischer Ketoazidose und bei postoperativen Patienten nach größeren, z.B. thorakalen Eingriffen.

! Ein länger bestehender Anstieg ist auf eine Pankreaspseudozyste verdächtig. !

! α-Amylase ist einfacher, billiger und schneller zu bestimmen als die Lipase, ihre Aussagekraft ist aber schwächer, da sie wegen mehrerer Produktionsorte unspezifischer ist. Die Lipase ist pankreasspezifischer und sensitiver. **!**

Trypsin, Pankreaselastase 1, Phospholipase A$_2$

Diese Enzyme werden nicht routinemäßig bestimmt, sind aber z. T. für Gewebeschädigung sensitiver und spezifischer als die α-Amylase oder Lipase. Besonders Pankreaselastase 1 fällt sehr langsam über 2 Wochen ab.

Funktionstests

Die Funktionstests erfassen die exokrine Pankreasfunktion und werden v. a. für die Diagnostik und Verlaufskontrolle der chronischen Pankreatitis eingesetzt. Die Tests, bei denen über Sonden vor und nach Stimulierung des Pankreas Duodenalsaft abgesaugt wird, messen Funktionsstörungen zwar empfindlicher (höhere Sensitivität), werden aber wegen der höheren Belastung des Patienten seltener als orale Funktionstests durchgeführt. Häufiger verwendete Funktionstests sind:

- **Elastase 1** im Stuhl: Die Konzentration dieses Enzyms im Stuhl (normal > 200 mg/dl) spiegelt die exokrine Funktion des Pankreas wider. Es wird durch eine Pankreasenzymsubstitution nicht verändert und eignet sich daher zur Verlaufsbeurteilung unter Enzymsubstitution. Erniedrigte Werte bei unklarer chronischer Diarrhö sprechen für eine exokrine Pankreasinsuffizienz als Ursache der Diarrhö. Falsch positive Ergebnisse bei flüssigem Stuhlgang.
- **Pankreolauryl-Test** (PABA-Test): Ein oral gegebenes Tripeptid (PABA) wird durch Pankreasesterasen gespalten und nachfolgend werden die Abbauprodukte im Urin oder Serum bestimmt. Alternative zur Elastasebestimmung im Stuhl bei flüssigem Stuhlgang.
- Bestimmung des **Chymotrypsins im Stuhl**: ist der Elastase-Bestimmung in Bezug auf Sensitivität und Spezifität unterlegen.
- **Stuhlgewicht und Fettgehalt des Stuhls:** liefert einen groben Anhalt für die Pankreasfunktion. Bei vermehrter Fettausscheidung von > 7 g/Tag ist die exokrine Leistung auf < 25% gesunken. Der Test ist nur noch von geringer klinischer Relevanz.
- **Sekretin-Pankreozymin-Test** (Sekretin-Cholezystokinin-Test oder Sekretin-CCK-Test): Eine doppelläufige Duodenalsonde wird gelegt, über das eine Lumen kontinuierlich der Magensaft abgesaugt, über das andere fraktioniert Duodenalsekret jeweils vor und nach Stimulation mit Sekretin und Pankreozymin i. v. gewonnen. Dieser klassische und relativ präzise Test („Goldstandard") ist für den klinischen Alltag meist zu umständlich, wird in Zentren aber in Studien eingesetzt.

Endokrine Funktion

Störungen der endokrinen Funktion sind meistens eine gestörte Glucose-Toleranz oder ein manifester Diabetes mellitus. Zur Abklärung der Sekretionsreserve der B-Zellen wird die Insulinsekretion nach Glucose-Belastung gemessen (oraler Glucosetoleranz-Test, oGTT, s. 9.2.5) oder mindestens zweimal der Nüchternblutzucker bestimmt. Selten treten endokrin aktive Tumoren (s. 7.3.6) auf, bei denen dann gezielt die entsprechenden Hormone – z. B. Gastrin bei Verdacht auf ein Zollinger-Ellison-Syndrom – bestimmt werden.

Bildgebende Verfahren

Sonographie und Endosonographie

Die Abdomensonographie erlaubt in ≈ 80% eine gute Beurteilung von Größe und Struktur des Pankreas und ist deshalb der erste bildgebende Untersuchungsschritt. Gelegentlich erschweren Adipositas oder Meteorismus allerdings eine Beurteilung. Bei einer akuten Pankreatitis dient die Sonographie weniger der Diagnosestellung, welche durch Klinik und Labor gesichert wird, als vielmehr der Beurteilung des Krankheitsverlaufs, der Erkennung von Komplikationen (z. B. Nekrosestraßen, Pseudozystenbildung) und der ätiologischen Zuordnung, z. B. durch Beurteilung der Gallenwege und des D. pancreaticus.

Eine spezielle sonographische Technik stellt die **Endosonographie** dar, bei der der Schallkopf über ein Endoskop eingeführt und vom Lumen des Magens oder des Duodenums aus geschallt wird. Auf diese Weise sind Prozesse im Pankreas ab einer Größe von wenigen Millimetern erkennbar. Insbesondere beim Tumorstaging ist die Endosonographie für das T-Stadium der konventionellen Sonographie und dem CT überlegen (**Abb. 7.68**). Sie spielt auch eine zunehmende Rolle zur Charakterisierung entzündlicher Prozesse, Lokalisation von Steinen und zystischen Läsionen sowie zur Steuerung endoskopischer Punktionen im Pankreasbereich.

Computertomographie, MRT

Mit dem CT oder dem MRT gelingen eine gute Darstellung der Größe und Struktur des Pankreas. Sie werden ergänzend zu Sonographie und Endosonographie eingesetzt:

- wenn eine sonographische Beurteilung unzureichend ist, z. B. bei Meteorismus
- bei einer akuten Pankreatitis, um das Ausmaß der Organveränderung und evtl. extrapankreatischer Nekrosen zu erfassen
- vor einer Operation als zusätzliches Verfahren, z. B. zum Erfassen von N- und M-Stadium bei Pankreaskarzinom.
- das CT zur Nadelführung bei Feinnadelpunktionen (s. u.) und perkutaner Blockade des Plexus coeliacus zur

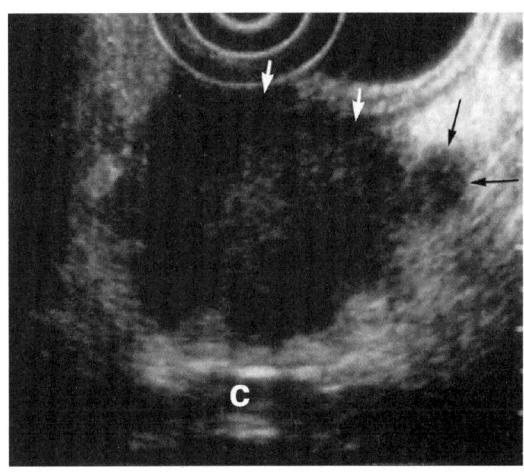

Abb. 7.68: Pankeaskarzinom in der Endosonographie. Die meisten dieser Tumoren sind echoarm und irregulär begrenzt. Dieser Tumor ist ein Pankreaskopftumor und infiltriert die Duodenalwand (weiße Pfeile). Ein tumorassoziierter Lymphknoten (schwarze Pfeile) und die angeschnittene Pfortader sind ebenfalls zu erkennen (C). [C108]

Schmerzbehandlung, z.B. bei chronischer Pankreatitis (nachrangig nach Endosonographie).

ERCP und ERC

Die endoskopische retrograde Cholangio(pankreato)graphie (**Abb. 7.69**) erlaubt die Beurteilung des Pankreasganges. Es ist möglich, entzündliche Veränderungen (Wandunregelmäßigkeiten) des Gangsystems zu identifizieren, aber auch Steine oder Stenosen festzustellen. Auch ist die ERCP eine empfindliche Untersuchungsmethode zur Diagnose eines Pankreaskarzinoms. Inzwischen wird sogar an einer endoskopischen Beurteilung des Pankreasganges (Pankreatoskopie) gearbeitet.

❗ Eine ERCP kann eine Pankreatitis auslösen oder verstärken.
❗ Der Grund ist die Kontrastmittelfüllung des Pankreasganges, die den Druck im Gang erhöht sowie in geringerem Maß auch ein Ödem der Papille durch Manipulationen auslöst. Daher wird bei vermuteter biliärer Ursache einer Pankreatitis die notwendige Cholangiographie möglichst selektiv ohne Darstellung des Pankreasganges durchgeführt (ERC). Sicher zu vermeiden ist diese Komplikation allerdings auch dabei nicht. ❗

MRCP

Die Darstellung von Gallenwegen und Pankreasgangsystem im MRT (= MRCP, **M**agnet**r**esonanz**c**holangio**p**ankreatographie) kann kombiniert werden mit einem MRT des Oberbauches. Grobe Gangveränderungen, Steine und Tumoren können inzwischen in der MRCP recht sensitiv erfasst werden, das MRT des Oberbauches ermöglicht eine zeitgleiche Darstellung der komplementären Organstrukturen und ihrer Pathologie.

Im Vergleich zur ERCP ist die Darstellung feiner Gangveränderungen noch unzureichend (z.B. bei chronischer Pankreatitis oder bei PSC) und es fehlt die Möglichkeit zur Intervention, z.B. bei Steinleiden.

Abdomen-Übersicht

Eine Röntgenaufnahme des Abdomens gehört durch die Entwicklung von Sonographie und Computertomographie nicht mehr zur Routinediagnostik von Pankreaserkrankungen (**Abb. 7.70**). Wertvoll ist die Abdomenübersicht allerdings immer bei der Differentialdiagnose eines akuten Abdomens, um Ileuszeichen zu erkennen.

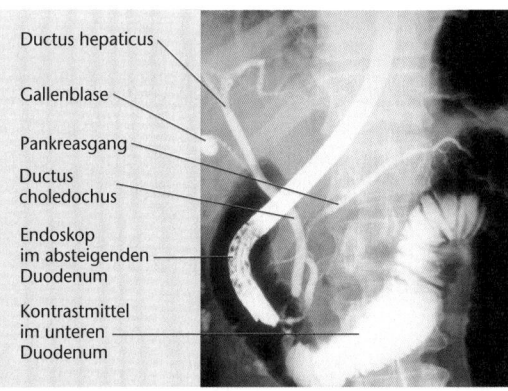

Abb. 7.69: Normale ERCP der Gallenwege und des Pankreasgangs. [X211]

Ductus hepaticus
Gallenblase
Pankreasgang
Ductus choledochus
Endoskop im absteigenden Duodenum
Kontrastmittel im unteren Duodenum

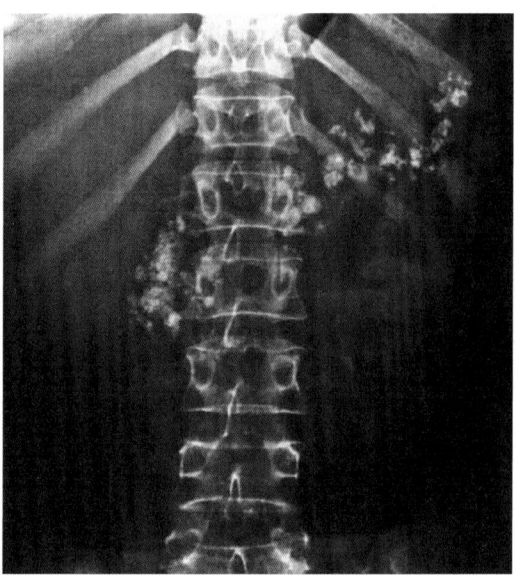

Abb. 7.70: Pankreasverkalkungen in der Abdomenübersicht. [E211–100]

Angiographie

Eine Angiographie kann bei der Lokalisation von endokrinen Tumoren und Gefäßanomalien hilfreich sein.

Feinnadelpunktion

Eine sonographisch, endosonographisch oder CT-gesteuerte Feinnadelpunktion kann bei V. a. infizierten Pankreasnekrosen oder -pseudozysten einen Keimnachweis ermöglichen oder Prozesse unklarer Dignität (gutartiger oder bösartiger Prozess) abklären.

7.3.3 Akute Pankreatitis

Eine akute Entzündung des Pankreas entsteht am häufigsten durch eine Choledocholithiasis (biliäre Pankreatitis) oder durch exzessiven Alkoholgenuss. Leitsymptome sind abdominelle Schmerzen und die Erhöhung der Amylase und Lipase. Durch inadäquate Aktivierung von pankreatischen Verdauungsenzymen geht die schwere akute Pankreatitis mit einer starken systemischen Inflammation einher, die in

ein SIRS (s. **13.6**) mit Multiorganversagen und hoher Letalität münden kann. Bei der akuten Pankreatitis kann es sich um ein einmaliges Ereignis handeln, oft kommt es jedoch zu Rezidiven (**Abb. 7.71**).

Klinik

Typisch ist der abrupt einsetzende, heftige, bohrend oder dumpf empfundene **Oberbauchschmerz**, der häufig **gürtelförmig** in den Rücken ausstrahlt. Bei biliärer Genese können gleichzeitig sich überlagernd rechtsseitige, ggf. kolikartige Oberbauchschmerzen bestehen. Oft bestehen Übelkeit und Erbrechen. Meteorismus und verminderte bis fehlende Darmgeräusche weisen auf einen **paralytischen (Sub-)Ileus** hin. Begleitende Allgemeinveränderungen können von Fieber bis zu Schockzeichen reichen (**Tab. 7.13**).

Typisch ist der „Gummibauch", eine elastische Bauchdeckenspannung bei oft gleichzeitig bestehendem Meteorismus. Grund ist eine peritoneale Reizung. Zeichen einer Peritonitis, wie z. B. ein brettharter Bauch und Klopfschmerzen, sprechen für bakteriell infizierte Nekrosen.

In 10 – 20% kann sich eine hämorrhagisch-nekrotisierende Pankreatitis entwickeln, die in 20 – 80% letal verläuft. Ein Hinweis auf Nekrosen können in Einzelfällen petechiale Blutungen oder Hämorrhagien, besonders periumbilikal (**Cullen-Zeichen**, **Abb. 7.72**) oder in den Flanken (**Grey-Turner-Zeichen**, **Abb. 7.73**) sein.

Ein Ikterus deutet auf einen Gallengangsverschluss im Bereich des Pankreaskopfes als Ursache der Pankreatitis hin. Hinweise auf einen chronischen Alkoholkonsum sprechen für eine alkoholbedingte Pankreatitis.

> **!** Die Schmerzen bei Pankreaserkrankungen sind fast immer viszerale Schmerzen, d. h. sie sind dumpf, schlecht lokalisierbar sowie länger anhaltend. Erst wenn das parietale Peritoneum mitbetroffen ist, kommt es zu einem somatischen, d. h. scharfen, gut lokalisierbaren Schmerz. Dann ist der Krankheits-

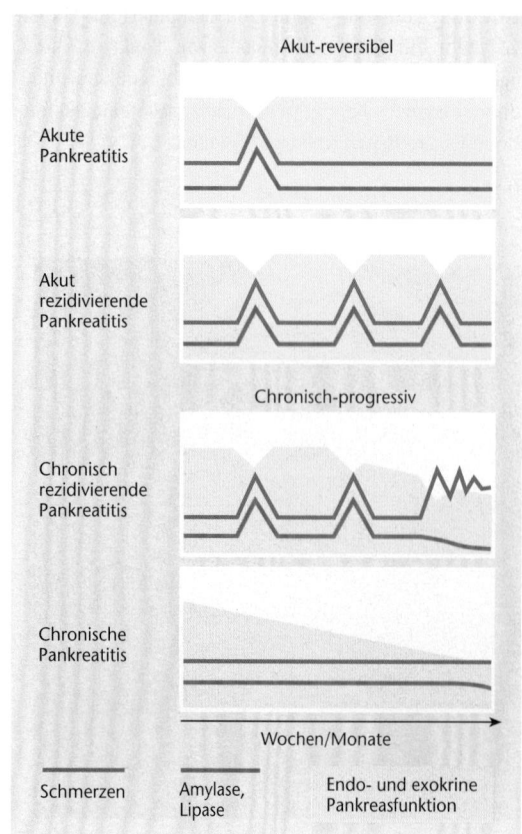

Abb. 7.71: Verlaufsformen der Pankreatitis. [L157]

Tab. 7.13 Häufigkeit von Symptomen bei akuter Pankreatitis

Symptom	Häufigkeit
Schmerzen	> 90%
Ausstrahlung in den Rücken	50%
Übelkeit, Erbrechen	75%
Meteorismus, Darmparese	75%
„Gummibauch" (elastische Bauchdeckenspannung)	50%
Fieber	50%
Schockzeichen	50%
Anurie, Oligurie	20%
Ikterus	20%

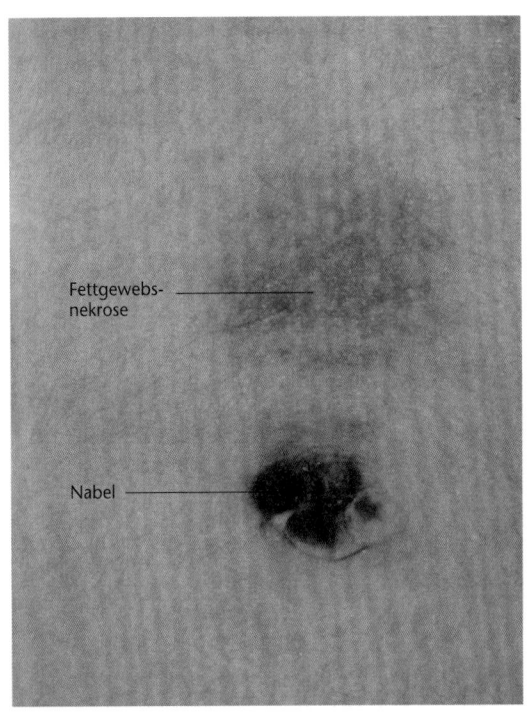

Fettgewebs-
nekrose

Nabel

Abb. 7.72: Cullen-Zeichen. Einblutungen in den Nabel vom Retroperitonealraum her bei akuter hämorrhagischer Pankreatitis. Durch zirkulierende Lipase sind zusätzlich intrakutane Fettnekrosen oberhalb des Nabels entstanden. [M186]

prozess aber schon weit fortgeschritten und hat weiter entfernte Strukturen – u. a. das parietale Peritoneum – erreicht. ❗

Einteilung (Atlanta-Klassifikation)

Verschiedene klinische und CT-Scoring-Systeme versuchen, frühzeitig diejenigen Patienten zu identifizieren, die von einem schweren Verlauf der akuten Pankreatitis bedroht sind. Aus prognostischen Gründen ist für sie eine besonders engmaschige, intensivmedizinische Betreuung notwendig. Die sog. Atlanta-Klassifikation teilt die akute Pankreatitis klinisch ein in:

- **leichte Pankreatitis:** mäßige Schmerzen, Enzymanstieg, geringe abdominelle Symptomatik. Leichte Verläufe gehen mit einem Pankreasödem einher, das wieder zurückgeht und keine oder nur geringe Parenchymschäden hinterlässt. Die Letalität liegt um 1%. Leichte Fälle werden leicht übersehen. Andererseits können Patienten mit rezidivierenden Pankreatitiden das Anfangsstadium oft genau erkennen und entsprechende Maßnahmen einleiten, z. B. Arztbesuch oder Nahrungskarenz.
- **schwere Pankreatitis:** lokale Komplikationen (Nekrose, Abszess, Pseudozyste) und/oder Organkomplikationen an einem oder mehreren extrapankreatischen Organen treten in Erscheinung, z. B. akutes Nierenversagen, *Acute*

respiratory distress syndrome (ARDS), disseminierte intravasale Gerinnung (DIC) u. a.

Als einzelner Laborwert hat auch das **C-reaktive Protein (CRP)** prognostische Bedeutung. CRP-Werte unter 100 mg/l innerhalb der ersten 24 – 48 Stunden sprechen für einen leichten Verlauf, höhere Werte sind dagegen mit einer schweren Pankreatitis assoziiert.

Nach den betroffenen Pankreasteilen in den bildgebenden Untersuchungen kann zwischen Pankreaskopf-, Pankreasschwanzpankreatitis oder Entzündung des gesamten Pankreas unterschieden werden.

Komplikationen

Die Komplikationen der akuten Pankreatitis sind mannigfaltig und können lokal oder systemisch sein (s. **Kasten** „Komplikationen der akuten Pankreatitis" und **Abb. 7.74**).

Zu einer **bakteriellen Infizierung** von Nekrosen kommt es bei nekrotisierender Pankreatitis in ≈ 40% der Fälle (**Abb. 7.75**). Meist werden Keime des Gastrointestinaltraktes in den Nekrosen nachgewiesen. Hinweise sind hohes Fieber, starke Leukozytose, zunehmende Bauchschmerzen. Bereits bei Verdacht wird eine Antibiose eingeleitet. Mit einer diagnostischen Feinnadelpunktion kann versucht werden, den Keim zu bestimmen. Ggf. muss endosonographisch gesteuert, transkutan oder operativ drainiert werden.

In 30 – 50% der Fälle entwickelt sich eine **Pankreaspseudozyste**, die von wenigen Zentimetern bis mehr als 20 cm

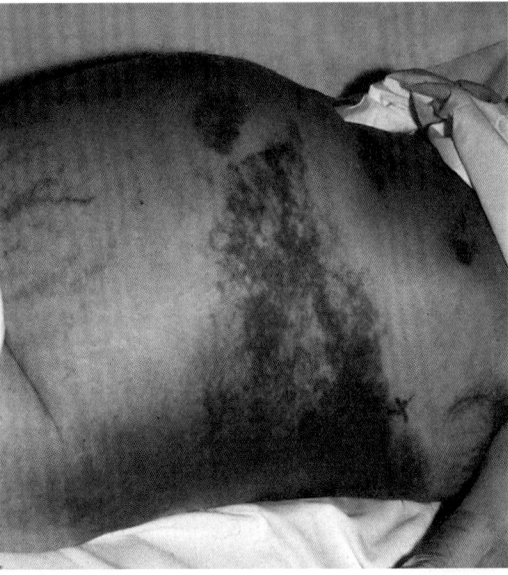

Abb. 7.73: Grey-Turner-Zeichen. Einblutungen in die Flanken sind typisch für eine hämorrhagisch nekrotisierende Pankreatitis. [M186]

=== AUF DEN PUNKT GEBRACHT ===

Komplikationen der akuten Pankreatitis

Lokale Komplikationen
- Bildung von Pankreaspseudozysten, Einblutung in Pseudozysten, Kompression der Gallenwege durch Pseudozysten
- Bakterielle Superinfektion von Nekrosen
- Strikturen des Pankreasganges oder Ductus choledochus mit weiteren Pankreatiden und Galleaufstau. Ist eine endoskopische Behandlung erfolglos, sollte operiert werden (Pankreatojejunostomie).

Systemische Komplikationen
- Paralytischer Ileus als Folge der peritonitischen Reizung mit Flüssigkeitsverlust in den Darm und evtl. Schock
- Hyperglykämie: meist vorübergehend

durch vermehrte Glucagon-Sekretion. Bei nekrotisierender Pankreatitis entwickelt sich evtl. ein pankreopriver (d. h. durch B-Zell-Untergang ausgelöster) Diabetes mellitus.
- **Hypokalzämie** durch Bindung von Calcium in Fettgewebsnekrosen und Hypalbuminämie. Die Hypokalzämie kann zu tetanischen Krämpfen führen.
- **Herzrhythmusstörungen** durch Hypokalzämie und/oder Hypokaliämie
- **Pleuraergüsse** als sympathische Reizergüsse
- **Intraabdominelle Blutung** aus Erosionen oder Ulzera in den Magen-Darm-Trakt, in eine Pseudozyste oder durch Arrosion größerer Gefäße in die freie Bauchhöhle.

- Systemisches Inflammationssyndrom (SIRS), dadurch
  – prärenales akutes Nierenversagen (ANV)
  – *Acute respiratory distress syndrome* (ARDS)
  – disseminierte intravasale Gerinnung (DIC)
  – Sepsis, septischer Schock (meist ausgehend von Darmkeimen, die über Nekrosen oder paralytischen Darm die Blutbahn erreichen)
  – Laktatazidose

! Die Kombination verschiedener Komplikationen kann in ein Multiorganversagen münden und erklärt die hohe Sterblichkeit der akuten nekrotisierenden Pankreatitis! !

---

groß werden kann. Es handelt sich um abgekapselte Ergüsse ohne Epithelauskleidung mit oder ohne Verbindung zum Pankreasgangsystem. Hinweise auf eine Pseudozyste sind anhaltende Schmerzen und anhaltend hohe oder wieder ansteigende Serumamylase-Spiegel trotz Therapie. Der Nachweis gelingt durch Sonographie oder CT. Akute Zysten verschwinden in 50% spontan. Große Zysten ohne Zeichen einer Remission sollten entfernt werden, da sie rupturieren oder sich bakteriell infizieren können oder zu Einblutungen neigen. Möglich sind die perkutane oder – bei Lage zum Magen hin – die pergastrale Drainage mit dem Ziel, die Pseudozyste zu verkleben, oder eine Operation mit Zystojejunostomie in Form einer Y-Anastomose. Eine Operation ist frühestens nach sechs Wochen möglich, da sich erst eine feste, „nähbare" Zystenwand bilden muss.

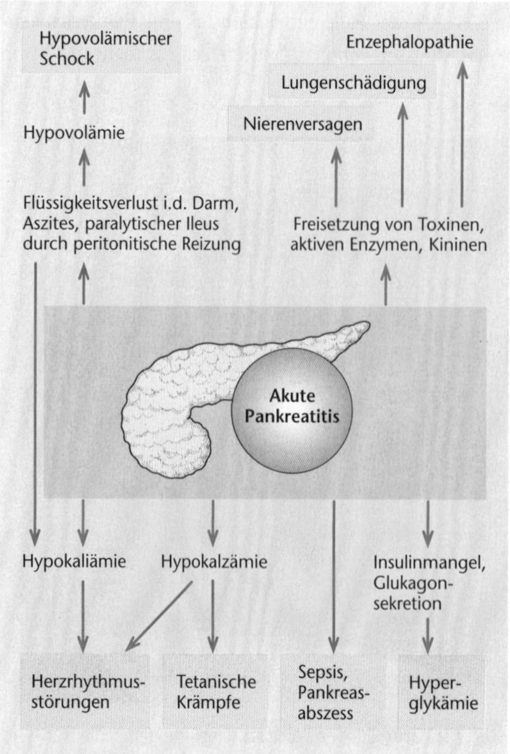

Ätiologie und Pathogenese

Gallenwegserkrankungen, meist **Choledocholithiasis**, und **Alkohol** sind mit Abstand die häufigsten Ursachen für eine akute Pankreatitis. In etwa 25% der Fälle bleibt die Ursache ungeklärt. Seltene Ursachen siehe **Kasten** „Ursachen für eine akute Pankreatitis".

Abb. 7.74: Komplikationen der akuten Pankreatitis. [L157]

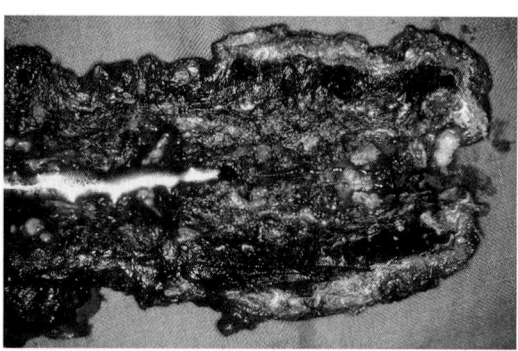

Abb. 7.75: Nekrotisierende Pankreatitis. OP-Präparat: Die schwarz-grünlichen Bereiche sind nekrotische Areale. [X211]

Ursachen für eine akute Pankreatitis
Sehr häufig sind
- Gallenwegserkrankungen mit 50–60% der Fälle (meist Choledocholithiasis; relativ häufig nur Mikrolithiasis! – relativ häufig nach einer Gravidität)
- Alkoholmissbrauch mit 20–40% der Fälle.

Seltenere Ursachen
- medikamentös (meist leichte Pankreatitis): Thiazid-Diuretika, Furosemid, Steroide, Aminosalicylsäure-Präparate, Azathioprin, Interferon u. v. a.
- nach ERCP, Sphincter-Oddi-Manometrie oder traumatisch (stumpfes Bauchtrauma oder postoperativ)
- Infektionen, z. B. Mumps, Hepatitis, Adeno- oder Coxsackie-Viren (eher leichte Begleitpankreatitis)
- Pankreaskarzinom (bei „idiopathischer" Pankreatitis bei Patienten > 50 Jahre daran denken!)
- begleitend bei Sprue (Papillenstenose!) oder chronisch-entzündlichen Darmerkrankungen (z. B. M. Crohn des Duodenums)
- bei Anlagestörungen: Pancreas divisum
- Autoimmunpankreatitis: Es werden gelegentlich begleitend verschiedene AK im Serum nachgewiesen, deren pathogenetischer Stellenwert für die akute Pankreatitis unklar ist. Andererseits gibt es akute Begleitpankreatitiden bei Autoimmunerkrankungen wie Lupus erythematodes und Panarteriitis nodosa.
- hereditäre Pankreatitis: Assoziation mit einigen definierten Gendefekten (geht in der Regel in eine chronische Pankreatitis über)
- primärer Hyperparathyreoidismus (Hyperkalzämie)
- schwere Hypertriglyzeridämie.

Typische **Auslöser** der Erkrankung sind ein Alkoholexzess oder eine voluminöse, fettreiche Mahlzeit. Die sich anschließenden pathogenetischen Vorgänge sind aber noch nicht bis ins Detail geklärt. Einen schematischen Überblick gibt **Abbildung 7.76**.

Verschiedene Noxen können zu einem **Ödem des Pankreasparenchyms** führen. Beschränkt sich der Schaden auf diese Ödementwicklung und kommt es nicht zur Enzymfreisetzung, zeigt sich klinisch meist ein leichter Verlauf und in der Regel ist eine Restitutio ad integrum zu erwarten. Durch direktes Einwirken von Noxen oder über Mikrozirkulationsstörungen, Ödem und lokale Azidose können aber auch Enzyme, v. a. Trypsinogen, freigesetzt und aktiviert werden. Die Folgen der ungesteuerten Enzymfreisetzung sind vielgestaltig:

- „**Selbstverdauung**" des Pankreas bis zur vollständigen Zerstörung
- retroperitoneale **Nekrosen**, seltener Nekrosen in Nieren, Herz und Gehirn durch freigesetzte Enzyme
- **Fettgewebsnekrosen** durch Übertritt von Enzymen in die freie Bauchhöhle mit Calcium-Einlagerungen (→ Hypokalzämie), peritonitischer Reizung und Aszites (→ Plasmaverlust)
- **Schmerzen und Mikrozirkulationsstörungen** durch freigesetztes Kallikrein und Kinine
- **Gerinnungsstörungen** als Schockfolge oder als direkte Wirkung proteolytischer Enzyme
- **Entgleisung des Stoffwechsels** und Wasser- und Elektrolythaushaltes, besonders Hyperglykämie, Hypokaliämie und Hypokalzämie
- **Schock** durch Hypovolämie. Zur Hypovolämie führen u. a. Aszites, Blutung, Erbrechen, Ileus und vasoaktive Substanzen.

Diagnostisches Vorgehen

Neben dem typischen klinischen Bild basiert die Diagnose einer akuten Pankreatitis auf dem Nachweis erhöhter Pankreasenzyme (α-Amylase, Lipase; s. 7.3.2) im Serum. Weitere Laborwerte (s. u.) und die bildgebenden Verfahren (Sonographie, ggf. CT; s. u.) sichern die Diagnose, dienen der Ursachenklärung und zeigen die Schwere der Erkrankung an.

Die Differentialdiagnose am Anfang einer akuten Pankreatitis entspricht in der Regel der des akuten Abdomens (s. **6.7.1**). Darüber hinaus muss differentialdiagnostisch ein Herzinfarkt (Hinterwandinfarkt) ausgeschlossen werden,

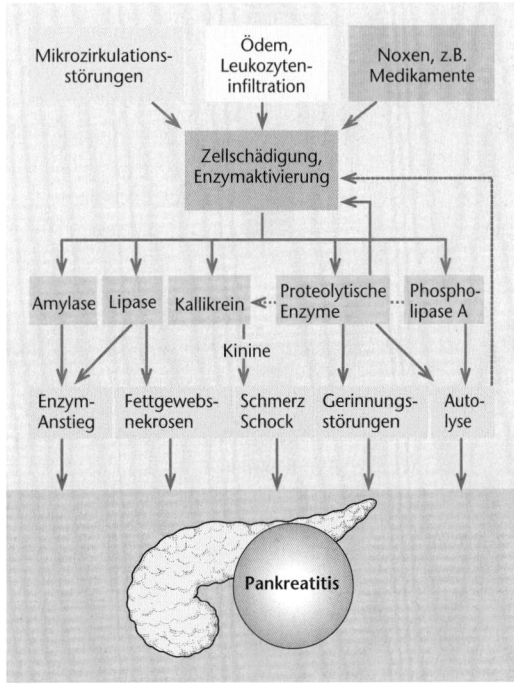

Abb. 7.76: Pathogenetische Vorgänge bei einer akuten Pankreatitis. [L157]

da sich die klinischen Beschwerden ähneln können und auch das EKG bei einer Pankreatitis ähnliche Veränderungen zeigen kann. Hier hilft neben Anamnese und körperlicher Untersuchung das Labor (s. u.), ergänzt durch die Troponin-Bestimmung als frühem Marker für einen Herzinfarkt (**Tab. 7.14**).

Tab. 7.14 Wichtige Differentialdiagnosen einer akuten Pankreatitis

Erkrankung	Typischer Befund	Diagnostisches Vorgehen
Magen-Darm-Ulkus	• Schmerzen im Oberbauch, oft abhängig von Nahrungsaufnahme • häufig Übelkeit, gelegentlich Erbrechen • Risikofaktoren: z. B. NSAR, Stress, Rauchen	Vorsicht: bei Penetration eines Ulkus in das Pankreas Begleitpankreatitis • Ösophagogastroduodenoskopie • bei V. a. Perforation Rö-Thorax: evtl. Luftsichel unter dem Zwerchfell
Gallenerkrankungen	• Cholezystitis: Schmerzen im rechten Oberbauch, evtl. in die rechte Schulter ausstrahlend, Fieber • Cholelithiasis: von leichtem Unbehagen bis zum Vollbild einer Kolik mit sich steigernden, an- und abschwellenden Schmerzen	Vorsicht: Ein Gallengangsverschluss kann zu einer biliären Pankreatitis führen. • sorgfältige abdominelle Untersuchung • Sonographie, bei V. a. Choledocholithiasis (Gallengangsteine) ERC • Labor: Entzündungsparameter, Leber- und Gallenwerte
Mesenterialinfarkt	• akuter Verschluss eines großen Gefäßes: plötzliche, heftige Schmerzen mit Übelkeit, oft stilles Intervall 4–12 h nach Beginn, rascher Verfall • Verschluss kleinerer Gefäße mit ischämischer Nekrose: geringere Schmerzen, blutiger Stuhl, Peritonitis • chronischer Verschluss: anamnestisch postprandiale Schmerzen (Angina abdominalis), bei Nekrose je nach Ausdehnung lokalisierte bis generalisierte Peritonitis und ggf. rascher Verfall	Vorsicht: oft erhöhte Pankreasenzyme • bei Verdacht sofort Dopplersonographie oder Angiographie, um Verschluss der Gefäße auszuschließen. Oft kann über den Angiographiekatheter z. B. mit einer lokalen Lyse therapiert werden. • im Zweifelsfall oder wenn die Diagnostik sich verzögert, rasche Probelaparotomie, da sich die Prognose rapide verschlechtert
Reizmagen, Reizdarm	• wechselnde Beschwerden, oft belastungsabhängig, Schlaf nicht gestört • Reizmagen: epigastrische Schmerzen, Appetitlosigkeit • Reizkolon: Schmerzen v. a. im Bereich der Kolonflexuren, Obstipation und Diarrhö, Schleimbeimengungen im Stuhl	Organische Ursachen müssen ausgeschlossen werden, v. a.: • Verwachsungen nach Bauchoperationen • Pankreaspseudozyste • Lactose-Intoleranz, Sprue • akute intermittierende Porphyrie, chronische Bleivergiftung
Herzinfarkt, speziell Hinterwandinfarkt	• Todesangst, Brustenge, Atemnot • Schmerz strahlt evtl. in den linken Arm oder Hals aus • v. a. bei Hinterwandinfarkt: Erregungsleitungsstörungen mit Sinusbradykardie oder AV-Block	Vorsicht: bei Hinterwandinfarkt oft nur abdominelle Schmerzen, bei einer Pankreatitis strahlen Schmerzen evtl. in die linke Schulter. Herzenzyme, EKG.
basale Pneumonie, Pleuritis	• oft plötzlich einsetzende atemabhängige Schmerzen • in der Anamnese häufig vor kurzem „Erkältung"	• sorgfältig abhören • Rö-Thorax
akute Porphyrie	• diffuse Bauchschmerzen, Übelkeit, Erbrechen • psychische und neurologische Symptome, z. B. Paresen, Sensibilitätsstörungen, Kopfschmerzen, Psychosen • Dunkelfärbung des Urins • Obstipation	• anamnestisch als Auslöser: Medikamenteneinnahme, Infektion, Alkoholkonsum, Fasten • Labor: im Urin Porphobilinogen und δ-Aminolävulinsäure erhöht
chronische Bleivergiftung	• heftige, plötzliche Koliken im Bauchraum, Maximum oft um Nabel, Meteorismus • Anämie, grauer Bleisaum am Zahnfleisch • Anorexie, Kopfschmerzen, Polyneuropathie	• erhöhte Bleiwerte in Urin und Serum • δ-Aminolävulinsäure und Koproporphyrin im Urin erhöht
ketoazidotisches Koma	• Polyurie, Polydipsie, Exsikkose • Übelkeit, Erbrechen • Hyporeflexie, Somnolenz • Kussmaul-Atmung	Labor: Blutzucker im Serum, Blutgasanalyse, Ketonkörper im Urin
Störungen im Bereich der Brustwirbelsäule	• Schmerzen, die sich im Bereich eines oder mehrerer Dermatome ausbreiten und lageabhängig sind • keine vegetativen Begleitsymptome	• Schmerzprovokation durch Druck auf eine Rippe oder einen Wirbelsäulenabschnitt oder Husten • Röntgenaufnahme der Brustwirbelsäule

Labor

- Anstieg der α-Amylase auf mehr als das Vierfache der Norm (einfacher Labortest, *cave*: jedoch geringe Spezifität; s. **7.3.2**)
- Anstieg der Serum-Lipase bis auf das 80-Fache, in der Regel um das 10 – 20-Fache der Norm
- systemische Entzündungszeichen: Leukozyten, C-reaktives Protein
- zusätzliche Hinweise auf einen schweren (oft nekrotisierenden) Verlauf: LDH, erhöhter Blutzucker, erniedrigtes Calcium und Lactat (Azidose)
- Zeichen der Cholestase (GPT, GOT, γ-GT, AP, Bilirubin; s. **7.1.3**) als Hinweis auf eine biliäre Genese. Ein Anstieg der GPT (ALT) auf das Dreifache der Norm oder des Bilirubins auf > 1,35 mg/dl gelten als Hinweis auf eine biliäre Ursache der Pankreatitis.
- Hämatokrit: wahrscheinlich geeigneter Parameter, um die Flüssigkeitstherapie zu steuern (s. u.)
- Blutgasanalyse: zur Erfassung einer drohenden respiratorischen Insuffizienz und einer Azidose
- Blutgerinnung: zur Erfassung einer drohenden disseminierten intravasalen Gerinnung (DIC, s. **3.7.7**)
- Kreatinin: als Parameter der Nierenfunktion, Anstieg bei begleitendem akutem Nierenversagen

Prognostische Hinweise geben zwei Werte, die je nach Ausmaß der Nekrosen erhöht sind: das **CRP** als Marker für die Entzündungsantwort und die **Pankreaselastase 1** im Serum als Marker der exokrinen Funktion.

Bildgebende Verfahren

- **Sonographie:** Ödem, Aszites, Nekrosen, Pseudozysten, Gallen(weg)steine, Galleaufstau
- CT bei unklaren Sonographiebefunden, ausbleibender

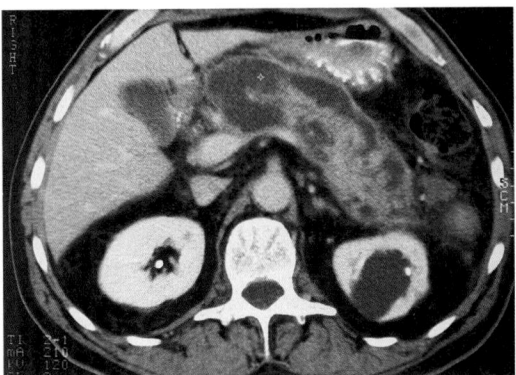

Abb. 7.77: Akute Pankreatitis im Kontrastmittel-CT. Im Kopfbereich sind partielle Nekrosen zu erkennen, Korpus und Schwanz zeigen noch normal durchblutete Parenchymanteile. [M187]

klinischer Besserung innerhalb der ersten 3 Tage und präoperativ (**Abb. 7.77**); bei schweren Verläufen CT-Verlaufskontrollen (Ausmaß der Nekrosen, Pseudozystenbildung, Gasbildung im Gewebe als Zeichen bakterieller Superinfektion?)
- **Röntgen des Thorax:** evtl. linksseitiger Pleuraerguss durch Reizung der Pleura sowie basale Atelektasen. Evtl. Zeichen des Lungenversagens (ARDS)
- bei V. a. biliäre Ursache **ERC** ohne Darstellung des Pankreasganges. Im Rahmen der ERC können Drainagen gelegt, Gallensteine entfernt oder eine Papillotomie durchgeführt werden.

Therapie

Patienten mit schwerer Pankreatitis müssen intensivmedizinisch behandelt werden.

> ❗ Sobald klinisch oder sonographisch der Verdacht auf eine Obstruktion der Gallenwege als Ursache besteht, ist eine ERC indiziert, ggf. mit Papillotomie, Steinentfernung und evtl. Drainageeinlage. ❗

Die Therapie verfolgt drei Hauptziele: Pankreas „ruhigstellen", Schmerzen bekämpfen, Schock und Komplikationen vermeiden bzw. behandeln.

Pankreas ruhigstellen

- Initial orale Nahrungs- und Flüssigkeitskarenz und parenterale Ernährung, aber frühzeitiger Wiederbeginn einer enteralen Ernährung über eine Duodenalsonde
- Magensonde, um Magen- und Duodenalsekrete bei schwereren Verläufen und Darmatonie kontinuierlich abzusaugen (nur indiziert bei rezidivierendem Erbrechen)
- Magensäuresekretion medikamentös hemmen (i. d. R. mit Protonenpumpen-Inhibitoren, z. B. Pantoprazol).

Schmerz bekämpfen

Mittel der ersten Wahl für leichte bis mäßige Schmerzen ist Metamizol (Novalgin®). Oftmals wird der Patient darunter nicht beschwerdefrei und die Behandlung muss durch Morphin-Derivate ergänzt werden. Hier sollten gering spasmogenen Opiaten wie Buprenorphin (Temgesic®), Pethidin (Dolantin®) und Pentazocin (Fortral®) der Vorzug gegeben werden. Nach Ausschöpfen der medikamentösen Schmerztherapie ist ein Periduralkatheter sinnvoll.

Schock und Komplikationen vermeiden

Für die Schockvermeidung ist eine ausreichende parenterale Flüssigkeitszufuhr (meist mind. 3 – 5 Liter/Tag) sehr wichtig. Sie sollte möglichst nach dem ZVD gesteuert werden. Eine Steuerung nach dem Hämatokriten (Einstellung auf 30 – 35%) scheint die Prognose ebenfalls günstig zu beeinflussen.

07

Systemische **Antibiotika** sollten bei der schweren Pankreatitis frühzeitig eingesetzt werden, da sie die Prognose erwiesenermaßen verbessern. Klinisch entscheidet man sich meist bei schwer kranken Patienten mit Fieber über 38 °C zur Antibiotika-Therapie. Ein hohes CRP kann diese Entscheidung unterstützen. Gebräuchliche Substanzen sind Imipenem oder Ciprofloxacin plus Metronidazol i. v.

Bei V. a. eine biliäre Obstruktion (also meist Gallengangsstein) ist das Abflusshindernis möglichst innerhalb von 24 Stunden mittels **ERC** zu beseitigen. Zur Prophylaxe von Thrombose und Verbrauchskoagulopathie wird **Heparin** gegeben. Ggf. auftretende weitere Komplikationen (s. o.) werden nach intensivmedizinischen Vorgaben therapiert.

Ernährung

In den ersten 24 Stunden der akuten Pankreatitis steht die adäquate **Flüssigkeitssubstitution** im Vordergrund. Danach sollte begonnen werden, den Patienten **enteral zu ernähren**. Durch zu lange Nahrungskarenz (Glutamin-Mangel) kommt es zu einer Mukosaatrophie im Dünndarm und in der Folge zu einer Translokation von Darmbakterien in das nekrotische peripankreatische Gewebe. Die Ernährung erfolgt günstigstenfalls über eine Duodenalsonde und hat neben der nötigen Kalorienzufuhr das Ziel, eine Mukosaatrophie im Dünndarm zu verhindern.

Operation

Eine Operationsindikation ist extrem zurückhaltend zu stellen, da die Letalität von Eingriffen in der akuten Pankreatitis sehr hoch ist! Operationsindikationen sind:
- zunehmende, nicht beherrschbare Komplikationen trotz Intensivtherapie
- infizierte Nekrosen oder infizierte Pankreaspseudozysten, wenn endoskopisch nicht beherrschbar.

Nekrosen werden ausgeräumt und eine Bauchspülung (**Lavage**) insbesondere der Bursa omentalis durchgeführt, ggf. mehrmals an aufeinanderfolgenden Tagen mit temporärem Bauchdeckenverschluss. Auf Pankreas(teil)resektionen wird möglichst verzichtet. Sie verbessern die Prognose nicht.

7.3.4 Chronische Pankreatitis

Die chronische Pankreatitis ist eine fortschreitende Entzündung des Pankreas mit irreversiblen Schäden. Sie kann mit akuten Schüben (chronisch-rezidivierend) oder chronisch-progredient verlaufen. Gelegentlich wird noch die obstruktive chronische Pankreatitis als Sonderform geführt, bei der ein Gangverschluss zu Veränderungen führt, die nach Beseitigen des Hindernisses in der Regel reversibel sind.

Klinik (Tab. 7.15)

Typisch ist ein rezidivierender, selten ein persistierender Oberbauchschmerz, der in den Rücken ausstrahlen kann. Die Schmerzen treten oft bei oder nach einer Nahrungsaufnahme auf oder verstärken sich dann deutlich.

! In knapp 10% der Fälle bestehen keine Schmerzen. **!**

Begleiterscheinungen sind Übelkeit, Völlegefühl und Meteorismus. Oft sind die Beschwerden abhängig von der Nahrungsaufnahme. In fortgeschrittenen Fällen zeigen sich Folgen der Funktionsausfälle des Pankreas: Zeichen der Malabsorption wie Gewichtsverlust, Fettstühle und Mangelerscheinungen (exokrine Insuffizienz) und Diabetes mellitus (endokrine Insuffizienz). Der Gewichtsverlust und die Mangelerscheinungen können aber auch Folge eines chronischen Alkoholkonsums sein.

Akute Schübe gleichen klinisch der akuten Pankreatitis.

Komplikationen

- **Pankreaspseudozysten (Abb. 7.78)** sind bei chronischen Pankreatitiden häufiger als bei akuten und bilden sich selten zurück. Zur Therapie der Pankreaspseudozysten siehe 7.3.3.
- **Pankreasgangstrikturen** unterhalten ggf. die chronische Pankreatitis und sollten endoskopisch therapiert werden.
- **Gallengangstrikuren** können zum Ikterus führen und sollten ebenfalls endoskopisch behandelt werden.
- **Gastrointestinale Blutungen** treten bei ≈ 10% der Patienten auf und sind häufiger Folge einer portalen Hypertonie durch eine Milzvenenthrombose oder einer begleitenden Lebererkrankung als von Blutungen aus Magen-Darm-Ulzera.
- **Malignome:** Bei Patienten mit einer chronischen Pankreatitis ist die Inzidenz von Pankreaskarzinomen nachweislich erhöht.

Tab. 7.15 Häufigkeit von Symptomen bei chronischer Pankreatitis

Symptom	Häufigkeit
Schmerzen	> 90%
Gewichtsabnahme	70%
Steatorrhö	70%
Übelkeit, Erbrechen	50%
Diabetes mellitus	20%
Ikterus	15%
Verkalkungen	15%

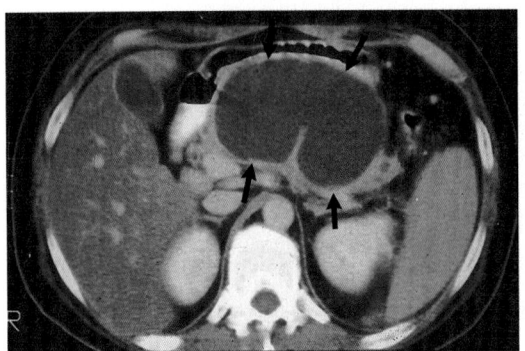

Abb. 7.78: Pankreaspseudozyste im CT (schwarze Pfeile).
[E211–100]

Ätiologie

In den Industriestaaten ist in 2/3 der Fälle **chronischer Alkoholkonsum** die Ursache einer chronischen Pankreatitis.

Bei den Patienten finden sich häufig multiple Verkalkungen des Pankreas (kalzifizierende Form, **Abb. 7.79**).

Weitere Risikofaktoren und Ursachen für eine chronische Pankreatitis sind:

- eine Pankreasgang- und Papillenobstruktion bei Vernarbung, Tumor oder chronischer Entzündung in diesem Bereich
- hereditäre Störungen; inzwischen sind einige Gendefekte definiert (u. a. Punktmutation im Gen des kationischen Trypsinogens, PRSS1)
- Bei einem Teil der Fälle vermutet man einen Autoimmunprozess als Ursache. Es werden AK gegen Lactoferrin oder Carboanhydrase II sowie eine Vermehrung von CD4- und CD8-Lymphozyten im peripheren Blut gefunden. Hier zeigt sich eine Sklerosierung des Pankreas (sklerosierende Form).
- Ebenso ist das Rauchen ein unabhängiger Risikofaktor der chronischen Pankreatitis.
- Seltene Ursachen sind ein primärer Hyperparathyreoidismus mit chronischer Hyperkalzämie (oft mit Verkalkungen des Pankreas), eine Hyperlipidämie, Mukoviszidose und in Dritte-Welt-Ländern ein chronischer Eiweißmangel.
- 1/4 der Fälle einer chronischen Pankreatitis gelten als idiopathisch.

Pathogenese

Beim **chronischen Alkoholkonsum** scheinen mehrere Faktoren eine Rolle zu spielen. Neben den direkten toxischen Wirkungen des Alkohols und seiner Abbauprodukte, in erster Linie Acetaldehyd, ändert sich auch die Zusammensetzung des Pankreassekrets: höherer Proteingehalt, herabgesetzte Löslichkeit für Calcium, verminderte Konzentration des Trypsin-Inhibitors. Als Folge können kleine Pankreas-

gänge von verkalkenden Eiweißablagerungen verlegt werden. Eine Papillitis kann den Abfluss behindern, Erbrechen zu Reflux in den Pankreasgang führen. Eventuell spielt auch eine alkoholinduzierte Hypertriglyzeridämie eine Rolle.

Die Hyperkalzämie beim **primären Hyperparathyreoidismus** scheint die Pankreaszellen direkt zu schädigen. Es kommt dann auch zu hohen Calcium-Konzentrationen in den Pankreasgängen, Calcium fällt aus und behindert den Abfluss des Pankreassaftes.

Akute Schübe werden wahrscheinlich dann ausgelöst, wenn zusätzliche schädigende Einflüsse hinzukommen, z. B. ein Alkoholexzess oder ein biliärer Rückstau.

Diagnostisches Vorgehen

Wichtig ist, die Ätiologie zu klären, um behebbare Ursachen nicht zu übersehen. Daneben interessiert die Funktionsreserve des Pankreas, die mithilfe von Funktionstests abgeschätzt werden kann (s. 7.3.2).

Häufig steht ein akuter Schub am Anfang einer chronischen Pankreatitis. Andere typische Zeichen einer chronischen Pankreatitis sind in der Regel Spätzeichen. Bei Verdacht kann sonographiert und die α-Amylase oder Lipase bestimmt werden. Erhöhte Werte stützen die Diagnose eines Schubs. Als Screening für die exokrine Funktion eignet sich am ehesten die Stuhlelastase. In der weiteren bildgebenden Diagnostik sind vor allem Endosonographie und ERCP (**Abb. 7.79** und **Abb. 7.80**) geeignet, frühe morphologische Veränderungen zu zeigen. In Einzelfällen ist ein CT indi-

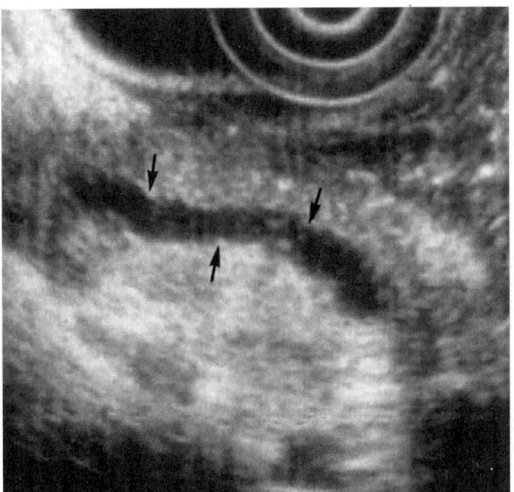

Abb. 7.79: Chronische Pankreatitis in der Endosonographie. Die Schallsonde liegt der dorsalen Magenwand an. Dargestellt ist ein Pankreas mit inhomogenem Parenchym und vereinzelten kleinen Verkalkungen mit dorsalem Schallschatten, Der Pankreasgang (Pfeile) ist unregelmäßig verbreitert.
[C108]

ziert, um die weitere Umgebung des Pankreasorgans mit abzubilden (wenn die Sonographie nicht ausreicht).

❗ Oft ist die Unterscheidung zwischen chronischer Pankreatitis und Pankreaskarzinom nicht sicher möglich. Alle bildgebenden Verfahren können hier u. U. versagen. Dann muss ggf. eine Feinnadelpunktion durchgeführt werden (meist endosonographisch gesteuert). Ein PET kann evtl. die Stoffwechselaktivität eines Tumors erfassen. Wenn erforderlich, müssen die Untersuchungen in kurzen Zeitabständen wiederholt werden. Eine explorative Laparotomie kann indiziert sein. ❗

Kausale Therapie

Die Prognose ist v. a. vom weiteren Alkoholkonsum des Patienten abhängig.

Wichtig sind die absolute, lebenslange **Alkoholkarenz** und das **Vermeiden pankreastoxischer Medikamente** (u. a. Diuretika, Azathioprin, Aminosalicylate, Steroidhormone, Valproat, Didanosin u. v. m.). Alkoholkarenz vermindert in der Regel die Schwere und Häufigkeit akuter Schübe und die Geschwindigkeit der Pankreaszerstörung. Echte Stillstände mit Defektheilung sind allerdings selten, sodass bei dieser Ätiologie ein schubweise progredienter Verlauf zu erwarten ist. Auch wenn Alkoholmissbrauch nicht die Ursache der chronischen Pankreatitis ist, sollte Alkohol als zusätzliche Noxe gemieden werden. Medikamentös lässt sich die Entzündung nicht beeinflussen.

Abflussbehinderungen durch Gallenwegsteine und Strikturen sollten endoskopisch oder chirurgisch beseitigt werden. Waren die Obstruktionen die Ursache der chronischen Pankreatitis, heilt sie danach in der Regel aus. Endoskopisch können auch Steine und Strikturen des Pankreasganges angegangen werden. Bei Strikturen wird meist ein Stent eingelegt. Da der prästenotische Aufstau oft hauptverantwortlich für die Schmerzen ist, kann durch dieses Verfahren auch der Schmerz beeinflusst werden.

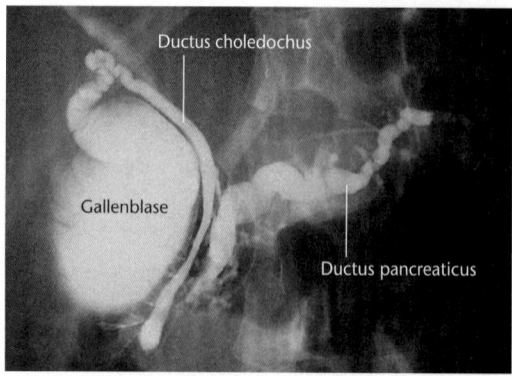

Abb. 7.80: Chronische Pankreatitis in der ERCP. Diese Pankreatitis hat sich als Folge eines Abflusshindernisses (bei einem Gallensteinleiden) entwickelt. Der Pankreasgang ist erweitert und geschlängelt. [E119]

❗ Vor geplanten Operationen bei starken Schmerzen, z. B. Teilresektion oder Pankreatojejunostomie, kann mit einer vorübergehenden Stent-Einlage geprüft werden, ob durch die Operation die Schmerzen verschwinden werden. ❗

Symptomatische Therapie

Die symptomatische Therapie hat vier Ziele:
- Behandlung des akuten Schubs
- Schmerzbehandlung
- Substitution von Verdauungsenzymen bei exokriner Insuffizienz
- Substitution von Insulin bei endokriner Insuffizienz.

Behandlung des akuten Schubs
Akute Schübe werden wie eine akute Pankreatitis behandelt (s. 7.3.3).

Schmerzbehandlung
Schmerzen im Rahmen einer chronischen Pankreatitis haben viele Ursachen:
- Entzündung des Pankreasgewebes
- Sekretaufstau in Pankreas- oder Gallengang
- Pankreaspseudozysten, die die Pankreaskapsel dehnen oder auf Nachbarorgane drücken
- Zweiterkrankungen wie Magen-Darm-Ulzera oder Diarrhö bei Maldigestion.

Besonders Steine im Pankreasgang können Schmerzen auslösen. Es kann versucht werden, den Gang endoskopisch zu sanieren (Papillotomie, Steinextraktion, Stent-Anlage). Ggf. ist die Kombination der Endoskopie mit einer extrakorporalen Lithotripsie (s. 7.2.2) sinnvoll.

Können die Ursachen nicht beseitigt werden oder bestehen weiterhin Schmerzen, werden Schmerzmittel nach Bedarf gegeben. Um die Nebenwirkungen der systemischen medikamentösen Schmerztherapie zu vermeiden, können dem Patienten invasive Verfahren angeboten werden, z. B. die perkutane, CT-gesteuerte Blockade des Plexus coeliacus mit Medikamenten. Als letzte Möglichkeit bleibt eine Teilresektion des Pankreas.

Die orale Gabe von Pankreasenzymen, um reflektorisch die Pankreassekretion zu hemmen und damit Schmerzen zu vermeiden, hat nur z. T. die gewünschte Wirkung, kann aber zur Linderung versucht werden.

Behandlung der exokrinen Insuffizienz
Bei der exokrinen Insuffizienz wird einerseits die Nahrung angepasst (s. **Kasten** „Ernährung bei chronischer Pankreatitis"), andererseits fehlende Pankreasenzyme substituiert (s. **Pharma-Info** „Pankreasenzyme"), meist Extrakte aus dem Schweinepankreas. Im Vordergrund steht die Substitution von Lipase.

Die Dosierung richtet sich nach der Stuhlfrequenz und dem Fettgehalt, der bei weniger als 15 g/d liegen sollte.

! Da Lipase säurelabil ist, setzt man bei Patienten mit erhaltener Säuresekretion des Magens besonders verkapselte und damit säuregeschützte Präparate ein. !

===== **AUF DEN PUNKT GEBRACHT** =====

Ernährung bei chronischer Pankreatitis
- kein Alkohol
- kohlenhydrat- und eiweißreiche Kost
- Fett sollte nur so viel gegessen werden, dass unter Einnahme von Pankreasenzym-Präparaten keine Steatorrhö entsteht. Der Anteil von Fett sollte bei weniger als 100 g/d liegen. Hilfreich kann der Einsatz mittelkettiger Triglyzeride (MCT) sein, die Lipase-unabhängig resorbiert werden. Ihr Anteil wird langsam über Wochen auf maximal 50% der Gesamtfettmenge gesteigert
- Substitution der fettlöslichen Vitamine (A, D, E, K). Bei Teilresektionen und guter Verdauung reicht es oft, auf vitaminhaltige Ernährung zu achten. Ansonsten werden die Vitamine einmal monatlich i. m. gegeben.
- Elektrolytsubstitution: Calcium, Eisen und Magnesium.

Behandlung der endokrinen Insuffizienz
Die endokrine Insuffizienz tritt meist erst nach der exokrinen Insuffizienz des Pankreas auf. Viele Patienten mit einem langsamen Verlauf der chronischen Pankreatitis können über längere Zeit mit einer Diät den Diabetes mellitus gut einstellen. Kommt es jedoch zu einem insulinpflichtigen Diabetes mellitus, so ist dessen Behandlung schwierig: Die hohe Insulin-Empfindlichkeit der Zielgewebe, die ebenfalls gestörte Glucagon-Sekretion, unregelmäßige Nahrungsaufnahme (z. B. durch Appetitlosigkeit) sowie die unausgeglichene exokrine Pankreasinsuffizienz mit schwankender Nahrungsabsorption machen die Insulin-Substitution zu einer schwierigen Gratwanderung. Oft ist eine häufige Gabe (> 5-mal täglich) von kurz wirksamem Insulin notwendig.

7.3.5 Pankreaskarzinom

Das Pankreaskarzinom ist der weitaus häufigste Tumor des Pankreas; es macht 2 – 3% der malignen Tumoren aus. Fast immer handelt es sich um ein Adenokarzinom, das vom Gangepithel, seltener vom Azinusepithel ausgeht. Der Altersgipfel der Häufigkeit liegt zwischen dem 60. und 80. Lebensjahr. Risikofaktoren sind Rauchen, chronische oder genetisch bedingte rezidivierende Pankreatitis, bestimmte chemische Noxen sowie angeborene Faktoren (z. B. im Rahmen eines hereditären, nicht-polypösen Kolonkarzinom-Syndroms, HNPCC, s. **6. 5. 9** mit **Tab. 6.10**). Der Tumor geht einher mit bestimmten molekulargenetischen Veränderungen wie z. B. Mutationen der Onkogene *K-ras, p53*.

Über 70% der Karzinome sind im Pankreaskopf lokalisiert. Die Prognose ist schlecht: Die mittlere Überlebenszeit beträgt sechs Monate, die 5-Jahres-Überlebensrate ≈ 2%. Tumoren im Pankreaskörper und -schwanz haben eine besonders ungünstige Prognose, da sie selten Symptome hervorrufen, bevor sie in die Umgebung infiltriert sind.

! Gutartige, nicht endokrin aktive Tumoren sind eine Rarität und müssen nur entfernt werden, wenn sie durch mechanische Verdrängung Symptome verursachen. !

Klinik

Die Klinik ist durch einen oft verhängnisvollen Ablauf geprägt: Im Frühstadium treten keine oder nur geringe uncharakteristische Beschwerden auf, während die im Spätstadium auftretenden Krankheitszeichen oft schwerwiegend und spezifisch sind.

Die häufigsten Erstsymptome sind Oberbauchschmerzen (oft gürtelförmig oder in den Rücken ziehend) oder Druckgefühl sowie unklare Verdauungsstörungen wie Völlegefühl und Gewichtsverlust. Beim Pankreaskopfkarzinom ist häufig ein Ikterus das erste Zeichen (**Tab. 7.16**). Weitere Erscheinungen können sein:

07

PHARMA-INFO: PANKREASENZYME

Wirkstoffe
Gemisch aus Lipase, Amylase, Proteasen und Pankreatin (z. B. Kreon®, Pankreon®, Pankreatan®)

Wirkungsmechanismus und Eigenschaften
Ersatz der durch das Pankreas produzierten Verdauungsenzyme. Oral zugeführte Pankreasenzyme werden im Magen hydrolysiert bzw. inaktiviert und müssen durch galenische Maßnahmen vor frühzeitiger Inaktivierung geschützt werden.

Indikationen
Exokrine Pankreasinsuffizienz, Z. n. Magenresektion.

Nebenwirkungen
Schleimhautentzündungen, allergische Reaktionen.

Kontraindikationen
Akute Pankreatitis, akute Schübe chronischer Pankreaserkrankungen.

Klinische Anwendung
Bei totalem Ausfall der Pankreasfunktion ausreichend hoch dosieren, z. B. 40 000 bis 80 000 Einheiten Lipase pro Tag. Anpassung nach klinischen Kriterien (Stuhlfrequenz, Stuhlmenge, Fettbeimischung) oder der im Labor gemessenen Fettausscheidung über 72 Stunden.

Tab. 7.16 Häufigkeit der Symptome bei Pankreaskopf-
und Pankreaskörper- bzw. -schwanzkarzinom

Symptom bei Diagnosestellung	Häufigkeit beim Pankreaskopf-karzinom	Häufigkeit beim Pankreaskörper- oder Pankreasschwanz-karzinom
Gewichtsverlust	90%	80%
Schmerzen	80%	80%
Verdauungsstörungen	70%	30%
Ikterus	70%	10%
Courvoisier-Zeichen	50%	selten
Thrombophlebitis	5%	5%

- Courvoisier-Zeichen: tastbar vergrößerte, schmerzlose
  Gallenblase als Zeichen eines chronischen Gallestaus
- Steatorrhö, Diabetes mellitus
- Aszites
- Phlebitiden und Phlebothrombosen: Thrombosen, z.B.
  der Milzvene, scheinen durch Druck des Tumors auf die

entsprechenden Venen verursacht zu sein. Phlebitiden
und Thrombosen in entfernteren Venen sind wahrscheinlich – neben den metabolischen Wirkungen eines Karzinoms z. B. auf den Proteinstoffwechsel – auf den Einfluss
von freigesetzten Pankreasenzymen auf die Blutgerinnung zurückzuführen.

Diagnostisches Vorgehen

Die **bildgebenden Verfahren** dienen der Beurteilung der
Ausdehnung und damit der Abschätzung der Operabilität.
Obligatorisch sind Sonographie und Spiral-CT (**Abb. 7.81**)
sowie eine ERCP (**Abb. 7.82**). Die Endosonographie ist im
Pankreaskopfbereich dem CT im Nachweis von Ausdehnung und Lymphknotenbefall überlegen. Gleichzeitig kann
feinnadelbioptisch eine Zytologie zur Diagnosesicherung
gewonnen werden. In der ERCP zeigen sich evtl. ergänzend
Gangabbrüche oder -unregelmäßigkeiten. In Einzelfällen
kann die Aktivität im PET zwischen malignen und benignen
Veränderungen unterscheiden. Aber in manchen Fällen ist
es nicht möglich, durch die präoperative Diagnostik eine
Differenzierung zu treffen (insbesondere zwischen chronischer Pankreatitis und Malignom), es wird u. U. eine
explorative Laparotomie erforderlich.

Im **Labor** finden sich meist nur unspezifische Hinweise
auf ein Tumorleiden wie erhöhte Blutsenkung oder Eisen-
verwertungsstörung mit Anämie. Die Tumormarker CA 19-
9 und CEA sind weder sensitiv noch spezifisch genug, um
für die Erstdiagnose hilfreich zu sein.

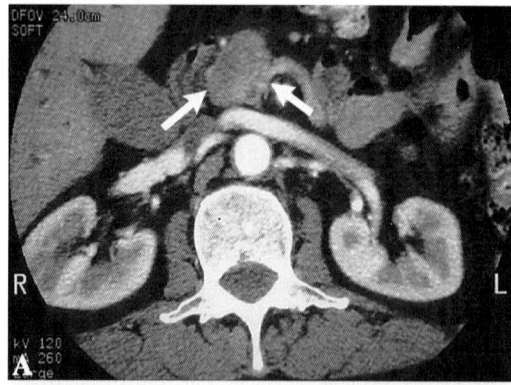

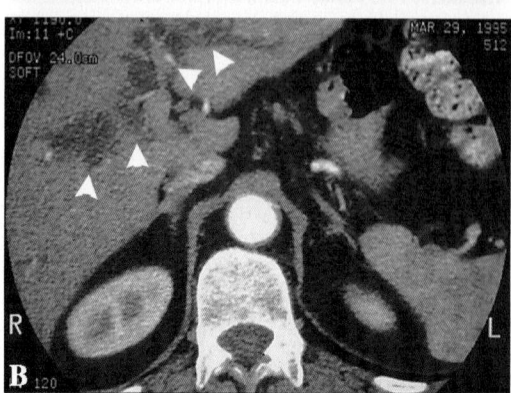

Abb. 7.81: Pankreaskarzinom im CT. Die Pfeile in A zeigen auf
ein kleines Pankreaskopfkarzinom, das zu einem Aufstau und einer
Dilatation der intrahepatischen Gallenwege geführt hat (B).
[E211–100]

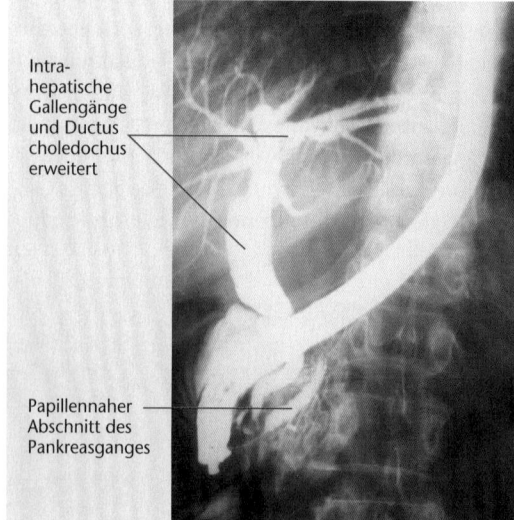

Abb. 7.82: Pankreaskarzinom in der ERCP. Die Gallenwege
sind erweitert, lassen sich aber auf ganzer Länge darstellen. Der
Pankreasgang ist jedoch nur im Kopfbereich darstellbar, dann
bricht das Kontrastmittel wegen des Karzinoms im Pankreasschwanz ab. [X211]

❗ Der Tumormarker CA 19-9 steigt erst in fortgeschrittenen Stadien an, ist aber zur Verlaufsbeurteilung geeignet. Der Tumormarker CEA ist unspezifischer als CA 19-9, kann aber ebenfalls zur Verlaufsbeobachtung herangezogen werden. ❗

Therapie
Kurative Maßnahmen

Aussicht auf Heilung besteht nur, wenn wenige regionale Lymphknotenmetastasen in den bildgebenden Verfahren und im Operationssitus festgestellt werden und der Tumor lokal operabel ist. Sind die lokalen großen Gefäße infiltriert, gilt der Tumor als nicht-resektabel. Sämtliche bildgebenden Verfahren können nicht immer eine Gefäßinvasion des Tumors ausschließen, sodass eine Entscheidung zur (kurativen) Resektion oft erst aufgrund des Operationssitus getroffen werden kann. Bei Pankreaskorpustumoren wird das Pankreas meist vollständig entfernt, bei Pankreasschwanztumoren reicht gelegentlich eine Teil-(Links-)Resektion. Beim Pankreaskopftumor erfolgt in der Regel eine Operation nach WHIPPLE, bei der folgende Organe entfernt werden: Duodenum, Pankreas (oft kann der Pankreasschwanz belassen werden), Gallenblase sowie die unteren zwei Drittel des Magens mit anschließender Gastrojejunostomie und Anschluss von Pankreas- und Gallengang an eine weitere Jejunumschlinge.

Palliative Therapie

Palliative Maßnahmen zielen zum einen darauf, die Gallen- und Nahrungspassage zu erhalten. Dies sollte möglichst durch eine endoskopische Stent-Einlage, meist in den Ductus choledochus, gelegentlich auch ins Duodenum erfolgen. Alternative ist u. U. eine palliative Operation, z. B. eine biliodigestive Anastomose oder Gastroenterostomie.

❗ Palliative Operationen haben eine hohe Letalität um 10%. ❗

Andere palliative Ansätze zielen darauf ab, das Tumorwachstum zu bremsen oder eine partielle Remission zu erzielen. Hier werden relativ nebenwirkungsarme Chemotherapien, z. B. mit Gemcitabin, versucht. Die Erfolge sind allerdings sehr begrenzt (z. B. partielle Remissionen in ca. 10% der Fälle bei nicht belegter Verlängerung des Überlebens). Neuere Studien untersuchen Kombinationschemotherapien, meist mit Gemcitabin oder 5-Fluorouracil, oder Kombinationstherapien mit Strahlentherapie. Darüber hinaus wird ggf. eine palliative Schmerz- und Ernährungstherapie erfolgen.

Substitutionstherapie

Nach totaler Pankreasentfernung müssen Insulin und Verdauungsenzyme ersetzt werden. Während die Pankreasenzyme in hohen Dosen substituiert werden, ist der Insulin-Bedarf vergleichsweise gering, da beim pankreopriven Diabetes mellitus im Gegensatz zum Typ-II-Diabetes eine hohe Insulin-Empfindlichkeit der Zielgewebe besteht (s. a. **7.3.4**).

Nach einer Pankreasteilresektion ist die exokrine und endokrine Restfunktion oft ausreichend.

7.3.6 Endokrin aktive Tumoren

Seltene, jedoch wegen ihrer endokrinen Wirkungen differentialdiagnostisch wichtige, meist gutartige Tumoren.

Diagnostisches Vorgehen

Die Diagnose wird fast immer klinisch und laborchemisch gestellt. Bei Verdacht werden die entsprechenden Hormone bestimmt. Die bildgebenden Verfahren können die Tumoren oft nicht lokalisieren, da sie meistens zu klein sind (< 2 cm). Das empfindlichste Verfahren ist die Endosonographie. Konventionelle Sonographie und CT können nur ≈ 40% der Tumoren lokalisieren.

Insulinom

Das Insulinom ist der häufigste endokrine Pankreastumor. Er ist in 90% gutartig und in 90% solitär, 5% liegen außerhalb des Pankreas. Häufig produziert der Tumor neben Insulin weitere Hormone.

Klinik

Führend sind **Hypoglykämien** besonders morgens oder nach körperlicher Anstrengung. Die Symptome reichen von vegetativen Erscheinungen infolge einer reaktiven Katecholamin-Ausschüttung (Blässe, Herzrasen, Zittern, Durchfall) bis zu Verwirrtheitszuständen, epileptischen Anfällen oder Koma. Die oft bestehenden psychischen Auffälligkeiten, v. a. psychotische Symptome, führen nicht selten zu Fehldiagnosen. Gelegentlich schildern die Patienten Heißhunger, starke Gewichtszunahme oder -abnahme. Ein Hinweis kann auch ein pathologischer oraler Glucosetoleranz-Test sein, da die Hyperinsulinämie die Insulin-Sekretion der B-Zellen hemmt.

Diagnostisches Vorgehen

Die Diagnose wird durch den Nachweis einer Hypoglykämie und Hyperinsulinämie gestellt, die gleichzeitige Bestimmung des C-Peptids schließt exogen zugeführtes Insulin aus (s. **9.2.1**). Dafür ist unter stationären Bedingungen ggf. ein **Fastenversuch** über 1 – 2 Tage notwendig, unter dem beim Insulinom fast immer eine Hypoglykämie auftritt.

Die Lokalisation des Tumors kann sehr schwierig sein. Gelingt die Lokalisation mit Sonographie, CT, Angiographie und ggf. Endosonographie (**Abb. 7.83**), NMR oder Insulin-Bestimmung aus selektiv kanülierten Gefäßen nicht, ist eine operative Exploration evtl. mit intraoperativer Sonographie zu erwägen.

Differentialdiagnostisch kommen Angstattacken, Hyperventilationszustände sowie andere endokrin aktive Tumoren wie das Phäochromozytom oder das Karzinoid in Betracht.

Therapie

Ziel ist die chirurgische Tumorentfernung. Ist eine Operation nicht möglich, kann das Medikament Diazoxid eingesetzt werden, das die Insulin-Sekretion hemmt. Octreotid ist ebenfalls symptomatisch wirksam. Selten wird eine Chemotherapie notwendig, z. B. bei Metastasierung.

Gastrinom

Synonym: Zollinger-Ellison-Syndrom (s. a. 6.4.4)

Die gastrinproduzierenden Tumoren liegen zu 75% im Pankreas und zu 20% im Duodenum. 60% sind maligne. Häufig tritt der Tumor multipel auf (**Abb. 7.84**).

VIPom

Synonym: Verner-Morrison-Syndrom

In je 25% handelt es sich um Nicht-B-Inselzell-Adenome und Karzinome, in 20% um eine Inselzellhyperplasie und in 20% um ein kleinzelliges Bronchialkarzinom. Gelegentlich treten Mischformen mit Karzinoid und Phäochromozytom auf. Ca. 50% der VIPome zeigen ein malignes Wachstumsverhalten.

Die Tumoren produzieren das vasoaktive intestinale Polypeptid (VIP). Dadurch kommt es zu wässrigen Durchfällen, Hypokaliämie und Hypo- oder Achlorhydrie (WDHH oder WDHA-Syndrom). Daneben bestehen meist eine durch die Bicarbonat-Verluste bedingte metabolische Azidose, Dehydratation und oft eine Hyperkalzämie und -glykämie.

Die Diagnose wird anhand der Laborkonstellation und durch den Nachweis des erhöhten VIP-Serumspiegels gestellt.

Etwa ein Drittel der Patienten kann durch Resektion des Tumors geheilt werden.

Ist eine Tumorentfernung nicht möglich, kann eine Therapie mit Somatostatin-Abkömmlingen (Octreotid) oder eine Chemotherapie versucht werden.

Glukagonom

Es handelt sich um einen seltenen, Glucagon produzierenden Pankreastumor. Klinisch am auffälligsten sind Hauterscheinungen: ein wanderndes, teils bullöses, teils nekrotisierendes Exanthem (Erythema necroticans migrans) besonders an den Beinen und in der Leistenregion. Weitere Symptome können ein meist nicht insulinpflichtiger Diabetes mellitus und eine Anämie sein. Erhöhte Glucagon-Spiegel im Plasma sichern die Diagnose. Ist eine operative Entfernung nicht möglich, kann eine Chemotherapie versucht werden.

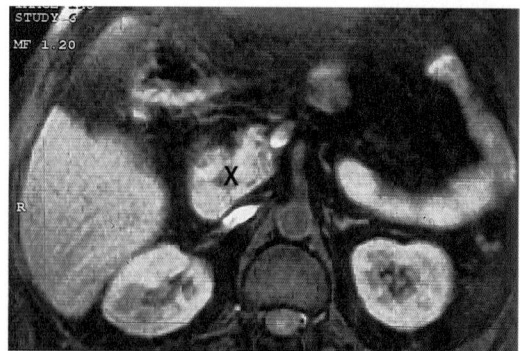
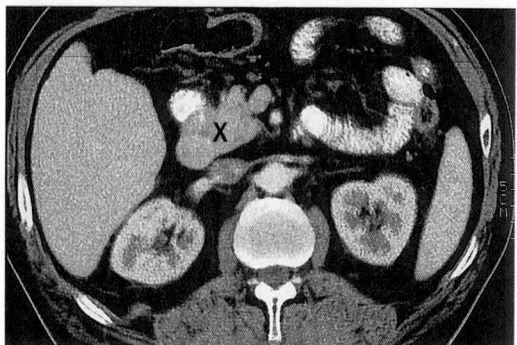

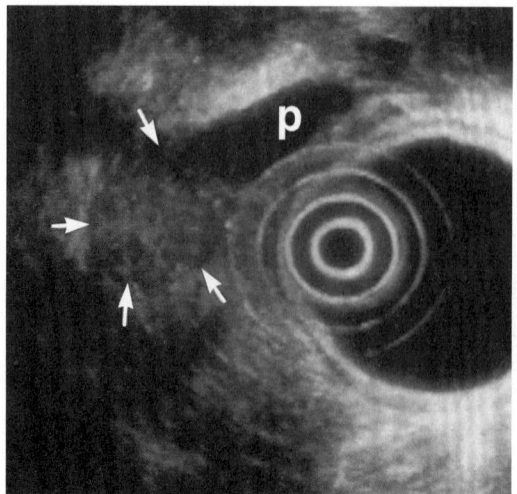

Abb. 7.83: Insulinom (Pfeile) im Pankreaskopf. P = Pfortader. Endosonographie. [C108]

Abb. 7.84: Gastrinom im CT und NMR. Oben: NMR. Das Gastrinom (x) stellt sich signalintensiv retroduodenal dar. **Unten:** Spiral-CT. Deutliche Kontrastmittelaufnahmen im Gastrinom. [M 187]

Somatostatinom

Der meist bösartige Tumor sitzt überwiegend im Pankreas, seltener in der Dünndarmwand und hat bei Diagnose oft schon metastasiert. Typische Symptome der erhöhten Somatostatin-Sekretion sind Motilitätsstörungen mit gestörter Magenentleerung und Gallenblasenkontraktion (Steinbildung) sowie Störungen des Hormonstoffwechsels (Diabetes mellitus und Fettstühle). Diagnostisch kann der erhöhte Somatostatin-Spiegel nachgewiesen werden. Therapeutisch wird der Tumor möglichst reseziert. Eine spezifische medikamentöse Therapie ist nicht verfügbar.

7.3.7 Pancreas divisum, Pancreas anulare, ektopes Pankreasgewebe

Pancreas divisum

Gelegentlich (bei 2 – 7 % aller Menschen) verschmelzen dorsale und ventrale Pankreasanlage nicht komplett. Es verbleiben dann zwei getrennte Gangsysteme, der Ductus Wirsungianus für die kleinere ventrale Pankreasanlage (drainierend über die Major-Papille) und der Ductus Santorini für die größere dorsale Pankreasanlage (drainierend über die Minor-Papille). Meist bleibt dies asymptomatisch; in Einzelfällen kann durch diese Varietät aber eine chro-nische Pankreatitis unterhalten werden. In diesen Fällen ist eine endoskopische Therapie mit Sphinkterotomie der Minor-Papille und ggf. Stent-Einlage indiziert.

Pancreas anulare

Es handelt sich um eine sehr seltene ringförmige Ummauerung des Duodenums mit Pankreasgewebe. Ursache ist eine embryonale Fehlentwicklung, bei der die ventrale Anlage teils dorsal und teils ventral wandert.

Meist tritt im Kleinkindalter galliges Erbrechen auf, es kann zum Ileus kommen. Die Therapie besteht in der Duodeno-Duodenostomie oder Duodeno-Jejunostomie.

! Der Pankreasring sollte nicht durchtrennt werden, da es postoperativ oft zu Pankreasfisteln oder Pankreatitiden kommt. **!**

Ektopes Pankreasgewebe

Ektopes exokrines Pankreasgewebe kann im gesamten Magen-Darm-Trakt, besonders in einem Meckel-Divertikel (s. **6.5.8**), gefunden werden und verursacht meist keine Symptome. Gelegentlich kommt es zu Ulzerationen und Blutungen. Die Diagnose wird dann in der Regel histologisch am Operationspräparat gesichert.

Fallbeispiel

Anamnese

Eine 43-jährige Frau kommt zur Aufnahme aufgrund seit 24 Stunden bestehender starker Bauchschmerzen. Die Schmerzen hätten akut eingesetzt, seien anfangs kolikartig und im rechten Oberbauch lokalisiert gewesen. Diese Art von Schmerzen habe sie schon öfter gehabt, diesmal hätten sie allerdings länger angehalten und seien nach 20 Stunden in einen gürtelförmig in den Rücken ausstrahlenden Dauerschmerz übergegangen. Außerdem habe sie in den letzten 12 Stunden zweimal erbrechen müssen und weder Flüssiges noch Festes zu sich nehmen können. Der letzte Stuhlgang vor zwei Tagen sei normal gewesen. Sie nehme derzeit keine Medikamente ein.

In der Vorgeschichte nennenswert sind zwei normale Entbindungen vor 23 bzw. 20 Jahren, keine Vorerkrankungen. In der Familienanamnese ist eine koronare Herzerkrankung beim Vater bekannt; die Mutter und Großmutter sind beide übergewichtig mit arteriellem Hypertonus. Die Mutter wurde vor Jahren wegen Gallensteinen cholezystektomiert.

Untersuchungsbefund

Die Patientin ist sehr unruhig. Herzfrequenz 100/min, regelmäßig, Blutdruck 120/70 mmHg, Atemfrequenz 20/min, Temperatur 37,6 °C. Gewicht ca. 80 kg bei 169 cm Körpergröße. Die Schleimhäute sind trocken; die Augen erscheinen etwas ikterisch, Sie sind sich hierüber wegen der gleichzeitig bestehenden konjunktivalen Injektion jedoch nicht sicher. Die Herzgeräusche sind regelrecht. Bei der Inspiration gibt die Patientin starke Schmerzen an, die Atmung ist vesikulär. Bei der Perkussion des Brustkorbs hören Sie einen sonoren Klopfschall, die Atemgrenzen sind kaum verschieblich. Die Bauchdecken sind zwar eindrückbar, aber von gummiartiger Resistenz. Es besteht ein ubiquitärer Druckschmerz mit einem Maximum periumbilikal und im rechten Oberbauch sowie Loslassschmerz. Die Darmgeräusche sind in allen vier Quadranten spärlich, die rektale Untersuchung unauffällig, der dabei durchgeführte Test auf okkultes Blut im Stuhl ist negativ.

Was sind Ihre Differentialdiagnosen?

Aufgrund des akuten Beginns und des auf eine peritonitische Reizung verdächtigen Untersuchungsbefundes (Druckschmerz, Loslassschmerz) klassifizieren Sie die Erkrankung als akutes Abdomen und gehen gedanklich durch die lange Liste der in Frage kommenden Ursachen. Als im rechten oberen Quadranten lokalisierte Prozesse kommen beispielsweise Gallensteine, eine Cholezystitis, ein Ulcus duodeni, aber auch ein subphrenischer Abszess sowie eine basale Pneumonie in Frage. Wie sind hier allerdings die gürtelförmig in den Rücken ausstrahlenden Schmerzen unterzubringen? Sie denken an retroperitoneale Prozesse wie z. B. eine rechtsseitige Pyelonephritis oder Nephrolithiasis sowie an eine akute Pankreatitis.

Weiteres Vorgehen

Die Patientin ist dehydriert, Sie ordnen daher eine Infusion mit einer kristalloiden isotonischen Lösung an, z. B. 0,9 %ige Kochsalzlösung.

Die Schmerzen behandeln Sie mit intravenösen Schmerzmitteln, kriegen dann aber kurzzeitig ein schlechtes Gewissen, ob Sie nicht vor Schmerzmittelgabe lieber erst mal die diensthabende Chirurgin hätten konsultieren sollen. Das hatten Sie im Studentenunterricht immer eingebläut bekommen! Aber irgendwie möchten Sie die arme Patientin ja auch nicht länger leiden lassen. Und Ihre chirurgische Kollegin steht sowieso gerade am Tisch im OP und hat keine Zeit für Sie. Bei der Auswahl des Analgetikums berücksichtigen Sie, dass der Sphincter Oddi durch Opioide zu Spasmen neigt, was Galleabflussstörungen nach sich ziehen kann. Sie entscheiden sich deshalb für eine intravenöse Kurzinfusion mit dem peripher wirkenden Analgetikum und Antipyretikum Metamizol (Novalgin®).

Auf der Laborkarte kreuzen Sie an: Elektrolyte, Kreatinin, Transaminasen, Lipase, alkalische Phosphatase, γ-GT, Gesamtbilirubin, C-reaktives Protein, kleines Blutbild, Quick, PTT, Fibrinogen, Blutgruppe und Kreuzblut in Bereitschaft.

Das zum Ausschluss eines Myokardinfarktes sowie einer Lungenembolie angeordnete EKG ist altersentsprechend normal, die Blutgasanalyse zeigt eine leichte Hypoxämie (pO_2 70 mmHg in Raumluft) sowie eine hyperventilationsbedingte respiratorische Alkalose (pCO_2 30 mmHg, pH 7,49).

In der Röntgen-Abdomenübersicht finden sich mehrere Dünndarmspiegel, jedoch keine freie Luft. Sie entdecken ferner mehrere größere und kleinere röntgendichte Konkremente in Projektion auf die Gallenblase.

Das Röntgenbild des Thorax zeigt hochstehende Zwerchfellkuppen, kein Infiltrat, keinen Pneumothorax und einen kleinen Pleuraerguss linksseitig.

Die Abdomensonographie ergibt mehrere, bis zu 15 mm große Gallensteine in der Gallenblase, die Gallenwege sind intrahepatisch auf 3–4 mm erweitert. Wegen Luftüberlagerung sind der D. choledochus und das Pankreas leider nicht ausreichend beurteilbar. Die sonographische Untersuchung des Oberbauches ist deutlich schmerzhaft für die Patientin.

Wie lautet die vorläufige Diagnose?

Mittlerweile ist das Labor endlich da! Pathologisch sind: Ca^{2+} 1,9 mmol/l (deutlich erniedrigt), Gesamtbilirubin 4 mg/dl, γ-GT 1190 U/l, alkalische Phosphatase 420 U/l, GPT 120 U/l, Lipase 6350 U/l, CRP 44 mg/l, Leukozyten 12 000/µl bei sonst unauffälligem Blutbild und Gerinnungsstatus.

Die Befunde zeigen zum einen eine Pankreasentzündung (Lipase ↑) sowie eine Cholestase (GPT ↑, alkalische Phosphatase ↑, γ-GT ↑, Bilirubin ↑) an. In der Zusammenschau mit dem klinischen Verlauf diagnostizieren Sie eine akute Pankreatitis biliärer Ursache.

Weiteres Vorgehen?

Sie stützen die Soforttherapie auf die folgenden Pfeiler: Bettruhe, Nahrungs- und Flüssigkeitskarenz sowie ausreichende parenterale Flüssigkeitssubstitution von wenigstens 3–5 Litern pro Tag wegen des erhöhten Volumenbedarfs und Schockgefahr. Da die Patientin weiterhin Schmerzen angibt, ergänzen Sie das zunächst applizierte Novalgin® um Pethidin (Dolantin®), ein wenig spasmogenes Opiat. Eine systemische Antibiose beginnen Sie aufgrund der Leukozytose und CRP-Erhöhung ebenfalls. Die Prognose einer akuten nekrotisierenden Pankreatitis ist auch ohne primären Anhalt für eine bakterielle Infektion besser, wenn

die Therapie frühzeitig von einer antibiotischen Therapie mit einem gallegängigen Antibiotikum (z. B. Ciprofloxacin) begleitet wird.

Sie gehen noch einmal durch den Laborausdruck: Das CRP ist mäßig erhöht. Sie wissen, dass sich die Prognose der akuten Pankreatitis mit steigendem CRP verschlechtert, insbesondere in einem Bereich > 100 mg/l. Das erniedrigte Calcium ist prognostisch ebenfalls ungünstig, da es einen nekrotisierenden Verlauf der Pankreatitis anzeigt. Auch der erhöhte Body-Mass-Index (BMI) der Patientin verschlechtert die Prognose. Sie legen sich rasch eine Strategie zurecht: intensivmedizinische Überwachung der Patientin zur Stabilisierung des Flüssigkeits- und Elektrolythaushalts sowie rasche Beseitigung der von Ihnen als ursächlich angenommenen Galleabflussstörung. Um die Pankreasmorphologie zu beurteilen (Ödem, Nekrosezeichen) und die Galleabflussstörung zu klären (z. B. Konkremente oder Tumor im D. choledochus), ordnen Sie ein Abdominal-CT zur Darstellung des Pankreas und der extrahepatischen Gallenwege an. Da eine Verlegung der extrahepatischen Gallenwege möglichst rasch durch ERC und Papillotomie angegangen werden muss, nehmen Sie mit Ihrer Endoskopieabteilung Kontakt auf und buchen eine ERCP.

Weiterer Verlauf

Die Patientin wird auf die Intensivstation aufgenommen und ein zentraler Venenzugang gelegt. Mit etwas Glück bekommen Sie einen CT-Termin in der nächsten halben Stunde. Dies zeigt ein ödematös aufgelockertes Pankreas mit peripankreatischer Flüssigkeit sowie retroperitoneale Nekrosestraßen. Auch der ERCP-erfahrene Kollege aus der Endoskopieabteilung kann Ihre Patientin noch am Aufnahmetag in sein Programm mit einschieben. Die ERC zeigt mehrere Kontrastmittelaussparungen im Ductus choledochus; bei normaler Gerinnungssituation erfolgt die endoskopische Schlitzung der Papille. Nach Entfernung eines größeren Konkrementes entleeren sich spontan Galle und mehrere kleinere Konkremente. Danach kommt die Patientin zur weiteren Überwachung zurück auf die Intensivstation.

Über die nächsten Tage bessert sich der Zustand Ihrer Patientin. Die Schmerzen lassen nach. Die Cholestase-Parameter normalisieren sich bereits am Folgetag nach der erfolgreichen Beseitigung des Gallestaus. Pankreaswerte und CRP sind ebenfalls rückläufig. Am dritten Tag beginnen Sie vorsichtig mit dem Kostaufbau. Ein Verlaufs-CT zeigt ein rückläufiges Ödem des Pankreas und abnehmende peripankreatische Flüssigkeit. Die retroperitonealen Nekrosestraßen haben nicht zugenommen. Auch Nierenwerte, BGA und Gerinnungsparameter sind stabil geblieben.

Vier Tage nach Aufnahme wird die Patientin auf die Normalstation verlegt.

Nach weiteren sieben Tagen gibt die Patientin an, wieder „gesund" zu sein. Sonographisch sind weiterhin mehrere kleine Gallenblasensteine nachzuweisen.

Was raten Sie Ihrer Patientin?

Die Patientin wird bei den chirurgischen Kollegen zur elektiven Cholezystektomie vorgestellt. Bei klinischem Wohlbefinden erfolgen die laparoskopische Cholezystektomie und nachfolgend die Entlassung nach Hause.

07

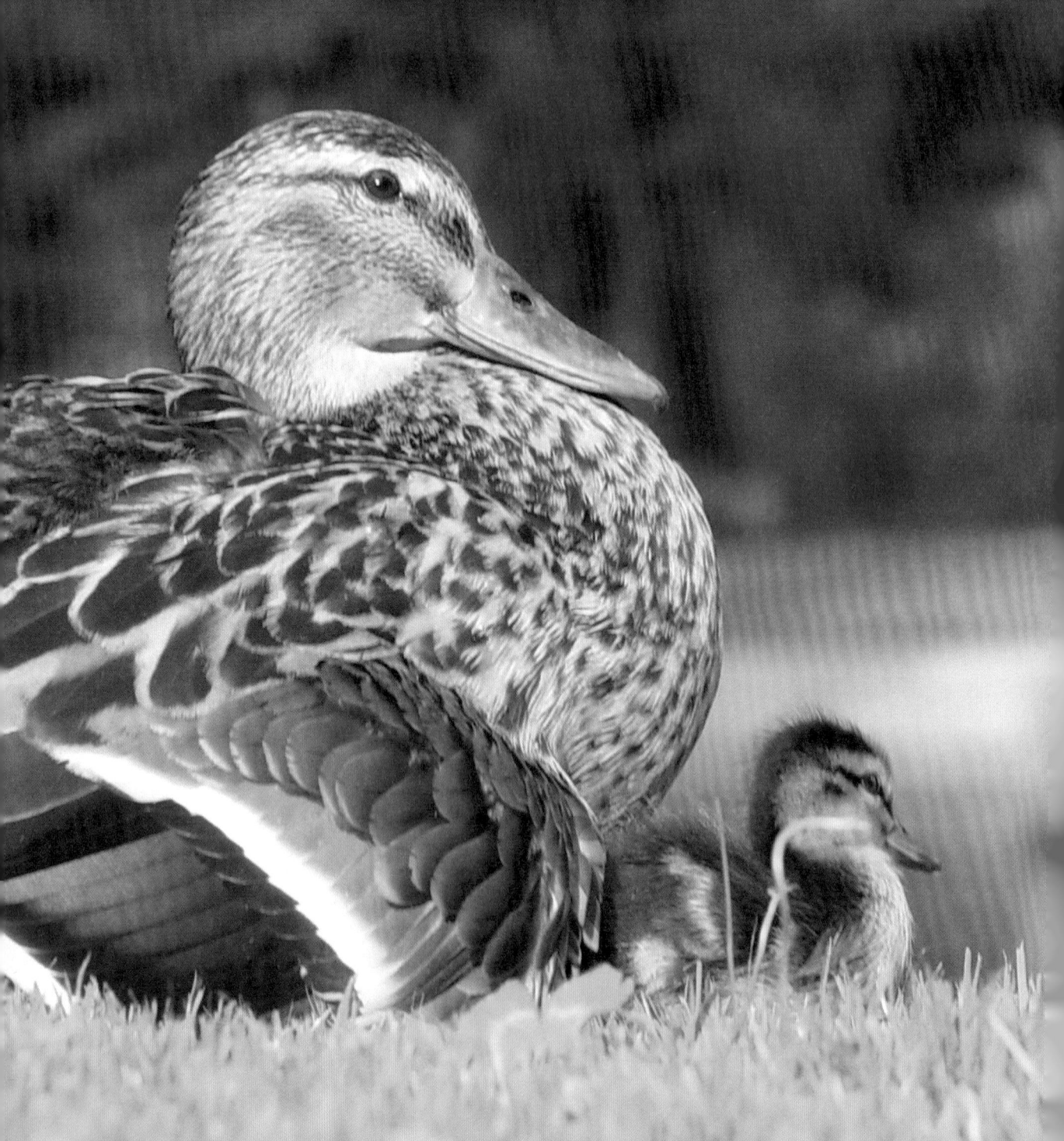

8
Endokrines System

Mit der phylogenetischen Differenzierung der Organismen gewann die Signalübertragung zwischen Gehirn und Organen sowie Effektorzellen an Bedeutung.

- Die **elektrische Signalübertragung** ermöglicht eine extrem rasche Anpassung von Körperfunktionen. Sie wirkt durch die obligate Benutzung anatomisch präformierter (Nerven-)Bahnen jedoch stets selektiv und punktuell (z. B. Erregung einer Muskelgruppe).
- Die **chemische Signalübertragung** dagegen ist breit angelegt. Durch die meist strukturspezifische Wirkung der chemischen Substanzen (Bindung an extra- oder intrazelluläre Rezeptoren) ist sie jedoch keineswegs unspezifisch.

Viele Zellen des Körpers nehmen an der chemischen Signalübertragung teil (man denke zum Beispiel an die Zytokin-Produktion der Immunzellen), einige Zelltypen haben sich jedoch auf die Sekretion chemischer Botenstoffe spezialisiert. Die in solchen Zellen gebildeten Signalstoffe werden **Hormone** genannt. Diese können entweder über die Blutbahn an entfernte Orte transportiert werden (klassischer **endokriner** Effekt, z. B. Schilddrüsenhormone) oder lokal auf die Umgebungsstrukturen wirken (**parakriner** Effekt, z. B. Gastrin des Magens). Darüber hinaus bilden sekretorische Zellen vieler Organe Hormone mit neurotransmitterähnlichen Effekten (**neurokrine** Wirkung, z. B. VIP, s. 6.1.2) sowie Hormone mit sowohl parakriner als auch endokriner Wirkung (z. B. die Enterogastrone des Gastrointestinaltrakts). Die Magen-Darm-Hormone und ihre Regulation sind in **Kapitel 6.1.2** behandelt.

Rolle der Hormone

Hormone beeinflussen die Stoffwechselaktivität einzelner Gewebe und Organe und nehmen damit wichtige Aufgaben bei Wachstum, Entwicklung und Steuerung der Reproduktionsmechanismen wahr. Sie haben jedoch auch adaptive Funktionen, indem sie die Körperantwort situativ verändern können (z. B. als Antwort auf Stress, Trauma, Infektionen, Temperaturänderung, Durst, Hunger oder intravasale Volumenverluste). Darüber hinaus beeinflussen sie Stimmung, Gemüt und die vielfältigen anderen Kapriolen der Psyche, und es ist deshalb nicht verwunderlich, dass der Ausfall vieler Hormone aus dem Betroffenen einen „anderen Menschen" macht.

Einige Hormone sind lebenswichtig, d. h., ihr Wegfall ist mit dem Leben nicht vereinbar (z. B. Cortisol und Thyroxin).

Epidemiologie

Endokrinologische Störungen sind nicht selten, einige sind echte Volkskrankheiten. Neben dem Diabetes mellitus spielen vor allem die Schilddrüsenerkrankungen und Veränderungen des Knochenstoffwechsels (insbesondere die Osteoporose) eine erhebliche klinische Rolle. Auch die inzwischen in epidemischem Ausmaß auftretende Adipositas rückt immer stärker ins Blickfeld der Endokrinologie. Zwar sind durch „Drüsenstörungen" ausgelöste Formen der Adipositas extrem selten (man denke etwa an die Stammfettsucht bei M. Cushing); mit besserem Verständnis der Fettspeicherung hat sich aber gezeigt, dass endokrine Funktionen auch bei der primären Adipositas eine herausragende Rolle spielen – nach heutigem Verständnis beeinflusst das Fettgewebe als größtes endokrines Organ des menschlichen Körpers nicht nur den Soffwechsel der Fette, Kohlenhydrate und Eiweiße, sondern auch den Gehirnstoffwechsel und hier insbesondere die Appetitkontrolle (Genaueres s. 9.4.2).

PRÜFUNGSSCHWERPUNKTE

+++ Schilddrüse: Laborwerte, Hyper-/Hypothyreose, Autoimmunthyreoiditis Hashimoto, M. Cushing (Dexamethasontest, CRH-Test)

++ Hyperparathyreoidismus (Ursachen, Labor), M. Addison (Symptome, Elektrolytverschiebungen), Phäochromozytom (Symptome, Therapie), Hypophysentumor (Symptome, Labor), AGS, Osteoporose (Ursachen, Therapie)

+ Thyreoiditis de Quervain (Symptome, Therapie), Schilddrüsenkarzinome (Typen, Therapien), Conn-Syndrom

---

8.1 Anatomie, Physiologie, Biochemie

Hormonsekretion und -transport

Endokrine Hormone gehören verschiedenen biochemischen Klassen mit entsprechend unterschiedlichen Eigenschaften an (**Tab. 8.1**):

- Polypeptide (sog. Peptidhormone): z. B. Insulin, Prolaktin
- Steroide (sog. Steroidhormone): z. B. die Nebennierenrinden- und Sexualhormone
- Amine (von einer einzigen Aminosäure abgeleitete Hormone): z. B. die Schilddrüsenhormone und Katecholamine wie Adrenalin und Dopamin.

! Da Polypeptide im Verdauungstrakt zerlegt werden, können diese Hormone im Gegensatz zu den anderen Hormonen nicht oral substituiert werden (Beispiel: Insulin). !

Die Hormone werden in den systemischen Blutkreislauf sezerniert und haben deshalb körperweit jeweils ähnliche Konzentrationen. Eine Ausnahme sind die hypothalamischen Releasing-Hormone, welche in das hypophysäre Pfortadersystem abgegeben werden und dadurch in der Hypophyse extreme Konzentrationsgipfel erreichen.

Viele Hormone (vor allem Steroide und Schilddrüsenhormone) werden in der Blutzirkulation an Proteine gebunden (s. **Kasten** „Bindungsproteine von Hormonen"), hier steht nur der ungebundene Hormonanteil (oft unter 1% der Gesamthormonkonzentration) für biologische Wirkungen zur Verfügung. Durch die Bindung werden Schwankungen in den Plasmaspiegeln abgepuffert. Die Proteinbindung erfolgt dabei zum einen an spezifische Proteine mit hoher Affinität (z. B. thyroxinbindendes Globulin für die Schilddrüsenhormone, cortisolbindendes Globulin für das Cortisol), zum anderen an unspezifische Proteine mit niedriger Affinität, vor allem Albumin.

═══════ZUR VERTIEFUNG═══════

Bindungsproteine von Hormonen

- Thyroxin: thyroxinbindendes Globulin, thyroxinbindendes Präalbumin
- Trijodthyronin: thyroxinbindendes Globulin, Albumin
- Cortisol: cortisolbindendes Globulin
- Testosteron und Östradiol: sexualhormonbindendes Globulin
- *Insulin-like growth factor* 1 (IGF-1, Mediator des Wachstumshormons): IGF binding protein (IGFBP).

! Da die biologische Aktivität von dem ungebundenen („freien") Hormonanteil ausgeht, wird – wo immer möglich – der freie Anteil direkt bestimmt (etwa das „freie" T_4, s. 8.4.2). **!**

Hormonwirkung

Hormone wirken an extrazellulären oder intrazellulären Rezeptoren. Hierdurch kann ihre unterschiedliche Wirkgeschwindigkeit teilweise erklärt werden:

- Steroidhormone und Schilddrüsenhormone sind membrangängig und wirken über **intrazelluläre Rezeptoren**: Sie binden sich an Proteine vor allem des Zytosols, werden dann als Rezeptor-Hormon-Komplexe in den Zellkern transportiert, wo sie durch Reaktion mit der DNA die Gen-Transkription beeinflussen. Sie wirken deshalb langsam (innerhalb von Stunden).
- Peptidhormone können die Zellmembran nicht passieren und wirken daher über **extrazelluläre Rezeptoren (Abb. 8.1)**, welche wiederum via GTP sog. Second Messenger aktivieren (z. B. cAMP, Calcium-Phospholipide oder die Tyrosin-Kinase). Die Second Messenger wiederum bewirken:

Tab. 8.1 Die drei Hormonklassen

Klasse	Hormon	Hauptbildungsort
Aminosäure-Abkömmlinge	Thyroxin und Trijodthyronin	Schilddrüse
	Adrenalin und Noradrenalin	Nebennierenmark
Peptid-hormone	Oxytocin, Adiuretin (ADH) Releasing-Hormone Inhibiting-Hormone	Hypothalamus
	Insulin	B-Zellen des Pankreas
	Wachstumshormon, Prolaktin, TSH, ACTH, FSH, LH	Hypophysenvorderlappen
	Calcitonin	C-Zellen der Schilddrüse
	Parathormon (PTH)	Nebenschilddrüse
Steroid-hormone	Aldosteron, Cortisol	Nebennierenrinde
	Östrogene und Progesteron	Eierstöcke
	Testosteron	Hoden

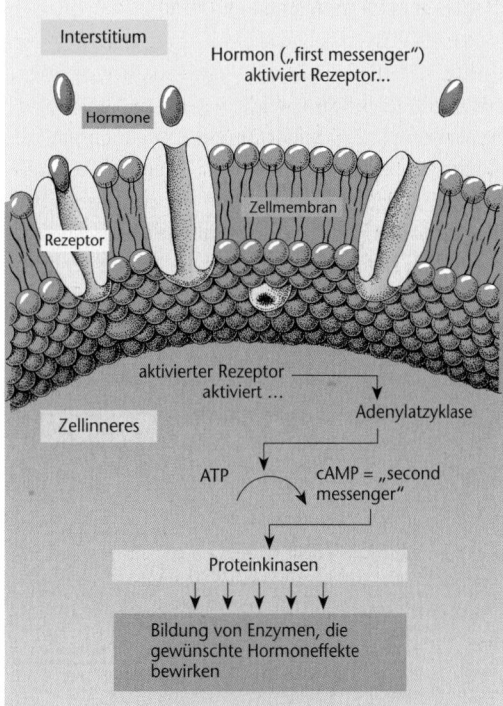

Abb. 8.1: Hormonwirkung über extrazelluläre Rezeptoren. Bindung des Peptidhormons an den Rezeptor an der Zelloberfläche mit nachfolgender Aktivierung des Second Messengers (hier: cAMP) und der weiteren Signalkaskade. [A400–190]

- Änderungen des Ionentransports an der Zellmembran: Dieser „nicht-genomische" Effekt ist für eine rasche Hormonwirkung innerhalb von Sekunden bis Minuten verantwortlich.
- Änderungen der DNA, RNA oder Proteinsynthese: Dieser „genomische" Effekt erklärt die langsamere Wirkung innerhalb von Minuten bis Stunden.

08

Die extrazellulären Rezeptoren wurden pharmakologisch bei der Entwicklung so genannter Antihormone benutzt. So besetzt z. B. das bei bestimmten Formen des Mammakarzinoms eingesetzte Tamoxifen die Östrogen-Rezeptoren. Das RU 486 (Mifeproston) besetzt die Progesteron-Rezeptoren und blockiert so die für die Aufrechterhaltung der Schwangerschaft erforderliche Progesteron-Wirkung.

Steuerung der Hormonsekretion und -wirkung

Hormone unterliegen zum einen einer ausgeprägten Autoregulation durch negatives und positives Feedback, zum anderen wird ihre Sekretion durch neurogene Einflüsse vor allem über den Hypothalamus gesteuert. Daneben wird die Hormonwirkung durch eine Veränderung der Hormonsensitivität der Zielgewebe sowie durch Einflüsse des autonomen Nervensystems beeinflusst.

Die Regulationsmechanismen im Detail:
- **Feedback:** Im Hypothalamus produzierte Releasing-Hormone (z. B. TRH) bewirken die Sekretion der Hypophysenhormone (z. B. TSH), welche wiederum die periphere Hormondrüse (z. B. Schilddrüse) zur Produktion bzw. Abgabe des peripheren Hormons (z. B. T_3 und T_4) veranlassen (**Abb. 8.2**). Die Konzentration der peripheren Hormone wird von Hypophyse und Hypothalamus gemessen. Bei erhöhten Konzentrationen wird die Abgabe der hypophysären Hormone und der hypothalamischen Releasing-Hormone gebremst (sog. **negatives Feedback**).

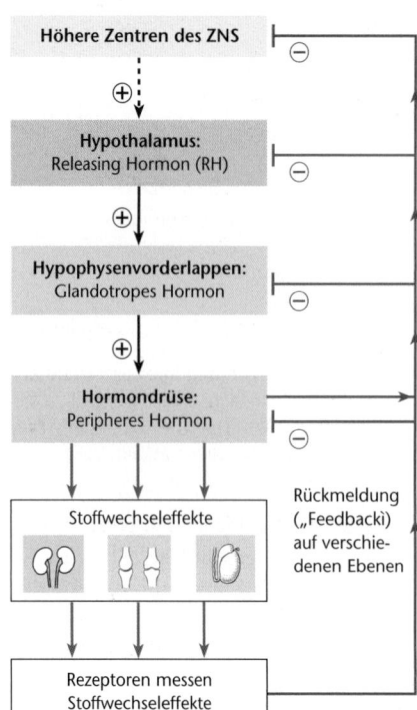

Abb. 8.2: Hierarchie der Hormonregulation.
[A400 – 190]

> ! Neben diesem negativen Feedback spielt vor allem bei der Steuerung des Menstruationszyklus ein positives Feedback eine Rolle (Anstieg eines Hormons löst die Sekretion eines übergeordneten Hormons aus – im Falle des weiblichen Zyklus: ansteigende Östrogen-Konzentrationen triggern die GnRH-Sekretion). !

- **Anzahl und Sensitivität der Hormonrezeptoren:** Durch längere Einwirkung erhöhter Hormonkonzentrationen kommt es bei manchen Hormonen (z. B. Insulin, Katecholamine, Angiotensin II) zu einer Verminderung oder erniedrigten Sensitivität der Hormonrezeptoren an den Zielgeweben (sog. Down-Regulation). Diese hat vor allem beim Insulin erhebliche klinische Bedeutung (so genannte Insulin-Resistenz, s. **9.2.1**). Im umgekehrten Falle (d. h. bei chronisch erniedrigten Hormonspiegeln) kann es durch Erhöhung der Rezeptordichte oder -sensitivität zur verstärkten peripheren Hormonwirkung kommen (Up-Regulation).
- **Neurogene Einflüsse:** Diese erfolgen entweder über das ZNS oder über das autonome Nervensystem:
  - **Steuerung durch das ZNS:** Viele Hormondrüsen – insbesondere aber die Nebenniere und die Keimdrüsen – sind über die hypothalamisch-hypophysäre Achse neurogenen Einflüssen ausgesetzt. Der Hypothalamus spielt hier eine wichtige Rolle als Mittler zwischen Umwelt und Innenwelt sowie zwischen ZNS und Körper. Er ist unter anderem an der Regulation von Durst, Hunger und Körpertemperatur beteiligt, vermittelt aber auch den zirkadianen Rhythmus, den Menstruationsrhythmus sowie die Effekte von körperlicher Bewegung, Stress und Emotionen.
  - **Steuerung durch das autonome Nervensystem:** Die Sekretion der „Stresshormone" (v. a. Katecholamine) wird darüber hinaus auch über das autonome Nervensystem beeinflusst.

Rhythmik der Hormonsekretion

Nur wenige Hormone haben konstante Gewebe- bzw. Serumspiegel; Beispiele sind die Schilddrüsenhormone, deren Spiegel sich im Verlauf der Zeit praktisch nicht ändern. Dies liegt einerseits an einer kontinuierlichen Sekretion der Schilddrüsenhormone, andererseits an ihrer langen Halbwertszeit (T_4 etwa hat eine Halbwertszeit von ca. 7 Tagen).

Andere Hormone werden dagegen in Pulsen abgegeben (LH, FSH und ACTH werden beispielsweise in etwa 2-stündigen Pulsen sezerniert).

Darüber hinaus folgt die Sekretion vieler Hormone biologischen Rhythmen (zirkadianer Rhythmus der ACTH-Sekretion sowie der GH-Sekretion, 28-tägiger Rhythmus der Gonadotropine LH und FSH), bei denen z. T. exogene und endogene Faktoren (Licht, Temperatur, Schlaf, Stress) eine Rolle spielen.

8.2 Krankheitsentstehung

Sowohl die gesteigerte als auch die verminderte Hormonsekretion können zu endokrinologischen Erkrankungen führen. Auslösend hierfür kann eine Vielzahl von Pathomechanismen sein.

Tumoren

Die meisten Tumoren in Hormondrüsen sind gutartig. Sie können entweder aus dem endokrinen Funktionsgewebe entstehen (z. B. Schilddrüsenadenom) und führen dann meist zu einer Überfunktion, sie können aber auch das interstitielle Gewebe betreffen (z. B. bestimmte Schilddrüsenkarzinome) und dann unter Umständen durch Verdrängung des Funktionsgewebes eine Unterfunktion auslösen.

Über- und Unterfunktion können bei multifunktionellen Drüsen wie der Hypophyse auch koexistieren, z. B. indem ein hormonproduzierendes Adenom durch lokale Verdrängungseffekte die Sekretionsleistung des angrenzenden Funktionsgewebes beeinträchtigt. So kann etwa ein Hypophysenadenom einerseits Wachstumshormon produzieren (s. 8.6.5), andererseits aber die angrenzenden LH- und FSH-produzierenden Zellen schädigen und so einen Hypogonadismus mit Zyklusstörungen bzw. Libido- und Potenzverlust bedingen.

Sonderformen tumorbedingter Endokrinopathien sind:
- **paraneoplastische Syndrome:** Bildung von Substanzen mit hormonähnlicher Wirkung oder aber eines bestimmten Hormons selbst. So können etwa beim kleinzelligen Bronchialkarzinom Substanzen mit ADH-ähnlicher Wirkung gebildet werden (s. **Kasten** „Paraneoplastische Syndrome in 5.9.1).
- **multiple endokrine Neoplasien (MEN):** genetische Defekte lassen hormonsezernierende Neoplasien in mehreren Hormondrüsen entstehen (s. **Kasten** „MEN und APS").

Entzündung

Entzündungen von Hormondrüsen sind entweder durch Infektionen bedingt (selten, z. B. bakterielle Thyreoiditis) oder durch Autoimmunprozesse. Praktisch jede Hormondrüse kann von autoimmunen Prozessen befallen sein. Die mit der autoimmunen Stimulation verbundene Entzündung kann selten zur (transienten) Überfunktion des Organs führen, häufiger ist die Unterfunktion durch Gewebeschädigung und Vernarbung.

Sonderformen der autoimmunbedingten Endokrinopathien sind:
- **M. Basedow:** Die im Rahmen dieser Erkrankung produzierten Antikörper stimulieren die Schilddrüse dauerhaft und führen zur Schilddrüsenüberfunktion.
- **autoimmune polyglanduläre Syndrome** (s. **Kasten** „MEN

====== ZUR VERTIEFUNG ======

MEN und APS

Die pathogenetischen Veränderungen bei Endokrinopathien können primär eine einzige Drüse betreffen (z. B. Hypophysenadenome), sie können jedoch auch nicht-endokrines Gewebe mit einbeziehen (z. B. M. Basedow) oder mehrere endokrine Drüsen gleichzeitig betreffen. Letzteres wird im Rahmen von Neoplasien und von Autoimmunprozessen gesehen:

Multiple endokrine Neoplasien (MEN)
Dies sind seltene, mutationsbedingte, autosomal-dominant vererbte Erkrankungen mit (meist gutartigen) Neoplasien an verschiedenen endokrinen Organen.
- **MEN I (Wermer-Syndrom):** primärer Hyperparathyreoidismus, Inselzelltumoren des Pankreas (v. a. Gastrinome und Insulinome), Hypophysenadenome
- **MEN IIA (Sipple-Syndrom):** primärer Hyperparathyreoidismus, medulläres Schilddrüsenkarzinom, Phäochromozytom
- **MEN IIB (Gorlin-Syndrom):** wie MEN IIA, zusätzlich jedoch Schleimhautneurinome (z. B. der Zunge) und marfanoider Habitus (groß, hager, spinnenfingrig).
Die zugrunde liegenden Mutationen konnten in den letzten Jahren aufgeklärt werden und ermöglichen so ein genetisches Screening von Familien: MEN IIA und MEN IIB beruhen auf einer Mutation des RET-Protoonkogens (einer Tyrosin-Kinase) auf Chromosom 10, bei MEN I liegt eine Mutation im sog. „Menin"-Gen vor, einem Tumor-Suppressor-Gen auf Chromosom 11.

Autoimmunes polyglanduläres Syndrom (APS)
Durch Autoimmunphänomene ausgelöste, in der Regel zur Unterfunktion führende Erkrankung mehrerer Hormondrüsen, oft von nicht-endokrinen Autoimmunphänomenen wie Myasthenia gravis oder Sjögren-Syndrom begleitet.
- **APS Typ I:** primärer Hypoparathyreoidismus, M. Addison, mukokutane Candidiasis
- **APS Typ II:** M. Addison und entweder autoimmune Schilddrüsenentzündung (Schmidt-Syndrom) oder Typ-1-Diabetes-mellitus (Carpenter-Syndrom); evtl. treten zusätzlich Zöliakie, Myasthenia gravis oder primärer Hypogonadismus auf
- **APS Typ III:** beliebige Kombination von autoimmuner Schilddrüsenentzündung und zwei anderen Autoimmunerkrankungen (endokriner oder organspezifischer Natur) inklusive perniziöser Anämie, ohne zwingendes Vorhandensein von M. Addison oder Diabetes mellitus.

08

und APS"): Diese entstehen durch organübergreifende Autoimmunprozesse.

Ausfall des übergeordneten Hormons

Fällt das übergeordnete Hormon aus, so kommt es zur Unterfunktion der von diesem Hormon stimulierten Drüse. So führt der Ausfall der hypophysären TSH-Produktion zur (dann als **sekundär** bezeichneten) Hypothyreose (s. **Kasten**

„Pathogenetische Klassifikation von Hormonachsenstörungen").

================ **AUF DEN PUNKT GEBRACHT** ================

Pathogenetische Klassifikation von Hormonachsenstörungen

- **primäre Störung:** Störung der Hormondrüse (d. h. des peripheren Hormons)
- **sekundäre Störung:** Störung auf der Ebene der Hypophyse (d. h. des glandotropen Hormons)
- **tertiäre Störung:** Störung auf der Ebene des Hypothalamus (d. h. des Releasing-Hormons).

! Als autonome Störung wird eine von der physiologischen Feedback-Hemmung abgekoppelte Sekretion bezeichnet (z. B. „autonomes" Schilddrüsenadenom). **!**

Enzymdefekte

Die Biosynthese vieler Hormone läuft über mehrere enzymatisch katalysierte Schritte. Ist eines der Enzyme defekt, so kommt es zum Mangel des zu bildenden Hormons und zum Aufstau der Vorstufen. Klassischer Vertreter dieser Gruppe ist das vor allem in der Pädiatrie bedeutsame **adrenogenitale Syndrom** (s. 8.7.3).

Rezeptoranomalien

Ein seltener, aber pathogenetisch wichtiger Mechanismus ist die **Resistenz der Hormonrezeptoren.** Hierdurch kann ein Hormon trotz normaler oder gar erhöhter Plasmaspiegel keine biologische Wirkung erzielen. Beispiele sind der Pseudohyperparathyreoidismus, die testikuläre Feminisierung, der Typ-2-Diabetes sowie die familiäre Schilddrüsenhormonresistenz.

8.3 Diagnostische Prinzipien

Die Diagnostik bei Endokrinopathien stützt sich auf drei Schritte:
- Erkennen der klinischen Verdachtsmomente
- Aufdecken der abnormen Hormonsekretion
- Lokalisation der Endokrinopathie.

Die Einhaltung der Reihenfolge garantiert eine rasche, schlanke und auch kostengünstige Diagnosefindung.

! Deshalb gilt: Funktionsdiagnostik kommt vor Lokalisationsdiagnostik. **!**

Erkennen der klinischen Verdachtsmomente

Dieser Schritt ist oft sehr schwierig, denn Endokrinopathien können zu Beginn klinisch weitgehend unauffällig verlaufen.

Dies liegt einerseits daran, dass sich Hormonstörungen mit vielfältigen, oft diffusen und schlecht lokalisierbaren Beschwerden mit einer breiten Differentialdiagnose präsentieren, z. B. allgemeine Schwäche bei Nebenniereninsuffizienz oder Kopfschmerzen bei hypophysären Tumoren.

Zum anderen beginnen die Erkrankungen oft schleichend und schreiten nur langsam fort (z. B. Gesichtsveränderungen bei der Akromegalie).

! Endokrinopathien müssen deshalb auch bei vagen Allgemeinsymptomen differentialdiagnostisch bedacht werden. **!**

Neben Allgemeinsymptomen rufen Endokrinopathien vor allem Veränderungen des Körperbaus, der Haut und der Geschlechtsmerkmale bzw. -funktion hervor (s. **Kasten** „Häufige Symptome").

================ **AUF DEN PUNKT GEBRACHT** ================

Häufige Symptome bei Endokrinopathien

Allgemeinerscheinungen
- Müdigkeit, Schwäche, Depression
- Appetitveränderungen
- Angst, Palpitationen, Tremor
- Veränderungen des Durstgefühls, Polydipsie, Polyurie
- Veränderungen des Wärmeempfindens.

Veränderungen des Körperbaus
- Körpergröße (Hochwuchs, Kleinwuchs)
- Körpergewicht (Gewichtsverlust, Adipositas).

Haut
- Veränderungen von Dermis und Epidermis (veränderte Textur und Pigmentierung, Trockenheit, Schwitzen)
- Veränderungen der Haare und Hautanhangsgebilde (Haarausfall, Dünnerwerden der Haare, Hirsutismus, Onycholyse).

Geschlechtsorgane
- Veränderungen von Libido und Potenz
- Veränderungen der Pubertät (Pubertas praecox oder Pubertas tarda).

Fertilitätsstörungen
- Zyklusstörungen (Oligo- und Amenorrhö)
- Veränderungen des Brustgewebes: Gynäkomastie, Galaktorrhö, Brustatrophie.

Aufdecken der abnormen Hormonsekretion

Trotz ihrer extrem niedrigen Konzentrationen im Blut (10^{-9} – 10^{-12} mol/l) stehen für fast alle Hormone empfindliche Labortests (meist Immunoassays) zur Verfügung. Die Interpretation setzt jedoch einige Kenntnis der hormonellen Physiologie voraus (s. **8.1**):

- **Proteinbindung:** Die Messung der Gesamtkonzentration der an Plasmaeiweiße gebundenen Hormone kann irreführend sein, da die Konzentration der Plasmaproteine im Krankheitsfalle evtl. fluktuiert, z. B. Zunahme des Geschlechtshormon-bindenden Globulins bei Leberzirrhose (→ Abfall des freien Testosterons mit klinischer Feminisierung, s. 8.9) oder östrogeninduzierte Zunahme des thyroxinbindenden Globulins (auch durch die „Pille").

  ❗ Es sollten deshalb möglichst die freien Hormonfraktionen bestimmt werden. ❗

- **Physiologische Schwankungen der Hormonspiegel:** Nur Hormone mit stabiler Sekretion und langer Halbwertszeit (z. B. Schilddrüsenhormone) können unabhängig von Abnahmezeit und -bedingungen interpretiert werden. Die Spiegel anderer Hormone sind tageszeit- (z. B. Cortisol), menstruationszyklus- (z. B. Östradiol), nahrungs- (z. B. Insulin) und positionsabhängig (z. B. Renin).
- **Abhängigkeit von externer Stimulation:** Alle „Stresshormone" (Katecholamine, Prolaktin, GH, ACTH, Cortisol) werden durch externe Stressfaktoren beeinflusst. Allein die venöse Punktion kann hier das Ergebnis verfälschen, sodass diese Hormone oft aus liegenden Venenkathetern abgenommen werden.

Provokationstests

Die Interpretation von Basalspiegeln ist aus oben genannten Gründen schwierig. Hinzu kommt, dass geringgradige Hormonstörungen oft keine signifikanten Änderungen der Basalspiegel bewirken, sondern sich evtl. nur an einer Abflachung der Spitzenspiegel zeigen. Durch endokrinologische Provokationstests können die Unterschiede zwischen Normalzustand und Krankheitszustand akzentuiert werden. Diese nutzen die natürlichen Stimulations- und Feedback-Mechanismen des Körpers aus.

❗ Stimulationstests bringen eine Drüsenunterfunktion stärker zum Vorschein, Suppressionstests dagegen eine Überfunktion bzw. autonome Produktion. ❗

- **Stimulationstests:** Die Stimulation eines Hormons durch ein übergeordnetes Hormon (entweder glandotropes oder Releasing-Hormon) deckt die verminderte Sekretionskapazität der gestörten oder geschädigten Drüse auf. Beispiel: Bei der primären Nebenniereninsuffizienz bleibt nach ACTH-Gabe der zu erwartende Anstieg des Serum-Cortisols aus. Neben übergeordneten Hormonen können auch andere bekannte Stimuli des jeweiligen Hormons verwendet werden, z. B. Arginin oder Clonidin beim Wachstumshormon.
- **Suppressionstests:** Die Gabe eines peripheren Hormons unterdrückt normalerweise durch den negativen Feedback-Mechanismus die Sekretion des vorgeschalteten glandotropen oder Releasing-Hormons. Unterbleibt die Suppression, so muss eine autonome (d. h. vom Feedback-Mechanismus abgekoppelte) Drüsensekretion oder ein ektoper hormonproduzierender Tumor angenommen werden.
  Beispiel: Beim M. Cushing (ACTH-produzierender Hypophysentumor) bleibt nach Gabe eines synthetischen Steroidhormons die erwartete Suppression der hypophysären ACTH-Produktion aus.

Lokalisation der Endokrinopathie

Hier kommen die bildgebenden Verfahren zum Einsatz, wobei die vorangeschaltete Funktionsdiagnostik meist schon einen konkreten Verdacht auf den Ort der Störung ergibt:

- **Ultraschall:** vor allem bei der Schilddrüsendiagnostik eingesetzt
- **CT:** zur Darstellung der intraabdominellen Drüsen (z. B. Ovarien, Nebenniere)
- **MRT:** vor allem zur Abklärung intrakranieller Tumoren geeignet (Kraniopharyngeom, Sellatumoren)
- **nuklearmedizinische Untersuchungen:** z. B. ^{123}Jod-Szintigraphie zur Lokalisation einer ektopen Schilddrüse.

8.4 Schilddrüse

Die Schilddrüse beeinflusst die Stoffwechselaktivität vieler Gewebe. Sie erkrankt häufiger als andere endokrine Drüsen, ihre Störungen können jedoch sowohl funktionell wie auch strukturell leichter abgeklärt werden als die der meisten anderen Hormondrüsen. Auch sind Schilddrüsenerkrankungen fast immer mit relativ einfachen Mitteln behandelbar.

Schilddrüsenerkrankungen manifestieren sich in:

- **Funktionsstörungen,** d. h. Störungen der Sekretion der Schilddrüsenhormone mit entweder Überfunktion (**Hyperthyreose**) oder Unterfunktion (**Hypothyreose**)
- **Strukturveränderungen:** Diese können als Vergrößerung das ganze Organ betreffen (diffuse **Struma**) oder fokal als (benigne oder maligne) **Knoten** in Erscheinung treten.

❗ Nicht jede Strukturveränderung muss gleichzeitig mit einer Funktionsstörung einhergehen. ❗

8.4.1 Anatomie und Physiologie

Anatomie

Die schmetterlingsförmige Drüse besteht aus zwei durch den **Isthmus** verbundenen **Seitenlappen.** Sie ist am Schildknorpel des Kehlkopfs angeheftet und bewegt sich deshalb bei Schluckbewegungen auf und ab (**Abb. 8.3**).

08

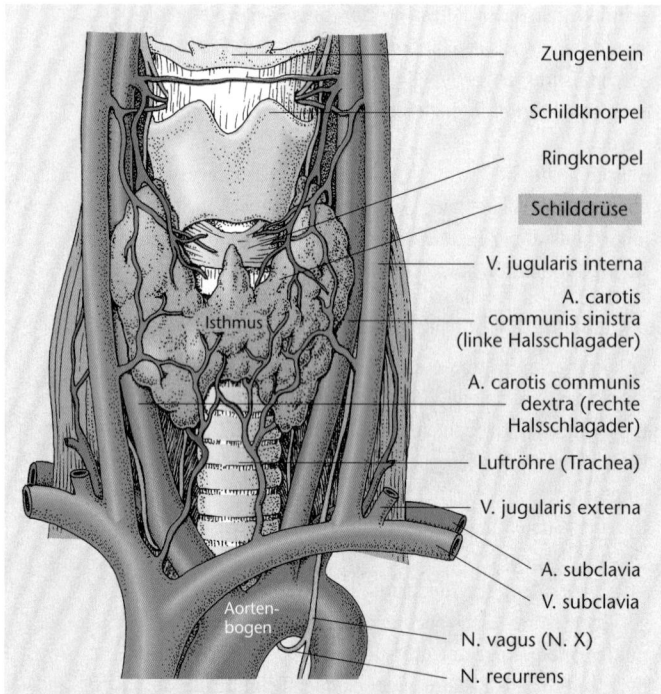

Zungenbein

Schildknorpel

Ringknorpel

Schilddrüse

V. jugularis interna

A. carotis communis sinistra (linke Halsschlagader)

A. carotis communis dextra (rechte Halsschlagader)

Luftröhre (Trachea)

V. jugularis externa

A. subclavia

V. subclavia

N. vagus (N. X)

N. recurrens

Isthmus

Aortenbogen

Abb. 8.3: Anatomie der Schilddrüse. Sie liegt in enger Nachbarschaft zu Trachea, Halsgefäßen, N. recurrens und N. vagus. Die Drüse wiegt etwa 15–25 g (Frauen bis 18 g, Männer bis 25 g) und ist auch im Normalzustand unterhalb des Schildknorpels oft tastbar. [A400–190]

Embryologie

Das Schilddrüsengewebe deszendiert während der Embryonalentwicklung vom Zungengrund zu seinem späteren Situs vor der Trachea. Verbliebenes Schilddrüsengewebe kann bisweilen am Zungengrund (**Zungenschilddrüse** mit evtl. Entwicklung einer Zungengrundstruma) oder entlang dem Deszensus-Weg in der Mittellinie des Halses gefunden werden.

Histologie

Das Schilddrüsengewebe besteht aus **Follikeln**, die von einem einschichtigen kubischen Follikelepithel ausgekleidet sind und einer Basalmembran aufsitzen (**Abb. 8.4**). Zwischen den Basalmembranen liegen die **parafollikulären Zellen**, von denen einige als Calcitonin-sezernierende C-Zellen besondere sekretorische Aufgaben haben. In den Follikeln liegt das von den Thyreozyten gebildete Thyreoglobulin, ein jodiertes Glykoprotein, in dessen Verbund die Biosynthese von T_3 und T_4 stattfindet. Die Abgabe von T_3 und T_4 aus den Follikeln erfolgt durch Hydrolyse des Thyreoglobulins.

Physiologie

Die zentrale Aufgabe der Schilddrüse besteht in der Synthese und Sekretion der Schilddrüsenhormone **Trijodthyronin**

(T_3) und **Thyroxin** (T_4). Beide werden aus der Aminosäure Tyrosin durch Anlagerung von elementarem Jod gebildet. T_4 enthält vier Jod-Atome, T_3 dagegen nur drei.

- T_3 hat eine Halbwertszeit von etwa einem Tag und ist das biologisch bei weitem aktivere Hormon (es ist etwa fünfmal aktiver als T_4). Es wird im Gegensatz zum T_4 nur in geringen Mengen in der Schilddrüse selbst gebildet, kann jedoch auch peripher, z. B. in der Leber, mithilfe des Enzyms Dejodase aus T_4 gebildet werden (sog. **Konversion**, hierfür ist lediglich die Abspaltung eines Jod-Atoms notwendig). Fast das gesamte T_3 ist proteingebunden, nur 0,4 % des T_3 zirkulieren in der biologisch aktiven, freien Form (**fT$_3$**).
- T_4 hat eine längere Halbwertszeit (ca. 7 Tage) und liegt im Serum noch stärker proteingebunden vor, nur 0,04 % zirkulieren in der freien Form (**fT$_4$**). Obwohl es auch eigene Wirkungen hat, kommt ihm vor allem eine Pro-Hormon-Funktion zu, d. h., es ist eine Hormonvorstufe, aus der das am Zellkern aktive Hormon T_3 gebildet wird.

Zur biologischen Wirkung der Schilddrüsenhormone siehe **Abb. 8.5**.

T_3 und T_4 werden in der Schilddrüse im Thyreoglobulin gespeichert und bei Bedarf in die Blutbahn abgegeben. Die Proteinbindung im Blut erfolgt vor allem an ein spezifisches **thyroxinbindendes Globulin (TBG)**, aber auch an Albumin und Präalbumin. Nur der verbleibende freie Anteil des Hormons ist biologisch aktiv und nimmt an der Rückkopplungsregulation teil.

Die Menge und Bindungsfähigkeit der Bindungsproteine unterliegt vielfältigen physiologischen und pathophysiologischen Einflüssen. Die Gesamtmenge der transportierten Schilddrüsenhormone schwankt deshalb, nicht jedoch ihr freier Anteil.

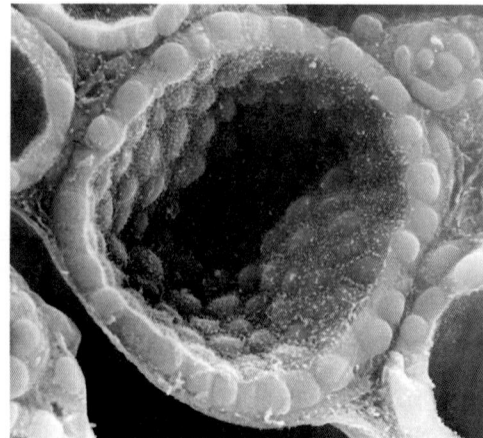

Abb. 8.4: Schilddrüsenfollikel in der rasterelektronenmikroskopischen Aufnahme. [C160]

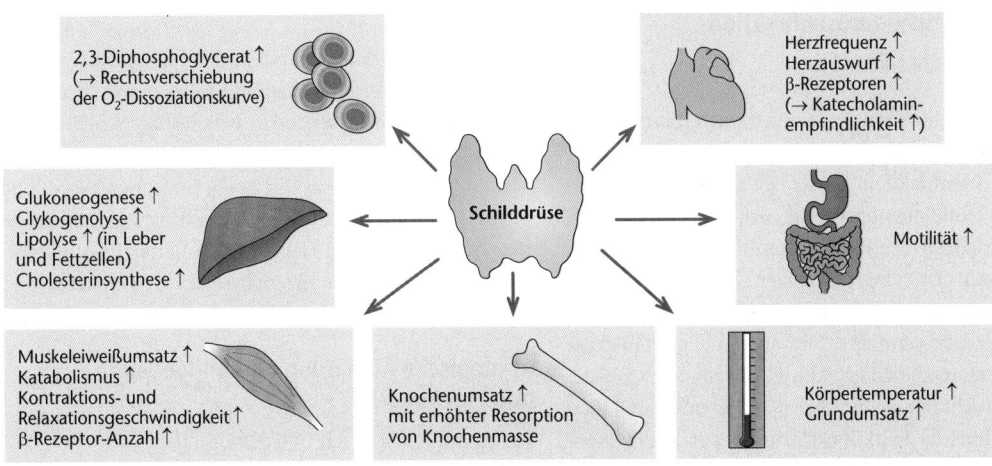

Abb. 8.5: Die Wirkungen der Schilddrüsenhormone auf die verschiedenen Zielorgane. [L157]

! Auch deshalb sollten, wenn möglich, die freien Hormone
■ (fT$_3$ und fT$_4$) bestimmt werden. !

Jod-Aufnahme

Jodid wird von den Thyreozyten aktiv mithilfe eines speziellen Transportsystems (des Natrium-Jodid-Symporters) aufgenommen, zu elementarem Jod oxidiert (**Jodination**) und daraufhin in das Tyrosin eingebaut (**Jodisation**). Der Tagesbedarf des Erwachsenen an Jod liegt bei 200 μg und wird in Deutschland trotz deutlicher Verbesserungen in den letzten Jahren immer noch nicht ganz gedeckt.

Hypothalamisch-hypophysärer Regelkreis

Synthese der Schilddrüsenhormone T$_3$ und T$_4$ sowie ihre Abgabe aus Thyreoglobulin unterliegen dem stimulierenden Einfluss des im Hypophysenvorderlappen produzierten Thyreoidea-stimulierenden Hormons *(thyroid stimulating hormone,* TSH) oder Thyreotropins. Dessen Sekretion wiederum erfolgt als Antwort auf die Sekretion des TRH (Thyreotropin-Releasing-Hormon) durch den Hypothalamus. Die Achse aus Hypothalamus, Hypophysenvorderlappen und Schilddrüse wird dadurch zum Regelkreis, dass die freien Schilddrüsenhormone im Serum einen hemmenden Einfluss auf die TSH-Sekretion, womöglich auch auf die TRH-Sekretion besitzen (negativer Feedback-Mechanismus).

! TSH stimuliert nicht nur die Synthese von T$_3$ und T$_4$ in den
■ Follikeln sowie die Hydrolyse des Thyreoglobulins und damit die Abgabe der bereits synthetisierten Schilddrüsenhormone selbst, es stimuliert auch das Wachstum der Schilddrüsenzellen selbst. Hierdurch kommt es nach längerer Einwirkung hoher TSH-Konzentrationen zur Struma. !

8.4.2 Diagnostisches Vorgehen bei Schilddrüsenerkrankungen

Anamnese und Befund

Anamnese

- Größenveränderung der Schilddrüse, Druck- oder Kloßgefühl, Heiserkeit, Dyspnoe, Stridor
- Schilddrüsenerkrankungen in der Familie (insbesondere Struma)
- Medikamentenanamnese, Ernährungsgewohnheiten (jodiertes Salz? Fisch?), Kontrastmittelapplikation in den letzten Monaten (die damit verbundene Jod-Zufuhr kann eine latente Hyperthyreose manifest werden lassen)
- gezielte Fragen nach Symptomen einer Schilddrüsenüberfunktion oder -unterfunktion (s. **8.4.4** und **8.4.5**).

Befund

Die Schilddrüse wird immer am sitzenden Patienten untersucht:

- Inspektion des Halses (sichtbare **Struma?**)
- Palpation der Schilddrüse (erfordert viel Erfahrung): Palpation von vorne mit beiden Daumen bzw. von hinten mit den übrigen Fingern beider Hände, Patienten schlucken lassen, sodass die Schilddrüse dem Untersucher über die Finger gleitet. Die Schilddrüse ist immer **schluckverschieblich**, auch wenn sie vergrößert ist (Abgrenzung von nicht-thyreoidalen Schwellungen).
- ggf. Auskultation (bei stark vaskularisierter Struma, etwa bei M. Basedow, kann ein „**Schwirren**" zu hören sein)
- ausführliche Allgemeinuntersuchung mit besonderem Augenmerk auf Haut (Myxödem, s. **8.4.5**, Feuchtigkeit, Haartextur), Herz-Kreislauf-System (Herzrhythmusstörungen, Bradykardie/Tachykardie, Hypertonie/Hypotonie), Augen (erweiterte Lidspalte und Exophthalmus bei M. Basedow mit endokriner Orbitopathie; s. **8.4.4**).

08

Abklärung der Schilddrüsenfunktion

Bestimmung des basalen TSH

Das basale, d. h. nicht durch Stimulationsverfahren angeregte TSH ist der empfindlichste Parameter zur Beurteilung der Schilddrüsenfunktion. Dieser Wert kann selbst dann schon eine Funktionsstörung der Schilddrüse anzeigen, wenn die peripheren Schilddrüsenhormone noch im Normbereich liegen: Bei eingeschränkter Sekretionskapazität der Schilddrüse zum Beispiel steigt das TSH an, durch die damit verbundene vermehrte Stimulation der Schilddrüse ist der Gesamtausstoß an Schilddrüsenhormonen trotz der Funktionseinschränkung normal (sog. **latente** = fakultative = subklinische **Funktionsstörung**). Zur Normabweichung der peripheren Schilddrüsenhormone (sog. **manifeste Funktionsstörung**) kommt es erst, wenn die Schilddrüse trotz erheblicher Stimulation mit den Bedürfnissen des Organismus nicht mehr Schritt halten kann (**Tab. 8.2**).

! Bei der Interpretation des TSH ist allerdings zu beachten, dass die Konzentration an TSH nicht nur über das negative Feedback bei einer primären Schilddrüsenstörung verändert sein kann, sondern auch hypophysäre oder hypothalamische Störungen der TSH-Sekretion widerspiegeln kann. Solche sekundären und tertiären Schilddrüsenstörungen sind allerdings so selten, dass sich die alleinige Bestimmung des TSH ohne gleichzeitige Bestimmung der peripheren Schilddrüsenwerte als Screening-Test der Schilddrüsenfunktion durchgesetzt hat. **!**

Bestimmung der peripheren Schilddrüsenhormone

Die Gesamtkonzentration der peripheren Schilddrüsenhormone T_3 und T_4 ist bei Hyperthyreose erhöht und bei Hypothyreose erniedrigt. Sie kann jedoch auch auf eine Erhöhung des thyroxinbindenden Globulins (TBG) – etwa bei Östrogen-Therapie oder Schwangerschaft – zurückzuführen sein, ohne dass eine Hyperthyreose vorliegt. Umgekehrt können T_3 und T_4 bei Leberzirrhose oder nephrotischem Syndrom erniedrigt sein (vermindertes TBG), ohne dass eine Hypothyreose vorliegt. Heute werden deshalb fast nur noch die freien Hormonwerte (fT_3 und fT_4) bestimmt.

TRH-Test

Dieser Stimulationstest, bei dem die TSH-Spiegel vor und nach i. v. Gabe von TRH bestimmt werden, wird heute nur noch bei Verdacht auf sekundäre bzw. tertiäre Schilddrüsenfunktionsstörungen durchgeführt oder dann, wenn die Bestimmung des basalen TSH keine eindeutige Zuordnung erlaubt. Der TRH-Test ist hoch positiv (überschießende TSH-Antwort auf TRH-Gabe) bei primärer Hypothyreose, negativ bei sekundärer (hypophysärer) Hypothyreose und positiv bei tertiärer (hypothalamischer) Hypothyreose.

Ätiologische Abklärung und bildgebende Untersuchungen

Sonographie (Abb. 8.6 und Abb. 8.7)

Die Sonographie ist unverzichtbare Routinemethode für:
- Aussagen über mögliche **Strukturveränderungen**, z. B. zur Abklärung von Schilddrüsenknoten (solide oder zystische Veränderungen?)

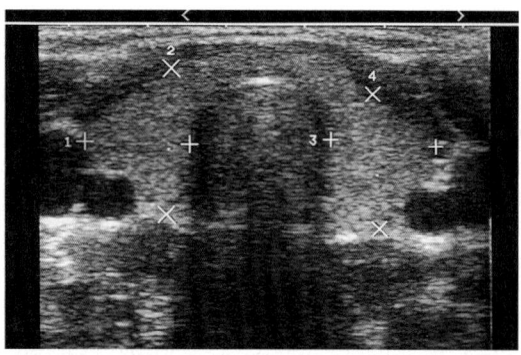

Abb. 8.6: Sonographischer Normalbefund der Schilddrüse. Zur Volumenbestimmung müssen die Längs- und Querdurchmesser in zwei Ebenen ermittelt werden (weiße Kreuzchen). [M103]

Tab. 8.2 Typische Laborkonstellationen bei Funktionsstörungen der Schilddrüse

TSH*	fT₄, fT₃	Diagnose
↓	↑	(manifeste) Hyperthyreose
↓	normal	(latente) Hyperthyreose
↑	↓	(manifeste) Hypothyreose
↑	normal	(latente) Hypothyreose
↑	↑	sekundäre oder tertiäre Hyperthyreose
↓	↓	sekundäre oder tertiäre Hypothyreose

* Normbereich 0,4 – 4 mU/l

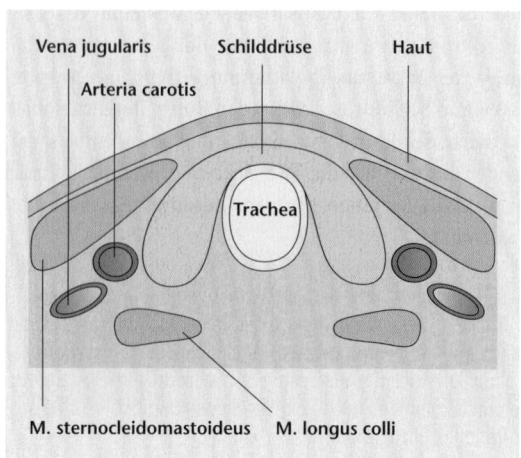

Abb. 8.7: Schematische Darstellung eines sonographischen Normalbefundes der Schilddrüse. [L157]

- Aussagen zum **Echomuster**, z. B. charakteristische Echo-armut bei Autoimmunthyreoiditis
- Bestimmung der **Schilddrüsenvolumina**: Die oberen Grenzwerte für das Volumen des Schilddrüsengewebes betragen bei Frauen 18 ml, bei Männern 25 ml (oder **Daumenregel**: die normale Schilddrüse ist nicht größer als das Daumenendglied des entsprechenden Patienten).
- Steuerung der Feinnadelbiopsie (s. u.).

Szintigraphie

Prinzip: Funktionell aktive Follikelzellen nehmen neben stabilem Jod auch verschiedene andere radioaktive Substanzen auf. Daher ist eine Aussage über den Funktionszustand des Schilddrüsenparenchyms sowie eine Lokalisation funktionsgestörter Areale möglich („**Funktionstopographie**").

! Die Aufnahme des Radionuklids ist bei erhöhten Jod-Konzentrationen gestört. 4 – 6 Wochen vor der Untersuchung sollten deshalb keine jodhaltigen Medikamente oder Kontrastmittel gegeben und auch keine jodhaltigen Desinfektionsmittel (z. B. Betaisodona®) verwendet werden. !

Meist wird die quantitative Szintigraphie mit ^{99m}Technetium-Pertechnetat (^{99m}TcO$_4$) durchgeführt. Die Tc-Szintigraphie erlaubt die Quantifizierung der Schilddrüsenfunktion, indem die Radionuklidaufnahme (TcTU: *Technetium thyroideal uptake*, ein indirektes Maß der Jodaufnahme) gemessen wird. Darüber hinaus sind folgende funktionstopographischen Aussagen über unterschiedlich speichernde Schilddrüsenareale möglich:

- **kalter Knoten** ohne nennenswerte Speicherung, z. B. Zyste, Schilddrüsenkarzinom (**Abb. 8.8**).

! Die Karzinomwahrscheinlichkeit in einem szintigraphisch kalten, sonographisch echoarmen, nicht-zystischen Knoten beträgt 5 – 8 %. Jeder derartige Knoten ist daher malignitätsverdächtig und muss abgeklärt werden (s. Kasten „Schilddrüsenknoten"). !

- **warmer Knoten** (**Abb. 8.9**) mit im Vergleich zur normal belegten Umgebung stärkerer Speicherung (z. B. „autonomes Adenom" = unifokale Autonomie)
- **heißer Knoten** (**Abb. 8.10**) mit intensiver Speicherung bei subnormaler Speicherung des übrigen Schilddrüsengewebes (z. B. dekompensiertes autonomes Adenom)
- **diffuse Mehrspeicherung** (z. B. bei disseminierter Autonomie).

Suppressionsszintigramm

Geringgradige Autonomien können sich sowohl dem laborchemischen als auch dem szintigraphischen Nachweis entziehen, insbesondere dann, wenn sie disseminiert sind und somit nicht durch eine inhomogene Nuklidbelegung auffallen. Zum Ausschluss und ggf. zur Quantifizierung des auto-

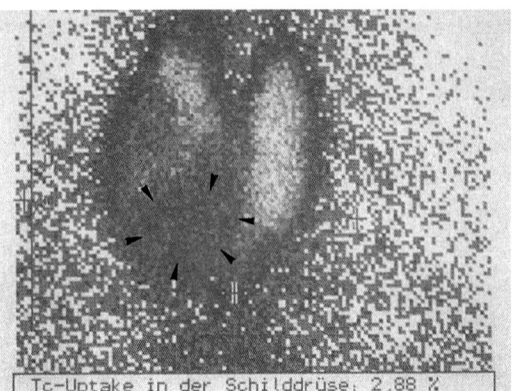

Abb. 8.8: Schilddrüsenszintigraphie eines kalten Schilddrüsenknotens im rechten Schilddrüsenlappen: Im Bereich des Knotens speichert sich kein Technetium, während das übrige Schilddrüsengewebe eine normale Technetium-Aufnahme zeigt. [E179 – 168]

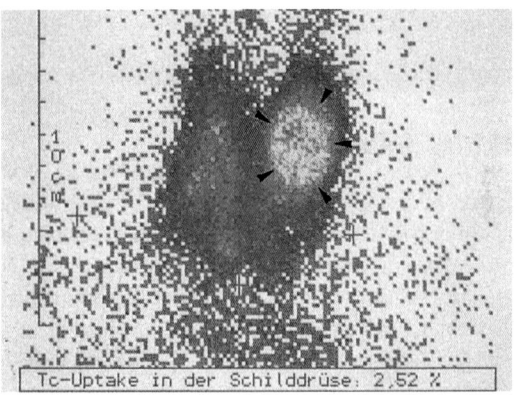

Abb. 8.9: Warmer Knoten (sog. kompensiertes autonomes Adenom) im linken Schilddrüsenlappen: Im Bereich des Adenoms reichert sich das Technetium intensiv an, das übrige Gewebe speichert noch im normalen Umfang. [E179 – 168]

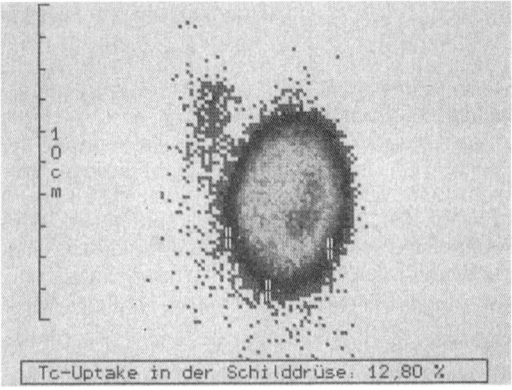

Abb. 8.10: Heißer Knoten (sog. dekompensiertes autonomes Adenom) im linken Schilddrüsenlappen: Während das Adenom intensiv Technetium aufnimmt, ist die Speicherung im Restgewebe unterdrückt. [E179 – 168]

08

═══════════AUF DEN PUNKT GEBRACHT═══════════

Schilddrüsenknoten

Schilddrüsenknoten sind – vor allem im höheren Alter – häufig. Meist liegen gutartige Adenome, Kolloidknötchen, Zysten oder knotige Entzündungen (z. B. bei Thyreoiditis) zugrunde. Folgende **Risikofaktoren** sprechen für ein malignes Geschehen:

- **Anamnese:** vorhergegangene Bestrahlung (z. B. gegen Thymusvergrößerung oder Hämangiome), neu aufgetretener Knoten mit raschem Wachstum, jugendliches Alter, männliches Geschlecht, positive Familiengeschichte (medulläres Karzinom)
- **Befund:** harter, fixierter singulärer Knoten, Lymphadenopathie, Heiserkeit (Stimmbandlähmung)
- **Bildgebung:** kalter Knoten in der Szintigraphie, solide, oft echoarme Struktur im Ultraschall.

Einzelknoten sollten deshalb immer mittels Sonographie, Szintigraphie und ggf. durch Feinnadelpunktion abgeklärt werden.

nomen Potentials der Schilddrüse ist deshalb die Szintigraphie unter medikamentös supprimiertem TSH indiziert (Suppressionsszintigramm, das TSH sollte dabei unter 0,1 mU/l liegen). Hierfür muss der Patient vor der Untersuchung mehrere Wochen lang Thyroxin einnehmen. In der Suppressionsszintigraphie stellt sich nur noch autonomes Gewebe dar, d. h. Areale, die sich der Regulierung durch TSH entzogen haben. Die Quantifizierung des autonomen Schilddrüsengewebes erfolgt durch die Bestimmung der Radionuklidaufnahme (TcTU, s. o.) unter Suppressionsbedingungen.

Feinnadelbiopsie (Aspirationszytologie)

Diese wird zur zytologischen Klärung einer fokalen Läsion durchgeführt (Adenom? Thyreoiditis? Zyste? Karzinom?). Die Punktion sollte stets unter Ultraschallkontrolle erfolgen. Allerdings lässt sich bei jeder dritten Punktion keine klare Aussage über die zugrunde liegende Läsion treffen.

Schilddrüsenautoantikörper

Die autoimmune Entzündung der Schilddrüse ist eine der häufigsten Ursachen einer Schilddrüsenfunktionsstörung (z. B. Hashimoto-Thyreoiditis, M. Basedow). Bestimmt werden können Autoantikörper gegen verschiedene antigene Bestandteile der Schilddrüse:

- **Autoantikörper gegen TSH-Rezeptor** (TRAK, früher Thyreoidea stimulierende Immunglobuline, TSI), finden sich in über 90% beim M. Basedow.
- **Autoantikörper gegen thyreoidale Peroxidase** (TPO-AK, früher mikrosomale Antikörper, MAK): erhöht bei Hashimoto-Thyreoiditis (in etwa 90%), teilweise auch beim M. Basedow

- **Thyreoglobulin-Antikörper** (TgAK, früher TAK): erhöht bei Hashimoto-Thyreoiditis, unspezifisch.

8.4.3 Struma

Als Struma wird grundsätzlich jede **Vergrößerung der Schilddrüse** bezeichnet, unabhängig von ihrer Konsistenz oder einer möglicherweise gleichzeitig bestehenden Funktionsstörung. Eine Struma kann **eutop** (normale Lage der Schilddrüse im Halsbereich oder substernal) oder **dystop** (intrathorakal oder am Zungengrund) gelegen sein. Die Größenbestimmung ist einfach und schnell mittels Sonographie möglich (s. o.) und ersetzt oft die WHO-Stadieneinteilung, die auf dem Inspektions- bzw. Palpationsbefund bei der körperlichen Untersuchung beruht.

! Die normale Größe der Schilddrüse ist allerdings von der endemischen Jodversorgung abhängig (die Schilddrüsen deutscher Kinder sind im Schnitt doppelt so groß wie die skandinavischer Kinder). !

Manche der Siedlungsräume des Menschen sind aufgrund geologischer Besonderheiten Jodmangelgebiete. Über 200 Mio. Menschen leiden weltweit unter einer Struma, so auch ca. 15 % der Deutschen. Dabei bestehen aufgrund der unterschiedlichen geologischen Gegebenheiten starke regionale Unterschiede (**Abb. 8.11**). In Küstengebieten ist die Struma-Prävalenz durch den Fischverzehr etwas geringer. In den letzten Jahren hat sich in Deutschland die Jodversorgung durch die Einführung von jodiertem Salz im Haushalt und in der Lebensmittelindustrie sowie durch Jodid-Zusätze zum Kraftfutter der Milchkühe deutlich gebessert – die Jodversorgung wird heute bei 70% der Bevölkerung als ausreichend angesehen.

Kein Jodmangel	Regionaler Jodmangel	Ubiquitärer Jodmangel
Finnland	Deutschland	Bulgarien
Norwegen	Belgien	Griechenland
Österreich	Dänemark	Russland
Schweden	Frankreich	Italien
Schweiz	Großbritannien	Polen
Niederlande	Irland	Rumänien
USA	Portugal	Spanien
Australien	Tschechische Republik	Türkei
	Slowakische Republik	
	Ungarn	

Abb. 8.11: Jodversorgung in verschiedenen Ländern.
[L157]

Klinik

Nicht selten ist die Struma ein Zufallsbefund, und der Arzt wird wegen kosmetischer Bedenken aufgesucht (**Abb. 8.12**). Die Konsistenz der Struma ist je nach Ätiologie, Stadium und Ausprägung variabel (s. **Kasten** „Formen der Struma").

Eventuell spürt der Patient ein Druck- oder Kloßgefühl im Hals, später können Schluckbeschwerden und ein Gefühl der Luftnot auftreten. Bei länger bestehender großer Struma kann ein inspiratorischer Stridor als Folge der druckbedingten Tracheomalazie entstehen (heute ebenso wie die durch Gefäßkompression bedingte obere Einflussstauung selten).

Ätiologie und Pathogenese

Die Struma durch endemischen Jodmangel („**endemische Struma**") ist die in den meisten Ländern häufigste Form. Betroffen sind vor allem die Bewohner von Gebirgsregionen, aber auch Menschen mit erhöhtem Jodbedarf (z. B.

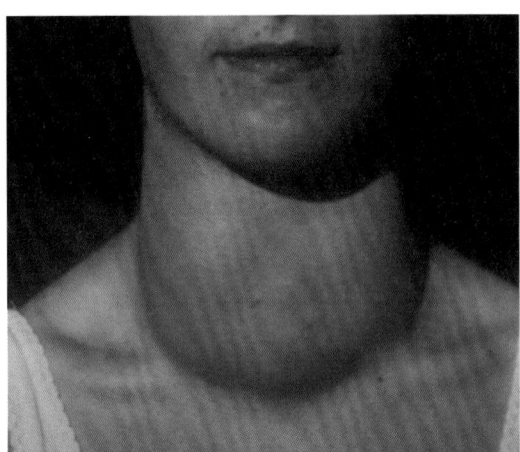

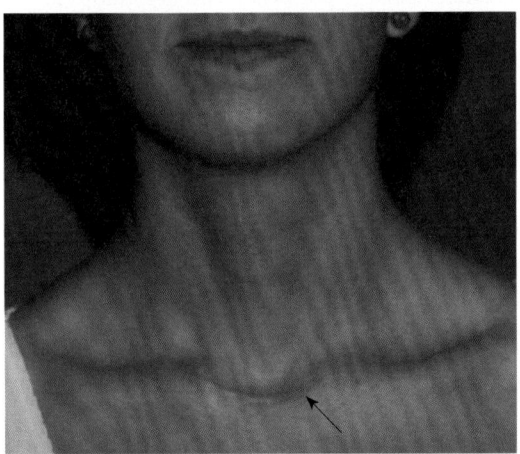

Abb. 8.12: 20-jährige Patientin mit Struma nodosa vor und nach Operation (Pfeil: Strumektomie-Narbe). Die Patientin war euthyreot. [T127]

=== ZUR VERTIEFUNG ===

Erscheinungsformen der Struma

- **weich und symmetrisch**: oft bei Jodmangel, aber auch bei M. Basedow
- **knotig**: z. B. bei autonomen Adenomen, im Spätstadium des Jodmangels oder bei Hashimoto-Thyreoiditis
- **schmerzhaft und hart**: bei akuter oder subakuter Thyreoiditis
- **schmerzlos und hart**: bei Schilddrüsenkarzinom
- **eisenhart** (sog. Riedel-Struma, s. 8.4.6).

während der Wachstumsphase, Schwangerschaft und Laktation). Durch den endemischen alimentären Jodmangel entsteht eine Hyperplasie und Hypertrophie der Thyreozyten (s. **Kasten** „Jodmangel"). Klinisch besteht in den ersten Jahren eine diffuse Schilddrüsenvergrößerung (Struma diffusa), später kommt es durch regressive und degenerative Veränderungen oft zum knotigen Gewebeumbau (Knotenkropf, Struma nodosa).

❗ Jodmangel kann neben der Struma auch eine thyreoidale Autonomie auslösen, sodass bei manchen Patienten in der Struma autonome Knoten vorliegen. Diese können wie alle Formen der Autonomie in eine hyperthyreote Stoffwechsellage übergehen, sodass dann ein hyperthyreoter Knotenkropf vorliegt. ❗

Neben dem Jodmangel können weitere Mechanismen eine „**nicht-endemische**" oder „**sporadische Struma**" bedingen; sie sind im **Kasten** „Seltenere Ursachen" zusammengefasst.

=== ZUR VERTIEFUNG ===

Jodmangel

Ein Jodmangel ist üblicherweise definiert als eine Jodid-Ausscheidung von weniger als 100 µg Jodid/g Kreatinin im Urin. Die Schilddrüse kann sich zunächst durch vermehrte Jod-Utilisation und eine verstärkte Sekretion von T_3 (spart ein Jod-Atom ein) an den Mangelzustand anpassen. Erst bei extremer Jod-Armut wird die TSH-Bildung durch Abfall der produzierten Hormonmenge angeregt und führt zur Strumabildung. Folgen des Jodmangels sind:

- **Auto- und parakrine Sekretion von Wachstumsfaktoren**, wie z. B. *Epidermal Growth Factor* (EGF), der seinerseits zur Hypertrophie und Hyperplasie der Schilddrüse (Struma) führt. Diese Zunahme des Funktionsgewebes kann die Jod-Utilisation oft langfristig verbessern, führt aber häufig zu nachteiligen raumfordernden Effekten (s. Text).
- **Schilddrüsenautonomie**: Sie ist zumindest zum Teil durch Jodmangel bedingt und stellt wohl eine Fehladaptation an einen chronischen Jodmangel dar (s. 8.4.4). Bei fast allen älteren Struma-Patienten lässt sich zumindest ein gewisses Maß an Autonomie nachweisen.

08

Seltenere Ursachen

- M. Basedow: Die autoimmune Stimulation im Rahmen des M. Basedow geht oft mit einer erheblichen Schilddrüsenvergrößerung einher. Die Schilddrüse ist dabei so stark vaskularisiert, dass u.U. ein Schwirren getastet oder ein thyreoidales Strömungsgeräusch auskultiert werden kann.
- Schilddrüsenentzündungen (s. 8.4.6)
- maligne Tumoren (Schilddrüsenkarzinom, Lymphom, Metastasen)
- Stimulation durch TSH- oder TRH-produzierende Tumoren
- strumigene Substanzen (bestimmte Kohlsorten, Manjok, Thiocyanate, Lithium u.a.): Diese Substanzen behindern die Jodverwertung oder die Synthese von Schilddrüsenhormonen und führen so zu einer meist diffusen Struma.
- Jodverwertungsstörungen: seltene, oft angeborene Biosynthesedefekte der Schilddrüsenhormone
- Hormonresistenz: unzureichende Wirkung der Schilddrüsenhormone in den Zielzellen der Körpergewebe (sowohl TSH als auch fT_4 und fT_3 sind erhöht).

Diagnostisches Vorgehen

Dieses hat drei Zielrichtungen:
- **Feststellung der Stoffwechsellage** durch Bestimmung des TSH (Tab. 8.3)
- **Quantifizierung der Schilddrüsenvergrößerung** durch sonographische Volumenbestimmung, evtl. auch durch CT (Erfassung retrosternaler oder thorakaler Strumaanteile). Eine Trachealkompression kann durch Tracheazielaufnahmen abgeklärt werden, ggf. während der Patient saugt bzw. presst (dies ermöglicht die Diagnose einer Tracheomalazie).
- **ätiologische Zuordnung** durch Sonographie (z.B. Echoarmut bei Entzündung), Szintigraphie (bei Verdacht auf Autonomie oder Malignität) und ggf. Bestimmung der Schilddrüsenantikörper (Ausschluss einer Hashimoto-Thyreoiditis oder eines M. Basedow) bzw. Feinnadelbiopsie.

Tab. 8.3 Mögliche Schilddrüsenfunktion bei Struma

Stoffwechsellage	Vorkommen
euthyreot	endemische Struma, kompensierte Schilddrüsenautonomie
hyperthyreot	M. Basedow, dekompensierte Schilddrüsenautonomie, Thyreoiditis im Anfangsstadium
hypothyreot	Thyreoiditis im Spätstadium (hier ist die Schilddrüse allerdings eher klein), strumigene Substanzen, Jodverwertungsstörungen (oft auch euthyreot)

Therapie

Die endemische Struma kann auf drei Wegen therapiert werden: medikamentös, operativ oder nuklearmedizinisch.

Die Therapie der nicht-endemischen Strumaformen folgt jeweils spezifischen Ansätzen, sie ist in den entsprechenden Abschnitten besprochen.

Medikamentöse Therapie

Zur antihyperplastischen Strumatherapie stehen zwei Substanzen zur Verfügung: Jodid und Thyroxin. Über die Frage, welche der beiden Therapieformen die effektivere ist, sind regelrechte Glaubenskriege entbrannt. Darüber wird oft vergessen, dass die entscheidende Frage in der Strumatherapie die der **Frühzeitigkeit** des Therapiebeginns ist. Die medikamentöse Behandlung ist bei lange bestehenden, bereits regressiv umgebauten Strumen wirkungslos. Auch autonomes Schilddrüsengewebe spricht in der Regel nicht mehr auf die medikamentöse Therapie an.

- Jodid beseitigt den intrathyreoidalen Jodmangel und dadurch die kompensatorische Hyperplasie. Diese Therapie wird heute bei der euthyreoten Struma ohne Autonomie bevorzugt. Bei Patienten über 40 Jahre muss vor Therapiebeginn das Vorliegen einer funktionell relevanten Autonomie durch TSH-Bestimmung ausgeschlossen werden, um die Gefahr einer durch Jodid-Gabe ausgelösten hyperthyreoten Dekompensation zu vermeiden. Die substituierte Jodid-Dosis beträgt 200 µg/d beim Erwachsenen und 100 µg/d bei Kindern (ungefährer Tagesbedarf).
- Erweist sich der Erfolg einer 6 – 12-monatigen alleinigen Jod-Therapie als unzureichend oder ist eine schnelle Volumenreduktion erwünscht, wird auf die Kombinationstherapie mit L-Thyroxin und Jodid übergegangen. Der Thyroxin-Zusatz bremst die der Hypertrophie zugrunde liegende TSH-Produktion und nutzt damit ein zusätzliches antihyperplastisches Therapieprinzip. In der Schwangerschaft ist diese Therapieform Mittel der Wahl. Die individuell richtige Substitutionsdosis wird durch Kontrolle der Schilddrüsenwerte ermittelt – angestrebt wird ein niedrig-normales TSH bei normalen fT_3- und fT_4-Werten.

! Durch die medikamentöse Therapie lässt sich die Schilddrüse um etwa 30 – 40 % verkleinern. !

! Die alleinige Gabe von Schilddrüsenhormonen (L-Thyroxin = T_4) als längerfristige Monotherapie ist pathogenetisch weniger sinnvoll und führt nach Absetzen zwangsläufig zu einem Strumarezidiv. !

Subtotale Strumektomie

Die operative Therapie ist für große Knotenstrumen, insbesondere bei lokalen mechanischen Komplikationen oder bei

Malignomverdacht, angezeigt. In der Regel werden beide Schilddrüsenlappen subtotal reseziert, das heißt unter Belassung eines möglichst noch ausreichend funktionstüchtigen Geweberestes. Bei völligem knotigem Umbau der Schilddrüse kann eine Thyreoidektomie nötig sein, auch um komplikationsträchtige Rezidiveingriffe zu vermeiden. Postoperativ ist eine Rezidivprophylaxe mit Jodid, bei nicht ausreichendem Restgewebe auch eine Substitution mit L-Thyroxin erforderlich. Bei der Substitutionstherapie wird Thyroxin so dosiert, dass der TSH-Spiegel im Normbereich liegt.

Risiken der Strumektomie liegen vor allem in der möglichen Läsion des N. recurrens (in ca. 1%), welche zu chronischer Heiserkeit oder – bei beidseitiger Schädigung – zur Stimmbandlähmung führen kann. Die versehentliche Mitentfernung der im Bereich der oberen und unteren Pole lokalisierten Epithelkörperchen birgt die Gefahr der postoperativen parathyreopriven Calciummangel-Tetanie sowie des langfristig substitutionspflichtigen Hypoparathyreoidismus (in ca. 1–3%).

Radiojodtherapie

Die Radiojodtherapie ist eine risikoärmere Alternative zum operativen Vorgehen. Der Therapieeffekt tritt erst nach ca. 3–6 Monaten ein, eine Volumenreduktion um 50% ist möglich. Mögliche Nebenwirkung (in unter 10% der Fälle) ist eine substitutionspflichtige Hypothyreose.

Strumaprophylaxe

Der tägliche Bedarf an Jodid von 180–200 μg bei Jugendlichen und Erwachsenen kann in Jodmangelgebieten (zu denen größere Teile Mitteleuropas gehören) über die normale Nahrungsaufnahme meist nicht gedeckt werden. Fischreiche Nahrung und die Verwendung von jodiertem Speisesalz (20 μg Jod/g) können eine gewisse Abhilfe schaffen. Von größerer Bedeutung ist die industrielle Verwendung von Jodsalz in Fertigprodukten wie Backwaren und Konserven. Auf diesem Gebiet hat Deutschland in den letzten Jahren aufgeholt. Eine Prophylaxe mit Jodid-Tabletten wird generell während der Schwangerschaft und der Stillzeit empfohlen.

8.4.4 Hyperthyreose

Die Hyperthyreose ist durch einen Überschuss von Schilddrüsenhormonen an den Zielorganen gekennzeichnet und spiegelt eine bedarfsübersteigende Funktionslage der Schilddrüse wider („Überfunktion"). Sie ist in aller Regel auf eine Störung der Schilddrüse, extrem selten der übergeordneten Steuerzentren (sekundäre und tertiäre Überfunktion) zurückzuführen. Je nach Schweregrad wird unterschieden:

- **latente (subklinische) Hyperthyreose:** Hier sind die peripheren Schilddrüsenwerte noch im Normalbereich, das TSH ist jedoch supprimiert.
- **manifeste Hyperthyreose:** Die peripheren Schilddrüsenwerte sind erhöht, klinische Symptome liegen (meist) vor.

  ! In 5% liegt eine isolierte T_3-Erhöhung bei normalem T_4 vor. **!**

- **thyreotoxische Krise (Thyreotoxikose):** lebensbedrohliche Verschlimmerung der hyperthyreoten Stoffwechsellage (s. u.).

Die Hyperthyreose ist häufig: 2% aller Frauen durchlaufen in ihrem Leben eine klinische Hyperthyreose. Frauen sind fünfmal häufiger betroffen als Männer. Bei jüngeren Patienten liegt der Hyperthyreose typischerweise ein M. Basedow zugrunde, während sich bei älteren Patienten eher eine Autonomie bei Struma nodosa findet.

Klinik

! Kaum ein Krankheitsbild variiert so stark wie die Hyperthyreose. Es gibt wohl kaum einen Arzt, der nicht schon eine Hyperthyreose übersehen hätte. Beim alten Menschen kann z. B. ein Vorhofflimmern bzw. eine Herzinsuffizienz das einzige Symptom sein, oder es können sich eine Apathie oder Depressionen entwickeln, wodurch sich Überschneidungen zum hypothyreotischen Krankheitsbild ergeben. Bei jungen Patienten ist manchmal nur der „ausgeflippte" Gefühlshaushalt augenfällig. **!**

Die Symptome resultieren aus der Wirkung der Schilddrüsenhormone (**Abb. 8.13**):

- **Hypermetabolismus:** Schweißneigung mit Wärmeintoleranz, Gewichtsverlust
- **erhöhte Katecholaminempfindlichkeit** des Herzens (adrenerge Stimulation): z. B. Tachykardie, Rhythmusstörungen, Palpitationen, evtl. Herzinsuffizienz
- Wirkung auf **Haut**, **Nerven- und Muskelgewebe:** Diarrhö, Haarausfall, Myopathie, warme Peripherie, evtl. Palmarerythem. Ein sehr charakteristisches Zeichen ist der feinschlägige Fingertremor.
- **psychische Symptome:** Unruhe, Nervosität bis hin zur Psychose, selten aber auch Adynamie und Müdigkeit (s. **Kasten** „Aus Patientensicht").

Latente Hyperthyreose

Eine Schilddrüsenautonomie führt zunächst nur zur Suppression der TSH-Ausschüttung (und damit zum Wegfallen der im „normalen" Schilddrüsengewebe stattfindenden Hormonproduktion), ohne dass es zur Erhöhung der peripheren Hormonspiegel kommt.

08

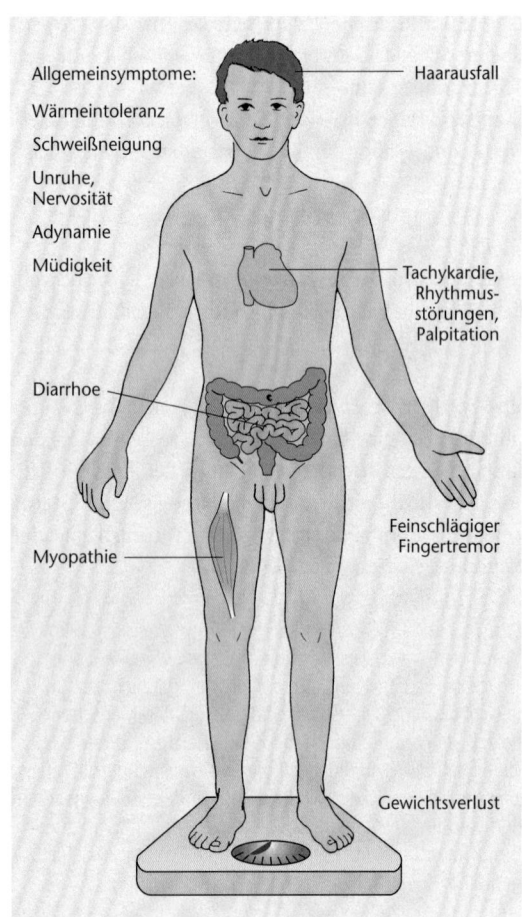

Allgemeinsymptome:

Wärmeintoleranz

Schweißneigung

Unruhe,
Nervosität

Adynamie

Müdigkeit

Diarrhoe

Myopathie

Haarausfall

Tachykardie,
Rhythmus-
störungen,
Palpitation

Feinschlägiger
Fingertremor

Gewichtsverlust

Abb. 8.13: Symptomenspektrum bei Hyperthyreose. [L157]

! Trotz normaler Hormonwerte kann eine latente Hyperthyreose jedoch symptomatisch werden, typischerweise durch
phasenweises Herzrasen (meist kurz nach dem Zubettgehen).
Vorhofflimmern ist häufiger bei latenter Hyperthyreose als bei
Euthyreose. !

Thyreotoxische Krise

Diese akut lebensbedrohliche Entgleisung einer meist vorbestehenden Hyperthyreose wird oft durch die Gabe jodhaltiger Kontrastmittel bei vorbestehender funktioneller
Autonomie ausgelöst, seltener durch schwere Infektionen,
Trauma oder Operation. **Klinisch** finden sich eine extreme
Sinustachykardie oder Tachyarrhythmie bei Vorhofflimmern, hohes Fieber, Unruhe sowie Schwitzen, Erbrechen,
Exsikkose, Delirium und Muskelschwäche, im Endstadium
kommen Schock und Koma hinzu.

Therapie s. **Kasten** „Therapie der thyreotoxischen Krise".

============ **AUF DEN PUNKT GEBRACHT** ============

Therapie der thyreotoxischen Krise
Hier handelt es sich um einen internistischen Notfall, die Behandlung erfolgt auf der Intensivstation durch:
- Ersatz von Flüssigkeit und Elektrolyten (häufig besteht eine
  Exsikkose)
- hoch dosierte Gabe von Thyreostatika (Thiamazol)
- β-Blocker zur Dämpfung der Katecholaminwirkung
- ggf. Glukokortikoide (zur Therapie der oft begleitenden
  stressbedingten Nebennierenrindeninsuffizienz)
- Plasmapherese und/oder subtotale Thyreoidektomie: Wenn
  die Krise durch Jod-Kontamination ausgelöst ist, sind Plasmapherese bzw. die akute Resektion von Schilddrüsengewebe wirksam.

Ätiologie und Pathogenese

Verschiedene Erkrankungen können zu einer Hyperthyreose führen (s. **Kasten** „Ursachen der Hyperthyreose"); häufige Ursachen sind aber nur die funktionelle Autonomie und
der M. Basedow.

============ **AUF DEN PUNKT GEBRACHT** ============

Ursachen der Hyperthyreose

Häufige Ursachen (ca. 90%)
- funktionelle Autonomie der Schilddrüse
- immunogene Hyperthyreose: M. Basedow.

Weniger häufige Ursachen
- subakute Thyreoiditis (de Quervain)
- postpartale Thyreoiditis
- Hyperthyreosis factitia
- Hashimoto-Thyreoiditis mit transienter hyperthyreoter
  Phase zu Beginn (engl. *Hashi-toxicity*).

Sehr seltene Ursachen
- metastatisches Schilddrüsenkarzinom
- TSH-produzierender hypophysärer Tumor
- hypophysäre Resistenz gegen die peripheren Schilddrüsenhormone (unterbrochene Feedback-Hemmung)
- ektope Bildung von Schilddrüsenhormon (Struma ovarii)
- Blasenmole (das im Trophoblasten produzierte HCG hat
  dieselbe α-Untereinheit wie TSH und hat damit TSH-ähn-
  liche Wirkungen).

Funktionelle Autonomie

Hierbei handelt es sich um eine TSH-unabhängige, d. h.
dem hormonellen Regelkreis entzogene und damit nicht
mehr bedarfsgerechte, Schilddrüsenhormonproduktion.
Die Auslöser der autonomen Entwicklung sind unbekannt,
Jodmangel spielt aber eine wichtige Rolle. Auf molekularer
Ebene konnten inzwischen somatische aktivierende Muta-

tionen in Molekülen des TSH-Signaltransduktionsweges nachgewiesen werden, die an der Entstehung der Autonomie beteiligt sind.

Je nach Verteilungsmuster der autonomen Bezirke im Szintigramm unterteilt man in **unifokale** („autonomes Adenom"), **multifokale** und **disseminierte** Autonomie. Eine hyperthyreote Stoffwechsellage entwickelt sich erst dann, wenn die autonome Zellmasse so groß ist, dass die autonom produzierte Hormonmenge den körperlichen Bedarf übersteigt. Dies findet meist erst nach jahrelangem Bestehen der Autonomie statt.

❗ Durch exogene Jodzufuhr kann eine bis dahin latente
■ Hyperthyreose manifest werden. Deshalb sollte eine funktionelle Autonomie vor einer Strumabehandlung mit Jodid ausgeschlossen werden. Auch vor Applikation jodhaltiger Kontrastmittel bei Risikopatienten (anamnestische Schilddrüsenerkrankung, höheres Alter) ist der Autonomieausschluss obligat. ❗

Morbus Basedow (Graves' disease)

Der Merseburger Arzt VON BASEDOW und sein englischer Kollege GRAVES beschrieben dieses Krankheitsbild unabhängig voneinander um 1840. Nach heutiger Auffassung handelt es sich um eine Multisystemerkrankung autoimmuner Genese, die mit einer Hyperthyreose, einer diffusen Struma sowie mit einer Ophthalmopathie und Dermopathie einhergehen kann (s. **Kasten** „Klinik des M. Basedow").

❗ Die in der Erstbeschreibung erwähnte Kombination von
■ Struma, Exophthalmus und Tachykardie wird auch als **Merseburger Trias** bezeichnet. ❗

Pathogenese
Zugrunde liegen stimulierende Antikörper gegen den TSH-Rezeptor und andere Körpergewebe, welche in über 80% der Fälle nachweisbar sind (TSH-R-AK = TRAK). Der Immunprozess wird möglicherweise durch ein Infektionsgeschehen in Gang gesetzt. Für eine genetische Prädisposition sprechen die familiäre Häufung sowie die Assoziation mit

---

Aus Patientensicht: Hyperthyreose

Ein Patient mit Hyperthyreose leidet subjektiv vor allem unter den psychischen Folgen der Erkrankung. Darüber hinaus stehen die manchmal als bedrohlich empfundenen Herzrhythmusstörungen im Vordergrund, welche sich typischerweise abends nach dem Zubettgehen als Herzrasen manifestieren.

Psychische Veränderungen
Die Veränderungen beginnen häufig schleichend und werden vom Patienten und von seiner Umgebung zunächst nicht wahrgenommen. Der Patient selber wird zunehmend rastlos, nervös, leicht erregbar und emotional labil. Er hat oft das Gefühl, dass nicht er nervös sei, sondern seine Umgebung. Für den Patienten quälend können zudem Schlafstörungen sein.

Hilfestellungen
Sowohl bei Schilddrüsenautonomie als auch bei M. Basedow gibt es effektive, häufig länger dauernde Behandlungsmöglichkeiten. Viele Patienten können die dazu erforderliche Motivation nur bei ausreichender Information über die Erkrankung und ihre Therapiemöglichkeiten aufbringen. Die Radiojod-Therapie ist für viele Pati-

enten (und leider auch Ärzte) mit irrationalen Ängsten verbunden, welche es durch sorgfältige Aufklärung abzubauen gilt.

Patienteninformation
Der Patient und ggf. auch seine Angehörigen müssen wissen, dass er keine jodhaltigen Substanzen aufnehmen darf, da sie zu einer Entgleisung bis hin zur thyreotoxischen Krise führen können. Auf jodiertes Speisesalz sollte verzichtet werden, auch wenn hierin nur geringe Mengen Jodid enthalten sind.
Insbesondere muss der Patient wissen, dass Röntgenkontrastmitteluntersuchungen, wenn überhaupt, nur nach voheriger Rücksprache mit dem behandelnden Arzt durchgeführt werden können.
Da Jod in verschiedenen Medikamenten enthalten ist (z. B. Amiodaron, verschiedene Augentropfen), darf der Patient keine Medikamente ohne Wissen seines Arztes einnehmen.
Bei thyreostatischer Behandlung muss der Patient über mögliche Nebenwirkungen der eingesetzten Medikamente informiert sein und vor allem wissen, dass die Behandlung erst nach ein bis zwei Monaten voll „wirkt".
Manche Patienten haben sich an das hyperthyreote „Unter-Strom-Stehen" so ge-

wöhnt, dass sie sich mit dem Wegfall der Überstimulation nicht gerne abfinden. Für weibliche Patienten stellt zudem die Gewichtszunahme unter der Therapie ein Problem dar, das die Compliance gefährden kann. Dagegen wird die wieder zunehmende Haarfülle in aller Regel begrüßt.

Äußere Umgebung
Ein hyperthyreoter Patient ist an sich schon nervös und hektisch. Unruhe und Hektik in seinem Umfeld wirken sich oft ungünstig aus. Dies sollte der Arzt mit dem Pflegepersonal, dem Patienten, aber auch mit dessen Angehörigen besprechen. Folgende Maßnahmen sind wichtig:
- Stationäre Patienten sollten ein ruhiges Zimmer erhalten – in schweren Fällen muss der Patient Bettruhe einhalten.
- Wenn der Patient sich durch Besucher weiter aufregt, sollten die Besuche eingeschränkt werden.
- Die Raumtemperatur sollte den Wünschen des Patienten angepasst werden, meist empfindet er Temperaturen unter 20 °C als angenehm.
- Der Patient sollte auf koffeinhaltige Getränke verzichten.

08

bestimmten HLA-Typen. F : M = 5 : 1. Die durch die Autoimmunreaktion ausgelösten Entzündungsvorgänge zeigen sich z. B. in einer lymphozytären Infiltration des Organs. Darüber hinaus kommt es zu einer Dauerstimulation des TSH-Rezeptors und damit zur Hyperthyreose. In etwa 70% der Fälle treten zusätzlich Antikörper gegen die thyreoidale Peroxidase auf (TPO-AK), die wahrscheinlich ohne funktionelle Bedeutung sind.

Endokrine Orbitopathie

Begleitend, aber auch von der Schilddrüsenbeteiligung unabhängig kann es in etwa 50% zu einer sog. endokrinen Orbitopathie sowie zu lokalen Hautveränderungen kommen (s. **Kasten** „Klinik des M. Basedow"). Letztere werden als zirkumskriptes Myxödem bezeichnet, haben jedoch mit dem bei der Hypothyreose gesehenen Myxödem nichts zu tun!

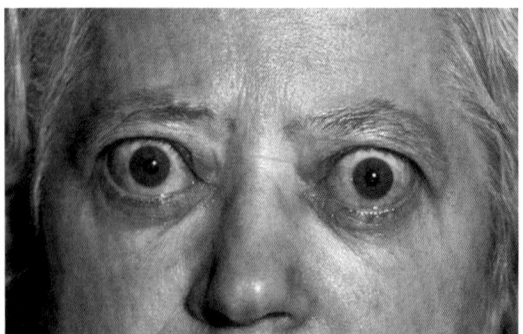

Abb. 8.14: Exophthalmus bei endokriner Orbitopathie bei M. Basedow. Auffallend sind neben den hervortretenden Bulbi der starre Blick und die zurückgezogenen Oberlider. [T127]

=======ZUR VERTIEFUNG=======

Klinik des Morbus Basedow

* **Schilddrüse**: entzündliche Vergrößerung (Struma), Hyperthyreose mit Stimulation des TSH-Rezeptors durch Antikörper (TSH-Rezeptor-AK)
* **endokrine Orbitopathie** (Abb. 8.14): ein- oder beidseitige Protrusio bulbi durch entzündliche Schwellung der retrobulbären Orbitastrukturen mit Exophthalmus, Lidretraktion, Konvergenzschwäche (**Möbius-Zeichen**), fehlender Oberlidsenkung bei Blicksenkung (**Gräfe-Zeichen**), weißem, über der Hornhaut sichtbarem Sklerenstreifen (**Dalrymple-Zeichen**), seltenem Lidschlag (**Stellwag-Zeichen**). In fortgeschrittenen Stadien können Sehnervenkompression und Augenmuskelstörungen hinzukommen (Doppelbilder, Gesichtsfeld- und Visuseinschränkungen). Sie tritt bei etwa 50% der Patienten mit M. Basedow auf; die Schwere der Orbitopathie korreliert dabei nicht mit der Schilddrüsenfunktion.
  Die endokrine Orbitopathie ist bei Rauchern achtmal häufiger als bei Nichtrauchern. Sie kann den anderen Manifestationen des M. Basedow vorangehen oder nachfolgen. Selten tritt die endokrine Orbitopathie isoliert auf und kann dann auch mit euthyreoter oder hyperthyreoter Stoffwechsellage einhergehen.
* **endokrine Dermopathie**: zirkumskriptes Myxödem an Tibia oder Vorfuß (umschriebene Hautverdickung ohne Dellenbildung auf Druck), Onycholyse (Ablösung der Nägel vom Nagelbett).
Die Krankheit kann mit anderen Autoimmunerkrankungen wie Vitiligo, atrophischer Gastritis, Myasthenia gravis, Nebennierenrindeninsuffizienz oder SLE assoziiert sein.

Diagnostisches Vorgehen bei Hyperthyreose

Analog zu den anderen Schilddrüsenerkrankungen stützt sich die Diagnostik auf zwei Schritte (**Abb. 8.15**): die Feststellung der Stoffwechsellage und die ätiologische Abklärung.

Feststellung der Stoffwechsellage

Dazu Bestimmung des basalen TSH als Suchtest und anschließende Bestimmung der freien Schilddrüsenhormone zur Bestätigung einer manifesten Hyperthyreose.

Die Bestimmung des fT_3 ist dabei gegenüber der Bestimmung des fT_4 sensitiver, da insbesondere bei begleitendem Jodmangel eine isolierte T_3-Hyperthyreose bestehen kann.

❗ Die viel seltenere isolierte T_4-Hyperthyreose kann bei älteren oder schwerkranken Patienten auftreten und ist Ausdruck einer verminderten Konversion von T_4 zu T_3. ❗

Ätiologische Abklärung

* **Anamnese:** Exzessive Jodaufnahme in der Anamnese (z. B. Röntgenkontrastmittel oder jodhaltige Medikamente wie Amiodaron) kann auf eine dekompensierte Autonomie hinweisen.
* **Befund:** Augenbeteiligung oder zirkumskriptes Myxödem werden nur bei M. Basedow gesehen.
* **Schilddrüsensonographie**
* **Schilddrüsenantikörper:** Ausschluss bzw. Bestätigung eines M. Basedow oder einer Autoimmunthyreoiditis
* ggf. **Szintigraphie:** Diese kann vor allem eine Autonomie nachweisen, teilweise auch die diagnostische Zuordnung erleichtern (verminderte Tc-Aufnahme bei Thyreoiditis).

Befunde bei Morbus Basedow

Die **Sonographie** zeigt typischerweise eine diffuse Echoarmut (dunkles Organ) des gesamten Schilddrüsenparenchyms. Auf die quantitative **Szintigraphie** kann bei typi-

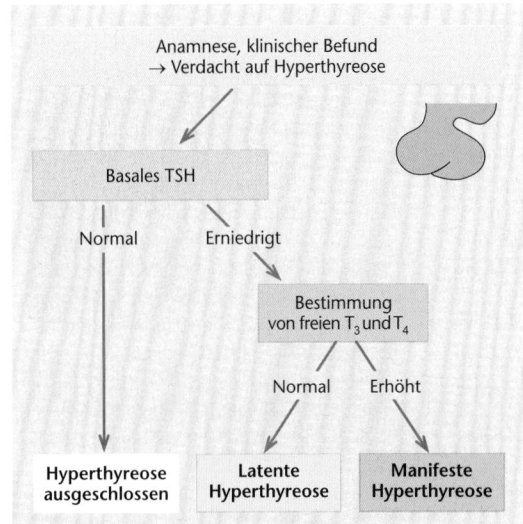

Abb. 8.15: Diagnostisches Vorgehen bei Verdacht auf Hyperthyreose. [L157]

schem sonographischem Bild verzichtet werden. Bei differentialdiagnostischen Schwierigkeiten, z.B. bei fehlender endokriner Orbitopathie, kann die **Antikörperdiagnostik** bei der Abgrenzung gegen eine disseminierte Autonomie helfen. Der Nachweis von TSH-R-AK und von TPO-AK im Serum spricht für M. Basedow. Ein Ultraschall oder MRT der Orbita kann die Schwellung der Augenmuskeln nachweisen (oft selbst bei fehlenden klinischen Zeichen einer Orbitopathie nachweisbar).

Befunde bei funktioneller Autonomie

Autonome Areale können nur szintigraphisch diagnostiziert werden. Sofern nicht ohnehin ein supprimiertes TSH vorliegt (funktionell relevante Autonomie), ist ein Szintigramm unter medikamentöser TSH-Suppression erforderlich (s. **8.4.2** und **Abb. 8.10**).

Sonographisch zeigen sich bei fast allen Patienten mit uni- oder multifokaler Autonomie auch strukturelle Inhomogenitäten, typischerweise eine Struma nodosa.

Therapie bei Hyperthyreose

Die Wahl der Therapie hängt von der zugrunde liegenden Ursache und dem Alter des Patienten ab.

Medikamentöse Therapie

Dies ist der beim M. Basedow wegen der häufigen Spontanremissionen zunächst eingeschlagene Weg. Bei funktioneller Autonomie dagegen kommt die medikamentöse Therapie nur überbrückend zum Einsatz, um die Voraussetzung zu einer definitiven Therapie (Strumaresektion oder Radiojod-Therapie) zu schaffen.

! Wegen des verzögerten Wirkungseintritts von Thyreostatika ist initial oft eine symptomatische Therapie mit β-Blockern (zur Verminderung der Tachykardie) und ggf. Sedativa (zur Linderung von Unruhe und Angstgefühlen) erforderlich. **!**

Der M. Basedow wird typischerweise für ein Jahr thyreostatisch behandelt, bevor ein Auslassversuch gewagt wird. Bei der Hälfte der Patienten kommt es prompt zum Rezidiv (bei jungen Patienten und bei Rauchern sogar noch häufiger), welches dann operativ bzw. durch Radiojod-Therapie behandelt wird.

Anwendung von Thyreostatika

Zum Einsatz kommen Substanzen aus der Gruppe der **Thionamide** (Thioharnstoff-Derivate) sowie seltener Natriumperchlorat (s. **Pharma-Info**).

Die thyreostatische Therapie ist vor allem aus zwei Gründen knifflig:

- Thyreostatika sind relativ nebenwirkungsreich. Regelmäßige Kontrollen sind unerlässlich. Da die Nebenwirkungen dosisabhängig sind, muss möglichst niedrig dosiert werden.
- Die Compliance der Patienten kann auf Dauer schwierig sein. Manchmal sind Patienten so an die ständige psychische Stimulation durch eine lange bestehende Hyperthyreose gewöhnt, dass sie nur ungern auf diesen „Speed" verzichten. Auch eine Gewichtszunahme unter der Therapie kann zu Compliance-Problemen führen. Basedow-Patienten mit initial starker Unruhe und Stimmungslabilität zeigen jedoch nach 1–2 Wochen Therapie häufig eine beeindruckende Dankbarkeit!

Operative Therapie

Diese besteht in der Regel in der subtotalen Thyreoidektomie bzw. Strumektomie und ist die bei der funktionellen Autonomie bevorzugte Option insbesondere bei jungen, gut operablen Patienten mit großen Strumen oder Knotenstrumen. Vorher wird eine Euthyreose durch etwa sechswöchige Gabe von Thyreostatika angestrebt. Bei jodinduzierter Hyperthyreose bei funktioneller Autonomie erfolgt ggf. auch eine sofortige OP, da hier leicht eine thyreotoxische Krise (s. o.) entstehen kann.

Als Folge der OP kann sich in Abhängigkeit von der Größe des Restgewebes eine Hypothyreose entwickeln (dies ist sehr häufig, postoperative TSH-Kontrollen sind deshalb notwendig). Weitere **Komplikationen**:

- Rekurrensparese: das Risiko lässt sich durch intraoperatives Neuromonitoring des N. recurrens auf unter 1% senken
- parathyreoprive Tetanie durch versehentliche Mitentfernung von Nebenschilddrüsen (s. **8.5.3** – Risiko ebenfalls unter 1%).

08

PHARMA-INFO: THYREOSTATIKA

Wirkstoffe
- Thionamid-Gruppe („schwefelhaltige Thyreostatika"):
  – Thiamazol (z. B. Favistan®)
  – Carbimazol (wird im Organismus zu Thiamazol umgewandelt, z. B. Carbimazol Henning®)
  – Propylthiouracil (z. B. Propycil®)
- Perchlorat (Irenat®).

Wirkungsmechanismus und Eigenschaften
- Thiamazol, Carbimazol und Propylthiouracil verhindern durch Hemmung der Peroxidasen die Umwandlung von Jodid in Jod und damit den Einbau von Jod in die Vorstufen der Schilddrüsenhormone (**Jodisationshemmstoffe**). In der Folge werden weniger Schilddrüsenhormone ausgeschüttet.
- Perchlorat-Ionen hemmen die Aufnahme von Jod in die Schilddrüse (**Jodinationshemmstoff**).

Indikationen
- Thionamide: Initialbehandlung des M. Basedow, präoperative Normalisierung der Schilddrüsenfunktion bei autonomen Adenomen
- Perchlorat: wegen schwerer Nebenwirkungen nur, wenn andere Thyreostatika nicht einsetzbar sind.

Nebenwirkungen
- allergische Agranulozytose (< 1%), Leukopenie, Thrombopenie, Transaminasen-Anstieg und Cholestase (diese schweren Nebenwirkungen sind in ihrer Häufigkeit dosisabhängig), Exantheme, Übelkeit, Diarrhö, Verstärkung eines Exophthalmus
- bei Überdosierung vermehrte Ausschüttung von TSH mit resultierender Kropfbildung und Hypothyreose
- Perchlorat: zusätzlich aplastische Anämie und Gefahr eines nephrotischen Syndroms.

Kontraindikationen
Bestehende oder vorausgegangene schwere Nebenwirkungen (Agranulozytose, Leberschaden) durch Medikamente der gleichen Substanzgruppe.

Klinische Anwendung
- Die benötigte Dosis ist individuell sehr unterschiedlich. Deshalb fordert die Einstellung des Patienten Fingerspitzengefühl und Geduld. Man fängt zunächst mit einer vom klinischen Bild abhängigen Dosis an, welche dann über Wochen schrittweise reduziert wird. Ziel ist es, die geringstmögliche Erhaltungsdosis herauszufinden, bei der das TSH im Normbereich liegt.
- Die Steuerbarkeit der Therapie ist schwierig, da Thionamide lediglich die Synthese, nicht jedoch die Freisetzung der Schilddrüsenhormone hemmen, und somit ihr Effekt in der Regel erst mit einer Zeitverzögerung von zwei bis acht Wochen vollständig eintritt und erst dann eine euthyreote Stoffwechsellage erzielt wird. Entsprechend langsam reagiert der periphere Hormonspiegel auf Dosisänderungen.
- Da die Erhaltungsdosis sehr niedrig liegen kann (manchmal unter der Grenze der Zerteilbarkeit der Tabletten), bevorzugen manche Kliniker die Kombination mit Thyroxin („Bremsen und Gasgeben", engl. „block and replace"), da hierdurch ein TSH-Anstieg zuverlässiger verhindert werden kann. Diese Kombination empfiehlt sich besonders bei Patienten mit schwer einstellbarer Hyperthyreose mit wechselndem Dosisbedarf.
- Eine Überdosierung mit Hypothyreose muss strikt vermieden werden, insbesondere bei gleichzeitiger endokriner Orbitopathie, da es hierdurch zur Verschlimmerung der Augensymptomatik kommen kann.
- In der Schwangerschaft sollte die Behandlung nur durch Spezialisten erfolgen; hier sind engmaschige Kontrollen notwendig (Thyreostatika sind plazentagängig, weniger jedoch die Schilddrüsenhormone – daher Struma- und Hypothyreoserisiko beim Neugeborenen).

Therapiekontrolle
fT_3, fT_4, TSH-basal, Blutbild, Transaminasen.

! Bei der funktionellen Autonomie mit noch normalen peripheren Schilddrüsenhormonspiegeln ist oft ein abwartendes Verhalten gerechtfertigt, sofern keine Symptome vorliegen. Eine latente Hyperthyreose wird mit einer Wahrscheinlichkeit von ca. 5% pro Jahr symptomatisch. Wichtig: der Patient muss auf die Gefahren einer Jod-Applikation (v. a. durch Kontrastmittel) hingewiesen werden. **!**

Radiojod-Therapie mit [131]J

Sie ist eine Alternative zur Thyreoidektomie, insbesondere bei älteren Erwachsenen, bei eingeschränkter Operabilität, fehlender mechanischer Beeinträchtigung sowie bei Hyperthyreoserezidiv nach Strumektomie. Die Therapie bedeutet eine Gratwanderung zwischen dem Risiko eines Hyperthyreoserezidivs und dem einer späteren Hypothyreose, welche sich manchmal erst Jahre nach der Therapie manifestiert. Nach der Behandlung kommt es innerhalb von 6 – 12 Wochen zur Euthyreose. Die Schilddrüsenfunktion wird zunächst engmaschig, später jährlich kontrolliert.

Nebenwirkungen

Hypothyreose (15% Frühhypothyreosen, danach etwa 2% pro Jahr), fortbestehende Hyperthyreose (15%), Strahlenthyreoiditis (selten, reversibel). Ein erhöhtes somatisches oder genetisches Mutationsrisiko konnte nicht nachgewiesen werden. Es gibt aber Hinweise, dass sich eine endokrine Ophthalmopathie beim M. Basedow unter der Radiojod-Therapie verschlechtern kann.

- Die Patienten sollten vor Beginn der Radiojod-Therapie euthyreot sein (Vorbehandlung mit Thyreostatika), da es im Zuge der [131]J-Aufnahme zur Abgabe bereits gebildeten Schilddrüsenhormons in die Zirkulation kommt.
- Die Nebenwirkungen einer Radiojod-Behandlung sind geringer als bei der Schilddrüsenoperation.

Behandlung der endokrinen Ophthalmopathie

Diese ist stadienabhängig und stützt sich neben lokalen Maßnahmen (z. B. befeuchtende Augentropfen, Uhrglasverband bei fehlendem Lidschluss) auf Retrobulbärbestrahlung und/oder Kortikosteroide zur Hemmung der autoimmunen Reaktion sowie unter Umständen auf eine Operation der Augenmuskeln. Rauchentwöhnung verbessert die Prognose!

❗ Bei der Normalisierung der Schilddrüsenfunktion bei
M. Basedow sollte eine Hypothyreose vermieden werden,
da letztere eine endokrine Orbitopathie verschlechtert! ❗

Prognose der Hyperthyreose

Morbus Basedow

Die Verläufe sind sehr unterschiedlich, eine dauerhafte Remission nach 12-monatiger Thyreostatikagabe ist möglich (40%), ebenso wie rezidivierende Phasen von Hyperthyreosen. In der Schwangerschaft kommt es häufig zu einer Besserung. Selten kommt es im Spätstadium der Erkrankung als Folge von entzündlichen Reparaturprozessen zu einem „ausgebrannten Basedow" mit Hypothyreose. Die endokrine Orbitopathie bessert sich nach Erzielen einer euthyreoten Stoffwechsellage je nach Schweregrad mehr oder weniger deutlich.

Funktionelle Autonomie

Die Therapie durch Radiojod oder Operation ist meistens definitiv, zu einem Hyperthyreoserezidiv kommt es nur in seltenen Fällen.

8.4.5 Hypothyreose

Die Hypothyreose ist definiert als Mangel an Schilddrüsenhormonen an den Zielorganen. Man unterscheidet die häufige primäre, d. h. thyreogene Form von der seltenen sekundären Form mit gestörter hypophysärer TSH-Sekretion. Die hypothalamische, tertiäre Hypothyreose ist eine Rarität.

❗ Die häufigste Ursache der Hypothyreose des Erwachsenen
ist die Hashimoto-Thyreoiditis. ❗

Klinik

Oft ist der Beginn schleichend, sodass die Diagnose erst spät gestellt wird.

Das klinische Vollbild ist jedoch eindrucksvoll (**Abb. 8.16**). Es leitet sich direkt von den fehlenden Hormonwirkungen ab:

* **Hypometabolismus:** Kälteintoleranz, Gewichtszunahme, Antriebsarmut
* **verminderte Katecholaminempfindlichkeit** des Herzens: Bradykardie, Perikarderguss (durch generalisiertes Myxödem bedingt)
* Wirkung auf **Haut, Nerven- und Muskelgewebe** (**Abb. 8.17**): teigige Haut, struppige Haare, evtl. durch ein generalisiertes Myxödem aufgedunsener Körper, raue Stimme

(Myopathie der Kehlkopfmuskeln), Muskelschwäche und Muskelschmerzen, verlängerte Entspannungsphase bei Muskeleigenreflexen (das Knie „bleibt hängen"), Obstipation (verringerte gastrointestinale Motilität).

❗ Das **Myxödem** zeichnet sich im Gegensatz z. B. zu kardial
bedingten Ödemen dadurch aus, dass ein Eindrücken mit
dem Finger keine Dellen hinterlässt. Es entsteht durch die
subkutane Infiltration mit Mukopolysacchariden, welche
Wasser binden. ❗

* **psychische Symptome:** Depression, Antriebsarmut, Verlangsamung.

Darüber hinaus werden häufig Hypercholesterinämie, Anämie sowie Menstruationsstörungen beobachtet. Die schwerste Form der Hypothyreose, das lebensbedrohliche „Myxödemkoma" mit den Leitsymptomen Hypoventilation, Hypothermie und Hypotension, ist eine Rarität (für diejenigen, die ihr medizinisches Wissen wie eine Briefmarkensammlung organisieren: dies ist eine Blaue Mauritius) – aber das Übersehen führt in der Regel zum Tode des Patienten, deswegen: dran denken! Wie bei der Hyperthyreose ist die Klinik der Hypothyreose sehr variabel. Vor allem bei älteren Patienten sind oligosymptomatische Verläufe, mit z. B. nur Adynamie und Obstipation, häufig.

Auch bei Kindern und jungen Frauen verläuft die Hypothyreose oft wenig klassisch: Bei Kindern wird evtl. nur eine Gedeihstörung bzw. Minderwuchs oder eine verspätete Pubertät bemerkt. Bei jungen Frauen können Zyklusstörungen, Infertilität und Hyperprolaktinämie (das erhöhte TRH stimuliert auch die Prolaktin-Ausschüttung, s. 8.6.5 und **Abb. 8.26**) die einzigen Zeichen sein.

❗ Der Ausschluss einer Hypothyreose gehört deshalb zu jeder
Fertilitätsdiagnostik. ❗

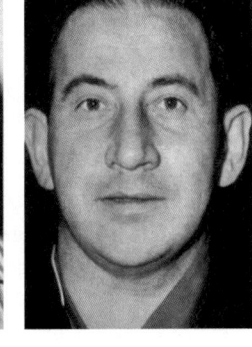

Abb. 8.16: 30-jähriger Patient mit Hypothyreose.
Auffallend sind das teigige Gesicht, das struppige Haar und die mühsam offengehaltenen Augen. Der Patient leidet seit vielen Jahren an Kälteempfindlichkeit und Verlangsamung. Rechts: derselbe Patient unter Therapie mit Schilddrüsenhormonen. Alle Beschwerden und Symptome sind verschwunden. [T127]

08

Erworbene Hypothyreose

- Endzustand nach allen Formen der Schilddrüsenentzündung, z. B. nach Hashimoto-Thyreoiditis (Autoimmunthyreoiditis), seltener passager bei der Thyreoiditis de Quervain. Auch der M. Basedow kann in seltenen Fällen in eine Hypothyreose übergehen.
- iatrogen nach „überschießender Behandlung" einer anderen Schilddrüsenerkrankung durch Strumektomie, Radiojod-Behandlung oder Thyreostatika
- bei extremem Jodmangel (z. B. in Alpenlagen)
- durch verschiedene Medikamente, z. B. Lithium, das die Schilddrüsenhormonsynthese stört.

Sekundäre Formen sind durch Hypophysentumoren oder Hypophysenschädigung durch Trauma, Bestrahlung oder Resektion bedingt. Entsprechend findet sich hier nie eine Struma, dafür häufig aber Ausfälle anderer Hormonachsen (etwa Gonadotropine oder ACTH).

Diagnostisches Vorgehen

Die Diagnostik ist geradlinig und meist wenig aufwändig (**Abb. 8.18**):

- Die **Festlegung der Stoffwechsellage** gelingt durch die Bestimmung des TSH (bei primärer Hypothyreose erhöht) und der peripheren Schilddrüsenwerte.

  ! T_3 kann bei der Hypothyreose wegen der kompensatorisch gesteigerten Konversion von T_4 zu T_3 erniedrigt oder normal sein. **!**

  ! Begleitend sind Cholesterin und Triglyzeride oft erhöht (reduzierte Lipolyse), evtl. auch Kreatinkinase, LDH und GOT als Ausdruck einer Myopathie. **!**

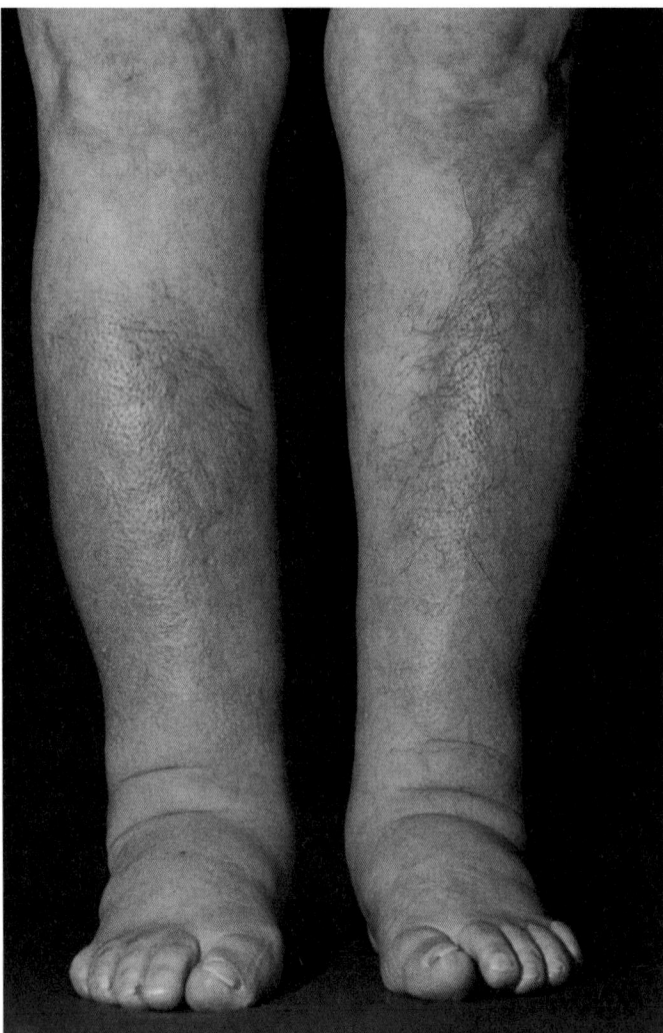

Abb. 8.17: Myxödem bei Hyperthyreose: teigige Schwellung an der Unterschenkelvorderseite und auf den Fußrücken. Die Haut ist apfelsinenschalenartig grobporig mit gelb-brauner Färbung. [R212]

Ätiologie

Kongenitale Hypothyreose

Die angeborene Hypothyreose ist ätiologisch heterogen und kann etwa auf einer Schilddrüsenaplasie oder -dysplasie, Jodfehlverwertung oder einer Schilddrüsenhormonresistenz beruhen. Das klinische Bild der kongenitalen Hypothyreose ist durch das in Deutschland heute verbindliche **Neugeborenen-Screening** selten geworden. Symptome sind zunächst eine Makroglossie, Obstipation, Icterus neonatorum prolongatus; später Gedeihstörung, Entwicklungsverzögerung und verminderte Intelligenz (sog. **Kretinismus** als unbehandeltes Vollbild).

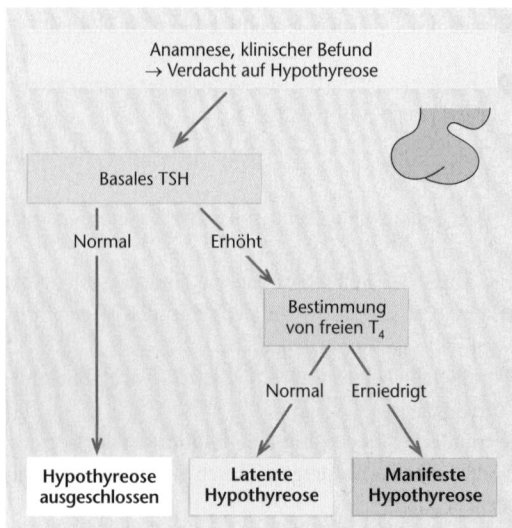

Abb. 8.18: Diagnostisches Vorgehen bei Verdacht auf Hypothyreose. [L157]

• Die **Abklärung der Ätiologie** ist häufig schon durch die Anamnese möglich (vorangegangene Schilddrüsenoperation oder Radiojodtherapie, Einnahme von Thyreostatika oder Lithium). Eine Autoimmunthyreoiditis kann sonographisch (Echoarmut) und durch die Bestimmung der Autoantikörper diagnostiziert werden.

> ❗ Bei Verdacht auf eine sekundäre oder tertiäre Hypothyreose kann der TRH-Test hilfreich sein (s. 8.4.2). ❗

Bei schwerkranken Intensivpatienten können fT_3 und fT_4 erniedrigt sein, ohne dass eine echte Hypothyreose vorliegt. Ein solches **Low-T_3-Syndrom** könnte eine Schutzregulation zur Herabsetzung des Stoffwechsels darstellen – hierfür spricht, dass gleichzeitig eine biologisch inaktive Form des T_3 – das reverse T_3 (rT_3) – ansteigt. Das „Low-T_3-Syndrom" wird meist nicht spezifisch behandelt.

Therapie

Bei fast allen der Hypothyreose zugrunde liegenden Schilddrüsenerkrankungen ist eine lebenslange Substitution mit L-Thyroxin notwendig. Ausnahmen sind passagere Formen wie die thyreostatikainduzierte Hypothyreose oder die Thyreoiditis de Quervain.

Die Schilddrüsenhormone werden dabei einschleichend dosiert. Dies ist besonders bei lange bestehender Hypothyreose oder kardialen Begleiterkrankungen wie KHK oder Herzrhythmusstörungen wichtig, da eine zu schnelle Substitution das Risiko von Herzrhythmusstörungen (auf dem Boden einer erhöhten Katecholaminsensitivität) und – wegen des erhöhten Sauerstoffbedarfs des Herzens – das Risiko eines Herzinfarktes erhöht.

> ❗ Substitutionsziele sind das subjektive Wohlbefinden und eine Normalisierung des TSH. Die erforderliche Dosis ist individuell unterschiedlich, die Normalisierung des TSH nach Substitutionsbeginn dauert etwa sechs bis acht Wochen. ❗

8.4.6 Thyreoiditis

Hierunter wird eine heterogene Gruppe ätiologisch verschiedener Krankheiten zusammengefasst. Alle Formen der Thyreoiditis (s. gleichnamigen **Kasten**) können initial mit einer hyperthyreoten Stoffwechsellage einhergehen, da es im Rahmen der entzündlichen Stimulation zur Schädigung von Thyreozyten mit Zerstörung der Follikelstruktur und damit Freisetzung („Leck") von T_3 und T_4 kommt.

> ❗ Dabei zeigt sich jedoch in der Schilddrüsenszintigraphie im Gegensatz zu den anderen Formen der Hyperthyreose typischerweise eine verminderte Nuklidaufnahme. ❗

═══════ AUF DEN PUNKT GEBRACHT ═══════

Formen der Thyreoiditis

• Die (häufige) **chronische Thyreoiditis (Hashimoto)** ist autoimmun bedingt, in 90% der Fälle sind TPO-Antikörper nachweisbar. Oft handelt es sich um einen Zufallsbefund; einziger Lokalbefund ist evtl. eine diffuse Struma. Klinisch dominieren die Zeichen der meist begleitenden Hypothyreose.

• Die (seltene) **subakute Thyreoiditis (de Quervain)** ist viral oder parainfektiös bedingt. Klinisch stehen die derbe, (druck)schmerzhafte Schwellung der Drüse sowie Allgemeinbeschwerden (Fieber, Abgeschlagenheit) im Vordergrund.

• Die extrem seltene bakterielle oder virale **akute Thyreoiditis** nimmt einen hochakuten Verlauf mit nicht zu übersehendem Lokalbefund (Rötung, Schwellung).

• Die Ätiologie der ebenfalls extrem seltenen **Riedel-Thyreoiditis** ist unklar.

Chronische Thyreoiditis Hashimoto

Die Hashimoto-Thyreoiditis, auch **lymphozytäre Thyreoiditis** oder **Autoimmunthyreoiditis vom Hashimoto-Typ** genannt, ist eine chronische, autoimmun bedingte Entzündung der Schilddrüse. Sie ist bei weitem die häufigste Form der Thyreoiditis und eine der häufigsten Autoimmunerkrankungen überhaupt. Obwohl sie in der „heißen Anfangsphase" bisweilen eine Hyperthyreose auslösen kann (*„Hashi-toxicity"*), führt sie im Verlauf regelhaft zu einer Hypothyreose.

Die Hashimoto-Thyreoiditis kann mit anderen Autoimmunerkrankungen assoziiert sein, z. B. Typ-1-Diabetes mellitus, Sprue, perniziöser Anämie, Nebennierenrindeninsuffizienz, Vitiligo oder Myasthenia gravis (s. **8.2**, „Autoimmunes polyglanduläres Syndrom Typ II").

Klinik

Im Gegensatz zu den anderen Formen der Thyreoiditis sind die Patienten meist beschwerdefrei (*„silent thyreoiditis"*). Die Schilddrüse kann vergrößert oder – bei der atrophischen Verlaufsform – verkleinert sein, ist jedoch stets schmerzlos. Die Krankheit wird zumeist im Rahmen der Abklärung einer Struma diagnostiziert. Im Verlauf, häufig erst nach Jahren, entwickelt sich eine Hypothyreose mit entsprechender Klinik (s. **8.4.5**).

Ätiologie und Pathogenese

Die Entzündung wird durch Autoantikörper gegen Schilddrüsenperoxidase und Thyreoglobulin ausgelöst und unterhalten, die auslösenden Faktoren der Autoaggression sind unbekannt. Die Krankheit befällt gehäuft Frauen im mittleren Alter, es bestehen eine familiäre Häufung und eine Assoziation mit HLA-DR3, -DR5 und -B8 sowie mit anderen

08

Gewichtszunahme und Schläfrigkeit

Vorstellung des Patienten und Zusammenfassung des bisherigen Verlaufs

Assistenzarzt: Die Hausärztin hatte eine Patientin angekündigt, die am ganzen Körper ödemartige Schwellungen aufwies, die insbesondere im Gesicht und an den Beinen besonders ausgeprägt seien. Außerdem wirke sie auffallend schläfrig.

Bei der Aufnahme sahen wir eine 64-jährige Patientin, die berichtete, dass sie seit drei Monaten an einer Zunahme des Körpervolumens, Gesichtsschwellung und störender Obstipationsneigung leide. Der Ehemann gab an, sie würde kaum noch das Haus verlassen und fast den ganzen Tag an der Heizung sitzen. Insgesamt sei sie in den letzten Wochen immer sehr müde gewesen und schlafe ständig ein.

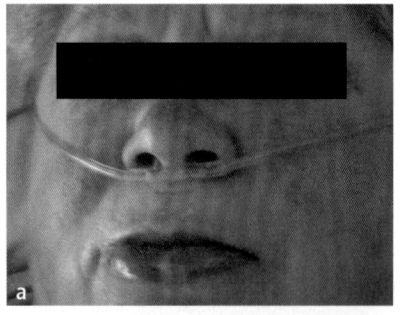

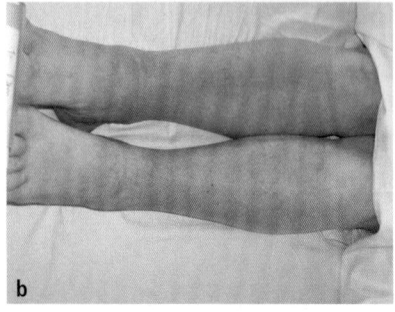

Abb. K8.1: Patientin bei der Aufnahme
a) Ausgeprägte, teigige Schwellung im Gesichtsbereich.
b) Prätibiale Schwellung.

Bei der körperlichen Untersuchung erschien die Patientin somnolent bis teilweise stuporös, sie schlief immer wieder ein. Ihr Blutdruck lag bei 85/40 mm Hg, die Körpertemperatur wurde mit 35,4 °C gemessen. Die Herzfrequenz war regelmäßig, bei 35/min. Weiter zeigte sich eine auffallend trockene Haut und die Fingernägel waren brüchig. Es bestand eine ausgeprägte teigige Schwellung im Gesichtsbereich sowie prätibial, die Stimme war rau. Die Patellarsehnenreflexe waren beidseits abgeschwächt, der Achillessehnenreflex verzögert.

Diskussion und Differentialdiagnose des Hauptbefundes

Oberarzt der Notaufnahme: Die genannten Befunde sprachen für eine schwerkranke und beginnend instabile Patientin, sodass wir uns dazu entschlossen, sie auf die Überwachungsstation zu legen.

Neurologe: Die neurologische Untersuchung zur weiteren Abklärung der unklaren Somnolenz ergab bei erhaltener Orientierung keinen Hinweis auf ein fokal-neurologisches Defizit oder eine meningeale Reizung. Eine Liquorpunktion oder eine Schnittbildgebung wurde daher nicht empfohlen. Insgesamt sprach das Bild eher für eine metabolische bzw. toxische Störung.

Intensivärztin: Der Urin-Schnelltest ergab keine Hinweise auf eine Intoxikation. Auffallend war neben der Hypotension, Hypothermie und Bradycardie eine Hypoventilation mit CO_2-Retention, der pCO_2 lag bei 54 mm Hg. Außerdem fand sich eine deutliche Anämie (Hb 9,4 g/dl), das Cholesterin war mit 460 mg/dl massiv erhöht.
Wegweisend waren schließlich die Schilddrüsenwerte: Das TSH war mit 118 µIU/ml

massiv erhöht, fT3 und fT4 stark erniedrigt (2,88 pmol/l, bzw. 1,30 pmol/l).
Insgesamt erklärten wir uns die Symptome daher mit einem hypothyreoten Präkoma.
Wir begannen umgehend mit einer intravenösen L-Thyroxin-Substitution, eine orale Substitution erschien uns wegen möglicher Resorptionsschwankungen zu unzuverlässig.

Chefarzt/Endokrinologe: Ein interessanter Fall. Ich für meinen Teil hätte ja zunächst einmal auf eine Herzinsuffizienz getippt – die ist mehr als 1000-mal häufiger als ein Myxödem und macht die Leute auch ganz schön schlapp, wenn es sie auch nicht unbedingt an den Ofen treibt, wie in diesem Fall. Nun gut, die Bradykardie passt da auch nicht so recht, aber es könnte ja irgend so ein AV-Block dahinterstehen … Jedenfalls hätten Sie schon ein EKG machen dürfen, auf Kosten des Hauses von mir aus … Aber was ich zu den Laborbefunden noch sagen wollte: Eine Hypothyreose ist zunächst einmal ein Laborbefund und keine Diagnose. Die häufigsten Ursachen für Hypothyreosen sind entweder iatrogen, z. B. nach Schilddrüsenoperation bzw. Radiojodtherapie oder aber die Autoimmunthyreoiditis Hashimoto …

Intensivärztin: … die Patientin berichtete von keiner Schilddrüsenoperation, eine Narbe war ebenfalls nicht zu erkennen. Wir haben deshalb eine Schilddrüsensonographie durchgeführt und die Schilddrüsen-Autoantikörper bestimmt. In der Sonographie zeigte sich eine beidseits sehr kleine, maximal 1 ml große, insgesamt homogene Schilddrüse mit deutlicher Echoarmut. In der Echogenität war die Schilddrüse kaum vom benachbarten Musculus sternocleidomastoideus zu unterscheiden. Insgesamt ist der Befund gut vereinbar mit der „ausgebrannten" oder atrophen Form einer Thyreoiditis Hashimoto.

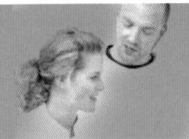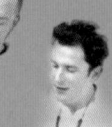

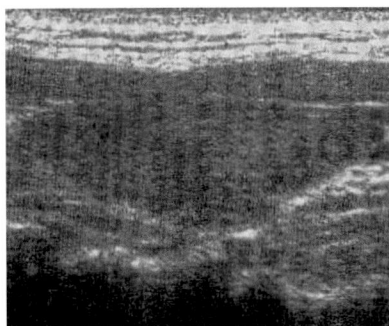

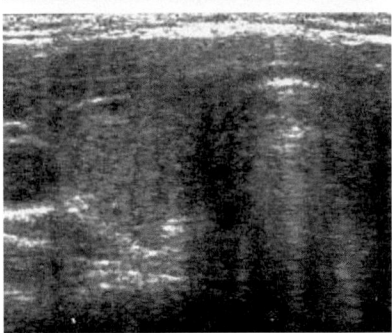

Abb. K8.2: Sonographiebefund der Schild-drüse.

Als weitere Laborbefunde lagen vor: TPO-AK 78 U/ml (Referenz unter 35) und Thyreoglobulin-Autoantikörper 682 IE/ml (Referenz unter 40).

Herleitung der Krankheitsdiagnose und Auflösung des Falles

Chefarzt/Endokrinologe: Wir haben es also mit einem hypothyreoten Präkoma (Prämyxödemkoma) auf dem Boden einer atrophen Autoimmunthyreoiditis Hashimoto zu tun. Ein Prämyxödemkoma ist unbedingt ernst zu nehmen, die Mortalität beträgt bis zu 50%. Beachtenswert ist – neben der durch den verringerten LDL-Metabolismus bedingten Hypercholesterinämie – die Anämie: in Frage kommt sowohl eine Hypothyreose-assoziierte Form als auch eine perniziöse Anämie bei Autoimmungatritis, die bei der Autoimmunthyreoiditis Hashimoto gehäuft auftritt. Das MCV war leicht erhöht, wir sollten daher auf jeden Fall noch die Folsäure und das Vitamin B_{12} im Serum bestimmen.

Intensivärztin: … im weiteren Verlauf traten dann immer wieder Hitzewallungen auf, die Patientin wurde bewusstseinsmäßig innerhalb weniger Tage wieder völlig normal, was beim Ehemann ein geradezu ungläubiges Staunen auslöste – er hatte sich an den benommenen Zustand seiner Gattin schon gewöhnt.

Autoimmunerkrankungen. Die in der Anfangsphase nicht selten bestehende Hyperthyreose erklärt sich durch eine destruktionsbedingte Freisetzung präformierten Schilddrüsenhormons im Rahmen der lymphozytären Infiltration.

Diagnostisches Vorgehen

Typisch sind die in etwa 90% vorhandenen Autoantikörper gegen thyreoidale Peroxidase (**TPO-AK**). Antikörper gegen Thyreoglobulin (TgAK) sind anfänglich oft nachweisbar, verlieren sich aber im Verlauf der Erkrankung. In seltenen Fällen können auch Antikörper gegen TSH-Rezeptoren (TSH-R-AK) nachgewiesen werden. Übergänge in einen M. Basedow sind beschrieben worden.

Sonographisch besteht ein homogen echoarmes Schallmuster wie bei M. Basedow; die Abgrenzung ist aber klinisch meist problemlos möglich, ggf. kann die quantitative Szintigraphie hilfreich sein: Hier wird bei Hashimoto-Thyreoiditis meist eine – im Gegensatz zu der exzessiven Speicherung bei M. Basedow – verminderte Radionuklidaufnahme beobachtet. In unklaren Fällen ist die Zytologie oder Histologie beweisend (lymphozytäre Infiltrate mit eingestreuten **Hurthle-Zellen** = vergrößerte basophile follikuläre Zellen).

Therapie

Diese beschränkt sich bei Hypothyreose auf die Hormonsubstitution mit L-Thyroxin, die bei langem Verlauf einschleichend begonnen werden sollte. Kortikosteroide oder Immunsuppressiva haben keinen Effekt. Eine Strumaresektion ist nur bei Malignomverdacht oder mechanischen Komplikationen zu erwägen.

Subakute Thyreoiditis de Quervain

Diese auch als **granulomatöse Thyreoiditis** bezeichnete Form ist wahrscheinlich viral bedingt, könnte aber auch durch postinfektiöse Autoimmunprozesse entstehen. Es besteht eine Assoziation mit HLA-BW35. Autoantikörper können jedoch nicht nachgewiesen werden. F : M = 5 : 1. Histologisch besteht eine granulomatöse histiozytäre Entzündung mit Riesenzellen. Anamnestisch wird häufig ein vorausgegangener Virusinfekt berichtet, meist der oberen Luftwege.

Klinik

Akuter bis subakuter Verlauf mit häufig sehr schmerzhafter und derber Schwellung der Schilddrüse, gelegentlich ist der Verlauf jedoch schmerzlos (*„silent thyroiditis"*). Zusätzlich bestehen Allgemeinsymptome wie Abgeschlagenheit und Fieber, die BSG ist deutlich erhöht.

Die Stoffwechsellage ist zu Beginn durch Follikelzerstörung leicht hyperthyreot, im Verlauf kommt es jedoch zur Euthyreose, evtl. sogar zeitweise zur Hypothyreose.

Therapie

Eine kausale Therapie ist unbekannt, meist kommt es innerhalb von Monaten zur Spontanheilung. Eine symptomatische Therapie mit NSAR oder Kortikosteroiden kann lindernd wirken.

❗ In 10% entwickelt sich eine permanente Hypothyreose, in diesem Fall erfolgt eine Substitution mit L-Thyroxin. **❗**

Akute Thyreoiditis

Extrem selten. Sie kann durch bakterielle Besiedlung im Rahmen einer Bakteriämie, viral oder als Strahlenthyreoiditis nach Radiojod-Therapie entstehen.
- **Klinisch** imponieren ein akuter Beginn, lokale Schmerzhaftigkeit, Rötung und Fieber. Die Stoffwechsellage bleibt meist euthyreot.
- **Therapie:** Antibiotika bei bakterieller Thyreoiditis, ggf. Abszessdrainage. Bei Strahlenthyreoiditis Antiphlogistika, evtl. Kühlung und Kortikosteroide.

Riedel-Thyreoiditis

Sehr seltene, wegen des „eisenharten" Befundes gerne in Lehrbüchern erwähnte chronische Thyreoiditis unbekannten Ursprungs. Da sie nicht selten mit einer systemischen Fibrosklerose assoziiert ist, könnte sie eine primär fibrotische Erkrankung darstellen.

8.4.7   Schilddrüsenmalignome

Schilddrüsenmalignome sind vergleichsweise selten. Die jährliche Gesamtinzidenz beträgt etwa 3 pro 100 000 Einwohner in Europa, häufiger kommen diese Malignome in China und Hawaii sowie in der Gegend um Tschernobyl in der Ukraine vor. Die jährliche Mortalitätsrate des Schilddrüsenkarzinoms liegt bei etwa 5 pro 1 Million Einwohner, damit steht es an 11. Stelle der Krebstodesursachen.

❗ In Autopsien finden sich in 10–20% klinisch unerkannt gebliebene papilläre Mikrokarzinome (sog. okkulte Karzinome). **❗**

Einteilung

Zu etwa 95% handelt es sich um **Karzinome** (s. **Kasten** „Übersicht Schilddrüsenkarzinome"). Andere Malignome (Lymphome, Fibrosarkome, Teratome) oder Metastasen in der Schilddrüse sind eine Rarität.

Klinik

Das erste Zeichen sind meist ein oder mehrere schmerzlose, derbe Strumaknoten. Später können Schluckbeschwerden, Rekurrensparese mit Heiserkeit, Horner-Syndrom und obere Einflussstauung entstehen. Beim medullären Schilddrüsenkarzinom kommt es in ca. 25% zur paraneoplastischen Sekretion vasoaktiver Substanzen mit den entsprechenden Erscheinungen (s. **6.5.1**).

❗ Die beim medullären Schilddrüsenkarzinom chronisch erhöhten Calcitonin-Spiegel gehen *nicht* mit einer Hypokalzämie oder Knochenmasseveränderung einher, weil sich bei chronischer Calcitonin-Einwirkung eine Wirkungsabschwächung zeigt (Escape-Phänomen, s. 8.5.1). ❗

Ätiologie

Gesichert (und durch den Kernreaktorunfall in Tschernobyl leider erneut bestätigt) sind ionisierende Strahlen als wichtiger Entstehungsfaktor. Die Assoziation mit multiplen endokrinen Neoplasien (MEN, s. **8.2**) legt für das medulläre Karzinom zudem eine genetische Komponente nahe.

Diagnostisches Vorgehen

Ein differenziertes diagnostisches Vorgehen vermeidet unnötige operative Eingriffe: Nur hinter einer kleinen Minderheit von Schilddrüsenknoten verbirgt sich ein maligner Tumor!

Diagnosesicherung

Jeder verdächtige Befund wird durch Sonographie und Szintigraphie abgeklärt. Sonographisch echoarme und szintigraphisch nicht-speichernde („kalte") Knoten müssen weiter durch Feinnadelpunktion zytologisch abgeklärt werden (Karzinomwahrscheinlichkeit in diesen Fällen 5–8%). Im Zweifelsfall wird operiert.

Familienanamnese

Diese ist vor allem wegen der familiären Häufung bei medullärem Schilddrüsenkarzinom wichtig (MEN, s. **8.2**).

Tumormarker

Tumormarker werden vor allem zur Verlaufsbeurteilung eingesetzt.

- **Thyreoglobulin-Spiegel** im Serum sind bei der Nachsorge von Patienten mit papillärem oder follikulärem Karzinom hilfreich. Eine Erhöhung dieses Markers deutet auf das Vorliegen von Metastasen hin.
- Ein **erhöhtes Calcitonin** kann bereits im Rahmen der Initialdiagnostik auf ein medulläres Schilddrüsenkarzinom hinweisen. Im Rahmen der Therapie kann es die Verlaufsbeurteilung erleichtern.
- Der Nachweis einer **Mutation am RET-Protoonkogen** beweist das Vorliegen eines MEN II bzw. eines familiären medullären Schilddrüsenkarzinoms.

Therapie

Die Operation ist die Ersttherapie bei allen Schilddrüsenmalignomen. Jodspeichernde Tumoren können zusätzlich

═══════ **ZUR VERTIEFUNG** ═══════

Übersicht: Schilddrüsenkarzinome

Es gibt vier Karzinomtypen, die sich in Histologie, Metastasierung und Prognose unterscheiden:

Papilläres Schilddrüsenkarzinom
Mit etwa 55 % aller Schilddrüsenkarzinome der häufigste Karzinomtyp:
- **Histologie:** Typisch sind papilläre Epithelformationen. Primärtumor und Metastasen sind meist noch jodspeichernd (wichtig für die Therapie), erscheinen aber szintigraphisch „kalt", weil sie deutlich weniger Jod speichern als gesundes Schilddrüsengewebe.
- **Metastasierung:** Primärmanifestation meist als Solitärknoten, danach meist regionale lymphogene Metastasierung
- **Prognose:** relativ gut, jedoch stark abhängig vom Patientenalter (jung = gut).

Follikuläres Schilddrüsenkarzinom
30% aller Schilddrüsenkarzinome, gehäuft in Jodmangelgebieten (d. h. Strumaendemiegebieten):
- **Histologie:** Die histologische Diagnose ist aufgrund der an normales Schilddrüsengewebe erinnernden follikulären Differenzierung oft schwierig. Primärtumor und Metastasen sind meist noch jodspeichernd, aber wie das papilläre Schilddrüsenkarzinom szintigraphisch „kalt" (s. o.).
- **Metastasierung:** Leitsymptom ist der Solitärknoten; frühzeitige hämatogene Metastasierung (v. a. in Lunge, Skelett und Gehirn)
- **Prognose:** insbesondere bei jüngeren Patienten relativ gut.

Anaplastisches (undifferenziertes) Schilddrüsenkarzinom
Etwa 10% aller Schilddrüsenkarzinome:
- **Histologie:** undifferenzierter, hochmaligner Tumor mit aggressiver Ausbreitung. Das stark entdifferenzierte Gewebe ist nicht zur Jodspeicherung fähig, was ein entscheidender therapeutischer Nachteil ist (s. Text).
- **Metastasierung:** sowohl lymphogen als auch hämatogen
- **Prognose:** mit einer mittleren Überlebenszeit von ca. acht Monaten sehr schlecht.

Medulläres Schilddrüsenkarzinom
Etwa 5% aller Schilddrüsenkarzinome:
- **Histologie:** Dieser Tumor geht im Gegensatz zu den übrigen Schilddrüsenkarzinomen nicht von Follikelepithelzellen, sondern von den Calcitonin-produzierenden C-Zellen der Schilddrüse aus und ist demzufolge nicht jodspeichernd.
- **Metastasierung:** lymphogen und hämatogen
- **Prognose:** relativ gut
- **Ätiologie:** Das medulläre Schilddrüsenkarzinom tritt in 80% sporadisch, in 20% familiär mit autosomal-dominanter Vererbung auf. Ein Teil der familiären Formen tritt im Rahmen von multiplen endokrinen Neoplasien (MEN, s. **8.2**) auf.

durch Radiojod-Therapie behandelt werden. Eine Strahlentherapie kommt bei den strahlensensiblen, nicht-jodspeichernden, undifferenzierten Schilddrüsenkarzinomen zur Anwendung. Eine Chemotherapie ist nur palliativ wirksam.

Für genetisch betroffene Kinder, die im Rahmen eines Familien-Screenings bei MEN auffallen, wird heute die prophylaktisch-kurative Thyreoidektomie empfohlen, da diese im Verlauf zu 100% ein medulläres Schilddrüsenkarzinom entwickeln würden.

Vorgehen

Wenn möglich, erfolgt zunächst die radikale Thyreoidektomie mit selektiver Lymphknotendissektion, danach bei papillären oder follikulären Karzinomen die Radiojod-Gabe zum Nachweis speichernder Schilddrüsenreste bzw. Metastasen. Es schließt sich die Radiojod-Therapie an, die so lange wiederholt wird, bis keine Speicherung mehr nachweisbar ist. Zwischen den Behandlungen und danach erhält der Patient L-Thyroxin in TSH-supprimierender Dosis zur Wegnahme des Wachstumsstimulus.

Nachsorge

Die lebenslange Nachsorge erfolgt durch regelmäßige szintigraphische und radiologische Kontrollen sowie Verlaufsbeobachtung des jeweiligen Tumormarkers.

! Bei differenzierten Schilddrüsenkarzinomen treten in ca. 20% nach der Primärtherapie Metastasen auf, meist in den ersten zehn postoperativen Jahren. **!**

8.5 Kalziotrope Hormone und metabolische Knochenerkrankungen

Die Bedeutung metabolischer Knochenerkrankungen hat durch die Zunahme der Lebenszeit der Bevölkerung sowie durch die Verfügbarkeit medikamentöser Präventionsstrategien zugenommen.

Metabolische Knochenerkrankungen treten in zwei histologisch unterschiedlichen Formen auf:

- als **Osteoporose** bzw. **Osteopenie** (häufig): Schwund von Knochenmasse, d.h. von Knochenmatrix *und* Mineralanteil (s. **8.5.6**)
- als **Osteomalazie** (hierzulande inzwischen selten): ungenügende Mineralisierung der Knochenmatrix (s. **8.5.5**).

Kombinierte (und dadurch besonders schwere) Störungen des Knochenstoffwechsels treten bei der durch chronische Nierenerkrankungen bedingten **renalen Osteopathie** (s. **8.5.4**) auf.

Eine lokale Form der metabolischen Knochenerkrankungen ist der **Morbus Paget** (Osteodystrophia deformans, Osteitis deformans). Hier kommt es durch bisher unbekannte Auslöser (diskutiert wird ein sog. Slow Virus) zu einem lokalisiert übersteigerten Knochenabbau mit gleichzeitigem chaotischen Knochenneubau. Es resultiert ein poröser, vaskularisierter, häufig deformierter Knochen, der leicht bricht und Schmerzen bereitet. Häufig handelt es sich jedoch um einen Zufallsbefund am asymptomatischen Patienten. Manifestation ist in jedem Skelettanteil möglich, in etwa einem Drittel der Fälle ist nur ein Knochen befallen (monostotische Form). Die Therapie erfolgt mit Bisphosphonaten unter Kontrolle der alkalischen Phosphatase (= Krankheitsmarker).

8.5.1 Grundlagen

Ein Viertel des Körpergewichts des Erwachsenen besteht aus Knochen. Dieser wiederum besteht aus der von den Osteoblasten gebildeten kollagenfaserreichen **Knochenmatrix** und den **Mineralbestandteilen** Calcium, Phosphat und, in geringen Anteilen, Magnesium. Das Knochengewebe wird in einem beständigen Prozess aus Knochenresorption und Knochenanbau umgeformt und adaptiert. Dieser Prozess verläuft nur dann adäquat, wenn osteoklastäre und osteoblastäre Aktivität genau abgestimmt sind (sog. Coupling).

Ca^{2+}- und Phosphat-Homöostase

Der Knochen ist der Hauptspeicher von Calcium und Phosphat. 20% des Calcium-Bestandes der Knochen werden pro Jahr zwischen Knochen und übrigem Körper ausgetauscht. Dieser Austausch sowie die Aufnahme von Calcium und Phosphat über den Darm und deren Ausscheidung über die Niere unterliegen der Steuerung durch ein komplexes endokrines System. Dieses umfasst die beiden Polypeptidhormone **Parathormon (PTH)** und **Calcitonin** sowie das Steroidhormon 1,25-Dihydroxycholecalciferol (1,25-$(OH)_2$-Vitamin D_3 = **Calcitriol**), deren Wirkungen in **Tabelle 8.4** zusammengefasst sind.

Das Verhältnis von Knochenneubau zu -abbau wird zusätzlich durch die Sexualhormone Östrogen und Testosteron, die Schilddrüsenhormone, lokale Faktoren (Zytokine und Wachstumsfaktoren), körperliche Aktivität, Umweltnoxen und Ernährungszustand beeinflusst.

Die Sekretion von PTH und Calcitonin wird durch einen Feedback-Mechanismus hauptsächlich über den Serumspiegel des ionisierten Calciums beeinflusst. Dies gilt auch für die Biosynthese des biologisch aktiven Vitamin-D-Hormons, des 1,25-$(OH)_2$-Vitamin D_3, welches zusätzlich noch durch den Serum-Phosphatspiegel und durch PTH und Calcitonin reguliert wird (**Abb. 8.19**).

Tab. 8.4 Hauptwirkungen von Parathormon, Calcitonin und Calcitriol

Hormon	Hauptfunktion	Skelett	Nieren	Darm
PTH	Verhinderung eines zu niedrigen Ca^{2+}-Spiegels	↑ Mobilisierung von Ca^{2+} und Phosphat**	↑ Ca^{2+}-Reabsorption* ↓ Phosphat-Reabsorption (=↑ Phosphat-Ausscheidung) ↑ Synthese von $1,25(OH)_2D_3$	keine direkte Wirkung
Calcitonin	Verhinderung eines zu hohen Ca^{2+}-Spiegels	↓ Mobilisierung von Ca^{2+} und Phosphat	↓ Reabsorption von Ca^{2+} und Phosphat	keine direkte Wirkung
Calcitriol (biologisch aktives Vitamin D)	Förderung der Knochenmineralisierung	↑ Mineralisierung	↑ Ca^{2+}-Reabsorption	↑ Resorption von Ca^{2+} und Phosphat

* Trotz der gesteigerten Ca^{2+}-Reabsorption am distalen Tubulus überwiegt wegen der stark erhöhten Filtration von Ca^{2+} in der Regel die Ausscheidung von Calcium (kalziurischer Gesamteffekt).

** PTH aktiviert sowohl die Osteoklasten als auch die Osteoblasten, die Wirkung auf die Osteoklasten überwiegt jedoch (osteoporotischer Gesamteffekt).

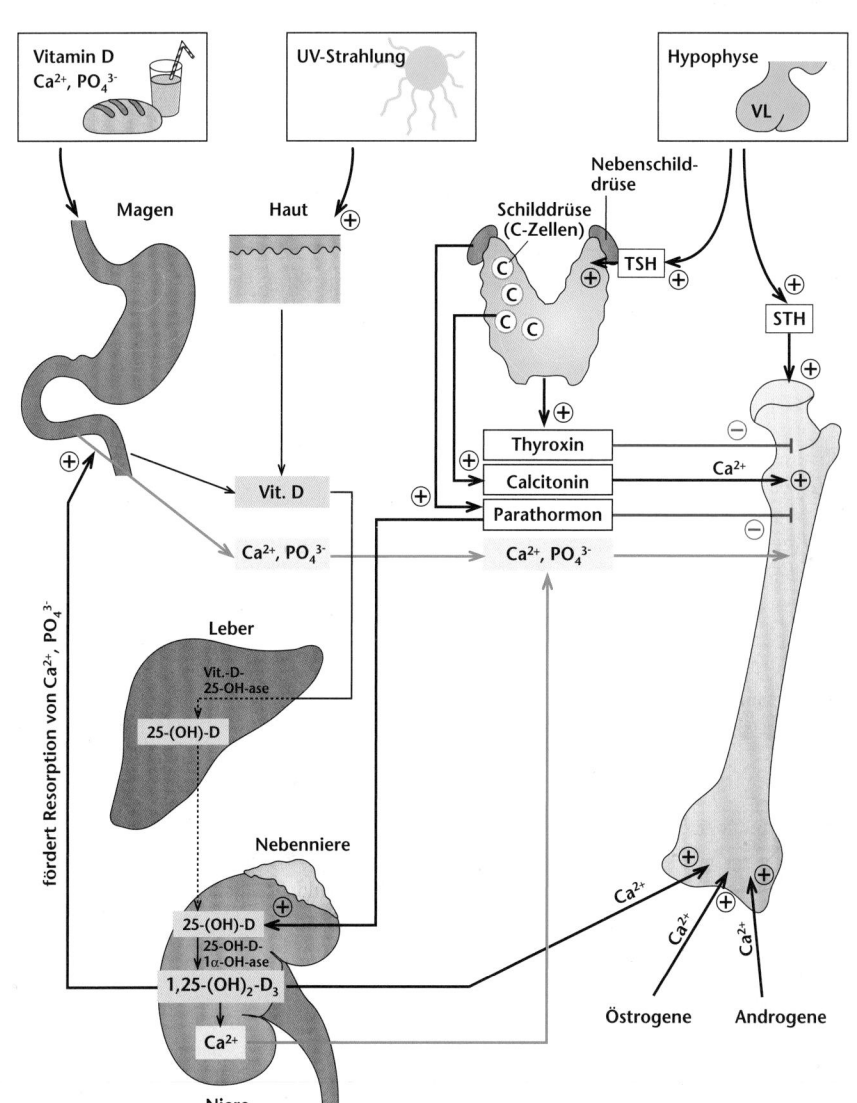

Abb. 8.19: Calcium- und Knochenstoffwechsel. Schematische Darstellung der wichtigsten Komponenten. [L157]

08

Die Komponenten des kalziotropen Systems

Calcium siehe **11.6** und **Abb. 8.19**; Phosphat siehe **11.9**.

Parathormon (PTH)

In den Nebenschilddrüsen gebildetes Polypeptidhormon aus 84 Aminosäuren. Biologisch aktiv ist nur das aminoterminale 1–34-Peptid. Im Serum sind sowohl **intaktes PTH** in geringer Konzentration (< 50 pg/ml) als auch verschiedene **inaktive Fragmente** nachweisbar. Heutzutage wird lediglich das intakte PTH bestimmt.

Die wesentlichen Wirkungen des PTH auf Skelett, Nieren und Darm sind in Tabelle 8.4 wiedergegeben. Die Sekretion unterliegt physiologischerweise einem negativen Feedbackmechanismus durch den Serumspiegel des ionisierten Calciums.

Calcitonin

In den parafollikulären C-Zellen der Schilddrüse gebildetes neuroendokrines Polypeptidhormon aus 32 Aminosäuren. Die Sekretion wird stimuliert durch einen Anstieg des ionisierten Serum-Calciums sowie durch gastrointestinale Hormone wie Gastrin, Cholezystokinin und Glucagon. Calcitonin wirkt hemmend auf Osteoklasten. Die akute Hormonwirkung besteht dadurch in einer Abnahme des Serum-Ca²⁺. Damit ist Calcitonin ein natürlicher **PTH-Antagonist**.

> ❗ Interessanterweise kommt es bei chronisch erhöhten Serum-Calcitoninspiegeln (z. B. C-Zell-Karzinom) sowie bei chronisch erniedrigten Calcitonin-Spiegeln (z. B. nach Thyreoidektomie) zu keiner nennenswerten Auswirkung auf den Serum-Calciumspiegel. Diese Wirkungsabschwächung an den Zielorganen bei chronischer Exposition wird als „Escape"-Phänomen bezeichnet und beruht möglicherweise auf einer Rezeptor-Downregulation. Somit ist Calcitonin physiologischerweise ein **Akuthormon**. ❗

Calcitonin kann im Serum bestimmt werden. Mehr Aussagekraft bezüglich der biologischen Verfügbarkeit von Calcitonin besitzt der Pentagastrin-Stimulationstest.

Vitamin D

Dies ist eine Gruppe bioaktiver Steroidhormone, die auf zwei Wegen entstehen:

- **Aufnahme mit der Nahrung** als Vorläuferhormone (Prä-Prohormone: Vitamin D_3 = **Cholecalciferol** tierischer Herkunft bzw. Vitamin D_2 = **Ergocalciferol** pflanzlicher Herkunft)
- **endogene Synthese** von Cholecalciferol in der Haut aus dem Vorläufer 7-Dehydrocholesterin durch UV-Licht (d. h. durch Sonneneinwirkung).

Der endogen synthetisierte Vitamin-D-Anteil stellt dabei den entscheidenden Anteil dar.

> ❗ Sonnenlicht ist die weitaus effektivste Prävention gegen Vitamin-D-Mangel! ❗

Speicherung und Aktivierung

Die genannten Vitamin-D-Formen sind biologisch inaktiv. Sie werden deshalb zunächst in der Leber zum Prohormon 25-Hydroxycholecalciferol (25-(OH)D_3 = Calcidiol) hydroxyliert. Dieses ist die Speicherform des Vitamins D und korreliert deshalb gut mit der Bioverfügbarkeit von Vitamin D; es ist jedoch ebenfalls biologisch praktisch inaktiv.

Bei Bedarf wird das Calcidiol in der Niere zum biologisch aktiven 1,25-Dihydroxycholecalciferol [1,25-(OH)$_2$$D_3$ = Calcitriol = D-Hormon] hydroxyliert. Der letzte Syntheseschritt wird durch PTH sowie niedrige Serumspiegel von Calcium und Phosphat stimuliert.

Aufgrund dieser bedarfsgerechten Steuerung sowie der Tatsache, dass sich in den Zielorganen ein spezifischer, nukleärer Rezeptor befindet, stellt diese Substanz ein Steroidhormon und kein Vitamin im klassischen Sinne dar. Neuere Erkenntnisse sprechen auch für Interaktionen des Vitamins D mit dem hämatopoetischen und dem Immunsystem.

Klinische Bedeutung

Die klinisch bedeutsamste Ursache für eine Störung des Vitamin-D-Stoffwechsels ist die chronische Niereninsuffizienz, bei der es infolge mangelnder Calcitriol-Synthese in der Niere unbehandelt zur renalen Osteopathie (s. **8.5.4**) kommt. Exogener Vitamin-D-Mangel kommt in den Industrienationen nur noch selten vor.

> ❗ Bei Patienten mit Malabsorptions-Syndrom (s. 6.5.6) sowie bei Zuwanderern aus anderen Ländern muss aber noch an den nutritiven bzw. verhaltensbedingten Vitamin-D-Mangel gedacht werden, etwa bei schleiertragenden moslemischen Frauen. ❗

8.5.2 Hyperparathyreoidismus (HPT)

Parathormon wird in vier weizenkorngroßen Knötchen an der Rückseite der Schilddrüse, den **Nebenschilddrüsen** (**Abb. 8.20**), gebildet, seltener auch in ektop liegenden Nebenschilddrüsen in anderen Teilen des Halses oder Mediastinums.

Als Hyperparathyreoidismus wird eine vermehrte Sekretion von Parathormon bezeichnet. Sie tritt in vier Formen auf:

- **primärer Hyperparathyreoidismus** (häufig): Funktionsstörung der Nebenschilddrüse selbst. Die Nebenschilddrüse produziert „ohne Anlass", d. h. bei zunächst normalen Serum-Calciumspiegeln, einen Überschuss an Parathormon.

- **sekundärer Hyperparathyreoidismus** (weniger häufig): durch eine Hypokalzämie jedweder Ursache ausgelöste „reaktive" Mehrproduktion von Parathormon
- **tertiärer Hyperparathyreoidismus** (selten): Ein lange bestehender sekundärer Hyperparathyreoidismus (z. B. bei chronischer Niereninsuffizienz) kann sich von der Feedback-Kontrolle abkoppeln, d. h., die reaktive Mehrsekretion an Parathormon geht dann trotz erhöhter Serum-Calciumspiegel weiter.
- **Pseudohyperparathyreoidismus:** paraneoplastische Sekretion von parathormonähnlichen Substanzen.

Primärer Hyperparathyreoidismus (pHPT)

Primäre Nebenschilddrüsenüberfunktion mit im Verhältnis zum Serum-Ca²⁺ inadäquat hoher Parathormonsekretion.

Der primäre Hyperparathyreoidismus ist mit einer Inzidenz von ca. 1/1000 Einwohner eine relativ häufige endokrine Erkrankung, er ist neben malignen Erkrankungen die häufigste Ursache einer Hyperkalzämie. Nach wie vor geht man von einer großen Dunkelziffer aus. Frauen und Männer sind im Verhältnis 2 : 1 betroffen, der Altersgipfel liegt in der zweiten Lebenshälfte. Die wesentlichen pathophysiologischen Prinzipien sind in **Abb. 8.21** dargestellt.

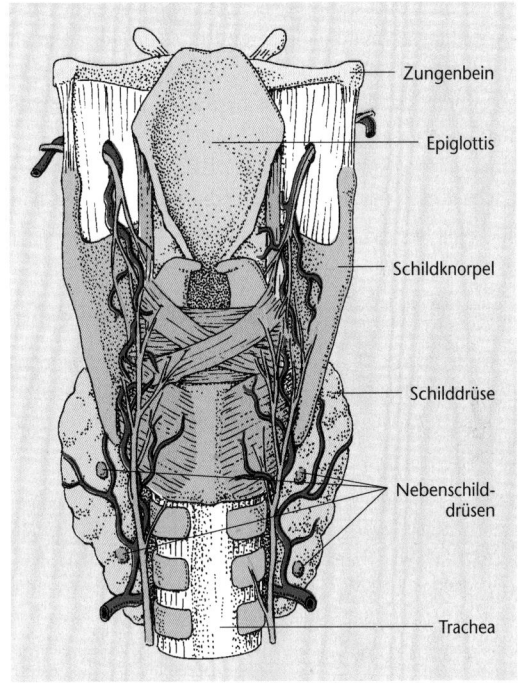

Abb. 8.20: Anatomie der Nebenschilddrüsen. Ansicht von hinten auf Trachea, Schilddrüse und Nebenschilddrüsen. [A400–190]

Klinik

Der primäre Hyperparathyreoidismus präsentiert sich mit einer ungewöhnlichen Vielfalt von häufig uncharakteristischen Beschwerden, wobei schwere, multisymptomatische Krankheitsbilder wegen der vereinfachten Labordiagnostik und damit früheren Diagnosestellung heute kaum noch ge-

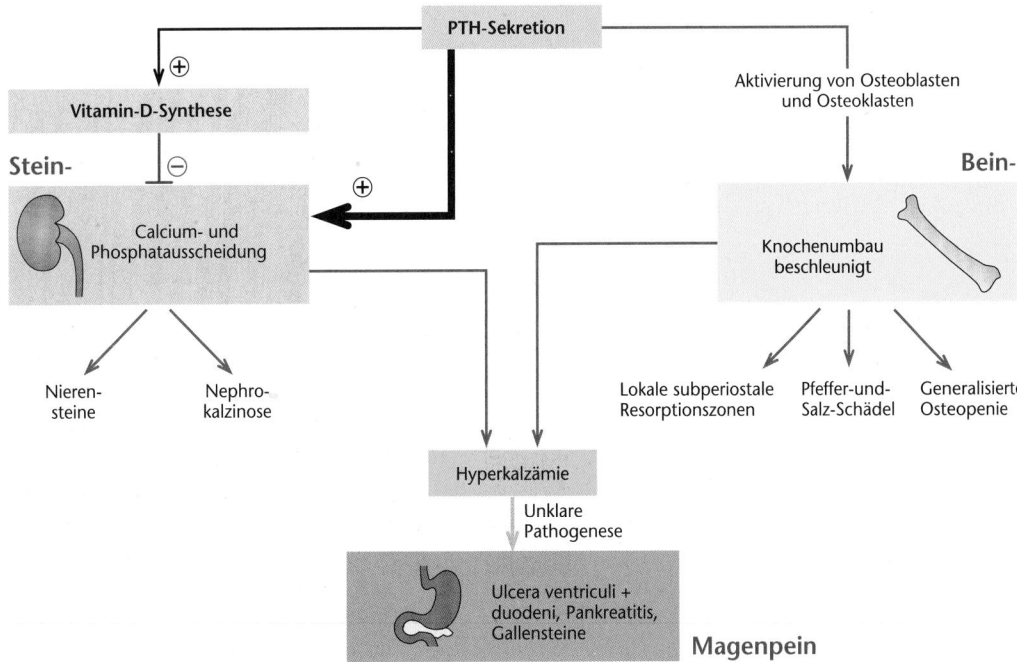

Abb. 8.21: Klinisches Vollbild ("Stein-, Bein-, Magenpein") und Pathogenese des primären Hyperparathyreoidismus. Heute wird dieses Vollbild nur noch selten gesehen. [L157]

sehen werden. 50% der Erkrankungen sind derzeit bei Diagnosestellung asymptomatisch, der Rest leidet vor allem an renalen (in ca. 25%) und ossären (ca. 10%) Manifestationen. Einen Überblick zur Klinik gibt der **Kasten** „Klinik des primären Hyperparathyreoidismus".

Eine (seltene) Komplikation des pHPT ist die **hyperkalzämische Krise** mit Polyurie, Polydipsie, Erbrechen und Eintrübung (s. **11.6.3**). Hierzu kann es kommen, wenn ein Patient mit pHPT etwa bettlägerig wird oder sein Calcium-Spiegel durch die Gabe von Vitamin D oder von Thiaziden ansteigt).

❗ Das Vollbild des primären Hyperparathyreoidismus (im Angelsächsischen: „*stones, bones, abdominal groans, psychic moans with fatigue overtones*") ist heute eine Rarität, und auch die im Deutschen geläufige Trias aus „Stein-, Bein- und Magenpein" wird nur noch selten beobachtet. ❗

════════════ **AUF DEN PUNKT GEBRACHT** ════════════

Klinik des primären Hyperparathyreoidismus im Überblick

Allgemeinsymptome
Die Hyperkalzämie verursacht Polydipsie und Polyurie. Weiterhin: leichte Ermüdbarkeit, Depression, proximale Muskelschwäche, neuromuskuläre Dysfunktion mit Faszikulationen. Gehäuftes Auftreten von Gicht, Pseudogicht (Chondrokalzinose) und arteriellem Hypertonus. Weichteilverkalkungen sind beim primären Hyperparathyreoidismus sehr selten.

Renale Befunde
Nephrolithiasis oder seltener Nephrokalzinose (umschriebene Verkalkungen im Nierenparenchym, schlechte Prognose). In fortgeschrittenen Stadien kann es zur Niereninsuffizienz kommen.

Ossäre Befunde
Beschleunigter Knochenumbau durch gesteigerte PTH-Sekretion. Hierdurch entstehen zum einen eine generalisierte Osteopenie (in ca. 25%), zum anderen lokalisierte, subperiostale Resorptionszonen an den Metakarpalknochen (Abb. 8.22) sowie der „Pfeffer-und-Salz-Schädel" mit radiologischer Aufhebung der Dreischichtung der Kalotte. Klinisch werden unter Umständen ziehende, rheumatoide Rücken- und Gelenkbeschwerden sowie osteoporotische Frakturen beobachtet. Nach erfolgreicher Therapie des pHPT kommt es zur weitgehenden Rückbildung der Skelettmanifestationen.

❗ Als „ossäre Maximalform" kann die Ostitis fibrosa cystica generalisata (von Recklinghausen) auftreten: osteoklastäre, pseudozystische Markwucherungen mit Hämosiderin-Ablagerungen (sog. braune Tumoren), heute eine Rarität. ❗

Gastrointestinale Befunde
Beschrieben sind ein gehäuftes Auftreten von Ulcera ventriculi und duodeni, Pankreatitis und Gallensteinen. Eine direkte pathophysiologische Verbindung zu diesen Komplikationen ist aber nicht gesichert.

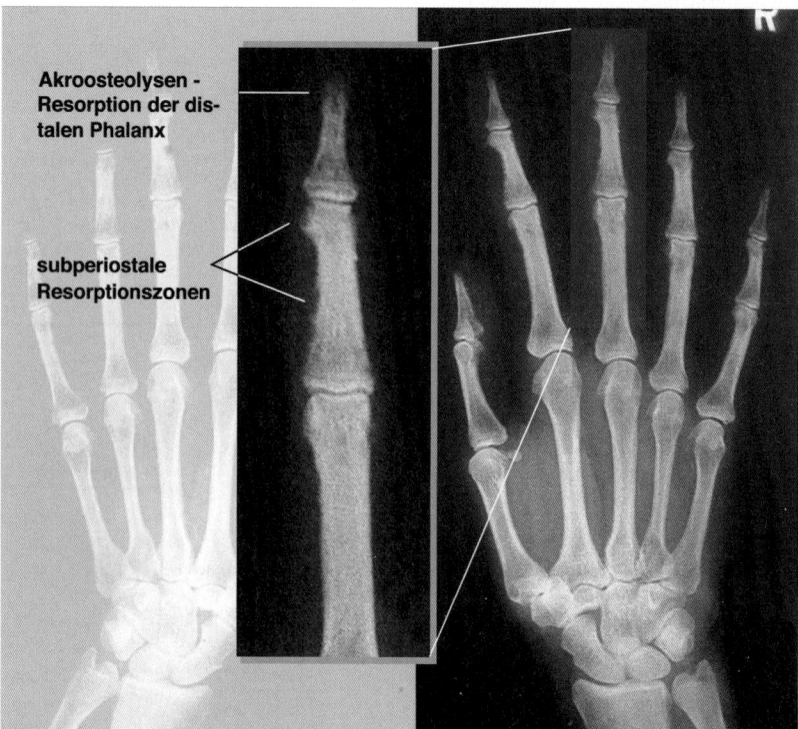

Abb. 8.22: Subperiostale Resorptionszonen am Zeige- und Mittelfinger beim primären Hyperparathyreoidismus. [M181]

Ätiologie

Dem primären Hyperparathyreoidismus liegen die folgenden Veränderungen der Nebenschilddrüsen zugrunde:

- gutartiges, solitäres Adenom (80% der Fälle)
- Hyperplasie der Nebenschilddrüsen (Hauptzellhyperplasie, 15 – 20% der Fälle). Fast immer sind alle vier Nebenschilddrüsen betroffen, selten nur zwei oder drei Nebenschilddrüsen.
- das meist wenig aggressive Nebenschilddrüsenkarzinom (< 1%).

Die meisten Formen des primären Hyperparathyreoidismus sind sporadisch, familiäre Formen kommen jedoch vor, am häufigsten im Rahmen einer multiplen endokrinen Neoplasie (MEN I oder MEN IIA, s. 8.2).

Pathogenese

In allen Fällen des primären Hyperparathyreoidismus kommt es zu einem Verlust der physiologischen Rückkoppelungskontrolle der PTH-Sekretion durch das extrazelluläre ionisierte Ca^{2+}. Grundlage hierfür ist wahrscheinlich eine gestörte Sensitivität der Nebenschilddrüsenzellen für Ca^{2+}. Der primäre Hyperparathyreoidismus ist praktisch die einzige Hyperkalzämie-Form mit nicht-supprimiertem, d. h. erhöhtem oder hochnormalem PTH-Serumspiegel.

Zu Krankheitserscheinungen kommt es durch die über das Parathormon ausgelöste Hyperkalzurie (z. B. Nierensteine), die PTH-bedingte erhöhte Knochenresorption (z. B. Osteomalazie, Osteoporose, Frakturen) sowie die Hyperkalzämie selbst (Allgemeinsymptome und neuropsychiatrische Erscheinungen).

Diagnostisches Vorgehen

Die „diagnostische Mühle" wird meist wegen eines erhöhten Calciumwertes angeworfen, der im Rahmen einer Routineuntersuchung oder bei der Abklärung von Nierensteinen oder Skelettbeschwerden gemessen wurde.

Diagnosestellung

Die Diagnose des pHPT selbst ist einfach, sie wird laborchemisch durch die Messung des intakten PTH (s. **8.5.1**) in Kombination mit dem Serum-Calcium gestellt. Beim pHPT ist das intakte PTH dann fast immer erhöht, niemals jedoch supprimiert wie bei praktisch allen anderen Hyperkalzämie-Formen. Häufig finden sich eine erhöhte alkalische Phosphatase im Serum (erhöhter Knochenumsatz) sowie ein erniedrigtes oder niedrig normales Serumphosphat.

Abschätzung des Ausmaßes der Störungen

Die Nieren werden auf das Vorliegen einer Nephrokalzinose bzw. Nephrolithiasis (Sono, Röntgen) untersucht, das Skelettsystem wird durch gezielte Röntgenuntersuchungen der Prädilektionsstellen für subperiostale Resorptionszonen beurteilt (Phalangen, Becken, Schädelkalotte, Rippen).

Abklärung der Adenomlokalisation

Diese erfolgt durch Sonographie des Halses, ggf. ergänzt durch CT bzw. NMR. Die Halsvenenkatheterisierung mit selektiver PTH-Messung ist ebenso wie die Thallium-Technetium- oder Technetium-Sestamibi-Szintigraphie heute nur selten notwendig. Nicht selten gelingt die definitive Adenomlokalisation erst intraoperativ durch den (erfahrenen!) Chirurgen.

Therapie

> ! Der pHPT ist nur durch chirurgische Entfernung der betroffenen Nebenschilddrüsenanteile heilbar. !

In der Vergangenheit wurde jeder diagnostizierte Patient operiert. Da viele Patienten heute zum Zeitpunkt der Diagnosestellung symptom- und beschwerdefrei sind und die Krankheit meist nur langsam oder überhaupt nicht fortschreitet, wird mehr und mehr versucht, nur solche Patienten zu operieren, die ein erhöhtes Risiko für die Entwicklung pHPT-assoziierter Komplikationen haben. Man versucht daher, prädiktive Kriterien für das Auftreten von Komplikationen zu entwickeln, wie z. B. ein bei mehrfachen Messungen deutlich erhöhtes Serum-Calcium. Unumstritten ist die Operationsindikation bei symptomatischen Patienten mit typischen Komplikationen wie Nephrolithiasis oder Skelettbefall sowie bei jungen Patienten, die ja noch eine langjährige hyperparathyreote Stoffwechsellage vor sich haben. Als Alternative bzw. zur Überbrückung bis zur Operation kann eine symptomatische Therapie der Hyperkalzämie erfolgen (s. **11.6.3**).

Operationsverfahren

Beim solitären oder Doppeladenom wird das Adenom exstirpiert. Bei Hyperplasie aller vier Nebenschilddrüsen erfolgt die Resektion von 3½ Drüsen. Bei Karzinomverdacht wird der Tumor *en bloc* mit der gleichseitigen Schilddrüse reseziert.

Postoperative Nachbetreuung

Postoperativ muss der Serum-Calciumspiegel regelmäßig kontrolliert werden, da kurze hypokalzämische Phasen häufig sind, bis das verbliebene, aber bislang supprimierte Nebenschilddrüsengewebe wieder ausreichend PTH sezerniert (parathyreoprive Tetanie). Diese Phase kann bei Patienten mit Skelettbefall länger dauern, da es hier postoperativ zu einer beschleunigten Calcium- und Phosphat-Einlagerung in den Knochen kommt (sog. *„hungry bones"*, Rekalzifizierungstetanie).

08

Weitere Formen des Hyperparathyreoidismus

Sekundärer Hyperparathyreoidismus (sHPT)

Reaktive Steigerung der PTH-Sekretion, meist ausgelöst durch Hypokalzämie und/oder Vitamin-D-Mangel. Am häufigsten findet sich diese Form bei der Niereninsuffizienz (renaler sHPT, meist mit renaler Osteopathie, s. 8.5.4), selten bei der intestinalen Malabsorption (intestinaler sHPT) sowie Störungen des Vitamin-D-Stoffwechsels. Durch den erhöhten Knochenumsatz liegt meist eine parallele Erhöhung der alkalischen Phosphatase vor.

Klinisch stehen die Zeichen der Grunderkrankung sowie die durch massive ossäre Umbauvorgänge bedingten Knochenschmerzen und Spontanfrakturen im Vordergrund. Die anderen beim primären Hyperparathyreoidismus gesehenen Symptome (wie etwa Nephrokalzinose) treten dagegen nicht auf, da sie durch die Hyperkalzämie bedingt sind.

Tertiärer Hyperparathyreoidismus

Der sekundäre Hyperparathyreoidismus kann sich nach Jahren zu einem tertiären Hyperparathyreoidismus entwickeln, bei dem der ursprünglich die Parathormon-Sekretion regulierende negative Feedback-Mechanismus zwischen PTH-Sekretion und Serum-Ca^{2+} nicht mehr „greift" (autonome Nebenschilddrüsenüberfunktion). Trotz normaler oder erhöhter Calcium-Konzentrationen wird daher PTH weiter sezerniert. Der tertiäre Hyperparathyreoidismus wird meist nach langjähriger Niereninsuffizienz gesehen und tritt somit fast ausschließlich bei Dialysepatienten auf.

Das klinische Erscheinungsbild ähnelt dem sekundären Hyperparathyreoidismus, es kommt jedoch häufiger zu extraossären Verkalkungen, da das Calcium-Phosphat-Produkt nicht nur wegen der hohen Ca^{2+}-Spiegel, sondern auch wegen der durch die Niereninsuffizienz ebenfalls hohen Phosphat-Spiegel stark erhöht ist.

❗ Der tertiäre Hyperparathyreoidismus ist eine absolute ■ Operationsindikation. ❗

Pseudohyperparathyreoidismus (ektoper HPT)

Unglückliche Bezeichnung für die tumorinduzierte Hyperkalzämie durch paraneoplastisch sezernierte parathormonähnliche osteolytische Faktoren wie PTHrP (PTH-*related peptide*). Das PTH selbst ist in diesem Falle (und im Gegensatz zu allen anderen Formen) supprimiert.

❗ Internationale Bezeichnung: *humoral hypercalc(a)emia of* ■ *malignancy* (HHM). ❗

8.5.3 Hypoparathyreoidismus

Nebenschilddrüsenunterfunktion mit im Verhältnis zum Serum-Ca^{2+} inadäquat niedriger PTH-Sekretion. Die Erkrankung ist selten. Die charakterisierende Befundkonstellation ist die Hypokalzämie bei niedrigem oder normalem PTH.

Klinik

Die Klinik ist durch die Folgen der Hypokalzämie bedingt (s. 11.6.2), welche sich nur in ausgeprägten Fällen manifestiert:

- hypokalzämische Tetanie mit Pfötchenstellung, Stimmritzenkrampf, unter Umständen generalisierter zerebraler Krampfanfall bei erhaltenem Bewusstsein, positives **Chvostek-Zeichen** (Zucken des Mundwinkels bei Beklopfen des N. facialis der Wange), positives **Trousseau-Zeichen** (Pfötchenstellung nach Aufblasen der Blutdruckmanschette auf den Mitteldruckwert)
- gelegentlich gestörte Zahnentwicklung, Alopezie, trockene Haut, Katarakt („Tetanie-Star"), selten intrakranielle Verkalkungen und damit geistige Retardierung bei früher Manifestation.

Ätiologie

Der Hypoparathyreoidismus entsteht auf drei Wegen: postoperativ, idiopathisch oder durch Magnesiummangel.

- **postoperativ:** häufigste Entstehungsform, insbesondere nach ausgedehnten Halsoperationen (z. B. radikale Thyreoidektomie bei Schilddrüsenkarzinom) durch versehentliche Mitentfernung der Nebenschilddrüsen. Diese Form ist heute seltener, und zwar zum einen durch vorsichtigere Operationstechniken, zum anderen wegen der sicherheitshalber durchgeführten Autotransplantation von Nebenschilddrüsenanteilen in den M. sternocleidomastoideus oder M. brachioradialis. Seltener nach Bestrahlung im Halsbereich.
- **idiopathisch:** seltene Form, entweder hereditär oder autoimmun im Rahmen eines autoimmunen polyglandulären Syndroms (s. 8.2).
- **Hypomagnesiämie:** sehr selten; nur bei lang andauernder, schwerer Hypomagnesiämie.

Sonderformen des Hypoparathyreoidismus (allesamt Raritäten) sind im gleichnamigen **Kasten** zusammengefasst.

Diagnostisches Vorgehen

Den wichtigsten Hinweis gibt meist die Anamnese (vorangegangene Halsoperation oder Bestrahlung im Halsbereich).

Wie der Hyperparathyreoidismus ist jedoch auch der Hypoparathyreoidismus eine laborchemische Diagnose, die aufgrund der Konstellation Hypokalzämie mit gleichzeitig nicht-nachweisbaren oder unangemessen niedrigen (d. h. nicht kompensatorisch erhöhten) PTH-Spiegeln gestellt werden kann. Eine begleitende Hyperphosphatämie ist häufig.

Therapie

Ziel ist die Anhebung des Serum-Calciumspiegels in Bereiche, die den Patienten vor Komplikationen der Hypokalzämie bewahren und gleichzeitig eine Hyperkalzurie und damit das Risiko einer Nephrolithiasis vermeiden. Angestrebt wird ein niedrig-normales Serum-Ca^{2+}. Eingesetzt werden:

- Calcium-Präparate: z. B. 1 g Ca^{2+} täglich zusätzlich zur Nahrung (bei Tetanie i. v. Gabe) sowie
- Vitamin-D-Präparate (z. B. Dihydrotachysterol, Cholecalciferol, Calcitriol oder 1-Hydroxycholecalciferol).

Durch die calciumerhöhende Therapie kann eine Hyperkalzurie mit Nierensteinen, Nephrokalzinose oder Verschlechterung der Nierenfunktion entstehen, ggf. werden deshalb zusätzlich Thiazid-Diuretika zur Verringerung der Ca^{2+}-Ausscheidung im Urin gegeben.

===== ZUR VERTIEFUNG =====

Sonderformen

Pseudohypoparathyreoidismus
Endorganresistenz gegen PTH aufgrund einer Rezeptorkomplexstörung; kennzeichnend sind Hypokalzämie und Hyperphosphatämie. Unterschieden werden:
- **Typ I:** fehlende Bildung des Second Messengers cAMP
- **Typ II:** cAMP wird noch gebildet, die weitere Signalübertragung fehlt jedoch; daher kommt es hier nicht zur Phosphaturie.

Ein Großteil der Typ-I-Fälle beruht auf einer inaktivierenden Mutation des Gs-Proteins, das bei der Signalübertragung vom PTH-Rezeptor auf das intrazelluläre cAMP eine Rolle spielt. Diese auch als Typ Ia bezeichnete Variante geht mit geistiger Retardierung, Brachymetakarpie und -tarsie, Kleinwuchs und Rundgesicht einher und wird auch als **hereditäre Albright-Osteodystrophie** (AHO) bezeichnet.

! Das PTH im Serum ist beim Pseudohypoparathyreoidismus erhöht. Laborchemisch handelt es sich also um einen Hyperparathyreoidismus, klinisch jedoch um einen Hypoparathyreoidismus. !

Pseudopseudohypoparathyreoidismus
Hereditäre Albright-Osteodystrophie (AHO, s. o.), jedoch ohne die begleitende Calcium- und Phosphatstoffwechselstörung. Zugrunde liegt eine nur partiell inaktivierende Mutation am Gs-Protein (im Vergleich zum Pseudohypoparathyreoidismus eine „milde" Form).

! Die Serumspiegel von Calcium und Phosphat sowie die 24-Stunden-Calciumausscheidung im Urin müssen deshalb regelmäßig überwacht werden. !

8.5.4 Renale Osteopathie

Synonym: renale Osteodystrophie

Unter diesem Begriff werden alle mit einer chronischen **Niereninsuffizienz** assoziierten Skelettsymptome und Störungen des Mineralstoffwechsels zusammengefasst.

Die Niere als Ausscheidungsorgan, endokrines Organ sowie Erfolgsorgan für PTH spielt für den Knochenstoffwechsel eine zentrale Rolle: Zum einen hat die renale Ausscheidung von Ca^{2+}, Phosphat und Magnesium einen unmittelbaren Einfluss auf deren Homöostase; zum anderen erfolgt die Synthese des aktiven Vitamin-D-Metaboliten Calcitriol in der Niere. Jede dieser Funktionen ist bei Patienten mit renaler Osteopathie mehr oder weniger gestört.

Klinik

Am häufigsten sind Knochenschmerzen, Muskelschwäche insbesondere der proximalen Muskulatur, Skelettdeformitäten (besonders bei Kindern) und Wachstumsretardierung (nur bei Kindern).

Zusätzlich kommt es bei Überschreiten des Löslichkeitsproduktes von Ca^{2+} und Phosphat (Ca $\times$ P > 6 mmol/l) zu extraossären Verkalkungen. Diese sind besonders periartikulär im Bindegewebe, u. U. auch in den mittelgroßen Arterien, seltener viszeral zu finden.

Pathogenese

Im Mittelpunkt des pathogenetischen Geschehens steht die Mehrsekretion von Parathormon. Diese kommt auf zwei Wegen zustande (**Abb. 8.23**):

- Im Rahmen der chronischen Niereninsuffizienz kommt es zunächst zur **verminderten Calcitriol-Synthese** im Nierenparenchym. Dies löst durch einen Abfall des Serum-Calciums eine Mehrsekretion von PTH aus, welches wiederum einen stimulierenden Einfluss auf die renale Calcitriol-Synthese hat.
- Bei schwerer Niereninsuffizienz kommt es zur **verminderten renalen Phosphat-Ausscheidung**, wodurch eine Hyperphosphatämie mit konsekutiver Abnahme des ionisierten Serum-Calciums entsteht (wegen des nicht-veränderbaren Löslichkeitsproduktes von Calcium und Phosphat führt eine Phosphat-Erhöhung zu einer Abnahme der Calcium-Konzentration). Die Hypokalzämie wiederum stellt einen weiteren Stimulus für eine Steigerung der PTH-Sekretion dar.

08

Insgesamt entwickelt sich also ein renaler, sekundärer Hyperparathyreoidismus (s. 8.5.2). Zusätzlich kommt es bei Erschöpfung der Syntheseleistung für Calcitriol (bei schwerer Parenchymstörung) zum Abfall des Calcitriols.

Folgen für den Knochenstoffwechsel

Aufgrund dieses pathophysiologischen Ablaufs ergibt sich klinisch meist eine Kombination aus
- gesteigertem Knochenumbau *("high turnover")* im Sinne einer **Osteoporose**: Folge der PTH-Wirkung
- gestörter Knochenmineralisierung im Sinne einer **Osteomalazie**: Folge der verminderten Wirkung von Calcitriol.

Diagnostisches Vorgehen

Laborbefunde

Neben den Laborbefunden der dekompensierten Niereninsuffizienz (Erhöhung von Kreatinin und Harnstoff, renale Anämie) zeigt sich eine typische reno-osteopathische Konstellation (s. **Kasten** „Laborkonstellation").

Knochenveränderungen und radiologische Zeichen

Im Röntgenbild zeigen sich die Zeichen der **Osteitis fibrosa** als Ausdruck des sekundären Hyperparathyreoidismus: subperiostale Resorptionen, fleckige Osteosklerose, kortika-

---

═══AUF DEN PUNKT GEBRACHT═══

Laborkonstellation bei der renalen Osteopathie
- Hyperphosphatämie (häufig, insbesondere wenn die glomeruläre Filtrationsrate unter 30% absinkt)
- normales oder erniedrigtes Serum-Calcium
- intaktes PTH im Serum bei praktisch allen Patienten mit fortgeschrittener Niereninsuffizienz deutlich erhöht
- alkalische Phosphatase (bzw. ihr knochenspezifisches Isoenzym) im Serum in Abhängigkeit vom Ausmaß der Knochenumsatzerhöhung im Rahmen des sekundären Hyperparathyreoidismus erhöht

---

le Auflockerungen, besonders an den Fingerphalangen und an der Wirbelsäule, bei Kindern gestörte Wachstumsfugen. Die radiologischen Zeichen der meist gleichzeitig vorliegenden Osteomalazie sind weniger spezifisch: In Extremfällen werden **Looser-Umbauzonen** (sog. Pseudofrakturen) gesehen (**Abb. 8.24**).

Differentialdiagnose

Abzugrenzen ist neben der **aluminiuminduzierten Osteomalazie** (heute praktisch verschwunden) die **hämodialysebedingte Amyloidose** mit Ablagerung von β_2-Mikroglobulin in Knochen und Gelenken. Hier dominieren Knochenzysten, pathologische Frakturen, skapulohumerale Periarthritis und ein Karpaltunnel-Syndrom. In Ausnahmefällen kann eine Knochenbiopsie (z. B. Beckenkammbiopsie) die Differenzierung zwischen den verschiedenen Knochenerkrankungen ermöglichen.

Therapie

Schwierig! Wichtige Ziele der langfristigen Behandlung sind:
- Normalisierung der Serumspiegel von Calcium und Phosphat, um dadurch einer permanenten PTH-Stimulation vorzubeugen
- Vermeidung extraossärer Kalzifikationen.

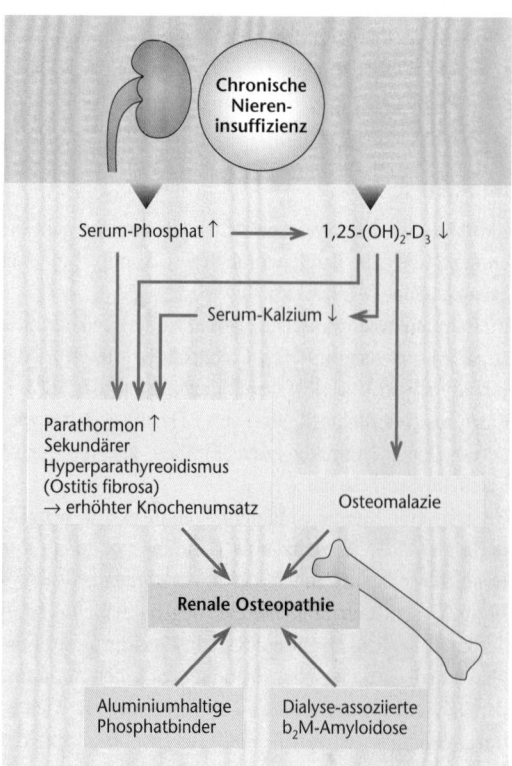

Abb. 8.23: Pathogenese der renalen Osteopathie. [L157]

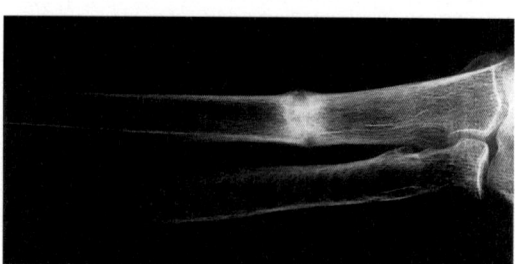

Abb. 8.24: Looser-Umbauzone (Pseudofraktur) in der Ulna bei einer 72-jährigen Patientin mit Vitamin-D-Mangel bei Sonnenlichtmangel, Milchunverträglichkeit und Z. n. Gastrektomie. [M103]

Diese Ziele werden durch medikamentöse Phosphatreduktion, Vitamin-D-Substitution sowie evtl. Parathyreoidektomie erreicht (s. **Kasten** „Therapie der renalen Osteopathie").

==ZUR VERTIEFUNG==

Therapie der renalen Osteopathie

- **Phosphatreduktion:** Zunächst wird versucht, die Phosphat-Spiegel insbesondere durch Vermeidung von Fleisch- und Milchprodukten zu senken; langfristig müssen jedoch meist aluminiumfreie Phosphatbinder wie Calciumcarbonat oder -gluconat gegeben werden.
  Nebenwirkungen: evtl. Hyperkalzämie.
- **Calcium-Gabe:** in Form von Calciumcarbonat
- **Vitamin-D-Substitution:** Substitution von $1,25(OH)_2$-Vitamin-D_3 (Calcitriol) als Alternative zur Gabe von Phosphatbindern (die gleichzeitige Anwendung von Phosphatbindern und Vitamin D ist wegen der Gefahr der Hyperkalzämie nicht ungefährlich). Zur Vermeidung extraossärer Verkalkungen sollte die Calcitriol-Medikation erst nach Senkung des Phosphat-Spiegels durch Phosphatbinder beginnen, anderenfalls kommt es zur Überschreitung des Löslichkeitsproduktes von Ca^{2+} und Phosphat.
  Nebenwirkungen: Nephrolithiasis, Nephrokalzinose, Hyperkalzämie.
  ! Wegen der Gefahr der Vitamin-D-Hypervitaminose sollte bei allen chronisch mit Vitamin D behandelten Patienten regelmäßig das Serum-Calcium bestimmt werden. Die ersten Symptome der D-Hypervitaminose sind Übelkeit und Erbrechen. **!**
- Bei schwerer renaler Osteopathie – insbesondere beim tertiären HPT (s. 8.5.2) mit persistierender Hyperkalzämie – kommt die **Parathyreoidektomie** mit autologer Transplantation von Nebenschilddrüsenresten in den Unterarm infrage.

8.5.5 Osteomalazie und Rachitis

Beiden Krankheitsbildern liegt die **gestörte Mineralisierung** der organischen Knochenmatrix zugrunde.
- Der Begriff der **Rachitis** bezeichnet die gestörte Mineralisation des **wachsenden Skeletts** mit Befall sowohl des Knochens als auch der Wachstumsfuge. Skelettdeformierungen sind deshalb häufiger Leitbefund.
- Der Begriff der **Osteomalazie** bezeichnet dagegen die gestörte Mineralisierung von Spongiosa und Kompakta des **erwachsenen Skeletts**, d. h., nach Wachstumsfugenschluss. Skelettdeformierungen werden wegen des abgeschlossenen Wachstums nur in Extremfällen gesehen.

Klinik

Bei der **Rachitis** bestehen Skelettverformungen, Frakturanfälligkeit, Muskelschwäche sowie Wachstumsstörungen (Minderwuchs). Die Skelettverformungen bestehen in verdickten epiphysealen Wachstumszonen und evtl. gebogenen Röhrenknochen (**Abb. 8.25**). Der viel zitierte „rachitische Rosenkranz" (aufgetriebene Knorpel-Knochen-Grenzen an den Rippen) wird nur noch selten gesehen.

Das klinische Bild der **Osteomalazie** des Erwachsenen ist weniger dramatisch. Eventuell bestehen diffuse Knochenschmerzen, Muskelschwäche mit Gangstörungen (typisch: Watschelgang bei Schwäche der Glutealmuskulatur). Knochenverformungen (z. B. Knochenverbiegungen) treten nur in schweren Fällen auf.

Pathogenese

Die Knochenmasse des Körpers regeneriert sich kontinuierlich in einem ausgewogenen Prozess der Knochenresorption durch Osteoklasten und der Knochenbildung durch Osteoblasten. Die von den Osteoblasten primär gebildete Matrixsubstanz wird Osteoid genannt. Dieses wird dann sekundär durch den Einfluss des Vitamin D kalzifiziert.

Zur Osteomalazie kommt es deshalb bei allen Prozessen, welche mit einer verminderten Vitamin-D-Bioverfügbarkeit oder mit einem schweren Mangel an Calcium oder Phosphat einhergehen. Hierdurch wird die neu gebildete Matrixsubstanz ungenügend mineralisiert. Letzteres führt zur Verbreiterung der Osteoidsäume. Die Knochenmasse selbst ist zunächst meist unverändert. Die ungenügende Mineralisierung macht den Knochen anfällig für Verformungen und Frakturen.

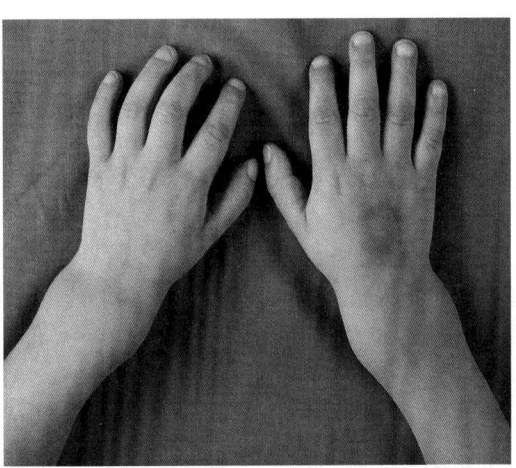

Abb. 8.25: Rachitis: Schwellung im Bereich beider Handgelenke durch Auftreibungen an den Knochenenden mit Doppelhöckerbildung. [R135]

Ätiologie

Die häufigsten Ursachen der Osteomalazie sind Vitamin-D-, Calcium- und Phosphat-Mangel.

Vitamin-D-Mangel

- **Exogen:** gibt es heute in Deutschland praktisch nicht mehr (Ausnahme: Einwanderer, s. **8.5.1**)
- **gastrointestinal** bedingt: Bei gestörter Fettaufnahme im Rahmen eines Malassimilations-Syndroms (auch nach Magen-Darm-Resektionen) können die fettlöslichen Vitamin-D-Vorstufen nicht aufgenommen werden. Ebenso kann es bei schweren Leberschädigungen zu einem Abfall der Vitamin-D-Speicherform 25-(OH)-D_3 (Calcidiol, s. **8.5.1**) kommen.
- **renal** bedingt: chronische Niereninsuffizienz mit ungenügender Aktivierung des 25-(OH)-D_3, z. B. im Rahmen der renalen Osteopathie s. **8.5.4**
- **medikamentös** bedingt: Antikonvulsiva wie Phenytoin und Phenobarbital induzieren die Bildung inaktiver Vitamin-D-Metaboliten und damit einen Abfall des 25-(OH)-D_3.
- Selten sind **hereditäre Störungen** des Vitamin-D-Stoffwechsels.

Calcium-Mangel

Ein Calcium-Mangel ist fast immer durch Vitamin-D-Mangel bedingt und kommt primär nur extrem selten vor (etwa bei schweren Malassimilationszuständen oder Malnutrition).

Phosphat-Mangel

- **Erworbener Phosphat-Mangel** kommt bei Malnutrition, Alkoholismus und übermäßiger Einnahme von aluminiumhaltigen Antazida vor (Aluminium bindet Phosphat). Auch bestimmte paraneoplastisch gebildete Substanzen können zum Phosphat-Mangel führen.
- **Kongenitale Störungen** der Phosphat-Ausscheidung sind selten und gehen dann oft mit Störungen des Vitamin-D-Metabolismus bzw. partieller Endorganresistenz gegenüber 1,25-(OH)$_2$-D_3 einher. Dies ist beispielsweise der Fall bei tubulären Nierenstörungen (z. B. Fanconi-Syndrom, Phosphatdiabetes oder bestimmte Formen der renal-tubulären Azidose) sowie bei bestimmten hereditären Syndromen (z. B. Hypophosphatasie, hereditäre Pseudomangelrachitis).

Diagnostisches Vorgehen

Die diagnostische Mühle wird hier meist durch klinische Auffälligkeiten wie pathologische Frakturen oder Knochenschmerzen in Schwung gebracht. Das Vorgehen folgt dann zwei Fragestellungen:

Liegt eine Osteomalazie vor?

Erste Hinweise auf eine Osteomalazie finden sich im Labor durch Veränderungen der Konzentrationen von Ca^{2+}, Phosphat, PTH sowie der AP (**Tab. 8.5**).

❗ Diese Veränderungen können schon vorliegen, wenn bildgebende Verfahren noch normale Befunde anzeigen, und sind bereits behandlungsbedürftig. ❗

Das Ausmaß der Entmineralisierung kann durch die Knochendensitometrie (s. **8.5.6**) dokumentiert werden. Gezielte Röntgenaufnahmen des Skeletts (z. B. Wirbelsäule, Becken und proximaler Oberschenkel) zeigen evtl. eine verwaschene Spongiosazeichnung, Fischwirbel sowie Looser-Umbauzonen.

❗ **Looser-Umbauzonen** (auch Pseudofrakturen genannt; s. Abb. 8.24) sind ein spezifischer Befund bei der Osteomalazie. Sie zeigen sich als streifenförmige Aufhellungszonen insbesondere im Bereich der Femora, Scapulae und des Beckens. Diese verlaufen meist im Bereich größerer Arterien im Knochen und entstehen möglicherweise durch den mechanischen Pulsationsstress. ❗

Die Knochenbiopsie sichert die Diagnose, ist aber nur selten erforderlich. Histologisch sieht man eine Verdickung des Osteoidsaums als Ausdruck der gestörten Mineralisierung.

Wodurch ist die Osteomalazie ausgelöst?

Je nach zugrunde liegender Störung finden sich Veränderungen der Serumspiegel für Calcium, Phosphat, 25-OH-

Tab. 8.5 Typische Laborkonstellationen bei verschiedenen Formen der Osteomalazie

	Vitamin-D-Mangel (ohne Niereninsuffizienz)	Chronische Niereninsuffizienz	Renal-tubuläre Defekte
Phosphat i. S.	↓	↑	↓
Ca²⁺ i. S.	n–↓	↓	n
25-(OH)-Vitamin D₃	↓	n	unterschiedlich
1,25-(OH)₂-Vitamin D₃	n (–↓)	↓	unterschiedlich
PTH	↑	↑	unterschiedlich

Vitamin-D_3 bzw. 1,25-$(OH)_2$-Vitamin-D_3 sowie eine veränderte Phosphat-Ausscheidung im Urin.

❗ Bei der Osteomalazie sind also Laborveränderungen des kalziotropen Systems im Gegensatz zur Osteoporose meist vorhanden. ❗

Nicht selten bestehen reaktive Erhöhungen der Spiegel von PTH (durch die v. a. bei den gastrointestinalen und renalen Formen entstehende Hypokalzämie) oder alkalischer Phosphatase (durch den reaktiv gesteigerten Knochenumsatz). **Tabelle 8.5** zeigt typische Laborkonstellationen für verschiedene zugrunde liegende Störungen.

Therapie

Die therapeutische Strategie ist abhängig von der zugrunde liegenden Störung.
- Bei Vitamin-D-Mangel bzw. -Malabsorption wird Vitamin D_3 (Cholecalciferol) substituiert, evtl. mit zusätzlicher Ca^{2+}-Gabe.
- Bei Störung des Vitamin-D-Stoffwechsels wird vor allem die Grundkrankheit (z. B. Niereninsuffizienz) behandelt und der wirksame Metabolit 1,25-$(OH)_2$-Vitamin-D_3 (Calcitriol) substituiert (vgl. Therapie der renalen Osteopathie in **8.5.4**).
- Bei renal-tubulären Störungen ist die Therapie schwierig und umfasst unter anderem die Phosphat-Supplementation sowie Calcitriol-Gaben.

8.5.6 Osteoporose

Die Osteoporose ist die häufigste metabolische Knochenerkrankung. Sie ist durch den Verlust von Knochenmasse, -struktur und -funktion gekennzeichnet. Folge ist ein gesteigertes Frakturrisiko.

❗ Im Gegensatz zur Osteomalazie ist die Knochenmasse vermindert, die Mineralisierung des Knochens jedoch normal. Begleitende biochemische Abweichungen sind die Ausnahme. ❗

Die WHO hat eine Definition erarbeitet, die auf der **Knochendichtemessung** basiert. Danach liegt eine **Osteoporose** vor, wenn die Knochendichte mehr als 2,5 Standardabweichungen unterhalb des Wertes des jüngeren Erwachsenen liegt. Von einer **Osteopenie** spricht man bei Werten zwischen –1 und –2,5 Standardabweichungen. Die Ergänzungen „**manifest**" bzw. „**präklinisch**" bezeichnen dabei, ob bereits Frakturen eingetreten sind oder nicht. Die Knochenmassenerniedrigung ist ein Risikofaktor für das Auftreten von Frakturen, wobei das Frakturrisiko pro Standardabweichung um das 2- bis 3-fache zunimmt.

Epidemiologie

In Deutschland sind etwa 2 – 10% der Bevölkerung erkrankt. Frauen sind 3 – 4-mal häufiger betroffen als Männer. Weiße sind häufiger als Schwarze betroffen, was auf eine genetische Prädisposition hinweist. Die Krankheit kommt in den westlichen Industrienationen der nördlichen Hemisphäre gehäuft vor. Ein Drittel der weißen Frauen erleiden in ihrem Leben eine Osteoporose-assoziierte Fraktur. Die Zahl der Osteoporose-induzierten Schenkelhalsfrakturen wird für Deutschland auf 117 000 pro Jahr geschätzt.

Klinik

Die Osteoporose verursacht im präklinischen Stadium (d. h. ohne Frakturen) zunächst keine Beschwerden. Die angegebenen Rückenschmerzen haben häufig andere, z. B. degenerative Ursachen. Im Verlauf kann es jedoch ohne adäquates Trauma zu Frakturen und damit einer manifesten Osteoporose kommen:
- **Wirbelkörperfraktur** (besonders Th7 bis L1, typisch für die postmenopausale Osteoporose): häufig akute, bewegungsabhängige Schmerzen (es sind aber auch klinisch stumme Frakturen möglich), später Kyphose der Brustwirbelsäule mit schrägen paravertebralen Hautfalten (sog. **Tannenbaumphänomen**), Abnahme der Körpergröße, zunehmende chronische Schmerzen durch Verspannungen und Fehlbelastungen
- **distale Radiusfraktur** (sog. **Colles-Fraktur**): radiale Abknickung („Bajonettstellung") und dorsale Verschiebung des Radius; meist nach Sturz auf die Hand
- **Schenkelhalsfraktur** (typisch für die senile Osteoporose): meist bei alten Patienten, außenrotiertes, verkürztes Bein und Leistendruckschmerz. Die Mortalität innerhalb der ersten drei Monate beträgt bis zu 20%.

In schweren Fällen kommt es auch häufiger zu Frakturen an anderen Stellen des Skelettsystems.

❗ Das Frakturrisiko älterer Menschen ist nicht nur durch die mangelnde Resistenz des Knochens, sondern auch durch das erhöhte Sturzrisiko durch Einschränkung des Sehvermögens, Gangunsicherheit und Muskelschwäche bedingt. ❗

Pathogenese

Physiologisch nimmt die Knochenmasse in den ersten drei Lebensjahrzehnten kontinuierlich zu, danach kommt es zu einem allmählichen Knochenmasseverlust. Mit Einsetzen der Menopause beschleunigt sich die Rate des Knochenverlustes bei der Frau; in den ersten 5 – 10 postmenopausalen Jahren verliert die Frau etwa 2% ihrer Knochenmasse pro Jahr. Aus unbekannten Gründen verläuft dieser Verlust bei manchen Frauen besonders schnell (sog. „*fast losers*").

Sowohl ein **mangelhafter Aufbau** der maximalen Kno-

08

chenmasse *(peak bone mass)* bis zum 30. Lebensjahr als auch ein **beschleunigter Knochenmasseverlust** danach (oder eine Kombination aus beidem) kann zu einer kritischen Knochenmasseerniedrigung führen.

Zahlreiche Einflüsse können die Balance zwischen osteoblastärer und osteoklastärer Aktivität stören und so letzten Endes ein Überwiegen des osteoklastären Abbaus gegenüber dem osteoblastischen Aufbau auslösen: ein Mangel an Sexualhormonen (Menopause, Ovarektomie, Hypogonadismus), ein Überschuss an Glukokortikoiden (Cushing-Syndrom, medikamentös), ein Hyperparathyreoidismus, Mangel an körperlicher Aktivität, Calcium und Sonnenlicht; Rauchen, Alkoholismus, Untergewicht (ob durch Krankheit oder modischen Ehrgeiz bedingt), viele chronische Krankheiten, insbesondere chronisch-entzündliche Erkrankungen und solche, die mit einer intestinalen Malabsorption einhergehen (z. B. M. Crohn).

Der Verlust an Knochenmasse führt zur Ausdünnung von Kortikalis und Spongiosa und zur Störung der Mikroarchitektur mit perforierten Trabekeln, was das Frakturrisiko zusätzlich steigert.

Ätiologie

Grundsätzlich werden primäre – d. h. von Grunderkrankungen unabhängige – von sekundären – d. h. auf definierten Grunderkrankungen bzw. iatrogenen Einflüssen beruhenden – Formen unterschieden (s. **Kasten** „Einteilung der Osteoporose"). Die primären Formen sind dabei im Vergleich zu den sekundären Formen weitaus häufiger. Unabhängig von der jeweiligen Osteoporose-Form konnten zahlreiche Faktoren identifiziert werden, die eine niedrige Knochenmasse begünstigen (s. **Kasten** „Risikofaktoren").

Die beiden primären Osteoporose-Formen (Typen I und II) können weder klinisch noch radiologisch sicher unterschieden werden.

- Die **postmenopausale (Typ-I-)Osteoporose** tritt im Schnitt 10 – 15 Jahre nach der Menopause auf und wird auf den Verlust der knochenanabolen Wirkung der Sexualhormone zurückgeführt. Ein kleinerer Teil der Männer entwickelt dieselbe Störung, das Geschlechterverhältnis (F : M) beträgt 8 : 1. Histologisch steht der Verlust trabekulärer Knochenmasse im Vordergrund, sodass Frakturen insbesondere der Wirbelkörper und des distalen Radius (sog. Colles-Fraktur) auftreten.
- Die **senile (Typ-II-)Osteoporose** tritt jenseits des 70. Lebensjahrs auf und betrifft beide Geschlechter (F : M = 2 : 1). Eine wichtige Rolle spielen nutritiver Calcium-Mangel, Vitamin-D-Mangel und -Synthesestörung (Sonnenlichtmangel, Nierenfunktionsstörung) mit daraus resultierendem sekundärem Hyperparathyreoidismus sowie die körperliche Inaktivität. Histologisch dominiert der Verlust sowohl von kortikaler als auch von trabekulärer

Knochenmasse, sodass als typische Fraktur die Schenkelhalsfraktur auftritt.

===== **AUF DEN PUNKT GEBRACHT** =====

Einteilung der Osteoporose

Primäre Osteoporoseformen
- postmenopausale Osteoporose (Typ-I-Osteoporose)
- senile Osteoporose (Typ-II-Osteoporose).

Sekundäre Osteoporoseformen
- durch **Krankheiten:**
  - Krankheiten mit Hormonstörungen: Hypogonadismus (auch iatrogen: z. B. Ovarektomie), Hyperkortisolismus, Hyperthyreose, Hyperparathyreoidismus, Hyperprolaktinämie (→ sekundärer Östrogenmangel), Wachstumshormon-Mangel
  - andere: Malabsorption (auch iatrogen: z. B. nach Magen-Darm-Resektionen), rheumatoide Arthritis, Anorexia nervosa, Leberzirrhose, seltene erbliche Bindegewebserkrankungen
- durch **Medikamente:** Glukokortikoide, Ciclosporin, Antikonvulsiva, Schilddrüsenhormone in suppressiver Dosis, Heparin.

Diagnostisches Vorgehen

Pathologische Fraktur

Die radiologische Sicherung von pathologischen Frakturen bei manifester Osteoporose gelingt relativ einfach (Wirbelfrakturen mit Grund- und Deckplatteneinbruch, Keilwirbel mit Buckelbildung bis hin zum Totalkollaps mit Plattwirbel, andere Frakturen je nach Beschwerdebild).

! Von einer Wirbelfraktur wird bei Keilwirbeln erst dann gesprochen, wenn die Vorderkante im Vergleich zur Hinterkante um mehr als 25 % erniedrigt ist. **!**

Präklinische Osteoporose

Schwieriger dagegen ist die Diagnostik einer präklinischen Osteoporose oder Osteopenie:

Die Erfassung des individuellen Risikoprofils (s. **Kasten** „Risikofaktoren") in der **Anamnese** kann erste Hinweise liefern. Typische Verdachtsmomente im konventionellen **Röntgenbild** sind die erhöhte Strahlentransparenz, Vertikalisierung der Trabekelstruktur („strähnige Spongiosa-Zeichnung"), Betonung der Grund- und Deckplatten der Wirbelkörper bzw. „Rahmenstruktur" der Wirbelkörper.

Für die Diagnose der Osteoporose ist das Röntgen jedoch nutzlos, eine Osteopenie ist z. B. erst ab ca. 35 %igem Knochenmassenverlust erkennbar, die Bewertung ist zudem stark abhängig von der Aufnahmetechnik. Weitaus sensitiver ist die **Osteodensitometrie** (Knochendichtemessung), zu der man sich bei klinisch-anamnestischen Verdachtsmomenten entschließen sollte. Sie erfasst den Knochenmineralgehalt und damit indirekt die Knochenmasse. Methode der Wahl ist die strahlungsarme **Röntgen-Absorptiometrie (DXA = WHO-Standard)**, alternativ die **quantitative Computertomographie (QCT)** oder der quantitative Ultraschall (QUS). Die Osteodensitometrie erlaubt auch die Verlaufsbeobachtung z. B. nach Therapie. Ebenfalls wird sie zum Screening von Hochrisikogruppen (z. B. zu Beginn und während einer Langzeit-Kortikoidtherapie) eingesetzt.

Eine **Knochenbiopsie** (transiliakale Biopsie) stellt zwar die definitive Diagnose, ist aber nur selten notwendig.

═══════ AUF DEN PUNKT GEBRACHT ═══════

Risikofaktoren für die Entwicklung einer Osteoporose
- **Genetisch:** weiße oder asiatische Rasse, positive Familienanamnese, magerer Habitus (BMI < 20 kg/m²)
- **Lebensstil:** Bewegungsarmut, Rauchen, Alkohol, calciumarme Ernährung, Leistungssport mit resultierender Amenorrhö
- **Sonstiges:** Nulliparität, späte Menarche, frühe Menopause, Milchunverträglichkeit.

Laborverfahren

Im Gegensatz zur Osteomalazie treten Laborabweichungen bei der Osteoporose praktisch nicht auf. Laborverfahren dienen daher in erster Linie dem Ausschluss anderer Krankheiten (s. **Kasten** „Differentialdiagnose der pathologischen Fraktur").

Minimalprogamm: Ca²⁺ (erhöht z. B. bei Hyperparathyreoidismus), Phosphat (erhöht bei renaler Osteopathie), alkalische Phosphatase (erhöht bei gesteigertem Knochenumsatz, damit unspezifisch für viele metabolische Knochenerkrankungen), Kreatinin (erhöht bei renaler Osteopathie) und BSG (aktive Enzündung?), zusätzlich evtl. Serumelektrophorese (Plasmozytom als Ursache einer pathologischen Fraktur?) und Urinstatus (Nierenerkrankung?).

Biochemische Marker des Knochenumsatzes (z. B. alkalische Knochenphosphatase, Osteocalcin, Kollagenabbauprodukte im Urin, wie z. B. Hydroxyprolin, Pyridinoline, N-Telopeptide) spielen in der Routinediagnostik keine Rolle.

═══════ AUF DEN PUNKT GEBRACHT ═══════

Differentialdiagnose der pathologischen Fraktur
- Primäre und sekundäre Formen der Osteoporose
- Knochenmarkneoplasie (v. a. Metastasen, Plasmozytom)
- Osteomalazie.

Therapie und Prävention

Die beste Therapie der Osteoporose ist ihre Prävention durch Ausschaltung vermeidbarer Risikofaktoren, insbesondere Rauchen und körperliche Inaktivität. Das Ziel von Therapie und Prävention ist die Vermeidung osteoporosebedingter Frakturen, d. h. des Übergangs in ein manifestes Stadium.

Vorbeugende Maßnahmen

Die vorbeugenden Maßnahmen sollten bereits in der Kindheit ansetzen, um eine möglichst hohe **Peak Bone Mass** zu erzielen (Robert LINDSAY: *„Osteoporosis is a pediatric disease."*).

- Knochenprotektiv wirken die Vermeidung von Untergewicht, der Verzicht auf Rauchen und eine ausgewogene Ernährung mit **adäquater Ca²⁺-Versorgung** (z. B. Milch, Käse, Quark, ggf. zusätzlich als Tabletten). Im Mittel sollten täglich 1500 mg Ca²⁺ aufgenommen werden, ein gesteigerter Bedarf besteht z. B. in der Pubertät und in der Schwangerschaft.
- Mindestens genauso wichtig ist **Bewegung** „in der freien Wildbahn" oder ggf. unter krankengymnastischer Anleitung; die mechanische Belastung des Skeletts stellt einen starken Stimulus für den Knochenanbau dar. Dies gilt auch im Alter, wo Freizeitsport und ärztlich verordnete Bewegungstherapie das Frakturrisiko entscheidend senken können („Alter schützt vor Schwitzen nicht").
- Sicherstellung einer **adäquaten Vitamin-D-Versorgung**, insbesondere bei älteren, häuslich lebenden Menschen (Sonnenlichtmangel!); hier ist evtl. die Gabe von 500–1000 Einheiten Vitamin D pro Tag angezeigt. Der 25-OH-D₃-Spiegel sollte im oberen Normbereich liegen; dadurch lässt sich das Frakturrisiko zumindest bei institutionalisierten älteren Menschen nachweislich reduzieren.

Die **postmenopausale Östrogen-Substitution**, d. h. die langfristige (> 5–10 Jahre) tägliche Substitution von Östrogenen nach der Menopause, verhindert den physiologischen postmenopausalen Verlust von Knochenmasse und senkt die Frakturrate. Wegen des erhöhten Brustkrebsrisikos, der gesteigerten kardiovaskulären Mortalität und des erhöhten Thromboembolierisikos muss diese Form der Therapie oder Prophylaxe der Osteoporose heute als obsolet betrachtet werden.

Auch das als Nasenspray oder subkutan anwendbare **Calcitonin** spielt wegen mangelnder Wirksamkeit keine Rolle mehr. Dasselbe gilt für **Fluorid-Präparate**, die wegen der Bildung einer abnormen Knochenstruktur nicht zu empfehlen sind.

08

Spezifische Therapiemaßnahmen bei Osteoporose

- **Medikamente:** Diese umfassen einerseits Medikamente, die den Knochenaufbau fördern („Stimulanzien", z. B. Teriparatid), andererseits solche, die den Knochenabbau hemmen („Anti-Resorber", z. B. Bisphosphonate, SERMs), und solche, die an beiden Stellen ansetzen (Strontiumranelat). Aufgrund der engen physiologischen Koppelung von Knochenan- und -abbau können auch Anti-Resorber in einer Nettozunahme der Knochenmasse resultieren. Sie sind heute das verbreitetste Therapieprinzip. Die zur Behandlung der Osteoporose eingesetzten Medikamente sind im **Kasten** „Medikamentöse Therapie der Osteoporose" besprochen.
- Bei bereits eingetretenen Frakturen ist für eine ausreichende Analgesie zu sorgen, um so den Teufelskreis aus Schmerz und Immobilität zu durchbrechen.

! ABCD-Regel: **A**nalgesie, **B**ewegung, **C**alcium, Vitamin **D**. !

! Orthopädische Hilfsmittel als Dauertherapie sind nach Möglichkeit zu vermeiden, da sie meist mechanische Entlastung und damit weiteren Knochenabbau bedeuten. !

Die vorbeugende Rolle eines **generellen Screenings** aller postmenopausalen Frauen mit z. B. 65 Jahren mittels Densitometrie ist umstritten: Während die deutschsprachigen ärztlichen Fachgesellschaften für Knochenerkrankungen derzeit die Knochendichtemessungen für Frauen nach der Menopause nur dann empfehlen, wenn starke Risiken für eine Osteoporose bekannt sind (etwa hohes Sturzrisiko, sehr geringes Körpergewicht oder der Verdacht auf eine durch Osteoporose bedingte Wirbelkörperfraktur), empfehlen die US-amerikanischen Gesellschaften ein generelles Screening.

8.6 Erkrankungen des Hypothalamus und der Hypophyse

8.6.1 Anatomie und Physiologie

Viele endokrine Funktionen werden durch das zentrale Nervensystem kontrolliert, vornehmlich über Hypothalamus und Hypophyse, die eine funktionelle Regulationseinheit darstellen (**Abb. 8.26**).

- Der **Hypothalamus** liegt an der Hirnbasis um den dritten Ventrikel herum direkt über dem Hypophysenstiel, der die Verbindung zur Hypophyse darstellt.
- Die **Hypophyse** (engl.: *pituitary*) liegt eingebettet in die Sella turcica der Schädelbasis. Direkt über dieser Grube verläuft das Chiasma opticum. Diese Nähe erklärt die bei hypophysären Raumforderungen auftretenden Gesichtsfeldausfälle. Seitlich an der Hypophyse liegen der Sinus cavernosus, die Karotiden sowie der II., IV. und VI. Hirnnerv. Die Größe der Hypophyse ist sehr variabel und beträgt ungefähr 15 × 10 × 6 mm; ihr Gewicht liegt unter 1 Gramm. Man unterscheidet zwei funktionell unabhängige, bereits in der Embryogenese separat angelegte Anteile:
  - den **Hypophysenvorderlappen** (HVL), in dem insgesamt sechs Hormone synthetisiert werden: LH, FSH,

═══ ZUR VERTIEFUNG ═══

Medikamentöse Therapie der Osteoporose

Bisphosphonate

Alendronat und **Risedronat** verbinden sich mit dem Hydroxyapatit des Knochens und hemmen so die osteoklastäre Resorption. Sie sind wegen ihrer recht guten Verträglichkeit und nachgewiesenen frakturvermindernden Wirkung das Mittel der ersten Wahl bei allen Formen der Osteoporose. Sie werden oral eingenommen und sowohl prophylaktisch als auch therapeutisch eingesetzt. Eine seltene, aber schwerwiegende Nebenwirkung ist die **Osteonekrose des Kieferknochens**, die aber nur bei parenteraler Bisphosphonat-Gabe bei Krebs-Patienten auftritt.

Strontiumranelat

Das natürlich vorkommende Strontium wird in den Knochen eingebaut und hemmt dort den Knochenabbau und stimuliert den Knochenaufbau. Strontiumranelat senkt die Frakturrate bei postmenopausaler Osteoporose und ist eine gute Alternative zur Therapie mit Bisphosphonaten. Es wird oral eingenommen.

Selektive Östrogen-Rezeptor-Modulatoren (sog. SERMs)

Das „Anti-Östrogen" **Raloxifen** hat am Knochen einen östrogenartigen, osteoprotektiven Effekt und kann die Häufigkeit von Wirbelfrakturen (nicht aber von Frakturen an anderen Stellen) senken; im Gegensatz zu Tamoxifen erhöht es das Risiko des Endo- metriumkarzinoms nicht. Die Therapie mit Raloxifen ist eine Therapie der zweiten Wahl, etwa bei jüngeren postmenopausalen Frauen mit vertebraler Osteoporose.

Rekombinante Parathormon-Peptide

Teriparatid (rekombinantes PTH 1-34) und **Preotact**® (PTH 1-84) stimulieren den Knochenaufbau und senken die Frakturhäufigkeit insgesamt, die Rate an Hüftfrakturen bleibt jedoch unverändert. Eingesetzt werden die PTH-Peptide als Mittel der zweiten Wahl bei manifester schwerer Osteoporose, insbesondere nach bereits eingetretenen Frakturen. Die Medikamente sind sehr teuer und werden subkutan appliziert. Die Therapiedauer ist auf 18 Monate begrenzt.

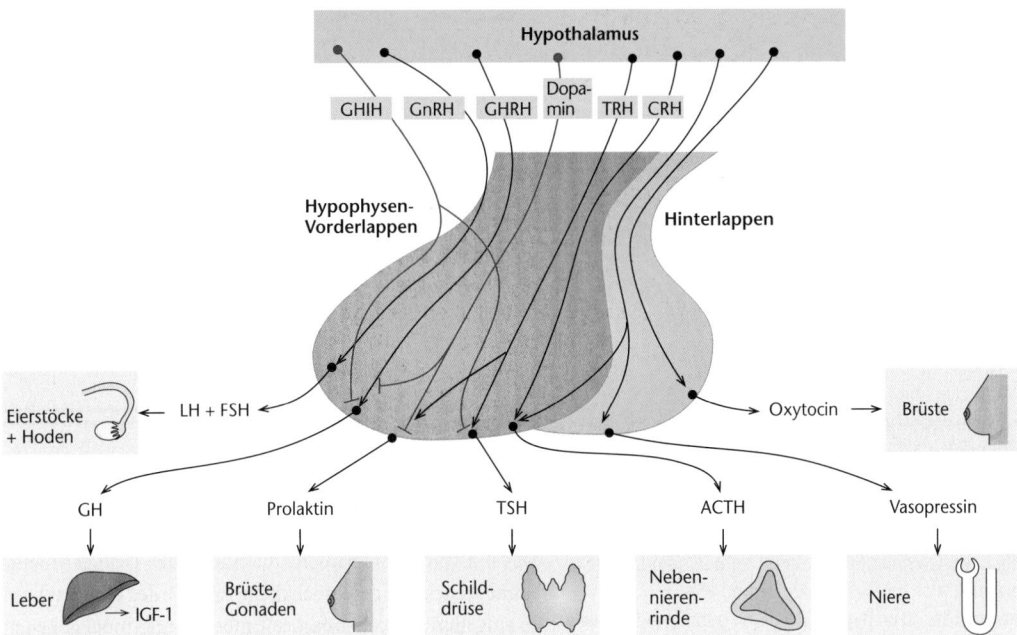

Abb. 8.26: Sekretion und Steuerung der hypophysären Hormone. GH, Prolaktin und ACTH sind Polypeptide, während FSH, LH und TSH Glykoproteine sind. Letztere sind aus derselben α-Untereinheit aufgebaut und haben jeweils spezifische, ihre unterschiedlichen biologischen Effekte begründende β-Untereinheiten. GHIH = Growth hormone inhibiting hormone (Somatostatin); GnRH = Gonadotropin releasing hormone; GHRH = Growth hormone releasing hormone; TRH = Thyreotropin releasing hormone; CRH = Corticotropin releasing hormone. [L157]

TSH, ACTH, Prolaktin und GH. Darüber hinaus werden im HVL zahlreiche Endorphine gebildet, die aus Peptidvorstufen der ACTH-Synthese abgeleitet sind.
– den **Hypophysenhinterlappen** (HHL, „Neurohypophyse"), der Speicherort für die zwei hypothalamisch gebildeten Hormone Vasopressin (auch antidiuretisches Hormon, ADH, genannt) und Oxytocin ist.

Hormonsekretion und ihre Steuerung

Entsprechend der funktionellen Unabhängigkeit der beiden Hypophysenlappen unterscheidet sich auch die Regulation der Hormonsekretion:
- Der **Hypophysenhinterlappen** besteht aus den Axonen zweier hypothalamischer Kerngebiete (Ncl. supraoptici und Ncl. paraventriculares). Die Axone verlaufen im Hypophysenstiel und transportieren die in den genannten Hypothalamuskernen gebildeten Nonapeptide Vasopressin und Oxytocin in den Hinterlappen, von wo sie durch Stimulation hypothalamischer Rezeptoren in die Blutbahn abgegeben werden.
- Die Synthese und Sekretion der **Hypophysenvorderlappenhormone** wird dagegen typischerweise durch übergeordnete, im Hypothalamus produzierte Hormone (Releasing-Hormone oder hypophysiotrope Hormone) kontrolliert. Die hypothalamischen Hormone erreichen den Vorderlappen über das im Hypophysenstiel verlau-

fende **Pfortadersystem**. Dabei unterliegen viele der Hypophysenvorderlappenhormone einer dualen Kontrolle durch stimulatorische und inhibitorische Hormone und werden außerdem durch hypothalamische Neurotransmitter beeinflusst. Fast alle hypophysären sowie viele hypothalamische Hormone werden zusätzlich durch die peripheren Hormonspiegel im Sinne eines negativen Feedbacks beeinflusst (s. **Kasten** „Regulation der Hormonsekretion").

8.6.2 Pathogenese

Hypothalamisch-hypophysäre Erkrankungen können auf unterschiedlichen Wegen symptomatisch werden:
- **Überproduktion eines oder mehrerer Hormone:** z. B. Akromegalie bei GH-Übersekretion, Galaktorrhö bei Prolaktin-Übersekretion. Überproduktionssyndrome sind meist durch endokrin aktive HVL-Tumoren bedingt (s. **8.6.5**).
- **Unterproduktion eines oder mehrerer Hormone** (Hypopituitarismus): z. B. sekundäre oder tertiäre Hypothyreose oder Nebenniereninsuffizienz. Unterproduktionssyndrome können kongenital, infektiös, vaskulär, traumatisch, autoimmun oder durch tumoröse Verdrängung bzw. Infiltration bedingt sein.

Regulation der Hormonsekretion im Hypophysen-vorderlappen

Die Steuerung der Hormonsekretion des Hypophysenvorder-lappens unterliegt einer teilweise rückgekoppelten Steuerung durch zentral-endokrine, peripher-endokrine sowie peripher- und zentral-neuronale Faktoren. Die Steuerung erfolgt über:

- **periphere Hormonspiegel** (negatives und positives Feed-back): Eine negative Feedback-Steuerung durch die peri-pheren Drüsenhormone besteht innerhalb der thyreotro-pen, gonadotropen und adrenokortikotropen Regelkreise. Östradiol induziert in Form eines positiven Feedbacks den LH-Peak zur Ovulation.
- **inhibitorische hypothalamische Hormone** (z.B. dopamin-erge Hormone): v.a. für die nicht-glandotropen HVL-Hor-mone (also für Wachstumshormon und Prolaktin)
- **stimulierende hypothalamische Releasing-Hormone** (teilweise ebenfalls unter negativer Feedback-Kontrolle durch die peripheren Hormonspiegel): für alle glandotropen HVL-Hormone, also für TSH, ACTH, LH und FSH
- **Neurotransmitter bzw. hypothalamisch gebildete Neuro-peptide** (z.B. natriuretischer Faktor oder VIP): werden häufig als Kotransmitter mit den Hormonen freigesetzt und haben neuromodulatorische Wirkungen.

- **Folgen der lokalen Raumforderung:** z.B. Gesichtsfeld-ausfälle bei Kompression der Sehnerven oder Kopf-schmerzen als wenig spezifisches Symptom.

8.6.3 Störungen der ADH-Sekretion

Antidiuretisches Hormon (**ADH** oder **Vasopressin**) wird in den magnozellulären Neuronen der supraoptischen und pa-raventrikulären Kerne des vorderen Hypothalamus gebildet. Die Sekretion wird durch den Einfluss hypothalamischer Osmorezeptoren sowie arterieller oder kardialer Barore-zeptoren stimuliert. Weitere Reize sind Gefäßverletzungen, Erbrechen und verschiedene Umweltfaktoren wie Schmerz, emotionaler und körperlicher Stress, Kälte und Medika-mente. Erfolgsorgane des ADH sind die:

- **Niere** (genauer die distalen Tubuli und Sammelrohre), deren Permeabilität für Wasser durch ADH erhöht wird. Dies führt zu einer vermehrten Rückresorption von Was-ser, dem namensgebenden antidiuretischen Effekt (s. **Kas-ten** „Rolle des ADH in der Wasser-Homöostase").
- **Arteriolen des Gefäßsystems**, durch deren Konstriktion der Blutdruck gesteigert wird (aus diesem Grund wurde das Hormon ursprünglich „Vasopressin" genannt).

Rolle des ADH in der Wasserhomöostase
ADH als das zentrale Effektorhormon der Wasser-Homöostase beeinflusst Osmoregulation und Natriumhaushalt (s. 11.1.3). Entsprechend dieser „Wächterfunktion der freien Wasser-Balance" äußern sich Störungen der ADH-Sekretion klinisch oder laborchemisch durch:
- Abweichungen der Natrium-Konzentration des Extrazellu-lärraums: Hyponatriämie versus Hypernatriämie
- Abweichungen der Serumosmolalität (bzw. -tonizität): os-motische Hypertonie versus Hypotonie
- Abweichungen des Extrazellulärvolumens: Dehydratation versus Hyperhydratation.

Diabetes insipidus (DI)

Übersetzt heißt dieser Begriff „geschmackloser Durchfluss", was ihn vom „honigsüßen Durchfluss" des Diabetes melli-tus abgrenzt. Die geschmackliche Analyse des Urins ist heu-te aufgrund laborchemischer Untersuchungsmöglichkeiten für Urinzusammensetzung und Elektrolytkonzentrationen nicht mehr erforderlich.

Der DI beschreibt eine Störung des osmotischen Gleich-gewichts mit vermehrter renaler Ausscheidung von freiem Wasser infolge verminderter Wirkung des antidiuretischen Hormons. Die resultierende extrazelluläre Dehydratation führt zur ausgeprägten Polydipsie und (konzentrierungsbe-dingten) Hypernatriämie.

Klinik

Die klinischen Manifestationen ergeben sich aus der fehlen-den Wirkung des ADH mit unzureichender Harnkonzen-trierung und Verlust an freiem Wasser:
- **Störung des Extrazellulärvolumens:** Dehydratation bis hin zum Schock, extreme Polyurie (bis zum 20-fachen der Normalmenge) und zwanghafte Polydipsie („trinkt aus der Kloschüssel")
- **Störung der Natriumkonzentration und der Osmolali-tät:** Hypernatriämie, Hyperosmolalität. Die Hypernatri-ämie kann insbesondere bei ineffektivem Durstmechanis-mus (bewusstloser Patient) lebensgefährlich werden.
- **Störungen der Urinzusammensetzung:** fehlende Harn-konzentrierungsfähigkeit (Asthenurie) mit einer Urinos-molalität von meist unter 100 mosmol/l. Die Natrium-Ausscheidung im Urin ist wegen des intravasalen Volumenmangels mit entsprechendem Anstieg des Aldo-sterons vermindert.

Ätiologie und Pathogenese

Ein Diabetes insipidus kann entweder durch einen Mangel an ADH oder durch ein vermindertes Ansprechen der Niere auf ADH bedingt sein. Entsprechend unterscheidet man zwei Formen (s. **Kasten** „Ursachen des Diabetes insipidus"), die sich in ihrer Symptomatik jedoch nicht unterscheiden.

========AUF DEN PUNKT GEBRACHT========

Ursachen des Diabetes insipidus

Zentrale Formen
- Schädel-Hirn-Trauma: oft während der ersten 24 Stunden und dann wieder nach 7 – 10 Tagen (zweiphasiger, meist passagerer Verlauf)
- Tumorwachstum bzw. -infiltration: Kraniopharyngeome, Hypophysenadenome, Germinome, Gliome, Histiocytosis X, Hirnmetastasen, leukämische Infiltration, paraneoplastisch (z. B. Bronchialkarzinom, Mammakarzinom)
- nach Operationen im Gebiet von Hypothalamus und Hypophyse
- selten bei Sarkoidose, Autoimmunerkrankungen, Infektionen (Meningitis, Enzephalitis, Tuberkulose, Lues), Thrombosen, Sheehan-Syndrom (postpartale Nekrose der Hypophyse), idiopathisch.

Renale Formen
- chronische Nierenerkrankungen mit Schädigung der Sammelrohre: z. B. chronische Pyelonephritis, polyzystische Nieren
- akute Nierenerkrankungen: akute tubuläre Nekrose, obstruktive Uropathie
- medikamentös: z. B. Lithium, Methoxyfluran-Anästhesie, Colchicin, Zytostatika
- selten kongenital oder hereditär
- bei schwerer Hyperkalzämie oder Hypokaliämie.

Zentraler Diabetes insipidus (ADH-Mangel)

Ursache ist eine verminderte ADH-Sekretion des Hypophysenhinterlappens. Sie kann durch Störungen der hypothalamischen Osmorezeptoren, der hypothalamischen ADH-Synthese, des hypothalamisch-hypophysären ADH-Transports sowie durch eine frühzeitige Inaktivierung des ADH bedingt sein. Ätiologisch steht das Schädel-Hirn-Trauma im Vordergrund, gefolgt von hypophysären und hypothalamischen Tumoren. Andere Ursachen sind selten.

❗ Der zentrale Diabetes insipidus kann komplett (ADH fehlt, selten) oder partiell sein (im Verhältnis zur Serumosmolalität zu niedrige ADH-Sekretion). ❗

Renaler Diabetes insipidus (ADH-Resistenz)

Auslöser ist ein vermindertes Ansprechen der Nieren auf ADH. Diese Form ist vergleichsweise selten und zeigt eine starke Variabilität. Die Maximalformen sind meist hereditär.

Ätiologisch stehen chronische Nierenerkrankungen mit Schädigung der Sammelrohre im Vordergrund (z. B. chronische Pyelonephritis).

Diagnostisches Vorgehen

Bestätigung der Diagnose

Vorrangig ist die differentialdiagnostische Abgrenzung zu anderen, zum Teil häufigeren Ursachen der Polyurie und Polydipsie, insbesondere dem Diabetes mellitus, der psychogenen Polydipsie, einem Diuretika-Abusus oder einer schweren Hyperkalzämie. Diese gelingt in der Regel durch die

- **Anamnese** sowie durch **einfache Laboruntersuchungen** (Glucose und Calcium im Serum)
- **Bestimmung der Osmolalität** im Serum und Urin: Sowohl bei der zentralen als auch bei der renalen Form eines Diabetes insipidus findet sich ein unphysiologisches Missverhältnis zwischen erhöhter Serum- und erniedrigter Urinosmolalität.

In Zweifelsfällen kann ein **Durstversuch** die Diagnose erhärten: Beim Dursten steigt beim Diabetes insipidus die Urinosmolalität nur unzureichend an, da der physiologisch zu erwartende ADH-Anstieg ausbleibt.

Unterscheidung von zentralen und renalen Formen

Dies ist durch den **Vasopressin-Test** (Gabe von ADH oder seiner Analoga, etwa Desmopressin) möglich. Nur beim zentralen Diabetes insipidus kommt es durch ADH-Gabe zu einer Harnkonzentrierung, nicht jedoch bei der endorganresistenten renalen Form. Zusätzlich ist bei zweideutigen Resultaten eine ADH-Bestimmung im Serum möglich (meist verzichtbar), evtl. unter Durstbedingungen oder nach Infusion einer hypertonen Kochsalzlösung.

Abklärung der Ätiologie

Die Ätiologie ist meist offensichtlich (z. B. Schädel-Hirn-Trauma), bei Unklarheiten ermöglicht die bildgebende Regionaldiagnostik, am besten mittels MRT, eine differenzierte Abklärung.

Therapie

Falls die Ursache des zentralen DI nicht behoben werden kann, wird eine Substitutionsbehandlung mit ADH bzw. Desmopressin (ADH-Analogon) eingeleitet, das meist intranasal gegeben wird. Die Dosis wird abhängig von der Urinmenge titriert (angestrebt werden 1,5 – 2 l/Tag). Die Patienten sollen sich außerdem regelmäßig wiegen.

Schwieriger ist die Therapie des renalen Diabetes insipidus. Kann das Grundleiden nicht behandelt werden, ist die adäquate Flüssigkeitszufuhr entscheidend. Oft ist die Gabe von Thiaziddiuretika hilfreich (Reduktion des Flüssigkeitsangebotes im Sammelrohr). Bei Patienten mit guter Nierenfunktion wird versucht, die glomeruläre Filtrationsrate durch Gabe von Indometacin, evtl. in Kombination mit ACE-Hemmern, zu senken.

Syndrom der inadäquaten ADH-Sekretion (SIADH)

Dieses Syndrom wurde erstmals 1957 von W. B. Schwartz beschrieben und wird deshalb in Deutschland auch **Schwartz-Bartter-Syndrom** genannt. Das SIADH beschreibt eine Störung des osmotischen Gleichgewichts mit verminderter renaler Ausscheidung von freiem Wasser infolge inadäquat hoher Sekretion des antidiuretischen Hormons. Die resultierende extrazelluläre Hyperhydratation führt zur (verdünnungsbedingten) Hyponatriämie und erniedrigter Serumosmolität bei konzentriertem Urin.

❗ Nicht jede Form der erhöhten ADH-Sekretion ist pathologisch. So ist z. B. die erhöhte ADH-Sekretion nach Operationen, Verbrennungen, Trauma oder schweren Schmerzen durchaus adäquat und sollte deshalb im strengen Sinne des Wortlauts nicht als SIADH bezeichnet werden. Die ADH-Antwort dient hier dem Schutz des Intravasalvolumens und ist somit als physiologische Gegenreaktion zu verstehen. ❗

Ätiologie und Pathogenese

Bis zu 15 % der hospitalisierten Patienten leiden an einem (meist milden und nicht selten „adäquaten") SIADH. Es kann ausgelöst werden durch:

- **intrathorakale Erkrankungen:** Der auslösende Mechanismus ist unbekannt; denkbar ist eine Stimulation der Barorezeptoren bei intrathorakalen Druckveränderungen, z. B. bei Atemnot. Beobachtet wird das SIADH z. B. bei Pneumonie, obstruktiven Atemwegserkrankungen, künstlicher Beatmung mit PEEP *(positive endexpiratory pressure)*, Pneumothorax.
- **intrakranielle Erkrankungen:** Schädel-Hirn-Trauma, Meningitis, Enzephalitis, Subarachnoidalblutung
- **Medikamente:** Die Mechanismen des medikamenteninduzierten SIADH sind nicht im Einzelnen geklärt, doch können alle Erbrechen induzierenden Medikamente über diesen (physiologischen) Reiz eine ADH-Sekretion auslösen: trizyklische Antidepressiva, Chlorpropamid, Clofibrat, Haloperidol, Oxytocin, Thiaziddiuretika, Zytostatika (Auswahl).
- **paraneoplastisch:** durch ADH oder ADH-Analoga sezernierende Tumoren (besonders beim kleinzelligen Bronchialkarzinom)
- **endokrin:** HVL-Insuffizienz, Hypothyreose, Nebennierenunsuffizienz
- idiopathisch.

Klinik

Die Symptomatik des SIADH ist durch die entstehende Verdünnungshyponatriämie bedingt und äußert sich in Übelkeit, Erbrechen, Appetitlosigkeit sowie psychischen Stö-

rungen und ggf. zerebralen Krämpfen. Sie ist abhängig von der Geschwindigkeit, mit der sich die Hyponatriämie entwickelt (s. **11.3.2**).

Diagnostisches Vorgehen

Oft zeigen Patienten mit einem SIADH keine klinisch dramatischen Veränderungen. Ödeme fehlen meist, da die Wasserretention in der Regel auf unter 3 – 4 Liter begrenzt ist (das gilt nicht für die ADH-Antwort nach Operationen, wo oft massive Ödeme auftreten können).

Bei Verdacht auf SIADH wird folgendermaßen vorgegangen:

Differentialdiagnostische Abklärung

Hierzu werden andere Erkrankungen, die mit einer vermehrten Volumenretention einhergehen, ausgeschlossen. Diese sind insbesondere die Niereninsuffizienz (Bestimmung von Kreatinin und Harnstoff) und Krankheiten mit einem sekundären Hyperaldosteronismus (Herzinsuffizienz, Leberzirrhose).

Bestätigung der Diagnose

Dies gelingt über die Bestimmung des Serum-Natriums (erniedrigt), der Osmolalität im Serum (erniedrigt) und im Urin (erhöht, häufig höher als die Serumosmolalität). Zusätzlich sollte das Urin-Natrium bestimmt werden, das bei SIADH wegen der intravasalen Volumenexpansion und dadurch bedingten Aldosteron-Suppression erhöht ist. Die Bestimmung des ADH ist wegen häufiger Fluktuationen (z. B. durch Schmerzreize) meist nicht hilfreich. Genaueres zur diagnostischen Abklärung der Hyponatriämie s. **11.3.2**.

Ätiologische Zuordnung des SIADH

Sie ist meist klinisch möglich, kann aber z. B. beim paraneoplastischen Syndrom Probleme bereiten.

Therapie

Therapie der Wahl ist die **Flüssigkeitsrestriktion** (< 1 l pro Tag), die in den allermeisten Fällen ausreicht. Da sich die begleitende Hyponatriämie meist langsam entwickelt und deshalb selten ausgeprägte zentralnervöse Symptome verursacht, ist die notfallmäßige – nicht ungefährliche – Natrium-Substitution (s. **11.3.2**) meist nicht erforderlich. Die Gabe von Schleifendiuretika kann die Diurese oft erfolgreich in Gang setzen. Ein neues Therapieprinzip sind die so genannten **Aquaretika** (etwa Demeclocyclin), die den ADH-Effekt am distalen Tubulus hemmen. Die bisher in Deutschland noch nicht zugelassenen Substanzen wirken allerdings erst mit erheblicher zeitlicher Verzögerung (bis eine Woche). Selektive orale Vasopressin-V2-Hemmer, die den renalen Effekt des ADH durch Hemmung des V2-Rezeptors antagonisieren, sind in Entwicklung.

8.6.4 Hypophysenvorderlappen-insuffizienz

Eine Hypophysenvorderlappeninsuffizienz (**Hypopituitarismus**) entwickelt sich bei Ausfall einer, mehrerer oder aller Partialfunktionen des HVL. Im letzteren Falle spricht man auch vom **Panhypopituitarismus**. Alle Formen des Hypopituitarismus sind selten.

Klinik

Sie ist davon abhängig, welche HVL-Partialfunktionen in welchem Ausmaß über welchen Zeitraum ausgefallen sind, sowie teilweise vom Zeitpunkt des Ausfalls (z.B. prä- oder postpubertär).

Chronische HVL-Insuffizienz

Die Partialfunktionen des HVL (s. **Kasten** „Partialbilder der chronischen HVL-Insuffizienz") fallen in einer typischen Reihenfolge aus: zuerst die Gonadotropine (LH vor FSH), dann das Wachstumshormon und zuletzt die vital wichtigen Systeme TSH und ACTH. Isolierte chronische Störungen sind selten und betreffen dann meist entweder die Gonadotropine oder das Wachstumshormon (**Abb. 8.27**).

❗ Ein Prolaktin-Mangel entsteht nur bei einem hypophysären Defekt. Bei hypothalamischen Schäden ohne hypophysäre Destruktion bewirkt der Wegfall der inhibitorischen Steuerung durch Dopamin eine Hyperprolaktinämie. **❗**

❗ Ein Ausfall multipler HVL-Funktionen ist bei klinisch erhaltener Gonadenfunktion (Mann: Erektion, Frau: Menstruation) unwahrscheinlich. **❗**

Akute HVL-Insuffizienz

Bei der akuten HVL-Insuffizienz steht klinisch der Ausfall von ACTH im Vordergrund. Der ACTH-Mangel zeigt sich durch Hypotonie, Schwäche, Adynamie und Hypoglykämie bis hin zum „hypophysären Koma", das klinisch dem Addi-

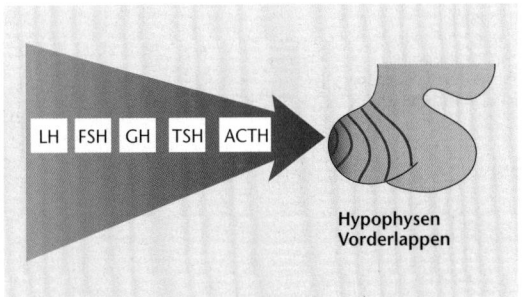

Abb. 8.27: Reihenfolge des Ausfalls der Partialfunktionen bei HVL-Insuffizienz (von links nach rechts). [L157]

═══════════════════ZUR VERTIEFUNG═══════════════════

„Partialbilder" der chronischen HVL-Insuffizienz

Die folgenden partiellen Ausfälle des HVL können einzeln oder kombiniert vorkommen:
- **sekundärer Hypogonadismus** (LH und FSH erniedrigt): Libidoverlust, sekundäre Amenorrhö bei Frauen, Impotenz und Bartwuchsminderung bei Männern
- **sekundäre Hypothyreose** (TSH erniedrigt): Kälteintoleranz, Adynamie, Bradykardie, in der Regel weniger eindrucksvoll als bei der primären Hypothyreose
- **sekundäre Nebennierenrindeninsuffizienz** (ACTH erniedrigt): Hypotonie, Schwäche, Blässe, Übelkeit
- **Störungen der Prolaktin-Sekretion:** Bei Hyperprolaktinämie tritt eine Galaktorrhö auf, bei Hypoprolaktinämie ist der Ausfall der postpartalen Laktation das einzige klinische Symptom.
- **Wachstumshormon-Mangel:** Wachstumsstillstand bzw. Minderwuchs bei Ausfall vor der Pubertät (Abb. 8.28). Beim Erwachsenen ist der Wachstumshormonausfall klinisch oft inapparent, kann aber auch eine unspezifische Adynamie bedingen.

══

son-Koma (s. **8.7.2**) entspricht. Der Ausfall von TSH kann die Situation innerhalb von Tagen verschärfen. Der Ausfall von GH, FSH und LH führt zu keiner akuten Krise.

Ätiologie

Der Ausfall der Hypophysenfunktion kann durch traumatische, neoplastische, entzündliche und andere Ursachen ausgelöst werden (s. **Kasten** „Ätiologie der HVL-Insuffi-

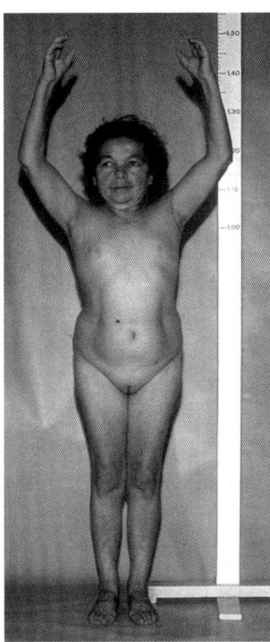

Abb. 8.28: Patientin mit einer seit Kindheit bestehenden Hypophysenvorderlappeninsuffizienz. Die Patientin ist mit 1,20 m Körpergröße minderwüchsig. Die Brüste sind kaum entwickelt, die Schambehaarung fehlt. Auch Schilddrüsen- und Nebennierenrindenhormone sind vermindert. [T127]

08

zienz"). Die chronische HVL-Insuffizienz ist meist durch einen Tumor bedingt.

Die akute HVL-Insuffizienz entsteht z. B. traumatisch oder durch die postpartale Nekrose des HVL im Rahmen größerer Blutverluste (Sheehan-Syndrom). Häufigste Ursache ist allerdings eine unzureichende Glukokortikoidsubstitution bei Patienten, die eine chronische Glukokortikoid-Therapie erhalten und unvorhergesehen akuten Belastungen wie Infekten, Trauma, Operationen, Durchfall und Erbrechen ausgesetzt sind.

=========== ZUR VERTIEFUNG ===========

Ätiologie der HVL-Insuffizienz

- **neoplastisch:**
  - hypophysäre Tumoren (Adenome)
  - hypothalamische Tumoren (s. 8.6.6).
- **traumatisch:** hypophysäre Operationen, Schädel-Hirn-Trauma
- **angeboren:** Prader-Willi-Syndrom, Laurence-Moon-Biedl-Kallmann-Syndrom
- **entzündlich:** autoimmune Hypophysitis, Tuberkulose, Syphilis, Meningoenzephalitis
- **infiltrativ:** Histiozytose, Hämochromatose, Sarkoidose, Amyloidose, Metastasen
- **vaskulär:** postpartale Nekrose (Sheehan-Syndrom), Karotis-Aneurysma, Sinus-cavernosus-Thrombose
- **medikamentös:** lang dauernde Glukokortikoid-Therapie.

Diagnostisches Vorgehen

Schritt 1: Feststellung der ausgefallenen Partialfunktionen

Durch genaue Anamnese und den klinischen Befund kann der Ausfall der einzelnen Partialfunktionen im „Vollbild" gut erfasst werden. Da es sich aber oft um langsam progrediente Prozesse handelt, ist die Hormonanalyse unverzichtbar. Die Erniedrigung einzelner peripherer Hormone wie Testosteron, Östradiol, fT_3 und fT_4, Cortisol sowie des IGF-1 (Somatomedin: Mediator des Wachstumshormons) kann erste Hinweise geben, ebenso wie die Bestimmung der betroffenen HVL-Hormone LH, FSH, TSH, ACTH, GH und Prolaktin.

Da die Konzentrationen vieler peripherer und hypophysärer Hormone physiologischerweise im Tages- und Zyklusverlauf schwanken, ist die Abklärung der hypophysären Hormone durch Stimulationstests bei weitem sensitiver.

❗ Bei den Stimulationstests mit Releasing-Hormonen bleibt der normalerweise zu erwartende Anstieg der hypophysären Hormone aus. ❗

Schritt 2: Abklärung der ausgefallenen „Hormonebene"

Die Differenzierung zwischen hypophysärer und hypothalamisch bedingter HVL-Insuffizienz ist ebenfalls durch die Stimulationstests möglich. Bei hypothalamisch bedingter HVL-Insuffizienz mit intakter Hypophyse fallen sie normal aus oder zeigen eine paradox gesteigerte Hormonantwort.

Schritt 3: Lokalisationsdiagnostik bzw. Abklärung der Ätiologie

Insbesondere bei Tumorverdacht ist eine bildgebende Diagnostik des Gehirns durch NMR oder CT angezeigt.

Therapie

Neben der Behandlung einer evtl. Grundkrankheit müssen die ausgefallenen peripheren Hormone substituiert werden (**Abb. 8.29**):

- Glukokortikoide (Cortison oder Hydrocortison) sowie L-Thyroxin sind die einzigen lebensnotwendigen Hormone und müssen rasch, konsequent und bedarfsgerecht zugeführt werden.

  ❗ Die Gabe von Mineralokortikoiden ist – anders als bei der primären NNR-Insuffizienz – wegen der größtenteils ACTH-unabhängigen Steuerung der Mineralokortikoide nicht erforderlich. ❗

- Bei Frauen werden Östrogen/Gestagen-Kombinationspräparate gegeben; bei Kinderwunsch kann die Ovulation durch Clomifen induziert werden.
- Beim Mann wird regelmäßig (alle 3 – 4 Wochen) ein lang wirksames Testosteron-Derivat i. m. gespritzt (z. B. Tes-

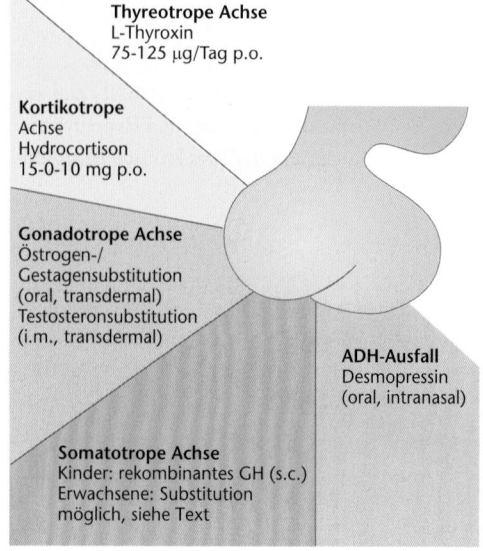

Thyreotrope Achse
L-Thyroxin
75-125 µg/Tag p.o.

Kortikotrope Achse
Hydrocortison
15-0-10 mg p.o.

Gonadotrope Achse
Östrogen-/
Gestagensubstitution
(oral, transdermal)
Testosteronsubstitution
(i.m., transdermal)

ADH-Ausfall
Desmopressin
(oral, intranasal)

Somatotrope Achse
Kinder: rekombinantes GH (s.c.)
Erwachsene: Substitution
möglich, siehe Text

Abb. 8.29: Substitutionstherapie bei HVL-Insuffizienz.
[L157]

tosteron-o-Enanthat; Behandlung bei Kinderwunsch s. **8.9**). Neuerdings stehen auch Testosteron-Pflaster, -Gels und enorale (über die Mundschleimhaut resorbierbare) Applikationsformen zur Verfügung.

- Bei Kindern wird das Wachstumshormon substituiert. Ein Wachstumshormon-Mangel bei Erwachsenen kann zu klinisch manifesten Veränderungen führen (vor allem verminderte Muskel- und Knochenmasse, verminderte Leistungsfähigkeit und verminderte psychische Belastbarkeit), und viele Patienten mit einem Ausfall der somatotropen Achse profitieren von einer Wachstumshormon-Therapie. Wegen der noch unbekannten Effekte der langfristigen und teuren Therapie (z. B. auf die Entwicklung von Tumoren) ist eine Anwendung aber nur im Rahmen von standardisierten Langzeitbeobachtungen zu empfehlen.

Prophylaxe akuter Entgleisungen

Eine erhebliche Bedeutung kommt der Prophylaxe der akuten HVL-Insuffizienz bei Operationen oder Erkrankungen zu. Bei solchen Belastungssituationen steigt der Cortisol-Bedarf des Körpers beträchtlich an, sodass selbst bei Beibehaltung der normalen Substitutionsdosis ein akuter Hypokortisolismus entstehen kann. Bei Erkrankungen, Trauma oder vor Operationen wird deshalb die Cortison-Dosis je nach erwarteter oder vorhandener Belastung sofort auf das 2- bis 6-fache der chronischen Substitutionsdosis erhöht. Wegen der langen Halbwertszeit der Schilddrüsenhormone (T_4 um 7 Tage) und des nur geringfügig erhöhten Bedarfs unter Stress ist eine Schilddrüsenhormonsubstitution weniger entscheidend.

❗ Bei Verdacht auf ein hypophysäres Koma sollten die Glukokortikoide vor den Schilddrüsenhormonen gegeben werden, da Thyroxin durch seine „stoffwechselfördernde" Wirkung die adrenale Insuffizienz verschlimmern und dadurch eine akute Addison-Krise auslösen kann. **❗**

❗ Für akute Belastungssituationen (z. B. unfallbedingtes Trauma) sollte der langfristig (> 2 Wochen) mit Glukokortikoiden behandelte Patient immer einen Notfallausweis oder ein SOS-Armband bei sich tragen. **❗**

8.6.5 Hormonaktive Hypophysentumoren

Hypophysentumoren machen etwa 10% der Hirntumoren aus und sind meist gutartig. 90% der Hypophysentumoren sind Adenome, von denen annähernd 90% hormonell aktiv sind. Sie werden in **Mikroadenome** (Durchmesser < 10 mm) und **Makroadenome** (Durchmesser > 10 mm) unterteilt. Mikroadenome werden oft durch Hypersekretion auffällig.

Bei Makroadenomen treten mit zunehmender Größe Verdrängungssymptome durch den Ausfall anderer Hormonachsen sowie Gesichtsfeldausfälle hinzu.

Neben Adenomen finden sich sehr viel seltener Kraniopharyngeome, Rathke-Zysten, Meningeome, Gliome und Pinealome.

Hormonproduzierende Hypophysentumoren

Zumeist handelt es sich um **Prolaktinome** (60% der hormonaktiven Hypophysentumoren, s. u.), **GH-produzierende Tumoren** (etwa 20% der hormonaktiven Hypophysentumoren) oder um **ACTH-produzierende Hypophysentumoren** (10%). LH-, FSH- oder TSH-produzierende Tumoren sind extrem selten.

❗ Eine Sonderform der „hormonproduzierenden" Hypophysentumoren synthetisiert inaktive α-Untereinheiten der Glykoprotein-Hormone LH, FSH oder TSH. **❗**

❗ Hormonaktive Tumoren können nicht nur zu Überfunktions-Syndromen, sondern durch lokale Verdrängungseffekte auch zur Unterfunktion benachbarter Hypophysenanteile führen. **❗**

Diagnostisches Vorgehen

Die diagnostische Aufarbeitung von Hypophysentumoren – ob hormonell aktiv oder nicht – folgt den folgenden Schritten:

Schritt 1: Anamnese und klinische Untersuchung

Typisch ist, dass die Veränderungen so langsam fortschreiten, dass sie von den Patienten und nächsten Angehörigen nicht bewusst wahrgenommen werden.

- Durch Kompression oder Infiltration des Chiasma opticum bzw. des N. opticus verschlechtert sich die **Sehfähigkeit** oder es entwickeln sich **Gesichtsfeldausfälle**. Auf gezieltes Nachfragen geben die Betroffenen meist situationsabhängige Gangunsicherheit an. Eine orientierende Gesichtsfeldprüfung kann diese Ausfallserscheinungen evtl. aufdecken.
- **Prüfung der übrigen Hirnnerven** (II, IV und VI); diese können durch Kompression oder Thrombosierung des Sinus cavernosus Funktionsausfälle zeigen.
- Fragen nach Veränderungen der sekundären Geschlechtsmerkmale, nach der Libido oder Gewichtsveränderungen liefern allgemeine Hinweise. Zusätzlich sollten ein begleitender Diabetes mellitus (durch ACTH- oder GH-Erhöhung) oder ein Hypertonus (durch ACTH-Erhöhung) erfragt werden. Schließlich ist die Frage nach Veränderungen des allgemeinen Aussehens und der Körperproportionen (durch GH-Erhöhung) wegweisend (hier können alte Fotos des Patienten zum Vergleich herangezogen werden).

Schritt 2: Tumornachweis

CT und NMR dienen dem bildgebenden Nachweis des Hypophysenadenoms. Das NMR kann bis zu 3 mm kleine Läsionen erkennen. Zur besseren Abgrenzung des normalen HVL-Gewebes wird das Kontrastmittel Gadolinium verwendet. Die seitliche Schädelaufnahme zum Nachweis einer erweiterten Sella ist heute obsolet.

Schritt 3: Abklärung der hormonellen Sekretionslage

Hypophysentumoren können mit unveränderter hormoneller Sekretion, mit hormoneller Übersekretion oder mit hormoneller Untersekretion einhergehen. Gemischte Bilder kommen vor, da hormonproduzierende Tumoren andere Drüsenbereiche schädigen können. Eine Abklärung des Hormonstatus durch Anamnese, Befund, Labor und Stimulationstests ist deshalb unerlässlich (s. **8.6.4**).

Therapie

- **Entfernung des Tumors:** Therapie der Wahl bei allen Adenomen (Ausnahme: Prolaktinom). Kleinere Tumoren können transsphenoidal („durch die Nase") entfernt werden, größere Tumoren müssen „offen", d. h. transkraniell, operiert werden. Eine Alternative zur Operation ist die **Bestrahlung**. Sie hat jedoch nur einen langsamen und unzuverlässigen Effekt über Jahre, weshalb sie nur bei Inoperabilität oder Rezidivtumoren zum Einsatz kommt.
- **Medikamentöse Schrumpfung des Tumors:** Diese Strategie ist nur bei bestimmten Zelltypen möglich. Sie ist z. B. beim Prolaktinom eine Standardtherapie und wird auch bei der Akromegalie eingesetzt.
- **Blockierung der peripheren Hormonwirkung** durch Rezeptorantagonisten. Der GH-Rezeptor-Antagonist Pegvisomant vermag die GH-Wirkung zu blockieren, ohne selbst agonistisch zu wirken.
- **Substitution** der ausgefallenen Hormonfunktionen (**Abb. 8.29**).

Prolaktinom und Hyperprolaktinämie

Übersicht Prolaktin

Der primäre Wirkort des Prolaktins ist das weibliche Brustgewebe, wo es in Zusammenwirken mit anderen Hormonen die **Laktation** vorbereitet. Während der Schwangerschaft steigen die Prolaktin-Spiegel stark an. Der abrupte Abfall von Östrogen und Progesteron plazentaren Ursprungs nach der Geburt bei weiterhin hohen Prolaktin-Spiegeln induziert die Milchproduktion.

Die hypophysäre Sekretion steht vor allem unter inhibitorischer Kontrolle durch hypothalamisches Dopamin. Stimulierend wirken TRH, vasoaktives intestinales Polypeptid (VIP) und Östrogene. Prolaktin wirkt hemmend sowohl auf die GnRH-Sekretion des Hypothalamus als auch auf die Go-

naden, wo es die LH-Effekte hemmt. Dies erklärt z. B. das häufige Ausbleiben der Monatsregel während des Stillens (**Abb. 8.30**).

Klinik

Die Klinik der Hyperprolaktinämie erklärt sich aus der direkt laktogenen und der gonadensuppressiven Wirkung von Prolaktin.

- Bei **Frauen** entwickeln sich Galaktorrhö, Amenorrhö bzw. Zyklusunregelmäßigkeiten, und die Libido ist vermindert. Parallel zu den physiologischen Vorgängen bei der natürlichen Induktion der Laktation (Östrogen-Abfall nach der Geburt) tritt die Galaktorrhö oft nach Absetzen oraler Antikonzeptiva auf.
- Die Symptomatik bei **Männern** beschränkt sich meist auf Libidoverlust und Impotenz. Gelegentlich findet sich eine Gynäkomastie, eine Galaktorrhö ist selten.

Der im Zuge der Gonadensuppression entstehende Östrogen-Mangel ist auch Ursache für die Entwicklung einer Osteoporose bei lange bestehender Hyperprolaktinämie.

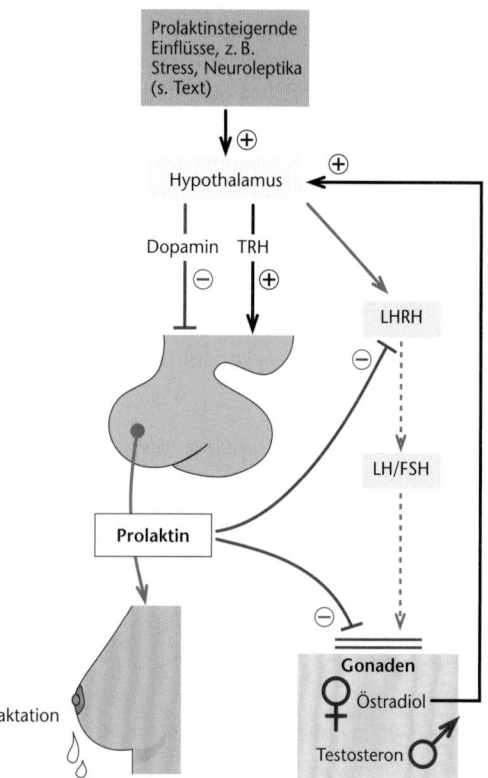

Abb. 8.30: Die Regulation der Prolaktin-Sekretion und der Einfluss von Prolaktin auf die gonadotrope Achse, die hier übersichtshalber außerhalb der Hypophyse abgebildet ist. [L157]

Ätiologie

Eine ganze Reihe von Medikamenten können über eine Störung der hypothalamischen Regulation der Prolaktin-Sekretion eine (meist geringgradige) Hyperprolaktinämie verursachen. Auch hypothalamische Tumoren oder entzündliche Prozesse können zu einer Störung des inhibitorischen tuberoinfundibulären, hypothalamischen Dopamin-Tonus führen und so die Prolaktin-Sekretion entzügeln (s. **Kasten** „Ursachen der Hyperprolaktinämie").

═══════**AUF DEN PUNKT GEBRACHT**═══════

Ursachen der Hyperprolaktinämie
- **Prolaktinom:** bei Prolaktin-Spiegeln von dauerhaft über 200 ng/ml wahrscheinlich
- **Medikamente:** α-Methyldopa, trizyklische Antidepressiva, Butyrophenone, Opioide, H_2-Blocker, Metoclopramid, Phenothiazine, Östrogene (Antikonzeptiva), Reserpin, Thioxanthine
- **ZNS-Erkrankungen:** entzündlich-infiltrativ (Sarkoidose, Histiozytose), traumatisch, neoplastisch (hypothalamische oder parasellläre Tumoren)
- **andere Erkrankungen:** Hypothyreose, Niereninsuffizienz, Leberzirrhose, polyzystische Ovarien, Läsionen der Thoraxwand (Verbrennungen, Herpes zoster), Läsionen des Rückenmarks, Krampfanfälle, Nebenniereninsuffizienz
- **physiologisch:** Schwangerschaft, Stillzeit, Reizung der Mamillen, Koitus, Schlaf, Stress, körperliche Belastung, Hypoglykämie, Dehydratation, Essen.

❗ Der fördernde Einfluss von Stress auf die Prolaktin-Sekretion erklärt unter anderem das Ausbleiben der Periode unter chronischem Stress. ❗

Diagnostisches Vorgehen

Die Diagnostik verfolgt die folgende Strategie:
- 1. Schritt: **Ausschluss medikamentöser Ursachen** einer Hyperprolaktinämie (Medikamente mit entsprechenden Nebenwirkungen, s. **Kasten** „Ursachen der Hyperprolaktinämie")
- 2. Schritt: **Bestätigung der Hyperprolaktinämie** durch mehrfache Bestimmung der basalen Prolaktin-Werte
- 3. Schritt: **Lokalisationsdiagnostik** durch MRT
- 4. Schritt: **Testung der Funktion** der anderen hypophysären Achsen zum Ausschluss begleitender Unterfunktionen oder weiterer hormonaktiver Tumoren (extrem selten).

Therapie

Bei der Therapie symptomatischer Hyperprolaktinämien nutzt man die inhibitorische Kapazität der Dopamin-Agonisten, die an die D_2-Dopamin-Rezeptoren des Hypothalamus binden. Auch große Prolaktinome sprechen meist gut auf die Behandlung an und schrumpfen. Das früher oft verwendete Bromocriptin wird zunehmend durch lang wirken-

de Agonisten wie Cabergolin oder Quinagolid ersetzt. Patientinnen, die schwanger werden möchten, sollten mit Bromocriptin – von dem eine gute Verträglichkeit für den Fetus bekannt ist – behandelt werden. Eine Operation ist nur in den seltensten Fällen erforderlich.

Akromegalie

Der Wachstumshormon-Überschuss ist sehr selten, die Inzidenz liegt bei 3 pro 1 Mio. pro Jahr. Am häufigsten sind Patienten mittleren Alters betroffen.

Übersicht Wachstumshormon

Wachstumshormon, auch **somatotropes Hormon** genannt, wird durch zwei Hormone hypothalamischen Ursprungs reguliert, das hypothalamische Releasing-Hormon **GHRH** sowie das hemmende **Somatostatin (GHIH)**.

GH bindet sich an Rezeptoren in der Leber und induziert dort die Bildung des Insulin-ähnlichen Wachstumsfaktors 1 (*insulin-like growth factor* 1, IGF-1). Dieser wird im Blutkreislauf an verschiedene Bindungsproteine gebunden transportiert, deren wichtigstes das IGF-bindende Protein 3 (IGF-BP3) ist. IGF-1 vermittelt fast alle wachstumsfördernden Effekte des Wachstumshormons. GH wirkt jedoch auch direkt auf den Kohlenhydratmetabolismus (s. **Kasten** „Wirkungen des Wachstumshormons").

Der stärkste physiologische Stimulus der GH-Sekretion ist die Hypoglykämie. Daneben kann GH durch Arginin, L-Dopa, Clonidin und Propranolol stimuliert werden (**Abb. 8.31**). Diese Zusammenhänge werden bei der Testung der

08

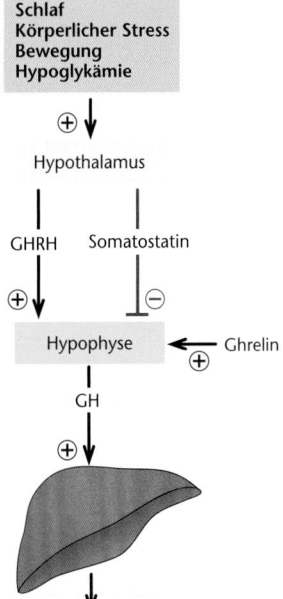

Abb. 8.31: Die Regulation der Wachstumshormonsekretion. [L157]

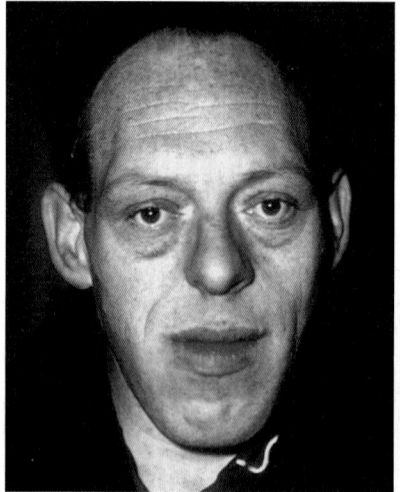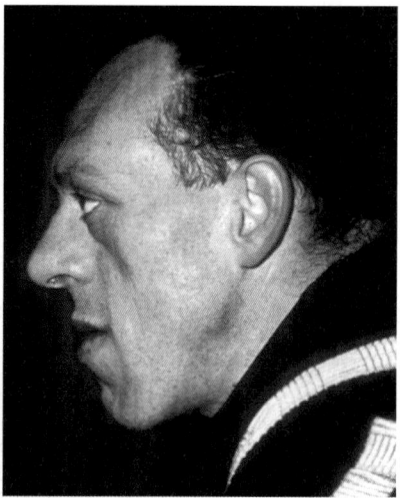

Abb. 8.32: 30-jähriger Patient mit Akromegalie. Stirnbein, knöcherne und knorpelige Nase sind deutlich vergröbert. [T127]

GH-Sekretionsreserve mithilfe von Stimulationstests ausgenutzt.

═══ **AUF DEN PUNKT GEBRACHT** ═══

Wirkungen des Wachstumshormons (GH)
- Förderung von Zellwachstum und -vermehrung an den Zielorganen (v. a. Bewegungsapparat und Bindegewebe)
- Steigerung der Glukoneogenese in der Leber sowie Stimulierung der Glucagon-Sekretion.

Klinik

! „Haut und Knochen"-Erscheinungen. **!**

 Der Wachstumshormon-Überschuss kann je nach zeitlichem Auftreten zwei verschiedene klinische Bilder erzeugen. Bei Auftreten vor der Pubertät resultiert ein **hypophysärer Riesenwuchs**, der sich meist frühzeitig manifestiert. Die Akromegalie des Erwachsenen dagegen beginnt schleichend mit allmählichem, überwucherndem Wachstum besonders von Bindegewebe und Knochen. Hierdurch vergröbern und vergrößern sich v. a. der Gesichtsschädel, Hände und Füße. Typisch sind ferner eine Verdickung der Haut und eine Vergrößerung von Orbitalwülsten, Nase, Lippen und Zunge, wodurch bisweilen eine kloßige Sprache entsteht. Ebenfalls häufig sind Karpaltunnel-Syndrome.

Die Symptome bestehen zum Zeitpunkt der Diagnosestellung rückblickend meist schon jahrelang, sind aufgrund ihres schleichenden Auftretens jedoch weder dem Patienten noch seiner Umgebung aufgefallen. Außenstehende bzw. neu hinzugezogene Ärzte sehen hier klarer, und der Vergleich mit älteren Fotos ermöglicht u. U. sogar eine Blickdiagnose (**Abb. 8.32** und **Abb. 8.33**).

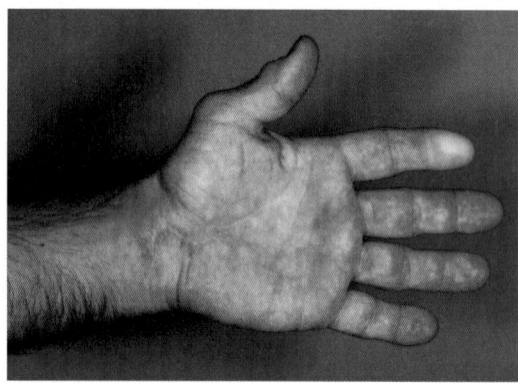

Abb. 8.33: Hand eines Patienten mit Akromegalie. Die Hände haben sich vergrößert und vergröbert. Wie viele Akromegalie-Patienten litt dieser Mann unter einem Karpaltunnel-Syndrom, das bereits dreimal operiert wurde. [M107]

Ätiologie

Fast immer liegt ein GH-produzierendes HVL-Adenom zugrunde. Ein hypothalamischer bzw. ektoper GH-Releasing-Hormon-Exzess ist beschrieben, jedoch eine Rarität (z. B. durch GRH-produzierende Karzinoide der Lunge), ebenso wie der Mangel des auf die GH-Sekretion inhibierend wirkenden Somatostatins.

Pathophysiologie

Krankheitssymptome entstehen auf drei Wegen:
- Das Wachstumshormon induziert einen **Anstieg des IGF** mit nachfolgendem Wachstum der ektodermalen Gewebe. Neben einem verstärkten Wachstum von Skelett und Weichteilen entsteht auch eine Viszeromegalie (z. B. diffuse Struma in 60 %).
- Die **intrakranielle Raumforderung** mit Sellavergröße-

rung durch lokales (hypophysäres) Wachstum verursacht Kopfschmerzen und Sehstörungen. Durch Druckatrophie angrenzender Drüsenbereiche (LH und FSH) kann es zu Zyklusstörungen, Libido- bzw. Potenzverlust kommen.

- Durch die **kontrainsuläre Wirkung** des GH sinkt die Glucose-Toleranz mit möglicher Manifestation eines Diabetes mellitus.

Diagnostisches Vorgehen

Häufig ist eine charakteristische Anamnese eruierbar: Schuhe, Handschuhe und Kopfbedeckungen passen nicht mehr. Beweisend ist die endokrine Funktionsdiagnostik mit anschließender Lokalisationsdiagnostik:

- **GH im Serum:** Wegen der ausgeprägten tageszeitlichen Schwankungen (nächtlicher Gipfel) und der relativ kurzen Serumhalbwertszeit (ca. 20–30 min) sind Einzelbestimmungen sinnlos. Ein Tagesprofil ist aussagekräftiger, jedoch aufwändig. Hilfreicher sind deshalb Mediatorbestimmungen (IGF-1) sowie Funktionstests.
- **IGF-1 im Serum:** Die einfache IGF-1-Serumbestimmung ist ausreichend aussagekräftig, da das komplexgebundene IGF-1 eine Serumhalbwertszeit von bis zu 18 Stunden besitzt und seine Serumkonzentration gut mit der Krankheitsaktivität korreliert.
- **Funktionstestung:** Der normalerweise starke Abfall des GH beim oralen Glucosetoleranz-Test bleibt bei Akromegalie aus.
- **Abklärung der übrigen hypophysären Funktionen:** häufig begleitender partieller oder kompletter Hypopituitarismus.

Lokalisationsdiagnostik s. **8.6.4**.

Therapie

Sie erfolgt chirurgisch, strahlentherapeutisch und medikamentös. Die medikamentöse Therapie kommt in der Regel nur als Übergangslösung oder bei Undurchführbarkeit der anderen Verfahren zum Einsatz.

- Die **transsphenoidale Adenomektomie** ist potentiell kurativ. Es kommt zur Normalisierung der GH-Spiegel innerhalb von Stunden. Die Bindegewebeverdickungen bilden sich zurück, weniger ausgeprägt auch die ossären Veränderungen.
  Nebenwirkung: Hypopituitarismus in bis zu 20% (v. a. bei großen Adenomen).
- Die **Protonenbestrahlung** bewirkt eine deutlich langsamere GH-Senkung (innerhalb von 1–10 Jahren). Nebenwirkung: Hypopituitarismus in 20%.
- **Bromocriptin** ist ein oraler Dopamin-Agonist mit GH-senkender Wirkung. Zur erfolgreichen GH-Erniedrigung kommt es nur bei etwa 30% der Patienten, häufiger jedoch zur klinischen Besserung.

- **Octreotid** ist ein lang wirksames parenterales Somatostatin-Analogon (GH-Inhibitor) mit Erfolg versprechender Effektivität. Heute ist es die medikamentöse Therapie der Wahl, die oft für drei Monate vor einer transsphenoidalen Operation angewendet wird.
- **Pegvisomant:** GH-Rezeptor-Antagonist, der die peripheren GH-Wirkungen blockiert.

Morbus Cushing und Cushing-Syndrom

Erhöhte periphere Cortisol-Spiegel (Hyperkortisolismus) führen zum klinischen Bild des **Cushing-Syndroms**. Dieses kann durch eine Vielzahl von Erkrankungen ausgelöst werden, darunter dem durch eine hypophysäre Übersekretion von ACTH gekennzeichneten **M. Cushing**.

Übersicht ACTH

ACTH reguliert die adrenale Sekretion von Glukokortikoiden. Seine Freisetzung wird durch das hypothalamische Corticotropin-Releasing-Hormon (CRH) stimuliert, das wiederum einer zirkadianen Steuerung unterliegt und von psychologischem und körperlichem Stress beeinflusst wird. Die peripheren Glukokortikoide wirken hemmend sowohl auf das ACTH als auch auf das CRH (doppeltes negatives Feedback, **Abb. 8.34**).

Klinik

Die Klinik ergibt sich aus den Wirkungen der Glukokortikoide, die im Pharma-Info unter **8.7.1** beschrieben sind. Typisch sind die Adipositas mit einer stammbetonten Fettverteilung (zentripetale Adipositas), Vollmondgesicht und Stiernacken (**Abb. 8.35**; s. a. **Abb. 8.39**). Das Gesicht ist plethorisch (blutvoll), die Supraklavikulargruben charakteristischerweise durch Fettgewebe ausgefüllt. Gleichzeitig tritt eine Hautatrophie mit Hämatomneigung und Bildung rotvioletter, mindestens 1 cm breiter (!) Striae auf. Diese sind von den oft bei der „normalen" Adipositas auftretenden

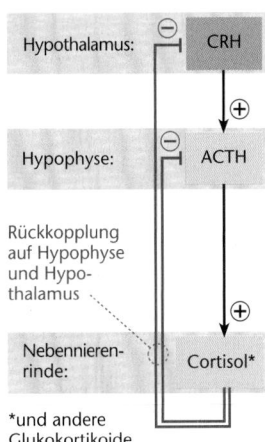

Abb. 8.34: Die Regulation der kortikotropen Achse.
[A400–190]

08

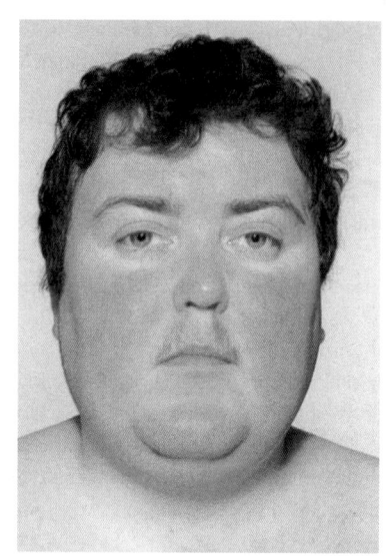

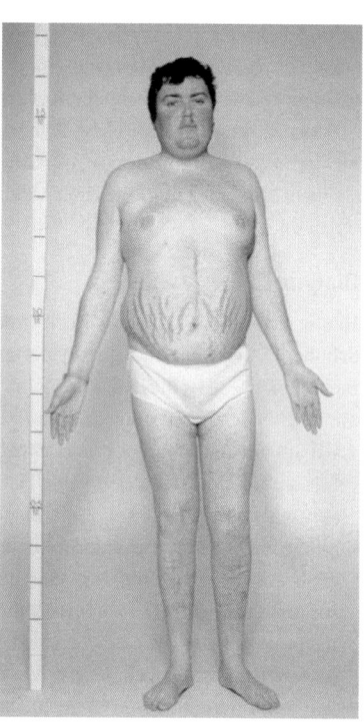

Abb. 8.35: Patient mit Cushing-Syndrom. Typisch sind das Vollmondgesicht und die roten Wangen (Plethora) sowie die Stammfettsucht mit ausgeprägten Striae. [E273]

blassen, schmalen Striae abzugrenzen. Weiterhin entwickeln sich eine proximale Muskelschwäche (die Patienten können oft nicht aus der Hocke aufstehen), eine arterielle Hypertonie, ein Diabetes mellitus, eine Osteoporose und psychische Erkrankungen (meist Depressionen). Einen Überblick über die Häufigkeit der einzelnen Symptome gibt der **Kasten** „Symptome des Cushing-Syndroms".

═══════**AUF DEN PUNKT GEBRACHT**═══════

Symptome des Cushing-Syndroms

Adipositas	88%
Hochdruck	85%
psychische Störungen	80%
Impotenz, Libidoverlust	80%
Osteoporose	80%
Hirsutismus	75%
Glucose-Intoleranz	75%
Hyperlipidämie	70%
Plethora	70%
Menstruationsstörungen	70%
Muskelschwäche	65%
Striae	50%
Akne	35%
Hämatomneigung	35%

❗ Bei einem Morbus Cushing werden auch adrenale Androgene vermehrt ausgeschüttet. Bei Frauen entwickeln sich deshalb Hirsutismus, Akne und Amenorrhö. ❗

❗ Cortisol unterdrückt die LH-Sekretion und bewirkt dadurch eine Libidoverminderung und Impotenz bei Männern. ❗

Ätiologie

Die weitaus häufigste Ursache des Cushing-Syndroms ist die **therapeutische Gabe von Glukokortikoiden** zur Entzündungssuppression. An zweiter Stelle folgt der **M. Cushing**, der durch einen Cortisol-Exzess nach vermehrter Sekretion von hypophysärem ACTH hervorgerufen wird, meist durch ein hypophysäres, ACTH-produzierendes Adenom.

Vom M. Cushing muss das **ektope ACTH-Syndrom** differenziert werden, bei dem das ACTH paraneoplastisch durch Tumorzellen neuroektodermalen Ursprungs (meist kleinzellige Bronchialkarzinome) ausgeschüttet wird. Im Gegensatz zum M. Cushing sind bei dieser Störung die ACTH- und Cortisol-Spiegel von jeder übergeordneten hypothalamischen Steuerung unabhängig (s. **Kasten** „Ätiologie des nicht-iatrogenen Cushing-Syndroms").

Diagnostisches Vorgehen (Abb. 8.36)

1. Schritt: Nachweis einer inadäquat vermehrten Cortisol-Sekretion

Die Diagnose einer pathologisch erhöhten Cortisol-Sekretion aufgrund von Einzelwerten ist nicht möglich, da ACTH und Cortisol physiologischerweise pulsatil in einem zirkadianen Rhythmus sezerniert werden (Abfall der Sekretion in der ersten Schlafhälfte und Anstieg in den frühen Morgenstunden). Zudem wird die Cortisol-Sekretion bei Stress erhöht, sodass allein die Krankenhausaufnahme oder die Blutabnahme selbst zu erhöhten Werten führen können.

Bessere Alternativen zur Messung der Cortisol-Sekretion sind:

- **24-h-Cortisol-Ausscheidung im Urin:** Diese Messung ergibt einen über den Tagesverlauf „integrierten" Wert und umgeht damit die tageszeitliche Beeinflussung.
- **Cortisol-Tagesprofil** (Blutentnahmen oder Speichelproben um 8:00, 20:00 und 24:00 Uhr): Typisch für das Cushing-Syndrom ist das Ausbleiben des Cortisol-Abfalls in den Abend- und Nachtstunden.
- **Hemmtest mit niedrig dosiertem Dexamethason:** Hierzu werden um Mitternacht 2 mg Dexamethason eingenommen und das Plasma-Cortisol 8 Stunden später bestimmt. Physiologisch ist die Unterdrückung der Cortisol-Sekretion und damit ein Abfall des Plasma-Cortisolspiegels. Lässt sich durch die Dexamethason-Einnahme die Cortisol-Sekretion nicht unter 80 nmol/l (< 2 μg/dl) absenken, besteht der dringende Verdacht auf ein Cushing-Syndrom. Mögliche Ursachen für falsch-positive Testergebnisse sind eine Depression, floride Infektionen oder Alkoholismus.

2. Schritt: Unterscheidung eines M. Cushing von anderen Formen des Cushing-Syndroms

Das ACTH-produzierende Hypophysenadenom sezerniert zwar inadäquate Mengen von ACTH, steht jedoch noch immer unter negativer Feedback-Hemmung durch Cortisol, wenn auch mit einem nach oben verschobenen Schwellen-

wert. Auch sind die Adenomzellen insofern intakt, als sie auf eine Stimulation durch CRH reagieren können.

Im Gegensatz hierzu sind die ektope ACTH-Produktion sowie der nicht ACTH-vermittelte Hyperkortisolismus durch externe Cortisol-Gaben nicht supprimierbar, da beide autonom – d. h. von der zentralen Regulation abgekoppelt – sind. Auch kann die Cortisol-Produktion in diesen Fällen nicht durch CRH gesteigert werden, da die hypophysäre ACTH-Produktion durch die periphere Überversorgung mit Cortisol maximal unterdrückt ist.

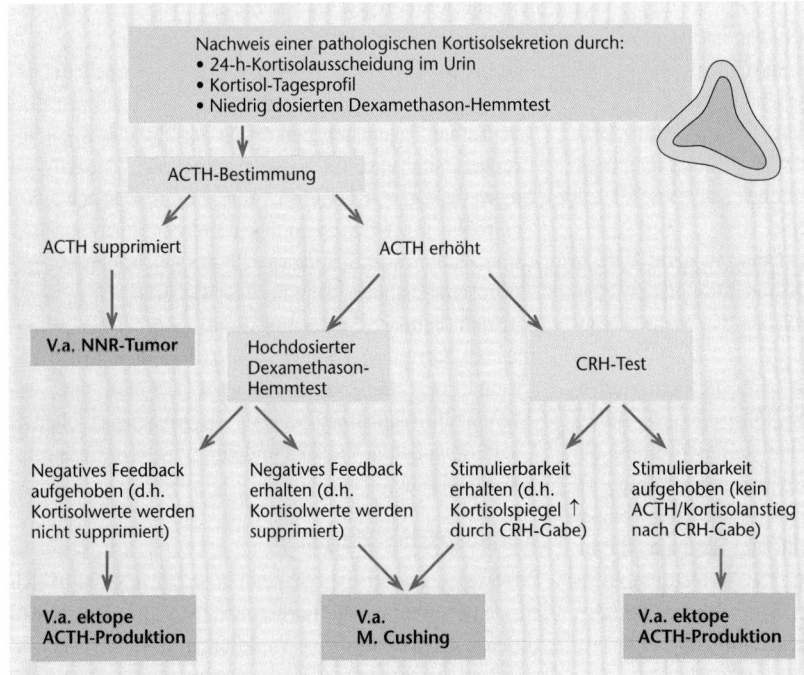

Abb. 8.36: Diagnostisches Vorgehen beim Cushing-Syndrom. [L157]

Die differentialdiagnostische Unterscheidung zwischen dem hypothalamisch-hypophysär verursachten Morbus Cushing und dem Cushing-Syndrom anderer Ursache gelingt deshalb durch die **Plasma-ACTH-Bestimmung**, einen **hoch dosierten Dexamethason-Test** und einen **CRH-Test**. Das Plasma-ACTH ist beim primären Hyperkortisolismus (Adenom oder Karzinom der NNR) supprimiert, bei den ACTH-abhängigen Formen normal oder erhöht. Bei einem M. Cushing werden durch den hoch dosierten Dexamethason-Test in 90% die Cortisol-Spiegel um mehr als 50% des Ausgangswertes reduziert; der CRH-Test führt in den allermeisten Fällen zu einer deutlichen Stimulation der ACTH- und Cortisol-Sekretion.

In seltenen Zweifelsfällen können eine **Katheterisierung beider Sinus petrosus** und Blutabnahme zur Bestimmung des hypophysär produzierten ACTH zur Diagnosefindung notwendig werden.

3. Schritt: Lokalisationsdiagnostik

In Abhängigkeit von den Ergebnissen der vorgenannten Untersuchungen wird die Hypophyse mittels MRT oder CCT dargestellt. Zur Identifizierung der Quelle des ektop produzierten ACTH erfolgen CT-Untersuchungen von z. B. der Lunge bzw. den Nebennieren, falls ein Nebennierenadenom vermutet wird.

Therapie

Die operative Entfernung des ACTH-produzierenden Adenoms ist die Methode der Wahl. Ausweich- und Überbrückungsverfahren sind die Bestrahlung, Adrenalektomie sowie die medikamentöse Therapie.

- **Operative Therapie:** Hypophysenadenome werden operativ entfernt. Gelegentlich können ACTH-produzierende Mikroadenome durch die bildgebenden Verfahren nicht entdeckt werden, lassen sich aber intraoperativ durch erfahrene Neurochirurgen darstellen und entfernen. Postoperativ muss für eine individuell sehr variable Zeit Hydrocortison substituiert werden.
- Eine **Bestrahlung der Hypophyse** kann in den Fällen, in denen eine Operation nicht erfolgreich war (in ca. 15 % bei Mikroadenomen, sehr viel häufiger bei Makroadenomen), durchgeführt werden.
- Eine **bilaterale Adrenalektomie** kann bei mangelndem Operationserfolg erwogen werden, führt aber gelegentlich zur Entwicklung von so genannten Nelson-Tumoren der Hypophyse (ACTH-sezernierende Hypophysentumoren).
- Eine **medikamentöse Therapie** erfolgt mit Ketoconazol oder Aminoglutethimid, die beide die adrenale Steroidsynthese über eine Hemmung von Cytochrom-P450-abhängigen Enzymen unterdrücken. Wegen häufiger Nebenwirkungen wird diese Therapieform nur selten eingesetzt.

8.6.6 Erkrankungen des Hypothalamus

Alle Erkrankungen des Hypothalamus können auch dessen Funktion als „endokrines Steuerorgan" beeinträchtigen. Sie sind insgesamt recht selten. Die häufigsten Ursachen sind im **Kasten** „Hypothalamische Erkrankungen mit Hormonstörungen" zusammengefasst.

=== **AUF DEN PUNKT GEBRACHT** ===

Hypothalamische Erkrankungen mit Hormonstörungen
- Häufigste Ursache: große **Adenome der Hypophyse**, die sich suprasellär in die hypothalamische Region ausbreiten
- andere hypophysär-hypothalamische Tumoren: Kraniopharyngeome (im Kindes- bzw. Jugendalter häufiger, beim Erwachsenen selten); Meningeome, Pinealome, Histiocytosis X, Metastasen
- **Meningitiden und Enzephalitiden**
- **granulomatöse Entzündungen:** Tuberkulose, Sarkoidose
- **kongenitale Störungen:**
  - Fehlbildungen der „Mittelstrukturen": Lippen-Kiefer-Gaumen-Spalte, Enzephalozele
  - Kallmann-Syndrom: autosomal-dominant vererbte Migrationsstörung von GnRH-produzierenden und olfaktorischen Neuronen mit hypothalamischem (tertiärem) Hypogonadismus und durch Verkümmerung des Bulbus olfactorius bedingter Anosmie.

Klinik

Symptome werden durch die Hormonausfälle und den Ausfall der anderen hypothalamischen Steuerungsfunktionen, bei Raumforderungen auch durch den entstehenden Hirndruck hervorgerufen:

- **Hormonausfälle:** Die Symptome hypothalamischer endokriner Störungen sind abhängig von der betroffenen Hormonachse. Sie entsprechen denen der hypophysären Störungen, sind aber oft weniger ausgeprägt. Zunächst ist meist die somatotrope Achse oder die gonadotrope Achse betroffen. Ausfallerscheinungen anderer Hormonachsen sind selten. Zusätzlich kann evtl. die ADH-Sekretion gestört sein (Diabetes insipidus oder SIADH).
- **Ausfall anderer Steuerungsfunktionen:** Neben endokrinen Störungen können auch andere dem Erhalt der Homöostase dienende Funktionen betroffen sein, wie Temperaturregulation, Appetit (Hyperphagie), Schlaf-wach-Regulation, Vigilanz und emotionale sowie vegetative Steuerung.

Diagnostisches Vorgehen

Die Diagnose einer hypothalamischen Störung ergibt sich aus den Symptomen der hormonellen Störung, dem Ausfall anderer hypothalamischer Funktionen sowie den Folgen einer evtl. bestehenden Raumforderung.

! Eine verminderte Vasopressin-Sekretion bei Patienten, die
■ nicht an der Hypophyse operiert wurden, spricht für eine
hypothalamische Störung. !

! Eine hypothalamische Funktionsstörung kann durch eine Hy-
■ perprolaktinämie vorgetäuscht werden. Durch die Hyperprolaktinämie wird die GnRH-Sekretion unterdrückt, es entwickelt
sich eine „pseudotertiäre" Hormonstörung. Vor der Diagnose
eines hypothalamischen Hypogonadismus muss deshalb stets
der Prolaktin-Spiegel kontrolliert werden (Abb. 8.30). !

8.7 Erkrankungen der Nebenniere

8.7.1 Anatomie und Physiologie

Die Nebennieren des Erwachsenen wiegen zusammen 8 bis
10 Gramm und liegen retroperitoneal oberhalb und medial
der oberen Nierenpole. Sie bestehen aus der **Nebennierenrinde (Adrenokortex)** und einem Kernbereich (**Medulla**).

Der Kortex macht ca. 90 % des Gewichtes aus und ist morphologisch in drei Schichten unterteilt, die sich aufgrund
eines unterschiedlichen Enzymbesatzes auch funktionell
durch die von ihnen produzierten Steroide unterscheiden:
- In der direkt unter der Kapsel liegenden **Zona glomerulosa** wird **Aldosteron** synthetisiert.
- Die angrenzende **Zona fasciculata** ist der Hauptsyntheseort des **Cortisols**; sie macht 70 % des Adrenokortex aus.
- Noch weiter innen, an die Medulla heranreichend, liegt
die **Zona reticularis**, in der vor allem die adrenalen **Androgene** (Dehydroepiandrosteron und Androstendion)
und nur zu einem geringen Teil Cortisol synthetisiert werden.

Der Nebennierenrindenkortex dient also der Steroidbiosyn-
these, bei der das Ausgangsmolekül Cholesterin enzymatisch in die drei Steroidklassen Mineralokortikoide, Glukokortikoide und Androgene umgewandelt wird (**Abb. 8.37**
und **Abb. 8.38**).

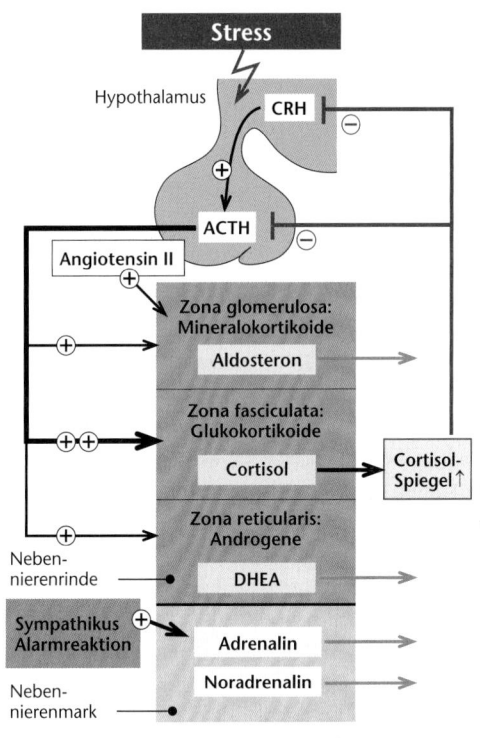

**Abb. 8.37: Produktionsort und Steuerung der Neben-
nierenrindenhormone.** DHEA = Dehydroepiandrosteron. [L157]

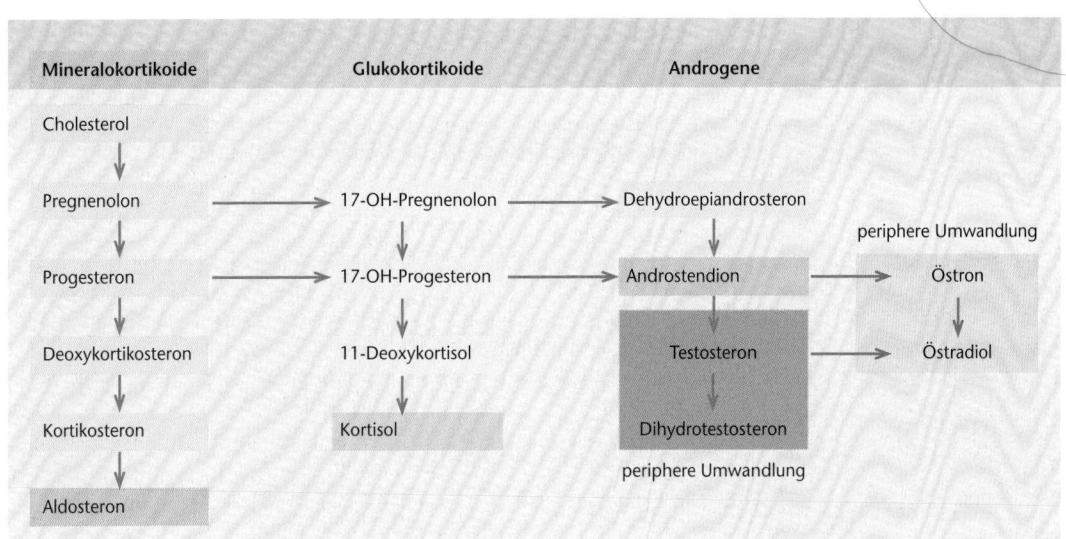

Abb. 8.38: Die adrenale Stero-idbiosynthese: Die Umwandlung der Androgene Dehydroepiandrosteron und Androstendion zu Testosteron sowie die Bildung der Östrogene erfolgen außerhalb der Nebenniere, u. a. im Fettgewebe. [L157]

Glukokortikoide

Die **Glukokortikoide** sind nach ihrem Effekt auf den **Kohlenhydratstoffwechsel** benannt. In der Tat ist ihre Hauptaufgabe die Bereitstellung von Energieträgern (Glucose und Fettsäuren), was ihre Rolle bei der Stressbewältigung erklärt („Stresshormone"). Wie Glukokortikoide physiologisch wirken, ist in der **Pharma-Info** „Glukokortikoide" beschrieben. Dort werden auch die Nebenwirkungen bei endogener Überproduktion oder bei externer Zufuhr überphysiologischer Dosen vorgestellt (s. dazu auch **Abb. 8.39**).

Die Glukokortikoidsekretion der Nebennieren steht unter hypophysär-hypothalamischer Kontrolle durch CRH und ACTH.

Mineralokortikoide

Die **Mineralokortikoide** sind nach ihrem Effekt auf den **Elektrolythaushalt** benannt.

Das funktionell wichtigste Mineralokortikoid ist das **Aldosteron**. Seine Hauptfunktionen sind die Regulation des Wasserhaushalts und die K^+-Homöostase. Es bewirkt in den Zellen des Sammelrohrs und des distalen Tubulus eine Aktivierung der Na^+-K^+-ATPase, die passiv aus dem Harn in die Tubuluszelle diffundiertes Na^+ aktiv in den Extrazellulärraum pumpt. Dies erhöht das negative Potential im Tubuluslumen und bewirkt so eine Sekretion von K^+ und H^+. Durch die Regulation der tubulären Natrium-Rückresorption steuert es den Natriumbestand des Körpers und somit das Extrazellulärvolumen.

Die Sekretion von Aldosteron wird vor allem durch das

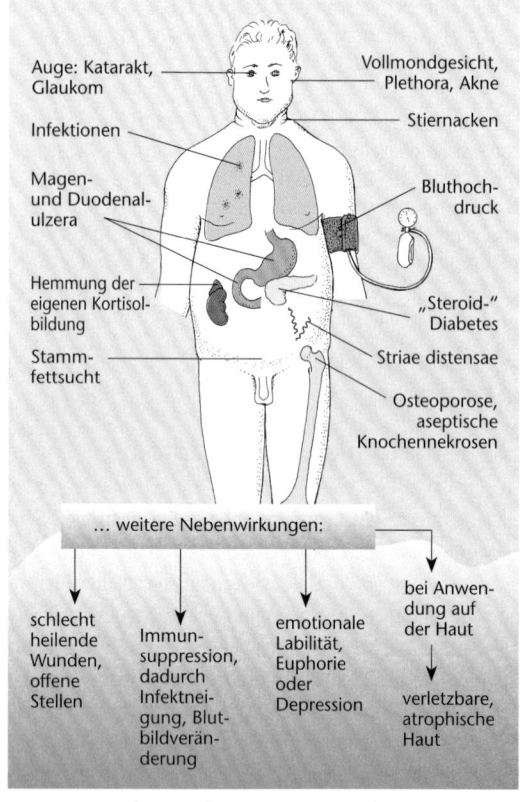

Abb. 8.39: Mögliche Nebenwirkungen einer Glukokortikoid-Therapie (Auswahl). Dasselbe Bild wird auch bei endogener Überproduktion von Glukokortikoiden gesehen und als Cushing-Syndrom bezeichnet. [A400]

PHARMA-INFO: GLUKOKORTIKOIDE

Wirkstoffe (s. Tabelle am Kastenende)

Wirkungsmechanismus und Eigenschaften

Glukokortikoide entfalten ihre vielfältigen Wirkungen intrazellulär nach Bindung an einen plasmatischen Rezeptor. Dieser Komplex bindet an Rezeptoren im Zellkern und induziert die Bildung von m-RNA. Im Folgenden werden die physiologischen Wirkungen der Glukokortikoide im Überblick dargestellt.

Metabolische Homöostase

- **kataboler Effekt:** Eiweißabbau in Haut, Muskulatur und Fettgewebe
- **Fettsäureregulierung:** Freisetzung von Fettsäuren ins Blut, Steigerung der Fettspeicherung
- **Blutzuckerregulierung:** Steigerung der Gluconeogenese, Steigerung der Glykogenspeicherung, Steigerung der Insulin-Spiegel
- **mineralokortikoider (Rest-)Effekt:** Natrium- und Wasserretention, Kalium-Verluste, verminderte enterale Calcium-Resorption, gesteigerte renale Calcium-Ausscheidung.

Antiinflammatorische und immunsuppressive Wirkungen

- Steigerung der intravasalen Leukozytenkonzentration
- Migration von Entzündungszellen
- Suppression des Immunsystems:
  - Hemmung der Entzündungsamplifikation: Glukokortikoide stabilisieren die Lysosomenmembran und hemmen die Synthese von Entzündungsmediatoren wie Prostaglandinen, Leukotrienen und Thromboxan.
  - Hemmung der allergischen Spätphase-Antwort (s. 4.5.1): Verminderung der Eosinophilenzahl und Zytokine.

Kardiovaskuläre Regulation

Erhöhte Herzauswurfleistung, erhöhter Gefäßtonus.

Bindegewebe, Knochengewebe

Abbau von Kollagen und Bindegewebe, Hemmung der Osteoblasten, Stimulierung der Osteoklasten.

Endokrine Regulation

Hemmung der Reproduktionsachse, Hemmung der Wachstumshormon-Achse.

Indikationen

- Substitution bei NNR-Insuffizienz (M. Addison), physiologische Dosis ca. 35 mg/Tag
- anaphylaktischer Schock
- antientzündliche Therapie z. B. bei Asthma, Autoimmunerkrankungen, Vaskulitiden, Allergien, Inhalationstrauma („Rauchvergiftung")
- Hirnödemprophylaxe durch Verminderung der Gefäßdurchlässigkeit
- antiproliferativ: Induktionstherapie bei Leukämien
- Immunsuppression bei Organtransplantation.

PHARMA-INFO: GLUKOKORTIKOIDE (FORTSETZUNG)

Nebenwirkungen (nicht bei Substitutionstherapie!)

Nebenwirkungen (Abb. 8.39) treten dann auf, wenn langfristig überphysiologische Dosen gegeben werden. Diese so genannte „Cushing-Schwelle" wird mit 7,5 mg Prednisolon pro Tag (oder der äquivalenten Dosis eines anderen Glukokortikoids) angegeben. Allerdings: auch niedrigere Dosen können bei langfristiger Anwendung Nebenwirkungen auf manche Organe haben (so kommt etwa eine Osteoporose auch schon bei weitaus niedrigeren Tagesdosen vor).

- NNR-Atrophie bei längerer Therapie oberhalb der „Cushing-Schwelle". Abruptes Absetzen kann zur Addison-Krise führen.
- Schwächung der Infektabwehr
- Blutbildveränderungen: Thrombozyten ↑, Erythrozyten ↑, Neutrophile ↑, Eosinophile ↓, Basophile ↓, Lymphozyten ↓
- diabetogene Wirkung; Hypertonus durch Na^+- und Wasserretention; Hypokaliämie, metabolische Alkalose
- katabole Wirkung: Osteoporose, Wundheilungsstörungen, Wachstumshemmung,

Muskelschwäche und erhöhte Muskelermüdbarkeit
- aseptische Knochennekrosen (v. a. Hüftkopf und Calcaneus)
- Stammfettsucht, Vollmondgesicht, erhöhte Blutfette
- Aktivierung von gastrointestinalen Ulzera (Induktion neuer Ulzera umstritten)
- Haut: Atrophie, Striae rubrae, Akne und brüchige Kapillaren
- Auge: „nach einer Woche Hornhautulkus, nach einem Monat akuter Glaukomanfall, nach einem Jahr Katarakt"; letzteres in 20% nach einem Jahr Therapie über der Cushing-Schwelle
- endokrines Psychosyndrom: Euphorie, Depression, Unruhe, Verwirrung.

Kontraindikationen (z.T. relativ)

Magen-Darm-Ulzera, Osteoporose, Psychosen, Herpes simplex, Herpes zoster, Varizellen, vor und nach Schutzimpfungen, Glaukom, Hypertonie, Diabetes mellitus, erstes Trimenon der Schwangerschaft, Tbc.

Klinische Anwendung

- In Notfällen großzügig dosieren und i.v. verabreichen (z. B. 100 mg Prednison i.v.). Nebenwirkungen sind bei Kurzzeittherapie gering.
- Tagesdosis wegen zirkadianer Rhythmik bevorzugt morgens vor 8 Uhr geben.
- zur Verringerung der NNR-Suppression intermittierende Gabe (jeden zweiten Morgen 1,5- bis 2-fache Tagesdosis) anstreben
- wenn möglich, lokale Therapeutika einsetzen (inhalativ bei Atemwegsobstruktion, intraartikulär bei Gelenksentzündung, Klysma bei Kolitis)
- bei Therapiedauer von mehr als einer Woche über der Cushing-Schwelle an die Gefahr einer NNR-Insuffizienz denken und ggf. ACTH-Test durchführen
- bei Dauertherapie und vorbestehender Tuberkulose Prophylaxe mit Isoniazid erwägen
- Osteoporoseprophylaxe bei Dauertherapie (Calcium und Vitamin-D-Supplementation, Bisphosphonate).

Wirkstoffe

Substanz	Relative Glukokortikoidwirkung	Relative Mineralokortikoidwirkung	Cushing-Schwelle [mg/Tag]
Cortisol*	1	1	
Cortison**	0,7	1	30
Hydrocortison (z.B. Hydrocortison „Hoechst"®)	0,8	0,8	40
Prednison (z.B. Decortin®)	4	0,6	7,5
Prednisolon (z.B. Decortin H®)	4	0,6	7,5
Dexamethason (z.B. Fortecortin®)	30	0	2
Methylprednisolon (z.B. Urbason®)	5	0	6

* physiologisches „Referenz"-Glukokortikoid
** im Körper aus Cortisol gebildet (Entfernung einer OH-Bindung), aber auch häufig verwendetes synthetisches Produkt

Renin-Angiotensin-System reguliert. Angiotensin II stimuliert innerhalb weniger Minuten nach seiner Freisetzung die Sekretion von Aldosteron. Ein zweiter, ebenso wichtiger regulativer Faktor ist das Kalium-Ion. Eine Hyperkaliämie bewirkt eine Stimulation, eine Hypokaliämie eine Inhibition der Aldosteron-Sekretion. Die Stimulierung durch ACTH ist von untergeordneter Bedeutung.

Androgene

Androgene werden in der Nebenniere in reichlichem Ausmaß synthetisiert (v. a. **Dehydroepiandrosteron** und sein Sulfat sowie **Androstendion**). Bei der Frau machen sie mehr als 50% der Gesamtandrogene aus (der Rest wird ovariell

produziert). Beim Mann spielen die adrenalen Androgene im Vergleich zu den in den Leydig-Zellen des Hodens produzierten Androgenen (v. a. Testosteron) eine geringe Rolle, ihre biologische Aktivität macht nur 20% der Gesamtandrogene aus. Die adrenalen Androgene können peripher zu Testosteron und Dihydrotestosteron umgewandelt werden. Die Steuerung der NNR-Androgene erfolgt über ACTH, evtl. auch über ein noch nicht identifiziertes anderes hypophysäres Hormon.

Klinik

Im Falle einer Überproduktion treten bei der Frau Akne, Hirsutismus und Virilisierung auf, ein Ausfall der adrenalen

Androgenproduktion führt zu Abnahme oder Verlust der Achsel- und Schambehaarung. Beim Mann wird eine adrenale Überproduktion von Androgenen wegen ihrer relativ geringen Menge zum testikulären Testosteronausstoß klinisch nicht auffällig.

8.7.2 Nebennierenrindeninsuffizienz

Sowohl für das Verständnis der Nebennierenstörungen als auch für die diagnostische Zuordnung ist die Unterscheidung zwischen primären und sekundären Nebennierenstörungen entscheidend:
- Die **primäre Funktionsstörung** der Nebennieren wird auch als **Morbus Addison** bezeichnet und beruht meist auf einer Zerstörung adrenaler Zellen durch einen Autoimmunprozess.
- Die **sekundäre Nebenniereninsuffizienz** ist Folge einer verminderten ACTH-Sekretion. Meist ist eine langdauernde Kortikosteroid-Einnahme Ursache der Störung, seltener sind Hypophysenadenome oder Traumata (s. **8.6.4**).

Primäre Nebenniereninsuffizienz (M. Addison)

Bei dieser seltenen, wegen ihrer klinischen Bedeutung jedoch wichtigen Erkrankung wird die gesamte Nebennierenrinde zerstört. Im Gegensatz zu den sekundären Störungen, bei denen die Mineralokortikoidsekretion wegen ihrer weitgehend ACTH-unabhängigen Steuerung über das Renin-Angiotensin-System (**Abb. 1.117**) weitgehend intakt bleibt, finden sich hier auch Symptome eines Mineralokortikoidmangels.

Klinik

Beim M. Addison kommen sowohl chronische Verläufe mit einem langsamen und graduellen Ausfall als auch akute Verläufe mit raschem Erlöschen der Nebennierenrindenfunktion vor. Besonders bedrohlich ist der Nebennierenausfall in Stresssituationen. Dabei kann es rasch zu lebensbedrohlichen Schockzuständen kommen (**Addison-Krise**), die keine Fehldiagnose verzeihen.

Die Krankheitszeichen beim M. Addison (s. **Kasten „Symptome"**) sind bedingt durch den Hormonausfall sowie die gesteigerte ACTH-Sekretion bei Wegfall der negativen Feedback-Hemmung:
- **Cortisol-Mangel:** Schwäche, Übelkeit, Appetitlosigkeit, Erbrechen und Gewichtsverlust, Bauchschmerzen bis hin zu „Pseudoperitonismus". Gelegentlich sind auch niedrige Blutzuckerwerte bis zur Hypoglykämie zu beobachten.
- **Mangel an Mineralokortikoiden** (bzw. der mineralokortikoiden Wirkung des Cortisols): Hyponatriämie, Dehydratation, Hyperkaliämie, Azidose und Hypotension

- **Androgenmangel:** Bei Frauen ist durch den Ausfall der adrenalen Androgene gelegentlich ein Verlust der Achsel- und Pubesbehaarung festzustellen.
- **gesteigerte Sekretion von ACTH:** Die hohen ACTH-Spiegel führen zu einer direkten Stimulation der Melanozyten der Haut. Die resultierende **Hyperpigmentation** ist eines der klassischen Symptome des Morbus Addison und ist besonders deutlich an sonnenbeschienenen Hautflächen und Arealen mit hoher Druckbelastung (Ellenbogen, Knie), häufig auch an Narben und Handinnenlinien zu sehen (**Abb. 8.40**).

Darüber hinaus können Anämie, Lymphozytose und Eosinophilie sowie durch die katabole Wirkung ein Anstieg von Kreatinin und Harnstoff auftreten.

═══ AUF DEN PUNKT GEBRACHT ═══

Symptome des M. Addison

• Schwäche, Appetitlosigkeit, Gewichtsverlust	100 %
• Hyperpigmentation der Haut	90 %
• Hypotension	90 %
• gastrointestinale Störungen	55 %
• Salzhunger	20 %

Addison-Krise

Diese auch als **akuter Hypoadrenalismus** oder **Addison-Koma** bezeichnete Verlaufsform ist ein lebensbedrohlicher Zustand, der entweder durch rasche Vernichtung der Nebennierenrinde (z. B. bei Meningokokken-Sepsis) oder durch Exazerbation einer vorbestehenden chronischen Nebenniereninsuffizienz durch eine zusätzliche Belastung wie Trauma, Operation oder Infektionen entsteht. Das klinische Bild ist durch Bewusstseinstrübung, Fieber, Dehydratation und Hypoglykämie gekennzeichnet, ein – evtl. tödlicher – Schockzustand kann auftreten.

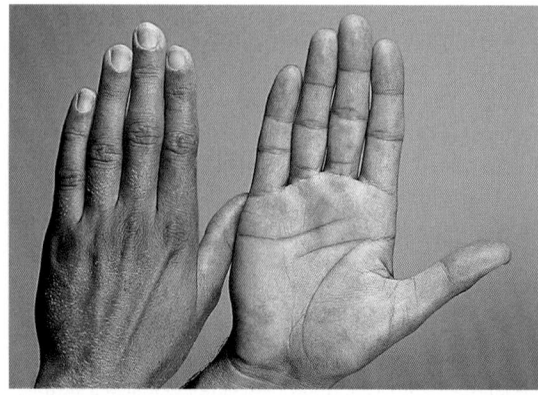

Abb. 8.40: Handlinien bei M. Addison. [S100]

Ursache der primären adrenokortikalen Insuffizienz ist in 80% eine Zerstörung des Adrenokortex durch Autoimmunprozesse (**Autoimmunadrenalitis**).

Seltenere Ursachen der Unterfunktion der Nebennieren sind die Tuberkulose (früher häufigste Ursache), andere Infektionen wie CMV oder HIV, Sepsis (vor allem Meningokokken-Sepsis mit Waterhouse-Friderichsen-Syndrom, s. **3.7.7**), Metastasen, bilaterale adrenale Blutungen, Sarkoidose, Amyloidose, Hämochromatose, Medikamente (z. B. Ketoconazol, Aminoglutethimid), das adrenogenitale Syndrom und die Adrenoleukodystrophie, eine vor allem pädiatrisch bedeutsame mitochondriale Erkrankung.

Diagnostisches Vorgehen

Wie ist die Funktion der Nebennierenrinde?

Die basalen Cortisol-Spiegel sind wegen der physiologischen Schwankungen wenig aussagekräftig. Liegen sie über 18 µg/dl, ist zumindest eine akute Addison-Krise ausgeschlossen; Morgenwerte unter 5 µg/dl sind annähernd beweisend für eine NNR-Insuffizienz. Aussagekräftiger für die Beurteilung der adrenalen Funktion ist ein ACTH-Test (Gabe eines synthetischen ACTH-Analogons mit nachfolgender Messung des Serum-Cortisols). Ein normaler Anstieg des Cortisols (> 18 µg/dl) schließt eine primäre NNR-Insuffizienz aus, eine sekundäre Störung (verminderte hypophysäre ACTH-Sekretion) kann jedoch weiterhin als Ursache in Betracht kommen (**Abb. 8.41**). Im Rahmen dieses Tests sollte auch der basale ACTH-Spiegel bestimmt werden, hierdurch wird die Differenzierung von primärer und sekundärer Nebenniereninsuffizienz möglich.

Besteht eine primäre oder sekundäre Insuffizienz?

Diese Frage kann zum Teil klinisch beantwortet werden und wird dann im Labor bestätigt.

- **Klinische Hinweise:** Da bei der sekundären Nebenniereninsuffizienz die ACTH-Spiegel niedrig sind, fehlen die Zeichen der Hyperpigmentation. Auch die Zeichen des begleitenden Mineralokortikoidmangels wie Salzhunger, Hyperkaliämie oder Hypotonie fehlen im Gegensatz zu primären Formen. Da die Glukokortikoidachse die resistenteste hypophysäre Funktion darstellt, liegen im Falle eines hypophysären Ausfalls meist bereits Zeichen des Ausfalls anderer Hormonachsen vor.
- **Bestätigung im Labor:** Die topographische Zuordnung gelingt durch die Bestimmung des Plasma-ACTH. Bei einer primären Störung ist das Plasma-ACTH in Relation zu dem gleichzeitig gemessenen Cortisol deutlich erhöht, bei einer sekundären Störung dagegen normal oder erniedrigt. Da beim M. Addison auch meist die Zona glomerulosa betroffen ist, ist auch die Bestimmung von Plasma-Aldosteron sinnvoll und ergibt erniedrigte Werte.

Therapie

Die sofortige Therapie kann bei der Addison-Krise lebensrettend sein und muss bei Verdacht noch vor einer ausgefeilten Diagnostik erfolgen.

- **Glukokortikoid-Substitution:** Die Basisdosis liegt bei 20 – 30 mg Cortisol (Hydrocortison) pro Tag. Dem natürlichen zirkadianen Sekretionsmuster nachempfunden, werden z. B. 20 mg morgens und 10 mg mittags gegeben. Auch die abendliche Gabe von 2,5 – 5,0 mg Dexamethason ist möglich. Die Dosis muss bei vermehrter körperlicher Aktivität oder kleineren operativen Eingriffen um 10 – 20 mg erhöht werden. Bei leichten Infekten wird die Dosis verdoppelt.

! In schweren Stresssituationen (v. a. bei fieberhaften Infekten, Operationen oder Unfällen) wird zur Vermeidung einer Addison-Krise die fünffache Dosis, z. B. 100 – 200 mg/24 h, Hydrocortison parenteral appliziert. !

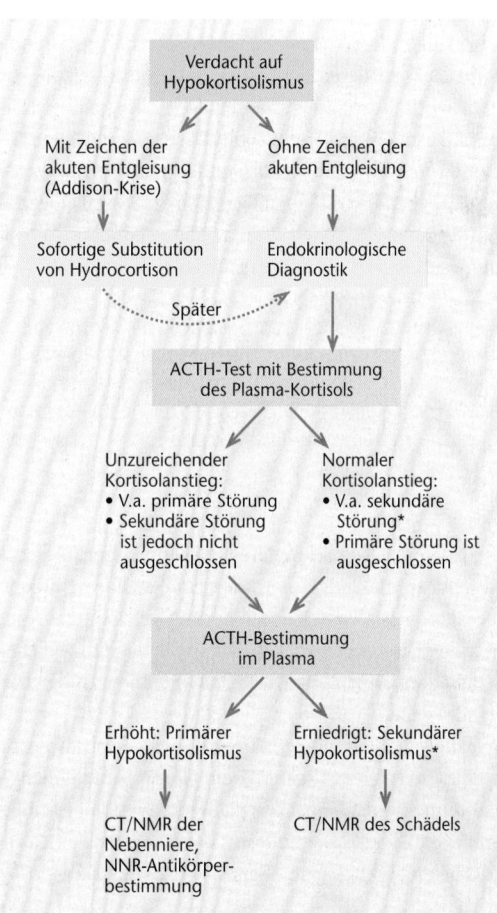

Abb. 8.41: Diagnostisches Vorgehen bei Hypokortisolismus.
* Ein tertiärer Hypokortisolismus mit mangelnder thalamischer CRH-Sekretion ist extrem selten. Er kann ggf. durch einen CRH-Test nachgewiesen werden. Der ACTH-Anstieg nach CRH-Gabe bleibt beim sekundären Hypokortisolismus aus, ist beim tertiären jedoch erhalten. [L157]

08

❗ Die Substitutionsdosis muss im Verlauf individuell ange-
❗ passt werden. Kriterien hierfür sind das körperliche Wohlbefinden, das Körpergewicht (Ziel ist das vor der Erkrankung
gemessene Körpergewicht) und der Blutdruck. ❗

• **Mineralokortikoid-Substitution** (nur bei primärer Nebennereninsuffizienz): morgendliche Substitution des
synthetischen Mineralokortikoids 9α-Fluor-Cortisol (Fludrocortison), das die gleiche mineralokortikoide Aktivität
wie Aldosteron hat. Auch hier muss die Substitutionsdosis
im Verlauf individuell angepasst werden. Zielkriterien
sind normale Serum-Elektrolytwerte, ein normaler Schellong-Test sowie ein normales Plasma-Renin.

Die Patienten sollen einen Addison-Pass erhalten und ausführlich über die Notwendigkeit einer Erhöhung der Corti-
sol-Dosis in Stresssituationen geschult werden!

Sekundäre Nebennereninsuffizienz

Die häufigste Ursache des sekundären Hypoadrenalismus
ist eine langfristige Therapie nicht-endokriner Erkrankungen mit Glukokortikoiden, bei der es zur Unterdrückung der
hypothalamisch-hypophysär-adrenalen Achse kommt. Darüber hinaus kann ein Panhypopituitarismus zugrunde liegen (s. **8.6.4**). Die Mineralokortikoidsekretion bleibt wegen
ihrer weitgehend ACTH-unabhängigen Steuerung über das
Renin-Angiotensin-System intakt. Die sekundäre Nebennereninsuffizienz wird durch einen CRH-Test erfasst.

❗ Wann genau und in welchem Ausmaß es bei der Therapie
❗ mit Glukokortikoiden zur adrenalen Suppression kommt,
ist variabel. Kurzfristige Therapien (etwa die 3 – 7-tägige
„Burst"-Therapie bei Asthma-Exazerbationen) führen zu keiner
lang anhaltenden adrenalen Suppression. ❗

Klinik

Die Symptome der sekundären Nebennereninsuffizienz
sind weniger eindeutig, im Vordergrund stehen Schwäche,
Appetitlosigkeit, Übelkeit und abdominelle Symptome. Eine
Hyperpigmentation entwickelt sich nicht, auch die Zeichen
des Mineralokortikoidmangels (Dehydratation und Hyperkaliämie) fehlen.

Wie die Patienten mit primärem Hypokortisolismus sind
auch die Patienten mit sekundärem Glukokortikoidmangel
bei akutem Stress oder bei plötzlicher Reduktion der eingenommenen Glukokortikoiddosis (im Falle der Glukokortikoid-Therapie) durch eine Addison-Krise gefährdet.

8.7.3 Überfunktionssyndrome der Nebennierenrinde

Eine Überfunktion der Nebennierenrinde kann entweder
auf Krankheiten der Nebenniere selbst beruhen (primäre
Störungen) oder auf einer inadäquaten Stimulation der Nebenniere (sekundäre Störungen).

Klinik

Die primären Störungen der Nebennierenrinde können alle
drei Rindenschichten betreffen und somit zu folgenden
Erscheinungen führen:
• Hyperkortisolismus
• Hyperaldosteronismus
• Hyperandrogenismus
• Mischbilder: Diese ergeben sich z. B. häufig bei kongenita-
len Enzymstörungen (kongenitale adrenale Hyperplasie).

Alle vier Störungen sind relativ selten. Sie sind meist durch
Adenome oder Hyperplasie, seltener durch Karzinome bedingt.

Der primäre Hyperkortisolismus ist im Vergleich zum sekundären Hyperkortisolismus (M. Cushing) selten und wird
dort besprochen (s. **8.6.5**).

Primärer Hyperaldosteronismus (Conn-Syndrom)

Seltene, durch ein Adenom oder eine Hyperplasie entstehende Überfunktion der Zona glomerulosa mit den Leit-
befunden Bluthochdruck und Hypokaliämie (**Abb. 8.42**).

❗ Nur 1 % der Patienten mit Bluthochdruck leiden unter
❗ einem primären Hyperaldosteronismus. ❗

Klinik

Die **Hypertonie** ist zum einen durch das wegen der vermehrten Na$^+$-Rückresorption erhöhte Plasmavolumen bedingt („Volumenhochdruck"); zum anderen scheint es durch
die erhöhten Mineralokortikoidkonzentrationen auch zu einer gesteigerten Empfindlichkeit der Blutgefäße gegenüber
Katecholaminen und damit zu einem erhöhten peripheren
Widerstand zu kommen („Widerstandshochdruck").

Die **Hypokaliämie** kann so ausgeprägt sein, dass sich Müdigkeit, Muskelschwäche und eine metabolische Alkalose
entwickeln, die durch die tubuläre „Sparschaltung" (Sekretion von H$^+$- statt K$^+$-Ionen) bedingt ist. Wahrscheinlich
verlieren die Nieren aufgrund der lange bestehenden Hypokaliämie ihre volle Konzentrierungsfähigkeit, sodass es zusätzlich zu Polyurie und Polydipsie und so zur Dehydratation kommen kann.

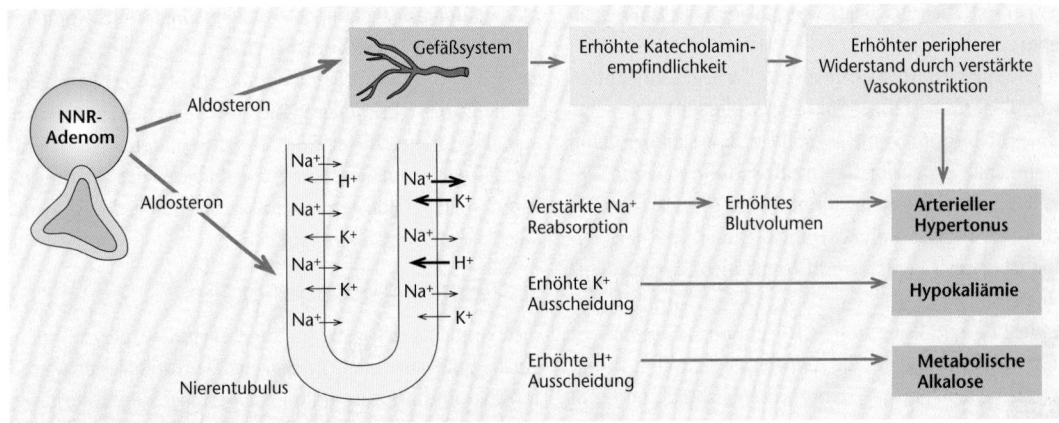

Abb. 8.42: Pathogenese des primären Hyperaldosteronismus. [L157]

Ätiologie

- **Nebennierenadenom:** Die häufigste Ursache (ca. 70 %) eines primären Hyperaldosteronismus ist ein autonom Aldosteron produzierendes Adenom der Nebennierenrinde.
- **Idiopathische Hyperplasie der Nebenierenrinde** (20 %): Hierbei besteht zwar eine Überproduktion von Aldosteron mit allen pathophysiologischen Konsequenzen, gleichzeitig sind aber im Gegensatz zum Adenom physiologische, durch Angiotensin II vermittelte Regulationsmechanismen zumindest teilweise weiter wirksam. Die zum Teil erhaltene Regulation ist für die diagnostische Sicherung dieser Form durch den Orthostase-Test bedeutend.
- Selten sind adrenale Karzinome (1 %), adrenale Enzymdefekte im Rahmen des adrenogenitalen Syndroms (3β-Hydroxysteroid-Dehydrogenase-Mangel, 11β-Hydroxylase-Mangel oder 17α-Hydroxylase-Mangel) oder eine autosomal-dominante Aldosteron-Übersekretion.

❗ Von diesen Formen abzugrenzen ist der durch Lakritzabusus hervorgerufene **Pseudohyperaldosteronismus**. Die in der Lakritze enthaltene Glycyrrhizinsäure hemmt die enzymatische Inaktivierung des Cortisols an Mineralokortikoid-Rezeptoren der Niere und verstärkt so die mineralokortikoiden Wirkungen des Cortisols. Die „eigentlichen" Mineralokortikoide sind dabei jedoch supprimiert. ❗

Diagnostisches Vorgehen

Die „diagnostische Mühle" wird meist zur Abklärung einer Hypokaliämie oder eines Bluthochdrucks in Gang gesetzt.

Schritt 1: „Einstiegsuntersuchungen"

Sowohl Hypertonie als auch Hypokaliämie sind häufig. Nur in Ausnahmefällen sind sie endokrin bedingt. Da die Einnahme von Diuretika die häufigste Ursache einer Hypokaliämie ist, sollten diese – wenn möglich – zunächst für 14 Tage abgesetzt werden. Ebenso sollte auch eine salzarme Diät ausgesetzt werden, da die niedrige Natrium-Zufuhr *per se* ein Stimulus für die Aldosteron-Sekretion ist.

Anschließend wird das Kalium im Serum erneut bestimmt. Ein normales Serum-Kalium schließt den Hyperaldosteronismus praktisch aus. Ein weiterhin erniedrigtes Kalium ist verdächtig, insbesondere wenn die Kalium-Ausscheidung im Urin gleichzeitig hoch ist (> 30 mmol pro Tag).

Schritt 2: Nachweis des Hyperaldosteronismus

Dieser gelingt durch Messung der Aldosteron-Ausscheidung im 24-h-Urin und/oder der Plasma-Aldosteronkonzentration (Bestimmung möglichst morgens im Liegen und dann erneut nach zweistündiger Orthostase).

Schritt 3: Abgrenzung primärer Formen gegen sekundäre Formen

Dies gelingt durch die Messung der Serum-Reninkonzentrationen. Beim primären Hyperaldosteronismus werden zu hohe bzw. hoch normale Aldosteron-Werte und supprimierte bzw. niedrig normale Renin-Konzentrationen erwartet (gegenregulatorische Suppression von Renin).

Beim sekundären Hyperaldosteronismus (z. B. bei schwerer Herzinsuffizienz oder Eiweißmangelzuständen) ist das Renin-Angiotensin-System durch die Minderperfusion der Niere kompensatorisch aktiviert.

Schritt 4: Abgrenzung eines Adenoms gegen eine Hyperplasie

Da bei der Hyperplasie noch eine gewisse Rückkoppelungssteuerung durch das Renin-Angiotensin-System besteht, lässt der **Orthostase-Test** die Diagnose einer idiopathischen Hyperplasie der Nebennierenrinde zu: Im Stehen kommt es bei gesunden Personen durch den Abfall der Nierendurchblutung zu einem Anstieg des Aldosterons im Serum. Dieses

08

Phänomen ist auch bei der Hyperplasie, nicht aber beim Adenom zu sehen.

Auch **Suppressionstests** können das Vorliegen eines autonomen Adenoms bestätigen (bzw. ausschließen):

- Die rasche Infusion von NaCl sollte z. B. wegen der damit verbundenen Expansion des Intravasalvolumens zur Suppression von Aldosteron führen. Bleibt diese aus, ist ein autonomer Prozess wahrscheinlich. Dieser Test darf verständlicherweise bei Herzinsuffizienz nicht durchgeführt werden.
- Durch die orale Gabe des ACE-Hemmers Captopril ist eine Unterdrückung des die Aldosteron-Sekretion stimulierenden Angiotensin-Systems zu beobachten und somit bei nicht-autonomen Prozessen eine Abnahme von Aldosteron. Eine mangelnde Suppression im Captopril-Test spricht deshalb für ein autonomes Adenom.

Schritt 5: Lokalisationsdiagnostik

Der vermutete Nebennierenprozess wird durch MRT oder CT (mit über 90%iger Sensitivität) dargestellt. In unklaren Fällen kann eine seitengetrennte Cortisol- und Aldosteron-Abnahme über die Nebennierenvenen nötig sein. Nur selten wird die [131]Jod-Cholesterin-Szintigraphie zur Seitenlokalisation eines Adenoms notwendig.

Therapie

Die Therapie besteht in der laparoskopischen Entfernung des Adenoms. In mehr als 70% der Fälle lassen sich die Symptome inklusive des Hypertonus beheben. Auf jeden Fall empfiehlt sich die Vorbehandlung mit dem Aldosteron-Antagonisten Spironolacton für 1 – 2 Monate. Hierdurch wird die Volumenretention vermindert und die Kalium-Bilanz korrigiert.

Die idiopathische Hyperplasie wird nicht primär operiert, da auch eine subtotale Adrenalektomie den Hypertonus meist nicht kuriert. Bei dieser Form des Hyperaldosteronismus steht die antihypertensive Therapie im Vordergrund.

Sekundärer Hyperaldosteronismus

Ein sekundärer Hyperaldosteronismus entwickelt sich immer dann, wenn die Renin-Produktion der Niere exzessiv angefeuert wird. Ursachen sind somit alle mit einer Minderperfusion der Niere einhergehenden Erkrankungen, z. B. Nierenarterienstenose und Glomerulonephritis, aber auch Krankheiten mit vermindertem effektivem Intravasalvolumen (s. **11.1.3**) wie Herzinsuffizienz oder Hypoproteinämie (nephrotisches Syndrom, Leberzirrhose) oder ein primärer Elektrolytverlust durch Defekte des tubulären Elektrolytaustausches (z. B. Bartter-Syndrom).

❗ Die typische Laborkonstellation ist ein erhöhtes Aldosteron bei erhöhtem Renin. **❗**

Der sekundäre Hyperaldosteronismus bedarf als Kompensationsmechanismus keiner Behandlung, die über die Therapie der zugrunde liegenden primären Störung hinausgeht. Ist die primäre Erkrankung nicht *per se* zu therapieren (wie z. B. die Herzinsuffizienz), ist es sinnvoll, durch ACE-Hemmer, Angiotensin-Rezeptor-Antagonisten oder Spironolacton den Hyperaldosteronismus zu vermindern und so die Nachlast des Herzens zu senken.

Adrenaler Androgenexzess

Eine vermehrte adrenale Androgen-Synthese führt zu einem Anstieg der adrenalen Androgene Dehydroepiandrosteron (DHEA) und Androstendion, die peripher zum Testosteron umgewandelt werden. Der Überschuss der Androgene äußert sich in Hirsutismus, Oligomenorrhö (und dadurch bedingte Fertilitätsstörungen), Virilisierung und Akne.

❗ Als Hirsutismus bezeichnet man einen Haarwuchs mit männlicher Ausprägung bei Frauen, eine Virilisierung ist durch weitere Zeichen der Vermännlichung (tiefe Stimme, Klitorishypertrophie, Zunahme der Muskelmasse) gekennzeichnet. **❗**

Ursachen des adrenalen Androgenexzesses

Ursache einer Hyperandrogenämie adrenalen Ursprungs sind Hyperplasie, Adenome und Karzinome der Zona reticularis, die insgesamt selten sind. Häufiger ist das adrenogenitale Syndrom (AGS).

Adrenogenitales Syndrom

Das adrenogenitale Syndrom (**AGS**) ist durch genetisch bedingte enzymatische Defekte in der Steroidsynthese gekennzeichnet, die zu einem Mangel an Glukokortikoiden mit oder ohne begleitenden Mangel an Mineralokortikoiden („Salzverlust"-Formen) führen. Durch die mangelnde Cortisol-Produktion wird der Adrenokortex vermehrt durch ACTH stimuliert und so eine Hyperplasie der Nebenniere mit Überproduktion der Steroide, deren Synthese nicht beeinträchtigt ist, hervorgerufen („Aufstau" von Steroidvorläufern vor dem jeweiligen Enzymblock mit Umleitung der Biosynthese in die intakten Pfade). Auf diese Weise kommt es zur Mehrproduktion von Mineralokortikoiden und adrenalen Androgenen.

In seiner vollen Ausprägung ist das adrenogenitale Syndrom eine Erkrankung des frühen Kindesalters. Das nicht-klassische AGS kann jedoch als sog. Late-Onset-Form bei Erwachsenen auftreten. 1 – 5% aller Frauen, die an einem Hirsutismus und einer Oligomenorrhö leiden, weisen diese Störung der Cortisol-Synthese auf.

Die Diagnose wird durch den Nachweis von 17-OH-Progesteron (einer Vorstufe des Cortisols) unter Basalbedingungen und nach Stimulation mit ACTH gestellt.

8.7.4 Phäochromozytom

Das Phäochromozytom ist ein von den chromaffinen Zellen des sympathischen Nervensystems abstammender katecholaminproduzierender Tumor. Er ist zu 90% im **Nebennierenmark** lokalisiert, 10% kommen extraadrenal im Bereich des thorakalen oder abdominalen **Grenzstrangs** vor. Bei einem Viertel der Erkrankungsfälle treten Tumoren an mehreren Orten gleichzeitig auf. Das Phäochromozytom ist meist gutartig, 10% sind maligne.

Das Phäochromozytom kann auch im Rahmen der multiplen endokrinen Neoplasie (MEN, s. **8.2**) auftreten.

Physiologie der Katecholamine

Im Nebennierenmark werden die Katecholamine Noradrenalin, Adrenalin und Dopamin produziert (**Abb. 8.43**). Noradrenalin mit seinen vorwiegend α-agonistischen Eigenschaften verursacht im Gefäßsystem eine Vasokonstriktion, während Adrenalin mit seinen vorwiegend β-adrenergen Eigenschaften eine periphere Vasodilatation sowie positiv-inotrope und -chronotrope Effekte am Herzen hat.

❗ Während Noradrenalin im gesamten sympathischen Nervensystem produziert wird, wird Adrenalin fast ausschließlich in der adrenalen Medulla produziert. Der Beitrag der Medulla zur Gesamtproduktion an Noradrenalin ist dagegen klein. Ein Ausfall der Medulla bleibt klinisch stumm; während die Überfunktion dramatische Symptome verursacht. ❗

Klinik

Das Phäochromozytom synthetisiert zum größten Teil Noradrenalin, weniger Adrenalin, selten Dopamin. Die meisten Symptome sind auf die überschießende Wirkung dieser Katecholamine zurückzuführen. Daneben können jedoch eine große Anzahl weiterer Peptide (z. B. Somatostatin, Substanz P, CRH, ACTH, Neuropeptid Y) ausgeschüttet werden.

Häufig finden sich eine arterielle Hypertonie, anfallsweise Tachykardie und Palpitationen, Kopfschmerzen oder -druck, blasse Akren, Schweißausbrüche, Panikattacken, Übelkeit und Erbrechen. Die Beschwerden können durch emotionalen Stress, Anstrengung, Druck auf das Abdomen oder Anästhesie ausgelöst werden.

Manche Patienten fallen vor allem durch eine orthostatische Hypotonie auf.

Diagnostisches Vorgehen
Sicherung der Diagnose

Sie ist durch Messung der Katecholamin- und Katecholaminmetaboliten-Ausscheidung im 24-h-Urin möglich. Als Metaboliten eignen sich besonders die Metanephrine und Normetanephrine, etwas weniger sensitiv ist die Bestimmung der Vanillinmandelsäure. Auch die Plasmakatecholamine sollten stets gemessen werden. In Zweifelsfällen und bei erhöhten Plasmakatecholaminwerten kann ein Clonidin-Suppressionstest durchgeführt werden. Drei Stunden nach der Gabe dieses den zentralen Sympathikotonus hemmenden Medikamentes sollte die Katecholaminkonzentration normalerweise deutlich reduziert sein. Beim Phäochromozytom ist dieser Abfall nicht nachweisbar.

Lokalisationsdiagnostik

Sie erfolgt durch das MRT, das in der T2-gewichteten Aufnahme die Phäochromozytome besonders eindeutig darstellen kann. Auch im CT lassen sich größere Tumoren darstellen (**Abb. 8.44**). Ein ¹³¹Jod-Metaiodbenzylguanidin-Szintigramm (MIBG) ist eine weitere, relativ spezifische Methode zur Lokalisation auch kleiner Tumoren, vor allem wenn sie extraadrenal vermutet werden oder wenn Metastasen gesucht werden.

08

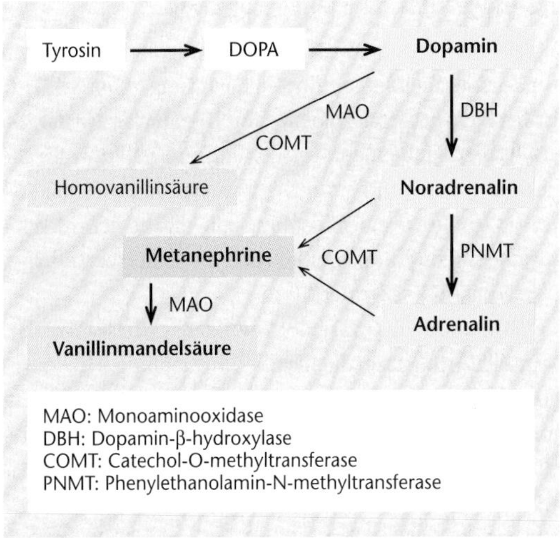

Abb. 8.43: Katecholaminsynthese und -abbau. [L157]

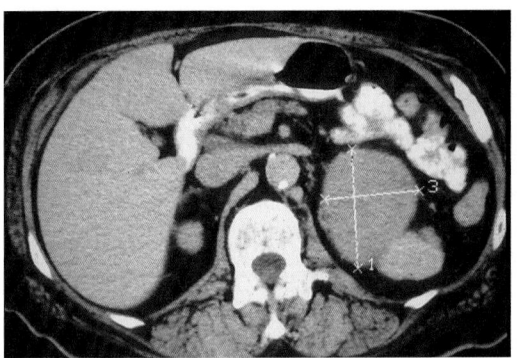

Abb. 8.44: Phäochromozytom der linken Nebenniere im CT. [E211–100]

Therapie

Ziel ist die vollständige operative Entfernung nach entsprechender präoperativer medikamentöser Vorbehandlung. Durch die Gabe des nicht-kompetitiven α-adrenergen Antagonisten Phenoxybenzamin über mehrere Wochen werden die postoperativen hämodynamischen Folgen des Katecholaminüberschusses ausgeglichen. Diese entstehen dadurch, dass die Patienten aufgrund der Konstriktion des venösen und arteriellen Gefäßbetts stark an intravaskulärer Flüssigkeit verarmt sind, was zu massiven Blutdruckabfällen nach der Operation führen kann. Gelegentlich ist bei ausgeprägter Tachykardie auch die Gabe von β-blockierenden Substanzen indiziert, die allerdings nicht vor der Gabe eines α-Blockers begonnen werden darf, da sonst durch den Wegfall der β-Adrenozeptor-vermittelten Vasodilatation massive Blutdrucksteigerungen auftreten können.

Prognose

Auch nicht-maligne Phäochromozytome können in 5 – 10% der Fälle erneut auftreten, weswegen eine postoperative Verlaufskontrolle angezeigt ist. Da Phäochromozytome die Erstmanifestation eines MEN (s. **8.2**) sein können, ist eine Suche nach dem RET-Protoonkogen (vgl. **8.4.7**) sinnvoll.

8.7.5 Inzidentalom und Karzinom

Zufällig entdeckte Nebennierentumoren werden mit der Wortschöpfung **Inzidentalom** belegt. Sie sind ein häufiges Problem: etwa 2 von 100 Computertomographien zeigen Inzidentalome. Dabei kann es sich um endokrin aktive oder inaktive Adenome oder Karzinome, Phäochromozytome, Zysten, Lipome oder Metastasen handeln. Die meisten Läsionen haben keine klinische Bedeutung, müssen jedoch von denen unterschieden werden, die operativ reseziert werden sollten, insbesondere den NNR-Karzinomen (s. **Kasten** „Nebennierenrindenkarzinom").

===== **AUF DEN PUNKT GEBRACHT** =====

Nebennierenrindenkarzinom
Nur 0,01 % der zufällig entdeckten Raumforderungen der Nebennierenrinde sind Karzinome. Diese haben allerdings eine sehr schlechte Prognose. Die Therapie besteht in einer Resektion des Tumors und einer Chemotherapie mit Mitotane, das als Abkömmling des Insektizids DDT relativ spezifisch zytotoxisch auf Glukokortikoid-sezernierende Zellen der Nebennierenrinde wirkt.

Diagnostisches Vorgehen

Zwar gibt es in der Bildgebung einige Merkmale, die ein benignes Adenom vermuten lassen (z.B. der hohe Fettgehalt),

letztendlich entscheidend für das Vorgehen sind aber die endokrine Aktivität und die Größe der Läsion.

Die endokrine Abklärung erfolgt durch den Ausschluss einer Cortisol-Überproduktion mittels Dexamethason-Hemmtest sowie durch die Bestimmung der Katecholamine und ihrer Metaboliten im 24-h-Urin an drei verschiedenen Tagen (letzteres als Screening auf ein Phäochromozytom). Ein Hyperaldosteronismus ist sehr unwahrscheinlich, wenn unter normaler Salzzufuhr eine Normokaliämie besteht. Eine Bestimmung adrenaler Androgene erübrigt sich, wenn keine klinischen Zeichen wie Hirsutismus und Virilisierung auf ihre Hypersekretion hinweisen.

Therapie

Generell wird empfohlen, alle Raumforderungen über 5 cm zu entfernen, da bekannt ist, dass ab dieser Größe überproportional häufig maligne Befunde vorliegen. Bei einem bekannten Primärtumor anderer Lokalisation beträgt die Wahrscheinlichkeit, dass es sich bei der NNR-Raumforderung um eine Metastase handelt, 30 – 50%.

Ist eine endokrine Aktivität nicht nachzuweisen und der Tumor weniger als 5 cm groß, kann auf eine Operation verzichtet und das Wachstumsverhalten der Läsion nach sechs Monaten nochmals kontrolliert werden.

8.8 Störungen der ovariellen Funktion

8.8.1 Übersicht

Das Ovar ist Hauptsyntheseort der weiblichen Geschlechtshormone (Übersicht s. **Kasten** „Die weiblichen Steroidhormone") und enthält auch die weiblichen Keimzellen.

Physiologie der ovariellen Funktion

Synthese und Sekretion der ovariellen Steroide unterliegen einer komplexen übergeordneten Steuerung (**Abb. 8.45**).
- Höhere Hirnzentren geben dem Hypothalamus der erwachsenen Frau einen etwa 28-tägigen Rhythmus für die Sekretion von GnRH vor. Die pulsierende Sekretion von GnRH stimuliert die Hypophyse zur Abgabe der Gonadotropine LH und FSH (beide werden von derselben hypophysären Zelle sezerniert).
- LH stimuliert die ovarielle Androgensynthese, FSH die ovarielle Aromatase, die für die Umwandlung der Androgene in Östrogene verantwortlich ist, sowie die Entwicklung des Follikels. Darüber hinaus stimuliert es die Sekretion des Inhibins in den Stromazellen des Follikels, das wiederum die FSH-Ausschüttung hemmt.
- Die peripher sezernierten Östrogene wirken ihrerseits auf die übergeordneten Zentren:

═══════AUF DEN PUNKT GEBRACHT═══════

Die weiblichen Steroidhormone
- **Östradiol** ist das potenteste natürliche Östrogen. Es ist unter anderem für die Entwicklung der sekundären weiblichen Geschlechtsmerkmale erforderlich, unterstützt die Proliferation der vaginalen Schleimhaut, bewirkt eine Verflüssigung des Zervixschleims und fördert das Wachstum der Drüsengänge der Brust.
- Das Gelbkörperhormon **Progesteron** ist das dominierende Sekretionsprodukt des Corpus luteum und wird entsprechend vor allem in der zweiten Hälfte des weiblichen Zyklus sezerniert. Es induziert die Sekretionsphase des Zyklus und bereitet so das Endometrium auf die Nidation der befruchteten Eizelle vor. Weiterhin hemmt es uterine Kontraktionen, erhöht die Viskosität des zervikalen Schleims, unterstützt die Entwicklung der Brust und steigert die Körpertemperatur.
- Neben diesen beiden Geschlechtshormonen synthetisieren die Ovarien weitere Steroide wie Dehydroepiandrosteron und Androstendion. Diese können als **androgene Vorstufen** in der Peripherie zu Testosteron und Dihydrotestosteron umgewandelt werden und dadurch bei einem Überschuss eine Virilisierung bewirken.

– Durch ein negatives Feedback wird bei niedrigen Konzentrationen (am Zyklusbeginn) die Gonadotropinsekretion durch Hemmung des GnRH unterdrückt.
– Durch ein positives Feedback wird bei höheren Konzentrationen (kurz vor der Zyklusmitte) die GnRH-Sekretion angeregt sowie die LH-Sensitivität gefördert. Dieser Mechanismus ist für den ovulationsauslösenden LH-Anstieg in der Zyklusmitte verantwortlich.

Klinik

Prinzipiell kann eine Störung der hormonellen ovariellen Funktion folgende pathophysiologische Konsequenzen haben:
- **übermäßige Östrogenproduktion** (selten): Sie ist in der Regel durch östrogenproduzierende Tumoren bedingt. Klinisch imponieren die Zeichen des Östrogenexzesses (z. B. Zyklusstörungen durch endometriale Hyperproliferation, vergrößerte, schmerzhafte Brüste).
- **verminderte Östrogenproduktion:** Sie wird auch als Hypogonadismus bezeichnet und geht stets mit Zyklusstörungen einher. Je nachdem, ob der Hypogonadismus mit einer Unter- oder Überfunktion der hypothalamisch-hypophysären Zentren einhergeht, wird von einem **hypogonadotropen Hypogonadismus** (z. B. bei Hypophysentumoren) oder einem **hypergonadotropen Hypogonadismus** (z. B.

08

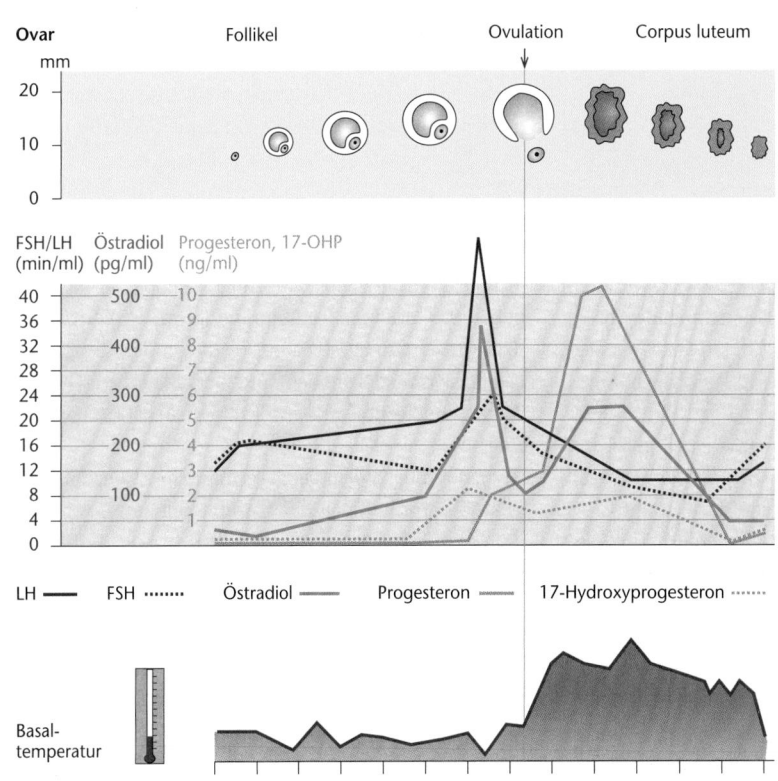

Abb. 8.45: Regulation des weiblichen Zyklus.
[L157]

durch einen Defekt der ovariellen Steroidsynthese beim Ullrich-Turner-Syndrom) gesprochen.

* **Störung der hormonellen Rückkoppelung** mit Störungen des normalen weiblichen Zyklus
* **übermäßige Androgensekretion.**

! Störungen des weiblichen Zyklus können auch durch lokale Veränderungen der Geschlechtsorgane (z. B. Myome) oder Gerinnungsstörungen bedingt sein. Generell lassen sich nicht-hormonelle Ursachen dann vermuten, wenn die rhythmische Blutungsfolge durch Zwischenblutungen oder durch verlängerte bzw. verstärkte Monatsblutungen verändert ist. **!**

! Hormonelle Störungen des Zyklus führen meist zu einer grundsätzlichen Änderung des rhythmischen Musters. **!**

Leitsymptome bzw. -befunde der gestörten ovariellen Funktion sind: Pubertas praecox (z. B. bei Überproduktion von Östrogenen), Pubertas tarda (z. B. bei Unterproduktion von Östrogenen, aber auch bei beeinträchtigter Rückkoppelung), Hirsutismus (z. B. bei Überproduktion von Androgenen), Menstruationsstörungen und Infertilität (z. B. bei ovarieller Über- oder Unterfunktion sowie bei den Rückkoppelungsstörungen).

Die Menopause

Die Menopause beschreibt das natürliche, altersbedingte Ausbleiben der Regelblutung, normalerweise im 45. bis 55. Lebensjahr. Sie ist ein einmaliges Phänomen der menschlichen Spezies, andere Säugetiere haben nach Beendigung der reproduktiven Phase nur noch eine sehr kurze Lebensspanne. Es wird vermutet, dass dies mit dem erheblichen Beitrag zusammenhängt, den postmenopausale Frauen zum Überleben ihrer Enkelkinder leisten (sog. Großmütter-Hypothese).

Der Amenorrhö geht ein am Ende des vierten Lebensjahrzehnts einsetzender Anstieg zunächst von FSH, dann auch von LH voraus, der wahrscheinlich die abnehmende Anzahl von ausreifenden Follikeln widerspiegelt. Der Östrogenspiegel sinkt ab, die Regelblutungen werden zunächst unregelmäßig und bleiben dann ganz aus.

Ein plötzliches Ausbleiben bei normalem Rhythmus kann ebenfalls vorkommen. In der Menopause ist das Östrogen stark erniedrigt, die Gonadotropine sind stark erhöht.

Die Menopause macht sich durch Zeichen des physiologischen Östrogenmangels bemerkbar: vaginale Trockenheit, eventuell mit Dyspareunie (schmerzhaftem Koitus), Atrophie der Brüste. Bei ca. 20% der Frauen treten Hitzewallungen auf. Auch andere Beschwerden wie Libidoverlust, Depressionen und Reizbarkeit können auftreten, sind jedoch auch stark von sozialen Einflüssen abhängig. So korreliert in der Menopause etwa die Lust am Sex weit stärker mit der Qualität der Partnerschaft als mit den Östrogenspie-

geln. Die früher oft als „Jungbrunnen" angesehene postmenopausale Hormonersatz-Therapie bringt nur einer Minderheit der etwa 20% unter Hitzewallungen leidenden Frauen einen messbaren Vorteil, ist aber mit ernstzunehmenden Nachteilen verbunden (v. a. höheres Brustkrebsrisiko, aber auch Erhöhung des kardiovaskulären Risikos, vgl. 1.14.1).

! Die Menopause ist eine Phase der psychobiosozialen Umstellung und keine behandlungsbedürftige Krankheit. **!**

8.8.2 Amenorrhö und Oligomenorrhö

Amenorrhö ist das Fehlen der Menstruationsblutung, Oligomenorrhö beschreibt zu seltene, unregelmäßige Menstruationsblutungen. Sie sind die bei hormonellen Störungen am häufigsten gesehenen Zyklusstörungen.

* **Sekundäre Amenorrhö:** Ausbleiben der Regel nach vorher mehr als 6 Monate bestehenden normalen Zyklen.
* **Primäre Amenorrhö** (Ausbleiben der Menarche): Das Spektrum der hormonellen Ursachen für die primäre Amenorrhö deckt sich im Wesentlichen mit den Ursachen des Ausbleibens der Pubertät (Pubertas tarda). Bei zusätzlicher Entwicklungsverzögerung der sekundären weiblichen Geschlechtsmerkmale liegen hormonelle Ursachen vor (meist familiäre Normvarianten der ovariellen Regulation). Verhindern anatomische Veränderungen der Geschlechtsorgane das Auftreten einer Menstruationsblutung, so sind die sekundären Geschlechtsmerkmale normal ausgeprägt (z. B. bei Synechien des Uterus und anderen Anlagedefekten).

Ätiologie

* **Primär gonadale Störungen:** Sie entstehen bei vorzeitiger ovarieller Insuffizienz (vorzeitige Menopause, meist infolge von ovariellen Autoimmunprozessen), ovarieller Dysgenesie (Anlagestörung), Resistenz der Ovarien gegenüber Gonadotropinen und polyzystischen Ovarien. Selten sind hormonell aktive Tumoren des Ovars die Ursache.
* **Hypophysäre Störungen:** verminderte Gonadotropinsekretion im Rahmen des Hypopituitarismus, vor allem durch hypophysäre Tumoren bedingt
* **Hypothalamische und zentralnervöse Einflüsse:** Sie sind häufig Ursache von Zyklusstörungen. Oft gehen Phasen erhöhten Stresses (Examen, Änderung der Lebenssituation, Krankheit) mit unregelmäßigen Zyklen einher. Bei Athletinnen und Anorektikerinnen wird die Amenorrhö in Zusammenhang mit der übermäßigen körperlichen Anstrengung und der starken bzw. krankhaften Gewichtsabnahme gesehen.

- Das etwas **gehäufte** Auftreten von Amenorrhöen im Anschluss an die Einnahme hormoneller Antikonzeptiva wird ebenfalls auf zentralnervöse Effekte der Pille zurückgeführt.
- **Andere endokrine Einflüsse:** Die häufigste Ursache der Amenorrhö ist die Schwangerschaft. Andere häufige Ursachen sind eine Hyperprolaktinämie sowie eine Hypothyreose.
- **Nicht-endokrine Ursachen:** Fehlanlagen des Geschlechtstrakts sind selten, sollten jedoch vor allem bei der primären Amenorrhö bedacht werden (z. B. imperforiertes Hymen).

Endokrinologische Diagnostik

Diese stützt sich neben einer kompletten gynäkologischen Untersuchung auf die folgenden Schritte:

Ausschluss prädisponierender Faktoren

Dazu zählen ein Schwangerschaftstest (β-HCG im Urin) und eine genaue Anamnese, die sich vor allem auf die folgenden Symptome konzentrieren sollte: Gewichtsabnahme (Anorexie), Zeichen der Virilisierung sowie Hirsutismus, Akne und Änderung der Stimmlage (polyzystische Ovarien), Galaktorrhö (Hyperprolaktinämie), Entwicklung der sekundären Geschlechtsmerkmale (Östrogenmangel), Medikamente, psychischer oder körperlicher Stress, frühere Schwangerschaften und Geburten (eigene Kinder machen angeborene Störungen unwahrscheinlich).

Endokrinologisches Basislabor

Zur Differenzierung zwischen primärer ovarieller Insuffizienz (hypergonadotroper Hypogonadismus), hypothalamisch-hypophysärer Dysfunktion (hypogonadotroper Hypogonadismus) und Hyperprolaktinämie werden Prolaktin, Östradiol, LH und FSH bestimmt (**Tab. 8.6**).

Gestagen-Test

Durch Gabe eines Gestagens über 10–12 Tage wird normalerweise die Menstruation ausgelöst (Abbruchblutung). Bei unzureichender endogener Östrogenproduktion bleibt diese aus, da die Endometriumschleimhaut nicht adäquat aufgebaut werden kann. Ein normaler Test schließt sowohl strukturelle Fehlanlagen als auch hypophysäre Störungen aus.

Bei Verdacht auf Fehlbildungen

Ein Becken-Ultraschall kann Hinweise auf Fehlbildungen des Genitaltraktes geben. Ein Östrogentest (Gabe von Östrogenen über 21 Tage, die letzten 5 Tage zusätzliche Gabe von Gestagen) simuliert den natürlichen peripheren Zyklusanteil. Bleibt auch nach dieser Behandlung eine Blutung aus, muss von einer Fehlanlage ausgegangen werden.

Tab. 8.6 Labordiagnostik bei Oligo-/Amenorrhö

Erkrankung	Östradiol	FSH	LH	Prolaktin
primäre ovarielle Insuffizienz	↓	↑*	↑*	n
Gonadotropin-mangel	↓	n–↓	n–↓	n–↓
Hyperprolaktinämie	n–↓	n	n	↑

* Dies reflektiert die durch fehlende Östrogenproduktion stimulierte Gonadotropin-Sekretion

Therapie

Wann immer möglich, sollte die *Ursache* der Amenorrhö behandelt werden (z. B. Hypothyreose, Hyperprolaktinämie, Stress, exzessiver Leistungssport, Anorexie). Eine spezifische hormonelle Therapie erfolgt dann je nach Ursache, Alter sowie Verhütungs- und Kinderwunsch. Ziel ist dabei vor allem, den langfristigen durch einen Östrogenmangel verursachten Risiken (Osteoporose; erhöhtes Arteriosklerose-serisiko) vorzubeugen.

8.8.3 Hirsutismus

Unter Hirsutismus versteht man eine Behaarung vom männlichen Verteilungsmuster.

❗ Hierbei ist zu beachten, dass nur der Haarwuchs im Bereich des Bartes, der Brüste, des Brustkorbs, der Achseln, der Mittellinie des Bauches und der Schenkel sexualhormonabhängig ist. Weiches Flaumhaar im Gesicht sowie der Haarwuchs an Armen und Unterschenkeln ist nicht von Sexualhormonen abhängig. ❗

Ein Hinzutreten weiterer männlicher sekundärer Geschlechtsmerkmale (z. B. Haarausfall mit männlichem Verteilungsmuster, tiefere Stimmlage, Akne, Klitorishypertrophie und männlicher Körperbau) wird als **Virilisierung** bezeichnet.

Ätiologie

Hirsutismus und Virilisierung sind die Leitbefunde des Androgenüberschusses bei der Frau. Die Androgene können dabei ovariellen oder adrenalen Ursprungs sein. Eine weitere Möglichkeit ist die vermehrte Konversion von Östrogenen zu Androgenen im Fettgewebe, was die häufig bei Adipositas gesehene Virilisierung erklärt.

Daneben kommt bei vielen Frauen ein sog. idiopathischer Hirsutismus vor, der möglicherweise durch die verstärkte Umwandlung von Testosteron zu Dihydrotestosteron durch die 5α-Reduktase der Haarfollikel bedingt ist.

Einen Überblick über die möglichen Ursachen einer ver-

08

stärkten Androgenproduktion bei Frauen gibt der gleichnamige **Kasten**.

Diagnostisches Vorgehen

Anamnese und Befund

Durch die Anamnese können familiäre bzw. idiopathische Formen (Beginn meist direkt nach der Menarche) von den durch Neoplasien bedingten Formen (rasche Entwicklung der Virilisierung) unterschieden werden. Gleichzeitig bestehende Menstruationsstörungen sind für alle Formen der Hyperandrogenämie typisch. Bei der Untersuchung wird auf das Verteilungsmuster der Terminalhaare sowie andere Zeichen des Androgenüberschusses (Akne, Seborrhö, Glatzenbildung) geachtet.

Labordiagnostik

Sie hat zum Ziel, den Androgenüberschuss (Testosteron, Androstendion) nachzuweisen und gleichzeitig dessen Quelle einzugrenzen. Ein Marker für die adrenale androgene Aktivität ist dabei das Dehydroepiandrosteronsulfat (DHEA-S). Je nachdem, ob die Ergebnisse auf eine ovarielle oder adrenale Ursache der Hyperandrogenämie hinweisen, schließen sich Suppressionstests (Östrogen/Gestagengabe; Dexamethason-Hemmtest) an. Die Bestimmung des 17-Hydroxyprogesterons dient der Diagnose eines adrenogenitalen Syndroms in seiner Late-Onset-Form, s. **8.7.3**.

Therapie

Sofern anderweitig behebbare Ursachen des Hirsutismus ausgeschlossen wurden, zielt die Therapie darauf ab, die Androgenproduktion zu unterdrücken. Die ovarielle Aktivität wird durch die Gabe oraler Antikonzeptiva gebremst. Besonders geeignet zur Therapie des Hirsutismus sind dabei Präparate, die Cyproteronacetat enthalten, weil dies neben seiner gestagenen Wirkung auch antiandrogene Eigenschaften hat. Nebenwirkungen sind: teratogene Effekte, Gefahr der Leberschädigung. Eine sichere Empfängnisverhütung muss daher während der Einnahme gewährleistet sein,

und eine Verordnung sollte nur nach Konsultation mit einem Endokrinologen erfolgen.

Liegt eine adrenale Androgenproduktion vor, ist die niedrig dosierte Gabe von Dexamethason Therapie der Wahl. Neben diesen medikamentösen Maßnahmen sollten die Patientinnen zu einer meist in ihrer Wirksamkeit unterschätzten kosmetischen Therapie ermutigt werden (Epilation, Bleichung).

8.9 Störungen der testikulären Funktion

Physiologie der testikulären Funktion

Im Vergleich zur hochkomplexen endokrinen Steuerung der weiblichen Reproduktion funktioniert der Mann nach simplen Prinzipien (s. **Kasten** „Die männlichen Steroidhormone" und **Abb. 8.46**).
- Wie bei der Frau sind 60–90-minütige hypothalamische Pulse von **GnRH (LHRH)** für die hypophysäre Sekretion von LH und FSH verantwortlich.
- **LH** stimuliert die Leydig-Zwischenzellen des Hodens zur Produktion von Testosteron (und anderer Androgene sowie in geringerem Maße auch Östradiol), **FSH** stimuliert die Sertoli-Zellen des Hodens zur Bildung von Spermatozyten sowie zur Abgabe des hemmenden Feedback-Hormons Inhibin, das die FSH-Bildung unterdrückt.
- **Testosteron** ist für die systemische Ausbildung der sekundären Geschlechtsmerkmale, eine anabole Stoffwechsellage sowie die Libido verantwortlich. Es hat jedoch auch lokale Effekte im Hoden, wo es die Spermatogenese unterstützt.

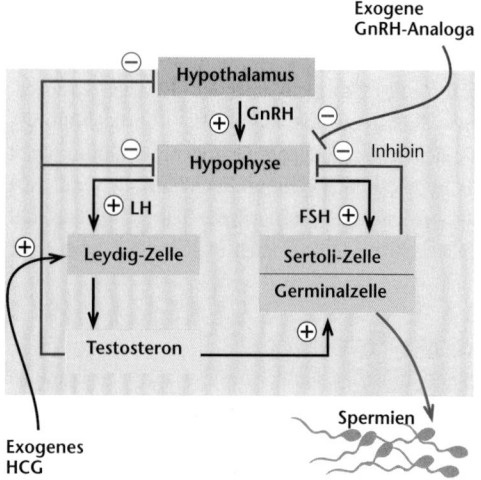

Abb. 8.46: Regulation der männlichen Sexualhormone. [L157]

- Testosteron hemmt seinerseits die GnRH-Sekretion im Sinne eines negativen Feedbacks.

! Für eine adäquate Spermienproduktion sind sowohl die funktionierende „Hardware" (Anlage des Spermien produzierenden Apparats) als auch die adäquate Sekretion von LH (fördert die Testosteron-Ausschüttung) und FSH (stimuliert die Spermienbildung) erforderlich. !

Die normale Spermienzahl liegt bei $> 20 \times 10^6$/ml Samen. Die Samenmenge hängt u. a. von der Zeitdauer der genitalen Stimulation vor der Ejakulation ab und liegt normalerweise bei 2 – 5 ml. Hiervon ist nur ein geringer Anteil durch die Spermien selbst bedingt.

========ZUR VERTIEFUNG========

Die männlichen Steroidhormone

Die wichtigsten Steroide für die geschlechtsspezifische Entwicklung des Mannes sind Testosteron, Dihydrotestosteron und Östradiol, die in den Leydig-Zwischenzellen des Hodens synthetisiert werden. Sie werden als Androgene zusammengefasst.
- 95% des **Testosterons** wird von den Leydig-Zellen des Hodens sezerniert, der Rest entstammt der adrenalen Steroidsynthese (Abb. 8.38). Nur 3% des Testosterons liegen frei im Serum vor, der Rest ist an Proteine gebunden, ca. 60% an das spezifische sexualhormonbindende Globulin (SHBG).
- **Dihydrotestosteron** ist ein potenteres Androgen als das Testosteron. Es entsteht im Wesentlichen durch die Wirkung der 5α-Reduktase in den Zielzellen aus Testosteron, das damit als Prohormon gelten kann.

Leitsymptome und Befunde

Bei Androgenmangel

Androgene steuern die Geschlechtsentwicklung sowohl in der Fetalzeit als auch in der Pubertät, unterhalten die Spermatogenese und somit die Fertilität und sind für die Libido von entscheidender Bedeutung.
- Eine **verminderte Androgensekretion während der Fetalperiode** bedingt Anlagedefekte des Genitales (intersexuelles Genitale) bis hin zu einem Pseudohermaphroditismus masculinus (männlicher Genotyp, weibliches Genitale).
- Eine **defizitäre präpubertale Androgensekretion** hat eine gestörte Entwicklung der sekundären Geschlechtsmerkmale, das Ausbleiben des Stimmbruchs und einen eunuchoiden Hochwuchs mit im Verhältnis zum Rumpf zu langen Extremitäten zur Folge. Letzterer ist dadurch bedingt, dass die langen Röhrenknochen unter dem Einfluss von GH wachsen, während sich die anderen Knochen durch

den Mangel an Testosteron kaum entwickeln können. Weiterhin ist die Achsel- und Pubesbehaarung spärlich ausgeprägt. Der Penis nimmt nicht an Länge zu, das Skrotum bleibt glatt.
- Die **verminderte Androgensekretion beim erwachsenen Mann** führt zum Bild des Hypogonadismus, d. h. der Unfähigkeit des Hodens, Testosteron und/oder Spermien zu produzieren. Symptome eines Hypogonadismus beim Mann sind Oligospermie, Azoospermie, Infertilität, verminderte Libido, Hodenverkleinerung, Erektionsschwäche (Impotenz) und Zeichen der Feminisierung, insbesondere reduzierte Körperbehaarung und Gynäkomastie. Körperbau, Penisgröße und Stimmlage bleiben normal. Häufig fällt dem Patienten jedoch eine reduzierte Körperkraft auf.

Impotenz

Die Erektion erfordert die intakte Koordination psychogener und sensorischer Reize mit dem sympathischen Nervensystem, das den Blutfluss zum Penis reguliert, sowie die intakte Funktion der Schwellkörper und des venösen Abflusssystems. Endokrine Einflüsse auf die Potenz bestehen über die Libido sowie den permissiven Effekt der Androgene auf die Erektion. Impotenz kann somit neurogene, vaskuläre, psychogene und endokrine Ursachen haben. Häufig zur Impotenz führende Faktoren sind eine autonome Neuropathie (z. B. bei Diabetes mellitus), eine vaskuläre Insuffizienz (Atherosklerose, Alter) sowie Medikamente (z. B. Diuretika, Antihypertensiva, Antidepressiva) und Alkohol. Hormonelle Ursachen sind selten und im Text beschrieben.

! Ungefähr 20% der 60-jährigen Männer sind von Impotenz betroffen. !

Gynäkomastie

Gynäkomastie ist die Entwicklung von Brustgewebe bei Männern und ist während der Pubertät physiologisch. Sie ist von der weitaus häufigeren **Pseudogynäkomastie** abzugrenzen, bei der die Brust durch Fettgewebe vergrößert ist. Der Gynäkomastie liegt entweder eine vermehrte Östrogenwirkung oder eine verminderte Androgenwirkung zugrunde.
- Eine **vermehrte Östrogenwirkung** kann bedingt sein durch: Medikamente (z. B. Digitalis-Präparate, östrogenhaltige Hautsalben), Nahrungsmittelzusätze (mit Östrogen gefütterte Hühnchen), östrogenproduzierende Tumoren (z. B. Leydig-Zell-Tumoren, Nebennierentumoren), Leberzirrhose (erhöhte Umwandlung von Androgenen in Östrogene), ektope HCG-Produktion (führt zu vermehrter Östrogenstimulation).
- Eine **verminderte Androgenwirkung** kann bedingt sein durch: primären Hypogonadismus, Medikamente (Spironolacton, Cimetidin).

08

Ursachen des Hypogonadismus beim Mann

Meist führen primäre, d. h. gonadale Störungen zu einem Hypogonadismus. Da die Gonadotropine hier gegenregulatorisch erhöht sind, spricht man auch vom **hypergonadotropen Hypogonadismus**. Andere Störungen wie etwa hypothalamische oder hypophysäre Störungen sind seltener. Da sie mit normalen oder erniedrigten Gonadotropinen einhergehen, werden sie auch als **hypogonadotroper Hypogonadismus** bezeichnet. Einen Überblick über die möglichen Ursachen des Hypogonadismus gibt der gleichnamige **Kasten**.

Diagnostisches Vorgehen

Anamnese und Befund

Hier werden die Symptome des Hypogonadismus abgefragt, wie z. B. Erektionsfähigkeit, Libido (sexuelle Fantasien), Rasurfrequenz und Muskelkraft. Außerdem wird auf mögliche ätiologische Einflussfaktoren wie Alkoholkonsum und Medikamente eingegangen, die ein prolaktinerhöhendes oder androgenerniedrigendes sowie impotenzauslösendes Potential haben, z. B. Antihypertensiva (können Impotenz auslösen), Anabolika, Spironolacton, Antibiotika (können zur Androgenerniedrigung führen), Phenothiazine (können Prolaktin erhöhen).

Bei der Untersuchung wird nach Zeichen des Hypogonadismus gesucht und die Hodengröße mit dem Orchidometer gemessen.

! Es muss auf Zeichen gonadenwirksamer internistischer Erkrankungen (Leberzirrhose, Niereninsuffizienz, Hypothyreose) geachtet werden. **!**

Labordiagnostik

- Bestimmung von Testosteron im Serum und Durchführung einer Spermaanalyse (reduzierte Spermienzahl bei Hypogonadismus)
- Bestimmung von LH und FSH zur Unterscheidung eines gonadalen bzw. hypophysär-hypothalamischen Hypogonadismus (hyper- oder hypogonadotrop). Ein **GnRH-Test** (**Abb. 8.46**) kann zwischen hypophysären und hypothalamischen Ursachen unterscheiden. Stets wird das Prolaktin zum Ausschluss einer Hyperprolaktinämie mit bestimmt.

Eine elegante Möglichkeit der „endokrinologischen Lokalisationsdiagnostik" ergibt sich auch durch den **HCG-Test** (**Abb. 8.46**). Durch die Gabe von HCG (LH-analoge Aktivität) und anschließende Messung des Testosterons im Serum kann das Sekretionspotential des Hodens bestimmt werden. Kommt es zu keinem adäquaten Anstieg, gilt eine primäre gonadale Störung als bewiesen. Ist überhaupt kein Anstieg zu verzeichnen, besteht der Verdacht auf eine bilaterale Anorchie.

Therapie

Hierbei wird vor allem das fehlende Androgen substituiert. Dazu ist die intramuskuläre Injektion von Testosteron-o-Enanthat alle zwei bis drei Wochen notwendig. Neuerdings stehen auch transdermal wirkende Testosteron-Pflaster oder auf die Haut aufzutragende Gele und spezielle enorale, über die Mundschleimhaut resorbierbare Testosteron-Präparate zur Verfügung.

! Besteht Kinderwunsch, so kann bei hypophysären Ursachen mit LH-Analoga (HCG, erhöht die intratestikulären Testosteron-Spiegel) sowie FSH-Analoga (zur Stimulation der Sertoli-

==ZUR VERTIEFUNG==

Ursachen des männlichen Hypogonadismus

Gonadale Störungen (hypergonadotroper Hypogonadismus)
- Klinefelter-Syndrom und andere chromosomale Defekte
- bilaterale Anorchie, Leydig-Zell-Aplasie
- Kryptorchismus: Durch die bei intraabdomineller Lage erhöhte Temperatur ist vor allem die Spermaproduktion betroffen. Die Testosteron-Sekretion der Leydig-Zellen bleibt normal.
- Noonan-Syndrom
- erworbene gonadale Störungen: Hodentorsion, Bestrahlung, Zustand nach schwerer Orchitis (z. B. bei Mumps), Mikroinfarkte bei Sichelzellanämie, Chemotherapie, Alkoholismus.

Hypothalamisch-hypophysäre Ursachen (hypogonadotroper Hypogonadismus)
- Hypophysenvorderlappeninsuffizienz
- kombinierte LH- und FSH-Insuffizienz mit ungestörtem Geruchssinn oder mit Hyp- oder Anosmie (Kallmann-Syndrom)
- komplexe kongenitale Syndrome: Prader-Willi-Syndrom, Laurence-Moon-Biedl-Syndrom
- biologisch inaktives LH
- Hyperprolaktinämie (hemmt die normale GnRH-Sekretion): Prolaktin vermindert darüber hinaus die LH-Wirkung an der Leydig-Zelle sowie die Testosteron-Wirkung an den Zielorganen
- schwere körperliche Erkrankungen oder Anorexie (beides kann eine Abnahme der GnRH-Sekretion bewirken).

Androgenresistenz (selten)
Wegen der mangelnden Androgenwirkung ist auch die Rückkoppelung am Hypothalamus defekt, sodass hier trotz hoher Androgenspiegel im Serum ein hypergonadotroper Hypogonadismus vorliegt:
- komplette Androgenresistenz (testikuläre Feminisierung)
- inkomplette Androgenresistenz Typ I (z. B. Reifenstein-Syndrom) bzw. Typ II (5α-Reductase-Mangel).

Zellen) behandelt werden. Bei hypothalamischen Störungen kommt die pulsatile GnRH-Gabe durch eine subkutane Pumpe in Betracht. ❗

Klinefelter-Syndrom

Das Klinefelter-Syndrom ist die häufigste Ursache eines Hypogonadismus beim Mann, einer von 1000 Männern ist betroffen. Es entsteht durch eine Non-Disjunktion der X-Chromosomen während der mütterlichen Meiose, was zum Karyotyp XXY führt. Der die Gonaden betreffende Defekt wird erst in der Pubertät symptomatisch, wenn die zunehmende gonadotrope Stimulation nicht zur Proliferation der Samenkanälchen führt, sondern mit deren Fibrose und Hyalinisation einhergeht. Eine Obliteration der Samenkanälchen bedingt eine Azoospermie und Infertilität. Auch die Leydig-Zell-Funktion ist beeinträchtigt, die Testosteron-Sekretion vermindert. Im Verhältnis dazu sind durch die verstärkte LH-Sekretion die Östradiol-Spiegel erhöht. Dies bedingt eine Feminisierung (unterentwickelte männliche sekundäre Geschlechtsmerkmale) und Gynäkomastie der Patienten. Eine häufige Folge des lang anhaltenden Androgenmangels ist eine Osteoporose.

Diagnostisches Vorgehen

Gynäkomastie, kleine feste Hoden, unterentwickeltes Genitale, Infertilität bei Azoospermie. Normale oder erniedrigte Testosteron-Spiegel, erhöhte LH- und FSH-Konzentrationen. Nachweis eines XXY-Karyotyps.

Die **Therapie** erfolgt durch Androgensubstitution.

Fallbeispiel 1

Anamnese
Eine 79-jährige Patientin wird mit beidseitigen Schlüsselbeinfrakturen, die nach einem Bagatelltrauma aufgetreten sind, im Krankenhaus aufgenommen. Sie klagt über diffuse Knochenschmerzen, insbesondere im Hüft- und Oberschenkelbereich sowie im Schultergürtel und den Rippen.
Die Patientin berichtet über eine Milchunverträglichkeit mit Übelkeit und Brechreiz nach Aufnahme von Milch und Milchprodukten. Aus der Vorgeschichte ist eine Billroth-II-Operation bei Ulcera ventriculi vor 30 Jahren erwähnenswert. Die Patientin berichtet ferner über eine sonnenempfindliche Haut, derentwegen sie direkte Sonnenexposition meiden würde.

Untersuchungsbefund
Deutlich reduzierter Allgemeinzustand, sehr magerer Körperbau (48 kg bei 164 cm Körpergröße), blasse Haut, von außen sichtbare Frakturen beider Schlüsselbeine, rechtskonvexe Skoliose der Brustwirbelsäule. Vitalzeichen im Normbereich. Untersuchungsbefunde von Herz, Lunge und Abdomen unauffällig.

In einer auswärts bereits durchgeführten Skelettszintigraphie zeigten sich multiple pathologische Nuklidmehranreicherungen in mehreren Rippen, beiden Femurhälsen sowie im proximalen Bereich beider Ulnae, sodass die szintigraphische Diagnose einer multiplen Skelettmetastasierung gestellt wurde. Das Serum-Calcium war mit 1,49 mmol/l allerdings deutlich erniedrigt (Normbereich: 2,1 – 2,55 mmol/l).

Verdachtsdiagnosen/ Differentialdiagnosen
Die auswärts bereits verfolgte Fährte einer diffusen Skelettmetastasierung bei noch unklarem Primärherd erscheint aufgrund der pathologischen Klavikulafrakturen, des Ernährungs- und Allgemeinzustands sowie angesichts des pathologischen Szintigramms plausibel, wenngleich sich kein klassischer „Leistungsknick" in den letzten Monaten erfragen lässt. Auch hätten Sie bei einem diffusen osteolytischen Prozess eher eine Hyperkalzämie erwartet statt einer Hypokalzämie, die Sie also in jedem Fall weiter abklären wollen. Sie wollen im vorliegenden Fall insbesondere ein Malabsorptionssyndrom ausschließen, auch wenn die Stuhlanamnese unauffällig ist. Ein möglicherweise bestehender renaler

Calcium-Verlust ist ebenfalls zu bedenken; dieser tritt z. B. bei Hypoparathyreoidismus oder bestimmten tubulären Schädigungen der Niere auf. Dass die Hypokalzämie auf eine Niereninsuffizienz zurückzuführen ist, halten Sie bei fehlenden anderen Zeichen der Niereninsuffizienz für unwahrscheinlich – Sie wollen die Spur aber trotzdem weiterverfolgen, da die Knochenveränderungen eine renale Osteopathie anzeigen könnten. Wegen der Magenteilresektion in der Vorgeschichte sowie angesichts der Abneigung gegen Milchprodukte werden Sie auch den Vitamin-D-Status überprüfen.

Welche Untersuchungen ordnen Sie an?
Zunächst wollen Sie die Hypokalzämie bestätigen. Da diese nicht nur durch gesteigerte Verluste oder mangelnde Aufnahme, sondern auch durch eine Verminderung des hauptsächlichen Ca^{2+}-Transportproteins, des Albumins, bedingt sein kann, bestimmen Sie zusätzlich den Albuminspiegel, der z. B. im Rahmen einer Malabsorption erniedrigt sein könnte. Die Bestimmung des Serum-PTH kann differentialdiagnostisch extrem hilfreich sein: Ist dieses nämlich erniedrigt, so wäre als Ursache der Hypokalzämie ein primärer Hypoparathyreoidismus anzunehmen. Ist das PTH dagegen erhöht, so wäre

08

die PTH-Veränderung als zu erwartende physiologische Gegenregulation und damit als Folge der Hypokalzämie zu interpretieren. Zur Beurteilung des Knochenumsatzes bestimmen Sie die alkalische Phosphatase und Knochenabbauparameter im Urin (z. B. Desoxypyridinolin).

Darüber hinaus sind Sie am Nierenstatus der Patientin interessiert, da eine chronische Niereninsuffizienz nicht nur zur Hyperphosphatämie mit sekundärer Erniedrigung des Calcium-Spiegels führt (Calcium und Phosphat haben ein konstantes Löslichkeitsprodukt), sondern zudem die in der Niere ablaufende Aktivierung des Vitamins D behindert. Sie ordnen deshalb die Bestimmung von Harnstoff, Kreatinin und Phosphat an. Außerdem wollen Sie die vermutlichen osteolytischen Herde durch eine Knochenbiopsie abklären lassen, die Ihnen nicht nur differentialdiagnostisch weiterhelfen könnte, sondern evtl. auch einen Hinweis auf den Primärherd geben kann.

Ergebnisse (Normwerte in Klammern)

Calcium 1,58 mmol/l (2,1 – 2,55), Phosphat 0,7 mmol/l (0,8 – 1,5), Albumin 35,8 g/l (33 – 51), Kreatinin 60 µmol/l (44 – 97), Harnstoff 3,5 mmol/l (2,5 – 6,4), PTH 248 pg/ml (15 – 55), alkalische Phosphatase 636 U/l (27 – 139), Desoxypyridinolin i. U. 16 nmol/mmol Kreatinin (1 – 4).

Aufgrund der Befunde stellen Sie fest, dass tatsächlich eine erhebliche Hypokalzämie vorliegt und dass diese nicht auf eine Hypoalbuminämie zurückzuführen ist. Begleitend liegt ein deutlicher Hyperparathyreoidismus vor, den Sie im Lichte der

gleichzeitig bestehenden Hypokalzämie als sekundär interpretieren. Die erhöhte Desoxypyridinolin-Ausscheidung sowie erhöhte alkalische Phosphatase weisen auf einen deutlich gesteigerten Knochenumsatz hin. Hinweise auf ein zugrunde liegendes Malabsorptionssyndrom ergeben sich bei normalem Serumalbumin nicht. Die Nierenfunktion ist normal, das Phosphat im Serum leicht erniedrigt, ein Befund, den Sie sich aus den bisherigen Testresultaten nicht erklären können.

Sie haben nun allerhand Zahlen generiert, die Ursache des Problems liegt jedoch weiterhin im Dunkeln. Inzwischen ist die wegen eines vermeintlich osteolytischen Herdes im Beckenkamm gewonnene Knochenstanze befundet und zeigt keinen Anhalt für Malignität, dafür eine unvollständige Mineralisierung mit Zeichen des gesteigerten Knochenan- und -abbaus, vereinbar mit einer Osteomalazie!

Mit dieser Information im Hinterkopf wenden Sie sich dem zweiten Steuerungshormon des Calcium-Stoffwechsels zu, dem Vitamin D. Sie entscheiden sich, zunächst das 25-Hydroxy-Vitamin D zu bestimmen, das zwar nicht die biologisch aktive Form des Vitamins darstellt, jedoch als Speicherform die Körpervorräte an Vitamin D reflektiert. Dabei ergibt sich der auffällige Wert von < 5,5 ng/ml (10 – 50), d. h., der Serum-Vitamin-D-Spiegel ist nicht mehr messbar!

Wie lautet die Diagnose?

Ausgeprägte Osteomalazie mit pathologischen Frakturen auf dem Boden eines

schweren Vitamin-D-Mangels mit sekundärem Hyperparathyreoidismus.

Alle erhobenen klinischen, laborchemischen, bildgebenden und histologischen Befunde lassen sich hierunter subsumieren, inklusive der Hypophosphatämie, des Hyperparathyreoidismus und der Hypokalzämie. Der Vitamin-D-Mangel erklärt sich im vorliegenden Fall durch das jahrelange Zusammenwirken dreier Risikofaktoren: zu geringe Vitamin-D-Einnahme (Milchunverträglichkeit); zu geringe Vitamin-D-Absorption (Billroth-II) und zu geringe Vitamin-D-Synthese in der Haut (mangelnde UV-Wirkung durch Sonnenüberempfindlichkeit).

Therapievorschlag

Im Vordergrund steht die orale Zufuhr von Vitamin D_3, zunächst 10 000 I.E./d für drei Wochen. Danach erfolgen eine Kontrolle der alkalischen Phosphatase und ggf. Fortführung dieser Therapie. Ziel ist die Absenkung der alkalischen Phosphatase in den Normbereich. Da die Risikofaktoren der geschilderten Patientin nicht grundsätzlich zu beheben sind, empfiehlt sich im Anschluss an die Akuttherapie eine Prophylaxe mit täglich 1000 i. E. Vitamin D_3.

Weiterer Verlauf

Im vorliegenden Fall normalisierte sich die alkalische Phosphatase nach fünf Wochen. Unter einer Prophylaxe mit täglich 1000 I.E. Vitamin D_3 zeigte sich eine bleibende Normalisierung aller Knochenstoffwechselparameter ohne eine erneute Tendenz zum sekundären Hyperparathyreoidismus. Neue Frakturen sind bislang nicht aufgetreten.

08

Fallbeispiel 2

Eine 35-jährige Hausfrau klagt seit Monaten über heftige Angstattacken. Diese entwickelten sich aus heiterem Himmel und gingen mit Zittrigkeit, Schweißausbruch und Herzrasen einher. Nachdem die Anfälle anfänglich nur sehr sporadisch aufgetreten seien, habe die Häufigkeit in den letzten Wochen deutlich zugenommen; die Gabe eines β-Blockers habe die Symptomatik nicht verbessert, sondern eher zu einer Verschlechterung geführt. Auch eine Psychotherapie mit autogenem Training blieb ohne Erfolg.

Bei genauem Nachfragen stellt sich heraus, dass die Patientin in letzter Zeit ungewöhnlichen psychischen Stresssituationen ausgesetzt ist, die vor allem mit der Alkoholkrankheit ihres Ehemanns zu tun haben. Sie glaubt jedoch nicht, dass die Angstattacken etwas „mit dieser Sache" zu tun haben, da sie stets „aus heiterem Himmel" kämen.

Körperlicher Befund

Guter Allgemeinzustand, athletischer Körperbau, Normalgewicht. Herzfrequenz 96/min, RR 155/95 mmHg (20/12,5 kPa), 2/6 Systolikum über der Aortenklappe. Ansonsten finden sich keine auffälligen Befunde.

Welche Verdachtsdiagnose, welche Differentialdiagnose haben Sie?

Sie betrachten die Unruhezustände mit Herzrasen, Zittrigkeit, starker Unruhe bis hin zur Todesangst als Ausdruck einer ausgeprägten Aktivierung des sympathischen Nervensystems. Diese kann bei einer primär zentralnervösen, psychischen Krankheit wie einer Angststörung auftreten. Letztere ist bekanntermaßen bei Frauen mittleren Alters besonders häufig. Auch die Vorgeschichte mit ungewöhnlichem psychischem Stress deutet in diese Richtung.

Daneben denken Sie jedoch auch an organische Störungen mit erhöhter sympathischer Aktivierung: eine plötzliche, paroxysmale Freisetzung von Katecholaminen aus einem Phäochromozytom oder eine sekundäre sympathische Aktivierung, wie sie bei schweren Hypoglykämien im Rahmen eines Insulinoms vorkommen kann.

Sie diskutieren den Fall mit Ihrem älteren Kollegen, der nur bemerkt: „35-jährige Frau, mit einem Alkoholiker verheiratet, da kann ich nur sagen: was häufig ist, ist häufig – mir scheint hier das Problem zwischen den Ohren zu sitzen …"

„Was häufig ist, ist häufig" – das hat etwas für sich, denken Sie sich – wenn da nur nicht dieser (inzwischen wiederholt gemessene) erhöhte Blutdruck wäre! Sie entscheiden sich also, tiefer zu schürfen, und fassen zunächst die Diagnose eines **Phäochromozytoms** ins Auge, denn für das mit oft schweren Hypoglykämien einhergehende Insulinom ist ein hoher Blutdruck nicht typisch; außerdem berichten Insulinom-Patienten regelhaft von einer Besserung der Symptome nach der Zufuhr von Kohlenhydraten, was die Patientin ausdrücklich verneint.

Zwei weitere Erkrankungen mit paroxysmalen Manifestationen und begleitenden „psychischen" Reaktionen, die **Hyperthyreose** und das **Karzinoid**, behalten Sie in Ihrem Hinterkopf – sie passen jedoch weitaus schlechter: Bei der Hyperthyreose vermissen Sie Symptome des Hypermetabolismus wie Schweißneigung, Wärmeintoleranz und Gewichtsverlust und beim Karzinoid, das neben Serotonin, Histamin und vasoaktiven Peptiden bisweilen auch Katecholamine sezerniert, vermissen Sie den charakteristischen Durchfall und die Gesichtsrötung.

Welche Untersuchungen ordnen Sie an?

Sie wollen Ihre Verdachtsdiagnose eines Phäochromozytoms durch den Nachweis erhöhter Katecholaminabbauprodukte (Metanephrin und Normetanephrin) und Katecholamine (Adrenalin, Noradrenalin) im angesäuerten 24-h-Sammelurin erhärten. Dabei vergessen Sie nicht, die Patientin auf einige Besonderheiten in der Diät während der Sammelperiode hinzuweisen: Drei Tage vor sowie während der Sammelperiode sollten kein Tee, Kaffee, Vanille, Käse oder Bananen zugeführt werden. Darüber hinaus wollen Sie die Plasmakatecholamine bestimmen, und zwar am besten während einer Krise – was allerdings nicht immer machbar ist.

Sie wollen durch die Laboruntersuchungen auch klären, ob der Hypertonus möglicherweise schon Folgeschäden verursacht hat. Hierzu bestimmen Sie das Kreatinin und ordnen ein EKG an.

Außerdem untersuchen Sie die Patientin noch einmal genau im Hinblick auf Schilddrüsengröße, Hautpigmentierung und Schleimhautabweichungen, da Phäochromozytome Neubildungen im Rahmen der ererbten multiplen endokrinen Neoplasie Typ II (MEN II) sein können, zu deren Bild auch andere endokrine Tumoren – insbesondere das medulläre Schilddrüsenkarzinom – gehören. Tumormarker für dieses Karzinom ist das Calcitonin, das Sie im Labor mit bestimmen lassen.

Ergebnisse (Normwerte in Klammern):
- Im 24-h-Urin: Noradrenalin 12 000 nmol/d (< 470), Adrenalin 1000 nmol/d (< 220), Normetanephrin 5000 nmol/d (< 660), Metanephrin 2000 nmol/d (< 410).
- Im Serum: Adrenalin 300 ng/l (10–80), Noradrenalin 5000 ng/l (100–600), Calcitonin < 2 pg/ml (<2–10), Kreatinin 74 µmol/l (50–97).

Bildgebende Verfahren

Vor dem Hintergrund dieser Laborergebnisse leiten Sie die Tumorsuche ein. Zur Untersuchung der Nebennieren, des häufigsten Sitzes des Phäochromozytoms, ordnen Sie ein Magnetresonanztomogram an. Ergebnis des MRT: In der linken Neben-

08

nierenrinde stellt sich ein 4 × 3 cm messender Tumor mit zentral nekrotischen Anteilen dar.

Wie lautet die Diagnose?

Bei der angegebenen Symptomatik macht die Kombination eines Nebennierentumors mit deutlich erhöhten Serum- und Urinkatecholaminen und deren Metaboliten ein Phäochromozytom sehr wahrscheinlich.

Weiteres Vorgehen?

Durch eine [131]J-Metaiodbenzylguanidin-Szintigraphie schließen Sie ein multilokuläres Phäochromozytom aus. Diese Untersuchung hätten Sie auch angeordnet, wäre das Ergebnis des MRT negativ gewesen, da ein Phäochromozytom auch primär extramedullär lokalisiert sein kann.

Sie melden Ihre Patientin zur laparaskopischen Entfernung des Phäochromozytoms an. Da es bei dieser Operation zu schweren und lebensgefährlichen Blutdruckkrisen kommen kann, sorgen Sie für eine adäquate medikamentöse Operationsvorbereitung durch die Gabe des nicht-kompetitiven α-Antagonisten Phenoxybenzamin (Dibenzyran®). Diese ca. zwei Wochen dauernde Therapie sorgt dafür, dass sich die unter dem chronischen Katecholaminexzess kontrahierten Venolen und Arteriolen der Patientin entspannen und die Verarmung des Intravasalvolumens schon vor der Operation allmählich korrigiert wird (vgl. 8.7.4).

Weiterer Verlauf und Anmerkungen

Bei der Patientin konnte das Phäochromozytom komplikationslos entfernt werden.

Sie stellte sich sechs Monate nach der Operation zur Kontrolle der Katecholaminausscheidung vor, um ein mögliches Rezidiv zu erfassen. Der Blutdruck war bei der Vorstellung ohne medikamentöse Therapie normal, Panikattacken waren nicht mehr aufgetreten. Dass die Gabe eines β-Blockers die Symptomatologie eher verschlechtert hat, ist für das Phäochromozytom geradezu typisch: Durch die β-Blockade kommt die α-adrenerge, vasokonstriktive Wirkung der freigesetzten Katecholamine besonders zum Tragen, der Blutdruck steigt noch exzessiver. Den Spruch „Was häufig ist, ist häufig" haben Sie in diesem Fall zu Recht in den Wind geschlagen. Denn er hat einen zweiten Teil: „… aber übersieh die Krankheit nicht, die den Patienten das Leben kosten könnte."

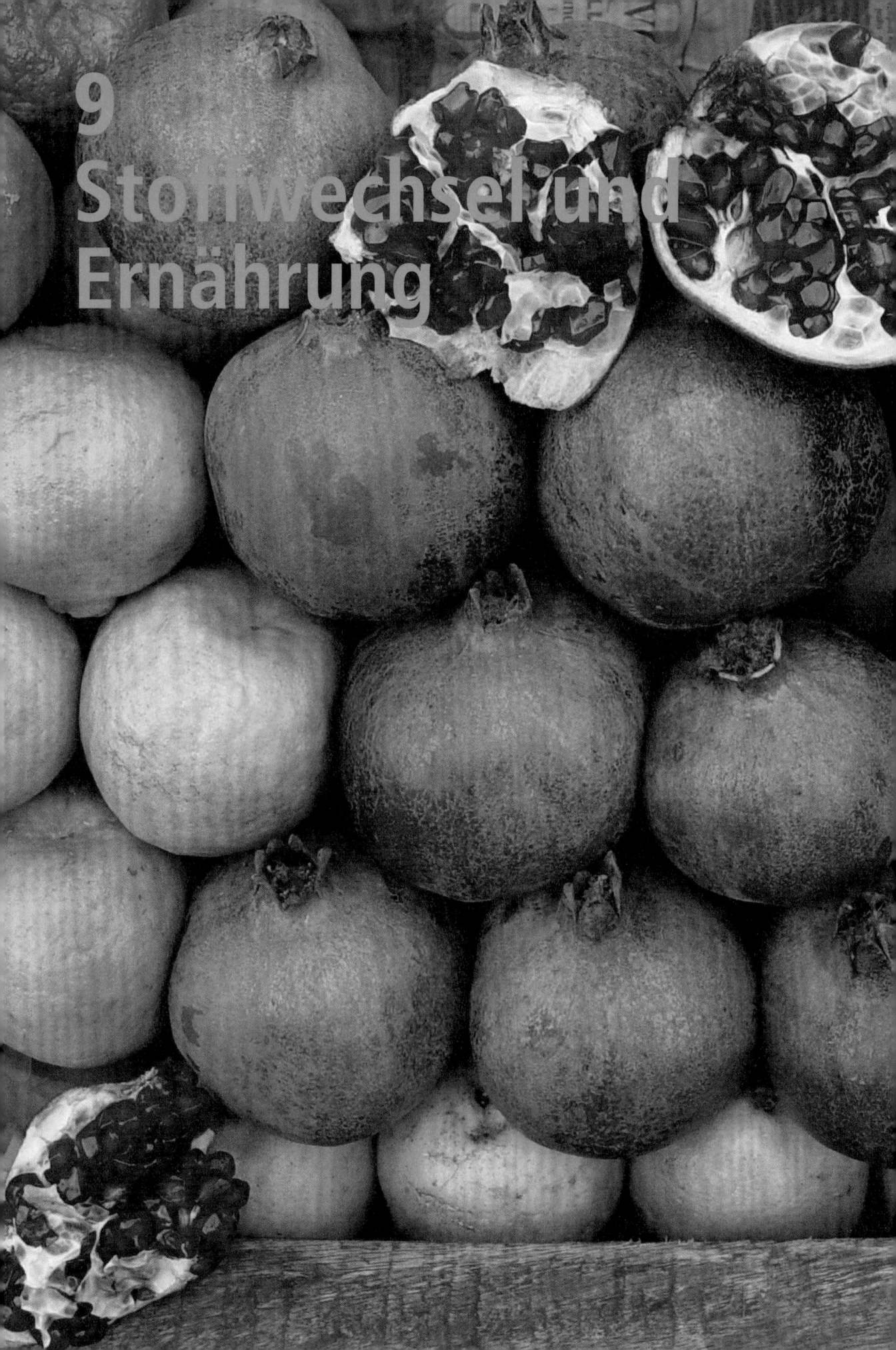

9
Stoffwechsel und Ernährung

Das Leben in der Überflussgesellschaft ist mit seinen eigenen Risiken verbunden: Das quantitative Überangebot an Nahrung sowie die häufig ungünstige Auswahl der Nahrungsmittel (fettreich, arm an Faserstoffen), gepaart mit einem soziokulturell verankerten Bewegungsmangel (vorwiegend sitzende Tätigkeiten, motorgetriebene Fortbewegung), sind wesentliche Ursachen für das häufige Auftreten von Fettstoffwechselstörungen, Diabetes mellitus und Adipositas mit den begleitenden kardiovaskulären, orthopädischen und psychologischen Problemen.

Fähigkeit zur Stoffwechseladaptation

Die hormonelle und neuronale Regulation des Stoffwechsels zielt zum einen darauf, das im Tagesverlauf stark schwankende Substratangebot an die ebenfalls stark schwankende Nachfrage des Stoffwechsels anzupassen. Hierzu dient vor allem die Sekretion von Insulin und der zum Insulin antagonistischen Hormone. Zum anderen ist die Steuerung des Stoffwechsels aber auch auf die langfristige kalorische Homöostase ausgerichtet, in deren Rahmen der Stoffwechsel an die für viele Völker noch immer spürbaren Schwankungen im Nahrungsangebot (Hunger- und Überflussperioden) sowie an die im Lebensverlauf schwankende Substratnachfrage (erhöhte Nachfrage in Wachstumsphasen, Schwangerschaft und Stillzeit, erniedrigte Nachfrage im Alter) angepasst wird. Dabei spielen die Kapazität der Zellen zur Fettspeicherung und deren humorale und verhaltensbiologische Regulation eine zentrale Rolle.

Folgen von Bewegungsmangel und Fehlernährung

Im Zuge der Überversorgung mit schnell resorbierbaren Kohlenhydraten und Fetten vollzieht sich eine tiefgreifende Gewebeadaptation, in deren Zentrum die sich nach und nach entwickelnde **Insulin-Resistenz** der Körperzellen steht. In deren Folge wiederum steigen der Insulin-Spiegel und später der Glucose-Spiegel im Blut an. Diese Hyperinsulinämie ist der Ausgangspunkt für eine ganze Reihe von letztendlich gewebeschädigenden Mechanismen:

- Stimulierung der Endothelproliferation mit Störungen der Gefäßintegrität: Atherosklerose
- Na^+-Retention mit Steigerung des Extrazellulärvolumens: Hypertonus
- erhöhte VLDL-Produktion in der Leber: Fettstoffwechselstörungen
- relativer Insulin-Mangel: Typ-2-Diabetes-mellitus.

Beim Zustandekommen dieser als **metabolisches Syndrom** bezeichneten Stoffwechselentgleisung (s. 9.2.4) spielt jedoch nicht nur die quantitative Überversorgung des Stoffwechsels eine Rolle. Genauso wichtig sind qualitative **Ernährungsfaktoren** wie die in industriellen Nahrungsprodukten bevorzugten gehärteten Fette (s. 9.1), hoch konzentrierte Fructose- und Glucose-Zusätze, aber auch der in den Industrieländern immer stärker um sich greifende chronische Bewegungsmangel.

Die Entschlüsselung der pathogenetischen Basis des „Syndroms X" ist eines der spannendsten Kapitel der derzeitigen medizinischen Forschung und sie erbringt weitere Hinweise darauf, wie sich die Leistungen der Leber-, Muskel- und Fettzellen unter den Bedingungen der Überflussgesellschaft in ein lebensgefährliches Risiko umkehren können.

Therapie des metabolischen Syndroms

Die dreifache Stoffwechselbelastung durch quantitative Überernährung, qualitative Fehlernährung und Bewegungsmangel erklärt vielleicht, weshalb das postulierte „metabolische Syndrom" so überaus therapieresistent ist. In der Tat stellt die Behandlung dieses Symptomenkomplexes eine der frustrierendsten Herausforderungen an den Arzt dar, der nicht nur versuchen muss, innerhalb von Monaten ein vielköpfiges Syndrom zu „heilen", das sich oft über Jahrzehnte entwickelt hat, sondern der zudem gegen Verhaltensweisen anzugehen versucht, die tief in den modernen soziokulturellen Bedingungen und persönlichen Verhaltensmustern verwurzelt sind. So steht die Medizin in der paradoxen Situation, dass sie zwar Diabetiker im Spätstadium mit immer besseren Formen der Nierenersatztherapie versorgen kann (s. 10.14), jedoch in praktisch allen Industrienationen außerstande ist, den stetigen Anstieg des Typ-2-Diabetes zu begrenzen. Immer mehr Patienten werden nach Erkrankung immer intensiver medizinisch versorgt, aber immer mehr Menschen setzen sich dem Risiko einer chronischen Erkrankung aus, mit ungeheuren individuellen, sozialen, ökonomischen und gesundheitspolitischen Folgen (zur Diskussion dieses Paradoxes s. Einleitungskapitel „Helfen und Heilen").

PRÜFUNGSSCHWERPUNKTE

+++ Diabetes mellitus: Ursachen, Diagnostik, Therapie (Insulineinstelllung, Metformin [*cave:* Laktatazidose], Acarbose, Glinide), systemische Folgeschäden (ketoazidotisches Koma – hyperglykäm. Koma, Nephropathie, Angio-/Neuropathien, diabetischer Fuß, trockene Gangrän)

++ Adipositas (BMI, Ursachen, Folgen), metabolisches Syndrom, Gicht, Fettstoffwechselstörungen (familiäre Hypercholesterinämie, Medikamente [*cave:* Kombination Fibrate/Statine, Gefahr der Rhabdomyolyse])

+ Hämochromatose, M. Wilson, Amyloidosen (Ursachen)

9.1 Ernährung

Die meisten Studenten und Ärzte verbinden mit der Ernährungswissenschaft endlose Listen von „empfohlenen Tagesdosen", Standardportionen und Broteinheiten. Dies rührt daher, dass die Ernährung des Menschen – ähnlich wie bei seinen kommerziell gehaltenen Mitsäugern – bis vor Kurzem vor allem aus dem Blickwinkel der ursprünglich vorherrschenden **ernährungsbedingten Mangelkrankheiten** (Unterernährung, Vitaminmangelkrankheiten) untersucht wurde. Aus diesem Blickwinkel ging es vor allem darum, eventuelle nutritive Engpässe zu vermeiden und das Nährstoffgemisch zu finden, „bei dem die Maschine optimal läuft". Nebenprodukte dieser reduktionistischen Strategie waren Kunstprodukte wie die noch immer populäre „Margarine" sowie der von weiten Bevölkerungsteilen gehaltene Aberglaube, mit ein paar Vitaminzusätzen ließe sich eine „gesunde Ernährung" erreichen.

Zudem hat sich gezeigt, dass Ernährungsempfehlungen nur begrenzt umgesetzt werden können. Denn welche Ernährung Menschen langfristig „durchhalten" können, hat zum einen etwas mit **sozialen Randbedingungen** zu tun („Fast" Food hat sich nicht ohne Grund in einer „schnellen" Gesellschaft etabliert), zum anderen haben Essensgewohnheiten etwas mit der **geschmacklichen Biografie** jedes Einzelnen zu tun, und diese ist bemerkenswert robust gegenüber Änderungen.

Warum Ernährungsempfehlungen im echten Leben so oft „danebenliegen", liegt aber auch daran: Hinter dem, was uns als „beste" Ernährung empfohlen wird, stehen vielfältige **wirtschaftliche Interessen**. So propagiert die Nahrungsmittelindustrie in den letzten Jahren verstärkt den zusätzlichen Verzehr funktioneller Nährstoffe – von Omega-3-Fettsäuren über Präbiotika bis hin zu „Stoffwechselaktivatoren". Bei der Werbung für diese Nahrungsergänzungsmittel stützt sie sich nicht selten auf „wissenschaftliche" Studien.

Und dies beleuchtet ein weiteres Dilemma der Ernährungs-„wissenschaft": Sie kann ihre Empfehlungen aus methodischen Gründen kaum auf kontrollierte Experimente stützen, wie sie etwa in der Arzneimittelforschung üblich sind. Stattdessen ist sie auf viel schwerer zu interpretierende Beobachtungsstudien angewiesen, die oft nicht mehr sind als glorifizierte „Kaffeesatz-Leserei". Dies erklärt, weshalb sich Hunderte von (in ihren Annahmen vielfach widersprüchliche) Diäten auf angeblich „wissenschaftliche" Erkenntnisse berufen. Das Erkenntnisdilemma der Ernährungsmedizin erklärt zudem, weshalb die Halbwertszeiten selbst der „offiziellen" Empfehlungen zum Thema Ernährung traditionell recht kurz sind.

❗ Die Zahl adäquat ernährter Menschen ist rückläufig: Etwa 50 % der Amerikaner sind übergewichtig, ihnen folgen die Europäer auf den Fersen. Die Expansion der Mittelklasse vor allem in Asien hat die ehemals als „westlich" angesehene Überernährung auch in vielen Schwellenländern fest etabliert. Seite an Seite damit besteht in diesen Ländern die quantitative und qualitative Unterernährung fort. ❗

Konsequenzen von Fehlernährung

Die Distanz vieler Ärzte zur Ernährungswissenschaft ist unglücklich, denn was wir essen, hat **enorme medizinische Konsequenzen**:

- Es wird geschätzt, dass etwa ein Drittel der tödlichen **Krebserkrankungen** ernährungsbedingt sind, vor allem Kolonkarzinom (faserarme Ernährung), Brustkrebs (Übergewicht, Östrogen-Zusätze in der Nahrung), Lungenkrebs (Raucher, die viel Früchte und Gemüse essen, haben ein geringeres Lungenkrebsrisiko) sowie Prostata- und Eierstockkarzinom.
- Auch die **kardiovaskulären Erkrankungen** sind letzten Endes ein unerwünschter biologischer Effekt einer quantitativ und qualitativ ungünstigen Ernährung. Die pathogenetischen Zusammenhänge gehen dabei weit über die ehemals populäre „Fett-Theorie" hinaus; die gut dokumentierten gefäßprotektiven Effekte von löslichen und unlöslichen Faserstoffen, von Antioxidanzien aus Gemüse und Früchten sowie von bestimmten ungesättigten Fettsäuren sprechen für komplexe Effekte verschiedener Nahrungsbestandteile.

❗ Dies wird durch die Beobachtung unterstützt, dass die Mittelmeerländer mit ihrem relativ hohen nutritiven Fettanteil eine geringere Last an kardiovaskulären Erkrankungen tragen als z. B. Deutschland oder die USA („*the French paradox*"). ❗

❗ Weitere stark ernährungsabhängige Erkrankungen sind Adipositas, Diabetes Typ 2, Gicht, viele Magen-Darm-Erkrankungen (z. B. Divertikulose, Obstipation) und Osteoporose. ❗

Wodurch „wirkt" Ernährung?

Menschen können in allen Klimazonen – von der praktisch gemüsefreien Arktis bis zur afrikanischen Savanne – gesund leben. Sind bestimmte Mindestanforderungen an Nährstoffe abgedeckt, so scheint der Mensch extrem **flexibel** zu sein. So leben Menschen, die sich viel bewegen, mit der traditionell fettreichen mitteleuropäischen Ernährung recht gesund, während bewegungsarm lebende Menschen mit nachhaltigen Stoffwechselproblemen rechnen müssen. Zudem gehen viele der gesundheitsrelevanten Effekte der Ernährung von **funktionellen** (nicht-nutritiven) Nahrungskomponenten aus und lassen sich nach dem Paradigma definierter Mindest- oder Höchstmengen nicht verstehen. Nahrung „wirkt" im Zusammenspiel seiner Komponenten – die „Mittelmeerkost" **(Abb. 9.1)** beispielsweise enthält genug Bestandteile, die im Labor als „gesundheitsschädlich" definiert wurden (z. B. das wegen seines Cholesteringehalts verrufene Hühnerei), und ist insgesamt dennoch eine empfehlenswerte Art der Ernährung.

Die Tatsache, dass sich viele Nahrungsmittel in ihren metabolischen Effekten beeinflussen, begrenzt auch die Interventionen mit Einzelfaktoren. Entsprechend waren Interventionsstudien mit z. B. Vitaminen zur Primär- oder Sekundärprophylaxe kardiovaskulärer Erkrankungen generell enttäuschend, und auch die zusätzliche Zufuhr von n-3-Fettsäuren beeinflusst weder die Mortalität noch das Risiko für Krebs oder kardiovaskuläre Erkrankungen.

Wirkungen der Nahrung

Im Folgenden sind die komplexen Wirkungen der Ernährung nach neueren Gesichtspunkten dargestellt:

- **Antientzündliche Wirkung:** Viele Nahrungsbestandteile wirken auf Entzündungsprozesse und beeinflussen damit Vorgänge wie die Atherogenese (s. **2.3.1**). So fördert z. B. ein ungünstiges Verhältnis von n-6- zu n-3-Fettsäuren (s. **Kasten** „Fettsäuren und ihre physiologischen Effekte") ein proinflammatorisches Milieu am Gefäßendothel, während mehrfach ungesättigte Fettsäuren – besonders n-3-

Fettsäuren – antientzündlich wirken. Die im Kolon nahrungsabhängig freigesetzten kurzkettigen Fettsäuren (s. **6.1.2**) beeinflussen die Fibrinogen-Bildung und andere Blutgerinnungsparameter und spielen damit ebenfalls bei der Atherogenese eine Rolle, ebenso wie auch die löslichen Faserstoffe (in Obst und Gemüse), die z. B. in epidemiologischen Studien besser mit dem Risiko für kardiovaskuläre Erkrankungen korrelieren als der quantitative Fettanteil der Nahrung.

- **Immunmodulation und antiproliferative Effekte:** Viele Nahrungsbestandteile haben direkte oder indirekte Wirkungen auf das Immunsystem. So korreliert z. B. die quantitative und qualitative Zusammensetzung der Darmflora mit der Zufuhr an Fructo-Oligosacchariden (diese so genannten „Präbiotika" kommen vor allem in frischem Gemüse und Obst vor) – die Darmflora wiederum hat weit reichende immunologische Fernwirkungen (s. **4.1.8**). Viele andere funktionelle pflanzliche Nahrungsbestandteile (sog. sekundäre Pflanzenstoffe) wirken antioxidativ und haben dadurch antiproliferative und möglicherweise antikanzerogene Effekte, z. B. Karotinoide (Beta-Karoten, Lutein, Lycopen), Phytoöstrogene (etwa in Kohl und Broccoli), natürlich vorkommende Salizylate, Flavonoide (An-

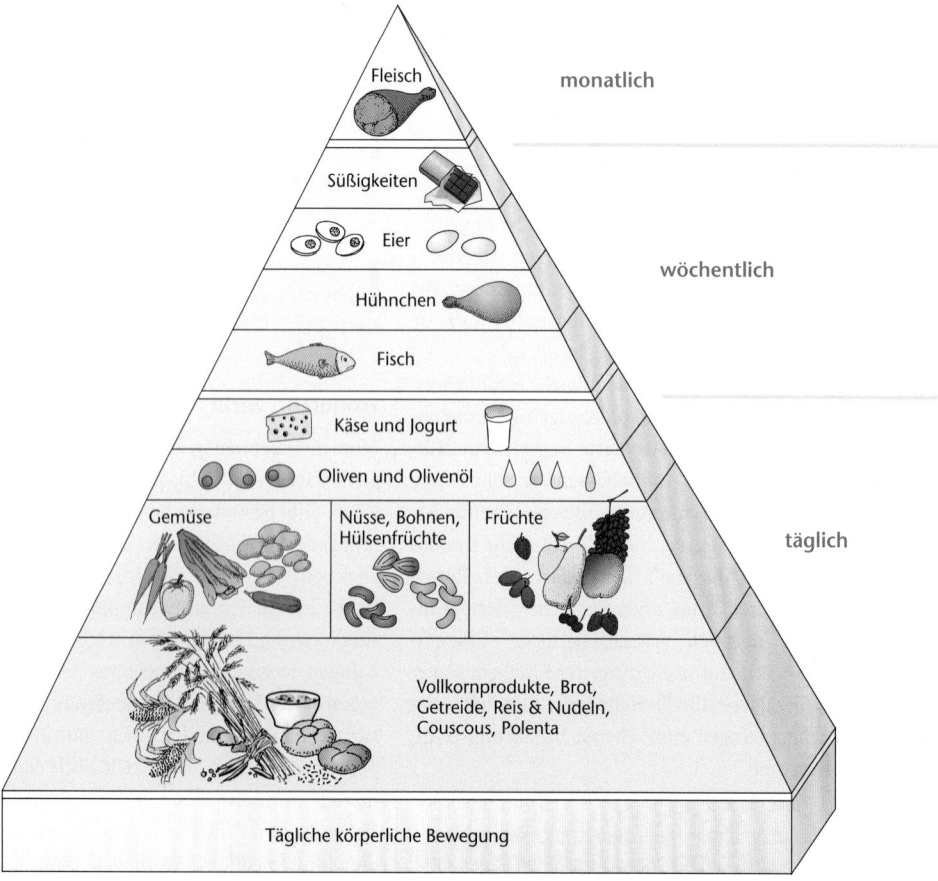

Abb. 9.1: Die mediterrane Essenspyramide. Die Darstellung gibt die traditionellen Essensgewohnheiten des Mittelmeerraumes wieder, der sich durch eine niedrige Prävalenz ernährungsbedingter Zivilisationskrankheiten auszeichnet. Wegen des Reichtums an löslichen und unlöslichen Faserstoffen, des hohen Anteils an Olivenöl, des moderaten Fleischanteils und des Einschlusses von Käse, Jogurt und Wein gilt die mediterrane Pyramide heute als ernährungsphysiologisches Idealmodell.

thocyanidin, Katechine, Flavone), Phenole (Kaffeinsäure, Ferulinsäure), Sulphoraphane und Saponine (alle in diversen Gemüsearten). Pflanzliche Faserstoffe beeinflussen zudem die Magen-Darm-Passagezeit und reduzieren möglicherweise die Karzinomentstehung durch eine schnellere Elimination potentiell karzinogener Substanzen.

- **Metabolische Modulation:** Viele Nahrungsbestandteile greifen direkt in den Lipoprotein-Stoffwechsel ein, z. B. haben Pflanzensterole (pflanzliche Cholesterin-Analoga wie Sitosterol, z. B. in Nüssen), pflanzliche Sulfide (z. B. in Knoblauch) und lösliche Faserstoffe (z. B. Psyllium oder Pektine in Früchten) LDL-senkende Effekte. Selbst „unverdauliche" Nahrungsbestandteile (lösliche und unlösliche Faserstoffe) sind metabolisch wirksam: Über Art und Menge der durch die Darmflora in die Blutbahn eingetragenen kurzkettigen Fettsäuren beeinflussen diese Nahrungsbestandteile z. B. den Fettstoffwechsel sowie die Insulin-Sensitivität der Zielgewebe.

- **Neuropsychologische Effekte:** Die Gulaschkanone an Krisenorten dient nicht nur der Versorgung mit Kalorien, und auch für viele Nahrungsbestandteile und Gewürzmittel sind neuroendokrine „Befindlichkeits"-Effekte nachgewiesen.

═══ ZUR VERTIEFUNG ═══

Fettsäuren und ihre physiologischen Effekte

Nach dem Grad ihrer „Sättigung" werden unterschieden:

- **gesättigte** Fettsäuren (ausschließlich Einfachbindungen zwischen den Kohlenstoff-Atomen)
- **einfach ungesättigte** Fettsäuren (*monounsaturated fatty acids*, MUFAs: eine Doppelbindung)
- **mehrfach ungesättigte** Fettsäuren (*polyunsaturated fatty acids*, PUFAs: mehrere Doppelbindungen).

Sie haben jeweils unterschiedliche Funktionen im Stoffwechsel. Während gesättigte Fettsäuren und MUFAs vor allem die Fluidität und damit Funktionen von zellulären Membranen regulieren, haben die mehrfach ungesättigten Fettsäuren auch steuernde Funktion im Stoffwechsel, die je nach Länge der Kohlenstoffkette und der Zahl der Doppelbindungen differieren (s. u.).

Gesättigte Fettsäuren kommen vor allem in Nahrungsmitteln tierischer Herkunft vor, während ungesättigte Fettsäuren im Pflanzenreich überwiegen. Auch Fisch enthält allerdings besonders viele mehrfach ungesättigte Fettsäuren, was mit der kalten Funktionstemperatur seelebender Lebewesen zu tun haben könnte (je gesättigter ein Fett, desto höher der Schmelzpunkt). Der Körper kann aus gesättigten Fettsäuren einfach ungesättigte Fettsäuren bilden, die PUFAs Linolund α-Linolensäure sind jedoch **essentiell**.

Nomenklatur

Die Fettsäuren werden entsprechend der Lokalisation der ersten Doppelbindung (vom Carboxyl-Ende aus gesehen) klassifiziert. Wichtige Fettsäuren sind z. B. **Ölsäure** (18 Kohlenstoffatome lang, eine Doppelbindung am 9. C-Atom vom Carboxyl-Ende: 18 : 1 n-9), Linolsäure (18 : 2 n-6), **Linolensäure** (18 : 3 n-6) und **α-Linolensäure** (18 : 3 n-3). Viele von der Nahrungsmittelindustrie entwickelte Fettemulgate wie Margarine basieren vor allem auf Linolsäure; zur Erhöhung des Schmelzpunktes sind viele Fettkomponenten gehärtet (s. u.).

N-3-Fettsäuren werden auch als **Omega-3-Fettsäuren**, n-6-Fettsäuren auch als **Omega-6-Fettsäuren** bezeichnet. Omega-3-Fettsäuren kommen in Kaltwasserfischen (z. B. Hering), Nüssen, manchen Pflanzen (z. B. Soja-, Raps-, Leinöl) sowie im Fleisch wild lebender Tiere vor. Omega-6-Fettsäuren sind in den meisten Pflanzen (z. B. Leinöl), aber auch in Fleisch und Milchprodukten enthalten.

Fettsäuremetabolismus

Linolsäure und α-Linolensäure sind die Vorläufer für die 20-kettigen **Eicosanoide** (von griech. eikos = zwanzig) Arachidonsäure (AA; 20 : 4 n-6), Di-homo-γ-Linolensäure (DGLA 20 : 3 n-6) und Eicosapentaensäure (EPA 20 : 5 n-3). Die n-3- und n-6-Ausgangssubstanzen α-Linolensäure und Linolsäure konkurrieren dabei um dieselben Elongations- und Desaturierungsenzyme. Bei einem Überwiegen der n-6-Vorläufer kommt es deshalb zu einer „Bevorzugung" des n-6-Produktes Arachidonsäure, dagegen „zwingen" die n-3-Vorläufer den Fettsäurestoffwechsel in Richtung EPA, das weiter zu Docosahexaensäure (DHA; 22 : 6 n-3) umgewandelt wird. Die Aufteilung des Fettsäuremetabolismus in einen n-3- und einen n-6-Pfad geht jedoch noch weiter: AA nämlich ist das Ausgangsprodukt für Thromboxan-B_2 sowie für Leukotriene der B_4- und Prostglandine der E_2-Reihe, die u. a. proinflammatorische Fernwirkungen haben. Aus DHA dagegen werden die Leukotriene B_5 sowie Prostaglandine der E_3-Reihe gebildet, denen jeweils antientzündliche Wirkungen zukommen.

In Tiermodellen konnte gezeigt werden, dass die Verfütterung von Fischöl (reich an ungesättigten n-3-Fettsäuren) höhere Spiegel an Interferon-γ induziert als die „Normalfütterung", was die Immunwirkung von Fettsäuren unterstreicht. Es wird geschätzt, dass der Mensch über den überwiegenden Teil seiner Geschichte Fettsäuren in einem Verhältnis von 2 (n-6) zu 1 (n-3) zu sich nahm, heute ist das Verhältnis etwa 15 : 1. Dies liegt teilweise auch daran, dass unter modernen Mastbedingungen der n-3-Fettsäuren-Gehalt des Fleisches weit unter dem der unter Freilaufbedingungen aufwachsenden Tiere liegt.

Trans-Fette

Viele industriell verwendeten Fette werden zur Erzielung einer besseren Haltbarkeit und festeren Konsistenz hydrogeniert (gehärtet) und ändern dabei ihre Konformation. Die so entstehenden **Trans-Fette** kommen vor allem in industriell hergestellten, fettreichen Lebensmitteln sowie in frittiertem Fast Food vor; andere Quellen sind Eiscreme, Snacks, Tütensuppe, Kekse und industrielle Süß- und Backwaren, insbesondere solche mit Creme-Füllungen. Trans-Fette erhöhen Serumtriglyzeride und LDL-Cholesterin, senken HDL-Cholesterin und erhöhen die Thrombozytenadhärenz. Es wird geschätzt, dass ein täglicher Konsum von mehr als 5 g das Risiko für Herzkranzgefäßerkrankungen um immerhin 25% ansteigen lässt. Trans-Fette kommen auch natürlich in Nahrungsmitteln in niedriger Konzentration vor. Komplexen Trans-Fetten (z. B. konjugierter Linolsäure in Milch) werden positive Gesundheitseffekte zugeschrieben.

09

Ernährung – ein Kontinuum

Über Quantität und Qualität der zugeführten Nahrung hinaus hat die Ernährungswissenschaft ihren Blickwinkel auf die medizinischen Implikationen der **Nahrungsmittelproduktion** erweitert. So begrenzt die industrielle Herstellung und „Verfeinerung" inzwischen häufig den Wert von Nahrungsmitteln: Trans-Fette und Fructose-Zusätze erhöhen zwar die Haltbarkeit bzw. die Kundenakzeptanz, haben aber ernst zu nehmende metabolische Nebenwirkungen. Dasselbe gilt für die landwirtschaftliche Erzeugung: Die industrielle Nahrungsproduktion verlässt sich nach wie vor auf gesundheitlich bedenkliche Produktionshilfen wie Pestizide sowie auf andere risikoreiche Praktiken wie die Verfütterung von Kadaver an Pflanzenfresser, Zusätze von Antibiotika als Mastfaktoren, Einsatz von östrogenhaltigen Mastprodukten und generell bedauerliche Lebensbedingungen für Schlachtvieh – alles Faktoren, die nicht erst seit der BSE-Krise mit nachteiligen Gesundheitseffekten für den Menschen in Verbindung gebracht wurden (s. **13.1.2**).

Die soziale Rolle der Ernährung

Ernährung ist in den letzten 30 Jahren immer stärker zu einem von Schicht zu Schicht unterschiedlichen Phänomen geworden. Die gebildete Mittelschicht isst „bio" oder mediterran, die bildungsfernen Schichten dagegen fettreich und ungesund. Vor allem der weibliche Teil der Bevölkerung wählt seine Nahrung nicht nach Geschmackskriterien, sondern nach der vermuteten Wirkung auf das Körpergewicht. Bei unserer Ernährungsweise scheint es überhaupt immer stärker auch um **sekundäre Ziele** zu gehen, insbesondere um die Regulierung des Körpergewichtes: Schlankheit ist unter den adipogenen Lebensbedingungen des 21. Jahrhunderts ein rares Gut geworden, mit dem immer öfter auch ein gehobener Status signalisiert wird. Angesichts dieser sozialen Beladung der Ernährung ist es kein Wunder, dass Essstörungen zu den am schnellsten zunehmenden Krankheiten gehören (s. **14.5**).

Ernährungsempfehlungen

Vielfach sind Ernährungsempfehlungen negativ formuliert („Essen Sie weniger Fett", „…weniger Zucker", „…weniger Eigelb" usw.) und werden isoliert verfolgt. Dies ist einer der Gründe, warum sich z. B. die *Low-Fat*-Welle in Amerika nicht in die erhofften gesundheitlichen Vorteile hat übersetzen können: Es wurde zwar weniger Fett konsumiert, dafür wurden aber gleichzeitig mehr Kalorien aus anderen Quellen (v. a. Kohlenhydraten) gegessen, mehr industriell produzierte – d. h. an Trans-Fettsäuren und Fructose reiche, an funktionellen Bestandteilen aber arme – Nahrung konsumiert, weniger Nahrung frisch zubereitet, und vor allem ging trotz des propagierten „Gesundheitsbewusstseins" die durchschnittliche körperliche Bewegung weiter zurück.

> ❗ Bis heute hat sich keine der an der Quantität eines bestimmten Energieträgers orientierten Ernährungsformen *(low fat, low carb, high protein)* als gesundheitlich überlegen erwiesen. So zeigte die *Women's Health Initiative Study* an fast 49 000 über acht Jahre beobachteten Frauen, dass eine fettreduzierte Ernährung im Vergleich zur Normalkost keine Vorteile in Bezug auf Herzerkrankungen, Schlaganfall, Brust- und Kolonkarzinom bringt. Was die Studie auch zeigte: dass es für freilebende Probanden praktisch unmöglich ist, langfristig ihren Fettkonsum nennenswert unter 30 % zu senken. ❗

Ernährung ist ein komplexer Ablauf vom Anbau über die Zubereitung bis zum Verzehr, und isolierte „Ernährungsempfehlungen" tragen dem oft nicht Rechnung. Vernünftige Ziele seien im Folgenden kurz zusammengefasst. Sie finden sich heute am ehesten in der sog. mediterranen Ernährung (**Abb. 9.1**) wieder, werden zunehmend aber auch in den „Richtlinien zur vollwertigen Ernährung" des amerikanischen Landwirtschaftsministeriums USDA und der Deutschen Gesellschaft für Ernährung berücksichtigt (s. **Kasten** „Empfehlungen zur vollwertigen Ernährung").

- **Mehr Gemüse, mehr Obst:** Durch ihren Gehalt an vielerlei funktionellen Nahrungsbestandteilen – wie löslichen und unlöslichen Faserstoffen, Pigmenten, Flavonoiden und Vitaminen – sind Obst und Gemüse ideale Nahrungsmittel. Viele epidemiologische Studien belegen ihren positiven Einfluss auf Blutfette und kardiovaskuläres Risiko.
- **Qualität der Fette beachten:** An n-3-Fettsäuren reiche Nahrungsmittel (z. B. Fisch, Olivenöl, Nüsse) sollten bevorzugt, industrielle Trans-Fette vermieden werden (je länger die Haltbarkeit eines Produktes, desto verdächtiger der Inhalt).
- **Komplexe Kohlenhydrate bevorzugen:** z. B. Vollkorn
- **Hoch konzentrierte Fructose vermeiden:** mit Fructose-Konzentraten gesüßte Nahrungsmittel erhöhen die Triglyzeridspiegel im Serum und spielen wahrscheinlich bei der Induktion des metabolischen Syndroms (s. **9.2.4**) eine Rolle, indem sie die Leber zur Abgabe von Triglyzeriden stimulieren.

> ❗ Fructose ist in gleich hoher Konzentration wie Glucose in normalem Haushaltszucker, vor allem aber in Isoglucose und anderen industriellen Süßmitteln wie etwa dem *high fructose corn syrup* (HFCS) enthalten. So enthält etwa eine Dose Coca-Cola ca. 15 g Fructose. Die natürlicherweise in Obst und Gemüse vorkommende Fructose dagegen ist extrem niedrig konzentriert und oft an komplexe Pflanzenfasern gebunden. ❗

- **Frische Zubereitung bevorzugen,** um industrielle Verfremdung zu vermeiden (hoher Trans-Fettsäuren-, Salz- und Fructose-Gehalt).
- **Kein permanentes Essen:** Das Essverhalten hat sich über die letzten Jahrzehnte stark verändert, weg vom traditionellen Boluskonzept (3 Mahlzeiten) hin zum „Snacken

rund um die Uhr", was womöglich den antilipolytischen Effekt des Insulins unterläuft und zur Entwicklung des metabolischen Syndroms beiträgt (s. **9.2.4**).

Die Rolle von Diäten

Jede 5. Frau in Deutschland hat in ihrem Leben schon mehr als 5-mal versucht abzunehmen, jeder 5. Mann hat mehr als 3 Diätversuche hinter sich. So stark der Alltag vieler Menschen von Diäten (= von der gewohnheitsmäßigen Ernährung abweichenden Ernährungsformen) geprägt ist, so dünn sind die wissenschaftlichen Beweise, dass diese ihr Ziel (in der Regel eine Gewichtsreduktion, manchmal auch gesundheitliche Besserungen) erreichen. Diäten schneiden bei wissenschaftlichen Untersuchungen umso schlechter ab, je länger ihre Wirkung beobachtet wird – selbst auf eine Sicht von nur 1 oder 2 Jahren erreichen sie bei den allermeisten Teilnehmern keine Änderungen des Ausgangsbefundes.

❗ Für keine der gängigen Diäten ist längerfristig ein überzeugender Erfolg nachgewiesen. Nachhaltige Gewichtsveränderungen bleiben praktisch immer eine Illusion. Diäten allein – das ist das Fazit aus der wissenschaftlichen Literatur der letzten 30 Jahre – sind keine ausreichende Antwort auf das heutige Übergewichtsproblem unserer Gesellschaft (s. 9.4). ❗

9.2 Diabetes mellitus

Wörtlich übersetzt bedeutet der im Altertum geprägte Begriff Diabetes mellitus „honigsüßer Durchfluss". Auch wenn der Diabetes heute nicht mehr durch den geschmacklichen Vergleich von Urinproben diagnostiziert wird, hat sich die Bezeichnung doch erhalten und er ist noch immer eine der wichtigsten Krankheiten der Inneren Medizin. Diabetes mellitus ist in den Industrieländern die hauptsächliche Erblindungsursache für Erwachsene über 20 Jahre sowie die führende Ursache der dialysepflichtigen Niereninsuffizienz.

Beim Diabetes mellitus handelt es sich um ein Stoffwechselsyndrom, das sich vordergründig vor allem durch den erhöhten Blut- und Urinzucker auszeichnet, bei dem jedoch nicht nur der Kohlenhydratstoffwechsel, sondern auch der Fett- und Eiweißstoffwechsel tiefgreifend gestört ist. Ursache ist die unzureichende Insulin-Wirkung an Leber-, Fett- und Muskelzelle. Diese kann entweder durch einen Insulin-Mangel (Typ-1-Diabetes) oder durch eine verminderte Ansprechbarkeit der Gewebe auf Insulin (Typ-2-Diabetes) bedingt sein.

Die Häufigkeit beider Typen des Diabetes mellitus nimmt zu (s. **Kasten** „Epidemiologie des Diabetes mellitus"): Während der Typ-2-Diabetes sowohl in Deutschland als auch weltweit als Folge der immer stärker verbreiteten Risiken **Bewegungsmangel**, **Fehlernährung** und **Übergewicht** zunimmt, ist der Grund für den Anstieg des Typ-1-Diabetes weniger klar. Die epidemiologischen Änderungen und Risikofaktoren folgen jedoch einem ähnlichen Profil, wie es bei der Epidemie der atopischen Erkrankungen gesehen wird, sodass auch der Anstieg des Typ-1-Diabetes derzeit nach der **Hygiene-Hypothese** erklärt wird (s. **4.1.8**).

═══════════ **AUF DEN PUNKT GEBRACHT** ═══════════

Empfehlungen zur vollwertigen Ernährung
In Anlehnung an die 2005 veröffentlichten Dietary Guidelines der USDA sehen die neuesten wissenschaftlichen Empfehlungen zur vollwertigen Ernährung Folgendes vor:

Energiebedarf
Hier werden inzwischen keine „festen" Angaben zum Bedarf mehr gemacht, vielmehr wird auf das **Bilanzprinzip** abgehoben: Die Menge der aufgenommenen Kalorien soll sich nach dem Ausmaß der Bewegung richten.

Fette
Gesättigte Fette, wie sie etwa in Wurstwaren reichlich vorkommen, sollen begrenzt werden, und zwar auf unter 10 % der gesamten Kalorienzufuhr. Die Gesamtmenge an Fett soll 20–35 % der Kalorien nicht übersteigen –

als geeignete Quellen gesunder Fette werden Fisch, Nüsse und Pflanzenöle mit einem hohen Gehalt an einfach und mehrfach ungesättigten Fettsäuren empfohlen.

Eiweiß
Der Eiweißbedarf soll sowohl durch pflanzliches als auch durch tierisches Eiweiß abgedeckt werden. Für eine ausgewogene Ernährung reicht es aus, zweimal pro Woche Fisch oder Fleisch zu essen. Die restliche Proteinversorgung sollte aus pflanzlichem Eiweiß und Milchprodukten bestehen.

Obst und Gemüse
Anstatt wie bisher pauschal 5 Portionen von Obst oder Gemüse pro Tag zu empfehlen, wird in Anerkennung der neuen Erkenntnisse zu den sekundären Pflanzenstoffen genau aufgeführt: Es sollen täglich 2 ½ Portionen

Gemüse verzehrt werden (diese sollen aus möglichst verschiedenen Gemüsegruppen stammen) sowie 2 Portionen Früchte.

Süßigkeiten
Süßes sollte – wenn überhaupt – nach den Mahlzeiten genossen werden. Zudem wird empfohlen, nicht nur den Zuckerkonsum, sondern auch kalorienhaltige Zuckeraustauschstoffe zu reduzieren – eine Breitseite gegen Diät-Produkte, in denen oft Zuckeraustauschstoffe wie Xylit, Sorbit und Mannit enthalten sind.

Bewegung
Die Rolle der Bewegung wird explizit betont: Zur Verhinderung chronischer Krankheiten werden „mindestens 30 Minuten Bewegung an den meisten Tagen der Woche" empfohlen, bei Gewichtsproblemen gar 60 Minuten.

09

Epidemiologie des Diabetes mellitus
- 7–8% der erwachsenen deutschen Bevölkerung haben einen Diabetes mellitus, davon sind ca. 95% Typ-2-Diabetiker.

  ! In Deutschland vergehen im Mittel 5–8 Jahre, ehe ein Diabetes als solcher diagnostiziert wird. Bei Diagnosestellung weisen bereits etwa 25% der Patienten Folgeschäden (wie etwa eine Nephropathie) auf. Etwa die Hälfte der betroffenen 55–75-jährigen Diabetiker in Deutschland wissen nichts von ihrer Erkrankung! **!**
- Prävalenz des Typ-1-Diabetes in Deutschland: 0,6%, M : F = 1 : 1. Die Inzidenz steigt jährlich um etwa 3–4% an, wobei immer jüngere Kinder betroffen sind.
- Prävalenz des Typ-2-Diabetes in Mitteleuropa: ca. 6%. Die Inzidenz nimmt mit dem Alter zu: von 2,4% im 5. Jahrzehnt bis 20% im 8. Jahrzehnt). Frauen in der zweiten Lebenshälfte sind etwas häufiger betroffen. Weltweit sind fast 250 Millionen Menschen betroffen (= 6% der erwachsenen Erdbevölkerung), bis zum Jahr 2030 wird mit einer Verdoppelung gerechnet. Diese Epidemie ist für das Gesundheitswesen besorgniserregend: Heute leben in Deutschland etwa achtmal mehr Diabetiker als in den 1960er Jahren.

9.2.1 Physiologie

Glucose-Stoffwechsel

Energielieferant

Glucose spielt wegen ihrer hervorragenden Energiebilanz (1 Mol Glucose liefert bei der Oxidation 38 Mol ATP) nicht nur eine zentrale Rolle in der Energieversorgung der höheren Tierwelt, sie ist auch Ausgangsstoff für die Energiespeicherung in Form von Glykogen und Fett und für die Synthese von Proteinen (**Abb. 9.2**). Ein Großteil der über die Nahrung aufgenommenen Kohlenhydrate enthält Glucose (**Tab. 9.1**). Der durchschnittliche Glucose-Bedarf des gesunden Erwachsenen beträgt 2–4 mg/kg/min.

Besonders Erythrozyten und das ZNS sind auf eine kontinuierliche Versorgung mit Glucose angewiesen, da sie ihren Energiebedarf nicht – wie andere Organe – aus dem Abbau von Aminosäuren und Fetten decken können (das ZNS kann allerdings nach einer gewissen Anpassungszeit, z.B. beim Fasten, einen Teil der benötigten Energie aus dem Abbau von Ketonkörpern decken).

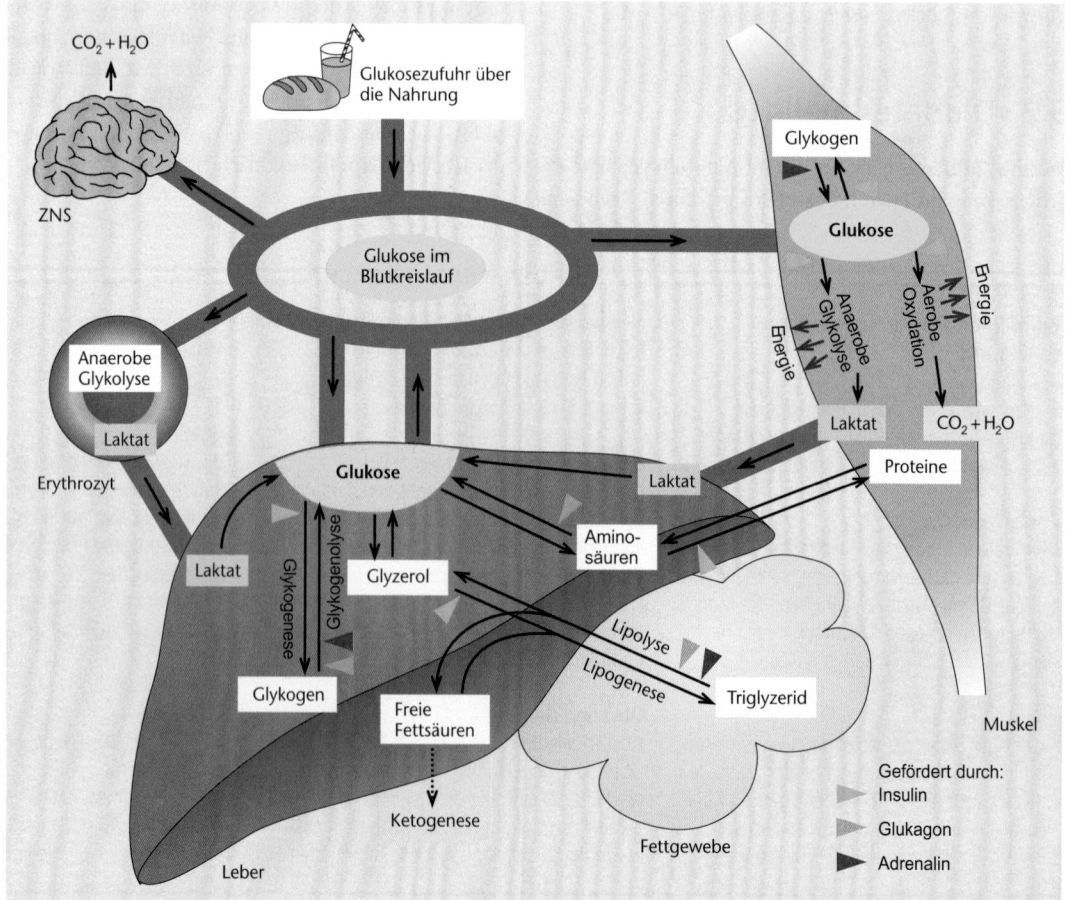

Abb. 9.2: Glucose-Stoffwechsel in der Übersicht. Die Glucose hat enge Verbindungen zum Fett- und Proteinstoffwechsel. [L157]

Tab. 9.1 Mit der Nahrung aufgenommene Kohlenhydrate

Kohlenhydrat	Bausteine	Vorkommen
Monosaccharide		
D-Glucose (Traubenzucker)	D-Glucose	Früchte, Honig
D-Fructose (Fruchtzucker)	D-Fructose	Früchte, Honig
D-Galactose	D-Galactose	Bestandteil von Lactose
Disaccharide		
Saccharose (Rohrzucker)	D-Glucose + D-Fructose	Zuckerrüben, -rohr, Früchte
Lactose (Milchzucker)	D-Glucose + D-Galactose	Milch, Milchprodukte
Maltose	D-Glucose + D-Glucose	Keime, bei Stärkeverdauung
Polysaccharide		
Amylose, Amylopektin	D-Glucose	Stärke, Getreide, Kartoffeln
Glykogen	D-Glucose	Leber, Muskel
Invertzucker	D-Glucose + D-Fructose	hydrolysierte Stärke
Glucosesirup	D-Glucose	hydrolysierte Stärke

Regulation des Glucose-Spiegels

Der Körper verfügt über einen ausgeklügelten hormonellen Apparat, um das schwankende Glucose-Angebot an den schwankenden Glucose-Bedarf anzupassen. Dieses hormonelle Regelwerk stimmt die Glucose-Speicherung, die Glukoneogenese aus Aminosäuren und Fetten sowie die Glucose-Einschleusung in die Zellen genau aufeinander ab. In diesem Regelmechanismus steht das Insulin als wichtigstes blutzuckersenkendes Hormon mehreren blutzuckersteigernden („kontrainsulinären") Hormonen gegenüber (**Abb. 9.3**).

Der Blutzuckerspiegel wird im Zuge dieser komplexen Regulation auf 80 ± 20 mg/dl (4,5 ± 1 mmol/l) eingestellt (**Abb. 9.4**).

Nierenschwelle

Glucose wird normalerweise im proximalen Tubulus fast vollständig aus dem Primärharn resorbiert.

❗ Eine geringe Glucose-Ausscheidung im Urin von 2 – 25 mg/dl kann auch beim Gesunden gemessen werden. ❗

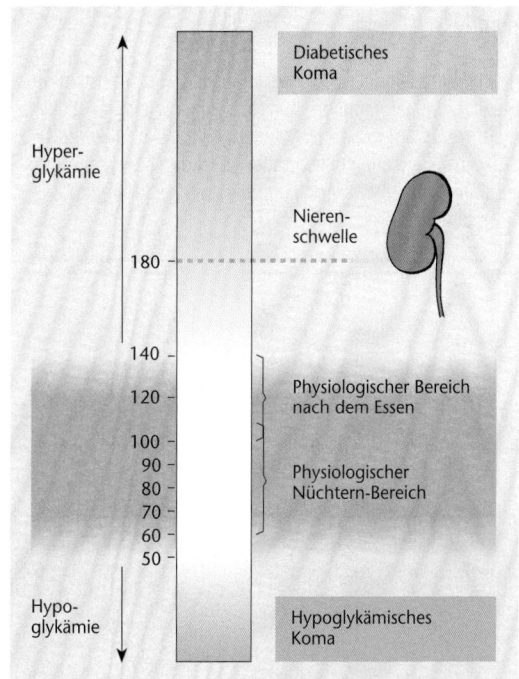

Abb. 9.4: Blutzuckerspiegel (Angaben in mg/dl). Unterhalb eines Wertes von 45 mg/dl (2,5 mmol/l) liegt eine Hypoglykämie vor, oberhalb von 126 – 140 mg/dl (7,0 – 7,8 mmol/l) eine Hyperglykämie. Ab einer Blutzuckerkonzentration von 180 mg/dl (10 mmol/l) ist die Nierenschwelle überschritten. [M100]

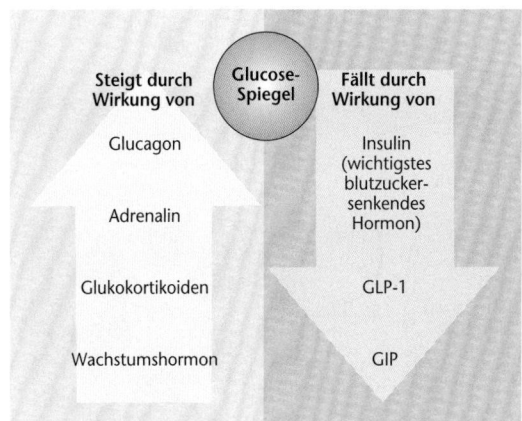

Abb. 9.3: Regulation des Glucose-Spiegels durch verschiedene Hormone. (GIP = Gastric inhibitory protein, GLP-1 = Glucagon-like-peptide-1). [L141]

Übersteigt die Konzentration im Serum die sog. Nierenschwelle (beim gesunden Erwachsenen 8,3 – 10 mmol/l = 150 – 180 mg/dl), so ist die Rückresorptionskapazität erschöpft und es kommt zur signifikanten **Glukosurie**.

Insulin und seine Wirkungen

Insulin wird in den B(oder β)-Zellen der Langerhans-Inseln des Pankreas produziert. Es entsteht aus einem Vorgängerprotein, dem **Proinsulin**, aus welchem im Golgi-Komplex und in den β-Granula ein sog. *connective peptide* (C-Peptid, s. **Kasten**) abgespalten wird. Insulin bildet dann Hexamere, die in den Granula durch **Zink** stabilisiert werden (**Abb. 9.5**); die Hexamere zerfallen bei der Ausschleusung des Insulins in die Blutbahn. Wenn die Insulin-Sekretion in der Frühphase des Typ-2-Diabetes stark ansteigt, wird auch Proinsulin sezerniert.

❗ Auch subkutan appliziertes Normalinsulin bildet Hexamere, wodurch eine schnelle Resorption verhindert wird. Durch Austausch von Aminosäuren in der B-Kette des Insulins (Lys-Pro-Insulin, Insulin Aspart, Insulin Glulisin) kann die Hexamerbildung verhindert werden. Durch die dadurch schneller ablaufende Resorption kommen diese Insulin-Analoga der Insulin-Kinetik eines Gesunden näher. ❗

=== ZUR VERTIEFUNG ===

C-Peptid

C-Peptid wird bei der Synthese von Insulin aus Proinsulin abgespalten und liegt immer äquimolar zum biologisch aktiven Insulin vor. Es hat mit 25 Minuten eine längere Halbwertszeit als das Insulin. Seine Konzentration wird durch exogene Insulin-Zufuhr nicht erhöht. Auch unterliegt es keiner Reaktion mit Insulin-Antikörpern.

Insulin-Sekretion

Kinetik der Sekretion

Die gesamte Insulin-Sekretion des Erwachsenen beträgt etwa **40 Einheiten pro Tag**. Da Insulin der wichtigste Kontrollfaktor für die Mobilisierung und Speicherung von Glucose ist, reflektiert sein Serumspiegel in etwa den gegenwärtigen Ernährungszustand (hoch, wenn Nahrung resorbiert wird, niedrig im Hungerzustand). Neben der durch Glukosereiz ausgelösten Insulin-Sekretion besteht jedoch eine **basale Insulin-Sekretion** mit je einem Gipfel am frühen Morgen und am späten Nachmittag.

❗ Die schwankende Basalsekretion ist durch die ebenfalls zyklische Sekretion der „kontrainsulinären" Hormone Wachstumshormon (hoch in den Morgenstunden) und Glukokortikoide (hoch am Morgen und in den Nachmittagsstunden) bedingt. ❗

Die Insulin-Sekretion unterliegt einem direkten Rückkoppelungsmechanismus über den Blutzuckerspiegel. Die auf den Anstieg des Blutzuckers erfolgende Insulin-Antwort (Schwellenreiz etwa 90 mg/dl = 5 mmol/l) zeigt dabei einen zweiphasigen Verlauf (**Abb. 9.14**).

Hemmende und fördernde Faktoren

Die Insulin-Sekretion wird zusätzlich durch folgende Faktoren gefördert (**Abb. 9.6**):

- durch direkte, glucoseunabhängige Stimulierung der B-Zelle: bestimmte Aminosäuren (v. a. Leucin), Mannose, β-adrenerge Stimulation
- durch Verstärkung des Glucose-Effekts an der B-Zelle: gastrointestinale Hormone (*Gastric inhibitory peptide* [= *GIP*], Cholezystokinin, Sekretin, Gastrin), Aminosäuren (Arginin, Lysin), Fettsäuren, Ketonkörper, Acetylcholin (Vagusreiz), *Glucagon-like peptide*-1 aus dem Darm (GLP-1).

Abb. 9.5: Biosynthese und Sekretion von Insulin. Insulin bildet in den β-Granula Hexamere, die durch Zink stabilisiert werden. Erst bei der Exozytose kommen die Insulin-Moleküle einzeln in die Blutbahn. [L157]

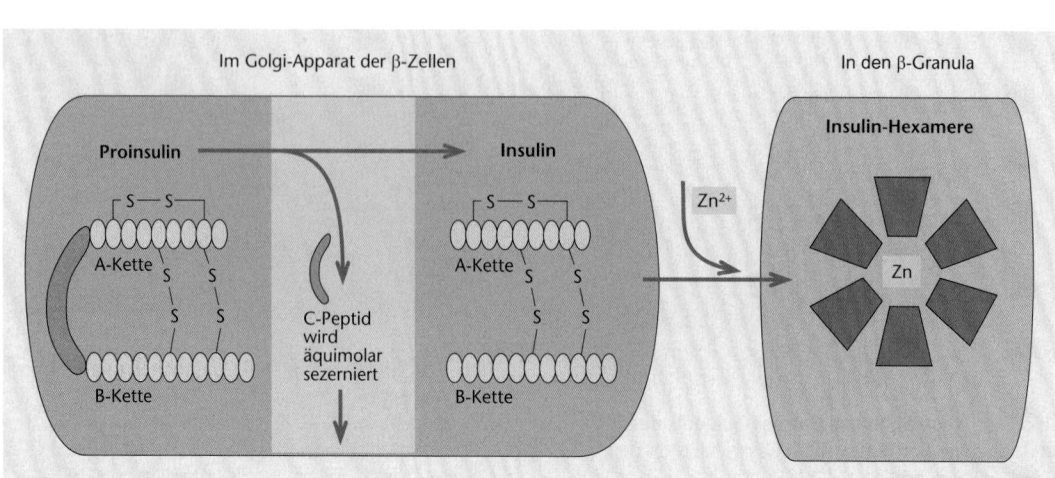

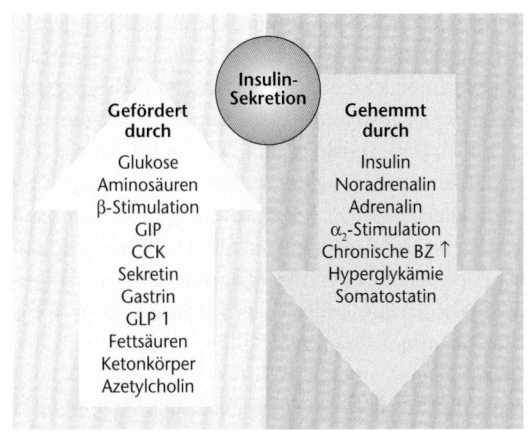

Abb. 9.6: Fördernde und hemmende Einflüsse auf die Insulin-Sekretion. [L157]

Die Insulin-Sekretion wird dagegen gehemmt durch:
- das Insulin selbst (neg. Feedback)
- Noradrenalin, Adrenalin und anderweitige α_2-adrenerge Stimulation.

! Die Katecholamine stimulieren zudem die Glucagon-
■ Sekretion, sodass sie auf doppeltem Wege zur Erhöhung des Glucose-Spiegels führen. !

- Chronisch hohe Glucose-Konzentrationen führen zu einer Verminderung der Insulin-Ausschüttung auf einen Glucose-Reiz.

Determinanten des Blutzuckerspiegels

Die Blutzuckerhomöostase wird haupsächlich durch die exogene Glucose-Zufuhr, die endogene Glucose-Bilanz, den Insulin-Spiegel, kontrainsuläre Hormone, die Insulin-Sensitivität der Körperzellen sowie das Ausmaß der insulinunabhängigen Glucose-Aufnahme (z. B. durch Muskelaktivität) beeinflusst. Von all diesen Faktoren ist die Insulin-Wirkung die zentrale und am raschesten veränderbare Einflussgröße.

Insulin-Wirkung

Insulin steigert die anabolen Stoffwechselvorgänge (Glykogen-, Lipid- und Proteinsynthese) und hemmt den Katabolismus (Glykogenolyse, Lipolyse und Proteolyse bzw. Glukoneogenese). Durch den antikatabolen Effekt kommt es auch zur Drosselung der Ketonkörper- und der Harnstoffbildung (s. **Kasten „Wirkungen des Insulins"**).

Die Plasma-Insulinkonzentration steigt nach dem Essen auf Gipfelwerte um 50 – 100 µU/ml an. Im Rahmen der hierdurch aktivierten Glykogen-Synthese, Hemmung der Glukoneogenese sowie der Förderung der Glucose-Aufnahme in die peripheren Gewebe sinkt der Blut-Glucosespiegel. Zusätzlich wird die Überführung des aufgenommenen Substrats in Speicherformen gefördert (erhöhte Glykogen-Syn-

═══════════**AUF DEN PUNKT GEBRACHT**═══════════

Wirkungen des Insulins

Wirkungen am Kohlenhydratstoffwechsel
- Förderung der Glucose-Aufnahme, speziell in die Muskel- und Fettzelle
- Förderung der Glykogen-Synthese, speziell in der Leber- und Muskelzelle
- Hemmung der Glykogenolyse
- Hemmung der Glukoneogenese.

Wirkungen am Fettstoffwechsel
- Förderung der Fettsynthese durch Erhöhung der Aufnahme von freien Fettsäuren in die Leber- und Fettzelle
- Hemmung der Lipolyse sowohl in der Fett- als auch in der Muskelzelle.

Wirkungen am Proteinstoffwechsel
- Förderung der Aminosäurenaufnahme in die Leber-, Muskel- und Fettzelle
- Steigerung der Proteinsynthese (im Leber-, Muskel- und Fettgewebe) durch Aktivierung der Ribosomen.

these und Lipogenese), wohingegen die Lipolyse und die Ketogenese gehemmt werden.

Während des Fasteninterwalls fällt der Insulin-Spiegel auf etwa ein Zehntel des postprandialen Spitzenwertes ab. Dieser Abfall ermöglicht die Glukoneogenese, die Glykogenolyse und die Lipolyse, und damit Stoffwechselprozesse, die eine adäquate Versorgung des Körpers mit endogenem Substrat gewährleisten.

Wirkungen am Kohlenhydratstoffwechsel

Insulin stimuliert in der Leberzelle die Glykogen-Bildung, sodass die frei in die Leberzelle diffundierte Glucose nicht mehr aus der Zelle diffundieren kann. Außerdem wird der Glykogen-Abbau durch Hemmung der Glykogen-Phosphorylase gehemmt. In der Muskelzelle wie in den meisten übrigen Körperzellen fördert Insulin die Glucose-Aufnahme. Nervenzellen hingegen nehmen insulinunabhängig Glucose auf.

Wirkungen am Fettstoffwechsel

Die Kapazität der Glykogen-Synthese in der Leber ist begrenzt, sodass ein Teil der phosphorylierten Glucose in der Leber unter Insulin-Wirkung zu Fettsäuren umgewandelt wird. Ähnlich wirkt Insulin in der Fettzelle. Die Fettsäuren gelangen, durch Lipoproteine auf dem Blutwege transportiert, zur Fettzelle. Hier fördert Insulin die Bereitstellung von Glyzerin zum Aufbau der Triglyzeride (Speicherform der Fettsäuren). Insulin hemmt außerdem die Lipolyse in den Fettzellen, den Muskelzellen und in der Leber.

09

! Die Leber ist auch ohne Insulin in der Lage, freie Fettsäuren
in Triglyzeride umzuwandeln, weshalb es z.B. beim nicht-
behandelten Diabetes mellitus zu Abmagerung (u.a. Folge der
gesteigerten Lipolyse) und Leberverfettung kommt. !

Wirkungen am Proteinstoffwechsel

Insulin ermöglicht den aktiven Transport vieler Aminosäuren in die Zellen. Außerdem steigert es die Proteinsynthese
bei gleichzeitiger Hemmung des Proteinabbaus. Dies erklärt
das Interesse der Viehzüchter am Einsatz von Insulin bei der
Tiermast.

Weitere Wirkungen

Insulin stimuliert den Membrantransport von Ionen speziell
in der Leber-, Fett- und Muskelzelle, hierdurch kommt es
zum Beispiel zum Einstrom von Kalium in die Zellen. Letzteres wird bei der Therapie der schweren Hyperkaliämie genutzt (s. **11.5.4**).

Insulin-Sensitivität und -Resistenz

Insulin wirkt über Rezeptoren der Zelloberflächen, welche
den Glucose-Einstrom in die Zelle vermitteln. Die Insulin-
Wirkung ist also nicht nur vom Insulin-Spiegel, sondern
auch von der Ansprechbarkeit der Insulin-Rezeptoren an
den Zelloberflächen der Körperzellen abhängig.

! Nicht alle Körpergewebe besitzen Insulin-Rezeptoren –
so erfolgt z.B. die Glucose-Aufnahme der Gehirnzellen
durch Carrier-vermittelte Diffusion. !

Ist die Ansprechbarkeit der Insulin-Rezeptoren vermindert,
so spricht man von **Insulin-Resistenz**. Sie spielt beim Zustandekommen des metabolischen Syndroms eine zentrale
Rolle (s. **9.2.4**).

Die Ansprechbarkeit des Rezeptors vermindert sich bei
chronischer Hyperglykämie oder Hyperinsulinämie und erhöht sich durch körperliches Training.

! Im Verlauf eines Typ-2-Diabetes z.B. sinkt die Insulin-Sensitivität, wodurch trotz hoher Insulin-Spiegel im Blut weniger
Glucose in die Zelle gelangt und die Blutzuckerspiegel allmählich ansteigen. Bei Marathonläufern dagegen ist die Insulin-
Sensitivität sehr hoch, es reichen niedrige Insulin-Spiegel aus,
um die Muskelzelle mit Energie zu versorgen. !

Auswirkungen des Insulin-Mangels (Abb. 9.7)

… auf den Stoffwechsel

- **Glucose-Stoffwechsel:** Unter Insulin-Mangel kommt es
  zum einen zu einer verminderten Aufnahme von Glucose
  in die Zellen, zum anderen zur Glykogenolyse und zur
  Steigerung der Glukoneogenese in der Leber. Alle diese
  Faktoren begründen einen Blutzuckeranstieg.

- **Fettstoffwechsel:** Unter Insulin-Mangel werden in der Leber Triglyzeride zu freien Fettsäuren abgebaut (Lipolyse).
  Aus diesen bildet die Leber über Acetyl-CoA Azetessigsäure, die zu β-Hydroxy-Buttersäure und Aceton umgewandelt wird. Durch die saure Wirkung dieser sog. Ketonkörper entsteht bei schwerem Insulin-Mangel das
  ketoazidotische Koma. Bei Anwesenheit von Insulin kann
  Azetessigsäure wieder zu Acetyl-CoA umgewandelt und
  in peripheren Zellen zur Energiegewinnung genutzt werden. Dies erklärt, weshalb ein ketoazidotisches Koma
  ohne adäquate Dosen von Insulin nicht durchbrochen
  werden kann.
- **Eiweißstoffwechsel:** Unter Insulin-Mangel kommt es in
  der Muskel- und Leberzelle zur gesteigerten Proteolyse
  mit nachfolgender Harnstoff-Bildung und Eiweißverlusten aus der Muskelzelle (Gewichtsverlust, *wasting*).

… auf den Wasser-, Elektrolyt- und Säure-Base-Haushalt

- Als indirekte Wirkung der resultierenden Hyperglykämie
  kommt es zur osmotischen Diurese mit Wasser- und Elektrolytverlusten und damit zur Hypokaliämie, Hyponatriämie und Exsikkose.
- Aus der ungebremsten Lipolyse resultiert eine „Über-
  schwemmung" des Körpers mit Ketonkörpern und damit
  eine metabolische Azidose.

Auswirkungen des Insulin-Überschusses

Bei akutem Insulin-Überschuss entsteht eine Hypoglykämie
mit vor allem zentralnervösen Symptomen (s. **9.3**). Der
chronische Insulin-Überschuss hat mehrere Auswirkungen:

- **Anabole Stoffwechselwirkung:** Die Stoffwechselwir-
  kungen des Insulins haben in ihrer Summe anabole Wirkung („Insulin-Mast"). Diese Wirkung wird dadurch verstärkt, dass Insulin durch die Hemmung der Lipolyse und
  der Proteolyse antikatabol wirkt. Zudem hat Insulin über
  die Stimulierung der Phospholipasen einen wachstumsfördernden Effekt.
- **Gewebeschädigung:** Bei entsprechender genetischer Veranlagung führt die chronische Hyperinsulinämie zur Förderung von Atherogenese und Hypertonie (metabolisches
  Syndrom, s. **9.2.4**).

Insulin-Antagonisten

Dem Insulin als wichtigstem blutzuckersenkendem Hormon stehen mehrere blutzuckersteigernde, „kontrainsuli-
näre" Hormone gegenüber (**Abb. 9.3**).

Glucagon

Die Freisetzung des Glucagons aus den A-Zellen des Pankreas wird durch niedrige Glucose-Spiegel, aber auch durch
Aminosäuren und Pankreozymin stimuliert. Glucagon

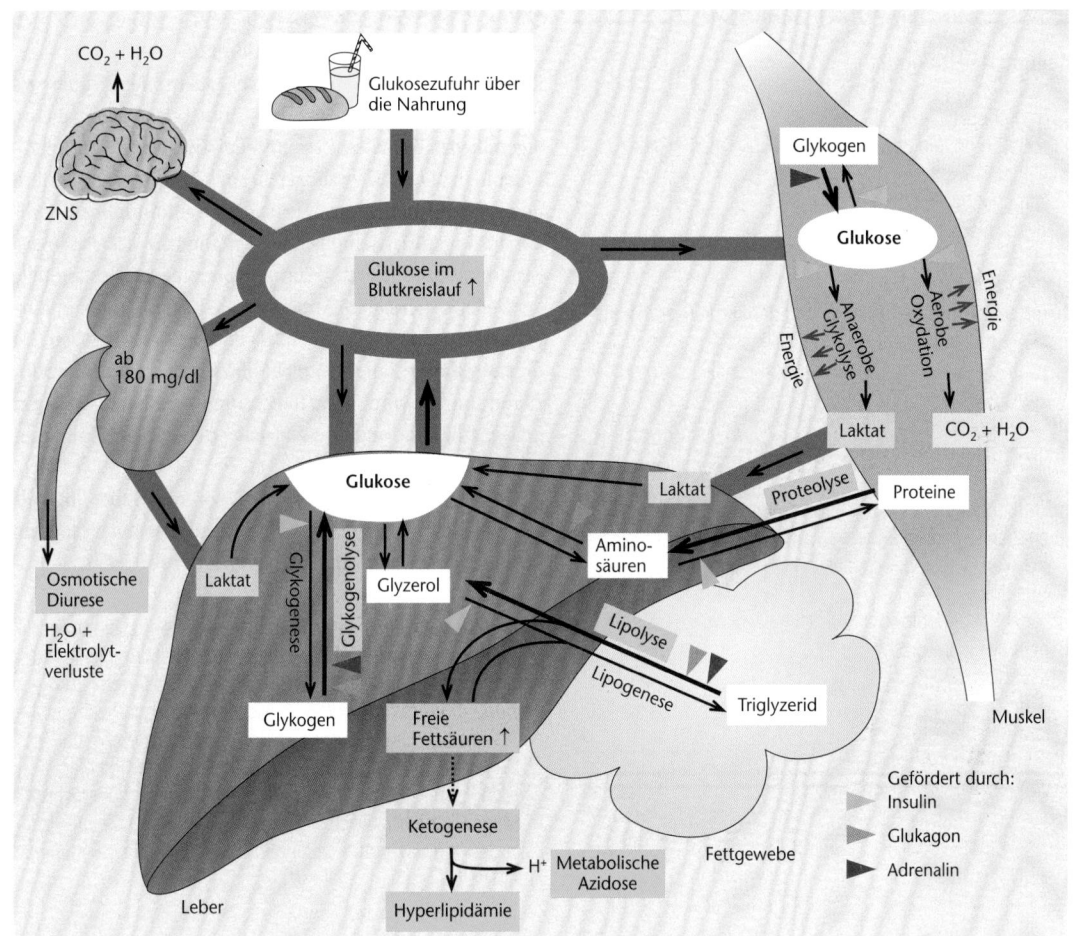

Abb. 9.7: Die wichtigsten Auswirkungen des Insulin-Mangels (gelb hervorgehoben). [L157]

wirkt praktisch nur in der Leber, wo es die Glykogenolyse, die Proteolyse sowie den Kaliumausstrom aus der Zelle fördert.

Adrenalin und Noradrenalin

Adrenalin und Noradrenalin stimulieren die Glykogenolyse in Leber- und Muskelzellen, die Glukoneogenese in der Leber sowie die Lipolyse und Proteolyse. Sie sorgen damit für eine prompte Mobilisierung energiereicher Substrate aus ihren Speichern. Außerdem hemmen sie die Insulin-Sekretion.

Glukokortikoide

Glukokortikoide fördern u. a. in der Leber und Niere die Glukoneogenese und im Fettgewebe die Freisetzung von Glyzerin und Fettsäuren. Diese dienen in der Leber zur Glukoneogenese und hemmen in der Muskulatur die Glucose-Utilisation, was einen Blutzuckeranstieg zur Folge hat. Auch fördern Glukokortikoide die Katecholaminwirkung.

Wachstumshormon

Dieses wird von der Hypophyse sezerniert und wirkt am Fettgewebe lipolytisch. In der Leber wird die Glucose-Utilisation gehemmt, die Glykogen- und Proteinsynthese dagegen stimuliert. Die zyklische Sekretion von Wachstumshormon mit hohen Spiegeln in den frühen Morgenstunden ist für den erhöhten Insulin-Bedarf in den Morgenstunden verantwortlich.

9.2.2 Einteilung des Diabetes mellitus

Die Einteilung des Diabetes mellitus (s. gleichnamigen **Kasten**) orientiert sich an der Ätiologie der verschiedenen Diabetes-Formen und stellt einen Konsens der WHO, ADA *(American Diabetes Association)* und DDG (Deutschen Diabetes-Gesellschaft) dar.

09

=======**AUF DEN PUNKT GEBRACHT**=======

Einteilung des Diabetes

I: Typ-1-Diabetes
β-Zell-Zerstörung, die gewöhnlich zum absoluten Insulin-Mangel führt.
- A: immunologisch bedingt
- B: idiopathisch.

II: Typ-2-Diabetes
Vorherrschende Insulin-Resistenz und damit relativer Insulin-Mangel mit häufig begleitender Sekretionsstörung von Insulin.

III: andere Ursachen
- A: genetische Defekte der β-Zell-Funktion
- B: genetische Defekte der Insulin-Wirkung
- C: Erkrankungen des exokrinen Pankreas
- D: endokrine Erkrankungen
- E: medikamentös oder chemisch bedingt
- F: Infektionen
- G: seltene immunologisch bedingte Diabetes-Formen
- H: genetische Syndrome, die manchmal mit Diabetes assoziiert sind.

IV: Gestationsdiabetes

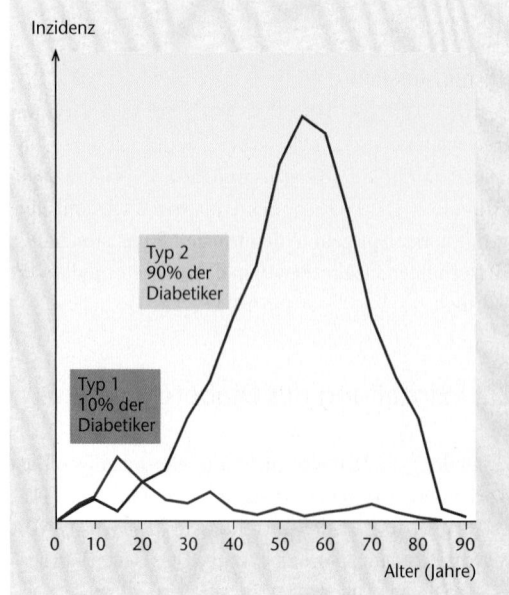

Abb. 9.8: Altersverteilung und Inzidenz des Typ-1- und Typ-2-Diabetes. Etwa 7% der deutschen Bevölkerung leiden unter einem Diabetes mellitus. [L157]

Typ-1-Diabetes

A Immunologisch bedingter Diabetes

Dieser Diabetes-Typ umfasst vor allem den früher als **IDDM** klassifizierten Diabetes (insulinabhängiger Diabetes, jugendlicher Diabetes – ca. 10% der Diabetiker; **Abb. 9.8**). Er kann in jedem Alter auftreten, am häufigsten bei Kindern und Jugendlichen. Zugrunde liegt eine autoimmune B-Zell-Zerstörung mit nachfolgender Unfähigkeit des Pankreas, Insulin zu produzieren. Häufig können gegen Bestandteile der B-Zellen gerichtete Antikörper (s. **Kasten** „Autoantikörper bei Typ-1-Diabetes" in **9.2.4**) nachgewiesen werden. Da die betroffenen Patienten nicht ausreichend Insulin produzieren können, sind sie auf die Zufuhr exogenen Insulins zur Lebenserhaltung angewiesen (daher der Begriff „insulinabhängig").

Die β-Zell-Zerstörung kann – vor allem bei Jugendlichen – sehr rasch erfolgen, sie kann aber auch langsam verlaufen und selten auch im hohen Alter auftreten.

❗ Die im späteren Erwachsenenalter auftretende, in kurzer Zeit (Monate bis ein Jahr) insulinpflichtige Form des immunologisch bedingten Diabetes wurde als LADA *(latent autoimmune diabetes in adults)* bezeichnet. Die Abgrenzung ist jedoch künstlich, da auch beim LADA teilweise Inselzell- (in 25%) und GAD-Antikörper (in 70%, s. 9.2.4) nachgewiesen werden. Er wird daher heute dem Typ-1-Diabetes zugerechnet. In einigen Ländern wie z.B. Japan entwickeln sich die meisten Fälle des immunologisch bedingten Diabetes im Erwachsenenalter. ❗

B Idiopathischer Typ-1-Diabetes

Es gibt einige Patienten, die insulinabhängig sind, ohne dass ein autoimmunologisches Geschehen nachzuweisen ist. Die meisten Patienten sind afrikanischer oder asiatischer Abstammung. Häufig finden sich Schwankungen zwischen Ketoazidose und einem sich ändernden Ausmaß von Insulin-Abhängigkeit.

Typ-2-Diabetes

Dieser Diabetes-Typ umfasst den früher als **NIDDM** klassifizierten Diabetes (*non insulin dependent diabetes mellitus*, „Altersdiabetes" – ca. 90% der Diabetiker). Er ist durch eine Resistenz der peripheren Gewebe gegenüber den Wirkungen des Insulins (Insulin-Resistenz) und eine relativ zum Blutzuckerspiegel inadäquate Insulin-Sekretion (relativer Insulin-Mangel) charakterisiert.

Da die Patienten in aller Regel genug Insulin produzieren, um ihr Leben aufrechtzuerhalten, werden sie auch als „nicht-insulinabhängig" bezeichnet (was nicht heißt, dass sie nicht bisweilen Insulin zur Verbesserung ihrer Stoffwechsellage benötigen). Bei einigen Patienten kann es im Verlauf zu einem absoluten Insulin-Mangel kommen.

Andere Ursachen

A Genetische Defekte der B-Zell-Funktion

Diese Klasse umfasst den als **MODY** *(maturity onset diabetes of the young)* bezeichneten Diabetes (ca. 1% der Diabetiker). Es liegt eine autosomal-dominante Vererbung mit nahezu vollständiger Penetranz vor; sechs genetische Formen sind bekannt. Der häufig schon im Kindesalter auftretende Diabetes führt nicht oder spät zur Insulin-Abhängigkeit und nur selten zu diabetestypischen Komplikationen und Stoffwechselentgleisungen.

B Genetische Defekte in der Insulin-Wirkung

Diese sind extrem selten, zugrunde liegen meist Mutationen des Insulin-Rezeptors. Eine typische, jedoch keineswegs spezifische Krankheitserscheinung bei diesen Formen ist deshalb die bei peripherer Insulin-Resistenz auftretende Acanthosis nigricans (s. **9.2.5**).

C Erkrankungen des exokrinen Pankreas

Hierzu gehören alle Diabetes-Formen, die durch eine Erkrankung des Pankreas mit nachfolgender endokriner Insuffizienz bedingt sind, v. a. Pankreatitis, Pankreatektomie bzw. traumatische oder neoplastische Zerstörung des Pankreas, zystische Pankreasfibrose bei Mukoviszidose *(cystic fibrosis related diabetes mellitus* = CFRDM) sowie Hämochromatose.

D Endokrine Erkrankungen

Alle Hormone, die Insulin-antagonistisch wirken, können bei Erhöhung eine Zuckerstoffwechselstörung hervorrufen. Entsprechend kann ein Diabetes mellitus folgende Erkrankungen begleiten: Akromegalie (GH, STH), Morbus Cushing (ACTH, Glukokortikoide), Conn-Syndrom (Aldosteron), Glukagonom (Glucagon), Phäochromozytom (Adrenalin, Noradrenalin), Somatostatinom (Somatostatin), Hyperthyreose (verminderte Insulin-Empfindlichkeit).

E Medikamentös oder chemisch bedingt

Neben toxischer Schädigung der β-Zellen (z. B. durch Pentamidin i. v.) beeinträchtigen einige Substanzen die Insulin-Wirkung (z. B. β-Blocker, Thiazide). Auch Glukokortikoide und Thyroxin können eine Zuckerstoffwechselstörung hervorrufen. Unter α-Interferon-Therapie kann es zum Diabetes mellitus mit Nachweis von Inselzellantikörpern kommen.

F Infektionsbedingter Diabetes mellitus

Patienten mit angeborener Rötelninfektion und Diabetes besitzen häufig dieselben HLA-Marker und Antikörper wie beim Typ-1-Diabetes. Auch Coxsackie B, Zytomegalie, Adenoviren und Mumps-Viren können beim Vorliegen dieser HLA-Marker einen Diabetes induzieren.

! Es wird postuliert, dass einige Formen des Typ-1-Diabetes durch Infektionen getriggert werden. Da Beweise hierfür noch fehlen, werden die eindeutig infektionsbedingten Formen als eigene Klasse geführt. **!**

G Seltene immunologisch bedingte Diabetesformen

Hierzu gehören das „Stiff-Man"-Syndrom, eine autoimmunologische Erkrankung des Zentralnervensystems mit hohen GAD-Autoantikörpern (s. **9.2.4**) sowie Erkrankungen mit Anti-Insulinrezeptor-Antikörpern, wie etwa beim SLE. Auch hier kann eine Acanthosis nigricans (s. **9.2.5**) auftreten.

H Genetische Syndrome, die manchmal mit Diabetes assoziiert sind

Zu diesen Syndromen gehören z. B. das Down-Syndrom, Klinefelter-Syndrom, Turner-Syndrom, die Friedreich-Ataxie, die Chorea Huntington, das Laurence-Moon-Biedl-Syndrom, die myotone Dystrophie, manche Porphyrien und das Prader-Willi-Syndrom.

Gestationsdiabetes

Der Gestationsdiabetes ist die häufigste Stoffwechselstörung in der Schwangerschaft. Er ist definiert als eine Glucosetoleranz-Störung, die erstmals in der Schwangerschaft auftritt oder erkannt wird. Sie tritt bei 0,5 – 3% der Schwangeren auf, in ca. 30% bleibt ein manifester Diabetes bestehen. Genaueres siehe **9.2.7**.

9.2.3 Klinik

Die klinischen Manifestationen von Typ-1- und Typ-2-Diabetes sind zumindest teilweise durch den gewebeschädigenden Einfluss der Hyperglykämie bedingt und insofern ähnlich. Andere Manifestationen sind durch die jeweiligen Begleitfaktoren bedingt (z. B. Hyperinsulinämie bei Typ-2-Diabetes) und begründen die Unterschiede in den klinischen Verläufen (s. **Kasten** „Klinische Besonderheiten").

! Während den Typ-1-Diabetiker praktisch immer die hyperglykämiebedingten Akutsymptome wie Gewichtsverlust, Polyurie oder Polydipsie zum Arzt führen, sind es beim Typ-2-Diabetiker nicht selten die chronischen Folgeerscheinungen des Diabetes (z. B. periphere Verschlusskrankheit, Polyneuropathie) oder die Erscheinungen des begleitenden metabolischen Syndroms (z. B. Hypertonus oder Adipositas). **!**

Hyperglykämiebedingte Akutmanifestationen des Diabetes

Klinische Symptome können im Anfangsstadium des Typ-1-Diabetes sowie beim sich oft über Jahre entwickelnden

09

═══════════**AUF DEN PUNKT GEBRACHT**═══════════

**Klinische Besonderheiten des Typ-1- und
des Typ-2-Diabetes**

Besonderheiten des Typ-1-Diabetes
Manifestation meist vor dem 40. Lebensjahr (mit einem
Gipfel in der Pubertät) und meist dramatisch mit **Polyurie,
Polydipsie, Exsikkose, Inappetenz, Gewichtsverlust, Kräfteverfall** und **Müdigkeit.**

❗ Die Erstmanifestation des Typ-1-Diabetes tritt häufig in
▪ Stresssituationen auf, z. B. bei schweren Infektionen oder
Operationen. ❗

Besonderheiten des Typ-2-Diabetes
Manifestation meist ab dem 40. Lebensjahr (aber im Zuge
der Adipositas-Epidemie auch schon bei Kindern) und meist
undramatisch mit rekurrenten **Infektionen** (Harnwegsinfekte,
Hautinfektionen) oder **Pruritus**. Oft bestehen gleichzeitig Zeichen des Metabolischen Syndroms, z. B. **androide Adipositas,
Hypertonus, Hypertriglyzeridämie.**
Klinisch im Vordergrund stehen oft Folgeerkrankungen wie
Polyneuropathie oder AVK, Nachlassen von **Libido** und
Potenz, bei jüngeren Frauen auch **Amenorrhö.**

Typ-2-Diabetes völlig fehlen: bei Screening-Aktionen fühlten sich zwei von drei neu entdeckten Typ-2-Diabetikern
„gesund"!

- **Allgemeinsymptome:** Typisch sind Müdigkeit, Leistungsschwäche sowie Gewichtsabnahme durch gesteigerte Glukoneogenese mit Abnahme der Muskelmasse sowie Kalorienverluste über den Urin.

  ❗ Die Harnzuckerausscheidung kann bis 200 g/Tag betra
  ▪ gen, was den raschen Gewichtsverlust erklärt. ❗

- **Polyurie und Polydipsie:** Die Polyurie ist durch die osmotische Wirkung der Glucose bedingt und resultiert in einer
ausgeprägten Polydipsie, welche häufig Tagesablauf und
Nachtruhe stört.
- **Zeichen der Abwehrschwäche:** Häufig treten Harnwegsinfekte (insbesondere bei der Frau) sowie Hautinfektionen wie Furunkulosen oder Mykosen auf, z. B. Soorbefall
im Genitalbereich (Balanitis, Vulvovaginitis).
- **Pruritus:** Dieser kann generalisiert oder lokal sein, z. B.
im Anal- und Genitalbereich Zugrunde liegt z. B. ein Pilzbefall oder eine Exsikkose.
- **Weitere Symptome** können sein: Refraktionsanomalien
mit Sehstörungen durch veränderte Quellungseigenschaften der Linse (Wasser- und Glucose-Aufnahme),
nächtliche Wadenkrämpfe (durch Flüssigkeits- und Elektrolytverschiebungen), Heißhunger.

Bei zunehmender Entgleisung der Stoffwechsellage treten
Übelkeit, evtl. mit diffusen Abdominalschmerzen (Pseudo

peritonitis, s. **6.7.4**), Kussmaul-Atmung (s. **5.1.2**) sowie eine
allgemeine Verlangsamung bis hin zum Koma auf.

Chronische Folgeerscheinungen

Diese auch als **diabetische Sekundärerkrankungen** bezeichneten Störungen sind teilweise durch die chronische
Hyperinsulinämie, teilweise durch die chronische Hyperglykämie bedingt und entstehen fast alle auf dem Boden
von mikroskopischen oder makroskopischen Gefäßschädigungen. Sie bestimmen das klinische Bild im fortgeschrittenen Stadium. Durch mikroangiopathische Veränderungen
sind vor allem Niere (diabetische Glomerulosklerose), Retina (diabetische Retinopathie) und das periphere Nervensystem (diabetische Neuropathie) betroffen. Darüber hinaus
entstehen makroangiopathische Veränderungen am Herzen
(KHK) und an den Extremitäten (Claudicatio intermittens).
Typ-2-Diabetiker leiden zudem doppelt so häufig an Depressionen wie Nicht-Diabetiker. Genaueres zu den Sekundärkomplikationen siehe **9.2.10**.

9.2.4 Ätiologie und Pathogenese

Die unterschiedlichen Diabetes-Formen haben jeweils unterschiedliche ätiologische und pathogenetische Merkmale
(**Tab. 9.2**). Sowohl der Typ-1- als auch der Typ-2-Diabetes
entwickeln sich auf dem Boden einer (allerdings jeweils spezifischen) genetischen Disposition.

Typ-1-Diabetes

Dem Typ-1-Diabetes liegt eine autoimmun vermittelte **Zerstörung der B-Zellen** des Pankreas zugrunde. Mit absinkender B-Zell-Masse sinkt die endogene Insulin-Sekretion ab,
bis der Punkt erreicht ist, an dem die verfügbare Insulinmenge nicht mehr ausreicht, um die Blutzuckerspiegel im
Normbereich zu halten.

Die Prädisposition zur autoimmunen Entgleisung ist mit
Sicherheit erblich verankert (**Abb. 9.9**). Dass jedoch auch
Umweltfaktoren die Empfänglichkeit beeinflussen, zeigen
die seit etwa 20 Jahren beobachtete kontinuierliche Zunahme des Typ-1-Diabetes in den Industrieländern sowie die
Tatsache, dass genetisch ähnliche Populationen mit unterschiedlichem Lebensstil stark divergierende Inzidenzraten
aufweisen (etwa Finnland und Estland). Dass das Immunsystem heute empfänglicher für Typ-1-Diabetes und andere
entzündliche Entgleisungen ist, wird durch die unter modernen Lebensbedingungen stark reduzierte mikrobielle
Stimulierung erklärt („Hygiene-Hypothese", s. **4.1.8**).

Welche Ereignisse den Autoimmunprozess bei entsprechend empfänglichen Individuen im Einzelfall auslösen,
bleibt in der Regel unklar, und auch epidemiologische Studien können allenfalls mögliche Kandidaten benennen, wie

Tab. 9.2 Überblick über Typ-1- und Typ-2-Diabetes

Kriterium	Typ-1-Diabetes	Typ-2-Diabetes
Zeitpunkt des Auftretens	< 40 Jahre	> 40 Jahre
Klinik	schlanker Patient, Erstmanifestation verläuft oft als akute Erkrankung mit Ketoazidose	adipöser Patient, oft gleichzeitig Zeichen des metabolischen Syndroms, oligosymptomatische Erscheinung (s. 9.2.3)
genetische Einflüsse	moderat (50 % Manifestation bei identischen Zwillingen)	stark (80 – 100 % Manifestation bei eineiigen Zwillingen)
Realisationsfaktoren	chronische Autoimmunreaktion, fraglich getriggert durch virale oder toxische Auslöser	Alter, Adipositas, Bewegungsmangel
endogene Insulin-Produktion	praktisch erloschen	anfangs erhöhte, später erniedrigte Insulin-Spiegel
Reaktion auf längeres Fasten	Hyperglykämie, Ketoazidose	Sinken des Blutzuckerspiegels
Reaktion auf Insulin-Entzug	Ketoazidose	im späteren Stadium Hyperglykämie ohne Ketoazidose, in Extremfällen hyperosmolares Koma

Virusinfektionen (z. B. Cocksackie B4, Mumps, Röteln, Mononukleose), Nahrungsbestandteile (z. B. Kuhmilchproteine) oder Toxine (z. B. Nitrosamine).

Genetische Prädisposition

Ist ein Elternteil an Diabetes mellitus Typ 1 erkrankt, liegt das Risiko für das Kind bei 5 – 10 %; sind beide Eltern erkrankt, liegt das Risiko bei 20 %.

Der genaue genetische Defekt konnte bisher nicht definiert werden. Es ist jedoch seit Längerem bekannt, dass die genetische Prädisposition mit bestimmten HLA-Mustern korreliert: Das Risiko, einen Typ-1-Diabetes zu erleiden, ist bei Vorliegen von HLA-DR3 und -DR4 um das 4- bis 10-fache erhöht. (Etwa 90 – 95 % der Typ-1-Diabetiker exprimieren diesen Gewebetyp – aber nur 50 – 60 % der Allgemeinbevölkerung.)

Immunbedingte Zellzerstörung

Autoimmunologische Reaktionen gegen Inselzellgewebe führen zur lokalen Entzündungsreaktion (**Insulitis**). Diese ist durch Autoantikörper, aber auch durch zelluläre Immunreaktionen vermittelt. Sie führt innerhalb von Wochen, meist aber innerhalb von Jahren zur völligen Zerstörung der B-Zellen der Langerhans-Inseln mit absolutem Insulin-Mangel.

❗ Die Erkrankung wird klinisch manifest, wenn etwa 80 % der β-Zellen zerstört sind. ❗

Auch schon bei noch-normalen Blutzuckerspiegeln sind verschiedene Antikörper nachweisbar (s. **Kasten** „Autoantikörper bei Typ-1-Diabetes"). Die Nachweisbarkeit der Antikörper sinkt im Verlauf der Jahre ab, z. T. unter die Nachweisgrenze: Der Immunprozess „brennt aus".

Therapiebedingte Remissionsphase

Bei ca. 30 % der jugendlichen Diabetiker schließt sich an die Manifestationsphase nach exogener Insulin-Therapie eine Phase der Zellerholung an. Sie erklärt sich aus der Tatsache, dass die Insulin-Ausschüttung bei chronisch hohen Blutzuckerspiegeln gehemmt ist; nach therapiebedingter Blutzuckernormalisierung steigt die Insulin-Sekretion der noch

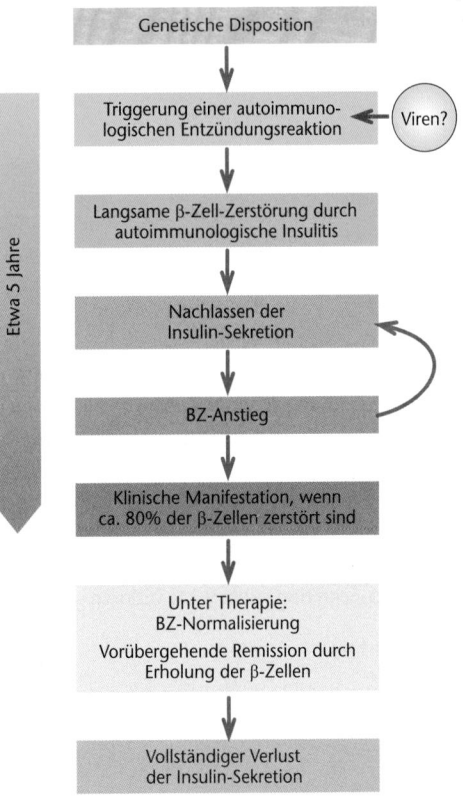

Abb. 9.9: Vermutete Pathogenese des Typ-1-Diabetes.
[L157]

==ZUR VERTIEFUNG==

Autoantikörper bei Typ-1-Diabetes

• AK gegen Inselzellen (**ICA** = *islet cell antibodies*) sind in 60–80 % der Fälle zum Zeitpunkt der Diabetesmanifestation vorhanden: Glutaminsäure-Decarboxylase-Antikörper (**GADA**, v. a. GAD$_{65}$-AA), Tyrosin-Phosphatase-Antikörper (z. B. IA-2A).
• Insulin-Autoantikörper (**IAA**) sind besonders bei Kindern nachweisbar.
• andere AK ohne klar definierte Wertigkeit: Proinsulin-Autoantikörper (PIAA), AK gegen Inselzelloberflächen (ICSA = *islet cell surface antibody*), Anti-64-kD-Protein-AK gegen Membranproteine der B-Zellen.

---

intakten B-Zellen deshalb (vorübergehend) an. Während dieser bis zu 18 Monate dauernden Remissionsphase wird vermehrt endogenes Insulin produziert, bevor die B-Zell-Funktion vollends erlischt.

! Diese Phase wird etwas sarkastisch auch als **Honeymoon-Phase** bezeichnet und ist klinisch am sinkenden exogenen Insulin-Bedarf erkennbar. **!**

Begleitende Autoimmunerkrankungen

Die dem Typ-1-Diabetes zugrunde liegende Disposition zur autoimmunen Entgleisung ist nicht gewebespezifisch: Bis zu 3 % der Patienten weisen bei Diagnosestellung eine manifeste Hypothyreose auf und bei bis zu einem Drittel der Kinder und Jugendlichen mit Typ-1-Diabetes können Schilddrüsenantikörper nachgewiesen werden. Seltener ist die Assoziation des Typ-1-Diabetes mit einem autoimmunen polyglandulären Syndrom (s. **8.2**).

Gewebeschädigung im Rahmen des Diabetes

Die chronische Hyperglykämie hat eine vielfältig schädigende Wirkung auf die Körperzellen und ist für die chronischen Folgeerscheinungen des Diabetes verantwortlich (man spricht in diesem Zusammenhang auch von **„Glukotoxizität"**).

Chronisch hohe Glucose-Konzentrationen schädigen auch die B-Zellen selbst. Es kommt zu einer verminderten Insulin-Ausschüttung auf einen Glucose-Reiz, wobei die erste Phase der Insulin-Sekretion (**Abb. 9.14**) verloren geht.

Typ-2-Diabetes

Der Typ-2-Diabetes beruht auf einer bei Weitem stärkeren genetischen Prädisposition als der Typ-1-Diabetes, benötigt aber genauso wie der Typ-1-Diabetes bestimmte Realisationsfaktoren (**Abb. 9.10**).

Genetische Prädisposition

Der zugrunde liegende genetische Defekt ist wie beim Typ-1-Diabetes unbekannt und ist wahrscheinlich heterogen (s. **Kasten** „Typ-2-Diabetes – eine polygene Erkrankung?"). Die Prävalenz unter Geschwistern liegt bei 38 %, bei Kindern von Typ-2-Diabetikern um 21 %.

! Im Gegensatz zum Typ-1-Diabetes liegt keine Assoziation mit dem HLA-System vor. **!**

Soziobiologische Realisationsfaktoren

Es ist bisher nicht gelungen, die Pathogenese des Typ-2-Diabetes in allen Details zu beschreiben. Allen Typ-2-Diabetikern ist die **Insulin-Resistenz** der Fett-, Muskel- und Leberzellen gemeinsam (s. **9.2.1**). Inwieweit diese genetisch bedingt ist oder lediglich ein Begleit- oder Folgephänomen der beteiligten Realisationsfaktoren darstellt, ist bis heute umstritten. Regelhaft sind bei Typ-2-Diabetikern jedoch zwei soziobiologische Faktoren anzutreffen, die die Pathogenese der Erkrankung entscheidend beeinflussen:

• **Überernährung:** Chronische Überernährung führt zur Steigerung der Insulin-Sekretion mit nachfolgender Verminderung der peripheren Insulin-Rezeptoren (Insulin-Resistenz). 90 % der Patienten mit Typ-2-Diabetes sind adipös. Mit zunehmend hochkalorischer Ernährung in

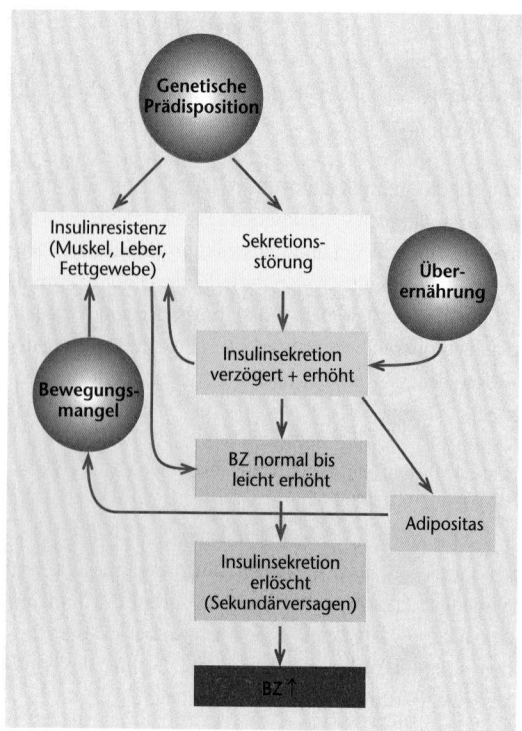

Abb. 9.10: Entwicklung des Typ-2-Diabetes. [L157]

den westlichen Industrienationen tritt der Typ-2-Diabetes zunehmend bei jüngeren Patienten und Kindern auf.

• **Bewegungsmangel:** Durch Bewegungsmangel kommt es zum Abfall der insulinunabhängigen Glucose-Aufnahme in die Muskelzelle und damit ebenfalls zur Hyperinsulinämie mit nachfolgender Insulin-Resistenz.

Insulin-Resistenz und ihre Folgen

Die Insulin-Resistenz wiederum leitet zwei pathogenetische Kaskaden ein:

• Die mangelnde Glucose-Aufnahme in die Muskelzelle und die gesteigerte Glukoneogenese in der Leber bedingen – wie in einem Teufelskreis – eine weitere Blutzuckererhöhung. Diese kann selbst durch eine Mehrsekretion von In-

sulin nicht kompensiert werden. Nach Jahren, meist jedoch nach Jahrzehnten kann es zur Erschöpfung der Insulin-Sekretion kommen und damit zur Insulin-Abhängigkeit (sog. **Sekundärversagen**, **Abb. 9.11** und **Abb. 9.12**).

• Die Insulin-Resistenz führt über noch nicht genau bekannte Mechanismen zu weiteren metabolischen Entgleisungen (s. **Kasten** „Metabolisches Syndrom"): gesteigerte Lipolyse mit Triglyzeriderhöhung (Dyslipoproteinämie), Erhöhung des extrazellulären Natriumgehalts sowie stammbetonte Fettsucht. Liegt ein metabolisches Syndrom vor, so ist nicht nur das Risiko für einen Diabetes deutlich erhöht, sondern auch für einen Herzinfarkt.

ZUR VERTIEFUNG

Typ-2-Diabetes – eine polygene Erkrankung?

Unsere Vorstellung, wie Gene wirken, ist noch immer von den monogenen Erkrankungen wie etwa der Phenylketonurie geprägt: Ist ein Gen defekt, so läuft ein bestimmter Stoffwechselprozess aus dem Ruder, und die Erkrankung folgt auf dem Fuß. Kein Wunder, dass in der Presse immer wieder gerne über ein angebliches „Alkoholismus-Gen" oder das „Schizophrenie-Gen" berichtet wird.

Die einfache Formel „defektes Gen = Krankheit" geht aber gerade bei den heute vorherrschenden Krankheiten nicht auf – hier sind viele Gene am Krankheitsgeschehen beteiligt. In der Anfangszeit der Genetik wurde deshalb auch von **polygenetischen Erkrankungen** gesprochen. Heute allerdings wird immer klarer, dass auch diese Vorstellung zu kurz greift: Die angeblich „geschädigten" Gene sind nämlich eigentlich Gen-Varianten, d. h. **Polymorphismen**. Diese Varianten sind aber alles andere als genetische Defekte im eigentlichen Sinn – im Gegenteil: Sie haben sich im Lauf der Menschheitsgeschichte entwickelt, weil sie dem Träger einen Vorteil verliehen – zumindest für diejenige Umwelt, in der sie entstanden. Im Gegensatz zu den monogenen Erbkrankheiten sind Polymorphismen keine obligaten Krankheitsauslöser – krank machende Effekte entstehen vielmehr erst durch **Gen-Umwelt-Interaktionen:** Die Träger werden nur in einer Umwelt krank, die nicht zu ihrer genetischen Ausstattung passt; die genbedingte Schädigung ist also fakultativ.

So wurde kürzlich beim systematischen Durchsuchen des isländischen Genpools ein sehr häufiger Polymorphismus des an der Insulin-Regulation beteiligten Gens TCF7L2 entdeckt, der an der Entstehung des Typ-2-Diabetes beteiligt ist. Die 7 % der Bevölkerung, die für den Polymorphismus homozygot sind, haben ein um über 20 % gesteigertes Risiko, an Typ-2-Diabetes zu erkranken. Doch wie gesagt: Die Genvariante determiniert keinesfalls zu einem Diabetes – das gesteigerte Krankheitsrisiko realisiert sich nur unter „diabetogenen" Lebensbedingungen, d. h. bei mangelnder körperlicher Bewegung und Überernährung.

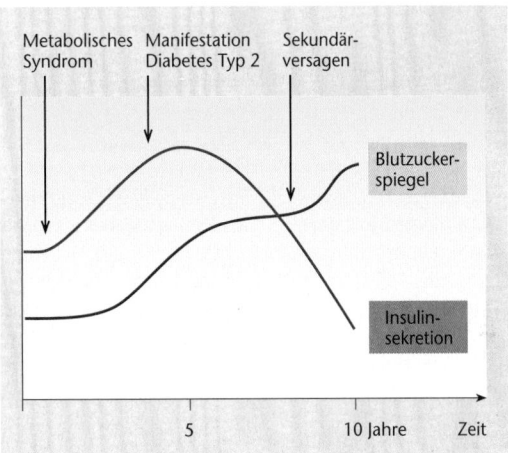

Abb. 9.11: Entwicklung der Insulin-Sekretion und des Blutzuckerspiegels im Verlauf des Typ-2-Diabetes mit dem Endstadium des Sekundärversagens. [L157]

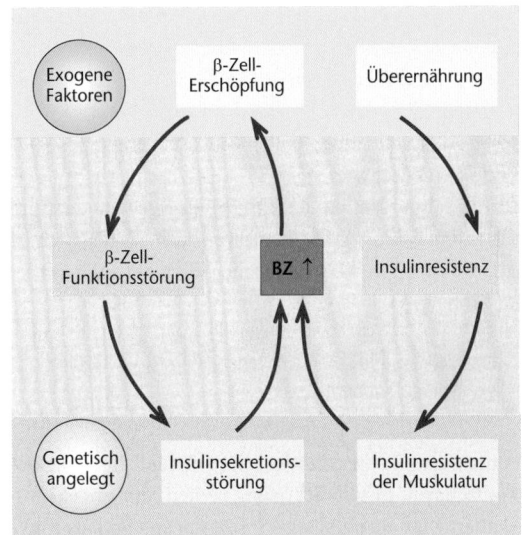

Abb. 9.12: Exogene und genetische Einflüsse auf die BZ-Erhöhung. Im Laufe der Jahre nimmt die Insulin-Sekretion immer weiter ab. [L157]

==ZUR VERTIEFUNG==

Das metabolische Syndrom

Während der Typ-2-Diabetes früher als abgegrenzte, durch die pathologische Glucose-Toleranz gekennzeichnete Stoffwechselentgleisung angesehen wurde, wird er heute als Manifestation einer weitaus breiteren Stoffwechselstörung verstanden, die schon Jahre vor Auftreten der Hyperglykämie besteht und die eine zentrale pathologische Rolle nicht nur beim Typ-2-Diabetes, sondern auch bei der Atherogenese und damit beim Zustandekommen kardiovaskulärer Erkrankungen – vom Schlaganfall bis zur koronaren Herzkrankheit – spielt. In dieser als **metabolisches Syndrom** (Syndrom X) bezeichneten Stoffwechselkaskade ist die Hyperglykämie lediglich eine (fakultative) Facette, die sich längst nicht bei allen mit dem Syndrom behafteten Patienten zeigt.

Die charakteristischen Bestandteile des metabolischen Syndroms sind Hyperinsulinämie (mit oder ohne gestörte Glucose-Toleranz), Dyslipoproteinämie, arterielle Hypertonie und stammbetonte (abdominelle) Adipositas. Die diagnostischen Kriterien sind im Einzelnen nach wie vor umstritten; eine neuere Definition ist in Abb. 9.13 vorgestellt. Die Prävalenz des metabolischen Syndroms in den westlichen Industrieländern liegt – je nach verwendeter Definition – bei 22–39%

der erwachsenen Bevölkerung. Bestimmte Ethnien sind genetisch für eine Insulin-Resistenz besonders empfänglich (Schwarzafrikaner, Südamerikaner, Indianer, Pazifikbewohner); dies wird durch ihre nur kurze „Ackerbaugeschichte" erklärt, die bei Kaukasiern eine gewisse genetische Anpassung an eine kohlenhydratreiche Ernährung erzwungen haben könnte.

Welche pathophysiologischen Mechanismen dem metabolischen Syndrom zugrunde liegen, ist erst in Teilen klar. Vermutlich spielt die **Insulin-Resistenz** in dem Geschehen eine zentrale Rolle. Als gesichert gilt zudem, dass das Syndrom mit einer **proinflammatorischen Veränderung** des immunologischen Milieus einhergeht. Letzteres könnte den atherogenetischen Einfluss der Stoffwechselveränderungen erklären. Die Insulin-Resistenz selbst ist ein Produkt jahrelang erhöhter Insulin- und Proinsulin-Spiegel, welche sich wiederum aus Bewegungsmangel und Fehlernährung ergeben („zu viel, zu oft, zu konzentriert", s. 9.1). Die erhöhten Insulin-Spiegel können folgende Prozesse auslösen:

- Die aufgrund der Insulin-Resistenz (d.h. mangelnden Insulin-Wirkung) erhöhten freien Fettsäuren führen zu einer verstärkten Triglyzeridsynthese in der Leber.
- Während Insulin physiologischerweise antilipolytisch wirkt und die Abgabe von Fetten

aus der Leber damit insbesondere nach Mahlzeiten unterbindet, bewirken chronisch erhöhte Insulin-Spiegel das Gegenteil: Triglyzeride werden aus der Leber freigegeben und als VLDL (s. 9.5.1) in den Blutstrom eingetragen, wo sie zum einen die Atherogenese unterstützen, zum anderen aber die Muskelzellen noch weiter gegenüber der Wirkung des Insulins resistent machen.

- Die erhöhten Proinsulin-Spiegel führen zur vermehrten Freisetzung von Adipokinen wie etwa Adiponektin aus dem Fettgewebe – dies könnte der Ausgangspunkt für die gesteigerte Entzündungsbereitschaft und nachfolgende endotheliale Schädigung sein.
- Die Hyperinsulinämie steht zudem im Verdacht, die Na^+-Retention zu fördern und dadurch die Hypertonie zu bedingen.

Die Erkenntnis, dass die Hyperglykämie nur die Spitze eines Eisbergs darstellt (dessen Hauptmasse aus weiteren kardiovaskulären Risikofaktoren besteht), hat auch die Diabetes-Therapie beeinflusst, die heute nicht nur auf eine Normalisierung der Hyperglykämie abzielt, sondern ganz aggressiv die begleitenden kardiovaskulären Risikofaktoren bekämpft.

Veränderungen der Insulin-Sekretion

Schon früh im Krankheitsverlauf verändert sich die **Insulin-Sekretion** des Pankreas, wobei zunächst die erste rasche Phase der Insulin-Sekretion vermindert ist. Dies zeigt sich als postprandiale Hyperglykämie. Letztere kann im klinischen Alltag durch den oralen Glucosetoleranz-Test aufgedeckt werden, s. **9.2.5**.

Die **Gesamtsekretion** an Insulin dagegen ist erst im Spätstadium erniedrigt (Sekundärversagen). Anfänglich ist die über den Tag gemessene Insulin-Sekretion sogar oft erhöht (**Abb. 9.14**).

> **!** Lange Zeit besteht somit ein Nebeneinander von Hyperglykämie und Hyperinsulinämie. **!**

Wodurch das Pankreas im weiteren Verlauf die Fähigkeit zur adäquaten Insulin-Sekretion verliert, ist unbekannt. Diskutiert wird ein pathologisch sezerniertes und als Amyloidbestandteil abgelagertes Inselzellpolypeptid (IAPP = *islet amyloid polypeptide*, s. **9.10**). Andererseits könnte das Pankreas auch durch die im Rahmen der Insulin-Resistenz

auftretende Hyperglykämie mit ihren zytopathischen Effekten geschädigt werden.

Gewebeschädigung im Rahmen des Typ-2-Diabetes

Wie beim Typ-1-Diabetes spielt auch beim Typ-2-Diabetes die Glukotoxizität eine wesentliche gewebeschädigende Rolle; betroffen sind hierbei wie beim Typ-1-Diabetes vor allem die kleinen Gefäße (**Mikroangiopathie**).

Das beim Typ-2-Diabetes so zentrale Hyperinsulinämie-Syndrom erklärt einen weiteren Teil der bei chronischem Diabetes entstehenden Gewebeschädigung, insbesondere die **Makroangiopathie**, welche im Zuge von Hypertonus und Atherosklerose auftritt (Genaueres s. **9.2.10**).

9.2.5 Diagnostisches Vorgehen

Im Folgenden werden die der Krankheiterkennung dienende **Erstdiagnostik** sowie die diagnostischen Maßnahmen zur **Verlaufsbeurteilung** besprochen.

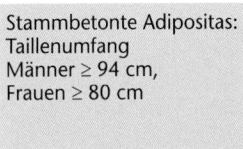

2 der folgenden Kriterien:

Stammbetonte Adipositas:
Taillenumfang
Männer ≥ 94 cm,
Frauen ≥ 80 cm

+

- Triglyzeride ≥ 150 mg/dl (1,7 mmol)
- nüchtern-BZ ≥ 100 mg/dl (5,6 mmol) oder Typ-2-Diabetes
- Blutdruck ≥ 130 mmHg systolisch oder ≥ 85 mmHg diastolisch
- HDL bei Männern ≤ 40 mg/dl (1,03 mmol), bei Frauen < 50 mg/dl (1,29 mmol)

→ Metabolisches Syndrom

- Hyperurikämie
- Hyperkoagulabilität
- Hyperleptinämie

Nicht für Definition nötig, können aber eine Rolle spielen

Abb. 9.13: Das metabolische Syndrom nach der Definition der Internationalen Diabetes Federation (IDF) 2005. [L141]

Erstdiagnostik

Patienten mit den Zeichen und Symptomen des unkontrollierten Diabetes (z. B. Polyurie, Polydipsie und Gewichtsverlust) sind leicht als Diabetiker zu identifizieren; solche typischen und oft schwerwiegenden Bilder werden vor allem beim Typ-1-Diabetes gesehen. Zur Bestätigung ist lediglich die Bestimmung des Blutzuckerspiegels erforderlich (die Diagnose ist bestätigt bei einem Wert > 200 mg/dl = 11,1 mmol/l).

Asymptomatische Typ-2-Diabetiker dagegen entgehen oft jahrelang der Diagnose. Wachsamkeit und genaue Kenntnis der Risikofaktoren (s. **Kasten** „Risikofaktoren und Screening") wie z. B. positive Familienanamnese, bauchbetonter Fettansatz (androide Fettverteilung, **Abb. 9.30**), Hypertonus oder Gestationsdiabetes können die Ausbeute erhöhen.

═══════**AUF DEN PUNKT GEBRACHT**═══════

Risikofaktoren und Screening auf Diabetes mellitus
Da der Typ-2-Diabetes über lange Zeit asymptomatisch verlaufen kann,

- sollten Patienten mit folgenden **Risikofaktoren** regelmäßig – z. B. alle 12 Monate – auf das Vorliegen eines Diabetes untersucht werden (Leitlinien der Deutschen Diabetes-Gesellschaft): Alter über 45 Jahre, positive Familienanamnese, Adipositas, Hyperlipidämie, Hypertonus, Gestationsdiabetes oder nach Geburt eines über 4000 g schweren Babys, makrovaskuläre Erkrankungen oder Albuminurie
- sollte bei folgenden **Verdachtssymptomen** nach einem Diabetes gefahndet werden: Gewichtsverlust, Durst, Polyurie, Müdigkeit, Pruritus vulvae, Balanitis
- sollte nach neueren Empfehlungen zudem bei allen Personen über 44 Jahre alle 3 Jahre der Nüchtern-Glucosewert bestimmt werden.

Anamnese

Lediglich der durch die unmittelbaren Folgen der Hyperglykämie geprägte Typ-1-Diabetes lässt sich aus einer typischen Anamnese diagnostizieren: Meist wird ein recht stereotyper Verlauf aus Polyurie, Polydipsie, Gewichtsverlust

und Müdigkeit geschildert. Die Anamnese muss jedoch auch folgende Fragestellungen beantworten, die für alle Diabetes-Formen wichtig sind:

- Liegen Symptome von **Vor- oder Begleiterkrankungen** vor – z. B. andere Autoimmunerkrankungen (insbes. Thyreoiditis) bei Typ-1-Diabetes oder Zeichen des metabolischen Syndroms bei Typ-2-Diabetes?

❗ Zeichen einer begleitenden Endokrinopathie müssen sorgfältig eruiert werden, da ein Diabetes im Rahmen von polyglandulären endokrinen Syndromen oder zusammen mit anderen Autoimmunerkrankungen auftreten kann (s. 9.2.4). ❗

- Liegen Symptome einer **Stoffwechselentgleisung** vor – z. B. Exsikkose, Aceton-Geruch, Somnolenz?
- Liegen Symptome von **diabetischen Spätschäden** vor – z. B. Durchblutungsstörungen, Neuropathie, Sehstörungen, Hypertonie?

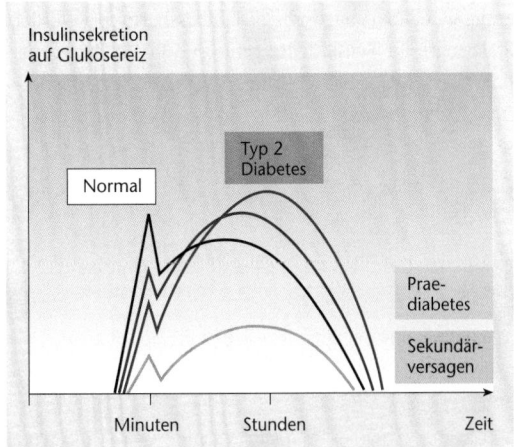

Abb. 9.14: Veränderungen der Insulin-Sekretion auf einen Glucose-Reiz. Beim manifesten Diabetes steigt die späte Insulin-Sekretion zwar über die Norm an, hat aber aufgrund der zunehmenden Insulin-Resistenz keinen senkenden Effekt auf den Blutzuckerspiegel. [L157]

Nicht selten kann beim Typ-1-Diabetes ein Infekt in der unmittelbaren Vorgeschichte (z. B. 1 – 4 Wochen vor Präsentation) eruiert werden. Nur selten dürfte es sich dabei um das den Autoimmunprozess auslösende Ereignis handeln, da der Zerstörungsprozess nur in Ausnahmefällen derart rapide verläuft. Vielmehr sind solche „Vorinfekte" als den Insulin-Bedarf steigernde und damit manifestationsauslösende „Stoffwechselstressoren" anzusehen.

Familienanamnese

Da sowohl der Typ-1- als auch (noch stärker) der Typ-2-Diabetes eine genetische Komponente haben, kommt der Familienanamnese eine große Bedeutung zu. Dabei ist auch nach den nicht selten assoziierten Endokrinopathien der Schilddrüse, der Nebenniere und anderer endokriner Organe zu fragen.

Körperliche Untersuchung

Da der Typ-2-Diabetes selbst im Manifestationsstadium meist klinisch stumm ist, ist der körperliche Befund meist durch die oft auffälligen metabolischen Vor- und Begleiterkrankungen geprägt (s. u. Diagnostik von Begleiterkrankungen). Erst wenn Spätschäden vorliegen oder – wie etwa häufig beim Typ-1-Diabetes – der Stoffwechsel dekompensiert, sind eindeutige klinische Befunde zu erheben (s. Kasten „Körperliche Befunde"). Selten kann die genaue körperliche Untersuchung auch einige diabetesassoziierte Charakteristika enthüllen:

- Eine **Acanthosis nigricans** ist eine unspezifische lokale Vergröberung und Schwarzfärbung der Haut. Vor allem die intertriginöse Form kann ein Zeichen der Insulin-Resistenz sein und wird deshalb bisweilen bei adipösen Typ-2-Diabetikern sowie bei einigen mit Insulin-Resistenz einhergehenden genetischen Diabetes-Formen gefunden.
- Stets sollte die **Schilddrüse** getastet und auf die körperlichen Zeichen einer eventuellen Schilddrüsendysfunktion geachtet werden (s. 8.2).

AUF DEN PUNKT GEBRACHT

Körperliche Befunde bei Diabetes mellitus
- Zeichen der Stoffwechseldekompensation: Exsikkose, Kussmaul-Atmung, Aceton-Geruch, Somnolenz, Tachykardie
- Zeichen einer evtl. manifestationsfördernden Infektionskrankheit: z. B. Harnwegsinfekt oder Pneumonie
- Zeichen einer Vor- oder Begleiterkrankung: Hinweise auf ein metabolisches Syndrom mit z. B. Hypertonie und androider Adipositas (s. 9.4) oder autoimmune Begleiterkrankungen (z. B. Schilddrüsenvergrößerung, abnorme Hautpigmentierung bei M. Addison)
- Zeichen von diabetischen Spätschäden: Sehstörungen, Veränderungen des Augenhintergrundes, Neuropathie, AVK, diabetische Cheiroarthropathie an Füßen oder Händen (s. 9.2.10).

Labor

Der „Goldstandard" zur Diagnose des Diabetes mellitus ist der Glucose-Spiegel im Plasma (**Tab. 9.3** und **Abb. 9.15**). Ein Diabetes mellitus liegt vor, wenn
- der Plasma-Glucosespiegel im **Nüchternzustand** bei zwei unabhängigen Messungen über 126 mg/dl (≥ 7 mmol/l) liegt
- bei einem **symptomatischen** Patienten (also einem Patienten mit Polyurie, Polydipsie und unerklärtem Gewichtsverlust) ein „Gelegenheits"-Plasmaglucosespiegel von ≥ 200 mg/dl (≥ 11,1 mmol/l) gemessen wird (d. h. egal, ob morgens oder abends, nüchtern oder nicht)

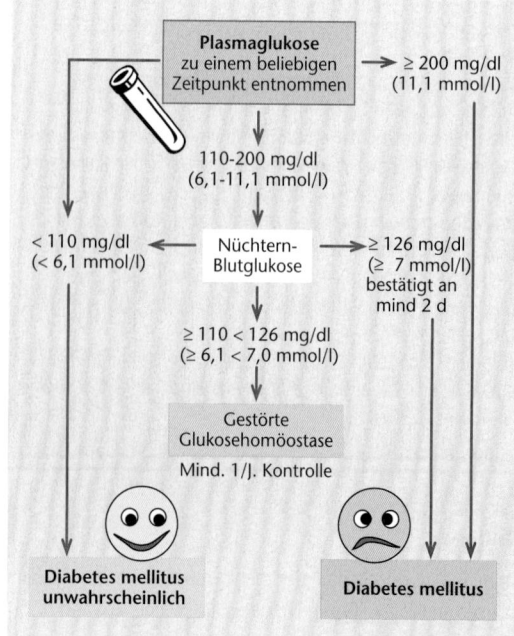

Abb. 9.15: Labordiagnostik des Diabetes mellitus. [L157]

Tab. 9.3 Diagnosekriterien des Diabetes mellitus (Plasma-Glucose)

	Nüchtern-BZ	oGTT-2-Stunden-Wert
Normal	< 110 mg/dl (6,1 mmol/l) und	< 140 mg/dl (< 7,8 mmol/l)
Pathologische Glucose-Toleranz	≥ 110 und < 126 mg/dl (≥ 6,1 und < 7,0 mmol/l) oder	≥ 140 und < 200 mg/dl (≥ 7,8 und < 11,1 mmol/l)
Diabetes	≥ 126 mg/dl (7,0 mmol/l) oder	≥ 200 mg/dl (11,1 mmol/l)
	oder: Gelegenheits-Plasmaglucosespiegel ≥ 200 mg/dl (11,1 mmol/l) mit Polydipsie, Polyurie und unerklärtem Gewichtsverlust	

- ein **oraler Glucosetoleranz-Test** einen 2-Stunden-Wert von > 200 mg/dl (> 11,1 mmol/l) ergibt.

Bei Werten, die oberhalb der Normalwerte, jedoch unterhalb der als Diabetes definierten Werte liegen, wird von einer gestörten Glucose-Homöostase bzw. pathologischen Glucose-Toleranz gesprochen (**Tab. 9.3**). Da diese eine Vorstufe des Diabetes mellitus sein kann, sind solche Blutzuckerwerte jährlich zu kontrollieren.

Befundinterpretation

Die angegebenen Referenzwerte beziehen sich auf venöses Plasma. Da Plasma im Vergleich zum Vollblut einen höheren Wasseranteil hat und sich die Glucose als wasserlösliches Molekül nur im Wasserverteilungsraum des Blutes findet, liegen die Plasmawerte immer etwas höher als im Vollblut. Entsprechend liegen auch die Werte im Serum (Plasma ohne gerinnbaren Eiweißanteil) etwas höher als im Plasma.

Arteriell oder kapillär gewonnenes Blut hat tendenziell einen höheren Zuckergehalt als venöses Blut. Die Unterschiede sind durch die Glucose-Utilisation in den Geweben bedingt und schlagen vor allem postprandial zu Buche. Im Mittel liegen die Nüchternblutzuckerspiegel des kapillären Blutes etwa 5% über den venösen Werten, postprandial sogar etwa 20% höher als im venösen Blut.

! Serum und Plasmaproben müssen mit Glykolyse-Hemmstoffen versetzt sein, da sonst mit falsch-niedrigen Messwerten zu rechnen ist. **!**

Urinuntersuchungen

Urinuntersuchungen auf Glucose haben bei der Erstdiagnostik des Diabetes keinen Stellenwert, können jedoch in Ausnahmefällen bei der Verlaufskontrolle des nicht-insulinpflichtigen Typ-2-Diabetes eingesetzt werden. Die Bestimmung der Urin-Ketone kann eine diabetische Stoffwechselentgleisung anzeigen: entsprechende Streifentests gehören deshalb zum häuslichen Testrepertoire vor allem beim Typ-1-Diabetes.

Die Untersuchung des Urins auf Mikroalbumin ist ein sensitiver Test auf das Vorliegen einer diabetesbedingten Nephropathie und hat eine hohe Korrelation mit dem kardiovaskulären Risiko. Sie wird in mindestens einjährigen Abständen kontrolliert.

! Die mangelnde Sensitivität des Urinzuckers liegt darin begründet, dass die Nierenschwelle für Glucose stark fluktuiert – sie erhöht sich mit dem Alter und mit fortschreitender Nierenschädigung (diabetische Nephropathie). **!**

Oraler Glucose-Toleranztest (oGTT)

Der orale Glucosetoleranz-Test ist ein zwar aufwändiger, bei Einhaltung der Standardbedingungen jedoch ausreichend reproduzierbarer Test, der in der Diabetesdiagnostik einen Stellenwert vor allem bei widersprüchlichen Blutzuckerwerten, DD einer Glukosurie, einer Hypoglykämie und bei der Diagnose des Gestationsdiabetes hat (s. **Kasten „oGTT"**) Da ein oGTT eine Glucose-Stoffwechselstörung aufdecken kann, die durch gelegentliche Messungen des Blutzuckerspiegels vielleicht noch „durch die Maschen" schlüpfen würde, kann dieser Test aber auch beim bisher unauffälligen Patienten eingesetzt werden, und zwar umso eher, je mehr Risikofaktoren vorliegen und je älter ein Patient ist.

===== **ZUR VERTIEFUNG** =====

Oraler Glucose-Toleranztest (oGTT)

Durchführung
Drei Tage kohlenhydratreiche (mindestens 150 g/d) Kost. Nach 10–16-stündiger Nahrungs-(und Alkohol-)Karenz trinkt der Patient am Morgen 75 g Glucose oder Oligosaccharide innerhalb von 5 Minuten im Sitzen oder Liegen. Der Plasmazucker wird nüchtern und 60 und/oder nur (WHO-Standard) 120 Minuten nach dem Trinken bestimmt.

Interpretation
- Abgrenzung von pathologischer Glucose-Toleranz und Diabetes mellitus: s. Tab. 9.3
- falsch-positive Werte: z. B. bei Einnahme von Thiaziddiuretika, Glukokortikoiden, Ovulationshemmern, Nikotinsäurederivaten (mindestens 3 Tage vorher absetzen), Zustand nach Magen-OP, Ulcus duodeni, M. Crohn, niedrigen K^+- und Mg^{++}-Werten, Leberfunktionsstörungen
- falsch-negative Werte: z. B. bei Magenausgangsstenose, M. Whipple, entzündlichen Darmerkrankungen.

Diagnostik von Begleiterkrankungen und diabetischen Folgeschäden

Die Folgeerkrankungen des Diabetes bestimmen die weitere Lebenserwartung und Lebensqualität entscheidend. Bei Diagnosestellung von Typ-2-Diabetikern liegen häufig schon eine Angiopathie, Neuropathie, Nephropathie und Retinopathie vor. Die folgenden Untersuchungen dienen der Aufdeckung von Begleiterkrankungen und diabetischen Folgeschäden:

- **Nierenfunktionsstatus:** Kreatinin-Clearance, Untersuchung auf Mikroalbuminurie (empfindlichster Parameter zur Erkennung einer diabetischen Nephropathie, Grenzwert bei 30 mg/24 h bzw. 20 mg/min oder 20 mg/l im Nachturin)
- **Lipidstatus** (Cholesterin, Triglyzeride, HDL-Cholesterin) und Harnsäurespiegel zur Beurteilung weiterer Risikofaktoren des „metabolischen Syndroms"

- **Augenhintergrunduntersuchung** in Mydriasis
- **angiologische Untersuchung:** Fußpulse, Karotis-Strömungsgeräusche, EKG
- **neurologische Untersuchung:** Reflexe, Vibrations- und Temperaturempfinden (**Abb. 9.16**)
- **Schilddrüse:** autoimmune Hypothyreosen kommen bei Kindern und Jugendlichen mit Typ-1-Diabetes in ca. 3% vor.

Ätiologische Abklärung

Da fast alle Formen des Diabetes mellitus ätiologisch unklar sind, kommt eine ätiologische Abklärung nur bei „verdächtigem" klinischem Bild in Frage und besteht vor allem im Ausschluss diabetogener endokriner Erkrankungen (M. Cushing, M. Conn, Phäochromozytom, Hyperthyreose). Auch sollte an mit dem Diabetes häufiger assoziierte endokrine Erkrankungen, z. B. M. Addison, gedacht werden. Die Bestimmung von Autoantikörpern ist derzeit nur von wissenschaftlichem Interesse.

Diagnostische Maßnahmen zur Verlaufsbeurteilung

Nur wenn die diabetische Stoffwechseleinstellung regelmäßig überprüft wird, kann die Therapie optimiert und können Stoffwechselentgleisungen sowie die Entwicklung von Komplikationen verhindert bzw. verlangsamt werden. Der Hauptteil der Kontrolluntersuchungen wird dabei vom Patienten durchgeführt.

- **Regelmäßige BZ-Kontrollen durch den Arzt:** je nach Einstellungsqualität von 1 × wöchentlich bis 1 × im Quartal.
- **BZ-Selbstkontrolle:** Die BZ-Kontrolle durch den Patienten ist bei Insulin-Therapie obligat. Der Patient misst seinen BZ in der Regel 4 × pro Tag, bei Erkrankungen oder ungewöhnlichen Anstrengungen auch häufiger. Bei The-

rapie mit oralen Antidiabetika ist der Wert der häuslichen BZ-Selbstkontrolle umstritten, oft reichen hier „Stichproben" aus.

- **Harnzucker-Selbstkontrolle:** Der Harnzucker korreliert nicht zuverlässig mit dem Blutzucker (s. 9.2.1). Auf eine Harnzuckerkontrolle kann jedoch ausgewichen werden, wenn ein Patient zu BZ-Selbstkontrollen nicht in der Lage ist oder wenn das Therapieziel in der Harnzuckerfreiheit besteht (z. B. bei älteren Typ-2-Diabetikern).
- **Keton-Selbstbestimmung:** Sie werden mit Teststreifen semiquantitativ bestimmt (+, ++, +++). Ketone zeigen intrazellulären Glucose-Mangel und damit Mangel an Insulin an. Dieser führt zur Lipolyse – die entstehenden Ketonkörper spiegeln das Ausmaß der Lipolyse wider. So kann auch Fasten zu einer leichten Ketonurie führen. Ketone sind ein Warnzeichen der diabetischen Stoffwechselentgleisung (s. 9.2.8). Der Urin wird deshalb bei allen interkurrenten Krankheiten sowie bei BZ-Werten > 360 mg/dl (20 mmol/l) auf Ketone untersucht.
- **HbA$_{1c}$-Bestimmung:** Glucose lagert sich während der gesamten Lebensdauer der Erythrozyten an das Hämoglobin an; hierdurch entsteht glykosyliertes Hämoglobin, dessen stabile Unterfraktion (HbA$_{1c}$) gemessen werden kann. Dieser Wert spiegelt die Blutzuckerspiegel der letzten 6 – 8 Wochen wider. Er muss einmal pro Quartal bestimmt werden. Fehlerquellen bei der Bestimmung s. **Kasten „HbA$_{1c}$".**

=== ZUR VERTIEFUNG ===

HbA$_{1c}$

Prozentualer Anteil des glykosylierten Hämoglobins am Gesamthämoglobin; Normwert: je nach Labor ca. 4,0 – 6,2% des Gesamthämoglobins.
- falsch-hohe Werte bei Niereninsuffizienz, Alkoholabusus, Hyperlipoproteinämie, hoch dosierter Salicylat-Therapie sowie zum Ende der Schwangerschaft und Stillzeit
- falsch-niedrige Werte bei verkürzter Erythrozytenlebenszeit (Hämoglobinopathie, Sichelzell-, hämolytische Anämie, Blutverluste) und in der ersten Hälfte der Gravidität.

Bei den genannten Fehlerquellen kann auf die Bestimmung von **Fructosamin** ausgewichen werden (Fructosamine = glykosylierte Serumproteine, hauptsächlich Albumin und IgG). Der Fructosamin-Spiegel spiegelt den Blutzuckerspiegel der letzten 2 – 3 Wochen wider.

Weitere Untersuchungen im Rahmen der Verlaufsdiagnostik (Tab. 9.4)

- **Körperliche Untersuchung:** bei jedem Arztbesuch (Gewicht, RR, Fußuntersuchung, ggf. Insulininjektionsstellen, Blutentnahmestellen bei BZ-Selbstbestimmung)
- **Untersuchung auf Mikroalbuminurie** (1 × pro Jahr), Lipidprofil (mindestens 1 × pro Jahr)

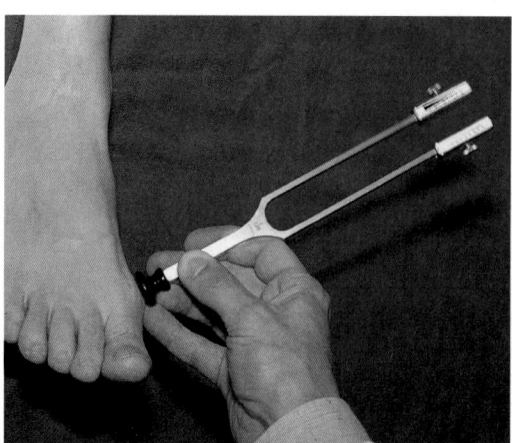

Abb. 9.16: Stimmgabel-Test zur Untersuchung des Vibrationsempfindens. [M108]

Tab. 9.4 Verlaufsdiagnostik bei Diabetikern im Überblick

	Körperliche Untersuchung	Laboruntersuchung (Ziele in Klammern)
1. Besuch und mindestens einmal jährlich	Größe, Gewicht (BMI-Ziel für Frauen 20–25 kg/m², für Männer 19–24 kg/m²) Blutdruck Fußinspektion Pulsstatus, Gefäßauskultation neurologische Reflexe, Vibrationsempfinden, Temperatur Augen: Fundus, Sehschärfe	Blutzucker im Plasma [Ziel je nach Alter und Patientensituation, ideal < 126 mg/dl (7,0 mmol/l)] Kreatinin/Kreatinin-Clearance [normal] HbA$_{1c}$ [so nahe am Normbereich wie möglich] Cholesterin [Gesamtcholesterin < 200 mg/dl (5,2 mmol/l)] LDL [idealerweise < 100 mg/dl (2,6 mmol/l)] HDL [> 40 mg/dl (1,02 mmol/l)] Triglyzeride [< 150 mg/dl (1,73 mmol/l)] Urin auf • Zucker [negativ] • Mikroalbumin [< 20 mg/dl im Morgenurin] • Ketonkörper [negativ] TSH basal [normal]
Mindestens alle 3 Monate	Gewicht Blutdruck Fußinspektion Inspektion der Insulininjektionsorte und Blutentnahmeorte	Blutzucker HbA$_{1c}$ Cholesterin Triglyzeride HDL

- Augenuntersuchung, neurologische Untersuchung, angiologische Untersuchung (jeweils 1 × pro Jahr).

9.2.6 Therapie

Therapieziele

Die an Typ-1-Diabetikern durchgeführte und 1993 veröffentlichte *Diabetes Control and Complications Trial* (DCCT) zeigte, dass eine enge Einstellung des Blutzuckerspiegels auf einen fast-normalen Bereich die Entwicklung und das Fortschreiten der diabetesassoziierten Komplikationen verhindern bzw. verzögern kann. Die Ergebnisse sind – wie eine englische Studie (UKPDS) gezeigt hat – auf den Typ-2-Diabetes übertragbar, da bei den beiden Formen kein Unterschied hinsichtlich der Pathogenese der mikrovaskulären und neuropathischen Komplikationen besteht. Das „leitende" Behandlungsziel einer nahezu normalen Blutzuckereinstellung ist also für Patienten mit Typ-1- und Typ-2-Diabetes ähnlich, wird jedoch in besonderen Situationen modifiziert (s. **Kasten** „Therapieziele bei Typ-1- und Typ-2-Diabetes").

Der beste Indikator der Diabeteseinstellung ist das glykosylierte HbA$_{1c}$ (s. **Kasten HbA$_{1c}$**).

====AUF DEN PUNKT GEBRACHT====

Therapieziele bei Typ-1- und bei Typ-2-Diabetes
Das „leitende" Therapieziel für Typ-1- und Typ-2-Diabetes ist die Blutzuckereinstellung möglichst nahe an den Werten eines Gesunden. Je nach Patientensituation wird dieses Ziel jedoch modifiziert:
- **Hohes Alter oder terminale Erkrankung:** Hat ein Diabetiker eine Lebenserwartung von unter 5 Jahren, so kann die Verhütung einer Stoffwechselentgleisung als Therapieziel ausreichen, da der Patient die Komplikationen seiner Erkrankung nicht mehr erleben wird.
- **Mangelnde Hypoglykämie-Erkennung:** Wegen des Ausfalls der adrenergen Warnzeichen (s. 9.3) sollten hier spezielle Schulungsprogramme durchgeführt und die

Begleitmedikation überprüft werden (gefährlich können z. B. hoch dosierte β-Blocker sein, die die sympathisch vermittelte Gegenregulation des Glucose-Spiegels im Falle einer Hypoglykämie vermindern).
- **Häufige Hypoglykämien:** Hatte ein Diabetiker mehrere hypoglykämische Episoden, welche Therapie durch Zweitpersonen erforderte, sollten das Insulin-Regime und die Patientenschulung überprüft und ein Hypoglykämie-Wahrnehmungstraining durchgeführt werden.
- **Makrovaskuläre Begleiterkrankung:** Chronisch erhöhte Blutzuckerspiegel führen zu einer Hyperkoagulopathie des Blutes, welche bei einer KHK oder zerebrovaskulärer Erkrankung deletäre Folgen haben kann. Patienten mit entsprechenden Begleiter-

krankungen sollten deshalb nahezu normoglykämisch eingestellt werden (je jünger, desto straffer). Das Therapieziel ist individuell so zu wählen, dass Hypoglykämien möglichst vermieden werden.
- **Fortgeschrittene Mikroangiopathie:** Bei bestehender Mikroangiopathie (vor allem Retinopathie) sind starke Blutzuckerschwankungen möglichst zu vermeiden. Das Ziel der nahezu normoglykämischen Einstellung darf nicht in kurzer Zeit erzwungen werden, sondern soll langsam über Monate unter Vermeidung von Hypoglykämien erreicht werden. Dies macht eine enge BZ-Selbstkontrolle (bis zu 8 × pro Tag) erforderlich.

09

❗ Nach der DCCT vermindert eine intensivierte Insulin-Therapie mit HbA$_{1c}$-Werten von < 7,0% und durchschnittlichen Blutzuckerwerten von < 140 mg/dl (7,8 mmol/l) die Entwicklung einer klinisch signifikanten Retinopathie im Vergleich zur weniger intensiven „Standard"-Insulintherapie um 76 %, das Auftreten einer Proteinurie um 54 % und die Neuropathie um 60%. ❗

Weitere Therapieziele

Neben der Verhinderung von Krankheitskomplikationen verfolgt die Diabetestherapie zwei weitere Zielsetzungen:

- **Reduktion begleitender Risikofaktoren** (s. **Kasten** „Risikofaktoren und Screening"): Dieses Ziel ist vor allem beim Typ 2 von entscheidender Bedeutung, da das Vorliegen weiterer Risikofaktoren für eine Makroangiopathie (z. B. Dyslipoproteinämie, Hypertonus, Übergewicht vom androiden Verteilungstyp, Nikotinmissbrauch) die Lebenserwartung deutlich verkürzt und die Morbidität in die Höhe schießen lässt (**Abb. 9.17**).

❗ Die medikamentöse Therapie erfolgt erst dann, wenn eine strikte Diät keine ausreichende Senkung des Blutzuckers bewirkt. ❗

❗ Dieses Therapieprinzip ist leicht aus der Pathogenese herzuleiten. Die Beseitigung der Hyperalimentation bewirkt eine Verminderung des Insulinsekretionsreizes und damit eine Abnahme der Hyperinsulinämie. Hierdurch wird die Ansprechbarkeit der Zellen auf Insulin verbessert, sodass nun die B-Zellen trotz ihrer beschränkten Kapazität wieder die Stoffwechselkontrolle übernehmen können. ❗

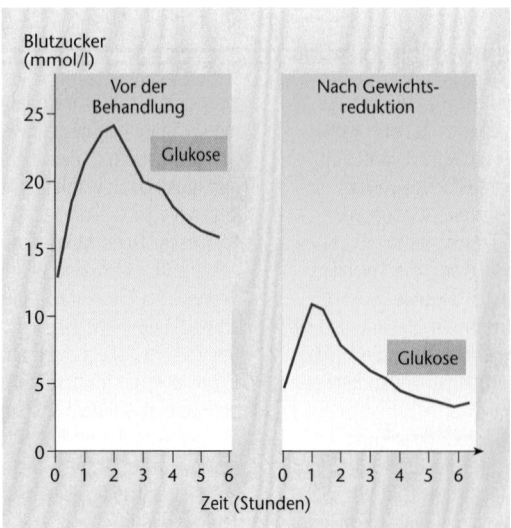

Abb. 9.17: Normalisierung des Blutzuckerspiegelverlaufs nach einer Testmahlzeit nach Gewichtsreduktion beim Typ-2-Diabetes. [L157]

- **Größtmögliche Flexibilität im täglichen Lebensstil:** Dies ist vor allem beim jugendlichen Typ-1-Diabetiker ein wichtiges Ziel. So kann etwa die Diät bei intensivierter Insulin-Therapie (Insulin-Injektionen mit jeder Mahlzeit) bei Weitem flexibler gehandhabt werden als bei konventioneller Insulin-Therapie (s. u. „Insulin-Therapie").

Individuelle Zielfestlegung

Viele patientenspezifische Faktoren gehen in die Festlegung der genauen Therapiemodalitäten ein, z. B. Alter, Krankheitsstadium, Begleiterkrankungen und Fähigkeit zur Hypoglykämie-Erkennung. Entsprechend werden die Therapieziele angepasst (s. **Kasten** „Therapieziele").

Die Pfeiler der Diabetestherapie

Der Ausfall eines komplexen physiologischen Regelsystems zwingt den Patienten und seinen Arzt zu entsprechend komplexen Gegenmaßnahmen. Die Pfeiler der Diabetestherapie sind dabei (**Abb. 9.18**):

- **Lebensstil:** Insbesondere insulinabhängige Diabetiker müssen versuchen, ihr Leben in gewissem Maße an ihre Erkrankung anzupassen (s. **Kasten** „Aus Patientensicht"). Da das „natürliche" Rückkoppelungsverhältnis von Insulin-Bedarf und Insulin-Angebot verloren gegangen ist, erleichtert ein relativ konstanter Lebensstil mit regelmäßigen Mahlzeiten die Stoffwechselkontrolle. Körperliche Aktivität bietet eine insulinunabhängige Möglichkeit des Glucose-Transportes in die Zelle und senkt dadurch den Insulin-Bedarf. Sie wirkt auch der vor allem beim Typ-2-Diabetes problematischen Insulinresistenz entgegen. Zusätzliche „Gefäßrisiken" sollten unbedingt vermieden werden (Rauchen, Hypertonus, Adipositas, Fettstoffwechselstörungen).
- **Stoffwechselselbstkontrolle durch den Patienten:** Je mehr „Daten" der Patient über seinen Blutzuckerspiegel erhebt, desto feiner kann er das zugeführte Insulin an den Bedarf anpassen sowie Entgleisungen des Stoffwechsels, etwa bei interkurrenten Infekten, verhindern. Die häuslichen Blutzuckermessungen sind die *„conditio sine qua non"* der Diabetestherapie und bestimmen damit die langfristige Prognose entscheidend mit.
- **Ernährung:** Die effektivste, aber leider nur selten erfolgreiche Therapie des Diabetes Typ 2 ist die Gewichtsabnahme (**Abb. 9.18**): Eine Reduktion der Körpermasse von 10% könnte die Stoffwechselentgleisung der meisten Typ-2-Diabetiker normalisieren. Der durchschnittliche kalorische Tagesbedarf ist aus dem Kasten „Ernährungsrichtlinien für Diabetiker" ersichtlich.
- **medikamentöse Therapie:** Infrage kommen Insulin und verschiedene orale Antidiabetika. Die Indikationen werden je nach Diabetes-Typ, -Stadium und -Alter gestellt (Details s. u.).

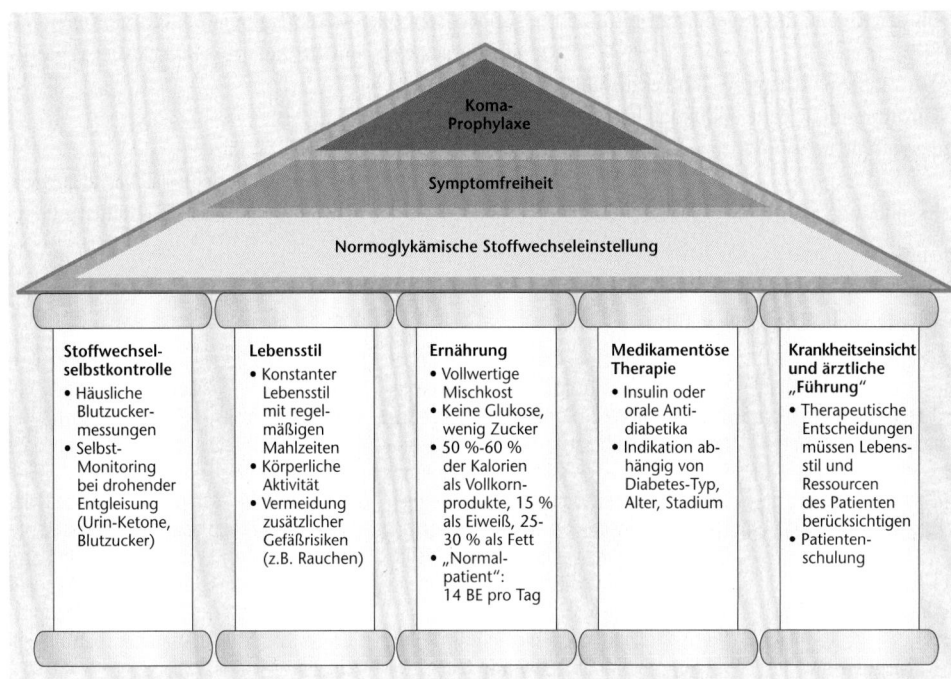

Abb. 9.18: Pfeiler und Ziele der Diabetestherapie.
[L157]

* **Krankheitseinsicht und ärztliche „Führung":**

  ❗ Diabetes ist ein tägliches Ärgernis. Egal wie man es dreht und wendet, die Krankheit schränkt sowohl Lebensstil als auch persönliche Freiheiten in der Befriedigung basaler Bedürfnisse ein, und dies lebenslang. Ein „initiatives" Verhältnis zu dieser Erkrankung und die Mobilisierung der therapeutischen Eigenverantwortlichkeit des Patienten sind deshalb für Verlauf und Prognose entscheidend (s. Kasten „Schulungsinhalte für Diabetiker"). Alle medizinischen Ratschläge sind nur insoweit sinnvoll, als sie den Lebensstil und die Ressourcen des Patienten berücksichtigen (s. 14.8.3). ❗

Ernährung

Eine „Diätisierung" des Diabetes mit speziell ausgeklügelten „Diabetesdiäten" ist nicht sinnvoll. Die beste „Diabetesdiät" ist die auch für die gesunde Allgemeinbevölkerung empfohlene ausgeglichene und vollwertige Mischkost mit einigen wenigen Sonderregelungen (s. **Kasten** „Ernährungsrichtlinien für Diabetiker").

* Die tägliche Nahrungsmenge sollte auf 3 Haupt- und 3 Zwischenmahlzeiten verteilt werden. Bei intensivierter Insulin-Therapie kann dies lockerer gehandhabt werden.
* Glucose und Haushaltszucker sollten wegen der raschen Aufnahme mit raschem BZ-Anstieg gemieden werden, da

═══ **AUF DEN PUNKT GEBRACHT** ═══

Schulungsinhalte für Diabetiker

Für alle Diabetiker
* Erklärung der Krankheit
* Diätetik: Zusammensetzung der Nahrung – speziell: Kaloriengehalt sowie Kohlenhydrat- und Fettgehalt, Alkohol als Energieträger und potentieller Hypoglykämieauslöser
* Körperpflege: speziell Fußpflege – wichtig zur Vermeidung von Hautinfektionen und zur Vorbeugung gegen das diabetische Fuß-Syndrom
* Lebensweise: Bewegung, Körpergewicht, Risikofaktoren (Rauchen, Hypertonus).

Zusätzliche Schulungsinhalte bei Einnahme blutzuckersenkender oraler Antidiabetika
* Stoffwechselselbstkontrolle (BZ-Bestimmung, Keton-Bestimmung im Urin, evtl. Urinzuckerbestimmung)
* Berechnung der Kohlenhydrate pro Mahlzeit, Kaloriengehalt der Nahrung
* Auswirkung von körperlicher Bewegung auf den Blutzuckerspiegel
* Zeichen der Hypoglykämie und deren Behebung
* Wirkungsweise der oralen Antidiabetika.

Zusätzliche Schulungsinhalte bei Einstellung auf Insulin
* Blutzuckerselbstkontrolle
* Umgang mit Insulin, Dosisanpassung, Spritz-Ess-Abstand, Injektionsorte
* Verhalten bei Krankheit, Reisen, drohender Entgleisung.

❗ Alle Patienten werden mit einem **Diabetikerpass** versehen, in dem die wichtigen Stoffwechselparameter dokumentiert werden und der an die regelmäßigen Kontrollen erinnert. ❗

❗ **Notfallausweis** für alle Patienten, die durch die medikamentöse Therapie hypoglykämiegefährdet sind. ❗

sie meist nicht mit der Kinetik des zugeführten Insulins zur Deckung zu bringen sind.

- Bevorzugt werden sollten komplexe Kohlenhydrate (stärkehaltige Nahrungsmittel). Fette sollten als einfach und mehrfach ungesättigte Fettsäuren zugeführt werden (z. B. Olivenöl).
- Der Eiweißverzehr sollte auf 15 % der Kalorien beschränkt

bleiben, weil die Eiweißbelastung sich für die Nieren ungünstig auswirkt und die Glukoneogenese in der Leber gefördert wird.

Insulin-Therapie

Insulin ist ein äußerst potentes, überlebenssicherndes Medikament. Sein Nebenwirkungspotential ist vor allem auf Hy-

---

Aus Patientensicht: Diabetes mellitus

Die Bedeutung, die ein Diabetes mellitus für einen Patienten hat, hängt von vielen verschiedenen Faktoren ab, z. B.: Alter des Patienten bei Beginn der Erkrankung, Typ des Diabetes, Dauer und Schwere der Erkrankung bzw. der Folgeerkrankungen.

Typ-1-Diabetes-mellitus
Vor Einführung der Insulin-Therapie war die Erkrankung tödlich. Heute kann ein Patient mit Diabetes mellitus zumindest 10 – 20 Jahre lang ohne erkennbare Folgeschäden leben.

Alltag
Das Leben eines Typ-1-Diabetikers ist jedoch alles andere als normal. Mahlzeiten und Insulin-Therapie müssen aufeinander abgestimmt und jeweils berechnet werden. Körperliche Belastungen und alltägliche Krankheiten (z. B. Grippe) müssen bei der Selbsttherapie berücksichtigt werden. Urlaub von der Erkrankung gibt es keinen.

Komplikationen
Bei optimaler „Führung" lässt sich das Auftreten von Spätkomplikationen durch die exogene Insulin-Therapie deutlich verzögern, teilweise sogar verhindern. Der Patient hat aber ein erhöhtes Risiko, später an einer Makro- und/oder Mikroangiopathie mit der Gefahr des Herzinfarktes, eventuell auch an Nieren- und Augenschäden oder peripheren Durchblutungsstörungen oder einer diabetischen Polyneuropathie zu erkranken. Außerdem muss er – gerade bei enger Einstellung – mit einer Hypoglykämie rechnen.

Psychische Konflikte
Das hohe Maß an täglicher Intervention und Eigenverantwortung kann vor allem bei Kleinkindern und im Jugendalter zum Konfliktbereich werden. Im Jugendalter stehen oft die Gegenwartsorientierung

und Unverletzbarkeitsfantasie der Pubertät einer an Zukunftszielen orientierten Therapie im Wege. Jugendliche Diabetiker gehen deshalb nicht selten durch eine Phase der aggressiven Verweigerung („Ich will genauso normal sein wie mein Freund!"), in der sie die Verantwortung für ihre Krankheit verleugnen mit entsprechend katastrophalen Auswirkungen auf ihre Stoffwechselkontrolle.

Diese Konflikte machen die in der Pubertät notwendige Übergabe von Macht und Verantwortung von den Eltern auf das Kind noch schwieriger, als sie ohnehin schon sind. Probleme entstehen oft dann, wenn z. B. die Eltern eines Jugendlichen zu viel Kontrolle ausüben und damit seine Selbstständigkeit und Eigenverantwortung behindern, aber auch, wenn sie ihm zu früh zu viel Eigenverantwortung aufbürden.

Typ-2-Diabetes-mellitus

Fehlendes „Krankheitsgefühl"
Ein Patient mit Diabetes mellitus Typ 2 erkrankt meist erst im mittleren bis höheren Alter (vor allem übergewichtige Patienten). Über Jahre hinweg hat der Patient keinerlei oder nur geringe Symptome. Häufig werden die erhöhten Blutzuckerwerte zufällig entdeckt. Der Arzt weiß um die Gefährdung des Patienten durch die Folgeerkrankungen, der Patient jedoch hat häufig keinerlei Beschwerden und empfindet die vom Arzt angeordnete Diät und ggf. medikamentöse Therapie oft einfach als Last. Er erlebt die täglichen Nachteile der Therapie, selten jedoch ihre Vorteile.

Komplikationen
Das Bild wechselt, wenn Folgeschäden aufgetreten sind – beispielsweise Sensibilitätsstörungen, Schmerzen und Gehstörungen bis hin zu Lähmungen. Die Schmerzen können so stark sein, dass das

Gewicht der Bettdecke schon unerträglich ist. Durch die Sensibilitätsstörungen bemerkt der Patient kleinere Wunden (z. B. durch Druckstellen in den Schuhen oder bei falscher Nagelpflege) an den Füßen nicht. Da die Wundheilung wegen der diabetischen Angiopathie schlecht ist, infizieren sich die Wunden leicht und können sich zu einer diabetischen Gangrän entwickeln, deren Therapie Maßnahmen bis hin zur Amputation der betroffenen Gliedmaße umfasst.

Hilfestellungen
Wichtigste Hilfestellungen sind vor allem Information und Schulung des Patienten sowie das Bemühen, Therapie und Diät an den Patienten anzupassen und nicht umgekehrt.

Information und Schulung
❗ Eine Reduktion der Körpermasse um etwa 10 % würde die meisten Typ-2-Diabetiker in eine kompensierte Stoffwechsellage zurückführen. ❗ Die damit verbundene Last der Lebensumstellung (Diät, Bewegung) wird jedoch nur von etwa 5 % der Patienten aufgebracht. Dieses liegt mehr an der genetischen Konstellation, die eine Gewichtsabnahme erschwert (mehr dazu s. 9.4.2), als an früher gerne angeschuldigten Faktoren wie Bequemlichkeit, Ignoranz und Verleugnung.

Darüber hinaus spielen jedoch externe Faktoren eine wichtige Rolle: So macht z. B. die Therapie mit Sulfonylharnstoffen oder Insulin wegen der dadurch ausgelösten Hyperinsulinämie eine Gewichtsabnahme für die meisten Patienten aussichtslos. Auch sind Diabetiker genauso wie Nicht-Diabetiker den Sachzwängen unserer erfolgsorientierten Gesellschaft unterlegen, in der regelmäßige körperliche Bewegung und gesunde Ernährung nun einmal „unproduktiver Luxus für Hartgesottene" sind.

====ZUR VERTIEFUNG====

Ernährungsrichtlinien für Diabetiker

Kalorienzufuhr

Diabetiker fahren am besten mit den „normalen", auch für Gesunde geltenden Ernährungsempfehlungen. Die Berechnung von Kalorien kann möglicherweise sinnvoll sein, wenn adipöse Diabetiker abnehmen wollen (mehr zum Thema Gewichtsreduktion s. 9.4.3).

❗ Als Faustregel für den Kalorienbedarf gilt bei leichter Arbeit: Normalgewicht (Körpergröße in cm minus 100) mal 30; bei schwerer Arbeit: Normalgewicht mal 50. ❗

Kohlenhydratanteil

• Bevorzugt werden schwer aufschlüsselbare Kohlenhydrate (Vollkornprodukte, Pasta), die etwa 50–60 % der Gesamtkalorien ausmachen sollen. Ideale Quellen von Kohlenhydraten sind Obst und Gemüse.

❗ Die Geschwindigkeit der Kohlenhydratabsorption nach einer Mahlzeit kann durch den sog. **glykämischen Index** (GI) quantifiziert werden. Ungünstig sind Produkte mit einem hohen GI, da sie zu einem exzessiven postprandialen Anstieg der BZ- und Insulin-Spiegel führen. Die Diätplanung nach der glykämischen „Ladung" ist jedoch umstritten, da der glykämische Effekt eines Nahrungsmittels je nach den anderen mit verzehrten Nahrungsbestandteilen stark schwankt. ❗

❗ Der mit intensivierter Insulin-Therapie behandelte Diabetiker muss den Kohlenhydratanteil seiner Nahrung einschätzen lernen, damit er ihn vorher mit Insulin „abdecken" kann. ❗

• Eine Berechnung der Kohlenhydrate wird den mit blutzuckersenkenden Medikamenten behandelten Typ-1- und Typ-2-Diabetikern empfohlen, damit die Medikation (vor allem Insulin) bedarfsgerecht angepasst werden kann. In Deutschland und Österreich haben sich für die Berechnung der Diät für Diabetiker die **Broteinheiten** (1 BE = 12 g Kohlenhydrate) bzw. die **Kohlenhydrateinheit** (KE oder KHE; 1 KE = 10 g Kohlenhydrate) durchgesetzt (Tab. 9.5).

❗ Faustregel bei einem Kohlenhydratanteil von 50 %: Kalorienbedarf/Tag : 100 = BE/Tag. ❗

Eiweißanteil

Der Eiweißanteil in der Nahrung soll 15 % (1 g/kg Körpergewicht) nicht überschreiten. Bei beginnender Niereninsuffizienz ist eine Beschränkung auf maximal 45 g pro Tag angezeigt.

Fettanteil

Wichtig ist nicht die Quantität, sondern die Qualität der Fette (s. 9.1). Sind begleitende Fettstoffwechselstörungen vorhanden, so wird die Diät entsprechend der für die Fettstoffwechselstörungen geltenden Empfehlungen angepasst (s. 9.5.6).

---

poglykämien beschränkt. Exogen zugeführtes Insulin kann beim Typ-2-Diabetiker jedoch auch die Hyperinsulinämie mit ihren negativen Auswirkungen verstärken. Der Arzt sollte deshalb mit den Implikationen der Insulin-Therapie profund vertraut sein.

Der Insulin-Bedarf liegt bei absolutem Insulinmangel zwischen 0,2 und 0,7(–1,0) IE/kg Körpergewicht (die eigene Produktion beim gesunden Erwachsenen liegt bei ca. 40 E pro Tag). Der Insulin-Bedarf pro BE liegt morgens wegen der höheren Aktivität der kontrainsulinären Hormone (insbes. Wachstumshormon) höher als abends.

Indikationen

Insulin ist bei allen Typ-1-Diabetikern indiziert. Typ-2-Diabetiker werden nur dann mit Insulin behandelt, wenn Diät, Bewegung oder Gewichtsreduktion keine ausreichende BZ-Senkung mehr erzielen oder wenn ein Sekundärversagen vorliegt (**Abb. 9.11**).

Unterschiedliche Therapiemodalitäten

Die Insulin-Therapie folgt je nach Patient unterschiedlichen Modalitäten (**Tab. 9.6** und **Abb. 9.19**):

Konventionelle Insulin-Therapie (CT)

Die konventionelle Insulin-Therapie besteht aus einer festgelegten zweimaligen Insulin-Dosis (Misch-/ oder Verzögerungsinsulin) pro Tag: Eine Injektion (meist 2/3 der Tagesgesamtdosis) wird zum Frühstück und eine Injektion zum

Tab. 9.5 Beispiele für den BE-Tagesbedarf

Patient	BE-Bedarf
„Normalpatient" in der Klinik: > 50 Jahre, körperlich wenig aktiv, normal- bis mäßig übergewichtig	14 BE
körperlich schwer arbeitende Personen (Straßenarbeiter, Bäcker)	Normalbedarf × 2 = 28 BE
adipöse Patienten mit Behandlungsziel Gewichtsreduktion	Normalbedarf : 2 = 7–10 BE (1000–1200 kcal)

Abendbrot verabreicht. Zur Anwendung kommen Mischungen aus Normal- und NPH-Insulinen oder nur NPH-Insuline (s. u. „Insulin-Präparate"). Durchführbar ist diese Form nur bei stabiler Stoffwechsellage und regelmäßigem Tagesablauf.

Diese Form kommt beim Typ-1-Diabetiker nur in Frage, wenn die Intelligenz und/oder die Bereitschaft zu mehreren Insulin-Injektionen und damit BZ-Kontrollen *nicht* vorhanden sind. Beim Typ-2-Diabetiker ist der Therapiemodus jedoch häufiger ausreichend.

❗ Bei Vergessen einer Zwischenmahlzeit oder zu geringem Kohlenhydratanteil in den Hauptmahlzeiten besteht die Gefahr der Hypoglykämie. ❗

Tab. 9.6 Insulintherapie-Schemata (Beispiele)

	Morgens	**Mittags**	**Abends**	**Zur Nacht**
Konventionelle Insulin-Therapie (ältere Typ-2-Diabetiker)	2/3 der Tagesdosis: • NI + NPH • NPH	–	1/3 der Tagesdosis: • NI + NPH • NPH	–
Intensivierte Insulin-Therapie (Beispiel)*	NI + NPH NI + NPH NI + NPH NI NI	NI NI NI NI + NPH NI	NI + NPH NI NI + NPH NI NI	– NPH NPH NPH LW oder NPH
Insulinpumpen-Therapie	Bolus	Bolus	Bolus	

NI = Normalinsulin, NPH = Verzögerungsinsulin, LW = lang wirksames Insulin
* Aufteilung der Insuline: ca. 2/3 – 1/2 NI, Rest als NPH oder LW. Das Normalinsulin kann durch Insulin-Analoga ersetzt werden.

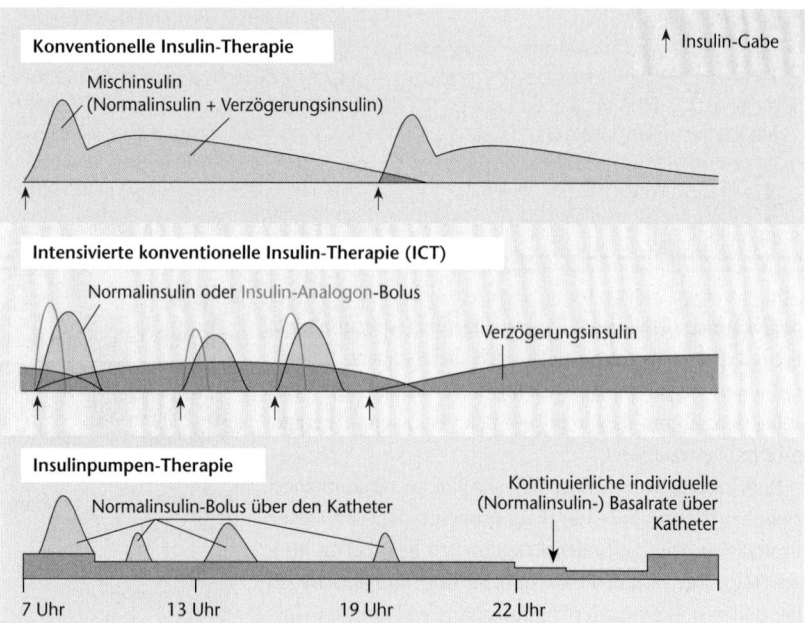

Abb. 9.19: Verschiedene Therapieschemata der Insulin-Therapie. [B169]

Intensivierte Insulin-Therapie

Unter intensivierter Insulin-Therapie, auch ICT (intensivierte conventionelle Therapie) genannt, versteht man die 1 – 2 × tägliche Gabe eines Verzögerungsinsulins, kombiniert mit der zusätzlichen Zufuhr von schnell wirkendem Insulin vor den Mahlzeiten (**Basis-Bolus-Konzept**):

• **Verzögerungsinsulin** zur Abdeckung des Basalbedarfs: ca. 40 – 60% des Gesamtinsulinbedarfs. Als Verzögerungsinsuline werden wegen der guten Mischbarkeit mit Normalinsulin meist NPH-Insuline verwendet.

• **Normalinsulin** oder schnell wirksames Insulin-Analogon bzw. inhalatives Insulin (s. u. „Insulin-Präparate") als Bolus zu den Mahlzeiten: Die Menge dieses Insulins kann je nach geplanter Kohlenhydrataufnahme sowie vor der Mahlzeit gemessenem Blutzuckerspiegel variiert werden

(s. u. Korrekturformel in „Therapieanpassung und -kontrollen durch den Patienten").

Die Vorteile der ICT sind mehr Flexibilität bei den Mahlzeiten (Patient kann extra Kohlenhydrate „abdecken") sowie eine bessere Stoffwechselkontrolle. Nachteilig sind die häufigeren Selbstkontrollen und Insulin-Injektionen sowie der erhöhte Schulungsaufwand.

Insulinpumpen-Therapie

Über eine kleine tragbare Pumpe erfolgt eine kontinuierliche, subkutane Insulin-Infusion von Normalinsulin. Die Basalrate kann während des Tagesrhythmus unterschiedlich hoch sein, sodass auch zwischen den Mahlzeiten ein gleichmäßig normwertiger Blutzuckerspiegel erreicht wird. Vor den Mahlzeiten kann der Patient über die Pumpe zusätzliche Insulin-Dosen abrufen. Der Insulin-Bedarf liegt 10–20% unter dem anderer Therapieregimes. Diabetische Neuropathien und Angiopathien sollen sich unter dieser Therapie bessern.

- **Voraussetzungen:** ausreichende Motivation und Zuverlässigkeit des Patienten (mindestens 4 BZ-Bestimmungen täglich)
- **Indikationen:** besonders bei Patienten, die häufig an schweren Hypoglykämien leiden, bei Langzeitdiabetikern mit stark schwankenden BZ-Werten (sog. **Brittle-Diabetes**) oder bei einer geplanten Schwangerschaft
- **Komplikationen:** Entzündungen im Bereich der Injektionsstelle, rasche Entwicklung einer Ketoazidose bei Unterbrechung der Insulin-Zufuhr.

Insulinpräparate

In Deutschland wird gentechnisch hergestelltes Humaninsulin angeboten. Die tierischen Insuline vom Rind oder Schwein sind in Deutschland nicht mehr gelistet. Die Einteilung der Insulin-Präparate orientiert sich an deren Wirkdauer (**Abb. 9.20** und **Tab. 9.7**):

Schnell wirkende Insulin-Analoga (Lys-Pro-Insulin, Insulin Aspart und Glulisin-Insulin)

Das reguläre Insulin-Molekül hat die Eigenschaft, sich zu Hexameren zu vernetzen. Bei subkutaner Injektion liegen so 6 Insulin-Moleküle zusammen, die zunächst in Dimere und dann Monomere zerfallen. Physiologisch wirksam sind nur die in die Blutbahn diffundierenden Monomere. Durch Austausch der Aminosäure Lysin gegen Prolin in der B-Kette geht die Eigenschaft, Hexamere zu bilden, verloren, und das Insulin-Molekül wird bei s. c. Injektion rasch resorbiert.

Tab. 9.7 Insulin-Präparate

	Wirkungs-beginn	-maximum	-dauer
Lys-Pro-Insulin, Insulin Aspart, Glulisin-Insulin	5–15 min	30–60 min	ca. 4 h
Normalinsulin	15–30 min	ca. 2 h	5–8 h**
Verzögerungsinsuline:			
• Intermediärinsuline – NPH-Insuline	30–90 min*	4–8 h	bis 24 h**
• lang wirkende Insuline – Zinksuspensionen – Glargin-Insulin, Detemir-Insulin	90–240 min* ca. 1h	– keines	bis 30 h** ca. 24 h

* je nach Hersteller unterschiedlich
** von der Injektionsmenge abhängig

Indikation: Typ-1-Diabetes mit intensivierter Therapie. Beim Typ-2-Diabetes können der fehlende Spritz-Ess-Abstand und die Möglichkeit der Gabe sofort nach dem Essen die Therapie besonders in der Geriatrie bei vergesslichen Patienten erleichtern. Insgesamt haben die Insulin-Analoga jedoch keinen nennenswerten Vorteil gegenüber dem (billigeren) Normalinsulin – sie verbessern weder die Stoffwechselkontrolle noch die Prognose.

Normalinsulin

Früher auch als „**Alt**"-**Insulin** bezeichnet (durch den Zusatz „Alt" wurde diese zunächst aus Rinderpankreas gewonnene Insulin-Art gegenüber den neu entwickelten Verzögerungsinsulinen abgegrenzt). Heute gibt es auf dem Markt nur noch Humaninsuline.

Indikation: zur präprandialen Substitution bei intensivierter Therapie sowie zur kontinuierlichen s. c. Gabe bei Pumpenträgern. Nur diese Insuline können i. v. gegeben werden und kommen daher zur Therapie von Stoffwechselentgleisungen und zur perioperativen Stoffwechselsteuerung in Frage.

Verzögerungsinsulin

Auch als **Depotinsuline** bezeichnet. Die galenische Wirkverzögerung wird durch eine grob-kristalline Zubereitung, durch Beimischung von Zink, Surfen oder Eiweißen erreicht (z. B. NPH-Insuline = Neutral-Protamin-Hagedorn-Insuline. HAGEDORN war der Erfinder dieser Insulin-Präparation). Nach der Wirkdauer wird unterschieden in:

- **Intermediärinsuline** (NPH-Insulin, amorphe und kristalline Insulin-Zink-Mischungen): indiziert zur Abdeckung des Basalbedarfs bei intensivierter Therapie, in Kombination mit Normalinsulin bei konventioneller Therapie bei Typ-1- und -2-Diabetikern
- **Langwirkende Insuline** (Lente- oder Ultralente-Insuline, nur 1 Injektion/Tag): indiziert zur Abdeckung der Basal-

09

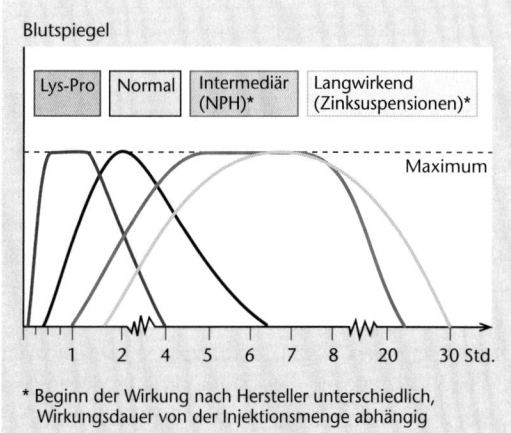

Abb. 9.20: Wirkprofile verschiedener Insulin-Präparate.
[L157]

rate bei intensivierter Insulin-Therapie (s. o.). Früher handelte es sich um kristalline **Zinksuspensionen**, heute kommen zunehmend **Insulin-Analoga** (Glargin-Insulin, Detemir-Insulin) zum Einsatz, also in der Natur nicht vorkommende Insuline, bei denen eine Veränderung der Aminosäuresequenz oder Koppelung mit einer C-14-Fettsäure zur Verlängerung der Wirkkinetik führt.

Mischinsuline

Mischungen aus Normal- und Verzögerungsinsulinen. Eingesetzt werden in der Regel NPH-Insuline (diese sind mit Normalinsulinen frei mischbar).

Indikation: konventionelle Insulin-Therapie, besonders bei älteren Typ-2-Diabetikern mit regelmäßigem Tagesablauf und konstantem Blutzucker.

Inhalierbare Insuline

Neuerdings steht auch ein als Pulver inhalierbares rasch wirksames Insulin (Exubera®) zur Verfügung, das vor allem den zusätzlichen Insulin-Bedarf bei Mahlzeiten abdecken kann und damit die schnell wirksamen Insulin-Analoga bzw. das Normalinsulin ersetzen kann. Dem Vorteil der einfacheren Anwendung stehen aber mehrere Nachteile entgegen: Zum einen bleiben die postprandialen Glucose-Werte höher als bei Injektionen. Auch ist die Dosisfindung nicht ganz einfach. Da nur ein Teil des Insulins in der Lunge resorbiert wird, sind höhere Gesamtmengen erforderlich. Zudem sind die langfristigen Wirkungen auf die Lungenfunktion nicht bekannt. Das Präparat ist deshalb für Raucher nicht zugelassen und wird für Patienten mit Lungenerkrankungen wie COPD, Bronchitis oder Asthma „nicht empfohlen". Bisher wird das Medikament von den gesetzlichen Kassen nur in Einzelfällen erstattet.

Komplikationen der Insulin-Therapie

- **Hypoglykämie** (s. 9.3): Hierzu kommt es bei einem Missverhältnis von Insulin-Angebot, Kohlenhydrataufnahme und Muskelarbeit.
- **Hautveränderungen am Injektionsort** (s. gleichnamigen **Kasten**): Diese sind durch die Verwendung der gentechnisch hergestellten Humaninsuline sowie chromatographische Reinigung der tierischen Insuline selten geworden. Häufigste Komplikation ist heute das Hämatom durch versehentliche Verletzung eines Hautgefäßes.
- **Sehstörungen** (relative Weitsichtigkeit): Sie kommt durch Rehydratation der Linse während der Phase der Kompensation des Diabetes (1 – 3 Wochen nach Therapiebeginn) zustande.
- **Insulin-Resistenz:** definiert als Insulin-Bedarf > (100–) 200 I.E. Insulin pro Tag über mindestens 48 Stunden. Ursache hierfür sind insulinbindende Antikörper (IgG, IgM), die jedoch bei Humaninsulinen praktisch unbe-

kannt sind. Damit ist die Insulin-Resistenz heute extrem selten.
- **Insulin-Ödeme** können passager bei der Neueinstellung auf Insulin durch Verschiebungen im Wasser- und Elektrolythaushalt (Natrium-Retention) auftreten.

═══════ **ZUR VERTIEFUNG** ═══════

Hautveränderungen am Injektionsort (insgesamt selten)

- Infektionen mit Ulzeration und Nekrosen
- Lipoatrophie: Atrophie des subkutanen Fettgewebes, evtl. durch immunologische Prozesse; unter Humaninsulin oder -analoga bisher nicht beobachtet
- Lipidhypertrophie durch lokale Stoffwechselwirkung des Insulins mit Vermehrung des Fettgewebes
- lokale allergische Sofortreaktion: bei Humaninsulinen oder -analoga nicht bekannt
- allergische Hautreaktion vom Spättyp (T-Zell-vermittelt), Infiltrationen, Schwellungen, Rötungen, Schmerzen. Auftreten 24 – 48 Stunden nach Injektion
- lokale Bindegewebevermehrung infolge der immer wieder gesetzten mechanischen Reize
- versehentliche Intrakutaninjektion mit Ablagerung von Hämosiderin und Melanin sowie evtl. Hautatrophie.

Regeln zur „Einstellung" mit Insulin

Typ-1-Diabetiker müssen praktisch immer sofort auf Insulin eingestellt werden. Der optimale Zeitpunkt für die Insulineinstellung beim Typ-2-Diabetiker ist weniger klar definiert (s. **Kasten** „Einstellung des Typ-2-Diabetikers" und **Abb. 9.21**). Bei der Insulin-Therapie ist zu berücksichtigen:
- Die Neueinstellung eines Diabetes erfolgt heute stets mit Humaninsulin. Ist ein Patient gut mit Tierinsulin eingestellt, sollte er jedoch bei diesem Insulin bleiben.

! Bei der Umstellung von Rind- auf Humaninsulin kann der Insulinbedarf sinken. Außerdem kann es zu einer Verschlechterung der Hypoglykämiewahrnehmung kommen. !

- Während der Remissionsphase des Typ-1-Diabetes („Honeymoon", s. 9.2.4) kann der Insulin-Bedarf vorübergehend stark absinken.
- **Somoggi-Phänomen:** Nächtliche Hypoglykämien können durch eine hormonelle Gegenregulation zu erhöhten morgendlichen Blutzuckerwerten führen. Dieses Phänomen kann durch nächtliche Blutzuckerbestimmungen erkannt und die Insulin-Dosierung entsprechend angepasst werden.
- **Dawn-Phänomen:** Wegen der zirkadianen Rhythmik von GH und Cortisol sind die hormonellen Insulin-Gegenspieler in den frühen Morgenstunden im Übergewicht, sodass während dieser Zeit häufiger Hyperglykämien auftreten. Die relative Insulin-Resistenz in den Morgenstunden ist auch der Grund, weshalb bei der Verteilung des Insu-

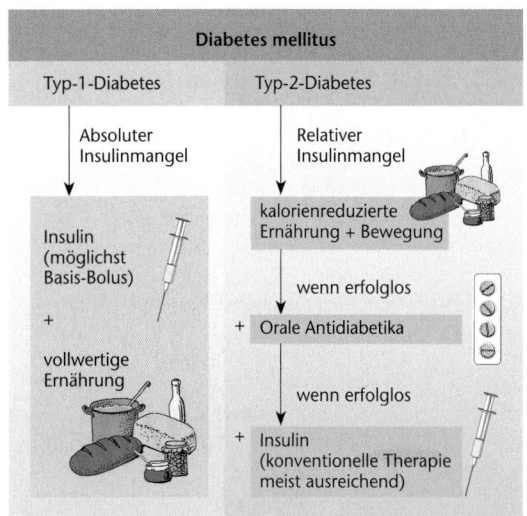

Abb. 9.21: Therapie der Typ-1- und Typ-2-Diabetiker im Vergleich. [L157]

lins über den Tagesverlauf höhere Morgendosen als Mittag- bzw. Abenddosen gewählt werden.

- **Brittle-Diabetes:** besonders instabiler Typ-1-Diabetes mit Neigung zu schweren Hypoglykämien in raschem Wechsel mit Hyperglykämien sowie mit Ketoseneigung.

═══════ **AUF DEN PUNKT GEBRACHT** ═══════

Einstellung des Typ-2-Diabetikers mit Insulin

❗ Je jünger und je dicker der Patient ist, desto vorsichtiger muss mit der Insulin-Menge umgegangen werden, da es durch die anabole Wirkung des Insulins zur Gewichtszunahme kommen kann („Insulin-Mast"). ❗

- **Indikation für Insulin:** trotz maximal dosierter oraler Antidiabetika und richtiger Ernährung:
  - Nüchternblutzucker (kapillär) > 110 mg/dl (6,1 mmol/l), postprandial > 160 mg/dl (8,9 mmol/l) bei jüngeren Patienten; oder:
  - nüchtern > 140 mg/dl (7,8 mmol/l), postprandial > 250 mg/dl (13,9 mmol/l) bei alten multimorbiden Patienten.
- **Insulin-Bedarf** pro Mahlzeit: morgens 0,14 – 0,24 I.E., abends 0,07 – 0,12 I.E. Insulin/kg KG
- Insulin kann mit oralen Antidiabetika kombiniert werden.
- Je nach Blutzuckertagesprofil sind anfangs Normalinsuline oder NPH-Insuline, später fixe Kombinationen von beiden sinnvoll.
- bei Insulin-Bedarf von > 20 I.E./Tag Auslassversuch der oralen Antidiabetika.

Therapieanpassung und -kontrollen durch den Patienten

Eine optimale Kontrolle kann durch mindestens **4 Blutzuckerbestimmungen pro Tag** erreicht werden.

- BZ-Bestimmung vor jeder Mahlzeit (evtl. Anpassung der für die geplante BE-Aufnahme erforderlichen Insulin-Dosis)
- BZ-Kontrolle vor dem Zubettgehen (Vorbeugung nächtlicher Hypoglykämien durch Spätmahlzeiten)
- Die **Blutzuckerziele** richten sich nach Alter und Patiententyp: So ist für einen Typ-1-Diabetiker ein Nüchtern-BZ von 100 mg/dl anzustreben; für einen 80-jährigen Typ-2-Diabetiker dagegen ist ein Nüchtern-BZ von 140 mg/dl angemessen.
  Werden diese Ziele überschritten, so kann nach einer – individuell in Abhängigkeit von der Insulin-Sensitivität ermittelten – **Korrekturformel** (z. B. „30er"- oder „60er"-Regel) der zusätzliche Insulin-Bedarf abgeschätzt werden: Bei einer sog. 30er-Regel muss beispielsweise für jede 30 mg/dl, die der Zielwert überschritten wird, eine I.E. Insulin pro Injektion mehr gegeben werden.

❗ Bei stabiler Stoffwechsellage kann auch ein mit Insulin behandelter Typ-2-Diabetiker mit 1 – 2 „Blutzucker-Tagesprofilen" pro Woche auskommen. ❗

Therapie mit oralen Antidiabetika

Orale Antidiabetika sind die Medikamente der ersten Wahl zur Einstellung des Typ-2-Diabetikers. Ihre unterschiedlichen Wirkprinzipien erklären ihre jeweiligen Vor- und Nachteile bei bestimmten Patientengruppen.

Medikamentengruppen (s. Pharma-Infos)

Von der Wirkungsweise her sind die oralen Antidiabetika grob in drei Gruppen zu ordnen:
- Kohlenhydratresorptionsverzögerer
- Medikamente, die die Empfindlichkeit der Zelle gegenüber Insulin erhöhen: hierzu gehören das ältere Biguanid Metformin sowie die neueren „Insulin-Sensitizer" (Glitazone).
- Medikamente, die die Sekretion von Insulin durch das Pankreas fördern: Sulfonylharnstoffe und die prandialen Glucose-Regulatoren.

Kohlenhydratresorptionsverzögerer

Mit dieser Medikamentengruppe wird versucht, die Kohlenhydrataufnahme zeitlich „auszustrecken" und damit mit den vor allem in der ersten Sekretionsphase verminderten Insulin-Spitzenspiegeln zur Deckung zu bringen. Obwohl ein elegantes Prinzip, ist diese Therapieform wegen häufiger Nebenwirkungen nicht sehr verbreitet.

Biguanide

Gerade für den adipösen jungen Typ-2-Diabetiker mit den Zeichen eines metabolischen Syndroms sind Biguanide sinnvoll, da sie:

09

PHARMA-INFO: ORALE ANTIDIABETIKA

Kohlenhydratresorptionsverzögerer

Wirkstoffe
- Ballast- und Quellstoffe, z. B. Guar oder Pektin
- α-Glucosidase-Hemmer, z. B. Acarbose oder Miglitol.

Wirkmechanismus und Eigenschaften

Ballast- und Quellstoffe quellen durch Wasserzugabe im Magen auf. Die Magenentleerung wird dadurch gehemmt und die Resorption der Kohlenhydrate verzögert. Es kommt zur Abflachung des postprandialen Blutzuckeranstiegs.

α-**Glucosidase-Hemmer** hemmen die α-Glucosidase im Bürstensaum der Dünndarmepithelien. Hierdurch wird der Stärkeabbau verzögert und die Glucose-Resorption verlangsamt. Auch dieses Prinzip führt zur Abflachung des postprandialen Blutzuckeranstiegs.

Indikationen

Typ-2-Diabetes-mellitus in der frühen Krankheitsphase, um den postprandialen Blutzuckeranstieg zu dämpfen. In Ausnahmefällen werden α-Glucosidase-Hemmer auch beim Typ-1-Diabetes zusätzlich zum Insulin gegeben.

Kontraindikationen

Schwangerschaft, Stillzeit, Lebererkrankungen, Ileus.

Nebenwirkungen
- Ballast- und Quellstoffe: Diarrhö, Meteorismus, verzögerte Aufnahme von Medikamenten
- α-Glucosidase-Hemmer: Meteorismus, Diarrhö, Bauchschmerzen (Kohlenhydratmalabsorption). Diese Probleme treten besonders bei Aufnahme von Zuckern oder Bier auf.

Klinische Anwendung

Diese Substanzklasse wird mit mäßigem Erfolg in Kombination mit anderen Antidiabetika eingesetzt. Mangelnde Compliance lässt die Therapie oft scheitern.

Biguanid-Derivat Metformin

Wirkmechanismen und Eigenschaften

Durch Hemmung von Transportvorgängen an der Mitochondrienmembran kommt es zur verzögerten Glucose-Resorption aus dem Darm, zur Hemmung der Glukoneogenese in der Leber und zur verstärkten Glucose-Aufnahme besonders in der Muskelzelle.

Indikationen

Indiziert v. a. beim jüngeren, adipösen Typ-2-Diabetiker (zugelassen ab dem 10. Lebensjahr).

Nebenwirkungen

Gastrointestinale Störungen, Blutbildveränderungen, Laktatazidose. Letztere tritt im Gegensatz zu den inzwischen vom Markt genommenen Biguaniden der ersten Generation nur extrem selten auf, ist jedoch wegen ihres oft schweren Verlaufs gefürchtet.

Kontraindikationen

Nieren- und Leberfunktionsstörungen, Alkoholabusus (dieser ist mit einem höheren Risiko für eine Laktatazidose verbunden), Reduktionskost unter 1000 kcal, respiratorische und kardiale Insuffizienz, pAVK ab Stadium IIa, Gravidität.

Klinische Anwendung

Die Gefahr der Laktatazidose ist bei Beachtung der Kontraindikationen gering.

Gliptine

Wirkstoffe

Sitagliptin (Januvia®), Vildagliptin

Wirkungsmechanismus und Eigenschaften

Durch Hemmung des Enzyms Dipeptidyl-Peptidase IV verlängert sich die Halbwertszeit der Inkritinhormone Glucagon-like Peptide 1 (GLP-1) und Glucose-dependent insulinotropic Peptide (GIP). Dieses führt u. a. zu einer glucoseabhängigen erhöhten Insulin-Ausschüttung.

Indikation

Als zusätzliches Medikament bei Typ-2-Diabetikern, wenn unter Metformin oder Insulin-Sensitizer keine ausreichende Blutzuckernormalisierung gelingt.

Nebenwirkungen

sind keine bekannt.

Kontraindikationen

Niereninsuffizienz (GFR < 50 ml/min), Gravidität, Alter < 18 Jahre

Klinische Anwendung

Über ein neues Wirkprinzip führen die Gliptine durch die Erhöhung der Inkritine glucoseabhängig zu einer physiologischen Insulin-Sekretion beim Typ-2-Diabetiker.

Glitazone (Insulin-Sensitizer)

Wirkstoffe

Pioglitazon (Actos®), Rosiglitazon (Avandia®)

Wirkungsmechanismus und Eigenschaften

Diese Substanzen binden an den Peroxisome-Proliferator-activated-Rezeptor (PPAR) und steigern dadurch die Insulin-Empfindlichkeit im Fett-, Muskel- und Lebergewebe.

Indikation

Typ-2-Diabetiker bei nicht-ausreichender Wirkung von maximal dosiertem Metformin oder Sulfonylharnstoffen.

Nebenwirkungen

Gewichtszunahme und meist passagere Ödeme, Verstärkung einer Herzinsuffizienz, GPT-Erhöhung, Durchfall, Kopfschmerzen. Bei Frauen besteht ein erhöhtes Frakturrisiko.

Kontraindikationen

Lebererkrankungen, Herzinsuffizienz, Niereninsuffizienz, Insulin-Therapie.

Klinische Anwendung

In Deutschland als Monotherapie sowie in Kombination mit Metformin bei übergewichtigen Patienten zugelassen (bei Metformin-Unverträglichkeit auch in Kombination mit Sulfonylharnstoffen). Obwohl die Substanzgruppe vom pathophysiologischen Ansatz her interessant ist, steht der Nachweis aus, dass klinische Endpunkte tatsächlich gebessert werden. Daten, nach denen Pioglitazon makrovaskuläre Komplikationen günstig beeinflussen kann, sind umstritten. Das erhöhte Frakturrisiko bei Frauen sowie die mögliche NW Herzinsuffizienz sind bedenkenswert.

Prandiale Glucose-Regulatoren (Sulfonylharnstoff-Analoga, „Glinide")

Wirkstoffe

Repaglinid (NovoNorm®), Nateglinid (Stalix®)

Wirkungsmechanismus und Eigenschaften

Glucoseabhängige Insulinsekretionssteigerung über eine Hemmung der ATP-sensitiven

PHARMA-INFO: ORALE ANTIDIABETIKA I (FORTSETZUNG)

Kalium-Kanäle der B-Zellen. Die Halbwertszeit beträgt etwa eine Stunde, die maximale Wirkung tritt in etwa 45 Minuten ein. Die Tablette wird daher vor einer Mahlzeit eingenommen.

Indikation

Typ-2-Diabetiker

Wechselwirkungen

Verstärkung der Wirkung durch MAO-Hemmer, nicht-selektive β-Blocker, ACE-Hemmer, ASS, NSAR, Alkohol, Anabolika. Abschwächung durch die „Pille", Thiazide, Kortikoide, Danazol, Schilddrüsenhormone, Sympathomimetika.

Klinische Anwendung

Prandiale Glucose-Regulatoren ermöglichen eine Flexibilisierung der Nahrungsaufnahme, eine Kombination mit Metformin ist möglich. Nateglinid ist nur in Kombination mit Metformin zugelassen.

Sulfonylharnstoffe

Wirkstoffe

1. Generation (Dosierung im Grammbereich): Tolbutamid

2. Generation (Dosierung im mg-Bereich): z. B. Glibenclamid
3. Generation (1 × tägl. Gabe im mg-Bereich): Glimepirid

Wirkmechanismen und Eigenschaften

Die Wirkung der Sulfonylharnstoffe der ersten Generation (z. B. Tolbutamid) und der zweiten Generation (z. B. Glibenclamid) ist auf das Pankreas beschränkt, wohingegen bei denen der dritten Generation (z. B. Glimepirid) auch extrapankreatische Effekte vermutet werden. Die Insulin-Spiegel sind hier bei gleicher Blutzuckersenkung geringer. Die Wirkung soll sowohl schneller eintreten als auch länger anhalten, und die Hypoglykämiegefahr soll geringer sein. Auch die Applikation (1 × täglich) ist einfacher.

Indikationen

Typ-2-Diabetiker, wenn Ernährung, Bewegung und Gewichtsnormalisierung zur Stoffwechselkontrolle nicht ausreichen und die anderen oralen Antidiabetika ineffektiv oder kontraindiziert sind.

Nebenwirkungen

Vor allem bei den Sulfonylharnstoffen der ersten Generation kann es zu protrahierten Hypoglykämien kommen, bei einigen Präparaten zu Alkoholintoleranz, Knochenmarkdepression, cholestatischem Ikterus, allergischen Hautreaktionen, gastrointestinalen Symptomen.

Kontraindikationen

Absoluter Insulin-Mangel, Gravidität, schwere Nieren- und Leberinsuffizienz, Ketoazidose.

Wechselwirkungen

Die Wirkung wird durch Kumarine, Phenylbutazon, Probenecid, Tetrazykline und Acetylsalicylsäure gesteigert, durch Thiaziddiuretika, die „Pille" sowie Steroide abgeschwächt.

Klinische Anwendung

Sulfonylharnstoffe werden zu häufig und zu früh verordnet und ersetzen oft die notwendige Diät. Leider verschärfen die Sulfonylharnstoffe aber das metabolische Syndrom, wodurch die Gewichtsreduktion noch erschwert wird.

- den Insulin-Spiegel nicht erhöhen
- keine Hypoglykämie induzieren
- die Gewichtsabnahme erleichtern und
- positive Effekte auf den Fettstoffwechsel haben (Senkung der Triglyzeride).

Insulin-Sensitizer

Die Insulin-Sensitizer (Glitazone) wirken extrapankreatisch. Sie verstärken den Effekt des endogenen Insulins, z. B. indem sie die muskuläre Insulin-Resistenz reduzieren. Dies ermöglicht eine Blutzuckersenkung bei niedrigen Insulin-Spiegeln. Außerdem haben sie antioxidative Wirkungen. Effekte am Gefäßendothel führen zur leichten Blutdrucksenkung, zur Lipidsenkung und zur Reduzierung der Albuminurie bei Nierenschäden.

Prandiale Glucose-Regulatoren (Glinide)

Repaglinide und Nateglinid sind ein Benzoesäure-Derivat, die in ihrer Wirkung den Sulfonylharnstoffen ähnlich ist. Sie wirken nur schneller und kürzer, verursachen keine unspezifische direkte Insulin-Freisetzung in Abwesenheit von Glucose und führen daher seltener zur Hypoglykämie. Sie werden nur zu den Hauptmahlzeiten eingenommen.

Sulfonylharnstoffe

Sulfonylharnstoffe fördern die Abgabe des in den B-Zellen gespeicherten Insulins und erhöhen dadurch die endogene Insulin-Sekretion.

! Ein Sulfonylharnstoff-Präparat sollte nur nach erfolgter Gewichtsreduktion eingesetzt werden und wenn eine strikte Diät keine ausreichende Blutzuckersenkung bewirkt, da wegen der oft ohnehin bestehenden Hyperinsulinämie beim Typ-2-Diabetes eine weitere medikamentöse Insulin-Sekretionssteigerung ungünstig ist. Auch wird eine Gewichtsreduktion erschwert („Insulinmast"). !

9.2.7 Diabetes und Schwangerschaft

Bei schlecht eingestelltem Diabetes sind die perinatale Sterblichkeit (z. B. durch Frühgeburten), die Fehlbildungsrate sowie die perinatale Morbidität deutlich erhöht. Säuglinge von Müttern mit diabetischer Stoffwechsellage erkranken vor allem an postpartaler Hypoglykämie, Hypokalzämie, Hyperbilirubinämie und Kardiomyopathie.

Diabetikerinnen, die schwanger werden, oder Frauen mit Gestationsdiabetes sind deshalb als Risikoschwangere zu

09

klassifizieren und das Schwangerschaftsvorsorgeprogramm entsprechend zu intensivieren.

! Liegen keine gravierenden Spätkomplikationen (Niereninsuffizienz, schwere Retinopathie) vor, gibt es keinen Grund, einer Diabetikerin von einer Schwangerschaft abzuraten. **!**

Schwangere Diabetikerinnen

Physiologischerweise haben stoffwechselgesunde Frauen während der Schwangerschaft niedrigere BZ-Werte. Auch bei der schwangeren Diabetikerin sind enge Einstellungsgrenzen anzustreben. Blutzuckerspitzenwerte sollten 120 mg/dl (6,7 mmol/l) möglichst nicht überschreiten.

! Dabei sollte die Diabetikerin bereits präkonzeptionell optimal eingestellt sein (normales HbA$_{1c}$), da erhöhte Glucose-Spiegel für den Fetus toxisch wirken. **!**

Durch Diät nicht kontrollierbare Typ-2-Diabetikerinnen *müssen* bei einer Schwangerschaft auf Insulin eingestellt sein, da viele orale Antidiabetika wegen ihrer teratogenen Potenz kontraindiziert sind. Außerdem ist eine zuverlässige Stoffwechseleinstellung mit Insulin besser zu erreichen.

Die korrekte Einstellung wird erschwert durch den steigenden Insulin-Bedarf und die Stoffwechselschwankungen in der Schwangerschaft: In den ersten 16 Wochen der Schwangerschaft besteht eine erhöhte Hypoglykämiegefahr, dann steigt der Insulin-Bedarf bis 4 Wochen vor Ende der Schwangerschaft stark an (bis 150 %), um mit der Entbindung wieder deutlich abzufallen.

! Eine Ketose durch zu tiefe BZ-Werte oder zu strikte Diät sollte vermieden werden, da sie ebenso wie die Hyperglykämie die Fehlbildungsrate erhöht. Diese Ziele sind praktisch nur mit einer intensivierten Therapie oder mit der Pumpentherapie erreichbar. **!**

Gestationsdiabetes

Diabetes bzw. eine gestörte Glucose-Toleranz, die erstmals in der Schwangerschaft auftreten.

Dabei kann sich die Glucosestoffwechselstörung nach der Schwangerschaft wieder normalisieren, eventuell nach Jahren wieder auftreten oder in einem Vorstadium (Glucosetoleranz-Störung, s. **9.2.5** mit **Tab. 9.3**) persistieren.

Durch die Wirkung plazentarer Hormone entsteht während der Schwangerschaft eine Insulin-Resistenz (s. **9.2.1**), welche eine erhöhte Insulin-Sekretion erfordert. Eine Glucosetoleranz-Störung entwickelt sich, wenn das Pankreas aufgrund einer angeborenen eingeschränkten Sekretionskapazität oder aufgrund eines vorbestehenden metabolischen Syndroms mit Hyperinsulinämie nicht in der Lage ist, den

erhöhten Glucose-Umsatz in der Schwangerschaft durch eine erhöhte Insulin-Produktion „abzudecken".

! In der Schwangerschaft liegt die Nierenschwelle für Glucose niedriger. 10 % der Schwangeren weisen eine Glukosurie auf. **!**

Bei Glukosurie oder bei kapillären BZ-Nüchternwerten über 90 mg/dl (5,0 mmol/l) in der Schwangerschaft sollte ein Gestationsdiabetes durch einen diagnostischen oGTT (s. **Kasten** „Diagnosekriterien") ausgeschlossen werden.

Der Gestationsdiabetes wird mit Diät behandelt; wenn diese nicht ausreicht, ist eine Einstellung auf Insulin erforderlich.

══════ AUF DEN PUNKT GEBRACHT ══════

Diagnosekriterien für den Gestationsdiabetes

50-g-Glucose-Screening-Test
- 50 g Glucose in 200 ml Wasser, in 5 Minuten getrunken
- Indikation: Übergewicht (BMI > 27 kg/m²), positive Familienanamnese, Geburt eines Kindes mit > 4,5 kg, Hydramnion, Z. n. Totgeburten, vorangegangenen Fehlbildungen, habitueller Abort
- pathologisch bei kapillärem BZ nach einer Stunde > 140 mg/dl (7,8 mmol/l)
- Ist der Test pathologisch, wird einige Tage später ein „diagnostischer" oGTT durchgeführt.
- alle Schwangeren in der 24.– 28. SSW.

Diagnostischer oGTT
(bei 10 – 15 % aller Schwangeren positiv)
- 75 g Glucose in 400 ml Wasser
- Indikation: bei auffälligem 50-g-Glucose-Screening-Test
- pathologisch (kapilläres Vollblut):
  – Nüchternblutzucker > 90 mg/dl (5,0 mmol/l)
  – bei 1-h-Wert von > 180 mg/dl (10,0 mmol/l)
  – bei 2-h-Wert von > 155 mg/dl (8,6 mmol/l).
- Ist ein Wert pathologisch, wird er nach 2 Wochen kontrolliert.

9.2.8 Akutkomplikationen des Diabetes

Die Akutkomplikationen des Diabetes sind auf eine Stoffwechselentgleisung zurückzuführen, die grundsätzlich auf zwei Arten verlaufen kann: als nicht-ketotisches, **hyperosmolares Syndrom** oder als **diabetische Ketoazidose**.

Da beide Krankheiten in ein Koma münden können, werden sie bisweilen etwas unglücklich auch als **Coma diabeticum** zusammengefasst. Beide Syndrome treten häufig aber auch ohne Koma auf. Das ketoazidotische Koma ist häufiger als das hyperosmolare Koma (**Tab. 9.8**).

Tab. 9.8 Ketoazidotisches Koma und hyperosmolares Koma im Vergleich

Ketoazidotisches Koma	Hyperosmolares Koma
• Exsikkose durch osmotische Diurese bei massiver Glukosurie, evtl. mit Tachykardie, Hypotonie bis hin zum Schock • Somnolenz bis hin zum Koma mit erloschenen motorischen Reaktionen durch zentrale Regulationsstörung bei Dehydratation und Elektrolytstörungen • Oligo-/Anurie bis hin zum akuten Nierenversagen infolge Volumenmangels • evtl. Hypokaliämie, Herzrhythmusstörungen, evtl. Hyponatriämie	
BZ zwischen 300 und 700 mg/dl (16,6–39 mmol/l)	BZ meist > 800 mg/dl (41 mmol/l)
metabolische Azidose mit: • erhöhten Plasmaketonen, Ketonurie • Kussmaul-Atmung • Aceton-Geruch	allenfalls geringgradige Ketonurie
• Erbrechen (azidotische Gastritis) • Pseudoperitonitis diabetica	keine spezifischen Zeichen der Säurebelastung

! Die Hypoglykämie als dritte Akutkomplikation wird an anderer Stelle besprochen (s. 9.3). !

- Der **Typ-1-Diabetes** mit seinem meist absoluten Insulin-Mangel verläuft in der Regel als **ketoazidotische Entgleisung** – im Vordergrund steht die Azidose (pH < 7,3; Bicarbonat < 15 mmol/l) durch Ketonkörper.
- Beim **Typ-2-Diabetes** dagegen kommt es wegen der noch vorhandenen Insulin-Sekretion nur in geringem Maße zur Ketogenese, im Vordergrund steht die **hyperosmolare Entgleisung**.

Mischformen aus ketoazidotischen und hyperosmolaren Formen sind möglich.

Ketoazidotisches Koma

In 25% ist dieses die **Erstmanifestation** eines Diabetes mellitus. Ansonsten entsteht es durch **Unterbrechung der Insulin-Zufuhr** (z. B. Defekt bei Insulin-Pumpen) sowie bei Unterlassung oder Reduzierung der Insulin-Therapie trotz erhöhten Bedarfs (z. B. bei Krankheit, Operationen, Übelkeit und Erbrechen). Die Letalität liegt je nach Alter bei 1–10%.

Hyperglykämie und Bewusstseinsstörung

Durch Insulin-Mangel kommt es zur Zunahme der hepatischen Glukoneogenese bei gleichzeitig verminderter Glucose-Utilisation der insulinsensitiven Gewebe. Daraus resultiert eine **Hyperglykämie** mit Anstieg des osmotischen

Drucks; der BZ liegt dabei meist noch unter 700 mg/dl (39 mmol/l). Der osmotische Druckanstieg führt zu einer intrazellulären Dehydratation und osmotischen Diurese mit Wasser- und Elektrolytverlusten (Na^+, K^+, Mg^{++}, Phosphat und Calcium). Als Folge der intrazellulären Dehydratation entsteht eine **Bewusstseinsstörung**, in deren Folge das Wasserdefizit nicht mehr ausgeglichen werden kann. In schweren Fällen kommt es deshalb zur **Hypovolämie** mit Kreislaufdekompensation (**Abb. 9.22** und **Abb. 9.23**).

Azidose und Elektrolytentgleisung

Gleichzeitig kommt wegen des Insulin-Mangels die periphere Lipolyse und daraus resultierend die **Ketogenese** in der Leber in Gang: Die aus dem Fettgewebe mobilisierten langkettigen Fettsäuren werden aufgrund des Insulin-Mangels in der Leber nicht mehr zu Triglyzeriden umgebaut, sondern zu Ketonen oxidiert (mitochondriale β-Oxidation mit den Endprodukten Acetacetat und β-Hydroxybutyrat). Hierdurch entsteht eine **metabolische Azidose** mit einer sekundären **Elektrolytentgleisung** (K^+ wird intrazellulär im Austausch mit H^+ freigesetzt, s. 11.5.1). Durch die so entstehende Erhöhung der extrazellulären Kalium-Konzentration kann der K^+-Spiegel zunächst trotz der renalen K^+-Verluste noch normal, selten auch erhöht sein. Spätestens nach Beginn der Therapie und entsprechend nachlassender Azidose wird dann meist eine ausgeprägte Hypokaliämie beobachtet (s. **Kasten** „Elektrolytveränderungen beim diabetischen Koma").

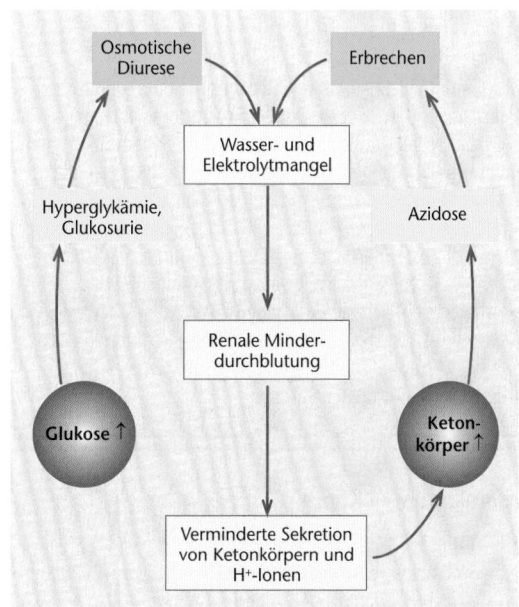

Abb. 9.22: Veränderungen beim ketoazidotischen Koma.
Hyperglykämie und Azidose führen zu Dehydratation und Elektrolytentgleisungen. [L157]

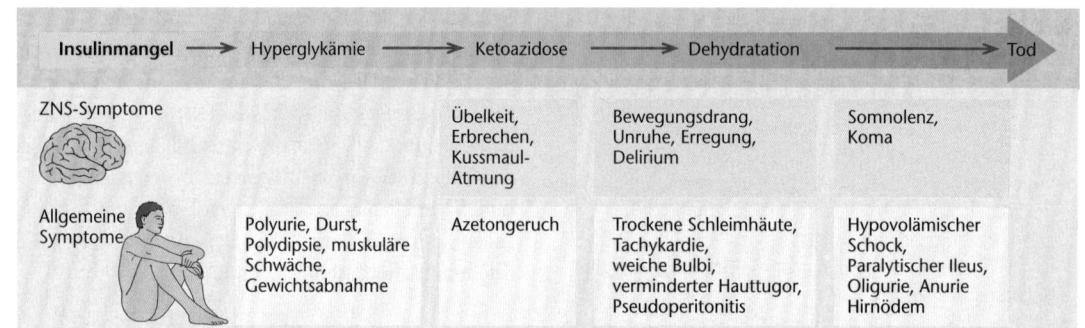

Abb. 9.23: Symptome und Befunde des ketoazidotischen Komas im zeitlichen Verlauf. [L157]

Elektrolytveränderungen beim diabetischen Koma

Natrium

Der Gesamtbestand an Na$^+$ ist infolge der osmotischen Diurese (mit den daraus resultierenden Elektrolytverlusten) vermindert. Da die begleitenden Wasserverluste die Na$^+$-Verluste jedoch übersteigen können, ist die extrazelluläre Na$^+$-Konzentration nicht selten im Normalbereich, bisweilen sogar erhöht.

Die Na$^+$-Konzentration unterliegt zusätzlich dem Effekt der osmolaritätsbedingten Verdünnung: Hohe Glucose-Spiegel bedingen einen Wassereinstrom in den Extrazellulärraum und damit eine Verdünnungshyponatriämie. Für jede 100 mg/dl [6 mmol/l] Glucose-Erhöhung sinkt die Na$^+$-Konzentration dabei um 1,6 mmol/l.

❗ Aus den angeführten Prinzipien wird ersichtlich, dass die Na$^+$-Konzentration bei Diagnosestellung normal, erniedrigt oder erhöht sein kann. ❗

Kalium

Auch hier ist der Gesamtbestand aufgrund der osmotischen Diurese vermindert. Die extrazelluläre K$^+$-Konzentration kann bei Diagnosestellung jedoch normal, erhöht oder erniedrigt sein, und zwar aus den folgenden Gründen: Durch die evtl. begleitende Azidose wird K$^+$ vom Intrazellulärraum in den Extrazellulärraum verschoben (s. 11.5.1), sodass die Konzentration dort ansteigt. Auch sorgt die fehlende Insulin-Wirkung dafür, dass K$^+$ im Extrazellulärraum verbleibt (s. 9.2.1).

Im Rahmen der Therapie des diabetischen Komas kommt es fast regelhaft zu einer Hypokaliämie. Diese ist durch die Wirkung des therapeutisch zugeführten Insulins und durch die zurückgehende Azidose bedingt.

Hyperosmolares Koma

Ätiologie

Das hyperosmolare Koma tritt vor allem bei Typ-2-Diabetikern auf und ist die Folge einer starken Blutzuckererhöhung bei relativem Insulin-Mangel. Hierzu kommt es durch:

• Häufung von Diätfehlern sowie Unterdosierung oder Vergessen der oralen Medikation

• gesteigerten Insulin-Bedarf bei Infektionen (Harnwege, Lunge) oder anderen Erkrankungen, Unfällen, bei Operationen oder postoperativ sowie bei Hyperthyreose. Auch die Einnahme kontrainsulinärer Medikamente (z. B. Glukokortikoide) kann den Insulin-Bedarf steigern.

Pathogenese

Die Hyperglykämie entsteht wie beim ketoazidotischen Koma. Die Hyperglykämie und Hyperosmolarität sowie die nachfolgende Hypovolämie sind dabei meist ausgeprägter (BZ meist über 800 mg/dl [44 mmol/l]). Die Ketogenese kommt jedoch nicht in dem Ausmaß wie bei Typ-1-Diabetikern in Gang, weil die periphere Lipolyse bei noch vorhandener Insulin-Restsekretion blockiert wird.

❗ Das Ausmaß der Dehydratation wird sowohl beim hyperosmolaren wie beim ketoazidotischen Koma meist unterschätzt, da der Extrazellulärraum infolge der Hyperosmolarität meist relativ wenig betroffen ist (wegen des höheren osmotischen Drucks im ECR kommt es zu Flüssigkeitsverschiebungen vom ICR in den ECR). Dies ist auch der Grund, weshalb es trotz der oft erheblichen Flüssigkeitsverluste (bis 10 l) nur selten zu Hypovolämie bzw. Schock kommt. ❗

Klinik

Beide Formen verlaufen in zwei Phasen: einer Prodromalphase (Präkoma) mit zunehmender Inappetenz, Polyurie, Polydipsie, Gewichtsverlust und Exsikkose (evtl. mit Kollapsneigung) und schließlich dem Koma.

Beim ketoazidotischen Koma werden zusätzlich die Zeichen der metabolischen Säurebelastung gesehen: Aceton-Geruch, Kussmaul-Atmung, Erbrechen und Abdominalbeschwerden (sog. **Pseudoperitonitis diabetica**). Die Pathogenese der Pseudoperitonitis ist unklar: sie könnte durch Ketonkörper, Azidose oder K$^+$-Verschiebungen ausgelöst sein. Das klinische Bild entspricht dem einer Peritonitis, die Symptome verschwinden jedoch prompt unter Stoffwechselregulierung).

❗ Komplikationen entstehen aufgrund der Flüssigkeitsverschiebungen (Hirnödem bis Hirneinklemmung) und durch
die Elektrolytverschiebungen (v. a. Hypo- bzw. Hyperkaliämie
mit Herzrhythmusstörungen). **❗**

❗ Die Letalität liegt zwischen 40 und
60%. **❗**

Diagnostisches Vorgehen

Basisuntersuchungen

- BZ: beim ketoazidotischen Koma meist unter 700 mg/dl
  (39 mmol/l), beim hyperosmolaren Koma meist über
  800 mg/dl (44 mmol/l)
- Ketone im Urin: beim ketoazidotischen Koma meist stark
  positiv, beim hyperosmolaren Koma variabel
- Blutgasanalyse (pH, Bicarbonat) zur Festlegung des Aus-
  maßes der Azidose
- Na$^+$ und K$^+$: Veränderungen uneinheitlich; s. **Kasten**
  „Elektrolytveränderungen beim diabetischen Koma"
- Kreatinin und Harnstoff
- Blutbild zum Ausschluss von Infektionen.

Ergänzende Untersuchungen

- Lactat (Ausschluss einer Laktatazidose bei Biguanid-Therapie; s. **9.2.9**)
- Mg^{++}, Calcium, Phosphat
- Serumosmolalität: Bei hyperosmolarem Koma ist die Serumosmolalität stark erhöht, bei ketoazidotischem Koma
  meist nur mäßig erhöht.

Therapie

Bei der Therapie beider Formen steht die Flüssigkeits- und
Elektrolytsubstitution an erster Stelle, da Hypovolämie und
Herzrhythmusstörungen die Organe schädigen und zum
Tode führen können. Die Absenkung des Blutzuckerspiegels
muss *langsam* erfolgen, weil sonst analog zur Hypernatri-
ämie die Gefahr eines Hirnödems besteht (s. **11.3.3**). Die
Rekompensation des Stoffwechsels wird engmaschig in-
tensivmedizinisch kontrolliert. Sie stützt sich auf folgende
Pfeiler:

- **Flüssigkeitssubstitution:** Das Flüssigkeitsdefizit kann
  beim hyperosmolaren Koma bis 1/4 des Gesamtkörperwassers betragen (d. h. ca. 9 l, im ketoazidotischen Koma
  ca. 6 l). Der Ausgleich erfolgt mit isotoner physiologischer
  Kochsalzlösung über 24 – 48 Stunden.

  ❗ Die Volumenbelastung ist gerade bei älteren, evtl. herz-
  und niereninsuffizienten Patienten nicht unproblematisch
  und erfolgt unter engmaschiger Venendruck- und Elektrolytkontrolle. **❗**

- **Insulin-Substitution** durch i. v. Dauerinfusionen von
  Normalinsulin (z. B. 6 – 10 I.E./h). Angestrebt wird eine
  langsame BZ-Senkung von max. 100 mg/dl/h (5,5 mmol/

l/h), sonst besteht die Gefahr des Hirnödems. Das Insulin
darf also nicht „blind" gegeben werden. Ist der Blut-Glucosespiegel auf ca. 250 mg/dl (13,9 mmol/l) gesenkt, wird
die Flüssigkeitszufuhr bei weiterlaufender Insulin-Gabe
auf 5%ige Glucose-Lösung (z. B. in 1/2-normaler Kochsalzlösung) umgestellt.

  ❗ Auch wenn sich der Blutzuckerspiegel normalisiert, darf
  die Insulin-Zufuhr beim ketoazidotischen Koma nicht
  unterbrochen werden, da nur durch Insulin-Gabe die zugrunde liegende Azidose korrigiert werden kann. Therapieziel ist
  nicht nur die Normalisierung des Blutzuckers, sondern
  die Beseitigung der Azidose! Bei zu rasch abfallenden BZ-
  Werten wird deshalb nicht einfach die Insulin-Zufuhr zurück-
  gedreht, sondern höher konzentrierte Glucose-Lösung eingesetzt! **❗**

  ❗ Ist die Azidose beseitigt und der Patient so weit wiederhergestellt, dass er essen kann, wird auf subkutane Insu-
  lin-Bolusgaben umgestellt. **❗**

- **Kalium-Substitution:** In der Regel muss bereits mit der
  initialen Flüssigkeitssubstitution K$^+$ zugeführt werden.
  Bei Kalium-Spiegeln unter 4,8 mmol/l kann eine orale Kalium-Substitution von mindestens einer Woche erforderlich sein, um das intrazelluläre Defizit („Hypokalie" bei
  meist normalem Serum-Kalium) auszugleichen.

  ❗ Wichtigste Kontraindikation zur initialen Kalium-Substitution ist die Anurie (Gefahr der iatrogenen Hyperkaliämie). **❗**

- **Korrektur des Na$^+$-Haushaltes:** Die Na$^+$-Konzentration
  des Blutes muss in der Therapiephase eng überwacht werden, da der Na$^+$-Spiegel wegen der absinkenden Glucose-
  Konzentration ansteigt (Nachlassen der Verdünnungshyponatriämie). Die Na$^+$-Zufuhr in den Infusionslösungen
  wird entsprechend angepasst.
- **Azidosekorrektur:** Diese stellt sich durch die Insulin-
  Gabe von selbst ein. Eine (vorsichtige) Gabe von Bicarbonat bei einem pH < 7,1 wird teilweise empfohlen, ist jedoch umstritten (s. a. **11.10.4**).

9.2.9 Laktazidotisches Koma

Ein laktazidotisches Koma kann unter Biguanid-Therapie
auftreten. Definitionsgemäß handelt es sich um einen veränderten Bewusstseinszustand bei einem Blut-Lactatspiegel
> 5 mmol/l und einem pH < 7,25.

Klinik

Auch hier stehen wie beim ketoazidotischen Koma neben
der Bewusstseinstrübung die Zeichen der Säureüberladung
im Vordergrund: Übelkeit, Appetitlosigkeit, Durchfälle, Erbrechen (und abdominelle Beschwerden), Muskelschwäche
und Kussmaul-Atmung.

Ätiologie und Pathogenese

Durch eine Hemmung von Transportvorgängen an den Mitochondrienmembranen mit nachfolgend veränderter Pyruvat-Konzentration und Veränderungen des NADH/NAD⁺-Quotienten kommt es zur Lactat-Bildung. Als Auslöser kommen neben der Biguanid-Therapie hypoxische Zustände (Glykolyse unter O_2-Mangel, z. B. im Schock) und die Zufuhr von Alkohol, Fructose, Sorbit, Xylit oder Zyanid (Hemmung der Atmungskette) infrage.

Lebererkrankungen können den Lactat-Überhang fördern (verminderte Umwandlung von Lactat in Glucose).

❗ Zuckerersatzstoffe in Infusionen sind deshalb wegen der Gefahr der Laktazidose (auch bei Nicht-Diabetikern) nicht unproblematisch. ❗

Diagnostik und Therapie

Diagnostisch beweisend sind der stark erhöhte Blut-Lactatspiegel sowie der erniedrigte pH-Wert. Die Therapie erfolgt durch forcierte Diurese oder Hämodialyse zur Elimination der Biguanide.

❗ Azidoseausgleich mit Bicarbonat nur bei pH < 7,0, da beim Abbau von Lactat endogen Bicarbonat gebildet wird, sodass leicht eine Alkalose entstehen kann. Diese muss jedoch wegen der dann schlechteren O_2-Abgabe ins Gewebe unbedingt vermieden werden (vgl. 5.1.2). ❗

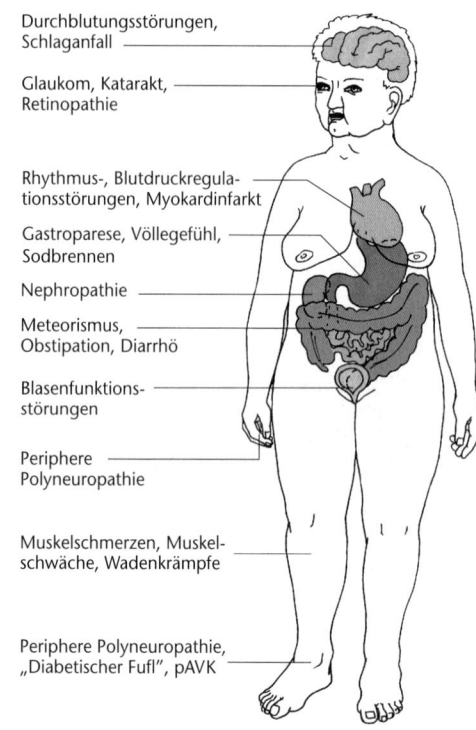

Durchblutungsstörungen, Schlaganfall

Glaukom, Katarakt, Retinopathie

Rhythmus-, Blutdruckregulationsstörungen, Myokardinfarkt

Gastroparese, Völlegefühl, Sodbrennen

Nephropathie

Meteorismus, Obstipation, Diarrhö

Blasenfunktionsstörungen

Periphere Polyneuropathie

Muskelschmerzen, Muskelschwäche, Wadenkrämpfe

Periphere Polyneuropathie, „Diabetischer Fufl", pAVK

Bei Männern Erektionsstörungen/Impotenz

Abb. 9.24: Diabetische Sekundärerkrankungen und Symptome. [L215]

9.2.10 Sekundärerkrankungen des Diabetes mellitus

Die mit dem Diabetes mellitus assoziierten „Sekundärerkrankungen" sind für 80% der Diabetiker schicksalbestimmend. Da sie z. T. schon vor Manifestation des Diabetes auftreten (z. B. Makroangiopathie), sollte man sie eher als „Langzeitmanifestationen" des Diabetes verstehen (**Abb. 9.24**).

Je nach Typ des Diabetes stehen im Vordergrund:
* beim Typ-1-Diabetiker: mikroangiopathische Veränderungen (Glomerulosklerose, Retinopathie, Neuropathie, Gangrän)
* beim Typ-2-Diabetiker: makroangiopathische Veränderungen (v. a KHK und zerebrovaskuläre Schädigungen).

Makroangiopathische Veränderungen

Die Makroangiopathie (Arteriosklerose der großen und mittleren Arterien) beim Typ-2-Diabetiker entsteht als Folge des metabolischen Syndroms (Hyperinsulinämie, Fettstoffwechselstörung, Hypertonus, s. **9.2.4**) und korreliert daher nicht unbedingt mit der Dauer der Glucosestoffwechselstörung. Sie ist sowohl von der Klinik als auch von der Pathophysiologie her *nicht* diabetesspezifisch und findet sich häufig schon im Stadium des subklinischen Diabetes. Beim Typ-1-Diabetiker ist eine frühzeitige Makroangiopathie (vor dem 40. Lebensjahr) seltener.

Formen der Makroangiopathie

* **KHK:** führende Todesursache der Diabetiker, eine Angina pectoris fehlt dabei oft („stumme Myokardischämie"). Neben der „klassischen" Mehrgefäßerkrankung kann auch eine mikroangiopathische KHK vorliegen (*„small vessel disease"*)
* **zerebrale Durchblutungsstörung** (12,5% aller Diabetiker): TIA und Schlaganfälle durch thromboembolische Verschlüsse bei arteriosklerotischen Stenosen und/oder ulzerösen Plaques der Karotiden
* **AVK:** im Vergleich zur nicht-diabetischen AVK bevorzugt peripher-akrale Lokalisation (Unterschenkel-Verschlusstyp). Aufgrund fehlender Kollateralisation (Kollaterarterien sind ebenfalls betroffen) entsteht meist ein komplizierter Krankheitsverlauf (**Abb. 9.25**).

Mikroangiopathische Veränderungen

Hierbei handelt es sich um eine **diabetesspezifische Gefäßschädigung** mit Verdickung der kapillären Basalmembran.

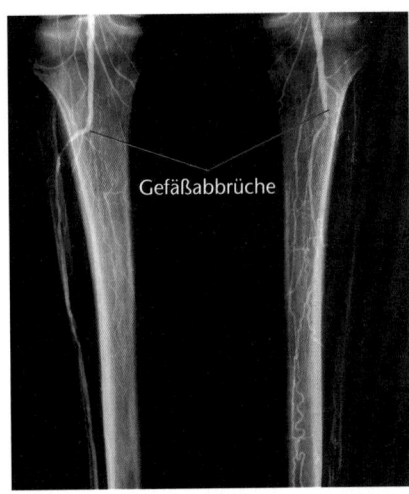

Abb. 9.25: Angiographie des Unterschenkels. Typischer Befund eines Diabetikers mit multiplen Verschlüssen und „Verdämmerung" der Unterschenkelarterien beider Beine. [M108]

Pathogenetisch spielt vor allem die chronische Hyperglykämie eine Rolle mit den folgenden Auswirkungen:
- verstärkte Glykosylierung von Proteinen mit nachfolgenden Funktionsveränderungen
- Änderungen der Zusammensetzung der Basalmembran
- Anhäufung von Sorbit in bestimmten Zelltypen mit konsekutiv vermehrter Wassereinlagerung
- sekundäre Mikrothrombosen.

Diabetische Glomerulosklerose

Synonym: Kimmelstiel-Wilson-Glomerulosklerose, s. **10.6**
Nach 20 Jahren ist bei 20–30% der insulinpflichtigen Diabetiker eine manifeste diabetische Nephropathie mit Proteinurie nachweisbar (**Tab. 9.9**). Daher gehört die jährliche Mikroalbuminurie-Bestimmung zum Routinevorsorgeprogramm. Häufigkeit und Schwere korrelieren mit der Diabetesdauer sowie der Stoffwechsel- und Hypertonuseinstellung. Eine frühzeitige Behandlung mit ACE-Hemmern kann die Progression verhindern.

Neben der diabetischen Nephropathie treten weitere diabetesassoziierte Nierenveränderungen auf: Arterio-/Arteriolosklerose der Nierengefäße (s. **10.7.1**) sowie – durch die stärkere Infektneigung bedingt – Pyelonephritiden bzw. interstitielle Nephritiden.

Diabetische Retinopathie

Häufigste Erblindungsursache, nach 15 Jahren Diabetes sind bei 60% der Patienten Retina-Veränderungen nachweisbar:
- Beginn als **nicht-proliferative Retinopathie** (sog. Background-Retinopathie): Früheste Zeichen sind Mikroaneurysmen, dann punktförmige Hämorrhagien sowie „harte" Exsudate (scharf abgegrenzte weißliche Flecken: Hinweis auf Extravasation) und „weiche" Exsudate (Cotton-Wool-Herde: unscharf begrenzte, weißliche Flecken als Folge von Arteriolen- und Venolenverschlüssen).
- Später dominiert die **proliferative Retinopathie**: Von der Netzhaut in den Glaskörper sprossende Gefäße (Neovaskularisation) führen zur Glaskörperblutung. Die nachfolgende narbige Schrumpfung des perivaskulären Bindegewebes bedingt die Netzhautablösung. Eine Früherkennung durch jährliche fundoskopische Untersuchungen wird angestrebt. Therapie: Laserkoagulation.

Diabetische Neuropathie

Pathogenetisch werden Störungen des Polyol- und Myoinosit-Stoffwechsels, eine Mikroangiopathie der Vasa nervorum mit hypoxischer Schädigung und Störungen des axonalen Transportsystems diskutiert.
- **Periphere sensomotorische Polyneuropathie** (häufig): Sie tritt symmetrisch vor allem im Bereich der distalen Unterschenkel und Füße auf, klinisch bestehen Hypo-, Dys- und Parästhesien (*„burning feet"*) sowie motorische Störungen, bei hauptsächlicher Störung der Tiefensensi-

Tab. 9.9 Stadien der diabetischen Nephropathie

Stadium	Zeitpunkt des Auftretens	Art der Veränderung	Albuminurie	RR
1	bei Erstdiagnose des Diabetes	Hypertrophie der Niere mit Hyperfiltration, GFR ≥ 150 ml/min	normal bis leicht erhöht	normal
2	2–5 Jahre nach Manifestation	Verdickung der Basalmembran, Ausdehnung des Mesangiums	normal, bei Stress leicht erhöht	normal
3	5–15 Jahre	GFR im Normbereich	20–200 mg/l	leicht erhöht, in 5–10% Belastungshypertonus
4	10–25 Jahre	manifeste diabetische Nephropathie, GFR 130–10 ml/min	> 200 mg/l	Hypertonus
5	15–30 Jahre	Urämie, Verschluss der Glomeruli, GFR 0–10 ml/min	abfallend	nur durch Dialyse kontrollierbar

bilität auch Ataxie. Befunde: Ausfall des Achillessehnen-reflexes beidseits, vermindertes Vibrationsempfinden.

- **Diabetische Mononeuropathie** (selten). Sie ist meist sensibel-motorisch, klinisch imponieren jedoch oft die motorischen Ausfälle.
- **Neuropathie der Hirnnerven** (z. B. mit Paresen der äußeren Augenmuskeln): selten.
- **Asymmetrisch proximale Neuropathie:** diabetogene Amyotrophie im Bereich des Lendenmarks (Schwäche und Atrophie der Oberschenkel-Becken-Muskulatur)
- **Autonome diabetische Neuropathie:** Schädigung des Sympathikus und Parasympathikus mit vielfältigen klinischen Manifestationen, s. **Abb. 9.26** und **Kasten** „Folgen der diabetischen autonomen Polyneuropathie".

Therapie

Gesichert wirksam sind nur die optimale BZ- und RR-Einstellung sowie Alkohol- und Nikotinverzicht. Häufig verordnet, aber umstritten ist die symptomatische Behandlung der sensomotorischen Neuropathie mit Alpha-Liponsäure, Gabapentin, Pregabalin, Paroxetin oder Amitriptylin. Die Erscheinungen der autonomen Neuropathie werden organspezifisch behandelt, z. B. Erythromycin bei Gastroparese, Sildenafil, Tadalafil oder Vardenafil bei erektiler Dysfunktion.

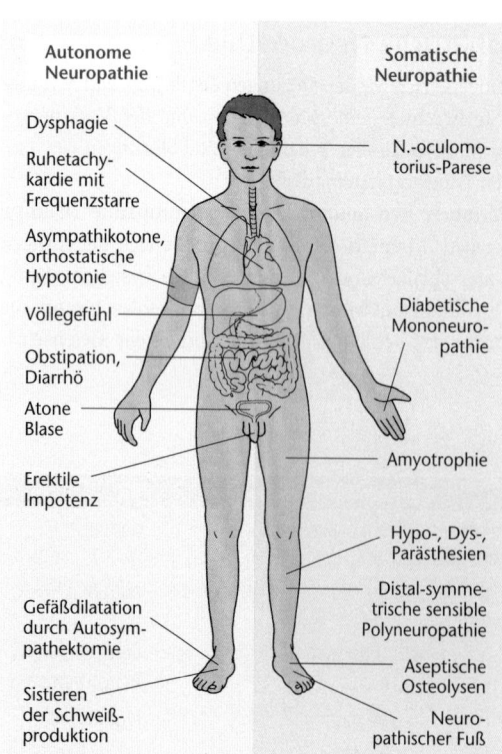

Abb. 9.26: Symptome der diabetischen Neuropathie.
[L157]

Autonome Neuropathie
- Dysphagie
- Ruhetachykardie mit Frequenzstarre
- Asympathikotone, orthostatische Hypotonie
- Völlegefühl
- Obstipation, Diarrhö
- Atone Blase
- Erektile Impotenz
- Gefäßdilatation durch Autosympathektomie
- Sistieren der Schweißproduktion

Somatische Neuropathie
- N.-oculomotorius-Parese
- Diabetische Mononeuropathie
- Amyotrophie
- Hypo-, Dys-, Parästhesien
- Distal-symmetrische sensible Polyneuropathie
- Aseptische Osteolysen
- Neuropathischer Fuß

ZUR VERTIEFUNG

Folgen der diabetischen autonomen Neuropathie

- **Herz** (Vagus-Schädigung): Ruhetachykardie, fehlende Frequenzvariation bis hin zur „Frequenzstarre"
- **Gefäßsystem:** Gefäßdilatation durch „Autosympathektomie", besonders an den Füßen sowie asympathikotone orthostatische Hypotonie
- **Gastrointestinaltrakt (diabetische Enteropathie):** Motilitätsstörung durch Schädigung des Parasympathikus
  - Ösophagus: Dysphagie
  - Magen: Entleerungsstörung (Gastroparese) mit sekundärem gastroösophagealem Reflux
  - Darm: veränderte Motilität (Obstipation/Diarrhö im Wechsel)
  - Störung der Sekretion von Magensäure sowie von Pankreasenzymen (Folge: Dyspepsie).
- **Urogenitaltrakt:** Miktionsbeschwerden, durch Parasympathikusschädigung atone Blase, eventuell mit Restharnbildung (Infektionsgefahr), erektile Impotenz
- **Pupillenmotorik:** verlangsamte Mydriasis
- **Haut:** Sistieren der Schweißproduktion, Atrophie der Haut durch veränderte Gefäßversorgung
- **Knochen:** aseptische Osteolysen mit herabgesetzter Stabilität und „zusammengebrochenem" Fußgewölbe (**Charcot-Fuß**).

Das diabetische Fuß-Syndrom

Pathogenetisch wirken vier Faktoren bei der Entstehung des „diabetischen Fußes" zusammen: diabetische Neuropathie, Angiopathie (Zusammenspiel von Makro- und Mikroangiopathie), diabetische Infektanfälligkeit und diabetische Osteopathie (trophische Störungen des Knochens mit Osteolysen).

In der Folge treten folgende Störungen auf:

- **neuropathischer Fuß:** Leitbefund ist das **Mal perforans** (wie ausgestanzt wirkende Fußulzera, **Abb. 9.27**). Das Mal perforans entsteht im Bereich der größten mechanischen Belastung, meist am Vorfuß, ist meist schmerzlos und folgt häufig keiner primären Verletzung. Oft bestehen gleichzeitige trophische Hautstörungen.
- **ischämisch-gangränöser Fuß** („feuchte" Gangrän, **Abb. 2.7b**): Leitbefund ist der Gewebsuntergang an Druckstellen (Hacke, Zehenspitzen), die Läsionen sind meist schmerzhaft. Häufig entstehen Osteomyelitiden. Der feucht-gangränöse Verlauf ist Folge von Infektionen und von Mikrozirkulationsstörungen.

09

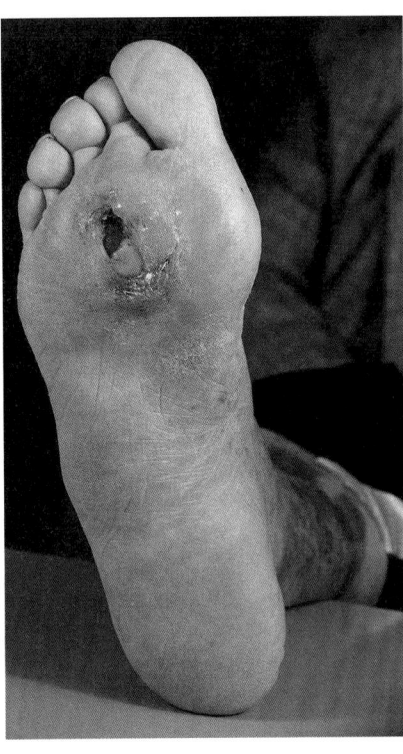

Abb. 9.27: Mal perforans: Leitbefund des diabetischen, neuropathischen Fußes. [M108]

Therapie

An erster Stelle steht die Druckentlastung durch spezielles **Schuhwerk**; ggf. kann durch rekanalisierende Therapie eine Verbesserung der Durchblutung erreicht werden. Bei manifesten Druckschäden ist eine intensive Lokaltherapie mit Behandlung von Infektionen (inkl. systemischer Antibiose) angezeigt, eventuell wird eine sog. **Minor-Amputation** (d. h. lediglich Entfernung der Nekrosen ohne Fuß-/Unterschenkelexartikulation) erforderlich.

Prophylaxe

Regelmäßige Entfernung von Hyperkeratosen, Einfetten, Schutz vor Nässe, Wärme und Kälte, tägliche Inspektion auf Pilzbefall oder Bagatellverletzungen, spezielle Schuhe mit weichem Fußbett und Abrollsohle.

Weitere Diabetes-Komplikationen

- **Diabetische Fettleber:** Zur Fettspeicherung kommt es durch Re-Synthese von Triglyzeriden in der Leber unter Insulin-Mangel (s. **9.2.1**).
- **Cataracta diabetica:** beidseitige, radiär gestellte, schneeflockenartige Trübung
- **Sekundärglaukom** nach Rubeosis iridis: Neubildung von Gefäßen in der Iris mit Behinderung des Kammerwasserabflusses

- **Diabetische Cheiroarthropathie:** Verminderung der Beweglichkeit der kleinen Gelenke, besonders der Finger. Sie tritt bei etwa einem Drittel der „fortgeschrittenen" Diabetiker auf. Die genaue Pathogenese ist unbekannt, wahrscheinlich spielen sowohl mikroangiopathische als auch neuropathische Veränderungen eine Rolle. Die Betroffenen klagen über steife Finger, den Verlust an Fingerfertigkeit, seltener über Schmerzen. Ist der Fuß betroffen, so trägt die Bewegungseinschränkung zur Entwicklung des diabetischen Fuß-Syndroms bei.
- **Hämatologische Veränderungen:** Durch die Glykosylierung kommt es zu Funktionsveränderungen an praktisch allen Blutzellen. Die wichtigsten sind:
  - Verschlechterung der Sauerstoffversorgung (Abnahme der Erythrozytenverformbarkeit, verringerte Sauerstoffaffinität)
  - Hyperkoagulopathie (Störung der Thrombozytenfunktion, Veränderung der Plasmaproteine)
  - Infektanfälligkeit (Störung der Leukozytenfunktion, Veränderung der Plasmaproteine).

9.2.11 Diabetologie im Umbruch

Die **Entwicklung neuer Applikationsformen** für Insulin geht weiter. Erprobt werden nasale, orale und verbesserte inhalierbare Insuline.

An technischen Neuerungen zur Blutzuckerbestimmung wird ein **transkutaner Echtzeit-Glucose-Sensor** erwartet.

Im diagnostischen Bereich beruht einige Hoffnung auf dem **Retinol-binding Protein 4 (RBP4)**, das recht gut mit dem Ausmaß der Insulin-Resistenz korreliert; möglicherweise könnten dadurch das Diabetes-Screening und evtl. auch die Therapiekontrolle vereinfacht werden.

Die **Transplantation von isolierten B-Zellen** liegt wegen häufiger Abstoßungsreaktionen und der erforderlichen lebenslangen Immunsuppression in weiter Ferne. Dabei werden B-Zellen von Fremdspendern in verschiedene, körpereigene oder -fremde Materialien „verpackt" und über einen peripheren Katheter in die Portalvene infundiert. Erfolg versprechender scheint die antologe Transplatation hämatopoetischer Stammzellen.

Möglicherweise könnte es auch durch immunologische Methoden gelingen, den autoimmunologischen Prozess der B-Zell-Zerstörung nach Früherkennung (z. B. im Rahmen von Vorsorgeuntersuchungen von Familienangehörigen betroffener Typ-1-Diabetiker) aufzuhalten oder zu verzögern. Studien mit einer gezielten Immunsuppression durch monoklonale Antikörper (z. B. Anti-CD3-Antikörper) zeigen ermutigende Ergebnisse.

Für die Therapie des Typ-2-Diabetes ist jetzt ein **Glucagon-like-Peptide-1-Analogon** zugelassen. Das zu den In-

Schmerzen in den Beinen

Vorstellung des Patienten und Zusammenfassung des bisherigen Verlaufs

Assistenzarzt: Die hier vorzustellende 72-jährige Patientin kam wegen Schmerzen in den Beinen zur Aufnahme. Bei der Anamnese berichtete die Patientin, dass vor einem halben Jahr ein Diabetes bei ihr festgestellt worden sei, der sich unter Gewichtsreduktion und Medikamenten schon gebessert habe. Was sich aber nicht gebessert habe, seien die Schmerzen in den Beinen. Diese treten sowohl bei Bewegung als auch in Ruhe auf und fühlten sich wie „Ameisenlaufen" an. Betroffen seien vor allem die Füße, und zwar auf beiden Seiten.

Die vom Hausarzt mitgebrachten, etwa vor einem halben Jahr erhobenen Befunde zeigen eine Verminderung des Vibrationsempfindens auf 3/8 beim Stimmgabeltest und einen aufgehobenen Achillessehnenreflex beidseits. Dies wurde als Zeichen einer diabetesbedingten peripheren autonomen Neuropathie gewertet. Zudem wurde bei fehlenden Fußpulsen eine diabetische Angiopathie vermutet und durch die Dopplerdruckmessung erhärtet – der Druck über der Arteria tibialis posterior war beidseits auf 90 mmHg vermindert im Vergleich zum Druck über der Arteria brachialis von 150 mmHg. Das entspricht einem Knöchel-Arm-Druckindex ABI von 0,6, ein kritisch verminderter Wert.

Bei der körperlichen Untersuchung waren beidseits bei kalten Füßen tatsächlich keine Fußpulse tastbar. Außerdem bestand eine livide Verfärbung der linken Großzehe, an der die Patientin auch keine Kälte mehr spürte. Der restliche körperliche Untersuchungsbefund war unauffällig, auf eine Funduskopie wurde allerdings zunächst verzichtet.

Diskussion und Differentialdiagnose des Hauptbefundes

Hausarzt (über Telefonkonferenz zugeschaltet): Diese Patientin war eine meiner ersten DMP-Patienten, und apropos Disease-Management-Programm: Wenn die jungen Kollegen in der Klinik über Bürokratie klagen, dann sollten sie sich mal anschauen, welche Papierstapel ICH jeden Tag zu bewältigen habe: für jeden Besuch ein Dokumentationsbogen, und jedes Vierteljahr dann eine Checkliste, ob auch wirklich jede von den Kassen geforderte Untersuchung durchgeführt wurde. Wie ein Pavian komme ich mir vor, Sie wissen schon, ein Affe mit einem Bleistift in der Hand… Jetzt aber zu der Patientin: Mir war das einfach nicht geheuer – der Zuckerstoffwechsel ist prima eingestellt, erstklassig, mit einem HbA_{1c} von 6,8, und trotzdem kommt sie immer öfter in die Praxis und hat Beschwerden. Also ab mit ihr in die Klinik…

Angiologe: Wir haben die Vorbefunde eigentlich nur bestätigt – es handelt sich zweifellos um eine diabetische Angiopathie vom Unterschenkelverschlusstyp mit kritischen Doppler-Druck-Werten im linken Bein. Auch rechts deutet der verminderte Druck in der Arteria tibialis posterior auf eine eingeschränkte Durchblutung hin, die rechte Arteria fibularis hat dagegen normale Druckwerte. Allerdings muss bedacht werden, dass durch die Mediasklerose bei Diabetes mellitus die Doppler-Druck-Werte falsch hoch sein können. Wir haben zudem eine Duplexsonographie im Bereich der Becken-, Leisten- und Kniekehlengefäße durchgeführt. Hier war eine deutliche Sklerose ohne Einengung zu erkennen.

Radiologe: Ich denke, die Kliniker haben ihren Befunden bei der Duplexsonographie nicht so richtig geglaubt, jedenfalls wurden wir dann noch um eine Angiographie gebeten. Und die hat die Befunde der Doppler-Untersuchung bestätigt (**Abb. 9.25**). Wie häufig bei Diabetikern, sind in der Beckenstrombahn keine relevanten Einengungen zu finden. Eine Mediasklerose ist auf den Nativaufnahmen ohne Kontrastmittel deutlich zu erkennen. Untypisch ist allerdings, dass auch im Abgangsbereich der Arteria femoralis superficialis und der Arteria femoralis profunda keine signifikanten Stenosen vorhanden sind. Die Unterschenkelarterien dagegen verdämmern bis auf die rechte Arteria fibularis, d. h. sie kommen nicht bis in die Peripherie zur Darstellung.

Neurologe: Bei unserer Untersuchung hat sich die Diagnose einer sensiblen peripheren Neuropathie bestätigt: Es bestehen eine strumpfförmige Dysästhesie, eine Herabsetzung des Kalt-Warm-Empfindens, eine Reduktion des Vibrationsempfindens als Ausdruck der gestörten Tiefensensibilität und fehlende Achillessehnenreflexe. Differentialdiagnostisch ist an einen Vitamin-B_{12}-Mangel zu denken. Eine Morton'sche Neuralgie kommt dagegen nicht in Frage, da die Beschwerden beidseitig sind und über den Vorfuß hinaus gehen.

Chefarzt: Auf die Gefahr hin, dass ich hier ein Klischee bediene… Können Sie näher erläutern, was genau eine Morton'sche Neuralgie ist?

Hausarzt (durch den Lautsprecher des Telefons): …welches Klischee, wenn ich fragen darf?

Chefarzt: …das Klischee, dass Chefärzte das Lesen von Fachliteratur längst zugunsten des Lesens von Rechnungen aufgegeben haben.

…allgemeines Gelächter…

Neurologe: Eine Morton'sche Neuralgie entsteht dadurch, dass die kleinen, die Zehen versorgenden Nerven durch ungeeignetes Schuhwerk oder Fußfehlstellungen von den Mittelfußknochen zusammengedrückt werden – dadurch entstehen Gefühlsstörungen, Brennen und Kribbeln im Vorderfuß.

Herleitung der Krankheitsdiagnose und Auflösung des Falles

Assistenzarzt: Also, wie es weiterging… Eine makrozytäre Anämie zeigte sich weder klinisch noch im Labor und auch die zur Sicherheit bestimmten Vitamin-B_{12}-Spiegel lagen im Normbereich. Damit kann in diesem Fall ein diabetisches Fußsyndrom als gesichert gelten. Dessen Entstehung wird durch die Kombination von diabetischer Angiopathie und diabetischer Neuropathie stark gefördert. Die grenzwertige Durchblutung rechts lässt für die Zukunft wenig Gutes erwarten. Denn zum einen besteht die Gefahr, dass sich ein ischämisch-gangränöser Fuß entwickelt, der dann amputiert werden muss. Zusätzlich ist aber auch die Wahrscheinlichkeit hoch, dass in anderen Gefäßgebieten entsprechende Veränderungen vorhanden sind, zum Beispiel an den Koronargefäßen, Nierengefäßen und Gehirngefäßen. Dies werden wir in den nächsten Tagen noch weiter abklären. Die Patientin benötigt vor Entlassung einen Schuh, der Druckstellen durch weiche, druckentlastende Bettung vermeidet, und natürlich eine optimale Stoffwechseleinstellung des Blutzuckers und der Lipide sowie einen Thrombozytenaggregationshemmer. Ein regelmäßiges Gehtraining wäre wünschenswert, bei einer kritischen, das heißt die Vitalität des Gewebes bedrohenden Ischämie darf dieses allerdings nicht mehr durchgeführt werden. Bessert sich der Befund nicht, so können eventuell Infusionen mit Prostaglandinen die Durchblutung verbessern. Eine gefäßchirurgische oder radiologisch interventionelle Therapie ist leider aufgrund der Lokalisation der Durchblutungsstörungen weit peripher im Unterschenkel nicht möglich.

Chefarzt: Wenn mir noch ein Wort erlaubt ist: So sehr ich die Klagen über den mit den DMPs verbundenen Bürokratismus verstehe – ich muss Ihnen etwas gestehen: Ich bin ein Fan der Disease-Management-Programme. Denn eines ist nicht zu bezweifeln: Die Versorgung der Diabetiker muss dringend verbessert werden. Die Rate der Fußamputationen und anderer diabetischer Komplikationen war in Deutschland im Vergleich zu anderen Industrieländern viel zu hoch und von Arzt zu Arzt, von Region zu Region sehr unterschiedlich. Eine Medizin nach Checkliste kann dazu beitragen, dieses Gefälle auszugleichen. Wir berufen uns zwar immer wieder auf die ärztliche Kunst, aber, liebe Kollegen, seien wir doch ehrlich: Unter den Künstlern gibt es Genies, aber es gibt auch die, die eher als Lebenskünstler taugen. Wer Checklisten abhakt, kann nicht viel Fehler machen. Für den Patienten kann das den Erhalt seines Beines bedeuten.

kretinen gerechnete Darmhormon GLP-1 vermittelt die frühe Insulin-Antwort, verzögert zudem die Magenentleerung und hemmt Hunger und Appetit. Der erste Vertreter, ein synthetisches Analogon zum GLP-1 aus dem Speichel der amerikanischen Krustenechse, ist Exenatide (Byetta®). Es wird zweimal täglich in einer Standarddosis subkutan injiziert, Blutzuckermessungen sind dabei nicht erforderlich.

Weitere Ansätze bestehen in der oralen Gabe der Dipeptidyl-Peptidase 4-Inhibitoren Sitagliptin und Vildagliptin, die physiologisch den Abbau von GLP-1 hemmen; Sitagliptin ist seit 2007 zugelassen.

❗ Die entscheidende Herausforderung wird jedoch auch in Zukunft in der bereits durch die Ärzte des Altertums geübten Strategie bestehen, Menschen mit Neigung zu Überernährung zu mäßigen und Menschen mit Neigung zur Inaktivität zur körperlichen Tätigkeit anzuspornen. ❗

9.3 Hypoglykämie

Definition

Laborchemisch wird die Hypoglykämie als ein Blutzuckerwert von < 45 mg/dl (2,5 mmol/l) im kapillären Vollblut definiert. Diese Definition ist jedoch nicht unproblematisch, denn klinische Zeichen einer Hypoglykämie können bei begleitenden Stoffwechselstörungen (z. B. Diabetes mellitus) bei Laborwerten zwischen 25 und 100 mg/dl (1,4 – 5,55 mmol/l) auftreten; ebenso werden bei gesunden Frauen bisweilen Fastenwerte unter 45 mg/dl (2,5 mmol/l) gemessen. Die Diagnose der Hypoglykämie sollte deshalb nur bei gleichzeitigem Vorliegen von biochemischer Abweichung *und* klinischen Symptomen gestellt werden.

Ist die Hypoglykämie mit Schockzeichen verbunden, so spricht man vom **hypoglykämischen Schock**.

Physiologie und Pathogenese

Die hauptsächlichen Zucker verbrauchenden Gewebe sind das Gehirn, Muskel und Erythrozyten. Während Muskelgewebe auf die Fettutilisation zurückgreifen kann, ist Glucose der einzige Energielieferant für Erythrozyten und Gehirnstoffwechsel (Ketone werden für die Gehirnzelle erst nach längeren Adaptationsvorgängen nutzbar, z. B. bei der Hungerdystrophie). Dies erklärt die vorwiegend zerebralen Symptome der akuten Hypoglykämie.

Homöostase des Blutzuckers

Beim Gesunden wird der postprandiale Blutzuckerspiegel durch die zuckerinduzierte Insulin-Sekretion im Bereich von 60 – 100 mg/dl (3,3 – 5,6 mmol/l) konstant gehalten. Etwa 4 Stunden nach dem Essen kehren die Insulin-Spiegel auf ihren Basalwert zurück. Die Glucose-Spiegel im Blut werden nun durch die Balance zwischen Glucose-Verbrauch und Glucose-Produktion bestimmt. Die endogene Glucose-Produktion beruht dabei zunächst hauptsächlich auf der Glykogenolyse, nach längerem Fasten vor allem auf der Glukoneogenese und teilweise auch der β-Oxidation von Fettsäuren. Während längerer Fastenphasen liegt der Blutzuckerspiegel etwa um 15 – 20 mg/dl (0,83 – 1,11 mmol/l) unter den Normalwerten.

Physiologische Gegenregulation bei Hypoglykämie

Hypothalamische Glukorezeptoren werden durch niedrige Blutzuckerwerte stimuliert und lösen die Sekretion der gegenregulatorischen Hormone Glucagon, Adrenalin, Cortisol und Wachstumshormon aus.

Beim Gesunden beruht die hormonelle Gegenregulation vor allem auf der Sekretion von Glucagon durch die A-Zellen des Pankreas. Die Adrenalin-Sekretion spielt eine untergeordnete Rolle. Die Sekretion von Cortisol und Wachstumshormon ist so langsam, dass sie zur akuten Erholung aus einer hypoglykämischen Krise nicht beiträgt.

❗ Beim Typ-1-Diabetiker geht die pankreatische Glucagon-Antwort während der ersten 5 Krankheitsjahre verloren, sodass die Adrenalin-Antwort der entscheidende antihypoglykämische Mechanismus ist. ❗

Die kurz dauernde Hypoglykämie führt nicht zu strukturellen Zellveränderungen. Bei längerer Hypoglykämie oder schwerem hypoglykämischem Schock kann es jedoch zu irreversiblen Hirnschädigungen kommen (z. B. Demenz durch kortikale Defekte).

Anpassung der gegenregulatorischen Antwort

Bei Patienten mit chronischer Hypoglykämie (z. B. bei Insulinom-Patienten oder bei intensiv behandelten Diabetikern mit sehr niedrigen Durchschnittswerten oder häufiger hypoglykämischer Entgleisung) verschiebt sich die Schwelle für die gegenregulatorische Antwort nach unten.

❗ Diese Patienten „spüren" ihre Hypoglykämie z. B. erst bei Blutzuckerwerten von 30 – 35 mg/dl oder sie nehmen sie gar nicht mehr wahr und werden gleich bewusstlos. ❗

Klinik

Die Symptome der Hypoglykämie sind von Mensch zu Mensch sehr unterschiedlich, für eine bestimmte Person jedoch meist recht konstant (**Abb. 9.28**).

❗ Ein wichtiges Ziel bei der Betreuung von Diabetikern ist, dass jeder Diabetiker „seine" Hypoglykämiesymptome wahrzunehmen und richtig zu interpretieren lernt. ❗

Die Symptome entstehen entweder durch die kompensatorische Gegenregulation mit Ausschüttung blutzuckerstei-

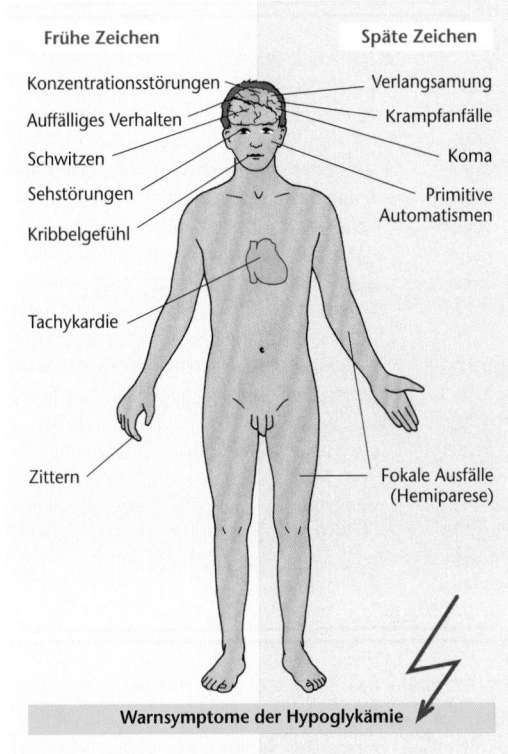

Frühe Zeichen — Späte Zeichen

Konzentrationsstörungen — Verlangsamung

Auffälliges Verhalten — Krampfanfälle

Schwitzen — Koma

Sehstörungen — Primitive Automatismen

Kribbelgefühl

Tachykardie

Zittern — Fokale Ausfälle (Hemiparese)

Warnsymptome der Hypoglykämie

Abb. 9.28: Zeichen der Hypoglykämie. [L157]

gernder Hormone oder durch Substratmangel im Gehirn („Neuroglukopenie").

Bei Patienten mit schlecht eingestelltem Diabetes können bei einem BZ von 100 mg/dl (5,5 mmol/l) schon Zeichen der Hypoglykämie auftreten, bei eng eingestellten Patienten erst bei einem BZ von < 30 mg/dl (1,7 mmol/l).

Verlauf in Phasen

Die akute Hypoglykämie hat drei klinische Phasen, welche sich allerdings überschneiden können:

- **parasympathikotone Reaktion:** Heißhunger, Müdigkeit, Harn- und Stuhldrang, selten auch Übelkeit und Erbrechen
- **sympathikotone Reaktion:** Unruhe, Schwitzen, Tachykardie, Tremor, Hyperventilation, Mydriasis, Hypertonie, Angst

❗ Die sympathikotonen Reaktionen werden vom Langzeitdiabetiker häufig nicht wahrgenommen, da er aufgrund der Neuropathie „funktionell sympathektomiert" ist. Auch bestimmte Medikamente können die sympathische Gegenregulation unterdrücken (z. B. β-Blocker). ❗

- **zentralnervöse Reaktion:** Kopfschmerzen, Sehstörungen, Verhaltensauffälligkeiten (Euphorie, Verstimmung, Verwirrtheit), primitive Automatismen (Schmatzen, Greifen, Grimassieren), fokale Ausfälle (Hemiplegie), Somnolenz, Koma, zerebrale Krampfanfälle, zentrale Atem- und Kreislaufregulationstörungen.

❗ Besonders bei schleichenden Hypoglykämien kann die zerebrale Kontrolle des Verhaltens aussetzen: aggressives, sinnlos-läppisches Verhalten. ❗

Hypoglykämischer Schock und diabetisches Koma

Diabetiker sind sowohl durch Unterzuckerung (hypoglykämischer Schock, in der Regel durch Medikamentenüberdosierung) als auch durch Überzuckerung (diabetisches Koma, in der Regel durch Medikamentenunterdosierung) bedroht. Beide Krankheitsbilder überschneiden sich, müssen wegen unterschiedlicher therapeutischer Konsequenzen jedoch klar unterschieden werden (**Tab. 9.10**).

Ätiologie und Einteilung

Eine Hypoglykämie kann auftreten als Folge von:

- **Grunderkrankungen** mit verändertem Kohlenhydratmetabolismus: Diese Form wird etwas unglücklich bisweilen auch als „**symptomatische Hypoglykämie**" bezeichnet. Mit Hypoglykämie einhergehende Grunderkrankungen sind im gleichnamigen **Kasten** zusammengefasst.

Tab. 9.10 Symptome des hypoglykämischen Schocks und Unterscheidungskriterien zum Coma diabeticum

Parameter	Hypoglykämischer Schock	Coma diabeticum
BZ	< 40 mg/dl (2,2 mmol/l)	> 300 mg/dl (16,7 mmol/l)
Entwicklung	akut, innerhalb von Minuten	über Tage, langsam progredient
Prodromi	Heißhunger, Kopfschmerzen, Tremor, Schwitzen, Verhaltensauffälligkeiten	Polyurie, Polydipsie, Inappetenz, Schwäche, allgemeine Verlangsamung
Haut	kalt, schweißig	trocken, warm, exsikkiert
Atmung	normal bis unregelmäßig	vertieft, evtl. Aceton-Geruch (nach Äpfeln riechend)
Bulbi	normal	weich
Neurologie	Hyperreflexie, evtl. pathologische Reflexe, zerebrale Krampfanfälle	Hyporeflexie, Somnolenz
Muskulatur	hyperton	hypoton

=== **AUF DEN PUNKT GEBRACHT** ===

Zur Hypoglykämie führende Grunderkrankungen

- **B-Zell-Tumoren** (Insulinom, s. 7.3.6): Da die Patienten oft gut an die Hypoglykämie angepasst sind und anderweitig gesund erscheinen, wird das Insulinom oft erst nach Jahren diagnostiziert.
- **Non-B-Zell-Tumoren:** Viele extrapankreatische Tumoren können auf paraneoplastischem Wege zur Hypoglykämie führen. Diese wird durch Substanzen mit insulinähnlicher Wirkung (z. B. Insulin-like Growth Factor II [IgF-II]) hervorgerufen und kommt vor allem bei großen mesenchymalen Tumoren, hepatozellulären Tumoren, gastrointestinalen Tumoren oder Lymphomen vor.
- **Leucin-induzierte Hypoglykämie:** Leucin gehört zu den insulinsteigernden Aminosäuren, es kommt in Fleisch und Fisch vor.

- **„Prädiabetes":** Patienten mit eingeschränkter Glucose-Toleranz neigen zu postprandialen Hypoglykämiephasen, welche schon Jahre vor Manifestation eines Diabetes auftreten können. Die Hypoglykämie ist durch die veränderte Kinetik der Insulin-Sekretion bedingt (initial verzögerte, dann überschießende Sekretion).
- **Lebererkrankung:** eingeschränkte Glykogen-Speicherung und eingeschränkte Glukoneogenese.
- **chronische Pankreatitis:** Inselzellhypertrophie mit erhöhter Insulin-Sekretion.
- **intensivmedizinische Erkrankungen** mit eingeschränktem Substratangebot: Sepsis, Schock, Herzinsuffizienz, schwere Fehlernährung, Nierenversagen.
- **ZNS-Erkrankungen:** hypophysäre Insuffizienz mit Verminderung der blutzuckersteigernden Hormone

- **Nebenniereninsuffizienz (M. Addison):** Durch den Ausfall des Cortisols kommt es zu Einschränkungen der Glukoneogenese mit nachfolgender Hypoglykämie.
- **angeborene Kohlenhydratstoffwechselerkrankungen** (v. a. pädiatrisch relevant): Dabei sind die Hypoglykämien durch mangelnde Umwandlung bestimmter exogener Zuckerarten oder mangelnde endogene Glucose-Produktion bedingt, z. B. bei hereditärer Fructose-Intoleranz, Galaktosämie, Glykogenosen, Defekten der β-Oxidation.
- **Selten:** bei Muskelerkrankungen (z. B. Dystrophia myotonica, mit Störungen im Bereich der Insulin-Rezeptoren verbunden), nach Magen-OP oder Vagotomie (Spätdumping, s. 6.4.7), bei renaler Glukosurie (s. 10.9), bei Autoantikörpern gegen Insulin oder gegen Insulin-Rezeptoren.

- **Intoxikation**, Alkohol oder Medikamenteneinnahme (sog. **exogene Hypoglykämie**):
  - Hauptursache ist die Überdosierung von Insulin und Sulfonylharnstoffen
  - ebenfalls häufig ist die alkoholbedingte Hypoglykämie (Alkohol hemmt die hepatische Glukoneogenese)
  - Bestimmte Medikamente, insbesondere β-Blocker, Pentamidin und Salizylate, können blutzuckersenkend wirken (s. **Kasten „Hypoglykämie durch Medikamente"**).

  ! β-Blocker können außerdem die „adrenergen" Symptome der Hypoglykämie maskieren, sodass sie dem Diabetiker in doppelter Hinsicht gefährlich werden können. **!**

- **„funktionellen" Überreaktionen** (sog. **funktionelle Hypoglykämie** oder idiopathische reaktive Hypoglykämie): Dieses recht umstrittene Syndrom beruht eventuell auf einer Überstimulierung der B-Zellen und wird z. B. bei „vegetativ labilen" Menschen oder nach Kohlenhydratexzessen beobachtet (exzessive Kohlenhydratzufuhr, z. B. im Rahmen des oGTT kann vor allem bei Frauen zur überschießenden Insulin-Produktion führen). Es ist nicht immer möglich, die berichteten Hypoglykämiesymptome mit einer biochemischen Abweichung der Glucose-Konzentration zu korrelieren, sodass die Diagnose häufig unklar bleibt.

Diagnostisches Vorgehen

Anamnese
Erfragt werden: Symptome, Medikamenteneinnahme (Antidiabetika, β-Blocker, Acetylsalicylsäure), Alkoholmissbrauch, Abhängigkeit von der Nahrungsaufnahme, Familienanamnese.

Der Zeitpunkt des Auftretens kann für die Differenzierung wichtig sein:

- **Postprandial** treten auf: funktionelle Hypoglykämien, durch Nahrungsmittelaufnahme bedingte Hypoglykämien (eingeschränkte Glucose-Toleranz, leucininduzierte Hypoglykämien, Spätdumping, Fructose-Intoleranz, Galaktosämie), Hypoglykämie im Rahmen des Prädiabetes.
- **Im Fastenintervall** (d. h. vor Mahlzeiten) dagegen treten die medikamenten- und alkoholinduzierten Hypoglykämien sowie die von einem Insulinom oder paraneoplastisch induzierten Hypoglykämien auf.

=== **AUF DEN PUNKT GEBRACHT** ===

Hypoglykämie durch Medikamente
Die folgenden Medikamente können potentiell Hypoglykämien induzieren:

- Insulin
- **Sulfonylharnstoffe:** Diese können nicht nur durch Überdosierung Hypoglykämien auslösen, sie können auch in normaler Dosierung über pharmakologische Interaktionen mit anderen Medikamenten zur Hypoglykämie führen (Wirkungsverstärkung der Sulfonylharnstoffe durch Verdrängung aus der Plasmaeiweißbindung, z. B. bei Therapie mit Kumarinen, Phenylbutazon, Probenecid, Tetrazyklinen, ASS).
- **β-Blocker:** unterbinden die durch Katecholamine angeregte Glykogenolyse im Muskelgewebe
- **Salizylate:** können über die Prostaglandin-Hemmung die Insulin-Sekretion vor allem bei Kindern erhöhen
- selten: MAO-Hemmer, Disopyramid, Pentamidin (Letzteres kann zur B-Zell-Zerstörung führen).

Labor

Hier empfiehlt sich ein schrittweises Vorgehen: Der Nachweis eines erniedrigten Blutzuckers gelingt oft nur durch die Verordnung eines ambulanten Glucose-Messgerätes, welches der Patient dann bei entsprechender Symptomatik zur Blutzuckerselbstbestimmung einsetzt.

Bei Verdacht auf ein Insulinom kann der Insulin-Spiegel im Blut bestimmt werden (meist nicht ergiebig). Aussagekräftiger ist ein dreitägiger Hungerversuch (im Krankenhaus), bei dem alle 4 Stunden der Blutzuckerspiegel gemessen wird und bei Erreichen eines Blutzuckerspiegels von unter 50 mg/dl (2,8 mmol/l) Insulin und C-Peptid bestimmt werden.

! Das C-Peptid (s. 9.2.1) als Marker für die endogene Insulin-Produktion wird auch bei V. a. selbst induzierte Hypoglykämie (Hypoglycaemia factitia) bestimmt. Bei exogener Insulin-Überdosierung werden hohe Insulin-Werte, jedoch niedrige C-Peptid-Werte gemessen. !

Besteht ein Verdacht auf eine prädiabetische Hypoglykämie, ist der orale Glucosetoleranz-Test (oGTT) für die Diagnose entscheidend. Die reaktive idiopathische Hypoglykämie dagegen ist eine Ausschlussdiagnose.

Therapie

Die Therapie der Hypoglykämie beruht auf der Gabe von Glucose und evtl. auch von Glucagon. Ziel ist die akute Blutzuckersteigerung auf mindestens 150 mg/dl (8,3 mmol/l).

- Bei erhaltenem Bewusstsein werden 10 – 20 g Glucose als Flüssigkeit (z. B. ein Glas Fruchtsaft) p. o. gegeben.
- Bei Bewusstlosigkeit wird durch den Laien 1 mg Glucagon i. m. gespritzt, welches für Diabetiker regelmäßig als Notfallmedikament verschrieben wird (wirkt nicht bei alkoholinduzierter Hypoglykämie). Durch den Arzt werden dann zusätzlich 50 ml 40%ige Glucose im Nebenschluss zu z. B. Ringer-Lösung i. v. gespritzt (bei wachem Patienten auch oral gegeben).
- Bei weiter anhaltender Bewusstlosigkeit wird eine Glucose-Infusion (mit 5- oder 10%iger Glucose) begonnen und so lange fortgeführt, bis der Patient wieder zu Bewusstsein kommt.

! Bei der unter Sulfonylharnstoff-Therapie auftretenden Hypoglykämie besteht wegen der langen Halbwertszeit die Gefahr eines protrahierten Verlaufs, daher müssen diese Patienten mindestens über 24 Stunden klinisch überwacht werden. !

Bei der alimentär bedingten Hypoglykämie (Spätdumping, leucininduziert, Prädiabetes, idiopathisch-reaktive Hypoglykämie) stehen diätetische Maßnahmen im Vordergrund, wie Vermeidung von Einfachzuckern, häufige kleine Mahlzeiten sowie Restriktion der täglichen Kohlenhydratzufuhr auf 35 – 40% der Gesamtkalorien.

Differentialdiagnose

Verläuft die Hypoglykämie mit Bewusstseinsverlust, so sind alle „Koma-Auslöser" zu berücksichtigen, also v. a. Schädel-Hirn-Trauma, Intoxikation, ZNS-Infektionen und Schlaganfall. Die Differentialdiagnose der ohne Bewusstlosigkeit verlaufenden Hypoglykämie ist wegen des bunten, von der ZNS-Dysfunktion und der adrenergen Gegenregulation geprägten Bildes schwieriger:

- neurologische Krankheiten: Epilepsie, Schlaganfall, Hirntumoren, Narkolepsie oder Migräne
- psychiatrische Krankheiten: Hysterie, Angstattacken, Depression, Schizophrenie oder Demenz
- Auch Vergiftungen mit Alkohol, Schlafmitteln oder Kohlenmonoxid sowie Medikamenten bzw. der Drogenentzug verlaufen ähnlich wie die Hypoglykämie.

! Schon so mancher als „Penner auf der Parkbank" abgetane Bürger litt in Wirklichkeit unter einer schweren Hypoglykämie. !

- Ähnliche Symptome können auch an eine Hypothyreose, einen primären Hyperparathyreoidismus oder ein Phäochromozytom denken lassen.
- Auch ein Adams-Stokes-Anfall oder das Hyperventilations-Syndrom überschneiden sich klinisch mit der Hypoglykämie.

! Bei jedem bewusstlosen Patienten sollte bis zum Beweis des Gegenteils eine Hypoglykämie vermutet werden. !

9.4 Adipositas

Der Stoffwechsel der Säugetiere hat sich unter den Bedingungen eines stark fluktuierenden Nahrungsangebots entwickelt und ist aus gutem Grund asymmetrisch: Zu Zeiten des Nahrungsüberschusses wird Energie abgelagert und zu Zeiten des Mangels mobilisiert. Die Fettzelle sichert damit das Überleben frei lebender Tiere. Verglichen mit seiner paläolithischen Vorgeschichte lebt der Mensch heute jedoch in einer Nährlösung: Nahrung ist unbegrenzt und jederzeit verfügbar, und die **Asymmetrie des Stoffwechsels** verkehrt sich in einen Fluch. Der Teil der Menschheit, für den heute Milch und Honig fließen, muss ironischerweise miterleben, wie sich sein wirtschaftlicher Erfolg in Krankheit und Behinderung verkehrt.

Die Adipositas hat sich in den letzten 25 Jahren zur größten Epidemie der Industrienationen entwickelt, mit schwerwiegenden Diagnosen im Schlepptau wie Diabetes, Bluthochdruck und KHK. Heute sind etwa in den USA über die Hälfte der Menschen übergewichtig, einem vor allem in der

09

Mittelschicht geübten Ernährungsbewusstsein zum Trotz. Beobachtungen der letzten Jahre legen nahe, dass die Adipositas-Epidemie sehr stark von **Bewegungsmangel** getrieben wird, der eng mit sozioökonomischen Änderungen am Arbeitsplatz und im Transitwesen sowie einem veränderten Freizeitverhalten verbunden ist. Die Einbindung des Bewegungsmangels in die modernen Lebensbedingungen erklärt u. a., warum die Anstrengungen des Gesundheitswesens (und der Patienten!) bisher den Anstieg der Adipositas nicht haben begrenzen können.

Parallel zum Anstieg der Prävalenz der Adipositas hat sich Schlanksein in den Industrieländern zu dem wohl begehrtesten Attraktivitätsmerkmal entwickelt, das zunehmend als Statussymbol, teils mit moralischen Konnotationen, gewertet wird (dicke Menschen „lassen sich gehen", schlanke Menschen haben „ihr Leben im Griff"). Unabhängig davon, dass dies ätiopathogenetisch nicht haltbar ist, ist die extreme Schlankheitsorientierung medizinisch bedenklich: Die meisten Menschen, die derzeit „abnehmen wollen", haben davon keine gesundheitlichen Vorteile, sehr wohl aber die mit vielen Diäten verbundenen Nachteile. Zudem hängt die vor allem bei weiblichen Teenagern mit derzeit über 40% bei den 16 – 19-Jährigen extrem hohe Prävalenz des Nikotinkonsums stark mit dem Wunsch nach einem „idealen" Körpergewicht zusammen (Nikotin ist ein erwiesenermaßen effektives Anorektikum).

Schwierigkeiten der Definition

Unter Adipositas wird ein der Gesundheit abträgliches Ausmaß von Übergewicht verstanden. Bei welchem Körpergewicht das Kriterium der Gesundheitsschädlichkeit erfüllt ist, ist umstritten, da auch die Fettverteilung, der ethnische Hintergrund, Begleitkrankheiten sowie das Manifestationsalter der Adipositas die Morbidität entscheidend beeinflussen. So sind viele körperlich aktive ältere Menschen mit moderatem Übergewicht keineswegs kränker als schlanke Menschen (dieser Zusammenhang gilt insbesondere für Frauen), während moderat adipöse jüngere Patienten mit einer ungünstigen Fettverteilung oft schwerwiegende Komplikationen (insbesondere Herz-Kreislauf-Erkrankungen) entwickeln. Auch neigen vor allem nicht-kaukasische Ethnien (Schwarze, Südamerikaner, Indianer, Pazifikbewohner) bei Gewichtszunahme verstärkt zu Komplikationen (verstärkte Neigung zur Insulin-Resistenz, vgl. **9.1.4**).

❗ Bei zusätzlichen Risikofaktoren (Rauchen, Hypertonus, Fettstoffwechselstörungen, Diabetes mellitus) kann bereits ein relativ geringes Übergewicht nachteilige Folgen haben. ❗

Statistische Auswertungen sind deshalb mit Vorsicht zu genießen. Statistisch steigt die Mortalität ab 20% über Idealgewicht an. Personen mit mehr als 30% über Idealgewicht

haben eine gegenüber dem Durchschnittsgewichtigen um 50% erhöhte Mortalitätsrate. Andererseits haben Frauen mit Idealgewicht ein deutlich erhöhtes Risiko für eine Osteoporose.

Anthropometrische Definitionen

Es ist aus besagten Gründen leicht verständlich, dass mehrere normative Definitionen von Adipositas im Gebrauch sind:

- Erhöhung des **Körpermasse-Index** (Body-Mass-Index = **BMI**; **Abb. 9.29**): Da der BMI das Gewicht auf die Körperlänge bezieht, ermöglicht er eine bessere Einschätzung des Körperfetts als das Gewicht allein. Er wird berechnet als Körpergewicht in kg geteilt durch Körperlänge in m^2.
  - Normal ist ein BMI von $18,5 - 25$ kg/m^2.
  - Werte von 25 bis 30: Übergewicht

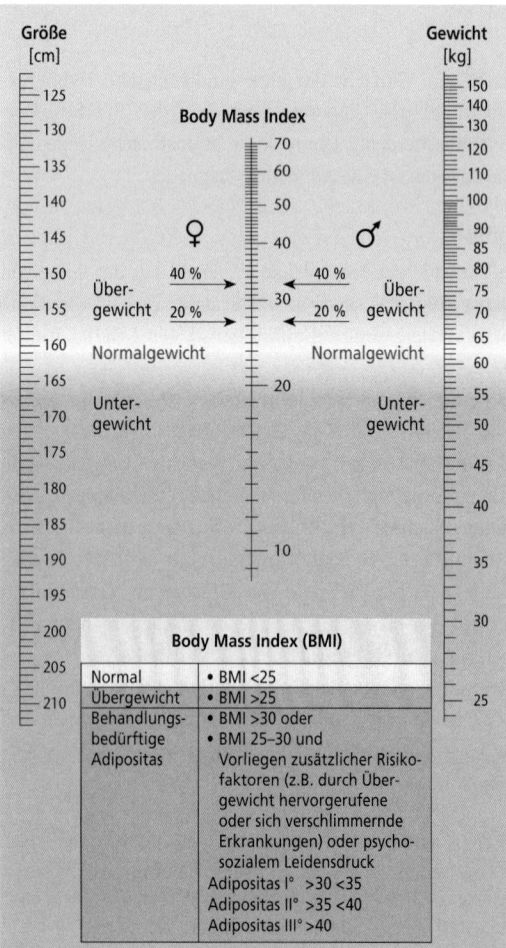

Abb. 9.29: Nomogramm zum Body-Mass-Index. Zieht man eine Linie zwischen Körpergröße und Gewicht, so ergibt der Schnittpunkt dieser Linie mit der Skala in der Mitte den Body-Mass-Index. [M100]

– Werte von 30 bis 35: Adipositas Grad 1
– Werte von 35 bis 40: Adipositas Grad 2
– Werte > 40: Adipositas Grad 3

❗ Der BMI kann den Körperfettgehalt bei sehr muskulösen
Personen überschätzen sowie bei Personen mit verringerter Muskelmasse (z. B. im Alter) unterschätzen. ❗

• Erhöhung des **Normalgewichtes nach Broca** um über 20%: Diese Definition hat begrenzten klinischen Wert. Das Normalgewicht nach Broca (in kg) wird berechnet als Körpergröße in cm minus 100.

❗ Das Idealgewicht ist das Gewicht, das – statistisch gesehen – mit der höchsten Lebenserwartung einhergeht. Es ist auf der Grundlage von Daten amerikanischer Lebensversicherungsgesellschaften durch univariate Statistiken ermittelt worden. (Univariat bedeutet, dass gleichzeitig bestehende andere gesundheitsrelevante Faktoren wie etwa Rauchen oder körperliche Aktivität nicht berücksichtigt sind.) Dieses Idealgewicht liegt etwa 10% unter dem Normalgewicht; es ist jedoch im Einzelfall keinesfalls als Idealmaß anzusehen (s. o.). ❗

Fettverteilung

Die Fettmasse bzw. der BMI korreliert nur schlecht mit der Morbidität bei Adipositas. Zusätzlich zur Fettmasse spielt die Fettverteilung eine entscheidende Rolle: Überwiegend im Abdomen gespeichertes Fett (**androide Fettverteilung** bzw. „Stammfettsucht" oder „Apfelform", **Abb. 9.30**) geht mit einem höheren Risiko für Folgekrankheiten einher als die **gynäkoide Fettverteilung** mit einer Prädominanz von subkutanem Hüft- und Glutealspeck („Birnenform", **Abb. 9.31**). Der Einfluss der Fettverteilung erklärt sich damit, dass die androide Fettverteilung ein Marker für ein mit der Adipositas assoziiertes metabolisches Syndrom (s. 9.2.4) darstellt, d. h. dass bei diesen Patienten eine Insulin-Resistenz mit Neigung zu Atherosklerose, Bluthochdruck und

Gicht besteht. Entsprechend ist der BMI als Maß zur Abschätzung des KHK-Risikos heute obsolet.

Warum die Fettverteilung mit derart unterschiedlichen Verläufen verbunden ist, ist letztlich unbekannt. Bekannt ist, dass die Fettzelle selbst ein potentes endokrines Organ ist, das nicht nur an der Appetitregulation beteiligt ist, sondern auch die Insulin-Empfindlichkeit beeinflusst, und zwar über die Sekretion freier Fettsäuren sowie so genannter Adipokine (z. B. IL-6, TNF-α, Adiponectin). Es könnte sein, dass abdominelle Fettzellen ein „ungünstigeres" Mix an Adipokinen sezernieren als Fettzellen anderer Lokalität. Die Beurteilung der Fettverteilung erfolgt am einfachsten durch Messung des Taillenumfangs; die Bestimmung des Verhältnisses von Taillen- zu Hüftumfang *(waist-to-hip ratio)* bringt keine Vorteile.

❗ Ein erhöhtes Risiko für Folgekrankheiten wird bei einem Taillenumfang von >102 cm (bei Männern) bzw. 88 cm (bei Frauen) beobachtet. Für die Praxis ist jedoch ein anderer Wert besser geeignet: ein Taillenumfang von < 100 cm schließt eine Insulin-Resistenz zu 98 % aus – und zwar für beide Geschlechter. ❗

9.4.1 Klinik und Komplikationen

Die Adipositas schädigt den Menschen auf zwei Arten:
• Zum einen stellt sie eine mechanische Überbeanspruchung dar.
• Zum anderen aber ist sie oft (aber nicht immer) mit krankhaften Stoffwechselveränderungen assoziiert.

Die der Adipositas zugrunde liegende kalorische Überversorgung erhöht nicht nur das Körpergewicht, sondern legt auch einen Grundstein für die Entstehung des metabo-

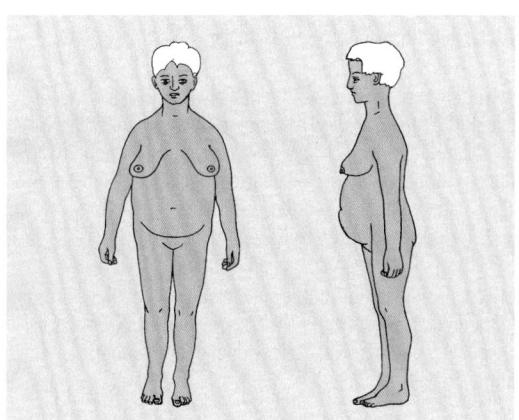

Abb. 9.30: Androider Fettverteilungstyp („Apfelform") mit dickem Bauch und relativ schlankem Gesäß und Extremitäten. [L215]

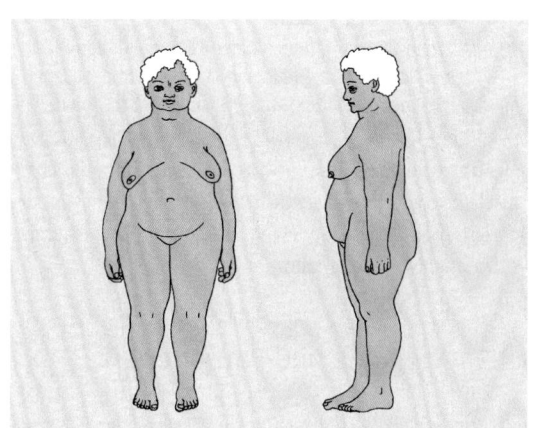

Abb. 9.31: Gynäkoider Fettverteilungstyp („Birnenform") mit Fettansatz hauptsächlich an Hüften und Oberschenkeln. [L215]

lischen Syndroms (s. **9.2.4**); entsprechend häufig neigen Adipöse zu Diabetes, Hypertonus und Arteriosklerose.

! Warum manche Menschen trotz Adipositas von der Entwicklung eines metabolischen Syndroms verschont bleiben („gesunde Dicke"), ist eine der spannenden Stories der derzeitigen Forschung. Neben genetischen Faktoren spielen hier wahrscheinlich die qualitative Zusammensetzung der Nahrung sowie das Ausmaß an körperlicher Aktivität eine Rolle (vgl. 9.2.4). **!**

Insgesamt hat die Adipositas folgende Probleme im Schlepptau (s. **Kasten** „Komplikationen der Adipositas"):

- **Hypertonus:** Pro 10 kg Übergewicht steigt der systolische Blutdruck um 3 mmHg (0,4 kPa), der diastolische um 2 mmHg (0,25 kPa). Die Ursachen sind wahrscheinlich multifaktoriell: Gesteigertes Blutvolumen, erhöhte sympathische Aktivität und Hyperinsulinämie tragen alle zur Blutdruckerhöhung bei.
- **Diabetes mellitus:** Mit zunehmendem Körpergewicht steigt die Häufigkeit eines metabolischen Syndroms (s. **9.2.4**) und des Diabetes mellitus.
- **Fettstoffwechselstörungen:** Begleitend zur Adipositas kommt es zur Erniedrigung des HDL-Cholesterins, Erhöhung der Triglyzeride, bei deutlichem Übergewicht auch zum LDL-Cholesterin-Anstieg.
- **koronare Herzkrankheit:** häufigeres Auftreten im Rahmen des begleitenden metabolischen Syndroms
- **Schlafapnoe-Syndrom und chronische alveoläre Hypoventilation** (s. **5.6**): Beide Entitäten sind durch diaphragmale und abdominelle Fettdepots sowie die fettbedingte obere Luftwegsverengung bedingt. Sie stehen im Mittelpunkt vieler deletärer Folgeprozesse, wie chronische Müdigkeit, pulmonale Hypertension mit Cor pulmonale sowie plötzlicher Herztod (Letzterer ist wahrscheinlich durch die arrhythmogenen Effekte episodischer Hypoxie bedingt).

! Als Extremform ist das nach einer Romanfigur von Charles Dickens benannte **Pickwick-Syndrom** anzusehen mit der Trias: extreme Adipositas – Zyanose – Somnolenz (s. 5.6). **!**

- **Herzinsuffizienz:** Diese entwickelt sich als Folge des chronischen Hypertonus (Linksherzinsuffizienz) sowie der chronischen alveolären Hypoventilation (Rechtsherzinsuffizienz, Cor pulmonale).

9.4.2 Ätiologie und Pathogenese

Auch für den Menschen gelten die Gesetze der Thermodynamik: Adipositas entsteht, wenn ein Individuum über längere Zeit mehr Kalorien zu sich nimmt, als er oder sie verbrennt. Dies kann durch eine zu hohe Kalorienzufuhr

---

════════ AUF DEN PUNKT GEBRACHT ════════

Komplikationen der Adipositas
- Hypertonus s. Text
- metabolisches Syndrom s. Text
- Diabetes mellitus s. Text
- Fettstoffwechselstörungen s Text
- koronare Herzkrankheit s. Text
- Herzinsuffizienz s. Text
- Hypoventilation, Schlafapnoe-Syndrom s. Text
- thromboembolische Komplikationen: Diese können mechanisch (Fettmassen behindern den venösen Abfluss) und durch das begleitende metabolische Syndrom bedingt sein.
- Cholezystolithiasis: Diese folgt der bei Adipositas chronisch erhöhten biliären Cholesterinausscheidung.
- Leberzellverfettung: bei 25 – 35 % der Übergewichtigen anzutreffen
- Hyperurikämie: Folge des mit der chronischen Überernährung erhöhten Harnsäure-Umsatzes
- degenerative Gelenkerkrankungen: Diese betreffen fast alle Gelenke, v. a. jedoch das Kniegelenk (Gonarthrose).
- Nierenerkrankungen: Bei extremer Adipositas (> 100% über Normalgewicht) kann ein nephrotisches Syndrom durch Nierenvenenthrombose entstehen (zugrunde liegt ein Antithrombin-Mangel).
- endokrinologische Störungen: Bei adipösen Männern fällt der Testosteron-Spiegel ab (Abnahme der Libido), bei Frauen treten Zyklusstörungen auf. Menarche und Menopause treten wegen der lokalen Östrogenproduktion im Fettgewebe früher ein.
- Karzinome (pathogenetische Zusammenhänge unklar): Bei adipösen Männern wird eine erhöhte Inzidenz an Kolon-, Rektum- und Prostatakarzinomen beobachtet. Bei adipösen Frauen häufen sich gynäkologische Tumoren (v. a. Endometrium- sowie Mamma- und Gallenblasenkarzinome).
- Demenz: Risiko um etwa 30% erhöht (pathogenetischer Zusammenhang unklar)

---

und/oder verminderte körperliche Aktivität erreicht werden, wobei Letzteres wahrscheinlich der in modernen Gesellschaften dominierende Faktor ist.

! Wie fein austariert diese Balance physiologischerweise ist, zeigt die Tatsache, dass es für eine Gewichtszunahme von z. B. 10 kg (dies entspricht der vom durchschnittlichen Erwachsenen im mittleren Erwachsenenalter zugelegten Körpermasse) lediglich eines Überschusses der kalorischen „Einnahmen" von 0,3 % gegenüber den „Ausgaben" bedarf. **!**

! Körperliche Aktivität bestimmt die kalorische Bilanz entscheidend: Je nach Grad der körperlichen Aktivität werden zwischen 15 und 50% der aufgenommenen Kalorien verbrannt. **!**

Der angesprochene Zusammenhang impliziert, dass es dem Körper bei Adipositas nicht gelingt, auf die Zunahme der Masse an gespeicherter Energie mit einer adäquaten Verminderung des Appetits zu antworten. Dies hat damit zu tun, dass der Appetit evolutionsbiologisch als ein „überschießendes" Verhalten angelegt ist, um die kalorische Unterversorgung in „schlechten Zeiten" zu überbrücken. In diesem Sinne ist Übergewicht der Ausdruck einer physiologisch verankerten erfolgreichen Adaptation und keine körperliche Störung (s. Einleitung des Kapitels).

Adipo-neuronale Rückkoppelung

Eine Homöostase des Fettgewebes ist nur möglich, wenn die Masse des Fettgewebes und das Essverhalten eng aufeinander abgestimmt sind. Das Fettgewebe verfügt dazu über eine neuronale oder humorale Kommunikation mit dem Gehirn, welche das Essverhalten steuert. Gut aufgefüllte Fettzellen bilden z. B. ein Gewebehormon, **Leptin**, das ins Gehirn zirkuliert, dort an Rezeptoren bindet und die Sekretion bestimmter Neurotransmitter beeinflusst, welche wiederum an der Unterdrückung des Appetits beteiligt sind. Die bei Adipösen gemessenen Leptin-Spiegel sind entsprechend hoch (die gleichzeitig **verminderte Leptin-Empfindlichkeit** des Gehirns macht die Appetitbremse allerdings wirkungslos). Neben Leptin sind viele andere Signalstoffe an der Appetitkontrolle beteiligt, wie Neuropeptid Y, Ghrelin, Endorphine sowie Propiomelanocortin (der Vorläufer von ACTH). Sie alle könnten über genetische Polymorphismen ihrer jeweiligen Rezeptoren eine „Veranlagung zur Fettspeicherung" erklären (so weisen bis zu 4% der stark Übergewichtigen eine Veränderung im Melanocortin-4-Rezeptor-Gen auf).

Bei überschüssiger Nahrungszufuhr nehmen die vorliegenden Fettzellen an Größe zu (**Hypertrophie** der Fettzellen). Bei von Kindheit an bestehender positiver Energiebilanz liegt zusätzlich eine Zunahme der Adipozytenzahl vor, d. h. eine **Hyperplasie** des Fettorgans, oft bis zum Fünffachen des Normalen. Späterer Gewichtsverlust kann die Zahl der einmal angelegten Fettzellen nicht reduzieren.

Resistenz gegenüber negativer Energiebilanz

Sobald die Hyperplasie der Fettzellen etabliert ist, verhindern mehrere Mechanismen deren Involution: Zum einen bleibt die Zahl der Fettzellen selbst bei negativer Kalorienbilanz konstant, und die nun „hungernden" Fettzellen senden potente appetitstimulierende Signale an das Gehirn. Zum Zweiten reagiert der Stoffwechsel des Adipösen auf eine unterkalorische Ernährung mit einer Einschränkung des Energieverbrauchs.

❗ Die letzteren „Teufelskreise" erklären, warum die Adipositas so therapieresistent ist. ❗

Genetische Bedingtheit, kulturelle Realisation

Genetische Faktoren und Polymorphismen sind mit Sicherheit an der Entstehung der Adipositas beteiligt. Ein Kind von zwei übergewichtigen Elternteilen hat eine 80%ige Chance, im späteren Leben selbst übergewichtig zu werden. Während manche Menschen selbst unter Bedingungen des Nahrungsüberflusses schlank bleiben, sind in bestimmten Populationen wie etwa bei den Pima-Indianern in den USA fast alle Menschen übergewichtig. Welcher biologische Mechanismus die von Mensch zu Mensch offensichtlich unterschiedliche Fetthomöostase und „Futterverwertung" erklärt, ist noch immer spekulativ. Postuliert werden Unterschiede in der Appetitkontrolle, verhaltensbiologische Unterschiede, aber auch Unterschiede im Energiestoffwechsel. Letztere sind methodologisch wegen der extrem fein eingestellten Energiebalance (s. o.) nur schwer zu erforschen. Es gibt jedoch Hinweise, dass sich adipöse und nicht-adipöse Menschen in der intrazellulären Konzentration sog. „Uncoupling Proteins" unterscheiden, die einen Einfluss darauf haben, welcher Anteil der Nahrungsenergie zur Thermogenese verwendet, d. h. als Wärme abgegeben wird. Aus Mausmodellen wird neuerdings auch ein Einfluss der Darmflora auf die kalorische Balance abgeleitet.

Zusätzlich zu der **genetischen Prädisposition** bedarf es jedoch wie bei vielen anderen „Kulturkrankheiten" externer **Realisationsfaktoren**, die im Falle der Adipositas zweifelsfrei feststehen: quantitative und qualitative Fehlernährung und Bewegungsmangel. Wie stark diese externen Faktoren zu Buche schlagen, zeigt die Tatsache, dass Adipositas in Kriegs- und Hungerzeiten kaum beobachtet wird.

❗ Adipositas ist als ein kulturelles, soziales und psychologisches Phänomen anzusehen, das auf dem Boden genetischer Faktoren entsteht. ❗

❗ Körperliche Inaktivität ist medizinisch als **lebensgefährlich** zu klassifizieren. ❗

Psychosomatische Faktoren

Inwieweit psychische Faktoren an der Pathogenese der Adipositas beteiligt sind, ist umstritten. Insbesondere in den 1970er Jahren wurden hierzu zahlreiche Hypothesen und Spekulationen entwickelt (s. **Kasten** „Psychosomatische Faktoren").

Primäre und sekundäre Formen von Adipositas

Neben der im Vorangehenden beschriebenen sog. **primären** Adipositas kommen sehr seltene, von Patienten jedoch oft verdächtigte **sekundäre** Formen vor, die auf andere Grunderkrankungen mit Störungen der Fetthomöostase zurückzuführen sind, z. B.

• **Morbus Cushing** oder **Cushing-Syndrom**: Die Betrof-

=======ZUR VERTIEFUNG=======

Psychosomatische Faktoren

Weder leiden alle Adipösen an ihrem Übergewicht, noch haben alle eine psychische Störung. Psychische Symptome können jedoch in Einzelfällen eine Rolle spielen, z. B.:
- Störung des Sättigungsgefühls: Der Patient fühlt nicht, dass er satt ist (Wahrnehmungsstörung).
- Essen aus Frustration: Im Rahmen reaktiver oder neurotischer Prozesse kann Essen als „psychischer Füllstoff" verwendet werden („Kummerspeck").
- Essen als Ersatzhandlung: In psychosozial dysfunktionalen Familien wird die adäquate emotionale Zuwendung durch orale Zuwendung ersetzt.

fenen fallen durch die spezifische Art der Fettverteilung auf: Stammfettsucht, Vollmondgesicht, Stiernacken. Typisch sind die Striae rubrae distensae („rote Schwangerschaftsstreifen").
- **Hypothyreose:** führt nur bei wenigen Patienten zu deutlicher Adipositas
- **Erbkrankheiten mit Adipositas:** selten und eher pädiatrisch relevant, z. T. mit hypothalamischen Funktionsstörungen: Laurence-Moon-Biedl-Syndrom, Prader-Willi-Syndrom, Fröhlich-Syndrom
- **Insulinome:** Adipositas als Folge der durch Hypoglykämie ausgelösten Hyperphagie
- Adipositas infolge einer als *Night-eating Syndrome* bezeichneten Störung des zirkadianen Rhythmus
- **Medikamente:** Gewichtszunahme unter trizyklischen Antidepressiva, Östrogenen (Antibabypille), β-Blockern, Lithium und antipsychotischen Medikamenten
- **Hirntumoren** mit Hyperphagie.

9.4.3   Therapie

Wann eine Behandlung mit dem **Ziel der Gewichtsreduktion** angeboten werden sollte, ist nach wie vor umstritten. Für die Entscheidung, ob einem Patienten mit Übergewicht eine Behandlung anzuraten ist, sind die drei prognostisch entscheidenden Risikofaktoren in Rechnung zu stellen: **BMI**, **Taillenumfang** und **Begleitrisiken**.

❗ Als gesicherte Indikation kann ein über 100 cm erhöhter Taillenumfang gelten (egal, ob bei Mann oder Frau). Eine weitere Indikation ist ein erhöhter BMI (über 25) bei gleichzeitigem Vorliegen von Begleiterkrankungen wie Typ-2-Diabetes, Hypertonie oder Dyslipoproteinämie (insbesondere dann, wenn es sich um einen jüngeren Patienten handelt). ❗

Therapieziele

Eine Gewichtsreduktion ist im Prinzip denkbar einfach: Sie kann durch Reduzierung der Energiezufuhr und/oder durch Erhöhung des Energieverbrauchs erreicht werden. Dem steht die Realität entgegen, in der es nach derzeitigem Stand der Wissenschaft keine wirksame Methode der Gewichtsreduktion gibt, die für mehr als eine kleine Minderheit der Bevölkerung mittel- oder langfristig wirksam ist.

Zudem ist inzwischen ausreichend dokumentiert, dass der gesundheitsfördernde Effekt der Gewichtsreduktion nicht auf der Verringerung der Fettmasse *per se* beruht – selbst eine massive subkutane Fettabsaugung hat keinen Effekt auf den Stoffwechsel oder die Insulin-Resistenz. Entscheidender als die Gewichtsreduktion *per se* sind die **Effekte der Bewegung** und die **Umstellung der Ernährung**. Dies gilt es bei der Beratung der Patienten zu berücksichtigen.

❗ Erstes Ziel muss die Änderung der Ernährungs- und Bewegungsroutine sein, die (in aller Regel illusorische) Gewichtsabnahme kann allenfalls als Marker für die angestrebten Änderungen des Lebensstils dienen. ❗

Bei der Therapieplanung gilt es deshalb zu berücksichtigen:
- Viele Studien zeigen, dass schon durch die Umstellung zu einer gesünderen Ernährung Blutfette und Blutdruck signifikant gesenkt werden können – mit oder ohne Gewichtsreduktion.
- Körperliche Aktivität hat entscheidende Langzeiteffekte auf das kardiovaskuläre Risiko, und diese sind zu einem substantiellen Teil vom Körpergewicht unabhängig. So ist insbesondere bei Frauen die funktionelle Kapazität (ein Maß für körperliche Fitness) ein besserer Prädiktor für das kardiovaskuläre Risiko als der BMI und sogar als die Fettverteilung (*„being fit is more important than being fat"*).
- Die Vermeidung der Risikofaktoren muss genauso hohe Priorität haben wie die Gewichtsreduktion; die Einstellung des Rauchens etwa kann größere Gesundheitseffekte haben als die Gewichtsabnahme!
- Bestehen bereits Adipositas-assoziierte Erkrankungen wie KHK, Typ-2-Diabetes oder ein Schlafapnoe-Syndrom, so werden diese konsequent behandelt. Gewichtsreduktion ist ein Teil dieser Anstrengung.

Reduzierung der Energiezufuhr

Obwohl die Europäer jedes Jahr Milliarden für Gewichtsreduktionsdiäten ausgeben, konnte bisher für keine der empfohlenen Diäten (z. B. Reis-Diät, Kohlenhydrat-Diät, Protein-Diät usw.) ein längerfristiger Erfolg – d. h. eine Gewichtsreduktion für > 18 Monate – nachgewiesen werden.

Auch die häufige Empfehlung, „einfach die Kalorien zu zählen und bei jeder Mahlzeit weniger zu essen", ist eine medizinische Lachnummer. Etwas besser schneiden verhaltensmodifizierende Programme ab, welche auf Reiz- bzw. Impulskontrolle, Partnerunterstützung, Essstil und positive Belohnungsstrategien aufbauen. Jedoch liegen auch hier nur 5% der Teilnehmer nach 5 Jahren unter ihrem Ausgangsgewicht. Damit ist der langfristige Heroin-Entzug statistisch erfolgreicher als die Behandlung der Adipositas. Die Signale, die eine einmal aufgefüllte Fettzelle zur Verteidigung ihres „Kapitals" aussendet, sind Teil eines evolutionär immens sinnvollen und erfolgreichen Überlebensprogramms, sie gehören zu den potentesten biologischen Signalen überhaupt. Dazu kommt, dass sich die Energieeffizienz adipöser Menschen verbessert – nehmen sie an Gewicht ab, so brauchen sie im Vergleich zu ihrem vormals nicht-adipösen Zustand 15 % weniger Kalorien, um ein „Normal"gewicht zu halten!

! Diäten mit extrem niedriger Kalorienzahl sind langfristig nicht nur nutzlos, sondern auch akut gefährlich. Sie können z. B. über Elektrolytstörungen mit ventrikulären Arrhythmien zum Tode führen. Diäten von unter 800 kcal pro Tag sollten stets ärztlich begleitet werden. !

! Vergleicht man verschiedene Diäten (wie etwa Atkins, Weight Watchers, Zone) miteinander, so sind sowohl die Gewichtseffekte als auch die Stoffwechseleffekte meist vergleichbar. Studien zeigen auch: Wie viele Kalorien aus Fett, Protein oder Kohlenhydraten stammen, ist für die „Wirkung" einer Diät zweitrangig. Wichtiger ist, dass die Ernährung reich an Früchten und Gemüse ist, und noch wichtiger ist, dass sie langfristig beibehalten wird. Wichtigstes Ziel in der Beratung ist deshalb, mit dem Patienten die Diät zu finden, die für ihn am besten „passt". !

Wird ein Programm zur Gewichtsreduktion aufgestellt, so sollte dieses auf bestimmten Prinzipien aufbauen (**Kasten** „Prinzipien der Gewichtsreduktion").

Erhöhung des Energieverbrauchs

Körperliche Bewegung bewirkt nicht nur eine Gewichtsreduktion, sondern wirkt sich auch positiv auf die Allgemeingesundheit aus. Rigide Bewegungsprogramme sind meist nutzlos, da ihr Effekt nicht vorhält. Körperliche Betätigung kann vor allem dann zur Gewichtsreduktion führen, wenn sie in die **normale Tagesroutine** integriert wird (z. B. Treppen benutzen anstatt Aufzug fahren, zum Einkaufen gehen anstatt mit dem Auto fahren).

═══════════════ **AUF DEN PUNKT GEBRACHT** ═══════════════

Prinzipien der Gewichtsreduktion bei Adipositas
- Eine Diät funktioniert nur dann, wenn sie keine „Diät" ist: Bei der Gewichtsreduktion geht es nicht darum, ein drastisches „Sonderprogramm" aufzulegen, sondern das „Normalprogramm" zu verändern!
- Viele der Diät-Dogmen der letzten 20 Jahre (etwa, dass nur fettarme Ernährung zur Gewichtsreduktion tauge) müssen als gescheitert betrachtet werden: Anstatt auf die Grundbaustoffe – Fett, Kohlenhydrate, Eiweiß – zu fokussieren, sollten die Qualität der Ernährung (insbesondere Obst- und Gemüseanteil) sowie die begleitende Verhaltensmodifikation (insbesondere Bewegung) betont werden.
- Keine Diät ohne begleitende Erhöhung der körperlichen Aktivität! Der untrainierte Bewegungsapparat muss dabei *langsam* an mehr Aktivität gewöhnt werden. Überlastungen sind sonst vorprogrammiert.
- Diät möglichst mit verhaltenstherapeutischen Maßnahmen kombinieren: Beratung, Selbsthilfegruppen, Selbstsicherheitstraining, Frustrationsbewältigung. Gleichzeitig bestehende Depressionen werden behandelt.

- Realistische Erwartungen sind entscheidend. Ziel des Abnehmens ist nicht das Idealgewicht – die angestrebten Gesundheitseffekte stellen sich schon bei einer Gewichtsstabilisierung ein. Eine Abnahme des KG um 5 – 10% ist erstrebenswert, langfristig entscheidender ist jedoch das „Halten" des Gewichts. Bei zu hoch gesteckten Zielen stellt sich oft rasch ein „Frusteffekt" ein, der kontraproduktiv wirkt.
- ! In vielen Studien sind häufige Diäten mit einer insgesamt höheren Mortalität assoziiert. Häufiges Abnehmen kann daher als eigenständiger gesundheitlicher Risikofaktor angesehen werden !
- Lediglich moderate Einschränkungen: Mit Verzicht auf 0,5 Liter Bier täglich (= 300 kcal) kann ein Gewichtsverlust von über einem Kilogramm pro Monat erreicht werden. Ein vernünftiges (und dennoch ehrgeiziges) Ziel ist z. B. die Kalorienreduktion um 300 – 500 kcal pro Tag, was immerhin einem Gewichtsverlust von 8 – 10 kg nach 6 Monaten entspricht.
- Rigide Vorsätze sind kontraproduktiv („nie wieder Schokolade"), genau festgelegte Esspläne mit „Kalorienzählerei" ebenfalls –

besser sind flexible Pläne („vor dem dritten Bier 1 Minute nachdenken").
- Die Gewichtstherapie endet nicht nach Erreichen des gewünschten Gewichtes! Fast alle Patienten nehmen danach wieder unaufhaltsam zu. Nach der Gewichtsabnahme (z. B. über 6 Monate) schließt sich die „Erhaltungstherapie" an; Ziel ist jetzt „lediglich", das erreichte Gewicht zu halten bzw. den Gewichtsanstieg zu begrenzen.
- Bei der Besprechung der Diätziele die persönlichen Lebensumstände berücksichtigen (z. B. Schichtdienst, Familiengewohnheiten)
- Wenn möglich Einbeziehung der Lebenspartner: Ist der Familienkühlschrank mit Torte vollgepackt, fällt der übergewichtigen Tochter die Diät schwer.
- Betonung der „flüssigen Nahrung": Säfte und Softdrinks enthalten viele Kalorien, alle Getränke sollten kalorienfrei sein (am besten H_2O). „Diät"produkte sind keine Alternative, da auch Zuckeraustauschstoffe die Insulin-Sekretion stimulieren (→ verstärkter Hunger).

09

Rolle der „anorektischen Medikamente"

Die Therapie der Adipositas mit zentral wirkenden Appetit-züglern vom Amphetamin-Typ (z. B. Phenylpropanolamin) war wenig effektiv, jedoch äußerst nebenwirkungsreich und ist heute obsolet.

Erfolg verspricht **Sibutramin**, ein Serotonin- und Norad-renalin-Re-Uptake-Hemmer mit appetithemmendem und thermogenetischem Effekt. Insbesondere in Kombination mit verhaltensmodifizierenden Programmen kann es die Gewichtsabnahme unterstützen. Nach Absetzen des Medi-kamentes kommt es jedoch zur erneuten Gewichtszunah-me. Ob dies durch eine Intervalltherapie zu verhindern ist, ist ungeklärt.

Moderat effektiv ist auch der Lipase-Hemmer **Orlistat**, der im Prinzip eine Fettmalabsorption verursacht; die Fett-resorption kann um bis zu 30% sinken. Nebenwirkungen sind u. a. Mangel an fettlöslichen Vitaminen und Osteoporo-se.

Im Jahr 2007 in Europa neu eingeführt wurde **Rimona-bant** (Acomplia®), ein spezifischer Cannabinoid-Rezeptor-1-Blocker (CB_1-Rezeptor), der im Gehirn das Hungergefühl unterdrückt und an den Fettzellen die Insulin-Empfind-lichkeit verbessert. Wegen des ungünstigen Nebenwirkungs-profils (u. a. Depressionen) verweigerte die US-amerika-nische Zulassungsbehörde FDA bisher die Zulassung.

❗ Ob die medikamentöse Therapie langfristig aufrecht zu er-haltende Erfolge ermöglicht, ist umstritten (und in Studien schwer verifizierbar). In jedem Fall sollten Medikamente nur in schweren Fällen, nach Scheitern der konventionellen Therapie sowie immer in Kombination mit Allgemeinmaßnahmen einge-setzt werden. ❗

Weitere Maßnahmen

Bei schwerer Adipositas (BMI > 40 kg/m²) können nach Scheitern der konventionellen Therapie operative Verfahren infrage kommen. Wegen Unwirksamkeit und Komplikatio-nen – teilweise mit Todesfolge – gelten Verdrahtungen des Kiefers und jejuno-ilialer oder bilio-pankreatischer Bypass heute als obsolet. Auch bei der Ballon-Implantation im Ma-gen sind Todesfälle beschrieben worden. Favorisiert wird zurzeit die Magenverkleinerung durch elastisches „Band-ing" nach KUZMAK. Laparoskopisch-endoskopisch wird dabei ein Silikonband um den Magenfundus bzw. die Kardia gelegt, das nach erfolgreicher Gewichtsreduktion endosko-pisch wieder entfernt werden kann.

Prävention

Bisher sind keine Mittel bekannt, die die Epidemie der Adi-positas stoppen könnten. *Verhaltens*präventive Strategien (d. h. auf eine Änderung des individuellen Verhaltens zie-lende Maßnahmen) haben sich als ineffektiv erwiesen. *Ver-*

*hältnis*präventive Strategien (d. h. auf eine Änderung der Verhältnisse zielende Maßnahmen – etwa am Arbeitsplatz, im Bereich des Transportwesens, der Nahrungsmittelindus-trie oder an Kindergärten oder Schule) sind nur unter er-heblichen Anstrengungen aufzubauen und/oder politisch schwer durchzusetzen. Dem Resümee des britischen Inter-nisten Anjali Jain ist deshalb leider zuzustimmen: *„Some-thing must be done soon, but we don't know what".*

9.5 Fettstoffwechselstörungen

Unter dem Begriff der „Fettstoffwechselstörungen" (Dysli-poproteinämien, Dyslipidämien) werden Abweichungen des Lipoproteintransports und des Fettmetabolismus zu-sammengefasst. Sie werden in primäre und sekundäre For-men unterteilt. Der oft synonym verwendete Begriff der **Hyperlipoproteinämien** greift also zu kurz, da einige Fett-stoffwechselstörungen mit der *Erniedrigung* einzelner Lipo-proteinfraktionen einhergehen.

Primäre Fettstoffwechselstörungen

Diese auch als **familiäre Dyslipoproteinämien** bezeichne-ten Störungen sind genetisch determiniert. Häufig finden sich dabei autosomal-dominante Vererbungsmuster. Unge-fähr 15% der Patienten mit frühem Herzinfarkt (vor dem 50. Lebensjahr bei Männern, vor dem 60. Lebensjahr bei Frau-en) haben eine dominant vererbte Dyslipoproteinämie.

❗ Die bei Weitem häufigste Form (die sog. **polygene Hyper-cholesterinämie**) ist jedoch polygen vererbt und genetisch noch immer schlecht verstanden. ❗

❗ Die genetische Bedingtheit bedeutet nicht, dass sich die Erkrankungen von Umwelteinflüssen unabhängig manifes-tieren. Ein Großteil der primären Dyslipoproteinämien wird erst durch zivilisationsbedingte Realisationsfaktoren (vor allem quantitative und qualitative Fehlernährung und körperliche In-aktivität) „demaskiert". ❗

Sekundäre Fettstoffwechselstörungen

Diese führen unter Umständen zu denselben Veränderun-gen der Lipoproteinmuster mit denselben Folgeerkran-kungen, treten jedoch begleitend bei definierten Grund-erkrankungen auf, z. B. bei Hypothyreose, nephrotischem Syndrom, Diabetes mellitus, Cholestase, bestimmten Medi-kamenten, Fehlernährung, Nierenversagen oder SLE.

❗ Die meisten Hypertriglyzidämien sind sekundär bedingt, wohingegen hochgradige Hypercholesterinämien in der Regel primär bedingt sind. ❗

9.5.1 Physiologie

Cholesterin (engl. *cholesterol)* und Triglyzeride spielen im Körperstoffwechsel wichtige Rollen. Triglyzeride sind vor allem Energieträger, während das Cholesterin ein zentrales Strukturmolekül der Zellmembranen sowie Ausgangsmolekül der Steroid- und Gallensäuresynthese ist. Cholesterin und Triglyzeride werden teilweise über die Nahrung zugeführt, zu einem anderen Teil endogen aus Vorgängersubstanzen synthetisiert.

Transport der Blutfette

Sowohl Cholesterin als auch Triglyzeride können im Blut wegen ihrer Wasserunlöslichkeit nur in makromolekularen Verbindungen mit lösungsvermittelnden Phospholipiden und Eiweißkörpern transportiert werden. Die so entstehende „Transportverbindung" wird als **Lipoprotein** bezeichnet. Die im Serum nachzuweisenden Lipoproteine werden nach ihrer durch Zentrifugation bestimmten Dichte in verschiedene Fraktionen eingeteilt: Chylomikronen, VLDL, LDL und HDL (s. u. **Kasten** „Stoffwechselfunktionen der Lipoproteinklassen"). Der Proteinanteil dieser Molekülaggregate wird als **Apolipoprotein** bezeichnet (**Abb. 9.32**). Die Apolipoproteine sind nicht nur austauschbare Struktur- und Stabilisierungselemente, sondern haben eine wichtige „übergeordnete" Rolle als Regulatoren von Lipoproteinsynthese und -abbau, bei denen sie u. a. als Enzymaktivatoren wirken. Sie können – wie im Falle des Lipoprotein-(a)-Mangels – selbst pathogenetische Bedeutung besitzen (s. **9.5.3**).

Blutfette und Atherogenese

Epidemiologische Studien belegen, dass das Risiko für atherosklerotisch bedingte Herzerkrankungen mit dem LDL-Spiegel sowie dem Gesamtcholesterinspiegel ansteigt, mit dem HDL-Spiegel jedoch sinkt. Der genaue Mechanismus dieser Zusammenhänge ist noch immer unklar. Wahrscheinlich besitzen in Plaques residierende Makrophagen Rezeptoren für oxidierte LDL-Partikel; auch könnten gegen

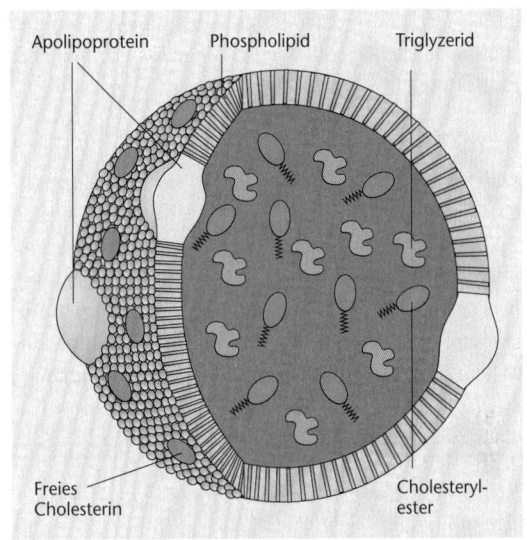

Abb. 9.32: Zusammensetzung der Lipoproteine. Der Anteil an Cholesterin und Triglyzeriden bestimmt, zu welcher Lipoproteinfraktion die Lipoproteine gehören. [L157]

LDL-Partikel produzierte Antikörper bei dem Prozess eine Rolle spielen. Die Rolle der VLDL ist noch weniger klar. Zum einen scheinen VLDL invers mit der HDL-Konzentration zu korrelieren, sodass ein Patient mit hohem VLDL-Spiegel niedrige HDL-Spiegel und damit an sich schon ein erhöhtes Potential zur Atherogenese hat. Zum anderen könnte das VLDL-Cholesterin jedoch auch direkt zur Atherogenese beitragen (s. **2.3.1**).

Auswirkungen erniedrigter Cholesterinspiegel

Während ein erhöhtes Gesamtcholesterin eindeutig mit kardiovaskulären Erkrankungen verbunden ist, sind erniedrigte Gesamtcholesterinspiegel (< 160 mg/dl [4,1 mmol/l]) statistisch ebenfalls mit einer erhöhten Mortalität (insbesondere an Krebserkrankungen, Unfällen und Lebererkrankungen) assoziiert. Wahrscheinlich handelt es sich dabei

Tab. 9.11 Aufbau und Eigenschaften der Lipoproteine

	Chylomikronen	VLDL	LDL	HDL
Dichteklasse (g/nl)	< 0,95	0,95 – 1,006	1,019 – 1,063	1,063 – 1,121
Elektrophoretische Einteilung	Auftragsstelle	prä-β-Position	β-Position	δ-Position
Physiologischer Anteil im Nüchternserum	nur postprandial messbar, Anteil abhängig vom Cholesterin und von Triglyzeriden	bis 10 %	bis 70 %	bis 20 %
Syntheseort	Darm	Leber	aus VLDL	Leber, Darm
Zusammensetzung (Cholesterin [%]/Triglyzeride [%])	3/90	15/65	45/10	20/5
Beteiligte Apolipoproteine	B-48/ApoA-I, C, E	B-100, C, E	B 100	A-I, A-II, C

nicht um Effekte des Cholesterins selbst, sondern um den Einfluss schädigender, aber zugleich cholesterinsenkender Begleitfaktoren (z. B. Rauchen).

Lipoproteinfraktionen

Die Lipoproteine unterscheiden sich in ihrer Zusammensetzung (Cholesterin- und Triglyzeridanteile), den eingebauten Apoproteinen, ihrem Syntheseort und ihrer Funktion im Stoffwechsel, s. **Tab. 9.11** und **Kasten** „Stoffwechselfunktionen der Lipoproteinklassen". Bei den Hypertriglyzeridämien sind vor allem Chylomikronen, VLDL und deren Intermediärformen erhöht, bei den Hypercholesterinämien das LDL.

═══════════**AUF DEN PUNKT GEBRACHT**═══════════

Übersicht: Stoffwechselfunktionen der Lipoproteinklassen

Chylomikronen
- **Transportweg:** Chylomikronen transportieren Lipide (Triglyzeride und Cholesterin) vom Darm in extrahepatische Gewebe und in die Leber.
- **Funktion:** Transportform der aus der Nahrung aufgenommenen Lipide. Sie wandern über die Lymphe unter Umgehung der Leber in die Peripherie. Dort werden die Triglyzeride utilisiert. Die jetzt cholesterinreichen Reste der Chylomikronen gelangen als so genannte „Remnants" zum Abbau in die Leber.

VLDL (very low density lipoprotein)
- **Transportweg:** VLDL transportieren Lipide von der Leber in die extrahepatischen Gewebe.
- **Funktion:** Sekretions- und Transportform der in der Leber synthetisierten Triglyzeride; Vorläufer von LDL (40 % der VLDL werden in LDL umgewandelt).

LDL (low density lipoprotein)
- **Transportweg:** LDL transportieren Cholesterin von der Leber in die extrahepatischen Gewebe.
- **Funktion:** Die VLDL werden nach der Utilisation der Triglyzeride in der Peripherie zu den cholesterinreichen LDL. Sowohl die Leber als auch die peripheren Gewebe, aber auch Makrophagen und Histiozyten nehmen LDL über spezifische LDL-Rezeptoren auf.

HDL (high density lipoprotein)
- **Transportweg:** HDL transportieren Cholesterin aus extrahepatischen Geweben zur Leber.
- **Funktion:** kann freies Cholesterin von peripheren Geweben aufnehmen und entweder direkt oder über Zwischenstufen wieder der Leber zuführen (antiatherogene Wirkung).

Chylomikronen

Die über die Nahrung aufgenommenen und von den intestinalen und pankreatischen Lipasen hydrolysierten Nahrungsfette (d. h. Cholesterin und die aus den Triglyzeriden abgespaltenen freien Fettsäuren) werden in den Epithelzellen des Dünndarms verestert und in ein „Paket" aus Phospholipiden, freiem Cholesterin und zwei Apolipoproteinen (ApoA-I und ApoB-48) integriert. Dieser Komplex wird als **Chylomikron** bezeichnet.

Chylomikronen werden über das Lymphgefäßsystem in den Blutkreislauf aufgenommen, wo sie sich mit zusätzlichen Apolipoproteinen verbinden (vor allem mit ApoE und bestimmten Formen von ApoC).

Funktion

Die im Chylomikron enthaltenen Triglyzeride werden in den Blutkapillaren von der endothelgebundenen Lipoprotein-Lipase hydrolysiert, wodurch freie Fettsäuren entstehen. Diese werden von Fettzellen zur Speicherung und von Muskelzellen zur β-Oxidation aufgenommen.

Der verbleibende, relativ dichte Chylomikronrest *(chylomicron remnant)* mit seinem hohen Cholesteringehalt wird von der Leber aufgenommen.

Unter Normalbedingungen sind Chylomikronen und ihre **Remnants** im Blutkreislauf nur wenige Stunden nach der Nahrungsaufnahme nachweisbar.

VLDL

Die endogen in der Leber produzierten Lipide (Cholesterin und Triglyzeride) werden von der Leberzelle in einem Komplex aus freiem und verestertem Cholesterin, Triglyzeriden, Phospholipiden und wiederum einer charakteristischen Gruppe von Apolipoproteinen (ApoB-100, ApoC, ApoE) in die Blutzirkulation sezerniert. Dieser Komplex wird nach seiner Dichte als **Very-low-Density-Lipoprotein-Komplex (VLDL)** bezeichnet. Die Leber sezerniert auf diesem Wege pro Tag etwa 10 – 30 g von an VLDL gekoppelten Triglyzeriden in die Blutbahn (dies sind etwa 10 – 30 % der durch die Nahrung aufgenommenen und an Chylomikronen gekoppelten Triglyzeride).

Funktion

Wie die Chylomikronen versorgt auch VLDL die Fett- und Muskelzellen mit Triglyzeriden, welche über die endotheliale Lipoprotein-Lipase aus dem Komplex gelöst werden.

Der verbleibende VLDL-Rest wird entweder über intermediäre Zwischenstufen zu einem etwas dichteren Lipoprotein (Low-Density-Lipoprotein, LDL) verwandelt oder nach Passage des Blutkreislaufs später wieder von der Leberzelle aufgenommen.

VLDL sind mit einer Überlebenszeit von 20 Minuten extrem kurzlebig, LDL dagegen überleben 3 – 5 Tage in der Blutbahn.

LDL

LDL entstehen aus VLDL, wenn diese ihren Triglyzeridanteil in der Peripherie abgegeben haben. Sie bestehen praktisch ausschließlich aus Cholesterinestern und enthalten lediglich ein Apolipoprotein (ApoB-100). LDL transportieren 70% des Plasmacholesterins.

Funktion

Sie führen als „Überbleibsel" des VLDL den Transport des in der Leber bereitgestellten Cholesterins in die Peripherie zu Ende. Fast alle Zellen können LDL über Membranrezeptoren (LDL-Rezeptoren) aufnehmen, um ihren Bedarf nach Cholesterin zu befriedigen.

LDL spielen bei der Atherogenese (s. **2.3.1**) eine zentrale Rolle.

Lipoprotein (a)

Eine kleine Untergruppe von LDL besitzt neben dem ApoB-100 noch ein zusätzliches Glykoprotein, das dem Plasminogen verwandte Apo(a). Das derart aufgebaute LDL wird als Lipoprotein (a) bezeichnet; es ist ein eigenständiger Risikofaktor für die Atherogenese. Sein Plasmaspiegel wird streng genetisch kontrolliert. Umweltfaktoren (Ernährung, Rauchen) spielen im Gegensatz zum normalen LDL und HDL nur eine untergeordnete Rolle.

❗ Das plasminogenähnliche Apo(a) wirkt am Endothel der Gefäße in einem „antiplasminogenen" Sinne, indem es die lokale Thrombolyse hemmt. ❗

HDL

High-Density-Lipoproteine (HDL) werden sowohl von der Leberzelle als auch von den Epithelzellen des Dünndarms in Form von Vorgängerpartikeln sezerniert, welche vornehmlich Phospholipide und Proteine enthalten (z. B. diverse Formen von ApoA sowie ApoC). Diese Partikel nehmen in der Zirkulation Cholesterin von den VLDL, den LDL sowie den peripheren Geweben auf und verestern es.

Ein Teil des auf diesem Wege entstehenden Cholesterinesters wird in dem nun als HDL bezeichneten Lipoprotein gespeichert, ein anderer Teil wird wieder zurück zu den VLDL und LDL transferiert.

Funktion

HDL können von der Leber aufgenommen werden und bewerkstelligen auf diese Weise einen „umgekehrten Cholesterintransport" (von der Peripherie zur Leber, wo das aufgenommene Cholesterin über die Galle ausgeschieden werden kann).

❗ Durch die Cholesterin entsorgende Wirkung kommt der HDL-Fraktion eine gefäßprotektive Bedeutung zu. ❗

9.5.2 Definition der Dyslipoproteinämie

Die Definition der Dyslipoproteinämie ist äußerst schwierig, da nicht nur die absoluten Serumspiegel der Blutfette, sondern auch ihre Verteilung auf die verschiedenen Lipoproteinfraktionen krankheitsbestimmend sind. So sind erniedrigte HDL-Werte auch schon bei einem „normalen" Gesamtcholesterin mit erhöhter Morbidität verbunden.

Serumspiegel der Blutfette

Schon die Definition eines „normalen" Cholesterinspiegels ist schwierig, da die Durchschnittswerte des Serumcholesterinspiegels in verschiedenen Populationen weltweit zwischen 100 und 270 mg/dl (2,6 – 7,0 mmol/l) schwanken. Ähnliche Schwankungen finden sich auch bei den Triglyzeriden.

Zudem bedeuten in einer bestimmten Population „normale" Blutfettwerte nicht unbedingt, dass diese nicht bereits krankheitsfördernd sind. Die heute gebräuchliche Definition der quantitativen Blutfettabweichungen beruht deshalb auf Risikokriterien (s. **Kasten** „Definition der Fettstoffwechselstörungen"). Epidemiologische Studien zeigen, dass ab einem Serumcholesterin von 200 mg/dl (5,2 mmol/l) die Infarktmorbidität linear ansteigt (bei 300 mg/dl [7,7 mmol/l] ist sie vervierfacht). Per Konsensus wurde festgelegt:

- Hypercholesterinämie: Serumcholesterin > 200 mg/dl (5,2 mmol/l)

❗ In den westlichen Industrienationen haben mehr als zwei Drittel der Erwachsenen Cholesterinwerte über 200 mg/dl (5,2 mmol/l) – zur Frage, ob sie deshalb behandlungsbedürftig sind, siehe Einleitungskapitel „Helfen und Heilen". ❗

- Hypertriglyzeridämie: Serumtriglyzeride > 180 mg/dl (2,0 mmol/l), beim nüchternen Patienten gemessen

=====**AUF DEN PUNKT GEBRACHT**=====

Definition der Fettstoffwechselstörungen
Nüchternbestimmung:
- Serumcholesterin: > 200 mg/dl (5,2 mmol/l)
- Serumtriglyzeride: > 180 mg/dl (2,0 mmol/l)
- HDL-Cholesterin: < 35 mg/dl (0,9 mmol/l)
- LDL-Cholesterin: > 150 mg/dl (3,9 mmol/l).

Beeinflussende Faktoren

Die Blutfettwerte sind vielen Einflüssen unterworfen:
- **genetische Determination:** Der Cholesterinspiegel eines Individuums liegt in etwa zwischen dem seines Vaters und dem seiner Mutter. Es wird angenommen, dass etwa 60 – 70% des Cholesterinspiegels eines Individuums genetisch bedingt sind. Die Triglyzeridspiegel dagegen sind

09

stärker alimentär bedingt, weisen jedoch auch eine genetische Komponente auf.

- **Ernährung:** Der quantitative Triglyzeridanteil an der Nahrung beeinflusst vor allem den Triglyzeridspiegel, während der Cholesterinspiegel zusätzlich zu der alimentär zugeführten Cholesterinmenge auch von der Zusammensetzung der übrigen Nahrung beeinflusst wird. Gesättigte Fettsäuren und Trans-Fette (s. **9.1**) erhöhen den Serumcholesterinspiegel, mehrfach ungesättigte Fettsäuren (s. **9.1**) erniedrigen ihn. Einfach ungesättigte Fettsäuren sind indifferent.
- **Bewegung:** Triglyzeridspiegel fallen selbst nach einmaliger sportlicher Aktivität ab. Bei häufiger sportlicher Betätigung wird ein Anstieg der im Gefäßsystem wirkenden Lipoprotein-Lipase-Aktivität mit entsprechendem längerfristigen Abfall der Triglyzeride beobachtet. Der Cholesterinspiegel dagegen wird durch körperliche Aktivität weit weniger beeinflusst, auch wenn Ausdauerathleten etwa um 10% niedrigere Cholesterinwerte aufweisen als die Allgemeinbevölkerung. Das HDL-Cholesterin kann durch sportliche Betätigung angehoben werden.
- **Alter:** Vor allem im frühen Erwachsenenalter kommt es zu einem deutlichen Anstieg des Plasmacholesterins, welcher fast ausschließlich durch eine Zunahme der LDL-Fraktion bedingt ist.
- **Geschlecht:** Männer sind einem doppelten Nachteil ausgesetzt: Zum einen verläuft der altersbedingte Cholesterinanstieg bei Männern schneller als bei Frauen, zum anderen ist die HDL-Fraktion bei Männern um etwa 10 mg/dl (0,25 mmol/l) geringer als bei Frauen.

Verteilung des Cholesterins auf die Lipoproteinfraktionen

Als zweiter krankheitsbestimmender Faktor sind bei der Definition der Dyslipoproteinämien die Serumspiegel der jeweiligen Lipoproteinfraktionen zu berücksichtigen. Bei der Festlegung krankheitsbestimmender Grenzwerte wur-

den auch hier epidemiologische Risikostudien zugrunde gelegt, welche belegen, dass ein erniedrigtes HDL-Cholesterin (< 35 mg/dl [0,9 mmol/l]) oder ein erhöhtes LDL-Cholesterin (> 150 mg/dl [3,9 mmol/l]) mit einem erhöhten Infarktrisiko auch bei „normalen" (Gesamt-)Cholesterin-Serumspiegeln einhergehen.

9.5.3 Einteilung der Dyslipoproteinämien

Deskriptiv können die Dyslipoproteinämien nach den jeweils veränderten Blutfetten eingeteilt werden:
- Hypercholesterinämie
- Hypertriglyzeridämie
- kombinierte Hyperlipidämie (Erhöhung von Triglyzeriden und Cholesterin)
- Störungen mit Veränderungen einzelner Lipoproteinfraktionen (z. B. Lipoprotein-[a]-Hyperlipoproteinämie).

Eine noch feinere deskriptive Einteilung orientiert sich an den jeweils dominierenden Lipoproteinfraktionen. Diese phänotypische Einteilung geht auf Frederickson zurück, der bei seinen Studien der Dyslipoproteinämien verschiedene „Lipoproteinmuster" in der Elektrophorese beobachtete und diese in 5 Phänotypen einteilte (**Tab. 9.12**). Mit Entwicklung einer genetischen Theorie der Dyslipoproteinämien ist die phänotypische Klassifizierung nur noch für wenige Fragestellungen relevant, da sich gezeigt hat, dass sich der Phänotyp eines Patienten im Lauf der Zeit ändern kann, ein bestimmter Phänotyp sowohl bei primären als auch bei sekundären Störungen auftreten kann, und ein und derselbe Phänotyp durch verschiedene genetische Defekte bedingt sein kann und umgekehrt.

Heute wird eine **genetische Einteilung** bevorzugt. Hier lassen sich nicht nur primäre von sekundären Formen unterscheiden, sondern auch innerhalb der primären Formen genetisch eigenständige Formen identifizieren (**Tab. 9.13**). Dabei muss allerdings berücksichtigt werden, dass gerade die häufigste primäre Dyslipoproteinämie – die polygene Hypercholesterinämie – ganz stark von externen Manifestationsfaktoren (Ernährung, Bewegung) abhängt.

Primäre (= hereditäre oder „familiäre") Dyslipoproteinämien (vgl. Tab. 9.13)

- **Polygene Hypercholesterinämie** (ca. 70% der primären Dyslipoproteinämien): Etwa 60–70% des Cholesterinspiegels eines Menschen sind genetisch determiniert. Damit haben fast alle Hypercholesterinämien eine genetische, wenn auch bisher nicht klar verstandene Komponente und werden in dem Sammelbecken der „polygenen Hypercholesterinämien" geführt. Diese sind defi-

Tab. 9.12 Lipoproteinverteilung bei Fettstoffwechselstörungen im Serum nach Frederickson

Typ	Laborwerte (Triglyzeride [T], Gesamtcholesterin [C])	Beteiligte Lipoproteine	Häufigkeit in Prozent
I	T ↑↑↑	Chylomikronen	sehr selten
IIa	C ↑	LDL	10% der Hyperlipoproteinämien
IIb	T ↑ + C ↑	LDL und VLDL	15%
III	T ↑ + C ↑	VLDL-Remnants (Intermediate-Density-Lipoproteine, IDL)	5%
IV	T ↑	VLDL	70%

niert als Cholesterinerhöhungen – über die 95. Perzentile einer Bevölkerung hinaus –, für die keine (mono)genetische oder sekundäre Ursache zu finden ist. Eine scharfe Abgrenzung zu den sekundären Hypercholesterinämien ist nicht möglich, zumal die Expression dieser Formen stark nahrungsmittelabhängig ist. Die Cholesterinwerte liegen meist zwischen 200 und 300 mg/dl (5,2 – 7,7 mmol/l), das LDL ist erhöht. Das Arterioskleroserisiko ist spiegelabhängig um das 2- bis 3-fache gesteigert. Entsprechend den Manifestationsfaktoren (Ernährung, Übergewicht, Alkohol) ist diese Form nicht selten mit einer Hypertriglyzeridämie kombiniert.

- **Familiäre (monogene) Hypercholesterinämie:** Diese Fälle machen weniger als 5% der primären Dyslipoproteinämien aus. Sie sind autosomal-dominant vererbt, meist heterozygot, sehr selten homozygot. Die Erkrankung ist auf einen Defekt des LDL-Rezeptors mit eingeschränkter Rezeptorzahl (< 50% der Norm) zurückzuführen. Die LDL im Serum sind deshalb in etwa verdoppelt. Bei homozygoten Formen fehlen die Rezeptoren praktisch ganz, die LDL im Serum sind extrem hoch.
Die **heterozygote Form** (Häufigkeit 1/500, durchschnittliche Cholesterinspiegel um 370 mg/dl [9,6 mmol/l]) ist

für ca. 5% der Herzinfarkte bei unter 60-Jährigen verantwortlich. Bei **homozygoten Formen** kommt es zur extremen LDL-Erhöhung mit Xanthomen und frühzeitigem Herzinfarkt. Der defekte LDL-Rezeptor kann in Speziallabors nachgewiesen werden.

- **Familiäre kombinierte Hyperlipidämie:** autosomal-dominante, relativ häufige (1/300) Fettstoffwechselstörung, welche sowohl zur Hypertriglyzeridämie als auch zur Hypercholesterinämie führen kann (1/3 manifestieren sich als reine Hypercholesterinämie, 1/3 als reine Hypertriglyzeridämie und 1/3 als Mischform). Im Serum sind LDL und/oder VLDL erhöht. Diese Form der Stoffwechselstörung wird häufig im Rahmen des metabolischen Syndroms gesehen (s. 9.2.4). Der genetische Defekt ist unbekannt.
- **Familiär defektes ApoB-100** (familiärer ApoB-100-Defekt): relativ häufig (1/500), resultiert aus der Substitution einer einzelnen Aminosäure im ApoB-100, was zu einer unzureichenden Aufnahme von LDL durch den LDL-Rezeptor führt. Klinisch sind die ApoB-100-Defekte nicht von der familiären Hypercholesterinämie zu unterscheiden.
- **Familiäre Hypertriglyzeridämie:** autosomal-dominant

Tab. 9.13 Überblick über die primären Dyslipoproteinämien

Dyslipoproteinämie	Erhöhte Lipoproteinfraktion	Erhöhte Serumlipide	Erbgang**	Häufigkeit	Atherogenes Risiko
polygene Hypercholesterinämie	LDL	C	polygen	+++	hoch*
familiäre Hypercholesterinämie	LDL	C	kodominant	heterozygot: ++ (1/500) homozygot: (+)	sehr hoch extrem hoch
familiäre kombinierte (gemischte) Hyperlipidämie	LDL und/oder VLDL	C und/oder T	dominant	++ (1/300)	hoch
familiär defektes ApoB-100 (familiärer ApoB-100-Defekt)	LDL	C	dominant	++ (1/600)	hoch
familiäre Hypertriglyzeridämie	VLDL oder VLDL + Chylomikronen	T	dominant	++ (1/500)	keines
familiäre Dysbetalipoproteinämie/ familiäre Hyperlipidämie Typ III	Chylomikronen und VLDL-Remnants	C + T	rezessiv	(+) (1/5000)	hoch
familiäre Chylomikronämie-Syndrome (familiärer Lipoproteinlipase- oder Apoprotein-C-II-Mangel	Chylomikronen oder VLDL + Chylomikronen	T	rezessiv	(+)	keines
Lipoprotein-(a)-Hyperlipoproteinämie	Lipoprotein (a)	C und T primär normal	unbekannt	+++	bei hohen Spiegeln hoch
familiäre Hypoalphalipoproteinämie	HDL vermindert	C und T primär normal	dominant	+++	hoch

C = Cholesterin, T = Triglyzeride
* stark von externen Lebensstilfaktoren abhängig
** Der Erbgang ist stets autosomal.
+++ = sehr häufig; ++ = mäßig häufig; (+) = sehr selten
Modifiziert nach Classen, Diehl, Kochsiek: Innere Medizin. Elsevier 2005, S. 1565

09

vererbt, ebenfalls oft im Rahmen eines metabolischen Syndroms gesehen; Häufigkeit 1/500 (25% der gesamten Hypertriglyzeridämien)

- **Familiäre Dysbetalipoproteinämie:** nach der in der Elektrophorese beobachteten breiten β-Bande benannt; die in der β-Bande laufenden Lipoproteine enthalten die Chylomikronen-Remnants und VLDL-Vorstufen. Zugrunde liegt ein Polymorphismus des Apolipoproteins E, wodurch Chylomikronen-Remnants und intermediäre VLDL-Formen nicht mehr von den hepatischen Rezeptoren erkannt werden und sich Triglyzeride im Serum anhäufen. Obwohl eine homozygote Veränderung am infrage stehenden ApoE bei 1 – 2% der Bevölkerung gesehen wird, kommt es nur beim Vorliegen einer weiteren Störung – ob genetisch oder exogen – zur Dyslipidämie, die dann auch als **familiäre Hyperlipidämie Typ III** bezeichnet wird (Prävalenz 1/1000). Typischerweise liegen die Triglyzeride bei 400 bis > 1000 mg/dl, das Gesamtcholesterin bei 300 – 800 mg/dl.
- **Familiäre Chylomikronämie-Syndrome** (familiärer Lipoprotein-Lipase- oder Apoprotein-C-II-Mangel): Bei diesem autosomal-rezessiv vererbten Defekt ist die Lipoprotein-Lipase oder ihr Aktivator, das Apolipoprotein C-II gestört. Bei homozygot Betroffenen können die Triglyzerid-Serumspiegel 10 000 mg/dl übersteigen und schon im Kindesalter zu Pankreatitiden und eruptiven Xanthomen führen.
- **Lipoprotein-(a)-Hyperlipoproteinämie:** Eine Erhöhung des Lp(a) über 30 mg/dl kommt bei 20% der Mitteleuropäer vor. Das physiologisch in der LDL-Gruppe vorkommende Lipoprotein (a) wirkt atherogen. 2/3 aller KHK-Patienten haben erhöhte Lp(a)-Werte. Im Alter von > 70 Jahren sind Lp(a)-Erhöhungen dagegen selten. Der Erbgang ist bisher unbekannt, die klinischen Folgen hängen stark von der Ausprägung des Defektes ab.

- **Familiäre Hypoalphalipoproteinämie** (nach der in der Elektrophorese beobachteten schmalen α-Bande benannt; die α-Bande enthält die HDL): Dieser mit einer HDL-Erniedrigung (< 35 mg/dl [0,9 mmol/l]) einhergehende Defekt ist häufig und bedingt ein hohes Arterioskleroserisiko (5% der Bevölkerung und jeder zweite KHK-Patient haben ein erniedrigtes HDL). Die Vererbung ist autosomal-dominant. Daneben sind noch andere, sehr seltene genetische Syndrome mit extrem niedrigen HDL-Werten bekannt, z. B. Tangier-Krankheit, familiärer ApoA-I-Mangel oder Lecithin-Cholesterol-Acyltransferase-Mangel.

> ❗ Neben der familiären Form kommt eine HDL-Erniedrigung bei jeder Hypertriglyzeridämie vor. Dies ist wahrscheinlich dadurch bedingt, dass HDL mit Chylomikronen vermehrt Cholesterinester gegen Triglyzeride austauschen, sodass das HDL-Cholesterin sinkt. ❗

Sekundäre Lipoproteinstoffwechselstörungen

Wegen der teilweise fließenden Übergänge zwischen primären und sekundären Störungen ist ihr Anteil an den Fettstoffwechselstörungen schwer zu bestimmen; grob werden sie auf 20 – 40% geschätzt (s. **Tab. 9.14** und **Kasten** „Ursachen sekundärer Lipidstörungen").

━━━━━━━━━ **AUF DEN PUNKT GEBRACHT** ━━━━━━━━━

Ursachen sekundärer Lipidstörungen
- **Hypercholesterinämie:** Ernährung, Cholestase, nephrotisches Syndrom, Hypothyreose, Medikamente (z. B. Glukokortikoide)
- **Hypertriglyzeridämie:** Alkohol, schlecht eingestellter Diabetes mellitus, Adipositas, Gammopathie, Medikamente (z. B. Glukokortikoide, Thiazide, Kontrazeptiva, β-Blocker).

Einflüsse der Ernährung

Eine an Cholesterin und/oder gesättigten Fettsäuren reiche Ernährung erhöht das Gesamtcholesterin und das LDL, indem sie die Aktivität der hepatischen LDL-Rezeptoren unterdrückt. Wenn die gesättigten Fettsäuren in der Nahrung reduziert werden, sinkt das Gesamtcholesterin, aber auch das HDL. Auch exzessiver Koffein-Genuss führt zur Cholesterin-Erhöhung.

Eine überkalorische Ernährung feuert die hepatische VLDL-Produktion an, was sowohl zur Hypertriglyzeridämie als auch zu einem LDL-Anstieg führt, besonders wenn die LDL-Rezeptor-Aktivität unterdrückt ist.

> ❗ Die Blutfette – vor allem die Triglyzeride – können kurzzeitig nach Nahrungsaufnahme und Alkoholgenuss erhöht sein („reaktiv-physiologische Form" der Hyperlipidämie). ❗

Tab. 9.14 Sekundäre Lipidstörungen

Ursache	Lipidstörung
Adipositas	Triglyzeride ↑, HDL ↓
Bewegungsmangel	HDL ↓
Diabetes mellitus	Triglyzeride ↑, Gesamtcholesterin ↑
Alkoholgenuss	Triglyzeride ↑, HDL ↑
Hypothyreoidismus	Gesamtcholesterin ↑
nephrotisches Syndrom	Gesamtcholesterin ↑
chronische Niereninsuffizienz	Gesamtcholesterin ↔, Triglyzeride ↑
cholestatische Lebererkrankungen	Gesamtcholesterin ↑
M. Cushing, Steroide	Gesamtcholesterin ↑
Diuretika	Gesamtcholesterin ↑, Triglyzeride ↑
β-Blocker	Gesamtcholesterin ↑, HDL ↓
orale Antikonzeptiva	Gesamtcholesterin ↔, Triglyzeride ↑

Krankheitsbilder mit Hypertriglyzeridämie und/oder Hypercholesterinämie

Die hauptsächlichen Krankheitsbilder mit sekundär begleitender Dyslipoproteinämie sind Adipositas, Diabetes mellitus und Alkoholkonsum. Daneben können Krankheiten wie Hypothyreose, M. Cushing, nephrotisches Syndrom, Cholestase sowie bestimmte Medikamente (Thiazide, Östrogene, Glukokortikoide, Isotretinoin sowie bestimmte β-Blocker) die Triglyzeride und/oder das Gesamtcholesterin erhöhen.

! Die Insulin-Resistenz bei Typ-2-Diabetes vermindert zum einen die Aktivität der Lipoprotein-Lipasen im Blut und stimuliert außerdem die hepatische VLDL-Produktion (s. 9.2.4). !

! Bei Cholestase mit „Rückstau" von Galle in das Blut wird ein pathologisches LDL-Lipoprotein gebildet (LP-X), welches für extrem hohe Cholesterinwerte verantwortlich ist. !

9.5.4 Klinik und Folgekrankheiten

Hypercholesterinämie

Die Hypercholesterinämie (ebenso wie die HDL-Erniedrigung) ist meist klinisch „stumm" und wird bei Routine- oder Screening-Laboruntersuchungen entdeckt. Sie kann sich jedoch auch durch folgende Zeichen manifestieren:

- **Arteriosklerose mit Folgekrankheiten:** Frühe atherosklerotische Veränderungen korrelieren sowohl mit dem Gesamtcholesterinspiegel als auch mit dem LDL-Cholesterin. Die Hypercholesterinämie ist somit eine der „Vorgängerkrankheiten" von KHK, Herzinfarkt, pAVK und zerebrovaskulärem Insult. Zur Pathogenese der Atherosklerose s. **2.3.1**.

! Als grobe Regel steigert jede Erhöhung des LDL-Cholesterins um 10 mg/dl (0,25 mmol/l) das KHK-Risiko um 10% (**Abb. 9.33**). !

- **Xanthome** (selten): Histologisch sind dies Cholesterin- und Phospholipid-beladene Schaumzellen. Folgende Formen treten auf: planare (flach erhabene) Xanthome (**Abb. 9.34**), z. B. in den Zwischenfingerfalten, Achilles- und Fingerstrecksehnenxanthome sowie Augenlidxanthelasmen (gelbliche unregelmäßige Einlagerungen).
- **Arcus lipoides corneae** (selten): schmaler, grauweißer, vom Hornhautlimbus abgesetzter Trübungsring der Kornea (**Abb. 9.35**).

! Xanthelasmen und Arcus lipoides corneae sind nicht nur selten, sondern auch unspezifisch: sie kommen in 50% auch bei normolipämischen Patienten vor. !

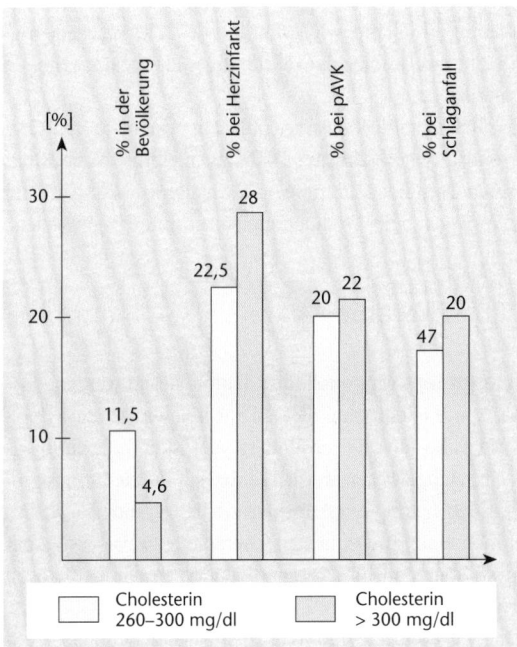

Abb. 9.33: **Risikofaktor Hypercholesterinämie.** 4,6 % der Gesamtbevölkerung haben einen Cholesterinwert über 300 mg/dl (7,8 mmol/l). Von allen Herzinfarktpatienten haben 28 % derart erhöhte Werte. [A400]

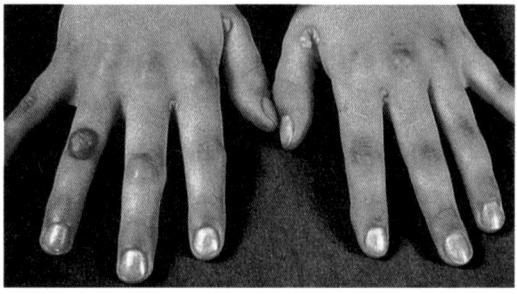

Abb. 9.34: **Planare und tendinöse Xanthome bei homozygoter familiärer Hypercholesterinämie.** [E179–168]

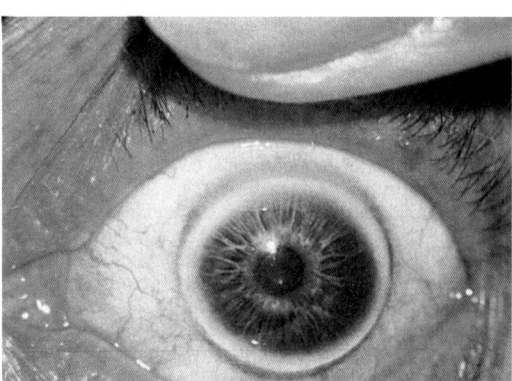

Abb. 9.35: **Arcus lipoides corneae bei heterozygoter familiärer Hypercholesterinämie.** [E179–168]

09

Hypertriglyzeridämie

Unmittelbare Effekte der Hypertriglyzeridämie werden nur bei massiv erhöhten Werten gesehen, wie sie etwa bei bestimmten genetischen Fettstoffwechselsstörungen vorliegen. Vorkommen können dabei unter anderem:

- **rezidivierende Pankreatitis:** Auf bisher ungeklärtem Wege kommt es durch Triglyzeride zur frühzeitigen intrapankreatischen Aktivierung der proteolytischen Enzyme.
- **eruptive Xanthome:** rot-gelbe Papeln, besonders auf den Pobacken (erst bei Triglyzeridspiegeln > 1000 mg/dl [11,5 mmol/l])
- **Lipaemia retinalis:** sahnefarbene Blutgefäße im Augenhintergrund (bei Triglyzeridspiegeln > 2000 mg/dl [23,0 mmol/l])
- **Fettleber:** unspezifisch und selten stark ausgeprägt.

❗ Die Hypertriglyzeridämie ist wahrscheinlich kein eigenständiger Risikofaktor für die Arteriosklerose. Sie kann jedoch eine Erniedrigung der HDL-Fraktion bedingen und dadurch indirekt atherogen wirken. ❗

9.5.5 Diagnostisches Vorgehen

Während zu Screening-Zwecken ein Minimalprogramm (Bestimmung des Gesamtcholesterins und des HDL, s.u.) ausreicht, kommt bei den meisten anderen Fragestellungen ein **vollständiger „Lipidstatus"** zum Einsatz: Er besteht aus der Bestimmung des Gesamtcholesterins und der Triglyzeride sowie des HDL-Cholesterins; das LDL kann dann aus diesen Werten berechnet werden (s. **Kasten** „Berechnung der Blutfettwerte").

❗ Da diese Werte zum Teil nahrungsabhängig sind (v.a. die Triglyzeride), sollte der Patient vor der Blutabnahme mindestens 12 Stunden lang nüchtern gewesen sein. ❗

Zusätzlich kann die Bestimmung des **Quotienten Gesamtcholesterin/HDL-Cholesterin** zur Risikoabschätzung und Therapiebeurteilung bei Hypercholesterinämie hilfreich sein: je kleiner der Wert, desto günstiger für den Patienten. Günstig sind Werte um 4 oder kleiner, atherogen sind Werte > 4,5.

Weitere Untersuchungen (nur bei speziellen Fragestellungen, z.B. V.a. monogene Fettstoffwechselstörung): Lipidelektrophorese (zur Einteilung nach Frederickson), LDL-Rezeptor- oder Apolipoprotein-Bestimmung, Familienuntersuchung.

Berechnung der Blutfettwerte

Im Labor sind Triglyzeride, Gesamtcholesterin sowie HDL-Cholesterin leicht zu bestimmen. Die Bestimmung der LDL- sowie VLDL-Fraktionen dagegen ist aufwändig, kann aber mithilfe folgender Überlegungen einfach berechnet werden:

- Da im Nüchternserum alles Cholesterin auf die drei Lipoproteinfraktionen LDL, HDL und VLDL verteilt ist, ergibt sich das Gesamtcholesterin aus: LDL + HDL + VLDL.
- Da VLDL im Schnitt 5-mal mehr Triglyzeride als Cholesterin transportieren, kann das VLDL-Cholesterin durch die Formel VLDL-Cholesterin = Triglyzeride/5 berechnet werden.
- Die LDL-Konzentration ergibt sich dann nach der sog. Friedewald-Formel (die aber nur bei Triglyzeridwerten bis 400 mg/dl anwendbar ist): LDL-Cholesterin = Gesamtcholesterin − HDL-Cholesterin − Triglyzeride/5.

❗ Da Triglyzeridmessungen sowie HDL-Messungen im Tagesverlauf und durch Laborfehler zum Teil deutlich schwanken, sollten möglichst zwei voneinander unabhängige Messungen durchgeführt und zur Berechnung des LDL-Wertes gemittelt werden. Liegt eine Diskrepanz von > 10% vor, sollte die Messung wiederholt werden. ❗

Screening-Empfehlungen

Jeder Erwachsene sollte ab dem 35. Lebensjahr auf das Vorliegen einer Dyslipoproteinämie gescreent werden. Liegt der Gesamtcholesterinwert < 200 mg/dl (5,2 mmol/l), sollte das Screening alle 5 Jahre wiederholt werden. Liegt er > 200 mg/dl (5,2 mmol/l), sollte ein vollständiger Lipidstatus erhoben werden.

Zusätzlich sollten alle Patienten mit Risikofaktoren (Hypertonus, Nikotinabusus, Diabetes mellitus, Adipositas, positive Familienanamnese mit Gefäßerkrankungen) auf das Vorliegen einer Dyslipoproteinämie untersucht werden.

9.5.6 Therapie

In großen Interventionsstudien konnte belegt werden, dass eine 1%ige Reduktion des LDL-Cholesterins das Herzinfarktrisiko um 2% vermindert. Auch konnte arteriographisch nachgewiesen werden, dass sich durch Dyslipoproteinämien bedingte atherosklerotische Veränderungen im Rahmen einer konsequenten Therapie teilweise zurückbilden können. Auf diesen ermutigenden Zusammenhängen beruhen die derzeitigen Therapieempfehlungen.

Die **Therapieziele** sind von Patient zu Patient unterschiedlich und richten sich nach den jeweils begleitenden Risikofaktoren für Gefäßerkrankungen (**Tab. 9.15**). Sie ist unabhängig davon, ob klinische Manifestationen vorliegen oder nicht. Die Therapie stützt sich dabei auf drei Pfeiler:

- Ausschalten begleitender Risikofaktoren
- Lebensstiländerungen: gesunde Ernährung, Bewegung
- Medikamente.

Bevor eine lipidsenkende Therapie begonnen wird, sollten stets modifizierbare andere Ursachen einer Dyslipoproteinämie ausgeschlossen werden: Diabetes, Hypothyreose, cholestatische Lebererkrankungen, chronisches Nierenversagen.

Unabhängig von der Höhe der Lipidwerte steht die **Beratung** bezüglich der Risikofaktoren an erster Stelle. Hier muss der Patient geduldig für die Änderung seiner krank machenden Lebensgewohnheiten (Rauchen, Bewegungsmangel, Übergewicht, fettreiche Ernährung) motiviert werden. Die Reduktion der Risikofaktoren ist zwar schwierig, der medikamentösen Therapie jedoch bei Weitem überlegen („**Sutton's Law**", s. 5.6).

❗ Von allen Interventionen ist das Ausschalten der Risikofaktoren die effektivste Strategie, um die Folgekrankheiten der Dyslipoproteinämie zu verhindern. ❗

Mit der **medikamentösen Therapie** wird dann begonnen, wenn die Lipidwerte trotz versuchter Lebensstiländerungen (Ernährungsumstellung, Bewegung) nicht im individuell festgelegten Zielbereich liegen.

❗ Wie bei allen chronischen Krankheiten ist die Mitarbeit des Patienten entscheidend. Neuerdings entwickelte spezielle Teststreifen ermöglichen die häusliche Kontrolle der Lipidwerte und kommen für motivierte Patienten als zusätzliches Steuerungsinstrument infrage. ❗

❗ Das individuelle Infarktrisiko kann über einfache Testfragen – z. B. mit dem PROCAM-Score – sehr gut abgeschätzt werden. Der PROCAM-Score berücksichtigt Alter, Familienanamnese, Rauchen, Diabetes, Blutdruck, Triglyzeride, HDL- und LDL-Cholesterin. ❗

Diät

Zu den Auswirkungen der Ernährung auf die Blutfette siehe auch 9.5.2. Obwohl eine fettreduzierte Diät bei Fettstoffwechselstörungen empirisch sinnvoll erscheint, konnte ein lebensverlängernder Effekt speziell „fettsenkender" Kost nicht nachgewiesen werden. Bekannt sind dagegen folgende Einschränkungen:

- Höchstens die Hälfte der Patienten mit Fettstoffwechselstörungen sprechen auf eine Diät überhaupt an.
- Auch wenn sich durch drakonische Diäten der Cholesterinspiegel um bis zu 40% senken lässt, sind Diätversuche unter frei lebenden „Cholesterin-Patienten" eher enttäuschend und erbringen im Schnitt eine Reduktion des Gesamtcholesterins um 5%.

Tab. 9.15 Therapieziel in Abhängigkeit des Risikoprofils

	Gesamtcholesterin (Ziel)	LDL (Ziel)	HDL (Ziel)
Koronargesund, kein Risikofaktor*	< 250 mg/dl (< 6,5 mmol/l)	< 160 mg/dl (< 4 mmol/l)	> 40 mg/dl (> 1 mmol/l)
Keine KHK, jedoch weitere Risikofaktoren*	< 200 mg/dl (< 5 mmol/l)	< 130 mg/dl (< 3,5 mmol/l)	> 40 mg/dl (> 1 mmol/l)
Manifeste KHK bzw. andere Gefäßerkrankung***	< 180 mg/dl (< 4,5 mmol/l)	< 100 mg/dl (< 2,5 mmol/l)	> 40 mg/dl (> 1 mmol/l)

* Risikofaktoren für Gefäßkrankheiten sind: Rauchen, Bluthochdruck, niedriges HDL (< 40 mg/dl [1 mmol/l]), positive Familienanamnese für „vorzeitige KHK", Alter.

** bei manifester KHK kommt der LDL-Senkung eine wichtige Rolle bei der Sekundärprophylaxe zu (s. 1.6.4).

*** pAVK, symptomatische Karotis-Stenose, Bauchaortenaneurysma, Diabetes

- Fettreduktion darf kein Selbstzweck sein. Wichtiger ist die **Qualität** der zugeführten Fette (s. **9.1**). Eine Studie, die Diäten mit hohem (41 %) und niedrigem (26 %) Fettgehalt verglich, zeigte in der „Niedrigfett-Gruppe" einen Rückgang des LDL-Spiegels um 10 mg/dl (0,25 mmol/l), welcher allerdings von einem Rückgang des HDL um 6 mg/dl (0,15 mmol/l) begleitet war und somit den „Nettogewinn" des Patienten fraglich erscheinen lässt.

❗ Moderater Alkoholkonsum (sowohl Rotwein als auch Weißwein) kann den HDL-Spiegel erhöhen und dadurch die Morbidität an Herz-Kreislauf-Erkrankungen senken (s. 14.6.1). ❗

Diätrichtlinien bei Hypercholesterinämie

Die Diätempfehlungen entsprechen etwa der mediterranen Essenspyramide (**Abb. 9.1** und **Kasten** „Diätempfehlungen").

Diät bei Hypertriglyzeridämie

Ziel ist ein Triglyzeridspiegel von 180 mg/dl (2,1 mmol/l). Eine strikte, fettsenkende Diät kann den Triglyzeridspiegel um etwa 30–40% senken. Sie beruht auf ähnlichen Prinzipien wie die Diät bei Hypercholesterinämie (s. **Kasten** „Diätempfehlungen").

❗ Häufig kann der Triglyzeridspiegel schon durch Gewichtsreduktion und Alkoholkarenz normalisiert werden. ❗

Bewegung

Diese ist fast nur bei der Hypertriglyzeridämie spiegelsenkend und kann dort sogar als alleinige Therapie ausreichen. Regelmäßige Bewegung sollte dennoch bei allen Dyslipoproteinämien empfohlen werden, da hierdurch die Begleitrisiken oft entscheidend gemindert werden. Auch kann durch Bewegung der HDL-Spiegel angehoben werden.

=======ZUR VERTIEFUNG=======

Diätempfehlungen bei Hypercholesterinämie

- **Fettreduktion und -austausch:** Verminderung des Gesamtfettgehaltes auf < 30% der Kalorien. Gesättigte, d. h. tierische Fette sollten unter 7% liegen, denn gesättigte Fette und Trans-Fettsäuren erhöhen die Cholesterinsynthese in der Leber. Dies führt zu einer Verminderung der LDL-Rezeptoren der Leber und damit zur „atherogenen Lipidämie" mit hohen LDL-Werten. Die gesättigten Fettsäuren sollten möglichst durch n-3-Fettsäuren ersetzt werden (s. 9.1).
- **Alimentäre Cholesterineinschränkung:** Vom Weglassen des Frühstückseis darf man keine Wunder erwarten – durch alimentäre Cholesterinreduktion ist nur ein moderater Rückgang des pathogenetisch entscheidenden LDL-Cholesterins zu erwarten. Eine teilweise Umstellung auf pflanzliche Nahrungsquellen ist dennoch sinnvoll, der Schwerpunkt sollte jedoch mehr auf der Beachtung der Fettqualität und einer Erhöhung des Gemüse- und Obstanteils liegen (vgl. 9.1).
- **Weitere Diätziele** sind die Gewichtsnormalisierung und regelmäßiger Fischkonsum (Cholesterin-senkender Effekt der n-3-Fettsäuren, s. 9.1). Auch Pflanzensterole/-stanole haben LDL-senkende Effekte, ebenso wie lösliche Faserstoffe (s. 9.1).

Medikamentöse Therapie

Diese ist erst indiziert, wenn die Diät nach 3 – 6 Monaten keine Besserung der Blutwerte erbringt und weitere Risikofaktoren vorliegen. Zu den eingesetzten Medikamenten siehe **Pharma-Info „Lipidsenker"**.

Die Therapie wird zunächst mit einem Einzelpräparat begonnen. Erst wenn dies erfolglos ist (was in der Regel nach 1 – 2 Monaten festgestellt werden kann), wird eine Kombinationstherapie begonnen.

Da mit der Wahl eines bestimmten Lipidsenkers eine meist jahre- bis jahrzehntelange Therapie eingeleitet wird, kommt der individuellen Auswahl und der Berücksichtigung selbst „unerheblicher" Nebenwirkungen eine entscheidende Bedeutung zu, weil selbst minimale Nebenwirkungen langfristig die Compliance senken.

Der Einsatz von Lipidsenkern im Rahmen der **Primärprävention** (d. h. bei gesunden Menschen mit erhöhten Blutfetten) ist teilweise umstritten und vom Gesundheitswesen nicht zu finanzieren (s. „Mehr Medizin – mehr Gesundheit?" im Einleitungskapitel). Gegenwärtig wird sie nur bei autosomal-dominanten Fettstoffwechselstörungen empfohlen.

Obwohl einzelne „Lipidsenker" im Lehrbuch betrachtet hocheffektiv erscheinen, konnte nur für die HMG-CoA-Reduktase-Hemmer (Statine) ein lebensverlängernder Effekt bei der Primärprävention nachgewiesen werden, von dem allerdings fast ausschließlich Männer mittleren Alters

profitieren. Liegt bereits eine kardiovaskuläre Krankheit vor, so sind positive Auswirkungen auf die Mortalität sowohl für die HMG-CoA-Reduktase-Hemmer als auch für die Nikotinsäure-Derivate klar erwiesen.

Weitere Überlegungen

- **Östrogensubstitution:** Bei den meisten Frauen hat die Östrogensubstitution kaum einen Effekt auf Triglyzeride und Gesamtcholesterin, kann aber HDL erhöhen. Der anfänglich berichtete positive Effekt der postmenopausalen Östrogensubstitution auf die durch KHK bedingte Morbidität und Mortalität hat sich jedoch nicht bestätigt (vgl. **8.8.1**).
- Alle Patienten, deren kardiovaskuläres Risiko als hoch genug eingeschätzt wird, um eine medikamentöse lipidsenkende Therapie zu beginnen, sollten gleichzeitig auf eine niedrig dosierte **Acetylsalicylsäure-Therapie** gesetzt werden, die für die Verhinderung kardiovaskulärer Folgekrankheiten wahrscheinlich mindestens genauso effektiv ist.

9.6 Hyperurikämie und Gicht

Ein Teil der Tierwelt kann Harnsäure zu Allantoin und dann weiter zu Harnstoff verstoffwechseln. Ein anderer Teil (etwa Vögel, Reptilien und manche Säugetiere wie die Menschenaffen) hat diese Fähigkeit – unabhängig voneinander – eingebüßt bzw. aufgegeben. Evolutionsbiologisch betrachtet deutet dies auf einen Vorteil des „urikosurischen Lebensstils" hin. Dieser könnte in der mit Ascorbinsäure vergleichbaren antioxidativen Wirkung der Harnsäure liegen oder darin, dass die „direkte" Ausscheidung von Harnsäure wassersparend wirkt.

Im klinischen Sprachgebrauch werden unterschieden:
- **Hyperurikämie:** definiert als Harnsäure-Spiegel von > 6,4 mg/dl (380 µmol/l). Betroffen sind mehr als 25% der Männer; Frauen sind meist erst nach der Menopause betroffen, da Östrogene eine urikosurische Wirkung haben. Mit steigenden Harnsäure-Spiegeln steigt auch das Risiko einer Gicht.

> **!** Dabei zeigt sich eine „Schwellenwert"-Dynamik: Bei Werten zwischen 6,4 und 7 mg/dl (380 – 416 µmol/l) kommt es nur in 2%, bei Werten ab 8 mg/dl (475 µmol/l) aber in bis zu 40% zu einer manifesten Gicht. **!**

- **Manifeste Gicht:** Uratausfälle im Gewebe (Gelenke, Tophi, Niere). Die Gicht tritt bei etwa 1% der Bevölkerung auf. Der Manifestationsgipfel liegt zwischen 40 und 60 Jahren. Männer und Frauen sind etwa im Verhältnis 10 : 1 betroffen. Die Gicht verläuft chronisch mit akuten Exazerbationen (akuter Gichtanfall).

PHARMA-INFO: LIPIDSENKER

Ionenaustauscher

Wirkstoffe
- Colestyramin (z. B. Quantalan®)
- Colestipol (z. B. Colestabyl®).

Wirkmechanismus und Eigenschaften
Die Gallensäuren werden dem enterohepatischen Kreislauf entzogen und stehen zur Cholesterinsynthese nicht mehr zur Verfügung. Damit werden eine Senkung des LDL um 20–30% und eine leichte HDL-Erhöhung erreicht. Die Triglyzeride können allerdings auch ansteigen.

Nebenwirkungen
Häufig Blähungen, Völlegefühl, Obstipation.

Kontraindikation
Hypertriglyzeridämie > 400 mg/dl, da die Triglyzeride bei Gabe von Ionenaustauschern noch ansteigen können.

Wechselwirkungen
Ionenaustauscher absorbieren auch fettlösliche Vitamine und Medikamente. Diese müssen daher zwei 2 Stunden vor oder 4 Stunden nach dem Ionenaustauscher eingenommen werden.

Klinische Anwendung
Erprobte und generell sichere Medikamentenklasse. Gute Wahl für motivierte Patienten (die Einnahme der Suspension ist „gewöhnungsbedürftig") mit milder Hypercholesterinämie.

HMG-CoA-Reduktase-Hemmer (Cholesterinsynthese-Enzymhemmer = CSE-Hemmer, „Statine")

Wirkstoffe
- Lovastatin (Mevinacor®)
- Simvastatin (z. B. Denan®)
- andere: Rosuvastatin, Pravastatin, Fluvastatin, Atorvastatin.

Wirkmechanismus
Hemmung der intrazellulären Cholesterinsynthese durch kompetitive Hemmung des Hydroxymethylglutaryl-Coenzyms A, des geschwindigkeitslimitierenden Enzyms der hepatischen Cholesterinbiosynthese. Durch Abfall des intrazellulären Cholesterins werden vermehrt LDL-Rezeptoren an den Hepatozyten gebildet.

Nebenwirkungen
Blähungen, Diarrhö, Übelkeit, Kopfschmerzen, passagerer Transaminasenanstieg.
Gefürchtete, aber sehr seltene NW: Myopathie (Muskelschwäche und Muskelschmerzen) mit oder ohne Rhabdomyolyse (CK-Anstieg, Nierenversagen).

Kontraindikationen
Lebererkrankungen, Myopathie, Kinder, Schwangerschaft, Stillzeit.

Klinische Anwendung
Gut verträgliche und wegen 1 × täglicher abendlicher Dosierung leicht einzunehmende Substanzgruppe, deren lebensverlängernder Effekt durch zuverlässige Studien belegt ist. Die Wirkung beruht in erster Linie auf einem Klasseneffekt, d. h., es bestehen keine nennenswerten Unterschiede zwischen den Präparaten. Die Leberwerte sollten unter Therapie regelmäßig überwacht werden. Da der prophylaktische Effekt auch bei Menschen mit niedrigem Ausgangsrisiko zu beobachten ist, sind die Therapieindikationen umstritten; zumindest zur Sekundärprophylaxe bei Patienten mit atherogenetisch bedingten Erkrankungen (KHK, Schlaganfall) sind Statine angezeigt (s. 1.6.4).

Cholesterin-Resorptionshemmer

Wirkstoffe
- Ezetimib (Ezetrol®)
- Ezetimil 10 mg/Simvastatin 20/40/80 mg (Inegy®)

Wirkmechanismus
Die Aufnahme von Cholesterin aus Nahrung und Gallensaft im Darmtrakt wird gehemmt, ohne die Resorption von Triglyzeriden und fettlöslichen Vitaminen zu beeinflussen. Dadurch ergibt sich eine LDL-Senkung um 25%, Triglyzeridsenkung bis 14 % und ein HDL-Anstieg bis 3%.

Nebenwirkungen
Myalgien, Rhabdomyolyse, Hepatitis, Pankreatitis, Thrombozytopenie.

Klinische Anwendung
In Kombination mit Statinen, wenn der LDL-Zielwert mit Statinen nicht erreicht wird, oder bei CSE-Hemmer-Unverträglichkeit.

Fibrinsäure-Derivate

Wirkstoffe
- Bezafibrat (z. B. Cedur®)
- Phenofibrat (z. B. Lipanthyl®)
- Gemfibrozil (z. B. Gevilon®).

Wirkmechanismus
Förderung der Lipoprotein-Lipase-Aktivität, hierdurch wird insbesondere die VLDL-Fraktion gesenkt. Man erreicht eine Triglyzeridsenkung bis 50%, eine LDL-Senkung um 10% und einen HDL-Anstieg bis 30%.

Nebenwirkungen
Gastrointestinale Störungen, CK-Erhöhung, Transaminasenanstieg, allergische Reaktionen, Gallensteinbildung, Thrombosen.

Klinische Anwendung
Entsprechend dem Wirkmechanismus vor allem bei Hypertriglyzeridämie sinnvoll, bei isolierter Hypercholesterinämie nicht als Monotherapie geeignet. Bei Kombinationstherapie oft wirksame Medikamentenklasse.

Nikotinsäure-Derivate

Wirkstoffe
- Nikotinsäure = Niacin (Niaspan®)
- Acipimox
- Pyridylmethanol.

Wirkmechanismus
Reduktion der VLDL-Synthese und damit Senkung des Cholesterins (bis 20%) und der Triglyzeride. Von allen Lipidsenkern wird in dieser Klasse der größte HDL-Anstieg gesehen, und er ist der einzige Lipidsenker, der den Lp(a)-Spiegel senkt.

Nebenwirkungen
In bis zu 80% der Fälle Flush, Urtikaria, Harnsäureanstieg, Verschlechterung der Glucose-Toleranz, abdominelle Symptome, Transaminasenanstieg.

Klinische Anwendung
Relativ billig. Die Wirksamkeit ist bei Patienten mit KHK nachgewiesen, bei dyslipidämischen Patienten mit Typ-2-Diabetes dagegen unzuverlässig. Wegen der häufigen Nebenwirkungen werden Fibrate eher zur Kombinationstherapie verwendet, z. B. bei unzureichendem Erfolg einer Monotherapie mit HMG-CoA-Reduktase-Hemmern.

❗ Die Gicht ist sozusagen die „Spitze des Eisbergs" der Hyperurikämie. ❗

Einteilung der Hyperurikämie

Wie bei den meisten Stoffwechselstörungen unterscheidet man primäre (genetisch determinierte) und sekundäre, d.h. im Rahmen anderer Krankheiten auftretende Formen.

Primäre (familiäre) Hyperurikämie

Die primäre Hyperurikämie ist für 95% der Hyperurikämien verantwortlich. Sie ist entweder durch mangelnde Harnsäure-Ausscheidung (in 99% der Fälle) oder durch Harnsäure-Überproduktion (1%) bedingt:

- **polygenetisch bedingte Verminderung der renalen tubulären Harnsäure-Sekretion:** Überschreitet der alimentäre Harnsäure-Anfall die eingeschränkte Eliminationskapazität der Niere, so kommt es zum Harnsäure-Rückstau. Die bei *vernünftiger* Ernährung anfallenden Harnsäure-Mengen werden jedoch auch bei genetischer Prädisposition zur Hyperurikämie bewältigt. Die primäre Hyperurikämie ist damit größtenteils eine genetisch veranlagte Erkrankung bei Fehlernährung (s. **Kasten** „Harnsäureerhöhende Ernährung").
- **genetische Defekte mit Überproduktion von Harnsäure:** z. B. Mangel des Enzyms Hypoxanthin-Guanin-Phosphoribosyl-Transferase beim X-chromosomal-rezessiv vererbten **Lesch-Nyhan-Syndrom** (primäre kindliche Gicht mit Entwicklungsstörungen und choreoathetotischen ZNS-Erscheinungen).

════════ **ZUR VERTIEFUNG** ════════

Harnsäureerhöhende Ernährung

- **Überernährung:** Dieser wohl wichtigste Manifestationsfaktor stellt gleichzeitig das Verbindungsglied zu vielen mit der Gicht einhergehenden Begleiterkrankungen dar, insbesondere denen des metabolischen Syndroms (s. Kasten in 9.2.4). Tatsächlich wird die Gicht in über einem Drittel der Fälle von Fettstoffwechselstörungen, Fettleber, Adipositas, Hypertonus sowie Insulin-Resistenz begleitet.
- **Purinreiche Kost:** z. B. Fleisch, Innereien
- **Alkohol:** führt zur Ansäuerung der Flüssigkeit im Extrazellulärraum; hierdurch wird die Harnsäure-Ausscheidung in der Niere behindert.

Sekundäre Hyperurikämie

Diese kann durch zwei Mechanismen ausgelöst werden:
- **vermehrter Harnsäure-Anfall bei Zelluntergang:** myelo- oder lymphoproliferative Erkrankungen; hämolytische Anämie; Tumorlyse-Syndrom bei Zytostatika-Therapie (s. 11.5.4); Strahlentherapie.
- **reduzierte renale Harnsäure-Elimination:** kompensierte Niereninsuffizienz, Medikamente (z. B. Diuretika, Ciclosporin, Ethambutol), Ketose (Fasten, fettreiche Diät, dekompensierter Diabetes mellitus), Intoxikationen (CO, Blei), endokrine Erkrankungen (Nebenschilddrüsenfunktionsstörungen, Hypothyreose, Akromegalie), Laktatazidose, Alkohol.

❗ Auch bei intravaskulärem Volumenmangel (z. B. bei Dehydratation, Diabetes insipidus oder Therapie mit Diuretika) steigen die Harnsäure-Spiegel an, da die Harnsäure-Reabsorption mit der Natrium-Reabsorption gekoppelt ist, welche bei Volumenmangel aufgrund des hohen Aldosteron-Spiegels erhöht ist. ❗

9.6.1 Klinische Manifestationen der Hyperurikämie

Akuter Gichtanfall

Dies ist eine dramatische, jedoch selbstlimitierende Exazerbation der Gicht und wird durch akut den Harnsäure-Spiegel oder die Harnsäure-Löslichkeit beeinflussende Ereignisse ausgelöst, z. B. durch „Festen und Fasten" (opulente Mahlzeiten, Alkoholgenuss, aber auch durch Nahrungskarenz), Gewebetrauma, chirurgische Eingriffe oder Medikamenteneinnahme (z. B. Saluretika).

Klinisch besteht initial in 2/3 der Fälle eine oft nächtliche, sehr schmerzhafte Monarthritis, davon 90% an der unteren Extremität, vornehmlich am Zehengrundgelenk (**Podagra**), aber auch am Daumengrundgelenk (**Chiragra**). Im Alter kommen jedoch auch polyarthritische Anfälle vor.

Die akute Gelenkgicht zeigt die lokalen Zeichen der Entzündung: Rötung, Schwellung und einen ausgeprägten Berührungsschmerz (Bettdecke wird nicht ertragen). Sie kann wegen der Zytokinproduktion auch mit systemischen Erscheinungen (Fieber) einhergehen.

Im Labor finden sich eine Leukozytose sowie andere Zeichen der „Akute-Phase"-Reaktion (erhöhte BSG, CRP, α_2-Globulin). Die Harnsäure ist meist, jedoch nicht immer erhöht.

❗ Die Wahrscheinlichkeit, einen Gichtanfall zu erleiden, korreliert mit dem Harnsäure-Serumspiegel. Die Serum-Harnsäure kann im Anfall jedoch auch normal sein. ❗

Chronische Manifestationen der Gicht
Kristallarthropathie und Tophi

Mononatriumurat-Ablagerungen in Knochen, Knorpel, Synovia und Sehnen lösen eine lokale Entzündungsreaktion aus, die zum einen das betroffene Gewebe schädigen, zum anderen fibrotische Reaktionen auslösen kann mit nachfolgender Bildung von Bindegewebsknoten (**Tophi**). Die chronische Schädigung des Gelenkes wird als **Kristallarthro-pathie** bezeichnet (s. **12.11.1**).

An der Haut sind die Tophi als kleine, nicht-verschiebliche, schmerzlose harte Knoten zu fühlen. Sie können jedoch in praktisch jedem Organ außer dem ZNS auftreten und spiegeln in etwa Dauer und Schweregrad einer Gicht wider.

- **Weichteiltophi** kommen vor allem am ulnaren Unterarm, an der Ohrmuschel, der Achillessehne sowie an Druckstellen (z. B. Ferse, Olekranon) vor. Durch druckbedingte Ulzeration können an diesen Stellen „breiartige" Uratkristalle freigesetzt werden.
- **Knochentophi** zeigen sich im Röntgenbild als **Usur** (gelenknaher Knochendefekt) und kommen in praktisch allen Knochen vor. Betreffen sie das Gelenk, können sie zur destruktiven Arthropathie beitragen.

Uratnephropathie

Entsprechend der in der Niere stattfindenden Uratausscheidung ist dieses Organ neben dem Bewegungsapparat der zweite hauptsächliche Schädigungsort. Die Uratnephropathie tritt in zwei Formen auf:

- **Uratnephrolithiasis** (bei 10–25% der Gichtpatienten): Voraussetzungen sind eine hohe Uratausscheidung, saurer Urin oder Substanzen, die die Löslichkeit der Harnsäure herabsetzen (z. B. Ascorbinsäure). Obwohl über 80% der entstehenden Steine reine Uratsteine sind, können auch gemischte Kalziumoxalat oder -phosphatsteine mit nur geringem Uratanteil entstehen.

  ❗ Jeder Harnsäure enthaltende Nierenstein ist auf Gicht verdächtig. ❗

  ❗ Reine Uratsteine sind röntgendurchlässig. ❗

- **Uratnephropathie:** Diese entsteht nur bei sehr hohen Serum-Uratspiegeln und wird deshalb vor allem bei akuter Überproduktion (z. B. bei Tumorlyse-Syndrom, s. **11.5.4**) gesehen. Bei der Uratnephropathie kommt es zu:
  – Uratablagerungen im Lumen der Tubuli („obstruktive" Nephropathie) mit oft dramatischem Verlauf: Oligurie, Anurie, Erbrechen
  – interstitiellen Uratablagerungen mit milder Proteinurie und meist geringgradiger Niereninsuffizienz (insgesamt sehr selten).

Verlauf der Gichtkrankheit

Die Gicht verläuft in Stadien. Nach einem langen asymptomatischen Vorstadium, währenddessen sich entsprechende Gewebespiegel aufbauen, kommt es zum ersten manifesten Anfall. Diesem folgen fast regelhaft durch asymptomatische Perioden getrennte Rezidive. Diese Phase geht schließlich in die **chronische Gicht** über. Auch diese kann mit akuten Exazerbationen einhergehen (s. **Kasten** „Typischer Verlauf der Gichtkrankheit").

════════ **AUF DEN PUNKT GEBRACHT** ════════

Typischer Verlauf der Gichtkrankheit
I asymptomatische Hyperurikämie (Prägicht): Dauer Jahre bis Jahrzehnte
II **Erstmanifestation** mit Gichtarthritis (akuter Gichtanfall) oder Nephrolithiasis
III asymptomatisches Stadium (interkritische Phase): Nach Abklingen des ersten Anfalls besteht monate- bis jahrelang Symptomfreiheit. In der Regel kommt es jedoch schon im ersten Jahr zum Rezidiv (60% der Gicht-Patienten), nur 7% bleiben ohne Rezidive. Die interkritischen Phasen werden nach jedem Anfall kürzer.
IV chronische Gicht: Diese tritt meist nach 5–15 Jahren erhöhter Harnsäure-Spiegel auf, klinisch imponieren schmerzhafte polyartikuläre Gelenkveränderungen sowie Nephropathie.

❗ Bei 20–30% verläuft die Erkrankung als primär-chronische Gicht ohne Stadium I–III. ❗

❗ Der Krankheitsverlauf korreliert mit dem Gewebespiegel der Harnsäure und der jeweiligen entzündlichen Wirtsreaktion. Die Serum-Harnsäurespiegel sind zwar meist erhöht, können jedoch während aller Stadien auch normal sein. ❗

Pathogenese

Harnsäure ist das Endprodukt des Purin-Stoffwechsels, d. h., sie entsteht aus dem endogenen Abbau der Nukleotidbasen Adenin und Guanin sowie aus den über die Nahrung aufgenommenen Purinen (**Abb. 9.36**). Pro Tag fallen aus exogener Zufuhr und endogener Synthese 350 mg Harnsäure an, die zu 2/3 über die Niere und zu 1/3 über den Stuhl ausgeschieden werden. Bei positiver Harnsäure-Bilanz steigen die Harnsäure-Spiegel im Plasma und anderen extrazellulären Flüssigkeiten an. Wird die Löslichkeitsgrenze von 6,4 mg/dl (380 µmol/l) überschritten, kommt es zu folgenden Prozessen:

- **Chronische Ablagerungen** bei jahrelanger positiver Harnsäure-Bilanz: Tophi in Weichteilen und Knochen, Uratnephrolithiasis, Uratnephropathie.

  ❗ Obwohl die Gicht häufig assoziiert mit anderen atherogenen Risikofaktoren vorkommt, hat sie selbst kein atherogenes Potential. ❗

- **Akuter Gichtanfall:** Steigt die Uratkonzentration in der Gelenkflüssigkeit plötzlich an oder sinkt die Löslichkeitsschwelle für Urate z. B. durch einen Temperatur- oder pH-Abfall, bilden sich Mikrokristalle. Diese wiederum werden phagozytiert, was nach Untergang der Leukozyten zur Freisetzung lysosomaler Entzündungsmediatoren führt mit der Folge der **Synovitis**. Durch die Freisetzung lysosomaler und anderer Enzyme kann auch der Knochen geschädigt werden (**Gelenkdestruktion**).

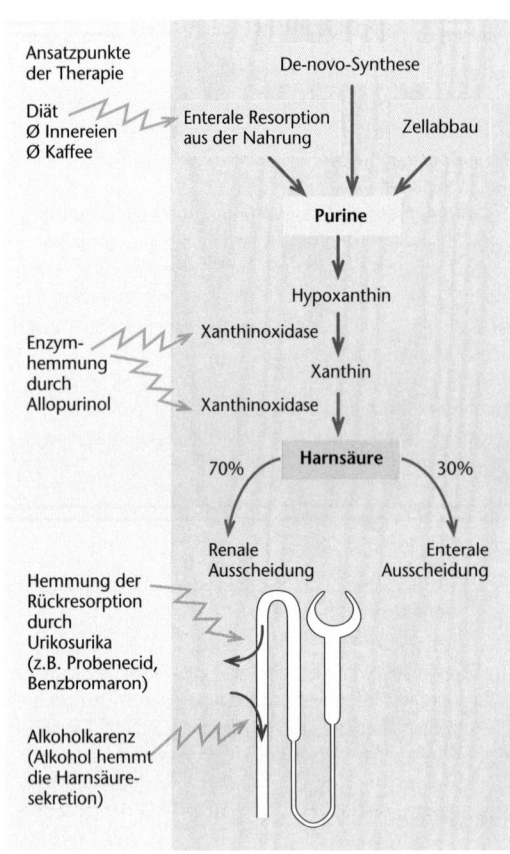

Abb. 9.36: Purin-Stoffwechsel und Angriffsorte der Gicht-Therapeutika. [L157]

9.6.2 Diagnostisches Vorgehen

Die Abgrenzung der Gichtarthritis zu anderen Formen der Arthritis wie rheumatoider Arthritis (s. **12.6**), reaktiver Arthritis (s. **12.7.3**) oder eitriger Arthritis ist meist nicht schwierig und stützt sich vor allem auf Anamnese (Risikofaktoren, Symptome) und körperlichen Befund. Die Serum-Harnsäure ist in aller Regel erhöht.

Eine weitere, allerdings mit normalen Harnsäure-Spiegeln einhergehende Differentialdiagnose ist die ähnlich verlaufende **Pseudogicht** (Chondrokalzinose). Letztere ist durch eine altersbedingte oder hereditär veranlagte Ablagerung von Calciumpyrophosphat-Dihydrat-Kristallen im Gelenkknorpel (v. a. am Knie) bedingt, die sich im Gelenkpunktat unter dem Polarisationsmikroskop nachweisen lassen.

❗ Bestehen Zweifel an der Diagnose (z. B. bei normalen Harnsäure-Spiegeln), so spricht eine dramatische Besserung auf die Gabe von Colchicin hin für das Vorliegen eines Gichtanfalls (Colchicin wirkt im Gegensatz zu den NSAR relativ spezifisch gegen die Gicht). ❗

In seltenen Fällen ist die Untersuchung der Synovialflüssigkeit angezeigt; sie zeigt im polarisierten Licht als pathognomonischen Befund Leukozyten, die mit nadelförmigen Uratkristallen beladen sind.

9.6.3 Therapie

Ziele der Therapie sind Anfallsfreiheit sowie Verhinderung von Nierenschäden und Gelenkschäden durch Senkung des Harnsäure-Spiegels.

Allgemeinmaßnahmen

Die Therapie stützt sich primär auf eine Anpassung der Diät und des Lebensstils (und ist deshalb entsprechend schwierig):
- purinarme Kost: wenig Fleisch, keine Innereien
- reichlich Trinken (Diurese fördert die Harnsäure-Ausscheidung)
- harnsäureerhöhende Medikamente meiden (z. B. Diuretika, Ciclosporin, Ethambutol)
- Einschränkung des Alkoholkonsums, speziell von Bier (enthält purinreiche Hefen)
- Normalisierung des Körpergewichtes.

❗ Vorsicht ist allerdings beim Fasten geboten: Durch den Katabolismus kommt es zu rasch ansteigendem Harnsäure-Spiegel, evtl. mit Auslösung eines Gichtanfalls. ❗

Medikamentöse Therapie

Diese ist dann indiziert, wenn eine manifeste Gicht vorliegt oder wenn sich bei asymptomatischer Hyperurikämie der Harnsäure-Spiegel durch Allgemeinmaßnahmen nicht unter 9 mg/dl (535 µmol/l) senken lässt. Eine realistische Zielsetzung ist die Senkung des Harnsäure-Spiegels in den Normbereich (< 6,4 mg/dl [384 µmol/l]). Die infrage kommenden Medikamentengruppen (s. **Pharma-Info** „Gicht-Therapeutika")
- reduzieren die Harnsäure-Produktion: hypourikämische oder **urikostatische Medikamente** (auf dem Markt ist lediglich Allopurinol)
- erhöhen die renale Harnsäure-Ausscheidung: **urikosurische Medikamente** (Benzbromaron und Probenecid)
- verwandeln die Harnsäure in ein wasserlösliches Produkt: **urikolytische Medikamente** (auf dem Markt ist lediglich Rasburicase; dieses Medikament wird wegen der hohen Kosten nur bei akuten Hyperurikämien – etwa bei Tumorlyse-Syndrom, s. **11.5.4** – eingesetzt).

Obwohl bei weitaus den meisten Gicht-Patienten keine Überproduktion, sondern vielmehr eine verminderte Ausscheidung an Harnsäure vorliegt, ist dennoch das „hypourikämische" Allopurinol das Mittel der Wahl bei der Dauertherapie. Diese Stellung verdankt das Allopurinol theoretischen Befürchtungen, dass die Urikosurika zur vermehrten Steinbildung beitragen könnten. Da eine nennenswert erhöhte Harnsäure-Ausscheidung jedoch nur initial nach Therapiebeginn auftritt, sind diese Befürchtungen wohl überzogen.

Therapie des Gichtanfalls

Hier kommen mehrere Medikamente zum Einsatz, welche allesamt entzündungshemmend wirken und dadurch die lokalen und systemischen zytokinvermittelten Krankheitssymptome lindern:

- Mittel der Wahl sind **nicht-steroidale Antiphlogistika** (NSAR, s. **Pharma-Info** in 12.6). Sind NSAR nicht ausreichend wirksam oder werden sie nicht vertragen, können orale Glukokortikoide (s. **Pharma-Info** in 8.7.1) als Alternative eingesetzt werden.
- **Colchicin:** Aufgrund der häufig beobachteten gastrointestinalen Toxizität wird dieses altgediente, aus der Herbstzeitlose gewonnene Mittel heute nur noch als Reservemit-

tel beim schweren Gichtanfall eingesetzt und die Dosis nach Ansprechen rasch reduziert.

> **!** Allopurinol darf im akuten Anfall nicht eingesetzt werden, da es eine Gichtattacke verschlimmern kann. **!**

Lokaltherapie

- **Kühlung** zur Unterdrückung der Entzündungsreaktion und Abmilderung der Schmerzen
- **Ruhigstellung** zur Minimierung der Schmerzen.

9.7 Porphyrie

9.7.1 Übersicht

Bei Porphyrien ist die Häm-Synthese aufgrund angeborener oder durch Intoxikation erworbener Enzymdefekte gestört. Sieben der acht an der Häm-Synthese beteiligten Enzyme können betroffen sein (**Abb. 9.37**). In der Folge kommt es zum Aufstau der jeweils vor dem Enzymblock liegenden

---

PHARMA-INFO: GICHT-THERAPEUTIKA

Urikostatika

Wirkstoff
- Allopurinol (z. B. Zyloric®)

Wirkmechanismus
Hemmung der Xanthinoxidase und damit des Purinabbaus (Urikostatikum).

Indikation
Mittel der Wahl zur Dauertherapie der Gicht.

Nebenwirkungen
Gastrointestinale Symptome, Transaminasenanstieg, Leukopenien, selten toxisch-allergische Reaktionen mit Vaskulitis, Dermatitis und Nierenversagen.

Wechselwirkung
Hemmt u. a. den Abbau von Azathioprin und Theophyllin.

Klinische Anwendung
Allopurinol sollte erst 1–2 Wochen nach einem akuten Gichtanfall gegeben werden, da es einen Gichtanfall verschlimmern kann. Bei Beginn der prophylaktischen Therapie sollte die Dosis umso geringer sein, je höher der Harnsäure-Spiegel ist, damit kein Gichtanfall ausgelöst wird.

Urikosurika

Wirkstoffe
- Benzbromaron (z. B. Uricovac®)
- Probenecid (z. B. Benemid®).

Wirkmechanismus
Hemmung der tubulären Rückresorption. Voraussetzung ist eine normale Nierenfunktion.

Nebenwirkungen
Gastrointestinale Störungen, Kopfschmerzen, Exantheme, Urtikaria, Kristallurie. Es besteht die Gefahr der Harnsäurestein-Bildung (Prävention: ausreichende Trinkmenge, evtl. Alkalisierung des Harns zur Verbesserung der Löslichkeit, einschleichende Dosierung).

Wechselwirkung
ASS vermindert die Wirkung der Urikosurika.

Ureolytika

Wirkstoff
- Uratoxidase-Enzym (Rasburicase, Fasturtec®)

Wirkmechanismus
Überführt Harnsäure durch Oxidation in das gut wasserlösliche Allantoin und verhindert so das akute Nierenversagen beim Tumorlyse-Syndrom.

Nebenwirkungen
Fieber, Erbrechen, Übelkeit, Durchfall, Kopfschmerzen, allergische Reaktionen, Induktion von AK gegen Rasburicase.

Colchicin
(z. B. Colchicum Dispert®)

Wirkmechanismus
Hemmung der Mitose und der Phagozytoseaktivität der Leukozyten, wodurch die Freisetzung der lysosomalen Entzündungsmediatoren gehemmt wird.

Indikation
Das Medikament hat keinen Einfluss auf den Harnsäurespiegel und ist damit nur zur Coupierung des Gichtanfalls geeignet.

Nebenwirkungen
Übelkeit, Erbrechen, Bauchschmerzen, Diarrhö bis zur hämorrhagischen Gastroenteritis (Mitosehemmung beeinträchtigt die sich schnell erneuernde Darmschleimhaut). Bei toxischen Dosen Nierenschädigung, aufsteigende Paralyse bis Atemlähmung; bei chronischer Gabe Knochenmarkdepression, Haarausfall.

Kontraindikation
Schwangerschaft.

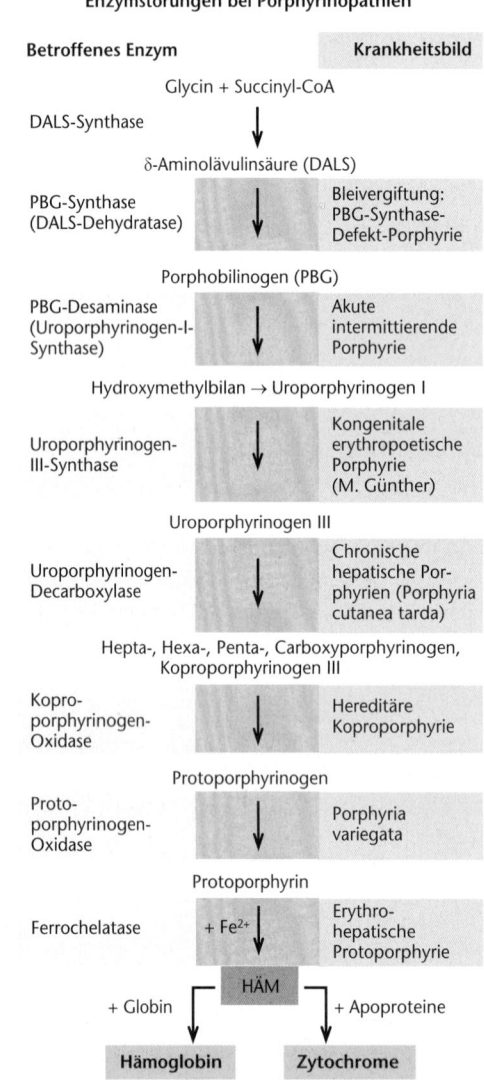

Enzymstörungen bei Porphyrinopathien

Betroffenes Enzym	Krankheitsbild

Glycin + Succinyl-CoA

DALS-Synthase

δ-Aminolävulinsäure (DALS)

PBG-Synthase (DALS-Dehydratase) — Bleivergiftung: PBG-Synthase-Defekt-Porphyrie

Porphobilinogen (PBG)

PBG-Desaminase (Uroporphyrinogen-I-Synthase) — Akute intermittierende Porphyrie

Hydroxymethylbilan → Uroporphyrinogen I

Uroporphyrinogen-III-Synthase — Kongenitale erythropoetische Porphyrie (M. Günther)

Uroporphyrinogen III

Uroporphyrinogen-Decarboxylase — Chronische hepatische Porphyrien (Porphyria cutanea tarda)

Hepta-, Hexa-, Penta-, Carboxyporphyrinogen, Koproporphyrinogen III

Kopro-porphyrinogen-Oxidase — Hereditäre Koproporphyrie

Protoporphyrinogen

Proto-porphyrinogen-Oxidase — Porphyria variegata

Protoporphyrin

Ferrochelatase + Fe^{2+} — Erythro-hepatische Protoporphyrie

HÄM

+ Globin / + Apoproteine

Hämoglobin / Zytochrome

Abb. 9.37: Enzymstörungen bei der Häm-Synthese, die zu Porphyrien führen. [L157]

Substanzen (sog. **Porphyrine** bzw. deren Vorstufen). Diese werden über den Urin ausgeschieden und teilweise auch in Haut und anderen Organen abgelagert.

Insgesamt acht Porphyrien sind beschrieben (die Porphyria cutanea tarda kommt in heterozygoter und homozygoter Form vor). Nur zwei Porphyrien kommen jedoch in nennenswerter Häufigkeit vor: die akute intermittierende Porphyrie und die Porphyria cutanea tarda. Diese werden jeweils gesondert besprochen (s. 9.7.3 und 9.7.4).

Je nachdem, ob die Porphyrin-Überproduktion vor allem im Knochenmark oder in der Leber stattfindet, wird eine Porphyrie als **erythropoetisch** oder als **hepatisch** bezeichnet.

Die mit den verschiedenen Porphyrien verbundenen Organschädigungen kommen auf zwei unterschiedlichen We-

gen zustande: Bei der Porphyria cutanea tarda und den erythropoetischen Porphyrien steht die **Ablagerung der Porphyrine** mit toxischer Gewebeschädigung im Vordergrund. Die akuten hepatischen Porphyrien dagegen stellen **molekulare Regulationskrankheiten** dar: Hier ist unter bestimmten Bedingungen (etwa bei der Metabolisierung bestimmter Pharmaka) die Rückkoppelung des Biosyntheseprodukts (Häm) auf das Schlüsselenzym der Produktion (Aminolävulinsäure-Synthase) gestört, sodass gegenregulatorisch bestimmte Zwischenstufen im Exzess gebildet werden.

Die meisten Porphyrien manifestieren sich nur im Zusammenspiel mit exogenen Realisationsfaktoren (z. B. Alkoholkonsum, bestimmte Medikamente, Bleivergiftung).

Klinik

Mit Ausnahme der Porphyria cutanea tarda verlaufen alle hepatischen Formen akut mit Multiorganbeteiligung (d. h. als **akute Porphyrien**), die anderen Porphyrien verlaufen chronisch, vornehmlich mit Beteiligung der Haut (sog. **chronische Porphyrien**).

Die Porphyrien manifestieren sich vor allem an Haut und Nervensystem (**Tab. 9.16**):
- **Haut:** Photodermatosen mit Blasenbildung, De- und Hyperpigmentation, Hypertrichose, Rötung, Juckreiz, Brennen, Schwellung
- **Nervengewebe:**
  - Neuropathien mit Neuralgien, Paresen oder Sensibilitätsstörungen
  - ZNS-Störungen mit Kopfschmerzen, Psychosen, Krampfanfällen, Somnolenz
  - Störungen der autonomen Innervation der Eingeweide mit Abdominalschmerzen, Obstipation, Erbrechen, Diarrhö
  - Störung der Kreislaufregulation: Hypertension, Tachykardie.

Darüber hinaus werden selten Hepatomegalie, Leberschädigung, Anämie, Fieber und Blutbildveränderungen beobachtet.

❗ Für viele Porphyrien typisch (aber nicht obligat) ist eine rote oder orangefarbene Urinverfärbung. ❗

Diagnostisches Vorgehen

Der wichtigste Teil der Diagnostik ist das „Daran-Denken".

Laborchemisch werden bei entsprechendem Verdacht die jeweiligen vor dem Enzymblock aufgestauten **Porphyrine im Urin, Stuhl oder Plasma** nachgewiesen (**Tab. 9.17**), bei der Porphyria cutanea tarda können die Porphyrine in der **Leberbiopsie** durch Fluoreszenz sichtbar gemacht werden.

Tab. 9.16 Übersicht über die klinischen Erscheinungen der Porphyrien

<table>
<tr><th></th><th>Porphyrie</th><th>Symptome</th></tr>
<tr><td rowspan="5">Hepatische Porphyrien</td><td>**akute intermittierende Porphyrie (AIP)**</td><td>neurologisch bzw. neuropathisch bedingte Erscheinungen: Übelkeit, Erbrechen, Bauchschmerzen, Diarrhö, Obstipation, Ileus, Muskelhypotonie, respiratorische Insuffizienz, sensorische Neuropathie, Krampfanfälle, Psychosen</td></tr>
<tr><td>**Porphyria variegata (VP)**</td><td rowspan="3">• neurologisch bedingte Erscheinungen (wie bei AIP)
• evtl. Photosensitivität (wie bei PCT)</td></tr>
<tr><td>**hereditäre Koproporphyrie (HCP)**</td></tr>
<tr><td>**akute hepatische Porphyrie mit δ-ALS-Synthase-Defekt (Doss)**</td></tr>
<tr><td>**Porphyria cutanea tarda (PCT)**</td><td>Photosensitivität: Hautbrüchigkeit, Blasen, Krustenbildung, Narben, sklerodermieartige Veränderungen, Hyper- und Hypopigmentation, Hypertrichose</td></tr>
<tr><td>Erythropoetische Porphyrien</td><td>**kongenitale erythropoetische Porphyrie (CEP = M. Günther)**</td><td>• Photosensitivität: Hautbrüchigkeit, Blasen, Krustenbildung, Narben, sklerodermieartige Veränderungen, Hyper- und Hypopigmentation, Hypertrichose, rotes Zahnfleisch
• hämolytische Anämie
• Splenomegalie</td></tr>
</table>

9.7.2 Klassifikation und Ätiologie

Primäre Porphyrien

Hepatische Porphyrien

Akute hepatische Porphyrien

Alle akuten hepatischen Formen imponieren durch **akute neurologische Symptome**; bei der Koproporphyrie und der Porphyria variegata können aber Photodermatosen zusätzlich auftreten. Zugrunde liegt eine durch „Entgleisung" der Häm-Biosynthese ausgelöste Polyneuropathie, die bei längerem Bestehen in eine axonale Degeneration und Demyelinisierung übergehen kann.

! Die frühzeitige Diagnose ist deshalb bei der akuten hepatischen Porphyrie entscheidend. **!**

Entsprechend dem Ort der metabolischen Entgleisung (Leber) werden die hepatischen Porphyrien durch leberwirksame exogene Faktoren gefördert. Solche Manifestationsfaktoren sind vor allem Alkohol, jedoch auch viele Medikamente (z. B. Barbiturate, Sulfonamide, Östrogene).

- **Akute intermittierende Porphyrie:** Erbgang autosomal-dominant, Häufigkeit 1/20 000; vor allem abdominelle und neurologische Symptomatik; s. **9.7.4**
- **Porphyria variegata:** Erbgang autosomal-dominant, Häufigkeit 1/100 000 (in Südafrika relativ häufig). Bei Männern überwiegt die kutane, bei Frauen eher die neurologische Symptomatik. Die Therapie entspricht der der akuten intermittierenden Porphyrie, wegen der Photosensibilisierung sind zusätzlich Lichtschutzsalben erforderlich.
- **hereditäre Koproporphyrie:** Erbgang autosomal-dominant, Häufigkeit 1/5000; Photodermatose in 20 %, außerdem neurologische (v. a. abdominelle) Symptomatik

Tab. 9.17 Übersicht über die Laborbefunde bei Porphyrien

Porphyrie	Erythrozyten	Plasma	Urin	Stuhl
akute intermittierende Porphyrie (AIP)	–	–	δ-Aminolävulinsäure, Porphobilinogen	–
Porphyria variegata (VP)	–	Protoporphyrin	δ-Aminolävulinsäure, Porphobilinogen	Protoporphyrin
hereditäre Koproporphyrie (HCP)	–	Coproporphyrin	δ-Aminolävulinsäure, Porphobilinogen, Coproporphyrin	Coproporphyrin
Porphyria cutanea tarda (PCT)	–	Uroporphyrin, 7-Carboxylporphyrin	Uroporphyrin, 7-Carboxylporphyrin	Uroporphyrin, 7-Carboxylporphyrin, Isocoproporphyrin
kongenitale erythropoetische Porphyrie (CEP)	Uroporphyrin I, Coproporphyrin I	Uroporphyrin I, Coproporphyrin I	Uroporphyrin, 7-Carboxylporphyrin	–
erythropoetische Protoporphyrie (EPP)	Protoporphyrin	Protoporphyrin	–	Protoporphyrin

09

• Porphyrie bei δ-Aminolävulinsäure-Synthase-Mangel: extrem selten.

Porphyria cutanea tarda (PCT)

Die PCT ist die einzige chronische hepatische Porphyrie. Sie ist gleichzeitig die häufigste Porphyrie überhaupt. Zugrunde liegt die exzessive Speicherung von Porphyrinen. Sie verläuft vor allem als **chronische Dermatose**. Ihr Erbgang ist autosomal-dominant (Genaueres s. 9.7.3).

Erythropoetische Porphyrien

Alle erythropoetischen Porphyrien sind extrem selten und zeigen sich klinisch als Photodermatosen. Zwei Formen sind bekannt:

• kongenitale erythropoetische Porphyrie (M. Günther): Erbgang autosomal-rezessiv
• erythropoetische Protoporphyrie: Erbgang autosomal-dominant.

Sekundäre Porphyrien

Hierunter werden durch unterschiedliche Grunderkrankungen ausgelöste singuläre oder multiple Hemmungen von Enzymen der Häm-Biosynthese zusammengefasst. Es handelt sich sozusagen um Mitreaktionen des Porphyrin-Stoffwechsels bei bestimmten Erkrankungen bzw. Expositionen. Ursächlich im Vordergrund stehen toxische Belastungen (z. B. durch Blei und andere Schwermetalle, Alkohol, Arzneimittel, Umweltchemikalien) und Lebererkrankungen (Alkoholismus, Leberzirrhose, chronische Hepatitis, Hämochromatose), aber auch andere Erkrankungen (z. B. hämolytische, sideroblastische, aplastische Anämien sowie myeloproliferative Syndrome). Die sekundären Porphyrien sind wesentlich häufiger als die primären Formen, haben aber wegen des klinisch stummen Verlaufs **keinen eigenen Krankheitswert**. Viele Autoren bevorzugen deshalb den Begriff der **sekundären Porphyrinurien und Porphyrinämien**.

! Da die auslösenden Grunderkrankungen bisweilen „porphyrieähnlich" verlaufen (etwa mit Bauchschmerzen), kommen Verwechslungen mit primären Porphyrien vor. **!**

Sekundäre Porphyrien haben vor allem differentialdiagnostische Bedeutung bei der Laborbefundinterpretation. Im Labor wird ein gering- bis mäßiggradiger Anstieg der Koproporphyrin-Ausscheidung im Urin beobachtet, die Porphyrin-Vorläufer δ-Aminolävulinsäure und Porphobilinogen sind aber anders als bei den akuten Porphyrien nicht erhöht. (Ausnahme ist die heute sehr seltene akute oder chronische Bleiintoxikation, bei der die δ-Aminolävulinsäure erhöht sein kann und die eine Laborkonstellation wie bei der extrem seltenen Porphyrie bei δ-Aminolävulinsäure-Synthase-Mangel ergibt).

════════ AUF DEN PUNKT GEBRACHT ════════

Klassifikation der Porphyrien im Überblick

Primäre Porphyrien
Hepatische Porphyrien:
• akute hepatische Porphyrien
  – akute intermittierende Porphyrie
  – Porphyria variegata
  – hereditäre Koproporphyrie
  – Porphyrie bei δ-Aminolävulinsäure-Synthase-Mangel (sog. Doss-Porphyrie)
• Porphyria cutanea tarda (PCT).
Erythropoetische Porphyrien (extrem selten):
• kongenitale erythropoetische Porphyrie
• erythropoetische Protoporphyrie

Sekundäre Porphyrien
Durch andere Grunderkrankungen ausgelöste Veränderungen im Porphyrinstoffwechsel.

9.7.3 Porphyria cutanea tarda (PCT)

Die Porphyria cutanea tarda (= **chronische hepatische Porphyrie**) ist durch einen Defekt der **Uroporphyrinogen-Decarboxylase** bedingt. Dieser ist meist genetisch bedingt, kann aber auch toxisch verursacht sein. Neben der Enzymstörung muss zusätzlich ein Leberschaden zur Entwicklung einer PCT vorliegen (Hepatitis, Zirrhose, Fibrose oder eine Hämosiderose). Sind diese beiden Vorbedingungen erfüllt – liegt also eine Enzymopathie *und* eine Hepatopathie vor –, so können bestimmte Manifestationsfaktoren die klinischen Erscheinungen auslösen, vor allem Alkohol, Östrogene, Hämodialyse und bestimmte Toxine (Dioxine, Hexachlorbenzol). Männer und Frauen sind im Verhältnis 2 : 1 betroffen; der Erkrankungsgipfel liegt nach dem 40. Lebensjahr. Zwei Drittel der Fälle gelten als alkoholinduziert.

Die bei vielen Patienten vorgefundene Hämosiderose könnte durch eine Häufung bestimmter eisenspeichernder Genmutationen bei PCT-Patienten erklärt werden.

Die genetisch bedingte Form der PCT ist fast immer heterozygot und autosomal-dominant vererbt. Eine homozygote (bzw. compound-heterozygote) Form mit Manifestation bereits in der Kindheit ist extrem selten („hepatoerythropoetische Form").

Klinik

Betroffen sind Haut und Leber. Der Verlauf ist extrem variabel (die Porphyrinurie kann der einzige Befund sein).

• **Haut:** erhöhte Vulnerabilität; Photodermatose mit De- und Hyperpigmentierung und Blasenbildung an lichtexponierten Hautbereichen (speziell Handrücken, **Abb. 9.38**); vermehrte schwarze Lanugobehaarung (Hypertrichose im

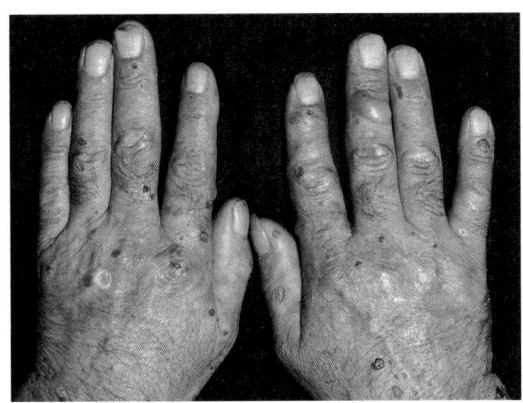

Abb. 9.38: Porphyria cutanea tarda. Typische Hautveränderungen mit Blasenbildung (Mittelfinger der rechten Hand), Depigmentation und Erosionen mit hämorrhagischen Krusten. [E179–168]

Schläfen- und Jochbeinbereich sowie periorbital); stark gebräunte oder livide-plethorische Gesichtsfarbe
• **Leber:** hepatozelluläre Schädigung durch Porphyrin-Einlagerung; Hepatomegalie mit erhöhten Transaminasen
• **Urin:** kann durch die Porphyrinurie rosa bis braun verfärbt sein.

Therapie

Allein durch Weglassen der auslösenden Noxen (Alkohol, Kontrazeptiva) können die Symptome verschwinden. Sonnenlicht muss vermieden werden (Verhalten, Kleidung, Lichtschutzsalbe).

Regelmäßige Aderlässe, welche auf die in der Regel begleitende Hämosiderose zielen, können aus unbekannten Gründen Rezidive verhindern.

❗ Aderlässe sind bei Patienten mit Leberzirrhose allerdings wegen des Proteinverlustes kontraindiziert. ❗

Bei schweren Verläufen wird versucht, Porphyrine aus den Geweben – speziell der Leber – zu entfernen, z. B. durch niedrig dosierte Chloroquin-Behandlung (bis zu 8 – 12 Monate lang).

Die Prognose ist günstig, wenn die auslösenden Noxen gemieden werden.

9.7.4 Akute intermittierende Porphyrie (AIP)

Diese durch einen autosomal-dominant vererbten Defekt der Porphobilinogen-Desaminase ausgelöste, zu den akuten hepatischen Porphyrien zählende Form ist das Chamäleon unter den Porphyrien. Durch die Vielzahl der Symptome kommt es nicht selten zu Fehldiagnosen (etwa Operationen wegen eines „akuten Abdomens"). Etwa 90 % der Fälle verlaufen asymptomatisch; andererseits können die Verläufe so schwerwiegend sein, dass es z. B. durch aufsteigende Lähmungen zum Tode kommt (lesenswertes Beispiel in der Literatur: „Paula" von Isabel Allende). Das Prädilektionsalter liegt zwischen dem 20. und 40. Lebensjahr; das Geschlechterverhältnis (M : F) beträgt 1 : 3.

Exogene Auslöser spielen eine große Rolle, z. B. porphyrinogene – meist cytochrom-P-450-induzierende – Medikamente, Stress, Hunger, Alkohol sowie der weibliche Zyklus (v. a. prämenstruell).

Klinik

Die klinischen Erscheinungen sind äußerst variabel: Neben einer Rotfärbung des Harns durch die ausgeschiedenen Porphyrine in 99 % der Fälle kann eine ganze Reihe von Akutsymptomen auftreten (s. Kasten „Symptome der AIP"), am häufigsten Bauchkoliken und Tachykardien.

❗ Bei allen durch Arzneimittelgabe bedingten „Krisen" auch an eine AIP denken! ❗

═══ **AUF DEN PUNKT GEBRACHT** ═══

Symptome der akuten intermittierenden Porphyrie
• **abdominelle Symptome:** Bauchkoliken (91 %), Erbrechen (53 %), Obstipation (38 %) oder auch Diarrhö
• **neurologisch-psychiatrische Symptome:** Paresen und Muskelschwäche (48 %), sensorische Störungen (34 %), Kopfschmerzen, Neuralgien, Psychosen, Krampfanfälle, Somnolenz
• **kardiovaskuläre Symptome:** Tachykardie (86 %), Bluthochdruck (73 %)
• **andere:** evtl. Anämie, Leukozytose, GOT-/GPT-Anstieg mit Ikterus, Fieber und Oligurie.

Therapie und Prognose

Das Absetzen aller porphyrinogenen Medikamente versteht sich von selbst (s. **Kasten** „Verbotene Medikamente"). Bei schweren Verläufen können intensivmedizinische Maßnahmen erforderlich werden.
• Glucose- und/oder Fructose-Infusion unter intensivmedizinischer Überwachung drosselt die δ-Aminolävulinsäure-Synthese.
• evtl. Häminarginat-Infusionen (Häm bremst die δ-ALS-Synthese)
• symptomatische Therapie bei Schmerzen, Hypertonus, Krampfanfällen, Atemlähmung, peripheren Lähmungen.

Der Prävention kommt eine Schlüsselrolle zu: Auslöser vermeiden, Vorsicht mit Medikamenten. Die Prognose ist ver-

09

halten: Die Rückbildung der Paresen kann mehrere Wochen bis viele Monate dauern.

Verbotene Medikamente bei akuter intermittierender Porphyrie (Auswahl)

Barbiturate, Chlordiazepoxid, Clonidin, Diclofenac, Hydantoine, Griseofulvin, Halothan, Imipramin, Meprobamat, Methyldopa, Östrogene, Progesteron, Pyrazolon-Verbindungen, Sulfonamide, Theophyllin, Tolbutamid, Valproinsäure, Alkohol.

9.8 Hämochromatose

Synonyma: Siderose, Hämosiderose, Eisenspeicherkrankheit

Primäre Hämochromatose

Die idiopathische (primäre oder hereditäre) Hämochromatose ist eine autosomal-rezessiv vererbte Eisenspeichererkrankung, bei der es durch Eisenüberladung der Gewebe zu Multiorganstörungen kommt. Der zugrunde liegende Gendefekt ist inzwischen identifiziert: Fast immer liegt eine homozygote oder compound-heterozygote C282Y-Mutation des HFE-Gens vor, welches die Eisenaufnahme im Dünndarm steuert. Dabei stellte sich heraus, dass die meisten Patienten mit primärer Hämochromatose von einem gemeinsamen keltischen Vorfahren abstammen, der vor etwa 60 – 70 Generationen gelebt hat. Heute trägt einer von zehn Europäern zumindest ein Allel der Erkrankung, was auf einen relativ starken Überlebensvorteil bei heterozygotem Befall hinweist (die zusätzliche Eisenspeicherung schützt vor Anämie, mit entsprechenden reproduktiven Vorteilen für heterozygote Frauen). Auch bei der Hämochromatose ist somit Krankheit – im Falle homozygoter Anlage, wie bei einem von 300 Europäern – der individuelle „Preis" für den Überlebensvorteil der heterozygot Betroffenen (s. **14.8.2**).

❗ Obwohl genotypisch im selben Maße betroffen wie Männer, erkranken Frauen wegen der zyklusbedingten Eisenverluste etwa 10-mal seltener als Männer. Bei Frauen kommt die Hämochromatose praktisch nur in der Menopause vor. ❗

❗ Bei heterozygoter Mutation des HFE-Gens kann es zu einer milden Eisenakkumulation kommen. Diese kann selbst keine Hämochromatose auslösen, sorgt aber dafür, dass Lebererkrankungen schwerer verlaufen, da Eisen Leberschäden potenzieren kann. ❗

Sekundäre Hämochromatose

Eine sekundäre Hämochromatose kann bei ineffektiver oder hypoplastischer Erythropoese auftreten („erythropoetische

Form"), in deren Rahmen Eisen zunächst im Knochenmark, später auch in anderen Geweben abgelagert wird – so z. B. bei sideroblastischer Anämie, schwerer hämolytischer Anämie (Thalassämie, Sphärozytose) oder aplastischer Anämie. Auch im Rahmen von chronischen Lebererkrankungen (v. a. bei alkoholbedingten Formen) kann es sekundär zu Eisenablagerungen kommen. Sehr selten können auch häufige Bluttransfusionen eine Eisenüberladung bedingen.

Klinik

Durch die pathologischen Eisenablagerungen kommt es zu verschiedenen Organerscheinungen (s. **Kasten** „Organbeteiligung bei Hämochromatose"), die sich meist ab dem 40. Lebensjahr manifestieren.

❗ Typische Trias aus Lebererkrankung, Diabetes mellitus und vermehrter Hautpigmentierung. ❗

❗ Patienten mit Hämochromatose sind zudem infektanfälliger als die Normalbevölkerung (häufigere Pneumonien und Durchfallerkrankungen), was die Bedeutung der Eisensequestration bei Infektionserkrankungen unterstreicht (die „Infektanämie" entzieht den Bakterien einen kritischen Wuchsstoff). ❗

══════════ **AUF DEN PUNKT GEBRACHT** ══════════

Organbeteiligung bei Hämochromatose
- **Leber:** Hepatomegalie in 90%, Leberzirrhose in 75%
  ❗ In Abwesenheit einer alkoholbedingten Schädigung kommt es erst dann zur Leberzirrhose, wenn mehr als 2% des Leber-Trockengewichtes aus Eisen bestehen. ❗
- Braunfärbung der **Haut** (90%) durch Ablagerung von Eisen sowie erhöhten Melanin-Gehalt
- **Milz:** Splenomegalie in 30%
- **Herz:** sekundäre (meist dilatative) Kardiomyopathie, oft mit ventrikulären Arrhythmien sowie digitalisrefraktärer Herzinsuffizienz
- **Pankreas:** endokrine Insuffizienz mit sekundärem Diabetes mellitus. Wegen der begleitenden Hautfärbung wird dieser Diabetes auch **„Bronzediabetes"** genannt.
- **endokrine Störungen** (70%) mit Hypophyseninsuffizienz, Nebennierenrindeninsuffizienz und Hypogonadismus (testikuläre Atrophie und Libidoverlust sind Folgen der durch Eisenablagerung gestörten Hypothalamus-Hypophysen-Gonaden-Funktion)
- schmerzhafte **Arthropathien** (50%) zuerst der Hand-, später auch der Hüft- und Kniegelenke.

Ätiologie und Pathogenese

1/3 des Körpereisens ist in Form von Speichereisen entweder an Ferritin oder an unlösliche Hämosiderin-Aggregate gebunden (Näheres zum Eisenstoffwechsel s. **3.1.2**). Patienten mit hereditärer Hämochromatose absorbieren 2 – 3-mal mehr Eisen im Dünndarm als der Normalmensch und lagern entsprechend mehr Eisen in Parenchymzellen (als Ferritin) oder in Zellen des retikuloendothelialen Systems (als Hämosiderin) ab. Das abgelagerte Eisen entfaltet zum einen zytotoxische Wirkungen mit Schädigung der Zellorganellen und induziert zum anderen die Kollagenproduktion und damit Fibrosierung.

Symptome treten erst nach der überschüssigen Speicherung von etwa 20–40 g Eisen auf. Dies erklärt, weshalb die meisten Patienten erst mit 40–60 Jahren erkranken.

! Alkohol kann durch die additive Zellschädigung sowie durch Mobilisierung des im Ferritin gespeicherten Eisens als Manifestationsfaktor wirken, die Hämochromatose wird deshalb bei Alkoholkranken gehäuft beobachtet. **!**

Diagnostisches Vorgehen

Die Diagnose stützt sich auf folgende Schritte:
* **Nachweis der Eisenüberladung:** Laborchemisch finden sich ein hohes Serumeisen sowie eine erhöhte Transferrinsättigung (> 45%; normal 15–40%). Der beste Marker – auch zur Beurteilung des Verlaufs – ist jedoch die Bestimmung des Serum-Ferritins als Maß für den Gesamtbestand an Eisen im Körper. Dieser ist bereits im präzirrhotischen Stadium erhöht. Die Eisenüberladung der Leber kann im Spätstadium auch im MRT semiquantitativ nachgewiesen werden.
* **Sicherung der Diagnose** durch Mutationsanalyse

  ! Wegen der nur 25%igen Penetranz des Gendefektes ist nicht jede positive Gendiagnose beweisend. Die Genanalyse ist nur in der Zusammenschau mit der Klinik verwertbar. **!**
* **Abschätzung der Organschäden:** Um Art und Ausmaß einer eventuellen Leberschädigung zu bestimmen, wird bei manchen Patienten (bei sehr hohem Ferritin > 1000 µg/l, Hepatomegalie oder erhöhten Transaminasen) eine Leberpunktion durchgeführt. Im Gewebe kann in Zweifelsfällen dann der Eisengehalt genau bestimmt werden. Schädigungen anderer Organe lassen sich durch Abdominalsonographie, oralen Glucosetoleranz-Test, EKG, Echokardiographie, TRH- und LHRH-Test sowie die Röntgen-Untersuchung schmerzhafter Gelenke feststellen.

! Das Risiko für ein hepatozelluläres Karzinom ist 200fach höher als bei anderen Leberzirrhose-Patienten, weshalb eine besondere Überwachung mit regelmäßiger Sonographie und Bestimmung des α-Fetoproteins angezeigt ist. **!**

Im Interesse der Frühbehandlung sollte bei der Diagnose einer hereditären Hämochromatose eine Familienuntersuchung zur Identifizierung weiterer betroffener Mitglieder empfohlen werden.

Therapie
* **Diät:** Nahrungsmittel mit hohem Eisengehalt – z.B. Fleisch, Fleischkonzentrate – sind zu meiden. Alkohol muss tabu sein.

  ! Stark Vitamin-C-haltige Nahrungsmittel und Zusätze sollten vermieden werden, da Vitamin C die Eisenresorption fördert. Umgekehrt kann zum Essen getrunkener schwarzer Tee die Eisenaufnahme hemmen. **!**
* **Aderlass:** wirksamste Maßnahme zum Eisenentzug. Hierzu werden wöchentlich 500 ml Blut entnommen (entsprechend ca. 250 mg Eisen). Durch Erythroapherese (Konzentrierung der entnommenen Erythrozyten) lassen sich die Eiweißverluste reduzieren. Der Hämoglobin-Wert sollte über 11 g/dl liegen. Die Therapiekontrolle erfolgt durch Bestimmung des Serum-Ferritins. Die Eisenspeicher sind ausreichend entleert, wenn das Serum-Ferritin < 20 ng/ml beträgt. Hierzu sind oft 50–100 Aderlässe erforderlich. Danach kann die Häufigkeit der Aderlässe auf 1 × vierteljährlich reduziert werden. Unter der Aderlass-Therapie bessern sich häufig ein bestehender Diabetes mellitus und auch die Leberfunktion.
* **Deferoxamin** (= Desferrioxamin; Desferal®): Kann wegen einer bestehenden Anämie kein Aderlass durchgeführt werden, so kann Eisen medikamentös entzogen werden. Das als 12-stündige Dauerinfusion oder subkutan gegebene Deferoxamin bildet mit Eisen Chelate, die dann über die Nieren ausgeschieden werden. Diese Therapie ist jedoch wenig effektiv, sie wird v. a. bei transfusionsbedingten sekundären Hämochromatosen eingesetzt (z. B. bei Thalassämie). Nebenwirkungen sind reversible Farbsehstörungen, Tinnitus und Schwerhörigkeit bei höherer Dosierung.
* Als Ultima Ratio kommt eine **Lebertransplantation** infrage.

Prognose

Sie ist ganz stark vom Zeitpunkt der Diagnose abhängig. Vor dem 35. Lebensjahr bildet sich noch keine schwerwiegende Leberschädigung aus und die Lebenserwartung ist bei konsequenter Therapie normal. Liegt bei Therapiebeginn bereits eine Zirrhose vor, so sind nach 10 Jahren nur noch 10–70% der Patienten am Leben. Todesursache ist meist die Leberzirrhose, seltener eine Kardiomyopathie oder endokrinologische Störungen.

9.9 Morbus Wilson

Synonym: hepatolentikuläre Degeneration

Der Morbus Wilson ist eine autosomal-rezessiv vererbte Kupferstoffwechselstörung mit verminderter biliärer Ausscheidung von Kupfer (s. **Kasten** „Kupfer") und pathologischen Kupferablagerungen in verschiedenen Geweben (z. B. Leber, Stammganglien, Auge, Niere). Das defekte Gen liegt auf dem Chromosom 13 und kann von über 250 verschiedenen Mutationen betroffen sein. Die Häufigkeit liegt bei 1/30 000.

=== ZUR VERTIEFUNG ===

Kupfer

- Kupfer ist ein für mehrere Enzymsysteme essentielles Spurenelement.
- Die tägliche Kupferaufnahme beträgt ca. 1–3 mg. Im Gegensatz zur Eisenaufnahme ist die Kupferaufnahme kaum reguliert, kann aber z. B. durch enteral gegebenes Zink vermindert werden.
- Das enteral aufgenommene Kupfer wird zunächst an Albumin und andere Proteine gebunden und zur Leber transportiert. Dort wird es entweder gespeichert oder biliär ausgeschieden oder unter Bindung an Coeruloplasmin – das spezifische Transportprotein des Serum-Kupfers – ins Plasma sezerniert.
- Freies Kupfer ist zytotoxisch, und Intoxikationen können zu schwerwiegender Hämolyse sowie Leber- und Nierenversagen führen.

Klinik

Die Erkrankung manifestiert sich meist in der 2. und 3. Lebensdekade – nicht vor dem 5. und selten nach dem 32. Lebensjahr. Die Symptome sind variabel, betroffen können Leber, ZNS, Niere, Herz und Blutzellen sein (s. **Kasten** „Symptome bei M. Wilson").

=== AUF DEN PUNKT GEBRACHT ===

Symptome bei M. Wilson
- **Leber** (häufig): Über eine Fettleber entwickeln sich eine chronische Hepatitis und schließlich eine Leberzirrhose, chronisch-aktive Hepatitis und ein fulminantes Leberversagen.
- **Augensymptome** (häufig): Typischerweise findet sich eine gold-braun-grüne Verfärbung des Kornealrandes durch Kupfereinlagerungen in die Descemet-Membran (**Kayser-Fleischer-Ring**, Abb. 9.39).
- **ZNS** (45 %): neurologisch-psychiatrische Symptomatik mit einem parkinsonähnlichen Bild mit Rigor, Tremor, Dysarthrie und psychischen Störungen
- **hämolytische Anämie** (15 %): Diese kann unter Umständen die Erstmanifestation der Erkrankung sein.
- **Nierenschädigung** (selten): Proteinurie, Phosphaturie, Aminoazidurie als Zeichen eines tubulären Schadens bis hin zu akutem Nierenversagen.
- **Kardiomyopathie** (selten).

Chronische Verläufe fallen durch die Entwicklung einer Leberzirrhose auf. Ist die Transportkapazität des Plasmas überschritten, kommt es durch zytotoxisches freies Kupfer zu akuten Krisen, die sich als fulminante Hepatitis oder schwere hämolytische Anämie manifestieren.

Pathogenese

Beim M. Wilson ist die biliäre Kupferausscheidung gestört. Zugrunde liegt wahrscheinlich ein defektes transmembranöses Kupfertransportprotein. Nachfolgend kommt es zur exzessiven Anreicherung des Kupfers in der Leber mit kupferinduzierter Entzündungsreaktion und Entwicklung einer Leberzirrhose. Durch Zelluntergang wird Kupfer in das Gefäßsystem ausgeschwemmt, mit toxischen Effekten an anderen Organen. Ist diese Ausschwemmung massiv (rascher Leberzelluntergang), kann es wie bei der Kupferintoxikation zu einer hämolytischen Anämie kommen.

Bei den meisten Patienten ist zudem das Coeruloplasmin im Serum erniedrigt (dies ist jedoch Folge und nicht die Ursache des M. Wilson). Kupfer wird statt an Coeruloplasmin leicht dissoziierbar an Albumin gebunden, sodass es zur zusätzlichen Kupferüberladung der Organe und erhöhten Kupferausscheidung im Urin kommt.

❗ Normale Coeruloplasmin-Spiegel können durch Freisetzung von Coeruloplasmin aus zugrunde gegangenen Leberzellen sowie bei anderweitigen Entzündungsreaktionen (Coeruloplasmin ist ein Akute-Phase-Protein) vorgetäuscht werden. ❗

Diagnostisches Vorgehen

Kein einzelner Test ist beweisend, es wird jedoch ein typisches Muster an Laborkonstellationen beobachtet:
- Coeruloplasmin im Serum ist vermindert (< 20 mg/dl). Bei den meisten Patienten ist das freie Kupfer im Serum erhöht (> 50 µg/dl) und auch die Kupferausscheidung im Urin gesteigert (> 100 µg/Tag).
- Immer wird die Kornea mittels Spaltlampenuntersuchung auf einen Kayser-Fleischer-Ring untersucht.
- Der Nachweis des erhöhten Kupfergehaltes in der Leber gelingt durch eine **Leberbiopsie**. Kupferkonzentrationen

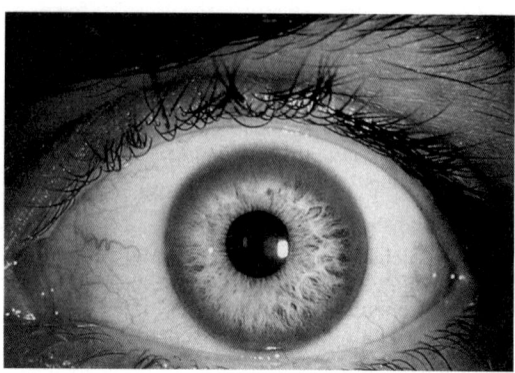

Abb. 9.39: Kayser-Fleischer-Kornealring. [E179–168]

von mehr als 250 µg/g Leber (Normalwert ist 10 – 50 µg/g) sind in Verbindung mit einem erniedrigten Coeruloplasmin für die Diagnose ausreichend. Erhöhte Kupferkonzentrationen werden jedoch auch bei manchen anderen Lebererkrankungen, z. B. bei der primär-biliären Zirrhose gesehen.

- In Zweifelsfällen wird im Radiokupfer-Test der Einbau von oral aufgenommenem, radioaktiv markiertem Kupfer in Coeruloplasmin über 48 h erfasst. Alternativ kann die Gabe von 500 mg D-Penicillamin mit Erhöhung der Kupferausscheidung im Urin auf mehr als 600 µg/6 h auf einen Morbus Wilson hinweisen (sog. Penicillamin-Belastungstest).
- Die Genanalyse ist im Gegensatz zur Hämochromatose wegen der Vielzahl an möglichen Mutationen kein Routinetest.

❗ Bei jeder akuten oder chronischen Hepatitis vor dem 30. Lebensjahr oder einer hämolytischen Anämie mit negativem Coombs-Test bei jugendlichen Patienten muss ein Morbus Wilson ausgeschlossen werden. **❗**

Therapie

Diese stützt sich auf eine kupferarme Diät sowie die Gabe kupferbindender Medikamente:

- **kupferarme Diät:** Diese ist schwierig, da Kupfer ubiquitär vorkommt. Empfehlung: Leber, Niere, Hirn, Schokolade, Kakao, Nüsse, Pilze und Bohnen meiden.
- **D-Penicillamin:** orale Gabe als kontinuierliche, lebenslange Therapie. D-Penicillamin bindet als Chelatbildner freies Kupfer im Serum, welches dann komplexiert über die Nieren ausgeschieden wird.
  Nebenwirkungen: In 20 % der Fälle kommt es zu einer Verschlechterung der neurologischen Symptomatik. Weitere NW sind Hörstörungen, Hautreaktionen, Fieber, ein nephrotisches Syndrom oder ein systemischer Lupus erythematodes.

  ❗ D-Penicillamin wirkt als Anti-Pyridoxin, es muss deshalb gleichzeitig Vitamin B_6 substituiert werden. **❗**

- **andere kupferbindende Medikamente:** Bei Unverträglichkeit von D-Penicillamin (z. B. bei Albuminurie) kommt Triethylentetramin oder Zinkacetat infrage (vermindert die intestinale Kupferresorption).

Der Erfolg der Therapie wird durch Bestimmung der Kupferausscheidung im Urin und Kontrolle der Proteinurie erfasst. Bei fortgeschrittener Lebererkrankung muss evtl. eine Lebertransplantation angestrebt werden.

Prognose

Sowohl die neurologisch-psychiatrische Symptomatik als auch die Leberschädigung bilden sich unter der Therapie zurück. Fibrose und Zirrhose werden jedoch nicht beeinflusst. Die frühzeitige Diagnose und Therapie sind entscheidend. Bei Therapiebeginn im asymptomatischen Stadium kann die Lebenserwartung normal sein.

9.10 Amyloidosen

Amyloidosen entstehen durch die extrazelluläre Ablagerung von **Amyloid**. Amyloide entstehen durch Fehlfaltung physiologischer Eiweiße, die sich mit Serumglykoproteinen verbinden und sich anschließend an Basalmembranen sowie an retikulären oder kollagenen Fasern in Organen als unlösliche und proteaseresistente Eiweiß-Kohlenhydrat-Fibrillen ablagern.

Durch die Ablagerung kann es zu Funktionseinschränkungen der Organe kommen. Amyloidosen treten zum einen als auf bestimmte Gewebe beschränkte **Lokalphänomene** oder aber **systemisch** auf.

Die weltweit häufigste Systemamyloidose ist die **Amyloidose A**, die wichtigsten lokalen Amyloidosen sind die des – bei systemischen Amyloidosen verschonten – ZNS, vor allem die **Alzheimer-Krankheit**, bei der es zur Ablagerung eines aus dem physiologischen Amyloid-β-Precursor-Protein gebildeten β-Amyloids kommt. Auch andere neurodegenerative Erkrankungen wie die Parkinson-Krankheit, amyotrophe Lateralsklerose und M. Huntington gehen mit der Ablagerung von Amyloid einher.

Bisher sind über 20 verschiedene Amyloide beschrieben, die jeweils aus unterschiedlichen Vorläuferproteinen hervorgehen. Manche Amyloidosen sind erblich bedingt (z. B. bestimmte Formen der Alzheimer-Erkrankung), andere sind die Folge verschiedener, meist entzündlicher Grunderkrankungen.

❗ Eine infektiöse Induktion ist nur für die Prion-Erkrankungen beschrieben, die ebenfalls durch die Ablagerung von Amyloid gekennzeichnet sind (s. 13.1.2). **❗**

Ätiologie und Klassifikation

Es wurde versucht, die Amyloidosen in primäre, familiär-hereditäre und sekundäre (d. h. mit Grunderkrankungen assoziierte) Formen einzuteilen. Da viele Amyloidosen jedoch bis heute ätiologisch ungeklärt sind, ist eine vertretbare Systematisierung nach der Ätiologie wenig sinnvoll. Die im Folgenden benutzte Einteilung richtet sich nach dem Lokalisationstyp und den beteiligten Amyloiden (**Tab. 9.18**). Per Konvention werden die Amyloidosen nach dem fehlgefalteten Vorläuferprotein abgekürzt.

Tab. 9.18 Amyloid-Typen (Auswahl)

Amyloidtyp	Bildung aus (Eiweiß)
Amyloid A	physiologisches Serumamyloid A (physiologisches Akute-Phase-Protein)
Amyloid L	Leichtketten (oder Fragmente davon) von Immunglobulinen
Amyloid β_2M	β_2-Mikroglobulin
Amyloid TTR	Transthyretin (in der Leber und dem Plexus chorioideus synthetisiertes Transportprotein)

Weitere Amyloide: Amyloid ANF (Vorhofamyloid aus dem natriuretischen Peptid des Herzens), Amyloid β (aus dem Amyloid-β-Precursor-Protein [AbPP], einem transmembranösen Glykoprotein des ZNS, z. B. bei Alzheimer-Krankheit), Amyloid PrP (Prion-Protein, s. 13.1.2)

Diagnostisches Vorgehen

Diagnose und Typisierung erfolgen:

- bei **systemischen Amyloidosen** durch tiefe Biopsie im Bereich der Schleimhaut des Magen-Darm-Traktes (speziell des Rektums)
- bei **lokalisierten Amyloidosen** durch Punktion des betroffenen Organs, z. B. Niere, Leber, Endokard, N. suralis, Gingiva oder Muskulatur
- Die **Hautfettgewebeuntersuchung** ist auch bei lokalen Amyloidosen teilweise diagnostisch (Alternative z. B. zur Myokardbiopsie).

Lichtmikroskopisch können eine typische grüne Doppelbrechung nach Kongorot-Färbung, elektronenmikroskopisch ein fibrillärer Aufbau und β-Faltblattstrukturen erkannt werden. Das pathologische Protein wird dann immunohistochemisch klassifiziert.

Therapie

Bei fast allen Amyloidosen kann durch die aggressive Behandlung der Grundkrankheit ein Stillstand erwartet werden. Spezifische Therapieansätze bestehen für:

- **Leichtkettenamyloidose:** Versuch mit alkylierenden Substanzen (wie beim multiplen Myelom; s. **3.6.5**), evtl. autologe Stammzelltransplantation
- **Amyloid A:** Dimethylsulfoxid blockiert die Amyloidbildung *in vitro* und hat auch in Studien – z. B. bei Alzheimer-Patienten – klinische Effekte gezeigt. Beim familiären Mittelmeerfieber erfolgt die Therapie mit Colchicin.

Generalisierte Amyloidosen

Amyloid-L-Amyloidose (Leichtkettenamyloidose)

Diese in Deutschland häufigste Form der generalisierten Amyloidosen kommt vor allem bei monoklonaler Parapro-

teinämie (s. **3.6.5**) vor: Bei 10 – 20% der Patienten mit multiplem Myelom, M. Waldenström oder MGUS liegt eine begleitende, durch Immunglobulinfragmente ausgelöste Amyloidose vor.

Klinik und Pathogenese

Amyloid L wird aus Teilen der leichten Ketten von Immunglobulinen gebildet. Es wird in Magen-Darm-Trakt, Herz, peripheren Nerven, Nieren, seltener auch in Leber, Gelenken und Haut abgelagert. Hierdurch tritt ein „gemischtes Bild" mit Abdominalbeschwerden, Herzinsuffizienz, peripherer Neuropathie, nephrotischem Syndrom, Hautblutungen, Karpaltunnel-Syndrom und einer charakteristischen Zungenvergrößerung auf.

Amyloid-A-Amyloidose

Das beteiligte Amyloid entsteht aus einer Degradation des bei entzündlichen Erkrankungen im Überschuss vorliegenden Akute-Phase-Proteins Serumamyloid A. Entsprechend wird diese Amyloidose vor allem bei chronisch-entzündlichen Systemerkrankungen gesehen, z. B.:

- bei chronischen Entzündungen: chronisch-rheumatische Erkrankungen (z. B. rheumatische Arthritis, M. Bechterew, Kollagenosen), chronisch-entzündliche Darmerkrankungen (Colitis ulcerosa, M. Crohn), chronische Infekte (Bronchiektasen, Osteomyelitis, Tbc, Lepra, Lues)
- bei Tumorerkrankungen: insbesondere M. Hodgkin
- beim familiären Mittelmeerfieber (s. **12.8.4**).

Klinik und Pathogenese

Befallen sind häufig die Nieren (→ Proteinurie, später Niereninsuffizienz), Leber und Milz (→ Hepatosplenomegalie) und immer der Magen-Darm-Trakt (→ Magenulzera, Malabsorption, beides jedoch selten). Selten treten Nebennierensuffizienz und Hypertonie auf.

Seltenere systemische Amyloidosen

- **Dialyseabhängige Amyloidose:** Nach 5 – 10-jähriger Dialyse entsteht aus β$_2$-Mikroglobulin das Dialyseamyloid β$_2$M, welches sich speziell in den Gelenken ablagert und dort zu einer destruktiven Arthropathie (einschließlich Spondylarthritis), subchondralen Knochenzysten (→ Spontanfrakturen) und Karpaltunnel-Syndrom führen kann.
- **Kardiale Amyloidosen**, v. a. durch Amyloid TTR, das sich im Alter am Herzen, aber auch systemisch ablagert und zu Herzinsuffizienz oder Arrhythmien führen kann
- **Amyloid-F-Amyloidose:** generalisierte familiäre Amyloidose mit Polyneuropathie, sehr selten.

Lokale Amyloidosen

In verschiedenen Körpergeweben können unterschiedliche Amyloide mit oft ungeklärter Bedeutung und Pathogenese nachgewiesen werden, z. B.

- klinisch stumme „Altersamyloide" (jenseits des 70. Lebensjahrs): Ursprung in Aorta, großen Gefäßen, Samenblasen, Hoden, Knorpelstrukturen
- **M. Alzheimer:** Ablagerung von **A-β-Peptid**, einem aggregierten Spaltprodukt des physiologischen Amyloid-β-Precursor-Proteins
- **endokrine Amyloidosen:** bei Endokrinopathien entstehende lokale Amyloidosen, die zur weiteren Organschädigung beitragen könnten, z. B. **Amyloid Cal** (aus Procalcitonin) bei medullärem Schilddrüsenkarzinom, **Amyloid IAPP** (aus Inselzell-assoziiertem Polypeptid) bei Inselzelltumoren und Typ-2-Diabetes
- **Vorhofamyloid ANF** entsteht wohl aus dem natriuretischen Peptid und ist bei 70% aller über 70-Jährigen nachweisbar (→ Herzrhythmusstörungen, selten).

Fallbeispiel

Anamnese

Eine 67-jährige Patientin berichtet über seit einem halben Jahr zeitweilig auftretende Kribbelgefühle in beiden Beinen. Manchmal habe sie den Eindruck, dass die Beschwerden nachts oder auch beim Gehen schlimmer werden. Sie sei bisher völlig gesund gewesen. Mit 45 Jahren sei ihre Gebärmutter wegen starker Blutungen entfernt worden. Familienanamnese: Die Mutter ist mit 60 Jahren aus nicht bekannten Gründen verstorben.

Körperlicher Befund

Zufriedenstellender Allgemeinzustand bei stammbetonter Adipositas. Körpergewicht 82,6 kg bei 1,65 cm Körpergröße. RR 190/100 mmHg (25/13 kPa), Herzfrequenz 72/min. Rötung der Haut beidseits unter den Brüsten mit vereinzelten papulösen Satellitenherden, Achillessehnenreflex beidseits negativ, strumpfförmige Hyp- und Dysästhesie an beiden Unterschenkeln. Die A. dorsalis pedis links ist nicht sicher tastbar. Keine Strömungsgeräusche. Trockene Füße mit Hyperkeratosen.

Welche Verdachtsdiagnose haben Sie?

Die Patientin weist verschiedene Krankheitsbilder auf: eine periphere sensible Polyneuropathie unklarer Genese, eine arterielle Hypertonie, Adipositas, eine Candida-Infektion der Haut, möglicherweise auch eine pAVK. In der Zusammenschau deuten diese Krankheitsbilder auf das Vorliegen eines metabolischen Syndroms, wobei die Hautinfektion und die Polyneuropathie am ehesten mit einem Diabetes mellitus vereinbar sind.

Welche Untersuchungen ordnen Sie an?

Es interessieren vor allem der Blutzucker sowie Blutbild, BSG, Harnstoff und Kreatinin. Darüber hinaus sind ein Urinstatus, ein EKG, ein Röntgen-Thorax, eine Dopplersonographie der Beinarterien, eine 24-h-Blutdruckmessung und ein Hautabstrich sinnvoll.

Ergebnisse

- BSG 18/30 mm n. W., Leukozytose (11 × 10⁹/l), BZ 260 mg/dl (14,4 mmol/l)
- Urin: Zucker 1%, keine Ketonkörper, Nachweis von Leukozyten und Bakterien, Protein 50 mg/l
- EKG: Linkstyp mit Zeichen der Linksherzhypertrophie
- Dopplersonographie: pAVK vom Unterschenkelverschlusstyp
- 24-h-RR-Messung: mittlerer Blutdruck 150/95 mmHg (20/12,5 kPa) mit Nachtabsenkung um 15%
- Hautabstrich: Candida albicans
- Röntgen-Thorax: Herzgröße noch im Normbereich.

Wie bewerten Sie die Ergebnisse?

Anhand der Laborwerte ist die BZ-Erhöhung als Genese der Neuropathie anzunehmen. Zusätzlich ist der Nachweis weiterer mit dem Diabetes mellitus assoziierter Krankheiten gelungen: Der Harnwegsinfekt sowie die Hautinfektion spiegeln die mit der diabetischen Stoffwechsellage einhergehende Resistenzminderung wider; die Proteinurie kann die glomeruläre Schädigung anzeigen, kann aber auch mit dem Harnwegsinfekt zusammenhängen und muss daher nach Abheilung kontrolliert werden. Daneben besteht eine diabetische Makroangiopathie vom Unterschenkelverschlusstyp. Die Polyneuropathie scheint das autonome Nervensystem bisher verschont zu haben, jedenfalls ist die RR-Nachtabsenkung mit 15% noch erhalten.

Weiteres Vorgehen?

Zur weiteren Abklärung ordnen Sie an (jeweilige Fragestellungen in Klammern): Kreatinin-Clearance (Ausmaß der Nephropathie), Urinuntersuchung auf Mikroalbumin (Prognose der Nephropathie), HbA₁c (Ausmaß der Blutzuckerentgleisung in den letzten 3 Monaten), Lipidstatus (weitere interventionsbedürftige Risikofaktoren), Transaminasen (Hinweis auf Leberfunktionsstörung/Leberverfettung), Harnsäure (oft assoziierte Stoffwechselstörung mit Interventionsbedarf), Sonographie (Leberverfettung, Nierenveränderungen, Gefäßveränderungen) sowie eine augenärztliche Untersuchung (diabetische Retinopathie).

Ergebnisse (Normwerte in Klammern): Mikroalbumin im Urin 50 mg/ml ($\leq$ 20), HbA_{1c} 8,9 % ($\leq$ 6,5), Cholesterin 282 mg/dl bzw. 7,3 mmol/l ($\leq$ 200 mg/dl bzw. $\leq$ 5,2 mmol/l), Triglyzeride 310 mg/dl bzw. 3,5 mmol/l ($\leq$ 160 mg/dl bzw. $\leq$ 1,8 mmol/l), HDL 35 mg/dl bzw. 0,9 mmol/l ($\geq$ 45 mg/dl bzw. $\geq$ 1,2 mmol/l), LDL 190 mg/dl bzw. 4,9 mmol/l ($\leq$ 150 mg/dl bzw. $\leq$ 3,9 mmol/l), Presbyopie. Die übrigen Befunde liegen im Normbereich.

Welche Therapie schlagen Sie vor?

Zu empfehlen sind eine Diabetes-Schulung der Patientin sowie eine Gewichtsreduktion durch Reduktionskost und ein an die Situation der Patientin adaptiertes Bewegungsprogramm. Die Hypertonie lässt sich mit einem ACE-Hemmer, der Harnwegsinfekt mit einem Antibiotikum, die Mykose mit einer antimykotischen Salbe behandeln. Ihrem Vorschlag, die neuropathischen Beschwerden durch einen „Versuch" mit α-Liponsäure anzugehen, begegnet die Patientin mit einem skeptischen: „Isch wäis

nisch, Hä' Dögdä..." So direkt angesprochen, setzen Sie sich noch am selben Abend an den von einem Pharmavertreter erst kürzlich spendierten Stationscomputer: Die wenigen Studien zu dem Thema zeigen keine überzeugenden Vorteile für eine Behandlung mit dem Antioxidans α-Liponsäure – ein etwas enttäuschendes Urteil über ein nicht gerade billiges Medikament. Ihre Patientin jedoch freut sich über die Nachricht: „Nu, daa würdsch de A Ou Gaa (für Nicht-Sachsen: AOK) ober frein, wennsch dass nisch nähm muss!"

Weiterer Verlauf

Unter Kalorienreduktion sinken die BZ-Werte bereits auf 110 – 190 mg/dl (6,1 bis 10,5 mmol/l) ab, sodass eine weitere Gewichtsabnahme sinnvoll erscheint. Vor allem zur postprandialen BZ-Senkung ist zusätzlich Acarbose (ein oraler α-Glucosidase-Hemmer) zu erwägen.

Nach 4 Wochen sind die BZ-Werte unter kontinuierlicher, langsamer Gewichtsreduktion auf 90 – 150 mg/dl (5,0 – 8,3 mmol/l)

abgesunken und der Blutdruck auf 130/80 mmHg (17,3/10,6 kPa) gerade ausreichend gesenkt.

Kommentar

Ein geradezu überirdisch schönes Beispiel, wie durch nicht-medikamentöse Therapie breitgefächerte Gesundheitsvorteile erreicht werden können. Der Schlüssel zum Behandlungserfolg war hier die Gewichtsreduktion, gekoppelt mit verstärkter Bewegung. Im echten Leben ist ein solches Happy End eher selten: Eine Gewichtsreduktion ist bei freilebenden Individuen nur zu erreichen, wenn diese von der Dringlichkeit des Therapieziels überzeugt sind, über die entsprechenden psychosozialen Ressourcen verfügen (Motivation, persönliche und soziale Stabilität) und sich auf guten Rat verlassen können (hier z. B.: zweigleisiger Ansatz durch Diät und Bewegungsprogramm, wobei für Letzteres ein „Bewegen Sie sich, so viel der Karren hergibt" nicht ausreicht).

10 Niere

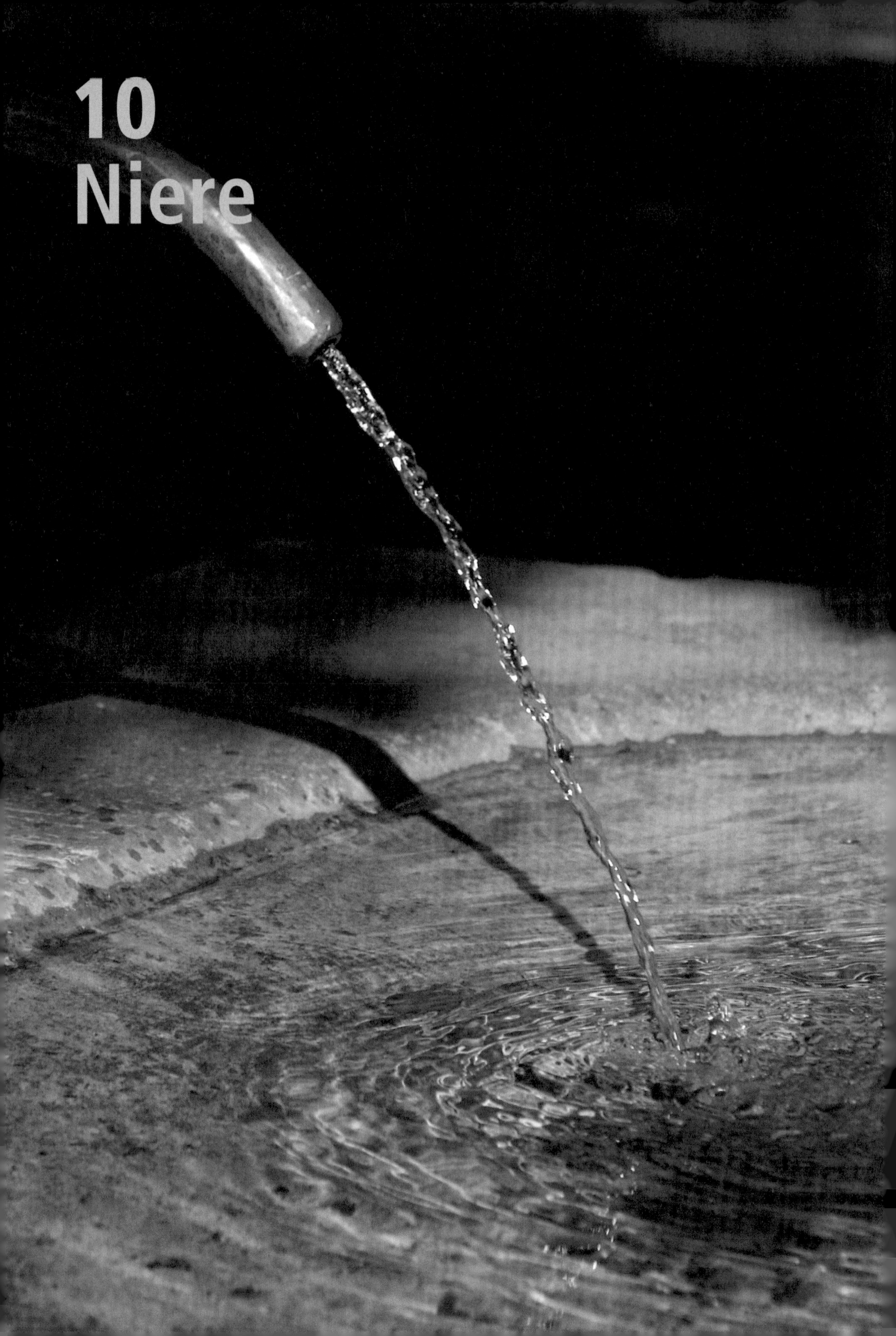

Mehr als jeder tausendste Bundesbürger leidet an einem terminalen Nierenversagen. Der Bericht des Registers zur Qualitätssicherung in der Nephrologie (QuaSi-Niere) dokumentiert aktuell für Deutschland 82 000 dialysepflichtige oder nierentransplantierte Patienten. Die Zahl steigt jährlich um weitere 5000 – 6000 an. Etwa 10 000 der über 60 000 Dialysepatienten warten auf eine Nierentransplantation. Aufgrund der niedrigen Spendenbereitschaft in der Bevölkerung – nur etwa 15% der Bevölkerung besitzen einen Organspendeausweis – können jährlich nur etwa 2500 Nieren verpflanzt werden. Für die betroffenen Patienten bedeutet dies Wartezeiten von 5 – 6 Jahren auf ein ersehntes Transplantat.

Die Ursachen akuter und chronischer Nierenerkrankungen sind mannigfaltig. Die mit etwa 30% häufigste Einzelursache ist die diabetische Nephropathie als Langzeitfolge der Zuckererkrankung. Arteriosklerotische Langzeitschäden, vor allem die hypertensive Nephropathie bei langjährigem Bluthochdruck, spielen ebenfalls eine wichtige Rolle. Daneben finden sich die primären Nierenerkrankungen (Glomerulonephritis, interstitielle Nephritis, Zystennierenerkrankung) und – seltener – die Mitbeteiligung der Nieren bei anderen systemischen Erkrankungen wie Kollagenosen und Vaskulitiden.

Die frühzeitige Erkennung und konsequente Behandlung dieser Erkrankungen ist entscheidend, um so weit als möglich eine Progredienz in die chronische Niereninsuffizienz zu verhüten.

Funktion und Regulation der Nieren sind äußerst komplex und gehen weit über ihre Aufgaben bei der Wasser-, Säure-Base- und Elektrolythomöostase hinaus. So sind sie nicht nur Erfolgsorgan bei der Regulation des Extrazellularvolumens, sondern beteiligen sich durch endokrine und parakrine Wirkungen auch an der Regulation des Blutdruckes, der Blutbildung sowie des Knochenstoffwechsels. Die Komplexität des Organs Niere wird besonders deutlich, wenn ihre Funktion infolge einer chronischen Niereninsuffizienz ersetzt werden muss. Eine aufwändige diätetische, medikamentöse und maschinelle Therapie ist notwendig, um dem betroffenen Patienten ein möglichst beschwerdefreies Leben zu ermöglichen und schwerwiegende chronische Schäden für den Gesamtorganismus zu minimieren.

10.1 Anatomie und Physiologie

10.1.1 Anatomische Grundlagen

Abbildung 10.1 zeigt die Topographie des Harnsystems. Zum Aufbau von Nierenrinde und -mark siehe **Abbildung 10.2**.

Nephron

Das Nephron (**Abb. 10.3**) ist die funktionelle Einheit der Niere. Es besteht aus dem Glomerulus mit Bowman-Kapsel und dem darin liegenden Kapillarknäuel (**Abb. 10.4**). Aus der glomerulären Kapillare wird der Primärharn in den Bowman-Kapselraum abfiltriert. Die Kapsel geht in das Tubulussystem über, bestehend aus proximalem Konvolut, Henle-Schleife, distalem Konvolut und Sammelrohr. Letzteres mündet in die Kelche des Nierenbeckens (Pyelon). Jede Niere besteht aus ca. einer Million Nephronen. Die funktionelle Reservekapazität ist groß genug, dass auch mit nur einer gesunden Niere eine normale Nierenfunktion aufrechterhalten werden kann. Erst bei einer Reduktion der Anzahl funktionierender Nephrone um mehr als 60 – 70% tritt eine Niereninsuffizienz ein.

Glomerulärer Filter

Die glomeruläre Filtrationsbarriere (**Abb. 10.5**) ist aus drei Bestandteilen aufgebaut:
- aus dem **fenestrierten Endothel** der glomerulären Kapillare
- aus einer **Basalmembran** aus vernetzten Kollagenfibrillen
- aus den außen zum Kapselraum hin abschließenden, ineinander farnartig verzahnten **Podozyten** (**Abb. 10.4**).

Man dachte bislang, dass die glomeruläre Basalmembran (GBM) den eigentlichen Filter darstellt. Die Porengröße ihres kollagenen Maschenwerks liegt bei 40 000 – 60 000 Dalton. Negative Oberflächenladungen der Basalmembran erzeugen eine zusätzliche elektrostatische Barriere (sog. Ladungsselektivität) für solche Proteine, die ebenfalls negative Ladungen an ihrer Oberfläche tragen (z. B. Albumin). Inzwischen weiß man jedoch, dass auch die – durch schlitzmembranartige Tight Junctions untereinander ver-

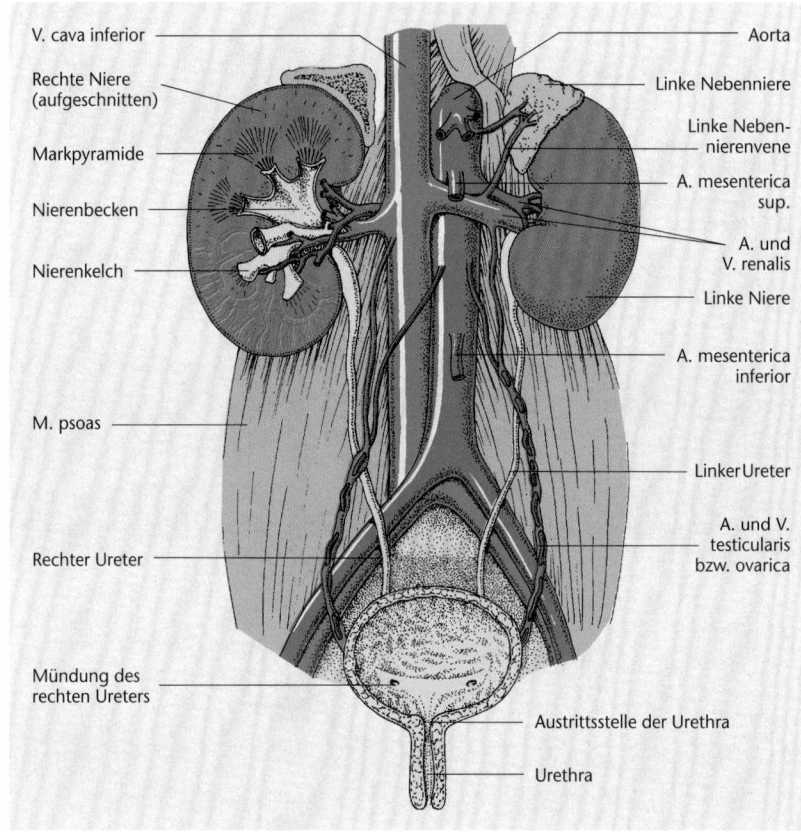

V. cava inferior

Rechte Niere
(aufgeschnitten)

Markpyramide

Nierenbecken

Nierenkelch

M. psoas

Rechter Ureter

Mündung des
rechten Ureters

Aorta

Linke Nebenniere

Linke Neben-
nierenvene

A. mesenterica
sup.

A. und
V. renalis

Linke Niere

A. mesenterica
inferior

Linker Ureter

A. und V.
testicularis
bzw. ovarica

Austrittsstelle der Urethra

Urethra

Abb. 10.1: Topographie des Harnsystems.
Dargestellt sind beide Nieren und das ableitende
Harnsystem. Der Längsschnitt durch die rechte
Niere zeigt in der oberen Hälfte die Markpyrami-
den mit ihrer Mündung in die Nierenpapillen. In
der unteren Hälfte ist die intrarenale Verzweigung
der Blutgefäße dargestellt. [A400 – 190]

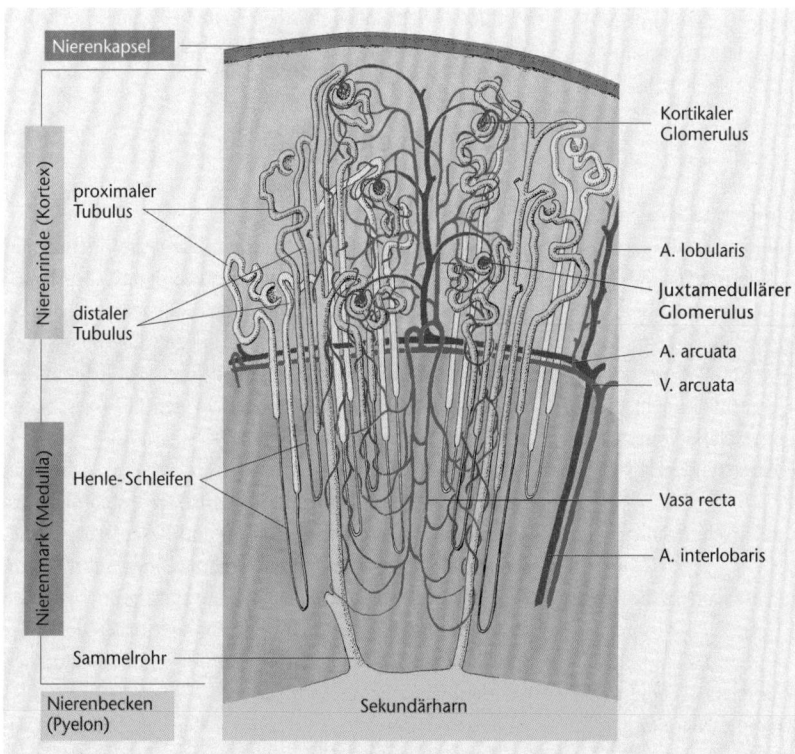

Nierenkapsel

Nierenrinde (Kortex)

proximaler
Tubulus

distaler
Tubulus

Nierenmark (Medulla)

Henle-Schleifen

Sammelrohr

Nierenbecken
(Pyelon)

Kortikaler
Glomerulus

A. lobularis

Juxtamedullärer
Glomerulus

A. arcuata

V. arcuata

Vasa recta

A. interlobaris

Sekundärharn

10

**Abb. 10.2: Makroskopische Detailansicht
der linken Niere mit der Gefäßarchitektur
in Nierenrinde und Nierenmark.** Die ins
Nierenmark ziehenden Vasa recta geben die
peritubulären Kapillaren ab, die entscheidend für
den Ionen- und Stoffaustausch bei den tubulären
Sekretions- und Resorptionsvorgängen sowie der
Konzentrierung des Harns sind. [A400 – 190]

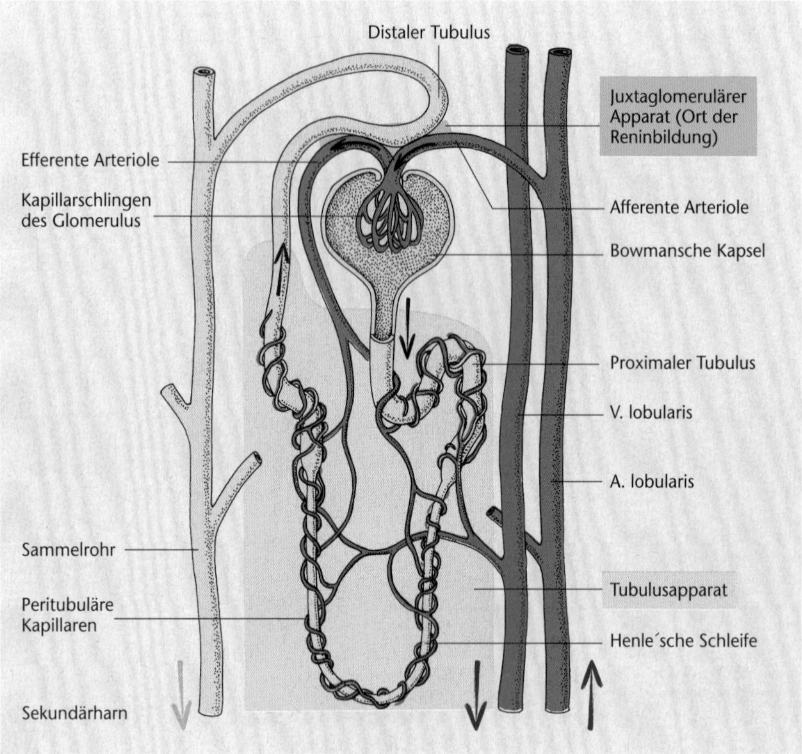

Abb. 10.3: Das Nephron. Glomerulus und Tubulusapparat mit zuführendem (afferentem) und ableitendem (efferentem) Gefäß in schematischer Darstellung. [A400–190]

zahnten – Podozyten eine sehr wichtige Rolle in diesem Filtrationsprozess spielen. Genetische Defekte in der Eiweißstruktur dieser Schlitzmembranen (s. **10.5.1**) führen zu einem nephrotischen Syndrom trotz intakter glomerulärer Basalmembran.

Juxtaglomerulärer Apparat

An der Verbindung zwischen Glomerulus und distalem Konvolut bilden spezialisierte Zellen den juxtaglomerulären Apparat **(Abb. 10.3)**, in dem Renin synthetisiert wird (Renin-Angiotensin-Aldosteron-System, s. **1.14.1** mit **Abb. 1.124**).

Nierendurchblutung

Ungefähr 25% (ca. 1,2 l/min) des Herzzeitvolumens fließen durch die Nieren mit ihrer besonderen Gefäßarchitektur aus zwei hintereinandergeschalteten Widerstandsgefäß-Kapillarsystemen **(Abb. 10.2** und **10.3)**:

- **Vasa afferentia** versorgen die Kapillarschlingen des Glomerulus.
- **Vasa efferentia** münden über die Vasa recta in die peritubulären Kapillaren des Kortex.

Durch Autoregulation über die Widerstandsgefäße in den Vasa afferentia **(Bayliss-Effekt)** wird die Nierendurchblutung weitgehend konstant gehalten.

! Bei erhaltener Autoregulation führen selbst systolische Blutdruckschwankungen zwischen 80 und 200 mmHg zu keiner wesentlichen Änderung der Nierendurchblutung. !

10.1.2 Physiologie

Harnpflichtige Substanzen

Im Stoffwechsel anfallende Endprodukte, die nicht weiter verstoffwechselt werden können, müssen vom Körper ausgeschieden werden. Dies kann über die Leber und Galle im Stuhl, durch Abatmung über die Lunge, durch Ausscheidung in den Bronchialschleim oder durch Abfiltrieren (der sog. **harnpflichtigen Substanzen**) in den Urin geschehen (s. **Kasten** „Aufgaben der Niere").

Die harnpflichtigen Substanzen werden passiv, d. h. allein durch **glomeruläre Filtration**, oder aktiv durch **tubuläre Sekretion** (z. B. organische Säuren und Basen) ausgeschieden. Voraussetzung zur Ausscheidung einer Substanz im Urin ist deren Wasserlöslichkeit; diese kann primär gegeben sein oder aber – z. B. durch Glukuronidierung in der Leber und anschließende Reabsorption im enterohepatischen Kreislauf – geschaffen werden.

Für den Organismus wertvolle Substanzen (Glucose, Aminosäuren, Peptide u. a.) sollen dagegen nicht im Urin verlo-

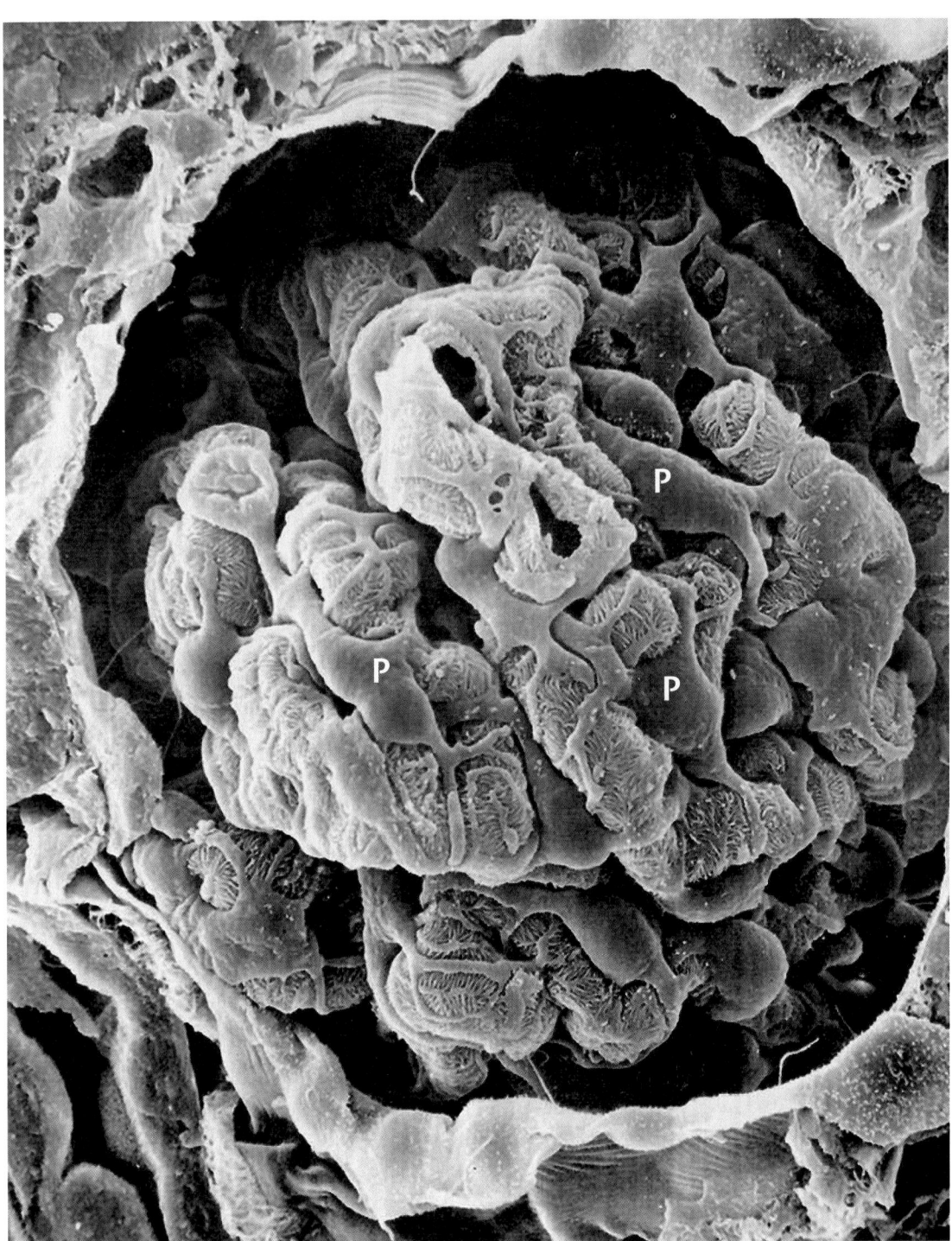

Abb. 10.4: Glomeruläre Kapillarschlingen im Rasterelektronenmikroskop. Die Bowman-Kapsel ist eröffnet. Der Blick ist frei auf das schleifenförmig gewundene glomeruläre Kapillarknäuel. Die Außenseite der Kapillaren wird von Podozyten (P) bedeckt, deren Fußfortsätze sich wie Farnblätter über die Kapillaren ausbreiten. Sie bilden das innere Blatt der Bowman-Kapsel und stellen nach heutiger Kenntnis einen funktionell bedeutenden Anteil an der glomerulären Filtrationsbarriere. [C160]

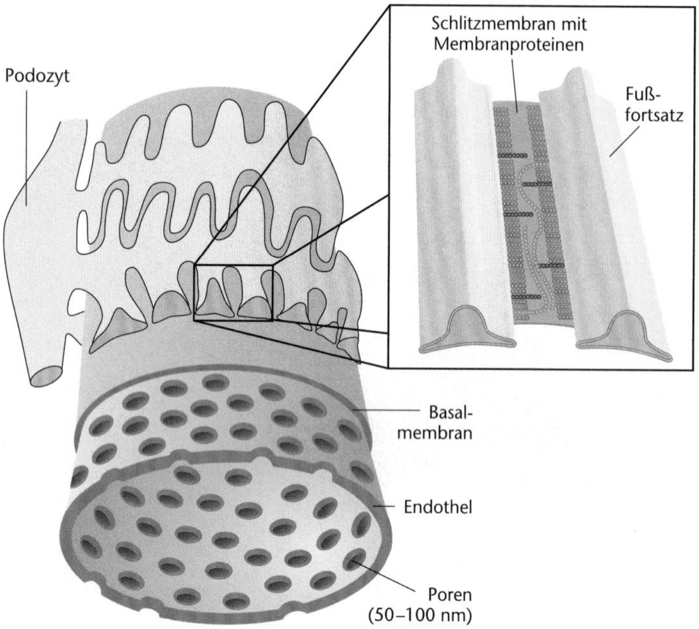

Abb. 10.5: Glomeruläre Filtrationsbarriere (Schemazeichnung). Die eigentliche Filtrationsbarriere wird gebildet von der glomerulären Basalmembran und den Proteinen der Schlitzmembranen zwischen den podozytären Fußfortsätzen. Genetische Defekte im Bereich dieser Schlitzmembran führen zu einem schweren nephrotischen Syndrom. [L157, L141]

ren gehen. Sie werden über Resorptionsvorgänge entlang dem Tubulussystem – meist mithilfe aktiver, d. h. energieabhängiger Transportvorgänge – zurückgewonnen (**Abb. 10.6**).

===== **AUF DEN PUNKT GEBRACHT** =====

Aufgaben der Niere
- Aufrechterhaltung der Volumen- und Elektrolythomöostase und Regulierung des Säure-Base-Haushaltes
- Ausscheidung von wasserlöslichen Stoffwechselprodukten und Pharmaka; täglich müssen ≥ 1200 mOsmol stickstoffhaltiger Endprodukte aus dem Eiweißstoffwechsel als harnpflichtige Substanzen ausgeschieden werden (z. B. Kreatinin, Harnstoff, Ammoniak, Harnsäure)
- Hormonsynthese: z. B. Erythropoetin, Renin sowie Hydroxylierung von 1-Hydroxycholecalciferol zu 1,25-Dihydroxycholecalciferol, dem aktiven Metaboliten des Vitamins D
- Blutdruckregulation (Renin-Angiotensin-Aldosteron-System, Kinin-Kallikrein-System).

Primärharn

Durch den glomerulären Filter (**Abb. 10.5**) werden täglich etwa 170 Liter Primärharn in die Bowman-Kapsel und das Tubulussystem abfiltriert. Die pro Minute abgepresste Menge entspricht der **glomerulären Filtrationsrate (GFR)**. Die Höhe der GFR ist abhängig von:

- **dem effektiven Filtrationsdruck** (hydrostatischer Druck minus onkotischer Druck im Plasma): Ein erniedrig-

ter hydrostatischer Druck findet sich zum Beispiel im Rahmen eines Schockgeschehens oder bei vorgeschalteter Nierenarterienstenose mit Druckabfall über der Stenose.

===== **AUF DEN PUNKT GEBRACHT** =====

Siebfunktion des glomerulären Filters
- Substanzen mit einem Molekulargewicht ≤ 5500 Dalton (D) werden uneingeschränkt filtriert.
- Substanzen zwischen 5500 und 60 000 D werden mit zunehmender Einschränkung filtriert.
- Teilchen ≥ 60 000 D (Albumin und alle anderen Plasmaproteine) können den glomerulären Filter nicht passieren.

Glomerulär filtrierte kleinmolekulare Proteine werden tubulär fast vollständig aktiv rückresorbiert. Der physiologische tägliche Eiweißverlust über den Harn liegt dadurch unter 150 mg/24 h.

Störungen

Störungen der Tubulusfunktion, z. B. bei (tubulo)interstitiellen Erkrankungen, führen bevorzugt zu einer **tubulären Proteinurie** mit Verlust kleinmolekularer Proteine wie α_2-Mikroglobulin über den Urin. Ein Verlust der negativen Ladung der Basalmembran (Ladungsselektivität), wie sie u. a. für die Minimal-Change-Glomerulonephritis typisch ist, hat insbesondere eine **Albuminurie** zur Folge. Schwerere strukturelle Schäden an der glomerulären Basalmembran führen zu einer unselektiven glomerulären Proteinurie (s. 10.3.2), z. B. bei membranöser Glomerulonephritis.

10

- **der Filtrationsfläche:** Sie ist abhängig von der Anzahl funktionsfähiger Nephrone (reduziert z. B. bei chronischer Niereninsuffizienz).
- **der molekularen Siebfunktion:** Die geringe Porengröße der glomerulären Basalmembran und ihre negative La-

dung verhindern den Übertritt von korpuskulären Bestandteilen und größermolekularen Eiweißen in das tubuläre System und damit ihre Ausscheidung mit dem Urin (s. **Kasten** „Siebfunktion des glomerulären Filters").

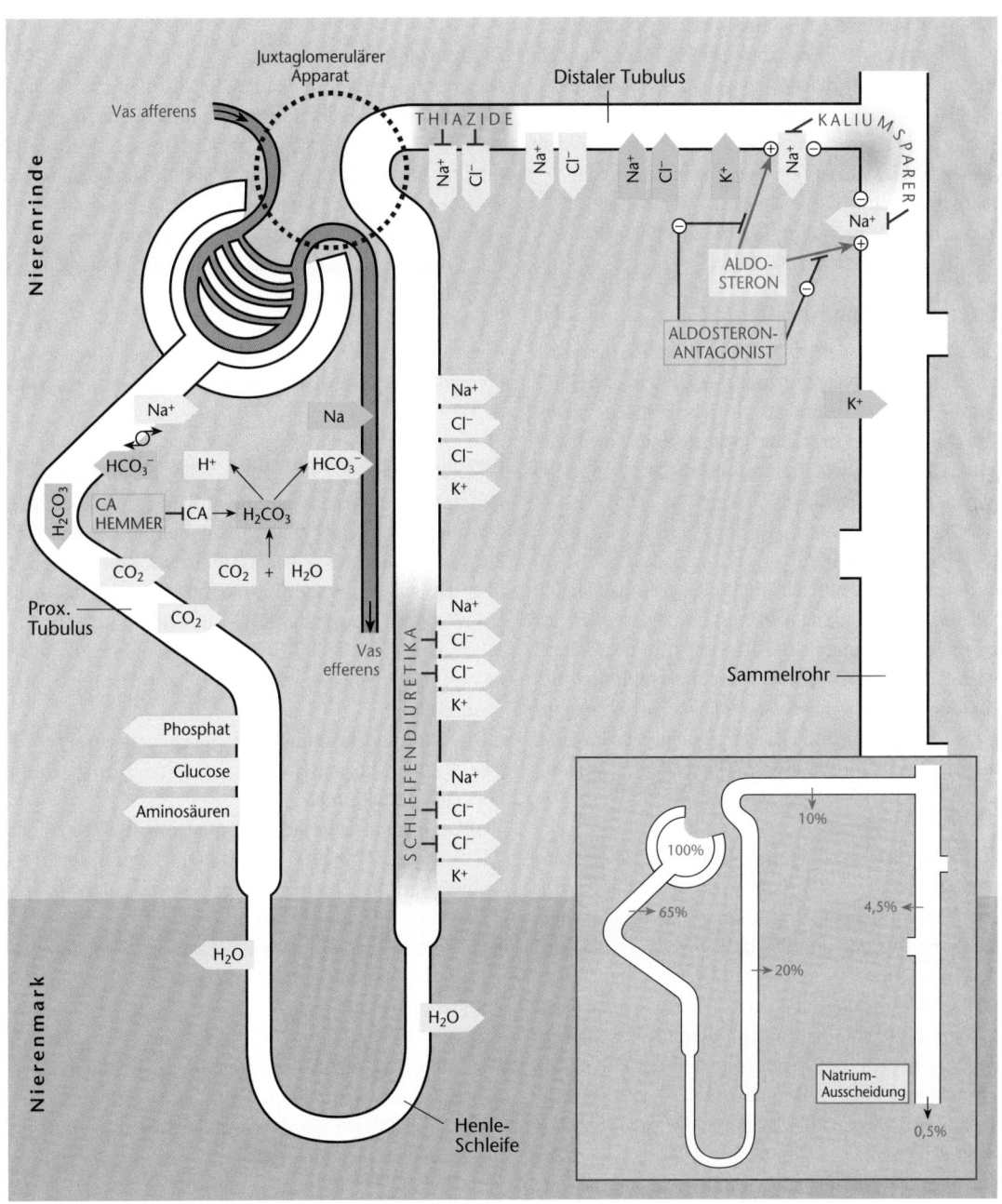

Abb. 10.6: Schematische Darstellung der Tubulusfunktion mit den Hauptorten der Rückresorption bzw. tubulären Sekretion einzelner Bestandteile des Primärharns sowie den Angriffspunkten der einzelnen Diuretika-Klassen. In der kleinen Abbildung rechts unten sind die Anteile der Natrium-Rückresorption in den einzelnen Nephronabschnitten dargestellt. CA = Carboanhydrase. [L157]

Konzentrierung des Harns

Die harnpflichtigen Substanzen werden auf dem Weg zum Nierenbecken durch **Wasserentzug aus dem Primärharn** konzentriert.

Das geschieht nach dem Prinzip des Gegenstroms zwischen Henle-Schleife und Blutkapillaren des Nierenmarks (Vasa recta). Treibende Kraft ist ein aktiv – d. h. unter Aufwendung von Energie – aufgebauter osmotischer Gradient zwischen Tubulus und Interstitium, welcher dadurch entsteht, dass ständig Natrium- und Chlorid-Ionen aus dem aufsteigenden Teil der Henle-Schleife in das umgebende Interstitium transportiert werden.

Entlang diesem osmotischen Gefälle tritt Wasser aus dem Tubulussystem ins Interstitium aus. Der plasmaisotone Primärharn mit einer Osmolalität von ca. 300 mOsmol/kg H_2O kann durch den Wasserentzug auf bis zu 1200 mOsmol/kg H_2O konzentriert werden (**Abb. 10.6**).

Rückresorption von Wasser

Von den täglich gebildeten 170 Litern **Primärharn** werden etwa 168 Liter im Tubulussystem rückresorbiert, davon 65% im proximalen Tubulus und 10–15% im distalen Tubulus und in den Sammelrohren. Der letztgenannte Anteil wird durch das antidiuretische Hormon (ADH) aus dem Hypophysenhinterlappen reguliert.

Antidiuretisches Hormon

Seine Aufgabe ist die Aufrechterhaltung der **Isoosmolalität** des Plasmas. ADH erhöht die Wasserdurchlässigkeit der Sammelrohre, d. h., unter ADH-Wirkung tritt mehr Wasser aus den Sammelrohren in das Niereninterstitium zurück und verdünnt das Plasma, dessen Osmolalität dadurch geringer wird. Dabei sinkt die Diurese, wohingegen sie unter verminderter ADH-Ausschüttung steigt (s. **8.6.3**).

Salzhaushalt

Die tägliche Kochsalzaufnahme (NaCl) über die Nahrung beträgt je nach Essgewohnheiten 5–15 g. Bei einer Plasma-Natriumkonzentration von 140 mmol/l werden bei einer Primärharnmenge von 170 l täglich 23,8 Mol = 1,43 kg NaCl in die Tubuli filtriert.

Um Kochsalzaufnahme und -ausscheidung in der Balance und damit die Plasma-Natriumkonzentration konstant zu halten, müssen mehr als 99% des primär filtrierten NaCl zurückresorbiert werden (**Abb. 10.6**). 60–70% dieser Menge werden im **proximalen Tubulus** durch die **Na$^+$-K$^+$-ATPase** aktiv zurück ins Interstitium gepumpt (Cl$^-$ folgt passiv); Wasser folgt dem Natrium zum Ausgleich des dabei entstehenden osmotischen Gradienten (s. o.).

Am **dicken aufsteigenden Teil der Henle-Schleife** werden 15–20% des NaCl aktiv durch die Na$^+$-K$^+$-ATPase an der basolateralen Zellmembran und einen zweiten Carrier an der luminalen Seite der Zelle rückresorbiert. Dieser Carrier wird durch Schleifendiuretika (Furosemid, Torasemid u. a.) gehemmt.

Weitere 10–20% des NaCl werden im **distalen Tubulus** und im **Sammelrohr** aktiv resorbiert (Angriffspunkt der Thiazid-Diuretika). Dabei entsteht ein transepitheliales Potential, das im Austausch u. a. K$^+$-Ionen aus der Zelle in das Lumen treibt.

Aldosteron

Die Na$^+$-Resorption im distalen Tubulus und im Sammelrohr untersteht dem Einfluss von Aldosteron, das die NaCl-Ausscheidung in den Urin kontrolliert. Die NaCl-Menge, die im Urin erscheint, kann unter dem hormonellen Einfluss zwischen 0,5% und 5% der im primären Glomerulusfiltrat enthaltenen Menge schwanken. Ein Hyperaldosteronismus führt zu einer vermehrten NaCl- und Wasserretention mit vermehrter K$^+$-Ausscheidung (s. **8.7.3**).

Die Hemmung der Aldosteron-Wirkung an der Niere liegt dem schwach wirkenden, kaliumsparenden Diuretikum Spironolacton als pharmakologisches Wirkprinzip zugrunde.

Regulierung des Säure-Base-Haushaltes

Bei einer normalen Ernährung, die 70 g Eiweiß enthält, fallen im Stoffwechsel täglich ca. **190 mmol H$^+$-Ionen** an. Sie kommen chemisch hauptsächlich als fixe (also nicht über die Lungen abzuatmende) Säuren vor: HCl (aus dem Stoffwechsel von Arginin, Histidin und Cystin), $H_2PO_4^-$ und Milchsäure. 130 mmol/d H$^+$-Ionen werden durch Bindung an organische Anionen wie Glutamat, Aspartat und Lactat neutralisiert.

Die restlichen 60 mmol/d H$^+$-Ionen müssen gepuffert bzw. frei im Urin ausgeschieden werden. Dies geschieht über vier Mechanismen:
- Ausscheidung als titrierbare Säuren, d. h. nach Umwandlung von $Na_2HPO_4 + H^+ \rightarrow NaH_2PO_4 + Na^+$ unter energieabhängiger Rückresorption des Na$^+$ oder in Form von Harnsäure oder Zitronensäure
- Bicarbonat-Rückresorption im proximalen Tubulus
- Ausscheidung von Säureäquivalenten als NH_4^+
- Sekretion freier H$^+$-Ionen.

Der Urin-pH beträgt normalerweise 5–7, der Harn enthält also nur 0,01–0,1 mmol/l freier H$^+$-Ionen. Der weit überwiegende Teil der ausgeschiedenen H$^+$-Ionen liegt in Form titrierbarer Säure ($H_2PO_4^-$) vor.

Hormonwirkungen auf die Niere

Die Niere ist Zielorgan einer ganzen Reihe von Hormonen (**Tab. 10.1**).

10

Tab. 10.1 Hormonwirkungen auf die Niere

Hormon	Syntheseort	Wirkungen
antidiuretisches Hormon (ADH, Adiuretin)	Neurohypophyse	• passive Rückresorption von Wasser aus den Sammelrohren ↑
Aldosteron	Nebennierenrinde	• Rückresorption von Na+ im distalen Tubulus ↑ • Ausscheidung von K+ und H+ ↑
Parathormon	Nebenschilddrüsen	• renale Ausscheidung von Phosphat ↑ • renale Rückresorption von Calcium ↑
Calcitonin	C-Zellen der Schilddrüse	• Calcium-Ausscheidung über die Niere ↑
atriales natriuretisches Peptid	Vorhofmyokard	• Natriurese und Diurese nach Dehnung des Vorhofmyokards • indirekte Hemmung der Renin-Sekretion

10.2 Leitsymptome und Syndrome

10.2.1 Leitsymptome

Oligurie, Anurie

Abnahme der Harnmenge – von normalerweise ca. 1,5 l/d – auf ≤ 500 ml (Oligurie) bzw. ≤ 100 ml/d (Anurie). Vorkommen bei Exsikkose (z. B. durch zu geringe Trinkmenge), beim akuten Nierenversagen und im fortgeschrittenen Stadium der chronischen Niereninsuffizienz.

! Bei einer Oligo-/Anurie muss zuallererst eine Harnwegsobstruktion mittels klinischer Untersuchung (prall gefüllte Blase, Prostatahyperplasie?) und Sonographie (Hydronephrose?) ausgeschlossen werden. !

Polyurie

Harnmenge ≥ 3000 ml/d. Vorkommen u. a. bei Polydipsie, im Rahmen eines dekompensierten Diabetes mellitus (osmotische Diurese bei Glukosurie), in der polyurischen Phase eines akuten Nierenversagens, unter Diuretika-Therapie, bei Diabetes insipidus und auch nach Alkoholgenuss (Alkohol hemmt die ADH-Ausschüttung), ferner selten bei renalen Tubulopathien (s. **10.9.3**).

Nykturie

Vermehrtes nächtliches Wasserlassen. Am häufigsten im Rahmen einer Herzinsuffizienz oder auch bei Blasenentleerungsstörungen durch Prostataerkrankungen. Bei einer Herzinsuffizienz führt körperliche Anstrengung zu einer relativen Minderdurchblutung der Nieren. (Nächtliche) körperliche Ruhe dagegen geht mit vermehrter Nierendurchblutung und gesteigerter Harnproduktion einher. Bei verminderter Konzentrationsleistung des Nierenmarkes, z. B. bei tubulointerstitieller Erkrankung der Nieren, ist ebenfalls eine Nykturie anzutreffen.

Dysurie

Dieser Begriff wird in doppelter Bedeutung verwendet:
• erschwertes Wasserlassen bei Harnwegsobstruktion (z. B. Prostatahypertrophie beim älteren Mann)
• Schmerzen und Brennen beim Wasserlassen (Algurie) als Leitsymptom für Infekte der unteren Harnwege (z. B. Urethritis, Zystitis).

Pollakisurie

Harndrang in kurzen Abständen, obwohl die Blase gar nicht entsprechend gefüllt ist, typisch bei Zystitis.

Hämaturie (Abb. 10.7)

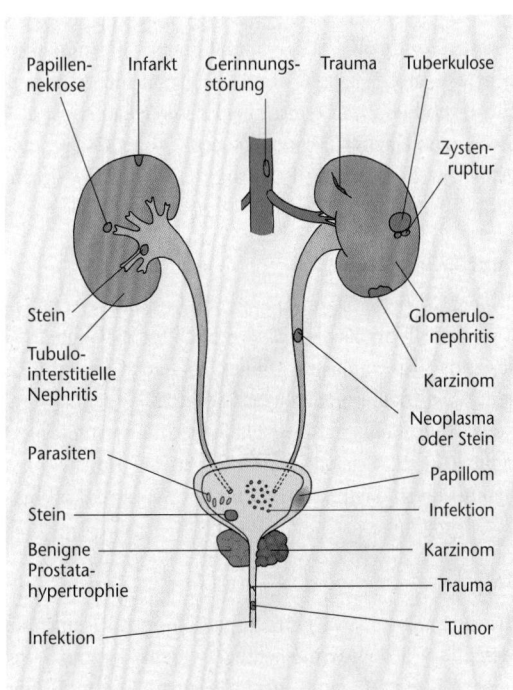

Abb. 10.7: Mögliche Hämaturie-Ursachen in Nieren und ableitenden Harnwegen. [L157]

Makrohämaturie

Mit bloßem Auge sichtbare Rotfärbung des Urins (ab 1 ml Blut/Liter Urin).

! Eine Blutung in den unteren Harnwegen tritt zu Beginn des Wasserlassens auf und nimmt zum Ende der Miktion durch die Verdünnung mit dem nachfließenden Harn ab. **!**

Mikrohämaturie

Eine Mikrohämaturie ist eine nur unter dem Mikroskop sichtbare Vermehrung von Erythrozyten (≥ 4/ml) bzw. das Auftreten von Erythrozytenzylindern im Urin (**Abb. 10.8a**). Erythrozytenzylinder sprechen für eine glomeruläre Erythrozyturie und sind in der Regel Ausdruck einer akuten Glomerulonephritis (**Abb. 10.8e**).

Eine nicht-glomeruläre Erythrozyturie kann zum Beispiel durch Harnwegssteine, Neoplasien der Harnwege, hämorrhagische Zystitis, Prostatitis oder Urethritis verursacht sein.

Pyurie

Milchige, eitrige Trübung des Urins bei schwerem Harnwegsinfekt.

Schäumender Urin

Ein beim Wasserlassen blasig aufschäumender Urin kann ein Hinweis auf das Vorliegen einer Proteinurie sein.

Harninkontinenz

- **Dranginkontinenz** (Urge-Inkontinenz): Harninkontinenz bei unerträglichem Harndrang und nicht entsprechend gefüllter Blase, typisch bei Harnwegsinfektion
- **Stressinkontinenz**: Harninkontinenz ohne Harndranggefühl bei körperlicher Belastung, z. B. Husten, Niesen, Sport.

Flankenschmerzen

Ein- oder doppelseitig auftretende, meist dumpfe Schmerzen im Bereich der Flanken sind typisch für die akute Pyelonephritis (DD Lumbago), können aber auch im Rahmen einer akuten Glomerulonephritis auftreten.

Kolikartige, häufig heftigste Flankenschmerzen mit Ausstrahlung in die Leistengegend oder in die Hoden- bzw. Schamregion sind ein Leitsymptom der Nephro-/Urolithiasis.

Ödeme

Siehe auch **11.4.5** und klinisch-pathologische Konferenz „Ödeme" auf **S. 964**. Renal bedingte Ödeme kommen vor allem im Rahmen eines nephrotischen Syndroms vor (s. **10.5.1**) und können stark ausgeprägt sein. Periorbital lokalisierte Ödeme sind typisch bei der akuten Post-Streptokokken-Glomerulonephritis.

10.2.2 Klinische Syndrome

Begriffsdefinitionen

- **Nephropathie:** allgemeine Bezeichnung für eine Erkrankung der Nieren jeglicher Ursache, z. B. Refluxnephropathie, diabetische Nephropathie
- **Glomerulopathie:** allgemeiner Begriff für eine primär vom Glomerulus ausgehende Erkrankung; entzündlich → Glomerulonephritis, nicht-entzündlich (degenerativ) → Glomerulosklerose
- **Tubulopathie:** vom tubulären Apparat der Nieren ausgehende Erkrankung
- **Nephritis:** entzündliche Nierenerkrankung, z. B. Glomerulonephritis, tubulointerstitielle Nephritis
- **Harnwegserkrankung:** Erkrankung der ableitenden Harnwege vom Pyelon abwärts. Die Pyelonephritis markiert den Übergang von der Harnwegserkrankung (pyelo-) zur tubulointerstitiellen Nierenerkrankung (-nephritis).

Klinische Syndrome

Die Erkrankungen der Nieren und Harnwege lassen sich anhand ihres klinischen Verlaufs und ihrer Ätiologie zum großen Teil in zehn verschiedene Syndromkomplexe einteilen. Die Vergegenwärtigung dieser klinischen Syndrome und ihrer Kardinalsymptome kann helfen, eine Systematik in die teilweise verworrene Nosologie zu bringen:

- **Harnwegsinfektionen, Pyelonephritis** (s. **10.4**): Leitsymptome Dysurie, Pollakisurie, Flankenschmerz, Fieber, signifikante Bakteriurie (s. **10.3.2**), Leukozyturie, Leukozytenzylinder
- **nephrotisches Syndrom** (s. **10.5.1**): Ödeme, „große" Proteinurie $\geq 3{,}0$ g/24 h, Hypoproteinämie, Hyperlipidämie
- **nephritisches Syndrom** (s. **10.5.2**): Oligurie, arterieller Hypertonus, periorbitale Ödeme, Hämaturie, Erythrozytenzylinder und Azotämie. Ist der klinische Verlauf rasch progredient mit raschem Nierenfunktionsverlust bis ins komplette akute Nierenversagen, spricht man von **rapid-progredienter Glomerulonephritis** (RPGN, s. **10.5.7**).
- **akutes Nierenversagen** (s. **10.12**): Anurie, Oligurie und dokumentierter akuter Abfall der GFR über die letzten Tage oder Wochen, häufig begleitet von arteriellem Hypertonus, Ödemen, Hämaturie, Proteinurie und Zylindrurie
- **chronisches Nierenversagen** (s. **10.13**): initial meist symptomloser, über Monate bis Jahre langsam progredienter Anstieg der Retentionswerte im Serum (Azotämie), im späten Stadium Zeichen der Urämie, häufig arterieller Hypertonus, Oligurie oder Polyurie, Elektrolytstörungen, metabolische Azidose, sekundärer Hyperparathyreoidismus, sonographisch meist verkleinerte Nieren
- **renal-tubuläre Störungen** (s. **10.9.3**): Nykturie, Polyurie, renale Osteodystrophie, Elektrolytstörungen, metabo-

lische Azidose, sonographisch häufig normal große Nieren

- **Nephrolithiasis** (s. **10.15**): Steinabgang, Nierenkoliken, Hämaturie, Leukozyturie, sonographisch und/oder röntgenologisch nachgewiesene Konkremente
- **Harnwegsobstruktion, postrenales Nierenversagen** (s. **10.12**): Oligurie, Anurie, Azotämie, mechanische Behinderung des Harnabflusses, gestaute Harnwege, Restharn in der Blase, sonographisch häufig vergrößert erscheinende Nieren
- **asymptomatische Urinauffälligkeiten:** zufällig aufgefallene Hämaturie, „kleine" Proteinurie ≤ 3,0 g/24 h oder sterile Leukozyturie ohne klinische Beschwerden oder Zeichen der Nierenfunktionsstörung
- **renaler arterieller Hypertonus** (s. **1.14**): systolisch und/oder diastolisch erhöhter Blutdruck auf dem Boden einer Nierenerkrankung (**renoparenchymatöser Hochdruck**) oder einer Nierenarterienstenose (**renovaskulärer Hochdruck**); evtl. mit sekundären Organschäden (linksventrikuläre Hypertrophie des Herzens, Fundus hypertonicus der Netzhaut).

10.3 Diagnostisches Vorgehen

Die Säulen der nephrologischen Diagnostik sind
- Anamnese und körperliche Untersuchung
- quantitative und qualitative Harnuntersuchung
- Blutdiagnostik: Blutbild, Retentionsparameter, Elektrolyte, immunologische Parameter wie z. B. antinukleäre Antikörper oder Komplementfaktoren
- Sonographie und evtl. andere bildgebende Untersuchungsverfahren.
- Nierenbiopsie

10.3.1 Anamnese und körperliche Untersuchung

Anamnese

Jetzige Anamnese

Die aktuelle Anamnese schließt die Frage nach den „nephrologischen" Leitsymptomen (s. **10.2.1**) ein, also Störungen des Wasserlassens, Urinauffälligkeiten, Flankenschmerzen, Ödeme.

Ein vor kurzer Zeit stattgefundener Infekt der oberen Luftwege, zum Beispiel eine Angina tonsillaris, kann auf eine Post-Streptokokken-Glomerulonephritis hinweisen. Fieber, Arthralgien, allgemeines Krankheitsgefühl oder Exantheme sind verdächtig auf eine Nierenbeteiligung im Rahmen von Systemerkrankungen, z. B. SLE, Purpura Schoenlein-Henoch oder Wegener-Granulomatose.

Vorerkrankungen

Viele Erkrankungen aus ganz verschiedenen Formenkreisen schädigen sekundär die Nieren (s. **Kasten** „Häufige Vorerkrankungen"). Auch nephrotoxische Medikamente können die Ursache einer Nierenerkrankung sein, insbesondere Analgetika, nicht-steroidale Antirheumatika (NSAR), Aminoglykosid-Antibiotika oder beispielsweise – heute obsolet – Gold und Penicillamin im Rahmen einer Basistherapie bei rheumatoider Arthritis (s. **12.6.**).

════════ **AUF DEN PUNKT GEBRACHT** ════════

Häufige Vorerkrankungen bei Niereninsuffizienz
Folgende Vorerkrankungen sollten bei nephrologischen Patienten abgefragt werden. Sie haben eine häufige Assoziation zu Nierenerkrankungen.
- **Diabetes mellitus:** diabetische Nephropathie (s. **10.6**)
- **arterieller Hypertonus:** hypertensive Schädigung der Nieren oder Hypertonus als Folge einer chronischen Nierenerkrankung
- gehäufte **Blasen- oder Nierenentzündungen** in der Kindheit: Anlagestörung der ableitenden Harnwege, z. B. vesiko-ureteraler Reflux
- **Nierenkoliken, Steinabgang im Urin:** Nephrolithiasis, rezidivierende Harnwegsinfektionen
- **Analgetika-Abusus:** Analgetika-Nephropathie (s. **10.11.1**), regelmäßige Einnahme von NSAR oder Paracetamol-haltiger Mischanalgetika
- **Gicht:** Gichtanfälle in der Vergangenheit können ein Hinweis auf eine Nephrolithiasis (s. **10.15**) oder eine chronische Gichtnephropathie (s. **10.9.2**) sein.
- **Krankheiten in der Schwangerschaft:** z. B. Präeklampsie, Harnaufstau oder akute Pyelonephritis-Episoden
- **rheumatische Arthritis, Kollagenosen:** z. B. Amyloidniere, Lupusnephritis bei SLE, medikamenteninduzierte membranöse Glomerulonephritis nach Goldtherapie oder Penicillamin
- **Tuberkulose:** Urogenital-Tbc, sterile Leukozyturie (s. **10.3.2**).

Familienanamnese

Gibt es Nierenerkrankungen in der Familie, zum Beispiel eine Nephrolithiasis oder eine Refluxnephropathie? Sind hereditäre Nierenerkrankungen bekannt, z. B. autosomal-dominante Zystennieren (s. **10.10.1**)?

Sozialanamnese

Besteht eine berufliche Exposition gegenüber potentiell nephrotoxischen Substanzen, z. B. Blei, Kadmium oder organischen Lösungsmitteln? Gibt es einen Anhalt für einen Tabletten- oder Drogenabusus?

10

Klinischer Befund

Bei akuter Erkrankung

Ein Klopfschmerz über den Nieren und Fieber zusammen mit dysurischen Beschwerden spricht zum Beispiel für eine akute Pyelonephritis. Unwohlsein, Makrohämaturie, Bluthochdruck, Lidödeme, periphere Ödeme und evtl. Oligo-/Anurie sprechen hingegen für eine akute Glomerulonephritis.

Bei chronischer Erkrankung

Chronische Nierenerkrankungen können zu chronischer Niereninsuffizienz führen, die meist über Monate oder Jahre schleichend verläuft. Klinischer Befund bei chronischer Niereninsuffizienz s. 10.13.

10.3.2 Harnuntersuchungen

Urin wird **makroskopisch** auf grobe Veränderungen hin inspiziert (z. B. Eiter, Makrohämaturie), mit **Teststreifen** orientierend auf das Vorhandensein u. a. von Erythrozyten, Leukozyten oder Eiweiß untersucht und in der **mikroskopischen** Untersuchung semiquantitativ (Urinsediment) oder quantitativ (Zählkammer) nach Zellbestandteilen oder Zylindern aufgearbeitet. Die **Urinkultur** dient der mikrobiologischen Diagnostik. Biochemische Analysen aus dem **Sammelurin** erlauben quantitative Aussagen zur Höhe von Proteinurie, Kreatinin-Clearance und Elektrolytausscheidung pro Tag. In der **Urinelektrophorese** kann eine Proteinurie weiter nach ihrem Ursprungsort (tubulär, glomerulär) differenziert werden. Die **Urinzytologie** erlaubt Rückschlüsse auf das Vorhandensein neoplastischer oder entzündlicher Zellen im aufgearbeiteten Urin.

Harngewinnung

Spontanurin, Mittelstrahlurin

Am einfachsten ist eine aussagekräftige Urinprobe aus morgendlichem Spontanurin zu gewinnen. Morgenurin ist naturgemäß konzentriert, evtl. in der Blase vorhandene Bakterien hatten Zeit zur Vermehrung und sind daher leichter nachzuweisen. Um Kontaminationen aus der Harnröhre zu vermeiden, verwertet man **Mittelstrahlurin,** dessen korrekte Gewinnung dem Patienten erklärt werden sollte (s. Kasten „Gewinnung von Mittelstrahlurin").

Katheterurin, suprapubische Blasenpunktion

Um eine Kontamination durch Harnröhrenbakterien, Vaginalfluor etc. sicher zu vermeiden, kann der Urin durch Einmalkatheterisierung oder sterile, suprapubische Blasenpunktion gewonnen werden.

24-Stunden-Sammelurin

Der Sammelurin dient der Harnvolumenmessung, Bestimmung der Kreatinin-Clearance (s. 10.3.3), Proteinuriediagnostik und der quantitativen Urinelektrolytbestimmung.

Meist wird über 24 h gesammelt, beginnend z. B. um 7:00 Uhr früh. Zu diesem Zeitpunkt entleert der Patient seine Blase in die Toilette. Jede folgende Miktion geschieht in ein sauberes Sammelgefäß, bis zum nächsten Morgen um 7:00 Uhr, wenn die Blase ein letztes Mal in das Sammelgefäß entleert wird.

Urinbefunde

Makroskopischer Befund

Eine Urinprobe sollte mit bloßem Auge im Gegenlicht betrachtet werden. **Helligkeit und Farbe** geben erste mögliche Hinweise auf eine zugrunde liegende Erkrankung. Die Konzentration gelöster Substanzen im Harn wurde früher anhand des spezifischen Gewichtes mit einer Urinspindel ermittelt. Methodisch genauer ist die Bestimmung der **Osmolalität** des Urins durch Messung der Gefrierpunktserniedrigung (Kryometer).

- **heller, wasserklarer Urin:** bei starker Diurese; spezifisches Gewicht < 1014 mg/ml, Osmolalität < 800 mOsmol/kg

  ! Ausnahme: Beim Diabetes mellitus ist der Urin hell und hat dennoch ein hohes spezifisches Gewicht infolge der Glukosurie. !

- **dunkler Urin:** Hinweis auf starke Harnkonzentrierung; spezifisches Gewicht bis 1040 mg/ml, Osmolalität > 1200 mOsmol/kg, z. B. bei Dehydratation
- **Rötlicher Urin** kommt bei Makrohämaturie, Hämoglobinurie (z. B. hämolytisch-urämischem Syndrom) oder Myoglobinurie vor, er kann ferner durch Nahrungsmittel (Rote Bete) oder Medikamente (z. B. Rifampicin) verursacht sein.

- **Bierbrauner Urin** ist ein Zeichen einer direkten Bilirubinurie oder Porphyrinurie.
- **Trüber Urin** ist verdächtig auf einen Harnwegsinfekt mit Pyurie (= starke Leukozyturie). Er ist oft mit einem unangenehmen, stechenden Geruch vergesellschaftet.

Mikroskopischer Befund (Abb. 10.8)

Im **Urinsediment** finden sich die abzentrifugierten festen Bestandteile des Urins (s. **Kasten** „Betrachtung des Urinsedimentes"):

- **Leukozyten:** Normalerweise finden sich 1 – 4 Leukos pro µl. Eine Vermehrung kommt vor allem bei Harnwegsinfektionen vor; bei stärkerer Ausprägung ist eine Trübung des Urins erkennbar (Pyurie; s. o. und **Abb. 10.8b**).
- **Erythrozyten:** Sie sind durch Spielen an der Mikrometerschraube an der Doppelringstruktur erkennbar, normal sind ca. 1 – 4/µl. Vermehrt sind sie bei Blutung innerhalb

der ableitenden Harnwege (hämorrhagische Entzündung, Steine, Tumoren) oder bei glomerulärer Entzündung (Glomerulonephritis).

❗ Der Nachweis von Formveränderungen (Dysmorphien)
❗ im Phasenkontrastmikroskop spricht für eine glomeruläre Herkunft der Erythrozyten (Abb. 10.9). ❗

- **Zylinder:** Sie sind tubulären Ursprungs und stellen Ausgussformen des Tubuluslumens dar (**Abb. 10.8d, e**). Die zylindrische Form beweist ihre Herkunft aus den Nieren. Ihr Auftreten ist mehr oder minder spezifisch mit bestimmten renalen Erkrankungen verknüpft (**Tab. 10.2**).
- **Plattenepithelien** stammen aus den ableitenden Harnwegen, bei Frauen ist eine Verunreinigung durch periurethrales Epithel häufig (**Abb. 10.8c**).
- **Tubulusepithelien** sind kleine rundliche Zellen mit zentralem Kern. Sie kommen bei renalen Erkrankungen generell vermehrt im Sediment vor (**Abb. 10.8 c**).

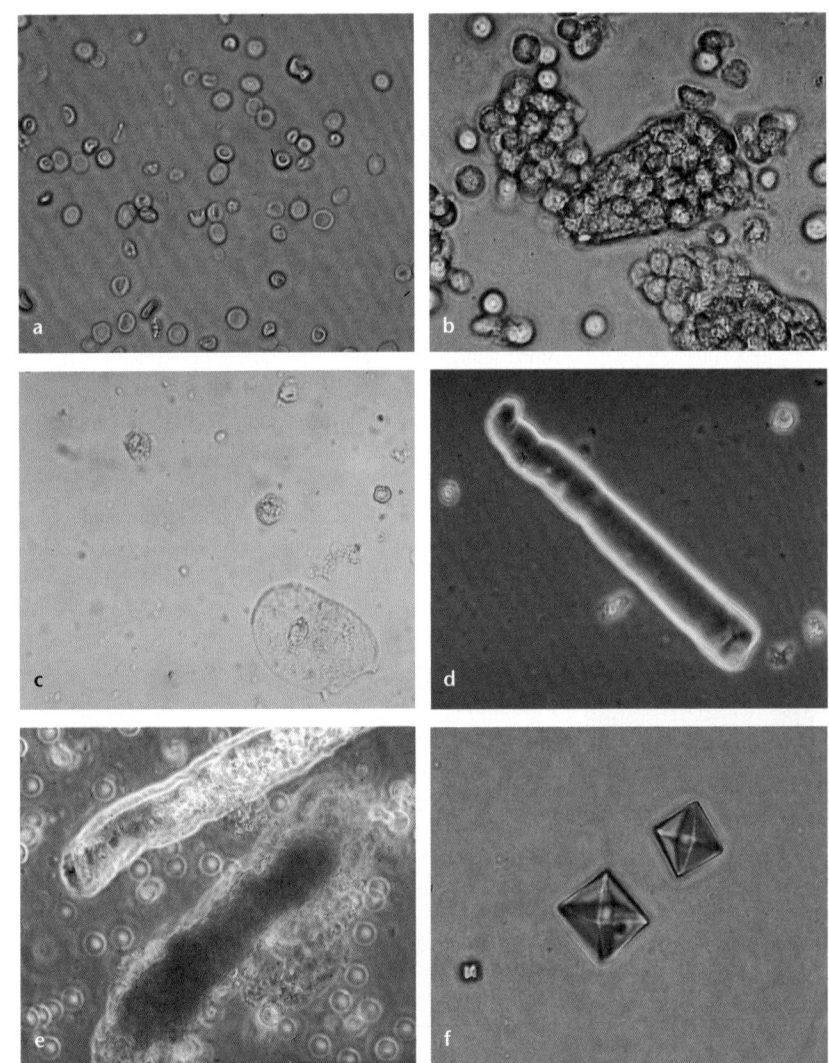

Abb. 10.8: Verschiedene Urinsedimente im konventionellen Licht- (LM-) oder im Phasenkontrastmikroskop (PhM), 400fache Vergrößerung. a) Mikrohämaturie (LM); **b)** Leukozyturie und Leukozytenzylinder (PhM); **c)** Epithelzellen (LM): Plattenepithel- (große Zelle) und Tubulusepithelzelle (kleine, runde Zelle mit zentralem Kern); **d)** hyaliner Zylinder (PhM); **e)** Erythrozytenzylinder und Wachszylinder (PhM); **f)** Oxalat-Kristalle (LM). [O157]

10

Tab. 10.2 Urinzylinder

Zylinderart	Morphe, Herkunft	Erkrankung
hyaline Zylinder	transparent und homogen, bestehen hauptsächlich aus einem tubulären Glykoprotein (Tamm-Horsfall-Protein), das in den distalen Tubuluszellen gebildet wird	auch im normalen Urin zu finden, weisen nicht auf eine bestimmte Nierenerkrankung hin; vermehrt bei Dehydratation und Proteinurie
Leukozyten-zylinder	typische Kernstruktur polymorphkerniger Leukozyten	bei akuter Pyelonephritis oder akuter interstitieller Nephritis anderer Genese, aber auch bei glomerulären Erkrankungen
Erythrozyten-zylinder	rötlich schimmernde Zylinder aus miteinander verbackenen Erythrozyten in einer hyalinen Matrix	pathognomonisch für die renale Herkunft einer Hämaturie, insbesondere bei akuter Glomerulonephritis bzw. einem akuten Schub einer chronischen Glomerulonephritis
granulierte Zylinder	bestehen aus Zelldetritus, Fett und aggregierten Proteinen	bei glomerulären und interstitiellen Nierenerkrankungen, gelegentlich auch beim Gesunden
Wachs-zylinder	breite, homogene, amorphe Gebilde; entstehen in den Sammelrohren bei geringem Harnfluss	fast pathognomonisch für die chronische Niereninsuffizienz

- **Kristalle** können bei Nephrolithiasis eine gewisse diagnostische Bedeutung erlangen. Ihre jeweilige Form lässt u. U. Rückschlüsse auf die chemische Natur der Konkremente zu (**Abb. 10.8f**).

══════ZUR VERTIEFUNG══════

Betrachtung des Urinsedimentes

Das Urinsediment kann nach Zentrifugation und Auftragen auf einen Objektträger mit Deckgläschen halbquantitativ unter dem Mikroskop begutachtet werden. Genauer, aber aufwändiger ist die Untersuchung des frischen, unzentrifugierten Urins in einer Zählkammer bei 400facher Vergrößerung. Die bei Urinsedimenten häufig gebräuchliche Angabe „pro Gesichtsfeld" ist sehr ungenau. Je nach Herstellungsvorschrift für das Urinsediment entspricht ein Gesichtsfeld etwa 0,5 – 1 µl bei 400facher Vergrößerung.

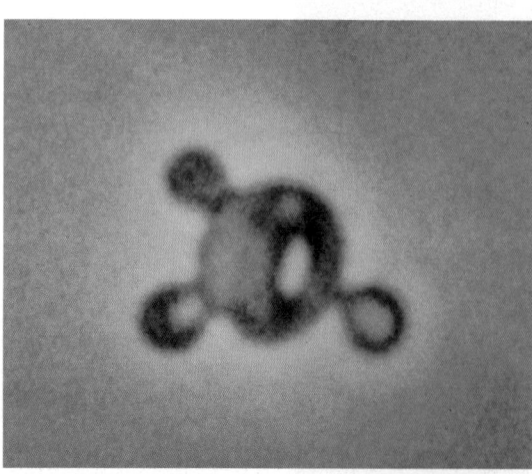

Abb. 10.9: Dysmorpher Erythrozyt mit bläschenartiger Ausstülpung der Zellmembran (sog. Akanthozyt) im Phasenkontrastmikroskop bei einem Patienten mit Glomerulonephritis. Gesamtvergrößerung im Original 630fach. [O157]

Chemische Harnanalyse

Eine einfache Möglichkeit zum **Urin-Screening** ist die **Teststreifen-Analyse** (enzymatisch reagierende Felder), z. B. für pH, spezifisches Gewicht, Glucose, Leukozyten, Erythrozyten und Protein. Im Teststreifen lässt sich auch Nitrit nachweisen, das von Nitritreduktase bildenden Bakterien wie z. B. vielen gramnegativen Stäbchen (u. a. *E. coli*) gebildet wird (**Abb. 10.10**).

Glukosurie

Glomerulär filtrierte Glucose wird aktiv im proximalen Tubulus rückresorbiert. Bei physiologischen Glucose-Konzentrationen im Serum erscheint keine Glucose im Harn. Wird jedoch die Transportkapazität der Glucose-Resorption überschritten, kommt es zur Glukosurie. Die „Nierenschwelle" im Serum, ab der es zur Glukosurie kommt, ist individuell leicht unterschiedlich und liegt etwa bei **180 mg/dl**.

Von der Glukosurie bei Hyperglykämie ist die **renale Glukosurie** zu unterscheiden. Sie ist eine angeborene oder erworbene Störung der Glucose-Rückresorption mit pathologisch erniedrigter Nierenschwelle, d. h., Glucose erscheint auch bei Normoglykämie im Harn.

Proteinurie

Physiologischerweise erscheinen täglich bis zu 150 mg Proteine im Harn (**Tab. 10.3**). Die Nachweisgrenze für konventionelle Teststreifen liegt bei ca. 30 mg/dl. Zur genaueren

Tab. 10.3 Nicht-pathologische Formen der Proteinurie

Physiologische Proteinurie (≤ 150 mg/24 h)	Falsch-positive „Proteinurie"
• nach körperlicher Belastung • orthostatische Proteinurie	• bei stark alkalischem Urin (Vegetarier!) • bei vaginalem Fluor

Quantifizierung muss der Urin im Labor untersucht werden (z. B. durch die **Biuret-Reaktion**).

! Auch die Messung der sog. **Mikroalbuminurie** (d. h. einer Eiweißkonzentration ≤ 30 mg/dl) ist in speziellen Teststreifensystemen enzymatisch möglich (Micraltest®). Damit können frühzeitig diabetische oder hypertensive Nierenschäden erfasst werden. !

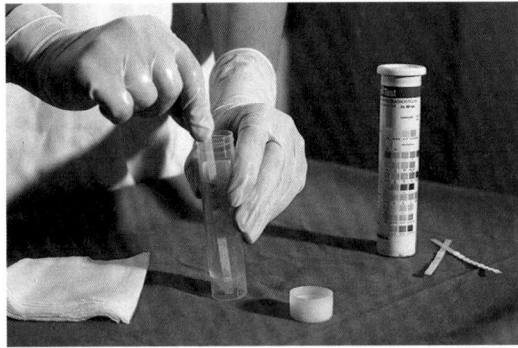

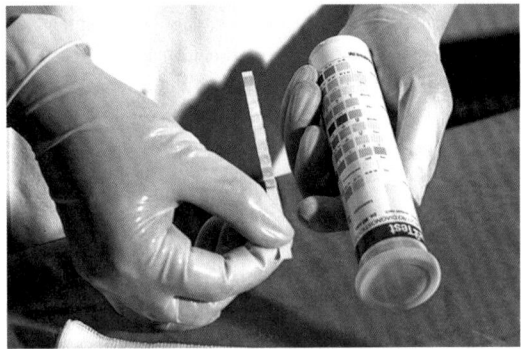

Abb. 10.10: Urinteststreifen. a) Kurzes Eintauchen des Teststreifens in den Urin, danach Abstreifen überschüssigen Urins, z. B. am Gefäßrand. **b)** Anschließend nach vom Hersteller vorgegebener Wartezeit Vergleich der Testfelder mit der Farbskala auf dem Behälter. [K183]

Differenzierung der Proteinurie

Quantitativ (Tab. 10.4)
Man unterteilt die Proteinurie formal in
* eine „kleine" Proteinurie: < 3 g/24 h, meist ohne klinische Symptomatik
* eine „große" Proteinurie: ≥ 3 g/24 h, häufig mit den Symptomen eines nephrotischen Syndroms einhergehend (s. 10.5.1).

Qualitativ
Die Differenzierung der Proteinurie nach Molekulargewicht der bevorzugt ausgeschiedenen Eiweiße in der Urinelektrophorese gibt Hinweise auf die Lokalisation der Erkrankung (**Tab. 10.5**):
* kleinmolekulare Proteine ≤ 60 000 D: **tubulärer Schaden,** gestörte tubuläre Rückresorption glomerulär filtrierter Proteine
* hochmolekulare Proteine > 60 000 D: **glomerulärer Schaden,** aufgehobene „Siebfunktion" des Glomerulus.

! Bence-Jones-Proteine (s. 3.6.4) können im Urinteststreifen negativ sein. Bei entsprechendem Verdacht muss deshalb eine Immunelektrophorese aus dem 24-h-Urin zum Nachweis einer monoklonalen Gammopathie durchgeführt werden. !

Tab. 10.4 Ursachen einer Proteinurie

Proteinurie ≤ 3 g/d	Proteinurie ≥ 3 g/d
• Fieber	• Glomerulonephritis
• Orthostase	• Nierenbeteiligung bei Systemerkrankungen, z. B. SLE
• interstitielle Nephritis	
• akute Pyelonephritis	• Bence-Jones-Proteinurie bei Plasmozytom
• Glomerulonephritis	• Nierenamyloidose
	• diabetische Glomerulosklerose
	• Präeklampsie (EPH-Gestose)

Tab. 10.5 Unterscheidung der Proteinurie nach den ausgeschiedenen Eiweißen

Proteinurie-Typ	Bevorzugte Eiweiße	Vorkommen
Glomeruläre Proteinurie		
selektiv-glomerulär	Albumin, Transferrin	Minimal-Change-GN
unselektiv-glomerulär	alle großmolekularen Plasmaeiweiße einschließlich Immunglobuline	Glomerulonephritiden, diabetische Glomerulosklerose, Nierenamyloidose
tubuläre Proteinurie	β_2-Mikroglobulin, α_1-Mikroglobulin	tubuläre Nephropathien, interstitielle Nephritis
glomerulär-tubuläre Mischproteinurie	klein- und großmolekulare Plasmaeiweiße	Glomerulopathie mit sekundärer tubulärer Beteiligung
Überlauf-Proteinurie		
Bence-Jones-Proteinurie	Immunglobulin-Leichtketten	Plasmozytom
Myoglobinurie	Myoglobin	Rhabdomyolyse
Hämoglobinurie	Hämoglobin	Hämolyse

10

Urinkultur

Probengewinnung

Gewöhnlich wird die Urinkultur aus dem Mittelstrahlurin gewonnen; in Ausnahmefällen (z. B. bei bettlägerigen Patienten) kann Katheterurin oder Blasenpunktionsurin notwendig werden. Beachtet werden muss die möglichst schnelle Verarbeitung des Urins, da eine Vermehrung der im Mittelstrahlurin regelhaft vorkommenden Keime sonst zu falsch hohen Koloniezahlen pro ml führt. Um das Keimwachstum bis zur Weiterverarbeitung zu verlangsamen, muss die Probe ggf. im Kühlschrank zwischengelagert werden.

❗ Blutkulturen und Liquor müssen dagegen im Wärmeschrank gelagert werden. ❗

Eine einfach durchzuführende Methode zur Anlage einer Urinkultur stellt die Eintauchkultur dar (z. B. Uricult®).

Bewertung

Quantitativ wird die Urinkultur anhand der Anzahl gewachsener Kolonien/ml Harn (cfu = *colony forming units*/ml) bewertet (**Abb. 10.11** und **Tab. 10.6**). Eine sog. **signifikante Bakteriurie** liegt klassischerweise bei ≥ 10^5 cfu/ml vor (**Kass-Zahl**). Ab dieser Zahl kann bei Vorliegen einer einzigen Erregerspezies im Mittelstrahlurin auch ohne klinische Symptome in 80% der Fälle von einem Harnwegsinfekt ausgegangen werden.

Liegt gleichzeitig eine Leukozyturie vor, ist die Diagnose gesichert. Werden in der Urinkultur dagegen ≥ 2 Keimarten nachgewiesen, ist eine Kontamination der Urinprobe wahrscheinlich (z. B. durch perivaginale Flora). Differentialdiagnose der negativen Urinkultur s. **10.4**.

❗ Die Keimzahl im Urin ist unter Berücksichtigung der klinischen Situation zu werten: Bei Patientinnen mit dysurischen Beschwerden, nach Nierentransplantation und generell bei Männern sind bereits Keimzahlen zwischen 10^2 und 10^4 cfu/ml signifikant. ❗

Tab. 10.6 Signifikante Keimzahlen in der Urinkultur

	Mittelstrahlurin	Einmal-Katheter-Urin	Punktionsurin
Signifikant (Keime/ml)	10^5	$(10^2–)10^4$	$≥ (10^0–)10^1$
Verdächtig (Keime/ml)	$10^2 – 10^4$	10^2	> 0

10.3.3 Blutdiagnostik

Bei eingeschränkter Nierenfunktion, also erniedrigter glomerulärer Filtrationsrate, steigt die Konzentration harnpflichtiger Substanzen im Serum an (**Azotämie**), im fortgeschrittenen Stadium entwickeln sich die Symptome einer Harnvergiftung (**Urämie**). Es existiert eine Vielzahl potentieller Urämietoxine. Das komplexe klinische Bild der Urämie lässt sich nicht auf ein einzelnes Urämiegift zurückführen, sondern ist durch die Summe toxisch wirkender harnpflichtiger Substanzen verursacht.

Nierenfunktionsparameter im Serum

Die gebräuchlichsten Messparameter zur Bestimmung der Nierenfunktion sind Kreatinin, Cystatin C und Harnstoff im Serum.

Kreatinin

Normalwert:
- Frau: < 0,9 mg/dl (80 µmol/l)
- Mann: < 1,1 mg/dl (100 µmol/l)

Kreatinin ist ein Abbauprodukt des **Muskelstoffwechsels**. Es wird renal vorwiegend durch glomeruläre Filtration, aber auch in geringem Ausmaß durch tubuläre Sekretion eliminiert. Ein Anstieg im Serum erfolgt erst bei einer Nierenfunktionseinschränkung von mehr als 50 – 60% (**Abb. 10.12**).

❗ Falsch-hohe Werte entstehen je nach Labormethode durch sog. Pseudokreatinine (z. B. Ketonkörper), bei Muskelläsionen, Jogging oder hoher Muskelmasse. Falsch-niedrige Werte kommen bei geringer Muskelmasse (z. B. Kachexie) und Hyperbilirubinämie vor. ❗

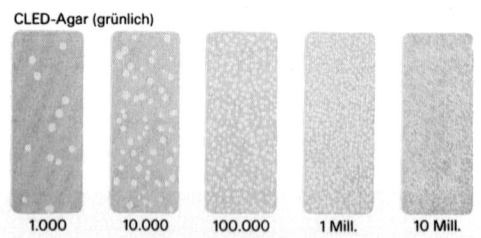

CLED-Agar (grünlich)

1.000   10.000   100.000   1 Mill.   10 Mill.

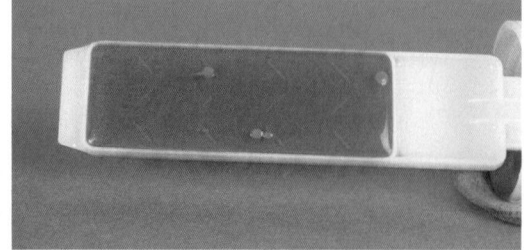

Abb. 10.11: Eintauchkultur (Uricult®). Ablesen der ungefähren Keimzahl durch Vergleich mit der vom Hersteller mitgelieferten Vergleichstabelle – hier: Keimzahl < 1000/ml.

Sensitiver und spezifischer als Kreatinin reflektiert der Spiegel von **Cystatin C** im Serum die Nierenfunktion; jedoch ist seine Messung derzeit noch recht teuer, was den Einsatz in der Regel auf spezielle Fragestellungen, z. B. nach Nierentransplantation, eingrenzt.

Harnstoff

Normalwert: 10 – 50 mg/dl (2 – 8 mmol/l)

Harnstoff ist Endprodukt des **Eiweißmetabolismus** in der Leber und eigentlich kein guter Parameter für die Nierenfunktion, da seine Höhe im Serum von vielerlei weiteren Faktoren abhängt. Er wird diureseabhängig renal eliminiert, d. h., seine Ausscheidung steigt mit der produzierten Urinmenge. Die Serumkonzentration ist zusätzlich von Proteinzufuhr sowie Katabolismus (z. B. Fieber, Sepsis) abhängig. Ein Anstieg im Serum erfolgt erst bei einer Nierenfunktionseinschränkung ab 60 – 70 %. Vereinfacht dargestellt, kann ab einer Serum-Harnstoffkonzentration ≥ 240 mg/dl bei den meisten Patienten mit beginnenden urämischen Symptomen wie Appetitlosigkeit, Übelkeit, Durchfall, Konzentrationsschwäche u. a. gerechnet werden (s. **10.12**).

❗ ∎ Bei leicht eingeschränkter Nierenfunktion steigt das Serum-Kreatinin vor dem Harnstoff an, ist also der empfindlichere Marker. Bei weit fortgeschrittener, (prä)terminaler Niereninsuffizienz korreliert die Harnstoffkonzentration im Serum dagegen besser mit dem klinischen Schweregrad der Urämie als die Serum-Kreatininkonzentration. ❗

Clearance-Messungen

Als **Clearance** bezeichnet man dasjenige Plasmavolumen, das pro Zeiteinheit von der zu messenden Substanz befreit wird.

Clearance-Messungen dienen dem frühzeitigen Erkennen einer Nierenfunktionseinschränkung. Sie sind vor allem aussagekräftig, wenn das Serum-Kreatinin noch im Normbereich liegt. Die am einfachsten und am häufigsten ausgeführte Messung ist die der **endogenen Kreatinin-Clearance**. Sie korreliert im klinischen Alltag am besten mit der wahren glomerulären Filtrationsrate. Näherungsweise kann sie auch mithilfe der Formel nach COCKCROFT und GAULT (s. **Kasten** „Endogene Kreatinin-Clearance") abgeschätzt werden. Serum-Kreatininkonzentration und Kreatinin-Clearance stehen in einem umgekehrten, reziproken Verhältnis zueinander, d. h., bei linear abfallender Kreatinin-Clearance über die Zeit steigt das Serum-Kreatinin überproportional an.

Inulin-Clearance, [51]Chrom-EDTA-Clearance

Diese Clearance-Parameter reflektieren exakter die glomeruläre Filtrationsrate als die Kreatinin-Clearance, werden wegen des größeren Aufwands aber nur bei wissenschaftlichen Fragestellungen angewendet.

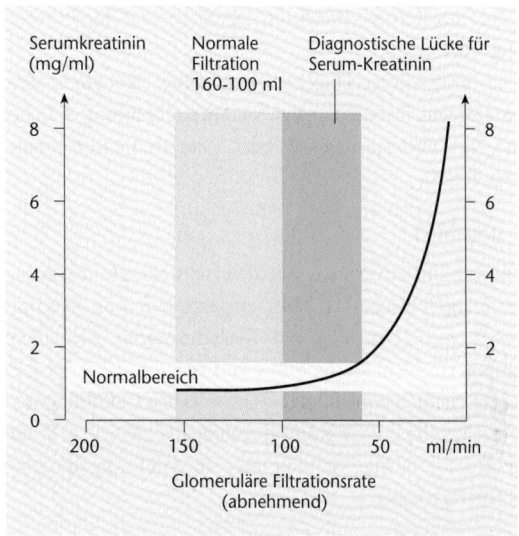

Abb. 10.12: Beziehung zwischen Serum-Kreatininspiegel und glomerulärer Filtrationsrate (GFR). Ein Anstieg des Serum-Kreatinins über den Normbereich hinaus findet erst nach Abnahme der GFR um mindestens 50 % statt. [L157]

════ZUR VERTIEFUNG════

Endogene Kreatinin-Clearance

- entspricht annähernd der glomerulären Filtrationsrate (GFR)
- indiziert bei allen Nierenerkrankungen zur Bestimmung der exkretorischen Nierenfunktion
- normal ca. 100 – 120 ml/min

Ausgangswerte: Urin-Kreatininkonzentration, Sammelurinmenge pro Zeiteinheit (24 h), Serum-Kreatininkonzentration:

$$Cl\,(x) = \frac{\text{Konzentration } (x)_{Urin} \times UZV\,[ml/min]}{\text{Konzentration } (x)_{Plasma}}$$

Näherungsformel nach COCKCROFT **und** GAULT:

$$Cl_{Krea} = \frac{(140 - LA) \times KG}{72 \times \text{Serumkrea } [mg/dl]} - a$$

Cl	= Clearance
x	= zu messende Substanz
UZV	= Urinzeitvolumen
LA	= Lebensalter (Jahre)
KG	= Körpergewicht (kg)
a	= 15 % für Frauen

10.3.4 Bildgebende Untersuchungen

Sonographie

Sie ist die Methode der Wahl zur schnellen, nicht-invasiven, orientierenden Untersuchung der Nieren, der Nebennierenregion, des Retroperitoneums, der Blase und der Prostata (**Abb. 10.13**).

Die **farbkodierte Duplex-Sonographie** ermöglicht eine orientierende Darstellung der Nierendurchblutung, z. B. bei V. a. Nierenarterienstenose oder Nierenvenenthrombose (**Abb. 10.14**).

CT und MRT

Diese Schnittbildverfahren werden zur weiteren Abklärung der sonographischen Befunde eingesetzt, z. B. in der Diagnostik von **Abszessen** und **Nierentumoren**. Schnellere Computer und moderne Software-Erweiterungen der Geräte lassen auch zunehmend **nicht-invasive Gefäßdiagnostik** nach intravenöser Kontrastmittelgabe zu, wie z. B. die sog. Spiral-CT-Untersuchung oder die MRT-Angiographie der Nierenarterien.

Röntgen-Abdomenübersicht

Im Zeitalter der Sonographie hat diese Untersuchung kaum noch eine Bedeutung in der Nephrologie. Die Röntgen-Abdomenübersichtsaufnahme kann die Lage der Nieren und

den Psoas-Randschatten sowie ggf. kalkhaltige Konkremente in den Nieren oder eine Nephrokalzinose sichtbar machen. Ein verwaschener, schlecht abgrenzbarer Psoasrand ist ein Hinweis auf einen retroperitonealen Abszess oder eine Blutung.

Infusionsurogramm (i. v. Urogramm)

Dieses heute nur noch für urologische Fragestellungen zur Anwendung kommende Verfahren erlaubt Aussagen zu Form und Lage der Nieren sowie zu Durchblutung und Ausscheidungsfunktion (**Abb. 10.15**). Dazu wird nach der Röntgenübersichtsaufnahme („Leeraufnahme") nierengängiges Kontrastmittel i. v. gegeben. Danach werden in definierten zeitlichen Abständen erneut Aufnahmen angefertigt.

> **!** **Kontraindikationen** für i. v. Röntgenkontrastmittel beachten: Kontrastmittelallergie, Schilddrüsenüberfunktion, Plasmozytom, eingeschränkte Nierenfunktion mit Kreatinin-Erhöhung $\geq$ 2,5 mg/dl. **!**

Bei eingeschränkter Nierenfunktion wird das Kontrastmittel (KM) verlangsamt eliminiert, sodass die renale KM-Anreicherung nur gering und die Aussagefähigkeit der Methode eingeschränkt ist. Durch toxische Wirkung des KM kann es vor allem beim Plasmozytom, aber auch bei der diabetischen Nephropathie mit gleichzeitig bestehender Proteinurie zum akuten Nierenversagen kommen (s. 10.11.2). Ist die KM-Gabe unumgänglich, so ist insbesondere auf eine ausreichende Hydrierung des Patienten zu achten, da die Gefahr eines akuten Nierenversagens beim exsikkierten Patienten besonders hoch ist.

Isotopennephrographie (ING)

Die ING ist eine nuklearmedizinische Untersuchungsmethode und dient der Funktionsdiagnostik der Nieren.

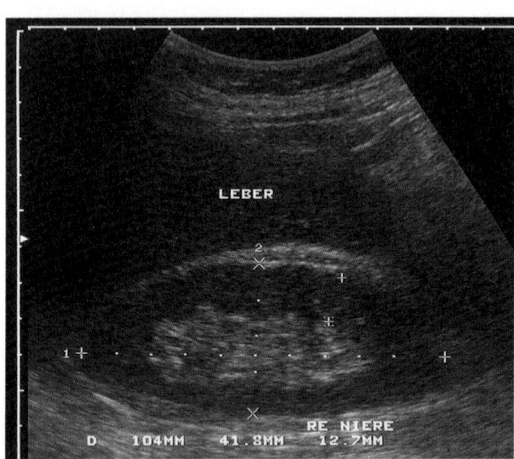

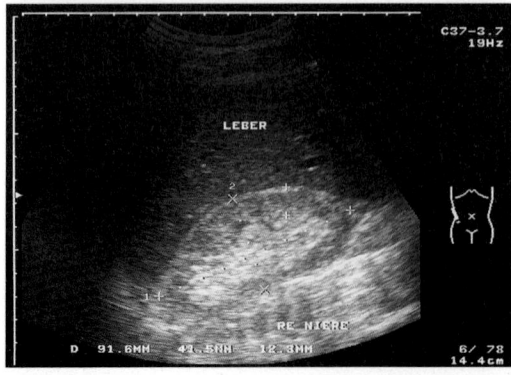

Abb. 10.13: Oben: sonographischer Befund einer normalen Niere. **Unten:** im Vergleich dazu eine verkleinerte („geschrumpfte"), echoverdichtete Niere bei einem Patienten mit chronischer Niereninsuffizienz im Dialysestadium. [M181]

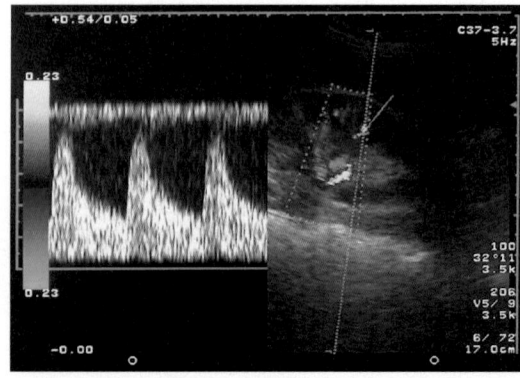

Abb. 10.14: Farbduplexsonographischer Befund der Niere mit unauffälligem arteriellem Signal auf Höhe der Aa. interlobares (Segmentarterien). [M181]

10

Dabei wird die Aktivität eines intravenös applizierten Tracers (meist ^{99m}Tc–DMSA) beidseits über der Nierenregion mit einer Gammakamera aufgezeichnet. Man erhält Aktivitäts-Zeit-Kurven für jede Seite. Daraus wird die **seitengetrennte Clearance** für die verabreichte Substanz errechnet. Sie zeigt mit hoher Sensitivität eine Einschränkung und Seitenunterschiede der Nierenfunktion auf. Letzteres ist z. B. vor geplanter einseitiger Nephrektomie relevant (**Abb. 10.16**).

Angiographie

Diese Methode wird als konventionelle Angiographie (**Abb. 10.17**) oder als venöse bzw. arterielle digitale Subtraktionsangiographie (DSA, s. **2.2.1**) zur Darstellung der Nierengefäße eingesetzt. Indikationen sind insbesondere die weitere Abklärung bei Verdacht auf **Nierenarterienstenose** und die Darstellung der **Vaskularisierung von Nierentumoren**, vor allem des Nierenzellkarzinoms.

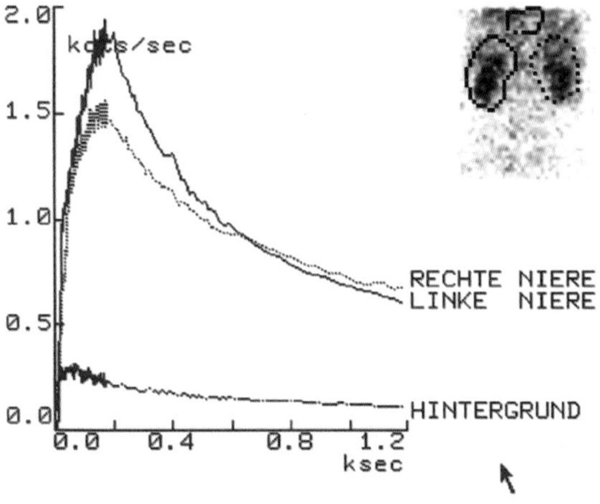

Abb. 10.16: Normalbefund eines Isotopennephrogramms. Der Tracer ^{99m}Tc-DMSA reichert sich in beiden Nieren unter der Gammakamera gleichmäßig an (rechter Bildteil) und zeigt eine normale Aktivitäts-Zeit-Kurve der Ausscheidung (linker Bildteil). [O158]

10.3.5 Nierenbiopsie

Zur Abklärung und Differenzierung insbesondere von glomerulären Erkrankungen (s. **10.5**) ist in vielen Fällen eine Nierenbiopsie erforderlich, um durch histologische Untersuchungen Art, Schweregrad und Prognose der Nierenerkrankung zu eruieren (s. auch **Kasten** „Triple-Diagnostik bei Nierenbiopsie" in **10.5.4**).

Wichtige **Indikationen** für eine Nierenbiopsie sind:
- der klinische Verdacht auf eine Glomerulonephritis, insbesondere bei rasch progredientem Verlauf mit akutem Nierenversagen (RPGN, s. **10.5.7**)
- eine wiederholt nachweisbare Proteinurie ≥ 1 g/Tag
- ein steroidresistentes nephrotisches Syndrom (s. **10.5.1**) bei Kindern
- eine isolierte Hämaturie und/oder geringgradige Proteinurie (< 1 g/Tag) bei Systemerkrankungen oder erblichen

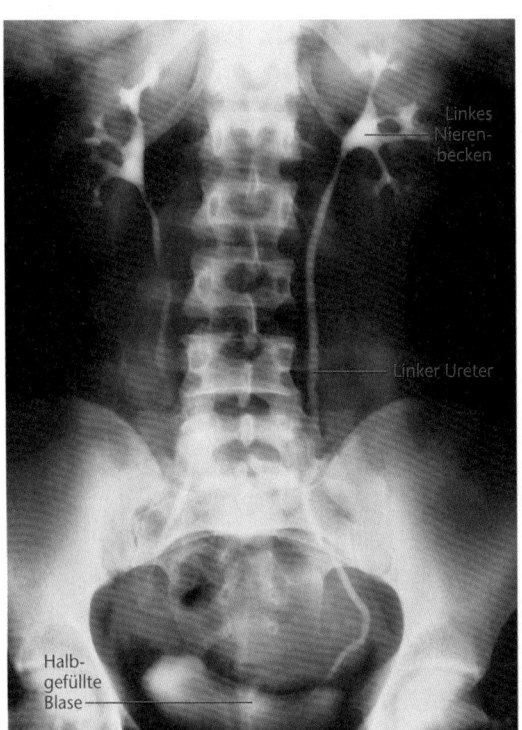

Abb. 10.15: Intravenöses Urogramm, Normalbefund. Die Nierenbeckenkelche sind beidseits unauffällig und zart. Im unteren Bildteil ist die Blase mit dem abgeflossenen Kontrastmittel sichtbar. [T170]

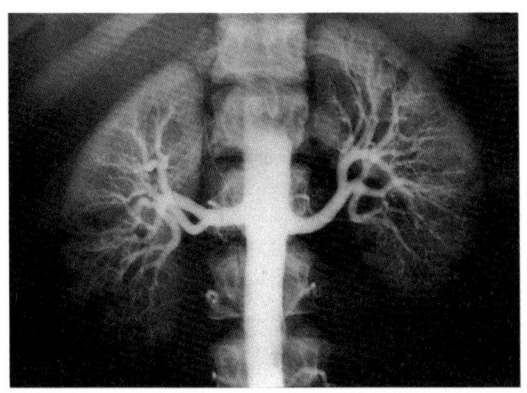

Abb. 10.17: Normalbefund einer konventionellen Angiographie der Nieren. Aufgrund der darüberliegenden Leber steht die rechte Niere etwas tiefer als die linke. [O157]

10

Erkrankungen (z. B. Vaskulitis, SLE, Goodpasture-Syndrom, Alport-Syndrom)

Bei isolierter (Mikro-)Hämaturie, die sich nicht urologisch erklären lässt (z. B. Nephrolithiasis, s. 10.15), ist bei normaler Nierenfunktion in der Regel aufgrund der guten Prognose keine Indikation zur Nierenbiopsie gegeben.

Meist wird die linke Niere unter Ultraschallsicht in Lokalanästhesie punktiert. Gefürchtetste Komplikation ist die Nachblutung.

10.4 Harnwegsinfektion und Pyelonephritis

Eine Harnwegsinfektion (HWI) ist eine entzündliche Erkrankung der Harnwege, die durch Bakterien sowie selten durch Pilze, Protozoen oder Viren verursacht wird. Diagnostisches Merkmal ist die **Bakteriurie** bei **gleichzeitiger Leukozyturie.**

Eine Unterscheidung zwischen echter Harnwegsinfektion und bakterieller Kontamination des Urins wird durch das Konzept der signifikanten Bakteriurie (s. 10.3.2) erleichtert.

Einteilung

Nach ihrer Lokalisation unterscheidet man
- **untere Harnwegsinfekte** ohne klinischen Befall der Nieren; z. B. Urethritis, Prostatitis oder Zystitis
- **obere Harnwegsinfekte,** bei denen Nierenbecken und angrenzendes Parenchym der Niere(n) mit befallen sind. Nach der histopathologischen Systematik gehört die Pyelonephritis eigentlich zu den (bakteriellen) tubulointerstitiellen Nephritiden (s. 10.9). Aufgrund ihrer pathogenetischen Zugehörigkeit zu den Harnwegsinfekten wird sie jedoch hier behandelt.

Sonderformen

- **Asymptomatische Bakteriurie:** symptomlose bakterielle Besiedlung der Harnwege bei signifikanter Keimzahl, kommt bei 5 % der gesunden erwachsenen Frauen vor und sehr häufig bei Patienten mit Blasenverweilkathetern

  ! Bei Patienten mit Blasenverweilkatheter findet man nach 2 – 3 Wochen immer eine Bakteriurie. **!**

- **Akutes Urethralsyndrom/Reizblase:** Bis zu 50 % der Frauen, die wegen dysurischer Beschwerden den Arzt aufsuchen und die klinische Symptomatik eines Harnwegsinfektes schildern, haben einen sterilen oder scheinbar sterilen Urin (Keimnachweis gelingt nur auf Spezialmedien).
- **Chronische (rezidivierende) Pyelonephritis:** chronische tubulointerstitielle Nephritis, die meist auf dem Boden

einer chronischen Harnwegsobstruktion (obstruktive Nephro-/Uropathie, **Abb. 10.18**) oder eines vesikoureteralen Refluxes entsteht. Rezidivierende akute Pyelonephritiden führen zu einer nachfolgenden narbigen Defektheilung (Refluxnephropathie). Ein weiterer wichtiger Risikofaktor für das Entstehen einer chronischen Pyelonephritis ist die Nephrolithiasis.

! Eine chronische rezidivierende Pyelonephritis entwickelt sich nur auf dem Boden vorbestehender prädisponierender Faktoren. Eine primäre akute Pyelonephritis geht in Abwesenheit weiterer Risikofaktoren nicht in eine chronische Verlaufsform über. **!**

Klinik

Zystitis

Die Symptome der Zystitis bestehen in Dysurie, Pollakisurie (**Dysurie-Pollakisurie-Syndrom**) sowie evtl. zusätzlich in einer Dranginkontinenz. Beim Kleinkind kann Bettnässen

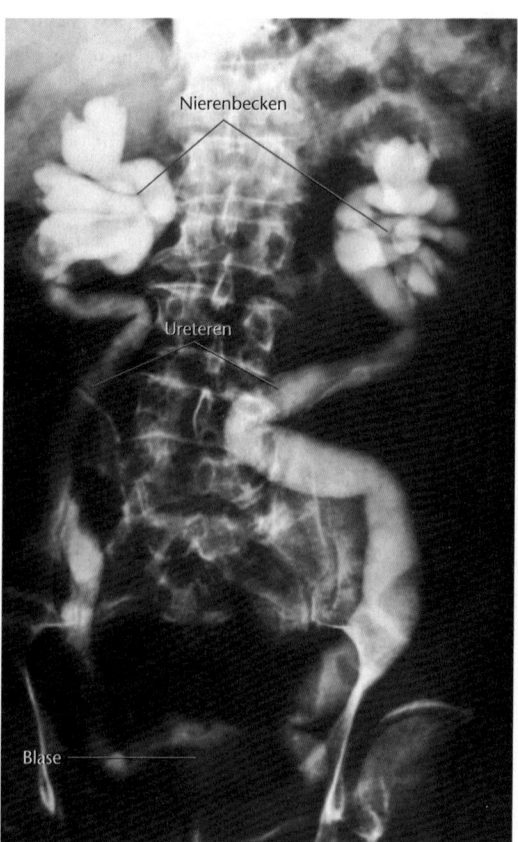

Abb. 10.18: I. v. Urogramm mit beidseitigem Harnstau infolge fortgeschrittener Prostatahyperplasie. Deutliche Erweiterung von Harnleiter und Nierenbeckenkelchsystem beidseits. Der Blasenboden wird durch die vergrößerte Prostata angehoben. [T196]

bei ansonsten eigentlich schon „trockenem" Kind Hinweis auf eine Harnwegsinfektion sein. Zystitiden verlaufen typischerweise ohne Fieber. Der Urin kann trüb und übel riechend sein.

> ❗ In 30% der Zystitiden ist die Niere klinisch stumm mitbeteiligt (subklinische Pyelonephritis). ❗

Akute Pyelonephritis

Sie kann als schweres Krankheitsbild mit der typischen Konstellation

- Flankenschmerz
- Dysurie
- Fieber, Schüttelfrost
- Leukozytose und CRP-Erhöhung

verlaufen. Das histologische Bild wird von keilförmigen Abszessstraßen im Nierenparenchym zwischen Papille und Rinde geprägt.

> ❗ Ein atypisches klinisches Bild der akuten Pyelonephritis ist besonders bei Kindern, alten Patienten, Diabetikern und Nierentransplantierten möglich. Fieber unklarer Genese, Erbrechen, Bauchschmerzen oder Verwirrtheitszustände können hier die einzigen Symptome einer akuten Pyelonephritis sein. Mögliche Fehldiagnosen sind u. a. Lumbago und chirurgische Ursachen eines akuten Abdomens. ❗

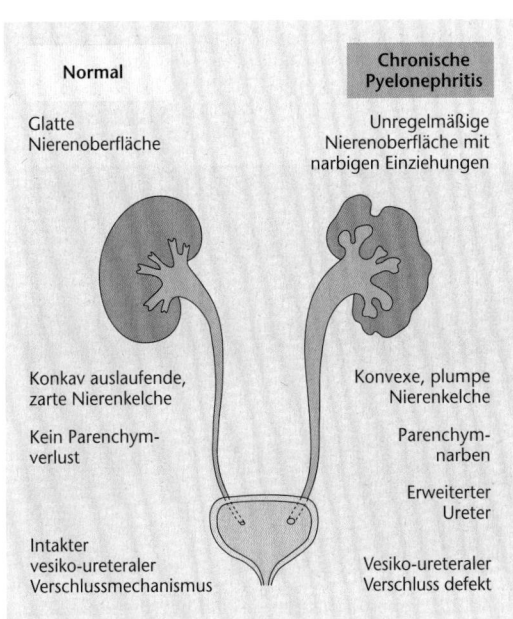

Normal	Chronische Pyelonephritis
Glatte Nierenoberfläche	Unregelmäßige Nierenoberfläche mit narbigen Einziehungen
Konkav auslaufende, zarte Nierenkelche	Konvexe, plumpe Nierenkelche
Kein Parenchymverlust	Parenchymnarben
	Erweiterter Ureter
Intakter vesiko-ureteraler Verschlussmechanismus	Vesiko-ureteraler Verschluss defekt

Abb. 10.19: Morphologische Veränderungen bei chronischer Pyelonephritis infolge vesikoureteralen Refluxes (rechter Bildausschnitt). Im Vergleich dazu eine normale Niere (linke Seite). [L157]

Chronische (rezidivierende) Pyelonephritis

Sie verläuft uncharakteristisch. Bei zugrunde liegendem **vesikoureteralem Reflux** treten meist Schübe im Sinne einer rezidivierenden akuten Pyelonephritis auf. Im Verlauf kommt es infolge der Defektheilung der einzelnen Schübe zur narbigen Schrumpfung der Nieren (**Abb. 10.19**).

Die klinische Erstmanifestation erfolgt u. U. erst im fortgeschrittenen Stadium und zeigt sich dann mit den Zeichen einer chronischen Niereninsuffizienz (s. **10.13**).

Urethritis

Leitsymptome der Harnröhrenentzündung sind Brennen und Jucken beim Wasserlassen sowie eitriger Ausfluss. Eine Urethritis kann mit einer reaktiven Arthritis und Uveitis einhergehen und wird dann als **Reiter-Syndrom** bezeichnet (s. **12.7.3**).

Akute bakterielle Prostatitis

Meist liegt ein schweres Krankheitsbild mit Schmerzen in Unterbauch und Perineum, eingeschränktem Allgemeinzustand und Fieber vor.

Akutes Urethralsyndrom/Reizblase

Akutes Urethralsyndrom und Reizblase verursachen gleichermaßen Dysurie und Pollakisurie. Der klinische Befund und die Routinelaboruntersuchungen sind jedoch unauffällig. Mitunter zeigt sich eine Leukozyturie, sie ist aber nicht zwingend. Die Urinkultur auf Standardnährböden ist negativ. Während sich bei der Reizblase auch nach weitergehender Untersuchung keine infektiösen Ursachen ausmachen lassen (eher psychovegetative Genese), können beim akuten Urethralsyndrom schließlich doch schwer anzüchtbare Erreger auf Spezialnährböden nachgewiesen werden. Dies sind insbesondere Chlamydien, Herpes-Viren und N. gonorrhoeae.

Komplikationen

Urosepsis

Eine lebensbedrohliche Komplikation der akuten Pyelonephritis ist die Urosepsis. Am meisten gefährdet sind Patienten mit Harnstau oder Diabetes und alte Patienten. Aufgrund des typischen Keimspektrums der Harnwegsinfektionen (s. u.) verläuft sie meist als **gramnegative Sepsis.** Ein rechtzeitiges Erkennen und frühzeitige Einleitung der Therapie mit Volumensubstitution, systemischer antibiotischer Therapie und Beseitigung von Harnabflussstörungen kann lebensrettend sein.

Andere Komplikationen

- **Rezidivierende HWI** bei der Frau sind überwiegend Neuinfektionen, beim Mann dagegen sind sie meist durch Persistenz des primären Erregers bedingt.

- Ausbildung von **Infektsteinen** (magnesium- und phosphathaltige Struvit-Steine, s. 10.15)
- **Intrarenale Abszesse** (Nierenkarbunkel) und **perirenale Abszesse** kommen am häufigsten bei Nephrolithiasis und Harnstau vor. Diabetiker sind, möglicherweise aufgrund von Mikro- und Makroangiopathie mit lokal gestörten Durchblutungsverhältnissen der Nieren, besonders gefährdet. Klinische Symptome und Befunde gleichen denen der akuten Pyelonephritis. Ein erster Verdacht auf eine Abszessbildung stellt sich bei über längere Zeit fortbestehendem Fieber und Infektzeichen trotz wirksamer i. v. Antibiotikatherapie ein (**Abb. 10.20**).
- **chronische Niereninsuffizienz** als Folge einer chronischen Pyelonephritis (s. **10.13**).

Epidemiologie

Der Harnwegsinfekt ist die häufigste Infektionskrankheit der Frau. Seine Inzidenz bei jüngeren Frauen liegt bei ca. 5% und steigt mit zunehmendem Alter auf mehr als 20% an. Bei jungen Männern ist er selten (Ausnahme: im ersten Lebensjahr sind Jungen häufiger betroffen als Mädchen).

Im höheren Alter ist der HWI bei Männern fast ebenso häufig wie bei Frauen (Behinderung des Harnabflusses, **Abb. 10.18**).

❗ Bei 5% der schwangeren Frauen findet man eine asymptomatische Bakteriurie im ersten Trimenon. Unbehandelt entstehen daraus in 20 – 30% akute Pyelonephritiden. ❗

Pathogenese

Infektionsweg

In 95% der Fälle ist eine aufsteigende Infektion mit Darmkeimen ursächlich. Nur in 5% liegt eine hämatogene Streuung zugrunde, ausgehend von einem Sepsisherd, v. a. bei immungeschwächten Patienten oder bei Endokarditis. Pathogenetische Faktoren für Harnwegsinfekt sind im gleichnamigen **Kasten** aufgeführt.

Ätiologie

Ambulant erworbene HWI

Bei ambulant erworbenen HWI wird bei Frauen am häufigsten *Escherichia coli* (bis 80%) nachgewiesen. *Enterococcus faecalis* ist in 20 – 30% der Fälle beteiligt, seltener *Proteus mirabilis*, Klebsiellen oder Koagulase-negative Staphylokokken.

❗ Die häufigsten Erreger von Harnwegsinfekten gehören zur gramnegativen Fäkalflora, *Escherichia coli* ist der häufigste harnwegspathogene Keim. ❗

Typische Urethritis- und seltenere Zystitiserreger sind *Chlamydia trachomatis* (30 – 50%), *Ureaplasma urealyticum*

(10 – 20%), Trichomonaden, *Herpes simplex* Typ II und *Neisseria gonorrhoeae*. Zur Diagnose sind besondere Kulturmedien bzw. spezielle Nachweismethoden (Polymerasekettenreaktion [PCR] oder Elektronenmikroskopie, z. B. bei viralen Infekten wie EBV, CMV oder Herpes) nötig.

❗ Bei Patientinnen mit dysurischen Beschwerden ohne Keimnachweis in den Standardkulturverfahren (akutes Urethralsyndrom, Reizblase) sollten schwer anzuzüchtende Keime (z. B. Chlamydien) ausgeschlossen werden, die sich in Standardkulturverfahren nicht nachweisen lassen. ❗

Krankenhaus-HWI

Diese Harnwegsinfektionen werden häufiger von Hospitalkeimen verursacht, z. B. *Pseudomonas aeruginosa, Serratia marcescens, Enterobacter aerogenes*, daneben *Proteus mirabilis* und *Klebsiella pneumoniae*. Bei immunsupprimierten oder abwehrgeschwächten Patienten werden zunehmend auch Candida- und andere Pilzinfektionen der Harnwege gefunden.

Eine nicht-infektiöse, toxische hämorrhagische Zystitis ist u. a. nach Cyclophosphamid, z. B. im Rahmen einer zytostatischen Tumortherapie, möglich.

Diagnostisches Vorgehen

Die einmalige Episode einer unkomplizierten, ambulant erworbenen Zystitis bei der Frau kann ohne Keimnachweis und weitergehende Diagnostik behandelt werden. Sinnvoll ist die Kontrolle des Therapieerfolges einige Tage nach Beendigung der antibiotischen Therapie durch Anlage einer Urinkultur.

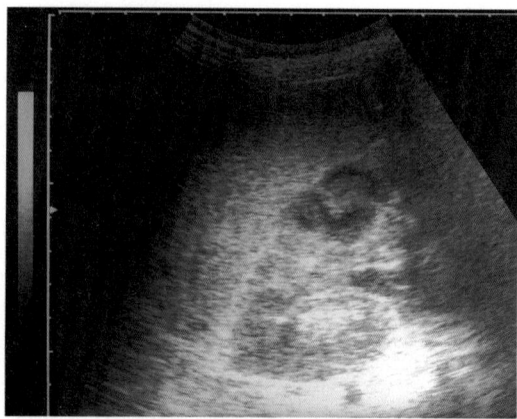

Abb. 10.20: Sonographischer Befund bei Nierenabszess. Abgebildet ist die kraniale Hälfte der rechten Niere im Längsschnitt. Im mittleren Drittel der Nierenrinde stellt sich der Nierenabszess als umschriebene echoarme, inhomogene Struktur dar. Angedeutet ist ein gestautes Nierenbeckenkelchsystem als prädisponierender Faktor für die Abszessbildung. [O157]

======ZUR VERTIEFUNG======

Pathogenetische Faktoren für HWI und Pyelonephritis

Allgemeine Faktoren
- **anatomische Gegebenheiten:**
  - Frau: kürzere Urethra, Nähe der Austrittsstelle zum Anus, Besiedlung des periurethralen Gewebes durch gramnegative fäkale Flora
  - Mann: Präputium als mögliches Keimreservoir, Prostatasekret wirkt bakterizid
- **niedriges Urinvolumen:** fehlender Spüleffekt
- **Durchnässung, Unterkühlung**
- **Geschlechtsverkehr:** „Honeymoon-Zystitis" bei Frauen (mechanische Irritation der Urethra durch die Nachbarschaft zur Vagina)
- **Schwangerschaft:** passagere Obstruktion der Harnwege durch den Uterus, hormonell bedingte Erschlaffung und Erweiterung der Ureteren
- **Harnblasenkatheter**
- **Diabetes mellitus:** Neigung zu Vulvovaginitiden, polyneuropathische Blasenentleerungsstörungen, Neigung zu aufsteigenden oberen HWI, septischen Komplikationen, Papillennekrosen und Abszessbildungen
- **Analgetikaabusus** (s. 10.11.1, Papillennekrosen): Störungen der medullären Nierendurchblutung
- **Abwehrschwäche,** Immunsuppression.

Harnabflussstörungen
- **Obstruktion der Harnwege,** z. B. bei Prostatahyperplasie (Abb. 10.18): Urinstase führt zu einer erhöhten Transitzeit des Urins mit vermehrter Zeit zum Bakterienwachstum. Bei erhöhtem intravesikalem Druck kommt es zu einem sekundären vesikoureteralen Reflux, s. u.
- **Urolithiasis** (Abb. 10.21, Blasenstein): Eine Harnwegsobstruktion erleichtert die bakterielle Kolonisation, Steine bieten günstige Wachstumsbedingungen, denn Bakterien sind hier für Antibiotika kaum erreichbar („Nische"), Bakterien wiederum fördern die Steingenese → Teufelskreis.
- **vesikoureteraler Reflux:** je nach Schweregrad Rückfluss von Urin während der Miktion aus der Blase in die Ureteren bis ins Nierenbecken und evtl. bis ins Nierenparenchym. Folge ist eine Keimverschleppung aus den unteren Harnwegen in die Nieren. Der Reflux ist primär angeboren (defekter Ventilmechanismus der Harnleitermündung in die Blase) oder sekundär erworben (durch erhöhten intravesikalen Druck) bei angeborenen Harnwegsobstruktionen.
- **neurogene Blasenentleerungsstörungen:** Reflexblase bzw. schlaffe Blasenlähmung bei traumatischer Querschnittslähmung, Meningomyelozele, multipler Sklerose oder Diabetes mellitus. Folgen sind Harnwegsobstruktion, Restharnbildung, Inkontinenz. Zusätzliches Risiko besteht bei Dauerkatheterisierung der Blase oder regelmäßiger (Selbst-)Katheterisierung.

Bakterielle Virulenzfaktoren
- **Glykokalix-Bildung:** bakterielle Produktion eines umgebenden, schleimähnlichen „Biofilms", der resistent gegen Wirtsabwehr und Antibiotika macht
- **Urease-Bildung:** Infektsteinbildung
- **Adhäsine:** z. B. P-Pili (spezifische Fimbrien einiger *E.-coli*-Stämme), die sich über Disaccharidverbindungen an P-Blutgruppen-Antigene auf der Oberfläche des Uroepithels binden können und dadurch vermehrt am Epithel haften. Erhöhte Disposition für aufsteigende Pyelonephritiden bei Patienten mit den Blutgruppenmerkmalen P1, pk oder P.
- **Hämolysin-Bildung:** Schädigung des Uroepithels.

! Bei Kindern, Männern, rezidivierenden HWI, Krankenhauspatienten und bei Schwangeren ist dagegen eine gezielte Diagnostik notwendig. **!**

Wiederholte Harnwegsinfektionen beim Kleinkind sind ein wichtiger Indikator für eine übergeordnete Harnwegsanomalie, häufig einen vesikoureteralen Reflux. Sie müssen daher diagnostisch abgeklärt werden.

Harnanalyse

Uringewinnung (s. **10.3.2**). **Harnteststreifen** zeigen das Vorhandensein von Leukozyten und Nitrit im Urin an. Da eine Reihe von Erregern jedoch kein Nitrit bilden, ist der fehlende Nitritnachweis im Urin kein Ausschluss einer Harnwegsinfektion!

Im **Urinsediment** finden sich vermehrt Leukozyten (≥ 10/µl) und Bakterien, gelegentlich auch Erythrozyten. Leukozytenzylinder sind ein Indiz für eine Mitbeteiligung der Niere(n) (**Abb. 10.22**).

Eine **Urinkultur** kann z. B. auf Eintauchnährböden angelegt werden. Findet sich eine Leukozyturie bei negativer Urinkultur (sog. „sterile" Leukozyturie, s. **Kasten „Differen-**

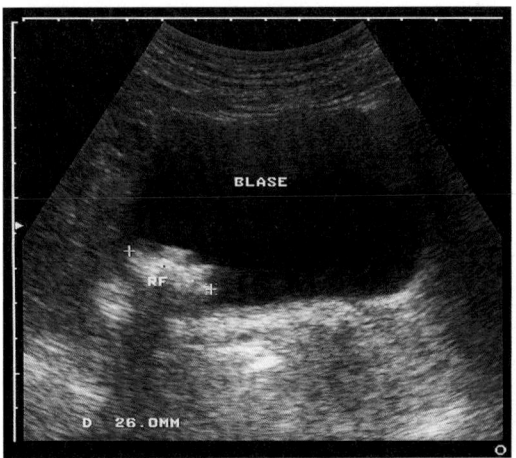

Abb. 10.21: Sonographischer Befund der Blase bei einem 73-jährigen Patienten mit rezidivierenden Zystitiden. Im Blasenlumen stellt sich als echoreiche Struktur mit dorsaler Schallauslöschung ein großer (bei Umlagerung beweglicher) Blasenstein als Prädispositionsfaktor für die rezidivierenden Harnwegsinfektionen dar. [M181]

10

tialdiagnose"), ist differentialdiagnostisch u. a. an eine Urogenital-Tbc zu denken.

═══════════AUF DEN PUNKT GEBRACHT═══════════

Differentialdiagnose der sterilen Leukozyturie
- Urogenitaltuberkulose
- Infektion mit Keimen, die nur auf Spezialnährböden wachsen: z. B. Chlamydien, *Ureaplasma*, Gonokokken
- abakterielle interstitielle Nephritis: z. B. Analgetika-Nephropathie, akute interstitielle Nephritis
- Nephrolithiasis.

Blutuntersuchungen

Bei hochfieberhafter Erkrankung sollte eine Blutkultur vor
Beginn der antibiotischen Therapie angelegt werden, um
eine hämatogene Streuung einer akuten Pyelonephritis
nachzuweisen (Urosepsis). Die weiteren Blutuntersuchungen zeigen eine Leukozytose und erhöhte Werte für CRP
und BSG. Bei akuter Pyelonephritis kann es gelegentlich,
insbesondere bei einer begleitenden Dehydratation, zu einer
passageren Kreatinin-Erhöhung bis selten hin zum Vollbild
eines akuten Nierenversagens (s. 10.12) kommen.

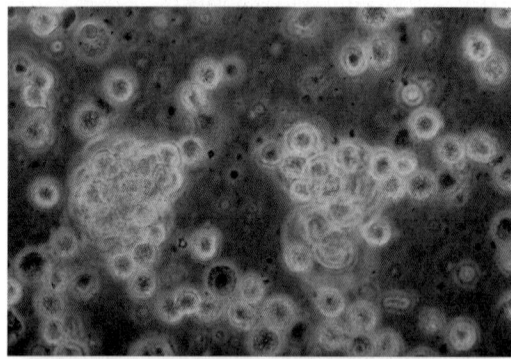

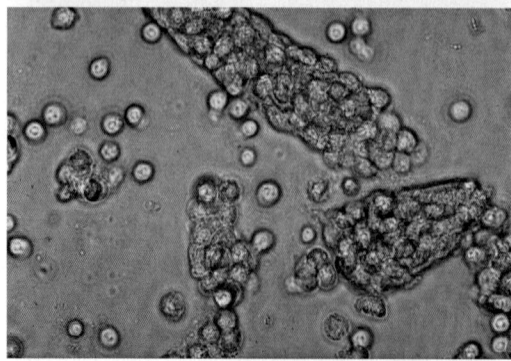

**Abb. 10.22: Sedimentbefund bei Harnwegsinfektion,
400fache Vergrößerung. Oben:** massenhaft Leukozyten, z.T. in
Haufen zusammengelagert (Phasenkontrastmikroskop). **Unten:**
Leukozytenzylinder bei akuter Pyelonephritis (Lichtmikroskop).
[O157]

Bildgebende Diagnostik

Bei der bildgebenden Diagnostik steht die abdominelle Sonographie oben an, die zumindest orientierend Aufschluss
über Größe und Morphologie der Nieren gibt.

! Bei jeder akuten Pyelonephritis ist die Sonographie von
Nieren und Blase obligat zum frühzeitigen Ausschluss eines
zugrunde liegenden Harnaufstaus (Abb. 10.23). **!**

Eine weitergehende bildgebende Diagnostik ist indiziert bei
rezidivierenden HWI, wobei bei Männern und Kindern die
Diagnostik generell großzügig eingeleitet werden sollte. Ein
Beispiel einer subpelvinen Abflussbehinderung zeigt **Abbildung 10.24.**

Therapie

Urethritis, Zystitis und klinisch milde verlaufende akute
Pyelonephritis können ambulant behandelt werden. Bei
hochfieberhaften Erkrankungen und akuter Pyelonephritis
in der Schwangerschaft ist eine stationäre Behandlung indiziert.

Allgemeine flankierende Maßnahmen bei Harnwegsinfekten sind die Anwendung von Wärme, spasmolytische
und analgetische Therapie und die Aufrechterhaltung einer
guten Diurese von wenigstens 2 l pro Tag durch ausreichende Flüssigkeitszufuhr, z. B. in Form eines „Blasentees"
(Spüleffekt). Die zentrale Therapie besteht in einer Antibiose (s. **Kasten** „Therapie der Harnwegsinfektion"). Vor der
Einleitung der antibiotischen Therapie sollte eine Urinkultur abgenommen werden.

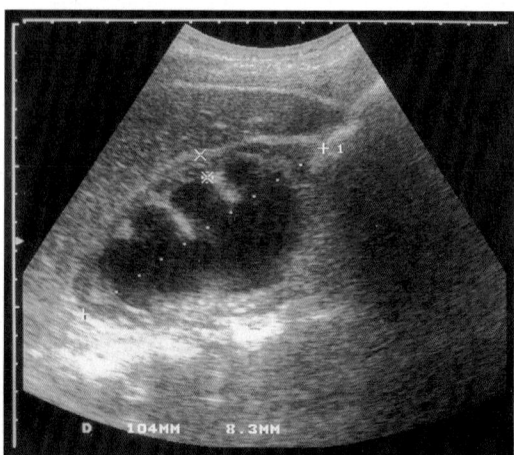

**Abb. 10.23: Sonographischer Befund der rechten Niere
bei chronischem Harnstau infolge eines infiltrierend
wachsenden Rektumkarzinoms.** Erkennbar sind ein massiv
dilatiertes Nierenbeckenkelchsystem und ein deutlich verschmäler-
tes Nierenparenchym (x---⋈) als Anzeichen einer schon länger
bestehenden Stauung. [O157]

Chronische (rezidivierende) Pyelonephritis

Akute Schübe werden antibiotisch behandelt. Ggf. vorliegende Harnwegsobstruktionen müssen aufgedeckt und behandelt werden.

Ein vesikoureteraler Reflux beim Kleinkind muss so früh wie möglich diagnostiziert und therapiert werden, da die Nieren in diesem Alter besonders empfindlich für irreversible Parenchymnarben in den Nieren sind. Vermutlich geht die terminale Niereninsuffizienz in bis zu 10% auf eine chronisch-rezidivierende Pyelonephritis bei in der Kindheit nicht ausreichend therapiertem vesikoureteralem Reflux zurück. Die antibiotische Dauerprophylaxe sowie die frühzeitige und konsequente antibiotische Therapie akuter Infektepisoden hat heute Vorrang vor einer operativen Therapie des ein- oder beidseitigen Refluxes (Anti-Reflux-Plastik). Da sich mit zunehmendem Längenwachstum des Kindes auch ein vesikoureteraler Reflux häufig bessert oder gar ganz zurückbildet, ist eine operative Therapie nur selten notwendig.

10.5 Glomeruläre Erkrankungen

Synonym: Glomerulopathien

Glomeruläre Erkrankungen sind eine heterogene Gruppe von Erkrankungen, die sich entweder primär an den Glomeruli abspielen (ohne Anzeichen einer Systemerkrankung) oder die sekundär im Verlauf verschiedenster Systemerkrankungen (v. a. Diabetes mellitus, Kollagenosen, Vaskulitiden) auftreten können. Pathogenetisch unterteilt man in entzündliche und nicht-entzündliche (degenerative) Glomerulopathien (s. **Kasten** „Überblick").

Ein lange (> 5 – 10 Jahre) bestehender Diabetes mellitus, ein über Jahre bis Jahrzehnte schlecht eingestellter chro-

═══════════════════════════ZUR VERTIEFUNG═══════════════════════════

Therapie der Harnwegsinfektion

Unkomplizierte Zystitis
Kurzzeitantibiose über 3 Tage mit harnwegsgängigem Antibiotikum, z. B. Trimethoprim, Cotrimoxazol (Sulfamethoxazol + Trimethoprim), Gyrasehemmer, Cephalosporine der 2. oder 3. Generation. Einnahme nach der letzten Blasenentleerung vor dem Schlafengehen. Dadurch wird über Nacht eine hohe Wirkstoffkonzentration in der Blase erzielt.
Bei Misserfolg Urinkultur und Antibiogramm mit anschließender ein- bis mehrwöchiger gezielter Antibiose.

Akute Pyelonephritis, akute Prostatitis
• bei hohem Fieber Blutkultur vor Beginn der antibiotischen Therapie anlegen
• bei schwerem Verlauf intravenöse Breitbandantibiose (z. B. Cephalosporin der 3. Generation + Aminoglykosid), 48 Stunden nach Entfieberung kann auf eine orale antibiotische Therapie umgestellt werden.
• bei leichtem klinischem Verlauf orales Antibiotikum (z. B. Cotrimoxazol, Gyrasehemmer, Cephalosporin der 2. oder 3. Generation oder Ampicillin + β-Lactamase-Inhibitor, z. B. Ampicillin + Clavulansäure)
• ggf. gezieltes Umsetzen der Antibiose nach Erhalt des Antibiogramms. Therapiedauer 7 – 14 Tage
• Korrektur prädisponierender urologischer Probleme.

Bakteriurie beim Patienten mit Blasendauerkatheter
Eine Therapie der asymptomatischen Bakteriurie ist nicht indiziert. Konsequente antibiotische Therapie symptomatischer HWI-Episoden; wann immer möglich Entfernung des Katheters.

Rezidivierende HWI
• bei mehr als 3 – 4 Infektepisoden p. a. ggf. niedrig dosierte Dauerchemoprophylaxe über 6 Monate oder länger, z. B. Cephalosporin, Cotrimoxazol, Gyrasehemmer oder Nitrofurantoin

  ❗ Medikamente zur Nacht einnehmen lassen, dadurch lange Verweilzeit in der Blase. Anleitung zu „doppelter Miktion" (erneutes Wasserlassen nach einigen Minuten) verringert Restharn in der Blase. ❗

• alternativ bei kooperativen Patientinnen frühzeitige Selbstmedikation bei ersten Symptomen eines HWI mit einem für „den Fall der Fälle" bereitgehaltenen Harnwegsantibiotikum
• beim Mann oft Erregerpersistenz in der Prostata (chronische bakterielle Prostatitis), da die chronisch entzündete Prostata für die meisten Antibiotika nur schlecht erreichbar ist. Langzeittherapien über 3 Monate oder länger mit Cotrimoxazol oder Gyrasehemmer müssen versucht werden.

Honeymoon-Zystitis
Blase nach dem Geschlechtsverkehr entleeren, ggf. prophylaktische Einmaldosistherapie mit einem Harnwegsantibiotikum jeweils nach dem Verkehr.

Urethritis
(Therapie der Gonorrhö s. 13.12.2)
• *Chlamydia trachomatis, Ureaplasma urealyticum* und Mykoplasmen: Doxycyclin über 7 Tage oder Azithromycin über 1 – 3 Tage, Partnermitbehandlung
• Trichomonaden: Metronidazol, Partnermitbehandlung.

Pilzinfektionen der Harnwege
• **Candida-Zystitis:** bei katheterisiertem Patienten evtl. Spülbehandlung der Blase mit Amphotericin B, ansonsten orale Behandlung mit einem Triazol, z. B. Fluconazol
• **Candida-Pyelonephritis, Candida-Sepsis:** systemische Therapie mit Fluconazol i. v., bei schwerem Verlauf Amphotericin B

Akutes Urethralsyndrom
Therapieversuch mit einem Tetrazyklin über 7 Tage oder Azithromycin über 1 – 3 Tage. Je nach vermuteter Ätiologie, ansonsten rein symptomatische Therapie (Analgesie, Spasmolyse).

Asymptomatische Bakteriurie
Sie muss normalerweise nicht behandelt werden. Behandlungsbedürftig ist sie jedoch bei Schwangerschaft, Kindern, vor urologischen Eingriffen und bei immunsupprimierten Patienten.

10

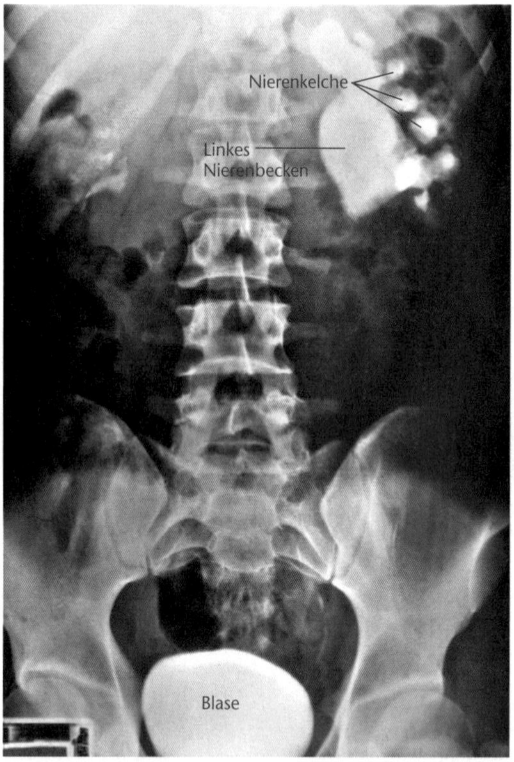

Abb. 10.24: I.v. Urogramm bei subpelviner Stenose links infolge eines Uretersteines (nicht sichtbar). [T196]

nischer arterieller Hypertonus und eine systemische Amyloidose sind die Hauptauslöser nicht-entzündlicher Glomerulopathien.

Die klinischen Symptome bei glomerulären Erkrankungen verschiedener Ätiologie gleichen einander. Diese sind durch ein unterschiedlich starkes Ausmaß von Hämaturie, Zylindrurie, Proteinurie, arterieller Hypertonie und Nierenfunktionseinschränkung mit erniedrigter GFR gekennzeichnet.

Folgen der glomerulären Schädigung

Folgen einer Schädigung der Glomeruli sind eine **Hämaturie** bzw. **Zylindrurie** bei Übertritt von Erythrozyten durch die geschädigte glomeruläre Basalmembran ins tubuläre System und/oder eine **Proteinurie** infolge erhöhter Durchlässigkeit der glomerulären Filtrationsbarriere für großmolekulare Proteine (Albumin, Transferrin, Immunglobuline).

Komplexe Funktionsstörungen – u.a. des juxtaglomerulären Systems – tragen zur Entstehung eines (renoparenchymatösen) **arteriellen Hypertonus** bei. Zunehmende sklerotische Veränderungen der Glomeruli und begleitend auch des Tubulointerstitiums resultieren in einer Abnahme der Anzahl funktionstüchtiger Nephrone und schließlich in der Erniedrigung der glomerulären Filtrationsrate mit **Niereninsuffizienz** (Abb. 10.25).

Je nachdem, welche Symptome und Befunde im Vordergrund stehen, lassen sich vier verschiedene klinische Syndrome abgrenzen, welche jeweils einen spezifischen Krankheitsverlauf aufweisen:

- asymptomatische Proteinurie oder Hämaturie
- akutes nephritisches Syndrom (Sonderform: rapid-progredienter Verlauf)
- chronischer Verlauf
- nephrotisches Syndrom.

Asymptomatische Proteinurie oder Hämaturie

Häufigste Manifestationsform einer glomerulären Erkrankung ist die als Zufallsbefund, z.B. bei der Musterung oder bei einer betriebsärztlichen Untersuchung, festgestellte asymptomatische Proteinurie oder Hämaturie, die durch einen positiven Urinstix auffallen. Es handelt sich meist um einen harmlosen Befund. Da jedoch eine Progredienz in eines der anderen glomerulären Syndrome möglich ist, ist eine regelmäßige Kontrolluntersuchung und ggf. weitere nephrologische Abklärung indiziert.

Akutes nephritisches Syndrom

Definition und Klinik siehe **Tabelle 10.7.** Das nephritische Syndrom verläuft für den Patienten meist als ein hochakutes, dramatisches Krankheitsgeschehen mit raschem Beginn, Flankenschmerzen, Makrohämaturie, Luftnot und Blutdruckkrisen. Bei schweren Verläufen kann eine vorübergehende Intensivüberwachung notwendig sein.

Ein isoliert nephritischer Verlauf einer Glomerulonephritis kommt v.a. bei der Post-Streptokokken-GN, anderen postinfektiösen Glomerulonephritiden und sekundär im Rahmen von entzündlichen Systemerkrankungen (s. 12.9 und 12.10) vor.

Eine Sonderform des akuten nephritischen Syndroms stellt der sog. **rapid-progrediente** Verlauf dar, bei dem ne-

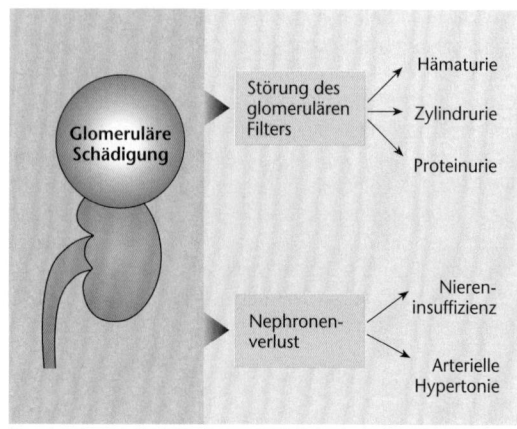

Abb. 10.25: Formale Pathogenese einer glomerulären Schädigung. [L157]

ben einem akuten nephritischen Verlauf ein rascher Nierenfunktionsverlust über Wochen oder wenige Monate im Vordergrund steht. Dieser Verlauf tritt typischerweise bei der akut-nekrotisierenden intra-/extrakapillären Glomerulonephritis auf (Synonym: „rapid-progrediente Glomerulonephritis, RPGN", s. **10.5.7**).

Chronischer Verlauf

In einen chronischen Verlauf münden alle Glomerulopathien, bei denen die initiale Krankheitsaktivität fortschreitet. Der chronische Verlauf ist durch einen langsamen Nierenfunktionsverlust über Jahre bis Jahrzehnte charakterisiert. Histologisch ist die ursprüngliche Erkrankung nicht mehr zu diagnostizieren. Stattdessen findet man vernarbte (sklerosierte) Glomeruli, atrophierte Tubuli und eine tubulointerstitielle Fibrose.

Klinisches Endstadium ist die Urämie mit morphologischer Entwicklung von Schrumpfnieren. Die Therapie bei chronischen Verlaufsformen entspricht der bei chronischer Niereninsuffizienz (s. **10.13**).

═══════AUF DEN PUNKT GEBRACHT═══════

Überblick über die Glomerulopathien
Primäre Glomerulopathie: ohne Anzeichen einer systemischen Erkrankung
Sekundäre Glomerulopathie: bei vorliegender Systemerkrankung (z. B. Diabetes mellitus, Hochdruckerkrankung oder Vaskulitis)
Entzündliche Glomerulopathien = Glomerulonephritiden (GN):
* idiopathische (primäre) GN, z. B. IgA-Nephropathie, membranöse GN
* postinfektiöse GN
* medikamenteninduzierte GN, z. B. membranöse GN nach Goldtherapie oder Penicillamin-Therapie bei chronischer Polyarthritis
* GN bei entzündlichen Systemerkrankungen (sekundäre GN)
* paraneoplastische GN, z. B. membranöse GN bei kleinzelligem Bronchialkarzinom
Nicht-entzündliche („degenerative") Glomerulopathien:
* diabetische Glomerulosklerose
* Schädigung als Bluthochdruckfolge (hypertensive Nephropathie, s. 1.14.1)
  – benigne Nephrosklerose
  – maligne Nephrosklerose
* Nierenamyloidose.
Thrombotische Mikroangiopathien (s. 10.8.6):
* Hämolytisch-urämisches Syndrom
* Thrombotisch-thrombozytopenische Purpura (TTP)
Hereditäre Glomerulopathien (s. 10.5.9):
* Alport-Syndrom
* benigne familiäre Hämaturie
* Nail-Patella-Syndrom.

10.5.1 Nephrotisches Syndrom

Definition und Klinik siehe **Tabelle 10.7**. Der Begriff „nephrotisches Syndrom" oder „Nephrose" an sich sagt nichts über die Ätiologie der Glomerulopathie aus, diese kann sowohl entzündlich als auch nicht-entzündlich bedingt sein. Subjektiv sind für den Patienten häufig allein die Ödeme auffällig. Verminderte intravasale Gefäßfüllung bei niedrigem onkotischem Druck bzw. unter diuretischer Therapie kann darüber hinaus mit orthostatischen Kreislaufstörungen und Hypotonie einhergehen.

Klinik

Die Kardinalsymptome des nephrotischen Syndroms sind lageunabhängige Ödeme (im Gegensatz zu lageabhängigen Ödemen, z. B. bei Herzinsuffizienz), Proteinurie, Hypoproteinämie und Hyperlipoproteinämie.

❗ Lokalisation der Ödeme bei nephrotischem Syndrom: zunächst Beinödeme (Abb. 10.26), evtl. auch Lid- und Gesichtsödeme, später generalisierte Ödeme, evtl. Aszites und Pleuraergüsse. ❗

Hinzu kommt eine erhöhte Infektanfälligkeit durch Immunglobulinverlust in den Urin. Hypovolämie und durch Proteinverlust bedingte Dysbalance zwischen gerinnungsaktiven und gerinnungshemmenden Substanzen wie Antithrombin III und anderen führen zu erhöhter venöser Thromboseneigung, besonders bei einem Serum-Albumin < 20 g/l. Gefürchtet ist in diesem Zusammenhang insbesondere eine Nierenvenenthrombose mit akutem Nierenversagen.

Ätiologie

Die wichtigsten **Glomerulonephritiden**, die mit einem nephrotischen Syndrom einhergehen, sind die membranöse GN (häufigste Ursache beim Erwachsenen), die Minimal-Change-GN (häufigste Ursache beim Kind) und die fokalsegmentale sklerosierende GN (s. **10.5.8**).

Tab. 10.7 Differenzierung nephritisches/nephrotisches Syndrom

Nephrotisches Syndrom	Akutes nephritisches Syndrom
• Proteinurie ≥ 3 g/24 h	• Hämaturie, Zylindrurie (Makrohämaturie möglich)
• Ödeme (häufig stark ausgeprägte, eindrückbare periphere Ödeme) durch verminderten onkotischen Druck	• Salz- und Wasserretention
• Hypoproteinämie	• Ödeme (v. a. Lidödeme) durch primäre Überwässerung bei normalem onkotischem Druck
• Hyperlipoproteinämie durch erhöhte hepatische Lipoproteinsynthese: Erhöhung von Cholesterin (VLDL, LDL), später auch von Triglyzeriden	• arterieller Hypertonus
	• evtl. Oligo-/Anurie mit Lungenödem *(fluid lung)*
	• dumpfe Flankenschmerzen

10

Weitere häufige **nicht-entzündliche Ursachen** sind die diabetische Glomerulosklerose (Kimmelstiel-Wilson, s. 10.6) und die Nierenamyloidose, s. 10.8.8.

Pathogenese

Die Schädigung der glomerulären Filtrationsbarriere verursacht ein **glomeruläres Leck**. Initial steht meist der Verlust der **Ladungsselektivität** der glomerulären Basalmembran im Vordergrund, der zu einer selektiven glomerulären Proteinurie mit fast ausschließlicher Albuminurie führt (vgl. Kasten „Siebfunktion des glomerulären Filters" in 10.1.1). Geht im Verlauf auch die **Größenselektivität** verloren, entsteht eine unselektive glomeruläre Proteinurie mit Ausscheidung auch sehr großer Eiweißmoleküle, wie Immunglobulinen (s. 10.3.2). Die Pathogenese der Ödementstehung ist in **Abbildung 10.27** dargestellt.

Die Entschlüsselung des Gendefekts bei der seltenen familiären Form des nephrotischen Syndroms, dem sogenannten „finnischen" Typ, hat ein neues Licht auf die bislang gültigen pathogenetischen Vorstellungen des glomerulären Eiweißverlustes geworfen. Die betroffenen Kinder entwickeln bereits intrauterin ein schweres nephrotisches Syndrom. Es besteht eine Mutation des Transmembranproteins

Nephrin, das die farnartigen Fußfortsätze der Podozyten untereinander verbindet. Das bedeutet, dass das durch die Podozytenschicht gebildete innere Blatt der Bowman-Kapsel (**Abb. 10.4** und **10.5**) für die Filtrationsbarriere eine sehr viel größere Rolle spielt als bislang angenommen. Die glomeruläre Basalmembran ist offenbar nicht alleinig verantwortlich für die Filtrationsbarriere.

Diagnostisches Vorgehen

Proteinurie quantifizieren

Im 24-h-Sammelurin wird das Ausmaß der Proteinurie bestimmt. Zusätzlich kann eine Urinelektrophorese die Proteinurie in selektiv-glomerulär (fast ausschließliche Albuminausscheidung) oder unselektiv-glomerulär klassifizieren (s. 10.3.2).

Serumbestimmungen

Die Serumbestimmung von Gesamtprotein und Albumin zeigt das Ausmaß der Hypoproteinämie an. Dies ist wichtig

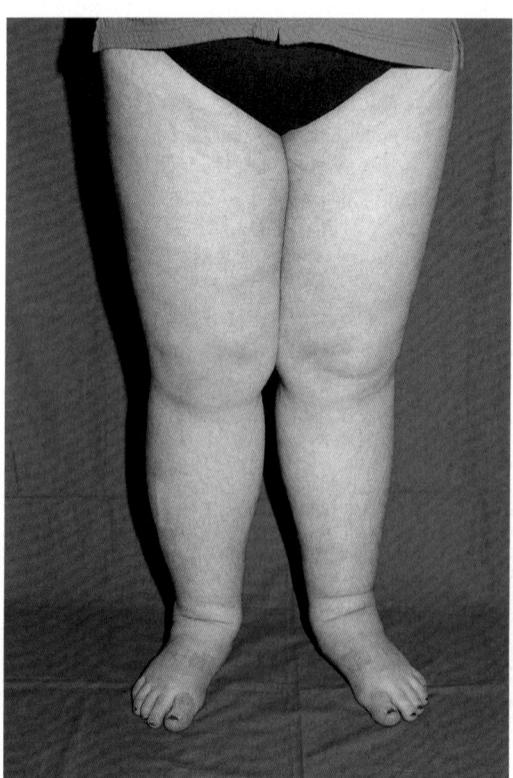

Abb. 10.26: Patientin mit massiven Beinödemen bei nephrotischem Syndrom im Rahmen einer Präeklampsie. Urin-Proteinausscheidung 30 g/d. [M181]

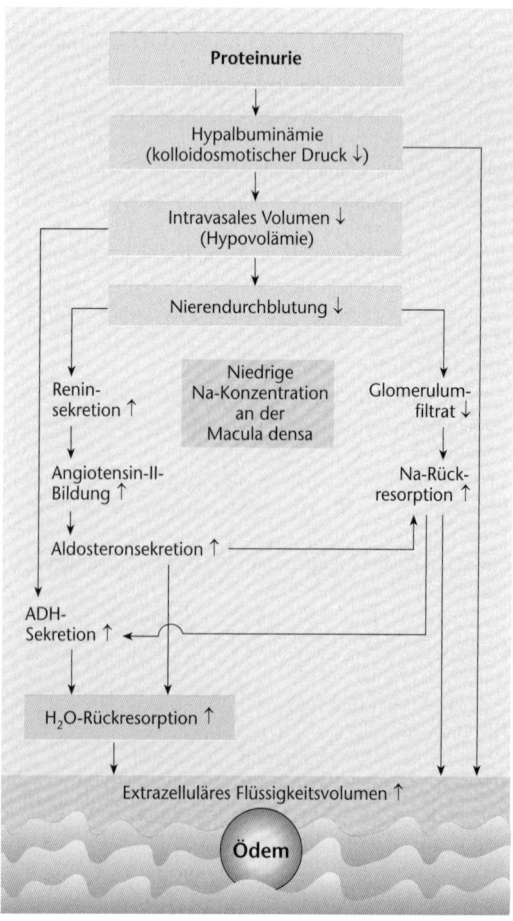

Abb. 10.27: Pathogenese des Ödems bei nephrotischem Syndrom. [L157]

zu wissen, da die Schwere der Hypalbuminämie mit einer erhöhten Thrombosegefährdung korreliert. Eine Hypogammaglobulinämie zeigt eine erhöhte Infektgefährdung insbesondere für bakterielle Infektionen an. Zum Teil massiv erhöhte Cholesterin- und Triglyzeridspiegel im Serum markieren die reaktive Hyperlipidämie.

Die Serumelektrophorese zeigt ein typisches Muster – eine Erniedrigung der Albumin-Zacke bei gleichzeitiger Erhöhung der α_2- und β-Globulin-Zacken durch gesteigerte hepatische Lipoproteinsynthese. Bei Hypogammaglobulinämie ist die γ-Zacke erniedrigt (**Abb. 10.28**).

Nierenfunktionsprüfung

Immer sollten auch die Retentionswerte (Kreatinin und Harnstoff) im Serum und die Kreatinin-Clearance aus dem Sammelurin mit bestimmt werden, da sie Auskunft darüber geben, ob die Nierenfunktion normal oder eingeschränkt ist. Beide Verläufe sind möglich.

Nierenbiopsie

Das nephrotische Syndrom ist eine klassische Indikation zur Nierenbiopsie mit histologischer Klärung der Erkrankungsursache. Je nach Befund können Therapie und Prognose der Erkrankung sehr unterschiedlich sein (s. u. und **10.3.5**).

Therapie

Ursächlich steht die Therapie der jeweiligen Grundkrankheit im Vordergrund, z. B. die immunsuppressive Behandlung einer Minimal-Change-GN oder einer membranösen Glomerulonephritis.

Symptomatische Maßnahmen

Ödemausschwemmung durch Trinkmengenbeschränkung, Kochsalzrestriktion ≤ 5 g/d und Diuretika. Bevorzugt werden Schleifendiuretika (bei normalem Kreatinin i. S. sehr niedrig dosiert); s. **Pharma-Info** Diuretika.

> **!** Die Ödemausschwemmung muss vorsichtig erfolgen, da sonst eine Hypovolämie sowie Thrombosen auftreten können. Der niedrige onkotische Druck erschwert eine rasche Mobilisation der interstitiellen Ödemflüssigkeit zurück ins intravaskuläre Kompartiment. Wichtig: regelmäßige Kontrolle von Körpergewicht und Serumelektrolyten (cave: K⁺ ↓ unter Diuretika-Therapie). **!**

Senkung der Proteinurie

- **Eiweißarme Diät** ≤ 1 g/kg KG tägl. Eine Eiweißreduktion vermindert über einen unbekannten Mechanismus die glomeruläre Hyperperfusion und damit konsekutiv die Proteinausscheidung im Urin (bei ausgeprägter Hypoproteinämie jedoch selten konsequent durchführbar).

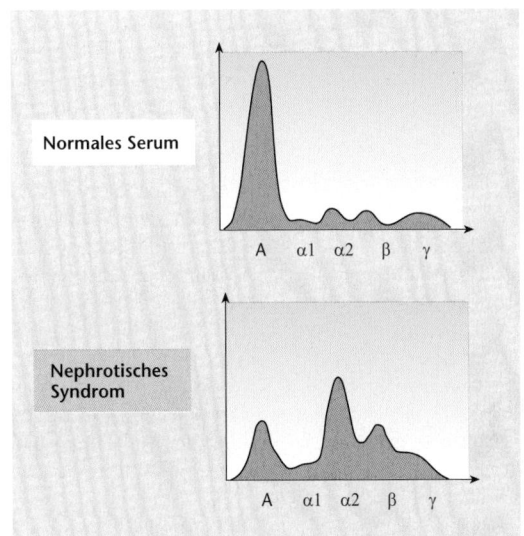

Abb. 10.28: Typische Serumelektrophorese bei nephrotischem Syndrom. Albumin- und γ-Fraktion sind erniedrigt, die α_2- und β-Zacke sind, als Ausdruck einer vermehrten Konzentration von Lipoproteinen im Serum, erhöht. [L157]

> **!** Die i. v. Gabe von Albumin zur Auffüllung des Proteinverlustes ist wirkungslos (wird renal wieder ausgeschieden) und teuer. **!**

- **ACE-Hemmer** senken den glomerulären Perfusionsdruck durch Vasodilatation der efferenten glomerulären Arteriole und können die Proteinurie um bis zu 1/3 senken, gleichzeitig wirken sie einer Hypokaliämie entgegen. Durch zusätzliche Gabe eines **AT-II-Rezeptor-Antagonisten** kann dieser Effekt noch verstärkt werden.
- **Nicht-steroidale Antirheumatika** (Prostaglandinsynthese-Hemmung, Senkung des Perfusionsdrucks durch verstärkte Vasokonstriktion der afferenten glomerulären Arteriole) addieren sich in ihrem Effekt mit den ACE-Hemmern. Einsatz nur bei verzweifelten Verläufen, da die Gefahr eines akuten prärenalen Nierenversagens (s. **10.12**) besteht.

Weitere Maßnahmen

- **Thromboseprophylaxe:** bei ausgeprägter Hypalbuminämie ≤ 20 g/l Heparinisierung, Beine wickeln. Bei chronischem Verlauf ist eine Marcumarisierung indiziert.
- **Behandlung der reaktiven Hypercholesterinämie** beim nephrotischen Syndrom: cholesterinarme Diät und lipidsenkende Therapie mit HMG-CoA-Reduktase-Hemmern.
- **Infekttherapie und -prophylaxe:** gezielte Antibiotikatherapie akuter Infekte unter einem nephrotischen Syndrom. Für i. v. Gammaglobulingaben gilt das Gleiche wie für

10

PHARMA-INFO: DIURETIKA

Wirkstoffe

- Schleifendiuretika:
  - Furosemid (z. B. Lasix®)
  - Piretanid (Arelix®)
  - Torasemid (z. B. Torem®)
- Thiaziddiuretika:
  - Hydrochlorothiazid (z. B. Esidrix®)
  - Indapamid (z. B. Natrilix®)
  - Chlortalidon (z. B. Hygroton®)
- Kaliumsparende Diuretika
  - Triamteren (z. B. Jatropur®) und Amilorid; beide meist als Kombinationspräparat mit Hydrochlorothiazid im Handel, z. B. Moduretik®, Dytide H®
  - Aldosteron-Antagonisten: Spironolacton (z. B. Aldactone®)
- Osmotische Diuretika:
  - Mannit (z. B. Mannitol®)

Wirkungsmechanismus und Eigenschaften

Alle Diuretika (Saluretika) erhöhen die Urinausscheidung (Diurese), indem sie direkt in die Filtervorgänge der Nieren eingreifen (Abb. 10.6).

- Osmotische Diuretika können nicht aus dem Primärharn rückresorbiert werden und binden osmotisch Wasser im Tubuluslumen; dadurch kommt es zur vermehrten Ausscheidung eines verdünnten Urins.
- Schleifendiuretika hemmen die Rückresorption von Na^+, K^+, Cl^-, Ca^{2+} und Mg^{2+} in der aufsteigenden Henle-Schleife, in der Folge werden diese Elektrolyte zusammen mit Wasser vermehrt ausgeschieden.
- Thiaziddiuretika hemmen die Resorption von Wasser, Kochsalz und Calcium, die Ausscheidung von Magnesium nimmt zu. Der Angriffspunkt ist im distalen Tubulus.
- Kaliumsparende Diuretika hemmen die Resorption von Na^+ im Austausch gegen K^+ oder H^+ (distaler Teil des distalen Tubulus und proximaler Teil des Sammelrohres), eine identische Wirkung haben Aldosteron-Antagonisten über die Abschwächung der Aldosteron-Wirkung (Rezeptorblockade).

Indikationen

Ödemausschwemmung, Hypertonus, Herzinsuffizienz, forcierte Diurese bei Intoxikationen (v. a. osmotische Diuretika)

Nebenwirkungen

Blutdruckabfall mit Kreislaufkollaps, erhöhte Thrombosegefahr. Hypokaliämie, Hypomagnesiämie mit Wadenkrämpfen und Gichtanfälle bei Schleifendiuretika, Hyperkaliämie bei kaliumsparenden Diuretika.

Kontraindikationen

Präkoma und Coma hepaticum, Exsikkose, Na^+ i. S. < 125 mmol und andere Elektrolytentgleisungen, relativ auch bei Cor pulmonale, erhöhter Thromboseneigung und Alkalose.

! Spironolacton und Triamteren nicht bei Niereninsuffizienz anwenden. Beide sind kaliumsparende Diuretika und können eine Hyperkaliämie herbeiführen. **!**

Wechselwirkungen

- Thiazide und Schleifendiuretika: Verstärkung der Digitalis-Wirkung durch Hypokaliämie und -magnesiämie
- Spironolacton: Verstärkung der Hyperkaliämie durch NSAR und ACE-Hemmer.

Klinische Anwendung

- Schleifendiuretika sind am stärksten wirksam.
- Triamteren und Amilorid werden wegen ihrer geringen diuretischen Wirkung ausschließlich in Kombination mit Thiaziden oder Schleifendiuretika eingesetzt.
- Alle Diuretika (Ausnahme: Aldosteron-Antagonisten) wirken nach glomerulärer Filtration vom Tubuluslumen aus. Thiaziddiuretika und osmotische Diuretika verlieren bei erniedrigter GFR < 30 ml/min ihre Wirksamkeit. Schleifendiuretika sind dagegen – in hoher Dosierung! – auch bei einer GFR < 10 ml/min noch wirksam und eignen sich daher zum Einsatz bei eingeschränkter Nierenfunktion.

Albumininfusionen: sie sollten vermieden werden. Eine Impfung vor allem gegen Pneumokokken ist empfehlenswert.

10.5.2 Glomerulonephritiden, Allgemeines

Im Vergleich zu den Harnwegsinfektionen sind die Glomerulonephritiden (GN) selten, sie sind jedoch – nach der diabetischen Nephropathie – die häufigste Ursache der chronischen Niereninsuffizienz in Europa.

Da die Einteilung der Glomerulonephritiden unter verschiedenen Aspekten vorgenommen wird – z. B. nach klinischen, histopathologischen, elektronenmikroskopischen oder immunhistochemischen Kriterien –, herrscht bei der Nomenklatur ein gewisses Durcheinander. Am sinnvollsten ist es, sich die wichtigsten histologischen Formen anhand ihres typischen klinischen Bildes einzuprägen (**Tab. 10.8**).

=====**AUF DEN PUNKT GEBRACHT**=====

Epidemiologisches Spotlight

- Akute Post-Streptokokken-GN (akute endokapillär-proliferative GN; s. 10.5.3): klassische Verlaufsform eines nephritischen Syndroms, im Antibiotika-Zeitalter selten geworden
- mesangioproliferative GN vom IgA-Typ (s. 10.5.4): häufigste GN im Erwachsenenalter
- Minimal-Change-GN (s. 10.5.6): häufigste Ursache eines nephrotischen Syndroms im Kindesalter
- membranöse GN (s. 10.5.5): häufigste Ursache eines nephrotischen Syndroms beim Erwachsenen

Ätiologie

Die Ätiologie der meisten Formen ist unklar. Nur bei postinfektiösen Verlaufsformen wie der akuten Post-Streptokokken-GN ist ein Zusammenhang mit einem vorausgegangenen Infekt offensichtlich. Bei der mesangioproliferativen GN vom IgA-Typ und einigen anderen Formen wird ebenfalls ein postinfektiöser Auslöser vermutet, ist aber bislang nicht bewiesen.

Tab. 10.8 Die wichtigsten histologischen Formen der GN

Histologischer Befund	Klinisches Synonym	Klinischer Verlauf
Minimal-Change-GN	Lipoidnephrose	nephrotisches Syndrom
Endokapillär-proliferative GN	akute postinfektiöse GN (Post-Streptokokken-GN)	akutes nephritisches Syndrom
Mesangioproliferative GN vom IgA-Typ	IgA-Nephropathie, Maladie de Berger	asymptomatische Hämaturie/ Proteinurie
Fokal-segmentale Glomerulosklerose		nephrotisches Syndrom, chronischer Nierenfunktionsverlust
Membranöse GN		nephrotisches Syndrom
Membranoproliferative GN		Mikrohämaturie, nephrotisches Syndrom, chronischer Nierenfunktionsverlust
Nekrotisierende intra-/extrakapillär-proliferative GN mit diffuser Halbmondbildung	rapid-progrediente GN	akutes nephritisches Syndrom (mit rasch progredientem Verlauf)

Glomerulonephritiden treten immer in beiden Nieren gleichzeitig auf. Es können **diffus** alle Glomeruli befallen sein. Mitunter ist der Befall jedoch nur **fokal**, d. h., nicht alle Glomeruli sind gleichermaßen befallen. Ist darüber hinaus nur ein Teil des Schlingenkonvolutes des Glomerulus betroffen, spricht man von **segmentalem** Befall (**Abb. 10.29**). Ein Beispiel für eine fokal und segmental auftretende Glomerulonephritis ist die fokal-segmentale Glomerulosklerose, s. **10.5.8**.

Pathogenese

Immunologische Vorgänge sind bestimmend für die Auslösung einer Glomerulonephritis. Die genauen pathogenetischen Abläufe sind jedoch bei den meisten Glomerulonephritiden immer noch weitgehend spekulativ.

Abgelagerte Immunkomplexe

Bei der Immunkomplexnephritis sind es Immunkomplexe, bestehend aus einem Antigen (z. B. Streptolysin O aus Streptokokken der Gruppe A) und dem zugehörigen Antikörper (in diesem Falle der Anti-Streptolysin-O-Antikörper), die sich beim Durchströmen der Nieren an der subendothelialen Seite der glomerulären Kapillare ablagern. Sie führen lokal zur Aktivierung der Komplementkaskade (s. **4.1.5**) mit nachfolgender entzündlicher Reaktion in der glomerulären Kapillare und Endothelzellproliferation. Beispiele: akute Post-Streptokokken-GN (histologisch: endokapillär-proliferative GN) und mesangioproliferative GN.

Autoantikörper gegen Basalmembran

Bei der Anti-Basalmembran-Antikörper (Anti-GBM-AK)-Glomerulonephritis dagegen bildet das Immunsystem aufgrund eines bisher nicht geklärten Auslösers einen pathogenen Autoantikörper gegen ein Epitop auf den Kollagenfibrillen der glomerulären Basalmembran (sog. NC1-Domäne der α_3-Kette des Typ-IV-Kollagens). Die Anlagerung des Anti-GBM-AK an die glomeruläre Basalmembran löst eine Entzündungsreaktion mit Zerstörung der GBM aus. Immunhistologisch stellt sich eine bandförmige, lineare Ablagerung von körpereigenem IgG entlang der GBM dar (**Abb. 10.31g – i**). Die Erkrankung befällt häufig Nieren und

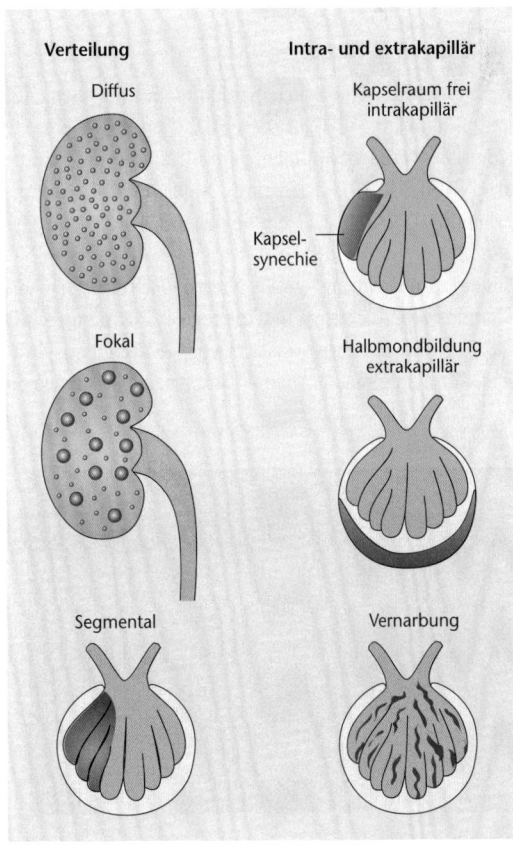

Abb. 10.29: Verschiedene mögliche Befallsmuster der Nieren bei Glomerulonephritis. Immer sind beide Nieren gleichermaßen befallen. [L157]

10

Lunge gleichzeitig (**pulmorenales Syndrom, Goodpasture-Syndrom**, s. 10.8.1). Die Erklärung dafür ist die antigene Verwandtschaft zwischen glomerulärer und alveolärer Basalmembran (s. **Kasten** „Hypothese zur Pathogenese").

Hypothese zur Pathogenese der Anti-GBM-AK-Glomerulonephritis

Es wird spekuliert, ob der Auslöser für ein Goodpasture-Syndrom bei einem banalen bronchopulmonalen Infekt gelegt wird. Denkbar wäre, dass eine vorübergehende infektiöse Schädigung der Alveolarzellen dazu führt, dass die alveoläre Basalmembran nahezu freigelegt und für Lymphozyten und Plasmazellen erreichbar wird. Diese verkennen die Kollagenfibrillen als fremd und initiieren eine Antikörperproduktion gegen sie. Warum keine Immuntoleranz gegen diese körpereigenen Epitope besteht, kann nur gemutmaßt werden. Möglicherweise hat bei dem betreffenden Patienten während der fetalen Phase, wenn das Immunsystem eine Immuntoleranz gegenüber körpereigenen Strukturen entwickelt, kein Kontakt zwischen Lymphozyten und gut verborgener glomerulärer bzw. alveolärer Basalmembran bestanden.

Diagnostisches Vorgehen

Die diagnostische Strategie entspricht dem unter dem Abschnitt Diagnostik (s. 10.5.1) beschriebenen Vorgehen.

- **Klinische Verdachtsmomente sind:** Hämaturie, Zylindrurie (**Abb. 10.30**), Proteinurie oder eine Kreatinin-Erhöhung i. S. und u. U. ein begleitender arterieller Hypertonus.
- **Sonographie:** Normal große Nieren und ein normales Blutbild ohne Anzeichen für eine renale Anämie sprechen für eine akute Verlaufsform. Verkleinerte Nieren im Ultraschall und eine renale Anämie sind Anzeichen für einen

bereits seit längerer Zeit bestehenden, chronischen Krankheitsverlauf.

- **Immunologische Serumdiagnostik:** Ihr kommt große Bedeutung in der Diagnostik der sekundären Glomerulonephritisformen zu, insbesondere bei Systemerkrankungen wie den ANCA-assoziierten Vaskulitiden (s. **10.8.2**), bei systemischem Lupus erythematodes (s. **10.8.4**) oder Goodpasture-Syndrom (s. o.). Gesucht wird nach zytoplasmatischen Anti-Neutrophilen-Antikörpern (c-ANCA und p-ANCA), Antikörpern gegen Doppelstrang-DNA (Anti-ds-DNA-AK) und gegen glomeruläre Basalmembran (Anti-GBM-Antikörper). Bei einer Immunkomplex-Pathogenese lassen sich darüber hinaus mitunter erniedrigte Komplementspiegel (CH50, C3, C4) als Ausdruck des Komplementverbrauchs nachweisen.
- **Nierenbiopsie** (s. **10.3.5**): Bestehen keine Kontraindikationen (Blutungsneigung, bereits stark geschrumpfte Nieren unter 10 cm Länge mit nur noch schmalem Parenchymsaum, nicht-kontrollierbarer Hypertonus), sollte die histologische Diagnose durch eine Nierenbiopsie herbeigeführt werden. Sie erhöht die Therapiesicherheit beim Einsatz von Kortikosteroiden oder Immunsuppressiva und ermöglicht eine Prognoseabschätzung anhand des histologischen Typs der GN und vorliegender irreversibler narbiger Veränderungen.

10.5.3 Akute postinfektiöse GN/Post-Streptokokken-GN

Die klassische Form der akuten postinfektiösen Immunkomplexnephritis ist die akute Post-Streptokokken-GN. Daneben gibt es allerdings auch nicht-Streptokokken-bedingte Formen (s. gleichnamigen **Kasten**).

═══════ **AUF DEN PUNKT GEBRACHT** ═══════

Nicht-Streptokokken-bedingte postinfektiöse Glomerulonephritis
Vorkommen bei:
- bakteriellen Herderkrankungen, z. B. bakterieller Endokarditis
- infiziertem ventrikuloatrialem Shunt (sog. Shunt-Nephritis)
- Sepsis.

❗ Neben der Immunkomplexnephritis können bei Endokarditis und infizierten Shunts weitere Nierenschädigungen vorliegen, z. B. Niereninfarkte durch Embolien und glomeruläre Herdnephritiden (Löhlein-Nephritis). ❗

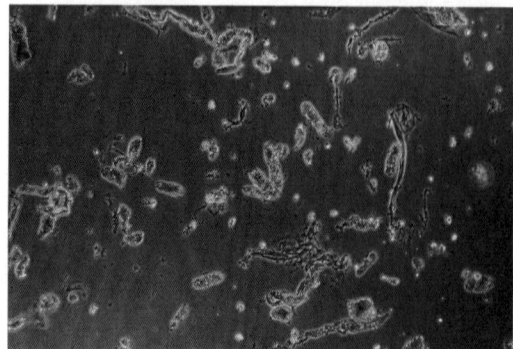

Abb. 10.30: Urinsediment bei aktiver Glomerulonephritis mit massenhaft vermehrten rot-bräunlich gefärbten Erythrozytenzylindern. Phasenkontrastmikroskop, 100fache Vergrößerung. [O157]

Klinik

Die Post-Streptokokken-GN ist der Prototyp der nephritischen Erscheinungsform einer GN: 1–4 Wochen nach einem ausgeheilten Infekt entwickelt der Patient subfebrile

Temperaturen, Arthralgien und dumpfe Schmerzen in beiden Nierenlagern. Der Urin ist durch Makrohämaturie rötlich braun verfärbt. Durch Salz- und Wasserretention bestehen eine Oligo-/Anurie und morgendliche Lidödeme. Durch die Wassereinlagerung kann es zum Lungenödem mit Dys- und Orthopnoe kommen. Typisch ist ein begleitender arterieller Hypertonus, der krisenhaft exazerbieren kann.

Ätiologie

Infektfokus ist eine Pharyngitis/Tonsillitis durch β-hämolysierende **Streptokokken der Gruppe A** (*Streptococcus pyogenes*, nur bei Befall mit Stämmen mit prädisponierendem „nephritogenem" **M-Protein**). Besonders in Ländern mit schlechten hygienischen Verhältnissen können darüber hinaus primär-eitrige Hauterkrankungen (Pyodermien) zugrunde liegen.

Pathogenese

Der bakterielle Infekt führt zur Antikörperbildung gegen bakterielle Exoenzyme (z. B. Streptolysin), dabei entstehen Ag-AK-Komplexe, die sich an Basalmembran und Mesangium des Glomerulus (und auch in Gelenken → Arthralgien) ablagern können. Durch Komplement-, Zytokin- und Thrombozytenaktivierung wird eine floride, abakterielle Entzündung (Glomerulonephritis) ausgelöst. Mit zunehmender Antigeneradikation durch antibiotische Therapie und Bakterien-neutralisierende Antikörper kommt es zur allmählichen Abheilung der Entzündung.

Histologie

Histologisch findet sich eine diffuse endokapilläre proliferative GN. Sie zeichnet sich aus durch eine diffuse Proliferation von Endothel- und Mesangiumzellen, eine Infiltration des Glomerulus durch Entzündungszellen (v. a. Granulozyten) sowie immunhistologisch nachweisbare Immunkomplexablagerungen an der Innenseite der Basalmembran (subendothelial).

Diagnostisches Vorgehen

Die bei Urin- und Blutuntersuchungen sowie sonographisch erhobenen Befunde sind in **Tabelle 10.9** zusammengestellt.

Therapie

Im Vordergrund steht die antibiotische Therapie des Streptokokken-Infektes bzw. seine Sekundärprophylaxe mit Penicillin oder alternativ Erythromycin. Auch Angehörige und nähere Kontaktpersonen sollten mit behandelt werden, um die Ausbreitung der „nephritogenen" Streptokokken einzudämmen. Die weitere Therapie ist rein symptomatisch und besteht in körperlicher Schonung, Trinkmengenbeschränkung, kochsalzarmer Diät und Gabe von Schleifendiuretika

Tab. 10.9 Befunde bei akuter Post-Streptokokken-Nephritis

Urinbefunde	Serumbefunde	Sonstige
• Erythrozyturie • Erythrozytenzylinder • dysmorphe Erythrozyten • unselektive glomeruläre Proteinurie (< 3 g/24 h)	• Kreatinin-Clearance ↓ • Retentionswerte (↑) • Komplementaktivität (C3, C4, CH50) ↓ • ASL-Titer ↑↑ (50 %) • Anti-DNAse-B-Titer ↑ ↑ (> 80 %)	• Sono: große, geschwollene Nieren • Nierenbiopsie: bei erhöhten Retentionswerten (DD: RPGN !)

(tägliche Gewichtskontrolle) sowie medikamentöser Blutdruckeinstellung. Kortikosteroide oder eine immunsuppressive Therapie haben keinen positiven Einfluss auf den Verlauf.

Prognose

Bei Kindern kommt es in ≥ 90 % zur Ausheilung der Erkrankung. Bei Erwachsenen bleiben in 50 % Residuen mit leichter Hämaturie und Proteinurie bestehen, die langfristig kontrollbedürftig bleiben. Bei älteren Patienten und bei nicht durch Streptokokken bedingter postinfektiöser Genese ist die Prognose schlechter. Es kann sich eine chronische Glomerulonephritis mit histologischem Übergang in eine mesangioproliferative GN und Nierenfunktionsverlust mit späterer Dialysepflichtigkeit entwickeln.

10.5.4 Mesangioproliferative GN vom IgA-Typ

Synonyma: IgA-Nephropathie, Berger-Nephritis

Sie ist die weltweit häufigste Form der idiopathischen Glomerulonephritiden (15–40 % aller GN). Am häufigsten sind junge Männer betroffen. Die Pathogenese bleibt bislang ungeklärt. Auffällig sind eine Fehlregulation von Mukosa-assoziiertem IgA sowie erhöhte Serum-IgA-Spiegel bei einem Großteil der betroffenen Patienten. Auch der Anteil IgA-spezifischer B- und T-Lymphozyten bei Infekten der oberen Luftwege ist ungewöhnlich erhöht. Diese Phänomene scheinen – wie auch die Erkrankung – familiär gehäuft vorzukommen, was eine genetische Prädisposition wahrscheinlich macht.

Klinik

Der klinische Verlauf ist sehr variabel und kann alle klinischen Syndrome bei glomerulären Erkrankungen (s. **10.5.2**) imitieren. Häufig aber fallen die Patienten im Rahmen von Routineuntersuchungen durch eine asymptomatische Mikrohämaturie auf, oder sie suchen den Arzt wegen rezidivierender Makrohämaturie-Episoden und dumpfer Flankenschmerzen auf, die in zeitlichem Zusammenhang

10

mit unspezifischen Erkältungserkrankungen auftreten und nach wenigen Tagen spontan wieder verschwinden. Das Ausmaß der Proteinurie ist meist nur gering.

Diagnostisches Vorgehen

Bei 30–50% der Patienten sind die Serum-IgA-Spiegel erhöht. Histologisch findet sich im Nierenbiopsat eine diffuse oder fokal-segmentale Proliferation des Mesangiums (**Abb. 10.31**). Die Diagnose wird immunhistologisch anhand granulärer Ablagerungen von IgA und Komplement C3 im Mesangium gestellt (s. **Kasten** „Triple-Diagnostik des Nierenbiopsates").

===== ZUR VERTIEFUNG =====

Triple-Diagnostik des Nierenbiopsates

Zur diagnostischen Aufarbeitung eines Nierenbiopsates gehören neben der **lichtmikroskopischen Untersuchung** des meist PAS-gefärbten Präparates auch die **Immunhistologie** und die **Elektronenmikroskopie**. Erst alle drei Untersuchungsverfahren gemeinsam erlauben eine sichere histopathologische Diagnose. Bei der Minimal-Change-GN ist z. B. eine Diagnose ohne Elektronenmikroskopie nicht zu stellen (s. 10.5.6). Bei der IgA-Nephropathie andererseits ist erst der immunhistologische Nachweis von IgA und Komplement C3 im Mesangium diagnostisch. Der lichtmikroskopische Nachweis mesangialer Proliferationen alleine ist für die Diagnosestellung zu unspezifisch und nicht ausreichend.

Therapie

Es gibt keine kausale Therapie. Eine intermittierende Kortikosteroid-Pulstherapie und der konsequente Einsatz von Immunsuppressiva (Cyclophosphamid und Azathioprin) sind bei Patienten mit Proteinurie und beginnender Nierenfunktionsstörung effektiv. Ein Hypertonus muss rigoros behandelt werden, vorzugsweise mit einem ACE-Hemmer oder AT-II-Antagonisten.

Prognose

Etwa 50% der Patienten mit IgA-Nephropathie entwickeln eine chronische Glomerulonephritis mit fortschreitender Niereninsuffizienz. Bei 30–50% der Patienten tritt ein arterieller Hypertonus auf, 10% verlaufen als nephrotisches Syndrom. Risikofaktoren sind höheres Alter, männliches Geschlecht und eine konstant nachweisbare Proteinurie.

10.5.5 Membranöse GN

Synonym: perimembranöse GN

Sie ist die häufigste Ursache des nephrotischen Syndroms beim Erwachsenen. Sie tritt meist primär, d. h. ohne er-

kennbare Ursache, auf. Es besteht jedoch eine Assoziation zu Tumoren (Bronchial-, Kolonkarzinom), zur Hepatitis B und zur chronischen Einnahme von Gold-Präparaten und Penicillamin, s. Pharma-Info in **12.6.1**. Auch im Rahmen eines systemischen Lupus erythematodes (SLE, s. **10.8.4** und **12.9.1**) können die Nieren selten in Form einer membranösen GN mit beteiligt sein.

Die Histologie ist charakterisiert durch Immunkomplexablagerungen auf der Außenseite der glomerulären Basalmembran (subepithelial), die im Elektronenmikroskop als sog. *humps* (Buckel) auffallen.

Klinisch kommt es in 1/3 der Fälle zur Spontanheilung, 1/3 gehen mit chronischer Proteinurie ohne GFR-Verlust einher und 1/3 zeigen einen progredienten Verlauf in die chronische Niereninsuffizienz.

Therapie

Ein Tumorleiden muss im Rahmen einer Suchdiagnostik (z. B. Thorax-CT, Koloskopie) ausgeschlossen werden. Die symptomatische Therapie entspricht dem des nephrotischen Syndroms (s. **10.5.1**). Nur bei persistierend hoher Proteinurie über mehr als 6 Monate oder sehr schwerem bzw. progredientem Verlauf ist eine Therapie mit einem immunsuppressiven Schema indiziert. Meist kommen Chlorambucil oder Cyclophosphamid plus Steroide zum Einsatz. Auch Ciclosporin A zeigt in Kombination mit Steroiden einen positiven Effekt.

10.5.6 Minimal-Change-GN

Synonyma: Lipoidnephrose, Minimalläsion

Sie ist eine mit nephrotischem Syndrom einhergehende GN ohne lichtmikroskopischen oder immunhistologischen Befund. Elektronenmikroskopisch erkennt man Verschmelzungen der Podozyten-Fußfortsätze, die für die Erkrankung pathognomonisch sind (s. **Kasten** „Triple-Diagnostik des Nierenbiopsates"). Typisch ist eine selektive glomeruläre Proteinurie mit fast ausschließlicher Albuminurie. Grund ist ein Verlust der Ladungsselektivität der glomerulären Basalmembran und der epithelialen Schlitzmembran ohne weitere morphologische Schädigung.

> **!** Die Minimal-Change-GN ist die häufigste Ursache des nephrotischen Syndroms bei Kindern zwischen 2 und 6 Jahren. Bei Erwachsenen ist sie selten. **!**

Klinik

Nephrotisches Syndrom s. **10.5.1**. Die Patienten fühlen sich subjektiv kaum beeinträchtigt. Sie suchen den Arzt wegen peripherer Ödeme und Gewichtszunahme auf.

Komplikationen: Bei Zunahme des glomerulären Scha-

10

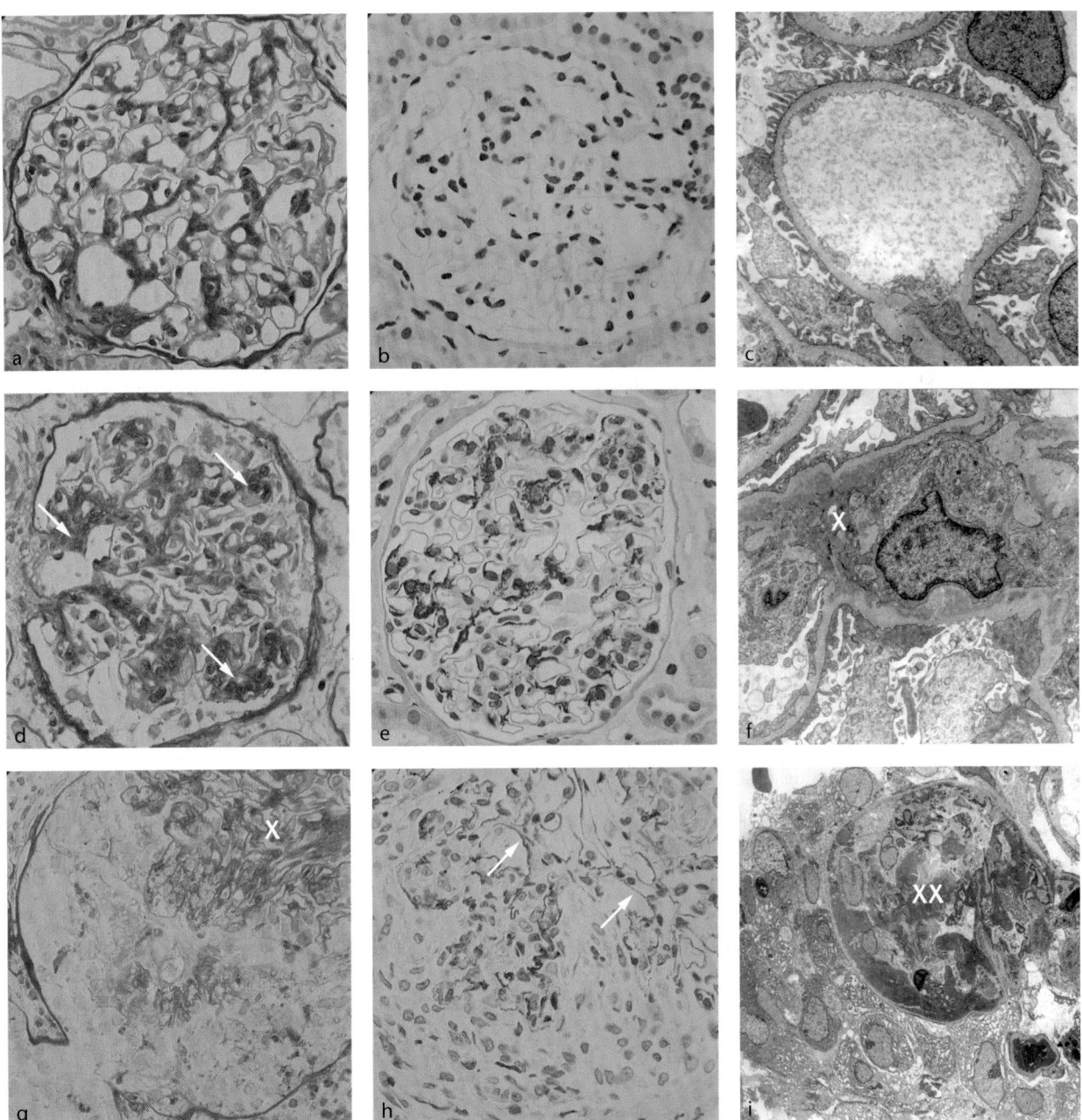

Abb. 10.31: a–c) Normalbefund einer Nierenbiopsie in der Triple-Diagnostik. a) Die Lichtmikroskopie ist von unauffälliger Zellularität (PAS-Färbung). **b)** Die Immunhistochemie ist negativ, hier beispielhaft dargestellt für IgA. **c)** Die Elektronenmikroskopie zeigt eine normale glomeruläre Kapillare. **d–f) Mesangioproliferative GN vom IgA-Typ. d)** Die Lichtmikroskopie (PAS-Färbung) ist gekennzeichnet durch ein diffus verbreitertes zellvermehrtes Mesangium (⟶). **e)** In der Immunhistochemie findet sich ein granuläres Muster mesangialer IgA-Positivität (rot). **f)** Die Elektronenmikroskopie bestätigt elektronendichte Depots im Mesangium (**X**). **g–i) Nekrotisierende Anti-GBM-Antikörper-Nephritis (Goodpasture-Syndrom). g)** Typischerweise zeigt die PAS-Färbung im Lichtmikroskop eine segmentale glomeruläre Nekrose (blasse Areale) und ein halbmondförmiges Kapselproliferat (**X**). **h)** In der Immunhistochemie finden sich lineare Ablagerungen von IgG entlang der glomerulären Basalmembran, charakteristisch für das Goodpasture-Syndrom (rot, ⟶). **i)** Die Elektronenmikroskopie bestätigt die segmentale Nekrose mit Fibrinpräzipitaten (**XX**). (Diese Histologien wurden dankenswerterweise zur Verfügung gestellt von Prof. Dr. med. U. Helmchen, UKE, Nierenregister, Hamburg.) [T363]

10

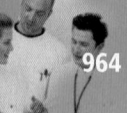

Ödeme

Vorstellung des Patienten und Zusammenfassung des bisherigen Verlaufs

Assistenzarzt: Der 47-jährige Patient, selber Chirurg, hatte seinen Hausarzt aufgesucht wegen 2 Wochen zuvor neu aufgetretener Ödeme an den Füßen und Unterschenkeln sowie periorbitaler Schwellungen. Sein Gewicht hatte in kurzer Zeit um 5 kg zugenommen. Ruhe- oder Belastungsdyspnoe bestanden nicht. Wenige Wochen zuvor war er mit einem Bagatellinfekt der oberen Luftwege für einige Tage krank gewesen. Keine weiteren Vorerkrankungen.

Beim Hausarzt war er in gutem AZ mit einem Körpergewicht von 78 kg bei einer Größe von 1,76 m. Kein Ikterus, keine vergrößert palpablen LK und kein Halsvenenstau. Leichte periorbitale Ödeme. Die Untersuchung von Herz, Lunge und Abdomen ergab keine Auffälligkeiten. Der Blutdruck war mit 130/80 mm Hg normoton, der Puls 70/min, regelmäßig. Bei der Untersuchung der unteren Extremitäten waren eindrückbare Ödeme auffällig, die bis in Kniehöhe reichten.

Daraufhin wurde der Patient zu einer Internistin überwiesen.

Diskussion und Differentialdiagnose des Hauptbefundes

Internistin: Hauptbeschwerde des Patienten waren neu aufgetretene Ödeme. Wenn wir hier einmal die Differentialdiagnose durchgehen (**Tab. K10.1**), so ist die häufigste Form von generalisierten Hautödemen das kardiale Ödem, wie es im Rahmen einer (Rechts)Herzinsuffizienz auftritt. In unserem Fall gab es jedoch keinen Anhaltspunkt für eine zugrunde liegende Herzerkran-

kung. Auch eine orientierende echokardiographische Untersuchung zeigte einen unauffälligen Befund.

Eine vermehrte Salz- und Wasserretention bei Niereninsuffizienz kann ebenfalls zu Ödemen führen. Meist ist dabei dann aber die Lunge mit einem Lungenödem mitbetroffen. Luftnot verneinte unser Patient jedoch, und auch der Auskultationsbefund war unauffällig.

Für eine entzündliche (z. B. Trauma, Verbrennung, Erysipel) oder allergische Genese der Ödeme (Quincke-Ödem, s. **4.3.1**) sprach hier ebenfalls nichts.

Blieben differentialdiagnostisch noch Ödeme durch Eiweißmangel, bedingt durch Mangelernährung, Lebersynthesestörung oder durch Eiweißverlust. Die ersten beiden Punkte dürften hier ausscheiden. Blieb ein Eiweißverlustsyndrom als mögliche Ödemursache. Ein Verlust über den Darm im Rahmen einer exsudativen Enteropathie (s. **6.5.6**) schied aus – hier wäre eine längere Vorgeschichte mit Durchfall zu erwarten gewesen.

So bleibt eigentlich nur ein renaler Eiweißverlust durch ein nephrotisches Syndrom als wahrscheinlichste Ursache der Ödeme bei unserem Patienten. Passend dazu berichtete er auf Nachfrage, dass sein Urin in der letzten Zeit vermehrt geschäumt hätte. Im Urinstix fand sich dann tatsächlich Protein dreifach positiv. Erythrozyten und Leukozyten waren negativ. Die Blutabnahme erbrachte ein unauffälliges Blutbild, einen Normalwert für Kreatinin mit 1,0 mg/dl, aber ein auf 33 g/l (Norm 60–80) erniedrigtes Serum-Eiweiß. Der Albumin-Peak und die Gammaglobulinfraktion in der Serumelektrophorese waren deutlich vermindert, während der α_2- und β-Peak deutlich überhöht waren. Das Cholesterin war mit über 500 mg/dl massiv erhöht, ebenfalls die Triglyzeride mit 450 mg/dl. Das übrige Routinelabor war unauffällig.

Ich habe den Patienten daraufhin zur weiteren Abklärung seiner Beschwerden in die nephrologische Abteilung des Nachbarkrankenhauses überwiesen.

Assistenzarzt: …Ich wollte nur noch einmal erwähnen, dass es auch lokale Ödeme gibt, ausgelöst durch umschriebene venöse oder lymphatische Abflussstörungen. Der beidseitige Befall der Unterschenkel und die periorbitale Beteiligung sprachen aber dafür, dass es sich um ein generalisiertes Ödem handelte. Außerdem waren die Ödeme unseres Patienten eindrückbar, was ebenfalls gegen ein lymphogenes Ödem, aber auch z. B. gegen ein Myxödem bei Schilddrüsenerkrankungen sprach. Beide Formen sind typischerweise nicht eindrückbar.

Nephrologe: Danke für diese Ergänzung… Schon bei Aufnahme sprachen alle Befunde für das klassische Bild eines nephrotischen Syndroms.

Der Sammelurin über 24 h ergab eine Proteinurie von 8 g/Tag, normal sind weniger als 150 mg/Tag. Die Kreatinin-Clearance war normal mit 96 ml/min – die Fähigkeit der Niere zur Entgiftung war also voll erhalten. Es handelte sich somit um ein reines nephrotisches Syndrom ohne begleitende Niereninsuffizienz.

Die häufigste Ursache des nephrotischen Syndroms im Erwachsenenalter ist die membranöse Glomerulonephritis. Eine weitere Differentialdiagnose ist die Minimal-Change Nephropathie, die häufiger im Kindesalter auftritt. Gerade beim älteren Erwachsenen müssen aber auch eine diabetische Glomerulosklerose (Kimmelstiel-Wilson) und eine systemische Amyloidose, z. B. bei monoklonaler Gammopathie, ausgeschlossen werden. Ein zugrunde liegender Diabetes mellitus war bereits anamnestisch und auch laborchemisch nahezu ausgeschlossen. Und die Elektrophorese zeigte zumindest keine Paraproteinzacke an.

In dieser Situation konnte eine histologische Klärung am effektivsten weiterhelfen, denn

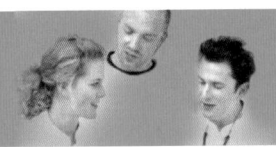

die Therapie des nephrotischen Syndroms ist in hohem Maße abhängig vom histologischen Befund.

Am Folgetag konnte komplikationslos eine sonographisch gesteuerte Nierenbiopsie aus der linken Niere durchgeführt werden.

Herleitung der Krankheitsdiagnose und Auflösung des Falles

Pathologe: Als Biopsat erhielten wir einen 10 mm langen Zylinder von etwa 1,0 mm Dicke, der insgesamt 5 Glomeruli enthielt. Lichtmikroskopisch fiel bereits eine Verdickung der glomerulären Basalmembran auf. Sie zeigt immunhistologisch nachweisbare granuläre Ablagerungen von IgG-haltigen Immunkomplexen und Komplementfaktoren C3 und C4 entlang der Basalmembranen, wie sie typisch sind für eine Immunkomplexnephritis. In der Elektronenmikroskopie ließen sich diese Ablagerungen auf der Außenseite der Basalmembran lokalisieren. Diese Befunde entsprechen dem typischen Bild einer membranösen Glomerulonephritis.

Der Nachweis von Immunkomplexen in der Immunhistologie wirft die Frage auf, ob es eventuell eine zugrunde liegende Erkrankung gibt, die erst sekundär zur Ablagerung in den Nieren geführt hat. Solche auslösenden Erkrankungen könnten etwa ein systemischer Lupus erythematodes sowie Tumorerkrankungen wie das Bronchial-Ca und das kolorektale Karzinom sein. Und natürlich – wir müssen bedenken, unser Patient ist Chirurg – sollte eine replikative Hepatitis und auch eine HIV-Infektion ausgeschlossen werden.

Nephrologe: Die Antikörperdiagnostik auf einen SLE (s. **12.7.1**) und auch die Serologie auf Hepatitis B und C sowie auf HIV waren negativ. Für ein Tumorgeschehen fand sich diagnostisch ebenfalls kein Anzeichen.

Es handelte sich also klinisch-pathologisch um eine primäre, idiopathische, membranöse Glomerulonephritis. Möglicherweise war der vom Patienten angegebene Infekt der oberen Luftwege der immunologische Wegbereiter für die Erkrankung. Das bleibt jedoch Spekulation.

Bei klinisch recht blandem Verlauf haben wir uns vorerst allein auf eine supportive Therapie bei nephrotischem Syndrom (s. **10.5.1**) gestützt: die hoch dosierte Gabe des ACE-Hemmers Ramipril, kombiniert mit dem ATII-Rezeptorantagonisten Irbesartan zur möglichst effektiven Senkung der Proteinurie. Dies wurde vom Patienten ohne relevante arterielle Hypotonie vertragen. Die Hyperlipoproteinämie wurde mit dem Cholesterinsynthesehemmer Pravastatin behandelt. Wegen des erhöhten Thromboserisikos bei nephrotischem Syndrom wurde der Patient markumarisiert.

Unter dieser symptomatischen Therapie konnte die Proteinurie halbiert werden. Die Ödemneigung war rückläufig.

Internistin: Nach 4 Monaten kam es spontan zur Remission des Krankheitsbildes, und die Proteinurie normalisierte sich. Die Ödeme verschwanden komplett. Eine zusätzliche immunsuppressive Therapie, z.B. mit Cyclophosphamid oder Chlorambucil, die in schweren Fällen hilft, eine Remission zu erreichen, war nicht mehr notwendig.

Nephrologe: Ödeme sind ein häufiger Befund, und die Abklärung beginnt immer im Kopf. Denn wer die Differentialdiagnosen parat hat (**Tab. K10.1**), kann mithilfe der Anamnese und der körperlichen Untersuchung schon eine Verdachtsdiagnose stellen und eine ganze Menge unnötiger apparativer Untersuchungen vermeiden.

Tab. K10.1 Ätiologie von Ödemen nach ihrem Pathomechanismus
Erhöhter Kapillardruck
Vermehrtes Plasmavolumen bei renaler Natriumretention
Herzinsuffizienz, Cor pulmonale
• Primäre Nierenerkrankung, einschließlich nephrotisches Syndrom
• Medikamente: z.B. nicht-steroidale Antiphlogistika, Minoxidil, Kortison
• Schwangerschaft, prämenstruelle Ödeme
• Diuretika-induzierte idiopathische Ödeme (Pseudo-Bartter Syndrom)
Venöse Obstruktion
• Leberzirrhose, Lebervenenobstruktion
• Akutes Lungenödem
• Venenthrombose
Hypalbuminämie
Eiweißverlust
• nephrotisches Syndrom
• Eiweißverlusterkrankungen des Darmes
Verminderte Albuminsynthese
• Lebererkrankungen
• Malnutrition
Vermehrte kapilläre Durchlässigkeit
Idiopathische Ödeme
Verbrennungen
Trauma
Inflammation, Sepsis
Allergische Reaktionen, Angioödem
Lymphatische Obstruktion oder erhöhter interstitieller onkotischer Druck
nach Mastektomie
maligne Lymphknotenvergrößerungen
Hypothyreoidismus

dens Übergang in eine unselektive glomeruläre Proteinurie mit Verlust von Gerinnungsfaktoren und Immunglobulinen. Es resultiert eine verstärkte Thromboseneigung (u. a. Gefahr der Nierenvenenthrombose) und Infektanfälligkeit.

! Besonders bedrohlich kann eine Pneumokokken-Sepsis werden – daher rechtzeitige Impfung der betroffenen Kinder. !

Ätiologie/Pathogenese

Die meisten Fälle treten **idiopathisch** auf. Selten lässt sich der Gebrauch von nicht-steroidalen Antirheumatika (z. B. Diclofenac) als Auslöser identifizieren, s. **10.11.1**. Auch maligne Erkrankungen können im Rahmen eines paraneoplastischen Geschehens ursächlich sein.

Die Pathogenese ist unklar. Eine Störung der T-Zell-Immunität scheint eine Rolle zu spielen, die sich durch Steroide beheben lässt. Auch gibt es Hinweise auf eine noch unbekannte zirkulierende Substanz im Blut, die das Glomerulus schädigt. Zentral ist eine Schädigung der epithelialen Podozyten. Mit der Verschmelzung der Fußfortsätze der Podozyten kommt es zu einem Verlust der negativen Ladungen an der Oberfläche der epithelialen Schlitzmembran und der glomerulären Basalmembran, was eine vermehrte Durchlässigkeit für ebenfalls negativ geladene Eiweiße (v. a. Albumin) zur Folge hat. Es resultiert eine glomeruläre, selektive Proteinurie.

Diagnostisches Vorgehen

Im Sammelurin findet sich eine Proteinurie ≥ 3 g/24 h, die zumindest im Frühstadium der Erkrankung selektiv glomerulär ist (Albuminurie). Die GFR ist häufig normal. Das Urinsediment zeigt bis auf evtl. hyaline Zylinder einen Normalbefund. Im Serum imponieren eine Hypalbuminämie und eine sekundäre Hyperlipoproteinämie. Bei Erwachsenen wird die Diagnose primär histologisch gesichert, während bei Kindern eine Nierenbiopsie in der Regel erst nach einem erfolglosen Therapieversuch mit Steroiden vorgeschlagen wird.

Therapie

- 90% der Patienten sprechen auf Kortikosteroide an. Davon werden 1/3 nach 2 Monaten Therapie rezidivfrei, 1/3 müssen mit ein bis zwei Rezidiven rechnen, 1/3 sind nur unter Dauermedikation mit Steroiden rezidivfrei zu halten (Steroidabhängigkeit).
- bei Nicht-Ansprechen oder Steroidabhängigkeit Therapieversuch mit Immunsuppressiva (insbesondere Ciclosporin A)
- Antikoagulation bei ausgeprägter Hypalbuminämie
- Pneumokokken-Impfung bei Hypogammaglobulinämie.

Prognose

Kinder haben eine gute Prognose. Bei Erwachsenen ist dagegen häufiger ein histologischer Übergang in eine fokal-segmentale Glomerulosklerose (s. **10.5.8**) zu beobachten. Diese ist therapeutisch kaum zu beeinflussen und mündet in die chronische Niereninsuffizienz.

10.5.7 Nekrotisierende intra-/extrakapillär-proliferierende GN

Synonym: rapid-progrediente Glomerulonephritis, **RPGN**

Klinik

Bei der relativ selten vorkommenden nekrotisierenden GN mit intra- und extrakapillären Proliferationen steht neben einem akuten nephritischen Verlauf (s. o.) ein rascher Nierenfunktionsverlust über Wochen oder wenige Monate im Vordergrund bei sonographisch normal großen Nieren. Im späteren Verlauf des Nierenversagens entwickeln sich Urämiesymptome. Ein schwerer arterieller Hypertonus und Zeichen der pulmonalen Überwässerung bei Oligo-/Anurie können dann das Bild beherrschen.

Pathogenetische Einteilung

- **RPGN ohne Immunablagerungen** (40%), sog. „pauci-immune" Verlaufsform, häufig assoziiert mit dem Auftreten von antineutrophilen zytoplasmatischen Antikörpern (ANCA) im Serum, z. B. bei M. Wegener (s. **12.10.4**) bzw. mikroskopischer Polyarteriitis (s. **12.10.1**).
- **Immunkomplex-RPGN** (40%), z. B. schwer verlaufende Post-Streptokokken-GN oder im Rahmen eines SLE (s. **12.8.4**)
- **Anti-GBM(= glomeruläre Basalmembran)-AK-Nephritis** (20%) ohne und mit Lungenbeteiligung (Goodpasture-Syndrom, **Abb. 10.31 g–i**).

Histologie

Typischerweise zeigt die Histologie eine nekrotisierende Glomerulonephritis mit intra- und extrakapillärer Proliferation und diffuser Halbmondbildung. Bei der Anti-GBM-Nephritis sind lineare Ablagerungen von IgG entlang der Basalmembran pathognomonisch (**Abb. 10.31 g–i**).

Diagnostisches Vorgehen

Das diagnostische Vorgehen ist identisch mit dem bei anderen Glomerulonephritiden.
- **Blutbefunde:** Sie zeigen systemische Entzündungszeichen mit Leukozytose, BSG-Beschleunigung und CRP-Erhöhung. Je nach Dauer der Erkrankung ist das Serum-Kreatinin bereits mehr oder weniger stark angestiegen.
- **Immunologische Serumdiagnostik** s. **4.4**

! Nierenbiopsie: Sie ist entscheidend für die weitere Therapieplanung und Prognoseabschätzung bei der RPGN. **!**

Therapie

Eckpfeiler der Therapie bei RPGN sind die
- frühzeitige, hoch dosierte intravenöse Gabe von Kortikosteroiden
- immunsuppressive Therapie mit Cyclophosphamid, z. B. als intravenöse Stoßtherapie
- Plasmapherese (maschinelle Plasmaaustausch-Behandlung) bei Nachweis zirkulierender Anti-GBM-Antikörper, ggf. auch bei ANCA-assoziierter Erkrankung.

Prognose

Die Prognose der RPGN ist entscheidend vom Zeitpunkt der Diagnosestellung abhängig. Wird eine Therapie bei einem Kreatininwert i. S. von ≤ 5 – 6 mg/dl eingeleitet, ist die Prognose relativ gut. Bei den meisten Patienten ist allerdings von einer Defektheilung auszugehen, d. h., die Nierenfunktion wird sich nicht vollständig erholen. Ist bei Diagnosestellung das Kreatinin bereits über 6 mg/dl angestiegen, ist in den meisten Fällen mit einer chronischen Dialysepflichtigkeit zu rechnen.

10.5.8 Weitere primäre Glomerulonephritisformen

Neben den beschriebenen Glomerulonephritiden kommen seltener einige weitere histologische Formen vor.

Fokal-segmentale Glomerulosklerose (FSGS)

Die FSGS ist eine Glomerulopathie unklarer Genese, histologisch gekennzeichnet durch Sklerose und Hyalinose einzelner (fokal) Glomerulusabschnitte (segmental). Pathogenetisch wird ein noch unbekannter Plasmafaktor als auslösendes Agens der FSGS diskutiert. In ca. 10 – 20 % ist sie bei Kindern und Erwachsenen Ursache eines nephrotischen Syndroms. Gehäuft wird die FSGS bei Patienten mit Heroinabusus oder HIV-Infektion gefunden. In mindestens 30 % der Fälle entwickelt sich ein chronischer Verlauf, der in die Niereninsuffizienz mündet. Eine etablierte Therapie existiert nicht. Ciclosporin A scheint eine gewisse Wirksamkeit zu besitzen. Nach Nierentransplantation besteht eine hohe Rezidivhäufigkeit der Erkrankung im Transplantat.

Membranoproliferative GN

Sie ist insgesamt selten. Ihre Genese ist unbekannt. Es besteht eine Assoziation u. a. zur replikativen (d. h. mit Nachweis von Virus-RNA im Blut einhergehenden) Hepatitis C und zu malignen Lymphomen. Insbesondere zu Beginn der Erkrankung kann ein nephrotisches Syndrom im Vordergrund stehen.

Der klinische Verlauf ist jedoch häufig progredient und mit zunehmender Niereninsuffizienz und arteriellem Hypertonus vergesellschaftet. Eine wirksame Therapie existiert nicht. 50 % der Patienten sind nach 5 Jahren dialysepflichtig.

10.5.9 Hereditäre Glomerulopathien

Alport-Syndrom

Synonym: hereditäre Glomerulonephritis

Das Alport-Syndrom ist eine seltene erbliche Erkrankung von Nieren, Innenohr und Augen mit meist X-chromosomal-dominanter Vererbung (seltener autosomal-dominant), weshalb fast immer Jungen betroffen sind.

Klinik und Pathogenese

Durch ein fehlendes Peptid im **Typ-IV-Kollagen der Basalmembran** wird der Aufbau der glomerulären Basalmembran, der Basalmembran des Innenohres sowie der Augenlinse und Retina gestört. Es kommt zu:
- Mikrohämaturie und Proteinurie ab Geburt mit Entwicklung einer chronischen Niereninsuffizienz meist ab dem 14. Lebensjahr
- Innenohrschwerhörigkeit
- Lenticonus anterior (Ausbuchtung der Linsenoberfläche), Retinitis pigmentosa.

Diagnostisches Vorgehen

Bei meist bekannter Familienanamnese sollte bereits nach der Geburt der Urin untersucht werden. Gewissheit bringt die elektronenmikroskopische Untersuchung des Nierenbiopsates. Es lassen sich morphologische Unregelmäßigkeiten der glomerulären Basalmembran erkennen.

Therapie

Nicht bekannt, genetische Beratung der Betroffenen.

Familiäre benigne Hämaturie

Synonym: Syndrom der dünnen Basalmembran

Seltene, autosomal-dominant vererbte Glomerulopathie. Klinisch besteht eine chronische Mikrohämaturie aufgrund einer abnorm dünnen, unregelmäßigen glomerulären Basalmembran. Die Nierenfunktion ist normal. Die Erkrankung kann zusätzlich mit chronischen oder episodenhaft auftretenden Flankenschmerzen *(loin-pain haematuria syndrome)*, offenbar aufgrund assoziierter intrarenaler Gefäßanomalien, einhergehen. Die Behandlung ist rein symptomatisch bei Schmerzen, auch ACE-Hemmer können einen lindernden Effekt auf die Flankenschmerzen haben. Die Prognose ist gut.

10

Nail-Patella-Syndrom

Synonym: Osteoonychodysplasie

Seltene, autosomal-dominant vererbte Glomerulopathie. Ein unbekannter Defekt führt zu Nageldystrophien, ein- oder beidseitig fehlender Patella und mottenfraßähnlichen Defekten der glomerulären Basalmembran mit nachfolgender Proteinurie und Hämaturie bei meist normaler Nierenfunktion. In ca. 10% entwickelt sich eine chronische Niereninsuffizienz.

10.6 Diabetische Glomerulosklerose

Sie ist die klinische Manifestation einer diabetischen Mikroangiopathie an der Niere, welche sich als Spätkomplikation bei 30 – 40% der Patienten mit Diabetes mellitus ca. 10 bis 15 Jahre nach Erstmanifestation des Diabetes entwickelt. Aufgrund des langen Verlaufs waren früher hauptsächlich junge Typ-1-Diabetiker betroffen. Mit gestiegener Lebenserwartung des „Altersdiabetikers" wird sie jedoch inzwischen sehr viel häufiger beim beim Diabetes mellitus Typ 2 beobachtet.

Häufig wird synonym der Begriff der **diabetischen Nephropathie** gebraucht. Aufgrund des typischen histologischen Bildes ist weiterhin die Bezeichnung diffuse und noduläre **diabetische Glomerulosklerose (Kimmelstiel-Wilson)** gebräuchlich. Weitere mit Diabetes mellitus assoziierte Nierenerkrankungen s. **Kasten „Nierenbeteiligung".**

====== **AUF DEN PUNKT GEBRACHT** ======

Nierenbeteiligung bei Diabetes mellitus
• Gehäufte Harnwegsinfekte/Pyelonephritiden
• Arterio-/Arteriolosklerose der Nierengefäße
• diffuse und noduläre diabetische Glomerulosklerose (Kimmelstiel-Wilson).

Klinik

Die diabetische Glomerulosklerose ist gekennzeichnet durch
• Albuminurie
• nachlassende glomeruläre Filtrationsrate
• Ausbildung oder Verstärkung von arterieller Hypertonie, Fettstoffwechselstörung und anderen diabetestypischen Komplikationen.

Die diabetische Glomerulosklerose verläuft progredient. Erst mit zunehmender Proteinurie wird sie für den Patienten symptomatisch, zumeist in Form eines nephrotischen Syndroms und erhöhten Blutdrucks (**Abb. 10.32**). Nach neuer Einteilung der Deutschen Diabetesgesellschaft wer-

den nur noch zwei Stadien unterschieden: eine Albuminurie ohne Nierenfunktionseinschränkung (Stadium I) und die Albuminurie mit Nierenfunktionseinschränkung (Stadium II; **Tab. 10.10**).

❗ Die diabetische Glomerulosklerose geht nahezu immer mit einer diabetischen Retinopathie einher. Eine Proteinurie bei einem diabetischen Patienten ohne Retinopathie lenkt den Verdacht auf eine eigenständige, primäre Glomerulonephritis. Zur Klärung sollte dann eine Biopsie durchgeführt werden. ❗

Pathogenese

Eine genetische Disposition erklärt, warum ein Teil diabetischer Patienten eine Nephropathie im Laufe ihres Lebens entwickelt, ein größerer Teil aber nicht. Die Hyperglykämie führt über eine gestörte renale Hämodynamik initial zu einer Hypertrophie von Glomeruli und Nieren sowie zu einer erhöhten GFR (Hyperfiltration). Histologisch bilden sich im Verlauf erst diffuse, später noduläre Glykoproteinablagerungen im Mesangium aus (**Abb. 10.33**). Es treten eine Hyalinose präkapillärer Gefäße und eine Schädigung der glomerulären Basalmembran ein, die zu Mikroalbuminurie und schließlich manifester Proteinurie führen. Bei weiterem Fortschreiten fällt die GFR, und das Serum-Kreatinin steigt an. Endstadium der Erkrankung ist die dialysepflichtige chronische Niereninsuffizienz.

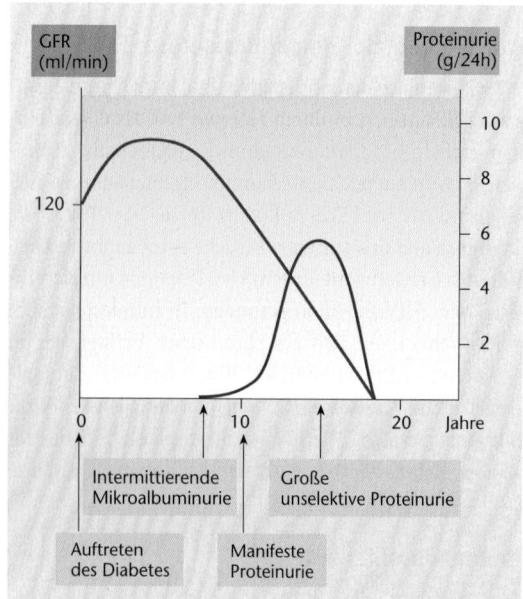

Abb. 10.32: Typischer zeitlicher Verlauf von glomerulärer Filtrationsrate (GFR) und Proteinurie bei diabetischer Nephropathie. [L157]

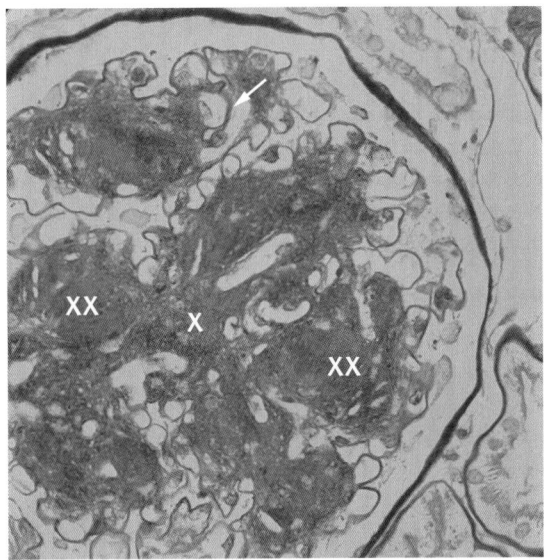

Abb. 10.33: Noduläre diabetische Glomerulosklerose (Kimmelstiel-Wilson). Die Glomerulosklerose infolge einer diabetischen Stoffwechselstörung ist gekennzeichnet durch eine Verbreiterung der glomerulären Basalmembran (⟶) und eine Zunahme der mesangialen Matrix (**X**). Beide Veränderungen beginnen schon wenige Jahre nach dem Auftreten des Diabetes und betreffen anfangs alle Glomeruli in gleichem Maße (= diffuse Form). Später treten im Mesangium kugelige Glykoproteinablagerungen auf (= noduläre Form, **XX**), die allein für den Diabetes spezifisch sind. (Befund dankenswerterweise zur Verfügung gestellt von Prof. Dr. med. U. Helmchen, UKE, Hamburg.) [T363]

Therapie

Die Therapie steht auf drei Säulen:
- **Primärprophylaxe:** konsequente Blutzuckereinstellung, möglichst mit einer intensivierten Insulin-Therapie (s. 9.2.6). Es wurde gezeigt, dass unter strikter Blutzucker-

einstellung die Häufigkeit, aber auch die Progredienz der diabetischen Nephropathie vermindert werden können.
- **Sekundärprophylaxe:** Die Kontrolle des Bluthochdruckes ist extrem wichtig. Der Zielblutdruck sollte möglichst bei 120/75 mmHg und damit deutlich unter der sonst üblichen Grenze von 140/90 mmHg liegen (s. **1.14**). Mit welcher Gruppe Antihypertensiva der Zielblutdruck erreicht wird, ist für die Langzeitprognose unerheblich. Besteht jedoch begleitend die Proteinurie fort, wirken ACE-Hemmer und auch Angiotensin-II-Rezeptor-Antagonisten besonders günstig, indem sie neben der Blutdrucksenkung auch die Proteinurie mindern und damit die Progressionsneigung der Niereninsuffizienz zusätzlich hemmen.
- **Eiweißrestriktion:** Zusätzlich kann bei fortgeschrittener Erkrankung eine eiweißbeschränkte Diät von nicht mehr als 0,8 – 1,0 g/kg KG Protein täglich einen günstigen Effekt auf den Langzeitverlauf der chronischen Niereninsuffizienz haben.

Prognose

Die diabetische Glomerulosklerose ist im Stadium der Mikroalbuminurie noch potentiell reversibel, wenn eine strikte Blutzucker- und Blutdruckeinstellung erreicht werden. Für den Verlauf ist weiterhin die Güte der Blutdruckeinstellung ein wesentlicher prognostischer Marker für die Progredienz der Nephropathie. Weitere Einflussfaktoren (**Tab. 10.11**).

Begleitende Harnwegsinfektionen müssen konsequent behandelt werden, um eine zusätzliche Schädigung der Nieren im Rahmen einer akuten oder rezidivierenden Pyelonephritis zu verhindern.

Das kardiovaskuläre Risiko ist bei Patienten mit diabetischer Nephropathie deutlich erhöht gegenüber Nicht-Diabetikern. Das Risiko, einen Herzinfarkt zu erleiden, steigt um das 4- bis 6-fache. Auch die Mortalität nach Herz-

Tab. 10.10 Stadien der diabetischen Nephropathie (Neuklassifikation, Leitlinie Deutsche Diabetesgesellschaft, 2005)

Stadium/ Beschreibung	Albumin-Ausscheidung (mg/l)	Kreatinin-Clearance (ml/min)	Bemerkungen
I Nierenschädigung mit normaler Nierenfunktion			
Ia Mikroalbuminurie	20 – 200	> 90	• Serum-Kreatinin im Normbereich
Ib Makroalbuminurie	> 200		• Blutdruck im Normbereich, ansteigend oder erhöht
			• Dyslipidämie
			• beschleunigte Progression von KHK, AVK, Retinopathie, Neuropathie
II Nierenschädigung mit Niereninsuffizienz			
IIa leichtgradig	> 200	60 – 89	Serum-Kreatinin grenzwertig oder erhöht
IIb mäßiggradig		30 – 59	Hypertonie
			Dyslipidämie
IIc hochgradig	abnehmend	15 – 29	Hypoglykämieneigung
IId terminal		< 15	rasche Progression von KHK, AVK, Retinopathie, Neuropathie
			Anämieentwicklung
			Störung des Knochenstoffwechsels

10

Tab. 10.11 Prognostische Faktoren bei der diabetischen Nephropathie

Beeinflussbare Faktoren	Nicht-beeinflussbare Faktoren
• Diabeteseinstellung • Hypertonuseinstellung • Rauchen • Dyslipoproteinämie • Eiweißkonsum • Proteinurie • Zeitpunkt der Intervention	• Alter • Diabetesdauer • genetische Faktoren

infarkt ist um das 3–6-Fache erhöht gegenüber Nicht-Diabetikern. Das hohe kardiovaskuläre Risiko setzt sich auch in der terminalen Niereninsuffizienz (s. 10.13) fort. Dialysepatienten mit einem Diabetes mellitus als Grunderkrankung haben eine gegenüber Nicht-Diabetikern deutlich kürzere Lebenserwartung, die jedoch durch konsequente Einstellung von insbesondere Blutzucker und Blutdruck (s. o.) erfolgreich verbessert werden kann.

! Intravenöse Kontrastmittel können bei diabetischer Nephropathie oder Nierenamyloidose (besonders bei der Plasmozytomniere, s. u.) zum akuten Nierenversagen führen. **!**

10.7 Vaskuläre Nephropathie

Synonym: ischämische Nephropathie
Die arteriosklerotische Schädigung der Nieren wird unter dem Oberbegriff der vaskulären Nephropathie zusammengefasst. Zwei Entitäten lassen sich dabei unterscheiden, die gemeinsam vorkommen und sich pathogenetisch gegenseitig verstärken können:
• **hypertensive Nephrosklerose:** Ein lange bestehender Bluthochdruck führt zur Arteriolosklerose (Nephrosklerose) der kleinen Nierengefäße mit nachfolgender Niereninsuffizienz.
• **Nierenarterienstenose(n) durch Arteriosklerose:** Im Rahmen einer Arteriosklerose treten einzelne Stenosen der zuführenden oder auch multiple Stenosen der intrarenalen Nierenarterien auf. Sie verursachen einen sekundären renovaskulären Bluthochdruck, der wiederum die Anteile der Niere bzw. der kontralateralen Niere hypertensiv schädigt, die nicht durch eine vorgeschaltete Lumeneinengung „geschützt" sind.

Bei 10–15% der Dialysepatienten liegt ursächlich eine vaskuläre Nephropathie als Grunderkrankung vor. Typisch ist, dass bei den betroffenen Patienten in der Regel gleichzeitig weitere kardiovaskuläre Manifestationen bestehen, wie z. B. ein Diabetes mellitus, eine koronare Herzerkrankung, eine pAVK oder eine zerebrovaskuläre Erkrankung.

10.7.1 Nierenschädigung bei Bluthochdruck

Synonym: hypertensive Nephropathie, Nephrosklerose
Sie ist direkte Hypertonusfolge und entwickelt sich durch eine arteriosklerotische Schädigung kleiner und kleinster Nierengefäße. Je nach klinischem Verlauf unterscheidet man eine sog. benigne und eine maligne Form.

Benigne Nephrosklerose
Meist sind ältere Patienten mit seit langer Zeit bestehendem arteriellem Hypertonus betroffen. Die sog. benigne Nephrosklerose kann nach Jahren bis Jahrzehnten in einer terminalen Niereninsuffizienz enden. Der Begriff „benigne" ist daher unglücklich gewählt.

Klinik
Die Patienten sind meist asymptomatisch. Die Folgen der Hypertonie zeigen sich allerdings auch an anderen Organen, z. B. in Form von Linksherzhypertrophie, Linksherzinsuffizienz und Netzhautveränderungen (Fundus hypertonicus, s. 1.14.1).

Pathogenese
Durch chronische Druckbelastung der Gefäße kommt es zum sklerotischen Umbau besonders der kleinen Nierenarterien und -arteriolen mit Hyalinablagerungen. Folge sind ischämische Schädigungen der Glomeruli und Tubuli.

Diagnostisches Vorgehen
Die Befunde sind uncharakteristisch. Es finden sich eine geringe Hämaturie und Proteinurie, im Frühstadium eine sog. **Mikroalbuminurie** (s. 10.3.2); das Kreatinin i. S. kann bei Diagnosestellung bereits erhöht sein. Sonographisch sind die Nieren häufig verkleinert und zeigen im Parenchym vermehrt Gefäßreflexe sklerotischer kleiner Arterien. Die langjährige Hochdruckanamnese, der relativ blande Urinsedimentbefund und negative immunologische Laborbefunde schließen eine Glomerulonephritis weitgehend aus.

Therapie
Entscheidend für den Verlauf ist die konsequente antihypertensive Therapie. Dies gilt insbesondere, wenn gleichzeitig noch ein Diabetes mellitus vorliegt (s. o.). Weitere kardiovaskuläre Risikofaktoren wie Hyperlipidämie müssen mitbehandelt werden, ein Nikotinkonsum sollte unbedingt eingestellt werden. Wie für die chronische Niereninsuffizienz allgemein (s. 10.13), so gilt auch für die Nierenschädigung durch Nephrosklerose, dass ACE-Hemmer und Angiotensin-II-Rezeptor-Antagonisten einen besonders günstigen Effekt auf den Langzeitverlauf haben. Nierenarterienstено-

sen (s. **10.7.2**) als Ursache des hohen Blutdrucks müssen allerdings ausgeschlossen sein.

Prognose

Insbesondere bei schlechter Blutdruckeinstellung muss mit einer über Jahre schleichenden Progression bis hin zur terminalen Niereninsuffizienz gerechnet werden. Nach diabetischer Nephropathie und chronischer Glomerulonephritis gehört die hypertensive Nephropathie zu den führenden Ursachen einer dialysepflichtigen Niereninsuffizienz in Deutschland.

Maligne Nephrosklerose

Die maligne Nephrosklerose ist die renale Manifestation eines entgleisten ("malignen") arteriellen Hypertonus (s. **1.14**). **Klinisch** äußert sich die Schädigung der Niere durch Mikro- oder Makrohämaturie, Proteinurie und akutes Nierenversagen. **Pathogenetisch** liegt eine hypertensive Schädigung der Nierengefäße mit fibrinoider Nekrose der Arteriolen, zwiebelschalenähnlichen Wandproliferationen und Nekrosen größerer Gefäße vor, welche sekundäre glomeruläre und tubuläre Schädigungen nach sich ziehen. Typisch sind intravasale Thromben. Histologisch sind die Veränderungen nicht von denen einer thrombotischen Mikroangiopathie bei hämolytisch-urämischem Syndrom (HUS, s. **10.8.6**) zu unterscheiden.

Das diagnostische Vorgehen und die Therapie entsprechen denen des hypertensiven Notfalls, s. **1.14.2**.

=== ZUR VERTIEFUNG ===

Nierenschaden bei Hochdruck oder Hochdruck bei Nierenschaden?

So wie eine über Jahre bestehende schlecht eingestellte arterielle Hypertonie zu einer chronischen Nierenschädigung führen kann, so gehen viele Nierenerkrankungen, insbesondere im Stadium der chronischen Niereninsuffizienz, mit einer sekundären (renoparenchymatösen) Hypertonie (s. **1.14.1**) einher. Die klinische Unterscheidung, was zuerst da war, also die Frage nach "der Henne und dem Ei", ist häufig nicht mehr sicher möglich. Die konsequente Einstellung des Hypertonus steht in beiden Fällen im Vordergrund, um das Fortschreiten der Niereninsuffizienz so weit als möglich zu verhindern bzw. zu verlangsamen.

10.7.2 Nierenarterienstenose

Sie beruht bei älteren Patienten meist auf einer Atherosklerose; bei jüngeren Frauen liegt häufig ursächlich eine fibromuskuläre Dysplasie zugrunde (s. **2.3.9**). Selten liegen auch andere Ursachen vor (z. B. Aneurysmen).

Klinik

Durch den sog. **Goldblattmechanismus** entwickelt sich ein renal vaskulärer Hochdruck, bei dem typischerweise besonders die diastolischen Blutdruckwerte erhöht sind (s. **Kasten**). Typisch ist weiterhin eine **Hypokaliämie** aufgrund des sekundären Hyperaldosteronismus. Ein **Gefäßgeräusch** bei der Auskultation über dem Epigastrium oder der betroffenen Flanke kann klinisch ein weiterer Hinweis sein. Auch ein Kreatinin-Anstieg nach Beginn einer Hochdrucktherapie mit einem Hemmstoff des Renin-Angiotensin-Systems ist verdächtig auf eine (beidseitige) Nierenarterienstenose.

=== ZUR VERTIEFUNG ===

Goldblattmechanismus

Eine Stenose der A. renalis (> 60–70%) führt zu einer verminderten Durchblutung der betroffenen Niere. Reaktiv kommt es zur Ausschüttung von Renin aus dem juxtaglomerulären Apparat und damit zur Aktivierung des Renin-Angiotensin-Aldosteron-Systems. Dieses bewirkt eine periphere Vasokonstriktion (Angiotensin-II-Wirkung) und Natrium-/Wasserretention sowie Hypokaliämie (Aldosteron-Wirkung); es kommt zum arteriellen Hypertonus.

Diagnostisches Vorgehen

Insbesondere bei Patienten mit schwerer arterieller Hypertonie muss eine sekundäre Form der Hypertonie, zu der am häufigsten die renovaskuläre Hypertonie zählt, ausgeschlossen werden (s. **1.14.1**). Eine Nierenarterienstenose wird bestätigt (bzw. wahrscheinlich) durch:

- die **duplexsonographische Untersuchung,** die eine hohe Sensitivität zum Nachweis einer Nierenarterienstenose aufweist und in geübten Händen bei den nicht-invasiven Untersuchungsmethoden heute an erster Stelle zur Sicherung der Diagnose steht
- alternativ die invasiveren und teureren Screening-Verfahren mittels **CT**- bzw. **MR-Angiographie**
- eine Differenz in der **seitengetrennten Clearance** der Nieren (Isotopennephrographie): Da die Clearance mit der Nierendurchblutung korreliert, ist sie bei einer Nierenarterienstenose auf der betroffenen Seite vermindert. Die Sensitivität und Spezifität der Methode können verbessert werden, wenn die Untersuchung nach einmaliger oraler Gabe des ACE-Hemmers Captopril wiederholt wird ("**Captopril-Szintigraphie**").

! Falsch-negative Ergebnisse können bei beidseitigen Nierenarterienstenosen auftreten. **!**

- die **Angiographie** der Nierenarterien (**Abb. 10.34**) ist die Methode der Wahl zur definitiven Klärung; gleichzeitig besteht die therapeutische Option zur perkutanen transluminalen Angioplastie (PTA, Ballondilatation).

10

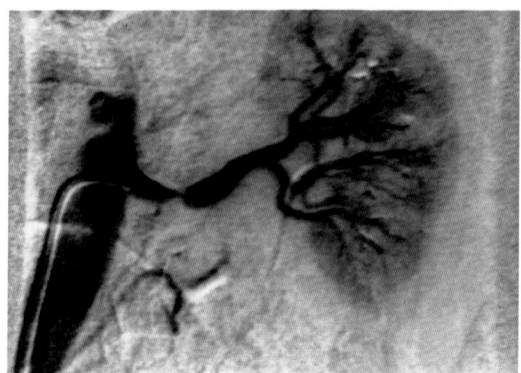

Abb. 10.34: Angiographie in DSA-Technik mit Nachweis einer umschriebenen linksseitigen Nierenarterienstenose atherosklerotischer Genese. [M181]

Therapie

Bei isolierter Nierenarterienstenose der zuführenden extrarenalen Nierenarterie ist die **perkutane transluminale Angioplastie (PTA)** Methode der Wahl, in der Regel mit Stent-Einlage in das verengte Gefäßlumen. Seltener ist die operative Nierengefäßrekonstruktion indiziert. Bei kleineren oder multipel auftretenden intrarenalen Stenosen besteht keine interventionelle oder chirurgische Therapiemöglichkeit.

Prognose

Ohne Behandlung drohen ein schleichender Funktionsverlust und eine Schrumpfung der betroffenen Niere mit kompensatorischer Hypertrophie der kontralateralen Niere. Bei fibromuskulärer Dysplasie (meist junge Frauen) ist nach erfolgreicher Behandlung in 80% mit einer Normalisierung des arteriellen Blutdrucks zu rechnen. Schlechtere Erfolgschancen haben die arteriosklerotisch bedingten Stenosen. Grundsätzlich gilt: Je länger eine Stenose mit assoziiertem Hypertonus besteht, umso geringer sind die Chancen der Blutdrucknormalisierung nach Beseitigung der Stenose (sog. **fixierter Hypertonus**). Ursächlich dafür ist u. a. die Hochdruckschädigung der eigentlich gesunden, nicht-stenosierten Niere, in der sich eine Arteriolosklerose (Nephrosklerose, s. o.) entwickelt, die dann einen **renoparenchymatösen Hochdruck** unterhält.

10.8 Nierenbeteiligung bei anderen Systemerkrankungen

Die Nieren können auch bei einer Reihe entzündlicher Systemerkrankungen im Rahmen einer sekundären Glomerulonephritis oder durch andere pathogenetische Mechanismen mitbeteiligt sein, so u. a. bei

- Goodpasture-Syndrom
- Vaskulitiden, insbesondere
  - Wegener-Granulomatose
  - mikroskopischer Polyarteriitis
  - Panarteriitis nodosa
  - Purpura Schoenlein-Henoch
- Kollagenosen, insbesondere
  - systemischem Lupus erythematodes
- gemischter Kryoglobulinämie.

Nicht primär-nephritisch ist die Beteiligung der Nieren bei:
- thrombotischer Mikroangiopathie (HUS/TTP)
- Paraproteinämie
- systemischer Amyloidose
- Harnsäurenephropathie.

10.8.1 Goodpasture-Syndrom

Als RPGN verlaufende Anti-Basalmembran-Nephritis in Kombination mit Lungenblutungen (Hämoptysen). Bezüglich der Vorstellungen zur **Pathogenese** siehe 10.5.2 mit **Abb. 10.31.**

Klinik

Meist akutes Krankheitsbild mit Bluthusten, Anämie, rapidprogredientem Nierenversagen. In Einzelfällen können Nieren oder Lunge auch isoliert befallen sein.

Diagnostisches Vorgehen und Therapie

Nachweis zirkulierender antiglomerulärer Basalmembran-Antikörper. Nierenbiopsie: Histologie wie bei RPGN mit immunhistologischem Nachweis linearer Ablagerungen von IgG entlang der glomerulären Basalmembran. **Therapie** s. RPGN.

Prognose

Unbehandelt verläuft das Goodpasture-Syndrom nicht selten tödlich aufgrund von Lungeneinblutungen und Asphyxie bei durch Blut verlegten Bronchien. Bezüglich der Nieren gilt: je frühzeitiger die Therapieeinleitung, desto besser die Prognose.

10.8.2 ANCA-assoziierte Vaskulitiden

Zu den häufigsten Ursachen der als RPGN verlaufenden nekrotisierenden intra- und extrakapillären Glomerulonephritis gehören die ANCA-assoziierten Vaskulitiden. Während der **M. Wegener** meist mit einem sich zytoplasmatisch anfärbenden (cANCA) Antikörper gegen das Zielantigen Proteinase 3 assoziiert ist, findet sich bei Patienten mit **mi-**

kroskopischer Polyangiitis häufiger ein gegen perinukleär lokalisierte Myeloperoxidase gerichteter **pANCA.**

Klinisch weisen beide Erkrankungsbilder große Ähnlichkeiten und Überschneidungen auf. Die Therapie ist bei beiden Entitäten die gleiche.

Morbus Wegener

Der M. Wegener (s. **12.10.4**) ist eine nekrotisierende, granulomatöse Vaskulitis mit primärem Befall des Respirationstraktes. Eine Nierenbeteiligung lässt sich bei ≥ 80% der Patienten nachweisen (Generalisationsstadium). Sie kann sich auf eine asymptomatische Hämaturie und Proteinurie beschränken. Ein Verlauf als RPGN (s. **10.5.7**) ist jedoch nicht selten und präsentiert sich dann als dramatisches Krankheitsbild mit raschem Nierenfunktionsverlust, mit oder ohne gleichzeitige Lungenbeteiligung (pulmorenales Syndrom).

Mikroskopische Polyangiitis

Mit einer Nierenbeteiligung ist in 70% der Fälle zu rechnen. Wie bei den anderen entzündlichen Systemerkrankungen bestimmt sie wesentlich die Prognose. Mit Befall kleiner Arterien und Kapillaren ist ein Verlauf als rasch progrediente Glomerulonephritis typisch. Der serologische Nachweis eines gegen Myeloperoxidase gerichteten pANCA macht die Diagnose wahrscheinlich (s. **12.10.3**).

Therapie und Prognose

Sie besteht im Generalisationsstadium einer ANCA-assoziierten Vaskulitis mit Nieren- und/oder Lungenbeteiligung in der kombinierten Gabe von hoch dosierten **Kortikosteroiden** und **Cyclophosphamid.** Letzteres wird heute in der Induktionstherapie meist als intravenöse Bolusgabe im Abstand von je 3–4 Wochen verabreicht. Um Rezidive zu vermeiden, wird die Therapie nach 3–6 Monaten remissionserhaltend mit **Azathioprin** (z. B. Imurek®) oder **Mycophenolat-Mofetil** (Cellcept®) oral fortgeführt.

Unbehandelt verläuft die ANCA-assoziierte Vaskulitis in der Regel letal. Seit Einführung der immunsuppressiven Therapie mit Cyclophosphamid hat sie jedoch eine deutlich bessere Prognose. Viele Patienten mit bereits fortgeschrittener Nierenbeteiligung bei Diagnosestellung werden bzw. bleiben allerdings im Verlauf dialysepflichtig.

10.8.3 Purpura Schoenlein-Henoch

Als häufigste Form der Hypersensitivitätsangiitiden mit Nierenbeteiligung kommt die Purpura Schoenlein-Henoch vor allem bei Kindern und jungen Männern vor (s. **12.10.6**).

Klinik und diagnostisches Vorgehen

Die klinische Symptomatik (Bauchschmerz, Purpura, Arthralgien) liefert einen ersten Verdachtsmoment. Die renale Beteiligung beschränkt sich meist auf eine leichte Proteinurie und Mikrohämaturie. Selten kann es jedoch auch zu renalem Hypertonus, nephrotischem Syndrom oder auch einem Verlauf als RPGN mit raschem Kreatininanstieg und einem „aktiven" Urinsediment (d.h. mit Vorliegen von Erythrozytenzylindern) kommen. Histologisch findet sich eine mesangioproliferative GN, manchmal mit Zeichen der extra- und intrakapillären Proliferation und Halbmondbildung. Typisch ist der immunhistologische Nachweis von IgA-Ablagerungen im Glomerulus und in der betroffenen Haut.

Therapie

Bei nephrotischem Syndrom oder Verlauf als RPGN ist eine hoch dosierte Gabe von Kortikosteroiden indiziert. Die Prognose bei milder renaler Beteiligung ist gut und erfordert meist keine weitergehende Therapie.

10.8.4 Lupusnephritis

Beim SLE (s. **12.9.1**) entwickeln ca. 50–70% der Patienten im Verlauf eine klinisch oder laborchemisch fassbare Nierenbeteiligung in Form einer Glomerulonephritis.

! Diese sog. Lupusnephritis bestimmt wesentlich die Prognose der Erkrankung. **!**

Klinik

Meist stehen die extrarenalen Manifestationen des SLE klinisch im Vordergrund. Die Nierenbeteiligung verläuft nicht selten als asymptomatische Proteinurie und Hämaturie. Es kann jedoch im Verlauf zu schleichender GFR-Abnahme und arteriellem Hypertonus kommen. Seltener werden ein nephrotisches Syndrom oder eine RPGN beobachtet.

Pathogenese

Es handelt sich um eine Immunkomplexnephritis. Bioptisch werden fünf verschiedene histologische Formen der glomerulären Schädigung unterschieden (WHO-Klassifikation), die von einer leichten mesangialen Form der Glomerulonephritis über eine fokal-proliferative bis hin zur schwer verlaufenden diffus-proliferativen Form reichen. Seltener ist eine membranöse GN (s. o.).

Diagnostisches Vorgehen

Zur Diagnostik des SLE siehe **12.9.1**. Für eine renale Beteiligung des SLE sprechen ein „aktives" Urinsediment (d. h. mit Vorliegen von Erythrozytenzylindern), eine Proteinurie

10

und ansteigende Kreatininwerte i. S. Bei Verdacht sollte eine Nierenbiopsie zur Sicherung der Diagnose angestrebt werden. Neben der histologischen Klassifikation der GN können anhand des Biopsates die Aktivität bzw. Chronizität der Erkrankung und die Langzeitprognose abgeschätzt werden.

Therapie

Insbesondere bei der schweren diffus proliferativen Form der Lupusnephritis werden hoch dosiert **Kortikosteroide** gegeben. Zusätzlich verbessert **Cyclophosphamid**, über einen Zeitraum von ca. 6 Monaten gegeben, die Prognose. Tritt eine terminale Niereninsuffizienz ein, so ist bei einem Teil der Patienten unter der Dialyse eine bemerkenswerte Besserung der extrarenalen Manifestationen des SLE zu verzeichnen. Warum dies so ist, ist nicht bekannt.

Prognose

Die Prognose für die Niere ist bei rein mesangialer GN am besten und bei diffus proliferativer GN am schlechtesten. Tritt eine terminale Niereninsuffizienz ein, so lassen sich die betroffenen Patienten sowohl an der Hämodialyse als auch an der Peritonealdialyse (s. **10.14**) gut behandeln. Allerdings sind bei der Hämodialyse Shunt-Probleme (Thrombosen) häufig. Die Ergebnisse nach Nierentransplantation sind gut, Erkrankungsrezidive unter der chronischen immunsuppressiven Therapie nach Nierentransplantation selten.

10.8.5   Kryoglobulinämie

Bei der sog. gemischten Kryoglobulinämie (ein monoklonaler IgM- oder IgG-Anteil mit Antikörperaktivität und ein polyklonales Immunglobulin IgG als Antigen (s. **12.10.6**) können subendotheliale Immunkomplexablagerungen in den Nieren zu einer membranoproliferativen Glomerulonephritis führen (s. **10.5.8**).

Klinisch steht häufig ein nephrotisches Syndrom im Vordergrund. Mitunter ist aber auch eine progrediente GFR-Abnahme zu beobachten. Eine therapeutische Beeinflussung ist schwierig und liegt vor allem in der Behandlung der Grunderkrankung (z.B. Interferontherapie bei chronisch aktiver Hepatitis B oder C). Bei quälender Symptomatik durch z.B. Arthralgien, Fieber, Purpura oder Raynaud-Syndrom kann durch Entfernung der Kryoglobuline mithilfe der **Plasmapherese** eine Linderung erreicht werden.

10.8.6   Thrombotische Mikroangiopathien

Thrombotische Mikroangiopathien sind Erkrankungen, die sich durch Verschlüsse kleiner Gefäße mit Thrombozyten und Fibrin und entsprechenden ischämischen Läsionen in den betroffenen Organen manifestieren. Obwohl es sich primär um eine Erkrankung der Arteriolen handelt, werden die thrombotischen Mikroangiopathien häufig unter den Glomerulopathien subsumiert. Man kennt zwei Formen:
- **hämolytisch-urämisches Syndrom (HUS)**
- **thrombotisch-thrombozytopenische Purpura** (TTP, Synonym: M. Moschcowitz).

HUS und TTP sind unterschiedlicher klinischer Ausdruck der gleichen Krankheitsentität. Beim HUS steht klinisch der Nierenbefall im Vordergrund, bei der TTP die zerebrale Symptomatik (**Tab. 10.12**).

Ätiologie

Sie ist nur teilweise geklärt. Beim HUS besteht eine Assoziation zu Enteritiden, die durch verotoxinbildende enterohämorrhagische *E. coli* (EHEC, Serotyp O157, s. **6.5.1**) verursacht sind. Epidemieartige Ausbrüche vom HUS bei Kindern werden so erklärt. Die meisten Fälle im Erwachsenenalter sind allerdings nicht mit einer Durchfallerkrankung assoziiert. Ihre Ätiologie ist unbekannt.

Pathogenese

Primärer Auslöser der Erkrankung sind Endothelläsionen kleiner Gefäße durch Toxine oder möglicherweise auch Medikamente (z.B. Mitomycin). Beim HUS sind hauptsächlich die afferenten Arteriolen der Glomeruli betroffen, bei der TTP die Gefäße des ZNS. Durch Anlagerung von Fibrin und Thrombozyten an die Endothelläsionen kommt es zur lokalen Thrombenbildung und zur mechanischen Zerstörung von Erythrozyten im Fibrinmaschennetz, was die hämolytische Anämie erklärt. Bei der TTP (nicht jedoch beim HUS) wurde über eine Assoziation zu einer erniedrigten Aktivität der **Von-Willebrand-Faktor-spaltenden Protease** berichtet. Dieser Befund könnte erklären, warum sich die Krankheitsaktivität unter Plasmaaustausch gegen Fresh-frozen-Plasma (s. u.) bessern lässt.

Tab. 10.12 Klinik der thrombotischen Mikroangiopathien

HUS	TTP
klinische Trias: • hämolytische Anämie • Thrombozytopenie • akutes Nierenversagen Vorkommen v. a. bei Kindern	klinische Trias: • hämolytische Anämie • Thrombozytopenie • ZNS-Befall (neurologische Ausfälle, zerebrale Krampfanfälle) und pathologischer Urinbefund Vorkommen eher bei Erwachsenen

10

Diagnostisches Vorgehen

Diagnostisch hinweisend sind unklare neurologische Symptome oder ein akutes Nierenversagen (insbesondere bei Erwachsenen können auch beide Manifestationsformen gleichzeitig vorkommen) im Verbund mit einer hämolytischen Anämie (Hb ↓, LDH ↑, Haptoglobin i. S. ↓, freies Hämoglobin i. S. ↑) und Thrombozytopenie. Im Blutausstrich zeigen sich zerstörte, fragmentierte Erythrozyten (Fragmentozyten). Eine Nierenbiopsie zeigt thrombotische Verschlüsse der afferenten Arteriolen der Glomeruli mit Ischämie im nachgeschalteten Stromgebiet.

Therapie

Sie ist primär symptomatisch und besteht in der Intensivüberwachung der Patienten, Elektrolytausgleich und ggf. Hämodialyse bei akutem Nierenversagen. Die Prognose der Erkrankung wird darüber hinaus heute durch Kortikosteroide und Plasmapherese mit Austausch des Patientenplasmas gegen Fresh-frozen-Plasma verbessert.

Prognose

Das HUS kann in Schüben verlaufen, die Prognose bei Kindern ist jedoch bei Intensivtherapie gut. Die Letalität von TTP und HUS bei Erwachsenen liegt bei ca. 20%.

10.8.7 Nierenbeteiligung bei Paraproteinämie

Die bei monoklonaler Gammopathie (MGUS, s. **3.6.5**) bzw. beim multiplen Myelom (s. **3.6.4**) gebildeten monoklonalen Immunglobulinleichtketten („Paraproteine") können zu einer schweren, häufig prognosebestimmenden Nephropathie führen.

Klinik

Häufig findet sich ein nephrotisches Syndrom, das von einer progredienten Niereninsuffizienz bis hin zum akuten Nierenversagen begleitet wird. Die Nierenbeteiligung kann die klinische Erstmanifestation der Paraproteinämie bzw. des multiplen Myeloms sein.

Pathogenese

Drei pathogenetische Mechanismen und Krankheitsentitäten werden dabei beobachtet:
- Die **klassische „Plasmozytom-Niere"** entsteht beim multiplen Myelom durch Ausfällung von Paraprotein im Tubulussystem der Niere, was zu tubulärer Obstruktion und umgebender tubulointerstitieller Entzündung führt. Histologisch findet sich ein mit PAS-positivem Material ausgefülltes Tubulussystem. Patienten mit hohem Myelomgradienten und zusätzlicher Dehydratation sind besonders

gefährdet, ein akutes Nierenversagen im Rahmen eines multiplen Myeloms zu erleiden. Eine begleitende Hyperkalzämie ist ein weiterer Risikofaktor für ein Nierenversagen. Das Gleiche gilt für intravenös appliziertes Röntgenkontrastmittel.

❗ Die Gabe von Röntgenkontrastmittel bei Patienten mit Paraproteinämie kann zum akuten Nierenversagen führen. **❗**

- Die monoklonalen Leichtketten verursachen eine AL-Amyloidose (s. **10.8.8**).
- Selten findet sich eine **Kongorot-negative Leichtketten-Glomerulopathie**. Die Ablagerungen der Leichtketten sind nur im Elektronenmikroskop zu erkennen.

Diagnostik

Nicht selten erfolgt die Diagnosestellung primär in der Nierenbiopsie, die aufgrund eines nephrotischen Syndroms bzw. eines ätiologisch unklaren akuten Nierenversagens durchgeführt wurde. Der Nachweis von Paraproteinen im Serum mittels Serum-Elektrophorese gelingt nur bei höheren Konzentrationen der monoklonalen Leichtketten. Ausgeschiedene Leichtketten finden sich in der Urin-Elektrophorese als „Bence-Jones-Proteine". Der Leichtkettentyp (Kappa oder Lambda) wird in der Immun-Elektrophorese ausdifferenziert. Die weitere hämatologische Diagnostik und die Knochenmarkbiopsie klären, ob es sich um ein Plasmozytom oder um eine monoklonale Gammopathie unklarer Signifikanz (MGUS) handelt.

Therapie und Prognose

Die Therapie der Nierenbeteiligung bei Paraproteinämie ist schwierig, und die Lebenserwartung der Patienten in der Regel stark eingeschränkt, insbesondere bei AL-Amyloidose (s. u.). Mehrere Studien zeigen inzwischen eine Verbesserung der Nierenfunktion und auch eine Verbesserung der Lebenserwartung nach Hochdosis-Chemotherapie mit nachfolgender autologer Stammzelltransplantation.

10.8.8 Nierenamyloidose

Amyloidosen sind Erkrankungen mit extrazellulärer Ablagerung unlöslicher fibrillärer pathologischer Proteine. Die wichtigsten Formen mit Nierenbeteiligung sind die **AL-Amyloidose** im Rahmen einer monoklonalen Gammopathie (s. o. und **3.5.6**) und die **AA-Amyloidose**, die bei chronisch entzündlichen Erkrankungen wie z. B. rheumatoider Arthritis auftreten kann. Es können verschiedene Organe betroffen sein, z. B. Nieren, Herz, Nervengewebe, Leber, Milz, Nebennieren, Zunge und Gelenke. Die Nieren sind in 80 – 90% der Fälle betroffen. Histologisch finden sich charakteristische **Kongorot-positive** extrazelluläre Ablage-

10

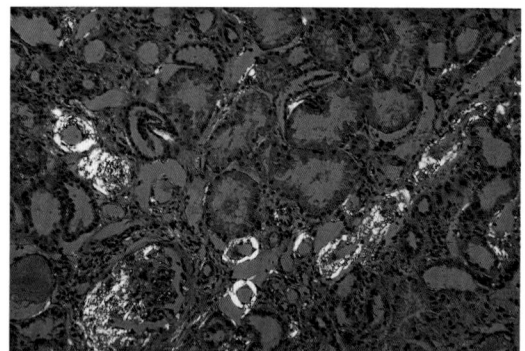

Abb. 10.35: Nierenhistologie bei Amyloidose. Die Kongorot-Färbung zeigt unter polarisiertem Licht ein gelb-grünliches Aufleuchten (Metachromasie) von Amyloid in einem Glomerulus (links unten im Bild) und in den Gefäßwänden von Arteriolen. Eine Unterscheidung in die einzelnen Amyloid-Typen ist nur immunhistologisch möglich. Hier handelte es sich um eine AA-Amyloidose bei einer Patientin mit bereits jahrzehntelang bestehender chronischer Polyarthritis. [O157]

rungen von Proteinfibrillen mit β-Faltblattstruktur in der Niere, vor allem entlang der glomerulären Basalmembran (**Abb. 10.35**). Weitere Einzelheiten zur Amyloidose siehe **9.10**.

Klinik

In allen Fällen der Nierenamyloidose ist die renale Symptomatik durch ein nephrotisches Syndrom und chronischen Nierenfunktionsverlust gekennzeichnet. Weitere Symptome hängen von der Erkrankungsform ab.

Prognose

Im Verlauf mündet die Nierenamyloidose in einem hohen Prozentsatz über Monate bis Jahre in die terminale Niereninsuffizienz. Die Prognose wird entscheidend vom Ausmaß der kardialen und polyneuropathischen Beteiligung bestimmt. Die Patienten versterben häufig am kardialen Versagen, bevor sie das Terminalstadium einer chronischen Niereninsuffizienz erreicht haben. Die mittlere Überlebenszeit bei manifester AL-Amyloidose (Leichtketten-Amyloidose, s. **3.6.4**) beträgt trotz Therapie nur ca. 12 Monate, ohne Therapie 6 – 7 Monate!

10.9 Tubulointerstitielle Nierenerkrankungen

Zu dieser Krankheitsgruppe gehören bakteriell und nicht-bakteriell bedingte Erkrankungen unterschiedlicher Ätiologie mit primärem Befall von Tubulusapparat und umgebendem Interstitium. Auch die akute und chronische Pyelonephritis gehören in diese Kategorie. Aufgrund ihrer zahlenmäßig großen Bedeutung und pathogenetischen Beziehung zu den Harnwegen wurden sie jedoch zusammen mit den Harnwegsinfektionen (s. **10.4**) behandelt.

Die Tubulopathien treten meist sekundär im Rahmen einer tubulointerstitiellen Nephritis auf. Sie können aber auch selten hereditär sein und dann als isolierte Tubulusfunktionsstörungen vorkommen (s. **Kasten** „Einteilung").

═══════**AUF DEN PUNKT GEBRACHT**═══════

Einteilung der tubulointerstitiellen Nierenerkrankungen

Bakterielle tubulointerstitielle Nephritis (s. 10.4)
• akute Pyelonephritis
• chronische rezidivierende Pyelonephritis (Refluxnephropathie, obstruktive Nephropathie).

Nicht-bakterielle tubulointerstitielle Nephritis
• akute interstitielle Nephritis: idiopathisch, medikamentös-allergisch, parainfektiös, viral (z. B. Hantavirus-Infektion), stoffwechsel- und medikamentenassoziiert
• chronische interstitielle Nephritis
  – Analgetikanephropathie
  – Uratnephropathie
  – Nephrokalzinose
  – Balkan-Nephropathie.

Tubulopathien (Übersicht s. Tab. 10.13)
Erworben oder hereditär:
• renal-tubuläre Azidose, Bartter-Syndrom, primäre renale Glukosurie, Fanconi-Syndrom u. a.

Klinik

Das klinische Bild tubulointerstitieller Nierenerkrankungen wird vom Ort der Schädigung innerhalb des Tubulussystems beeinflusst (**Abb. 10.36**):
• **proximaler Tubulus:** metabolische Azidose durch Bicarbonatverlust, tubuläre Proteinurie, Aminoazidurie, Glukosurie und Phosphaturie (**Fanconi-Syndrom**)
• **distaler Tubulus:** metabolische Azidose durch verminderte H^+-Ionen-Ausscheidung, Natrium-Verlust, Hyperkaliämie
• **Sammelrohre:** ADH-Resistenz → renaler Diabetes insipidus mit Polyurie
• **Nierenmark** (Medulla): eingeschränktes Konzentrationsvermögen → Polyurie
• sekundäre **glomeruläre Schädigung:** GFR ↓, glomeruläre Proteinurie, arterieller Hypertonus.

10

Tab. 10.13 Übersicht über die Tubulopathien

Erkrankung	Funktionsstörung	Klinische Folge
Bartter-Syndrom (autosomal-rezessiv)	Störung des Kalium-Transportes	chronische Hypokaliämie
Pseudo-Bartter-Syndrom		chronische Hypokaliämie infolge Diuretika-Abusus (meist junge Frauen)
familiärer Phosphatdiabetes (X-chromosomal-dominant)	Phosphat-Rückresorption ↓	hypophosphatämische Vitamin-D-resistente Rachitis
Diabetes insipidus renalis (X-chromosomal)	Ansprechen von distalem Tubulus u. Sammelrohren auf ADH ↓	Polyurie, Polydipsie, hypotoner Urin, Hypernatriämie
primäre renale Glukosurie (autosomal-rezessiv)	Glucose-Reabsorption im proximalen Tubulus ↓	Glukosurie bei normaler Serum-Glucose, DD: Diabetes mellitus!
Zystinurie (autosomal-rezessiv)	gestörte Rückresorption basischer Aminosäuren (u. a. Cystin)	Cystin-Steine
renal-tubuläre Azidose Typ I (autosomal-dominant)	H^+-Ionen-Sekretion im distalen Tubulus ↓	hyperchlorämisch-hypokaliämische Azidose; Skelettbeschwerden, Nephrokalzinose
renal-tubuläre Azidose Typ II (wahrscheinlich X-chromosomal)	Bicarbonat-Rückresorption im proximalen Tubulus ↓, Kaliurese	hypokaliämische, hyperchlorämische Azidose → Erbrechen, Volumendepletion
idiopathisches Fanconi-Syndrom (autosomal-rezessiv), Synonym: De-Toni-Debré-Fanconi-Syndrom	gestörter Transport von Aminosäuren, Gluose, H^+ und PO_4^{3-}	Aminosäurenverlust, renaler Diabetes, proximale tubuläre Azidose und Vitamin-D-resistente Rachitis

10.9.1 Akute interstitielle Nephritis

Hierbei handelt es sich um eine abakterielle Entzündung des Niereninterstitiums. Korrekt heißt die Erkrankung akute **tubulointerstitielle Nephritis**, wird aber im medizinischen Sprachgebrauch meist als akute interstitielle Nephritis bezeichnet.

Ätiologie

Die akute interstitielle Nephritis kommt medikamentösallergisch, als parainfektiöse Begleitreaktion bei bakteriellen Infektionskrankheiten oder als direkte virale Infektion des Niereninterstitiums (**Tab. 10.14**) vor.

Pathogenese

Hauptfaktor bei der Entstehung einer akuten interstitiellen Nephritis ist eine überschießende zellvermittelte Immunantwort des Körpers auf ein schädigendes Agens. Darüber hinaus wurde in einzelnen Fällen die Bildung antitubulärer Basalmembranantikörper beobachtet.

Klinik

Die interstitielle Nephritis verläuft häufig klinisch inapparent und kann allein durch ein zufällig diagnostiziertes erhöhtes Serum-Kreatinin auffällig werden. Seltener verläuft sie als manifestes akutes Nierenversagen (s. **10.12**). Es können aber auch weitere, auf eine allergische Genese hinweisende Befunde auftreten, zum Beispiel ein makulopapu-

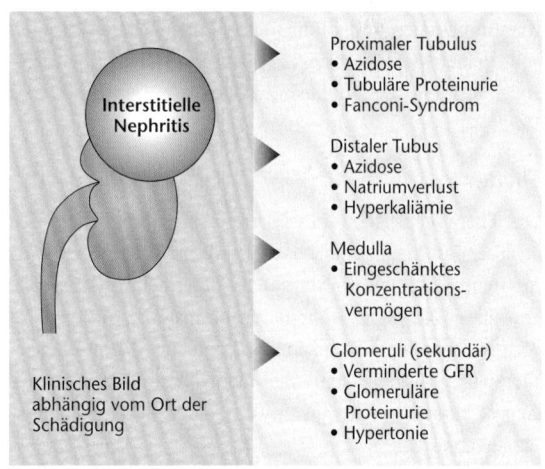

Abb. 10.36: Klinisches Bild tubulointerstitieller Nierenerkrankungen in Abhängigkeit vom vorherrschenden Schädigungsort. [L157]

Tab. 10.14 Beispiele für Ursachen einer akuten interstitiellen Nephritis

Medikamentösallergisch	Sulfonamide, β-Lactam-Antibiotika (z. B. Methicillin®*), nicht-steroidale Antiphlogistika (z. B. Fenoprofen®)
Parainfektiös	Streptokokken, Leptospiren, Toxoplasmen, Legionellen, Mykoplasmen
Direkt-infektiös	Zytomegalie-Virus, Hantavirus

* wegen häufiger Auslösung einer akuten interstitiellen Nephritis vom Markt genommen

10

löses Exanthem, Arthralgien oder Fieber. In der Anamnese ist insbesondere auch nach Infektsymptomen zu fragen. Typischerweise tritt eine akute interstitielle Nephritis schon während oder kurz nach einem akuten Infekt auf und unterscheidet sich hierin von der postinfektiösen Glomerulonephritis, die erst einige Wochen nach überwundenem akutem Infekt manifest wird (s. **10.5.3**).

> **!** **Unterscheide:**
> • akute interstitielle Nephritis: **parainfektiös** (Auftreten schon während oder kurz nach einem Infekt)
> • akute postinfektiöse GN: **postinfektiös** (Auftreten einige Wochen nach einem überwundenen Infekt). **!**

Diagnostisches Vorgehen

Hauptbefund ist das erhöhte Serum-Kreatinin. Bei der Urinuntersuchung sind häufig eine Mikrohämaturie und auch eine sterile Leukozyturie, evtl. mit Leukozytenzylindern im Urinsediment, nachzuweisen. Die Proteinurie ist vom tubulären Typ (s. **10.3.2**) und beträgt selten mehr als 3 g täglich. Bei Auslösung durch nicht-steroidale Antiphlogistika kann jedoch auch ein nephrotisches Syndrom mit großer Proteinurie vorkommen. Selten sind eine Eosinophilie oder ein erhöhtes IgE i. S. Bei schwerem Verlauf mit progredientem Kreatininanstieg und drohendem akutem Nierenversagen sollte eine Nierenbiopsie zur Diagnoseklärung herangezogen werden (mononukleäres interstitielles entzündliches Infiltrat).

Therapie

Die Therapie besteht im Absetzen eines möglicherweise auslösenden Medikamentes bzw. in der konsequenten antibiotischen Therapie bei vermuteter parainfektiöser Genese. Die übrige Therapie ist rein symptomatisch. Bei progredientem Nierenversagen kann vorübergehend eine Dialysetherapie notwendig sein. Bei medikamentös-allergischer Genese kann eine Therapie mit Steroiden den Krankheitsverlauf abkürzen.

Prognose

Nach Beseitigung der auslösenden Ursache fast immer Restitutio ad integrum. Insbesondere nach chronischer Medikamentenexposition über Monate und Jahre (z. B. NSAR) sind aber auch Defektheilungen möglich.

Sonderform: Hantavirus-Nephritis

Synonym: hämorrhagisches Fieber mit renalem Syndrom (**HFRS**)

Dabei handelt es sich um eine akute hämorrhagische interstitielle Nephritis nach Infektion mit einem Hantavirus aus der Familie der Bunyaviren. Bekannt wurde die Erkrankung durch Befall von amerikanischen GIs während des Korea-Krieges. Aber auch in Europa sind Hantaviren endemisch (v. a. Puumula-Virus).

Übertragungsmodus

Mäuse und Ratten dienen als Erregerreservoir. Der Erreger wird über das Einatmen virushaltiger Ausscheidungen übertragen.

> **!** Besondere Infektionsgefahr besteht für Land-/Waldarbeiter, Jäger und Soldaten. **!**

Klinik

Die Virulenz der Erreger ist regional verschieden, sodass zwei Verlaufsformen die Klinik prägen:

• **europäische, milde Verlaufsform** (Puumula-Virus, Nephropathia epidemica): Inkubationszeit 2 – 3 Tage, Fieber, Glieder- und Kopfschmerzen. Am 3.–4. Tag Exanthem mit Petechien, Verwirrtheitszustände, Oligurie, Azotämie, Proteinurie, Hämaturie, Leukozyturie. Ca. 3 Tage später spontane Restitution mit polyurischer Phase. Die Prognose ist in der Regel gut.

• **asiatische, schwere Verlaufsform** (Hantaan-Virus, Koreanisches hämorrhagisches Fieber): Inkubationszeit 10 bis 25 Tage, danach Fieber. Nach 5 Tagen Hypotension und Schock, am 8. Tag akutes oligurisches Nierenversagen, am 7.–11. Tag zerebrale Symptome (Verwirrtheit, Krampfanfälle), einige Tage später beginnende Diurese, Rekonvaleszenz über 3 – 6 Wochen, Mortalität um 6 – 7%.

Diagnostisches Vorgehen und Therapie

Hantaviren können serologisch durch spezifische IgM- und IgG-Antikörper (ELISA) nachgewiesen werden. Differentialdiagnostisch muss die Hantavirus-Infektion vor allem von den Leptospirosen abgegrenzt werden (s. **13.11.3**). Die Therapie ist symptomatisch.

10.9.2 Chronische interstitielle Nephritiden

Zu den wichtigsten Formen der chronischen interstitiellen Nephritis gehören die durch Schmerzmittelabusus toxisch bedingte Analgetika-Nephropathie (s. **10.11.1**), mit Hyperurikämie und Gicht assoziierte Nierenerkrankungen, die Nephrokalzinose und die Balkan-Nephropathie.

Gicht-Nephropathie (Uratnephropathie)

Eine Hyperurikämie bzw. eine Gicht kann sich an Nieren und Harnwegen in drei unterschiedlichen Formen manifestieren:

• **Nephrolithiasis:** in 20 – 40% Ausbildung von Uratsteinen (s. **10.15**).

- **akute Uratnephropathie:** Sie tritt bei Tumorpatienten mit Tumorlyse-Syndrom (s. **11.5.4**) auf. Akute Harnsäure-Ausfällungen können bei schwerer Hyperurikämie infolge Zytostatikabehandlung mit Zellzerfall zu einer Tubulus-obstruktion mit nachfolgendem akutem Nierenversagen führen.
- **chronische Gichtniere:** Tubulointerstitielle Ausfällungen von Harnsäurekristallen, gefördert durch niedrige Urin-menge und sauren pH des Urins führen im Nierenin-terstitium zu einer Fremdkörperreaktion, die über die Entzündungsreaktion eine interstitielle Nephritis mit tu-bulärer Proteinurie und langsam fortschreitender chro-nischer Niereninsuffizienz bedingt. Meist besteht eine destruierende Gicht-Arthropathie, häufig mit Tophi. Ein begleitender arterieller Hypertonus ist der wesent-liche Risikofaktor für eine Progredienz in eine termi-nale Niereninsuffizienz. Disponierend ist weiterhin eine chronische Blei-Exposition (z. B. Arbeiter in Batteriewer-ken).

===== ZUR VERTIEFUNG =====

Hyperurikämie – ein kardiovaskulärer und renaler Risikofaktor

Während die klassische Gicht mit Tophi und Gelenkdestruk-tionen heute nur noch selten anzutreffen ist, ist die symptom-lose Hyperurikämie für sich mit arterieller Hypertonie und er-höhter kardiovaskulärer Mortalität assoziiert oder sogar – das ist umstritten – als unabhängiger Risikofaktor anzusehen. Aber auch das Fortschreiten einer chronischen Niereninsuffi-zienz jeglicher Ätiologie wird durch übermäßige Harnsäure-Spiegel vermutlich gefördert. Die verminderte Ausscheidungs-leistung bei Niereninsuffizienz für sich erhöht die Serum-Harnsäurespiegel. Serumspiegel über 10 – 12 mg/dl (Norm bis 6 mg/dl für Frauen bzw. 7 mg/dl für Männer) soll-ten daher auch bei fehlender Gicht-Anamnese diätetisch und medikamentös durch Urikosurika oder Allopurinol gesenkt werden (s. 9.6.3).

Diagnostisches Vorgehen und Klinik

Meist ist eine Gicht bzw. Hyperurikämie aus der Vorge-schichte bekannt, disponierend wirkt eine chronische Blei-Exposition. Im Labor wird eine erhöhte Harnsäure im Se-rum nachgewiesen (bei Tumorlyse-Syndrom häufig exzessiv erhöht, s. **11.5.4**). Im Urinsediment sind Harnsäurekristalle als Monouratkristalle oder als sog. Ziegelmehl sichtbar, da-neben besteht eine tubuläre Proteinurie (s. **10.3.2**), evtl. werden auch die Zeichen der chronischen Niereninsuffizi-enz beobachtet.

! Bei Oligurie nach Zytostase an eine akute Uratnephropathie denken. **!**

Therapie

- Diuresesteigerung durch orale oder intravenöse Bewässe-rung, z. B. während einer Chemotherapie
- Anheben des Urin-pH auf ca. 7,0 (Selbstkontrolle durch pH-Indikatorpapier) mit Zitratsalzen, z. B. Uralyt-U®. In diesem Bereich sind die Uratkristalle am leichtesten lös-lich.
- Senkung des Serum-Harnsäurespiegels durch Xanthin-oxidase-Hemmer (Allopurinol).
- akute Uratnephropathie: Förderung des Harnsäureabbaus durch gentechnisch hergestelltes Enzym Rasburicase (Fasturtec®).

Nephrokalzinose

Bei der Nephrokalzinose finden sich diffuse Verkalkungen des Nierenparenchyms, entweder als primäre Verkalkung des bis dahin gesunden Nierengewebes oder als sekundäre Kalzifikation bei vorgeschädigtem, nekrotischem Nierenge-webe. Geringe Parenchymverkalkungen sind harmlos.

Klinik

Die Nephrokalzinose an sich ist in den meisten Fällen sym-ptomlos und macht sich häufig nur durch ein gleichzeitig vorliegendes Nierensteinleiden bemerkbar. Ein ausgepräg-ter Befund kann zu einer chronischen Niereninsuffizienz führen.

Ätiologie

Die Ursachen der Nephrokalzinose entsprechen denen cal-ciumhaltiger Nierensteine (s. **10.15**). 75% sind durch Hyperparathyreoidismus oder durch Malignome mit Kno-chenbeteiligung bedingt. Sekundäre Parenchymverkalkun-gen kommen z. B. bei Analgetika-Nephropathie (Papillen-nekrosen → sekundäre Papillenverkalkungen), Mark-schwammniere (s. **10.10.2**) und Oxalose vor.

! Hyperkalzämien müssen immer ursächlich abgeklärt werden. **!**

Pathogenese

Ein erhöhtes Calcium-Angebot an die Nieren führt zur ver-mehrten Calcium-Ausscheidung (Hyperkalziurie). Dabei entstehen abhängig von pH, Parathormon-Spiegel, Calci-um-Phosphat-Produkt und Ausscheidung inhibitorischer Substanzen Parenchymverkalkungen, die zu einer chro-nischen interstitiellen Nephritis führen können.

Diagnostisches Vorgehen

Die intrarenalen Verkalkungen lassen sich sonographisch oder röntgenologisch nachweisen bzw. treten nicht selten als Zufallsbefund zutage (**Abb. 10.37**). Die weitere Diagnostik entspricht der bei Hyperkalzämie (s. **11.6.3**).

10

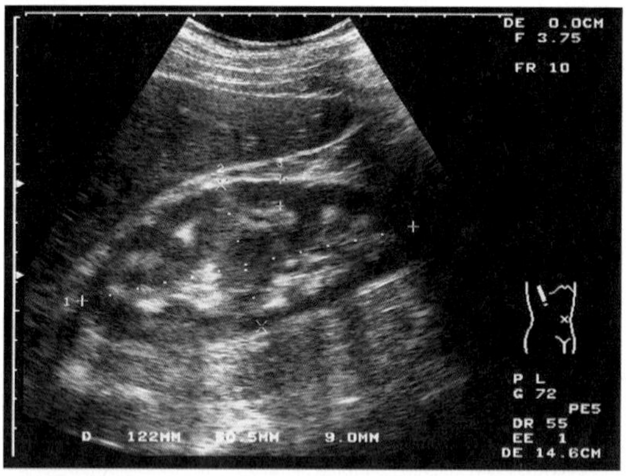

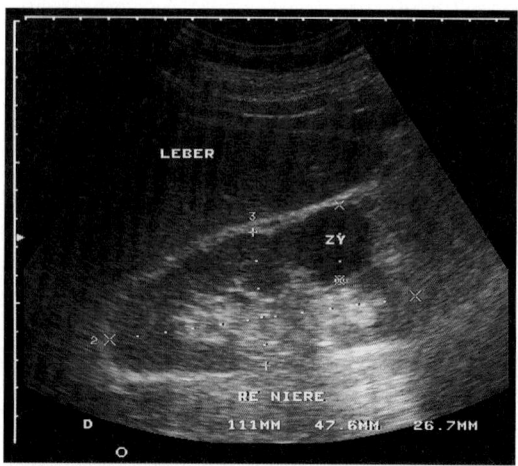

Abb. 10.37: Sonographischer Befund bei Nephrokalzino-se. Vornehmlich im Nierenmark zeigen sich größere echoreiche (weiße) Areale, teilweise mit dorsaler Schallauslöschung (dunkle radiäre Bänder entfernt vom Schallkopf) als Zeichen einer kompletten Resorption des Schalls in dem kalzifizierten Gewebe. [M181]

Therapie

Normalisierung des Calcium-Phosphat-Haushaltes durch Therapie des Grundleidens (Parathyreoidektomie, Behandlung des Tumors). Unterstützend symptomatische Therapie durch reichliche Flüssigkeitszufuhr. Therapie der akuten Hyperkalzämie siehe **11.6.3**.

Prognose

Frühe Stadien der Nephrokalzinose ohne Nierenfunktions-störung sind potentiell reversibel. Bei schon eingetretener Nierenfunktionseinschränkung ist jedoch ein Fortschreiten der Niereninsuffizienz bis zur Dialysepflichtigkeit möglich.

Balkan-Nephropathie

Die Balkan-Nephropathie ist eine chronische interstitielle Nephritis unbekannter Genese mit endemischem Auftreten in den Balkanländern. In manchen kleineren Dörfern Bulgariens ist sie in bis zu 20% Todesursache. Viele toxische und infektiöse Faktoren werden als Ursache diskutiert, u. a. die chronische Aufnahme von Schimmeltoxinen (Ochratoxine) über die Nahrung und eine Hantavirus-Infektion (s. o.). Eine kausale Therapie ist nicht bekannt.

10.9.3 Tubulopathien

Isolierte Tubulopathien sind selten angeborene Defekte tubulärer Partialfunktionen. Häufiger treten gleichartige Defekte jedoch sekundär im Rahmen interstitieller Nephritiden auf. Die Klinik ist abhängig von der gestörten Partialfunktion (**Tab. 10.13**). Je nach Lokalisation der Störung können unterschiedliche Symptome und Befunde auftreten (**Abb. 10.36**). Streng genommen gehören auch die

Tab. 10.15 Übersicht über die zystischen Nieren-erkrankungen

Kongenitale Zystennieren	• autosomal-dominante Form → Erwachsene • autosomal-rezessive Form → Kinder
Nephronoph-thise-Komplex	• juvenile Nephronophthise • medulläre zystische Nierenerkrankung
Markschwamm-nieren	• sporadisch auftretend oder autosomal-dominant vererbt

zystischen Nierenerkrankungen zu den tubulären Defekten, sie werden jedoch wegen ihrer typischen Morphologie in einem eigenen Unterkapitel behandelt (s. **10.10**).

! Ist der Elektrolyttransport bei einer Tubulopathie insgesamt betroffen, so resultiert klinisch ein sog. renales Salzverlust-Syndrom mit Hyponatriämie, Hypokaliämie, Hypochloridämie und Hypophosphatämie sowie damit einhergehender Dehydratation durch Wasserverlust. **!**

10.10 Zystische Nieren-erkrankungen

Gemeinsames Merkmal der zystischen Nierenerkrankungen (Überblick s. **Tab. 10.15**) ist die Erweiterung der Tubuli und/oder Sammelrohre mit multipler Zystenbildung im Nierenparenchym.

Von den zystischen Nierenerkrankungen (sog. Zystennieren) abzugrenzen sind vereinzelte **erworbene Nierenzysten**, die häufig als Zufallsbefund bei der Sonographie der Nieren oder in der Computertomographie diagnostiziert werden (**Abb. 10.38** und **Abb. 10.39**). Sie treten mit zunehmendem

Abb. 10.38: Sonographischer Zufallsbefund einer Niere mit singulärer Zyste (ZY). [M181]

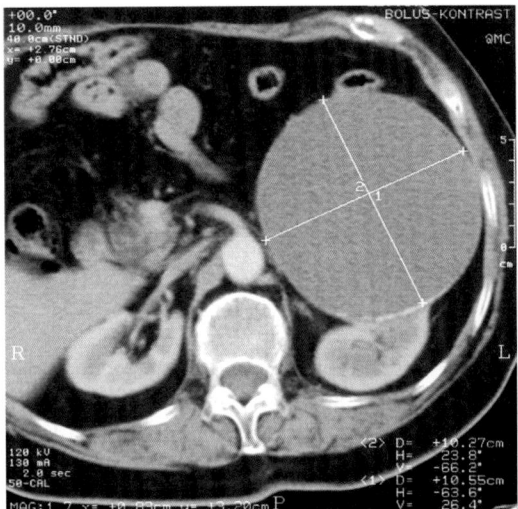

Abb.10.39: Monströse singuläre Nierenzyste in der Computertomographie des Abdomens. Die Patientin klagte über ein dumpfes Druckgefühl im linken Mittelbauch. [O158]

Alter oder als degenerative Sekundärzysten bei länger bestehender chronischer Niereninsuffizienz jeglicher Genese auf und sind nur selten von klinischer Bedeutung (durch Schmerzen, Hämaturie, Zysteninfektion, maligne Entartung), obwohl sie zum Teil monströse Ausmaße annehmen können.

! Zystennieren = schwerwiegende Erkrankung
■ Nierenzysten = meist harmloser Zufallsbefund. !

10.10.1 Kongenitale Zystennieren

Familiär auftretende Erkrankung mit Ausbildung multipler Nierenzysten. Man kennt eine autosomal-dominante und eine rezessive Form.

Autosomal-dominante polyzystische Nierenerkrankung

Synonym: Zystennieren Typ III nach POTTER

Die **Potter-Einteilung** subsumiert die kindlichen zystischen Nierenerkrankungen.

Häufigster erblicher Defekt, der zu chronischer Niereninsuffizienz führt (7–10% der erwachsenen Dialysepatienten).

Klinik

Klinische Manifestation meist zwischen dem 30. und 50. Lebensjahr mit knotig vergrößerten, palpablen Nieren, arteriellem Hypertonus (75%) und zunehmender Niereninsuffizienz. Nicht selten haben die Patienten eine Erythrozytose durch vermehrt gebildetes Erythropoetin (s. u.).

! Patienten mit kongenitalen Zystennieren zeichnen sich gegenüber Patienten mit fortgeschrittener Niereninsuffizienz anderer Genese meist durch Fehlen oder geringere Ausprägung einer renalen Anämie aus. !

Extrarenale Manifestationen

Die zusätzlich auftretenden extrarenalen Manifestationen lassen einen systemischen Bindegewebedefekt vermuten:
- gleichzeitig bestehende Zysten, z. B. in Leber, Pankreas und Milz, meist klinisch stumm, evtl. epigastrische Beschwerden, selten progredientes Leberversagen
- intrakranielle Aneurysmen (5–10%)
- Mitralklappenprolaps (25%).

Komplikationen

Infektion oder Ruptur von Zysten, subarachnoidale Blutungen, Mitralinsuffizienz, Aorteninsuffizienz, Trikuspidalinsuffizienz.

Ätiologie

Die Erkrankung wird autosomal-dominant vererbt. Es sind bislang zwei genetische Defekte bekannt. Das „*adult polycystic kidney disease*"(APKD)-1-Gen (85% der Fälle) ist auf dem kurzen Arm des Chromosoms 16 lokalisiert und kodiert für ein Protein, dem man den Namen **Polyzystin** gegeben hat. Seine genaue Funktion ist bislang nicht bekannt. Das APKD-2-Gen (< 15% der Fälle) ist auf Chromosom 4 lokalisiert. Es scheint eine Rolle bei der epithelialen Zelldifferenzierung zu spielen. Wahrscheinlich existieren noch weitere Gendefekte. Die Gendefekte führen zur Zystenbildung in allen Abschnitten des Nephrons.

Pathogenese

Sphärische, bis zu 10 cm Durchmesser messende Zysten komprimieren benachbarte gesunde Nephrone durch mechanischen Druck und lokalisierte Obstruktion. Es kommt zu lokalen Ischämien mit Atrophie der Nephrone und Funktionsverlust. Die Ischämien führen zur vermehrten Ausschüttung von Erythropoetin aus den peritubulären Zellen und zur lokalen Stimulation des Renin-Angiotensin-Aldosteron-Systems mit konsekutivem arteriellem Hypertonus, der bei den Patienten ausgeprägt sein kann.

Diagnostisches Vorgehen

Meist ist die Familienanamnese bereits positiv, und nicht selten sind mehrere Familienmitglieder dialysepflichtig, nierentransplantiert oder an der Nierenerkrankung verstorben. Die Diagnose lässt sich heutzutage leicht mit der Sonographie stellen. Mithilfe der Computertomographie können Größenausdehnung der Nieren und Mitbeteiligung von Leber und Pankreas gesichert werden (**Abb. 10.40**).

10

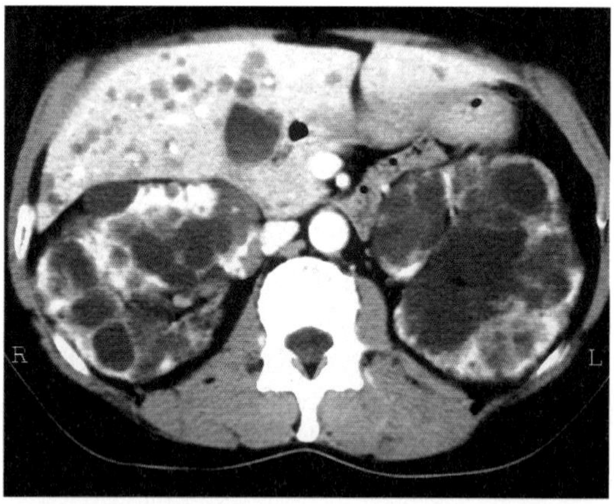

Abb. 10.40: Computertomographischer Befund bei kongenitalen adulten Zystennieren. Das Nierenparenchym ist fast vollständig aufgebraucht und durch multiple flüssigkeitsgefüllte Zysten ersetzt. Auch die mit angeschnittene Leber zeigt zahlreiche intraparenchymale Zysten, die aber in diesem Falle noch zu keiner Einschränkung der Leberfunktion geführt haben. [O158]

Therapie

Eine kausale Therapie ist nicht möglich. Symptomatische Blutdruckeinstellung, antibiotische Behandlung von Zysteninfektionen, bei extremer Größe der Nieren oder schwer zu beherrschenden Komplikationen ist u. U. die Nephrektomie notwendig. Bei terminaler Niereninsuffizienz Einleitung der Dialysebehandlung, Screening weiterer Familienmitglieder durch Sonographie der Nieren und des Abdomens und ggf. genetische Beratung.

Prognose

50% der Betroffenen erreichen das 70. Lebensjahr, ohne dass eine Dialysepflichtigkeit eingetreten wäre. Die Prognose ist durch die Möglichkeit der Dialyse und Transplantation heute gut. Todesursache sind inzwischen meist kardiovaskuläre Komplikationen. Bei einer Minderheit der Patienten sind die Zysten auch in der Leber so ausgeprägt, dass neben der Niereninsuffizienz eine Leberinsuffizienz eintritt. In Einzelfällen ist dann eine kombinierte Nieren- und Lebertransplantation zu erwägen.

Autosomal-rezessive polyzystische Nierenerkrankung

Synonym: Zystennieren Typ I nach POTTER

Es handelt sich um eine seltene pädiatrische Erkrankung (ca. 1 auf 6000 – 14 000 Geburten). Die Kinder zeigen bereits bei Geburt palpatorisch vergrößerte Nieren, die von unzähligen Zysten durchsetzt sind. Die Leber kann in erheblichem Ausmaß von Zysten mit befallen sein. Intrauterin kann bereits ein Oligohydramnion bestehen mit kompressionsbedingten Komplikationen für den Fetus (pulmonale Hypo-

plasie, Anomalien der Extremitäten, zurückgesetztes Kinn, flache Nase u. a.). Der klinische Verlauf ist durch Niereninsuffizienz, arteriellen Hypertonus und mögliche Leberfunktionsstörungen charakterisiert. Viele der betroffenen Kinder sterben bereits in der Neonatalperiode.

10.10.2 Nephronophthise-Komplex, Markschwammniere

Es handelt sich um seltene, im Gegensatz zu den kongenitalen Nierenzysten kleinzystische, „schwammartige" Nierenerkrankungen. Je nach Zystenlokalisation unterscheidet man den **Nephronophthise-Komplex** und die **Markschwammnieren**.

Nephronophthise-Komplex

Phthise = Parenchymschwund. Pathologisch handelt es sich um multiple medulläre und kortikomedulläre, meist nur wenige Millimeter kleine Zysten an der Mark-Rinden-Grenze bei insgesamt asymmetrisch vernarbten und geschrumpften Nieren (im Gegensatz zu den großen Nieren bei kongenitalen Zystennieren). Die Pathogenese ist unbekannt. Die meisten Patienten werden schon in jugendlichem Alter dialysepflichtig. Zwei klinische Formen werden unterschieden:

- autosomal-rezessiv vererbte **juvenile Nephronophthise:** assoziiert mit Blindheit bei retinaler Degeneration, selten auch mit Skelett- und ZNS-Abnormalitäten
- autosomal-dominante **medulläre Zystenerkrankung:** erst im jungen Erwachsenenalter klinisch auffällig.

Markschwammnieren

Markschwammnieren sind durch sporadisch vorkommende oder autosomal-dominant vererbte zystische Aufweitung der Sammelrohre bedingt. Sie finden sich als Zufallsbefund in ca. 0,5% aller durchgeführten i. v. Urogramme. Der Manifestationsgipfel liegt in der Adoleszenz und im 3. und 4. Lebensjahrzehnt. Die Klinik ist bestimmt durch die zystenbedingten Komplikationen (Nierensteine, Harnwegsinfekte, Hämaturie). Ein arterieller Hypertonus ist dagegen untypisch.

❗ Die Prognose ist gut. Im Gegensatz zu den anderen zystischen Nierenerkrankungen entwickelt sich fast nie eine chronische Niereninsuffizienz. ❗

10.11 Toxische Nephropathien

Durch direkt toxische Wirkung ausgelöste Nierenerkrankungen begegnet man im klinischen Alltag leider recht häu-

10

fig. Während schmerzmittelbedingte chronische Nierenschäden aufgrund verbesserter Aufklärung und reduzierten Suchtpotentials rezeptfrei verkäuflicher Substanzen deutlich seltener geworden sind als noch vor 20 Jahren, sind es heute vor allem die Ärzte selbst, die ihre Patienten potentiell nephrotoxischen Substanzen aussetzen, z. B. Röntgen-Kontrastmitteln, nephrotoxischen Antibiotika, nicht-steroidalen Antiphlogistika. Aber auch ein vermeintlich „gesundes" Phytopharmakon hat in den neunziger Jahren in Belgien traurige Berühmtheit erlangt, als etwa 50 junge Frauen nach Einnahme von Schlankheitspillen auf Basis eines chinesischen Heilkrautes innerhalb von wenigen Monaten irreversibel dialysepflichtig wurden *(chinese herb nephropathy)*. Ursache war eine falsche Rezeptierung durch einen Übersetzungsfehler aus der chinesischen Schrift in die englische Umlautsprache. So wurde anstatt eines harmlosen Pflänzleins ein hochgiftiges, Aristocholsäure-haltiges Kraut verkauft. Entsprechende Pillen sollen noch heute in den USA und auch in Europa von skrupellosen Heilsbringern an den Mann bzw. die Frau gebracht werden.

10.11.1 Analgetikanephropathie

Synonym: Phenacetin-Niere

Nach jahrelanger regelmäßiger Einnahme von Phenacetin, Paracetamol oder Paracetamol-haltigen Analgetika-Mischpräparaten (Paracetamol + Acetylsalicylsäure + Coffein) kommt es zur Ausbildung einer chronischen interstitiellen Nephritis, die aufgrund ihrer besonderen Ätiologie und morphologischen Charakteristika als Analgetika-Nephropathie bezeichnet wird. Zu 75% sind Frauen im mittleren Alter betroffen.

Phenacetin wurde in den Achtzigerjahren vom Markt genommen. Es hatte neben der analgetischen eine gewisse euphorisierende Wirkung und damit eine süchtig machende Potenz. Das Gleiche gilt jedoch auch für Coffein- und Paracetamol-haltige Analgetika-Mischpräparate, die nach wie vor freiverkäuflich zu erhalten sind.

! Notwendige kumulative Gesamtmenge an Paracetamol ca. 1–5 kg (2 Tbl. à 500 mg/Tag über 2 ½ Jahre eingenommen ergeben bereits 1 kg!). **!**

Klinik

Meist werden chronische Kopf- oder Rückenschmerzen berichtet, die die jahrelange Analgetika-Einnahme begründen. Die körperliche Untersuchung zeigt häufig vorgealtert wirkende Patient(-inn)en. An der Haut fällt ein typisches, schmutzig-grau-bräunliches Hautkolorit durch Ablagerung von Analgetika-Metaboliten auf.

Die Nephropathie an sich bleibt lange asymptomatisch.

Die Symptome entwickeln sich erst im Laufe der entstehenden chronischen Niereninsuffizienz und deren Folgen (s. 10.13). Die auftretende renale Anämie kann durch eine erosive Gastritis verstärkt werden, z. B. bei zusätzlich Acetylsalicylat-haltigen Analgetika-Mischpräparaten.

Komplikationen

Typisch für die Analgetika-Nephropathie sind ihre Komplikationen, insbesondere die Papillenschädigungen (die sonographisch sichtbar sein können), und die Neigung zur Ausbildung von Urothelkarzinomen, die eine lebenslange Überwachung der Urinzytologie notwendig machen. Papillenverkalkungen, Papillennekrosen und Papillenabgang führen zu Nierenkoliken und Hämaturie. Die Tubulusschädigung geht mit verminderter Konzentrationsfähigkeit der Nieren (Polyurie, Nykturie), Elektrolytstörungen und häufig einer metabolischen (renal-tubulären) Azidose einher. Sekundäre bakterielle Superinfektionen äußern sich in einer akuten oder chronisch-rezidivierenden Pyelonephritis.

Pathogenese

Phenacetin wird zu Paracetamol als Hauptmetabolit umgewandelt. Über eine Hemmung der Prostaglandin-Synthese, die zu einer Abnahme von vasodilatatorisch wirksamem Prostaglandin E_2 in der Niere führt, wird die Durchblutung der Medulla vermindert. Hierdurch können lokale Ischämien mit der Folge von Papillennekrosen und chronischen tubulointerstitiellen Entzündungen auftreten.

Diagnostisches Vorgehen

- **Anamnese:** chronische Schmerzzustände und regelmäßige Schmerzmitteleinnahme, Hochrechnen der geschätzten kumulativen Dosis, Polyurie und Nykturie als Hinweis auf Konzentrationsdefekt der Nieren
- **Sonographie** mit Frage nach Papillenverkalkungen und pyelonephritischen Narben, Nierenschrumpfung
- **i. v. Urogramm:** Darstellung von medullären Kalzifikationen, verkalkten Papillennekrosen sowie vernarbten und geschrumpften Nieren
- **Urin:** evtl. Nachweis des Paracetamol-Metaboliten N-Acetyl-p-Aminophenol möglich, evtl. renaler Salzverlust (> 30 mmol/d unter salzfreier Kost), (sterile) Leukozyturie, Mikrohämaturie, leichte Proteinurie.

Therapie

Stopp des Analgetikamissbrauchs, Therapie der Komplikationen (antibiotische Therapie von Sekundärinfektionen, Blutdruckeinstellung).

Prognose

Sie ist abhängig vom Zeitpunkt der Diagnose. Bei Kreatinin i. S. ≤ 3 mg/dl (≤ 264 µmol/l) ist die Prognose meist gut, bei

10

Kreatinin-Werten > 3 mg/dl kann es auch nach Beendigung des Analgetika-Abusus zur Progression in die terminale Niereninsuffizienz kommen. Bis vor wenigen Jahren war die Analgetika-Nephropathie in 5–10% der Fälle Ursache für eine dialysepflichtige Niereninsuffizienz. Inzwischen sind die Zahlen erfreulicherweise rückläufig.

10.11.2 Kontrastmittelinduzierte Nephropathie

Definition: Anstieg des Serumkreatinins um > 0,5 mg/dl oder mehr als 25% vom Ausgangswert innerhalb von 24 h nach Durchführung einer Röntgenkontrastuntersuchung (z. B. Herzkatheter, Angiographie).

Konventionelle jodhaltige Röntgenkontrastmittel (z. B. Ultravist®), aber zu einem geringen Teil auch Gadolinium-haltige MRT-Kontrastmittel können nach systemischer Gabe zu einer akuten, toxisch bedingten Nierenfunktionsverschlechterung bis hin zum dialysepflichtigen akuten Nierenversagen führen. Nach chirurgisch und septisch bedingten Nierenversagen ist die kontrastmittelinduzierte Nephropathie in einigen Studien die dritthäufigste Ursache für ein im Krankenhaus erworbenes akutes Nierenversagen mit Dialysepflichtigkeit (s. 10.12). Die Häufigkeit nach Herzkatheteruntersuchung in einer großen Klinik liegt in der Größenordnung um 0,5%.

Klinik

Innerhalb von 24 h nach Kontrastmittelexposition kommt es zu einem meist symptomlosen Kreatininanstieg im Serum. In schweren Fällen ist ein normurisches oder auch oligo-/anurisches akutes Nierenversagen mit allen klinischen Komplikationen möglich (s. 10.12). Für bestimmte Patientengruppen besteht eine deutliche Risikokonstellation:
- Dehydratation zum Zeitpunkt der Kontrastmittelgabe
- vorbestehender Diabetes mellitus
- vorbestehende Niereninsuffizienz mit Kreatinin > 2 mg/dl
- Alter > 75 Jahre
- Herzinsuffizienz mit niedrigem Blutdruck
- vorbestehende Proteinurie, insbesondere Paraproteinurie (s. 3.6.5)
- nephrotisches Syndrom, Leberzirrhose
- Begleitmedikation mit nicht-steroidalen Antirheumatika (NSAR, s. u.).

Pathogenese

Der Schädigungsmechanismus ist nicht gänzlich aufgeklärt. Es handelt sich um eine Kombination aus direkter toxischer Schädigung und einer zusätzlichen ischämischen Schädigung des Tubulusepithels. Reaktive Sauerstoffradi-

kale einerseits und eine reduzierte Durchblutung des Nierenmarks andererseits haben dabei eine wesentliche pathogenetische Bedeutung, denen in präventiven Strategien begegnet wird (s. **Kasten** „Prävention der kontrastmittelinduzierten Nephropathie").

Therapie und Prognose

Die Therapie ist supportiv und entspricht der Therapie des akuten Nierenversagens (s. **10.12**). In der Regel ist die Nierenfunktionseinschränkung transient. Sie erreicht nach ca. 3 Tagen ihren Höhepunkt und ist in der Regel innerhalb von 10 Tagen reversibel. Schlechter ist die Prognose bei Patienten, die dialysepflichtig werden nach Kontrastmittelexposition. Hier ist der Nierenschaden in bis zu 20–50% irreversibel.

=====ZUR VERTIEFUNG=====

Prävention der kontrastmittelinduzierten Nephropathie

Biguanide (Metformin) müssen 2 Tage vor der Untersuchung abgesetzt werden wegen der erhöhten Gefahr einer schweren Laktatazidose.

Die wesentliche Prophylaxe vor Röntgenkontrastmittelgabe ist die ausreichende **Hydratation** des Patienten. Insbesondere Patienten mit einer Risikokonstellation (s. o.) sollten eine konsequente intravenöse Flüssigkeitssubstitution in der Zeit von 12 Stunden vor bis 12 h nach der Kontrastmittelgabe erhalten.

N-Acetylcystein (ACC 600 mg – z. B. als Brausetabletten – in 4 Einzeldosen alle 12 h, beginnend 12 h vor der geplanten Untersuchung) wirkt als Radikalfänger antioxidativ sowie vasodilatatorisch auf das Nierenmark und ist in Kombination mit ausreichenden Hydratationsmaßnahmen wirksam in der Prophylaxe der kontrastmittelinduzierten Nephropathie. Der Effekt wurde nicht in allen Studien bestätigt. Es ist jedoch kostengünstig, einfach oral zu applizieren und hat keine relevanten Nebenwirkungen. Daher wird es inzwischen weit verbreitet verabreicht.

Verwendung niedrig- oder isoosmolarer Röntgenkontrastmittel; diese gehen seltener mit Nierenschäden einher als ältere hochosmolare Substanzen.

10.11.3 Antibiotikaassoziierte Nierenschäden

Nierenschäden durch antimikrobielle Substanzen können durch zwei Mechanismen auftreten:
- **medikamentös-allergisch** ausgelöst: unter dem Bild einer akuten interstitiellen Nephritis (s. **10.9.1**), z. B. Rifampicin, Penicillin
- **medikamentös-toxisch** ausgelöst: d. h. durch direkte toxisch schädigende Wirkung der Substanz.

Bei den meisten Substanzen kommt es dosisabhängig zur direkten toxischen Tubulusschädigung. Wird die Substanz renal eliminiert, wird das Risiko der toxischen Schädigung durch eine vorbestehende Nierenfunktionseinschränkung erhöht, insbesondere wenn keine Dosisanpassung bei Niereninsuffizienz erfolgt. Klassische Beispiele sind die **Aminoglykoside** (Gentamicin, Tobramycin) aber auch neuere Substanzen wie **Vancomycin** oder **Teicoplanin.** Für die Antimykotika hat insbesondere **Amphotericin B** ein ausgeprägtes nephrotoxisches Potential. Bei der antiretroviralen Therapie des HIV-Patienten (s. **13.14**) besteht bei Gabe von **Indinavir** die Gefahr von kristallinen Ausfällungen des unverändert renal eliminierten Anteils der Substanz im Tubulussystem mit der Folge einer intrarenalen Obstruktion mit Nierenversagen.

Prophylaxe, Therapie

Eine strenge Indikationsstellung ist – insbesondere bei vorbestehenden Nierenerkrankungen – notwendig zur Verhütung toxischer Nierenschäden durch Substanzen mit nephrotoxischem Potential. Grundsätzlich gilt für die betroffenen Antibiotika:

- Dosis und Dosierungsintervall an die Nierenfunktion anpassen
- regelmäßige Kontrolle des Serum-Kreatinins
- regelmäßige Serumspiegelbestimmungen, wo möglich (z. B. Aminoglykoside, Vancomycin)
- vorzugsweise einmal tägliche Gabe (Aminoglykoside)
- ausreichende Hydrierung des Patienten (Dehydratation erhöht die Konzentration der schädigenden Substanz im Tubulussystem!)
- Applikationsdauer so kurz wie aus infektiologischen Gründen möglich (z. B. Aminoglykosidgabe auf max. 5 Tage begrenzen)

Ist es zu einer Nierenschädigung gekommen, ist die Therapie in der Regel rein supportiv und besteht – wenn möglich – im Absetzen der angeschuldigten Substanz (s. **10.12**).

10.11.4 Nierenschäden durch nichtsteroidale Antirheumatika (NSAR)

Muskuloskelettale Beschwerden – insbesondere im Bereich der Wirbelsäule – gehören zu den häufigsten Gründen für einen Arztbesuch. Entsprechend gehören NSAR zu den sehr häufig verschriebenen analgetisch und antiphlogistisch wirksamen Substanzen. Nierenkomplikationen sind relativ selten, allerdings aufgrund der hohen Verschreibungsfrequenz dennoch recht häufig anzutreffen.

Neben den klassischen NSAR (z. B. Diclofenac, Ibuprofen, Indometacin, Naproxen) sind auch die neuen COX-II-Hem-

Tab. 10.16 Klinische Syndrome bei Nierenschädigung durch NSAR

Akutes Nierenversagen:
- hämodynamisch bedingt durch intrarenale Vasokonstriktion der afferenten Arteriolen (Prostaglandinsynthese-Hemmung!)
- akute interstitielle Nephritis

Nephrotisches Syndrom:
- Minimal-Change-GN
- selten membranöse GN

Störungen des Elektrolyt- und Flüssigkeitshaushaltes:
- Hyponatriämie, Hyperkaliämie
- Ödeme
- arterieller Hochdruck
- verminderte Diuretika-Wirkung

mer (z. B. Celecoxib) mit Nierentoxizität assoziiert. Pathogenese und damit klinisches Bild können bei NSAR-assoziierten Nierenschäden sehr unterschiedlich sein (**Tab. 10.16**). Bemerkenswert ist, dass NSAR selten auch einmal ein klassisches nephrotisches Syndrom auslösen können, das sich histologisch als Minimal-Change-Glomerulonephritis ausdrückt.

10.12 Akutes Nierenversagen

Synonym: akute Nierenschädigung, engl. *acute kidney injury*

Das akute Nierenversagen (**ANV**) ist definiert als plötzliche, über Stunden bis Tage auftretende, prinzipiell reversible Verschlechterung der Nierenfunktion mit **Abfall der GFR** und meist auch **Ausfall der Diurese.**

Dabei reicht das klinische Spektrum von einer minimalen Erhöhung des Serum-Kreatinins bis zum vollständigen Verlust der Nierenfunktion. Zur Schweregradeinteilung des ANV wurden 2004 die sog. **RIFLE-Kriterien** definiert. RIFLE definiert die Stadien Risk (Risiko), Injury (Schädigung), Failure (Versagen), Loss (Verlust) und End stage renal failure (terminale Niereninsuffizienz). 2007 wurde alternativ zum ANV der Begriff der **akuten Nierenschädigung** eingeführt (**Abb. 10.41**).

Die Inzidenz des ANV ist insbesondere auf der Intensivstation hoch (z. B. Herz-Thorax-Chirurgie) und liegt dort bei 5–20 %. Sie steigt bei Patienten mit schwerer Sepsis (s. **13.6**) auf über 50 %! Das ANV steht selten für sich allein, sondern ist in den meisten Fällen Teil eines Mehrorganversagens (MOV) bei komplexem intensivmedizinischem Verlauf.

Klinik

Das akute Nierenversagen zeigt einen typischen phasenhaften Verlauf:

10

Akute Nierenschädigung

Diagnostische Kriterien nach AKIN: Plötzliche Abnahme der Nierenfunktionen innerhalb von 24 Stunden, gegeben durch:
- Anstieg des Serum-Kreatinin um 0,3 mg/dl oder relativ 50 % des Ausgangswertes
- Verringerung der Urinausscheidung (Oligurie von < 0,5 ml/kg über mehr als 6 Stunden)

		1	2	3	(nicht definiert)	
KRITERIEN	**Urinaus-scheidung**	< 0,5 ml/kg/h über mehr als 6 Stunden	< 0,5 ml/kg/h über mehr als 12 Stunden	< 0,3 ml/kg/h über mehr als **24 Stunden** oder Anurie über **12 Stunden**	Nieren-versagen über mehr als 4 Wochen	Nieren-versagen über mehr als 3 Monate
	Serum-Kreatinin	Anstieg 0,3 mg/dl oder das **1,5–2-fache** des Ausgangswertes	Anstieg um das **2–3-fache** des Ausgangswertes	Anstieg um mehr als das **3-fache** des Ausgangswertes oder Serum-Kreatinin > 4 mg/dl, Anstieg mindestens 0,5 mg/dl pro Tag		
		Risk	Injury	Failure	Loss	ESKD[1]

AKIN-Stadien

RIFLE-Stadien

[1] end stage kidney disease

Abb. 10.41: Schweregradeinteilung des akuten Nierenversagens anhand der RIFLE-Kriterien (2004) bzw. der aktuellen Definition der akuten Nierenschädigung, AKIN (Acute Kidney Injury Network, 2007). Erste Studien bestätigen einen inversen Zusammenhang zwischen Schwerergrad der Nierenschädigung und Prognose für Nierenfunktion und Überleben des Patienten. Nach: R.V. Mehta et al. in: *Critical care* 2007, 11:R31. [L141]

- **Initial- bzw. Schädigungsphase:** Die Klinik wird bestimmt vom auslösenden Ereignis, wie z.B. Blutdruckabfall im hämorrhagischen Schock. Die Nierenfunktion ist noch normal. Dauer: Stunden bis Tage.
- **oligo-/anurische Phase:** Abnahme oder Sistieren der Urinausscheidung, **Isosthenurie** („Harnstarre", d.h. Unfähigkeit der Niere, den Urin zu konzentrieren), Anstieg der Retentionswerte (Azotämie). Elektrolytstörungen (v.a. Hyperkaliämie) und Zeichen der Überwässerung mit arterieller Hypertonie, peripheren Ödemen, evtl. Zeichen des Lungenödems. Urämische Symptome wie bei der chronischen Niereninsuffizienz (z.B. urämische Perikarditis) sind eher selten. Dauer: Tage bis wenige Wochen.
- **Erholungsphase oder polyurische Phase:** Mit Erholung der Tubuluszellen setzt die Urinausscheidung wieder ein. Häufig über einige Tage Polyurie von 4 – 5 l/d, da die tubuläre Konzentrationsfähigkeit zunächst noch vermindert ist und hohe Serumharnstoffwerte eine osmotische Diurese auslösen.

  ! Gefahr von Dehydratation und Elektrolytverlust über den Harn, daher ist ausreichende Substitution notwendig. **!**

- **Regenerationsphase:** Normalisierung von Diurese und Nierenfunktion über Wochen bis Monate.

Komplikationen

Die Komplikationen des akuten Nierenversagens ergeben sich aus der sistierenden exkretorischen Nierenfunktion und der gestörten Wasserausscheidung:

- **Fluid Lung:** durch Hyperhydratation bedingtes interstitielles Lungenödem. Klinisch Dyspnoe bei unauffälligem Auskultationsbefund mit radiologisch charakteristischem, schmetterlingsförmigem Infiltrat der Lungen.
- **Hyperkaliämie und metabolische Azidose** mit Herzrhythmusstörungen bis hin zum Kammerflimmern und Herzstillstand
- **Urämie** wie bei der chronischen Niereninsuffizienz (s.u.)

Ätiologie

Das ANV kann prärenale, renale oder postrenale Ursachen haben (s. **Kasten „Ätiologie des ANV"**). Die prärenalen, zirkulatorisch-ischämischen Ursachen sind mit 75% die weitaus häufigsten (**Abb. 10.42**). Ein postrenales ANV entsteht bei Harnwegsobstruktionen (**Abb. 10.43**).

Pathogenese

Das auslösende Ereignis – zum Beispiel eine perioperative Kreislaufinsuffizienz – bedingt eine **Vasokonstriktion** mit Abnahme der Nierendurchblutung. Es kommt zum Absinken der GFR. Der weitere Verlauf ist durch eine Ischämie im Tubulus charakterisiert; diese führt zur **akuten Tubulusnekrose**, die histologisch pathognomonisch für das ANV ist.

Pathogenetisch spielen weiterhin **Nephrotoxine**, wie z.B. Röntgenkontrastmittel, eine wichtige Rolle (s. **10.11**).

10

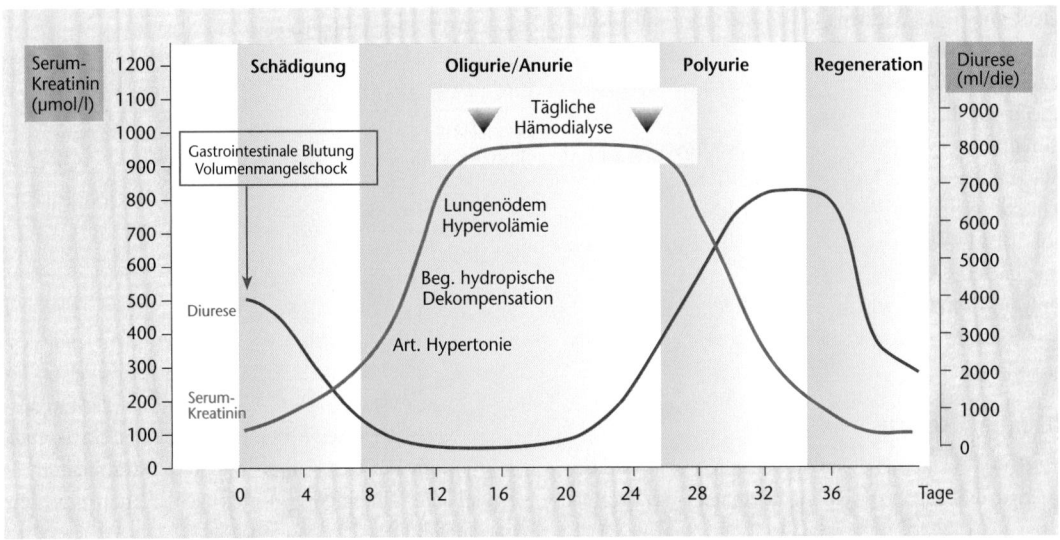

Abb. 10.42: Beispiel eines Verlaufs eines zirkulatorisch-ischämischen Nierenversagens nach Kreislaufinsuffizienz als Folge eines Volumenmangelschocks bei gastrointestinaler Blutung. [L157]

══════AUF DEN PUNKT GEBRACHT══════

Ätiologie des ANV

Prärenales ANV (75%; Abb. 10.42)
zirkulatorisch-ischämisch
- Kreislaufschock: postoperativ, posttraumatisch, kardiogen, gastrointestinale Blutung
- Niereninfarkt: z. B. bei Nierenarterienstenose, embolisch oder bei Nierengefäßthrombose
- Auch ACE-Hemmer können – insbesondere in Kombination mit NSAR oder Diuretika – bei vorbestehender ein- oder beidseitiger Nierenarterienstenose zum ANV führen.

Renales ANV
- glomeruläre Erkrankung: v. a. RPGN
- tubulointerstitielle Erkrankung: akute interstitielle Nephritis
- toxische Nierenschädigung: Rhabdomyolyse, Hämolyse, Arzneimittel (z. B. Aminoglykoside), Röntgenkontrastmittel (s. 10.11).

Postrenales ANV (Abb. 10.43)
Harnwegsobstruktion, z. B. durch
- Prostatahypertrophie
- Tumoren der Harnwege.

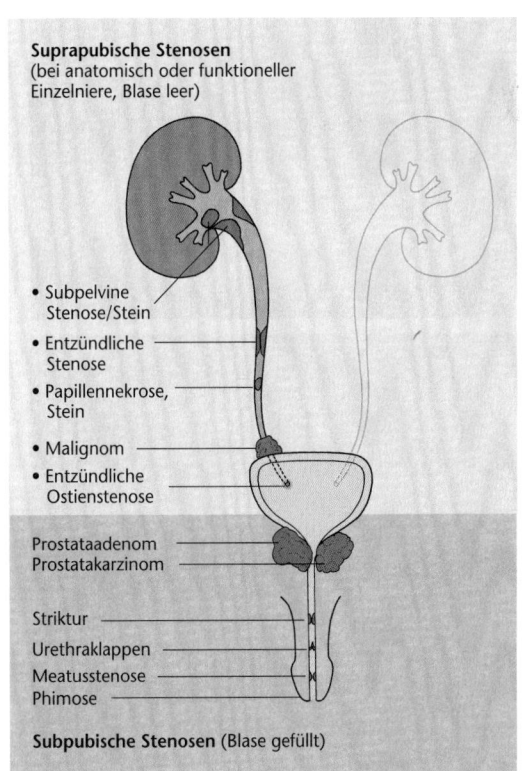

Abb. 10.43: Mögliche Ursachen eines postrenalen Nierenversagens. Oberhalb der Blase gelegene Obstruktionen führen nur dann zum ANV, wenn die kontralaterale Niere ebenfalls geschädigt ist. Bei unterhalb der Blase gelegenen Obstruktionsursachen sind dagegen primär beide Nieren betroffen. [L157]

Diagnostisches Vorgehen

- **Anamnese:** z. B. OP, Trauma, Blutdruckabfall, Medikamenteneinnahme?
- **Einfuhr-/Ausfuhrkontrolle (Stundendiurese),** täglich Körpergewicht, ZVD-Messung

10

- **Retentionswerte, Elektrolyte** im Serum, **Blutgasanalyse**
- **Urindiagnostik** (Ausschluss einer akuten GN oder interstitiellen Nephritis)
- **Urinkultur** bei V. a. Pyelonephritis bzw. Urosepsis
- **Sonographie:** Große Nieren sprechen für ein ANV, verkleinerte Nieren eher für ein chronisches Nierenleiden (Abb. 10.44). Ausschluss eines Nierenbeckenaufstaus bei „postrenalem" ANV.
- **Röntgen-Thorax:** Überwässerung (Fluid Lung)?
- **Nierenbiopsie** bei Verdacht auf renales ANV, z. B. RPGN, s. 10.5.7.

Differentialdiagnose (Tab. 10.17)

Vom „echten" akuten Nierenversagen muss eine **funktionelle Oligurie** abgegrenzt werden, die zum Beispiel bei einer

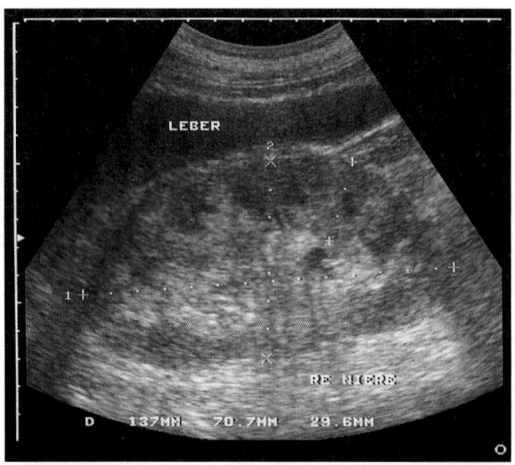

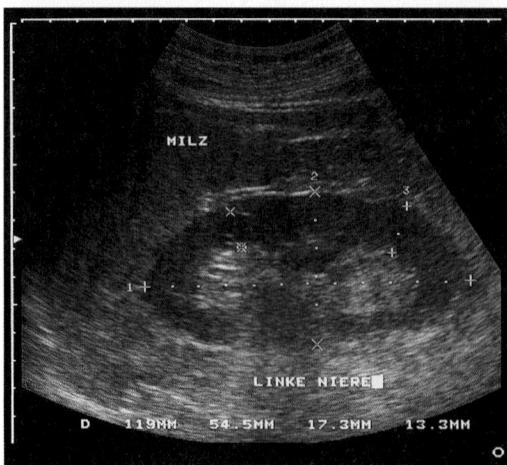

Abb. 10.44: Oben: Sonographischer Befund einer Niere bei akutem Nierenversagen bei einem älteren Patienten nach Ruptur eines infrarenalen Bauchaortenaneurysmas mit Blutungsmangelschock und Notfalloperation. Es findet sich eine große Niere mit breiter, geschwollen erscheinender, echoreicher Nierenrinde. **Unten:** Im Vergleich dazu der Befund einer normalen Niere. [M181]

Tab. 10.17 Differentialdiagnose des ANV

Urinunter-suchung	Funktionelle Oligurie (s. o.)	Manifestes ANV
Urin-Natrium-konzentration	≤ 20 mmol/l	≥ 20 mmol/l
Urinosmolarität	≥ 500 mOsmol/l	≤ 500 mOsmol/l
Spez. Gewicht des Urins	≥ 1025 g/l	≤ 1015 g/l

vorübergehenden Dehydratation auftreten kann und nach entsprechendem Volumenersatz spontan reversibel ist. Im Gegensatz zum akuten Nierenversagen ist bei der funktionellen Oligurie noch keine tubuläre Schädigung eingetreten, d. h. Natrium-Rückresorption und Konzentrationsvermögen der Nieren sind intakt (→ niedriges Urinnatrium, hohe Urinosmolalität).

Therapie

In der Regel ist eine intensivmedizinische Überwachung des Patienten erforderlich.

Therapie der zugrunde liegenden Erkrankung

Bei funktioneller Oligurie Behebung des Flüssigkeitsmangels. Bei einem postrenalen Nierenversagen setzt die Diurese nach Korrektur des Harnabflusses (z. B. Dauerkatheter) meist spontan wieder ein.

Beim oligo-/anurischen ANV

- **Flüssigkeitsbilanzierung**
- ausreichende **Hydratation** (Ziel: ZVD 8–12 mmHg)
- **Schleifendiuretika** in hoher Dosierung, z. B. Furosemid 500 mg pro Tag über Perfusor i.v.

  ! Schleifendiuretika beim exsikkierten Patienten verschlechtern die Prognose des ANV! **!**

- bei arterieller Hypotonie Gabe von **Arterenol** plus evtl. **Dobutamin** i.v. zur Erhöhung des Perfusionsdruckes in den Nieren. Die Gabe von Dopamin i.v. in „Nierendosis" ist obsolet (gehäufte ventrikuläre Rhythmusstörungen)

═══════**AUF DEN PUNKT GEBRACHT**═══════

Dialyse-Indikationen bei ANV
Konservativ nicht beherrschbare Komplikationen:
- Hyperkaliämie, metabolische Azidose
- Überwässerung, „Fluid Lung"
- rascher Anstieg der Harnstoffwerte i. S. auf > 200 mg/dl (35 μmol/l)
- weitere Zeichen der Urämie, z. B. urämische Perikarditis.

- Nierenersatztherapie: bei erfolgloser konservativer Therapie frühzeitige Einleitung der **Hämodialyse** oder **-filtration** (s. **10.14.1** und **10.14.2**). Siehe auch **Kasten** „Dialyse-Indikationen".

Kontrolle und Korrektur der Serumelektrolyte

- Hyperkaliämie: K^+-arme Diät, orales Ionenaustauschharz (z. B. Resonium®), Dialyse
- bei metabolischer Azidose: Bicarbonat-Gabe, Dialyse
- adäquate Kalorienzufuhr, bei schwer kranken Patienten ggf. parenterale Ernährung.

Vor allem beim Übergang in die polyurische Phase des ANV müssen Ein- und Ausfuhr sorgfältig bilanziert sowie evtl. Flüssigkeits- und Elektrolytverluste konsequent ausgeglichen werden.

Prognose

Beim postoperativen, posttraumatischen oder septischen **oligo-/anurischen ANV** besteht eine hohe Letalität von 50–70%, die sich auch unter Nierenersatztherapie nicht bessern lässt. Ursache für die weiterhin hohe Mortalität sind die durch die Grunderkrankung mit bedingten Komplikationen wie unkontrollierbare Sepsis und Multiorganversagen (MOV).

Das primär **normurische ANV**, häufig nephrotoxisch ausgelöst, hat nach Absetzen der auslösenden Substanz (z. B. Aminoglykosid-Antibiotikum) in der Regel einen kürzeren Verlauf mit besserer Prognose mit Restitution der Nierenfunktion.

10.13 Chronische Niereninsuffizienz (CNI)

Bei der chronischen Niereninsuffizienz kommt es über Monate und Jahre zu einer irreversiblen, progredienten Abnahme der glomerulären Filtrationsrate (gemessen als Kreatinin-Clearance, s. **10.3.3**) als Ausdruck einer durch chronische Destruktion schwindenden Anzahl funktionstüchtiger Nephrone. Am Ende des Krankheitsgeschehens steht die terminale Niereninsuffizienz, die unbehandelt zum Tode führt und eine Nierenersatztherapie in Form von Dialyse oder Nierentransplantation unumgänglich macht. Die chronische Niereninsuffizienz ist gemeinsame Endstrecke aller renalen oder systemischen Erkrankungen, die zu einer chronischen Nierenschädigung führen. Die zahlenmäßig größte Bedeutung kommt dabei heute dem Diabetes mellitus zu. Bei einem Drittel neu ins chronische Dialyseprogramm aufgenommener Patienten (Inzidenz) in Deutschland liegt ursächlich ein Typ-2-Diabetes vor! Weitere Ursachen siehe **Kasten** „Ursachen der terminalen Niereninsuffizienz".

=====**AUF DEN PUNKT GEBRACHT**=====

Ursachen der terminalen Niereninsuffizienz
Inzidenzdaten bei 6390 Patienten, QuaSi-Niere-Erhebung 2004:

- diabetische Nephropathie 34% (Typ-1-Diabetes 3%, Typ-2-Diabetes 31%)
- vaskuläre (hypertonie- und arteriosklerosebedingte) Nephropathie 22%
- chronische GN 12%
- interstitielle Nephropathie, chronische Pyelonephritis 8%
- Zystennieren 5%
- Systemerkrankungen 4%
- sonstige Ursachen 6%
- chron. Niereninsuffizienz unbekannter Genese 9%.

Klinik der chronischen Niereninsuffizienz

Je nach Ausmaß der GFR-Einschränkung werden verschiedene **klinische Schweregrade der chronischen Niereninsuffizienz** (CNI) unterschieden (**Tab. 10.18**).

Mit Abfall der GFR unter 60 ml/min finden sich zunehmend folgende Befunde (**Abb. 10.45**):

- **renale Anämie** (s. u.): rasche Ermüdbarkeit, verminderte körperliche Belastbarkeit, Tachykardie, aschfahle Hautfarbe, blasse Konjunktiven
- **arterieller Hypertonus** (s. unten)
- **Knochenbeschwerden, Juckreiz** und **extraossäre Verkalkungen** (renale Osteopathie, s. u.)
- **metabolische Azidose** (s. **11.10.4**)
- **periphere Polyneuropathie** mit vermindertem Vibrationsempfinden, Gangstörungen, symmetrisch abgeschwächten Muskeleigenreflexen (v. a. Achillessehnenreflex). Die Beine können kaum stillgehalten werden („Restless Legs"), evtl. Muskelkloni. Ursache sind die vermutlich durch Urämiegifte direkt ausgelösten toxischen Schädigungen der Myelinscheiden der langen Axone.
- charakteristischer harnartiger **Foetor ex ore**
- **gestörte Gonadenfunktion** (Amenorrhö, Infertilität), Impotenz
- **Hämatomneigung** durch urämisch bedingte Thrombozytenfunktionsstörung.

Vollbild der Urämie („Harnvergiftung")

Das terminale Stadium V eines unbehandelten, akuten oder chronischen Nierenversagens ist ein lebensbedrohliches Krankheitsbild, das unbehandelt zum Tode führt. Neben den o. g. Kardinalbefunden, die bereits in einem früheren Stadium der Niereninsuffizienz auftreten können, ist es gekennzeichnet durch:

- **Appetitlosigkeit, Übelkeit, Erbrechen** und **Diarrhö** durch urämisch bedingte Gastroenteropathie

Tab. 10.18 Stadieneinteilung der chronischen Niereninsuffizienz

Stadium (synonym verwendete Begriffe in Klammern)	GFR (ml/min/ 1,73 m²)	Beschreibung
I	≥ 90	Nierenschaden bei normaler oder erhöhter GFR
II (leichtgradige Nierenfunktionseinschränkung, voll kompensierte Niereninsuffizienz)	60–89	Retentionswerte i. S. noch normal, Hypertonie und beginnender sekundärer Hyperparathyreoidismus möglich
III (mäßiggradige Nierenfunktionseinschränkung, kompensierte Niereninsuffizienz)	30–59	stabile Erhöhung der Retentionswerte i. S. ohne urämische Symptomatik, Ausbildung von renaler Anämie, renoparenchymatösem Hypertonus, sekundärem Hyperparathyreoidismus und metabolischer Azidose
IV (hochgradige Nierenfunktionseinschränkung, dekompensierte Niereninsuffizienz)	15–29	Ausbildung von Urämiesymptomatik, Kreatinin i. S. häufig > 6 mg/dl (540 μmol/l), unter konservativer Therapie noch vorübergehende Stabilisierung möglich
V (terminale Niereninsuffizienz)	< 15	schwere urämische Symptomatik i. d. R. spätestens bei GFR < 10 ml/min, Nierenersatztherapie (Dialyse oder Nierentransplantation) lebenserhaltend

- **Hyperhydratation** als Folge mangelnder Diurese mit Dys-/Orthopnoe, zentraler Zyanose, sichtbarem Halsvenenstau, peripheren Ödemen, radiologischen Zeichen eines **interstitiellen Lungenödems** *(fluid lung)* bzw. auskultatorisch feuchten Rasselgeräuschen im Falle eines bereits fortgeschrittenen (alveolären) Lungenödems (**Abb. 10.46**)
- urämisch bedingte **Pleuritis** und/oder **Perikarditis** mit Ergussbildung oder typischen knarrenden pleuroperikardialen Reibegeräuschen durch aneinanderreibende fibrotisch verhärtete Perikardblätter
- **Herzrhythmusstörungen** als Alarmsignal eines entgleisten Elektrolytstoffwechsels mit Gefahr eines lebensbedrohlichen Kammerflimmerns bei Hyperkaliämie (**Abb. 10.47**)
- **Enzephalopathie** mit Bewusstseinstrübung bis hin zum urämischen Koma, ausgelöst durch Urämiegifte.

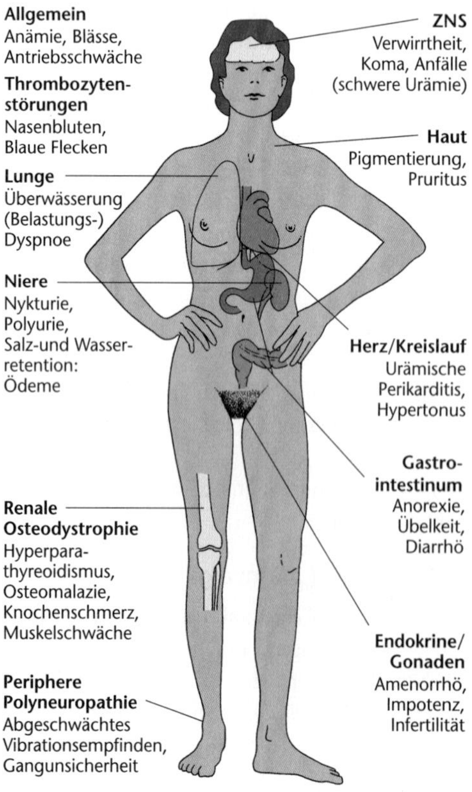

Pathogenese

Die Folgen einer zunehmenden Niereninsuffizienz leiten sich aus den nachlassenden physiologischen Funktionen der Niere ab:

Abnahme der exkretorischen Nierenfunktion

Mit zunehmender Einschränkung der Nierenfunktion kommt es zur Retention sog. Urämietoxine (v. a. Abbauprodukte des Eiweiß- und Purinstoffwechsels). Es sind eine Reihe von Substanzen insbesondere aus dem Eiweißstoffwechsel identifiziert, die in der Summe als Urämiegifte wirken und die Krankheitsveränderungen auslösen können. Die urämischen Krankheitssymptome sind nicht Folge eines einzelnen „Urämiegiftes".

! Harnstoff und Kreatinin sind Markersubstanzen für die Konzentration harnpflichtiger Stoffe in Blut und Urin. Sie besitzen selbst keine toxischen Wirkungen. !

Zum Anstieg der Retentionswerte kann es auch bei noch erhaltener Diurese kommen. Entscheidend ist die verminderte Fähigkeit der Nieren, harnpflichtige Substanzen im

Allgemein
Anämie, Blässe, Antriebsschwäche

Thrombozytenstörungen
Nasenbluten, Blaue Flecken

Lunge
Überwässerung (Belastungs-) Dyspnoe

Niere
Nykturie, Polyurie, Salz-und Wasserretention: Ödeme

Renale Osteodystrophie
Hyperparathyreoidismus, Osteomalazie, Knochenschmerz, Muskelschwäche

Periphere Polyneuropathie
Abgeschwächtes Vibrationsempfinden, Gangunsicherheit

ZNS
Verwirrtheit, Koma, Anfälle (schwere Urämie)

Haut
Pigmentierung, Pruritus

Herz/Kreislauf
Urämische Perikarditis, Hypertonus

Gastrointestinum
Anorexie, Übelkeit, Diarrhö

Endokrine/ Gonaden
Amenorrhö, Impotenz, Infertilität

Abb. 10.45: Symptome und klinische Befunde bei chronischer Niereninsuffizienz (Urämie). [L157]

Urin zu konzentrieren (→ Urinosmolalität ↓, spezifisches Gewicht des Urins ↓ → Isosthenurie). Erst bei weiter fortschreitendem Untergang der Nephrone nimmt auch die Diuresemenge ab, evtl. bis zum völligen Sistieren der Urinausscheidung (Anurie) mit Gefahr der Hyperhydratation („Überwässerung").

Störungen im Wasser-, Elektrolyt- und Säure-Base-Haushalt

• **Natrium-Haushalt:** Je nach Diuresemenge und tubulärer Funktion nimmt das Gesamtkörpernatrium zu (mit konsekutiver Zunahme des Gesamtkörperwassers und arteriellem Hypertonus). Es ist aber auch ein Salzverlust über die Nieren möglich, der dann zum Gegenteil, nämlich in-

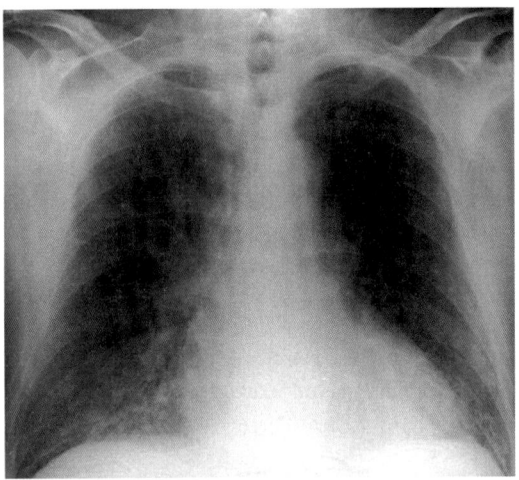

travasalem Volumenmangel, führt (v. a. bei chronischer interstitieller Nephritis).

• **Kalium-Haushalt:** Zunächst wird Kalium verstärkt im distalen Tubulus ausgeschieden und muss möglicherweise diätetisch substituiert werden. Mit zunehmender Diureseeinschränkung und metabolischer Azidose besteht jedoch die Gefahr der Hyperkaliämie, die dann durch eine kaliumreiche Diät (v. a. Obst, Gemüse und Milch) und kaliumsparende Diuretika (Amilorid, Triamteren, Spironolacton) noch verstärkt wird.

> ❗ Kaliumsparende Diuretika sind bei CNI kontraindiziert. ❗

> ❗ ACE-Hemmer und Angiotensin-II-Rezeptorantagonisten können ebenfalls durch Hemmung der Aldosteron-Produktion eine Hyperkaliämie verstärken. ❗

• **Calcium- und Phosphat-Haushalt:** Schon bei Einschränkung der glomulären Filtrationsrate auf ≤ 60 ml/min sinkt die Phosphat-Ausscheidung. Die entstehende Hyperphosphatämie bewirkt eine vermehrte Ausschüttung von Parathormon aus der Nebenschilddrüse mit der Folge eines **sekundären Hyperparathyreoidismus.** Ein über die Jahre chronisch erhöhtes Calcium-Phosphat-Produkt führt darüber hinaus zu Ablagerungen in den arteriellen Gefäßwänden und ist ein wesentlicher pathogenetischer Faktor für die bei terminal niereninsuffizienten Patienten deutlich akzeleriert auftretende **Arteriosklerose** (Mediasklerose). Sie führt zu einer stark erhöhten **kardiovaskulären Mortalität** von Dialysepatienten.

• **Säure-Base-Haushalt:** Bei starker Einschränkung der GFR sinkt die Ausscheidung von H⁺-Ionen. Nicht-flüch-

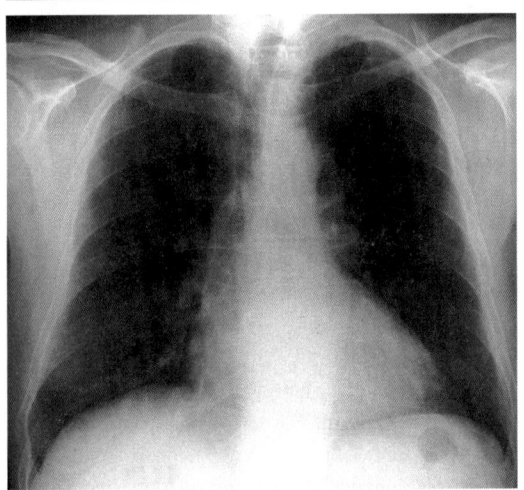

Abb. 10.46: Röntgenbefund der Lunge. Oben: interstitielles und alveoläres Lungenödem bei einem 66-jährigen Patienten mit terminaler Niereninsuffizienz. Der Herzschatten ist links verbreitert. **Unten:** Rückbildung der Stauungszeichen und klinischen Symptome (Orthopnoe, Dyspnoe) innerhalb einiger Tage nach wiederholter Hämodialyse und Ultrafiltration mit Senkung des Sollgewichtes des Patienten nach Dialyse um 3 kg. [M181]

Hyperkaliämie

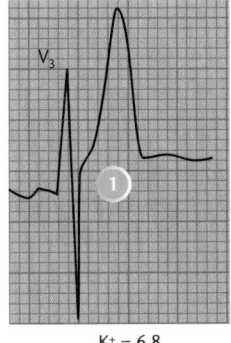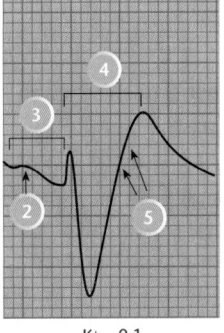

1. Überhöhung der T-Welle
2. P-Abflachung
3. PQ-Verlängerung
4. QRS-Verbreiterung (Schenkelblockbild)
5. Verschmelzung von S- und T-Welle, QT-Verkürzung;
Weiterhin:
• ventrikuläre Extrasystolen
• terminal Übergang in Kammerflimmern

Abb. 10.47: EKG-Veränderungen bei Hyperkaliämie. [L157]

10

tige Säuren häufen sich an und bewirken eine **metabolische Azidose,** verstärkt durch verminderte Bicarbonat-Rückresorption im proximalen Tubulus.

Verminderte inkretorische Nierenfunktion und hormonelle Adaptationsvorgänge

* **renale Anämie:** durch verminderte Erythropoetin-Bildung in der Niere (und durch Urämietoxine gestörte Erythrozytenbildung, normochrome, normozytäre Anämie)
* **renoparenchymatöser arterieller Hypertonus:** durch Natrium- und Wasserretention, Aktivierung des Renin-Angiotensin-Aldosteron-Systems und verminderte renale Bildung von vasodepressorischen Substanzen (z. B. Kallikrein-Kinin-System, renale Prostaglandine)
* **renale Osteopathie:** u. a. durch Störung im Vitamin-D-Stoffwechsel (s. **Kasten** „Renale Osteopathie" und **8.5.4**).

=== ZUR VERTIEFUNG ===

Renale Osteopathie

Die im Rahmen der chronischen Niereninsuffizienz auftretenden Knochenveränderungen werden unter dem Begriff der renalen Osteopathie zusammengefasst. Die pathogenetischen Hauptfaktoren sind:

* ein **sekundärer Hyperparathyreoidismus,** der bereits im Stadium II der Niereninsuffizienz beginnen kann
* eine Mineralisationsstörung des Knochens durch **Mangel an aktivem 1,25(OH)$_2$-Vitamin D$_3$,** welches von den geschädigten Nieren vermindert synthetisiert wird.
* Ablagerungen von **Aluminium** im Knochen können bei längerfristiger Therapie mit aluminiumhaltigen Phosphatbindern den Knochen zusätzlich schädigen.
* Nach langjähriger (> 5 Jahre) Dialysetherapie kann eine **dialyseassoziierte Amyloidose** (s. 9.10) mit pathologischer Ablagerung von β_2-Mikroglobulin zu weiteren ossären Problemen führen.

Diagnostisches Vorgehen

Ziele der Diagnostik bei der CNI sind die Abschätzung der Dynamik des Verlaufes anhand des Anstiegs der harnpflichtigen Substanzen im Serum und der nachlassenden glomerulären Filtrationsrate sowie die frühzeitige Erkennung urämischer Komplikationen (sekundärer Hyperparathyreoidismus, renale Anämie, metabolische Azidose).

! Weiterhin müssen kardiovaskuläre Risikofaktoren bei der CNI frühzeitig diagnostisch mit abgeklärt werden, da insbesondere ein schlecht eingestellter Diabetes mellitus und ein arterieller Hypertonus den Progress der Niereninsuffizienz beschleunigen. **!**

Neben den hierzu erforderlichen Blut- und Urinuntersuchungen (s. u.) ist immer auch eine sorgfältige Anamnese und klinische Untersuchung des Patienten erforderlich, die nach den o. g. vielfältigen klinischen Symptomen und Befunden einer CNI forscht.

Je nach Stadium der Niereninsuffizienz wird eine ambulante nephrologische Vorstellung des Patienten 1–2-mal pro Jahr bei nur leicht erhöhtem Serum-Kreatinin notwendig sein oder aber im Abstand von wenigen Wochen bis Tagen bei Erreichen einer CNI im Stadium IV. Spätestens in diesem Stadium ist die Vorbereitung einer Nierenersatztherapie (Auswahl des geeigneten Dialyseverfahrens, Shunt-Anlage, s. 10.14) dringend indiziert.

Blutdiagnostik, Clearance-Bestimmungen

* In den **Stadien I und II** der CNI normale Serumretentionswerte; endogene Kreatinin-Clearance im Stadium II beginnend eingeschränkt.
* Ab dem **Stadium III der CNI** Anstieg von Kreatinin und Harnstoff im Serum (Näherungsformel zur Abschätzung der endogenen Kreatinin-Clearance s. 10.3.3) sowie normochrome, normozytäre Anämie und Elektrolytveränderungen (Hypo- oder Hyperkaliämie, Hyperphosphatämie bei gleich bleibendem oder sinkendem Calcium i. S.). Erhöhtes intaktes Parathormon („intakt", weil der Laborassay die Konzentration des funktionstüchtigen Anteils des Hormons misst), evtl. begleitet von erhöhter alkalischer (Knochen-)Phosphatase als Ausdruck eines vermehrten Knochenabbaus bei osteoklastischer Wirkung des erhöhten Parathormons im Serum (s. 8.5.2). In der Blutgasanalyse häufig Zeichen der metabolischen Azidose (s. 11.10.4).

Urindiagnostik

Osmolalität ↓, spezifisches Gewicht ↓, im fortgeschrittenen Stadium Isosthenurie (fehlende Konzentrationsfähigkeit der Niere). Urinsediment und biochemische Harnanalytik ergeben Hinweise auf die Ursache der CNI (z. B. Zylinder, Proteinurie; s. 10.3.2).

Bildgebende Diagnostik

* **Sonographie (Abb. 10.48):** beidseits verkleinerte Nieren („Schrumpfnieren") mit verschmälertem, echodichtem Parenchymsaum
  (Ausnahmen finden sich bei der Amyloidose und der diabetischen Nephropathie → dort häufig fast normal große Nieren. Die adulte Form der Zystennieren präsentiert sich auch im Stadium der CNI mit vergrößerten Nieren).
* **Echokardiographie** insbesondere bei hypertonen Patienten zur Beurteilung von Herzgröße und Hypertrophie des linken Ventrikels, im fortgeschrittenen Stadium der Niereninsuffizienz Ausschluss eines Perikardergusses (z. B. bei urämischer Perikarditis).

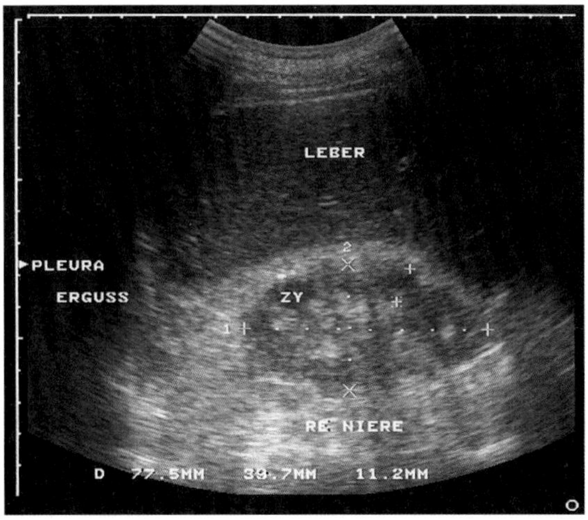

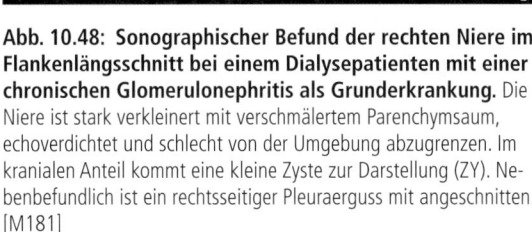

Abb. 10.48: Sonographischer Befund der rechten Niere im Flankenlängsschnitt bei einem Dialysepatienten mit einer chronischen Glomerulonephritis als Grunderkrankung. Die Niere ist stark verkleinert mit verschmälertem Parenchymsaum, echoverdichtet und schlecht von der Umgebung abzugrenzen. Im kranialen Anteil kommt eine kleine Zyste zur Darstellung (ZY). Nebenbefundlich ist ein rechtsseitiger Pleuraerguss mit angeschnitten. [M181]

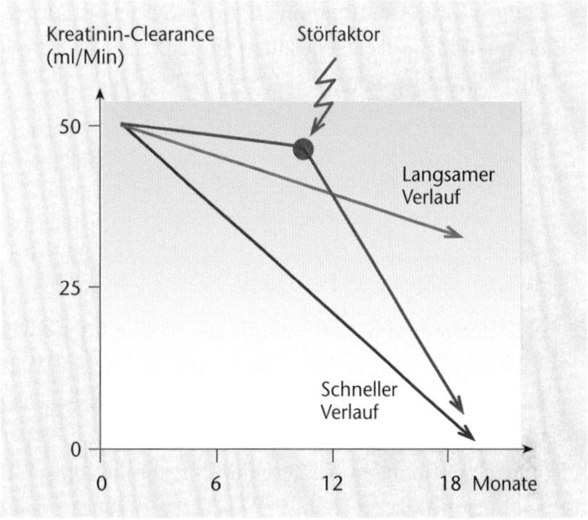

Abb. 10.49: Progredienz der Niereninsuffizienz. Insbesondere durch konsequente Blutdruckeinstellung, vorzugsweise mit Hemmstoffen des Renin-Angiotensin-Systems, kann die Progression einer chronischen Niereninsuffizienz verlangsamt werden. Bei den meisten Patienten ist die Abnahme der GFR über die Zeit linear, vorausgesetzt, der Verlauf ist stabil und wird nicht durch Störfaktoren (interkurrierende Erkrankungen, Röntgenkontrastmittelgabe, nephrotoxische Medikamente u. a.) negativ beeinflusst. [L157]

! Ein i. v. Urogramm ist bei erhöhten Retentionswerten kontraindiziert (s. 10.3.4). !

Therapie

Sie stützt sich auf drei Säulen: Therapie des Grundleidens, Aufhalten bzw. Verlangsamen der Progression der CNI sowie Behandlung der durch die CNI bedingten Beschwerden und Komplikationen. Eine konservative Therapie ist bis ins Stadium IV der CNI möglich. Danach muss eine Nierenersatztherapie eingeleitet werden (s. **10.14**).

Therapie des Grundleidens

Behandlung z. B. einer zugrunde liegenden GN (s. **10.5**) oder Systemerkrankung, Beendigung eines Analgetika-Abusus, konsequente Antibiose, Antibiotika-Prophylaxe bei rezidivierendem HWI im Rahmen einer Refluxnephropathie, Korrektur einer Nierenarterienstenose.

Aufhalten der Progression der CNI

Die Erfahrung zeigt, dass die GFR bei einer chronischen Niereninsuffizienz in etwa linear über die Zeit abnimmt (**Abb. 10.49**). Therapieziel sollte sein, die Progression der Niereninsuffizienz aufzuhalten oder wenigstens zu verlangsamen, um ein dialysepflichtiges Stadium V der CNI möglichst weit in die Zukunft zu verschieben. Dies wird erreicht durch:

- **konsequente Einstellung eines arteriellen Hypertonus:** Zielwert ist ein Blutdruck nicht über 125/75 mmHg im 24-h-Mittel. Besonders ACE-Hemmer und auch Angiotensin-II-Rezeptor-Antagonisten haben neben ihrem blutdrucksenkenden einen zusätzlichen nephroprotektiven Effekt und können die Progredienz einer CNI verlangsamen. Nierenarterienstenosen als Ursache der verminderten GFR müssen jedoch ausgeschlossen sein. Nephrotoxische Medikamente und Röntgenkontrastmittel sind soweit irgend möglich zu vermeiden.
- **strikte BZ-Einstellung beim diabetischen Patienten:** Je besser der HbA_{1c}-Wert eingestellt ist, desto flacher verläuft der Abfall der GFR über die Zeit (vgl. a. **10.6.4**).
- **eiweißarme Diät** (≤ 1 g/kg KG tägl.). Eine durch eiweißarme Diät verminderte Konzentration an Aminsoäuren und Peptiden im Blut reduziert die langfristig schädliche glomeruläre Hyperperfusion der noch intakten Glomeruli. Insbesondere bei diabetischen Patienten mit Nephropathie ist ein günstiger Effekt auf den Langzeitverlauf der CNI gezeigt worden. Der Effekt muss jedoch ins Verhältnis gesetzt werden zum Aufwand und zu möglichen Verlust an Lebensqualität für den Patienten.

Symptomatische Behandlung

- Bei **Hyperphosphatämie** und Zeichen des sekundären Hyperparathyreoidismus:
  - phosphatarme Diät: Meidung phosphatreicher Speisen wie z. B. Schmelzkäse
  - orale Phosphat-Binder: schwer resorbierbare Calciumsalze wie Ca-Acetat sowie aluminiumhaltige Verbin-

10

dungen (z. B. Aluminiumhydroxid) oder neuere Aluminium- und Ca-freie Phosphat-Binder (z. B. Sevelamer oder Lanthancarbonat)

! Eine Aluminium-Intoxikation durch langfristige, hoch
■ dosierte Gabe aluminiumhaltiger Phosphat-Binder kann eine renale Osteopathie verstärken → primärer Einsatz nicht-aluminiumhaltiger Phosphatbinder, z. B. Calciumacetat, Chelatbildner Sevelamer (Renagel®) oder Lanthancarbonat (Fosrenol®). !

– orale Substitution von Vitamin D_3 (meist als aktives $1,25(OH)_2$-Cholecalciferol), das eine hemmende Wirkung auf die Parathormon-Ausschüttung aus den Nebenschilddrüsen hat.

- Ausgleich der **renalen Anämie** durch rekombinantes humanes Erythropoetin (rHuEPO) in Verbindung mit einer ausreichenden oralen Eisensubstitution. Meist sind 1–3 s. c. Applikationen pro Woche ausreichend. Es sollte ein Hb-Wert um 12–13 g/dl angestrebt werden.
- bei Neigung zu **Hyperkaliämie** kaliumarme Diät, evtl. Austauscherharze (z. B. Resonium®)
- bei **metabolischer Azidose** Gabe von oralem Natriumbicarbonat-Salz
- bei **Hypertonus und Ödemen:** Kochsalzrestriktion (≤ 5 g tägl.), Gabe von Schleifendiuretika, Trinkmenge abhängig vom Hydratationszustand und von der Restdiurese des Patienten; regelmäßige Gewichtskontrolle zu Hause.
- bei erhaltener Diurese: hohe Trinkmenge > 2,5 l täglich anstreben. Mit erhöhter Urinmenge lässt sich bei verringerter Konzentrationsleistung der Nieren eine verminderte Ausscheidung harnpflichtiger Substanzen bis zu einem gewissen Maß kompensieren.
- bei progredienter CNI: Patienten frühzeitig über eine spätere Dialysepflichtigkeit und die **Möglichkeiten der Nierenersatztherapie** (Hämodialyse, Peritonealdialyse, Nierentransplantation) aufklären. Es sollte individuell über Familienplanung, Probleme und Möglichkeiten der Berufstätigkeit unter Dialysebedingungen und Rentenansprüche im Rahmen des Schwerbehindertengesetzes aufgeklärt werden.
- Anlage einer Hämodialysefistel bzw. eines Peritonealdialysekatheters rechtzeitig vorbereiten (s. 10.14).

10.14 Nierenersatztherapie

Wenn die GFR bzw. die Kreatinin-Clearance unter 10–15 ml/min gesunken ist, erreicht die chronische Niereninsuffizienz das terminale Stadium (CNI Stadium V) mit medikamentös-konservativ nicht mehr beherrschbaren urämischen Zeichen. Dann muss ein lebenserhaltender Ersatz der verloren gegangenen Nierenfunktion durch physikalische Verfahren oder durch Nierentransplantation erfolgen. Die absoluten und relativen Indikationen zur Dialyseeinleitung finden sich im **Kasten „Indikationen".**

2007 gab es knapp 63 000 Dialysepatienten in der Bundesrepublik Deutschland, mit weiter leicht ansteigender Ten-

---

ZUR VERTIEFUNG

Indikationen zur Dialysetherapie

Absolute Indikationen
Konservativ nicht beherrschbare urämische Komplikationen wie
- Hyperhydratation mit *„fluid lung"* oder alveolärem Lungenödem
- Hyperkaliämie, metabolische Azidose
- urämische Perikarditis oder urämische Gastritis.

Relative Indikationen
- konservativ nicht einstellbarer Hypertonus
- Harnstoff i. S. ≥ 40 mmol/l (240 mg/dl).

! Urämiesymptome und Serum-Kreatinin korrelieren nur
■ wenig miteinander, daher gibt es keinen festen Kreatinin-Wert, der zur Dialyse zwingt. !

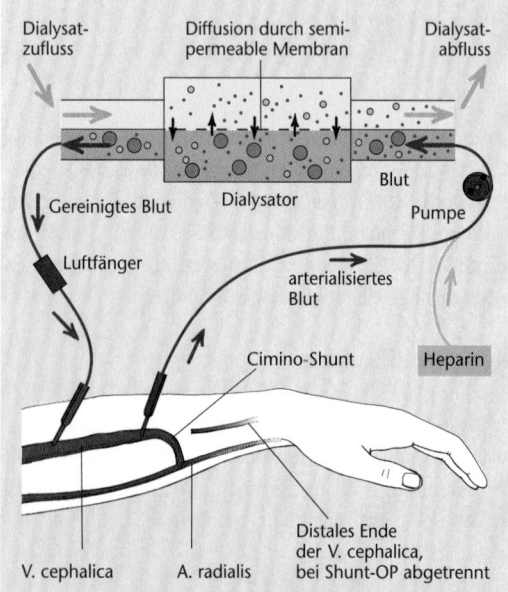

Abb. 10.50: Prinzip der Hämodialyse: Aus dem punktierten Shunt-Gefäß (Abb. 10.52) wird das Blut des Patienten mithilfe einer Schlauchpumpe entlang einer semipermeablen Membran – dem eigentlichen Dialysator – geleitet. Auf der Gegenseite der Membran strömt Dialysatflüssigkeit in entgegengesetzter Richtung. Durch Diffusion findet der Stoffaustausch über die Membran statt. Über einen hydrostatischen Druckgradienten kann zusätzlich freies Wasser von der Blutseite auf die Dialysatseite abgepresst (ultrafiltriert) und damit der Wasserhaushalt des oligo-/anurischen Patienten korrigiert werden. [A400–215]

denz. 21 000 Patienten wurden nach Nierentransplantation nachbetreut. Das heißt, etwa einer von 1000 Einwohnern in Deutschland bedarf einer Nierenersatztherapie.

Die physikalische Nierenersatztherapie (Dialyse) stützt sich auf zwei prinzipielle Methoden:

- **extrakorporale Blutreinigungsverfahren:** Hämodialyse, Hämofiltration und Hämodiafiltration (Mischform aus Hämodialyse und Hämofiltration)
- **Peritonealdialyse:** Die Peritonealdialyse ist ein besonders kreislaufschonendes Verfahren und ist vor allem für die Patientenselbstbehandlung in häuslicher Umgebung (Heimdialyse) geeignet.

10.14.1 Hämodialyse

Griech. *dialyse* = Auflösung. Die Funktionsprinzipien der Hämodialyse sind die physikalischen Prinzipien der **Stoffdiffusion** entlang einem Konzentrationsgradienten und die **Ultrafiltration** von Flüssigkeiten entlang einem Druckgradienten. Dabei entsteht zusätzlich ein gewisser Stoffentzug durch **Konvektion** (**Abb. 10.50** und **Abb. 10.51**).

Diffusiver Stoffaustausch

Über einen geeigneten Gefäßzugang am Arm, der operativ in Lokalanästhesie oder Leitungsanästhesie angelegt werden muss (meist arteriovenöse **Cimino-Brescia-Fistel** am Unterarm) (**Abb. 10.52**) wird das Blut des Patienten (ca. 200 – 300 ml/min) über ein Schlauchsystem entlang der semipermeablen Membran eines Dialysators (Kapillar- oder Plattendialysator) gepumpt. An der Außenseite der Kunst-

stoffmembran strömt gegenläufig das **Dialysat** vorbei. Es besteht aus einer Elektrolyt- und Bicarbonatlösung, in der die wichtigsten Elektrolyte in der Konzentration vorgegeben werden, auf die das Patientenblut korrigiert werden soll.

Dadurch erfolgen die Entfernung von Urämietoxinen aus dem Blut und der Ausgleich von Elektrolyt- und Säure-Base-Haushalt durch

- **Elimination** von Stoffen, abhängig von der Porengröße der Membran, bei der Hämodialyse vorzugsweise kleinmolekulare Substanzen wie Elektrolyte, H^+-Ionen, Harnstoff, Kreatinin, Glucose und Aminosäuren. Die Porengröße der Membran verhindert den Verlust größermolekularer Substanzen wie Proteine oder zelluläre Substanzen.
- **Zufuhr** von benötigten Substanzen, abhängig von der vorgegebenen Konzentration im Dialysat, z. B. Calcium, Bicarbonat, evtl. Azetat.

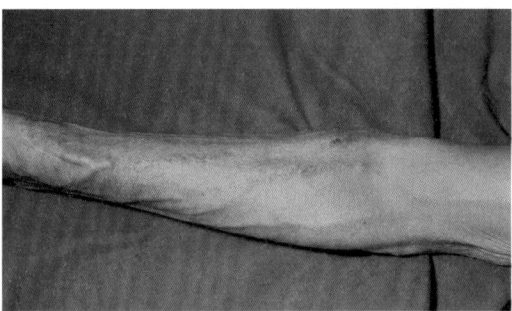

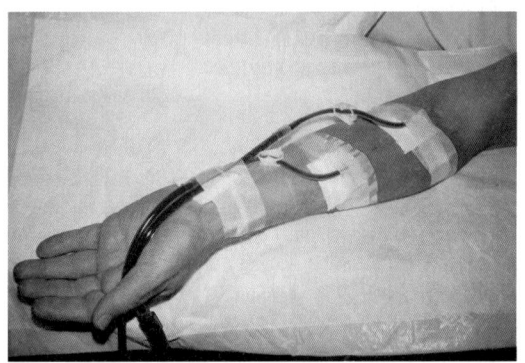

Abb. 10.52: Dialyse-Shunt (Cimino-Brescia-Fistel). Oben: Am linken Bildrand ist die Narbe über der Anastomose zwischen A. radialis und der abführenden Shunt-Vene zu erkennen. Die Arterie wird Seit-zu-End auf die Shunt-Vene anastomosiert, sodass ein Teil des arteriellen Blutes (meist ca. 500 – 1000 ml/min) unter erhöhtem Druck über die Shuntvene zurück zum Herzen fließt. Das Shunt-Gefäß zeichnet sich als Vorwölbung unter der Haut ab. Auch die Punktionsstellen sind schwach zu erkennen. **Unten:** Der gleiche Arm mit liegenden Shunt-Nadeln, die durch einen Pflasterverband während der Dialyse befestigt sind. Die distale Nadel fördert das arterialisierte Shunt-Blut zur Dialysemaschine, die proximale Nadel infundiert das dialysierte Blut zurück in den Patienten. [O157]

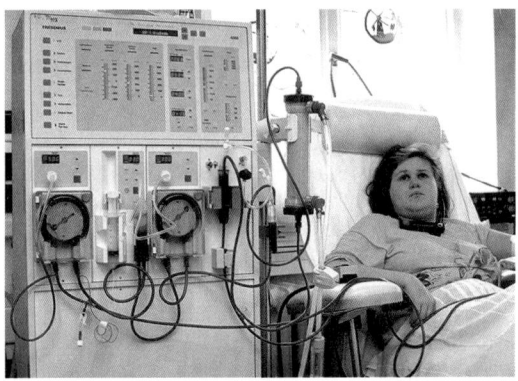

Abb. 10.51: Junge Patientin während der Hämodialyse (Dialyse-Shunt nicht abgebildet). Links im Bild ist die Dialysemaschine zu erkennen, hier mit zwei Blutschlauchpumpen. Die zigarrenförmige Säule rechts an der Maschine ist der Dialysator, der die semipermeable Membran enthält, an dessen Grenzfläche der eigentliche Stoffaustausch stattfindet. An der Seite des Dialysators sind die Anschlüsse für Dialysatzufluss und -abfluss zu erkennen. [K303]

Ultrafiltration

Um dem Patienten überschüssiges, nicht ausgeschiedenes Wasser zu entziehen, wird bei der Dialysebehandlung über ein durch die Dialyseschlauchpumpen aufgebautes hydrostatisches Druckgefälle über der Dialysemembran nach Bedarf zusätzlich Wasser entzogen. Praktisch wird dem Patienten dazu – abhängig vom Befinden und klinischen Befund – in regelmäßigen Abständen ein Sollgewicht zugewiesen, das mit Ende jeder Dialyse erreicht werden soll. Ein durchschnittlicher anurischer Dialysepatient wird zwischen zwei Dialysebehandlungen etwa 1,5 – 4,0 kg an Flüssigkeit und damit Gewicht zunehmen.

Die **Behandlungsfrequenz** bei der chronisch-intermittierenden Hämodialyse beträgt im Regelfall 3 × 4 – 5 Stunden/ Woche. Dazu werden meist die Tage Montag–Mittwoch–Freitag bzw. Dienstag–Donnerstag–Samstag gewählt.

Komplikationen

- **Shunt-Komplikationen** (häufig): Shunt-Thrombose, Shunt-Infektion (evtl. bis zur Sepsis), selten Shunt-Ruptur mit Blutung. Vorübergehend muss dann die Hämodialyse über einen zentralvenösen Katheter erfolgen.
- **Blutdruckabfall** während der Behandlung (häufig)
- **Dysäquilibrium-Syndrom:** zerebrale Symptomatik bei zu rascher Entfernung des Harnstoffs aus dem Gefäßsystem (Hirnödem)
- selten allergische und pyrogene (fiebererzeugende) Reaktionen.

Aus Patientensicht: Dialyse

Die chronische Dialysebehandlung schränkt den Patienten erheblich in seiner Aktivität und Lebensführung ein:

Hoher Zeitaufwand

In der Regel sind dreimal wöchentlich 4 – 5 Stunden Hämodialyse notwendig, sodass dem Patienten erheblich weniger Zeit für Beruf und Freizeit bleibt. Oft ist eine geregelte Berufsausübung nicht mehr möglich. Mehrtägige Unternehmungen müssen zeitlich mit der nächsten Dialyse abgestimmt werden. Im Urlaub muss gewährleistet sein, dass am Urlaubsort eine regelmäßige Hämodialyse möglich ist.

Einschränkungen durch Erkrankung und Therapie

Wohlbefinden und Leistungsfähigkeit können durch die Niereninsuffizienz an sich individuell unterschiedlich gestört sein, zum Beispiel durch Knochenbeschwerden oder chronischen Juckreiz. Häufig bestehen darüber hinaus beim Dialysepatienten weitere chronische Erkrankungen wie ein Diabetes mellitus, eine Herzinsuffizienz oder eine periphere arterielle Verschlusskrankheit, die ein normales Leben mitunter unmöglich machen und die Krankheit gezwungenermaßen in den Mittelpunkt des Lebens rücken. Auch die Hämodialyse selbst ist nicht ohne Belastungen für den Patienten: bei fehlender Restdiurese ist eine Flüssigkeitsrestriktion notwendig, deren Einhaltung für manchen Patienten quälend sein kann. Auch die Homöostase des Kalium-

und Phosphat-Haushalts erfordert die Einhaltung strikter Diätvorschriften. Zusätzlich sind meist viele Tabletten, vor allem Phosphat-Binder und Blutdruckmedikamente, regelmäßig einzunehmen.

Eine besondere Sorge eines jeden Hämodialysepatienten stellt die Shunt-Fistel dar. Sie ist sozusagen seine „Lebensader". Shunt-Komplikationen, wie Thrombose oder Infektion, können verheerend sein und mehrwöchige Krankenhausaufenthalte erzwingen. Am Shunt-Arm dürfen daher keine Blutabnahmen oder Blutdruckmessungen erfolgen, auch darf dort keine einschnürende Kleidung getragen werden. Der Patient muss dies wissen und ggf. selbst darauf hinweisen.

Psychische Belastungen

Der Patient ist von den Mitarbeitern des Dialysezentrums und von „der Maschine", die seine Nierenfunktion ersetzt, unweigerlich abhängig. Psychische Konflikt- und Belastungssituationen, die sich nicht selten als Partner- oder Familienkonflikte manifestieren, sind dabei unausweichlich.

Ein wichtiger Hoffnungsanker für viele Betroffene ist daher die Perspektive einer Nierentransplantation. Es bleibt jedoch die Ungewissheit, wie lange darauf gewartet werden muss und ob ein transplantiertes Organ dauerhaft funktionieren wird (s. 10.14.4).

Hilfestellungen

Heimdialyse

Eine Heimdialyse kann die psychosoziale Situation des Patienten verbessern. Die

Heim-Hämodialyse ist jedoch nur mit einem verantwortungsbewussten Partner möglich. Dieses Behandlungsverfahren wird heute von den Dialysezentren leider nur selten angeboten.

Peritonealdialyse

Für den Patienten, der bereit ist, seine Dialysetherapie weitgehend eigenständig zu Hause durchzuführen, kann die Peritonealdialyse die ideale Lösung darstellen. In der Regel ist kein Partner zur Durchführung notwendig. Allzu starke Abhängigkeiten werden vermieden.

Hauptsorge bei der Peritonealdialyse ist das Auftreten einer Peritonitis. Der aufmerksame und gut geschulte Patient kann sie aber frühzeitig bemerken, sodass sie meist durch eine ambulante Antibiotika-Therapie beherrscht werden kann.

Bei nachlassender Nierenrestausscheidung kommt die Peritonealdialyse jedoch zumeist an ihre technischen Grenzen. Eine Umstellung auf Hämodialyse kann dem Patienten dann nur selten erspart werden.

Krankheitsbewältigung

Ein Dialysepatient und seine Angehörigen benötigen viel Geduld und Unterstützung beim Umgang mit ihrer chronischen Erkrankung. Dabei ist das gesamte Team eines Dialysezentrums gefordert. Bei der Bewältigung der ganz alltäglichen Sorgen können außerdem Selbsthilfegruppen und Patientenzeitschriften hilfreich sein.

! Durch den direkten Blutkontakt besteht an der Hämodialyse
ein erhöhtes Risiko für eine Infektion mit Hepatitis B und
Hepatitis C. Alle Dialysepatienten sollten deshalb gegen Hepatitis B geimpft werden. Eine Impfung gegen Hepatitis C steht
noch nicht zur Verfügung. !

10.14.2 Hämofiltration

Stofftransport durch Konvektion

Das wie bei der Hämodialyse mithilfe einer Pumpe über ein
Schlauchsystem fließende Blut des Patienten wird unter
hydrostatischem Druck über eine Dialysemembran mit hoher Wasserdurchlässigkeit (high-flux-Membran) geleitet. So
wird analog zum Vorgang im Glomerulus ein „Primärharn"
(allerdings proteinfrei) abgepresst. Das abgepresste Volumen wird, abzüglich des zu entziehenden Volumens, durch
eine Elektrolytlösung ersetzt. In 4–6 Stunden können so ca.
15 bis zu 65 l Extrazellulärflüssigkeit ausgetauscht werden.

- **Vorteil gegenüber der Hämodialyse:** Kreislaufschonung
  (weniger hypotone Episoden während der Behandlung),
  bessere Elimination größermolekularer Urämietoxine
  (sog. Mittelmoleküle), ansonsten ähnliche Komplikationen wie bei der Hämodialyse.
- **Nachteil gegenüber der Hämodialyse:** teurer durch die
  großen Mengen an notwendiger steriler Elektrolytlösung.
- **Behandlungsdauer:** meist entsprechend der Hämodialyse drei Behandlungen/Woche à 4–6 Stunden mit jeweils
  15–65 l Flüssigkeitsaustausch.

Kontinuierliche arterio-venöse Hämofiltration

Diese Variante der Hämofiltration (Abkürzung: **CAVH**) für
den akuten Einsatz auf der Intensivstation nutzt den arteriellen Druck des Patienten (über großlumige Katheterzu-
gänge in A. und V. femoralis) zum Aufbau eines Druckgradienten über der Filtermembran aus, sodass keine Pumpe
notwendig ist. Bilanzierung und Substitution des abgepress-
ten „Primärharns" sind über normale Infusionspumpen
möglich (**Abb. 10.53**). Im klinischen Alltag ist die CAVH inzwischen von der CVVH abgelöst worden (s. u.).

Kontinuierliche veno-venöse Hämofiltration

Das Prinzip (Abkürzung: **CVVH**) entspricht dem der CAVH
mit der Ausnahme, dass der Blutfluss über eine externe
Blutschlauchpumpe aufgebaut wird. Es ist keine arterielle
Punktion notwendig.

10.14.3 Peritonealdialyse

Die Peritonealdialyse (PD) eignet sich insbesondere für die
Patientenselbstbehandlung zu Hause. Eine entsprechende

körperliche und geistige Eignung für die Heimdialyse muss
jedoch vorhanden sein. Eine weitere Voraussetzung für eine
erfolgreiche Therapie mit der PD ist eine geringe, unterstützende Nierenrestfunktion mit einer GFR von wenigstens
3–5 ml/min mit entsprechender Urinrestausscheidung.

Funktionsprinzip

Das gut durchblutete Peritoneum (Größe ca. 1,0–1,2 m²)
dient als biologische semipermeable Membran. Über einen
implantierten Katheter werden ca. 2000 ml Dialysat über
ein Beutel-Schlauch-System streng steril in die Bauchhöhle
instilliert, dort 4–8 Stunden belassen (Verweilzeit), um
dann gegen neue Dialyseflüssigkeit ausgetauscht zu werden.
Elektrolyte und Säure-Base-Haushalt äquilibrieren sich
durch Diffusion mit dem Dialysat, ebenso wandern Urämietoxine in die Spüllösung und werden so aus dem Körper entfernt. Durch Zugabe von Glucose ins Dialysat entsteht ein
osmotischer Gradient, der freies Wasser in die Spüllösung
zieht (Ultrafiltration) und entsprechend Gewicht reduziert.
Ein Austausch der intraperitonealen Dialyselösung ist 4 bis
5 × täglich notwendig. Vorteile der Peritonealdialyse gegenüber der Hämodialyse sind, dass sie sehr viel kreislaufscho-
nender ist und dass sie als Heimdialyseverfahren vom Patienten selbstständig und ohne fremde Hilfe zu Hause oder
auch bei der Arbeit durchgeführt werden kann. Außerdem
ist der Patient während der Verweilzeit voll mobil und von
Schläuchen und Beuteln befreit.

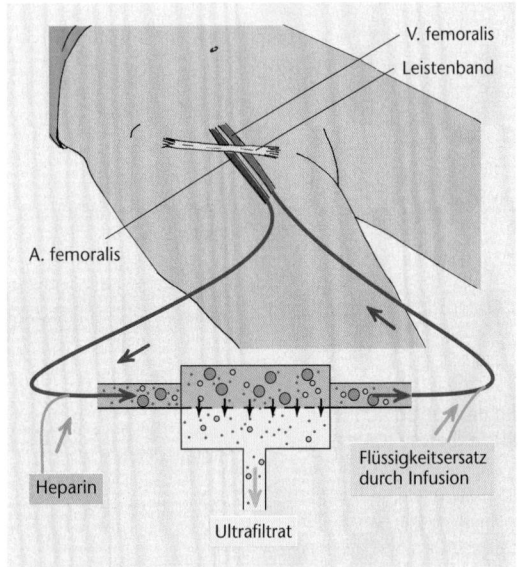

**Abb. 10.53: Prinzip der Hämofiltration am Beispiel der
CAVH.** Bei dieser Form der Hämofiltration wird das heparinisierte
Blut allein durch den arteriellen Druck durch einen Dialysator gepresst. Der Flüssigkeitsersatz wird aus der Ultrafiltratmenge abzüglich der erwünschten Minusbilanz errechnet. [A400–215]

Formen

- **Kontinuierliche ambulante Peritonealdialyse (CAPD):** Beutelwechsel manuell durch den Patienten, 4 – 5 × täglich (**Abb. 10.54**).
- **Nächtliche intermittierende Peritonealdialyse (NIPD):** Beutelwechsel mithilfe einer Maschine („Cycler"), über Nacht, als Heimdialyse an 7 Tagen der Woche. Alternativ kann dieses Verfahren bei hilfsbedürftigen oder unselbstständigen Patienten als sog. intermittierende Peritonealdialyse (**IPD**) ca. 3×/Woche in einem Dialysezentrum durchgeführt werden.

Komplikationen

- **Infektionen des Katheteraustritts und Kathetertunnels** machen eine lokale antiseptische Therapie erforderlich, bei Tunnelinfektion ist u. U. eine orale antibiotische Therapie indiziert. Bei drohender Durchwanderung der Bauchwand chirurgische Katheterexplantation und Neuanlage.
- **CAPD-assoziierte Peritonitis** mit abdominellen Beschwerden, Trübung des Dialysates, hohem Leukozytengehalt, Fieber und Leukozytose bis hin zur Sepsis. Die durch Peritonealdialyse bedingte Peritonitis erfordert eine frühzeitige Erkennung. Sie kann bei frühzeitiger systemischer oder intraperitonealer Antibiotikagabe rasch zur Ausheilung gebracht werden.

10.14.4 Nierentransplantation

Die Transplantation von Organen Verstorbener hatte durch fehlende gesetzliche Regelung und noch nicht vorhandenen Konsens über Definition und Bedeutung des Hirntods über Jahrzehnte zu lebhaften Diskussionen in der Öffentlichkeit und in den Medien gesorgt. Erst 1997 wurde im Bundestag ein Transplantationsgesetz verabschiedet, das die Grundlagen der Organtransplantation nach der sog. **erweiterten Zustimmungslösung** festlegt: Eine Organentnahme ist nur statthaft, wenn der Verstorbene bereits zu Lebzeiten – z. B. in einem Organspendeausweis – einer Organentnahme im Falle seines Hirntods zugestimmt hat bzw. die Angehörigen nach dessen Tod zustimmen. Auch der Hirntod ist durch diese Gesetzesregelung als Kriterium für die Definition des Todes anerkannt worden.

Leider hat jedoch das Transplantationsgesetz nicht zu einer erhöhten Organspendebereitschaft in der Bevölkerung geführt. Sie liegt bei nur 10 – 15% und trägt dadurch wesentlich zu der hohen Zahl von Patienten bei, die auf eine Transplantation warten. 2500 durchgeführten Nierentransplantationen im Jahr 2006 stand eine Warteliste von etwa 10 000 Patienten gegenüber. Bedingt durch die paarige Anlage der Nieren mit grundsätzlich normaler Lebenserwartung nach Spende einer der beiden gesunden Nieren, macht dadurch die Lebendnierenspende von Verwandten 1. Grades (z. B. Eltern für ihre nierenkranken Kinder), aber auch von nicht-verwandten nahestehenden Personen (z. B. Ehepartner) inzwischen einen steigenden Anteil aus.

Abb. 10.54: Prinzip der kontinuierlichen ambulanten Peritonealdialyse (CAPD). Über einen Peritonealdialysekatheter wird 4 – 5 × täglich frische, sterile Dialyselösung in die Bauchhöhle instilliert. Der Stoffaustausch findet zwischen Dialysat in der Bauchhöhle und dem Blut in den peritonealen Kapillaren mit dem Peritoneum als trennender semipermeabler Membran statt (Diffusion). Durch Zugabe von Glucose ins Dialysat entsteht ein osmotischer Gradient, der zusätzlich freies Wasser aus dem Blut in die Dialyselösung entzieht (Ultrafiltration). [A400 – 190]

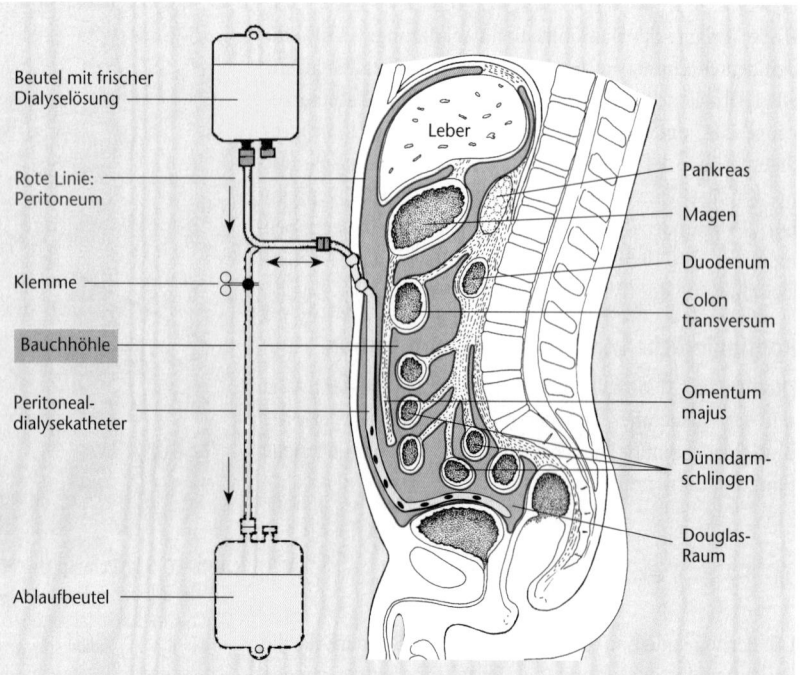

Die Nierentransplantation kann erfolgen als
- **allogene Leichennierentransplantation** von einem hirntoten Spender (> 80 %)
- **Lebendspende** von einem gesunden Verwandten 1. Grades (Verwandtennierentransplantation, ca. 10 %)
- Lebendspende von einer nahestehenden, gesunden, blutgruppengleichen, aber nicht blutsverwandten Person, z. B. Ehepartner (Nicht-Verwandten-Nierentransplantation, ca. 5 – 10 %).

Geeignet zur Nierentransplantation sind alle dialysepflichtigen, niereninsuffizienten Patienten bis zu einem Alter von ca. 70 Jahren, wobei keine strikte Altersgrenze besteht. Voraussetzung ist, dass nach Ausschluss von Kontraindikationen (s. u.) mit einer Verbesserung der Lebensqualität des Patienten zu rechnen ist.
Die Eigennieren verbleiben im Regelfall in situ.

Organspende und -vergabe

Die Organ*spende* wird in Deutschland über die **Deutsche Stiftung Organtransplantation (DSO)** und die Organ*vergabe* über **Eurotransplant** mit Hauptsitz in Leiden/Holland gesteuert. Die derzeit 40 deutschen Transplantationszentren melden die Daten aller potentiellen Transplantatempfänger in Leiden, wo auch die Daten der zur Verfügung stehenden Leichenspendernieren eingehen. Eurotransplant ist ein Zusammenschluss der Benelux-Staaten, Österreichs, Deutschlands und Sloweniens. Die Zuteilung des Spenderorgans eines verstorbenen Patienten zu einem geeigneten Empfänger geschieht anhand von Histokompatibilität (Blutgruppe, HLA-Typisierung) und Prioritätskriterien wie Wartezeit, kurze Entfernung zwischen Spenderorgan und Transplantationszentrum sowie Dringlichkeit.

Ischämiezeit

Prognostische Bedeutung für die Organfunktion nach Nierentransplantation hat u. a. die Ischämiezeit des Transplatatorgans. Das ist die Zeit, die die Niere nach Entnahme vom Spender ohne Blutzirkulation gekühlt und steril in Konservierungslösung („kalte" Ischämiezeit) verbringt, bevor sie an den neuen Empfängerkreislauf anastomosiert ist. Wegen der guten Planbarkeit der Lebendspende (gleichzeitige Operation von Spender und Empfänger in benachbarten OP-Sälen) mit minimaler Ischämiezeit für die Spenderniere ist die Prognose für die Organfunktion in der Regel besser als für die allogene Leichenspenderniere.

OP-Prinzip

Es wird jeweils nur eine Niere transplantiert. Die Spenderniere wird dabei extraperitoneal in die Fossa iliaca des Patienten eingebracht. Die Nierengefäße werden mit den Iliakalgefäßen des Patienten anastomosiert, der Ureter direkt an die Blase angeschlossen (**Abb. 10.55**).

Transplantabilität

Bevor ein Patient bei Eurotransplant auf die Transplantationsliste gesetzt werden kann, muss die Transplantabilität des Patienten festgestellt werden. Kontraindikationen müssen ausgeschlossen werden (s. **Kasten** „Nierentransplantation: Kontraindikationen"). Entscheidende Bedeutung kommt der Evaluation des kardiovaskulären Status des Patienten zu. Kardiovaskuläre Ereignisse (Herzinfarkt, Apoplex) sind die häufigste Todesursache unter Dialyse und nach Nierentransplantation. Eine besondere Risikogruppe stellen Diabetiker dar, deren Gefäßstatus (koronar und peripher) vorher großzügig invasiv abgeklärt werden sollte.

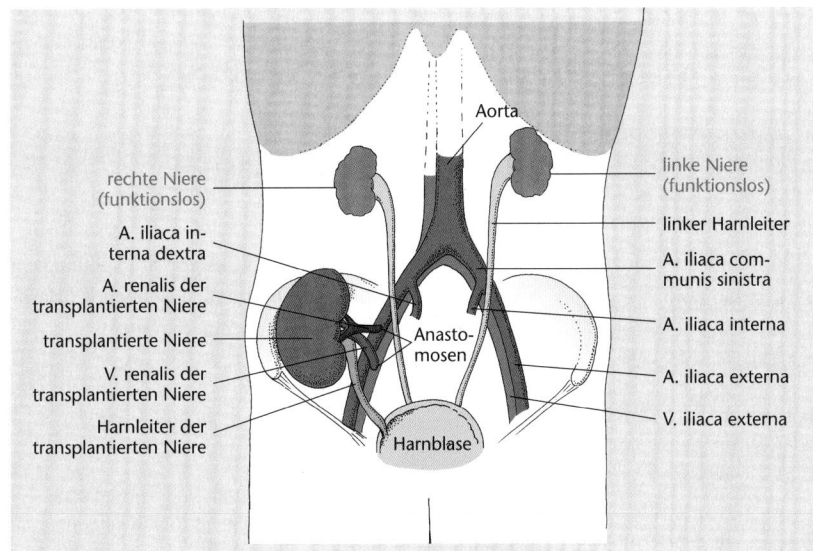

Abb. 10.55: Lage der transplantierten Niere im Unterbauch (Fossa iliaca). Die Niere liegt, durch die Beckenschaufel geschützt, extraperitoneal. Nierenarterie und -vene werden an die A. bzw. V. iliaca externa anastomosiert, der Transplantat-Ureter mit der Blase verbunden. [A400–190]

10

==========AUF DEN PUNKT GEBRACHT==========

Nierentransplantation: Kontraindikationen

Absolute Kontraindikationen
- Malignome
- floride Ulkuskrankheit
- zytotoxische Antikörper des Empfängers gegen Spender-lymphozyten
- chronische Infektionen
- fortgeschrittene Arteriosklerose mit KHK oder zerebrovas-kulärer Beteiligung.

Relative Kontraindikationen
- Alter ≥ 70 Jahre
- mangelnde Patientencompliance
- schwere psychiatrische Erkrankungen.

Immunsuppression

Um Abstoßungsreaktionen des Fremdgewebes zu vermeiden, ist eine lebenslange immunsuppressive Therapie nach jeder allogenen Nierentransplantation notwendig. Die meisten Patienten erhalten eine Zweier- oder Dreierkombination der im **Kasten** „Immunsuppressiva" genannten Medikamente. Bezüglich der Nebenwirkungen der immunsuppressiven Therapie siehe **4.7**.

==========ZUR VERTIEFUNG==========

Immunsuppressiva bei Nierentransplantation

- **Ciclosporin A (Sandimmun optoral®, Neoral®):** blockiert u. a. die Produktion von Interleukin-2 in T-Helferzellen → Hemmung der Proliferation und Differenzierung von T-Zellen; wichtige Nebenwirkung: Nephrotoxizität
- **Tacrolimus (Prograf®):** Wirkung wie Ciclosporin A, jedoch etwa 100fach stärker; ebenfalls dosisabhängig nephrotoxisch
- **Azathioprin (z. B. Imurek®):** blockiert die DNA- und RNA-Synthese in immunkompetenten Lymphozyten → antiproliferative Wirkung
- **Mycophenolat-Mofetil (Cellcept®, Myfortic®):** seit 1996 zugelassen; Wirkung ähnlich dem Azathioprin, jedoch spezifischer auf Lymphozyten; deutliche Reduktion akuter Abstoßungsepisoden in den ersten Wochen nach Transplantation, jedoch auch Anstieg v. a. von schweren CMV-Infektionen
- **Sirolimus (Rapamune®), Everolimus (Certican®):** hemmen die Aktivierung und Proliferation von T-Lymphozyten; Nebenwirkungen u. a.: Hyperlipidämie, Ödemneigung, Akne und Panzytopenie
- **Glukokortikoide (z. B. Decortin H, Urbason®):** u. a. hemmende Effekte auf das Monozyten-Makrophagen-System über Hemmung der Interleukin-1- und Interleukin-6-Sekretion.

Komplikationen

Perioperative Komplikationen sind Nierengefäßthrombosen, Blutungen, Ureterleckage, Lymphozele, Wundheilungsstörungen und die initiale Nichtfunktion des Transplantates durch akute Tubulusnekrose (ATN).

Daneben ist vor allem die **akute Abstoßungsreaktion** in den ersten Wochen und Monaten nach Transplantation häufig. Sie tritt in etwa 10 – 20% der Fälle auf und ist mit den heutigen immunsuppressiven Therapieschemata recht gut beherrschbar (s. **4.7**). Der langfristige Verlauf nach Nierentransplantation ist dagegen vor allem durch das Auftreten einer **chronisch-schleichenden Transplantatdysfunktion** geprägt, die weniger einer immunologischen Reaktion als vielmehr chronisch-degenerativen Prozessen (z. B. Hochdruckschaden) entspringt. Ferner stellt die **nephrotoxische Potenz** von Ciclosporin A und Tacrolimus langfristig ein Problem dar. Bei einigen Nierenerkrankungen kann es darüber hinaus nach Transplantation zu einem **Wiederauftreten der Grunderkrankung** in der transplantierten Niere kommen, z. B. bei fokaler Sklerose, IgA-Nephritis und hämolytisch-urämischem Syndrom. Wichtige **Infektkomplikationen** in den ersten Monaten nach der Transplantation sind z. B. Harnwegsinfekte, CMV-Infektion oder atypische Pneumonien (z. B. durch Pneumocystis jiroveci, s. **13.14**).

Prognose

Unter Dreifach-Immunsuppression mit Ciclosporin A, Mycophenolat-Mofetil und Steroiden beträgt das 1-Jahres-Transplantatüberleben ca. 90%. Nach 5 Jahren sind noch etwa 70% der Transplantate funktionstüchtig. In der Zukunft verbesserungsbedürftig sind die Strategien zur Verhinderung der chronischen Transplantatdysfunktion. Weiterhin hilft die konsequente Behandlung der kardiovaskulären Risikofaktoren, das Transplantat- und Patientenüberleben zu verbessern, also die Optimierung von Blutdruck, Blutfetten, Blutzuckereinstellung und Förderung einer gesunden, körperlich aktiven Lebensweise.

10.15 Nephrolithiasis

Synonym: Urolithiasis

Bei der Nephrolithiasis kommt es zur Steinbildung im Nierenbecken-Kelch-System und in den ableitenden Harnwegen. Die vier wichtigsten Harnsteinarten sind
- calciumhaltige Steine
- Struvit- oder Infektsteine
- Harnsäure-Steine
- Cystin-Steine.

❗ Von der Nephrolithiasis abzugrenzen sind diffuse Verkalkungen des Nierenparenchyms, die als Nephrokalzinose zusammengefasst werden (s. 10.9.2). ❗

Aus Patientensicht: Nierentransplantation

Für den chronischen Dialysepatienten ist die Nierentransplantation in der Regel mit einer deutlichen Steigerung seiner Lebensqualität verbunden. Verständlich ist daher der Wunsch der meisten betroffenen Patienten, schnellstmöglich ein Transplantat zu erhalten.

Warten auf die Transplantation

Da der Funktionsausfall der Nieren durch die Dialyse ersetzt werden kann, handelt es sich bei der Nierentransplantation nicht um eine lebensrettende Notmaßnahme. Es besteht damit zwar nicht die existentielle Angst wie z. B. bei der Herz- oder Lebertransplantation, dennoch wird die Nierentransplantation ungeduldig erwartet. Die lange Wartezeit von ca. 5 – 7 Jahren auf eine allogene Leichennierentransplantation ist psychisch sehr belastend. Der Operationszeitpunkt lässt sich nicht vorausplanen, was ein zusätzlicher Unsicherheitsfaktor ist und eine ständige Erreichbarkeit seitens des Patienten erfordert.

Probleme der Lebendspende

Spenderorganknappheit und unsichere, lange Wartezeiten lassen sich durch eine Lebendspende von einem erstgradigen Verwandten oder einem blutgruppengleichen nahestehenden Angehörigen, z. B. Ehepartner, umgehen. Nicht zu unterschätzen sind dabei jedoch psychische Probleme, die sich aus der Beziehung zwischen Patient und Spender ergeben können. Gefühle wie Dankbarkeit sind ange-

messen. Schwierig wird es, wenn sich zwischen Patient und Spender zum Beispiel Gefühle des Verpflichtetseins oder Schuldgefühle entwickeln. Der Patient und sein potentieller Organspender sollten daher immer psychologisch betreut werden.

Befreiung von der Dialyse

Die Transplantation wird als Befreiung von den Einschränkungen empfunden, die ein Leben mit der Dialyse mit sich bringt, v. a. dem ständigen „Angebundensein" an die Maschine und dem hohen zeitlichen und kräftemäßigen Aufwand. Viele Patienten können nach einer erfolgreichen Transplantation wieder zu ihrem bisherigen Leben und Beruf zurückkehren und haben das erleichternde Gefühl, „wieder ein normaler Mensch" zu sein. Die diätetischen Restriktionen fallen weg, und körperliches Wohlbefinden und Belastbarkeit nehmen zu. Die Patienten empfinden es in aller Regel als eine körperliche Wohltat, wieder Urin ausscheiden zu können. Auch Potenz und Fertilität kehren wieder zurück, was für Paare die Erfüllung eines lang gehegten Kinderwunsches bedeuten kann.

Belastungen nach der Transplantation

Das Leben mit einem transplantierten Organ bringt für den Patienten jedoch auch Nachteile mit sich. Die häufigen, anfänglich wöchentlichen Kontrollen werden als lästig empfunden, wenn auch der Zeitaufwand gegenüber der Dialyse ungleich kleiner ist. Ferner ist der Patient sein Le-

ben lang auf Medikamente angewiesen, deren Nebenwirkungen belastend sein können. Viele Patienten leiden zum Beispiel an erhöhtem Blutdruck unter Ciclosporin, der wiederum medikamentös behandelt werden muss. Auch die Infektionsneigung unter der Immunsuppression oder die Angst vor einer sekundären malignen Erkrankung können Anlass zur Sorge sein.

Wie lange hält das transplantierte Organ?

Die Hauptsorge gilt verständlicherweise der „Lebensdauer" der neuen Niere. Akute Abstoßungsreaktionen sind heute zumeist recht gut beherrschbar und treten fast ausschließlich in den ersten Monaten auf. Sorgen bereitet dafür nicht selten eine chronische Transplantatdysfunktion, die sich in einem langsam progredienten Anstieg der Retentionsparameter ausdrückt und therapeutisch nach wie vor nur unzureichend beherrscht wird. Jede Nachsorgeuntersuchung ist daher für den Patienten mit Ungewissheit über das Wohlergehen seines Transplantatorgans belastet.

Hilfestellungen

Vor und nach der Transplantation sollte eine psychische Unterstützung durch das behandelnde Team vorhanden sein. Behandelnder Arzt, Pflegepersonal, ggf. auch Angehörige, Seelsorger oder auch Selbsthilfegruppen sollten dabei zusammenarbeiten.

Die häufigsten Steinlokalisationen und -formen sind in **Abbildung 10.56** dargestellt. Von der Lage, Form und Größe der Steine hängt die bevorzugte urologische Therapie ab.

Epidemiologie

Das Harnsteinleiden ist eine häufige Erkrankung mit einer Inzidenz von 1 – 3% pro Jahr. Die Prävalenz beträgt 5% (1 – 10%) bei Erwachsenen. Männer sind doppelt so häufig betroffen wie Frauen, der Häufigkeitsgipfel liegt zwischen dem 20. und 40. Lebensjahr. Es besteht eine unterschiedliche geographische Verteilung mit größerer Häufigkeit in trocken-heißen Regionen der Erde sowie in den wohlhabenden Industrienationen (eiweiß- und purinreiche Ernährung). In ca. 5 – 10% besteht eine genetische Prädisposition.

===== AUF DEN PUNKT GEBRACHT =====

Risikofaktoren für Nierensteinleiden

- Familiäre Disposition
- Hyperoxalurie, Hyperkalziurie, Hypozitraturie
- Diätetik: erhöhter Konsum von tierischem Eiweiß, Milchprodukten, Alkohol, Kaffee und schwarzem Tee (Oxalat!), ungenügende Trinkmenge, Bewegungsmangel, Adipositas
- Medikamente: z. B. Laxanzien, Vitamin D
- Vorerkrankungen: Gicht, Harnwegsinfektionen, Diabetes mellitus, Bluthochdruck, Tumoren, Knochenerkrankungen, Hyperparathyreoidismus, Kurzdarmsyndrom (→ Hyperoxalurie).

10

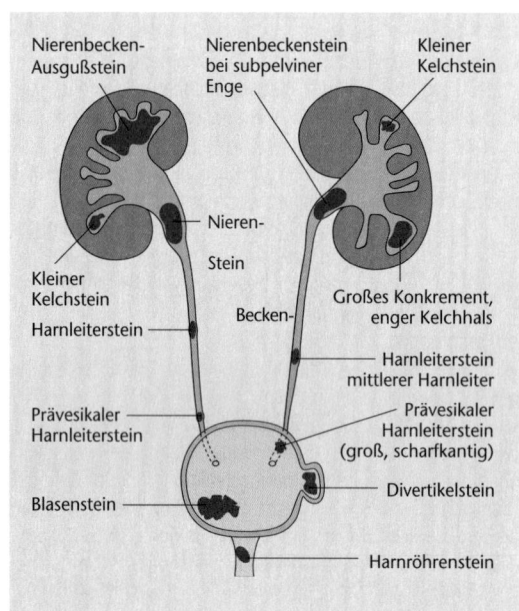

Abb. 10.56: Steinformen und -lokalisationen bei Nephro-/Urolithiasis. [L157]

Klinik

Nicht-obstruierende Steine sind meist asymptomatisch und häufig ein Zufallsbefund auf Röntgenaufnahmen des Abdomens oder im Ultraschall. Kommt es jedoch zur Harnleiterobstruktion – Prädilektionsstellen hierfür sind die physiologischen Engen des Ureters am Kelchhals, am pelviureteralen

Tab. 10.19: Die häufigsten Harnsteinarten und ihre Ätiologie

Steinart	Ätiologie
Calciumoxalat (60%)	• idiopathische Hyperkalziurie • idiopathische Hyperoxalurie • primärer Hyperparathyreoidismus • Vitamin-D-Intoxikation, Milch-Alkali-Syndrom • renal-tubuläre Azidose
Calciumphosphat (20%)	Harnwegsinfekte durch harnstoffspaltende Bakterien (v. a. Proteus-Spezies)
Struvit-Steine (10 bis 20%), Magnesium-ammoniumphosphat	Harnwegsinfekte durch harnstoffspaltende Bakterien (v. a. Proteus-Spezies)
Harnsäure-Steine (5–15%)	• Gicht (~ 50%) • idiopathische Hyperurikosurie (~ 50%) • Dehydratation • Lesh-Nyhan-Syndrom (selten)
Cystin-Steine (1–2%)	Zystinurie (autosomal-rezessiv, selten)
Medikamentensteine (selten)	z. B. Sulfonamid-Steine

Übergang, an der Gefäßkreuzung mit den Iliakalgefäßen und am Ureterostium in die Blase –, so entwickelt sich eine schmerzhafte **Nierenkolik:**

- **stärkste, kolikartige** (d. h. an- und abschwellende) **Schmerzen** im Rücken oder im seitlichen Unterbauch, abhängig vom Sitz des Steines, bei tief sitzenden Steinen Ausstrahlung in Hoden bzw. Schamlippen möglich

❗ Tieferwandern des Schmerzes spricht für eine Verlagerung des Konkrements nach distal. In die Blase abgewanderte Steine verursachen Symptome wie bei Zystitis oder Urethritis. ❗

- **Makrohämaturie,** v. a. bei Abgang von Konkrementen über die Urethra; fast immer Mikrohämaturie
- **Allgemeinsymptome:** Übelkeit, Erbrechen, u. U. Subileus-Symptomatik.

Komplikationen

Wichtigste Komplikationen der Nephrolithiasis sind die Harnwegsinfektion und die Urosepsis. Bei persistierender Obstruktion und rezidivierenden Harnwegsinfekten kann eine chronische Niereninsuffizienz eintreten (chronische Pyelonephritis bei obstruktiver Nephropathie).

Ätiologie

Die häufigsten Steine sind Calciumoxalat- oder -phosphat-Steine, die meist aufgrund einer **Hyperoxalurie** bzw. Hyperkalziurie entstehen (**Tab. 10.19**):

- **resorptive Hyperkalziurie:** erhöhte Urin-Calciumausscheidung ($\geq$ 5,0 mmol/24 h) bei gleichzeitig erhöhtem Serum-Calcium, z. B. bei primärem Hyperparathyreoidismus
- **absorptive Hyperkalziurie:** erhöhte Calcium-Ausscheidung ($\geq$ 5,0 mmol/24 h) bei normalem Serum-Calcium, meist idiopathisch bedingte erhöhte Calcium-Absorption aus dem Darm und konsekutiv vermehrte Ausscheidung im Urin.

Eine Hyperurikosurie verursacht **Harnsäure-Steine** durch:
- Harnsäure-Überproduktion im Rahmen einer Gicht (s. **9.6**), selten genetisch bedingt (Lesh-Nyhan-Syndrom)
- erhöhte Purin-Zufuhr in der Nahrung (Fleisch)
- vermehrten Zellzerfall, z. B. im Rahmen einer Chemotherapie bei Neoplasien
- urikosurische Medikamente.

Pathogenese

Das pathogenetische Prinzip der Steinbildung in den Harnwegen ist eine zugrunde liegende Dysbalance zwischen **lithogenen** (steinfördernden) und **steinverhindernden** Substanzen bzw. Mechanismen. Im Allgemeinen führt ein erhöhter Anfall eines lithogenen Salzes im Urin zur Überschreitung des Löslichkeitsproduktes mit Übersättigung des

Urins. Es kommt zur Nukleation, d.h. zu einer initialen Kristallisationskeimbildung oder Anlagerung an präformierte Kristallisationskeime. Die weitergehende Kristallbildung lässt Aggregate von Kristallen entstehen, die zu sichtbaren Steinen heranwachsen können.

Die Lithogenese ist ein multifaktorielles Geschehen und stark vom individuellen Risikoprofil des Patienten abhängig (**Abb. 10.57**), z. B. von:

- der Menge der **antilithogenen Substanzen** im Urin (Inhibitoren der Lithogenese), z. B. Citrat, Pyrophosphate, Mukopolysaccharide
- **Urin-pH:** Neutralisierter Urin (pH 6 – 7) erhöht die Löslichkeit für Harnsäure, senkt jedoch die für Calciumphosphat.
- **Harnstase:** begünstigt Steinentstehung
- **Trinkmenge** (Spüleffekt bei hoher Trinkmenge)
- **Infektionen der Harnwege:** gesteigerte Lithogenität durch Urease-Aktivität einiger Bakterienstämme, die durch Harnstoffspaltung Ammoniak freisetzen, das den Harn alkalisiert. Dadurch kommt es zur Ausfällung von Magnesiumammoniumphosphat und Calciumphosphat. Die Bakterien selbst können wiederum zu Kristallisationskeimen für neue Steine werden.

❗ Harnwegsinfektionen und Nephrolithiasis fördern einander gegenseitig. ❗

Diagnostisches Vorgehen

- **Anamnese:** familiäre Belastung, Lebens- und Ernährungsgewohnheiten
- **Blutuntersuchungen:** Calcium, Phosphat, Harnsäure, Kreatinin, alkalische Phosphatase, evtl. Parathormon
- **Urinanalyse:** Urinteststreifen (pH, spezifisches Gewicht, Erythrozyten, Leukozyten, Nitrit), Urinmikroskopie (Nachweis von Erythrozyten, Leukozyten, Bakterien, Urinkristallen), 24-h-Sammelurin an drei verschiedenen Tagen mit quantitativer Bestimmung der ausgeschiedenen Mengen für Calcium, Harnsäure, Oxalat, Cystin und Magnesium
- **Steinanalyse:** Bestimmung abgegangener Steine durch chemische Analyse, Infrarotspektroskopie oder Röntgendiffraktometrie
- **bildgebende Diagnostik:**
  - Sonographie (schattengebende Konkremente, Pyelonaufstau, Zeichen chronischer Parenchymveränderungen) (**Abb. 10.58**)
  - i. v. Urogramm (Kontrastmittelaussparung durch Steine, DD: Tumor).

❗ Calciumhaltige Steine sind auch auf der Röntgenleeraufnahme des Abdomens zu erkennen, nicht jedoch Urat-, Cystin- und Struvit-Steine. ❗

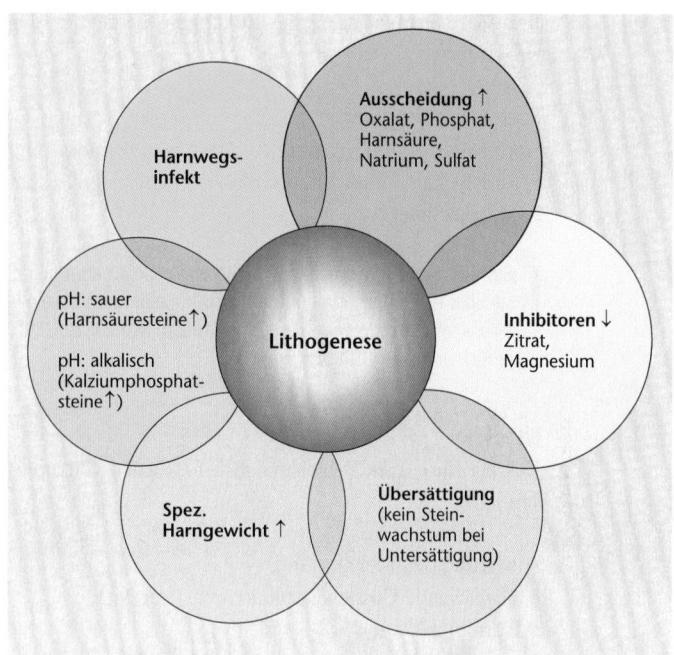

Abb. 10.57: Nephrolithiasis: Zusammenspiel lithogener und antilithogener Faktoren. [L157]

Therapie bei Nierenkolik

Da viele Nierensteine mit < 6 mm Durchmesser spontan abgehen, besteht die Therapie bei einer Nierenkolik zunächst aus symptomatischen Maßnahmen (Schmerzbekämpfung und Förderung des Steinabgangs durch körperliche Bewegung und Flüssigkeitszufuhr). Erst wenn diese Maßnahmen erfolglos sind, wird eine medikamentöse Litholyse (bei

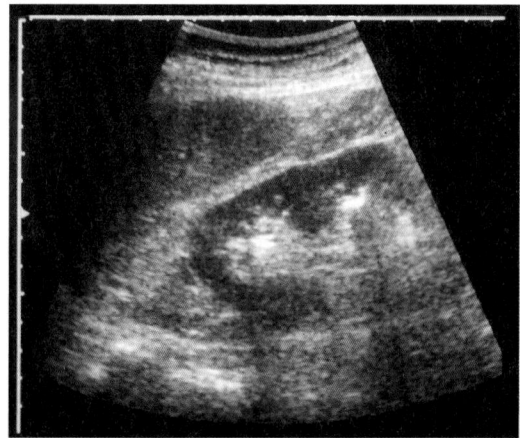

Abb. 10.58: Sonographischer Befund bei Nephrolithiasis. Erkennbar sind zwei echodichte (helle) Strukturen im Nierenbeckenkelchsystem der rechten Niere mit dorsaler Schallauslöschung (dunkle Schweife). [M181]

Harnsäure-Steinen) oder eine urologische Steinentfernung eingeleitet.

Schmerzbekämpfung

Stark wirkende Analgetika (z. B. Metamizol, Pethidin) und Spasmolytika (z. B. Butylscopolamin), evtl. Analgesie über Epiduralkatheter.

! Bei den Morphin-Derivaten ist generell Vorsicht geboten, da sie über eine Tonuserhöhung an glatten Sphinktermuskeln eine Kolik verstärken können. Bei sehr starken Schmerzen sind sie jedoch unverzichtbar. **!**

Litholyse

Nur bei Harnsäure-Steinen möglich (s. **Kasten** „Steinprävention").

Förderung des Steinabgangs

- ausreichende Flüssigkeitszufuhr, evtl. Diuretika
- Wärmeapplikation
- nach Möglichkeit intensive körperliche Betätigung (Treppenlaufen) zur mechanischen Förderung des Steinabgangs.

Urologische Steinentfernung

Eine urologische Steinentfernung ist primär bei therapieresistenten Schmerzen, ausgeprägter Harnwegsobstruktion, begleitendem Harnwegsinfekt sowie großen Steinen ohne Chance auf Spontanabgang indiziert. Sekundär sollte sie bei Steinen erfolgen, die trotz konservativer Therapie über einen Zeitraum von 1–3 Wochen noch nicht abgegangen sind.

Die hierzu angewandten Verfahren sind:
- **extrakorporale Stoßwellenlithotripsie (ESWL):** berührungsfreie Nierensteinzertrümmerung durch Stoßwellen, je nach physikalischem Prinzip elektrohydraulisch, elektromagnetisch oder piezoelektrisch, Erfolgsrate > 90%
- **perkutane Ultraschall- oder Laserlithotripsie** durch eine kleine Flankeninzision
- **endoskopische Ultraschall- oder Laserlithotripsie** über ein Zystoskop
- endoskopische Entfernung eines Steins mittels Fasszange oder Schlinge (**Zeiss-Schlinge, Abb. 10.59**)
- operative Steinentfernung über eine **Pyelotomie** (heute nur noch selten notwendig).

Steinprävention

Nach Erstdiagnose einer Nephrolithiasis sollte eine Sekundärprophylaxe erfolgen, die ein weiteres Steinwachstum eindämmt (s. **Kasten** „Steinprävention").

10.16 Nierentumoren

Häufigster parenchymatöser Nierentumor des Erwachsenen ist das **Adenokarzinom der Niere** (Hypernephrom).

! Epithelialen Ursprungs ist dagegen das Urothelkarzinom, das u. a. als Langzeitkomplikation der Analgetika-Nephropathie auftritt. **!**

Häufigster Nierentumor des Kindes ist das **Nephroblastom** (Wilms-Tumor, Mischgeschwulst aus embryonalem Gewebe), das bevorzugt im 3. und 4. Lebensjahr auftritt. Gutartige epitheliale Tumoren (**Adenome**) sind selten, genauso wie gut- oder bösartige **mesenchymale Tumoren,** die von der Nierenkapsel ausgehen.

Steinprävention

Allgemeine Maßnahmen
Generell gilt die Einhaltung einer ausreichenden Trinkmenge von 2–3 l pro Tag, vor allem auch zur Nacht.

Infektsteine
Harnwegsinfektionen müssen frühzeitig erkannt und konsequent antibiotisch behandelt werden. Eine urologische Steinentfernung ist anzustreben. Bei phosphathaltigen Steinen sollte der Urin mittels Methionin (alternativ Obstessig, saure Säfte) angesäuert werden. Die intestinale Phosphat-Absorption kann durch Aluminiumhydroxid reduziert werden.

Calciumhaltige Steine
Nach Ausschluss eines primären Hyperparathyreoidismus Einsatz von Thiaziddiuretika zur Reduktion der Calcium-Ausscheidung im Urin. Die Verordnung einer Ca^{2+}-armen Diät ist heute obsolet. Wichtiger ist die Reduzierung der Oxalat-Zufuhr mit der Nahrung (enthalten in schwarzem Tee, Zitrusfrüchten, Spinat, Rhabarber, Schokolade, Kakao). Mit der Gabe von oralem Calcium (z. B. als Calciumcitratsalz) kann durch Bindung von Calcium an Oxalat die Aufnahme von Oxalat über den Darm vermindert werden, da das entstehende Calciumoxalatsalz unverdaut mit dem Stuhl ausgeschieden wird. Weiterhin wirkt Citratsalz inhibitorisch auf die Steinbildung.

Harnsäure-Steine
Bei Harnsäure-Steinen ist eine Litholyse möglich. Eine Auflösung der Konkremente und eine Rezidivprophylaxe können durch Anhebung des Urin-pH auf 6,5–7,0 mittels oraler Citratsalze (z. B. Uralyt-U® mit Selbstkontrolle des Urin-pH durch Urinteststreifen), durch hohe Trinkmenge, purinarme Ernährung (Reduktion von Fleisch, Innereien und Alkohol) sowie den Xanthinoxidase-Hemmer Allopurinol erreicht werden.

Cystin-Steine
Alkalisierung des Urins durch Citrat- oder Bicarbonatsalz.

Adenokarzinom der Niere

Synonyma: Nierenzellkarzinom, Hypernephrom, Grawitz-Tumor

Epidemiologie

Inzidenz 6/100000/Jahr, M : F = 2 : 1, Häufigkeitsgipfel 55 – 60 Jahre, selten familiäre Häufung bei chromosomalen Aberrationen (Translokation zwischen Chromosom 3 und Chromosom 8) sowie beim autosomal-dominant vererbten Von-Hippel-Lindau-Syndrom (Angiomyomatose des Kleinhirns, der Retina sowie zystische und angiomatöse Veränderungen in Nieren, Pankreas und Leber).

Risikofaktoren sind Zigarettenrauchen und eine chronische Cadmium-Exposition.

Klinik

Es gibt keine typischen Frühsymptome, alle klinischen Zeichen können Ausdruck einer schon fortgeschrittenen Tumorerkrankung sein:

* klassische Trias aus Makrohämaturie (60%), Flankenschmerzen (20 – 50%) und palpablem Flankentumor (20 – 40%)
* Allgemeinsymptome (50%): Abgeschlagenheit, Gewichtsverlust, Kachexie, BSG ↑
* paraneoplastische Hormonbildung („urologisches Chamäleon"), ähnlich wie beim kleinzelligen Bronchialkarzinom (s. **5.9.1**).

Komplikationen

Einwachsen des Tumors in die V. cava inferior und Abriss von Tumorzapfen: Tumorembolie, Lungenembolie, Pneumonie. Hämatogene Metastasierung über die V. renalis und V. cava inferior in Lunge und Mediastinum (≥ 70% der Metastasen), Knochen, Leber, Hirn.

Diagnostisches Vorgehen

Meist wird der Tumor als Zufallsbefund in einer **Ultraschalluntersuchung** entdeckt. Zur Bestätigung und zum Staging (s. **Kasten „Stadien und 5-Jahres-Überlebensraten")** werden weitere Untersuchungen benötigt:

* **Computertomographie (Abb. 10.60)** oder **MRT**
* **Farbdopplersonographie** zur Klärung der Ausbreitung des Tumors in Nierenvene oder V. cava
* alternativ **Kavographie** zum Nachweis und zur Bestimmung der Ausdehnung eines Tumorzapfens in der Vena cava
* präoperative **Arteriographie** der Nierengefäße (z. B. als arterielle DSA): sichert die Diagnose weiter durch Nachweis pathologischer Vaskularisationen (abnormer Tumorgefäße, aneurysmatisch erweiterter kleinerer Gefäße, arteriovenöser Shunts).

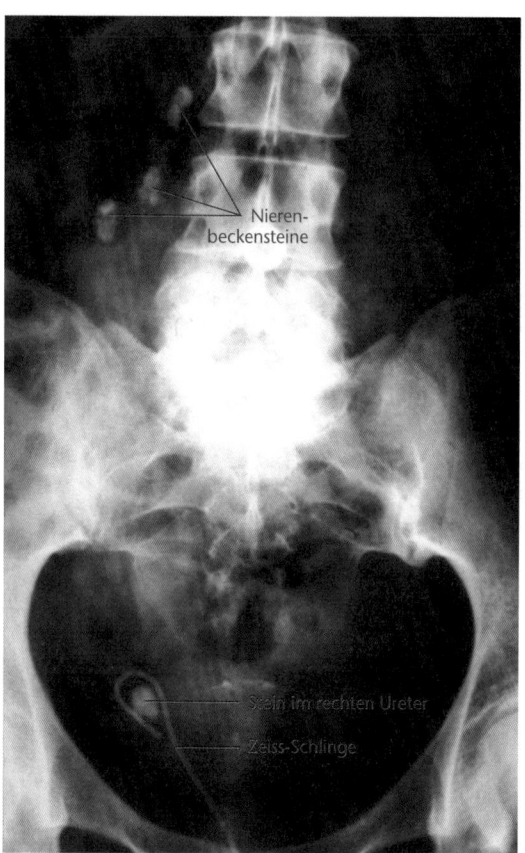

Abb. 10.59: Einlage einer Zeiss-Schlinge zur Entfernung eines Konkrements im rechten distalen Harnleiter (Röntgenübersichtsaufnahme des Abdomens). Die Schlinge legt sich um den Stein und wird mit kleinen Gewichten unter Zug gesetzt. Schlinge und Stein gehen so nach einigen Tagen ab. Im rechten Nierenbecken sind drei weitere Steine sichtbar. [T196]

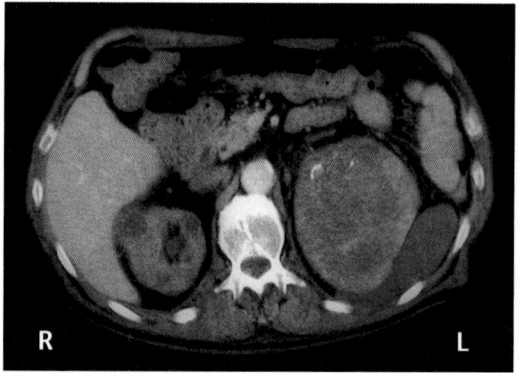

Abb. 10.60: Nierenzellkarzinom in der Computertomographie (CT) des Abdomens. Die linke Niere ist nicht mehr in ihrer Struktur erkennbar, sondern durch eine inhomogene Tumormasse mit einigen Verkalkungen im ventralen Anteil verdrängt. Nebenbefundlich findet sich eine Parenchymzyste im lateralen Anteil der kontralateralen Niere. [M181]

Bei zweifelhafter Diagnose besteht die Möglichkeit der Feinnadelbiopsie, die jedoch eine Gefahr der Verschleppung von Tumorgewebe in sich birgt.

Stadien und 5-Jahres-Überlebensraten des Adenokarzinoms der Niere

Klassifikation nach FLOCKS, 5-Jahres-Überleben in Klammern angegeben:

Stadium I (70–80%):	Tumor innerhalb der Nierenkapsel
Stadium II (50–65%):	Durchbruch durch die Nierenkapsel, aber intakte Gerota-Faszie
Stadium III A (25–50%):	Infiltration von Nierenvene oder V. cava inferior
Stadium III B (5–15%):	Befall regionaler Lymphknoten
Stadium IV (≤ 5%):	Infiltration benachbarter Organe oder Fernmetastasierung

Pathologie

Es handelt sich histologisch um ein Adenokarzinom, das vornehmlich papillär wächst (80–90%) und nach dem zytologischen Typ weiter unterteilt werden kann in klarzellig, chromophilzellig, chromophob, Onkozytom und Ductus-Bellini-Typ.

Therapie

Eine **kurative Therapie** ist möglich, wenn keine Fernmetastasen vorliegen:
- radikale Tumornephrektomie, d.h. Entfernung der gesamten befallenen Niere

- Lymphadenektomie
- Kleinere Tumoren (v. a. bei funktioneller Einzelniere oder bilateralem Befall) können organerhaltend reseziert werden.

Palliative Therapie:
- operative Ausräumung solitärer Fernmetastasen
- Embolisation inoperabler Tumormassen durch Gewebekleber oder angiographisch eingebrachte Metallspiralen etc.

Chemotherapie und Strahlentherapie sind relativ erfolglos. Bei metastasierten Tumoren lässt sich die Prognose geringfügig durch eine Immuntherapie verbessern (z. B. lymphokinaktivierte Killerzellen, Interferon).

10.17 Fehlbildungen

Fehlbildungen und Lageanomalien der Nieren und der Harnwege sind relativ häufig (ca. 1/100 bis 1/1000). Meist werden sie als Zufallsbefund bei der Sonographie oder einem anderen bildgebenden Verfahren entdeckt. Wenn Symptome bestehen, werden sie nicht durch die Fehlbildung an sich, sondern durch sekundär auftretende Harnwegsobstruktion und Harnwegsinfektionen verursacht. Die wichtigsten Formen sind in **Abbildung 10.61** zusammengefasst.

Nierenagenesie/Nierenhypoplasie

Dabei handelt es sich um die einseitig (die beidseitige Form ist nicht mit dem Leben vereinbar) völlig fehlende (**Agene-**

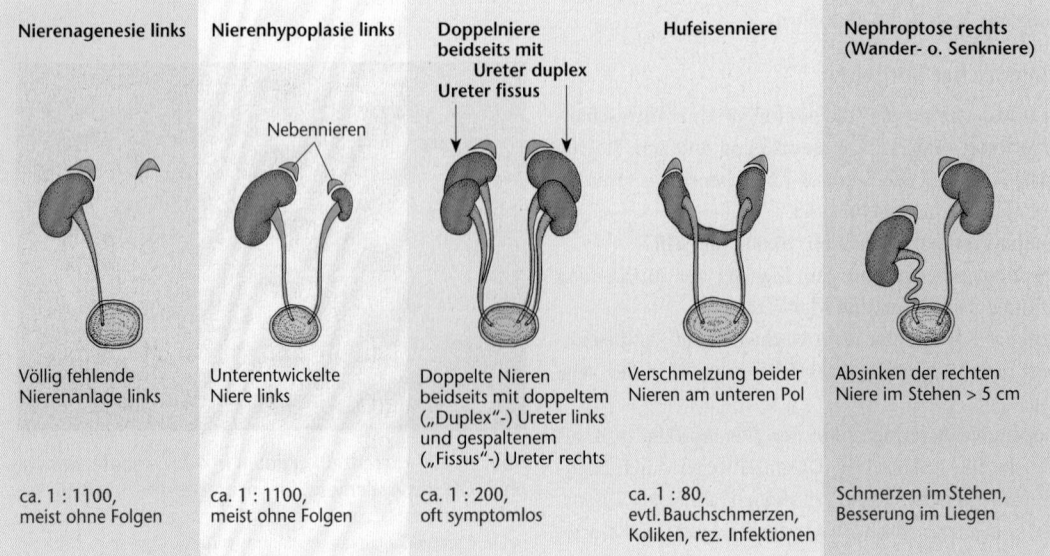

Abb. 10.61: Überblick über angeborene Nierenfehlbildungen, ihre Häufigkeit und typische Beschwerden. [A300–190]

sie) oder unterentwickelt angelegte (**Hypoplasie**) Niere. Durch Hyperplasie der zweiten Niere bleibt die Entwicklungsstörung meist folgenlos.

> ❗ Vor Nierenbiopsie oder operativen Eingriffen an der Niere muss sichergestellt werden, dass zwei normal angelegte Nieren vorhanden sind. ❗

Doppelniere

Gedoppelte Nieren fallen recht häufig als Zufallsbefund in der Sonographie oder im Infusionsurogramm auf (**Abb. 10.62**). Der jeweils zugehörige Harnleiter kann ebenfalls komplett doppelt angelegt sein (**Ureter duplex**) oder sich als gespaltener Harnleiter (**Ureter fissus**) vor Eintritt in die Blase zu einem Harnleiter vereinigen. Doppelnieren bleiben meist symptomlos, können aber mit einer erhöhten Anfälligkeit für Harnwegsinfektionen einhergehen.

Hufeisenniere

Sie ist die häufigste Nierenfehlanlage (ca. 1/80). Sie geht familiär gehäuft mit anderen Nierenfehlbildungen einher. Die kaudalen Nierenpole sind verschmolzen und überkreuzen Aorta und V. cava inferior. Gleichzeitig besteht eine Malrotation der verschmolzenen Organe (**Abb. 10.63**). Sonographisch kann der Befund leicht als präaortale Raumforderung missgedeutet werden. Es können abdominelle Schmerzen, Nephrolithiasis, Harnstau und rezidivierende Harnwegsinfektionen als komplizierende Faktoren auftreten.

Nephroptose („Wanderniere")

Muskelhypotonie, Kachexie oder allgemeine Bindegewebsschwäche können dazu führen, dass sich eine oder beide Nieren im Stehen um mehr als 5 cm gegenüber der Lage im Liegen senken. Durch gleichzeitige Rotation sind eine passagere Minderdurchblutung und auch Harnwegsobstruktion möglich. Lumboabdominelle Schmerzen, die sich im Liegen bessern, und gehäufte Harnwegsinfektionen können die Folge sein. Therapeutisch ist u. U. eine operative Nephropexie notwendig.

10.18 Niere und Schwangerschaft

Während der Schwangerschaft kommt es physiologischerweise zu einem Anstieg des renalen Plasmaflusses (RPF) und der glomerulären Filtrationsrate (GFR) um jeweils 30–50%. Das Serum-Kreatinin sinkt ab auf Werte um 0,5 mg/100 ml (45 µmol/l), Werte von mehr als 0,9 mg/100 ml (80 µmol/l) sind bereits pathologisch und bedürfen einer weitergehenden Untersuchung. Systolischer und diastolischer Blutdruck sinken (abhängig vom Schwangerschaftstertial) um bis zu 10–15 mmHg. Ursache dafür sind u. a. eine Vasodilatation des uterinen, renalen und kutanen

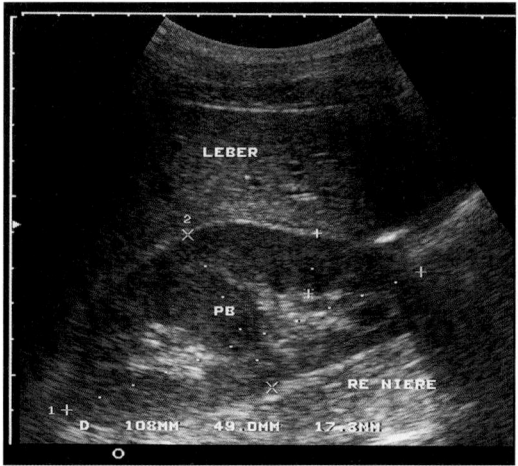

Abb. 10.62: Sonographischer Befund bei Doppelniere (Längsschnitt der linken Niere). Zufallsbefund bei einem beschwerdefreien Patienten ohne Anamnese gehäufter Harnwegsinfektionen. Das Nierenbeckenkelchsystem wird durch eine Parenchymbrücke (PB) in einen kranialen und einen kaudalen Anteil geteilt. Ob ein echter Ureter duplex oder ein Ureter fissus vorliegt, kann nur durch eine Kontrastmitteldarstellung (z. B. i. v. Urogramm) geklärt werden. [M181]

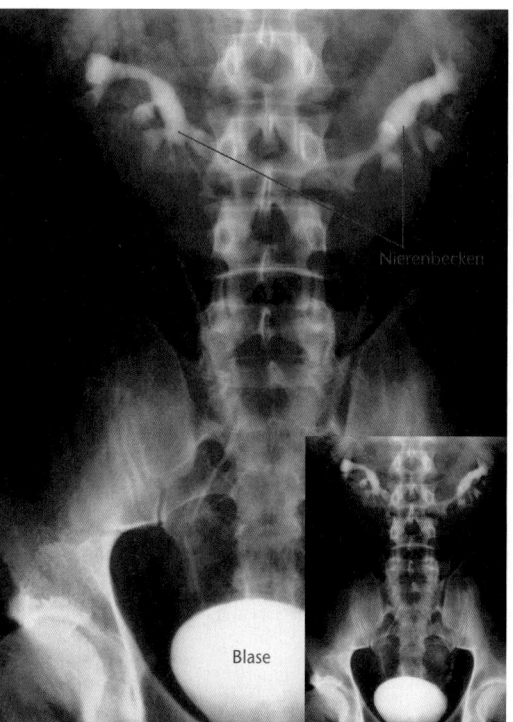

Abb. 10.63: Hufeisenniere im i. v. Urogramm. Die Nierenbecken sind nach schräg zur Mittellinie gekippt und die beiden unteren Nierenpole verschmelzen vor der Wirbelsäule. [T170]

Gefäßbetts, eine verminderte Empfindlichkeit der Arteriolen gegenüber Angiotensin II sowie aus der Plazenta sezernierte vasodilatatorische Prostaglandine.

Störungen in der utero-plazentaren Einheit sind häufig mit **Bluthochdruck** in der Schwangerschaft assoziiert und gehen im Extremfall mit **Präeklampsie** und **HELLP-Syndrom** einher (s. 7.1.10).

Akute Pyelonephritis in der Schwangerschaft

Die akute Pyelonephritis ist die häufigste ernste Komplikation während der Schwangerschaft. Ca. 5% der erwachsenen Frauen weisen eine asymptomatische Bakteriurie auf, aus der sich in 30% der Fälle während der Schwangerschaft durch Keimaszension eine symptomatischen Pyelonephritis entwickelt. Prädisponierend sind die physiologische Erweiterung der Ureteren in der Schwangerschaft und vorbestehende Anomalien der ableitenden Harnwege, vor allem eine Refluxnephropathie (s. 10.4).

! Bei vorbestehender Nierenfunktionseinschränkung aufgrund einer Refluxnephropathie kommt es häufig zu einer raschen Progression der Niereninsuffizienz während der Schwangerschaft. **!**

Vorbestehende Nierenerkrankungen

Patientinnen mit **kongenitalen Zystennieren** zeigen in der Regel einen günstigen Schwangerschaftsverlauf. Bei hinzutretender arterieller Hypertonie verschlechtert sich jedoch die Prognose für Mutter und Kind (auch hinsichtlich der Nierenfunktion).

Der Verlauf von **IgA-Nephritis** und **Minimal-Change-Glomerulonephritis** wird kaum beeinflusst, während andere GN-Formen während einer Schwangerschaft mit einer raschen Progression einhergehen können.

Die Prognose einer Schwangerschaft bei **diabetischer Nephropathie** ist dagegen schlechter. Das Gleiche gilt für schwangere Frauen mit vorbestehendem **systemischem Lupus erythematodes** oder mit **Sklerodermie**.

Schwangerschaft bei Dialysepatientinnen

Eine Schwangerschaft unter Dialyse ist selten, da die meisten Patientinnen amenorrhoisch sind. Die Häufigkeit von Schwangerschaften bei Dialysepatientinnen ist nach Einführung der Erythropoetin-Therapie jedoch etwas angestiegen. Bei bestehender Gravidität besteht eine erhöhte fetale Mortalität. In der europäischen Literatur wird jedoch von mehreren hundert erfolgreich bis zu Ende ausgetragenen Schwangerschaften berichtet.

Schwangerschaft nach Nierentransplantation

Die Konzeptionsrate ist nach erfolgreicher Transplantation deutlich verbessert. Viele Schwangerschaften werden erfolgreich ausgetragen; die Frühgeburtenrate ist jedoch hoch. Gefahren bestehen u. a. in einem häufig während der Schwangerschaft erhöhten Blutdruck. Eine Schädigung des Fetus durch die immunsuppressive Therapie ist dagegen kaum ein Problem.

Fallbeispiel

Anamnese
Ein 35-jähriger Verwaltungsangestellter klagt über seit etwa drei Wochen bestehende Abgeschlagenheit und Müdigkeit. Treppensteigen bis in die 2. Etage bereite ihm bereits Luftnot. Häufig verspüre er in der letzten Zeit Kopfschmerzen und Flimmern vor den Augen. Der Appetit habe nachgelassen und Übelkeit sei aufgetreten. Zweimal habe er bereits erbrochen. Obwohl er kaum esse, habe das Körpergewicht um 4 kg zugenommen. Die Harnausscheidung habe nachgelassen.

Bislang sei er immer gesund und gut belastbar gewesen. Der Blutdruck sei vor Jahren einmal mit 160/100 mmHg erhöht gemessen worden, und seit mehreren Jahren bemerke er ab und zu dunkel verfärbten Urin, insbesondere bei grippalen Infekten. Er habe das nie untersuchen lassen, da er ja keine Beschwerden verspürt habe. Keine Angina tonsillaris in der Vorgeschichte, keine Pyelonephritiden, keine Arthralgien.

Untersuchungsbefund
Reduzierter Allgemeinzustand, afebril, Foetor uraemicus ex ore. Schleimhäute blass; Tachypnoe, tiefe Atemzüge, Halsvenenstau, keine Zyanose.

Auskultationsbefund der Lunge ohne RGs. RR 180/100 mmHg, Puls 100/min. Auskultation des Herzens ohne Perikardreiben. Epigastrium druckschmerzhaft. Keine peripheren Ödeme.

Welche Verdachtsdiagnose haben Sie?
Symptome und Befunde deuten auf eine Urämie mit renaler Anämie, Überwässerung, renalem Bluthochdruck, urämischer Gastroenteritis sowie metabolischer Azidose mit kompensatorischer Hyperventilation. Ursächlich könnte eine chronische Glomerulonephritis, z. B. eine IgA-Nephropathie (s. 10.5.4), infrage kommen .

Welche Untersuchungen ordnen Sie an?

In der akuten Situation beruht die Diagnostik auf drei Säulen:

- Blutuntersuchungen mit Blutbild, Serumwerten für Elektrolyte, Retentionswerte (Kreatinin, Harnstoff) sowie venösen Blutgasen (BGA)
- Urinstatus und -sediment
- Sonographie der Nieren.

Zusätzlich ist bei der Dyspnoe eine Röntgen-Thoraxaufnahme indiziert.

Ergebnisse

(Die Normwerte stehen jeweils in Klammern).

- **Blut- und Serumbefunde:** Hb 9,8 g/dl (12–16), Hkt 28% (37–48), normochrom, normozytär, Leukozyten 5,4 nl (3,5–9,5), Thrombozyten 220 nl (150–350). Kreatinin 10,5 mg/dl (< 1,1), Harnstoff 256 mg/dl (< 50), Kalium 6,4 mmol/l (3,5–5,5), Natrium 136 mmol/l (135–145), Calcium 2,1 mmol/l (2,2–2,6), Phosphat 2,9 mmol/l (0,8–1,4), Protein 62 g/l (60–80), LDH 130 U/l (120–240). Venöse BGA mit pH 7,20 (7,36–7,44), pCO_2 23 mmHg (36–44), HCO_3^- 10 mmol/l (22–26), BE −14 (−2 bis +2)
- **Urinbefunde:** Urinstix mit Erythrozyten +++, Protein +++. Im Urinsediment: Erythrozyten > 20/Gesichtsfeld, Erythrozytenzylinder +, granulierte Zylinder ++
- **Sonographie der Nieren:** Nierenparenchym beidseits homogen echoverdichtet, Nieren mit 9,0 cm Länge rechts und 9,3 cm links verkleinert, Rinde verschmälert
- **Röntgen-Thorax:** verbreiterte Herzsilhouette, vermehrte interstitielle Gefäßzeichnung, Bild des interstitiellen Lungenödems.

Die Befunde sind vereinbar mit einer dekompensierten Niereninsuffizienz im Terminalstadium (CNI Stadium V) mit Hyperkali-ämie, Hyperphosphatämie, metabolischer Azidose und interstitiellem Lungenödem. Renale Anämie und Hyperphosphatämie sprechen für einen chronischen Verlauf, ebenso die „geschrumpften", echoverdichteten Nieren. Zur weiteren Abklärung sind – parallel zur Therapieeinleitung – eine quantitative Urindiagnostik und immunologische Serumuntersuchungen indiziert:

- **24-h-Sammelurin:** Urinvolumen 400 ml/24 h, Kreatinin-Clearance 4 ml/min (Norm 80–120), Proteinurie 0,5 g/24 h.
- **Immunologische Befunde:** Serum-Eiweißelektrophorese unauffällig, kein Paraprotein. Immunglobuline mit erhöhtem IgA (3,5 g/l, Norm bis 1,8). Negative Befunde für ASL-Titer, Rheumafaktoren, antinukleäre Antikörper, Anti-Doppelstrang-DNA und ANCA. Komplementfaktoren C3, C4, CH50 im Normbereich. C-reaktives Protein 5 mg/l (Norm bis 6).

Wie lautet die Diagnose?

Hauptdiagnose ist eine – bereits terminale – chronische Niereninsuffizienz mit urämischer Symptomatik. Grunderkrankung ist am ehesten eine primäre Glomerulonephritis, z. B. eine IgA-Nephropathie. Eine Vaskulitis ist bei unauffälligen immunologischen Befunden unwahrscheinlich. Eine definitive histologische Klärung ist nicht mehr sinnvoll, da die Nieren schon deutlich geschrumpft sind und durch die Histologie keine therapeutische Option zu erwarten ist.

Weiteres Vorgehen?

Die bereits vorliegenden urämischen Symptome zwingen zur sofortigen Therapieeinleitung. Lungenödem, metabolische Azidose und Hyperkaliämie bedrohen den Patienten vital. Eine stationäre Aufnahme ist indiziert.

Welche Therapie schlagen Sie vor?

So bald wie möglich ist eine Hämodialyse einzuleiten, initial über einen zentralvenösen Zugang. Der Patient ist über die Natur seiner Erkrankung und die zu erwartende chronische Dialysepflichtigkeit aufzuklären. Konservative Therapiemaßnahmen werden höchstens vorübergehend (z. B. bis zur Verlegung in ein nephrologisches Zentrum) erfolgreich sein: Trinkmengenbeschränkung, hoch dosierte Gabe von Schleifendiuretika, Pufferung der Azidose durch Bicarbonat, Gabe von calciumhaltigen Phosphatbindern und Protonenpumpenblockern (z. B. Omeprazol, Pantoprazol) zur Therapie der urämischen Gastritis.

Sobald die akute Situation beherrscht ist, muss die ambulante Fortführung der Nierenersatztherapie geplant werden. Sowohl Hämodialyse als auch Peritonealdialyse können als Behandlungsverfahren erwogen werden:

- operative Anlage einer Cimino-Brescia-Fistel bzw. eines Peritonealdialysekatheters.
- Korrektur der renalen Anämie; bei Hämatokrit-Werten unter 30% Gabe von rekombinantem Erythropoetin bis zum Zielwert von 33–35%, begleitende Eisensubstitution
- medikamentöse Einstellung des renalen Hypertonus, wenn sich nicht allein durch Ausgleich der Überwässerung bei der Dialyse eine Normotonie erreichen lässt
- rasche Anmeldung des jungen Patienten zur Nierentransplantation.

Anmerkungen

Leider ist die klinische Erstmanifestation einer Niereninsuffizienz in einem schon (prä)terminalen Stadium nicht selten (ca. 30–40% aller dialysepflichtigen Patienten). Auffällige Urinbefunde, eine Kreatininerhöhung oder ein unerklärter Bluthochdruck müssen daher immer diagnostisch abgeklärt werden, um eine chronische Nierenerkrankung frühzeitig zu erkennen und zu therapieren oder wenigstens durch konsequente Blutdruckeinstellung die Progression der Niereninsuffizienz zu verlangsamen.

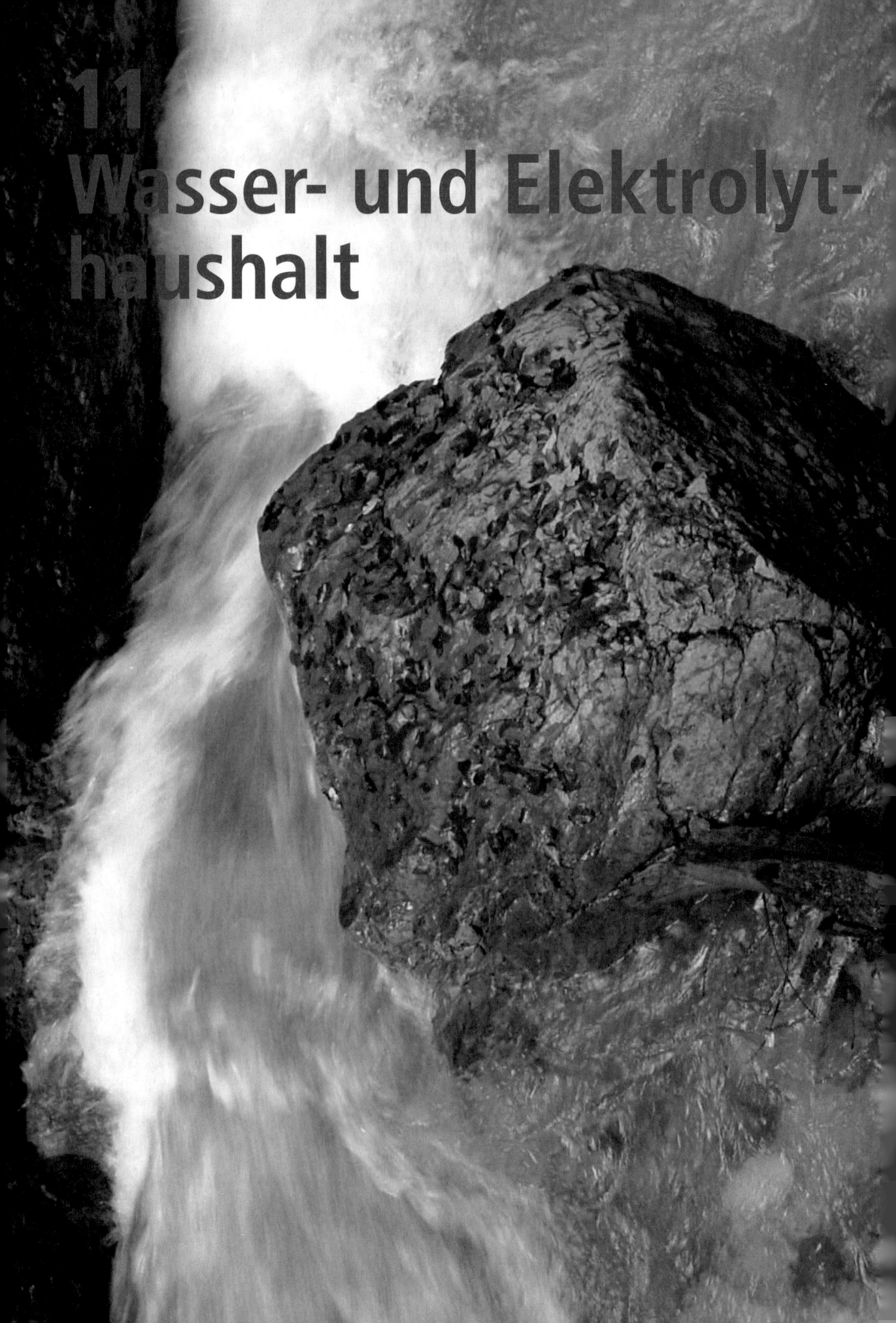

11 Wasser- und Elektrolyt-haushalt

Das Leben entstand im Wasser. Auch wenn sich die komplexeren Lebewesen mit der Besiedelung von Land und Luft rein räumlich vom Wasser lösen konnten, ist ihr Stoffwechsel noch immer an das wässrige Milieu gebunden. Der Mensch ist damit wie die anderen Landbewohner zum regelmäßigen Besuch eines Wasserlochs (oder eines Getränkeautomaten) gezwungen.

Flüssigkeit ist jedoch nicht alles. Leben kann sich nur dort entfalten, wo die flüssige Phase in ihrer chemischen Zusammensetzung in engen Grenzen konstant bleibt – und das unter den unterschiedlichsten Umweltbedingungen, beim Trekking im Himalaya genauso wie beim Spaziergang auf dem Mond. Zu diesen lebenserhaltenden Eckwerten gehören eine bestimmte Konzentration von Wasserstoffionen (pH-Wert), eine bestimmte Konzentration an gelösten Stoffen (Osmolarität) und eine bestimmte Konzentration und Verteilung bestimmter Elektrolyte.

Viele Zell-, Enzym- und Membranfunktionen laufen nur ab, wenn diese Zutaten in bestimmten Kompartimenten in einer bestimmten Konzentration vorliegen („am richtigen Ort, in der richtigen Menge, zur richtigen Zeit"). Dieser enge Funktionsrahmen muss trotz stark fluktuierender Aufnahme von Wasser, Salzen, Säuren und Basen aufrechterhalten werden, und hieran sind fast alle Organe – vor allem die Lunge, die Nieren, die Leber, die Nebennieren, die Haut und das ZNS – beteiligt. Kein Wunder, dass das Verständnis der Homöostase (so wird die Aufrechterhaltung des beschriebenen inneren Milieus auch genannt) für den Studierenden recht schweißtreibend sein kann.

Störungen des Wasser- und Elektrolythaushaltes sind meist Folge komplexer Grunderkrankungen. Nicht selten sind sie aber auch iatrogen induziert, z. B. wenn die evolutionären Schutzmechanismen durch moderne Erfindungen wie intravenöse Infusionen oder Diuretika umgangen werden.

Die klinischen Konsequenzen einer gestörten Homöostase sind vielfältig. Sie können von einer unspezifischen Muskelschwäche bis hin zu lebensbedrohlichen Herzrhythmusstörungen und ZNS-Symptomen wie Krampfanfällen und Koma reichen. Schon manche rätselhafte Erkrankung ließ sich durch die Bestimmung der Serumelektrolyte, der Blutgase oder der Urinosmolalität plötzlich erhellen.

11.1 Physiologie

11.1.1 Körperwasser und seine Verteilung

Wassergehalt des Körpers

Das Gesamtkörperwasser macht beim Erwachsenen je nach Alter und Fettgehalt zwischen 45 % und 70 % des Körpergewichts aus, beim gesunden erwachsenen Mann etwa 60 %. Zwei Drittel des Gesamtkörperwassers liegen **intrazellulär**, ein Drittel **extrazellulär**. Nur 8 % und damit etwa 5 Liter des Gesamtkörperwassers befinden sich **intravasal**.

❗ Leider kann der Wassergehalt des Körpers nicht mit Routinemethoden gemessen werden. Der Arzt muss sich deshalb bei der Einschätzung des Wasserhaushaltes auf klinische Zeichen verlassen, die ihm entweder eine Wasserüberladung (Hyperhydratation) oder einen Wassermangel (Dehydratation) anzeigen (s. 11.4). ❗

Kompartimente

Um den Flüssigkeitshaushalt des Körpers besser zu verstehen, hat es sich bewährt, den Körper in verschiedene, durch Zell- oder Basalmembranen **abgegrenzte Flüssigkeitsräume** einzuteilen, die sog. Kompartimente (s. **Kasten** „Kompartimente" und **Abb. 11.1**). Wegen der selektiven Permeabilität der Körpermembranen sowie aufgrund aktiver Pumpmechanismen hat jedes Kompartiment eine andere chemische Zusammensetzung. Da sich Wasser frei über die Kompartimente verteilt, ist die Teilchenkonzentration (**osmotischer Druck**) in allen Kompartimenten jedoch etwa gleich hoch.

Wasserbewegungen zwischen den Kompartimenten

Die Verteilung des Wassers zwischen den verschiedenen Verteilungsräumen (und damit ihr relatives Volumen) wird von osmotischem, kolloidosmotischem und hydrostatischem Druck bestimmt.

- **Osmotischer Druck:** Zwischen Räumen unterschiedlicher

Kompartimente

- 2/3 des Körperwassers befinden sich im Intrazellulärraum (ICR).
- 1/3 des Gesamtkörperwassers liegt extrazellulär. Der Extrazellulärraum (ECR) teilt sich in weitere Räume auf:
  - interstitieller Raum: 3/4 des Extrazellulärraums
  - intravasaler Raum: 1/4 des Extrazellulärraums.

  ! Der Intravasalraum ist streng genommen eine
  ■ Mischung aus ICR und ECR, da er immerhin 40%
  zelluläre Elemente enthält. !

- Daneben enthält der Extrazellulärraum noch zwei weitere klinisch wichtige, volumenmäßig im Normalfall jedoch zu vernachlässigende Räume:
  - transzellulärer Raum: physiologischerweise vorkommende Flüssigkeitsansammlungen in Synovial- oder Endothelhöhlen, z. B. Liquor, Synovia, Galle, intraokuläre Flüssigkeit
  - sog. potentieller Raum (auch, etwas unglücklich, als „dritter Raum" bezeichnet): Körperräume, die sich im Krankheitsfalle mit Flüssigkeit füllen können, z. B. Peritoneal- oder Pleurahöhle.

Teilchenkonzentration, die durch eine zwischen den Räumen befindliche **semipermeable Membran** (z. B. Zellmembran) getrennt sind, wird durch das physikalische Bestreben, den Konzentrationsunterschied auszugleichen, ein messbarer Druck ausgeübt: der osmotische Druck. Er führt zu ausgleichenden Wasserbewegungen und damit zu Volumenänderungen der Ausgangsräume (s. **11.1.2**).

- **Kolloidosmotischer Druck (onkotischer Druck):** An Membranen, die nur für große Moleküle undurchlässig sind (z. B. die Basalmembran der Kapillaren), entsteht analog zum osmotischen Druck der **kolloidosmotische Druck**. Er wird im Gefäßsystem vor allem durch Proteine – besonders Albumin – aufgebaut.
- **Hydrostatischer Druck:** gravitationsbedingter, d. h. allein durch das Gewicht einer Flüssigkeit auf ihre Umgebung ausgeübter Druck (z. B. Druck der Blutsäule auf die Gefäßwände). Im arteriellen Schenkel des Kreislaufs wird der hydrostatische Druck durch den vom Herzen aufgebauten Druck entscheidend beeinflusst, im venösen Schenkel spielt die Schwerkraft die entscheidende Rolle.

Verteilung zwischen Intra- und Extrazellulärraum

Die relative Verteilung des Gesamtkörperwassers zwischen diesen durch Zellmembranen getrennten Kompartimenten wird durch deren osmotischen Druck bestimmt. Physiologischerweise ist der osmotische Druck von Intra- und Extrazellulärraum (trotz der unterschiedlichen Ionenzusammensetzung) aufgrund der freien Diffusionsmöglichkeit für Wasser zwischen den Kompartimenten etwa gleich und recht konstant.

Nennenswerte **osmotische Abweichungen** entstehen besonders dann, wenn die Konzentration des mengenmäßig bei Weitem überwiegenden Teilchens des Extrazellulärraums – des Natriums – aus dem Lot gerät: Der resultierende osmotische Druckunterschied sorgt für Nettobewegungen von Wasser zwischen den Kompartimenten, welche dadurch volumenmäßig verändert werden. Es kommt also entweder zu einem Volumenverlust des ICR zugunsten des ECR oder umgekehrt (**Abb. 11.2**).

Verteilung zwischen Intra- und Extravasalraum

Intra- und Extravasalraum werden von der Basalmembran der Kapillaren getrennt. Die relative Verteilung des Körperwassers zwischen diesen Räumen wird durch die im Inter-

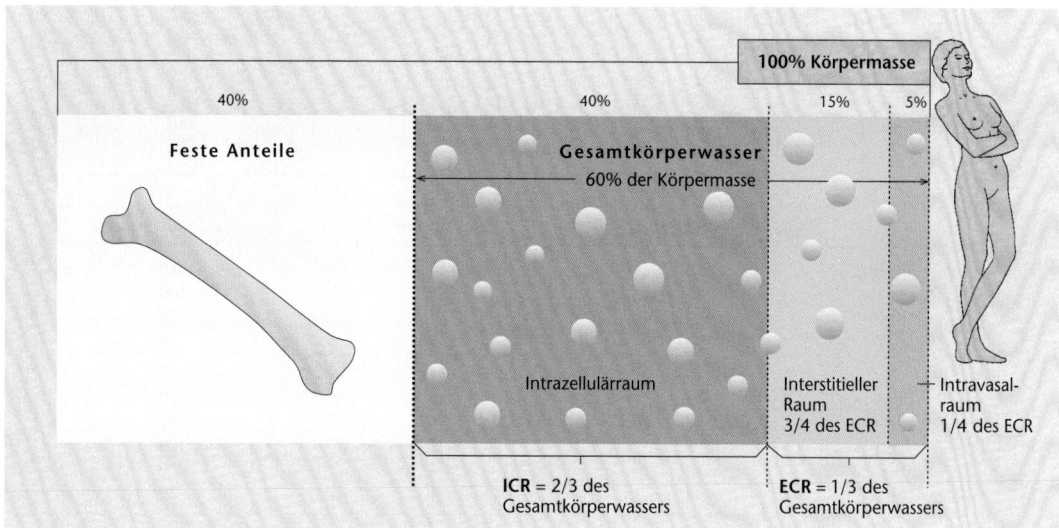

Abb. 11.1: Die Flüssigkeitsräume (Kompartimente) des Körpers. [L157]

Basalmembran   Zellmembran

hydrostatischer Druck

osmotischer Druck

onkotischer Druck

Kapillarlumen   Interstitium   Intrazellulärraum

○ ○ osmotisch
○   aktive Teilchen
○ ○ (außer
○   Makromoleküle)

●● Makromoleküle,
●● v.a. Proteine

Abb. 11.2: Homöostase im ICR und ECR: Die Wasserbewegungen zwischen ICR und ECR werden durch den osmotischen Druck bestimmt, die Verschiebungen innerhalb des ECR zwischen Interstitium und Intravasalraum durch den hydrostatischen und den onkotischen Druck. [L157]

stitium und in der Kapillare wirkenden **kolloidosmotischen und hydrostatischen Drücke** sowie die **Permeabilität** der Kapillaren bestimmt.

Die Basalmembran ist für Elektrolyte frei permeabel, sie hält jedoch Proteine zurück. Durch Proteine wird im Wesentlichen der onkotische Druck aufgebaut (s. o.), der die Flüssigkeit in den Gefäßen hält bzw. zu einer Flüssigkeitsverschiebung in die Gefäße führt. Dem wirkt der hydrostatische Druck entgegen, der vom Herzen und von der Schwerkraft aufgebaut wird. Besonders im arteriellen Schenkel der Kapillaren wird deshalb Flüssigkeit aus den Gefäßen ins Interstitium „abgepresst", während es im venösen Schenkel infolge der erhöhten Kolloidkonzentration zur Wiederaufnahme von Wasser in das Gefäßlumen kommt.

Diese Prozesse stehen beim Gesunden im Gleichgewicht.

Elektrolytverteilung zwischen den Kompartimenten

Intra- und Extrazellulärraum unterscheiden sich grundsätzlich in ihrer Elektrolytzusammensetzung. Intrazellulär überwiegt als Kation bei Weitem **Kalium**, extrazellulär **Natrium**. Negative Ladung tragen intrazellulär überwiegend **Proteine und Phosphate**, extrazellulär im Wesentlichen **Chlorid und Bicarbonat** (Abb. 11.3).

Die unterschiedliche Elektrolytzusammensetzung wird

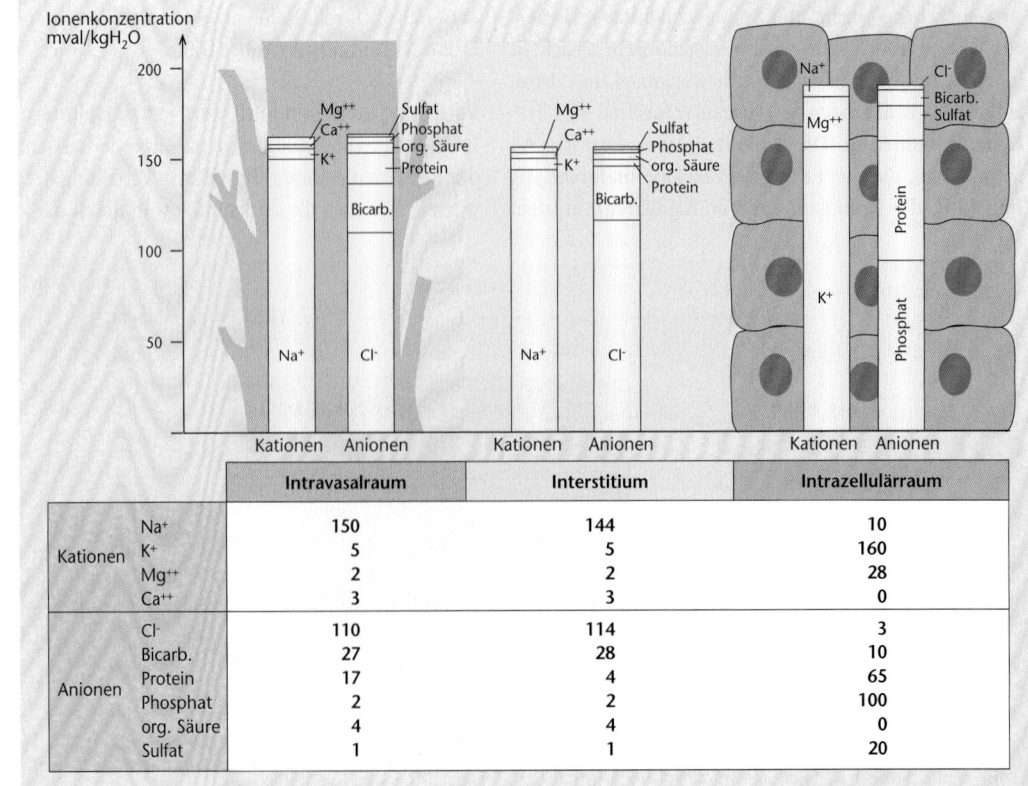

Abb. 11.3: Flüssigkeitsräume und ihre Elektrolytzusammensetzung: Die im ICR etwas höhere Teilchenkonzentration ist die Folge der dort höher konzentrierten, nicht-diffusiblen Proteine (Donnan-Effekt). [L157]

		Intravasalraum	Interstitium	Intrazellulärraum
Kationen	Na⁺	150	144	10
	K⁺	5	5	160
	Mg⁺⁺	2	2	28
	Ca⁺⁺	3	3	0
Anionen	Cl⁻	110	114	3
	Bicarb.	27	28	10
	Protein	17	4	65
	Phosphat	2	2	100
	org. Säure	4	4	0
	Sulfat	1	1	20

11

durch aktive Pumpmechanismen an der Zellmembran aufrechterhalten (die Na^+/K^+-Pumpe hält Natrium im Extrazellulärraum, Kalium dagegen im Intrazellulärraum).

Intra- und Extrazellulärvolumen

Das **Volumen von Intra- und Extrazellulärraum** hängt von deren jeweiligem Wassergehalt ab.

- Dieser wird zum einen – wie im vorangegangenen Abschnitt beschrieben – von der **Osmolalität** (bzw. dem von ihr ausgeübten **osmotischen Druck**) bestimmt: Fügt man dem Extrazellulärraum z. B. Mannitol zu, so kommt es zur Volumenausdehnung des Extrazellulärraums auf Kosten des Intrazellulärraums (**Abb. 11.4**). Die Osmolalität bestimmt also die **relative Volumenverteilung** zwischen den Kompartimenten bzw. die *relative* Größe des ICR und ECR.
- Darüber hinaus wird die Größe von ECR und ICR durch die absolute **Menge der Elektrolyte** im Kompartiment bestimmt: Fügt man dem Extrazellulärraum z. B. isotone Kochsalzlösung zu, so erhöht sich die Osmolalität des ECR dadurch nicht, und die Natrium-Konzentration ändert sich allenfalls minimal. Was sich ändert, ist der **Natrium-Bestand** des Extrazellulärraums. Da das Natrium aufgrund aktiver Regulationsmechanismen fast ausschließlich im ECR verbleibt, kommt es durch den erhöhten Natrium-Bestand zur Volumenausdehnung des ECR. Der Intrazellulärraum verändert sich in diesem Falle volumenmäßig praktisch nicht, es handelt sich also um eine absolute Volumenausdehnung des ECR (vgl. **Abb. 11.4**).

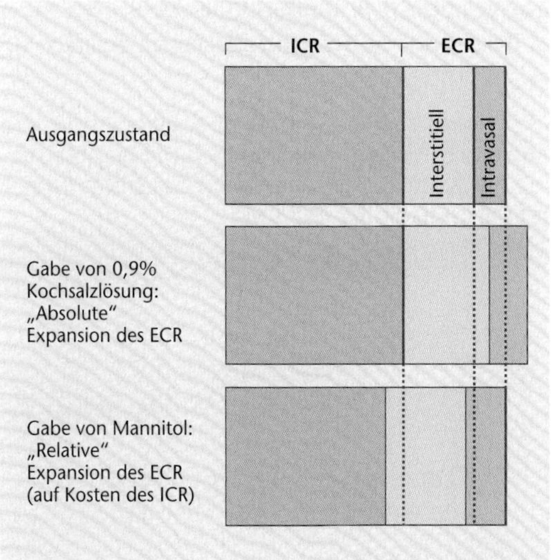

Die beiden Kationen Natrium und Kalium sind die einzigen mengenmäßig bedeutenden „kompartimentgebundenen" Elektrolyte, sodass nur sie als volumenbestimmend gelten können (Na^+ für den ECR, K^+ für den ICR). Die Bedeutung des Natriums übersteigt dabei die des Kaliums erheblich, da lediglich das Extrazellulärvolumen aktiv durch übergeordnete Steuerungsmechanismen reguliert wird.

Natrium-Gehalt und Extrazellulärvolumen

Die Steuerung des Extrazellulärvolumens (und – da das Intrazellulärvolumen nicht aktiv reguliert wird – des gesamten Körperwassers) erfolgt über die Retention bzw. Exkretion von Na^+. Das absolute Volumen des Gesamtkörperwassers korreliert somit mit dem **Natrium-Gehalt** des Körpers.

Der Körper passt die tägliche Natrium-Ausscheidung an die tägliche Natrium-Aufnahme an. Dies geschieht physiologischerweise in erster Linie über den **Renin-Angiotensin-Aldosteron-Mechanismus** sowie über **nierenwirksame Peptide** (s. **11.1.3**).

! Der enge Zusammenhang zwischen Natrium-Gehalt und Wassergehalt erklärt, warum die Natrium-Ausscheidung der Nieren so stark fluktuieren kann. Die Natrium-Ausscheidung über den Urin kann von einem Bruchteil eines Millimol bis zu 2000 mmol pro Tag variieren: „Nur durch Natrium-Konservierung schafft es der Mensch von Wasserloch zu Wasserloch." **!**

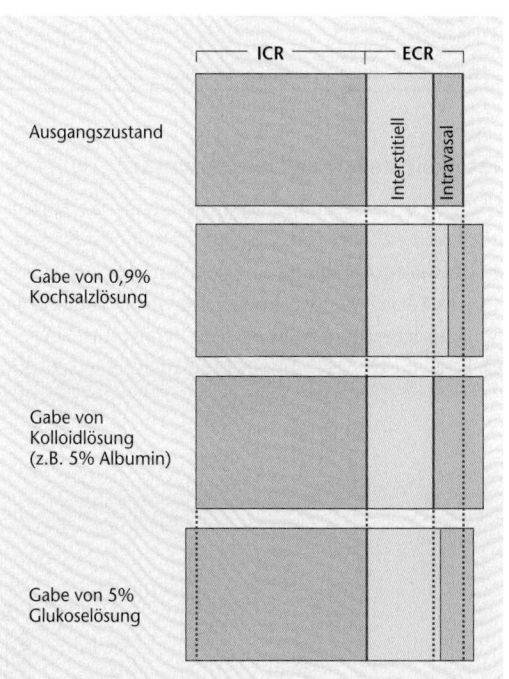

Abb. 11.4: Veränderung des ICR- und ECR-Volumens durch Gabe von isotoner Kochsalzlösung und Mannitol. [L157]

Abb. 11.5: Auswirkung der Zufuhr von jeweils zwei Liter verschiedener Flüssigkeiten (ohne Berücksichtigung der physiologischen Gegenregulation). [L157]

11

═══════════════ZUR VERTIEFUNG═══════════════

Therapeutische Anwendung physiologischer Prinzipien

Die intravenöse Zufuhr eines identischen Volumens an Kolloidlösung (z. B. 5%ige Albumin-Lösung), physiologischer Kochsalzlösung (enthält je 154 mmol/l Na^+ und Cl^-) und 5%iger Glucose-Lösung hat sehr unterschiedliche Effekte auf die einzelnen Flüssigkeitsräume (Abb. 11.5):

- **Glucose-Lösung** wird gleichmäßig auf alle Kompartimente verteilt. Dies ist dadurch bedingt, dass die Glucose im Körper metabolisiert wird und das verbleibende „freie" Wasser ungehindert über die Körpermembranen diffundieren kann.

  ❗ Voraussetzung für die „Volumenneutralität" der Glucose-Lösung ist allerdings das Vorhandensein von Insulin. Fehlt Insulin (z. B. im diabetischen Koma), so kommt es durch den osmotischen Effekt der nicht in den Intrazellulärraum transportierten und dort verstoffwechselten Glucose zu einer Volumenausdehnung des Extrazellulärraums auf Kosten des Intrazellulärraums. ❗

- **Physiologische Kochsalzlösung** verbleibt praktisch ausschließlich im extrazellulären Kompartiment, weil Na^+ aufgrund der beschriebenen aktiven Pumpmechanismen nicht in den ICR gelangen kann.

❗ Physiologische Kochsalzlösung ist damit die Lösung der Wahl für die Behandlung des **extrazellulären Wassermangels**, etwa bei interstitiellen Wasserverlusten im Rahmen von Durchfall. ❗

- **Kolloidlösung** verbleibt als hochmolekulare Lösung im vaskulären Kompartiment (Intravasalraum), weil die enthaltenen Makromoleküle nicht über die Basalmembran ins Interstitium diffundieren können.

❗ Sie erscheint deshalb als die perfekte Behandlung für den **intravasalen Wassermangel** (Hypovolämie). Ihre hypothetische Überlegenheit bei der Therapie der Hypovolämie gegenüber der physiologischen Kochsalzlösung hat sich in klinischen Versuchen jedoch nicht bestätigt. ❗

Weitere wichtige Infusionslösungen

- **Ringer-Lactat:** leicht hypotone Kristalloidlösung mit der folgenden Zusammensetzung: Na^+ (130 mmol/l), K^+ (4 mmol/l), Ca^{2+} (3 mmol/l), als begleitendes Anion liegt neben Chlorid (109 mmol/l) Lactat vor (28 mmol/l). Wie andere organische Anionen (z. B. Acetat, Citrat, Gluconat) wird Lactat in der Leber zu Bicarbonat metabolisiert. Ähnlich der physiologischen Kochsalzlösung wird Ringer-Lactat zur initialen Schocktherapie bei Hypovolämie verwendet. Vorteile sind die geringere Chloridbelastung. Nachteilig kann das verwendete Lactat dann sein, wenn beim schwerwiegenden Schock die Leberzellen so weit geschädigt sind, dass das Lactat nicht zu Bicarbonat metabolisiert werden kann.

- **Hydroxyethylstärke (HES):** synthetisches Kolloid, das als so genannter Plasmaexpander bei Hypovolämie Verwendung findet. Die theoretischen Vorteile konnten klinisch nicht bestätigt werden. Zudem sind allergische, z. T. lebensbedrohliche Reaktionen beschrieben worden.

„Freies" Wasser

Jede Infusionslösung transportiert eine bestimmte Menge an Wasser in den Körper. „Freies" Wasser beschreibt denjenigen Anteil des infundierten Wassers, der nicht durch volumenwirksame Teilchen „gebunden" ist. So besteht z. B. 5%ige Glucose-Lösung zu 100% aus freiem Wasser, da nach Metabolisierung der Glucose lediglich reines Wasser zurückbleibt. Eine 0,45%ige (d. h. 1/2-normale) Kochsalzlösung enthält 500 ml freies Wasser pro Liter, während Ringer-Lactat mit seinem Ionengehalt von 274 mmol/l etwa 50 ml freies Wasser pro Liter enthält (wenn man eine normale Serumosmolalität von 290 mmol/l zugrunde legt).

Flüssigkeitsbedarf und Wasserumsatz

Der tägliche Wasserumsatz beim gesunden Erwachsenen beträgt ca. 2 – 2,5 Liter pro Tag. Zufuhr und Ausfuhr verteilen sich wie in **Abbildung 11.6** beschrieben. Der Flüssigkeitsbedarf hängt von vielen Faktoren ab, so zum Beispiel vom Kalorienverbrauch (d. h. dem Stoffwechselumsatz), den Bedürfnissen der Thermoregulation, den aktuellen Wasserverlusten (z. B. Durchfall), der Zufuhr von Salzen und Proteinen sowie der Konzentrationsfähigkeit der Nieren.

❗ Als Faustregel gilt, dass 1 ml Wasser benötigt wird, um eine Kilokalorie Energie zu verstoffwechseln und ihre Abbauprodukte auszuscheiden. Kalorienbedarf und Wasserbedarf sind somit eng gekoppelt. ❗

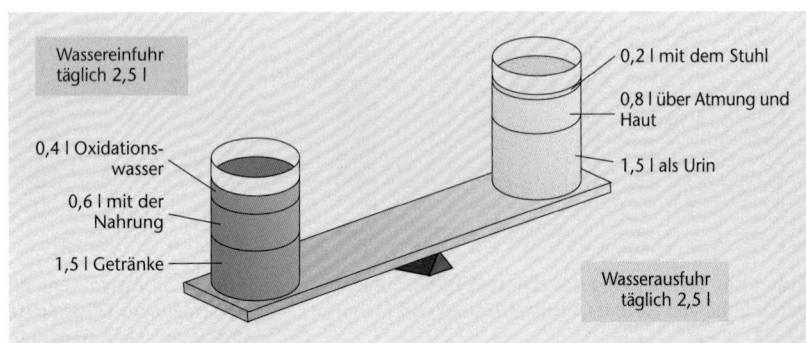

Wassereinfuhr täglich 2,5 l

0,4 l Oxidationswasser
0,6 l mit der Nahrung
1,5 l Getränke

0,2 l mit dem Stuhl
0,8 l über Atmung und Haut
1,5 l als Urin

Wasserausfuhr täglich 2,5 l

Abb. 11.6: Physiologische tägliche Wasserein- und -ausfuhr. [A400]

Die Ausscheidung über die Körperoberflächen, vorrangig über Haut und Lunge, wird als **Perspiration** bezeichnet. Sie kann unterteilt werden in:

- **Perspiratio sensibilis**: „spürbare" Perspiration (Schweiß)
- **Perspiratio insensibilis**: „nicht-spürbare" Perspiration über Hautverdunstung und Lunge.

! Die Perspiratio insensibilis kann bei Fieber und bei Tachypnoe bis zu 50% der Ausfuhr betragen und damit entscheidende Flüssigkeitsverluste bewirken. **!**

Flüssigkeitsbilanz

In der Klinik wird bei vielen Krankheitsbildern der Wasserumsatz rechnerisch erfasst, um Abweichungen im Flüssigkeitshaushalt frühzeitig zu erkennen und entsprechende Gegenmaßnahmen einzuleiten. Bei diesen „bilanzierten" Patienten wird am Bett oder im Krankenblatt ein sog. Bilanzbogen geführt, in dem **Ein- und Ausfuhr** über 24 Stunden addiert werden. Bei der Einfuhr muss rechnerisch noch das Oxidationswasser hinzugeschlagen werden, bei der Ausfuhr die Perspiration (s. **Kasten** „Flüssigkeitsbilanz").

Salzkonzentrationen der verschiedenen Körperflüssigkeiten

Die Kenntnis der Zusammensetzung der Körperflüssigkeiten ist aus zwei Gründen wichtig: Zum einen können die physiologischen Konsequenzen eines Verlustes an bestimmten Flüssigkeiten nur dann abgeschätzt werden, wenn ihre Zusammensetzung bekannt ist. Zum Zweiten müssen im klinischen Alltag Sekretverluste häufig therapeutisch ersetzt werden. Die Wahl der entsprechenden Substitutionslösung hängt von der Zusammensetzung der verlorenen Flüssigkeit ab (**Tab. 11.1**). Da die Zusammensetzung der Sekrete z. T. variiert, werden deren Bestandteile bei Bedarf im Labor analysiert (was im Falle von peranalen Flüssigkeitsverlusten nicht immer auf die Begeisterung des Laborpersonals stößt).

Folgende **Faustregeln** gelten:
- Bei starkem Schwitzen müssen trotz der relativen Hypotonie des Schweißes neben Wasser auch Elektrolyte (v. a. NaCl) ersetzt werden.

- Verluste an Magensaft (durch Erbrechen oder Absaugsonden) führen zu H^+- und Cl^--Verlusten ($\rightarrow$ hypochlorämische metabolische Alkalose).
- Bei Verlust von Galle oder Pankreassaft dominieren Bicarbonat-Verluste ($\rightarrow$ metabolische Azidose).

11.1.2 Osmotische Konzentration

Der osmotische Effekt einer Lösung hängt nicht von ihrer Ladung oder Masse, sondern einzig und allein von der Zahl der in ihr gelösten Teilchen ab. Ein osmotischer Konzentrationsunterschied von nur einem Milliosmol (mosmol) baut dabei einen osmotischen Druck von 19,3 mmHg (2,57 kPa) auf. Man unterscheidet:

- **Osmolarität**: Konzentration gelöster Teilchen pro **Liter**. Einheit: osmol/l
- **Osmolalität**: Konzentration gelöster Teilchen pro **Kilogramm**. Einheit: osmol/kg. Normwert der Osmolalität im Plasma oder Serum 280 – 296 mosmol/kg.

═══════ **AUF DEN PUNKT GEBRACHT** ═══════

Flüssigkeitsbilanz

Einfuhr
- Trinkmenge, Flüssigkeit in Speisen, Sonden, Infusionen
- Oxidationswasser: bis 300 ml/Tag, bei stark katabolen Zuständen wie bei Fieber und Hyperthyreose oder postoperativ bis zu 600 – 900 ml/Tag.
  ! Für jede 100 kcal Energieverbrauch werden etwa 15 ml Oxidationswasser frei. **!**

Ausfuhr
- Urinmenge
- Stuhl: nur grobe Schätzung möglich (bei normalem Stuhlgang 100 – 150 ml, bei Diarrhö wesentlich mehr)
- Sekretion aus Sonden, Drainagen, Fisteln
- Perspiration: bei normaler Körpertemperatur bis 900 ml/Tag, bei Fieber zusätzlich ~ 1 Liter pro Grad Temperatursteigerung.

Tab. 11.1 Durchschnittliche Elektrolytkonzentrationen und tägliche Produktionsmengen von Körpersekreten (in mmol/l)

Sekret	Na$^+$	K$^+$	Cl$^-$	HCO$_3^-$	H$^+$	Menge (ml in 24 h)
Magen	20 – 80	5 – 20	100 – 150	0	0 – 30	2500
Galle	120 – 140	5	100	60	0	500
Pankreas	120 – 140	5 – 15	40 – 80	100 – 150	0	1500
Dünndarm	100 – 140	5 – 15	90 – 130	50	0	1000
Kolon	60	70	15	30	0	200
Durchfall	10 – 90	10 – 80	10 – 110	20 – 50	0	1000 – 30 000
Verbrennung	140	5	110	bis 30	0 (Protein: 3 – 5 g/dl)	bis mehrere Liter

11

❗ Bei proteinhaltigen Lösungen wie Blutplasma ist die Angabe der Osmolalität vorzuziehen, da diese Einheit berücksichtigt, dass die Eiweißmoleküle selbst ein relativ großes Volumen einnehmen. **❗**

Osmotische Lücke

Die im Labor gemessene Osmolalität sollte von der geschätzten Osmolalität (s. **Kasten „Abschätzung der Serumosmolalität"**) um nicht mehr als 15 mosmol/kg abweichen. Tut sie es dennoch (der Kliniker spricht dann von einer **osmotischen Lücke**), so kann vermutet werden, dass physiologischerweise nicht vorkommende osmotisch aktive Substanzen im Serum vorhanden sind, wie z. B. Mannitol, Ethylalkohol oder andere Alkohole wie Methanol oder Ethylenglykol.

❗ Eine osmotische Lücke kann deshalb bei der Diagnostik von unklaren Vergiftungen hilfreich sein. Sie spielt auch bei der Abklärung einer metabolischen Azidose eine entscheidende Rolle (s. 11.10.3). **❗**

═══════ZUR VERTIEFUNG═══════

Abschätzung der Serumosmolalität

Die Serumosmolalität lässt sich anhand der Konzentrationen der im Serum hauptsächlich osmotisch wirksamen Einzelkomponenten abschätzen:
Osmolalität (mosmol/kg) $\cong$ 2 × Na$^+$ (mmol/l) + Glucose (mmol/l) + Harnstoff (mmol/l).
❗ Falls Glucose und Harnstoff in mg/dl angegeben werden, sind die folgenden Umrechnungsfaktoren einzusetzen:
2 × Na$^+$ (mmol/l) + Glucose (mg/dl)/18 + Harnstoff (mg/dl)/5,9. **❗**
❗ Bei normalen Glucose- und Harnstoff-Konzentrationen kann näherungsweise auch nach der Formel 2 × Na$^+$ (mmol/l) + 10 geschätzt werden. **❗**

Osmolalität versus Tonizität

Während die Osmolalität den osmotischen Druck und damit die Teilchenkonzentration einer Lösung beschreibt, bezeichnet die Tonizität den Effekt einer Lösung (z. B. Plasma) auf das Volumen einer Zelle. Lösungen, die einer Zelle Wasser entziehen, nennt man **hyperton**. Lösungen, die das Volumen einer Zelle erhöhen, sind **hypoton**. Lösungen ohne Volumeneffekt sind **isoton**.

Nun hängt die Tonizität einer Lösung praktisch direkt mit ihrer Osmolalität zusammen – mit einer feinen Einschränkung: Teilchen, die ungehemmt über die Zellmembran diffundieren (z. B. Harnstoff, Ethanol), tragen zwar zur Osmolalität einer Lösung, nicht jedoch zu ihrer Tonizität bei, da sich ihr osmotisches Potential wegen der raschen Equilibrierung nicht in Volumeneffekten niederschlägt.

Osmolalitätsabweichungen

Osmolalitätsänderungen (z. B. durch extrazelluläre Wasser- und/oder Elektrolytverluste) führen zu Wasserverschiebungen zwischen den Kompartimenten und damit zu Veränderungen der Elektrolytkonzentrationen in den Verteilungsräumen.

Da insbesondere die Hirnzellen sehr empfindlich auf Milieuänderungen reagieren, äußern sich Abweichungen vor allem durch zerebrale Symptome: Somnolenz bis Koma, hirnorganisches Psychosyndrom, Krampfanfälle.

11.1.3 Übergeordnete Steuerung

Die Homöostase des **Wasser-Elektrolyt-Osmolalitäts-Haushaltes** ist komplex. Sie zielt in zwei Richtungen: Volumenregulation und Osmoregulation. Das grundsätzliche Verständnis wird erleichtert, wenn man sich drei **Grundprinzipien** vor Augen hält:

- Das einzige aktiv durch Steuerungsmechanismen regulierte Kompartiment ist der **Extrazellulärraum**.
- Die **Volumenregulation** des Extrazellulärraums erfolgt durch Ausscheidung (oder Retention) von **Natrium**.
- Die Regulation der Teilchenkonzentration (**Osmoregulation**) erfolgt dagegen durch Ausscheidung (oder Retention) von **freiem Wasser**.

Vier wesentliche **Regulationsmechanismen** spielen für die Aufrechterhaltung von Osmolalität und Volumen eine Rolle:

- Renin-Angiotensin-Aldosteron-System
- nierenwirksame Peptide
- ADH-Sekretion
- Durstmechanismus.

Dabei stehen die ersten zwei Mechanismen vor allem im Dienst der **Volumenregulation** (und damit auch der Kreislaufregulation) – wie in **11.1.1** besprochen, wirken sie letztendlich über eine Veränderung des extrazellulären Natrium-Gehaltes.

Die letzteren zwei Mechanismen beeinträchtigen die Wasserbilanz und stehen deshalb primär im Dienst der **Osmoregulation**. Ihr Anteil an der Steuerung des Extrazellulärvolumens ist normalerweise gering, kann jedoch im Krankheitsfalle die Osmolalitätsregulation „übertrumpfen" und damit für den Volumenstatus entscheidend werden.

Renin-Angiotensin-Aldosteron-System (RAAS)

In der Niere registrieren Zellen des juxtaglomerulären Apparates die Natrium-Konzentration des Primärharns. Zusätzlich messen Barorezeptoren im arteriellen Schenkel des Glomerulus den Blutdruck.

Bei Abfall der Nierendurchblutung – in geringem Maße auch bei Abfall der Na$^+$-Konzentration im Primärharn – wird vermehrt Renin gebildet und damit das Renin-Angiotensin-Aldosteron-System aktiviert (**Abb. 11.7**). Durch die Wirkung von Angiotensin II kommt es zur Vasokonstriktion verschiedener Gefäßsysteme, durch die Wirkung von Aldosteron zur vermehrten Na$^+$- und Wasserretention. Der letztere Mechanismus führt zu einer Zunahme des Extrazellulärvolumens und damit auch des Blutvolumens.

Nierenwirksame Peptide

Die Aktivierung venöser Dehnungsrezeptoren in den intrathorakalen Kapazitätsgefäßen und im rechten Herzvorhof beeinflusst die Wasser- und Natrium-Balance durch:

* Auslösung autonomer Reflexe, die ihrerseits wiederum die renale Natrium-Ausscheidung beeinflussen.
* Aktivierung hormonaler Mediatoren mit natriuretischer Wirkung, darunter das **a**triale **n**atriuretische **P**eptid (ANP). Diese Mediatoren wirken z. T. antagonistisch zum RAAS-System, ihr Nettoeffekt besteht in der gesteigerten Natrium-Ausscheidung durch die Nieren.

ADH-Sekretion

Die ADH-Sekretion des Hypothalamus wird in erster Linie durch hypothalamische **Osmorezeptoren** gesteuert. Steigt die Osmolalität des Extrazellulärraums an, so wird die Ausschüttung von ADH gesteigert und die renale Wasserausscheidung gedrosselt (**Abb. 11.8**).

Erst in zweiter Linie wird die ADH-Sekretion durch **Druckrezeptoren** in der Medulla und in den Pulmonalarterien modifiziert. Steigt der intravaskuläre Druck, so wird im Hypothalamus die Ausschüttung von antidiuretischem Hormon gehemmt und dadurch die Urinausscheidung erhöht (Gauer-Henry-Reflex). Dieser Reflex „übertrumpft" die Osmoregulation jedoch erst bei starken intravaskulären Druckverlusten. Hierzu müssen etwa 10 – 20% des Intravasalvolumens verloren gehen.

Der stärkste physiologische Stimulus der ADH-Sekretion ist das Erbrechen, starke unphysiologische Stimuli sind Gefäßverletzungen sowie Verbrennungen, intraabdominelle Operationen und Trauma.

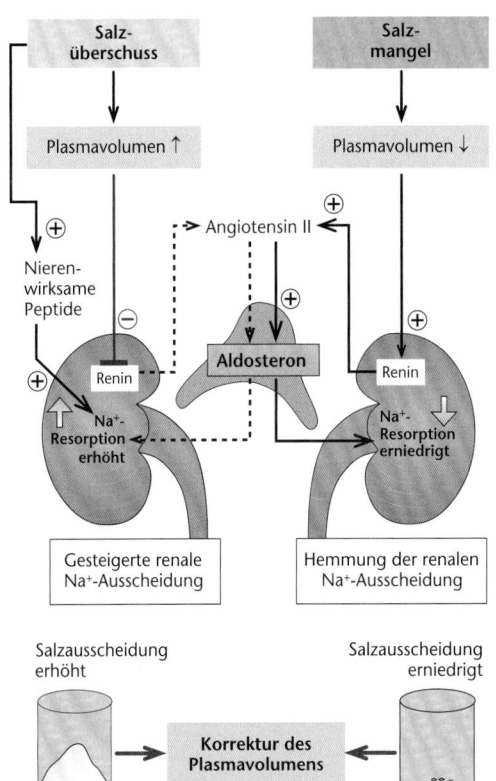

Abb. 11.7: Plasmavolumenregulation über das RAAS und nierenwirksame Peptide. Beide Mechanismen wirken über eine Regulation des extrazellulären Natrium-Gehaltes. [L157]

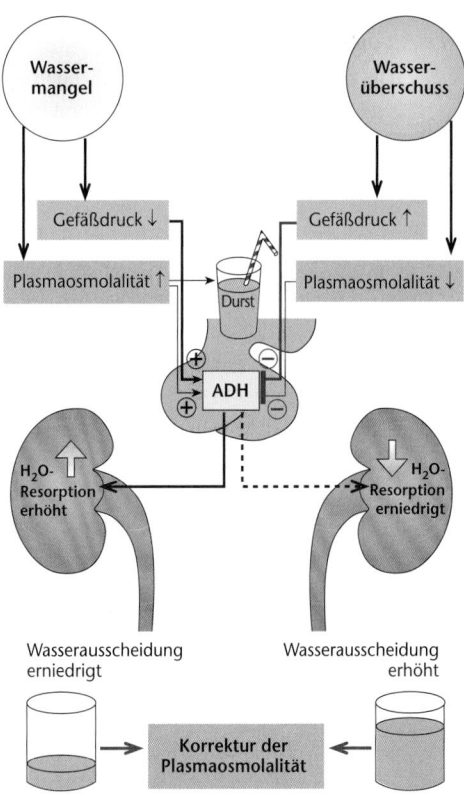

Abb. 11.8: Osmolalitätsregulation über den Durstmechanismus und die ADH-Sekretion: Bei starken Volumenveränderungen wirken diese beiden Mechanismen aber auch bei der Volumenregulation mit. [L157]

11

Durstmechanismus

Steigt die Serumosmolalität an, so kommt es über vom thalamischen Durstzentrum ausgehende Regelkreise zum Durstgefühl und somit zur Wasseraufnahme (**Abb. 11.8**).

Zusätzliche Steuerungsmechanismen im Krankheitsfall

Im Krankheitsfall können weitere Mechanismen an der Volumen- und Osmolalitätshomöostase beteiligt sein. So kommt es beispielsweise bei längerfristig gesteigertem Extrazellulärvolumen über eine Blutdruckerhöhung im Intravasalraum zu einer Druckdiurese.

Klinische Zusammenhänge

Effektives und ineffektives Extrazellulärvolumen

Derjenige Anteil des extrazellulären Volumens, der zur Perfusion der Organe beiträgt (und somit die Barorezeptoren und die Renin-Sekretion beeinflusst), wird **effektives zirkulierendes Volumen** genannt. Dieses ist im Normalfall mit dem Intravasalvolumen identisch, kann jedoch im Krankheitsfalle erheblich kleiner sein.

So trägt das Intravasalvolumen z. B. bei **Herzinsuffizienz** aufgrund des Pumpversagens nicht im vollen Maße zur Organperfusion bei. Obwohl das Intravasalvolumen erhöht ist, wird das Renin-Angiotensin-Aldosteron-System aufgrund des erniedrigten renalen Perfusionsdrucks angekurbelt, sodass es zur Natrium-Retention und damit weiterer Ausweitung des Extrazellulärvolumens kommt (mit den bekannten Folgen der Ödembildung).

Auch bei **Flüssigkeitsverlusten in den „dritten Raum"** ist der Extrazellulärraum als Ganzes zwar ausgeweitet, aufgrund der Verlagerung des Volumens in hämodynamisch ineffektive Räume (z. B. die Bauchhöhle) ist das der Organperfusion dienende Extrazellulärvolumen vermindert.

Urinbefunde als Parameter des Extrazellulärraums

Die Regulation des ECR-Volumens über den extrazellulären Natrium-Gehalt bedeutet, dass die **Natrium-Konzentration des Urins** entscheidende (und häufig unterschätzte) diagnostische Hinweise auf das **effektive extrazelluläre Volumen** geben kann. Betrachtet man die oben beschriebenen Regulationsmechanismen des Extrazellulärvolumens, so erkennt man z. B., dass die ausgeschiedene Natrium-Menge mehr oder weniger direkt den **Aldosteron-Spiegel im Blut** widerspiegelt.

Eine erniedrigte Natrium-Konzentration des Urins lässt demnach auf einen hohen Aldosteron-Spiegel im Blut und damit ein relativ geringes effektives Extrazellulärvolumen schließen, während eine hohe Urin-Natrium-Konzentration für eine supprimierte Aldosteron-Sekretion und damit ein erhöhtes effektives Extrazellulärvolumen spricht.

Ebenso erlaubt die **Urinosmolalität** wichtige Rückschlüsse auf den ADH-Spiegel und damit die Osmolalität des ECR.

Ist der ADH-Spiegel hoch, so wird in den Sammelrohren freies Wasser zurückgehalten, sodass es zu einer erhöhten Urinosmolalität (bzw. spezifischem Gewicht) kommt.

❗ Bei der Interpretation der Urinosmolalität ist zu berücksichtigen, dass diese nicht nur durch die ADH-gesteuerte Verfügbarkeit an freiem Wasser beeinflusst wird, sondern auch durch die Konzentration der ausgeschiedenen Elektrolyte (v. a. Na^+), welche größtenteils die Wirkung des Aldosterons widerspiegeln. Will man also aus der Urinosmolalität Schlüsse auf die ADH-Sekretion ziehen (klinisch vor allem bei der Betreuung postoperativer Patienten von Bedeutung), so subtrahiert man von der Gesamtosmolalität des Urins die Teilchenkonzentration der darin enthaltenen Elektrolyte (in der Praxis werden meist nur Na^+ und K^+ bestimmt und das Resultat zur Berücksichtigung der anionischen Partner verdoppelt). Die so errechnete nicht-elektrolytbedingte Osmolalität korreliert gut mit den Serum-ADH-Spiegeln. ❗

11.2 Diagnostisches Vorgehen

Fast alle Störungen des Wasser- und Elektrolythaushaltes münden letztendlich in **drei Endstrecken**:

- **Volumenstörungen:** Je nach Ausmaß und begleitender Osmolalitätsstörung gehen die Störungen des Extrazellulärvolumens mit mehr oder weniger ausgeprägten Störungen des Intravasalvolumens (Kreislaufstörungen) einher.

❗ Die Terminologie der Volumenstörungen ist verwirrend. Störungen des Extrazellulärvolumens als Ganzes werden oft als **Hydratationsstörungen** (Dehydratation/Hyperhydratation) bezeichnet, während für Störungen des Intravasalvolumens der Begriff **Volumenstörung** (Hypovolämie/Hypervolämie) verwendet wird. ❗

- **Osmolalitätsstörungen**
- **Elektrolytstörungen**.

Die genannten Störungen betreffen zumindest bei längerem Bestehen sowohl den Extrazellulärraum (ECR) als auch den Intrazellulärraum. Da die Störungen jedoch meist im ECR entstehen (z. B. Elekrolytverluste über Urin, Durchfall, Erbrechen) und auch die Gegenregulation primär im ECR erfolgt (z. B. über die Renin-Angiotensin-Aldosteron-Achse), ist dieser das klinisch relevantere Kompartiment.

Leider ist die Diagnostik oft dadurch erschwert, dass Elektrolyt-, Osmolalitäts- und Volumenstörungen gleichzeitig vorliegen. Umso wichtiger ist ein systematisches diagnostisches Vorgehen. Folgende Fragen können die klinische Einschätzung erleichtern:

Bestehen Zeichen einer Störung des Intravasalvolumens (Hypovolämie, Hypervolämie)?

Diese Frage ist vordringlich zu beantworten, da intravasaler Volumenmangel zum Schock führen kann.

Zeichen einer Hypovolämie sind:

- eingeschränktes Bewusstsein
- eingeschränkte Hautperfusion: kühle, klamme Haut mit verzögerter Kapillarfüllung nach Fingerdruck
- Tachykardie, schwache periphere Pulse
- verminderte Urinproduktion
- orthostatische Hypotonie, später Kreislaufversagen.

Die Zeichen einer Hypervolämie sind weniger spezifisch; sie fällt oft erst durch eine zunehmende Herzinsuffizienz, evtl. auch durch eine arterielle Hypertonie auf.

Bestehen Zeichen einer Störung des Extrazellulärvolumens (Dehydratation, Hyperhydratation)?

Volumenstörungen des Intravasalraums treten nur selten isoliert – d.h. ohne begleitende Volumenveränderung des gesamten Extrazellulärraums – auf (z.B. in der Frühphase eines raschen Blutverlustes). Umgekehrt betrifft jede signifikante Volumenstörung des ECR früher oder später auch den Intravasalraum (z.B. hypovolämischer Schock nach lange bestehender Durchfallerkrankung). Es ist dennoch wichtig, das Extrazellulärvolumen jeweils unabhängig vom Status des Intravasalraums einzuschätzen, da sich Volumenstörungen wegen vielfältiger Kompensationsmechanismen oft erst spät am Intravasalraum manifestieren.

Typische **Zeichen der extrazellulären Dehydratation** sind z.B.

- trockene Schleimhäute
- verminderte Schweißproduktion (kein Achselschweiß), bei Kindern auch verminderte Tränenproduktion
- verminderter Hautturgor bis hin zu stehenden Hautfalten.

Zeichen der **Hyperhydratation** sind wiederum weniger spezifisch, evtl. liegen periphere Ödeme, Aszites oder Lungenödeme vor.

Bestehen spezifische Zeichen einer Osmolalitätsstörung oder einer Elektrolytabweichung?

Diese Frage ist klinisch oft schwer zu beantworten, da sich die Zeichen von Elektrolytabweichungen und Osmolalitätsstörungen überlappen und beide zudem nur unspezifische klinische Erscheinungen produzieren. Sowohl Osmolalitätsänderungen als auch Elektrolytstörungen – vor allem die des Natriums – führen zu ZNS-Symptomen (zerebrale Krampfanfälle sowie Bewusstseinsstörungen). Andere Elektrolytentgleisungen sind praktisch „klinisch stumm" (so ist das erste klinische Zeichen einer Hyperkaliämie oft der Tod

durch Kammerflimmern). Zur definitiven Diagnostik muss deshalb oft das **Labor** zur Hilfe gezogen werden, mithilfe dessen z.B. Abweichungen der Osmolalität (s. **11.1.2**) und der Serumelektrolyte samt dem sie beeinflussenden chemischen Milieu (z.B. Glucose, pH-Wert, Albumin) erkannt werden. Auch im **EKG** lassen sich manche Elektrolytabweichungen erkennen (z.B. K^+, Ca^{2+}).

11.3 Natrium

11.3.1 Physiologie

Natrium ist das **Hauptkation des extrazellulären Raums**. Diese herausragende Stellung beruht auf aktiven Transportmechanismen an der Zellmembran, die Natrium auf der Extrazellulärseite, Kalium auf der Intrazellulärseite anreichern (**Na^+/K^+-Pumpe**).

Der **Natrium-Gradient** an der Zellmembran ist mit entscheidend für die Erregbarkeit der Zelle. Störungen der Natrium-Konzentration führen deshalb zu Zellfunktionsstörungen. Diese sind vor allem an den Zellen des ZNS zu erkennen.

Darüber hinaus determiniert Natrium das Volumen und die Osmolalität des ECR.

Natrium-Bestand, Natrium-Konzentration

Um die physiologischen Wirkungen des Natriums zu verstehen, muss zwischen Natrium-Bestand und Natrium-Konzentration unterschieden werden (**Abb. 11.9**).

- Der Natrium-**Bestand** ist die Gesamtmenge des Natriums im Extrazellulärraum. Er bestimmt aufgrund der starken Bindung des Na^+ an den Extrazellulärraum dessen Wassergehalt und damit das Extrazellulärvolumen.
- Davon abzugrenzen ist die Natrium-**Konzentration** im

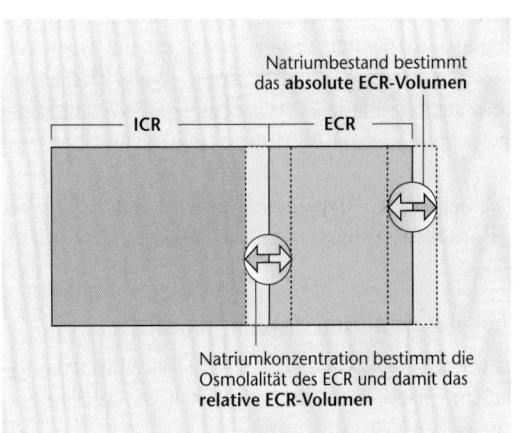

Abb. 11.9: Natrium-Bestand und Natrium-Konzentration.
[L157]

ECR. Sie bestimmt zu weiten Teilen die Gesamtosmolalität des ECR. Der Normwert im extrazellulären Kompartiment (und damit im Serum) ist 135–144 mmol/l.

Beide Größen werden unterschiedlich reguliert: Die **Natrium-Konzentration** wird im Rahmen der **Osmolalitätsregulation** über ADH und den Durstmechanismus geregelt, während der **Natrium-Bestand** im Rahmen der **Volumenregulation** über das RAAS und nierenwirksame Peptide reguliert wird (**Abb. 11.7** und **Abb. 11.8**). Während die Natrium-Konzentration messbar ist, ist der Natrium-Bestand nur klinisch abschätzbar. Wichtigstes Kriterium ist dabei der extrazelluläre Hydratationszustand (s. 11.4).

Beide Größen werden in engen Grenzen konstant gehalten. Sie ändern sich häufig parallel, nicht selten jedoch auch gegenläufig. So führt z. B. die Infusion einer 3%igen Kochsalzlösung nicht nur zu einer Erhöhung der extrazellulären Natrium-Konzentration und Osmolalität, sondern auch zu einer Erhöhung des Natrium-Bestandes. Die Infusion von freiem Wasser dagegen verringert die Natrium-Konzentration und die Osmolalität, nicht aber den Natrium-Bestand.

! Desgleichen kann es bei Natrium-Verlusten aus dem ECR (etwa bei Durchfallerkrankungen) sowohl zu einer Erhöhung der Natrium-Konzentration (Wasserverluste überwiegen Na⁺-Verluste) wie auch einer Erniedrigung der Natrium-Konzentration (Na⁺-Verluste überwiegen Wasserverluste) oder gleichbleibender Natrium-Konzentration (balancierte Na⁺- und Wasserverluste) kommen. **!**

Störungen der Natrium-Konzentration

Abweichungen der Natrium-Konzentration werden als Hyponatriämie (Na⁺ i. S. < 135 mmol/l) oder Hypernatriämie bezeichnet (Na⁺ i. S. > 145 mmol/l).

Ursache einer **Hyponatriämie** ist entweder der Verlust von Natrium, z. B. über Nieren oder Darm (**Verlusthyponatriämie**), oder die erhöhte Wasseraufnahme (**Verdünnungshyponatriämie**). Erstere Form geht mit einer Verminderung des ECR-Volumens einher, sodass Zeichen der Dehydratation vorliegen. Letztere Form dagegen geht häufig mit Zeichen der Wasserüberladung (Hyperhydratation) einher.

Die viel seltenere **Hypernatriämie** weist praktisch immer auf einen Wasserverlust hin, z. B. als Folge eines Diabetes insipidus.

Klinik des gestörten Natrium-Haushaltes

Aus der physiologischen Funktion des Natriums kann das klinische Erscheinungsbild bei Störungen im Natrium-Haushalt hergeleitet werden:

- Veränderungen der **Natrium-Konzentration** führen zu:
  – gestörter Membranfunktion: Diese kann zentralnervöse

Störungen wie Krampfanfälle oder Bewusstseinsstörungen hervorrufen.
  – Abweichungen der Osmolalität: Die hierdurch ausgelösten Wasserverschiebungen zwischen den Kompartimenten verursachen zentralnervöse Störungen.
- Veränderungen des **Natrium-Bestandes** ziehen **Volumenstörungen** (s. 11.4) nach sich.

11.3.2 Hyponatriämie

Klinik

Das klinische Erscheinungsbild ist durch die **gestörte Zellfunktion im ZNS** gekennzeichnet. Durch die mit der Hyponatriämie einhergehende Wasserverschiebung in den Intrazellulärraum schwellen die Hirnzellen an. Entwickelt sich die Hyponatriämie langsam, so treten Symptome in der Regel erst ab einer Natrium-Konzentration von < 115 mmol/l auf (bei rascher Entwicklung auch schon ab 125 mmol/l).

Häufige **Symptome** sind Reizbarkeit, allgemeine Schwäche, Muskelkrämpfe, Kopfschmerzen, Nausea, Erbrechen; später Bewusstseinsstörungen (Verwirrung, Lethargie bis hin zum Koma), zerebrale Krampfanfälle und Zeichen der Hirneinklemmung.

Beruht die Hyponatriämie auf Natrium-Verlusten, so stehen klinisch oft die Zeichen der begleitenden Hydratationsstörung im Vordergrund (Exsikkose).

Ätiologie und Pathogenese

Natrium-Verluste

- **Verluste über den Magen-Darm-Trakt:** Diarrhö, Erbrechen, chirurgische Fisteln, Ileus oder Pankreatitis mit Na⁺-Verlusten in den „dritten Raum" (**Abb. 11.10**)
- **Verluste über die Nieren:** Diuretika-Therapie, osmotische Diurese, Nephritis mit Salzverlust, Nebenniereninsuffizienz (erniedrigte Aldosteron-Spiegel).

Durch die mit dem Natrium-Verlust einhergehende Volumenstörung werden potente **Regulationsmechanismen** aktiviert (tubuläre Na⁺-Reabsorption durch Aktivierung des RAAS sowie nierenwirksamer Peptide, s. 11.1.3), sodass die Serumkonzentration des Natriums bei verlustbedingter Ätiologie selten unter 130 mmol/l fällt.

Natrium-Verdünnung

Hierbei kommt es durch ein relatives **Überwiegen von freiem Wasser** zu einem Abfall der Natrium-Konzentration. Der Gesamtbestand an Natrium und damit das ECR-Volumen kann dabei erniedrigt, normal oder erhöht sein!

Ist die verminderte Natrium-Konzentration von einer Erhöhung des Natrium-Bestandes begleitet (Hyperhydratation), so kommt es im Rahmen der Volumenregulation zu einer potenten Natriurese, was die Hyponatriämie exazerbiert. Hier können dann extrem niedrige Natrium-Konzentrationen auftreten.

Zu einer Natrium-Verdünnung kann es kommen bei:
- erhöhter Sekretion von ADH: „adäquater" ADH-Exzess (postoperativ, bei Verbrennungen, bei Trauma) sowie „inadäquater" ADH-Exzess bei pulmonalen oder intrakraniellen Erkrankungen (SIADH, s. **8.6.3**)
- Bedingungen, bei denen die Wasserausscheidung der Nieren durch andere Prozesse gestört ist: Herzinsuffizienz, Niereninsuffizienz, schwerer Mangel an Schilddrüsenhormonen oder Glukokortikoiden
- Wasserintoxikation („Süßwasservergiftung"), psychogener Polydipsie
- Krankheiten mit osmotischer Überladung: Hyperglykämie (etwa im diabetischen Koma), Gabe von Mannitol, Äthanol oder Kontrastmitteln

> ❗ Bei Hyperglykämie fällt die Serum-Natrium-Konzentration wegen der glucosebedingten Wasserretention im ECR um 1,7 mmol/l pro 100 mg/dl Glucose-Überschuss. ❗

- nephrotischem Syndrom und Leberzirrhose: Durch den mit der Hypoproteinämie einhergehenden Abfall des intravasalen onkotischen Druckes kommt es zur signifikanten Hypovolämie, durch die neben Aldosteron auch vermehrt ADH sezerniert wird ($\rightarrow$ Wasserretention).

Andere Bedingungen
- unzureichende Salzzufuhr (selten)
- Bei schwerer Hypokaliämie kommt es zum transzellulären Austausch von K^+ gegen Na^+, sodass das Serum-Natrium abfällt.

Diagnostisches Vorgehen

Zunächst muss geklärt werden, ob es sich um eine Verlusthyponatriämie oder um eine Verdünnungshyponatriämie handelt. Verlusthyponatriämien gehen in der Regel mit extrazellulären Volumenverlusten, Verdünnungshyponatriämien mit einem normalen oder erhöhten Extrazellulärvolumen einher. Zur klinischen **Einschätzung des ECR-Volumens** s. **11.2**.

Die **Untersuchung des Urins** kann hilfreich sein, die Befunde müssen allerdings sorgfältig interpretiert werden (**Tab. 11.2**):
- Salzverluste über den Darm führen zu einem erniedrigten Urinvolumen mit geringer Natrium-Konzentration.
- Salzverluste über die Nieren führen zu einer erhöhten Urin-Natrium-Konzentration.
- Auch bei Hyponatriämien mit einem erhöhten effektiven Extrazellulärvolumen (s. **11.1.3**) steigt wegen der damit einhergehenden Unterdrückung des RAAS die Natrium-Konzentration im Urin. Dies gilt z. B. für die Hyponatriämie bei – adäquat oder inadäquat – erhöhter ADH-Sekretion.

Therapie

Diese stützt sich auf drei Pfeiler:
- Liegt eine begleitende **Volumenstörung** vor, so wird diese vorrangig behandelt: durch Gabe isotoner Lösungen bei Schock bzw. Hypovolämie, Volumenausgleich bei Dehydratation oder durch Flüssigkeitsrestriktion bzw. Diuretika bei Hyperhydratation.
- Ist die **Hyponatriämie symptomatisch** (liegen also z. B. ZNS-Symptome wie Krampfanfälle oder Bewusstseinsstörungen vor), so muss die Natrium-Konzentration akut, aber *langsam* durch Gabe von **hypertoner (z. B. 3%iger) Na^+-Lösung** angehoben werden. Es wird keine volle Korrektur der Natrium-Konzentration angestrebt, der Na^+-Spiegel sollte in 24 h wenn möglich um nicht mehr als 8 mmol/l angehoben werden (s. **Kasten** „Berechnung der Natrium-Substitution").

> ❗ Die Korrektur muss auch bei akuten Erscheinungen *langsam* (nicht schneller als 1 mmol/l/h) erfolgen, da sonst wegen rascher Osmolalitätsänderungen Krampfanfälle sowie das sog. osmotische Demyelinisierungssyndrom auftreten können. Bei Letzterem handelt es sich um eine osmolalitätsbedingte Schädigung vor allem der Hirnstammneurone (pon-

Na⁺-Verluste:
- über MDT: Diarrhoe, Erbrechen, chirurgische Fisteln, Ileus oder Pankreatitis (Verluste in den dritten Raum)
- über Nieren: Diuretika-Therapie, osmotische Diurese, Nephritis mit Salzverlust, Nebenniereninsuffizienz

Andere Faktoren:
- unzureichende Salzzufuhr
- schwere Hypokaliämie

Na⁺-Verdünnung:
- ADH-Exzess: SIADH, physiologische ADH-Antwort (z.B. nach OP)
- inadäquate renale Wasserausscheidung: Niereninsuffizienz, Mangel an Schilddrüsen-Hormonen oder Glukokortikoiden
- Wasserintoxikation
- osmotische Überladung, z.B. diabetisches Koma
- Herzinsuffizienz
- nephrotisches Syndrom und Leberzirrhose

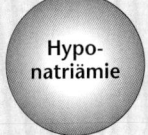

Hyponatriämie

11

Abb. 11.10: Ursachen der Hyponatriämie. [L157]

tine Myelinolyse) mit teilweise bleibenden neurologischen Ausfällen. **!**

- Sind die **Symptome beseitigt**, wird die Natrium-Konzentration *langsam* in den Normalbereich gebracht. Dies kann (bei einer Verlusthyponatriämie) durch Zufuhr **isotoner Kochsalzlösung** geschehen oder (bei einer Verdünnungshyponatriämie) durch Wasserrestriktion bzw. Behandlung der zugrunde liegenden Ursachen.

Ein neue Form der Therapie der Hyponatriämie zeichnet sich durch die Entwicklung „**aquaretischer**" Medikamente ab. Diese antagonisieren die Wirkung von ADH am Sammelrohr (z. B. Demeclocyclin) oder an den für die Vermittlung der renalen Wirkung des ADH zuständigen V2-Rezeptoren (etwa Tolvaptan, Lixivaptan). Durch Induktion einer reinen Wasserdiurese ohne Elektrolytverluste könnte die verdünnungsbedingte Hyponatriämie (etwa bei Herzinsuffizienz, Leberzirrhose oder SIADH) in Zukunft effektiver behandelt werden.

Zur Therapie des SIADH s. **8.6.3**.

═══════════**ZUR VERTIEFUNG**═══════════

Berechnung der Natrium-Substitution bei Hyponatriämie

Prinzip: Die angestrebte Konzentrationserhöhung für Na^+ wird mit dem Volumen des Verteilungsraums multipliziert:

$$(Na^+_{soll} - Na^+_{ist}) \times 40\%^* \text{ des Körpergewichts (in Liter)}$$

*Theoretisch wäre der Verteilungsraum für Na^+ (entspricht dem ECR) mit 20% des Körpergewichtes zu veranschlagen. Dennoch werden bei Erwachsenen 40% (bei Kindern 60%) des Körpergewichts eingesetzt, da im Zuge der intravenösen Rehydratationstherapie zunächst der Intravasalraum rasch aufgefüllt wird, wodurch eine Natriurese einsetzt, noch bevor der gesamte ECR vollständig „aufgefüllt" ist.

! Stets wird der (oft überraschend variable) Effekt der Na^+-Substitution durch (z. B. stündliche) Kontrollen des Serum-Na^+ überprüft. **!**

! Durch die obige Formel wird lediglich die Abweichung der Natrium-Konzentratrion korrigiert, eine evtl. begleitende Volumenstörung (d. h. Störung des Natrium-Bestandes) bleibt davon unberührt. **!**

Beispiel: Soll eine erniedrigte Na^+-Konzentration von 105 mmol/l bei einer 100 kg schweren Frau in 6 Stunden auf 110 mmol/l angehoben werden, so werden in diesem Zeitraum (bei Annahme eines „Verteilungsfaktors" von 40%) 5 mmol/l × 0,4 × 100 l an Na^+ (also 200 mmol Na^+) zugeführt. Das wären z. B. 390 ml einer 3%igen Na^+-Lösung – Letztere enthält 513 mmol Na^+/l.

11.3.3 Hypernatriämie

Im Vergleich zur Hyponatriämie ist die Hypernatriämie selten. Dies liegt daran, dass der Körper mit dem Durstmechanismus und der ADH-Regulation über potente Steuerungsmechanismen verfügt, die einen Anstieg der Serum-Natrium-Konzentration verhindern.

Klinik

Kennzeichnend ist wiederum die **gestörte Zellfunktion im ZNS**, die zum einen direkte Folge der gestörten Membranprozesse ist, zum anderen auf die Wasserverschiebungen mit Dehydratation der Hirnzellen zurückzuführen ist.

Darüber hinaus kann es bei der Hypernatriämie bzw. ihrer Therapie zu zwei spezifischen Schädigungsmustern kommen:

- Das schrumpfende Hirnvolumen kann Risse und Thrombosen der Brückenvenen an der Hirnoberfläche sowie der parenchymatösen Hirngefäße verursachen (**vaskulärer Insult**).
- Die Korrektur einer Hypernatriämie kann eine schwerwiegende reaktive **Hirnschwellung** auslösen.

! Dieses zunächst paradox erscheinende Phänomen beruht darauf, dass die Gehirnzelle einen einmaligen Schutzmechanismus entwickelt hat, der sie im Falle eines hypertonen Extrazellulärraums überleben lässt. Sie exprimiert nämlich in dieser Situation zum Schutz vor deletärem Volumenentzug osmotisch aktive Substanzen (sog. **Idiosmole**, wahrscheinlich Neurotransmitter), die die intrazelluläre Osmolalität sozusagen „künstlich" erhöhen. Sinkt im Rahmen der Therapie der extrazelluläre Natrium-Spiegel ab, so verursacht die relativ hohe intrazelluläre Osmolalität einen raschen Wassereinstrom in die Hirnzelle mit zum Teil tödlichen Folgen. **!**

Auch bei der Hypernatriämie hängt die Klinik ganz entscheidend vom Zeitraum ab, in dem sich die Störung entwickelt. Häufige **Symptome** sind Irritabilität, Hyperreflexie, Muskelspasmen, Nackensteifigkeit, Krampfanfälle, Ataxie, Hyperthermie und Bewusstseinsstörungen bis hin zum Koma.

Ätiologie und Pathogenese

Wasserverluste

Durch den Verlust an freiem Wasser kommt es zu einer Konzentration des extrazellulären Natriums (Konzentrationshypernatriämie, **Abb. 11.11**). Der Natrium-Bestand ist zumeist verringert. Klinisch stehen die Zeichen des Volumenverlustes im Vordergrund:

- Wasserverluste über die Nieren: Nierenerkrankungen mit eingeschränkter Konzentrierung des Urins (Nephropathien), polyurisches Nierenversagen, Diabetes insipidus (zentral oder renal, s. **8.6.3**)

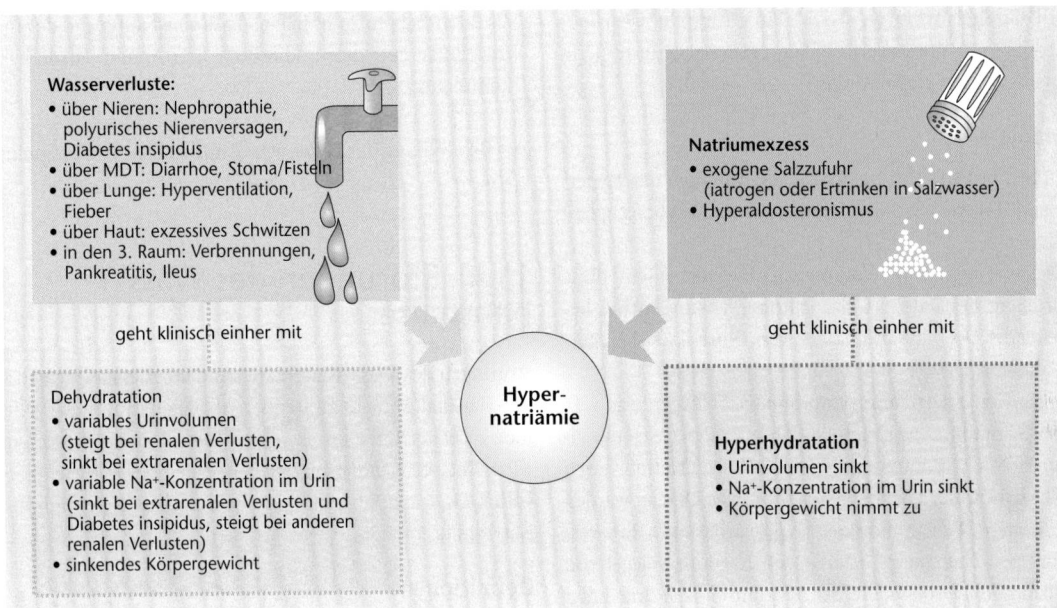

**Abb. 11.11:
Ursachen der
Hypernatri-
ämie.** [L157]

- Wasserverluste über Magen-Darm-Trakt (Diarrhö), Lungen (Hyperventilation, z. B. bei Fieber), Haut (Hitzeregulation) oder in den „dritten Raum" (z. B. Verbrennungen, Pankreatitis, Ileus).

Natrium-Exzess (selten)

Hierbei kommt es zu einer Erhöhung des Natrium-Bestandes und damit einer Ausdehnung des Extrazellulärvolumens (Hyperhydratation), welche klinisch meist im Vordergrund steht. Verantwortlich sind:

- exogene Salzzufuhr (z. B. iatrogen im Rahmen der Intensivtherapie mit Natriumbicarbonat)
- endogene Na⁺-Retention durch Hyperaldosteronismus (s. 8.7.3).

Diagnostisches Vorgehen

Primär muss geklärt werden, ob der Hypernatriämie ein Natrium-Exzess oder ein Wasserverlust zugrunde liegt. Hierzu ist die **Untersuchung des Hydratationszustandes** entscheidend (s. 11.2). Wasserverluste gehen mit extrazellulären Volumenverlusten, Natrium-Exzesse mit einem normalen oder erhöhten Extrazellulärvolumen einher.

Die **Untersuchung des Urins** kann hilfreich sein, die Befunde müssen wiederum sorgfältig interpretiert werden (**Tab. 11.2**).

- Eine erhöhte Konzentration des Urin-Natriums deutet auf extrazelluläre Volumenexpansion und damit einen Natrium-Exzess hin.
- Die Urinkonzentration (gemessen als Urinosmolalität oder als spezifisches Gewicht) gibt Auskunft über die Wasserausscheidung und damit indirekt auch über die

Tab. 11.2 Differenzierung der Hyponatriämie nach Extrazellulärvolumen* und Natrium-Konzentration des Urins

Erniedrigtes Extrazellulärvolumen	
erniedrigte Urin-Natrium-Konzentration (< 30 mmol/l): extrarenale Na⁺-Verluste, z. B. durch • gastrointestinale Verluste • Pankreatitis • Verbrennungen	**erhöhte Urin-Natrium-Konzentration (> 30 mmol/l):** renale Na⁺-Verluste, z. B. durch • Diuretika • Nebenniereninsuffizienz • osmotische Diurese • Nephropathie mit Salzverlust

Normales Extrazellulärvolumen
erhöhte Urin-Natrium-Konzentration (> 30 mmol/l): • SIADH** • Hypothyreose • Hypopituitarismus (Glukokortikoidmangel) • Wasserintoxikation/Polydipsie • exzessive parenterale Zufuhr hypotoner Lösungen

Erhöhtes Extrazellulärvolumen	
erniedrigte Urin-Natrium-Konzentration (< 30 mmol/l): • nephrotisches Syndrom • Herzinsuffizienz • Leberzirrhose	**erhöhte Urin-Natrium-Konzentration (> 30 mmol/l):** • chronische Niereninsuffizienz • akutes Nierenversagen • physiologischer ADH-Exzess, etwa nach Operationen

* Beurteilung durch klinische Untersuchung (s. 11.2, 11.4)
** Das SIADH kann bei geringer Salzzufuhr auch mit einer erniedrigten Urin-Natrium-Konzentration einhergehen

11

ADH-Spiegel im Blut (s. **11.1.3**). Ein verdünnter Urin deutet auf renale Wasserverluste hin, ein konzentrierter Urin auf extrarenale Wasserverluste.

Therapie

Wie oben beschrieben beinhaltet die Therapie der Hypernatriämie schwere Risiken und muss deshalb genau geplant werden.

- Liegt eine begleitende **Volumenstörung** vor, so wird diese vorrangig behandelt (Gabe **isotoner Lösungen** bei begleitender Dehydratation, Gabe von Diuretika bei Hyperhydratation).
- Ist die **Hypernatriämie symptomatisch** (liegen also z. B. ZNS-Symptome wie Krampfanfälle oder Bewusstseinsstörungen vor), so muss die Natrium-Konzentration durch Gabe **hypotoner Lösungen** *langsam* ausgeglichen werden (s. **Kasten** „Behandlung der Hypernatriämie"). Ein vernünftiges Therapieziel ist z. B. ein Natrium-Spiegel von 150 mmol/l. Dabei sollte der Natrium-Spiegel um nicht mehr als um **0,5 – 1 mmol/l pro Stunde** (und nicht mehr

═══════ZUR VERTIEFUNG═══════

Behandlung der Hypernatriämie

Die für den Konzentrationsausgleich benötigte **Gesamtmenge an freiem Wasser** kann berechnet werden, indem man die Differenz aus der gegenwärtigen und der angestrebten Natrium-Konzentration durch die angestrebte Natrium-Konzentration teilt und das Ergebnis mit dem Volumen des Verteilungsraums (in diesem Fall des Gesamtkörperwassers) multipliziert:

$$\frac{(Na^+_{ist} - Na^+_{soll})}{Na^+_{soll}} \times 60\% \text{ des Körpergewichts (in Liter)}$$

Anstelle dieser etwas komplizierten Formel kann man auch grob von einem Wasserbedarf von 4 ml pro kg Körpergewicht für jedes den Normalwert übersteigende mmol/l an Natrium ausgehen:

$$(Na^+_{ist} - Na^+_{soll}) \times (4 \text{ ml/kg Körpergewicht})$$

Freies Wasser kann dabei in Form von 5%iger Glucose-Lösung (1 l enthält 1 l freies Wasser) oder als 1/4- bzw. 1/2-normale Kochsalzlösung (1 l enthält dann jeweils 3/4 Liter bzw 1/2 Liter freies Wasser) zugeführt werden (s. Kasten „Therapeutische Anwendung physiologischer Prinzipien" in 11.1.1).

! Durch die obige Formel wird lediglich die Abweichung der **Natrium-Konzentration** korrigiert, eine evtl. begleitende Volumenstörung (d.h. Störung des **Natrium-Bestandes**) bleibt davon unberührt. **!**

Beispiel: Soll ein erhöhter Natrium-Wert von 170 mmol/l bei einem 100 kg schweren Mann in 24 Stunden auf 160 mmol/l gesenkt werden, so werden in diesem Zeitraum (bei Annahme eines Verteilungsfaktors von 60%) 10/160 × 0,6 × 100 l an freiem Wasser (also 3,75 l) zugeführt.

als 10 mmol pro 24 h) fallen, da es sonst aufgrund der intrazellulär gebildeten Idiosmole (s. o.) zum Hirnödem kommen kann.

Zur Behandlung der Hypernatriämie bei Diabetes insipidus s. **8.6.3**.

11.4 Störungen des Wasserhaushaltes

Störungen des Wasserhaushaltes sind von denen des Natrium-Haushaltes nicht zu trennen, da das Extrazellulärvolumen in erster Linie durch seinen Gehalt an Na^+ bestimmt wird. Entsprechend erfolgt die Steuerung des Extrazellulärvolumens primär über die Ausscheidung bzw. Retention von Natrium (s. **11.1.3**).

Definitionen

De- und Hyperhydratation

Die Begriffe De- und Hyperhydratation bezeichnen eine **Volumenverminderung bzw. -vermehrung des extrazellulären Körperwassers**. Hydratationsstörungen können je nach begleitender Natrium-Konzentration von Osmolalitätsstörungen begleitet sein, d. h., sie können isoton (= ohne begleitende Osmolalitätsänderung), hypoton oder hyperton sein. In den beiden letzteren Fällen sind sie mit Flüssigkeitsverschiebungen und damit Volumenänderungen auch des ICR verbunden.

Zu begleitenden Osmolalitätsstörungen kommt es dann, wenn freies Wasser und Körpersalze in ungleichgewichtigem Verhältnis verloren gehen bzw. zurückgehalten werden. So führt z. B. die Cholera zu stärkeren Na^+- als Wasserverlusten, sodass eine hypotone Dehydratation resultiert.

Hydratationsstörungen führen stets auch zu einer mehr oder weniger stark ausgeprägten Störung des Intravasalvolumens und damit zu Kreislaufsymptomen (s. u.).

Hypo- und Hypervolämie

Die Begriffe Hypo- und Hypervolämie bezeichnen eine **Verminderung bzw. Vermehrung des Intravasalvolumens**. Eine reine, d. h. primär durch eine Störung des Intravasalraums bedingte Hypovolämie ist z. B. die akute Blutung. Hier kommt es praktisch ausschließlich zu Kreislaufsymptomen (z. B. erniedrigtem Blutdruck und erhöhter Pulsfrequenz). Zeichen der Dehydratation treten erst später hinzu (s. **Kasten** „Kompensationsmechanismen bei akutem Blutverlust"). Umgekehrt können zunächst den gesamten Extrazellulärraum betreffende Volumenstörungen (De- oder Hyperhydratation) früher oder später zur Hypo- oder Hypervolämie mit entsprechenden Kreislaufstörungen führen.

Eine reine Hypervolämie ist z. B. durch eine akute Überinfusion von Blut oder Albumin-Lösungen möglich.

==== ZUR VERTIEFUNG ====

Kompensationsmechanismen bei akutem Blutverlust

- Bis zu 1 Liter akuten Verlustes an intravasaler Flüssigkeit kann vom Erwachsenen ohne klinische Zeichen kompensiert werden.
- Bei größeren Verlusten kommt es zunächst zur lageabhängigen Hypotension (**orthostatische Dysregulation**) als einem der ersten und verlässlichsten Zeichen der Volumenminderung.
- Danach sinkt der Blutdruck im venösen System. ZVD und pulmonalkapillärer Verschlussdruck sind dann erniedrigt.
- Später kommt es zu einer Umverteilung des zirkulierenden Blutvolumens zugunsten der zentralen lebenswichtigen Organe (Gehirn, Herz, Niere). Diese **Zentralisierung** der Durchblutung kommt durch eine Konstriktion der Gefäße von Haut und Magen-Darm-Trakt zustande.
- Weitere Blutverluste führen zu einem signifikanten **Abfall des Herzschlagvolumens**. Folge sind Tachykardie, fadenförmiger Puls und evtl. Oligo- oder Anurie. Spätzeichen ist die arterielle Hypotonie.

Diagnostisches Vorgehen

Störungen des Wasserhaushaltes beeinflussen sowohl den Flüssigkeitsgehalt der Kompartimente als auch die Osmolalität bzw. Natrium-Konzentration. Die klinische Diagnostik verfolgt deshalb drei **Fragestellungen:**

- Wie stark ist der **Intravasalraum** betroffen: Bestehen Zeichen von Hypo- oder Hypervolämie?
- Wie stark ist der **Extrazellulärraum** verändert: Gibt es Zeichen der Dehydratation oder Hyperhydratation?
- Wie stark ist die **Osmolalität** gestört: Liegen Zeichen einer Osmolalitätsstörung vor?

Labor und apparative Diagnostik sind hilfreiche Ergänzungen, da sie oft Hinweise auf die zugrunde liegende Erkrankung liefern. Allerdings kann das Labor zur Einschätzung des Extrazellulärvolumens – wie in **11.2** besprochen – allenfalls Hinweise geben.

Anamnese

Die Anamnese ist selten wegweisend, die Symptome sind in der Regel von der Grundkrankheit bestimmt. Wichtige Fragen sind:

- **Grunderkrankungen** (Herz-, Leber- oder Nierenkrankheiten), Medikamenteneinnahme, v. a. Diuretika
- vermehrte **Flüssigkeitsverluste**, z. B. Erbrechen, Durchfälle, Fieber, Urinausscheidung
- **Flüssigkeitsaufnahme**, Gewichtsveränderungen, Durstgefühl.

Befund

Je nach vorwiegend betroffenem Kompartiment (Intravasalraum *versus* gesamter Extrazellulärraum) können Kreislaufstörungen von Hydratationsstörungen abgetrennt werden. In Wirklichkeit treten sie meist gemeinsam auf (**Tab. 11.3**).

Flüssigkeitsbilanz

Die **Gegenüberstellung von Ein- und Ausfuhr** („Bilanzierung") kann klinisch enorm hilfreich sein (s. **11.1.1**), denn hierdurch können Volumenüberschüsse bzw. laufende Verluste rasch erkannt werden.

Körpergewicht

Akute Änderungen des Körpergewichtes reflektieren eine Zunahme oder Abnahme des Gesamtkörperwassers. Insofern bietet die tägliche Gewichtsmessung eine einfache (und häufig nicht genutzte) Möglichkeit, um Abweichungen des Extrazellulärvolumens zu erkennen.

Tab. 11.3 Klinische Erscheinungen bei Störungen des Wasserhaushaltes

	Volumenmangel	Volumenüberschuss
Den Intravasalraum betreffend	- Tachykardie - orthostatische Hypotonie - Oligurie - verlangsamte Kapillarfüllung auf Fingerdruck *(Rekapillarisierungszeit)*, gemessen z. B. durch Druck auf die Haut des Brustkorbs oder auf das Nagelbett – normal sind < 2 Sekunden) - kühle Peripherie - Hypotonie	- Hypertonie - vermehrte Jugularvenenfüllung (Stauung bei 45°-Oberkörperhochlage deutet auf erhöhtes Volumen in den zentralen Venenabschnitten hin) - hepatojugulärer Reflux (Jugularvenen füllen sich bei Druck auf die Leber)
Den gesamten ECR betreffend	- trockene Schleimhäute - kein Axillarschweiß - verminderte Tränenproduktion (bei Kindern) - verminderter Hautturgor	- Tachypnoe - S3 Galopp-Rhythmus (s. 1.4.2) - Aszites, Lungenödem - Hautödeme

! Leider gibt das Körpergewicht keine Auskunft über die Verteilung des Körperwassers auf die Kompartimente. Auch können beträchtliche Wasserbewegungen zwischen den Kompartimenten auftreten (z. B. bei der Entwicklung eines Aszites), ohne dass sich das Körpergewicht ändert. !

Labor

Leider sind Laborbefunde bei Störungen des Wasserhaushaltes wenig spezifisch (**Abb. 11.12**). Insbesondere die Untersuchung des Urins kann jedoch wertvolle Hinweise auf den Volumenstatus geben:

- **Natrium-Ausscheidung im Urin:** Wie in **11.1.3** besprochen führt ein extrazellulärer Volumenmangel zur Aldosteron-Sekretion und damit zu einer niedrigen Urin-Natrium-Konzentration (< 20 mmol/l). Die Natrium-Ausscheidung kann auch als sog. fraktionierte Natrium-Ausscheidung auf die Nierenfunktion bezogen werden, sodass eine Unterscheidung zwischen einer Volumenstörung (prärenales Nierenversagen) und einer renal bedingten Oligurie möglich wird (s. **Kasten** „Differenzierung von Volumenstörung und Nierenversagen bei Oligurie").
- **Urinkonzentration:** Die häufigste Ursache von Störungen des Wasserhaushaltes ist ein extrazellulärer Volumenmangel, der physiologischerweise zur ADH-Sekretion und damit zu einem konzentrierten Urin führt. Die Urinkonzentration kann entweder als Osmolalität oder als spezifisches Gewicht gemessen werden; bei letzterer Methode ist zu berücksichtigen, dass schwerere Teilchen (z. B. Glucose oder Eiweiße) den Messwert mehr beeinflussen als

leichte Teilchen (Elektrolyte), was vor allem bei Glucosurie schwer interpretierbare Ergebnisse erbringt.
- **Harnstoff im Serum:** Bei gedrosselter Diurese diffundiert mehr Harnstoff ins Gefäßsystem zurück, sodass der Harnstoff-Serumspiegel bei Dehydratation ansteigt.
- **Hämokonzentration:** Bei länger bestehender Dehydratation kommt es zu einer Konzentrierung der Blut- und Plasmabestandteile und damit zu einem Anstieg von Hämatokrit (um etwa 6 – 8% pro Liter intravasalen Volumenverlustes), Albumin, Calcium, Harnsäure u. a.

=== **ZUR VERTIEFUNG** ===

Differenzierung von Volumenstörung und Nierenversagen bei Oligurie

Teilt man den Quotienten aus Urin- und Plasma-Natrium-Konzentration durch denjenigen aus Urin- und Plasma-Kreatinin-Konzentration, so erhält man die sog. **fraktionierte Natrium-Ausscheidung**:

$$\frac{(U_{Na}/P_{Na})}{(U_{Krea}/P_{Krea})} \times 100$$

Werte von < 1 deuten auf eine Volumenstörung, Werte von > 1 auf ein Nierenversagen hin.

! Das Harnstoff-Kreatinin-Verhältnis im Serum kann hilfreich sein, um eine Hypovolämie (prärenales Nierenversagen) von einem intrinsischen Nierenversagen („renales" Nierenversagen) abzugrenzen. Bei reiner Hypovolämie steigt der Harnstoff bei Weitem schneller an als das Kreatinin (HSt/Krea = 15 – 20), während sich beim Nierenversagen beide Werte etwa gleich schnell ändern (HSt/Krea = 10 – 15). !

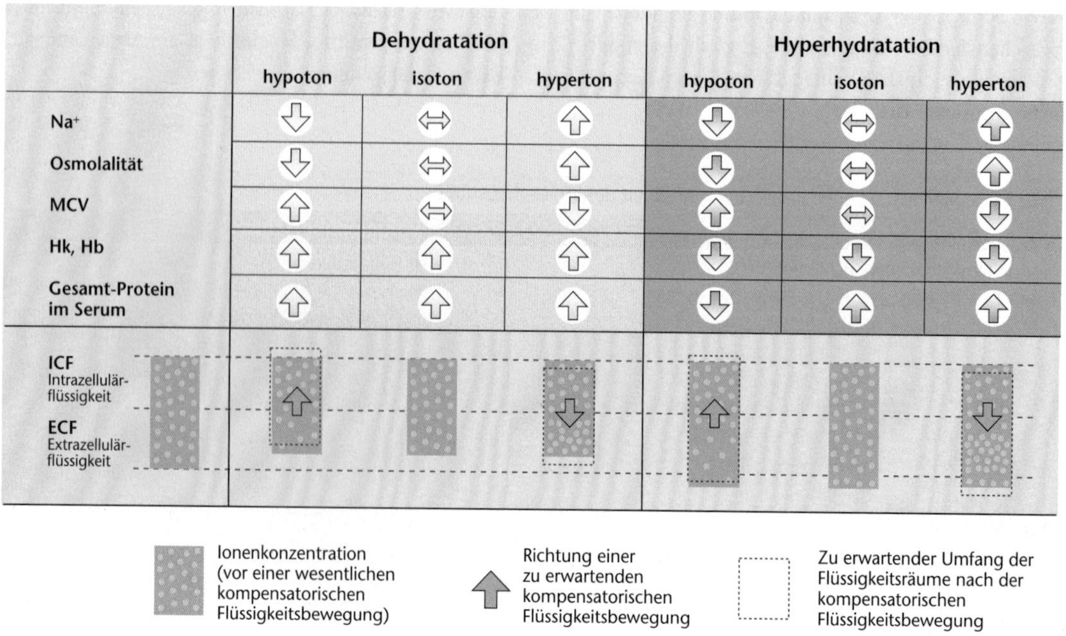

	Dehydratation			Hyperhydratation		
	hypoton	isoton	hyperton	hypoton	isoton	hyperton
Na⁺	⬇	⬌	⬆	⬇	⬌	⬆
Osmolalität	⬇	⬌	⬆	⬇	⬌	⬆
MCV	⬆	⬌	⬇	⬆	⬌	⬇
Hk, Hb	⬆	⬆	⬆	⬇	⬇	⬇
Gesamt-Protein im Serum	⬆	⬆	⬆	⬇	⬆	⬆

ICF Intrazellulärflüssigkeit
ECF Extrazellulärflüssigkeit

Abb. 11.12: Laborbefunde bei Störungen des Natrium- und Wasserhaushaltes. [L157]

Ionenkonzentration (vor einer wesentlichen kompensatorischen Flüssigkeitsbewegung)

Richtung einer zu erwartenden kompensatorischen Flüssigkeitsbewegung

Zu erwartender Umfang der Flüssigkeitsräume nach der kompensatorischen Flüssigkeitsbewegung

11

Invasive Messungen

Es gibt keine verlässliche Messung des Extrazellulärvolumens. Das Intravasalvolumen dagegen kann indirekt über spezielle Druckmessungen im zentralen Venensystem (Messung des **zentralen Venendrucks, ZVD**) und im pulmonalen Arterien- bzw. Kapillarsystem (Messung des **pulmonalkapillären Verschlussdrucks**) abgeschätzt werden (Genaueres s. **1.4.3**).

11.4.1 Dehydratation

Häufige Ursachen der Dehydratation sind zu geringe Flüssigkeitszufuhr oder Flüssigkeitsverluste über Nieren, Gastrointestinaltrakt, Haut oder Lungen. Je nach begleitender Osmolalitätsstörung werden isotone, hypotone und hypertone Dehydratation unterschieden.

Klinik

Die klinischen Zeichen der Dehydratation werden als **Exsikkose** bezeichnet, z. B. trockene Schleimhäute, fehlender Axillarschweiß, fehlende Tränenproduktion, rissige Zunge (z. T. mit borkigen Belägen) und stehende Hautfalten durch erniedrigten Hautturgor.

Diese Zeichen treten erst ab mehreren Litern Volumendefizit auf und sind bei kachektischen und älteren Patienten nicht immer vorhanden. Auch **Durst** fehlt bei älteren Menschen oft.

Bei schweren Störungen treten **ZNS-Symptome** auf: Somnolenz bis Koma, hirnorganisches Psychosyndrom, Krampfanfälle.

Ätiologie

Eine Dehydratation kann bedingt sein durch:
- **gastrointestinale Verluste:** z. B. durch Erbrechen, Diarrhö, gastrointestinale Fisteln
- **renale Verluste:** z. B. durch Diuretika-Therapie, polyurische Phase des akuten Nierenversagens oder bei M. Addison durch ausfallende Aldosteron-Sekretion und damit eingeschränkte Salzretention (s. **11.1.3**)
- **Verluste in den dritten Raum:** z. B. bei Ileus oder Pankreatitis
- **Hautverluste:** z. B. bei starkem Schwitzen oder bei Verbrennungen
- **unzureichende Flüssigkeitszufuhr:** besonders gefährdet sind Säuglinge und alte Menschen.

Therapie

Schocktherapie

Vorrangiges Ziel ist bei *allen* Formen der Dehydratation die Beseitigung einer evtl. bestehenden Hypovolämie, d. h. die Wiederherstellung eines ausreichenden Intravasalvolumens. Hierzu werden gegebenenfalls so lange isotone Kristalloidlösungen gegeben (z. B. 0,9%ige Kochsalzlösung oder Ringer-Lactat), bis sich die Zeichen des Kreislaufdefizits bessern (Anstieg des Blutdrucks, Rückgang der Pulsfrequenz, Einsetzen der Urinproduktion).

! Bei Hypovolämie mit Exsikkose sollten keine „Plasmaexpander" (s. 11.1.1) gegeben werden, da sie das extravasale Flüssigkeitsdefizit verstärken, indem Wasser in den Intravasalraum diffundiert. **!**

Rehydrierungsphase

Nach dieser ersten Phase der Schocktherapie wird das extrazelluläre Volumendefizit ausgeglichen:
- Hierzu wird zunächst das zu ersetzende Volumen festgelegt (**Tab. 11.4**). Ist ein Normalgewicht bekannt, so kann das Volumendefizit direkt aus dem gemessenen Gewichtsverlust abgelesen werden.
- Dieses Volumen wird nun über 24 – 48 Stunden ersetzt (24 Stunden bei der hypotonen oder isotonen Dehydratation, 48 Stunden bei der hypertonen Dehydratation, s. u.).
- Je nach begleitender Tonizität werden für die Rehydrierung unterschiedliche Lösungen verwendet. Bei **hypertoner Dehydratation** kommt eine 1/4-normale (1/4-isotone) Glucose-Kochsalz-Lösung mit Kalium-Zusatz, selten auch eine reine Glucose-Lösung mit Kalium-Zusatz zum Einsatz, bei **isotoner Dehydratation** eine 1/2-normale Glucose-Kochsalz-Lösung mit Kalium-Zusatz, bei **hypotoner Dehydratation** eine 1/1-normale Glucose-Kochsalz-Lösung mit Kalium-Zusatz.

! Bei Oligurie sollte die Substitutionslösung zunächst kaliumfrei sein, bis die Gefahr eines akuten Nierenversagens mit Hyperkaliämie ausgeschlossen ist. **!**

Isotone Dehydratation

Sie entsteht durch extrazelluläre Natrium- und Wasserverluste in gleichgewichtigem Verhältnis; das Serum-Na$^+$ liegt

Tab. 11.4 Schweregrade der Dehydratation (mit Angabe der Wasserverluste in % des Körpergewichtes)

Leicht (3 – 5 %)	Mäßig (6 – 8 %)	Schwer (9 – 12 %)
• etwas trockene Schleimhäute • konzentrierter Urin • verminderter Axillarschweiß • leicht erhöhte Herzfrequenz	• trockene Schleimhäute • Oligurie • verminderter Hautturgor • erhöhte Herzfrequenz • normaler Blutdruck	• erniedrigter Blutdruck • verminderte Hautperfusion (verlängerte Füllungszeit auf Fingerdruck) • Azidose • Anurie

11

im Bereich 130 – 150 mmol/l. Häufige Ursachen sind gastrointestinale Flüssigkeitsverluste (Erbrechen, Diarrhö) und Verluste in den „dritten Raum" (Ileus, Aszites, Pankreatitis). Klinisch bestehen Zeichen der Exsikkose (s. o.), in schwerwiegenden Fällen auch der Hypovolämie.

Labor

Hämatokrit und Gesamteiweiß sind erhöht, Serum-Natrium und -osmolalität normal. Die Urinosmolalität ist bei normaler Nierenfunktion erhöht, die Urin-Natrium-Konzentration erniedrigt (außer bei renalen Flüssigkeitsverlusten).

Therapie

In leichten Fällen ist die orale Flüssigkeitsgabe mit Kochsalz, z. B. als Fleisch- oder Gemüsebrühe, ausreichend. Bei schwerem Volumenmangel ist eine intravenöse Schocktherapie und Rehydrierung erforderlich (s. o.).

Hypotone Dehydratation

Der extrazelluläre Wasserverlust ist geringer als der Salzverlust. Der resultierende relative Wasserüberschuss im Extrazellulärraum – messbar als Hyponatriämie (Natrium-Serumkonzentration < 130 mmol/l) – führt durch osmotische Flüssigkeitsverschiebung zum **intrazellulären Ödem**. Häufige Ursachen sind gastrointestinale Verluste über nasogastrische Sonden, Fisteln, Erbrechen oder Durchfall (insbesondere bei Cholera). Eine hypotone Dehydratation kann auch iatrogen durch Diuretika-Therapie ausgelöst werden.

Klinik

Die Symptome des extrazellulären Volumenmangels stehen im Vordergrund. Oft kommt es bereits frühzeitig zu **Kreislaufsymptomen**, da der Intravasalraum durch die Flüssigkeitsverschiebung nach intrazellulär zusätzlich „ausgeraubt" wird. Nur bei starker Hyponatriämie kommt es zu zentralnervösen Störungen wie Somnolenz, hirnorganischem Psychosyndrom oder Krampfanfällen.

Labor

Hämatokrit und Gesamteiweiß sind erhöht, Serum-Natrium und -osmolalität erniedrigt. Bei diuretikabedingter hypotoner Dehydratation ist die Natrium-Konzentration im Urin meist > 20 mmol/l, sonst liegt sie bei intakter Nierenfunktion darunter.

Therapie

Bei leichten Störungen wird salzhaltige Flüssigkeit oral gegeben (z. B. Brühe). Schwere Volumenstörungen werden durch intravenöse Schock- und Rehydrierungstherapie ausgeglichen (s. o.). Eine schwere Hyponatriämie mit zentral-

nervösen Symptomen (wie z. B. Krampfanfällen oder Koma) wird durch intravenöse Gabe von Kochsalz (z. B. als 3%ige Kochsalzlösung) auf etwa 115 mmol/l korrigiert (zur Berechnung der benötigten Natrium-Menge s. **11.3.2**). Es besteht hierbei, besonders bei Herzkranken, die Gefahr einer starken Kreislaufbelastung sowie eines Hirnödems.

Hypertone Dehydratation

Der extrazelluläre Wasserverlust überwiegt den Salzverlust. Der resultierende relative Salzüberschuss im Extrazellulärraum – messbar als Hypernatriämie (Serum-Natrium > 150 mmol/l) – führt durch osmotische Flüssigkeitsverschiebung zur vorwiegend **intrazellulären Dehydratation**.

Häufige Ursachen sind Diarrhö sowie lang anhaltendes Fieber, Schwitzen oder Hyperventilation (z. B. bei Pneumonie). Eine weitere typische Ursache ist der Diabetes insipidus (s. **8.6.3**).

> ❗ Eine Sonderform ist die hypertone Dehydratation bei Hyperglykämie im Rahmen eines entgleisten Diabetes mellitus. Die Hypertonie ist hier nicht durch einen relativen Natrium-Überschuss bedingt, sondern durch die erhöhte Serum-Glucose. ❗

Klinik

Meist bestehen nur geringe Hypovolämiezeichen, da zum Ausgleich der erhöhten Osmolalität im Serum Flüssigkeit von intra- nach extrazellulär verschoben wird und der Intravasalraum so weitgehend „geschont" wird. Im Vordergrund stehen **Symptome des ZNS** wie Durst, Fieber, Somnolenz und hirnorganisches Psychosyndrom.

Labor

Hämatokrit, Gesamteiweiß, Serum-Natrium und -Osmolalität sind erhöht. Im Urin ist das Natrium trotz des hohen Serum-Natriums erniedrigt, da wegen des extrazellulären Volumendefizits Natrium zurückgehalten wird (RAAS-Aktivierung). Bei intakter Nierenfunktion ist auch die Urinosmolalität erhöht (Ausnahme ist der Diabetes insipidus, s. **8.6.3**).

Therapie

Bei leichten bis mäßigen Störungen reicht reichliche orale Zufuhr „freier" Flüssigkeit wie Tee oder Wasser. Liegen zentralnervöse Symptome (wie z. B. Krampfanfälle oder Koma) vor, wird der Natrium-Spiegel durch Infusion freien Wassers (z. B. als 5%ige Glucose-Lösung) auf etwa 150 mmol/l gesenkt (zur Berechnung der benötigten Wassermenge s. **11.3.3** Hypernatriämie).

Anschließend wird langsam – d. h. über mindestens 48 Stunden – rehydriert. Eine geeignete Lösung hierfür ist z. B. 1/4-normale Kochsalzlösung mit Kalium.

! Je schwerwiegender und länger bestehend die hypertone Dehydratation ist, desto größer ist bei plötzlichem Flüssigkeitsangebot das Risiko des Hirnödems. Darum muss bei zu raschem Abfall der Serum-Natrium-Konzentration (regelmäßige Kontrollen!) auf eine Lösung mit höherem Natrium-Gehalt gewechselt werden. **!**

11.4.2 Hyperhydratation

Leitsymptome sind Gewichtszunahme, praller Hautturgor, Tachykardie und Venenstauung. Gegebenenfalls kommt es zu Ödemen in Haut oder Lunge sowie zu Ergüssen (z. B. Pleuraergüssen). Nicht selten tritt im Rahmen der Volumenbelastung eine Herzinsuffizienz auf.

Zur **Pathogenese und Differentialdiagnose** von Ödemen s. **Kasten** „Differentialdiagnose von Hautödemen" und **Abb. 11.13**.

Therapie der Hyperhydratation (alle Formen)
* Behandlung der Grundkrankheit
* Flüssigkeitsbilanz, Gewichtskontrolle
* Flüssigkeitsrestriktion, bei Hyperaldosteronismus auch Kochsalzrestriktion
* vorsichtig ausschwemmen: Je nach Ausprägung der Störung und Nierenfunktion kommen Thiazid- oder Schleifendiuretika zum Einsatz, ggf. in Kombination mit kaliumsparenden Diuretika.
* ggf. Dialyse oder Hämofiltration bei Überwässerung mit Niereninsuffizienz.

Isotone und hypotone Hyperhydratation

Extrazelluläre Überwässerung mit normaler oder relativ verminderter Salzkonzentration. Bei der durch einen relativen Salzmangel im Extrazellulärraum (→ erniedrigtes Serum-Natrium) ausgezeichneten hypotonen Hyperhydrata-

tion kommt es durch osmotische Flüssigkeitsverschiebung zum **intrazellulären Ödem** mit entsprechenden zentralnervösen Symptomen.

! Eine verminderte Salzkonzentration bei Hyperhydratation darf keineswegs mit einem (substitutionsbedürftigen) Natrium-Mangel gleichgesetzt werden. Vielmehr ist die häufig gemessene Hyponatriämie Folge der Verdünnung. Der Natrium-Bestand des Körpers ist bei den meisten Formen der Hyperhydratation normal bis erhöht. **!**

Ätiologie und Pathogenese
Die iso- bzw. hypotone Hyperhydratation entsteht auf drei Wegen (**Abb. 11.14**):
* Erhöhte Na^+-Retention, z. B. bei:
  – sekundärem Hyperaldosteronismus (etwa bei Herzinsuffizienz, s. **1.7.2**)
  – Überschuss an Mineralo- oder Glukokortikoiden, z. B. iatrogen, Cushing- oder Conn-Syndrom (s. **8.7.3**)
  – nephrotischem Syndrom und Leberzirrhose (Erklärung s. **11.3.2**)
* Erhöhte Wasserretention, z. B. bei:
  – Syndrom der inadäquaten ADH-Sekretion (SIADH, s. **8.6.3**)
  – Herzinsuffizienz
  – Niereninsuffizienz, besonders im akuten Stadium
* Übermäßige Flüssigkeitsbelastung, z. B. durch Überinfusion oder Ertrinken in Süßwasser, **Abb. 11.14**.

Hypertone Hyperhydratation

Extrazelluläre Überwässerung mit relativem Salzüberschuss (selten). Durch den extrazellulären Salzüberschuss, messbar als erhöhtes Serum-Natrium, kommt es infolge osmotischer Flüssigkeitsverschiebung zur **intrazellulären Dehydratation** mit ensprechenden zentralnervösen Symptomen.

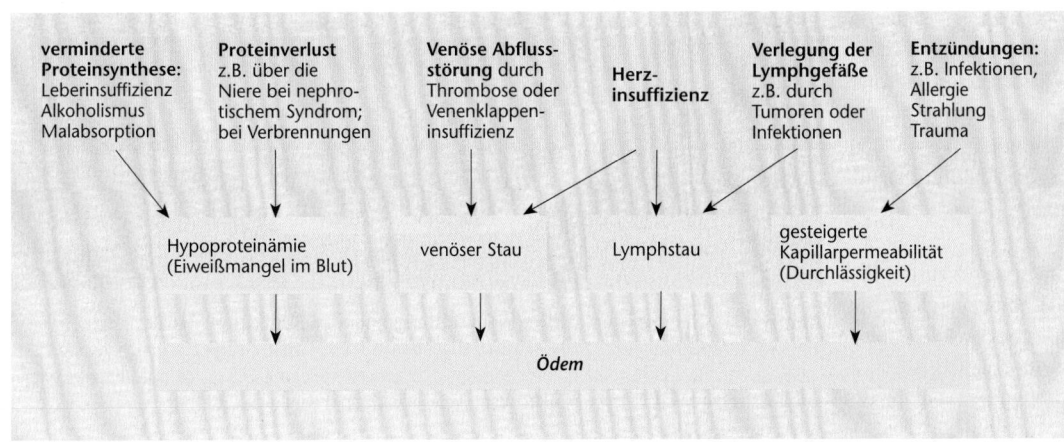

Abb. 11.13:
Übersicht über die mögliche Pathogenese eines Ödems.
[A400]

11

Tödlicher Wettkampf

Diese Konferenz ist die (fiktive) Aufbereitung eines realen Falles, der sich im Jahr 2007 in Sacramento (US-Bundesstaat Kalifornien) ereignete.

Vorstellung der Patientin und Zusammenfassung des bisherigen Verlaufs

Assistenzarzt: Als die Patientin hier eingeliefert wurde, war sie komatös mit einem Glasgow-Coma-Scale von 0, sie war bereits intubiert und beatmet. Die Anamnese ist Ihnen bestimmt aus dem Fernsehen bekannt: Die 28-jährige Mutter von 3 kleinen Kindern hatte an einem Wettbewerb des lokalen Radiosenders KDND-FM teilgenommen, in dem es unter dem Motto „Hold your Wee for a Wii" darum ging, so viel wie möglich zu trinken, ohne aufs Klo zu gehen. Dem Gewinner war eine Nintendo-Spielkonsole versprochen. Unsere Patientin hatte am Morgen des Aufnahmetages als eine von 18 Teilnehmern etwa 7 Liter Leitungswasser getrunken. Mit der Radiostation verbunden, klagte sie bereits über Kopfweh und Schwindel. Gegen Mittag alarmierte die Familie wegen zunehmender Somnolenz den Notdienst, der sie noch im Krankenwagen wegen zunehmender Bewusstseinstrübung intubierte.
Bei der Aufnahme sahen wir eine Patientin mit deutlichen Lidödemen, prallem Hautturgor und feuchten Rasselgeräuschen über allen Lungenabschnitten. Sie war tachykard mit einem regelmäßigen Puls von 150 Schlägen pro Minute, der Blutdruck lag da noch bei 150/100 mmHg.

Neurologe: Wir wurden sofort zu der Patientin in die Notaufnahme gerufen. Die Vorgeschichte war uns bekannt, die sonst üblichen Ursachen eines plötzlichen Komas – Hirnblutung, Trauma oder Intoxi-

kation – waren nicht anzunehmen und es sprach auch nichts für eine Infektion, einen Krampfanfall oder eine Stoffwechselentgleisung wie etwa eine Hypoglykämie. Wir begannen sofort mit der intravenösen Therapie mit Furosemid. Da wir klinisch von einem Hirnödem mit Gefahr der Einklemmung ausgingen, setzten wir zusätzlich die Therapie mit Mannitol an, um dem intrazellulären Ödem durch eine weitere Erhöhung der Osmolalität des Extrazellulärraums entgegenzuwirken. Gleichzeitig begannen wir mit der kontrollierten Hyperventilation. Durch den abfallenden pCO_2 wird der Blutfluss zum Gehirn reduziert und damit eine, wenn auch geringe und klinisch oft wenig bedeutsame, Volumenentlastung erreicht. Im CT begann die Patientin auf einmal mit Streckkrämpfen, auch die

beidseits fix dilatierten Pupillen deuteten auf eine Hirneinklemmung hin. Es folgten Bradykardie und – wie Sie wissen – der Exitus.

Diskussion und Differentialdiagnose des Hauptbefundes

Radiologe: Das CT zeigte ein massives, diffuses Hirnödem (**Abb. K11.1**). Hinweise auf eine fokale Raumforderung oder Blutung gab es nicht.

Assistenzarzt: Die sonstigen Laborparameter waren eine leichte Anämie mit einem Hb

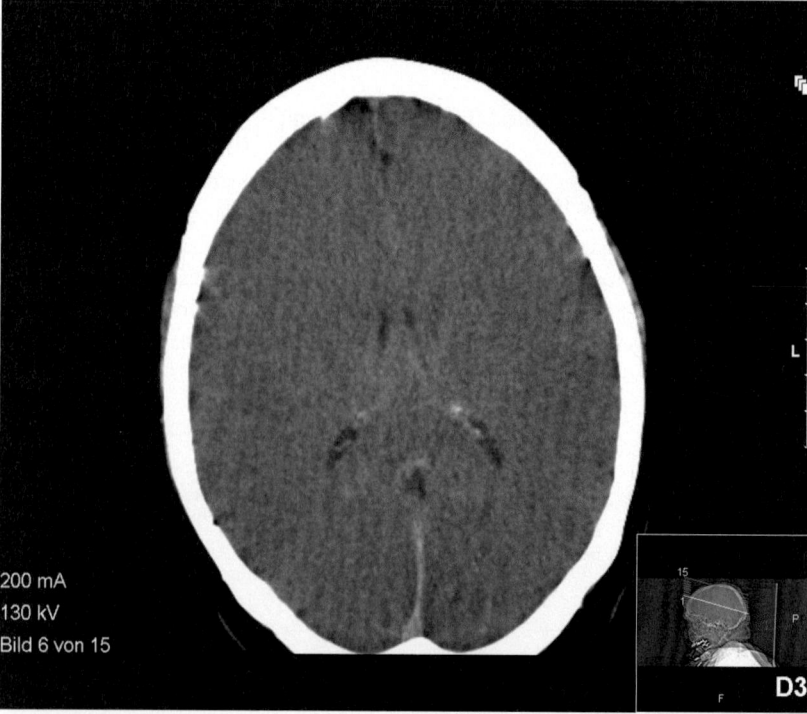

Abb. K11.1: Generalisiertes Hirnödem mit beginnender Herniation. Deutliche Hirnschwellung mit fehlender Abgrenzbarkeit der Gyri, abgeblasster Mark-Rinden-Begrenzung, nicht darstellbaren Basalganglien und Verlegung der äußeren liquorführenden Räume. Die ersten drei Ventrikel sind fast vollständig komprimiert, der vierte Ventrikel eingeschränkt darstellbar. [M104]

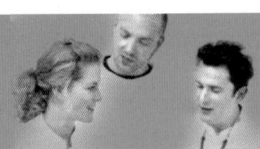
von 10 g/dl und einem Hämatokrit von 30 – beides wahrscheinlich verdünnungsbedingt. Das Serum-Natrium lag bei 118 mmol/l, die Elektrolyte waren sonst unauffällig, Kreatinin und Harnstoff waren im Normbereich. Die CK war ebenfalls normal.

Chefarzt: Die CK? Warum hat Sie die CK interessiert?

Assistenzarzt: Keine Ahnung, die Idee kam von der Medizinstudentin …

Medizinstudentin: In der Literatur sind einige Fälle von Rhabdomyolyse bei Wasserintoxikation beschrieben – es wird angenommen, dass es in diesen Fällen zur Muskelzellschädigung infolge der intrazellulären Schwellung oder auch Kaliumdepletion kommt. Bei unserer Patientin war die CK normal.

Herleitung der Krankheitsdiagnose und Auflösung des Falles

Assistenzarzt: Wir haben es hier eindeutig mit einem Fall einer hypotonen Hyperhydratation infolge exzessiver Wasseraufnahme zu tun. Solche Fälle entstehen meist im Rahmen einer psychogenen Polydipsie, jedoch zeigt die Literatur, dass auch bei gesunden Menschen eine Wasserintoxikation durchaus auftreten kann. So veranstaltet homo sapiens vor allem im jüngeren Alter immer wieder einmal gerne ein Wasser-Wetttrinken, vor 2 Jahren kam dabei nicht weit von hier ein junger Mann unter ganz ähnlichen Umständen zu Tode. Auch beim wettkampfmäßigen Biertrinken sind Fälle von Hirnödemen beschrieben. Neuerdings ist auch bekannt, dass nicht wenige Marathonläufer durch das „vorsorgliche" Trinken während des Rennens eine Hyperhydratation mit Hyponatriämie induzieren. Interessant ist auch der Fall, in dem eine Frau nach einer feucht-fröhlichen Nacht ihren Kater durch eine Teekur bekämpfen wollte, und ebenfalls im Koma endete.

Neurologe: Ja, dieser Fall ging damals durch die Fachliteratur, er ist deshalb interessant, weil die Frau nur etwa 3 Liter Flüssigkeit getrunken hatte – wahrscheinlich war das Hirnödem deshalb so ausgeprägt, weil die gleichzeitige alkoholbedingte Übelkeit ja ein potenter Stimulus der ADH-Sekretion ist, was die Hyponatriämie und den extrazellulären Osmolalitätsabfall noch beschleunigt hat.

Chefarzt: Was mich an unserem Fall am meisten beunruhigt, ist Folgendes: Eine unserer Krankenschwestern hat im Radio von dem Wettrinken und den Klagen der heute Toten über Kopfweh gehört. Sie hat bei der Radiostation angerufen und auf die möglicherweise fatalen Konsequenzen hingewiesen. Geantwortet hat man ihr nur: Die Frau habe unterschrieben, dass der Radiosender für Schäden nicht hafte.

Ätiologie

Die hypertone Hyperhydratation hat drei hauptsächliche Ursachen:

- In der Mehrzahl der Fälle ist sie **iatrogen** bedingt, z. B. durch Infusion von Natriumbicarbonat-Lösung oder hypertoner Kochsalzlösung sowie i. v. Gabe stark natriumhaltiger Penizillinsalze.
- Primärer **Hyperaldosteronismus** mit Natrium-Retention: Die Symptome sind in der Regel nur gering ausgeprägt.
- Ertrinken in Salzwasser.

═══════════════ **AUF DEN PUNKT GEBRACHT** ═══════════════

Differentialdiagnose von Hautödemen

Hautödeme sind schmerzlose, nicht gerötete Schwellungen infolge Ansammlung wässriger Flüssigkeit im interstitiellen Raum von Haut oder Schleimhäuten (Ausnahmen: Myxödem und Lipödem, s. u.). Sie können lokalisiert oder generalisiert (d. h. am ganzen Integument) auftreten. (Lageabhängige Manifestationen sind bei den generalisierten Formen aber nicht ausgeschlossen.)

Pathogenese
Hautödeme entstehen durch
- erhöhten hydrostatischen Druck, z. B. bei venöser Thrombose, Herzinsuffizienz, Natrium- und Wasserretention
- verminderten onkotischen Druck (durch Hypoproteinämie), z. B. bei nephrotischem Syndrom, enteralem Eiweißverlust, Leberschaden, Malnutrition
- durch Kapillarwandschäden allergischer (z. B. beim angioneurotischen Ödem), entzündlicher oder ischämischer Natur
- bei Störungen des Lymphabflusses als primäres oder sekundäres Lymphödem (meist als lokalisiertes Ödem, s. 2.5).

Ätiologie der generalisierten Ödeme
- Ödeme bei Rechtsherzinsuffizienz sind typischerweise symmetrisch in den abhängigen Körperpartien lokalisiert (beim mobilen Patienten z. B. an Fußrücken, Knöchel, Unterschenkel; beim bettlägerigen Patienten an den unten liegenden Regionen des Körperstamms, z. B. bei Rückenlage im Bereich des Sakrums). Häufig bestehen zusätzlich Aszites und Pleuraergüsse (rechts > links).
- Durch eine Hypoproteinämie bedingte Ödeme führen zu weitgehend lageunabhängigen Ödemen und treten erst ab einem Serumprotein < 20 g/l bzw. Albumin < 15 g/l auf. Besonders bei Krankheiten der Leber ist wegen des meist gleichzeitig bestehenden portalen Hypertonus mit einem begleitenden Aszites zu rechnen.
- Bei mangelhafter Wasserausscheidung bei akutem oder chronischem Nierenversagen können ebenso generalisierte Ödeme auftreten.
- Beim Hyperaldosteronismus (s. 8.7.3) kommt es durch Natrium-Retention zur Expansion des Extrazellulärraums und evtl. zu Wassereinlagerungen im Körpergewebe. Ein sekundärer Hyperaldosteronismus kann z. B. bei der Herzinsuffizienz eine Ödembildung verstärken.
- Seltenere Ursachen sind Medikamente, wie Mineralo- und Glukokortikoide (bewirken eine Na+-Retention), Ca²⁺-Antagonisten wie Nifedipin (führen zu erhöhtem Kapillardruck durch Relaxation präkapillärer Arteriolen) sowie Östrogene.

Ätiologie der lokalisierten Ödeme
- Die meisten lokalisierten Ödeme finden sich an den Unterschenkeln, vorzugsweise als Phlebödem durch z. B. tiefe Beinvenenthrombose oder häufiger beim postthrombotischen Syndrom (s. 2.4.4). Die Zehen sind meist ausgespart, oft klagen die Patienten über Schmerzen, die Haut ist livide verfärbt.
- Im Gegensatz dazu sind Lymphödeme (s. 2.5.2) meist schmerzfrei, ohne Hautverfärbung und beziehen die Zehen mit ein.
- Umschriebene Ödeme können außerdem an unterschiedlichen Körperstellen durch Entzündungsmediatoren (z. B. bei Erysipel, Insektenstiche) entstehen. Sonderformen sind das allergische Quincke-Ödem (v. a. im Bereich der Augenlider) und das Ödem beim Sudeck-Syndrom, einer postoperativ auftretenden autonomen Regulationsstörung.

Das Myxödem bei Hypothyreose ist durch bindegewebige Auftreibung, das Lipödem (symmetrische, oft schmerzhafte Schwellung des Fettgewebes, v. a. an den Unterschenkeln) durch Auftreibung des Fettgewebes bedingt. In beiden Fällen besteht keine Wassereinlagerung.

! Der Fingerdruck beim Myxödem und beim Lipödem hinterlässt keine Delle. **!**

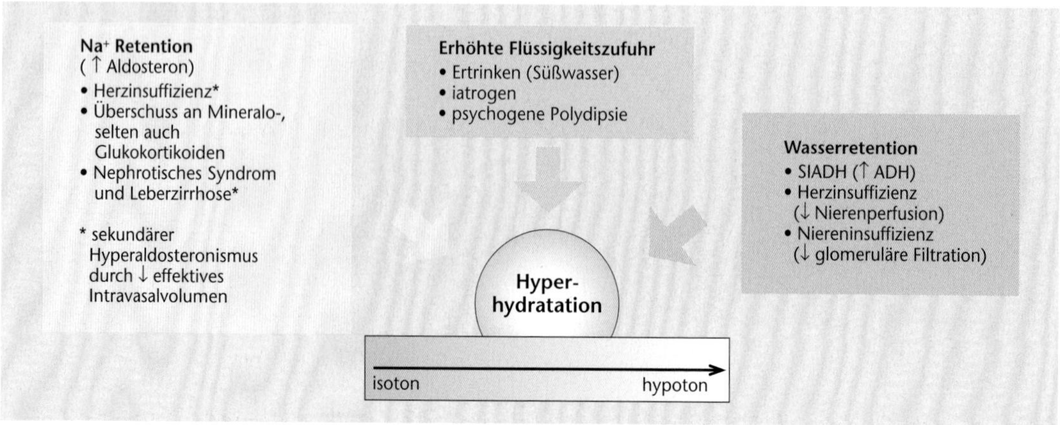

Na+ Retention
(↑ Aldosteron)
- Herzinsuffizienz*
- Überschuss an Mineralo-, selten auch Glukokortikoiden
- Nephrotisches Syndrom und Leberzirrhose*

* sekundärer Hyperaldosteronismus durch ↓ effektives Intravasalvolumen

Erhöhte Flüssigkeitszufuhr
- Ertrinken (Süßwasser)
- iatrogen
- psychogene Polydipsie

Wasserretention
- SIADH (↑ ADH)
- Herzinsuffizienz (↓ Nierenperfusion)
- Niereninsuffizienz (↓ glomeruläre Filtration)

Hyperhydratation

isoton ──────────────→ hypoton

11

Abb. 11.14: Ätiologie und Pathogenese der isotonen und hypotonen Hyperhydratation. [L157]

11.5 Kalium

11.5.1 Physiologie

Kalium ist das häufigste Kation des **Intrazellulärraums**. 98% des Körperkaliums liegen intrazellulär. Das Serum-Kalium sagt deshalb nur wenig über den Gesamtbestand des Körpers an Kalium aus.

Normbereich im Serum: 3,6–4,8 mmol/l. Abweichungen unter oder über diese Grenzen werden als Hypo- bzw. Hyperkaliämie bezeichnet (**Abb. 11.15**).

Physiologische Funktion

Neuromuskuläre Erregbarkeit

Der Kalium-Gradient an der Zellmembran hält das **Ruhemembranpotential** aufrecht und hat damit eine entscheidende Bedeutung für die elektrische Erregbarkeit der Nerven- und Muskelzellen. Die intrazelluläre Kalium-Konzentration ist dabei relativ stabil. Was sich unter pathologischen Bedingungen ändert, ist vor allem die extrazelluläre Kalium-Konzentration.

* **Hyperkaliämie** erhöht das Ruhepotential und steigert dadurch die neuromuskuläre Erregbarkeit. Im Extremfall kann es zur Muskellähmung durch **Depolarisationsblock** kommen.
* **Hypokaliämie** vermindert das Ruhepotential und damit die neuromuskuläre Erregbarkeit. Auch dadurch kann schließlich eine Muskellähmung durch einen **Hyperpolarisationsblock** entstehen.

> **!** Die akute Störung verläuft immer weit bedrohlicher als die chronische. **!**

Kalium-Wirkung am Herzen

Am Herzen wird die Erregbarkeit bei mäßiger **Hyperkaliämie** (K$^+$ 5,5–8 mmol/l) zunächst gesteigert. Erst bei erheblicher Hyperkaliämie mit K$^+$ > 8 mmol/l wird die Erregbarkeit gesenkt. Die initiale Erregungssteigerung ist durch eine zunehmende K$^+$-Permeabilität der Zellmembran bedingt, die spätere Abnahme durch eine Verminderung des Membranpotentials.

> **!** Bei Operationen am Herzen wird K$^+$ ggf. als **kardioplegische Lösung** eingesetzt, d.h., der Herzmuskel wird durch eine hyperkaliämische Lösung elektrisch entkoppelt und damit ruhiggestellt („plegisch"). **!**

Eine **Hypokaliämie** führt am Herzen zur Abnahme der K$^+$-Permeabilität und damit zur Förderung der Erregungsrückbildung im Ventrikel. Dadurch können ektope erregungsbildende Zentren aktiviert und Rhythmusstörungen ausgelöst werden.

> **!** Sowohl eine Hypo- als auch eine Hyperkaliämie können Herzrhythmusstörungen auslösen bzw. verstärken. **!**

Bedarf, Regulation und Verteilung

Der tägliche Bedarf an Kalium liegt bei ca. 1 mmol/kg Körpergewicht.

Aufnahme und Ausscheidung

Kalium wird oral aufgenommen. Ausgeschieden wird es zu etwa 90% renal und zu 10% enteral. Die Regulation in der Niere erfolgt über Sekretion bzw. Rückresorption im distalen Tubulus. Die renale K$^+$-Sekretion steigt dabei mit der Diureseleistung an (Kaliurese bei Polyurie). Durch eine gute Diurese (z. B. > 1000 ml/Tag) kann eine Hyperkaliämie verhindert werden. Entsprechend kann eine gesteigerte Diurese – etwa eine osmotische Diurese im Rahmen des diabetischen Komas – zu einem schweren Kalium-Mangel führen.

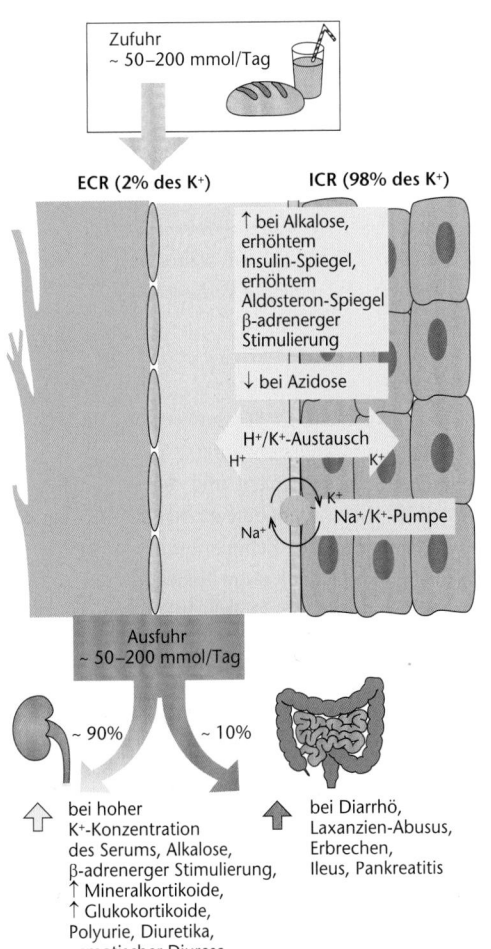

Zufuhr ~ 50–200 mmol/Tag

ECR (2% des K$^+$)   **ICR (98% des K$^+$)**

↑ bei Alkalose, erhöhtem Insulin-Spiegel, erhöhtem Aldosteron-Spiegel β-adrenerger Stimulierung

↓ bei Azidose

H$^+$/K$^+$-Austausch

H$^+$ K$^+$

Na$^+$ K$^+$ Na$^+$/K$^+$-Pumpe

Ausfuhr ~ 50–200 mmol/Tag

~ 90%   ~ 10%

⇧ bei hoher K$^+$-Konzentration des Serums, Alkalose, β-adrenerger Stimulierung, ↑ Mineralkortikoide, ↑ Glukokortikoide, Polyurie, Diuretika, osmotischer Diurese

⬆ bei Diarrhö, Laxanzien-Abusus, Erbrechen, Ileus, Pankreatitis

Abb. 11.15: Überblick über den Kalium-Haushalt. [L157]

11

Darüber hinaus wird die **renale Sekretion** durch Aldosteron, hohe Kalium-Konzentrationen im Plasma, hohe Natrium-Konzentrationen im distalen Tubulus und β-adrenerge Stimulation gefördert.

! Gluko- und Mineralokortikoide führen zu einer vermehrten
■ renalen Kalium-Ausscheidung und begünstigen damit eine Hypokaliämie. !

Die Fähigkeit des Körpers zur **K⁺-Konservierung** ist im Vergleich zu Na⁺ deutlich eingeschränkt. Selbst bei beginnender Hypokaliämie werden noch ungefähr 10 mmol/l K⁺ über den Urin ausgeschieden.

Verteilung des Kaliums über die Kompartimente

Auch die Verteilung über die Kompartimente verläuft nur träge. Bei hyperkaliämischen Zuständen dauert die Anpassung über eine kaliumarme Diät Tage.

Die Verteilung des K⁺ zwischen Intra- und Extrazellulärraum wird von vier Faktoren beeinflusst:

* **Säure-Base-Status:** Intrazelluläre K⁺-Ionen werden je nach pH-Wert des Extrazellulärraums gegen H⁺-Ionen ausgetauscht (sog. **Transmineralisation**). Bei Azidose steigt die K⁺-Konzentration im Blut (Aufnahme von H⁺-Ionen in die Zelle), bei Alkalose sinkt die K⁺-Konzentration (Abgabe von H⁺-Ionen nach extrazellulär). Als Faustregel gilt, dass eine Änderung des Blut-pH um 0,1 zu einer gegensinnigen Änderung des Serum-Kaliums um 0,4 bis 0,5 mmol/l führt.

  ! Ein normales Serum-Kalium bei Azidose zeigt deshalb
  ■ einen Kalium-Mangel an. !

* **Osmolalität:** Bei extrazellulärer Hyperosmolalität kommt es zu einer konvektiven Umverteilung (*„solvent drag"*) von intra- nach extrazellulär.

* **Insulinkonzentration:** K⁺ wird im Ko-Transport mit Glucose nach intrazellulär verschoben.

* **β-adrenerge Stimulation:** Auch hier wandert K⁺ nach intrazellulär.

! Drei dieser Faktoren werden therapeutisch genutzt. Bei Hy-
■ perkaliämie kann zum einen Insulin (mit Glucose) eingesetzt werden, zum anderen können Bicarbonat sowie β-adrenerge Medikamente gegeben werden, um eine rasche Umverteilung des Kaliums nach intrazellulär zu erreichen (vgl. 11.5.4). !

11.5.2 Diagnostisches Vorgehen

Eine Störung des Kalium-Haushaltes kann durch drei Bedingungen entstehen: Zum einen kann die **Kalium-Aufnahme**, zum Zweiten die **Kalium-Ausscheidung** und zum Dritten die **Verteilung des Kaliums** zwischen Intra- und Extrazellulärraum gestört sein. Neben der Einschätzung der Schwere der Elektrolytstörung zielt die Diagnostik deshalb auf eine Abklärung der Nierenfunktion, die für die Ausscheidung entscheidend ist.

Um Verteilungsstörungen zu erkennen, müssen der Säure-Base-Status sowie die Osmolalität im Serum bekannt sein.

Labor

* **Elektrolyte im Serum:** Hierbei ist eine mögliche Verfälschung des Kalium-Wertes durch zu langes Stauen während der Abnahme oder Stehenlassen der Probe zu beachten. Auch ein vorzeitiger Zellzerfall in der Probe bei exzessiv erhöhten Leukozyten- oder Thrombozytenzahlen (z. B. im Rahmen einer hämatologischen Systemerkrankung) verfälscht die Werte. Ursache ist jeweils die Freisetzung von intrazellulärem Kalium durch Zellzerfall oder Hämolyse.

* **Kreatinin:** Ein erhöhtes Kreatinin deutet auf eine eingeschränkte Kalium-Ausscheidung bei Niereninsuffizienz hin.

* **CK, LDH:** Eine Erhöhung kann einen vermehrten Zell- bzw. Muskelzerfall andeuten, bei dem Kalium aus der Zelle freigesetzt wird.

* **BGA:** Extrazelluläre Kalium-Spiegel können nur in der Zusammenschau mit dem Säure-Base-Haushalt interpretiert werden (s. 11.5.1).

* **Elektrolyte im Urin:** Bei Kalium-Werten von > 25 mmol/l ist ein renaler Kalium-Verlust wahrscheinlich, bei < 25 mmol/l liegen evtl. enterale Verluste oder eine Verteilungsstörung (s. u.) vor.

EKG

Der im Labor gemessene K⁺-Serumwert korreliert wegen des vorwiegend intrazellulären Vorkommens von K⁺ nur schlecht mit den Auswirkungen und der Bedrohlichkeit der Störung. Das EKG erlaubt eine grobe Einschätzung des **Kalium-Gradienten an der Zellmembran** und sollte deshalb bei allen Störungen der Kalium-Konzentration frühzeitig geschrieben werden (**Abb. 11.16**).

Hypokaliämie

Zeichen sind vor allem die abgeflachte T-Welle, die gesenkte ST-Strecke und die U-Welle (die evtl. höher als die T-Welle und auch mit dieser verschmolzen sein kann – bei der sog. **TU-Verschmelzungswelle** erscheint die QT-Zeit fälschlicherweise verlängert). Besonders bei Digitalis-Therapie treten AV-Blockierungen sowie supraventrikuläre und ventrikuläre Herzrhythmusstörungen auf (Hypokaliämie verstärkt die Digitalis-Toxizität).

! Merkspruch aus dem britischen Erfahrungsgut: *„No pot –*
! *no tea"* (*no potassium* [Kalium] *– no T-wave*) !

Hyperkaliämie

Zeichen sind die verlängerte PQ-Zeit, ein verplumpter QRS-Komplex, hohes T (**„Kirchturm-T"** – mit höheren K$^+$-Serumspiegeln wird es zunehmend breiter und zeltförmiger, die QT-Zeit wird dadurch verlängert) und eine schenkelblockartige Deformierung des Kammerkomplexes. Bei hohen Serumspiegeln (> 6,5 mmol/l) drohen ventrikuläre Tachykardien, Kammerflimmern und schließlich Asystolie.

11.5.3 Hypokaliämie

Klinik

Bei Hypokaliämie sind vor allem zwei Funktionssysteme betroffen:

- **neuromuskuläre Funktionen** (einschließlich glatter Muskulatur): Als Ausdruck der gestörten neuromuskulären Erregbarkeit kommt es zu Muskelschwäche (besonders der unteren Extremität), Muskelkrämpfen, Bildung von Muskelwülsten bei Beklopfen, Obstipation bis hin zum Ileus, Blasenentleerungsstörungen, Hyporeflexie und Muskelhypotonie.
- **kardiovaskuläre Funktionen:** Am Herzen kann es zu Rhythmusstörungen, besonders zur Extrasystolie, kommen (EKG-Veränderungen s. **Abb. 11.16**), ein niedriger Blutdruck ist häufig.

! Die Wirkung und Toxizität von Digitalisglykosiden werden
! verstärkt. !

Ätiologie

Eine Hypokaliämie ist fast immer durch vermehrte Verluste (Verlusthypokaliämie) oder eine Umverteilung nach intrazellulär (Verteilungshypokaliämie) bedingt. Primär unzureichende Zufuhr spielt fast nur bei falscher parenteraler Ernährung eine Rolle (**Abb. 11.17**).

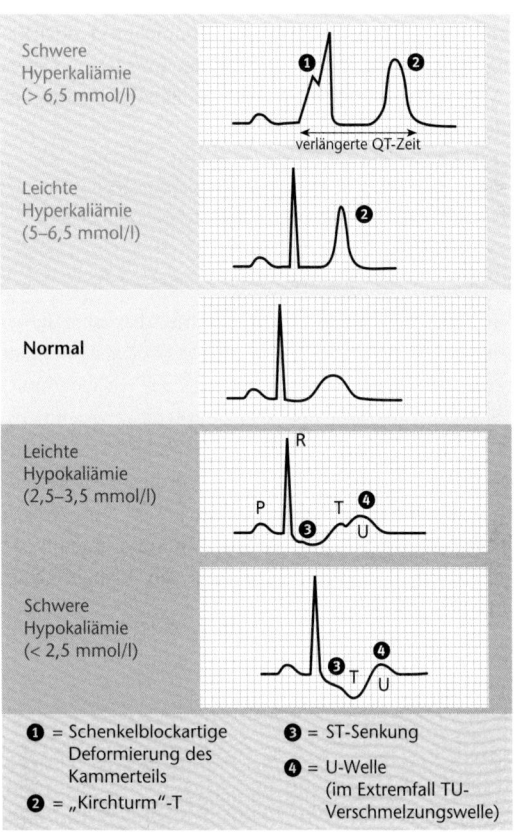

Abb. 11.16: EKG-Veränderungen bei K$^+$-Störungen. [A400]

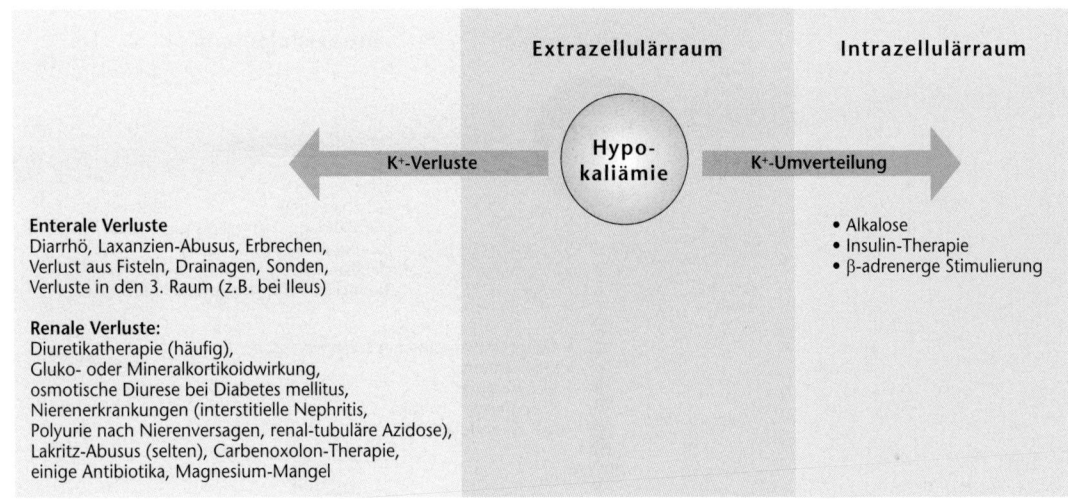

**Abb. 11.17:
Ursachen der
Hypokaliämie.**
[L157]

11

Therapie

Die Kalium-Substitution ist besonders dringlich bei kardial Vorerkrankten (insbesondere bei digitalisierten Patienten) und bei Patienten mit manifesten Herzrhythmusstörungen. Für jedes mmol Abweichung des K^+-Serumspiegels wird ein absolutes Defizit von 100 mmol angenommen. Für die **orale Substitution** eignet sich kaliumreiches Obst, z. B. Trockenobst, Bananen, Erdbeeren oder Tomaten. Von der Menge her besser zu definieren sind orale Kaliumchlorid- oder Kaliumphosphat-Präparate, die wegen der Gefahr von Ulzera im Magen-Darm-Trakt aber immer in Flüssigkeit aufgelöst eingenommen werden sollten.

❗ Kaliumbicarbonat ist als Substitutionssalz meist nicht zu empfehlen, da bei einer Hypokaliämie häufig schon eine Alkalose besteht. ❗

Wenn eine orale Therapie nicht durchführbar ist (z. B. bei Intensivpatienten), wird **intravenös substituiert**. Kalium kann in Konzentrationen > 20 mmol/l das Gefäßendothel reizen, sodass die Gabe über eine periphere Vene schmerzhaft sein kann. Konzentrationen > 60 mmol/l werden nur über zentrale Zugänge gegeben. Um Störungen der Reizleitung am Herzen zu vermeiden, werden bei der intravenösen Substitution generell nicht mehr als 20 mmol Kalium pro Stunde gegeben und eine Tagesdosis von 3 mmol/kg KG nicht überschritten.

❗ Die rasche Infusion von Kalium kann Herzrhythmusstörungen auslösen und damit tödlich sein. Intravenöse Kalium-Substitution in höheren Konzentrationen (z. B. > 60 mmol/l) erfolgt deshalb stets langsam und unter Herzmonitor-Kontrolle. ❗

❗ Wird gleichzeitig eine Azidose behandelt (etwa bei einer diabetischen Ketoazidose), ist mit einem erheblichen Substitutionsbedarf zu rechnen, da während der Korrektur der Azidose erhebliche Mengen an K^+ nach intrazellulär verschoben werden. ❗

11.5.4 Hyperkaliämie

Klinik

Das klinische Bild wird oft durch die Grunderkrankung bestimmt, es gibt kein typisches Leitsymptom. Gelegentlich treten Parästhesien („Ameisenlaufen", pelzige Zunge) oder Muskelzuckungen auf. Lebensbedrohlich sind v. a. Herzrhythmusstörungen (s. **1.8**) bis hin zum Kreislaufstillstand (dieser kann das erste Zeichen einer Hyperkaliämie sein!).

Ätiologie

Gesunde Nieren können selbst hohe Konzentrationen von Kalium problemlos ausscheiden.

Die häufigste Ursache einer Hyperkaliämie ist eine **verminderte renale Ausscheidung** bei Niereninsuffizienz. Andere klinisch wichtige Ursachen sind Azidose, Zellschädigung und die Gabe von Diuretika (Genaueres s. **Kasten „Ätiologie der Hyperkaliämie"** und **Abb. 11.18**).

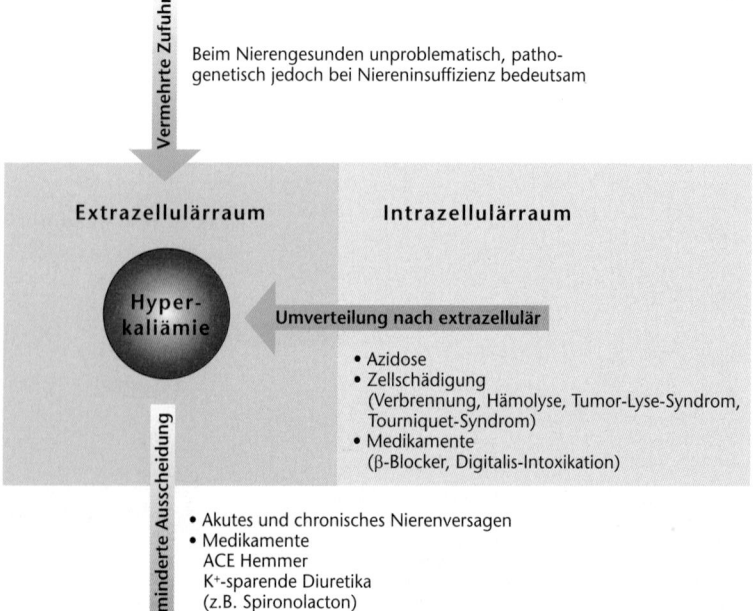

Abb. 11.18: Ursachen der Hyperkaliämie. [L157]

Vermehrte Zufuhr

Beim Nierengesunden unproblematisch, pathogenetisch jedoch bei Niereninsuffizienz bedeutsam

Extrazellulärraum

Intrazellulärraum

Hyper-kaliämie

Umverteilung nach extrazellulär

- Azidose
- Zellschädigung
  (Verbrennung, Hämolyse, Tumor-Lyse-Syndrom, Tourniquet-Syndrom)
- Medikamente
  (β-Blocker, Digitalis-Intoxikation)

Verminderte Ausscheidung

- Akutes und chronisches Nierenversagen
- Medikamente
  ACE Hemmer
  K^+-sparende Diuretika
  (z.B. Spironolacton)

Ätiologie der Hyperkaliämie

Vermehrte Zufuhr

Eine vermehrte orale Zufuhr ist beim Nierengesunden unproblematisch. Gefährlich ist sie für Patienten mit fortgeschrittener Niereninsuffizienz. Für solche Patienten kann schon der vermehrte Obst- und Gemüsegenuss, z. B. von Bananen oder Tomaten, gefährlich sein.

Verminderte Ausscheidung

Die verminderte Ausscheidung spielt beim akuten und chronischen Nierenversagen eine Rolle, kann jedoch lange Zeit durch Ausscheidung über den Dickdarm kompensiert werden.

Umverteilung nach extrazellulär

Azidose führt durch Austausch von H^+ gegen K^+ zur Hyperkaliämie (s. 11.5.1).
So begünstigen bei der diabetischen Ketoazidose Insulin-Mangel und Azidose eine Serumhyperkaliämie. Diese manifestiert sich in der Praxis jedoch nur selten, da die gleichzeitig bestehende Osmodiurese aufgrund des hohen Blutzuckers eine vermehrte Kalium-Ausscheidung nach sich zieht.
Bei metabolischer Azidose aufgrund einer Niereninsuffizienz dagegen wirken die mangelhafte Ausscheidung von Kalium und die Transmineralisation gleichsinnig, sodass es zu einer erheblichen Hyperkaliämie kommt.

Zellschädigung

Diese führt zur Freisetzung intrazellulären Kaliums. Beispiele sind stärkere Verletzungen und Verbrennungen, Hämolyse, Zustand nach Chemotherapie (s. Kasten „Tumorlyse-Syndrom und Hyperviskositäts-Syndrom") sowie Tourniquet-Syndrom (Reperfusion einer zeitweise mangelhaft durchbluteten Extremität).

Medikamente

Eine Hyperkaliämie wird begünstigt durch β-Blocker (Verschiebung von K^+ von intra- nach extrazellulär), ACE-Hemmer (v. a. in Kombination mit kaliumsparenden Diuretika), kaliumsparende Diuretika sowie depolarisierende Muskelrelaxanzien (z. B. Succinylcholin).
Eine schwere Digitalis-Intoxikation führt über eine Blockade der Na^+-K^+-ATPase zu einer Hyperkaliämie.

Tumorlyse-Syndrom und Hyperviskositäts-Syndrom

Die rasche Zerstörung von Tumorzellen – insbesondere im Rahmen der Chemotherapie von Leukämien, Lymphomen und des kleinzelligen Bronchialkarzinoms – setzt intrazelluläre Abbauprodukte wie Kalium, Phosphor, Urate und Säureäquivalente frei. Wegen ionischer Summenbeziehungen besteht zudem eine Hypokalzämie. Die Erscheinungen beginnen 1 – 2 Tage nach Beginn der Chemo- oder Bestrahlungstherapie:
- durch ↑ Urate: Nierenversagen
- durch ↑ K^+: Herzrhythmie, Herzinsuffizienz
- durch ↓ Ca^{2+}: Tetanie, Bewusstseinsstörungen, Krampfanfälle.

Die Therapie besteht in der intravenösen Zufuhr von Flüssigkeit (isotoner Kochsalzlösung) und Diuretika (z. B. Furosemid) sowie der Gabe von Allopurinol zur raschen renalen Urat-Ausscheidung. Durch Gabe von Natriumbicarbonat wird der Urin alkalisiert (pH-Ziel > 7,0), wodurch die Urat-Ausscheidung erleichtert wird. In schweren Fällen wird eine Nierenersatztherapie erforderlich. Die genannten Therapiestrategien werden meist schon prophylaktisch vor Beginn einer intensiven Chemotherapie angesetzt.
Das Tumorlyse-Syndrom kann von einem **Hyperviskositäts-Syndrom** begleitet sein, das vor allem bei Leukämien wegen des erhöhten Zellgehaltes oder des Vorliegens pathologischer Proteine (z. B. Gammopathien) auftreten kann. Klinische Zeichen sind Kopfschmerzen, Somnolenz, Seh- und Hörstörungen bis hin zu Krampfanfällen und Myokardinfarkt. Das Hyperviskositäts-Syndrom wird durch Flüssigkeitszufuhr, Aderlass, evtl. auch Plasmapherese behandelt.

Therapie

Die Therapie folgt drei **Prinzipien:** Zum einen wird versucht, überschüssiges und toxisch wirksames Kalium in die Zellen einzuschleusen, zum Zweiten wird die Kalium-Ausscheidung gefördert und zum Dritten werden die toxischen Effekte des Kaliums auf die Herzmuskelzelle verringert (letzteres Prinzip ist dabei in der Akuttherapie vorrangig).

Schutz der Herzmuskelzelle

Bei hohen Werten oder absehbarer kardialer Gefährdung kann kurzfristig **Calciumgluconat** gegeben werden. Dieses reduziert die toxischen Effekte des K^+ auf die neuromuskuläre Erregbarkeit (s. **11.6.1**).

Einschleusung von Kalium in die Zellen

- Infusion von Glucose und Insulin
- Gabe von Natriumbicarbonat
- Gabe von β-Sympathomimetika (z. B. Salbutamol-Inhalationen): Hierdurch kommt es zum Transport von Kalium in die Zelle und auch zu einer vermehrten tubulären Sekretion von K^+.

Förderung der Ausscheidung

! Nur durch diese Maßnahmen wird der Kalium-Bestand des Körpers vermindert. !

- orale oder rektale Kationenaustauscher, die Na^+ oder Ca^{2+} gegen K^+ im Darm austauschen, z. B. Resonium®
- forcierte Diurese durch Schleifendiuretika
- Dialyse als letzte Möglichkeit.

11

11.6 Calcium

11.6.1 Physiologie

Calcium hat neben seiner Rolle bei der **Knochenmineralisierung** entscheidende Funktionen bei der **elektromechanischen Koppelung** der Muskulatur sowie als Ko-Faktor bzw. **Second Messenger** vieler Enzyme. Genaueres zum Calcium-Haushalt s. **Kasten**.

═══════════════**ZUR VERTIEFUNG**═══════════════

Calcium-Haushalt

Normbereich im Serum: Gesamtcalcium 2,2 – 2,65 mmol/l; ionisiertes Calcium 1,1 – 1,4 mmol/l.

Verteilung
Der Gesamtbestand des Körpers an Calcium beträgt ca. 1 kg. 99 % davon befinden sich im Knochen als Hydroxyapatit-Kristalle, nur etwa 0,3 % im Intravasalraum. Etwa 1 % des Skelett-Calciums ist frei mit der Extrazellulärflüssigkeit austauschbar und dient als wichtiger Reservespeicher.
40 % des Serum-Calciums sind an Albumin gebunden, 10 % sind komplex gebunden, 50 % liegen ionisiert („frei") vor. Biologisch wirksam ist lediglich der ionisierte Anteil, der in engen Grenzen konstant gehalten wird. Im Labor wird in der Regel das Gesamtcalcium gemessen, das gut mit dem ionisierten Anteil korreliert. Bei hohem bzw. erniedrigtem Serum-Albumin-Gehalt wird ein hohes bzw. erniedrigtes Gesamtcalcium gemessen; die Konzentration des ionisierten Calciums ändert sich dabei nicht. Um trotz erhöhter oder erniedrigter Serum-Albumin-Spiegel eine Aussage über das Vorliegen einer Hypo- oder Hyperkalzämie machen zu können, kann das sog. **albuminkorrigierte Calcium** berechnet werden:
Korrigiertes Ca²⁺ [mmol/l] = gemessenes Ca²⁺ [mmol/l] – (0,025 × Serum-Albumin [g/l]) + 1
Der Anteil des **ionisierten Calciums** am Gesamtcalcium wird durch pH-Verschiebungen verändert. Azidose steigert, Alkalose senkt den Anteil des ionisierten Calciums, da bei erniedrigtem pH-Wert der Ca^{2+}-Protein-Komplex vermehrt dissoziiert. Das häufigste klinische Beispiel ist die Hyperventilationstetanie (s. 5.1.2).

Bedarf, Aufnahme und Ausscheidung
Die normale tägliche orale Ca^{2+}-**Aufnahme** liegt zwischen 0,5 und 1,5 g. Davon werden je nach aktuellem Bedarf ca. 30 – 50 % resorbiert.
Etwa ein Drittel der täglichen Ca^{2+}-**Ausscheidung** erfolgt über den Darm, ein weiteres Drittel über die Nieren. Zwischen Knochen und Extrazellulärflüssigkeit besteht ein täglicher Austausch in beide Richtungen von ca. 0,25 – 0,5 g Ca^{2+}.
Ein vermehrter Calcium-Bedarf besteht in Schwangerschaft und Stillzeit sowie in der Pubertät, aber z. B. auch bei Beginn der Therapie einer Osteomalazie mit Vitamin D.

Neuromuskuläre Erregbarkeit

Ca^{2+} beeinflusst zusammen mit anderen Ionen die neuromuskuläre Erregbarkeit. Die Membranerregbarkeit der Muskelzelle wird durch den **György-Quotienten** beschrieben:

$$K = \frac{[K^+] \times [HPO_4^{2-}] \times [HCO_3^-]}{[Ca^{2+}] \times [Mg^{2+}] \times [H^+]}$$

K steht für die neuromuskuläre Erregbarkeit, die anderen Größen stehen jeweils für die Konzentrationen der betreffenden Ionen.

Bei **Hyperkalzämie** sinkt somit die neuromuskuläre Erregbarkeit (vergrößerter Nenner). Im EKG drückt sich dies durch eine verkürzte QT-Zeit aus, die T-Welle kann breit und konvexbogig sein. Es kommt vermehrt zu Herzrhythmusstörungen, auch bedrohlichen ventrikulären Herzrhythmusstörungen bis hin zur Asystolie.

❗ Die Ansprechbarkeit auf Digitalis und damit die Digitalis-
▪ Toxizität steigt bei Hyperkalzämie. ❗

Bei **Hypokalzämie** steigt die neuromuskuläre Erregbarkeit (verkleinerter Nenner). Dies zeigt sich am Symptomenkomplex der Tetanie (s. **11.6.2**). Im EKG ist die QT-Zeit verlängert, die T-Welle kann negativ sein, evtl. ist der QRS-Komplex verbreitert. Auch hier sind bedrohliche Herzrhythmusstörungen möglich. Die Ansprechbarkeit auf Digitalis sinkt.

Beziehung zum Phosphathaushalt

Calcium und Phosphat haben ein relativ geringes Löslichkeitsprodukt. Bei Hyperphosphatämie sinkt darum die Calcium-Konzentration ab und umgekehrt. Fällt Calcium oder Phosphat über das Löslichkeitsprodukt (das unter physiologischen Bedingungen bei 40 mg/dl liegt) hinaus an, kann es zum Ausfall von Calciumphosphat, evtl. mit Organverkalkungen, kommen.

Regulation des Calcium-Haushaltes

Der Calcium-Spiegel im Blut hängt vom Calcium-Austausch zwischen Knochen und Extrazellulärraum, von der renalen Calcium-Ausscheidung und von der intestinalen Calcium-Aufnahme ab. Alle drei Prozesse werden hormonell reguliert, und zwar durch **Parathormon**, **Calcitonin** und **Calcitriol** (der aktiven Form des Vitamin D); **Abb. 11.19**. Details s. **8.5.1**.

Die Regulationsmechanismen des Ca^{2+}-Haushaltes, besonders die Parathormon-Ausschüttung, reagieren nur auf den **ionisierten** (biologisch aktiven) Anteil des Gesamtcalciums.

Niedrige Calcium-Spiegel

Ein verminderter Plasmaspiegel an freiem Calcium führt zur Parathormon-Sekretion. Dieses Hormon erhöht den Calcium-Spiegel zum einen durch seine direkten Effekte auf Nieren, Darm (umstritten) und Knochen, zum anderen indirekt, indem es den Umbau von Vitamin D in Leber und Nieren zum stoffwechselaktiven 1,25-$(OH)_2$-D_3 (Calcitriol) fördert. Calcitriol wiederum hat calciumsteigernde Effekte an Nieren, Darm und Knochen.

Hohe Calcium-Spiegel

Das Schilddrüsenhormon Calcitonin senkt den Calcium-Spiegel durch Förderung der Calcium-Einlagerung in den Knochen sowie durch Förderung der renalen Calcium-Ausscheidung. Der calciumsenkende Effekt wird durch die bei hohen Calcium-Spiegeln absinkende Plasmakonzentration an Calcitriol unterstützt.

11.6.2 Hypokalzämie

Leitsymptom ist die **Tetanie**, meist jedoch ist die Hypokalzämie ein Zufallsbefund oder zeigt sich im EKG als verlängerte QT-Zeit. Die häufigsten Ursachen der Hypokalzämie sind ein erniedrigtes Albumin sowie PTH- oder Vitamin-D-Mangel.

Klinik

Die klinischen Erscheinungen betreffen vor allem neuromuskuläre und (besonders bei vorbestehender Herzkrankheit) kardiovaskuläre Funktionen.

Neuromuskuläre Funktionen

Die erhöhte neuromuskuläre Erregbarkeit zeigt sich in:
* Parästhesien (perioral, symmetrisch an Händen oder Füßen)
* Hyperreflexie
* tetanischen Krämpfen (Tetanie) der Muskulatur mit „Pföt-

chenstellung" der Hände, Spitzfußstellung, „Fischmaulstellung" des Mundes, selten Broncho- oder Laryngospasmus. Bei chronischer Hypokalzämie können psychische Symptome wie Erregbarkeit, Angst, Depressionen und Psychosen auftreten.

> **!** Bei azidotischer Stoffwechsellage, z.B. bei Niereninsuffizienz, tritt eine Tetanie trotz oft deutlicher Hypokalzämie nicht in Erscheinung, da die Azidose den Anteil des ionisierten Calciums steigert. **!**

Kardiovaskuläre Funktionen

* verminderte Kontraktilität mit Herzinsuffizienz, Hypotonie bis hin zum Schock
* Bradykardie, Asystolie
* Im EKG ist die ST-Strecke und damit die QT-Zeit verlängert.

Ätiologie (Abb. 11.20)

Unterschieden werden chronische und akute (transiente) Hypokalzämien.

Chronische Hypokalzämie

Eine chronische Hypokalzämie ist seltener als eine chronische Hyperkalzämie. Die häufigsten Ursachen in der Übersicht:
* **Malassimilations-Syndrom:** Malassimilation bedingt eine Hypalbuminämie, Mangel an Vitamin D und verminderte Ca^{2+}-Absorption; alle diese Faktoren führen zu einem verminderten Calcium-Spiegel im Serum.
* **Chronische Niereninsuffizienz:** Durch die Phosphat-Retention bei chronischer Niereninsuffizienz (s. **10.10**) kommt es bei konstantem Löslichkeitsprodukt zur Verminderung des ionisierten Calciums, außerdem besteht ein Mangel an in der Niere gebildetem Calcitriol.
* **Hypoparathyreoidismus:** Wegen der verminderten Parathormon-Wirkung sinken die Ca^{2+}-Spiegel ab. Zu Symptomen kommt es nur in schweren Fällen, z.B. als Folge

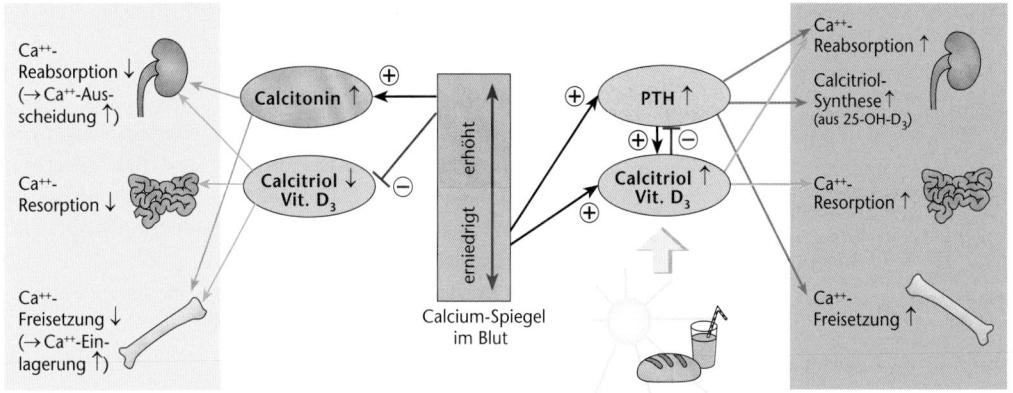

Abb. 11.19: Regulation des Calcium-Haushalts. [L157]

11

einer versehentlichen Parathyreoidektomie im Rahmen einer Schilddrüsenresektion (sog. parathyreoprive Tetanie; s. **8.5.3**).

- **Vitamin-D- bzw. Calcitriolmangel**, z. B. durch ungenügende Vitamin-D-Zufuhr (selten), fehlendes Sonnenlicht, unzureichende Konversion von Vitamin D zu Calcitriol bei chronischen Nieren- und Lebererkrankungen sowie als unerwünschte Medikamentenwirkung (z. B. Cisplatin, Phenytoin).

Akute Hypokalzämie

Die häufigste Ursache schwerer symptomatischer Hypokalzämien ist die **Hyperventilation** (Hyperventilationstetanie). Hierbei wird der Anteil des ionisierten Calciums durch die respiratorische Alkalose vermindert (s. **5.1.2**).

Darüber hinaus kommen akute, meist asymptomatische Hypokalzämien bei fast allen **schwerkranken Patienten** vor (z. B. bei Sepsis, Verbrennungen, Ileus) und sind Ausdruck einer Verteilungsstörung. Sie sind nach Behandlung der Grunderkrankung meist rückläufig. Bei akutem Nierenversagen kann selten passager in der polyurischen Phase eine

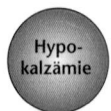

Hypo-kalzämie   Ätiologie

Mangel oder Überschuss an calciumregulierenden Hormonen
- Mangel an Vitamin D (Vorstufe des Calcitriols): Malassimilations-Syndrom, kindliche Rachitis
- Mangel an Calcitriol: Chronische Niereninsuffizienz
- Calcitonin-Erhöhung beim medullären Schilddrüsenkarzinom*
- Mangel an PTH: Ausfall der Nebenschilddrüse bei Parathyreoidektomie, Metastasierung, Radiojodtherapie, Autoimmunprozessen, Hämochromatose

* Calcitonin als Tumormarker

Calcium-Verteilungsstörungen
- Sepsis, schwere Verbrennung, akute Pankreatitis (Sequestration von Kalk in das Abdomen)
- Hyperphosphatämie, z. B. bei terminaler Niereninsuffizienz (Überschreiten des Löslichkeitsprodukts führt zum Ausfallen von Calciumphosphat)
- Bindung freien Calciums durch Citrat-Zufuhr bei Massentransfusion
- Hypomagnesiämie
- Alkalose (Abfall des ionisierten Ca^{++}-Anteils)

Gestörte Calcium-Bilanz
(Verluste, ungenügende Aufnahme, erhöhter Verbrauch)
- Renaler Calcium-Verlust in der polyurischen Phase des ANV sowie bei Therapie mit Schleifendiuretika
- Ungenügende Absorption bei Malassimilations-Syndrom
- Vermehrter Calcium-Verbrauch in Schwangerschaft, Stillzeit und Pubertät, sowie bei Beginn der Therapie einer Osteomalazie mit Vitamin D („Rekalzifizierungstetanie")

Abb. 11.20: Ätiologie und Pathogenese der Hypokalzämie. [L157]

Hypokalzämie durch renalen Calcium-Verlust entstehen. Auch nach Massentransfusionen von Citrat-Blut (Calcium wird durch Citrat gebunden) sowie nach diversen Medikamenten (z. B. Heparin, Protamin, Glucagon) werden gelegentlich transiente Hypokalzämien gesehen.

❗ Bei Krankheitsbildern mit Hypalbuminämie, z. B. bei Leberzirrhose oder nephrotischem Syndrom, kann das Gesamtcalcium bei normalem ionisiertem Ca^{2+} erniedrigt sein. **❗**

Diagnostisches Vorgehen

Sofern nicht bereits Klinik (z. B. hyperventilierender Patient) oder Anamnese (z. B. Schilddrüsenoperation, chronische Niereninsuffizienz) deutliche Hinweise geben, sollten zur ätiologischen Abklärung bestimmt werden:

- **Albumin**, um eine verminderte Bindungskapazität auszuschließen (erübrigt sich bei Bestimmung des ionisierten Ca^{2+})
- **Kreatinin** zur Einschätzung der Nierenfunktion
- **PTH**, um einen Hypoparathyreoidismus auszuschließen (s. **8.5.3**)
- **Vitamin-D-Metaboliten** (Calcitriol und 25-OH-D$_3$)
- **Mg^{2+}**, um eine ursächliche Hypomagnesiämie auszuschließen
- **Phosphat** – wegen des gemeinsamen Löslichkeitsproduktes (s. o.).

Begleitende Phosphatveränderungen

Diagnostische Hinweise können sich auch aus der gleichsinnigen oder gegensinnigen Veränderung des Phosphats ergeben:

- Sind sowohl Calcium als auch Phosphat erniedrigt, so deutet dies auf eine Störung auf der Ebene des Vitamin D hin: Da Phosphat renal ausgeschieden wird, muss Parathormon ausreichend wirksam sein. Ausnahme: Hypomagnesiämie, hier liegt die Störung auf der Ebene des Parathormons (s. **8.5**).
- Ist Calcium erniedrigt, jedoch Phosphat erhöht, so deutet dies auf eine Störung auf der Ebene des PTH hin. Ausnahme: Niereninsuffizienz, hier ist das Phosphat trotz erhöhtem PTH erhöht.

Provokationstests

Bei Verdacht auf eine Hypokalzämie ohne eindeutige Symptome können klinische Provokationstests Hinweise geben.
- **Trousseau-Test:** Durch Aufblasen einer RR-Manschette auf arteriellen Mitteldruck für 3 Minuten wird die Pfötchenstellung der Hand provoziert.
- **Chvostek-Zeichen:** Beklopfen des N. facialis vor dem Kiefergelenk führt zu Muskelzuckungen.

11

Therapie

Behandlung der Tetanie

Bei Tetanie kann mit Calciumgluconat 10% intravenös behandelt werden (nie beim digitalisierten Patienten, da die Digitalis-Toxizität durch Hyperkalzämie gesteigert wird). Die Tetanie bei respiratorischer Alkalose aufgrund einer psychogenen Hyperventilation wird vorrangig durch Plastikbeutelrückatmung therapiert (s. **5.1.2**). Durch die Rückatmung des ausgeatmeten CO_2 sinkt der Blut-pH, sodass das ionisierte Calcium ansteigt.

Behandlung der chronischen Hypokalzämie

Grundlage der Therapie der chronischen Hypokalzämie ist die orale Calcium-Substitution, z. B. mit 2 – 3 g Calciumcarbonat täglich. Dazu kommt evtl. je nach Grundkrankheit die zusätzliche Gabe von Vitamin D oder Calcitriol.

Behandlung begleitender Elektrolytstörungen

Eine evtl. begleitende Hyperphosphatämie sollte mit behandelt werden, da es sonst durch die therapiebedingte Calcium-Zufuhr zu Organverkalkungen kommen kann (Ausfällung von Calciumphosphat bei Überschreiten des Löslichkeitsproduktes). Ebenso muss eine auslösende oder begleitende Hypomagnesiämie behandelt werden. Eventuell wird eine Calcium-Substitution dadurch sogar unnötig.

11.6.3 Hyperkalzämie

Die Patienten haben oft keine Symptome. Die Diagnose wird meistens durch Laborbefunde zufällig gestellt.

Klinik

Je nach Ausmaß und Entstehungsgeschwindigkeit der Serum-Calcium-Erhöhung sind möglich:

- **neuromuskuläre Symptome:** z. B. Abgeschlagenheit, Muskelschwäche, Somnolenz, Koma, hirnorganisches Psychosyndrom
- **gastrointestinale Störungen:** Appetitlosigkeit, Übelkeit und Erbrechen, Gewichtsverlust, Verstopfung; bei Hyperparathyreoidismus aus ungeklärter Ursache auch Ulkuskrankheit und Pankreatitis
- **renale Störungen:** Nephrolithiasis und Nephrokalzinose, renaler Diabetes insipidus mit Polyurie und Polydipsie
- **kardiale Störungen:** Herzrhythmusstörungen, QT-Zeit ↓.

Hyperkalzämische Krise

Selten, z. B. im Rahmen osteolytischer Metastasen, kommt es zu einer akuten Exazerbation der Hyperkalzämie im Sinne einer hyperkalzämischen Krise. Symptome sind:

- Herzrhythmusstörungen: z. B. ventrikuläre Extrasystolen, Asystolie

- Polyurie und Polydipsie
- Übelkeit, Erbrechen, Exsikkose, Fieber
- Somnolenz bis hin zum Koma, hirnorganisches Psychosyndrom, psychotische Erscheinungen.

❗ Bei vorbestehender Niereninsuffizienz drohen in der hyperkalzämischen Krise ein akutes Nierenversagen sowie Organverkalkungen infolge des zusätzlich erhöhten Phosphats – z. B. Nephrokalzinose, Mediaverkalkungen der Arterien, Kalkablagerungen in Konjunktiva und Hornhaut. **❗**

Ätiologie

Maligne Grundkrankheiten und Hyperparathyreoidismus erklären ungefähr 90% der Hyperkalzämien. Alle anderen Ursachen sind selten (s. **Kasten** „Ursachen der Hyperkalzämie").

❗ Eine extreme, akut aufgetretene Hyperkalzämie mit schwerem klinischem Bild spricht eher für eine maligne Genese; eine chronische, mäßige Hyperkalzämie bei vergleichsweise gesund wirkenden Patienten für einen primären Hyperparathyreoidismus. **❗**

Diagnostisches Vorgehen

Ein primärer Hyperparathyreoidismus wird durch ein erhöhtes PTH bei gleichzeitiger Hyperkalzämie nachgewiesen. Typisch ist die gleichzeitige Hypophosphatämie – es sei denn, die Niere ist so geschädigt, dass die Phosphat-Ausscheidung eingeschränkt ist.

Pathologische Frakturen oder Knochenschmerzen lassen an einen Knochentumor oder ossäre Metastasen denken (Abklärung z. B. durch Skelettszintigraphie).

Therapie

Die Behandlung der Grunderkrankung und eine Reduktion der Calcium-Zufuhr (z. B. durch Meiden von Milchprodukten) sind vorrangig. Oft besteht bei Hyperkalzämie ein erhebliches Volumendefizit, das ausgeglichen werden muss. Weitere Maßnahmen sind:

- wenn möglich Digitalis und Thiazide absetzen (die Digitalis-Toxizität ist bei Hyperkalzämie gesteigert, Thiazide erhöhen den Calcium-Spiegel, s. o.)
- forcierte Diurese unter Bilanzierung, z. B. mit Furosemid
- medikamentöse Ca^{2+}-Senkung durch Glukokortikoide: Glukokortikoide erhöhen die Calcium-Ausscheidung und hemmen die intestinale Calcium-Resorption.
- bei tumorbedingter Hyperkalzämie: Biphosphonate hemmen die Osteoklasten, über einen ähnlichen Mechanismus wirkt das heute kaum noch eingesetzte Mitramycin.
- Gabe von Calcitonin (schnellste Wirkung)
- evtl. Hämodialyse.

11

=========================== **AUF DEN PUNKT GEBRACHT** ===========================

Ursachen der Hyperkalzämie

Tumoren (ca. 65%)

Vor allem im Rahmen von Knochenmetastasen, aber auch bei soliden Primärtumoren, z. B. Bronchial-, Nierenzell- oder Mammakarzinom sowie bei Plasmozytom und Lymphom. Pathogenetisch spielen die paraneoplastische Sekretion von PTH-ähnlichen Peptiden oder von osteolytischen Faktoren sowie die lokale Knochendestruktion eine Rolle.

Parathormon-assoziierte Ursachen

- primärer Hyperparathyreoidismus durch Adenom, Hyperplasie; sehr selten auch bei Karzinom und multiplen endokrinen Neoplasien (MEN 1 oder 2A, s. 8.2)
- Lithium-Therapie: führt aus unbekannten Gründen zu einer PTH-Erhöhung, die i. d. R. reversibel ist
- familiäre hypokalziurische Hyperkalzämie:

seltene, mit erhöhtem PTH einhergehende autosomal-dominante Rezeptorstörung.

Vitamin-D-assoziierte Ursachen

- Vitamin-D-Intoxikation
- Akromegalie
- granulombildende Krankheiten: Bei Sarkoidose und Tuberkulose wird – möglicherweise in den Granulomen – unkontrolliert Vitamin D zu Calcitriol umgebaut.

Ursachen mit erhöhtem Knochenumsatz

- Hyperthyreose
- Akromegalie
- Immobilisation, besonders bei Kindern und Jugendlichen
- Vitamin-A-Intoxikation.

Ursachen mit Nierenversagen

- tertiärer Hyperparathyreoidismus (s. 8.5.2)
- Milch-Alkali-Syndrom: Therapie mit Cal-

ciumcarbonat und viel Milch führt unter Umständen zum chronischen Nierenversagen, heute selten.

Andere Ursachen

- Bei Morbus Addison oder plötzlichem Absetzen einer Glukokortikoid-Therapie entsteht gelegentlich eine leichte bis mäßige Hyperkalzämie, die sich wahrscheinlich durch vermehrte intestinale Calcium-Resorption und gleichzeitig verminderte renale Calcium-Ausscheidung erklären lässt.
- Therapie mit Phosphatbindern: Durch Abfall des Phosphats steigt der andere Partner des Löslichkeitsprodukts (Calcium) an.
- Therapie mit Thiazid-Diuretika: Kommt es hierunter zu einer Hyperkalzämie, so liegt oft ein maskierter Hyperparathyreoidismus vor. Thiazid-Diuretika erhöhen bei sonst gesunden Personen den Calcium-Spiegel kaum.

11.7 Magnesium

Primäre Störungen des Mg^{2+}-Haushaltes sind selten. Meist entwickeln sich Hypo- oder Hypermagnesiämien nur vor dem Hintergrund schwerer und klinisch meist auffälligerer Störungen im Wasser- und Elektrolythaushalt.

Hypo- und Hypermagnesiämie zeigen sich vor allem in gestörter neuromuskulärer Erregbarkeit und einer gestörten Herzfunktion. Veränderungen im EKG sehen denen bei Kalium-Stoffwechselstörungen zum Verwechseln ähnlich (**Abb. 11.16**).

! An Störungen im Mg^{2+}-Haushalt sollte insbesondere dann
∎ gedacht werden, wenn ein Patient im Rahmen anderer Elektrolytstörungen neurologische Auffälligkeiten entwickelt. !

11.7.1 Physiologie

Magnesium gehört mit Kalium und Phosphat zu den Hauptionen des **Intrazellularraums**. Ein Mangel eines dieser Ionen ist häufig vom Mangel eines anderen Ions begleitet. Im Körper befinden sich insgesamt etwa 20 – 25 g Magnesium (Mg^{2+}), davon 1% in der Extrazellulärflüssigkeit, ein Drittel intrazellulär. Die restlichen zwei Drittel befinden sich in den Knochen. Von der intrazellulären Fraktion entfällt ein wesentlicher Anteil auf den Skelettmuskel.

Der Normalwert im Serum liegt bei 0,7 – 1,1 mmol/l. Der Magnesium-Anteil im Plasma ist zu 30% an Albumin gebunden.

Magnesium-Haushalt

Resorption und Ausscheidung

Magnesium wird in Jejunum und Ileum resorbiert. Beim Gesunden werden $\approx$ 30 – 40% des Angebots aufgenommen, bei Magnesium-Mangel wesentlich mehr. Die Magnesium-Resorption ist teilweise abhängig von Vitamin D. Ausgeschieden wird Magnesium hauptsächlich über die Niere.

Regulation

Magnesium unterliegt wie Calcium einer Regulation durch Parathormon. Magnesium-Mangel stimuliert, Magnesium-Erhöhung hemmt die Parathormonsekretion. Allerdings führt starker Magnesium-Mangel zur Blockade der Parathormon-Sekretion.

Funktion

Mg^{2+} ist ein wesentlicher Ko-Faktor für zahlreiche, insbesondere am Ionentransport beteiligte Enzyme. So sind z. B. die Adenylat-Zyklase, die Phosphodiesterase und die Na^+-K^+-ATPase auf Mg^{2+} angewiesen. Weiter hemmt Mg^{2+} die Transmitterfreisetzung an diversen Synapsen; die Erregbarkeit von Nerven und Muskeln wird dadurch gemindert. Auch hemmt Mg^{2+} die intrazelluläre Ca^{2+}-Bereitstellung und wirkt damit als natürlicher Ca^{2+}-Antagonist (*„nature's own calcium channel blocker"*).

! Dies wird z. B. für die Wehenhemmung ausgenutzt: Die
∎ Zufuhr von Mg^{2+} vermindert die Kontraktilität der glatten Muskulatur. Auch bei der Therapie des schweren Asthmaanfalls

11

wird Mg^{2+} (mit eher mäßigem Erfolg) eingesetzt. Bei der kardio-pulmonalen Reanimation wird Mg^{2+} bei nachgewiesenen Torsade-de-Pointes-Arrhythmien (s. 1.8.5) eingesetzt, alle anderen Arrhythmien lassen sich durch Mg^{2+} nicht beeinflussen. ❗

❗ Dagegen ist bei Hypomagnesiämie die neuromuskuläre Erregbarkeit gesteigert, sodass es zur Tetanie kommen kann (dieser Zusammenhang ergibt sich auch aus dem in 11.6.1 beschriebenen György-Quotienten). ❗

11.7.2 Hypomagnesiämie

Die Hauptursachen sind mangelnde Zufuhr oder mangelnde intestinale Resorption sowie renale Verluste (s. **Kasten** „Ätiologie der Hypomagnesiämie"). Die Ursachen führen oft zusätzlich zu – klinisch meist führender – Hypokaliämie und Hypokalzämie.

═══════ **AUF DEN PUNKT GEBRACHT** ═══════

Ätiologie der Hypomagnesiämie

- **verminderte Aufnahme** aus dem Gastrointestinaltrakt: bei Diarrhö, rezidivierendem Erbrechen, Malabsorptions-Syndrom, Mangelernährung, Alkoholmissbrauch
- **vermehrte renale Ausscheidung:** in der polyurischen Phase des akuten Nierenversagens, bei renal-tubulären Störungen, durch Diuretika, bei osmotischer Diurese (z.B. bei Diabetes mellitus)
- **vermehrter Bedarf:** z.B. in der Schwangerschaft
- **akute Pankreatitis:** Bildung von Mg^{2+}-Seifen durch Fettnekrosen
- bei Hyperaldosteronismus, Hyperparathyreoidismus, Hyperthyreose, malignen osteolytischen Erkrankungen, Phosphatmangel
- selten primäre Hypomagnesiämie im Rahmen genetischer Magnesiumverlust-Syndrome (z.B. intestinal bedingte Hypomagnesiämie, autosomal-rezessiv vererbt).

Klinik

Die Symptome sind häufig unspezifisch und von denen der begleitenden Elektrolytstörungen schlecht abzugrenzen.
- **Kardiale Symptome:** Herzrhythmusstörungen wie ventrikuläre Extrasystolen, Tachykardien (typisch ist die Torsade-de-Pointes-Tachykardie, s. **1.8.5**), Angina pectoris aufgrund von Koronarspasmen

  ❗ Die Empfindlichkeit gegenüber Digitalis-Präparaten ist gesteigert. ❗
- **erhöhte neuromuskuläre Erregbarkeit** mit Wadenkrämpfen, Hyperreflexie, Tetanie (s. **11.6.2**), viszeralen Spasmen (z.B. Laryngo-, Pylorospasmus, Krämpfen im Magen-Darm-Trakt); evtl. Rhabdomyolyse
- bei schwerem Mangel **neurologische Zeichen:** depressive

Verstimmung, Konzentrationsschwäche, Schwindel, hirnorganisches Psychosyndrom, Somnolenz bis Koma, zerebrale Krampfanfälle.

Therapie

Ziel ist die Anhebung des Mg^{2+}-Spiegels auf hochnormale Werte, v.a. bei kardial Vorerkrankten, beim akuten Myokardinfarkt und bei Digitalisierung. Bei chronischen Zuständen reicht oft magnesiumhaltige Nahrung wie Getreide, Nüsse, Erbsen, Bohnen oder die orale Gabe von Magnesiumsalzen. Bei akuter, symptomatischer Hypomagnesiämie kann Magnesiumsulfat intravenös gegeben werden. Vorsicht ist aber bei einer Nierenfunktionseinschränkung geboten.

11.7.3 Hypermagnesiämie

Die Ursache ist meist eine Niereninsuffizienz. Daher ist die Hypermagnesiämie überwiegend mit einer Hyperkaliämie vergesellschaftet, von der sie vom klinischen Bild und von der Therapie her kaum zu trennen ist (s. **11.5.4**).

Klinik

Bei geringgradiger Hypermagnesiämie treten Symptome wie Verstopfung, Übelkeit und Erbrechen sowie Muskelschwäche und Störungen der kardialen Erregungsleitung (besonders im AV-Knoten-Bereich) auf.

Bei ausgeprägter Hypermagnesiämie kann es zum paralytischen Ileus, Blutdruckabfall bis zum Schock, Herzstillstand, Atemlähmung und Koma kommen. Aufgrund der „Summenbeziehung" zu Ca^{2+} (s.o.) kann eine Tetanie auftreten.

Ätiologie

Die Hypermagnesiämie ist meist Folge einer Niereninsuffizienz und tritt besonders auf, wenn bei Nierenfunktionseinschränkung noch iatrogen Magnesium zugeführt wird, z.B. in bestimmten Antazida, Laxanzien und Dialyseflüssigkeiten.

Therapie

Maßnahmen ähneln denen bei Hyperkaliämie. Ziel ist die Verschiebung von Mg^{2+} nach intrazellulär:
- Glucose plus Insulin i.v.
- Calciumgluconat i.v. (dies steigert die intrazelluläre Verfügbarkeit von Calcium)
- ggf. Dialyse.

11

11.8 Chlorid

Knapp 90% des Chlorids des Organismus befinden sich **extrazellulär**. Der Normbereich im Serum ist 97 – 108 mmol/l. Einen besonders hohen Chloridanteil haben Schweißdrüsenepithelien und die Belegzellen des Magens.

Den Abweichungen der Chlorid-Konzentration ist keine spezifische Klinik zuzuordnen. Diese wird von den Abweichungen der jeweils begleitenden Kationen, vor allem Na⁺, bestimmt.

Aufnahme, Ausscheidung, Regulation

Die Aufnahme erfolgt zusammen mit Natrium im Ileum, die Ausscheidung über die Nieren in der Regel ebenfalls zusammen mit Natrium. Chlorid folgt Natrium passiv, wenn Änderungen der Konzentration im Verteilungsraum auftreten. Indirekt unterliegt es somit auch der Steuerung durch Aldosteron.

Die Chlorid-Bestimmung im Serum hat *per se* wegen der Parallelität der Cl⁻-Konzentration zur Na⁺-Konzentration keine große klinische Relevanz. Sie kann jedoch zur Ermittlung der Anionenlücke (s. **11.10.3**) und bei der Differentialdiagnose der Säure-Base-Störungen (s. **11.10**) von Bedeutung sein.

11.8.1 Störungen im Chlorid-Haushalt

Die meisten Abweichungen der Chlorid-Konzentration sind durch Störungen des Natrium- und Wasserhaushaltes zu erklären. Daneben verändert sich die extrazelluläre Chlorid-Konzentration vor allem im Rahmen von Säure-Base-Störungen.

Ätiologie

Erniedrigtes Serum-Chlorid

* Bei bestimmten Formen der metabolischen Alkalose (s. **11.10.5**):
  – Verlust von Magensaft durch Erbrechen oder über Sonden (Laborbefund: hypochlorämische, hypokaliämische metabolische Alkalose, Cl⁻ im Urin erniedrigt, K⁺ im Urin erhöht)
  – Bei Syndromen mit erhöhter Konzentration von Mineralokortikoiden kann es im Rahmen der metabolischen Alkalose zum Bicarbonat-Anstieg kommen. Kompensatorisch zum Bicarbonat fällt dann als weiteres wesentliches Anion das Chlorid ab; typisches Beispiel ist die „Kontraktionsalkalose", s. **11.10.5**. Dasselbe gilt für die iatrogene Bicarbonat-Zufuhr. Auch bei der respiratorischen Azidose entsteht kompensatorisch ein erhöhtes Bicarbonat, das ebenfalls das Serum-Chlorid senkt.
* Diuretika-Therapie mit Furosemid oder Etacrynsäure be-

einflusst die tubuläre Chlorid-Resorption. Es resultiert ein erniedrigtes Serum-Chlorid mit hohen Urin-Chlorid-Konzentrationen.

Erhöhtes Serum-Chlorid

* Bei bestimmten Formen der metabolischen oder metabolisch kompensierten Azidose (nämlich Azidosen ohne erhöhte Anionenlücke, s. **11.10.4**):
  – Verlust bicarbonatreicher Sekrete führt zum kompensatorischen Chlorid-Anstieg, z. B. bei Diarrhö, Dünndarm- und Pankreasfisteln.
  – Diverse Formen der renal-tubulären Azidose gehen als Folge tubulärer Transportdefekte mit erhöhten Chlorid-Werten einher.
  – Bicarbonat-Erniedrigung im Rahmen einer chronischen Hyperventilation, z. B. bei ZNS-Erkrankungen und bei Fieber, führt über die respiratorische Alkalose zu niedrigem Bicarbonat und damit zur kompensatorischen Chlorid-Erhöhung.
* Gabe von chloridhaltigen Lösungen: z. B. Ammoniumchlorid, Argininchlorid, Kochsalzlösung.

❗ Bromide können eine messtechnisch bedingte Hyperchlorämie vortäuschen (Pseudohyperchlorämie, z. B. bei Bromid-Vergiftung). **❗**

11.9 Phosphat

11.9.1 Physiologie

Phosphat ist das häufigste **intrazelluläre Anion** und vor allem für den intrazellulären **Energiehaushalt** bedeutsam (Bereitstellung von ATP). Auch ist es ein wichtiger Bestandteil vieler Enzyme, z. B. des für den O₂-Transport ins Gewebe verantwortlichen 2,3-Diphosphoglycerats. Weiterhin hat Phosphat intrazellulär, aber auch im Tubulussystem der Niere eine wesentliche Funktion als Puffersubstanz (s. **11.10.1**). Der Normalwert des Phosphats im Serum ist alters- und geschlechtsabhängig, als Richtwert kann der Bereich 0,84 – 1,45 mmol/l (2,6 – 4,5 mg/dl) gelten. Symptome treten erst bei Spiegeln unter 0,5 mmol/l auf.

Phosphat-Haushalt

Durchschnittlich liegen beim Menschen 700 g Phosphat im Körper vor. 85 % des Phosphat-Bestandes sind als Hydroxyapatit im knöchernen Skelett gebunden. Die verbleibenden 15% finden sich ganz überwiegend intrazellulär, nur ≈ 0,1% des Gesamtbestandes liegt in der Extrazellulärflüssigkeit vor.

Aufnahme, Ausscheidung

Die Aufnahme erfolgt oral mit Resorption im Duodenum und oberen Jejunum, die Ausscheidung vorrangig über die Niere.

Regulation

Reguliert wird das Phosphat über Parathormon und Calcitriol, in engem, allerdings größtenteils gegensinnigem Zusammenhang mit der Regulation des Calciums (s. a. **Abb. 8.19**):

- **Parathormon** stimuliert die Phosphat-Ausscheidung der Niere und die Phosphat-Mobilisation aus den Knochen.
- **Calcitriol** (aktives Vitamin D = 1,25-$[OH]_2$-D_3) fördert die Phosphat-Resorption im Darm und die Phosphat-Mobilisation aus dem Knochen. Es hemmt die renale Phosphat-Ausscheidung. Andererseits stimuliert Phosphat-Mangel die Calcitriol-Bildung aus dem biologisch inaktiven Calcidiol (= 25-[OH]-D_3) in der Niere.

11.9.2 Hypophosphatämie

Klinik

Die Mehrzahl der Symptome einer schweren Hypophosphatämie (Serumspiegel < 0,3 mmol/l) erklären sich durch die mangelhafte ATP-Bereitstellung. Entsprechend sind bei Phosphat-Mangel vor allem Gewebe mit hohem Energiebedarf (Herz, Muskeln, Nerven und hämatologische Zellen) betroffen:

- Kardiomyopathie mit Herzinsuffizienz und Herzrhythmusstörungen
- Muskelschwäche, respiratorische Insuffizienz bis hin zur Beatmungspflichtigkeit; bei schwerem Phosphatmangel auch Rhabdomyolyse
- zentralnervöse Symptome, z. B. vermehrte Erregbarkeit, zerebrale Krampfanfälle, hirnorganisches Psychosyndrom, Koma
- Leukozyten- und Erythrozytenfunktionsstörung mit vermehrter Infektanfälligkeit und verschlechterter Sauerstoffbilanz der Gewebe (bedingt durch Abfall des 2,3-DPG).

Ätiologie

Chronischer Phosphat-Mangel

- **verminderte Zufuhr:** z. B. bei Alkoholismus
- **mangelnde Phosphataufnahme** bzw. chronische gastrointestinale Sekretverluste: z. B. durch chronisch-rezidivierendes Erbrechen, sekretorische Diarrhöen unter Therapie mit Phosphat-Bindern, oder bei Vitamin-D-Mangel
- **vermehrte renale Phosphat-Ausscheidung:** bei primärem Hyperparathyreoidismus (Hyperkalzämie und Hypophosphatämie), bei einer Reihe von renal-tubulären Störungen

(z. B. renal-tubuläre Azidose), gelegentlich auch im Rahmen eines akuten Nierenversagens, bei Hyperaldosteronismus sowie unter Diuretikatherapie.

> ❗ Chronischer Alkoholabusus kann aufgrund eines „renalen Phosphat-Lecks" zu einer schweren Hypophosphatämie führen. Im Alkoholentzug wird die Hypophosphatämie dann durch Phosphat-Verschiebung in die Zelle noch verstärkt. ❗

- **Parathyreoidektomie** bei primärem Hyperparathyreoidismus: Die vermehrte Knochenmineralisierung kann einen Phosphatmangel bedingen.

Akuter Phosphat-Mangel

Der akute Phosphat-Mangel beruht meistens auf einer Verschiebung von extrazellulärem Phosphat in die Muskelzellen bei bestehendem chronischem Phosphat-Mangel.

- Die Hauptursache hierfür ist das sog. **Realimentierungs-Syndrom** (s. gleichnamigen **Kasten**).
- **Insulin-Wirkung:** z. B. im Rahmen der Therapie einer ketoazidotischen Entgleisung (s. **9.2.1**)
- **Alkalose.**

===ZUR VERTIEFUNG===

Realimentierungs-Syndrom (engl. refeeding syndrome)

Bei länger bestehender kalorischer Unterernährung werden die intrazellulären Elektrolyt- und vor allem Phosphat-Speicher entleert. Werden nun wieder ausreichend Kohlenhydrate aufgenommen, so sorgen die rasch ansteigenden Insulin-Spiegel dafür, dass Phosphat in die Zellen verschoben wird, wo es die im Rahmen des gesteigerten Zellstoffwechsels ablaufenden Phosphorylierungsprozesse unterhält.

Das Wichtigste: daran denken!
An ein Realimentierungs-Syndrom wird oft nicht rechtzeitig gedacht. Es kann in den ersten vier Tagen nach längerem Fasten, bei der Behandlung der Anorexia nervosa oder generell bei der Behandlung kachektischer Patienten (etwa bei Krebserkrankungen oder AIDS) sowie bei Alkoholismus auftreten. Wird bei diesen Patienten ein Nahrungsaufbau gestartet (enteral oder parenteral) sollte mindestens einmal am Tag der Phosphat-Spiegel bestimmt werden. Liegt dieser unter 0,5 mmol/l, muss mit intravenösen Phosphat-Infusionen begonnen werden, da eine enterale Substitution dann nicht ausreicht. Auch sollte der Nahrungsaufbau stets langsam (mit etwa 25–50% des Kalorienbedarfs) begonnen werden.

Diagnostisches Vorgehen

Gesamtkörperbestand und Serumkonzentration des Phosphats können erheblich voneinander abweichen. Der Serum-Phosphat-Wert allein erlaubt darum nur sehr eingeschränkt eine diagnostische Aussage über die ausreichende Phosphatversorgung des Körpers. Deshalb sollte der Serum-

Phosphat-Spiegel im Zusammenhang mit Calcium, alkalischer Phosphatase (Maß für den Knochenumsatz und damit die Phosphat-Freisetzung) und Kreatinin-Wert (eingeschränkte Phosphat-Ausscheidung bei Niereninsuffizienz) beurteilt werden.

Therapie

Primär sollte die Grundkrankheit behandelt werden.

Besteht die Möglichkeit der oralen Zufuhr, so eignen sich Milchprodukte gut zur Substitution. Alternativ stehen Phosphat-Tabletten zur Verfügung, die allerdings relativ häufig Durchfälle auslösen. Zur intravenösen Therapie werden je nach begleitender Elektrolytstörung Natrium- oder Kaliumphosphat-Lösungen verwendet.

❗ Wegen des gemeinsamen Löslichkeitsprodukts kann eine bestehende Hypokalzämie durch Phosphat-Zufuhr verschlimmert und sollte deshalb vorrangig korrigiert werden. Phosphat daher niemals zu calciumhaltigen Infusionslösungen mischen ❗

11.9.3 Hyperphosphatämie

Klinik und Therapie

Eine Hyperphosphatämie tritt nur bei schweren Grundkrankheiten auf. Die Phosphat-Erhöhung selbst zeigt kein spezifisches klinisches Bild. Therapeutische Konsequenzen hat die Hyperphosphatämie bei fortgeschrittener Niereninsuffizienz, bei der sie die Entwicklung des sekundären Hyperparathyreoidismus und der renalen Osteopathie fördert (s. **8.5.4**). Hier wird eine phosphatarme Diät angeboten und Calciumcarbonat als Phosphatbinder eingesetzt. Wegen der meist begleitenden Hypokalzämie mit sekundärem Hyperparathyreoidismus wird Calciumcarbonat oft mit Calcitriol kombiniert, auch wenn Letzteres wiederum die Phosphat-Absorption steigert. Deshalb müssen die Calcium- und Phosphat-Werte regelmäßig kontrolliert werden.

Ätiologie

Die **verminderte Ausscheidung** bei Niereninsuffizienz ist die häufigste Ursache. Auch unter Biphosphonat-Therapie sowie bei einer Reihe seltener Erkrankungen (z. B. Pseudoxanthoma elasticum) kommt es zur verminderten renalen Phosphat-Ausscheidung.

Seltener ist die **vermehrte Aufnahme**, z. B. bei gesteigerter Phosphat-Resorption im Gastrointestinaltrakt, bei Vitamin-D-Überschuss oder bei Einnahme phosphathaltiger Laxanzien.

Bei **raschem Zellzerfall**, z. B. bei Rhabdomyolyse oder Therapie einer Leukämie (Tumorlyse-Syndrom, s. Kasten „Tumorlyse-Syndrom und Hyperviskositäts-Syndrom" in **11.5.4**), wird Phosphat aus der Zelle freigesetzt.

11.10 Säure-Base-Haushalt

11.10.1 Physiologie

Der Körper ist einer **konstanten Säurebelastung** ausgesetzt, die auf vier Wegen entsteht:
- **oxidativer Abbau von Fetten und Kohlenhydraten** zu Wasser und CO_2: Das so entstandene CO_2 wird kontinuierlich über die Lungen abgeatmet und deshalb auch „volatile" Säurebelastung genannt. Bei intakter Lungenfunktion führt sie zu keiner Säureakkumulation in den Körperflüssigkeiten.
- Aufnahme von **Säureäquivalenten über die Nahrung**
- **Verstoffwechselung der Aminosäuren** u. a. zu Schwefelsäure und organischen Säuren: Die aus der Nahrung aufgenommenen und aus der Verstoffwechselung von Aminosäuren entstehenden Säuren werden auch als „fixe" Säurebelastung bezeichnet. Sie sind letzten Endes über die Nieren auszuscheiden.
- **anaerobe Glykolyse:** Bei der unvollständigen Verbrennung von Kohlenhydraten werden Protonen freigesetzt, und auch bei der Verbrennung von Fetten (β-Oxidation) entstehen Säureäquivalente wie etwa Hydroxybutyrat. Die Säurebelastung erhöht sich akut, wenn die Konzentration der anfallenden Säuren die Pufferkapazität bzw. die Stoffwechselkapazität der Leber überschreitet, z. B. im Rah-

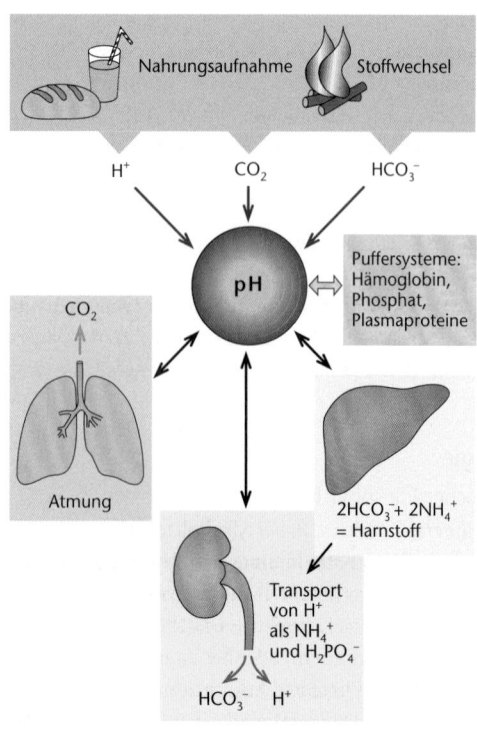

Abb. 11.21: Einflüsse auf den pH-Wert des Blutes. [L157]

men der diabetischen Ketoazidose oder der „Lactat-Azidose".

! Die gängige Auffassung, dass es die Bildung von Milchsäure (Lactat) sei, die für die metabolische Azidose bei anaerober Glykolyse verantwortlich sei, stimmt nicht. Lactat selbst reagiert basisch, seine Produktion wirkt der Azidose entgegen, weil bei der Umwandlung von Pyruvat zu Lactat durch die Lactat-Dehydogenase (LDH) ein Teil der Protonen aufgenommen wird, die bei der Umwandlung von Glucose zu Pyruvat freigesetzt werden. Die Azidose entsteht durch die H⁺-Freisetzung bei der Hydrolyse des ATP, etwa in der Muskelzelle bei körperlicher Arbeit. Die Lactat-Produktion ist also *Folge* und nicht die Ursache der metabolischen Azidose. **!**

Die Enzymmaschinerie des Körpers kann nur innerhalb einer bestimmten Konzentration an H⁺-Ionen optimal arbeiten. Der Körper hat deshalb Mechanismen entwickelt, welche die fluktuierenden Säure-(und Base-)Belastungen so regulieren, dass der pH-Wert der Extrazellulärflüssigkeit zwischen 7,35 und 7,45 konstant bleibt (**Abb. 11.21**). Diese Regulation erfolgt über die Ausscheidung von Säure- oder Basenäquivalenten und über Puffersysteme.

Puffer

Puffer sind Mischungen aus schwachen Säuren bzw. Basen und deren Salzen; sie haben die Fähigkeit, sowohl H⁺-Ionen als auch OH⁻-Ionen zu binden. Puffer können damit Änderungen der Wasserstoffionenkonzentration über weite Bereiche kompensieren und die durch physiologische oder pathologische Säure- und Basebelastung entstehenden pH-Änderungen minimieren. Die gesamte Pufferkapazität des Körpers liegt bei 15 mmol/kg Körpergewicht. Weniger als die Hälfte der Gesamtpufferkapazität liegt extrazellulär.

Alle Puffer des Körpers stehen miteinander im Gleichgewicht, sodass Änderungen des extrazellulären Bicarbonat-Puffers die Änderungen der Gesamtpufferkapazität widerspiegeln.

- Extrazellulär und damit im Plasma wirkt vor allem der Bicarbonat-Puffer (s. **Kasten**), in geringerem Maße auch der Phosphat-Puffer.
- Intrazellulär wirken vor allem der Phosphat-, Bicarbonat- und der Proteinpuffer, in den Erythrozyten auch der Hämoglobin-Puffer.

Gesamtpufferbasen

Die Gesamtheit der anionischen, zur Abpufferung zur Verfügung stehenden Gruppen der Plasmapuffer, also im Wesentlichen Bicarbonat- und Phosphatgruppen, werden als **Gesamtpufferbasen** bezeichnet und liegen im Normalfall in einer Konzentration von etwa 48 mmol/l vor. Die Abweichung der tatsächlich gemessenen Pufferbasen von diesem Wert wird als Basenüberschuss (**Base Excess, BE**) bezeich-

===ZUR VERTIEFUNG===

Bicarbonat-Puffer

Das wichtigste Puffersystem ist der Bicarbonat-Kohlendioxid-Puffer. Er puffert 75 % der anfallenden Säure-Base-Äquivalente ab und steht in enger Verbindung zu den Regulationsmechanismen in der Lunge und der Niere. Die Reaktionsgleichung, nach der die einzelnen Verbindungen ineinander überführt werden, lautet:

$$HCO_3^- + H^+ \leftrightarrow H_2CO_3 \leftrightarrow H_2O + CO_2$$

Die einzelnen Verbindungen des Bicarbonat-Puffers liegen im Blut in einem Gleichgewicht vor. Fällt eine Substanz vermehrt an, läuft die Reaktion so lange in die entgegengesetzte Richtung, bis das ursprüngliche Reaktionsgleichgewicht (Verhältnis zwischen Ausgangsstoff und Produkt) wiederhergestellt ist. Liegt z. B. vermehrt H⁺ vor (metabolische Azidose), so werden vermehrt H_2CO_3 (Kohlensäure) und CO_2 gebildet. Das vermehrte CO_2 kann über die Lunge abgeatmet werden. Bei einer Alkalose dagegen (H⁺-Mangel) wird über eine verlangsamte Atmung CO_2 im Blut zurückgehalten und vermehrt HCO_3^- (Bicarbonat) gebildet, das über die Niere ausgeschieden werden kann.
Als Messwert des Bicarbonat-Puffers wird oft das **Standardbicarbonat** angegeben (s. 11.10.3). Es bezeichnet die Bicarbonat-Konzentration bei standardisierter CO_2-Konzentration. Der Normwert beträgt 22 – 26 mmol/l.

net. Dieser Wert sagt aus, wie stark die Puffersysteme in Anspruch genommen werden, um einen bestimmten pH-Wert bei einem normalen pCO_2 aufrechtzuerhalten. Er kann damit auch bei (noch) unverändertem pH-Wert eine Säure-Base-Störung anzeigen (s. **11.10.3**).

Ausscheidung

Lunge, Leber und Niere regulieren den Säure-Base-Haushalt. Dabei wird die Regulation über die Lunge als **respiratorische Regulation**, diejenige über Leber und Niere als **metabolische Regulation** bezeichnet.

Lunge

Die Lunge atmet laufend die im Stoffwechsel entstehenden Säureäquivalente in Form von Kohlendioxid ab. Durch Änderung des Atemminutenvolumens kann sie die Menge des ausgeschiedenen Kohlendioxids beeinflussen und damit an der Säure-Base-Regulation teilnehmen (Steigerung des Atemminutenvolumens bei Azidose, Hypoventilation bei Alkalose).

Die Regulationsmechanismen der Lunge greifen relativ schnell und sind hochpotent: Pro Zeiteinheit kann die Lunge 100-mal mehr Säureäquivalente ausscheiden als z. B. die Nieren.

11

Leber

Aus dem Stoffwechsel von Aminosäuren fallen Bicarbonat (HCO_3^-) und Ammonium (NH_4^+) in etwa gleichem Maße an. Das sauer reagierende (und toxische) Ammonium kann auf zwei Wegen aus dem Körper entfernt werden:

- **im Harnstoffzyklus:** Bicarbonat und Ammonium können in der Leber zu Harnstoff verstoffwechselt werden. Die beiden Moleküle werden dabei nach folgender Summenformel verbraucht:
  $2\,NH_4^+ + 2\,HCO_3^- \rightarrow CO_2 + 3\,H_2O + NH_2\text{-}C\text{-}NH_2$ (Harnstoff).
  Saure (NH_4^+) und basische (HCO_3^-) Stoffwechselprodukte werden bei diesem Stoffwechselweg in gleicher Menge verbraucht. Der Harnstoff wird über die Niere ausgeschieden, das CO_2 über die Lunge „abgeraucht".

- Alternativ kann NH_4^+ **über die Nieren** ausgeschieden werden: Ammonium wird bei diesem Stoffwechselweg in der Leber an Glutamat gebunden, wodurch Glutamin entsteht, das zur Niere transportiert wird und dort wieder zerfällt. NH_4^+ wird dann als Säureäquivalent ausgeschieden, Bicarbonat verbleibt im Stoffwechsel.

Welcher Stoffwechselweg beschritten wird, hängt größtenteils vom Säure-Base-Status des Blutes ab: Bei Azidose wird die renale Ammonium-Ausscheidung gefördert (was zur Konservierung von Bicarbonat und Nettoausscheidung von H^+ führt), bei Alkalose wird der Harnstoffzyklus bevorzugt.

Niere

Die Niere reguliert den Säure-Base-Haushalt auf mehreren Wegen:

- Sie führt die Regulation der Leber (s. o.) zu Ende, indem sie Glutamin zu NH_4^+ und Oxoglutarat spaltet. Die sauren NH_4^+-Ionen werden ausgeschieden. Oxoglutarat wird „recycelt" und steht in der Leber erneut für die Bildung von Glutamin zur Verfügung.

- Sie kann H^+-Ionen gegen Na^+ austauschen. Die Ausscheidung beruht auf einer aldosteronempfindlichen Pumpe, die Na^+ gegen H^+ (oder K^+) ausscheidet. Hierdurch wird verständlich, dass eine vermehrte Na^+-Rückresorption **(Abb. 11.22)** – etwa bei Hyperaldosteronismus – zur H^+- und/oder K^+-Ausscheidung führt, d. h. zu Hypokaliämie und/oder Alkalose. Meist überwiegt die Hypokaliämie.

- Bicarbonat als Basenäquivalent wird im Normalfall in der Niere völlig rückresorbiert. Bei alkalischer Stoffwechsellage kann jedoch die Bicarbonat-Rückresorption vermindert werden. Im Extremfall kann Bicarbonat sogar tubulär über einen HCO_3^-/Cl^--Austausch sezerniert werden.

Der größte Teil der über den Urin ausgeschiedenen H^+-Ionen wird im Tubuluslumen an Hydrogenphosphat gebunden (sog. Phosphat-Puffer des Urins). Der Urin-pH wird so im Bereich zwischen 4,5 und 8,2 konstant gehalten.

! Der Urin-pH kann deshalb wichtige Hinweise auf eine metabolische Kompensation einer Säure-Base-Störung geben: Der Urin-pH steigt bei Bicarbonat-Verlusten an (z. B. im Rahmen einer metabolischen Alkalose) und sinkt bei Netto-H^+-Verlusten ab (z. B. im Rahmen einer metabolischen Azidose oder bei metabolischer Kompensation einer primär respiratorischen Azidose). **!**

Die renalen und hepatischen Regulationsmechanismen greifen langsamer (innerhalb von Tagen) als die der Lunge (Sekunden bis Minuten).

11.10.2 Säure-Base-Störungen und ihre Kompensation

Die zwei grundlegenden Säure-Base-Störungen sind die **Azidose** (pH < 7,36) und die **Alkalose** (pH > 7,44). Ihnen liegen entweder Abnormalitäten des Atmungssystems (respiratorische Störungen) oder solche des Stoffwechsels bzw. der Nieren (metabolische Störungen) zugrunde **(Abb. 11.23)**.

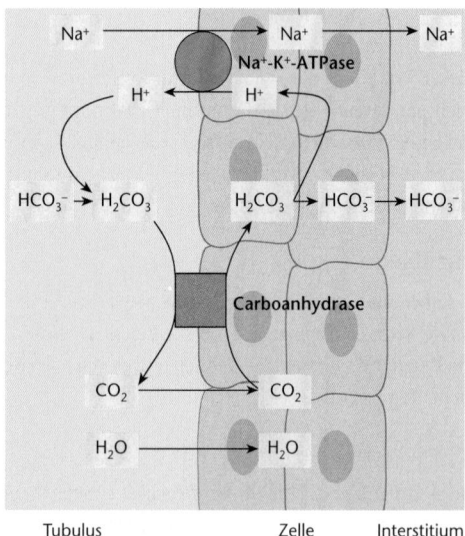

Abb. 11.22: Natrium-Reabsorption in der Niere. Die Tubuluszellen sind zur Sekretion von H^+ im Austausch mit Na^+ befähigt: Der (durch die Na^+-K^+-ATPase vermittelten) Ausschleusung von Na^+-Ionen ins Interstitium folgt ein passiver Einstrom von Na^+ aus dem Tubulus in die Zelle. An diesen Einstrom ist die Ausschleusung von H^+ in den Tubulus gekoppelt. Das H^+ entsteht durch Dissoziation von H_2CO_3, dessen Bildung aus CO_2 und H_2O durch die Carboanhydrase gefördert wird. Wird die Carboanhydrase (z. B. medikamentös) gehemmt, kann der proximale Tubulus kein H^+ mehr ausscheiden. [L157]

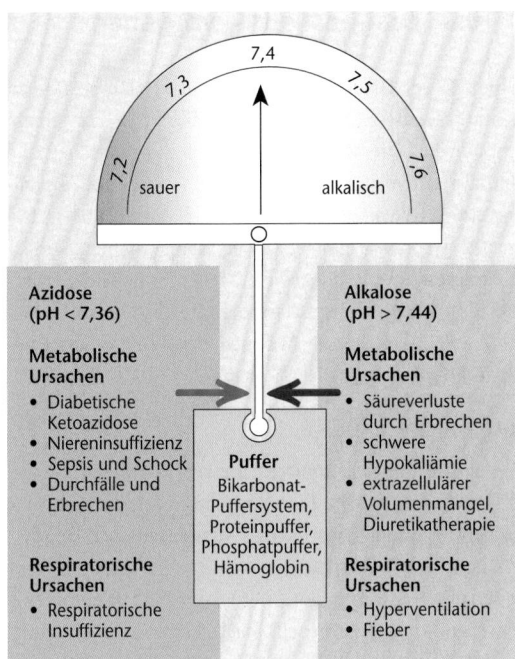

Abb. 11.23: Häufige Ursachen von Azidosen und Alkalosen. [A400]

Metabolische und respiratorische Störungen

Bei **respiratorischen Störungen** fallen die Säure- oder Basenäquivalente durch gesteigerte oder verminderte Atemtätigkeit an. Störungen des Atmungssystems führen primär zu einer veränderten pulmonalen Kohlendioxid-Abatmung und damit zu einem abnormen pCO_2.

Bei **metabolischen Störungen** fallen Säure- oder Basenäquivalente entweder durch Störungen des Stoffwechsels oder der renalen Säureausscheidung an. Diese Störungen führen primär zu einer abnormen Bicarbonat-Konzentration, da Säureüberschüsse oder -defizite eine Titrierung des Bicarbonats bewirken.

Die beschriebenen Störungen können sich überlagern (sog. **gemischte Störungen**, s. u.).

Kompensation

Jede primäre Säure-Base-Störung setzt physiologischerweise jeweils komplementäre **Kompensationsmechanismen** in Gang:

• Bei **primär respiratorischen Störungen** erfolgt eine **metabolische** Antwort (metabolische Kompensation), diese besteht in der (rasch einsetzenden) Abpufferung durch die Körperflüssigkeiten und in der (langsam einsetzenden) Änderung der renalen Säure-Base-Ausscheidung.

• Bei **primär metabolischen Störungen** erfolgt eine **respiratorische** Antwort (respiratorische Kompensation), d. h. eine Anpassung der aktuell abgeatmeten CO_2-Menge.

Dies bedeutet, dass zu der primären Störung (im Labor als Veränderung des pCO_2 oder der Bicarbonat-Konzentration erkennbar) stets eine jeweils begleitende (kompensatorische) sekundäre Störung tritt, also wiederum eine – allerdings komplementäre – Veränderung der Bicarbonat-Konzentration oder des pCO_2 (**Tab. 11.5**). Die zu erwartenden kompensatorischen Änderungen von pCO_2 und Bicarbonat können berechnet oder aus Nomogrammen wie in **Abbildung 11.24** abgelesen werden.

Abbildung 11.25 gibt das bei den jeweiligen Störungen vorliegende Verhältnis zwischen Blut-pH-Wert und dem pCO_2 wieder.

> ❗ Faustregel: „metabolisch – miteinander" (bei metabolischen Störungen verändern sich pH, pCO_2 und HCO_3^- gleichsinnig). ❗

Reine oder gemischte Störungen

Die meisten Säure-Base-Störungen resultieren aus einer einzigen primären Störung (mit der jeweils dazugehörigen

Tab. 11.5 Säure-Base-Störungen und ihre Kompensation

Art der Störung	Primäre Veränderung	Kompensatorische Veränderung	Berechnung der kompensatorischen Veränderung	Mechanismus der Kompensation
respiratorische Azidose	pCO_2 ↑	HCO_3^- ↑	↑ $[HCO_3^-] = \Delta\,pCO_2/10$ (bei chronischem Bestehen bis zu 4 × so viel)	Erhöhung der renalen Bicarbonat-Schwelle
metabolische Azidose	H^+ ↑	pCO_2 ↓	↓ $pCO_2 = (1,5 \times [HCO_3^-]) + 8$	alveoläre Hyperventilation
respiratorische Alkalose	pCO_2 ↓	HCO_3^- ↓	↓ $[HCO_3^-] = 2 \times \Delta\,pCO_2/10$ (bei chronischem Bestehen bis zu 2,5 × so viel)	Erniedrigung der renalen Bicarbonat-Schwelle
metabolische Alkalose	H^+ ↓	pCO_2 ↑	↑ $pCO_2 = \Delta\,[HCO_3^-] \times 0,6$	alveoläre Hypoventilation

11

komplementären Antwort). Diese Störungen werden „einfache Säure-Basen-Störungen" genannt. Bisweilen (v. a. bei schwerkranken Patienten) liegen jedoch mehrere Säure-Base-Störungen gleichzeitig vor. Diese werden „gemischte Säure-Basen-Störungen" genannt. Der Netto-Effekt gemischter Störungen kann additiv sein (z. B. metabolische Azidose + respiratorische Azidose), er kann jedoch auch gegenläufig sein (z. B. metabolische Azidose und respiratorische Alkalose). Ob eine einfache oder eine gemischte Störung vorliegt, kann aus der Blutgasanalyse abgelesen werden, wenn die bei einfachen Störungen zu erwartenden kompensatorischen Änderungen bekannt sind (**Tab. 11.5**): Weichen diese von den errechneten Werten ab, so ist eine gemischte Störung anzunehmen (**Abb. 11.25**).

Kompensierte und dekompensierte Störungen

Hat der Körper genug Zeit zur Gegenregulation und wird sein Regulationspotential nicht durch die Schwere der Störung überwältigt, so bringt er den pH-Wert näherungsweise wieder in den Normbereich zurück. Solche **kompensierte Säure-Base-Störungen** gehen also mit einem (nahezu) normalen pH einher und spiegeln sich laborchemisch lediglich in Veränderungen des Bicarbonats (Standardbicarbonat oder BE) oder des pCO_2 wider.

❗ Ein normaler pH-Wert schließt das Vorliegen einer Säure-Base-Störung also keineswegs aus. ❗

❗ **Dekompensierte Störungen** liegen vor, wenn der Blut-pH den Normbereich von 7,36 – 7,44 verlassen hat. ❗

11.10.3 Diagnostisches Vorgehen

Grundlage der Diagnostik der Säure-Base-Homöostase ist die **Blutgasanalyse** (**Abb. 11.24** und **Abb. 11.25**). Sie erlaubt nicht nur die Unterscheidung zwischen metabolischen und respiratorischen Störungen, sondern zudem die Abgrenzung einfacher von gemischten Säure-Base-Störungen. Neben der Anamnese gibt bei einer metabolischen Azidose die **Anionenlücke** (s. u.) sowie die Bestimmung des Serum-Chlorids wichtige Hinweise auf die Ätiologie, bei einer metabolischen Alkalose die Messung der Chlorid-Ausscheidung im Urin.

Blutgasanalyse (BGA)

Die meisten Blutgasautomaten messen den pH-Wert, den pCO_2 und den pO_2. Die Bicarbonat-Konzentration und die Basenabweichung (Base Excess) werden aus der **Henderson-Hasselbalch-Gleichung** errechnet, müssen dann aber für den jeweils herrschenden pCO_2 korrigiert werden. Hierfür stehen Nomogramme, z. B. nach **Astrup** zur Verfügung. Die Normwerte sind in **Tabelle 11.6** zusammengefasst.

$$pH = pK_a + \log \frac{(HCO_3^-) \text{ [in mmol/l]}}{0{,}03 \times pCO_2 \text{ [in mmHg]}}$$

Aus dieser Gleichung und aus anderen physiologischen Prinzipien leiten sich die drei „Goldenen Regeln" der Blutgasanalyse ab (s. gleichnamigen **Kasten**).

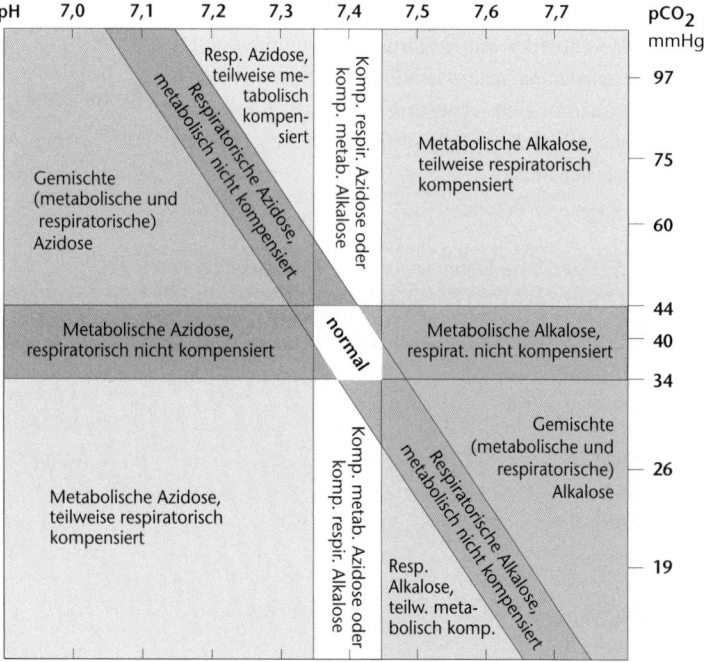

Abb. 11.24: Säure-Base-Nomogramm. Die Änderung des pCO_2 ist entweder primär (bei respiratorischen Störungen) oder sekundär (bei metabolischen Störungen). [L157]

pH

Die pH-Bestimmung trennt die kompensierten (pH im Normbereich) von den dekompensierten (pH außerhalb des Normbereiches) Störungen ab. Der pH-Normwert im arteriellen Blut ist 7,36 – 7,44.

Standardbicarbonat

Das Standardbicarbonat ist ein Maß für den Bicarbonat-Puffer. Es korreliert mit dem Grad der metabolischen Störung oder dem Grad der metabolischen Kompensation. Normwert im Serum ist 22 – 26 mmol/l. Das Standardbicarbonat wird deshalb „standardisiert" genannt, weil es bei definiertem pCO_2 und definierter Temperatur gemessen

Tab. 11.6 Normwerte der BGA

	Arterielles Blut	Gemischt-venöses Blut*	Venöses Blut
pH	7,40 (7,37 – 7,44)	7,36 (7,31 – 7,41)	7,36 (7,31 – 7,41)
pCO_2 in mmHg	35 – 45	41 – 51	40 – 52
HCO_3^- in mmol/l	22 – 26	22 – 26	22 – 28
Base Excess	–2 bis +2	–2 bis +2	–2 bis +2

* aus dem rechten Vorhof gewonnen mittels Pulmonalis-Katheter

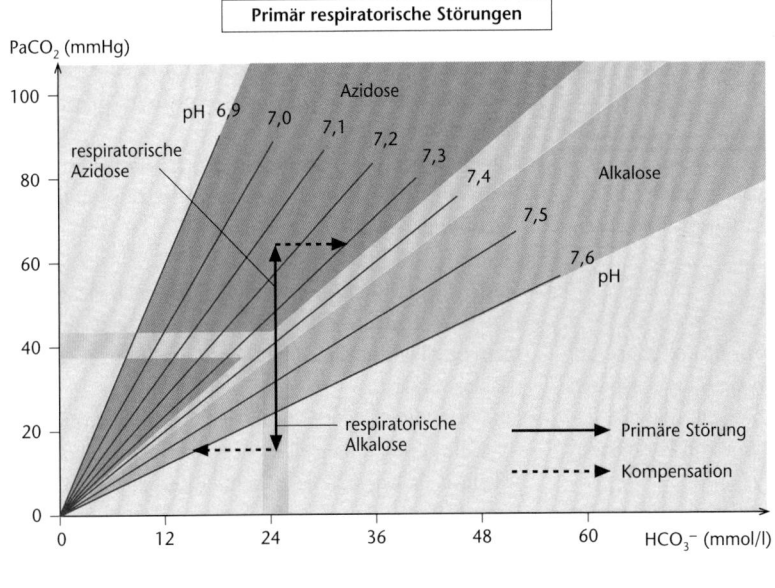

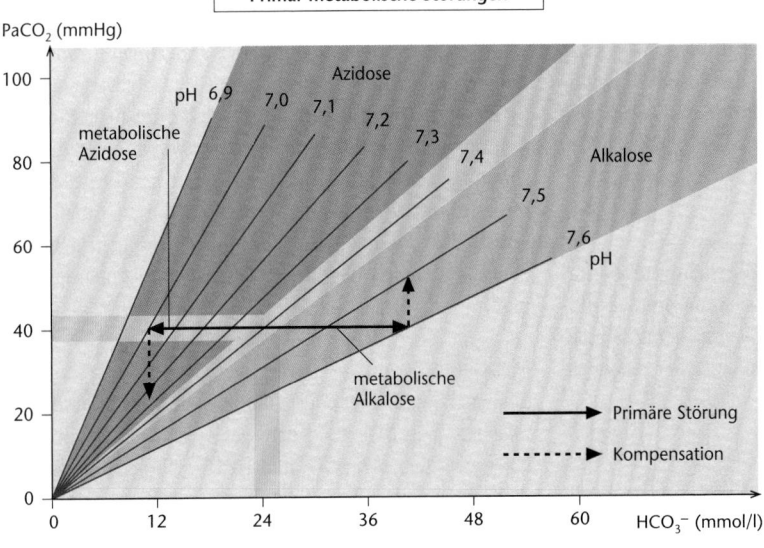

Abb. 11.25: Diagramm zu den primären Säure-Base-Störungen und ihrer Kompensation mit eingezeichnetem Beispiel. Die durchgezogenen Pfeile geben die pH-Abweichungen *ohne* Kompensation, die durchbrochenen Pfeile die pH-Abweichungen *nach* Kompensation an. Zu beachten ist, dass die Kompensation stets nur partiell ist, d.h. den pH-Wert nicht bis zum Ausgangswert korrigiert. [L157]

11

═══════**AUF DEN PUNKT GEBRACHT**═══════

„Goldene Regeln" der BGA

Regel I (für respiratorische Störungen)
Eine Veränderung des pCO_2 um 10 mmHg geht mit einer gegenläufigen Veränderung des pH um 0,08 Einheiten einher. (Wenn der pCO_2 steigt, fällt der pH, wenn der pCO_2 sinkt, steigt der pH.)

Regel II (für metabolische Störungen)
Eine Veränderung des pH um 0,15 entspricht einer gleichsinnigen Basenveränderung von 10 mmol/l. (D. h., bei einem pH-Anstieg steigt der BE bzw. das Standardbicarbonat um 10, bei einem pH-Abfall sinken die beiden Werte um 10 mmol/l.)

Regel III
Im Rahmen der Kompensation auftretende Abweichungen von pCO_2 oder Bicarbonat können keine volle Korrektur der Säure-Base-Störung bewirken.
Eine Anwendung dieser Regeln zeigt das Fallbeispiel am Ende des Kapitels.

wird (der Bicarbonat-Wert einer Lösung wird nämlich durch den jeweils herrschenden CO_2-Partialdruck sowie die Temperatur beeinflusst).

Base Excess

Der Basenüberschuss (engl. *base excess*, BE) zeigt an, um wie viel die aktuelle Konzentration an Gesamtpufferbasen von ihrem normalen Ausgangswert abweicht, und gibt damit den Verbrauch oder die Akkumulation von Pufferbasen an:

- positiver BE: die Konzentration an Pufferbasen ist erhöht = Akkumulation von Pufferbasen
- negativer BE: die Konzentration an Pufferbasen ist vermindert = Verbrauch von Pufferbasen.

Der Normwert liegt bei –2 bis +2. Der BE ist unabhängig vom begleitenden pH-Wert und kann damit selbst bei normalem pH-Wert das Ausmaß einer Säure-Base-Störung anzeigen. Die Angabe des Base Excess ist damit hilfreich, um eine metabolische Kompensation (s. u.) zu erkennen.

Partialdrücke der Blutgase

Der pCO_2 ist zusammen mit dem pO_2 die wichtigste respiratorische Regelgröße; er reflektiert das Atemminutenvolumen und gibt somit einen Hinweis entweder auf die primäre Ventilationsstörung oder auf das Ausmaß einer respiratorischen Kompensation.

Interpretation einer BGA

Die BGA-Interpretation ist komplex. Folgende Fragen sollten schrittweise beantwortet werden:

Azidose oder Alkalose?

Hierauf gibt der pH-Wert die Antwort. Da kompensatorische Änderungen keine vollständige Korrektur der Säure-Base-Störung bewirken können (Goldene Regel III), können auch kompensierte Störungen nach den (dann allerdings geringeren) pH-Abweichungen klassifiziert werden.

In seltenen Fällen ist der pH-Wert jedoch normal (z. B. bei gemischten Störungen). In diesem Falle wird aus **Tabelle 11.5** abgelesen, welche Störung am ehesten „Sinn macht", d. h., welche Abweichung (die des pCO_2 oder die des HCO_3^-) relativ am größten ist.

Respiratorische oder metabolische Störung?

Hierzu wird untersucht, welche der beiden Komponenten (pCO_2 oder Bicarbonat bzw. BE) im gleichen Sinne wie der pH verändert ist.

- Sind bei einer Azidose sowohl pCO_2 als auch Bicarbonat (bzw. BE) erniedrigt, handelt es sich um eine **metabolische Azidose**, da lediglich das erniedrigte Bicarbonat eine Azidose erklärt.
- Sind bei einer Azidose sowohl pCO_2 als auch Bicarbonat (bzw. BE) erhöht, handelt es sich um eine **respiratorische Azidose**, da lediglich der erhöhte pCO_2 die Azidose erklärt.
- Sind bei einer Alkalose sowohl pCO_2 als auch Bicarbonat (bzw. BE) erniedrigt, handelt es sich um eine **respiratorische Alkalose**, da lediglich der erniedrigte pCO_2 eine Alkalose erklärt.
- Sind bei einer Alkalose sowohl pCO_2 als auch Bicarbonat (bzw. BE) erhöht, handelt es sich um eine **metabolische Alkalose**, da lediglich das erhöhte Bicarbonat eine Alkalose erklärt.

Einfache oder gemischte Säure-Base-Störung?

Eine gemischte Störung liegt immer dann vor, wenn die beiden Komponenten (pCO_2 und Bicarbonat) im gleichen „Stoffwechselsinne" wie der pH verändert sind (also wenn z. B. bei einer Azidose sowohl der pCO_2 erhöht als auch das Bicarbonat erniedrigt ist – eine solche Konstellation lässt sich nur als eine Kombination aus metabolischer und respiratorischer Azidose erklären). Außerdem liegt eine gemischte Störung immer dann vor, wenn die aus **Tabelle 11.5** errechneten kompensatorischen Abweichungen nicht mit den tatsächlichen Werten der Blutgasanalyse übereinstimmen.

Messfehler?

Egal, ob kompensiert oder unkompensiert, einfach oder gemischt – jede BGA folgt dem gesetzmäßigen Zusammenhang zwischen pH, pCO_2 und HCO_3^-. „Verletzt" eine BGA die Goldenen Regeln, so liegt ein Messfehler vor.

Weitere Untersuchungen

Serum

Wegen der engen Beziehungen zwischen Kalium- und Wasserstoffionenhaushalt (s. **11.10.1**) sollte das **Kalium** bestimmt werden.

Wird eine metabolische Azidose vermutet, so kann die **Lactat**-Bestimmung hilfreich sein (Lactat ist ein Stoffwechselprodukt des anaeroben Kohlenhydratabbaus; es ist z. B. im Schock, bei Gewebenekrose, aber auch bei starker körperlicher Belastung erhöht – Details s. **11.10.1**).

Urin

Bei normaler Nierenfunktion kann am **Urin-pH** die Regulationsfunktion der Niere nachvollzogen werden. Bei Azidose ist der Urin stark sauer, bei Alkalose alkalisch. **Ketonkörper** im Urin als saure Endprodukte des anaeroben Fettabbaus sind bei Hunger und diabetischer Ketoazidose erhöht. Bei ausgeprägter Hypokaliämie kann der ausgeschiedene Urin ebenfalls leicht sauer sein. Bei dieser „paradoxen Azidurie" werden Säureäquivalente ausgeschieden, um K⁺ einzusparen. Die Untersuchung der **Chlorid-Konzentration** des Urins kann zur ätiologischen Abklärung einer metabolischen Alkalose hilfreich sein (s. **11.10.5**).

Anionenlücke

Die Anionenzusammensetzung im Plasma ist relativ konstant. Veränderungen in der Zusammensetzung können auf Stoffwechselstörungen mit Anfall von normalerweise nicht vorhandenen Anionen (zumeist Säuren) hinweisen.

Die veränderte Zusammensetzung kann an Abweichungen

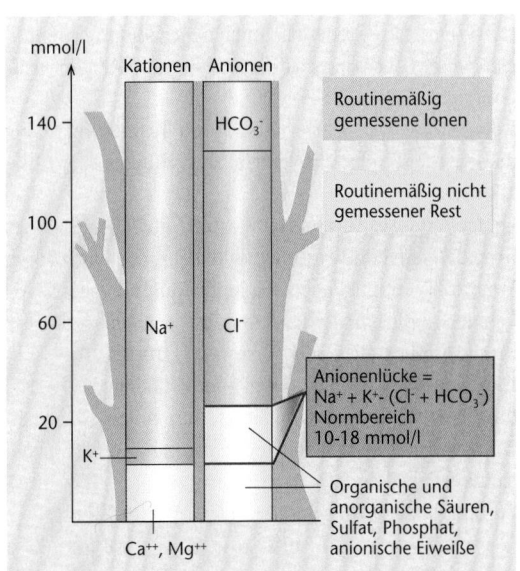

Abb. 11.26: Ionenstruktur des Plasmas mit Anionen- und Kationenrest sowie Anionenlücke. [L157]

der sog. Anionenlücke erkannt werden (**Abb. 11.26**). Sie ist ein bei der ätiologischen Abklärung einer metabolischen Azidose unverzichtbarer Wert (s. **11.10.4**). Die **Berechnung der Anionenlücke** geht von folgenden Annahmen aus:

- Die normalerweise im Serum vorhandenen Kationen sind Na^+, K^+, Ca^{2+} und Mg^{2+}.
- Diesen stehen – in summengleichem Verhältnis – die normalerweise im Serum vorhandenen Anionen gegenüber: Cl^-, HCO_3^- sowie Serumproteine, Sulfate, anorganisches Phosphat und organische Säuren in niedriger Konzentration (die vier Letzteren, im Routinelabor nicht gemessenen Anionen werden auch als „Anionenrest" zusammengefasst).
- Im Routinelabor werden lediglich Na^+, K^+, Cl^- und HCO_3^- erfasst. Die Differenz zwischen den routinemäßig erfassten Kationen (Na^+ und K^+) und den routinemäßig erfassten Anionen (Cl^- und HCO_3^-) wird als **Anionenlücke** bezeichnet. Sie beträgt normalerweise 10 – 18 mmol/l und beruht darauf, dass im Plasma mehr routinemäßig nicht gemessene Anionen als Kationen vorhanden sind (dies zeigt auch Abb. 11.26).

! Die Anionenlücke wird nicht in allen Lehrbüchern gleich definiert. Häufig wird K^+ aus der Berechnung weggelassen, sodass der Normwert entsprechend um 3 – 5 mmol/l niedriger ist. **!**

Erhöhte Anionenlücke

Ist die Anionenlücke nun *erhöht*, so reflektiert dies entweder

- mengenmäßige Veränderungen der normalerweise im Anionenrest vorliegenden Substanzen oder
- das Vorliegen normalerweise nicht vorhandener Anionen.

Geht eine metabolische Azidose nämlich mit einer erhöhten Anionenlücke einher, so ist anzunehmen, dass die Azidose entweder durch Erhöhung körpereigener, normalerweise jedoch nur in geringen Mengen vorhandener Anionen (z. B. Lactat – dieses Anion entsteht bei der anaeroben Glykolyse und ist ein guter Marker für die dabei resultierende Säurebelastung) oder aber durch exogen zugeführte Anionen (z. B. Salicylat) bedingt ist (**Abb. 11.27**).

Normale Anionenlücke

Eine metabolische Azidose mit normaler Anionenlücke dagegen ist entweder durch Bicarbonat-Verluste bedingt (das ausgeschiedene Bicarbonat wird kompensatorisch durch Chlorid ersetzt, sodass die Anionenlücke unverändert bleibt) oder durch die – selten vorkommende – Zufuhr von an Chlorid gekoppelten Säureäquivalenten, z. B. HCl oder Ammoniumchlorid.

11

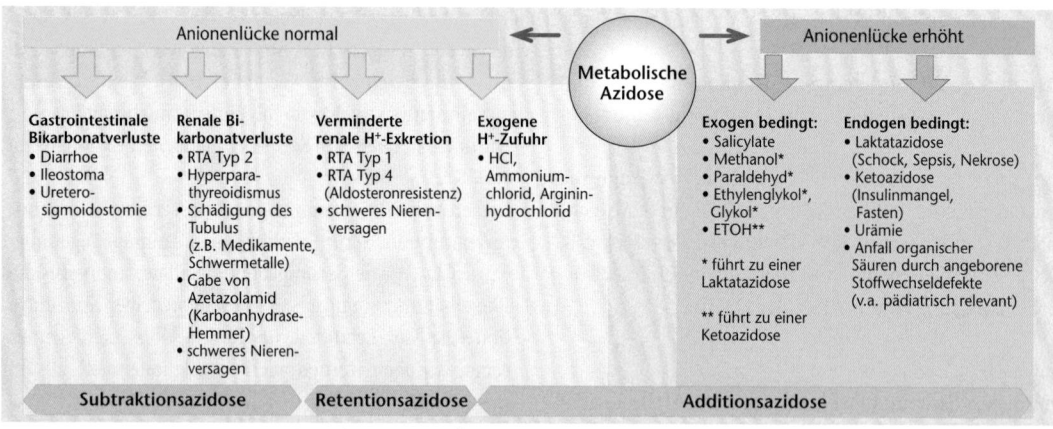

Abb. 11.27: Differentialdiagnose der metabolischen Azidose. RTA = renal-tubuläre Azidose; ETOH = Ethylalkohol. [L157]

❗ Metabolische Azidosen ohne Anionenlücke sind deshalb praktisch immer **hyperchlorämische Azidosen.** ❗

Erniedrigte Anionenlücke

Erniedrigungen der Anionenlücke sind selten. Sie sind auf erhöhte Kationen (z. B. bei Hyperkalzämie) oder auf ein über eine eventuelle Bicarbonat-Kompensation hinaus erhöhtes Chlorid zurückzuführen.

❗ Auch eine Hypoalbuminämie senkt die Anionenlücke, da Albumin ein Teil der nicht gemessenen Anionen ist. Normalerweise mit Anionenlücke einhergehende metabolische Azidosen zeigen deshalb bei Hypoalbuminämie keine „Lücke". ❗

11.10.4 Azidose

Bei zunehmender Azidose kommt es durch die H⁺-Wirkung auf die glatte Gefäßmuskulatur zu einer peripheren Vasodilatation. Allgemeine Zeichen dafür sind warme, gerötete Haut, Blutdruckabfall und Herzfrequenzanstieg. Bei schwerwiegender Azidose erleidet die Zellfunktion Schaden. Es kommt zu einer Störung des Herzmuskels, zu Herzrhythmusstörungen und ZNS-Störungen (von Verwirrtheit bis Koma).

Bei akuter Azidose wird die Sauerstoff-Bindungskurve nach rechts verschoben (→ verbesserte periphere O_2-Abgabe). Herz und Gefäße sind für Katecholamine vermindert ansprechbar.

Die durch die Azidose bedingte Transmineralisation (s. 11.5.1) kann zur Hyperkaliämie führen. Die Atmung ist in Abhängigkeit von der Art der Azidose (respiratorisch *versus* metabolisch) entweder vermindert oder gesteigert.

Metabolische Azidose

Ätiologie

Bicarbonat ist immer erniedrigt (die Bicarbonat-Erniedrigung kann entweder auf direkte Bicarbonat-Verluste oder auf Titration gegen H⁺-Ionen beruhen). Ätiologisch werden **Additions-**, **Subtraktions-** und **Retentionsazidosen** unterschieden. Zur Differenzierung wird die Anionenlücke mit herangezogen (**Abb. 11.27**). Einen groben Anhaltspunkt kann auch die Cl⁻-Konzentration im Serum geben, die bei fehlender Anionenlücke fast immer erhöht ist.

Additionsazidose

Eine Additionsazidose entsteht durch zusätzlichen Anfall von Säure (diese kann endogen produziert oder exogen zugeführt sein). Sie geht deshalb mit einer **erhöhten Anionenlücke** einher (Ausnahme ist die Zufuhr von HCl oder Ammoniumchlorid):

- **Ketoazidose:** vermehrter Anfall von Ketonkörpern bei diabetischer Stoffwechselentgleisung, Hunger oder Alkoholismus
- **Lactat-Azidose:** vermehrter Lactat-Anfall bei Gewebehypoxie, Gewebenekrose, Sepsis, Schock, aber auch durch Vergiftung mit Ethylenglykol, Methanol und anderen Alkoholen (das Lactat ist dabei nur ein – basischer – Marker für die Freisetzung von H⁺-Ionen, s. **11.10.1**)
- **Intoxikationen** mit Salizylaten oder Paraldehyd
- (angeborene) **Stoffwechseldefekte** mit einem abnormen Anfall organischer Säuren oder Aminosäuren (v. a. bei Kindern)
- Zufuhr von HCl, Ammonium- oder Calciumchlorid.

Subtraktionsazidose

Eine Subtraktionsazidose entsteht durch Bicarbonat-Verlust. Die **Anionenlücke ist normal** (**Abb. 11.27**).

Zugrunde liegen in der Regel **gastrointestinale Ursachen** wie rezidivierendes Erbrechen, Diarrhö sowie Verluste über Sonden oder Fisteln. Seltener kommt es zu **renalen Bicarbonat-Verlusten**, z. B. bei bestimmten Formen der renal-tubulären Azidose (Typ 2, s. 10.9) oder bei Therapie mit Karboanhydrase-Hemmern.

❗ Erbrechen führt nur dann zur metabolischen Azidose, wenn der Verlust von (bicarbonatreichem) Duodenalsekret den Verlust an Magensäure mengenmäßig überwiegt. ❗

Retentionsazidose

Eine Retentionsazidose tritt bei verminderter renaler Säureausscheidung auf. Ursachen können sein:

- **akutes oder chronisches Nierenversagen:** Hierbei kommt es einerseits durch die eingeschränkte renale H^+-Exkretion zur Retentionsazidose, andererseits durch verminderte tubuläre Bicarbonat-Rückresorption zur Subtraktionsazidose (in beiden Fällen ist die **Anionenlücke normal**). Schwere Fälle (Urämie) verursachen durch den Anfall saurer Stoffwechselprodukte (z. B. Sulfate) eine zusätzliche Additionsazidose; bei letzterer ist die Anionenlücke erhöht.
- bestimmte Formen der **renal-tubulären Azidose** (Typ 1 und Typ 4, s. 10.9).

Kompensation

Die Kompensation einer metabolischen Säurebelastung erfolgt zum einen durch die renale Ammonium-Ausscheidung (diese erreicht ihr kompensatorisches Maximum innerhalb von 2 – 4 Tagen), zum anderen durch die pulmonale CO_2-Abatmung, die sich klinisch als Hyperventilation zeigt. Die volle respiratorische Kompensation kommt innerhalb von 11 – 24 Stunden in Gang.

Therapie

Primär muss die Grundkrankheit behandelt werden (z. B. Schockbehandlung). Ist diese gut beeinflussbar, tritt oft ein spontaner Ausgleich der Azidose ein.

Pufferung mit Natriumbicarbonat

Eine Pufferung mit Natriumbicarbonat erfolgt nur bei schwerer Azidose, d. h. ab einem pH von 7,1. Dosisberechnung s. **Kasten** „Errechnung des Bedarfs an Natriumbicarbonat".

Nachteile der Bicarbonat-Therapie

Die Gabe von Bicarbonat könnte geradezu als ideale Therapie betrachtet werden, neutralisiert sie doch die deletäre Säurebelastung des Körpers. Leider hat sie einige schwerwiegende Nachteile, die den Einsatz wohl bedacht lassen wollen:

════════════════ZUR VERTIEFUNG════════════════

Errechnung des Bedarfs an Natriumbicarbonat

Bedarf an Natriumbicarbonat (in mmol/l) = negativer BE × 1/3 des Körpergewichts.
Von der errechneten Menge sollte die Hälfte langsam über einen zentralen Venenkatheter substituiert werden und danach die Blutgase analysiert werden. Nur in akuter Notfallsituation (protrahierte Reanimation) kann es sinnvoll sein, blind, d. h. ohne Kenntnis des Ausgangswertes, zu puffern.

- Bei zu rascher Korrektur einer Azidose besteht die Gefahr einer Hypokaliämie durch Transmineralisation (s. 11.5.1) und damit die Gefahr von Herzrhythmusstörungen. Ebenso kann es durch den plötzlichen Abfall des ionisierten Calciums zur Tetanie kommen (s. 11.6.2).
- Als Folge der Natrium-Zufuhr kann eine Volumenbelastung des Kreislaufs mit Gefahr der Herzinsuffizienz und des Lungenödems eintreten.
- Das Bicarbonat dissoziiert bei der Pufferung zu CO_2, das nur dann über die Lungen ausgeschieden werden kann, wenn keine begleitende respiratorische Insuffizienz vorliegt.
- Außerdem kann es durch Pufferung mit Bicarbonat zu einer „paradoxen ZNS-Azidose" kommen: Bicarbonat dissoziiert zu H_2O und CO_2, welches die Blut-Hirn-Schranke leichter überwindet als Bicarbonat, sodass evtl. eine ZNS-Azidose mit Funktionsstörung und Minderperfusion der Hirnzellen entsteht.
- Eine rasche Azidosekorrektur verschiebt die Sauerstoff-Bindungskurve nach links mit Gefahr der Gewebehypoxie.

„Schlechte Werte" sind also nicht immer physiologisch nachteilig, sondern können Ausdruck wichtiger adaptiver Prozesse sein (so kann der Bär z. B. seinen Winterschlaf nur unter den Bedingungen der Azidose mit gesteigerter peripherer Sauerstoffnutzung halten).

❗ Zahlen isoliert zu therapieren kann die Behandlung des Patienten beeinträchtigen. ❗

Respiratorische Azidose

Sie tritt bei Ventilationsstörungen im Rahmen der respiratorischen Insuffizienz auf. Der Anstieg des pCO_2 kann durch Lungenerkrankungen, Erkrankungen der Atemmuskulatur oder durch zentrale Atemregulationsstörungen bedingt sein (s. 5.1.2).

11

Klinik

Der Symptomenkomplex der respiratorischen Azidose umfasst:

- Atemnot als Zeichen der respiratorischen Insuffizienz
- Zyanose als Zeichen der oft begleitenden Hypoxie
- Hirnödem mit Benommenheit, Somnolenz bis Koma, Kopfschmerz, Schwindel, Schwitzen, Unruhe, Papillenödem (alles Zeichen der CO_2-bedingten zerebralen Vasodilatation).

Kompensation

Nach unmittelbarer Kompensation durch endogene Pufferung (wirkt innerhalb von 5 – 10 Minuten) tritt die chronische Kompensation innerhalb von 3 – 5 Tagen durch erhöhte renale Säureausscheidung (bzw. Retention von Bicarbonat) ein.

Therapie

Ist die Atemstörung nicht rasch beeinflussbar, muss je nach klinischem Bild – bei einem pH < 7,2 auch unabhängig davon – mit der assistierten Beatmung begonnen werden.

11.10.5 Alkalose

Eine Alkalose kann durch Transmineralisation zur Hypokaliämie und so z. B. zu Herzrhythmusstörungen führen. Bei respiratorischer Alkalose droht wegen des oft schwerwiegenden pH-Anstiegs die hypokalzämische Tetanie.

Metabolische Alkalose

Klinik

Das klinische Bild wird oft durch die begleitende Hypokaliämie bestimmt (s. 11.5.3). Im Vordergrund können dann Herzrhythmusstörungen stehen.

Eine kompensatorische Hypoventilation ist nur in begrenztem Ausmaß möglich und klinisch meist schlecht erfassbar. Eine Tetanie durch Abnahme des ionisierten Calciums prägt, anders als bei der respiratorischen Alkalose, das Bild nur selten.

Ätiologie und Pathogenese

Eine metabolische Alkalose ist viel seltener als eine metabolische Azidose. Dies liegt daran, dass die renale Bicarbonat-Ausscheidung hocheffektiv ist und nur selten überfordert wird.

Einer metabolischen Alkalose können drei Mechanismen zugrunde liegen, die teilweise nebeneinander wirken können:

- gesteigerte **Ausscheidung von H⁺-Ionen:**
  - Magensaftverlust durch Erbrechen oder über Sonden

- bei schwerer Hypokaliämie: Hier wird zur Einsparung von K⁺ im Rahmen der gekoppelten K⁺/H⁺-Ausscheidung vermehrt H⁺ ausgeschieden; außerdem kommt es bei schwerer Hypokaliämie zum transzellulären Austausch von K⁺ gegen H⁺ (s. 11.5.1).
- übersteigerte **Zufuhr von Bicarbonat:**
  - übermäßige, meist iatrogene Bicarbonat- oder Citrat-Zufuhr, z. B. in Blutkonserven (nur bei Gabe von mehr als zehn Konserven relevant)

  ! Viele organische Anionen, wie z. B. Gluconat, Citrat, Acetat und Lactat werden in der Leber zu Bicarbonat verstoffwechselt. **!**

- mangelhafte Ausscheidung (**Retention**) von **Bicarbonat** (häufigster Mechanismus). Hierzu kommt es auf zwei Wegen:
  - durch Chlorid-Verarmung: Wenn der Körper proportional mehr Cl⁻ als Na⁺ verliert, wird als Folge der Chlorid-Verarmung renal Na⁺ konserviert, was wiederum die Reabsorption von $NaHCO_3$ steigert. Diese Gruppe von Alkalosen zeichnet sich durch eine niedrige Cl⁻-Konzentration im Urin (< 10 mmol/l) aus und kann durch die intravenöse Zufuhr von NaCl behandelt werden („**chloridsensitive**" Alkalose). Ursachen sind die Therapie mit Diuretika, gastrointestinale Verluste durch Erbrechen oder Magensonden, Chlorid-Diarrhö (seltene angeborene Durchfallsform bei Kindern) oder Cl⁻-Verluste durch villöse Adenome (ebenfalls selten).
  - Wird die Niere direkt – d. h. nicht durch eine Chlorid-Verarmung – zur Retention von Bicarbonat stimuliert, liegt eine „**chloridresistente**" Alkalose vor. Sie zeichnet sich durch höhere Urin-Chlorid-Werte aus (> 10 bis 20 mmol/l) und kann durch die Zufuhr von NaCl nicht durchbrochen werden. Ursachen sind ein unphysiologischer Mineralokortikoid-Exzess (Conn-Syndrom, Cushing-Syndrom – Wirkmechanismus wie beim physiologischen Aldosteron-Exzess, s. u.) und das Bartter-Syndrom (angeborene tubuläre Rückresorptionsstörung für Chlorid).

Eine pathophysiologische Mischform stellt die Alkalose durch extrazellulären Volumenmangel (**Kontraktionsalkalose**) dar: Der extrazelluläre Volumenmangel führt zum einen zu einer verminderten glomerulären Filtration von Bicarbonat, zum andern zur Aldosteron-Erhöhung. Aldosteron stimuliert nicht nur die renale H⁺/K⁺-Ionen-Ausscheidung (Na⁺ wird im distalen Tubulus auf Kosten von H⁺ und K⁺ konserviert), sondern bewirkt auch eine Bicarbonat-Retention (da Na⁺ nicht ausgeschieden wird, unterbleibt die zur Korrektur der Alkalose notwendige $NaHCO_3$-Ausscheidung). Die Kontraktionsalkalose kann durch NaCl-Zufuhr, d. h. durch extrazelluläre Volumenexpansion gut behandelt werden, da die erhöhten Aldosteron-Spiegel hierdurch (anders als beim Conn- oder Cushing-Syndrom) prompt abfallen.

Bei Patienten, bei denen lange Zeit eine respiratorische Azidose mit Hyperkapnie bestanden hat, führt eine plötzliche Besserung des Zustandes mit raschem CO_2-Abfall ebenfalls zu einer metabolischen Alkalose (**„post-hyperkapnische metabolische Alkalose"**), da diese Patienten als Kompensation hohe Bicarbonat-Konzentrationen aufgebaut haben. Erst nach Tagen ist dieser Kompensationsmechanismus wieder „herunterreguliert" und die Alkalose gleicht sich aus.

Die metabolische Alkalose ist häufig von einer **Hypokaliämie** begleitet. Dies erklärt sich zum einen durch die oft erhöhten Mineralokortikoid-Spiegel (z. B. bei Kontraktionsalkalose), zum anderen durch die Transmineralisation, in deren Rahmen K^+-Ionen bei Alkalose im Austausch gegen H^+-Ionen nach intrazellulär wandern.

Diagnostisches Vorgehen

Zusätzlich zur „regulären" Diagnostik bei Säure-Base-Störungen (s. **11.10.3**) kann die Bestimmung der Chlorid-Konzentration des Urins hilfreich sein, um chloridsensitive von chloridresistenten Formen der Alkalose (s. o.) zu unterscheiden. Das Serum-Kalium sollte stets bestimmt werden.

Kompensation

Die Kompensation der metabolischen Basenbelastung erfolgt durch pulmonale CO_2-Retention (Hypoventilation). Die volle respiratorische Kompensation kommt innerhalb von 1 – 2 Tagen in Gang.

! Der respiratorischen Kompensation sind enge Grenzen auferlegt, da es bei Hypoventilation rasch zur Hypoxie kommt, welche dann den Atemantrieb übernimmt und die CO_2-Retention begrenzt. **!**

Therapie

Wichtigstes Prinzip sind die Behandlung der Grundkrankheit und der Ausgleich einer evtl. begleitenden oder ursächlichen Kalium-Störung. Die Kontraktionsalkalose sowie die chloridsensitiven Formen der Alkalose sprechen auf Volumenersatz mit isotoner NaCl-Lösung an. Diuretika werden abgesetzt. In extrem schweren Fällen wird Argininhydrochlorid oder HCl über einen zentralen Venenkatheter gegeben. Bei posthyperkapnischer metabolischer Alkalose kann in ausgeprägten Fällen der Carboanhydrase-Hemmer Acetazolamid einmalig i. v. oder p. o. gegeben werden.

Respiratorische Alkalose

Klinik

Auslöser ist die Hyperventilation (s. **5.1.2**). Leitsymptom ist die Tetanie durch Abnahme des ionisierten Calciums. Durch zerebrale Mangeldurchblutung aufgrund der Erniedrigung des pCO_2 mit Gefäßverengung kann es zu Bewusstseinsstörungen und Krampfanfällen kommen.

Kompensation

Die chronische Kompensation geschieht innerhalb von 2 bis 3 Tagen durch verminderte renale Säureausscheidung (bzw. Ausscheidung organischer Bicarbonat-Vorläufer).

Therapie

Die entscheidende Therapie ist die Behandlung der zugrunde liegenden Hyperventilation (s. **5.1.2**).

Fallbeispiel

Anamnese und Befund

Eine junge Frau wird wegen seit 2 Wochen bestehender Polydipsie (exzessives Trinken), Polyurie (exzessives Urinieren) und einem über Nacht aufgetretenen Stupor stationär aufgenommen. Ihr begleitender Freund berichtet, dass sie außerdem in den letzten Tagen über Schmerzen beim Wasserlassen und Schweißausbrüche geklagt habe.

In der Tat sehen Sie sich in der Notaufnahme einer stuporösen Patientin gegenüber, d. h., sie gelangt nur durch grobe Reize zum Bewusstsein. Die Vitalzeichen auf dem Aufnahmeblatt: Körpertemperatur 40 °C, Herzfrequenz 120/min, Atemfrequenz 22/min. Blutdruck 110/75 mmHg (14,7/10 kPa). Bei der Untersuchung fallen Ihnen ein apfelartiger Atemgeruch sowie eine tiefe, leicht beschleunigte Atmung auf. Die Schleimhäute sind mäßig trocken, die Lunge ist frei und das Herz läuft stotter- und geräuschfrei. Das Abdomen ist etwas gespannt, ansonsten regelrecht.

Welche Verdachtsdiagnose haben Sie?

Eine der klassischen Diagnosen der Medizin, denken Sie, als Sie die Worte „diabetische Ketoazidose" auf den Aufnahmebogen schreiben. Eine Intoxikation erscheint Ihnen unwahrscheinlich, und auch die anderen Ursachen eines Komas erklären nicht die

11

Vorgeschichte und den apfelartigen Geruch. Für das Fieber haben Sie zunächst keine Erklärung, Sie wissen jedoch, dass Begleitinfektionen vom Harnwegsinfekt bis hin zur Sepsis bei diabetischer Ketoazidose nicht selten sind.

Welche Untersuchungen ordnen Sie an?

Die diabetische Ketoazidose bringt eine ganze Reihe von Dominosteinen zum Fallen: Wasserhaushalt, Elektrolythaushalt, Säure-Base-Haushalt – alle sind mehr oder weniger strapaziert. Entsprechend bestimmen Sie noch in der Notaufnahme die Serumelektrolyte mit Calcium und Phosphat sowie Serum-Glucose, Kreatinin, Harnstoff und führen eine Urinanalyse sowie eine Blutgasanalyse durch. Zur Abklärung der Infektion ordnen Sie Blutkulturen, Urinkultur, Blutbild und CRP an. Eine Lumbalpunktion verschieben Sie, da Sie bei der Untersuchung der inzwischen etwas aufgeklarten Patientin keine meningitischen Zeichen feststellen und Sie zudem befürchten, dass im Rahmen der inzwischen begonnenen Flüssigkeitstherapie ein gesteigerter Hirndruck auftreten könnte – eine Lumbalpunktion könnte dann zur Hirnstammeinklemmung führen.

Die ersten Ergebnisse werden Ihnen telefonisch mitgeteilt (Sie sind inzwischen mit Ihrer Patientin auf die Intensivstation umgezogen): Na^+: 126 mmol/l, K^+: 3,2 mmol/l, Glucose 823 mg/dl (45,7 mmol/l), Kreatinin 1,2 mg/dl (106 mmol/l), Harnstoff 25 mg/dl (4,2 mmol/l). Calcium und Phosphat sind im Normbereich. Die BGA zeigt folgenden Befund: pH 7,25, pCO_2 16 mmHg, Bicarbonat 9 mmol/l.

Während Sie der Patientin einen zentralen Venenzugang legen, interpretieren Sie in Gedanken die Blutgasanalyse:

- Schritt 1: Der pH ist < 7,36 – es liegt also eine *Azidose* vor.
- Schritt 2: Sowohl Bicarbonat als auch pCO_2 sind erniedrigt, es handelt sich also um eine *metabolische* Azidose.
- Schritt 3: Die aus **Tabelle 11.5** errechnete respiratorische Kompensation liegt unter-

halb des erwarteten Wertes: $pCO_2 = 1,5 \times HCO_3^- + 8$ – zu erwarten wäre also ein pCO_2 von 21,5 mmHg (2,86 kPa). Es handelt sich somit um eine *gemischte* Störung.

Neben der metabolischen Azidose (in diesem Falle von der diabetischen Ketoazidose herrührend) liegt eine respiratorische Alkalose vor. Diese ist wahrscheinlich durch eine im Rahmen des Fiebers auftretende Hyperventilation bedingt. Die im Rahmen der respiratorischen Kompensation ebenfalls zu erwartende Steigerung des Atemminutenvolumens (Kussmaul-Atmung, **Abb. 5.8**) dürfte keine „Überkorrektur" hervorbringen (s. Goldene Regel Nummer III).

Nach dieser gedanklichen Meisterleistung versuchen Sie die Hyponatriämie zu erklären. Sie gehen davon aus, dass diese eine Folge der durch die osmotische Wirkung der glucosebedingten Verdünnung des Intravasalraums ist. In der Tat finden Sie in einem grünen Lehrbuch die entsprechende Formel, nach der das Natrium um 1,7 mmol/l pro 100 mg/dl Glucose-Erhöhung fällt (s. **11.3.2**). Die für den Blutzuckerspiegel „korrigierte" Natrium-Konzentration wäre somit 137 mmol/l. Sie erwarten daher eine mit Beginn der Insulin-Therapie einsetzende Normalisierung der Hyponatriämie.

Weiteres Vorgehen und Anmerkungen

Ihre Verdachtsdiagnose hat sich voll und ganz bestätigt. Die diabetische Ketoazidose ist in der Tat eine der häufigsten Ursachen von Bewusstseinsveränderungen bei vorher gesunden Menschen. Die ZNS-Funktion leidet vor allem durch die intrazelluläre Dehydratation, welche als Folge des hyperosmolaren Extrazellulärraums entsteht. Die oft begleitenden Elektrolytentgleisungen tun auf die grauen Zellen ein Übriges.

Die Ursache des Fiebers kennen Sie bald auch: eine Urinuntersuchung mittels Teststreifen zeigt massenhaft Leukozyten, bei positivem Nitrit. Das Fieber ist also durch einen Harnwegsinfekt erklärt, und nach Abnahme einer Urinprobe zur Kultur ordnen Sie schon einmal ein Cephalosporin der

2. oder 3. Generation sowie eine Ultraschalluntersuchung des Abdomens an. Ihr Augenmerk richtet sich aber vordringlich auf die Korrektur der Stoffwechselentgleisung durch die Gabe von Insulin und Flüssigkeit (hierzu gibt Ihnen Ihr grünes Buch im Kapitel **9.1.8** wertvolle Tipps). Ihr wichtigster Vorsatz dabei: den Blutzucker *langsam* zu korrigieren, um starke Flüssigkeitsverschiebungen zwischen ICR und ECR zu vermeiden. Denn: Nach wie vor stirbt etwa 1% der Patienten mit diabetischer Ketoazidose an einem Hirnödem, das sich in der Folge des Flüssigkeitseinstroms in den Intrazellulärraum entwickelt.

Die ausgeprägte Bewusstseinsstörung bei Aufnahme ist für die diabetische Ketoazidose eher ungewöhnlich. Sie verlangt eine aggressive Abklärung: Ausschluss eines schweren Hirnödems (z. B. mittels CT) sowie den Ausschluss einer Begleitintoxikation (toxikologische Untersuchung von Blut und Urin). Auch an eine ZNS-Infektion ist zu denken, gerade wegen des begleitenden Fiebers. Allerdings können Sie sich erst an die LP machen, wenn Sie ein Hirnödem ausgeschlossen haben.

Oft liegen bei der diabetischen Ketoazidose trotz erheblicher Dehydratation erstaunlich wenige Zeichen der Kreislaufeinschränkung vor (nur geringe Tachykardie, erhaltener Blutdruck, gut durchblutete Körperperipherie). Dies ist dadurch zu erklären, dass das Extrazellulärvolumen durch die glucosebedingt hohe Osmolalität relativ gut (d. h. auf Kosten des Intrazellulärvolumens) erhalten bleibt.

Der „gespannte" Bauch, der Ihnen bei der Untersuchung aufgefallen war, zeigt am ehesten eine sog. Pseudoperitonitis diabetica an – die Säurebelastung verursacht Abdominalbeschwerden bis hin zu peritonitischen Erscheinungen, die im Verlauf der Therapie wieder verschwinden. Aber natürlich denken Sie bei dem auffälligen Urinbefund auch an eine schwerwiegende Pyelonephritis oder gar Urosepsis.

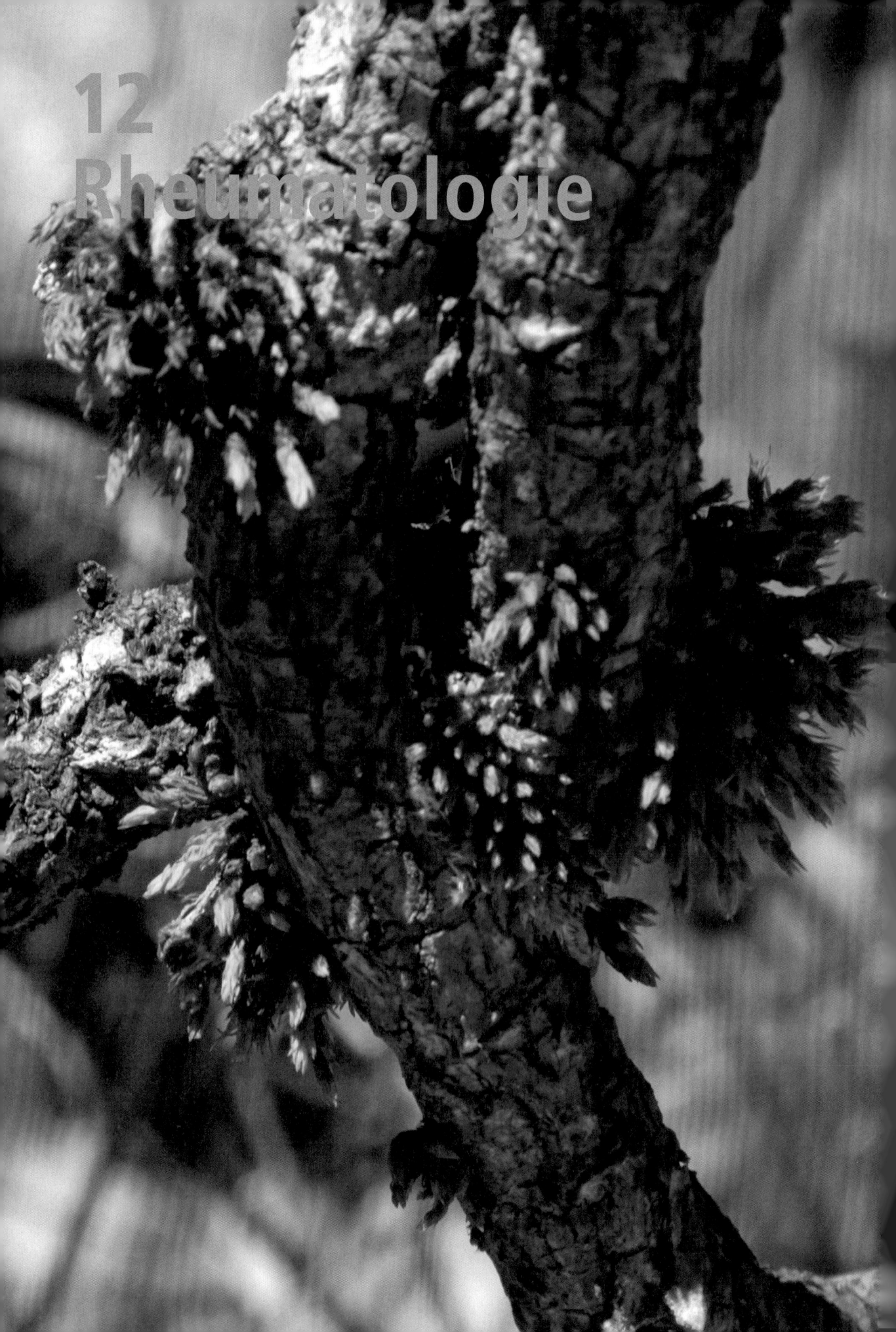

12 Rheumatologie

Der Begriff Rheuma leitet sich aus dem griechischen *rheumein* (fließen, strömen) ab. Er beruht auf der Vorstellung der antiken Medizin, dass vom Gehirn in den Körper herabfließende Säfte die Krankheit verursachen.

Das Fachgebiet der Rheumatologie ist sowohl national als auch international nicht eindeutig definiert. In Deutschland befasst sich die Rheumatologie hauptsächlich mit den nicht-traumatischen Erkrankungen der Gelenke und der sie umgebenden Strukturen wie Kapseln, Bursen, Sehnen und Muskulatur. Hinzu kommen systemische entzündliche Erkrankungen des Bindegewebes (Kollagenosen) und der Gefäße (Vaskulitiden). Die isolierte Erkrankung von Muskeln (Myopathie) oder Knochen (Osteopathie) wird in Deutschland nicht den rheumatischen Erkrankungen zugerechnet, obwohl diese Erkrankungen durchaus „rheumaähnliche" Beschwerden verursachen können. Bei der Diagnostik und Therapie degenerativer rheumatischer Erkrankungen bestehen Überlappungen mit dem orthopädischen Fachgebiet.

Die Symptomatik rheumatischer Erkrankungen betrifft keineswegs ausschließlich den Bewegungsapparat. Insbesondere bei den systemisch entzündlichen Erkrankungen stehen Manifestationen an vielerlei Organen – vom Auge bis zum Darm – im Vordergrund.

Rheumatische Erkrankungen sind häufig: Sie machen etwa 20% aller Diagnosen in den westlichen Industrieländern aus und sind nach Kreislauf- und Atemwegserkrankungen die dritthäufigste Krankheitsgruppe. In der Mortalitätsstatistik dagegen treten rheumatische Krankheiten gegenüber Herz-Kreislauf- und Krebserkrankungen deutlich in den Hintergrund. Nur etwa 0,5% der Todesfälle sind Folge rheumatischer Erkrankungen, dennoch verlaufen rheumatische Erkrankungen häufig schwerwiegend. Entzündlich-rheumatische Erkrankungen führen zu vorzeitiger Berentung: Der Anteil der arbeitenden Patienten mit rheumatoider Arthritis liegt derzeit in Deutschland etwa 20% unter der Quote gesunder Gleichaltriger.

12.1 Anatomie

Die wichtigste Aufgabe des Gelenkes ist es, zielgerichtete Bewegungen zu ermöglichen. Voraussetzung hierfür ist die koordinierte und effektive Wechselwirkung zwischen dem Gelenk selbst und der neuromuskulären Einheit, welche die Gelenkbewegungen antreibt. Nur durch ein fein abgestimmtes Zusammenspiel von Muskeln, Sehnen, Bändern, Knorpel und Knochen kann die auf das Gelenk einwirkende Last so verteilt werden, dass keine hohen Reibungskräfte und damit keine Abnutzung auftreten. Das Gelenk ist deshalb untrennbar mit seinen fibroneuromuskulären Umgebungsstrukturen verbunden (**Abb. 12.1**).

Aufbau

Das gesunde Gelenk besteht aus mit hyalinem Knorpel bedeckten Gelenkflächen und der Gelenkkapsel, die innen durch eine ein- bis dreischichtige **Synovialis** (Gelenkinnenhaut) ausgekleidet wird. Die Synovialis produziert die Synovialflüssigkeit (**Synovia**, lat. „wie Eiweiß"). Die Synovialis bedeckt alle intraartikulären Strukturen bis auf die Knorpelflächen und wird durch ein reiches Gefäßbett aus gefensterten Mikrogefäßen versorgt; sie enthält darüber hinaus Lymphgefäße und Nervenfasern.

Gelenkknorpel

Der Knorpel verteilt den Druck, der auf die Gelenkfläche wirkt, auf die Spongiosa. Er besteht aus einer dünnen Population von **Chrondrozyten,** welche für die Produktion und Aufrechterhaltung der **Knorpelmatrix** verantwortlich sind.

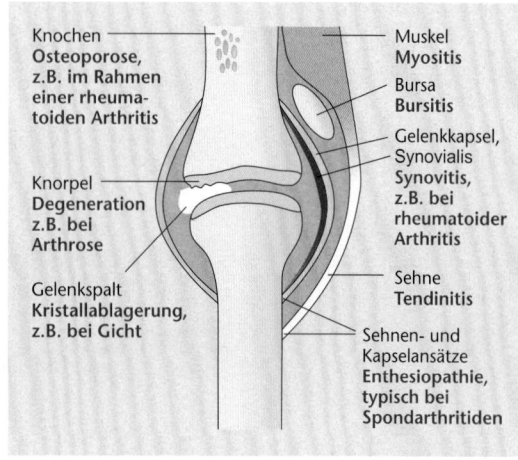

Abb. 12.1: Gelenkstrukturen und mögliche rheumatische Krankheitsprozesse. [L157]

Letztere besteht vor allem aus Kollagen und Proteoglykanen. Das **Kollagen** ist dabei für die räumliche Struktur, die **Proteoglykane** sind für die mechanische Komprimierbarkeit verantwortlich.

Der Knorpel, der keine Kapillaren enthält, wird durch Diffusion aus der Synovia ernährt. Knorpel zählt zu den bradytrophen Geweben; aus diesem Grund ist eine Regeneration nur bedingt möglich.

Synovia

Die Synovia ernährt den Gelenkknorpel und „schmiert" das Gelenk. Sie ist reich an **Hyaluronsäure**, die die Viskosität bedingt. Die Synovia ist zellarm (< 200 Leukozyten/mm³) und ähnelt im Eiweiß-, Elektrolyt- und Glucose-Gehalt dem Serum.

Periartikuläre Strukturen

Die bei rheumatischen Erkrankungen betroffenen periartikulären Strukturen sind vor allem Sehnenansätze, Sehnenscheiden und Bursen. Eine Bursa ist entweder eine beutelartige Aussackung der Gelenkkapsel oder eine in sich geschlossene, zystenartige Struktur. Bursen dienen als Polster zwischen Knochen und Sehnen.

12.2 Einteilung

Die rheumatischen Krankheitsbilder umfassen sowohl bedrohliche, rasch zur Invalidität führende Erkrankungen als auch blande, chronisch verlaufende Erkrankungen mit guter Prognose. Eine einheitliche Klassifikation ist bis heute nicht gelungen.

Folgende orientierende Einteilung in Krankheitsgruppen nach pathogenetischen Kriterien ist gebräuchlich:
- entzündlich-rheumatische Systemerkrankungen: Arthritiden, Kollagenosen, Vaskulitiden
- nicht-entzündlich („degenerativ"): Arthrosen
- weichteilrheumatisch: betroffen sind ausschließlich die nicht-artikulären Strukturen (Muskel, Sehnen, Schleimbeutel): Tendopathie, Fibromyalgie, Bursitis
- stoffwechselbedingt: Kristallarthropathien.

Die degenerativen und weichteilrheumatischen Erkrankungen sind am häufigsten: In einer rheumatologischen Sprechstunde liegt das Verhältnis bei etwa 40 (degenerativ) zu 30 (weichteilrheumatisch) zu 30 (entzündlich).

Entzündlich-rheumatische Krankheitsbilder

Die entzündlich-rheumatischen Erkrankungen (**Abb. 12.12**) sind seltener als die übrigen Formen, verlaufen dafür aber häufiger schwerwiegend. Die gemeinsame pathophysiologische Endstrecke dieses Formenkreises ist die **Entzün-**

dungsreaktion. Immunphänomene spielen bei allen Formen eine Rolle und erklären die sich vielfach überlappenden klinischen Bilder und die praktisch bei allen Formen auftretenden **Autoantikörper.**

Unterteilt werden die entzündlich-rheumatischen Krankheitsbilder nach dem pathologisch-anatomischen Reaktionsterrain.

Entzündliche Arthritiden (s. 12.6)

Betroffen ist vor allem die Synovialis. Extraartikuläre Manifestationen durch Mitbeteiligung der kleinen Gefäße sind häufig, zum Beispiel in Form von sog. Rheumaknoten bei der rheumatoiden Arthritis. Die häufigsten entzündlichen Arthritiden sind die **rheumatoide Arthritis** und die **Spondylarthritiden** (von griech. *spondylos* = Wirbel). Als eigenständige Entitäten werden das **rheumatische Fieber** und die **Borreliose** geführt.

! Unter dem Begriff Spondylarthritis werden HLA-B27-assoziierte Arthritiden mit und ohne Wirbelsäulenbeteiligung und mit negativem Rheumafaktor zusammengefasst (s. 12.7). !

Kollagenosen (s. 12.9)

Diese Erkrankungen verlaufen generalisiert (systemisch). Neben verschiedenen Organen sind vor allem Bindegewebe und Blutgefäße befallen. Als Ausdruck einer autoimmunen Stimulierung finden sich unterschiedliche Muster von nicht-organspezifischen Autoantikörpern, insbesondere Antikörper gegen Kernsubstanzen (antinukleäre Antikörper) und zirkulierende Immunkomplexe. Auch organspezifische Antikörper können isoliert werden.

Typische Kollagenosen sind der **systemische Lupus erythematodes**, die **Sklerodermie**, das **Sjögren-Syndrom** und die **Polymyositis.**

Primäre Vaskulitiden (s. 12.10)

Diese sind durch entzündliche Infiltrationen der Gefäßwände und Nekrosen unterschiedlicher Gefäße gekennzeichnet. Bei fast allen Vaskulitiden spielen Autoimmunprozesse eine wichtige Rolle. An der Autoimmunreaktion können Immunkomplexe, die im Blut zirkulieren und sich in Gefäßen ablagern, aber auch Autoantikörper und Kryoglobuline beteiligt sein.

Zu den primären Vaskulitiden zählen unter anderem die **Polyarteriitis nodosa**, die **Wegener-Granulomatose** und die **Polymyalgia rheumatica.**

! Die primären Vaskulitiden werden abgegrenzt gegenüber den sekundären Vaskulitiden, die beispielsweise im Rahmen von Infektionen, Neoplasien oder Kollagenosen auftreten. !

Kristallarthropathien (s. 12.11)

Es handelt sich um eine Sonderform der rheumatischen Erkrankungen, bei denen durch abgelagerte Kristalle lokale Entzündungsreaktionen ausgelöst und unterhalten werden. Typischer Vertreter ist die **Gicht**.

Nicht-entzündliche degenerative Erkrankungen (s. 12.12)

Ihr Verlauf ist meist chronisch und weniger „aggressiv" als der der entzündlich-rheumatischen Erkrankungen. Der Gelenkknorpel wird durch mechanische Faktoren wie Fehlbelastungen (z. B. bei Skoliose und Hüftdysplasie) oder trophische Störungen (z. B. postentzündlich und posttraumatisch) geschädigt.

! Auch bei den degenerativen Erkrankungen kommt es phasenweise zu entzündlichen Prozessen in den Gelenken. **!**

Weichteilrheumatische Erkrankungen (s. 12.13)

Unter diesem Begriff werden die Erkrankungen der periartikulären Gewebe (s. **12.13**) zusammengefasst. Sie führen zu nicht-artikulären Schmerzen z. B. an Sehnen oder Sehnenansatzstellen, den sog. „Tender Points".

Prototyp dieser Gruppe ist das generalisierte **Fibromyalgie-Syndrom**. Typisch ist die Verbindung mit funktionellen, vegetativen Beschwerden wie Schlafstörungen oder Magen-Darm-Beschwerden.

Weichteilrheumatische Erkrankungen sind häufig, sie sind jedoch diagnostisch schwieriger fassbar, da pathophysiologische Veränderungen oft nicht nachweisbar sind. Im Sinne eines biopsychosozialen Modells wird heute davon ausgegangen, dass sowohl psychische als auch somatische, aber auch soziale Faktoren für ihre Genese verantwortlich sind.

12.3 Leitsymptome

Die rheumatischen Erkrankungen bieten – was die Manifestationen am Bewegungsapparat selbst angeht – ein recht uniformes Beschwerdebild: Immer wiederkehrende Manifestationen sind **Gelenkschmerz**, **Weichteilschmerz** und **Bewegungseinschränkungen**. Die bei vielen rheumatischen Erkrankungen vorkommenden **extraartikulären Erscheinungen** bieten dagegen als Ausdruck einer systemischen Autoimmunreaktion eine Vielzahl von Symptomen und Befunden (**Abb. 12.2** und **Tab. 12.1**).

Gelenkschmerz

Der Gelenkschmerz kann **monoartikulär** (ein Gelenk), **oligoartikulär** (2–4 Gelenke) oder **polyartikulär** (> 4 Gelenke) auftreten.

Bei **degenerativen** Prozessen werden die Schmerzen durch Bewegen und Belasten meist verschlimmert (Anlauf- und **Belastungsschmerz**), die Schmerzen nehmen im Laufe des Tages deshalb häufig zu.

Bei **entzündlichen** Gelenkschmerzen dagegen führt Bewegen zu Erleichterung. Der entzündliche Gelenkschmerz ist meist morgens am schlimmsten und ist oft mit Steifigkeit – der sog. **Morgensteifigkeit** – verbunden. Er nimmt im Gegensatz zum degenerativen Schmerz während des Tages ab (**Tab. 12.1**).

Weichteilschmerz

Der Weichteilschmerz kann an allen Weichteilen des Bewegungsapparates auftreten.
- Die **Enthesiopathie** beschreibt schmerzhafte, zum Teil entzündete, meist gelenknahe Sehnenansatzpunkte. Sie ist typisch für eine Spondylarthritis, s. **12.7**.
- Bei der **Tendopathie** ist die Sehne in ihrem gesamten Verlauf betroffen. Die Schmerzen strahlen in die umliegende Muskulatur aus.
- Eine **Tenosynovialitis** (Tendovaginitis, Sehnenscheidenentzündung), z. B. im Rahmen einer rheumatoiden Arthritis, führt zu bewegungsabhängigen Schmerzen im Bereich der betroffenen Sehnenscheide(n). Bei Bewegung entsteht zudem ein knarrendes Reibegefühl entlang der Sehnenscheide (Krepitation).
- Eine **Bursitis** entwickelt sich häufig durch mechanische Überlastung oder bei einer rheumatoiden Arthritis.
- Bei der **Polymyalgia rheumatica** und **Polymyositis** tritt ein Druck- und Bewegungsschmerz in der Muskulatur auf.

Bewegungseinschränkung

Zur Bewegungseinschränkung kommt es sowohl bei entzündlichen als auch bei degenerativen Verläufen. Gründe sind Schwellungen der umgebenden Weichteile, Gelenkkapselkontrakturen, Gelenkerguss, Schmerzen und Veränderungen an den Gelenkflächen und Knochen. Eine **reversible** Form der Bewegungseinschränkung ist die Morgensteifigkeit, die besonders bei entzündlichen Erkrankungen auftritt

Tab. 12.1 Schmerzcharakteristika beim rheumatischen Gelenkschmerz

Entzündlich	Degenerativ
Ruheschmerz	Belastungs-, Anlaufschmerz
Morgensteifigkeit (Stunden)	„Anlaufsteifigkeit" (Minuten, unabhängig von der Tageszeit)
Besserung durch Bewegung	Verstärkung bei Bewegung
Besserung im Tagesverlauf	Verstärkung im Tagesverlauf

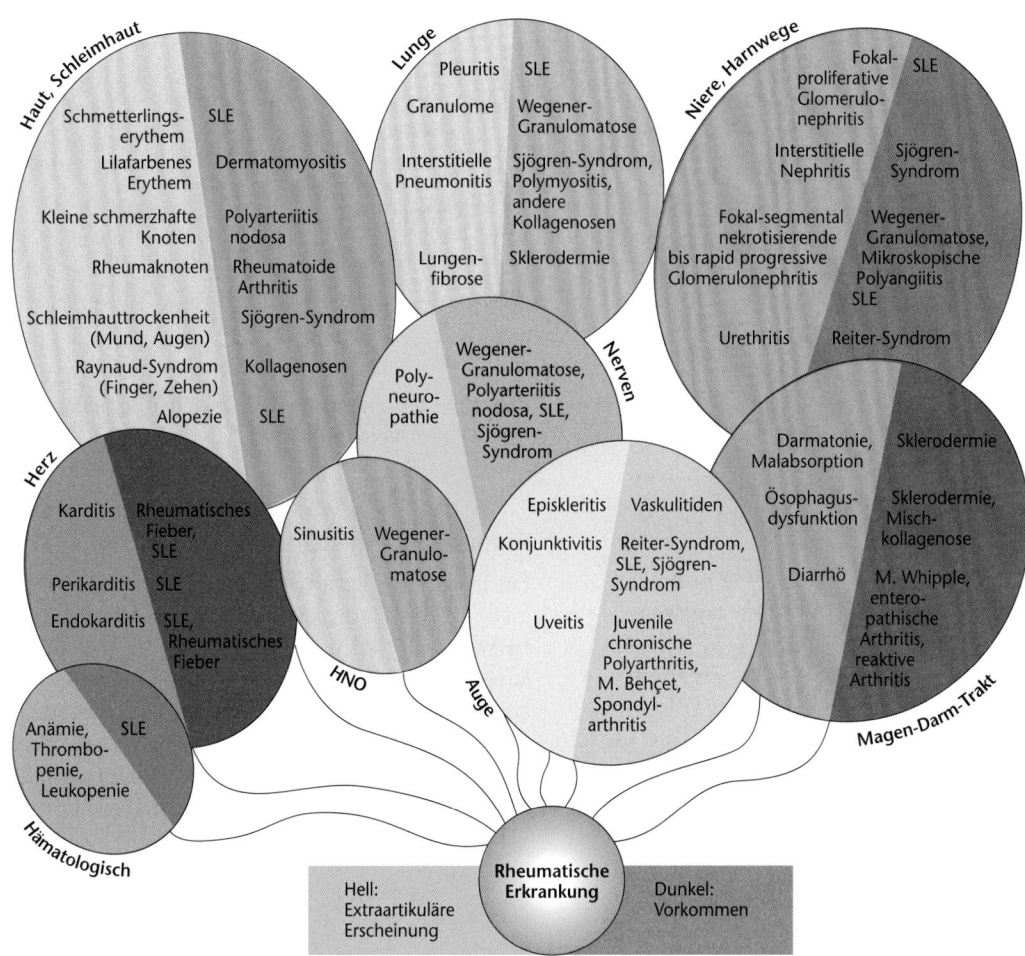

Abb. 12.2: Extraartikuläre Erscheinungen bei rheumatischen Erkrankungen. [L157]

(s. o.). Zu **irreversiblen** Bewegungseinschränkungen kommt es durch Gelenkdestruktionen, die sowohl bei entzündlichen als auch bei degenerativen Erkrankungen im Spätstadium auftreten können.

Extraartikuläre Manifestationen

Extraartikuläre Manifestationen sind bei allen entzündlich-rheumatischen Erkrankungen häufig. Die Beteiligung einzelner Organe kann bei den Kollagenosen und den Vaskulitiden so weit gehen, dass die artikulären Erscheinungen klinisch in den Hintergrund treten (**Abb. 12.2**).

12.4 Ätiologie und Pathogenese

Ätiologie und Pathogenese der verschiedenen rheumatischen Erkrankungen sind nur teilweise aufgeklärt. Eine wichtige Rolle, insbesondere bei den entzündlichen Erkrankungen, spielen genetische Einflüsse und Autoimmunprozesse. Bei den Arthrosen stehen dagegen degenerative Prozesse im Mittelpunkt (**Abb. 12.3** und **Abb. 12.4**).

Genetische Einflüsse

Viele rheumatische Erkrankungen sind mit bestimmten HLA-Typen (z. B. HLA-B27; s. **4.1.7**) assoziiert (**Tab. 12.2**). Gewisse HLA-Typen scheinen also mit einer Disposition für selektive Entgleisungen des Immunsystems verknüpft zu sein. Dies bedeutet aber nicht, dass Patienten mit diesem HLA-Typ in jedem Fall eine rheumatische Erkrankung bekommen müssen; sie tragen lediglich ein höheres Risiko. Unter diagnostischen Gesichtspunkten ist die HLA-Typisierung deshalb nur in Ausnahmefällen hilfreich.

❗ Da sich der HLA-Typ im Laufe des Lebens nicht ändert, ist ▪ eine wiederholte Bestimmung zwecklos. ❗

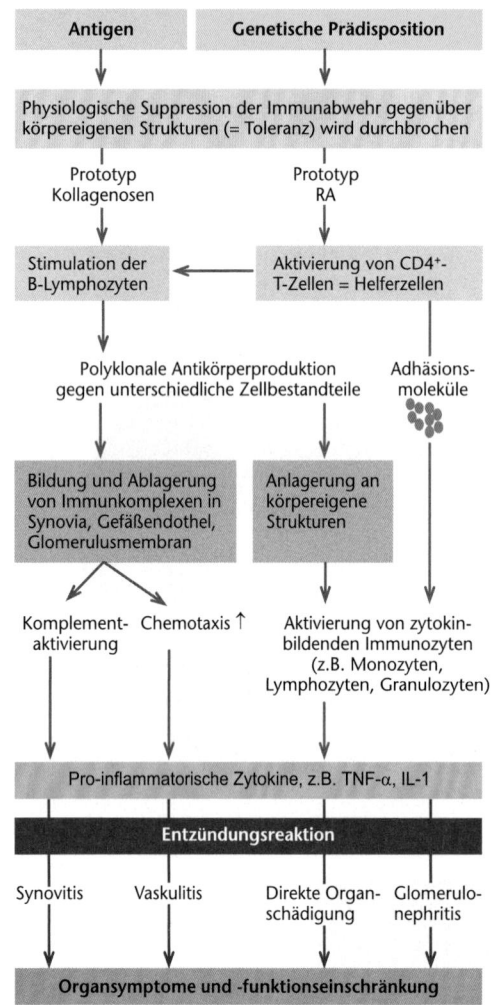

Abb. 12.3: Übersichtsschema zur Pathogenese der Auto-immunerkrankungen. RA = rheumatoide Arthritis. [L157]

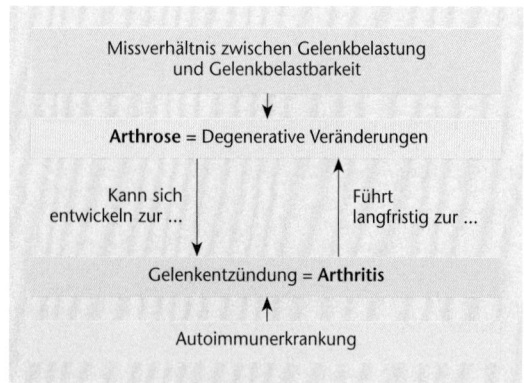

Abb. 12.4: Entstehungsmechanismen und Zusammenhang von Arthrose und Arthritis. [L157]

Autoimmunprozesse (s. 4.4)

Ein intaktes Immunsystem reguliert und supprimiert B- und T-Lymphozyten, sodass körpereigene Strukturen toleriert werden. Bei den entzündlich-rheumatischen Erkrankungen tritt durch meist unbekannte Auslöser eine Störung der Immunregulation ein, bei der es unter anderem zu einer Aktivierung von T- und B-Zell-Klonen mit nachfolgender Bildung von Autoantikörpern kommen kann (**Tab. 12.3**). Genaueres zur Pathogenese der Autoimmunerkrankungen s. **4.4**.

❗ Aus Tabelle 12.3 wird ersichtlich, dass die Autoantikörper meist nicht spezifisch für eine bestimmte Erkrankung sind. Es gibt nur wenige Autoantikörper, die pathognomonisch für eine Erkrankung sind, z.B. Doppelstrang-DNS-Antikörper beim SLE. ❗

Einige Trigger für Autoimmunprozesse im Rahmen rheumatischer Erkrankungen sind bekannt, insbesondere bei den reaktiven Arthritiden (s. **12.7.3**), an deren Zustande-

Tab. 12.2 HLA-Assoziationen bei rheumatischen Erkrankungen

Erkrankung	HLA-Marker	Häufigkeit des HLA-Typs bei den Erkrankten	Häufigkeit des HLA-Typs in der Normalbevölkerung
M. Bechterew	B27	90%	9%
Reiter-Syndrom	B27	79%	9%
Psoriasis-Arthritis	B27	48%	9%
enteropathische Arthritis	B27	52%	9%
rheumatoide Arthritis	DR4	70%	30%
SLE	DR2	46%	22%
SLE	DR3	50%	25%
Sjögren-Syndrom	DR3	70%	25%

nach KELLY (1992)

kommen Enteritis-Erreger wie Salmonellen, Shigellen, Yersinien und *Campylobacter jejuni* beteiligt sind. Auch eine Urogenitalinfektion, z. B. mit Chlamydien oder Ureaplasmen, kann eine synoviale Entzündungsreaktion triggern.

Degenerative Prozesse

Im Mittelpunkt der Pathogenese steht die **pathologisch veränderte Synovialflüssigkeit.** Eine zusätzliche schädigende Rolle spielen wahrscheinlich neurale und vaskuläre Faktoren.

Die Folgen sind eine eingeschränkte Knorpelernährung und eine reduzierte Gelenkschmierung. Diese schädigenden Einflüsse – verstärkt durch **biomechanische Faktoren** wie Übergewicht oder Überlastung – führen zur Degeneration der Knorpelsubstanz: Der Knorpel verarmt an Proteoglykanen und es bilden sich Risse in dem Geflecht aus kollagenen Fibrillen im oberflächlichen Knorpel. Die Chondrozyten degenerieren, die Knorpelsubstanz nimmt ab.

Durch untergehende Knorpelsubstanz und Kollagenfasern wird die Einwanderung von Entzündungszellen mit Freisetzung lysosomaler Enzyme ausgelöst. Die daraus entstehende **Synovialitis** kann zu Gelenkergüssen führen (sog. **aktivierte Arthrose**).

! Die Synovialitis ist allerdings selten so ausgeprägt wie bei der rheumatoiden Arthritis. !

Die Verschmälerung der Knorpelschicht führt zu einer erhöhten Druckbelastung des subchondralen Knochens. Dadurch kommt es zu kleinen Einbrüchen in den Markraum und es bilden sich Zysten, die mit Zelldetritus gefüllt und im Röntgenbild als „Geröllzysten" sichtbar sind.

! Eine chronische Arthritis kann zu einer Arthrose führen (Sekundärarthrose) – und umgekehrt kann auch eine Arthrose arthritisch aktiviert werden (aktivierte Arthrose). !

Tab. 12.3 Autoantikörper bei rheumatischen Erkrankungen (Häufigkeit in %)

Antikörper	Antigen	RA	SLE	SJÖ	SS	SKL	PM	DM	WG	PAN	Gesunde
Gegen Zellkernsubstanzen (sog. antinukleäre Antikörper, ANA)											
ANA	Zellkernbestandteile	40	95	90	100	95	85	85	33	20	> 60 J.: 20
ds-DNA	Doppelstrang-DNS	–	60	–	–	–	–	–	–	–	–
ss-DNA	Einzelstrang-DNS	60	90	–	–	–	–	–	–	–	–
Sm	Kernprotein und RNS	–	25	–	–	–	–	–	–	–	–
U1-RNP	68 kD aus Kernprotein und RNS	–	35	–	100	10	15	15	–	–	–
SS-A (Ro)	52 und 60 kD aus Kernprotein und RNS	–	35	65	–	–	–	–	–	–	–
SS-B (La)	48 kD nukleäres Phosphoprotein	–	20	55	–	–	–	–	–	–	–
Scl 70	Topoisomerase-1	–	–	–	–	20	–	–	–	–	–
PM-Scl	75-kD-Kern-Protein-Komplex	–	–	–	–	4	10	5	–	–	–
Jo 1	Histidyl-, RNS-Synthetase	–	–	–	–	–	30	5	–	–	–
Antizentromer	Kinetochor	–	–	–	–	50	–	–	–	–	–
Gegen Serumeiweißkörper											
RF	Fc-Region von Immunglobulinen	70	35	75	50	40	40	40	–	–	> 60 J.: 5
CCP	Citrullin	70	–	–	–	–	–	–	–	–	–
Gegen Zytoplasmakomponenten											
cANCA	Proteinase-3	–	–	–	–	–	–	–	90	< 5	–
pANCA	u. a. Myeloperoxidase (MPO)	16	20	25	–	–	< 10	–	< 5	70 (mPAN)	–

kD = Kilodalton; RA = rheumatoide Arthritis; SLE = systemischer Lupus erythematodes; SJÖ = Sjögren-Syndrom; SS = Sharp-Syndrom; SKL = Sklerodermie; PM = Polymyositis; DM = Dermatomyositis; PAN = Polyarteriitis nodosa; WG = Wegener-Granulomatose; mPAN = mikroskopische Polyangiitis

12

12.5 Diagnostisches Vorgehen

Die Diagnostik kann besonders im Anfangsstadium durch wechselnde Symptomatik und häufige Überlappung mit anderen rheumatischen und nicht-rheumatischen Erkrankungen erschwert sein. Folgende Strategie hat sich bewährt:

1. Stufe: Basisuntersuchungen

Hierzu gehören Anamnese und klinischer Befund sowie Labor- und Röntgenuntersuchungen.

> ❗ Eine genaue Anamnese (s. Kasten) und der klinische Befund führen in > 90 % zur Diagnose. ❗

Das Labor unterstützt die klinische Diagnose und hilft bei der weiteren Differenzierung sowie bei der Frage nach eventuellen Organbeteiligungen. Bei Arthrosen sind z.B. die Entzündungsparameter nicht erhöht; Kollagenosen können durch die Bestimmung der entsprechenden Autoantikörper weiter differenziert werden (**Tab. 12.3**). Eine Röntgenaufnahme der betroffenen Gelenke kann zur Diagnosesicherung und als Ausgangsbefund hilfreich sein.

> ❗ Röntgenbilder sollten im Seitenvergleich gemacht werden, um Veränderungen besser erfassen zu können. ❗

2. Stufe: Weitere bildgebende Verfahren

Diese dienen der anatomischen Definition der Gelenkveränderungen sowie der Einschätzung der Aktivität des Krankheitsprozesses.
- Die **Szintigraphie** wird bei unsicherer Diagnose eingesetzt. Sie ist sehr sensitiv für Gelenkentzündungen (wenige falsch-negative Ergebnisse), aber wenig spezifisch (häufig falsch-positive Ergebnisse).
- Durch **Sonographie** können die am Entzündungsprozess beteiligten Strukturen dargestellt werden (z.B. Gelenkerguss, Proliferation der Synovialis, Bursen, Sehnenscheiden) und Komplikationen wie die Baker-Zyste (s. 12.6)

erkannt werden. Mit der Dopplersonographie kann zusätzlich eine entzündlich bedingte verstärkte Durchblutung der Synovialis (Hyperperfusion) diagnostiziert werden.
- **Schichtbildverfahren, CT und MRT** sind gezielten Fragestellungen vorbehalten, wenn die konventionellen Röntgenbilder keine genaue Aussage zulassen, z.B. MRT der Sakroiliakalgelenke oder MRT des ZNS bei Vaskulitis.

3. Stufe: Invasive und Spezialdiagnostik

Je nach Verdachtsdiagnose sind ergänzende apparative Untersuchungen indiziert, zum Beispiel die Kapillarmikroskopie, Biopsie (z.B. Haut, Muskel, Nerv, Gefäße) oder Arthroskopie.

12.5.1 Basisuntersuchungen

Anamnese

Die Anamnese soll neben der genauen Lokalisation und der Art der Beschwerden klären, nach welchem Muster die Gelenke betroffen sind: Eine rheumatoide Arthritis manifestiert sich zum Beispiel eher symmetrisch und besonders an vielen kleineren Gelenken (Handgelenk, Finger-, Zehengelenke; **Tab. 12.4**), Spondylarthritiden bevorzugen wenige größere Gelenke (Hüftgelenk, Kniegelenke, Schultergelenke). Weitere anamnestische Schwerpunkte s. **Kasten** „Anamnese bei Verdacht auf rheumatische Erkrankungen".

ZUR VERTIEFUNG

Anamnese bei Verdacht auf rheumatische Erkrankungen

- **Lokalisation der Beschwerden:** z.B. Gelenke, Wirbelsäule, Muskulatur, Sehnen?
- **Verteilungsmuster:** Welche Gelenke und Muskeln oder Muskelgruppen sind befallen? Mono-, oligo-, polyartikulärer, symmetrischer oder asymmetrischer Befall?
- **Beschwerdecharakter:** z.B. Dauer, Belastungs- und Lageabhängigkeit, Morgensteifigkeit, Schwellung, Rötung, Überwärmung, Anlaufschmerz, Wetterfühligkeit, Linderung durch Wärme oder Kälte?
- **Begleitsymptome:** allgemeine Symptome wie Krankheitsgefühl, Abgeschlagenheit und Fieber? Hinweise auf extraartikuläre Manifestationen, z.B. an Haut, Augen, Magen-Darm-Trakt und Urogenitalsystem?
- **Familienanamnese:** Gibt es in der Familie Erkrankungen wie z.B. M. Bechterew, Gicht, Psoriasis, Polyarthrose?
- **Sozialanamnese:** z.B. Beruf, körperliche Belastung, Rentenantrag?
- **Ethnische Abstammung:** Einige Arthritis-Formen (wie das familiäre Mittelmeerfieber, M. Behçet) kommen in bestimmten Bevölkerungsgruppen gehäuft vor.

Tab. 12.4 Terminologie der Hand- und Fußgelenke

Gelenk	Fachbezeichnung	Abkürzung
Fingergrundgelenk	Metakarpophalangealgelenk	MCP
Zehengrundgelenk	Metatarsophalangealgelenk	MTP
Finger-, Zehenmittelgelenk	proximales Interphalangealgelenk	PIP
Daumen-, Großzehenmittelgelenk	Interphalangealgelenk	IP
Finger-, Zehenendgelenk	distales Interphalangealgelenk	DIP

Körperliche Untersuchung

Status der Gelenke

> **!** Stets im Seitenvergleich:
> *Look at it, feel it, move it.* **!**

Inspektion und Palpation

Besonders sollte auf Achsenabweichungen und Entzündungszeichen wie Schwellungen und Rötungen geachtet werden. Die **Konsistenz einer Schwellung** kann sich anfühlen:

- **hart und knöchern:** z. B. durch periartikuläre Verkalkungen bei Arthrose
- **derb:** z. B. als Folge der Kapselverdickung bei rheumatoider Arthritis
- **weich:** z. B. durch Gelenkerguss bei akuten entzündlichen Prozessen. Ein Kniegelenkerguss kann durch eine „tanzende Patella" nachgewiesen werden.

> **!** Tanzende Patella: mit der Hand den Recessus suprapatellaris ausstreichen, dann die Patella gegen das Femur drücken – bei Erguss „federt" die Patella. **!**

Eine **Rötung oder Überwärmung** eines Gelenks ist typisch für eine **Arthritis,** ebenso wie tastbar verdickte Sehnenscheiden. Der **Bewegungs- und Druckschmerz** ist bei der Arthritis ausgeprägter als bei Arthrose. Zeichen für eine **Arthrose** sind bei aktiver und passiver Bewegung auftretende **Reibegeräusche.** Druckschmerzhafte Sehnen und Sehnenansätze können Symptome von weichteilrheumatischen Erkrankungen oder Spondylarthritiden sein.

Prüfung der Gelenkbeweglichkeit

Die Gelenke werden im Hinblick sowohl auf eingeschränkte als auch auf abnorme Beweglichkeit (Instabilität) geprüft. Die Dokumentation der Gelenkbeweglichkeit erfolgt nach der **Neutral-0-Methode** (= Nulldurchgangs-Methode, **Abb. 12.5**). Ausgangsposition der Messung ist die anatomische Normalstellung (aufrechter gerader Stand mit gestreckten Armen, Daumen nach vorne). In dieser Position befinden sich *per definitionem* alle Gelenke in der Null-Stellung. An dem zu prüfenden Gelenk werden dann alle Gelenkachsen aktiv und passiv mit einem Winkelmesser vermessen.

Funktionsprüfung der Wirbelsäule

Die Funktionsprüfung der Wirbelsäule umfasst:

- die Maße nach Schober und Ott (**Abb. 12.6**), Seitneigung, Rotation
- **Kinn-Sternum-Abstand,** **Hinterkopf-Wand-Abstand** (Patient steht aufrecht an einer Wand)

- ergänzend: **Atembreite** zur Beurteilung der Beweglichkeit der Kostotransversalgelenke (Differenz [in cm] zwischen den Thoraxumfängen bei maximaler Inspiration und maximaler Exspiration)

Die Bewegungsmaße sind besonders für die Verlaufsbeurteilung wichtig.

Verteilungsmuster

Das Verteilungsmuster der betroffenen Gelenke gibt Hinweise auf die Grunderkrankung (**Tab. 12.7**). Das sog. „Männchen-Schema" erleichtert die Dokumentation des Befallsmusters (**Abb. 12.7**).

Status der Muskulatur

Hier ist insbesondere zu prüfen, ob Muskelatrophien vorliegen (Inspektion, Palpation). Mit der Palpation wird darüber hinaus nach druckschmerzhaften Muskeln gesucht. Kontrakturen werden durch die Prüfung der Beweglichkeit erfasst (s. o.). Abschließend wird die grobe Kraft orientierend geprüft (z. B. Händedruck).

Ganzkörperstatus

Die allgemeine Untersuchung ist wegen häufiger extraartikulärer Erscheinungen unverzichtbarer Teil jeder rheumatologischen Untersuchung. Ein besonderes Augenmerk ist auf Haut, Fingernägel, Schleimhäute, Augen, Herz und Nervensystem zu richten.

Labor

Entzündungsaktivität

Die Entzündungsaktivität lässt sich anhand der **BSG** und des **CRP** und evtl. einer Serumeiweißelektrophorese abschätzen. Die Analyse der **Komplementfaktoren C3** und **C4** gehört nicht zum Routineprogramm, kann jedoch bei bestimmten Fragestellungen hilfreich sein, zum Beispiel um die Aktivität eines systemischen Lupus erythematodes oder einer Immunkomplex-Vaskulitis festzustellen.

Autoantikörper

Zum Screening sind Rheumafaktor, antinukleäre Antikörper (ANA) und bei Vaskulitisverdacht antineutrophile zytoplasmatische Antikörper (ANCA) geeignet.

- Der **Rheumafaktor (RF)** ist ein im Serum und in der Synovia nachweisbarer Autoantikörper – meist vom IgM-Typ – gegen Immunglobuline der Klasse IgG. Er kann bei fast allen Formen der rheumatoiden Arthritis nachweisbar sein, ist jedoch keineswegs für diese Erkrankung spezifisch (**Tab. 12.3**). Spezifischer ist der **CCP-Antikörper** für eine rheumatoide Arthritis (s. 12.6).
- Antinukleäre Antikörper (ANA): Es handelt sich um eine heterogene Gruppe von Autoantikörpern gegen Zellkern-

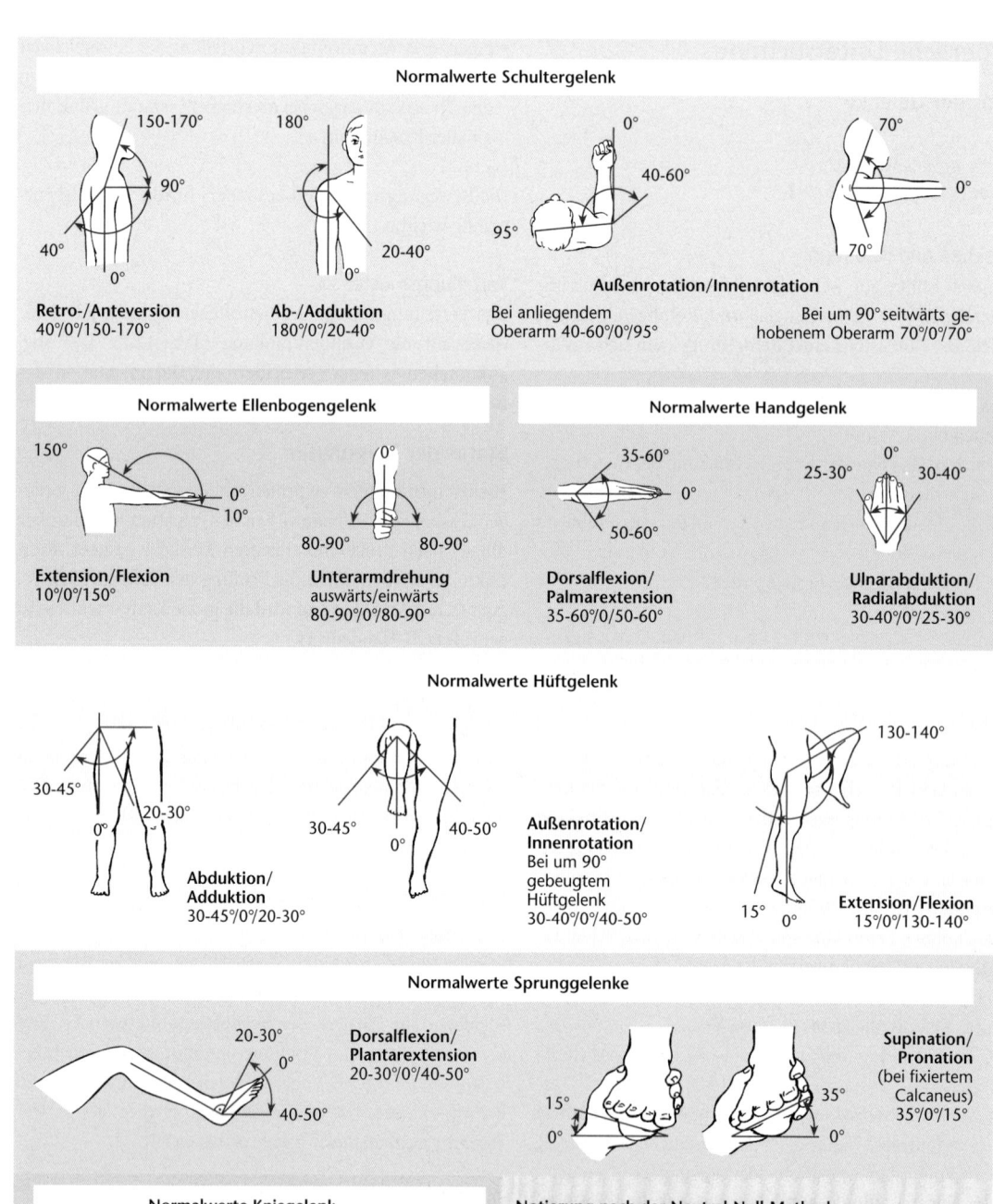

Abb. 12.5: Neutral-Null-Methode. Die Beweglichkeit jedes Gelenkes wird mit drei Gradzahlen, getrennt durch zwei Schrägstriche, angegeben. Für das Kniegelenk z. B. bedeutet 0°/0°/100°, dass es sich komplett strecken lässt (= 0°), aber nur 100° (statt 150°) beugen lässt. Beim Ellenbogengelenk bedeutet z. B. 0°/10°/130°, dass ein Streckdefizit von 10° besteht und die Beugung nur bis 130° (statt 150°) geht. Die zweite Zahl gibt die Null-Stellung an. Falls diese nicht erreicht wird, steht die Gradzahl für den Winkel, der der Null-Stellung am nächsten kommt. [A400–190]

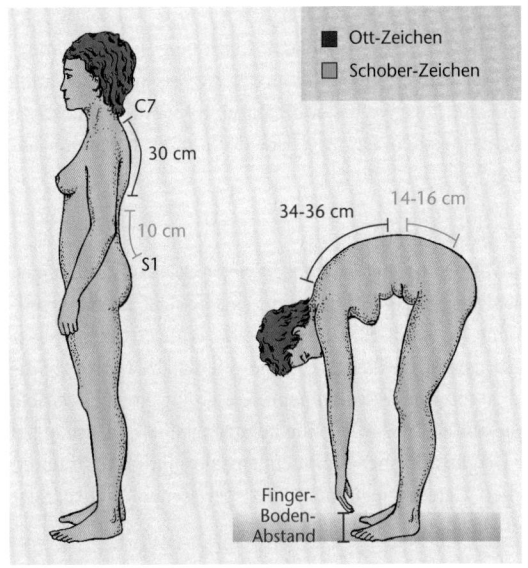

**Abb. 12.6: Funktionsprüfung der Wirbelsäule nach Scho-
ber und Ott.** Die Messstrecken vergößern sich bei Rumpfbeugung
normalerweise jeweils um 4 cm. Vergrößert sich die Messstrecke
nur gering oder gar nicht, liegt eine eingeschränkte Beweglichkeit
der Wirbelsäule vor. [A300–157]

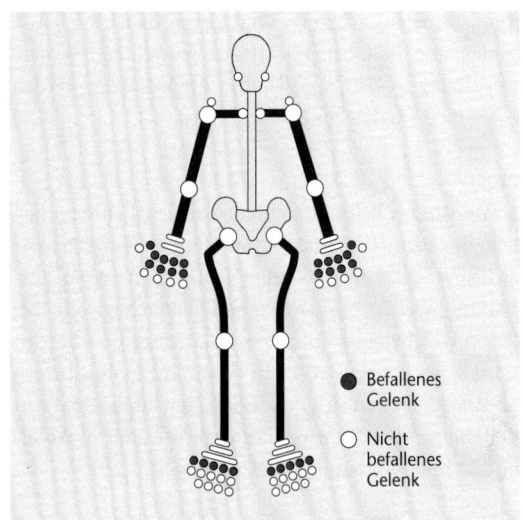

Abb. 12.7: „Männchen-Schema". Diese Vordrucke erleichtern
die Dokumentation des Verteilungsmusters des Gelenkbefalls, hier
am Beispiel einer rheumatoiden Arthritis mit ausschließlichem Befall der kleinen Gelenke. [L157]

strukturen, die vor allem bei Kollagenosen nachweisbar
sind. Bei verschiedenen Kollagenosen treten bestimmte
Subgruppen in spezifischen Mustern auf. Eine Kollagenose kann deshalb durch Bestimmung dieser Subgruppen
(extrahierbare nukleäre Antikörper, ENA, **Tab. 12.14**)
weiter differenziert werden.

- **Antineutrophile zytoplasmatische Antikörper (ANCA).**
Die gegen neutrophile Granulozyten gerichteten Autoantikörper sind bei Vaskulitiden und selten bei Kollagenosen nachweisbar. Eine weitere Eingrenzung erlaubt die
Bestimmung der beiden Untertypen:
  - **cANCA** (zytoplasmatische Fluoreszenz = feingranuläre
  Anfärbung im Zytoplasma) ist hochspezifisch für die
  Wegener-Granulomatose und kommt nur sehr selten
  bei anderen Vaskulitiden vor. Der cANCA ist meist gegen das Enzym Proteinase-3 gerichtet.
  - **pANCA** (perinukleäre Fluoreszenz = perinukleär betonte Färbung) ist weit weniger spezifisch und kommt
  bei verschiedenen Vaskulitiden, selten auch bei der
  rheumatoiden Arthritis, Kollagenosen und anderen
  Autoimmunerkrankungen vor. Der pANCA ist gegen
  verschiedene Zielantigene, u. a. gegen das Enzym **Myeloperoxidase** (MPO), gerichtet (**Abb. 12.8**).

HLA-Typisierung

Einige rheumatische Erkrankungen sind mit bestimmten
HLA-Mustern assoziiert (**Tab. 12.2**). Da sich dadurch je-

doch keine Krankheit „beweisen" lässt, hat die HLA-Typisierung in der Routinediagnostik keine Bedeutung.

12.5.2 Bildgebende Verfahren

Eine Röntgenuntersuchung ist bei Gelenkbeschwerden obligat, auch wenn im Frühstadium oft keine Veränderungen
nachweisbar sind. Empfindlicher, jedoch auch unspezifischer ist die Szintigraphie. Die Gelenksonographie kann

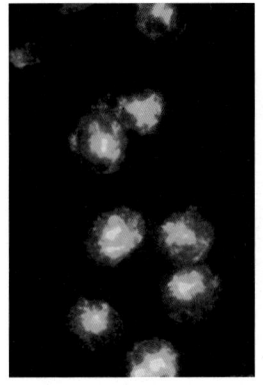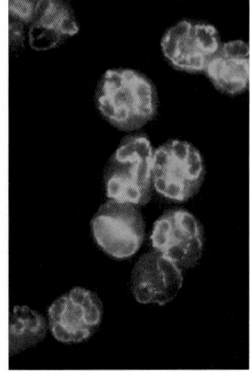

Abb. 12.8: cANCA und pANCA in der Immunfluoreszenz.
cANCA sind hochspezifisch für die Wegener-Granulomatose
(s. 12.10.4), während pANCA bei verschiedenen Vaskulitiden
nachweisbar sind. [M114]

entzündete Gelenkstrukturen und intraartikuläre Ergüsse erkennen und hilft bei der Verlaufsbeurteilung. Weitere Untersuchungen wie CT, MRT und Angiographie werden bei speziellen Fragestellungen eingesetzt.

Röntgen

Charakteristische Befunde kommen bei vielen chronischen rheumatischen Erkrankungen vor. Bei neu aufgetretener Arthritis ist das konventionelle Röntgen oft wenig aussagekräftig, aber als Ausgangsbefund dennoch wichtig. Bei degenerativen Befunden ist zu beachten, dass diese bei den meisten Menschen über 65 Jahre vorkommen, ohne besonderen Krankheitswert zu haben. Charakteristische Röntgenveränderungen bei Arthritis und Arthrose sind in **Abbildung 12.21** und **Abbildung 12.46** dargestellt.

! Der radiologische Befund und die klinischen Beschwerden korrelieren nicht unbedingt miteinander. **!**

Knochenszintigraphie

Diese erlaubt Aussagen sowohl über die Lokalisation des entzündlichen Prozesses als auch über dessen Aktivität **(Abb. 12.9).** Eine Differenzierung von intra- und periartikulärer Entzündung ist möglich.

! In der Szintigraphie werden gelegentlich entzündliche Gelenke gefunden, die noch beschwerdefrei sind. Dieser Nachweis ist insofern hilfreich, als das Verteilungsmuster der Gelenkentzündungen die Diagnosestellung erleichtern kann. **!**

Gelenksonographie (Abb. 12.10)

Befunde im Bereich des Bewegungsapparates sind unter anderem Gelenkerguss, Baker-Zyste (s. **12.6**), Synovialisverdickung (bei chronischen Arthritiden), Sehnenscheidenerguss (bei einer Tenosynovialitis) oder Sehnenverkalkungen (bei degenerativen Prozessen). Zusätzlich kann die vermehrte Durchblutung einer Arthritis durch die Duplex-Sonographie dargestellt werden (Hyperperfusion im Power-Doppler).

CT

Das CT wird differentialdiagnostisch eingesetzt, um mögliche Nervenkompressionen an der Wirbelsäule abzuklären. Auch eine fortgeschrittene Sakroiliitis kann diagnostisch gesichert werden, das MRT ist jedoch im Frühstadium sensitiver.

MRT (Abb. 12.20)

Das MRT ist bei der Diagnostik vieler Gelenkerkrankungen sensitiver als das Röntgen und spezifischer als die Szintigraphie. So kann zum Beispiel eine akute Arthritis besser gegen osteogene Prozesse – wie gelenknahe Osteomyelitis und aseptische Knochennekrosen – abgegrenzt werden. Weiterhin hat das MRT eine herausragende Bedeutung bei der Diagnostik einer beginnenden Sakroiliitis oder traumatischer Gelenkaffektionen, z.B. gerissener Kreuzbänder oder eines Meniskusrisses.

Angiographie

Die Angiographie kann in Ausnahmefällen bei der Diagnostik von Vaskulitiden hilfreich sein. Fragestellungen sind

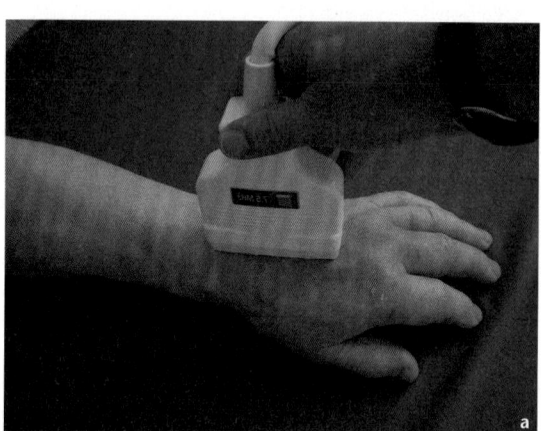

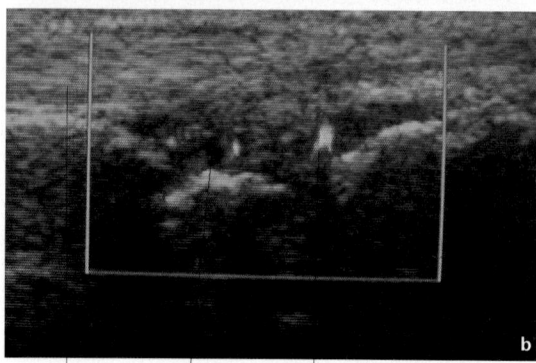

Extensorsehnen   Erguss   Power-Doppler-Signal

Abb. 12.10: Sonographische Darstellung eines Handgelenkergusses bei RA. a) Positionierung des Schallkopfes. **b)** Sonographiebild des Handgelenks mit Erguss und Hyperperfusion (Power-Doppler) als Ausdruck der Entzündung. [M114]

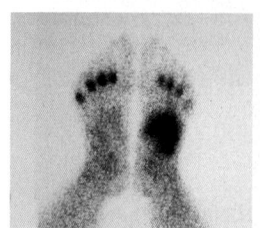 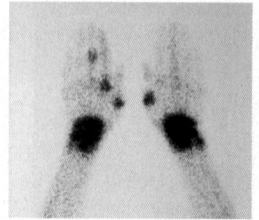

Abb. 12.9: Szintigraphiebefunde einer Patientin mit rheumatoider Arthritis. Das Radionuklid hat sich in den befallenen Gelenken der Hände und Füße angereichert (schwarze Flecken). [M114]

zum Beispiel die Beurteilung der Mesenterialgefäße bei Polyarteriitis nodosa (s. **12.10.2**) und die Beurteilung der Aorta beim Takayasu-Syndrom (s. **12.10.6**).

12.5.3 Invasive Diagnostik

Biopsien

Biopsien sind besonders bei den Vaskulitiden und einigen Kollagenosen anzustreben. Die Gewebeprobe wird je nach Krankheitsbild aus Haut, Muskulatur, Nerven, Niere sowie Nasen- oder Nasennebenhöhlenschleimhaut gewonnen (**Tab. 12.5**).

! Eine Biopsie der entzündlich veränderten Synovialis bringt
▪ dagegen selten wegweisende differentialdiagnostische Informationen und kann daher fast immer entfallen. !

Gelenkpunktion

Diese dient entweder der Entlastung der Gelenkstrukturen bei massivem Erguss oder der Untersuchung der Gelenkflüssigkeit (**Abb. 12.11**), die wertvolle differentialdiagnostische Informationen bei Arthritiden unklarer Genese geben kann (**Tab. 12.6**).

! Bei jeder unklaren Arthritis sollte die Synovia untersucht
▪ werden. !

Die Gelenkflüssigkeit wird untersucht auf:
• **Leukozytenzahl:** bei Arthrose erniedrigt, bei Arthritis erhöht
• **Kristalle:** beweisend bei Gicht und Chondrokalzinose (Phasenkontrastmikroskopie)
• **Bakterien:** bei infektiöser Arthritis nachweisbar
• **Rhagozyten** (mit Immunkomplexen beladene Granulozyten): bei rheumatoider Arthritis nachweisbar, jedoch nicht spezifisch

Tab. 12.5 Biopsien bei rheumatischen Erkrankungen

Erkrankung	Biopsien von
Dermato-Polymyositis	Muskel
Sjögren-Syndrom	Unterlippe
Arteriitis temporalis	A. temporalis beidseits
Wegener-Granulomatose	Nasennebenhöhle, Bronchien, Niere
Sklerodermie	Haut
Polyarteriitis nodosa	Nerv, Haut
Mikroskopische Polyangiitis nodosa	Niere

• **Rheumafaktor:** bei rheumatoider Arthritis im Gelenkpunktat gelegentlich früher als im Serum nachweisbar.

! Die Indikation für eine Gelenkpunktion muss sorgfältig
▪ gestellt werden, da eine mögliche iatrogene Infektion fatale Folgen für das Gelenk haben kann. Bei konsequentem Einhalten der Sterilitätsbedingungen sind iatrogene Infektionen aber extrem selten. !

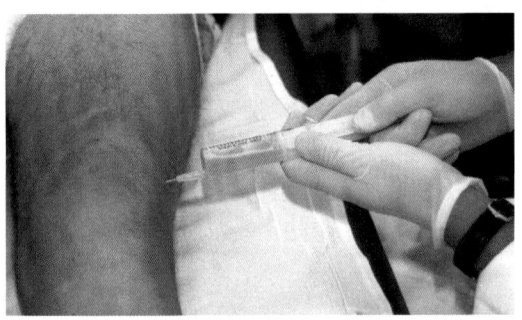

Abb. 12.11: Punktion eines entzündlich geschwollenen und geröteten Kniegelenkes. Das Punktat ist trübe und weist auf eine entzündliche Ursache des Ergusses hin. [M114]

Tab. 12.6 Befunde und Differentialdiagnose bei Gelenkpunktionen (Synovia-Analyse)

	Normalbefund	Rheumatoide Arthritis	Arthrose	Bakterielle Infektion	Kristallarthropathie
Farbe	strohgelb	gelb	hellgelb	eitrig-trüb	gelb
Leukozyten/ml	200	5000–30000	200–2000	20000–80000	5000–30000
Granulozytenanteil	< 25%	> 60%	< 30%	> 90%	> 60%
Rheumafaktor	–	++	–	–	–
Komplement	normal	stark erniedrigt	normal	erniedrigt	normal
Protein	normal	stark erhöht	normal	stark erhöht	normal
Glucose	normal	erniedrigt	normal	erniedrigt	normal
Kristalle	–	–	–	–	++
Rhagozyten	–	++	–	–	–

Ergänzende Untersuchungen

Je nach Verdacht oder Erkrankung können weitere Untersuchungen sinnvoll sein:

- **Elektromyographie** zur Differenzierung zwischen entzündlichen (z. B. Myositis), nicht-entzündlichen (z. B. Myopathie) und neurogenen Muskelerkrankungen
- **Sinuskopie** mit Biopsie bei V. a. Wegener-Granulomatose
- **haut-, augen- und nervenärztliches Konsil** zur näheren Diagnostik extraartikulärer Manifestationen.

12.6   Rheumatoide Arthritis

Die Charakteristika der verschiedenen Arthritiden sind in **Tabelle 12.7** zusammengefasst. In der Untergruppe der **entzündlichen Arthritiden** werden entzündlich-rheumatische Erkrankungen mit primärem Gelenkbefall zusammengefasst (**Abb. 12.12**); Hauptvertreter sind die rheumatoide Arthritis und die Spondylarthritiden; die **rheumatoide Arthritis** (RA) ist dabei die häufigste Form.

Tab. 12.7 Übersicht über die wichtigsten Gelenkerkrankungen und ihre differentialdiagnostischen Merkmale

Gruppe	Diagnose	Typische Merkmale
entzündliche Arthritiden	rheumatoide Arthritis	symmetrischer Gelenkbefall, besonders der Finger-, Zehengrund- und -mittelgelenke; Endgelenke nicht befallen bei älteren Patienten oligo- oder polyartikulärer Befall der großen Gelenke (z. B. Knie, Schultern, Handgelenke)
	Psoriasis-Arthritis	asymmetrischer Befall; Befall „im Strahl"; Haut- und Nagelveränderungen; typische Röntgenbefunde (Abb. 12.29 und 12.30)
	reaktive Arthritis	bevorzugt die untere Extremität; oft mit Erythema nodosum, Diarrhö, Urethritis, Augenentzündung Labor: Keimnachweis, Serologie
	M. Bechterew	besonders junge Männer betroffen; 90 % HLA-B27-positiv; Sakroiliitis, Wirbelsäuleneinsteifung
	enteropathische Arthritis	Assoziation mit M. Crohn und Colitis ulcerosa
	rheumatisches Fieber	selten; jugendliches Alter, springende Arthritis, meist größere Gelenke Labor: ASL-Titer erhöht, RF-negativ
	Borreliose	häufig Monarthritis (typische Anamnese: Zeckenbiss, Erythema migrans). Labor: Borrelien-Serologie
Kollagenosen	z. B. SLE	nicht-erosive Arthritis, vielfältige Begleitsymptome (Abb. 12.32) Labor: ANA positiv, weitere Autoantikörper (Tab. 12.14)
Vaskulitiden	Polymyalgia rheumatica	höheres Alter; Myalgien an Schultern/Hüften; Arteriitis temporalis Labor: BSG > 50 mm
	Polyarteriitis nodosa	nicht-erosive Oligoarthritis; Aneurysmen, Neuropathie; Myositis in der Biopsie
	Wegener-Granulomatose	nicht-erosive Oligoarthritis; Trias HNO-, Lungen-, Nierenbefall; cANCA positiv
	M. Behçet	Uveitis, Mund-, Genitalulzerationen
	Hypersensitivitätsvaskulitis (z. B. Purpura Schoenlein-Henoch)	palpable Purpura und Petechien
Kristallarthropathien	Gicht	meist Monarthritis besonders des Großzehengrundgelenkes, Tophi z. B. an den Ohren Labor: Harnsäure erhöht; im Gelenkpunktat charakteristische Kristalle
	Chondrokalzinose	meist Monarthritis, aber auch polyartikulär. Gelenkpunktion: charakteristische Kristalle
weitere Erkrankungen mit Arthritiden	familiäres Mittelmeerfieber	östliche Mittelmeeranrainer, Familienanamnese; Polyserositis, abdominelle Schmerzen, Fieber
	M. Whipple	Malabsorption, Keimnachweis in der Duodenalbiopsie
	Sarkoidose (s. 5.5.2)	untere Extremität bevorzugt betroffen; häufig Erythema nodosum. Rö-Thorax: Hiluslymphknoten
infektiöse Arthritis	z. B. septische Arthritis	Keimnachweis im Gelenkpunktat
Arthrosen	Polyarthrose	höheres Alter; Befall der Fingerend- und -mittelgelenke sowie Hüftgelenke; Heberden-, Bouchard-Knoten (Abb. 12.45) Labor: BSG u. CRP normal, RF negativ

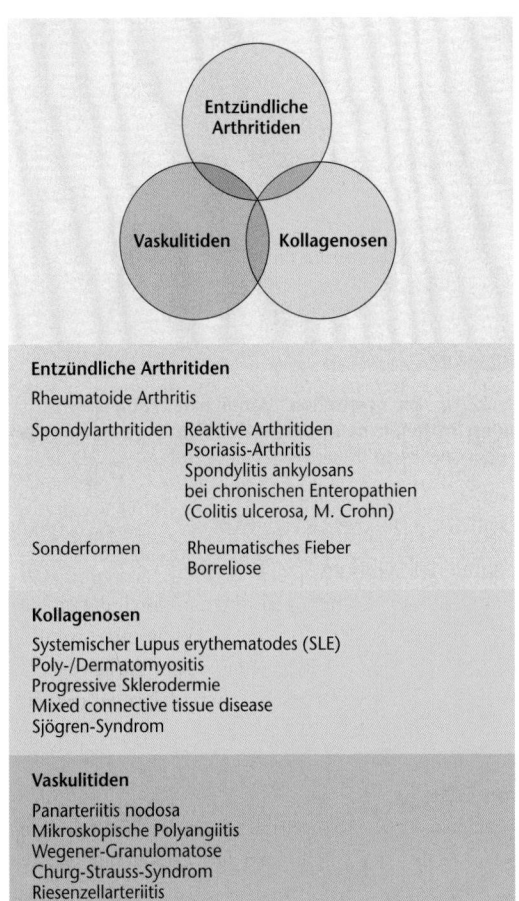

Entzündliche Arthritiden

Rheumatoide Arthritis

Spondylarthritiden — Reaktive Arthritiden
Psoriasis-Arthritis
Spondylitis ankylosans
bei chronischen Enteropathien
(Colitis ulcerosa, M. Crohn)

Sonderformen — Rheumatisches Fieber
Borreliose

Kollagenosen

Systemischer Lupus erythematodes (SLE)
Poly-/Dermatomyositis
Progressive Sklerodermie
Mixed connective tissue disease
Sjögren-Syndrom

Vaskulitiden

Panarteriitis nodosa
Mikroskopische Polyangiitis
Wegener-Granulomatose
Churg-Strauss-Syndrom
Riesenzellarteriitis

Abb. 12.12: Die drei Gruppen der entzündlich-rheumatischen Krankheitsbilder: oben die pathogenetischen Gruppen, unten die Krankheitsbilder im Einzelnen. [L157]

❗️ Der Begriff der „entzündlichen Arthritiden" ist insofern ■ missverständlich, als auch viele Erkrankungen aus den anderen entzündlich-rheumatischen Gruppen – wie Kollagenosen und Vaskulitiden – mit entzündlicher Gelenkbeteiligung einhergehen. Auch können nicht-rheumatische Erkrankungen entzündliche Arthritiden verursachen, wie zum Beispiel die infektiösen Arthritiden. Sie spielen differentialdiagnostisch eine wichtige Rolle. ❗️

Seltenere Arthritiden wie die Arthritis bei Borreliose oder das rheumatische Fieber passen nicht in dieses Schema. Pathogenetisch gehören sie eigentlich als post-infektiöse Immunreaktionen zu den reaktiven Arthritiden, es bestehen jedoch keine HLA-B27-Assoziation und kein Wirbelsäulenbefall. Sie werden deshalb als eigene Gruppe geführt. Zur Differentialdiagnose der Arthritis siehe **Tabelle 12.7.**

Klinik der rheumatoiden Arthritis (RA)

Synonym: chronische Polyarthritis (cP)

Der Begriff der primär-chronischen Polyarthritis (PcP)

sollte nicht mehr verwendet werden, da der Verlauf nicht immer „primär-chronisch" ist. Es handelt sich um eine schubweise verlaufende, chronische **Synovialitis,** die zu destruierenden Gelenkveränderungen führt. Zusätzlich bestehen oft extraartikuläre Manifestationen, z. B. Rheumaknoten (s. u.).

Die RA ist die häufigste Arthritisform in den westlichen Industrieländern: Etwa 1% der Bevölkerung erkrankt insgesamt, 0,15% mit radiologischen Destruktionen und positivem Rheumafaktor. Die RA kann ab dem 3. und noch jenseits des 80. Lebensjahres auftreten, mit einem Gipfel zwischen dem 35. und 50. Lebensjahr (F : M = 3 : 1). Es besteht eine um ca. 7 Jahre reduzierte Lebenserwartung.

Stadien der Erkrankung

Initialphase

Anfangs können unspezifische Allgemeinsymptome wie Abgeschlagenheit, Schwitzen und subfebrile Temperaturen im Vordergrund stehen. Nach Wochen bis Monaten tritt eine typische symmetrische, periphere Arthritis hinzu mit:

- **Schwellungen** und **Morgensteifigkeit** an den kleinen Gelenken von Händen und Füßen als Zeichen der Synovialitis. Prädilektionsgelenke sind an der Hand die Handgelenke, Fingergrund- und -mittelgelenke, am Fuß die Zehengrund- und -mittelgelenke.
  ❗️ Die Endgelenke sind meist nicht
  ■ betroffen. ❗️
- **Druckschmerz:** schmerzhafter Querdruck der MCP-Gelenke (schmerzhafter Händedruck = **Gänslen-Zeichen**) und MTP-Gelenke
- **verminderter grober Kraft.**

Als Ausdruck einer Mitreaktion der Synovialis von Schleimbeuteln und Sehnen können periartikuläre Manifestationen auftreten, z. B. **Tenosynovialitis** und **Bursitis.**

Spätphase

Trotz zwischenzeitlicher Remissionen kommt es bei vielen Patienten zur zunehmenden Funktionseinschränkung der Gelenke mit typischen Erscheinungsbildern:

- **Hände: Ulnardeviation** durch zerstörte Handwurzelknochen und Subluxation der Fingergrundgelenke sowie sog. **Schwanenhals-** und **Knopflochdeformität** bei Schäden an den Gelenkkapseln und am Bandapparat der Strecksehnen (**Abb. 12.13 – 12.15**). Die Immobilität der Gelenke führt zusätzlich zu Muskelatrophien der Mm. interossei der Hände und am Daumenballen, sichtbar an den am Handrücken eingesunkenen Zwischensehnenräumen.
- **Zehen:** Hammerzehen durch kraniale Dislokation im Zehengrundgelenk
- **HWS:** Lockerung des Lig. transversum und Arrosion des

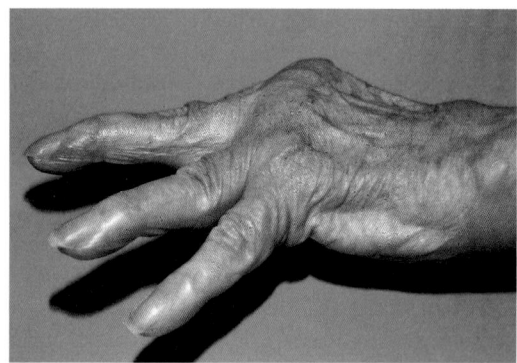

Abb. 12.13: Schwanenhalsdeformität. Die Finger sind im Mittelgelenk überstreckt und im Endgelenk gebeugt. Auch die Mm.-interossei-Atrophie ist sichtbar. [M114]

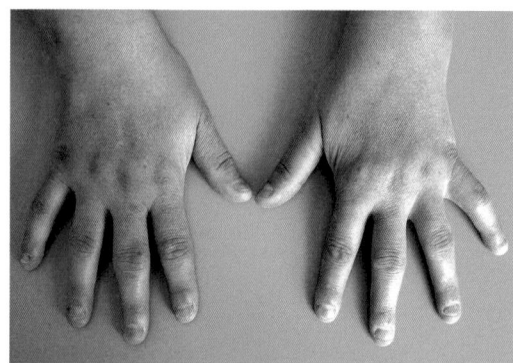

Abb. 12.14: Die „typischen" Hände einer Patientin mit fortgeschrittener rheumatoider Arthritis. Die Ulnardeviation der Fingerstrahlen ist deutlich zu sehen. [T127]

Dens axis führen zur Kompression des Rückenmarks, die bei ruckartigen Bewegungen letal sein kann.

Endstadium
Endstadium der Gelenkdestruktionen auch an den großen Gelenken sind Sekundärarthrose und Ankylose (Gelenkversteifung).

Verlauf und typisches Befallmuster
Der Verlauf ist **schubweise** mit Phasen ausgeprägter Arthritis einerseits und Remissionen andererseits.

Nach oligoartikulärem Beginn wird schließlich das typische **polyartikuläre Befallsmuster** der rheumatoiden Arthritis erreicht (**Abb. 12.17**): Befall von Fingermittel- und -grundgelenken, Handgelenken, Ellenbogen, Schultergelenken, HWS, Knien, Sprunggelenken und Zehengelenken.

Die Hüfte ist nur bei 10% der Patienten und in der Regel erst spät im Krankheitsverlauf befallen. Die Fingerendgelenke bleiben im Gegensatz zur Arthrose meist ausgespart.

Karpaltunnel-Syndrom
Werden die Handgelenke befallen, kann durch die proliferierende Synovialis der N. medianus komprimiert werden. Typische Symptome sind Taubheit und Parästhesien der ersten drei Finger, besonders nachts (**Brachialgia paraesthetica nocturna**).

Baker-Zyste
Bei rezidivierenden Kniegelenkergüssen sackt die Kniegelenkkapsel durch den erhöhten intraartikulären Flüssigkeitsdruck meist in der Kniekehle aus. Gefürchtet ist die Ruptur der Baker-Zyste mit Synoviaaustritt in die Unterschenkelmuskulatur, die sich klinisch wie eine Unterschenkelvenenthrombose darstellt. Ansonsten ist die Zyste als

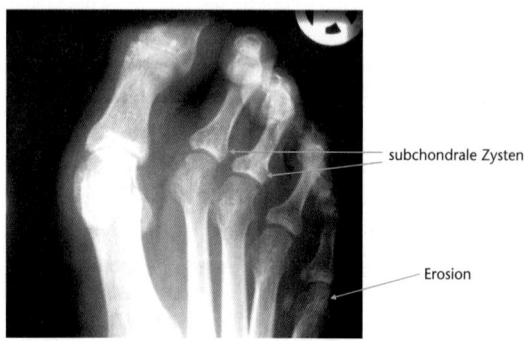

Abb. 12.15: Röntgen Vorfuß bei rheumatoider Arthritis: typische erosive Veränderungen am MTP-Gelenk von D5, daneben beginnende entzündliche Veränderungen mit subchondralen Zysten an den MTP-Gelenken von D2 und D3. [M114]

subchondrale Zysten

Erosion

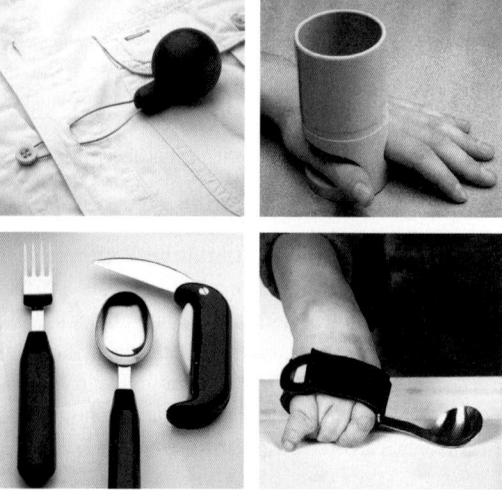

Abb. 12.16: Diverse Hilfsmittel für Patienten mit Handverformungen und Bewegungseinschränkungen: Zuknöpfhilfe, Trinkbecher, Spezial-Essbesteck, Besteckhalter. [V143, V121]

Aus Patientensicht: Rheumatische Erkrankungen

Neben den Schmerzen ist es vor allen Dingen die eingeschränkte Beweglichkeit, die Rheumapatienten im Alltag belastet und behindert. Um die Beweglichkeit möglichst lange zu erhalten, sind gymnastische Übungen zur Kontrakturprophylaxe und zum Muskelaufbau unerlässlich und müssen auch bei Schmerzen durchgeführt werden. Das verlangt dem Patienten nicht nur starke Selbstdisziplin ab, sondern „stiehlt" ihm auch ein gutes Stück Zeit aus einem Tag, der sowieso schon wegen der Bewegungsbehinderung langsamer und weniger produktiv verläuft als der eines Gesunden.

Allgemeine Tipps im Umgang mit Rheumapatienten

- Man tut dem Rheumatiker keinen Gefallen, wenn man ihm aus Ungeduld oder Fürsorglichkeit Handgriffe abnimmt.
  ! Wichtiger ist die „Hilfe zur Selbsthilfe", damit der Patient in Bewegung bleibt. !
- Bei voraussehbaren Belastungssituationen (z. B. Krankengymnastik, besondere Arbeiten im Haushalt) hilft es, die Einnahme der Schmerzmittel so zu legen, dass sich deren größte Wirksamkeit während der körperlichen Belastung entfaltet.
- Kühlen der Gelenke im Vorfeld der Belastung vermindert die Schmerzen.

Waschen und Ankleiden

Gerade morgens, wenn viele feine Handgriffe und Bewegungen zum Waschen und Ankleiden erforderlich sind, leiden die Patienten unter ihrer Morgensteifigkeit. Probleme entstehen beim Kämmen und Zähneputzen, weil z. B. die Schultern nicht genügend gehoben werden können, die schmalen Griffe nicht festgehalten werden können oder Knöpfe nicht verschlossen werden können. Im schlimmsten Fall reicht sogar die Beweglichkeit nicht aus, um sich nach dem Toilettengang zu säubern.

- Die Tagesplanung sollte der Morgensteifigkeit Rechnung tragen: keine Termine auf den frühen Vormittag legen.
- Um die Morgensteifigkeit früher zu überwinden, sollten die Medikamente vor dem Aufstehen eingenommen werden (besonders Kortikosteroide).
- Kleidung und Schuhe sollten leicht anzuziehen sein, z. B. durch Klettverschlüsse und große Ausschnitte.
- Griffverlängerungen und -verdickungen, Zuknöpfhilfen u. a. können hilfreich sein (**Abb. 12.16**).

Küche und Haushalt

Besonders wenn die Hände betroffen sind, sind die Patienten vor vielfältige Probleme gestellt: Flaschen und Gefäße sind nicht zu öffnen, die Kraft und Beweglichkeit der Hände reicht nicht aus, um mit einem normalen Messer zu schneiden, das Trinkgefäß kann nicht richtig gegriffen werden. Über die ergotherapeutische Abteilung können Hilfsmittel aller Art besorgt und speziell angefertigt werden (**Abb. 12.16**).

Sturzgefährdung

Die eingeschränkte Beweglichkeit erhöht die Sturzgefahr und die oft zusätzlich bestehende Osteoporose führt leichter zu Frakturen. Die Umgebung des Patienten sollte daher so sicher wie möglich gestaltet sein, z. B. durch

- aufgeräumte und rutschfeste (trockene!) Böden, keine hohen Teppichkanten, sicher verlegte Kabel, festes Schuhwerk
- Haltegriffe an den Wänden (besonders im Bad)
- Haltevorrichtungen für Gehstöcke, damit sie immer gut erreichbar sind.

Beruf und Freizeit

Rheumapatienten werden wegen der über die Jahre zunehmenden Arbeitseinschränkung häufig zu Frührentnern; auch in ihrer Freizeit müssen sie auf viele bisher betriebene Aktivitäten verzichten. Ein prinzipielles „Sportverbot" ist nicht sinnvoll, auch gelenkbelastende Sportarten können weiter durchgeführt werden, soweit sie beim individuellen Patienten zu keiner Beschwerdezunahme führen. Es gibt Möglichkeiten, den Patienten bei den Einschränkungen der Lebensqualität zu helfen:

- In Zusammenarbeit mit Sozialarbeitern kann geprüft werden, ob Chancen für eine berufliche Rehabilitation bestehen.
- Die Patienten sollten über Selbsthilfegruppen (z. B. Deutsche Rheuma-Liga) informiert werden.
- Ideen für neue Hobbys können in Gesprächen entwickelt werden.

---

komprimierbare Schwellung in der Kniekehle zu tasten. Die Diagnose wird sonographisch gestellt. Therapeutisch wird die Extremität hochgelagert und gekühlt und der Gelenkerguss abpunktiert. Dabei können Kortikosteroide instilliert werden.

Extraartikuläre Manifestationen

Zusätzlich zur Synovialitis kommt es bei 50% der Patienten zu extraartikulären Manifestationen (**Abb. 12.18**). Die Hälfte hiervon ist durch eine Vaskulitis bedingt und zeigt sich als Rheumaknoten oder als rheumatoide Vaskulitis (**Tab. 12.8**).

- **Rheumaknoten:** Bei etwa 20% finden sich derbe subkutane Knoten, die periartikulär über den Sehnen lokalisiert sind (z. B. über Trizeps- und Achillessehne), aber auch in anderen Körpergeweben – z. B. in Pleura, Perikard und Lunge – auftreten können.
- **Niere:** Sehr selten tritt eine Glomerulonephritis auf. Häu-

Tab. 12.8 Extraartikuläre Manifestationen bei der RA

Ursache	Beispiele
systemische Manifestation	rheumatoide Vaskulitis, Rheumaknoten, Sjögren-Syndrom
Folgen chronischer Immunstimulation	Anämie, Sonderform: Felty-Syndrom
Sekundärkomplikationen der RA	Amyloidose, Osteoporose

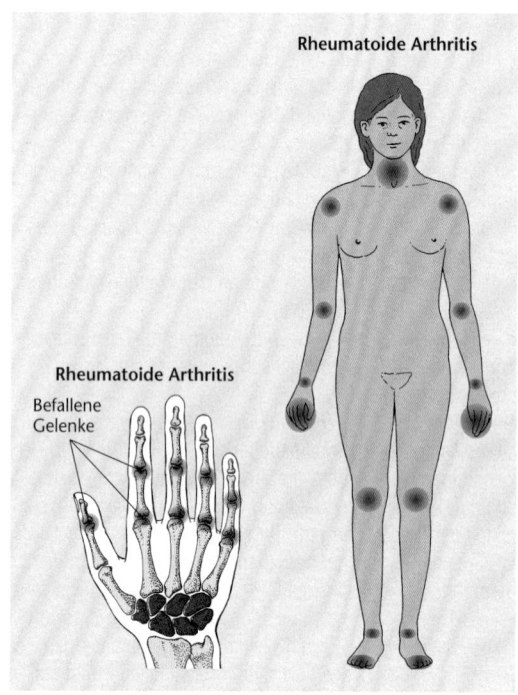

Abb. 12.17: Befallsmuster bei RA. Typisch sind der symmetrische Befall kleiner und großer peripherer Gelenke und die häufige Aussparung der Hüft- und Fingerendgelenke. [L157]

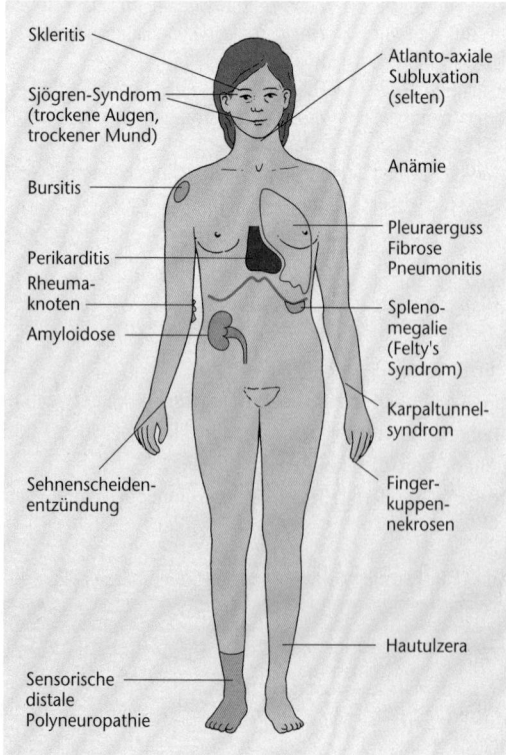

Abb. 12.18: Extraartikuläre Manifestationen der rheumatoiden Arthritis. [L157]

figer sind eine Amyloidose oder medikamenteninduzierte Schäden, z. B. durch NSAR, Gold-Präparate oder D-Penicillamin.

- **Sekundäres Sjögren-Syndrom:** Autoimmunprozesse bewirken eine sterile Entzündung exokriner Drüsen mit **Sicca-Symptomatik** (trockene Augen, trockener Mund, s. **12.9.5**).
- **Amyloidose** (s. **9.10**): Nach langjährigem Verlauf kann eine AA-Amyloidose auftreten. Im Vordergrund der Symptomatik stehen ein nephrotisches Syndrom und eine chronische Niereninsuffizienz (s. **10.8.8**), seltener eine Kardiomyopathie oder gastrointestinale Symptome. Die Amyloidose wird mit einer Rektum-, Bauchhautfett- oder Nierenbiopsie in der Kongorot-Färbung nachgewiesen.
- **Osteoporose:** Sie tritt zunächst periartikulär (radiologisches Frühzeichen), später generalisiert auf. Ihre Manifestation wird zusätzlich durch Inaktivität und Langzeit-Steroidmedikation gefördert.
- **Rheumatoide Vaskulitis:** seltene, histologisch als nekrotisierende Vaskulitis verlaufende Komplikation. Alle Organsysteme können befallen sein, die häufigen Manifestationen sind in **Tabelle 12.9** zusammengestellt.

Sonderformen

Juvenile rheumatoide Arthritis

Es handelt sich um eine rheumatoide Arthritis bei Kindern unter 16 Jahren. Der immungenetische Hintergrund ist teilweise ein anderer als bei der RA des Erwachsenen; so ist zum Beispiel der Rheumafaktor meist negativ. Es werden Subgruppen mit oligoartikulärem, polyartikulärem und systemischem Verlauf unterschieden. Eine Augenbeteiligung (Uveitis) und positive ANA kommen häufiger vor.

Die systemische Form der seronegativen juvenilen rheumatoiden Arthritis wird **Still-Syndrom** genannt. 40% der Patienten sind < 4 Jahre alt. Sehr selten kommt diese Form im Erwachsenenalter vor (adulter M. Still). Die häufigsten

Tab. 12.9 Manifestationen der rheumatoiden Vaskulitis

Organ	Symptome
Haut	Fingerkuppennekrosen, Mikronekrosen am Nagelfalz, Ulzera z. B. am Unterschenkel
Nerven	Befall der Vasa nervorum: sensorische distale Polyneuropathie, Mononeuritis multiplex
Herz	Perikarditis (50%, klinisch meist ohne Bedeutung), Befall der Koronarien (selten)
Lunge	interstitielle Fibrose, Pneumonitis, Pleuritis (häufig, klinisch meist ohne Bedeutung), intrapulmonale Rheumaknoten
Augen	Skleritis

Symptome sind: Fieberschübe (100%), Arthritis (100%), makulopapulöses Erythem (90%), Hepatosplenomegalie (80%), Myokarditis (60%), Polyserositis (60%) und gelegentlich eine Nephropathie (13%). Es bestehen ein starkes Krankheitsgefühl und eine ausgeprägte Leukozytose.

Differentialdiagnostisch müssen vor allem septische und hämatologische Erkrankungen abgegrenzt werden.

Felty-Syndrom

Das Felty-Syndrom bezeichnet eine systemisch verlaufende RA beim Erwachsenen. Im Gegensatz zum Still-Syndrom ist der Rheumafaktor hochpositiv und das Blutbild zeigt eine Neutropenie, die die erhöhte Infektanfälligkeit erklärt. Eine autoimmune Sequestrierung der Granulozyten in der Milz führt zur Splenomegalie. Durch den aggressiven Verlauf kommt es zu Gelenkdestruktionen und häufig zu extraartikulären Manifestationen wie Fieber und Polyserositis. Laborchemisch lassen sich zirkulierende Immunkomplexe und bei ca. 40% pANCA (s. 12.5.1) nachweisen.

Alters-RA (Late-onset-RA)

Die Alters-RA manifestiert sich nach dem 60. Lebensjahr; M : F = 1 : 1. Sie verläuft meist als Oligoarthritis der großen Gelenke wie Knie und Schulter und kann mit niedrig dosierten Steroidgaben therapiert werden, aggressiv-erosive Verläufe kommen jedoch vor.

Ätiologie und Pathogenese

Die Ursache ist unbekannt, die Pathogenese nur lückenhaft erklärt (s. **Kasten** „Hypothetische Pathogenese der RA"). Genetische Faktoren spielen eine Rolle. Dies zeigt sich durch die Assoziation mit bestimmten HLA-Typen. Bestimmte Untergruppen von DR4 gehen z. B. mit einem etwa 6fachen relativen Risiko für eine RA einher.

Im Zentrum der entzündlichen Arthritiden steht die **Synovialitis.** Der chronische Entzündungsprozess der Synovialis wird durch ein bisher unbekanntes Antigen ausgelöst. Die Zellen der normalerweise einschichtigen Synovialis, die makrophagenähnlichen (Typ A) und die fibroblastenähnlichen Synoviozyten (Typ B) proliferieren und die Typ-A-Zellen sezernieren große Mengen an TNF-α und Interleukin-1. Diese beiden Zytokine stehen am Anfang der Entzündungskaskade und führen zu einer Vielzahl von immunologischen Folgereaktionen (**Abb. 12.19**). Histologisch findet man im akuten Stadium granulozytäre Infiltrate; im chronischen Stadium treten lymphozytäre Infiltrate mit Plasmazellen auf und es bilden sich Lymphfollikel. Die Gelenkzerstörung geschieht einerseits durch die Proliferation der Synovialis, den sog. **Pannus,** andererseits durch Freisetzung von proteolytischen Enzymen und Matrix-Metalloproteinasen (aus Typ-B-Zellen). Die Folge ist die Zerstörung von Faser- und hyalinem Knorpel und des gelenknahen

Knochens, was sich röntgenologisch als sichtbare Erosion zeigt.

====ZUR VERTIEFUNG====

Hypothetische Pathogenese der RA

Als mögliche auslösende Antigene werden diskutiert:
- exogene Antigene wie Epstein-Barr-Virus oder Heat-Shock-Protein aus Mykobakterien
- endogene Autoantigene, z. B. abnormes Kollagen II oder IgG.

Synoviale Makrophagen (Typ A) sezernieren TNF-α und Interleukin-1, mit den Folgen:
- CD4$^+$-T-Lymphozyten aktivieren zusätzlich Osteoklasten, Fibroblasten und Chondrozyten.
- Die Gefäßneubildung (Angiogenese) wird stimuliert.
- B-Lymphozyten werden stimuliert und bilden Rheumafaktoren (vorwiegend IgM-Antikörper, die gegen den Fc-Teil von IgG gerichtet sind).
- Adhäsionsmoleküle (z. B. ICAM, VCAM-1) fördern die chemotaktische Einwanderung von weiteren Entzündungszellen.

Es bilden sich Immunkomplexe, z. B. aus Rheumafaktoren und IgG, die
- systemisch u. a. zu einer Vaskulitis führen
- nach Phagozytose (z. B. durch Granulozyten: Rhagozyten) zur weiteren Freisetzung von Zytokinen und knorpelzerstörenden Stoffen (z. B. Stickstoffoxid-Synthetase, Cyclooxygenase, Proteinasen) führen
- die Komplementkaskade aktivieren.

In der Folge werden Knorpel und subchondraler Knochen durch den Pannus und Entzündungsmediatoren zerstört.

Diagnostisches Vorgehen

Das diagnostische Vorgehen folgt dem in **12.5** vorgestellten Stufenplan. Wichtigste diagnostische Instrumente sind die Anamnese und die körperliche Untersuchung. Sie lassen in Verbindung mit der Röntgendiagnostik eine Diagnosesicherung nach den **ACR-Kriterien** (*American College of Rheumatology*) zu (**Tab. 12.10**).

Tab. 12.10 ACR-Kriterien für die rheumatoide Arthritis

1. Morgensteifigkeit > 1 h
2. Arthritis > 3 Gelenkregionen (MCP-Gelenke werden z. B. als eine Gelenkregion verstanden)
3. Arthritis der Hand- oder Fingergelenke (PIP, MCP, Handwurzelgelenke)
4. symmetrische Arthritis
5. Rheumaknoten
6. Rheumafaktoren im Serum
7. radiologische Veränderungen (gelenknahe Osteoporose, Erosionen, Usuren)

Zur Diagnose einer RA müssen 4 Kriterien erfüllt sein. Die Punkte 1–4 müssen seit mindestens 6 Wochen bestehen.

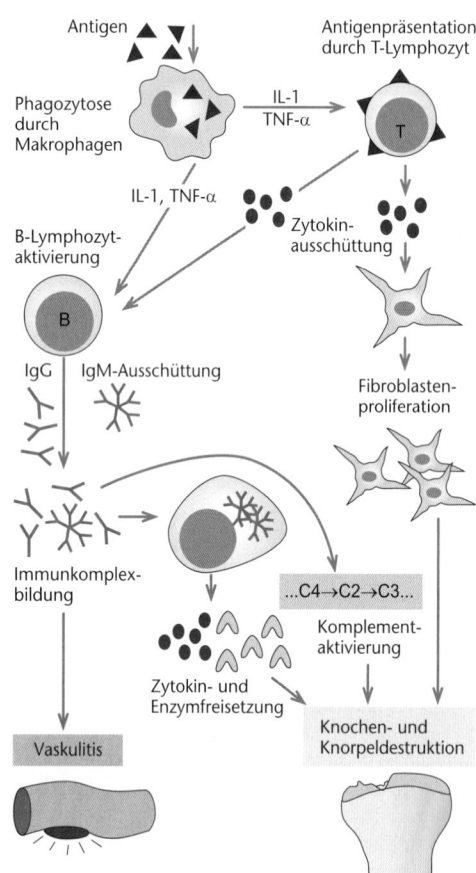

Abb. 12.19: Pathogenetische Vorgänge bei der Synovialitis.

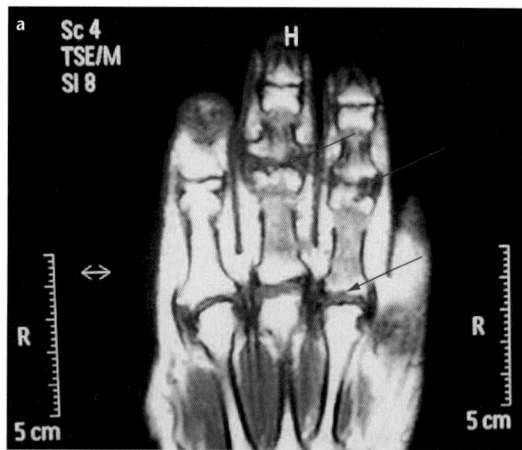

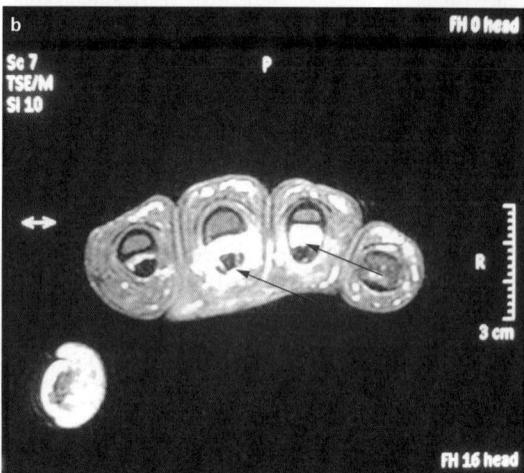

Abb. 12.20: MRT-Befund einer Hand bei RA. a) Koronare T1-Wichtung: Erosionen in dem MCP-Gelenk bei D4 und den PIP-Gelenken bei D3 und D4 (rote Linien). Daneben zeigt sich ein gelenknahes Knochenmarksödem, insbesondere bei D2. **b)** Transversale T1-Wichtung: proliferative Tenosynovialitis bei D3 und D4 (rote Linie). [M114]

Labor

Neben erhöhten Entzündungsparametern wie BSG und CRP liegt meist eine chronische Entzündungsanämie vor. Das Blutbild zeigt meist eine Leuko- und Thrombozytose. Der Rheumafaktor (RF) ist bei ca. 70 % der Patienten positiv (im ersten Jahr der Erkrankung jedoch noch nicht). Sein Nachweis ist nicht spezifisch für die RA; er kann auch bei anderen Erkrankungen und bei älteren gesunden Menschen auftreten. Antikörper gegen citrulliniertes zyklisches Peptid (CCP-Antikörper) finden sich dagegen bereits im Frühstadium der Erkrankung und besitzen eine Spezifität von ca. 95 % für die RA. Der CCP-Nachweis deutet auf einen aggressiveren (radiologisch: erosiven) Verlauf. Der kombinierte Nachweis von RF und CCP-Antikörpern hat eine Spezifität von nahezu 100 % für die RA.

❗ Der RF ist nicht spezifisch für eine RA. Positive Rheumafaktoren werden auch bei vielen Kollagenosen und bei 5 % der Gesunden über 60 Jahre gefunden. ❗

❗ Antikörper gegen citrulliniertes zyklisches Peptid (CCP-Antikörper) besitzen dagegen eine hohe Spezifität für die RA. ❗

Bildgebende Verfahren

Für die prognostisch wichtige Frühdiagnostik der RA an einzelnen Gelenken hat die **Arthrosonographie** mit der Möglichkeit der Duplex-Sonographie (so genannter Power-Doppler) zunehmende Bedeutung bekommen. Auch die **Magnetresonanztomographie (MRT)** mit und ohne signalverstärkende Kontrastmittel hat in den letzten Jahren zunehmende Bedeutung erlangt, Erosionen und ein Knochenödem können frühzeitig nachgewiesen werden. Beide Verfahren erlauben zusätzlich eine Aussage über die aktuelle Aktivität der Erkrankung in einzelnen Gelenken.

Die **konventionelle Röntgendiagnostik** insbesondere der Hände und Füße dient der Diagnosebestätigung bzw. als Ausgangsbefund zur Verlaufseinschätzung. Im Frühstadium zeigen Röntgenbilder jedoch in 80 % einen Normalbefund, gelegentlich nur eine Weichteilschwellung und eine gelenknahe Osteoporose. Erst später werden eine Gelenkspaltverschmälerung und Erosionen als Zeichen der Knorpel- und Knochenschädigung sichtbar (**Abb. 12.21** und **Abb. 12.22**).

Bei erosiver oder langjähriger RA sollte die HWS mit einer Inklinationsaufnahme geröntgt werden. Bei einer arthritischen Beteiligung können gesehen werden:

- eine atlanto-dentale Instabilität mit Dorsalflexion des Dens bei Inklination, wodurch evtl. das Rückenmark mechanisch irritiert wird
- Erosion des Dens
- Penetration des Dens ins Foramen magnum mit der Gefahr einer Rückenmarkkompression.

Die **Knochenszintigraphie** zeigt eine pathologisch vermehrte Anreicherung in den arthritischen Gelenken. Sie besitzt eine hohe Empfindlichkeit besonders im Frühstadium und kann daher Hinweise auf entzündliche Prozesse erbringen, noch bevor Veränderungen im Röntgenbild oder Schwellungen auftreten (**Abb. 12.9**).

Gelenkpunktion

Die Synoviaanalyse (Untersuchung des Gelenkpunktates) kann zwischen einem entzündlichen (= hohe Leukozytenzahl) und einem degenerativen Erguss (= niedrige Leukozytenzahl, s. 12.5.3) differenzieren. Differentialdiagnostisch von Bedeutung sind beispielsweise der Nachweis von Rhagozyten oder Kristallen. Der Rheumafaktor ist im Erguss manchmal früher nachweisbar als im Serum.

Therapie

Unbehandelt nimmt die RA fast ausnahmslos einen chronischen Verlauf mit über Jahre irreversiblen Gelenkschäden

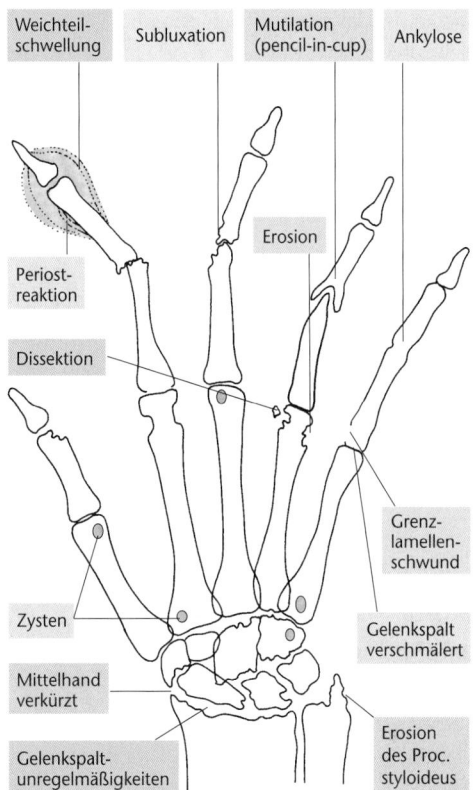

Abb. 12.21: Schema der möglichen Röntgenbefunde bei RA am Beispiel der Hand (unterschiedliche Krankheitsstadien). [L157]

und funktioneller Behinderung. Je frühzeitiger im Krankheitsverlauf eine Therapie eingeleitet wird, desto wahrscheinlicher lässt sich eine Remission erreichen und die Gelenkdestruktion aufhalten.

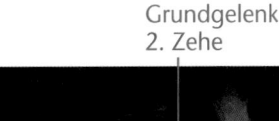
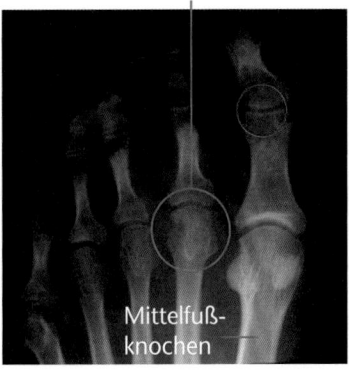
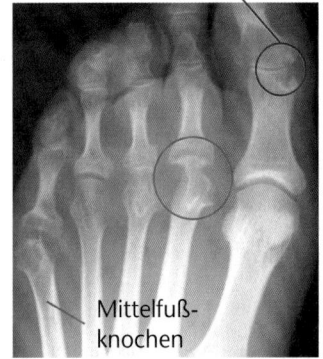
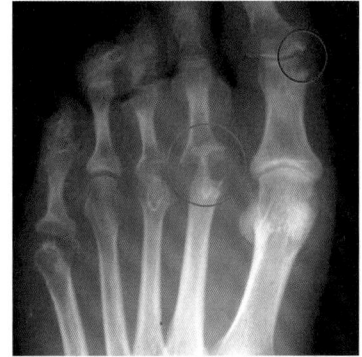

Abb. 12.22: Röntgenbefunde des linken Vorfußes bei RA. Die Bilder zeigen die Entwicklung der Veränderungen über 6 Jahre. Am deutlichsten sind die Veränderungen am Grundgelenk der II. Zehe: Erosionen (sog. Usuren) lassen die Gelenkflächen wie „angeknabbert" aussehen. [M114]

Die Therapie ist insgesamt symptomatisch (**Abb. 12.23**) und verfolgt drei Ziele:
- die Entzündung und nachfolgende Gelenkdestruktion medikamentös zu unterdrücken
- die Schmerzen zu lindern und
- die Gelenkfunktionen zu erhalten oder wiederherzustellen.

Die Therapie der RA ist eine interdisziplinäre Herausforderung. Die Therapieziele und insbesondere der Funktionserhalt sind nur durch vielschichtige und tägliche Maßnahmen zu erreichen – u. a. Krankengymnastik, Ergotherapie, Patientenaufklärung (Schulung), psychotherapeutische Begleitung und regelmäßige körperliche Aktivität. Die medikamentöse Therapie liefert die Basis für eine erfolgreiche adjuvante Therapie.

❗ Es gibt *keine* kausale Therapie
■ der RA. ❗

Adjuvante Therapie

Krankengymnastik
Da die Beweglichkeit die Lebensqualität wesentlich bestimmt, ist eine gezielte und konsequente Krankengymnastik entscheidend. Bei bestehenden Einschränkungen kann das Erlernen neuer Techniken vorrangig sein. Generell gilt: im Schub Traktion und passives Durchbewegen; ansonsten Funktionserhaltung durch Mobilisieren und Stabilisieren.

Ergotherapie
Die Ergotherapie ist gezielt darauf ausgerichtet, Fertigkeiten zu erhalten oder mit Hilfsmitteln zu verbessern (**Abb. 12.16**). Zum Beispiel werden orthopädische Schuhe, Schienen und Manschetten individuell gefertigt oder angepasst. So können Handgelenksmanschetten die körperliche Belastbarkeit erhöhen und Nachtschienen die Subluxation der Fingergrundgelenke (Ulnardeviation) verzögern.

Bei HWS-Beteiligung wird eine Halskrawatte verordnet, um bei ruckartiger Inklination die Gefahr eines letalen Dens-Bruches zu verhindern.

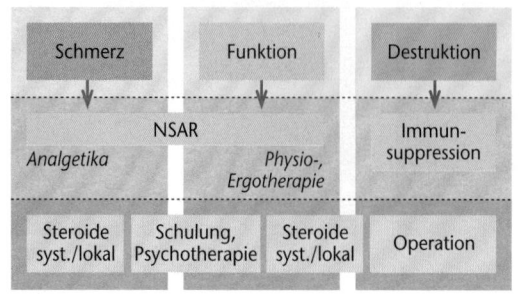

Abb. 12.23: Therapeutische Ansätze bei RA. [L141]

Medikamentöse Therapie

Prinzipien
Basis der antiinflammatorischen Therapie ist heute der frühzeitige und langfristige Einsatz krankheitsmodifizierender antirheumatischer Substanzen (**Basistherapie** = DMARD = *disease modifying antirheumatic drugs*, s. u.). Zur raschen Symptomlinderung im akuten Schub sind dagegen nach wie vor **Kortikosteroide** unausweichlich. Bei mono- oder oligoartikulärem Befall können sie auch intraartikulär gegeben werden. Ansonsten wird bei einem Schub mit oralen Glukokortikoiden behandelt („Steroid-Stoß") und ggf. die Basistherapie umgestellt. Kommt es zur anhaltenden Remission, wird wegen der Nebenwirkungen zunächst das Steroid und dann evtl. die Dosis der Basistherapeutika reduziert.

❗ Die Basistherapie mit krankheitsmodifizierenden Antirheu-
■ matika (DMARD) sollte möglichst frühzeitig eingeleitet werden, da Gelenkdestruktionen besonders in den ersten 2 Jahren nach Krankheitsbeginn auftreten können (sog. **erosive Verläufe**) und die Langzeitprognose verschlechtern. ❗

Substanzen
Die medikamentöse Therapie ist oft eine Gratwanderung zwischen Wirkung und Nebenwirkungen. Die einzeln oder in Kombination zum Einsatz kommenden Medikamentengruppen sind die nicht-steroidalen Antirheumatika (NSAR), Kortikosteroide und die Basistherapeutika (DMARD). Nur Steroide und DMARD sind in der Lage, den destruierenden, erosiven Verlauf zu beeinflussen.
- **Nicht-steroidale Antirheumatika (NSAR)** werden zur Linderung der Schmerzen und der Gelenksteifigkeit typischerweise bei akuten Beschwerden eingesetzt (s. **Pharma-Info** NSAR). Ihre Potenz reicht nicht aus, um einen chronisch-erosiven Entzündungsverlauf der RA einzudämmen.
- **Kortikosteroide** (s. Pharma-Info in Kapitel **8.7.1**) führen zu einem raschen Wirkungseintritt und lindern symptomatisch Schmerzen, Gelenkschwellung und -steifigkeit. Eine (längerfristige) niedrig dosierte Steroidtherapie verhindert Gelenkdestruktionen und kann die Zeit bis zum Wirkungseintritt einer Basistherapie überbrücken. Als Lokaltherapie kommt auch eine intraartikuläre Gabe unter streng aseptischen Bedingungen infrage, womit ein Abschwellen und eine Schmerzlinderung für mehrere Wochen bis 1 Jahr erreicht werden kann.

❗ Kortikosteroide sind keine Basistherapie; höhere Dosen
■ sollten wegen der Langzeitnebenwirkungen so kurzfristig wie möglich verabreicht werden. ❗

- Bei den krankheitsmodifizierenden Antirheumatika (**DMARD**, Synonym: **Basistherapeutika**; s. **Pharma-Info** „Basistherapeutika") handelt es sich um eine Langzeittherapie, die die immunologische Entzündungsreaktion vor allem auf der Ebene der Lymphozytenproliferation bremst (Methotrexat, Leflunomid). Gentechnisch hergestellte Antikörper gegen die proinflammatorischen Zytokine TNF-α, Interleukin-1 oder B-Lymphozyten (sog. **Biologika,** *„biologicals"*) wirken ebenfalls antiinflammatorisch und erweitern seit einiger Zeit das Spektrum der DMARD. Im Gegensatz zu den NSAR müssen die Basistherapeutika regelmäßig, d. h. auch im symptomfreien Intervall, eingenommen werden: „an guten wie an schlechten Tagen". Eine Basistherapie ist bei jeder chronischaktiven Arthritis mit Schwellungen und erhöhten Entzündungsparametern indiziert und sollte innerhalb von drei Monaten nach Diagnosestellung begonnen werden. Die Wirkung tritt verzögert – je nach Medikament erst Wochen bis zu 6 Monate nach Therapiebeginn – ein. Der Einsatz wird zum Teil durch erhebliche Nebenwirkungen beschränkt (s. Pharma-Info). Bei sehr schwerem Verlauf ist eine Kombinationstherapie verschiedener Basistherapien oder ein *„biological"* indiziert.

Zusätzliche Maßnahmen

• **Kryotherapie:** z. B. Eisbeutel auf akut entzündete Gelenke; hilfreich im entzündlichen „Schub"

• **Synoviorthese:** Bei wiederholten Ergüssen kann ein Radionuklid oder eine verödende Substanz intraartikulär zur langfristigen Synovialisverödung gegeben werden (Radiosynoviorthese oder chemische Synoviorthese).

• **Orthopädische Rheumachirurgie:** Verschiedene chirurgische Verfahren können den Verlauf der RA positiv beeinflussen:
  – Synovektomie (**Abb. 12.24**): bei Rezidiv nach Synovia-

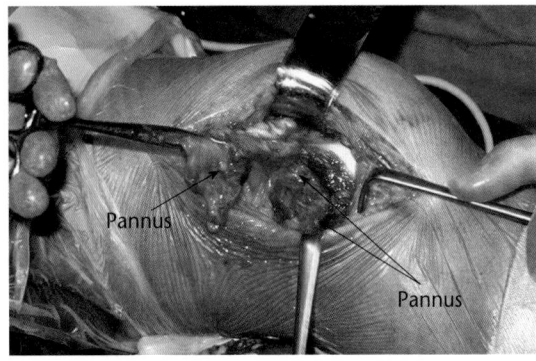

Abb. 12.24: Offene Synovektomie am Kniegelenk. Die proliferierte Synovialis (Pannus) wird entfernt. [M114]

PHARMA-INFO: NICHT-STEROIDALE ANTIRHEUMATIKA (NSAR)

Synonym: NSAID *(non-steroidal antiinflammatory drugs)*

Wirkstoffe
• Nicht-selektive Hemmung der Cyclooxygenase (COX): Acetylsalicylsäure (z. B. Aspirin®), Diclofenac (z. B. Voltaren®), Ibuprofen (z. B. Ibutad®), Indometacin (z. B. Amuno®), Piroxicam (z. B. Felden®)
• Selektive COX-2-Inhibition: Celecoxib (Celebrex®), Etoricoxib (Arcoxia®).

Wirkungsmechanismus und Eigenschaften
Nicht-steroidale Antirheumatika (NSAR) wirken durch Hemmung der Cyclooxygenase (COX), die die Umwandlung von Arachidonsäure in Prostaglandine (→ schmerz- und entzündungsstillende Wirkung), Prostacyclin und Thromboxan (→ gerinnungshemmende Wirkung) katalysiert. Sie liegt in zwei Isoenzymen vor: COX-1 kommt in den meisten Geweben des Körpers und der Thrombozyten vor; im Gastrointestinaltrakt ist sie an der Synthese schleimhautprotektiver Prostaglandine beteiligt. COX-2 kommt nur in wenigen Organen (z. B. Niere) vor, wird aber in entzündetem Gewebe (z. B. Synovia) induziert. Die meisten NSAR – z. B. Acetylsalicylsäure, Indometacin und Piroxicam – hemmen beide

Isoenzyme. Da sie auch die protektive Prostaglandin-Sekretion im Magen-Darm-Trakt reduzieren, können sie schleimhautschädigend wirken. COX-2-selektive Substanzen (z. B. Celecoxib, Etoricoxib) sind größtenteils in ihrer Wirkung auf den bei Entzündungen aktivierten COX-2-Stoffwechselpfad beschränkt. Sie haben keinen Einfluss auf die Thrombozytenfunktion. In ihrer antirheumatischen Wirkung sind die COX-2-Inhibitoren den anderen NSAR nicht überlegen.

Indikationen
Entzündungs- und (leichtere) Schmerzzustände vor allem bei rheumatischen (entzündlichen) Erkrankungen.

Nebenwirkungen
Magen-Darm-Ulzera (Risiko bei alleiniger Gabe von NSAR 4fach, bei Kombination mit Glukokortikoiden dosisabhängig bis 15fach erhöht; ein geringeres Risiko besteht bei COX-2-selektiven NSAR), verlängerte Blutungszeit (nur bei unselektiven NSAR), Asthma (durch Hemmung der Prostaglandine werden relativ mehr Leukotriene gebildet), ZNS-Störungen (Schwindel, Seh-, Gehörstörungen), Ödeme.

! Unter COX-2-selektiven NSAR wurde ein leicht erhöhtes kardiovaskuläres Risiko

beobachtet. Dies könnte mit dem fehlenden gerinnungshemmenden Effekt oder der Rolle von COX bei der Produktion gefäßerweiternder vaskulärer Prostaglandine zu tun haben. Sie sind daher bei Patienten mit KHK oder erhöhtem kardiovaskulärem Risiko kontraindiziert. Allerdings erhöhen auch die nicht-selektiven NSAR das kardiovaskuläre Risiko. **!**

Kontraindikationen
Hämorrhagische Diathese (nur für nicht-selektive NSAR), chronische Magen-Darm-Beschwerden, manifeste Herzinsuffizienz, Asthma bronchiale (verstärkender Effekt bei ca. 15 %), Schwangerschaft (Wehenhemmung, Hemmung fetaler Prostaglandine).

Wechselwirkungen
Verstärkte Wirkung von Antikoagulanzien, verminderte Wirkung von Diuretika und Antihypertonika.

Klinische Anwendung
Magen-Darm-Nebenwirkungen treten bei ca. 30 % auf. Eine echte NSAR-Intoleranz besteht bei ca. 0,3 % der Bevölkerung. Erstmanifestation ist oft ein Asthma-Anfall, gefolgt von Diarrhö, Erbrechen, Urtikaria. Die Symptome sistieren spontan nach 2 Stunden.

PHARMA-INFO: BASISTHERAPEUTIKA (DMARD)

DMARD = *disease modifying anti-rheumatic drugs*

Wirkstoffe
- Immunsuppressiva und Zytostatika:
  - MTX (Methotrexat, z. B. Lantarel®)
  - Leflunomid (Arava®)
  - Azathioprin (z. B. Imurek®)
  - Cyclophosphamid (z. B. Endoxan®)
  - Ciclosporin A (z. B. Immunosporin®)
- Sulfasalazin (z. B. Azulfidine®)
- Chloroquin (z. B. Resochin®)
- Goldpräparate (z. B. Tauredon® i. m.)
- Zytokin-Antagonisten („Biologika")
  - TNF-α-Antagonisten: Etanercept (Enbrel®), Infliximab (Remicade®), Adalimumab (Humira®)
  - Interleukin-1-Antagonist: Anakiura (Kineret®)
  - T-Lymphozyten-Aktivierungshemmung: Abatacept (Orencia®)
- B-Zell-Antikörper Rituximab (Mabthera®)

Wirkungsmechanismus und Eigenschaften
Diese pharmakologisch heterogene Gruppe zeichnet sich durch eine entzündungshemmende Wirkung bei entzündlich-rheumatischen Erkrankungen aus. Der genaue Wirkmechanismus ist z.T. nicht genau bekannt. Neben einer antiproliferativen Wirkung auf Lymphozyten scheinen alle Immunsuppressiva das Immunsystem im Sinne einer Suppression (Hemmung der Makrophagen-Lymphozyten-Aktivität) zu beeinflussen.

Die Biologika wirken durch Blockierung der proinflammatorischen Schlüsselenzyme TNF-α und IL-1 in der Entzündungskaskade oder durch T-Zell-Aktivierungshemmung bzw. B-Zell-Inaktivierung.

Indikationen
Aktive entzündlich-rheumatische Erkrankungen. Rheumatoide Arthritis und substanzspezifisch weitere Indikationen, die im Text näher spezifiziert sind.

Nebenwirkungen
- **Methotrexat:** Schleimhautulzera (Stomatitis, Gastritis) und Leberwerterhöhung, Haarausfall; selten reversible Pneumonitis, Knochenmarkdepression.

  ! Bei den in der Rheumatologie gegebenen Dosen sind schwerwiegende Nebenwirkungen allerdings selten. Wegen Teratogenität der Substanz ist jedoch eine zuverlässige Antikonzeption notwendig! !
- **Chloroquin:** Keratopathie, Sehstörungen (regelmäßige augenärztliche Kontrollen!)
- **andere Immunsuppressiva und Zytostatika:** Knochenmarkdepression
- **Goldpräparate:** Haut- und Schleimhautveränderungen, allergische Reaktionen, Konjunktivitis, Geschmacksveränderungen, Haarausfall, langfristig Nierenschäden mit Proteinurie. Bei der Hälfte der Patienten muss die Therapie wegen der Nebenwirkungen abgebrochen werden.
- **Cyclophosphamid:** hämorrhagische Blasenentzündung und Blasen-Ca (Prophylaxe mit Mesna, erhöhtes Neoplasie-Risiko
- **Ciclosporin A:** Niereninsuffizienz, Hypertonie
- **TNF-α-Antagonisten:** Erhöhung der Infektneigung, Reaktivierung einer alten Tuberkulose, vermehrtes Auftreten von Lymphomen (Infliximab)
- **IL-1-Rezeptor-Antagonist** (Anakinra): Erhöhung der Infektneigung, Thrombozytopenie, Leukopenie
- **B-Zell-Antikörper** (Rituximab): erhöhte Infektneigung möglich.

Wechselwirkungen
Bei gleichzeitiger Gabe von Allopurinol muss die Dosis von Azathioprin reduziert werden. Cyclophosphamid verstärkt die Wirkung von Sulfonylharnstoffen, bei gleichzeitiger Gabe von Allopurinol ist die Knochenmarkdepression verstärkt.

Klinische Anwendung bei der RA
MTX ist wegen der insgesamt guten Toleranz und des schnellen Wirkeintritts Mittel der 1. Wahl. Als Alternative bei Unverträglichkeit von MTX wirkt Leflunomid ähnlich stark, schwächer wirksam ist Sulfasalazin und noch schwächer Chloroquin. Bei unzureichendem Effekt von MTX ist eine Kombinationstherapie (z. B. MTX/Leflunomid oder MTX/Ciclosporin) indiziert. Erst nach Ausschöpfen von mindestens zwei DMARD ist der Einsatz der Biologika – allein oder in Kombination mit DMARD – gerechtfertigt.

---

lisverödung; Entfernung einer rezidivierenden Baker-Zyste
- Im Endstadium mit chronischen Schmerzen und Funktionseinschränkungen kann ein Gelenkersatz vorgenommen werden. Evtl. führt eine Versteifung zur Funktionsverbesserung, z.B. der Handgelenke oder Sprunggelenke.
- Die Spaltung des Lig. transversum am Handgelenk kann ein Karpaltunnel-Syndrom durch Dekompression des N. medianus verbessern.
- HWS-Instabilität: Bei Auftreten von neurologischen Symptomen (zervikale Myelopathie) ist die Spondylodese (Versteifung) der Schädelbasis bis C2 indiziert.
- **Diät:** Es wird eine arachidonsäurearme (d. h. fleischarme) Mischkost empfohlen. Eine milde entzündungshemmende Wirkung wird den Omega-3-Fettsäuren zugeschrieben („Fischöl").

- Mitarbeit in der **Rheumaliga:** Selbsthilfeorganisation (von Gymnastik bis Rentenantrag).

Prognose

Bei etwa 15% der Patienten tritt nach dem ersten Schub eine Spontanremission ein; 70% dagegen zeigen einen schweren, gelenkdestruierenden Verlauf der RA. Nach 10 Jahren ist ca. die Hälfte der Patienten erwerbsunfähig. Für eine ungünstige Prognose sprechen der initiale Befall vieler Gelenke, eine stark erhöhte BSG bzw. hohes CRP, CCP-Nachweis und hohe Rheumafaktor-Titer. Die Lebenserwartung ist um etwa 7 Jahre verkürzt. Häufige Todesursache sind Myokardinfarkte (3fach erhöhtes Risiko, s. Pharma-Info NSAR) und Infektionen. Auch maligne Lymphome sind vermehrt.

12.7 Spondylarthritiden

Die zweite Hauptgruppe der entzündlich-rheumatischen Arthritiden sind die Spondylarthritiden (von griech. *spondylos* = Wirbel). Unter dem Begriff der Spondylarthritiden werden mehrere Untergruppen mit ähnlichen Merkmalen zusammengefasst (s. **Kasten** „Definitionskriterien" und **Abb. 12.25**).

Viele Spondylarthritiden treten im Rahmen extraartikulärer Erkrankungen auf (z. B. Psoriasis-Arthritis) und gehen zudem häufig mit extraartikulären Manifestationen einher, v. a. an Auge, Haut und Schleimhaut. Druckschmerzhafte, entzündete Sehnenansätze und Kapseln (Enthesiopathie) sind auffallend häufig.

═══ AUF DEN PUNKT GEBRACHT ═══

Definitionskriterien der Spondylarthritiden
- negativer Rheumafaktor („seronegative Arthritis")
- entzündliche Wirbelsäulenbeschwerden oder Arthritis/Synovitis mit asymmetrischem Befall bevorzugt an den unteren Extremitäten
- erbliche Disposition bei Assoziation mit HLA-B27

❗ Es können jedoch alle Gelenke betroffen sein und die Wirbelsäulenbeteiligung kann fehlen. Auch wird bei längst nicht allen Patienten ein HLA-B27-Gewebetyp gefunden. Der Begriff der Spondylarthritiden ist insofern ein Kunstbegriff (s. Abb. 12.25). **❗**

Ätiologie

Untergruppen der seronegativen Spondylarthritis
- ankylosierende Spondylitis (M. Bechterew)
- Psoriasis-Arthritis
- reaktive Arthritis, Reiter-Syndrom
- enteropathische Arthritis bei M. Crohn und Colitis ulcerosa
- undifferenzierte Spondylarthritiden.

Diagnostisches Vorgehen

Die Diagnostik ist initial oft schwierig. Wegweisend sind (**Tab. 12.11**):
- Eigenanamnese: z. B. Durchfallepisoden bei enteropathischer Arthritis, Dysurie bei reaktiver Arthritis
- Familienanamnese, z. B. Psoriasis-Erkrankung
- klinische Hinweise: z. B. Augenentzündungen bei Reiter-Syndrom, Psoriasis-Effloreszenzen bei Psoriasis-Arthritis.

Das Labor ist unspezifisch. Eine Ausnahme ist der serologische Nachweis einer akut durchgemachten bakteriellen Infektion bei einer reaktiven Arthritis. Autoantikörper sind selten nachweisbar, häufig dagegen HLA-B27. Ist eine definitive Zuordnung (noch) nicht möglich, spricht man von einer undifferenzierten Spondylarthritis.

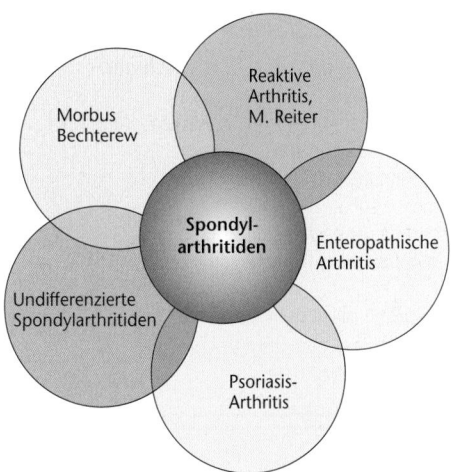

Abb. 12.25: Einteilung der Spondylarthritiden. [L157]

12.7.1 Ankylosierende Spondylitis

Synonyme: Spondylitis ankylosans, **M. Bechterew**

Die ankylosierende Spondylitis ist eine chronische Arthritis der Wirbel- und Sakroiliakalgelenke, die im Verlauf zu einer Ankylose (Einsteifung) der Wirbelsäule führt. Es können jedoch auch periphere Gelenke betroffen sein („periphere Beteiligung"), wobei Schulter- und Hüftgelenke noch zum Stammskelett zählen.

Das Geschlechterverhältnis M : F beträgt 3 : 1. Der Manifestationsgipfel liegt bei 25 Jahren, die Erkrankungsprävalenz bei etwa 0,5 – 1,0 %. 90 % der Erkrankten sind HLA-B27-positiv.

Klinik

Leitsymptom ist der über längere Zeit bestehende „entzündliche Rückenschmerz", der besonders in den frühen Morgenstunden auftritt und sich durch Bewegung bessert (s. **Kasten** „Merkmale des entzündlichen Rückenschmerzes").

Tab. 12.11 Merkmale der verschiedenen Spondylarthritiden

Spondylarthritis-Typ	Merkmale
M. Bechterew	bevorzugt junge Männer, zunehmende Einsteifung der Wirbelsäule, in 50 % periphere Gelenkbeteiligung
Psoriasis-Arthritis	Psoriasis vulgaris, Befall im Strahl, häufig kein Wirbelsäulenbefall
enteropathische Spondylarthritis	Begleitarthritis bei M. Crohn oder Colitis ulcerosa
reaktive Arthritis	Entwicklung nach urogenitalem oder enteralem Infekt

═══════ZUR VERTIEFUNG═══════

Merkmale des entzündlichen Rückenschmerzes

- Schmerzen im unteren Lendenwirbelsäulenbereich oder wechselnder Gesäßschmerz
- Dauer > 3 Monate
- schleichender Beginn
- Punctum maximum nachts oder frühmorgens, Besserung nach dem Aufstehen (DD zum degenerativen Rückenschmerz)
- Morgensteifigkeit (> 30 min)
- Besserung nach Bewegung, nicht durch Ruhe (DD zum degenerativen Rückenschmerz).

Weitere mögliche Symptome

- **Achillodynie:** Schmerzen am Achillessehnenansatz (Enthesiopathie)
- periphere Beteiligung: in 50% der Fälle als **Oligoarthritis,** z. B. von Knie-, Sprung- und Handgelenk
- extraartikuläre Manifestationen:
  - Eine rezidivierende **Iridozyklitis** tritt im Verlauf der Erkrankung bei 30 – 50% der Patienten auf.
  - Selten (< 5%) sind **kardiale Komplikationen** wie Reizleitungsstörungen oder Aorteninsuffizienz nach Aortitis und **renale Schäden** durch eine Amyloidose.
- Mit zunehmender Einsteifung der Wirbelgelenke kann es zu einer Abnahme der Vitalkapazität der Lunge kommen.

❗ Die Oligoarthritis kann bei jüngeren Patienten über lange
▌ Zeit die einzige Manifestation bleiben. ❗

Ätiologie und Pathogenese

Die Ätiologie ist unbekannt. Diskutiert werden u. a. durch gramnegative Bakterien ausgelöste Immunprozesse. An den betroffenen Gelenken proliferiert Bindegewebe, das sich knorpelig umwandelt und verkalkt (Ossifikation). Daneben entstehen Erosionen an Wirbelgelenken, Wirbelkörpern und Bandscheiben.

Tab. 12.12 Funktionsprüfung der Wirbelsäule bei M. Bechterew

Gelenke	Untersuchung
Sakroiliakalgelenke	Gelenkdruckschmerz, Mennell-Zeichen (Abb. 12.27)
LWS	Schober-Maß eingeschränkt (Abb. 12.6)
BWS	Ott-Maß eingeschränkt (Abb. 12.6)
HWS	Kinn-Sternum-Abstand beim Kopfbeugen > 2 cm (normal 0 cm)
Rippengelenke	Atembreite < 4 cm bei max. Inspiration und Exspiration (normal ≥ 4 cm)

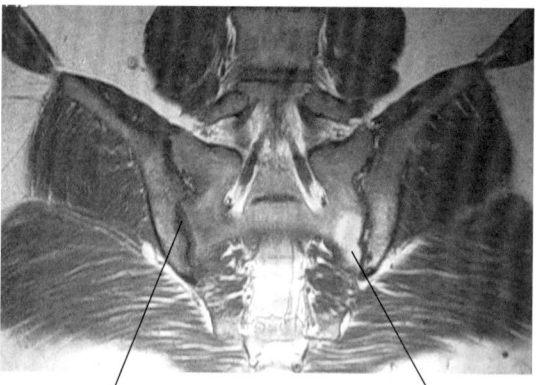

Gelenkspaltunregelmäßigkeiten   Knochenödem
mit Erosionen

Abb. 12.26: MRT-Befund einer Sakroiliitis. Deutlich erkennbar sind die Gelenkspaltunregelmäßigkeiten mit Erosionen und das Knochenödem (bei akuter Entzündung im Sakroiliakalgelenk). [M114]

Diagnostisches Vorgehen

Abortive frühe Verläufe, fehlende initiale Röntgenveränderungen und Ähnlichkeit zu anderen rheumatologischen Erkrankungen verzögern die Diagnosestellung der ankylosierenden Spondylitis bis zu 5 Jahren.

❗ Das klinische Symptom entzündlicher Rückenschmerz
▌ weist bei jungen Erwachsenen auf eine ankylosierende
Spondylitis. ❗

❗ Die Diagnose „ankylosierende Spondylitis" ist gesichert,
▌ wenn neben dem entzündlichen Rückenschmerz eine
Sakroiliitis und Bewegungseinschränkungen oder radiologische
Wirbelsäulenveränderungen nachweisbar sind (Abb. 12.26). ❗

Die **Funktionsprüfung** der Wirbelsäule und Sakroiliakalgelenke dient auch der Verlaufskontrolle (**Tab. 12.12, Abb. 12.27**).

Im **Labor** sind die Entzündungsparameter gering- bis mäßiggradig erhöht und der Rheumafaktor ist stets negativ.

Wichtigstes bildgebendes Verfahren für die Frühdiagnostik ist das **MRT** der Sakroiliakalgelenke, **Abb. 12.26.** Die **Knochenszintigraphie** zeigt im Frühstadium symmetrische pathologische Anreicherungen an den Sakroiliakalgelenken und einzelnen Wirbelsäulenabschnitten.

Bei bereits fortgeschrittenem Befund zeigt das konventionelle **Röntgen** der Sakroiliakalgelenke das sog. „bunte Bild" (Nebeneinander von Ankylose, Sklerose und Erosionen) Charakteristisch und beweisend an der Wirbelsäule sind **Syndesmophyten** (knöcherne Ausziehungen von einer Wirbelkörperkante zur nächsten), die zuerst am thorako-lumbalen Übergang auftreten. Das Endstadium zeigt die „Bambusstabwirbelsäule" mit vollständig aufgehobener Beweglichkeit.

Therapie

Hauptsäulen der Therapie der ankylosierenden Spondylitis sind die **Krankengymnastik** und der symptomatische Einsatz von **NSAR**.

Eine Basistherapie z. B. mit MTX wie bei der rheumatoiden Arthritis ist bei Wirbelsäulenbefall und Sakroiliitis unwirksam. Dagegen zeigen TNF-α-Antagonisten (Enbrel®, Remicade®, Humira®) eine gute Effektivität bei NSAR-resistenten Verläufen. Ihre Indikation muss jedoch – auch aufgrund der extrem hohen Kosten – sorgsam gestellt werden. Bei Beteiligung peripherer Gelenke wird eine oft erfolgreiche Basistherapie mit **Sulfasalazin** eingeleitet.

Wärme lindert die Wirbelsäulenschmerzen – im Gegensatz zu den Gelenkschmerzen bei allen anderen entzündlich-rheumatischen Erkrankungen. Für die periphere Arthritis sind jedoch **Kälteanwendungen** indiziert. Entscheidend für die Beweglichkeit ist die **Krankengymnastik,** die der Patient erlernen und täglich selbst durchführen muss. Ziele sind die Mobilisierung der Wirbelgelenke und muskuläre Stabilisierung. Bei vollständiger Einsteifung kann die meist ausgeprägte Kyphose operativ korrigiert werden.

Prognose

Ein Drittel der Patienten entwickeln im Verlauf schwere Funktioneinschränkungen mit entsprechenden psychosozialen Handicaps für Berufstätigkeit, Alltag und Freizeit. Das Vollbild geht mit chronischen Schmerzen und vollständiger Einsteifung der Wirbelsäule einher (**Abb. 12.28**). Prognostisch ungünstige Faktoren sind männliches Geschlecht, frühes Manifestationsalter (< 25 J.) und frühzeitige periphere Arthritiden, insbesondere eine Koxitis.

12.7.2 Psoriasis-Arthritis

Die Psoriasis-Arthritis (**Arthritis psoriatica**) ist eine Gelenkmanifestation der Psoriasis. Sie tritt bei ca. 5 – 30% der Patienten mit Psoriasis vulgaris auf. Meist entwickelt sie sich mit einigen Jahren Latenz nach Beginn der Hauterkrankung, kann aber auch (in etwa 20%) den Hautveränderungen vorausgehen. Männer und Frauen sind gleich häufig betroffen; das Hauptmanifestationsalter liegt zwischen dem 30. und 55. Lebensjahr.

Klinik

Grundsätzlich kann jedes Gelenk betroffen sein. Im Gegensatz zur rheumatoiden Arthritis ist der Beginn meist asymmetrisch und schleichend, oft als Mono- oder Oligoarthritis (70%). Bei symmetrischem Befall (< 25% der Fälle) kann die Abgrenzung zur rheumatoiden Arthritis schwierig sein. Später kommen andere Gelenke hinzu. Typisch ist der Befall „im Strahl", d. h., das Grund-, Mittel- und Endgelenk eines Fingers oder einer Zehe sind betroffen; seltener ist ein transversaler Befall z. B. aller Fingermittelgelenke (s. **Kasten** „Synopsis der Psoriasis-Arthritis" und **Abb. 12.29**). Enthesiopathien sind häufig. In 5 – 40% der Fälle kommt es zur Wirbelsäulenbeteiligung und einem der Spondylitis anky-

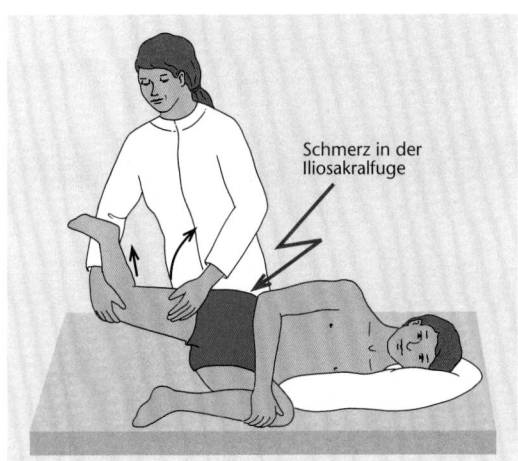

Abb. 12.27: Mennell-Handgriff in Seitenlage. Retroflexion des oberen Beines löst einen Schmerz im Sakroiliakalgelenk aus. [L157]

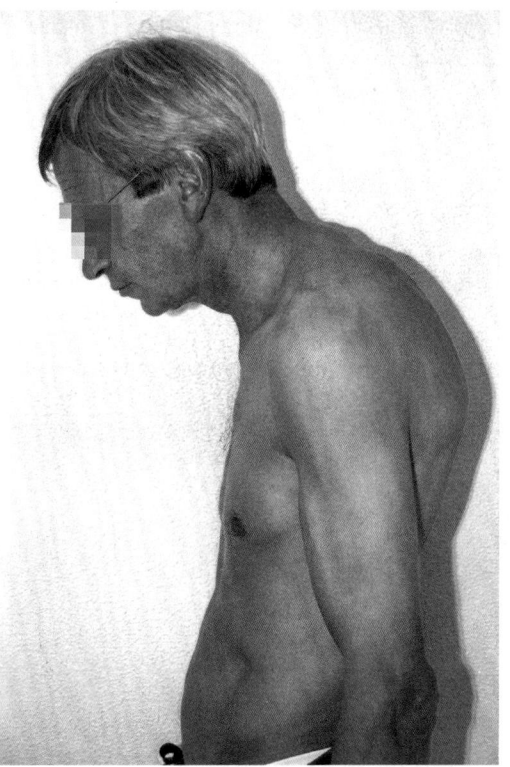

Abb. 12.28: Typische Haltung bei M. Bechterew im fortgeschrittenen Stadium. [M114]

losans ähnlichen Verlauf. Bei etwa 5% der Patienten nimmt die Erkrankung einen mutilierenden, gelenkdestruierenden Verlauf.

Eine extraartikuläre Beteiligung – abgesehen von den psoriatischen Herden der Haut – kommt im Gegensatz zur rheumatoiden Arthritis nicht vor.

══════ AUF DEN PUNKT GEBRACHT ══════

Synopsis der Psoriasis-Arthritis
- asymmetrische Oligoarthritis (70%), Beteiligung der Fingerendgelenke, Befall im Strahl oder als Transversalbefall
- Psoriasis vulgaris beim Patienten selbst oder in seiner Familie
- Nagelveränderungen
- Rheumafaktoren negativ, keine Rheumaknoten
- charakteristische Röntgenveränderungen: gleichzeitiges Vorliegen von Erosionen und Proliferationen.

Ätiologie

Die Ätiologie ist wie bei der Psoriasis vulgaris unbekannt. Eine genetische Disposition ist gesichert. Pathogenetisch wird die Psoriasis – wie auch die chronisch-entzündlichen Darmerkrankungen oder die rheumatoide Arthritis – in den Kreis immunvermittelter entzündlicher Erkrankungen eingeteilt. Der Aktivierung von T-Zellen kommt dabei eine wesentliche Rolle zu. Proinflammatorische Zytokine wie TNF-α und Interleukin-1 setzen dann sekundäre entzündliche Prozesse in Gang, die schließlich zu den klinischen Manifestationen der Erkrankung führen. Die Histologie zeigt eine Synovialitis mit T-Zell-Infiltraten. Mit einbezogen in den entzündlichen Prozess sind die Gelenkkapseln und Sehnenansätze. Dort entstehen durch osteoklastische und -blastische Aktivierung die röntgenologisch charakteristischen Verkalkungen und Protuberanzien (Vorsprünge).

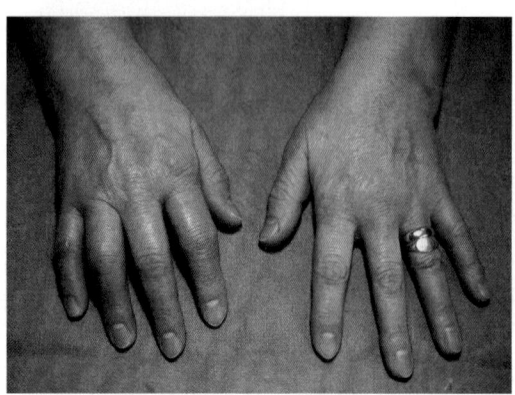

Abb. 12.29: Psoriasis-Arthritis mit typischem asymmetrischem Befall aller Fingermittelgelenke der rechten Hand. [M114]

Diagnostisches Vorgehen

Charakteristische radiologische Veränderungen sichern die Diagnose: sie bestehen aus gleichzeitig vorliegenden Erosionen und Proliferationen (**Abb. 12.30**). Bei der mutilierenden Form kommt es zu erosiven Osteolysen besonders der Finger, die dadurch verkürzt sind und teleskopartig ausgezogen werden können.

Darüber hinaus wird nach **Hauteffloreszenzen** einer Psoriasis vulgaris gesucht, besonders an den Prädilektionsstellen wie Ellenbogen, Knie, Bauchnabel und Haaransatz.

Seltener ist die **Psoriasis inversa** mit Hauteffloreszenzen der Hand- und Fußinnenfläche. Die Nägel zeigen oft kleine Defekte (Tüpfelnägel), Verdickungen oder Abbröckelungen (Onycholysis).

> ❗ Bei 20% der Patienten liegen keine psoriatischen Hautherde vor (sog. Psoriasis-Arthritis sine psoriasis). ❗

Im **Labor** sind die Entzündungsparameter wie BSG und CRP mäßig erhöht und die Autoantikörper inklusive Rheumafaktor negativ. Die Harnsäure ist aufgrund des erhöhten Zellumsatzes erhöht (Fehldiagnose: Gicht!).

Therapie

Die Therapie ist symptomatisch und besteht initial meist in der Gabe von **NSAR**, evtl. begleitet von intraartikulären

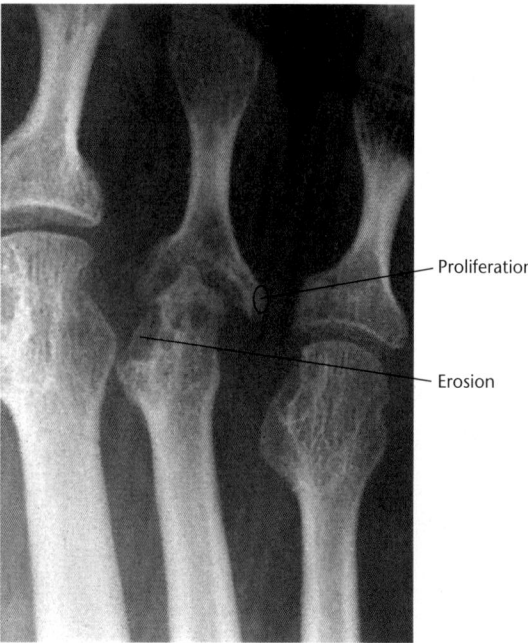

Proliferation

Erosion

Abb. 12.30: Röntgenveränderungen bei Psoriasis-Arthritis. Typisch sind die gleichzeitig vorliegenden fortgeschrittenen Erosionen und Proliferationen. Daneben sieht man auch völlig intakte Gelenke. [M114]

oder oralen **Steroidgaben.** Bei chronisch-entzündlichem Verlauf wird eine Basistherapie mit **Sulfasalazin** oder – bei aggressiverem Verlauf – mit **Methotrexat** eingeleitet. Methotrexat hat auch einen günstigen Effekt auf die Psoriasis vulgaris. Weiterhin werden Ciclosporin A und Leflunomid eingesetzt.

Wie bei der rheumatoiden Arthritis hat die Entwicklung der TNF-α-Antagonisten Etanercept, Infliximab und Adalimumab zu einer wesentlichen Verbesserung der Therapiemöglichkeiten bei sehr schweren Verläufen geführt. Sie sind auch gegen den psoriatischen Hautbefall effektiv wirksam. Nebenwirkungen und Kontraindikationen müssen jedoch, neben ihrem hohen Preis (Jahrestherapiekosten 10 000 – 30 000 Euro !), beachtet werden (s. **12.6**).

Neben der pharmakologischen Therapie ist die Physiotherapie essentieller Bestandteil der Behandlungsstrategie. Operative Maßnahmen sind Synovektomie und Gelenkersatz.

> ❗ Die Hautbehandlung ist wichtig, da die Aktivität der Arthritis mit dem Hautbefall korrelieren kann. ❗

Die **Prognose** ist mit Ausnahme der mutilierenden Form (< 5% der Fälle) günstiger als bei der RA.

12.7.3 Reaktive Arthritis

Unter der Bezeichnung „reaktive Arthritiden" wird eine Gruppe von nicht-infektiösen Arthritiden der unteren Extremität zusammengefasst, deren gemeinsames Merkmal ihr zeitliches Auftreten nach urogenitalen oder gastrointestinalen bakteriellen Infekten ist. Eine Autoimmungenese wird vermutet. Reaktive Arthritiden sind in 50% der Fälle mit HLA-B27 assoziiert.

> ❗ Es handelt sich also nicht um infektiöse (septische) Arthritiden, sondern um infektvermittelte (parainfektiöse) Arthri-

tiden. Entsprechend können im Gelenk keine vitalen Bakterien nachgewiesen werden, sondern höchstens geringe Mengen Genombestandteile in der Polymerase-Ketten-Reaktion (PCR) detektiert werden. ❗

Reaktive Arthritiden sind häufig: Es erkranken bis zu 50 000 – 100 000 Einwohner pro Jahr, vorwiegend junge Erwachsene.

Klinik

Anamnestisch kann manchmal eine wenige Wochen vor Auftritt der Gelenkbeschwerden abgelaufene Urethritis oder Durchfallepisode erfragt werden. Diese Beschwerden sind bei Auftreten der Arthritis meist bereits wieder abgeklungen. Typisch ist die akute, asymmetrische Mono- oder Oligoarthritis meist der unteren Extremität, seltener der Sakroiliakal-, Finger- oder Handgelenke. Die Arthritis wird oft von einer Enthesiopathie, z. B. Achillodynie, begleitet. Extraartikuläre Symptome sind seltener und zeigen sich z. B. als Erythema nodosum, Konjunktivitis, Uveitis oder Balanitis.

> ❗ Besteht die Trias Arthritis, Urethritis und Uveitis, so spricht man von einem **Reiter-Syndrom** (*„Can't see, can't pee, can't climb a tree"*). ❗

Ätiologie

Die sterile Synovialitis tritt 1 – 4 Wochen nach einem Infekt mit gramnegativen Bakterien auf. Die wichtigsten Erreger in Mittel- und Nordeuropa sind *Chlamydia trachomatis*, Yersinien und Salmonellen (**Tab. 12.13**).

Das HLA-B27 könnte dadurch eine pathogenetische Rolle spielen, dass es Aminosäuresequenzen und bestimmte Oberflächenantigene mit den für die Arthritis auslösenden Bakterien teilt (molekulare Mimikry). Hierdurch könnte die immunologische Toleranz von Chlamydienbestandteilen, bzw. eine immunologische, autoreaktive Kreuzreaktion ausgelöst werden.

Tab. 12.13 Auslöser einer reaktiven Arthritis

Erreger	Klinik	Keimnachweis
Chlamydia trachomatis	Urethritis	• Urin (Ligase-Kettenreaktion, LCR) • serologisch: ELISA IgA, IgG • Urethra-, Zervix-Abstrich (Direktnachweis mit Immunfluoreszenz oder PCR)
Mykoplasmen, Ureaplasmen	Urethritis	• serologisch: KBR • Urethra-, Zervix-Abstrich (Direktnachweis)
Yersinia enterocolitica	Enteritis	• serologisch: ELISA (IgA, IgG), besser: Immunoblot • Stuhlkulturen • Direktnachweis in Kolonbiopsie
Campylobacter jejuni	Enteritis	• Stuhlkulturen
Salmonellen, Shigellen	Enteritis	• serologisch: KBR • Stuhlkulturen

Diagnostisches Vorgehen

Im **Labor** sind BSG und CRP mäßig bis deutlich erhöht. Autoantikörper und RF sind sämtlich negativ. Evtl. gelingt der serologische Nachweis der verursachenden Erreger. In der Regel sind die IgA-Antikörper als Zeichen einer immunologischen Frühantwort bei Schleimhautinfekten erhöht. 50 – 80 % der Patienten sind HLA-B27-positiv.

Stuhlkulturen sind selten positiv. Harnröhren- und Zervixabstrich bzw. Untersuchung des Urins mittels Ligase-Kettenreaktion (LCR) können eventuell eine chronische Chlamydien-Infektion nachweisen.

Die **Gelenkpunktion** hilft bei der Differentialdiagnose, z. B. beim Ausschluss einer septischen Arthritis oder einer Kristallarthropathie.

Im Frühstadium kann die **Szintigraphie** die asymmetrische Arthritis (insbesondere eine Sakroiliitis) bestätigen.

Therapie

Nur bei noch nachweisbarer akuter Infektion (z. B. Chlamydien-Nachweis in der Harnröhre) ist eine antibiotische Therapie angezeigt. Ansonsten ist meist die medikamentöse Therapie mit **NSAR** ausreichend. Evtl. sind Gelenkpunktionen zur Entlastung oder zur intraartikulären Steroidinjektion erforderlich. Bei extraartikulärem Befall – besonders bei Uveitis – können vorübergehend **Steroide** eingesetzt werden. Bei einer Krankheitsdauer > 6 Monate ist eine Basistherapie z. B. mit **Sulfasalazin** indiziert.

Prognose

Etwa 25 – 30 % der Krankheitsfälle werden chronisch; ca. 2/3 der Patienten sind jedoch nach 6 Monaten beschwerdefrei. Aufgrund der genetischen Disposition sind allerdings weitere Schübe möglich. HLA-B27-positive Patienten mit extra-artikulärer Beteiligung haben eine schlechtere Prognose. Hier kommt es häufiger zu chronischen Verläufen und in ca. 10 % zu destruierenden Gelenkveränderungen. Häufiger chronisch verläuft die chlamydieninduzierte reaktive Arthritis. Die yersinieninduzierte Arthritis chronifiziert selten.

12.7.4 Enteropathische Arthritis

Enteropathische Arthritiden sind der Oberbegriff für **Oligoarthritiden** bei Colitis ulcerosa und M. Crohn, s. **6.5.12**. Sie treten bei etwa 20 % der Erkrankten auf, vor allem an der unteren Extremität, meist am Kniegelenk. Seltener verläuft die Arthritis als asymptomatische Sakroiliitis oder als Spondylitis ankylosans. 50 % der Patienten mit enteropathischer Arthritis sind HLA-B27-positiv. Bei Patienten mit Gelenkbefall tritt häufig ein **Erythema nodosum** auf.

! Die Manifestation am Achsenskelett kann der Darmerkrankung um Jahre vorausgehen, die Arthritis der peripheren Gelenke dagegen tritt stets *nach* der Darmerkrankung auf und korreliert mit deren Krankheitsaktivität. !

Röntgenologisch besteht eine Arthritis der peripheren Gelenke ohne Erosionen; bei Achsenskelettbefall gleichen die Veränderungen dem M. Bechterew. Sulfasalazin bessert die Kolitis und die Arthritis.

12.8 Weitere Arthritiden

12.8.1 Lyme-Arthritis

Durch Borrelien (*B. burgdorferi, B. afzelii, B. garinii*) verursachte chronisch-entzündliche Arthritis. Die zu den Spirochäten zählenden Erreger werden durch einen **Zeckenbiss** übertragen und können eine in mehreren Stadien verlaufende und verschiedenste Organsysteme befallende Erkrankung auslösen (Lyme-Borreliose, s. **13.11.4**). Im Rahmen der Spätstadien der Borreliose entwickelt sich, bevorzugt am Knie, eine **Mono- oder Oligoarthritis,** die Wochen bis Monate anhält. Gelenkerosionen sind dabei selten und die Arthritis ist häufig schmerzlos. Pathogenetisch handelt es sich um eine reaktive Arthritis.

Aufgrund der Bewaldung sind Zecken und damit auch die Borreliose in Süddeutschland häufiger. In den letzten Jahren zeigt sich jedoch eine deutliche Zunahme Borrelieninfizierter Zecken auch in Norddeutschland.

Ätiologie

Als Ursache für die Gelenkbeschwerden wird eine Antigenpersistenz in der Synovialmembran vermutet. Tatsächlich können in der Synovialis mit der Polymerasekettenreaktion (PCR) Bakterienbestandteile nachgewiesen werden. Ob die Arthritis direkt durch die Bakterien oder indirekt über eine durch Bakterienantigene getriggerte Immunreaktion ausgelöst wird, ist nicht gesichert.

Diagnostisches Vorgehen

! Die Diagnose ist schwierig! Die Borreliose verläuft selten klassisch und stadiengerecht. !

Da die Lyme-Arthritis eine Spätmanifestation der Borreliose darstellt, finden sich meist nur IgG-Antikörper – diese finden sich jedoch aufgrund der Durchseuchung auch häufig bei Gesunden. Das Labor ist daher nur unter Einbeziehung der klinischen Symptomatik hilfreich (s. **13.11.4**).

Die **Gelenkpunktion** ergibt eine sterile, granulozytäre Synovitis (**Tab 12.6**). Beweisend ist der Nachweis von Borrelien aus der Synovia mittels PCR.

Bei Akrodermatitis (s. **13.11.4**) muss evtl. zur Abgrenzung gegen die Sklerodermie eine **Hautbiopsie** durchgeführt werden. Sie zeigt eine Sklerosierung und Atrophie aller Hautschichten.

Therapie

Eine antibiotische Therapie ist angezeigt, um evtl. noch im Körper und in der Synovia vorhandene, antigen wirkende Borrelien abzutöten. Bei alleiniger Arthritis werden **Tetrazykline** (Doxycyclin) über 4 – 6 Wochen gegeben, bei Beschwerdepersistenz bzw. bei Karditis oder neurologischer Manifestation das Cephalosporin **Ceftriaxon** i. v. Eine prophylaktische Antibiose nach Zeckenbiss ist nicht sinnvoll: Nur etwa jeder hundertste Zeckenbiss führt zur Borrelien-Übertragung.

Selten tritt, wie auch bei der Behandlung anderer Spirochätenerkrankungen, eine Herxheimer-Reaktion (s. **13.12.1**) auf.

Prognose

Die Gelenkbeteiligung der Borreliose ist gut behandelbar, bei einer Minderheit persistieren Fibromyalgie-ähnliche Symptome (s. **12.13.1**).

12.8.2 Rheumatisches Fieber

Das rheumatische Fieber ist eine systemische Erkrankung, die in der Folge von Racheninfektionen durch β-hämolysierende Streptokokken der Gruppe A auftreten kann. Pathogenetisch handelt es sich um eine Autoimmunreaktion, bei der akut eine reaktive Arthritis der mittleren und großen Gelenke, eine Karditis und eine Enzephalitis im Vordergrund stehen. Die Herzbeteiligung ist prognosebestimmend, wobei der Befall der Herzklappen und die resultierenden Herzklappenfehler die im langfristigen Verlauf wichtigste Bedeutung haben (s. **1.13**). Nach Angaben der WHO von 2004 liegt die Gesamtprävalenz der rheumatischen Herzerkrankung bei mindestens 15 Mio. In Industrieländern ist das rheumatische Fieber durch den verbreiteten Einsatz von Antibiotika sehr selten geworden, während die Inzidenz in ärmeren Ländern immer noch sehr hoch ist.

! Das durchgemachte rheumatische Fieber ist aber nach den arteriosklerotischen Klappenveränderungen immer noch die zweithäufigste Ursache von Herzklappenfehlern. **!**

Klinik

! In der Kindheit überwiegt der Befall des Herzens, der bei 75 – 90 % der erkrankten Patienten beobachtet wird – gegenüber 15 % bei Erwachsenen. Ab dem frühen Erwachsenenalter überwiegt der Befall der Gelenke. **!**

Gelenke

1 – 3 Wochen nach einem akuten Streptokokken-Infekt (meist Tonsillitis) tritt Fieber auf. Es entwickelt sich eine sehr schmerzhafte, von Gelenk zu Gelenk springende Arthritis meist der größeren Gelenke. Am häufigsten ist das Sprunggelenk betroffen. Im Verlauf können aber auch die kleinen peripheren Gelenke betroffen sein (zentrifugale Ausbreitung im Gegensatz zur zentripetalen Ausbreitung bei der RA).

Haut

Verschiedene Hauterscheinungen können auftreten:
* **Erythema anulare (marginatum):** bläulich rosafarbene, ringförmige Effloreszenzen am Körperstamm
* **Rheumaknoten:** 0,5 – 2 cm große, subkutane Knötchen an den Streckseiten der Extremitäten (nicht mit den vaskulitischen Rheumaknoten bei RA verwechseln)
* **Erythema nodosum:** subkutane, erhabene, druckschmerzhafte, bläulich livide Knoten am Unterschenkel, (s. **5.5.2**).

Herz

Es liegt eine **Pankarditis** (Entzündung von Endokard, Myokard und Perikard) vor. Klinisch stehen im Vordergrund:
* **Myokarditis** mit Tachykardie, Arrhythmie, Galopprhythmus (s. **1.10**). Sektionsbefunde zeigten bei 30 % der Patienten histologisch Myofibrillennekrosen und **Aschoff-Granulome** (myokardiale Knoten).
* verruköse **Endokarditis:** Warzenförmige Ablagerungen von Immunkomplexen am Klappenrand führen zu Vitien, vorwiegend der Mitral- und Aortenklappe.

ZNS

Eine begleitende **Enzephalitis** zeigt sich klassischerweise als **Chorea minor** (Chorea: unwillkürliche Bewegungen und Grimassieren).

Ätiologie und Pathogenese

Auslöser ist ein um ca. 2 Wochen vorangegangener Infekt mit β-hämolysierenden Streptokokken der Gruppe A, häufig eine Tonsillitis. Als Antigen wirkende Membranbestandteile dieser Bakterien ähneln Bestandteilen von menschlichem Sarkolemm und neuronalen Strukturen (molekulare Mimikry).

Die gebildeten Antikörper werden durch ihre Kreuzreaktivität mit körpereigenen Strukturen zu Autoantikörpern. Die Pathogenese ähnelt der einer reaktiven Arthritis (s. o.).

Diagnostisches Vorgehen

Die **körperliche Untersuchung**, ergänzt durch EKG und Herzauskultation, reicht meist aus, um die Verdachtsdiagnose anhand der klar definierten klinischen Diagnosekriterien (s. **Kasten**) zu erhärten oder zu verwerfen.

Das **Labor** zeigt neben deutlich erhöhten Entzündungsparametern ansteigende Antikörper-Titer gegen Streptokokkenanteile: Anti-Streptolysin- (ASL) und spezifischer Anti-DNAse-B-Antikörper. Gelegentlich finden sich Antikörper gegen das Sarkolemm von Herzmuskelzellen. Andere Autoantikörper inklusive des Rheumafaktors sind negativ.

Der **mikrobiologische Keimnachweis** mittels Rachenabstrich gelingt in etwa 30%. Dabei ist zu beachten, dass normalerweise auch bei 10% der Gesunden β-hämolysierende Streptokokken in der Rachenflora nachweisbar sind.

═══════ AUF DEN PUNKT GEBRACHT ═══════

Diagnosekriterien des rheumatischen Fiebers (nach JONES)

Hauptkriterien
- Polyarthritis (50–70%)
- Karditis (50%)
- Chorea minor (selten)
- subkutane Knötchen (10–20%)
- Erythema marginatum (1–2%)

Nebenkriterien
- Fieber
- Arthralgie
- BSG erhöht, CRP erhöht
- verlängerte PQ-Zeit
- rheumatisches Fieber oder Karditis in der Anamnese

Die Diagnose ist gesichert bei Vorliegen von zwei Hauptkriterien oder einem Haupt- und zwei Nebenkriterien.

Therapie

Akut wird antibiotisch mit **Penicillin G** therapiert, um vitale Streptokokken zu eliminieren. **Acetylsalicylsäure** (2 – 3 g/d) wirkt antiinflammatorisch. Bei einer Karditis werden meist **Glukokortikoide** gegeben; ihr Effekt ist aber nicht belegt. Die sich auch bei fehlendem Keimnachweis anschließende Langzeittherapie mit Penicillin ist eine **Rezidivprophylaxe**. Sie wird bis zum 25. Lj. durchgeführt, danach nur noch gezielt bei diagnostischen oder operativen Eingriffen (s. Endokarditisprophylaxe, **1.9.1**). Eingesetzt werden Depotpenizilline mit z. B. monatlicher intramuskulärer Gabe.

! Eine prophylaktische Penicillin-Therapie muss konsequent durchgeführt werden. **!**

Prognose

Prognostisch entscheidend ist, ob sich ein Herzklappenfehler entwickelt.

! „Das rheumatische Fieber beleckt die Gelenke, aber beißt das Herz!" **!**

Die durchgemachte Infektion hinterlässt keine Immunität. Jeder erneute Streptokokkeninfekt kann einen Schub eines rheumatischen Fiebers auslösen und so über die rheumatische Endokarditis eine fortschreitende Klappenzerstörung am Herzen in Gang setzen.

12.8.3 Morbus Whipple

Sehr seltene, durch *Tropheryma whippelii* (grampositive Aktinomyzeten) ausgelöste Erkrankung der Dünndarmschleimhaut und anderer Körpergewebe (s. **6.5.6**).

Eine Gelenkbeteiligung kann als Arthritis der großen Gelenke vorkommen. Sie kann den übrigen Manifestationen um bis zu 2 Jahre vorausgehen! Wahrscheinlich handelt es sich um eine direkt durch den Erreger ausgelöste Arthritis (infektiöse Arthritis).

Die **Diagnose** wird durch die Duodenumbiopsie gesichert. Therapiert wird mit Cotrimoxazol oder auch Tetrazyklinen.

12.8.4 Familiäres Mittelmeerfieber

Das familiäre Mittelmeerfieber ist eine autosomal-rezessiv vererbte Systemerkrankung. Zugrunde liegt die Mutation eines an der Entzündungsregulation beteiligten Gens (MEFV-Gen) auf Chromosom 16. Sie kommt besonders (aber nicht ausschließlich) bei Bewohnern des östlichen Mittelmeerraumes vor; betroffen sind insbesondere Nicht-Ashkenazy-Juden, Armenier, Türken und Araber. Charakteristische Autoimmunphänomene für dieses Krankheitsbild gibt es nicht.

Die Diagnose wird nach klinischen Kriterien gestellt. Die ersten Symptome einer **schubhaften Polyserositis** machen sich zwischen dem 5. und 15. Lebensjahr, selten nach dem 50. Lebensjahr bemerkbar: 1 – 2 Tage anhaltende Schübe mit **Fieber** und **Abdominalschmerzen**, pleuritischen Thoraxschmerzen, Aszites sowie **akuter Arthritis** (vorwiegend der großen Gelenke) treten dann in unregelmäßigen Abständen von Wochen bis Monaten auf. Die Arthritis kann destruierend mit Gelenkspaltverschmälerung und proliferativen Knochenveränderungen verlaufen. Wichtigste Komplikation ist die **Amyloidose** (s. **9.10**) mit evtl. nachfolgender **Niereninsuffizienz** (s. **10.8.8**).

Colchicin mildert die Schübe und verzögert das Auftreten und den Verlauf der Amyloidose.

12.9 Kollagenosen

Der unscharfe Begriff der Kollagenosen *(connective tissue diseases, collagen vascular diseases)* umfasst systemische Autoimmunerkrankungen mit chronisch-entzündlichen Prozessen vorwiegend an Bindegewebe und Blutgefäßen. Eine Übersicht über die Familie der Kollagenosen gibt **Abbildung 12.31**.

Prinzipiell kann jedes Organ beteiligt sein (**Abb. 12.32**). Weitere Kennzeichen sind **Immunphänomene** wie organunspezifische Autoantikörper, z. B. gegen Kernmaterial gerichtete antinukleäre Antikörper, deren Subgruppen wichtige diagnostische Hinweise geben. Besonders im Anfangsstadium überlappen sich die einzelnen Kollagenosen klinisch, sodass eine eindeutige diagnostische Zuordnung oft erst im Krankheitsverlauf möglich ist.

❗ Die **Arthritiden** im Rahmen von Kollagenosen sind in der Regel asymmetrisch und nicht erosiv, d. h., es treten keine röntgenologisch nachweisbaren Knochendefekte auf. **❗**

Zur Pathophysiologie der Autoimmunprozesse s. **4.4**.

12.9.1 Systemischer Lupus erythematodes

Der systemische Lupus erythematodes (SLE) ist eine multisystemische Autoimmunerkrankung, die besonders häufig bei Frauen (F : M = 10 : 1) und meist im mittleren Lebensalter auftritt. Die Prävalenz liegt bei 20 – 50 pro 100 000 Einwohner. Die Inzidenz beträgt etwa 5 Fälle pro 100 000 Einwohner und Jahr.

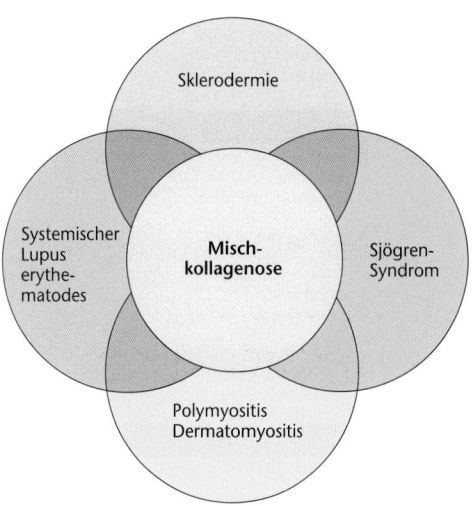

Abb. 12.31: Übersicht über die Kollagenosen. [L157]

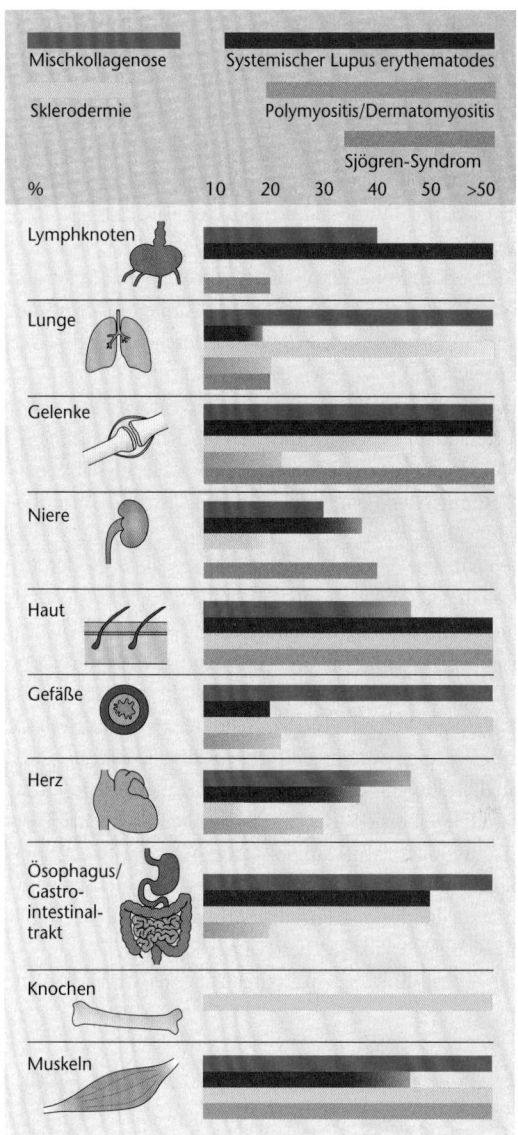

Abb. 12.32: Organbefall bei verschiedenen Kollagenosen: Eine Kollagenose kann prinzipiell jedes Organsystem in Mitleidenschaft ziehen, dennoch bevorzugen die verschiedenen Kollagenosen jeweils bestimmte Organe. [L157]

Klinik

Das klinische Bild wechselt in Abhängigkeit von der Organbeteiligung (**Abb. 12.33**). Der SLE kann **akut** – mit ganz im Vordergrund stehenden Allgemeinbeschwerden wie Fieber, Abgeschlagenheit, Gelenkschmerzen und Serositis –, aber auch chronisch-rezidivierend mit den unterschiedlichsten Störungen verlaufen und wurde deshalb zu Recht als „Chamäleon" bezeichnet. Die beim akuten SLE auftretenden Allgemeinsymptome werden zunächst nicht selten als „Grippe" verkannt und behandelt. Häufig treten erst später die charakteristischen Organsymptome hinzu:

- **Arthritis:** nicht-destruierende Polyarthritis ohne typisches Verteilungsmuster wie bei der RA oder Psoriasis-Arthritis
- **Hauterscheinungen:** Charakteristisch für den SLE, typisch sind die UV-Empfindlichkeit der Haut und das (nur bei 30% der Patienten vorkommende) **Schmetterlingserythem** mit Rötung von Wangen und Nase mit perioraler Aussparung.
- **Gefäßerkrankung:** Typisch ist ein Raynaud-Syndrom. Ein begleitendes Antiphospholipid-Antikörper-Syndrom kann zu Thromboseneigung und arteriellen Verschlüssen führen.
- **hämatologische Veränderungen:** Sie führen zwar meist zu keinen spezifischen klinischen Erscheinungen, sind jedoch für die Diagnose wichtig: Leukopenie, die typischerweise durch eine Lymphopenie bedingt ist, und Thrombozytopenie.
- **nephritische Veränderungen:** Bei bis zu 50% der Erkrankten kommt es zu einer Mitbeteiligung der Nieren in Form von Proteinurie, Hämaturie und Kreatinin-Anstieg. Seltener entwickelt sich ein nephrotisches Syndrom (s. **10.5.1**) oder eine Glomerulonephritis mit rasch-progredientem Verlauf (RPGN). Histologisch handelt es sich meist um eine Immunkomplexnephritis (s. **10.5.2**).
- **kardiale Beteiligung:** Typisch ist die abakterielle Endokarditis (Libman-Sacks, s. **1.9.2**), aber auch eine Perikarditis oder Myokarditis sowie Koronaritis können bestehen. Häufigste Todesursache bei SLE sind Myokardinfarkte durch eine frühzeitige Atherosklerose, u. a. durch die häufig langjährige Therapie mit Steroiden.
- **Lungenbefall:** bei jedem zweiten Patienten im Verlauf der Erkrankung, am häufigsten in Form einer Pleuritis (s. **5.10.3**), schwerwiegend und seltener sind eine abakterielle Pneumonitis und eine progrediente Lungenfibrose.
- **neurologische Veränderungen:** sehr „buntes" klinisches Bild! Kognitive Störungen, Depressionen, hirnorganische Psychosyndrome und Neuropathien kommen vor. Thrombosen, Apoplexe und TIAs sind durch das begleitende Antiphospholipid-Syndrom (s. **12.9.2**) bedingt.

Ätiologie und Pathogenese

Die Ätiologie der Erkrankung ist unbekannt. Schübe können durch Sonnenbestrahlung der UV-empfindlichen Haut („Sonnenallergie"), bestimmte Medikamente wie Sulfonamide, aber auch durch hormonelle Veränderungen, z. B. durch Einnahme der „Pille" oder Schwangerschaft, ausgelöst werden.

Eine genetische Disposition besteht bei HLA-DR2- und -DR3-positiven Patienten mit dreifachem relativem Risiko. Durch eine Immunmodulation kommt es zur B-Zell-Aktivierung und Bildung von organunspezifischen Autoantikörpern. Hierzu gehören Antikörper gegen:

- **Zellkernsubstanzen,** z. B. DNS, RNS, Histoneiweiß, Ribonukleoproteine. Diese Antikörper werden als antinukleäre Antikörper (ANA) und extrahierbare nukleäre Antikörper (ENA) zusammengefasst und spielen bei der Diagnostik des SLE eine entscheidende Rolle.
- **Zelloberflächenantigene,** z. B. gegen Thrombozyten oder Erythrozyten
- **Serumeiweißkörper,** z. B. gegen Immunglobuline: „Rheumafaktor"

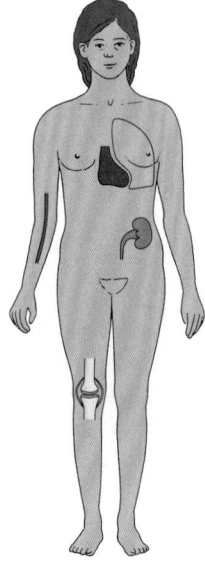

Allgemeinsymptome (95%)
- Fieber
- Abgeschlagenheit
- Appetitlosigkeit

Haut (70%)
- Schmetterlingserythem
- Photosensibilität
- Alopezie
- Mundschleimhautgeschwüre
- Hyperkeratosen

Vaskulär (45%)
- Raynaud-Syndrom
- Thrombosen
- Arterielle Verschlüsse
- Vaskulitis

Bewegungsapparat (95%)
- Nicht-destruierende Polyarthritis
- Myalgien

Neuropsychiatrisch (30%)
- Migräne
- Sehstörungen
- Periphere Neuropathie
- Psychosen
- Apoplexie

Herz (35%)
- Perkarditis
- Endokarditis (Libman-Sacks)
- Aortenklappendefekte

Lunge (50%)
- Pleuritis
- Pneumonitis
- Lungenfibrose

Niere (50–70%)
- Glomerulonephritis (alle Typen)

Hämatologisch (80%)
- Leukopenie, bes. Lymphopenie
- Thrombozytopenie

Abb. 12.33: Symptome bei SLE. [L157]

Autoantikörper führen zu:

- **zytotoxischen Reaktionen:** Antikörper gegen zirkulierende Blutzellen verursachen z. B. eine Anämie, Thrombopenie oder Leukopenie.
- **Immunkomplexbildung:** Immunkomplexe aus Antikörper und Antigen werden in der Synovialmembran, in den Glomerula, der Haut oder in den Gefäßen anderer Organgebiete abgelagert. Sie lösen zum Beispiel durch Bindung von Komplement die Entzündungskaskade aus (s. **4.1.5**). Die daraufhin einwandernden Makrophagen, Granulozyten und Lymphozyten führen zur Zytokinproduktion mit Zell- und Gewebeschäden.

Diagnostisches Vorgehen

Die Diagnose basiert auf Klinik und Labor. Von 11 Diagnosekriterien des American College of Rheumatology (ACR) müssen 4 erfüllt sein (s. **Kasten** „SLE-Diagnosekriterien").

Labor

Im Blutbild fallen eine normochrome Anämie, Thrombopenie und Leukopenie (insbesondere Lymphopenie) auf. Die Entzündungsparameter sind je nach Krankheitsaktivität erhöht.

Zahlreiche immunologische Auffälligkeiten sind nachweisbar (s. **Kasten** „Immunologische Befunde"), aber nicht unbedingt spezifisch für den SLE. Einzige pathognomonische – also die Krankheit beweisende – Antikörper sind Antikörper gegen Doppelstrang-DNS (dsDNS) und Sm-Protein. Sie sind aber nicht sehr sensitiv, können also nicht immer nachgewiesen werden, selbst wenn die Diagnose der Krankheit auf anderem Wege als gesichert gilt.

═══════════**AUF DEN PUNKT GEBRACHT**═══════════

SLE-Diagnosekriterien (nach ACR, 1997)
- Schmetterlingserythem
- diskoide Hautläsionen
- Photosensibilität
- Mundschleimhautulzerationen
- Polyarthritis
- Serositis
- Nephritis (persistierende Proteinurie > 0,5 g/d)
- neuropsychiatrische Auffälligkeiten (Krampfanfälle oder Psychose)
- hämatologische Befunde (hämolytische Anämie, Leukopenie, Lymphopenie < 1500/ml, Thrombopenie < 100 000/ml)
- antinukleäre Antikörper
- Autoantikörper: dsDNS, Sm-Ak, LE-Zell-Nachweis, falschpositiver TPHA-Test.

Biopsie

Es können immunhistologisch und fluoreszenzmikroskopisch Immunkomplexablagerungen und Komplement an der Basalmembran der Glomerula oder der Haut nachgewiesen werden (sog. Lupus-Banden), die zur Zerstörung der Basalmembran führen. Die Hautbiopsie zeigt zusätzlich mononukleäre, perivaskuläre, subkutane Zellinfiltrate. Die Lupus-Banden sind auch in nicht-betroffenen Hautarealen zu finden.

Bei nephrotischem Syndrom oder sich verschlechternder Nierenfunktion (s. **10.8.4**) ist eine Nierenbiopsie dringend angezeigt, um Form und Grad der glomerulären Schädigung im Rahmen des SLE zu untersuchen. Die immunsuppressive Therapie muss diesem Befund angepasst werden.

Tab. 12.14 Nukleäre Autoantikörper bei SLE und ihre Bedeutung

Antikörper	gerichtet gegen	Bedeutung und Differentialdiagnose
ANA (Suchtest)	Zellkernbestandteile (beinhaltet alle spezifischen ENA-Antigene und DNS-Ak)	bei vielen Autoimmunerkrankungen vorhanden; bei SLE praktisch immer nachweisbar. Wenn ANA positiv sind, ist eine weitere Differenzierung der Antikörper (ENA, Anti-DNS-Ak) notwendig.
Anti-DNS-Ak	Desoxyribonukleinsäure	dsDNS-Ak sind für SLE spezifisch, ssDNS-Ak nicht. ds-DNS-Ak sind bei schweren systemischen Verläufen meist positiv.
ENA = extrahierbare nukleäre Ak		
Sm	„Smith"-Antigen (saures Glykoprotein)	hoch spezifisch für SLE, jedoch nur in 10% nachweisbar
Anti-RNP-Ak	ribosomales Protein (Ribonukleoproteine)	positiv bei Mischkollagenose (hochtitrig), SLE, Polymyositis und Sklerodermie
SS-A (Ro)	Ribonukleoprotein im Zytoplasma und im Zellkern	bei sekundärem Sjögren-Syndrom, ANA-negativem SLE, SLE im Alter
SS-B (La)	Ribonukleoprotein im Kern	primäres Sjögren-Syndrom. Falls positiv bei SLE, ist eine Nierenbeteiligung unwahrscheinlich.
Anti-Histon	Histone	bei medikamenteninduziertem SLE

ANA = antinukleäre AK; dsDNS, ssDNS = Doppelstrang-, Einzelstrang-DNS (von engl.: *double-stranded* bzw. *single-stranded*); RNP = Ribonukleoprotein

========= ZUR VERTIEFUNG =========

Immunologische Befunde bei systemischem Lupus erythematodes

- **Antinukleäre Antikörper (ANA)** überwiegend der IgG-Klasse sind in 95% nachweisbar mit meist homogenem oder nukleolärem Muster in der Immunfluoreszenz (Tab. 12.14). ANA sind gegen eine Vielzahl von nukleären Antigenen gerichtet. Sie finden sich auch bei vielen anderen Autoimmunkrankheiten sowie gelegentlich bei älteren Gesunden.
- **Autoantikörper gegen Doppelstrang-DNS (dsDNS)** und **Sm-Protein** sind pathognomonisch, jedoch weniger sensitiv. Die Anti-dsDNS-Ak-Titer korrelieren mit der Krankheitsaktivität, ANA-Titer nicht.
- **Kardiolipin-AK** sind bei ≈ 50% nachweisbar, aber nicht spezifisch für SLE. Sie verursachen Thrombosen, arterielle Verschlüsse und Fehlgeburten bei SLE (s. Antiphospholipid-Syndrom, 12.9.2).
- **Rheumafaktor** in ≈ 30% positiv
- **Erniedrigte Werte für C3, C4 und CH50** durch komplementbindende Immunkomplexe sind typisch für einen akuten Schub.
- Der direkte Coombs-Test (s. 4.6.1) ist in 10–40% positiv.

═══════════════════════════════

Therapie

Präventiv sollten schubauslösende Faktoren gemieden werden, wie etwa eine direkte Sonnenbestrahlung der Haut.

Die Therapie richtet sich nach der Schwere der Erkrankung und der Organmanifestation. Beim SLE mit blandem Verlauf können **NSAR** oder eine Basistherapie mit **Chloro**quinderivaten ausreichend sein: Steht die Arthritis im Vordergrund, ist **Methotrexat** indiziert.

Bei schweren Verläufen ist eine kontinuierliche **Steroidmedikation**, ggf. als Stoß während einer akuten Phase, nötig.

Kommt es zu einer bedrohlichen Nieren- oder Herzbeteiligung, muss die immunsuppressive Therapie um die Immunsuppressiva **Cyclophosphamid** oder **Azathioprin** erweitert werden. Alternativ zu täglichen oralen Cyclophosphamidgaben steht die weniger toxische intravenöse Stoßtherapie 1 × monatlich. Alternativ erlangt **Mycophenolat-Mofetil** (s. Abschnitt Immunsuppression bei Nierentransplantation, **10.14.4**) eine zunehmende Bedeutung, ein Lymphozytenproliferationshemmer mit günstigerem Nebenwirkungsprofil als Cyclophosphamid.

Neuere Therapieoptionen bei schweren Verläufen sind der gegen B-Lymphozyten gerichtete Anti-CD20-Antikörper **Rituximab** und als Ultima Ratio bei schwerstkranken Patienten die **autologe Stammzelltransplantation.**

Beim **diskoiden** Lupus ist eine Lokaltherapie mit steroidhaltigen Salben meist ausreichend, ansonsten erfolgt auch hier eine Basistherapie mit Chloroquin.

Der medikamenteninduzierte SLE heilt nach Absetzen des auslösenden Medikamentes spontan aus.

Verlauf und Prognose

Der Verlauf ist schubhaft. Beim systemischen Verlauf hängt die Prognose entscheidend von der Organmanifestation ab: Bei ca. 10% bestehen eine schwere ZNS-Beteiligung oder progrediente Niereninsuffizienz, die mit einer schlechteren Prognose einhergehen. Eine frühzeitige Diagnosestellung

---

Aus Patientensicht: systemischer Lupus erythematodes

Der SLE ist eine entzündliche Erkrankung des Bindegewebes, bei der prinzipiell alle Organe betroffen sein können. Jedoch nur eine Minderheit der Patienten hat einen vital bedrohlichen Organbefall, z.B. ZNS- oder schwere Glomerulonephritis.

Probleme
Die Patientinnen (> 90% Frauen) klagen vorrangig über Beschwerden, die aus ärztlicher Sicht oft als „unbedeutend" interpretiert werden:
- Raynaud-Syndrom mit erheblicher Kälteempfindlichkeit der Finger. Bereits geringe Abkühlung (z.B. durch Leitungswasser) führt zu Taubheitsgefühlen und erheblichen Schmerzen der Finger.
- Etwa ein Drittel der Patientinnen hat

ein sekundäres Fibromyalgie-Syndrom mit springenden, wechselnden Arthromyalgien. Hinzu kommen die hierbei auftretenden Begleitsymptome mit Durchschlafstörungen, fehlender körperlicher Belastbarkeit und Erschöpfbarkeit.
- Häufig besteht eine Photosensibilität, d.h., Sonnenexposition führt zu einer schmerzhaften Dermatitis. Die Patienten verlassen im Sommer nur selten das Haus oder die Wohnung, was zur sozialen Isolierung beiträgt.

Hilfestellungen
Bewegung
- Kälteschutz der Hände: frühzeitig Handschuhe anziehen, warme Handbäder bzw. Wollstrümpfe anziehen.

- Für die Fibromyalgie morgens heiß duschen und 5 Minuten Dehnübungen durchführen, das mindert einschießende Muskelschmerzen.
- Konsequenter Sonnenschutz mit Sonnencremes mit hohem Lichtschutzfaktor; Schatten bevorzugen.

Weitere Hilfestellungen
- Mitarbeit in der Rheumaliga, Austausch mit anderen Betroffenen, regelmäßige Gymnastik zur Kontrakturprophylaxe bzw. Muskelkräftigung.
- Für die Sicca-Symptomatik: immer ein Glas Wasser griffbereit haben, oft kleine Schlucke trinken. Konsequent Tränenersatzflüssigkeit nutzen.

und Therapieeinleitung ist daher für die Gesamtprognose mit bestimmend. Insgesamt leben 85 – 90% der Patienten nach 10 Krankheitsjahren. In den ersten Krankheitsjahren sind die akute Erkrankung selbst und Infektionen unter der Immunsuppression die häufigste Todesursache, später vor allem atherosklerotisch bedingte Herz-Kreislauf-Komplikationen.

! Nach den bedrohlichen systemischen Verläufen sind Komplikationen durch die Immunsuppression, wie z. B. eine Sepsis, die zweithäufigste Todesursache beim SLE. !

Sonderformen

Medikamentös-induzierter SLE

Diese Erkrankung zeigt ein lupusähnliches Bild, das durch eine Vielzahl von Medikamenten ausgelöst werden kann, z. B. Procainamid, Hydralazin, Penicillamin, Interferon, Methyldopa, Neuroleptika und Cholesterinsynthesehemmer. F : M = 1 : 1.

Symptome sind eine nicht-erosive Polyarthritis und eine blande Polyserositis, z. B. Pleuritis oder Perikarditis. Selten sind diffuse Erytheme.

Diagnose des medikamenteninduzierten Lupus

Grundlage ist die Medikamentenanamnese. Pathognomonisch sind Histon-Antikörper. DNS-Antikörper und erniedrigtes Komplement finden sich nie.

Diskoider LE

Dies ist eine auf die Haut begrenzte „Lokalvariante" des Lupus erythematodes. Es finden sich schuppende, atrophische Papeln und Hyperkeratosen besonders an lichtexponierten Stellen.

! Beide Formen haben eine bessere Prognose als der systemische Verlauf. !

12.9.2 Antiphospholipid-Syndrom

Synonym: Antikardiolipin-Syndrom

Anti-Phospholipid-Antikörper sind gegen Phospholipide (u. a. in Zellmembranen) gerichtete Autoantikörper, z. B. Lupusantikoagulanzien und Anti-Kardiolipin-Antikörper. Diese Antikörper beeinträchtigen einerseits die Gerinnung (z. B. hemmen Lupusantikoagulanzien die Prothrombinkomplex-Bildung), andererseits aktivieren sie die Thrombozytenadhärens am Gefäßendothel. Klinisch stehen thromboembolische Manifestationen im Vordergrund, wobei es bei ausgeprägter Thrombopenie auch zur Blutungsneigung kommen kann. Unterschieden wird ein primäres Antiphospholipid-Syndrom von einem sekundären, das bei anderen entzündlich-rheumatischen Erkrankungen, insbesondere

häufig bei SLE vorkommt. Klinische Symptome treten selten auf, können jedoch gravierend sein. Im Vordergrund steht eine erhöhte Neigung zu venösen und arteriellen Thrombosen, bei jungen Frauen sind rezidivierende Aborte typisch.

Klinik

- Thrombozytopenie
- (rezidivierende) venöse und/oder arterielle Thrombosen, gelegentlich Apoplexie
- wiederholte Aborte.

Selten kommt es zu „katastrophalen" Verläufen mit Organthrombosen (z. B. Nierenvenenthrombose, Budd-Chiari-Syndrom), die zu einem akuten Multiorganversagen mit hoher Letalität führen können. Mikroangiopathisch bedingte Hautmanifestationen treten als chronische Ulzerationen oder auch als Livedo reticularis in Erscheinung.

Diagnostik

Der wiederholte funktionelle Nachweis von Lupusantikoagulanzien im Serum bzw. der direkte Nachweis von Anti-Kardiolipin-AK im Serum (ELISA) führen zur Bestätigung der Diagnose.

! Die Anti-Kardiolipin-AK verursachen einen falsch-positiven TPHA-Test (s. 13.12.1) durch Kreuzreaktivität mit Bakterienmembranen. Falls eine Syphilis ausgeschlossen werden soll, muss zur Kontrolle deshalb ein *Treponema-pallidum*-Immobilisationstest durchgeführt werden. !

! Lupusantikoagulans-AK verursachen eine isolierte PTT-Verlängerung. !

Therapie

Wegen der Thromboseneigung wird prophylaktisch **Acetylsalicylsäure** gegeben. Sind bereits Thrombosen aufgetreten, wird dauerhaft mit **Marcumar®** (Ziel-INR 2,0 – 3,0) antikoaguliert. Bei ausgeprägter Thrombopenie (die nicht vor Thrombosen schützt!) werden **Glukokortikoide** eingesetzt, alternativ **Immunglobuline** wie bei der idiopathischen thrombopenischen Purpura (ITP, s. 3.7.4). Als effektiv hat sich auch der Anti-CD20-Antikörper **Rituximab** gegen B-Zellen erwiesen.

12.9.3 Sklerodermie

Synonyma: systemische Sklerose (SS), progressive Systemsklerose

Die Sklerodermie ist eine seltene, potentiell letal verlaufende Systemerkrankung des Bindegewebes mit Fibrose der Haut, der Gefäße und der inneren Organe. Pathogenetisch ist sie charakterisiert durch eine autoimmune Entzündung, Schädigung der Gefäße und eine exzessive Produktion und Ablagerung von Kollagen.

Die Erkrankung manifestiert sich meist zwischen dem 30. und 50. Lebensjahr. Die Prävalenz beträgt ca. 6 – 25 Fälle auf 100 000 Einwohner. Frauen sind häufiger betroffen (F : M = 3 : 1).

Klinik

Es werden zwei Formen unterschieden: eine systemische Sklerose und die kutane limitierte Form.

- In Abhängigkeit vom Organbefall zeigt sich bei der **systemischen Sklerodermie** ein sehr variables klinisches Bild (**Tab. 12.15**). Die Haut ist ödematös und wird zunehmend straffer und verhärtet. Besonders ausgeprägt ist der Vorgang an den Fingern (**Sklerodaktylie, Abb. 12.34**). Später kommt es zu Kontrakturen. Im Endstadium ist die Haut dünn und atrophisch (s. **Kasten „Aus Patientensicht"**).
- Die **kutane Sklerodermie** manifestiert sich als so genannte **Morphea,** eine narbenähnliche, umschriebene Sklerosierung, z. T. mit Hyperpigmentierung. Sie hat eine gute Prognose.

Ätiologie und Pathogenese

Die Ätiologie ist unbekannt. Initial findet sich eine vaskuläre Dysfunktion durch ein Ungleichgewicht zwischen Endothelin (stärkster physiologischer Gefäßkonstriktor!) und Stickoxiden (Vasodilatator). Proinflammatorische Zytokine führen zu aktivierten Adhäsionsmolekülen und lösen eine mononukleäre Entzündungsreaktion aus. In der Folge kommt es zu einer exzessiven Einwanderung von Fibroblasten, die perivaskulär Kollagen ablagern. An den Gefäßen kommt es zur Intimaproliferation mit Gefäßokklusionen, die zum Beispiel zu Niereninfarkten, Finger- und Zehennekrosen führen.

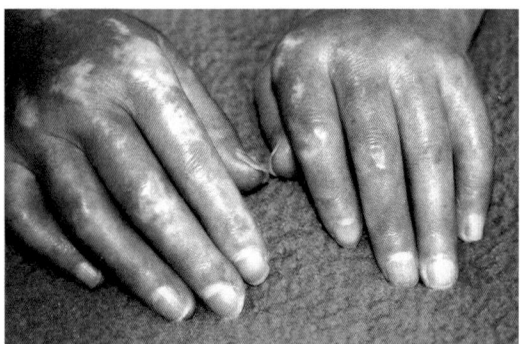

Abb. 12.34: Hände einer Patientin mit Sklerodermie. Die Hände sind geschwollen, die Haut ist atrophisch, zeigt Pigmentstörungen und glänzt wachsartig (sog. **Glanzhaut**). [M114]

Diagnostisches Vorgehen
Sicherung der Diagnose

Klinisch wegweisend sind die **Hautveränderungen**, initial besonders der Hände. Die **Kapillaroskopie** (mikroskopische Untersuchung der Nagelbettkapillaren) zeigt im Anfangsstadium in 90% das charakteristische Nebeneinander von Megakapillaren und rarefiziertem Kapillarbett. Gegebenenfalls kann eine Hautbiopsie die Diagnose sichern.

Das **Labor** zeigt das typische Autoantikörpermuster (**Tab. 12.16**).

Nachweis von Funktionseinschränkungen

Ösophagusmanometrie oder -**breischluck** demonstrieren den Ösophagusbefall. Eine reduzierte **Diffusionskapazität** ist Frühzeichen einer pulmonalen Beteiligung, später finden sich eine Vitalkapazitätseinschränkung sowie radiologische Zeichen der Lungenfibrose.

Therapie

Es gibt kein etabliertes Therapieregime. Als **antiinflammatorische Basistherapie** zeigen Methotrexat und Cyclophosphamid eine gewisse Wirksamkeit. Steroide werden nur bei ausgeprägter Ödembildung der Haut, Perikarditis oder Polyarthritis gegeben.

Das **Raynaud-Syndrom** und **periphere Gefäßschäden** werden symptomatisch mit Kälteschutz, nitroglyzerinhaltigen Cremes und Kalziumantagonisten, v. a. Nifedepin, therapiert. Eine nachgewiesene Wirkung hat auch parenteral verabreichtes Prostazyklin (Iloprost, s. Therapie der pAVK in 2.3.2).

Spezifisch **antifibrotische Therapiestrategien**, z. B. mit dem Endothelin-Rezeptor-Antagonisten **Bosentan,** bremsen die Progredienz einer Lungenfibrose. Als erfolgreich hat sich in verzweifelten Einzelfällen einer systemischen Sklerose die autologe Stammzelltransplantation erwiesen.

Tab. 12.15 Klinische Manifestationen der systemischen Sklerodermie

Organ	Klinische Symptomatik
Haut	Gesicht: mimische Starre, Mikrostomie (Verkleinerung der Mundöffnung, Abb. 12.35), periorale Fältelung („Tabaksbeutelmund"), Teleangiektasien
Finger, Zehen	Raynaud-Syndrom (s. 2.3.8) bei 95%, Nekrosen (gangränös, „rattenbissartig" an den Fingerspitzen; Abb. 2.31)
Gastrointestinaltrakt	verkürztes Zungenband, Ösophagushypomotilität bei 50% mit Schluckstörung und Reflux, Darmatonie, Malabsorption
Lunge	Belastungsdyspnoe, Reizhusten bei 70%, später Lungenfibrose, bei 10% pulmonale Hypertension
Niere	Niereninsuffizienz, Niereninfarkte, sekundäre Hypertension
Herz	Perikarditis, Myokardfibrose, Rhythmusstörung
Bewegungsapparat	nicht-erosive Arthritis bei 50%, Sehnenscheidenverdickung, Kontrakturen

Tab. 12.16 Autoantikörper bei Sklerodermie

Antikörper	Antigen	Bedeutung
ANA	Zellkernbestandteile	bei 95%, nicht spezifisch
Zentromer	Kinetochor	besonders bei CREST-Syndrom (s. 12.9.4), selten bei rein kutaner Verlaufsform
Scl-70	Topoisomerase 1	bei 20%, hohe Spezifität, häufig bei Lungenbeteiligung

Aus Patientensicht: Sklerodermie

Die Sklerodermie ist eine voranschreitende, zunehmend einschränkende, entstellende und schmerzhafte Erkrankung, die zum Tode führen kann. Die therapeutischen Möglichkeiten sind noch immer begrenzt.

Probleme

Die Patientinnen – meist sind Frauen mittleren Alters betroffen – leiden vor allem:

- unter zunehmenden Bewegungseinschränkungen, zum Teil mit Gelenkschmerzen, und extrem empfindlicher Haut, die leicht Schaden nimmt. Außerdem sind die Patientinnen sehr kälteempfindlich.
- bei Befall des Gesichtes unter erheblichen Schwierigkeiten, den Mund zu öffnen, was das Essen und die Zahnhygiene erschwert (Abb. 12.35). Lidschlussprobleme führen zu Schlafproblemen und Entzündungen der Augen. Hinzu kommt ein Verlust an mimischen Ausdrucksmöglichkeiten (Maskengesicht), was den Umgang mit anderen Menschen erschwert.
- bei Befall des Ösophagus und des MDT unter Schluckbeschwerden, Schmerzen, Durchfall und Obstipation.
- Je nach Befall der inneren Organe treten weitere Probleme hinzu (z. B. zunehmende Atemnot bei Lungenbeteiligung).

Hilfestellungen

Bei der Behandlung dieser umfassenden Probleme ist eine enge Zusammenarbeit zwischen Patientin, Arzt, Pflegepersonal und ggf. den Angehörigen vonnöten. Wichtige Aspekte der Betreuung sind:

Bewegung

- Häufige knetende Handbewegungen (z. B. mit Schaumgummibällen) helfen, die Handbeweglichkeit möglichst lange zu erhalten.

- Es muss berücksichtigt werden, dass häufig aufgrund der schlechten Beweglichkeit „etwas mehr Zeit nötig" ist, um Dinge zu tun (deshalb z. B. früher wecken).

Körper- und Mundpflege

- Ölhaltige Waschsubstanzen und Cremes verwenden. Die Kleidung sollte nicht einengen oder scheuern. Kälte und übermäßige Sonnenbestrahlung sollten vermieden werden.
- Da der Mund in fortgeschrittenen Stadien nicht mehr vollständig geöffnet werden kann, wird zum Beispiel eine Zahnbehandlung extrem schwierig. Deshalb muss auf eine gute Mundhygiene (z. B. mit elektrischer Zahnbürste und Mundspülung) geachtet werden und regelmäßige Zahnarztbesuche müssen einbezogen werden.

Essen und Trinken

Im fortgeschrittenen Stadium entstehen oft erhebliche Beschwerden bei der Nahrungsaufnahme: durch den verengten Mund, durch Lockerung der Zähne, durch Schmerzen beim Schlucken sowie durch Sodbrennen und Aufstoßen nach dem Essen. Daher gilt:

- lieber mehrere kleine Portionen am Tag anbieten
- Speisen so zubereiten, dass sie durch die Mundöffnung passen; evtl. weiche oder passierte Kost anbieten
- nach dem Essen nicht hinlegen (beim Hinlegen kommt es sonst zu vermehrtem Reflux von Speisebrei in die Speiseröhre)
- ausreichend trinken (gegen die Austrocknung), aber Kaffee und Alkohol meiden.

Weitere Hilfestellungen

- Psychische Unterstützung bei der Krankheitsverarbeitung, der weiteren Lebensplanung und ggf. auch bei der Auseinandersetzung mit dem baldigen Tod (Unterstützung bei chronischer Erkrankung und Sterben, s. 14.8.2).
- angenehme Raumtemperatur schaffen, damit die Patientinnen nicht frieren
- bei Lidschlussproblemen zur Nacht ein Augengel auftragen und eine Schlafbrille aufsetzen; evtl. muss über Nacht ein Salbenverband aufgelegt werden.

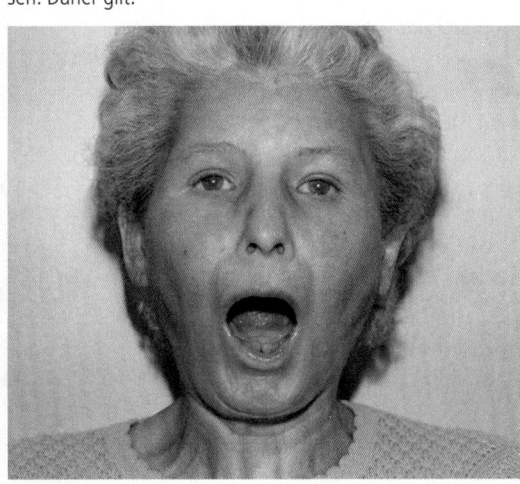

Abb. 12.35: Mikrostomie bei einer Patientin mit Sklerodermie. Die Augenlider sind geschwollen und gerötet als Hinweis auf ein Sicca-Syndrom (s. 12.9.5).
[M114]

Als adjuvante Therapie kommen je nach Symptomatik Lymphdrainage und krankengymnastische Kontrakturprophylaxe zum Einsatz.

Prognose

Die Prognose ist vom Organbefall abhängig: lebenslimitierend sind die Komplikationen bei Nierenbeteiligung (besonders durch die resultierende Hypertonie) und die Lungenfibrose (pulmonale Hypertonie mit Cor pulmonale).

Eine gute Prognose hat die kutane Form, die lediglich zu Hautveränderungen führt.

12.9.4 Verwandte Erkrankungen

Sklerodermiforme Erkrankungen

Mögliche exogene Auslöser sind unter anderem Pentazocin, Bleomycin, aromatische Kohlenwasserstoffe und PVC.

In Spanien hat das *toxic oil syndrome* (mit Industrieöl verunreinigtes Speiseöl) in den achtziger Jahren z. T. letale Krankheitsverläufe hervorgerufen.

Inzwischen konnte nachgewiesen werden, dass Silikon-Implantante dagegen nicht, wie früher vermutet, Auslöser sklerodermiformer Erkrankungen sind.

CREST-Syndrom

C = Calcinosis, R = Raynaud-Syndrom, E = Ösophagusdysfunktion, S = Sklerodaktylie, T = Teleangiektasie. Das CREST-Syndrom ist eine Variante der Sklerodermie mit milderem Verlauf und fehlendem Lungen- und Nierenbefall.

Die Calcinosis zeigt sich im Röntgen der Hände und der Füße als periartikuläre Verkalkung. Charakteristisch sind Autoantikörper gegen Zentromere (**Tab. 12.16**), die bei der Sklerodermie seltener sind.

Eosinophile Fasziitis

Die eosinophile Fasziitis (Schulman-Syndrom) ist durch skleroderme Hautveränderungen und fehlende viszerale Beteiligung gekennzeichnet. Charakteristisch ist die Eosinophilie im Differentialblutbild. Die tiefe Hautbiopsie zeigt eosinophile Infiltrate der Muskelfaszien. Die Prognose ist gut: Oft kommt es zur spontanen Remission nach 2 – 5 Jahren.

12.9.5 Sjögren-Syndrom

Das Sjögren-Syndrom (SS) ist die **häufigste Kollagenose**, die Inzidenz beträgt ca. 0,5%. Es befällt vorwiegend Frauen mittleren Alters (F : M = 9 : 1).

Unterschieden werden:

- primäres Sjögren-Syndrom
- sekundäres Sjögren-Syndrom: Dies kommt bei 30% der Patienten mit einer rheumatoiden Arthritis und bei 10% der Patienten mit SLE vor. Auch Patienten mit Sklerodermie können betroffen sein.
- Eine reine Sicca-Symptomatik ohne Anhalt für eine systemische Erkrankung mit autoimmuner Genese kommt bei Älteren in bis zu 30% vor. Sie ist durch Drüsenatrophie oder Medikamentennebenwirkungen bedingt. Autoantikörper lassen sich bei diesen Patienten nicht nachweisen.

Klinik

Leitsymptom ist das **Sicca-Syndrom**: Xerophthalmie (trockene Augen), die sich initial oft nur als Brennen oder Fremdkörpergefühl äußert, und Xerostomie (trockener Mund). Der Speichelmangel begünstigt unter anderem Karies. Es können grundsätzlich alle Schleimhäute betroffen sein: Genitalschleimhäute, Atemwege, Verdauungtrakt. Aufgrund der Trockenheit kann es zu Ulzerationen besonders der Skleren kommen. Eventuell sind Parotis und Submandibularis-Drüsen geschwollen und druckdolent.

Die **extraglandulären** Manifestationen (**Tab. 12.17**) erinnern klinisch vielfach an die Organmanifestationen beim SLE, sind jedoch klinisch meist blander.

Wichtigste Komplikation bei 10% ist das **Pseudolymphom**. Es handelt sich um eine benigne lymphoproliferative Lymphadenopathie, vor allem zervikal, in der Parotis und den Lungen. Ein Pseudolymphom ist histologisch schwer von einem Lymphom abzugrenzen. 1% entarten zu einem Non-Hodgkin-Lymphom (s. 3.6.4).

Tab. 12.17 Extraglanduläre Beteiligung beim Sjögren-Syndrom

Organ	Erkrankung
Niere	interstitielle Nephritis in 40%, meist milder Verlauf mit tubulärer Azidose. Sehr selten immunkomplexbedingte Glomerulonephritis
Muskulatur	Myositis
Gelenke	Arthralgien, seltener nicht-destruierende symmetrische Arthritis
Nerven	sensorische Polyneuropathie, Mononeuritis multiplex, seltener ZNS-Beteiligung
Lunge	bei 10% klinisch meist blande interstitielle Pneumonitis
Schilddrüse	Hashimoto-ähnliche Thyreoiditis, Hypothyreose
Gefäße	Hypersensitivitätsvaskulitis in 25%: betroffen sind ZNS und Haut mit palpabler Purpura und Urtikaria
Lymphsystem	Adenopathie, Splenomegalie, Pseudolymphom

! Es besteht eine häufige Koinzidenz mit einer primär-biliären Zirrhose (PBC s. 7.1.7) **!**

Ätiologie

Die Ätiologie ist nicht bekannt. Es besteht eine Assoziation mit HLA-DR3.

Auslöser der Autoimmunerkrankung ist möglicherweise ein Virus (Epstein-Barr, Retroviren). Es folgen entzündliche Veränderungen an den exokrinen Drüsen: lymphozytäre Infiltrate aus CD4$^+$-T-Lymphozyten und B-Lymphozyten mit Sekundärfollikeln im Drüsengewebe. Daneben kann es zur Beteiligung anderer, nicht-drüsiger Organe kommen, wahrscheinlich vermittelt durch Immunkomplexe.

Diagnostisches Vorgehen

Ausgeschlossen sein müssen eine vorangegangene Strahlentherapie von Kopf und Hals und andere Erkrankungen wie Lymphom, Sarkoidose, eine HIV-Infektion oder Hepatitis C. Auch für diese Erkrankung wurden Diagnosekriterien entwickelt, die sich auf die klinische Symptomatik und technische Untersuchungen stützen (s. **Kasten** „Diagnosekriterien").

═══════ **AUF DEN PUNKT GEBRACHT** ═══════

Diagnosekriterien des Sjögren-Syndroms (Internationale Konsensus-Kriterien, 2003)
- Xerophthalmie > 3 Monate
- Xerostomie, Schwellung der Parotisdrüsen
- pathologischer Schirmer-Test
- Unterlippenbiopsie: lymphozytäre Infiltration
- pathologische Speicheldrüsenszintigraphie, Sialographie
- Autoantikörper:
  – ANA in 70% positiv oder
  – extrahierbare nukleäre Autoantikörper (ENA): SS-A (Synonym Ro), SS-B (Synonym La)
  – RF: unspezifisch; in 75% positiv.
Bei Vorliegen von 4 der 6 Hauptkriterien (obligat: Histologie oder SS-A-, SS-B-Nachweis) gilt die Diagnose als gesichert.

Technische Untersuchungen
- Der **Schirmer-Test** sichert die Xerophthalmie. Dazu wird ein Löschpapierstreifen ins Unterlid eingelegt und dessen Befeuchtung durch die Tränenflüssigkeit nach 5 min beurteilt. Pathologisch ist eine Befeuchtung von < 5 mm in 5 Minuten.
- Eine **Unterlippenbiopsie** zeigt charakteristische lymphozytäre Infiltrate in den Mundschleimhautdrüsen.
- Die verminderte exokrine Leistung kann mit einer **Speicheldrüsenszintigraphie** gesichert werden.
- Die Röntgen-Kontrastuntersuchung der Speicheldrüsen (**Sialographie**) hat eine niedrigere Sensitivität und ist zudem belastend für die Patienten.

Labor

Im Labor fallen eine erhöhte BSG und z. T. exzessiv erhöhte γ-Globuline auf. Autoantikörper können nachgewiesen werden: ANA, SS-A, SS-B, RF (s. **Kasten** „Diagnosekriterien des Sjögren-Syndroms"). Evtl. werden Antikörper gegen interlobuläre Ausführungsgänge exokriner Drüsen in der Immunfluoreszenz der Lippenbiopsie sichtbar.

Bei Vorliegen eines Pseudolymphoms (s. o.) kann ein M-Gradient der γ-Globuline im Serum auf ein Non-Hodgkin-Lymphom hinweisen. Die Gammopathie wird durch eine Immunelektrophorese bestätigt.

Bei Auftreten einer Lymphadenopathie muss eine Lymphknotenbiopsie zur Frühdiagnose eines Lymphoms durchgeführt werden.

Therapie

Die Therapie ist symptomatisch:
- künstliche Tränenflüssigkeit oder Kontaktlinsen zum Hornhautschutz. Die Viskosität der Sekrete exokriner Drüsen kann mit Mukolytika wie Bromhexin oder Pilocarpin vermindert werden.
- reichliche Flüssigkeitsaufnahme; regelmäßige zahnärztliche Kontrollen wegen der erhöhten Kariesneigung
- bei Arthralgien: NSAR
- bei Arthritis und extraglandulärem Befall: Basistherapie mit krankheitsmodifizierenden Antirheumatika (DMARD) wie Chloroquin oder Methotrexat, evtl. Gabe von Glukokortikoiden. Bei den seltenen schwereren Verläufen evtl. Immunsuppression mit Azathioprin oder Cyclophosphamid.

Prognose

Trotz der häufigen extraglandulären Beteiligung ist die Prognose gut, die Organbeteiligung meist milde und nicht progredient. Lokal komplizierend können Hornhautulzerationen sein. Ein evtl. aus einem Pseudolymphom entstandenes Non-Hodgkin-Lymphom verschlechtert die Prognose.

! Wegen der entzündungsbedingten Drüsenatrophie bessert sich das Sicca-Syndrom unter einer Basistherapie nur eingeschränkt. **!**

12.9.6 Polymyositis, Dermatomyositis

Diese entzündlichen Systemerkrankungen betreffen primär die Muskulatur. Die Dermatomyositis (DM) unterscheidet sich von der Polymyositis (PM) durch die zusätzliche entzündliche Hautbeteiligung. Beide Erkrankungen sind selten. Ihre Prävalenz beträgt ca. 5 auf 100 000 Einwohner. F : M = 2 – 3 : 1. Die Manifestationsgipfel liegen bei 10 bis 20 Jahren bzw. 40 – 50 Jahren.

Klinik

Die PM und DM haben einen schleichenden Beginn, später verlaufen sie schubartig. Meist ist eine **proximale Muskelschwäche** vorhanden, die sich auch als Muskelkater äußern und schmerzhaft sein kann. Betroffen ist die Schulter-Oberarm- und Becken-Oberschenkel-Muskulatur (**Abb. 12.36**).

Weitere mögliche Manifestationen sind ein Raynaud-Syndrom, eine Dysphagie und Arthralgien. Bei der DM zeigt die **Haut** bei einem Drittel der Patienten eine ödematöse violette Verfärbung periorbital und über den Armen und Beinen.

Eventuell finden sich Erytheme über den dorsalen Fingergrundgelenken (**Gottron-Zeichen**). Seltener sind Nagelfalzulzerationen, die vereinzelt auch bei der PM zu sehen sind.

Lunge und Herz werden als innere Organe ebenfalls häufig mit betroffen und bestimmen die langfristige Prognose:
- interstitielle Lungenbeteiligung (**Alveolitis, Fibrose**) bei bis zu mehr als 50% der Patienten mit Reizhusten und Dyspnoe
- (**Peri-**)**Myokarditis** in 5 – 30%: Die CK-MB ist erhöht, Arrhythmien oder eine Herzinsuffizienz können auftreten.

Ätiologie und Pathogenese

Die Ätiologie ist unbekannt. Diskutiert werden virale Auslöser, z. B. Coxsackie-Viren. Pathogenetisch kommt es zur Aktivierung von CD8+-Lymphozyten durch CD4+-Lymphozyten. Die CD8+-Lymphozyten rufen zusammen mit Makrophagen zytotoxische Muskelzellschäden hervor. Histologisch zeigen sich perivaskuläre lymphozytäre Muskelfaserinfiltrationen. Ungeklärt ist die Assoziation der Myositis zu Neoplasien (paraneoplastische Myositis).

Diagnostisches Vorgehen

Die Diagnose basiert auf 4 Kriterien (s. **Kasten** „Diagnosekriterien der PM und DM"). Bei Vorhandensein aller 4 Kriterien gilt die Diagnose als sicher, bei 2 – 3 Kriterien als

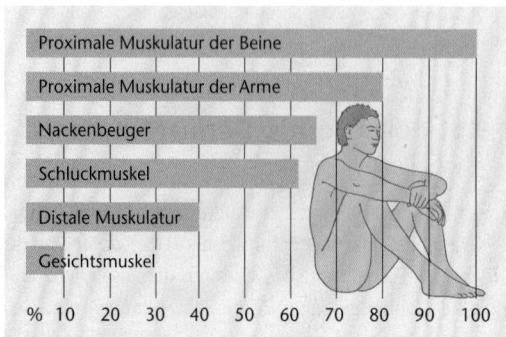

Abb. 12.36: Bevorzugte Lokalisation der Muskelschwäche bei PM/DM. [L157]

wahrscheinlich. Für die DM gilt zusätzlich das Vorhandensein einer der oben beschriebenen Hauterscheinungen als diagnostisches Kriterium. Differentialdiagnostisch auszuschließen sind eine paraneoplastische Myositis, medikamenteninduzierte Formen der Myopathie, z. B. unter Gabe von Cholesterinsynthese-Hemmern (s. 9.5.6), die Polymyalgia rheumatica (s. 12.10.5), erbliche Muskeldystrophien, eine Myasthenia gravis und erregerbedingte Myositiden, z. B. bei Trichinose (s. 13.17.2).

=== **AUF DEN PUNKT GEBRACHT** ===

Diagnosekriterien der PM und DM
- Typische Klinik (stammnahe Muskelschwäche)
- CK-Erhöhung: korreliert mit der Krankheitsaktivität. Die ebenfalls mit dem Muskelabbau korrelierende Aldolase ist weniger spezifisch.
- Veränderungen im Elektromyogramm: multifokale Reizabschwächung, erhöhte Erregbarkeit und Fibrillationen. Dies weist auf das gemeinsame Vorliegen von gesunder und befallener Muskulatur hin.
- Histologie: Biopsie aus elektromyographisch befallenem Muskel.

Labor

Neben der CK sind bei floridem Muskelfaserzerfall evtl. auch GOT und LDH erhöht. Als unspezifische Autoantikörper finden sich ANA und RF bei < 50%. Spezifische Autoantikörper sind Jo-1, besonders bei Lungenbeteiligung, und PM-Scl (**Tab. 12.3**).

! Bei myositischen Beschwerden muss eine paraneoplastische Genese ausgeschlossen werden, z. B. ein Hodgkin-Lymphom oder Prostatakarzinom. !

Therapie und Prognose

Bei paraneoplastisch bedingter Genese steht primär die Therapie des Tumors im Vordergrund. Ansonsten wird zunächst mit **Glukokortikoiden** behandelt, im Schub hochdosiert. Zur Wirkverstärkung und zur langfristigen Einsparung von Steroiden wird zusätzlich meist eine Basistherapie eingeleitet, z. B. mit **Azathioprin, Methotrexat, Cyclophosphamid** oder **Ciclosporin A**. Therapieerfolge werden auch mit **Immunglobulinen** i. v. erzielt. Die Prognose ist ernst: Nach 5 Jahren sind ca. 25% an einer Lungen- oder Herzbeteiligung verstorben, 50% beschwerdefrei, und 25% weisen trotz Therapie eine Myopathie auf.

12.9.7 Mischkollagenose

Synonyma: MCTD = mixed connective tissue disease, Sharp-Syndrom

Die Mischkollagenose hat klinische und laborchemische Merkmale unterschiedlicher Kollagenosen wie Polymyositis, Sklerodermie und SLE. Charakteristisch sind das Vorkommen von hochtitrigen nukleären Antikörpern gegen Ribonukleoproteine (RNP, **Tab. 12.3**) und der im Vergleich zu anderen Kollagenosen gutartige Verlauf.

Klinisch stehen Raynaud-Syndrom, nicht-destruierende Polyarthritis, geschwollene Hände (*puffy hands*), Myositis und eine Ösophagusdysfunktion im Vordergrund. Seltener bestehen eine klinisch manifeste Lungenbeteiligung mit Belastungsdyspnoe und Pleurareiben, eine (selten progressive) Nierenbeteiligung und eine Perikarditis oder Myokarditis.

Im **Labor** ist ANA positiv, RNP-Antikörper werden hochtitrig (> 1/1000) nachgewiesen. Der Rheumafaktor ist in 50% positiv. Es besteht eine Leuko- und Thrombozytopenie.

Die **Prognose** ist günstig. Die **Therapie** erfolgt symptomatisch z. B. mit NSAR. Erst bei manifester viszeraler Beteiligung werden Glukokortikoide oder Immunsuppressiva gegeben. In diesen Fällen ist die Prognose ungünstiger und in etwa vergleichbar mit der Prognose bei SLE.

! Bei einem Teil der Patienten entwickelt sich im Verlauf das Vollbild eines SLE oder einer Sklerodermie. !

12.10 Primäre Vaskulitiden

12.10.1 Überblick

Vaskulitiden sind autoimmun bedingte entzündliche Erkrankungen der Gefäße unterschiedlicher Pathogenese. Von der Aorta bis zur Kapillare können alle Gefäßkaliber betroffen sein und somit auch alle Organe. Daher können verschiedene Vaskulitiden ähnliche Organmanifestationen haben und die eindeutige diagnostische Zuordnung ist mitunter schwierig. Somit stellen Diagnostik und Therapie eine interdisziplinäre Herausforderung dar.

Primäre und sekundäre Vaskulitiden

Die entzündlich-rheumatischen Vaskulitiden werden auch als primäre Vaskulitiden bezeichnet: Sie haben keine erkennbare Ursache und sind nicht mit anderen Grunderkrankungen assoziiert.

Im Verlauf kommt es zur immunologisch vermittelten Schädigung der Gefäße mit Gefäßlumenobstruktion und Ischämie.

Die Vaskulitis kann granulomatös oder nekrotisierend verlaufen. Sie kann die kleinen, mittleren oder großen Gefäße, meist die Arterien, betreffen (**Abb. 12.37** und **Tab. 12.18**).

Die primären Vaskulitiden werden gegenüber den sekundären Vaskulitiden abgegrenzt, die als Folge anderer Erkrankungen auftreten, z. B. bei:
- autoimmunen Erkrankungen wie SLE und RA
- chronisch-entzündlichen Darmerkrankungen
- Infektionskrankheiten wie viralen Hepatitiden und Zytomegalie-Infektion
- Neoplasien, z. B. Haarzell-Leukämie.

Sekundäre Vaskulitiden können auch medikamentös bedingt sein. Die Gefäßschäden sind zum Teil – wie bei den primären Vaskulitiden – immunologisch vermittelt, d. h. durch Autoantikörper oder Immunkomplexe, oder aber durch eine zellulär vermittelte, direkte Zellwandschädigung.

Klinik

Das klinische Bild ist je nach befallenem Gefäßabschnitt und Sitz der Gefäßläsion sehr variabel (**Abb. 12.38**).

Im **Frühstadium** ist die Klinik oft uncharakteristisch und erinnert häufig an eine Infektion oder einen neoplastischen Prozess: Fieber, Adynamie, Gewichtsverlust, Nachtschweiß, „rheumatische" Beschwerden. Dies ist durch die anfänglich im Vordergrund stehende Überexpression von proinflammatorischen Zytokinen mit entsprechend unspezifischen Gewebsreaktionen zu erklären. Erst **später** treten die durch

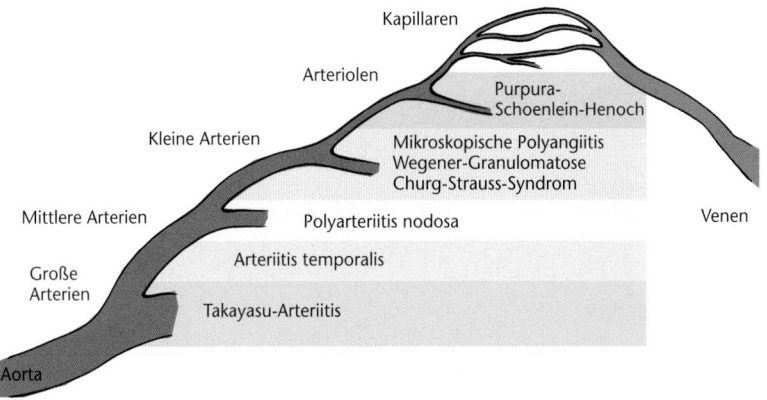

Abb. 12.37: Die verschiedenen Vaskulitiden befallen charakteristischerweise unterschiedliche Gefäßabschnitte. [B120]

Tab. 12.18 Übersicht: primäre Vaskulitiden

Vaskulitis	Gefäßbefall	Pathologie	Besonderheiten
Hypersensitivitätsvaskulitis (z. B. Schoenlein-Henoch)	Arteriolen, Kapillaren, Venolen	leukozytoklastisch (= perivaskuläre Infiltrate mit nekrotischen Leukozyten)	Hautbefall (Petechien, Purpura), Arthralgien, Gastrointestinal- und Nierenbefall
mikroskopische Polyangiitis	kleine Arterien, Kapillaren, Venen	nekrotisierend	Glomerulonephritis (definitionsgemäß), pANCA, MPO-AK
Wegener-Granulomatose	kleine, seltener mittlere Arterien	nekrotisierend, granulomatös	HNO-, Lungen-, Nierenbefall, cANCA, Proteinase-3-AK
Churg-Strauss-Syndrom	mittlere, seltener kleine Arterien	granulomatös	Lungenbefall, Asthma bronchiale, Eosinophilie
Polyarteriitis nodosa	mittlere, seltener kleine Arterien	nekrotisierend	Angiographie: renale, mesenteriale Aneurysmen
Arteriitis temporalis	große Arterien	granulomatös	Befall der A.-carotis-Äste; Riesenzellarteriitis
Takayasu-Arteriitis	große Arterien	Riesenzellarteriitis	Aortenbogenbefall

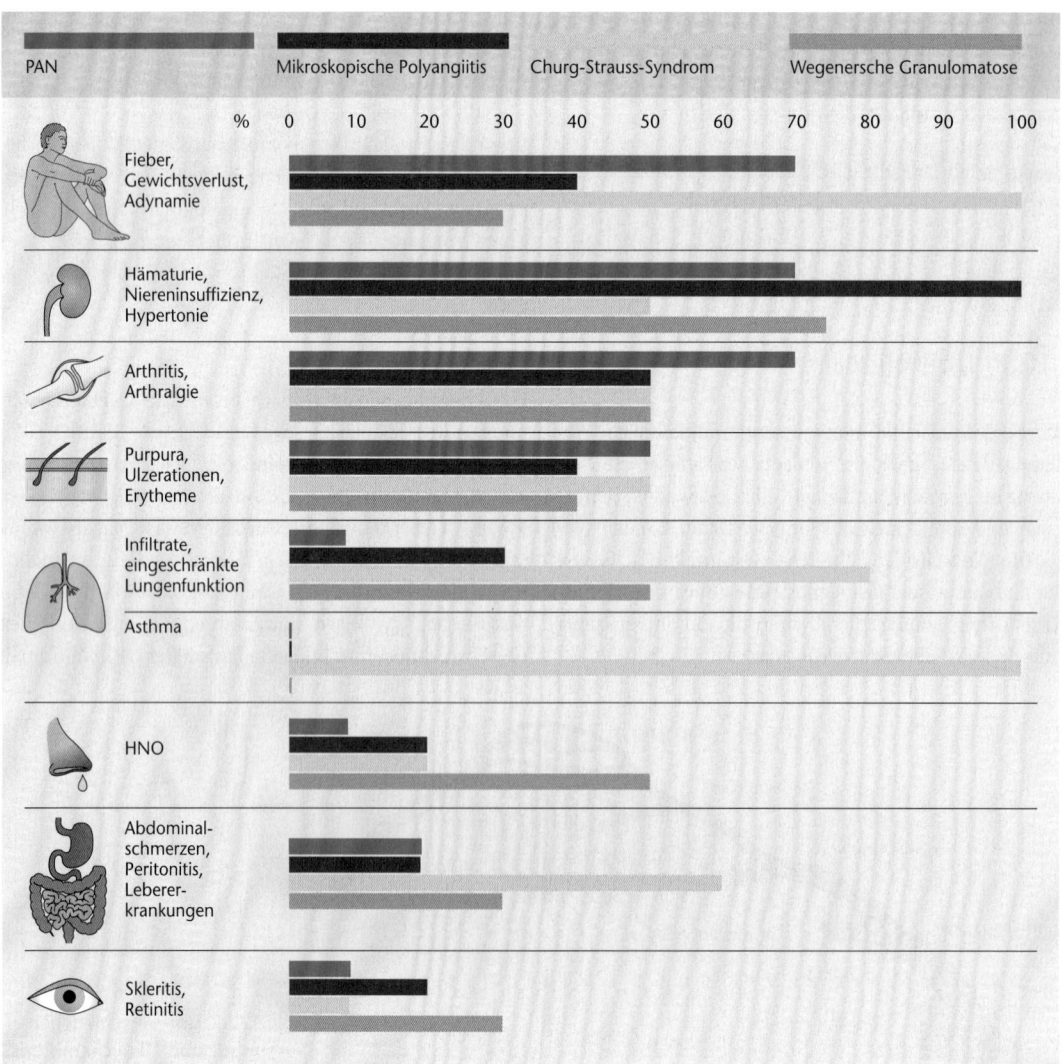

Abb. 12.38: Die Häufigkeit verschiedener Symptome einiger Vaskulitiden im Vergleich. [L157]

die Gefäßschädigung selbst ausgelösten Symptome in den Vordergrund. Da alle Organsysteme betroffen sein können, reichen die Symptome von Hautveränderungen (z. B. Ulzerationen, Knoten, Erytheme) über Neuropathien bis hin zu Organstörungen (z. B. Niere, Leber).

Im Rahmen einer Vaskulitis können auch Arthralgien und Arthritiden auftreten. Bei der vaskulitischen Arthritis handelt es sich wie bei den Kollagenosen um eine nicht-erosive Oligoarthritis, d. h. eine Arthritis ohne Knorpel- und Knochenzerstörung.

Im Verlauf der Erkrankungen kann sich das klinische Spektrum wandeln, d. h., vorher nicht betroffene Organsysteme werden in den Entzündungsprozess einbezogen.

Pathogenese

Bei fast allen primären Vaskulitiden spielen Autoimmunprozesse eine wichtige Rolle. Es können **Immunkomplexe,** die im Blut zirkulieren und sich in Gefäßen ablagern, **Autoantikörper** und **T-Lymphozyten** beteiligt sein. Eine Einteilung der primären Vaskulitiden ist nach verschiedenen pathogenetischen Prinzipien möglich:
- nach Autoantikörpern: ANCA-assoziiert versus ANCA-negativ
- nach Immunkomplexbildung: Immunkomplex-Vaskulitis versus pauci-immune, d. h. ohne Bildung von Immunkomplexen einhergehende, Vaskulitis (s. u.)
- nach Granulombildung: granulomatöse Vaskulitis versus nicht-granulomatöse Vaskulitis
- nach Gefäßbefall: kleine/mittlere/große Gefäße.

Aufgrund der unklaren Ätiologie ist keine der genannten Einteilungen vollständig befriedigend. Ein Teil der Immunpathogenese soll im Folgenden erläutert werden.

Immunkomplex-Vaskulitis

In der Gefäßwand werden humorale Immunkomplexe aus Immunglobulinen und Komplementbestandteilen nachgewiesen. Folglich sind häufig die Komplementfaktoren C3 und C4 erniedrigt. Eine typische Immunkomplexvaskulitis ist z. B. die SLE-Vaskulitis.

! Die Immunkomplexablagerungen im Gewebe werden in der Regel histologisch nachgewiesen (z. B. in einer Haut- oder Nierenbiopsie). Die Bestimmung von Immunkomplexen im Blut ist dagegen diagnostisch nicht spezifisch und nur wenig sensitiv. **!**

Granulomatöse Vaskulitis

Wahrscheinlich führen T-Lymphozyten zu einer zellulären immunpathologischen Reaktion vom Typ IV nach COOMBS und GELL (s. 4.5.1). Hierdurch kommt es zu einer granulomatösen Entzündung. Vertreter sind die Arteriitis temporalis und das Takayasu-Syndrom.

! Auch bei anderen Vaskulitis-Formen kommt es zur Granulombildung, z. B. Wegener-Granulomatose. Diese Granulome werden aber nicht durch eine Typ-IV-Reaktion ausgelöst. **!**

Pauci-immune Vaskulitis

Bei dieser Form der Immunvaskulitis (lat. *pauci* = wenig) können weder Immunkomplexe noch eine zelluläre Immunreaktion vom Spättyp nachgewiesen werden. Die Komplementfaktoren sind nicht erniedrigt. Man nimmt hier eine Auslösung über Autoantikörper an. Charakteristischerweise werden Autoantikörper gegen neutrophile Granulozyten nachgewiesen (ANCA-assoziierte Vaskulitiden). Typische Vertreter sind Wegener-Granulomatose, mikroskopische Polyangiitis und Kawasaki-Syndrom.

Diagnostisches Vorgehen

Aufgrund des sehr variablen klinischen Bildes ist die Diagnose der einzelnen Vaskulitiden oft schwierig. Sie wird weiterhin erschwert durch häufige Überlappungen der Krankheitsbilder und durch den oft schubweisen Verlauf. Beweisende Marker gibt es nicht.

Einen wichtigen diagnostischen Stellenwert haben die **ANCA (Abb. 12.8)**; cANCA sind bei Wegener-Granulomatose, pANCA u. a. bei mikroskopischer Polyangiitis nachweisbar.

Biopsien aus erkranktem Gewebe mit immunhistologischer Aufarbeitung erlauben die diagnostische Sicherung und Unterscheidung von:
- granulomatösen Formen, z. B. Wegener-Granulomatose
- nekrotisierenden Formen, z. B. Polyarteriitis nodosa
- leukozytoklastischen Formen, z. B. Hypersensitivitätsvaskulitis **(Tab. 12.18)**.

Die Histologie bestätigt die Vaskulitis – sie erlaubt seltener eine klare Differenzierung zwischen den unterschiedlichen Vaskulitiden.

Die bei den Immunkomplexvaskulitiden beobachtete C3- und C4-Erniedrigung korreliert mit der Krankheitsaktivität. Die **Abgrenzung** zu den Kollagenosen und zur rheumatoiden Arthritis kann schwierig sein, da sich Autoimmunphänomene inklusive der nachgewiesenen Autoantikörper überschneiden und auch Kollagenosen und die rheumatoide Arthritis mit Vaskulitiden einhergehen können.

Therapie

Die Therapie ist anspruchsvoll, da sich klinisch aktive Phasen und Remissionen abwechseln. Um die Schübe frühzeitig zu erkennen und die Therapie gegebenenfalls anzupassen, sind engmaschige klinische und serologische Verlaufskontrollen erforderlich (u. a. Entzündungsparameter, ANCA-Titer, Kreatinin und Urinstatus).

Immunsuppression

Die Mortalität der systemisch-nekrotisierenden Vaskulitiden konnte durch Immunsuppression mit **Cyclophosphamid**- und **Steroidgaben** dramatisch gebessert werden.

Probleme ergeben sich allerdings durch gravierende Nebenwirkungen nach längerer Anwendung von Cyclophosphamid: Knochenmarkdepression, erhöhtes Risiko für Blasenkarzinom und Lymphom, hämorrhagische Zystitis und Ovarialinsuffizienz. Eine langfristige Steroideinnahme führt u. a. zu Osteoporose, Diabetes mellitus und beschleunigter Atherosklerose. Zusätzlich können unter hochdosierter Immunsuppression gravierende Infektionen zu einer erhöhten Mortalität führen.

Daher wird je nach klinischer Aktivität stadienadaptiert behandelt: Schübe mit schwerwiegender Organbeteiligung werden zur **Remissionsinduktion** meist mit intravenösen Cyclophosphamid-Boli behandelt, begleitet von Steroid-Boli (500 – 1000 mg) über drei Tage und dann einer hoch dosierten oralen Steroidgabe von etwa 1 mg/kg Prednisolon tgl. In therapierefraktären Situationen werden zunehmend auch Biologika (s. **12.6**) wie der Anti-B-Lymphozyten-Antikörper Rituximab oder Anti-TNF-α-Antikörper eingesetzt. Nach (Teil-)Remission wird dann auf weniger toxische Behandlungsstrategien zum **Remissionserhalt** umgestellt, z. B. Azathioprin 100 – 150 mg tgl., Mycophenolat-Mofetil 1 – 2 g tgl. oder Methotrexat 15 – 25 mg 1 × wöchentlich.

12.10.2 Polyarteriitis nodosa

Synonyme: Panarteriitis nodosa, PAN

Die PAN ist eine systemische nekrotisierende Vaskulitis an kleinen und v. a. mittleren Arterien, die alle Wandschichten betrifft (gr. *pan* = ganz). An den betroffenen Arterien bilden sich in 20% perlschnurartige Knoten und Aneurysmen, die der Erkrankung ihren Namen gaben. Häufig sind das Nervensystem sowie Mesenterial- und Nierengefäße betroffen.

F : M=1 : 3. Der Erkrankungsgipfel liegt zwischen 40 und 50 Jahren. Die Prävalenz beträgt 0,5 – 0,9 pro 100 000 Einwohner.

! Die klassische PAN verläuft ohne Glomerulonephritis (es kann jedoch eine ischämisch bedingte Nierenschädigung vorliegen). Tritt eine Glomerulonephritis im Rahmen einer PAN auf, so handelt es sich um eine Sonderform, die **mikroskopische Polyangiitis** (mPAN, s. 12.10.3). !

Klinik

Meist leiden die Patienten an einem schweren Krankheitsgefühl mit Allgemeinsymptomen wie Fieber, Schwäche, Nachtschweiß, Gewichtsverlust und Kopfschmerzen. Die Palette der Symptome des vaskulitischen Organbefalls sind im Kasten „Organbeteiligung bei PAN" zusammengefasst. Ihre relative Häufigkeit zeigt **Abbildung 12.38**. Selten sind Testes oder Ovarien befallen.

═══════ ZUR VERTIEFUNG ═══════

Organbeteiligung bei PAN

- **Haut:** Livedo reticularis („landkartenartige" venöse Gefäßzeichnung) besonders der Extremitäten, Hautulzerationen, Erythem mit schmerzhaften subkutanen Knoten.
- **Bewegungsapparat:** Arthralgie, Arthritis, Myalgie, Myositis
- **Nierengefäße:** ischämische Schädigung mit Protein-/Hämaturie, Kreatininerhöhung, Nierenversagen, Hypertonie, jedoch keine Glomerulonephritis
- **Nervensystem:** Polyneuropathie, Mononeuritis multiplex, zerebrale und zerebelläre Funktionsstörung
- **Gastrointestinaltrakt:** abdominelle Koliken, Übelkeit, Erbrechen bei Mesenterialarterienbefall, Infarzierung der Leber und des Pankreas
- **Herz:** koronare Herzerkrankung durch vaskulitische Beteiligung der Koronarien
- Selten betroffen: Testes, Ovarien.

! Die Kopfschmerzen können auch auf einen Hypertonus bei Nierenbefall hinweisen. !

Ätiologie und Pathogenese

Die Ätiologie ist unbekannt. Die Tatsache, dass bis zu 30% der Patienten HBs-Ag-positiv sind, spricht für eine pathogenetische Bedeutung der Hepatitis B. Das HBs-Ag kann serologisch, in Form von zirkulierenden Immunkomplexen und in Zellwänden nachgewiesen werden.

Diagnostisches Vorgehen

Neben der Anamnese und Klinik erbringt das Labor erste Hinweise auf eine Autoimmunerkrankung: Bei 40% der Patienten ist der RF positiv und in bis zu 70% sind verminderte Komplementfaktoren nachweisbar. Eine positive Hepatitis-B-Serologie lenkt den Verdacht auf die PAN. Im Gegensatz zur mikroskopischen Form der PAN ist der ANCA-Titer negativ (s. **12.10.3**).

Eine Histologie aus einem betroffenen Muskel, einem Nerv, z. B. N. suralis, oder der Haut sichert die Diagnose; sie zeigt peri- und intravaskuläre Leukozyteninfiltrate mit Intimaproliferation und fibrinoider Nekrose mit Gefäßokklusion.

Falls keine Biopsie möglich ist, kann die Angiographie der mesenterialen und renalen Gefäße bis 1 cm große Aneurysmen sowie eventuelle Verschlüsse der mittleren Arterien aufzeigen.

Therapie und Prognose

Unbehandelt ist die Prognose mit einer 5-Jahres-Überlebensrate von 10% sehr schlecht. Bei HBs-Ag-negativen Patienten mit progredientem Organbefall wird mit hoch dosierten **Glukokortikoiden** und **Cyclophosphamid**, zumeist als intravenöse Stoßtherapie alle 3 – 4 Wochen, therapiert, was die Prognose erheblich bessert. Liegt eine chronische Hepatitis B vor, wird primär antiviral therapiert (s. **7.1.5**, Therapie der chronischen Hepatitis B).

❗ Die Langzeitprognose hängt entscheidend von der Nierenfunktion und den daraus resultierenden kardiovaskulären Komplikationen wie Hypertonus ab. ❗

12.10.3 Mikroskopische Polyangiitis

Im Gegensatz zur klassischen PAN betrifft die mPAN die **kleinen Arteriolen** (daher: „mikroskopisch"). Immer ist die Niere mit befallen, häufig auch Gelenke, Muskulatur und Haut. Schwerste Verläufe treten als sog. **pulmorenales Syndrom** mit Kapillaritis der Lunge und Hämoptysen in Erscheinung.

Die **Diagnose** wird durch die Nierenbiopsie gestellt: Sie zeigt eine fokal-segmental nekrotisierende GN oder rapid-progressive GN ohne Immunkomplexablagerungen. Bei 70% der Patienten finden sich pANCA (s. **12.9**), die gegen die perinukleär vorkommende Myeloperoxidase (MPO) als Zielantigen gerichtet sind.

Therapiert wird wie bei der klassischen PAN mit 3- bis 4-wöchentlichen intravenösen Cyclophosphamid-Boli und oralem Prednisolon.

12.10.4 Wegener-Granulomatose

Die nekrotisierende und granulomatöse Vaskulitis mit primärer Entzündung der kleinen, seltener der mittleren Arterien und Venen befällt den HNO-Trakt und die oberen Luftwege. Später kommt es im Generalisationsstadium zu einer vaskulitischen Systemerkrankung mit der klassischen Trias **HNO-**, **Lungen-** und **Nierenbefall.**

Klinik

Im **Initialstadium** bestehen vor allem Symptome des HNO- und Respirationstrakts wie chronische Rhinitis mit Borkenbildung an der Nase oder Sinusitis und Dyspnoe (**Tab. 12.19**).

Im **Generalisationsstadium** kommen Allgemeinsym-

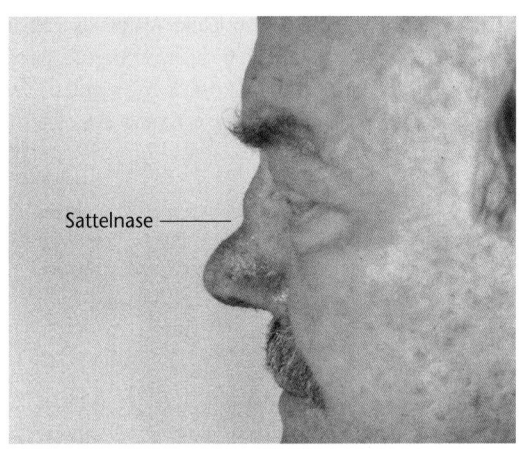

Sattelnase

Abb. 12.39: Sattelnase bei Wegener-Granulomatose. Durch Infiltration und Zerstörung des Nasenknorpels kommt es zur Deformität. [M114]

Tab. 12.19 Klinische Manifestationen der Wegener-Granulomatose

Organ	Häufigkeit	Klinik und Befunde
Nase	> 90%	chronisch verstopfte Nase mit Borkenbildung, Sinusitis, Epistaxis, Ulzerationen, Sattelnase durch zerstörten Knorpel (Abb. 12.39)
Respirationstrakt	> 90%	Dyspnoe, Hämoptoe, subglottische Stenose Rö.: Lungenrundherde, Pseudokavernenbildung, Atelektasen
Ohr	60%	Otitis, Taubheit, Mastoiditis
Niere	85%	meist blande Beteiligung mit fokaler Glomerulonephritis mit Hämaturie und Proteinurie. Nicht selten jedoch schwerwiegender Verlauf durch rapid-progrediente GN mit rasch fortschreitender Niereninsuffizienz (s. 10.5.7)
Bewegungsapparat	67%	Arthralgien, Arthritis, Myalgien, Myositis
Auge	60%	Episkleritis mit Ulzerationen, Konjunktivitis, Protrusio bulbi durch retrobulbäres Granulom (Abb. 12.40)
Haut	45%	palpable Purpura, Ulzerationen
Nerven	22%	Polyneuropathie, Hirnnervenneuritis, Mononeuritis multiplex
Herz	12%	Perikarditis, Koronariitis mit Angina pectoris

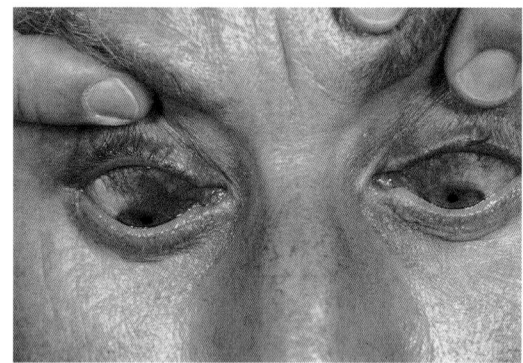

Abb. 12.40: M. Wegener mit Episkleritis. Diese nicht schmerzhafte Veränderung ist eine vaskulitische Manifestation am Auge. [M114]

ptome wie Fieber, Gewichtsverlust und Abgeschlagenheit sowie weitere Symptome, je nach befallenem Organsystem, hinzu. Bedrohlich kann die Nierenbeteiligung werden. Eine sich entwickelnde rapid-progrediente Glomerulonephritis führt unbehandelt zum Tode.

> **!** Die klinischen Beschwerden werden im Initialstadium leicht mit chronischen infektiösen HNO-Entzündungen verwechselt: Ein fehlendes Ansprechen auf Antibiotika weist auf eine Wegener-Granulomatose hin. **!**

Ätiologie

Die Ätiologie ist unbekannt. Diskutiert wird eine Hypersensitivität der Schleimhäute des HNO- und Lungenbereiches gegen ein bakterielles oder virales Antigen. Charakteristisch für die Erkrankung sind **cANCA** (s. 12.9). Zielantigen der ANCA ist die Proteinase-3 in neutrophilen Granulozyten. Möglicherweise lösen cANCA eine Degranulation der Granulozyten mit nachfolgender Endothelschädigung aus. Immunkomplexe spielen wahrscheinlich eine untergeordnete Rolle.

Diagnostisches Vorgehen

> **!** Die Diagnostik beruht auf Klinik, cANCA-Nachweis im Serum und histologischer Sicherung der Erkrankung. **!**

Zur **histologischen Sicherung** sind eventuell wiederholte Biopsien aus den oberen Luftwegen oder Nebenhöhlen erforderlich, bei Nervenbeteiligung z. B. N.-saphenus-Biopsie. Zum Erfassen des Ausmaßes der Nierenschädigung ist die Nierenbiopsie indiziert. Die Histologie zeigt perivaskuläre Infiltrate, vorwiegend aus neutrophilen Granulozyten, sowie Granulome vor allem im HNO-Bereich und in der Lunge, die aus geordneten mononukleären Zellen, Epitheloidzellen und fibrinoiden Nekrosen zusammengesetzt sind. In

der Nierenhistologie ist eine fokal-nekrotisierende Glomerulonephritis typisch.

Im **Labor** sind cANCA von hoher diagnostischer Spezifität. Sie sind in etwa 60 – 70% der Fälle im Initialstadium und in > 95% im Generalisationsstadium nachweisbar. Die Spezifität wird durch den gleichzeitigen Nachweis von Antikörpern gegen Proteinase-3 erhöht.

> **!** Der cANCA-Titer korreliert in etwa mit der Krankheitsaktivität. Er erlaubt damit z. B. bei erhöhten Entzündungsparametern die Unterscheidung eines Infektes (Titer negativ bzw. unverändert) von einem neuen Schub (Titer ansteigend). **!**

Der **Röntgenthorax** zeigt Lungeninfiltrate. Häufig besteht eine Diskrepanz zwischen den ausgeprägten röntgenologischen Befunden und geringen pulmonalen Beschwerden.

Therapie und Prognose

Unbehandelt führt die Wegener-Granulomatose zum Tode. Im **Initialstadium** mit Befall von HNO- und oberem Respirationstrakt wird mit Cotrimoxazol unter engmaschiger klinischer Kontrolle behandelt. Die Wirkungsweise ist unklar, möglicherweise spielt die Suppression von Infekten der oberen Luftwege die entscheidende Rolle. Im **Generalisationsstadium** kommen zur **Remissionsinduktion** Glukokortikoide und Methotrexat, bei Nierenbefall immer Cyclophosphamid, oral oder als intravenöse Bolustherapie, zum Einsatz. Unter Cyclophosphamid wird eine Reduktion der Leukozyten auf ca. 4000 angestrebt (sog. Leukozyten-adaptierte Cyclophosphamid-Dosis). In therapierefraktären Situationen kann auf Biologika wie den TNF-α-Antikörper Infliximab ausgewichen werden. Zum **Remissionserhalt** ist nach ca. 3 Monaten eine Umstellung auf weniger toxische Substanzen wie Azathioprin, Methotrexat, Leflunomid oder auch auf Mycophenolat-Mofetil oral möglich. Die Gesamttherapiedauer sollte wenigstens 12 Monate betragen (Rezidivneigung!). Die Langzeitprognose der Wegener-Granulomatose hat sich unter der konsequenten immunsuppressiven Therapie dramatisch verbessert.

12.10.5 Polymyalgia rheumatica, Arteriitis temporalis

Die Polymyalgia rheumatica (PMR) und die seltenere Arteriitis temporalis (Synonym: **Riesenzellarteriitis, Arteriitis Bing-Horton**) werden aufgrund ihrer klinischen Überlappung zu einer Entität zusammengefasst. Betroffen sind Patienten über 65 Jahre, gehäuft Frauen. Die Inzidenz in Europa liegt bei etwa 20 – 40 Fälle pro 100 000 Einwohner und Jahr.

! PMR und Arteriitis temporalis können auch getrennt
■ auftreten. !

Klinik

Leitsymptom der Polymyalgia rheumatica sind symmetrische **Muskelschmerzen** und **Steifigkeit** im Schultergürtel und Oberarm sowie Beckengürtel und Oberschenkel. Im Gegensatz zu den Myositiden besteht keine objektivierbare Schwäche der Muskulatur. 20% der Patienten haben zusätzlich eine bioptisch nachweisbare Arteriitis temporalis.

Leitsymptom der Arteriitis temporalis sind temporale Kopfschmerzen, charakteristisch ist die **verdickte, druckdolente** und evtl. **pulslose Temporalarterie.** Selten, aber klinisch wichtig sind auch der Befall der Äste des Aortenbogens mit Blutdruckdifferenz an den Armen und die Koronaritis mit Angina pectoris. Ca. 50% haben zusätzlich eine Polymyalgia rheumatica.

! Der Befall der Karotis-Äste führt zu Kopfschmerzen und
■ Sehstörungen; bei Befall der A. ophthalmica kann es zu plötzlicher Erblindung oder zerebralen Durchblutungsstörungen kommen. Bei Verdacht auf Arteriitis temporalis müssen sofort hoch dosiert Steroide eingesetzt werden. !

Diagnostisches Vorgehen

Die Diagnose erfolgt vor allem klinisch, da es **keine beweisenden Marker** gibt.

Die Farbduplexsonographie der Temporalarterie zeigt bei Vaskulitis eine echoarme Wandverdickung („Halo") und ggf. Stenosierung des Gefäßes. Besteht der klinische Verdacht auf zusätzlichen Befall der Aorta und ihrer Äste, kann der entzündliche Gefäßprozess am besten im MRT bildgebend dargestellt werden.

═══════════**AUF DEN PUNKT GEBRACHT**═══════════

Kardinalsymptome bei Arteriitis temporalis und PMR
• Alter > 50, oft > 65 Jahre
• beidseitiger Schmerz und Steifigkeit in Nacken oder Rumpf, Schultern oder Oberarmen und Oberschenkeln über mehr als einen Monat
• neu aufgetretene Kopfschmerzen, evtl. Amaurosis fugax (Warnsignal, drohende Erblindung!)
• Claudicatio der Kaumuskulatur
• verdickte A. temporalis (Histologie: Riesenzellarteriitis)
• Labor: BSG nach 1 Stunde > 40 mm, CRP erhöht.

Goldstandard zum Nachweis bzw. Ausschluss einer Arteriitis temporalis ist die **Temporalarterienbiopsie.** Sie ist bei ca. 20% der Patienten auch ohne klinische Zeichen wie Pulslosigkeit und Verdickung positiv. Aufgrund des segmentalen Befalls muss die Biopsie mehrere Zentimeter lang sein, am besten beidseits. Histologisch zeigen sich mononukleäre Zellinfiltrate, vorwiegend Monozyten und T-Helfer-Lymphozyten, sowie Granulome und Riesenzellen (daher auch Riesenzellarteriitis genannt). Der histologische Befund ist identisch mit dem der Takayasu-Arteriitis (s. **12.10.6**). Es kommt jedoch nicht regelhaft zum Befall des Aortenbogens selbst.

! Autoantikörper, Muskelenzyme wie CK und Aldolase,
■ Muskelbiopsie und neurologische Untersuchung inklusive Elektromyographie sind sämtlich negativ. !

Für den Fall, dass es sich um ein isoliertes Vorliegen der PMR handelt und damit eine histologische Sicherung der Diagnose nicht möglich ist, müssen Differentialdiagnosen ausgeschlossen werden (**Tab. 12.20**).

Tab. 12.20 Differentialdiagnose der Polymyalgia rheumatica

Krankheitsbild	Diagnostische Differenzierung
Polymyositis, Dermatomyositis	Muskelschwäche führend, Myalgie weniger ausgeprägt, CK erhöht, evtl. Nachweis von PM-Scl oder Jo-1; typisches EMG-Muster; abnorme Befunde in der Muskelbiopsie
rheumatoide Arthritis, besonders Alters-RA	RF, CCP positiv, Knochenszintigraphie zeigt Gelenkbefall; später: Erosionen im Röntgen
virale Myalgien	vorausgeganger Infekt; evtl. erhöhte EBV-, Herpes-, Parvovirentiter; BSG normal; evtl. auch bei HIV-Infektion
Hypothyreose	TSH erhöht, typische Klinik
Polyneuropathie	sensible, motorische Polyneuropathie z.B. bei Diabetes mellitus, im EMG Denervierungszeichen, verlangsamte Nervenleitgeschwindigkeit
Fibromyalgie-Syndrom	druckschmerzhafte Sehnenansätze, normale BSG, Autoantikörper negativ
durch Medikamente induzierte Myopathie	z.B. Steroide, Fibrate, Cholesterinsynthese-Hemmer, D-Penicillamin
paraneoplastisch, z.B. Lambert-Eaton-Syndrom	Ausschlussdiagnose, Tumorsuche durch okkultes Blut im Stuhl, Sonographie, Rö-Thorax, Koloskopie, Gastroskopie, gynäkologischer und urologischer Status, Knochenszintigraphie

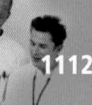

Chronische Kieferhöhlenentzündung

Vorstellung des Patienten und Zusammenfassung des bisherigen Verlaufs

Internistischer Assistenzarzt: Ein 48-jähriger Mann wurde stationär aufgenommen, der seit 8 Wochen an einer beidseitigen Kieferhöhlenentzündung litt. Es bestand ein rezidivierender Schnupfen mit schleimigem Sekret, seit 2 Wochen teilweise mit Blutbeimengungen. Zweimalige Antibiotikakuren haben nicht zu einer Besserung geführt. Aktuell war es zu einer deutlichen Verschlechterung des Allgemeinzustandes gekommen: es bestanden ein ausgeprägtes Krankheitsgefühl, Abgeschlagenheit, Gliederschmerzen und erhöhte Temperatur. In den letzten 2 Wochen hat der Patient 3 kg Gewicht verloren.

Im Untersuchungsbefund fanden sich klopfschmerzhafte Kiefernhöhlen, und die Inspektion der äußeren Nasengänge zeigte verschwollene Nasenschleimhäute mit einer blutigen Borke. Der allgemein-internistische Untersuchungsbefund war bis auf fraglich feinblasige Rasselgeräusche beidseits unauffällig, RR 155/80, Puls 104, Temperatur (oral) 38,1 °C. Die Untersuchung des Bewegungsapparates erbrachte einen Bewegungsschmerz beider Kniegelenke. Rechts war die Kniekontur verstrichen, sodass ein kleiner Gelenkerguss möglich erschien.

Als Verdachtsdiagnose wurde eine schwere chronische Sinusitis maxillaris vermutet, möglicherweise sogar mit bakterieller Septikämie.

Im Labor imponierte eine BSG-Erhöhung von 66/90, CRP 9,2 mg/dl (Norm < 0,5), Leukozyten 14800 mit Granulozytose, Kreatinin grenzwertig mit 1,3 mg/dl; das weitere internistische Routinelabor war unauffällig.

Diskussion und Differentialdiagnose des Hauptbefundes

Internistischer Facharzt: Ein Röntgenbild der Nasennebenhöhlen und eine Thoraxaufnahme in 2 Ebenen waren noch erforderlich, ein HNO-Konsil wurde angemeldet. Vor einer erneuten Therapie mit Antibiotika sollten noch Blutkulturen abgenommen werden, auch wenn aktuell lediglich eine erhöhte Temperatur bestand und kein Fieber.

Diskutiert haben wir die Frage, ob bei dem Patienten eine Immunschwäche besteht.

Das zusätzliche Labor erbrachte sterile Blutkulturen und Urinkulturen aus dem Mittelstrahlurin; HIV-Serologie war negativ, IgA-, IgG- und IgM-Spiegel normal, C3 und C4 normal; keine Anamnese bzgl. vermehrter Infekte.

Radiologe: Der Röntgenthorax (**Abb. K12.1**) zeigte ausgeprägte, unscharf begrenzte Infiltrate beider Lungenfelder. Kein Pleuraerguss, keine kardialen Dekompensationszeichen.

HNO-Konsil: Es bestand ein ausgeprägter Klopfschmerz beidseitig über den Kieferhöhlen. Radiologisch war eine deutliche Verschattung des Sinus maxillaris links und Sinus ethmoidales festzustellen. Die Sinuskopie der Kieferhöhle zeigte polypös wuchernde Schleimhaut im Sinus maxillaris, z. T. blutig mit Borkenbildung. Es wurde eine Gewebeprobe entnommen.

Internistisch-rheumatologischer Facharzt: Die Beschwerden des Bewegungsapparates standen nicht im Vordergrund, sonographisch ließ sich jedoch ein Kniegelenkerguss nachweisen. In Zusammenschau bestand der Verdacht auf eine rheumatologische Systemerkrankung, z. B. eine Vaskulitis. Hierfür sprachen die HNO-Symptomatik, das pulmonale Infiltrat und die Arthritis. Dringend musste der Urinstatus nachgeholt werden (der bei der notfallmäßigen Aufnahme vergessen wurde). Da das Kreatinin anfangs diskret erhöht war, erfolgte eine erneute Kreatinkontrolle und Kreatinin-Clearance, um eine rapid progressive Glomerulonephritis nicht zu übersehen. Im Labor wurden zusätzlich die ANCA bestimmt, anschließend haben wir Proteinase 3 (PR3) und Myeloperoxidase (MPO)-Antikörper bestimmen lassen. Ein Urinstatus wurde angeordnet, um nicht eine Mikrohämaturie oder Proteinurie zu übersehen.

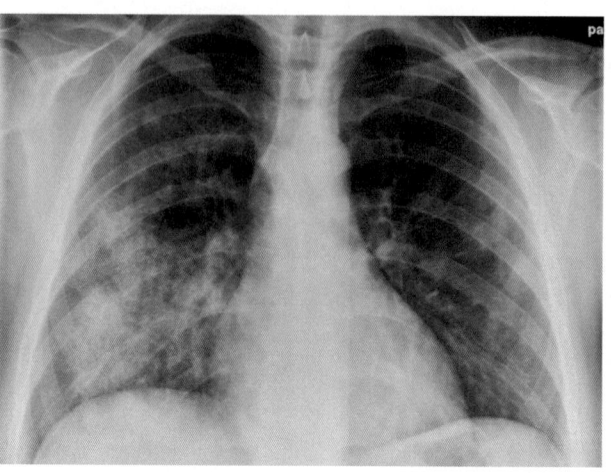

Abb. K12.1: Röntgenthorax. Zu erkennen sind ausgeprägte, unscharf begrenzte Infiltrate beider Lungenfelder. [M181]

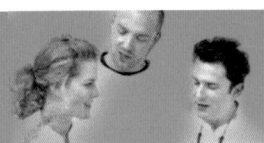
Zur weiteren diagnostischen Zuordnung haben wir diese Ergebnisse und die Biopsie aus den Kiefernhöhlen abgewartet.

Pathologe: Die Histologie der Sinus-maxillaris-Biopsie zeigte entzündlich-granulomatöse Veränderungen mit ausgeprägten makrozytär-granulomatösen Schleimhautinfiltraten. Eine Gefäßbeteiligung ließ sich nicht nachweisen (**Abb. K12.2**).

Herleitung der Krankheitsdiagnose und Auflösung des Falles

Internistischer Assistenzarzt: Differentialdiagnostisch sprach jetzt vieles für eine systemische Gefäßbeteiligung mit Beteiligung von Nasenrachenraum, Lunge und Gelenken. Die Urindiagnostik zeigte im Streifentest eine geringe Proteinurie (semiquantitativ: 25 mg/dl) und eine Mikrohämaturie von 100/µl. Im Phasenkontrastmikroskop ließen sich dysmorphe Erythrozyten nachweisen (mehr als 40% dysmorpher Erythrozyten im Urinsediment sprachen für eine renale Herkunft der Erythrozyten im Urin). Durch die Tubuluspassage der Erythrozyten werden diese dysmorph „verformt". Es lag also ein nephritisches Sediment vor (Mikrohämaturie und Proteinurie), was charakteristisch für alle Glomerulonephritiden ist. Der Nachweis von Granulomen aus der Kieferhöhlenbiopsie ließ auf eine granulomatöse Erkrankung schließen. Differentialdiagnostisch war an eine Sarkoidose zu denken. Die Granulome können überall sein, daher wird die Sarkoidose auch gern als „das Chamäleon der inneren Medizin" bezeichnet. Auch eine Gelenkbeteiligung ist bei der Sarkoidose möglich. Der Lungenbefund mit diffusen Infiltraten passte jedoch nicht, bei einer Sarkoidose wären Hiluslymphome zu erwarten.

Die inzwischen eingetroffenen Ergebnisse der ausstehenden Untersuchungen (ANCA, Urindiagnostik) waren jedoch diagnostisch wegweisend. Ein cANCA mit einem Titer von 1:128 war nachweisbar, in der Differenzierung im ELISA ließen sich Antikörper gegen Proteinase 3 nachweisen.

Insbesondere der Nachweis von cANCA und Proteinase 3-Antikörpern sind pathognomonisch für eine Wegener-Granulomatose. So war die Diagnose einer Wegener-Granulomatose mit HNO-, Lungen-, Nieren- und Gelenksbeteiligung zu stellen. Daneben bestand eine B-Symptomatik (erhöhte Temperatur, Gewichtsverlust), also ein Generalisationsstadium der Vaskulitis.

Internistischer rheumatologischer Facharzt: Es lag die typische Trias mit Lungen-, HNO- und Nierenbeteiligung vor. Der HNO- und Lungenbefall stand im Vordergrund, die Nierenbeteiligung war milde. Sorgfältige Aufmerksamkeit war geboten, denn es kann zu einer rapid progredienten Glomerulonephritis kommen, mit raschem Kreatininanstieg und Niereninsuffizienz. Die schnelle Einleitung einer immunsuppressiven Therapie war erforderlich. Dazu wurde initial ein hoch dosierter Steroidstoß gegeben (3 Tage 500 mg Prednisolon i. v., dann 1 mg/kg KG oral weiter). Parallel wurde eine Stoßtherapie mit Cyclophosphamid begonnen (750 mg/m^2 Körperoberfläche i. v. alle 4 Wochen). Bei unzureichendem Ansprechen oder einer Verschlechterung der Nierenfunktion unter der Therapie müsste eine Umstellung auf eine tägliche Cyclophosphamidgabe (3 mg/kg KG) erfolgen. Diese Therapieform ist effektiver, aber auch toxischer. Mit der Immunsuppression ist jedoch der Organerhalt der vitalen Organe Nieren und Lunge möglich. Die Prognose dieser früher tödlich verlaufenden Erkrankung hat sich damit erheblich verbessert.

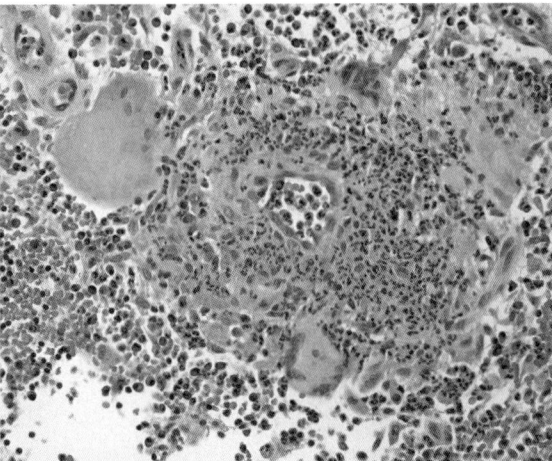

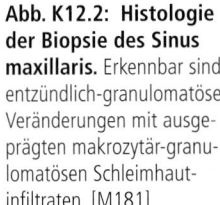

Abb. K12.2: Histologie der Biopsie des Sinus maxillaris. Erkennbar sind entzündlich-granulomatöse Veränderungen mit ausgeprägten makrozytär-granulomatösen Schleimhautinfiltraten. [M181]

❗ Bei einem Teil der Patienten mit typischer Polymyalgie
▪ oder histologisch gesicherter Arteriitis temporalis liegt eine
okkulte Neoplasie vor. **❗**

Therapie

Mittel der Wahl sind **Glukokortikoide,** initial 20 mg Prednisolon pro Tag. Bei Befall großer Arterien, z. B. Temporal- oder Koronararterien, muss höher dosiert werden (bis 1 mg/ kg Körpergewicht). Die Dosis wird nach Klinik und BSG- Verlauf langsam über einen Verlauf von 1–2 Monaten auf eine Erhaltungsdosis von 5–7,5 mg reduziert. Bei Arteriitis temporalis muss wegen der Erblindungsgefahr die Normalisierung der Entzündungsparameter durch Anpassung der Steroiddosis angestrebt werden.

❗ Das Ansprechen auf die Steroidmedikation ist prompt
▪ und kann als weiteres diagnostisches Kriterium gewertet
werden: „Frühlingsanfang" innerhalb von 48 h. **❗**

Verlauf und Prognose

Die notwendige Therapiedauer liegt bei 1–4 Jahren. Eine zu kurze Therapiedauer geht mit Rezidiven einher. Zu beachten sind die Nebenwirkungen der Steroidtherapie, v. a. Osteoporose, Diabetes mellitus und Infektionen. Bei anhaltend hohem Steroidbedarf werden daher zunehmend auch steroidsparende immunsuppressive Basistherapien mit Methotrexat eingesetzt.

12.10.6 Weitere Vaskulitiden

M. Behçet

Die Ätiologie ist unbekannt. Betroffen sind Südeuropäer und Mittelmeeranrainer.
Der M. Behçet ist mit HLA-B5 assoziiert.

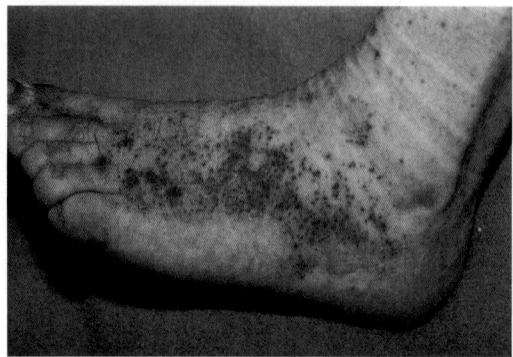

Abb. 12.41: Purpura bei Hypersensitivitätsvaskulitis: im Hautniveau liegende Petechien. [M114]

Klinik

Schubweise chronischer Verlauf mit:
- Aphthen und Ulzerationen der Mund- und Genitalschleimhaut
- Uveitis anterior
- Oligoarthritis, meist der unteren Extremität
- evtl. Erythema nodosum, Pyoderma (eitrige, nicht-infektiöse Hautnekrosen). Selten Meningoenzephalitis oder Perikarditis.

Diagnostik

Wegweisend ist die Trias **Mund-, Genital-** und **Augenaffektionen.** Das Röntgen zeigt eine Arthritis ohne Erosionen. Im Labor werden keine Autoantikörper nachgewiesen.

Therapie

Zum Einsatz kommen topische und orale Steroide und auch Colchicin zur Behandlung der Aphthen und Arthritis, bei systemischem Befall ist eine immunsuppressive Therapie mit Substanzen wie Chlorambucil, Cyclophosphamid oder Ciclosporin A indiziert.

Churg-Strauss-Vaskulitis

Die typische Trias besteht aus **granulomatöser Vaskulitis, Bluteosinophilie** evtl. mit IgE-Erhöhung und **Asthma bronchiale.** Klinisch ist die Churg-Strauss-Vaskulitis der PAN ähnlich, jedoch steht die eosinophile Alveolitis im Vordergrund. pANCA wurden bei 30–60% der Fälle nachgewiesen. Aufgrund der selteneren Nierenbeteiligung ist die Prognose günstiger als bei der PAN.

Polyangiitis-Overlap-Syndrom

Die Mischvaskulitis zeigt Symptome und Komponenten aller Vaskulitisformen: nekrotisierende und granulomatöse Formen sowie Formen mit oder ohne Immunkomplexablagerung. Die Therapie ist in Abhängigkeit vom Organbefall ähnlich wie diejenige bei PAN oder Wegener-Granulomatose.

Hypersensitivitätsvaskulitis

Synonyma: Vasculitis allergica, leukozytoklastische Vaskulitis. Ein typischer Vertreter ist die Purpura Schoenlein-Henoch. Die Vaskulitis wird durch unterschiedliche Antigene, die als immunogenes Allergen wirken, hervorgerufen.

Klinik

Betroffen sind die kleinen Gefäße (Arteriolen, Kapillaren, Venolen) vorwiegend der Haut der unteren Extremität. Klinische Erscheinungen der Vaskulitis sind palpable Purpura (feinpapulöse, daher palpable Effloreszenzen, **Abb. 12.41**), Urtikaria, Ulzerationen und evtl. Hautnekrosen. Systemische Verläufe mit Fieber, Gelenk- und Muskelschmerzen sowie Mitbeteiligung von Lunge, Milz und vor allem Nieren kommen vor.

❗ Der Nierenbefall zeigt sich durch eine Hämaturie (evtl. mit Kreatinin-Anstieg), der Befall des GI-Traktes durch einen positiven Haemoccult-Test. ❗

Ätiologie

* **Exogene Antigene:** Blutprodukte (Serumkrankheit), Medikamente wie ASS, Sulfonamide oder Penicilline. Infekte mit Streptokokken, Hepatitis-B- und anderen Viren
* **Endogene Antigene:** bei Neoplasien, z. B. Hodgkin-Lymphom oder Plasmozytom, Kollagenosen wie SLE, Komplementdefekten, Kryoglobuline.

Diagnose

Eine **Biopsie** ermöglicht die Abgrenzung zu anderen Vaskulitisformen: für eine Hypersensitivitätsvaskulitis sprechen Leukozyteninfiltrate und perivasal nekrotische Leukozyten (leukozytoklastisch), Endothelschwellung, extravasale Erythrozyten und Immunkomplexe.

Therapie und Prognose

Bei schweren Verläufen werden **Kortikosteroide** eingesetzt. Da Organbeteiligungen selten sind, ist die Prognose in der Regel gut. Die Erkrankung ist meist selbstlimitierend.

Purpura Schoenlein-Henoch

Sie ist der typische Vertreter einer Hypersensitivitätsangiitis (s. **3.7.6**) und kommt gehäuft im Kindesalter vor. Auslöser sind wahrscheinlich infektassoziierte Immunphänomene. Die klassischen Symptome umfassen eine palpable Purpura, Arthralgien, abdominelle Koliken und bei 40% eine Glomerulonephritis mit Hämaturie mit oder ohne Nierenfunktionsverschlechterung (s. **10.8.3**). Die Prognose im Kindesalter ist gut: meist kommt es zur spontanen Remission. Nur bei Nierenmitbeteiligung ist eine Therapie mit Kortikosteroiden, bei schweren Verläufen auch Cyclophosphamid notwendig. Beim Erwachsenen ist die Prognose nicht so günstig. Eine terminale Niereninsuffizienz mit dauerhafter Dialysepflicht ist möglich.

Kryoglobulinämie

Kryoglobuline sind im abgekühlten Serum ausfallende Immunkomplexe, die aus IgM-Rheumafaktoren und IgG bestehen. Am häufigsten ist die sog. gemischte Kryoglobulinämie bei Hepatitis-C-positiven Patienten. Die zirkulierenden Immunkomplexe lagern sich in den Arteriolen und Kapillaren ab und führen dort zur Vaskulitis. Bei den Patienten kommt es zu einem makulopapulösen Exanthem, Arthralgien, Hepatosplenomegalie, Lymphadenopathie, Pleuraergüssen, Raynaud-Syndrom und Immunkomplexglomerulonephritis

(s. **10.5.2**). Die Diagnose wird durch den Kryoglobulinnachweis im frischen, warmen Blut gestellt.

❗ Kryoglobuline treten nicht bei Rheumafaktor-positiver RA auf, da sich keine intravasalen Immunkomplexe bilden. ❗

Kawasaki-Syndrom

Das Kawasaki-Syndrom (**mukokutanes Lymphknoten-Syndrom**) betrifft meist Kinder unter 5 Jahren. Die Ätiologie ist wahrscheinlich viral. Befallen sind große Arterien, z. B. die Koronarien. Gefürchtet ist besonders die Koronariitis mit Aneurysmenbildung und einer Letalität um 3% durch Herzinfarkt.

Die **Klinik** ist durch antibiotikaresistente Temperaturerhöhungen, Konjunktivitis, Stomatitis mit Erdbeerzunge wie bei Scharlach, Palmarerythem mit grober, an den Fingern nach 2–3 Wochen beginnender Schuppung sowie Lymphknotenschwellung gekennzeichnet.

Therapiert wird mit Immunglobulinen i. v. und ASS.

❗ Steroide sind nicht indiziert, da sie die Bildung von Aneurysmen fördern. ❗

Takayasu-Syndrom

Diese seltene Vaskulitis befällt fast ausschließlich junge Frauen. Betroffen sind vorwiegend der Aortenbogen und die abzweigenden großen Arterien. Durch entzündliche Gefäßwandveränderungen, die histologisch Riesenzellen wie bei der Arteriitis temporalis (s. **12.10.5**) zeigen, kommt es zu Stenosen. Die **Symptome** hängen von den betroffenen Gefäßen ab:

* Subklavia-Verschluss: kühler Arm mit Pulslosigkeit
* Subklavia-Stenose: RR-Differenz an den Armen
* Renalis-Stenose: Hypertonus.

Häufige Begleitsymptome sind allgemeine Abgeschlagenheit und subfebrile Temperaturen. Über den betroffenen Gefäßen lassen sich evtl. Strömungsgeräusche auskultieren.

Die **Diagnose** wird dopplersonographisch oder angiographisch gesichert. Zur **Therapie** werden Glukokortikoide, Antihypertensiva und Thrombozytenaggregationshemmer wie ASS eingesetzt.

12.11 Kristallarthropathien

Den Kristallarthropathien liegt eine entzündliche **Reaktion auf Fremdkörper** zugrunde. Zwei Reaktionsmuster sind – am Beispiel der Gicht-Arthropathie – zu unterscheiden:

* **akut-entzündliche Reaktion**, z. B. im Gichtanfall mit akuter Arthritis. Durch Anstieg der interstitiellen Urat-Konzentration kommt es zur Bildung phagozytierbarer Mi-

krokristalle. Nach Phagozytose zerfallen die uratbeladenen Leukozyten und setzen Kinine frei, die wiederum die Entzündungskaskade aktivieren.

- **chronisch-degenerative Reaktion:** Prädilektionsstellen sind Gewebe mit hoher interstitieller Urat-Konzentration (z.B. Nierengewebe) sowie Gewebe, die saure Mukopolysaccharide enthalten (z.B. Knorpel, Bindegewebe und Knochen). Dort kommt es zur Urat-Ablagerung mit chronischer Entzündung. Die Urat-Ablagerungen führen zu Defekten im Knorpel und Knochen und zur Knotenbildung, den Tophi.

12.11.1 Gicht

Die Gicht wird ausführlich in Kapitel **9.6** besprochen. Hier werden schwerpunktmäßig die gichtbedingten Gelenkbeschwerden erläutert.

Klinik

Akuter Gichtanfall

Die Gicht beginnt meist mit einer akuten Monarthritis (**Arthritis urica**).

Betroffen ist in der Hälfte der Fälle das Großzehengrundgelenk (der Gichtanfall in diesem Gelenk wird **Podagra** genannt, **Abb. 12.42**), seltener das Sprunggelenk oder Knie, noch seltener die obere Extremität. Charakteristisch ist der plötzliche Beginn mit stärksten Entzündungszeichen wie Schwellung, Rötung und extremem Bewegungsschmerz. Gelegentlich kommt es am Knie oder Ellbogen zu einer Bursitis.

❗ Die Arthritis urica ist die häufigste Monarthritis beim Mann. ❗

Chronische Gicht

Kommt es zu rezidivierenden Arthritisschüben mit irreversiblen Gelenkschäden, spricht man von chronischer Gicht. Charakteristisch ist die Tophusbildung, besonders an der Ohrmuschel.

Diagnostisches Vorgehen

Im Anfall sind die Entzündungsparameter stark erhöht: BSG (bis 100 mm), CRP, Leukozyten.

❗ Oft, jedoch nicht immer ist der Harnsäurespiegel erhöht: Männer > 7,0 mg/dl (476 µmol/l); Frauen > 6,5 mg/dl (389 µmol/l). ❗

Beweisend ist die Untersuchung des Gelenkergusses. Im Polarisationsmikroskop zeigen sich negativ doppelbrechende nadelförmige Uratkristalle (**Abb. 12.43**). Charakteristische

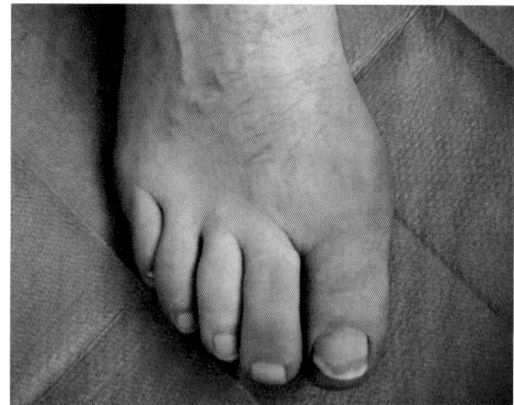

Abb. 12.42: Typische Podagra bei Gicht. Rötung und Schwellung des Großzehengrundgelenkes. [M114]

radiologische Veränderungen treten erst bei chronischem Verlauf auf: lochstanzartige Defekte ohne Sklerosierungssaum (intraossale Tophi), Usuren; später völlige Gelenkzerstörung mit Subluxation.

Therapie: siehe 9.6.3.

12.11.2 Chondrokalzinose (Pseudogicht)

Es wird zwischen einer primären und einer sekundären Form unterschieden:

- **primäre Form:** ätiologisch unklare Kristallarthropathie, ausgelöst durch Ablagerung von Kalziumpyrophosphatkristallen in Faserknorpel (Bandscheiben und Menisken) sowie in hyalinem Knorpel der Gelenke. Polyartikuläre Verlaufsformen sind möglich.
- **sekundäre Form** bei Hyperparathyreoidismus (s. **8.5.2**): Sie ist meist klinisch stumm und ein röntgenologischer

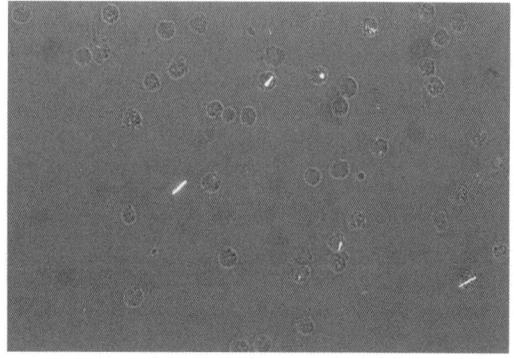

Abb. 12.43: Harnsäurekristalle in der Synoviaanalyse: nadelförmige, im Phasenkontrastmikroskop doppelt lichtbrechende Kristalle. [M114]

Zufallsbefund an den Menisken. Selten kommt es zu Arthritiden; dann meist zu einer Gonarthritis mit akutem Beginn und klinischer Symptomatik wie bei einem Gichtanfall.

❗ Das Großzehengrundgelenk ist anders als bei der Gicht
■ nie betroffen. ❗

Das **Labor** zeigt deutlich erhöhte Entzündungsparameter. Harnsäure, Kalzium und Phosphat sind bei primären Formen im Normbereich. Die Kristalle können im Gelenkerguss mit der Polarisationsmikroskopie als positiv doppelbrechend nachgewiesen werden.

Die **Therapie** bei einer akuten Arthritis besteht in Colchicin- oder NSAR-Gaben.

12.12 Degenerative Gelenkerkrankungen

Die degenerativen Gelenkerkrankungen umfassen degenerative Veränderungen der Extremitätengelenke (**Arthrosen**) und der Wirbelsäule (**Spondylarthrosen**). Sie gehören zu den häufigsten Erkrankungen mit unterschiedlichen geschlechtsspezifischen Manifestationen: Bei Frauen ist die Arthrose der Fingergelenke, Knie und Hüfte häufiger, bei Männern dominieren degenerative Wirbelsäulenerkrankungen.

Insgesamt sind Männer und Frauen gleichermaßen betroffen. Für die Bundesrepublik Deutschland werden ca. 5 Millionen Patienten, etwa 6% der Bevölkerung, geschätzt, (zum Vergleich RA: ~ 800 000 Patienten bzw. 1% der Bevölkerung). Mit etwa 35% ist die Arthrose die häufigste Ursache chronischer Schmerzen in Europa. Die gesundheitsökonomische Bedeutung ist entsprechend groß. Arthrose-Patienten werden in Deutschland eher von Orthopäden als von Internisten betreut, weshalb das Krankheitsbild hier nur kurz dargestellt wird.

Klinik

Typisch ist der lokale, häufig durch Belastungen ausgelöste Gelenkschmerz. Betroffen sind vor allem Hände, Knie, Hüften und Wirbelsäule. Der Schmerz verstärkt sich meist im Laufe des Tages und lässt bei körperlicher Schonung nach.

Charakteristisch sind der **Anlaufschmerz** wenige Minuten nach einer Ruhephase und eine **Wetterfühligkeit** mit Schmerzverstärkung bei Wetterumschlägen. Morgensteifigkeit kann vorkommen, hält im Gegensatz zur rheumatoiden Arthritis allerdings nur wenige Minuten an. Eine Überwärmung und Schwellung des Gelenks tritt im Gegensatz zur Arthritis selten auf, z. B. bei Exazerbationen. Es wird dann von einer **aktivierten Arthrose** gesprochen.

❗ Eine zunächst nicht-entzündliche Arthrose kann sich zu
■ einer Arthritis entwickeln (Pfropfarthritis), umgekehrt bewirkt eine primär-entzündliche Arthritis (z. B. RA) langfristig arthrotische Veränderungen am Gelenk (Abb. 12.44). ❗

Die Beschwerden verlaufen über Jahre langsam progredient. Im Verlauf kommt es zu zunehmender **Bewegungseinschränkung,** im Endstadium zu Achsenfehlstellungen (z. B. Varus- oder Valgusstellung) und Mutilationen mit Gelenkinstabilität. Die Arthrose verläuft selten monartikulär, meist sind mehrere Gelenkregionen symmetrisch befallen (oligoartikuläres Befallmuster).

Hände

Diese Form tritt vor allem bei Frauen in der Menopause auf. Eine erbliche Komponente ist gesichert. Primär betroffen sind Fingerendgelenke, Mittelgelenke und das Daumensattelgelenk (**Abb. 12.45**). Manifestationen sind:
- derbe Knochenauftreibungen („Knoten") an der Streckseite der Endgelenke (Heberden-Knoten) und Mittelgelenke (Bouchard-Knoten)

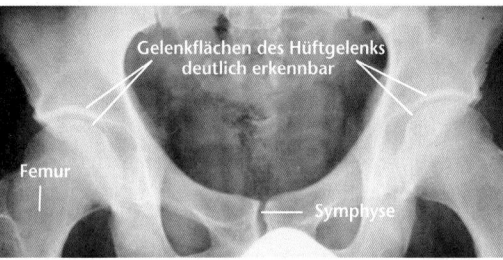
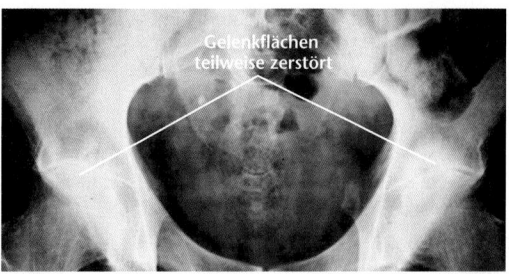
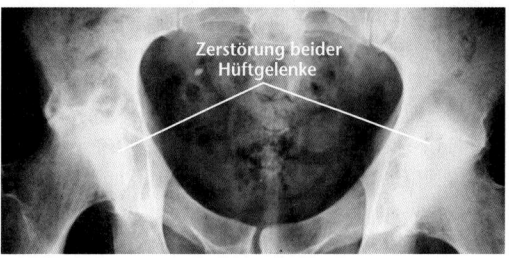

Abb. 12.44: Sekundäre Koxarthrose. Die Aufnahmen zeigen die progrediente Zerstörung beider Hüftgelenke im Rahmen einer RA im Lauf von 3 Jahren. [M114]

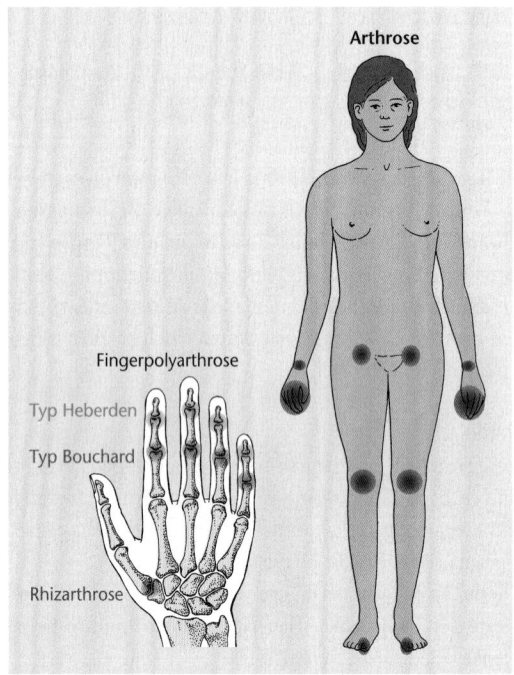

Abb. 12.45: Befallsmuster bei Arthrose (inkl. Hände). Im Vergleich zur rheumatoiden Arthritis (s. Abb. 12.17) sind vor allem die statisch am meisten belasteten Gelenke befallen. [L157]

- tastbare schmerzhafte Krepitationen am Daumensattelgelenk (Rhizarthrose)
- morgendlicher Anlaufschmerz und Steifigkeit: Dauer lediglich wenige Minuten (im Gegensatz zur RA).

Die Hand- und Fingerfunktion ist im Verlauf wenig beeinträchtigt. Die Rhizarthrose beeinträchtigt jedoch das Greifen durch die schmerzhafte Opposition des Daumens.

❗ Bei isoliertem arthrotischem Befall der Fingergrundgelenke, meist Metakarpophalangealgelenke II und III, ist an eine Hämochromatose zu denken, die auch vor der Leberbeteiligung auftreten kann (s. 9.8). ❗

Hüfte

Die Koxarthrose tritt in der Regel ab dem 50. Lebensjahr auf. Frauen sind häufiger betroffen. Die typischen Befunde sind:

- Schmerzen beim Gehen, die initial auf die Knie projiziert werden, später in die Leiste mit typischem Druckschmerz. Anfangs Belastungsschmerz, später auch Ruheschmerz
- Bewegungseinschränkung der Innenrotation, Abduktion und Extension
- typischer Gang: Die Patienten neigen sich seitlich über das betroffene Bein, wenn sie es belasten, um den Druck auf das Gelenk zu vermindern.

Knie

Von einer Gonarthrose sind bevorzugt Frauen betroffen. Meist liegt ein beidseitiger Befall vor.

Wirbelsäule

❗ Degenerative Wirbelsäulenerkrankungen sind die häufigste Ursache von Rückenschmerzen und bedingen etwa 50% aller Rentenanträge. ❗

Betroffen sind die Bandscheiben und die Wirbelgelenke. Aufgrund der Statik ist die LWS am häufigsten betroffen. Prädisponierende Faktoren sind Fehlstellungen wie Skoliose, Kyphose oder Lordose und Überlastungen.

Leitsymptom ist der **Rückenschmerz** im Bereich des betroffenen Segmentes. Typisch ist die Provokation durch bestimmte Bewegungen wie Bücken oder Aufrichten. Durch mechanische Irritation der Spinalnerven kommt es häufig zur radikulären Ausstrahlung in das betreffende Dermatom (**Hexenschuss**). Ein neurologisches Defizit, z. B. Reflexausfall oder Hyposensibilität, weist auf einen Bandscheibenprolaps hin.

❗ Oft besteht keine Korrelation zwischen subjektivem Beschwerdebild und radiologischen Veränderungen. ❗

Ätiologie

Der Ausgangspunkt der degenerativen Veränderungen ist der Gelenkknorpel. Nach der Ätiologie werden primäre und sekundäre Arthrosen unterschieden:

- **primäre Arthrosen:** Knorpeldegeneration ohne erkennbare Ursache. Sie kommt meist im höheren Lebensalter vor (Durchschnittsalter 60 Jahre). Die Arthrose ist polyartikulär und verläuft langsam progredient.
- **sekundäre Arthrosen:** sie sind die Folge bestimmter Grundkrankheiten und führen früher zu Beschwerden als die primären. Sekundäre Arthrosen sind in der Regel oligoartikulär. Pathogenetisch führt ein Missverhältnis zwischen Gelenkbelastung und struktureller Belastungstoleranz zum Knorpelverlust; ein solches Missverhältnis

══════ ZUR VERTIEFUNG ══════

Ursachen einer sekundären Arthrose

- Angeborene Gelenkdeformitäten, z. B. Hüftdysplasie
- trophische Störungen, z. B. Osteochondrosis dissecans, M. Perthes
- funktionelle Störungen, z. B. Beinlängendifferenz, Skoliose
- postentzündlich, z. B. bei RA (Abb. 12.44), Psoriasis-Arthritis
- posttraumatisch, z. B. bei Gelenkinkongruenz nach Fraktur
- metabolisch, z. B. Hämochromatose, Gicht.

tritt zum Beispiel bei angeborenen Achsenfehlstellungen auf. Weitere Ursachen s. **Kasten** „Ursachen einer sekundären Arthrose".

Diagnostisches Vorgehen

- **Körperliche Untersuchung:** derbe Gelenkverdickung als Zeichen einer Kapselverkalkung, Reibegeräusche bei Bewegung (Krepitationen) und Bewegungseinschränkungen. Oft ist die gelenknahe Muskulatur durch die mangelnde Beweglichkeit atrophisch.
- **Röntgen:** Frühe Zeichen sind Gelenkspaltverschmälerungen, die durch den Knorpelverlust entstehen. Später kommt es zu subchondraler Sklerosierung, osteophytären Anlagerungen und Kapselverkalkungen (**Abb. 12.44** und **Abb. 12.46**).
- **Gelenkpunktion:** Diese kommt nur bei differentialdiagnostischer Unsicherheit in Betracht und zeigt einen zellarmen Erguss als Ausdruck der aktivierten Arthrose (< 2000 Zellen/nl).

Differentialdiagnose

Die Arthrose muss vor allem gegenüber der RA abgegrenzt werden (**Tab. 12.21**).

Therapie

Eine kausale Therapie der primären Arthrose gibt es nicht. Therapieziele sind
- die Schmerzen zu lindern,
- die Funktion der betroffenen Gelenke zu erhalten und
- den degenerativen Prozess zu verlangsamen.

Zu den Therapieverfahren siehe **Kasten**. Bei den sekundären Arthrosen richtet sich die Therapie nach der zugrunde liegenden Ursache. Wenn möglich, werden z. B. Fehlstellungen prophylaktisch korrigiert.

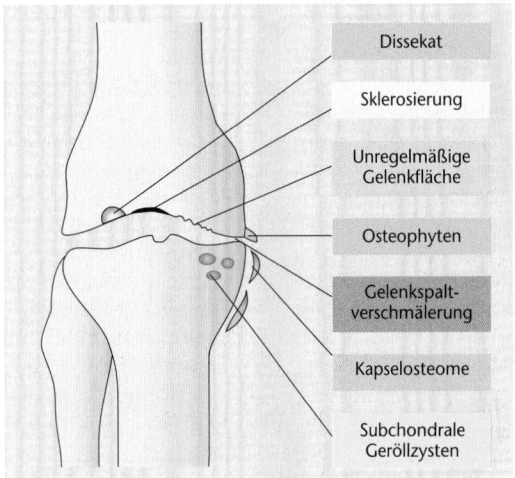

Abb. 12.46: Mögliche Röntgenbefunde bei Arthrose.
[L157]

! Ein einmal eingetretener Knorpelverlust kann nicht wieder rückgängig gemacht werden. !

12.13 Weichteilrheumatische Erkrankungen

Unter diesem „weichen" Begriff werden primär nicht-entzündliche Erkrankungen der periartikulären Weichteile wie Sehnen, Gelenkkapseln und Bindegewebe zusammengefasst. Die Nomenklatur mit einer Vielzahl von Synonyma ist verwirrend, da die Definitionen zum Teil ungenau sind. Erkrankungen dieses Formenkreises sind häufig, sie machen etwa 12% in einer Allgemeinarztpraxis aus. Neben dem **Fibromyalgie-Syndrom** kommen vor allem **Tendopathien** vor.

Tab. 12.21 Differentialdiagnose Arthrose – Arthritis

	Arthrose	Rheumatoide Arthritis
Primäres Reaktionsterrain	Knorpel	Synovialis
Befallsmuster der Gelenke	oligoartikulär, Bevorzugung großer Gelenke	polyartikulär, Bevorzugung kleiner Gelenke
Befallsmuster der Hand	Fingerendgelenke (DIP); Daumensattelgelenk (Rhizarthrose)	Handgelenk, Fingergrund- und Mittelgelenke (MCP, PIP)
Morgensteifigkeit	nur kurz (Minuten)	ausgeprägter und länger
Lokalbefund	selten Schwellung	Rötung, Schwellung, Überwärmung
Schmerzcharakteristik	Anlaufschmerz, Belastungsschmerz	Ruheschmerz, Besserung durch Bewegung
Extraartikuläre Erscheinungen	keine	viele, z. B. Rheumaknoten
Entzündungsparameter	normalerweise nicht erhöht (Ausnahme: aktivierte Arthrose)	normalerweise erhöht
Rheumafaktor	negativ	meist positiv
Gelenkpunktion	zellarm, hellgelb	zellreich, gelb

Therapieverfahren bei Arthrose

- **Physikalisch:** Wärmeanwendung, im aktivierten Stadium Kaltanwendungen (Kryotherapie), Elektrotherapie (durch Hochfrequenz wird eine Tiefendurchwärmung, durch Niederfrequenz eine Analgesie erreicht)
- **krankengymnastisch:** Kontrakturprophylaxe, Korrektur von Fehlhaltungen, muskuläre Stabilisierung
- **Hilfsmittel:** z. B. Manschetten, Gehstöcke

- **operativ:**
  - arthroskopische Knorpelglättung
  - Umstellungsosteotomie: Entlastung überbeanspruchter Gelenkabschnitte, Statikverbesserung
  - Prothesen: z. B. Totalendoprothese als Hüftgelenksersatz oder Schlittenprothesen (oder ebenfalls Totalendoprothesen) als Kniegelenksersatz
  - experimentell: autologe Chondrozytentransplantation (ACT) oder autologe osteochondrale Transplantation (OCT) mit Eigengewebe aus einem gesunden Gelenk

! Die Transplantation von Knorpel ist aufwändig und kann in ihrer Effektivität noch nicht abschließend beurteilt werden. **!**

- **medikamentös:**
  - NSAR, Analgetika; bei Aktivierung evtl. intraartikuläre Glukokortikoide
  - Eine intraartikuläre Injektion von Hyaluronsäure verringert bei einem Teil der Patienten die Schmerzen und verzögert die Progredienz der Knorpeldestruktion. Eine Evidenz aus größeren Studien zur Wirksamkeit liegt jedoch nicht vor.

12.13.1 Fibromyalgie-Syndrom

Das Fibromyalgie-Syndrom ist nach Arthrosen und degenerativen Wirbelsäulenleiden die häufigste Erkrankung des Bewegungsapparates. Frauen sind 6 – 8-mal häufiger betroffen als Männer. Die Prävalenz beträgt anhand der Diagnosekriterien des American College of Rheumatology 1 – 3 %, unspezifische Fibromyalgie-artige Beschwerden mit „Tender Points" werden sogar in > 10 % angegeben. Betroffen sind vor allem Frauen im beginnenden Klimakterium. Die Ätiologie ist unbekannt. Außer einem gestörten Tiefschlaf (Non-REM-Schlaf) und einer neurohormonellen Dysfunktion mit erniedrigtem Tryptophan und erniedrig-

tem Serotonin-Spiegel im Liquor sind keine pathophysiologischen Veränderungen nachweisbar. Dies könnte auf eine gestörte zentrale Schmerzverarbeitung als mögliche Ursache hinweisen. Psychische, somatische und soziale Faktoren spielen eine Rolle in der multifaktoriellen Genese der Erkrankung.

Klinik

Die Klinik wird oft eindrucksvoll geschildert:
- **chronische, ausgedehnte Schmerzen** über mehr als 3 Monate in allen Körperregionen mit generalisierten diffusen Schmerzen der Muskeln (oft Muskelkater-ähnlich), Sehnen und Gelenke

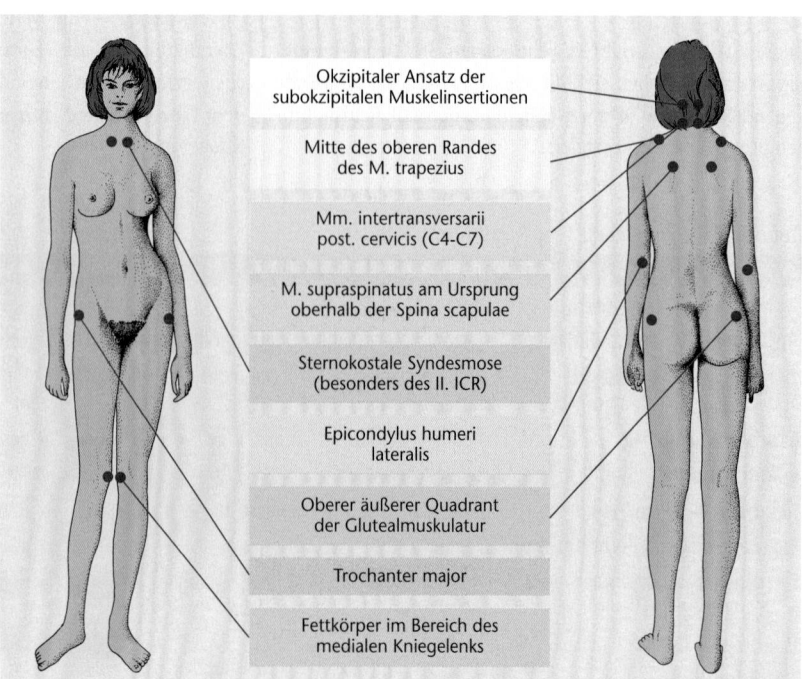

Okzipitaler Ansatz der subokzipitalen Muskelinsertionen

Mitte des oberen Randes des M. trapezius

Mm. intertransversarii post. cervicis (C4-C7)

M. supraspinatus am Ursprung oberhalb der Spina scapulae

Sternokostale Syndesmose (besonders des II. ICR)

Epicondylus humeri lateralis

Oberer äußerer Quadrant der Glutealmuskulatur

Trochanter major

Fettkörper im Bereich des medialen Kniegelenks

Abb. 12.47: Druckschmerzpunkte beim Fibromyalgie-Syndrom: gelenknahe Sehnenansätze (= Trigger-Punkte). [L157]

- **Parästhesien** und subjektives Gefühl von Gelenkschwellungen
- ständige **Müdigkeit** sowie **Schlafstörungen.** Oft liegt eine **depressive Stimmungslage** vor.

Eine Arthritis ist nicht objektivierbar. Es besteht jedoch eine ausgeprägte Druckempfindlichkeit bestimmter Sehnenansätze und Muskeln („Tender Points", **Abb. 12.47**).

Diagnostisches Vorgehen

Die Diagnose basiert auf dem klinischen Befund der Druckschmerzpunkte: 11 von 18 müssen positiv sein. Labor, Röntgen und Knochenszintigraphie sind unauffällig.

Differentialdiagnostisch müssen ausgeschlossen werden: eine entzündlich-rheumatische Erkrankung mit begleitender Enthesiopathie wie Psoriasis-Arthritis, Polymyositis, Polymyalgia rheumatica und Hypothyreose, aber auch diffuse Schmerzen im Rahmen von paraneoplastischen Syndromen.

Therapie

Bei den **nicht-medikamentösen** Therapieformen ist die aktive Bewegungstherapie, möglichst in Verbindung mit kognitiver Verhaltenstherapie und Patientenschulungsprogrammen, mittelfristig beschwerdelindernd. **Medikamentös** haben sich niedrig dosiert Amitriptyllin und andere Antidepressiva als wirksam erwiesen. Analgetisch kommt Tramadol allein oder in Kombination mit Paracetamol zum Einsatz. Starke Opiate, NSAR und Steroide sind meist wirkungslos und kontraindiziert.

! Wichtig ist die langfristige Betreuung und Aufklärung des Patienten darüber, dass die Erkrankung keine Gelenk- oder Muskelschäden verursacht. **!**

Prognose: Nach 4 Jahren sind noch 97% symptomatisch. Remissionen sind am ehesten bei erst kurzem Krankheitsverlauf innerhalb der ersten 2 Jahre zu erzielen.

12.13.2 Tendopathien

Tendopathien sind schmerzhafte Veränderungen der Sehnen, besonders der Sehnenansätze und -ursprünge, aber auch der Gelenkkapselansätze. Auslöser sind in der Regel **ungewohnte Belastungen,** zum Beispiel beim Sport. Klinisch zeigen sich ein druckschmerzhafter Sehnenansatz und ein Dehnungsschmerz meist einen Tag nach Überlastung.

Die **Therapie** besteht aus Schonung und evtl. Ruhigstellen. Akut können Kälte, Salbenverbände und Elektrotherapie wie Iontophorese und Ultraschall angewendet werden. Postakut helfen krankengymnastische Dehnung und evtl.

Lokalanästhetikainfiltration. Bei Persistenz können evtl. lokal wasserlösliche Steroide injiziert werden.

12.14 Rheumatologie im Umbruch

Medikamentöse Therapie entzündlich-rheumatischer Erkrankungen

Die medikamentöse Therapie der rheumatoiden Arthritis begann in diesem Jahrhundert mit der Entwicklung der Acetylsalicylsäure. 1946 löste die Entdeckung der entzündungshemmenden Wirkung der Glukokortikoide eine Euphorie aus – bis die Nebenwirkungen unter der unkontrolliert hoch dosierten Therapie zur Ernüchterung führten.

Die am längsten bekannte Basistherapie im heutigen Sinne für die rheumatoide Arthritis ist die Goldtherapie (1929). Zu dieser Zeit wurde auch erstmals der positive Effekt von Chloroquin beim Lupus erythematodes beschrieben. Aber erst die weitere pharmakologische Entwicklung der Antirheumatika nach dem Krieg und die weitere Entwicklung der Basistherapien mit krankheitsmodifizierenden Antirheumatika (engl. *disease modifying antirheumatic drugs*, DMARD) gestaltete das Leben der Patienten erträglicher.

Die unbekannte Ätiologie entzündlich-rheumatischer Erkrankungen ist eine wesentliche Ursache der eingeschränkten Therapierbarkeit. Zwar haben immunologische Erkenntnisse verschiedene Schritte der Pathogenese verständlicher gemacht, die jeweils auslösende Immunmodulation (z. B. bakterielle/virale Antigene, Autoantigene) bleibt jedoch unbekannt. Wie vor hundert Jahren ist das Ziel der Therapie bei den entzündlich-rheumatischen Erkrankungen, die chronisch-autoimmune Entzündungsreaktion medikamentös zu unterdrücken. So genannte Basistherapeutika und Steroide sind hierzu in der Lage, können jedoch zum Teil erhebliche Nebenwirkungen verursachen, z. B. eine erhöhte Infektanfälligkeit durch Suppression des Immunsystems.

Neuere Behandlungsstrategien

Neuere Behandlungsstrategien haben zum Ziel, selektiv immunsupprimierend einzugreifen, d. h. einzelne Zytokine der Entzündungskaskade (s. 4.1.6) selektiv durch monoklonale Antikörper zu hemmen. Diese sog. „Biologicals" sollen die physiologische Immunabwehr möglichst wenig beeinträchtigen, s. auch **Tab. 12.22.**

Behandlungsansätze sind:
- Hemmung der am Beginn der Entzündungskaskade stehenden proinflammatorischen Zytokine (TNF-α, Inter-

leukin-1 und -2). Die Therapie mit TNF-α-Antagonisten, die zirkulierenden TNF-α bzw. dessen Rezeptoren blockieren (Infliximab, Etanercept, Adalimumab), sind etabliert und zeigen viel versprechende Erfolge. Das gleiche Therapiekonzept verfolgt der Interleukin-1-Antikörper Anakinra, der in Kombination mit MTX ebenfalls für die Behandlung der RA zugelassen wurde.

- Hemmung kostimulierender, auf die T-Zelle wirkender Signale: Abatacept
- Hemmung von B-Zellen (monoklonaler Antikörper Rituximab)
- Antikörper gegen Adhäsionsmoleküle (ICAM-1).

Insgesamt werden zurzeit ca. 80 verschiedene Biologicals auf ihre Wirksamkeit geprüft.

Bei der rheumatoiden Arthritis wird derzeit untersucht, inwieweit sich eine spezifische Toleranz durch Gabe von Kollagen Typ II erzielen lässt, dem eine Rolle als entzündungsunterhaltendes Autoantigen zugesprochen wird.

Tab. 12.22 Neue immunmodulatorische Substanzen

Substanz	Beschreibung/Wirkungsweise
B-Zell-Blockade	CD20-AK (Rituximab) wirkt immunsuppressiv durch Hemmung der B-Zell-Proliferation
Interleukin-6-Antagonist	Il-6-Rezeptor-Antagonist (MRA) blockiert Akute-Phase-Proteine wie CRP
Signal-Trans-duction-Path-way-Hemmer	CTLA4-Ig (Abatacept) hemmt die T-Lymphozyten-Aktivierung durch zytokininduzierte Aktivierungssignale (z.B. durch TNF-α)

Fallbeispiel 1

Anamnese
Eine 34-jährige Patientin klagt seit zwei Wochen über eine schmerzhafte Schwellung und Rötung des linken Knies, des rechten Mittelfußes sowie über Bewegungsschmerzen im linken Handgelenk und der rechten Ferse (Achillodynie). Zusätzlich wache sie morgens mit Schmerzen der unteren LWS auf, die nach Bewegung am Vormittag nachlassen, und sie beklagt ein andauerndes Augenbrennen. Aus der Vorgeschichte erwähnenswert: rezidivierende Adnexitis und daraus resultierende Sterilität.

Untersuchungsbefund
Es bestehen eine Schwellung und Druckschmerzhaftigkeit mit Bewegungseinschränkung des Knies und Mittelfußes sowie ein Bewegungsschmerz des Handgelenkes und ein einseitiger Druckschmerz am Achillessehnenansatz. Beide Sakroiliakalgelenke sind druckschmerzhaft, Mennell-Zeichen positiv. Das Auge ist druckschmerzhaft und das Augenweiß besonders um den Kornealrand herum gerötet.

Welche Verdachts-, welche Differentialdiagnosen haben Sie?
Es besteht eine asymmetrische Arthritis; die LWS-Schmerzen vom entzündlichen Typ sowie die Achillodynie und die Augenbeteiligung lassen an eine Spondylarthritis denken, z.B. einen M. Bechterew. Die gynäkologische Anamnese spricht differentialdiagnostisch für eine reaktive Arthritis (z.B. M. Reiter). Andere Spondylarthritis-Formen erscheinen weniger wahrscheinlich (keine Psoriasis, keine entzündliche Darmerkrankung).

Welche Untersuchungen ordnen Sie an?
- Labor: BSG (33/60) und CRP mit 3,0 mg/dl (Norm < 0,6) mäßig erhöht, ANA und Rheumafaktoren negativ, HLA-B27 positiv. *Chlamydia-trachomatis*-IgA 1 : 512, -IgG 1 : 264 (ELISA)
- Mikrobiologie: Abstrich des Muttermundes positiv auf *Chlamydia trachomatis*
- Gelenkpunktat linkes Knie: 12 000 Zellen/ml (30% Lymphozyten, 65% Neutrophile), kein Rhagozytennachweis, Kultur steril
- Röntgenaufnahmen der betroffenen Ge-

lenke, einschließlich Sakroiliakalgelenk unauffällig
- Augenkonsil: leichte Uveitis anterior.

Wie lautet die Diagnose?
Reaktive Arthritis, durch Chlamydien ausgelöst. Da die Trias Arthritis, Adnexitis und Uveitis vorliegt, wird auch von einem M. Reiter oder Reiter-Syndrom gesprochen.

Welche Therapie schlagen Sie vor?
Drei Wochen Tetrazyklin-Behandlung, Kühlen der betroffenen Gelenke, Antirheumatika (NSAR) bei Bedarf (z.B. Diclofenac 3 × 50 mg). Wichtig ist die Partnermitbehandlung, da sonst ein Rezidiv des Chlamydieninfektes droht. Dabei ist zu beachten, dass der Partner häufig asymptomatisch ist. Falls sich die Kniegelenkarthritis unter der antientzündlichen Therapie nur unzureichend bessert, kann eine intraartikuläre Injektion mit einem Kristallsteroid (z.B. Lederlon® 20–40 mg) durchgeführt werden. Bei rezidivierenden Arthritisschüben ist eine Basistherapie indiziert (z.B. Sulfasalazin 4 × 500 mg).

Anmerkungen
Wahrscheinlich handelt es sich um einen seit Langem persistierenden Chlamydien-

infekt, der auch für die rezidivierende Adnexitis verantwortlich war. Daher gelang auch der Keimnachweis in der Kultur des Muttermundabstriches, was sonst bei reaktiven Arthritiden oft nicht der Fall ist. Da es sich bei der Gelenkentzündung um ein parainfektiöses Geschehen handelt, ist die Kultur des Gelenkergusses typischerweise steril geblieben. Warum es erst zu diesem Zeitpunkt zu der reaktiven Arthritis bei länger bestehendem Chlamydieninfekt gekommen ist, kann nicht beantwortet werden. Eine genetische Disposition für eine reaktive Arthritis besteht bei nachgewiesenem HLA-B27, für die Diagnosestellung ist das jedoch irrelevant. Das Reiter-Syndrom führt häufiger zur Chronifizierung (20–30%) als andere reaktive Arthritiden.

Fallbeispiel 2

Anamnese
Eine 73-jährige Frau klagt seit 12 Wochen über intermittierende Schulterschmerzen beidseits, die zum Hals und in die Oberarme ausstrahlen. Es besteht eine etwa 2 Stunden anhaltende Morgensteifigkeit insbesondere der Schultern, sodass sich die Patientin zum Beispiel nicht kämmen kann. Seit 2 Wochen zusätzlich Gelenkschmerzen der Knie und beider Handgelenke, seit 3 Tagen ist das linke Knie geschwollen.

Untersuchungsbefund
Patientin in mäßig reduziertem AZ, deutliche Rötung und Schwellung des linken Knies mit „tanzender Patella", Bewegungsschmerz der Knie und Handgelenke mit Kraftlosigkeit, die Schulterabduktion ist auf 90° reduziert; mäßiger Druckschmerz beider Oberarme.

Welche Verdachtsdiagnose, welche Differentialdiagnosen haben Sie?
Es besteht eine Oligoarthritis (< 3 Gelenke geschwollen), Ihre erste Verdachtsdiagnose ist aufgrund der Häufigkeit die rheumatoide Arthritis (RA).
Die wichtigste Differentialdiagnose ist eine Polymyalgia rheumatica, deren klinische Erscheinungen sich teilweise mit denen der Alters-RA überlappen. Die Alters-RA befällt – im Gegensatz zur RA im jüngeren Alter – vorwiegend die großen Gelenke. Da die Schmerzen wegen starker periartikulärer Ausstrahlung oft nicht genau auf ein Gelenk bezogen werden können, ist die Differenzierung zu stammnahen Myalgien insbesondere bei fehlender Gelenkschwellung schwierig.

Andersherum kann es im Rahmen der Polymyalgie bisweilen zu einer Begleitsynovitis einzelner Gelenke kommen. Eine Sturzsenkung, ein negativer Rheumafaktor und negative CCP-Antikörper sind bei der Polymyalgie obligat, der positive Nachweis würde für eine Alters-RA sprechen. Für die Differenzierung hilfreich sind die Knochenszintigraphie und das NMR, die eindeutig den Gelenkbefall belegen.

Welche Untersuchungen ordnen Sie an?
• Labor: BSG 70/112, CRP 9,4 mg/dl (Norm < 0,6), Elektrophorese mit deutlicher α_2-Globulin-Erhöhung auf 12,3%. ANA, Rheumafaktor und CCP negativ.
• Die Röntgenaufnahmen zeigen einen altersgemäßen Verschleiß, aber keine Arthritiszeichen.
• Die 3-Phasen-Knochenszintigraphie zeigt eine deutliche Mehrbelegung bereits in der Frühphase im linken Knie; in der Spätphase eine symmetrische Mehrbelegung des rechten Knies, der Schultern und der Handgelenke.

Wie lautet die Diagnose?
Rheumatoide Arthritis im Alter (= Alters-RA).

Welche Therapie schlagen Sie vor?
Initial oraler Steroidstoß von 50 mg Prednisolon, das alle 3 Tage um 10 mg reduziert wird. Die angestrebte Dauerdosis sollte unter 7,5 mg liegen. Die betroffenen Gelenke sollten regelmäßig gekühlt werden. Begleitend krankengymnastische Mobilisierung und physikalische Therapie (Kaltgas, Iontophorese für die Hände). Da die Arthritis des Knies trotz der beschriebenen Therapie persistierte, wurde ein Kristallsteroid (z. B. Lederlon® 20 mg) intraartikulär injiziert.

Anmerkung
Im ersten Jahr der Erkrankung ist der Rheumafaktor nicht bei allen Patienten positiv, sodass ein initial negativer Befund nicht gegen diese Diagnose spricht. Ca. 20% der RA-Patienten bleiben auch langfristig seronegativ (= Rheumafaktor negativ). Der Nachweis von Antikörpern gegen zyklisches citrulliniertes Peptid (CCP-Antikörper) kann die Diagnose einer RA sehr viel wahrscheinlicher machen. Bei der Mehrheit der Patienten kann die Alters-RA mit niedrig dosiertem Steroid (< 7,5 mg Prednisolon pro Tag) kontrolliert werden. Eine Minderheit hat jedoch einen aggressiven Verlauf mit frühzeitigen radiologischen Destruktionen, bei diesen Patienten ist die immunsuppressive Basistherapie (z. B. Methotrexat 15 mg, 1 × wöchentlich) indiziert.

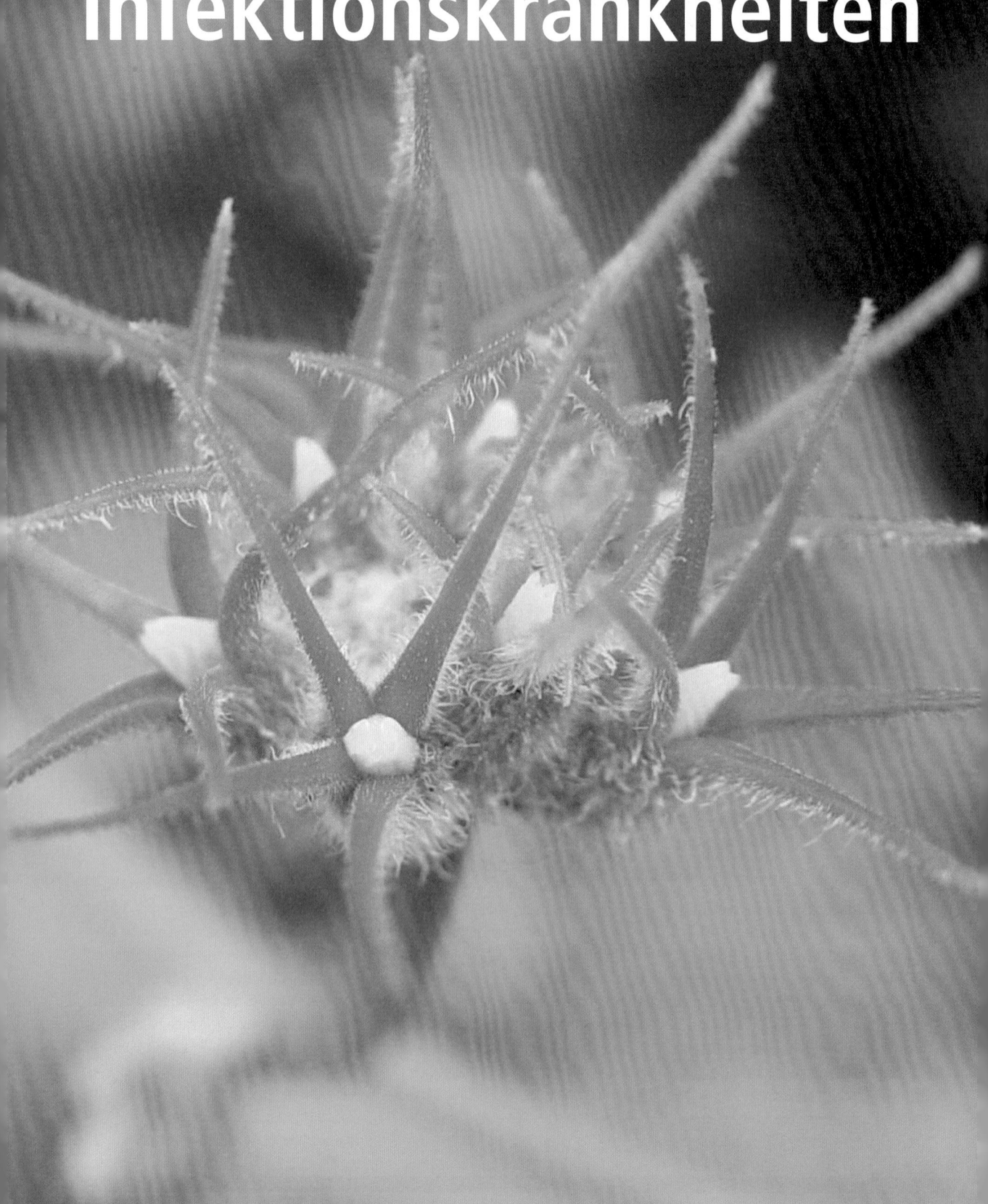

13
Infektionskrankheiten

Die Geschichte der Infektionskrankheiten

Jahrtausendelang waren Infektionskrankheiten auch in den reichen Ländern der Erde die häufigste Todesursache (**Abb. 13.1**). Noch 1918/19 starben an der durch Europa ziehenden Influenza-Epidemie mehr Menschen als im Ersten Weltkrieg in den vier Jahren davor. In ihrem Ausmaß noch verheerender waren die Epidemien des Mittelalters, die sowohl die Gesellschaft als auch die Psyche unserer Vorfahren entscheidend mitprägten. Viele Historiker betrachten etwa die Pest als über weite Strecken des Mittelalters wirtschafts- und kulturbestimmend.

Erst mit der Verbesserung der Lebensumstände für die breite Masse der Bevölkerung in Mitteleuropa und Nordamerika sowie mit der Entwicklung von Antibiotika und Impfstoffen änderte sich dies für diese Gegenden – aber auch nur dort: Weltweit sterben noch immer mehr Menschen an Infektionskrankheiten als an Herz-Kreislauf-Erkrankungen und Krebserkrankungen zusammen.

❗ Interessanterweise hatten die Entdeckung der Antibiotika und Besserung der medizinischen Versorgung einen vergleichsweise geringen Einfluss auf die Epidemiologie der Infektionskrankheiten. So war z. B. die Tuberkulose zum Zeitpunkt der Entdeckung der Tuberkulostatika bereits auf 10% ihrer ursprünglichen Prävalenz zurückgedrängt. ❗

❗ Die Geschichte der Infektiologie ist keinesfalls abgeschlossen: Allein seit 1980 wurden mehr als 30 neue humanpathogene Erreger identifiziert, darunter solche mit überragender epidemiologischer Bedeutung (z. B. *Helicobacter pylori*, HIV, *Chlamydia pneumoniae*, Hepatitis C, humanes Metapneumovirus, verschiedene Prionen und das 2003 entdeckte „humane Pneumonie-assoziierte Coronavirus", der Erreger des SARS). ❗

❗ Mit der impfbedingten Verdrängung der Pocken ist der modernen Medizin zum ersten und bisher einzigen Mal die globale Ausrottung einer Krankheit gelungen, auch wenn die Bedrohung durch gelagerte Restbestände des Virus fortbesteht. ❗

Die internationale Perspektive

Obwohl in aller Regel durch wirksame Medikamente behandelbar, haben sich Infektionskrankheiten in den letzten beiden Jahrzehnten weltweit weiter ausgebreitet: Rund um den Globus leiden etwa 1,8 Milliarden Menschen an Durchfallerkrankungen, 400 Mio. an Malaria, 200 Mio. haben Schistosomiasis. Die AIDS-Epidemie hat ganze Länder an den Rand des sozioökonomischen Zusammenbruchs geführt. Die Lebenserwartung in Botswana etwa ist durch AIDS innerhalb von 15 Jahren von 62 auf 48 Jahre gefallen.

Während die Globalisierung ökonomischer Chancen in den letzten Jahren breit diskutiert wurde, sind die globalen Anstrengungen zur Bekämpfung der Infektionskrankheiten in den armen Ländern weiterhin unzureichend: Forschungsausgaben für Tuberkulose und Malaria betragen einen Bruchteil der für weit weniger bedrohliche Erkrankungen (wie etwa Heuschnupfen oder Erektionsstörungen) im Norden ausgegebenen Beträge, und der Transfer von Medikamenten insbesondere gegen AIDS ist durch die hohen Preise und logistische Schwierigkeiten begrenzt. Aber auch viele Entwicklungsländer haben durch ihre von Tabus und Opportunismus geprägte Gesundheitspolitik zur weiteren Ausbreitung insbesondere der AIDS-Epidemie beigetragen.

Die ernüchternde Situation der Infektiologie nach der Jahrtausendwende ist somit die der **„therapeutischen Apartheid"**: Während im Norden inzwischen selbst Rhinoviren (Erreger des Schnupfens) durch teure Medikamente bekämpft werden, ist das Gesundheitswesen in vielen Ländern der Dritten Welt nicht in der Lage, selbst minimale Beträge für das Tuberkulose-DOTS-Programm der WHO (s. **5.4.3**) aufzubringen, welches dem Leben der Patienten Jahre hinzufügen könnte – von dem Zugewinn an Produktivität und Lebensqualität ganz zu schweigen.

Sieg über die Infektionskrankheiten?

Der noch vor wenigen Jahren gerne beschworene „Sieg über die Infektionskrankheiten" ist somit nicht in Sicht. Spätestens mit der HIV-Pandemie ist er grundsätzlich fragwürdig geworden. Dies hat viele Gründe:

● Sozial unterentwickelte Gebiete (zu denen auch die städtischen Randgebiete vieler Industrienationen zählen) sind weiterhin ein idealer Nährboden für die Entstehung und

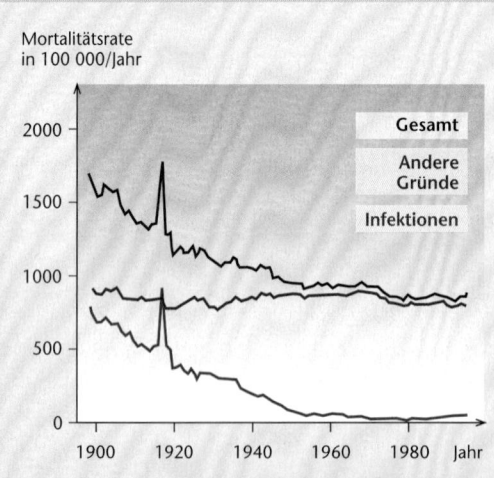

Abb. 13.1: Einfluss der Mortalität an Infektionskrankheiten auf die Lebenserwartung in den USA 1900–1995.
Beachtenswert sind zum einen die dramatische Mortalität durch die Grippe-Pandemie 1918 und die – entgegen dem abnehmenden Trend – zunehmende infektionsbedingte Mortalität seit Beginn der 1980er Jahre, welche die HIV-Epidemie widerspiegelt. Zum anderen zeigt der Kurvenverlauf, dass die infektionsbedingten Sterberaten schon stark zurückgegangen waren, bevor spezifische medizinische Therapien zur Verfügung standen.

Ausbreitung übertragbarer Krankheiten. Kriege, Flüchtlingsbewegungen und massenhafte Verarmung mit Zusammenbruch des öffentlichen Gesundheitswesens (wie in den peripheren Staaten der ehemaligen UdSSR) haben armutsbedingte Infektionskrankheiten wie Tuberkulose explosionsartig anwachsen lassen.

- Viele Infektionskrankheiten treten in direkter Folge medizinischer Errungenschaften auf (medikamentöse Immunsuppression, Implantation von Fremdkörpern, Organtransplantation, antineoplastische Therapie).
- Chronische Erkrankungen und die in Industrienationen endemische massive Stoffwechselschädigung durch Fehlernährung und Bewegungsmangel erleichtern die Ausbreitung bestimmter Infektionskrankheiten (so z.B. als Begleitinfektionen bei Diabetes mellitus, s. **9.2**).
- Im Zuge seiner ökonomischen Expansion dringt der Mensch immer tiefer in bisher isolierte Ökosysteme vor und kommt dadurch mit neuen Erregerreservoiren und Vektoren in Kontakt (s. **13.1.1**).

Auch die Medizin selbst hat ihren Anteil daran, dass der „Sieg über die Infektionskrankheiten" nicht gelingen will. „Alte" und besiegt geglaubte Infektionskrankheiten greifen mit der Entwicklung resistenter, z.T. hochvirulenter Stämme wieder um sich. Viele Pneumokokken- und *Haemophilus-influenzae*-Stämme sind heute β-Lactam-resistent, und Methicillin- und gar Vancomycin-resistente Staphylokokken sind auf dem Vormarsch. Nach allem, was wir wissen, haben hierzu Medizin und Tierzucht durch den unkritischen und jeder Wissenschaft hohnsprechenden Einsatz von Antibiotika entscheidend beigetragen.

PRÜFUNGSSCHWERPUNKTE

+++ septischer Schock (Erreger), Waterhouse-Friderichsen-Syndrom, Impfstoffe, TBC (BCG, Therapie), blutige Diarrhö: Erreger, EHEC; häufige Infektionen bei HIV, Typhus abdominalis (Kompl.), Cholera (Therapie)

++ Tumorauslösende Erreger (HPV 16, 18, HP, EBV, Hep. B), Malaria tropicana (Verlauf), Influenza (Neuraminidase-Hemmer), viszerale (Kala-Azar) und kutane Leishmaniose, Dengue-Fieber

+ Echinokokkose, Leptospirose, Borreliose

13.1 Grundbegriffe und -probleme

13.1.1 Kolonisation – Kontamination – Infektion

Kolonisation, Infektion und Umwelt

Obwohl wir uns häufig in einem dichotomen Verhältnis zu unserer Umwelt sehen, sind wir mit ihr intim verwoben: Jeder von uns ist Lebensraum für Trillionen anderer Organismen, die teilweise „einfach mitessen", teilweise aber auch unsere Lebensfunktionen unterstützen. Mehr als 95% der Zellen des menschlichen Körpers sind Mikroben. Nur ein winziger Teil der Mikroben ist pathogen, und das meist nur unter bestimmten Bedingungen. Die mit der ersten Lebensminute beginnende mikrobielle Kolonisierung macht den Menschen zu einem komplexen Ökosystem. Die bakterielle Besiedlung der Haut und des unteren Magen-Darm-Trakts trägt beispielsweise nicht nur zur unspezifischen Immunabwehr bei, sondern ermöglicht teilweise erst das Leben von höheren Organismen (z.B. durch die Bereitstellung von Vitamin K durch Darmbakterien). Auch gibt es immer mehr Hinweise darauf, dass der verblüffende Anstieg chronisch-entzündlicher Erkrankungen in den Industrienationen auf ein gestörtes Verhältnis zwischen Mikroorganismen und ihrem Wirt zurückzuführen ist (s. **4.1.8**).

„Ökologischer" Bauplan

Selbst unsere Feinstruktur ist beredtes Zeugnis unserer Verschränkung mit der belebten Umwelt: So sind zumindest die Mitochondrien, vielleicht auch andere Zellorganellen aus ehemals in unsere Körperzellen einverleibten Bakterien hervorgegangen und stellen damit eine evolutionsbiologisch eminent effektive Form der Symbiose dar. Auch haben frühere Infektionen ihre Spuren im humanen Genom hinterlassen; beispielsweise wirken „einverleibte" Sequenzen von Retroviren bei der Bildung des Synzytiotrophoblasten mit. Umgekehrt haben viele Viren Gene von ihren Säugetierwirten inkorporiert und sich dadurch Selektionsvorteile verschafft.

Infektion und Koexistenz

Wer allerdings von einem grundsätzlich harmonischen Verhältnis von Mensch und Mikroben ausgeht, irrt. Denn die hoch adaptierte und letzten Endes lebensnotwendige Koexistenz zwischen niedrigen und höheren Lebewesen ist das Resultat einer langen und keineswegs friedlichen Geschichte: Viele der Mikroben, die in dem ständigen Prozess von Mutation und Selektion in biologische Nischen (wie z.B. den Menschen) eindringen, sind zunächst äußerst pathogen, d.h., sie schädigen oder zerstören ihren Wirt. Erst in einem jahrtausendelangen Prozess kommt es zu einer genetischen und immunologischen wechselseitigen Anpassung, in deren Folge die Virulenz der Erreger abnimmt. So können z. B. Herpesviren, die schon die hominiden Vorfahren der Steinzeitmenschen geplagt haben, endogen im Menschen persistieren, ohne wirtsschädigend zu sein; dasselbe gilt für die Tuberkelbakterien. Umgekehrt gibt es zahllose Beispiele, mit welch ungehemmter Dynamik sich neu in das Lebensfeld des Menschen geratene Erreger ausbreiten können. So wurden z. B. die „Neuen Welten" Nordamerikas, Australiens und des Amazonasbeckens keineswegs nur durch die Waffen der Kolonisatoren erobert, sondern auch durch die neuen Mikroben, die die Eroberer auf ihren Schiffen und auf Haut und Schleimhäuten mitbrachten (z. B. Masern und Pocken). Es wird geschätzt, dass bis zu 90% der Indianer Nordamerikas durch bis dahin unbekannte Infektionskrankheiten ausgelöscht wurden.

Auch die zivilisatorische Entwicklung des Menschen hat neue Infektionen heraufbeschworen, denn jeder Schritt des Menschen auf dem Weg zu sichereren Nahrungsquellen, besseren Wohnverhältnissen und mehr Reichtum hat auch die wechselseitige Adaptation der Arten neu durchmischt: Der Weg vom Sammler zum Viehhüter setzte den Menschen vielen ursprünglich an die Tierwelt angepassten Erregern aus, die Gründung großer Städtegemeinschaften ermöglichte die massenhafte Ausbreitung von Seuchenerregern.

Der Tanz geht weiter

Der Prozess der Koevolution von Mensch und Mikroben wird nie abgeschlossen sein, und es ist deshalb ein – leider weit verbreitetes – Missverständnis, es gelte nur die bestehende Liste der menschenpathogenen Erreger „abzuarbeiten", und wir hätten das Thema Infektionskrankheiten ein für alle Mal erledigt. Das Gegenteil ist der Fall: Mit dem Vordringen des Menschen in die letzten ökologischen Nischen wurden weitere Krankheitserreger aufgestöbert, und weitere Vektoren in Menschennähe gebracht – z. B. ging HIV wahrscheinlich beim Vordringen des Menschen in die Lebensräume der Primaten vom Schimpansen auf den Menschen über und hat sich in dem neuen Reservoir zu einer der grausamsten Seuchen der bekannten Geschichte entwickelt (s. **13.14**). Dasselbe gilt für das Ebola-Virus.

Auch klimatische Einflüsse prägen die Begegnung der Arten: Mit der globalen Erwärmung zum Beispiel sind Migrationen von Insekten und Nagetieren verbunden; in diesem Zusammenhang wird eine weitere Ausbreitung etwa von Malaria, Schistosomiasis, Onchocerciasis und Gelbfieber erwartet.

Durch globalen Reise-, Geschäfts- und Geschlechtsverkehr sind Menschen aller Kontinente, epidemiologisch gesprochen, in ein engeres Ökosystem, ein „globales Dorf", zusammengerückt – an einem einzigen Tag überschreiten etwa 2 Millionen Menschen und eine unvorstellbare Menge von Gütern nationale Grenzen und mit ihnen Trillionen von Mikroorganismen – die Vektoren des Gelbfiebers, des Dengue-Fiebers und der asiatischen Virusenzephalitis etwa wurden in den letzten Jahrzehnten über Autoreifen aus Asien in die Neue Welt importiert.

Iatrogene Einflüsse

Auch Umweltveränderungen, die eigentlich der Gesundung und besseren Ernährung des Menschen dienen, schufen neue Nischen für bisher kaum in Menschennähe existenzfähige Organismen. Insbesondere Krankenhäuser haben sich als ideale Umschlagplätze und Brutstätten für hoch virulente Organismen erwiesen. Durch die Massentierhaltung mit ihrem unkritischen Einsatz von Antibiotika wurden in großem Maßstab Resistenzgene selektiert, die sich nicht an Arten-Grenzen halten. Dasselbe gilt für die Prionerkrankungen, die als unerwünschte Nebenwirkung der industrialisierten Viehmast den Weg durch den Artenstammbaum angetreten haben.

An der Geschichte der Infektionskrankheiten ist der Mensch mit seinen kulturellen, sozialen und wirtschaftlichen Bestrebungen beteiligt. Das Verständnis des Menschen als Ökosystem wird für die Zukunft keine geringere Bedeutung haben, als dies im 19. und 20. Jahrhundert die Entdeckung der Mikroben und die Entwicklung der Hygiene hatten.

Kolonisation

Unter Kolonisation versteht man die Besiedlung von Haut und Schleimhäuten durch Mikroorganismen, ohne dass seitens des Wirtsorganismus eine Abwehrreaktion erfolgt und ohne dass der Wirt geschädigt wird.

! Auch pathogene Mikroorganismen können für eine Kolonisation verantwortlich sein. Letztere Gruppe spielt eine wichtige epidemiologische Rolle, z. B. bei der Verbreitung von *Neisseria meningitidis*, die bei vielen gesunden Menschen im Nasen-Rachen-Raum vorkommt. Auch Salmonellen-Dauerausscheider sind klinisch nicht erkrankt, können aber bei Missachtung hygienischer Grundregeln zur Ansteckungsquelle für andere Individuen werden. **!**

Der normale menschliche Körper enthält 10^{15} – d. h. eine Quadrillion – Bakterien und Pilze aus wahrscheinlich mehreren tausend Spezies, von denen eine größere Anzahl unbekannt ist. Allein der Speichel enthält z. B. eine Milliarde Bakterien pro Milliliter und Stuhl eine Trillion Bakterien pro Gramm. Die Bakterien, die den menschlichen Organismus kolonisieren, sind allerdings auf bestimmte Standorte beschränkt (**Abb. 13.2**). Die Tuben, der Uterus und die Blase sind z. B. normalerweise keimfrei; Scheide und distale Urethra dagegen stark mit Bakterien besiedelt.

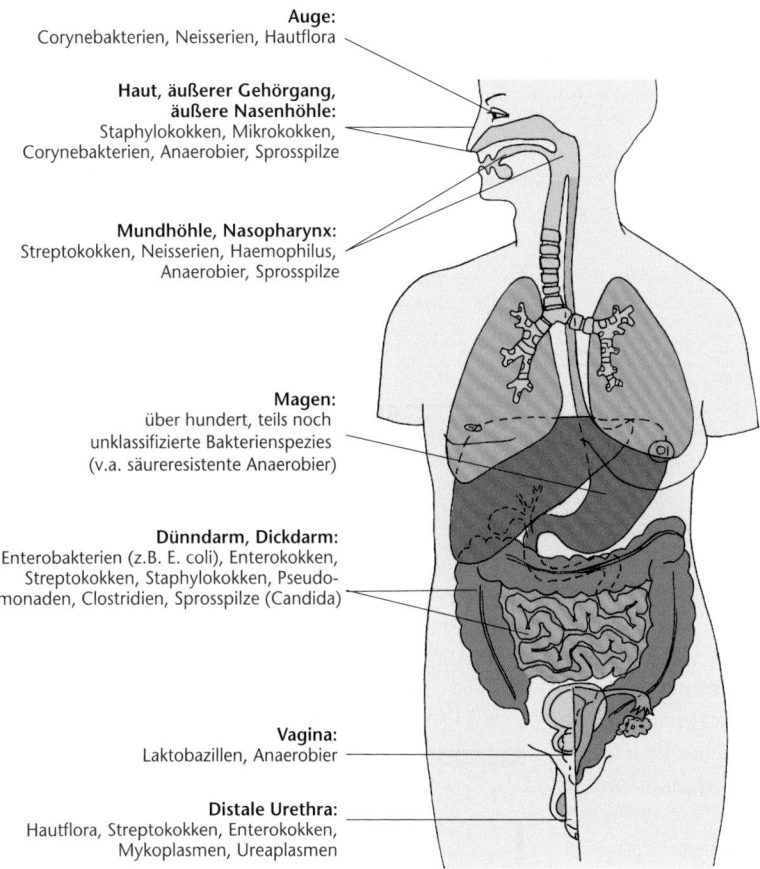

Auge:
Corynebakterien, Neisserien, Hautflora

Haut, äußerer Gehörgang, äußere Nasenhöhle:
Staphylokokken, Mikrokokken, Corynebakterien, Anaerobier, Sprosspilze

Mundhöhle, Nasopharynx:
Streptokokken, Neisserien, Haemophilus, Anaerobier, Sprosspilze

Magen:
über hundert, teils noch unklassifizierte Bakterienspezies (v.a. säureresistente Anaerobier)

Dünndarm, Dickdarm:
Enterobakterien (z.B. E. coli), Enterokokken, Streptokokken, Staphylokokken, Pseudomonaden, Clostridien, Sprosspilze (Candida)

Vagina:
Laktobazillen, Anaerobier

Distale Urethra:
Hautflora, Streptokokken, Enterokokken, Mykoplasmen, Ureaplasmen

Abb. 13.2: Physiologische Bakterienflora des Menschen (Überblick). [A400–215]

Kontamination

Von Kontamination wird gesprochen, wenn Mikroorganismen, die nicht zur normalen Standortflora gehören, durch Kontakt mit keimhaltigem Material auf ansonsten nicht mit dem Keim besiedelte Gegenstände oder auf die Haut gelangen. Kontaminierte Gegenstände oder Lebensmittel und mangelnde Hygiene spielen in der Epidemiologie eine wichtige Rolle bei der Keimübertragung.

Infektion, Infektionskrankheit, Infestation

Unter **Infektion** versteht man das Eindringen von Mikroorganismen in die Gewebe eines Makroorganismus. Eine **Infektionskrankheit** liegt vor, wenn im Verlauf der Infektion – typischerweise am Ende der symptomfreien Inkubationszeit – klinische Krankheitszeichen auftreten. Der klinische Verlauf einer Infektionskrankheit wird von Schädigungsfaktoren der Erreger (Erregerzahl und Virulenz) und von den Antwort- bzw. Abwehrmechanismen des Wirtes geprägt (Genaueres s. **13.2**). Von einer **Infestation** spricht man, wenn Parasiten einen Wirtsorganismus besiedeln, ohne in ihn einzudringen.

Klinische Verläufe von Infektionskrankheiten

Die meisten Infektionskrankheiten beginnen mit einem **Prodromalstadium**, also mit unspezifischen Symptomen wie Fieber, Gliederschmerzen und Abgeschlagenheit. Diese sind Ausdruck der in Gang kommenden wirtsseitigen proinflammatorisch gesteigerten Immunantwort, also nicht vom Erreger selbst bewirkt, sie verlaufen deshalb vergleichsweise uniform. Nur wenige Infektionskrankheiten beginnen schlagartig (s. **Kasten** „Schlagartig einsetzende Infektionskrankheiten").

Für einige Infektionskrankheiten ist ein **mehrphasiger Verlauf** mit symptomarmem oder -freiem Intervall typisch. Die unterschiedlichen Krankheitsphasen sind dadurch bedingt, dass der Infektion des „Eintrittsorgans" (etwa Haut oder Gastrointestinaltrakt) nach Dissemination sekundär systemische Manifestationen folgen. Einen solchen Krankheitsverlauf findet man bei den bakteriellen Krankeiten Lues und Lyme-Borreliose (beide triphasisch), Leptospirose und Tuberkulose (beide biphasisch) und bei den Protozoonosen Malaria und Schlafkrankheit. Auch Viruserkrankungen verlaufen mitunter mehrphasig, z.B. Poliomyelitis, FSME und Dengue-Fieber.

13

Schlagartig einsetzende Infektionskrankheiten (Beispiele)

- Grippe (Influenza)
- viele Formen der Sepsis (bes. gramnegative Sepsis)
- Cholera
- Klebsiellen-Pneumonie
- toxinvermittelte Gastroenteritiden
- Erkrankungen durch Coxsackie-Viren: Herpangina, Bornholm-Krankheit.

Inkubationszeit

Die Zeitspanne zwischen Infektion und dem Auftreten erster Symptome, die Inkubationszeit also, kann je nach Erreger und Abwehrlage des Makroorganismus wenige Stunden (z. B. Nahrungsmittelvergiftung mit Staphylokokken), aber auch Jahrzehnte (z. B. Lepra, Prionerkrankungen) dauern (**Tab. 13.1** und **Abb. 13.3**).

Nosokomiale versus ambulant erworbene Infektion

Eine nosokomiale Infektion ist eine im Krankenhaus erworbene Infektion. Die klinischen Symptome treten also frühestens nach einer Krankenhausaufenthaltsdauer auf, die der Inkubationszeit der Infektionskrankheit entspricht (die Krankheit kann also auch nach Entlassung aus dem Krankenhaus auftreten). Praktischerweise werden solche Infektionen als nosokomial angesehen, die innerhalb von 48 Stunden nach Aufnahme in das Krankenhaus auftreten, wenn nicht eine längere Inkubationszeit bekannt ist.

Tab. 13.1 Typische Inkubationszeiten verschiedener Erreger (Auswahl)

Inkubationszeit (IKZ)	Beispiele
ultrakurz (wenige Stunden)	toxinbedingte Gastroenteritiden (Staphylokokken, *Bacillus cereus*, *Clostridium perfringens*)
kurz (bis 1 Woche)	typisch für die meisten bakteriellen Erreger; bei einigen wichtigen Viren, v. a. „Luftwegserreger" (Rhinoviren, RSV, Influenza-Viren, Parainfluenza-Viren), aber auch bei anderen häufigen Viren wie Rotaviren und *Herpes-simplex*-Virus
mittellang (1–4 Woche)	typisch für die meisten viralen Erkrankungen, nur ausnahmsweise bei Bakterien (z. B. Typhus, Keuchhusten, Lues, Chlamydien); ebenfalls typisch für Protozoonosen (z. B. Malaria*, Lambliasis, Amöbiasis)
lang (> 1 Monat)	typisch für viele Wurmerkrankungen; nur ausnahmsweise bei Viruserkrankungen (z. B. Tollwut*, Hepatitis A**, B, C, D, E) oder bakteriellen Erkrankungen (z. B. Brucellose***, Granuloma inguinale***, Lepra)

*   IKZ kann > 12 Monate betragen
**   IKZ etwa 4 Wochen
*** IKZ kann jedoch auch im mittellangen Bereich liegen

❗ 5 % der stationär aufgenommenen erwachsenen Patienten erleiden eine nosokomiale Infektion, 1–2 % davon sterben an ihrer Erkrankung. **❗**

Die im Krankenhaus erworbenen Infektionen weisen ein besonderes Keimspektrum und epidemiologische Eigenschaften auf. Die häufigsten „Hospitalkeime" sind *Staphylococcus aureus*, Enterokokken, *Pseudomonas aeruginosa* und *Candida*-Spezies.

Die Übertragung wird durch die besonderen Umstände einer Therapie im Krankenhaus gefördert (s. **Kasten** „Infektionsfördernde Faktoren").

Infektionsfördernde Faktoren im Krankenhaus
- Unterbrechung von Haut- und Schleimhautbarriere: Wundinfektionen, Harnwegsinfekte durch Katheter
- Immobilität: Pneumonien
- Verwendung von Implantaten
- immunsupprimierende Therapie
- Verwendung von Breitbandantibiotika mit nachfolgender Selektion hoch virulenter Stämme
- chronische Begleitkrankheiten mit entsprechender Schwächung des Immunsystems.

❗ Es wird geschätzt, dass die Hälfte der Nosokomialinfektionen verhindert werden könnte, wenn das Krankenhauspersonal den etablierten Hygienerichtlinien der Deutschen Krankenhauskommission folgen würde (wie z. B. Händewaschen vor jedem Patientenkontakt). Der ketzerische Spruch „Es ist ungefährlicher, eine Klobrille zu küssen, als einem Arzt die Hand zu geben" ist gar nicht so weit hergeholt. **❗**

Von den nosokomialen Infektionen werden die **ambulant erworbenen** Infektionen, d. h. im normalen sozialen Umfeld erworbenen Infektionen, unterschieden.

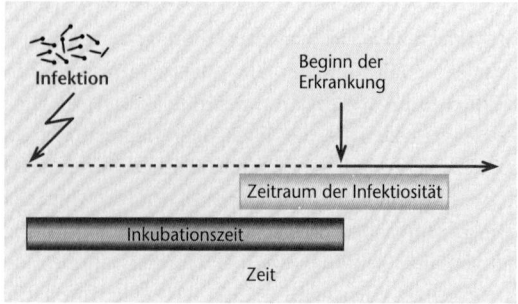

Abb. 13.3: Schema eines typischen Infektionsverlaufs.
Beachtenswert: Der Patient kann andere schon anstecken, bevor sich Krankheitszeichen einstellen.

Persistierende (latente) Infektion

Nicht immer geht aus dem Kampf zwischen Erreger und Wirtsabwehr ein klarer Sieger hervor. Oft kommt es zu einem als „latente" oder persistierende Infektion bezeichneten Patt. Hierbei überleben Erreger, die in eine latente Phase des Generationszyklus eintreten können, im Körper. Sobald die Immunantwort des Körpers durch Krankheit, Alter oder anderweitige Immunsuppression geschwächt wird, können sie sich vermehren und eine Krankheit auslösen. Beispiele sind *Mycobacterium tuberculosis*, *Herpes-simplex-* oder *Varicella-Zoster-*Viren.

13.1.2 Erreger und ihre Eigenschaften

Was ist ein „Erreger"?

Die Ende des 19. Jahrhunderts von Henle und Koch entwickelten **Postulate** etablierten Kriterien, um eine bestimmte Krankheit kausal mit einem spezifischen Erreger zu verbinden (s. **Kasten** „Die Henle-Koch-Postulate"). Sie sind im Prinzip noch heute gültig, müssen jedoch an manchen Stellen relativiert und erweitert werden. So ist z. B. seit der Entdeckung der obligat intrazellulären Bakterien und v. a. der Viren und Prionen die Anzüchtbarkeit der Erreger außerhalb des Organismus in der ursprünglich gemeinten Form nicht immer möglich.

───────────**AUF DEN PUNKT GEBRACHT**───────────

Die Henle-Koch-Postulate
Sie besagen *erstens*, dass der Erreger
• regelmäßig in jedem Fall bei einer bestimmten Infektionskrankheit anzutreffen ist,
• isolierbar ist und
• außerhalb des erkrankten Individuums auf festen Nährmedien anzüchtbar ist,
und *zweitens*, dass durch eine Infektion bei einem anderen Organismus (Mensch oder Tier) mit dem so gewonnenen Erreger ein gleiches oder ähnliches Krankheitsbild hervorgerufen werden kann.

Pathogenität, Virulenz

Ein Erreger ist **pathogen**, wenn er zu einer Infektionskrankheit führen kann.
• **Obligat pathogen** ist ein Keim, der bei jedem nicht immunen Wirt eine Infektionskrankheit auslöst. Beispiele sind die „Kinderkrankheiten", z. B. Varizellen.
• **Fakultativ pathogene** Erreger führen nur unter bestimmten Umständen (etwa bei Immunsuppression) zu einer Infektionskrankheit. Sie werden auch als „Opportunisten" bezeichnet. Häufig handelt es sich dabei um endogene Infektionen durch Keime der Standortflora, z. B. Candida-Infektionen bei AIDS-Patienten, oder aber die Reakti-

vierung latenter Infektionen, wie z. B. mit *Toxoplasma gondii* oder Viren der Herpes-Familie.

Die **Virulenz** beschreibt, wie rasch und in welchem Ausmaß ein Erreger eine Krankheit auslösen kann, und ist damit sozusagen ein Maß für seine „Schädlichkeit". Die einzelnen Faktoren, die zur Virulenz eines Erregers beitragen, werden in **13.2.1** besprochen.

Erregerarten

Überraschend vieles, „was da kreucht und fleucht" – vom 2 nm großen Poliovirus bis zum 10 m langen Bandwurm –, taugt als Erreger für Infektionskrankheiten.

Viren

Sie machen den weitaus größten Anteil der Erreger menschlicher Infektionskrankheiten aus. Alle Viren sind obligat intrazelluläre Parasiten, da sie selbst keine Stoffwechselaktivität besitzen und ohne den Stoffwechsel der Wirtszelle weder Proteine synthetisieren noch sich vermehren können. Ihre Klassifizierung erfolgt nach der in ihrem Kernanteil *(core)* enthaltenen Nukleinsäure (entweder Desoxyribonukleinsäure, „DNA", oder Ribonukleinsäure, „RNA") und nach der Gestalt ihrer Proteinhülle (Kapsid, **Abb. 13.4** und **Abb. 13.5**); manche Viren sind zusätzlich noch von einer Glykoprotein- und Lipidhülle überzogen (sog. Envelope). Eine Übersicht zur Klassifizierung gibt **Tabelle 13.2**.

Viren können nur unter Benutzung wirtseigener Mechanismen in die Körperzellen eindringen, z. B. durch Endozytose, Fusion oder Pinozytose. Voraussetzung ist jeweils die vorherige Anbindung an bestimmte Zelloberflächenrezeptoren. In der Zelle werden die Nukleinsäuren aus der Virushülle freigesetzt und vermehren sich entweder über die Stoffwechselmaschinerie der Zelle (sog. **produktive Infektion**) oder persistieren ohne Replikation. Einige Viren vermögen sich dazu in das Wirtsgenom zu integrieren (sog. **latente Infektion**).

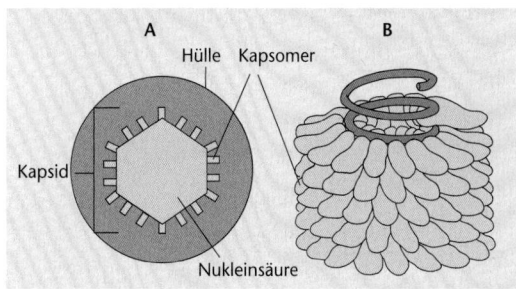

Abb. 13.4: Viren. A) Schematische Darstellung eines ikosaedrischen (das Kapsid bildet 20 gleichseitige Dreiecke) Virus. **B)** Helikal-symmetrische Form mit Anordnung der Kapsomere entlang der spiralförmigen Nukleinsäure. [L157]

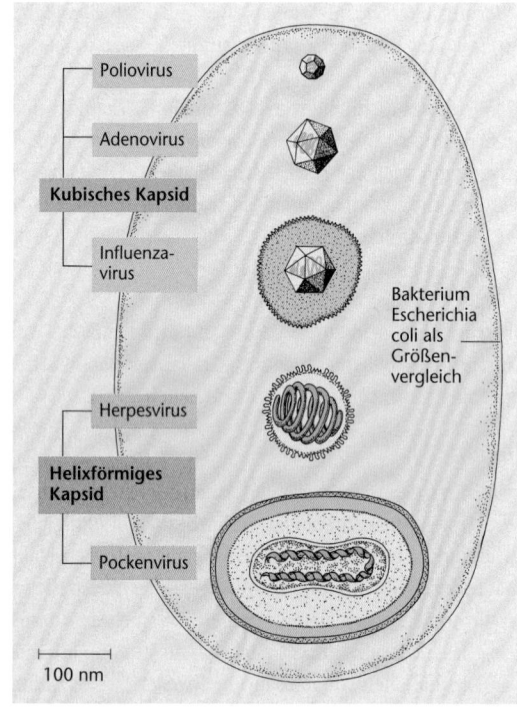

Abb. 13.5:
Größen-
vergleich
und Aufbau
verschiedener
Viren.
[A400–190]

Poliovirus

Adenovirus

Kubisches Kapsid

Influenza-
virus

Bakterium
Escherichia
coli als
Größen-
vergleich

Herpesvirus

Helixförmiges
Kapsid

Pockenvirus

100 nm

schiedene pathogene Virenarten können identische Krankheitsbilder auslösen (z. B. obere Atemwegserkrankungen). Umgekehrt kann ein und dasselbe Virus je nach Alter und Abwehrlage des Patienten verschiedene Erkrankungen hervorrufen (z. B. *Herpes-simplex*-Virus oder Zytomegalie-Virus).

Bakterien (Tab. 13.3)

Bakterien sind Prokaryonten, die weder Zellkerne noch ein endoplasmatisches Retikulum besitzen (**Abb. 13.6** und **Abb. 13.7**). Sie synthetisieren ihre eigene DNA, RNA und Proteine, benötigen aber für ihre Lebensfunktionen ein günstiges Wirtsklima. Die meisten Bakterien können sich nur außerhalb von Körperzellen vermehren (z. B. Streptokokken), andere sind sowohl zu extra- wie auch intrazellulärer Teilung befähigt (z. B. *Mycobacterium tuberculosis*). Die Zellwände von Bakterien bestehen typischerweise entweder aus zwei Phospholipid-Doppelschichten mit einer dazwischen ge-

Der Wirt kann bei Viruserkrankungen auf mehreren Wegen geschädigt werden, z. B. durch direkte Zelllyse, über eine Veränderung der antigenen Eigenschaften der Zelle mit nachfolgender „Immundestruktion" (z. B. Hepatitis B) oder auch durch eine neoplastische Transformation der infizierten Zelle.

Etwa 400 Virenspezies bewohnen den menschlichen Körper, viele davon verursachen keine Krankheiten. Ver-

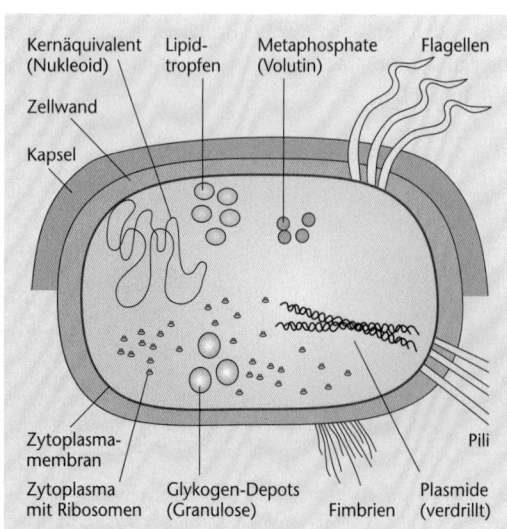

Kernäquivalent Lipid-   Metaphosphate   Flagellen
(Nukleoid)   tropfen   (Volutin)

Zellwand

Kapsel

Zytoplasma-
membran
Zytoplasma   Pili
mit Ribosomen   Glykogen-Depots   Plasmide
                (Granulose)   Fimbrien   (verdrillt)

Abb. 13.6: Grundstruktur von Bakterien. [L157]

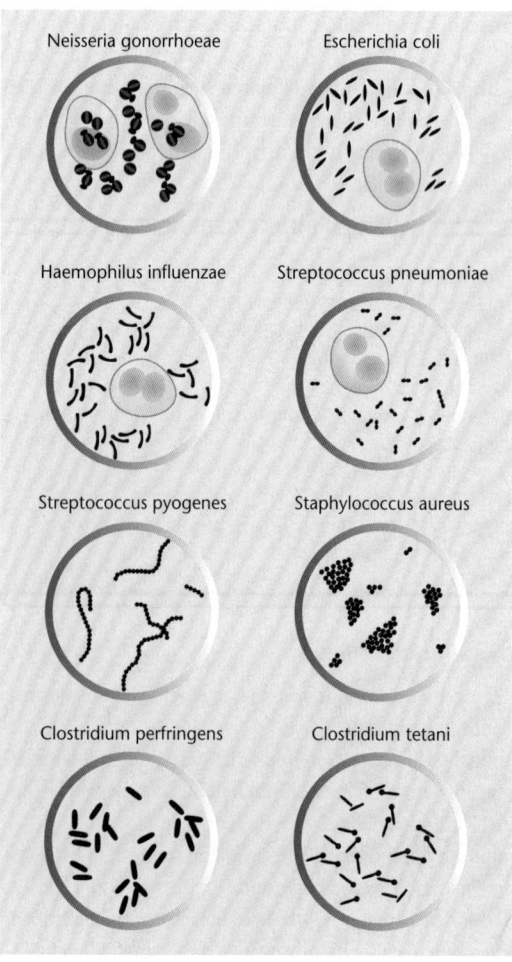

Neisseria gonorrhoeae   Escherichia coli

Haemophilus influenzae   Streptococcus pneumoniae

Streptococcus pyogenes   Staphylococcus aureus

Clostridium perfringens   Clostridium tetani

Abb. 13.7: Bakterien im schematischen Vergleich.
[A300–157]

Tab. 13.2 Auswahl humanpathogener Viren

	Familie	Gattung (Genus)	Art (Auswahl)	Typische Krankheitsbilder
DNA-Viren	**Herpesviridae**	Simplex-Virus	*Herpes simplex* Typ 1, *Herpes simplex* Typ 2	Gingivostomatitis, H. labialis/genitalis, Enzephalitis, H. corneae, Mononeuritis simplex
		Varicella-Virus	*Varicella-Zoster*-Virus	Varizellen, Zoster, Pneumonie, Enzephalitis
		Cytomegalovirus	Zytomegalie-Virus	Hepatitis, konnatale Zytomegalie, Pneumonie, Nephritis, Enzephalitis
		Lymphocrypto-virus	Epstein-Barr-Virus	Mononukleose, Hepatitis, Burkitt-Lymphom
			humanes Herpesvirus 6	Exanthema subitum
	Poxviridae	Orthopoxvirus	Variola-Virus	Pocken
		Molluscipoxvirus	*Molluscum-contagiosum*-Virus	Molluscum contagiosum
	Hepadnaviridae	Hepadnavirus	Hepatitis-B-Virus	Hepatitis B
	Papovaviridae	Papilloma-Virus	humanes Papilloma-Virus	Warzen, Zervixkarzinom
	Adenoviridae	Mastadenovirus	Subgenus A–F	Keratoconjunctivitis epidemica, Pneumonie, akute hämorrhagische Zystitis
	Parvoviridae	Parvovirus	Parvovirus B19	Ringelröteln
RNA-Viren	**Orthomyxoviridae**	Influenza-Virus	Influenza-A-, -B-, -C-Viren	Influenza
	Paramyxoviridae	Morbillivirus	Masern-Virus	Masern
		Paramyxovirus	Mumps-Virus	Mumps
			Parainfluenza-Viren	Atemwegsinfekte
		Pneumovirus	Respiratory-Syncytial-Virus (RSV)	Pharyngitis, Bronchitis
	Rhabdoviridae	Lyssavirus	Rabies-Virus	Tollwut
	Flaviviridae	Flavivirus	FSME-Virus	Meningoenzephalitis
			Dengue-Virus	Dengue-Fieber
			Gelbfieber-Virus	Hepatitis, hämorrhagisches Fieber
			Hepatitis-C-Virus	Hepatitis
	Togaviren	Rubivirus	Rubeola-Virus	Röteln
		Alphavirus	östliches Pferdeenzephalitis-Virus	Enzephalitis
	Picornaviridae	Enterovirus	Polio-Virus	Kinderlähmung
			Coxsackie A	Herpangina
			Coxsackie B	Myokarditis, Bornholm'sche Erkrankung, Meningitis
		Rhinovirus	Rhinoviren	Schnupfen
		Heparnavirus	Hepatitis-A-Virus	epidemische Hepatitis
	Bunyaviridae	Phlebovirus	Sandmückenfieber-Virus	Sandmückenfieber
		Nairovirus	Krim-Kongo-Virus	hämorrhagisches Fieber, Hepatitis
		Hantavirus	Hanta-Virus	hämorrhagisches Fieber, Nephropathie
	Arenaviridae	Arenavirus	Lassa-Virus	Lassafieber: Hämorrhagie, Enzephalopathie, Pharyngitis
	Retroviridae	HTLV-BLV-Gruppe	Human T-cell Lymphotropic Virus 1 und 2	Leukämien
		Lentivirus	HIV 1 und 2	AIDS
	Caliciviridae	Hepevirus	Hepatitis-E-Virus	Hepatitis E
	Filoviridae	Filovirus	Ebola-Virus, Marburg-Virus	hämorrhagisches Fieber
	Reoviridae	Rotavirus	Rotavirus	Gastroenteritis
	Coronaviridae	Coronavirus	Coronavirus NL63, humanes Pneumonie-assoziiertes Coronavirus	Atemwegserkrankungen, SARS

13

legenen Peptidoglykan-Zwischenschicht (**gramnegative Bakterien**) oder aus einer einfachen Phospholipid-Doppelschicht, bedeckt von einer Peptidoglykan-Schicht, die je-

doch bis zu 40 Lagen umfassen und bis zu 30% der Trockenmasse des Bakteriums ausmachen kann (**grampositive Bakterien**).

13

Tab. 13.3 Auswahl pathogenetisch bedeutsamer Bakterien

Morphologie, Wuchs- und Färbeverhalten		Gattung (Genus) [Auswahl]	Art (Spezies) [Auswahl]	Krankheitsbilder [Auswahl]
Grampositive Kokken		Staphylokokken	*Staph. aureus, Staph. epidermidis*	Abszesse, Sepsis, Wundinfektionen
		Streptokokken	*Streptococcus pyogenes, S. agalactiae, S. pneumoniae*	Tonsillitis, Säuglingssepsis, Pneumonien, Meningitiden
		Enterokokken	*Enterococcus faecalis und faecium*	Sepsis, Harnwegsinfekte
Gramnegative Kokken		Meningokokken	*Neisseria meningitidis*	Meningitis, Sepsis
		Gonokokken	*Neisseria gonorrhoeae*	Gonorrhö
		Moraxellen	*Moraxella catarrhalis*	Otitis, Atemwegsinfekte
Grampositive Stäbchen	**Sporenlos**	Corynebakterien	*Corynebacterium diphtheriae*	Diphtherie
		Listerien	*Listeria monocytogenes*	Meningitis, Listeriose
	Sporenbildner (aerob)	Bacillus	*Bacillus anthracis*	Milzbrand
	Sporenbildner (anaerob)	Clostridien	*Clostridium difficile, C. tetani, C. botulinum, C. perfringens*	Enteritis, Tetanus, Botulismus, Gasbrand
	Säurefest (aerob)	Mykobakterium	*M. tuberculosis, M. leprae*	Tuberkulose, Lepra
	Actinomyzeten (aerob)	Actinomyces	*Actinomyces israelii, Nocardia sp.*	Abszesse, Pneumonie
Gramnegative Stäbchen	**Aerob**	Salmonellen	*Salmonella typhi, Salmonella paratyphi A, Salmonella enteritidis*	Typhus, Paratyphus, Gastroenteritis
		Shigellen	*Shigella dysenterica, Shigella flexneri, Shigella sonnei*	bakterielle Ruhr
		Escherichia	*Escherichia coli*	Harnwegsinfekte, Sepsis
		Yersinien	*Yersinia pestis, Yersinia enterocolitica*	Pest, Enteritis
		Pseudomonaden	*Pseudomonas aeruginosa*	Bronchitiden, Wundinfektionen
		Brucellen	*Brucella abortus, Brucella melitensis*	Morbus Bang, Malta-Fieber
		Legionellen	*Legionella pneumophilia*	Pneumonie
		Haemophilus	*Haemophilus influenzae*	Otitis media, Pharyngitis, Pneumonie
		Bordetella	*Bordetella pertussis*	Keuchhusten
		Vibrionen	*Vibrio cholerae, Vibrio vulnificus*	Cholera, Enteritis, Wundinfektionen nach Baden im Meerwasser (v. a. Ostsee)
		Campylobacter	*Campylobacter jejuni*	Enteritis
		Enterobacteriaceae	*Klebsiellen, Proteus mirabilis, Enterobacter*	Harnwegsinfekte, Pneumonien
	Anaerob	Bacteroides-Gruppe	*Fusobacterium*	nekrotisierende Mischinfektionen, Abszesse
Spirochäten		Leptospiren	*Leptospira interrogans*	M. Weil u. a.
		Treponemen	*Treponema pallidum*	Lues
		Borrelien	*Borrelia burgdorferi*	Borreliose (Lyme disease)
Mykoplasmen			*Mycoplasma pneumoniae, Ureaplasma urealyticum*	atypische Pneumonien, Urogenitalinfekte
Obligate Zellparasiten		Rickettsien	*R. prowazekii*	Fleckfieber
		Coxiellen	*Coxiella burnetii*	Q-Fieber
		Chlamydien	*Chlamydia psittacii, Chlamydia trachomatis, Chlamydia pneumoniae*	Vogelzüchterpneumonie, Trachom, Genitalinfekte, Bronchitis, Pneumonie

Neben diesen „Grundmodellen" kommen zum Teil hoch spezialisierte Sonderformen vor:

- **Spirochäten** sind schwer anzüchtbare, spiralige, mobile Organismen, von denen vier Gattungen menschenpathogen sind: Treponemen (Syphilis, Pinta, Frambösie), Leptospiren (M. Weil und andere), Borrelien (Borreliose) und Spirillien (Rattenbissfieber).
- **Anaerobier** sind gegenüber Sauerstoff in unterschiedlichem Maße intolerant. Sie bewohnen Haut, Schleimhäute und Darm und können Infektionskrankheiten zum einen durch Kontamination ansonsten steriler Körperräume (Aspirationspneumonie, Perforationsperitonitis) oder bei Gewebehypoxie (diabetischer Fuß, Druckgeschwüre) auslösen. In der Regel handelt es sich dabei um polymikrobielle Infektionen. Klinische „Marker" für Anaerobierinfektionen sind fauliger Geruch und Gasproduktion (Hautkrepitus, radiologischer Nachweis von Gas). Viele Anaerobier produzieren z. T. lebensgefährliche Exotoxine, z. B. Clostridien.
- **Mykobakterien** sind eine Gruppe stäbchenförmiger, schwach grampositiv färbender Bazillen (z. B. *M. tuberculosis, M. leprae, M. avium*). Als langsam wachsende, obligat aerobe Erreger verursachen sie v. a. chronische Erkrankungen mit einer Vielzahl von zellvermittelten Immunreaktionen.
- **Aktinomyzeten und Nocardien** sind schwach grampositiv färbende, fadenförmige Bakterien, die teils zur Standortflora der Mundhöhle gehören und beim Immungesunden nur selten zu Infektionskrankheiten führen.

Chlamydien, Rickettsien und Mykoplasmen

Diese Organismen haben neben bakterienähnlichen Eigenschaften (z. B. Empfindlichkeit gegenüber Antibiotika) spezifische strukturelle und metabolische Eigenheiten, wie etwa die fehlende Zellwand bei Mykoplasmen und die fehlende ATP-Synthese bei Chlamydien. Rickettsien und Chlamydien sind aufgrund ihres unvollständigen Energiestoffwechsels obligat intrazelluläre Erreger, und damit den Viren ähnlich, Mykoplasmen dagegen sind extrazelluläre Parasiten.

- **Rickettsien** vermehren sich im Zytoplasma des Gefäßendothels und lösen dadurch Vaskulitiden mit vielfältigen Manifestationen wie Hautausschlägen, Pneumonien, ZNS-Erkrankungen und Hepatitiden aus. Die meisten Rickettsien werden durch Insektenbisse übertragen.
- **Chlamydien** sind obligat intrazelluläre Parasiten, die – im Gegensatz zu Viren – stets sowohl DNA als auch RNA enthalten. Wie Viren können sie kein ATP synthetisieren und sind damit vom Energiestoffwechsel der Wirtszelle abhängig. Die drei menschenpathogenen Chlamydienarten sind: *C. trachomatis, C. psittaci, C. pneumoniae*.
- **Mykoplasmen** und die eng verwandten Ureaplasmen sind die kleinsten bekannten Organismen mit eigenem Stoffwechsel. Sie haben zwar eine Zellmembran, jedoch keine Zellwand. Vier Mykoplasmenarten sind menschenpathogen: *M. pneumoniae, M. hominis, Ureaplasma urealyticum* und *M. fermentans*. Mykoplasmen befallen die Epithelzellen der Luftwege. Ureaplasmen werden sexuell übertragen und befallen den Urogenitaltrakt.

! Gegen die Zellwand gerichtete Antibiotika, wie z. B. β-Lactam-Antibiotika, sind gegen Mykoplasmen wirkungslos. **!**

Pilze

Pilze besitzen dicke, polysaccharid- und chitinhaltige Zellwände. Sie vermehren sich durch Sprossung und/oder Sporenbildung (**Abb. 13.8**). Letztere Eigenschaft verleiht zusätzliche Umweltresistenz. Viele Pilzarten befallen nur die oberflächlichen Hautschichten bzw. Haarschaft und Nägel (Dermatophyten). Bestimmte Arten sind zur subkutanen Invasion befähigt mit konsekutiver Abszess- oder Granulombildung (z. B. Sporotrichose). Eine tiefere Gewebeinvasion kommt nur bei wenigen geographisch begrenzten Pilzarten vor (z. B. *Coccidioides, Blastomyces*). Viele Pilze sind Teil der normalen Körperflora in Haut und Darm (z. B. *Candida, Aspergillus, Mucor, Pneumocystis*) und können im Falle einer Immunsuppression als opportunistische Erreger lebensbedrohliche systemische Infektionen auslösen.

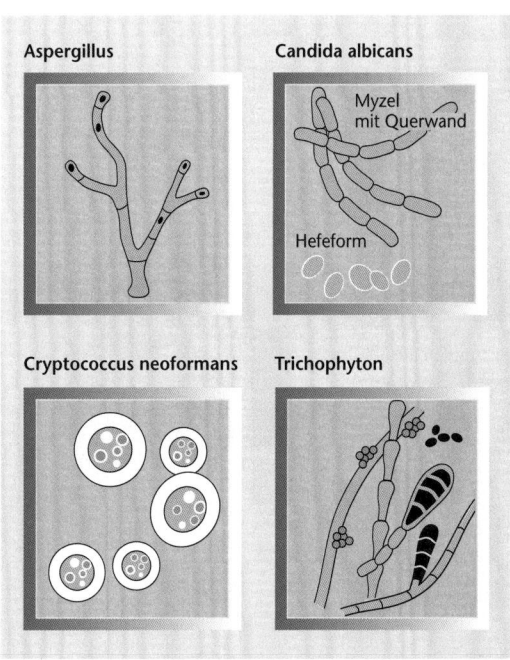

Abb. 13.8: Pilze im schematischen Vergleich. [A300–157]

Protozoen

Protozoen sind mobile, von einer Plasmamembran umgebene „tierische" Einzeller mit komplexen zytoplasmatischen Organellen (**Abb. 13.9**). Sie werden sexuell *(Trichomonas vaginalis)*, fäkal-oral *(Entamoeba histolytica, Giardia lamblia)*, über blutsaugende Insekten (Plasmodien und Leishmanien) oder durch Tierkontakte (Aufnahme von durch Katzen übertragenen Oozysten bzw. zystenhaltigem Fleisch im Falle von *Toxoplasma gondii*) übertragen.

Mehrzeller

Hierzu zählen **Würmer (Helminthen)** und **Ektoparasiten**, d. h. an der Haut haftende **Arthropoden** („Gliederfüßler": Läuse, Flöhe, Wanzen, Zecken).

Würmer (s. **13.17, Abb. 13.10**) werden in drei Klassen eingeteilt:
- **Nematoden** = Rund- bzw. Fadenwürmer
- **Zestoden** = Flach- bzw. Bandwürmer
- **Trematoden** = Saugwürmer.

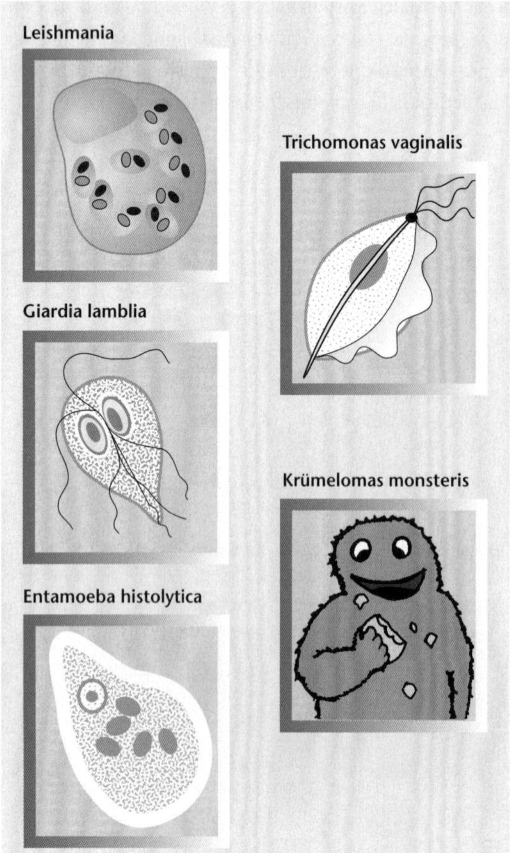

Sie durchlaufen vielgestaltige Lebenszyklen und wechseln meist zwischen sexueller Reproduktion im Körper des Wirtes und asexueller Reproduktion im Körper des Vektors bzw. Zwischenwirtes. Der Mensch kann sowohl Wirt als auch Vektor sein, sodass er je nach Wurmspezies nicht nur erwachsene Würmer mit den von ihnen produzierten Eiern oder Larven (z. B. Askariden) enthalten kann, sondern auch unreife Wurmvorstufen (z. B. *Toxocara canis*) oder asexuelle Larven (z. B. *Echinococcus*). Krankheitszeichen entstehen auf verschiedenen Wegen:
- unmittelbare **Gewebeschädigung** durch Infiltration, Verdrängung oder lokale Entzündung durch Eier und Larven. Zur unmittelbaren Gewebeschädigung sind jene Wurmarten befähigt, für die der Mensch nicht den Endwirt, sondern den Zwischenwirt bzw. Vektor darstellt, z. B. Echinokokken, Filarien, Schistosomen.
- Würmer können dem Körper durch **Nahrungskonkurrenz** resorbierbare Nährstoffe und Mineralien entziehen. So entzieht z. B. der Fischbandwurm seinem Wirtsorganismus Vitamin B_{12} und kann damit eine perniziöse Anämie auslösen.
- Würmer können **Wirtsgewebe als Nahrung** zu sich nehmen. 1000 Hakenwürmer verbrauchen z. B. etwa 100 ml Blut pro Tag und können so eine Eisenmangelanämie verursachen.

Prionen

Prionen (von *protein only*) sind aberrante (falsch gefaltete) und dadurch pathogene Formen eines bei allen Säugetieren physiologisch im Knochenmark und Nervengewebe vorkommenden Proteins, des **Prionproteins (PrP)**. Letzteres hat möglicherweise eine Funktion bei der Regeneration von Stammzellen und spielt evtl. auch beim Langzeitgedächtnis eine Rolle. Prionen können in vielen Säugetierarten rasch progrediente neurodegenerative Erkrankungen auslösen, vier Formen sind bisher für den Menschen beschrieben.

Prionerkrankungen sind fast immer erblich bedingt; bisher sind etwa 20 Mutationen des Prionprotein-Gens bekannt. Nur etwa 1% aller Fälle von Prionerkrankungen sind

Abb. 13.9: Protozoen im schematischen Vergleich.
[A300 – 157]

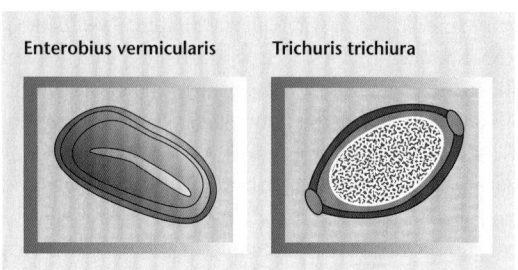

Abb. 13.10: Wurmeier. [A300 – 157]

infektiöser Ursache, wobei ritualistischer Kannibalismus im Falle von Kuru eine Rolle spielte und industrieller Kannibalismus (Verfütterung arteigener Proteine) bei der bovinen spongioformen Enzephalopathie der Kuh. Bis auf Kuru und die iatrogene sowie variante Form der **Creutzfeldt-Jakob-Krankheit** sind alle humanen Prionerkrankungen vererbt.

Formen und Übertragung

Die Übertragung von Prionen von Wirt zu Wirt erfolgt wahrscheinlich über den Magen-Darm-Trakt. Für einige Prionerkrankungen ist eine Infektiosität über Artengrenzen hinweg nachgewiesen; so ist die variante Creutzfeldt-Jakob-Krankheit des Menschen z. B. von an BSE erkrankten Kühen erworben.

Beispiele von Prionerkrankungen:

- **Kuru** (Mensch): historische, ehemals durch rituellen Kannabalismus in Neuguinea übertragene Enzephalopathie
- **Creutzfeldt-Jakob Disease** (CJD, Mensch): klinisch rasche Demenz und Myoklonus. Sie kommt in vier Formen vor: als genetisch bedingte **familiäre Form** (Keimbahnmutation), als vielleicht durch somatische Mutation bedingte **sporadische Form**, als infektionsbedingte **iatrogene Form** (Übertragung des Prions durch Transplantationen) sowie als (ebenfalls infektionsbedingte) **variante Form** (Übertragung des Prions von BSE-infizierten Kühen; s. **Kasten** „Variante Creutzfeldt-Jakob-Krankheit").

❗ Wegen der variablen, evtl. jahrzehntelangen Inkubationszeit ist immer noch nicht ganz absehbar, wie viele Menschen sich im Rahmen der britischen BSE-Epidemie der 1990er Jahre mit der varianten Form von CJD infiziert haben; es wird jedoch von mindestens mehreren hundert Fällen ausgegangen. ❗

❗ Verantwortlich für die BSE-Epidemie sind industrielle Tierhaltungspraktiken, die pflanzenfressende Nutztiere teilweise zu Fleischfressern machen. ❗

- **Gerstmann-Sträussler-Scheinker-Krankheit** (Mensch): durch Keimbahnmutation ausgelöste Enzephalopathie
- **fatale familiäre Insomnie** (Mensch): äußerst seltene, autosomal-dominante Form der Enzephalopathie.

In der Tierwelt sind Prionerkrankungen nicht selten: u. a. BSE (Kühe), Scrapie (Schaf), Chronic Wasting Disease (Elch), Feline Spongiform Encephalopathy (Katzen).

Pathogenese

Eine Prionerkrankung entsteht dadurch, dass das in vielen Nervenzellen vorhandene, physiologische Prionprotein (sog. zelluläres Prionprotein, PrP^C) seine dreidimensionale Konformation ändert und in ein pathologisch konformiertes, „falsch gefaltetes", nun unlösliches und proteaseresistentes Prionprotein übergeht (z. B. in ein PrP^{Sc}, wobei Sc für Scrapie steht). Das pathologische Prionprotein kann sich in Aggregaten zusammenklumpen, Fibrillen formen und so

---

═══ZUR VERTIEFUNG═══

Variante Creutzfeldt-Jakob-Krankheit

Synonym: neue variante Creutzfeldt-Jakob-Krankheit (nvCJD) Alle bisherigen Fälle wurden vom Rind auf den Menschen übertragen. Da aber evtl. kontaminiertes bovines Material an viele andere Nutztiere verfüttert wurde, könnte eine Übertragung grundsätzlich auch über andere Arten und deren Prionvarianten erfolgen.

Klinik
Im Gegensatz zur sporadischen Form sind v. a. jüngere Erwachsene betroffen. Nach einer Inkubationszeit von mehreren Jahren uniformes Krankheitsbild mit Tod meist innerhalb von zwei Jahren: zunächst Verhaltensauffälligkeiten, Depression, Halluzinationen. Frühzeitig treten Gesichts- und Gliederdysästhesien auf, gefolgt von zerebellären Symptomen (Ataxie). Später Demenz und Myoklonus.

Diagnose
Das Hirn-CT ist entweder normal oder zeigt eine unspezifische milde Atrophie. Das EEG ist unspezifisch verändert. Im MRT evtl. Signalerhöhung im posterioren Thalamus. In ca. 50 % Nachweis eines sog. 14-3-3-Proteins durch Lumbalpunktion. Durch Biopsie der Rachenmandeln kann PrP^{Sc} nachgewiesen werden. Definitive Diagnose durch Hirnbiopsie.

Therapie
Eine ursächliche Behandlung ist nicht möglich.

---

zur Zellschädigung führen. Dabei kann das ursprüngliche zelluläre Prionprotein **verschiedene pathologische Konformationen** annehmen, was erklärt, dass ein und dasselbe Protein die Grundlage mehrerer phänotypisch verschiedener Krankheiten ist (beim Menschen z. B. können vier verschiedene Krankheitsformen entstehen, s. o.). Die Konformationsänderung erfolgt entweder als Folge einer pathologischen genetischen Kodierung oder durch Kontakt des physiologischen Proteins mit einer aberrant konformierten Form (z. B. einem durch die Nahrung aufgenommenen Prion). Als Folge des Kontakts entsteht ein noch immer nicht voll verstandener „autokatalytischer" Schneeballeffekt, durch den immer mehr physiologisches Prionprotein in die „fehlgefaltete" Konformation übergeht.

Interessanterweise liegt auch vielen anderen degenerativen Erkrankungen eine dreidimensionale Fehlfaltung physiologischer Proteine zugrunde, die sich dann in als **Amyloid** bezeichneten Fibrillen ablagern und zelltoxisch wirken (s. 9.10). Obwohl Amyloid morphologisch den aberranten Prionprotein-Formen ähnlich ist, ist es nicht von Organismus zu Organismus übertragbar (d. h. nicht-infektiös). Auch entsteht jede Amyloidose im Gegensatz zu den Prionerkrankungen aus einem *spezifischen* Protein.

! Die Erforschung der Prionen hat neue Fragen bezüglich
■ der Klassifizierung von Infektionen aufgeworfen. Prionen
erfüllen die Henle-Koch-Postulate (s. o.) und sind damit im
klassischen Sinne Mikroben, auch wenn sie keine Erbsubstanz
besitzen. Ob sie „leben", ist eine philosophische Frage: sie sind
variabel (d. h. können verschiedene Formen annehmen), können sich vermehren und ihre Eigenschaften exakt vererben, alles Eigenschaften, die als „Leben" bezeichnet werden können.
Was sie wahrscheinlich nicht besitzen, ist die Fähigkeit sich an
Umweltveränderungen anzupassen, was für viele Biologen ein
weiteres „Lebenskriterium" ist. !

13.1.3   Epidemiologie und Übertragung

Die Kenntnis wichtiger Kenngrößen von Infektionskrankheiten erlaubt die wissenschaftlich begründete Rekonstruktion oder Vorhersage des Verlaufs einer Epidemie. Zu diesen
Parametern gehören potentielle Infektionsquellen, Übertragungswege, Kontagions- und Manifestationsindex. Die Epidemiologie ist damit ein entscheidendes gesundheitspoli-
tisches Werkzeug für die Planung von Präventions- und
Gegenmaßnahmen.

Übertragung

Erreger können auf vielfältige Weise übertragen werden:
- **von Mensch zu Mensch** (sog. **Anthroponosen**): z. B.
  durch Tröpfcheninfektion, Hautkontakt, fäkal-oral, über
  Vektoren oder Gegenstände (z. B. Türklinken), sexuell
  (genitaler, analer oder oraler Schleimhautkontakt) oder
  diaplazentar
- **von Tier zu Mensch** (sog. **Anthropozoonosen**): über Aerosole, Vektoren sowie über Haut- und Schleimhautkontakt mit Tieren oder tierischen Produkten. Typische und
  wichtige Zoonosen sind Brucellose, Leptospirose, Tollwut,
  Katzenkratzkrankheit, Tularämie, Psittakose, Milzbrand
  und Yersiniose.
- **Übertragung über Nahrungsmittel:** Dies ist der typische
  Übertragungsweg für pathogene Darmkeime. Eine Erkrankung kann hierbei durch die Aufnahme bereits außerhalb des Körpers gebildeter Toxine als „Lebensmittelvergiftung" mit Toxinen aus Staphylokokken, *Clostridium
  botulinum* oder *Bacillus cereus* entstehen. Der Wirt kann
  aber auch durch intestinal gebildete Toxine (z. B. enterotoxische *E. coli*, Choleratoxin) oder durch direkte Gewebeeffekte (z. B. enteroinvasive *E. coli*, Shigellen, Salmonellen)
  geschädigt werden.
- **Übertragung über die unbelebte Umwelt** (Boden, Luft
  und Gewässer): Manche Erreger können den Menschen
  über Aerosole (z. B. Klebsiellen über Klimaanlagen), über
  den Boden (z. B. Clostridien, Schistosomen, Hakenwürmer, Histoplasmose) oder über das Wasser (z. B. ubiquitäre Mykobakterien) infizieren.

Kontagionsindex und Manifestationsindex

Der **Kontagionsindex** charakterisiert die Anzahl der Infizierten, bezogen auf die exponierten nicht immunen Personen. Er beschreibt also, wie ansteckend eine Infektion ist.
Der **Manifestationsindex** beschreibt die Anzahl der manifest Erkrankten im Verhältnis zu den Infizierten. Er ist ein
Maß für die Virulenz des auslösenden Erregers. Bei niedrigem Manifestationsindex verläuft ein großer Teil der Infektionen klinisch stumm (**Abb 13.11**).

Erregerreservoir

Als Infektionsquellen kommen in erster Linie **erkrankte
Menschen** in Betracht, die die Erreger oftmals in großer
Zahl ausscheiden. Schon vor den klinischen Zeichen einer
Infektionskrankheit und auch nach der Genesung können
Individuen als Rekonvaleszenz- oder Dauerausscheider eine
Infektionsquelle darstellen. Außerdem können gesunde In-
dividuen fakultativ pathogene Bakterien übertragen, die sie
z. B. im Nasopharynx (z. B. Meningokokken), auf der Haut
(*Staphylococcus epidermidis*) oder im Darm beherbergen
(bestimmte Arten von *E. coli*). Neben erkrankten Menschen
kommen folgende Reservoire in Betracht:
- **Klinisch gesundes Krankenhauspersonal** spielt insbesondere bei den nosokomialen Infektionen als Erregerreservoir eine Rolle.
- **Haus- und Wildtiere** sind ein wichtiges Keimreservoir:
  z. B. Hühner für Salmonellen und Campylobacter; Katzen
  für Toxoplasmen, Nagetiere für Tularämie, Insekten etwa
  für Malaria.
- Auch **Erde und Luft** beherbergen zahllose potentiell pathogene Keime (z. B. Klebsiellen, Clostridien und Hakenwürmer).

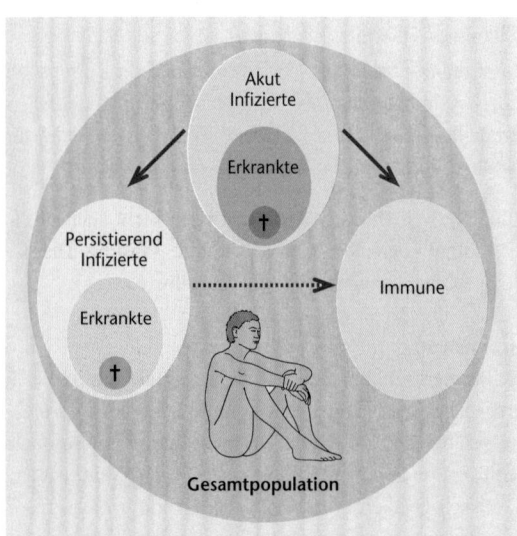

**Abb. 13.11: Infektionsepidemiologisch relevante
Gruppen.** [L157]

Endemien, Epidemien, Pandemien

Infektionskrankheiten treten je nach ihrer zeitlichen und räumlichen Ausbreitung in verschiedenen Mustern auf:

- **sporadisch:** Eine Infektionskrankheit tritt vereinzelt ohne räumlichen oder örtlichen Zusammenhang in einer Bevölkerung auf (z. B. Tetanus, Gasbrand).
- **endemisch:** Eine Endemie (von gr. *en-* = in, *demos* = Volk) ist das ständige Vorkommen von Infektionskrankheiten in einer Population ohne zeitliche Begrenzung (z. B. Malaria, Masern).
- **epidemisch:** örtlich und zeitlich begrenzte Häufung von Infektionskrankheiten (z. B. Cholera).
- **pandemisch:** zeitlich, nicht aber örtlich begrenztes gehäuftes Auftreten von Infektionskrankheiten. Pandemien laufen also in Wellen um die ganze Welt, z. B. Influenza.

Ob Infektionskrankheiten zu Epidemien, Endemien, Pandemien oder zu sporadischen Krankheitsfällen werden, hängt von vielen Faktoren wie Übertragungsweg, Erregerreservoir, den jeweiligen Manifestations- und Kontagionsindizes, der Inkubationszeit sowie Herdenimmunität und Durchseuchungsgrad der betroffenen Population(en) ab.

Altersmäßige, jahreszeitliche und geographische Häufung

Altersmäßige Häufung

Die altersmäßige Häufung bestimmter Infektionskrankheiten liegt in epidemiologischen und wirtsspezifischen Faktoren begründet: hochkontagiöse Krankheiten mit einem hohen Manifestationsindex betreffen naturgemäß meist Kinder ("Kinderkrankheiten"), sexuell übertragene Infektionen vor allem junge Erwachsene. Die spezifische Immunitätslage in der **Schwangerschaft** lässt persistierende Infektionskrankheiten aufflackern (z. B. Tuberkulose) und andere Infektionskrankheiten schwerer verlaufen (z. B. Salmonellose). Einige Infektionskrankheiten (z. B. Pneumonien oder Haut- und Weichteilinfektionen) bevorzugen das **höhere Lebensalter** wegen seiner teilweise eingeschränkten Abwehrlage und werden durch ein anderes Erregerspektrum ausgelöst; hierzu gehören Harnwegsinfekte durch Klebsiellen oder Proteus-Spezies sowie Meningitiden durch Listerien.

Neugeborene sind wegen spezifischer Expositionsfaktoren (Passage durch den mikrobiell besiedelten Geburtskanal) sowie aufgrund ihrer besonderen Immunitätslage für bestimmte Infektionen prädisponiert (z. B. Streptokokken der Gruppe B) und zeigen für viele Infektionskrankheiten spezifische Verläufe (z. B. *Bordetella-pertussis*-Infektionen).

❗ Einige Kinderkrankheiten können sehr erfolgreich durch allgemein empfohlene Impfungen verhindert werden. Dadurch ist der Durchseuchungsgrad der Bevölkerung für viele

Tab. 13.4 Infektionskrankheiten mit ausgeprägter jahreszeitlicher Häufung und ihre Erreger

Jahreszeit	Gehäuft auftretende Erkrankungen; Erreger
Frühjahr und Herbst	"Erkältungskrankheiten" durch z. B. Rhinoviren
Sommer	• bakteriell bedingte Gastroenteritiden: Salmonellen, Shigellen, *Campylobacter jejuni* • durch Arthropoden übertragene Krankheiten: FSME, Borreliose • Histoplasmose: *Histoplasma capsulatum* • Sommergrippe: Coxsackie-Virus, ECHO-Viren, Mykoplasmen
Winter	• Atemwegsinfekte: u. a. *Haemophilus influenzae*, *Bordetella pertussis*, *Corynebacterium diphtheriae* • Pneumonien: Pneumokokken • Gastroenteritis: Rotaviren • Meningitis: *Neisseria meningitidis* • "Erkältungskrankheiten": Influenza- und Parainfluenza-Viren, Respiratory-Syncytial-Virus • Röteln: Rubeola-Viren

Kinderkrankheiten so weit zurückgegangen, dass auch zunehmend ungeimpfte Erwachsene betroffen werden können (etwa Röteln, Masern, Mumps). Der Begriff der "Kinderkrankheit" ist deshalb vielfach überholt. ❗

Jahreszeitliche Häufung

Viele Infektionskrankheiten treten zu bestimmten Jahreszeiten gehäuft auf (**Tab. 13.4**).

Örtliche Häufung

Manche Infektionskrankheiten zeigen eine ausgeprägte geographische Häufung, die mitunter schon innerhalb von Deutschland signifikant ist. Die Frühsommermeningoenzephalitis kommt beispielsweise ganz überwiegend in bestimmten Gebieten Süd- und Ostdeutschlands vor.

Neben klimatischen und umweltbiologischen Faktoren (z. B. Verbreitungsgebiet der notwendigen Vektoren) sind jedoch auch sozioökonomische Faktoren für die geographischen Häufungen verantwortlich (Besiedlungsdichte, sanitäre und hygienische Voraussetzungen, Ernährungsvoraussetzungen usw.).

❗ So sind viele Krankheiten des "Tropengürtels" keineswegs an bestimmte klimatische Voraussetzungen gebunden, sondern stellen schlichtweg "Krankheiten der Armut" dar (z. B. Cholera, Lepra). Der Begriff der "Tropenkrankheiten" ist deshalb irreführend. ❗

13.1.4 Prävention

Die Prävention von Infektionen beruht auf Expositionsprophylaxe und Dispositionsprophylaxe.

13

❗ Zahlreiche Maßnahmen zur Bekämpfung von Infektionskrankheiten ziehen erhebliche, ethisch oft umstrittene Eingriffe in die Freiheiten und Rechte des Individuums nach sich. Die entsprechende Gesetzgebung hat hier eine Balance zwischen individuellen Rechten und gesellschaftlichem Gesamtinteresse zu finden. Das gilt einerseits schon für präventive Impfungen, die auf eine „Herdenimmunität" der Bevölkerung abzielen, und andererseits besonders für Meldepflichten, Tätigkeitsverbote und Quarantänemaßnahmen. Seit 2001 sind die wesentlichen gesetzlichen Bestimmungen hierzu im neuen Infektionsschutzgesetz (IFSG) zusammengefasst (mehr dazu: http://www.hygieneinspektoren.de/aktuell/infektionsschutz. html). Dort sind einerseits neue **meldepflichtige Erkrankungen** festgelegt worden, andererseits sind früher bestehende Meldepflichten und damit mögliche Zwangsmaßnahmen für einige sexuell übertragene Erkrankungen weggefallen oder abgeschwächt worden. ❗

Zur **Expositionsprophylaxe** zählen Maßnahmen, die einen Kontakt gesunder Individuen mit Erregern verhindern. Dazu zählen allgemeine hygienische (z. B. Händewaschen vor dem Essen) und sanitäre Maßnahmen (z. B. Abwasserentsorgung), Desinfektion und Sterilisation kontaminierter Gegenstände, Bekämpfung tierischer Infektionsquellen, Therapie infizierter Personen sowie Isolierung menschlicher Infektionsquellen (Quarantänemaßnahmen).

Durch Maßnahmen der **Dispositionsprophylaxe** soll die Empfänglichkeit gesunder Individuen verringert werden, für die ein Kontakt mit Krankheitserregern unvermeidbar ist. Hierzu gehören die aktive und passive Immunisierung sowie in besonderen Fällen die Chemoprophylaxe (s. u.).

❗ Im Rahmen der Dispositionsprophylaxe nicht zu unterschätzen sind auch gesunde Ernährung und ein ausgeglichener, bewegungsreicher Lebensstil. ❗

❗ Nach neueren Daten muss bei Kindern die **Muttermilchernährung** als wesentliches Element der Dispositionsprophylaxe betrachtet werden. Es hat sich gezeigt, dass mit Muttermilch ernährte Kinder seltener an Infektionskrankheiten leiden (von der Mittelohrentzündung bis zur Sepsis). ❗

Dispositionsprophylaxe

Chemoprophylaxe

Eine Chemoprophylaxe ist die prophylaktische Einnahme von Antibiotika oder Chemotherapeutika. Sie ist in besonderen Ausnahmefällen indiziert (s. **Kasten** „Indikationen zur Chemoprophylaxe").

Impfungen

Impfungen stellen das wichtigste Mittel der Dispositionsprophylaxe dar. Grundsätzlich sind aktive Immunisierung und passive Immunisierung zu unterscheiden.

Aktive Immunisierung

Die Beobachtung, dass mit den harmlosen Kuhpocken in Kontakt geratene Menschen nicht an den gefährlichen Pocken erkrankten, führte im 18. Jahrhundert zu erfolgreichen Versuchen mit einer Kuhpocken-Impfung. Diese „Vakzinierung" (von lat. *vacca* = Kuh) ist bis heute synonym für das Konzept der aktiven Immunisierung: Ein Training des Immunsystems durch das Auslösen einer protektiven Immunantwort gegen eine schwere Erkrankung, ohne dass die Erkrankung selbst durchgemacht werden muss. Dazu werden dem Impfling verabreicht:

- lebende, jedoch abgeschwächte (attenuierte) Erreger
- tote (inaktivierte) Erreger
- antigene Bestandteile von Erregern, sog. „Spaltvakzine" (z. B. Kapselbestandteile) oder
- Erregerprodukte (z. B. abgeschwächte Toxine = Toxoide)

Darauf antwortet die geimpfte Person mit einer spezifischen Immunantwort in Form einer Antikörperbildung oder einer begleitenden zellulären Immunreaktion, sodass ihr Organismus bei erneuter Exposition gegen die Ausbildung der Infektionskrankheit geschützt ist.

Die Schutzwirkung aktiver Impfungen kann zwischen einigen Monaten bis lebenslang andauern.

❗ Neben dem eigentlichen Antigen enthält der Impfstoff auch Suspensionsflüssigkeit (von sterilem Wasser bis hin zur „Badelösung" der das Antigen produzierenden Gewebekultur), Konservierungsstoffe, Stabilisatoren und Antibiotika. Dies ist bei der Einschätzung allergischer Impfreaktionen zu berücksichtigen (s. u.). ❗

❗ Manche Impfstoffe enthalten zudem Adjuvanzien (z. B. Aluminiumsalze), das sind Hilfsstoffe mit verstärkender Wirkung auf die Immunantwort. ❗

! Bei Erkrankungen mit einer langen Inkubationszeit können
▪ aktive Impfungen auch postexpositionell eingesetzt werden
(sog. Inkubationsimpfungen), z. B. gegen Tetanus, Hepatitis B,
Tollwut und Masern, zum Teil auch kombiniert mit einer passiven postexpositionellen Immunisierung (sog. Simultanimp-
fung). !

! Neuerdings ist ein Impfstoff gegen mehrere Serotypen
▪ des humanen Papilloma-Virus zugelassen worden, womit
erstmalig ein Impfstoff zur Vorbeugung gegen eine Krebs-
erkrankung – Gebärmutterhalskrebs – eingesetzt wird. !

═══════AUF DEN PUNKT GEBRACHT═══════

Impfstofftypen für aktive Impfungen
- **lebend:** Masern, Mumps, Röteln, Typhus (oral), Windpocken, Gelbfieber (und die inzwischen in Deutschland nicht
  mehr eingesetzten Impfstoffe OPV [Polio oral] und BCG)
- **inaktiviert:** Cholera, Hepatitis A, Influenza, Keuchhusten
  (neuerer azellulärer Impfstoff), Tollwut, IPV (Polio parenteral)
- **antigene Bestandteile:** Keuchhusten (älterer zellulärer
  Impfstoff), Hepatitis B, *Haemophilus influenzae,* Meningokokken, Pneumokokken, Typhus (parenteral)
- **Toxoide:** Tetanus, Diphtherie.

Passive Immunisierung

Bei der passiven Immunisierung werden dem Impfling
funktionsfähige Antikörper zugeführt, die entweder ein anderes Lebewesen nach Kontakt mit den Antigenen des Erregers gebildet hat oder die gentechnologisch produziert sind.
Bei **homologen Impfseren** sind die Antikörper vom Menschen gebildet, bei **heterologen Impfseren** von anderen
Säugetieren, z. B. Pferd, Schaf, Rind. Da heterologe Seren
auch Fremdantigene der anderen Spezies (heterologe Antigene der Serumproteine) enthalten, sind hier Unverträglichkeitsreaktionen wie Serumkrankheit oder Anaphylaxie häufig. Die Schutzwirkung beginnt praktisch mit Zufuhr des
Serums, hält jedoch nur so lange an, wie die zugeführten
Antikörper im Blut des Impflings zirkulieren (typischerweise 2–6 Wochen).

! Dem raschen Wirkungseintritt ist es zu verdanken, dass
▪ manche passiven Impfstoffe auch postexpositionell, d. h.
nach einer möglichen Ansteckung, eingesetzt werden können,
z. B. Varizellen-Immunglobuline, Hepatitis-B-Immunglobulin,
Tetanus-Immunglobuline. !

Grundsätzliche Nachteile einer passiven Impfung sind die
relativ kurze Schutzwirkung, die Gefahren anaphylaktischer
Reaktionen und – wegen des biologischen Ursprungs der
passiven Impfstoffe – eine nicht völlig auszuschließende Gefahr der Übertragung von Virusinfektionen. Bisher steht

erst ein gentechnisch hergestellter monoklonaler Antikörper zur Verfügung – das 1998 eingeführte Immunglobulin
gegen das Respiratory Syncytial Virus (RSV), das in der
Pädiatrie breit eingesetzt wird.

═══════AUF DEN PUNKT GEBRACHT═══════

Passive Impfungen
- mit homologen Antiseren:
  - Tetanus: Antikörper gegen das von Cl. tetani gebildete
    Toxin
  - Hepatitis A: Antikörper gegen das Hepatitis-A-Virus
  - Hepatitis B: Antikörper gegen das Hepatitis-B-Virus
  - Tollwut: Antikörper gegen das Rabies-Virus
    (postexpositionell)
  - Röteln: Antikörper gegen das Rubeola-Virus (z. B.
    Schwangere nach Exposition)
  - Varizellen: Antikörper gegen das *Varicella-Zoster*-Virus
    (z. B. Immunsupprimierte)
  - FSME: Antikörper gegen das entsprechende Flavivirus
    (z. B. nach Zeckenbiss)
  - Masern: Antikörper gegen das Masern-Virus
  - CMV: Antikörper gegen das Zytomegalie-Virus
  - humorale Immundefekte: regelmäßige Gabe von intra-
    venösen Immunglobulingemischen (IVIG, 7S-Immunglo-
    buline).
- mit heterologen Antiseren:
  - Botulismus: Antikörper gegen das von *Cl. botulinum*
    gebildete Toxin
  - Gasbrand: Antikörper gegen die von *Cl. perfringens*
    gebildeten Toxine
  - Diphtherie: Antikörper gegen das von *Corynebacterium
    diphtheriae* gebildete Toxin.

Simultanimpfung

Um einerseits die sog. **Impflücke** zwischen Gabe des Aktiv-
impfstoffes und der Schutzwirkung selbst produzierter Antikörper zu schließen und andererseits die überlegene und
anhaltende Wirksamkeit einer Aktivimpfung so früh wie
möglich zu induzieren, wird in definierten postexpositionellen Fällen gleichzeitig die aktive und passive Immunisierung durchgeführt, z. B. bei Tetanus und Tollwut. Damit sich
Antigen (Aktivimpfstoff) und Antikörper (Passivimpfstoff)
nicht gegenseitig antagonisieren, ist strikt zu beachten, dass
bei simultaner Verabreichung die Impfstoffe in verschiedene Körperregionen verimpft werden.

Indikationen und Kontraindikationen

Allgemein kann eine Impfung empfohlen werden, wenn die
betreffende Person in einem Endemiegebiet lebt, die Gefahren und drohenden Komplikationen durch eine Infektionskrankheit erheblich sind und das Impfrisiko demgegen-
über als gering einzuschätzen ist.

Kontraindikationen gegen Impfungen sind Erkrankungen
oder Störungen, die die Immunabwehr des Betreffenden er-

heblich schwächen oder das Impfrisiko anderweitig erhöhen, beispielsweise:

- **Allergien gegen Impfbestandteile:** z. B. Hühnereiallergie bei Influenza- und Gelbfieber-Impfung
- **Immunsuppression** (angeborene oder erworbene Immundefekte, immunsuppressive Therapie, maligne Systemerkrankungen): Hier sind jeweils spezielle und oft impfstoffspezifische Regeln zu beachten. Mögliche Kontraindikationen betreffen in unterschiedlichem Ausmaß bestimmte Lebendimpfstoffe. Generell ist zu bedenken, dass der Erfolg von Aktivimpfungen einer Leistung des Immunsystems entspricht – und daher bei Immundefizienz weniger sicher ist. Trotzdem werden bestimmte Aktivimpfungen gerade für Patienten mit Immundefekten empfohlen (z. B. Pneumokokken). Dem geringeren Impferfolg bei Immunschwäche wird zum Teil mit intensivierter Impfdosis (z. B. Hepatitis B) Rechnung getragen.
- **Schwangerschaft:** keine Lebendimpfstoffe
- **akute Infektionskrankheiten:** relative Kontraindikation; banale Infekte stellen keine Kontraindikation dar.

=== ZUR VERTIEFUNG ===

Spezielle Impfindikationen

- Gefährdete Berufsgruppen, z. B. FSME-Schutzimpfung für Förster, Hepatitis-B-Impfung für Krankenhauspersonal
- Reisen in Endemiegebiete, z. B. Hepatitis-A-Impfung, Gelbfieberimpfung
- besonders gefährdete Personen, z. B. Schutzimpfung gegen Pneumokokken bei Splenektomie oder Schädelbasisfrakturen
- postexpositionell, z. B. aktive und passive Tollwutschutzimpfung nach Kontakt mit infizierten Tieren.

Impfrisiken, Impfreaktion

Das wesentliche Impfrisiko bei aktiven Impfungen mit Lebendimpfstoffen ist die Auslösung einer klinisch relevanten Infektionskrankheit, der sog. **Impfkrankheit.** Sie gleicht der Krankheit, die bei „natürlicher" Infektion mit dem Erreger ausgelöst würde, verläuft jedoch meist deutlich milder. In Einzelfällen, v. a. bei ungünstiger Immunitätslage des Impflings, kann auch eine schwer verlaufende Infektionskrankheit mit allen möglichen Komplikationen resultieren (z. B. sog. Impfpolio bei oraler Polioimpfung, die in Deutschland auch deshalb von der parenteralen Polioimpfung mit Totimpfstoff abgelöst worden ist).

❗■ Von der Impfkrankheit ist die bei Aktivimpfungen häufig auftretende **Impfreaktion** abzugrenzen. Sie ist durch die Immunstimulation verursacht und durch unspezifische Symptome wie subfebrile Temperatur, Rötung an der Einstichstelle, leichtes Unwohlsein, Gelenkschmerzen und Abgeschlagenheit gekennzeichnet. ❗

Das statistische Risiko für eine schwere Impfkrankheit durch indikationsgerecht durchgeführte Impfungen ist verschwindend gering. Zumindest die potentiellen wirtschaftlichen Folgen – und damit auch die juristischen Risiken der impfenden Ärzte – werden durch eine finanzielle staatliche Absicherung der Impfopfer abgedeckt. In diesem Zusammenhang ist zu beachten, dass seit 2001 im Infektionsschutzgesetz (IFSG) eine **ärztliche Meldepflicht** bereits bei „Verdacht einer über das übliche Ausmaß einer Impfreaktion hinausgehenden gesundheitlichen Schädigung" an das zuständige Gesundheitsamt besteht.

Zeitliche Abstände

Es hat sich gezeigt, dass die erzeugten Antikörpertiter bei simultaner Gabe verschiedener aktiver Impfstoffe genauso hoch sind wie bei getrennter Gabe. Dies hat die Entwicklung von Kombinationsimpfungen ermöglicht (z. B. Sechsfachimpfung des Säuglings).

❗■ Ungünstige Interaktionen sind lediglich bei gleichzeitiger Gabe von Gelbfieber- und Cholera-Impfstoffen beobachtet worden. Diese Reiseimpfungen sollten deshalb nicht gleichzeitig durchgeführt werden. ❗

❗■ Werden Lebendimpfungen getrennt gegeben, sollten sie mindestens einen Monat auseinanderliegen, da die Impfantwort sonst nicht optimal ist. ❗

❗■ Für Totimpfstoffe gelten keine Mindestabstände. ❗

Impfkalender

Bei vielen Impfungen wird die schützende Titerhöhe erst nach mehreren Impfungen erreicht (z. B. Tetanus, Pertussis, Polio, *Haemophilus influenzae*, Hepatitis B). Bei diesen Impfungen besteht die **Grundimmunisierung** also aus sequentiellen Impfungen.

Bei einigen Impfungen fällt der nach Grundimmunisierung erreichte Schutz im Verlauf der Zeit so weit ab, dass die Titerhöhe durch sog. **Auffrischimpfungen** (Booster-Impfungen) angehoben werden muss (z. B. Tetanus: Booster-Impfungen alle 10 Jahre).

Impfkalender beruhen auf den Empfehlungen der Impfkommissionen der einzelnen Länder oder auf Empfehlungen der WHO. Man unterscheidet **Regelimpfungen** mit erheblichem Nutzen für die Volksgesundheit (**Tab. 13.5**) von Reiseimpfungen (**Tab. 13.6**) und Impfungen in Sonderfällen, den sog. **Indikationsimpfungen** für bestimmte Berufs- und Risikogruppen (**Tab. 13.7**).

„Impfmüdigkeit"

Während Impfungen noch vor zwei Generationen allgemein als ideale Prophylaxe gegen Infektionskrankheiten akzeptiert wurden, sind sie heute bei vielen Menschen – insbesondere Eltern – umstritten. Die Gründe hierfür sind vielfältig, ganz im Vordergrund stehen zwei Befürchtungen: Impfungen seien ein Eingriff in das Immunsystem, der andere Erkrankungen fördern könnte (vom Autismus bis zu Allergien), und Impfungen verhinderten die natürliche Auseinandersetzung des Immunsystems mit Erregern, wodurch es insgesamt geschwächt würde.

Unabhängig vom „wissenschaftlichen" Gehalt dieser Befürchtungen sollten sie ernst genommen und ihr Hintergrund verstanden werden, damit eine sachliche Aufklärung möglich wird. Hierzu ein paar Überlegungen:

- Impfgegner sind keine „Spinner", sondern machen sich Sorgen um das Wohl ihrer Kinder.
- Impfungen sind nicht „generell nebenwirkungsfrei" und sollten auch nicht so deklariert werden: Eine ganze Generation von Kindern erhielt etwa den 1991 wegen häufiger Nebenwirkungen vom Markt genommenen zellulären Pertussisimpfstoff (die als Nebenwirkung beobachteten Fieberkrämpfe dürften erklären, weshalb Impfungen von manchen Eltern überhaupt mit Verhaltensstörungen in Verbindung gebracht werden). Auch die befürchtete Kontamination von Impfstoffen hat einen realen Hintergrund. So gibt es Hinweise, dass durch die Kontamination des Polio-Impfstoffes in den Jahren 1955

bis 1963 mit dem onkogenen *Simian-Virus 40* möglicherweise Hunderte von Non-Hodgkin-Lymphomen induziert wurden.

Was wir den Eltern sagen können, ist, dass die heutigen Impfstoffe breit getestet sind und dass sich Hinweise auf schwerwiegende Nebenwirkungen oder auf eine Rolle bei der Auslösung von Erkrankungen (Autismus bis Allergien) nicht ergeben haben.

- Die Befürchtung, dass Impfungen das Immunsystem insgesamt schwächen könnten, beruht auf rationalen Annahmen. Auch unter Wissenschaftlern wird die Notwendigkeit von Infektionen zur adäquaten Entwicklung des Immunsystems breit diskutiert (s. **4.1.8**).

Tab. 13.5 Regelimpfungen für alle Erwachsenen

Impfung	Durchführung	Schutzdauer
alle im Kindesalter verpassten Regelimpfungen	je nach Impfung	je nach Impfung
Diphtherie-Auffrischimpfung	in Kombination mit Tetanus-Impfstoff (Td-Impfstoff i. m.)	ca. 10 Jahre
Tetanus-Auffrischimpfung	Td-Impfstoff i. m.	ca. 10 Jahre

Tab. 13.6 Impfungen bei Reisen in entsprechende Endemiegebiete (Auswahl)*

Impfung gegen	aktive/passive Immunisierung	Impfstoffart und Applikation	Schutzdauer	Anmerkungen
Cholera	aktiv	Totimpfstoff 2 × s. c. im Abstand von 1–2 Wochen	ab 6. Tag für ca. 6 Monate	schlecht verträglich; für „Standardtourismus" nicht angezeigt; Schutzrate ca. 60 %
Typhus	aktiv	Lebendimpfstoff (3 × an den Tagen 1, 3, 5 oral) oder Totimpfstoff (einmalig s. c. oder i. m.)	ab 3. Woche für ca. 3 Jahre	bei Reisen in Endemiegebiete; Schutzrate ca. 60–90 %
Gelbfieber	aktiv	Lebendimpfstoff; einmalige Injektion (s. c.)	ab ca. 10. Tag für ca. 10 Jahre	bei Reisen in Endemiegebiete; Impfung nur durch zugelassene Impfstellen
Hepatitis A	aktiv oder passiv oder kombiniert	*aktiv:* Totimpfstoff (i. m.) 4 Wochen vor Reisebeginn und erneut nach 6–12 Monaten; als Kombinationsimpfung mit Hepatitis B dreimalige Impfung *passiv:* einmalige Immunglobulingabe	*aktiv:* guter Schutz nach 2–3 Wochen; nach Abschluss der Impfserie ca. 10 Jahre *passiv:* sofort für ca. 3 Monate	zur Haushaltsprophylaxe (erkranktes Haushaltsmitglied) oder bei Reisen in Endemiegebiete mit hoher Hepatitis-Frequenz
Meningokokken	aktiv	einmalige s. c. Injektion eines Totimpfstoffs mit Antigenen der Gruppen A und C	ab ca. 7. Tag für ca. 3–5 Jahre	Reisen in den sog. Meningitisgürtel Afrikas südlich der Sahara oder nach Südamerika
Hepatitis B	aktiv**	gentechnisch produziertes HBs-Ag, i. m. Gabe in den Monaten 1, 2, 6	Schutzwirkung ca. 90 % nach der 3. Impfung für eine Dauer von ca. 5–10 Jahren	nicht-grundimmunisierte Personen bei Reisen in Endemiegebiete

* vor jeder Reise aktuelle Informationen bei regionalem Tropeninstitut oder bei Fachgesellschaften (aktuelle Linkliste unter: http://www.zbmed.de/reise.html) erfragen

** Eine passive postexpositionelle Immunisierung ist möglich.

Aber: Angesichts der Vielzahl der Erreger, mit denen das Immunsystem in Kontakt kommt, dürfte die Impfung gegen eine kleine Auswahl besonders gefährlicher Erreger nicht zu Buche schlagen, zumal das Immunsystem sich auch bei Impfungen aktiv – wenn auch in abgeschwächter Form – mit dem jeweiligen Erreger „befasst". Auch epidemiologische Daten geben Entwarnung: in einer großen dänischen Studie wurde kein Zusammenhang zwischen Impfungen in der Kindheit und dem Risiko anderer Infektionskrankheiten gefunden (*JAMA* 294:699 – 705, 2005)

- Dass nicht alle Impfungen präventive Ideallösungen sind, sollte anerkannt werden, da sie teilweise nur einen zeitweiligen Schutz verleihen (problematisch z. B. bei Pertussis).

Dennoch sind Impfungen im Vergleich zu den früheren Epidemien mit den wilden Erregern die bessere Lösung, da sie deren oft erhebliche Mortalität und Morbidität ver-

meiden, die leider bei vielen Eltern nicht mehr im Bewusstsein sind – wer erinnert sich noch an die Eisernen Lungen der Polio-Epidemien (**Abb. E.5** im Kapitel „Helfen und Heilen")?

- Hilfreich für besorgte Eltern ist vor allem Transparenz des Wissens. Deswegen sollten sie darüber aufgeklärt werden, dass die komplexe und je nach epidemiologischer Situation wechselnde Bewertung von Nutzen und Risiken jeder Impfung durch eine vom Bundesministerium für Gesundheit eingesetzte Expertenkommission (STIKO) geschieht. Die aktuellen Impfempfehlungen sind auf den Internetseiten des Robert-Koch-Instituts (www.rki.de) einsehbar. Empfohlene Impfungen haben einen zuweilen auch von Ärzten unterschätzten Nutzen (**Tab. 13.8**). Anhand der bestehenden Datenlage kann von einer verklärten Sicht der natürlichen Immunisierung (z. B. sog. Masern-Party) nur eindringlich gewarnt werden.

Tab. 13.7 Indikationsimpfungen für bestimmte Berufsgruppen und Risikopatienten (Auswahl)

Impfung gegen	Personengruppe	Durchführung (Grundimmunisierung)	Schutzdauer	Anmerkung
Hepatitis B	medizinisches Personal, Dialysepatienten, Hämophilie-Patienten, Prostituierte, Personen mit engem Kontakt zu HBV-positiven Personen	3 Injektionen mit HBs-Ag zu den Zeitpunkten 1., 2. und 6. Monat	90%iger Schutz nach der 3. Impfung für eine Dauer von ca. 5 – 10 Jahren	Passive Immunisierung ist postexpositionell mit Hyperimmunglobulin möglich.
Influenza	bei Personen > 60 Jahre; bei erhöhtem Gesundheitsrisiko durch chronische Erkrankungen; bei erhöhter Gefährdung (z. B. medizinisches Personal)	jährlich mit jeweils neu entwickeltem Impfstoff	nur für die jeweilige Saison (s. 13.9.3)	Ärzte: mit gutem Beispiel vorangehen!
FSME	Waldarbeiter, Förster und andere Personen, die sich in Endemiegebieten viel im Wald aufhalten	inaktiviertes Virus; Impfung zu den Zeitpunkten 1., 3. und 12. Monat	relativ guter Schutz ab der 2. Teilimpfung. Schutzdauer nach Komplettimpfung ca. 3 – 5 Jahre	Passive Immunisierung ist möglich, bietet aber keinen sicheren Schutz und ist schlecht verträglich.
Pneumokokken	Personen > 60 Jahre; Personen (inkl. Kinder) mit erhöhter gesundheitlicher Gefährdung (chron. Erkrankungen, nach Splenektomie, hämolytische Anämie usw.)	einmalig, Polysaccharid-Totimpfstoff	2 Wochen nach Impfung bis zu einer Dauer von 6 Jahren	Inzwischen liegt auch ein Konjugat-Impfstoff vor, der im Gegensatz zum Polysaccharid-Impfstoff auch bei Kindern < 2 Jahren „angeht".
Röteln	vor einer Schwangerschaft bei Frauen ohne AK-Titer	Rubeola-Lebendimpfstoff einmalig	lebenslang	nach Impfung Titerkontrolle
Tollwut	präexpositionell bei Tierärzten, evtl. Jägern und speziellem Laborpersonal; postexpositionell nach Risikokontakt	nach Herstellerangaben		Auffrischung nach Angaben des Herstellers; simultane Passivimpfung bei Hochrisiko-Exposition
Keuchhusten	Frauen mit Kinderwunsch sowie Haushaltsmitglieder vor der Geburt eines Kindes	azellulärer Pertussis-Totimpfstoff	10 Jahre	Gefährdet sind vor allem junge Säuglinge.

13.2 Pathophysiologie

Der Organismus kann bei einer Infektion durch den Erreger selbst (bzw. seine Bestandteile oder Stoffwechselprodukte) oder als Folge seiner eigenen Abwehrreaktionen geschädigt werden. Der Schweregrad einer Infektionskrankheit wird also sowohl von mikrobiellen Faktoren als auch von Wirtsfaktoren bestimmt:

- **Mikrobielle Faktoren** umfassen Zahl und Eigenschaften der infektionsauslösenden Organismen (d. h. Virulenz des Erregers).
- **Wirtsfaktoren** umfassen die durch die mikrobielle Invasion ausgelösten Abwehrreaktionen.

! Die Wirtsfaktoren stehen dabei ganz im Vordergrund: In vielen Fällen wird die Schädigungswirkung der Erreger durch die körperlichen Abwehrvorgänge und die dabei ausgelösten Entzündungsprozesse potenziert oder erst ermöglicht. Zahlreiche Schädigungen, die man früher der Wirkung der Mikroorganismen zuschrieb, beruhen tatsächlich auf der Reaktion des Wirtsorganismus. **!**

13.2.1 Virulenzfaktoren

Die Virulenz – und damit das Schädigungspotential – eines Erregers beruht auf Faktoren, die es dem Erreger ermöglichen

- sich im Wirtsorganismus festzusetzen, auszubreiten und zu vermehren
- den Abwehrmechanismen des Wirtes zu entkommen.

Festsetzung, Ausbreitung und Vermehrung

Manche Mikroben befallen ausschließlich die oberflächlichen Epithelzellen (z. B. Papilloma-Viren), andere bleiben auf das Lumen von Hohlorganen beschränkt (z. B. *Vibrio cholerae*). Wieder andere haben die Fähigkeit zur invasiven Ausbreitung, d. h., sie verbreiten sich von Zelle zu Zelle, im Interstitium, in serösen Höhlen, über die Lymphbahnen oder über den Blutweg.

Viele Erreger verfügen über spezifische Mechanismen, die ihnen die Verankerung und Ausbreitung im Wirtsmechanismus erleichtern; hierzu gehören z. B.

- die Sekretion bestimmter **Adhäsine** oder die Ausbildung von „Zellhaaren" **(Pili),** die es Bakterien ermöglichen, sich an Zellen festzusetzen (genutzt z. B. von *E. coli, N. gonorrhoeae* und vielen Streptokokken)
- die Produktion **lytischer Enzyme,** die die Gewebepenetration ermöglichen (z. B. Koagulasen, genutzt z. B. von manchen Staphylokokken)
- die Sekretion von gewebeschädigenden **Exo- oder Endotoxinen,** die die Invasion erleichtern.

Tab. 13.8 Impfkomplikationen im Überblick

Erkrankung	Symptome	Inzidenz bei Erkrankung	Inzidenz als Impfkomplikation
Masern	Enzephalitis	1/500 bis 1/10 000	< 1/1 000 000
Mumps	Meningitis	1/10	1/100 000 bis 1/1 000 000
Röteln	Embryopathie	bis 60 %	0
Polio	Lähmung	1/100	0 (bei parenteralem Impfstoff IPV)
Hepatitis B	chron. Hepatitis B, Leberzirrhose, Leberzellkarzinom	1/10 bis 1/1000	0
Tollwut	Tod	100 %	0

Unterlaufen der Immunabwehr

Viele Erreger verfügen über spezifische Mechanismen, die es ihnen ermöglichen, die Immunantwort des Körpers zu unterlaufen und dadurch zusätzliche Virulenz zu gewinnen:

- Manche Mykobakterien überleben oft jahrelang als intrazelluläre Parasiten, indem sie die Aktivierung der Lysosomen hemmen.
- Viele Viren entgehen der Neutralisation durch Antikörper, da sie sich nur intrazellulär vermehren.
- Die wenig immunogene Kohlenhydratkapsel vieler Bakterien umhüllt deren Antigenstrukturen und verhindert dadurch die spezifische Erkennung durch das Immunsystem, wie z. B. die antikörperabhängige Phagozytose durch Makrophagen (z. B. bei *S. pneumoniae, N. meningitidis* und *H. influenzae*).
- Manche *E.-coli*-Stämme besitzen spezifische Antigene, die eine Komplementaktivierung verhindern, andere Bakterien *(S. pneumoniae, H. influenzae* und Neisserien) bilden Proteasen, die das vom Wirt gebildete Immunglobulin A (IgA) inaktivieren.
- Viele Viren (z. B. Influenza-Viren) und Bakterien (z. B. *S. pneumoniae*) verändern ihre Antigeneigenschaften beständig, sodass die spezifische Immunität stets lückenhaft bleibt.
- Die wohl potenteste Art der Immunevasion ist die von manchen Viren ausgelöste generelle Immunsuppression (z. B. HIV).

13.2.2 Gewebeschädigung durch Mikroben

An der Gewebeschädigung sind, wie oben ausgeführt, sowohl mikrobielle als auch Wirtsfaktoren beteiligt (**Abb. 13.12**):

- **direkte mikrobielle Zellinvasion mit nachfolgendem Zelltod:** Dies ist das typische Schädigungsmuster durch Viren und intrazelluläre Bakterien, d. h. durch Erreger, die über die Fähigkeit zur Penetration ins Zellinnere verfügen. Die Zellschädigung kann dabei auf vielen Wegen erfolgen, z. B. durch Lyse der Wirtszelle, Inhibition der Proteinsynthese oder Veränderung der Wirtszellmembran durch Virusproteine.
- **genetische Transformation der Zelle:** Jedes Virus baut sein Genom in die Wirtszelle ein und kann dadurch seine eigene Vermehrung (die oft in der Zerstörung der Wirtszelle endet) befördern. Einige wenige Viren können zudem eine **Gewebeentartung** induzieren (sog. **onkogene Viren**), z. B. Epstein-Barr-Virus (→ Burkitt-Lymphom), Hepatitis-B-Virus (→ hepatozelluläres Karzinom) und
- **humanes Papillom-Virus** (→ Zervixkarzinom). Wie onkogene Viren genau wirken, ist unbekannt, sie inaktivieren evtl. bestimmte Tumor-Suppressor-Gene.
- **Zellschädigung durch Sekretion schädigender Toxine:** Diese Substanzen können Zellen direkt zerstören, aber z. B. auch die Blutgefäße eines Organgebietes schädigen mit nachfolgender ischämischer Nekrose (z. B. das α-Toxin von *Clostridium perfringens*).
- **Auslösung einer zellschädigenden Immunantwort bzw. Entzündungsreaktion:** Obwohl die Immunantwort des Körpers primär gegen den Erreger gerichtet ist, kann sie zur Wirtsschädigung beitragen, z. B. durch Hypersensitivitätsreaktionen oder durch verschiedene Formen und Folgen der Entzündungsreaktion wie z. B. Abszessbildung, Granulombildung, Nekrose, Induktion von chronischer Entzündung sowie Autoimmunität und Narbenbildung. So kommt es etwa im Rahmen der durch Herpesviren ausgelösten Immunprozesse nicht selten zu Erythema multiforme, Thrombozytopenie und Schädigungen des zentralen Nervensystems.

Toxine

Toxine spielen bei der bakteriellen Invasion und Schädigung des Wirtsorganismus eine herausragende Rolle; zwei Klassen von Toxinen werden unterschieden:

- **Exotoxine** sind aktiv sezernierte, meist thermolabile Proteine mit Enzymeigenschaften, die die Gewebe des Makroorganismus direkt schädigen können und gegen die der Makroorganismus eine Immunität entwickeln kann. Die Exotoxine haben spezifische Angriffspunkte, z. B. Tetanus-Toxin und Botulinus-Toxin im Nervensystem, Hämolysine, Streptokinine und Hyaluronidase an Blut- und Gewebezellen, staphylogenes Enterotoxin und Cholera-Toxin an Epithelzellen des Magen-Darm-Traktes.
- **Endotoxine** sind Lipopolysaccharide aus der Zellwand gramnegativer Bakterien, die beim Bakterienzerfall frei werden. Sie lösen eine Abwehrkaskade aus, die nicht nur den Krankheitserreger, sondern auch Gewebe des Makroorganismus schädigen kann. Diese Reaktion kann so schwerwiegend sein, dass der infizierte Wirt stirbt (Endotoxinschock, z. B. bei gramnegativer Sepsis).

Entzündungsreaktion

Jede Abwehrreaktion, ob spezifisch oder unspezifisch, löst eine Gewebereaktion aus, die die Abwehr unterstützt, aber auch den Wirtsorganismus schädigen kann. Die von aktivierten Makrophagen, Monozyten und T-Helferzellen abgegebenen Zytokine (v. a. Tumornekrosefaktor-α, Interleukin-1 und -6) stimulieren nicht nur gegen Erreger gerichtete Effektorzellen (T-Effektorzellen, NK-Zellen), sondern auch andere Zellen des Wirtsorganismus, z. B. Gefäßendothel, Synovialzellen, Fibroblasten usw.

Die derart stimulierten Zellen bilden eine Reihe von Entzündungsmediatoren (s. **4.1.6**, z. B. Prostaglandine, Leukotriene, Colony-stimulating Factors usw.), die z. B. die Gefäßpermeabilität steigern, die Blutgefäße erweitern und sensible Nervenendigungen stimulieren. Zusätzlich fördern

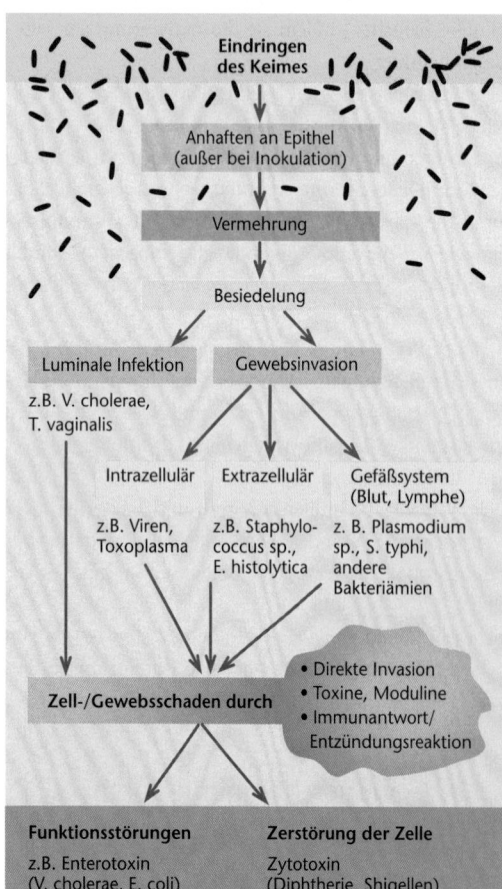

Abb. 13.12: Pathogenese von Infektionen. [L157]

sie Sekretion und Wirkung anderer Mediatoren, z. B. Histamin und Bradykinin. Die Wirkung der Mediatoren kann lokal beschränkt bleiben (lokale Entzündung) oder systemische Symptome (von Fieber bis zum Schock) verursachen.

> **!** Die klassischen **lokalen Entzündungssymptome** sind *rubor*, *tumor*, *calor*, *dolor* und *functio laesa* (Rötung, Schwellung, Überwärmung, Schmerz, Funktionsstörung). **!**

> **!** Häufige **Leitsymptome generalisierter Infektionen** sind Fieber, vergrößerte lymphatische Organe, Hauterscheinungen sowie Blutdruckabfall bzw. Schock. **!**

Zur Rolle von Infektionen bei der Auslösung von Autoimmunerkrankungen siehe **4.4**.

13.3 Diagnostik

In der Diagnostik von Infektionskrankheiten spielen neben Anamnese, körperlicher Untersuchung und Verlaufsbeobachtung vor allem Laboruntersuchungen eine wichtige Rolle (**Abb. 13.13**). Da pathogene Mikroben empfindliche und an jeweils spezielle ökologische Nischen angepasste Organismen sind, ist ein direkter Erregernachweis nicht immer möglich. Die Diagnostik folgt dann indirekten Spuren, die sich aus der Reaktion des Wirtsorganismus ergeben; sie

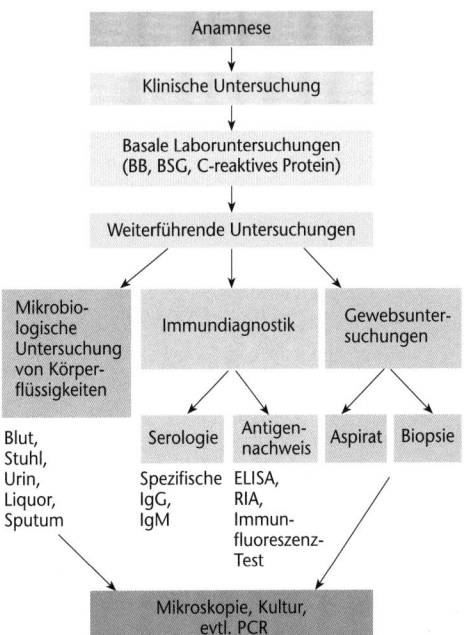

Abb. 13.13: Diagnostisches Vorgehen bei Infektionskrankheiten im Schema. [L157]

kann bisweilen zu einer detektivischen Mission werden (und entsprechende Leidenschaften wecken).

13.3.1 Diagnostische Strategie

Infektionskrankheiten verursachen einen ganzen „Blumenstrauß" von Symptomen. Oft ist es deshalb zunächst nicht einfach, hinter dem Dickicht von Symptomen den spezifischen Erreger zu erkennen. Eine schrittweise Vorgehensweise mit der Beantwortung dreier Fragen hat sich bewährt:

- Ist eine Infektionskrankheit in Betracht zu ziehen?
- Wo ist der Infektionsherd im Körper lokalisiert?
- Gibt es spezifische Hinweise auf einen möglichen Erreger und seine Quelle?

Liegt eine Infektionskrankheit vor?

Infektionskrankheiten überschneiden sich in ihrer Symptomatik z. B. mit rheumatischen, hämatologischen und bestimmten Stoffwechselerkrankungen. Die Kenntnis der Symptome der wichtigsten Infektionskrankheiten ist deshalb unerlässlich. Außerdem müssen Faktoren erkannt werden, die eine Infektionskrankheit wahrscheinlicher machen. Diese Faktoren fallen in zwei Gruppen:

- **Disposition:** alle Faktoren, die einen Wirt empfänglicher für eine Infektion machen (s. **Kasten** „Dispositionsfaktoren" und **Tab. 13.9**)
- **Exposition:** Faktoren, die zu verstärktem Erregerkontakt und damit zu einer erhöhten Infektionswahrscheinlich-

═══════════════**ZUR VERTIEFUNG**═══════════════

Dispositionsfaktoren für Infektionskrankheiten

- **Grunderkrankungen:** z. B. Immundefekte (z. B. HIV), Stoffwechselerkrankungen (z. B. Diabetes mellitus), aber auch Fremdkörperimplantate (z. B. Herzklappen), vorausgegangene Operationen (z. B. Wundinfektion), Unfälle (bakterielle Meningitis nach Schädelbasisfraktur) oder Organdefekte (Infektanfälligkeit beim nephrotischen Syndrom, Sepsis bei Hypo- oder Asplenie, s. 3.5.3)
- **Vorerkrankungen:** z. B. Influenza (führt durch Schädigung des Surfactant-Systems evtl. zu einer „Grippepneumonie", z. B. mit Klebsiellen). Andere Vorerkrankungen begünstigen eine fortgeleitete Infektion (z. B. Mastoiditis oder Meningitis nach Otitis media, bakterielle Mediastinitis nach Infektion der Rachenmandeln)
- **Medikamente:** z. B. Glukokortikoide, Zytostatika, Immunsuppressiva
- **Lebensstil:** z. B. intravenöser Drogenmissbrauch, Rauchen (erhöhte Inzidenz von Otitis media bei „passivrauchenden" Kindern), Promiskuität, aber auch körperliche Inaktivität.

keit führen, z. B. Kontakte mit Erkrankten, Tierkontakt, Insekten- oder Zeckenstiche, geographische Exposition (z. B. Fernreisen), berufliche Exposition (vom Gesundheitswesen bis Sex-Gewerbe) usw. (**Tab. 13.10**).

Wo ist der Infektionsherd lokalisiert?

Diese Frage kann sowohl klinisch als auch durch bildgebende und labortechnische Verfahren beantwortet werden; bei der klinischen Einschätzung ist Folgendes zu beachten:
* Nur in Ausnahmefällen beginnt die Krankheit mit primär organspezifischen Symptomen, z. B. bei Klebsiellen-Pneumonie, Tularämie, Cholera oder Bornholm-Krankheit. Den meisten Infektionskrankheiten geht eine mehr oder weniger unspezifische Prodromalphase voraus (s. 13.1.1), sodass sich oft erst im Verlauf spezifische Hinweise auf den Erregerherd ergeben.
* Symptome bei Infektionskrankheiten können im Bereich

der Eintrittspforte des Erregers auftreten (z. B. Erythema migrans bei Borreliose, Husten bei Pneumonie), sie können jedoch auch wegen der oft nachfolgenden Erregerdissemination an anderen Organen (z. B. Enzephalitis bei Borreliose) oder gar systemisch auftreten (etwa Septikämie bei Leptospirose). Zu solchen „Fernwirkungen" kommt es auch durch die mit der Infektabwehr verbundenen Immunreaktionen (z. B. Arthritis bei Borreliose) oder durch toxinbedingte Wirkungen (z. B. Schädigung des ZNS durch Tetanus-Toxin oder Hauterscheinungen bei Scharlach).

Welches ist der Erreger?

Diese Frage kann von verschiedenen Richtungen aus angegangen werden:
* **klinisch:** Leider ist die klinische „Erregerdiagnose" nur sehr eingeschränkt möglich. Die Inspektion des Trommel-

Tab. 13.9 In der Diagnostik von Infektionskrankheiten zu berücksichtigende Dispositionsfaktoren (Auswahl)

Dispositionsfaktor	Häufige Erreger	Erkrankung	Besonderheiten
Zelluläre Immundefekte, z. B. bei HIV	*Toxoplasma gondii*	Toxoplasmose	bei manchen Immundefekten auch chronische Verlaufsformen möglich
Agranulozytose oder Granulozytendefekte	*E. coli*, Staphylokokken	Sepsis, Abszesse	oft foudroyante Verläufe
Hypogammaglobulinämie, z. B. beim Plasmozytom	*Strep. pneumoniae, Neisseria meningitidis, Haemophilus influenzae*	chronische sinubronchiale Infekte, Otitis media	Infekte bei humoralen Abwehrdefekten sind typischerweise durch bekapselte Erreger bedingt und betreffen Grenzflächenorgane (Haut, GIT, Bronchialsystem)
Tumorerkrankungen	*Varicella-Zoster*-Virus	Zoster	gelegentlich als erstes klinisches Zeichen einer Tumorerkrankung
Bronchiektasen	*Proteus mirabilis, Pseudomonas,* andere gramneg. Stäbchen	Bronchopneumonien, Abszesse	prophylaktisch regelmäßige Bronchialtoilette
Lungenemphysem, Asthma	*Aspergillus fumigatus*	allergische bronchopulmonale Aspergillose (ABPA)	gehäufte bronchopulmonale Infekte auch durch andere Erreger, vor allem Bakterien
Diabetes mellitus	Staphylokokken, Streptokokken, *E. coli*	Hautabszesse, Endokarditis, Pyelonephritis	insgesamt erhöhte Infektanfälligkeit, vor allem Harnwegsinfekte
Linksherzinsuffizienz	*Streptococcus pneumoniae*	„Stauungspneumonie"	auch andere Pneumonieerreger
Mukoviszidose	*Pseudomonas, Staph. aureus, Burkholderia cepacia*	Lungeninfektionen	Verlauf oft durch Kachexie und sekundären Diabetes mellitus kompliziert
Asplenie (anatomisch oder funktionell)	*Strep. pneumoniae,* andere bekapselte Bakterien	Sepsis, Peritonitis	Impfung und Chemoprophylaxe aller Patienten nach Splenektomie
Unterernährung	*Mycobacterium tuberculosis*	Tuberkulose	erhöhte Infektanfälligkeit durch zelluläre und humorale Abwehrschwäche
Immundefekte	je nach betroffenem „Arm" des Immunsystems jeweils unterschiedliches, teilweise typisches Krankheits- und Erregerspektrum (s. 4.2)		
Urogenitale Fehlbildungen	*E. coli, Enterococcus faecalis*	Harnwegsinfekte, Pyelonephritis	oft durch Harnaufstau oder durch unzureichende Ventilfunktionen bedingt
Schluckstörungen: rezidivierende Aspirationen	Standortflora des Pharynx, inkl. Anaerobier	Bronchitiden, Pneumonien	*„Silent aspirations"* werden oft – gerade bei alten Menschen – nicht wahrgenommen.

Tab. 13.10 In der Diagnostik von Infektionskrankheiten zu berücksichtigende Expositionsfaktoren (Auswahl)

Expositionsfaktor	Übertragene Erreger	Erkrankung	Besonderheiten
Aufenthalt im Wald	FSME-Virus	FSME	nur in Endemiegebieten durch Zeckenbiss
	Borrelia burgdorferi	Borreliose	durch Zeckenbiss
Patientenversorgung	Hepatitis-B-Virus	Hepatitis B	bei Hautverletzungen und Schleimhautexposition
	Mycobacterium tuberculosis	Tuberkulose	Aerosolinhalation
	HIV	AIDS	Stichverletzungen
Tierzucht, Tierkontakte	*Erysipelothrix rhusiopathiae*	Schweine-Rotlauf	Kontaktinfektion bei Hautverletzungen
	Bacillus anthracis	Milzbrand	direkter Kontakt mit infiziertem Tier (Bauern, Metzger, Wollhändler)
	Coxiella burneti	Q-Fieber	durch Kontakt mit Schafen
	Rabies	Tollwut	Kontakt mit infizierten Wildtieren
	Chlamydia psittaci	Ornithose	Vogelzucht: Papageien, Tauben
	Toxoplasma gondii	Toxoplasmose	Kontakt mit Katzenkot
	Brucella abortus	M. Bang	Schafe, Ziegen
Tropenaufenthalte	Malaria species	Malaria	Stich der Anopheles-Mücke
	Dengue-Virus	Dengue-Fieber	Stich infizierter Mücken (z. B. *Aedes aegypti*)
	Trypanosoma brucei	Schlafkrankheit	Tsetse-Fliege
Prostitution, Promiskuität	HIV	AIDS	ungeschützte Sexualkontakte
	Hepatitis B und andere STD	z. B. Hepatitis	ungeschützte Sexualkontakte
Tiefbau, Erdarbeiten	*Histoplasma capsulatum*	Pneumonie	Inhalation erregerhaltiger Aerosole
	Leptospira interrogans	Leptospirose	in Feuchtgebieten, wassergefüllten Kanälen
	Ancylostoma duodenale	Hakenwurm-Befall	Arbeiten in Reisfeldern

fells mag eine akute Otitis media zwar recht offensichtlich enthüllen, sie verrät jedoch nicht, ob diese durch Pneumokokken, *Moraxella catarrhalis* oder *Haemophilus influenzae* bedingt oder gar viraler Genese ist. Auch wenn die Symptome bei Infektionskrankheiten nur selten **erregerspezifisch** sind, können manche Erscheinungen aber wenigstens als typisch für bestimmte Erreger gelten, z. B. Koplik-Flecken bei Masern, girlandenförmige Hautrötung bei *Parvovirus* B19, „Sternenhimmel-Ausschlag" bei Windpocken oder süßlich riechende Rachenbeläge bei Diphtherie. Gelegentlich sind auch bestimmte klinische Konstellationen (Syndrome) erregerspezifisch: stakkatoartiger Husten mit „Aufziehen" und Erbrechen glasigen Schleims bei Keuchhusten, Tonsillitis mit Eiterstippchen, „Himbeerzunge" und „Sandpapierausschlag" bei Scharlach. Außerdem kann die Beobachtung des Fieberverlaufs wertvolle Hinweise zur Erregereingrenzung geben (s. **13.5.1**).

- **labortechnisch:** Hier steht ein Arsenal von Tests zum direkten oder indirekten Erregernachweis zur Verfügung. Alle Verfahren setzen die genaue Kenntnis der optimalen Entnahme-, Konservierungs-, Versand- und Aufbereitungstechniken voraus (s. **13.3.3**).
- **epidemiologisch:** Die Aufdeckung der Infektionsquelle durch epidemiologische Methoden ist oft die schnellste

und eleganteste Art der Erregeridentifizierung (s. **13.1.3**). Manchmal genügt der Anruf beim lokalen Gesundheitsamt, um eine „unklare" Diarrhö auf den Kryptosporidien-Ausbruch an einem Badesee zurückzuführen. Umgekehrt ist die Epidemiologie auf Meldungen der Fälle angewiesen, weshalb gerade für unklare Durchfallerkrankungen besondere Meldepflichten nach dem Infektionsschutzgesetz bestehen.

13.3.2 Anamnese und Befund

Anamnese

Sie folgt der in Kapitel **13.3.1** dargelegten Strategie:

Kommt eine Infektionskrankheit in Betracht?

Der Patient wird hierzu gezielt nach allgemeinen Symptomen gefragt, die für eine Infektionskrankheit sprechen, v. a. Fieber, Schüttelfrost, Lymphknotenschwellungen, Abgeschlagenheit, Myalgien, Arthralgien und Kopfschmerzen sowie Symptome an „Grenzflächenorganen":

- Gastrointestinaltrakt: Schluckbeschwerden, Übelkeit, Durchfall, Bauchschmerzen
- Respirationstrakt: Husten, Auswurf, Schnupfen, Heiserkeit

13

- Urogenitaltrakt: Dysurie, Pollakisurie, Ausfluss
- Haut: Hautausschläge, umschriebene Hautveränderungen.

Darüber hinaus werden Fragen zur Disposition und Exposition gestellt (s. **Kasten** „Fragen zur Ortung der Infektionsquelle" sowie **Tab. 13.9** und **Tab. 13.10**).

═══════════ AUF DEN PUNKT GEBRACHT ═══════════

Fragen zur Ortung der Infektionsquelle
- Kontakt zu anderen Patienten mit bereits diagnostizierten Infektionskrankheiten?
- Kontaktpersonen mit ähnlichen Symptomen erkrankt?
- Gemeinschaftsunterkunft? Gemeinschaftsverpflegung?
- Tiefkühlprodukte? Unpasteurisierte Milchprodukte?
- Berufsanamnese: Kontakt zu (kranken) Tieren?
- Hobbys/Haustiere: Tierkontakte?
- Auslandsreisen? Reisen in Malaria-Endemiegebiete, hygienische Verhältnisse am Urlaubsort?
- chronische Krankheiten?
- Medikamenteneinnahme, insbesondere Antibiotika?
- Blutprodukte erhalten?
- vorausgegangene Verletzungen, Operationen?
- Sexualanamnese?

Wo ist der Infektionsherd lokalisiert?

Die anamnestische Lokalisierung eines möglichen Infektionsherdes ist in den meisten Fällen nicht schwierig. Hinweise bieten die organsystembezogenen Beschwerden des Patienten.

Auch hier werden die entsprechenden Fragen zur Disposition und Exposition ausgewertet.

Welches ist der mögliche Erreger?

Für die Eingrenzung des möglichen Erregerspektrums und zur Ortung der Infektionsquelle werden die im Kasten angesprochenen Punkte systematisch „abgefragt" (s. auch **Tab. 13.9** und **Tab. 13.10**).

Körperliche Untersuchung

Infektionskrankheiten mit ihrer oft phantastischen Vielgestalt fordern die Untersuchungskünste des Arztes heraus. Da praktisch jedes Organ von der Haut bis zum Augenhintergrund betroffen sein kann, kommt einer systematischen, umfassenden Befunderhebung (Ganzkörperstatus mit detaillierter Untersuchung von Haut, Schleimhäuten, Lymphknoten, Bewegungsapparat, Abdominal- und Genitalorganen) geradezu strategische Bedeutung zu.

13.3.3 Labor

Die Labordiagnostik bei Verdacht auf eine Infektionskrankheit zielt in zwei Richtungen:
- **Untersuchung der Antwort des Wirtsorganismus:** z. B. durch Bestimmung sog. „Entzündungsmarker". Da diese lediglich die entzündliche Gewebereaktion widerspiegeln, sind sie nicht spezifisch für eine Infektion und schon gar nicht für einen bestimmten Erreger. Weitere Hinweise auf das Vorliegen und evtl. sogar die Art einer Infektion kann die histologische oder zytologische Untersuchung der Gewebereaktion liefern (s. u.).
- **Identifizierung des Erregers:** Sie erfolgt direkt (durch Kultur, Gensonde oder serologischen Antigennachweis, Mikroskopie) oder indirekt (Antikörpernachweis). Die Erregeridentifikation ist nicht nur Grundlage der spezifischen Diagnostik, sondern auch der kalkulierten Therapie sowie der Planung von Präventivstrategien und ist deshalb in jedem Fall anzustreben.

Untersuchung der Wirtsantwort

„Entzündungsmarker"

Nomen est omen: Entzündungsmarker markieren Entzündungen *jedweder* Genese – es gibt keine spezifischen Entzündungsmarker für Infektionen! Bei bakteriellen Infektionen sind die im Serum gemessenen Entzündungsparameter zumeist besonders deutlich erhöht, bei Infektionen mit Viren, Pilzen, Protozoen oder Mykobakterien können sie trotz ausgeprägter klinischer entzündlicher Zeichen ganz oder weitgehend normal bleiben. Die Bedeutung von Entzündungsmarkern liegt demzufolge bei der Diagnosestellung einer Infektion nur im Konzert mit anderen Untersuchungsmethoden. Als Verlaufsparameter kann die sequentielle Bestimmung von Entzündungsparametern sehr wertvoll sein. Daneben sind wirtschaftliche Faktoren zu beachten: die Preise für die Bestimmung von Zytokinen oder des Procalcitonin übersteigen die für „ältere" Marker wie BSG oder CRP bei Weitem.

BSG

Die Veränderung der Blutsenkungsgeschwindigkeit beruht auf der Vermehrung hochmolekularer Proteine im akuten Infekt, wie z. B. Immunglobulinen, Immunkomplexen, α_2-Makroglobulin, Fibrinogen und Akute-Phase-Proteinen. Diese Proteine beeinflussen die durch negative Ladungen an der Zelloberfläche unterhaltene Abstoßung zwischen den Erythrozyten, sodass diese sich leichter in „Geldrollen"formation übereinanderlegen und dadurch rascher absinken.

Die BSG ist ein relativ träger Verlaufsparameter, der nicht nur bei Infektionskrankheiten, sondern auch bei anderen entzündlichen Erkrankungen erhöht ist.

Auch bei manchen erythrozytären Erkrankungen (Makrozytose und Anämie) oder bei der nicht-infektionsbedingten Vermehrung hochmolekularer Proteine im Plasma (Plasmozytom und M. Waldenström) sowie bei Tumorerkrankungen, Schwangerschaft oder Anämie ist sie beschleunigt.

Die BSG steigt ca. einen Tag nach Infektbeginn deutlich an und normalisiert sich erst etwa vier Wochen nach Beendigung der Erkrankung.

C-reaktives Protein

Zumindest in der Anfangsphase empfindlicher für die Diagnostik und Verlaufsbeurteilung von Infektionskrankheiten ist die direkte Messung der Akute-Phase-Proteine. Ihre Produktion findet v. a. in der Leber statt und wird durch Zytokine beeinflusst. In dieser heterogenen Gruppe werden Serumkomponenten zusammengefasst, die im Rahmen der physiologischen Veränderung nach Gewebeverletzung und -entzündung ansteigen. Ein Beispiel ist das durch Interleukin 6 induzierte **C-reaktive Protein,** das sich als Opsonin an Bakterienhüllen binden und die „klassische" Komplementkaskade aktivieren kann. Es steigt frühzeitig (ca. 6 – 8 Stunden) nach Ausbruch der Infektionskrankheit an und normalisiert sich schneller als die BSG (wenige Tage nach der Erkrankung). In begrenztem Umfange lässt die Höhe des Serumspiegels Rückschlüsse auf die Erregerklasse zu (bakterielle Infektion: sehr hohe Werte, viral: meist – aber eben nicht immer – niedrigere Werte).

❗ Auch das CRP ist nicht spezifisch für eine Infektion, ebenso wenig wie die bisher nur experimentell bestimmten Zytokine, deren Bestimmung in Zukunft als rasch ansteigende Entzündungsmarker an Bedeutung gewinnen dürfte. ❗

Weitere Akute-Phase-Proteine sind Komplementfaktoren (z. B. C3), Protease-Inhibitoren, metallbindende Proteine (z. B. Haptoglobin, Coeruloplasmin, Ferritin), Procalcitonin und Fibrinogen. Darüber hinaus gibt es weitere mögliche geeignete Surrogatmarker für das Ausmaß spezifischer Infektionen, z. B. die LDH für *Pneumocystis-jiroveci-*(früher: *carinii*)Infektionen oder das Ferritin für mykobakterielle Erkrankungen.

Blutbild

Eine **Leukozytose** (mit oder ohne Linksverschiebung) kann als Ausdruck der Immunantwort bei Infektionen auftreten. Sie wird v. a. bei bakteriellen Infektionen beobachtet. Virale Infekte führen seltener zur Leukozytose, manchmal gehen sie auch mit Neutropenie, einer Lymphozytose oder aber auch einer Lymphopenie einher.

❗ Im Einzelfall kann jedoch keineswegs vom Ausmaß der Leukozytose auf die Art des Erregers geschlossen werden! ❗

Häufig tritt im Rahmen der akuten Entzündungsreaktion auch eine **Thrombozytose** auf, welche ebenfalls die allgemeine Knochenmarkstimulierung widerspiegelt. Gelegentlich sieht man bei bakteriellen und viralen Infektionen eine **Leukopenie.** Ursachen können ein erhöhter Verbrauch im Anfangsstadium der Infektionskrankheit oder „überwältigende" Infektionen wie Sepsis, Miliartuberkulose oder Typhus sein (s. **Kasten** „Typische Blutbildveränderungen bei Infektionskrankheiten").

═══════ **AUF DEN PUNKT GEBRACHT** ═══════

Typische Blutbildveränderungen bei Infektionskrankheiten
- **Leukozytose:**
  – mit vorwiegender Granulozytose: bakterielle Infektionen
  – mit vorwiegender Lymphozytose: Keuchhusten, CMV
- **Neutropenie:** virale Infektionen, Typhus, Brucellose, foudroyante Sepsis
- **Lymphozytose** (oft mit normaler Leukozytenzahl): virale Infektionen
- **Eosinophilie:** Infektion mit Parasiten, Wurmerkrankungen
- **atypische Lymphozyten:** EBV-Infektion (Mononukleose)
- **Monozytose:** Lues, Tuberkulose, Brucellose sowie im Anfangsstadium vieler anderer Infektionskrankheiten.

Andere Entzündungsparameter

Entzündungen verändern nicht nur den Zellgehalt der Körperflüssigkeiten, sondern auch ihre chemische Zusammensetzung (z. B. Eiweißgehalt, Zuckergehalt). Praktisch jede am Infektionsort gewonnene Körperflüssigkeit kann auf solche Entzündungsparameter untersucht werden, so z. B.
- der **Urin** auf Leukozyten, Erythrozyten, Proteingehalt, Zellaggregate usw.
- der **Liquor** auf Proteingehalt, Zuckergehalt, Leukozyten, Erythrozyten usw. (s. **13.8**)
- der **Stuhl** auf Leukozyten.

In ähnlicher Weise werden Pleuraflüssigkeit, Perikarderguss, Vaginalsekret, Sputum, Peritonealflüssigkeit oder bronchoalveoläre Lavageflüssigkeit untersucht.

Histopathologische, zytologische und immunologische Verfahren

Histopathologische Untersuchung

Die histopathologische Untersuchung betroffenen Gewebes kann spezifische Formen der Entzündungsreaktion enthüllen und damit die Diagnostik entscheidend erleichtern. Sie bestätigt oft die alte Weisheit des Chirurgen: *„Zwischen Arzt und Diagnose liegt nur die Haut."*
- **Granulozyteninfiltrate** weisen auf eine akute bakterielle Infektion hin.

- **Lymphozyteninfiltrate** spiegeln chronische, nicht-bakterielle Entzündungen wider.
- **Granulome** sind für mykobakterielle und bestimmte Pilzerkrankungen typisch.
- **Eosinophile Infiltrate** sind typisch für Wurmerkrankungen.

Einige wenige Erreger haben ein spezifisches histopathologisches Erscheinungsbild (z. B. „Palisadenbildung" bei Katzenkratzkrankheit, obliterative Endarteriitis bei Syphilis).

Zytologische Untersuchung

Selten kann auch die zytologische Untersuchung Hinweise auf den Erreger geben, wie etwa der vom Grund eines geöffneten Hautbläschens erhaltene Abstrich bei Herpes simplex mit typischen Zellphänomenen (mehrkernige Riesenzellen).

Hauttests

Eine elegante Methode der Erregerdiagnostik ergibt sich aus der Analyse der zellvermittelten Immunantwort des Wirtes durch intradermale Hauttests. Diese werden vor allem bei V. a. Tuberkulose, aber auch z. B. bei Histoplasmose oder Aspergillose angewendet. Wichtig ist dabei, dass gleichzeitig mit dem zu testenden Antigen ein Kontrollantigen (z. B. ein ubiquitärer Erreger wie etwa Candida, der in jedem Falle ein positives Resultat erbringen sollte) getestet wird, um eine allgemeine Anergie auszuschließen.

In den letzten Jahren ging die Verfügbarkeit solcher Hauttests aus verschiedenen Gründen zurück; inzwischen werden sie teilweise durch *In-vitro*-Testverfahren (z. B. Interferon-γ-Test auf Tuberkulose) ersetzt.

Erregernachweis

Im Rahmen der speziellen mikrobiologischen Diagnostik können Erreger oder ihre Toxine **direkt** – mit Kulturen, Mikroskopie oder Gensonden – oder **indirekt** – z. B. über Reaktionen mit Antikörpern – nachgewiesen werden. Die Wahl des Nachweisverfahrens hängt vom Erreger ab: Je schwerer ein Erreger isolierbar ist, desto größere Bedeutung gewinnen die indirekten serologischen Nachweisverfahren.

- **Bakterielle Infektionen:** Bakterien können meist direkt, z. B. mikroskopisch im **gefärbten Abstrich** oder durch die **Blut-**, **Stuhl-** oder **Liquorkultur** nachgewiesen werden. Zum Vorgehen bei der Abnahme von Blutkulturen siehe **Abb. 13.14 – 13.17.** In wenigen Fällen, v. a. bei Spirochäten (z. B. Lues, Borreliose) und Mykoplasmen, haben jedoch die serologischen Verfahren Vorrang.
- **Virale Infektionen:** Aufgrund der oft nicht praktikablen Anzucht von Viren hat in dieser Gruppe der **serologische Nachweis** von Antikörpern oder Antigenen die größte Bedeutung. **Direkte Verfahren** wie die PCR sind auf dem

Vormarsch, aber (noch) recht teuer. Ein direkter elektronenmikroskopischer Viruspartikelnachweis ist grundsätzlich bei einigen Infektionen wie Herpes oder Tollwut möglich, wird aber wegen zu großen Aufwands und zu hoher Kosten in der Routinediagnostik praktisch nie benutzt.

- **Pilzinfektionen:** Aufgrund des langsamen Wachstums von Pilzkulturen spielen bei vermuteten Pilzinfektionen entweder die mikroskopische Beurteilung von Abstrichen oder serologische Verfahren die größere Rolle.

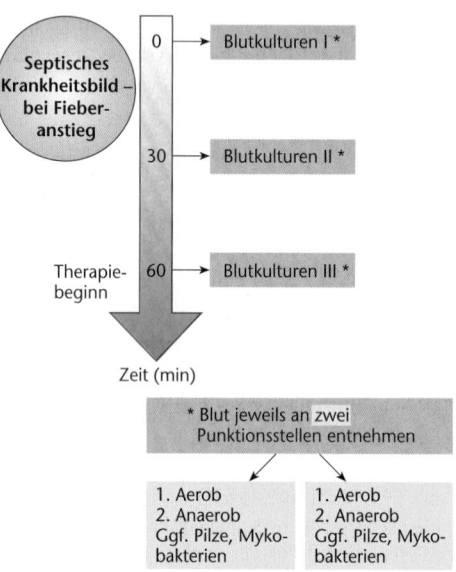

Abb. 13.14: Mögliches intensiviertes Vorgehen zur Abnahme von Blutkulturen bei septischem Patienten mit dringlicher Behandlungsindikation. Wichtig ist eine frische Punktion nach adäquater Hautdesinfektion, idealerweise im Fieberanstieg. Mehrere Blutkulturen und die gleichzeitige Entnahme aus venöser und arterieller Punktion erhöhen die Sensitivität. Wie intensiv durch Blutkulturen nach Erregern gefahndet wird, hängt von der klinischen Situation ab. Ist der Patient noch ohne Antibiose, sollten in jedem Fieberanstieg Blutkulturen entnommen werden. [L157]

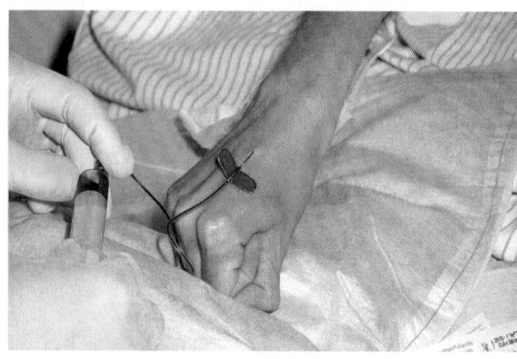

Abb. 13.15: Gefäß punktieren und Blut entnehmen. [K183]

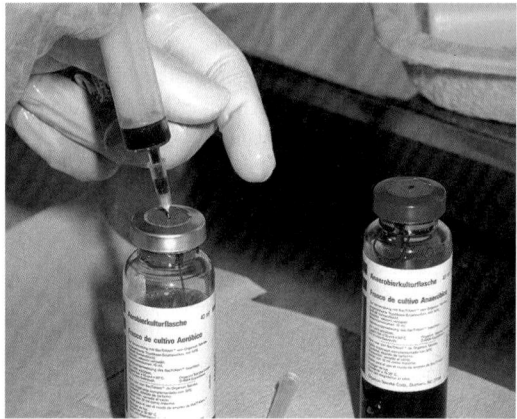

Abb. 13.16: Mit neuer Kanüle die vorgewärmte aerobe Flasche punktieren, Blut einfüllen. Je nach Anweisung des Herstellers Spritze abziehen, aber Kanüle zur Belüftung zunächst belassen. Infolge des Vakuums strömt Luft durch die Kanüle in die aerobe Flasche. Danach Kanüle entfernen. [K183]

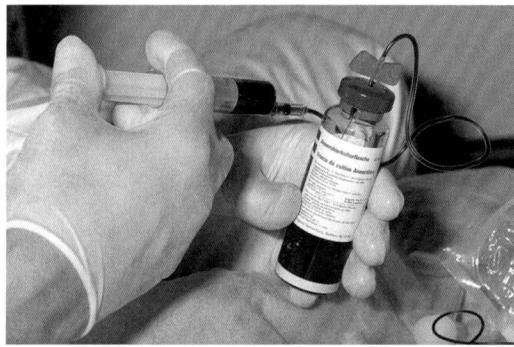

Abb. 13.17: Mit neuer Punktionskanüle in den desinfizierten Stopfen der vorgewärmten anaeroben Flasche stechen, Blut bis zur Markierung einfüllen. Spritze mitsamt der Kanüle abziehen, Flaschen beschriften und mit Begleitschein sofort ins Labor bringen. [K183]

- **Parasiten** können durch mikroskopische Untersuchung von Körpersekreten oder serologisch nachgewiesen werden.

Direkter Erregernachweis

Hierzu stehen mehrere Methoden zur Verfügung:
- **morphologischer Nachweis** mithilfe des Mikroskops: Für die Visualisierung im Mikroskop ist eine Färbung meist unerlässlich (s. **Kasten** „Färbungen"), die jeweils bestimmte Charakteristika der Zellwand oder Hülle ausnutzt. Neben Bakterien können auch Leptospiren, Plasmodien und Trypanosomen mikroskopisch nachgewiesen werden. Bisweilen ermöglicht erst die Markierung mit Antikörpern die Visualisierung (z. B. bei Viren, Rickettsien).
- **kultureller Nachweis:** Er hat gegenüber dem mikrosko-

pischen Nachweis den Vorteil, dass eine Artdefinition möglich ist und dass antibiotische Sensitivitäten bestimmt werden können (sog. Resistenztestung, s. u.). Wichtig sind die sterile Entnahme der Probe und der Transport sowie Anzucht in geeigneten Medien. Ein entsprechender klinischer Verdacht sollte dem mikrobiologischen Labor daher immer mitgeteilt werden.
- **Nachweis spezifischer mikrobieller Nukleosidsequenzen mittels PCR:** Durch die Sequenzanalyse kann Erreger-DNA oder -RNA nachgewiesen und klassifiziert werden. Der Nachweis wird durch eine vorherige Amplifikation des genetischen Materials mithilfe der Polymerasekettenreaktion (PCR) erleichtert bzw. erst ermöglicht. Dieses Verfahren wird für Organismen eingesetzt, die nicht zur Standortflora gehören und schwer anzüchtbar sind.
- Die serologische **Antigenbestimmung** kann rasche Ergebnisse erbringen und wird z. T. im Rahmen der Akutdiagnostik eingesetzt (z. B. Latexagglutinationstests für Pneumokokken, Legionellen, Meningokokken und für *Haemophilus influenzae*).

═══════════════ZUR VERTIEFUNG═══════════════

Färbungen

- Gram-Färbung: für die meisten Bakterien
- Silber-Färbung: für Pilze, Legionellen, Pneumocystis
- Giemsa-Färbung: für Malaria, Leishmanien, Campylobacter
- säurefeste Ziel-Neelsen- oder Auramin-Färbung: für Mykobakterien, Kryptosporidien und Nokardien
- Schiff-Färbung: für Pilze und Amöben.

Indirekte (serologische) Diagnostik

Mithilfe der Serodiagnostik von Infektionskrankheiten wird untersucht, ob und in welchem Maß Antikörper des Makroorganismus gegen erregerspezifische Antigene vorhanden sind (s. **Kasten** „Verfahren der Serodiagnostik"). Hierbei können durch Serumverdünnungsreihen und Spezifizierung der Antikörpertypen (IgM, IgG) Rückschlüsse auf die Phase der ablaufenden Infektion und die Heftigkeit der Wirtsantwort gezogen werden (**Abb. 13.18**).

Die serologische **Antikörperdiagnostik** hat einen eingeschränkten klinischen Nutzen, da Antikörper erst spät im Verlauf einer Infektionskrankheit auftauchen und noch sehr lange nach einer Infektion nachweisbar sein können (**Abb. 13.18**). Im Einzelfall kann dadurch oft nicht entschieden werden, ob es sich um eine frische oder eine „alte" Infektion handelt.

❗ Eine frische Infektion gilt nur bei Vorliegen von IgM-Antikörpern und einem Titeranstieg um zwei Stufen oder mehr innerhalb von zwei Wochen als bewiesen. ❗

13

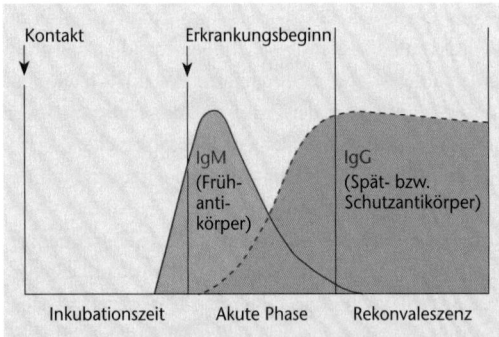

Abb. 13.18: Antikörperproduktion im Infektionsverlauf.
[A400–100]

Resistenzprüfung

Als Resistenz wird die Unempfindlichkeit des Erregers gegen übliche *in vivo* erreichbare Konzentrationen von Antibiotika bzw. Virostatika bezeichnet. Sie kann auf unterschiedlichen Mechanismen beruhen (s. 13.4.3).

Nach der Anzucht und Isolierung eines Bakteriums in bestimmten Nährmedien wird in der Regel die Resistenz gegen gängige Antibiotika untersucht. Zu dieser **Resistenzprüfung** werden vor allem zwei Verfahren eingesetzt:
- der quantitative **Reihenverdünnungstest**: Nährmedien mit abnehmender Antibiotikakonzentration werden mit einer definierten Menge Bakteriensuspension beimpft. Bestimmt wird die **minimale Hemmkonzentration**

=== AUF DEN PUNKT GEBRACHT ===

Verfahren der Serodiagnostik

Agglutinationsreaktion
Mithilfe der Agglutinationsreaktion kann ein Serum sowohl auf Antikörper als auch auf Antigene geprüft werden. Beispiele für Agglutinationsreaktionen sind die Blutgruppenbestimmung und der Coombs-Test. Sind die Testantigene an Latexpartikel gebunden, spricht man von einem **Latex-Test**, der z. B. zum Nachweis des CRP und des Rheumafaktors verwendet wird.
- Soll ein Patientenserum auf bestimmte **Antikörper** untersucht werden, gibt man die dazugehörigen Antigene, die im Labor als Testsubstanz in korpuskulärer Form vorrätig gehalten werden, dazu. Enthält das Patientenserum den gesuchten Antikörper, bilden sich Antigen-Antikörper-Komplexe, die als Agglutinine (Klumpen) sichtbar werden.
- Soll ein Patientenserum auf das Vorliegen bestimmter **Antigene** untersucht werden (z. B. auf Blutgruppeneigenschaften), gibt man Testreagenzien mit homologen (d. h. vom Menschen stammenden) Antikörpern gegen das zu suchende Antigen hinzu. Ist das Antigen im Patientenserum enthalten, kommt es zu einer sichtbaren Verklumpung, d. h. Agglutinationsreaktion.

Immunpräzipitation
Die Immunpräzipitation dient dem Nachweis von im Patientenserum gelösten Erregerantigenen. Dem zu prüfenden Patientenserum wird eine bestimmte Menge homologer Testantikörper, die gegen das zu suchende Erregerantigen gerichtet sind, zugegeben. Während die Antigene des Erregers und die zugegebenen Testantikörper ein-

zeln gut löslich sind, bilden sich bei positiver Reaktion – d. h., wenn das Patientenserum das betreffende Erregerantigen enthält – Antigen-Antikörper-Komplexe, die unlöslich sind und deshalb einen sichtbaren Niederschlag bilden (sog. Immunpräzipitate).

Komplementbindungsreaktion (KBR)
Die Komplementbindungsreaktion weist komplementbindende **Antikörper** der Gruppe IgG und IgM nach. Man benötigt dazu das jeweilige Testantigen und den sog. „immunologischen Zoo": Meerschweinchen-Serum, Schaf-Erythrozyten und Kaninchen-Antikörper gegen die Schaf-Erythrozyten. Klinisches Beispiel ist die **Treponema-pallidum**-KBR (sog. Wassermann-Reaktion).
- Zunächst wird das zu untersuchende Patientenserum für 30 Minuten auf 56 °C erwärmt, um das patienteneigene Komplementsystem zu zerstören. Jetzt gibt man das Antigen und eine kleine definierte Menge Komplement aus einem Meerschweinchen-Serum dazu. Ist der gesuchte Antikörper im Patientenserum enthalten, reagiert er mit dem zugegebenen Antigen und das Meerschweinchen-Komplement wird verbraucht.
- In der zweiten Phase der KBR fügt man dem Gemisch Schaf-Erythrozyten und die gegen sie gerichteten Kaninchen-Antikörper zu. Wurde bei vorhandenem Antikörper in der ersten Phase das Meerschweinchen-Komplement vollständig verbraucht, ist eine Hämolyse der Schaf-Erythrozyten nicht möglich. War der gesuchte Antikörper nicht im Serum, ist das Meerschweinchen-Komplement noch vorhanden und führt zu einer Hämolyse der Erythrozyten.
Also: keine Hämolyse = Test positiv: der

Patient verfügt über den gesuchten Antikörper!

Immunfluoreszenz, Enzym- oder Radioimmunoassay (EIA, ELISA oder RIA)
Diese Tests dienen dem Nachweis von Antigenen oder Antikörpern im Serum eines Patienten, die in so geringer Konzentration vorkommen, dass sie mit anderen Methoden nicht mehr messbar sind.
- Zur Untersuchung des Patientenserums auf ein bestimmtes **Antigen** gibt man eine vorberechnete Menge des Standardantigens und eine begrenzte Menge von radioaktiv oder enzymatisch markierten Antikörpern zu, die gegen das zu untersuchende Antigen gerichtet sind. Das patienteneigene Antigen im Testserum und das zugegebene Antigen treten in Konkurrenz um die zugegebenen Antikörper.
- Nach der Inkubation des Ansatzes werden alle nicht in Komplexen gebundenen Antikörper ausgewaschen. Die Intensität der Strahlung (RIA) oder der Enzymreaktion (ELISA) gibt nun Aufschluss über die Menge des im Testserum vorhandenen Antigens. Die Antigen-Antikörper-Reaktion wird also indirekt anhand einer Fluoreszenz, radioaktiver Strahlung oder durch Enzymaktivität sichtbar gemacht.
- Diese Tests eignen sich sowohl zur quantitativen als auch zur hochsensitiven qualitativen Suchreaktion. Um die Sensitivität der Suchreaktion noch zu steigern, wird inzwischen in einigen Tests, wie z. B. dem HIV-EIA, kombiniert nach Vorhandensein von spezifischen Antikörpern und Erreger-Antigen gesucht.

(MHC), d. h. die niedrigste Antibiotikakonzentration, bei der die Bakterien nicht mehr wachsen.

* der qualitative oder semiquantitative **Agardiffusions-Test**: Mit verschiedenen Antibiotika getränkte Papierplättchen werden auf Agarplatten gelegt, die gleichmäßig mit Bakterienrasen bewachsen sind. Die so erzielten Aussagen – empfindlich, weniger empfindlich, resistent – sind zwar weniger genau quantifizierbar, aber sind schneller, einfacher und preiswerter zu erhalten als durch die Bestimmung der MHC.

!￭ Das Ergebnis der Resistenzprüfung wird **Antibiogramm** genannt. !

Ähnliche Verfahren existieren für Viren: Zur Resistenzprüfung von Virusisolaten – z. B. bei Hepatitis B oder HIV-Infektion – wird eine Sequenzierung bestimmter viraler Genabschnitte durchgeführt (Genotypisierung). Aufwändiger – und derzeit kaum in der klinischen Routinediagnostik eingesetzt – ist die phänotypische Resistenztestung bei Viren, wobei im Prinzip die Virusvermehrung in virusinfizierten Zellkulturen in Anwesenheit antiviraler Substanzen in unterschiedlicher Konzentration gemessen wird.

13.4 Therapie

!￭ Auf der einen Seite gibt es kaum eine rationalere, erfolgreichere und kosteneffektivere Pharmakotherapie als die Antibiotika-Therapie. Andererseits wird in kaum einem Gebiet der Medizin mehr therapeutischer Unfug getrieben als beim Einsatz antimikrobieller Therapeutika. !

Regelmäßig werden offensichtlich viral (z. B. viele obere Atemwegsinfektionen) oder gar nicht infektiös bedingte Krankheitsbilder (z. B. Asthma) primär mit Antibiotika behandelt. Zudem folgt die Auswahl der Antibiotika häufig den durch die pharmazeutische Industrie vorgegebenen Moden und Trends anstatt rationaler Überlegungen.

Weitaus die meisten Antibiotika werden für nicht-therapeutische Zwecke in der Viehzucht eingesetzt: Niedrig dosierte Antibiotika als Futtermittelzusatz beschleunigen den Fleischansatz und werden trotz gut dokumentierter Förderung resistenter tier- und humanpathogener Keime nach wie vor in der Viehmast eingesetzt – pikanterweise mit staatlicher Förderung durch Befreiung von der Umsatzsteuer.

Dabei verfügt die Infektiologie über ein Arsenal von hochwirksamen Medikamenten, um das viele andere Fachgebiete sie beneiden. Als eines der wenigen Gebiete der Medizin stehen ihr kausale – d. h. gegen den Auslöser des Krankheitsgeschehens selbst gerichtete – Wirkstoffe zur

Verfügung. Diese sind in ihrer Wirkung zwar nicht erregerspezifisch, in den meisten Fällen jedoch in ihrer pharmakologischen Wirkung auf Mikroorganismen beschränkt (was leider nicht heißt, dass sie sie nicht mitunter schwerwiegende systemische Nebenwirkungen verursachen können).

Antibiotika

Antimikrobielle Medikamente sind entweder natürliche Produkte anderer Mikroben (z. B. Penicillin), chemisch im Labor hergestellte Verbindungen (z. B. Sulfonamide) oder semisynthetische Substanzen, d. h. chemische Modifikationen natürlich vorkommender Substanzen (z. B. Nafcillin).

Die ersten, noch heute eingesetzten antimikrobiellen Medikamente waren die in den 1930er Jahren entdeckten Sulfonamide, gefolgt vom Penicillin in den 1940er Jahren.

In jüngerer Zeit gewinnen zunehmend auch antivirale Chemotherapeutika an Bedeutung. Hier waren Nukleosid-Analoga die ersten Substanzen, aus deren Gruppe einzelne Vertreter u. a. gegen Herpesviren, Hepatitis-B-Virus und HIV wirksam sind. Inzwischen sind neue antivirale Medikamente aus ganz neuen Substanzklassen zugelassen oder in Entwicklung, wie etwa die an bestimmte Rezeptoren oder das aktive Zentrum bestimmter Enzyme bindenden „nicht-peptidomimetischen Protease-Hemmer" oder „nicht-Nukleosid-analogen Reverse-Transkriptase-Hemmer", deren Ausgangsmoleküle computergestützt entworfen und anhand der vom Computer vorgeschlagenen Molekülstruktur dann erst synthetisiert und getestet wurden.

!￭ Die Vielzahl der heute verfügbaren Antibiotika, ihr unterschiedliches Wirkspektrum, ihre z. T. erheblichen Nebenwirkungen, die aggressive Werbung der Hersteller, die Multimorbidität vieler Patienten und die zunehmende Resistenzentwicklung machen die Auswahl des „richtigen" Antibiotikums zu einer Herausforderung. In der Beschränkung auf klar definierte Indikationen zur Antibiotika-Therapie und auf die Verwendung eines begrenzten Spektrums gut bekannter, etablierter Medikamente im ambulanten Bereich liegt in diesem Fall eine Tugend. !

!￭ Wir müssen uns bewusst sein, dass wir mit dem Einsatz von Antibiotika aktiv in den „ökologischen Mikrokosmos" unserer mikrobiellen Flora eingreifen, die sich unter dem Selektionsdruck der Antibiotika permanent ändert: Die Zunahme von auch „wild" vorkommenden Keimen wie MRSA (Methicillin-resistente Staphylokokken), Makrolid-resistenten Pneumokokken und Chinolon-resistenten *E. coli* unterstreichen die Gefahren. Deswegen ist die Halbwertszeit des Wissens in der Antibiotika-Therapie besonders kurz – gerade in den Krankenhäusern mit den zunehmenden Problemen von Hospitalismuskeimen. Hier schafft sich die Medizin leider selbst den Bedarf an immer neuen, gegen die Problemkeime wirksamen Antibiotika. !

13

13.4.1 Therapeutische Strategie

Die Festlegung einer rationalen therapeutischen Strategie bei Infektionskrankheiten ist nicht nur für den Erfolg der individuellen Therapie, sondern auch für die Verhinderung nachteiliger Effekte (Nebenwirkungen, Resistenzentwicklung, Verschleuderung von Ressourcen) entscheidend.

Die Therapie baut auf zwei Pfeilern auf:
- Überprüfung der Indikation
- rationale Auswahl des Antibiotikums.

Überprüfung der Indikation

Dieser Schritt kann nicht ernst genug genommen werden. Infektionskrankheiten sollten nur dann chemotherapeutisch behandelt werden, wenn sie

- **mit hinreichender Wahrscheinlichkeit bakteriell bedingt sind:** Dieses Kriterium ist z.B. bei den meisten Infekten der oberen Luftwege nicht erfüllt. Wo immer klinisch sinnvoll, sollte sich die Therapie auf eine Erregeridentifikation stützen (s. u.).
- **schwerwiegend genug sind,** um die Nachteile der antibiotischen Therapie zu rechtfertigen: Die oft unterschätzten unerwünschten Wirkungen der antibiotischen Therapie können vom Durchfall über anaphylaktische Reaktionen bis hin zur Förderung von Resistenzentwicklungen reichen.

> ❗ In der Behandlung der akuten Otitis media des Kindes – der zweithäufigsten Diagnose der Medizin überhaupt – hat sich z.B. in den letzten Jahren ein Paradigmenwechsel vollzogen. In vielen Ländern wird die Mittelohrentzündung nur noch dann antibiotisch behandelt, wenn sie mit einer deutlichen Einschränkung des Allgemeinbefindens einhergeht und nicht innerhalb einer definierten Zeit von selbst abheilt. ❗

- **nicht durch andere Maßnahmen der Erregereradikation besser zu behandeln sind:** Viele durch Fremdkörperimplantate (z.B. zentrale Venenkatheter) bedingte Infektionskrankheiten können z.B. ohne Entfernung des Fremdmaterials nicht adäquat behandelt werden. Ebenso sind Abszesse und manche „tiefen" Infektionen (z.B. Fasziitis, Peritonitis, Appendizitis, Osteomyelitis) oft antibiotisch kaum zu behandeln; sie erfordern in der Regel eine chirurgische Sanierung, gemäß der alten chirurgischen Regel: *„Ubi pus, ibi evacua".*

Rationale Auswahl des Antibiotikums

Viele Faktoren sind bei der Festlegung einer antibiotischen Therapie zu berücksichtigen: die Art des Erregers und seine antibiotische Empfindlichkeit, der Ort der Infektion, die Art der Infektion (oberflächlich, abszedierend, disseminiert), die spezifischen Charakteristika der zur Wahl stehenden Antibiotika (vom Wirkspektrum über die Gewebegängigkeit bis zur Toxizität), die Applikationsart, die Therapiedau-

er, die lokale Resistenzsituation, die Kosten usw. Hierauf beruhen die folgenden Kernentscheidungen:

Empirisch versus gezielt

Da die Erregeridentifikation nicht nur für die Auswahl des Antibiotikums, sondern häufig auch für die Festlegung der Therapiedauer eine entscheidende Rolle spielt, werden – wo immer möglich – entsprechende Kulturen vor Gabe des Antibiotikums abgenommen.

> ❗ Ein kultureller Erregernachweis kann schon Minuten nach intravenöser Gabe eines Antibiotikums nicht mehr gelingen. ❗

Ist der Erreger mit seiner antibiotischen Empfindlichkeit bei Therapiebeginn bereits bekannt, kann ein Antibiotikum mit engem Wirkungsspektrum gewählt werden (**„gezielte" Therapie**). Auch bei unbekanntem Erreger sollte die Wahl des Antibiotikums keineswegs „blind" erfolgen, sondern rationellen, durch Erfahrung begründeten Grundsätzen folgen (**„empirische"** bzw. **„kalkulierte" Therapie**). Eine Auswahl zu beachtender Faktoren ist im **Kasten** „Kalkulierte Antibiose" zusammengestellt.

> ❗ Entscheidungen nach dem Schrotschuss-Prinzip führen unweigerlich zur Entwicklung von Resistenzen. ❗

Bakterizid versus bakteriostatisch

- **Bakteriostatisch wirksame Antibiotika** hemmen das Wachstum und die weitere Vermehrung der Mikroorganismen, töten das einzelne Bakterium jedoch nicht ab. Eine Eliminierung der Krankheitserreger gelingt deshalb nur im Zusammenspiel mit der Abwehr des Makroorganismus.
- **Bakterizide Antibiotika** dagegen haben eine direkt toxische Wirkung auf den Mikroorganismus, welcher vollständig abgetötet wird, unabhängig davon, ob er in Teilung begriffen ist oder nicht.

Als Regel kann gelten, dass gegen die Zellwand gerichtete Antibiotika bakterizid sind, die meisten gegen die ribosomale Proteinsynthese gerichteten Antibiotika dagegen bakteriostatisch (Ausnahme: Aminoglykoside).

Die früher wichtige Unterscheidung zwischen bakteriostatischen und bakteriziden Antibiotika ist heute nur noch bei Infektionen bestimmter „abgeschirmter" Körperregionen (Meningen, Herzklappen, Endokard) klinisch von Bedeutung; diese werden möglichst mit bakteriziden Antibiotika behandelt. Die Abwehrmechanismen des Wirtes reichen an diesen Orten nicht aus, um bakteriostatisch behandelte Bakterien vollends auszuschalten. Auch bei einem schwerwiegenden vorbestehenden Immundefekt sollten bakterizide Antibiotika bevorzugt werden.

======= AUF DEN PUNKT GEBRACHT =======

Kalkulierte Antibiose
Bei unbekanntem Erreger richtet sich die Auswahl des Antibiotikums nach:
- der **Erregerwahrscheinlichkeit:** Welche Erreger sind erfahrungsgemäß die wahrscheinlichsten Auslöser?
- der **Schwere der Erkrankung:** Je schwerwiegender die Erkrankung, desto „breiter" wird zunächst behandelt.
- dem **Ort der Erkrankung:** Infektionen von relativ „abgeschirmten" Orten (ZNS bzw. Meningen, Abszesse, Endokard) sowie disseminierte Infektionen (Sepsis) erfordern höhere Dosen als z. B. oberflächliche Hautinfektionen, Erkrankungen

der oberen Luftwege oder Harnwegsinfekte.
– Abszesse beeinträchtigen die antibiotische Aktivität durch einen niedrigen pH in der Abszesshöhle (erschwert insbesondere die Wirkung von Aminoglykosiden), durch die Bindung mancher Antibiotika durch Leukozyten oder ihre Stoffwechselprodukte sowie durch die eingeschränkte Stoffwechselaktivität der Mikroorganismen in der Abszesshöhle.
– Die Penetration vieler Antibiotika ins ZNS ist durch die Blut-Hirn-Schranke eingeschränkt, sie erzielen im Liquor eines Gesunden nur eine Konzentration von

3–30% des Blutspiegels (z. B. Vancomycin und β-Lactam-Antibiotika). Die Penetration ist im Fall einer Infektion des ZNS durch eine entzündungbedingte Steigerung der Durchlässigkeit der Blut-Hirn-Schranke jedoch erheblich besser.
- den **lokalen Resistenzmustern:** Ist z. B. ein nennenswerter Anteil der Pneumokokken in einem bestimmten Einzugsgebiet Penicillin- und Cephalosporin-resistent, so wird bei schwerwiegenden Erkrankungen mit möglicher Pneumokokken-Beteiligung initial mit einem Cephalosporin der dritten Generation in Kombination mit z. B. Vancomycin behandelt.

Mono-versus-Kombinationstherapie

Die Kombination verschiedener Antibiotika dient u. a. dazu, im Rahmen einer kalkulierten Therapie die „Wirklücken" im Keimspektrum eines einzelnen Antibiotikums zu schließen. Darüber hinaus kann sie jedoch in manchen Fällen noch weitere entscheidende Vorteile bieten:
- Sie wird oft bei **schwerwiegenden Infektionen** (z. B. Sepsis) eingesetzt, da die therapeutische Effektivität der Antibiose erhöht werden kann. Eine erhöhte Effektivität kommt insbesondere bei der Wahl synergistischer Kombinationen zustande. So erhöhen z. B. zellwandaktive Antibiotika (z. B. β-Lactam-Antibiotika oder Vancomycin) die Wirksamkeit von Aminoglykosiden, indem sie die Zellwand für das Aminoglykosid „durchlässiger" machen.
- Die Wahrscheinlichkeit einer **Resistenzentwicklung** kann vermindert werden. Dies spielt insbesondere bei der Therapie der Tuberkulose eine Rolle.

Oral versus parenteral

Die orale Antibiotikatherapie besitzt manche Vorteile, u. a. ist sie kostengünstig und kann zu Hause durchgeführt werden. Da die Resorption von Antibiotika über den Darm jedoch von vielen verschiedenen Faktoren (z. B. Kreislaufsituation des Patienten) abhängig ist und deshalb erhebliche Schwankungen aufweisen kann und auch die maximal applizierbare Dosis häufig durch lokale Nebenwirkungen begrenzt ist, wird bei schwerwiegenden Infektionen zunächst die parenterale Gabe, meist als intravenöse Infusion, bevorzugt.

❗ Intramuskulär gegebene Antibiotika werden in der Regel gut resorbiert (eine wichtige Einschränkung ist der Schock; außerdem dürfen i. m. Injektionen bei Gerinnungsstörungen nicht gegeben werden). **❗**

Manche Antibiotika sind nur in oraler Darreichungsform erhältlich (z. B. einige Makrolid-Antibiotika), andere können bei oraler Einnahme fast ebenso hohe Serumspiegel erreichen wie bei parenteraler Gabe (z. B. Clindamycin, Metronidazol, Fluorchinolone, z. B. Ciprofloxacin). Einige Antibiotika erzielen bei oraler Einnahme wegen ihrer pharmakologischen Eigenschaften deutlich niedrigere Serumspiegel als bei parenteraler Verabreichung (z. B. β-Lactam-Antibiotika). Dieser Nachteil kann teilweise durch höhere orale Dosen ausgeglichen werden.

Nach anfänglicher intravenöser Therapie kann oft auf eine orale Therapie umgestellt werden (sog. **Sequenztherapie**). Dafür müssen allerdings bestimmte Bedingungen erfüllt sein (s. **Kasten „Orale Antibiose"**).

======= AUF DEN PUNKT GEBRACHT =======

Orale Antibiose
Bevor von einer intravenösen auf eine orale Antibiotikatherapie umgestellt wird, muss geprüft werden, ob:
- die entsprechende Infektion ein Keimspektrum aufweist, das auf ein oral applizierbares Antibiotikum anspricht. Dies ist z. B. bei Arthritis, Erysipel, Pneumonie, Bakteriämie ohne ZNS-Beteiligung und Harnwegsinfekten der Fall.

  ❗ Lebensbedrohliche Infektionen, ZNS-Infektionen oder Endokarditis müssen dagegen stets intravenös behandelt werden, da hier gleichbleibend hohe Serumspiegel benötigt werden. **❗**

- die Infektionszeichen gebessert sind: Der Patient sollte entfiebert (oder das Fieber zumindest zurückgehen) und die Entzündungsmarker (Leukozytose, BSG, CRP) sollten rückläufig sein.
- ein adäquates orales Antibiotikum zur Verfügung steht, am besten mit im Antibiogramm nachgewiesener Aktivität
- der Patient nicht unter Erkrankungen leidet, die ein Resorptionsdefizit befürchten lassen, z. B. Erbrechen, Durchfall oder schwerer Herzinsuffizienz.

13

Definierte Therapie

Jede antibiotische Therapie sollte zur Maximierung der Wirksamkeit und Vermeidung unerwünschter individueller wie epidemiologischer Wirkungen möglichst *genau* definiert sein.

Zeitdauer

Die Behandlungsdauer richtet sich nach der Art der Infektion und kann zwischen einmaliger Gabe (z. B. bei Gonorrhö) und monatelanger Therapie (z. B. bei Osteomyelitis, Endokarditis oder Tuberkulose) schwanken.

Die optimale Zeitauer der antibiotischen Therapie wurde für die wenigsten Krankheiten systematisch untersucht. Die meisten noch heute für „gängige" Infektionen (obere Atemwegserkrankungen, Pneumonie, Sepsis, Meningitis) gültigen Angaben sind von der Therapiedauer bei der Streptokokken-Pharyngitis mit oralem Penicillin abgeleitet. Hier hatten frühe Studien ergeben, dass eine 10-tägige Therapie das rheumatische Fieber zuverlässiger verhindert als eine 7-tägige Therapie. Seither werden diese beiden Zahlen zur Festsetzung der Therapiedauer der meisten Infektionskrankheiten bevorzugt, was den Medizinerspruch erklärt: *„Man behandelt entweder so viele Tage, wie der Herr brauchte, um die Welt zu erschaffen, oder so viele Tage, wie der Patient Finger an den Händen hat."* Erst in jüngster Zeit wurden Versuche zu einer rationalen Begründung kürzerer Therapieformen bei leicht zugänglichen Infektionen unternommen, z. B. Einmaldosis bei Otitis media oder Harnwegsinfekt. Auch wird neuerdings versucht, die Therapiedauer an bestimmte Verlaufsparameter (z. B. CRP) zu koppeln.

! Als klassische (jedoch nicht systematisch überprüfte) Faustregel kann gelten, dass das Antibiotikum 3 Tage nach Entfieberung abgesetzt werden kann. !

Drug Monitoring

Bestimmte Antibiotika (z. B. Aminoglykoside oder Vancomycin) haben einen engen therapeutischen Bereich, d. h. antibakteriell wirksame und toxische Blutspiegel liegen eng beieinander. Hier kann die angemessene Dosierung durch die **Messung von Serumspiegeln** erleichtert werden. Toxische **Spitzenspiegel**, die typischerweise eine halbe Stunde nach der Applikation der Medikamentendosis gemessen werden, erzwingen eine Dosisreduktion. Toxische **Talspiegel**, die typischerweise eine halbe Stunde vor der Medikamentengabe gemessen werden, erfordern eine Verlängerung des Dosisintervalls.

Bei Vancomycin und bestimmten Antimykotika werden die Talspiegel nicht nur zur Beurteilung der Toxizität, sondern auch zur Sicherstellung eines ausreichend wirksamen Serumspiegels bestimmt. Bei anderen Antibiotika sind eher der Spitzenspiegel oder die **Dosisverlaufsfläche** (*„area under the curve"*, AUC) für den Therapieerfolg entscheidend. Diese Parameter werden berücksichtigt, wenn pharmakokinetische Zielwerte definiert werden.

Verlaufskontrolle

In jedem Fall sollte der Erfolg der antibiotischen Therapie genau beobachtet und dokumentiert werden: Bei unverändertem Fieberverlauf muss über einen Wechsel des Antibiotikums nachgedacht werden. Allerdings muss man dem Antibiotikum eine gewisse Zeitspanne zubilligen, um eine klinische Verbesserung des Krankheitsbildes zu bewirken. Bei „Therapieversagen" (s. **Kasten** „Mögliche Gründe") sollten nach einer kurzen Antibiotikapause erneut Erregerkulturen angelegt werden, um eine primäre oder erworbene Resistenz des Erregers auszuschließen.

═══ **ZUR VERTIEFUNG** ═══

Mögliche Gründe für ein Versagen der antibiotischen Therapie

- Non-Compliance des Patienten (s. 14.8.3)
- zu geringe Antibiotikakonzentration am Infektionsort, z. B. bei Abszessen oder Fremdkörperinfektionen
- nicht-infektionsbedingtes Krankheitsbild, z. B. Kollagenosen, Vaskulitiden, Drug Fever, SIRS
- zelluläre oder humorale Immundefekte mit rekurrenten Infekten (selten, jedoch oft vermutet).

Anpassung an individuelle Begleitumstände

Neben dem vermuteten Erregerspektrum müssen bei der Wahl des Antibiotikums weitere Faktoren berücksichtigt werden: spezifische Nebenwirkungen, Vorerkrankungen des Patienten sowie Unverträglichkeiten oder Allergien.

So wird man einer Schwangeren keine potentiell fruchtschädigenden Antibiotika (z. B. Tetrazykline oder Gyrasehemmer) verordnen. Patienten mit einer höhergradigen Niereninsuffizienz sollten nephrotoxische Substanzen (wie Aminoglykoside oder Vancomycin) nur mit einem engen pharmakologischen Drugmonitoring erhalten; für überwiegend renal ausgeschiedene Medikamente sind Empfehlungen zur Dosisanpassung zu beachten.

13.4.2 Nebenwirkungen

Trotz ihrer meist selektiven pharmakologischen Wirkung auf Zellstrukturen von Mikroorganismen sind Nebenwirkungen bei antibiotischer Therapie häufig.

- **Allergische Nebenwirkungen** (s. a. 4.5.6) sind ein dosisunabhängiger Effekt, der eine Sensibilisierung voraussetzt. Das Antibiotikum fungiert dabei als Hapten und wird durch Kopplung an ein Trägermolekül zum Vollantigen, das dann z. B. eine anaphylaktische Sofortreaktion auszulösen vermag.

- Andere allergische Reaktionen sind selten (z. B. immunkomplexvermittelte Hypersensitivität beim **Stevens-Johnson-Syndrom**, einer verzögert auftretenden bullösen Hautreaktion nach Gabe von Sulfonamiden oder β-Lactam-Antibiotika).
- **idiosynkratische Nebenwirkungen:** nicht-allergische, durch die pharmakologischen Eigenschaften des Medikaments nicht erklärte Reaktionen, z. B. Hämolyse bei Sulfonamiden (nur bei Menschen mit G-6-PD-Mangel), periphere Neuropathie durch Isoniazid (nur bei „langsam azetylierenden" Menschen); s. a. **4.5.6.**
- **Toxische Nebenwirkungen** sind grundsätzlich dosisabhängig und beruhen auf einer besonderen Affinität bestimmter Antibiotika zu einzelnen Organsystemen (z. B. ototoxische, nephrotoxische, knochenmarktoxische Wirkung). Die Schädigungen können reversibel oder irreversibel sein. Die Toxizität eines Antibiotikums hängt von der Gesamtmenge des zugeführten Medikamentes ab oder tritt erst oberhalb bestimmter Serumspiegel auf. So ist z. B. Gentamycin nephrotoxisch, ototoxisch und neurotoxisch. Während die Nephro- und die Neurotoxizität reversibel sind, ist die Schädigung des Innenohrs irreversibel. Eine Organschädigung kann auftreten, wenn die Gesamtmenge des zugeführten Gentamycins ca. 3000 mg übersteigt oder wenn der Spitzenserumspiegel über 10 mg/ml hinausgeht.
- **Biologische Nebenwirkungen** sind Folge der Hemmung der normalen Standortflora. Es kann zu Überwucherungen mit pathologischen Keimen in Mundhöhle, Magen-Darm- oder Urogenitaltrakt kommen. Klinisch imponieren dann z. B. Antibiotika-assoziierte Diarrhöen, Mundsoor, pseudomembranöse Kolitis (s. **13.10**).

! Allergische Nebenwirkungen betreffen meist eine ganze Antibiotikagruppe, toxische und idiosynkratische Nebenwirkungen sind an Eigenschaften der Einzelsubstanz gekoppelt und biologische Nebenwirkungen betreffen grundsätzlich alle Antibiotika. **!**

! Die Diagnose „Allergie auf ein Antibiotikum" sollte nur zurückhaltend gestellt und die allergische Reaktion möglichst genau dokumentiert werden. Hautreaktionen oder Fieberanstiege nach Erstgabe können häufig auch durch die zugrunde liegende Infektion erklärt werden („Herxheimer-Reaktion"). Viele Patienten halten fälschlicherweise auch toxische oder biologische Nebenwirkungen für eine Allergie. Häufig ist auch patientenseitig die Subsumierung einer allergischen Reaktion auf *irgendein* Antibiotikum unter den Begriff einer „PenicillinAllergie". Die zu leichtfertig gestellte Diagnose einer „Allergie" kann bei etwaigen künftigen schwerwiegenden Infektionen fatale Folgen nach sich ziehen (vgl. auch **4.5.6**). **!**

13.4.3 Resistenz, Persistenz, Toleranz

Bakterien vermehren sich viele tausendmal schneller als ihre Wirtsorganismen. Der durch die Gabe von Antibiotika ausgeübte Selektionsdruck führt unausweichlich zu **Resistenzen** und damit der Einschränkung von therapeutischen Möglichkeiten bei Infektionskrankheiten (vgl. **13.1.1**).

Das Versagen oder Wiederaufflammen einer Infektionskrankheit muss jedoch nicht zwangsläufig auf einer Keimresistenz beruhen, sondern kann auch auf eine **Persistenz** oder **Toleranz** der Erreger zurückzuführen sein.

Resistenz

Unter Resistenz versteht man die Unempfindlichkeit oder Widerstandsfähigkeit von Mikroorganismen gegen die im Körper des Wirtsorganismus erreichbaren Antibiotikakonzentrationen. Man unterscheidet die „natürliche" Resistenz eines Mikroorganismus gegen bestimmte Antibiotikagruppen von der erworbenen Resistenz.

Die Begriffe **natürliche** und **primäre Resistenz** werden oft gleichgesetzt und beschreiben die vorbestehende Eigenschaft bestimmter Spezies, grundsätzlich unempfindlich gegen bestimmte Antibiotika zu sein. Beispiele mit praktischer Bedeutung sind die natürliche Resistenz von E. coli und anderen gramnegativen Keimen gegenüber Makroliden, Penicillin, Clindamycin und Glykopeptid-Antibiotika. Enterokokken sind wiederum primär resistent gegenüber Cephalosporinen (sog. Enterokokken-Lücke der Cephalosporine). Eine primäre Resistenz kann andererseits auch bedeuten, dass ein Wirt mit Erregern kolonisiert ist, die irgendwann zuvor eine Resistenz gegen Antibiotika erworben haben. Deswegen muss man in Deutschland derzeit in 7% der neu entdeckten Tuberkulose-Fälle mit einer primären Isoniazid-Resistenz rechnen. Die Anzahl primär gegen Antibiotika resistenter Isolate variiert über die Zeit und nach der Region: Primäre Penicillin-Resistenz bei Pneumokokken *(S. pneumoniae)* gab es vor Jahrzehnten praktisch überhaupt nicht. Inzwischen muss damit in Deutschland bei bis zu 10% der Pneumokokken-Infektionen gerechnet werden, in Spanien und Ungarn bei 50% und mehr. Letztlich handelt es sich also um eine Besiedlung (oder Infektion) mit Erregern, deren Wildtyp keine natürliche Resistenz aufwies, die aber irgendwann in ihrer Evolution diese Resistenz erworben haben.

Erworbene Resistenz kann sich unter dem Selektionsdruck von Antibiotika rasch entwickeln: „*Survival of the fittest*" bedeutet, dass in den gewaltigen Populationen von Mikroben, die uns kolonisieren, stets die Erreger übrig bleiben, die durch eine zufällig vorhandene Mutation unempfindlicher gegen ein eingesetztes Antibiotikum waren als ihre Artgenossen. Von diesen sekundär resistent gewordenen Verwandten geht dann nach Ende der Antibiotikabehandlung die Rekolonisierung des Wirts aus, denn deren nicht-resistente Verwandten vom Wildtyp sind ja zuvor vernichtet worden. Damit steigt unter dem Einsatz von Antibiotika die Resistenzrate. Risiken dafür sind neben dem häufigen Einsatz von Antibiotika auch Unterdosierung und andere Anwendungsfehler. Oft haben die selektierten resistenten Stämme aber einen Selektionsnachteil, wenn der Selektionsdruck durch Antibiotika wegfällt. In einer finnischen Studie fand man über 40 % Makrolid-resistente Isolate von *S. pyogenes* bei Kindern und verschärfte daraufhin 1990 die Verschreibungsbedingungen für diese Antibiotikagruppe. Nur 5 Jahre später war die Resistenzrate auf unter 10 % zurückgegangen.

Dies gilt aber möglicherweise nicht für alle erworbenen Resistenzen: Methicillin-resistente *Staph.-aureus-*(MRSA-) Stämme waren vor Kurzem noch eine Erscheinung, die vorwiegend als „Hospitalismuskeim" bestimmte Bereiche des Gesundheitswesens betraf. Inzwischen sind recht pathogene MRSA-Stämme nachgewiesen worden, die fernab vom Krankenhaus sich kurioserweise gerade unter Sportlern gut verbreiten.

Die erworbene Resistenz kann durch Mutation im Erbgut des Bakteriums und nachfolgende Selektion entstehen oder über Plasmide durch Konjugation (Verschmelzung) von Bakterium zu Bakterium weitergegeben werden (**Abb. 13.19**).

Persistenz

Die meisten Antibiotika wirken nur auf proliferierende Keime. Befinden sich die Erreger zum Zeitpunkt der Antibiotikawirkung nicht in einer Vermehrungsphase, sondern in „Wartestellung", können sie nach Absetzen des Medika-mentes wieder in den Generationszyklus eintreten. Klinisch kommt es zum Infektionsrezidiv nach Absetzen des Antibiotikums (z. B. bei der Tbc-Therapie bedeutsam).

Toleranz

Von Toleranz spricht man, wenn die im Makroorganismus erreichte Antibiotikakonzentration eines eigentlich bakteriziden Antibiotikums zwar das Wachstum des Mikroorganismus hemmt (also bakteriostatisch wirkt), nicht aber bakterizid wirkt. Zu diesem Phänomen kommt es v. a., wenn die *in vivo* erforderliche bakterizide Konzentration eines Antibiotikums wesentlich höher liegt als die *in vitro* gemessene minimale Hemmkonzentration (s. **13.3.3**), an der sich die Wahl des Antibiotikums oft orientiert.

13.4.4 Antibakterielle Chemotherapie

Die klassischen, gegen Bakterien wirksamen Medikamente werden auf Basis ihrer chemischen Grundstruktur eingeteilt, welche wiederum ihren jeweiligen Wirkmechanismus bestimmen (**Tab. 13.11**). Obwohl sie stark unterschiedliche Wirkspektren aufweisen, ist keines der heute verfügbaren Antibiotika artspezifisch.

13.4.5 Antimykotische Chemotherapie

Einer im Vergleich zu den antibakteriell wirksamen Chemotherapeutika deutlich geringeren Zahl von Antimykotika

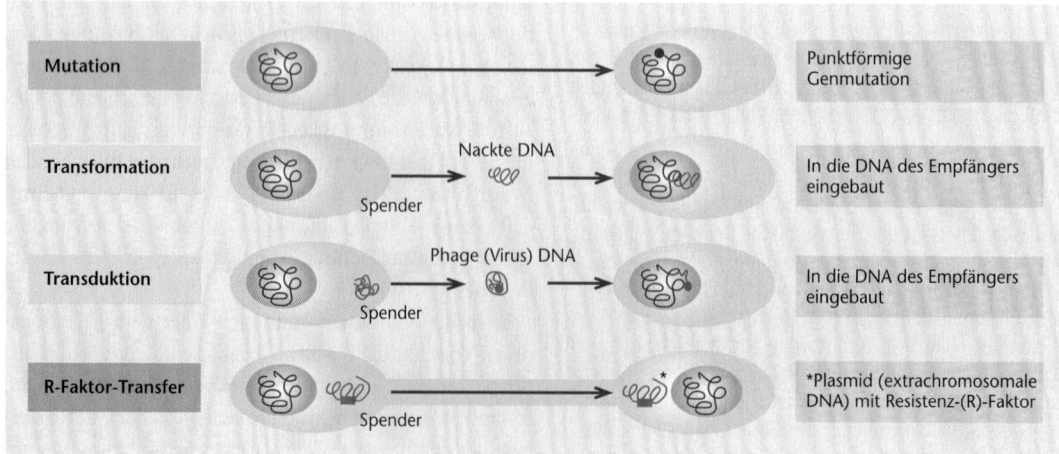

Abb. 13.19: Mechanismen der Resistenzentwicklung gegen Antibiotika. Resistenzvermittelnde DNA-Sequenzen können entweder durch Mutation oder durch Übertragung von bereits resistenten „Spenderbakterien" erworben werden. DNA kann als nackte Substanz, über Bakteriophagen oder durch Konjugation übertragen werden. [L157]

Tab. 13.11 Antibiotika

Antibiotika-Gruppe	Freiname (Beispiele)	Handelsname (Beispiele)	Wirkweise	Wirkspektrum
Penicilline				
Penicillin	Penicillin G Penicillin V Propicillin	Penicillin G-Hoechst® Isocillin® Baycillin®	bakterizid durch Hemmung der Zellwandsynthese	grampositive Kokken, grampositive Stäbchen, Spirochäten; gramnegative Kokken
Aminopenicilline	Ampicillin Amoxicillin	Binotal® Amoxypen®		wie Penicillin, plus *Haemophilus infl.*, Salmonellen, Shigellen, *E. coli*, Listerien, Enterokokken
Acylamino-penicilline	Mezlocillin Piperacillin	Baypen® Pipril®		wie Aminopenicilline, erweitert in den gramnegativen Bereich, z. B. *Pseudomonas*, Enterobakterien (Klebsiellen, *Proteus, E. coli*, Salmonellen)
Staphylokokken-Penicilline*	Flucloxacillin Oxacillin Dicloxacillin	Staphylex® Stapenor® Dichlor-Stapenor®		wie Penicillin, jedoch penicillinasefest, für leichtere Infektionen durch penicillinasebildende Kokken geeignet
Cephalosporine				
1. Generation Cephalosporine	Cefazolin Cefalexin Cefadroxil	Elzogram® Ceporexin® Gruencef®	bakterizid durch Hemmung der Zellwandsynthese	Enterobakterien, Streptokokken, Staphylokokken; keine Wirkung auf Pseudomonaden und Enterokokken
2. Generation Cephalosporine	Cefuroxim Cefoxitin Cefaclor	Zinacef® Mefoxitin® Panoral®		wie 1. Generation, erweitert auf gramnegative Stäbchen *(Haemophilus infl.)*, Cefoxitin auch auf gramneg. Anaerobier
3. Generation Cephalosporine	Cefotaxim Ceftriaxon Cefixim Ceftazidim Loracarbef Ceftibuten	Claforan® Rocephin® Suprax® Fortum® Lorafem® Keimax®		gramnegative Kokken, Enterobakterien, *Haemophilus*, Salmonellen, *Proteus*, Klebsiellen; Wirkungslücke: *Pseudomonas* (Ausnahme: Ceftazidim und Cefsulodin), Anaerobier, Enterokokken, unzureichende Wirkung auf Staphylokokken
4. Generation Cephalosporine	Cefepim Cefpirom	Maxipime® n. i. H.****		wie 3. Generation, zusätzlich Pseudomonaden und Staphylokokken
Weitere β-Lactam-Antibiotika				
Monobactame	Aztreonam	Azactam®	bakterizid durch Hemmung der Zellwandsynthese	breites Spektrum im aeroben gramnegativen Bereich, Lücke im gesamten grampositiven Bereich
Carbapeneme	Imipenem Meropenem Ertapenem	Zienam® Meronem® Invanz®		sehr breites Spektrum im grampositiven wie gramnegativen Bereich
Sonstige Antibiotika				
Glycopeptide	Vancomycin Teicoplanin	Vancomycin® Targocid®	bakterizid durch Hemmung der Zellwandsynthese	grampositive Kokken, Clostridien, Corynebakterien
Tetrazykline	Doxycyclin Minozyclin	Vibramycin® Klinomycin®	bakteriostatisch durch Hemmung der ribosomalen Proteinsynthese	intrazelluläre Erreger, Mykoplasmen, *Strep. pyogenes*, Pneumokokken, gramnegative Kokken, Vibrionen, Salmonellen, Shigellen, Brucellen, Actinomyceten
Makrolide und Ketolide	Erythromycin Roxithromycin Clarithromycin Azithromycin Telithromycin**	Erythrocin® Rulid® Klacid® Zithromax® Ketek®		wie Penicillin; zusätzlich *Haemophilus infl.*, Mykoplasmen, Chlamydien, Legionellen, *Helicobacter*
Aminoglykoside	Gentamycin Tobramycin Amikacin Streptomycin	Refobacin® Gernebcin® Biklin® Strepto-Fatol®		Staphylokokken, Enterobakterien, *Pseudomonas*; Streptomycin auch gegen Tuberkelbakterien

13

Tab. 13.11 Antibiotika (Fortsetzung)

Antibiotika-Gruppe	Freiname (Beispiele)	Handelsname (Beispiele)	Wirkweise	Wirkspektrum
Sonstige Antibiotika				
Chloramphenicol	Chloramphenicol	Paraxin®	bakteriostatisch durch Hemmung der ribosomalen Proteinsynthese	ähnlich wie Tetrazykline: Salmonellen, Chlamydien, Mykoplasmen, Leptospiren
Lincosamine	Clindamycin	Sobelin®		grampositive Kokken, Anaerobier (Bacillus, Corynebacterium, Actinomyces), Toxoplasma gondii
Oxazolidinone	Linezolid	Zyvoxid®		grampositive Kokken: Staph. aureus (auch Methicillin-resistente Formen), Enterococcus spp. (auch Vancomycin-resistente Formen), Strep. pneumoniae
Gyrasehemmer	Ofloxacin Ciprofloxacin Levofloxacin Sparfloxacin Gatifloxacin Moxifloxacin	Tarivid® Ciprobay® Tavanic® Zagam® Bonoq® Avalox®	bakterizid durch Hemmung der DNS-Synthese	sehr breites Spektrum im gramnegativen und grampositiven Bereich
Nitroimidazole	Metronidazol Tinidazol	Clont® Simplotan®	bakterizid durch Induktion von DNS-Strangbrüchen	Anaerobier, Protozoen (Trichomonaden, Lamblien, Amöben)
Sulfonamide in Kombination mit Diaminopyrimidinen***	Sulfamethoxazol plus Trimethoprim (Cotrimoxazol)	Eusaprim®	bakteriostatisch durch Hemmung der Tetrahydrofolsäure-Synthese	grampositive und gramnegative Kokken, gramneg. Stäbchen

* Wirksamkeit gegenüber Staphylokokken kann auch durch die Kombination eines Penicillins (etwa Ampicillin, Amoxicillin, Piperacillin) mit einem Hemmstoff der β-Lactamase erreicht werden. Beispiele: Amoxicillin + Clavulansäure oder Ampicillin + Sulbactam.

** Telithromycin ist der erste Vertreter der Gruppe der Ketolide; letztere bauen auf das Ringsystem der Makrolide auf, besitzen jedoch spezifische Veränderungen in Position 3. Telithromycin hat ein engeres Wirkspektrum als Azithromycin, wirkt aber noch auf makrolidresistente Keime, insbesondere S. pneumoniae.

*** Sulfonamide werden aufgrund erheblicher Resistenzentwicklungen nicht mehr allein eingesetzt. Das Diaminopyrimidin Trimethoprim dagegen wird teilweise auch als Monosubstanz bei Harnwegsinfekten angewandt.

****n. i. H. = in Deutschland nicht im Handel

stehen Erreger gegenüber, bei denen die Resistenzentwicklung im klinischen Alltag weniger schnell eintritt. Die hohe Wirksamkeit der Antimykotika ist jedoch mit einer teilweise erheblichen Toxizität bei systemischer Gabe verbunden. Dagegen gilt grundsätzlich, dass die Toxizität lokal angewandter Antimykotika wegen geringer Resorption zu vernachlässigen ist.

Einige neuere Antimykotika, wie etwa neu entwickelte Triazole oder Echinocandine, sind vergleichsweise gut verträglich und haben eine hervorragende Wirksamkeit auch bei verschiedenen invasiven Mykosen, sind allerdings extrem teuer.

Dem Infektionsverhalten der Pilze folgend kann man lokal oder systemisch wirksame Antimykotika unterscheiden (**Tab. 13.12**).

13.4.6 Anthelminthische Therapie

Einen Überblick über die Therapie der verschiedenen Wurmerkrankungen gibt **Tabelle 13.13**. Im Folgenden seien die wichtigsten Anthelminthika vorgestellt:

- **Mebendazol** ist Mittel der Wahl bei Infektionen durch Nematoden (z.B. Ascariden, Oxyuren, Fadenwürmer). Es hemmt die Aufnahme von Glucose durch die Parasiten und führt so zum Absterben der Würmer. Da die enterale Resorption durch den Wirt sehr gering ist, treten kaum Nebenwirkungen auf, gelegentlich kann es zu GIT-Symptomen (Übelkeit, Diarrhöen, Tenesmen) kommen.
- **Albendazol** ist wie Mebendazol ein Benzimidazol-Anthelminthikum und wird vor allem zur Langzeittherapie bei inoperablen Echinococcus-Infektionen eingesetzt. Es wird zu einem geringen Teil resorbiert und kann neben GIT-Störungen auch Blutbildveränderungen und einen Transaminasenanstieg verursachen.
- **Tiabendazol** ist der gleichen Wirkstoffgruppe zuzuordnen, hat aber ein breiteres Wirkspektrum. Außer auf Nematoden wirkt es auf Trichiuren und Strongyloides. Da es

Tab. 13.12 Antimykotika

Wirkstoffgruppe Substanzen	Indikationen	Nebenwirkungen Kontraindikationen	Applikation
Polyene: bilden durch Anlagerung an Ergosterin eine hydrophile „Pore" in der Pilzmembran			
Amphotericin B*	*Candida albicans, Aspergillus, Cryptococcus*, Histoplasmen	nephrotoxisch! GIT-Störungen, Fieber, Schüttelfrost, BB-Veränderungen, seltener hepatotoxisch, bei intrathekaler Gabe neurotoxisch	lokal, oral (wird kaum resorbiert), zur systemischen Therapie deshalb i.v., schlecht liquorgängig, evtl. intrathekale Gabe
Nystatin	Sprosspilze wie *Candida albicans*	allergische Reaktionen, GIT-Störungen	lokal, oral bei intestinaler Mykose
Imidazol-Antimykotika: hemmen die Ergosterin-Synthese (essentieller Bestandteil der Pilzmembran). Da die Wirkung über eine Hemmung des Cytochrom-P450-Systems vermittelt wird, sind Wechselwirkungen und individuell unterschiedliche Serumspiegel häufig.			
Clotrimazol	Dermatophyten, Schimmel- und dimorphe Pilze, *Candida*	NW sehr selten	lokal
Miconazol	wie Clotrimazol	GIT-Störungen, Juckreiz, Fieber, bei i.v. Gabe kardiale NW!	lokal, oral oder i.v. bei systemischer Mykose
Ketoconazol	Candida, Dermatophyten, Histoplasmen	Hepatitis, Gynäkomastie, Impotenz, Übelkeit, Hautausschläge und Juckreiz	lokal, oral, Resorption nur bei saurem Magen-pH
Triazol-Antimykotika: aus den Imidazol-Antimykotika entwickelte, auch oral verwendbare Antimykotika. Wirkmechanismus siehe Imidazol-Antimykotika			
Fluconazol	Candida, Dermatophyten, *Cryptococcus*	GIT-Störungen, Hautausschläge, hepatotoxisch, Neuropathien	oral, bei systemischer Mykose i.v.
Itraconazol	wie Fluconazol, zusätzlich wirksam gegen invasive Pilze wie *Aspergillus*	GIT-Störungen, Hepatitis (reversibel)	oral, i.v.
Voriconazol	wie Fluconazol, zusätzlich Fluconazol-resistente Candida-Stämme, *Aspergillus*	GIT-Störungen, Hautausschläge, hepatotoxisch, Farbvisusveränderungen	oral, i.v.
„Pro-Antimetaboliten": Flucytosin wird nur in Pilzzellen zu Fluorouracil verstoffwechselt, das in das Genom der Pilzzelle eingebaut wird und dort die Funktion der DNS stört.			
Flucytosin	generalisierte Candidosen und Kryptokokkosen sowie Aspergillosen	schwere Panzytopenien, Allergien, Hepatotoxizität, GIT-Störungen	oral, i.v., oft in Kombination mit Amphotericin B
Alkaloid-Ähnliche: Mitosehemmung durch Anlagerung an die Spindelproteine der Pilzzelle			
Griseofulvin	Fadenpilze, Dermatophyten	hepatotoxisch, Störung der Hämatopoese, GIT- und neurologische Störungen	oral
Sonstige Antimykotika			
Terbinafin	schwerer Fadenpilzbefall von Haut und Schleimhäuten	Geschmacksstörungen, Hautreaktionen	oral
Naftifin	Pilzerkrankungen der Haut	Hautreaktionen	lokal
Ciclopirox	Breitspektrumantimykotikum bei Befall der Haut	Hautreaktionen	lokal
Caspofungin	invasive Aspergillose	Fieber, Übelkeit, Flush	i.v.

* wegen seiner erheblichen Nebenwirkungen im Klinikjargon auch als „Ampho terrible" bezeichnet. Inzwischen liegt eine besser verträgliche, jedoch teurere liposomale Darreichungsform zur i.v. Gabe vor.

neben gastrointestinalen Nebenwirkungen auch zu zentralnervösen Störungen wie Schwindel, Benommenheit, Kopfschmerzen und zu Hypotonie kommen kann, sollte Tiabendazol nur bei Befall mit Trichuren oder *Strongyloides stercoralis* gegeben werden. Bei schwerer Nieren- und Leberinsuffizienz ist es kontraindiziert.

• **Praziquantel** wird bei Infektionen durch Zestoden (Bandwürmer) eingesetzt, ist aber auch bei Schistosomiasis wirksam. Bereits eine einmalige Gabe tötet die Bandwürmer durch Schädigung aller Wandschichten nach einer Einwirkzeit von nur 15 Minuten. Da Praziquantel enteral resorbiert wird, werden auch die Gewebeformen der Parasiten erreicht. Mögliche Nebenwirkungen sind Kopf- und Bauchschmerzen, Müdigkeit und Urtikaria. In der Schwangerschaft ist Praziquantel kontraindiziert.

• **Niclosamid** ist ein weiteres Medikament, das gut zur Therapie einer Zestoden-Infektion eingesetzt werden kann. Es hemmt den anaeroben Stoffwechsel der Würmer. Da

13

Tab. 13.13 Pharmakologische Therapie ausgewählter Wurminfektionen

Parasit	Intestinale und/oder Gewebeinfektion	Anthelminthikum der Wahl	Alternative
Nematoden			
Ascariden	vorwiegend intestinaler Befall, trachealer Wanderweg der Larven	Mebendazol, Albendazol	Pyrantel
Oxyuren	intestinale Infektion	Mebendazol	Pyrantel
Ancylostomen	perkutane Larveninvasion, intestinaler Befall	Mebendazol	Pyrantel
Strongyloidosis	perkutane Larveninvasion	Tiabendazol	Mebendazol, Albendazol
Filariosen	lymphatische, kutane, Bindegewebsinfektion, Konjunktiven- und Augenbefall	Diethyl-Carbamazin	
Trichinellose	ZNS- und Muskelbefall	Mebendazol	
Zestoden			
Taenia solium, Taenia saginata, Diphyllobothrium latum, Hymenolepsis	Darmbefall	Praziquantel	Niclosamid
Echinococcus granulosus	Leberbefall	Operation	Mebendazol-Dauertherapie
Echinococcus multilocularis	Lungenbefall	Albendazol-Dauertherapie	Mebendazol-Dauertherapie
Zystizerkose (Schweinebandwurm)	Mensch als Zwischenwirt	Praziquantel	Flubendazol
Trematoden			
Schistosomiasis	Haut-, Leber-, Lungen-, ZNS-, Urogenital- und Darmwandbefall	Praziquantel	Metrifonat, Oxamniquin
Fasziolose (Leberegel)	Gallenwege, Leberparenchym	Albendazol	Praziquantel
Paragonimus (Lungenegel)	Lungenparenchym	Praziquantel	

Niclosamid praktisch nicht resorbiert wird, werden Gewebsformen der Parasiten nicht erreicht, allerdings treten auch bis auf geringe GIT-Nebenwirkungen keine unerwünschten Effekte auf.

- **Pyrantel** ist ein Breitband-Anthelminthikum, das ebenso wie Mebendazol bei Infektionen durch Nematoden (Oxyuren, Ascariden, Fadenwürmer und Hakenwürmer) eingesetzt wird. Pyrantel wirkt durch Hemmung der Cholinesterase depolarisierend an der motorischen Endplatte des Wurmes, sodass dieser eine spastische Parese entwickelt. Das Medikament wird als Einmaldosis gegeben, die Behandlung dann am 14. Tag noch einmal wiederholt. Da Pyrantel kaum resorbiert wird, treten selten systemische Nebenwirkungen wie Benommenheit oder Kopfschmerzen auf, es kann jedoch zu GIT-Störungen kommen. In der Schwangerschaft und bei Kleinkindern sollte Pyrantel nicht verabreicht werden.

13.4.7 Medikamente gegen Protozoen

Die gegen Protozoen gerichteten Medikamente können sowohl zur Therapie als auch teilweise zur Chemoprophylaxe von Protozoeninfektionen eingesetzt werden. Die Nebenwirkungen sind teilweise erheblich (**Tab. 13.14**).

13.4.8 Virostatika

Bei der Entwicklung virostatisch wirksamer Substanzen ergeben sich grundsätzliche Schwierigkeiten aus dem obligat intrazellulären Wachstums- und Vermehrungsverhalten der Erreger. Da die Viren für ihre Vermehrung wirtseigene Enzyme nutzen, kann die antivirale Therapie auch auf die Wirtszelle selbst toxisch wirken.

Eine **Virusselektivität** eines Virostatikums ist dann gegeben, wenn entweder virusspezifische Enzyme der Replikation gehemmt werden oder eine signifikant höhere Affinität der virostatisch eingesetzten Medikamente zu viralen als zu wirtseigenen Enzymen ausgenutzt wird. Zahlreiche experimentelle Studien mit Substanzen, die die Virusvermehrung auf verschiedenen Ebenen hemmen, versuchen diesem Ideal möglichst nahe zu kommen.

Resistenzentwicklung

Erschwert wird die virostatische Therapie zusätzlich durch eine rasche Resistenzentwicklung der Erreger und durch die Tatsache, dass Viren sich in ihrem Aufbau und Vermehrungsverhalten so sehr unterscheiden, dass es keine „Breitspektrumvirostatika" geben kann. Nur in Einzelfällen (immunsupprimierte Patienten, Patienten in Transplantationszentren) ist die prophylaktische Gabe von Virostatika ge-

Tab. 13.14 Gegen Protozoen gerichtete Medikamente

Substanz	Wirkspektrum	Wirkmechanismus	NW	Anwendung zu Prophylaxe und Therapie
Nitroimidazol-Antibiotika: Metronidazol, Tinidazol, Nimorazol	*Trichomonas vaginalis, Giardia lamblia, Entamoeba histolytica* (Magna-Form), *Toxoplasma gondii*	Hemmung der Nukleinsäuresynthese	Stomatitis, Glossitis, Metallgeschmack, Neurotoxizität, im Tierversuch mutagen und karzinogen	orale oder i. v. Gabe zur Therapie, keine Prophylaxe
Pentamidin	Trypanosomen, Leishmanien, *Pneumocystis jiroveci (carinii)*	vielfache Wirkung inkl. Hemmung der Nukleinsäure- und Proteinsynthese	Anaphylaxie, Blutzuckerentgleisungen, Pankreatitis, Blutbildungsstörungen, Bronchospasmus	Inhalation oder i. v. Therapie, auch Prophylaxe von Pneumocystis-Pneumonien
Chloroquin	blutschizontozid auf alle Malaria-Erreger, jedoch zunehmende Resistenzen bei *Plasmodium falciparum*	umstritten; hemmt die Utilisierung des aufgenommenen Hämoglobins	GIT- und neurotoxische Reaktionen, Korneatrübung, Retinopathie, Neuro-/Myopathie.	oral, in schweren Fällen auch i.m. zur Prophylaxe und Therapie aller Malaria-Formen, wenn keine Resistenzen vorliegen
Chinin	blutschizontozid auf alle Plasmodien, Anwendung bei Chloroquin-resistenten Plasmodien	vielfache Wirkungen; beeinträchtigt die Plasmodien-DNA	Neurotoxizität, Kopfschmerz, Schwindel, Seh- und Hörstörungen, Erregungs- und Verwirrtheitszustände, kardiale, GIT- und hämatologische NW	oral, in Notfällen i.v., nur zur Therapie
Halofantrin	multiresistente Malaria tropica, blutschizontozid auf alle Malaria-Erreger	Hemmung der Hämpolymerase	GIT-, zentralnervöse und dermatologische NW	oral, zur Therapie der akuten, multiresistenten Malaria tropica
Mefloquin	blutschizontozid auf alle Plasmodien	wie Chloroquin	Psychosyndrome, neurologische, GIT- und dermatologische NW	oral, eigentlich Reservepräparat, Prophylaxe und Therapie aller Chloroquin-resistenten Malaria-Formen
Primaquin	Gewebeschizonten und Gametozyten aller Malaria-Erreger; hypnozoitozid, nicht wirksam auf Blutschizonten	wie Chinin	Met-Hb-Bildung, Hämolyse bei G-6-PD-Mangel! GIT-Störungen	orale Anwendung, Kombination mit Chloroquin zur vollständigen Sanierung einer Malaria tertiana
Pyrimethamin	gewebe- und blutschizontozid auf alle Plasmodien-Arten sowie Toxoplasmen	hemmt die Dihydrofolat-Reduktase des Erregers	GIT-NW, Überempfindlichkeitsreaktionen (auf den Sulfonamid-Anteil im Kombinationspräparat): Lyell- und Stevens-Johnson-Syndrom, Agranulozytose, Thrombopenie, neurotoxisch	Therapie der multiresistenten Malaria tropica. Wegen der Gefahr zwar sehr seltener, dann aber schwerer NW ist die (wirkungsstärkere) Kombination mit Sulfadoxin (Fansidar®) nicht mehr im Handel.
Atovaquon	blutschizontozid auf alle Plasmodien-Arten, wirksam auch gegen andere Protozoen wie *Pneumocystis jiroveci (carinii)*	hemmt die Nukleinsäuresynthese	gastrointestinale Beschwerden, Kopfschmerzen	orale Anwendung zur Therapie der Malaria tropica, insbesondere in Gegenden mit Chloroquin-Resistenz; meist in Kombination mit Proguanil, welches die Wirkung verstärkt

rechtfertigt, um endogene Reaktivierungen zu unterbinden, z. B. gegen CMV oder Varizellen.

Der Vielzahl von prinzipiell denkbaren und in experimenteller Erprobung befindlichen Ansatzpunkten stehen einige wenige klinisch erprobte virostatisch wirksame Substanzen gegenüber (**Tab. 13.15**; die speziell gegen Retroviren entwickelten Substanzen sind im Detail in Kapitel **13.14** behandelt).

13

Tab. 13.15 Ansatzpunkte verschiedener Virostatika

Substanz (Auswahl)	Wirkmechanismus	Spektrum	Nebenwirkungen (Auswahl), Anmerkungen*
Nukleosid-Analoga[1], Nukleotid-Analoga[2]			
Aciclovir[1]	hemmen die virale DNA-Polymerase	Herpesviren	Anstieg von Kreatinin und Harnstoff.
Valaciclovir[1]		*Herpes zoster*	wie Aciclovir
Ganciclovir[1]		CMV-Retinitis, CMV-Reaktivierung	Hämatotoxizität
Cidofovir[2]		Zytomegalie (CMV)	Nephrotoxizität
Ribavirin[1]	hemmt die Bildung von viralem Guanosin-Monophosphat (GMP)	RSV**, Hepatitis C	grippeähnliche Symptome
Adefovir[2]		Hepatitis B	
Interferone			
Interferon-α-2a	hemmen die Proteinsynthese	Hepatitis B + C	grippeähnliche Symptome, Abfall der Leuko- und Thrombozyten
Interferon-α-2b		Hepatitis B + C	
Neuraminidase-Inhibitoren			
Zanamivir	hemmen der Virusfreisetzung durch Hemmung der Neuraminidase	Influenza A + B	grippeähnliche Symptome
Oseltamivir			Übelkeit und Erbrechen (selten)
Andere			
Amantadin und Rimantidin	verhindern das Eindringen von Influenza-A-Viren in die Wirtszelle	Influenza A	Mundtrockenheit, Kopfweh, Blutdruckabfall; Resistenzen sind häufig.
Enfuvirtid	behindert die Fusion von Virushülle und T-Zell-Membran	HIV	Immunsuppression, Schlaflosigkeit
Foscarnet	hemmt die virale DNA-Polymerase	Herpesviren, CMV	Erbrechen, Durchfall, Schädigung von Nieren, Nerven, Leber

* Viele Virostatika sind in der Schwangerschaft kontraindiziert.
** RSV = Respiratory Syncytial Virus, u. a. Erreger der Bronchiolitis des Säuglings

13.4.9 Infektiologie im Umbruch: neue Therapieansätze

Immunmodulatoren

Das Immunsystem kann auf vielen Wegen manipuliert werden: durch immunsuppressive bzw. entzündungshemmende Medikamente, durch Impfungen mit mikrobiellen Antigenen, durch die Gabe von Immunglobulinen oder durch Manipulation der Kommunikation innerhalb des Immunsystems. Die letztere, auch als **Immunmodulation** bezeichnete Strategie geht davon aus, dass es oft gerade die körpereigenen Abwehrprozesse im Rahmen einer Infektionskrankheit sind, die durch übersteigerte Reaktionen eine Schädigung des Makroorganismus verursachen. Durch eine Manipulation des körpereigenen Zytokin- und Chemokin-Netzwerks soll die durch Zytokine „angefeuerte" Entzündungs- und Schädigungskaskade unterbrochen werden. Immunmodulation bedeutet den Eingriff in das extrem komplexe, selbstregulierende und bisher nicht umfassend

verstandene Immunsystem, insofern sind sehr viele Ansätze theoretisch denkbar, schon weniger Ansätze befinden sich in einer Phase von „*Proof of concept*"-Untersuchungen, noch wenigere Ansätze wurden überhaupt in klinischen Studien untersucht, die wenigsten bisher mit Erfolg. Mit zunehmend spezifischeren Substanzen und Aufklärung der Immunpathophysiologie sind auf diesem Gebiet jedoch für die Zukunft Erfolge zu erwarten.

❗ Auch Immunsuppressiva wie Glukokortikoide oder Zytostatika hemmen die Überreaktion des Immunsystems, da sie aber breit und unspezifisch wirken, unterdrücken sie auch vorteilhafte Komponenten des Immunsystems; sie haben sich klinisch bei foudroyanten Infektionen, z. B. Sepsis, nicht bewährt. ❗

Zur Immunmodulation könnten spezifische Zytokin-Synthesehemmer, Zytokin-Antikörper oder Zytokin-Antagonisten und regulatorische Zytokine eingesetzt werden. Schon seit längerem wird Interferon-α (z. B. bei der chronischen Hepatitis B und C), Interferon-β (bei schweren Virusinfektionen immunsupprimierter Patienten) und Interferon-γ (zur Infektionsprophylaxe bei chronischer Granulomatose, s. **4.3**) eingesetzt. Neuere Entwicklungen sind **Etanercept** und andere gegen den Tumornekrosefaktor-α gerichtete Antikörper (Einsatz bei schwerer Sepsis) sowie rekombinantes **aktiviertes Protein C** (Drotrecogin-α), das zur Behandlung der Sepsis zugelassen ist. Zuweilen hilft der Zufall beim Wissensfortschritt: So konnte – unabhängig von der antiretroviralen Wirkung auf HIV – für einige Proteasehemmer eine immunmodulatorische Wirkung gezeigt werden. Aufgrund dessen werden inzwischen mit Erfolg HIV-Proteasehemmer in einem tierexperimentellen Sepsismodell eingesetzt und sind vielleicht in der Zukunft therapeutisch beim Menschen nutzbar.

„Biologische" Antibiotika

Neuartige antimikrobielle Therapieoptionen ergeben sich durch den Einsatz von **Bakteriophagen**, die als bakterienselektive Viren gezielt auf bestimmte Bakterienstämme angesetzt werden könnten. Neuerdings wird auch an einem Einsatz der von Bakteriophagen produzierten **lytischen Enzyme** geforscht. Auch könnten natürliche, in Insekten und Säugetieren vorkommende **antimikrobielle Peptide** (z. B. Kathelicidine oder Cecropine aus dem Darm des Schweins) als Antibiotika eingesetzt werden.

Die Entdeckung chemischer Signalsequenzen, mithilfe deren Bakterienkolonien ihre Selbstorganisation steuern (sog. „Quorum Sensing"), öffnet einen weiteren Weg zur Entwicklung hochselektiver Antibiotika; dabei könnte z. B. das artspezifische Wachstums- und Organisationsverhalten durch die Gabe entsprechender **Signalstoffe** beeinflusst und die Bakterienart damit dem „ökologischen Untergang" geweiht werden. Erste Versuche mit Furanonen aus der roten Meeresalge verliefen erfolgversprechend.

Probiotische Therapie

In immer mehr Bereichen der Medizin werden lebende Bakterien therapeutisch eingesetzt. So ist die orale Gabe des Keims *Lactobacillus* inzwischen nicht nur zur Therapie verschiedener Diarrhö-Formen (z. B. durch Rotavirus-assoziierte Diarrhö, Antibiotika-assoziierte Diarrhö) etabliert, sondern auch die derzeit vielversprechendste Therapie zur lokalen Immunmodulation bei M. Crohn. Die prophylaktische Gabe von Laktobazillen sowie die Impfung mit bestimmten bakteriellen DNA-Abschnitten (sog. CpG-Motive, s. **4.1.7**) wird darüber hinaus als mögliche Strategie zur Prophylaxe allergischer Erkrankungen erforscht (s. **4.1.8**).

13.5 Leitsymptome und -befunde

Weitere Leitsymptome sind an anderer Stelle behandelt: Diarrhö (s. **13.5.3**, **6.5.1**), Meningismus (s. **13.8**), Splenomegalie (s. **3.5.1**).

13.5.1 Fieber/Hyperthermie

Die Körpertemperatur spiegelt die Balance zwischen wärmeerzeugenden bzw. -erhaltenden und wärmeabgebenden Mechanismen wider (**Abb. 13.20**). Dieses Gleichgewicht wird durch hypothalamische Kerngebiete in der Formatio reticularis reguliert. Sie geben jeweils einen bestimmten Sollwert für die Körpertemperatur vor, der im Tagesverlauf normalerweise um nicht mehr als 1 – 1,5 °C schwankt. Zentrale Temperaturerhöhungen über 38,3 °C sind pathologisch.

Ätiologie

Einer erhöhten Körpertemperatur können drei Mechanismen zugrunde liegen:
- **Sollwertverstellung** des hypothalamischen Thermoregulationszentrums: Sie wird vor allem durch die bei Entzündungsreaktionen freigesetzten endogenen Pyrogene wie IL-1, IL-6 und TNF-α bewirkt. An der Verstellung des Sollwertes sind aber auch exogene Pyrogene aus Bakterienstoffwechsel- und -zerfallsprodukten oder Medikamente beteiligt, die ihrerseits die Bildung endogener Pyrogene auslösen. Diese Substanzen stimulieren die Produktion von Prostaglandinen im hypothalamischen Gefäßendothel, die für die Sollwertverstellung verantwortlich sind. Das hieran beteiligte Schlüsselenzym Zyklooxygenase kann durch Antipyretika (= Zyklooxygenase-Inhibitoren) gehemmt werden.
- **inadäquate Hitzeproduktion**, die den Hitzeverlust überschreitet. Dieser Mechanismus spielt bei der malignen Hyperthermie (erblich bedingte „Entzügelung" der Hitzeproduktion durch bestimmte Medikamente, v. a. Anästhetika), Hyperthyreose, Phäochromozytom oder Salicylat-Überdosierung eine Rolle.
- **inadäquate Hitzeabgabe**, d. h. einen im Vergleich zur Hitzeproduktion ungenügenden Hitzeverlust: Dies ist der bei Hitzschlag, Vergiftung mit Anticholinergika sowie bei bestimmten Hautkrankheiten (z. B. ektodermale Dysplasie) vorherrschende Mechanismus.

Nur Temperaturerhöhungen durch den erstgenannten Mechanismus, die thalamische Temperatur-Sollwertverstellung, werden als **Fieber** bezeichnet. Die beiden letztgenannten Mechanismen entspringen einem Missverhältnis aus

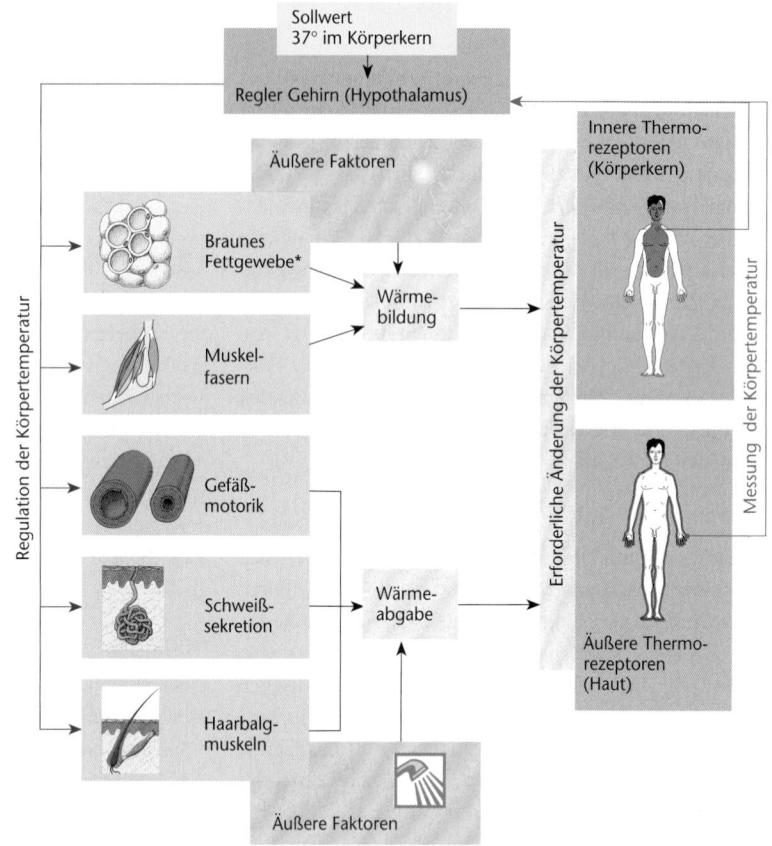

Abb. 13.20: Regelkreis zur Konstanterhaltung der Körpertemperatur.
*Nur Säuglinge verfügen über braunes Fettgewebe. [A400 – 190]

Tab. 13.16 Ursachen von Fieber

Fiebertyp	Ursache
infektionsbedingtes Fieber	durch Bakterien, Viren, Parasiten oder Pilze
Kollagenosen, Autoimmunerkrankungen	z. B. bei Lupus erythematodes, M. Crohn, Colitis ulcerosa, M. Still
andere Immunreaktionen	Serumkrankheit (s. 4.5.1), Transfusionsreaktionen
Tumorfieber	bei okkulten und manifesten Tumorerkrankungen
Drug Fever	durch Medikamente, z. B. Penizilline, Cephalosporine, Sulfonamide; häufig überstrapazierte Ausschlussdiagnose
Exsikkose („Durstfieber")	wahrscheinlich durch Anreicherung endogener Pyrogene sowie unzureichender Wärmeabgabe bei Zentralisation des Kreislaufs bedingt
Gewebeverletzung („Resorptionsfieber")	posttraumatisch, nach Darmnekrose oder Lungenembolie, selten bei großen Hämatomen
Münchhausen-Syndrom	Vortäuschen von fieberhaften Erkrankungen, um einen sekundären Krankheitsgewinn zu erzielen (z. B. Erwärmen des Thermometers im Wasserbad)

Wärmeabgabe und Wärmeentstehung und führen zu **Hyperthermie.**

❗ Aus der pathophysiologischen Unterscheidung ergibt sich differentialtherapeutisch die Konsequenz, dass Zyklooxygenase-Hemmer nur bei Fieber wirksam sein können, nicht aber bei Hyperthermie. ❗

❗ Da Fieber auf physiologischen Mechanismen beruht, sind extreme Temperaturerhöhungen (> 40,6 °C) selten; bei der Hyperthermie dagegen können teilweise gewebeschädigende Temperaturentgleisungen beobachtet werden. ❗

Eine erhöhte Körpertemperatur kann bei allen Krankheiten auftreten, die eine Entzündungsantwort auslösen, z. B. bei Infektionen, Gewebezerstörung (Infarkt, Trauma), malignen Erkrankungen, immunbedingten Erkrankungen (rheumatische Erkrankungen, Serumkrankheit, Autoimmunerkrankungen, s. **Tab. 13.16**) und auch durch Medikamente. Nach dem Verlauf sind verschiedene Fiebertypen zu unterscheiden, die Hinweise auf seine Ursache geben können (**Abb. 13.21**).

Fieber – nützlich oder schädlich?

Einige Vorgänge der Immunantwort laufen *in vitro* bei erhöhten Temperaturen geringgradig schneller ab. Außerdem nimmt die Virulenz bestimmter Mikroorganismen bei höheren Temperaturen ab. Dies könnte erklären, weshalb z. B. experimentell infizierte Eidechsen instinktiv sonnige Plätze aufsuchen und ihre Körpertemperatur dadurch um mehrere Grade erhöhen. Wenn man die Tiere daran hindert, den Schatten zu verlassen, steigt ihr Risiko, an der Infektion zu versterben, an. Kürzlich konnte auch gezeigt werden, dass die Dauer der durch Influenza A bedingten Grippe beim Menschen drei Tage kürzer ist, wenn auf eine fiebersenkende Behandlung verzichtet wird. Es gibt jedoch keinen definitiven klinischen Nachweis, dass Fieber bei jeder Erkrankung den Krankheitsverlauf positiv beeinflusst.

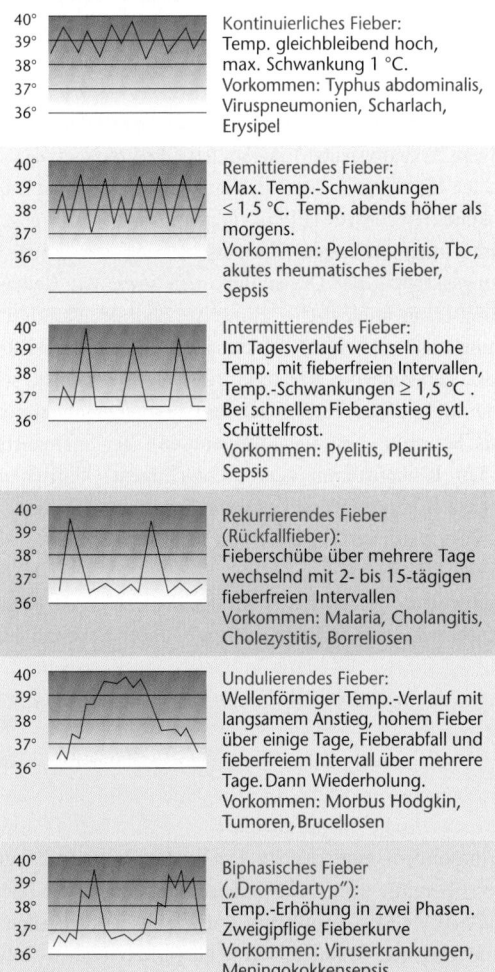

Abb. 13.21: Typische Fieberverlaufskurven. Diese Verläufe sind heute durch den Einsatz von Antibiotika und fiebersenkenden Medikamenten jedoch nur noch selten deutlich zu beobachten. [A400–215]

Die negativen Effekte des Fiebers sind dagegen bekannt, wie z. B. die kardiovaskuläre Belastung durch das erhöhte Herzminutenvolumen (nachteilig vor allem bei Herzinsuffizienz), der erhöhte Sauerstoffverbrauch (nachteilig vor allem bei Schock), die reversible ZNS-Dysfunktion durch veränderte Reizleitung (nachteilig vor allem bei älteren Patienten) sowie zerebrale Krampfanfälle (Vorkommen insbesondere bei Kindern). Bei Vorliegen der genannten Risikokonstellationen sollte deswegen auf fiebersenkende Maßnahmen nicht verzichtet werden (s. **Kasten** „Maßnahmen bei Fieber").

══════════ **AUF DEN PUNKT GEBRACHT** ══════════

Maßnahmen bei Fieber
Fiebersenkende Maßnahmen sind bei einer Erhöhung der Körpertemperatur ≥ 38,5 °C und subjektiver starker Beeinträchtigung des Allgemeinbefindens oder bei Gefährdung des Patienten durch die kardiopulmonale Belastung indiziert.
- **Medikamentöse Fiebersenkung** durch Hemmung des Arachidonsäure-Stoffwechsels (z. B. durch Paracetamol, Acetylsalicylsäure, Metamizol). Durch die verminderte Bildung von Prostaglandinen, die die zentrale Temperaturverstellung bewirken, wird die Körpertemperatur abgesenkt:
  – Paracetamol (oder Acetylsalicylsäure) oral oder als Zäpfchen. 500 mg senken die Temperatur innerhalb von 30–90 Minuten um etwa 1 °C.
  – Metamizol bei Fieber, das auf andere Maßnahmen nicht anspricht.
- Wegen des hohen Flüssigkeitsbedarfes (1 l Wasser pro Tag je 1 °C Temperaturerhöhung) muss für ausreichende **Zufuhr von Flüssigkeit** gesorgt werden.
- Obwohl häufig empfohlen, ist die externe Wärmeabfuhr durch Brustwickel, Wadenwickel, körperwarme Bäder oder kühle Decken weniger effektiv. Die Körpertemperatur sinkt um etwa 0,5 °C ab. Sind die Wickel zu kalt, so bewirken sie eine periphere Vasokonstriktion und führen dadurch letztlich zu einer reduzierten Wärmeableitung.

Fieber unklarer Genese

Engl. *fever of unknown origin* (FUO), *pyrexia of unknown origin* (PUO): Fieber > 38,3 °C, das mindestens 3 Wochen besteht und dessen Ursache nicht innerhalb von 3 Tagen Krankenhausaufenthalt oder nach 3 Arztbesuchen aufgeklärt werden kann.

FUO ist nicht nur ein häufiges, sondern auch ein ernst zu nehmendes klinisches Problem: In mehr als der Hälfte der Fälle liegt eine potenziell tödliche Erkrankung zugrunde.

Ätiologie

Grundsätzlich kommen bei FUO als Fieberursachen infektiöse, neoplastische oder Autoimmunerkrankungen in Betracht (s. **Kasten** „Häufigere Diagnosen bei FUO").

13

Häufigere Diagnosen bei FUO

Patienten ohne besondere Prädisposition
- **Infektionen** (etwa 40%):
  - Abszesse: meist intraabdominell (z. B. subphrenisch, Leber, Milz, Becken), aber auch in Lunge oder Gehirn
  - Tuberkulose
  - Infektionen der Gallenwege (z. B. durch Gallensteine bedingte Cholangitis oder Gallenblasenempyem)
  - Infektionen der Harnwege (z. B. durch Nierensteine bedingte Pyelonephritis oder perinephritischer Abszess)
  - Sinusitis
  - Endokarditis, mykotisches Aneurysma
  - Osteomyelitis
  - Infektionen von Fremdkörpern, insbesondere durch intravenöse Katheter
  - seltene systemische Infektionen: Q-Fieber, Toxoplasmose, Brucellose, Infektionen mit EBV oder CMV, Lues, Lyme-Krankheit, Tularämie, Katzenkratzkrankheit, M. Whipple
- **Neoplasien** (etwa 30%): Lymphome, Leukämien, solide Tumoren, z. B. Nierenkarzinom, Pankreaskarzinom, hepatozelluläres Karzinom, Vorhofmyxom, Kolonkarzinom
- **immunbedingt** (20%): Kollagenosen, Vaskulitiden und andere Autoimmunerkrankungen, z. B. systemischer Lupus erythematodes, Panarteriitis nodosa, Arteriitis temporalis, M. Still, familiäres Mittelmeerfieber, Sarkoidose, Medikamente
- **Factitia** (bis 10%): durch den Patienten selbst induziertes Fieber, z. B. durch Injektion pyrogener Substanzen. Es handelt sich um eine ernst zu nehmende psychosomatische Störung; trotz planvollen Vorgehens liegt aber meist keine bewusste Täuschungsabsicht vor. Überwiegend sind Frauen aus dem medizinischen Berufsfeld betroffen.
- **undiagnostiziert** (etwa 10%).

Patienten mit definierter Prädisposition
- **Neutropenie:** perianale Infektionen, peridontale Infektionen, systemische Candidiasis, Aspergillose, Katheterinfektion
- **nosokomial erworbenes FUO:** pseudomembranöse Kolitis, Medikamentenfieber, Thrombophlebitis, Lungenembolie
- **HIV:** Mycobacterium-avium-Komplex, Tuberkulose, Non-Hodgkin-Lymphome, Zytomegalie, Medikamentenfieber, Darmparasiten (z. B. Kryptosporidien), Viren (v. a. der Herpes-Gruppe).

Diagnostisches Vorgehen

Retrospektiv hätten viele Fälle von „unklarem" Fieber aufgeklärt werden können, wären die einfachen, universalen Regeln der Diagnostik bei Infektionskrankheiten beachtet worden:
- **Dokumentation des Fiebers:** Die Messung sollte mindestens einmal in Gegenwart einer Pflegeperson durchgeführt werden. Bei nur geringstem Verdacht auf ein selbst induziertes Fieber ist eine beaufsichtigte Simultanmessung an zwei oder drei Lokalisationen (z. B. sublingual oder im Gehörgang, axillär und rektal) angezeigt.
- **sorgfältige, wiederholte Anamnese:** Fragen nach Gewichtsverlust (chronisch-entzündliche Erkrankungen, Tuberkulose, Neoplasien), Gelenk- und Hautbeschwerden (Kollagenosen, systemische Infektionen), Medikamenteneinnahme, intravenösem Drogengebrauch, vorausgegangenen Operationen, Reisen, Beruf, Kontakten mit Erkrankten, Sexualkontakten, Tierkontakten (inklusive Zeckenbissen, Mückenstichen), Ernährungsgewohnheiten (rohes Fleisch, roher Fisch, unpasteurisierte Milch) und Fieberverlauf
- **sorgfältige Befunderhebung:** Schwerpunkte sind die Untersuchung der Haut, des Bewegungsapparates, der Lymphknoten, der Augen (z. B. Uveitis bei Kollagenosen), der Nebenhöhlen, die rektale Untersuchung, vaginale Untersuchung und die wiederholte Untersuchung auf Herzgeräusche (z. B. bei Endokarditis oder Vorhofmyxom): „*Listen, look and feel – and put a finger in every hole.*"
- **Risikofaktoren:** Hinweise auf Immunsuppression (Anamnese, Sexualverhalten), implantiertes Fremdmaterial (Katheter, Herzklappen, Stents), Krankenhausaufenthalt (nosokomial erworbenes FUO), vorausgegangene Fernreise.
- **Laboruntersuchungen** zur Abschätzung der Entzündungsaktivität, der Organfunktionen sowie zur Gewinnung erster ätiologischer Hinweise: Blutbild, Blutkultur (möglichst mehrfach), Urinanalyse, Urinkultur, CRP, BSG, Leberenzyme, Kreatinin, Harnstoff, Elektrolyte sowie antinukleäre Antikörper und Komplementfaktoren (als Screening-Test für Kollagenosen); bei anamnestischen Risikofaktoren oder „verdächtigem" klinischem Bild (z. B. generalisierte Lymphadenopathie): HIV-Test.

! Ein intrakutaner Tuberkulin-Test sollte immer durchgeführt werden. !

- **bildgebende Verfahren:** Routinemäßig werden ein Röntgenthorax sowie ein Röntgen (bzw. CT) der Nebenhöhlen durchgeführt. Wird hier kein Herd nachgewiesen, schließen sich ein Abdominal-CT und eine Echokardiographie an.
- **Stufendiagnostik:** Bei sich aus den o. g. Untersuchungen ergebenden Verdachtsdiagnosen sollte großzügig die weitere spezifische Diagnostik eskaliert werden. Dazu zählen insbesondere eine gezielte Erreger-Serologie (z. B. auf persistierende oder reaktivierbare Infektionen, wie HSV, VZV, EBV, CMV, Toxoplasma, Borrelien, Lues, Brucellen), eine intensivierte Rheumaserologie (z. B. α-Fodrin-Antikörper, ANCA, ANA, RF) und gezielte invasive Diagnostik (z. B. Intestinoskopie, Bronchoskopie, Knochenmarkpunktion, Biopsien von Lokalbefunden – z. B. Lymphknoten, Hautausschlägen –, Liquorpunktion, Ultraschall oder CT-gesteuerte Punktionen).

Mit diesen Untersuchungen lassen sich die Mehrzahl der Fälle von FUO ätiologisch klären. Nur wenige Patienten können auch innerhalb eines Jahres nicht diagnostiziert werden. Deren Prognose ist gut: Bei fast allen dieser Patienten kommt es im Laufe der Zeit zu einer Spontanremission.

13.5.2 Vergrößerte lymphatische Organe

Zahlreiche Infektionen können das lymphatische System stimulieren und zur Vergrößerung lymphatischer Organe führen. Man findet Milz-, Tonsillen- oder Lymphknotenvergrößerungen, die generalisiert oder lokalisiert auftreten können. Im Gegensatz zu malignen Erkrankungen des lymphatischen Systems sind die Lymphknoten bei Infektionskrankheiten eher weich, druckdolent und gut verschieblich (zur DD der Lymphknotenvergrößerung s. a. **Tab. 3.14**). Unklare, persistierende Lymphknotenschwellungen sollten konsequent abgeklärt werden (s. **Kasten** „Vorgehen bei vergrößerten Lymphknoten").

- **Generalisierte Lymphadenopathie** (relativ selten): Sie kann das vorherrschende Symptom sein bei infektiöser Mononukleose (s. **13.13.1**), HIV-Infektion, Zytomegalie, Toxoplasmose und Tuberkulose. Begleitend tritt sie bei Lues, Leptospirose, Lyme-Krankheit, aber auch bei Masern, Hepatitis B und Röteln auf.
- **Lokalisierte Lymphadenopathie** (häufig): Sie kommt vor allem bei Infektionen mit pyogenen Erregern (*Staphylococcus aureus*, Streptokokken der Gruppe A) in einer eitrigen (suppurativen) Form vor und kann Mundhöhlen-, Rachen- und peridontale Infektionen begleiten. Weitere typische Krankheiten mit lokaler Lymphknotenschwellung sind die Katzenkratzkrankheit (derbe Schwellung vor allem der Achsellymphknoten), Tuberkulose (sog. Scrophula: verbackene, evtl. exulzerierende Halslymphknoten), Pest, Tularämie (auch als ulzeroglanduläres Fieber bezeichnet) oder die sexuell übertragenen Krankheiten (inguinale Lymphknotenschwellung).

13.5.3 Leitsymptome an Grenzflächenorganen

Die Auseinandersetzungen des Immunsystems mit möglichen Infektionserregern findet oft zuerst an den Eintrittspforten statt, den Grenzflächenorganen Haut und Schleimhaut (GI-Trakt, Respirationstrakt, Urogenitaltrakt). Die Symptome sind dort häufig recht uniform – und damit nicht unbedingt richtungweisend für eine spezifische Diagnose.

====ZUR VERTIEFUNG====

Vorgehen bei vergrößerten Lymphknoten

Alle nicht eindeutig durch Infektionen bedingten persistierenden Lymphknotenschwellungen sind auf eine maligne Erkrankung verdächtig und sollten mit Nachdruck abgeklärt werden, z. B. nach folgendem Schema:
- bei bekannter, mit Lymphadenopathie einhergehender Grunderkrankung (z. B. Mononukleose: Behandlung und Nachkontrolle nach 2 – 6 Wochen)
- bei großen (> 2 – 3 cm) oder harten Lymphknoten: LK-Biopsie
- bei begleitenden „Systembeschwerden" (Gewichtsverlust, Leistungsknick, „B-Symptomatik" [s. 3.6.3]): LK-Biopsie
- bei kleineren (< 2 – 3 cm), weichen LK ohne begleitende „Systembeschwerden": evtl. antibiotische Behandlung, evtl. Blutbild (Mononukleose? Ausschluss Leukämie); Beobachtung und Kontrolle nach 2 – 6 Wochen:
  – bei zunehmendem Befund: LK-Biopsie
  – bei unverändertem Befund: Verlaufskontrolle oder LK-Biopsie.

Exanthem und Enanthem

Exantheme oder Enantheme können sowohl bei bakteriellen als auch bei viralen Infektionskrankheiten auftreten und sind entweder Folge der Freisetzung von Exotoxinen (z. B. bei Scharlach), direkter Zellschädigung durch Viren oder indirekt Folge infektbedingter Immunreaktionen (z. B. Komplementablagerung, Vaskulitis). Sie sind meist unspezifisch, bisweilen jedoch für eine bestimmte Infektionskrankheit typisch (z. B. Varizellen) oder gar pathognomonisch (z. B. Koplik-Flecken bei Masern; **Tab. 13.17**).

Übelkeit, Diarrhö

Beide Symptome finden sich vorwiegend bei entzündlichen Veränderungen des oberen (Übelkeit und Erbrechen) oder unteren (Diarrhö) Gastrointestinaltrakts, dann häufig kombiniert oder als Sequenz von zunächst Übelkeit und dann Diarrhöen. Diesen Symptomen kommt teilweise eine physiologische, reinigende Wirkung zu, z. B. bei Enteritis durch Enterotoxine. Deshalb sollte bei Diarrhöen nicht sofort mit einer symptomatischen Therapie begonnen werden. Nur selten lässt sich aus dem Symptom auf die Genese schließen, z. B. bei „Reiswasserstühlen" bei der Cholera. Mehr zum Leitsymptom „Diarrhö" s. **6.5.1**.

Husten, Auswurf

Die katarrhalischen Symptome des Respirationstrakts sind besonders häufig Ausdruck einer – meistens banalen – Infektion, die auch Menschen mit normalem Immunsystem mehrmals im Jahr erleiden können. Unzuverlässig ist die differentialdiagnostische Wertung der Sputumfärbung.

13

Tab. 13.17 Hautausschläge bei Infektionskrankheiten (Beispiele)

Makulopapulös	Vesikulär	Petechien oder Purpura	Erythrodermie (diffus)	Schleimhaut
• Enteroviren • EBV, CMV, HIV • Masern, Röteln • Hepatitis B • *Parvovirus* B19 (Ringelröteln) • humanes Herpesvirus 6 (Dreitagefieber = *Roseola infantum*) • *Treponema pallidum* • *Salmonella typhi*	• *Varicella-Zoster*-Virus • *Herpes-simplex*-Virus • *Coxsackie* A • *Staphylococcus aureus* (Impetigo, diese ist nur im Frühstadium und bei Säuglingen vesikulär)	• *N. gonorrhoeae* • *N. meningitidis* • Rickettsien • ECHO-Viren • *Streptococcus viridans*	*Streptococcus pyogenes* • Scharlach • streptokokkenbedingtes Toxischer-Schock-Syndrom *Staphylococcus aureus* („klassisches" Toxischer-Schock-Syndrom)	• *Coxsackie* A (Bläschen) • *Rubella*, EBV, GAS (Petechien) • Masern (Koplik-Flecken) • HSV, Anaerobier, *T. pallidum*, Histoplasmose (Ulzerationen)

Handelt es sich um blutig tingiertes Sputum, sind Tbc, Tumor und Lungenembolie an oberster Stelle der Differentialdiagnosen. Unproduktiver Husten lenkt den Verdacht in die Richtung viraler Erkrankungen, atypischer Pneumonien oder physikalisch/chemischer Irritationen. Mehr zum Leitsymptom Husten s. **5.1.3.**

13.6 Bakteriämie und Sepsis

Die bloße Anwesenheit von lebensfähigen Mikroorganismen in der Blutbahn ohne klinisch bedeutsame Vermehrung oder Organabsiedelung wird als **Bakteriämie** bezeichnet. Bei einer **Sepsis** (Septikämie) kommt es durch Bakterienvermehrung und Organbesiedlung zu einer systemischen Antwort des Organismus. Diese äußert sich in systemischen Immunphänomenen (wie Fieber oder Leukozytose bzw. -penie), kardiovaskulären Zeichen (Hypotension, Tachykardie), Tachypnoe sowie Organstörungen (z.B. an Niere und Leber). Eine Sepsis mit resultierendem Organver-

sagen wird als **schwere Sepsis** oder auch als **Sepsis-Syndrom** bezeichnet (s. **Kasten „Definitionen"** und **Tab. 13.18**). Der Begriff der „Septikämie" ist nichtssagend und sollte nicht mehr verwendet werden.

Organdysfunktion und Multiorganversagen

Das Organversagen im Rahmen einer Sepsis kann sich zeigen durch:
- **akutes Lungenversagen/ARDS:** v.a. bei gramnegativer Sepsis
- **akutes Nierenversagen bzw. Niereninsuffizienz:** kann durch die im Rahmen des Kreislaufversagens erworbene akute tubuläre Nekrose entstehen und äußert sich zunächst als Oligurie bzw. Anurie; bei rascher Volumenexpansion ist sie meist reversibel
- **akute Leberinsuffizienz oder Leberversagen:** zunächst Nachweis erhöhter Leberenzyme im Serum, später Gerinnungsstörungen (durch Faktorenmangel), hepatische Enzephalopathie sowie cholestatischer Ikterus
- **disseminierte intravasale Gerinnung** (DIC): Die endotoxin- und mediatorbedingte Schädigung des Gefäßendothels, der Thrombozyten, des Knochenmarks und anderer Teile des zellulären und humoralen Gerinnungssystems verursacht eine zunächst gesteigerte, dann insuffiziente Blutgerinnung bei gleichzeitiger Thromboseneigung mit oft lebensbedrohlichen Blutungen (s. **3.7.7**).
- **akute ZNS-Schädigung** mit Bewusstseinsstörungen bis hin zum Koma
- **gastrointestinale Stressblutung**, evtl. Pankreatitis.

Beim **Multiorganversagen** versagen mindestens zwei vitale Organsysteme. Der Schweregrad korreliert mit der Anzahl und dem Schädigungsausmaß der betroffenen Organe.

Sepsis und SIRS

Die im Rahmen der Sepsis auftretende, erregerbedingte systemische Entzündungsantwort kann auch durch Verbrennungen, schweres Trauma oder bestimmte Toxine ausgelöst

---

════════ AUF DEN PUNKT GEBRACHT ════════

Definitionen
- **Bakteriämie:** Anwesenheit von Erregern in der Blutbahn ohne systemische Entzündungsreaktion
- **Sepsis:** Anwesenheit von Erregern in der Blutbahn mit systemischer Entzündungsreaktion
- **schwere Sepsis mit Multiorgandysfunktion:** Sepsis mit Zeichen des Endorganversagens (z.B. Oligurie oder respiratorische Insuffizienz und Hypotonie)
- **septischer Schock mit Multiorganversagen:** Sepsis mit unzureichender Gewebeperfusion trotz adäquater Flüssigkeitszufuhr
- **Sepsis-Syndrom** oder **Syndrom der systemischen Entzündungsreaktion** (*systemic inflammatory response syndrome*, SIRS): systemische hyperinflammatorische Reaktion jeder Genese (z.B. Infektion, Verbrennung, Trauma).

Tab. 13.18 Diagnosekriterien für Sepsis, schwere Sepsis und septischen Schock (nach den ACCP/SCCM-Konsensus-Konferenz-Kriterien)*

I Nachweis der Infektion
Diagnose einer Infektion über den mikrobiologischen Nachweis oder durch klinische Kriterien

II Severe inflammatory host response (entspricht *SIRS*) (mind. 2 Kriterien)
- Fieber (≥ 38 °C) oder Hypothermie (≤ 36 °C), bestätigt durch eine rektale oder intravasale oder -vesikale Messung
- Tachykardie: Herzfrequenz ≥ 90/min
- Tachypnoe (Frequenz ≥ 20/min) oder Hyperventilation ($paCO_2$ ≤ 4,3 kPa bzw. ≤ 33 mmHg)
- Leukozytose (≥ 12 000/mm³) oder Leukopenie (≤ 4000/mm³) oder ≥ 10% unreife Neutrophile im Differentialblutbild

III Akute Organdysfunktion (mind. 1 Kriterium)
- Akute Enzephalopathie: eingeschränkte Vigilanz, Desorientiertheit, Unruhe, Delirium
- Relative oder absolute Thrombozytopenie: Abfall der Thrombozyten um mehr als 30% innerhalb von 24 Stunden oder Thrombozytenzahl ≤ 100 000/mm³. Eine Thrombozytopenie durch akute Blutung oder immunologische Ursachen muss ausgeschlossen sein.
- Arterielle Hypoxämie: paO_2 ≤ 10 kPa (= 75 mmHg) unter Raumluft oder ein paO_2/FiO_2-Verhältnis von ≤ 33 kPa (≤ 250 mmHg) unter Sauerstoffapplikation. Eine manifeste Herz- oder Lungenerkrankung muss als Ursache der Hypoxämie ausgeschlossen sein.
- Renale Dysfunktion: Eine Diurese von ≤ 0,5 ml/kg/h für wenigstens 2 Stunden trotz ausreichender Volumensubstitution und/oder ein Anstieg des Serumkreatinins > 2fach oberhalb des lokal üblichen Referenzbereiches.
- Metabolische Azidose: Base Excess ≤ 5 mmol/l oder eine Lactat-Konzentration > 1,5fach oberhalb des lokal üblichen Referenzbereiches.

Sepsis: Kriterien I und II
Schwere Sepsis: Kriterien I, II und III
Septischer Schock: Kriterien I und II sowie für wenigstens 1 Stunde ein systolischer arterieller Blutdruck ≤ 90 mmHg bzw. ein mittlerer arterieller Blutdruck ≤ 65 mmHg oder notwendiger Vasopressoreinsatz, um den systolischen arteriellen Blutdruck ≥ 90 mmHg oder den arteriellen Mitteldruck ≥ 65 mmHg zu halten. Die Hypotonie besteht trotz adäquater Volumengabe und ist nicht durch andere Ursachen zu erklären.

* AWMF-Leitlinien der Deutschen Sepsis-Gesellschaft e.V. und der Deutschen Interdisziplinären Vereinigung für Intensiv- und Notfallmedizin (DIVI) – Stand 15. 12. 2005.

werden. Eine derart zustande kommende systemische Reaktion ist klinisch von einer Sepsis nicht zu unterscheiden, da die einmal aktivierte „Entzündungskaskade" unabhängig von der auslösenden Ursache abläuft. Aus diesem Grunde wurde der Oberbegriff des **Systemic-inflammatory-Response-Syndroms** (SIRS) für alle entzündungsbedingten systemischen Reaktionen mit Endorganschädigung vorgeschlagen. Die Sepsis ist die weitaus häufigste Ursache des SIRS.

Epidemiologie

Mit Zunahme der Therapiemöglichkeiten für schwerkranke und immungeschwächte Patienten hat die Inzidenz der Sepsis stark zugenommen. Pro Jahr dürften in Deutschland über 100 000 Fälle vorkommen. Etwa 25% der Sepsen verlaufen tödlich. Folgende Krankheiten kommen als häufige Auslöser in Betracht: Lungenentzündung (44%), Infektionen der Harnwege (ca. 10%), der Bauchorgane (ca. 10%) sowie Wund- und Weichteilinfektionen (ca. 5%).

Die am häufigsten zu einer Sepsis führenden Erreger sind: Staphylokokken, Streptokokken, *E. coli, Enterobacter spp.* sowie *Pseudomonas aeruginosa.* Pilzbedingte Formen sind seltener, spielen jedoch bei iatrogener (z. B. Knochenmarktransplantationen) oder anderweitiger (z. B. AIDS) Immunsuppression eine wichtige Rolle.

Pathophysiologie

Die Sepsis ist durch die Antwort des Wirtes auf die Erregerinvasion bedingt und kann insofern als wirtsschädigende Maximalvariante der Erregerabwehr angesehen werden (**Abb. 13.22**). Bakterielle Abbauprodukte wie z. B. die Lipopolysaccharide gramnegativer (**Abb. 13.23**) oder die Peptidoglykane grampositiver Bakterien lösen eine mehrdimensionale Entzündungsreaktion aus, in deren Mittelpunkt die Produktion von Zytokinen (insbesondere TNF-α und IL-1) durch Monozyten bzw. Makrophagen steht. Diese Zytokine können in höheren Konzentrationen sowohl direkt gewebeschädigend wirken als auch die Entzündungsreaktion durch Aktivierung anderer Immunzellen (v. a. Granulozyten) amplifizieren. Im Rahmen dieser Amplifikation kommt es zur massiven Produktion gewebetoxischer Substanzen (z. B. von freien Sauerstoffradikalen oder NO, s. 4.1.6) sowie weiterer effektorischer Mediatoren (z. B. Prostaglandine, Leukotriene etc.).

13

Die freigesetzten Mediatoren haben vielfältige, teilweise synergistische, teilweise antagonistische Effekte auf das Gefäßendothel, die glatte Gefäßmuskulatur, die Blutplättchen sowie andere gewebsständige und migratorische Entzündungszellen. Hierdurch kann es auf drei verschiedenen Wegen zur Schädigung der Endothel- und Organzellen kommen:

• **zytotoxische Zellschädigung:** Zytotoxische Mediatoren (z. B. Proteasen und Thromboxane) führen direkt zu strukturellen und funktionellen Zell- und Gewebeschäden.
• **endotoxisch-hypoxische Zellschädigung:** Die Wirkung bakterieller Endotoxine auf den Sauerstoffstoffwechsel der Zellen führt zur Bildung freier Sauerstoffradikale mit nachfolgender endotoxisch-hypoxischer Zellschädigung.
• **ischämisch-hypoxische Zellschädigung:** Als Folge einer

gestörten Mikro- und Makrozirkulation kann die Zelle funktionell und strukturell geschädigt werden:

– **Mikrozirkulationsstörung:** Durch die überwiegende Vasodilatation sowie durch arteriolovenöse Shunts und Permeabilitätsänderungen der Endothelzellen und kapilläre Mikrothrombenbildung kommt es zur Extravasation von Intravasalvolumen (interstitielles Ödem) und zu einer insuffizienten Mikrozirkulation. Hieraus wiederum resultiert ein Missverhältnis zwischen O_2-Angebot und O_2-Bedarf mit nachfolgender ischämisch-hypoxischer Zellschädigung.
– **Makrozirkulationsstörung (Schock):** Durch die massive Vasodilatation vor allem der Körperperipherie sinkt der systemische Gefäßwiderstand. Anfänglich kann dies durch ein gesteigertes Herzminutenvolumen ausgeglichen werden (sog. **hyperdyname Phase**), sodass der

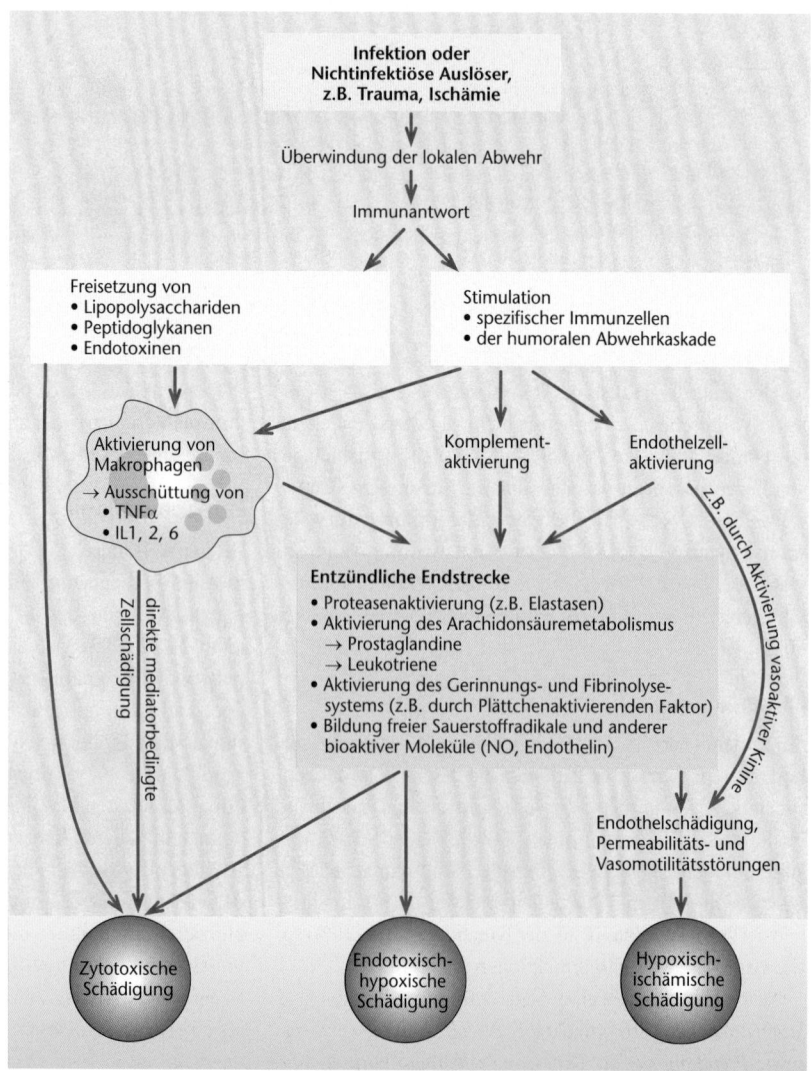

Abb. 13.22: Pathogenese der Sepsis. [L157]

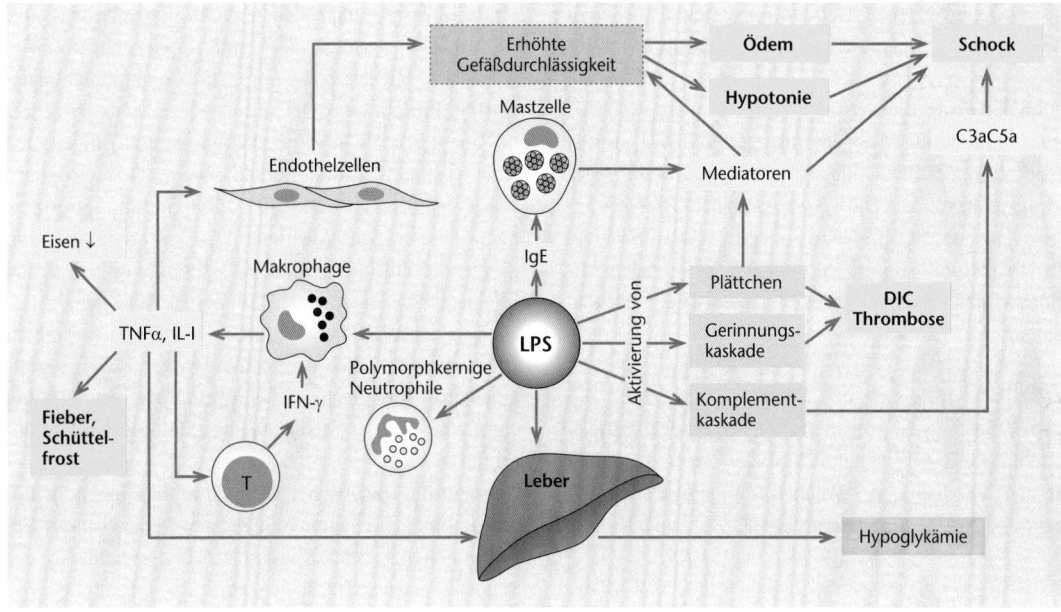

Abb. 13.23: Bakteriämie und Sepsis. Einfluss von bakteriellem Lipopolysaccharid (LPS, Endotoxin) auf die Aktivierung von Entzündungsmediatoren und des Gerinnungssystems. LPS ist eines der stärksten bekannten Antigene. DIC = disseminierte intravaskuläre Koagulation. [L157]

Blutdruck und damit Perfusionsdruck der Gewebe aufrechterhalten werden kann. Im weiteren Verlauf kommt es trotz massiv gesteigerter Herzleistung zu einem Abfall des Blutdrucks (**relatives Kreislaufversagen**). In der Endphase fällt oft auch die Herzleistung infolge der Azidose, Hypoxie und mediatorbedingten Schädigung des Herzmuskels ab (**hypodyname Phase**). Es resultiert die mangelnde Versorgung der Körpergewebe mit Substrat und Sauerstoff (Schock) und damit eine ischämisch-hypoxische Zellschädigung.

Für eine Sepsis prädisponierend sind eine Abwehrschwäche (etwa im Rahmen eines Diabetes mellitus), Tumorerkrankungen sowie Nieren- oder Lebererkrankungen. Der Infektionsherd kann posttraumatisch, nach invasiven Eingriffen oder auch im Zuge einer zunächst unkomplizierten Infektion der Harnwege, des Gastrointestinal- oder Respirationstraktes, der Haut oder anderer Organsysteme entstehen.

Klinik und Verlauf

Der klinische Verlauf der Sepsis ist Ausdruck der Bildung, Freisetzung und Aktivierung zellulärer und humoraler Mediatoren und ist weitgehend erregerunabhängig:

- **Fieber und Schüttelfrost** bestehen anfangs fast immer, können aber bei älteren Patienten oder schwerem, überwältigendem Verlauf auch fehlen. Hypothermie bedeutet eine schlechte Prognose.

- **respiratorische Alkalose** durch die im Anfangsstadium vorhandene Hyperventilation
- **Hauterscheinungen** im Spätstadium als Folge einer disseminierten intravasalen Koagulation (Petechien, Ekchymosen). Im Frühstadium können teilweise erregerspezifische Hautausschläge beobachtet werden, z. B.
  - flächige Hautrötung beim **toxischen Schocksyndrom** durch toxinproduzierende Staphylokokken und Streptokokken (s. **13.7.1** und **13.7.2**)
  - runde, 1 – 15 cm große Flecken mit rotem Hof und zentralem Bläschen bzw. Nekrose bei gramnegativer Sepsis, insbesondere *Pseudomonas aeruginosa* (*Ecthyma gangraenosum*)
  - Petechien in der Anfangsphase der Meningokokkensepsis.

Im Verlauf können **Zeichen der kardiovaskulären Insuffizienz** hinzutreten (septischer Schock mit Hypotension und Tachykardie). Typischerweise ist die Haut dabei wegen der anfänglichen Vasodilatation warm, weshalb diese Schockform auch als „warmer Schock" gegenüber dem hypovolämischen und kardiogenen Schock abgegrenzt wird.

Diagnostisches Vorgehen

Die Diagnose einer Sepsis folgt zwei Fragestellungen:
- **Liegt eine Sepsis vor?** Die Antwort ergibt sich aus der körperlichen Untersuchung und der Interpretation der Vital-

zeichen. Die obligaten und fakultativen Zeichen der Sepsis sind im **Kasten** „Diagnostische Kriterien" zusammengefasst.

- **Wodurch wurde die Sepsis ausgelöst?** Hierzu werden vor allem Blutkulturen abgenommen (**Abb. 13.14**), wobei 2 Blutkulturen in 89%, 3 Blutkulturen in 99% den Erreger identifizieren können. Die weiteren Möglichkeiten des Erregernachweises (s. **13.3**) sind zunächst von untergeordneter Bedeutung, können jedoch nach erfolgreicher Initialtherapie eine Rolle spielen (z. B. serologische Verfahren, Hautbiopsie).

Therapie

Der Therapieerfolg ist vor allem von einem frühzeitigen Behandlungsbeginn abhängig. 20% der Sepsis-Patienten versterben innerhalb von 2 Wochen. Im Stadium des septischen Schocks steigt dieser Wert auf 50%.

❗ Dies bedeutet z. B. auch, dass die Therapie möglichst schon in der Praxis des niedergelassenen Arztes beginnen sollte, falls ein Patient dort mit einer Sepsis vorstellig wird. Es konnte z. B. für die Meningokokken-Sepsis eindeutig belegt werden, dass die intramuskuläre Gabe etwa eines breit wirksamen Cephalosporins noch *vor* der Verlegung die Prognose verbessert. Blutkulturen sollten nur dann abgenommen werden, wenn sie die Therapie nicht wesentlich verzögern: *„No blood culture in a living patient is better than a positive blood culture in a dead patient."* ❗

Nach wie vor ist die Therapie des Sepsis-Syndroms vorwiegend symptomatisch. Erst seit wenigen Jahren wird versucht, die immunologische Wirtsantwort zu beeinflussen, bisher jedoch mit eher moderatem Erfolg.

Die Therapie der Sepsis stützt sich auf vier Säulen:

- **Sanierung des Infektionsherdes und antimikrobielle Chemotherapie:** Die antibiotische Therapie wird bei Sepsisverdacht sofort begonnen, möglichst nach Abnahme von Blutkulturen. In Unkenntnis des Erregers wird das mikrobielle Spektrum breit abgedeckt, z. B. durch die Kombination eines Cephalosporins der 3. Generation mit einem Aminoglykosid, oder aber durch eine Monotherapie mit einem Carbapenem oder einem Cephalosporin der 3. oder 4. Generation. Bei V. a. Staphylokokken-Sepsis wird ein gegen Staphylokokken wirksames Antibiotikum wie z. B. Vancomycin hinzugefügt, bei V. a. Anaerobier-Infektion (z. B. bei Abdominalinfektionen) Metronidazol. Eine evtl. chirurgische Herdsanierung sollte so früh wie möglich erfolgen.
- **Intensivmedizinische Therapie:** Verbesserung der Gewebeoxygenierung durch Volumengabe, Sauerstoffzufuhr und kardiovaskuläre Unterstützung durch Gabe von Vasopressoren
- **Modulation der immunologischen Wirtsantwort:** Diese

Strategie wurde ursprünglich durch die Gabe von Glukokortikoiden verfolgt, welche sich als wirkungslos erwiesen haben. Mit der Zulassung von rekombinantem **aktiviertem Protein C** (Drotrecogin-α) besteht für erwachsene Patienten mit schwerer Sepsis und Multiorganversagen eine wirksame immunmodulatorische Therapieoption. Dieser natürliche Bestandteil des Gerinnungssystems hemmt die bei Sepsis auftretende Mikrothrombosierung, fördert die Fibrinolyse und hat entzündungshemmende Effekte. (Voraussetzung ist, dass die Therapie mit Drotrecogin-α zusätzlich zur Antibiotika-Therapie innerhalb von 24 Stunden nach dem ersten Organversagen begonnen wird.) Entsprechend der fibrinolytischen Wirkung von Drotrecogin-α ist ein erhöhtes Blutungsrisiko zu beachten.

- **Therapie der spezifischen Organkomplikationen.** In diesem Rahmen sind engmaschige Laborkontrollen des Gerinnungsstatus, der korpuskulären Blutbestandteile, des Wasser-Elektrolyt-Haushaltes und der spezifischen Organleistungen erforderlich.

13.7 Die häufigsten bakteriellen Erreger

Enteritiserreger (*E. coli*, Salmonellen, Shigellen, *Campylobacter*, Yersinien u. a.) s. **13.10.**

13.7.1 Staphylokokken

Staphylokokken (**Abb. 13.24**) sind grampositive, aerobe, fakultativ anaerobe, in Haufen wachsende Bakterien, die zur normalen Standortflora der Haut und Schleimhäute zählen. Man unterscheidet die koagulasepositive Spezies *Staphylo-*

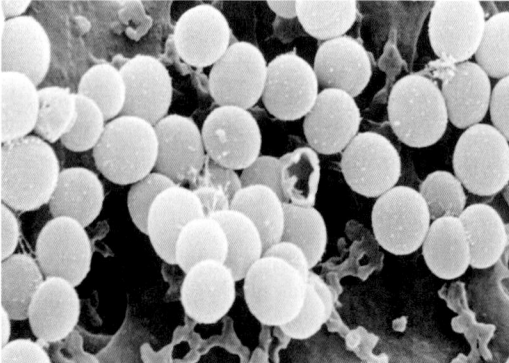

Abb. 13.24: Staphylokokken im elektronenmikroskopischen Bild. Typisch ist die unterschiedlich ausgeprägte haufen- oder traubenförmige Anordnung der Kugelbakterien. [U136]

coccus aureus (bei ca. 20% der Menschen nachweisbar) und die ebenfalls humanmedizinisch bedeutsamen koagulasenegativen Spezies *Staphylococcus saprophyticus* und *Staphylococcus epidermidis*. Staphylokokken zählen zu den häufigsten Erregern schwerer nosokomialer Infektionen.

Staphylococcus aureus

Staphylococcus aureus kann bei lokaler Invasion akute lokale Infektionsprozesse wie Furunkel, Karbunkel, Mastitis puerperalis oder auch Impetigo contagiosa verursachen und bei ungünstiger Abwehrlage des Wirtsorganismus von dort aus im Rahmen einer Bakteriämie metastatische Absiedlungen bilden. Gefürchtet sind die Superinfektion einer Viruspneumonie nach Influenza, die Osteomyelitis, Ostitis oder die Endokarditis mit rascher Klappenzerstörung. Eine eitrige, meist beidseitige Parotitis ist fast pathognomonisch für *Staph. aureus*, jedoch sehr selten. Als systemische akute Staphylokokken-Infektion ist die Staphylokokken-Sepsis (verantwortlich für 40% aller Sepsis-Fälle) ebenso häufig wie die *E.-coli*-Sepsis und mit einer hohen Letalität behaftet.

Neben diesen invasiven Infektionen spielen die **toxinvermittelten Erkrankungen** – Staphylococcal-scalded-Skin-Syndrom (SSSS), Toxic-Shock-Syndrom (TSS) und Lebensmittelvergiftungen – eine besondere Rolle. Neuerdings werden zunehmend virulente **PVL-produzierende Staphylokokken** (PVL = Panton-Valentine-Leukocidin) isoliert; diese verursachen schwer zu behandelnde Hautabszesse sowie lebensbedrohliche Verläufe mit Sepsis und nekrotisierender Pneumonie.

Staphylococcal-scalded-Skin-Syndrom (SSSS)

* **Klinik:** Die von bestimmten *Staph.-aureus*-Stämmen gebildeten Exfoliativtoxine A und B verursachen durch Spaltbildung im Stratum granulosum (intraepidermal) eine blasige Abhebung von Epidermisteilen. Man unterscheidet eine generalisierte Form (Morbus Ritter von Rittershain; vorwiegend bei Säuglingen und Kleinkindern) und eine lokalisierte Form (bullöse Impetigo). Klinisch zeigt sich abrupt ein generalisiertes Erythem mit hohem Fieber, dem nach wenigen Stunden großflächige blasige Hautablösungen folgen.
* **Therapie:** Bei adäquater Kreislaufstabilisierung mit Volumen- und Elektrolytsubstitution ist die Prognose gut, die abgestoßenen Epidermisanteile werden nach kurzer Zeit ersetzt. Bei immunkompromittierten Patienten und Neugeborenen hat die generalisierte Form des SSSS jedoch nach wie vor eine Letalität von bis zu 50%.

Toxic-Shock-Syndrom (TSS)

Die Erkrankung wird u. a. durch das Toxic-Shock-Syndrom-Toxin-1 (TSS-Toxin-1) verursacht, das vor allem nach Besiedlung von über 24 Stunden *in situ* verbleibenden Vaginaltampons mit bestimmten *Staphylococcus-aureus*-Stämmen entsteht. Das klinische Vollbild ist durch Fieber, Hypotonie bzw. protrahierten Schock und ein feinfleckiges Exanthem gekennzeichnet. Zur Diagnose eines Toxic-Shock-Syndroms müssen mindestens zwei weitere Organsysteme zusätzlich betroffen sein (z. B. akutes Nierenversagen und Gerinnungsstörungen). 90% der Fälle des TSS sind durch Vaginaltampons bedingt („menstruelles TSS"). 5 – 10% der Fälle verlaufen letal.

Lebensmittelvergiftungen

Hitzestabile Enterotoxine sind die Ursache vieler Lebensmittelvergiftungen. Sie werden von bestimmten Stämmen von *Staph. aureus* (selten auch von *Staph. epidermidis*) in kontaminierten Nahrungsmitteln gebildet und können bei entsprechender Konzentration in der aufgenommenen Nahrung mit einer Latenz von wenigen Stunden eine hochakute Enterotoxikose hervorrufen. Anders als bei stärkerer Kontamination mit gramnegativen Keimen, die ebenfalls Enterotoxinbildner sein können, sind Staphylokokken nicht am Geruch zu erkennen. Charakteristisch sind die kurze Latenz und die Erkrankung aller, die von der kontaminierten Speise gegessen hatten (Meldepflicht beachten).

! Da es sich nicht um eine Infektion, sondern um eine Intoxikation handelt, sind Antibiotika primär nicht indiziert. !

Diagnostisches Vorgehen und Therapie

Die **Diagnose** der *Staph.-aureus*-vermittelten Krankheitsbilder erfolgt klinisch sowie durch Erregernachweis in Abstrichmaterial und Blutkultur; der Toxinnachweis ist nur in wenigen Labors möglich.

Die **Therapie** von *Staph.-aureus*-Infektionen erfolgt mit penicillinasefesten sog. Staphylokokken-Penicillinen wie Oxacillin und Flucloxacillin, mit staphylokokkenwirksamen Cephalosporinen (solche der 1. oder der 4. Generation) oder Clindamycin. Auch Carbapeneme und Kombinationen von Antibiotika der Penicillin-Gruppe mit β-Lactamase-Hemmern (z. B. Amoxicillin/Clavulansäure oder Piperacillin/Tazobactam) sind staphylokokkenwirksam und können ggf. mit dem ebenfalls wirksamen Rifampicin kombiniert werden. Lebensbedrohliche Infektionen oder solche mit Methicillin-resistenten Staphylokokken werden oft mit Vancomycin oder Linezolid behandelt.

! Die multiresistenten *Staph.-aureus*-Stämme (Methicillin-resistente *Staph. aureus*, MRSA) sind nicht virulenter als andere *Staph.-aureus*-Stämme. Eine Kolonisierung mit MRSA-

Stämmen stellt daher *keine* Behandlungsindikation *per se* dar. Wegen der beschränkten Auswahl wirksamer Antibiotika sind MRSA extrem schwierig zu behandeln. Sie sprechen häufig nur noch auf Glykopeptide wie Vancomycin und Teicoplanin, auf Linezolid, auf das Streptogramin-Präparat Quinupristin/Dalfopristin (Synercid®) oder auf das Glycylcyclin Tigecyclin an. Eine Lokaltherapie zur Sanierung von MRSA-Trägern mit Mupirocin ist möglich. **!**

Koagulasenegative Staphylokokken

Die koagulasenegativen Staphylokokken gehören zur normalen Standortflora des Menschen. Infektionen sind normalerweise endogen bedingt und treten oft als opportunistische Infektionen bei Fremdkörpern (ventrikuloperitonealer Shunt, künstliche Herzklappen, intravaskuläre Katheter) und Immunschwäche (Frühgeborene, AIDS) auf.

Klinisch dominieren chronisch-larviert verlaufende Septikämien, Rechtsherzendokarditiden oder Infektionen durch irreversibel an Plastikmaterial gebundene *Staph.-epidermidis*-Stämme. *Staphylococcus saprophyticus* ist bei jungen geschlechtsaktiven Frauen für ca. 10% der Harnwegsinfekte verantwortlich; bei aszendierender Infektion sind schwere Verläufe bis zur Pyelonephritis und Urosepsis möglich, jedoch selten.

13.7.2 Streptokokken

Streptokokken sind grampositive kugelige Mikroorganismen, die in flüssigen Medien durch Teilung kleine Ketten bilden.

- **β-hämolysierende Streptokokken** sind auf Kulturplatten von einem vollständigen Hämolysehof umgeben. Sie werden je nach Zusammensetzung ihrer Zellwandantigene in die Lancefield-Gruppen A, B, C und G eingeteilt. Einziger Vertreter der Gruppe A ist *Streptococcus pyogenes* (*group A streptococcus*, **GAS**), der gleichzeitig der humanpathogenetisch bedeutsamste Vertreter der Streptokokken-Gruppe ist. Die Streptokokken der Gruppen B (*Streptococcus agalactiae*, **GBS**) und C (*Streptococcus equisimilis*) sowie der Gruppe G sind vor allem als Erreger von Wundinfektionen, Pharyngitis und Sepsis bei immungeschwächten Patienten von Bedeutung. *Streptococcus agalactiae* ist der häufigste Erreger der Neugeborenensepsis.
- **α-hämolysierende Streptokokken** sind auf der Kulturplatte von einem grünen, jedoch nicht hämolytischen Hof umgeben. Sie werden auch „vergrünende" Streptokokken (*Strep. viridans*) bzw. wegen ihres bevorzugten Vorkommens im Mund auch „orale Streptokokken" genannt und bestehen aus vielen Spezies: z. B. *Strep. mutans, Strep. bovis, Strep. sanguis* und *Strep. salivarius*. Sie sind an der Ent-

stehung von Karies und dentogenen Abszessen beteiligt und können eine bakterielle Endokarditis verursachen (s. **1.9.1**).
- Als eigene Streptokokken-Gruppe wird der früher als *Pneumococcus* bezeichnete **Streptococcus pneumoniae** geführt.

Weitere Streptokokken mit spezifischen Zellwandantigenen werden nach LANCEFIELD als Gruppen D, F, H und K bezeichnet. Sie treten selten als pathogene Keime in Erscheinung. Eng verwandt mit den Streptokokken sind die heute als eigene Gruppe geführten **Enterokokken** (z. B. *E. faecalis* und *E. faecium*).

Streptokokken der Gruppe A (*Streptococcus pyogenes*)

Erregerreservoir ist der Oropharynx des Menschen, wo *Streptococcus pyogenes* bei ca. 10–20% aller Individuen nachweisbar ist. Die Infektion erfolgt somit entweder endogen über Schleimhautläsionen oder als Tröpfcheninfektion. Pathogenetisch bedeutsame Faktoren der GAS-Infektion sind u. a. das stark phagozytosehemmende M-Protein, bestimmte Zellwandbestandteile, aber auch Exoenzyme wie die Streptolysine O und S, Streptokinase oder Desoxyribonuklease.

Klinik

Häufigste und wichtigste Streptokokkeninfektion Mitteleuropas ist die **akute Streptokokken-Pharyngitis** (s. **13.9.2**). Nach einer Inkubationszeit von 1–4 Tagen kommt es vor allem in der kalten Jahreszeit bei Kindern ab dem Säuglingsalter zu Halsschmerzen, Fieber und allgemeinem Krankheitsgefühl. Gelegentlich treten Exantheme und abdominelle Symptome auf. Gefürchtet, aber im Zeitalter der Antibiotika seltener geworden, sind Komplikationen wie Peritonsillar- oder Retropharyngealabszess (s. **13.9.2**), Meningitis, Otitis und Pneumonien.

Eine Sonderform ist der **Scharlach** (s. **13.9.2**), der durch ein von bestimmten Streptokokken-Stämmen gebildetes „erythrogenes Toxin" verursacht wird. Er unterscheidet sich von anderen Formen der Streptokokken-Pharyngitis lediglich durch das Auftreten von typischen Haut- und Schleimhauterscheinungen.

Zweitwichtigste Manifestation der GAS-Infektion sind **Hautinfektionen,** die in (sub)tropischen Gegenden deutlich häufiger auftreten, wie z. B. Erysipel (**Abb. 13.25**), Impetigo und Fasciitis necroticans.

Andere Erkrankungen durch Streptokokken sind relativ selten, z. B. Endokarditis, Perikarditis oder Osteomyelitis. Bei allen pyogenen Streptokokkeninfekten besteht die Gefahr einer Streptokokken-Sepsis, die durch einen besonders fulminanten Verlauf mit früh einsetzender Verbrauchskoa-

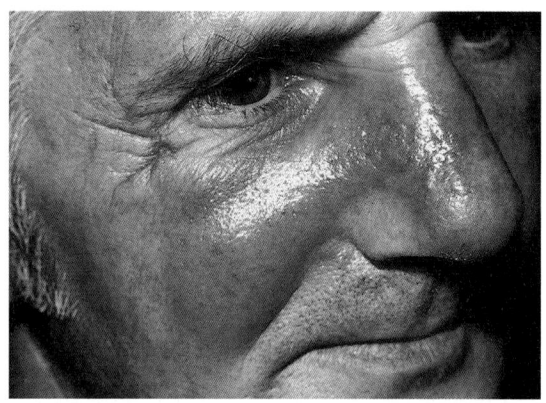

Abb. 13.25: Patient mit Gesichtserysipel. [R212]

gulopathie (Purpura fulminans) gekennzeichnet ist. Das Wochenbettfieber, das früher eine der häufigsten Todesursachen junger Frauen war, ist eine peripartale Sonderform der Streptokokken-Sepsis (Puerperalsepsis).

Komplikationen

Komplikationen können ähnlich dem Toxic-Shock-Syndrom der Staphylokokken auftreten (*„streptococcal toxic shock syndrome"*): Multiorganerkrankung mit abdominellen Symptomen, Kreislaufversagen, Myokarditis und Krampfanfällen oder Bewusstseinsstörungen.

Streptokokken-Folgekrankheiten

Nach allen Infektionen mit *Streptococcus pyogenes* können durch Induktion von Autoimmunreaktionen (vermutlich ausgelöst durch Kreuzantigenität von Zellwandbestandteilen und körpereigenen Geweben) sog. Streptokokken-Folgekrankheiten auftreten:

- Nach Racheninfekten kann mit einer Latenz von ca. 20 Tagen ein **rheumatisches Fieber** auftreten (s. **12.8.2**). Obwohl es mit bestimmten Serotypen assoziiert ist (z. B. Typen 1, 3, 5, 6, 18, 19 und 24), konnte das spezifische auslösende Antigen bisher nicht nachgewiesen werden.
- Ca. 14 Tage nach Streptokokken-Pharyngitis, aber auch nach streptokokkenbedingten Hautinfektionen wird gelegentlich die **akute postinfektiöse Glomerulonephritis** (s. **10.5.2**) beobachtet, die eine relativ gute Prognose hat.

  ! Im Gegensatz zum rheumatischen Fieber ist sie durch eine frühzeitige antibiotische Therapie der Streptokokken-Infektion nicht zu verhindern. !

Diagnostisches Vorgehen

Die Diagnose der Streptokokken-Infektionen erfolgt aufgrund des meist typischen klinischen Bildes und des direkten Erregernachweises in Abstrichen oder Kulturen. Der Nachweis von ansteigenden Antikörperkonzentrationen (Anti-Streptolysin oder Anti-DNAse) kann bisweilen zur Aufdeckung einer vorausgegangenen Streptokokken-Infektion hilfreich sein, z. B. bei vermuteter Post-Streptokokken-Glomerulonephritis. Bei Racheninfektionen ist ein stärkerer Anstieg des Antistreptolysin-Titers, bei Hautinfektionen des Anti-DNAse-Titers zu verzeichnen.

Therapie

Die Therapie der A-Streptokokken-Infekte erfolgt durch Oralpenicilline, in schweren Fällen auch i. v.

Streptococcus viridans

Viridans-Streptokokken gehören zur normalen oropharyngealen Flora, von wo aus sie bei Mikrotraumen (wie Zähneputzen, Mundspülen), vor allem aber bei HNO- und zahnärztlichen Eingriffen eine Bakteriämie verursachen können. Da sie an biologischen Oberflächen haften können, sind sie an ca. 40% aller Endokarditiden ursächlich beteiligt. Bei gegebener Disposition (Klappenvitien und Klappenersatz) ist deshalb bei chirurgischen oder zahnhygienischen Manipulationen immer eine Chemoprophylaxe z. B. mit Penicillin V oder Amoxicillin indiziert (s. **1.9.1**). Eine manifeste Endokarditis wird mit einer Kombination von Ampicillin und Gentamycin behandelt.

Streptococcus pneumoniae

Es handelt sich um grampositive lanzettförmige Diplokokken (früher: Pneumokokken), die von einer Polysaccharidkapsel umgeben sind. Diese Kapsel stellt als Phagozytoseschutz einen wesentlichen Virulenzfaktor des Mikroorganismus dar. Durch serologische Klassifikation der Kapseltypen können verschiedene Serotypen unterschieden werden. Erregerreservoir ist der Mensch, die Infektion erfolgt endogen oder durch Tröpfchen. Splenektomierte Patienten weisen wegen der selektiven Abwehrschwäche gegen bekapselte Organismen eine besondere Gefährdung für Pneumokokkeninfektionen auf. Typische durch Pneumokokken bedingte Erkrankungen sind:

- **im Respirationstrakt** die Pneumonie, typischerweise als Lobärpneumonie (s. **5.4.1**). Diese nahm unbehandelt einen stadienhaften („typischen") Verlauf und wird heute außer bei abwehrgeschwächten Individuen nur noch selten gesehen. Weit häufiger sind heute die durch Pneumokokken bedingte Bronchopneumonie, Sinusitis, Otitis media sowie Mastoiditis.
- **im ZNS** die Pneumokokken-Meningitis, die entweder *per continuitatem* oder durch hämatogene bzw. lymphatische Ausbreitung entsteht. Sie ist die zweithäufigste Meningitisform des Erwachsenenalters.
- Selten ist die **Pneumokokken-Endokarditis:** Wie alle Pneumokokken-Infektionen wird auch sie durch abwehr-

13

schwächende Grunderkrankungen (Malignome, Alkoholabusus, nephrotisches Syndrom oder HIV-Infektion) begünstigt.

Diagnostik und Therapie

Die Diagnose erfolgt durch Kultur oder mikroskopisch im Gram-Präparat. Antibiotikum der Wahl ist nach wie vor Penicillin G. Da – derzeit zunehmend, vor allem in südeuropäischen Ländern – auch Penicillin-resistente Stämme gefunden werden, sollte bei lebensbedrohlichen Erkrankungen (z. B. Meningitis) mit einem breit wirkenden Antibiotikum (z. B. Cephalosporin der 3. Generation) kombiniert werden, bei bekannten Resistenzen kommt Vancomycin zum Einsatz. Eine aktive Immunisierung wird inzwischen breit empfohlen: neben den klassischen immunkompromittierten Risikopatienten – etwa nach Splenektomie oder Schädelbasisbruch – auch für alle Personen mit chronischen Erkrankungen, für Kleinkinder und ab dem 60. Lebensjahr.

13.7.3 Haemophilus influenzae

Haemophilus influenzae ist ein gramnegatives Stäbchen, welches zur normalen Flora des oberen Respirationstraktes zählt und in der Kultur bestimmte Blutbestandteile (u. a. Faktor X und V) für Wachstum und Vermehrung benötigt (daher der Name *haemophilus* = blutliebend). Von humanpathogenetischer Bedeutung sind vor allem die (heute durch die Regelimpfung seltenen) bekapselten Stämme des Serotyps B sowie die kapsellosen („nicht-typisierbaren") Stämme. Die Infektion – vor allem von Kindern – erfolgt über „abgeschneuzte" Tröpfchen, bei Erwachsenen häufiger endogen.

Krankheitsspektrum

- *Haemophilus influenzae* ist einer der wichtigsten Erreger eitriger **Bronchitiden** bei Patienten mit vorgeschädigten Bronchialsystemen (Bronchiektasen, Lungenemphysem). Bei über 80% solcher Infektexazerbationen sind nichtbekapselte *Haemophilus-influenzae*-Stämme beteiligt.
- Bekapselte Stämme des Serotyps B (**HiB**) waren bis vor kurzer Zeit bei Kindern zwischen 2 Monaten und 2 Jahren die häufigsten Erreger von **Meningitis und Sepsis**. Heute sind diese Krankheitsbilder durch die weit verbreitete Impfung selten geworden.
- Die **Epiglottitis** des Schulkind- und Erwachsenenalters ist heute ebenfalls nur noch selten durch *Haemophilus influenzae* bedingt (es dominieren hier *Streptococcus pyogenes* und *S. pneumoniae*). Klinisch handelt es sich um einen lebensbedrohlichen Notfall mit hohem Fieber, Halsschmerzen, Dysphagie und Heiserkeit; in 50% kommt es

zu einem inspiratorischen Stridor mit Dyspnoe, der die Verlegung der oberen Luftwege anzeigt.

Diagnostisches Vorgehen und Therapie

Die Diagnosestellung bei *Haemophilus-influenzae*-Infektionen stützt sich auf den (schwierigen) kulturellen Erregernachweis aus Sputum, Abstrich, Blut oder Liquor. In 10 – 20% der Antibiogramme werden Resistenzen aufgrund einer β-Lactamase-Bildung vorgefunden. Wie bei den Pneumokokken sind (Multi-)Resistenzen in Südeuropa häufiger (Reiseanamnese!). Bei schweren Infektionen werden Cephalosporine der dritten Generation, Gyrasehemmer (Ciprofloxacin, Levofloxacin bzw. Moxifloxacin) oder Carbapeneme bevorzugt. Für die gezielte orale Therapie kommen neben den Gyrasehemmern auch Cefuroxim-Axetil oder Cefixim in Frage.

Andere Haemophilus-Spezies wie *H. parainfluenzae* oder *H. haemolyticus* sind seltene Erreger von Infektionen des oberen Respirationstraktes: Otitis media, Sinusitis, Tracheitis. Die Anzucht ist sehr schwierig und langwierig, sodass ein größerer Teil der sog. kulturnegativen Endokarditiden auf diese Erregergruppe zurückzuführen sein dürfte.

13.8 ZNS-Infektionen

Im Vergleich zu anderen Infektionen sind ZNS-Entzündungen zwar selten, aber meist schwerwiegend. Da ihre Prognose ganz entscheidend von einer raschen und adäquaten Behandlung abhängt, handelt es sich bei jeder ZNS-Infektion um einen **Notfall**.

ZNS-Infektionen treten als **Meningitis** (Entzündung der Hirnhäute), **Enzephalitis** (Entzündung des Hirnparenchyms), **Myelitis** (Entzündung des Rückenmarks) oder als **Hirnabszess** (fokale Infektion intrazerebraler Strukturen) auf.

Die meisten ZNS-Entzündungen sind infektiös bedingt. Seltenere Ursachen sind postinfektiöse Immunprozesse (akute disseminierte Enzephalomyelitis [ADEM], s. **13.8.2**), Autoimmunerkrankungen (z. B. systemischer Lupus erythematodes oder Sjögren-Syndrom als Vaskulitis), eine diffuse Aussaat maligner Prozesse (z. B. leukämische Meningitis) sowie Irritationen durch Blut (bei Subarachnoidalblutung), eingeschwemmtes Körpergewebe (sog. **chemische Meningitis** nach Operationen mit Eröffnung des Spinalkanals), Sarkoidose oder Bestrahlung bzw. Hitze („Sonnenstich").

Erregerspektrum

Das Erregerspektrum unterscheidet sich je nach Immunlage; die häufigsten Erreger sind im **Kasten** „Typische Erreger von ZNS-Infektionen" aufgeführt.

Typische Erreger von ZNS-Infektionen

Immunkompetenter Wirt
- **Bakterien:** *Neisseria meningitidis, Haemophilus influenzae* (heute selten), *Strep. pneumoniae, Staph. aureus,* gramnegative Stäbchen (z. B. *E. coli*), Borrelien
- **Viren:** *Herpes simplex,* Enteroviren (ECHO-Viren, Coxsackie, Polio), Mumps, Masern, HIV, Epstein-Barr-Virus, durch Arthropoden übertragene Viren (z. B. FSME).

Immungeschwächter Wirt
- **geschwächte zelluläre Immunantwort:** *Listeria monocytogenes, Cryptococcus neoformans, Candida albicans, Toxoplasma gondii, Histoplasma capsulatum, Coccidioides immitis,* Zytomegalie-Virus, *Mycobacterium tuberculosis, Treponema pallidum* und *Herpes-simplex-Virus*
- **geschwächte humorale Immunantwort oder nach Milzentfernung:** *Neisseria meningitidis* (v. a. bei Komplementdefekten), *Strep. pneumoniae, Haemophilus influenzae,* Enteroviren.

Atemmusters (Cheyne-Stokes-Atmung, später Schnappatmung, Apnoe oder „Maschinenatmung"), Blutdrucksteigerung, Bradykardie
- **Eintrittspforten:** Operationen an Rückenmarkkanal oder Ventrikelsystem; Z. n. Schädelbasisbruch; Liquorrhö; Mittelohrentzündung, Mastoiditis, Sinusitis
- **Risikofaktoren:** beispielsweise Z. n. Milzentfernung (erhöhte Wahrscheinlichkeit für Infektionen mit kapselhaltigen Bakterien), Komplementdefekte (erhöhte Wahrscheinlichkeit für Meningokokkeninfektionen), Immundefekte (erhöhte Wahrscheinlichkeit für Listerien-, Parasiten- oder Pilzinfektionen), intrakranielle Fremdkörper (z. B. ventrikuloperitonealer Shunt mit erhöhter Wahrscheinlichkeit für Meningitis, insbesondere durch Staphylokokken)
- **systemische Beteiligung:** Sepsiszeichen; Hautausschlag (z. B. Petechien bei Meningokokken-Bakteriämie).

Klinik

ZNS-Infektionen sollten bei folgenden Konstellationen vermutet werden:
- Trias aus Kopfschmerzen, Fieber und Meningismus
- veränderte ZNS-Funktionen (Bewusstseinslage, neurologische Auffälligkeiten) und Fieber
- anderweitig unklare Veränderungen der Bewusstseinlage (auch ohne Fieber).

ZNS-Infektionen können mit Migräneanfällen, Subarachnoidalblutungen sowie Intoxikationen, Sepsis oder Schlaganfällen verwechselt werden.

Diagnostisches Vorgehen

Jede vermutete ZNS-Entzündung muss rigoros und unverzüglich in den folgenden drei Schritten abgeklärt werden:

Schritt 1: Anamnese und Befund
- **ZNS-Funktion:** Bewusstseinslage, neurologische Auffälligkeiten
- **Meningismus:** Nackensteifigkeit, Kernig-Zeichen, Brudzinski-Zeichen, Lasègue-Zeichen (**Abb. 13.26**)
- **Zeichen erhöhten Hirndrucks:** Kopfschmerzen, Übelkeit und Erbrechen; veränderte Bewusstseinslage; Verlust der Lichtreaktion; Papillenödem; Verlust der okulovestibulären Reflexe (abnorme Antwort auf kalorische Stimulation des Ohrkanals) bzw. der okulomotorischen Reflexe (negatives Puppenaugenphänomen); abnorme motorische Antwort auf Schmerz oder Stimulation (Beuge- oder Streckkrämpfe); im Endstadium Veränderung des

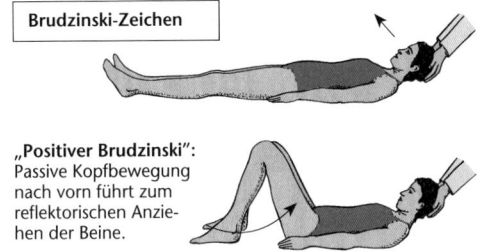

Brudzinski-Zeichen

„Positiver Brudzinski":
Passive Kopfbewegung nach vorn führt zum reflektorischen Anziehen der Beine.

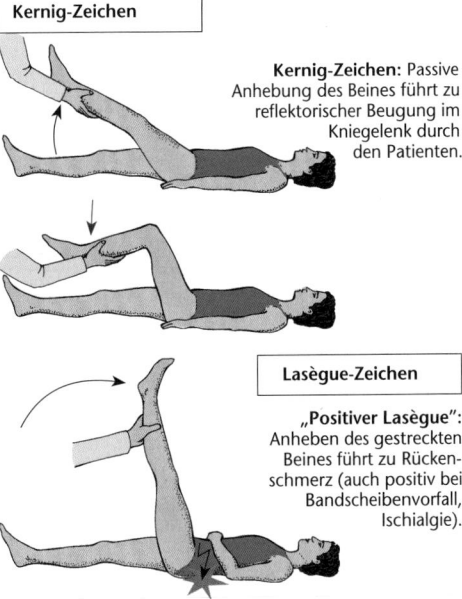

Kernig-Zeichen

Kernig-Zeichen: Passive Anhebung des Beines führt zu reflektorischer Beugung im Kniegelenk durch den Patienten.

Lasègue-Zeichen

„Positiver Lasègue":
Anheben des gestreckten Beines führt zu Rückenschmerz (auch positiv bei Bandscheibenvorfall, Ischialgie).

Abb. 13.26: Klinische Meningitiszeichen. [B110]

Schritt 2: Erregernachweis

Er erfolgt in aller Regel mittels Lumbalpunktion (Ausschlusskriterien s. **Kasten** „Kontraindikationen der Lumbalpunktion"). Der gewonnene Liquor wird zur mikroskopischen Untersuchung und zur Erregeranzucht verwendet. Außerdem wird er auf indirekte Zeichen einer Entzündung untersucht (Glucose-Konzentration, Eiweißkonzentration, Zellzählung und -differenzierung). Hierdurch lassen sich oft schon Verdachtsmomente bezüglich der beteiligten Erregerklasse gewinnen (**Tab. 13.19**). Auch können bestimmte bakterielle Antigene im Liquor – teilweise (z. B. bei der Kryptokokken-Meningitis) auch mit hoher Sensitivität im Serum – serologisch, oft in Minutenschnelle, nachgewiesen werden.

❗ Besteht der dringende Verdacht auf eine schwere bakterielle Meningitis, darf die Behandlung durch die Lumbalpunktion nicht verzögert werden! In diesem Fall wird vor der Lumbalpunktion mit der antibiotischen Behandlung begonnen („shoot first, tap later"). ❗

AUF DEN PUNKT GEBRACHT

Kontraindikationen der Lumbalpunktion
Bei erhöhtem intrakraniellem Druck kann die Lumbalpunktion durch die plötzliche distale Druckentlastung eine Einklemmung zentraler Hirnteile in den Tentoriumschlitz oder das Foramen magnum bewirken. Diese Gefahr ist bei der akuten Meningitis äußerst gering. Bei subakut entstehenden Hirninfektionen (z. B. Hirnabszess) oder bei anderen Raumforderungen ist diese lebensbedrohliche Komplikation allerdings nicht selten. Deshalb sind folgende Regeln zu beachten:
- Bei langsam entstehender ZNS-Erkrankung, fokalen neurologischen Zeichen, Krampfanfällen, Koma, einseitigen Kopfschmerzen oder Stauungspapille muss vor der Punktion ein CT oder MRT durchgeführt werden.
- Bei akut auftretender ZNS-Erkrankung ohne obige Zeichen sollte dann auch ohne Schichtbildgebung punktiert werden, wenn diese die Diagnostik unzumutbar verschieben würde. Dies ist bei akut auftretenden schweren Krankheitsbildern sicher immer dann der Fall, wenn eine Bildgebung nicht sofort durchführbar ist.

Schritt 3: bildgebende Untersuchung

Bei auffälligem neurologischem Befund (Lähmungen, Bewusstseinsveränderungen) oder allen nicht sicher als Meningitis identifizierbaren ZNS-Entzündungen wird ein CT oder MRT des Kopfes durchgeführt. Das CT dient dem Nachweis von Hirnabszessen und Blutungen. Bei Veränderungen des Hirngewebes (z. B. ADEM, Enzephalitis, HIV-assoziierten Entzündungen) sowie des Rückenmarks ist das MRT dem CT in der Sensitivität überlegen, als Notfalluntersuchung aber oft nicht verfügbar.

13.8.1 Entzündungen der Hirnhäute

Eine Meningitis ist die klinisch nachweisbare entzündliche Veränderung der – meist weichen – Hirnhäute. Häufig sind angrenzende Strukturen (Liquor, Hirnparenchym) mit betroffen. Ätiologisch liegen in der Regel Infektionen mit Bakterien, Viren, seltener auch Pilzen, Protozoen oder Parasiten zugrunde. Sonderformen stellen der **meningeale Reizzustand** – als entzündliche Begleitreaktion bei schweren Allgemeinkrankheiten, bei Subarachnoidalblutung oder bei Insolation (Sonnenstich) –, die **„chemische" Meningitis** – durch Verschleppung von Fetttröpfchen in den Liquor bei Operationen – sowie die durch Infiltration maligner Zellen bedingte **Meningeosis carcinomatosa, lymphomatosa** bzw. **leucaemica** dar, die mit einem ähnlichen klinischen Bild einhergehen können.

Pathogenese

Die Erreger erreichen die Meningen auf drei verschiedenen Wegen:
- bei intakter Dura: *per continuitatem* von den Schleimhäuten des Mittelohrs, der Mastoidzellen oder des Nasopharynx (typischer Weg der Pneumokokkeninfektion)
- bei Schädel-Hirn- oder Wirbelsäulentrauma mit Liquorfistel: durch **Keimaszension** aufgrund einer Duraverletzung
- im Rahmen einer Bakteriämie oder Virämie: **hämatogen** (typischer Weg der Meningokokken-Infektion). Auch die tuberkulöse Meningitis entsteht zumeist im Rahmen einer Miliartuberkulose.

Bei der **akuten bakteriellen Meningitis** kommt es zur Infiltration der Arachnoidea mit neutrophilen Granulozyten. Dieser Eiter organisiert sich später zu Adhäsionen, die Hirnnervenlähmungen verursachen können und durch eine starke Einschränkung der Liquorabflussfläche die Entstehung eines Hydrozephalus begünstigen. Ein begleitendes Ödem des Hirnparenchyms wird fast immer beobachtet. Es entsteht durch eine mediatorbedingte Steigerung des zerebralen Blutflusses und Permeabilitätsänderungen der Hirnkapillaren sowie durch die entzündliche (zytotoxische) Zellschädigung.

Bei **viraler Meningitis** herrscht eine lymphozytäre Entzündungsreaktion ohne Eiter- und Adhäsionsbildung vor. Ein begleitendes Hirnödem tritt nur bei begleitender Infektion des Hirngewebes selbst auf (Meningoenzephalitis).

❗ Bereits der Verdacht auf eine Meningokokken-Meningitis ist meldepflichtig. ❗

Epidemiologie

Die Inzidenz aller Meningitis-Formen beträgt zusammen ca. 15/100 000 und Jahr, davon sind etwa die Hälfte eitrige bakterielle Meningitiden. Die Letalität beträgt je nach Erregertyp und Erkrankungsalter 10 – 20% (bei Pneumokokken-Meningitiden von über 50-Jährigen ca. 50%). Defektheilungen kommen in bis zu 50% der Fälle vor; so kommt es etwa nach Pneumokokken-Meningitis in über 50% zu Hörschäden bis hin zur Taubheit.

Bakterielle Meningitis

Jenseits des Säuglingsalters werden über 80% aller bakteriellen Meningitiden durch die bekapselten Erreger Pneumokokken, Meningokokken oder *Haemophilus influenzae* hervorgerufen; letzterer Erreger spielt heute aufgrund der allgemeinen Schutzimpfung gegen HIB nur noch eine untergeordnete Rolle. Seltener sind u. a. Listerien, *Mycobacterium tuberculosis* und Treponemen. Bei nachweisbarer Eintrittspforte sowie bei alten Patienten können auch *Proteus*, *E. coli* oder Staphylokokken nachgewiesen werden.

Nach vorwiegender Lokalisation der entzündlichen Veränderungen kann ein mehr die Konvexität betreffender Befall der Hirnhäute (**Haubenmeningitis** – bei den meisten bakteriellen Meningitiden) oder ein mehr die basalen Zisternen betreffender Befall (**basale Meningitis** – bei tuberkulöser Meningitis) unterschieden werden. Dies hat für die Therapie nur geringe Konsequenzen, erklärt jedoch die unterschiedliche klinische Symptomatik (vorwiegender Hirnnervenbefall bei tuberkulöser Meningitis).

Klinik

Die Meningitis ist eine Spektrumkrankheit, d. h., sie verläuft je nach Erreger, Dauer der Infektion vor Therapiebeginn und individueller Wirtsantwort unterschiedlich schwer. Ein fulminanter Verlauf wird bei einem Viertel der bakteriellen Meningitiden beobachtet, ein chronischer Verlauf v. a. bei tuberkulöser Meningitis.

- **Prodromalphase:** allgemeine Abgeschlagenheit, zunehmende Kopfschmerzen und langsam ansteigende fieberhafte Temperaturen
- **Meningismus:** Dieser Begriff beschreibt eine Reihe klinischer Phänomene (**Abb. 13.26**), durch die der Patient versucht, die für ihn schmerzhafte Zugbelastung der Hirnhäute zu vermeiden. Dazu zählen:
  - Kopfschonhaltung, Nackensteifigkeit, Opisthotonus (Überstrecken des Halses)
  - **Kernig-Zeichen:** aktive Kniebeugung bei passivem Anheben des gestreckten Beines von der Unterlage
  - **Lasègue-Zeichen:** bei demselben Manöver auftretende heftige Schmerzen in Kreuz, Gesäß und Bein
  - **Brudzinski-Zeichen:** Beugung der Beine, wenn der Hals passiv gebeugt wird.

> ! Bei milden Verläufen kann ein Meningismus das auffälligste klinische Zeichen sein. !

> ! Bei ca. einem Fünftel der Fälle wird kein Meningismus beobachtet (v. a. bei Säuglingen, alten oder komatösen Patienten). !

- Beim **Vollbild** treten zusätzlich hohes Fieber, Photophobie, Erbrechen, Schüttelfrost, schwere Kopfschmerzen und Bewusstseinsstörungen auf. In schweren Fällen kann ein Papillenödem auftreten. Fokale neurologische Ausfälle werden bei 20% der Patienten (insbesondere bei Pneumokokken-Meningitis) beobachtet. Hirnnervenausfälle kommen v. a. bei der tuberkulösen Meningitis vor.

Komplikationen

Insbesondere bei der bakteriellen Meningitis sind Komplikationen selbst bei frühzeitiger Diagnose und Therapie häufig:

- **SIADH** (s. 8.6.3): wohl die häufigste Komplikation und fast immer passager
- **Hydrozephalus:** Durch entzündliche Reaktionen der Arachnoidea mit nachfolgender „Verklebung" kommt es zu einem Hydrocephalus aresorptivus, bei Einbruch von Eiter in das Ventrikelsystem auch zu einem Hydrocephalus occlusus. Bei schwerer Hirnschädigung kann es nach Untergang von Hirngewebe zum Hydrocephalus e vacuo kommen.
- **Hirnabszess:** durch Keimverschlepppung bedingte Komplikation, die oft durch neurologische Ausfälle und persistierendes Fieber auffällt
- **subdurale Eiteransammlung** (Empyem) sowie **subdurale Ergüsse**, die oft neurochirurgisch drainiert werden müssen
- **septische Sinus-venosus-Thrombose:** schwerste Komplikation mit Protrusion des Auges, externer und interner Ophthalmoplegie und Papillenödem
- **epileptische Anfälle:** Durch den Entzündungsprozess, vaskulitische Reaktionen oder durch Vernarbungen können elektrische Foci mit oft transienten, bisweilen jedoch chronischen epileptischen Anfällen entstehen. Akute Krampfanfälle treten bei 20% der Patienten mit bakterieller Meningitis auf.
- bleibende **neurologische Ausfälle**, v. a. Taubheit und Blindheit.

Diagnostisches Vorgehen

Die zentrale diagnostische Maßnahme ist die Lumbalpunktion mit Untersuchung des Liquors (**Tab. 13.19**):
- Die **mikroskopische Untersuchung** des gefärbten Präparates (v. a. Gram-Färbung) liefert oft schon erste Hinweise auf den Erreger (z. B. gramnegative Diplokokken: *Neisseria meningitidis*; grampositive Diplokokken: *Strep. pneu-*

moniae. Kryptokokken sind nur in einer Tuschefärbung nachweisbar).

- Bestimmung der **Zellzahl** (Leukozyten) und **Zellmorphologie** (lymphozytär *versus* granulozytär *versus* blastär)
- **laborchemische Untersuchung** auf Zucker- und Eiweißgehalt
- **Latex-Tests:** Für bestimmte bakterielle Antigene stehen einfache, in Minutenschnelle durchführbare Latex-Tests zur Verfügung, z. B. für Meningokokken, Pneumokokken, *Haemophilus influenzae, E. coli* und Kryptokokken.
- Anlegen einer **Liquorkultur** zum Keimnachweis mit Resistenztestung
- **Blutkulturen** zum Erregernachweis: in ca. 40 – 50 % der Fälle positiv!

Der **normale Liquor** ist kristallklar, enthält weniger als 5 mononukleäre Zellen pro Mikroliter, nicht mehr als 45 mg/dl Protein und hat eine Glucose-Konzentration von > 50 % der Serum-Glucose.

Im Rahmen von Infektionen kommt es in unterschiedlichem Ausmaß zum Anstieg der weißen Blutzellen (sog. **Pleozytose**), des Proteins und zu einem Abfall der Glucose (Letzterer ist wahrscheinlich vor allem durch die entzündungsbedingte Veränderung der Blut-Hirn-Schranke verursacht). Typischerweise steigt die Proteinkonzentration bei viralen Entzündungen nur gering an, bei bakteriellen oder tuberkulösen Entzündungen dagegen deutlich. Während bei der bakteriellen Meningitis die segmentkernigen neutrophilen Leukozyten dominieren, sind bei der viralen, tuberkulösen und durch Rickettsien, Spirochäten sowie Pilze bedingten Meningitis die Lymphozyten dominierend.

❗ Stets sollte sich eine genaue Abklärung der Ursache anschließen. Hierzu gehören z. B. die Otoskopie (Otitis media?) sowie ein CT der Nebenhöhlen (inklusive der Mastoidzellen) und der Schädelbasis (Fraktur mit kommunizierender Liquorfistel?). **❗**

Therapie

Die kalkulierte antibiotische Therapie beginnt sofort nach der Liquorentnahme, bei schwersten Verläufen auch schon vor der Lumbalpunktion (*„shoot first, tap later"*). Die Wahl des Antibiotikums hängt von dem erwarteten Erreger und den lokalen Resistenzverhältnissen ab. In der Regel wird zunächst ein Cephalosporin der 3. Generation (z. B. Ceftriaxon) in Kombination mit Ampicillin (wirksam gegen Listerien) eingesetzt, evtl. ergänzt durch Vancomycin, das gegen resistente Pneumokokken-Stämme und eventuell beteiligte Staphylokokken wirksam ist (z. B. entscheidend nach neurochirurgischen Eingriffen oder offenen Schädel-Hirn-Traumen). Tuberkulöse Meningitiden werden mit einer initial vierfachen antituberkulotischen Therapie – vorzugsweise mit den gut liquorgängigen Antituberkulotika Isoniazid und Pyrazinamid (auch geeignet Protionamid, Ethambutol, Streptomycin) – mit einer auf mindestens 2 bis 3 Monate verlängerten Induktionsphase und insgesamt über mindestens 9 Monate behandelt.

❗ Die oft mäßige Liquorgängigkeit der meisten Antibiotika ist durch die entzündungsbedingte Permeabilitätsstörung der Kapillaren deutlich verbessert. **❗**

Die Dauer der antibiotischen Therapie (s. **13.4.1**) richtet sich nach dem Erreger und sollte mindestens 2 – 3 Wochen betragen. Nach Erhalt eines Antibiogramms kann evtl. auf eine gezielte Antibiose umgestellt werden.

Ob der frühzeitige Einsatz von **Kortikosteroiden** Langzeitschäden (wie etwa Hörschäden) vorbeugen kann, gilt seit Langem für die tuberkulöse Meningitis als gesichert. Eine Cochrane-Metaanalyse zeigte 2007 einen Nutzen von Kortikosteroiden auch für andere bakterielle Meningitiden bei Erwachsenen und bei Kindern in Industrieländern.

Prophylaktische Maßnahmen

Bei der durch Meningokokken oder *Haemophilus influenzae* bedingten Meningitis wird eine **Umgebungschemoprophy-**

Tab. 13.19 Typische Liquorbefunde bei Meningitis

	Normal	Aseptische Meningitis (viral)	Bakterielle Meningitis	Mykobakterien und Pilze
Aussehen	klar	klar bis trübe	trübe bis eitrig	trübe, viskös
Granulozyten	keine	keine*	200 – 3000/mm³	0 – 200/mm³
Mononukleäre Zellen	< 5/mm³	10 – 100(– 1000)/mm³	< 50/mm³	100 – 300/mm³
Proteingehalt	20 – 40 mg/dl	leicht erhöht (40 – 80 mg/dl)	stark erhöht (50 – 200 mg/dl)	sehr stark erhöht (50 – 300 mg/dl)
Glucose-Gehalt	> 50 % des BZ	> 50 % des BZ	< 50 % des BZ oder < 45 mg/dl** (2,5 mmol/dl)	< 1/3 des BZ**
Öffnungsdruck	70 – 180 mmH₂O	normal bis leicht erhöht	stark erhöht	mäßig erhöht

* Granulozyten können jedoch in der Anfangsphase vorherrschen.
** Ein niedriger Liquorzucker tritt ansonsten praktisch nur bei der Subarachnoidalblutung auf.

laxe mit dem Antibiotikum Rifampicin durchgeführt, da das Risiko, an einer Meningitis zu erkranken, für enge Kontaktpersonen um bis zu 900-mal über dem der Normalbevölkerung liegt. Als Kontaktpersonen werden Haushaltsmitglieder sowie medizinisches Personal definiert, die engen Kontakt mit den Schleimhäuten des Erkrankten hatten (z. B. bei der Intubation).

> ❗ Bei Reisen in Endemiegebiete (z. B. in den „Meningitis-
> ■ gürtel" Afrikas) ist eine aktive Immunisierung gegen bestimmte Meningokokken-Stämme (u. a. *Meningococcus* A und C) möglich. Gegen den in Europa vorherrschenden Stamm B steht kein Impfstoff zur Verfügung, seit 2006 können jedoch Kinder unter 2 Jahren gegen den hierzulande ebenfalls wichtigen Stamm C geimpft werden. ❗

Prognose und Verlauf

Unbehandelt ist die Prognose bakterieller Meningitiden nach wie vor schlecht. Ein Drittel der erwachsenen Patienten mit bakterieller Meningitis versterben, 5 – 10 % bleiben taub, in 10 % verbleiben andere schwerwiegende neurologische Schäden. Von den bakteriellen Formen hat die Meningokokken-Meningitis die beste Prognose, Pneumokokken- und Listerien-Meningitiden nehmen einen deutlich schwereren Verlauf. Selbst im Zeitalter der Antibiotika kommt es bei Letzteren in bis zu 50 % zu Defektheilungen mit Augenmuskel- und Fazialisparesen, persistierendem Krampfleiden, Hydrozephalus und Taubheit.

Weitere Formen der Meningitis

Virusmeningitis

Die Virusmeningitis verläuft in den meisten Fällen weitaus milder als die akute eitrige Meningitis. Sie ist oft mit einer Infektion zentraler Nervenzellen vergesellschaftet (**Meningoenzephalitis**).

Differentialdiagnostisch sind von den viralen Meningitiden abzugrenzen:
- tuberkulöse Meningitis
- Pilzmeningitis (z. B. *Cryptococcus*-Meningitis bei AIDS)
- Meningitis bei Leptospirose, Syphilis und Borreliose.

Diese Formen werden gelegentlich wegen der im Liquor vorherrschenden Zellart (**Tab. 13.19**) als **lymphozytäre Meningitiden** zusammengefasst.

Erreger

Am häufigsten (> 95 %) sind Enteroviren (vor allem **Coxsackie- und ECHO-Viren**); daneben kommen Arbo-, Adeno- und verschiedene Herpesviren vor. Betroffen sind vor allem Kinder und junge Erwachsene, mit gehäuftem Auftreten in Frühjahr und Sommer. Die Mumps-Meningitis tritt im Gegensatz dazu meist in den Wintermonaten auf.

Klinik

Die Symptomatik ähnelt der bei bakterieller Meningitis, ist aber in den meisten Fällen milder. Die oft begleitenden Kopfschmerzen werden nicht selten als schwerwiegend beschrieben und durch Sitzen, Stehen oder Husten verschlimmert. Psychische Veränderungen, Grand-Mal- oder fokale Anfälle sowie andere neurologische Herdsymptome sprechen für einen Mitbefall der Hirnsubstanz. Gelegentlich wird die Meningitis von systemischen Manifestationen des Erregers begleitet, z. B. Herpangina bei Coxsackie-Viren, Lippeneruptionen bei HSV, Parotitis bei Mumps-Virus.

Diagnostik und Therapie

Ausschlaggebend für die Diagnostik sind der typische Liquorbefund (**Tab. 13.19**) und ein Titeranstieg in der Virusserologie. Einige Viren können auch direkt durch Kultur bzw. PCR im Liquor nachgewiesen werden.

Therapeutisch sind in den meisten Fällen lediglich symptomatische Maßnahmen möglich, wie etwa die Gabe von Analgetika und Antipyretika. Eine virostatische Behandlung ist nur bei der Herpes-Meningoenzephalitis sowie der Varicella-Zoster-Meningitis möglich.

> ❗ Da diese Formen selten bereits primär ausgeschlossen werden können, sollte bei jeder enzephalitischen (Begleit-)Symptomatik wegen des schweren Verlaufs der Herpes-Enzephalitis immer frühzeitig mit einer hoch dosierten Aciclovir-Therapie (3 × 10 mg/kg KG) begonnen werden (s. u.). ❗

„Aseptische Meningitis"

Dieser Begriff beschreibt eine heterogene Gruppe von Meningitiden, bei denen im Liquor zwar Entzündungszellen gefunden werden, in der Kultur jedoch keine Erreger nachweisbar sind. Eine solche Konstellation kann entweder bei Infektionen mit schwer kultivierbaren Erregern (Spirochäten [wie Borrelien, Treponemen oder Leptospiren], Viren, Pilzen, Mykoplasmen) oder bei nicht-infektiösen Formen der Meningitis (z. B. nach Bestrahlung, Kontrastmittelgabe oder Einschwemmung von Fett bei Operationen am Spinalkanal) vorliegen. Eine erhöhte Zellzahl im Liquor kann darüber hinaus auf eine Entzündung des Hirnparenchyms (Enzephalitis) zurückzuführen sein. Zur Differentialdiagnose der „sterilen" Pleozytose s. gleichnamigen **Kasten**.

13.8.2 Entzündungen des Hirnparenchyms

Infektionen des Hirngewebes können entweder *per continuitatem* (z. B. als Komplikation einer Meningitis) oder hämatogen (so die meisten Formen der Virusenzephalitis) ent-

---

AUF DEN PUNKT GEBRACHT

Differentialdiagnose der „sterilen" (aseptischen) Pleozytose
- **Schwer kultivierbare Erreger:** Borrelien, Leptospiren, Treponema pallidum, Pilze, Mykoplasmen, Viren
- **„fortgeleitete Entzündungsreaktion":** entzündliche Veränderung des Liquors bei Hirnabszess oder Epiduralabszess, Sinusitis, Mastoiditis
- **post-infektiöse Immunprozesse:** akute demyelinisierende Enzephalomyelitis (ADEM, s. 13.8.2)
- **diffuse Aussaat maligner Prozesse:** z.B. leukämische Meningitis
- **rheumatische Erkrankungen:** SLE, ZNS-Vaskulitis, Behçet-Syndrom, Sjögren Syndrom
- **Medikamente:** NSAR, Cotrimoxazol, OKT3
- **andere:** Irritationen durch Blut (bei Subarachnoidalblutung), eingeschwemmtes Körpergewebe (sog. chemische Meningitis nach Operationen mit Eröffnung des Spinalkanals), Sarkoidose, Bestrahlung bzw. Hitze (Sonnenstich).

---

stehen. Durch funktionelle Beeinträchtigung des Gehirngewebes können Krampfanfälle, neurologische Ausfälle, Verhaltensstörungen, Psychosen oder auch Bewusstseinsstörungen auftreten.

❗ Bewusstseinsstörungen treten entweder bei bihemisphärischem diffusem Befall oder bei Hirnstammbeteiligung (Beeinträchtigung der Formatio reticularis) auf. ❗

Enzephalitis

Eine Enzephalitis ist fast immer viral bedingt, typischerweise durch Enteroviren (ECHO-Viren, Coxsackie-Viren), HSV oder durch über Arthropoden (wie z.B. Zecken) übertragene Viren (Arboviren, FSME). Auch einige Bakterien, wie etwa Rickettsien, Mykoplasmen oder Spirochäten, können das Gehirngewebe und oft gleichzeitig das Rückenmark (**Enzephalomyelitis**) befallen.

Klinik

Viren verursachen entweder fokale oder disseminierte Entzündungen. Selbstlimitierende Verläufe mit Kopfschmerzen und Benommenheit sind häufig; schwerwiegende Verläufe kommen vor allem bei HSV (s.u.), Tollwut- und Varicella-Zoster-Viren vor. Hier kann es zu Krampfanfällen und fokalen Ausfällen sowie Bewusstseinsstörungen bis hin zum Koma kommen.

Diagnostisches Vorgehen

Der Liquor kann völlig normal sein; nicht selten tritt aber eine geringgradige, vorwiegend lymphozytäre Pleozytose auf.

Herpes-Enzephalitis

Eine Sonderform mit schwerem Verlauf und hoher Letalität ist die HSV-Enzephalitis, die mit hämorrhagisch-nekrotisierendem Befall vor allem der Temporallappen einhergeht. Sie ist für etwa 10% der Enzephalitiden verantwortlich. Der Infektionsweg verläuft in der Regel neurogen-transaxonal von der Nase aus, seltener über eine Aktivierung von im Ganglion Gasseri persistierenden Viren.

Klinik

Zunächst besteht nur eine unspezifische Allgemeinsymptomatik, zu der sich im Verlauf neurologische Symptome gesellen – wie z.B. eine Aphasie und, da meist der rechte Schläfenlappen betroffen ist, eine Halbseitenlähmung sowie fokale und generalisierte epileptische Anfälle. Unbehandelt entwickelt sich ein Koma mit Zeichen der intrakraniellen Drucksteigerung.

Diagnostisches Vorgehen

Da die Veränderungen in den bildgebenden Verfahren (fokale, vor allem temporale Herde) dem klinischen Verlauf um etwa drei Tage hinterherhinken und ein Serumtiteranstieg erst nach einer Woche zu erwarten ist, muss die **Diagnose klinisch** gestellt werden. Der Liquorbefund kann hilfreich sein (lymphozytäre Pleozytose mit oft deutlicher Erhöhung der roten Blutkörperchen und mit meist normalen Glucose-Spiegeln). Neuerdings steht durch die PCR-Untersuchung des Liquors ein sensitives und spezifisches diagnostisches Hilfsmittel zur Verfügung.

Therapie und Prognose

Schon bei Verdacht auf eine HSV-Enzephalitis ist die virostatische Behandlung mit **Aciclovir** angezeigt. Auch bei optimaler Behandlung ist eine Letalität von 20% zu verzeichnen. 25% der Überlebenden weisen gravierende Residualschäden wie Paresen oder persistierende amnestische Störungen auf.

Myelitis

Eine Myelitis kann mit oder ohne Enzephalitis auftreten und hat ein ähnliches Erregerspektrum. Verläuft die Infektion über den ganzen Querschnitt des Marks (**transverse Myelitis**), können eine Schwäche der unteren Extremität, beidseitige Sensibilitätsstörungen sowie ein Verlust der Blasen- und Darmfunktion auftreten. Ein intraparenchymaler Prozess verursacht oft nur sensorische Ausfälle. Die klassische **Poliomyelitis** mit Befall der Vorderhornzellen, schlaffer Parese und Muskelschmerzen ist heute aufgrund der zur Verfügung stehenden Schutzimpfung selten.

Akute demyelinisierende Enzephalomyelitis (ADEM)

Hierbei handelt es sich um eine wahrscheinlich immunologisch vermittelte und postinfektiös nach vielen Virusinfektionen (z. B. nach Mumps, Varizellen, Enteroviren) auftretende Entzündungsreaktion mit **Demyelinisierung der Axone**, die oft Hirnstamm und Rückenmark mit einbezieht. Die Symptomatik entspricht der bei akuter Enzephalitis, mit Häufung von neurologischen Ausfällen, Hirnstamm- und Rückenmarksymptomen. Die Prognose ist variabel, schwere Verläufe mit apallischem Syndrom sind leider wegen fehlender Therapiemöglichkeiten nicht selten.

❗ Der Begriff „akute demyelinisierende Enzephalomyelitis" trifft den zugrunde liegenden Pathomechanismus gut und sollte deshalb gegenüber dem ebenfalls gebrauchten Begriff „akute disseminierte Enzephalomyelitis" bevorzugt werden. ❗

13.9 Infektiöse Erkrankungen der oberen Luftwege

Infektionen der oberen Luftwege stellen in allen Altersgruppen die häufigsten Erkrankungen überhaupt dar. Sie sind in der Regel viral bedingt und verlaufen fast immer selbstlimitierend und gutartig. Komplikationen müssen jedoch z. B. bei Streptokokken-Infekten (Glomerulonephritis, rheumatisches Fieber) oder der Sinusitis (Meningitis, Hirnabszess, Sinus-cavernosus-Thrombose) bedacht werden.

13.9.1 Die „Erkältung"

Was der Volksmund als „Erkältung" bezeichnet, ist eine Infektion der oberen Luftwege, in deren Rahmen es zur Entzündung und sekretorischen Stimulation des Nasen-, Nebenhöhlen- und Rachenepithels kommt. Auslöser sind Rhino-, Corona-, Adeno-, RS- und Influenza-Viren. Diese werden durch Tröpfcheninfektion und durch direkten Kontakt (z. B. Händeschütteln mit anschließendem Hand-zu-Mund-Kontakt) übertragen. Der ätiologische Beitrag der in vielen Sprachräumen namensgebenden „Kälte" (Erkältung, *cold*) liegt weder darin, dass eine kältebedingte Schwächung der Körperabwehr zur Krankheitsentstehung beiträgt, noch darin, dass einige der auslösenden Viren bei Temperaturen unter 37 °C – wie sie im oberen Respirationstrakt üblich sind – am besten repliziert werden. Vielmehr dürfte das „Frösteln" als ein den katarrhalischen Beschwerden vorausgehendes erstes Symptom zum wissenschaftlich nicht haltbaren Schluss einer ursächlichen Rolle der „Kälte" geführt haben.

Die weiteren Symptome sind bekannt: Rhinorrhö („Schnupfen", s. **Kasten** „Rhinitis und Rhinorrhö"), Niesen, evtl. Halsschmerzen oder trockener Husten. Muskelschmerzen und Fieber sind ebenfalls häufig. Im Zuge der Schleimhautentzündung kommt es zur Infiltration durch Entzündungszellen sowie zur zytotoxischen Schädigung der Schleimhaut; hierdurch ändern sich im Laufe der Erkrankung Farbe und Konsistenz des sezernierten Schleims.

=== **AUF DEN PUNKT GEBRACHT** ===

Rhinitis und Rhinorrhö
Nicht jede laufende Nase ist auf eine Infektion der oberen Luftwege zurückzuführen. Weitere Erkrankungen mit Rhinorrhö sind:
- **Sinusitis:** mukopurulentes Sekret, oft mit Kopfschmerzen, Fieber und Nebenhöhlenbeschwerden
- **allergische Rhinitis:** meist klares, visköses Sekret, oft mit juckender, „verstopfter" Nase und Konjunktivitis. Das Sekret enthält eine Vielzahl von Eosinophilen. Der Patient weist meist weitere „allergische Stigmata" auf: dunkle Schatten unter den Augen, Querfurche der Nase („allergischer Gruß"), positive Familienanamnese für atopische Erkrankungen.
- **Liquoraustritt (Liquorrhö):** Nach Schädel-Hirn-Trauma oder neurochirurgischen Eingriffen kann es durch Liquorfisteln zum Ablaufen von Liquor durch die Nase kommen. Dieser kann von den anderen nasalen Sekreten durch seinen geringen Eiweiß- und relativ hohen Glucose-Gehalt unterschieden werden (etwa mithilfe eines Urin-Streifentests).

❗ Die im Schleim nachweisbaren Bakterien spiegeln die natürliche bakterielle Kolonisierung der oberen Luftwege wider; sie sind – wie auch die viel geübte farbliche Beurteilung des Sputums – kein diagnostisches Kriterium, um eine angenommene „Superinfektion" zu diagnostizieren. ❗

Bakteriell bedingte Komplikationen von Entzündungen in den oberen Luftwegen sind die Sinusitis und die Otitis media. Nur diese sollten antibiotisch behandelt werden.

Nicht jedem Patienten ist die offensichtliche Machtlosigkeit der Medizin gegen die häufigsten Gebrechen des täglichen Lebens zu vermitteln („Heutzutage kann man auf den Mars fliegen, und Sie sagen mir, Sie können nichts gegen meine Erkältung tun?"). In diesem Falle helfen geduldiges Aufklären über den zu erwartenden Verlauf der Erkrankung sowie der Verweis auf lindernde, im jahrtausendelangen Kampf zwischen Mensch und Virus erprobte „Hausmittel".

13.9.2 Pharyngitis

Auch die Pharyngitis ist meist viral bedingt, Erreger sind die auch für die „Erkältung" verantwortlichen Viren. Daneben haben allerdings zum Teil recht typische und mitunter gefährliche Krankheiten ihren Sitz im Pharynx, so z. B. Scharlach, bakterielle Epiglottitis, Diphtherie, Mononukleose sowie die durch Anaerobier bedingte Angina Plaut-Vincenti. Die Abgrenzung dieser Erkrankungen von der großen Masse der blanden virusbedingten Pharyngitiden bereitet wegen des typischen Verlaufs meist keine Schwierigkeiten.

Erreger

Die weitaus meisten Halsentzündungen sind viral bedingt, z. B. durch Rhinoviren, Coronaviren oder Adenoviren. Bakterielle Erreger der Pharyngitis sind vor allem Streptokokken der Gruppe A (für 15% der Pharyngitiden verantwortlich), seltener der Gruppe C. Daneben spielen *Mycoplasma pneumoniae* und *Chlamydia pneumoniae* eine Rolle. *Yersinia enterocolitica* und *Neisseria meningitidis* sind ebenso wie die sexuell übertragenen Bakterien *(Neisseria gonorrhoeae, Treponema pallidum)* selten.

Klinik

Halsschmerzen, Schmerzen beim Schlucken, Fieber, Heiserkeit und geschwollene Halslymphknoten stehen im Vordergrund. Die Rachenmandeln können geschwollen (Tonsillitis) und schmerzhaft sein (Angina tonsillaris). Ulzerationen der Mund- und Rachenschleimhaut kommen entweder als unspezifische Reaktion („Aphthen") oder bei *Herpes simplex*, Anaerobiern, Coxsackie-Viren (Herpangina), Syphilis oder bestimmten Pilzinfektionen (Soor, Histoplasmose – nur bei immungeschwächten Patienten) vor (s. **Kasten** „Bläschen oder Ulzerationen der Mundschleimhaut").

AUF DEN PUNKT GEBRACHT

Bläschen oder Ulzerationen der Mundschleimhaut
• **Aphthen:** flache, schmerzhafte Ulzerationen mit gerötetem Grund. Aphthen können in wiederkehrenden Schüben auftreten; die Ursache dafür ist unbekannt.
• **infektiöse Ursachen:** *Herpes simplex*, Anaerobier (Vincent-Stomatitis), Coxsackie-Virus A (Herpangina), Syphilis, Histoplasmose
• **systemische Krankheiten** mit Mundläsionen: Behçet-Syndrom, SLE, Reiter-Syndrom, M. Crohn, Erythema multiforme, Pemphigus, Pemphigoid.

Diagnostisches Vorgehen

Die Identifizierung dieses mikrobiologischen Zoos ist möglich, sollte aus Kosten- und Praktikabilitätsgründen jedoch nur bei begründetem Verdacht bzw. ungewöhnlichen Verläufen versucht werden.

In der Praxis spielt vor allem die differentialdiagnostische Abgrenzung der virusbedingten Pharyngitiden gegenüber der häufigsten bakteriell bedingten und zudem komplikationsträchtigen Streptokokken-Pharyngitis bzw. -Tonsillitis

(„Streptokokken-Angina") eine Rolle. Die klinische Abgrenzung nach den im **Kasten** „Diagnostische Kriterien der Streptokokken-Pharyngitis" angegebenen Kriterien ist sensitiv und spezifisch genug, um die probatorische antibiotische Behandlung einer vermuteten Streptokokken-Pharyngitis zu rechtfertigen. In Zweifelsfällen sollten ein **Streptokokken-Schnelltest** und/oder eine Rachenkultur durchgeführt werden.

AUF DEN PUNKT GEBRACHT

Diagnostische Kriterien der Streptokokken-Pharyngitis
Für eine Streptokokken-Pharyngitis sprechen:
• Fieber > 38,5 °C
• Stippchen bzw. Exsudate auf den geschwollenen Tonsillen
• Petechien der Uvula und Rachenmukosa
• vergrößerte und schmerzhafte submandibuläre oder anterior-zervikale Lymphknoten
• Abwesenheit meist viral bedingter Zeichen wie Konjunktivitis, Husten oder Durchfall

Komplikationen

Sie sind insgesamt selten, bedürfen jedoch der besonderen Aufmerksamkeit, da sie möglichst frühzeitig antibiotisch bzw. chirurgisch behandelt werden müssen, um eine Ausbreitung der Entzündung ins Mediastinum, den Halsraum, das ZNS, die Jugularvenen (septische Jugularvenenthrombose) oder Karotiden (Arrosion mit Massenblutung) sowie eine Obstruktion der oberen Luftwege zu verhindern (**Kasten** „Komplikationen der Pharyngitis").

Zur Lokalisation dieser Erkrankungen ist das CT von herausragender Bedeutung. Die Therapie erfolgt intravenös mit Breitspektrum-Antibiotika, die sowohl gegen Staphylokokken als auch Anaerobier wirksam sein sollten, z. B. ein Cephalosporin der 3. Generation in Kombination mit Clindamycin. Bei Abszessen ist eine chirurgische Drainage erforderlich.

Therapie

Die typische oder **blande Pharyngitis** wird der heilenden Kraft der Zeit anheimgestellt. Lindernde Lutschbonbons können das Warten auf Besserung erträglicher gestalten. Eine antibiotische Therapie ist auch dann nicht angezeigt, wenn das Nasensekret gelb oder grün (oder lila) ist.

! Eine medikamentöse Therapie ohne belegten Nutzen gefährdet den Patienten und läuft sowohl modernem evidenzbasiertem Denken als auch alten ärztlichen Überzeugungen *(primum non nocere)* entgegen. **!**

Die Behandlung der Wahl bei der **Streptokokken-Angina** ist die Gabe eines Oralpenicillins über 10 Tage. Der Patient soll-

Komplikationen der Pharyngitis

- Peritonsillarabszess (engl. *quinsy*): unilateraler peritonsillärer Abszess bzw. Phlegmone. Klinisch stehen Schluckbeschwerden, evtl. auch Trismus (die durch einen Muskelspasmus bedingte Unfähigkeit, den Mund zu öffnen) im Vordergrund. Die Uvula ist zur Seite verzogen, das peritonsilläre Gewebe geschwollen.
- septische Jugularvenenthrombose: zunehmend druckschmerzhafter Hals, Schwellung des Kieferwinkels, hohes Fieber, evtl. septische Lungenembolie. Beteiligt sind oft Fusobakterien.
- Retropharyngealabszess: bei Kindern meist durch bakterielle Besiedlung der pharyngealen Lymphknoten bedingt und nicht selten. Beim Erwachsenen sind diese Lymphknoten atrophiert, sodass die Erkrankung fast nur nach Verletzungen des Rachenraumes auftritt. Klinik: Schluckschwierigkeiten, obere Atemwegsobstruktion.
- lateraler Pharyngealabszess: selten, wegen der hier verlaufenden Gefäßstraßen jedoch gefährlich. Es kann zur septischen Jugularvenenthrombose sowie Arrosion der Karotis kommen (Frühzeichen: Blut im Mittelohr sowie Blutspuren im Pharynx).
- Ludwig-Angina: Phlegmone des Mundbodens, meist nach odontogener Infektion mit Anaerobiern. Indurierter Submandibularraum, nach oben abgehobene Zunge.

te darüber aufgeklärt werden, dass die Symptome oft schon nach 2–3 Tagen abklingen, die antibiotische Therapie zur Verhinderung eines rheumatischen Fiebers jedoch weitergeführt werden muss.

Diphtherie

Infektion mit dem grampositiven und unbeweglichen Stäbchen *Corynebacterium diphtheriae*.

Typisch sind die Y-förmige Lagerung der Bakterien und die Darstellung von Polkörperchen in der Neisser-Färbung. Pathogen sind nur lysogene, d. h. das Diphtherie-Toxin bildende Stämme.

Nach dem Zusammenbruch des öffentlichen Gesundheitswesens in vielen Staaten der ehemaligen Sowjetunion ist die Diphtherie im Osten Europas wieder endemisch; in Westeuropa treten durch zunehmende Impfmüdigkeit Kleinepidemien und Einzelinfektionen auf. Die Übertragung erfolgt durch Tröpfcheninfektion; Infektionsquelle ist der Mensch.

Klinik

Häufigste Manifestation ist die **Rachendiphtherie (Abb. 13.27)**, andere Formen sind Nasen-, Kehlkopf-, Bindehaut-, Nabel- oder Wunddiphtherie. Nach einer Inkubationszeit von 1–6 Tagen kommt es zu einer lokalen Infektion mit charakteristischen **Pseudomembranen** (aus Fibrin, Leukozyten und Epithelzellen), die beim Versuch, sie abzustreifen, bluten. Die Krankheit selbst wird durch das Toxin ausgelöst.

Die Körpertemperatur ist mäßig erhöht, häufig wird ein süßlich-fauliger Mundgeruch bemerkt, die lokalen Lymphknoten sind geschwollen. 4–5 Tage nach Infektionsbeginn können sekundär **toxisch bedingte Komplikationen** auftreten: diphtherische Myokarditis mit Rhythmusstörungen (vorwiegend Überleitungsstörungen bis zum drittgradigen AV-Block), toxische Nephropathie und diphtherische Polyneuritis (mit Paresen der Larynx-/Pharynxmuskulatur oder peripherer Muskeln).

❗ Gelegentlich werden primär-toxische Formen der Diphtherie beobachtet, die schon vor dem Auftreten von Lokalmanifestationen einen foudroyanten Verlauf nehmen. ❗

Diagnostisches Vorgehen

Die Diagnose wird klinisch gestellt. Ergänzend kann der mikrobiologische Nachweis toxinbildender (!) Erreger erfolgen. Differentialdiagnostisch ist an eine Streptokokken-Tonsillitis, Mononukleose, Agranulozytose oder Angina Plaut-Vincenti zu denken.

Therapie

Antibiose mit Penicillin G oder Erythromycin sowie frühzeitige Gabe von Antitoxinserum. Letzteres kann eine Serumkrankheit bzw. Anaphylaxie auslösen, da nur Pferdeserum zur Verfügung steht. Wichtigste prophylaktische Maßnahme ist die Toxoidimpfung, die zu den allgemein empfohlenen Impfungen gehört und bei jedem Erwachsenen alle 10 Jahre aufgefrischt werden sollte – am besten als „Td", also kombiniert mit der Tetanus-Impfung (und ggf. zusätzlich Polio und Pertussis).

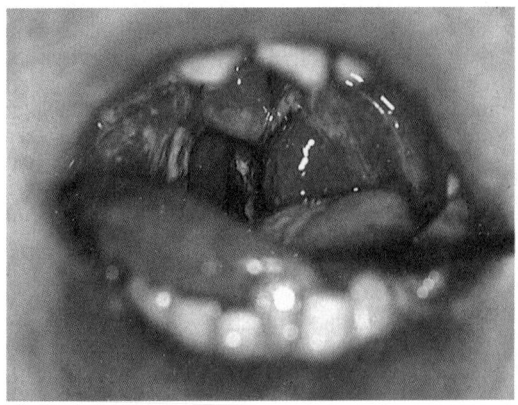

Abb. 13.27: Rachendiphtherie. [E179–168]

Scharlach

Scharlach ist eine akute Infektionskrankheit mit zur Bildung der **erythrogenen Toxine** A, B und C befähigten Streptokokken der Lancefield-Gruppe A *(Streptococcus pyogenes)*. Die Übertragung erfolgt meist durch Tröpfcheninfektion. Der Scharlach unterscheidet sich von der nicht-erythrogenen Streptokokken-Pharyngitis grundsätzlich nur durch seine toxinbedingten Haut- und Schleimhauterscheinungen. Epidemiologie, klinischer Verlauf, immunbedingte Folgeerscheinungen und Behandlung decken sich ansonsten mit der nicht-erythrogenen Streptokokken-Pharyngitis bzw. -Tonsillitis (s. o.). Die früher beobachteten sepsisähnlichen („toxischen") Verläufe sind heute selten. Betroffen sind vor allem Kinder ab dem Kleinkindalter, nach der Pubertät ist Scharlach seltener. Eine Immunität entsteht immer nur für den jeweiligen Streptokokken-Serotyp, sodass Scharlach mehrmals durchgemacht werden kann.

Klinik

Nach einer Inkubationszeit von 2 – 4 Tagen kommt es zu einem **stürmischen Krankheitsbeginn** mit Symptomen einer Pharyngitis oder Tonsillitis. Die Zunge ist zunächst gelbweißlich belegt, nach Abschilferung verbleibt eine fleischrote Zunge mit prominenten Papillen („**Himbeerzunge**").

❗ So wie das französische Schaf „bäh" macht und nicht „mäh", so bezeichnen englischsprachige Ärzte die beim Scharlach zu beobachtenden Zungenveränderungen hartnäckig als *„strawberry tongue"*. Wer nun Recht hat, konnte bisher weder bei den Schafen noch bei der Zunge endgültig geklärt werden. ❗

Ab dem 2.– 3. Tag entwickeln sich das typische feinfleckige Exanthem und Enanthem zunächst im Bereich der oberen Thoraxapertur und der Leisten und breiten sich in Richtung des Gesichtes – unter Aussparung des Mund-Kinn-Drei-

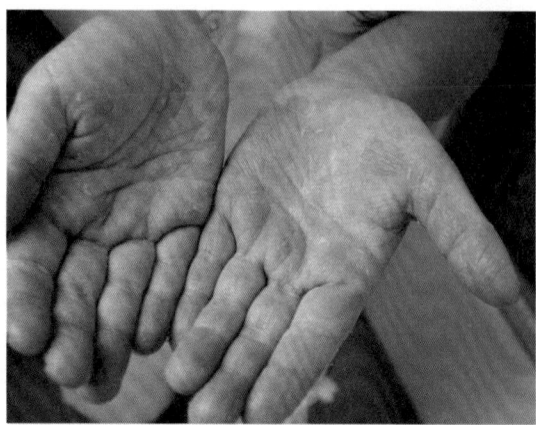

Abb. 13.28: Hautabschälungen nach Scharlach. [T358]

ecks – aus (zirkumorale Blässe). Ab der zweiten Woche des unbehandelten Verlaufes kommt es zur lamellären Schuppung der Palmar- und Plantarhaut (**Abb. 13.28**).

Als **Komplikationen des Scharlachs** können die von anderen Streptokokken-Erkrankungen bekannten Folgekrankheiten Post-Streptokokken-Glomerulonephritis oder rheumatisches Fieber (mit Endo- und Myokarditis) auftreten (s. 10.5.2 und 12.8.2).

Eine frühzeitige antibiotische Behandlung mit Penicillin V über 10 Tage (oder einem Cephalosporin über 5 – 7 Tage) verkürzt den Krankheitsverlauf und beugt den genannten Komplikationen vor.

13.9.3 Influenza

Epidemiologie

Influenza-Viren sind die wohl wichtigsten Auslöser akuter Atemwegserkrankungen. Sie werden in **vier Typen** eingeteilt: **Influenza A, B, C** und **Thogoto-Virus**. Die menschliche Influenza-Erkrankung kann von den Influenza-Viren A, B und C ausgelöst werden, wobei die Influenza C sehr mild verläuft. Die Influenza A verläuft oft schwerer als die Influenza B.

Im Gegensatz zur Influenza B, die nur humanpathogen ist, infiziert die Influenza A auch Tiere. Alle Influenza-Virustypen sind gleich aufgebaut: Sie bestehen aus acht locker verbundenen RNA-Segmenten, die von einer Membran umhüllt sind. Jedes RNA-Segment kodiert für spezifische Viruskomponenten, von welchen vor allem die **Neuraminidase** und das **Hämagglutinin** interessant sind, da diese Oberflächenstrukturen für die Immunantwort im infizierten Organismus mitverantwortlich sind. Insgesamt können 13 verschiedene Hämagglutinine [H1 bis H13] und 9 verschiedene Neuraminidasen [N1 bis N9] vorkommen. Unter den humanen Influenza-A-Typen kommen nur 3 Hämagglutinine [H1 bis H3] und vor allem 2 Neuraminidasen [N1 und N2] vor. Hierdurch ergeben sich verschiedene Kombinationsmöglichkeiten und damit Oberflächenprofile. Die Influenza A mit ihren vielen Subtypen hat ihr natürliches Reservoir in der Tierwelt, z. B. bei Vögeln und Schweinen, die selbst aber oft nicht erkranken. Derzeit zirkulieren beim Menschen die beiden **Influenza-A-Subtypen H1N1 und H3N2**.

Der hohe Manifestationsindex (Erkrankungsrate) der Influenza wird durch zwei Phänomene erklärt: Zum einen sammeln sich im Rahmen der natürlichen Evolution der Influenza-Viren ständig Punktmutationen in den Hämagglutinin- und Neuraminidase-Genen an (sog. **Antigen-Drift**), hierdurch entstehen ständig neue „Oberflächenvarianten" und damit auch Varianten von Influenza-A- und -B-Viren, gegen die keine Immunität besteht. Der zweite Mechanismus betrifft nur die Influenza A, da nur diese über ein entsprechendes (Tier-)Reservoir verfügt. Hier können entweder Influenza-Subtypen sich im Tierreservoir so verändern, dass sie menschenpathogen werden, oder es können sich neue Hämagglutinin-Gene aus dem Tierreservoir in bereits bekannte, menschenpathogene Subtypen einmischen („rekombinieren"). Durch das Vorhandensein von gleich 8 RNA-Kopien pro Virus ist für Influenza-Viren die Rekombinationswahrscheinlichkeit besonders hoch. Eine Gefahr stellen hier insbesondere die Schweine dar, weil sie sowohl für aviäre als auch für humane Influenza-Typen empfänglich sind und als potentielle Bioreaktoren für Rekombinationen verschiedener Varianten angesehen werden. In diesen Fällen wird das Immunsystem des Menschen mit einem völlig neuen Hämagglutinin konfrontiert (sog. **Antigen-Shift**); hierdurch entstehen oft schwere Pandemien. Eine solche Pandemie durch eine Rekombination mit dem aviären H5N1-Virus wird derzeit befürchtet.

Gefahr Vogelgrippe

Vögel sind die natürlichen Wirte der Influenza A, meist erkranken sie selbst daran nicht. Auch sind die Viren in aller Regel nicht virulent genug, um auf Menschen übertragen werden zu können. Der seit 1997 im Geflügel Südostasiens zirkulierende **Influenza-A-Subtyp H5N1** ist jedoch deutlich virulenter: Zum einen ist er in der Lage, die Vögel selbst zu schädigen (das heißt eine sog. **Vogelgrippe** = Geflügelpest = *„avian influenza"* auszulösen). Zum anderen kann er bei intensivem Kontakt auch direkt auf Menschen übertragen werden. Dieser Fall wurde bisher (Stand Ende 2007) bei etwa 300 Menschen beobachtet, von denen etwa 60% starben. Da der neue Subtyp sowohl in domestiziertem Geflügel als auch in wilden Zugvögeln nachgewiesen wurde, besteht die Gefahr einer raschen globalen Ausbreitung über Südostasien (das bisherige Verbreitungsgebiet der Vogelgrippe) hinaus.

Allerdings ist das Virus glücklicherweise bisher nicht von Mensch zu Mensch übertragbar und eine Pandemie damit vorerst ausgeschlossen. Das allerdings könnte sich ändern. Dass das H5N1-Genom nämlich den Schritt vom normalen Geflügelreservoir auf wilde Zugvögel geschafft hat, verdankt es einer im Jahr 2005 nachgewiesenen Mutation. Verändert sich die Virulenz weiter, so wird das Virus womöglich eines Tages von Mensch zu Mensch übertragbar sein. Letzteres könnte auch dadurch zustande kommen, dass sich das H5N1-Virus mit einem humanen Influenza-A-Virus mischt – dies könnte zum Beispiel in einem an der Vogelgrippe erkrankten und gleichzeitig mit einem „regulären" humanen Influenza-A-Typen infizierten Menschen durchaus passieren. Jedenfalls haben viele Regierungen sich inzwischen auf die weltweite Gefahr eingestellt und lagern Neuraminidase-Hemmer in beträchtlichen Mengen ein. Zudem macht die drohende Pandemie darauf aufmerksam, dass die Welt bereits globalisiert ist – zumindest was die Risiken angeht.

> **!** In den letzten 100 Jahren traten drei Pandemien auf (1918, 1957 und 1968). In der Pandemie von 1918 starben bis zu 50 Millionen Menschen – vorwiegend im jungen und mittleren Erwachsenenalter! **!**

Influenza-Epidemien der nördlichen Hemisphäre treten gewöhnlich im Januar und Februar auf und dauern 6 – 8 Wochen. Ihre explosive Verbreitung ist durch die **kurze Inkubationszeit** von 1 – 4 Tagen und den **hohen Kontagionsindex** (s. 13.1.3) begünstigt. Übertragen werden die Viren durch Aerosole („Tröpfcheninfektion").

Klinik

Die Symptome überlappen sich mit denen vieler anderer „Luftwegserreger" und reichen von der milden „Erkältung" bis hin zu letalen Verläufen.

Typisch ist der **plötzliche Erkrankungsbeginn** mit Gliederschmerzen, Kopfweh, hohem Fieber (teils mit Schüttelfrost) und Augenschmerzen. Der plötzliche Beginn der Symptome – von einer Minute auf die nächste – ist so charakteristisch, dass die Patienten meist noch nach Jahren genau angeben können, was sie zu diesem Zeitpunkt gerade gemacht haben. Häufig werden eine relative Bradykardie sowie eine heiße, trockene Haut mit gerötetem Gesicht beobachtet.

Diese „systemischen" Symptome werden nach 1 – 2 Tagen durch respiratorische Symptome ersetzt: Halsschmerzen, Bindehautreizung, Schnupfen und trockener Husten, der auf eine Bronchitis hinweist.

Nur wenige Patienten – vor allem Ältere oder Schwangere – entwickeln eine sekundäre, durch bakterielle Superinfektion bedingte Pneumonie, die sich durch plötzliche Rückkehr hohen Fiebers im Spätstadium der Krankheit manifestieren kann und meist durch *Strep. pneumoniae*, *Staph. aureus* oder *Haemophilus influenzae* bedingt ist. Begleitend können eine Meningoenzephalitis oder Myokarditis auftreten.

Diagnose und Therapie

Die Diagnose wird in der Regel allein klinisch – im Kontext mit der aktuellen epidemiologischen Situation – gestellt. Ausgewählte Praxen in ganz Deutschland führen zur Erfassung der Ausbreitung und zur Charakterisierung der Virustypen regelmäßig bei allen Patienten mit Grippesymptomen eine virologische Diagnostik durch (**AGI** – „Arbeitsgruppe Influenza"). In jedem Jahr ist während der Grippesaison von der 40. bis zur 15. Kalenderwoche die regionale Falldichte im Internet in einer „thermographischen"

Deutschlandkarte aktuell einsehbar (http://influenza.rki. de).

Sollte ein Erregernachweis angestrebt werden, gelingt dieser durch einen Abstrich aus dem Nasopharynx. Hochwertige **Antigen-Schnelltests** sind inzwischen eingeführt. Diese Tests erhalten zunehmend eine Bedeutung bei der Indikationsstellung für eine antivirale Therapie mit Neuraminidase-Hemmern. Der direkte Virusnachweis durch Anzüchtung sowie der Antikörpernachweis spielen im Akutfall keine Rolle.

Die Therapie ist symptomatisch. Seit Neuerem kann die Influenza im Frühstadium auch kausal bekämpft werden: Gegen die Influenza A und B stehen die Neuraminidase-Hemmer Zanamivir (Retenza®) und Oseltamivir (Tamiflu®) zur Verfügung; sie müssen innerhalb der ersten zwei Tage gegeben werden. Oseltamivir ist ebenfalls zur (postexpositionellen) Prophylaxe zugelassen.

Amantadin und Rimantadin (s. **13.4.8**) hemmen ebenfalls die Virusreplikation bei Influenza A. In den ersten 3 Tagen gegeben, mildern sie bei 50% der Patienten den Krankheitsverlauf. Resistenzen sind allerdings häufig. Risikopatienten (z. B. immunsupprimierte Patienten) können auch prophylaktisch behandelt werden.

❗ Patienten über 60 Jahre, in der Patientenversorgung tätige Personen sowie alle Patienten mit chronischen Erkrankungen (insbesondere Atemwegserkrankungen) sollten an der jährlichen Influenza-Impfung teilnehmen. Die Schutzwirkung der Impfung ist nach neueren Daten allerdings eher bescheiden. ❗

Komplikationen und Prognose

Die **Prognose** hängt ganz entscheidend von der körperlichen Konstitution des Wirts und der genetischen Konstitution des Erregers ab.

Komplikationen sind vor allem die sekundäre bakterielle Pneumonie, die Otitis media sowie eine interstitielle Pneumonie (bis zu 10%, vor allem bei Kindern). Gelegentlich werden eine Perikarditis, Sinusitis, Myositis oder Enzephalitis gesehen. Da von schweren Verläufen vor allem bereits vorerkrankte und damit anfällige Menschen betroffen sind, lässt sich die Sterblichkeit schwer schätzen. Epidemiologen behelfen sich hier mit der Erfassung der sog. „Übersterblichkeit", also derjenigen Todesfälle, die während einer Grippeepidemie *zusätzlich* zu der regulären Rate registriert werden. Für Jahre mit durchschnittlich virulenten Grippestämmen wird für Deutschland eine Zahl von 14 000 Grippe-Toten geschätzt.

Wir neigen nach vielen Jahren relativ leicht verlaufender Epidemien dazu, Influenza auf die leichte Schulter zu nehmen; betrachten wir jedoch die Geschichte („den Boden, auf dem wir stehen"), so sind aller Respekt und Besorgnis ange-

bracht. Es ist nach epidemiologischen Modellen wahrscheinlich, dass die heute in Ausbildung befindlichen Ärzte mit Influenza-Pandemien konfrontiert sein werden, denen bis zu mehrere hundert Millionen Menschen zum Opfer fallen können.

13.9.4 Sinusitis

Mit dem Begriff „Sinusitis" werden Entzündungen von Stirnhöhlen, Kieferhöhlen, Keilbeinhöhle und Siebbeinzellen zusammengefasst; oft sind mehrere oder alle dieser Höhlen gemeinsam betroffen. Unabhängig von der Lokalisation entstehen Sinusitiden, wenn der jeweilige, zwischen den Nasenmuscheln mündende Ausführungsgang verlegt ist. Meist liegt dem eine Schwellung der Nasenschleimhäute – z. B. bei viralen Infekten der oberen Luftwege, allergischen Schleimhautreaktionen, Polypen oder Verlagerung des Nasenseptums – zugrunde. Einen Sonderfall bildet die oft nach zahnärztlichen Eingriffen auftretende fortgeleitete Entzündung der Kieferhöhlen bei Infektionen der Zähne im Oberkiefer.

Die Schleimhäute der Nebenhöhlen weisen unter normalen Bedingungen keine Keimbesiedlung auf. Bei Verlegung des Ausführungsgangs staut sich das bei Entzündungen der oberen Luftwege vermehrt gebildete Sekret in den Nebenhöhlen. Die normale Reinigungstätigkeit der Zilien wird behindert und Bakterien können sich ungehindert vermehren.

Erreger

Bei akuten Sinusitiden sind meist *Streptococcus pneumoniae*, Anaerobier, *Haemophilus influenzae* und verschiedene Streptokokken-Spezies die Auslöser. Bei chronischen Verläufen finden sich vorwiegend Anaerobier.

Klinik

Häufigstes Symptom ist ein auf die Nasennebenhöhlen projizierter dumpfer, drückender Schmerz, der sich beim Bücken und bei körperlicher Anstrengung verstärkt und von einer klaren oder eitrigen einseitigen Rhinorrhö begleitet wird. Des Weiteren kann durch den an der Rachenhinterwand herablaufenden Schleim ein v. a. nächtlicher Reizhusten ausgelöst werden. Bei starker Ausprägung einer Kiefer- oder Stirnhöhlenentzündung können in der Nachbarschaft Hautschwellungen auftreten.

❗ Ein einseitiger Schnupfen beim Erwachsenen ist immer verdächtig auf eine Sinusitis. ❗

Komplikationen

Insgesamt selten können im Gefolge einer Sinusitis Orbitalödeme und -abszesse, Sinus-cavernosus-Thrombosen, Meningitiden und intrakranielle Abszesse auftreten. Erste Hinweise auf deren Vorliegen geben hartnäckige diffuse Kopfschmerzen, hohes Fieber mit Schüttelfrost, Leukozytose > 15 000/mm³ und Sehstörungen wie etwa Doppelbilder.

Diagnose

Bei der klinischen Untersuchung sind oft die Austrittspunkte des N. ophthalmicus und des N. maxillaris druckschmerzhaft, ebenso wie der Bereich über den Nebenhöhlen (sofern Stirn- oder Kieferhöhlen betroffen sind). Röntgen- oder (besser) CT-Untersuchungen können den Verdacht in Zweifelsfällen bestätigen.

Therapie

In unkomplizierten Fällen ist der Einsatz von Medikamenten meist nicht erforderlich. Physikalische Maßnahmen wie die Inhalation von Salzwasser lassen die Nasenschleimhäute abschwellen und tragen dazu bei, den Schleim zu verflüssigen. Bei hartnäckigem Bestehen der Symptome kann eine Antibiose notwendig werden, z. B. durch Gabe von Erythromycin, Penicillin oder Amoxicillin. In therapieresistenten Fällen der akuten Sinusitis kann eine operative Drainage der Nebenhöhlen erforderlich sein.

! Bei therapieresistenter, chronischer Sinusitis sind immer
∎ auch nicht-infektiöse Ursachen in Betracht zu ziehen: allergische Rhinitis, Tumoren, Vaskulitiden (v. a. Wegener-Granulomatose, Churg-Strauss-Syndrom), malignes Granulom, Mykosen (z. B. Aspergillus), Mukoviszidose und Ziliendysfunktion. !

13.10 Infektiöse Darmerkrankungen

Akute gastroenterale Infektionskrankheiten durch Bakterien, Viren, Pilze und Parasiten gehören zu den häufigsten Erkrankungen überhaupt. Durch den Massentourismus in warme und arme Länder haben sie zusätzlich an Bedeutung gewonnen (**Reisediarrhö**, in Südamerika auch „Montezumas Rache" genannt; s. **Kasten** „Reisediarrhö"). Ebenso sind die Enteritis-Syndrome bei AIDS klinisch bedeutsam.

Neben den vor allem mit Durchfällen einhergehenden „klassischen" infektiösen Krankheitsbildern sind heute weitere Darmerkrankungen, wie z. B. der M. Whipple, als infektiös bedingt erkannt. Für viele weitere Magen-Darm-Erkrankungen (z. B. Zöliakie und chronisch-entzündliche Darmerkrankungen) wird darüber hinaus ein infektiöser Auslöser diskutiert.

! Infektiöse Durchfallerkrankungen sind eine der Hauptursa-
∎ chen der Sterblichkeit in Entwicklungsländern. Allerdings ist die hohe Prävalenz weniger an eine bestimmte Klimazone

(„Tropen") gebunden, sondern an sozioökonomische Lebensbedingungen. Der Begriff der „Tropenkrankheiten" sollte deshalb besser durch den der „Krankheiten armer Länder" ersetzt werden. !

=========**AUF DEN PUNKT GEBRACHT**=========

Reisediarrhö
Akute Diarrhö, welche meist innerhalb von 14 Tagen in einem Entwicklungsland erworben wird (Erkrankungsgipfel am 3. Tag).
Betroffen sind ca. 50% der etwa 30 Mio. Menschen, die jedes Jahr aus den Industriestaaten in Entwicklungsländer reisen. Die Übertragung der Erreger erfolgt über Blattgemüse, falsch gelagertes Fleisch oder mit Fäkalien kontaminierte Milch bzw. Wasser. Erreger sind in 40% der Fälle enterotoxische *E. coli*, darüber hinaus Shigellen, Salmonellen, Viren (insbesondere Norwalk- und Rotaviren), *Giardia lamblia* und andere.
Obwohl die akuten Erkrankungen meist selbstlimitierend verlaufen, zerstören sie nicht selten die Schleimhaut, sodass es zu postenteritischen Malabsorptionserscheinungen kommt. Die prophylaktische Antibiotikagabe ist wegen Nebenwirkungen (z. B. Lichtdermatosen bei Cotrimoxazol) und Resistenzentwicklung umstritten. Hygienische Vorbeugungsmaßnahmen wie Vermeidung von Blattgemüse, unpasteurisierter Milch und schlecht durchgegarten Speisen sind in jedem Falle angezeigt (*„peel it, boil it, grill it or forget it"*). Bei dysenterischen Verläufen (Blutbeimengungen oder Fieber) sollte antibiotisch behandelt werden (z. B. mit Ciprofloxacin oder Cotrimoxazol). Das motilitätshemmende Medikament Loperamid kann die Symptome bessern, evtl. aber auch den Verlauf verlängern; keinesfalls sollte es bei dysenterischen Formen gegeben werden, um septische Verläufe zu vermeiden. Stets ist für ausreichende Zufuhr unkontaminierter Flüssigkeit zu sorgen (z. B. WHO-Lösung, s. 6.1.2 mit Abb. 6.13).
! Bei schwerem Verlauf in entsprechenden Endemiegebieten
∎ muss auch an eine Amöbenruhr gedacht werden. !

Pathogenese

Pathogenitätsfaktoren bei Enteritiserregern sind:
- **Adhärenz**, d. h. die Fähigkeit des Erregers, sich an der Darmoberfläche festzusetzen
- **Enterotoxizität**, d. h. die Fähigkeit, Enterotoxine zu bilden. Diese regen die Enterozyten zur Sekretion von Flüssigkeit an (z. B. enterotoxische *E. coli* oder Cholera-Bakterien).

! Eine besondere Form der Enterotoxizität liegt bei der **Le-**
∎ **bensmittelvergiftung** vor. Hier liegt das Enterotoxin bereits präformiert im aufgenommenen Nahrungsmittel vor. Eine Besiedelung des Darmtrakts und Vermehrung der Erreger nicht erforderlich (z. B. Staphylokokken, *Clostridium perfringens*). !

- **Zytotoxizität**, d. h. die Fähigkeit, Zytotoxine zu bilden. Diese führen zur Zerstörung der Enterozyten und damit zu schweren entzündlichen Durchfällen (z. B. enterohämorrhagische *E. coli*, *Clostridium difficile*).

- **Invasivität**, d. h. die Fähigkeit zur Durchdringung der Mukosa. Auch hier kommt es typischerweise zu blutigen Durchfällen sowie zu Fernwirkungen im Körper, z. B. Sepsis oder Leberabszessen. Typische **enteroinvasive Erreger** sind Salmonellen, Shigellen, *Campylobacter*, enteroinvasive *E. coli*, unter besonderen Bedingungen auch *Entamoeba histolytica*.

Klinische Verläufe

Alle gastrointestinalen Infektionen können von viszeralen Schmerzen (diffusen oder krampfartigen Bauchschmerzen), vegetativen Reaktionen (Übelkeit oder Erbrechen) sowie Exsikkose begleitet sein. Leitsymptom ist aber in der Regel die Diarrhö. Darüber hinaus sind die klinischen Verläufe je nach Pathogenitätsfaktoren der beteiligten Erreger unterschiedlich (**Tab. 13.20**):

- Bei den **zytotoxinbildenden** sowie den **enteroinvasiven Erregern** steht die entzündliche Schleimhautschädigung im Vordergrund, die sich klinisch als Dysenterie äußern kann: kolikartige Schmerzen mit Beimischungen von Blut, Schleim oder Eiter zum Stuhl, etwa als „bakterielle Ruhr" oder „Amöbenruhr".
- **Enteroinvasive Erreger** führen darüber hinaus durch ihre Fähigkeit zur Schleimhautpenetration zu systemischen Verläufen mit Fieber, Darmperforation, Sepsis sowie sekundären Organkomplikationen wie Osteomyelitis oder Leberabszessen.
- Bei den **enterotoxinbildenden Bakterien** dominiert die sekretorische Stimulierung bei strukturell intakter Mukosa (wasserartige Durchfälle, oft mit Erbrechen).
- Die **Lebensmittelvergiftung** als Sonderform der enterotoxischen Infektion verläuft ebenfalls nach dem „sekreto-

rischen Muster" mit schweren Brechdurchfällen nach einer „Inkubationszeit" von wenigen Stunden.

! Die kürzeste Inkubationszeit haben dabei die Staphylokokken und *Bacillus cereus* mit 2 – 3 Stunden (je kürzer die Inkubationszeit, desto schwerer der Verlauf). Bei diesen Erkrankungen dominiert relativ häufig das Erbrechen die klinische Symptomatik („emetischer Verlauf"). **!**

Von manchen Erregern können sekundäre Immunprozesse mit nachfolgenden Organschädigungen ausgelöst werden (z. B. **reaktive Arthritiden** bei Salmonellen, Yersinien, *Campylobacter*).

Ist der obere Gastrointestinaltrakt mit schleimhautschädigenden Erregern befallen (häufig z. B. bei *Giardia lamblia*), so kann es zu Resorptionsstörungen mit den entsprechenden Symptomen kommen (Malassimilations-Syndrom, s. **6.5.6**).

Eine Sonderform der infektionsbedingten Darmerkrankungen entsteht im Rahmen von z. B. durch Analverkehr übertragenen **Proktitiden**. Typische Erreger sind hierbei *Herpes-simplex*-Viren, Chlamydien sowie *Neisseria gonorrhoeae*. Klinisch stehen Tenesmen, rektale Schmerzen sowie analer Ausfluss im Vordergrund, selten dominiert die Diarrhö. Die Diagnose erfolgt durch Prokto- oder Sigmoidoskopie und gezielten Erregernachweis.

Diagnostisches Vorgehen

Die meisten Formen der infektiösen Diarrhö sind unkompliziert und selbstlimitierend. Daneben treten jedoch komplikationsträchtige Formen auf, die sofort und intensiv abgeklärt und womöglich behandelt werden sollten. Folgende Warnzeichen weisen auf komplizierte Verläufe hin:

- Zeichen einer systemischen Beteiligung: hohes Fieber, Schüttelfrost, „toxisches" Erscheinungsbild
- blutige Diarrhö
- peritonitische Zeichen: Abwehrspannung, Druckschmerz.

Auch eine länger als 7 – 10 Tage anhaltende Diarrhö sollte weiter abgeklärt werden.

Anamnese und Befund

Neben den Symptomen (Stuhlbeschaffenheit, -konsistenz, -häufigkeit, -beimengungen) ist stets nach evtl. vorangegangenen Auslandsaufenthalten (Reisediarrhö, s. o. **Kasten**) sowie dem Genuss „verdächtiger" Nahrungsmittel zu fragen (ungekochtes Fleisch, Schalentiere, nicht-pasteurisierte Milch oder Obstsäfte). Weitere Fragen richten sich nach der Infektionsquelle: sonstige erkrankte Personen? Haustiere (z. B. Reptilien bei Verdacht auf Salmonellose)?

Auch andere Ursachen der akuten Diarrhö (s. **6.5.1**) müssen bei der Anamnese berücksichtigt werden, wie z. B. die Einnahme von Antibiotika (Antibiotika-assoziierte Diarrhö, pseudomembranöse Kolitis) oder Laxanzien.

Die Befunderhebung konzentriert sich auf den Allgemein-

Tab. 13.20 Unterschiedliche Verläufe von Darminfektionen

	Entzündlich	Sekretorisch	Invasiv
Klinik	Dysenterie mit kolik-artigen Schmerzen, im Stuhl Bei-mischung von Schleim, Eiter, Blut	sekretorische Entgleisung mit wässrigen Durchfällen	Allgemeinsym-ptome wie Fieber, Immunreaktionen (z. B. reaktive Arthritis)
Pathomecha-nismus	zytotoxische Enterotoxine oder direkte Epithel-zerstörung	sekretionsstei-gernde Entero-toxine	Durchwanderung der Mukosa und Bakteriämie
Lokalisation	Kolon	Jejunum	Ileum
Erreger (Beispiele)	Shigellen, einige Salmonellenarten, *Campylobacter jejuni*, Amöben, enteroinvasive *E. coli* (EIEC)	*Vibrio cholerae*, enterotoxische *E. coli* (ETEC)	*Salmonella typhi*, *Yersinia enterocoli-tica*

zustand (Zeichen einer systemischen Infektion?), die Stuhlinspektion sowie die Untersuchung auf peritonitische Zeichen und Dehydratation.

Erregernachweis

Dieser ist bei der Vielzahl der Enteritiserreger nicht einfach und stützt sich auf:

- mikrobiologische Untersuchungen des Stuhls (Stuhlkulturen bei Bakterien, Gram-Färbung und lichtmikroskopische Untersuchung des Frischpräparats bei Protozoen, ELISA, PCR oder Elektronenmikroskopie zum Nachweis von viralen Erregern)

! Die Isolierungsrate für Bakterien bei akuter Diarrhö liegt
▪ unter 5%. Es ist deshalb vertretbar, außerhalb der Klinik Stuhlkulturen nur bei schweren Durchfallerkrankungen zu veranlassen, z.B. bei fieberhaften oder dysenterischen Verläufen oder bei blutigem Durchfall. Auch Leukozyten im Stuhl können ein Hinweis auf eine wahrscheinlich bakterielle Ursache sein. !

- Blutkulturen bei septischen Verläufen
- serologische Untersuchungen: Sie sind meist wenig aussagekräftig, da es nur bei invasiven Erregern zum Titeranstieg im Blut kommt und dieser oft erst mit einer Latenz von mehreren Tagen einsetzt.
- Toxin-Nachweise im Stuhl (z.B. für *Clostridium-difficile*Toxin)
- Erreger können in Spezialfällen auch aus dem Duodenalsaft oder in Schleimhautproben nachgewiesen werden (z.B. bei Amöbenbefall des Dünndarms).

Weitere Untersuchungen des Stuhls

Blutbeimengungen im Stuhl sind ein Zeichen für eine Schleimhautschädigung; auch Leukozyten oder Eiter im Stuhl weisen auf entzündliche Formen einer Enteritis hin.

! Dabei führen jedoch nicht alle invasiven Erreger im selben
▪ Maße zu einer Stuhl-Leukozytose: Diese ist z.B. bei Campylobacter, Shigellen und enteroinvasiven *E. coli* stets vorhanden, bei Salmonellen, Yersinien sowie *Clostridium difficile* jedoch variabel. Bei nicht-enteroinvasiven *E. coli*, Viren, Protozoen und bei der Lebensmittelvergiftung wird keine Stuhl-Leukozytose gesehen. !

Therapie

In der Regel beschränkt sich diese auf symptomatische Maßnahmen wie die Behandlung der begleitenden Dehydratation und Elektrolytentgleisung. Bewährt haben sich orale **Rehydratationslösungen** auf Elektrolyt-Zuckerbasis (**Abb. 6.13**); seltener – z.B. bei dominierendem Erbrechen – muss intravenös rehydriert werden.

Die Antibiotikagabe bei Darminfektionen ist selten angezeigt, da es dadurch zu keiner Verkürzung der Krankheit

kommt – bisweilen sogar zu einer Verlängerung der Erregerausscheidung. Ausnahmen sind schwere Erkrankungen mit systemischer Beteiligung (Fieber) oder blutigen Durchfällen sowie protrahierte Verläufe. Antibiotisch behandelt werden also z.B. Typhus/Paratyphus, bedrohlich verlaufende Shigellosen, Cholera und die pseudomembranöse Kolitis (s.u.). Auch Protozoeninfektionen (z.B. mit Lamblien und Amöben) sowie Wurminfektionen werden antimikrobiell therapiert.

! Die häufig eingesetzten Quellmittel (z.B. Pektine), Adsor
▪ benzien (z.B. Kohle) oder motilitätshemmenden Medikamente (Antidiarrhoika wie z.B. Loperamid) behindern die Elimination der Erreger mit dem Stuhl und sollten bei dysenterischem Verlauf vermieden werden. !

13.10.1 Relevante Enteritiserreger

Bakterien

Salmonellen

Von den etwa 2000 klassifizierten Serotypen sind etwa 120 humanpathogen, die häufigsten davon sind *S. typhimurium*, *S. enteritidis* und *S. heidelberg*. Der Serotyp ist dabei jeweils durch drei Oberflächenantigene bestimmt (O, H und Vi). Typhöse Verläufe (s.u.) werden in der Regel durch *S. typhi*, aber auch durch *S. typhimurium* und *S. parathyphi* hervorgerufen.

Übertragung

Übertragen werden Salmonellen meist über durch menschlichen oder tierischen (insbesondere Geflügel, Reptilien) Kot kontaminierte Nahrungsmittel. Die **Inkubationszeit** bei akuter Gastroenteritis beträgt 8 – 48 Stunden, bei Typhus bis zu 60 Tagen.

Klinik

Die Verlaufsformen der Salmonellen-Infektionen sind variabel; folgende **Krankheitsbilder** werden beobachtet:

- akute Gastroenteritis bzw. Enterokolitis: milde Brechdurchfälle bis hin zu hochfieberhaften Dysenterien mit blutigen Stühlen und Tenesmen
- Typhus/Paratyphus mit Bakteriämie und Sepsis (enteritisches Fieber): Inkubationszeit meist 7 – 14 Tage, oft mit ausgeprägtem Krankheitsgefühl, Myalgien, Arthralgien, Husten und Kopfweh. Hinzu treten schwere Bauchschmerzen, oft initial mit Obstipation, später Diarrhöen („erbsbreiartig"), die blutig werden können. Typisch sind ein in Relation zum Fieber niedriger Puls sowie Roseolen am Körperstamm (leicht erhabene, 2 – 4 mm große Flecken). Sekundäre Organbeteiligungen sind häufig (septische Arthritis, Osteomyelitis, Hepatitis). Weitere ty

pische Komplikationen sind auch Darmblutung und -perforation.

- fokale abgegrenzte Infektionen (z. B. bakterielle Arthritis oder Meningitis) nach Durchwanderung des Darmes
- Asymptomatische Verläufe sind häufig – die Betroffenen sind dann häufig langfristige Träger und Ausscheider mit Persistenz der Erreger, z. B. in der Gallenblase.

Therapie

Unkomplizierte Verläufe bedürfen nur einer symptomatischen Therapie (Flüssigkeits- und Elektrolytersatz). Allerdings ist ein zusätzlicher Antibiotikaeinsatz gerechtfertigt bei kompliziertem Verlauf (hohes Fieber, blutige Diarrhöen, Hinweise auf septischen Verlauf, Krankheitsdauer länger als eine Woche) oder bei Infektion von Risikopatienten (Krebspatienten, Patienten mit Herzklappenfehlern, HIV-Patienten u. a.). Zum Einsatz kommen dann Chinolone, Ampicillin oder Cephalosporine der 3. Generation.

Eine Sonderstellung nimmt auch bei der Therapie der typhöse Verlauf ein, der immer eine antibiotische Therapie erfordert. Wegen Resistenzbildungen ist ein Resistogramm wünschenswert. Meist kommen Chinolone zum Einsatz.

Vibrionen

Obwohl **Cholera** das *weltweit* bedeutendste Bakterium dieser Gruppe ist (betroffen ist vor allem Indien), sind andere Vibrionen weitaus häufiger für Durchfallerkrankungen in den Industrieländern verantwortlich (z. B. *Vibrio parahaemolyticus* oder *V. vulnificus*). Diese verlaufen jedoch weit weniger dramatisch als die Cholera. Durch *V. vulnificus* bedingte Wundinfektionen nach dem Baden in der Ostsee nehmen jedoch zu.

Die Cholera hat eine kurze **Inkubationszeit** von wenigen Stunden bis zu 6 Tagen. Durch hohe Enterotoxizität (das Cholera-Toxin stimuliert die Adenylatzyklase und führt zu massiver Chlorid-Sekretion des Kryptenepithels) kommt es rasch zu **sekretorischen Durchfällen** mit bedrohlichen Wasser- und Elektrolytverlusten, bei gleichzeitig kaum veränderter Schleimhaut.

Therapie

Die Therapie besteht auch hier primär in Flüssigkeits- und Elektrolytersatz. Bei Zeichen der Hypovolämie ist eine zusätzliche Antibiotikatherapie gerechtfertigt, die den Verlauf der Erkrankung signifikant abkürzt. Mittel der ersten Wahl sind Tetrazykline.

Kolibakterien

Inkubationszeit 12 – 72 Stunden.

Klinik

Je nach Stamm („Pathovar") kommen unterschiedliche **klinische Verläufe** vor:

- Enteropathogene *E. coli* (**EPEC**) verursachen durch Zerstörung der Mikrovilli eine schwere Säuglingsdiarrhö.
- Enterotoxinbildende Kolibakterien (**ETEC**) verursachen choleraähnliche sekretorische Durchfälle und sind die bei weitem häufigsten Erreger der Reisediarrhö.
- Enteroinvasive *E. coli* (**EIEC**) verursachen blutige und schleimige Durchfälle (Dysenterie).
- Enterohämorrhagische *E. coli* (**EHEC** = zytotoxinproduzierende *E. coli* = verotoxinproduzierende *E. coli* = *E. coli* O157:H7) sind hochinvasiv und können neben einer hämorrhagischen Kolitis mit Durchfällen das **hämolytisch-urämische Syndrom** (s. **10.8.6**) auslösen. Die Übertragung erfolgt v. a. über ungekochtes Fleisch.

Fast alle durch Kolibakterien verursachten Erkrankungen werden rein symptomorientiert behandelt. Beim hämolytisch-urämischen Syndrom (HUS) wird sogar vermutet, dass eine Antibiotikatherapie den Verlauf ungünstig beeinflusst. Beim HUS können intensivmedizinische Maßnahmen, Hämodialyse und Bluttransfusionen erforderlich werden.

Shigellen

Inkubationszeit 1 – 5 Tage.

40 Serotypen sind bekannt. Schon kleinste Mengen (10 – 100 Organismen) können eine schwerwiegende Infektion auslösen. Shigellen sind zum einen enteroinvasive Organismen, sie bilden zum anderen aber auch ein Enterotoxin, welches für die wässrigen Durchfälle in der Initialphase der Krankheit verantwortlich ist. Die **Übertragung** erfolgt von Mensch zu Mensch.

Typischerweise treten zunächst Fieber, Bauchschmerzen und eine wässrige Diarrhö auf; deren Volumen nimmt jedoch rasch ab und es folgen blutige Stühle mit Tenesmen. Evtl. kommt es zur Generalisierung mit Schnupfen, Husten bis hin zur Sepsis.

Therapie

Ähnlich wie bei anderen Erregern bedürfen die meisten Verläufe nur einer symptomatischen Therapie. Bei komplizierten Verläufen (s. Salmonellen) kommen primär Chinolone zum Einsatz.

Campylobacter

Inkubationszeit 2 – 15 Tage.

Campylobacter wird meist über kontaminiertes Fleisch, Milch oder Wasser übertragen. Weltweit dürfte *Campylobacter* der häufigste bakterielle Darminfektionserreger sein. Verantwortlich für Darminfektionen sind vor allem *Campylobacter jejuni* und *C. coli*.

Die Krankheit beginnt mit **Prodromen** aus Fieber, Kopfschmerzen und Gliederschmerzen, nach 12–24 Stunden gefolgt von Diarrhöen, welche profus wässrig bis blutig sein können und etwa 5–7 Tage lang anhalten. Die Erkrankung kann in Ausnahmefällen über Monate laufen, sodass zum Teil Verwechslungen mit chronisch-entzündlichen Darmerkrankungen möglich sind. Gelegentlich kann eine reaktive Arthritis oder ein Guillain-Barré-Syndrom in der Folge auftreten.

Selten kommt es zur Bakteriämie und septischen Erscheinungen sowie Absiedelungen in anderen Organen bis hin zur Meningoenzephalitis.

Therapie
Analog zu Salmonellen und Shigellen.

Yersinien

Inkubationszeit 4–21 Tage.

Die wichtigsten humanpathogenen Vertreter sind *Yersinia enterocolitica* und *Yersinia pseudotuberculosis*. Die **Übertragung** erfolgt über kontaminierte Lebensmittel.

Typisch ist ein penetrierender **Verlauf** mit Invasion der Ileum- und Kolonschleimhaut und Ausbildung kleiner Ulzera. Als Zeichen der Allgemeinreaktion entwickeln sich Fieber, Leukozytose und evtl. ein Erythema nodosum, seltener Organbeteiligungen.

! Yersinien-Infektionen können durch eine akute Lymphadenitis mesenterica eine Appendizitis vortäuschen („**Pseudoappendizitis**") oder aber bei enterokolitischem Verlauf einem M. Crohn ähneln. **!**

Die Infektion verläuft meist selbstlimitierend innerhalb von 4 Wochen, es sind aber auch über Monate protrahierte und septische Verläufe möglich.

Therapie
Analog zu Salmonellen und Shigellen.

Listerien (s. 13.11.2)
Listerien sind grampositive und relativ hitzeresistente Bakterien; sie werden durch Milch, Milchprodukte und Fleisch übertragen.

Die Erreger rufen eine Gastroenteritis oder ein grippeähnliches Krankheitsbild hervor. Bei immungeschwächten Patienten kann auch eine Bakteriämie mit konsekutiver Meningitis auftreten.

Die **Diagnose** stützt sich auf den mikroskopischen oder kulturellen Erregernachweis. Bei gefährdeten, z. B. immungeschwächten Patienten wird mit hohen Dosen Ampicillin behandelt.

Tuberkulose (s. 5.4.3)
Heutzutage sehr seltenes Krankheitsbild. Der Erreger *Mycobacterium bovis* kommt in Deutschland bei Rindern praktisch nicht mehr vor. Die Erkrankung kann den gesamten Magen-Darm-Trakt betreffen und ein M.-Crohn-ähnliches Krankheitsbild hervorrufen. Die Behandlung gehorcht den Regeln der tuberkulostatischen Therapie.

Lebensmittelvergiftung
Inkubationszeit: 2 Stunden bis 2 Tage.

Erreger sind Staphylokokken, *Bacillus cereus* oder *Clostridium perfringens*. Durch die Aufnahme eines außerhalb des Körpers gebildeten (präformierten) Enterotoxins kommt es nach „Genuss" toxinhaltiger Lebensmittel zu explosionsartigen Durchfällen, oft auch heftigem Erbrechen.

Viren
Die häufigsten Enteritiserreger überhaupt – besonders bei Kindern, aber auch bei Erwachsenen – sind Viren (Rota-, Noroviren sowie Astroviren, Adenoviren und Coronaviren). Die Verläufe sind, zumindest bei der sonst gesunden westlichen Bevölkerung, meist kurz und selbstlimitierend. Aber auch bei vielen anderen Viruserkrankungen kommen enteritische Begleiterscheinungen vor, z. B. im Rahmen von Poliomyelitis, Virushepatitis, Zytomegalie oder Influenza. Die Diagnose erfolgt durch ELISA, Elektronenmikroskopie oder PCR des Stuhls. Die Therapie ist immer symptomorientiert (Ausnahme: durch CMV-bedingte Enteritis bei AIDS-Patienten, sie wird spezifisch behandelt; s. 13.14).

Pilze
Primäre Pilzenteritiden kommen praktisch nicht vor, sie können jedoch im Rahmen einer ausgeprägten Abwehrschwäche (z. B. infolge einer HIV-Infektion) eine Rolle spielen. Der an sich apathogene Darmbewohner *Candida albicans* kann dann pathogen werden; auch kann es zu vom Darm ausgehenden generalisierten Infektionen kommen.

Parasiten
Enteritiserreger unter den Parasiten sind vor allem die Protozoen **Lamblien** und **Amöben** (beide meist nach Auslandsreisen) sowie **Kryptosporidien**. Seltener sind *Isospora belli* sowie verschiedene Würmer. Die pathogene Potenz des nicht selten gefundenen Protozoons *Blastocystis hominis* ist umstritten. Kryptosporidien und *Isospora* spielen vor allem bei HIV-Patienten eine Rolle. Bei Auslandsreisenden sind Amöben und Lamblien von erheblicher Bedeutung.

Amöben
Entamoeba histolytica ist ein weltweit verbreiteter Parasit mit zwei Lebensformen: **Trophozoit** (Magnaform) und **Zyste** (Minutaform). Die Infektion erfolgt fäkal-oral durch Zys-

13

ten. Aus den Zysten entwickeln sich im Dünndarm Trophozoiten. Diese können durch bestimmte Virulenzfaktoren zur Schleimhautinvasion befähigt sein und dann eine **Amöbenkolitis** (ausgestanzte Schleimhautulzerationen, meist in Zökum und C. ascendens) hervorrufen.

Die meisten Infektionen verlaufen asymptomatisch. Symptomatische Infektionen verlaufen als

- akute Amöbenruhr: 1–4 Wochen nach Infektion (Aufnahme von Zysten über kontaminierte Nahrung bzw. Trinkwasser) kommt es zu einer 1–4 Wochen anhaltenden schweren Kolitis mit himbeergeleeartigen Durchfällen (oft breiiger, von Schleim und Blutspuren durchsetzter Stuhl), Bauchschmerzen und Tenesmen, manchmal auch Fieber. Komplikation: fulminante Verläufe mit Kolonperforation und Peritonitis
- chronische Verläufe mit rezidivierender Kolitis
- extraintestinale Verläufe: auch ohne vorangehende Kolitis oder Enteritis können noch Monate bis Jahre nach der Infektion **Leberabszesse** (s. 7. 1. 10) auftreten.

Kinder, Schwangere und Immungeschwächte haben ein besonders hohes Risiko, einen akuten und schweren Verlauf zu erleiden. Die Letalität einer schweren Amöbenkolitis liegt bei ca. 2%.

Der **Amöbennachweis** aus dem frischen Stuhl ist störanfällig und darum relativ unzuverlässig. Als beweisend gelten lediglich Magnaformen mit amöboider Bewegung und phagozytierten Erythrozyten (dies ist deshalb wichtig, weil neben den pathogenen *Entamoeba histolytica* auch apathogene Amöbenformen wie etwa *Entamoeba dispar* im Stuhl vorkommen können). Am sichersten sind der Nachweis aus Biopsien in ulzerierten Regionen (i. d. R. im Rahmen einer Koloskopie) sowie der Nachweis über PCR im Stuhl.

Die **Therapie** der symptomatischen Kolitis erfolgt durch die orale Gabe von Metronidazol (Therapiedauer 10 Tage). Gelegentlich persistieren jedoch Amöben trotz Antibiotikagabe, in diesem Fall wird das orale Kontaktamöbizid Paromomycin gegeben.

Werden bei asymptomatischen Personen im Stuhl lediglich Zysten nachgewiesen, so reicht die 10-tägige Behandlung mit Paromomycin aus.

Lamblien

Auch *Giardia lamblia* ist ein weltweit verbreiteter Parasit mit den Lebensformen Trophozoit und Zyste. **Hauptinfektionsquelle** ist verunreinigtes Trinkwasser. Aber auch fäkalorale Übertragung ist möglich. Das **Krankheitsspektrum** variiert von asymptomatischem Verlauf mit Ausscheidung über kurze selbstlimitierende Verläufe einer Gastroenteritis mit oft schaumigen Durchfällen und Flatulenz bis hin zu schweren und protrahierten Verläufen (Letzteres besonders

bei Immungeschwächten). Bei entsprechenden Verläufen ist die Entwicklung eines Malassimilationssyndroms mit einer Zottenatrophie ähnlich der Sprue möglich. Der **Erregernachweis** gelingt mikroskopisch im frischen Stuhl (Nachweis der Lamblien oder ihrer Zysten) sowie mittels ELISA aus dem Stuhl oder aus Duodenalsaft oder -biopsien. Als **Therapie** kommt Metronidazol über eine Woche zum Einsatz.

13.10.2 Antibiotika-assoziierte Diarrhö

Der Gebrauch von Antibiotika – ob oral oder parenteral – stört durch die damit verbundene Unterdrückung bestimmter Bakterienstämme das Gleichgewicht der Darmflora mit der klinischen Folge einer Diarrhö (sog. Antibiotika-assoziierte Diarrhö). Diese ist häufig (sie kommt je nach Antibiotikum in 2–20% vor) und dosisabhängig, meist mild und hört nach Absetzen des Antibiotikums von selbst auf. Eine Schleimhautschädigung oder -invasion wird dabei nicht gesehen, und pathogene Erreger können in der Regel nicht nachgewiesen werden. Durch die orale Einnahme probiotischer Mikroben (z. B. *Lactobacillus* GG) oder des Hefepilzes *Saccharomyces boulardii* lässt sich die Diarrhö verkürzen (Einnahme mit Beginn der Antibiotikatherapie – keine Kassenleistung).

Seltener kommt es zur Überwucherung des Kolons mit pathogenen Keimen (meist *Clostridium difficile*, aber auch *Clostridium perfringens* Typ A oder *Staph. aureus*). Hierdurch kann eine oft schwer verlaufende Kolitis mit Bauchkrämpfen, Fieber und Leukozytose ausgelöst werden. Die durch *C. difficile* ausgelöste Kolitis verläuft typischerweise (aber nicht immer) als sog. **pseudomembranöse Kolitis** (s. u.).

13.10.3 Pseudomembranöse Kolitis

Clostridium difficile ist ein bei 5% der gesunden Bevölkerung im Darm nachzuweisender Anaerobier (bei Säuglingen kommt der Keim häufiger vor). Bei Krankenhauspatienten, welche mit Antibiotika behandelt werden, können bei ca. 20% *C. difficile* nachgewiesen werden. Der Keim ist im Krankenhaus ubiquitär und wird wahrscheinlich durch Gegenstände oder das Personal auf den Patienten übertragen, wo er wegen des gestörten Darmmilieus gut wächst. Unter bestimmten, noch nicht näher definierten Bedingungen kann der Keim eine schwere Kolitis mit sekretorischer Diarrhö auslösen. Zwei pathogene Stämme spielen eine Rolle: ein enterotoxinproduzierender Stamm (Toxin A) und ein zytotoxinproduzierender Stamm (Toxin B).

Das Zytotoxin löst eine oft schwere Kolitis aus, das Enterotoxin eine sekretorische Diarrhö. Klinisch können die beiden Formen nicht unterschieden werden.

Klinik

Im Vordergrund steht eine wässrige Diarrhö mit Unterbauchkrämpfen. Der Stuhl kann Schleimbeimengungen enthalten, selten auch Blut. Fieber ist häufig. In schweren Fällen kommt es zur fulminanten Kolitis mit Durchwanderungsperitonitis und Perforation, die unbehandelt zum Tod führen kann.

Die Kolitis beginnt wenige Tage nach der initialen Antibiotikagabe, allerdings können die Durchfälle auch noch bis zu sechs Wochen nach Therapiebeginn einsetzen. Auslösende Antibiotika sind häufig Clindamycin, Ampicillin oder Cephalosporine, jedoch kann fast jedes Antibiotikum eine pseudomembranöse Kolitis verursachen.

Diagnose und Therapie

Bei der Abdominaluntersuchung fällt ein druckschmerzhafter linker Unterbauch auf. Die Sigmoidoskopie zeigt eine gerötete, ulzerierte, in schweren Fällen mit Membranen bedeckte Rektum- und Sigmaschleimhaut; in 20% ist zusätzlich das Colon ascendens beteiligt.

Die Toxine können im Stuhl nachgewiesen werden, in der Stuhlkultur wächst *Clostridium difficile*. In 50% der Fälle sind Leukozyten im Stuhl zu finden.

Behandelt wird die Kolitis durch Absetzen der Antibiotika und die orale oder intravenöse Gabe von Metronidazol. Orales Vancomycin gilt als Reservemedikament beim Nicht-Ansprechen der Erkrankung auf eine Metronidazol-Therapie.

Rückfälle sind nicht selten. Die Patienten werden nach Möglichkeit isoliert, um eine Verbreitung des Keimes im Krankenhaus zu verhindern.

13.11 Anthropozoonosen

Zooanthroponosen bzw. **Anthropozoonosen** (engl. *animal-borne diseases*) sind aus der Tierwelt auf den Menschen übertragene Infektionskrankheiten.

Wie Thomas R. Mönch bemerkt, können durch Tiere bedingte Infektionen *„außergewöhnlich tödlich"* sein. Dies liegt nicht nur an ihrer Virulenz, sondern auch daran, dass sie oft zu spät erkannt werden. In der Tat gehören viele der bekannteren Anthropozoonosen zu den „Chamäleons" der Medizin und imitieren unter anderem neoplastische oder rheumatologische Erkrankungen. Erst im Spätstadium lösen viele Anthropozoonosen durch Lymphadenopathien, Hauterscheinungen und neurologische Zeichen verhältnismäßig typische Krankheitsbilder aus, in der Anfangsphase verlaufen sie oft lange Zeit als „Fieber unklarer Genese". Die

mangelnde diagnostische Ausbeute ist auch darauf zurückzuführen, dass die Erregeridentifikation oft schwierig ist.

Herkunft und Übertragung

Die meisten Mikroben benötigen für ihre Vermehrung, Verbreitung oder Übertragung einen lebenden Wirt. Viele dieser Mikroben sind für ihren Tier-Wirt nicht pathogen, können jedoch auf den Menschen übertragen werden und in diesem Wirtsmilieu zu Krankheiten führen. Die Übertragung erfolgt durch direkte Inokulation (Bisse, Kratzer) oder indirekt über Aerosole, Exkremente, Staub, Sekrete, Haare, kontaminierte Nahrungsmittel oder über Ektoparasiten („Überträger", Vektoren, **Tab. 13.21**).

Einige aus der Tierwelt übertragene Erreger sind fast ausschließlich für immungeschwächte Patienten gefährlich (z. B. das durch Hunde übertragene *Capnocytophaga canimorsus* oder die durch Vögel übertragene Histoplasmose und Kryptokokkose).

Die Ursache für eine ganze Reihe spektakulärer Ausbrüche „neuer" Infektionskrankheiten sind ebenfalls Zoonosen, bei denen der Mensch vorübergehend oder auch dauerhaft zum neuen Wirt wurde. Hierzu zählen hämorrhagische Fieber (Ebola-, Lassa-Fieber), SARS (durch ein Coronavirus, das in Wildkatzen endemisch ist), aber auch Influenza-Pandemien, Gelbfieber und HIV.

! Anthropozoonosen haben durch die weite Verbreitung von Haustieren sowie das Vordringen des Menschen in praktisch alle Tierhabitate an Bedeutung gewonnen. Der in letzter Zeit zu beobachtende Trend zu „exotischen" Haustieren (Schlangen, Affen etc.) macht die tierische Infektionsfront noch überraschungsträchtiger. Es wird geschätzt, dass mehr als die Hälfte der etwa 1400 bekannten humanpathogenen Erreger durch Tiere übertragen werden. **!**

Diagnostisches Vorgehen

Viele der vom Tier auf den Menschen übertragenen Krankheiten haben einen mehr oder weniger spezifischen Wirt oder einen bestimmten Überträger. Die Frage nach Kontak-

Tab. 13.21 An der Übertragung von Anthropozoonosen beteiligte Ektoparasiten

Insekten-Vektor	Erkrankung
Zecken	Lyme-Krankheit, Frühsommer-Meningoenzephalitis, Tularämie, Q-Fieber, Rückfallfieber, Babesiose, Virusenzephalitis (Arboviren)
Mücken	Malaria, Dengue-Fieber, Filariosen, Virusenzephalitis (Arboviren)
Milben	Milbenfleckfieber, Rickettsienpocken
Läuse	murines Fleckfieber, epidemisches Fleckfieber
Flöhe	Pest, murines Fleckfieber
Fliegen	Tularämie, Onchozerkose, Trypanosomiasis, Leishmaniose

Tab. 13.22 Tierreservoire für wichtige menschenpathogene Erreger

Tierart	Erreger in Abhängigkeit vom Übertragungsweg:		
	Bisse oder Kratzer	Parasiten	Sekrete
Haustiere			
Hunde	*Staph. aureus, Pasteurella, Capnocytophaga canimorsus*, Brucellen, Rabies-Viren	*Francisella tularensis, Borrelia burgdorferi*	Leptospiren, Salmonellen, *Campylobacter, Toxocara canis, Echinococcus*
Katzen	*Pasteurella, Bartonella henselae, Francisella tularensis*, Rabies-Viren, *Yersinia pestis*	*Borrelia burgdorferi, Francisella tularensis, Yersinia pestis, Bartonella henselae*	Toxoplasmen, Salmonellen, *Campylobacter, Coxiella burnetii, Toxocara cati*
Vögel	*Erysipelothrix*		*Chlamydia psittacii*, Salmonellen, *Cryptococcus neoformans, Histoplasma capsulatum*
Reptilien			Salmonellen
Nutztiere			
Kühe	Rabies-Virus		Brucellen, Leptospiren, Kryptosporidien, Salmonellen
Schafe, Ziegen			Brucellen, *Coxiella burnetii, Echinococcus*, Salmonellen
Pferde	Rabies-Virus	Enzephalitisviren	*Rhodococcus equi*, Brucellen, Leptospiren, Salmonellen
Schweine			Brucellen, Leptospiren, Kryptosporidien, Salmonellen
Geflügel		Enzephalitisviren	*Chlamydia psittacii*, Salmonellen
Wildtiere			
Hasen		*Francisella tularensis, Yersinia pestis*	*Francisella tularensis, Yersinia pestis*
Hirsche und Rehe		*Borrelia burgdorferi, Francisella tularensis*	*Bordetella pertussis*
Füchse	Rabies-Virus		*Vibrio cholerae*
Mäuse	Hantavirus	*Borrelia burgdorferi, Salmonella typhi, Yersinia pestis*	Leptospiren, Hantavirus
Fledermäuse	Rabies-Virus		*Histoplasma capsulatum*

ten zu Tieren und zu den „typischen" Vektoren ist deshalb der erste Schritt zur Diagnose (**Tab. 13.21** und **Tab. 13.22**).

Außerdem sind andere Übertragungsmöglichkeiten zu berücksichtigen, wie z. B. unpasteurisierte Milch, Aufenthalt oder Hobbys im Freien, Beruf (z. B. Kanalarbeiter, Förster) oder Herkunft des Trinkwassers.

13.11.1 Yersiniosen

Historisch bedeutsamster Vertreter der Yersinien ist *Yersinia pestis*, der Erreger der Pest, die unbehandelt zu den gefährlichsten Zooanthroponosen überhaupt gehört. Weitaus häufiger sind jedoch *Yersinia enterocolitica* und *Yersinia pseudotuberculosis*, die ebenfalls von Tieren übertragen werden können und überwiegend enteritische Krankheitsbilder auslösen (s. **13.10.1**). Die Übertragung erfolgt von wilden Nagetieren bzw. deren Flöhen. Die pneumonische

Form der Pest kann auch von Mensch zu Mensch oder von Katze zu Mensch über Aerosole übertragen werden (weit häufiger ist sie jedoch hämatogen bedingt).

In Europa spielt die Pest praktisch keine Rolle mehr, in ärmeren Ländern mit niedrigerem Hygienestandard (Ratten und Flöhe in Menschennähe) oder in der Nähe von größeren Importhäfen wie etwa im Süden der USA (Einschleppung infizierter Ratten) werden noch gelegentlich sporadische Erkrankungen beobachtet.

Klinisch verläuft die Pest entweder als sog. **Beulenpest** (bubonische Pest) mit Fieber und schmerzhafter regionaler Lymphadenopathie, als **pneumonische Pest** mit Husten, Dyspnoe und Hämoptyse oder als **septische Pest** mit schwerem Sepsis-Syndrom. Meningitische Formen sind selten.

Therapeutisch werden Chinolone, Doxycyclin und auch Cotrimoxazol eingesetzt; die Krankheit ist heute gut behandelbar.

13.11.2 Listeriose

Listeria monocytogenes ist ein aerobes, grampositives Stäbchen, das ubiquitär in der Natur vorkommt und bei einer großen Zahl von Nutz- und Haustieren (z. B. Schafen, Ziegen, Kühen) Krankheiten verursachen kann. Die Infektion des Menschen erfolgt durch direkten Tierkontakt oder über **Tierprodukte**, z. B. Milch, Weichkäse, aber auch ungekochtes Fleisch. Da Listerien auch bei tiefen Temperaturen noch vermehrungsfähig sind, ist die wichtigste prophylaktische Maßnahme die Pasteurisierung von Milch. Außerdem sollten Menschen bestimmter Risikogruppen Tierkontakte meiden (z. B. Schwangere und Immungeschwächte).

Neugeborene sind durch eine Sepsis, Pneumonie bzw. Meningitis gefährdet, die diaplazentar, im Geburtskanal sowie nach der Geburt erworben werden kann. Die diaplazentare Infektion des Fetus führt oft zum Abort.

Klinik

Die meisten Infektionen beim Erwachsenen verlaufen inapparent, bei immungeschwächten Patienten kann es zu Meningitis, Enzephalitis, septischen Krankheitsbildern, seltener auch zu Konjunktivitis oder Endokarditis kommen.

Diagnostisches Vorgehen und Therapie

Die Diagnostik erfolgt durch Erregernachweis in Blut- und Liquorkultur oder wird mikroskopisch durch Biopsien (bei der seltenen granulomatösen Verlaufsform: **Listeriome**) gestellt.

In der Therapie werden Ampicillin und Acylaminopenicilline eingesetzt, ggf. sollte mit Aminoglykosiden kombiniert werden. Bei lokalisierten kutanen oder okulären Formen kommen auch Tetrazykline zum Einsatz.

13.11.3 Leptospirosen

Leptospirosen sind akute Erkrankungen, die durch Infektionen mit verschiedenen Serotypen der Spezies *Leptospira interrogans* hervorgerufen werden. Leptospiren kommen weltweit vor, die Infektion erfolgt über Schleimhäute oder kleine Hautwunden, durch Kontakt mit erkrankten Tieren oder durch keimhaltigen Urin in kontaminierten Gewässern. In Europa stellen **Nagetiere** das Haupterregerreservoir dar.

Klinik

Es werden eine anikterische „grippale" Verlaufsform, die für die **hohe Dunkelziffer** der Leptospirosen verantwortlich zeichnet, und eine zweiphasige schwere Verlaufsform unterschieden.

Bei Letzterer treten nach einer Inkubationszeit von 5 bis 14 Tagen aus vollem Wohlbefinden heraus Schüttelfrost, hohes Fieber, Muskel- und Kopfschmerzen, evtl. Hypotonie und relative Bradykardie auf. Ursache sind transitorische Bakteriämien, die selten auch zu Konjunktivitiden, Episkleritiden oder flüchtigen makulösen Exanthemen führen können. Nach einer Krankheitsdauer von 3 – 8 Tagen und einem kurzen afebrilen Intervall tritt die Krankheit in die zweite Phase mit Leber- (Hepatomegalie, Ikterus, Leberversagen), Nieren- (Nephritis, Niereninsuffizienz) und ZNS-Beteiligung (aseptische Meningitis). Die schwere ikterische Verlaufsform bei Leberbefall wird auch als **M. Weil** bezeichnet und hat eine Letalität von 25 %.

Als Spätmanifestation kann, wie bei anderen Spirochätosen, eine Mesaortitis mit Aneurysmenbildung auftreten.

Diagnostisches Vorgehen und Therapie

Wegen des schwierigen Erregernachweises wird die Diagnose durch einen Titeranstieg in der Agglutinationsreaktion und KBR gestellt. Die antibiotische Therapie erfolgt mit Penicillin G oder Doxycyclin. Bei Therapiebeginn ist – nach der Erstgabe – mit einer Jarisch-Herxheimer-Reaktion (s. **13.12.1**) zu rechnen.

13.11.4 Durch Borrelien ausgelöste Erkrankungen

Borrelien sind gramnegative Spirochäten. Weltweit verursachen über 15 verschiedene Spezies von Borrelien das von Zecken übertragene **endemische Rückfallfieber**, während nur *Borrelia recurrentis* das durch Läuse übertragene und derzeit praktisch nur in Afrika vorkommende **epidemische Rückfallfieber** verursacht. Das Erregerreservoir für alle Formen des Rückfallfiebers sind wilde Nagetiere. Vom Rückfallfieber abgegrenzt wird die in den 70er Jahren des letzten Jahrhunderts entdeckte **Lyme-Borreliose**, deren Erregerreservoir aus höheren Wildtieren wie Rehen besteht (s. u.).

Klinisch ist das Rückfallfieber durch schwere, grippeähnliche Symptome mit hohem Fieber und einem flüchtigen, makulären, manchmal petechialen Hautausschlag gekennzeichnet. Multiple Organkomplikationen können vorkommen (ikterische, meningitische, myokarditische sowie pneumonische Verläufe). Nach 3 – 7 Tagen kommt es zur kritischen Entfieberung, nach mehreren Tagen bis Wochen erneut zu einem fieberhaften Rückfall und so weiter. Die Rückfälle werden progressiv milder und kürzer und hören schließlich ganz auf.

Lyme-Krankheit

Diese nach dem amerikanischen Landkreis, in dem der Erreger erstmals entdeckt wurde, benannte Form der Zecken-

13

borreliose ist eine unbehandelt stadienhaft verlaufende Erkrankung durch *Borrelia burgdorferi*, welche vor allem höhere Wildtiere wie Rehe befällt. Das Verbreitungsgebiet ist hierzulande vom Lebensraum des Vektors, des **Holzbocks** (*Ixodes ricinus*), abhängig (**Abb. 13.29**). Neuinfektionen treten zwischen April und Oktober auf. Die Lyme-Krankheit ist eine der häufigsten Anthropozoonosen und ist in vielen Gegenden der Welt häufiger als alle anderen vektorübertragenen Erkrankungen zusammen. Das Verbreitungsgebiet in Europa ist sehr unterschiedlich – generell gilt: je mehr Wald (auch Naherholungsgebiete) und je mehr Feuchtgebiete, desto höher ist die Verbreitung. Die Durchseuchung ist schwer zu schätzen, aber bei lokalen Zeckenuntersuchungen können bis zu 50% der Zecken befallen sein. Nur ein geringer Teil der Bisse führt allerdings zu einer Übertragung. Das Risiko der Übertragung nimmt wahrscheinlich mit einer Saugdauer über 48 h rasch zu.

Klinik

- **Stadium I:** Nach einer Inkubationszeit von Tagen bis wenigen Wochen nach Zeckenbiss tritt bei 80% der infizierten Patienten um die Einstichstelle herum das **Erythema chronicum migrans** auf (**Abb. 13.30**). Es beginnt als roter Fleck oder Papel und entwickelt sich zentrifugal über Tage bis Wochen zu einer 5 – 15 cm großen, ringförmigen Rötung, oft mit zentraler Abblassung. Begleitend können milde Allgemeinsymptome wie Kopf- und Muskelschmerzen sowie Fieber, manchmal auch Meningismus auftreten.
- **Stadium II** (frühes Disseminations-Stadium): Wochen bis Monate nach Infektion kommt es im Rahmen einer Spirochätämie mit Organabsiedelungen bei etwa der Hälfte der Infizierten zu einer lymphozytären **Meningoradikulitis (BANNWARTH)** mit quälenden radikulären Nervenschmerzen (vor allem nachts und meist zur Bissstelle ausstrahlend) sowie **Hirnnervenparesen** (vor allem Fazialisparese, aber auch die Augenmuskeln können gelähmt sein). Neben diesen auch als **Neuroborreliose** zusammengefassten Erscheinungen kann – selten, dann aber fast pathognomonisch – ein **Lymphozytom** auftreten, eine livide Verhärtung am Ohrläppchen, einer Brustwarze oder woanders. Gefürchtet, aber noch seltener ist die **Lyme-Karditis**, die typischerweise mit Rhythmusstörungen einhergeht. Aber auch Allgemeinsymptome können in diesem Stadium auftreten, von einer Aussaat vieler kleiner Erythema-migrans-Herde auf der Haut bis zu meningitischen oder enzephalitischen Verläufen (vor allem bei Kindern). Auch okuläre Beteiligungen mit Iridozyklitis oder Chorioretinitis kommen vor.
- **Stadium III** (spätes Disseminations-Stadium): Monate bis Jahre nach Infektion treten vielfältige Organstörungen auf, besonders typisch sind **Gelenkerscheinungen** (Mono- bis Oligoarthritis vorwiegend der großen Gelenke) und **Hauterscheinungen** (Acrodermatitis chronica atrophicans Herxheimer: fleckige Hautatrophien der distalen Extremitäten). **Neurologische Erscheinungen** (Müdigkeit,

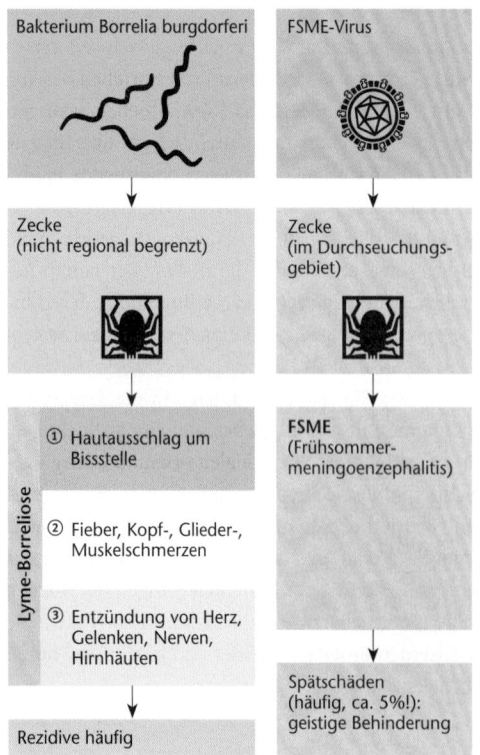

Bakterium Borrelia burgdorferi

FSME-Virus

Zecke (nicht regional begrenzt)

Zecke (im Durchseuchungsgebiet)

Lyme-Borreliose

① Hautausschlag um Bissstelle

② Fieber, Kopf-, Glieder-, Muskelschmerzen

③ Entzündung von Herz, Gelenken, Nerven, Hirnhäuten

Rezidive häufig

FSME (Frühsommer-meningoenzephalitis)

Spätschäden (häufig, ca. 5%!): geistige Behinderung

Abb. 13.29: Gegenüberstellung von Lyme-Borreliose und FSME. [A400–215]

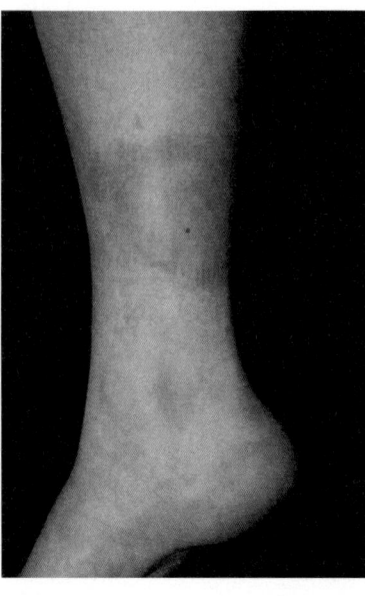

Abb. 13.30: Erythema chronicum migrans. [R132]

Hörverlust, Enzephalomyelitis, Polyneuropathie) sind selten und werden teilweise auch als „Neuroborreliose des III. Stadiums" bezeichnet. Sie sind aber oft nicht klar einer Borrelien-Infektion zuzuordnen (Wer ist *nicht* müde?).

Diagnostisches Vorgehen

Die Diagnose ist schwierig und wird **meist klinisch** gestellt, da in den Anfangsstadien nur bei 10–40% der Patienten spezifische Antikörper im Blut nachzuweisen sind. Manche Patienten bilden auch im weiteren Verlauf keine nachweisbaren Antikörper. Erschwerend kommt hinzu, dass ein Erythema migrans in der Hälfte der Fälle fehlt und der Zeckenbiss nur von der Hälfte der Patienten erinnert wird. Paradoxerweise zeigte eine prospektive epidemiologische Studie, dass Menschen aus Endemiegebieten, die einen Zeckenbiss erinnerten, seltener eine Borreliose entwickelten.

Bei der Neuroborreliose des zweiten Stadiums kann eine **Lumbalpunktion** typische Veränderungen des Liquors nachweisen (Pleozytose und Eiweißerhöhung). In den späteren Stadien ist die Serologie (und auch die Liquordiagnostik) noch weniger von Nutzen, da falsch-negative und falsch-positive Resultate nicht selten sind. Außerdem ist oft schwer zu entscheiden, ob ein positiver Titer nicht vielleicht eine vergangene und damit irrelevante Infektion widerspiegelt. Auch PCR-Verfahren sind nicht immer treffsicher, dasselbe gilt für die teilweise wenig standardisierten Lymphozytentransformationstests oder Tests an NK-Zellen.

! Die Borrelien-Serologie fällt nicht selten falsch-positiv oder auch falsch-negativ aus. Nach wie vor sind serologische Verlaufsuntersuchungen aber ein entscheidender Baustein der Diagnostik. **!**

Therapie

Als Erstes muss die **Zecke entfernt** werden. Hierzu kursieren viele Mythen, was Methode und Drehrichtung angeht. Am besten wird die Zecke möglichst nahe an der Bissstelle mit einer gut schließenden Pinzette gepackt (nicht zu fest) und dann vorsichtig daran gezogen (nicht gerupft!). Es sollte kein Druck auf den Leib der Zecke ausgeübt werden, damit es nicht zum Rückfluss von infektiösem Mageninhalt der Zecke in die Bisswunde kommt. Aus dem gleichen Grunde sollte das Wohlbefinden der noch saugenden Zecke nicht mit Chemikalien oder durch Betupfen mit Öl beeinträchtigt werden.

Ob eine **Prophylaxe nach einem erfolgten Zeckenbiss** auch ohne Krankheitszeichen anzuraten ist, ist umstritten. Dies kann jedoch in Hochrisikogebieten sinnvoll sein (Doxycyclin, 200 mg einmalig) und ist nach Datenlage auch effektiv. Da prospektive Studien zu langfristigen Nutzen und Risiken einer postexpositionellen Therapie im Vergleich zur Frühtherapie apparent Erkrankter bisher fehlen, kann derzeit nicht generell zur postexpositionellen Einmalgabe geraten werden.

Im Frühstadium wird mit Doxycyclin oral (bei Unverträglichkeit oder bei Kindern auch Amoxicillin) über 2–4 Wochen behandelt. Ebenfalls wirksam sind Makrolide und Cephalosporine. Schwere Spätverläufe (Herzbeteiligung, ZNS-Beteiligung) werden 2–4 Wochen lang mit parenteralem Ceftriaxon, einem Cephalosporin der 3. Generation, behandelt.

Nicht alle Spätstadien der Borreliose heilen aus. Dies kann zwei Gründe haben, und beide haben differentialtherapeutische und differentialdiagnostische Konsequenzen:

- Klinische Symptome der Spätstadien der Borreliose sind vermutlich kaum noch Ausdruck der Infektion selbst, sondern eher Folge einer fehlgeleiteten immunologischen (Auto-)Reaktion.
- Die Beschwerden sind nicht einer Borreliose, sondern einer anderen Erkrankung – beispielsweise einer Fibromyalgie oder einer Kollagenose – zuzuordnen.

Beide Gründe rechtfertigen eine Zurückhaltung bei unkritischen Wiederholungen der Antibiotika-Therapie, zumal auch erhebliche Langzeitfolgen von prolongierten, hoch dosierten Cephalosporin-Therapien beschrieben sind.

Prognose

Schäden können trotz Behandlung verbleiben (z. B. eine Myokarditis oder eine Arthritis, die in 10% persistiert). Bei früher Behandlung jedoch heilt die Borreliose in aller Regel komplett aus.

13.11.5 Brucellosen

Brucellosen sind eine Gruppe chronisch verlaufender septikämischer Infektionskrankheiten. Weltweit werden jährlich ca. eine halbe Million Brucellen-Infektionen beobachtet. Am häufigsten sind Brucellosen in Lateinamerika und den Mittelmeerländern. Das Erregerreservoir sind Nutztiere und Hunde, seltener Wildtiere.

Der Erreger ist ein kleines, bevorzugt intrazellulär lebendes, gramnegatives Stäbchen. Die Übertragung erfolgt durch direkten Kontakt mit erkrankten Tieren oder über **unpasteurisierte Milch** bzw. Milchprodukte.

Klinik

In Abhängigkeit von geographischem Auftreten und Wirt unterscheidet man **Malta-Fieber** *(Brucella melitensis)*, das jedoch nicht auf Malta beschränkt ist, **Schweinebrucellose** *(Brucella suis)*, **Hundebrucellose** *(Brucella canis)* sowie den durch *Brucella abortus* ausgelösten **Morbus Bang.** Nach einer Inkubationszeit von einer Woche bis mehreren Monaten entwickelt sich zunächst ein grippeähnliches Bild, das oft wegen des vorwiegenden Befalls des retikuloendothelialen Systems von einer Hepatosplenomegalie und einer ausgeprägten Lymphadenopathie begleitet wird. Typisch ist der undulierende Fieberverlauf. Bei mehr als 50% ist das Skelettsystem befallen (Sakroileitis, periphere Arthritis, Osteomyelitis der Wirbelkörper). Andere Organbeteiligungen sind seltener, z. B. Endokarditis, Meningoenzephalitis oder Orchitis. Chronische Verläufe mit rekurrentem Fieber, Gelenkschmerzen und Abgeschlagenheit können auftreten.

Diagnostisches Vorgehen und Therapie

Die Diagnose wird durch KBR (falsch-positive Reaktionen kommen bei Yersinien-Infektionen vor), Erregernachweis (schwierige Kultur), die mäßige BSG-Erhöhung und den klinischen Verlauf gestellt. Gelegentlich wird ein Transaminasen- und Bilirubin-Anstieg beobachtet. Zur Therapie wird eine Kombination aus intrazellulär wirksamen Antibiotika, z. B. Doxycyclin (für Kinder: Cotrimoxazol) plus Rifampicin über 6 Wochen, gegeben.

13.11.6 Ornithose (Psittakose)

Der Erreger der Ornithose ist *Chlamydia psittacii*, ein gramnegatives, **obligat intrazelluläres** Bakterium, das auf den Energiestoffwechsel der Wirtszelle angewiesen ist. Die Übertragung erfolgt durch direkten Kontakt mit infizierten **Vögeln** (Keimreservoir) oder durch Einatmen erregerhaltiger Stäube (Vogelmist).

Klinik

Die Ornithose ist eine zweiphasig verlaufende, systemische Erkrankung, deren Hauptmanifestation die **primär atypische Pneumonie** ist. Nach dem Einatmen der Stäube gelangt der Erreger über die Epithelien des Respirationstraktes hämatogen in die retikuloendothelialen Zellen von Leber und Milz. Hier findet die Keimvermehrung statt, die sich klinisch durch eine Hepatosplenomegalie, evtl. mit leichtem Ikterus und Transaminasenerhöhung, äußert. Nach einer Inkubationszeit von 7 – 14 Tagen kommt es zu hohem Fieber, trockenem Husten (evtl. später mit Schleim- oder Blutbeimengungen) und starken Kopfschmerzen. Andere Organmanifestationen wie Perikarditis oder Myokarditis sind selten.

Diagnostisches Vorgehen

Die Diagnose wird klinisch durch Nachweis einer atypischen Pneumonie mit ausgeprägtem Röntgenbefund (alveoläre und interstitielle konfluierende Infiltrate mehrerer Lungensegmente) und begleitender Hepatosplenomegalie gestellt.

Beweisend ist ein Antikörpertiter von $\geq 1 : 32$ oder ein Titeranstieg in der KBR.

Therapie

Antibiotika der Wahl sind Doxycyclin, alternativ Erythromycin oder andere Makrolide. Bei frühzeitiger Therapie ist die Prognose gut.

> **!** Die beiden anderen wichtigen Chlamydien-Erkrankungen durch *C. pneumoniae* und *C. trachomatis* besitzen kein tierisches Erregerreservoir. Sie werden im Gegensatz zur Ornithose ausschließlich von Mensch zu Mensch übertragen. **!**

13.11.7 Rickettsiosen

Rickettsien sind gramnegative pleomorphe, kokkoide und **obligat intrazellulär** lebende Bakterien, die eine Vielzahl von exanthematischen oder mit zyklischen Fieberschüben einhergehende Allgemeininfektionen hervorrufen können. Es gibt mehrere Gattungen, z. B. *Rickettsia*, *Coxiella* und die erst kürzlich entdeckte Gattung *Ehrlichia*. Mit der Ausnahme von *Rickettsia prowazekii*, dem Erreger des Fleckfiebers (engl. *„spotted fever"*), haben alle Rickettsien ein tierisches Erregerreservoir; fast immer sind dies niedere Säugetiere. Da mit Ausnahme des Q-Fiebers alle Rickettsiosen durch Arthrophoden übertragen werden, kommen sie bevorzugt in Not- und Kriegszeiten oder in Massenunterkünften mit schlechten hygienischen Verhältnissen vor.

Klinik

Die Krankheitsbilder der Rickettsiosen lassen sich in drei größere Gruppen einteilen (**Tab. 13.23**):
- eine das **Q-Fieber** (ausgelöst durch *Coxiella burnetii*) sowie die **Ehrlichiose** (ausgelöst durch *Ehrlichia chaffeensis*) umfassende Gruppe
- **Fleckfiebergruppe** durch *R. rickettsii*, *R. conorii*, *R. sibirica*, *R. australis*, *R. akari*, die alle bevorzugt durch Zecken übertragen werden
- **„typhöse" Rickettsiosen**, u. a. das endemische murine Fleckfieber (*R. typhi*), das Milbenfleckfieber (engl. *„scrub typhus"* durch *R. tsutsugamushi*) und das epidemische Fleckfieber (*R. prowazekii*).

Therapie

Alle Rickettsiosen sprechen – zumindest in den Anfangsstadien – relativ gut auf Tetrazykline an.

Q-Fieber

Das Q-Fieber ist eine Infektion durch *Coxiella burnetii*, dessen Keimreservoir **symptomlose Nutztiere** sind. Diese scheiden die Erreger mit ihren Exkrementen aus, in denen

Tab. 13.23 Übersicht über die durch Rickettsien bedingten Erkrankungen

Krankheit	Rickettsien-Spezies	Bevorzugte geographische Verbreitung	Übertragung	Natürliches Reservoir
Fleckfieber-Gruppe				
epidemisches Fleckfieber	*R. prowazekii*	Südafrika, Afrika, Asien, Nordamerika	Kleiderläuse	Menschen, Flughörnchen
murines Fleckfieber (endemisches F.)	*R. typhi*	weltweites Vorkommen, v.a. wärmere Länder	Rattenflöhe	Ratten
Tsutsugamushi-Fieber (Milbenfleckfieber, Buschfieber)	*R. tsutsugamushi*	Südostasien, Japan, Australien	Milben	Nagetiere
Zeckenbissfieber-Gruppe				
Rocky Mountain spotted fever (RMSF)	*R. rickettsii*	westliche Hemisphäre, USA (v.a. mittlere Atlantikküste)	Zecken	Nagetiere, Hunde
Boutonneuse-Fieber, Kenia-/Südafrikanisches/indisches Zeckenbissfieber	*R. conorii*	Afrika, Indien, Mittelmeerraum sowie Schwarzmeerküste	Zecken	Nagetiere, Hunde
Queensland-Zeckenbissfieber	*R. australis*	Australien	Zecken	Nagetiere, Beuteltiere
Nordasiatisches Zeckenbissfieber	*R. sibirica*	Sibirien, Mongolei	Zecken	Nagetiere
Rickettsien-Pocken	*R. akari*	USA, Korea, Staaten der früheren UdSSR	Milben	Ratten, Mäuse
RMSF (Rocky Mountain spotted fever)-Ähnliche	*R. canada*	Nordamerika	Zecken	Nagetiere
Andere				
Ehrlichiose	*Ehrlichia chaffeensis*	Südosten Nordamerikas	Zecken	Hunde
Q-Fieber	*Coxiella burnetii*	weltweites Vorkommen	keine*	Rinder, Schafe, Ziegen

* menschliche Infektionen durch Staubinhalation

nach Brooks GF, Butel JS, Ornston LN: Jawetz, Melnick & Adelbergs Medical Microbiology, 22. Aufl., Appleton & Lange, 2001.

das Bakterium auch im getrockneten Zustand über längere Zeiträume überlebt und infektionsfähig bleibt. Die Übertragung erfolgt über Milchprodukte, Exkremente, Staub oder durch direkten Kontakt.

Klinik

Nach einer Inkubationszeit von ca. 3 Wochen setzt die Krankheit plötzlich mit frontalen Kopfschmerzen, Schüttelfrost bei hohen Temperaturen und Myalgien ein. Vorherrschende Organmanifestation des Q-Fiebers ist eine **atypische Pneumonie**, die differentialdiagnostisch gegen andere oder z.B. durch Mykoplasmen, *Chlamydia pneumoniae*, *Chlamydia psittacii* bedingte atypische Pneumonien abgegrenzt werden muss.

Gelegentlich werden auch eine granulomatöse Hepatitis oder Enzephalopathie beobachtet sowie – wegen der fehlenden Anzüchtbarkeit des Erregers in Routinekulturen „kulturnegativ" genannte – Endokarditiden, die auch lange nach der Primärerkrankung noch mit Herzgeräuschen und thromboembolischen Komplikationen manifest werden können.

Diagnostisches Vorgehen und Therapie

Die Diagnose wird durch einen Titeranstieg der KBR gesichert, die Therapie der Wahl ist die Gabe von **Tetrazyklinen**, alternativ Makroliden oder Chinolonen.

! Eine Impfung ist möglich, jedoch nur bei besonders exponierten Berufsgruppen sinnvoll. !

Fleckfieber

Das epidemische Fleckfieber ist eine fast nur noch in Afrika, selten auch in Osteuropa vorkommende, schwere akute Allgemeininfektion durch *R. prowazekii*. Die Übertragung erfolgt durch Kleiderläuse.

Klinik

Nach einer Inkubationszeit von 1–2 Wochen (durchschnittlich 10 Tagen) beginnt die Erkrankung plötzlich mit Kopf- und Gliederschmerzen, Schüttelfrost und hohem Fieber.

Ca. 4–7 Tage nach Erkrankungsbeginn tritt ein makulopapulöses Exanthem auf, das sich vom Stamm auf die Extremitäten ausbreitet und hämorrhagisch werden kann. Nicht selten kommt es zur akuten Kreislaufdekompensation mit

Oligo-/Anurie und Koma, an der bis zu 50% der unbehandelten Patienten versterben.

Diagnostisches Vorgehen und Therapie

Die Diagnose wird klinisch und durch KBR oder Weil-Felix-Reaktion, die die Kreuzantigenität zwischen Proteus-Stämmen und Rickettsien ausnutzt, gestellt. In der Therapie kommen Tetrazykline – bei dieser Indikation sogar bei Kindern – zur Anwendung. Ebenfalls als wirksam gegen Rickettsien beschrieben sind Azithromycin, Telithromycin und Fluorchinolone.

13.11.8　Tollwut (Rabies, Lyssa)

Die Tollwut als klassische Anthropozoonose wird durch ein RNA-Virus aus der Familie der Rhabdoviren verursacht.

Epidemiologie

Die Übertragung erfolgt durch den Biss eines erkranktes Tieres, seltener auch durch Lecken nicht-intakter Haut, da das Virus im Speichel enthalten ist. Erregerreservoir sind wild lebende Füchse, Wölfe und Marder, die die Krankheit wiederum auf andere Tiere (z.B. Rotwild, Hunde) übertragen. Tiere erkranken stets manifest – eine Ausnahme bilden frei lebende Fledermäuse in einigen Teilen der USA. Aufgrund von Impfungen frei lebender Tiere konnte die Häufigkeit der Erkrankung gesenkt werden. Sie liegt derzeit für Deutschland bei 1 – 3 Erkrankungen pro Jahr.

Klinik

Nach einer Inkubationszeit von 4 – 6 Wochen (5 Tage bis 1 Jahr) treten zunächst Schmerzen und Taubheitsgefühl im Bereich der Verletzungsstelle auf. Innerhalb kürzester Zeit ist die betroffene Extremität paretisch, es folgen zentralnervöse Symptome mit Angst, Schlafstörungen, Schlund- und Muskelkrämpfen, Tremor sowie Atemstörungen. Charakteristisch ist die Unfähigkeit des Patienten, Wasser zu trinken (Hydrophobie). Der Tod erfolgt wenige Tage nach Erkrankungsbeginn.

❗ Die Tollwut hat im Vollbild eine Letalität von 100%. Bislang haben weltweit erst sieben Patienten eine Erkrankung überstanden, alle bis auf einen hatten zuvor oder postexpositionell eine Vakzinierung erhalten. ❗

Diagnostisches Vorgehen

Beim tollwutverdächtigen Tier ist die **Isolierung des Virus** aus Speichel, Hirngewebe, Liquor und Urin möglich. Es kann mikroskopisch mittels direkten Fluoreszenztests in Abklatschpräparaten der Kornea und *post mortem* im Gehirn nachgewiesen werden (Negri-Körperchen). Auf jeden Fall sollte das Gehirngewebe des verdächtigen Tieres untersucht werden.

Beim klinischen Verdachtsfall wird der Erregernachweis in Biopsien aus der Nackenhaut, aus Speichel oder Liquor geführt.

Therapie

Es existiert **keine etablierte virusspezifische Therapie,** auch wenn in einem spektakulären Einzelfall nach Langzeitsedation und Beatmung gemeinsam mit einem Bündel aus intensivmedizinischen Maßnahmen und der Gabe von Ribavirin die junge Patientin gerettet werden konnte. Trotzdem gilt weiterhin: Sobald Symptome der Erkrankung auftreten, kommt für den Patienten jede Hilfe zu spät. **Prophylaktisch** sollte jede durch ein Tier verursachte Wunde sorgfältig mit Wasser und Seife gereinigt werden. Das weitere Vorgehen hängt von den Umständen ab, unter denen die Verletzung entstanden ist. Bei begründetem Verdacht auf eine mögliche Tollwutinfektion (fremdes oder wild lebendes Tier mit oder ohne auffälliges Verhalten, Tollwut-Endemiegebiet) müssen sofort eine aktive (5 Injektionen innerhalb eines Monats) und – bei erhöhtem Risiko – zu Anfang auch eine passive Immunisierung durchgeführt werden. Die Impfung verhindert den Ausbruch der Erkrankung zuverlässig, wenn sie vor Ausbruch der Symptome gegeben wird.

13.11.9　Anthrax

Anthrax oder **Milzbrand** (gr. *anthrax* = Kohle) wird durch den vorwiegend Tiere befallenden ***Bacillus anthracis,*** einen aeroben grampositiven Sporenbildner, hervorgerufen. Die **Sporen** sind äußerst resistent und langlebig (bis zu 40 Jahre), was von den Militärs vieler Länder geschätzt wird (s. **Kasten** „Anthropozidosen"). Welches Bedrohungspotential von den Sporen ausgeht, zeigte sich im Jahr 2002, als mit der Post verschickte Anthrax-Sporen in den USA mehrere Menschen zu Schaden und Tod brachten. „Natürliche" Infektionen des Menschen kommen vor allem bei Personen vor, die beruflichen Kontakt zu Tieren oder deren Produkten wie Wolle oder Häuten haben.

❗ Nach Inokulation werden die Sporen von Makrophagen aufgenommen und zu den Lymphknotenstationen transportiert, wo sie auskeimen und als teilungsfähige Bakterien freigesetzt werden. Entsprechend ist das klinische Bild oft zweiphasig. ❗

Diagnose

Die Diagnose kann in einem regulären mikrobiologischen Labor vermutet werden (in der Gram-Färbung breite, bekapselte, grampositive Bazillen; charakteristisches Wuchs-

„Anthropozidosen"

Seit dem Ersten Weltkrieg werden Infektionserreger in vielen Ländern militärisch als Massenvernichtungswaffen eingesetzt, erprobt oder gelagert – oft unter der Vorgabe „defensiver" Gründe. Wie rasch und unproblematisch der angeblich der Besserung der Menschheit dienende wissenschaftliche Fortschritt in ein erhebliches Vernichtungspotential umgesetzt werden kann, zeigt die Tatsache, dass inzwischen viele Militärlabors über genetisch „verbesserte" (und sicherlich nicht nur in einem defensiven Sinn verbesserte) Mikroben verfügen. Zu den heute als potentielle **Anthropozidosen** (auf die Vernichtung von Menschen abzielende Infektionskrankheiten) relevanten Infektionen gehören viele längst besiegt geglaubte Erkrankungen, wie pulmonaler Anthrax, Tularämie, Pest und v. a. die Pocken. Letztere wurden 1980 durch die WHO als ausgerottet erklärt, jedoch in einem russischen und einem US-amerikanischen Labor weiter gelagert. Angesichts massiver, nach dem Zusammenbruch der ehemaligen UdSSR zutage getretener Sicherheitslücken ist der ultimative Verbleib der Viren in den vorgegebenen Einrichtungen nicht garantiert, wie auch der Nachweis gezeigt hat, dass es sich bei den 2002 in den USA in krimineller Absicht verschickten Anthrax-Sporen um einen Stamm aus eigenen nationalen Beständen handelte.

verhalten auf Schafblut-Agar), muss jedoch in einem Speziallabor bestätigt werden.

Klinik und Therapie

Anthrax kommt in drei Formen vor:
- **kutane Form:** 95% der natürlichen Anthrax-Fälle des Menschen. Der kutane Milzbrand entsteht durch Inokulation von Sporen in die Haut. Er beginnt mit einer schmerzlosen, juckenden „Milzbrandpapel", auf der sich nach 1 – 2 Tagen eine Blase oder mehrere Bläschen entwickeln; zudem besteht ein oft erhebliches Ödem. Nachdem die Bläschen aufbrechen, bildet sich der charakteristische, namensgebende schwarze Schorf. Selten kommt es zu einer Bakteriämie. Die Behandlung erfolgt in der Regel oral mit Ciprofloxacin, Doxycyclin oder Amoxicillin. Meist kommt es zur komplikationslosen Rückbildung.
- **gastrointestinale Form:** Der gastrointestinale Milzbrand wird durch befallenes Fleisch übertragen, er ist sehr selten. Der klinische Verlauf entspricht zunächst dem einer Darmgrippe, später entwickeln sich blutige Stühle. Durch schwere Darmulzerationen und eine hämorrhagische abdominelle Lymphadenitis versterben 50% der Patienten.
- **pulmonale Form:** Der pulmonale Milzbrand, erworben durch direkte Inhalation von Sporen, beginnt mit grippeähnlichen Symptomen, die wenige Tage dauern. Anschlie-

ßend entwickelt sich rasch eine Anthrax-Sepsis. Trotz Behandlung durch intravenöses Ciprofloxacin und Intensivtherapie versterben fast alle betroffenen Patienten.

Eine postexpositionelle Prophylaxe ist mit Ciprofloxacin (oder Doxycyclin) möglich.

13.12 Sexuell übertragene Krankheiten

Ein bunter Haufen von mehr als 25 Erregern nimmt an den sexuellen Erfahrungen des Menschen teil, darunter Viren, Bakterien, Protozoen und Ektoparasiten. Der Übertragungsweg über die am Sexualakt beteiligten Schleimhäute ist dabei äußerst effektiv: Insgesamt werden weltweit pro Jahr etwa 330 Millionen Krankheiten sexuell erworben. Etwa 25% der Bewohner von Industrieländern erwerben mindestens einmal im Leben eine STD.

Der alte Begriff der **Geschlechtskrankheiten** umfasste laut Geschlechtskrankheitengesetz die vier sexuell übertragbaren Krankheiten: Gonorrhö, Lues, Ulcus molle und Lymphogranuloma inguinale. Der Begriff wurde inzwischen durch den der **sexuell übertragenen Krankheiten** (STD: *sexually transmitted diseases*) ersetzt. Diese Umtaufe trägt der Tatsache Rechnung, dass sich viele durch Geschlechtsverkehr erworbene Erkrankungen nicht an Geschlechtsorganen manifestieren und dass Sex je nach menschlicher Interessenlage nicht nur an und mithilfe von Sexualorganen stattfindet (z. B. anale oder orale Übertragung).

Entsprechend zählen heute die HIV-Infektion, aber auch die Virushepatitis, *Herpes genitalis*, Papilloma-Virosen, sexuell erworbene Chlamydien-Infektionen, *Granuloma inguinale*, die Candidose des Genitaltraktes sowie Infektionen durch *Ureaplasma urealyticum* und Trichomonaden zu den sexuell übertragenen Krankheiten (**Tab. 13.24**). Im weiteren Sinne können auch der Filzlausbefall oder Scabies den STD zugerechnet werden.

In den letzten Jahren haben vor allem der Herpes genitalis und die durch das Papilloma-Virus hervorgerufenen Feigwarzen an Häufigkeit zugenommen. Fast in Vergessenheit geraten waren die klassischen Sexualerkrankungen zumindest in Zentraleuropa, von denen in jüngster Zeit die Lues und neuerdings auch das Lymphgranuloma venereum kräftig auf dem Vormarsch sind.

Die Bedeutung der STD geht über ihr unmittelbar gewebsschädigendes Potential hinaus: Sie sind häufige Ursachen von Infertilität (insbesondere Gonokokken und Chlamydien), Neoplasien (insbesondere humane Papilloma-Viren) sowie Organversagen (chronische Hepatitis durch Hepatitis-Virus B und C).

Tab. 13.24 Befunde bei STD

Syndrom	Erreger
Urethritis*	*Neisseria gonorrhoeae, Chlamydia trachomatis, Ureaplasma urealyticum, Trichomonas vaginalis, Mycoplasma spp.*, HSV
Zervizitis**	*Neisseria gonorrhoeae, Chlamydia trachomatis,* HSV, *Trichomonas vaginalis*
Vaginitis (oder Vaginosis)**	*Trichomonas vaginalis, Candida albicans, Gardnerella vaginalis, Mobiluncus spp.,* Anaerobier (v. a. *Bacteroides*)
Genitalwarzen	HPV, *Treponema pallidum*
Genitalgeschwüre	*Treponema pallidum,* HSV, *Haemophilus ducreyi* (Ulcus molle), *Calymmatobacterium granulomatis* (Granuloma inguinale), *C. trachomatis* (Lymphogranuloma venereum)
Proktitis und Proktokolitis	*Chlamydia trachomatis, Neisseria gonorrhoeae, Treponema pallidum,* HSV, *Shigella, Salmonella, Campylobacter, Entamoeba histolytica*
entzündliche Beckenerkrankungen und Infertilität	*Neisseria gonorrhoeae, Chlamydia trachomatis, Mycoplasma hominis*
fetale und neonatale Infektionen	*Neisseria gonorrhoeae, Chlamydia trachomatis,* HSV, *Treponema pallidum,* HIV, Zytomegalie-Virus

* Leitsymptom ist urethraler Ausfluss.
** Leitsymptom ist vaginaler Ausfluss.

❗ STD gedeihen in vielen Ländern auch auf dem Boden von Menschenrechtsverletzungen (Misshandlung und sexuelle Ausbeutung von Frauen) und sozialer Entwurzelung. Die Bekämpfung von STD hat damit auch eine soziale Komponente. ❗

Diagnostisches Vorgehen

Die Diagnostik der STD hat mit mehreren Problemen zu kämpfen:

- Ärzte schätzen das Infektionsrisiko ihrer Patienten oft falsch ein: Jeder sexuell aktive Erwachsene – ob verheiratet oder nicht, ob kinderreich oder nicht, ob reich oder arm – kann von STDs betroffen sein!
- STDs treten oft gemeinsam auf: jeder Patient mit einer nachgewiesenen STD muss auf das Vorliegen von anderen STDs (inklusive HIV) untersucht werden!
- Die Erhebung einer Sexualanamnese gehört für die meisten Ärzte zu den weniger beliebten beruflichen Tätigkeiten; dieser Teil der Gesundheitsvorsorge wird deshalb oft vernachlässigt.

Das Wissen um die Häufigkeit sexuell übertragener Erkrankungen sollte jeden Arzt zur diagnostischen Wachsamkeit veranlassen und ihm über die peinlichen Aspekte der entsprechenden Fragen bzw. Untersuchungen hinweghelfen. Die Sorge, dass das Erheben einer Sexualanamnese das Ver-

trauensverhältnis zwischen Arzt und Patient stört, ist auch weitgehend unbegründet. Erstens wissen die Patienten die Gründlichkeit durchaus zu schätzen, die sich darin niederschlägt, auch „danach" gefragt zu werden. Zweitens ist – ohne einen spezifischen Anlass – die gründliche Erstanamnese der geeignetste Zeitpunkt, beiläufig, aber umfassend und diskret die Sexualanamnese zu erheben, mit der gleichen Neutralität wie die Berufsanamnese, am besten ohne große Überleitung z. B. zwischen der Frage nach „Allergien" und der „Medikamentenanamnese".

Im Übrigen gibt es kaum eine unverfänglichere zweite Chance: Man kann seinen Patienten zwar ohne Probleme und auch ohne vorher je eine Reiseanamnese erfragt zu haben, nach drei Wochen stationärer Behandlung z. B. mit der Frage nach einem möglichen Aufenthalt im Amazonasbecken konfrontieren – aber kaum mit der Frage nach der Häufigkeit von ungeschütztem permissiven gleichgeschlechtlichen Analverkehr, wenn vorher das Thema Sexualität völlig ausgespart blieb.

Vorgehen

Sowohl das bloße Screening als auch die gezielte Diagnostik bei entsprechendem Verdacht besteht aus drei Schritten:

- **Anamnese:** frühere STDs, Zahl und Art von Sexualkontakten, Zahl der Partner, sexuelle Orientierung, Empfängnisverhütung, Gebrauch von Kondomen und anderen Barrieremethoden, Impfstatus gegen Hepatitis B, Auslandsreisen, Drogengebrauch, Fragen nach genitalem oder urethralem Ausfluss sowie Genitalveränderungen (Entzündungen, Warzen, Geschwüre)
- **Befund:** v. a. abnorme Befunde der Haut, des Pharynx, der Genitalien, des Rektums sowie der Lymphknoten
- **Screening-Untersuchungen:** Da viele STDs lange Zeit asymptomatisch verlaufen, wird folgendes Minimalprogramm empfohlen:
  - **beim Mann:** Urethralabstrich mit Kultur (*C. trachomatis*, Gonokokken), Urinanalyse (Trichomonaden), Rektalabstrich (nur bei entsprechender Sexualpraxis), Rachenabstrich (nur bei Beschwerden)
  - **bei der Frau:** Vaginalabstrich für Kultur (*C. trachomatis*, Gonokokken, *Candida*), Mikroskopie (Trichomonaden, *Candida*), (bakterielle Vaginose); sonst wie bei den Männern.

13.12.1 Lues (Syphilis)

Bis zum Beginn der antibiotischen Ära war die Syphilis eine der am weitesten verbreiteten und am meisten gefürchteten Krankheiten überhaupt, was auch ihr lateinischer Name Lues – der schlichtweg „Seuche" bedeutet – zum Ausdruck bringt. Die Lues ist eine chronische, stadienhaft verlaufen-

Tab. 13.25 Natürlicher Verlauf der unbehandelten Syphilis

Stadium	Typische Symptome/Befunde	Dauer des Krankheitsverlaufs	Dauer der Symptome	Serologie (in %)	
				VDRL	FTA-ABS
Primär	Ulcus durum	21 Tage (10–90)	2–12 Wochen	72	91
Sekundär	Exanthem, Condyloma lata, fleckige Veränderungen der Schleimhäute, Lymphadenopathie, Alopezie	6 Wochen bis 6 Monate	1–3 Monate	100	100
Latenzstadium	Rezidive des Sekundärstadiums oder asymptomatisch	< 1 Jahr	so lange, bis die tertiäre Syphilis auftritt	73	97
Tertiär	Neurosyphilis, kardiovaskuläre Syphilis, Gummen	1 Jahr bis zum Tod	bis zum Tode	77	99

nach: Stobo JD: The Principles and Practise of Medicine, 23rd ed; Appleton & Lange, 1996

de, meist venerische Infektionskrankheit mit Multiorganbefall. Das Reservoir des Erregers *Treponema pallidum*, eines gramnegativen, beweglichen Stäbchens, ist der Mensch; die Infektion erfolgt meist genital über kleine Schleimhautläsionen.

Klinik

Die Krankheit verläuft in vier Phasen (**Tab. 13.25**):
- **Primärstadium** (Lokalbefall, **Abb. 13.31**): Nach einer Inkubationszeit von bis zu 5 Wochen entsteht im Bereich der Eintrittspforte der Primärherd, das **Ulcus durum** (schmerzloses Geschwür mit harten Rändern). Die regionären Lymphknoten sind ebenfalls schmerzlos vergrößert und induriert. Während des Primärstadiums beginnt die Generalisation der Erreger, was etwa 8 Wochen nach Auftreten des Primärkomplexes zum Sekundärstadium führt.
- Das **Sekundärstadium** (systemischer Befall) tritt 6 Wochen bis 6 Monate nach Exposition auf und dauert etwa 1–3 Monate. Es überlappt sich bei einem Viertel der Patienten mit dem Primärstadium und ist gekennzeichnet durch multimorphe Exantheme (generalisiert roseolenartig oder stammbetont makulopapulös), hochinfektiöse Condyloma lata (plaqueartige, v. a. perianale Läsionen), Lymphadenitis, diffus-kleinfleckige Alopecia luetica und verschiedene Organmanifestationen wie spezifische Pneumonien, Meningitiden, Hepatitiden. Gewichtsverlust, generalisierte Lymphadenopathie und Fieber zeigen die systemische Natur dieser Phase an.
- Das **Latenzstadium** ist asymptomatisch und kann viele Jahre bis lebenslang andauern. Oft treten in dieser Phase – meist milde – Rückfälle in das Sekundärstadium auf.
- Ein **Tertiärstadium** machen nicht alle Patienten durch. Es treten subkutane Hautknoten, sog. **Gummen**, oder derbe braunrote Knoten (**tertiäres Syphilid**) auf. Bei Befall der Gefäße entstehen Aneurysmen der Aorta ascendens, bei Befall der Knochen Deformitäten (Sattelnase). Gewebemanifestationen im Bereich des ZNS werden als **Neurosyphilis** zusammengefasst: **progressive Paralyse**, chro-

nische Enzephalitis mit Frontalhirnbetonung, Demenz, **Tabes dorsalis** (Areflexie, Hyperalgesien, Ataxie).

Diagnostisches Vorgehen

Die *definitive* Diagnose wird durch die (selten mögliche) **mikroskopische Identifikation von Spirochäten** im Dunkelfeld gestellt; eine Anzüchtung von *Treponema pallidum* ist nicht möglich. Zumeist muss deshalb auf serologische Verfahren ausgewichen werden. Der **serologische Nachweis** ist nur in der Kombination von non-treponemalen Suchtests (z. B. *Treponema-pallidum*-Partikel-Agglutinationstest, TPPA) und treponemalen Bestätigungstests (z. B. Fluoreszenz-Treponema-Antikörper-Absorptionstest = FTA-ABS) möglich. Da diese Tests lebenslang positiv bleiben können, sagen sie nichts über die derzeitige Krankheitsaktivität aus. Zum Nachweis einer aktiven Infektion wird deshalb ggf. eine Cardiolipin-Komplementbindungsreaktion oder der teurere VDRL-Test (Mikroflockungsreaktion) angeschlossen.

Therapie

Chemotherapeutikum der Wahl ist Penicillin. Darreichungsform und Länge der Therapie variieren je nach Stadium. Alternativ kommen Doxycyclin oder Tetracyclin zum Einsatz.

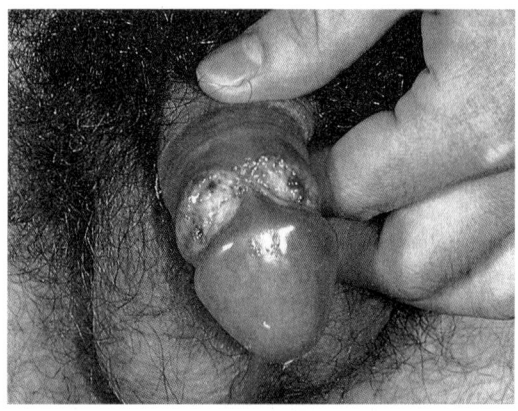

Abb. 13.31: Primäraffekt bei Lues. [E179–168]

Um irreversible Organschädigungen zu vermeiden, muss die Therapie im Primär-, spätestens im Sekundärstadium begonnen werden.

❗ Etwa 4–8 Stunden nach Injektion der *ersten* Antibiotika-
∎ dosis kommt es bei 50–80% der Patienten zu einer durch Endotoxinfreisetzung aus den zerfallenden Bakterien bedingten **Jarisch-Herxheimer-Reaktion,** einer mehrere Stunden anhaltenden fieberhaften Reaktion mit Kopfschmerzen und Unwohlsein. Diese sollte nicht als allergische Reaktion auf das Mittel der Wahl fehlgedeutet werden. ❗

13.12.2 Gonorrhö

Die Gonorrhö ist die häufigste meldepflichtige Geschlechtskrankheit, sie ist im Vergleich zu den viralen STDs jedoch selten. Trotz chiffrierter Meldepflicht der Erkrankung gibt es wohl eine hohe Dunkelziffer.

❗ Die Gonorrhö ist bei Frauen nicht nur häufiger, sondern we-
∎ gen der häufigen Keimaszension auch schwerwiegender. ❗

Gonokokken sind gramnegative Diplokokken, deren Erregerreservoir der Genital-, Rektal- und gelegentlich Pharyngealbereich auch asymptomatischer Menschen ist. Gonokokken leben ausschließlich auf **Zylinderepithelien,** auf Plattenepithelien kommen sie nicht vor. Im Zylinderepithel werden die Gonokokken von den Epithelzellen phagozytiert und zur Basalmembran verbracht, wo sie eine eitrige Entzündung des subepithelialen Gewebes verursachen.

Die Übertragung erfolgt überwiegend sexuell (vaginal, anal, Fellatio, Cunnilingus – „Die Gonokokke sitzt und lauscht, was an ihr vorüberrauscht").

Klinik

Nach einer Inkubationszeit von 2–7 Tagen kommt es zur **eitrigen Urethritis,** evtl. mit „rahmigem" Ausfluss. Die aszendierende Infektion führt bei der Frau zu Zervizitis, Endometritis und Adnexitis (bis hin zur Peritonitis). Beim Mann sind eine Prostatitis und Epididymitis möglich.

In bis zu 20% entwickelt sich im Rahmen eines chronischen Verlaufs eine Sterilität. **Reaktive Arthritiden** entstehen durch hämatogene Aussaat, manche Formen sind möglicherweise auch immunologischer Genese. Bei ungünstiger Abwehrlage ist eine Gonokokken-Sepsis oder Gonokokken-Endokarditis möglich.

Bei entsprechenden Sexualpraktiken können eine Gonokokken-Proktitis (schmerzhafte Defäkation, Juckreiz, Obstipation, analer Ausfluss) und -pharyngitis (Verlauf ähnlich wie bei Streptokokken-Pharyngitis) auftreten; beide verlaufen jedoch in bis zu 50% asymptomatisch.

Diagnostisches Vorgehen und Therapie

Die **Diagnose** wird durch mikroskopische Untersuchung urethraler und zervikaler Abstriche gestellt. Die **Therapie** kann durch eine Einmaldosis von Cephalosporinen der dritten Generation (z. B. Ceftriaxon i. m. oder Cefixim p. o.) erfolgen. Andere früher verwendete Antibiotika sollten wegen häufiger Resistenzen heute nicht mehr verwendet werden, das gilt inzwischen auch für die Chinolone und Azithromycin.

Da meist eine gleichzeitige Infektion mit Chlamydien angenommen werden muss, wird häufig zusätzlich mit oralem Azithromycin oder Doxycyclin therapiert. Der Therapieerfolg sollte eine Woche nach der Behandlung mikroskopisch kontrolliert werden. Da eine Gonorrhö nur bei „ungeschütztem" Geschlechtsverkehr erworben wird, ist an die gleichzeitige Infektion mit anderen sexuell übertragbaren Krankheiten zu denken (Lues, HIV u. a.).

❗ Stets sollten die Sexualpartner mit behandelt werden, da
∎ sonst Reinfektionen (Pingpong-Effekt) auftreten. ❗

13.12.3 Chlamydia trachomatis

C. trachomatis ist in den Industrienationen der häufigste Erreger von STD; Krankheiten durch *C. trachomatis* sind mindestens zehnmal häufiger als solche durch Gonokokken.

Klinik

- *C. trachomatis* ist für 40% der Urethritiden bei Männern verantwortlich. Die Infektion verläuft jedoch häufig asymptomatisch. Auch Frauen bemerken die Infektion oft nicht. Eine akute Salpingitis kann auftreten und eine spätere Infertilität bedingen. Nach neueren Vorstellungen kann *Chlamydia trachomatis* auf immunologischem Wege das Reiter-Syndrom auslösen (s. **12.7.3**).
- Bestimmte, vor allem in den Tropen vorkommende Serotypen von *Chlamydia trachomatis* sind für das **Lymphogranuloma venereum,** eine in Europa seltene, dagegen v. a. in Afrika, Indien und Südostasien endemische STD, verantwortlich. Das klinische Bild ist charakteristisch: Zunächst tritt in etwa 25% eine schmerzlose ulzerierende Papel am Genitale auf, der nach wenigen Tagen eine schmerzhafte regionale Lymphadenopathie folgt. Die zunächst mit der Haut verbackenen Lymphknoten werden später weich und schmelzen ein. In Europa sind zunehmend homosexuelle Menschen betroffen, die sich meist im chronischen Stadium mit einer mitunter extrem schmerzhaften Proktitis präsentieren.

Diagnostisches Vorgehen und Therapie

Die **Diagnose** erfolgt entweder durch einen direkten Fluoreszenz-Antikörpertest oder durch einen Enzym-Immunoassay eines Gewebeabstrichs.

Die **Therapie** der akuten Infektion erfolgt durch eine Einmaldosis von Azithromycin (p. o.). Spätere Stadien werden über drei Wochen mit Doxycyclin oder Azithromycin und Cotrimoxazol behandelt.

Weitere Formen der sexuell erworbenen nicht-gonorrhoischen Urethritis werden durch *Ureaplasma urealyticum* sowie *Bacteroides spp.* und Mykoplasmen, selten auch durch HSV verursacht.

13.12.4 Herpes simplex

Sexuell übertragene *Herpes-simplex*-Erkrankungen sind zu 90% durch **HSV Typ 2** (s. **13.13**) bedingt. Seltener ist bei orogenitalem Kontakt auch Typ 1 der Auslöser. Empfänglich für sexuell übertragenen Herpes sind die Genitalschleimhaut („Herpes genitalis"), der Anus sowie Mund und Oropharynx.

Sexuell übertragene Herpes-Infektionen sind in starkem Anstieg begriffen. Etwa ein Drittel der erwachsenen Bevölkerung zeigt serologische Zeichen einer durchgemachten HSV-2-Infektion.

Klinik

- Die **Erstinfektion** ist in aller Regel symptomatisch und schließt systemische Manifestationen wie Fieber, Abgeschlagenheit, Kopf- und Muskelschmerzen ein. An den exponierten Stellen entwickeln sich multiple flache, schmerzhafte Geschwüre. Eine inguinale schmerzhafte Lymphadenopathie ist häufig. Im Rahmen der Virämie treten bei 25% eine aseptische Meningitis sowie eine autonome Neuritis mit Harnverhalt, Impotenz und vermindertem Analsphinktertonus auf. Über zwei Wochen verkrusten die Geschwüre und bilden sich zurück. Bei Inokulation des Virus durch den Patienten kann es zu einer herpetischen Keratitis sowie Dermatitis kommen. Bei Analverkehr kann eine äußerst schmerzhafte, fieberhafte Proktitis auftreten.
- **Reaktivierung:** Da die Viren in Nervenganglien überleben können, kommt es wie beim Herpes labialis häufig zu Rezidivschüben, die jedoch meist milder als die Erstinfektion verlaufen und beim Immunkompetenten im Laufe der Zeit an Intensität und Frequenz abnehmen.

Diagnostisches Vorgehen und Therapie

Die Diagnose wird als Blickdiagnose oder auch durch Virusisolation und -kultur aus den Geschwüren gestellt. Während des aktiven Stadiums, d. h., bevor die Geschwüre verkrustet sind, kann die orale Einnahme von Aciclovir, Valaciclovir oder Famciclovir (bei Erstinfektion z. B. über 7 – 10 Tage) den Krankheitsverlauf abmildern.

Eine Übertragung auf das Neugeborene kommt vor allem bei zur Geburtszeit aktiver Erstmanifestation vor; in diesem Fall liegt das Risiko für das Kind bei etwa 50%. Deshalb wird dann zu einer Kaiserschnitt-Entbindung geraten, die die Übertragung jedoch auch nicht zuverlässig verhindern kann.

13.12.5 Andere STDs

Anogenitale Warzen

Diesen liegt die sexuelle Übertragung des *humanen Papilloma-Virus* (v. a. HPV Typ 6 und 11) zugrunde. Anogenitale Warzen dürften heute die häufigste STD überhaupt sein, in bestimmten Regionen sind bis zu 35 % der sexuell aktiven Teenager betroffen.

Klinik

Nach einer Inkubationszeit von 2 Wochen bis zu einem Jahr können die Warzen auftreten, die je nach Erregertyp und Wirtsantwort flach bis blumenkohlartig sind. Sie befinden sich meist am externen Genitale, können jedoch auch Scheide, Zervix und Urethra befallen und werden durch Juckreiz, Brennen oder Blutungen symptomatisch. Bestimmte HPV-Typen können genitale Dysplasien und Karzinome, v. a. das Zervixkarzinom, auslösen.

Diagnostisches Vorgehen

Die Diagnose erfolgt durch Inspektion. Läsionen am inneren Genitale sollten wegen des Dysplasiepotentials durch einen Papanicolaou-Abstrich abgeklärt werden. Bei länger bestehenden Veränderungen wird zur Risikoabschätzung auch die Typisierung der HPV-Viren empfohlen.

Therapie und Vorbeugung

Etwa 25% der anogenitalen Warzen bilden sich innerhalb von 3 Monaten zurück. Ist das hoffende Abwarten von keinem zufriedenstellenden Ergebnis gesegnet, kann die lokal-ablative Therapie mit Podophyllin, Trichloressigsäure, Kryotherapie oder Laser versucht werden. Keine der Therapiemodalitäten hat überwältigende Erfolge. Ein neu entwickelter Impfstoff hat sich als effektiv in der Vorbeugung von Genitalwarzen (und Zervixkarzinom) erwiesen und ist seit Juli 2007 für alle Mädchen zwischen 12 und 17 Jahren als Regelimpfung empfohlen.

Trichomonaden

Trichomonaden sind begeißelte Protozoen und werden vorwiegend sexuell übertragen. Sie infizieren vor allem Vagina und Urethra, es kommt zu vaginalem, meist schaumig gelblichem Ausfluss sowie lokaler Irritation. Die Zervix kann viele kleine hämorrhagische Gebiete aufweisen ("Erdbeer-Zervix"). Bei Männern verläuft die Infektion meist asymptomatisch, kann aber bisweilen eine Urethritis verursachen. Die **Therapie** erfolgt durch die orale Gabe von Metronidazol über z. B. 7 Tage oder die Einmaltherapie mit Tinidazol. Partnerbehandlung nicht vergessen!

Ulcus molle

Auch **weicher Schanker** (engl. *chancroid*) genannte, infektiöse und kontagiöse Lokalinfektion, die durch *Haemophilus ducreyi*, ein gramnegatives Stäbchen, verursacht wird. Sie wird vorwiegend sexuell übertragen, bleibt meist auf das Genitale beschränkt und hinterlässt keine Immunität. Das Ulcus molle ist eine Erkrankung v. a. der tropischen und subtropischen Regionen und tritt häufig gemeinsam mit anderen sexuell übertragenen Krankheiten auf.

Klinik

Nach einer Inkubationszeit von 2–6 Tagen treten mehrere Papeln bzw. Pusteln im Genitalbereich auf, die in schmerzhafte Geschwüre übergehen. Bei Männern treten meist nur vereinzelt Ulzera auf, während Frauen multiple Geschwüre aufweisen können, dafür aber weniger Schmerzen haben. Meist heilt das Ulcus molle nach wenigen Wochen spontan wieder ab.

Diagnostisches Vorgehen und Therapie

Die Diagnosestellung erfolgt meist aufgrund der Klinik, ein Erregernachweis aus dem Wundsekret ist möglich (Kultur auf Spezialnährböden). Zur Therapie werden Makrolide (z. B. Azithromycin als Einmaldosis p. o.) oder Ceftriaxon i. m. gegeben, Sexualpartner müssen mitbehandelt werden.

Granuloma inguinale (Donovanosis)

In den Industrieländern extrem seltene STD durch *Calymmatobacterium granulomati*, ein gramnegatives, bekapseltes Stäbchen. Die Infektion beginnt 2–4 Wochen nach Inokulation mit einer schmerzlosen Papel am externen Genitale, welche später ulzeriert und kaum von einem Plattenepithelkarzinom zu unterscheiden ist. Die Therapie erfolgt mit Tetrazyklinen.

13.13 Systemische Herpesvirus-Erkrankungen

Die Familie der Herpesviren umfasst etwa 80 DNA-Viren, acht sind humanpatogen. Nach ihrem Wirtsspektrum, ihrer Gewebespezifität und ihrem Wachstumsverhalten werden sie in drei Unterfamilien eingeteilt (**Abb. 13.32**):

- α-Herpesviren: Herpes-simplex-Gruppe mit den beiden Vertretern HSV-1 und -2 sowie das Varicella-Zoster-Virus
- β-Herpesviren: Humane Vertreter sind das Zytomegalie-Virus (= humanes Herpesvirus 5) sowie die humanen Herpesviren 6 und 7
- γ-Herpesviren: EBV (= humanes Herpesvirus 4) sowie Herpesvirus 8.

Die Viren der Herpes-Gruppe zeichnen sich durch mehrere interessante Eigenschaften aus:

- **Tropismus:** Verschiedene Herpesviren bevorzugen unterschiedliche Gewebe, was die unterschiedlichen klinischen Verläufe erklärt. So wachsen die α-Herpesviren z. B. gut in Epithelzellen und Fibroblasten und verursachen deshalb häufig mukokutane Erscheinungen. β-Herpesviren dagegen wachsen nur in Fibroblasten, während sich die γ-Herpesviren nur in Lymphozyten vermehren; Letztere fallen deshalb klinisch durch lymphoproliferative Erscheinungen auf.
- **Latenz:** Alle Herpesviren induzieren eine lebenslange latente Infektion des Wirtsorganismus, wo sie in spezifischen Zelltypen persistieren (HSV-1 und -2 z. B. in sensorischen Nervenganglien, viele andere Herpesviren in lymphatischen Zellen); sie können bei einer Veränderung der Immunbalance reaktiviert werden.
- **Transformation:** Die meisten Herpesviren sind in der Lage, befallene Zellen zu transformieren; dies spielt klinisch jedoch wahrscheinlich nur für die lymphotropen Herpesviren eine Rolle, die teilweise eine maligne Lymphoproliferation induzieren können. Sehr selten kann jedoch z. B. EBV auch Karzinome auslösen (z. B. Nasopharyngealkarzinome).

Die Übertragung der Herpesviren erfolgt durch Inokulation frischer, virushaltiger Körperflüssigkeit in empfindliches Körpergewebe wie orale, anale oder genitale Mukosa sowie Respirationstrakt und Blutbahn. Dies macht verständlich, weshalb die Übertragung v. a. durch Intimkontakte erfolgt und dass langfristig nur wenige Individuen den Viren entgehen können.

Verhaltensweisen, die den Austausch von Körperflüssigkeiten fördern (z. B. die Gruppenerziehung von Kindern), lassen die Inzidenzzahlen ansteigen.

Die Krankheiten der Herpes-Familie

Das *humane Herpesvirus 6* ist der hauptsächliche Erreger des **Dreitagefiebers** (Roseola infantum), einer an sich gutartigen, exanthematischen Kinderkrankheit, die wegen des raschen Fieberanstiegs für bis zu 1/3 der Fieberkrämpfe verantwortlich ist.

Das *humane Herpesvirus 7* ist nach serologischen Studien

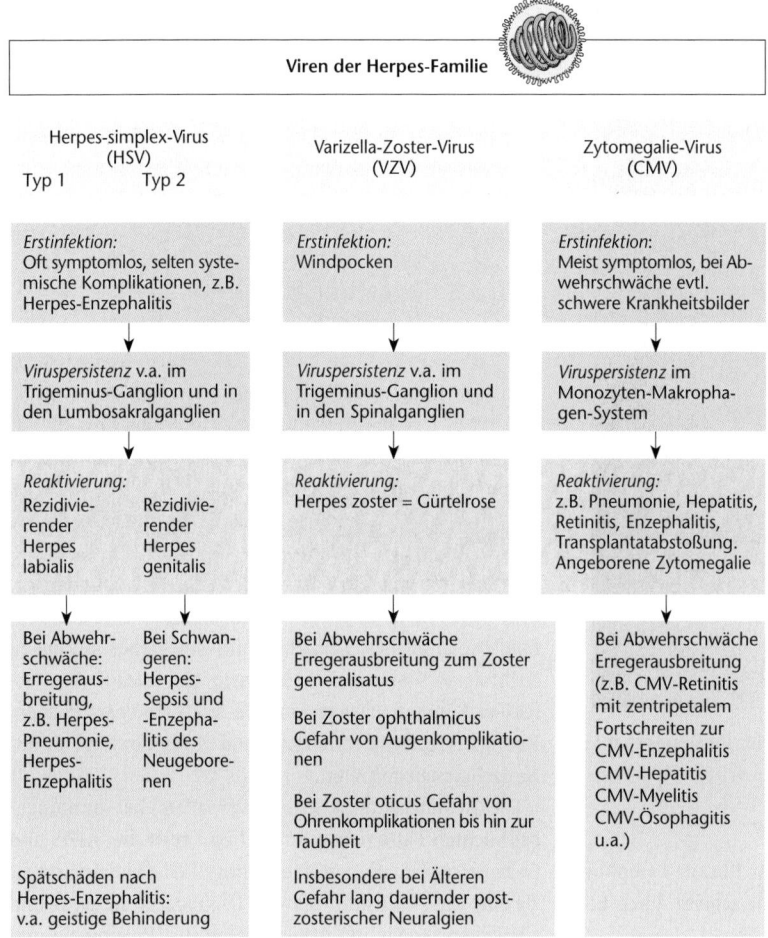

Viren der Herpes-Familie

Herpes-simplex-Virus (HSV)	Varizella-Zoster-Virus (VZV)	Zytomegalie-Virus (CMV)
Typ 1 Typ 2		

Erstinfektion:
Oft symptomlos, selten systemische Komplikationen, z.B. Herpes-Enzephalitis

Erstinfektion:
Windpocken

Erstinfektion:
Meist symptomlos, bei Abwehrschwäche evtl. schwere Krankheitsbilder

Viruspersistenz v.a. im Trigeminus-Ganglion und in den Lumbosakralganglien

Viruspersistenz v.a. im Trigeminus-Ganglion und in den Spinalganglien

Viruspersistenz im Monozyten-Makrophagen-System

Reaktivierung:
Rezidivierender Herpes labialis

Reaktivierung:
Rezidivierender Herpes genitalis

Reaktivierung:
Herpes zoster = Gürtelrose

Reaktivierung:
z.B. Pneumonie, Hepatitis, Retinitis, Enzephalitis, Transplantatabstoßung. Angeborene Zytomegalie

Bei Abwehrschwäche: Erregerausbreitung, z.B. Herpes-Pneumonie, Herpes-Enzephalitis

Bei Schwangeren: Herpes-Sepsis und -Enzephalitis des Neugeborenen

Bei Abwehrschwäche Erregerausbreitung zum Zoster generalisatus

Bei Zoster ophthalmicus Gefahr von Augenkomplikationen

Bei Zoster oticus Gefahr von Ohrenkomplikationen bis hin zur Taubheit

Bei Abwehrschwäche Erregerausbreitung (z.B. CMV-Retinitis mit zentripetalem Fortschreiten zur CMV-Enzephalitis CMV-Hepatitis CMV-Myelitis CMV-Ösophagitis u.a.)

Spätschäden nach Herpes-Enzephalitis: v.a. geistige Behinderung

Insbesondere bei Älteren Gefahr lang dauernder postzosterischer Neuralgien

Abb. 13.32: Durch Viren der Herpes-Familie verursachte Erkrankungen. [A400−100]

wahrscheinlich auch ein Mitverursacher des Dreitagefiebers.

Das *humane Herpesvirus 8* ist für das AIDS-assoziierte **Kaposi-Syndrom** verantwortlich.

Aus der *Herpes-simplex*-Gruppe können die *Herpes-simplex*-Viren *1* und *2* (auch *humane Herpesviren 1* und *2* genannt) den bekannten **Herpes labialis**, die **Herpes-Enzephalitis** (s. **13.8.2**), sexuell übertragene Infektionen (z.B. Herpes genitalis, s. **13.12.4**) sowie eine oft schwer verlaufende **Keratoconjunctivitis herpetica**, eine kongenitale Infektion des Neugeborenen und bei Immundefekten auch eine schwere Ösophagitis und disseminierende Erkrankung auslösen. Schwere Krankheitsbilder werden durch Aciclovir, Valaciclovir, Famciclovir oder ggf. Brivudin behandelt.

Der durch das *Varicella-Zoster*-Virus *(humanes Herpesvirus 3)* ausgelöste **Herpes zoster** besteht in einem schmerzhaften, auf den Bereich einer (selten mehrerer) Nervenwurzel beschränkten vesikulären Ausschlag (**Abb. 13.33**). Schmerzen können auch nach Abheilung des Ausschlags bestehen bleiben (postherpetische Neuralgie). Bei immunge-

schwächten Patienten kann sich aus dem Ausschlag eine disseminierte, oft tödliche Erkrankung entwickeln. Bei Immunkompromittierten wird immer primär parenteral mit Aciclovir behandelt. Immunkompetente mit Herpes zoster können primär oral behandelt werden, mit Valaciclovir, Famciclovir, Brivudin oder auch mit dem schlechter resorbierbaren Aciclovir.

13.13.1 EBV-Infektionen

Das **Epstein-Barr-Virus** ist ein überaus erfolgreiches Virus: Es infiziert etwa 90% der Menschen, oft schon vor dem Erwachsenenalter, und persistiert dann lebenslang im Körper, wahrscheinlich in B-Gedächtniszellen. Es ist Auslöser der **infektiösen Mononukleose (Pfeiffer-Drüsenfieber,** „*kissing disease*"), einer Erkrankung, die v. a. zwischen dem 10. und 35. Lebensjahr auftritt. Daneben ist es für eine Vielzahl von malignen Erkrankungen verantwortlich, von B-Zell-Lymphomen bei Immundefizienz über seltene **Nasopharyngeal-**

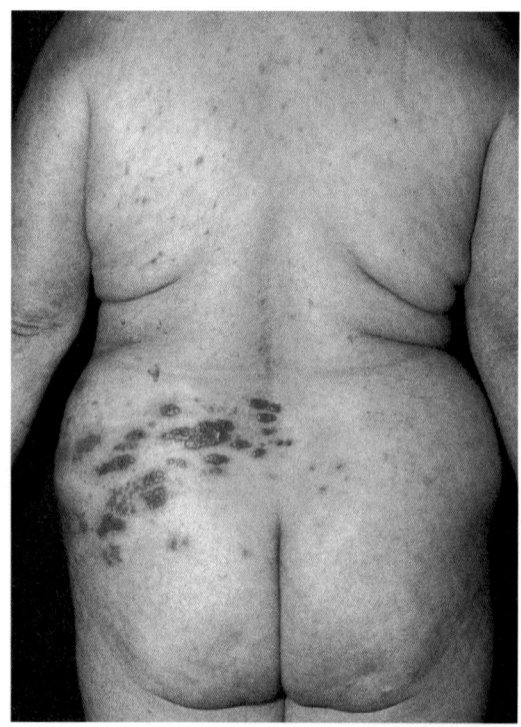

Abb. 13.33: Befund eines Herpes zoster im Dermatom L3 links. [R212]

karzinome bis hin zum afrikanischen **Burkitt-Lymphom**. Auch ein Teil der Hodgkin-Lymphome scheint durch EBV ausgelöst zu sein (s. **3.6.3**).

Klinik

Nach einer Inkubationszeit von 5 – 15 Tagen entwickeln die Patienten eine Trias aus Halsschmerzen, Fieber und generalisierter Lymphadenopathie, oft mit Milzschwellung. Manchmal treten zudem Kopf- und Muskelschmerzen auf, seltener (in 5 – 10%) auch ein vorübergehendes makulopapuläres Exanthem. Eine entzündliche Mitreaktion der Leber ist häufig, jedoch selten klinisch bedeutsam.

Die Krankheit ist in ihrem Verlauf selbstlimitierend und heilt nach ca. 2 Wochen aus.

Komplikationen

In selteneren Fällen kann es zu einer autoimmunhämolytischen Anämie, Thrombozytopenie, Enzephalitis, aseptischen Meningitis oder zu einem Guillain-Barré-Syndrom kommen.

Diagnostisches Vorgehen und Therapie

Die meisten der Patienten zeigen eine signifikante Lymphozytose mit charakteristischen morphologischen Veränderungen der Lymphozyten: sie sind sehr groß mit einer baso-

philen Vakuole im Plasma und einem exzentrisch gelegenen, unterteilten Kern (sog. **atypische Lymphozyten** oder „Pfeiffer-Zellen", **Abb. 13.34**).

Die Diagnose erfolgt durch den Nachweis von Kapselantikörpern (IgM). In über 90% sind Kryoglobuline im Serum nachweisbar. Eine wirkungsvolle antivirale Therapie existiert nicht, die Behandlung ist symptomatisch.

13.13.2 Zytomegalie

Das **Zytomegalie-Virus (CMV)** ist weltweit verbreitet, die Durchseuchung in den Industrieländern liegt zwischen 50 und 100%. Die Ausscheidung des Virus erfolgt über Nasen-Rachen-Raum, Urin und Sperma, außerdem ist eine diaplazentare Übertragung möglich.

Klinik

Die Infektion mit CMV ist in aller Regel asymptomatisch. Sehr selten kann es bei der Erstinfektion zu einem Mononukleose-ähnlichen Krankheitsbild mit Fieber, Myalgien, Arthralgien und Hepatitis kommen. Bei intrauteriner Infektion können schwere Verläufe mit ZNS-Verkalkungen, Retinitis, Hepatosplenomegalie und Thrombozytopenie des Neugeborenen auftreten.

Die Zytomegalie ist jedoch vor allem **bei immungeschwächten Patienten** gefürchtet und spielt bei AIDS und Organtransplantationen eine wichtige Rolle; hier verursacht sie eine CMV-Retinitis, schwere Ösophagitis, Enteritis und Cholangitis sowie interstitielle Nephritis, Pneumonie und ZNS-Infektionen.

Diagnostisches Vorgehen

Die Diagnose erfolgt durch Biopsie aus Ulzerationen des Ösophagus oder des Kolons mit Nachweis von Riesenzellen mit Einschlusskörperchen („**Eulenaugen**") und Anzüchtung des Virus in Fibroblastenkulturen. Außerdem stehen

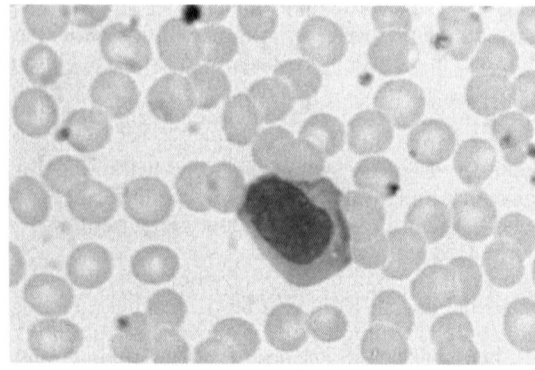

Abb. 13.34: Typische Pfeiffer-Zelle mit Vakuolen im peripheren Blutausstrich. [R132]

serologische Tests zum Nachweis von Antikörpern und des pp65-Early-Antigens zur Verfügung. Auch PCR-Methoden dienen dem Replikationsnachweis, sind aber so empfindlich, dass auch asymptomatische Personen positiv getestet werden. Bei Retinitis zeigt die Fundoskopie weißliche Exsudate und Blutungen („Quark und Ketchup").

Therapie

Bei Immunkompetenten ist keine Therapie erforderlich, da es sich um ein selbstlimitierendes Krankheitsbild handelt, nach dessen Überstehen das Virus im menschlichen Körper persistiert.

Bei Immunsuppression (z. B. HIV oder nach Organtransplantation) stehen vier Medikamente zur Verfügung: Ganciclovir, Valganciclovir, Foscarnet und Cidofovir.

13.14 HIV

Im Sommer 1981 berichteten die amerikanischen *Centers for Disease Control* (CDC) von einer unerklärlichen Häufung von Pneumocystis-carinii-Pneumonien (5 Patienten) und Kaposi-Sarkomen (16 Patienten) unter zuvor gesunden Homosexuellen in Los Angeles und New York. Da man diese beiden Krankheitsbilder bislang nur sehr selten und dann bei schwer immunsupprimierten Patienten beobachtet hatte, wurde ein *„acquired immune deficiency syndrome"* (AIDS) postuliert.

Zwei Jahre später fand die Gruppe um MONTAGNIER den dafür verantwortlichen Erreger: das *Human Immune Deficiency Virus* (HIV, **Abb. 13.35**).

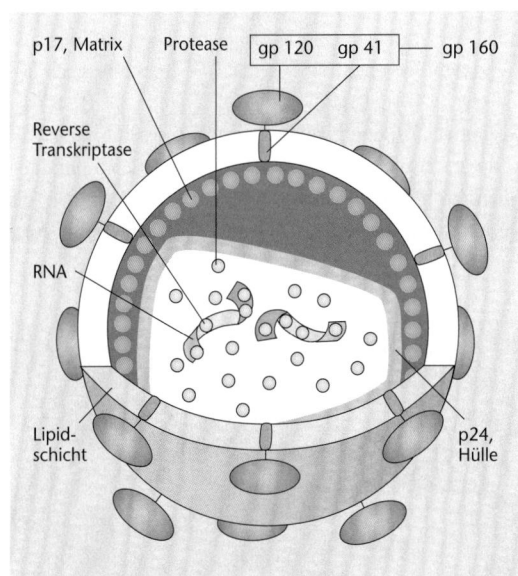

p17, Matrix

Protease

gp 120 gp 41 — gp 160

Reverse Transkriptase

RNA

Lipid-schicht

p24, Hülle

Abb. 13.35: Struktur des HI-Virus. [L157]

Eigenschaften des HIV

Typen und Aufbau

Das HIV gehört zur Gruppe der Lentiviren (lat. *lenti* = langsam) aus der Familie der **Retroviren**. Mindestens zwei HIV-Typen kommen vor: **HIV-1** mit seinen 9 Subtypen (bei uns am häufigsten B-Clade) ist für die überwiegende Mehrzahl der Infektionen verantwortlich und unterscheidet sich in seiner Nukleotidsequenz deutlich von **HIV-2**, welches gehäuft bei westafrikanischen Patienten vorkommt und einen zwar günstigeren Krankheitsverlauf hat, aber schwieriger antiretroviral zu behandeln ist. So sind z. B. Nicht-Nukleosid-reverse-Transkriptase-Inhibitoren und einzelne Protease-Inhibitoren nicht gegen HIV-2 wirksam.

Das HIV hat die Form eines Würfels mit 20 dreieckigen Seiten (Eikosaeder) und trägt auf seiner Oberfläche charakteristische Spikes (Oberflächenrezeptor **gp120**), die über ein „gp41" genanntes Protein in einer Lipidmembran verankert sind. Das HIV-Genom kodiert die Strukturproteine für Hülle (gp120, gp41) und Kernkapsel (**p24**) sowie für die reverse Transkriptase und verschiedene Regulationsgene.

Replikationszyklus

Als Retrovirus fertigt das HIV bei der Replikation zunächst mithilfe seiner reversen Transkriptase (RT), eines in Zellen von Eukaryonten nicht vorkommenden Enzyms, eine doppelsträngige DNA-Kopie seiner eigenen Virus-RNA an.

Anschließend wird dieser provirale DNA-Doppelstrang mithilfe der HIV-Integrase in das Genom der Wirtszelle integriert. Hier ist das Virus für die körpereigene Abwehr unerreichbar. Bei Aktivierung der Zelle wird die Virus-DNA mit abgelesen, es entsteht mRNA, die Polyproteine kodiert, die zu Viren zusammengebaut und im so genannten „Budding" aus der Zelle ausgeschleust werden, bevor sie dann noch von einer spezifischen HIV-Protease in ein infektionsfähiges Virus umgewandelt werden (**Abb. 13.36** und **Abb. 13.37**).

! Die reverse Transkriptase des HIV arbeitet – anders als andere Transkriptasen – ohne eine interne Fehlerkontrolle (*„proofreading"*). Sie kopiert daher kaum ein Virus fehlerfrei. Dadurch entstehen im Körper eines HIV-Infizierten in kurzer Zeit viele unterschiedliche Mutanten, was zu Medikamentenresistenz, zu neuen pathogenen Viren und zur Überlistung der spezifischen Immunität des Wirtes (Escape-Mutationen) führen kann. **!**

Epidemiologie

Viele Viren haben in der Vergangenheit den genetischen Übergang von einem Tierwirt auf den Menschen vollzogen (z. B. Pocken), so auch das HI-Virus. Dieses ging aus dem Simian Immunodeficiency Virus (SIV) hervor, von dem mehr als 70% der afrikanischen Schimpansen befallen sind. Es be-

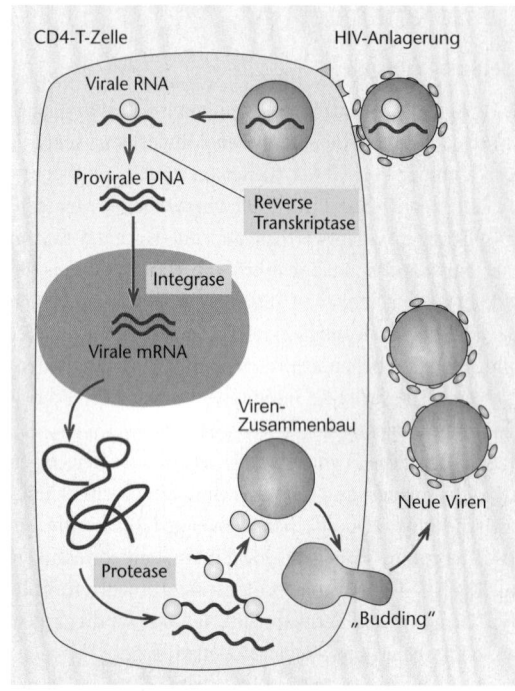

Abb. 13.36: Replikationszyklus des HI-Virus. [L157]

20. Jahrhunderts könnte durch zwei Faktoren begünstigt worden sein: zum einen durch die Kontrolle und Eradikation der Pocken, deren im Dekadenrhythmus sich wiederholende Epidemien mit einer fast 100%igen Mortalität unter Immunkompromittierten jede beginnende HIV-Epidemie gewissermaßen im Keim erstickt hätten. Zum anderen durch das geänderte Migrationsverhalten innerhalb des afrikanischen Kontinents mit Zunahme der Prostitution vor allem in Minengebieten.

Weltweit sind im Jahr 2007 etwa 40 Millionen Menschen mit HIV infiziert, mehr als die Hälfte davon lebt in Afrika. In einigen Regionen Afrikas sind mehr als 50 von 100 Einwohnern infiziert, mit einem Abfall der mittleren Lebenserwartung der Bevölkerung um Jahrzehnte. Auch in den entwickelten Ländern trug HIV zunächst signifikant zur Gesamtmortalität bei. Bis Mitte der 1990er Jahre starben in den USA mehr junge Menschen zwischen 20 und 44 Jahren an AIDS als an anderen Ursachen. Seither ist in Westeuropa und den USA die Mortalität mit der Einführung wirksamer antiretroviraler Therapien um bis zu 90% zurückgegangen.

Die epidemiologische Situation ist weltweit sehr unterschiedlich: In Deutschland ist jeder 2000. Einwohner mit dem HI-Virus infiziert. In den USA, aber auch in Italien und Spanien sind es fünfmal mehr, in Russland zehnmal mehr, in einigen Regionen Zentralafrikas tausendmal mehr.

Übertragungswege und Risikogruppen
Mukosale Übertragung

AIDS ist primär eine **sexuell übertragene** Erkrankung. Das Risiko der Übertragung pro Akt ist methodisch bedingt schwer zu ermitteln. Epidemiologische Studien gehen von einem Transmissionsrisiko von 0,1 – 1% aus. Bei bestimmten Sexualpraktiken ist das Risiko um bis zu mehr als 10fach erhöht, bei Vorliegen einer Geschlechtskrankheit und ausgehend von Personen mit frischer HIV-Infektion noch höher.

Rezeptiver Verkehr birgt höhere Transmissionsrisiken als insertiver. Insofern haben bei heterosexuellen Kontakten Frauen ein höheres Risiko, sich mit HIV zu infizieren, als Männer. In der westlichen Welt ist die HIV-Infektion (bis-

steht eine größere Homologie von HIV-1 zum SIV des Schimpansen als zwischen HIV-1 und -2. Interessanterweise gelang es gleich drei genetisch verschiedenen Stämmen (HIV-1 Gruppe M und den HIV-2 Subtypen A und B) vermutlich schon Mitte der 1950er Jahre oder früher, epidemisches Potential zu erreichen. Wie und wann genau die Artengrenze überschritten wurde und welche Umwelteinflüsse diese Epidemie ermöglicht haben, ist noch immer umstritten. Es spricht aber einiges dafür, dass HIV bei den Menschen in Zentralafrika schon länger endemisch ist. Möglicherweise konnten ausreichend große Virusmengen von SIV bei der Jagd von Schimpansen in den menschlichen Wirt gelangen, oder aber vielleicht bei einer „medizinischen" Behandlung mit Affenblutinokulationen. Die epidemische Verbreitung von HIV in der zweiten Hälfte des

Abb. 13.37: Eindringen von HIV in eine menschliche Zelle (elektronenmikroskopische Aufnahme). [T178]

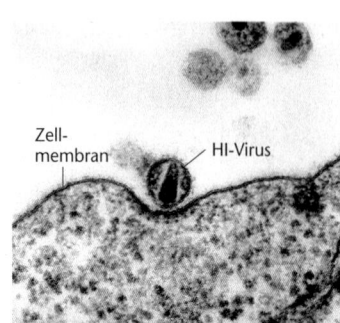
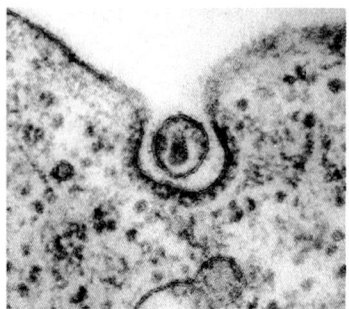
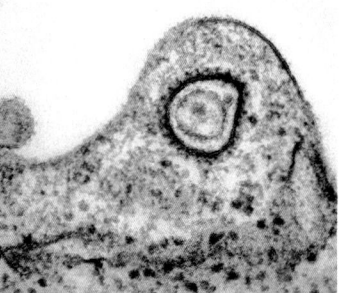

her) häufiger bei Männern mit homosexuellen Kontakten zu finden als bei Heterosexuellen. Dies erklärt sich einerseits aus den besonderen Risiken des Analverkehrs unter homosexuellen Männern – zum anderen aus den „Zufällen" einer noch jungen Epidemie. Weltweit sind inzwischen mehr Frauen als Männer mit HIV infiziert, in Deutschland steigt der relative Anteil der auf heterosexuellem Wege Infizierten.

Parenterale Übertragung

Schon geringe Mengen infizierten Blutes reichen für eine Übertragung aus. Es kann auf folgenden Wegen zu einer Übertragung kommen:

- **Transfusionen und Blutprodukte:** Besonders betroffen waren in der Vergangenheit Hämophile, denen vor 1985 nicht-getestete und stets aus mehreren Blutspenden gepoolte Gerinnungsfaktoren verabreicht wurden. Das Risiko, sich heute durch eine ELISA-getestete Blutkonserve zu infizieren, beträgt hierzulande unter 1 : 500 000.
- **Akzidentelle Nadelstichverletzungen** mit einer *nachweislich* HIV-kontaminierten Nadel führen im Mittel in ca. 0,3% der Fälle zur Infektion. Dieses Risiko ist inzwischen recht genau abzuschätzen: Es liegt höher bei Stichverletzungen mit Hohlnadeln, wenn diese sichtbar blutig kontaminiert oder nachweislich zuvor intravasal platziert waren. Eine Postinfektionsprophylaxe mit antiretroviralen Medikamenten ist dann sinnvoll. Das Risiko ist niedriger, wenn es sich um chirurgische Nadeln handelt, oder bei einer nur oberflächlichen Stichverletzung.
- **Intravenöser Drogengebrauch:** Konsumenten intravenöser Drogen stellten in vielen Regionen zu Beginn der Epidemie das größte Kollektiv dar. In den Mittelmeerländern gilt dies zum Teil auch heute noch (allerdings ist es dort weniger unschicklich, sich zu einem Drogengebrauch zu bekennen als zur Homosexualität). Die Transmissionsrisiken bei der Benutzung gemeinsamer Fixer-Utensilien liegen ungefähr so hoch wie für akzidentelle Nadelstichverletzungen, also bei 0,5% und darüber. Problematisch ist, dass der intravenöse Drogengebrauch oft das epidemiologische Einfallstor für HIV in eine regionale Population ist: In der sehr kleinen Gruppe von Drogennutzern gibt es eine rasche Ausbreitung von HIV, die innerhalb von Monaten bis zu > 90% des Kollektivs betreffen kann. Drogenkonsumenten haben aber ihrerseits Sexualpartner und betreiben evtl. Beschaffungsprostitution oder waren (in Zeiten, als HIV-Tests noch nicht eingeführt waren) bestrebt, sich als Plasmaspender ein Zubrot zu verdienen.

Vertikale Übertragung

Die Infektion von der Mutter auf das Kind kann sowohl *in utero* (selten) als auch **perinatal** durch den Geburtsakt selbst erfolgen. Auch die Übertragung vom Säugling auf die Mutter beim Stillen ist beschrieben (wohl über Verletzungen an der Brustwarze). Das Risiko der Übertragung lässt sich durch geeignete geburtshilfliche Maßnahmen (u. a. elektiver Kaiserschnitt, Desinfektionsmaßnahmen) und eine antiretrovirale Prophylaxe bei Mutter und Kind von 20 bis 30% auf unter 2% reduzieren. Diese Zahlen illustrieren die Bedeutung des HIV-Tests zu Beginn der Schwangerschaft im Rahmen der Vorsorgeuntersuchungen.

Prävention

Die direkten Krankheitskosten der HIV-Infektion sind hoch und liegen in Deutschland bei etwa 25 000 € pro Jahr und Person. Zusätzlich fallen – infolge von Krankheit und vorzeitigen Produktivitätsausfällen – hohe indirekte Kosten an. Insofern ist eine effektive Prävention volkswirtschaftlich lohnend. Leider wird in die Prävention aber zunehmend weniger investiert mit der fatalen Folge steigender Neuinfektionsraten, denn Prävention ist naturgemäß eine dauerhafte Herausforderung.

Geeignete Maßnahmen sind die Aufklärung insbesondere der jungen Bevölkerung über die Übertragungswege und sinnvolle Vorsichtsmaßnahmen. Die Benutzung von Kondomen beim Geschlechtsverkehr mindert das Risiko nachhaltig. Wichtig sind auch niederschwellige und anonyme Testangebote, die – mit einer Beratung verbunden – von vielen Gesundheitsämtern angeboten werden. Wenig sinnvoll ist es, dass der HIV-Test beim Hausarzt nur dann als Kassenleistung erfolgen darf, wenn der Patient diesem erläutert hat, warum er eine Übertragung befürchtet. Entgegen den Hoffnungen der Kirche und neuerdings auch der amerikanischen Regierung scheitern Enthaltsamkeit und Treue als Präventionsstrategien bei einer nach Auskunft der Anthropologie „leicht polygamen" Art wie der des Homo sapiens regelhaft.

! Da Muttermilch HIV übertragen kann, sollten in den Industrieländern HIV-infizierte Mütter nicht stillen. !

In den Entwicklungsländern überwiegt derzeit der Nutzen des Stillens die Risiken durch die HIV-Transmission, sodass dort ausdrücklich nicht vom Stillen abgeraten wird.

Keine Übertragungswege …

… sind die gemeinsame Benutzung von Essbesteck, Geschirr oder Toilette, soziale Kontakte, Insektenstiche, Küssen oder der Kontakt von virushaltigem Material mit der intakten Haut. Insofern besteht auch keine sachliche Berechtigung, Personen wegen eines positiven HIV-Antikörperstatus besonderen Isolationsmaßnahmen zu unterziehen.

Epidemiologische Trends

Global gesehen steigen die Prävalenzraten am steilsten in den Ländern Osteuropas und Südostasiens, während sie in Afrika südlich der Sahara auf höchstem Niveau weiter leicht steigen. Seit etwa 2001 steigen die Ende der 1990er Jahre stark abgefallenen Inzidenzen in Europa und den USA wieder an, was auf eine höhere Risikobereitschaft – nicht nur bei Homosexuellen – zurückzuführen ist. Die Zahl der Neuinfektionen 2006 lag mit 2632 Fällen in Deutschland – Tendenz weiter steigend – um 5% über der des Vorjahres. Zu der neuen Sorglosigkeit könnte auch das Bild des „Hochleistungsinfizierten" (Tanja REST, Süddeutsche Zeitung vom 29.11.05) beitragen, das die Pharmaindustrie in ihren Kampagnen gern zeichnet. Außerdem führt die Reduktion der Mortalität durch die neuen Therapieoptionen zu einer steigenden Gesamtzahl (Prävalenz) Infizierter.

Die Situation in den Entwicklungsländern ist katastrophal, eine medikamentöse Therapie ist in weiten Teilen nicht durchführbar (s.u. **Kasten** „AIDS und Gesundheitsbarrieren"). Dass Aufklärungskampagnen wirkungsvoll sein können, zeigt das Beispiel Ugandas, wo die Infektionsrate durch ein gut organisiertes nationales Anti-AIDS-Programm auf etwa ein Viertel gesunken ist.

Pathogenese

Die pathogenetische Grundlage von AIDS ist der progrediente Untergang von CD4+-T-Lymphozyten mit nachhaltigen Auswirkungen auf die zelluläre Immunkompetenz.

Untergang der CD4+-T-Zellen

HIV-Bindung an Wirtszellen

HIV bindet mit seinem Hüllprotein gp120 (**Abb. 13.35**) an den CD4-Rezeptor auf T-Zellen und Monozyten/Makrophagen. Hierzu verwendet es neben CD4 die Chemokin-Rezeptoren CCR-5 (M) bzw. CXCR4 (T) als Korezeptoren. Rasch erfolgt eine Disseminierung der Infektion im lymphatischen Gewebe, das für den gesamten Verlauf der Infektion Virusreservoir bleibt.

Zelluntergang und seine Folgen

HIV führt im Wesentlichen über zwei Mechanismen zur Zerstörung der CD4+-T-Lymphozyten:

- Als Zielzelle und Hauptreplikationsort von HIV geht ein großer Teil der CD4+-T-Lymphozyten durch die zytopathischen Effekte der Infektion direkt zugrunde.
- Der mit HIV infizierte CD4+-T-Lymphozyt wird zum vom eigenen Immunsystem Gejagten – dadurch gehen permanent weitere CD4+-T-Lymphozyten zugrunde.

Besonders fatal ist die Tatsache, dass gerade die aktivierten CD4+-T-Lymphozyten am empfänglichsten für HIV sind. Insofern findet der Verlust an immunologischer Kompetenz

besonders bei „vielgefragten" Immunantworten statt – dies sind gerade die für persistierende (HSV, VZV, EBV, Toxoplasma und HIV selbst) oder ubiquitäre Infektionserreger (Candida, Pneumocystis, atypische Mykobakterien) zuständigen Immunantworten. Die Folge sind **opportunistische Infektionen**, d.h. Infektionen mit Erregern, die ein gesundes Immunsystem problemlos in Schach halten kann.

Da spezifische Immunantworten von genetisch unterschiedlichen T-Zell-Klonen ausgehen, ist irgendwann der letzte auf diese Immunantworten spezialisierte Kombattant aus der Armee der körpereigenen Abwehr an der Front der Immunabwehrschlacht verstorben – und kann nicht wieder ersetzt werden. Durch den Verlust der spezifischen CD4+-T-Zellen werden zunehmend die T-Zell-vermittelten Immunreaktionen gestört.

Ein funktioneller Beleg hierfür sind die meist fehlenden Reaktionen im Tuberkulin-Hauttest und in anderen intradermalen Funktionstests (s. 4.2). Ein klinisch bedeutsamer Immundefekt mit unmittelbarer Gefährdung für opportunistische Infektionen beginnt bei HIV-Infizierten spätestens ab einem Wert von < 200/ml CD4+-T-Zellen.

Funktionseinschränkung weiterer Immunzellen

Obwohl nur die CD4+-Zellen direkt vom Zelluntergang betroffen zu sein scheinen, kommt es wegen der zentralen modulierenden Rolle der CD4+-T-Lymphozyten im Immungeschehen im Verlauf der Erkrankung zu tiefgreifenden funktionellen Störungen auch der anderen Lymphozytenpopulationen:

- Die zytotoxische T-Zell-Antwort wird abgeschwächt.
- Die NK-Zell-Aktivität gegen Tumorzellen und virusinfizierte Zellen nimmt trotz oft ansteigender NK-Zell-Zahlen ab.
- Die Fähigkeit der B-Zellen, auf präsentierte Antigene durch Antikörperbildung zu reagieren, nimmt trotz der beobachteten poly- oder oligoklonalen Hypergammaglobulinämie ab.

Viruslast

Wann es zu Krankheitserscheinungen kommt, wird bestimmt durch die langsam kippende Balance zwischen Destruktion (und damit Viruslast) und Erneuerung von CD4+-T-Zellen. Die initial sehr hohe Viruslast fällt durch die effektive T-Zell-Antwort des Wirtes bis auf einen für die weitere Prognose entscheidenden „Setpoint" ab (**Abb. 13.38**). Rechenmodelle lassen vermuten, dass in einem HIV-Infizierten im Mittel pro Tag etwa 10 Milliarden neue Viren gebildet werden, deren Halbwertszeit 6 Stunden bis 2 Tage beträgt. Entsprechend werden jeden Tag mehr als eine Milliarde CD4+-T-Zellen umgesetzt (ca. 5% des CD4+-T-Zell-Pools). Die lange klinische Latenz zwischen Infektion und ersten AIDS-Manifestationen beruht daher nicht auf

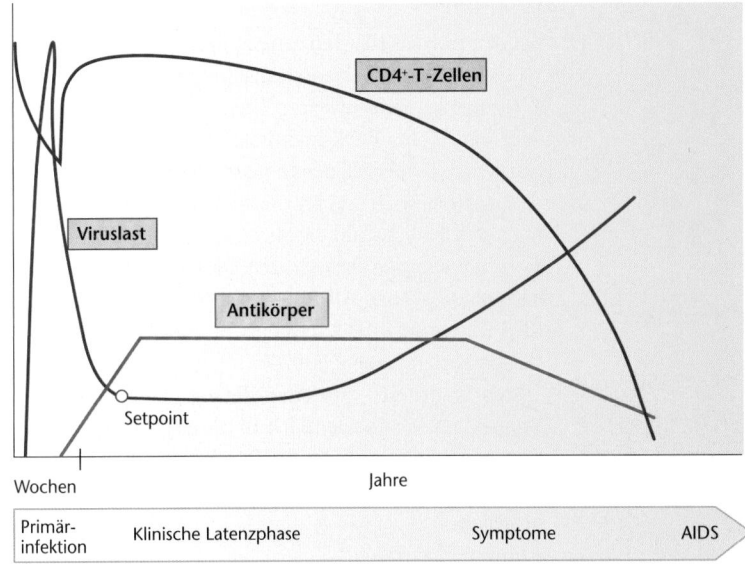

CD4+-T-Zellen

Viruslast

Antikörper

Setpoint

Wochen | Jahre

Primär-infektion | Klinische Latenzphase | Symptome | AIDS

CD4+-T-Zellen

> 500/μl:
Lymphadenopathie, rezidivierende vaginale Candidose

200-500/μl:
Pneumokokken-Pneumonie, Tuberkulose, Soor, Kaposi-Sarkom, Non-Hodgkin-Lymphom

100-200/μl:
P.-jiroveci-Pneumonie, HIV-Enzephalopathie, Wasting

50-100/μl:
Toxoplasmose, Kryptokokkose

<50/μl:
CMV-Retinitis, Mycobacterium-avium-Komplex, Kryptosporidiose, PML

Abb. 13.38: Natürlicher Verlauf einer HIV-Infektion beim Erwachsenen. [L157]

einer virologischen Latenz, sondern vielmehr auf der lange kompensierenden Regenerationskapazität des Immunsystems.

Klinik

Einteilung nach der CDC-Klassifikation

Die HIV-Infektion wird anhand von zwei Kriterien klassifiziert (**Tab. 13.26** und **Tab. 13.27**):
- der CD4+-T-Zell-Zahl im peripheren Blut (**Laborkriterien 1, 2 und 3**) und
- den klinischen Symptomen (**klinische Kriterien** A, B und C).

Nach einer Empfehlung des amerikanischen *Centers for Disease Control* (CDC) von 1993 sollen Erwachsene und Jugendliche ≥ 13 Jahre nach den **Tabellen 13.26** und **13.27** klassifiziert werden. Die Patienten werden dabei nach dem schlechtesten jemals erreichten Stadium eingeordnet. Die Klassen C1, C2 und C3 werden in Deutschland als AIDS bezeichnet. In den USA gelten auch Stadium A3 und B3 als AIDS.

Akute symptomatische HIV-Primärinfektion

Bei über 2/3 der Infizierten tritt während der Serokonversion (etwa 5–30 Tage nach Infektion) eine Mononukleose-ähnliche akute grippale Erkrankung auf, die sog. **Primärinfektion** (s. gleichnamigen **Kasten**). Viele dieser Patienten suchen deswegen einen Arzt auf, aber nur bei wenigen wird die korrekte Diagnose gestellt, da in der Regel lediglich unspezifische Symptome vorliegen. Wachsamkeit ist geboten, wenn sich solche Symptome – insbesondere begleitet von

einem „lachsfarbenen" makulopapulösen Exanthem, gastrointestinalen Symptomen und einer Lymphadenopathie – erst protrahiert über einige Wochen zurückbilden.

Mit älteren Antikörper-Suchtests war die Diagnose während der Primärinfektion schwierig zu sichern, da die Patienten in dieser Phase noch keine Antikörper entwickelt haben und das HIV nur direkt – z. B. mittels PCR oder Antigen – nachgewiesen werden kann. Die neuen HIV-Suchtests (ELISA) messen jedoch auch HIV-Antigen: Der ELISA-Antigen-Test ist (hoch!) positiv, wenn der Western-Blot noch komplett negativ oder nicht sicher positiv ist.

═══════ **AUF DEN PUNKT GEBRACHT** ═══════

Primärinfektion
- **Allgemeinsymptome:** Fieber, Pharyngitis, Lymphadenopathie, Kopfschmerzen, Arthralgien und Myalgien, Lethargie, Gewichtsverlust, Übelkeit, Diarrhö
- **ZNS:** Meningitis, Enzephalitis, periphere Neuropathie, Myelopathie
- **Haut:** Exanthem, Schleimhautulzera.

Tab. 13.26 Revidierte europäische CDC-Klassifikation der HIV-Infektion (s. a. Tab. 13.27)

CD4+-T-Zellen	Klinik A	Klinik B	Klinik C
≥ 500/ml	A1	B1	C1 (AIDS)
200–499/ml	A2	B2	C2 (AIDS)
< 200/ml	A3	B3	C3 (AIDS)

13

! Die symptomatische HIV-Primärinfektion ist ein prognostisch ungünstiges Zeichen. Ob sie eine gute Indikation ist, um mit der Therapie zu beginnen, weil in dieser Phase das Immunsystem noch intakt und die Viruspopulation noch homogen ist, wird derzeit durch Studien überprüft. !

Tab. 13.27 Klinische Einteilung der HIV-Infektion (CDC-Klassifikation)

Klinik A	• asymptomatische Infektion • symptomatische Primärinfektion • persistierende Lymphadenopathie (≥ 2 nicht-inguinale Knoten, ≥ 1 cm, ≥ 3 Monate)
Klinik B	symptomatisch, auf HIV zurückzuführen, aber nicht A oder C – unter anderem: • bazilläre Angiomatose • Candidiasis: vaginal (≥ 1 Monat, therapieresistent) oder oropharyngeal • Diarrhö ≥ 4 Wochen • Fieber ≥ 38,5 °C • *Herpes zoster* > 1 Dermatom oder Rezidiv • orale Leukoplakie • Listeriose • periphere Neuropathie • HIV-Entero-, Nephro- oder Myopathie • idiopathische thrombozytopenische Purpura • Tuben- oder Ovarialabszesse • zervikale Dysplasie PAP-IVa (= schwere Dysplasie oder Carcinoma *in situ*) • Mikroangiopathie an Retina und Konjunktiven • kutane Xerodermie- und mukosale Sicca-Syndrome
Klinik C (AIDS)	alle AIDS-definierenden Erkrankungen. Die häufigsten Krankheitsbilder sind dabei: • *Pneumocystis-jiroveci*-Pneumonie (s. u.) • Toxoplasmose (s. 13.16.2) • Tuberkulose (pulmonal oder extrapulmonal) • *Mycobacterium-avium*-Komplex oder *M. kansasii* – disseminiert oder extrapulmonal • bakterielle Pneumonien > 1/Jahr • Candidiasis in Ösophagus, Trachea oder Bronchien • *Herpes-simplex*-Schleimhautulzera (≥ 1 Monat), Bronchitis, Pneumonitis, Ösophagitis • CMV-Retinitis oder systemische Infektion (s. 13.13.2) • Salmonellen-Septikämie (> 1 seit HIV-Infektion) • Kaposi-Sarkom (s. u.) • Kryptokokken-Infektion: extrapulmonal • Kryptosporidien-Infektion: Diarrhö ≥ 1 Monat • *Isospora-belli*-Infektion: Diarrhö ≥ 1 Monat • Histoplasmose: disseminiert oder extrapulmonal • malignes Lymphom (Burkitt, immunoblastisch oder primär zerebral) • invasives Zervixkarzinom (PAP-V) • HIV-Demenz • progressive multifokale Leukenzephalopathie = PML (s. u.) • Wasting-Syndrom (s. u.)

Latenzphase

Bei den meisten HIV-Infizierten folgen mehrere Jahre der weitgehend asymptomatischen klinischen Latenz, in der allerdings das Virus in keiner Weise latent ist, sondern eine dauerhaft hohe Replikationsrate hat. Einige Patienten behalten eine persistierende generalisierte Lymphadenopathie, die klinisch und prognostisch keine Bedeutung hat. In diesem Stadium hilft die Messung der HIV-RNA, um das **Progressionsrisiko** abzuschätzen. Die Gefahr, innerhalb der nächsten 6 Jahre an AIDS zu sterben, ist bei < 500 HIV-1-RNA-Kopien/ml (bDNA) etwa 1 %, bei mehr als 30 000 HIV-1-RNA-Kopien/ml aber fast 70 %.

Etwa 5 % der HIV-Infizierten, die sog. **„Long-Term-Non-Progressors"**, sind auch nach ≥ 10 Jahren noch asymptomatisch und haben eine normale CD4$^+$-T-Zell-Zahl. Man kennt mehrere Faktoren, die mit einem günstigeren Verlauf einhergehen:
• jüngeres Lebensalter
• eine starke zytotoxische Anti-HIV-CD8$^+$-T-Zell-Antwort
• ein defektes Virus
• das Vorliegen einer Mutation des CCR-5-Chemokin-Rezeptors, welcher als Korezeptor für das HIV dient (s. o.)
• das Vorliegen einer replikativen Infektion mit dem apathogenen Flavivirus namens GB-Virus C (GBV-C; früher fälschlich Hepatitis-G-Virus benannt).
• intravenöser Drogengebrauch.

! Leider sind fast alle bisher identifizierten positiven Prädiktoren entweder genetisch vorgegeben oder bergen anderweitige substantielle Risiken, sodass sie aus Sicht der Grundlagenwissenschaft von großem Interesse sind, aber derzeit ohne praktische Konsequenzen bleiben müssen. !

Symptomatische HIV-Infektion

Nach einer medianen Latenz von etwa 10 Jahren kommt es unbehandelt bei den meisten Patienten im Zuge des fortschreitenden Immundefekts (abfallende CD4$^+$-T-Zell-Zahl) mit zunehmender Wahrscheinlichkeit zu HIV-assoziierten oder **AIDS-definierenden Erkrankungen (Tab. 13.27).** Dies sind opportunistische Infektionen oder ungewöhnliche maligne Tumoren, die ihrerseits alle wiederum durch persistierende Infektionen ausgelöst werden (EBV, HPV, HHV-8).

Die regionale Verteilung der Komplikationen ist unterschiedlich; so ist zum Beispiel die Histoplasmose in Teilen der USA sehr häufig, in Europa aber eine Rarität. Einzelne AIDS-definierende Erkrankungen treten gehäuft bei Patienten aus bestimmten Risikogruppen auf (z. B. Kaposi-Sarkome bei Homosexuellen).

Häufige klinische Syndrome

Luftnot

In frühen Krankheitsphasen ist die bakterielle **Pneumonie** durch Pneumokokken die wahrscheinlichste Ursache. Bei Patienten mit ≤ 200/ml CD4$^+$-T-Zellen muss an die unbehandelt letal verlaufende *Pneumocystis-jiroveci*(früher: *carinii*)-**Pneumonie** (s. **Kasten**) gedacht werden. Sie ist hierzulande die häufigste AIDS-definierende Erkrankung und zugleich die häufigste HIV-Erstmanifestation. Typisch ist ein eher schleichender Beginn mit Fieber, trockenem Husten und Dyspnoe. Die Auskultation ist ebenso unauffällig wie in frühen Stadien das Röntgenbild, welches später typischerweise ein schmetterlingförmiges, zentral betontes interstitielles Infiltrat zeigt. Pleuraergüsse oder vergrößerte mediastinale Lymphknoten sprechen eher für ein – extrem selten pulmonal lokalisiertes – **Kaposi-Sarkom** mit pleuraler Beteiligung oder einen anderen Erreger wie z. B. *Mycobacterium tuberculosis* oder *avium* sowie Pilze wie etwa *Cryptococcus neoformans*.

===== ZUR VERTIEFUNG =====

Pneumocystis-jiroveci-Pneumonie

- **Erreger:** lange als Protozoon klassifizierter Pilz, ubiquitär vorkommend, Seroprävalenz 80 % schon bei Kindern, meist Reaktivierung, Neuinfektion als Übertragung zwischen Immunsupprimierten beschrieben
- **Klinik:** trockener Husten, Fieber, Dyspnoe
- **Diagnose:** unauffällige Auskultation, oft starke Diffusionsstörung mit Hypoxie, Erregernachweis aus bronchoalveolärer Lavage (BAL) mit Immunfluoreszenz, Giemsa- oder Grocott-Färbung, keine Kultur möglich, die PCR wird nicht empfohlen (fehlende Spezifität), im Röntgenbild schmetterlingförmiges, milchglasartiges interstitielles Infiltrat, initial in 10 % normaler Befund, im CT milchglasartige Verschattung mit Aussparung der subpleuralen Areale
- **Therapie:** Therapie der ersten Wahl ist hoch dosiertes Cotrimoxazol i. v. (bis zu 4 × höhere Dosis als bei Harnwegsinfekt) über 3 Wochen, bei pO$_2$ < 70 mmHg in Kombination mit Glukokortikoiden. Obwohl bei HIV-Infizierten unter Cotrimoxazol in bis zu 70 % der Fälle – typischerweise nach 10–14 Tagen – ein allergisches Drug Fever mit Hautreaktionen auftritt, ist dieses Medikament die Therapie der Wahl.
- **Prophylaxe:** s. u. (Abschnitt „Therapie").

Fieber

Bei HIV-Infizierten sind – unabhängig vom Immunstatus – subfebrile Temperaturen, verbunden mit Nachtschweiß und evtl. auch Gewichtsverlust, ein häufiges HIV-assoziiertes „B-Symptom". Die Einschätzung als B-Symptomatik bleibt aber immer eine Ausschlussdiagnose, weil die Symptome auch auf opportunistische Infektionen und Tumoren hinweisen können. Differentialdiagnostisch sind aber – je nach individuellem Risikoverhalten – auch Geschlechtskrankheiten und anorektale Infektionen (z. B. **Lues, Gonorrhö, Chlamydia trachomatis, HSV**) häufige, oft erst spät erkannte Fieberursachen. Darüber hinaus kann Fieber auch Folge einer Infektion bzw. Reaktivierung mit „regulären" Bakterien, Salmonellen, atypischen Mykobakterien, Pilzen (z. B. *Cryptococcus neoformans*) oder Viren (z. B. **CMV**) sein.

Diarrhö

Jeder zweite HIV-Infizierte leidet irgendwann unter Durchfällen. In der großen Mehrzahl der Fälle lassen sich keine Erreger nachweisen, und persistierende Diarrhöen müssen dann als ein HIV-assoziiertes B-Symptom gewertet werden. Differentialdiagnostisch infrage kommen neben toxischer Diarrhö (häufige Nebenwirkung z. B. vieler Protease-Inhibitoren) auch Infektionen: **Salmonellen**, **Shigellen** und **Campylobacter** verursachen meist akute Beschwerden; Auslöser einer chronischen Diarrhö sind häufiger Parasiten (z. B. **Kryptosporidien, Isosporen**), bei weit fortgeschrittenem Immundefekt recht häufig auch atypische **Mykobakterien** oder Viren (**CMV, HSV, Adenovirus**). Nur sehr selten findet man ein intestinales **Kaposi-Sarkom** (s. gleichnamigen **Kasten**) als Ursache der Diarrhö. Die spezifische Therapie besonders der parasitären Infektionen ist undankbar. Durch eine effektive antiretrovirale Therapie lässt sich inzwischen jedoch häufig eine vollständige Eradikation erzielen.

Haut- und Schleimhautläsionen

Die **seborrhoische Dermatitis** ist das häufigste dermatologische Problem, das etwa 50 % aller HIV-infizierten Patienten betrifft. Bevorzugt sind das Gesicht, die Axillen und die Genitalien mit großen, fettig-gelben Schuppen belegt. Da eine Assoziation mit der Besiedlung durch den Hefepilz *Pityrosporum ovale* besteht, wird therapeutisch mit gutem Erfolg lokal Ciclopirox oder Ketoconazol eingesetzt.

Das **Kaposi-Sarkom** (KS) wurde auch in der Zeit vor AIDS als einer der häufigsten Tumoren in Afrika gefunden. Eine weitere, ursprünglich von M. Kaposi beschriebene endemische Variante findet sich selten, vorwiegend bei älteren Männern mit sekundärer Immundefizienz in Südosteuropa. Zu Beginn der HIV-Pandemie war das Kaposi-Sarkom eine der häufigsten AIDS-definierenden Erkrankungen und betraf im Verlauf ihrer Infektion bis zu 90 % der HIV-infizierten homo- oder bisexuellen Männer. Die Verteilung des opportunistischen Tumors erklärt sich aus der Beteiligung des sexuell übertragbaren, an der Tumorentstehung beteiligten HHV-8 sowie der Inhibition des Tumorwachstums durch β-HCG. Aus unbekannten Gründen ist in den 1990er Jahren die Inzidenz des HIV-assoziierten Kaposi-Sarkoms

Kaposi-Sarkom

Erreger
Humanes Herpesvirus 8 (HHV-8 oder auch Kaposi-Sarkom-Herpesvirus, KSHV), 1994 entdeckt; dieses Virus ist auch Kofaktor für bestimmte Lymphome.

Klinik
Kleine rot-braun-livide, nicht schmerzhafte, flache (makulöse) oder leicht erhabene (noduläre) Gefäßtumoren, multilokulär, typischerweise spindelförmig in den Spaltlinien der Haut lokalisiert. Bei Lokalisation im Gesicht und an den Unterschenkeln können diese Tumoren leicht zum Lymphödem führen. Ein Organbefall ist selten und wenn, dann meist intestinal (häufig: weicher Gaumen!), sehr selten pulmonal (dann mit sehr schlechter Prognose).

Diagnose
Histologie: Spindelzellproliferation, Hämosiderin in Makrophagen.

Therapie
- Bei lokalisierten Prozessen oder zur gezielten Therapie einzelner störender Läsionen: Radiatio, Kryotherapie
- systemisch: Polychemotherapie mit liposomalem Doxorubicin, Paclitaxel und liposomalem Daunorubicin), hoch dosiertes IFN-α (nur bei gutem Immunstatus > 400/ml CD4-T-Zellen).
  Als Faustregel gilt, dass bei lokalisierten und stabilen, ausschließlich kutanen Läsionen eine relative Therapieindikation besteht. Bei disseminierten Läsionen, Befall der Unterschenkel oder Organbefall ist eine systemische Therapie indiziert.
- Beginn einer antiretroviralen Therapie: Im Rahmen der Immunrekonstitution kann es zur Rückbildung des Sarkoms kommen.

---

unabhängig von der Einführung antiretroviraler Therapien zurückgegangen, sodass das Kaposi-Sarkom heute selten ist.

Das KS entsteht zunächst vorwiegend an der Haut, seltener zugleich auch an den Schleimhäuten, multizentrisch, also nicht-metastasierend, als violette bis braunrote Flecken oder Tumorknoten (**Abb. 13.39**). Die Läsionen können nur wenige Millimeter groß sein (häufig den Spaltlinien folgend) oder auch ganze Gliedmaßen durch Lymphödeme grotesk deformieren. Mit zunehmender Anzahl von Haut- und Schleimhautherden steigt das Risiko, Organmanifestationen zu erleiden. Hier sind vor allen Dingen die Lymphknoten, der gesamte Intestinaltrakt und selten die Lunge betroffen.

Kaposi-Sarkome können – seltener – auch bei noch annähernd normalen CD4⁺-T-Zell-Zahlen auftreten. Je nach Ausdehnung stellen Kaposi-Sarkome nur ein kosmetisches Problem oder eine lebensbedrohliche Erkrankung dar, entsprechend ist die Therapie auszurichten (s. **Kasten** „Kaposi-Sarkom").

Differentialdiagnostisch abzugrenzen ist die klinisch ähnliche, in Europa extrem seltene **bazilläre Angiomatose** (Histologie); diese wird durch *Bartonella henselae* (Erreger der Katzenkratzkrankheit) ausgelöst und kann antibiotisch behandelt werden.

Gewichtsverlust

Neben dem vermutlich multifaktoriell ausgelösten **Wasting** (unfreiwilliger Gewichtsverlust von ≥ 10% in Verbindung mit Fieber, Diarrhö oder Schwäche für ≥ 30 Tage ohne anderen Grund als HIV) kommen neoplastische (z.B. **Non-Hodgkin-Lymphom**) und systemisch infektiöse Ursachen (z.B. **Mykobakterien, CMV**) differentialdiagnostisch in Betracht. Man sollte daneben an lokale Infektionen wie z.B. **Soor-Stomatitis** oder **Soor-Ösophagitis** denken, welche Dysphagie verursachen können, oder an eine **zerebrale Toxoplasmose**, welche Dysgeusie (schlechten Geschmack) bewirken kann. Auch führt die **psychische Belastungssituation** häufig zu einem Appetitverlust.

Kopfschmerzen und andere ZNS-Symptome

Ein möglicher erster Hinweis auf eine ZNS-Manifestation der HIV-Infektion – noch vor Krampfanfällen – ist oft der chronische, zunehmende Kopfschmerz. Häufigste HIV-assoziierte Ursache ist eine **Toxoplasmose**, die leider oft bis zum Auftreten neurologischer Ausfälle ganz asymptomatisch bleibt (s. **13.16.2**). Eine **Kryptokokken-Meningitis** – hier ist der Kopfschmerz ein nahezu obligates Frühsym-

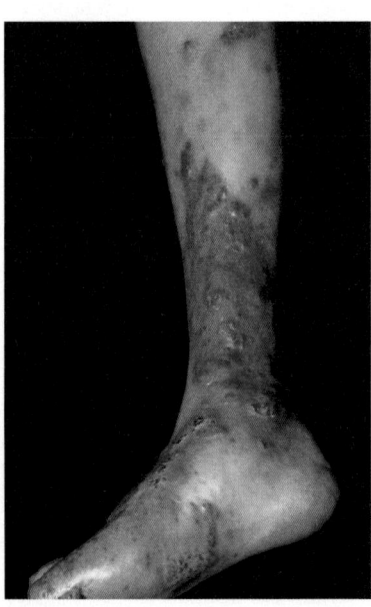

Abb. 13.39: Kaposi-Sarkom, hier an der unteren Extremität, bei AIDS. [R212]

ptom – oder ein **primäres ZNS-Lymphom** (15% aller HIV-assoziierten Lymphome, < 50/μl CD4⁺-T-Zellen) kommen differentialdiagnostisch infrage. Kognitive Einschränkungen finden sich bei der **HIV-Enzephalopathie** (20% aller AIDS-Patienten, zunehmende Tendenz), gelegentlich aber auch bei einer **progressiven multifokalen Leukenzephalopathie** (PML, JC-Virus, Entmarkungsherde im MRT). Zum fortschreitenden klinischen Erkrankungsbild der PML gehören typischerweise Ataxien mit unsicherem Gangbild, Sprechstörungen und Schluckstörungen.

Visusverlust

Früher häufig und gefürchtet war vor allem bei Patienten mit < 50/μl CD4⁺-T-Zellen die **Zytomegalievirus(CMV)-Retinitis**, die heute dank hoch wirksamer antiretroviraler Therapien (HAART, s. u. „Therapie") nur noch selten vorkommt. Inzwischen häufiger und meist im Verlauf der ersten Monate nach Einleitung einer HAART finden sich entzündliche Erkrankungen, die auch weiter anterior gelegene Augenabschnitte als die Retina betreffen: Chorioretinitis und Iridozyklitis. Diese sind häufig ebenfalls durch CMV bedingt und manifestieren sich – als Folge der wieder erstarkenden Immunkompetenz – als **Immun-Rekonstitutions-und-Inflammations-Syndrom (IRIS)** unter HAART mit einem anderen klinischen Bild. Differentialdiagnostisch kommen die Chorioretinitis durch **Toxoplasmose** (s. **13.16.2**), Candida oder Herpesviren oder eine Augenbeteiligung bei **Syphilis** in Betracht.

Diagnostisches Vorgehen

Nachweis

Serologische Verfahren

Standard ist der kombinierte HIV-Antikörper- und -Antigen-Suchtest im Serum oder Plasma. Verwendet wird zunächst ein ELISA; positive Ergebnisse müssen im arbeitsintensiveren Western Blot bestätigt werden. Hier müssen Antikörper gegen mehrere definierte HIV-Antigene nachweisbar sein. Sensitivität und Spezifität dieses kombinierten Verfahrens liegt bei ≥ 99,9%. Um aber Verwechslungen zu vermeiden, sollte im Falle eines erstmals positiven Testergebnisses jeweils zusätzlich eine zweite Blutprobe untersucht werden.

❗ Falsch-negative Befunde bei der serologischen Diagnostik sind in dem Fenster zwischen Infektion und Antikörperbildung möglich, jedoch werden durch die neueste Testgeneration im ELISA auch HIV-Antigenbestandteile (p24) mit erkannt. ❗

Direkte Nachweisverfahren

Der direkte Nachweis von Virus-RNA mittels **PCR** kann in Fällen helfen, bei denen die Serologie noch keine Aussage-

kraft hat, z.B. bei sehr frischer Infektion oder bei Neugeborenen HIV-infizierter Mütter, die wegen mütterlicher Antikörper stets serologisch positiv sind.

Anamnese und körperliche Untersuchung

Das erste Anamnesegespräch mit einem HIV-infizierten Patienten sollte neben psychosozialen Aspekten folgende Themen ansprechen: allgemeine Gesundheit, Impfungen, Drogen- und Medikamentenkonsum, sexuelle Vorlieben, Reiseanamnese und die Möglichkeit beruflicher Exposition (Nadelstiche, Arbeit im Sexgewerbe).

❗ Da es hierbei um sehr intime Bereiche geht, ist absolute Vertraulichkeit wichtig. ❗

Bei der körperlichen Untersuchung des Patienten sollten besondere Beachtung finden: Körpergewicht, Mundschleimhaut, Augen (einschließlich Fundoskopie), Lymphknoten, Haut, Genitalien, kognitive Leistungsfähigkeit. Zusätzlich sollte bei allen Patienten (CD4-Zellen > 200/μl) ein intrakutaner Tuberkulin-Test (Mendel-Mantoux) durchgeführt werden. Die neueren Interferon-γ-Release-Assays (Quantiferon®, Elispot®) sind für die Diagnose einer Tb möglicherweise überlegen. Bei Patientinnen sind regelmäßige gynäkologische Kontrollen (einschließlich PAP-Abstrich) aufgrund des erhöhten Zervixkarzinomrisikos erforderlich. Ebenfalls sinnvoll ist eine regelmäßige proktologische Vorsorge für homosexuell aktive Männer, ggf. mit zytologischem Screening, da diese etwa 80-mal häufiger an Analkarzinomen erkranken.

Labor

CD4⁺-T-Zellen

Je weniger CD4⁺-T-Zellen ein HIV-infizierter Patient hat, desto größer ist sein Risiko für opportunistische Erkrankungen. Die CD4⁺-T-Zell-Zahl ist darüber hinaus für die Stadieneinteilung (**Tab. 13.26**) sowie für Therapieentscheidungen (z. B. über AIDS-Prophylaxe, s. u. „Therapie") maßgeblich.

Virusquantifizierung

Die Viruslast der unbehandelten Infektion in der sog. Latenzphase dient der Abschätzung des mittel- und längerfristigen Risikos, an AIDS zu erkranken. Zusätzliche Bedeutung hat die Virusquantifizierung bei der Kontrolle der antiretroviralen Therapie – und sollte nach spätestens 12 Wochen Therapie unter der Nachweisgrenze der Methoden (derzeit 20 – 50 RNA-Kopien/ml) liegen (s. u. „Therapie"). Die Bestimmung der üblicherweise in Log-Stufen angegebenen Viruslast im Plasma gelingt mit verschiedenen Methoden, die jeweils unterschiedliche Normwerte haben, z. B. RT-PCR, NASBA, bDNA. Sinnvollerweise sollte daher zwischen

13

diesen Methoden für die Verlaufskontrolle des einzelnen Patienten nicht gewechselt werden.

Sonstige Laboruntersuchungen

Häufig finden sich im Rahmen der unbehandelten HIV-Infektion hämatologische Auffälligkeiten wie eine Granulozytopenie, Thrombozytopenie oder Anämie. Fast immer besteht eine unspezifische B-Zell-Stimulation und damit eine polyklonale Gammopathie. Diese hämatologischen Veränderungen können sich unter Therapie normalisieren; allerdings können einzelne Medikamente ihrerseits toxische Blutbildveränderungen hervorrufen.

Bei jedem Patienten sollten eine Hepatitis-A, -B und -C-Serologie, eine Lues-, Toxoplasmose- und CMV-Serologie durchgeführt werden.

In jüngerer Zeit erfolgt die Ansteckung zunehmend häufiger auch bei Patienten, die bereits unter Therapie stehen, und zwar durch Viren, die gegen einige der therapeutisch eingesetzten Medikamente resistent sind. Es wird daher inzwischen empfohlen, möglichst nahe zur Erstdiagnose der HIV-Infektion eine initiale Resistenzbestimmung in Speziallabors durchzuführen. Zusätzlich kann es unter Therapie sinnvoll sein, ein pharmakologisches Drug-Monitoring (Spiegelkontrollen) der verwendeten antiretroviralen Substanzen durchzuführen.

Therapie

Mithilfe des kombinierten Einsatzes von mindestens drei antiretroviral wirksamen Substanzen, die möglichst an unterschiedlichen Orten des Virusreplikationszyklus (**Abb. 13.36**) ansetzen, gelingt es, Morbidität und Mortalität HIV-infizierter Patienten entscheidend zu senken: *Hoch aktive antiretrovirale Therapie* (*highly active antiretroviral therapy*, HAART).

Wann beginnen?

Die Antwort auf diese Frage ist seit Mitte der 1990er Jahre heiß umstritten – und selbst der kleinste gemeinsame Konsens ständig im Fluss. Das zunächst ausgegebene Paradigma des Virologen David Ho („*hit hard, hit early*") überschätzte den Segen der Therapie und unterschätzte die Risiken (s. **Kasten** „Metabolische Störungen"). Die Ernüchterung über ausbleibende Komplettheilungen, die Erkenntnis vielfältiger unerwarteter Langzeitnebenwirkungen, die Entwicklung resistenter Viren unter Therapie und die Beobachtung, dass auch ein sehr später Beginn noch zu guter Immunrekonstitution führen kann, ließen das Pendel weit zurückschlagen. Inzwischen hat es sich durch die Entwicklung besser wirksamer und verträglicherer Kombinationen wieder zurückbewegt: Heute wird wieder asymptomatischen Patienten und zunehmend bei nicht-kritisch niedrigen CD4⁺-T-Lymphozyten-Werten eine Therapie angebo-

ten. Allgemein empfohlen wird eine Therapie in folgenden Situationen:

* bei jeder symptomatischen HIV-Infektion (CDC-C = AIDS oder CDC-B)
* bei ≤ 200/µl CD4-T⁺-Zellen
* in Studien (!) bei symptomatischer Primärinfektion vor Serokonversion (s. o. „Klinik")
* Bei asymptomatischen Patienten mit < 350/µl bis > 200/µl CD4⁺-T-Zellen sind die Leitlinien uneinheitlich und reichen von „sollte angeboten werden" (Amerikanische Leitlinie 10/06) bis „unabhängig von der Viruslast im Allgemeinen empfohlen" (Deutsch-Österreichische Leitlinie 6/05)
* Der Wunsch des Patienten ist ein weiterer wichtiger Aspekt für die Planung des Therapiebeginns.
* Im Falle einer antibiotisch behandelbaren floriden opportunistischen Infektion empfiehlt es sich manchmal, bei nicht antiretroviral vorbehandelten Patienten – trotz bestehender Symptome – die antiretrovirale Therapie für einen Zeitraum von bis zu einigen Wochen hinauszuzögern. Andernfalls sind paradoxe Verschlechterungen der opportunistischen Infektion durch die unter der heutigen antiretroviralen Therapie rasch einsetzenden Immunrekonstitution häufig.

Womit?

Seit 1996 ist die Kombinationstherapie mit verschiedenen antiviralen Substanzen (**Tab. 13.28**) Standard. Die in zahlreichen Studien belegten Vorteile einer solchen **HAART** *(highly active antiretroviral therapy)* sind die stärkere Suppression der Virusreplikation, die Vermeidung von Resistenzen und die dadurch erzielte Verbesserung von Immunstatus und Lebensqualität. Üblicherweise wird eine Dreifachkombination gewählt. Die am häufigsten verschriebene Kombination besteht aus zwei **Nukleosid-Analoga (nRTI)** („Nukleoside Backbone") und einem **nicht-nukleo-**

═══ZUR VERTIEFUNG═══

Metabolische Störungen

Die sich unter antiretroviraler Therapie einstellenden metabolischen Störungen reichen von Fettverteilungsstörungen (**Lipodystrophie**: viel viszerales Fett im Bauch, Fettatrophie an Extremitäten und Gesicht) über die **Hyperlipidämie** bis hin zu einer **pathologischen Glucose-Toleranz**. Die genauen Ursachen dieser die Therapie häufig limitierenden Veränderungen sind noch nicht aufgeklärt. Eine langfristig erhöhte kardiovaskuläre Komplikationsrate zeichnet sich in großen Kohortenstudien bereits ab. Der belegte Nutzen der antiretroviralen Therapie überwiegt aber bei sachgerechter Indikationsstellung bei Weitem die Risiken selbst pessimistischer Hochrechnungen der Langzeitrisiken.

Immunrekonstitutions- und Inflammationssyndrom (IRIS)

Insbesondere bei Patienten mit initial sehr schlechtem Immunstatus (CD4 < 200/µl) und hoher Viruslast kann es unter HAART parallel zur Immunrekonstitution zu einer paradoxen Verschlechterung mit ausgeprägter Inflammationsreaktion (IRIS; ausgelöst durch präexistente, kryptogene Antigene) kommen. Besonders häufig ist ein IRIS bei Mykobakterien, Kryptokokken, CMV und der PML, kann aber bei vielen anderen Infektionen und Autoimmunopathien vorkommen.

sidalen Reverse-Transkriptase-Inhibitor (NNRTI) oder einem geboosteten **Protease-Inhibitor** (**PI**; s. **Kasten** „Boosting"). Weniger effizient sind Kombinationen aus drei nRTI. Nukleosidanaloga-freie Kombinationen aus NNRTI und PI oder zwei geboosteten PI sind zum Teil mit gutem Erfolg als Salvagetherapie eingesetzt worden, sind aber derzeit noch eine individuelle Therapieentscheidung.

Wie lange?

Therapieziel ist die Suppression der Virusreplikation unter die Nachweisgrenze der derzeit verfügbaren Assays. Solange

Boosting

Ein Durchbruch wurde erzielt mit der Einführung des Boostings. **Ritonavir**, ein Protease-Inhibitor, fiel durch besonders eindrucksvolle Arzneiinteraktionen auf, die vor allem dadurch erklärt sind, dass es sich um den stärksten bekannten Hemmstoff der „Leberentgiftungsmaschine" **cytochrom-P450-3A4** handelte, die für den Abbau sehr vieler Medikamente verantwortlich ist. Aus der anfänglichen Not wurde eine Tugend – und Ritonavir hat heute eine Zulassung als Medikament, das zur **Verlangsamung des Abbaus anderer Medikamente** genutzt werden kann, was als „Boosting" bezeichnet wird. Dieses Boosting spielt eine bedeutende Rolle bei fast allen anderen Protease-Hemmern, die inzwischen überwiegend nur noch zusammen mit einer (antiretroviral subtherapeutischen) „Babydosis" Ritonavir verabreicht werden. Sie können so in ihrer Dosisstärke und -häufigkeit reduziert werden und erreichen trotzdem bessere Wirkspiegel. Andererseits besteht mit Ritonavir die Gefahr lebensgefährlicher Interaktionen mit anderen Medikamenten. Einige viel verwendete Medikamente erreichen bei Einnahme mit Ritonavir zum Teil lebensbedrohende Konzentrationen, z.B. der CSE-Hemmer Atorvastatin, das Antihistaminikum Terfenadin und das Potenzmittel Sildenafil.

Tab. 13.28 In Deutschland zugelassene Substanzen zur HIV-Therapie (Stand: Mai 2007)

Substanz, Dosierung	Substanztypische Nebenwirkung	Bemerkung
Nukleosidanaloge Reverse-Transkriptase-Inhibitoren (NRTI)	Wirkmechanismus: NRTI werden in der Zelle zu Triphosphaten phosphoryliert, konkurrieren dann mit den echten Nukleotiden um die Bindung an die reverse Transkriptase und führen dort zum Kettenabbruch.	
AZT, Zidovudin (Retrovir®) 2 × 300 mg/d	makrozytäre Anämie, Neutropenie, Thrombozytopenie, Übelkeit, Kopfschmerz	• erhöhte Myelotoxizität bei Kombination mit Ganciclovir/Cotrimoxazol • Kombination mit 3TC: Combivir® Kombination mit 3TC & ABC: Trizivir®
D4T, Stavudin (Zerit®) 2 × 30–40 mg/d	periphere Neuropathie, Lipodystrophie, Pankreatitis, Übelkeit, Kopfschmerz, Transaminasen ↑	• wegen Langzeittoxizität (größer als unter anderen NRTIs) nicht in der Primärtherapie empfohlen
3TC, Lamivudin (Epivir®) 1 × 300 mg/d	selten: Kopfschmerzen, abd. Schmerzen, Diarrhö	• eine einzige Mutation (Codon 184) bewirkt Resistenz • Kombination mit ABC: Ziagen®
ddC, Zalcitabin (Hivid®) 3 × 0,75 mg/d	periphere Neuropathie, Stomatitis	• relativ geringe Wirksamkeit, deswegen 2006 vom Markt genommen
ddI, Didanosin (Videx®) 1 × 250–400 mg/d	periphere Neuropathie, Pankreatitis, Diarrhö, Transaminasen ↑	• in der Primärtherapie zusammen mit D4T nicht mehr empfohlen
ABC, Abacavir (Ziagen®) 1 × 600 mg/d	Hypersensitivitätsreaktion bei ca. 5% der Patienten (Lebensgefahr bei Reexposition)	
FTC, Emtricitabin (Emtriva®) 1 × 200 mg/d	GI-Symptome, Hypopigmentierungen	• Kombination mit TDF: Truvada®
Nukleotidanaloge Reverse-Transkriptase-Inhibitoren (NtRTI)	Wirkmechanismus: NtRTI hemmen reverse Transkriptase durch kompetitive Bindung, müssen vor Einbau nicht erst metabolisiert werden.	
TDF, Tenofovir (Viread®) 1 × 245 mg/d	nephrotoxisch	• wirksam auch bei einigen NRTI-resistenten Viren, • Wechselwirkungen sowohl mit NRTI als auch mit PI

Tab. 13.28 *Fortsetzung*

Substanz, Dosierung	Substanztypische Nebenwirkung	Bemerkung
Nicht-Nukleosidanaloge Reverse-Transkriptase-Inhibitoren (NNRTI)	Wirkmechanismus: NNRTI hemmen reverse Transkriptase durch nicht-kompetitive Bindung.	
Nevirapin (Viramune®) 2 × 200 mg/d	Exanthem (30%, Stevens-Johnson-Syndrom < 5%), Fieber, Übelkeit, Transaminasen ↑	• Abbruch bei schwerem Exanthem oder Leberstörung • senkt Serumspiegel einiger Protease-Inhibitoren
Efavirenz (Sustiva®) 1 × 600 mg/d	ZNS-Störung besonders zu Beginn häufig, Exanthem etwas seltener als unter Nevirapine	• belegte gute Wirksamkeit auch bei hoher Viruslast • senkt Serumspiegel einiger Protease-Inhibitoren
Protease-Inhibitoren (PI)	Wirkmechanismus: PI verhindern durch Hemmung der HIV-Protease die Auftrennung der primären Polyproteine und somit das Budding. Einsatz nur noch mit Boosting durch Minidosis Ritonavir (Ausnahme: Nelfinavir)	
Indinavir (Crixivan®) 2 × 800 mg + 2 × 100 mg Ritonavir/d	Nierensteine, indirektes Bilirubin ↑ durch iatrogenes Gilbert-Syndrom (s. 7.1.9)	• Einnahme alleine nüchtern (in Kombination mit Ritonavir mit Mahlzeit) • ausreichende Hydrierung (Trinkmenge 2–3 l) besonders im Sommer • diverse Wechselwirkungen durch Effekt auf P450-Enzyme
Nelfinavir (Viracept®) 2 × 1250 mg/d	Diarrhö, Transaminasen ↑	• Wechselwirkungen durch Effekt auf P450-Enzyme (z.B. Pille ↓ 50% wirksam)
Ritonavir (Norvir®) Einsatz nur noch zum Boosting eines anderen PI mit 100(–400) mg/d	häufig: Übelkeit, Diarrhö, periorale Parästhesien, Lipiderhöhungen	• längerfristige Lagerung im Kühlschrank • sehr viele Wechselwirkungen durch Effekt auf P450-Enzyme
Saquinavir (Invirase® 500) 2 × 1000 mg/d + 2 × 100 mg/d RTV	Diarrhö, Übelkeit, Kopfschmerz	• neue Galenik seit 2004: weniger GI-NW, besser bioverfügbar • boostet Atazanavir
Fosamprenavir (Telzir®) 2 × 700 mg/d + 2 × 100 mg/d RTV	gastrointestinale NW, Exanthem, periorale Parästhesien	• bessere Bioverfügbarkeit als das Vorläufermedikament Amprenavir • GIT-Nebenwirkungen
Lopinavir/Ritonavir (Fixkombination: Kaletra®) 2 × 400 mg/d + 2 × 100 mg/d RTV	gastrointestinale Beschwerden	• erste fixe Kombination von zwei PI
Atazanavir (Reyataz®) 1 × 300 mg + 1 × 100 mg Ritonavir/d	Gilbert-Syndrom-artige Hyperbilirubinämie	• besonders wenig Lipidstoffwechselstörungen • ohne RTV-Boosting sehr problematische PK bei Antazida-Therapie
Tipranavir (Aptivus®) 2 × 500 mg + 2 × 200 mg Ritonavir/d	Transaminitis, Triglyzeriderhöhungen	• 2nd-Line-PI auch bei multiplen Resistenzen
Darunavir (Prezista®) 2 × 600 mg + 2 × 100 mg Ritonavir/d	milde gastrointestinale Nebenwirkungen	• 2nd-Line-PI bei multiplem Therapieversagen unter PI
Entry-Inhibitoren	Wirkmechanismus: Entry-Inhibitoren blockieren durch Bindung an verschiedene Rezeptoren den Eintritt des Virus in die Zelle.	
T20 Enfurvitid (Fuzeon®) 2 × 90 mg/d s.c.	sehr häufig lokale Rötung/Verhärtung an Injektionsstellen, erhöhte Pneumonie-Rate (besonders unter Rauchern)	• Resistenzentwicklung auch unter Entry-Inhibitoren
Integrase-Inhibitoren	Wirkmechanismus: Die bisher entwickelten Medikamente hemmen den Strangtransfer der viralen DNA in die Wirts-DNA (bisher keine zugelassene Substanz).	
Raltegravir (MK-0518) 2 × 400 mg/d	gute Verträglichkeit (wie im Plazebo-Arm)	• 3rd-Line-Therapie, aktuell Early-Access-Proramm • in Phase-II- und -III-Studien gute Wirksamkeit bei extensiv vorbehandelten Patienten
Elvitegravir (GS-9137)	in Studien gute Verträglichkeit	• bisher nur in Phase-II- und -III-Studien

dies gelingt, ist das Risiko einer Krankheitsprogression gering und die Ausbildung resistenter Virusstämme unwahrscheinlich. Es kann eine Regeneration des Immunsystems stattfinden, wobei die CD4$^+$-T-Zellen häufig nur sehr langsam oder nicht vollständig bis in den Normbereich steigen.

Kommt es zu einem erneuten Anstieg der Viruslast um mehr als 0,5 Log-Stufen, so ist davon auszugehen, dass entweder resistente Virusstämme vorhanden sind oder aber die Einnahme unzuverlässig ist (mangelnde „Adherence"). Somit sollten die Adherence hinterfragt und gestärkt sowie eine Medikamentenspiegelmessung und genotypische Resistenztestung veranlasst werden, um anhand der dort gefundenen Ergebnisse ggf. die gesamte Kombination auszutauschen.

Für Patienten, die bereits mit PI oder NNRTI behandelt wurden, ist wegen der hohen Rate von Kreuzresistenzen innerhalb der Gruppen eine Ausweichkombination selten so effektiv wie das erste Regime. Darüber hinaus scheinen einige nRTI unabhängig von Resistenzen durch veränder-te intrazelluläre Phosphorylierungsraten die Wirksamkeit nachfolgender Kombinationen negativ zu beeinflussen.

! Die Einnahmetreue ("Adherence") des Patienten während der ersten Kombination ist von entscheidender Bedeutung für die Langzeitprognose. !

Prophylaxen

Wie bei anderen Immundefekten auch kommt der Infektionsverhütung durch prophylaktische Chemotherapie eine entscheidende Bedeutung zu. Die empfohlene Einnahmestrategie richtet sich nach der CD4$^+$-T-Zell-Zahl und dem Expositionsrisiko.

Patienten mit weniger als 200/µl CD4$^+$-T-Zellen sollten Cotrimoxazol (480 mg täglich oder 960 mg 3 ×/Woche) als Primärprophylaxe gegen *Pneumocystis jiroveci* und Toxoplasmose einnehmen. Die Primär- und Sekundärprophylaxen können ausgesetzt werden, wenn durch antiretrovirale Therapie die CD4$^+$-T-Zellen stabil über 200/µl angestiegen

====ZUR VERTIEFUNG====

AIDS und Gesundheitsbarrieren

„Amidst the poverty of Africa, I stand before you because I am able to purchase health. I am here because I can pay for life itself. To me this seems a shocking and monstrous inequity – that simply because of affluence I should be living when others have died. No more than Germans in the Nazi era … can we at this conference today say that we bear no responsibility for more than 30 million people in resource-poor countries who face death from AIDS unless medical care and treatment is made accessible to them." (Edwin CAMERON, HIV-infizierter südafrikanischer Richter vor der internationalen AIDS-Konferenz in Durban, Südafrika 2000).

Durch die AIDS-Epidemie ist die Lebenserwartung in den Ländern südlich der Sahara teilweise um mehr als 15 Jahre abgesunken, ganze Gesellschaften sind kulturell und ökonomisch entwurzelt worden. Weltweit sind inzwischen mehr als 30 Millionen Menschen an AIDS gestorben.

Dabei wurde die Ätiologie von AIDS rasch aufgeklärt, wirksame Medikamente wurden innerhalb weniger Jahre entwickelt, und die Epidemie ist in den reichen Ländern durch die Einführung der HAART abgeklungen – ein in der Geschichte der Medizin bisher beispielloser Erfolg konzertierter Bemühungen

von der Grundlagenforschung bis in die Klinik.
Und doch ist ein Ende der weltweiten Epidemie nicht in Sicht und AIDS breitet sich weiter über die armen Kontinente aus.
Die AIDS-Epidemie unterstreicht, dass die **Gesundheitsbarrieren** in den armen Ländern nach wie vor erheblich sind und dass auch im Zeitalter der Globalisierung eine nachhaltige Entwicklung in den armen Ländern bisher nicht stattgefunden hat.

• **Medizinische Barrieren:** Impfprogramme sind wegen ihrer Langzeitwirkung und ihrer Kosteneffizienz gerade in armen Ländern die bevorzugte Strategie zur Bekämpfung von Infektionskrankheiten. Leider war die Entwicklung eines effektiven HIV-Impfstoffs bisher erfolglos (s. Text).

• **Materielle Barrieren** machen die für westliche Märkte entwickelten kausal wirksamen antiretroviralen Medikamente für arme Bevölkerungsschichten unerschwinglich (selbst wenn AIDS durch nichts anderes als ein Glas sauberes Wasser am Tag zu heilen wäre, stünde in vielen Ländern eine adäquate Therapie nur einer Minderheit der Betroffenen zur Verfügung).

• **Kulturelle Barrieren** verhindern die Implementation von an sich wirkungsvollen Präventivmaßnahmen (dass diese auch in armen Ländern erfolgreich sein können, zeigt das Beispiel Ugandas, dem es gelun-

gen ist, die Epidemie durch die Verteilung von Kondomen und durch Gesundheitsaufklärung zumindest einzudämmen).

• **Politische Barrieren** sorgen dafür, dass die Prioritäten bei der Bekämpfung internationaler Gesundheitsprobleme falsch gesetzt werden – so haben z.B. manche afrikanischen Regierungen dringende Maßnahmen zur Bekämpfung der Krise lange Zeit unterminiert. Auch auf Seiten der reichen Länder ist erst in den letzten Jahren der Wille zu einem kraftvollen internationalen Kampf gegen AIDS gewachsen. Noch im Jahr 2000 z.B. fand es das reichste Land der Erde opportun, ein Entwicklungsland wegen der geplanten Produktion generischer AIDS-Medikamente vor der Welthandelsorganisation zu verklagen. Auch die pharmazeutische Industrie gab ihre rigide Position zum internationalen Handels- und Patentrecht nur zögernd und unter Druck der Öffentlichkeit auf. Insofern ist der Umgang mit der HIV-Infektion ein Spiegelbild der von Partikularinteressen geprägten Weltpolitik. Die Hoffnung in der frühen Phase der HIV-Pandemie, dass HIV vielleicht ein Katalysator werden könnte, der die Menschheit dazu bringt, ihre drängendsten Probleme gemeinsam und in Solidarität zu lösen, hat sich bisher nicht erfüllt.

sind. Patienten mit einem positiven Tuberkulin-Test (Haut-test > 5 mm bzw. Interferon-γ-Test) oder mit Tbc-Exposi-tion reduzieren ihr Erkrankungsrisiko durch die Einnahme von INH (für 1 Jahr).

Impfungen

Eine die Ansteckung mit HIV verhindernde Impfung steht auf absehbare Zeit nicht zur Verfügung.

Alle Routineimpfungen sollten so früh wie möglich im Krankheitsverlauf erfolgen und entsprechend den Empfeh-lungen der STIKO regelmäßig aufgefrischt werden.

Patienten mit AIDS sollten wegen der möglicherweise unzureichenden Immunantwort keine Lebendimpfungen erhalten (Ausnahme: Masern/Mumps/Röteln bei Kindern). Alle HIV-Infizierten sollten einmalig gegen *Haemophilus in-fluenzae* B, alle 6 Jahre gegen Pneumokokken und jeden Herbst gegen Influenza-Viren geimpft werden. Von beson-derer Bedeutung ist auch die Hepatitis-B-Impfung bei Pa-tienten mit fortgesetzter Risikoexposition (homosexuelle Männer und Konsumenten intravenöser Drogen) sowie die Hepatitis-A-Impfung für alle homosexuell aktiven Männer und Personen mit einer Lebererkrankung (z. B. Hepatitis B oder C).

Prognose

Aufgrund der neuen vielfältigen Therapiemöglichkeiten ist die Prognose inzwischen weniger durch die HIV-assoziier-ten Erkrankungen als durch Begleiterkrankungen wie Hepatitis, koronare Herzkrankheit oder Diabetes mellitus

bestimmt. Die Studien zeigen, dass die Immunrekonstitu-tion unter HAART auch nach Jahren stabil bleibt. In allen Industriestaaten ist die HIV-Mortalität dadurch stark ge-sunken, die Zahl der HIV-Neuinfektionen ist in den letz-ten Jahren aber wieder angestiegen (s. o. „Epidemiologie"). Die Mortalität an HIV in den Entwicklungsländern bleibt skandalös hoch (s. **Kasten** „AIDS und Gesundheitsbarrie-ren").

13.15   Wichtige Pilzinfektionen

Pilze sind eukaryontische Organismen, die für Wachstum und Vermehrung auf organische Substrate angewiesen sind und sich durch das Vorliegen einer Zellwand auszeichnen.

Da viele Pilze (insbesondere Candida) auch zur normalen Flora der Haut und Schleimhäute des Menschen gehören, können Pilzinfektionen zum Teil als opportunistische Infek-tionen bei entsprechender Grundkrankheit verstanden wer-den (es handelt sich dann meist um **endogene Infektionen**, d. h. von der physiologischen Flora des Wirtes selbst ausge-hende Infektionen). Bei den **exogenen** Mykosen entstammt der Erreger der Außenwelt; auch hier ist eine manifeste Erkrankung vor allem bei entsprechend geschwächter Ab-wehrlage (AIDS, maligne Grundkrankheit, Leukämien, Di-abetes mellitus) möglich.

Eine Übersicht über die wichtigsten menschenpatho-genen Pilze gibt **Tabelle 13.29**.

Tab. 13.29 Auswahl medizinisch wichtiger Pilze

Pilzgruppe	Pilzart	Bevorzugt befallene Organe
Dermato-phyten	*Trichophyton rubrum, T. mentagrophytes* u. a.	Haut, Nägel, Haare
	Microsporum canis, M. audouinii, M. gypseum u. a.	Haare, Kopfhaut, Haut
	Epidermophyton floccosum	Haut
Sprosspilze (Hefen)	*Candida albicans, C. tropicalis, C. pseudotropicalis, C. parapsilosis, C. krusei* u. a.	Schleimhäute („Soor"), bei Abwehrschwäche, Organmykosen, Sepsis
	Cryptococcus neoformans	Lunge, Gehirn
	Malassezia furfur	Haut (Pityriasis versicolor)
Schimmelpilze	*Aspergillus fumigatus, A. niger* u. a.	Lunge, Ohr
	Rhizopus-Arten	Ohr, Nebenhöhlen
	Mucor-Arten	Gefäße
	Cladosporium	Hirnabszesse, Verletzungsmykosen
Dimorphe Pilze	*Coccidioides immitis*	Lunge, Hirnhaut
	Paracoccidioides brasiliensis	Mundhöhle, Lunge
	Blastomyces dermatitidis	Lunge, Haut, Knochen
	Histoplasma capsulatum	Lunge
	Sporothrix schenkii	nach Verletzungen durch Dornen: Geschwüre, Abszesse, Lymphangitis

aus: BRANDIS H, PULVERER G: Lehrbuch der medizinischen Mikrobiologie, 6.Aufl., 1998

Einteilung

Ungeachtet ihrer biologischen Klassifikation werden die humanpathogenen Pilze der Einfachheit halber nach dem **DHS-System** eingeteilt:

- **Dermatophyten (D)** rufen in der Regel lokale Infektionen keratinhaltiger Strukturen (Haut und Hautanhangsgebilde) hervor (**Abb. 13.40** und **Abb. 13.41**). Zu ihnen gehören v. a. *Trichophyton, Microsporum, Epidermophyton*; jedoch können auch Pilze der anderen Klassen Keratinstrukturen befallen (z. B. *Candida* und *Sporothrix*). Dermatophyten verursachen oft chronisch verlaufende schilfernde, erythematöse und teilweise papulöse Hautausschläge („tinea" = Mottenfraß; engl. *ringworm*); je nach betroffenem Hautgebiet unterscheidet man Tinea capitis, Tinea pedis, Tinea unguium und Tinea corporis.
- **Hefen (H)** bzw. Sprosspilze vermehren sich durch Aussprossung. Zu ihnen gehören im Wesentlichen die Gattungen *Candida* und *Cryptococcus*.
- **Schimmelpilze (S)** wachsen durch Verlängerung und Verzweigung ihrer Hyphen. Zu ihnen zählen v. a. die *Aspergillus*-Arten.
- Darüber hinaus kommen im außereuropäischen Raum obligat-pathogene sog. **dimorphe Pilze** vor, die je nach Umweltbedingungen hyphenartiges oder sprossendes Wachstum zeigen, z. B. *Histoplasma, Sporothrix, Blastomyces dermatitides* und andere.

Infektionsverlauf

Pilzinfektionen können sich selten systemisch ausbreiten, viel häufiger verlaufen sie lokal (in der Epidermis sowie subkutan). Wie eine Pilzerkrankung verläuft, ist vor allem durch die Abwehrlage des Wirtes, durch die „ökologischen" Bedingungen in der Umgebung der Pilze und am wenigsten durch die Pathogenität des Pilzes selbst vorgegeben: Dies gilt für die systemische Situation (Immundefizienz, diabetische Stoffwechsellage mit günstigem Substratangebot für den Pilz, Verdrängung der Bakterienflora – als hoch überlegenen Konkurrenten der Pilze – durch Antibiotika) wie für die lokale Situation: Pilze wachsen gerne, wo es feucht, warm

und dunkel ist und die Waffen des Immunsystems erst auf Anforderung hingelangen müssen. Krankheitszeichen entstehen dann dort durch Gewebeinfiltration und die darauf folgende Entzündungsantwort.

Toxinbedingte Wirkungen stehen im Gegensatz zu den bakteriellen Infektionen nicht im Vordergrund, obwohl die Bildung bestimmter Exotoxine (Aflatoxine) *in vitro* nachgewiesen wurde.

Darüber hinaus können Pilze allergische Reaktionen auslösen (z. B. allergische bronchopulmonale Aspergillose, s. 13.15.3).

13.15.1 Candida

Candida gehört zur Gruppe der Sprosspilze und kann bei entsprechend geschwächter Abwehrlage sowohl lokale als auch systemische Infektionen hervorrufen. Es handelt sich hierbei meist um endogene Infektionen, da Candida in geringer Zahl zur normalen Flora der Haut und des Gastrointestinaltraktes zählt. 80% der Infektionen werden durch die Spezies *Candida albicans* hervorgerufen.

Klinik

Zu Beginn der Infektion steht die lokale Pilzvermehrung (**Abb. 13.42**), die z. B. durch eine im Rahmen einer vorangegangenen antibiotischen Therapie gestörte normale Flora begünstigt wird. Es kommt zum bevorzugt intertriginösen Hautbefall bzw. zur Ausbreitung unter Nägeln (Paronychie) oder in anderen feuchten Gebieten (Vagina, Vorhaut) sowie an Schleimhäuten (Mundsoor).

Bei weiterer Verschlechterung der Abwehrlage können sich die Pilze durch eine hämatogene Streuung ausbreiten und zur Candida-Sepsis, Candida-Pneumonie oder Candida-Pyelonephritis führen. Diese Erkrankungen verlaufen in den meisten Fällen etwas milder als bakterielle Infektionen – so ähnelt die Candida-Pneumonie im Verlauf der Tbc, und auch eine Candida-Sepsis zeigt eine langsamere Progredienz als bakterielle Erkrankungen. Septische Absied-

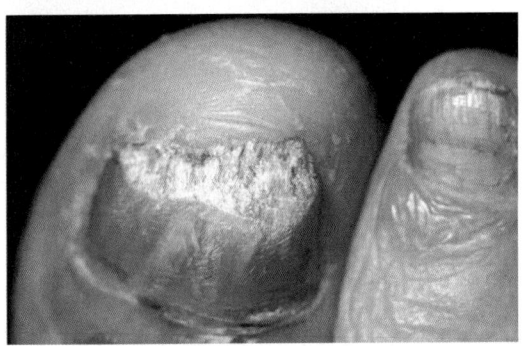

Abb. 13.40: Onychomykose der Zehennägel. [T122]

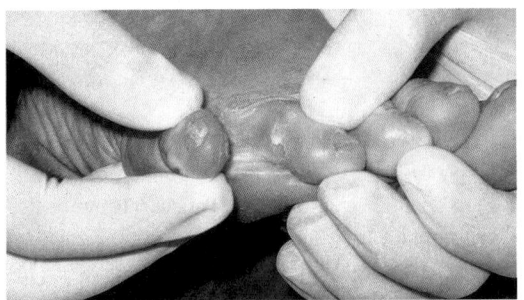

Abb. 13.41: Dermatomykose. [T195]

Infektanfälligkeit

Vorstellung des Patienten und Zusammenfassung des bisherigen Verlaufs

Assistenzarzt: Der hier vorzustellende 43-jährige Patient kam wegen Fieber und hypotoner Kreislaufdysregulation zur Aufnahme.

Der Patient, ein Kollege mit eigener Privatklinik ganz in der Nähe, hatte bei einer Operation einen Schwächeanfall erlitten, er sei „samt Messer zusammengeklappt". Den Tag zuvor hatte er schon gefröstelt, sei nach der Einnahme von 1,5 g Paracetamol aber wieder „fit" gewesen.

Chefarzt: Munter, ja so erinnere ich mich an ihn ... „Hässlich zu sein", sagte er einmal, „ist ein Skandal, und er ist groß genug, um dagegen das Messer zu wetzen..." – wenn der richtig in Fahrt war, brauste der Wind ... Aber machen Sie weiter ...

Assistenzarzt: So wie sich bei der weiteren Anamnese herausstellte, war der Patient eigentlich schon das ganze letzte Jahr nicht so richtig munter. Er sei öfters abgeschlagen und unkonzentriert, leichter ermüdbar als früher, und der Appetit habe nachgelassen. Bereits vor knapp einem halben Jahr war eine Lobärpneumonie aufgetreten, die er ambulant selbst behandelt hatte. Kurz danach auch ein Herpes zoster im Dermatom Th4/5 rechts. Auch habe er innerhalb der letzten Wochen einen starken Schwund des Zahnfleisches bemerkt, der seine Zähne kälteempfindlich habe werden lassen. In der weiteren Vorgeschichte ist lediglich eine mit 16 Jahren durchgemachte Hepatitis bemerkenswert.

Bei der Aufnahme sahen wir einen hochfieberhaften Patienten mit einem Blutdruck im Liegen von 95/50 mmHg, einem regelmässigen Puls von 112/Minute, einer Tachypnoe von 24/Minuten und leichter Lippenzyanose. Bei der weiteren Untersuchung waren rechtsdorsobasal feuchte, feinblasige ohrnahe Rasselgeräusche zu hören, sonst war die Auskultation normal.

Die Sauerstoff-Sättigung lag bei 90%. Auffällig im Notfall-Labor war eine Leukozytose mit 16 800/μl, im Differenzialblutbild Erhöhung der neutrophilen Granulozyten und der Stabkernigen. Auffallend auch die gleichzeitige relative Lymphopenie mit 6% (normal 20–40%), auch absolut bestand mit 1000 Lymphozyten/μl eine, wenn auch milde, Lymphopenie (normal 1500–4000). Thrombozyten waren auf 107 000/μl vermindert, bei normalem Hb und Hämatokrit. Das C-reaktive Protein war mit 184 mg/l extrem hoch (normal < 5). Im Labor war sonst nur noch eine mäßig erhöhte γ-GT und AST (GOT) auffällig. Auch die LDH war leicht erhöht. In der Eiweißelektrophorese fand sich eine isolierte starke Vermehrung der Gammaglobulinfraktion.

Das Röntgenbild des Thorax in zwei Ebenen zeigt ein Infiltrat im rechten Unterlappen, das EKG war unauffällig. Bei der Bronchokopie ergab sich makroskopisch nicht viel Auffälliges, außer einer etwas vermehrten Gefäßinjektion im Bereich des rechten Unterlappens und der Lingula. Die bronchoalveoläre Lavage ergab in diesem Bereich leicht trübes Sekret. Im Labor zeigte sich ein vorwiegend granulozytäres Zellbild, in der Kultur wuchs später S. pneumoniae, der auch aus der Blutkultur isoliert wurde.

Eine gründliche Untersuchung wurde erst auf der Intensivstation, nach der Bronchoskopie durchgeführt. An Befunden fiel eine weißliche, pallisadenartige Zeichnung am Zungenrand auf, sie war nicht abstreifbar und indolent. Zudem bestand eine linksseitige Mundwinkelrhagade (s. **3.3.2, Abb. 3.16**) und eine Nagelmykose an beiden Füßen.

Am Penis ebenso wie perianal war eine Reihe von Condylomata accuminata zu finden. Der Patient ging nun auch detailliert auf seine sexuelle Vorgeschichte ein: mehrere antibiotische Behandlungen, wegen einer Lues mit Ende 20 und „einige Male" wegen einer Gonorrhö. Vor einem Jahr sehr schmerzhafte Proktitis, die sich als Lymphogranuloma venereum herausgestellt habe und auf Antibiotikatherapie folgenlos ausgeheilt sei. Außerdem leide er unter einem hartnäckigen, alle paar Wochen rezidivierenden Herpes genitalis, der teilweise bis auf den Penisschaft übergreifen würde. Er gab an, seit seiner Jugendzeit bisexuell aktiv zu sein, mit häufig wechselnden männlichen Sexualpartnern. Nur seine Frau, mit der er seit 15 Jahren verheiratet sei, wisse davon.

Diskussion und Differentialdiagnose des Hauptbefundes

Interpretation aus Sicht des Radiologen: Das Thoraxbild zeigt eine lobär begrenzte, alveoläre Verschattung im rechten Unterlappen. Diese Bereiche sind nicht volumenreduziert, das spricht also eher für ein entzündliches Infiltrat als für eine poststenotische Atelektase. Die übrigen Lungenabschnitte sind unauffällig, bis auf eine dis-

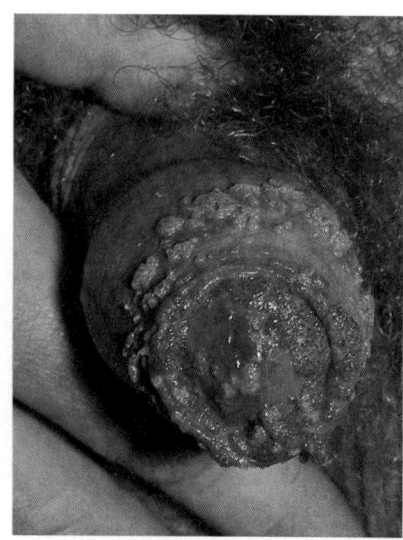

Abb. K13.1: Condylomata acuminata. [R212]

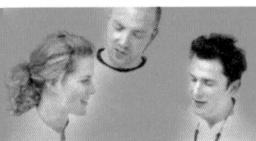

krete interstitielle Zeichnungsvermehrung, die eine diffuse Kapillarschädigung bei Septikämie anzeigen könnte. Radiologisch besteht somit das Bild einer Lobärpneumonie.

Interpretation aus Sicht des Pneumologen:
Das klinische Bild und die Vorgeschichte passen zu einer zu Hause erworbenen, primären Pneumonie. Bei dem infektiösen Hintergrundrauschen und auch wegen des rezidivierenden Charakters der Pneumonie muss eine opportunistische Pneumonie natürlich bedacht werden – aber da hätte ich weitaus schwerere Abweichungen der Immunparameter erwartet, zudem sind opportunistische Pneumonien oft nicht auf einen Lappen begrenzt.

Beim lobären Infiltrat sind Pneumokokken auch heute noch die erste Differentialdiagnose. Eine empirische, kalkulierte Antibiotikatherapie hätte da eigentlich ausgereicht. Da aber einige Monate zuvor eine Pneumonie vorausgegangen war, war die bronchoskopische Abklärung richtig – schließlich könnten hinter dem Prozess auch bronchiale Veränderungen stehen, etwa eine tumorbedingte Stenose.

Interpretation aus Sicht des Infektiologen:
Auch von unserer Seite besteht an der Diagnose einer häuslich erworbenen, lobären Pneumokokkenpneumonie kein Zweifel. Gerade S. pneumoniae ist ja für foudroyante Krankheitsverläufe bekannt. Bei dieser Vorgeschichte stellt sich aber natürlich zusätzlich die Frage nach einem prädisponierenden Immundefekt. Rein klinisch wäre für einen Immundefekt nur eine opportunistische Erkrankung beweisend, also eine Erkrankung durch einen normalerweise nicht pathogenen Erreger. Den anamnestisch geschilderten Erkrankungen lagen aber immer obligat pathogene Erreger zugrunde. Die Häufung ist also eher als Folge der gehäuften Exposition bei promiskem Sexualverhalten zu verstehen. Auch der Verlauf der Infektionskrankheiten spricht nicht per se für einen Immundefekt: Die

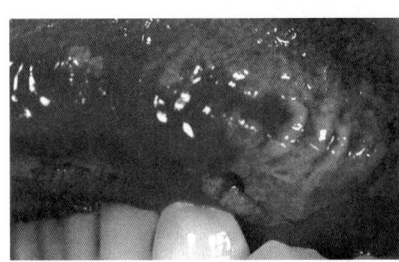

Abb. K13.2: Haarleukoplakie der Zunge (AIDS). [R132]

Infektionen verliefen nicht ungewöhnlich schwer, und traten auch nicht schon in der Kindheit auf. Zumindest für einen schweren primären Immundefekt haben wir also keine klinischen Beweise. Allerdings blinken trotzdem einige Warnlämpchen, wie etwa die Lymphopenie und auch die auffällige Eiweißelektrophorese. Und das Sexualverhalten mit häufig wechselnden männlichen Partnern ist fast schon ein blinkender Leuchtturm – da muss eine HIV-Infektion auf jeden Fall ausgeschlossen werden. Auffällig ist ja auch die Beschreibung der streifigen Zeichnung am Zungenrand. Das passt zur oralen Haarleukoplakie – und diese wäre ein nahezu pathognomisches Zeichen für eine fortgeschrittenere HIV-Infektion. Weiterhin würden zur HIV-Infektion die Erhöhung der Gammaglobuline, die verminderten Thrombozytenwerte und die Lymphopenie passen. Die rezidivierte Pneumonie würde dann übrigens schon das Vollbild AIDS begründen.

Herleitung der Krankheitsdiagnose und Auflösung des Falles

Assistenzarzt: Der HIV-Test ist im ELISA-Suchtest und auch im Western-Blot (Bestätigungstest) positiv ausgefallen. Die schon vor dem Vorliegen des Erregernachweis begonnene empirische Antibiotikatherapie aus Ceftriaxon und Clarithromycin führte

zur raschen Entfieberung. Der Patient hatte aber weiterhin subfebrile Temperaturen und ab Tag 3 der antibiotischen Therapie wieder eine Zunahme der anfänglich gebesserten Dyspnoe. Ein Kontroll-Thorax-Röntgenbild zeigte eine Zunahme der initial schon beschriebenen sehr diskreten interstitiellen Zeichnungsvermehrung. Die schon initial erhöhte LDH ist auf 508 U/l angestiegen. Die erneute Bronchoskopie mit erweiterter Diagnostik auf atypische Erreger führte dann zum Nachweis von Pneumocystis jiroveci im Immunfluoreszenztest und auch in der Giemsafärbung. Es liegt somit eine weitere AIDS-definierende Erkrankung bei Diagnosestellung der HIV-Infektion vor. Es besteht ein schwerer zellulärer Immundefekt mit 84 CD4$^+$-Zellen/µl (600 – 1100). Die Plasmavirämie ist hoch mit 780 000 HIV-Kopien/ml Plasma. Die Pneumozystis-Pneumonie wurde mit hochdosiertem Cotrimoxazol und – wegen der fortbestehenden respiratorischen Insuffizienz – Prednisolon behandelt. Trotzdem verschlechterte sich der Zustand des Patienten in den folgenden drei Tagen so sehr, dass er beatmungspflichtig wurde. Dies ist in diesem Fall nicht Folge einer inadäquaten Therapie, sondern Ausdruck des typischen zögerlichen Ansprechens der Pneumocystis-jiroveci-Pneumonie trotz adäquater Therapie. Dass die Therapie griff, zeigte sich auch daran, dass die LDH – der Surrogatmarker für das Ausmaß der Entzündung durch eine Pneumocystis-jiroveci-Pneumonie – bald nach Einleitung der Cotrimoxazol-Therapie wieder abfiel. Nach 10 Tagen konnte der Patient wieder extubiert werden, er wurde nach weiteren 10 Tagen antibiotischer Therapie aus stationärer Behandlung entlassen. Zu diesem Zeitpunkt wurde dann auch die antiretrovirale Kombinationstherapie eingeleitet.

Der Fall ist typisch für bis zu ein Drittel aller HIV-Erstdiagnosen, die in Deutschland erst spät im Verlauf, nämlich im Vollbild des Immundefekts gestellt werden.

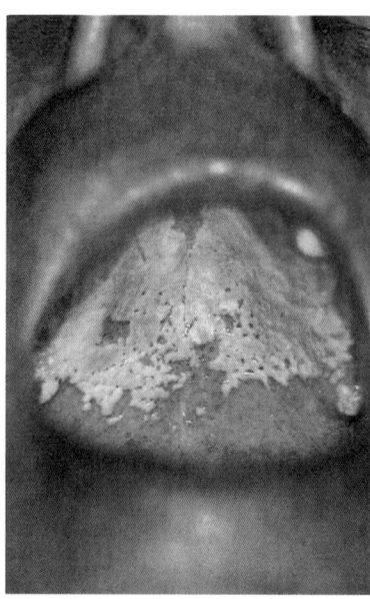

Abb. 13.42: Candida-Soor.
Typischer Befall mit Prädilektions-
ort am Übergang vom harten zum
weichen Gaumen. [E179–168]

Therapie

Für die lokale Therapie sind Nystatin und lokal anwendbare Imidazol-Derivate (z. B. Miconazol, Clotrimazol) meist ausreichend. Bei systemischem Befall oder Candida-Sepsis ist eine (nebenwirkungsreiche!) Therapie mit Amphotericin B – mit oder ohne Kombination mit 5-Fluorcytosin – indiziert. Verträglichere, aber teurere Alternativen (und neuerdings auch teilweise Mittel der ersten Wahl) sind: Voriconazol, Caspofungin und liposomales Amphotericin B. Eine besondere Bedeutung kommt der Prophylaxe einer systemischen Infektion bei Risikopatienten (Abwehrschwächung) zu: rechtzeitige lokale Behandlung bzw. in schweren Fällen orale systemische Prophylaxe, z. B. mit Fluconazol oder Itraconazol.

13.15.2 Cryptococcus neoformans

Cryptococcus neoformans ist ein ubiquitär verbreiteter Sprosspilz, der vor allem über Taubenkot übertragen wird. Bei immungeschwächten Individuen kann er systemische Mykosen hervorrufen. Nach aerogener Aufnahme der Sporen kommt es zu einer klinisch milden granulomatösen Pilzpneumonie und von dort aus zum ZNS-Befall mit chronisch verlaufender Meningoenzephalitis.

Die **Diagnose** wird durch mikroskopischen Erregernachweis im Liquor gesichert (Tuschefärbung), eine kulturelle Anzüchtung ist möglich. Sehr hilfreich ist der serologische Test auf Kryptokokken-Antigen, der bei der Kryptokokken-Meningitis auch im Serum positiv ist.

Die **Therapie** erfolgt mit liposomalem Amphotericin B und 5-Fluorcytosin, gefolgt von einer Erhaltungstherapie mit hoch dosiertem Fluconazol oder Itraconazol.

13.15.3 Aspergillose

Aspergillus-Arten sind ubiquitär verbreitete Pilze (**Abb. 13.43**), die vor allem in verrottenden Blättern und Bäumen zu finden sind. Die Infektion erfolgt über Inhalation der Sporen. Die Krankheitsmanifestation hängt von der Sporendosis und von der Abwehrlage des Wirtes ab.

Klinik

Vier Krankheitsformen werden unterschieden:
- Auslösung einer **allergischen Antwort** bei entsprechend disponierten Patienten ohne Infektion oder Besiedelung der Luftwege (allergisches Asthma)
- **allergische bronchopulmonale Aspergillose (ABPA):** Besiedelung der Luftwege mit nachfolgender allergischer, IgE-vermittelter Entzündungsantwort; häufig bei strukturellen Luftwegsveränderungen (schweres Asthma, Bron-

lungen im Augenhintergrund oder an den Herzklappen sind möglich.

Diagnostisches Vorgehen

Für den erfahrenen Kliniker sind Candidosen oft Blickdiagnosen. Die Diagnose der lokalen Infektion kann durch die mikroskopische Untersuchung eines Abstriches erhärtet werden. Bei systemischer Candidose sind mehrere Blutkulturen an aufeinanderfolgenden Tagen notwendig, sehr aussagefähig ist auch die Candidurie im Mittelstrahlurin. Zum Nachweis eines invasiven Wachstums können Biopsien mit histologischer Aufarbeitung herangezogen werden. Auch ein serologischer Nachweis von Candida-Antigenen im Blut kann manchmal zur Diagnose der systemischen Candidose hilfreich sein.

Andererseits ist der Nachweis von Candida als physiologischer Bestandteil der Schleimhautflora allein für nichts beweisend. Oft übersehen wird die Möglichkeit artefizieller Vermehrungen von Candida in asservierten Proben: Im Bronchialsekret eines Patienten mit Pneumokokken-Pneumonie sterben – nicht nur bei unsachgemäßer Lagerung – die Pneumokokken nach Entnahme vergleichsweise rasch ab, während gramnegative Keime und Candida, insbesondere bei Wärme, munter im Sputumröhrchen weiterwachsen. Der Mikrobiologe findet *E. coli* und *Candida albicans*, aber nicht mehr *S. pneumoniae*. Beide mikrobiologisch gefundenen Keime sind aber nicht die Erreger der Infektion!

! Völlig unsinnig ist in der Regel auch die nicht selten geübte Behandlung eines mikrobiologischen Nachweises von „Candida im Stuhl". **!**

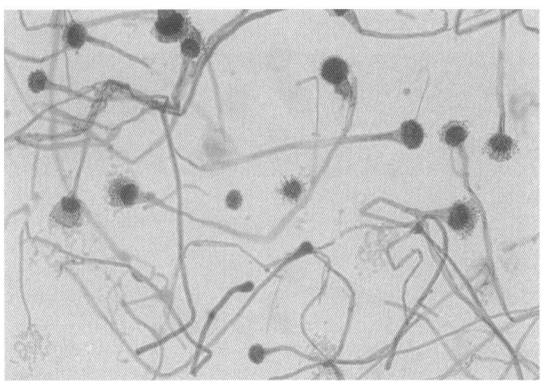

Abb. 13.43: Mikroskopisches Präparat mit Aspergillus fumigatus. Typisch sind die distelblütenähnlichen Fruchtkörper. [M316]

chiektasen, zystische Fibrose). Klinisch bestehen ein reversibler Bronchospasmus und rezidivierende Lungeninfiltrate. Im Sputum ist meist *Aspergillus fumigatus* nachweisbar. Darüber hinaus finden sich evtl. eine Eosinophilie im Blutbild und eine IgE-Erhöhung. IgG- und IgE-Antikörper gegen *A. fumigatus* können mittels ELISA nachgewiesen werden. Therapeutisch werden Glukokortikoide eingesetzt, zusätzlich kann eine antibiotische Therapie, z.B. mit Itraconazol, erwogen werden.

- **Aspergillome:** Hier kommt es auf dem Boden vorbestehender Lungenschädigungen zur Bildung lokaler „Pilzbälle" (Myzetome), z.B. in Lungenkavernen, also Orten mit lokal gestörter Immunkompetenz.
- **invasive Aspergillose:** Diese Form kommt ausschließlich bei immungeschwächten Patienten vor, die bei Infektion eine fulminante Pneumonie, Meningitis oder Hirnabszesse entwickeln können. Ebenfalls möglich sind Leberbefall und Endokarditiden bei vorgeschädigten Herzklappen oder Augenbefall.

Diagnostisches Vorgehen und Therapie

Die Diagnose der beiden letzten Formen erfolgt röntgenologisch (Aspergillom, **Abb. 13.44**), durch direkten Erregernachweis, Biopsien und Kulturen oder durch serologischen Antikörpernachweis. Die Therapie besteht bei Aspergillomen und Aspergillose aus einer Kombinationsbehandlung von 5-Fluorcytosin in Kombination mit Amphotericin B oder Voriconazol oder Caspofungin. Die Behandlung der ABPA erfolgt durch die Gabe oraler Glukokortikoide. Die allergische Antwort wird – wie alle Formen des Asthmas – vor allem prophylaktisch behandelt (s. 5.3.4).

13.15.4 Dimorphe Pilze

Erkrankungen durch die obligat-pathogenen sog. dimorphen Pilze (z.B. *Histoplasma capsulatum*, *Coccidioides immitis*, **Tab. 13.29**) kommen in Europa lediglich als „Importkrankheiten" vor, da diese Erreger in Nord- und Südamerika sowie Afrika endemisch sind, bei uns nicht vorkommen und eine Übertragung von Mensch zu Mensch nicht stattfindet. Die Infektion erfolgt meist aerogen durch Inhalation erregerhaltiger Stäube und ruft entweder lokale granulomatöse Entzündungen oder – vorwiegend bei Immungeschwächten – eine Systemmykose hervor.

13.16 Wichtige Protozoenerkrankungen

Protozoen sind einzellige Endoparasiten, deren genetisches Material (im Unterschied zu dem der Bakterien) in einem membranumschlossenen Zellkern liegt (Eukaryonten). Für ihre Übertragung bilden manche Protozoen Dauerstadien (Zysten), die lange im Freien überleben können, bis sie von einem Wirt oral aufgenommen werden. Andere bedienen sich eines Zwischenwirtes (z.B. blutsaugender Arthropoden). Eine Übersicht gibt **Tabelle 13.30**.

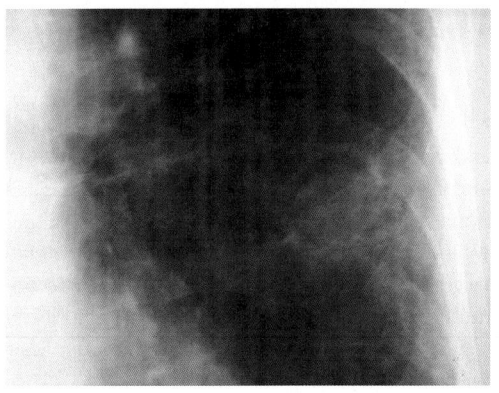
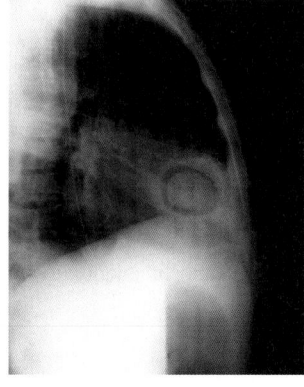

Abb. 13.44: Aspergillom der Lunge in der Zielaufnahme (links) und in der Tomographie (rechts). [T170]

13

Tab.13.30 Übersicht wichtiger Protozoonosen

Parasit	Krankheits-bezeichnung	Verbreitung	Minimale Inkuba-tionszeit	Klinik
Flagellaten				
Trichomonas vaginalis	Trichomoniasis	weltweit	3 Tage	• Kolpitis, Prostatitis, Balanitis, Urethritis • bei 8–12% der Frauen im gebärfähigen Alter nachweisbar
Giardia lamblia	Lamblien-Ruhr	weltweit	3 Tage	• meist asymptomatisch • bei massivem Befall schwere, meist wässrige Diarrhöen
Trypanosoma cruzi	Chagas-Krankheit	Südamerika	7 Tage	• bei Kindern akutes Stadium mit Fieber, Lymphadenopathie und Hepatosplenomegalie • bei Erwachsenen protrahierter chronischer Verlauf mit zunehmender Herzinsuffizienz
Trypanosoma brucei (ssp. **gambiense** oder **rhodesiense**)	Schlafkrankheit	Afrika	5 Tage	• zunächst Fieber und Lymphknotenschwellungen, dann Befall des ZNS mit unbehandelt letalem Ausgang
Leishmania donovani	Kala-Azar	Mittelmeerraum, Asien, Südamerika, Afrika	10 Tage	• oft blander Verlauf • in schweren Fällen Befall von Milz, Leber und Knochenmark mit Anämie, Leukopenie und Thrombopenie
Leishmania tropica/major	Hautleishmaniose	Mittelmeerraum, Asien, Afrika	6 Tage	• über mehrere Wochen entstehende lokal umschriebene Schwellung und Rötung, mit nachfolgend ulzerierender Papel (Orient-, Bagdad- oder Aleppobeule) • spontane Abheilung nach mehreren Monaten bis Jahren
Rhizopoden				
Entamoeba histolytica	Amöbenruhr	weltweit	6 Tage	• bei massivem Befall zahlreiche Geschwüre im Kolon mit Leibschmerzen, druckschmerzhafter Bauchdecke und Diarrhöen
Sporozoen				
Isospora belli	Kokzidiose	weltweit	1 Tag	• hartnäckige Diarrhöen
Toxoplasma gondii	Toxoplasmose	weltweit	7 Tage	• meist subklinisch; sonst Fieber um 39 °C, Lymphknotenschwellungen (s. 13.16.2)
Plasmodium falciparum	Malaria tropica	Tropen	7–25 Tage	• schwerwiegende Form der Malaria, kann innerhalb weniger Tage zum Tod führen • unregelmäßiger Fieberrhythmus • selbstlimitierend nach max. 18 Monaten (s. 13.16.1)
Plasmodium vivax und **ovale**	Malaria tertiana	Tropen, Subtropen	8–27 Tage	• leichtere Form der Malaria • Fieberschübe alle 2 Tage – bei 2 Parasitengenerationen, die um 24 h verschoben sind, auch täglich • Spontanheilung nach max. 5 Jahren möglich (s. 13.16.1)
Plasmodium malariae	Malaria quartana	Tropen, Subtropen	16–56 Tage	• leichtere Form der Malaria • Fieberschübe alle 3 Tage • keine definitive Spontanheilung (s. 13.16.1)

modifiziert nach: Pulverer G: Lehrbuch der medizinischen Mikrobiologie, 8. Aufl., 2001

13.16.1 Malaria

Ungefähr 2,5 Milliarden Menschen leben in Malaria-Endemiegebieten (**Abb. 13.45**). Pro Jahr sind etwa 250 Millionen Neuerkrankungen zu verzeichnen, von denen noch immer 2,5 Millionen tödlich verlaufen. Nur AIDS und Tuberkulose fordern damit weltweit mehr Opfer als Malaria.

Erreger

Während im Mittelalter die schlechte Luft (*„mal aria"*) in den Sumpfgebieten als Ursache galt, ist die Übertragung durch Parasiten seit 1880 bekannt. Erreger der Malaria sind die Plasmodienarten *Plasmodium vivax* und *ovale*, *Plasmodium malariae* und *Plasmodium falciparum*. Sie werden durch die weibliche Anopheles-Mücke übertragen, in seltenen Fällen auch kongenital oder gelegentlich auch über eine Bluttransfusion.

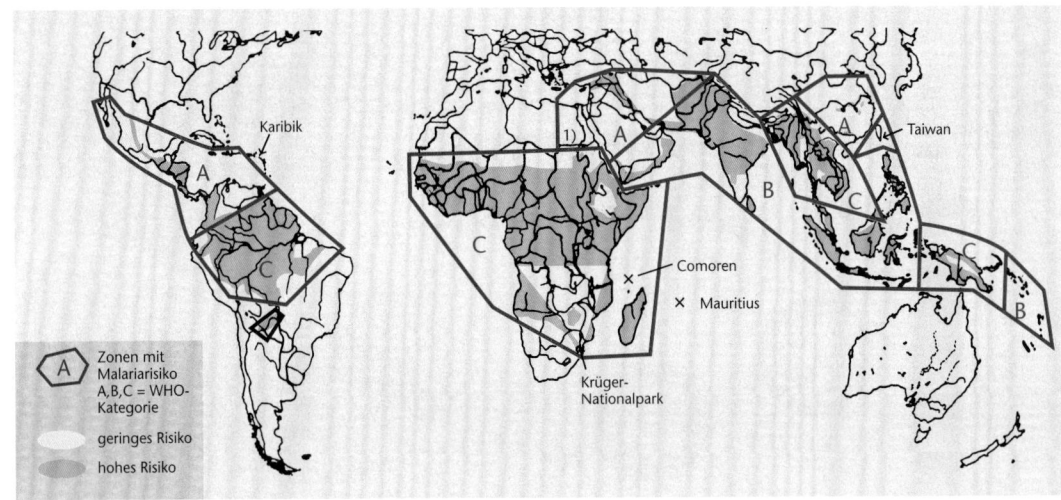

Abb. 13.45:
Auftreten der
Malaria und
Einteilung in
Risikoregionen
(A, B, C).

Einteilung nach Fieberverlauf

Je nach Generationszeit der Plasmodien-Arten im Blut können drei verschiedene Fiebertypen und damit Malaria-Typen unterschieden werden:

- **Malaria tertiana** (alle 48 Stunden oder jeden „dritten" Tag Fieber, d. h. an Tag 1, 3, 5 usw.) bei *Plasmodium vivax* und *ovale*
- **Malaria quartana** (Fieber alle 72 Stunden oder jeden „vierten" Tag, d. h. an Tag 1, 4, 7 usw.) bei *Plasmodium malariae*
- **Malaria tropica** (unregelmäßiger Fieberverlauf) bei *Plasmodium falciparum*.

Generationszyklus (Abb. 13.46)

Während der Blutmahlzeit der Anopheles-Mücke überträgt diese die fadenförmigen **Sporozoiten** (die infektiöse Form des Parasiten) in die Blutbahn des Wirtes. Von dort gelangen die Erreger hämatogen innerhalb von Minuten in die Leber, wo sie in die Leberparenchymzellen eindringen. In der Leberzelle entsteht durch ungeschlechtliche Vermehrung aus jedem Sporozoiten ein sog. **Schizont**, der wiederum mehrere tausend **Merozoiten** enthält.

Innerhalb von weniger als einer Woche platzt der Schizont (mitsamt der Leberzelle). Die freigesetzten Merozoiten befallen nun zirkulierende Erythrozyten. Dort kommt es erneut zur Vermehrung durch ungeschlechtliche Teilung (der Schizont enthält diesmal allerdings nur etwa 20 Merozoiten). Nach der typischen Generationszeit (z. B. 48 h für *P. vivax*) platzen die befallenen Erythrozyten und setzen eine neue Generation von Merozoiten frei. Diese Hämolyse ist jeweils von hohen Fieberzacken durch Freisetzung pyrogener Stoffwechsel- und Abbauprodukte der Parasiten gekennzeichnet. Die freigesetzten Merozoiten befallen wiederum andere Erythrozyten, wo sie sich vermehren, nach

zwei bis drei Tagen eine neue „Ernte" von Parasiten (Merozoiten) freisetzen usw.

Eine solche Synchronisation des Generationszyklus der Plasmodien findet nur bei den Plasmodien der Malaria tertiana und quartana statt, fehlt dagegen bei der wesentlich gefährlicheren und häufigeren Malaria tropica, weshalb hier die typischen periodischen Fieberzacken mit Temperaturen bis 40 °C, Schüttelfrost und Schweißausbrüchen sowie nachfolgenden symptomfreien Tagen fehlen.

❗ Jeweils ein Teil der Merozoiten entwickelt sich in den Erythrozyten nicht zu Schizonten weiter, sondern zu einer sexuellen Form (männlichen oder weiblichen **Gametozyten**), die dann bei weiteren Stichen von der Anopheles-Mücke aufgenommen werden und diese infizieren. ❗

❗ Die Anopheles-Mücke kommt auch hierzulande und sogar noch in Grönland vor, für eine Vermehrung der Gametozyten ist es aber (meist) nicht warm genug. In sehr warmen Sommern mit durchgehend warmen Nächten über mehr als zwei Wochen könnte die Malaria aber auch hier wieder endemisch werden. Dies war 1947 in Norddeutschland einmal der Fall. ❗

Die Infektion der Leber nimmt bei *P. falciparum* und *P. malariae* innerhalb von < 4 Wochen ein spontanes Ende, sodass die Vermehrung der Parasiten dann nur noch in den Erythrozyten stattfindet. Somit kann bei diesen Formen eine länger als 4 Wochen bestehende Infektion allein durch gegen die erythrozytären Formen gerichtete Medikamente geheilt werden. *P. vivax* und *P. ovale* dagegen persistieren lange Zeit in der Leber, sodass eine Heilung nur durch gegen die Leberformen *und* die Blutmerozoiten gerichtete Medikamente gelingt.

Unbehandelt, kann die Malaria spontan ausheilen: *P. falciparum* verschwindet in der Regel nach 6 – 8 Monaten (max.

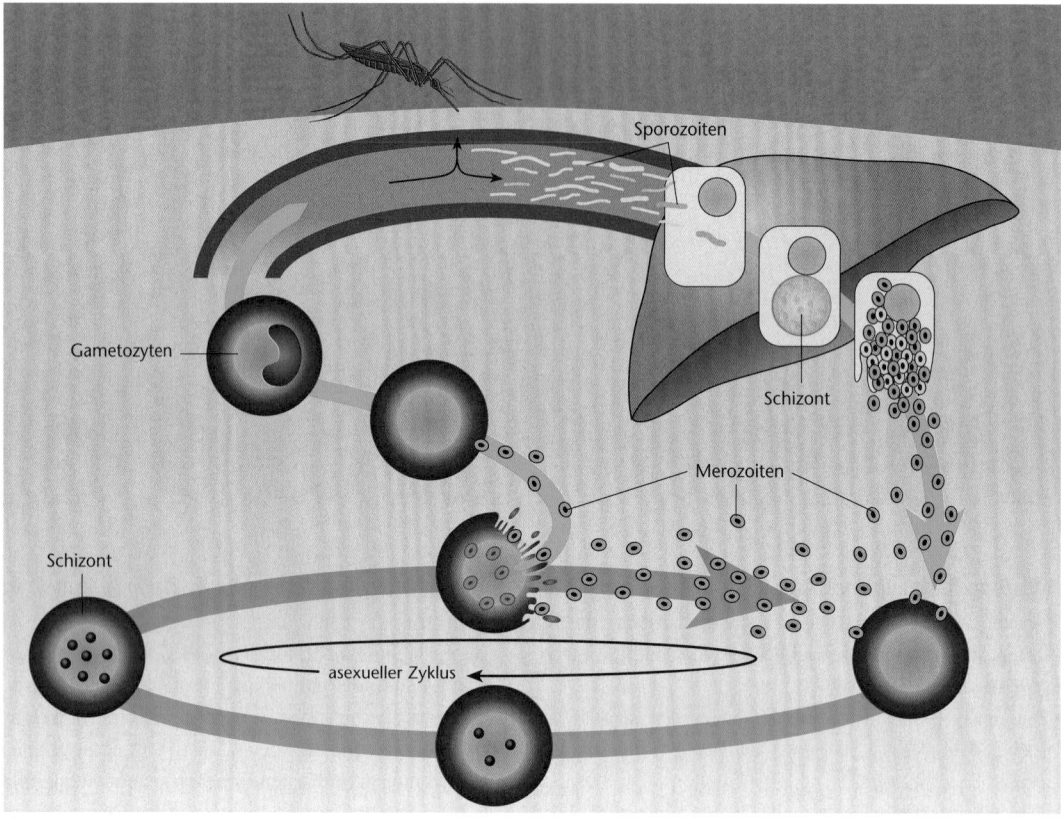

Gametozyten

Schizont

Sporozoiten

Schizont

Merozoiten

asexueller Zyklus

Abb. 13.46: Systematische Darstellung des Lebenszyklus von Plasmodium vivax. [L157]

1,5 Jahren); *P. vivax* und *P. ovale* persistieren bis zu 5 Jahren und *P. malariae* bis zu 50 Jahre!

Pathogenese

Die Schwere des klinischen Bildes ist durch die Parasitendichte bedingt. Während der Anteil der infizierten Erythrozyten bei den meisten Verläufen unter 2 % liegt, kann er bei der schweren Malaria tropica 30 % und mehr erreichen. Krankheitszeichen entstehen vor allem auf drei Wegen:

- Durch den Verbrauch von erythrozytärem Sauerstoff und Glucose wird das Gewebe nicht mehr ausreichend versorgt, es entstehen eine **Gewebehypoxie** und **Laktazidose**.
- Bei der Malaria tropica treten zusätzlich Veränderungen an der Erythrozytenoberfläche auf, wodurch diese am Kapillarendothel „hängen bleiben" und damit **Mikroembolien** in sämtlichen Organen, vor allem im Gehirn, auslösen können. Durch die konsekutive Gewebehypoxie kann es zur irreversiblen Schädigung von Nieren, ZNS, Lunge und Herz kommen.
- Durch die Zerstörung der infizierten Erythrozyten kommt es zur **hämolytischen Anämie**, durch den Leberbefall und die Hyperplasie des RES zur **Hepatosplenomegalie**.

Immunität

Eine durchgemachte Malaria-Infektion hinterlässt eine teilweise Immunität, die wahrscheinlich auf eine T-Zell-vermittelte Stimulation der Makrophagen zurückzuführen ist.

Eine natürliche Immunität gegen *P. vivax* besitzen Individuen mit Duffy-negativer Blutgruppe (fast alle Schwarzen); hier fehlt der von den Merozoiten benutzte Rezeptor auf der Erythrozytenoberfläche. Bestimmte Veränderungen des Hämoglobins und des erythrozytären Stoffwechsels vermitteln ebenfalls Immunität gegenüber *P. falciparum*: Hämoglobin S, Glucose-6-Phosphat-Dehydrogenase-Mangel, Thalassämie und Pyruvat-Kinase-Mangel. Dies sind eindrucksvolle Beispiele dafür, dass in der Auseinandersetzung mit Infektionskrankheiten die „Krone der Schöpfung" auch heute noch unter einem wirksamen Selektionsdruck der Evolution steht.

Klinik

Etwa ein Drittel der Fälle verläuft leicht; dies sind die durch *Plasmodium vivax, ovale* oder *malariae* bedingten Formen. Hier stehen die Schwächung des Patienten durch die **Fieberschübe** (s. **Kasten** „Fieberschübe bei Malaria" und vor allem die **hämolytische Anämie** im Vordergrund.

In zwei Drittel der Fälle treten die schwerwiegenden Formen der **Malaria tropica** auf: Zusätzlich zu Kopf- und Gliederschmerzen, Hepatomegalie und Splenomegalie bestimmen hier oft Komplikationen das klinische Bild (s. u.).

Komplikationen

Komplikationen, die v. a. bei der durch *Plasmodium falciparum* hervorgerufenen Malaria tropica auftreten, sind:
- **zerebrale Malaria:** Diese mit Benommenheit, Krampfanfällen und Koma einhergehende Komplikation entsteht aufgrund der mit der Erythrozytensequestration verbundenen Zirkulationsstörungen.
- **intravaskuläre Hämolyse** mit Hämoglobinurie und Nierenversagen („Schwarzwasserfieber")
- **Immunkomplexglomerulonephritis** mit nephrotischem Syndrom bei *Plasmodium malariae*
- **Leuko- und Thrombopenien** mit Blutungskomplikationen, schwere **Anämie**
- **Hypoglykämie** (vor allem bei Kindern)
- **Lungenödem** (ARDS, s. 5.8)
- massive **Splenomegalie** (tropisches Splenomegalie-Syndrom), evtl. mit Milzruptur.

Diagnostisches Vorgehen

Die Diagnosestellung erfolgt durch mikroskopischen Erregernachweis im Blutausstrich oder im sog. **Dicken Tropfen** (ein Tropfen Blut wird dabei auf ca. Eurostückgröße „verrührt" und nach GIEMSA gefärbt), in vielen Labors aber inzwischen auch – mit gleicher Sensitivität wie im Dicken Tropfen – im konventionellen **Blutausstrich**. Zur Artdiagnostik muss ohnehin ein dünner Ausstrich begutachtet werden. Serologische Nachweise sind prinzipiell möglich, jedoch von geringer klinischer Relevanz, weil eine Serokonversion erst nach einigen Wochen erfolgt, die Therapie aber sofort beginnen muss, um tödliche Verläufe (ca. 4% bei Malaria tropica!) zu verhindern.

Differentialdiagnostisch ist an alle hochfieberhaften Infektionen durch andere Erreger zu denken, Fehldiagnosen sind deshalb leider häufig.

Therapie

Die medikamentöse Therapie der Malaria ist wegen **vielfältiger Resistenzen** der *Falciparum*-Plasmodien und unterschiedlicher Wirksamkeit der Medikamente gegen die verschiedenen Plasmodienarten und -entwicklungsstadien unübersichtlich. Es sollten deshalb stets die aktuellen **Empfehlungen der Deutschen Tropenmedizinischen Gesellschaft** berücksichtigt werden (Leitlinien und Adressen tropenmedizinischer Einrichtungen unter http://dtg.org). Wegen der raschen Veränderungen der lokalen Resistenzsituation empfiehlt es sich, Kontakt mit einer tropenmedizinisch oder infektiologisch erfahrenen Institution aufzunehmen. Im Folgenden seien einige Therapieprinzipien vorgestellt:
- Da das Leberreservoir von *P. falciparum* und *P. malariae* nach wenigen Wochen spontan abstirbt, reicht hier die Gabe von gegen die erythrozytären Schizonten gerichteten Medikamenten aus (sog. **blutschizontozide Medikamente**).
- *P. vivax* und *P. ovale* dagegen müssen stets auch mit **gewebeschizontoziden Medikamenten** behandelt werden, um die Leberformen abzutöten, die sonst ein Reservoir für endogene Neuinfektionen bilden.
- Schwere Malaria-Fälle werden initial parenteral behandelt, um rasch hohe Blutspiegel zu erreichen.

Infrage kommende Medikamente (Wirkmechanismen s. **13.4.7** mit **Tab. 13.14**):
- **blutschizontozid:** 4-Aminoquinolone (Chloroquin, Amodiaquin), Cinchona-Alkaloide (Chinin, Chinidin), Atovaquon/Proguanil, Doxycyclin, Mefloquin, Halofantrin, Proguanil, Pyrimethamin sowie das inzwischen vom Markt genommene Fansidar (Pyrimethamin + Sulfadoxin)
- **blutschizontozid und gametozid:** Artemisinin und seine Derivate (Artesunat, Artemether, Dihydroartemisinin)
- **gewebeschizontozid:** Primaquin.

Welche Medikamente die beste Wahl sind, hängt von der Art der Malaria und der Resistenzlage vor Ort ab. Entsprechende Therapieempfehlungen werden von der WHO regelmäßig aktualisiert und sind z. B. über die Tropeninstitute zu erfragen. Darüber hinaus muss bei der Wahl stets auch die vorige Medikamenteneinnahme berücksichtigt werden (eine Infektion trotz medikamentöser Malaria-Prophylaxe weist auf eine Resistenz hin, wenn nicht ein Einnahmefehler – am häufigsten: zu frühes Absetzen der Prophylaxe nach der Rückkehr – zu anamnestizieren ist).

Durch ihre überragende Wirksamkeit sind heute die **Artemisinin-Abkömmlinge** (soweit verfügbar; s. **Kasten** „Die Artemisinin-Story") in Ländern mit nennenswerter Malaria-Resistenz Mittel der ersten Wahl gegen *P. falciparum*. Sie binden sich im Erythrozyten an Eisenverbindungen, wodurch freie Radikale produziert werden, welche die Membran des Parasiten schädigen. Sie wirken rasch, sind auch gegen mehrfach resistente Plasmodien-Stämme wirksam

13

(bisher sind keine Resistenzen gegen Artemisinin berichtet), sind gut verträglich und reduzieren als einziger Anti-Malaria-Wirkstoff die Gametenmasse und somit das Übertragungspotential in der Bevölkerung. Sie werden immer mit einem anderen Medikament kombiniert (etwa Lumefantrin oder Amodiaquin), um einer Resistenzentwicklung vorzubeugen. In Gebieten mit geringer Resistenz kommen aber weiterhin Medikamente wie Atovaquon/Proguanil, Mefloquin, Chloroquin und Proguanil zum Einsatz. Gegen die durch *Plasmodium vivax* und *P. ovale* ausgelöste Malaria wird vor allem eine Kombination von Chloroquin mit Primaquin eingesetzt.

Die WHO empfiehlt eine der Resistenzlage angemessene Chemoprophylaxe und teilt die Malaria-Endemiegebiete in die Zonen A, B, und C ein. Grob dargestellt entspricht die Zone A den Chloroquin-empfindlichen Regionen, die Zone B den teilweise und die Zone C den komplett Chloroquin-resistenten Regionen. Zu beachten: Auch innerhalb der ausgewiesenen Zonen kann das Malariarisiko regional und saisonal schwanken. Die medikamentöse Vorbeugung muss deshalb immer den aktuellen Empfehlungen und der entsprechenden individuellen Reisesituation angepasst werden.

Vorsorge

Durch effektiven Mückenschutz und durch Chemoprophylaxe kann das Risiko, an einer Malaria zu erkranken, bei Reisen in Endemiegebiete deutlich gesenkt werden. Auch die Chemoprophylaxe sollte generell mit einem Tropeninstitut abgestimmt werden; dabei sind neben dem Reiseziel auch die Länge des Aufenthaltes, die Reisesaison und die Art des Tourismus (Standardtourismus oder Extremtourismus) zu beachten. Die Prophylaxe stützt sich häufig auf Chloroquin (in Gegenden mit nicht-resistenten *Plasmodium falciparum*) und Mefloquin (in Gegenden mit resistenten *Plasmodium falciparum*) sowie Doxycyclin und Atovaquon/Proguanil.

Als weitere Strategie der „behandelnden Vorsorge" hat sich die **Malaria-Notfallselbsttherapie** (Standby-Therapie) bewährt – der Reisende führt dazu Malaria-Medikamente mit, die er bei Fieber oder anderen auf Malaria verdächtigen Symptomen einnimmt, falls er keinen Arzt vor Ort erreichen kann. Diese Strategie kann bei kurzer Reisedauer oder in Ländern mit niedrigem Malariarisiko die Chemoprophylaxe ersetzen.

Eine 100%ige Sicherheit ist jedoch auch durch prophylaktische Maßnahmen nicht zu erreichen: ca. 1000 bis

===ZUR VERTIEFUNG===

Die Artemisinin-Story

Die stetige Zunahme von resistenten Malaria-Stämmen vor allem in Afrika hat die Suche nach neuen Wirkstoffen angeheizt. Gefunden wurde ein Wirkstoff an ungewöhnlicher Stelle und nach ungewöhnlichen Anstrengungen: Ende der 1960er Jahre bat der damalige Vietkong-Führer Ho Tschi Minh seinen sozialistischen „Bruder" Mao Tsedong um Hilfe bei der Entwicklung eines Mittels gegen Malaria, die die Vietkong-Truppen zu Tausenden dahinraffte. Die chinesische Führung begann darauf ein medizinarchäologisches Projekt, bei dem vor allem alte medizinische Texte nach Referenzen auf Malaria-Mittel durchforstet wurden: 500 Wissenschaftler unter der Leitung der Professorin Tu Youyou erstellten Steckbriefe zu 640 referenzierten traditionellen Rezepten und filterten daraus dann den besten Kandidaten heraus: die getrockneten Blätter des einjährigen Beifußbusches, *Artemisia annua*, als Aufguss seit etwa 2000 Jahren in China gegen fieberhafte Erkrankungen eingesetzt. Nach den Wirren der Kulturrevolution begannen klinische Tests mit dem aus den Blättern isolierten Wirkstoff *Artemisinin* – mit Heilungsraten über 90% überaus erfolgreich. Im Jahre 1982 wurde der

neue Wirkstoff auf einer Konferenz der WHO vorgestellt.
Dann passierte 20 Jahre nichts – während sich die Resistenzlage weltweit immer dramatischer zuspitzte. Erst im Jahr 2004 wurde Artemisinin von der WHO offiziell in die Therapieempfehlungen als Medikament der ersten Wahl aufgenommen (in Kombination mit Lumefantrin oder Amodiaquin). Woher die Verzögerung kam, ist im Detail nicht zu rekonstruieren. Eine Rolle spielten mehrere Faktoren:

- Skepsis gegenüber der vom Westen lange Zeit isolierten chinesischen Forschung – die dann auch noch mit einem traditionellen pflanzlichen Präparat aufwartete
- Der Wirkstoff ist nicht leicht zu gewinnen: Obwohl der Baum an vielen Standorten wachsen kann, produziert er Artemisinin nur unter spezifischen klimatischen Bedingungen und Anbautechniken. Engpässe in der Herstellung sind damit vorprogrammiert und trotz intensiver Bemühungen der Hersteller und der WHO bisher nicht überwunden.
- Das neue Kombinationsmedikament Artemisinin/Lumefantrin ist etwa zehnmal teurer als die herkömmliche Monothera-

pie – unerschwinglich für die arme Bevölkerung Afrikas.

Die Situation heute

Die WHO und die meisten Länder Afrikas empfehlen inzwischen artemisininhaltige Therapieregimes gegen die Malaria tropica. Die flächendeckende Versorgung über den regulären Mark hat sich wegen des hohen Preises als utopisch erwiesen. Inzwischen liegt jedoch mit Coarsucam ein erstes Kombinationspräparat aus Artesunat und Amodiaquin vor, welches im Rahmen der u. a. von Médecins sans Frontières und der EU unterstützten „*Neglected Disease Initiative*" entwickelt wurde und welches für eine 3-Tage-Therapie für unter 1 US-$ abgegeben wird. Eine Zukunftsoption ist die gentechnische Herstellung des Wirkstoffs in Bakterienkulturen, die etwa bis zum Jahr 2012 marktreif werden könnte.
Die Geschichte des Artemisinins ist eine Geschichte voller Hindernisse – mit einem hoffnungsvollen Ausklang. Denn zum ersten Mal ließ sich im großen Stil durch internationale Kooperationen ein Weg aus der „Marktfalle" finden, die bisher die Verbreitung neuer Medizinprodukte in arme Länder verhindert hat.

1500 Malariafälle werden jährlich in die BRD eingeschleppt. Ein Impfstoff steht bislang nicht zur Verfügung, befindet sich jedoch in der Entwicklung.

❗ Der harmlos klingende Begriff der Malaria-Prophylaxe ist streng genommen etwas irreführend – es handelt sich eigentlich um eine vorsorglich präexpositionell eingenommene blutschizontozide Therapie, die erst nach Infektion und Erregervermehrung in der Leber in den Erythrozyten wirksam wird, also eigentlich eine vorbeugende Einnahme eines Frühtherapeutikums. ❗

❗ Angesichts nicht unbeträchtlicher Nebenwirkungen einer Prophylaxe und der trotzdem bestehenden substantiellen Gefahren einer Malaria-Erkrankung sollten ratsuchende Reisewillige auch auf die banale Möglichkeit hingewiesen werden, dass der Verzicht auf die Reise oder die Wahl eines anderen Reiseziels derzeit die effektivste Möglichkeit der Malaria-Prävention darstellt. Dieser Gedanke stößt allerdings oft auf dasselbe Unverständnis wie die Vermittlung der Tatsache, dass die Malaria-Prophylaxe zwar rezeptpflichtig, aber nicht durch die Krankenkasse erstattungsfähig ist. ❗

13.16.2 Toxoplasmose

Der Großteil der Bevölkerung hat im Laufe seines Lebens eine – zumeist symptomlose – Toxoplasmose durchgemacht, die Durchseuchung beträgt 50% bei den 40-Jährigen. Die Übertragung erfolgt vorzugsweise durch Katzen.

Erreger

Die Toxoplasmose ist durch das Sporozoon *Toxoplasma gondii* bedingt, das weltweit verbreitet ist und meist zu inapparenten Infektionen führt. Die Übertragung erfolgt durch orale Aufnahme von Zysten mit der Nahrung (v.a. über nicht-ausreichend gekochtes Fleisch) oder durch Aufnahme von Oozysten, die von Katzen mit dem Kot ausgeschieden und erst nach einer kurzen Reifungszeit von mindestens 1–2 Tagen im Erdboden (oder Katzenklo) infektiös werden. *Toxoplasma gondii* kann jedoch auch diaplazentar sowie durch Bluttransfusionen oder Organtransplantationen übertragen werden.

Nach oraler Aufnahme vermehren sich die Parasiten in Zellen des retikuloendothelialen Systems des Wirtes, die dadurch zerstört werden. Die zelluläre und humorale Immunantwort begrenzt bei guter Abwehrlage eine weitere Ausbreitung, sodass die Erreger nur noch geschützt in ihren Zysten vorliegen, die lebenslang im Körper verbleiben.

Die Erkrankung bei immunsupprimierten Patienten erfolgt meist durch Reaktivierung einer latenten Infektion.

Klinik

Selten kommt es nach einer Inkubationszeit von 4–21 Tagen zu unspezifischen Symptomen wie Fieber, Halsschmerzen, Müdigkeit und Muskelschmerzen sowie vor allem zervikaler Lymphadenopathie. Ein Mononukleoseähnliches Krankheitsbild mit Hepatosplenomegalie und einem fleckigen Hautausschlag kann auftreten. Extrem selten sind Myokarditis, Perikarditis und Pneumonitis.

Bei Immunschwäche (Malignom, AIDS) kann es zur weitgehend ungehemmten Reaktivierung und Vermehrung der Sporozoen vor allem ins ZNS mit Hemiparesen, Aphasie, Verwirrung und Krampfanfällen kommen; vor Einführung der antiretroviralen Therapie entwickelten ca. 30% der für Toxoplasmen seropositiven AIDS-Patienten eine aktive Toxoplasmose.

Eine Sonderform stellt die **kongenitale Toxoplasmose** mit Chorioretinitis, intrazerebralen Verkalkungen und Zeichen der systemischen Infektion dar, die eine ungünstige Prognose hat. Die kongenitale Toxoplasmose kann sich – vorwiegend mit rein okulärer Beteiligung – auch erst relativ spät bei Jugendlichen oder jungen Erwachsenen manifestieren.

Diagnostisches Vorgehen

Bei der histologischen Untersuchung der Lymphknoten findet sich ein typisches Bild mit **Piringer-Kuchinka-Lymphadenitis**. Die Bestätigung der Diagnose erfolgt serologisch durch Nachweis von Antikörpern im Sabin-Feldman-Test. Aussagekräftig sind vor allem IgA-Antikörper – IgM-Antikörper sind weniger spezifisch, weil sie oft noch für Jahre nachweisbar bleiben. Hingegen persistieren IgG-Antikörper lebenslang und sind dadurch bei ca. 50% der über 40-Jährigen aufgrund durchgemachter, klinisch inapparenter Infektion positiv, also nicht unbedingt hinweisend auf eine frische Infektion (**Abb. 13.47**).

Bei der ZNS-Toxoplasmose des Immunkompromittierten zeigt das MRT in den betroffenen Organen meist mehrere ringförmige Läsionen mit einem charakteristischen Kontrastmittel-Enhancement. Die Serologie ist ohne jeden Wert, und auch der Liquor zeigt, wenn überhaupt, dann nur un-

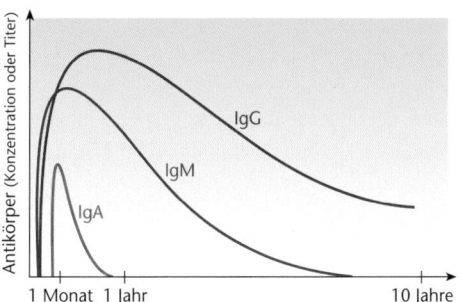

Abb. 13.47: Titerverlauf bei Toxoplasma-Infektion. [L157]

13

spezifische Veränderungen. Die Diagnose der zerebralen Toxoplasmose wird deshalb allein aufgrund der Bildgebung und der klinischen Situation gestellt. Nur bei begründetem Zweifel wird eine Hirnbiopsie angestrebt.

Therapie

Asymptomatische Infektionen Immungesunder werden nicht behandelt. Die symptomatische Infektion Immungesunder dagegen wird so lange behandelt, bis der Patient klinisch gesundet ist und sich serologisch ein signifikanter Antikörperanstieg nachweisen lässt.

Immungeschwächte Patienten (z. B. bei AIDS) mit Zeichen einer aktiven Erkrankung werden entweder lebenslang behandelt oder so lange, wie ein schwerer Immundefekt fortbesteht. Eine primäre Chemoprophylaxe ist für immungeschwächte, seropositive Patienten angezeigt: Zur **Prophylaxe** geeignet ist **Cotrimoxazol** – obwohl dies in der Therapie nicht ausreichend wirksam ist – und zwar schon in der verblüffend niedrigen Dosierung von 3 × 960 mg pro Woche. Eine nachgewiesene oder wahrscheinliche Erstinfektion während der Schwangerschaft ist ebenfalls eine Indikation zur Behandlung. Medikament der Wahl ist **Pyrimethamin** (Hemmung des Folsäure-Metabolismus) in Kombination mit einem Sulfonamid oder mit Clindamycin. Der unter dieser Therapie entstehenden Leukopenie und Anämie sollte mit **Folinsäure** (aber nicht mit Folsäure!) vorgebeugt werden.

13.17 Wichtige Erkrankungen durch Würmer

Infektionen durch verschiedene Gattungen von Helminthen zeigen im klinischen Verlauf meist relativ milde Symptome. Oft handelt es sich bei der Diagnose um einen Zufallsbefund. Prinzipiell können Würmer jedoch mechanische und toxisch-allergische Schädigungen des Wirtes sowie durch „Nahrungskonkurrenz" im Darmlumen bedingte Mangelerscheinungen verursachen. Da einige der Wurmarten in ihrem Entwicklungszyklus auf bestimmte Zwischenwirte angewiesen sind, ist ihre Verbreitung vielfach an bestimmte geographische Gebiete gebunden. So spielen zahlreiche tropische Wurminfektionen bei uns lediglich als Krankheitsimport eine – allerdings zunehmende – Rolle.

Einen Überblick über die wichtigsten Wurmerkrankungen gibt die **Tabelle 13.31**. Zur anthelminthischen Therapie siehe **13.4.6**.

13.17.1 Infektionen durch Zestoden (Bandwürmer)

Erwachsene Bandwürmer bestehen aus dem **Kopf (Skolex)** und einer langen **Gliederkette (Proglottiden)**, deren distale Glieder nach Ausreifung der in ihnen enthaltenen Eier mit dem Stuhl ausgeschieden werden. Erwachsene Bandwürmer leben im Gastrointestinaltrakt von Wirbeltieren, während ihre Larven in den Körpergeweben von Wirbel-, aber auch wirbellosen Tieren leben.

Insgesamt sind etwa acht Bandwurmarten von klinischer Bedeutung: der bis zu 25 m lange Rinderbandwurm, der Fischbandwurm (10 m), der Schweinebandwurm (bis 7 m) sowie eine Reihe kleinerer Bandwürmer: der Zwergbandwurm (*Hymenolepis nana*, 2–4 cm), der Nagetierbandwurm (*Hymenolepis diminata*, 20–60 cm) und der Hundebandwurm (*Dipylidium caninum*, 10–70 cm).

Daneben sind zwei *Echinococcus*-Arten klinisch wichtig; eine davon wird ebenfalls durch den Hund übertragen und im deutschen Sprachraum auch als „Kleiner Hundebandwurm" bezeichnet.

Aufgrund der gebräuchlichen Freilandhaltung sind Rinderbandwürmer bei uns am häufigsten, Fischbandwurminfektionen wegen der mitteleuropäischen Verzehrgewohnheiten (Tiefkühlfisch) am seltensten. Je nach Rolle des Menschen im Vermehrungszyklus des Wurmes treten unterschiedliche klinische Erscheinungen auf (**Abb. 13.48**).

Rinderbandwurm (Taenia saginata)

Der Mensch nimmt durch „Genuss" ungekochten, befallenen Fleisches lebensfähige Larven (sog. **Finnen**) auf, die sich im Darm zu ausgereiften Bandwürmern entwickeln. Diese verursachen eine relativ unspezifische Klinik (vage epigastrische oder abdominelle Schmerzen, gelegentlich Nausea und Erbrechen; Gewichtsverlust ist ungewöhnlich). Der Mensch ist in diesem Fall Endwirt.

Schweinebandwurm (Taenia solium)

Bei Infektionen mit *Taenia solium* kann der Mensch End- oder Zwischenwirt sein. Die Klinik bei Aufnahme von Finnen gleicht der Symptomatik bei *T.-saginata*-Befall (s. o.). Klinisch relevanter und gefährlicher sind jene Infektionen, in denen der Mensch oral **Bandwurmeier** aufnimmt (grüngedüngter Salat oder Gemüse). Die entstehenden Larven (**Zystizerken**) können dann hämatogen in die Körpergewebe gelangen. In diesem Fall ist der Mensch Zwischenwirt. Letztere Form wird als **Zystizerkose** bezeichnet.

Nach hämatogener Verbreitung der Larven entstehen in Augen-, Muskel- oder zentralem Nervengewebe kleine verkalkende Bandwurmfinnen, die durch neurologische Ausfälle oder Krampfanfälle symptomatisch werden können.

Tab. 13.31 Übersicht wichtiger Helminthen

Parasiten	Krankheitsbezeichnung	Verbreitung	Minimale Präpatenzzeit**	Klinik
Trematoden (Saugwürmer)				
Schistosoma haematobium	Blasenbilharziose	Afrika	70 Tage, IKZ* 50 Tage	starke lokale entzündliche Reaktion im Bereich der Harnblase (Abszess)
Schistosoma mansoni	Darmbilharziose	Afrika, Südamerika	40 Tage, IKZ* 15 Tage	Diarrhö mit Blut- und Schleimbeimengung, Lebergranulome mit portalem Hochdruck bei massivem Befall
Schistosoma japonicum	Darmbilharziose	Ostasien	20 Tage, IKZ* 14 Tage	schwerere Verlaufsform als bei *Sch. mansoni*
Zestoden (Bandwürmer)				
Diphyllobothrium latum	Fischbandwurmbefall	weltweit	21 Tage	meist keine Klinik, selten makrozytäre Anämie
Taenia saginata	Rinderbandwurmbefall	weltweit	60 Tage	leichte gastrointestinale Beschwerden
Taenia solium	Schweinebandwurmbefall, Zystizerkose	weltweit	60 Tage	leichte gastrointestinale Beschwerden bei Befall mit *T. solium*; bei Aufnahme der Eier multiple (verkalkte) Larven in allen Organen
Echinococcus granulosus	zystische Echinokokkose	weltweit	–	Befall von Leber (60%) und Lunge (25%), selten des Gehirns; Klinik entspricht der eines verdrängend wachsenden Tumors
Echinococcus multilocularis	alveoläre Echinokokkose	Mitteleuropa, Nordasien, Nordamerika	–	Befall der Leber; Klinik entspricht der eines infiltrativ wachsenden Tumors
Nematoden (Rundwürmer)				
Enterobius vermicularis	Madenwurmbefall	weltweit	35 Tage	oft symptomlos
Ascaris lumbricoides	Spulwurmbefall	weltweit	58 Tage	bei massiver Eiaufnahme Dyspnoe, Husten, Hämoptoe, Fieber während Lungenpassage; Nausea, Erbrechen, Resorptionsstörungen, wegen Neigung zur Knäuelbildung Gefahr des Ileus
Ancylostoma duodenale, Necator amer	Hakenwurmbefall	Tropen, Subtropen	35 Tage	Eisenmangelanämie (ca. 0,25 ml Blutverlust pro Wurm und Tag), Eiweißverlustsyndrom
Strongyloides stercoralis	Zwergfadenwurmbefall	weltweit	17 Tage	meist gutartig, bei Immunsuppression letale Verläufe möglich; während Lungenpassage bei massivem Befall Hämorrhagien, Bronchopneumonie, bei Massenbefall der Mukosa schwere Gastroenteritis
Trichinella spiralis	Trichinellose	weltweit	IKZ* 5 Tage	bei massivem Befall Gastroenteritis; rheumaartige Schmerzen, Fieber, Muskelschmerzen und Gesichtsödem bei Eindringen in die Muskulatur
Filarien (Fadenwürmer), Untergruppe der Nematoden				
Loa loa	Loiasis	Afrika	180 Tage, IKZ* 60 Tage	subkutane Schwellungen, Lymphödem, Arthritis, Chorioretinitis
Wuchereria bancrofti, Brugia malayi	lymphatische Filariose	Tropen	250 Tage, IKZ* 90 Tage	oft symptomlos; beim Mann ggf. Funikulitis, Epididymitis und Hydrozele; Spätstadium Elephanthiasis v. a. von Extremitäten, Mammae, Skrotum
Onchocerca volvulus	Flussblindheit (Onchozerkose)	Afrika, Südamerika	360 Tage	Entzündungen der Haut mit starkem Juckreiz, Atrophie und Hyperkeratose bei langem Bestehen; Depigmentierungen; Keratitis, Iridiozyklitis und gelegentlich Uveitis mit Einsprossen von Gefäßen und Bindegewebe mit Visusminderung

* IKZ = Inkubationszeit
** Präpatenzzeit = Zeitraum zwischen Inokulation eines Parasiten und Nachweis seiner Vermehrungsprodukte
modifiziert nach Pulverer G: Lehrbuch der medizinischen Mikrobiologie, 8. Aufl., 2001

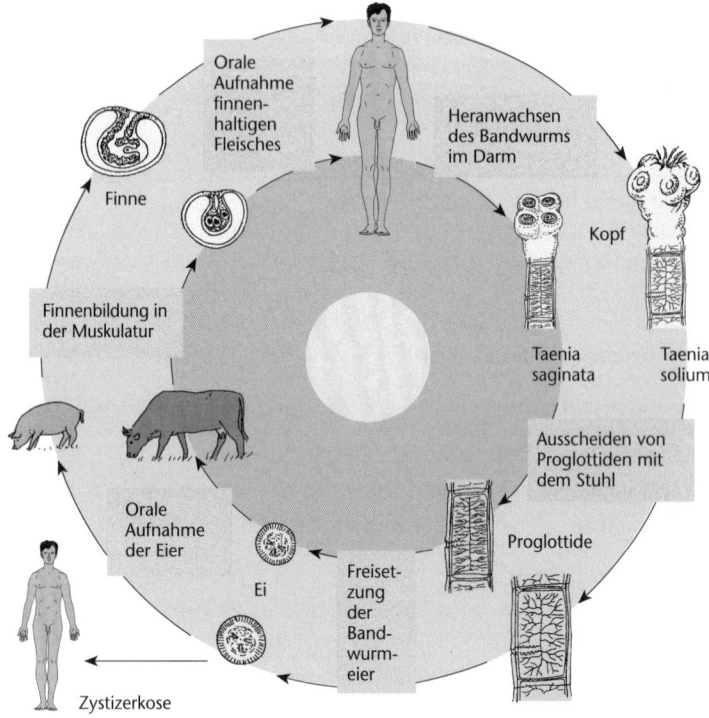

Abb. 13.48: Entwicklungszyklus des Rinder- und Schweine(finnen)bandwurms.
[B107–215]

Hunde- und Fuchsbandwurm: Echinokokkosen

Besonders schwerwiegend ist die Symptomatik bei der von Hunden und Füchsen durch den Hunde- bzw. Fuchsbandwurm übertragenen **Echinokokkose**. Während der Kleine Hundebandwurm *(Echinococcus granulosus)* in Europa praktisch nicht mehr vorkommt, ist der Kleine Fuchsbandwurm *(Echinococcus multilocularis)* v. a. in Süddeutschland und den Alpenländern endemisch: Füchse fressen infizierte

Mäuse und scheiden die Eier mit dem Stuhl aus, die der Mensch etwa an Waldbeeren aufnehmen kann. Häufigster Lokalisationsort der in das Gewebe eindringenden Larven ist hier die Leber, gefolgt von Lunge und Gehirn. Während die Larve des Hundebandwurms eine verdrängend wachsende, flüssigkeitsgefüllte Zyste bildet (sog. **zystische Echinokokkose**, **Abb. 13.49** und **Abb. 13.50**), verursachen die Larven des Fuchsbandwurms schwammartige („alveoläre"),

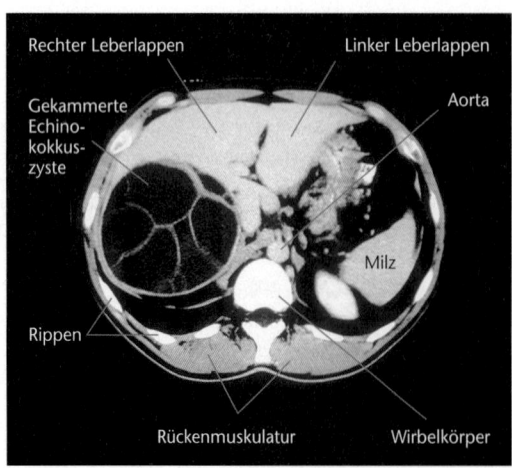

Abb. 13.49: CT-Befund bei Echinokokkose der Leber mit ausgedehnter Zystenbildung. OP-Präparat s. Abb. 13.50. [X211]

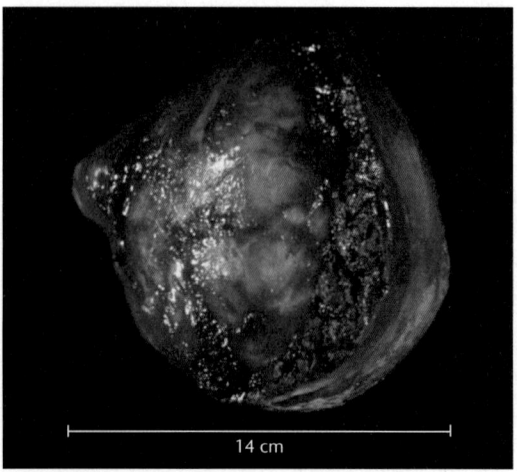

Abb. 13.50: OP-Präparat der Echinokokkus-Zyste aus Abbildung 13.49. Wird die Zyste bei der Entfernung beschädigt, können Würmer in den Bauchraum gelangen und sich dort absiedeln. [X211]

gekammerte bzw. laminierte, infiltrativ wachsende Zysten, die ähnlich wie bösartige Tumoren auch lymphogen oder hämatogen metastasieren können (sog. **alveoläre Echinokokkose**). Zum Leberbefall siehe **7.1.10**. Eine kurative Resektion ist nur in 25% möglich, anschließend wird über Jahre bis lebenslang mit Albendazol behandelt.

13.17.2 Infektionen durch Nematoden

Synonym: Rund- oder Fadenwürmer

Darmnematoden

Die Erkrankungen durch Darmnematoden sind in Mitteleuropa dank der guten hygienischen Verhältnisse (v. a. Kläranlagen) selten geworden. Ihre Aufnahme erfolgt als Eier, aus denen sich nach Durchlaufen des Larvenstadiums die erwachsenen Würmer entwickeln.

Vor allem bei Kindern ist die Infestation (Besiedlung) mit **Madenwürmern** (*Enterobius vermicularis*, „Oxyuren") noch immer häufig; die 5 – 10 mm langen Würmchen verursachen vor allem einen analen Juckreiz und sind durch eine einfache orale Dosis von Mebendazol leicht zu behandeln.

Auch der weitaus seltenere **Spulwurm** (*Ascaris lumbricoides*) verursacht meist keine nennenswerten Symptome; er wird erst entdeckt, wenn er als bis zu 25 cm langes bleistiftdickes Gebilde nach Beendigung seines Lebenszyklus ausgeschieden wird. Askariden-Larven wandern etwa 10 Tage nach Aufnahme der Eier hämatogen oder lymphogen durch die Lunge und verursachen dort vorübergehende Infiltrate (sog. Löffler-Infiltrate) und pneumonieähnliche Beschwerden sowie eine Bluteosinophilie. Die Larven steigen entlang dem Tracheobronchialbaum auf und werden verschluckt, um sich im Gastrointestinaltrakt zu den erwachsenen Würmern weiterzuentwickeln.

Symptomatisch werden können Nematoden vor allem durch Massenbefall des Darmes: So sind z. B. Darmverschlüsse durch Askariden oder Blutungsanämien durch die in der Dritten Welt häufigen, etwa 1 cm langen **Hakenwürmer** (*Ancylostoma duodenale* oder *Necator americanus*) möglich. Auch die bis 5 cm langen **Peitschenwürmer** (*Trichuris trichiura*) können eine Blutungsanämie sowie einen durch den erschwerten Stuhlgang bedingten Rektumprolaps verursachen.

Gewebenematoden (Filariosen)

Zu klinisch schwerwiegenderen Symptomen führen gewebeständige Nematodeninfektionen, bei denen es zur Einwanderung der Würmer in verschiedene Körpergewebe mit entsprechenden Symptomen kommt. Diese kommen fast ausschließlich in den Tropen vor, z. B.

- **Onchozerkiasis** durch *Onchocerca volvolus*, den Verursacher der **Flussblindheit**; die Besiedlung des Auges führt zu Konjunktivitis, Iridozyklitis, Chorioretinitis, Glaukom und Atrophie des N. opticus.
- **Loiasis** durch *Loa loa*: befällt vor allem das subkutane Gewebe, kann jedoch auch ein Lymphödem, Arthritis und Chorioretinitis auslösen.
- sog. **lymphatische Filariosen** durch *Wuchereria bancrofti* und *Brugia malayi*, die Verursacher der **Elephantiasis** durch Besiedelung der Lymphgefäße und nachfolgenden Lymphstau.

Trichinellose (Trichinose)

Die Trichinellose ist in Europa dank konsequenter Fleischbeschau selten geworden, nimmt aber durch Lockerung der EG-Richtlinien wieder zu. Verursacht wird sie durch *Trichinella spiralis*, die durch sog. Muskeltrichinen (enthalten im Muskelgewebe infizierter fleischfressender Tiere) übertragen wird.

Die Parasiten gelangen in den Darm, wenn nicht-ausreichend erhitztes Fleisch, z. B. rohes Schweinefleisch (Mett), verzehrt wird, das Muskeltrichinen enthält. Diese werden im Darmlumen freigesetzt und entwickeln sich innerhalb von 2 Tagen zu erwachsenen Würmern. Nach der Befruchtung dringen die Weibchen in die Mukosa des Darmes ein und beginnen 5 Tage nach Ingestion lebende Larven abzugeben, die sich über Lymphgefäße und Blutwege im Körper verteilen. Ihr Ziel ist die quergestreifte Skelettmuskulatur, in die die Larven eindringen und eine Muskelfaser zu einer Riesenzelle umbauen. Diese wird gemeinsam mit der Larve in einer Kapsel eingeschlossen. Die so entstandene Muskeltrichine bleibt ein Leben lang in der Muskulatur und wartet auf den nächsten Wirt.

Klinik

Nach Ingestion können Magen-Darm-Beschwerden auftreten. Nach dem Einnisten der Larven in der Muskulatur kann es zu „rheumatischen" Schmerzen mit Fieber und begleitendem Gesichtsödem kommen. Ist das Zwerchfell betroffen, sind Atmung und Sprechen oft schmerzhaft eingeschränkt. Charakteristisch ist die Erhöhung der Eosinophilen im Blut auf bis zu 90% etwa 2 – 3 Wochen nach der Infektion.

Die **Diagnose** wird durch die Muskelbiopsie vorzugsweise des M. deltoideus gestellt. Eine weitere Möglichkeit ist der serologische Nachweis von Antikörpern im Blut.

Eine zuverlässige **Therapie** existiert nicht. Versuchsweise können Mebendazol oder Albendazol gegeben werden, um noch freie Larven und erwachsene Tiere im Darmlumen abzutöten. Bei schweren Symptomen kommen Steroide zum Einsatz.

13

13.17.3 Infektionen durch Saugwürmer (Trematoden)

Diese gehören durch technisch vergrößerte Lebensräume (Staudämme und Bewässerung) der Parasiten und ihrer Zwischenwirte (Wasserschnecken) zu den weltweit im Zunehmen begriffenen Infektionen. Insgesamt sind 200 Mio. Menschen betroffen. Die weitaus häufigste und wichtigste Trematoden-Infektion ist die durch Schistosomen verursachte **Bilharziose (Schistosomiasis)**.

Weltweit kommen drei wichtige Arten von Schistosomen vor, die wegen der unterschiedlichen Verbreitung ihres Zwischenwirts (Wasserschnecken) jeweils in unterschiedlichen Gegenden zu finden sind. Die Infektion erfolgt über von Wasserschnecken ins Wasser abgegebene Larven (Zerkarien), die die Haut des Menschen durchdringen und von dort in ihre venösen Zielgebiete gelangen. Die Eier der geschlechtsreifen Weibchen wandern dann durch die Darm- bzw. Blasenwand in das jeweilige Hohlorganlumen und lösen dort eine Entzündung aus. Je nach befallenem Venensystem werden zwei Formen unterschieden:

- **Darmbilharziose** durch *S. mansoni* und *S. japonicum:* Hier treten im Rahmen einer Darmentzündung Fieber, (z. T. blutige) Durchfälle und Abdominalschmerzen auf. Nicht selten entwickelt sich eine granulomatöse Hepatitis.
- **Blasenbilharziose** durch *S. haematobium:* Leitsymptom ist die Hämaturie; später kommt es zu Obstruktion der Harnwege, chronischer Pyelonephritis und Nierenversagen.

Spätsymptome sind ein portaler und pulmonaler Bluthochdruck, da ein Teil der Eier hämatogen in die Leber und Lunge gelangt und dort zu einer granulomatösen Entzündung mit Kapillargefäßverschlüssen führt.

13.18 Akzidentelle Nadelstichverletzungen

Pro Jahr verletzen sich mehrere Hunderttausend der im Gesundheitswesen Arbeitenden an Kanülen oder anderem scharfen Instrumentarium. Während die dabei entstehenden kleineren Schnitt- oder Stichwunden harmlos sind, sind eine mögliche Übertragung von Hepatitis B und C (mindestens 200 Fälle in Deutschland pro Jahr) oder eine HIV-Infektion (immerhin 9 Fälle pro Jahr) eine reale Gefahr. Deshalb ist jede Nadelstichverletzung ein Notfall.

Die beste Therapie ist die Prophylaxe (s. **Kasten**). Bei erfolgter Nadelstichverletzung gilt:

- Die Verletzung wird möglichst rasch mit einem Desinfektionsmittel desinfiziert. Ob das „Ausmelken" des Stiches eine Übertragung verhindert, ist fraglich.
- Möglichst rasch geht der Betroffene zum Arzt (Betriebs-

arzt oder D-Arzt). Die Dringlichkeit ergibt sich daraus, dass die Übertragung von Krankheitserregern nur in den ersten Stunden bis Tagen verhindert werden kann.

- In jedem Falle ist sofort nach der Verletzung beim Betroffenen eine Blutuntersuchung (Hepatitis-B-, -C- und HIV-Antikörperstatus) durchzuführen. Ist die Nadel einem bestimmten Patienten („Spender") zuzuordnen, so werden auch dessen Hepatitis-B-, -C- und HIV-Status sofort bestimmt.
- Ist die Herkunft der Nadel unbekannt und besitzt der Verletzte keinen ausreichenden Schutz gegen Hepatitis B (anti-HbS-Titer), so wird er möglichst rasch gegen Hepatitis B geimpft und erhält zudem Hepatitis-B-Immunglobulin („passive Impfung"). Ist die Quelle der Nadel bekannt und hat der „Spender" keine Hepatitis B, so ist eine Infektion ausgeschlossen. Stellt sich heraus, dass der „Spender" Hepatitis-B-positiv ist, so wird wie bei unbekannter Herkunft der Nadel vorgegangen. 6, 12 und 24 Wochen nach dem Unfall wird das Blut des Verletzten dann untersucht, ob er sich trotz der Schutzmaßnahmen vielleicht angesteckt hat.
- Gegen Hepatitis C gibt es bisher keine Impfung. Um eine Übertragung zu erkennen wird das Blut des Verletzten 6, 12 und 24 Wochen nach dem Unfall untersucht. Zeigt sich dabei eine Ansteckung, so wird sofort mit Medikamenten gegen Hepatitis C behandelt.
- Ist die Nadel einer HIV-positiven Person zuzuordnen, so wird innerhalb von Stunden mit einer antiretroviralen Therapie begonnen. Sie soll die Vermehrung der HI-Viren hemmen; eine Erkrankung an AIDS ist damit aber nicht ausgeschlossen. Ist die Herkunft der Nadel unbekannt, so wird derzeit abgewartet, und das Blut des Verletzten nach 6, 12 und 24 Wochen untersucht. Das gilt auch bei einem nachgewiesenermaßen negativen „Spender".

═══════╡AUF DEN PUNKT GEBRACHT╞═══════

Kanülenverletzung verhindern
- Es dürfen gebrauchte Kanülen nicht in die Schutzkappen zurückgesteckt werden, denn beim Einführen wird häufig der Finger getroffen (häufigste Verletzungsursache!).
- Es müssen alle gebrauchten Kanülen sofort ohne Verpackung in den Kanülenwegwerfbehälter (Plastikkanister) geworfen werden; gebrauchte Kanülen niemals im Patientenzimmer herumliegen lassen.
- Es sollten bei möglichem Kontakt mit Blut grundsätzlich immer Handschuhe getragen werden.
- Jeder, der unmittelbar mit kranken Menschen arbeitet, sollte gegen Hepatitis B geimpft sein!
- Die Kanülenwegwerfbehälter sollten regelmäßig geleert werden (Gefahr durch herausstehende Kanülen).
- Es sollten vorwiegend neu entwickelte „verletzungssichere" Punktionsnadeln zum Einsatz kommen.

Fallbeispiel 1

Kurzanamnese

Ein 35-jähriger ehemaliger Bankangestellter, der vor zwei Jahren bei einem schweren Verkehrsunfall u. a. ein drittgradiges Schädel-Hirn-Trauma erlitt, langzeitbeatmet wurde und nun mit einem psychoneurologischen Defektsyndrom in einer Pflegeeinrichtung lebt, gelangt in Ihre stationäre Betreuung.

Die Eigenanamnese ist wenig ergiebig, aber von den Pflegekräften des Heimes ist zu erfahren, dass der Patient seit Wochen unter subfebrilen Temperaturen mit gelegentlichen Fieberschüben bis 39,5 °C sowie unter Hustenattacken leidet, wobei er manchmal übelriechendes gelb-grünliches Sputum aufbringt. Außerdem verschlucke der Patient sich ständig beim Essen. Letzte Medikation: niederpotentes Neuroleptikum bei Bedarf.

Körperlicher Befund

Krank erscheinender, leicht exsikkierter Patient mit moderater Tachypnoe. Temp. 38,9 °C, Herzfrequenz 95/min, Atemfrequenz 20/min, RR 170/40 mmHg (22,7/ 5,4 kPa). Große, reizlose, frontoparietale Schädelnarbe mit tastbarem Knochendefekt, reizlose Tracheotomienarbe, Haut vollständig geschlossen, Pulmo und Abdomen bei der klinischen Untersuchung unauffällig, leises Systolikum über dem Erb-Punkt und Aortenareal, leises Diastolikum, übriger internistischer Untersuchungsbefund unauffällig. Die Sprache ist „kloßig" verändert.

Welche Verdachtsdiagnose haben Sie? Welches sind die wichtigsten Differentialdiagnosen?

Bei wochenlangen subfebrilen Temperaturen mit gelegentlichen Fieberschüben vor dem Hintergrund einer „verdächtigen" Vorgeschichte (längerfristige intensivmedizinische Versorgung u. a. mit zentralvenösen Kathetern) denken Sie zunächst an eine Endokar-

ditis. Das Herzgeräusch unterstützt diese Verdachtsdiagnose. Zu einem durch die Endokarditis ausgelösten Aortenklappendefekt würde auch die große Blutdruckamplitude passen.

Aber auch ein chronischer Infekt im Bereich der Atemwege erscheint plausibel, insbesondere der Sputumbefund könnte dafür sprechen. Für eine Pneumonie ist der Fieberverlauf allerdings nicht typisch; Bronchiektasen als Folge eines chronischen Infektes im Rahmen der Langzeitbeatmung bzw. neurogen bedingter wiederholter Aspirationen könnten jedoch das klinische Bild erklären.

Darüber hinaus denken Sie an einen Harnwegsinfekt, der bei bettlägerigen Patienten gehäuft auftritt.

Welche Untersuchungen ordnen Sie an?

Sie sind zunächst an einem Blutbild sowie den Entzündungsparametern BSG und CRP interessiert. Darüber hinaus nehmen Sie mehrere Blutkulturen zu unterschiedlichen Zeitpunkten ab und veranlassen eine Röntgenuntersuchung des Thorax und eine Echokardiographie. Außerdem ordnen Sie eine Urinkultur an.

Ergebnisse der Untersuchungen

Leukozyten $13 \times 10^9/l$ (bis $10 \times 10^9/l$), im Differentialblutbild relative Granulozytose und Linksverschiebung, BSG 70/95 mm (normal bis 18 mm in der 2. Stunde); CRP 25 mg/dl (normal < 1,0 mg/dl). In der Echokardiographie finden sich eine Hypertrophie des linken Ventrikels mit noch guter linksventrikulärer Funktion und eine geringgradige Aorteninsuffizienz. Vegetationen an den Klappen lassen sich nicht darstellen. Die Blutkulturen sind sämtlich negativ, ebenso die Urinkultur. Im Röntgenbild (**Abb. 13.51**) sehen Sie eine rundliche Verschattung im apikalen Unterlappensegment, interstitielle Infiltrate sind nicht eindeutig auszumachen, die Herzgröße liegt im Normbereich.

Hat sich die Verdachtsdiagnose bestätigt?

Gegen die Verdachtsdiagnose „bakterielle Endokarditis" sprechen sowohl die sterilen Blutkulturen als auch das Ergebnis der Echokardiographie. Der Thoraxbefund mit dem Flüssigkeitsspiegel könnte zu einem Lungenabszess passen, differentialdiagnostisch käme auch eine Superinfektion einer tuberkulösen Kaverne oder einer malignen Raumforderung in Frage.

Weiteres Vorgehen?

Noch am selben Tag veranlassen Sie eine Bronchoskopie, um weiteres Material zur

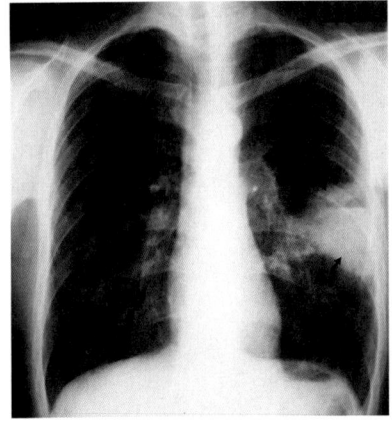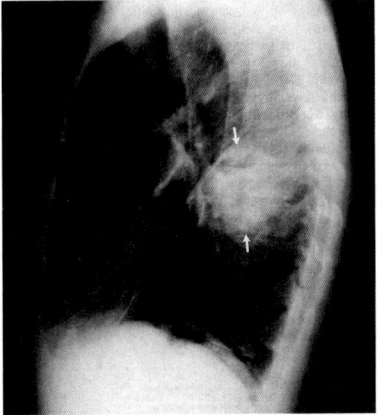

Abb. 13.51: Röntgenthorax des Fallbeispiel-Patienten p. a. und seitlich. [E179–168]

mikrobiologischen Untersuchung zu gewinnen, und legen einen Tuberkulin-Test an. Sie beginnen unverzüglich mit einer kalkulierten antibakteriellen Chemotherapie.

Ergebnisse weiterer Untersuchungen und Diagnose

Die Blutkulturen bleiben steril, der Tuberkulin-Test ist negativ, die Bronchoskopie zeigt keine Stenose im betroffenen Segment, was eine eventuelle maligne Ätiologie unwahrscheinlich macht. Ein Eingang zu einer Abszesshöhle ist nicht sicher darzustellen. Die bei der Bronchoskopie durchgeführte bronchoalveoläre Lavage zeigt 80% neutrophile Granulozyten (normal < 5%) – ein unspezifischer Befund bei infektiösen Lungenprozessen. Die Kulturen auf säurefeste Organismen, Pilze und Bakterien bleiben steril.

Welche Therapie schlagen Sie vor?

Da ein Erregernachweis nicht gelungen ist, setzen Sie die kalkulierte Antibiose unverändert fort. Ihre Auswahl der Antibiotika stützt sich dabei auf die folgenden Erwägungen: In Abszessen findet sich oft eine Mischflora aus grampositiven und gramnegativen Erregern, wobei insbesondere bei aspirationsbedingten Pneumonien relativ häufig Anaerobier überwiegen. Letztere verraten sich klassischerweise durch den putrid-fauligen Geruch des Auswurfs, den Sie noch immer in der Nase haben. Solche Abszesse sprechen gut auf Clindamycin an, das Sie intravenös ansetzen und das bei Anaerobierinfektionen oberhalb des Zwerchfells dem ebenfalls gegen Anaerobier wirksamen Metronidazol deutlich überlegen ist. Sie geben Clindamycin in Kombination mit einem breiter wirksamen Antibiotikum, z. B. einem Cephalosporin der 3. Generation wie Ceftriaxon, da es sich beim Lungenabszess meist um Mischinfektionen von Anaerobiern z. B. mit Enterobakterien oder Staphylokokken handelt. Als alternative Behandlung mit einem einzigen Antibiotikum käme ein Carbapenem (z. B. Ertapenem) infrage. Außerdem verordnen Sie atemgymnastische Übungen und Lagerungsdrainage des Abszesses.

Weiterer Verlauf und Anmerkungen

Bei Lungenabszessen ist immer auch nach der Ursache zu forschen: Am häufigsten sind rezidivierende Aspirationen der Auslöser, weitere Ursachen sind eine abszedierende Pneumonie oder ein Bronchialverschluss durch Fremdkörper oder Tumoren. Tatsächlich aspiriert Ihr Patient bei dem im weiteren Verlauf durchgeführten Ösophagus-Gastrografin-Schluck das wässrige Kontrastmittel sofort. Sie erklären dies durch eine traumatisch bedingte Stammhirnläsion mit zentralnervös bedingten Schluckstörungen. Die Quelle der anaeroben Keime ist (wie auch bei den häufig an Aspirationsabszessen leidenden Alkoholikern) die Mundhöhle – ein weiterer Hinweis, wie wichtig die Pflege des Mundraumes zur Verhinderung von Zahnfleischentzündungen ist. Sie besprechen die Anlage einer perkutanen Gastrostomie mit dem Betreuer und den Angehörigen des Patienten, die sich jedoch vorerst gegen diese Intervention entscheiden, da die Lebensqualität des Patienten ganz wesentlich vom Essen bestimmt sei – ein Standpunkt, den Sie nachvollziehen können.

Nach einer Woche antibiotischer Therapie entfiebert Ihr Patient und die Röntgenkontrolle nach 3 Wochen zeigt eine Verkleinerung der Abszesshöhle. Sie behandeln über insgesamt 6 Wochen, da abgekapselte Infektionen nur unter längerer Antibiose ausheilen. Sie setzen die Therapie jedoch nach 3 Wochen oral fort, nachdem Sie sich klinisch überzeugt haben, dass Ihre Therapie funktioniert.

Fallbeispiel 2

Kurzanamnese

Ein 42-jähriger Verwaltungsangestellter in einem großen Versandunternehmen wird mit dem Rettungswagen auf Ihre Intensivstation gebracht. Der Patient sei auf dem Weg zur Toilette kollabiert; er leide seit zwei Tagen unter heftigen, vorwiegend wässrigen Diarrhöen, an denen auch viele seiner Kollegen erkrankt seien. Es habe sich herausgestellt, dass der vor etwa vier Tagen servierte Kartoffelsalat in der Personalkantine „nicht gut gewesen" sei. Sonst sei er nie ernsthaft krank gewesen.

Körperlicher Befund

42-jähriger Patient in erheblich reduziertem Allgemeinzustand, Herzfrequenz 120/min, RR 95/55 mmHg, exsikkierte Haut und Schleimhäute, kalte Extremitäten, Temperatur rektal 40,2 °C; der Patient ist leicht somnolent.

Welche Verdachtsdiagnose haben Sie, welches sind die wichtigsten Differentialdiagnosen?

Offensichtlich haben Sie es mit einem Patienten im Schock zu tun (Hypotonie mit Somnolenz als Zeichen der eingeschränkten Organperfusion). Bei der Vorgeschichte (heftige Diarrhöen) nehmen Sie eine Hypovolämie als Auslöser der Minderperfusion an, können wegen des begleitenden Fiebers eine septische Komponente jedoch nicht ausschließen. Wegen des vorausgegangenen Genusses von Kartoffelsalat, der auch andere Tischgenossen zur Strecke gebracht hat, denken Sie zunächst an eine Lebensmittelvergiftung durch Enterotoxine: Hierbei kommen vor allem Toxine von Staphylokokken oder Bacillus cereus in Betracht.

Allerdings spricht die recht lange Zeitspanne von etwa zwei Tagen zwischen dem Genuss des Kartoffelsalats und den Diarrhöen gegen eine toxinbedingte Enteritis und eher für eine infektionsbedingte Gastroenteritis, z. B. durch Salmonellen; zu einer bakteriellen Infektion würde auch das hohe Fieber gut passen. Spätestens bei diesen Überlegungen fällt Ihnen ein, dass es eine ausgezeichnete Idee wäre, diesen Fall von „zusammenhängenden Durchfallerkrankungen" unverzüglich gemäß § 6 IfSG an das zuständige Gesundheitsamt zu melden, schon allein deshalb, um dem bei Nicht-Beachtung der Meldepflicht drohenden Bußgeld von € 25 000 zu entgehen, welches die Finanzierung Ihres neuen Cabrios empfindlich ins Wackeln bringen könnte.

Welche Untersuchungen ordnen Sie an?

Nach Verlegung des Patienten auf die Intensivstation und Beginn einer rigorosen Volumenexpansion mit Ringer-Laktat kommen Ihre detektivischen Ambitionen zum Zug: Zur Erregerdiagnostik lassen Sie Stuhl- und Blutkulturen sowie ein Gram-Präparat des Stuhls anfertigen; wegen der Kreislaufdepression ordnen Sie auch ein EKG und eine Röntgenuntersuchung des Thorax an. Daneben sind Sie sowohl an den Entzündungsparametern im Blut (CRP, BB) und im Stuhl (Leukozytenausscheidung?) als auch am Elektrolyt- und Nierenstatus des Patienten interessiert.

Ergebnisse der Untersuchungen

In den Stuhluntersuchungen zeigen sich 20 Leukozyten/Gesichtsfeld. Wenig später erreicht Sie der Befund der Blutkulturen, in denen gramnegative Stäbchen nachgewiesen wurden. Sie klären mit dem Mikrobiologen, dass Sie eine sehr rasche Differenzierung brauchen, und erhalten noch am selben Tag das Ergebnis: Salmonella enteritidis! In einer Stuhlkultur wird später ebenfalls S. enteritidis nachgewiesen.

Aus dem Labor kommen folgende Ergebnisse (Normwerte in Klammern): BSG 34/50 mm (bis 18 mm in der 2. Stunde); Leukozyten $19 \times 10^9/l$ (bis $10 \times 10^9/l$), CRP 33 mg/dl (< 1,0 mg/dl), Serum-Kreatinin 2,3 mg/dl (< 1,1 mg/dl), Serum-Kalium 2,62 mmol/l (3,6 – 5,2 mmol/l).

In Kenntnis der Laborbefunde hätten Sie im EKG am ehesten die typischen Zeichen einer Hypokaliämie erwartet – stattdessen sind Sie mit einem Niedervoltage-EKG mit ST-Veränderungen konfrontiert! Deshalb gilt Ihr zweiter Blick dem Patienten, der noch immer ähnlich miserabel aussieht wie in der Notaufnahme. Geändert hat sich allenfalls sein Halsbereich, an dem Sie gestaute Jugularvenen erkennen!

Während Sie in Gedanken versuchen, die offensichtlich auf eine Hypovolämie deutenden, initial erhobenen Befunde mit dem offensichtlich auf Hypervolämie weisenden neuen Untersuchungsbefund zusammenzubringen, auskultieren Sie die Herztöne, die Ihnen seltsam entfernt vorkommen. Noch immer ist der Patient tachykard, und die leisen Töne, die Sie vernehmen, fügen sich zu einem „Galopprhythmus" …

Auch sind die Pulse des Patienten nach wie vor schwach, die Peripherie kühl und der Blutdruck „weich". Leider können Sie wegen der gespannten Bauchdecken keine Leber tasten, beim „Auskratzen" der Lebergrenzen erscheint Ihnen diese allerdings vergrößert.

Unverzüglich schreiten Sie zu einer echokardiographischen Untersuchung und noch während der Schallkopf am Thorax entlanggleitet (Abb. 13.52), sind Sie sich der Diagnose sicher.

Hat sich die oben genannte Verdachtsdiagnose bestätigt?

Was Sie sehen, ist reichlich Flüssigkeit im Herzbeutel, mit beginnender Tamponade. Zusammen mit dem EKG-Befund weist dies auf eine Perikarditis hin. Wahrscheinlich ist es im Rahmen einer Salmonellen-Bakteriämie oder -Sepsis zu metastatischen Bakterienabsiedlungen in das Perikard gekom-

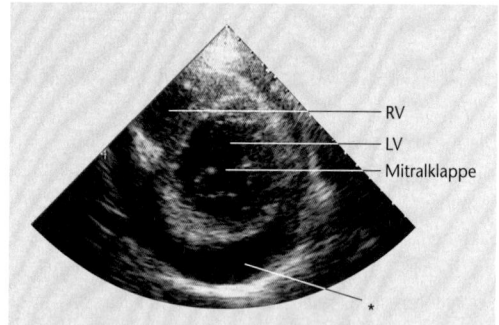

Abb.13.52: Echokardiographischer Befund des Fallbeispiel-Patienten. In der Querschnittsdarstellung des Herzens („kurze Achse") auf Höhe der Mitralklappe ist dorsal ein breiter Perikarderguss zu erkennen (∗). [T125]

men. Somit besteht neben der durch die Hypovolämie bedingten Kreislaufdepression eine kardiogene Insuffizienz, die das mangelnde Ansprechen des Patienten auf eine Volumenexpansion erklärt.

Weiteres Vorgehen?

Während eine unkomplizierte Salmonellen-Enteritis nicht unbedingt antibiotisch behandelt werden muss, liegt bei Verdacht auf andere Organbeteiligungen oder eine Sepsis eine Indikation für eine sofortige Antibiose vor. Obwohl Sie als Engspektrum-Purist mit der intravenösen Gabe von Ampicillin liebäugeln, überzeugt Sie Ihr Oberarzt vom Vorzug eines parenteralen Gyrase-Hemmers, z. B. Ciprofloxacin, da dieser bei Salmonella typhi oft zuverlässiger wirkt.

Zusätzlich rufen Sie Ihre freundlichen Kollegen von der Kardiologie ans Krankenbett, unter deren Aufsicht Sie eine Perikard-

drainage vornehmen. Die aus dem Katheter zutage geförderte Flüssigkeit ist leicht trübe, die weitere Aufarbeitung im Labor spricht für ein leukozytenreiches, entzündliches Exsudat.

Ergebnisse weiterer Untersuchungen und Diagnose

Im Antibiogramm der Salmonellen war eine Empfindlichkeit unter anderem auf Ofloxacin, Ciprofloxacin und Chloramphenicol gegeben. Sie lagen mit Ihrer Wahl also goldrichtig.

Nach Entlastung des Perikardergusses ändert sich am hämodynamischen Zustand des Patienten – NICHTS. Der inzwischen eingebrachte Swan-Ganz-Katheter zeigt einen deutlich verminderten systemischen Widerstand bei erhöhtem Herzminutenvolumen, sodass Sie die Diagnose eines septischen Schocks stellen. Trotz rascher und adäquater Therapie des Schocks entwickelte Ihr Patient

im Verlauf ein ARDS und ein Nierenversagen.

Welche Therapie schlagen Sie vor?

Die Antibiose setzen Sie mit dem eingangs gewählten Gyrase-Hemmer fort, nachdem dessen Wirksamkeit im Antibiogramm bestätigt wurde. Das ARDS erfordert eine maschinelle Beatmung und das Nierenversagen gehen Sie durch passagere Hämodialyse an.

Weiterer Verlauf, Anmerkungen

Nach zweiwöchiger Beatmung und sechsmaliger Hämodialyse bessert sich die pulmonale, renale und allgemeine Situation des Patienten, sodass er nach insgesamt knapp drei Wochen auf die Allgemeinstation verlegt werden kann.

S. enteritidis ist eine der häufigsten nichttyphösen Salmonellen-Spezies, zu der die kurze Inkubationszeit (48 – 72 h), das sich rasch entwickelnde hohe Fieber und die septischen Komplikationen passen; dieser Keim kann im Rahmen einer Bakteriämie praktisch alle Organe des Körpers infizieren. Die Letalität der Salmonellen-Sepsis mit Multiorganversagen beträgt trotz Ausschöpfung aller intensivmedizinischer Möglichkeiten noch immer über 50 %! Durch eine frühzeitige, parenterale und als kalkulierte Therapie begonnene Antibiose kann die Mortalität, wie in diesem Fall, entscheidend gesenkt werden.

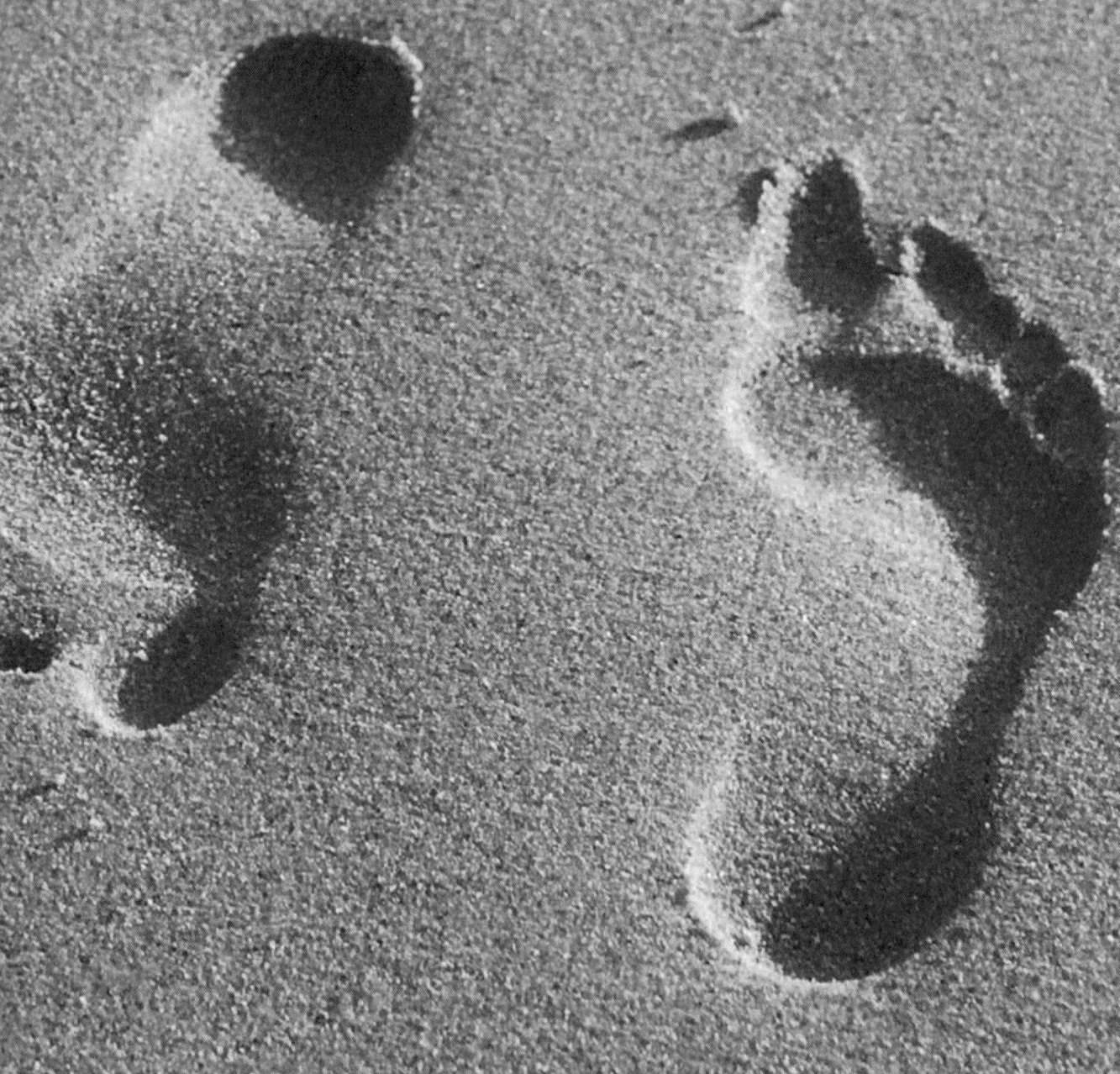

14
Körper und Seele, Patient und Ärztin

Dass Körper und Seele miteinander verflochten sind, weiß jeder aus eigener Erfahrung (der „Schiss" vor der Prüfung, die Liebe, die uns „verrückt" macht) – und schon seit dem Altertum sind Philosophen, Naturforscher und Ärzte an den Schnittstellen zwischen den beiden Partnern interessiert. Obwohl bei der Suche nach den psychisch-körperlichen Verbindungen heute Elektronenmikroskope, funktionelle Magnetresonanztomografen und Durchflusszytometer eingesetzt werden, gibt das Zusammenspiel von Körper und Seele noch immer Rätsel auf. Was jedoch gesichert ist: Körperliche und seelische Phänomene sind in ein Netz neuronaler, immunologischer und endokriner Abläufe eingespannt, und sie können isoliert voneinander nicht verstanden werden (s. **14.2**).

Als Grenzgebiet zwischen Psychologie und Medizin hat das Fach Psychosomatik mit vielen grundlegenden Definitions- und Einteilungsproblemen zu kämpfen. Viele Krankheiten werden durch eine Vielzahl von sich teils widersprechenden Theorien erklärt – man denke etwa an die Anorexia nervosa, die nach wie vor teils tiefenpsychologisch, teils biophysiologisch erklärt wird – mit dementsprechend diametral gegensätzlichen Therapievorschlägen. Dazu kommt, dass die individuelle Biographie und der kulturelle Hintergrund des Patienten das seelische Erleben und auch den Verlauf psychosomatischer Erkrankungen ganz entscheidend prägen. „Allgemein gültige" Modelle (wie etwa die bekannten „Sterbephasen") sind deshalb oft angreifbar und nur von zweifelhaftem klinischem Wert.

Zudem ist das Duo Seele–Körper in eine dritte Dimension eingehängt: die soziale Dimension. Die meisten der heute vorherrschenden Erkrankungen werden durch die soziale Lage des Betroffenen in erheblichem Maße beeinflusst: Arbeitslosigkeit, Immigrantenstatus und Zugehörigkeit zur Unterschicht sind starke Prädiktoren für Übergewicht, koronare Herzerkrankung, Depressionen, Suchterkrankungen und Diabetes mellitus – um nur Beispiele zu nennen. Die pathogenetische Verbindung zwischen sozialer Lage, Seele und Körper wird heute durch die **Stressforschung** immer besser verstanden: So setzen unbefriedigende soziale Erfahrungen (Mangel an verlässlichen Bindungen, sozialer Resonanz, Autonomie und Kompetenzerfahrungen) langfristig immunologische und neuroendokrine Veränderungen im Körper in Gang, in deren Zentrum die Cortisol-Erhöhung steht. Hiervon ausgehend werden wiederum der Blutdruck, die Insulinresistenz, die Entzündungsbereitschaft und damit auch die Atherogenese beeinflusst.

Die immer besser verstandene Einheit von Seele, Körper und sozialem Umfeld mag auch die Erklärung für eine der großen Paradoxien der Moderne sein: Obwohl es der Mensch immer besser *hat*, will es ihm nicht besser *gehen*. Der wahrhaft traumhafte materielle „Wohlstand" unserer Gesellschaft hat nicht zu mehr Wohlbefinden geführt. Im Gegenteil: Psychosomatische Erkrankungen und Depressionen sind die am schnellsten wachsende Krankheitsgruppe und es wird geschätzt, dass Depressionen im Jahre 2020 die häufigste Diagnose überhaupt sein werden. Offenbar entsteht Glück aus Erfahrungen, die sich bei der Suche nach einem „besseren" Leben nur unter ganz spezifischen Bedingungen einstellen. Entscheidender als das Erreichen materiell definierbarer Ziele – so die Ergebnisse der Stressforschung – sind verlässliche Bindungen, soziale Resonanz, die Erfahrung der eigenen Kompetenz und die Möglichkeit, selbstbestimmt zu handeln – und diese Erfahrungen geraten durch Arbeitslosigkeit, diskontinuierliche Erwerbskarrieren, Arbeitsplatzunsicherheit und soziale Vereinzelung immer stärker unter Druck.

PRÜFUNGSSCHWERPUNKTE

+++ Sucht: Alkohol (Wernicke-Enzephalopathie, Korsakoff-Syndrom, medikamentöse Therapie), Nikotin, andere Drogen; lang- und kurzfristige Auswirkungen von Drogen (Alkohol, Nikotin), Zusammenhang Sucht/andere psychiatrische Erkrankungen; Schmerz

++ Essstörungen: Anorexia nervosa, Bulimia nervosa (Symptome, Labor)

+ Hypochondrie, Reizdarmsyndrom

14.1 Überblick

20 – 30% aller Patienten einer Allgemeinarztpraxis leiden an psychogenen oder psychisch mit verursachten Erkrankungen. Im Vordergrund stehen dabei **Schmerzsyndrome** (z. B. Fibromyalgie), funktionelle Störungen (z. B. Reizdarmsyndrom), Essstörungen und Süchte.

Obwohl die Psychosomatik für viele Kliniker einen esoterischen Beigeschmack hat, handelt sie von ganz realen und jedem Arzt zugänglichen Themen. Die Psychosomatik ist nach modernem Verständnis keine abgeschlossene Theorie oder hochspezialisierte Fachdisziplin, sondern ein Ansatz, von dem die *gesamte* Medizin Gebrauch machen kann. Keine Angst vor der Seele!

Die Psychosomatik fragt insbesondere nach dem Zusammenspiel von körperlichen (somatischen), psychischen und sozialen Faktoren. Dabei stehen zwei Themenkomplexe im Vordergrund:

- Wie beeinflussen seelische Faktoren die Entstehung und den Verlauf körperlicher Erkrankungen?
- Wie werden körperliche Erkrankungen psychisch verarbeitet, und wie kann der Patient dabei unterstützt werden?

Erkrankungen im Blickpunkt der Psychosomatik

Alle Erkrankungen können unter psychosomatischen Gesichtspunkten betrachtet werden (**Abb. 14.1**). Auch „rein" organisch bedingte Erkrankungen haben Auswirkungen auf die Psyche, und psychosoziale Faktoren wiederum können den Krankheitsverlauf positiv oder negativ verändern (z. B., indem sie die Compliance des Patienten beeinflussen, s. **14.8.3**).

Eine Abgrenzung der psychosomatischen Erkrankungen zu den „rein körperlichen" Krankheiten einerseits und den „rein psychischen" Erkrankungen andererseits ist wegen der fließenden Übergänge problematisch („psychosomatisches Kontinuum", **Abb. 14.2**). Dies spiegelt sich auch in der organisatorischen Zuordnung der Psychosomatik als Fachgebiet wider: Teilweise sind psychosomatische Einrichtungen dem Fachgebiet Psychiatrie angegliedert, teilweise dem der Inneren Medizin.

Die Erkrankungen, die heute im Mittelpunkt des Interesses des psychosomatischen Fachgebietes stehen, sind im **Kasten** „Erkrankungen im Blickpunkt der Psychosomatik" aufgeführt.

==== **AUF DEN PUNKT GEBRACHT** ====

Erkrankungen im Blickpunkt der Psychosomatik

- **Medizinisch unerklärte Störungen:** Störungen, die „vortäuschen", körperlich bedingt zu sein, aber unklare (auch seelische) Ursachen haben. Dazu gehören vor allem funktionelle Störungen (s. 14.4.1) und Schmerzsyndrome (s. 14.4.2).
- **Reaktive Störungen** (s. 14.7): durch akute oder chronische Belastung, z. B. Ehescheidung oder Foltertrauma, entstehende Gesundheitsstörungen
- **Affektive Störungen:** „Gemütserkrankungen" (z. B. Depressionen)
- **Angst- und Zwangsstörungen**
- **Essstörungen und Süchte** (s. 14.5 und 14.6)
- **Körperliche Symptome als Begleitsymptom** psychischer Erkrankungen, z. B. Kopfschmerzen bei Depressionen
- **Chronische Erkrankungen:** Chronische Erkrankungen (wie etwa ein Diabetes mellitus vom Typ 2) sind von ihrer Pathogenese her oft stark mit psychosozialen Lebensbedingungen verwoben (Essverhalten, Lebensstil, soziale Beziehungen) und haben umgekehrt vielfältige Rückwirkungen auf die psychosoziale Integrität des Patienten.

14

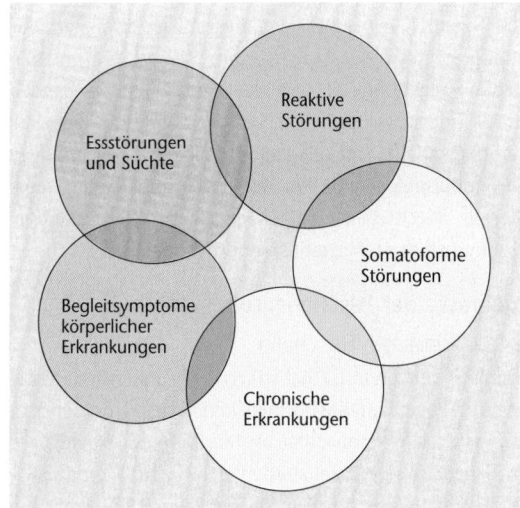

Abb. 14.1: Erkrankungen im Blickpunkt der Psychosomatik. [L157]

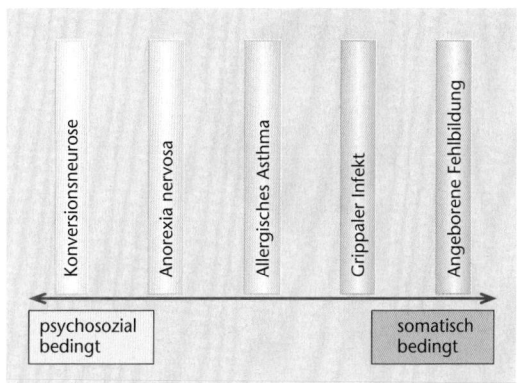

Abb. 14.2: „Psychosomatisches Kontinuum". [L157]

Altlast „Psychosomatosen"

In der klassischen Psychosomatik des letzten Jahrhunderts wurde angenommen, dass sich bestimmte seelische Konflikte regelhaft in bestimmten Krankheiten niederschlagen (etwa: unterdrückte Wut → Herzinfarkt). So entstand der Begriff der **Psychosomatosen** für bestimmte körperliche Erkrankungen, denen eine psychische Bedingtheit zugeschrieben wurde, u. a. Asthma bronchiale, rheumatoide Arthritis, Hyperthyreose, Colitis ulcerosa und M. Crohn. Diese klassische Einteilung hat sich mit der Fortentwicklung des pathophysiologischen Verständnisses als falsch erwiesen. Leider sind solche simplen Zuordnungen noch immer weit verbreitet und tragen nicht selten zu einer erheblichen Diskriminierung der betroffenen Patienten bei – so wird etwa die „Neuro"dermitis vielfach noch immer eher als Reizzustand der Seele angesehen denn als Reizzustand der Haut. Von dem Begriff der „Psychosomatosen" sollte heute deshalb kein Gebrauch mehr gemacht werden (und es wäre auch an der Zeit, altersschwache Begriffe wie die „Neuro"dermitis auszusortieren).

❗ Psychische Belastungen können die genannten Krankheiten aber sehr wohl verschlimmern – auch die atopische Dermatitis ❗

Krankheitsmodelle

Die klassische Psychosomatik hat im Laufe der Zeit eine ganze Rumpelkammer von Krankheitsmodellen und -erklärungen angesammelt, die zum Teil stark tiefenpsychologisch inspiriert sind. Noch bis in die jüngste Zeit war es etwa üblich, die schwere Retardierung autistischer Kinder als einen Effekt ihrer „Kühlschrankmütter" zu erklären, und

auch heute noch wird so manche Anorexie als eine Auseinandersetzung mit einer übermächtigen Vaterfigur (wahlweise: Mutterfigur) gesehen (und behandelt).

❗ Es gibt kein spezifisch „psychosomatisches" Krankheitsmodell! Vielmehr wird heute bei *allen* Erkrankungen gefragt, welche Rolle genetische Faktoren spielen, welche Rolle die allgemeine (mit anderen geteilte) Umwelt spielt und welche Rolle spezifischen (individuellen, biographischen) Umwelteinflüssen zukommt (Abb. 14.3). ❗

14.2 Die Schnittstellen von Seele und Körper

Schon im Altertum wurde über verbindende Elemente zwischen Soma und Psyche, d. h. zwischen Körper und Seele, spekuliert, und der Seele wurde in praktisch allen Epochen eine wichtige Rolle bei der Entstehung körperlicher Krankheiten zugesprochen.

Studie von COHEN und ADER

In einer 1975 veröffentlichten Studie wiesen ROBERT ADER und NICHOLAS COHEN erstmals die Konditionierbarkeit des Immunsystems durch Sinneseindrücke nach. In ihrem Versuch verfütterten sie Versuchstieren zunächst das immunsupprimierende Cyclophosphamid zusammen mit dem Süßstoff Saccharin. Nach dieser Konditionierung setzten sie der Nahrung nur Saccharin allein zu. Erneut beobachteten sie eine Immunsuppression. Der Befund legte nahe, dass reine Sinnesreize die Funktion des bis dahin als vom Gehirn unabhängig angenommenen Immunsystems mit beeinflussen.

COHEN und ADER begründeten damit eine neue Forschungsrichtung, die **Psychoneuroimmunologie**, welche es sich zum Ziel setzte, die anatomisch-physiologische Grundlage von Immunmodulation, Stress- und anderen Adaptionsreaktionen zu verstehen. In fachübergreifenden Kooperationsprojekten versuchen seither Immunologen, Psychologen, Pharmakologen, Physiologen, Neurologen und Endokrinologen, die von der Psychosomatik lange postulierten Wechselbeziehungen zwischen Nervensystem, Hormonsystem und Immunsystem zu verstehen.

Ergebnisse der Psychoneuroimmunologie

Aus der klinischen Forschung

Schon seit Längerem ist Statistikern bekannt, dass „Sterbeereignisse" nicht zufällig über das Jahr verteilt sind, sondern besonders nach Weihnachten ansteigen. In der Woche nach dem Jahrtausendwechsel starben etwa in New York 50,8% mehr Patienten als im gleichen Zeitraum 1999. Stirbt ein Ehepartner, so stirbt der verbleibende Partner überdurchschnittlich häufig in den folgenden Lebensmonaten. Auch

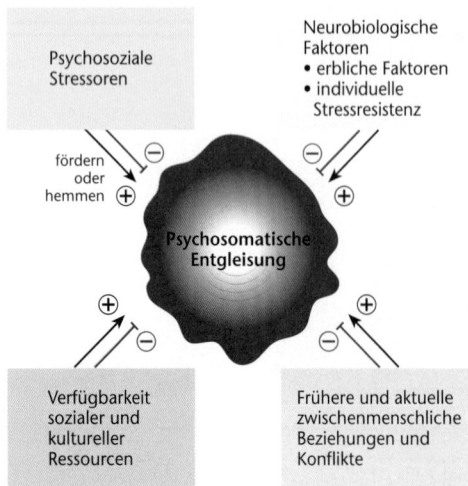

Abb. 14.3: **Entstehungsfaktoren psychosomatischer Erkrankungen.** [L157]

in anderen Lebensphasen sind biologische Phänomene und psychische Erfahrungen verquickt:

- Gut untersucht sind die Einflüsse starker, länger andauernder Belastung auf die Immunantwort und Heilungsvorgänge: Bei älteren Erwachsenen, die einen an M. Alzheimer erkrankten Lebenspartner pflegten, heilten standardisierte Stanzwunden langsamer als bei Personen einer vergleichbaren Kontrollgruppe. Bei Zahnmedizinstudenten heilten ähnliche am Gaumen gesetzte Wunden nach den Ferien signifikant rascher als Wunden, die drei Tage vor einem Zwischenexamen appliziert wurden.
- In einer prospektiven, randomisierten Kohortenstudie untersuchte eine kalifornische Arbeitsgruppe den Einfluss der Mitgliedschaft in einer unter psychotherapeutischer Anleitung stehenden Selbsthilfegruppe auf die Lebensqualität und Überlebensdauer bei brustkrebskranken Frauen mit Lymphknotenmetastasen. In der Kontrollgruppe betrug die mittlere Überlebenszeit 18 Monate und entsprach damit der zum Studienbeginn 1978 üblichen Prognose. Die Frauen der Behandlungsgruppe überlebten im Mittel doppelt so lang, nämlich 36 Monate.

Aus der Laborforschung

Die Resultate psychoneuroimmunologischer Laborexperimente untermauern die klinischen Forschungsergebnisse (s. **Kasten** „Potentielle Schnittstellen").

Evolutionäre Voreinstellungen

Es zeigt sich immer deutlicher, dass das menschliche Gehirn nicht in beliebigen Freiheitsgraden arbeitet, sondern spezifisch *voreingestellt* ist. Welche Aufgaben es leicht oder weniger leicht „schafft", wie es auf die Umwelt reagiert, was es leicht oder weniger leicht lernt, wird nicht nur durch die individuelle Variation der genetischen Ausstattung oder durch die jeweiligen biographischen (Umwelt-)Erfahrungen bestimmt, sondern folgt auch evolutionären Voreinstellungen (engl. *phylogenetic* oder *adaptive loading*). Diese „adaptive Beladung" sorgt dafür, dass unser Gehirn so funktioniert, wie es für das Überleben unserer Vorfahren nützlich war: 50 Meter nach vorne zu schauen macht uns wenig Probleme; 50 Meter in die Tiefe zu schauen löst dagegen eine ganze Kaskade von körperlichen „Obacht"-Reaktionen aus. Sprechen lernen wir mühelos und ohne es überhaupt zu merken, Schreiben und Rechnen dagegen nur im Schweiße unseres Angesichts. Heute werden auch viele Befunde der Psychoneuroimmunologie vor diesem Hintergrund interpretiert: So können wir von unserer evolutionären Ausstattung her sehr wohl mit kurz dauerndem situativem Stress umgehen (unser Überleben hing davon ab), für lange anhaltenden, nicht an spezifische Auslöser gebundenen Stress dagegen bestand kein Selektionsdruck und wir sind darauf im wahrsten Sinne des Wortes nicht vorbereitet.

14.3 Grundzüge von Diagnostik und Therapie

14.3.1 Diagnostisches Vorgehen

Bei vielen psychischen Erkrankungen stehen auf den ersten Blick körperliche Symptome im Vordergrund (z. B. Schlafstörungen bei Depression). Aufgabe des Arztes ist es, gemeinsam mit dem Patienten herauszufinden, ob diese Symptome Haupt- oder Nebenbefund der Erkrankung sind und ob sie überhaupt Krankheitswert besitzen. Die Entwir-

==ZUR VERTIEFUNG==

Potentielle Schnittstellen zwischen Immunsystem und Nervensystem

- Zellen des Immunsystems – von Makrophagen über Lymphozyten bis hin zu Granulozyten – besitzen Rezeptoren sowohl für Hormone als auch für Neuropeptide inkl. Transmitter.
- Lymphozyten können ACTH und β-Endorphin ausschütten.
- Wechselbeziehungen bestehen auch zwischen vegetativem Nervensystem und Immunsystem: Verschiedene Arbeitsgruppen belegten die sympathische Innervierung von Lymphknoten und des Thymus.
- Auch das Zentralnervensystem selbst reagiert auf Aktivierung des Immunsystems:

- BESEDOVSKY und SORKIN zeigten eine erhöhte Entladungsrate von Neuronen im Hypothalamus nach Antigenbelastung.
- Am längsten untersucht ist die Wirkung von Cortisol, dem Endprodukt der Aktivierung der Hypothalamus-Hypophysen-Nebennieren-Achse, auf das Immunsystem. Generell bremsen hohe Cortisol-Spiegel die Immunreaktion. Dies ist bei einer systemischen Entzündungsreaktion sinnvoll, um die überschießende Produktion proinflammatorischer Zytokine zu hemmen. Cortisol ist jedoch auch bei ausgeprägter Furchtreaktion sowie beim subjektiven Gefühl unentrinnbarer Belastung und Depressionen erhöht. Dies könnte erklären, weshalb depressive

Menschen häufiger an Infektionen und Autoimmunerkrankungen leiden als die Normalbevölkerung.
- Mittels immunhistochemischer Färbungen verfolgte die Arbeitsgruppe von ROBERT DANTZER aus Bordeaux die Zytokinexpression im Gehirn: Das Interleukin-1β-Signal aus der Peripherie löst demnach über Stunden eine erhöhte Expression von Interleukin-1β durch Zellen der Mikroglia aus. Das Zytokin scheint also der Mittler zwischen der peripheren Immunantwort auf einen Antigenreiz und der zentralen Verhaltensregulation zu sein.

rung und Identifizierung körperlicher und psychischer Krankheitsmerkmale stützt sich dabei wie in kaum einem anderen Fachgebiet auf die klassischen Prinzipien von Anamnese und körperlicher Untersuchung („sprechende Medizin").

! Viele Ärzte meinen, eine psychosomatische Diagnostik sei ohne ausgefeilte, ausschließlich bei Seminaren in Schweizer Kurorten zu erlernende Gesprächstechniken unmöglich. Dies stimmt nicht: Allein schon konflikthafte Themen überhaupt anzusprechen („Sie wollten nach Ihrem letzten Besuch mit dem Rauchen aufhören. Wie weit sind Sie damit gekommen?") ist schon die halbe Miete. Viele psychosomatische Probleme lassen sich in einem ehrlichen Gespräch von Mensch zu Mensch besser diskutieren als auf der Couch. **!**

Psychosomatisch orientiertes Gespräch

Mehr als 80% der Diagnosen in der Inneren Medizin können durch ein sorgfältiges ärztliches Gespräch gestellt werden. Dieses erhöht zudem nicht nur die Patientenzufriedenheit, sondern auch die Zufriedenheit des Arztes mit seinem Beruf. Darüber hinaus ist es der entscheidende Faktor für die Compliance des Patienten (s. **14.8.3**).

Schwerpunkte der psychosomatischen Anamnese sind dabei neben einer detaillierten Erfragung der Beschwerden und ihrer Entwicklung die **biographische Vorgeschichte** (z. B. lebensverändernde Ereignisse, Anpassungsprobleme in Kindheit und Adoleszenz), die **psychosoziale Situation** (z. B. Elternhaus, Geschwister, wesentliche Bezugspersonen, Bildung, Beruf, Wohnverhältnisse), das gegenwärtige „Funktionsniveau" des Patienten (beruflich und außerberuflich), verfügbare Ressourcen (Unterstützung durch Angehörige, Freunde, Institutionen) sowie die Frage nach Alkohol- und Drogenkonsum.

Schwierigkeiten

Bei Fragen nach psychischen Problemen und Konflikten muss man davon ausgehen, dass diese dem Patienten nicht immer bewusst sind. Bei psychosomatischen Erkrankungen werden Symptome nach klassischer Auffassung ja gerade deshalb gebildet, damit Konflikte *nicht* bewusst werden.

! Aber auch vor einer zu frühen Verknüpfung „im eigenen Kopf" muss man sich hüten: Es gibt durchaus Patienten mit erheblichen psychosozialen Problemen, die trotzdem „nur" eine organische Erkrankung haben. **!**

Praktische Durchführung

Ein psychosomatisch orientiertes Gespräch braucht Zeit und sollte ungestört von z. B. Telefonaten ablaufen können. Der Patient sollte es bequem haben, Vertraulichkeit muss gewährleistet sein.

Es ist besser, nach dem Gespräch Notizen zu machen, als währenddessen mitzuschreiben, um auch die non-verbalen Mitteilungen des Patienten und eigene Gefühle wahrnehmen zu können:

● Was sagt der Patient? Was sagt er nicht?
● Wie sind Tonfall, Gestik und Mimik?
● Welche Gefühle werden in mir hervorgerufen, welche Gefühle lösen meine Fragen beim Patienten aus?

Körperliche Untersuchung

Die körperliche Untersuchung mit psychosomatischem Blick unterscheidet sich grundsätzlich nicht von der allgemeinen körperlichen Untersuchung. Besonders zu berücksichtigen sind **vegetative Symptome** wie Schwitzen, Zittern, kalte Hände und Füße, Dermographismus oder Blutdruckerhöhung; diese Symptome können nach klassischer Auffassung ein Hinweis auf eine psychische Mitverursachung sein; sie sind jedoch so unspezifisch, dass ihnen nicht zu viel Gewicht beigemessen werden sollte.

Von herausragender Bedeutung ist zudem die systematische Erhebung eines **psychischen Befundes.** Hierzu gehören insbesondere äußeres Erscheinungsbild und Verhalten (z. B. Mimik, Gestik, Körpersprache), Affekt („der äußere Abdruck innerer Emotionen", z. B. Depression, Zorn, Angst oder fehlender emotionaler Ausdruck), Wahrnehmung (z. B. Missempfindungen, Halluzinationen), Sprache, Antrieb, Denkablauf (logisch oder unlogisch), Denkinhalt (z. B. Zwangsvorstellungen, Obsession, Wahn) und Bewusstsein (z. B. Bewusstseinslage, Konzentration, Orientierung, Gedächtnis).

Weiteres Vorgehen

Aufbauend auf Anamnese und körperlicher Untersuchung wird das weitere Vorgehen abgesteckt:
● Besteht eine Indikation für weitere Diagnostik: z. B. weitere organische Abklärung, psychosomatische Fachdiagnostik?
● Besteht eine Indikation zu therapeutischen Maßnahmen: z. B. weitere Gespräche durch den behandelnden Arzt, medikamentöse Therapie, Psychotherapie?
● Besteht Bedarf und Interesse an anderen Hilfsangeboten: z. B. Selbsthilfegruppe, sozialtherapeutische Beratung?

14.3.2 Therapie

Therapiemöglichkeiten

Patienten können entweder durch **Beratung** oder durch **spezifische Behandlungsverfahren** unterstützt werden. Viele Therapieangebote, wie etwa das ärztliche Gespräch, sind sowohl beratend als auch behandelnd.

Während eine Lungenentzündung auch ohne die Mithilfe der Lebenspartner des Patienten zu heilen ist, sind Patienten bei psychosomatischen Erkrankungen auf die aktive Unterstützung durch ihre Bezugspersonen bzw. ihr Lebensumfeld angewiesen. Die Therapie bei psychosomatischen Erkrankungen hat deshalb in der Regel nicht nur eine individuelle, sondern auch eine soziale Zielrichtung. Dies ist auf allen Ebenen der Therapie zu berücksichtigen (**Abb. 14.4**).

Das ärztliche Gespräch

Dieses bildet nach wie vor die Basis der psychosomatischen Therapie; und die Fähigkeit zum Zuhören, der regelmäßige Kontakt zum Patienten, die Kenntnis seines persönlichen Umfelds sowie Unvoreingenommenheit und gesunder Menschenverstand können für die Heilung des Patienten entscheidender sein als das hektische Ausfüllen von Überweisungen und Verschreibungen.

Beratende Lebenshilfe

Nicht alle Patienten mit psychosomatischen Symptomen benötigen direkte medizinische Interventionen wie Psychotherapie oder Psychopharmaka. Häufig ist es ausreichend, während des ärztlichen Gespräches die momentane Lebenssituation zu besprechen und nach sozialtherapeutischen oder nichtmedizinischen Möglichkeiten der Unterstützung zu suchen. Der Patient sollte ermutigt werden, seinen Lebensproblemen ehrlich ins Auge zu schauen ("Wo liegt das *wirkliche* Problem, was ist nur ein Scheingefecht? Was kann ich ändern, was nicht?").

! Diese Form der Unterstützung wird häufig unterschätzt.
▪ So konnte gezeigt werden, dass saisonale depressive Verstimmungen ("Frühjahrsdepression") durch eine Kombination von leichter Bewegung und Lichttherapie sehr gut geheilt werden können, auch wenn sich der Ratschlag "Gehen Sie doch mal raus in die Sonne" vielleicht wenig "wissenschaftlich" anhört. **!**

Je nach zugrunde liegendem Problem kann diese Unterstützung ganz unterschiedlich sein, s. **Kasten** "Beispiele für praktische Lebenshilfe".

Ein von J.F. CHRISTENSEN vor allem für depressive Patienten entwickeltes Schema zur Lebenshilfe umfasst psychologische, beschäftigungstherapeutische und physiotherapeutische Elemente ("SPEAK"):

- **S:** *schedule* (Tagesplan)
- **P:** *pleasurable activities* (angenehme Tätigkeiten, *"have a life"*)
- **E:** *exercise* (Sport, Bewegung)
- **A:** *assertiveness* (Durchsetzungswille: lernen, seine Wünsche auszudrücken)
- **K:** *kind thoughts about oneself* (positives Selbstbild).

═══════ZUR VERTIEFUNG═══════

Beispiele für praktische Lebenshilfe

Der Arzt kann Anregungen zur Problembewältigung geben, die mit einer psychotherapeutischen Behandlung im eigentlichen Sinn nichts zu tun haben und dennoch therapeutisch hilfreich sein können:

- bei starker beruflicher und/oder familiärer Belastung: **Entlastung** z. B. durch den Umstieg auf Teilzeitarbeit oder Beantragen einer Haushaltshilfe
- **Sport:** Körperliches Training, z. B. Jogging oder Fahrradfahren, hat ausgleichende und antidepressive Effekte (im amerikanischen Volksmund schon seit längerem anerkannt: *"Move your butt and your mind will follow …"*).
- **physikalische Maßnahmen** wie z. B. Massage oder Sauna: vegetativ ausgleichend, die Immunabwehr stärkend und leicht antidepressiv
- **Entspannungstraining**, z. B. autogenes Training, Biofeedback, Yoga, Qi-Gong
- **Stressbewältigungstraining**
- bei familiären Konflikten: z. B. **Eheberatung**
- bei sozialer Vereinsamung (häufig bei älteren Menschen): Teilnahme an **Gruppenveranstaltungen**, z. B. von der Stadt oder Kirche angeboten.

Ambulante Psychotherapie

Die ambulante Psychotherapie (s. u.) ist in vielen Fällen der wichtigste "Eckpfeiler" bei der Therapie psychosomatischer Erkrankungen. Der Begriff der Psychotherapie im weiteren Sinne umfasst dabei jede Behandlung mit psychologischen Mitteln, also auch ein beratendes Gespräch durch den Hausarzt, das sich "psychologischer" Mittel bedient.

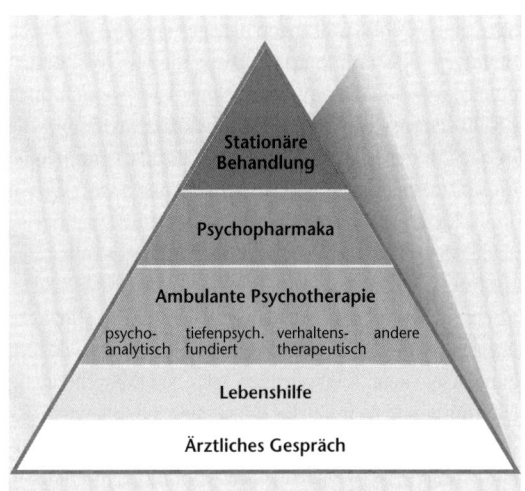

Abb. 14.4: Therapieformen in der Psychosomatik. [L157]

Stationäre Behandlung

In Einzelfällen ist eine stationäre Behandlung oder Behandlungseinleitung indiziert. Sie hat u. a. die Vorteile, dass der Patient aus seinem gewohnten (konfliktbehafteten) Umfeld herauskommt, dass mehrere therapeutische Maßnahmen kombiniert werden können und dass evtl. auch erst die Motivation für eine ambulante Therapie geweckt werden kann.

Psychopharmaka

Die Behandlung mit Psychopharmaka ist nur unter strenger Indikationstellung (z. B. in akuten Krisensituationen) und unter Berücksichtigung der Nebenwirkungen (z. B. Suchtentwicklung) angezeigt.

> **!** Psychopharmaka (auch pflanzliche!) können die Psychotherapie nur ergänzen, aber nicht ersetzen. **!**

Psychosomatische Grundversorgung

Die psychosomatische Grundversorgung wird meist durch Hausärzte gewährleistet, die sich psychosomatisch-psychotherapeutisch fortgebildet haben. In vielen Fällen kann ein auf diese Art geschulter Hausarzt seine Patienten auch in Krisensituationen unterstützen. Eingesetzt werden v. a.:

- **das psychotherapeutische Gespräch:** Ziel ist die Klärung und ggf. Veränderung der krankheitsauslösenden Situation einer „akuten" Erkrankung.
- **die stützende Psychotherapie:** Sie begleitet chronisch körperlich oder seelisch Erkrankte, bei denen eine umfassendere Psychotherapie nicht möglich ist. Sie zielt mehr auf die Krankheitsbewältigung und Lebensgestaltung des Patienten und weniger auf das Erkennen und Bearbeiten etwaiger Konflikte.

Psychotherapieverfahren

Reichen die Lösungsmöglichkeiten des Patienten nicht aus und kann durch Beratung bzw. beratende Lebenshilfe kein Fortschritt erzielt werden, so können **spezifische Psychotherapieverfahren** bei der Bewältigung psychosomatischer Störungen helfen (Übersicht s. **Kasten** „Psychotherapieverfahren im Überblick").

Im engeren Sinne werden mit dem Begriff „Psychotherapie" Verfahren bezeichnet, die auf umfassendere Änderung zielen, z. B. Änderungen

- des Verhaltens: Verhaltenstherapie, Hypnose
- eines umschriebenen Konfliktes: Gesprächspsychotherapie, tiefenpsychologisch fundierte Psychotherapie
- der Persönlichkeit: analytische Therapie.

Therapiewahl

Ob und welche Therapierichtung indiziert ist, hängt nur teilweise vom Symptom ab. Entscheidender sind Persönlichkeitsmerkmale des Patienten wie Beziehungsfähigkeit und Introspektionsfähigkeit (Letztere ist z. B. bei der Verhaltenstherapie weniger wichtig als bei anderen Verfahren). Insgesamt ist die Verhaltenstherapie das am universellsten und bei fast allen Störungen einsetzbare Verfahren.

14.4 Medizinisch unerklärte Symptome

Körperliche Symptome, denen eine offensichtliche organische Basis fehlt, sind häufig. Solche Beschwerden werden auch als **funktionelle Störungen, somatoforme Störungen** oder als **psychogene Organfunktionsstörungen** bezeichnet. Ältere Begriffe wie „Somatisierungsstörungen" oder „Organneurosen" implizieren eine bestimmte Pathogenese und sollten nicht mehr verwendet werden.

20 – 30 % der Patienten in einer allgemeinärztlichen Praxis haben medizinisch unerklärte Symptome. Diese können in Missempfindungen, Schmerzen oder Störungen von Funktionsabläufen (z. B. Tachykardie) bestehen.

Auch wenn in der klassischen Psychosomatik alle möglichen Erklärungen gefunden wurden (etwa die „neurotische Entwicklung") – Tatsache ist: niemand weiß, wie die medizinisch unerklärten Symptome entstehen.

Zu ihrem Formenkreis gehören:
- funktionelle Störungen von Organfunktionen (s. **14.4.1**)
- Konversionsstörungen (s. u.)
- Schmerzsyndrome (s. **14.4.2**).

In der Regel handelt es sich um länger bestehende Störungen, die die Lebensqualität erheblich beeinträchtigen. Manchmal entsteht die Störung aber auch akut oder ist vorübergehend. Am häufigsten sind bei diesen Formen die Willkürmotorik und das Sensorium betroffen (etwa: Seh-, Riech-, Hör-, Gefühlsstörungen, Gangstörungen, plötzliche Lähmungen oder Ohnmacht). Diese akuten, vorübergehenden, „pseudoneurologischen" Störungen werden auch als **Konversionsstörungen** oder „dissoziative motorische Störungen" bezeichnet. Frühere Begriffe sind „Konversionsneurosen" oder „Hysterie". Diese medizinisch unerklärten Akuterscheinungen haben die von SIGMUND FREUD beeinflussten Menschen der vorletzten Jahrhundertwende stark beeindruckt, insbesondere der immer wieder gern beschriebene *arc de cercle* der viktorianischen Frau. Die plötzliche Ohnmacht wurde so populär, dass das Riechsalz bald von keiner Party mehr wegzudenken war. Nach psychoanalytischer Auffassung wird in der Konversionsneurose ein Konflikt oder Affekt durch den Abwehrmechanismus der **Konversion** unbewusst gemacht. Der Konflikt kommt dann, symbolhaft in die Körpersprache „konvertiert", als Krankheitssymptom zum Ausdruck.

! Man muss sich davor hüten, jede Erkrankung ohne körperliche Pathologie auf eine psychische Störung zurückzuführen. Für viele der unter dem Begriff „medizinisch unerklärte Symptome" geführten Erkrankungen können psychische Auffälligkeiten nicht sicher nachgewiesen werden. So konnte z. B.

für Patienten mit Dyspepsie-Syndrom und Reizdarm-Syndrom zwar eine abnorme Schmerzwahrnehmung nachgewiesen werden, der psychische Untersuchungsbefund dieser Patienten weicht jedoch nicht von dem des „gesunden" Kontrollkollektivs ab. **!**

═══════════════════**AUF DEN PUNKT GEBRACHT**═══════════════════

Psychotherapieverfahren im Überblick

Verhaltenstherapie

Unter diesem Begriff werden verschiedene „übende" Verfahren zusammengefasst, deren Ziel es ist, eine „Störung" durch bewusstes Einüben eines bestimmten Verhaltens zu beseitigen. Die Verhaltenstherapie geht davon aus, dass viele krank machende Einstellungen und Verhaltensweisen im Lauf des Lebens *erlernt* worden sind und entsprechend wieder *verlernt* werden können. Häufig angewendete Therapieformen sind:

- **Systematische Desensibilisierung und Reizkonfrontation:** Ziel dieser „stimulusbezogenen" Methoden ist die Entwicklung von Toleranz gegenüber einer Angst erzeugenden Situation (z. B. Flugangst, Platzangst). Im Rahmen der systematischen Desensibilisierung wird zunächst ein mit Angst unvereinbares Gefühl erzeugt (Entspannung), auf dessen Grundlage sich der Patient dann „in kleinen Schritten" der Angst erzeugenden Situation nähert (bei Angst vor Hunden: z. B. erst Gedanken an Hunde, dann Bilder, dann reale Hunde). Bei der Reizkonfrontation wird der Patient direkt der gefürchteten Situation ausgesetzt (in Begleitung des Therapeuten).
- **Operante Verfahren (operante Konditionierung)** werden als „Response-bezogene" Methoden zum Aufbau eines bestimmten Verhaltens verwendet (z. B. bei Enuresis nocturna aufzuwachen und auf die Toilette zu gehen). In diesem Rahmen kann auch Biofeedback (apparative Sichtbarmachung von körperlichen Vorgängen wie Herzschlag oder Muskelspannung) eingesetzt werden.
- Die **kognitive Verhaltenstherapie** zielt auf die Veränderung von hinderlichen Einstellungen, Erwartungen und Ursachenzuschreibungen („kognitive Umstrukturierung"). Das gestörte Verhalten wird genau analysiert und Problemlösungen einstudiert (etwa in Rollenspielen). Dabei wird auch versucht, die Selbstsicherheit zu erhöhen und den Patienten zur Selbstkontrolle zu befähigen (etwa indem der Patient lernt, sich selbst Instruktionen zu geben).

Psychoanalytische Verfahren

- **Psychoanalytische Therapie:** sie zielt auf eine Strukturänderung der Persönlichkeit. Um dies zu erreichen, wird der Patient über mehrere Jahre mehrere Stunden pro Woche therapiert. Klassischerweise liegt der Patient während der Behandlung auf einer Couch. Er soll „frei assoziierend" alles äußern, was ihm gerade durch den Kopf geht. Der Therapeut hört dem Patienten mit „frei schwebender Aufmerksamkeit" zu. Dabei wird die **Regression** des Patienten (Rückfall in Gefühls- und Verhaltensmuster der Kindheit) gefördert, um alte Beziehungskonflikte deutlich zu machen. Der Patient überträgt in diesem Rahmen ursprünglich an die früheren Bezugspersonen (meist Eltern) gerichtete Wünsche und Gefühle auf den Therapeuten (sog. **Übertragung**), was wiederum beim Therapeuten zu einer entsprechenden emotionalen Reaktion, der **Gegenübertragung**, führt. Gegen das Bewusstwerden von Konflikten in der Therapie entwickelt der Patient **Widerstand.** Der Therapeut zeigt dem Patienten Übertragung und Widerstand auf **(Deutung)**. Meist reicht eine einmalige Deutung nicht aus. Erst ein wiederholtes „Wiedererleben" eines Konfliktes mit Deutungen führt zu einer Veränderung **(Durcharbeiten eines Konfliktes)**. Die Psychoanalyse ist umstritten: sie kommt nur für eine ausgewählte Klientel in Frage und ihre Wirksamkeit als therapeutisches Instrument ist nicht belegt.
- Inzwischen wurden auf psychoanalytischer Basis weitere, kürzere Verfahren entwickelt. Sie sind unter dem Oberbegriff **tiefenpsychologisch fundierte Psychotherapie** bekannt. Diese zielt auf die Bearbeitung eines umschriebeneren, aktuellen Konfliktes und nicht auf die Umstrukturierung der gesamten Persönlichkeit. Die Arbeit mit Übertragung und Gegenübertragung ist prinzipiell die gleiche wie bei der psychoanalytischen Therapie, allerdings stehen der Umgang mit und die Reaktion auf den aktuellen Konflikt im Vordergrund und weniger seine biographische Genese. Auch wird die Regression weniger gefördert. Der zeitliche Aufwand ist erheblich geringer.

Gesprächspsychotherapie

Die klientenzentrierte Gesprächspsychotherapie nach Rogers gehört, wie die psychoanalytischen Verfahren, zu den konfliktzentrierten bzw. „aufdeckenden" Verfahren. Der Name ist insofern missverständlich, als auch viele andere Verfahren auf Gespräche aufbauen. Diese Form der Therapie führt Erkrankungen auf behinderte Wachstums- und Entwicklungskräfte zurück. Zu solchen Behinderungen kommt es, wenn Erfahrungen nicht ins Selbstkonzept eines Menschen integriert werden können (z. B. ein Misserfolgserlebnis bei einem Menschen, der von sich das Selbstkonzept hat, alles mit Leichtigkeit zu schaffen). Die nicht passenden Erfahrungen müssen dann verleugnet oder verzerrt wahrgenommen werden. In der Therapie soll dem Patienten die Möglichkeit gegeben werden, durch Selbstexploration im geschützten Rahmen der Therapie neue Wege zu finden, um mit der Divergenz zwischen Selbstkonzept und äußerer Realität umzugehen.

Weitere Verfahren

Neben den dargestellten, für die vertragsärztliche ambulante Versorgung in Deutschland anerkannten Verfahren gibt es eine Vielzahl weiterer Psychotherapieverfahren. Manche davon werden von den Kassen im Rahmen der psychosomatischen (hausärztlichen) Grundversorgung erstattet (wie etwa die Hypnose, autogenes Training oder die progressive Muskelentspannung); andere Formen sind in Deutschland nicht anerkannt, werden aber in den deutschsprachigen Nachbarländern von den Kassen erstattet (etwa die Gestalttherapie oder die Daseinsanalyse).
Bei der **Hypnose** handelt es sich um ein suggestives Verfahren, das eigentlich über die Entspannung des Patienten wirkt. In diesem Zustand ist er eher in der Lage, Informationen aufzunehmen und dadurch sein Verhalten zu ändern. Im strengen Sinne könnte diese – vor allem bei Angststörungen eingesetzte – Therapie auch der Verhaltenstherapie zugeordnet werden.

14

14

14.4.1 Funktionelle Störungen

Synonyme: funktionelle Organstörungen, somatoforme autonome Funktionsstörungen; früher: psychovegetative Störungen, Somatisierungssyndrome, „vegetative Dystonie".

Funktionelle Störungen sind Organfunktionsstörungen (z. B. Diarrhö) ohne pathologische Veränderungen an den Organen selbst (**Abb. 14.5**). Teils sind sie von psychischen Symptomen oder Befunden begleitet (etwa Angst), teils nicht. In manchen Fällen lässt sich ein psychischer Auslöser klar feststellen (z. B. bei der „Herzangst"), bei anderen Störungen nicht.

! Obwohl praktisch jedes medizinische Fachgebiet „seine" funktionelle Störung hat, sind Überlappungen in Bezug auf Patientenprofil und Ansprechen auf bestimmte Therapien häufig und legen eine gemeinsame Ätiologie nahe. **!**

Klinik

Am häufigsten sind der Gastrointestinaltrakt und das kardiovaskuläre System betroffen, grundsätzlich können jedoch alle Organsysteme einbezogen sein. Die Symptomatik kann auch wechseln:
- **psychovegetatives Allgemeinsyndrom** mit vielfältigen und wechselnden Beschwerden, z. B. chronischer Müdigkeit, Schlafstörungen, Angst, Schwindel- und Ohnmachtsgefühl, depressiven Verstimmungen, Kopfschmerzen, Appetitlosigkeit, Zittern

- **Störungen des Gastrointestinaltraktes:** z. B. Globusgefühl, Schluckstörungen, Dyspepsie (s. **6.4.2**), Appetitstörungen, Reizdarm-Syndrom (s. **6.5.5**)
- **Störungen des kardiovaskulären Systems:** „Herzangst" (Herzphobie) mit Herzklopfen, Herzstolpern (supraventrikuläre Extrasystolen), Herzrasen, Druckgefühl und Stechen in der Brust, Gefühl einer drohenden Ohnmacht, Hyperventilations-Syndrom, Atemnot
- **Fibromyalgie-Syndrom** (s. **12.13.1**).

! Die Patienten haben meist eine lange Krankengeschichte mit wechselnden Beschwerden und vielen diagnostischen Eingriffen, die typischerweise Normalbefunde oder nur minimale Auffälligkeiten erbringen. **!**

Diagnostisches Vorgehen

Entscheidend für einen Behandlungserfolg ist die Frühdiagnose, da funktionelle Störungen zur Chronifizierung neigen. Diagnostische Hinweise können sein:
- diffuses, häufig wechselndes Beschwerdebild
- zeitliche oder situative Korrelation der Beschwerden: z. B. Montag morgens, vor/nach unangenehmen Situationen, Besserung am Wochenende oder während des Urlaubs
- suggestive Beeinflussbarkeit durch Zureden oder Gabe eines Plazebos.

Die Verdachtsdiagnose stützt sich auf den Nachweis einer **spezifischen Auslösesituation**, meist ein Verlusterlebnis

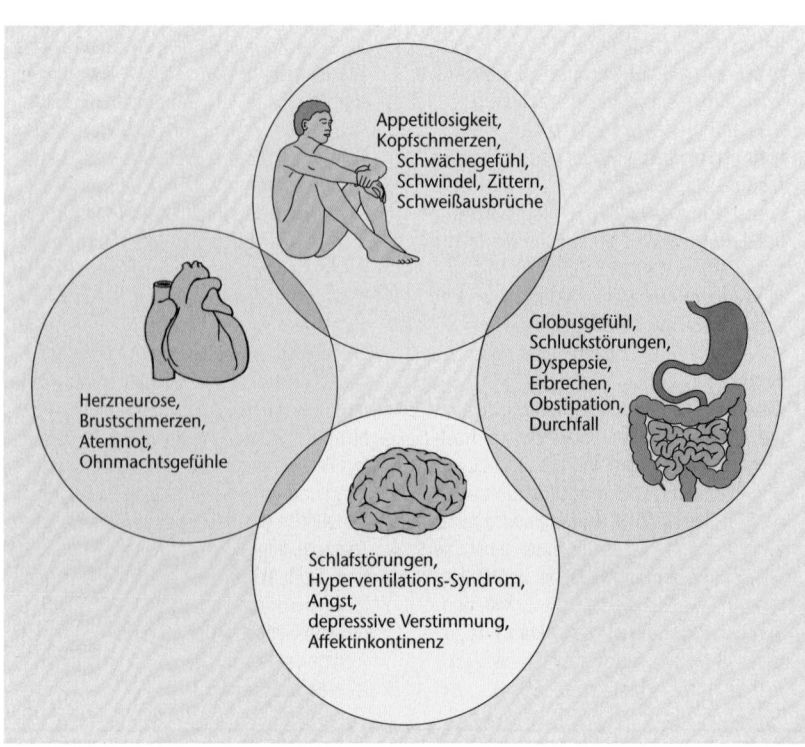

Abb. 14.5: Übersicht über die psychovegetativen Störungen. [L157]

oder Nicht-Erlangen von etwas Gewünschtem (z. B. Verschuldung, Verlust des Arbeitsplatzes, Ehe-/Partnerprobleme, Verlust nahestehender Personen). Sofern es keine Hinweise auf eine internistische Erkrankung gibt, hat die psychosomatische Fachdiagnostik vor der weiteren organischen Abklärung den Vorrang, um eine Fixierung des Patienten auf eine organische Krankheitsursache zu vermeiden.

Therapie

Oft gelingt es dem behandelnden Arzt nicht, den Patienten davon zu überzeugen, dass ihm organisch „nichts fehlt". Insofern ist es auch nicht leicht, den Patienten vor unnötigen diagnostischen Eingriffen zu bewahren. Bei schwereren Störungen ist es deshalb angezeigt, den Patienten einer psychosomatischen Fachdiagnostik zuzuführen. Oft kann eine daran anschließende kognitive Verhaltenstherapie erfolgreich sein. In leichteren Fällen (z. B. akute Belastungen bei an sich psychisch gesunden Patienten) und bei entsprechender Erfahrung des Arztes kann auch das ärztliche Gespräch ausreichend sein, um dem Patienten den Zusammenhang zwischen Konflikt und Beschwerden aufzuzeigen. Unterstützende Maßnahmen können hilfreich sein, z. B. Bewegungstherapie (vegetativ ausgleichend), bei Schlafstörungen durchaus auch „Hausmittel" wie warme Milch oder ein warmes Fußbad vor dem Schlafengehen. Eine medikamentöse Behandlung sollte der Krisenintervention vorbehalten sein.

14.4.2 Chronische Schmerzsyndrome

Chronische Schmerzsyndrome sind durch länger als 6 Monate bestehende Schmerzen gekennzeichnet, denen keine fassbare körperliche Störung zugrunde liegt; als neueres Synonym wird der Begriff der „anhaltenden somatoformen Schmerzstörung" verwendet. Sie machen den größten Teil der „psychosomatischen" Erkrankungen aus, ihre Zuordnung in den psychosomatischen Krankheitszirkel ist jedoch nach wie vor umstritten.

Das Phänomen Schmerz

Schmerzen sind ein schützendes und überlebensnotwendiges sensorisches Signal, das mechanische, chemisch-entzündliche oder thermische Gewebeveränderungen anzeigt. Das Schmerzsignal unterliegt vielfältigen Modifikationen vor allem im ZNS, wo es durch Neurotransmitter, Hormone oder elektrische Signale entweder verstärkt oder gedämpft wird (**Abb. 14.6**). Die Schmerzempfindung korreliert dadurch nur bedingt mit der Reizstärke.

❗ Auch wenn organisch nichts zu finden ist – der Patient bildet sich seine Schmerzen nicht ein, er fühlt sie tatsächlich: „Was wir als wirklich ansehen, hat wirkliche Konsequenzen" (THOMAS und ZNANIECKI). ❗

❗ Obwohl das Schmerzerleben psychisch beeinflussbar ist und psychische Erkrankungen nicht selten von Schmerzsyndromen begleitet sind, ist für viele Schmerzsyndrome eine psychische Verursachung nicht bewiesen (s. Einleitung zu 14.4). ❗

Dies heißt nicht, dass Schmerzsyndrome nicht zu psychischen Störungen führen können oder im Einzelfall ein psychopathologisches Phänomen sind, bei dem z. B. Autoaggression, Hypochondrie oder psychische Konflikte eine Rolle spielen können (z. B. könnte der nach Gebärmutterentfernung empfundene Unterleibsschmerz die Trauer um das verlorene Organ zum Ausdruck bringen). Auch ist der nach außen gezeigte Schmerz oft mit „sozialem Gewinn" verbunden (sekundärer Krankheitsgewinn), und die „Schmerzkrankheit" spielt nicht selten eine stabilisierende Rolle in dysfunktionalen Familien oder Beziehungen.

Diagnostisches Vorgehen

Die Abgrenzung von hauptsächlich organisch bedingten Schmerzen gegenüber hauptsächlich psychisch bedingten Schmerzen ist nicht leicht. Eine diagnostische Hilfe kann sein, dass bei Schmerzpatienten mit psychischer Ursache oft eine Diskrepanz zwischen Befund und Beschwerden besteht. Die drei diagnostischen Schritte sind:

- umfassende Schmerzanamnese: Beginn, Art, Dauer, Intensität, Beeinflussbarkeit der Schmerzen, bisherige diagnostische und therapeutische Maßnahmen
- psychosomatische Anamnese (s. **14.3.1**): Die Fragen nach

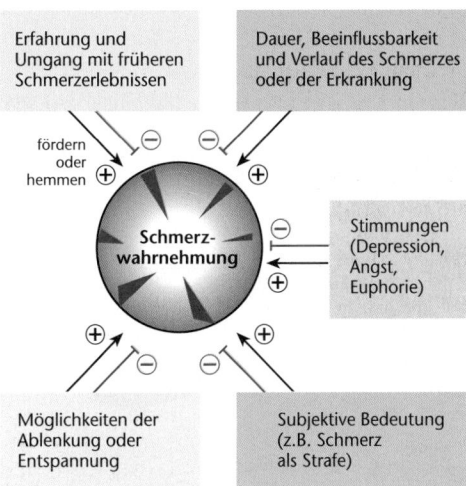

Abb. 14.6: Die Schmerzwahrnehmung beeinflussende Faktoren. [L157]

14

Konflikten oder Problemen sind jedoch oft dadurch erschwert, dass Schmerzpatienten ihre Probleme nicht wahrnehmen. Sie haben „nur Schmerzen".

• ggf. Abklärung organischer Störungen.

Therapie

Die Therapie von Schmerzpatienten ist häufig schwierig, und auf dem Weg werden nicht selten mehrere Ärzte „verschlissen". Günstig ist eine simultane Behandlung mit Psychotherapie (etwa kognitive Verhaltenstherapie), Physiotherapie, Entspannungsübungen (Autogenes Training oder Progressive Muskelentspannung) und ggf. medikamentöse Therapie (meist mit Antidepressiva). Durch die Kombination körperlicher mit anderen therapeutischen Maßnahmen hat der Patient das Gefühl, dass seine Schmerzen auch „körperlich" behandelt und damit ernst genommen werden.

14.5 Essstörungen

Das Essverhalten steht heute von zwei Seiten unter Druck: Zum einen hat der ins moderne Leben „eingebaute" Bewegungsmangel die kalorische Bilanz so weit in Schieflage gebracht, dass immer mehr Menschen ständig gegen Übergewicht kämpfen. Zum Zweiten hat sich das Attraktivitätsempfinden nach den „üppigeren" Nachkriegsjahren extrem verschlankt – wer heute als Modell arbeitet, muss aussehen, als sei der Hungertod nur noch eine Frage von Stunden. Und „Modelle" sind auch Modelle für die Jugendlichen. Kommen diese durch ungünstige Lebensereignisse unter Stress, so kann das Körpergewicht zu einem Kampffeld werden, auf dem es keinen Sieg und oft auch keine Heilung gibt.

In Umfragen zeigen etwa 30% aller jungen Frauen ein – meist vorübergehend – gestörtes Essverhalten (häufige, einseitige Diäten, impulsive Essattacken, Anwendung von Abführmitteln); die Inzidenz nimmt zu. Dies hängt möglicherweise damit zusammen, dass Attraktivität und Status heute immer stärker über **körperliche Merkmale** definiert

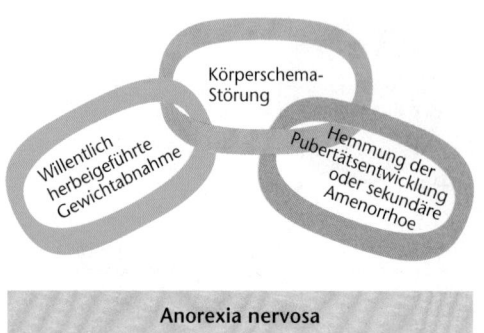

Anorexia nervosa

Abb. 14.7: Die wesentlichen Befunde der Anorexia nervosa. [L157]

werden. Seit die für den Konsum verfügbaren Mittel bei Jugendlichen deutlich zugenommen haben und statusbehaftete Kleidung relativ günstig geworden ist, hat die soziale Differenzierung über Kleidung und Mode an Bedeutung verloren. Im Einklang mit ihrer Handicap-Funktion hat sich die Mode daraufhin ein neues Spielfeld gesucht: den Körper selbst – es ist sicher kein Zufall, dass die „Bauchfrei"-Mode gerade in einer Zeit erscheint, in der immer weniger Frauen einen „vorzeigbaren" Bauch präsentieren können.

Als krankhaft werden Essstörungen erst bei Chronifizierung angesehen: 0,5% der Bevölkerung erkranken irgendwann in ihrem Leben an Anorexie, 1% an Bulimie. Diese beiden wichtigsten Essstörungen weisen ein breites, teilweise überlappendes klinisches Spektrum auf. Bei der Hälfte der Patientinnen mit Anorexia nervosa kann auch ein bulimisches Verhalten beobachtet werden.

14.5.1 Anorexia nervosa

Die Anorexia nervosa (AN) ist eine Störung des Essverhaltens, bei der die Patienten willentlich und ohne zugrunde liegende körperliche Ursache ihr Körpergewicht dramatisch verringern. Die Störung ist häufig vorübergehend und mild, kann jedoch chronisch und lebensbedrohlich werden. Der Gewichtsverlust wird durch Kalorieneinsparung oder/und selbst induziertes Erbrechen, Abführmittel, übermäßigen Sport und Rauchen (Nikotin wirkt appetithemmend) erreicht. Meist wird die Abmagerung innerhalb weniger Monate willentlich herbeigeführt.

Es erkranken vor allem Mädchen in und nach der Pubertät und junge Frauen (weniger als 5% sind Jungen oder Männer). Der Erkrankungsgipfel liegt zwischen 14 und 16 Jahren. Etwa 100 000 Menschen sind in Deutschland magersüchtig; die Inzidenz nimmt zu, auch bei Männern. Die Betroffenen suchen wegen mangelnder Krankheitseinsicht nicht oder erst sehr spät ärztliche Hilfe.

Klinik

Die fünf zentralen, auch zur Diagnostik verwendeten Kennzeichen der Anorexie sind (**Abb. 14.7**):

• **Verminderung des Körpergewichts:** Als Grenzwert für die Diagnosestellung gilt ein Körpergewicht von 15% unter dem alters- und größenentsprechenden Mindestgewicht oder ein Body-Mass-Index (s. **9.4**) von 17,5 oder weniger (im Wachstumsalter, d.h. bei Kindern und Jugendlichen, wird als kritische Gewichtsgrenze die 10. BMI-Altersperzentile verwendet – Berechnung s. www.mybmi.de).
• Der Gewichtsverlust ist **selbst verursacht**.
• **Körperschemastörung:** Die Patientinnen nehmen ihren abgemagerten Körper immer noch als zu dick wahr.

• bei Beginn nach der Pubertät: **sekundäre Amenorrhö** (Ausbleiben der Menstruation)
• bei Beginn vor der Pubertät: Verzögerung oder **Hemmung der Pubertätsentwicklung**.

Weitere Symptome und Komplikationen

• **Obstipation** durch mangelnde Nahrungsaufnahme und sekundär nach Laxanzienabusus (s. **6.5.2**)
• **weitere Folgen:** Kachexie mit Lanugobehaarung, Hypotonie, Hypothermie, Bradykardie, Elektrolytverluste (v. a. Hypokaliämie durch Abführmittel, dadurch evtl. kardiale Arrhythmien); plötzlicher Herztod (durch Rhythmusstörungen oder eine Kardiomyopathie bedingt), langfristig: Minderwuchs und Osteoporose
• **psychische Auffälligkeiten:** Die Patientinnen lügen oft bei Fragen nach dem Essen (wie viel?, was?) und dem Gewicht. Manchmal besteht eine ausgeprägte Neigung zum Kochen für andere. Oft bestehen gleichzeitig Depressionen oder Zwangsverhalten. Essattacken kommen vor, nach denen die Patientinnen, meist selbst induziert, erbrechen.

Ätiologie und Pathogenese

Es wird ein Zusammenwirken von psychischen, familiären, soziokulturellen und genetischen Faktoren angenommen (s. **Kasten** „Ätiologische Faktoren der Anorexia nervosa"); der genaue Entstehungsmechanismus ist aber unbekannt. Laboruntersuchungen zeigen Abweichungen im **serotoninergen Neurotransmitterstoffwechsel**, welche in jüngster Zeit in den Mittelpunkt eines multifaktoriellen Ätiologiemodells gerückt wurden: Die womöglich genetisch vorprogrammierten Abweichungen könnten nämlich zum einen erklären, warum bei der Anorexie ein bestimmter Persönlichkeitstyp vorherrscht und weshalb auch nach erfolgreicher Behandlung der Essstörung häufig ängstliche und zwanghafte sowie depressive Verhaltensweisen verbleiben. Zum anderen könnte ein anlagebedingt vulnerables serotoninerges Transmittersystem auch erklären, warum frühe traumatisierende Erfahrungen (Missbrauch und Misshandlung) sowie perinatale Belastungen (Hypoxie, Frühgeburtlichkeit) das Anorexie-Risiko erhöhen – beide können nämlich „biologische Narben" am serotoninergen Transmittersystem hinterlassen. Unter akuten Belastungen (auch Diät) könnte das vulnerable Serotonin-System nun entgleisen und die weiteren psychopathologischen Erscheinungen wie Körperschemastörung, zwanghafte Symptomatik und körperliche Überaktivität bedingen.

Diagnostisches Vorgehen

Anamnese

Die Diagnose wird durch Gewichtsmessung und Anamnese gestellt. Diese beinhaltet vor allem Fragen nach
• dem Körperschema: Idealbild, gegenwärtige Einschätzung der Figur
• den gewählten Maßnahmen zur Gewichtskontrolle bzw. -korrektur:
  – Nahrungsaufnahme (Kalorienmenge, Zahl der Mahl-

═══════════════ **AUF DEN PUNKT GEBRACHT** ═══════════════

Ätiologische Faktoren der Anorexia nervosa

Genetische Faktoren

• Essstörungen (sowohl Anorexia als auch Bulimia nervosa) sind in Familien von Anorektikerinnen etwa zehnmal häufiger als bei gesunden Kontrollpersonen.

Psychische Belastungen

• Psychische Komorbidität: Zwangsstörungen, Angststörungen und depressive Störungen sind bei Anorektikerinnen auch vor Beginn der AN häufiger nachzuweisen und persistieren teilweise nach Behandlung.
• sexueller Missbrauch in der Vorgeschichte
• Störungen der Entwicklung von Autonomie und Identität (umstritten)
• mangelnde Wahrnehmung eigener Bedürfnisse mit überangepasstem Sozialverhalten (extreme Leistungsbereitschaft).

Familiäre Faktoren

• Bei Anorektikerinnen werden häufig eine mangelnde Autonomie, Perfektionismus, soziale Ängstlichkeit und ausgeprägtes Anpassungs- und Harmoniebedürfnis beobachtet.
• Ob diese Kennzeichen allerdings erziehungsbedingt sind oder sich gar in eine immer wieder gerne beschriebene „anorektische Familienstruktur" einfügen, ist umstritten. Plausibler erscheint, dass die beschriebenen Merkmale persönlichkeitsbedingt und damit stark genetisch bedingt sind – was allerdings nicht heißt, dass familienberatende Maßnahmen nicht ganz entscheidend für den Therapieerfolg sein können!

Soziokulturelle Faktoren

• Schlankheitsideal in den Industrienationen: Attraktivität ist für die Statuszuweisung innerhalb der Peer-Group entscheidend, und das Gewicht spielt dabei eine wichtige Rolle.

• Berufliche Risikogruppen für Anorexie sind Balletttänzerinnen, Leistungssportler, Models.

Persönlichkeitsfaktoren

• Anorektikerinnen zeichnen sich durch Perfektionismus, Introvertiertheit und Harmoniebedürftigkeit aus.

Biologische Faktoren

• Perinatale Hypoxie sowie Frühgeburtlichkeit sind Risikofaktoren.
• Neurochemische Abweichungen: Fasten produziert eine Änderung der Transmittersysteme im ZNS, welche als positiv empfundene psychische Erfahrungen oder eine Konfliktentlastung vermitteln können (vgl. Fastenrituale in traditionellen Gesellschaften). Andererseits verstärkt sich zwanghaftes, ängstliches und depressives Verhalten bei niedrigem Gewicht.

zeiten, bevorzugte Nahrungsmittel bzw. Diäten, Nahrungsexzesse)
 – Abführmaßnahmen (inkl. induzierten Erbrechens, Abführmittel, Appetitzügler)
 – körperliche Aktivität (Sport, Jogging)
• Darüber hinaus werden die Familien- und Sozialgeschichte (inkl. familiärer Beziehungsstrukturen und Konflikte), Sexualgeschichte (Menstruation, traumatische sexuelle Erlebnisse inkl. Vergewaltigung, Befürchtungen in Bezug auf die eigene Sexualität) erfragt sowie eine genaue „Systemanamnese" aller Organsysteme inklusive der Psyche (Depressionen, Ängste, Phobien, Psychosen) durchgeführt.

Das Vorliegen der fünf Anorexie-Kriterien (s. u. „Klinik") begründet die Verdachtsdiagnose.

Labor
Eine Elektrolytkontrolle ist angezeigt, um durch Erbrechen oder Laxanzienmissbrauch entstehende Elektrolytverluste nachzuweisen.

Differentialdiagnose
Differentialdiagnostisch müssen organische, zur Kachexie führende Erkrankungen (z. B. Malabsorptions-Syndrom, Endokrinopathien, chronisch-entzündliche Erkrankungen oder Tumoren), Schizophrenien und Depressionen abgegrenzt werden.

! Auch an einen Drogenmissbrauch (z. B. Amphetamine, Opioide, Kokain) muss gedacht werden. !

Therapie
Die Behandlung ist wegen der mangelnden Krankheitseinsicht schwierig: Im Gegensatz zum Patienten mit Bulimie betrachtet der anorektische Patient seinen körperlichen Zustand als erstrebenswert.
Die Therapie besteht aus drei Armen:
• **Körperliche Rehabilitation und Ernährungstherapie:** Zunächst werden die körperlichen Komplikationen behandelt (wie etwa Elektrolytentgleisungen und Verstopfung) und dann das Gewicht aufgebaut. Ziel ist dasjenige Gewicht, bei dem die Menstruation wieder eintritt (kann Monate dauern), mindestens jedoch die 10. BMI-Altersperzentile (ideal ist die 25. Perzentile). Angestrebt wird auch eine Normalisierung des Essverhaltens (Ernährungstagebuch, Essenspläne, Ernährungstherapie).

! Bei kritischem Gewichtsverlust oder bei schwereren somatischen Komplikationen muss stationär behandelt werden. Hier sollte immer auch die Gefahr des Realimentierungs-Syndroms (s. 11.9.2) bedacht werden. !

• **Individuelle psychotherapeutische Behandlung** (v. a. durch kognitive Verhaltenstherapie): Ziel ist dabei auch die Verbesserung der begleitenden psychischen Störungen (Zwänge, Ängste, Depressionen), die psychische Stabilisierung und die Veränderung der dysfunktionalen (die Essstörung unterhaltenden) Gedanken. Medikamente spielen allenfalls bei der Behandlung der psychischen Begleiterkrankungen eine Rolle; die Hoffnung, dass etwa selektive Serotonin-Wiederaufnahmehemmer (SSRI) wie Fluoxetin die Rückfallquote reduzieren könnten, hat sich leider zerschlagen.
• **Zusammenarbeit mit der Familie**, Familienberatung, evtl. auch Familientherapie: Hilfe zur Bearbeitung von Familienkonflikten.

! Ganz wichtig bei der Therapie ist das Abstecken der „Bottom-Line": Die Kriterien, die nach ärztlicher Sicht eine körperliche Bedrohung darstellen, müssen klar definiert, mit der Patientin besprochen und möglichst vertraglich unter Einbeziehung aller Sorgeberechtigten festgehalten werden – z. B.: Gewichtskontrollen alle xy Wochen: fällt das Gewicht unter xy Kilogramm, erfolgt automatisch eine Krankenhausaufnahme mit Wiederaufbau des Gewichts, gegebenenfalls durch Sonden- oder Infusionsernährung. !

Verlauf und Prognose
Die Prognose ist verhalten: Totalremissionen gelingen in 50%, Besserungen in 30%; 20% zeigen chronisch-persistierende oder chronisch-rezidivierende Verläufe. Insgesamt besteht eine Mortalität von etwa 5% (die Hälfte der Todesfälle ist durch Selbsttötung, die andere Hälfte durch medizinische Komplikationen der Erkrankung bedingt). Auch wenn sich die psychischen Begleitauffälligkeiten unter der Therapie häufig bessern, so ist nach einer schweren Anorexie die langfristige Prognose bezüglich der psychischen Gesundheit dennoch verhalten. Eine neuere Studie zeigt, dass 10 Jahre nach Diagnosestellung 80% der Patienten an Depressionen litten, 21% hatten Selbsttötungsversuche hinter sich, Angststörungen bestanden bei 55%, Zwangsverhalten bei über 75%.

14.5.2 Bulimia nervosa

Die Bulimia nervosa (BN) ist durch Essattacken charakterisiert, bei denen große Mengen meist hochkalorischer Nahrung aufgenommen werden. Nach der Essattacke induzieren die Patienten häufig Erbrechen („Fress-Kotz-Ritual"). Der Erkrankungsgipfel liegt zwischen 16 und 19 Jahren.
Die Bulimie überschneidet sich in vielen Bereichen mit der Anorexia nervosa (genetische Belastung, psychiatrische Ko-Morbidität), in anderen Bereichen jedoch unterscheidet sie sich deutlich (Persönlichkeitsstruktur, erhaltenes Körperschema). Einige Befunde weisen darauf hin, dass auch

der Bulimie ein vulnerables serotoninerges Transmittersystem zugrunde liegt (s. **14.5.1**). Dies wird auch dadurch unterstützt, dass sich bei Bulimikerinnen nicht selten in der Vorgeschichte eine Anorexie findet. Die Ätiologie ist in jedem Fall multifaktoriell und letzten Endes ebenso ungeklärt wie bei der Anorexia nervosa.

> ❗ Im Gegensatz zur Anorexie erkennen bulimische Patienten, dass sie krank sind, und leiden darunter. ❗

Klinik

Bulimie kann bei Anorexie, bei normalem Körpergewicht oder bei Adipositas auftreten. Die vier zentralen, auch zur Diagnostik verwendeten Kennzeichen der Bulimie sind (**Abb. 14.8**):

- andauernde Beschäftigung mit Essen, die zu **Heißhunger- und Essattacken** führt. Diese werden oft durch Stress oder Depression ausgelöst. Während der Essattacken kommt es teilweise zum Kontrollverlust, es können bis zu 15 000 kcal in 1 – 2 Stunden konsumiert werden.
- Versuche, dem gewichtstreibenden Effekt der Essattacken durch **Erbrechen, Laxanzienmissbrauch oder Diät** entgegenzuwirken
- **obsessive gedankliche Beschäftigung** mit dem eigenen Körpergewicht
- häufig Anorexia nervosa in der Vorgeschichte.

Begleitende psychosoziale Störungen sind häufig: Depressive Verstimmung ist der dominierende psychische Befund, bei 30% der Patienten bestehen Suizidgedanken. Begleitender Alkohol- oder Medikamentenkonsum ist häufig. Nicht selten werden auch impulsive Verhaltensweisen von der sexuellen Promiskuität bis zum Diebstahl beobachtet.

Komplikationen

Bedrohlich sind schwere Elektrolytstörungen, vor allem die Hypokaliämie (Verlust von K^+-Ionen durch Erbrechen oder durch laxanzienbedingte Diarrhö). Zusätzlich kommt es durch Verlust von Magensäure beim Erbrechen zu einer metabolischen Alkalose, welche die Hypokaliämie verstärkt (s. **11.5.3**).

Darüber hinaus können Zahnschäden, Mallory-Weiss-Syndrom (s. **6.3.9**) und eine sekundäre soziale Isolierung auftreten.

> ❗ Die größte Gefährdung besteht jedoch in der oft erheblichen Suizidalität. ❗

Diagnostisches Vorgehen

Die Diagnosestellung ist häufig schwierig, da die Patientinnen ihre Erkrankung aus Scham verheimlichen. Meist muss erst ein Vertrauensverhältnis zwischen Arzt und Patientin aufgebaut werden, bevor die Patientin sich öffnen kann.

Die Diagnose wird gestellt, wenn die oben genannten Kriterien erfüllt sind und dabei die Essattacken mindestens zweimal pro Woche und über mindestens drei Monate auftreten.

Kernstück der Diagnostik ist die Erhebung des psychischen Befundes: Dauer der Erkrankung, psychische Symptomatik (insbesondere Depressionen, Schuldgefühle), Konflikte, Stressfaktoren, Bestehen von Suizidgedanken und begleitendem Missbrauch von Alkohol oder Medikamenten.

Therapie und Prognose

Die psychotherapeutischen Interventionen sind mehrdimensional und ähnlich wie bei der Anorexie (s. **14.5.1**). Selektive Serotonin-Wiederaufnahmehemmer (SSRI) haben in manchen Fällen einen günstigen Effekt. Die Behandlung ist meist schwierig, da die Patientinnen ihre Erkrankung aus Scham lange verheimlichen und erst spät Hilfe suchen. Totalremissionen oder Besserung werden bei 40 – 60% der Patienten erzielt. Es bleiben häufig langfristig Essstörungen bestehen. Auch ein Übergang in Alkoholismus oder Depression ist möglich. Die Suizidgefahr ist hoch.

14.6 Suchtverhalten

Unsere belebte und unbelebte Umwelt enthält eine Vielzahl von neurotropen Substanzen. Viele Pflanzen bilden Nervengifte zum Schutz vor Insekten – wie etwa Nikotin, Kokain, Koffein und Opium. Während Insekten durch die Giftwirkung so stark betäubt werden, dass sie von der entsprechenden Pflanze ablassen, kann der Mensch die Dosis so

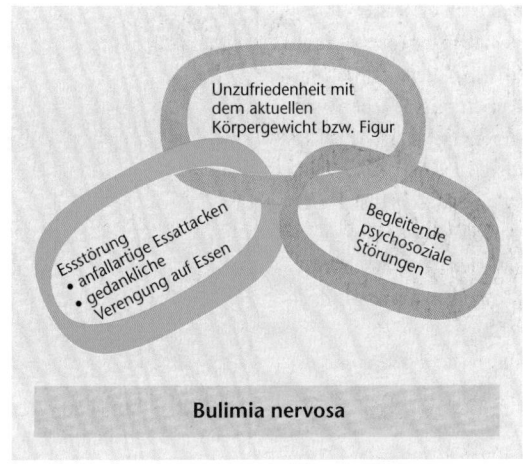

Abb. 14.8: Die wesentlichen Befunde der Bulimia nervosa. [L157]

Anorexia nervosa

Vorstellung der Patientin und Zusammenfassung des bisherigen Verlaufs

Assistenzärztin: Die 16-jährige Patientin kam wegen suizidaler Impulse notfallmäßig in die psychiatrische Klinik. Sie war sehr verzweifelt, kreiste in ihren Gedanken um traumatische Ereignisse in ihrer Vergangenheit und kam immer wieder auf die „schon immer" fehlende Zuneigung der Eltern zu sprechen. In der familiären Vorgeschichte waren eine über Jahre alkoholkranke Mutter (zum Zeitpunkt der Aufnahme abstinent) sowie körperliche Misshandlungen durch den Stiefvater zu eruieren. Zum leiblichen Vater bestand kein Kontakt. Sie berichtete, sich in den letzten Wochen vor der Klinikaufnahme ins Haus zurückgezogen zu haben, beschrieb Ängste, war isoliert von Gleichaltrigen. Sie hatte Schlafstörungen, aß wenig, erbrach. Seit etwa zwei Monaten bestand eine Amenorrhoe. Im letzten halben Jahr habe sie etwa 10 kg abgenommen.

Bei der körperlichen Untersuchung der alterstypisch entwickelten Jugendlichen zeigten sich eine Zentralisierung mit kühlen Akren, ein kachektischer Ernährungszustand mit einem BMI von 16 bei sonst unauffälligem internistischem Status, insbesondere bestand keine Lanugobehaarung. Die neurologische Untersuchung war unauffällig. Die Laborbefunde – Leberwerte, Blutbild, Nierenwerte, Elektrolyte, TSH – waren im Normbereich. Im EKG zeigten sich eine Sinusbradykardie sowie ein überdrehter Linkstyp bei linksanteriorem Hemiblock und inkomplettem Rechtsschenkelblock – bei einer so jungen Patientin doch recht ungewöhnlich.

Psychiater: Wie üblich war dem Befund der aufnehmenden Kollegin nichts hinzuzufügen. Eine neuere Studie an US-amerikanischen Assistenzärzten zeigt ja, dass übermüdete Ärzte im Nachtdienst mit der gleichen Fehlerquote arbeiten wie ausgeschlafene Ärzte nach einem guten Glas Cognac – aber an dem Aufnahmebefund war wie gesagt nichts zu kritteln. Wir kaprizierten uns dann vor allem auf die technischen Untersuchungen zum Ausschluss einer hirnorganischen Ursache. Das EEG zeigte einen Normalbefund ohne Hinweise auf epilepsietypische Potentiale. Wegen des doch erheblichen Gewichtsverlustes wurde eine kraniale Magnetresonanztomografie bei unseren lieben Kollegen in der Strahlenabteilung in Auftrag gegeben.

Radiologe: Nun gut, wir strahlen zwar oft über beide Backen hier in der „Strahlenabteilung", aber wir machen ja jetzt wieder mehr in Mesmerismus, Herr Kollege. Bei der Magnetresonanzuntersuchung des Gehirns jedenfalls fiel eine große arteriovenöse Malformation im Bereich des Ober- und Unterwurms des Kleinhirns auf. Die arterielle Versorgung kam dabei von der A. basilaris und den Kleinhirnarterien. Wir haben deshalb eine weitere Abklärung und auch ein neurochirurgisches Konsil vorgeschlagen.

Neurochirurg: Eine Angiographie wurde nach einer ausreichenden psychischen Sta-

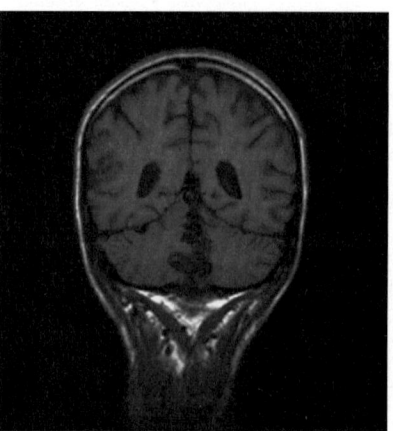

Abb. K14.1: MRT-Bild des Gehirns. Auffällig ist eine große arteriovenöse Malformation im Bereich des Ober- und Unterwurms des Kleinhirns.

bilisierung, v. a. nach Sistieren der Suizidgedanken durchgeführt, da die Patientin für die Untersuchung in eine andere Klinik verlegt werden musste. Dabei ergab sich ein im Durchmesser ca. 5 cm messendes Highflow-Angiom im Vermis cerebelli.

Diskussion und Differenzialdiagnose des Hauptbefundes

Assistenzärztin: Vorgeschichte und Befund deuten auf eine Anorexia nervosa hin, die Frage, die zunächst im Vordergrund stand, war die, ob das Angiom etwas mit der Essstörung und den psychischen Veränderungen zu tun hat.

Neurochirurg: Die arteriovenöse Malformation (AVM) kommt als Ursache der Essstörung und der psychischen Veränderungen nicht in Frage – da spielen vor allem Tumoren im Bereich des Thalamus oder des Hypothalamus eine Rolle. Eine AVM ist trotzdem nicht ohne: Die Gefahr einer spontanen Ruptur liegt bei etwa 3% pro Jahr, und immerhin jede vierte Blutung hinterlässt bleibende neurologische Schäden. Wegen der ungünstigen Lage ist das AVM bei unserer Patientin kaum operabel, und auch eine Embolisationsbehandlung ist wegen der Vielzahl der zuführenden Arterien nicht möglich. Für eine Gamma-Knife-Behandlung wäre die Strahlenbelastung bei einem AVM dieser Größe zu hoch. Die Patientin muss also über das Risiko einer Ruptur Bescheid wissen – wenn eine hirnorganische Symptomatik mit starken Kopfschmerzen und Bewusstseinsveränderungen auftreten sollte, müsste man nämlich notfallmäßig eingreifen. Andererseits wachsen solche Malformationen praktisch nicht, Kontrollen sind deshalb wenig sinnvoll. Da man insgesamt also kaum etwas machen kann, wäre es am besten, wenn die Patientin einen

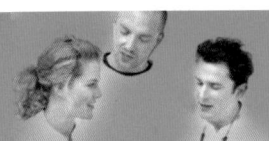

solchen ja doch belastenden Befund gleich wieder vergisst – die Quadratur des Kreises sozusagen … Aber Bungee-Jumping sollte sie auf jeden Fall vermeiden.

Erlebnispädagogen im Team: Wie, keine Erlebnispädagogik?

Psychologe: Ja, in der Tat eine Quadratur des Kreises, vor allem mit diesem doch erheblichen Hintergrundrauschen an psychischen Belastungen. Die Jugendliche zeigt eine deutliche depressive Symptomatik, mit einer zusätzlich beginnenden Essstörung. Um damit zurechtzukommen, muss sie Distanzierungstechniken lernen, um dadurch die Zwanghaftigkeit der Gedanken zum Essen besser kontrollieren zu können. Sie muss Autonomie erwerben und sich weder von sozialen Gegebenheiten abhängig machen noch von ihrer Essstörung. Sie sollte lernen, Selbstverantwortung für sich zu übernehmen und unangemessene Verantwortung für andere (insbesondere ihre Mutter) abzugeben.

EMDR (Eye Movement Desensitization and Reprocessing)-Therapeut: Können wir uns langsam auch mal über Trauma unterhalten? Die Patientin muss lernen, mit ihren Erinnerungen zurechtzukommen. Sie sollte zunächst weitere Stabilisierungstechniken erlernen, um dann dosiert mithilfe der bilateralen Stimulation der Gehirnhälften die Erinnerungen an körperliche Misshandlungen bzw. hilflose Situationen zu be- und verarbeiten, um ihren Belastungsgrad zu verringern.

Familientherapeut: Okay, aber sollte dann nicht auch ein realer Kontakt zum Stiefvater noch einmal stattfinden, in dem sie dann ihre eigene Stabilität prüfen kann? Auch wäre sicherlich wichtig, sich mit der Mutter die inadäquate Verantwortungsübernahme anzuschauen. Die Patientin äußert über die aktuelle Symptomatik ja deutlich eine Überlastung und impliziert, dass sie Fürsorge und Aufmerksamkeit benötigt. Und sie impliziert auch, dass sie keine Verantwortung mehr tragen (nicht einmal für sich selbst)

und somit wieder „Kind" sein will. Es geht hier ja auch um Positionen in der Familie.

Assistenzärztin: Das sind sicherlich wichtige Überlegungen für die Zukunft. Aber zunächst einmal sollte die junge Frau zunehmen. Ein verhaltenstherapeutisches Essprogramm habe ich schon ausgearbeitet. Ein BMI von 19 sollte wenigstens erreicht werden. Immerhin zeigen sich als Ausdruck des Katabolismus schon Auswirkungen im EKG und auch die Kreislaufschwäche mit Zentralisierung und kalten Akren deutet unmittelbaren Handlungsbedarf an, wenn die Elektrolyte auch noch im Normbereich sind. Kardiale Komplikationen sind bei psychogenen Essstörungen sehr gefürchtet, weil sie ganz plötzlich vital bedrohlich werden können – für die meisten plötzlichen Todesfälle bei Anorexie sind Herzrhythmusstörungen verantwortlich, vielleicht bedingt durch die intrazelluläre Phosphat-Verarmung. Zudem sind die kognitiven Leistungen im niedrigen Gewichtsbereich doch deutlich eingeschränkt – sie ist jetzt noch gar nicht reflexionsfähig genug, um die anderen Therapieschritte bewältigen zu können.

Herleitung der Krankheitsdiagnose und Auflösung des Falles

Oberarzt: Die Jugendliche ist mit Suizidgedanken bei depressiver Entwicklung und deutlichen Zeichen einer Essstörung zu uns gekommen. Anorexie und Depression treten als Komorbiditäten ja sehr häufig gemeinsam auf – beide müssen behandelt werden. Hinter der Depression stehen vermutlich maßgeblich traumatische Erfahrungen und eine pathologische Beziehungsdynamik innerhalb der Familie. Neben dem Zufallsbefund eines Angioms im Kleinhirnbereich ergab die Diagnostik, dass durch

die Gewichtsreduktion bereits organische Veränderungen eingetreten sind. Die Präsentation ist insofern typisch, als dass wir auch in diesem Fall auf die bekannten Risikofaktoren für eine Anorexie stoßen: Missbrauch, Misshandlungen, suchterkrankte Eltern und andere belastende Lebensereignisse. Außerdem sprechen das niedrige und äußerst labile Selbstwertgefühl für ein anorektisches Bild. Und auch das Alter passt.

Deshalb ist auch die AVM, die ja eigentlich ursächlich mit dem Problem der Patientin nichts zu tun hat, ein echtes Problem – nur allzu leicht unterstützt nämlich ein solcher Befund die ohnehin schon starke Tendenz der Patientin, sich als verletzlich, krank und zuwendungsbedürftig zu erleben, also ihre Tendenz zur Regression … Da wird echte Arbeit auf die Frau und ihre professionellen Helfer zukommen …

Im Verlauf wurden zudem eine für Anorexie typische Körperschemastörung und zwanghafte – oder sollte man besser sagen: süchtige – Gedanken um Essen und Kalorien deutlich. Die Gewichtsabnahme und alles beherrschende Beschäftigung mit Essen und Gewicht dienen dabei der Steigerung von Selbstkontrolle und Selbstwirksamkeitserleben und der Abwehr von Ängsten (etwa vor Gewichtszunahme oder vor Kontrollverlust).

Assistenzärztin: Wegen der vorherrschenden depressiven Symptomatik ist zur Abwendung vitaler Gefahren wie Suizid und Verhungern sowie zur Prognoseverbesserung ein multimodales Therapiesetting sinnvoll, über das die Patientin sich zunächst körperlich und psychisch stabilisiert, um dann Eigenständigkeit und Selbstverantwortung zu erreichen. Dies erfordert eine klare Zielformulierung, eine unterstützende therapeutische Grundhaltung und eine größtmögliche Transparenz für die Patientin, um die Ängste vor Kontrollverlust zu minimieren und die Motivation zu erhalten. Alles Schritt für Schritt.

anpassen, dass subjektiv angenehme ZNS-Effekte entstehen. Es ist deshalb kein Wunder, dass in allen Kulturen und Gesellschaften psychoaktive Substanzen, insbesondere Alkohol, produziert und konsumiert wurden und werden. Es wundert auch nicht, dass Suchtverhalten im ganzen Reich der Säugetiere rasch induziert werden kann – sowohl bei Mäusen als auch bei Menschenaffen lässt sich innerhalb kurzer Zeit Suchtverhalten und Abhängigkeit auslösen (s. **Kasten** „Warum Sucht?").

Das Problem von Sucht und Abhängigkeit wurde erst zu einem breiten gesellschaftlichen Problem, als psychoaktive Substanzen isoliert, konzentriert und über längere Zeit gelagert werden konnten. Neben der Verfügbarkeit spielen beim Suchtverhalten auch genetische Faktoren, kulturelle Einflüsse und psychosoziale Faktoren eine Rolle (**Abb. 14.9**).

! Verhaltensgenetische Studien mit Zwillingen und Adoptiv-
■ kindern zeigen, dass genetische Faktoren beim Suchtverhalten nicht unterschätzt werden dürfen, und inzwischen sind auch bestimmte Genvarianten identifiziert worden, die über Effekte im Neurotransmitterstoffwechsel eine Sucht wahrscheinlicher machen. !

Kulturelle Einflüsse sind ebenfalls nicht zu unterschätzen – noch heute leitet in den meisten Filmen erst der Griff zur Zigarette die sexuelle Kapitulation der bewundernden Frau ein.

! Die wichtigsten psychosozialen Einflüsse für Suchtverhalten
■ sind: niedriger sozialer Status, Arbeitslosigkeit, soziale Isolation sowie Dauerstress oder geringe Autonomie am Arbeitsplatz. !

Definition

Beim **Suchtverhalten** besteht ein Drang, eine Substanz (z. B. Alkohol, psychotrope Medikamente) ständig oder periodisch zu konsumieren oder eine bestimmte Handlung auszuführen (z. B. Glücksspiel). Das Suchtverhalten wird vom **Risikogebrauch** und vom **sporadischen Gebrauch** abgegrenzt (**Abb. 14.10**):

- **sporadischer Gebrauch:** mit keinen nachteiligen Folgen verbundener gelegentlicher Gebrauch
- **Risikogebrauch** (*„at-risk users"*): Es besteht weder psychische noch körperliche Abhängigkeit, die betroffenen Personen konsumieren jedoch eine Substanzmenge, die in epidemiologischen Studien mit nachteiligen gesundheitlichen Effekten in Zusammenhang gebracht wird.

! Risikogebrauch bei Nikotin ist der Gebrauch jedweder
■ Menge von Nikotin. !

- **Missbrauch** (*„problem users"*): Es besteht eine **psychische** Abhängigkeit. Eine Substanz wird trotz negativer sozialer oder körperlicher Folgen weiterhin zugeführt, weil auf die psychische Wirkung (z. B. Angstreduktion) nicht verzichtet werden kann.
- **Abhängigkeit** (*„dependent users"*): Es besteht **körperliche** Abhängigkeit. Bei Nicht-Einnahme der Substanz kommt es zu Entzugserscheinungen (z. B. Angst, Unruhe, Zittern, bei der Alkoholabhängigkeit evtl. zu Delirium tremens oder Krampfanfällen). Meist ist eine Toleranzentwicklung

====ZUR VERTIEFUNG====

Warum Sucht?

Die Wirkung von suchterzeugenden Substanzen und Verhaltensweisen kann nur verstanden werden, wenn wir die Funktion von Gefühlen allgemein betrachten: Warum haben wir überhaupt Gefühle und Emotionen? Entwicklungsgeschichtlich betrachtet sind positive Gefühle dazu da, um evolutionär sinnvolles (adaptives) Verhalten zu belohnen (negative Gefühle dienen umgekehrt dazu, evolutionär bedenkliches Verhalten unattraktiv zu machen). Deshalb entstehen positive Gefühle in zwei Situationen:
- in Situationen, die unser Überleben fördern – dies ist der Grund, warum Essen, Trinken und körperliche Aktivität „belohnt" werden und weshalb unser Körper die Umwelt beständig bewertet: Kälte fühlt sich gut an, wenn es warm ist, schlecht dagegen, wenn es kalt ist ...
- in Situationen, die unserer Fortpflanzung

dienen: gute Gefühle entstehen bei allem, was mit Verlieben, Liebe, Sex und dem Großziehen von Kindern zu tun hat.

Nun gibt das Gehirn seine Belohnungen für adaptives Verhalten auf zwei getrennten Wegen ab: Der eine Weg (Typ „Mohrrübe vor der Nase") motiviert uns, hinauszugehen und die guten Dinge des Lebens zu holen (das sog. **„Wanting"-Modul:** ich will das, weil ich das brauche). Seine Sprache ist Wunsch, Lust, Sehnsucht. Der zweite Weg (Typ „Zucker") belohnt uns dafür, die „richtigen" Ziele erreicht zu haben – das **„Liking"-Modul** (was ich brauche, erfüllt mich). Seine Sprache ist Freude, Zufriedenheit, Glücksgefühl.
Die beiden Belohnungswege benutzen unterschiedliche neuronale Schaltkreise und arbeiten mit jeweils unterschiedlichen Neurotransmittern – und können deshalb von unterschiedlichen exogenen Substanzen manipuliert werden:

- das „Wanting"-Modul arbeitet mit dem Neurotransmitter Dopamin und ist vor allem im Hypothalamus verankert. Amphetamine, Kokain und Nikotin können auf seiner Klaviatur spielen.
- Das „Liking"-Modul ist strukturell weniger klar umrissen, es arbeitet vor allem mit Endorphinen als Neurotransmittern. Entsprechend kann es von Opiaten manipuliert werden.

Die beschriebenen Belohnungsstrategien machen auch verständlich, warum bestimmte Verhaltensweisen zur Sucht werden können (etwa Spielsucht) oder mit rauschhaften Erfahrungen verbunden sein können (Kaufrausch, *runner's high"*). Auch erklären die beschriebenen Zusammenhänge, warum manche genetischen Polymorphismen des Dopamin-D_2-Systems (etwa eine verminderte Rezeptorendichte) mit Suchtgefährdung korrelieren.

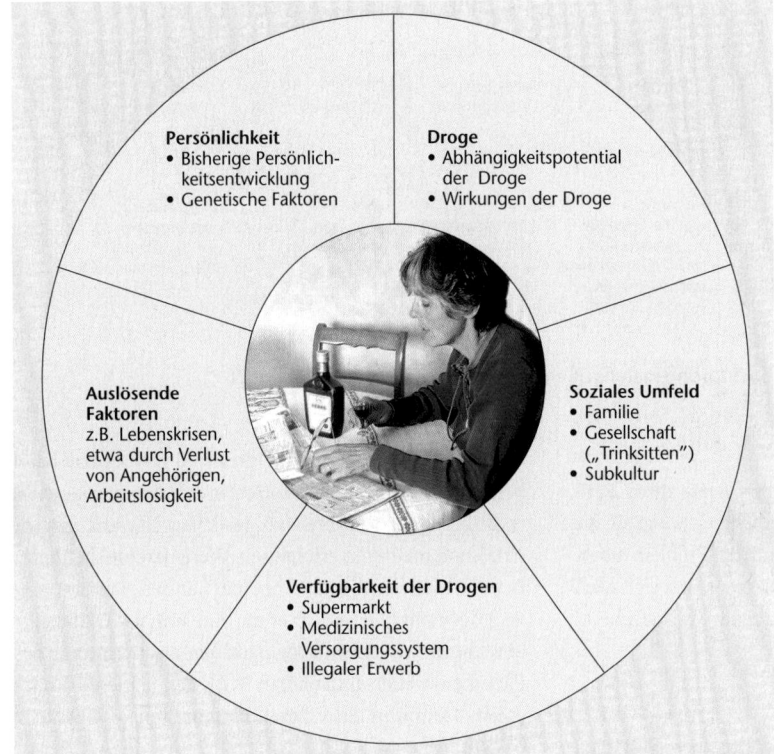

Abb. 14.9: Faktoren der Suchtentwicklung.
[K183]

zu beobachten, d. h., der Abhängige muss die Dosis steigern, um die gleiche Wirkung zu erzielen.

Suchtpotential

Dieses ist z. T. **nutzerspezifisch** (genetische Faktoren, psychosoziale Belastungsfaktoren), zum Teil aber auch **stoffspezifisch**. Bei fast allen psychotropen Substanzen besteht ein stoffspezifisches Abhängigkeitspotential, d. h., der Benutzer kann allein aufgrund der Einnahme der Substanz abhängig werden (also auch ohne „psychische Veranlagung" zur Suchtentwicklung). Dieser Effekt beruht auf dem Homöostasepotential des Körpers: Bei Zufuhr einer psychotropen Substanz wird z. B. die Produktion der Antagonisten bzw. transmitterabbauenden Systeme an den Synapsen erhöht oder aber die Elimination der Substanz durch Hochregulierung von Enzymsystemen beschleunigt (z. B. Alkohol oder Barbiturate in der Leber). Um die gleiche Wirkung zu erzielen, müssen dann nach einiger Zeit höhere Mengen der Substanz eingenommen werden. Dies ist auch der Grund, weshalb sich die „normalen" Glückserfahrungen des täglichen Lebens so rasch abnutzen – der Glückseffekt eines Lottogewinns etwa ist innerhalb weniger Monate vollständig verpufft.

! Keine Gewöhnungseffekte sind bisher bei Neuroleptika
▪ beobachtet worden. Der Gewöhnungseffekt bei Cannabis
▪ ist dagegen nicht mehr umstritten. !

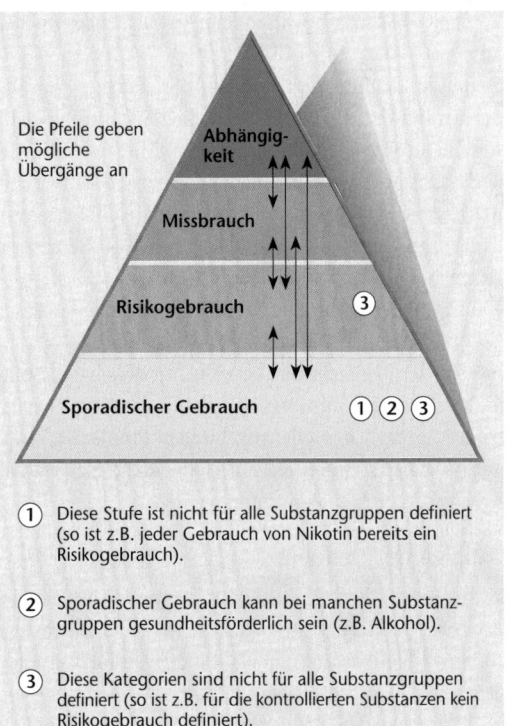

Abb. 14.10: Die vier Stufen des Substanzgebrauchs. Die Pfeile geben mögliche Übergänge an. Eine rasche, die anderen Stufen überspringende Abhängigkeitsentwicklung wird z. B. bei injizierten Opioiden gesehen. [L157]

14

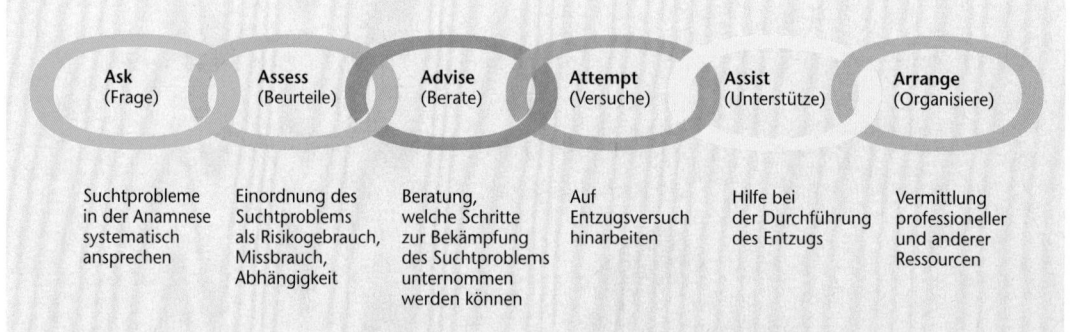

Abb. 14.11: Die Rolle des Arztes bei Suchtproblemen nach einem einfachen Merkschema. [L157]

Rolle des Arztes

Entgegen landläufiger Meinung können Ärzte ihren Patienten bei Suchtproblemen tatsächlich helfen – wenn sie die richtigen Techniken beherrschen und das Problem überhaupt erkennen (s. u.). Die Rolle des Arztes stützt sich nach einem amerikanischen Merkschema auf das „sechsfache A" (**Abb. 14.11**).

Prinzipien der Diagnostik

Ein erheblicher Prozentsatz von suchtkranken Patienten wird jahrelang in Allgemein- und Facharztpraxen behandelt, ohne dass das Suchtproblem jemals angesprochen wird.

- Grundsatz der Diagnostik ist deshalb: **Fragen**. Nur wer direkte, persönliche Fragen nach einer Suchtproblematik stellt, kann eine Bearbeitung initiieren. Hierzu wurden jeweils substanzspezifische Screening-Fragen entwickelt, welche eine Suchtproblematik mit zum Teil hoher Sensitivität und Spezifität erkennen (z. B. CAGE-Screening-Fragen bei Alkoholerkrankung, s. 14.6.1).
- Wenn möglich sollte der Konsum quantifiziert werden (Wie oft? Wie viel? Unter welchen Umständen?).
- Besteht der Verdacht auf eine Suchtproblematik, sollte nach Zeichen der körperlichen Abhängigkeit, nach begleitenden körperlichen oder psychischen Problemen sowie nach sozialen Schwierigkeiten (familiären, juristischen, Arbeitsplatzproblemen) gefragt werden.

Prinzipien der Therapie

Die therapeutischen Maßnahmen hängen u. a. von der Schwere der Abhängigkeit, von der missbrauchten Substanz (z. B. wird Nikotinentzug ambulant durchgeführt, bei Alkoholentzug ist dagegen oft eine stationäre Aufnahme erforderlich) und von den möglichen Komplikationen beim Entzug ab. Hierzu einige Anmerkungen:

- Ziele der Therapie sind körperliche Gesundung, psychische Stabilisierung und soziale Wiedereingliederung. Es wird im Allgemeinen eine Abstinenz von der Substanz

angestrebt. Ausnahmen von dieser Regel werden unter bestimmten Umständen bei Heroin-Abhängigen gemacht (z. B. bei einer schweren körperlichen Erkrankung wie AIDS und mehreren erfolglosen Therapieversuchen).

- Bei der Motivierung zur Therapie hat der Hausarzt eine wichtige Funktion, indem er auf eine initiale Krankheitseinsicht hinwirkt, Hilfsmöglichkeiten anspricht und den Patienten weiter unterstützt, z. B. den Patienten nach einem Termin in einer Beratungseinrichtung wiedereinbestellt.
- Die Entgiftung erfolgt stationär, wenn ein ambulanter Entzug, z. B. wegen der erwarteten Entzugssymptome, nicht aussichtsreich erscheint oder zu gefährlich ist (mögliche Komplikationen).
- Psychotherapie und Soziotherapie: Empfehlenswert ist meist eine Kombination aus Verhaltenstherapie, psychodynamischen und familienbezogenen Maßnahmen; alle psychotherapeutischen Ansätze folgen universalen Prinzipien (s. **Kasten** „Intervention bei erlernten Störungen"). Darüber hinaus ist es wichtig, den Alltag und die sozialen Beziehungen im Hinblick auf die Sucht zu strukturieren. Dies umfasst auch die Beendigung sozialer Beziehungen, die im Drogenumfeld liegen (z. B. „weinseliger" Kegelklub). Die besten Bedingungen für einen erfolgreichen Entzug bieten Spezialeinrichtungen.
- Die Nachbetreuung sollte eine Teilnahme an Selbsthilfe-

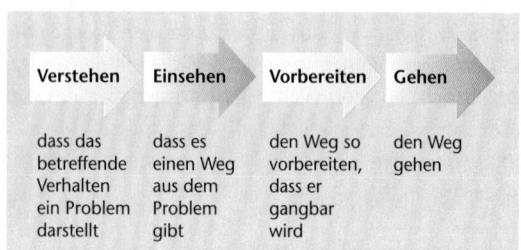

Abb. 14.12: Intervention bei „erlernten" Störungen.
[L157]

Intervention bei „erlernten" Störungen

Die folgenden Prinzipien (Abb. 14.12) gelten sowohl für Süchte als auch für Essstörungen und andere verhaltensbedingte Probleme (z.B. Gewalt in der Partnerschaft). Jeder einzelne dieser Schritte muss vom Patienten selbst gegangen werden; kein Therapeut kann und soll diese Schritte für seinen Patienten tun!

- **Verstehen, dass das betreffende Verhalten ein Problem darstellt:** Dies ist oft der schwierigste Schritt, da das Problem nicht selten verleugnet wird (z.B. „Mein Trinken tut mir nichts" bei Alkoholismus) bzw. nicht richtig eingeordnet wird (z.B. „Ich habe ihn provoziert" bei körperlichem Missbrauch in Partnerschaften).
  ! Rolle des Arztes: Problemverhalten erfragen und diagnostizieren. !
- **Einsehen, dass es einen Weg aus dem Problem gibt:** Dieser Schritt kann durch Selbsthilfegruppen und Freunde erheblich erleichtert werden.
  ! Rolle des Arztes: Beratung, Kontaktvermittlung. !
- **Weg so vorbereiten, dass er individuell gangbar wird:** Dieser Schritt umfasst die Mobilisierung der individuellen und sozialen Ressourcen des Patienten sowie die Umstrukturierung des sozialen Umfelds.
  ! Rolle des Arztes: Beratung, evtl. medikamentöse Unterstützung (z.B. Nikotin-Pflaster), Vermittlung von Hilfspersonen. !
- **Weg gehen:** Dieser Schritt braucht bisweilen mehrere Anläufe und meist tatkräftige „Wegbegleiter".
  ! Rolle des Arztes: empathische Nachsorge, bei Scheitern: Analyse der für das Scheitern verantwortlichen Faktoren, Motivierung zu weiteren Versuchen. !

gruppen, eine fortgeführte Psychotherapie und engmaschige Kontakte mit dem Hausarzt beinhalten.

14.6.1 Alkoholkrankheit

Epidemiologie und soziale Bedeutung

Alkoholmissbrauch und Alkoholabhängigkeit gehören zu den häufigsten Ursachen für psychische und körperliche Erkrankungen.

Die Lebenserwartung ist beim Alkoholiker um 15 Jahre reduziert. Nach dem Zusammenbruch der ehemaligen UdSSR sank die Lebenserwartung für Männer innerhalb weniger Jahre um mehr als 6 Jahre, was zum großen Teil auf Alkoholmissbrauch zurückgeführt wird. Häufige Todesursachen bei Alkoholkrankheit sind Herzerkrankungen, Krebserkrankungen, Suizide und Lebererkrankungen. Hinzu kommen Unfälle, vor allem Verkehrsunfälle, bei denen in 60% Alkohol ein mitverursachender Faktor ist.

Etwa 2 – 3 % der Bevölkerung sind alkoholabhängig, ebenso viele betreiben einen Alkoholmissbrauch. Mehr als 6 Millionen Bundesbürger praktizieren zudem einen riskanten Alkoholkonsum (s. **Kasten** „Alkoholkonsum").

Alkoholkonsum des deutschen Otto-Normalverbrauchers

Der jährliche Pro-Kopf-Verbrauch – Säuglinge und Abstinenzler unter die „Köpfe" mit eingerechnet – liegt in Deutschland bei 10,6 Liter reinem Alkohol (Jahrbuch Sucht, Angaben für 1999); das sind
- 121 Liter Bier,
- 23 Liter Wein,
- 4 Liter Schaumwein
- und 5 Liter Spirituosen
Der Verbrauch hat sich damit seit 1950 etwa vervierfacht. (Zum Vergleich: In Schweden liegt der Pro-Kopf-Verbrauch durch eine restriktive Marktsteuerung bei 5 l reinem Alkohol).

Von der Alkoholkrankheit besonders betroffen sind die 25- bis 45-Jährigen sowie die Berufsgruppen der Selbstständigen und ungelernten Arbeiter. Die Geschlechterverteilung M : F beträgt 2,5 : 1.

! Unter den Krankenhauspatienten wird mit ca. 20 % (Chirurgie 16 – 35 %, Psychiatrie 30 %) Alkoholikern gerechnet. !

Die epidemiologische Datenlage weist dem Alkohol auch eine positive Rolle zu: Moderater Alkoholgenuss (10 – 30 g Alkohol pro Tag) ist demnach mit einem moderat erniedrigten kardiovaskulären Risiko verbunden, was das „französische Paradox" erklären könnte – die Tatsache, dass Franzosen trotz einer an gesättigten Fetten reichen Ernährung relativ wenig an kardiovaskulären Erkrankungen leiden. Allerdings häufen sich die Hinweise, dass der beobachtete protektive Effekt auch ein Artefakt sein könnte, denn in Beobachtungsstudien lassen sich nicht alle beeinflussenden Faktoren sauber „austarieren". Zudem könnte der positive kardiovaskuläre Effekt durch die in vielen epidemiologischen Studien gesehenen Nachteile schon geringer Alkoholmengen (erhöhtes Risiko für maligne Tumoren und Lebererkrankungen) wettgemacht werden.

Definition

Der früher gebräuchliche Begriff des Alkoholismus wurde zugunsten des weniger entwertenden Terminus Alkoholkrankheit aufgegeben. Man unterscheidet:
- **Risikogebrauch:** Gebrauch von Alkohol in Mengen, die in epidemiologischen Studien mit gesundheitsschädlichen Effekten verbunden sind: bei Männern ab 40 g/d und

bei Frauen ab 20 g/d. Dieser von der WHO festgelegte Grenzwert wird in Deutschland von 6,5 Millionen Menschen überschritten. Allerdings steht diese Definition auf schwachen Füßen, da in vielen Studien auch schon bei geringeren Mengen eine erhöhte Morbidität (Tumoren, Lebererkrankungen, Hypertonus) beobachtet wird. Zudem eignen sich epidemiologische Daten nicht, um sinnvolle Empfehlungen für den Einzelnen auszusprechen. Die Frage der „gesunden Dosis" bleibt weiterhin unklar.

- **Alkoholmissbrauch** (= schädlicher Gebrauch = Alkoholabusus): Trinkverhalten, welches körperliche und/oder psychosoziale Schäden nach sich zieht
- **Alkoholabhängigkeit (Abb. 14.13)**: Gebrauch, bei dem mindestens 3 der folgenden 8 Kriterien erfüllt sind:

– starker Wunsch/Zwang („kommt nach Hause, muss trinken")
– verminderte Kontrollfähigkeit zur Beendigung („kann nicht aufhören")
– Entzugssymptome
– Konsum mit dem Ziel, Entzugssymptome zu lindern (morgendlicher „Augenöffner")
– Toleranzentwicklung („braucht immer mehr")
– Trinken ohne Anlass
– Vernachlässigung von Interessen
– Konsum trotz schädlicher Folgen.

====================== **AUF DEN PUNKT GEBRACHT** ======================

Organische Veränderungen bei Alkoholkrankheit

Kardiovaskuläre Störungen

- **Dosisabhängige Blutdrucksteigerung:** Diese ist durch viele Faktoren bedingt: Aktivitätssteigerung des sympathischen Nervensystems, gesteigerte Funktion der Nebennierenrinde, erhöhte ADH-Sekretion, Störungen des extra- und intrazellulären Elektrolytstoffwechsels, verminderte Prostazyklin-Synthese.
- **dilatative Kardiomyopathie**, eventuell mit Rhythmusstörungen. Pathogenese: verminderte Synthese myokardialer Proteine, hämorrhagischer Insult am Herzmuskel infolge der besonders bei kurzfristiger exzessiver Alkoholaufnahme auftretenden systolischen Blutdruckerhöhung.

Gastrointestinale Störungen

- **Magen-Darm-Trakt:** akute Ösophagitis, Gastritis, Duodenitis, selten Mallory-Weiss-Syndrom (s. 6.3.9).
- **Pankreas:** akute und chronische Pankreatitis.
- **Leber:** Schädigungen entstehen durch verschiedene Mechanismen, z. B. Anfall von lebertoxischem Azetaldehyd beim enzymatischen Abbau von Äthanol, Zunahme reduzierender Äquivalente durch Verschiebung des Redoxquotienten NADH/NAD+ sowie Induktion von Zytochrom P 450. Folgekrankheiten sind Fettleber (Fetteinlagerung in den Hepatozyten durch verminderte Fettsäureoxidation, gesteigerte Fettsäure- und Triglyzeridsynthese sowie gestörte Abgabe von Triglyzeriden als VLDL), Alkoholhepatitis

(s. 7.1.6) und Leberzirrhose (s. 7.1.8). Es entwickeln sich die für Lebererkrankungen typischen Hautveränderungen wie Spider-Nävi und Palmarerythem.

! Sonderform der alkoholtoxischen Leberschädigung: Zieve-Syndrom mit Ikterus, hämolytischer Anämie und Hyperlipoproteinämie (s. 9.5). !

Karzinome

Karzinome sind beim Alkoholkranken 10-mal häufiger als beim Nicht-Alkoholiker und betreffen vor allem HNO- und Gastrointestinaltrakt: Mund-, Rachen-, Kehlkopf-, Ösophagus-, Magen-, Kolon- und Leber-Ca, aber auch Brustkrebs.

Hämatopoetisches System und Immunsystem

Auswirkungen in diesem System sind nur teilweise direkte Folge des Alkoholkonsums, sondern vielfach auch durch die im Zuge der Alkoholkrankheit entstehende Fehlernährung und Vitaminmangel bedingt:

- leichte Anämie mit Erhöhung des MCV (Blutungen/Folsäure-Mangel).
- Leukozytose, herabgesetzte Granulozytenmobilität und -adhärenz, Störungen der zellulären Immunabwehr. Letztere äußert sich evtl. in einem falsch-negativen Tuberkulin-Test oder in einer erhöhten Infektanfälligkeit für Tbc und andere Pneumonien.
- leichte Thrombozytopenie.

Stoffwechsel

- Hypertriglyzeridämie: Alkohol hemmt die β-Oxidation von Fettsäuren und fördert die Fettsäuresynthese in der Leber. Die über-

schüssigen Fettsäuren werden zu Triglyzeriden verestert.
- Hyperurikämie. Alkohol hemmt die renale Exkretion von Harnsäure.
- Porphyria cutanea tarda (s. 9.7.3).

Weitere Veränderungen

- akute alkoholische Myopathie mit Rhabdomyolyse und akutem Nierenversagen (selten); außerdem chronische Myopathie meist der Oberschenkelmuskulatur
- Störungen des Mineralstoffwechsels
- Ca^{2+}-Mangel: erhöhtes Frakturrisiko, Osteoporose
- Mangelzustände an Zinn, Magnesium, Kalium.
- Hypoglykämien: Alkohol hemmt die Glukoneogenese, außerdem bestehen oft reduzierte Leberglykogenreserven.
- Sexualfunktionen beim Mann: testikuläre Atrophie (durch direkte Schädigung der Leydig-Zellen und Testosteronausfall); bei der Frau Amenorrhö und Ovarienatrophie (durch verminderte Östradiol- und Progesteron-Bildung)
- hormonelle Veränderungen: Erhöhung des Kortisol-Spiegels, Störung der Vasopressin-Sekretion, Abfall von Schilddrüsenhormonen, Abfall des Testosterons und der Östrogene
- Alkoholembryopathie (bis 0,5 % der Neugeborenen): u. a. Minderwuchs, Mikrozephalus mit Retardierung und Gesichtsstigmata.

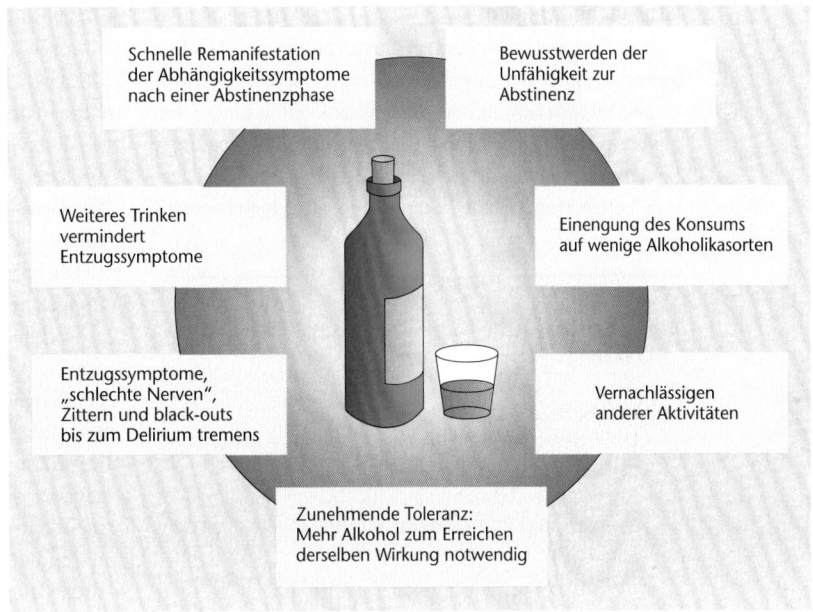

Abb. 14.13: Faktoren der Alkoholabhän-gigkeit. [L157]

Klinik

Die Klinik ist – solange noch keine organischen Verände-rungen aufgetreten sind – unspezifisch. Hinweise können z. B. gastrointestinale Symptome (Übelkeit am Morgen, Ösophagitis, Gastritis), Foetor aethylicus (Alkoholgeruch), metabolische Hinweise wie Hypoglykämie oder erhöhte Se-rumtriglyzeride (s. **Kasten** „Organische Veränderungen") oder psychische Auffälligkeiten (z. B. Reizbarkeit, Depres-sion, Schlafstörungen) sein.

Nur die wenigsten Alkoholkranken entsprechen dem Bild des „Penners". Die meisten sind sozial gut angepasst und unauffällig, manchmal auch übermäßig freundlich.

Man unterscheidet (nach JELINEK) fünf Arten von Trink-verhalten, s. **Kasten** „Einteilung des Trinkverhaltens".

════════ZUR VERTIEFUNG════════

Einteilung des Trinkverhaltens nach JELINEK

- **α-Trinker** (Konflikt- und Erleichterungstrinker): ohne Kon-trollverlust und ohne organische Veränderungen („Pro-blemtrinker")
- **β-Trinker** („Stammtischtrinker", „sozialer Trinker"): kein re-gelmäßiger übermäßiger Alkoholkonsum, keine orga-nischen Veränderungen
- **γ-Trinker** (süchtiger Trinker): schwere psychische und phy-sische Abhängigkeit, häufige Räusche mit Bewusstseinsver-lust (jedoch kein beständiges Trinken)
- **δ-Trinker** (Gewohnheitstrinker): mit ausgeprägter psy-chischer und physischer Abhängigkeit, aber ohne Kontroll-verlust („Spiegeltrinker")
- **ε-Trinker** (periodischer Trinker): episodischer Alkoholexzess („Quartalssäufer").

Folgeschäden der Alkoholkrankheit

Die körperlichen Auswirkungen der Alkoholkrankheit sind immens (**Abb. 14.14**). Sie umfassen organische und psy-chisch-neurologische Folgekrankheiten.

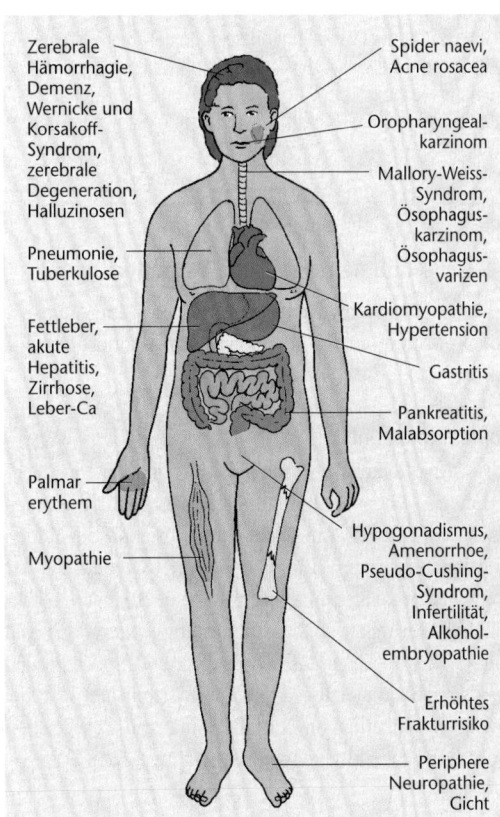

Abb. 14.14: Organische Veränderun-gen bei Alko-holkrankheit. [L157]

14

Organische Schäden

Fast alle Organsysteme können durch chronischen Alkoholkonsum gestört bzw. geschädigt werden (s. Kasten „Organische Veränderungen bei Alkoholkrankheit"). Einige Veränderungen sind zunächst reversibel, eine alkoholbedingte Leberverfettung kann sich beispielsweise zurückbilden. Eine bereits eingetretene Leberzirrhose ist jedoch irreversibel.

==== ZUR VERTIEFUNG ====

Neuropsychiatrische Folgeschäden der Alkoholerkrankung

- **Wernicke-Enzephalopathie:**
  - Klinik: Bewusstseinseintrübung, Ataxie, Augenmuskelparesen, Pupillenstörung, Nystagmus
  - Pathogenese: Thiamin-(Vitamin B_1-)Mangel durch Mangelernährung und alkoholbedingte Resorptionsstörungen führt zu Nervenläsionen im Mittelhirn.
  - Therapie: sofortige hoch dosierte parenterale Vitamin-B_1-Gabe.
- **Korsakoff-Syndrom:** atrophische Hirnveränderung mit Verlust des Alt- und Neugedächtnisses, Orientierungsstörungen
- **Alkoholhalluzinose:** Meist handelt es sich um akustische Halluzinationen, die bis zum Selbstmordversuch führen können.
- **Alkoholpolyneuropathie:** bei 20% der Patienten, evtl. durch nutritiven Thiamin-Mangel bedingt: Parästhesien, Abschwächung der Muskeleigenreflexe an den Beinen, Paresen, Störung der Schweißproduktion als Zeichen der autonomen Neuropathie
- **Kleinhirnatrophie:** Gangataxie, Dysarthrie (Sprechstörung), Tremor.

Psychische und neurologische Veränderungen

Die häufigsten psychischen Veränderungen sind die akute Alkoholintoxikation (Rausch) sowie das Alkohol-Entzugssyndrom.

Alkoholintoxikation

Mäßiger Alkoholkonsum kann bekanntermaßen eine leichte Euphorie, Entspannung und erhöhtes Selbstvertrauen auslösen, z. T. kann eine leicht enthemmende oder auch aggressionsfördernde Wirkung beobachtet werden. Bei der eigentlichen Intoxikation kommt es zu deutlicheren affektiven Veränderungen (z. B. Enthemmung), neurologischen Symptomen wie Gangataxie, Dysarthrie und Endstellungsnystagmus sowie Störungen der Bewusstseinslage, die bei schwerer Intoxikation bis hin zu Koma und Tod reichen können (tödliche Blutalkoholkonzentration: > 5 ‰).

Alkohol-Entzugssyndrom

Bei körperlicher Abhängigkeit kommt es im Falle einer plötzlichen Alkoholabstinenz zu Entzugserscheinungen, welche in drei Stadien auftreten können:
- als **Entzugssyndrom ohne Delir** („vegetativer Entzug"): Brechreiz, Diarrhö, Schwitzen, Hypertonie, Tachykardie, feinschlägiger Tremor, Unruhe, dysphorische Verstimmung
- **Prädelir** („Tremolo"): Neben den vegetativen Erscheinungen besteht ein grobschlägiger Tremor; der Patient ist schreckhaft, schlaflos, wird immer ängstlicher; Krampfanfälle und vereinzelte Halluzinationen können auftreten; der Patient ist aber bei suggestivem Zureden noch örtlich orientiert.
- **Delirium tremens:** Der Patient ist wahnhaft bewusstseinsgestört, verliert die Orientierung und hat schwere, meist optische, gelegentlich aber auch akustische, olfaktorische oder taktile Halluzinationen. Seine psychomotorische Unruhe ist extrem (Nesteln), die Selbstgefährdung ist hoch. Das Delirium tremens tritt oft am 2. – 3. Tag nach Alkoholentzug auf und dauert 3 – 10 Tage. Die Letalität liegt unbehandelt bei 20%.

! Das Delirium tremens kann als **Entzugsdelir**, aber auch während einer starken Trinkphase als Kontinuitätsdelir auftreten. **!**

Ätiologie der Alkoholkrankheit

Die Alkoholkrankheit ist multifaktoriell bedingt und beruht auf einer Trias von kulturellen, sozioökonomischen, psychischen und womöglich genetischen Faktoren:
- **kulturelle Faktoren:** z. B. Trink(un)sitten der Gesellschaft bzw. der sozialen Gruppe (in Osteuropa und besonders Russland ist Alkoholismus 5-mal häufiger als in Mitteleuropa)
- **psychische Faktoren:** z. B. Stress- und Konfliktsituationen (etwa Arbeitslosigkeit, sozialer Abstieg)
- **genetische Faktoren:** Familien-, Zwillings- und Adoptionsstudien belegen einen Zusammenhang zwischen Alkoholkrankheit und Erbfaktoren.

Diagnostisches Vorgehen

Der alkoholkranke Patient kommt meist nicht wegen seines Alkoholmissbrauchs, sondern wegen anderer Erkrankungen oder wegen der alkoholbedingten Folgeerkrankungen (z. B. Magenbeschwerden) zum Arzt.

Das Vorliegen einer Alkoholkrankheit sollte vermutet werden, wenn
- eine oder mehrere mit Alkoholkrankheit assoziierte körperliche Erkrankungen (z. B. Leberzirrhose) vorliegen
- eine „typische" soziale oder psychologische Konstellation vorliegt

- die Vorgeschichte oder die körperliche Untersuchung bestimmte „typische" Merkmale zutage bringen (**Abb. 14.15**).

Anamnese

❗ Die Kunst der Anamnese versagt häufig, wenn es um
❗ unangenehme Fragestellungen geht. Leider kann eine Alkoholkrankheit jedoch nur dann diagnostiziert werden, wenn direkt und beharrlich danach gefragt wird. ❗

Art, Menge und Häufigkeit des Alkoholkonsums müssen gezielt erfragt werden (die Patienten untertreiben dabei aus naheliegenden Gründen meist erheblich).

Zusätzlich sollte gefragt werden nach:
- Folgen des Alkoholkonsums, z. B. Rauschzustände, Erinnerungslücken
- Trinkanlass: gewohnheitsmäßig oder in bestimmten Situationen
- soziale Auswirkungen: z. B. Probleme am Arbeitsplatz, Führerscheinentzug
- psychische Symptome wie Depressionen, Unruhe, Angst
- Entzugssymptome (s. o.) in der Vorgeschichte
- Hinweise auf körperliche oder psychiatrische Folgeerkrankungen, z. B. Magenbeschwerden oder Pankreatitis.

Körperliche Untersuchung

Falls noch nicht geschehen, sollte stets eine gründliche körperliche und neurologische Untersuchung durchgeführt werden. Dabei ist besonders auf neurologische Störungen,

Zeichen der Leberschädigung (z. B. Vergrößerung der Leber) und Herzschäden zu achten. Einen Anhalt bietet z. T. auch das allgemeine Erscheinungsbild des Patienten (z. B. aufgedunsenes rötliches Gesicht, Schwitzen, Palmarerythem, Spider-Nävi, Tremor).

Vielfach werden standardisierte Fragebögen eingesetzt, um Risikopatienten oder manifest Erkrankte zu identifizieren. Diese reichen von einfachen „Screening"-Fragen (s. gleichnamigen **Kasten**) oder *„Alcohol use disorder identification test"* (AUDIT-C-Screening-Test) bis zu komplexen Testwerken, wie dem Münchner-Alkoholismus-Test (MALT) und dem Lübecker Alkoholabhängigkeits- und -missbrauchs-Screening-Test (LAST).

═══════ **AUF DEN PUNKT GEBRACHT** ═══════

Screening-Fragen bei Verdacht auf Alkoholkrankheit (CAGE-Fragen)

- *Cut down:* Haben Sie jemals das Gefühl gehabt, dass Sie lieber weniger trinken sollten?
- *Annoyed:* Haben Sie sich schon einmal über Leute geärgert, die Sie wegen Ihres Alkoholkonsums kritisiert haben?
- *Guilt:* Haben Sie jemals Schuldgefühle wegen Ihres Trinkens gehabt?
- *Eye opener:* Haben Sie schon mal nach einem alkoholreichen Abend gleich morgens früh am nächsten Tag etwas getrunken, um damit einen „Kater" zu kurieren?

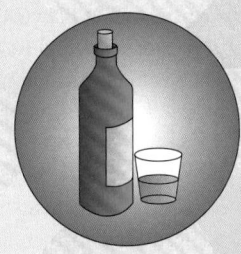

Soziale Merkmale
- Risikoberufe: Selbstständige, Ärzte, Journalisten, Manager, Seeleute, Sexgewerbe
- Probleme in Ehe, Sexualität, Familie, Beruf
- Kindesmissbrauch
- Obdachlosigkeit
- Diebstähle, andere Verbrechen

Psychologische Merkmale
- Depression
- Angstgefühle, Phobien
- Gedächtnisstörungen
- Delirium tremens
- Suizidversuche
- übersteigerte Eifersucht

Anamnestische Merkmale
- häufiges „Krankfeiern"
- Krankenhausaufenthalte oder Arztbesuche wegen Unfällen aller Art
- häufige Arztbesuche wegen „Magenproblemen"
- alkoholkranke Verwandte

Körperliche Merkmale
- injizierte Konjunktiven
- aufgedunsenes Gesicht
- Tremor
- Geruch nach Alkohol
- plethorisches Gesicht evt. mit Teleangiektasien
- Merkmale alkoholassoziierter Erkrankungen (z.B. Leberhautzeichen)

Abb. 14.15: „Typische" Konstellationen der Alkoholkrankheit. [L157]

14

Labor

Laborwerte sind lediglich Hinweise, haben aber keinen Beweiswert für eine Alkoholerkrankung. Typische Veränderungen sind: γ-GT-, GOT-, GPT-Erhöhung als Hinweis auf toxische Leberschädigung, MCV-Erhöhung, Harnsäure-Erhöhung durch verminderte renale Harnsäure-Ausscheidung, Triglyzerid-Erhöhung.

Das kohlenhydratdefiziente Transferrin (carbohydrat-deficient transferrin, **CDT**) soll nach einer täglichen Alkoholaufnahme von mehr als 60 g an mindestens 7 aufeinander folgenden Tagen im Serum erhöht sein (Männer > 20 ng/l, Frauen > 28 ng/l). Bei schwerer Leberinsuffizienz oder cholestatischen Lebererkrankungen kann der Test jedoch falsch-positiv sein.

Therapie

Beim *Alkoholmissbrauch* kann das Erlernen des so genannten kontrollierten Trinkens eine therapeutische Option darstellen. In diesem Stadium können **Kurzinterventionen** mit nicht-wertender Aufklärung, motivierender Gesprächsführung und Förderung der Problemauseinandersetzung zur Verhaltensänderung führen. Diese auch vom Hausarzt zu leistende Intervention veranlasst bis zu 50% der Alkoholiker, ihren Konsum signifikant zu reduzieren.

Voraussetzung für eine erfolgreiche Therapie der *Alkoholabhängigkeit* ist dagegen immer die Alkoholabstinenz. Wie bei anderen Therapieformen, die auf eine tief greifende Verhaltensänderung zielen, ist das soziale Umfeld auf Schritt und Tritt einzubeziehen:

- Einbeziehung der unmittelbaren Familienangehörigen (Ehepartner) in die Therapie – nur so kann zum Beispiel das oft erhebliche Problem der Verleugnung durchbrochen werden.
- Integration in Selbsthilfegruppen (Anonyme Alkoholiker)
- Modifikation des Arbeitsplatzes (keine Solo-Arbeit, Supervision, Reduzierung von Konkurrenz- und Stresssituationen)
- Umgestaltung suchtfördernder sozialer Beziehungen („Stammtisch").

Behandlungsphasen und -dauer

Die Behandlung des abhängigen Alkoholkranken kann in mehrere Phasen gegliedert werden, die sich teilweise überschneiden:

- Die **Kontakt- und Motivationsphase** kann Wochen, Monate bis Jahre dauern. Sie dient der Klärung der Diagnose, der Motivation und dem Aufbau der Behandlungsbereitschaft des Patienten sowie seiner Sozialpartner. Häufig sind Alkoholkranke erst dann bereit, sich ihrer Erkrankung „zu stellen" und überhaupt erst anzuerkennen, dass sie krank sind, wenn sie durch den Alkohol „am Abgrund stehen" (z. B. Verlust oder drohender Verlust des Arbeits-

platzes, Auseinanderbrechen der Familie). Kurzinterventionen durch den Hausarzt (s. o.) erhöhen die Motivation!

> **!** In dieser Phase wird häufig wertvolle Zeit vergeudet. Der Fokus für den Arzt sollte nicht sein zu verstehen, warum der Patient trinkt, sondern zu beraten, wie der Patient damit aufhören kann. **!**

- Die **Entgiftungsphase** dauert Tage bis einige Wochen. Bei leichten Entzugserscheinungen kann sie evtl. ohne medikamentöse Behandlung ambulant begleitet werden; bei zu erwartendem schwererem Entzugssyndrom ist dagegen immer eine stationäre Therapie, evtl. mit medikamentöser Unterstützung, erforderlich. Mittel der Wahl bei schweren vegetativen Entzugssymptomen und beim Prädelir ist Clomethiazol (Distraneurin®); es wirkt sedierend und erhöht die Krampfschwelle. Ein Delirium tremens wird immer auf der Intensivstation behandelt, wichtige Interventionen sind Clonidin zur Kontrolle der vegetativen Symptome (hoch dosiert i. v.), Benzodiazepine zur Sedierung und Neuroleptika bei Halluzinationen.
- Die **Entwöhnungsphase** kann meist ambulant gestaltet werden; sie dauert mehrere Monate. Kernelement ist der regelmäßige Besuch von Selbsthilfegruppen.
- Die **Weiterbehandlungs- und Nachsorgephase** besteht in lebenslanger Zusammenarbeit mit Selbsthilfegruppe, behandelndem Arzt, Betriebsarzt bzw. Sozialarbeiter und Partner zur Stabilisierung des in der Entwöhnungsphase Erlernten.

Medikamentöse Begleittherapie

Die Rückfallquote kann durch den Einsatz von sog. **Anticraving-Substanzen** verringert werden. Hierzu stehen der μ-Opiatrezeptor-Antagonist Naltrexon sowie der in Deutschland zugelassene NMDA-Rezeptor-Antagonist Acamprosat (Campral®) zur Verfügung (Nebenwirkungen sind gering).

Obwohl vom Prinzip her einleuchtend, ist die medikamentöse Aversionstherapie mit **Disulfiram** (Antabus®) nur sehr eingeschränkt hilfreich (Disulfiram hemmt die Alkohol-Dehydrogenase und führt damit zum Anfall toxischer Metaboliten mit nachfolgender Übelkeit und Erbrechen nach der Alkoholaufnahme).

Prognose

Zwei Jahre nach Intervention sind noch etwa 40 – 50% der abhängigen Trinker trocken; diese Quote halbiert sich im Laufe der Zeit.

Während für ambulante Abstinenzgruppen (z. B. Anonyme Alkoholiker) ein prognoseverbessernder Einfluss nachgewiesen werden kann, ist immer noch unklar, ob die Therapie durch Spezialeinrichtungen den kombinierten Anstrengungen von Patient, Hausarzt, Familie und Arbeitgeber überlegen ist.

14.6.2 Medikamentenmissbrauch

Von den heute in Deutschland im Handel befindlichen Medikamenten haben ca. 5% ein eigenes Missbrauchs- und Abhängigkeitspotential. Schätzungsweise 1,4 Millionen Menschen (mehr Frauen als Männer) sind in Deutschland medikamentenabhängig. Die Folgen trägt der Betroffene, aber auch die Allgemeinheit (bei bis zu 30% der Verkehrsunfälle mit Personenschaden werden Benzodiazepine im Urin gefunden).

Medikamentenmissbrauch und -abhängigkeit werden häufig nicht oder erst spät diagnostiziert, da es keine typische Symptomatik gibt. Man unterscheidet:

- **Risikogebrauch** (s. **14.6.1**): Dieser wird bei jeder Einnahme stimmungsverändernder Medikamente über länger als 3 Monate angenommen.
- **Missbrauch:** wird besonders mit Analgetika, Laxanzien und Diuretika, aber auch leistungssteigernden Medikamenten (z. B. Hormonpräparaten) betrieben. Sie machen nicht direkt körperlich abhängig – mit der Ausnahme der Opioide. Bei chronischem Missbrauch führen aber die den ursprünglich zu bekämpfenden Symptomen sehr ähnlichen Nebenwirkungen (z. B. bei Analgetika der Arzneimittelkopfschmerz oder bei Laxanzien die hypokaliämische Darmlähmung) manchmal zu einer vermehrten Einnahme des Medikaments.
- **Abhängigkeit:** Abhängig machende Medikamente sind vor allem Tranquillanzien (Benzodiazepin-Derivate), Hypnotika (Barbiturate), alkoholhaltige Medikamente und Stimulanzien wie Amphetamine oder Ephedrin (in Expektoranzien). Neuroleptika und Antidepressiva besitzen dagegen praktisch kein Abhängigkeitspotential. Die neueren benzodiazepinähnlichen „Z-Drugs" (Zolpidem, Zopiclon, Zaleplon) besitzen ein geringes Abhängigkeitspotential, sollten aber nicht an Medikamentenabhängige verordnet werden.

! Es wird geschätzt, dass etwa 1/3 der Medikamente mit Abhängigkeitspotential *de facto* zur Aufrechterhaltung einer Sucht verordnet werden. !

Ätiologie

S. **14.6.1**

Klinik

Wenn es nicht zu Intoxikationen oder Entzugssymptomen (s. u.) kommt, gibt es keine typische Klinik. Der Verdacht wird genährt durch:

- die Forderung des Patienten nach „seinem" psychotrop wirkenden Medikament
- häufigen Arztwechsel
- psychovegetative Störungen wie Schlaflosigkeit, Konzent-

rationsschwäche, Unruhe, unspezifische Angst und Kopfschmerzen. Diese Symptome können der Grund für die Einnahme von Schmerz- oder Beruhigungsmitteln sein. Andererseits treten beim Absetzen von Benzodiazepinen – auch wenn sie in niedriger Dosierung eingenommen wurden – Angst, Unruhe und Schlafstörungen auf (Rebound-Phänomen), welche wiederum durch die Einnahme von Beruhigungsmitteln kuriert werden.

Entzugssymptome

Bei Barbiturat- oder Benzodiazepin-Abhängigkeit entspricht die Entzugssymptomatik derjenigen des Alkoholentzugs (s. **14.6.1**), ein Delir kann aber erheblich später (bis 8 Tage nach der letzten Einnahme) auftreten. Beim Entzug von Amphetaminen kommt es zu Schlafstörungen, depressiver Verstimmung und Erschöpfung.

Diagnostisches Vorgehen

Diagnostisches Mittel der Wahl ist das (wiederholte) Gespräch mit dem Patienten. Zur Sicherung der Diagnose und Therapiekontrolle kann auch ein Urin- oder Serum-Screening auf die missbrauchten Medikamente durchgeführt werden.

Therapie

Der Behandlungsbeginn sollte stationär erfolgen und gehört in die Hand von Spezialisten. Eine Übersicht über die Hilfsangebote bei der Deutschen Hauptstelle für Suchtfra-

---

===== ZUR VERTIEFUNG =====

Anmerkungen zur Verschreibung psychotroper Medikamente

- Medikamente ersetzen keine Gespräche oder Psychotherapie.
- Lässt sich das gleiche Ziel auch anders erreichen – z. B. Entspannung durch Autogenes Training oder ein pflanzliches Mittel?
- Benzodiazepine führen auch in niedriger Dosierung schon nach wenigen Monaten beim Absetzen zu einem Rebound-Phänomen. Für „Benzos" gilt deshalb die **4-K-Regel**: klare Indikation, kleine Dosis, kurze Anwendungsdauer (maximal 14 Tage), kein abruptes Absetzen.
- Für Barbiturate als Schlafmittel gibt es keine Indikation mehr. Neben dem hohen Abhängigkeitspotential spricht vor allem die hohe „Suizidtauglichkeit" gegen ihren Einsatz. Indiziert sind Barbiturate nur noch als Antiepileptika und in der Anästhesie.
- Für Schlafmittel gilt generell: Bei Patienten über 60 Jahre ist davon auszugehen, dass der Schaden (v. a. durch Verwirrtheit, Tagesmüdigkeit und vermehrte Stürze) den Nutzen überwiegt.

gen findet sich unter www.dhs.de. Je frühzeitiger eine Medikamentenabhängigkeit behandelt wird, desto besser sind die Heilungschancen.

Wesentliche prophylaktische Maßnahmen sind die Aufklärung des Patienten über das Abhängigkeitspotential der von ihm eingenommenen Medikamente sowie eine strenge Indikationsstellung bei der Verordnung psychotroper Medikamente (s. **Kasten** „Anmerkungen zur Verschreibung").

❗ Die ärztliche Kunst besteht darin, psychotrope Medikamente weder leichtfertig zu verschreiben, noch sie aus Angst vor möglicher Abhängigkeit bei bestehender Indikation dem Patienten vorzuenthalten. ❗

14.6.3 Nikotinabhängigkeit

Nikotin ähnelt chemisch dem Neurotransmitter **Acetylcholin** und bindet wie Letzteres an die Rezeptoren bestimmter Neurone, die daraufhin vermehrt das „Wohlfühlhormon" **Dopamin** ausschütten.

Tabakkonsum ist die wichtigste Ursache verhütbarer Mortalität und Morbidität in den Industrieländern. Jeder zweite Raucher stirbt vorzeitig an einer durch das Rauchen bedingten Erkrankung.

Rauchen ist der Hauptrisikofaktor für Lungenkrebs (bei Rauchern 14fach erhöhtes Risiko) und eine der wichtigsten Ursachen für Herz-Kreislauf-Erkrankungen. Weitere Folgen sind unter anderem Lungenemphysem, Blasenkrebs, Brustkrebs, Darmkrebs, Ösophaguskrebs, HNO-Tumoren, Katarakt, Makuladegeneration, Asthma, Osteoporose sowie bei den Kindern rauchender Mütter Frühgeburtlichkeit, Dystrophie, Anfälligkeit für Infekte der oberen Luftwege, ein vielfach gesteigertes Risiko für den plötzlichen Kindstod, Verhaltensstörungen (vor allem Aufmerksamkeits-Defizit-Syndrom) und eine insgesamt erhöhte Mortalität. Es wird geschätzt, dass die durchschnittliche Lebenserwartung in den Industrieländern drei Jahre länger wäre, würden alle Menschen mit dem Rauchen aufhören.

In Deutschland rauchen derzeit 32% der erwachsenen Männer und 22% der erwachsenen Frauen. 82% von ihnen haben als Jugendliche mit dem Rauchen begonnen. Das Einstiegsalter hat sich in den letzten 20 Jahren nach unten verschoben: etwa 43% der 17-Jährigen sind heute in Deutschland Raucher (43% Jungen, 42% Mädchen). Dass Mädchen inzwischen praktisch genauso viel rauchen wie Jungen (in Gymnasien übersteigt der Anteil der rauchenden Mädchen die der Jungen inzwischen um etwa ein Drittel), hängt auch damit zusammen, dass Nikotin als recht zuverlässig wirkendes Anorektikum das Erreichen des wichtigsten Zieles vieler jugendlicher Frauen erleichtert – schlank zu sein. Da es nur 60% der Frauen gelingt, mit dem Rauchen in der Schwangerschaft und Stillzeit aufzuhören, wird aus einem „internistischen" Problem immer häufiger ein „pädiatrisches" Problem.

❗ Die Schädlichkeit des Rauchens ist den meisten Rauchern bekannt (s. Kasten „Rauchentwöhnung"). Dieses Wissen hält die meisten Konsumenten jedoch nicht vor weiterem Rauchen zurück. Aufgabe des Arztes ist es daher nicht nur, vor den Gefahren zu warnen, sondern vor allem, Hilfestellung bei der Entwöhnung anzubieten. ❗

❗ Die Rolle des Passivrauchens wurde lange Zeit unterschätzt. Heute weiß man, dass der durch die Nase eingezogene Rauch nicht weniger schädlich ist als der durch den Mund eingezogene (*„There is nothing passive about passive smoking"*). ❗

❗ Es gibt keine Schwelle für „sicheres Rauchen" – selbst der Konsum von nur 1–4 Zigaretten pro Tag geht mit einem deutlich (2,5fach) erhöhten Risiko für koronaren Herztod einher. ❗

═══ **ZUR VERTIEFUNG** ═══

Rauchentwöhnung

- Etwa die Hälfte der Deutschen, die jemals geraucht haben, haben damit aufgehört.
- 70% der Raucher wollen mit dem Rauchen aufhören. Pro Jahr versucht etwa ein Viertel aller Raucher aufzuhören.
- 90% der Raucher sind sich des mit dem Rauchen verbundenen Gesundheitsrisikos bewusst.
- Nur 50% der wegen eines akuten Koronarsyndroms Behandelten geben das Rauchen auf.
- Die am häufigsten für die Rauchentwöhnung angegebenen Gründe sind:
  - Angst vor Krankheit – zu aktiven Schritten kommt es jedoch oft erst bei rauchbedingten oder als rauchbedingt angesehenen Symptomen (Husten, Kurzatmigkeit, Brustschmerzen) oder bei Erkrankungen enger Familienmitglieder.
  - sozialer Druck von Familie, Arbeitsplatz und Freunden.
- 90% früherer Raucher geben an, ohne ärztliche Unterstützung aufgehört zu haben, die meisten davon durch abrupte Abstinenz. Dennoch gelingt die mittelfristige Entwöhnung (rauchfrei nach einem Jahr) ohne professionelle Unterstützung nur in 2,5% der Fälle.
- Die 1-Jahres-„Durchhalte"-Rate erfolgreicher Entwöhnung verdoppelt sich durch professionelle Begleitung auf 5% (Beratung, verhaltenstherapeutische Interventionen, evtl. medikamentöse Unterstützung).
- Die Rolle alternativer Verfahren (z.B. Hypnose) bei der Rauchentwöhnung ist bestenfalls marginal, Akupunktur ist nutzlos.

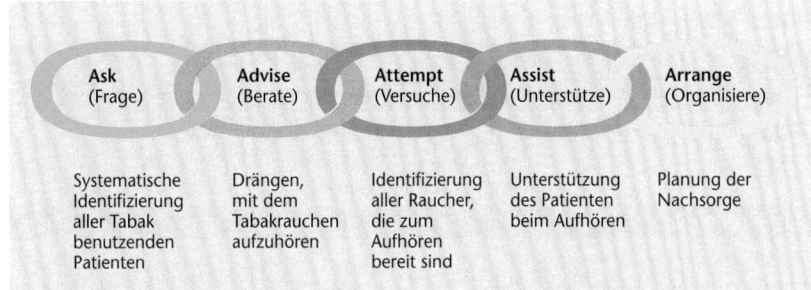

Abb. 14.16: Die 5 A der Rauchentwöhnung. Im Vergleich zu dem in Abbildung 14.11 vorgestellten Merkschema entfällt das „*Assess*" bei der Nikotinsucht, da jedes Maß an Nikotinkonsum problematisch ist. [L157]

Therapie

Wie bei anderen Suchtproblemen auch sind Ärzte meist echte „Kavaliere", wenn es ums Rauchen geht: Nur ein Drittel der Raucher erhalten von ihrem Arzt jemals Ratschläge oder Unterstützung bei der Entwöhnung. Zudem ist der Kenntnisstand bezüglich geeigneter Strategien zur Rauchentwöhnung bestenfalls bescheiden. Dies ist äußerst bedauerlich, wenn man die gesundheitliche Tragweite der Nikotinsucht bedenkt. Es ist wissenschaftlich zweifelsfrei erwiesen, dass Nikotinabhängigkeit durch einfache Strategien erfolgreich zu behandeln ist und dass gerade Hausärzte dabei eine wichtige Rolle spielen.

❗ So selbstverständlich wie z. B. ein Bluthochdruck therapiert werden sollte, so selbstverständlich sollte Zigarettenrauchen behandelt werden. ❗

Zu den Aufgaben des Hausarztes bei der Planung der Rauchentwöhnung siehe **Abbildung 14.16** und **Tabelle 14.1.**

Der Erfolg der Rauchentwöhnung ohne Beratung durch Fachkräfte ist gering. Raucher sollten deshalb von vornherein optimal „eingestellt" werden, um frustrane Entwöhnungsversuche zu vermeiden.

Dazu gehört auch die Information über die zu erwartenden Entzugssymptome: intensives Verlangen nach einer Zigarette, Reizbarkeit, Angst, Ungeduld und Zorn, Konzentrationsstörungen, Heißhunger sowie Schlafstörungen. Die Symptome beginnen innerhalb weniger Stunden nach der letzten Zigarette, kulminieren nach 2 – 3 Tagen und nehmen innerhalb von mehreren Wochen bis Monaten ab.

Als grobe Faustregel kann gelten, dass die Erfolgsquote der Rauchentwöhnung mit der Intensität der ärztlichen Beratung und psychosozialen Begleitmaßnahmen ansteigt und dass diese Quote durch begleitende pharmakologische Therapie (s. **Kasten** „Pharmakologische Interventionen") noch einmal (mindestens) verdoppelt werden kann.

Mehrfache Entwöhnungsanläufe sind jedoch auch bei gut „eingestellten" Rauchern nicht selten und sollten in die Gesamtstrategie eingeplant werden. Rückfälle sollten genau analysiert (wann?, warum?) und die Strategie für die weiteren Versuche entsprechend modifiziert werden. Stets ist eine begleitende Alkoholerkrankung oder eine Depression zu bedenken, da diese eine Rauchentwöhnung erschweren.

❗ Ein wichtiges Problem ist die bei 80 % der Entwöhnten auftretende Gewichtszunahme – in der Regel liegt diese bei etwa 2 kg, bei immerhin 15 % aber über 10 kg. ❗

Gesundheitlicher Effekt der Rauchentwöhnung

Nach 10 – 15 Jahren der **Abstinenz** ist die Mortalitätsrate ehemaliger Raucher fast an die der lebenslangen Nichtraucher angeglichen. Nach einem Jahr der Abstinenz ist die Hälfte des rauchbedingten kardiovaskulären Risikos ausgeglichen, wohingegen 30 – 50 % des rauchbedingten Lungenkrebsrisikos selbst nach 10 Jahren Abstinenz weiterbestehen.

Dass sich allein durch eine **Reduktion des Rauchens** positive gesundheitliche Effekte einstellen, ist leider unwahrscheinlich. So lassen sich positive Effekte auf die mögliche Entwicklung einer COPD oder auf das kardiovaskuläre Risiko nicht nachweisen, und auch das Risiko für ein Bronchial-Ca reduziert sich allenfalls minimal.

❗ Das Ausmaß des aus einer Entwöhnung zu ziehenden Nutzens korreliert zum einen mit Dauer und Intensität des vorherigen Rauchens, zum anderen mit dem Gesundheitszustand zum Zeitpunkt der Entwöhnung. ❗

❗ Nicht-rauchende Ärzte tragen (statistisch signifikant) mehr zur Rauchentwöhnung ihrer Patienten bei als rauchende. ❗

14.7 Reaktive Störungen

Reaktive Störungen (engl.: *stress and adjustment disorders* oder *situational disorders*) sind seelische und/oder körperliche Erkrankungen, die durch eine akute oder chronische psychosoziale Belastung entstanden sind. Die Patienten waren dabei vor der Erkrankung meist psychisch gesund – dies

14

Tab. 14.1 Aufgaben des Hausarztes bei der Planung der Rauchentwöhnung*

Handlung	Strategie
Schritt 1 *(Ask):* – systematische Identifizierung aller Tabakkonsumenten	
Jeden Patienten beim Arztbesuch nach seinem Nikotinkonsum fragen.	Die praxisinterne **Dokumentation** jedes Patientenkontaktes sollte den Tabakkonsum mit einbeziehen (z. B. Stempel oder Aufkleber).
Schritt 2 *(Advise):* – Drängen, mit dem Tabakrauchen aufzuhören	
Jeder Raucher sollte in klarer, eindringlicher und individueller Art aufgefordert werden, mit dem Tabakkonsum aufzuhören.	Die Beratung sollte sein: • **klar:** Es ist entscheidend für Sie, mit dem Rauchen aufzuhören, und zwar jetzt. Wenn Sie wollen, werde ich Ihnen dabei helfen. • **eindringlich:** Als Ihr Arzt sage ich Ihnen aus voller Überzeugung, dass das Aufhören mit dem Zigarettenrauchen der wichtigste Schritt für Ihre jetzige und zukünftige Gesundheit ist. • **individuell:** Das individuelle Umfeld sollte mit angesprochen werden, z. B. Auswirkung des Rauchens auf Kinder und Ehepartner.
Schritt 3 *(Attempt):* – Identifizierung aller Raucher, welche zum Aufhören bereit sind	
Jeder Raucher sollte gefragt werden, ob er zum gegebenen Zeitpunkt zu einem Entwöhnungsversuch bereit ist.	• Ist der Patient zu einem Aufhörversuch bereit: **Hilfestellung** (s. Schritt 4) • Glaubt entweder der Patient oder sein Arzt, dass ein Aufhören nur im Rahmen einer intensiveren Behandlung möglich ist: **Überweisung** an Spezialeinrichtungen • Ist der Patient zu einem Aufhörversuch nicht bereit: motivierende **Information**
Schritt 4 *(Assist):* – Unterstützung des Patienten beim Aufhören	
Hilfe beim Erstellen eines Entwöhnungsplans	• **Aufhördatum festlegen:** Einigung auf ein Datum, das innerhalb der nächsten zwei Wochen liegen sollte • Unterstützung des Patienten bei der **Vorbereitung auf das Aufhören** • Familie, Freunde und Arbeitskollegen informieren und um Unterstützung bitten • Vorbereitung der Umgebung: Entfernung von Zigaretten, kein Rauchen mehr in Räumen, in denen viel Zeit verbracht wird. • vorhergehende Aufhörversuche analysieren (Was half? Was führte zum Abbruch?) • die zu erwartenden Versuchungen nach dem Aufhören durchgehen und Ausweichstrategien besprechen
Kernpunkte der Beratung	• **Abstinenz:** Vollständige Abstinenz ist Voraussetzung, kein Zug nach dem Aufhördatum. • **Alkohol:** Alkoholgenuss während der Aufhörphase ist statistisch mit höheren Rückfallraten verbunden. Der Alkoholkonsum sollte entsprechend eingeschränkt werden. • **Andere Raucher** im Haushalt: Rauchen anderer im Haushalt, besonders des Ehepartners, ist mit geringeren Erfolgsraten verbunden.
Weitere Beratungsinhalte	• **Nikotin-Entzugssyndrom:** Ist bei starken Rauchern zu erwarten (s. Text). Das Nikotin-Entzugssyndrom wird durch Nikotin-Ersatztherapie deutlich vermindert. • **Gewichtszunahme:** Raucher nehmen nach Entwöhnung im Schnitt 2,3 kg an Körpergewicht zu; starke Raucher sowie Frauen nehmen mehr zu als leichte Raucher bzw. Männer. Die Gewichtszunahme ist nur schwer zu verhindern und sollte stets angesprochen werden („Preis für mehr Gesundheit"). • **Kaffeekonsum:** Nikotin beschleunigt die Ausscheidung von Koffein. Während der Rauchentwöhnung sollte deshalb der Kaffeekonsum vermindert werden. • **Gemütserkrankungen:** Depressionen sind bei Rauchern häufiger als bei Nichtrauchern. Da der Erfolg einer Rauchentwöhnung bei zugrunde liegender Depression gering ist, sollte vor Rauchentwöhnung eine antidepressive Behandlung eingeleitet werden.
Pharmakologische Zusatztherapie	Sowohl die **Nikotin-Ersatztherapie** als auch die zusätzliche Gabe des Antidepressivums Bupropion oder des auf zentrale nicotinerge Rezeptoren wirkenden Vareniclin haben sich für manche Patienten als erfolgsfördernd erwiesen (s. Kasten „Pharmakologische Interventionen").
Zusatzmaterial	Viele Verbände und Gesellschaften geben alters-, bildungs- und kulturentsprechendes **Informationsmaterial** heraus.
Schritt 5 *(Arrange):* Planung der Nachsorge	
Vereinbarung der Nachsorgetermine **Begleitung während der Nachsorge**	• Der erste **Nachsorgetermin** sollte innerhalb der ersten Woche nach dem Aufhördatum stattfinden, ein zweiter innerhalb des ersten Monats. • Erfolg sollte positiv verstärkt werden; bei fehlgeschlagenem Versuch muss eine Analyse der Faktoren erfolgen, die zum Misserfolg führten. Evtl. ist die Überweisung an eine Spezialeinrichtung angezeigt.

* modifiziert nach: U.S. Public Health Service Report, JAMA 2000; 283:3244–54

========= AUF DEN PUNKT GEBRACHT =========

Pharmakologische Interventionen

Während der längerfristige Nutzen der Nikotin-Ersatztherapie recht gut belegt ist, ist der Stellenwert der anderen beiden medikamentösen Strategien bei der Rauchentwöhnung wegen der damit verbundenen unerwünschten Wirkungen und der unbekannten Langzeiteffekte noch unklar.

Nikotin-Ersatztherapie
- Die Nikotin-Ersatztherapie mit Nikotin-Pflastern, Nikotin-Kaugummis, Nikotin-Nasensprays oder -Inhalatoren erhöht die Erfolgsrate der Rauchentwöhnung. Nikotin-Pflaster scheinen dabei compliancefreundlicher zu sein; die Auswahl der Applikationsart (z.B. Kaugummi oder Pflaster) sollte jedoch dem Patienten überlassen werden. Die Dosis muss entsprechend der Anzahl der gerauchten Zigaretten eingestellt werden.
- Die Ersatztherapie in festen Dosierungsintervallen (z.B. 1–2 Kaugummis jede Stunde) ist erfolgreicher als eine Dosierung *ad libitum* (z.B. bei Entzugssymptomen).
- Ob eine Nikotin-Ersatztherapie über 12 Wochen hinaus den Erfolg erhöhen kann, ist umstritten.

- Verschiedene Applikationsformen der Nikotin-Ersatztherapie können kombiniert werden.
- Bei mangelndem Erfolg kann die Nikotin-Ersatztherapie mit Bupropion kombiniert werden.
- Lokale Hautreaktionen kommen bei etwa der Hälfte der Patienten vor, in 5% erzwingen diese Reaktionen den Therapieabbruch.
- Relative Kontraindikationen bestehen für Schwangere sowie für bestimmte Patientengruppen mit kardiovaskulären Erkrankungen (unmittelbare Post-Infarkt-Periode, schwere Arrhythmien, schwere Angina pectoris).

Bupropion
Dieses Antidepressivum mit dopaminergen und noradrenergen Effekten kann den Erfolg der Rauchentwöhnung zumindest kurzfristig im selben Maße erhöhen wie die Nikotin-Ersatztherapie, und zwar unabhängig davon, ob eine begleitende Depression vorliegt oder nicht. Wegen nicht seltener Nebenwirkungen (Mundtrockenheit, Kopfschmerzen, aber auch psychiatrische Störungen) und wegen der im Lauf der Zeit abnehmenden Wirksamkeit sind die Langzeiterfolge jedoch eher moderat. Deshalb wird dieses Medikament in Europa

nur bei starken Rauchern und oft erst nach Versagen der Nikotin-Ersatztherapie eingesetzt.

Vareniclin
Dieser neue Wirkstoff ist ein partieller Agonist am Nikotin-Rezeptor, er wirkt also wie Nikotin. Dabei bleibt die durch die Rezeptorstimulation ausgelöste langsame Freisetzung von Dopamin, auf der die „belohnende" Wirkung von Nikotin beruht, erhalten. Entzugssymptome werden damit abgemildert. Da Vareniclin mit Nikotin um die Bindung am Rezeptor konkurriert, tritt bei einem Rückfall eine weitere erwünschte Wirkung ein: die zusätzliche belohnende Wirkung der Zigarette entfällt. Nebenwirkungen sind Übelkeit, Kopfschmerzen, Schlafstörungen, Geschmacksstörungen sowie Unruhe und emotionale Störungen. Studien bescheinigen dem Wirkstoff eine gute Wirksamkeit, allerdings setzten immerhin ein Drittel der Versuchsteilnehmer das Medikament wegen unerwünschter Wirkungen ab.

---

grenzt die reaktiven Störungen z.B. gegen die neurotischen Störungen ab, denen eine langzeitige neurotische Entwicklung vorausgeht. Man unterscheidet **Belastungsreaktionen**, **posttraumatische Reaktionen** und **somatopsychische Störungen**. Depressionen und Angsterkrankungen, die ebenfalls reaktive Störungen darstellen können, werden hier nicht behandelt.

Belastungsreaktionen

Belastungsreaktionen sind Störungen, die in einem direkten zeitlichen Zusammenhang mit einer akuten oder chronischen Belastung stehen und bei Beendigung oder Verarbeitung der Belastung auch wieder aufhören. Sie entstehen dann, wenn aufgrund von Art, Intensität oder Dauer der Belastung die psychischen Kräfte zur Verarbeitung nicht ausreichen (z.B. bei Tod eines Angehörigen, Scheidung oder chronischen, beruflichen oder familiären Belastungen).

Die **Symptome** bei Belastungsreaktionen sind individuell sehr verschieden; sie können psychisch (z.B. Depressionen, Konzentrationsstörungen, Angst, Aggression) oder vegetativ (z.B. Schlafstörungen oder Hyperventilations-Syndrom)

sein oder sich beispielsweise auch in Arbeitsstörungen äußern. Öfter besteht auch Suizidalität.

Therapeutisch sind in den meisten Fällen beratende oder stützende psychotherapeutische Gespräche ausreichend. Zusätzlich kann die kurzfristige Verordnung von Tranquilizern erwogen werden (*cave* Abhängigkeitsentwicklung!).

Posttraumatische Störungen

Posttraumatische Störungen (*post-traumatic stress disorders*) entwickeln sich nach einem schwerwiegenden seelischen Trauma (z.B. Krieg, Naturkatastrophe, Folter, sexueller Missbrauch, schwerer Unfall). Man unterscheidet eine akute Traumareaktion, die während und einige Zeit nach dem Trauma bestehen kann, von einer posttraumatischen Reaktion, die mit einer Latenzzeit, meist erst nach Wochen oder Monaten, auftritt.

- Bei der **akuten Traumareaktion** besteht starke Angst oder Wut. Nicht selten wird auch eine Art seelischer Erstarrung (Unfähigkeit, Gefühle zu empfinden) beobachtet.
- Die **posttraumatische Reaktion** (posttraumatische Belastungsstörung) kann sich in einer Vielzahl von Symptomen äußern, z.B. in ständigem Wiedererleben, Erin-

14

nern und Träumen des Traumas, Schuldgefühlen (auch wenn das Opfer keinerlei Schuld hat), sozialem Rückzug, Konzentrations- und Arbeitsstörungen, psychischen Symptomen wie Depressionen und Angstattacken, vegetativen Reaktionen wie Schlafstörungen. Eine posttraumatische Reaktion kann – selbst wenn sie schon überwunden scheint – unerwartet und manchmal als „Flashback" (Erinnerungsblitz) wieder aufflackern, zum Beispiel wenn ein äußerer Anlass wie etwa eine Fernsehsendung an das Trauma erinnert.

Therapeutisch kann die Traumaverarbeitung durch Psychotherapie und Selbsthilfegruppen unterstützt werden. Gelingt eine Traumaverarbeitung nicht, kann es zur bleibenden psychischen Beeinträchtigung kommen.

Somatopsychische Störungen

Unter somatopsychischen Störungen versteht man psychische oder körperliche Störungen, die als Reaktion auf eine körperliche Erkrankung entstehen. Man kann sie auch als eine Belastungsreaktion (s. o.) verstehen, bei der die körperliche Erkrankung zur psychosozialen Belastung analog ist. Die Symptome sind ähnlich, es können allerdings Konflikte in der Arzt-Patient-Beziehung oder Non-Compliance (s. **14.8.3**) hinzukommen. Zum Umgang mit chronisch kranken Patienten s. **14.8.2**.

14.8 Arzt und Patient

> *„To know what kind of person has a disease is as essential as to know what kind of a disease a person has."*
>
> (F. S. SMYTH)

14.8.1 Arzt-Patient-Beziehung

❗ Das medizinische Arsenal umfasst im positiven Falle lindernde und lebensverlängernde, im ungünstigen Fall toxische und lebensverkürzende Mittel und Methoden. Kein Wunder, dass **Vertrauen** zu den wichtigsten Zutaten der Patient-Arzt-Beziehung gehört. ❗

Wenn Ärzte von dem besonderen Vertrauensverhältnis sprechen, das zwischen ihnen und ihren Patienten bestehe, so beziehen sie sich oft auf die **Sachebene** des Informationsaustausches („Nein, wir geben Ihre medizinischen Daten nicht an Dritte weiter"). Wenn der Patient von seinem Vertrauensverhältnis dem Arzt gegenüber spricht, so geht er oft von einem umfassenderen Vertrauensbegriff aus: Vertrauen, dass der Arzt seine Sorge als Patient ernst nimmt, dass er auf seine Fragen eingeht, und Vertrauen, dass er die

Störung, an der er leidet, erkennen und effektiv behandeln kann. Die Patient-Arzt-Beziehung enthält also die Hoffnung auf Empathie und auf fachliche Kompetenz und umfasst somit zusätzlich zur Sachebene auch eine **Beziehungsebene**.

❗ Wie elementar wichtig diese Beziehungsebene für den Patienten ist, wird Ärzten oft erst klar, wenn sie selbst Patienten sind. ❗

❗ Die Bedeutung der Beziehung von Arzt und Patient erklärt auch, weshalb Patienten einen Arzt zuerst nach seiner Persönlichkeit beurteilen. DAVE SACKETT (einer der „Erfinder" der Evidence-based Medicine) formuliert, was das für den Arzt bedeutet: *„The most powerful therapeutic tool you'll ever have is your own personality."* ❗

Helfer-Syndrom

Ein gutes Beispiel für Probleme in der Beziehungsebene ist das sog. Helfer-Syndrom. Dabei hat der Patient die abhängige, der Helfer die überlegene, versorgende, fast omnipotente Rolle. Beide Seiten brauchen diese Rollenaufteilung zu ihrer psychischen Stabilisierung und unterstützen jeweils unbewusst die Rolle des anderen. Diese starre Rollenverteilung verhindert die Selbstständigkeit und Emanzipation des Patienten und fördert ein frühes „Burn-out" des Arztes.

❗ Um solche oder ähnliche Konflikte zu durchschauen, empfiehlt sich z. B. eine Balint-Gruppe. In diesen Selbsterfahrungsgruppen für Ärzte können Gefühle im Umgang mit Patienten reflektiert und interpretiert werden. ❗

Unausgesprochene Fragen

Auch wenn sie oft nicht explizit angesprochen werden, schwingen in der Beziehung zwischen Arzt und Patient oft zwei Fragen mit: „Wer ist schuld?" und: „Warum widerfährt mir dieses Schicksal?".

Die Frage nach der Schuld hat tiefe Wurzeln. Gerade Angehörige neigen dazu, bei sich selbst ein Versagen zu suchen, weil sie sich selbst in einer „Schutzfunktion" sehen (besonders Eltern ihren Kindern gegenüber). Die Frage nach der Schuld ist aber auch ein kulturelles Phänomen. Wenn eine Beziehung scheitert, hat irgendjemand Schuld; wenn jemand krank wird, muss irgendjemand versagt haben oder sonst etwas schief gelaufen sein (von den Erdstrahlen bis zu den Impfungen). Aus demselben Grund werden Krankheiten oft unter moralischen Gesichtspunkten gesehen: Jede Erkältung ist dann ein Beweis für einen „falschen" Lebensstil („bei *dem* Lebenswandel kein Wunder…"). Dahinter steht letzten Endes der moderne Glaube, dass wir alles im Griff hätten, solange wir uns nur genug anstrengen und ernsthaft genug bemühen. Solange jemand Schuld hat, gilt umgekehrt: Wenn wir nur alles richtig machen, kann nichts schief laufen!

Dass dem nicht so ist, ist eine der intrinsischen Bedauerlichkeiten des Lebens. Und das führt zur zweiten Frage, die Patienten oft stellen: Warum werden wir überhaupt krank? Hier können evolutionsmedizinische Überlegungen Anregungen geben, wie sie im **Kasten** „Warum?" zusammengefasst sind.

Konzepte statt Rezepte

Eine der Erwartungen von Patienten richtet sich darauf, von ihrem Arzt ein **Rezept** zu bekommen. Dem gegenüber steht die Tatsache, dass die meisten Krankheiten in der westlichen Hemisphäre nicht durch Rezepte, sondern durch **Konzepte** zu behandeln sind. Gewichtsabnahme, mehr Bewegung, Stressreduktion, Vermeidung von Nikotin und zu viel Alkohol – zusammen für mehr als die Hälfte der chro-

nischen Krankheiten verantwortlich – lassen sich nicht per Rezeptblock verordnen, sondern allenfalls durch neue Lebenskonzepte, die sich der Patient zu eigen macht. Hier bestehen zwar offensichtliche Grenzen, denn viele Gesundheitsrisiken sind mehr oder weniger stark in den modernen Alltag „einzementiert" (s. a. Einführungskapitel zu diesem Buch). Dennoch beginnt der Weg zu neuen Konzepten oft bei der **Anamnese**. Umfragen zeigen, dass weniger als die Hälfte der Patienten von ihren Ärzten nach den wichtigsten lebensstilassoziierten Risikofaktoren wie Bewegungsarmut, Zigarettenrauchen, Alkoholkonsum und Gewichtszunahme befragt werden.

Wenn die Journalistin Frau Karla Kolumna in die Praxis geweht kommt mit einem „Mein Heuschnupfen bringt mich noch um" auf den Lippen, dann liegt der Griff zum Rezept-

---

Aus Patientensicht: Warum?

Eine häufige Frage von Patienten – besonders von chronisch kranken Patienten – heißt: Warum bin ich krank?

Müsste die Natur nicht Krankheiten und Leiden längst ausgemerzt haben? Zielt die Evolution nicht auf eine Auslese des Starken, Gesunden? Ja, repräsentieren Krankheiten nicht einen biologischen Konstruktionsfehler?

Ungeachtet der Freiheit des Einzelnen, Gott oder die Natur moralisch zu definieren, sind bei diesen Fragen **evolutionsmedizinische Zusammenhänge** zu berücksichtigen, wie sie z. B. von R. Nesse und G. Williams herausgearbeitet wurden:

- Viele der Krankheitszeichen, unter denen wir leiden, sind keine Webfehler, sondern biologisch **sinnvolle Abwehrmechanismen**, so z. B. Schmerz, Fieber (Diskussion s. 13.5.1), Erbrechen (verhindert systemische Toxinaufnahme), Durchfall (spült Erreger und Toxine aus), Übelkeit (verhindert weitere Aufnahme eines Toxins), Husten (schützt die Luftwege vor Aspiration), Anämie bei chronischen Infektionen (Eisensequestration entzieht den Erregern einen Wuchsstoff), Angst (schützt vor Unfällen) oder Müdigkeit (schützt vor der übermäßigen Plünderung von Energiereserven). Komplexe Lebewesen können ohne diese evolutionären Mechanismen nicht überleben.
- Auch andere Krankheiten sind die Folge **adaptiver** und „im größeren Schema der Dinge" nützlicher **Prozesse**: So sind z. B. die Fähigkeit zur

Fettspeicherung sowie ein asymmetrischer Appetit (Säugetiere essen mehr, als sie zur Aufrechterhaltung der kurzfristigen Energiebalance brauchen) ein enormer Vorteil unter den Bedingungen der Nahrungsknappheit. Heute, da der Mensch aus der Wildnis in die Nachbarschaft von McDonald's und Burger King umgezogen ist, hat sich diese Fähigkeit in einen oft mit Siechtum und Verkrüppelung assoziierten Nachteil verkehrt (vgl. 9.4). Auch die Suchtkrankheiten stehen auf dem Boden äußerst vorteilhafter biologischer Netze: So wären wir ohne ein diversifiziertes endokrines „Belohnungssystem" aus endogenen Opioiden (Endorphinen), Katecholaminen und dopaminergen Überträgerstoffen weder motivierbar noch glücksfähig (s. 14.6).
- Andere Krankheiten, wie etwa Infektionskrankheiten, können besser aus einem weniger anthropozentrischen Blickwinkel verstanden werden: Die Konkurrenz der Arten ist eine Tatsache des Lebens. So wie viele andere Arten „Nahrungsressource" des Menschen sind, so ist auch der Mensch seinerseits Nahrungsressource anderer Arten (von Bakterien bis hin zu Leoparden). Es ist diese (im Einzelfall bedauerliche) Tatsache der ineinander **verschränkten Ressourcen**, die den Lebewesen Vielfalt, Anpassungsfähigkeit, Resistenz gegen Umweltveränderungen – und damit letzten Endes Überlebensfähigkeit verleiht (s. auch 13.1.1).

- Machen auch genetische Erkrankungen einen „Sinn"? Mutationen setzen sich dann durch, wenn sie einer Gruppe oder einer Art einen reproduktiven Nettogewinn ermöglichen. So ist die Sichelzellanämie für den homozygot Betroffenen zwar tödlich, für den heterozygoten Träger jedoch unter bestimmten Umweltbedingungen (endemische Malaria) ein Überlebensvorteil, der unter dem Strich den Nachteil an individueller Behinderung übersteigt. Dasselbe gilt für das möglicherweise mit einer besseren Resistenz gegen Durchfallerkrankungen assoziierte Mukoviszidose-Gen, die Hämochromatose und andere rezessive Erkrankungen. Viele **genetische Variationen** bieten damit Vorteile für Populationen, nicht jedoch für jedes Individuum.

Die Natur ist weder gut noch böse. Sie folgt nicht dem Gesetz der Perfektion, und das Konzept von „Glück" ist ein neueres Produkt menschlicher Kulturleistung, kein evolutionärer Leitgedanke. Nicht, was perfekt ist, überlebt, sondern was in einer sich wandelnden Umwelt genetisch erfolgreich ist. Und biologischer Erfolg ist auf Kompromisse angewiesen: Der aufrechte Gang ermöglicht den Griff nach dem Apfel, aber er prädisponiert auch zu Rückenschmerzen. Durchfall schützt vor der Invasion des Körpers mit Toxinen – aber er setzt Einzelne dem Risiko der Dehydrierung aus. Fordern wir von der Natur individuelles Wohlergehen, so ist sie zur Bosheit verdammt.

block zur Verordnung eines Antihistaminikums nur allzu nahe. Die Hauptbeschwerde des „Heuschnupfens" könnte aber auch eine gute Gelegenheit sein, sich mit der Patientin über eventuell mit ihren häufigen Luftwegsbeschwerden verbundene **Lebensstilfaktoren** zu unterhalten. Ein fiktiver Einstieg zu einem Dialog mit Frau K. wäre z. B.: „Eine chronisch verstopfte Nase kann zwar allergisch bedingt sein, ist jedoch bei Rauchern viel häufiger auf eine chronische Reizung der Schleimhäute durch den Zigarettenrauch zurückzuführen. Ich sehe in Ihrer Krankenakte, dass Sie seit Ihrem 20. Lebensjahr etwa eine Packung pro Tag rauchen. Hat sich daran seit unserem letzten Gespräch etwas geändert?"

Im **Kasten** „Lebensstilanamnese" sind die Chancen und Techniken einer systematischen **Lebensstilanamnese** vorgestellt.

14.8.2 Umgang mit Erkrankung und Tod

> *Do not go gentle into that good night,*
> *… Rage, rage against the dying of the light.*
>
> Dylan THOMAS

Coping

Jede Erkrankung führt zu psychischen Belastungen (z. B. Angst, Verlusterlebnisse, Sorge um den Arbeitsplatz) und stellt den Patienten vor vielfältige Bewältigungsaufgaben. Das Bemühen, die Belastungen emotional, kognitiv oder durch Handeln zu bewältigen, wird als **Coping** bezeichnet. Möglichkeiten des Umgangs mit Belastungen sind z. B.:

- aktive Auseinandersetzung und Problemanalyse. Hierzu gehört oft auch die Frage nach dem Warum („Warum bin ich krank?", s. **Kasten** „Warum?").
- Verdrängung, Verleugnung, Sich-Ablenken, Dissimulierung (die Beschwerden harmloser machen, als sie sind), Nicht-Wahrnehmen von Gefühlen
- depressiver Rückzug, Resignation, Aggression.

Die Krankheitsbewältigung kann Einfluss auf den Krankheitsverlauf sowie auf die Mitarbeit bei Behandlungsmaßnahmen (**Compliance**) haben. Der Krankheitsverlauf kann umgekehrt Einfluss auf das Bewältigungsverhalten haben. Welches Bewältigungsverhalten jeweils gewählt wird, hängt von vielen Faktoren ab, z. B. von der Bedrohlichkeit der Erkrankung, früheren Erfahrungen mit Krankheit, Persönlichkeit und soziokultureller Herkunft des Patienten sowie der Unterstützung durch das soziale Umfeld.

=== ZUR VERTIEFUNG ===

Lebensstilanamnese

Fragen nach lebensstilassoziierten Risikofaktoren sind schwierig

- Sie liegen weder für den Arzt noch für den Patienten „auf der Hand", da die angesprochenen Probleme oft nicht mit akuten Beschwerden verbunden sind.
- Sie berühren die Privatsphäre des Patienten und sind zudem oft mit moralischen Wertungen behaftet.
- Die angesprochenen Probleme sind nicht kurzfristig lösbar, der Patient verlässt die Praxis nicht mit der Aussicht auf unmittelbare Erleichterung.
- Sie können frustrierend sein, da sie den Patienten evtl. mit konflikthaltigen Aspekten seines Lebens konfrontieren.
- Der Arzt fühlt sich rasch in die Rolle des fordernden, verurteilenden „Erziehers" gedrängt.
- Der Spielraum für Verhaltensveränderungen ist begrenzt, sodass sich sowohl Arzt als auch Patient dem Risiko des Scheiterns aussetzen.
- Sie haben das Potential, einen 5-Minuten-

Termin zu einem 15-Minuten-Termin auszudehnen.

Eine Lebensstilanamnese ist jedoch lohnend

- Eine sinnvolle Primärprävention ist bei den meisten Krankheiten ohne eine umfassende Lebensstilanamnese, d. h. ohne eine realistische Bestandsaufnahme der Gesundheitsrisiken und Gesundheitsressourcen des Patienten, nicht möglich.
- Es hat sich gezeigt, dass Raucher in Praxen, die den Raucherstatus regelmäßig erfragen und dokumentieren, eher mit dem Rauchen aufhören als in anderen Praxen.

Ärzte, die die Lebensstilrisiken ihrer Patienten in ihre Tätigkeit mit einbeziehen, arbeiten somit effektiver und sind letzten Endes auch für ihre Patienten glaubwürdiger.

Eine Lebensstilanamnese ist technisch einfach

Zur Erfassung der persönlichen Risikofaktoren stehen mehrere, an größeren Populationen validierte Frageinstrumente zur Verfügung, die z.T. in umfassende Anamnesepakete

(*„health risk assessment tools"*) eingebunden sind und über das Internet auch Laien zur Verfügung stehen. Die wichtigsten lebensstilbezogenen Elemente sind:

- allgemeine Einschätzung der eigenen Gesundheit
- Entwicklung des Körpergewichtes
- Grad der körperlichen Aktivität (inkl. Art und Häufigkeit von sportlicher Betätigung)
- Ernährung
- Inanspruchnahme von Vorsorgeuntersuchungen
- Alkohol- und Tabakkonsum (sinnvolle Fragen s. 14.6.1 und 14.6.3)
- „emotionale Erfüllung", Stress und Stressmanagement.

In der Zusammenschau mit den familiären Risiken des Patienten, den bestehenden Grunderkrankungen (z. B. Diabetes mellitus) und den „technologisch" erhobenen Risikofaktoren (z. B. Cholesterin-Erhöhung, RR, Körpergewicht) lassen sich dann zusammen mit dem Patienten Empfehlungen zur Lebensstiländerung erarbeiten. Hierzu stehen neuerdings auch Computerprogramme zur Verfügung.

Aufgabe des behandelnden Arztes ist es, das jeweilige Bewältigungsverhalten zu eruieren, zu respektieren und – z. B. bei der Aufklärung des Patienten – darauf Rücksicht zu nehmen. Intervenieren sollte er nur, wenn es zu somatopsychischen Störungen (s. **14.7**) kommt (z. B. Resignation, Depression, Angst, Suizidalität oder vegetative Symptome wie Schlafstörungen) oder durch die Art der Bewältigung diagnostische und therapeutische Maßnahmen verhindert werden.

Chronische Erkrankung

Eine chronische Erkrankung stellt eine anhaltende psychosoziale Belastungssituation dar und löst verschiedene psychische Reaktionen aus, wie Angst, Verzweiflung, Trauer, Wut oder Schuldgefühle. Die Erkrankung nimmt nicht nur Einfluss auf die tägliche Lebensführung (z. B. Aufgabe der Berufstätigkeit), sondern auch auf das Selbstbild des Patienten (z. B. dadurch, dass die vorher das Selbstbewusstsein begründenden Aktivitäten nicht mehr möglich sind). Versagen die Bewältigungsmechanismen des Patienten, kann er psychische Störungen (somatopsychische Störungen, s. **14.7**) entwickeln.

Der Arzt kann den Patienten bei der psychischen Bewältigung chronischer Erkrankung durch kompetente Kommunikation (s. **14.8.3**) sowie angemessene Aufklärung unterstützen. Letzteres ist ein wichtiger und schwieriger Punkt, der auch rechtliche Gesichtspunkte hat (Aufklärungspflicht des Arztes, s. **Kasten** „Angemessene Aufklärung").

Sterben und Tod

> „Ein guter Tod macht einem ganzen Leben Ehre."
> (PETRARCH, 1304 – 1374)

Während die meisten Menschen noch vor wenigen Generationen eines raschen Todes durch Unfälle, Infektionen oder unheilbare Erkrankungen starben, ist heute der lange vorhersehbare Tod im Zuge von chronischen Erkrankungen die Regel.

Ob der Tod als bedeutsamer Abschluss eines Menschenlebens erlebt werden kann oder als bloßes Versagen biochemischer Reaktionen, hängt unter anderem von der Kompetenz des medizinischen Personals im Umgang mit dem Sterben ab. Leider wird der Tod im Krankenhaus oft genug als medizinischer Betriebsunfall gesehen, der Gefühle von Angst, Schuld und Versagen provoziert und in die Organisationsabläufe des Krankenhauses nicht hineinpasst.

Der Zeitpunkt des Todes ist wegen der häufigen Fluktuationen im Krankheitsverlauf vieler chronischer Erkrankungen selbst für erfahrene Ärzte nicht vorhersehbar. Eine vernünftige Empfehlung ist deshalb z. B. die, das Augenmerk dann von „bloßer Therapie" auf „Pflege am Lebensende" zu verschieben, wenn folgende Frage positiv beantwortet werden kann: „Ist dieser Patient so krank, dass es mich nicht überraschen würde, wenn er oder sie in den nächsten Monaten stirbt?" Solche Patienten verdienen ein spezielles Augenmerk auf Palliation und Sterbensbewältigung.

Psychodynamik

Während der Auseinandersetzung mit dem bevorstehenden Tod können emotional mehrere Stadien – z. T. auch mehrfach – durchlebt werden (**Abb. 14.17**):

- Nicht-Wahrhabenwollen oder Verleugnung
- Wut
- Verhandeln
- Trauer
- Zustimmung, Akzeptanz.

Die Gefühle, die der Patient zulassen kann, aber auch seine Kommunikation mit anderen werden davon beeinflusst, in welcher Phase er sich gerade befindet. Er muss sich mit

================= ZUR VERTIEFUNG =================

Angemessene Aufklärung

„Lügen nach Bedarf und eigenem Gutdünken" war lange Zeit der zwar nicht ausgesprochene, aber praktizierte Grundsatz vieler Ärzte, wenn es um die Mitteilung schlechter Nachrichten an den Patienten ging. Heute findet die Überlegung zunehmend Anerkennung, dass der Arzt dem Patienten die Möglichkeit vorenthält, sich auf seinen Tod vorzubereiten, wenn er ihn nicht aufklärt. Die Beachtung der folgenden **Grundsätze** kann zu einer adäquaten Aufklärung beitragen:

- Es ist entscheidend, frühzeitig mit dem Patienten über das gewünschte Maß an ärztlicher Aufklärung zu reden und sich der psychischen Implikationen bewusst zu sein. (Klare Informationen kollidieren einerseits evtl. mit dem Bewältigungsmechanismus der „Verdrängung", schaffen andererseits jedoch häufig den Ausgangspunkt für eine reife und letztendlich entwicklungsfördernde Einstellung des Patienten).
- Nach Absprache mit dem Patienten sollten Angehörige oder Freunde zu Gesprächen hinzugezogen werden.
- Es kann eine behutsame Mitteilung in mehreren Schritten nötig sein. Nach der Mitteilung muss der Patient in mehreren Gesprächen die Möglichkeit haben, über die Konsequenzen der Diagnose, Behandlungsmaßnahmen und auch über die damit verbundenen Gefühle zu sprechen.
- Entgegen allgemeiner Befürchtungen steigt die Suizidalität nicht, wenn man den Patienten über sein Schicksal aufklärt.
- In seltenen Einzelfällen, etwa wenn der Patient psychisch dekompensiert ist oder aufgrund einer hirnorganischen Beeinträchtigung nicht in der Lage ist, die Information zu verarbeiten, wird der Arzt die Aufklärung (noch) nicht vornehmen können.

14

14

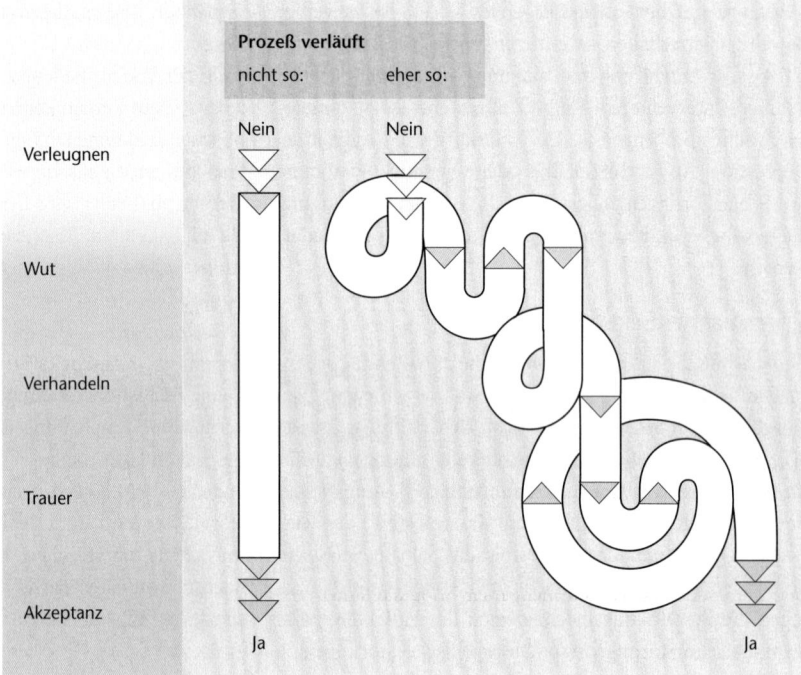

Abb. 14.17: Verarbeitung des bevorstehenden Todes. [E115]

Ängsten vor Trennung (z. B. von seinen Angehörigen), mit der Angst vor dem, was kommt, mit der Sorge um seine Angehörigen, mit Trauer (um das, was er verliert; aber vielleicht auch um das, was er gerne noch in seinem Leben erreicht hätte) und auch mit Wut und Ohnmachtsgefühlen auseinandersetzen.

Sterbebegleitung

Der behandelnde Arzt teilt sich die Begleitung des Sterbenden mit Familie und Freunden des Patienten, mit Pflegepersonal und Seelsorger (s. Text „Alles tun" am Ende des Kapitels). Wichtige Aspekte der Sterbebegleitung sind:

- angemessene Aufklärung (s. gleichnamigen **Kasten**)
- verbindliche Regelung über zu ergreifende „Notfallmaßnahmen" (Reanimation, Beatmung, Intensivmedizin)
- angemessene Therapie von Schmerzen, Atemnot und evtl. Depression
- Angehörigen und Freunden die Möglichkeit geben, bei dem Sterbenden zu sein (auch außerhalb der Besuchszeiten!)
- den Patienten emotional begleiten; ihm Gelegenheit geben, seine jeweiligen Gefühle auszudrücken, zu weinen. Es reicht manchmal, einfach nur zuzuhören oder die Hand des Patienten zu halten, um ihm das Gefühl zu geben, dass er nicht alleine ist.
- Wenn es zu erheblichen Schwierigkeiten im Bewältigungsprozess kommt – wenn der Sterbende beispielsweise nicht trauert, sondern depressiv oder von Todesangst

überwältigt wird –, ist weitere Hilfe nötig (z. B. das Hinzuziehen eines psychiatrisch-psychosomatisch erfahreneren Kollegen).

14.8.3 Compliance und Non-Compliance

Von Non-Compliance (neuer Begriff: **Non-Adherence**) wird gesprochen, wenn der Patient nicht bereit oder in der Lage ist, den Therapieempfehlungen des Arztes zu folgen. Sie kann darin bestehen, dass ein Patient Medikamente nicht korrekt einnimmt, Medikamente absetzt oder entgegen ärztlichem Rat gesundheitsschädliche Praktiken weiterführt.

Non-Compliance ist ein äußerst weitreichendes Problem in der Medizin. Jeder zweite Patient ist non-compliant: Etwa ein Viertel der Patienten können kurzfristige Therapien für akute Erkrankungen nicht „umsetzen", 50% der Patienten mit chronischen Erkrankungen folgen den Therapieanweisungen nicht und 75% ignorieren die ärztlichen Empfehlungen zu Lebensstilveränderungen (z. B. Diätratschläge).

! Etwa die Hälfte der (volkswirtschaftlich nicht gerade
■ billigen) ärztlichen Bemühungen nehmen somit nicht einmal die erste Hürde auf ihrem Weg zur Verbesserung der Gesundheitsbedingungen des Patienten. !

! Bei einer Sammelaktion im Kreis Euskirchen wurden bei
■ den Apotheken Arzneimittel im Wert von 500 000 Euro zu-
rückgegeben. Das entspricht 30 % der im gleichen Zeitraum in
diesem Gebiet verkauften Arzneimittel (Deutsches Ärzteblatt,
26. März 2004). !

! Wem dies als ein skandalöses Versagen des Patienten
■ erscheint, möge bedenken, dass es um die Compliance von
Seiten der Ärzteschaft nicht besser bestellt ist: Ärzte sind als
Patienten ebenso non-compliant wie andere Berufsgruppen
und halten sich auch in der Wahl ihres Lebensstils nicht häufiger an die von ihnen selbst propagierten Gesundheitsrat-
schläge als ihre Patienten (s. auch Einleitungskapitel „Helfen
und Heilen"). Zudem liegt die Compliance mit den von der
Ärzteschaft selbst aufgestellten beruflichen Richtlinien ebenfalls weit unter 50 % – nur einer Minderheit der Ärzte sind
etwa die in ihrem Fachgebiet geltenden, nach dem aktuellen
Stand der Wissenschaft entwickelten Therapierichtlinien hinreichend bekannt. !

Folgen der Non-Compliance

Non-Compliance ist ein universales Problem. Es ist nicht an
bestimmte soziale Schichten, Ausbildungsniveaus, Berufsgruppen oder kulturellen Hintergrund gebunden.

Aus der Non-Compliance resultieren zum Teil schwerwiegende Probleme:
- gesundheitliche Schäden durch Über- oder Unterdosierung sowie durch unterlassene Therapie
- Fehldiagnosen und Verschreibung inadäquater Therapieformen durch die fälschliche Annahme eines „Versagens" der zunächst verordneten Therapie
- Verschleuderung gesellschaftlicher Ressourcen
- Unzufriedenheit und Frustration auf Seiten des Arztes
und des Patienten
- Unterminierung des Arzt-Patient-Verhältnisses.

Gründe für Non-Compliance

Patienten (wie auch Ärzte) machen nur das, an was sie glauben und was innerhalb ihrer Möglichkeiten liegt. Zudem
stellen Ärzte lediglich einen kleinen Teil der oft widersprüchlichen gesundheitsrelevanten Informationen, die
auf einen Patienten täglich einströmen („Kakophonie der
Gesundheitsinformationen", ROBIN DiMATTEO). Unter den
verfügbaren Informationen werden oft diejenigen ausgelesen, die von Vertrauenspersonen gegeben werden, verständlich sind und in die Erfahrungs- und Lebenswelt des Patienten „passen".

Gründe für Non-Compliance sind:
- **Widersprüchlichkeit von Informationen:** Die ärztliche
Praxis ist noch immer wenig standardisiert; widersprüchliche Informationen von unterschiedlichen Ärzten sind
für die Patienten die Regel.
- **Mangel an Vertrauen** in die gegebenen Ratschläge: Über
die Hälfte der von Ärzten verordneten Maßnahmen oder

Medikamente sind entweder nutzlos (z. B. Sekretolytika,
Antitussiva) oder im individuellen Falle nicht indiziert
(z. B. Antibiotika für Erkrankungen der oberen Luftwege).
Die postulierte Wirksamkeit ärztlicher Therapien erfüllt
sich also für den Patienten oft nicht.
- **unzureichende Arzt-Patient-Kommunikation:** Etwa die
Hälfte der Patienten kann sich nach einem Arztbesuch
nicht mehr an die Ratschläge des Arztes erinnern. Die
durchschnittliche „Kontaktzeit" von Arzt und Patient beträgt 6 Minuten pro Besuch, und nur der kleinere Teil
hiervon vergeht im ärztlichen Gespräch. Die Art der Kommunikation zwischen Arzt und Patient nimmt dabei noch
immer wenig Rücksicht auf die Bedürfnisse des Patienten.
Kernprobleme beim ärztlichen Gespräch sind:
  - das Fehlen einer gemeinsamen Sprache: Viele Ärzte
sind unfähig oder unwillig, ihre Ratschläge in einer
Sprache zu geben, die vom Patienten verstanden werden
kann. Auf schriftliche Ratschläge, die als Gedächtnis-
stütze dienen könnten, wird ebenfalls in der Regel verzichtet.
  - mangelndes Eingehen auf die Fragen, Bedenken und
das „Gesundheitsverständnis" des Patienten
  - mangelnde Diskussion der erwünschten Wirkungen
(z. B. „Erwarten Sie keine Wunder, alles, was dieses Medikament für Sie tun kann, ist…") sowie der Nebenwirkungen.
- **mangelnde Individualisierung der Therapievorschläge:**
Die vorgeschlagenen Therapien passen oft nicht in die
reale Lebenswelt des Patienten, in der neben „Gesund-
heitsdingen" auch die Ansprüche der Familie, der Arbeits-
welt und sonstige persönliche Ambitionen unterzubringen sind, die ihm nun einmal „sein Leben" bedeuten.
Gerade bei chronischen Erkrankungen ist dies oft der entscheidende Punkt.

Auswege aus der Non-Compliance

Non-Compliance kann nur durch Verbesserung bzw. Umgestaltung der Arzt-Patient-Beziehung überwunden werden,
z. B. durch (**Abb. 14.18**):
- effektive, akkurate und an die individuellen Verhältnisse
des Patienten angepasste **Kommunikation:** Der Patient
„trägt" die Therapie, nicht der Hausarzt oder der Stationsarzt – es ist deshalb angemessen (wenn auch noch immer
die Ausnahme), wenn nicht nur der Hausarzt, sondern
auch der Patient nach einem Krankenhausaufenthalt
brieflich über die erhobenen Befunde und die sich daraus
ergebenden Empfehlungen informiert wird.
- **Einbeziehung des Patienten** in die Therapieentscheidungen (nicht-direktives Arzt-Patient-Verhältnis): Nur
durch ein „Aushandeln" der besten Therapieoptionen
kann eine tragfähige, realistische und konfliktfähige „The-
rapiekoalition" zwischen Arzt und Patient entstehen,

welche die vielen Hürden auf dem Weg zum Therapieziel nehmen kann.

❗ Hierzu gehört auch die Diskussion von Nebenwirkungen: Ein Patient, der durch die Einnahme des verordneten Antihypertensivums impotent wird, sollte zum einen verstehen können, dass dies die Folge der verordneten Medikation ist, und zum anderen die entsprechenden Gegenstrategien mit seinem Arzt besprechen können. ❗

- **emotionale Unterstützung und Empathie:** Das Eingehen auf die Gefühle und individuellen Lebensumstände des Patienten schafft die für eine effektive Therapie unerlässliche Vertrauensbasis.
- **Überprüfung der medizinischen Indikationen:** Das Vertrauen in eine Therapie steigt mit ihrer Effektivität. Der wissenschaftlich begründete Verzicht auf eine Therapie kann deshalb langfristig für die Compliance besser sein als die Verordnung einer zweifelhaft wirksamen Therapieform.
- **Fokussierung auf die Lebensqualität des Patienten:** Das Ziel der Behandlung sollte nicht sein, einen vorgefertigten therapeutischen Plan des Arztes zu erfüllen, sondern zusammen mit dem Patienten eine Therapieform zu finden, die sich in die Lebensziele und -auffassung des Patienten einfügt. Unterschiedliche Therapiestrategien sollten deshalb diskutiert und Therapieziele abgestimmt werden (dies kann bisweilen den Verzicht auf Therapie beinhalten).

❗ Auch die Förderung einer realistischen Therapieerwartung kann die Compliance entscheidend verbessern. Erwartet ein Patient „zu viel" von einer Therapie, kommt es leicht zum Therapieabbruch aus Frustration. ❗

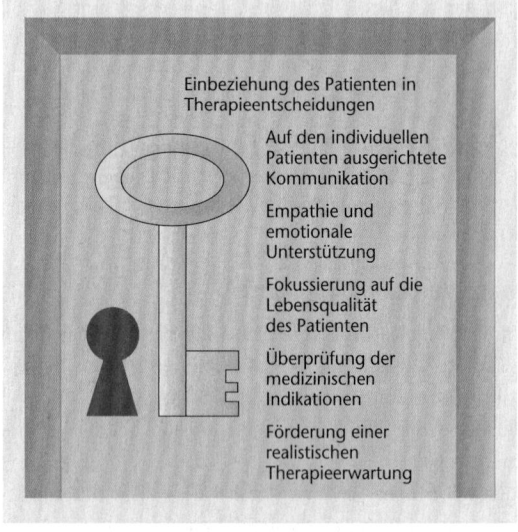

Einbeziehung des Patienten in Therapieentscheidungen

Auf den individuellen Patienten ausgerichtete Kommunikation

Empathie und emotionale Unterstützung

Fokussierung auf die Lebensqualität des Patienten

Überprüfung der medizinischen Indikationen

Förderung einer realistischen Therapieerwartung

Abb. 14.18: Auswege aus der Non-Compliance. [L157]

Alles tun

Ich wusste nichts über den Tod, bis ich meinen Vater sterben sah. Er litt an Amyotropher Lateralsklerose. Wie gemein diese Erkrankung ist, wurde mir erst klar, als ich sah, was sie meinem Vater antat. Bis er im Alter von 84 Jahren an Amyotropher Lateralsklerose erkrankte, arbeitete mein Vater noch ganztägig als Arzt und war ein robuster Mann mit einem großen Bauch und einem überschwänglichen Lächeln. Mit der Krankheit wurde er unbeweglich, niedergeschlagen und abhängig von anderen. Er bekam Schwierigkeiten mit dem Schlucken und nahm aus Angst, sich zu verschlucken, nur noch pürierte Speisen zu sich. Er verlor 45 Kilo an Gewicht.

Gegen Ende des Sommers rief mich meine Mutter aufgeregt an, um mir zu sagen, dass sich der Zustand meines Vaters verschlech-

tert hatte. Sie sagte, er könne plötzlich nicht mehr sprechen und würde weder essen noch trinken. Ich nahm den ersten Flug am nächsten Morgen und raste in einem Mietwagen vom Flugplatz. Als ich im Haus meiner Familie ankam und meinen Vater sah, war mir klar, dass er bald sterben würde. Er lag in einem Krankenbett im Wohnzimmer. Er antwortete nicht auf meine Stimme. Sein Atem ging schnell und sein Blick war trübe. Ich ging in die Küche, wo meine Mutter saß. Sie schaute mich ängstlich an. Ich war nun Arzt, nicht mehr nur ihr Sohn.

„Er ist sehr krank", sagte ich, „was willst du tun?"

„Was kann ich tun?", fragte sie zurück. Ihre Augen waren angespannt, und das Zittern, das normalerweise auf ihre linke Hand be-

schränkt war, schien ihren ganzen Körper zu erfassen.

„Wir können ins Krankenhaus gehen."

„Er hasst Krankenwagen. Martinshörner machen ihm Angst. Was, wenn wir nicht gehen?"

„Dann wird er noch heute sterben."

„So bald?", sagte sie. Ihre Stimme war brüchig. Mein Vater war 86 Jahre alt und war seit zwei Jahren elend krank gewesen. Sein Tod hatte jeden Tag auf ihn gelauert, seit ein Elektromyogramm zu dieser Diagnose geführt hatte; dennoch war sie jetzt überrumpelt.

„Ich werde ihn mit dem Auto hinbringen", sagte ich.

„Danke", sagte sie weinend. „Ich bin noch nicht bereit für seinen Tod."

Ich ging ins Wohnzimmer, um meinen Vater

zu holen. Wer sagt, dass die Pflege eines alten Menschen mit der eines Babys vergleichbar sei, irrt. Das Fleisch eines Babys ist weich und federnd. Das Fleisch eines alten Menschen ist zäh und mutlos. Mein Vater hatte keine Muskeln. Raue Haut bedeckte Knochen, die von Sehnen zusammengehalten wurden, welche durchgescheuert und steif erschienen. Ich hatte Angst, ihm einen Arm oder ein Bein auszureißen, wenn ich ihn falsch anfasste.

Ich nahm ihn über die Schultern, so wie man mir beigebracht hatte, Krankenhauspatienten im Falle eines Feuers zu evakuieren. Ich trug ihn ein Stück des Wegs zum Auto und hielt dann an, um mir sein Gesicht anzuschauen. Zu meinem Entsetzen sah er aus wie tot. Im Rückblick ist mir klar, dass ich ihm durch die Art, wie ich ihn trug, den venösen Rückstrom abgeklemmt und sein Kreislauf versagt hatte. Mich schauderte vor dem Gedanken, meinen eigenen Vater in die Notaufnahme zu tragen, nachdem er auf der Rückbank eines protzig roten, nach Zigaretten riechenden Autos gestorben war.

Ich trug meinen Vater zurück zu seinem Bett und sagte meiner Mutter, er habe mir zu verstehen gegeben, dass er zu Hause sein wolle. „Es ist besser so. Auf diese Weise können wir alle zusammen sein."

Während der nächsten Stunden kamen meine Schwester an, ihr Mann, meine Nichte und meine Tante, um einen letzten Tag mit meinem Vater zu verbringen.

„Wir sind alle hier", sagte meine Mutter in meines Vaters Ohr, und einen kurzen Moment lang dachte ich, dass sein Kopf sich zustimmend bewegte.

„Kann er hören?", fragte meine Tante. Mein Vater war ihr kleiner Bruder. Sie waren die letzten von sechs Geschwistern. Weil ich Arzt bin, nahm sie an, ich würde mich mit den Wundern des Bewusstseins auskennen. „Ich glaube ja", sagte ich mit Autorität.

Als wir alle versammelt waren, saßen wir um das Bett meines Vaters herum, durch seine Gegenwart verbunden. Das Zimmer roch nach Vaseline und Baby-Wischtüchern. Dicker Staub lag in der Luft. Ich konzentrierte mich auf das Atemgeräusch meines Vaters und strengte mich an, daraus den

weiteren Verlauf abzulesen, aber sein Atem ging regelmäßig, wie ein Flüstern.

Während des ganzen Morgens blieben wir alle still an seinem Bett sitzen, in Erwartung des Endes. Ich schaute auf meine Uhr und sah, dass wir schon zwei Stunden in der Stille des Zimmers verbracht hatten. Meine Mutter, die die ganze Nacht über wach gewesen war, hatte noch nichts gegessen aus Angst, mein Vater könnte ohne sie sterben, wenn sie ihn allein ließ. Ich wollte, dass sie etwas zu sich nahm, und wurde deshalb für einen Augenblick wieder zum Arzt. Ich untersuchte meinen Vater. Seine Haut war warm. Er hatte eine Atemfrequenz von 30 Atemzügen pro Minute, und durch mein Stethoskop hörte ich Rasselgeräusche in seinen oberen Luftwegen. Ich hörte sein Herz ab und war erstaunt über dessen Stärke. Die Herztöne waren kräftig, pulsierten aufbegehrend gegen seine Brust. Sein Herz machte sich über seine Erkrankung lustig. Es war das eiserne Pferd, zu einem neuen Rekord von Tagen und Tagen im Feld getrieben.

„Sein Herz ist gut", sagte ich zu meiner Mutter, „du kannst eine Pause einlegen."

„Das Leben geht so schnell dahin", sagte sie abwesend.

Während meine Mutter in den Hinterhof ging, um etwas zu essen und in der Sonne zu sitzen, nahm ich ihren Platz an meines Vaters Seite ein. Ich blieb dort fast eine Stunde lang sitzen, in der Zeit schwebend. Sein Atmen war stetig, beinahe beruhigend, aber als ich sein Gesicht anschaute, schien seine Haut schlaffer und seine Lippen marmoriert.

Ich ging, um meine Mutter zu holen. „Du solltest wieder reinkommen", sagte ich und nahm sie am Arm, um sie bei dem Gang zurück in das Krankenzimmer zu stützen. Wir kamen alle im Wohnzimmer zusammen, und ich verkündete: „Es ist Zeit, auf Wiedersehen zu sagen." Einer nach dem anderen, meine Schwester, mein Schwager, meine Nichte, meine Tante und ich gingen zu meinem Vater. Wir weinten alle. Wir küssten ihn alle. Wir sagten alle: „Ich liebe dich." Weil meine Frau und meine Kinder nicht mitgekommen waren, fügte ich hinzu: „Ingrid und die Kinder sagen auf Wiederse-

hen." Jahrelang hatte ich gesagt „Ingrid und die Kinder lassen dich grüßen", wenn ich mit meinem Vater telefonierte. Aber diesmal musste die Nachricht eine andere sein. Dann sprach meine Mutter, und mit Worten der Kraft und spröder Beredsamkeit erzählte sie von ihrem gemeinsamen Leben. Ich hörte von Freude, Liebe, Verletzung, Bedauern und einem schmerzhaften Wunsch, zusammenbleiben zu dürfen. „Wir werden uns wiedersehen", sagte sie und ihre Tränen liefen wieder, und dann war sie still.

Meine medizinische Einschätzung war falsch. Mein Vater starb erst viel später an diesem Abend. Wenn ich auf diesen Tag zurückblicke, denke ich, dass mein Vater nur deshalb kurz auflebte, weil diese Stunden zu den reichsten Momenten gehörten, die er jemals verbracht hatte. Seine Familie, die er so sehr schätzte, erfüllte ihn mit ihrer Liebe, sagte ihm Dinge, die nur am Sterbebett gesagt werden konnten. Dinge, die er zu seiner Lebenszeit genossen hätte, aber die erst der Tod ihm gewährte.

„Dies könnte die ganze Nacht so weitergehen", sagte ich später an diesem Abend. Eine einzige Lampe warf ein gelb-graues Licht ins Zimmer.

„Warum die Eile?", fragte meine Mutter, traurig und ironisch.

Ich schloss meine Augen zum Geräusch seines Atems, und Ruhe kam über mich. Die Zeit verlor ihre Grenzen. Ich muss eingeschlafen sein, denn das Nächste, an das ich mich erinnere, ist, dass meine Nichte sagte: „Er atmet anders. Was ist los?"

Sofort wachte ich auf, durch meine Assistenzarztzeit konditioniert. Ich schaute auf meine Uhr, es war zwei Uhr morgens. Ich schaute meinen Vater an. Er lag im Todeskampf.

Plötzlich wurde das Zimmer hektisch mit Geräuschen. Ich weckte meine Mutter auf, die in einem Stuhl eingeschlafen war neben meines Vaters Bett, ihre Hand auf der seinen.

„Wach lieber auf."

„Ist er tot?"

„Noch nicht."

„Hab ich es verpasst?"

„Nein. Er lebt noch. Er hat auf dich gewartet."

14

Keuchen. Stille. Keuchen. Stille.

Stille, und dann das Stöhnen meiner Mutter, geschockt, verletzt und verzweifelt.

Er war tot, und wir weinten alle erneut und sagten noch einmal auf Wiedersehen, dieses Mal zu einem Körper, dessen Fleisch steif geworden war und dessen Mund offenstand.

Um sechs Uhr morgens nahmen zwei Männer vom Bestattungsinstitut die Leiche meines Vaters mit. Die Haare des einen waren dick mit Pomade eingestrichen, der andere stotterte und trug ein T-Shirt mit einer Bierreklame unter einem dünnen Polyesterhemd. Sie schlugen meinen Vater in ein Tuch ein und fuhren ihn fort, im Fond eines Oldsmobil-Kombis. Es war vorbei.

Unter den vielen Gefühlen dieses Tages, die in meinem Gedächtnis zusammenfließen – Trauer, Traurigkeit, Schuld, Sehnsucht, Erleichterung –, ist auch ein Anflug von Stolz, ja, sogar von Freude. Meine Familie ließ meinen Vater nicht im Stich zur Zeit seines Todes. Wir warfen ihn nicht aus dem Haus und lieferten ihn nicht dem Krankenhaus

und seinen furchterregenden Maschinen aus. Wir ließen ihn dort, wo er sein wollte, in einem Zimmer, in dem wir Ed Sullivan und Marshal Dillon zugeschaut haben, wo wir Schulabschlussfeiern, Hochzeiten und Geburten gefeiert haben. Und so wie der Tod meinen Vater an diesem Tag in seinen Bann gezogen hat, so hat meine Familie den Tod in ihren eigenen Bann geschlagen.

Bald werde ich Fragen des Lebensendes mit den Familien von Patienten besprechen müssen, die alt sind, dem Tode nahe, von Krankheit besiegt. Ich werde in einem trostlosen Behandlungszimmer sitzen mit pastellfarbenen Wänden und Plastikmöbeln um mich herum. Ich werde die Bedeutung von kardiopulmonaler Wiederbelebung, Intubation und Kardioversion erklären und über all die Optionen reden, die für den Fall zur Verfügung stehen, dass das Herz zu schlagen aufhört, als ob Fragen solcher Komplexität in ein paar Sätze von zugänglicher Dimension destilliert werden könnten.

„Was sind die Wünsche der Familie?", würde ich fragen, während sie sich gegenseitig

anschauen, um herauszufinden, wer etwas sagen würde. Und wenn irgendjemand sagt: „Doktor, wir wollen, dass Sie alles tun", dann weiß ich, was ich gerne sagen würde. Ich würde gerne sagen: „Ihr in der Familie, nur ihr könnt alles tun. Nur ihr könnt von eurer Liebe erzählen und Küsse geben, bevor die Haut erkaltet. Nur ihr könnt von der Zukunft sprechen und von Träumen, die in Erfüllung gehen werden. Nur ihr könnt von der Vergangenheit reden, von damals, als das Leben prächtig war, weil die Zeit unendlich erschien."

Ich würde gerne sagen: „Ihr in der Familie, nur ihr könnt euch dem Fluss der Zeit entgegenstellen und einen letzten Tag zusammen genießen. Nur ihr könnt Frieden geben und Nahrung für die nächste Reise. Nur ihr könnt alles tun. Ich bin nur ein Arzt. Ich kann gar nichts tun."

David S. Pisetsky, MD, PhD; Durham Veterans Affairs Medical Center; Durham, NC 27707

Stichwortverzeichnis

Labor-Normalwerte

Parameter	Bisher	SI-Einheiten
Blutbild		
Erythrozyten	♀: $3,5-5,0 \times 10^6/\mu l$ ♂: $4,3-5,9 \times 10^6/\mu l$	$3,5-5,0 \times 10^{12}/l$ $4,3-5,9 \times 10^{12}/l$
Hämoglobin (Hb)	♀: $12-15$ g/dl ♂: $13,6-17,2$ g/dl	$7,45-13,34$ mmol/l $8,44-10,67$ mmol/l
Hämatokrit (Hkt)	♀: $33-43\%$ ♂: $39-49\%$	
Leukozyten	$4-11 \times 10^3/\mu l$	$4-11 \times 10^9/l$
Thrombozyten	$150\,000-400\,000/\mu l$	$150-400 \times 10^9/l$
Retikulozyten	$0,5-2\%$	
Differentialblutbild der Leukozyten (Prozentangaben bezogen auf Gesamtleukozyten, Absolutwerte in der rechten Spalte)		
neutrophile Granulozyten • stabkernige neutrophile Granulozyten • segmentkernige neutrophile Granulozyten	$45-78\%$ $0-4\%$ $45-74\%$	$1,8-7 \times 10^9/l$
eosinophile Granulozyten	$0-7\%$	$<0,45 \times 10^9/l$
basophile Granulozyten	$0-2\%$	$<0,2 \times 10^9/l$
Lymphozyten	$16-45\%$	$1-4,8 \times 10^9/l$
Monozyten	$4-10\%$	
Erythrozytenindizes		
MCH (HbE)	$27-34$ pg	$1,67-2,11$ fmol
MCHC	$32-36$ g/dl	$19,85-22,34$ mmol/l
MCV	$81-100$ fl	$81-100$ μm^3
Blutgasanalyse		
Basenüberschuss	-3 bis $+3$ mmol/l	
pH	$7,35-7,45$	
pCO_2 (art.)	$32-45$ mmHg	$4,3-6,0$ kPa
pO_2 (art.)	$65-100$ mmHg	$18,7-13,4$ kPa
Standard-Bicarbonat	$22-26$ mmol/l	
Entzündungsparameter		
BSG	♀: 1. h: $6-10$, 2. h: $5-20$ mm ♂: 1. h: $3-8$, 2. h: $5-18$ mm	
CRP	$<0,5$ mg/dl	
Gerinnungswerte		
Fibrinogen	$1,8-3,5$ g/l	$4,4-10,3$ $\mu mol/l$
Prothrombinzeit („Quick")	$70-120\%$	
PTT	$28-40$ Sek.	
Thrombinzeit (TZ)	$17-24$ Sek.	
Elektrolyte, Osmolalität		
Natrium		$136-148$ mmol/l
Kalium		$3,6-5,2$ mmol/l
Kalzium (gesamt)		$2,1-2,6$ mmol/l
Magnesium	$1,71-2,44$ mg/dl	$0,7-1,0$ mmol/l
Osmolalität	$275-300$ mosm/kg	
Nierenwerte		
Kreatinin (enzymatische Bestimmung)	♀: $<0,9$ mg/dl ♂: $<1,10$ mg/dl	<80 $\mu mol/l$ <100 $\mu mol/l$
Harnstoff	$10-50$ mg/dl	$2-8$ mmol/l
Herzwerte		
CK-MB	<10 U/l, $<6\%$ der Gesamt-CK	

Labor-Normalwerte *(Fortsetzung)*

Parameter	Bisher	SI-Einheiten
Herzwerte		
Digoxin-Spiegel	0,8 – 2,0 µg/l	0,9 – 2,6 nmol/l
Digitoxin-Spiegel	13 – 25 µg/l	17 – 33 nmol/l
Leberwerte		
Alkalische Phosphatase	40 – 190 U/l	
Bilirubin (gesamt)	< 1,1 mg/dl	
Bilirubin (direkt)	< 0,6 mg/dl	
CHE	♀: 2,5 – 7,4 kU/l ♂: 3,5 – 8,5 kU/l	
GOT (ASAT)	♀: < 15 U/l ♂: < 18 U/l	
GPT (ALAT)	♀: < 17 U/l ♂: < 22 U/l	
γ-GT	♀: < 18 U/l ♂: < 28 U/l	
HBDH	68 – 135 U/l	
Pankreasenzyme		
α-Amylase	10 – 53 U/l	
Lipase	< 190 U/l	
Eiweißlabor		
Gesamteiweiß	6,5 – 8,5 g/dl	65 – 85 g/l
Albumin	59 – 72 rel. %	
Elektrophorese		
α_1-Globulin	1,3 – 4,5 rel. %	
α_2-Globulin	4,5 – 10,0 rel. %	
β-Globulin	6,5 – 13,0 rel. %	
γ-Globulin	10,5 – 18,0 rel. %	
Glukosestoffwechsel		
Blutzucker (nüchtern, Vollblut)	55 – 100 mg/dl	3,1 – 5,6 mmol/l
HbA_{1c}	4 – 6 %	
Fettstoffwechsel		
Cholesterin (gesamt)	< 240 mg/dl (altersabhängig)	< 6,2 mmol/l
Triglyzeride	< 200 mg/dl	< 2,3 mmol/l
Eisenstoffwechsel		
Eisen	45 – 160 µg/dl	7 – 29 µmol/l
Transferrin	200 – 360 mg/dl	2,0 – 3,6 g/l
Ferritin		♀: 15 – 250 µg/l ♂: 20 – 500 µg/l
Schilddrüsenwerte		
TSH basal	0,2 – 3,1 µU/ml	
T3	67 – 163 ng/dl	1,4 – 2,8 nmol/l
T4	5,1 – 12,6 µg/dl	47 – 142 nmol/l
fT4	0,8 – 2,1 ng/dl	10 – 22 pmol/l
Sonstige		
Ammoniak	< 70 µg/dl	< 41,1 µmol/l
CK	< 80 U/l	
Harnsäure	♀: 2,5 – 6 mg/dl ♂: 3,5 – 7 mg/dl	137 – 363 µmol/l 214 – 417 µmol/l
Laktat	4,5 – 20 mg/dl	0,5 – 2,2 mmo/l
LDH	80 – 240 U/l	